**Volume 2**

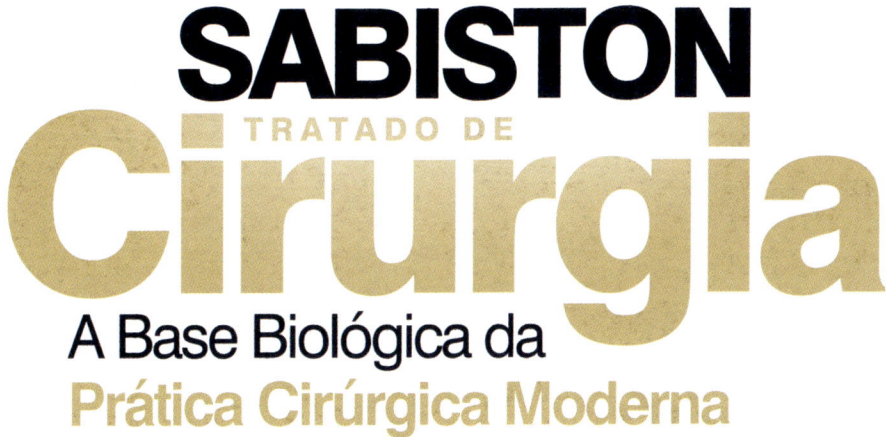

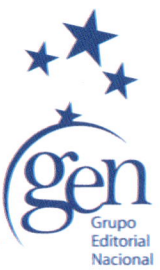

O GEN | Grupo Editorial Nacional – maior plataforma editorial brasileira no segmento científico, técnico e profissional – publica conteúdos nas áreas de ciências da saúde, exatas, humanas, jurídicas e sociais aplicadas, além de prover serviços direcionados à educação continuada e à preparação para concursos.

As editoras que integram o GEN, das mais respeitadas no mercado editorial, construíram catálogos inigualáveis, com obras decisivas para a formação acadêmica e o aperfeiçoamento de várias gerações de profissionais e estudantes, tendo se tornado sinônimo de qualidade e seriedade.

A missão do GEN e dos núcleos de conteúdo que o compõem é prover a melhor informação científica e distribuí-la de maneira flexível e conveniente, a preços justos, gerando benefícios e servindo a autores, docentes, livreiros, funcionários, colaboradores e acionistas.

Nosso comportamento ético incondicional e nossa responsabilidade social e ambiental são reforçados pela natureza educacional de nossa atividade e dão sustentabilidade ao crescimento contínuo e à rentabilidade do grupo.

**Volume 2**

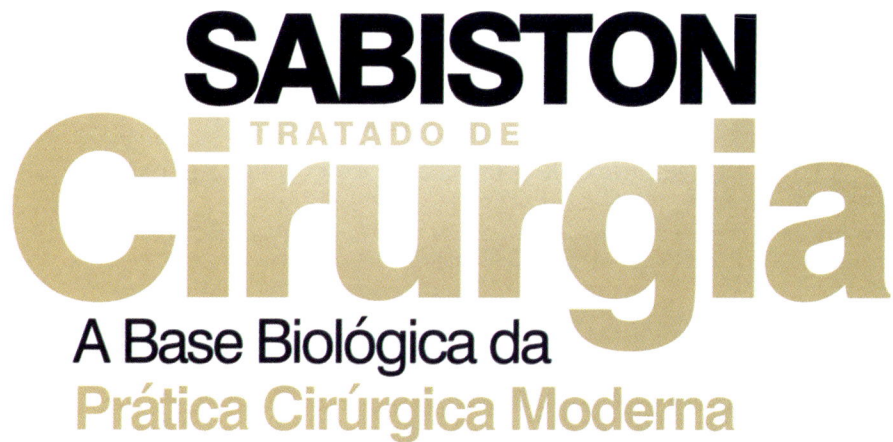

# SABISTON
## TRATADO DE Cirurgia
### A Base Biológica da Prática Cirúrgica Moderna

**EDITORES**

**Courtney M. Townsend, JR., MD**
Professor, Robertson-Poth Distinguished Chair in General Surgery, Department of Surgery,
The University of Texas Medical Branch, Galveston, Texas.

**R. Daniel Beauchamp, MD**
J.C. Foshee Distinguished Professor of Surgery, Professor of Cell and Developmental Biology,
Deputy Director, Vanderbilt-Ingram Cancer Center, Vice President Cancer Center Network Affairs,
Vanderbilt University Medical Center, Nashville, Tennessee.

**B. Mark Evers, MD**
Professor and Vice-Chair for Research, Department of Surgery, Director, Lucille P. Markey Cancer Center,
Markey Cancer Foundation Endowed Chair, Physician-in-Chief, Oncology Service Line UK Healthcare,
University of Kentucky, Lexington, Kentucky.

**Kenneth L. Mattox, MD**
Distinguished Service Professor, Michael E. DeBakey Department of Surgery, Baylor College of Medicine,
Chief of Staff and Surgeon-in-Chief, Ben Taub General Hospital, Houston, Texas.

**21ª edição**

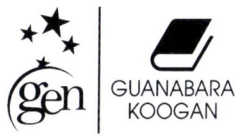

- Os autores deste livro e a editora empenharam seus melhores esforços para assegurar que as informações e os procedimentos apresentados no texto estejam em acordo com os padrões aceitos à época da publicação. Entretanto, tendo em conta a evolução das ciências, as atualizações legislativas, as mudanças regulamentares governamentais e o constante fluxo de novas informações sobre os temas que constam do livro, recomendamos enfaticamente que os leitores consultem sempre outras fontes fidedignas, de modo a se certificarem de que as informações contidas no texto estão corretas e de que não houve alterações nas recomendações ou na legislação regulamentadora.

- Data do fechamento do livro: 25/08/2023

- Os autores e a editora se empenharam para citar adequadamente e dar o devido crédito a todos os detentores de direitos autorais de qualquer material utilizado neste livro, dispondo-se a possíveis acertos posteriores caso, inadvertida e involuntariamente, a identificação de algum deles tenha sido omitida.

- **Atendimento ao cliente:** (11) 5080-0751 | faleconosco@grupogen.com.br

- Traduzido de:
  SABISTON TEXTBOOK OF SURGERY: THE BIOLOGICAL BASIS OF MODERN SURGICAL PRACTICE, TWENTY FIRST EDITION.
  Copyright © 2022, Elsevier Inc. All rights reserved.
  
  This edition of *Sabiston Textbook of Surgery: The Biological Basis of Modern Surgical Practice, 21st edition*, by Courtney M. Townsend, JR., R. Daniel Beauchamp, B. Mark Evers and Kenneth L. Mattox, is published by arrangement with Elsevier Inc.
  ISBN: 978-0-323-64062-6
  Esta edição de *Sabiston Textbook of Surgery: The Biological Basis of Modern Surgical Practice, 21ª edição*, de Courtney M. Townsend, JR., R. Daniel Beauchamp, B. Mark Evers e Kenneth L. Mattox, é publicada por acordo com a Elsevier Inc.

- Direitos exclusivos para a língua portuguesa
  Copyright © 2024 by
  **GEN | Grupo Editorial Nacional Participações S.A.**
  *Publicado pelo selo Editora Guanabara Koogan Ltda.*
  Travessa do Ouvidor, 11
  Rio de Janeiro – RJ – CEP 20040-040
  www.grupogen.com.br

- Reservados todos os direitos. É proibida a duplicação ou reprodução deste volume, no todo ou em parte, em quaisquer formas ou por quaisquer meios (eletrônico, mecânico, gravação, fotocópia, distribuição pela Internet ou outros), sem permissão, por escrito, do GEN | Grupo Editorial Nacional Participações S/A.

- Capa: Bruno Sales

- Imagem da capa: Daniel Graves | iStock

- Editoração eletrônica: volume 1: R.O. Moura
  volume 2: Eramos Serviços Editoriais

> **Nota**
> Este livro foi produzido pelo GEN | Grupo Editorial Nacional, sob sua exclusiva responsabilidade. Profissionais da área da Saúde devem fundamentar-se em sua própria experiência e em seu conhecimento para avaliar quaisquer informações, métodos, substâncias ou experimentos descritos nesta publicação antes de empregá-los. O rápido avanço nas Ciências da Saúde requer que diagnósticos e posologias de fármacos, em especial, sejam confirmados em outras fontes confiáveis. Para todos os efeitos legais, a Elsevier, os autores, os editores ou colaboradores relacionados a esta obra não podem ser responsabilizados por qualquer dano ou prejuízo causado a pessoas físicas ou jurídicas em decorrência de produtos, recomendações, instruções ou aplicações de métodos, procedimentos ou ideias contidos neste livro.

- Ficha catalográfica

**CIP-BRASIL. CATALOGAÇÃO NA PUBLICAÇÃO**
**SINDICATO NACIONAL DOS EDITORES DE LIVROS, RJ**

S121
21. ed.

Sabiston tratado de cirurgia : a base biológica da prática cirúrgica moderna / editores Courtney M. Townsend ... [et al.] ; tradução Andrea Delcorso ... [et al.]. - 21. ed. - Rio de Janeiro : Guanabara Koogan, 2024.
  : il. ; 28 cm.

Tradução de: Sabiston textbook of surgery: the biological basis of modern surgical practice
Inclui bibliografia e índice
ISBN 978-85-9515-981-5

1. Cirurgia. I. Townsend, Courtney M. II. Delcorso, Andrea.

23-84361
CDD: 617
CDU: 616-089.8

Gabriela Faray Ferreira Lopes - Bibliotecária - CRB-7/6643

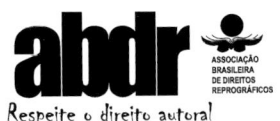

# Revisão Técnica e Tradução

## REVISÃO TÉCNICA

**Adonis Nasr** (Capítulo 46)
Médico. Especialista em Cirurgia Geral e Cirurgia do Aparelho Digestivo pelo Hospital de Clínicas da Universidade Federal do Paraná (UFPR). Especialista em Trauma pelo Hospital das Clínicas da Universidade de São Paulo (USP). Doutor em Clínica Cirúrgica pela USP. Professor Associado da UFPR. Professor Adjunto da Pontifícia Universidade Católica do Paraná (PUCPR). Membro de SBAIT, CBC, SBEM, Conselheiro do CRMPR.

**Adriana Silveira de Almeida** (Capítulo 60)
Médica. Especialista em Cirurgia Geral pelo CNRM/MEC. Especialista em Cirurgia Cardiovascular pelo CNRM/MEC. Pós-graduada em Cirurgia Cardiovascular Minimamente Invasiva. Mestre em Cardiologia pela Universidade Federal do Rio Grande do Sul (UFRGS). Doutora em Cardiologia pela UFRGS. Membro Titular do Colégio Brasileiro de Cirurgiões. Professora Permanente do Mestrado Profissional de Avaliação de Tecnologias para o SUS do Grupo Hospitalar Conceição, Porto Alegre, RS. Supervisora do Programa de Residência Médica em Cirurgia Cardiovascular do Hospital Nossa Senhora da Conceição, Porto Alegre, RS. Cirurgiã Cardiovascular do Serviço de Cirurgia Cardíaca do Hospital Nossa Senhora da Conceição, Grupo Hospitalar Conceição, Porto Alegre, RS.

**Alexandre Ferreira Oliveira** (Capítulo 56)
Médico. Cirurgião Oncológico e Geral. Especialista em Cirurgia Geral pelo Hospital Universitário da Universidade Federal de Juiz de Fora (UFJF) e em Cirurgia Oncológica pelo Instituto Nacional de Câncer (INCA). Doutor em Cirurgia pela Universidade de São Paulo/Ribeirão Preto (USP/RP). Professor Associado 3 de Oncologia da UFJF. Membro da Diretoria do Colégio Brasileiro de Cirurgiões (CBC) (Diretor do Setor IV). Presidente da Sociedade Brasileira de Cirurgia Oncológica (SBCO) 2019-2021.

**Andre Miotto** (Capítulo 58)
Médico. Cirurgião torácico. Especialista em Cirurgia Torácica pela Sociedade Brasileira da Cirurgia Torácica (SBCT) e Cirurgia Robótica pela Intuitive-IRCAD. Mestre e Doutor pela Escola Paulista de Medicina da Universidade Federal de São Paulo (Unifesp). Professor Assistente da Disciplina de Cirurgia Torácica da Escola Paulista de Medicina (Unifesp). Membro Titular do Colégio Brasileiro de Cirurgiões e SBCT.

**Andrea Povedano** (Capítulo 13)
Médica. Professora Adjunta do Departamento de Cirurgia Geral e Especializada da Universidade Federal do Estado do Rio de Janeiro (Unirio). Especialista em Coloproctologia pela Associação Médica Brasileira. Mestre em Cirurgia pela Universidade do Estado do Rio de Janeiro (UFRJ). Doutora em Neurociências pela Unirio. Membro Titular da Sociedade Brasileira de Coloproctologia e do Colégio Brasileiro de Cirurgiões.

**Angelica Maria Lucchese** (Capítulos 27 e 28)
Médica. Especialista em Cirurgia do Aparelho Digestivo pelo Hospital Sao Lucas da Pontifícia Universidade Católica do Rio Grande do Sul (PUCRS). Mestre em Hepatologia pela Universidade Federal de Ciências da Saúde de Porto Alegre. Doutor em Hepatologia pela Universidade Federal de Ciências da Saúde de Porto Alegre em parceria com Hospital Paul Brousse em Villejuif – França. Membro do Serviço de Cirurgia Oncológica da Santa Casa de Misericórdia de Porto Alegre. Membro de CBC, CBCD, CBCHPB, SBCO.

**Antonio Cavalcanti de Albuquerque Martins** (Capítulo 55)
Médico. Especialista em Cirurgia Geral e Cirurgia Digestiva pelo Hospital das Clínicas da Universidade Federal de Pernambuco (HC-UFPE). Mestre e Doutor em Cirurgia pelo HC-UFPE. Professor Anatomia e Cirurgia da Faculdade Pernambucana de Saúde (FPS).

**Bernardo Mazzini Ketzer** (Capítulo 17)
Médico. Especialista em Cirurgia Geral. Doutor em Ciências da Saúde, Disciplina de Gastrocirurgia, da Universidade de São Paulo (USP). Professor da Disciplina de Cirurgia Geral da Faculdade de Medicina de Santo Amaro (FMSA). Membro Titular do Colégio Brasileiro de Cirurgiões.

**Bruno M. Pereira** (Capítulo 5)
Cirurgião de Trauma, Urgência e Emergência. Especialista em Cirurgia do Trauma pela SBAIT/AMB. Mestre em Ciências da Cirurgia pela Universidade Estadual de Campinas (Unicamp). Doutor em Ciências da Cirurgia pela Unicamp. Professor Titular da Pró-Reitoria de Pós-Graduação e Pesquisa da Universidade Vassouras. Coordenador do Programa de Residência Médica em Cirurgia Geral da Santa Casa de Campinas. Presidente da Sociedade Mundial do Compartimento Abdominal (WSACS 2017-2019). Diretor de Treinamento e Educação do Colégio Brasileiro de Cirurgiões (CBC). Membro Titular do CBC. Membro do American College of Surgeons. Membro da Critical Care Medicine Society. Membro da Sociedade Brasileira do Atendimento Integrado ao Traumatizado.

**Carlos Roberto Naufel Junior** (Capítulo 49)
Médico. Especialista em Cirurgia Geral e Cirurgia do Aparelho Digestivo pelo Hospital Universitário Evangélico Mackenzie. Mestre em Clínica Cirúrgica pela Faculdade Evangélica Mackenzie do Paraná. Professor Adjunto de Clínica Cirúrgica da Faculdade Evangélica Mackenzie do Paraná. Membro Titular do Colégio Brasileiro de Cirurgiões. Fellow of the American College of Surgeons.

**Cassio Andreoni Ribeiro** (Capítulo 40)
Médico. Especialista em Cirurgia Robótica e Minimamente Invasiva pela Washington University School of Medicine. Doutor em Urologia pela Universidade Federal de São Paulo (EPM-Unifesp). Professor Livre-docente da Escola Paulista de Medicina da Universidade Federal de São Paulo. Membro Titular do Colégio Brasileiro de Cirurgiões (CBC).

**Cezar Daniel Snak de Souza** (Capítulo 14)
Médico. Especialista em Anestesiologia pela Escola Paulista de Medicina/Universidade Federal de São Paulo (EPM/Unifesp). Mestre em Neurociências pela EPM/Unifesp. Clinical Fellow in Cardiovascular Anesthesia and Critical Care by University of Toronto/Saint Michael's Hospital, Toronto, Canadá.

**Cleinaldo de Almeida Costa** (Capítulo 22)
Médico. Especialista em Cirurgia Vascular pela Sociedade Brasileira de Angiologia e Cirurgia Vascular. Mestre em Ciências/Cirurgia Vascular pela Escola Paulista de Medicina da Universidade Federal de São Paulo (EPM/Unifesp). Doutor em Ciências/Medicina (Clínica Cirúrgica) pela Faculdade de Medicina da Universidade de São Paulo (USP). Professor associado da Universidade do Estado do Amazonas (UEA) e da Universidade Federal do Amazonas (UFAM). Membro Titular do Colégio Brasileiro de Cirurgiões.

**Daniel Francisco Mello** (Capítulo 69)
Médico. Especialista em Cirurgia Plástica e Cirurgia Crânio-maxilo-facial pela Sociedade Brasileira de Cirurgia Plástica. Mestre em Cirurgia pela Faculdade de Ciências Médicas da Santa Casa de Misericórdia de São Paulo (FCMSCSP). Doutor em Cirurgia pela (FCMSCSP). Professor Voluntário da (FCMSCSP). Membro titular de SBCP, ABCCMF e CBC.

**Daniel Hardy Melo** (Capítulo 38)
Médico. Residência Médica em Cirurgia Geral e Cirurgia de Cabeça e Pescoço pelo Hospital das Clínicas da Faculdade de Medicina de Ribeirão Preto da Universidade de São Paulo (FMRP-USP). Mestre em Ciências Médicas pela FMRP-USP. Doutor em Ciências pela FMRP-USP. Professor Adjunto IV da Universidade Federal do Ceará – *Campus* de Sobral. Membro Titular do Colégio Brasileiro de Cirurgiões (CBC). Especialista em Cirurgia de Cabeça e Pescoço pela SBCPP/AMB. Certificado de Área de Atuação em Administração em Saúde pela ABRAMPAS/AMB.

**Diego Laurentino Lima** (Capítulo 7)
Cirurgião Geral. Especialista em Cirurgia Geral pelo Hospital dos Servidores do Estado de Pernambuco. Mestre em Ciências da Saúde pela Universidade de Pernambuco. Professor Convidado do Programa de Pós-graduação da Universidade Federal do Rio Grande do Sul. Membro Titular do Colégio Brasileiro de Cirurgiões (CBC) e da Society of American Gastrointestinal and Endoscopic Surgeons (Sages).

**Djalma José Fagundes** (Capítulo 44)
Médico-Cirurgião Geral. Professor Universitário. Especialista em Cirurgia Geral por Associação Médica Brasileira/Colégio Brasileiro de Cirurgiões (AMB/CBC). Mestre em Técnica Operatória e Cirurgia Experimental pela Universidade Federal de São Paulo (Unifesp). Doutor em Técnica Operatória e Cirurgia Experimental pela Unifesp. Professor Titular/Livre-Docente da Associação Médica Brasileira/Colégio Brasileiro de Cirurgiões. Membro da Associação Médica Brasileira/Colégio Brasileiro de Cirurgiões.

**Edgard da Silva Neto** (Capítulo 36)
Cirurgião Plástico. Especialista em Cirurgia Plástica pela Sociedade Brasileira de Cirurgia Plástica. Doutor em Biofotônica Aplicada às Ciências da Saúde pela Universidade Nove de Julho. Médico Assistente da Disciplina de Cirurgia Plástica da Irmandade da Santa Casa de Misericórdia de São Paulo. Professor da Universidade Nove de Julho. Membro da Sociedade Brasileira de Cirurgia Plástica. Titular do Colégio Brasileiro de Cirurgiões. Membro Internacional da American Society of Plastic Surgeons.

**Edimar Leandro Toderke** (Capítulo 52)
Médico. Especialista em Cirurgia Geral pelo Hospital de Ipanema – Rio de Janeiro (RJ). Especialista em Cirurgia do Aparelho Digestivo pelo Hospital de Clínicas da Universidade Federal do Paraná (UFPR) – Curitiba (PR). Mestre em Cirurgia Geral pela UFPR. Professor Adjunto do curso de Medicina da Faculdade Pequeno Príncipe – Curitiba (PR). Membro Titular do Colégio Brasileiro de Cirurgiões.

**Edivaldo Massazo Utiyama** (Capítulo 57)
Médico. Especialista em Cirurgia Geral pelo Programa de Residência Médica em Cirurgia Geral do Hospital das Clínicas da Faculdade de Medicina da Universidade de São Paulo (FMUSP). Doutor em Ciência Cirúrgica pelo Programa de Pós-Graduação do Departamento de Cirurgia da FMUSP. Professor Titular da Disciplina de Cirurgia Geral e Trauma do Departamento de Cirurgia da FMUSP. Membro Titular do Colégio Brasileiro de Cirurgiões.

**Edna Frasson de Souza Montero** (Capítulo 25)
Médica. Especialista em Cirurgia Tgeral pela Residência Médica no Hospital das Clínicas da Faculdade de Medicina – Ribeirão Preto da Universidade de São Paulo (FMRP-USP). Doutora em Medicina (Técnica Operatória e Cirurgia Experimental) pela Universidade Federal de São Paulo (Unifesp). Professora Associada da Disciplina de Cirurgia Geral e do Trauma do Departamento de Cirurgia da Faculdade de Medicina da Universidade de São Paulo (HCFMUSP). Membro do Colégio Brasileiro de Cirurgiões, da Associação Brasileira de Transplantes e da International Society for Experimental Microsurgery.

**Eduardo Nacur Silva** (Capítulo 26)
Médico-Cirurgião Geral. Coordenador da III Clínica Cirúrgica da Santa Casa de Belo Horizonte. Especialista em Cirurgia Geral pela Universidade Federal de Minas Gerais (UFMG). Mestre em Cirurgia pela UFMG. Membro do Colégio Brasileiro de Cirurgiões. Fellow of the American College of Surgeons.

**Eduardo Ramos** (Capítulo 54)
Médico. Especialista em Cirurgia Geral. Mestre em Cirurgia pela Universidade Federal do Paraná (UFPR). Doutor em Cirurgia pela UFPR. Professor Associado IV de Anatomia da UFPR.

**Elias Jirjoss Ilias** (Capítulo 50)
Médico. Mestre e Doutor em Medicina pela Faculdade de Ciências Médicas da Santa Casa de São Paulo (FCMSCSP). Professor Adjunto do Departamento de Cirurgia da FCMSCSP. Membro Titular do Colégio Brasileiro de Cirurgiões (CBC). Membro Titular do Colégio Brasileiro de Cirurgia Digestiva (CBCD). Membro Titular da Sociedade Brasileira de Cirurgia Bariátrica e Metabólica.

**Elisângela de Mattos e Silva** (Capítulo 73)
Médica-Cirurgiã Pediátrica. Título de Especialista pela Sociedade Brasileira de Cirurgia Pediátrica. Mestre em Clínica Cirúrgica pela Pontifícia Universidade Católica do Paraná (PUCPR). Professora do Curso de Medicina das Faculdades Pequeno Príncipe. Membro do Colégio Brasileiro de Cirurgiões e da Sociedade Brasileira de Cirurgia Pediátrica.

**Everton Pontes Martins** (Capítulos 31 e 34)
Médico. Especialista em Cirurgia Geral pela Pontifícia Universidade Católica de Campinas (PUC-Campinas). Especialista em Cirurgia Oncológica pelo A. C. Camargo Cancer Center (SP). Especialista em Cirurgia de Cabeça e Pescoço pela Sociedade Brasileira de Cirurgia de Cabeça e Pescoço – AMB. Doutor em Oncologia pela Faculdade de Medicina da Universidade de São Paulo (USP). Professor da Faculdade de Medicina da Unisalesiano, Araçatuba (SP). Supervisor da Residência de Cirurgia Geral da Santa Casa de Araçatuba (SP). Membro Titular do Colégio Brasileiro de Cirurgiões. Membro Titular da Sociedade Brasileira de Cirurgia Oncológica.

**Fausto Miranda Jr** (Capítulos 62, 65 e 66)
Professor Universitário. Especialista em Angiologia e em Cirurgia Vascular pela Sociedade Brasileira de Angiologia e de Cirurgia Vascular/AMB. Mestre e Doutor em Ciências pela Escola Paulista de Medicina da Universidade Federal de São Paulo (EPM/Unifesp). Professor *Honoris Causa*, Titular Afiliado, Livre-Docente da EPM/Unifesp. Membro Titular do Colégio Brasileiro de Cirurgia e da Sociedade Brasileira de Angiologia e de Cirurgia Vascular.

**Fernando Cordeiro** (Capítulo 8)
Especialista em Cirurgia Geral pelo Colégio Brasileiro de Cirurgiões (CBC). Especialista em Coloproctologia pela Sociedade Brasileira de Coloproctologia e pelo CBC. Especialista em Gastrenterologia pela Federação Brasileira de Gastrenterologia. Especialista em Direito Médico pela Escola Paulista de Direito. Especialista em Direito Médico pela Faculdade de Direito da Universidade de Coimbra. Mestre em Cirurgia pela Faculdade de Ciências Médicas da Universidade Estadual de Campinas (Unicamp). Doutor em Cirurgia pela Faculdade de Ciências Médicas da Unicamp. Professor Titular da Faculdade de Medicina da Pontifícia Universidade Católica de Campinas (PUC-Campinas). Membro

Emérito do CBC. Membro Titular da Sociedade Brasileira de Coloproctologia. Membro Titular da Federação Brasileira de Gastrenterologia. Fellow of the American College de Surgeons. Fellow of the American Society of Colon and Rectal Surgeons.

**Fernando Ponce Leon** (Capítulo 72)

Cirurgião Geral. Especialista em Cirurgia Geral e Videolaparoscopia pela Universidade Federal do Rio de Janeiro (UFRJ). Mestre em Ciências Cirúrgicas pela UFRJ. Doutor em Ciências Cirúrgicas pela UFRJ. Membro Titular da Sociedade Brasileira de Cirurgia Videolaparoscópica e Robótica (Sobracil), da Sociedade Brasileira de Hérnia (SBH), do Colégio Brasileiro de Cirurgiões (CBC) e Colégio Americano de Cirurgiões (ACS).

**Flavio Daniel Saavedra Tomasich** (Capítulo 10)

Médico. Professor Associado IV do Departamento de Cirurgia da Universidade Federal do Paraná (UFPR). Coordenador das disciplinas de Técnica Cirúrgica e Cirurgia Experimental I e II, do Curso de Medicina da UFPR. Membro Titular do Colégio Brasileiro de Cirurgiões (CBC). Segundo Vice-Presidente Nacional do CBC. Membro Titular da Sociedade Brasileira de Cirurgia Oncológica. Titular do Serviço de Cirurgia Abdominal do Hospital Erasto Gaertner Cancer Center. Titular do Serviço de Cirurgia Geral do Hospital do Trabalhador.

**Gerson Alves Pereira Júnior** (Capítulo 23)

Médico. Especialista em Cirurgia Geral pelo Colégio Brasileiro de Cirurgiões (CBC). Especialista em Cirurgia Digestiva pelo Colégio Brasileiro de Cirurgia Digestiva (CBCD). Especialista em Terapia Intensiva pela Associação de Medicina Intensiva Brasileira (AMIB). Especialista em Medicina de Emergência pela Associação Brasileira de Medicina de Emergência (Abramede). Mestre em Clínica Cirúrgica pela Faculdade de Medicina de Ribeirão Preto da Universidade de São Paulo (FMRP-USP). Doutor em Clínica Cirúrgica pela FMRP-USP. Professor de Cirurgia de Urgência e Trauma da USP. Membro do CBC.

**Giulianno Molina de Melo** (Capítulo 30 e 37)

Médico, Cirurgião de Cabeça e Pescoço. Especialista em Cirurgia de Cabeça e Pescoço e Cirurgia Geral por Sociedade Brasileira de Cirugia de Cabeça e Pescoço (SBCCP) e Colégio Brasileiro de Cirurgiões (CBC). Mestre em Ciências – Oncologia pela Faculdade de Medicina da Universidade de São Paulo. Doutor em Ciências pela Pós-Graduação em Otorrinolaringologia da Universidade Federal de São Paulo (Unifesp). Professor Afiliado do Departamento de Otorrinolaringologia e Cirurgia de Cabeça e Pescoço da Unifesp. Fellow of the American College of Surgeons (FACS).Titular da SBCCP. Titular do CBC. Fellow of the American Head and Neck Society (AHNS). Fellow of the American Society of Clinical Oncology (ASCO). Membro da Latin American Thyroid Society (LATS).Ex-Coordenador do Departamento de Tireoide da SBCCP. Presidente Interino da Federação Latino-Americana de Sociedades de Cirurgia de Cabeça e Pescoço. American Head and Neck Society (AHNS) Salivary Gland Section Member. Multidisciplinary Salivary Gland Society Member.

**Gleydson Cesar Borges** (Capítulo 6)

Cirurgião Geral e do Aparelho Digestivo. Coordenador do Serviço de Cirurgia Geral e do Aparelho Digestivo da Santa Casa de Misericórdia de Fortaleza. Coordenador do Internato do Curso de Medicina da Unichristus. Coordenador Adjunto da Pós-graduação em Cirurgia Minimamente Invasiva e Robótica. Mestre em Cirurgia e Especialidades Cirúrgicas – Universidade de Barcelona – Espanha. Professor Orientador do Mestrado Profissional em Tecnologia Minimamente Invasiva e Simulação na Área de Saúde da Unichristus. Vice-Mestre do Setor II do Colégio Brasileiro de Cirurgiões (CBC) (2022/2024). Mestre do CBC – Capítulo Ceará (2020/2021). Presidente Sobracil – CE (2011/2012). Membro Titular do CBC. Membro Titular da Sociedade Brasileira de Cirurgia Minimamente Invasiva e Robótica (Sobracil). Membro Associado da Sociedade Brasileira de Cirurgia Bariátrica e Metabólica (SBCBM).

**Guilherme Brasileiro de Aguiar** (Capítulo 68)

Médico Neurocirurgião e Neurorradiologista Intervencionista. Especialista em Neurocirurgia pela Sociedade Brasileira de Neurocirurgia – Associação Médica Brasileira. Mestre em Pesquisa em Cirurgia pela Faculdade de Ciências Médicas da Santa Casa de São Paulo (FCMSCSP). Doutor em Ciências da Saúde pela FCMSCSP. Professor da FCMSCSP. Membro da Sociedade Brasileira de Neurocirurgia. Membro Titular do Colégio Brasileiro de Cirurgiões.

**Guilherme Visconde Brasil** (Capítulo 61)

Médico. Especialista em Cirurgia Cardiovascular pela Sociedade Brasileira de Cirurgia Cardiovascular (SBCCV). Doutor em Ciências pelo Instituto de Biofísica Carlos Chagas Filho (IBCFF) da Universidade Federal do Rio de Janeiro (UFRJ). Professor Adjunto da Faculdade de Medicina da Universidade Federal de Goiás (UFG). Membro da Sociedade Brasileira de Cirurgia Cardiovascular (SBCCV) e do Colégio Brasileiro de Cirurgiões.

**Gustavo Cardoso Guimarães** (Capítulo 74)

Médico. Coordenador Geral dos Departamentos Cirúrgicos Oncológicos da Beneficência Portuguesa de São Paulo. Coordenador do Programa de Cirurgia Robótica da Beneficência Portuguesa de São Paulo. Especialista em Cirurgia Geral pelo Colégio Brasileiro de Cirurgiões (CBC). Especialista em Urologia pela Sociedade Brasileira de Urologia (SBU). Especialista em Cirurgia Oncológica pela Sociedade Brasileira de Cirurgia Oncológica (SBCO). Especialista em Cancerologia pela Sociedade Brasileira de Cancerologia (SBC). Mestre em Oncologia pela Fundação Antonio Prudente – Hospital AC Camargo. Doutor em Oncologia pela Fundação Antonio Prudente – Hospital AC Camargo. Professor Associado do Departamento de Cirurgia da Santa Casa de São Paulo. Professor Livre-Docente em Oncourologia da Universidade Estadual de Campinas (Unicamp). Membro Titular do CBC, SBU, SBCO, SBC.

**Heitor Márcio Gavião Santos** (Capítulo 18)

Médico-Cirurgião Geral. Especialista em Cirurgia Geral pelo Hospital Geral de Nova Iguaçu (HGNI) Professor da Pós-Graduação do Instituto Carlos Chagas. Membro Titular do Colégio Brasileiro de Cirurgiões. Fellow of the American College of Surgeons. CFO da Sociedade Brasileira de Hérnia. Fellow of the Americas Hernia Society.

**Heládio Feitosa de Castro Filho** (Capítulo 48)

Médico. Especialista em Cirurgia Geral pelo Colégio Brasileiro de Cirurgiões/AMB. Especialista em Nutrição Parenteral e Enteral pela Sociedade Brasileira de Nutrição Parenteral e Enteral/AMB. Especialista em Cirurgia Bariátrica pelo Colégio Brasileiro de Cirurgiões/AMB. Mestre em Técnica Operatória e Cirurgia Experimental pela Escola Paulista de Medicina da Universidade Federal de São Paulo (EPM/Unifesp). Professor Assistente do Departamento de Cirurgia da Faculdade de Medicina da Universidade Federal do Ceará. Membro Emérito do Colégio Brasileiro de Cirurgiões. Membro Titular da Sociedade Brasileira de Cirurgia Bariátrica e Metabólica. Membro Titular do Colégio Brasileiro de Cirurgia Digestiva. Fellow of The American College of Surgeons. Fellow of the International Federation for the Surgery of Obesity and Metabolic Disorders. Presidente da Federación Latinoamericana de Cirugía (FELAC) (2021-2023).

**Heládio Feitosa e Castro Neto** (Capítulo 33)

Cirurgião Geral (Instituto Dr. José Frota 2009-2011 e Hospital Geral de Fortaleza 2011-2012). Cirurgião Oncológico (Instituto do Câncer do Ceará 2012-2015). Cirurgião Oncológico do Instituto do Câncer do Ceará (ICC). Cirurgião e Preceptor da Residência de Cirurgia Geral do Departamento de Cirurgia do Hospital Universitário Walter Cantídio – Universidade Federal do Ceará (UFC). Cirurgião e Preceptor da Residência de Cirurgia Geral do Serviço de Cirurgia do Instituto Dr. José Frota (IJF). Coordenador da Residência de Cancerologia Cirúrgica do ICC. Mestre do Capítulo do Ceará do Colégio Brasileiro de Cirurgiões (CBC) 2022-2023. Membro Titular do CBC. Membro Titular da Sociedade Brasileira de Cirurgia Oncológica (SBCO). Fellow of the American College of Surgeons.

**Jacqueline de Fátima Jacysyn** (Capítulo 25)

Bióloga. Especialista em Biologia pela Universidade Presbiteriana Mackenzie. Mestre em Ciências pelo Departamento de Imunologia do Instituto de Ciências Biomédicas da Universidade de São Paulo (ICB-USP). Doutora em Imunologia pelo Departamento de Imunologia do ICB-USP. Pesquisadora Científica do Hospital das Clínicas da Faculdade de Medicina da Universidade de São Paulo (HC-FMUSP).

**José Eduardo de Aguilar-Nascimento** (Capítulo 3)

Médico. Especialista em Cirurgia do Aparelho Digestivo por Colégio Brasileiro de Cirurgiões (CBC), Colégio Brasileiro de Cirurgia Digestiva (CBCD) e Associação Médica Brasileira (AMB). Mestre em Cirurgia Gastroenterológica pela Universidade Federal de São Paulo (Unifesp). Doutor em Medicina pela Unifesp. Professor Titular da Universidade Federal de Mato Grosso e UNIVAG – Centro Universitário de Varzea Grande. Membro Titular do CBC e do CBCD.

**José Eduardo Ferreira Manso** (Capítulo 39)

Médico. Especialista em Cirurgia Geral pelo Colégio Brasileiro de Cirurgiões (CBC). Mestre em Cirurgia Geral pela Universidade Federal do Rio de Janeiro (UFRJ). Doutor em Cirurgia Geral pela UFRJ. Professor Associado IV da UFRJ. Membro Emérito do CBC. Membro Emérito do Colégio Brasileiro de Cirurgia Digestiva.

**Laura Osthoff** (Capítulo 71)

Médico Ginecologista. Mestre em Imagem USG pela Universidade do Estado do Rio de Janeiro. Professor Titular Santa Casa de Misericórdia do Rio de Janeiro. Membro de CBC, SOBRACIL, FEBRASGO, ABEGREF.

**Luiz Carlos Von Bahten** (Capítulo 1)

Médico-Cirurgião. Especialista em Cirurgia Geral pelo Colégio Brasileiro de Cirurgiões (CBC). Mestre em Clínica Cirúrgica pela Universidade Federal do Paraná (UFPR). Doutor em Cirurgia pela Universidade Estadual de Campinas (Unicamp). Professor Titular em Clínica Cirúrgica pela Pontifícia Universidade Católica do Paraná (PUCPR). Professor Associado IV do Departamento de Cirurgia da UFPR. Membro do CBC. Fellow of the American College of Surgeons (ACS).

**Luiz Eduardo Villaça Leão** (Capítulo 59)

Médico. Especialista em Cirurgia Torácica pela Sociedade Brasileira de Cirurgia Torácica. Especialista em Cirurgia Cardiovascular pela Sociedade Brasileira de Cirurgia Cardiovascular. Mestre em Cirurgia Cardiovascular pela Escola Paulista de Medicina da Universidade Federal de São Paulo (EPM/Unifesp). Doutor em Cirurgia Cardiovascular pela EPM/Unifesp. Livre-Docente em Cirurgia Torácica pela EPM/Unifesp. Professor Titular do Departamento de Cirurgia da EPM/Unifesp.

**Luiz Gustavo de Oliveira e Silva** (Capítulo 12)

Medico. Especialista em Cirurgia Geral pelo Ministério da Educação e pela Associação Médica Brasileira (AMB). Especialista em Cirurgia Bariátrica pela AMB, Especialista em Videolaparoscopia pela AMB. Mestre em Cirurgia Abdominal pela Universidade Federal do Rio de Janeiro (UFRJ). Professor da Pós-Graduação de Cirurgia Bariátrica e Metabólica do Instituto D'Or de Pesquisa e Ensino (IDOR). Membro Titular do Colégio Brasileiro de Cirurgiões (CBC) e da Sociedade Brasileira de Cirurgia Bariátrica e Metabólica (SBCBM). Fellow of the American College of Surgeons.

**Marcus Fernando Kodama Pertille Ramos** (Capítulo 42)

Medico. Especialista em Cirurgia Geral e Cirurgia do Aparelho Digestivo pela Faculdade de Medicina da Universiade de São Paulo (USP). Mestre pela Faculdade de Medicina da USP. Doutor pela Faculdade de Medicina da USP. Professor Livre-Docente da Faculdade de Medicina da USP. Membro Titular do Colégio Brasileiro de Cirurgiões (CBC). Fellow of the American College of Surgeons (FACS).

**Marcus Vinicius Dantas de Campos Martins** (Capítulo 15)

Médico. Especialista em Cirurgia geral pelo Colégio Brasileiro de Cirurgiões. Mestre em Cirurgia pela Universidade Federal do Rio de Janeiro (UFRJ). Professor do Instituto de Educação Médica (Idomed).

**Maria de Lourdes Pessole Biondo Simões** (Capítulos 29 e 45)

Médica. Especialista em Cirurgia Geral. Mestre em Morfologia pela Universidade Federal do Paraná (UFPR). Doutora em Técnica Operatória e Cirurgia Experimental pela Universidade Federal de São Paulo – Escola Paulista de Medicina. Professora Titular do Departamento de Cirurgia do Curso de Medicina da UFPR. Membro Emérito do Colégio Brasileiro de Cirurgiões.

**Maurício Magalhães Costa** (Capítulo 35)

Médico. Membro da Academia Nacional de Medicina. Mestre e Doutor em Ginecologia pela Universidade Federal do Rio de Janeiro. Ex-Presidente da Federação Latino-Americana de Mastologia e Sociedade Internacional de Senologia. Membro do Grupo de Trabalho da Global Breast Cancer Initiative da Organização Mundial da Saúde.

**Miguel Prestes Nácul** (Capítulo 16)

Médico. Especialista em Cirurgia Geral e Cirurgia do Aparelho Digestivo. Mestre em Ciências Cirúrgicas pela Universidade Federal do Rio Grande do Sul (UFRGS). Membro Titular do Colégio Brasileiro de Cirurgiões (CBC). Cirurgião do Hospital de Pronto Socorro de Porto Alegre. Coordenador do Curso de Pós-Graduação em Cirurgia Minimamente Invasiva da Faculdade de Ciências da Saúde do Hospital Moinhos de Vento. Coordenador Médico do Instituto SIMUTEC de Treinamento Médico.

**Miki Mochizuki** (Capítulo 41)

Médico-Cirurgião do Aparelho Digestivo. Especialista em Cirurgia do Aparelho Digestivo pelo Colégio Brasileiro de Cirurgia Digestiva (CBCD) e pelo Colégio Brasileiro de Cirurgiões (CBC). Mestre em Cirurgia pela Universidade Estadual de Campinas (Unicamp). Professor de Cirurgia da Faculdade de Medicina Anhembi-Anhembi. Membro Titular do CBCD e do CBC.

**Niels Olsen Saraiva Câmara** (Capítulo 25)

Médico. Especialista em Medicina pela Universidade do Ceará. Mestre em Medicina (Nefrologia) pela Universidade Federal de São Paulo (Unifesp). Doutor em Medicina (Nefrologia) pela Unifesp. Professor Titular do Departamento de Imunologia do Instituto de Ciências Biomédicas da Universidade de São Paulo (ICB-USP). Membro da Academia de Ciências do Estado de São Paulo e da Academia Brasileira de Ciência.

**Paulo Roberto Corsi** (Capítulo 24)

Especialista em Cirurgia Geral pelo Colégio Brasileiro de Cirurgiões (CBC). Mestre e Doutor em Clínica Cirúrgica pela Faculdade de Ciências Médicas da Santa Casa de São Paulo (FCMSCSP). Professor de Técnica Cirúrgica da FCMSCSP. Membro do Conselho Superior e Ex-Presidente do CBC. Governador do Capítulo Brazil do American College of Surgeons.

**Pedro Bijos** (Capítulo 70)

Medico. Especialista pelas Sociedades Brasileiras de Cirurgia Plástica (SBCP) e de Microcirurgia Reconstrutiva (SBMR). Membro Titular da SBCP e da SBMR. Membro Emérito do Colégio Brasileiro de Cirurgiões. Membro Honorário da Sociedade Brasileira de Cirurgia da Mão (SBCM). Membro Efetivo do Grupo pelo Avanço da Microcirurgia (GAM).

**Pedro Eder Portari Filho** (Capítulo 4)

Médico. Mestre em Cirurgia Gastroenterológica pela Universidade Federal Fluminense (UFF). Doutor em Cirurgia Geral pela Universidade Federal do Rio de Janeiro (UFRJ). Professor Adjunto da Universidade Federal do Estado do Rio de Janeiro (Unirio). Membro Titular do Colégio Brasileiro de Cirurgiões (CBC).

**Pedro Luiz Toledo de Arruda Lourenção**
(Capítulos 21 e 67)
Médico. Cirurgião Pediátrico. Professor Universitário. Especialista em Cirurgia Pediátrica pela Associação Brasileira de Cirurgia Pediátrica. Doutor em Patologia pela Universidade Estadual Paulista (Unesp). Livre-Docente em Cirurgia Pediátrica pela Unesp. Professor Associado da Faculdade de Medicina de Botucatu (Unesp). Membro do Colégio Brasileiro de Cirurgiões e da Associação Brasileira de Cirurgia Pediátrica.

**Rafael Luís Luporini** (Capítulo 53)
Médico. Especialista em Coloproctologia pela Faculdade de Medicina de São José do Rio Preto (Famerp) e Sociedade Brasileira de Coloproctologia (SBCP). Especialista em Cirurgia Geral pela Famerp e pelo Colégio Brasileiro de Cirurgiões (CBC). Especialista em Endoscopia Digestiva pela Sociedade Brasileira de Endoscopia Digestiva (Sobed). Doutor em Biotecnologia pela Universidade Federal de São Carlos (UFSCar). Professor Adjunto da UFSCar. Membro da SBCP. Membro do Colégio Brasileiro de Cirurgiões (CBC), Membro da Sobed. Membro da Organização Brasileira de Doença de Crohn e Colite (GEDIIB).

**Ramiro Colleoni Neto** (Capítulo 2)
Médico. Especialista em Cirurgia Geral pelo MEC e pelo Colégio Brasileiro de Cirurgiões (CBC). Especialista em Cirurgia do Aparelho Digestivo pelo MEC e pelo Colégio Brasileiro de Cirurgia Digestiva (CBCD). Especialista em Endoscopia Digestiva pela Sociedade Brasileira de Endoscopia Digestiva (Sobed). Mestre pela Escola Paulista de Medicina da Universidade Federal de São Paulo (EPM/Unifesp). Doutor pela EPM/Unifesp. Professor Adjunto da Disciplina de Gastroenterologia Cirúrgica da EPM/Unifesp. Membro Titular do CBC e do CBCD.

**Reynaldo Martins e Quinino** (Capítulo 43)
Médico. Especialista em Cirurgia Geral e Cirurgia do Aparelho Digestivo pela Faculdade de Medicina de São José do Rio Preto. Mestre em Gastroenterologia Cirúrgica pela Universidade Federal de São Paulo (Unifesp). Doutor em Gastroenterologia Cirúrgica pela Unifesp. Professor Adjunto da Universidade Federal do Rio Grande do Norte. Membro Titular do Colégio Brasileiro de Cirurgiões, Colégio Brasileiro de Cirurgia Digestiva e Sociedade Brasileira de Cirurgia Bariátrica e Metabólica.

**Ricardo Breigeiron** (Capítulo 47)
Médico. Especialista em Cirurgia Geral pela Pontifícia Universidade Católica do Rio Grande do Sul (PUCRS) e pelo Colégio Brasileiro de Cirurgiões (CBC). Área de Atuação em Cirurgia do Trauma pelo Hospital de Pronto Socorro de Porto Alegre. Mestre em Clínica Cirúrgica pela PUCRS. Doutor em Clínica Cirúrgica pela Universidade Federal do Rio Grande do Sul. Professor Adjunto da Escola de Medicina da PUCRS. Membro Titular do Colégio Brasileiro de Cirurgiões (TCBC). Membro da Sociedade Brasileira de Atendimento Integrado ao Traumatizado (SBAIT).

**Roberto Stefanelli** (Capítulo 20)
Cirurgião plástico. Professor Convidado do Serviço de Cirurgia de Emergência da Santa Casa de São Paulo. Membro Titular do Colégio Brasileiro de Cirurgiões.

**Rodrigo Nascimento Pinheiro** (Capítulo 11)
Cirurgião. Especialista em Cirurgia Oncológica pelo Instituto Nacional de Câncer (INCA). Mestre em Ciências pela Escola Paulista de Medicina, Programa de Pós-graduação em Ciência Cirúrgica Interdisciplinar. Doutor em Ciências pela Escola Paulista de Medicina, Programa de Pós-graduação em Ciência Cirúrgica Interdisciplinar. Supervisor da Residência Médica em Cirurgia Oncológica do Hospital de Base do Distrito Federal. Vice-presidente da Sociedade Brasileira de Cirurgia Oncológica.

**Rodrigo Vaz Ferreira** (Capítulo 19)
Cirurgião do Trauma pelo Hospital das Clínicas da Faculdade de Medicina da Universidade de São Paulo (HCFMUSP). Doutor em Ciências, Clínica Cirúrgica pela FMUSP. Professor Adjunto de Cirurgia da Universidade do Estado do Amazonas. Membro da Sociedade Brasileira de Atendimento Integrado ao Traumatizado (SBAIT). Titular do Colégio Brasileiro de Cirurgiões. Fellow of the American College of Surgeons.

**Ronald Luiz Gomes Flumignan** (Capítulos 63 e 64)
Médico. Especialista em Cirurgia Vascular pela Escola Paulista de Medicina da Universidade Federal de São Paulo (EPM/Unifesp) e pela Sociedade Brasileira de Angiologia e Cirurgia Vascular. MBA em Gestão empresarial pela Fundação Getúlio Vargas. Doutor em Ciências pela EPM/Unifesp. Pós-Doutor em Ciências pela EPM/Unifesp. Livre-Docente em Ciências pela EPM/Unifesp. Professor Adjunto Livre-Docente e Vice-chefe da Disciplina de Cirurgia Vascular e Endovascular da EPM/Unifesp. Membro Titular da Sociedade Brasileira de Angiologia e Cirurgia Vascular e do Colégio Brasileiro de Cirurgiões.

**Sérgio Dias do Couto Netto** (Capítulo 32)
Médico. Cirurgião Geral. Especialista em Cirurgia Geral. Membro Titular do Colégio Brasileiro de Cirurgiões. Fellow of the American College of Surgeons.

**Tereza Cristina Bernardo Fernandes** (Capítulo 51)
Médica. Especialista em Cirurgia geral e Bariátrica pela Associação Médica Brasileira. Pós-graduação em Acreditação e Qualidade no Serviço de Saúde pela Fundação Educacional Lucas Machado (Faculdade de Ciências Médicas de Minas Gerais). Pós-graduação em Gestão em Saúde pelo Instituto Israelita de Ensino e Pesquisa Albert Einstein (IIEPAE, São Paulo). Professora Assistente da Faculdade de Medicina do Centro Universitário Presidente Antônio Carlos (Juiz de Fora, Minas Gerais). Membro Titular do Colégio Brasileiro de Cirurgiões. Fellow of the American College of Surgeons.

**Vicente Guerra Filho** (Capítulo 9)
Especialista em Cirurgia geral pelo Colégio Brasileiro de Cirurgiões (CBC) e AMB. Mestre em Cirurgia Geral pela Universidade Federal de Minas Gerais (UFMG). Doutor em Cirurgia Geral pela UFMG. Mestre do capítulo de Goiás do CBC, biênio 2020/21 e 2022/23. Membro Titular do Colégio Brasileiro de Cirurgiões (TCBC). Membro Titular da Sociedade Brasileira de Cirurgia Laparoscópica (Sobracil) Membro Titular da Sociedade Brasileira de Cirurgia Bariátrica e Metabólica (SBCBM).

## TRADUÇÃO

**Andrea Delcorso** (Capítulos 17 a 24, 29 a 33, 37 a 43)
**Angela Satie Nishikaku** (Capítulos 10 a 12, 63 a 74)
**Beatriz Perez Floriano** (Capítulos 58 a 62)

**Silvia Mariângela Spada** (Capítulos 25 a 28, 44 a 57)
**Tatiana Ferreira Robaina** (Capítulos 1 a 9, 13 a 16, 34 a 36)

*Para nossos pacientes, que nos concedem o privilégio de praticar nosso ofício;
para nossos alunos, residentes e colegas, com quem aprendemos;
e para nossas esposas, Mary, Shannon, Karen e June,
sem cujo apoio isso não teria sido possível.*

# Colaboradores

**Corinne M. Aberle, MD**
Assistant Professor
Division of Cardiothoracic Surgery
University of Miami
Miami, Florida
United States

**Naim Abu-Freha, MD, MHA**
Department of Gastroenterology
    and Hepatology
Soroka University Medical Center
Faculty of Health Sciences
Ben-Gurion University
    of the Negev
Director, Department
    of Gastroenterology
Assuta Medical Center—Beer Sheva
Beer Sheva, Israel

**Andrew B. Adams, MD, PhD**
Associate Professor
Surgery
Emory University School of Medicine
Atlanta, Georgia
United States

**Reid B. Adams, MD**
Chair, Department of Surgery
Claude A. Jessup Professor of Surgery
University of Virginia
Charlottesville, Virginia
United States

**Nikhil Agrawal, MD**
Resident
Surgery
Baylor College of Medicine
Houston, Texas
United States

**Vanita Ahuja, MPH, MBA, MD**
Associate Professor of Surgery
Yale University School of Medicine
New Haven, Connecticut
United States
Chief, General Surgery
VA Connecticut HealthCare System
West Haven, Connecticut
United States

**Sophoclis Alexopoulos, MD**
Associate Professor
Section of Surgical Sciences
Chief, Division of Liver Transplantation
    and Hepatobiliary Surgery
Vanderbilt University Medical Center
Nashville, Tennessee
United States

**Kristen A. Aliano, MD**
Plastic Surgeon
Private Practice
McGuiness Dermatology and Aesthetics
Dallas-Fort Worth, Texas
United States

**Ronald D. Alvarez, MD, MBA**
Professor and Chair
Obstetrics and Gynecology
Vanderbilt University Medical Center
Nashville, Tennessee
United States

**Vamsi Aribindi, MD**
Surgical Resident
Department of Surgery
Baylor College of Medicine
Houston, Texas
United States

**Amanda K. Arrington, MD**
Associate Professor
Department of Surgery
University of Arizona
Tucson, Arizona
United States

**Omar Atassi, MD**
Assistant Professor
    of Orthopedic Trauma
Ben Taub General Hospital
Department of Orthopedic Surgery
Baylor College of Medicine
Houston, Texas
United States

**I. Raul Badell, MD**
Assistant Professor
Surgery
Emory University School of Medicine
Atlanta, Georgia
United States

**Faisel G. Bakaeen, MD**
Professor
Thoracic and Cardiovascular Surgery
Cleveland Clinic
Cleveland, Ohio
United States

**Juan Camilo Barreto, MD**
Assistant Professor of Surgery
Division of Surgical Oncology
University of Arkansas for
    Medical Sciences
Little Rock, Arkansas
United States

**R. Daniel Beauchamp, MD, FACS**
J.C. Foshee Distinguished Professor of Surgery
Professor of Cell and Developmental Biology
Deputy Director, Vanderbilt-Ingram
    Cancer Center
Vice President Cancer Center Network Affairs
Vanderbilt University Medical Center
Nashville, Tennessee
United States

**Yolanda Becker, MD, FACS, FAST**
Professor of Surgery
Director of Kidney and Pancreas Transplant
University of Chicago
Chicago, Illinois
United States

**Elizabeth E. Blears, MS**
General Surgery Resident
Allegheny Health Network
Pittsburgh, Pennsylvania
United States

**Iuliana Bobanga, MD**
Case Western Reserve University
    School of Medicine
Clinical Assistant Professor
Department of Surgery
University Hospitals Cleveland Medical Center
Cleveland, Ohio
United States

**Morgan Bonds, MD**
Fellow
General, Vascular, and Thoracic Surgery
Virginia Mason Medical Center
Seattle, Washington
United States

**Mimi R. Borrelli, MBBS, MSc**
Research Fellow
Surgery
Stanford University
Palo Alto, California
United States
Resident
Department of Plastic Surgery
Brown University
Providence, Rhode Island
United States

**Stefanos Boukovalas, MD**
Microvascular Reconstructive Fellow
Department of Plastic Surgery
The University of Texas MD Anderson
    Cancer Center
Houston, Texas
United States

**Benjamin S. Brooke, MD, PhD**
Associate Professor of Surgery & Population
  Health Sciences
Chief, Division of Vascular Surgery
Section Chief, Health Services Research
Department of Surgery
University of Utah
Salt Lake City, Utah
United States

**Carlos V.R. Brown, MD, FACS**
Chief, Division of Acute
  Care Surgery
Department of Surgery
Dell Medical School, University
  of Texas at Austin
Austin, Texas
United States

**Alfredo Maximiliano Carbonell, DO**
Vice Chairman of Academic Affairs
Department of Surgery
Prisma Health - Upstate
Professor of Surgery
University of South Carolina School
  of Medicine - Greenville
Greenville, South Carolina
United States

**Samuel P. Carmichael II, MD MS**
Assistant Professor of Surgery
Department of Surgery
Wake Forest University School
  of Medicine
Wake Forest Baptist Health
Winston-Salem, North Carolina
United States

**Joshua S. Carson, MD**
Assistant Professor of Surgery
Department of Surgery
University of Florida College
  of Medicine
Gainseville, Florida
United States

**Howard C. Champion, MD, FACS**
Professor of Surgery
F. Edward Hébert School
  of Medicine
Uniformed Service University
  of the Health Sciences
Bethesda, Maryland
United States

**Kevin J. Chiang, BA, MD**
Acute Care Surgery Fellow
Division of Trauma, Emergency
  Surgery, and Surgical Critical Care
Massachusetts General Hospital
Harvard Medical School
Cambridge, Massachusetts
United States

**Dai H. Chung, MD, FACS**
Professor and Strauss Chair in Pediatric Surgery
UT Southwestern Medical Center
Dallas, Texas
United States

**Michael Coburn, MD**
Professor and Chairman
Scott Department of Urology
Baylor College of Medicine
Houston, Texas
United States

**Eric L. Cole, MD**
Assistant Professor
Division of Plastic Surgery
The University of Texas Medical Branch
Galveston, Texas
United States

**Carlo M. Contreras, MD**
Associate Professor
Surgery
The Ohio State University
Columbus, Ohio
United States

**Robert N. Cooney, MD, FACS, FCCM**
Professor and Chairman
Surgery
SUNY Upstate Medical University
Syracuse, New York
United States

**Jack Dawson, MD**
Associate Professor of Orthopedic Trauma
Chief of Orthopedic Surgery
Ben Taub General Hospital
Department of Orthopedic Surgery
Baylor College of Medicine
Houston, Texas
United States

**Abe DeAnda Jr., MD**
Professor and Chief
Division of Cardiovascular
  and Thoracic Surgery
University of Texas Medical Branch
Galveston, Texas
United States

**Bradley M. Dennis, MD, FACS**
Associate Professor of Surgery
Division of Trauma and Surgical Critical Care
Vanderbilt University Medical Center
Nashville, Tennessee
United States

**Rajeev Dhupar, MD, MBA, FACS**
Chief of Thoracic Surgery
Surgical Services Division
VA Pittsburgh Healthcare System
Assistant Professor
Cardiothoracic Surgery
University of Pittsburgh School of Medicine
Pittsburgh, Pennsylvania
United States

**Jose J. Diaz, MD, CNS, FACS, FCCM**
Professor of Surgery
Vice Chair Quality & Safety
Chief, Division of Acute Care Surgery
Program Director Acute Care Surgery
Fellowship Program in Trauma
R. Adams Cowley Shock Trauma Center
University of Maryland School of Medicine
Baltimore, Maryland
United States

**Sharmila Dissanaike, MD, FACS, FCCM**
Peter C. Canizaro Chair and Professor
Department of Surgery
Texas Tech University Health Sciences Center
Lubbock, Texas
United States

**Roger R. Dmochowski, MD, MMHC**
Professor
Department of Urologic Surgery
Vice Chair for Faculty Affairs
  and Professionalism
Section of Surgical Sciences
Associate Surgeon-in-Chief
Vanderbilt University Medical Center
Nashville, Tennessee
United States

**Vikas Dudeja, MBBS, FACS**
Selwyn M. Vickers Endowed Scholar
Director and Associate Professor
Division of Surgical Oncology
University of Alabama
Department of Surgery
Birmingham, Alabama
United States

**Quan-Yang Duh, MD**
Professor, Chief Section of Endocrine Surgery
Surgery
University of California, San Francisco
Attending Surgeon
Surgery
Veterans Affairs Medical Center
San Francisco, California
United States

**James S. Economou, MD, PhD**
Beaumont Distinguished Professor of Surgery
Distinguished Professor of Microbiology,
  Immunology, and Molecular Genetics
Distinguished Professor of Molecule and
  Medical Pharmacology
University of California-Los Angeles David
  Geffen School of Medicine
Los Angeles, California
United States

**Michael E. Egger, MD, MPH**
Assistant Professor
Hiram C. Polk Jr, MD, Department of Surgery
University of Louisville
James Graham Brown Cancer Center
Louisville, Kentucky
United States

**C. Tyler Ellis, MD, MSCR**
Instructor of Surgery
Surgery
University of Louisville
Louisville, Kentucky
United States

**B. Mark Evers, MD, FACS**
Professor and Vice-Chair for Research
Department of Surgery
Director, Lucille P. Markey Cancer Center
Markey Cancer Foundation Endowed Chair
Physician-in-Chief, Oncology Service Line
  UK Healthcare
University of Kentucky
Lexington, Kentucky
United States

**Diana L. Farmer, MD, FACS, FRCS**
Chair and Professor
Surgery
University of California, Davis
Sacramento, California
United States

**Jeffrey S. Farroni, PhD, JD**
Associate Professor
Institute for the Medical Humanities
The University of Texas Medical Branch
Galveston, Texas
United States

**Anthony Ferrantella, MD**
General Surgery Resident
Department of Surgery
University of Miami Miller School of Medicine
Miami, Florida
United States

**Ryan Fields, MD**
Chief, Surgical Oncology; Professor of Surgery
Surgery
Barnes-Jewish Hospital & The Alvin J.
  Siteman Comprehensive Cancer Center at
  Washington University School of Medicine
St. Louis, Missouri
United States

**Samuel R.G. Finlayson, MD, MPH, MBA, FACS**
Professor of Surgery
Claudius Y. Gates, MD, and Catherine B. Gates
  Presidential Endowed Chair in Surgery
Department of Surgery
University of Utah School of Medicine
Salt Lake City, Utah
United States

**Celeste C. Finnerty, PhD**
Professor
Surgery
The University of Texas Medical Branch
Galveston, Texas
United States

**Nicholas A. Fiore II,**
Private Practice
Fiore Hand and Wrist
Houston, Texas
United States

**Thomas Fishbein, MD**
Executive Director
MedStar Georgetown Transplant Institute
MedStar Georgetown University Hospital
Professor of Surgery
Georgetown University School of Medicine
Washington, DC
United States

**Yuman Fong, MD**
Sangiacomo Chair and Chairman
Department of Surgery
City of Hope Medical Center
Duarte, California
United States

**Chuck D. Fraser Jr., MD, FACS**
Professor of Surgery and Perioperative Care
Department of Surgery and Perioperative Care
The University of Texas at Austin - Dell
  Medical School
Section Chief for Pediatric and Congenital
  Cardiothoracic Surgery
Texas Center for Pediatric and Congenital
  Heart Disease
Austin, Texas
United States

**Gerald M. Fried, MD, CM, FRCSC, FACS**
Edward W. Archibald Professor
  and Chairman
Department of Surgery
McGill University
Surgeon-in-Chief, McGill University
  Health Centre
Montreal, Quebec
Canada

**Susan Galandiuk, MD**
Professor of Surgery, Program Director,
  Section of Colon & Rectal Surgery
Hiram C. Polk Jr, MD, Department
  of Surgery
University of Louisville
Director
Price Institute of Surgical Research
University of Louisville
Louisville, Kentucky
United States

**Tong Gan, MD, MS**
Resident Physician
Surgery
University of Kentucky
Lexington, Kentucky
United States

**S. Peter Goedegebuure, PhD**
Associate Professor
Surgery
Washington University School of Medicine
Saint Louis, Missouri
United States

**Oliver L. Gunter, MD, FACS**
Associate Professor
Director of Emergency General Surgery
Division of Trauma & Surgical Critical Care
Vanderbilt University Medical Center
Nashville, Tennessee
United States

**Jennifer M. Gurney, MD, FACS**
Chief Defense Committee on Trauma
Joint Trauma System
Falls Church, Virginia
Surgeon
United States Army Institute of Surgical
  Research
San Antonio, Texas
United States

**Jennifer L. Halpern, MD**
Assistant Professor
Department of Orthopedics
Vanderbilt University Medical Center
Nashville, Tennessee
United States

**Jason Hawksworth, MD**
Transplant Surgeon
Hepatopancreatobiliary and
  Transplant Surgeon
Assistant Professor of Surgery
MedStar Georgetown Transplant Institute
MedStar Georgetown University Hospital
Washington, DC
United States

**Mary Hawn, MD, MPH**
Professor and Chair
Surgery
Stanford University
Stanford, California
United States

**Antonio Hernandez, MSc, MD**
Associate Professor
Anesthesiology
Vanderbilt University Medical Center
Nashville, Tennessee
United States

**David N. Herndon, MD**
Retired
Kelleys Island, Ohio
United States

**Marty J. Heslin, MD, MSHA**
Professor and Vice Chair
Surgery
The University of Alabama
   at Birmingham
Birmingham, Alabama
United States

**Shinjiro Hirose, MD**
Professor of Pediatric Surgery
University of California, Davis
Sacramento, California
United States

**Trung Ho, MD**
Staff Physician
Surgery
Baylor College of Medicine
Houston, Texas
United States

**Richard Hodin, MD**
Professor of Surgery
Chief of Academic Affairs
Massachusetts General Hospital
Harvard Medical School
Boston, Massachusetts
United States

**Wayne L. Hofstetter, MD**
Professor of Surgery and Deputy Chair
Thoracic and Cardiovascular Surgery
The University of Texas MD Anderson
   Cancer Center
Houston, Texas
United States

**Ginger E. Holt, MD**
Professor and Vice Chair of Education
Orthopaedic Surgery
   and Rehabilitation
Adult Reconstruction Surgery
   and Musculoskeletal Oncology
Director, Musculoskeletal Oncology
Program Director, Orthopaedic
   Residency Program, Musculoskeletal
   Oncology Fellowship
Division of Pediatric Orthopaedics
Vanderbilt University Medical Center
Nashville, Tennessee
United States

**Michael S. Hu, MD, MPH, MS**
Post-Doctoral Fellow
Surgery
Stanford University
Stanford, California
United States
Resident Physician
Plastic Surgery
University of Pittsburgh Medical Center
Pittsburgh, Pennsylvania
United States

**Yinnin Hu, MD**
Fellow, Complex General Surgical Oncology,
   Department of Surgery
Memorial Sloan-Kettering Cancer Center
New York, New York
United States

**Kelly K. Hunt, MD, FACS**
Professor and Chair
Breast Surgical Oncology
The University of Texas MD
   Anderson Cancer Center
Houston, Texas
United States

**Neil Hyman, MD**
Chief, Section of Colon and Rectal
   Surgery, Codirector Digestive
   Disease Center
Department of Surgery
University of Chicago Medicine
Chicago, Illinois
United States

**Uzi Izhar, MD**
Professor of Cardiothoracic Surgery
Head - General Thoracic Surgery Unit
Cardiothoracic Surgery
Hadassah University Medical Center
Jerusalem, Israel

**Eric H. Jensen, MD, FACS**
Professor and Chief of Surgical Oncology
Department of Surgery
University of Minnesota Medical Center
Minneapolis, Minnesota
United States

**Gregory J. Jurkovich, MD**
Professor and Vice-Chairman
Department of Surgery
University of California, Davis
Sacramento, California
United States

**Shana S. Kalaria, MD, MBA**
Resident Physician
Division of Plastic Surgery
University of Texas Medical Branch
Galveston, Texas
United States

**Seth J. Karp, MD**
Chairman
Section of Surgical Sciences
Surgeon-in-Chief
Director
Vanderbilt Transplant Center
Vanderbilt University Medical Center
Nashville, Tennessee
United States

**Samuel J. Kesseli, MD**
Resident Physician
General Surgery
Duke University Medical Center
Durham, North Carolina
United States

**Leena Khaitan, MD, MPH**
Professor of Surgery
Department of Surgery
Director, Metabolic and Bariatric
   Surgery Center
Director, Esophageal and Swallowing Center
Digestive Health Institute
University Hospitals, Cleveland Medical Center
Cleveland, Ohio
United States

**Kimberly H. Khoo, BS**
Medical Student
School of Medicine
The University of Texas Medical Branch
Galveston, Texas
United States

**Jae Y. Kim, MD**
Chief, Division of Thoracic Surgery
Surgery
City of Hope Cancer Center
Duarte, California
United States

**V. Suzanne Klimberg, MD, PhD,
   MSHCT, FACS**
Courtney M. Townsend, Jr., MD
   Distinguished Chair in General Surgery
Department of Surgery
The University of Texas Medical Branch
Galveston, Texas
Adjunct Professor
The University of Texas MD Anderson
   Cancer Center
Houston, Texas
United States

**Patrick H. Knight, MD**
Resident
Department of Surgery
Western Michigan University
Homer Stryker MD School of Medicine
Kalamazoo, Michigan
United States

**Katherine E. Kramme, DO**
Resident
Department of Surgery
Western Michigan University
Homer Stryker MD School
 of Medicine
Kalamazoo, Michigan
United States

**Bradley A. Krasnick, MD**
Resident
Surgery
Washington University School
 of Medicine
St. Louis, Missouri
United States

**Amanda M. Laird, MD**
Chief, Section of Endocrine Surgery
Surgical Oncology
Rutgers Cancer Institute of New Jersey
Associate Professor of Surgery
Surgery
Rutgers Robert Wood Johnson
 Medical School
New Brunswick, New Jersey
United States

**Alessandra Landmann, MD**
Pediatric Surgery Fellow
Surgery
University of Oklahoma Health
 Sciences Center
Oklahoma City, Oklahoma
United States

**Christian P. Larsen, MD, DPhil**
Professor of Surgery
Mason Professor of Transplantation
Emory University School of Medicine
Atlanta, Georgia
United States

**Lillian Liao, MD, MPH**
Associate Professor of Surgery
Pediatric Trauma Medical Director
UT Health San Antonio
San Antonio, Texas
United States

**Steven K. Libutti, MD**
Director
Rutgers Cancer Institute of New Jersey
New Brunswick, New Jersey
United States

**Masha Livhits, MD**
Assistant Professor of Surgery
Surgery
University of California-Los Angeles David
 Geffen School of Medicine
Los Angeles, California
United States

**Michael T. Longaker, MD, MBA**
Deane P. and Louise Mitchell Professor
Surgery
Stanford University
Stanford, California
United States

**H. Peter Lorenz, MD**
Pediatric Plastic Surgery Service
 Chief and Professor
Plastic and Reconstructive Surgery
Stanford University School of Medicine
Palo Alto, California
United States

**Amin Madani, MD, PhD, FRCSC, DABS**
Resident
Department of Surgery University
 Health Network
Toronto General Hospital
Toronto, Ontario
Canada

**David A. Mahvi, MD**
Surgical Resident
Surgery
Brigham and Women's Hospital
Boston, Massachusetts
United States

**David M. Mahvi, MD**
Professor of Surgery
Surgery
Medical University of South Carolina
Charleston, South Carolina
United States

**William Marston, MD**
Professor
Division of Vascular Surgery
University of North Carolina
 School of Medicine
Chapel Hill, North Carolina
United States

**Matthew J. Martin, MD, FACS, FASMBS**
Director of Trauma Research
Scripps Mercy Hospital
San Diego, California
United States

**R. Shayn Martin, MD, MBA, FACS**
Associate Professor of Surgery
Department of Surgery
Wake Forest University School of Medicine
Executive Director, Critical Care Services
Wake Forest Baptist Health
Winston-Salem, North Carolina
United States

**Christopher R. McHenry, MD, FACS**
Professor of Surgery
Case Western Reserve University School of
 Medicine
Vice Chair

Department of Surgery
MetroHealth Medical Center
Cleveland, Ohio
United States

**Kelly M. McMasters, MD, PhD**
Chairman
Surgery
University of Louisville
Louisville, Kentucky
United States

**Saral Mehra, MD, MBA, FACS**
Associate Professor
Surgery
Yale University School of Medicine
New Haven, Connecticut
United States

**Matthew Mell, MD, MS**
Professor and Chief, Division of Vascular Surgery
Surgery
University of California, Davis
Sacramento, California
United States

**J. Wayne Meredith, MD, FACS**
Richard T. Myers Professor and Chair
Department of Surgery
Wake Forest University School of Medicine
Chief of Clinical Chairs
Chief of Surgery
Wake Forest Baptist Health
Winston-Salem, North Carolina
United States

**Richard S. Miller, MD, FACS**
Professor of Surgery, Chief, Division of Trauma
 and Surgical Critical Care
Carol Ann Galvin Directorship in Trauma
 and Surgical Care Surgery, Section of
 Surgical Sciences
Vanderbilt University Medical Center
Nashville, Tennessee
United States

**Joseph L. Mills Sr., MD**
Reid Professor and Chief of Vascular Surgery
 and Endovascular Therapy
Michael E. DeBakey Department of Surgery
Baylor College of Medicine
Houston, Texas
United States

**Emilio Morpurgo, MD, FASCRS**
Chairman
Department of Surgery
Regional Center for Videolaparoscopic
 Robotic Surgery
Hospital Camposampiero
Chief ad interim Department of Surgery
Hospital Sant Antonio
Padova, Italy

**Nathan T. Mowery, MD, FACS**
Associate Professor of Surgery
Department of Surgery
Wake Forest University School
    of Medicine
Wake Forest Baptist Health
Winston-Salem, North Carolina
United States

**Carmen L. Mueller, BSc(H), MD, MEd, FRCSC, FACS**
Associate Professor
Department of Surgery
McGill University
Montreal, Quebec
Canada

**Aussama K. Nassar, MD, MSc, FACS, FRCSC**
Clinical Assistant Professor
Surgery
Stanford University
Stanford, California
United States

**Elaine E. Nelson, MD**
Medical Director of the Emergency
    Department
Regional Medical Center of San Jose
San Jose, California
United States

**David Netscher, MD**
Professor
Division of Plastic Surgery, Department
    of Orthopedic Surgery
Baylor College of Medicine
Houston, Texas
United States

**Uri Netz, MD**
Vice Chairman
Department of Surgery A
Soroka University Medical Center
Faculty of Health Sciences
Ben-Gurion University of the Negev
Beer Sheva, Israel

**William B. Norbury, MD, FRCS (Plast)**
Assistant Professor
Division of Plastic Surgery
The University of Texas Medical Branch
Staff Surgeon
Critical Care and Burns Reconstruction
Shriners Hospital for Children
Galveston, Texas
United States

**Robert L. Norris, MD**
Emeritus Professor of Emergency Medicine
Stanford University Medical Center
Stanford, California
United States

**Brant K. Oelschlager, MD**
Professor and Chief; Byers Endowed
    Professor of Esophageal Research
Division of General Surgery
University of Washington Medical Center
Seattle, Washington
United States

**Shuab Omer, MD**
Associate Professor
Advanced Cardiopulmonary Therapies
    and Transplantation
University of Texas Health Science
    Center Houston
Houston, Texas
United States

**Edwin OnKendi, MBChB, FACS**
Assistant Professor
Department of Surgery
Texas Tech University Health
    Sciences Center
Lubbock, Texas
United States

**Pablo L. Padilla, MD**
Plastic Surgery Resident
Division of Plastic and
    Reconstructive Surgery
The University of Texas Medical Branch
Galveston, Texas
United States

**Zachary S. Pallister, MD**
Assistant Professor of Surgery
Michael E. DeBakey Department of Surgery
Baylor College of Medicine
Houston, Texas
United States

**Julie E. Park, MD, FACS**
Stephen R. Lewis Professor
    and Program Director
Division of Plastic Surgery
Department of Surgery
The University of Texas Medical Branch
Galveston, Texas
United States

**Luigi Pascarella, MD, FACS**
Associate Professor of Surgery
University of North Carolina
    School of Medicine
Chapel Hill, North Carolina
United States

**Samip Patel, MD, FACS**
Associate Professor
Otolaryngology/Head and Neck Surgery
University of North Carolina
    School of Medicine
Chapel Hill, North Carolina
United States

**Joel T. Patterson, MD, FACS**
Associate Professor
Department of Neurosurgery
The University of Texas
    Medical Branch
Galveston, Texas
United States

**Linda G. Phillips, MD**
Truman G. Blocker Distinguished
    Professor and Chief
Division of Plastic Surgery
Surgery
University of Texas
    Medical Branch
Galveston, Texas
United States

**Iraklis I. Pipinos, MD, PhD**
Professor
Surgery
University of Nebraska
    Medical Center
Chief
Vascular Surgery
VA Nebraska and Western Iowa
    Medical Center
Omaha, Nebraska
United States

**Russell Postier, MD**
Dean Emeritus
College of Medicine
University of Oklahoma
Oklahoma City, Oklahoma
United States

**Benjamin K. Poulose, MD, MPH**
Robert M. Zollinger Lecrone-Baxter Chair
Chief, Division of General
    and Gastrointestinal Surgery
Center for Abdominal Core Health
The Ohio State University Wexner
    Medical Center
Columbus, Ohio
United States

**Lauren S. Prescott, MD, MPH**
Assistant Professor
Obstetrics and Gynecology, Division
    of Gynecologic Oncology
Vanderbilt University Medical Center
Nashille, Tennessee
United States

**Anna M. Privratsky, DO**
Assistant Professor of Surgery
Division of Trauma, Critical Care,
    and Acute Care Surgery
University of Arkansas for
    Medical Sciences
Little Rock, Arkansas
United States

**Napat Pruekprasert, MD**
Resident
General Surgery
SUNY Upstate Medical University
Syracuse, New York
United States

**Pejman Radkani, MD, MSPH**
Assistant Professor of Surgery,
    Hepatopancreatobiliary, and
    Liver Transplant Surgeon
Transplant Institute
Medstar Georgetown University Hospital
Assistant Professor of Surgery
Surgery
Georgetown University School of Medicine
Washington, DC
United States

**Ravi Rajaram, MD, MSc**
Assistant Professor of Surgery
Thoracic and Cardiovascular Surgery
The University of Texas MD
    Anderson Cancer Center
Houston, Texas
United States

**Taylor S. Riall, MD, PhD**
Professor
Department of Surgery
University of Arizona
Tucson, Arizona
United States

**William O. Richards, MD**
Professor and Chair
Department of Surgery
University of South Alabama
    College of Medicine
Mobile, Alabama
United States

**Bryan Richmond, MD, MBA**
The Bert Bradford Chairman and
    Professor of Surgery and Section
    Chief-General Surgery
Department of Surgery
West Virginia University/Charleston Division
Charleston, West Virginia
United States

**J. Bart Rose, MD, MAS, FACS**
Director of Pancreatobiliary Disease Center
Assistant Professor
Division of Surgical Oncology
University of Alabama
Department of Surgery
Birmingham, Alabama
United States

**Michael J. Rosen, MD**
Professor of Surgery
Lerner College of Medicine
Cleveland Clinic Foundation
Cleveland, Ohio
United States

**Todd K. Rosengart, MD**
Professor and Chairman
Michael E. DeBakey Department of Surgery
Baylor College of Medicine
Professor
Texas Heart Institute
Houston, Texas
United States

**Ronnie A. Rosenthal, MS, MD**
Professor of Surgery and Geriatrics
Yale University School of Medicine
New Haven, Connecticut
United States
Chief
Surgical Service
VA Connecticut Health Care System
West Haven, Connecticut
United States

**Evan Ross, MD**
Postdoctoral Fellow
Department of Surgery
The University of Texas Medical Branch
Galveston, Texas
United States

**Rachel M. Russo, MD, MS**
Assistant Professor
Department of Surgery
University of California, Davis
Sacramento, California
United States
Major
United States Air Force Medical Corps
Travis Air Force Base, California
United States

**Ira Rutkow, MD, DrPH**
Independent Scholar
New York
United States

**Christopher Ryan, MD**
Resident
General Surgery
Baylor College of Medicine
Houston, Texas
United States

**Payam Saadai, MD, FACS, FAAP**
Assistant Professor
Pediatric Surgery
University of California, Davis
Assistant Professor
Pediatric Surgery
Shriners Hospitals Northern California
Sacramento, California
United States

**Noelle N. Saillant, MD, FACS**
Instructor of Surgery
Division of Trauma, Emergency
    Surgery, and Surgical Critical Care
Massachusetts General Hospital
Harvard Medical School
Boston, Massachusetts
United States

**Warren Sandberg, MD, PhD**
Professor and Chair
Department of Anesthesiology
Chief of Staff for Perioperative
    and Critical Care Services
Vanderbilt University
    Medical Center
Nashville, Tennessee
United States

**Ariel P. Santos, MD, MPH, FRCSC, FACS, FCCM**
Associate Professor and
    Director of Telemedicine
Department of Surgery
Texas Tech University Health
    Sciences Center
Lubbock, Texas
United States

**Robert G. Sawyer, MD, FACS, FCCM**
Professor and Chair of Surgery
Surgery
Western Michigan University
    Homer Stryker MD School
    of Medicine
Kalamazoo, Michigan
Adjunct Professor of Surgery
Surgery
University of Virginia
Charlottesville, Virginia
Adjunct Professor of Engineering
    and Applied Sciences
Engineering and Applied Sciences
Western Michigan University
Kalamazoo, Michigan
United States

**John P. Saydi, MD**
Surgical Resident
Michael E. DeBakey
    Department of Surgery
Baylor College of Medicine
Houston, Texas
United States

**Martin Allan Schreiber, MD**
Professor of Surgery and Chief,
    Division of Trauma, Critical
    Care & Acute Care Surgery
Oregon Health & Science
    University
Portland, Oregon
United States

**Herbert S. Schwartz, MD**
Professor of Orthopaedic Surgery
    and Rehabilitation
Professor of Pathology, Microbiology,
    and Immunology
Vanderbilt University
Medical Center
Nashville, Tennessee
United States

**Boris Sepesi, MD**
Associate Professor
Thoracic and Cardiovascular Surgery
The University of Texas MD
    Anderson Cancer Center
Houston, Texas
United States

**Edward R. Sherwood, MD, PhD**
Professor and Vice Chair for Research
Department of Anesthesiology
Vanderbilt University Medical Center
Nashville, Tennessee
United States

**Mihir Sheth, MD**
Orthopedic Surgery Resident
Department of Orthopedic Surgery
Baylor College of Medicine
Houston, Texas
United States

**Michael J. Sise, MD, FACS**
Clinical Professor of Surgery
University of California-San Diego
    School of Medicine
Senior Vascular and Trauma Surgeon
Scripps Mercy Hospital
San Diego, California
United States

**Michael C. Smith, MD**
Assistant Professor
Surgery
Vanderbilt University Medical Center
Nashville, Tennessee
United States

**Sawyer Gordon Smith, MD**
Surgery Resident
Department of Surgery
Oregon Health & Science University
Portland, Oregon
United States

**Thomas G. Smith III, MD**
Associate Professor
Department of Urology,
    Division of Surgery
The University of Texas MD
    Anderson Cancer Center
Houston, Texas
United States

**Christian Sommerhalder, MD, MMS**
Surgical Resident
Surgery
The University of Texas Medical Branch
Galveston, Texas
United States

**Julie Ann Sosa, MD, MA**
Leon Goldman MD Distinguished
    Professor of Surgery and Chair
Department of Surgery
Professor
Department of Medicine
University of California San Francisco
Affiliated faculty
Philip R. Lee Institute for Health
    Policy Studies
University of California-San Francisco
San Francisco, California
United States

**Jonathan D. Spicer, MD, PhD**
Assistant Professor of Surgery
Department of Surgery
McGill University
Montreal, Canada

**Ronald M. Stewart, MD**
Professor and Chair of Surgery
Dr. Witten B. Russ Endowed
    Chair in Surgery
Department of Surgery
University of Texas Health Science
    Center at San Antonio
San Antonio, Texas
United States

**Debra L. Sudan, MD**
Professor of Surgery
Chief, Division of Abdominal
    Transplant Surgery
Duke University Medical Center
Durham, North Carolina
United States

**David J. Sugarbaker**
Chief of Division of Thoracic Surgery
Baylor College of Medicine
Houston, Texas
United States

**Insoo Suh, MD**
Associate Professor
Section of Endocrine Surgery
Department of Surgery
University of California, San Francisco
Staff Surgeon, Endocrine and
    General Surgery
San Francisco Veterans Affairs
    Health Care System
San Francisco, California
United States

**Daniel Sun, MD**
Orthopedic Surgery Resident
Department of Orthopedic Surgery
Baylor College of Medicine
Houston, Texas
United States

**Jennifer M. Taylor, MD, MPH**
Assistant Professor
Scott Department of Urology
Baylor College of Medicine
Houston, Texas
United States

**Jonathan R. Thompson, MD, RPVI**
Assistant Professor of Surgery
Surgery
University of Nebraska Medical Center
Omaha, Nebraska
United States

**S. Rob Todd, MD, FACS, FCCM**
Senior Vice President
Chief, Acute Care Surgery
Grady Health System
Atlanta, Georgia
United States

**James S. Tomlinson, MD, PhD**
Professor of Surgery
University of California-Los Angeles David
    Geffen School of Medicine
Los Angeles, California
United States

**Alfonso Torquati, MD, MSCI**
Helen Sheddd Keith Professor
    and Chairman
Department of Surgery
Rush University
Chicago, Illinois
United States

**Sara Maria Tosato, MD**
General Surgeon
Department of Surgery
Regional Center for Videolaparoscopic
    Robotic Surgery
Hostpital of Camposampiero,
    Padova, Italy

**Richard H. Turnage, MD**
Professor of Surgery
Department of Surgery
University of Arkansas for Medical
    Sciences Little Rock, Arkansas
Executive Associate Dean for
    Clinical Affairs
College of Medicine
University of Arkansas for Medical Sciences
    Medical Center
Little Rock, Arkansas
United States

**Douglas S. Tyler, MD, MSHCT, FACS**
John Woods Harris Distinguished Chair
    in Surgery, Professor and Chairman
Department of Surgery
The University of Texas
    Medical Branch
Galveston, Texas
United States

**Konstantin Umanskiy, MD**
Associate Professor of Surgery
Department of Surgery
University of Chicago Medicine
Chicago, Illinois
United States

**Selwyn M. Vickers, MD, FACS**
James C. Lee, Jr. Endowed Chair
    and Professor
Senior Vice President and Dean
School of Medicine
University of Alabama Birmingham
Birmingham, Alabama
United States

**Ori Wald, MD, PhD**
Attending Thoracic Surgeon
Cardiothoracic Surgery
Hadassah Hebrew University Hospital
Jerusalem, Israel

**Andrew Well, MD, MPH, MSHCT**
Health Transformation Fellow
Congenital Heart Surgery
Texas Center for Pediatric and Congenital
    Heart Disease at Dell Medical School
University of Texas
Austin, Texas
United States

**William J. Winslade, PhD, JD, PhD**
James Wade Rockwell Professor
    of Philosophy in Medicine
Institute for the Medical Humanities and
    Department of Preventive Medicine
    and Community Health
The University of Texas Medical Branch
Galveston, Texas
United States

**Steven E. Wolf, MD**
Joseph D. and Lee Hage Jamail
    Chari in Surgery
Professor and Vice-Chair for Finance
Division Chief - Trauma, Burns,
    and Acute Care Surgery
Surgery
The University of Texas Medical Branch
Chief of Staff
Shriners Hospital for Children - Texas
Galveston, Texas
United States

**Yanghee Woo, MD, FACS**
Associate Professor
Director of Gastrointestinal
    Minimally Invasive Therapies
Vice Chair of International Affairs
City of Hope National Medical Center
Duarte, California
United States

**Jennifer Worsham, MD**
Assistant Professor
Surgery - Vascular Surgery
The University of Texas Medical Branch
Galveston, Texas
United States

**James C. Yang, MD**
Senior Investigator
Surgery Branch
National Cancer Institute
Bethesda, Maryland
United States

**Wendell G. Yarbrough, MD, MMHC, FACS**
Thomas J. Dark Distinguished Chair
Otolaryngology/Head and Neck Surgery
University of North Carolina
    School of Medicine
Chapel Hill, North Carolina
United States

**Robert B. Yates, MD**
Clinical Assistant Professor
Center for Esophageal and Gastric Surgery
University of Washington Medical Center
Montlake, Washington
United States

**Michael W. Yeh, MD**
Professor, Chief Section of
    Endocrine Surgery
University of California-Los Angeles
    David Geffen School of Medicine
Los Angeles, California
United States

**Natesh Yepuri, MBBS**
Resident
Anesthesiology
The Guthrie Clinic
Sayve, Pennsylvania
United States

**Amanda C. Yunker, DO, MSCR**
Associate Professor
Obstetrics and Gynecology
Vanderbilt University Medical Center
Nashville, Tennessee
United States

**Adam Zanation, MD, FACS**
Harold C. Pillsbury Distinguished Professor
Executive Vice Chair
Otolaryngology/Head
    and Neck Surgery
University of North Carolina
    School of Medicine
Chapel Hill, North Carolina
United States

**Ramón Zapata Sirvent, MD, FACS**
Associate Professor
Department of Surgery, Division
    of Plastic Surgery
The University of Texas
    Medical Branch
Galveston, Texas
United States

**Victor M. Zaydfudim, MD, MPH**
Associate Professor of Surgery
Section of Hepatobiliary and
    Pancreatic Surgery, Division
    of Surgical Oncology
University of Virginia
Charlottesville, Virginia
United States

# Apresentação

A cirurgia continua evoluindo à medida que novas tecnologias, técnicas e descobertas são incorporadas aos cuidados de pacientes cirúrgicos. A 21ª edição de *Sabiston Tratado de Cirurgia* reflete essas grandes mudanças, além de novos conhecimentos.

Foram incluídos dois novos capítulos (*Cirurgia Robótica* e *Cirurgia Fetal*) e mais de 119 autores, a fim de garantir que as informações mais recentes fossem apresentadas. Esta nova edição foi revisada, e os capítulos foram atualizados para refletir as inovações da área.

O principal objetivo desta 21ª edição é continuar sendo o tratado mais minucioso, útil, claro e compreensível, apresentando os princípios e as técnicas de cirurgia. Destina-se a estudantes, residentes e especialistas na área. Temos o compromisso de manter a tradição de excelência iniciada em 1936; afinal, a cirurgia continua sendo uma disciplina na qual o conhecimento e a habilidade de um cirurgião se combinam para o bem dos pacientes.

Dr. Courtney M. Townsend, Jr.

# Material Suplementar

Este livro conta com os seguintes materiais suplementares:

- Vídeos
- Referências bibliográficas.

O acesso ao material suplementar é gratuito. Basta que o leitor se cadastre, faça seu *login* em nosso *site* (www.grupogen.com.br) e, após, clique em Ambiente de aprendizagem. Em seguida, insira no canto superior esquerdo o código PIN de acesso localizado na primeira capa interna deste livro.

*O acesso ao material suplementar online fica disponível até seis meses após a edição do livro ser retirada do mercado.*

Caso haja alguma mudança no sistema ou dificuldade de acesso, entre em contato conosco (gendigital@grupogen.com.br).

# Prefácio

Esta 21ª edição de *Sabiston Tratado de Cirurgia: A Base Biológica da Prática Cirúrgica Moderna* dá continuidade à sólida tradição de ser *o* livro definitivo da nossa disciplina. Cada capítulo apresenta referências baseadas em evidências, além de uma bibliografia selecionada que será de particular interesse para o leitor. Este material está disponível *online*. A maioria dos autores é nova – especialistas consagrados ou "estrelas em ascensão" em suas respectivas áreas de atuação. Cada capítulo oferece as informações mais atualizadas sobre inovações e técnicas cirúrgicas, bem como sobre o que há de mais moderno em tratamentos multidisciplinares. Esta edição começa com uma visão geral histórica e um capítulo novo sobre ética e profissionalismo. Em seguida, continua com os conhecimentos necessários para o cuidado de pacientes cirúrgicos. Os capítulos sobre reação inflamatória a enfermidades cirúrgicas, choque, metabolismo e cicatrização de feridas apresentam sugestões práticas para o manejo dessas condições, que, de outro modo, seriam complexas aos pacientes cirúrgicos. Há um capítulo totalmente novo referente à avaliação de desfechos cirúrgicos e uma visão geral da pesquisa em serviços de saúde. Esta edição destaca o apoio prático de um cirurgião ativamente praticante, conforme observado no atendimento de emergência de lesões musculoesqueléticas, e o papel do cirurgião em incidentes com grande quantidade de vítimas. Da mesma maneira, há um capítulo inédito sobre cirurgia robótica, o qual pondera a necessidade de inovação e de avanços técnicos em relação à obrigação de treinamentos adicionais e aumento de custos. Vários capítulos fornecem descrições detalhadas das abordagens cirúrgicas mais inovadoras, como o que trata de reconstrução mamária, detalhando não apenas as técnicas de reconstrução após mastectomia, mas também intervenções reconstrutivas oncoplásticas. Há capítulos excelentes que abordam várias disciplinas dentro da cirurgia, como fisiopatologia e princípios biológicos subjacentes da imunologia tumoral e de transplantes e imunoterapia. Cada região anatômica é apresentada por um especialista em doenças. Por exemplo, o capítulo sobre melanoma não apenas apresenta as recomendações mais recentes para intervenção cirúrgica, como também detalha as abordagens multidisciplinares de novas imunoterapias e terapias-alvo. O capítulo sobre fígado é especialmente abrangente e detalha novas intervenções não cirúrgicas, avanços no manejo clínico da hepatite e da esteatose hepática, além de novas técnicas cirúrgicas minimamente invasivas. Cada capítulo é conciso, focado e fornece ao leitor informações baseadas em evidências, para possibilitar o manejo cirúrgico contemporâneo de qualquer problema clínico.

Esta nova edição está disponível tanto em formato impresso quando em eletrônico. O material suplementar *online* consiste em vídeos e referências bibliográficas.

Frederick Christopher foi o primeiro a publicar este *Tratado de Cirurgia*, em 1936. O Dr. Townsend e seus coeditores mais uma vez fizeram um trabalho de mestre ao contrabalançar a abrangência deste texto com a priorização das informações mais necessárias para o cirurgião praticante e o cirurgião em treinamento. A ênfase está em compreender a base biológica das doenças e apresentar as abordagens de tratamento mais precisas e modernas. Esta edição estabelece o padrão de como precisa ser um tratado abrangente de cirurgia. Por isso, deve ser considerada consulta obrigatória e eficiente para qualquer cirurgião que pretenda expandir seus conhecimentos.

**Timothy J. Eberlein, MD, FACS,
FRCSEd (Hon), FRCS, Glasg (Hon)**
Bixby Professor and Chair, Department of Surgery
Spencer T. and Ann W. Olin Distinguished Professor
Director, Alvin J. Siteman Cancer Center
Senior Associate Dean for Cancer Programs
Washington University School of Medicine in St. Louis

# Agradecimentos

Gostaríamos de agradecer as inestimáveis contribuições de Karen Martin, Steve Schuenke, Eileen Figueroa, David Chavarria e Barbara Petit, a administradora. Sua dedicação profissional, sua perseverança e sua cooperação entusiasmada são incomparáveis. Eles conseguiram fazer o que era necessário, geralmente com prazos curtos ou instantâneos, sendo fundamentais para o sucesso e a conclusão dessa empreitada.

Todos os nossos autores, que são autoridades respeitadas em suas áreas de atuação e médicos e cirurgiões ocupados, fizeram um trabalho excepcional compartilhando seus ricos conhecimentos.

Também gostaríamos de agradecer o profissionalismo dos nossos colegas da Elsevier: Jessica McCool, estrategista de conteúdo; Joanie Milnes, especialista sênior em desenvolvimento de conteúdo; Kathryn DeFrancisco, gerente de desenvolvimento de conteúdo; Shereen Jameel, gerente de edição; Umarani Natarajan, gerente sênior de projetos; e Margaret Reid, designer sênior de livros.

# Vídeos

**PARTE 1** — **Princípios Básicos Cirúrgicos**

**Capítulo 5** — **Metabolismo em Pacientes Cirúrgicos**
Elizabeth E. Blears, Joshua S. Carson,
Celeste C. Finnerty, Evan Ross, Christian Sommerhalder,
David N. Herndon

- **Vídeo 5.1:** Calorimetria indireta
- **Vídeo 5.2:** Composição corporal e DEXA
- **Vídeo 5.3:** Esteira

**PARTE 2** — **Manejo Perioperatório**

**Capítulo 15** — **Tecnologia Emergente em Cirurgia: Informática e Eletrônica**
Amin Madani, Carmen L. Mueller, Gerald M. Fried

- **Vídeo 15.1:** Ressecção robótica assistida

**PARTE 3** — **Trauma e Cuidados Intensivos**

**Capítulo 18** — **Parede Abdominal Difícil**
Michael C. Smith, Oliver L. Gunter, Richard S. Miller

- **Vídeo 18.1:** Novidades no tratamento de fístula enteroatmosférica usando um "estoma flutuante"

**PARTE 4** — **Transplante e Imunologia**

**Capítulo 25** — **Imunobiologia e Imunossupressão do Transplante**
I. Raul Badell, Andrew B. Adams, Christian P. Larsen

- **Vídeo 25.1:** Resultados do primeiro transplante de mão bem-sucedido no mundo

**PARTE 6** — **Cabeça e Pescoço**

**Capítulo 34** — **Cabeça e Pescoço**
Wendell G. Yarbrough, Adam Zanation,
Samip Patel, Saral Mehra

- **Vídeo 34.1:** Fala traqueoesofágica após laringectomia
- **Vídeo 34.2:** Fala traqueoesofágica após laringectomia sem mãos
- **Video 34.3:** Parotidectomia
- **Video 34.4:** Endoscopia salivar (sialoendoscopia)

**PARTE 9** — **Esôfago**

**Capítulo 43** — **Doença do Refluxo Gastresofágico e Hérnias de Hiato**
Robert B. Yates, Brant K. Oelschlager

- **Vídeo 43.1:** Autotransplante de paratireoide
- **Vídeo 43.2:** Adrenalectomia laparoscópica para feocromocitoma em pacientes com NEM-IIA

**PARTE 10** — **Abdome**

**Capítulo 48** — **Obesidade Mórbida**
William O. Richards, Leena Khaitan, Alfonso Torquati

- **Vídeo 48.1:** Técnica cirúrgica de derivação gástrica em Y de Roux laparoscópica
- **Video 48.2:** Técnica cirúrgica laparoscópica de banda gástrica ajustável

**Capítulo 51** — **Apêndice**
Bryan Richmond

- **Vídeo 51.1:** Apendicectomia laparoscópica
- **Vídeo 51.2:** Apendicectomia laparoscópica em pacientes gestantes
- **Vídeo 51.3:** Apendicectomia por SILS em variedades de gravidade da doença

**Capítulo 52** — **Cólon e Reto**
Susan Galandiuk, Uri Netz, Emilio Morpurgo, Sara Maria Tosato,
Naim Abu-Freha, C. Tyler Ellis

- **Vídeo 52.1:** Técnica da cirurgia transanal minimamente invasiva (TAMIS)
- **Video 52.2:** Técnica de excisão total de mesorreto transanal (TaTME)

**Capítulo 56** — **Pâncreas Exócrino**
Vikas Dudeja, J. Bart Rose, Eric H. Jensen,
Selwyn M. Vickers

- **Vídeo 56.1:** Cistogastrostomia laparoscópica
- **Vídeo 56.2:** Pancreatectomia distal laparoscópica com preservação esplênica e dos vasos
- **Video 56.3:** Pancreatectomia distal laparoscópica com preservação esplênica

**PARTE 11** — **Tórax**

**Capítulo 58** — **Pulmão, Parede Torácica, Pleura e Mediastino**
Ori Wald, Uzi Izhar, David J. Sugarbaker

- **Vídeo 58.1:** Derrame pleural
- **Vídeo 58.2:** Deslizamento pleural
- **Vídeo 58.3:** Pneumotórax

**PARTE 12** — **Vascular**

**Capítulo 62** — **Aorta**
Abe DeAnda Jr., Jennifer Worsham, Matthew Mell

- **Vídeo 62.1:** Substituição da valva aórtica

**Capítulo 65** — **Doença Venosa**
Luigi Pascarella, William Marston

- **Video 65.1:** TriVex 1
- **Vídeo 65.2:** TriVex 2

**PARTE 13** — **Especialidades em Cirurgia Geral**

**Capítulo 70** — **Cirurgia da Mão**
David Netscher, Nikhil Agrawal, Nicholas A. Fiore II

- **Vídeo 70.1:** Compartimentos extensores
- **Vídeo 70.2:** Capuz dorsal
- **Vídeo 70.3:** Tendões flexores e sistema de polia

**Capítulo 71** — **Cirurgia Ginecológica**
Lauren S. Prescott, Amanda C. Yunker, Ronald D. Alvarez

- **Vídeo 71.1:** Histerectomia total laparoscópica com salpingo-ooforectomia direita
- **Vídeo 71.2:** Salpingo-ooforectomia direita laparoscópica
- **Vídeo 71.3:** Salpingo-ooforectomia unilateral laparoscópica

Academia de Medicina
## GUANABARA KOOGAN
www.academiademedicina.com.br

### Atualize-se com o melhor conteúdo da área.

Conheça a **Academia de Medicina Guanabara Koogan**, portal online, que oferece conteúdo científico exclusivo, elaborado pelo GEN | Grupo Editorial Nacional, com a colaboração de renomados médicos do Brasil.

O portal conta com material diversificado, incluindo artigos, *podcasts*, vídeos e aulas, gravadas e ao vivo (*webinar*), tudo pensado com o objetivo de contribuir para a atualização profissional de médicos nas suas respectivas áreas de atuação.

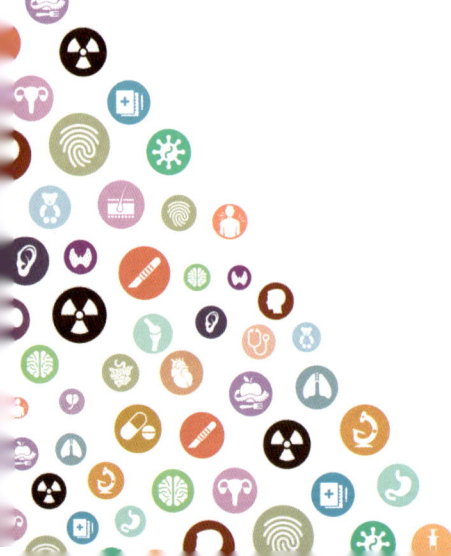
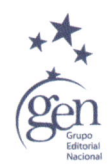

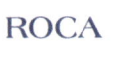

# Sumário

## VOLUME 1

**PARTE 1**    Princípios Básicos Cirúrgicos, 1

1. **Nascimento da Cirurgia Moderna: Visão Geral,** 2
   *Ira Rutkow*
2. **Ética e Profissionalismo em Cirurgia,** 19
   *Jeffrey S. Farroni, William J. Winslade*
3. **Resposta Inflamatória,** 25
   *Katherine E. Kramme, Patrick H. Knight, Robert G. Sawyer*
4. **Choque, Eletrólitos e Fluidos,** 42
   *Sawyer Gordon Smith, Martin Allan Schreiber*
5. **Metabolismo em Pacientes Cirúrgicos,** 95
   *Elizabeth E. Blears, Joshua S. Carson, Celeste C. Finnerty, Evan Ross, Christian Sommerhalder, David N. Herndon*
6. **Cicatrização de Feridas,** 119
   *Stefanos Boukovalas, Kristen A. Aliano, Linda G. Phillips, William B. Norbury*
7. **Medicina Regenerativa,** 150
   *Mimi R. Borrelli, Michael S. Hu, Michael T. Longaker, H. Peter Lorenz*
8. **Análise Crítica da Cirurgia e Pesquisa em Serviços de Saúde,** 157
   *Benjamin S. Brooke, Samuel R.G. Finlayson*
9. **Segurança no Ambiente Cirúrgico,** 167
   *Warren Sandberg, Roger R. Dmochowski, R. Daniel Beauchamp*

**PARTE 2**    Manejo Perioperatório, 183

10. **Princípios da Cirurgia Pré-Operatória e Operatória,** 184
    *Victor M. Zaydfudim, Yinnin Hu, Reid B. Adams*
11. **Infecções Cirúrgicas e Uso de Antibióticos,** 219
    *Ariel P. Santos, Edwin Onkendi, Sharmila Dissanaike*
12. **Complicações Cirúrgicas,** 234
    *Natesh Yepuri, Napat Pruekprasert, Robert N. Cooney*
13. **Cirurgia no Paciente Geriátrico,** 281
    *Vanita Ahuja, Ronnie A. Rosenthal*
14. **Princípios de Anestesiologia, Tratamento da Dor e Sedação Consciente,** 311
    *Antonio Hernandez, Edward R. Sherwood*
15. **Tecnologia Emergente em Cirurgia: Informática e Eletrônica,** 345
    *Amin Madani, Carmen L. Mueller, Gerald M. Fried*
16. **Cirurgia Robótica,** 357
    *Yanghee Woo, Yuman Fong*

**PARTE 3**    Trauma e Cuidados Intensivos, 385

17. **Manejo do Trauma Agudo,** 386
    *Samuel P. Carmichael II, Nathan T. Mowery, R. Shayn Martin, J. Wayne Meredith*
18. **Parede Abdominal Difícil,** 429
    *Michael C. Smith, Oliver L. Gunter, Richard S. Miller*
19. **Cuidado Emergencial de Lesões Musculoesqueléticas,** 438
    *Jack Dawson, Omar Atassi, Daniel Sun, Mihir Sheth*
20. **Queimaduras,** 480
    *Steven E. Wolf*
21. **Mordidas e Picadas,** 502
    *Lillian Liao, Robert L. Norris, Elaine E. Nelson, Ronald M. Stewart*
22. **Cuidados Cirúrgicos Críticos,** 516
    *John P. Saydi, Vamsi Aribindi, S. Rob Todd*
23. **Procedimentos Cirúrgicos à Beira do Leito,** 541
    *Bradley M. Dennis, Oliver L. Gunter, Jose J. Diaz*
24. **Papel do Cirurgião em Acidentes com Múltiplas Vítimas,** 549
    *Jennifer M. Gurney, Matthew J. Martin*

**PARTE 4**    Transplante e Imunologia, 565

25. **Imunobiologia e Imunossupressão do Transplante,** 566
    *I. Raul Badell, Andrew B. Adams, Christian P. Larsen*
26. **Transplante de Fígado,** 609
    *Seth J. Karp, Sophoclis Alexopoulos*
27. **Transplante de Rins e Pâncreas,** 621
    *Yolanda Becker*
28. **Transplante de Intestino Delgado,** 636
    *Samuel J. Kesseli, Debra L. Sudan*

**PARTE 5**    Oncologia Cirúrgica, 645

29. **Biologia Tumoral e Marcadores Tumorais,** 646
    *Bradley A. Krasnick, S. Peter Goedegebuure, Ryan Fields*
30. **Imunologia Tumoral e Imunoterapia,** 678
    *James S. Economou, James C. Yang, James S. Tomlinson*
31. **Melanoma e Câncer de Pele Não Melanoma,** 695
    *Kelly M. McMasters, Douglas S. Tyler, Michael E. Egger*
32. **Sarcoma de Partes Moles,** 724
    *Carlo M. Contreras, Marty J. Heslin*
33. **Tumores Ósseos,** 743
    *Herbert S. Schwartz, Ginger E. Holt, Jennifer L. Halpern*

**PARTE 6**    Cabeça e Pescoço, 757

34. **Cabeça e Pescoço,** 758
    *Wendell G. Yarbrough, Adam Zanation, Samip Patel, Saral Mehra*

**PARTE 7**    Mama, 793

35. **Doenças da Mama,** 794
    *V. Suzanne Klimberg, Kelly K. Hunt*
36. **Reconstrução da Mama,** 840
    *Stefanos Boukovalas, Shana S. Kalaria, Julie E. Park*

## PARTE 8 Sistema Endócrino, 855

**37 Tireoide,** 856
*Insoo Suh, Julie Ann Sosa*

**38 Glândulas Paratireoides,** 903
*Iuliana Bobanga, Christopher R. McHenry*

**39 Pâncreas Endócrino,** 923
*Amanda K. Arrington, Taylor S. Riall*

**40 Glândulas Suprarrenais,** 946
*Michael W. Yeh, Masha Livhits, Quan-Yang Duh*

**41 Síndromes de Neoplasia Endócrina Múltipla,** 978
*Amanda M. Laird, Steven K. Libutti*

## PARTE 9 Esôfago, 991

**42 Esôfago,** 992
*Ravi Rajaram, Jonathan D. Spicer, Rajeev Dhupar, Jae Y. Kim, Boris Sepesi, Wayne L. Hofstetter*

**43 Doença do Refluxo Gastroesofágico e Hérnias de Hiato,** 1032
*Robert B. Yates, Brant K. Oelschlager*

# VOLUME 2

## PARTE 10 Abdome, 1053

**44 Parede Abdominal, Umbigo, Peritônio, Mesentérios, Omento e Retroperitônio,** 1054
*Anna M. Privratsky, Juan Camilo Barreto, Richard H. Turnage*

**45 Hérnias,** 1078
*Benjamin K. Poulose, Alfredo Maximiliano Carbonell, Michael J. Rosen*

**46 Abdome Agudo,** 1106
*Alessandra Landmann, Morgan Bonds, Russell Postier*

**47 Hemorragia Gastrintestinal Aguda,** 1121
*Kevin J. Chiang, Noelle N. Saillant, Richard Hodin*

**48 Obesidade Mórbida,** 1137
*William O. Richards, Leena Khaitan, Alfonso Torquati*

**49 Estômago,** 1165
*David A. Mahvi, David M. Mahvi*

**50 Intestino Delgado,** 1209
*Tong Gan, B. Mark Evers*

**51 Apêndice,** 1270
*Bryan Richmond*

**52 Cólon e Reto,** 1287
*Susan Galandiuk, Uri Netz, Emilio Morpurgo, Sara Maria Tosato, Naim Abu-Freha, C. Tyler Ellis*

**53 Ânus,** 1367
*Neil Hyman, Konstantin Umanskiy*

**54 Fígado,** 1390
*Vikas Dudeja, Anthony Ferrantella, Yuman Fong*

**55 Sistema Biliar,** 1456
*Pejman Radkani, Jason Hawksworth, Thomas Fishbein*

**56 Pâncreas Exócrino,** 1494
*Vikas Dudeja, J. Bart Rose, Eric H. Jensen, Selwyn M. Vickers*

**57 Baço,** 1532
*Aussama K. Nassar and Mary Hawn*

## PARTE 11 Tórax, 1549

**58 Pulmão, Parede Torácica, Pleura e Mediastino,** 1550
*Ori Wald, Uzi Izhar, David J. Sugarbaker*

**59 Cardiopatia Congênita,** 1606
*Andrew Well, Chuck D. Fraser Jr.*

**60 Doença Cardíaca Adquirida: Insuficiência Coronariana,** 1644
*Shuab Omer, Faisel G. Bakaeen*

**61 Doença Cardíaca Adquirida: Valvar,** 1675
*Todd K. Rosengart, Corinne M. Aberle, Christopher Ryan*

## PARTE 12 Vascular, 1707

**62 Aorta,** 1708
*Abe DeAnda Jr., Jennifer Worsham, Matthew Mell*

**63 Doença Arterial Periférica,** 1726
*Joseph L. Mills Sr, Zachary S. Pallister*

**64 Trauma Vascular,** 1751
*Michael J. Sise, Carlos V.R. Brown, Howard C. Champion*

**65 Doença Venosa,** 1770
*Luigi Pascarella, William Marston*

**66 Sistema Linfático,** 1791
*Jonathan R. Thompson, Iraklis I. Pipinos*

## PARTE 13 Especialidades em Cirurgia Geral, 1799

**67 Cirurgia Pediátrica,** 1800
*Dai H. Chung*

**68 Neurocirurgia,** 1840
*Joel T. Patterson*

**69 Cirurgia Plástica,** 1873
*Pablo L. Padilla, Kimberly H. Khoo, Trung Ho, Eric L. Cole, Ramón Zapata Sirvent, Linda G. Phillips*

**70 Cirurgia da Mão,** 1902
*David Netscher, Nikhil Agrawal, Nicholas A. Fiore II*

**71 Cirurgia Ginecológica,** 1953
*Lauren S. Prescott, Amanda C. Yunker, Ronald Alvarez*

**72 Cirurgia na Paciente Grávida,** 1979
*Rachel M. Russo, Gregory J. Jurkovich, Diana L. Farmer*

**73 Cirurgia Fetal,** 2000
*Payam Saadai, Shinjiro Hirose, Diana L. Farmer*

**74 Cirurgia Urológica,** 2009
*Jennifer M. Taylor, Thomas G. Smith III, Michael Coburn*

**Índice Alfabético,** 2049

**Volume 2**

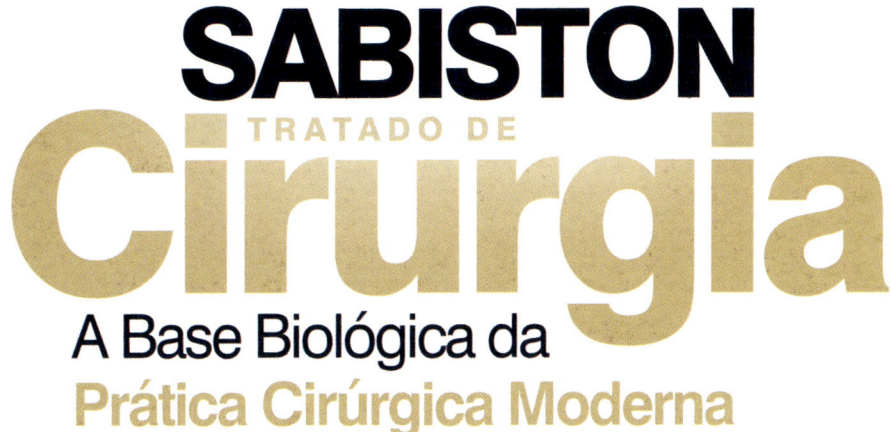

# Parte 10

## Abdome

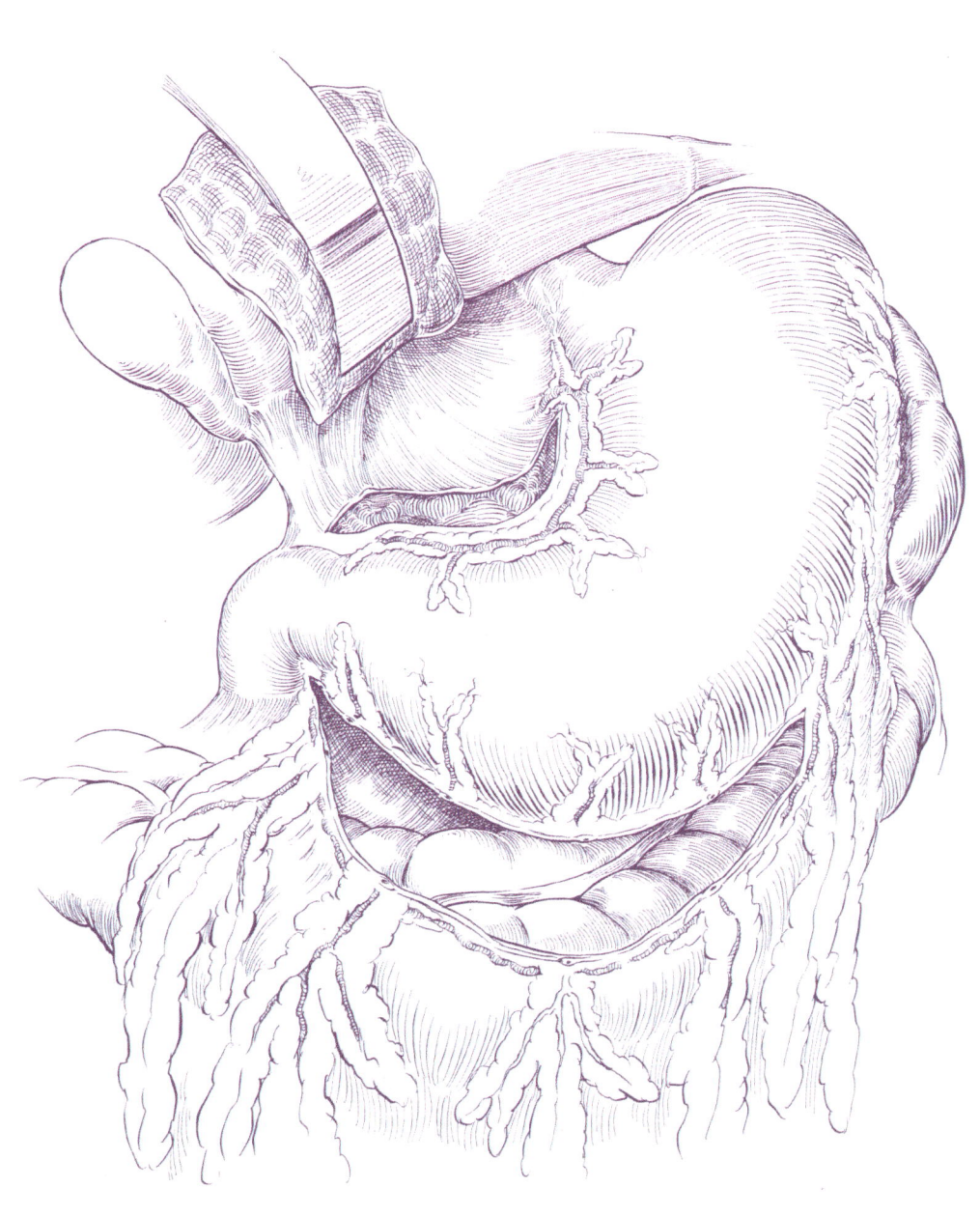

# 44

# Parede Abdominal, Umbigo, Peritônio, Mesentérios, Omento e Retroperitônio

*Anna M. Privratsky, Juan Camilo Barreto, Richard H. Turnage*

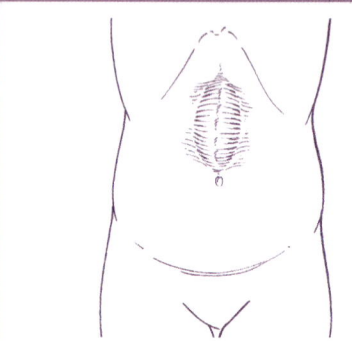

## VISÃO GERAL DO CAPÍTULO

**Parede abdominal e umbigo**
 Embriologia
 Anatomia
 Vasos e nervos da parede abdominal
 Anormalidades da parede abdominal
 Neoplasias malignas da parede abdominal
 Sintomas de dor irradiada da doença intra-abdominal na parede abdominal
**Peritônio e cavidade peritoneal**
 Anatomia
 Fisiologia
 Distúrbios peritoneais

**Mesentério e omento**
 Embriologia e anatomia
 Fisiologia
 Doenças do omento
 Doenças do mesentério
 Hérnias intra-abdominais (internas)
 Neoplasias malignas do mesentério
**Retroperitônio**
 Anatomia
 Abordagens cirúrgicas
 Distúrbios retroperitoneais

## PAREDE ABDOMINAL E UMBIGO

### Embriologia

A parede abdominal inicia seu desenvolvimento nos estágios iniciais da diferenciação embrionária a partir da placa lateral do mesoderma embrionário. Nesse estágio, o embrião consiste em três camadas principais – uma camada externa protetora denominada *ectoderma*; uma camada interna nutritiva, o *endoderma*; e o *mesoderma*.

O mesoderma divide-se em fendas em cada lado da placa lateral, as quais posteriormente se tornam as camadas somática e esplâncnica. A camada esplâncnica, com seu endoderma subjacente, contribui para a formação das vísceras mediante diferenciação em músculos, vasos sanguíneos, vasos linfáticos e tecidos conjuntivos do trato alimentar. A camada somática contribui para o desenvolvimento da parede abdominal. A proliferação das células mesodérmicas na parede abdominal embrionária resulta na formação de um tubo em formato de "U" invertido que, em seus estágios iniciais, comunica-se livremente com o celoma extraembrionário.

À medida que o embrião se desenvolve e os componentes da parede abdominal crescem em direção uns aos outros, a área ventral livre, limitada pela borda do âmnio, torna-se menor. Isso resulta no desenvolvimento do cordão umbilical, uma estrutura tubular que contém o ducto onfalomesentérico, o alantoide e os vasos sanguíneos fetais que entram e saem da placenta. No final do terceiro mês de gestação, a parede corporal já se fechou, com exceção do anel umbilical. Como o trato alimentar aumenta de comprimento mais rapidamente do que a cavidade celômica aumenta de volume, grande parte do intestino em desenvolvimento se projeta através do anel umbilical para localizar-se dentro do cordão umbilical. À medida que a cavidade celômica aumenta para acomodar o intestino, este retorna à cavidade peritoneal de modo que apenas o ducto onfalomesentérico, o alantoide e os vasos sanguíneos fetais passam pelo anel umbilical retraído. Ao nascimento, o sangue não corre mais pelos vasos umbilicais, e o ducto onfalomesentérico reduziu-se a um cordão fibroso que já não se comunica com o intestino. Após o corte do cordão umbilical, o anel umbilical fecha-se rapidamente por cicatrização.

### Anatomia

Há nove camadas na parede abdominal: pele, tecido subcutâneo, fáscia superficial, músculo oblíquo externo, músculo oblíquo interno, músculo transverso do abdome, fáscia transversal, tecidos areolar e adiposo pré-peritoneal e peritônio (Figura 44.1).

#### Tecido subcutâneo

O tecido subcutâneo consiste nas fáscias de Camper e de Scarpa. A fáscia de Camper é a camada adiposa mais superficial que contém a maior parte da gordura subcutânea. A fáscia de Scarpa é uma camada mais profunda e densa de tecido conjuntivo fibroso contígua à fáscia lata da coxa. A aproximação da fáscia de Scarpa auxilia no alinhamento da pele após incisões cirúrgicas na porção inferior do abdome.

#### Músculos e fáscias de revestimento

Os músculos da parede abdominal anterolateral incluem os músculos oblíquos externo e interno e o músculo transverso do abdome. Esses músculos planos envolvem grande parte da circunferência do tronco e dão origem a uma aponeurose ampla e plana anteriormente que reveste os músculos retos do abdome, denominada *bainha do reto*. Os músculos oblíquos externos são os maiores e mais espessos da parede abdominal plana. Eles têm origem nas sete costelas inferiores e seguem em direção superolateral para inferomedial. As fibras mais posteriores seguem vertical

## Capítulo 44  Parede Abdominal, Umbigo, Peritônio, Mesentérios, Omento e Retroperitônio

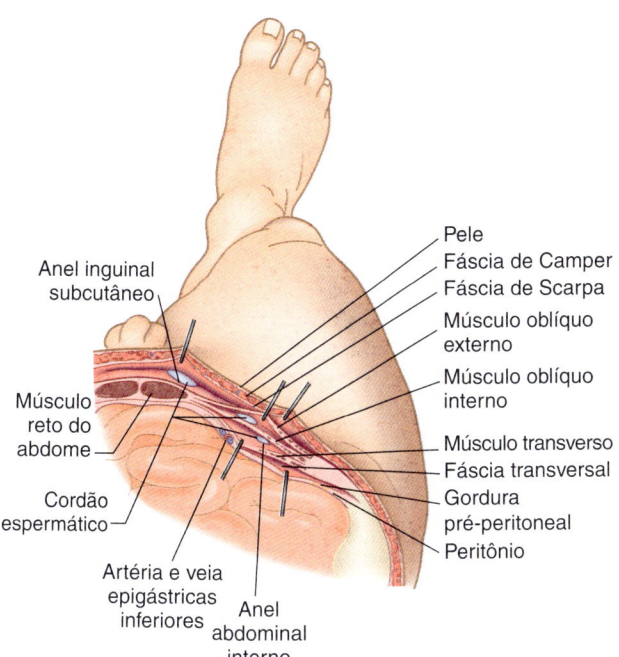

**Figura 44.1** As nove camadas da parede abdominal anterolateral. (De Thorek P. *Anatomy in Surgery*. 2nd ed. Philadelphia: JB Lippincott; 1962:358.)

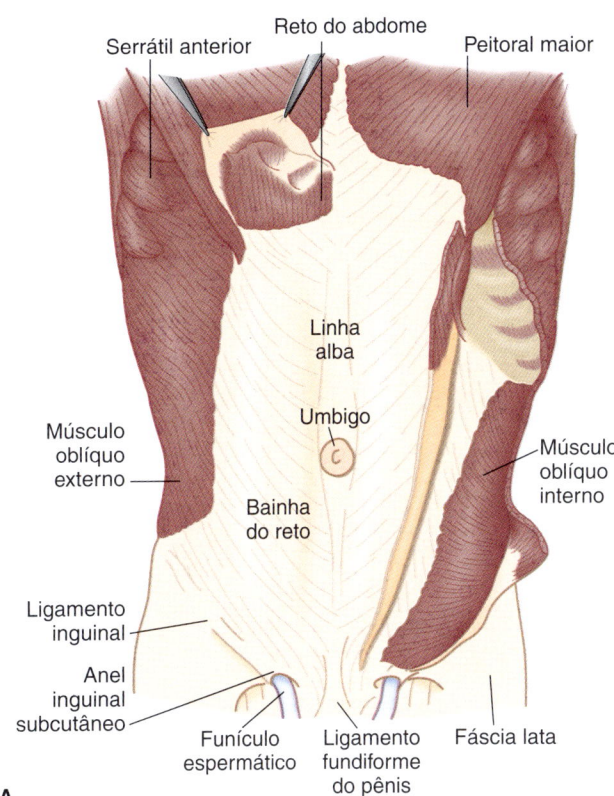

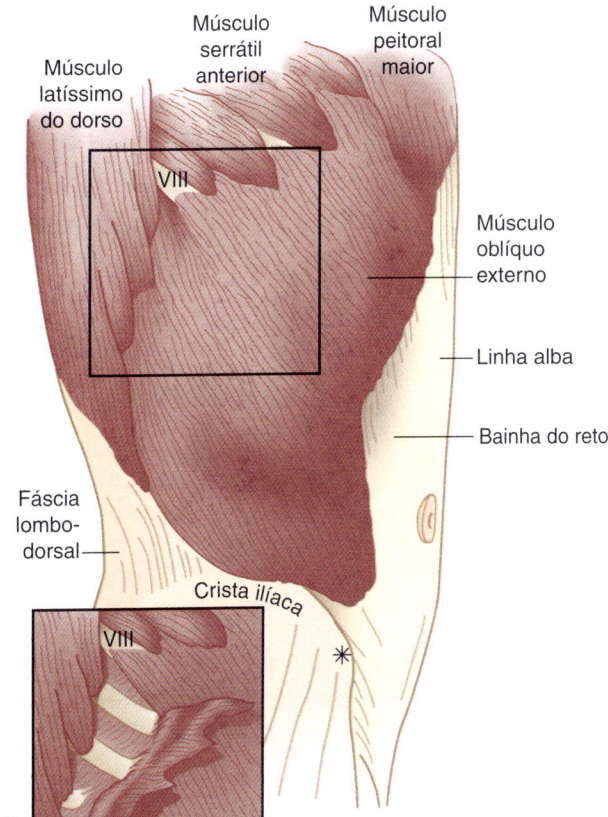

**Figura 44.2** **A.** Músculos oblíquo externo, oblíquo interno e reto do abdome e bainha anterior do reto. **B.** Vista lateral do músculo oblíquo externo e sua aponeurose, quando esta entra na bainha anterior do reto. *Detalhe*, origem das fibras do músculo oblíquo externo das costelas inferiores e suas cartilagens costais. *Espinha ilíaca anterossuperior. (De McVay C. *Anson and McVay's Surgical Anatomy*. 6th ed. Philadelphia: WB Saunders; 1984:477-478.)

e inferiormente para inserir-se na metade anterior da crista ilíaca. Na linha clavicular média, as fibras musculares dão origem a uma aponeurose forte e plana que passa anteriormente à bainha do reto para inserir-se medialmente na linha alba (Figura 44.2). A porção inferior da aponeurose do músculo oblíquo externo dobra-se em direção posterossuperior sobre si mesma para formar um sulco no qual se encontra o cordão espermático. Essa porção da aponeurose do músculo oblíquo externo se estende da espinha ilíaca anterossuperior ao tubérculo púbico e é denominada *ligamento inguinal* ou *ligamento de Poupart*. O ligamento inguinal é a margem inferior livre da aponeurose do oblíquo externo posteriormente ao qual passam a artéria, a veia e o nervo femorais assim como os músculos ilíaco, psoas maior e pectíneo. Uma hérnia femoral passa posteriormente ao ligamento inguinal, enquanto uma hérnia inguinal passa anterossuperiormente a esse ligamento. A borda livre do ligamento inguinal é usada em vários reparos de hérnia inguinal, como a cirurgia de Bassini e a técnica livre de tensão de Lichtenstein (ver Capítulo 45).

O músculo oblíquo interno origina-se da fáscia do iliopsoas, sob a metade lateral do ligamento inguinal, a partir dos dois terços anteriores da crista ilíaca e da fáscia lombodorsal. Suas fibras seguem em direção oposta às fibras do músculo oblíquo externo (*i. e.*, de inferolateral para superomedial). As fibras superiores inserem-se nas cinco costelas inferiores e suas cartilagens (Figuras 44.2 A e 44.3). As fibras centrais formam uma aponeurose na linha semilunar, que, acima da linha semicircular (de Douglas), divide-se em camadas lamelares anterior e posterior que envolvem os músculos retos do abdome. Abaixo da linha semicircular, a aponeurose do músculo oblíquo interno segue anteriormente ao músculo reto do abdome como parte da bainha anterior do reto. As fibras mais inferiores do músculo oblíquo interno seguem um trajeto inferomedial, paralelamente ao cordão espermático, para inserir-se entre a sínfise púbica e o tubérculo púbico. Alguns dos fascículos musculares inferiores acompanham o cordão espermático para o interior do saco escrotal como o músculo cremaster.

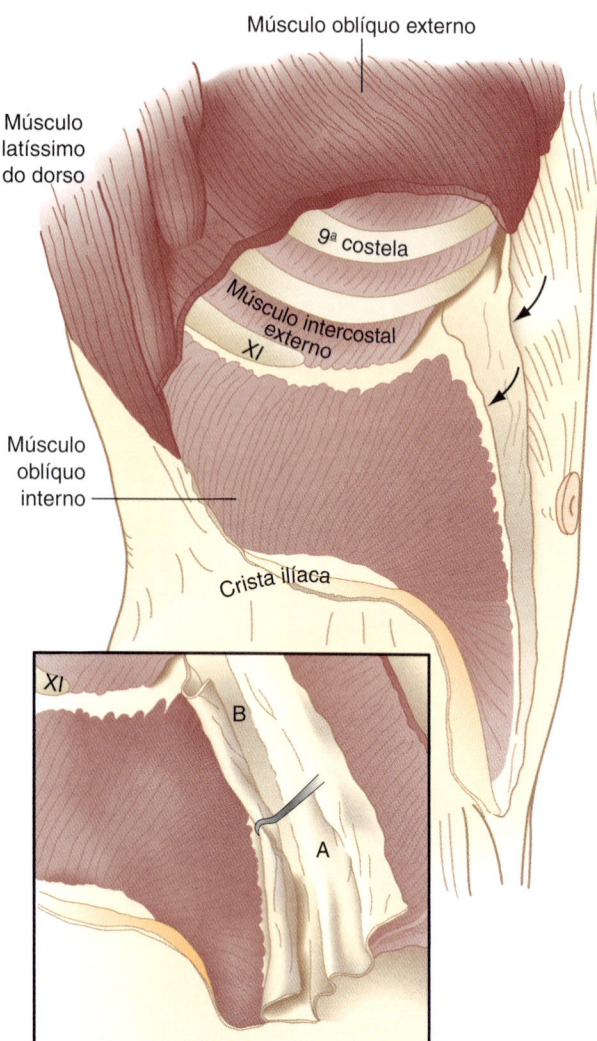

**Figura 44.3** Vista lateral do músculo oblíquo interno. O músculo oblíquo externo foi removido para mostrar o músculo oblíquo interno subjacente originando-se das costelas inferiores e das cartilagens costais. (De McVay C. *Anson and McVay's Surgical Anatomy*. 6th ed. Philadelphia: WB Saunders; 1984:479.)

O músculo transverso do abdome é o menor dos músculos da parede abdominal anterolateral. Ele surge das seis cartilagens costais inferiores, processos espinhosos das vértebras lombares, crista ilíaca e fáscia iliopsoas sob o terço lateral do ligamento inguinal. As fibras correm transversalmente para dar origem a uma lâmina aponeurótica plana que passa posteriormente ao músculo reto do abdome acima da linha semicircular e anteriormente ao músculo subjacente (Figura 44.4 A). As fibras mais inferiores do músculo transverso do abdome, que se originam da fáscia iliopsoas, passam inferomedialmente junto com as fibras inferiores do músculo oblíquo interno. Essas fibras formam o arco aponeurótico do músculo transverso do abdome, situado superiormente ao triângulo de Hesselbach, e é um importante ponto de referência anatômica no reparo de hérnias inguinais, particularmente a cirurgia de Bassini e os reparos do ligamento de Cooper. O trígono ingional (de Hesselbach) é o local onde ocorrem as hérnias inguinais diretas; é limitado inferiormente pelo ligamento inguinal, medialmente pela margem lateral da bainha do reto e lateralmente pelos vasos epigástricos inferiores. O assoalho desse triângulo é formado pela fáscia transversal.

A fáscia transversal cobre a superfície profunda do músculo transverso do abdome e, com suas várias extensões, forma um envelope completo de fáscias em torno da cavidade abdominal (Figuras 44.4 B e 44.5). Essa camada fascial é denominada regionalmente de acordo com os músculos que ela cobre (p. ex., fáscia iliopsoas, fáscia obturatória e fáscia inferior do diafragma). A fáscia transversal une o músculo e os fascículos aponeuróticos em uma camada contínua e reforça as áreas frágeis onde as fibras aponeuróticas são esparsas. Essa camada é responsável pela integridade estrutural da parede abdominal e, por definição, uma hérnia resulta de um defeito na fáscia transversal.

Os músculos retos do abdome são músculos pareados que se assemelham a longas faixas triangulares planas e mais largas em sua origem nas superfícies anteriores da quinta, sexta e sétima cartilagens costais e no processo xifoide do que em sua inserção na crista púbica e na sínfise púbica. Cada músculo é composto por longos fascículos paralelos, interrompidos por três a cinco inserções tendíneas (Figura 44.5), que fixam o músculo reto abdominal à bainha anterior do reto. Não há uma inserção semelhante na bainha posterior do reto. Esses músculos situam-se adjacentes uns aos outros, separados apenas pela linha alba. Além de dar suporte à parede abdominal e proteger seus conteúdos, a contração desses músculos poderosos flexiona a coluna vertebral.

Os músculos retos do abdome estão contidos na bainha do reto, que é derivada das aponeuroses dos três músculos abdominais planos. Superiormente à linha semicircular, essa bainha fascial envolve completamente o músculo reto do abdome com o músculo oblíquo externo e a camada lamelar anterior das aponeuroses do músculo oblíquo interno passando anteriormente ao músculo reto do abdome, e as aponeuroses da lamela posterior do músculo oblíquo interno, do músculo transverso e a fáscia transversal passando posteriormente ao músculo reto. Abaixo da linha semicircular, todas essas camadas de fáscias passam anteriormente ao músculo reto do abdome, com exceção da fáscia transversal. Nessa localização, a face posterior do músculo reto do abdome é coberta apenas pela fáscia transversal, pelo tecido areolar pré-peritoneal e pelo peritônio.

Os músculos retos do abdome são mantidos em estreita aposição, próximo à linha média anterior, pela linha alba. A linha alba consiste em uma banda de fibras densas e cruzadas das aponeuroses dos amplos músculos abdominais, que se estende do processo xifoide até a sínfise púbica. Ela é muito mais larga acima do que abaixo do umbigo, facilitando assim a realização de incisões cirúrgicas na linha média sem adentrar a bainha direita ou esquerda do reto do abdome.

### Espaço pré-peritoneal e peritônio

O espaço pré-peritoneal está localizado entre a fáscia transversal e o peritônio parietal e contém tecidos adiposo e areolar. Os elementos que seguem através do espaço pré-peritoneal são os seguintes:

- Artéria e veia epigástricas inferiores
- Ligamentos umbilicais mediais, que são os vestígios das artérias umbilicais fetais
- Ligamento umbilical mediano, que é um remanescente fibroso do pedículo alantoide fetal ou úraco na linha média
- Ligamento falciforme do fígado, que se estende do umbigo até o fígado.

O ligamento redondo situa-se dentro da margem livre do ligamento falciforme e representa a veia umbilical obliterada que segue do umbigo até o ramo esquerdo da veia porta (Figura 44.6). O peritônio parietal é a camada mais interna da parede abdominal

# Capítulo 44  Parede Abdominal, Umbigo, Peritônio, Mesentérios, Omento e Retroperitônio

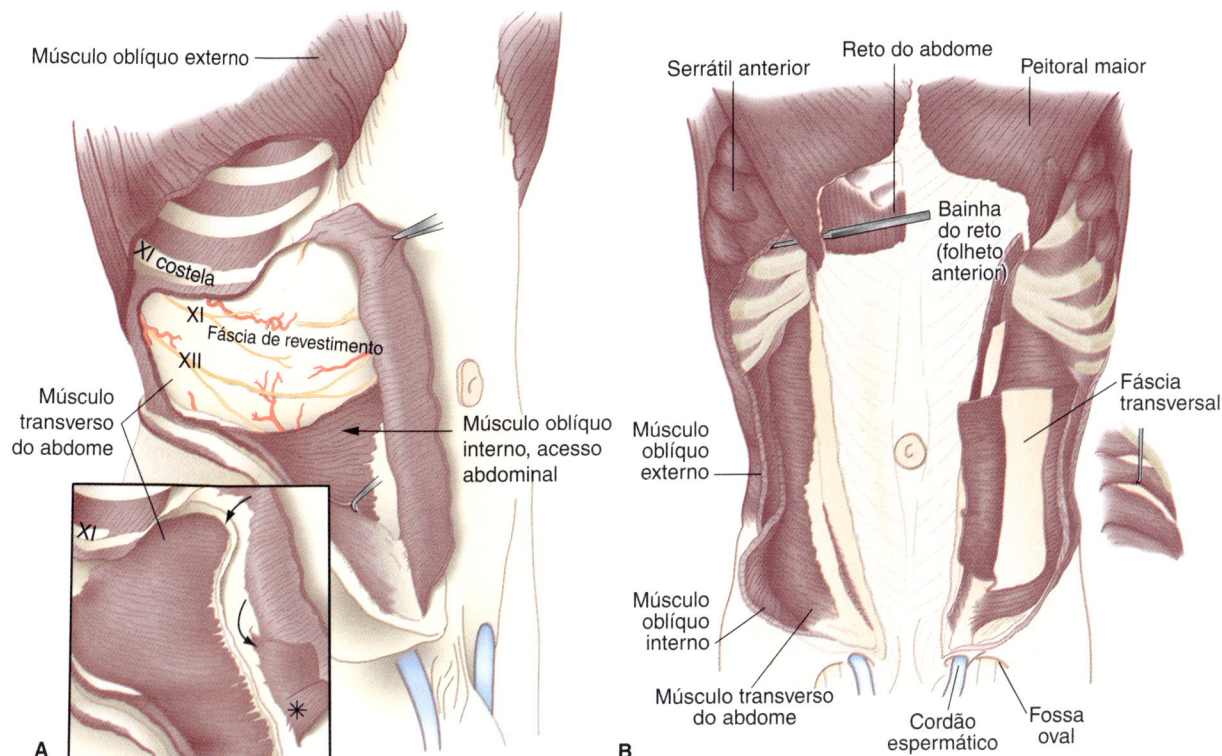

**Figura 44.4 A.** Vista anterolateral da fáscia de revestimento do músculo transverso do abdome e do músculo propriamente dito com a fáscia removida (*detalhe*). Os músculos oblíquos interno e externo foram removidos. Note também a aparência dos nervos intercostais situados entre a fáscia do músculo transverso do abdome e o músculo oblíquo interno. **B.** Vista anterior do músculo transverso do abdome (*esquerda*) e a fáscia transversal (*direita*). Note que a fáscia transversal é mostrada por reflexão medial do músculo transverso do abdome sobrejacente. (De McVay C. *Anson and McVay's Surgical Anatomy.* 6th ed. Philadelphia: WB Saunders; 1984:480-481.)

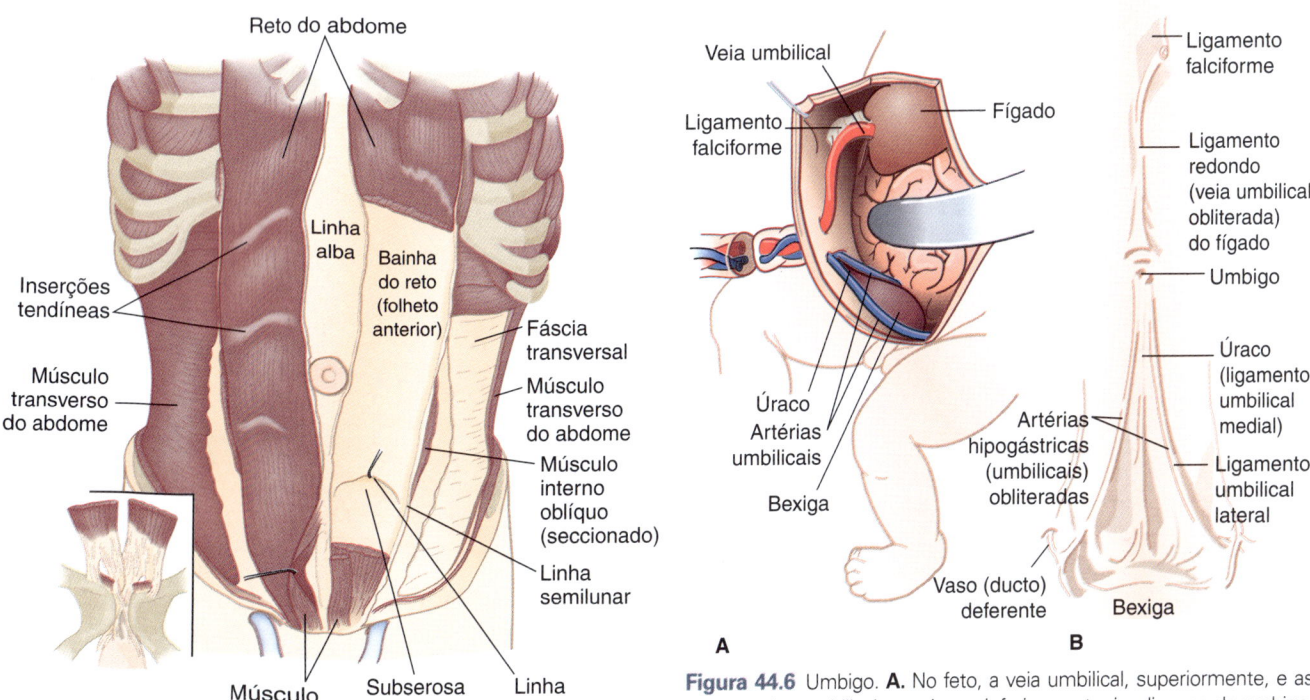

**Figura 44.5** Músculo reto do abdome e conteúdo da bainha do reto. Observe a linha semicircular abaixo da qual a bainha posterior do reto é ausente; o músculo reto do abdome encontra-se sobre a fáscia transversal, o tecido areolar pré-peritoneal e o peritônio. (De McVay C. *Anson and McVay's Surgical Anatomy.* 6th ed. Philadelphia: WB Saunders; 1984:482.)

**Figura 44.6** Umbigo. **A.** No feto, a veia umbilical, superiormente, e as duas artérias umbilicais e o úraco, inferiormente, irradiam-se do umbigo. **B.** Vista do umbigo a partir do interior da cavidade peritoneal mostrando o ligamento redondo do fígado (derivado da veia umbilical obliterada), superiormente, e o ligamento umbilical mediano (derivado do úraco obliterado) e os ligamentos umbilicais mediais (também denominados ligamentos umbilicais laterais, derivados das artérias umbilicais obliteradas). (De Thorek P. *Anatomy in Surgery.* 2nd ed. Philadelphia: JB Lippincott; 1962:375.)

e consiste em uma fina camada de tecido conjuntivo denso irregular, coberto em sua superfície interna apenas por uma camada de mesotélio escamoso. A anatomia e a fisiologia do peritônio são abordadas com mais profundidade neste capítulo.

## Vasos e nervos da parede abdominal

### Suprimento vascular

A parede abdominal anterolateral recebe seu suprimento arterial das seis últimas artérias intercostais e das quatro artérias lombares, das artérias epigástricas superior e inferior e das artérias circunflexas ilíacas profundas (Figura 44.7). Os troncos das artérias intercostais e lombares, junto com os nervos intercostais, ílio-hipogástrico e ilioinguinal, seguem entre o músculo transverso do abdome e o músculo oblíquo interno. As extensões mais distais desses vasos penetram nas margens laterais da bainha do músculo reto do abdome em vários níveis e comunicam-se com os ramos das artérias epigástricas superior e inferior. A artéria epigástrica superior, um dos ramos terminais da artéria mamária interna, alcança a superfície posterior do músculo reto do abdome através do espaço costoxifoide no diafragma. Ela desce no interior da bainha do reto para se anastomosar com os ramos da artéria epigástrica inferior. A artéria epigástrica inferior, derivada da artéria ilíaca externa, exatamente proximal ao ligamento inguinal, segue pelo tecido areolar pré-peritoneal para adentrar a bainha lateral do reto, na linha semilunar de Douglas. A artéria ilíaca circunflexa profunda origina-se da face lateral da artéria ilíaca externa, próximo à origem da artéria epigástrica inferior, e dá origem a um ramo ascendente que penetra na musculatura da parede abdominal logo acima da crista ilíaca, próximo à espinha ilíaca anterossuperior.

A drenagem venosa da parede abdominal anterior segue um padrão relativamente simples, em que as veias superficiais acima do umbigo drenam na veia cava superior, por meio das veias mamária interna, intercostal e torácica longa. As veias inferiores ao umbigo – epigástrica superficial, ilíaca circunflexa e pudenda – convergem em direção à crossa da safena, na virilha, para penetrar na veia safena e se tornar uma tributária da veia cava inferior (Figura 44.8). As numerosas anastomoses entre os sistemas venosos supraumbilical e infraumbilical fornecem vias colaterais pelas quais o retorno venoso ao coração pode contornar uma obstrução da veia cava superior ou da veia cava inferior. A veia paraumbilical, que passa do ramo esquerdo da veia porta ao longo do ligamento redondo até o umbigo, fornece uma importante comunicação entre as veias da parede abdominal superficial e o sistema porta em pacientes com obstrução venosa portal. Nesse quadro, o fluxo sanguíneo portal é desviado do sistema porta de alta pressão através das veias paraumbilicais para as veias de baixa pressão da parede abdominal anterior. Nesse cenário, o aspecto das veias paraumbilicais dilatadas é denominado "cabeça de medusa" (*caput medusae*).

O suprimento linfático da parede abdominal segue padrão semelhante ao da drenagem venosa. Os vasos linfáticos originados na região supraumbilical drenam nos linfonodos axilares, enquanto os vasos linfáticos da região infraumbilical drenam nos linfonodos inguinais superficiais. Os vasos linfáticos do fígado seguem ao longo do ligamento redondo até o umbigo, para se comunicarem com os vasos linfáticos da parede abdominal anterior. A partir dessa via, o hepatocarcinoma pode se disseminar, envolvendo a parede abdominal anterior no umbigo (linfonodo da Irmã Maria José).

### Inervação

Os ramos anteriores dos nervos torácicos seguem um curso curvilíneo pelos espaços intercostais em direção à linha média do corpo (Figura 44.7). Os seis nervos torácicos superiores terminam próximo ao esterno como ramos sensitivos cutâneos anteriores. Os nervos torácicos VII ao XII passam atrás das cartilagens costais e das costelas inferiores para entrarem em um plano entre o músculo oblíquo interno e o músculo transverso do abdome. O VII e o VIII nervos seguem ligeiramente para cima ou horizontalmente para alcançar o epigástrio, enquanto os nervos inferiores têm uma trajetória progressivamente caudal. À medida que esses nervos seguem medialmente, eles fornecem ramos motores à musculatura da parede abdominal. Medialmente, eles penetram na bainha do reto a fim de prover inervação sensorial à parede abdominal anterior. O ramo anterior do X nervo torácico alcança a pele no nível do umbigo, e o XII nervo torácico inerva a pele do hipogástrio.

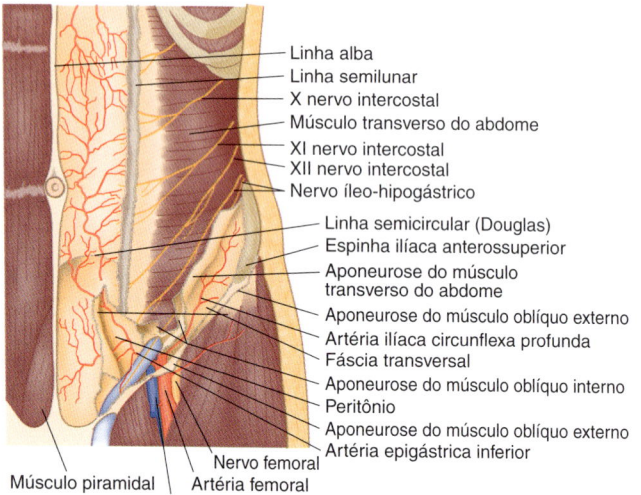

**Figura 44.7** Artérias e nervos da parede abdominal anterolateral. (De McVay C. *Anson and McVay's Surgical Anatomy*. 6th ed. Philadelphia: WB Saunders; 1984:501.)

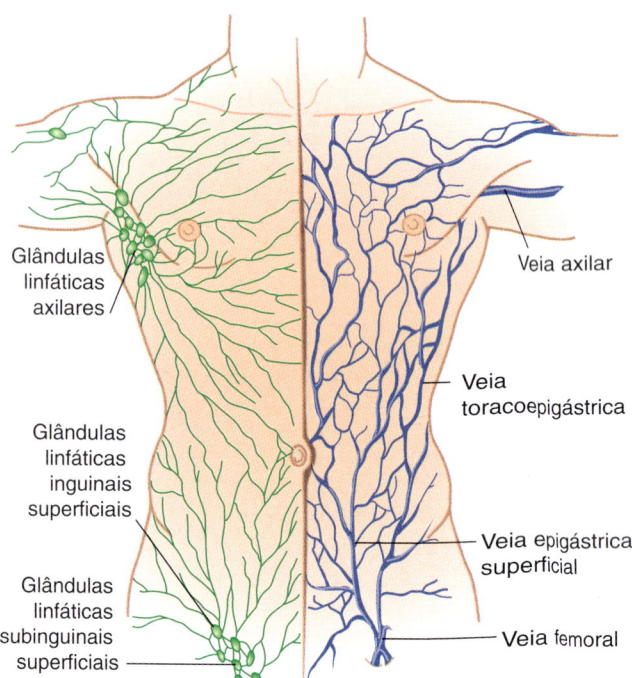

**Figura 44.8** Drenagem venosa e linfática da parede abdominal anterolateral. (De Thorek P. *Anatomy in Surgery*. 2nd ed. Philadelphia: JB Lippincott; 1962:345.)

Os nervos ilioinguinal e ílio-hipogástrico geralmente surgem juntamente com o ramo anterior do XII nervo torácico e do I nervo lombar para prover inervação sensorial ao hipogástrio e à parede abdominal inferior. O nervo ílio-hipogástrico segue paralelo ao XII nervo torácico para penetrar no músculo transverso do abdome próximo à crista ilíaca. Após seguir entre o músculo transverso do abdome e o músculo oblíquo interno por uma curta distância, o nervo penetra no músculo oblíquo interno para seguir em seu trajeto sob a fáscia do oblíquo externo, em direção ao anel inguinal externo. O nervo emerge através do pilar superior do anel inguinal externo para fornecer a inervação sensitiva da parede abdominal anterior no hipogástrio. O nervo ilioinguinal segue paralelamente ao nervo ílio-hipogástrico, porém mais próximo ao ligamento inguinal do que o nervo ílio-hipogástrico. Ao contrário do nervo ílio-hipogástrico, o nervo ilioinguinal segue junto com o cordão espermático, para emergir no anel inguinal externo, e seus ramos terminais fornecem inervação sensitiva para a pele da região inguinal e o saco escrotal e/ou lábios vulvares. O nervos ilioinguinal e ílio-hipogástrico e o ramo genital do nervo genitofemoral geralmente são identificados durante a realização de herniorrafia inguinal.

## Anormalidades da parede abdominal

### Anomalias congênitas

*Hérnias umbilicais.* As hérnias umbilicais podem ser classificadas em três formas distintas: onfalocele e gastrosquise, hérnia umbilical infantil e hérnia umbilical adquirida.

**Onfalocele.** A onfalocele é um defeito em formato de funil na porção central da parede abdominal em que as vísceras se projetam na base do cordão umbilical. É causada por falha na união da musculatura da parede abdominal na linha média durante o desenvolvimento fetal. Os vasos umbilicais podem estar espalhados sobre as vísceras ou deslocados lateralmente. Nos defeitos maiores, o fígado e o baço podem situar-se dentro do cordão, com uma grande porção do intestino. Não há pele cobrindo esses defeitos, somente o peritônio e, mais superficialmente, o âmnio. Dentre os lactentes que nascem com onfalocele, 50 a 60% apresentam anomalias congênitas concomitantes do esqueleto, trato gastrintestinal (GI) e sistemas nervoso, geniturinário (GU) e cardiopulmonar.

**Gastroquise.** Gastroquise é um defeito congênito da parede abdominal em que a membrana umbilical se rompe no útero materno, permitindo a herniação externa do intestino na cavidade abdominal. O defeito quase sempre se encontra à direita do cordão umbilical, e o intestino não é coberto por pele ou âmnio. Tipicamente, o intestino não sofreu rotação e fixação mesentéricas completas; portanto, o lactente corre o risco de vólvulo mesentérico com consequente isquemia intestinal e necrose. Ocorrem anomalias congênitas concomitantes em cerca de 10% desses pacientes. Tanto a onfalocele quanto a gastroquise são discutidas em mais detalhes no Capítulo 67.

**Hérnia umbilical infantil.** A hérnia umbilical infantil surge alguns dias ou semanas após a queda do coto do cordão umbilical. É causada por fraqueza na aderência entre o cordão umbilical remanescente já cicatrizado e o anel umbilical. Ao contrário da onfalocele, a hérnia umbilical infantil é coberta por pele. Em geral, essas pequenas hérnias ocorrem na margem superior do anel umbilical; são facilmente redutíveis e tornam-se proeminentes quando a criança chora. A maioria delas resolve-se espontaneamente nos primeiros 24 meses de vida, e complicações, como o estrangulamento, são raras. Reparo cirúrgico está indicado para as crianças nas quais a hérnia persista por mais de 3 ou 4 anos. Essa condição e seu tratamento serão discutidos com mais detalhes nos Capítulos 45 e 67.

**Hérnia umbilical adquirida.** Nessa condição, uma hérnia umbilical desenvolve-se em um período posterior ao fechamento do anel umbilical. Essa hérnia ocorre geralmente na margem superior do umbigo e resulta da fraqueza do tecido cicatricial que normalmente fecha o anel umbilical. Essa fraqueza pode ser causada por estiramento excessivo da parede abdominal, que ocorre na gravidez, em um parto difícil ou na ascite. Em contraste com as hérnias umbilicais infantis, as hérnias umbilicais adquiridas não se resolvem espontaneamente, mas aumentam gradualmente de tamanho. O anel fibroso e denso no colo dessa hérnia torna o estrangulamento do intestino ou do omento herniado uma complicação importante.

*Anormalidades resultantes da persistência do ducto onfalomesentérico.* Durante o desenvolvimento fetal, o intestino médio comunica-se amplamente com o saco vitelino por meio do ducto vitelino ou onfalomesentérico. À medida que os componentes da parede abdominal aproximam-se uns dos outros, o ducto onfalomesentérico estreita-se e passa a situar-se dentro do cordão umbilical. Com o tempo, a comunicação entre o saco vitelino e o intestino se fecha, e o intestino situa-se livremente na cavidade peritoneal. A persistência de parte ou todo o ducto onfalomesentérico resulta em várias anormalidades relacionadas com o intestino e com a parede abdominal (Figura 44.9).

A persistência da extremidade intestinal do ducto onfalomesentérico resulta em divertículo de Meckel. Esses divertículos congênitos surgem da borda antimesentérica do intestino delgado, com mais frequência no íleo. A regra dos 2 s pode ser aplicável a essas lesões, já que são encontradas em aproximadamente 2% da população e estão a 61 cm da válvula ileocecal, têm geralmente 5 cm de comprimento e contêm dois tipos de mucosas ectópicas (gástrica e pancreática). Os divertículos de Meckel podem complicar por inflamação, perfuração, hemorragia ou obstrução. O sangramento GI é causado por ulceração péptica da mucosa intestinal

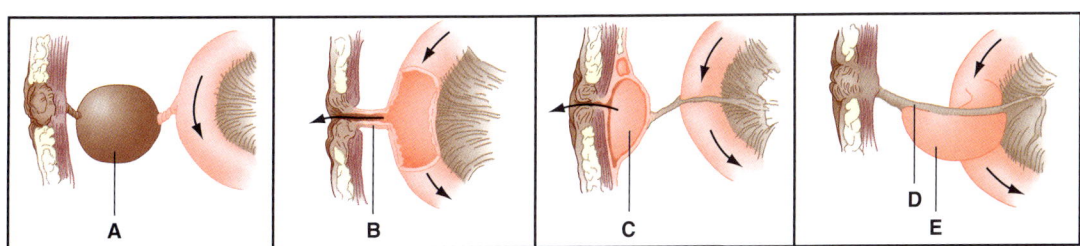

**Figura 44.9** Anormalidades resultantes da persistência do ducto onfalomesentérico. **A.** Cisto do ducto onfalomesentérico. **B.** Ducto onfalomesentérico persistente com uma fístula enterocutânea. **C.** Cisto do ducto onfalomesentérico e seio. **D.** Cordão fibroso entre o intestino delgado e a superfície posterior do umbigo. **E.** Divertículo de Meckel. (De McVay C. *Anson and McVay's Surgical Anatomy.* 6th ed. Philadelphia: WB Saunders; 1984:576.)

adjacente decorrente do ácido clorídrico secretado pelas células parietais ectópicas localizadas no interior do divertículo. A obstrução intestinal associada ao divertículo de Meckel geralmente é causada por intussuscepção ou vólvulo em torno de uma conexão fibrosa anormal entre o divertículo e a face posterior do umbigo. Essas lesões são discutidas no Capítulo 50.

O ducto onfalomesentérico pode permanecer patente ao longo de seu curso, produzindo uma fístula enterocutânea entre o intestino delgado distal e o umbigo. Essa condição manifesta-se com a passagem de mecônio e muco pelo umbigo nos primeiros dias de vida. Pelo risco de vólvulo mesentérico em torno do ducto onfalomesentérico persistente, essas lesões devem ser tratadas precocemente com laparotomia e excisão do trajeto fistuloso. A persistência da extremidade distal do ducto onfalomesentérico resulta em um pólipo umbilical, que é um pequeno crescimento da mucosa ductal onfalomesentérica no umbigo. Esses pólipos assemelham-se aos granulomas umbilicais, mas não desaparecem após cauterização com nitrato de prata. A presença desses pólipos sugere que um ducto onfalomesentérico persistente ou seio umbilical pode ter ocorrido e, portanto, são tratados de maneira mais adequada por excisão da mucosa remanescente e do ducto onfalomesentérico subjacente ou do seio umbilical, se presente. Os seios umbilicais resultam da persistência do ducto onfalomesentérico distal. A morfologia do trajeto sinusal pode ser delineada por sinograma. O tratamento envolve a excisão dos seios. Finalmente, o acúmulo de muco em uma porção persistente do ducto onfalomesentérico pode resultar na formação de um cisto, que pode estar ligado ao intestino ou ao umbigo por uma faixa fibrosa. O tratamento consiste na excisão do cisto e do ducto onfalomesentérico persistente associado.

*Anormalidades resultantes da persistência do alantoide.* O alantoide é o componente mais cranial da cloaca ventral embrionária. A porção intra-abdominal do alantoide é denominada *úraco* e conecta a bexiga urinária ao umbigo, enquanto a parte extra-abdominal do alantoide situa-se no interior do cordão umbilical. Ao final da gestação, o úraco é convertido em um cordão fibroso que segue entre a bexiga urinária extraperitoneal e o umbigo como ligamento umbilical mediano. A persistência de parte ou de todo o úraco pode resultar na formação de uma fístula vesicocutânea com surgimento de urina no umbigo, um cisto do úraco extraperitoneal que se apresenta como massa abdominal inferior, ou em um seio do úraco com drenagem de pequena quantidade de muco. Em vista do risco de complicações, incluindo a transformação em malignidade, o tratamento apropriado consiste na excisão do úraco remanescente com o fechamento da bexiga, se necessário.

### Anormalidades adquiridas

**Diástase dos retos.** A diástase dos retos refere-se ao adelgaçamento da linha alba na região epigástrica e se manifesta como suave protrusão na linha média da parede abdominal anterior. A fáscia transversal está intacta e, portanto, essa protrusão não é uma hérnia. Não há margens de fáscias identificáveis, nem risco de estrangulamento intestinal. A presença de diástase dos retos pode ser particularmente notável nos pacientes durante esforço ou ao levantar a cabeça do travesseiro. O tratamento apropriado consiste em tranquilizar o paciente e a família sobre a natureza inócua dessa condição.

**Hérnias da parede abdominal anterior.** As hérnias epigástricas ocorrem em pontos através dos quais os vasos e os nervos penetram na linha alba em direção ao tecido subcutâneo. Através dessas aberturas, o tecido areolar extraperitoneal e, às vezes, o peritônio, podem projetar-se para o tecido subcutâneo como hérnias. Embora essas hérnias sejam frequentemente pequenas, elas podem causar dor localizada e sensibilidade significativas decorrentes de pressão direta do saco herniário e seus conteúdos nos nervos que surgem pela mesma abertura fascial. As hérnias de Spiegel ocorrem através da fáscia, na região da linha semilunar, e se manifestam como dor localizada e sensibilidade. O saco herniário raramente é palpável, pois em geral é pequeno e tende a permanecer sob a aponeurose do músculo oblíquo externo. A ultrassonografia da parede abdominal ou a tomografia computadorizada (TC) com cortes finos através do abdome podem ser diagnósticas. O tratamento consiste no fechamento cirúrgico do defeito fascial. Essas hérnias são discutidas no Capítulo 45.

*Hematoma da bainha do reto.* O hematoma da bainha do reto é uma condição rara, caracterizada por dor abdominal aguda e aparecimento de massa na parede abdominal. É mais comum em mulheres do que em homens e em idosos do que em indivíduos jovens. Uma revisão de 126 pacientes com hematomas da bainha do reto tratados na Clínica Mayo constatou que quase 70% deles recebiam anticoagulantes no momento do diagnóstico. Um histórico de trauma ou lesão não cirúrgica na parede abdominal é comum (48%), assim como a presença de tosse (29%).[1] Em mulheres jovens, os hematomas da bainha do reto são associados à gravidez.

Os pacientes com hematomas da bainha do reto geralmente apresentam dor abdominal de início súbito, que pode ser intensa e geralmente é exacerbada pelos movimentos que exigem a contração da musculatura da parede abdominal. O exame físico demonstra sensibilidade sobre a bainha do reto que, em geral, causa atitude de defesa. Pode-se notar massa na parede abdominal em alguns pacientes, 63% em séries da Clínica Mayo.[1] Equimoses da parede abdominal, incluindo equimose periumbilical (sinal de Cullen) e descoloração azulada nos flancos (sinal de Grey Turner), podem estar presentes se houver atraso entre o início dos sintomas e o atendimento médico. A dor e a sensibilidade associadas a esse processo podem ser graves o suficiente para sugerir peritonite. Nos casos em que o hematoma se expande nos espaços perivesical e pré-peritoneal, o nível do hematócrito pode se reduzir, embora seja rara a presença de instabilidade hemodinâmica.

Ultrassonografia e TC confirmam a presença e a localização do hematoma na parede abdominal. Geralmente, esses pacientes podem ser tratados com sucesso com repouso e analgésicos e, se necessário, hemotransfusão. Em série de casos da Clínica Mayo, quase 90% dos pacientes foram tratados com sucesso dessa maneira.[1] Em geral, as coagulopatias são corrigidas, embora possa ser prudente a contínua anticoagulação em pacientes selecionados, dependendo das indicações para tanto e da gravidade do sangramento. A progressão do hematoma pode requerer a embolização angiográfica dos vasos sangrantes ou, raramente, a drenagem cirúrgica do hematoma e a hemostasia.

## Neoplasias malignas da parede abdominal

As neoplasias malignas primárias que afetam a parede abdominal são raras e podem surgir primariamente dos tecidos moles ou de doença metastática. As neoplasias malignas primárias mais comuns da parede abdominal são os tumores desmoides e o sarcomas. Embora não usuais, vários cânceres comuns podem mestastizar-se pela corrente sanguínea para o tecido mole da parede abdominal. O melanoma, em especial, pode metastatizar-se dessa maneira. Finalmente, a semeadura transperitoneal da parede abdominal por neoplasias intra-abdominais malignas pode complicar as biopsias transabdominais e/ou os procedimentos cirúrgicos.

## Tumor desmoide

Os tumores desmoides, também conhecidos como *fibromatose*, *fibromatose agressiva* ou *fibromatose tipo desmoide*, são neoplasias raras, localmente agressivas, mas sem potencial metastático. São tumores raros e sua incidência na população é de dois a quatro casos por milhão ao ano. Esses tumores ocorrem em adultos jovens ou de meia-idade e são incomuns em crianças ou idosos. Em casos esporádicos, há predominância no sexo feminino de 2:1. De 10 a 15% dos casos ocorrem em pacientes com polipose adenomatosa familiar (PAF), síndrome de Gardner (PAF, tumor desmoide e osteomas do crânio e mandíbula, cistos sebáceos e fibromas cutâneos e subcutâneos) ou síndrome de Turcot (PAF e tumor cerebral). Os homens são afetados com mais frequência do que as mulheres nesses casos.

Os tumores desmoides englobam no mínimo duas entidades clinicopatológicas com base em sua biologia molecular subjacente. Os tumores desmoides esporádicos são associados com mais frequência a mutações somáticas do gene *CTNNB1*, causando a estabilização anormal da β-catenina, acúmulo de β-catenina no interior do núcleo e ativação da via de sinalização Wnt. Isso resulta em transcrição desregulada de gene, ativação de oncogenes e produção de tumor.[2] Os tumores desmoides associados à PAF são causados por mutações na linhagem germinativa do gene da polipose adenomatosa coli (*APC*).[3,4] Normalmente, o gene *APC* regula os níveis de β-catenina celular pela participação em fosforilação, ubiquitinação e degradação da β-catenina no proteassomo. Os pacientes com PAF apresentam uma forma truncada, inativa, da proteína APC, causando o acúmulo de β-catenina nuclear e a superexpressão de oncogenes-alvo.[4]

Tipicamente, os tumores desmoides apresentam-se como massas firmes, indolores, insensíveis na parede abdominal, no ombro, no quadril, nos membros, no mesentério ou na pelve. Cerca de 10 a 15% dos pacientes com PAF desenvolvem um tumor desmoide, e a maioria é localizada dentro do mesentério ou na parede abdominal.[3] Os tumores desmoides infiltram-se ao redor das estruturas e disseminam-se ao longo dos planos teciduais e dos músculos. Eles são associados a trauma, gravidez e uso de contraceptivo oral. O histórico cirúrgico é um fator de risco particularmente importante para a ocorrência de um tumor desmoide. Uma metanálise de cinco registros europeus de PAF de 2.260 pacientes identificou cirurgia prévia como fator de risco independente para o desenvolvimento de um tumor desmoide.[3]

A ressonância magnética (RM) é a modalidade de imagem preferida para o diagnóstico, estadiamento local e acompanhamento dos pacientes com tumores desmoides. Em imagens de RM ponderadas em T1, esses tumores surgem como massas homogêneas, isointensas em comparação com o músculo. As imagens ponderadas em T2 mostram uma lesão hiperintensa com maior heterogeneidade e um sinal ligeiramente menos intenso que a gordura (Figura 44.10).

O diagnóstico normalmente é estabelecido por biopsia com agulha grossa. Histologicamente, os tumores desmoides caracterizam-se por feixes bem diferenciados de células fusiformes com abundante matriz colágena. A superexpressão nuclear de β-catenina pode ser uma característica diagnóstica útil, embora algumas neoplasias não desmoides de tecido mole também possam exibir esse padrão de coloração.[5]

A ressecção do tumor com uma ampla margem de tecido normal consistiu, tradicionalmente, no padrão de cuidados. A natureza infiltrativa, localmente agressiva, desses tumores geralmente exige grandes ressecções de tecido mole com técnicas reconstrutivas complexas para obter margens cirúrgicas livres de tumor. A recorrência local é comum, apesar desse tratamento agressivo.[6] Vários estudos retrospectivos mostraram taxas de sobrevida livre de progressão de 50% em 5 anos em pacientes tratados com abordagem de "espera vigilante".[5] Regressão espontânea ocorre em até 30% dos casos.[7] Essas observações fizeram da "espera vigilante" a estratégia preferida de tratamento da maioria dos pacientes com tumores desmoides que não estejam causando graves sintomas nem estejam próximos a estruturas críticas.[8] Essa abordagem requer cuidadosa observação, com exame físico e RM, para identificar a progressão do tumor o mais precocemente possível. Pacientes com progressão do tumor ou surgimento de complicações relacionadas com o tumor são tratados com ressecção completa.

A radioterapia é usada principalmente como terapia adjuvante após a ressecção cirúrgica com margens de ressecção positivas ou fechadas.[9] Também é usada para tratar pacientes que desenvolvem doença recorrente após a ressecção.[10] A aplicabilidade de radioterapia para tratar pacientes jovens com tumores desmoides na parede abdominal é limitada pelo potencial para malignidades secundárias induzidas por radiação a longo prazo, de modo mais notável, o sarcoma.

As opções de tratamento sistêmico dos pacientes com tumores desmoides incluem as terapias anti-hormonais, anti-inflamatórios não esteroides (AINEs), quimioterapia em baixa dose, inibidores

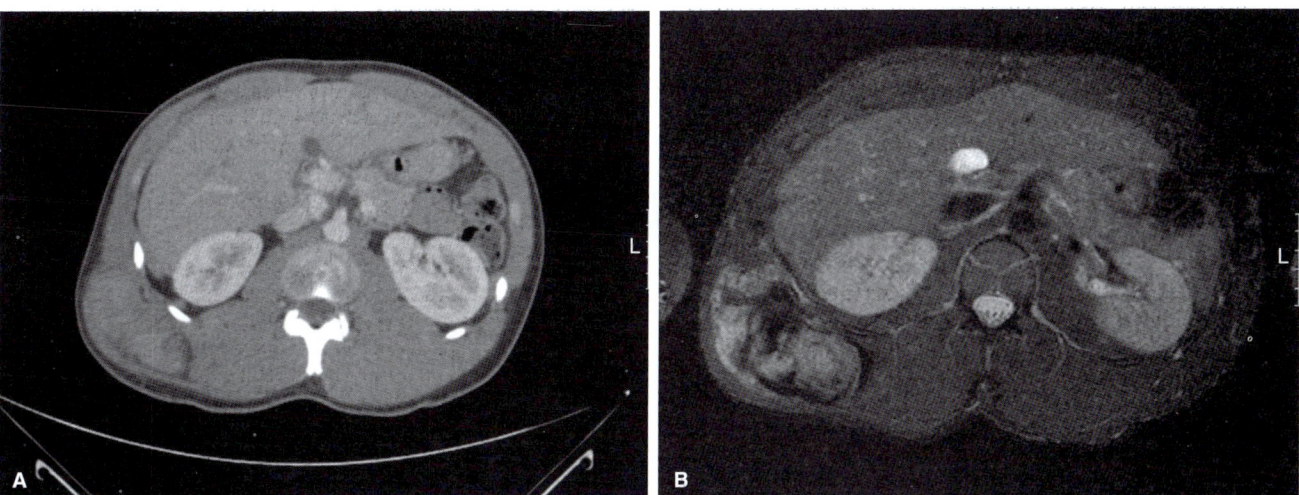

**Figura 44.10** Grande tumor desmoide na parede abdominal posterolateral. **A.** Tomografia computadorizada mostra massa homogênea no músculo adjacente. **B.** Ressonância magnética mostra a aparência mais heterogênea com áreas de sinal menos intenso.

da tirosinoquinase e quimioterapia em dose total. Agentes anti-hormonais, como tamoxifeno, são usados isoladamente ou em combinação com AINEs como terapia médica de primeira linha. As vantagens de seu uso incluem toxicidade limitada, raros eventos adversos e baixo custo. Estudos observacionais demonstraram a interrupção da progressão tumoral com a terapia combinada.[11] A quimioterapia citotóxica também é usada para tratar os pacientes com tumores desmoides, de crescimento agressivo, sintomáticos ou potencialmente fatais, que não sejam candidatos cirúrgicos e cujo tratamento com terapias anti-hormonais e AINEs falharam. Os regimes recomendados incluíram metotrexato em "baixa dose" com ou sem vimblastina/vinorelbina ou quimioterapia em dose convencional com regimes à base de antraciclina, como doxorrubicina. Por fim, estudos de fase II demonstraram que os inibidores de tirosinoquinase, como imatinibe e sorafenibe, podem produzir taxas de sobrevida livre de progressão em 1 ano de 66%.[5] Infelizmente, a ausência de controles internos ou de randomização dos pacientes nesses estudos de terapia sistêmica dificulta a atribuição da desaceleração observada na progressão do tumor à real atividade do tratamento sistêmico *versus* história natural da doença.

### Sarcoma da parede abdominal

Os sarcomas de tecido mole são um grupo diverso de malignidades mesenquimatosas responsáveis por menos de 1% das malignidades. A classificação dos sarcomas é baseada no tipo celular com o qual se assemelham histologica e imuno-histoquimicamente. Os subtipos mais comuns de sarcoma são lipossarcoma, mixofibrossarcoma, leiomiossarcoma, rabdomiossarcoma e sarcomas pleomórficos indiferenciados. Menos de 5% dos sarcomas de tecido mole afetam a parede abdominal.

Os pacientes apresentam com mais frequência uma massa firme, indolor, mal circunscrita, de tecido mole, fixada ao músculo esquelético circundante e à fáscia. A exposição à radiação e as síndromes genéticas (*i. e.*, neurofibromatose e síndrome de Li-Fraumeni) são fatores predisponentes importantes. Imagens transversais de TC ou RM irão caracterizar a morfologia do tumor e definir seu local anatômico de origem e sua relação com as estruturas circundantes. A RM produz melhor definição dos tecidos moles. A TC de tórax pode documentar a presença de metástases pulmonares. O diagnóstico é mais bem estabelecido por biopsia com agulha grossa. As lesões profundas podem ser submetidas à biopsia com orientação por TC. A biopsia aberta do tumor deve ser evitada pelo risco de comprometer a ressecção curativa por uma orientação inadequada da incisão e promover a extensão local do tumor por meio de elevação de retalhos de tecido ou desenvolvimento de um hematoma pós-operatório. Se a biopsia aberta for necessária, ela deverá ser realizada pelo cirurgião que fará a ressecção definitiva.

O tratamento padrão da doença localizada é a ressecção do tumor com margens microscópicas livres da doença. A maioria dos cirurgiões tenta obter margem de pelo menos 2 cm de tecido normal ao redor do tumor. Menos de 5% dos sarcomas metastatizam para os linfonodos; portanto, a linfadenectomia não é realizada, a não ser que haja evidência de disseminação linfática. A ressecção desses tumores geralmente resulta em grande defeito no tecido mole que requer a reconstrução com um retalho miocutâneo ou prótese de tela sintética. Radioterapia é considerada em pacientes com grandes sarcomas de alto grau, antes ou depois da ressecção. Grande parte da evidência dessa abordagem é proveniente de estudos clínicos com a participação de pacientes com sarcomas de extremidade.

O prognóstico desses tumores depende do grau e do estádio do tumor, bem como da adequação da ressecção. O grau do tumor é estabelecido com base em diferenciação do tumor, contagem mitótica e presença ou ausência de necrose. O sistema de estadiamento do American Joint Committee on Cancer combina o tamanho do tumor, o envolvimento de linfonodos, a presença de metástases, o tipo e o grau do sarcoma.[12] Não há grandes séries que abordem os resultados após a ressecção de sarcomas localizados exclusivamente na parede abdominal. Em estudos que incluem outros sítios anatômicos, as taxas de recidiva local após a ressecção com margens negativas são em média de 10 a 15%. Profundidade, tamanho, estado de margem positiva e alto grau do tumor estão associados a maior risco de recidiva.[13] Os sarcomas de tecidos moles são discutidos com mais detalhes no Capítulo 32.

### Doença metastática

Metástases de avançados graus de malignidades também podem estar presentes como massas de tecido mole na parede abdominal. Esses tumores podem resultar da disseminação hematogênica de uma malignidade ou por implante de tumor durante biopsia ou ressecção de uma malignidade intra-abdominal. Quase sempre, ocorrem metástases na parede abdominal no quadro de malignidade avançada. As malignidades mais comumente associadas com metástases hematogênicas na parede abdominal incluem carcinomas de pulmão, colo, renal, assim como o melanoma.[14] A incidência de implantação do tumor após ressecção laparoscópica do colo por adenocarcinoma colorretal é de cerca de 1%, semelhante ao risco de recidiva do tumor na ferida operatória após colectomia aberta.[15] Isso ocorre com maior frequência no quadro de carcinomatose peritoneal.

De modo semelhante aos tumores desmoides e sarcomas, esses pacientes apresentam massa firme na parede abdominal que pode ou não estar associada a dor ou sensibilidade. Imagens transversais caracterizarão a massa, distinguindo-a de uma hérnia encarcerada na parede abdominal. O diagnóstico é estabelecido por biopsia com agulha grossa. A coloração imuno-histoquímica do tumor possibilita a identificação do tipo do tumor primário e facilita sua diferenciação dos sarcomas primários da parede abdominal.

O tratamento de metástases da parede abdominal é determinado pela biologia ou história natural do tumor primário, pelos sintomas e pela presença de outros locais afetados. A maioria dos pacientes terá a doença disseminada, e o tratamento deve ser terapia sistêmica paliativa ou direcionada ao alívio dos sintomas. Pacientes assintomáticos com múltiplos locais de doença não precisarão de mudança nessa abordagem. Pacientes com tumores sintomáticos não responsivos à terapia sistêmica podem se beneficiar do uso seletivo de radioterapia para fins paliativos ou ressecção, se esta não causar excessiva morbidade.

## Sintomas de dor irradiada da doença intra-abdominal na parede abdominal

A dor abdominal pode ser classificada como visceral, somatoparietal e irradiada. A dor visceral é causada por estimulação dos nociceptores por processos inflamatórios, distensão ou isquemia. É de natureza persistente, incômoda e mal localizada nas regiões epigástrica, periumbilical ou hipogástrica, dependendo da origem embrionária do órgão envolvido. A inflamação no estômago, no duodeno e no trato biliar (derivados do intestino anterior embrionário) localiza a dor visceral no epigástrio. A estimulação dos receptores nociceptivos nos órgãos derivados do intestino primitivo médio (intestino delgado, apêndice, colo direito e colo transverso proximal) causa a sensação de dor na região periumbilical, enquanto a inflamação ou a distensão dos órgãos derivados do intestino posterior (colo transverso distal, colo esquerdo e reto) causa dor hipogástrica. A dor visceral é sentida na linha média, pois esses órgãos transmitem aferentes sensitivos simpáticos para ambos os lados da medula espinal. A dor é mal localizada, uma vez que a inervação da maioria das vísceras é multissegmentar e contém menos receptores nervosos do que os órgãos altamente sensíveis, como a pele. Em geral, a dor visceral é caracterizada como em cólica, em queimação ou corrosiva e pode ser acompanhada de sinais e sintomas autonômicos secundários como sudorese, agitação, náuseas, vômito, perspiração e palidez.

A dor somatoparietal surge da inflamação do peritônio parietal; é mais intensa e localizada com maior precisão do que a dor visceral. Os impulsos nervosos mediadores da dor parietal seguem pelos nervos espinais somatossensoriais e alcançam a medula espinal a partir dos nervos periféricos correspondentes aos dermátomos cutâneos da vértebra T6 à região da vértebra L1. A lateralização da dor parietal é possível pois apenas um lado do sistema nervoso inerva determinada parte do peritônio parietal.

A diferença entre dor visceral e dor somatoparietal é bem ilustrada pela dor associada à apendicite aguda, na qual a dor visceral periumbilical vaga inicial é seguida de dor somatoparietal localizada no ponto de McBurney. A dor visceral é produzida por distensão e inflamação do apêndice, enquanto a dor somatoparietal localizada no quadrante inferior direito do abdome é causada pela extensão da inflamação para o peritônio parietal.

A dor irradiada é percebida em regiões anatômicas distantes dos órgãos acometidos. Esse fenômeno é causado pela convergência dos neurônios aferentes viscerais que inervam um órgão lesado ou inflamado com fibras aferentes somáticas que surgem de outra região anatômica. Isso ocorre no interior da medula espinal no nível dos neurônios de segunda ordem. Alguns exemplos bem conhecidos de dor irradiada são a dor no ombro no caso de irritação do diafragma, dor escapular associada à doença aguda do trato biliar ou dor testicular ou dos lábios vulvares causada por inflamação retroperitoneal.

## PERITÔNIO E CAVIDADE PERITONEAL

### Anatomia

O peritônio consiste em uma lâmina única de epitélio escamoso simples de origem mesodérmica, denominada *mesotélio*, situada sobre um fino estroma de tecido conjuntivo. A área de superfície é de 1,0 a 1,7 m², aproximadamente a área total da superfície corporal. Em homens, a cavidade peritoneal é fechada, enquanto em mulheres há uma abertura para o exterior pelos óstios das tubas uterinas. A membrana peritoneal é dividida em componentes parietal e visceral. O peritônio parietal cobre as superfícies da parede abdominal anterior, lateral e posterior, assim como a superfície inferior do diafragma e a pelve. O peritônio visceral cobre a maior parte da superfície dos órgãos intraperitoneais (i. e., estômago, jejuno, íleo, colo transverso, fígado e baço) e a face anterior dos órgãos retroperitoneais (i. e., duodeno, colos direito e esquerdo, pâncreas, rins e glândulas suprarrenais).

A cavidade peritoneal é subdividida em compartimentos ou espaços interconectados por 11 ligamentos e mesentérios. Os ligamentos peritoneais ou mesentérios incluem os ligamentos coronário, gastro-hepático, hepatoduodenal, falciforme, gastrocólico, duodenocólico, gastroesplênico, esplenorrenal e frenicocólico, além do mesocolo transverso e o mesentério do intestino delgado (Figura 44.11). Essas estruturas dividem o abdome em nove espaços potenciais: subfrênicos direito e esquerdo, sub-hepático, supra e inframesentéricos, goteiras parietocólicas direita e esquerda, pelve e espaço menor. Esses ligamentos, mesentérios e espaços peritoneais direcionam a circulação de líquidos na

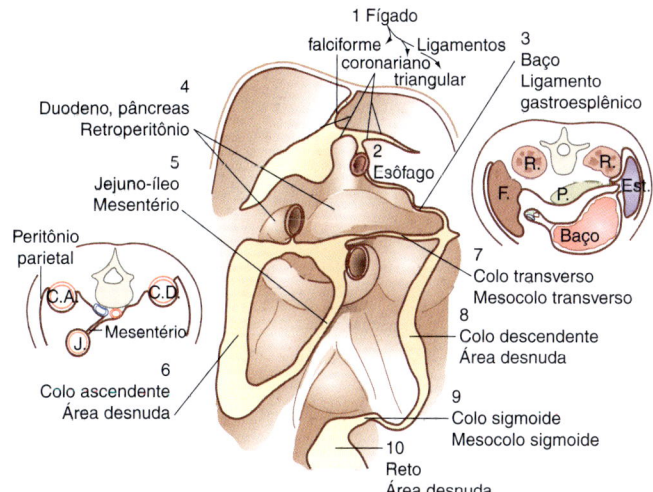

**Figura 44.11** Ligamentos peritoneais e reflexões mesentéricas no adulto. Essas inserções dividem o abdome em nove espaços potenciais: espaços subfrênicos, supramesentéricos e inframesentéricos direitos e esquerdos e goteiras parietocólicas direita e esquerda, pelve e bolsa omental (detalhe, à direita). (De McVay C. *Anson and McVay's Surgical Anatomy*. 6th ed. Philadelphia: WB Saunders; 1984:589.)

cavidade peritoneal e, portanto, podem ser úteis na predição da via de disseminação de doenças infecciosas e neoplásicas. Por exemplo, a perfuração do duodeno por doença ulcerosa péptica pode resultar em movimento de líquidos (e no desenvolvimento de abscessos) no espaço sub-hepático, na goteira parietocólica direita e na pelve. O suprimento sanguíneo para o peritônio visceral é derivado dos vasos sanguíneos esplâncnicos, enquanto o peritônio parietal é suprido pelos ramos dos vasos intercostais, subcostais, lombares e ilíacos. A inervação do peritônio visceral e do peritônio parietal foi discutida anteriormente.

### Fisiologia

O peritônio é uma membrana semipermeável bidirecional que controla a quantidade de líquidos na cavidade peritoneal, promove o sequestro e a remoção de bactérias da cavidade peritoneal e facilita a migração de células inflamatórias da microvasculatura para a cavidade peritoneal. Normalmente, a cavidade peritoneal contém menos de 100 mℓ de líquido seroso estéril. As microvilosidades na superfície apical do mesotélio peritoneal aumentam acentuadamente a área de superfície e promovem a rápida absorção de líquidos da cavidade peritoneal pelos vasos linfáticos e pela circulação portal e sistêmica. A quantidade de líquido na cavidade peritoneal pode aumentar para muitos litros em algumas doenças, como cirrose, síndrome nefrótica e carcinomatose peritoneal.

A circulação de líquido na cavidade peritoneal é impulsionada em parte pelo movimento do diafragma. Os poros intercelulares no peritônio que recobre a superfície inferior do diafragma (denominados *estomas*) comunicam-se com os vasos linfáticos no diafragma. A linfa flui desses canais linfáticos diafragmáticos através dos vasos linfáticos subpleurais para os linfonodos regionais e, por fim, para o ducto torácico. O relaxamento do diafragma durante a expiração abre os estomas, e a pressão intratorácica negativa drena os líquidos e partículas, incluindo bactérias, para dentro dos estomas. A contração do diafragma durante a inspiração impele a linfa através dos canais linfáticos mediastinais para dentro do ducto torácico. Postula-se que a chamada bomba diafragmática impulsione o movimento do líquido peritoneal em direção cranial para o diafragma e para dentro dos vasos linfáticos torácicos. Esse padrão circulatório de líquido peritoneal em direção ao diafragma e para dentro dos canais linfáticos centrais é compatível com o rápido surgimento de sepse nos pacientes com infecção intra-abdominal generalizada, assim como de peri-hepatite da síndrome de Fitz-Hugh-Curtis em pacientes com salpingite aguda.

O peritônio e a cavidade peritoneal respondem aos processos infecciosos de cinco maneiras:

1. As bactérias são removidas rapidamente da cavidade peritoneal pelos estomas diafragmáticos e vasos linfáticos.
2. Os macrófagos peritoneais liberam mediadores pró-inflamatórios que promovem a migração de leucócitos da microvasculatura circundante para a cavidade peritoneal.
3. A degranulação de mastócitos peritoneais libera histamina e outros produtos vasoativos, causando vasodilatação local e o extravasamento de líquidos ricos em proteína contendo complemento e imunoglobulinas no espaço peritoneal.
4. A proteína no líquido peritoneal opsoniza as bactérias que, junto com a ativação da cascata do complemento, promovem a fagocitose e a destruição bacteriana mediadas por neutrófilos e macrófagos.
5. As bactérias são sequestradas dentro de matrizes de fibrina, promovendo, assim, a formação de abscesso e limitando a disseminação generalizada da infecção.

## Distúrbios peritoneais

### Ascite

*Fisiopatologia e causa.* A ascite é o acúmulo patológico de líquidos na cavidade peritoneal. As principais causas da formação da ascite são apresentadas no Boxe 44.1, de acordo com sua fisiopatologia de base. A cirrose é a causa mais comum de ascite nos EUA e é responsável por aproximadamente 85% dos casos. A ascite é a complicação mais comum de cirrose; aproximadamente 50% dos pacientes cirróticos compensados desenvolvem ascite após 10 anos do diagnóstico. O início da ascite é um importante fator prognóstico em pacientes com cirrose por associar-se com a ocorrência de peritonite bacteriana espontânea (PBE), insuficiência renal, pior qualidade de vida e maior probabilidade de morte em 2 a 5 anos.

Em pacientes cirróticos, os dois principais fatores subjacentes à formação de ascite são a retenção renal de sódio e água e a hipertensão portal. A retenção renal de sódio é causada pela ativação dos sistemas renina-angiotensina-aldosterona e nervoso simpático, os quais provocam a reabsorção de sódio pelos túbulos renais proximal e distal. Postula-se que a liberação anormal de óxido nítrico na circulação esplâncnica causa vasodilatação e diminuição do volume sanguíneo circulante efetivo. A renina, a aldosterona e outros hormônios são gerados como um mecanismo contrarregulador para restaurar o volume sanguíneo circulante efetivo. A hipertensão portal é produzida por obstrução vascular pós-sinusoidal proveniente da deposição de colágeno no fígado cirrótico. O aumento da pressão hidrostática nos sinusoides hepáticos e na vasculatura esplâncnica causa o extravasamento de líquido da microvasculatura para o compartimento extracelular. Quando a capacidade do sistema linfático de retornar esse líquido para a circulação sistêmica está sobrecarregada, o resultado é a ascite.

A obstrução do fluxo sanguíneo venoso portal (p. ex., trombose da veia porta) ou do fluxo venoso hepático (p. ex., síndrome de Budd-Chiari) também causa a formação de ascite pelo aumento da pressão hidrostática no interior da microvasculatura esplâncnica. Um mecanismo semelhante à base de pressão contribui para a formação de ascite em pacientes com insuficiência cardíaca, embora a liberação de vasopressina e de renina-angiotensina-aldosterona também promova a retenção de

---

**Boxe 44.1** Principais causas de formação de ascite, classificadas de acordo com a fisiopatologia subjacente.

**Hipertensão portal**
Cirrose
Não cirrótica
- Obstrução venosa portal pré-hepática
  - Trombose venosa mesentérica crônica
  - Múltiplas metástases hepáticas
- Obstrução venosa pós-hepática: síndrome de Budd-Chiari

**Cardíacas**
Insuficiência cardíaca congestiva
Tamponamento pericárdico crônico
Pericardite constritiva

**Doença maligna**
Carcinomatose peritoneal
- Malignidades primárias peritoneais
  - Mesotelioma peritoneal primário
  - Carcinoma seroso
- Carcinoma metastático
  - Carcinomas gastrintestinais (p. ex., cânceres gástricos, de colo, pancreático)
  - Carcinomas geniturinárias (p. ex., câncer de ovário)
Obstrução retroperitoneal dos canais linfáticos
- Linfoma
- Metástases para linfonodos (p. ex., câncer testicular, melanoma)

Obstrução dos canais linfáticos na base do mesentério
- Tumores carcinoides gastrintestinais

**Diversos**
Ascite biliosa
- Iatrogênica após cirurgias do fígado ou do trato biliar
- Traumática após lesões ao fígado ou ao trato biliar
Ascite pancreática
- Pancreatite aguda
- Pseudocisto pancreático
Ascite quilosa
- Rupturas dos canais linfáticos retroperitoneais
  - Iatrogênica durante dissecções retroperitoneais: linfadenectomia retroperitoneal, aneurismorrafia da aorta abdominal
  - Trauma penetrante ou não penetrante
- Doença maligna
  - Obstrução dos canais linfáticos retroperitoneais
  - Obstrução dos canais linfáticos na base do mesentério
- Anormalidades linfáticas congênitas
Hipoplasia linfática primária
Infecções peritoneais
- Peritonite tuberculosa
- Mixedema
- Síndrome nefrótica
- Serosite na doença do tecido conjuntivo

sódio e água nesses pacientes. Os pacientes com neoplasias malignas desenvolvem ascite por meio de um de três mecanismos:

1. Múltiplas metástases hepáticas causam hipertensão portal por restreitamento ou oclusão de ramos do sistema venoso portal
2. Células malignas disseminadas por toda a cavidade peritoneal liberam um líquido rico em proteína na cavidade peritoneal, como na carcinomatose peritoneal
3. A obstrução dos vasos linfáticos retroperitoneais por um tumor, como o linfoma, causa a ruptura dos principais canais linfáticos e o extravasamento de quilo na cavidade peritoneal.

Por fim, a ascite pode resultar do extravasamento de suco pancreático, bile ou linfa na cavidade peritoneal após ruptura iatrogênica ou inflamatória de um ducto pancreático principal, biliar ou linfático.

*Apresentação clínica e diagnóstico.* O diagnóstico de ascite é estabelecido com base no histórico clínico e na aparência do abdome. Obviamente, os fatores de risco de hepatite ou cirrose são procurados, assim como evidência de doença cardíaca ou renal ou doença maligna. Um abdome abaulado com macicez dos flancos à percussão é sugestivo da presença de ascite. Aproximadamente 1,5 ℓ de líquido deve estar presente antes de ser possível detectar macicez por percussão. Procura-se também evidência física de cirrose, como eritema palmar, veias colaterais da parede abdominal dilatadas e múltiplos angiomas aracnoides. Os pacientes com ascite cardíaca apresentam impressionante distensão da veia jugular e outras evidências de insuficiência cardíaca congestiva.

*Análise do líquido ascítico.* A paracentese com análise do líquido ascítico é o método mais rápido e custo-efetivo para determinar a causa da ascite e deve ser realizada em pacientes com ascite de início recente. Outra importante indicação para a paracentese precoce em paciente com ascite é a ocorrência de sinais e sintomas de infecção, como dor ou sensibilidade abdominal, febre, encefalopatia, hipotensão, insuficiência renal, acidose e/ou leucocitose. A paracentese pode ser realizada com segurança na maioria dos pacientes, incluindo aqueles com cirrose e coagulopatia leve. É realizada normalmente na porção inferior do abdome, com preferência pelo quadrante inferior esquerdo em vez do direito. A orientação por ultrassom pode ser útil em pacientes obesos e naqueles com histórico de laparotomia. Runyon[16] sugeriu que apenas a coagulação intravascular disseminada ou a fibrinólise clinicamente evidente são contraindicações para a paracentese em pacientes com ascite. Nesse estudo, não ocorreram casos de hemoperitônio, morte ou infecção após a realização de mais de 229 paracenteses em 125 pacientes cirróticos; ocorreram hematomas abdominais em 2% dos casos; apenas 50% desses pacientes necessitaram de hemotransfusão.

O exame do líquido ascítico começa por sua aparência macroscópica. O líquido ascítico normal é ligeiramente amarelo e transparente. A presença de mais de 5.000 leucócitos/mm³ provocará turbidez, enquanto o líquido ascítico com menos de 1.000 células/mm³ é quase claro. A presença de sangue no líquido ascítico pode ser causada por punção traumática, e nesse caso poderá haver estrias de sangue que geralmente coagulam, a não ser que o líquido seja transferido imediatamente para um tubo contendo anticoagulante. O líquido ascítico sanguinolento não traumático não coagula, pois os fatores necessários já foram depletados pela coagulação anterior na cavidade peritoneal. A presença de lipídios no líquido, como aqueles que acompanham a ascite quilosa, faz com que o líquido pareça opalescente, variando de turvo a completamente opaco. Se colocado no refrigerador por 48 a 72 horas, os lipídios geralmente formam uma camada externa.

Os exames laboratoriais mais valiosos do líquido ascítico são a contagem celular com diferencial e a determinação das concentrações de albumina e proteína total. O líquido ascítico de pacientes com cirrose não complicada terá contagem total de leucócitos inferior a 250 células/mm³ e aproximadamente metade dessas células consistirá em neutrófilos. Uma contagem aumentada de neutrófilos polimorfonucleares (> 250 células/mm³) no líquido ascítico sugere um processo inflamatório agudo, em que o mais comum é a PBE.

O gradiente de albumina soro-ascite (GASA) é o método mais confiável para diferenciar a ascite decorrente de hipertensão portal das outras causas. O GASA é calculado mensurando-se a concentração da albumina em amostras de soro e de líquido ascítico e subtraindo o valor encontrado no líquido ascítico do valor encontrado no soro. Se o GASA for 1,1 g/dℓ ou acima, é compatível com hipertensão portal, enquanto o GASA inferior a 1,1 g/dℓ é compatível com ausência de hipertensão portal. Exemplos de causas de ascite com gradientes altos e baixos são mostrados na Tabela 44.1. A precisão dessas medidas na predição da presença ou ausência de hipertensão portal é de aproximadamente 97%.[17]

*Tratamento da ascite em pacientes cirróticos.* O protocolo padrão de tratamento dos pacientes com ascite causada por hipertensão portal é uma abordagem em etapas que se inicia com restrição de sódio, terapia diurética e paracentese. O objetivo inicial da terapia médica é induzir um estado em que a excreção renal de sódio exceda sua ingestão, uma situação que reduzirá o volume extracelular e melhorará a ascite. Uma restrição dietética razoável de sódio para a maioria dos pacientes com ascite é de 88 mEq (2 g) por dia. A adesão do paciente pode ser avaliada mensurando-se a excreção urinária de sódio em 24 horas. Os pacientes que aderem a essa restrição dietética e excretam mais de 78 mmol/dia de sódio na urina perdem peso. Porém, na maioria dos pacientes será necessária a combinação de restrição de sódio e diuréticos. Espironolactona e furosemida, quando administradas em uma relação de 100:40, promoverão a natriurese, enquanto mantêm a normocalemia. Em geral, espironolactona (100 mg/dia) e furosemida (40 mg/dia) são usadas inicialmente. Se esse esquema não for eficaz para aumentar a excreção de sódio na urina e para diminuir o peso corporal, as doses desses medicamentos podem ser aumentadas, mantendo-se a relação de 100:40.

**Tabela 44.1** Classificação de ascite por gradiente soro-ascite de albumina.

| Gradiente alto (≥ 1,1 g/dℓ) | Gradiente baixo (< 1,1 g/dℓ) |
|---|---|
| Cirrose | Carcinomatose peritoneal |
| Hepatite alcoólica | Peritonite tuberculosa |
| Insuficiência cardíaca | Ascite pancreática |
| Metástases hepáticas massivas | Ascite biliar |
| Insuficiência hepática fulminante | Síndrome nefrótica |
| Síndrome de Budd-Chiari | Extravasamento linfático pós-operatório |
| Trombose da veia porta | |
| Mixedema | Serosite em doenças do tecido conjuntivo |

De Runyon B. Ascites: spontaneous bacterial peritonitis. In: Sleisenger MH, Feldman M, Friedman LS, eds. *Sleisenger and Fordtran's Gastrointestinal and Liver Disease: Pathophysiology, Diagnóstico, Management.* 7th ed. Philadelphia: WB Saunders; 2002:1523.

A paracentese de grande volume, em que mais de 5 ℓ de líquido ascítico são removidos da cavidade peritoneal, pode ser útil para pacientes com ascite que não responderam à restrição de sódio e ao tratamento diurético; isso ocorre em menos de 10% dos pacientes. A infusão intravenosa de albumina (6 a 8 g/ℓ de líquido ascítico removido) no momento da paracentese minimizará os sintomas de depleção do volume intravascular e de insuficiência renal, que podem acompanhar a remoção de mais de 5 ℓ de líquido ascítico. A continuação dos diuréticos e da restrição de sal prevenirá ou retardará um novo acúmulo de ascite após a paracentese. Alguns autores sugerem que a administração semanal de albumina, independente da paracentese de grande volume, pode ser um adjuvante útil à restrição de sal e à terapia com diuréticos em pacientes com ascite refratária. O *shunt* portossistêmico intra-hepático transjugular e, em última análise, o transplante de fígado têm sido usados para tratar a ascite refratária a opções mais simples e menos invasivas. Essas modalidades são discutidas no Capítulo 54.

**Ascite quilosa.** A ascite quilosa é o acúmulo de quilo na cavidade peritoneal e pode resultar de um de três mecanismos: (1) obstrução dos principais canais linfáticos na base do mesentério ou da cisterna do quilo, com exsudação de quilo dos vasos linfáticos mesentéricos dilatados; (2) extravasamento direto do quilo através de fístula linfoperitoneal causada por vasos linfáticos retroperitoneais anormais ou lesados; e (3) exsudação de quilo através das paredes dos megalinfáticos retroperitoneais sem uma fístula visível ou obstrução do ducto torácico.

A causa mais comum de ascite quilosa em adultos é uma neoplasia maligna intra-abdominal que obstrui os canais linfáticos na base do mesentério ou no retroperitônio. O linfoma é a neoplasia maligna mais comum associada à ascite quilosa, embora esta também esteja associada a neoplasias malignas de ovário, colo, rim, próstata, pâncreas e estômago. Os tumores carcinoides podem causar ascite quilosa obstruindo os vasos linfáticos na base do mesentério por invasão direta e densa fibrose característica dessa neoplasia. A ascite quilosa também pode resultar de lesão aos vasos linfáticos retroperitoneais durante procedimentos cirúrgicos, como cirurgias na aorta abdominal e dissecções de linfonodo retroperitoneal. Lesões traumáticas penetrantes e não penetrantes também podem causar ascite quilosa. Em crianças, a ascite quilosa pode ser causada por traumas ou anormalidades linfáticas congênitas, como hipoplasia linfática primária, que resulta em linfedema dos membros inferiores, quilotórax e ascite quilosa.

Com mais frequência, os pacientes com ascite quilosa apresentam distensão abdominal indolor. Desnutrição e dispneia ocorrem em aproximadamente 50% dos casos. A paracentese revela um líquido leitoso característico, com alto conteúdo de proteína e gordura. O GASA será inferior a 1,1 mg/dℓ e o nível de triglicerídeos será duas a oito vezes maior que o do plasma. A TC, a linfocintilografia e a linfangiografia podem fornecer informações sobre o local de obstrução.

Embora faltem grandes estudos sobre as práticas ideais, o tratamento dos pacientes com ascite quilosa inclui a manutenção ou a melhora da nutrição, a redução da taxa de formação de quilo e a correção do processo patológico subjacente. A maioria dos pacientes será tratada com sucesso com uma dieta de alto teor de proteína, baixo teor de gordura e diuréticos ou jejum com nutrição parenteral total com ou sem somatostatina. Uma dieta de triglicerídeos de cadeia média, de baixo teor de gordura, combinada com diuréticos, é usada com sucesso para tratar adultos com ascite quilosa que complica as dissecções de linfonodo retroperitoneal. Postula-se que a redução da ingestão de triglicerídeos de cadeia longa diminuirá a taxa de fluxo de quilo porque seus metabólitos são transportados pelos vasos linfáticos esplâncnicos como quilomícrons. Em contraste, os triglicerídeos de cadeia média são absorvidos diretamente pelos enterócitos e transportados para o fígado pelos vasos sanguíneos esplâncnicos como ácidos graxos livres e glicerol. A paracentese pode aliviar temporariamente a dispneia e o desconforto abdominal associados à ascite quilosa; entretanto, a repetição da paracentese leva a hipoproteinemia e desnutrição. As experiências com *shunts* peritônio-venosos para tratar a ascite quilosa têm sido decepcionantes. A exploração cirúrgica do abdome e do retroperitônio geralmente é reservada aos pacientes que não melhoram com o tratamento não operatório. Em raros casos, a aplicação de cola de fibrina é um adjuvante benéfico à exploração cirúrgica do retroperitônio.

**Peritonite.** A peritonite é a inflamação do peritônio e da cavidade peritoneal, geralmente causada por infecção localizada ou generalizada. A peritonite primária resulta de infecção causada por bactérias, clamídia, fungos ou micobactérias na ausência de perfuração ou inflamação do trato GI ou do trato GU. A peritonite secundária ocorre no quadro de perfuração ou inflamação do trato GI ou do trato GU; apendicite aguda, diverticulite de colo e doença pélvica inflamatória são causas comuns.

**Peritonite bacteriana espontânea.** A PBE é definida como a infecção bacteriana do líquido ascítico na ausência de uma fonte intra-abdominal de infecção, como perfuração de víscera, abscesso, pancreatite aguda ou colecistite. Embora geralmente seja associada à cirrose, a PBE também pode ocorrer em pacientes com síndrome nefrótica e, com menos frequência, naqueles com insuficiência cardíaca congestiva. É extremamente raro o desenvolvimento de PBE em pacientes com líquido ascítico com alta concentração de proteínas, como os pacientes com carcinomatose peritoneal. Os patógenos mais comuns em adultos com PBE são a flora entérica aeróbica: *Escherichia coli* e *Klebsiella pneumoniae*. Em crianças com ascite nefrogênica ou de origem hepática, os estreptococos do grupo A, *Staphylococcus aureus* e *Streptococcus pneumoniae*, geralmente são isolados. A PBE raramente é produzida por microrganismos anaeróbicos, devido à incapacidade destes de se translocar através da mucosa intestinal e ao alto volume de oxigênio na parede intestinal e tecidos circundantes.[18]

Acredita-se que a translocação bacteriana do trato GI seja uma etapa importante na patogênese da PBE. A motilidade GI comprometida em cirróticos altera a microflora intestinal normal, enquanto o comprometimento das funções imunológicas local e sistêmica impede a eliminação eficiente das bactérias translocadas dos vasos linfáticos mesentéricos e da corrente sanguínea. A baixa concentração de proteína no líquido ascítico impede a opsonização eficiente de bactérias e, portanto, a eliminação pelos macrófagos e neutrófilos.

O diagnóstico de PBE é definido inicialmente pela demonstração de mais de 250 neutrófilos/mm$^3$ de líquido ascítico em um quadro clínico compatível com esse diagnóstico, por exemplo, dor abdominal, febre ou leucocitose em um paciente com ascite de baixo teor de proteína. Além disso, o líquido ascítico submetido à cultura pode exibir apenas infecções monomicrobianas, pois as polimicrobianas, particularmente aquelas por microrganismos entéricos gram-negativos, levantam a suspeita de peritonite secundária. É rara a documentação de bactérias no líquido ascítico coradas pelo gram; a demora no emprego de uma terapia antimicrobiana apropriada, enquanto se aguarda o crescimento bacteriano em culturas do líquido ascítico, acarreta não apenas o risco de desenvolvimento de uma superinfecção, mas também de ocorrer a morte do paciente. A triagem para leucócito esterase no líquido ascítico usando fitas do reagente colorimétrico leucócito esterase tem sido usada para encurtar o tempo entre a paracentese e o tratamento, embora seu uso generalizado permaneça controverso.[19]

Antibióticos de amplo espectro, como as cefalosporinas de terceira geração, são iniciados imediatamente em pacientes sob suspeita de infecção do líquido ascítico. Esses agentes cobrem cerca de 95% da flora comumente associada à PBE e são antimicrobianos de escolha para os pacientes com suspeita de PBE.[18,20] O espectro de cobertura dos antimicrobianos pode ser reduzido uma vez conhecidos os resultados dos antibiogramas. Não é necessária a repetição da paracentese com análise do líquido ascítico quando ocorre melhora rápida em resposta à terapia antimicrobiana. Se o quadro clínico, os sintomas, a análise do líquido ascítico ou a resposta à terapia forem atípicos, a repetição da paracentese poderá ser útil na detecção de peritonite secundária. O risco imediato de mortalidade por PBE é baixo, particularmente se a doença for identificada e tratada rapidamente. Porém, o desenvolvimento de outras complicações da insuficiência hepática, incluindo a hemorragia GI ou a síndrome hepatorrenal, contribui para o óbito de muitos desses pacientes com PBE durante a hospitalização. A ocorrência de PBE é um marco importante na história natural da cirrose, com taxas de sobrevida de aproximadamente 30% e 20%, em 1 e 2 anos, respectivamente. Vários estudos, incluindo um ensaio randomizado controlado, mostraram que a expansão plasmática com albumina melhora a função circulatória e reduz o risco de síndrome hepatorrenal e de mortalidade hospitalar em pacientes com PBE.

**Peritonite tuberculosa.** A tuberculose é uma doença comum em áreas empobrecidas do mundo e é encontrada nos EUA e em outros países desenvolvidos em pacientes com infecção pelo vírus da imunodeficiência humana que recebem medicamentos imunossupressores de maneira crônica. Outros autores descreveram uma associação entre a peritonite tuberculosa e a cirrose alcoólica e a insuficiência renal crônica.[21] A peritonite tuberculosa é o sexto sítio mais comum de tuberculose extrapulmonar, ou seja, após os sítios ganglionar, GU, ósseo e articular, miliar e meníngeo. A maioria dos casos resulta da reativação da doença peritoneal latente, estabelecida anteriormente por via hematogênica, em decorrência de um foco pulmonar primário. Apenas aproximadamente 17% dos casos estão associados à doença pulmonar ativa.

A manifestação da doença geralmente é insidiosa, e os pacientes desenvolvem os sintomas várias semanas a meses antes do primeiro atendimento médico. Sua apresentação clínica mimetiza as condições inflamatórias, como a doença de Crohn e o câncer – por essa razão, às vezes, a definição de um diagnóstico pode ser problemática. O inchaço abdominal causado pela formação de ascite é o sintoma mais comum, e ocorre em mais de 80% dos casos. A maioria dos pacientes queixa-se de dor abdominal vaga, não localizada. Sintomas genéricos como febre de grau baixo e sudorese noturna, perda ponderal, anorexia e mal-estar são relatados em aproximadamente 60% dos pacientes. A presença concomitante de outras condições crônicas, como uremia, cirrose e AIDS, dificulta a interpretação desses sintomas. Sensibilidade abdominal está presente em aproximadamente 50% dos pacientes com tuberculose peritoneal.[21]

Prova cutânea tuberculínica positiva está presente na maioria dos casos de peritonite tuberculosa. Em apenas cerca de 50% desses pacientes a radiografia de tórax será anormal. O GASA do líquido ascítico é inferior a 1,1 g/dℓ, compatível com alta concentração de proteínas no líquido ascítico. O exame microscópico da ascite mostra eritrócitos e número aumentado de leucócitos, cuja maioria são linfócitos. A mensuração da atividade da adenosina deaminase no líquido ascítico e a reação em cadeia da polimerase são usadas como testes diagnósticos rápidos não invasivos para peritonite tuberculosa. A atividade da adenosina deaminase no líquido ascítico, em especial, parece ser altamente sensível e específica para detecção de peritonite tuberculosa.

As imagens abdominais por ultrassom ou TC podem sugerir o diagnóstico, mas não têm sensibilidade e especificidade para sua definição. O ultrassom pode mostrar um líquido ascítico contendo material ecogênico, visto como filamentos móveis finos ou matéria particulada. A TC documentará um mesentério espessado e nodular com linfadenopatia mesentérica e espessamento omental.

O diagnóstico é definido geralmente por laparoscopia com biopsia direcionada do peritônio. Em mais de 90% dos casos, a laparoscopia mostra vários nódulos esbranquiçados (< 5 mm) difusos no peritônio visceral e parietal; o exame histológico mostra granulomas caseosos. Múltiplas adesões geralmente estão presentes entre os órgãos abdominais e o peritônio parietal. A aparência macroscópica da cavidade peritoneal é semelhante à de carcinomatose peritoneal, sarcoidose e doença de Crohn, reiterando, assim, a importância da biopsia. A biopsia peritoneal percutânea cega é muito menos produtiva do que a biopsia direcionada, e a laparotomia com biopsia peritoneal é reservada aos casos em que a laparoscopia não é diagnóstica ou não pode ser realizada com segurança. O exame microscópico do líquido ascítico para detecção de bacilos acidorresistentes identifica o microrganismo em menos de 3% dos casos, e os resultados da cultura são positivos em menos de 20% dos casos. A utilidade diagnóstica das culturas micobacterianas é ainda limitada pelo tempo necessário para que essas culturas produzam a informação definitiva, o qual é de até 8 semanas.

O tratamento da tuberculose peritoneal consiste no uso de fármacos antituberculose. Os regimes medicamentosos usados no tratamento da tuberculose pulmonar também são eficazes para a doença peritoneal; um esquema eficaz e geralmente usado consiste em isoniazida e rifampicina, administradas diariamente por 9 meses. A presença de cirrose alcoólica associada pode complicar o uso desses agentes em virtude da hepatotoxicidade.

**Peritonite associada à diálise peritoneal ambulatorial crônica.** Nos EUA, aproximadamente 6% dos pacientes com insuficiência renal crônica são submetidos à diálise peritoneal ambulatorial crônica (DPAC). A peritonite é uma das complicações mais comuns da DPAC, e ocorre com incidência aproximada de um episódio a cada 1 a 3 anos. Um estudo de todos os pacientes submetidos à diálise peritoneal na Escócia, entre 1999 e 2002, constatou que um episódio de peritonite ocorria a cada 19,2 meses da diálise peritoneal. É importante destacar que a peritonite refratária ou recorrente foi a causa mais comum de falha técnica, responsável por 43% de todos os casos dessas falhas.[22]

Os pacientes apresentam dor abdominal, febre e dialisado peritoneal turvo contendo mais de 100 leucócitos/mm$^3$, e mais de 50% das células são neutrófilos. A coloração de gram detecta microrganismos apenas em aproximadamente 10 a 40% dos casos. Aproximadamente 75% das infecções são causadas por microrganismos gram-positivos; *Staphylococcus epidermidis* é responsável por 30 a 50% dos casos. *Staphylococcus aureus*, bacilos gram-negativos e fungos também são causas importantes de peritonite associada à diálise.[22]

A peritonite associada à diálise peritoneal é tratada com a administração intraperitoneal de antimicrobianos, normalmente cefalosporina de primeira geração. Em geral, 75% das infecções são curadas por terapia antimicrobiana direcionada pela cultura. A taxa de cura da peritonite com o uso de antimicrobianos sem a remoção do cateter varia de acordo com o microrganismo causador; um estudo mostrou taxas de 90% no caso de estafilococos coagulase-negativos, em comparação com taxas de 66%, 56% e 0% por *S. aureus*, bacilos gram-negativos ou fungos, respectivamente.[22] A peritonite recorrente ou persistente requer a retirada do cateter de diálise e a retomada da hemodiálise.

### Neoplasias malignas do peritônio

As neoplasias mais malignas que envolvem o peritônio são as metástases transperitoneais originadas de carcinomas do trato GI (especialmente estômago, colo e pâncreas) e do trato GU (geralmente, ovário). *Carcinomatose* é o termo usado para descrever a difusa cobertura do peritônio visceral e parietal por metástases provenientes de neoplasias malignas intra-abdominais ou pélvicas. Neoplasias malignas primárias do peritônio são raras; elas incluem o mesotelioma maligno e o carcinoma peritoneal primário. Os sarcomas, especialmente o angiossarcoma, também podem originar-se do peritônio.

*Pseudomixoma peritoneal.* O pseudomixoma peritoneal é uma doença rara, caracterizada por ascite mucinosa e implantes peritoneais, que surge geralmente de um tumor mucinoso perfurado do apêndice. O muco e as células nele contidas estão distribuídos por toda a cavidade peritoneal e são especialmente proeminentes na pelve, nas goteiras parietocólicas, no omento e nos espaços subdiafragmáticos. Características clínicas similares podem ocorrer em pacientes com tumores mucinosos do ovário, colo e pâncreas. A discussão, neste capítulo, limita-se ao pseudomixoma peritoneal associado às neoplasias epiteliais do apêndice.

Um grupo recente de consenso internacional padronizou a classificação patológica do pseudomixoma peritoneal e a neoplasia mucinosa do apêndice associada.[23] A graduação desses tumores é feita com base na presença ou ausência de invasão infiltrativa, alto grau citológico, alta celularidade tumoral, invasão angiolinfática, invasão perineural e células em anel de sinete.[24] As neoplasias mucinosas do apêndice são classificadas pela presença ou ausência de invasão infiltrativa da parede do apêndice e pelo grau de atipia celular como de baixo grau, alto grau e adenocarcinoma mucinoso.[23] A histologia dos tumores do apêndice é um importante preditor de sobrevida; a adenomucinose tem a melhor taxa de sobrevida (75% em 5 anos), e a carcinomatose mucinosa peritoneal, a pior (14% em 5 anos).[25]

O pseudomixoma peritoneal ocorre com maior frequência em indivíduos com 40 a 50 anos de idade e com igual frequência em homens e mulheres. Os pacientes geralmente são assintomáticos até a fase tardia da doença. No primeiro atendimento, em geral, os pacientes descrevem uma deterioração global de sua saúde, muito antes de ser definido o diagnóstico. Sintomas de dor abdominal e distensão, bem como queixas inespecíficas, são comuns. O exame físico pode revelar uma nova hérnia, ascite, distensão inalterada do abdome com macicez e, algumas vezes, massa abdominal palpável.

A TC de tórax, abdome e pelve pode mostrar ascite, acúmulos loculados de líquido, nódulos tumorais peritoneais, omento espessado, bordas hepáticas com contorno irregular e evidência de invasão do mesentério, *porta hepatis* e intestino delgado. A quantidade e a distribuição da doença fornecem importantes informações referentes à capacidade de se obter a citorredução completa, que muitas vezes é limitada pelo envolvimento difuso do intestino delgado ou da *porta hepatis* pelo tumor. A colonoscopia pré-operatória irá diferenciar entre uma neoplasia mucinosa do apêndice e uma neoplasia do colo. Algumas vezes, o diagnóstico é estabelecido na laparotomia, quando o cirurgião desprevenido encontra muco semissólido aderente e grandes massas císticas loculadas ao adentrar ou explorar a cavidade peritoneal. Nessa situação, a melhor abordagem é estabelecer o diagnóstico por meio do procedimento menos invasivo possível e aliviar a obstrução intestinal, se presente. O paciente pode então ser encaminhado para um centro experiente no tratamento dessa doença rara.

O tratamento atual dos pacientes com pseudomixoma peritoneal envolve a máxima ressecção possível do tumor (citorredução) e quimioterapia intraperitoneal hipertérmica (HIPEC, do inglês *hyperthermic intraperitoneal chemotherapy*). O tratamento cirúrgico inclui omentectomias menor e maior, extração do peritônio parietal envolvido, ressecção dos órgãos envolvidos e apendicectomia ou ileocolectomia. O objetivo é não deixar doença visível ou, se isso não for viável, não deixar nódulos com mais de 2 mm de diâmetro, pois isso facilita a penetração da quimioterapia em qualquer doença residual. A HIPEC pode ser realizada por meio de técnica aberta, em que o abdome é deixado aberto para assegurar a distribuição adequada da quimioterapia em toda a cavidade peritoneal, ou por técnica fechada, na qual o abdome é fechado, após a colocação de cânulas de influxo e efluxo. A técnica fechada possibilita a manutenção mais fácil da hipertermia (Figura 44.12). Os fármacos mais utilizados em quimioterapia são a mitomicina C e a oxaliplatina.

Os pacientes com tumores de baixo grau submetidos à citorredução com HIPEC têm taxas de sobrevida em 5 anos de 60 a 90%. Mesmo aqueles com tumores mucinosos de alto grau podem alcançar taxas de sobrevida em 5 anos de 50%, caso seja obtida citorredução completa.[26]

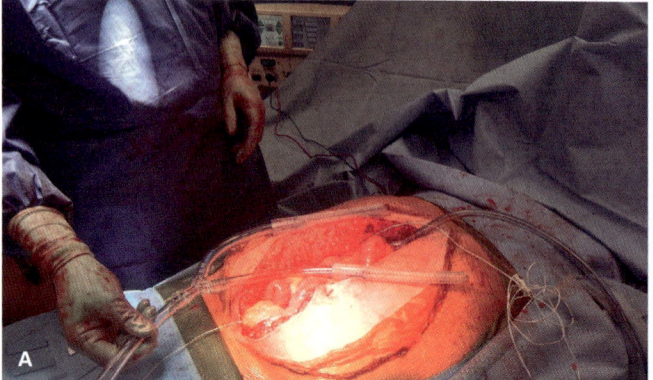 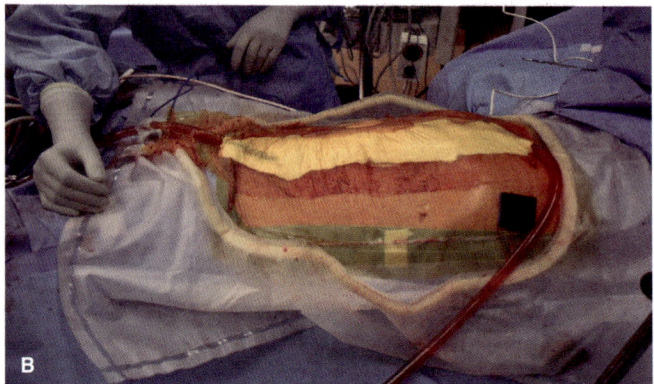

**Figura 44.12** Quimioterapia intraperitoneal hipertérmica, técnica fechada. **A.** Colocação de cânulas e sondas de temperatura no abdome. **B.** Fechamento abdominal temporário para perfusão.

A citorredução com HIPEC é um extenso procedimento cirúrgico, e os pacientes elegíveis ao tratamento devem estar com boa capacidade funcional. Mesmo em centros experientes, as taxas de mortalidade em 30 dias de pós-operatório são de 2 a 3%. Dentre os pacientes, 25 a 35% desenvolvem uma complicação séria, mais comumente íleo prolongado e complicações pulmonares. Também são relatadas hemorragia, infecções intra-abdominais, fístula enterocutânea, pancreatite e supressão da medula óssea.

*Carcinomatose do câncer colorretal.* Cerca de 8% dos pacientes com câncer colorretal desenvolvem metástases peritoneais. Em metade desses pacientes, o peritônio é o único local de doença. Se não tratada, a doença metastática é invariavelmente fatal.

A cirurgia citorredutiva com HIPEC é realizada em pacientes altamente selecionados, com metástases peritoneais isoladas do câncer colorretal tratáveis com citorredução. Um estudo randomizado na Holanda mostrou melhor sobrevida comparada com a quimioterapia sistêmica, particularmente em pacientes com limitado envolvimento do peritônio e naqueles em que a citorredução completa era viável.[27] Um estudo multicêntrico recente com pacientes altamente selecionados comparou a citorredução *versus* citorredução com HIPEC usando oxaliplatina. Esse estudo demonstrou uma sobrevida mediana notável em 41 meses em ambos os grupos; curiosamente, o uso de quimioterapia intraperitoneal não apresentou benefício adicional sobre a citorredução isoladamente.[28] A pesquisa atual tem seu foco em determinar a seleção do paciente e os regimes de tratamento ideais.

*Mesotelioma peritoneal.* A neoplasia maligna peritoneal primária mais comum é o mesotelioma. Esse tumor resulta da transformação maligna do epitélio escamoso simples que recobre a cavidade peritoneal. Existem três subtipos histológicos (epitelioide, sarcomatoide e bifásico), dos quais o subtipo epitelioide é o mais comum e tem o melhor prognóstico.

Esse é um tumor raro, com aproximadamente 800 novos casos diagnosticados ao ano nos EUA. Ocorre com frequência semelhante em homens e mulheres. A média etária de apresentação é de 50 anos.[29] Um histórico de exposição ao asbesto (amianto) é obtido em apenas cerca de um terço dos pacientes, significativamente menor que a associação entre a exposição ao asbesto e o mesotelioma pleural.[30]

O mesotelioma peritoneal tende a envolver todas as superfícies peritoneais, produzindo massas esbranquiçadas e rígidas e placas tumorais. Em contraste com o pseudomixoma peritoneal, que tende a poupar o intestino delgado inicialmente, o mesotelioma está associado à invasão local dos órgãos intra-abdominais. O revestimento do intestino delgado pode ocasionar uma obstrução intestinal e eventualmente causar a morte.

A taxa de progressão do mesotelioma peritoneal é variável, e o tumor tende a permanecer confinado à cavidade abdominal até uma fase muito tardia do curso da doença. É mais provável ocorrer a extensão direta do tumor no interior de uma ou de ambas as cavidades pleurais do que a disseminação hematogênica. A outra doença mais importante no diagnóstico diferencial é a carcinomatose decorrente de malignidade em um órgão intra-abdominal ou pélvico, como estômago, ovários, colo ou pâncreas.

A maioria dos pacientes com mesotelioma peritoneal apresenta dor abdominal e perda ponderal. A ascite é comum e muitas vezes intratável. O omento pode ser envolvido de maneira difusa pelo tumor e apresentar-se como massa epigástrica. A TC abdominal mostra espessamento mesentérico, dilatação peritoneal, hemorragia no interior do tumor e ascite. A paracentese apresenta baixa eficiência diagnóstica; muitas vezes é necessária uma biopsia com agulha grossa orientada por imagem de um implante metastático visível ou uma laparoscopia diagnóstica para estabelecer o diagnóstico.

Como no pseudomixoma peritoneal, a abordagem de modalidade combinada usando a cirurgia de citorredução com HIPEC oferece melhores taxas de sobrevida quando comparada com os controles históricos. Várias séries retrospectivas relatam taxas de sobrevida médias de 30 a 60 meses para os pacientes com mesotelioma peritoneal submetidos à cirurgia de citorredução com HIPEC. Uma metanálise e uma revisão sistemática verificaram que 67% dos pacientes selecionados estavam aptos a submeter-se à citorredução completa, e a sobrevida em 5 anos para esses pacientes foi de 42%.[31] Os fatores associados a melhores resultados incluem citorredução completa ou quase completa, tumor de baixo grau histológico, histologia epitelioide e uso de cisplatina para HIPEC.[31] Alguns autores consideram histologias sarcomatoides ou bifásicas contraindicações para a ressecção cirúrgica.[32] A taxa de complicações pós-operatórias da citorredução com HIPEC para tratar os pacientes com mesotelioma peritoneal é similar à dos pacientes submetidos a esse tratamento para pseudomixoma peritoneal. Um relatório multi-institucional de 405 pacientes referiu taxa de mortalidade pós-operatória de 2%, em que 46% dos pacientes apresentam uma complicação.[33] Em conjunto, esses relatos mostram que o tratamento cirúrgico agressivo pode desempenhar um papel nos casos de pacientes com mesotelioma peritoneal. A quimioterapia sistêmica com cisplatina e pemetrexede apresenta um modesto benefício à sobrevida e é usada para o tratamento paliativo de pacientes que não são candidatos à cirurgia.

## MESENTÉRIO E OMENTO

### Embriologia e anatomia

Os omentos maior e menor são dobras peritoneais complexas que passam do estômago para o fígado, colo transverso, baço, ducto biliar, pâncreas e diafragma. Originam-se dos mesentérios dorsal e ventral na linha média do intestino embrionário. Nos estágios mais iniciais do desenvolvimento, o canal alimentar atravessa a futura cavidade celômica como um tubo reto, suspenso posteriormente por um mesentério dorsal ininterrupto, e anteriormente por um mesentério ventral na porção cranial de sua extensão. O estômago embrionário gira a 90° em seu eixo longitudinal, de modo que a curvatura menor fica voltada para a direita, e a curvatura maior para a esquerda. Grande parte do mesentério embrionário ventral é reabsorvida; porém, a porção que se estende da fissura do ligamento venoso e da *porta hepatis* ao duodeno proximal e à curvatura menor do estômago (ligamento gastro-hepático) persiste como o omento menor. A borda direita do omento menor é uma extremidade livre que forma a borda anterior da abertura do orifício denominado *forame de Winslow*. Entre as camadas do omento menor e sua borda direita encontram-se o ducto hepático comum, a veia porta e a artéria hepática.

O mesogástrio dorsal embrionário cresce como uma camada de peritônio que se estende da curvatura maior do estômago sobre a superfície anterior do intestino delgado. Após passar inferiormente por quase toda a pelve, a membrana peritoneal dobra-se sobre si mesma e passa acima de uma linha de fixação no colo transverso, ligeiramente acima daquela do mesocolo transverso. A gordura é depositada nesse "avental" do omento e fornece uma camada isolante de proteção das vísceras abdominais.

Nos estágios iniciais do desenvolvimento, o intestino delgado embrionário alonga-se para formar uma alça intestinal orientada anteriormente, que então faz um giro anti-horário, de modo que o ceco e o colo ascendente movam-se para o lado direito da cavidade peritoneal e o colo descendente assuma uma posição vertical na parede esquerda da cavidade peritoneal. O jejuno e o íleo são sustentados pelo mesentério dorsal coberto por peritônio, que contém os vasos sanguíneos e linfáticos. A linha posterior de fixação do mesentério estende-se obliquamente da junção duodenojejunal, no lado esquerdo da segunda vértebra lombar, em direção à fossa ilíaca direita, para terminar anteriormente à articulação sacroilíaca.

## Fisiologia

O omento e o mesentério intestinal são ricos em vasos linfáticos e sanguíneos. O omento contém áreas de elevada concentração de macrófagos, que podem auxiliar na remoção de material estranho e bactérias. Além disso, o omento torna-se densamente aderido aos locais intraperitoneais de inflamação, e muitas vezes impede a peritonite difusa nos casos de gangrena intestinal ou perfuração, como na diverticulite aguda ou na apendicite aguda.

## Doenças do omento

### Cistos omentais

Os cistos omentais podem ser uni ou multinodulares, contendo líquido seroso, que supostamente surge da obstrução congênita ou adquirida dos canais linfáticos omentais. São revestidos por um endotélio linfático semelhante ao dos linfangiomas císticos. Essas lesões são mais comuns em crianças e adultos jovens, nos quais os cistos pequenos geralmente são assintomáticos e descobertos casualmente. Já os cistos maiores podem apresentar-se como massa abdominal palpável. Os cistos não complicados situam-se normalmente na porção abdominal média inferior, movimentam-se livremente e são macios e indolores. As complicações são mais comuns em crianças e incluem torção, infecção e ruptura.

As radiografias simples do abdome podem mostrar uma lesão de densidade de tecidos moles bem-circunscrita na porção abdominal média, e os estudos com contraste do intestino podem mostrar o deslocamento das alças intestinais e a compressão extrínseca do intestino adjacente. A ultrassonografia ou a TC mostram massa cística complexa, cheia de líquido, com septações internas. O diagnóstico diferencial dessas lesões inclui cistos e tumores sólidos do mesentério, peritônio e retroperitônio, incluindo os tumores desmoides. Em última análise, o diagnóstico é estabelecido pela excisão do cisto e pelo exame histopatológico da parede. A excisão local, laparoscópica ou aberta, é curativa.

### Torção e infarto omental

A torção do omento maior é definida como a torção axial do omento ao longo de seu eixo longitudinal. Se a torção for apertada o bastante e/ou a obstrução venosa tiver duração suficiente, o influxo arterial será comprometido, levando ao infarto e à necrose. A torção omental é classificada como primária quando não se identifica uma condição causadora coexistente, ou secundária quando a torção ocorre em associação a uma condição causadora, como hérnia, tumor ou aderência. A torção omental primária geralmente envolve o lado direito do omento.

A ocorrência de torção do omento é duas vezes maior em homens do que em mulheres e é mais frequente em pacientes entre a quarta e a quinta décadas da vida. Os pacientes apresentam dor abdominal intensa de início agudo, localizada no lado direito do abdome. Náuseas e vômito podem estar presentes, mas não são achados predominantes. A temperatura do paciente geralmente é normal; a palpação do abdome demonstra sensibilidade abdominal localizada com atitude de defesa, sugerindo peritonite. Pode haver massa palpável se o omento envolvido for suficientemente grande.

O diagnóstico diferencial inclui qualquer doença associada com dor e sensibilidade abdominal do lado direito, mais notavelmente apendicite aguda, colecistite aguda e torção de um cisto ovariano. A TC geralmente mostra massa omental com sinais de inflamação. Em geral, a apresentação clínica do paciente justifica a laparotomia ou a laparoscopia quando um segmento do omento aparece congestionado e agudamente inflamado. Muitas vezes, líquido serossanguinolento está presente na cavidade peritoneal. O tratamento consiste em ressecção do omento envolvido e correção de qualquer condição relacionada.

### Neoplasias omentais

As neoplasias malignas primárias do omento são extremamente raras e, em geral, originam-se no tecido mole (sarcomas). Frequentemente, o omento é envolvido pelo tumor metastático que se disseminou transperitonealmente a partir de neoplasias malignas intra-abdominais ou pélvicas.

### Enxertos e transposições omentais

Os suprimentos de sangue arterial e venoso para o omento maior derivam dos ramos omentais das artérias gastroepiploicas direita e esquerda, que seguem ao longo da curvatura maior do estômago. A divisão da artéria gastroepiploica direita ou esquerda e dos vasos retos ao longo da curvatura maior do estômago, com mobilização do omento a partir do colo transverso, possibilita o desenvolvimento de um retalho do pedículo omental vascularizado. Esse enxerto pode ser usado para cobrir feridas no tórax e no mediastino, após ressecções da parede torácica, e para impedir a entrada do intestino delgado na pelve, após a ressecção abdominoperineal, prevenindo, assim, a enterite por radiação durante a radioterapia para carcinoma retal. Por fim, a formação de densas aderências entre o omento e os locais de perfuração ou inflamação facilita seu uso como tampão (retalho) para perfurações do duodeno decorrentes de úlcera (denominado tampão ou retalho de Graham; Figura 44.13).

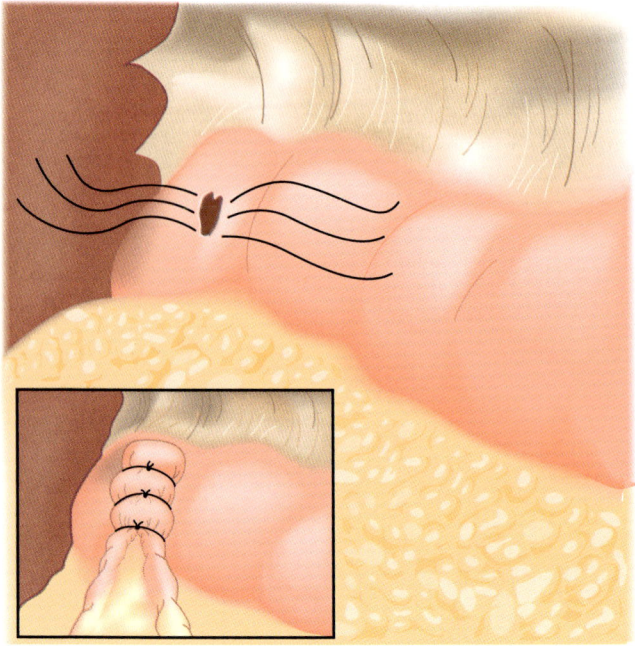

**Figura 44.13** Fechamento de uma úlcera duodenal perfurada com um tampão (retalho) omental (de Graham). (De Graham RR. The treatment of perforated duodenal ulcers. *Surg Gynecol Obstet*. 1937;64:235-238.)

## Doenças do mesentério

### Cistos mesentéricos

Os cistos mesentéricos não neoplásicos mais comuns são denominados *cistos mesoteliais*, com base na ultraestrutura das células de revestimento do cisto. Os cistos contêm quilo ou líquido seroso claro e podem ocorrer no mesentério do intestino delgado (60%) ou no colo (40%). Esses cistos ocorrem geralmente em adultos, com média etária de 45 anos, e são duas vezes mais comuns em mulheres do que em homens. Dependendo do tamanho do cisto, os pacientes podem apresentar queixas de dor abdominal, febre e vômitos. No exame físico, pode ser palpada uma massa na porção média abdominal. O diagnóstico pode ser feito normalmente no pré-operatório por ultrassonografia ou TC. A enucleação do cisto na laparotomia é curativa e geralmente pode ser realizada, uma vez que os vasos sanguíneos e a parede intestinal muitas vezes não estão aderidas à parede do cisto. Drenagem interna do cisto na cavidade peritoneal também tem sido empregada com sucesso no tratamento de cistos muito grandes. A aspiração isoladamente apresenta alta taxa de recidiva do cisto. Nos casos em que o cisto não é excisado por completo, seus conteúdos e a arquitetura interna de sua parede devem ser cuidadosamente inspecionados; a parede do cisto deve ser examinada histologicamente para descartar uma etiologia neoplásica.

### Linfadenite mesentérica aguda

A linfadenite mesentérica aguda é uma síndrome de dor abdominal aguda no quadrante inferior direito, associada ao aumento de volume dos linfonodos mesentéricos e um apêndice normal. Historicamente, o diagnóstico era definido durante a exploração cirúrgica do abdome de um paciente sob suspeita de apendicite aguda, quando então um apêndice normal e linfonodos mesentéricos aumentados eram descobertos. Com o uso crescente do ultrassom abdominal no diagnóstico de apendicite aguda em crianças, a linfadenite mesentérica aguda atualmente é diagnosticada com mais frequência também por meio de exames de imagens. Essa síndrome é mais prevalente em crianças e adultos jovens, com igual frequência nos sexos masculino e feminino.

Numerosos agentes etiológicos têm sido implicados na biopatologia da linfadenite mesentérica aguda, incluindo infecções virais, bacterianas, parasitárias e fúngicas. Em especial, *Yersinia enterocolitica* tem sido associada a essa síndrome em crianças. Cultura e exame histopatológico dos linfonodos aumentados, cultura fecal e títulos de anticorpos são usados para identificar os agentes causais, mas não são empregados rotineiramente na avaliação desses pacientes.

O complexo de sintomas associados à linfadenite mesentérica aguda inclui o início agudo de dor periumbilical, que com o tempo desloca-se para o quadrante inferior direito. O exame físico mostra dor à palpação no quadrante inferior direito, com rigidez muscular da parede abdominal e sensibilidade de rebote. Náusea, vômito, diarreia e anorexia podem também estar presentes junto com febre e contagem elevada de leucócitos.[34] O complexo de sintomas da linfadenite mesentérica aguda é muito semelhante aos da apendicite aguda em crianças, por isso recomenda-se a realização de ultrassonografia abdominal a fim de estabelecer o diagnóstico definitivo. O diagnóstico definitivo de linfadenite mesentérica aguda evitará uma intervenção cirúrgica desnecessária para uma doença que é autolimitante.

### Mesenterite esclerosante

A mesenterite esclerosante é uma doença inflamatória rara caracterizada histologicamente por fibrose esclerosante, necrose gordurosa com macrófagos repletos de lipídios, inflamação crônica com centros germinativos e calcificação focal. Precocemente no curso da doença, a mesenterite esclerosante tem aparência mixomatosa frouxa que progride para inflamação crônica e esclerose densa. Essa condição caracteriza-se macroscopicamente por espessamento acentuado do mesentério do intestino delgado, com áreas irregulares de descoloração sugerindo necrose gordurosa. Podem haver múltiplos nódulos distintos no mesentério, ou a doença pode surgir como uma única massa emaranhada. O processo muitas vezes envolve a raiz do mesentério do intestino delgado e com frequência os vasos mesentéricos. Afeta o intestino delgado por retração e encurtamento do mesentério sem invasão direta. Nos casos avançados, estão presentes obstruções venosa e linfática do mesentério. O mesocolo também pode ser afetado, porém com menor frequência que o mesentério do intestino delgado.

A mesenterite esclerosante é duas vezes mais comum em homens do que em mulheres e geralmente ocorre na quinta década de vida. A maioria dos pacientes é assintomática, e o diagnóstico é descoberto casualmente durante exame de imagem para uma condição não relacionada. Quando os sintomas estão presentes, dor abdominal ou sintomas de obstrução intestinal com náuseas, vômito e distensão abdominal são mais comuns. Massa abdominal pode ser palpável em mais de 50% dos pacientes. Os exames laboratoriais geralmente são normais, exceto pela taxa de sedimentação de eritrócitos e pelos níveis de proteína C reativa, que podem estar elevados.

O diagnóstico diferencial de mesenterite esclerosante abrange um grupo heterogêneo de condições que alteram a densidade da gordura mesentérica, incluindo causas inflamatórias e neoplásicas. A diferenciação entre carcinomatose peritoneal, tumor carcinoide e sarcomas mesentéricos e retroperitoneais é particularmente importante. As características da mesenterite esclerosante na TC são bem descritas[35] e incluem as seguintes:

- Massa gordurosa que surge da base do mesentério, com margens bem-definidas separando-a do mesentério normal, uma característica descrita como *pseudocápsula tumoral*
- Presença de tecido adiposo normal circundando os vasos mesentéricos, denominado *sinal do anel de gordura*
- Presença de vasos mesentéricos normais que seguem através da massa gordurosa sem evidência de envolvimento ou desvio vascular
- Massa intra-abdominal que desloca as alças intestinais adjacentes sem invadi-las. A laparotomia ou laparoscopia com biopsia do mesentério envolvido ainda são necessárias para o diagnóstico definitivo.

A maioria dos pacientes com paniculite mesentérica experimenta cura espontânea dos sintomas. Se os pacientes não melhorarem, corticosteroides e outros agentes imunossupressores e anti-inflamatórios demonstraram melhorar os sintomas e os achados radiológicos. O tratamento cirúrgico é indicado apenas para os pacientes nos quais há elementos de confusão em relação ao diagnóstico e para o tratamento da obstrução intestinal.

## Hérnias intra-abdominais (internas)

### Hérnias internas causadas por defeitos no desenvolvimento

Existem três mecanismos gerais pelos quais as anormalidades do desenvolvimento resultam na formação de hérnias internas: (1) fixação retroperitoneal anormal do mesentério, resultando em posição anômala do intestino (p. ex., hérnia mesocólica ou paraduodenal); (2) forames ou fossas internas muito largos (p. ex., forame de Winslow e hérnia supravesical); e (3) superfícies mesentéricas incompletas com a presença de aberturas ou orifícios anormais por onde o intestino pode se projetar (p. ex., hérnia mesentérica). As características anatômicas e radiológicas de hérnias internas adquiridas e congênitas foram revisadas por Martin et al.[36]

**Hérnias mesocólicas (paraduodenais).** As hérnias mesocólicas são hérnias congênitas incomuns em que o intestino delgado se projeta atrás do mesocolo. Essas hérnias resultam de rotação anormal do intestino médio e são classificadas em esquerdas ou direitas. Uma hérnia mesocólica direita ocorre quando o ramo pré-arterial da alça do intestino médio falha em girar em torno da artéria mesentérica superior. O resultado é que a maior parte do intestino delgado permanece à direita da artéria mesentérica superior. A rotação anti-horária normal do ceco e do colo proximal para o lado direito do abdome e sua fixação ao peritônio posterolateral causam a retenção do intestino delgado atrás do mesentério do colo direito. Os vasos ileocólico, cólico direito e cólico médio encontram-se na parede anterior do saco herniário, e a artéria mesentérica superior segue ao longo da borda medial do colo da hérnia (Figura 44.14 A).

Acredita-se que as hérnias mesocólicas esquerdas sejam causadas por herniação do intestino delgado intraútero entre a veia mesentérica inferior e as inserções parietais posteriores do mesocolo descendente no retroperitônio. A artéria e a veia mesentéricas inferiores são componentes integrantes do saco herniário (Figura 44.14 B). Aproximadamente 75% das hérnias mesocólicas ocorrem no lado esquerdo.

Os pacientes com hérnias paraduodenais geralmente apresentam sintomas de obstrução aguda ou crônica do intestino delgado. As radiografias com bário demonstram o deslocamento do intestino

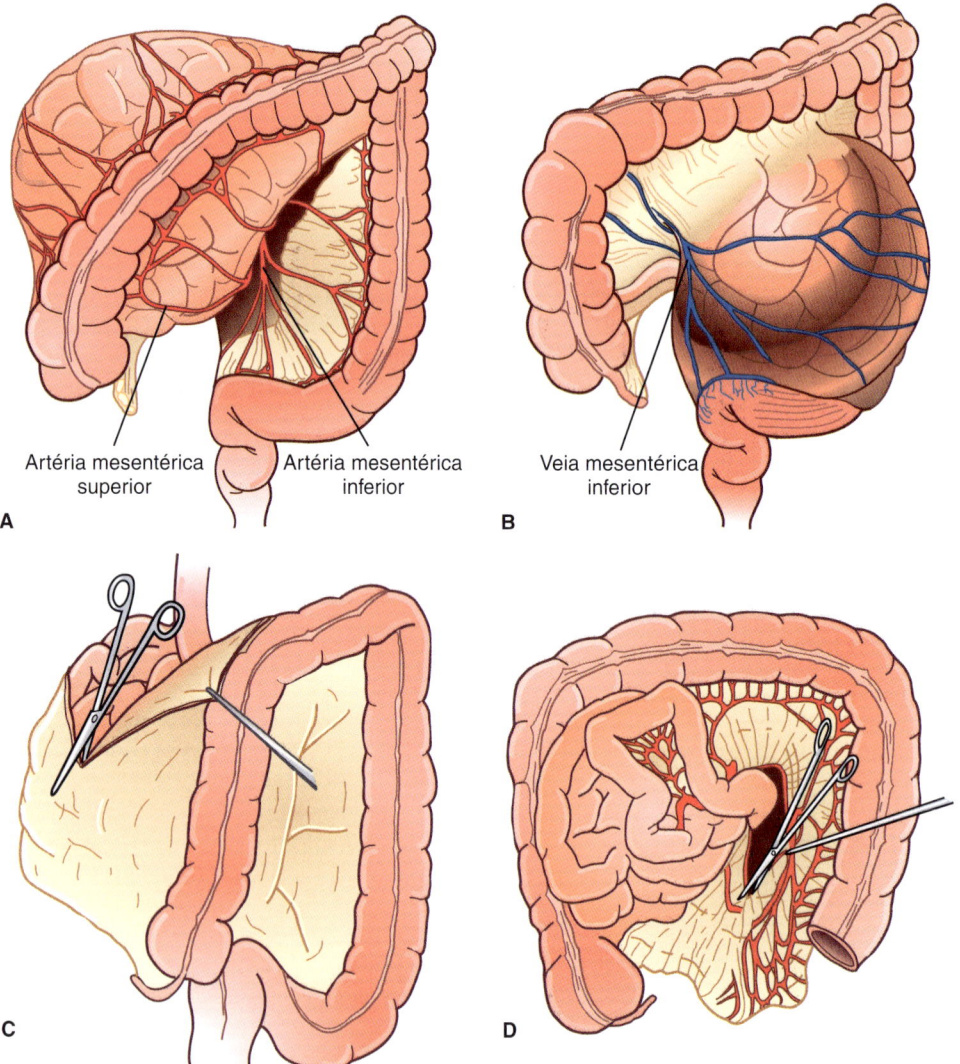

**Figura 44.14  A.** Hérnia mesocólica direita (paraduodenal). Note que a parede anterior de uma hérnia mesocólica direita é o mesocolo ascendente. O orifício da hérnia encontra-se à direita da linha média; a artéria mesentérica superior e a artéria ileocólica seguem ao longo da borda anterior do colo da hérnia. **B.** Hérnia mesocólica esquerda (paraduodenal). O orifício da hérnia encontra-se à esquerda da linha média, e a herniação do intestino encontra-se atrás da parede anterior do mesocolo descendente. **C.** Uma hérnia mesocólica direita é reparada por divisão das inserções peritoneais laterais do colo ascendente, refletindo-o para o lado esquerdo do abdome. Os intestinos delgado e grosso assumem então uma posição que simula a de não rotação dos segmentos pré-arterial e pós-arterial do intestino médio. A abertura do colo da hérnia pode lesionar os vasos mesentéricos superiores e não liberar as alças intestinais herniadas. **D.** Hérnia mesocólica esquerda é reduzida por incisão do saco herniário ao longo de um plano avascular imediatamente à direita dos vasos mesentéricos inferiores. (**A** e **B.** De Brigham RA, d'Avis JC. Paraduodenal hernia. In: Nyhus LM, Condon RE, eds. *Hernia*. 3rd ed. Philadelphia: JB Lippincott; 1989:484-485. **C** e **D.** De Brigham R, Fallon WF, Saunders JR, et al. Paraduodenal hernia: diagnosis and surgical management. *Surg*. 1984;96:498-502.)

delgado para o lado esquerdo ou direito do abdome. TC com contraste intravenoso pode mostrar o deslocamento dos vasos mesentéricos e evidência de obstrução intestinal, se presente.

O tratamento cirúrgico dos pacientes com hérnia mesocólica direita envolve a incisão das reflexões peritoneais laterais ao longo do colo direito, com a reflexão do colo direito e do ceco para a esquerda. Todo o intestino então assume uma posição que simula a não rotação dos segmentos pré e pós-arterial do intestino médio. A abertura do colo da hérnia pode lesionar os vasos mesentéricos superiores e falha na liberação do intestino herniado (Figura 44.14 C).

O tratamento cirúrgico dos pacientes com hérnia mesocólica esquerda consiste na incisão das fixações e aderências do peritônio ao longo do lado direito da veia mesentérica inferior, com redução do intestino delgado herniado sob a veia mesentérica inferior. Permite-se então que a veia retorne à sua posição normal à esquerda da base do mesentério do intestino delgado. O colo da hérnia pode ser fechado por sutura do peritônio adjacente à veia e ao retroperitônio (Figura 44.14 D).

*Hérnias mesentéricas.* As hérnias mesentéricas ocorrem quando o intestino se projeta através de um orifício anormal no mesentério do intestino delgado ou do colo. A localização mais comum dessas hérnias é próximo à junção ileocólica, embora os defeitos no mesocolo sigmoide também sejam descritos. Os pacientes apresentam obstrução intestinal resultante da compressão das alças intestinais no colo da hérnia ou torção do segmento herniado. O tratamento envolve a redução da hérnia e o fechamento do defeito mesentérico.

### Hérnias internas adquiridas

As hérnias internas adquiridas resultam do surgimento de defeitos no mesentério após procedimentos cirúrgicos ou trauma. Esses defeitos geralmente são o resultado do fechamento inadequado (ou deiscência) de defeitos mesentéricos produzidos durante a realização de gastrojejunostomia, colostomia, ileostomia ou ressecção do intestino. A criação de um pequeno espaço possibilita a formação de hérnias do intestino delgado através da fenda mesentérica e o desenvolvimento de obstrução intestinal. Dependendo do tipo de cirurgia realizada, existe variação no fechamento de rotina do defeito mesentérico. Por exemplo, a herniação após a colectomia laparoscópica é rara (aproximadamente 1%), então o defeito geralmente não é fechado. Entretanto, são relatadas taxas de hérnias após *bypass* gástrico em Y de Roux laparoscópico (*i. e.*, hérnia de Peterson) que chegam a 9%, então o defeito geralmente é fechado.[37] O tratamento desses pacientes é a redução cirúrgica da hérnia e o fechamento do defeito peritoneal.

### Neoplasias malignas do mesentério

De modo semelhante ao peritônio e ao omento, a neoplasia mais comum que acomete o mesentério é a doença metastática decorrente de adenocarcinoma intra-abdominal. Isso pode resultar da invasão direta do mesentério pelo tumor primário (ou suas metástases linfáticas) ou da disseminação transperitoneal da neoplasia maligna no interior do mesentério. A distorção e a fixação do mesentério pelo próprio tumor ou pela reação desmoplásica resultante podem causar obstrução intestinal. Os tumores carcinoides do intestino delgado, em especial, podem causar linfadenopatia mesentérica volumosa e a retração com consequente obstrução do intestino delgado.

### Tumores desmoides intra-abdominais e mesentéricos

O tumor maligno primário mais comum do mesentério é um desmoide. Em contraste com os desmoides esporádicos causados por mutação do gene *CTNNB1*, a maioria dos tumores desmoides que ocorrem em pacientes com PAF estão em localização intra-abdominal (80%).[4,38] Nos pacientes com síndrome de Gardner, em especial, é provável ocorrer tumores desmoides intra-abdominais.

Como mencionado anteriormente, os procedimentos cirúrgicos têm importante papel na indução e na progressão dos tumores desmoides. Isso é particularmente importante em pacientes com PAF submetidos à proctocolectomia preventiva. Nesses pacientes, os tumores desmoides são uma causa importante de morbidade e mortalidade a longo prazo. O risco de tumor desmoide é menor em pacientes submetidos à proctocolectomia laparoscópica comparada aos procedimentos abertos (4% *versus* 16%, respectivamente).[39,40]

Os tumores desmoides intra-abdominais são mais letais do que aqueles que ocorrem em outros sítios anatômicos pela possibilidade de obstrução intestinal, isquemia intestinal, hidronefrose e envolvimento vascular. A ressecção completa é menos viável e acarreta maior risco para estruturas críticas do que aquelas associadas a locais extra-abdominais. A ressecção de tumores desmoides mesentéricos pode exigir a ressecção de extensões significativas de intestino, deixando assim o paciente com uma capacidade inadequada de absorção gastrintestinal. O envolvimento ureteral pelo tumor pode exigir ressecção e reconstrução.

Como os tumores desmoides que ocorrem em outras localizações, o comportamento biológico dos tumores desmoides mesentéricos é altamente variável e inclui períodos de quiescência e até regressão. Isso, combinado com a alta probabilidade de recidiva após a ressecção, tornou preferível a estratégia de "espera vigilante" para os pacientes com tumores desmoides intra-abdominais estáveis.[41] Como em outros tumores desmoides, a terapia sistêmica com antiestrógenos e AINEs para lesões de crescimento lento e quimioterapia citotóxica para lesões com comportamento mais agressivo pode ser uma estratégia terapêutica útil. Em geral, a taxa de sobrevida em 10 anos para os pacientes com tumores desmoides intra-abdominais é de 60 a 70%.

## RETROPERITÔNIO

### Anatomia

O espaço retroperitoneal situa-se entre o peritônio e a parede parietal posterior da cavidade abdominal que se estende do diafragma à pelve. Esse espaço contém as fossas lombares e ilíacas contíguas. A fossa lombar estende-se da décima segunda vértebra torácica e arco lombocostal lateral superiormente até a base do sacro, crista ilíaca e ligamento iliolombar inferiormente. O assoalho do espaço é formado pela fáscia sobrejacente aos músculos quadrado lombar e psoas maior. Esse espaço contém quantidades variáveis de tecido adiposo areolar e as glândulas suprarrenais, rins, os colos ascendente e descendente e o duodeno. Também é atravessado pelo ureter, vasos renais, vasos gonadais, veia cava inferior e aorta. A fossa ilíaca é contígua à fossa lombar superiormente, aos espaços pré-peritoneais lateral e anterior da parede abdominal e à pelve, inferiormente. O músculo ilíaco com sua fáscia de revestimento constitui o assoalho da fossa ilíaca, que contém os vasos ilíacos, ureter, nervo genitofemoral, vasos gonadais e linfonodos ilíacos.

### Abordagens cirúrgicas

A aorta, a veia cava, os vasos ilíacos, os rins e as glândulas suprarrenais podem ser abordados cirurgicamente pelo espaço retroperitoneal. Os procedimentos cirúrgicos específicos realizados através do retroperitônio incluem adrenalectomia, nefrectomia e transplante renal. As vantagens dessa abordagem sobre a abordagem transabdominal incluem menor incidência de íleo pós-operatório, facilitando a rápida retomada de uma dieta normal e alta hospitalar mais precoce; ausência de aderências intra-abdominais, reduzindo a probabilidade de obstrução subsequente do intestino delgado; menos perdas de líquido por evaporação intraoperatória com menos desvios drásticos de líquido intravascular perioperatórios; e menos complicações respiratórias, como atelectasia e pneumonia.

## Distúrbios retroperitoneais

### Abscessos retroperitoneais

Os abscessos retroperitoneais podem ser classificados como primários, se a infecção resultar de disseminação hematogênica, ou secundários, se estiverem relacionados à infecção em um órgão adjacente. As condições associadas ao desenvolvimento de abscessos retroperitoneais são mostradas no Boxe 44.2. A relação anatômica dos abscessos retroperitoneais com estruturas vizinhas é mostrada na Figura 44.15.

A maioria dos abscessos retroperitoneais origina-se como processos inflamatórios nos rins e no trato GI. As causas renais incluem as infecções relacionadas com litíase renal ou com procedimentos cirúrgicos urológicos anteriores. As causas GI incluem apendicite, diverticulite, pancreatite e doença de Crohn. Em uma série de um centro urbano, a tuberculose vertebral foi uma causa comum de abscessos retroperitoneais; *Mycobacterium tuberculosis* foi o segundo agente bacteriano isolado mais comum, após *E. coli*.[42]

A bacteriologia dos abscessos retroperitoneais está relacionada com a etiologia. As infecções de origem renal geralmente são monomicrobianas e envolvem bacilos gram-negativos, como *Proteus mirabilis* e *E. coli*. Os abscessos associados a doenças do trato GI envolvem *E. coli*, *Enterobacter* spp., enterococos e espécies anaeróbicas, como *Bacteroides*; essas infecções são multimicrobianas. As infecções decorrentes de fontes hematogênicas geralmente são monomicrobianas e com mais frequência relacionadas com espécies de estafilococos. A tuberculose vertebral, mencionada anteriormente, é uma causa importante de abscessos retroperitoneais em indivíduos imunocomprometidos e em imigrantes de países em desenvolvimento.

Os sintomas mais comuns dos abscessos retroperitoneais incluem dores abdominais ou no flanco (60 a 75%), febre e calafrios (30 a 90%), mal-estar (10 a 22%) e perda ponderal (12%). Pacientes com abscesso no músculo psoas podem ter dor irradiada no quadril, na virilha ou no joelho. A duração dos sintomas geralmente não ultrapassa 1 semana. Pacientes com abscessos retroperitoneais geralmente apresentam doenças crônicas concomitantes, como litíase renal, diabetes melito, infecção pelo HIV ou neoplasias malignas.

A TC mostrará massa de baixa densidade no retroperitônio, com inflamação circundante. A imagem de gás pode estar presente em até um terço dessas lesões.[42] A TC fornece importantes informações sobre a localização do abscesso e suas relações com os órgãos contíguo e, portanto, prováveis fontes da infecção.

O tratamento dos abscessos retroperitoneais inclui o uso de antimicrobianos e drenagem apropriados. Muitos relatos mostraram a eficácia da drenagem guiada por TC no manejo desse aspecto do tratamento. A drenagem cirúrgica por abordagem retroperitoneal é indicada para as lesões não tratáveis por drenagem percutânea ou para aquelas em que a drenagem falha. A taxa de mortalidade para os pacientes com abscessos retroperitoneais está relacionada, em grande parte, com a presença de comorbidades clínicas significativas.

---

**Boxe 44.2** Causas de abscessos retroperitoneais.

**Causa**
Doenças renais, como pielonefrite
Doenças gastrintestinais, incluindo diverticulite, apendicite e doença de Crohn
Disseminação hematogênica de infecções distantes
Abscessos que complicam procedimentos cirúrgicos
Infecções ósseas, incluindo tuberculose vertebral
Trauma
Neoplasias malignas
Causas diversas

---

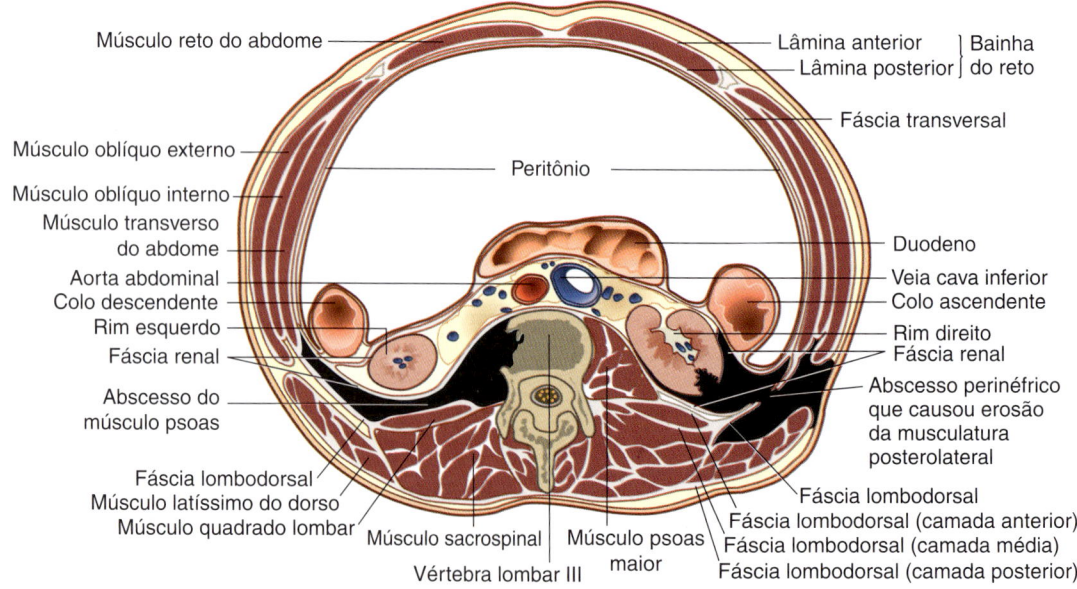

**Figura 44.15** Relações anatômicas dos abscessos retroperitoneais com estruturas vizinhas. Um abscesso do músculo psoas (*esquerda*) e abscessos perinéfricos (*direita*) são mostrados. (De McVay C. *Anson and McVay's Surgical Anatomy*. 6th ed. Philadelphia: WB Saunders; 1984:735.)

## Hematomas retroperitoneais

Os hematomas retroperitoneais ocorrem geralmente após lesões não penetrantes ou penetrantes, no quadro de ruptura de um aneurisma de aorta abdominal ou de aneurismas da artéria visceral, ou após terapia anticoagulante ou fibrinolítica aguda ou crônica. O diagnóstico e o tratamento de hematomas retroperitoneais que ocorrem no quadro de trauma ou ruptura de aneurisma são considerados em detalhes nos Capítulos 17, 62 e 64. O sangramento no retroperitônio também pode complicar a terapia anticoagulante para fibrilação atrial, trombose venosa profunda ou cateterismo arterial durante cateterismo cardíaco e procedimentos endovasculares. Os hematomas retroperitoneais também foram descritos em pacientes submetidos à terapia fibrinolítica para trombose arterial periférica ou coronariana e em pacientes com diáteses hemorrágicas, como a hemofilia.

Os pacientes apresentam dor abdominal ou dor no flanco que pode irradiar-se para virilha, grandes lábios ou saco escrotal. A evidência clínica de perda sanguínea aguda pode estar presente, dependendo do volume de sangue perdido e da rapidez do sangramento do paciente. Pode haver massa abdominal palpável, assim como evidência física de íleo. Até 20 a 30% dos pacientes desenvolverão sinais de neuropatia femoral.[43] O hemograma completo pode fornecer evidências de perda sanguínea subaguda ou crônica ou deficiência de plaquetas. Os tempos de protrombina e de tromboplastina parcial podem demonstrar coagulopatia. A hematúria microscópica é um achado comum na urinálise. A TC estabelece o diagnóstico demonstrando massa de alta densidade no retroperitônio, com filamentos nos planos teciduais retroperitoneais. Esses achados são prontamente distinguíveis das massas de baixas densidades, características dos abscessos retroperitoneais.

Os pacientes que desenvolvem hematomas retroperitoneais como resultado de anticoagulação são mais bem tratados pela restauração do volume da circulação sanguínea e correção da coagulopatia subjacente. Em raras circunstâncias, a arteriografia com embolização de uma artéria sangrante ou a exploração operatória é necessária para controlar o sangramento.

## Fibrose retroperitoneal

A fibrose retroperitoneal é caracterizada por inflamação crônica e fibrose circundando a aorta abdominal e as artérias ilíacas, que se estende lateralmente para envolver estruturas adjacentes, especialmente os ureteres. Setenta por cento dos casos são idiopáticos (doença de Ormond), enquanto 30% são associados a vários fármacos (mais notavelmente, os alcaloides do *ergot* ou os agonistas dopaminérgicos), infecções, trauma, hemorragia retroperitoneal ou cirurgias retroperitoneais, radioterapia ou neoplasias primárias ou metastáticas. Muitos casos idiopáticos estão associados a aneurismas inflamatórios da aorta abdominal. Assim, a fibrose retroperitoneal idiopática pode estar relacionada com aneurismas da aorta abdominal e com fibrose retroperitoneal perianeurismática como forma de periaortite crônica.[44] A fibrose geralmente é confinada aos espaços central e paravertebrais entre as artérias renais e o sacro, e tende a envolver a aorta, a veia cava inferior e os ureteres. Em geral, o processo inicia no nível da bifurcação da aorta e dissemina-se cranialmente. Em 15% dos casos, o processo fibrótico estende-se além do retroperitônio para envolver os espaços peripancreático e periduodenal, pelve e mediastino.

Há consideráveis evidências sugerindo que a fibrose retroperitoneal idiopática é manifestação de uma doença autoimune sistêmica. Um estudo de casos-controle com 35 pacientes descobriu que a doença está associada a HLA-DRB1*03, um alelo ligado a várias doenças autoimunes incluindo diabetes melito tipo 1, miastenia *gravis* e lúpus eritematoso sistêmico. Em alguns pacientes, a doença desenvolve-se no quadro de um distúrbio autoimune sistêmico bem-definido (p. ex., lúpus eritematoso sistêmico), ou nas chamadas doenças autoimunes específicas de um órgão (p. ex., tireoidite de Hashimoto, colangite esclerosante). Também há semelhanças histológicas entre a fibrose retroperitoneal idiopática e outras condições inflamatórias sistêmicas, como vasculites dos grandes vasos.[44] Sintomas sistêmicos ou queixas comuns geralmente estão presentes, como fadiga, febre de grau baixo, perda ponderal e mialgias.

Os homens são afetados com uma frequência duas a três vezes maior do que as mulheres. A média etária de apresentação é de 50 a 60 anos, embora a condição também tenha sido relatada em crianças e idosos. Os pacientes podem apresentar sintomas localizados de dor lateral, nas costas, ou dor abdominal ou edema de membros inferiores. O edema escrotal é comum, assim como a ocorrência de varicocele ou hidrocele. Na maioria dos pacientes, os sintomas localizados precedem ou coexistem com sintomas sistêmicos ou queixas comuns. Os exames laboratoriais podem demonstrar azotemia, e de 80 a 100% dos pacientes apresentarão concentrações elevadas de reagentes de fase aguda (p. ex., velocidade de hemossedimentação, proteína C reativa). A natureza inespecífica das características clínicas dessa doença contribui para o considerável atraso entre o início dos sintomas e o diagnóstico. Desse modo, o envolvimento ureteral está presente em 80 a 100% dos casos.[44]

A avaliação de pacientes que supostamente têm fibrose retroperitoneal geralmente começa com a TC. Sem contraste intravenoso, a TC mostra uma placa homogênea fibrosa em torno da aorta abdominal inferior e das artérias ilíacas, que geralmente é isodensa quando comparada com o músculo circundante. A RM da fibrose retroperitoneal benigna inicial pode mostrar áreas com alta intensidade de sinal nas imagens ponderadas em T2 em virtude do abundante conteúdo de líquido e da hipercelularidade associada à inflamação aguda. Nos estágios maduros ou quiescentes da fibrose retroperitoneal benigna, há baixa intensidade de sinal nas imagens ponderadas em T1 e T2, de modo semelhante à do músculo psoas.

Os objetivos primários do tratamento dos pacientes com fibrose retroperitoneal idiopática são interromper a progressão da inflamação retroperitoneal e da fibrose, prevenir ou aliviar a obstrução ureteral, inibir a resposta inflamatória sistêmica e melhorar as manifestações constitucionais da doença. A base principal do tratamento é a administração de corticosteroides, que suprimem a síntese de citocinas pró-inflamatórias e inibem a síntese e a maturação de colágeno. Isso muitas vezes resulta em melhora imediata dos sintomas, redução do tamanho da massa retroperitoneal e alívio da obstrução ureteral. A dose ideal e a duração do tratamento não foram bem-estabelecidas. Os imunossupressores, como micofenolato mofetila, ciclofosfamida, azatioprina, metotrexato, ciclosporina e tamoxifeno, também são usados para tratar os pacientes com fibrose retroperitoneal idiopática, particularmente aqueles cuja doença não responde aos esteroides. Em geral, o tratamento cirúrgico da fibrose é realizado para aliviar a obstrução ureteral por meio de ureterólise aberta, com transposição intraperitoneal e o envolvimento dos ureteres com omento. Na maioria dos casos, quando os achados clínicos e as imagens sugerem o diagnóstico de fibrose retroperitoneal, a colocação temporária de *stents* ureterais, seguida de terapia médica, é o curso de ação recomendado. A ureterólise cirúrgica é reservada apenas aos pacientes com doença refratária.

Quando a fibrose retroperitoneal está associada a aneurisma da aorta abdominal, o reparo do aneurisma é indicado quando o diâmetro aórtico exceder 4,5 a 5 cm. O efeito da correção de aneurisma na fibrose periaórtica não é claro, pois alguns relatos documentam a resolução da fibrose, enquanto outros relatam a persistência ou até a progressão do processo inflamatório.

### Neoplasias malignas retroperitoneais

As neoplasias malignas do retroperitônio podem ser classificadas amplamente como primárias ou secundárias. A neoplasia maligna primária mais comum do retroperitônio é o sarcoma (ver Capítulo 32). Outras malignidades retroperitoneais primárias são o linfoma e os tumores de células germinativas extragonadais. As neoplasias retroperitoneais secundárias incluem o crescimento extracapsular de um tumor maligno em um órgão retroperitoneal, como o rim, a suprarrenal, o colo ou o pâncreas, ou metástases de um tumor primário distante, como metástases em linfonodo geniturinário.

### Sarcoma retroperitoneal

Aproximadamente 15% dos sarcomas de tecidos moles surgem no retroperitônio. Nessa localização, os subtipos histológicos mais comuns são o lipossarcoma e o leiomiossarcoma. A maioria dos pacientes apresenta uma grande massa abdominal. Dor abdominal está presente em cerca de 50% dos pacientes. Outros sintomas estão relacionados à compressão de órgãos pelo tumor e incluem saciedade precoce, náuseas, vômito, constipação intestinal, perda ponderal e edema de membros inferiores. Sintomas decorrentes de compressão do nervo pelo tumor, como parestesia e paresia de membro inferior, também são relatados.

Imagens transversais de TC ou RM fornecerão importantes informações sobre o tamanho e a localização precisa do tumor primário e sua relação com as principais estruturas vasculares (Figura 44.16). Esses estudos também indicarão a presença ou a ausência de doença metastática nos pulmões ou fígado. Os sarcomas retroperitoneais geralmente se apresentam como uma grande massa bem circunscrita que desloca, em vez de invadir, os órgãos intra-abdominais. Eles tendem a ser sólidos, mas os grandes tumores com alto grau de malignidade podem ser heterogêneos ou parcialmente císticos em virtde das áreas de necrose. Os lipossarcomas mostram áreas variáveis de densidade gordurosa. A aparência desses tumores na TC ou RM normalmente evita a necessidade de biopsia guiada por imagem.

O diagnóstico diferencial de massa retroperitoneal inclui linfadenopatia volumosa associada a linfoma ou câncer testicular, assim como extensão direta de malignidades primárias dos órgãos retroperitoneais, especialmente os carcinomas adrenal, renal ou pancreático. Sintomas constitucionais de febres, sudorese noturna e perda ponderal, assim como linfadenopatia periférica, podem sugerir linfoma. A avaliação dos pacientes masculinos deve incluir cuidadoso exame testicular e teste sorológico para alfafetoproteína e gonadotropina coriônica humana.

O objetivo do tratamento cirúrgico dos pacientes com sarcoma retroperitoneal é a remoção da doença macroscópica (margem macroscopicamente negativa) com a ressecção em bloco dos órgãos aderentes. O grande tamanho desses tumores e sua proximidade com estruturas retroperitoneais críticas dificultam a identificação e a obtenção de margens microscopicamente negativas (R0). A extensão da margem de ressecção realizada para incluir os órgãos não envolvidos está associada a maior morbidade sem um claro benefício para a sobrevida.[45,46] As metástases linfonodais do sarcoma são raras (< 5%); portanto, a linfadenectomia não é necessária, a não ser que haja evidência de envolvimento dos linfonodos. O grande tamanho desses tumores e sua proximidade com estruturas retroperitoneais críticas geralmente requer ressecções complexas de múltiplos órgãos, que são mais bem realizadas em centros de referência experientes no tratamento de pacientes com esses tumores raros.

A totalidade da ressecção é um importante fator prognóstico para os pacientes com sarcomas retroperitoneais.[47] A ressecção completa é alcançada em 50 a 67% dos casos, dependendo do tamanho e da localização do tumor, bem como da experiência do cirurgião.[48] Os pacientes submetidos a ressecção macroscópica incompleta (R2) apresentam as mesmas taxas de sobrevida dos pacientes cujos tumores são irressecáveis. A ressecção incompleta (R2) deve ser realizada apenas para fins paliativos para todos os tipos histológicos de sarcoma, com exceção do lipossarcoma.[47] A

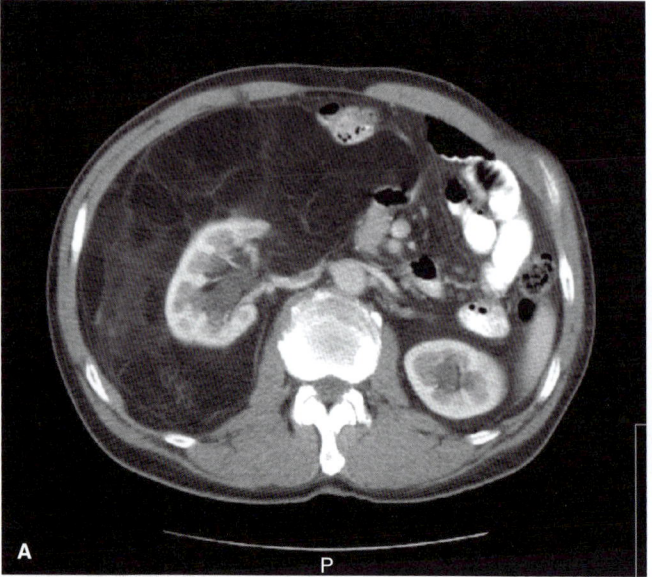
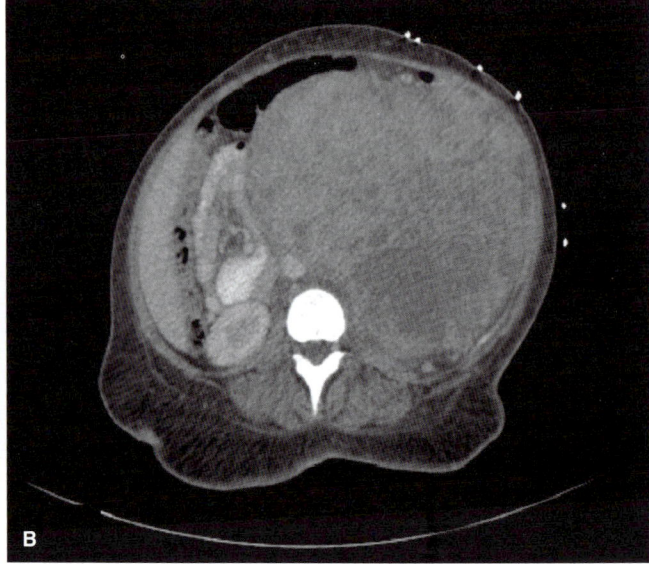

**Figura 44.16** Sarcomas retroperitoneais mostrados em tomografia computadorizada. **A.** Grande lipossarcoma bem diferenciado envolvendo o rim direito, deslocando os conteúdos abdominais para a esquerda. A densidade do tumor é semelhante à da gordura madura. **B.** Leiomiossarcoma de alto grau no lado esquerdo do intestino, demonstrado como massa hiperdensa heterogênea.

ressecção incompleta de lipossarcomas bem diferenciados não apenas demonstrou melhorar os sintomas, mas também que pode prolongar a sobrevida.[49]

Dentre os pacientes submetidos à ressecção completa, de 25 a 50% desenvolverão recidiva local do tumor. Os pacientes com recidiva local isolada irão beneficiar-se com a ressecção completa. Lewis et al.,[47] no Memorial-Sloan Kettering Cancer Center, alcançaram a ressecção completa em 35 de 61 pacientes com sarcoma retroperitoneal recorrente. A sobrevida em 5 anos específica da doença para esses pacientes foi de 60%, comparados a 18% para aqueles pacientes submetidos à ressecção incompleta ($P = 0,01$).

A radioterapia provou ser eficiente no aumento do controle local de sarcomas de extremidade. Porém, os sarcomas retroperitoneais representam um desafio por seu grande tamanho e pela toxicidade aos órgãos adjacentes (p. ex., rim, coluna vertebral, fígado ou intestino delgado), o que limita o uso da radioterapia como adjuvante. Também faltam estudos prospectivos demonstrando um benefício para a sobrevida. Por essas razões, alguns especialistas não recomendam o uso rotineiro de radioterapia adjuvante após uma ressecção. Entretanto, um estudo de casos-controle de grande porte usando uma base de dados nacional descobriu associação com melhor sobrevida usando radioterapia tanto no pré quanto no pós-operatório, comparada à ressecção somente. A radioterapia pré-operatória tem os benefícios de menos toxicidade, pois o tumor desloca os órgãos sensíveis, requer dose mais baixa e tem alvos mais precisos. Um estudo randomizado de fase 3 em andamento está avaliando o benefício da radioterapia pré-operatória, comparada à cirurgia curativa, e ajudará a determinar seu papel.[50]

# 45

# Hérnias

*Benjamin K. Poulose, Alfredo Maximiliano Carbonell, Michael J. Rosen*

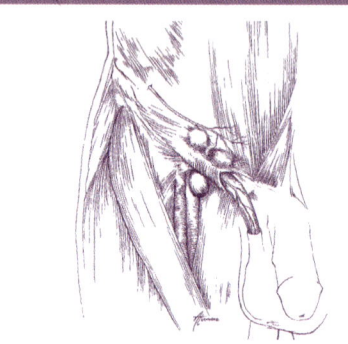

## VISÃO GERAL DO CAPÍTULO

**Hérnias inguinais**
  Incidência
  Anatomia da virilha
  Diagnóstico
  Classificação
  Tratamento
  Complicações e resultados do reparo da hérnia inguinal

**Hérnias femorais**

**Problemas especiais**
  Hérnia inguinal por deslizamento
  Hérnia inguinal recorrente
  Hérnia inguinal estrangulada
  Hérnias inguinais bilaterais
  Complicações e resultados

**Qualidade de vida**
  Hérnias ventrais
  Incidência
  Anatomia
  Diagnóstico
  Classificação
  Tratamento: reparo cirúrgico
  Resultados dos reparos da hérnia incisional

**Hérnias incomuns**
  Tipos
  Reparo da hérnia paraestomal
  Complicações

---

Quase um 1 milhão de hérnias são reparadas anualmente nos EUA, o que torna o reparo da hérnia uma das cirurgias mais comumente realizadas por cirurgiões gerais. Apesar da frequência desse procedimento, nenhum cirurgião obtém resultados ideais, e permanecem complicações como dor pós-operatória, lesão nervosa e infecção do sítio cirúrgico. A chance de recidiva, especialmente após o reparo da hérnia ventral, em geral aumenta com o tempo, sugerindo que a hérnia seja um processo patológico crônico que afeta os pacientes por toda a vida.

Os cirurgiões gerais tratam muitas doenças que afetam a parede abdominal, incluindo doenças intrínsecas (hérnias, diástase, pubalgia atlética/lesão muscular central, tumores benignos e malignos) e extrínsecas (complicações relacionadas à prótese e à intervenção, tumores benignos e malignos). A parede abdominal circunda a cavidade abdominal e é reconhecida como abrangente em relação à estabilidade, função e qualidade de vida envolvendo o abdome central. A parede abdominal é limitada superiormente pelo diafragma, inferiormente pelo assoalho pélvico e anterolateralmente pela musculatura anterior e lateral do abdome. A manutenção da saúde da parede abdominal pode incluir exercício, fisioterapia, terapia clínica (incluindo o uso de roupas de compressão ou cintas), terapias médicas alternativas (incluindo acupuntura ou ioga), intervenção cirúrgica e medidas para prevenir a doença (p. ex., profilaxia da hérnia). A reformulação dessa área de cirurgia é um reflexo dos cuidados prestados atualmente aos pacientes e pode proporcionar novas vias de cuidados clínicos e de pesquisa que são extremamente necessários para ajudar a determinar os tratamentos ideais e identificar métodos de prevenção. O tratamento da hérnia é um componente integrante da manutenção da saúde da parede abdominal.

Hérnia é um termo derivado da palavra latina *ruptura*; é definida como a protrusão anormal de um órgão ou tecido através de um defeito nas paredes circundantes. Embora uma hérnia possa ocorrer em vários locais do corpo, esses defeitos envolvem mais frequentemente a parede abdominal, em especial a região inguinal. As hérnias da parede abdominal ocorrem apenas em locais em que a aponeurose e a fáscia não são recobertas por músculo estriado (Boxe 45.1). Esses locais geralmente incluem as áreas inguinal, femoral e umbilical; a linha alba; a porção inferior da linha semilunar; e os locais de incisões anteriores (Figura 45.1). O chamado colo ou orifício da hérnia está localizado na camada musculoaponeurótica mais interna, enquanto o saco herniário é revestido por peritônio e protrai-se no colo da hérnia. Não existe uma relação consistente entre a área do defeito herniário e o tamanho do saco herniário.

A hérnia é redutível quando seus conteúdos podem ser reposicionados no interior da cavidade circundante, e é irredutível ou encarcerada quando não pode ser reduzida. Na hérnia estrangulada, o suprimento sanguíneo para seus conteúdos está comprometido, o que é uma complicação grave e potencialmente fatal. O estrangulamento ocorre com mais frequência em hérnias grandes com orifícios pequenos. Nessa situação, o pequeno colo da hérnia obstrui o fluxo sanguíneo arterial, a drenagem venosa, ou ambos, para os conteúdos do saco herniário. As aderências entre os conteúdos da hérnia e o revestimento peritoneal do saco podem proporcionar um ponto de enfraquecimento que captura esses conteúdos, predispondo à obstrução intestinal e ao estrangulamento. Um tipo raro de estrangulamento é a hérnia de Richter, em que uma pequena porção da parede antimesentérica do intestino é aprisionada dentro da hérnia; o estrangulamento pode ocorrer sem a presença de obstrução intestinal.

> **Boxe 45.1** Hérnias primárias da parede abdominal.
>
> **Virilha**
> Inguinal
>   Indireta
>   Direta
>   Combinada
> Femoral
>
> **Anterior**
> Umbilical
> Epigástrica
> De Spiegel
>
> **Pélvica**
> Obturador
> Ciática
> Perineal
>
> **Posterior**
> Lombar
>   Trígono superior
>   Trígono inferior

Uma hérnia externa protrai-se através de todas as camadas da parede abdominal, enquanto a hérnia interna é uma protrusão do intestino através de um defeito na cavidade peritoneal. A hérnia interparietal ocorre quando o saco herniário é contido no interior de uma camada musculoaponeurótica da parede abdominal. Em termos amplos, pode-se separar a maioria das hérnias da parede abdominal em hérnias inguinais e ventrais. O foco deste capítulo está nos aspectos específicos de cada uma dessas condições individualmente.

## HÉRNIAS INGUINAIS

As hérnias inguinais são classificadas como diretas ou indiretas. O saco herniário de uma hérnia inguinal indireta passa obliquamente do anel inguinal interno em direção ao anel inguinal externo e, finalmente, até o saco escrotal. Em contrapartida, o saco herniário de uma hérnia inguinal direta protrai-se externamente e para a frente, e situa-se medialmente ao anel inguinal interno e aos vasos epigástricos inferiores. À medida que as hérnias indiretas aumentam, pode ser difícil, às vezes, distinguir entre hérnias inguinais diretas e indiretas. Essa distinção é de pouca importância, pois o reparo cirúrgico desses tipos de hérnias é semelhante. A hérnia do tipo pantalona ocorre quando há componentes de hérnia indireta e direta.

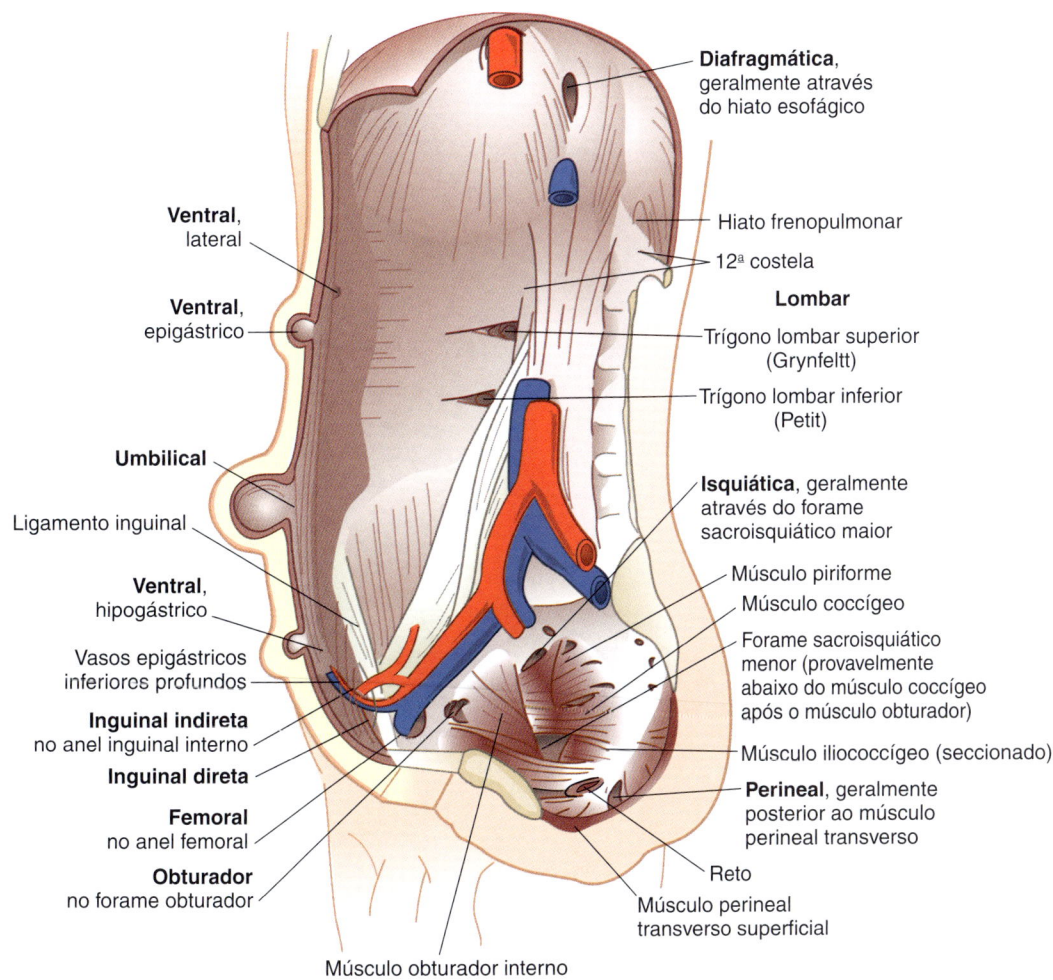

**Figura 45.1** Tipos de hérnias da parede abdominal. (De *Dorland's Illustrated Medical Dictionary*. 31st ed. Philadelphia: WB Saunders; 2007: Plate 21.)

## Incidência

As hérnias são um problema comum; no entanto, sua verdadeira incidência é desconhecida. Estima-se que 5% da população desenvolvam hérnia na parede abdominal, mas a prevalência pode ser até maior. Cerca de 75% de todas as hérnias ocorrem na região inguinal. Dois terços delas são indiretas, e o restante é constituído por hérnias inguinais diretas. As hérnias femorais compreendem apenas 3% das hérnias inguinais.

Os homens são 25 vezes mais propensos a ter uma hérnia inguinal do que as mulheres. A hérnia inguinal indireta é a mais comum, independentemente do sexo. Em homens, as hérnias indiretas predominam sobre as hérnias diretas à razão de 2:1. As hérnias indiretas são, de longe, o tipo mais comum em mulheres. A razão mulher:homem para hérnias femorais e umbilicais, porém, é de 10:1 e de 2:1, respectivamente. Embora as hérnias femorais ocorram com mais frequência em mulheres do que em homens, as hérnias inguinais continuam a ser as mais comuns em mulheres. Hérnias femorais são raras em homens. Dez por cento das mulheres e 50% dos homens com uma hérnia femoral têm ou desenvolverão uma hérnia inguinal.

Tanto as hérnias inguinais indiretas quanto as hérnias femorais ocorrem com mais frequência no lado direito. Isso é atribuído ao retardo na atrofia do processo vaginal, após a descida normal mais lenta do testículo direito para o saco escrotal, durante o desenvolvimento fetal. Acredita-se que a predominância de hérnias femorais do lado direito seja decorrente do efeito do tamponamento do cólon sigmoide no canal femoral esquerdo.

A prevalência de hérnias aumenta com a idade, particularmente de hérnias inguinal, umbilical e femoral. A probabilidade de estrangulamento e a necessidade de hospitalização também aumentam com o envelhecimento. O estrangulamento, uma complicação grave mais comum da hérnia, ocorre em apenas 1 a 3% das hérnias inguinais e é mais frequente nos extremos de vida. A maioria das hérnias estranguladas consiste em hérnias inguinais indiretas; entretanto, as hérnias femorais apresentam a maior taxa de estrangulamento (15 a 20%) dentre todas as hérnias e, portanto, recomenda-se que todas as hérnias femorais sejam reparadas quando são descobertas.

## Anatomia da virilha

O cirurgião deve ter uma compreensão abrangente da anatomia da virilha para selecionar e utilizar de maneira adequada as várias opções de reparo da hérnia. Além disso, as relações de músculos, aponeuroses, fáscia, nervos, vasos sanguíneos e estruturas do cordão espermático na região inguinal precisam ser completamente compreendidas para se obter a mais baixa incidência de recidiva e evitar complicações. Essas considerações anatômicas devem ser compreendidas tanto por abordagem anterior quanto posterior, pois ambas são úteis em diferentes situações (Figuras 45.2 e 45.3).

A anatomia da virilha, de anterior para posterior, inclui a pele e os tecidos subcutâneos, abaixo dos quais encontram-se as artérias circunflexa ilíaca superficial (que é o menor ramo da artéria femoral), epigástrica superficial e pudenda externa e as veias acompanhantes. Esses vasos originam-se e drenam para artéria e veia femorais proximais, respectivamente, e são direcionados superiormente. Se forem encontrados durante uma cirurgia, esses vasos podem ser afastados ou até seccionados, se necessário.

### Músculo oblíquo externo e aponeurose

O músculo oblíquo externo é o mais superficial dos músculos da parede abdominal lateral; suas fibras são direcionadas inferior e medialmente e estão situadas profundamente aos tecidos subcutâneos. A aponeurose do músculo oblíquo externo é formada por

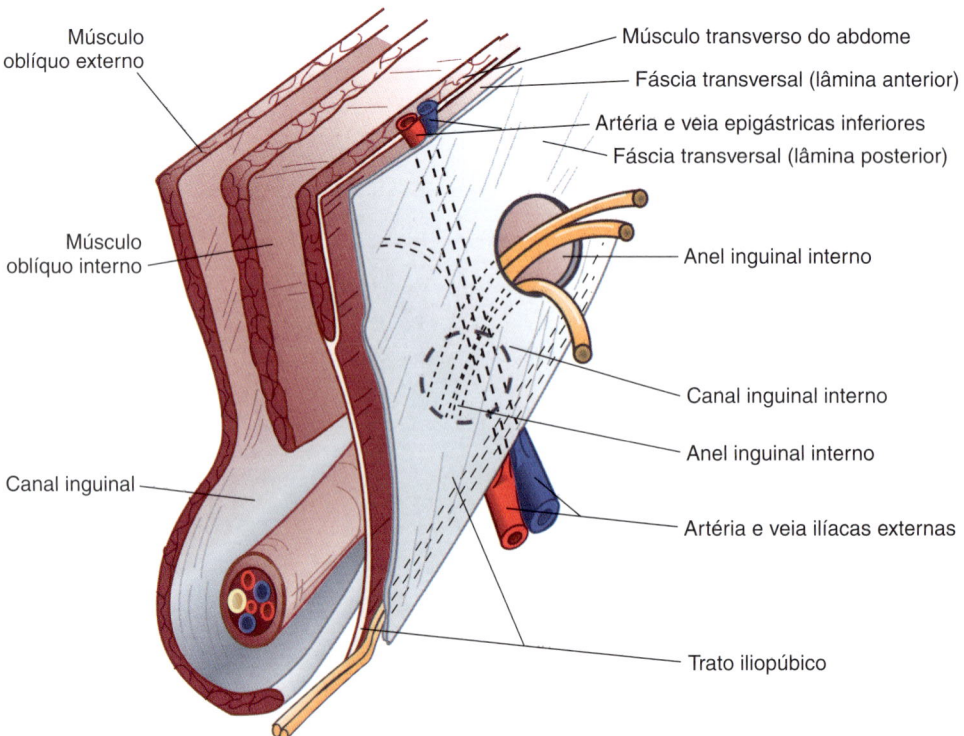

**Figura 45.2** Diagrama parassagital clássico de Nyhus da região inguinal média direita ilustrando as camadas musculoaponeuróticas separadas nas paredes anterior e posterior. A lâmina posterior da fáscia transversal foi acrescentada, com os vasos epigástricos inferiores que seguem pela parede abdominal medialmente ao canal inguinal interno. (De Read RC. The transversalis and preperitoneal fasciae: a re-evaluation. In: Nyhus LM, Condon RE, eds. *Hernia*. 4th ed. Philadelphia: JB Lippincott; 1995:57-63.)

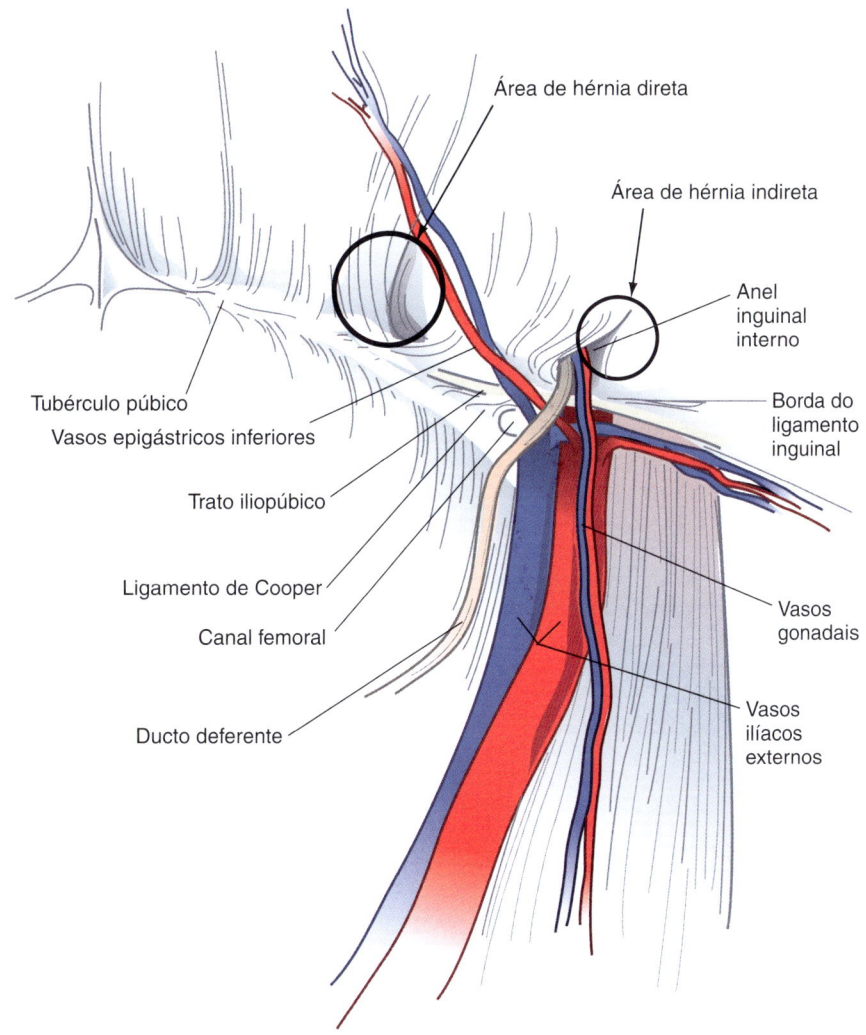

**Figura 45.3** Anatomia das importantes estruturas pré-peritoneais no espaço inguinal direito. (De Talamini MA, Are C. Laparoscopic hernia repair. In: Zuidema GD, Yeo CJ, eds. *Shackelford's Surgery of the Alimentary Tract*. 5th ed. Vol 5. Philadelphia: WB Saunders; 2002:140.)

uma camada superficial e uma camada profunda. Essa aponeurose, junto com as aponeuroses bilaminares do oblíquo interno e transverso do abdome, forma a bainha anterior do reto e, por fim, a linha alba por decussação linear. A aponeurose do músculo oblíquo externo serve de limite superficial do canal inguinal. O ligamento inguinal (ligamento de Poupart) é a borda inferior da aponeurose oblíqua externa, estende-se da espinha ilíaca anterossuperior ao tubérculo púbico e vira-se posteriormente para formar uma borda expandida. O ligamento lacunar é a expansão medial em formato de leque do ligamento inguinal, que se insere no púbis e forma a borda medial do espaço femoral. O anel inguinal externo (superficial) é uma abertura ovoide da aponeurose oblíqua externa, posicionada superior e levemente lateral ao tubérculo púbico. O cordão espermático sai do canal inguinal pelo anel inguinal externo.

### Músculo oblíquo interno e aponeurose

O músculo oblíquo interno forma a camada média do complexo musculoaponeurótico abdominal lateral. As fibras do músculo oblíquo interno são direcionadas superior e lateralmente no abdome superior; entretanto, elas correm em direção ligeiramente inferior na região inguinal. O músculo oblíquo interno funciona como a borda cranial (ou superior) do canal inguinal. A face medial da aponeurose oblíqua interna funde-se com as fibras da aponeurose do músculo transverso do abdome para formar um tendão conjunto. Essa estrutura está presente de fato em apenas 5 a 10% dos pacientes e é mais evidente na inserção desses músculos no tubérculo púbico. As fibras do músculo cremaster originam-se do músculo oblíquo interno, envolvem o cordão espermático e se inserem na túnica vaginal do testículo. Essas fibras musculares devem sofrer mínima ruptura durante um reparo aberto de hérnia inguinal para ajudar a reduzir a dor inguinal crônica.

### Músculo transverso do abdome, aponeurose e fáscia transversal

A camada do músculo transverso do abdome é orientada transversalmente ao longo de quase toda a sua área; na região inguinal, essas fibras seguem inferiormente em direção ligeiramente oblíqua. A força e a continuidade desse músculo e aponeurose são importantes para a prevenção e o tratamento de hérnia inguinal.

A aponeurose do músculo transverso do abdome recobre as superfícies anterior e posterior. A margem inferior do músculo transverso do abdome arqueia-se junto com o músculo oblíquo interno sobre o anel inguinal interno para formar o arco aponeurótico do músculo transverso do abdome. A fáscia transversal é a camada de tecido conjuntivo subjacente à musculatura da parede abdominal. A fáscia transversal, algumas vezes referida como fáscia endoabdominal, é um componente do assoalho inguinal; ela tende a ser mais densa nessa área, mas ainda permanece relativamente fina.

O trato iliopúbico é uma banda aponeurótica formada pela fáscia transversal e a aponeurose do músculo transverso do abdome e a fáscia. O trato iliopúbico está localizado posteriormente ao ligamento inguinal, cruza sobre os vasos femorais e insere-se na espinha ilíaca anterossuperior e no lábio interno da asa do ílio.

O pilar inferior do anel inguinal profundo é composto pelo trato iliopúbico; o pilar superior do anel profundo é formado pelo arco aponeurótico do músculo transverso do abdome. A borda lateral do anel interno é conectada ao músculo transverso do abdome que forma um mecanismo obturador para limitar o desenvolvimento de uma hérnia indireta.

O trato iliopúbico é uma estrutura muito importante no reparo de hérnias, seja por abordagem anterior ou por abordagem posterior. Ele compõe a margem inferior da maioria dos reparos anteriores. A porção do trato iliopúbico lateral ao anel inguinal interno serve de borda inferior sob a qual não são aplicados grampos ou tachas durante o reparo laparoscópico da hérnia inguinal, uma vez que os nervos femoral, cutâneo femoral lateral e genitofemoral localizam-se inferiormente a esse trato. Embora nem sempre possam ser visualizados durante os reparos posteriores, se não for possível palpar o grampo ou a tacha de fixação na parede abdominal anterior, deve-se assumir que se encontram sob o trato iliopúbico.

### Ligamento pectíneo (de Cooper)

O ligamento pectíneo (de Cooper) é formado pelo periósteo e pelos tecidos aponeuróticos ao longo do ramo superior do púbis. Essa estrutura está situada posteriormente ao trato iliopúbico e forma a borda posterior do canal femoral. Em aproximadamente 75% dos pacientes existirá um vaso, que é um ramo da artéria obturadora, que cruza a borda lateral do ligamento de Cooper. Se esse vaso for lesionado, poderá ocorrer sangramento problemático. O ligamento de Cooper é um ponto de referência importante para reparos laparoscópicos e/ou cirurgia aberta, além de ser uma estrutura de ancoragem útil, particularmente nos reparos laparoscópicos.

### Canal inguinal

O canal inguinal tem 4 cm de comprimento e localiza-se exatamente cranial ao ligamento inguinal. O canal estende-se entre os anéis inguinais interno (profundo) e externo (superficial). O canal inguinal contém o cordão espermático, em homens, e o ligamento redondo do útero, em mulheres.

O cordão espermático é composto pelas fibras do músculo cremaster, artéria testicular e veias acompanhantes, assim como pelo ramo genital do nervo genitofemoral, ducto deferente, vasos cremastéricos, vasos linfáticos e processo vaginal. Essas estruturas entram na medula pelo anel inguinal interno, e os vasos e o ducto deferente saem do anel inguinal externo. O músculo cremaster surge das fibras mais inferiores do músculo oblíquo interno e envolve o cordão espermático no canal inguinal. Os vasos cremastéricos são ramos dos vasos epigástricos inferiores e passam através da parede posterior do canal inguinal por seu próprio forame.

O canal inguinal é limitado superficialmente pela aponeurose do músculo oblíquo externo. As aponeuroses dos músculos oblíquo interno e transverso do abdome formam a parede cranial do canal inguinal. A parede inferior do canal inguinal é formada pelo ligamento inguinal e pelo ligamento lacunar. A parede posterior, ou assoalho do canal inguinal, é formada pela fáscia transversal e pela aponeurose do músculo transverso do abdome.

O trígono inguinal (de Hesselbach) faz parte do assoalho do canal inguinal. Os vasos epigástricos inferiores servem de borda superolateral, a bainha do reto serve de borda medial e os ligamentos inguinal e pectíneo, de borda inferior. As hérnias diretas ocorrem no trígono inguinal (de Hesselbach), enquanto as hérnias inguinais indiretas originam-se lateralmente ao trígono. Não raro, porém, hérnias inguinais indiretas, de tamanho médio a grande, aumentam de tamanho e envolvem o assoalho do canal inguinal.

Os nervos ílio-hipogástrico e ilioinguinal e o ramo genital do nervo genitofemoral são nervos sensitivos importantes na área inguinal (Figura 45.4). Os nervos ílio-hipogástrico e ilioinguinal proporcionam sensibilidade à pele da virilha, base do pênis e coxa medial superior ipsilateral. Os nervos ílio-hipogástrico e ilioinguinal situam-se sob o músculo oblíquo interno em um ponto exatamente medial e superior à espinha ilíaca anterossuperior, onde penetram no músculo oblíquo interno e correm sob a aponeurose do músculo oblíquo externo. O tronco principal do nervo ílio-hipogástrico segue na superfície anterior do músculo oblíquo interno e aponeurose medial e superior ao anel interno. O nervo ílio-hipogástrico pode emitir um ramo inguinal que se une ao nervo ilioinguinal. O nervo ilioinguinal segue anteriormente ao cordão espermático no canal inguinal e ramifica-se no anel inguinal superficial. O ramo genital do nervo genitofemoral inerva o músculo cremaster e a pele na face lateral do saco escrotal e/ou dos lábios. Esse nervo situa-se no trato iliopúbico e acompanha os vasos cremastéricos para formar um feixe neurovascular. Em mulheres, esse ramo geralmente segue em torno do ligamento redondo.

### Espaço pré-peritoneal

O espaço pré-peritoneal contém tecido adiposo, vasos linfáticos, vasos sanguíneos e nervos. Os nervos do espaço pré-peritoneal, uma preocupação específica do cirurgião, incluem o nervo cutâneo femoral lateral e o nervo genitofemoral. O nervo cutâneo femoral lateral origina-se como raiz das vértebras L2 e L3 e, algumas vezes, é um ramo direto do nervo femoral. Esse nervo segue ao longo da superfície anterior do músculo ilíaco sob a fáscia ilíaca e passa sob ou através da inserção lateral do ligamento inguinal na espinha ilíaca anterossuperior. Esse nervo segue sob ou, algumas vezes, através do trato iliopúbico, lateral ao anel inguinal interno.

O nervo genitofemoral, em geral, origina-se das raízes dos nervos de L2 ou de L1-L2. Ele se divide em ramos genital e femoral na superfície anterior do músculo psoas. O ramo genital entra no canal inguinal pelo anel profundo, enquanto o ramo femoral entra na bainha femoral lateralmente à artéria.

Artéria e veia epigástricas inferiores são ramos dos vasos ilíacos externos e são importantes pontos de referência para o reparo laparoscópico da hérnia. Esses vasos seguem medialmente ao anel inguinal interno e finalmente situam-se sob o músculo reto do abdome, imediatamente superficiais à fáscia transversal. Os vasos epigástricos inferiores servem para definir os tipos de hérnia inguinal. As hérnias inguinais indiretas ocorrem lateralmente aos vasos epigástricos inferiores, enquanto as hérnias diretas ocorrem medialmente a esses vasos.

Artéria e veia ilíacas circunflexas profundas localizam-se sob a porção lateral do trato iliopúbico no espaço pré-peritoneal. Esses vasos são ramos de artéria e veia epigástricas inferiores ou de artéria e veia ilíacas externas. É importante dissecar somente acima do trato iliopúbico durante o reparo laparoscópico da hérnia a fim de evitar lesão a esses vasos.

O ducto deferente segue pelo espaço pré-peritoneal nos sentidos de caudal a cranial e de medial a lateral para se unir ao cordão espermático no anel inguinal profundo.

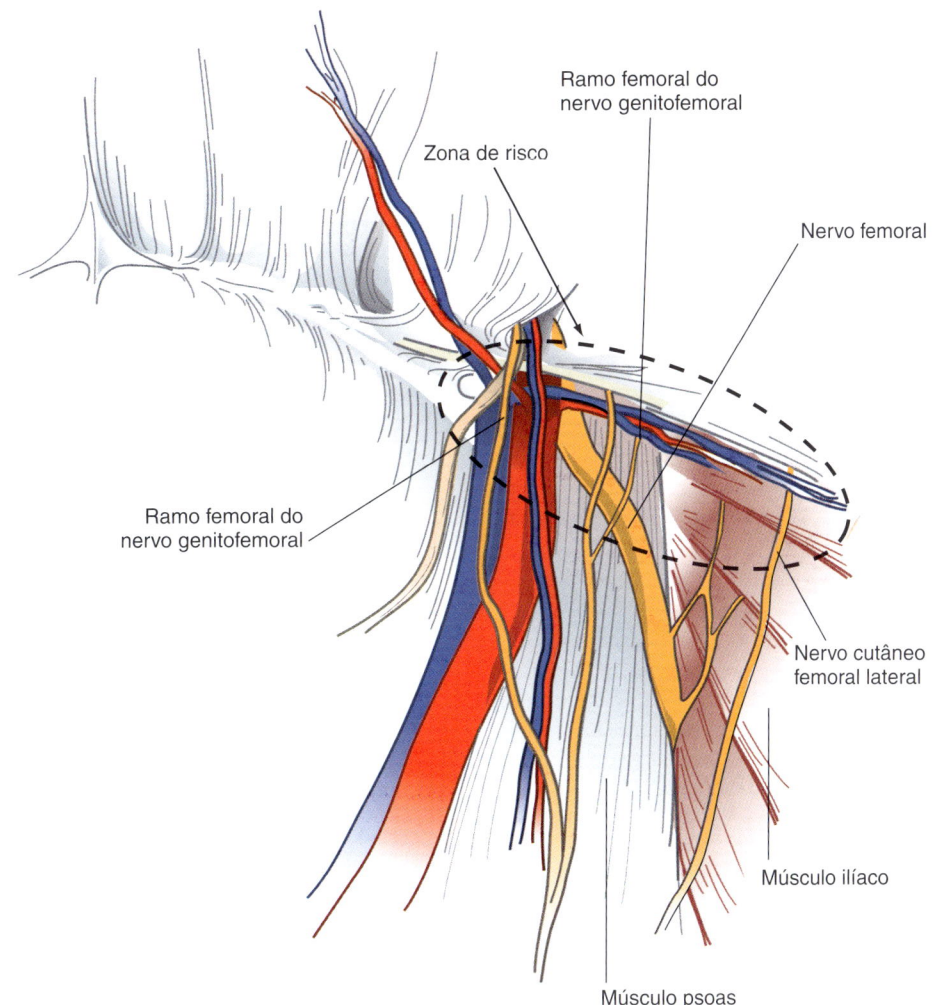

**Figura 45.4** Nervos importantes e sua relação com as estruturas inguinais (o lado direito é ilustrado). (De Talamini MA, Are C. Laparoscopic hernia repair. In: Zuidema GD, Yeo CJ, ed. *Shackelford's Surgery of the Alimentary Tract.* 5th ed. Vol. 5. Philadelphia: WB Saunders; 2002:140.)

## Canal femoral

Os limites do canal femoral são o trato iliopúbico anteriormente, o ligamento inguinal (de Cooper) posteriormente e a veia femoral lateralmente. O tubérculo púbico forma o ápice do trígono do canal femoral. Esse canal geralmente contém tecido conjuntivo e tecido linfático. Uma hérnia femoral ocorre através desse espaço e encontra-se medial aos vasos femorais.

## Diagnóstico

Uma protuberância na região inguinal é o principal achado diagnóstico na maioria das hérnias inguinais. Pode haver dor associada ou um vago desconforto na região, mas um terço dos pacientes não terá sintomas. Em geral, as hérnias inguinais não são extremamente dolorosas, a não ser que haja encarceramento ou estrangulamento. Na ausência de achados físicos, é necessário considerar causas alternativas de dor. Algumas vezes, os pacientes podem apresentar parestesias relacionadas com compressão ou irritação dos nervos inguinais pela hérnia. Outras massas além de hérnias podem ocorrer na região da virilha. Muitas vezes, apenas o exame físico diferencia entre a hérnia inguinal e essas massas (Boxe 45.2).

A região inguinal é examinada com o paciente em posições supina e em pé. O examinador inspeciona visualmente e palpa a região inguinal em busca de assimetria, protuberâncias ou massa. Solicitar ao paciente para tossir ou realizar manobra de Valsalva pode facilitar a identificação de uma hérnia. O examinador coloca a ponta de um dedo sobre o canal inguinal e repete o exame. Finalmente, a ponta de um dedo é colocada no anel inguinal externo mediante invaginação do saco escrotal para detectar uma

---

**Boxe 45.2** Diagnósticos diferenciais das massas inguinais e escrotais.

- Hérnia inguinal
- Hidrocele
- Varicocele
- Testículo ectópico
- Epididimite
- Torção testicular
- Lipoma
- Hematoma
- Cisto sebáceo
- Hidradenite das glândulas apócrinas inguinais
- Linfadenopatia inguinal
- Linfoma
- Neoplasia metastática
- Hérnia femoral
- Linfadenopatia femoral
- Aneurisma ou pseudoaneurisma da artéria femoral

hérnia pequena. Uma protuberância que se move de lateral para medial no canal inguinal sugere uma hérnia indireta. Se a protuberância progredir do plano profundo para o plano superficial através do assoalho inguinal, suspeita-se de uma hérnia direta. Essa distinção não é importante porque, no reparo, a abordagem é a mesma, independentemente do tipo de hérnia. Uma protuberância identificada sob o ligamento inguinal é compatível com uma hérnia femoral.

Uma protuberância na virilha, descrita pelo paciente, que não é demonstrada no exame, representa um dilema. É possível que, com o paciente na posição em pé ou andando por algum tempo, uma hérnia não diagnosticada se torne visível ou palpável. Se houver forte suspeita de hérnia, mas esta seja indetectável, pode ser útil repetir o exame em outro momento.

A ultrassonografia (US) também pode auxiliar no diagnóstico. A US tem alto grau de sensibilidade e especificidade na detecção de hérnias ocultas diretas, indiretas e femorais.[1] Ocasionalmente, a laparoscopia pode ser diagnóstica e terapêutica para casos particularmente desafiadores.

## Classificação

Há diversos sistemas de classificação de hérnias inguinais. Um sistema simples e amplamente usado é a classificação de Nyhus (Boxe 45.3). A Classificação de Hérnias Inguinais da European Hernia Society ganhou aceitação como um esquema simples e de fácil aplicação clínica. As hérnias são caracterizadas como hérnias femorais ou hérnias localizadas medial ou lateralmente aos vasos epigástricos. Cada uma dessas três possibilidades caracteriza-se, ainda, de acordo com o tamanho do orifício (1 para < 1,5 cm; 2 para 1,5 cm a 3 cm; 3 para > 3 cm). Embora seu objetivo seja promover uma linguagem comum e a compreensão da comunicação dos médicos, além de permitir comparações apropriadas das opções terapêuticas, essas classificações são incompletas e controversas. A maioria dos cirurgiões continua a descrever as hérnias por seu tipo, localização e volume do saco herniário.

---

**Boxe 45.3** Classificação de Nyhus da hérnia inguinal.

**Tipo I**
Hérnia inguinal indireta: anel inguinal interno normal (p. ex., hérnia pediátrica)

**Tipo II**
Hérnia inguinal indireta: anel inguinal interno dilatado, mas parede inguinal posterior intacta; vasos epigástricos profundos inferiores não deslocados

**Tipo III**
Defeitos da parede posterior
  A. Hérnia inguinal direta
  B. Hérnia inguinal indireta: anel inguinal interno dilatado, invadindo os limites medialmente ou destruindo a fáscia transversal do trígono de Hesselbach (p. ex., hérnia escrotal maciça, por deslizamento ou tipo pantalona)
  C. Hérnia femoral

**Tipo IV**
Hérnia recorrente
  A. Direta
  B. Indireta
  C. Femoral
  D. Combinada

---

## Tratamento

### Tratamento não cirúrgico

A maioria dos cirurgiões recomenda a cirurgia logo à descoberta de uma hérnia inguinal sintomática, uma vez que a história natural de uma hérnia inguinal é a de aumento progressivo e enfraquecimento, com pequeno potencial para o encarceramento e o estrangulamento. Entretanto, em pacientes com sintomas mínimos, muitas vezes o clínico deve ponderar entre o risco de complicações relacionadas com a hérnia, como o encarceramento da hérnia e o estrangulamento do intestino, com o potencial para complicações a curto e longo prazo. Fitzgibbons et al.[2] relataram um estudo prospectivo randomizado de uma estratégia de espera vigilante para homens com hérnias assintomáticas ou minimamente sintomáticas. Esses pesquisadores randomizaram mais de 700 homens para espera vigilante ou reparo da hérnia livre de tensão. Em 2 anos de acompanhamento, não houve mortes atribuídas ao estudo, enquanto o risco de encarceramento da hérnia no grupo de espera vigilante foi extremamente baixo, 0,3% dos participantes do estudo ou 1,8 evento/1.000 pacientes-ano. Quase 25% dos pacientes designados ao grupo de espera vigilante passaram para o grupo cirúrgico, geralmente por dor relacionada com a hérnia que limitava a atividade. Em relatório posterior, a taxa de intersecção aumentou para 68% em 10 anos, e quase 80% de homens com mais de 65 anos submeteram-se à cirurgia.[3] Os pacientes que depois foram submetidos à cirurgia não tiveram infecções do sítio cirúrgico ou taxas de recidiva mais altas do que aqueles que foram designados para reparo precoce. Esses estudos proporcionam evidência conclusiva de que uma estratégia de espera vigilante é segura para pacientes idosos com hérnias assintomáticas ou minimamente sintomáticas, e, quando submetidos à cirurgia, os riscos operatórios e as taxas de complicação não são diferentes daqueles dos pacientes submetidos ao reparo imediato. A espera vigilante pode ser uma estratégia de tratamento custo-efetiva para os pacientes selecionados sem sintomas ou com mínimos sintomas, ou cujo risco cirúrgico esteja abaixo do ideal. Esses resultados não devem ser aplicados a mulheres, pois elas não foram incluídas nesses estudos, nem a pacientes com hérnias femorais, cujo risco de estrangulamento é maior do que o das hérnias inguinais.

Os pacientes que optam pelo tratamento não cirúrgico podem ocasionalmente apresentar melhoras sintomáticas com o uso de uma cinta. Essa abordagem é usada com mais frequência na Europa. As cintas com molas são mais versáteis do que as elásticas, embora a maioria das informações sobre seu uso seja empírica. A medida correta e o ajuste são importantes. O controle dos sintomas é relatado em cerca de 30% dos pacientes. As complicações associadas ao uso de cinta incluem atrofia testicular, neurite ilioinguinal ou femoral e encarceramento da hérnia.

Há concordância geral de que o tratamento não cirúrgico não é considerado para hérnias femorais em virtude da alta incidência de complicações associadas, particularmente estrangulamento.

### Reparo cirúrgico

*Reparos anteriores.* Os reparos anteriores são a abordagem cirúrgica mais comum para as hérnias inguinais. Os reparos livres de tensão atualmente são o padrão, e há uma variedade de tipos diferentes. Tipos de reparo tecidual antigos raramente são indicados, com exceção dos casos em que há contaminação simultânea ou ressecção intestinal concomitante, quando a colocação de uma prótese de tela pode ser contraindicada.

Há alguns aspectos técnicos da cirurgia que são comuns a todos os reparos anteriores. A cirurgia aberta da hérnia é iniciada com uma incisão linear orientada transversalmente ou curvilínea ligeiramente acima do ligamento inguinal, na largura de um dedo, abaixo do anel inguinal interno. O anel inguinal interno está localizado topograficamente no ponto médio entre a espinha ilíaca anterossuperior e o tubérculo púbico ipsilateral. A dissecção é continuada através dos tecidos subcutâneos e da fáscia de Scarpa. A fáscia do oblíquo externo e o anel inguinal externo são identificados. A fáscia do músculo oblíquo externo é incisada através do anel inguinal superficial para expor o canal inguinal. O ramo genital do nervo genitofemoral e os nervos ilioinguinal e ílio-hipogástrico são identificados e evitados, ou mobilizados para prevenir transecção e compressão. O cordão espermático é mobilizado no tubérculo púbico por uma combinação de dissecção romba e cortante. A mobilização imprópria do cordão espermático muito lateral ao tubérculo púbico pode causar confusão na identificação dos planos teciduais e estruturas essenciais, podendo resultar em lesão às estruturas do assoalho do canal inguinal.

O músculo cremaster é separado das estruturas subjacentes do cordão espermático, com mobilização paralela de suas fibras. Artéria e veia cremastéricas, que se unem ao músculo cremaster próximo do anel inguinal, geralmente podem ser evitadas, mas pode ser necessário que sejam cauterizadas ou ligadas e divididas. Em geral, recomenda-se uma ruptura mínima tanto das fibras quanto da vasculatura cremastérica para minimizar a dor inguinal crônica. Quando uma hérnia indireta está presente, o saco herniário está localizado profundamente no músculo cremaster e anterossuperiormente às estruturas do cordão espermático. A incisão do músculo cremaster em direção longitudinal costuma ser suficiente para expor o saco herniário indireto. O saco herniário é separado cuidadosamente das estruturas do cordão adjacente e dissecado até o nível do anel inguinal interno; ele é aberto e seu conteúdo visceral é examinado, se for grande; porém, essa etapa é desnecessária em hérnias pequenas. O saco herniário pode ser mobilizado e colocado no espaço pré-peritoneal, ou seu colo pode ser ligado no nível do anel interno e qualquer excesso excisado. Se um grande saco herniário estiver presente, ele poderá ser dividido com o uso de eletrocautério para facilitar a ligadura. Não é necessário excisar a porção distal do saco herniário; se ele tiver uma ampla base, pode ser mais fácil deslocá-lo para dentro da cavidade peritoneal em vez de ligá-lo. Os sacos da hérnia direta protraem-se pelo assoalho do canal inguinal e podem ser reduzidos abaixo da fáscia transversal antes do reparo. Para isso, o assoalho enfraquecido (fáscia transversal) é incisado, expondo a gordura pré-peritoneal subjacente. Essa gordura é mobilizada do colo do defeito direto e qualquer outro componente da hérnia direta é reduzido. A fáscia transversal redundante é excisada e, muitas vezes, o assoalho pode ser reaproximado com o uso de uma sutura contínua absorvível. Um "lipoma" do cordão representa, na realidade, a gordura retroperitoneal herniada pelo anel inguinal profundo, que deve ser ligada por sutura e removida.

Uma hérnia por deslizamento apresenta um desafio especial no manejo do saco herniário. Na hérnia por deslizamento, uma porção do saco é composta por peritônio visceral que cobre parte de um órgão retroperitoneal, em geral o cólon ou a bexiga. Nessa situação, a porção macroscopicamente redundante do saco herniário (se presente) é excisada e o peritônio é fechado novamente. O órgão e o saco podem então ser reduzidos abaixo da fáscia transversal, de modo semelhante ao procedimento para a hérnia direta.

*Reparos teciduais.* Apesar de terem sido amplamente abandonados em razão das taxas de recidiva inaceitavelmente altas, os reparos teciduais ainda são úteis em certas situações. Nas hérnias estranguladas em que é necessária a ressecção do intestino, as próteses de tela são contraindicadas, e um reparo tecidual é necessário. As opções disponíveis para reparo tecidual incluem o reparo do trato iliopúbico e as técnicas de Shouldice, de Bassini e de McVay.

O reparo do trato iliopúbico aproxima o arco aponeurótico do músculo transverso do abdome ao trato iliopúbico com o uso de suturas interrompidas (Figura 45.5). O reparo começa no tubérculo púbico e se estende lateralmente até além do anel inguinal interno. Esse reparo era descrito inicialmente usando-se uma incisão de relaxamento (ver adiante); entretanto, muitos cirurgiões que empregam esse reparo não realizam a incisão de relaxamento.

A técnica de Shouldice enfatiza o reparo imbricado em multicamadas da parede posterior do canal inguinal com uma técnica de sutura contínua. Após completar a dissecção, a parede posterior do canal inguinal é reconstruída por linhas de sutura contínua sobrepostas que vão das camadas mais profundas para as mais superficiais. A linha de sutura inicial fornece fixação desde o arco aponeurótico do músculo transverso do abdome até o trato iliopúbico. Em seguida, os músculos oblíquo interno e transverso do abdome, bem como as aponeuroses, são suturados ao ligamento inguinal. A técnica de Shouldice está associada a uma taxa de recidiva muito baixa e a alto grau de satisfação em pacientes altamente selecionados.

A técnica de Bassini é realizada por meio de sutura dos arcos musculoaponeuróticos dos músculos transverso do abdome e oblíquo interno ou tendão conjunto (quando presente) ao ligamento inguinal. Essa técnica, popular no passado e o tipo mais comum de reparo antes do advento dos reparos sem tensão, é a abordagem básica nos reparos de hérnia não anatômica.

O reparo do ligamento de Cooper, também conhecido como técnica de McVay, é tradicionalmente popular para a correção de hérnias inguinais diretas, hérnias indiretas grandes, hérnias recorrentes e hérnias femorais. Suturas interrompidas não absorvíveis são usadas para aproximar a margem da aponeurose do músculo transverso do abdome ao ligamento de Cooper. Quando a face medial do canal femoral é alcançada, aplica-se uma sutura de transição para incorporar o ligamento de Cooper e o trato iliopúbico. Lateralmente a esse ponto de transição, a aponeurose do músculo transverso do abdome é presa ao trato iliopúbico. Um princípio importante desse reparo é a necessidade de uma incisão de relaxamento. Isso alivia a tensão na linha de sutura e resulta em diminuição da dor pós-operatória e menos recidiva da hérnia. O defeito fascial é coberto pelo corpo do músculo reto, que impede a herniação no local da incisão de relaxamento. A técnica de McVay é particularmente adequada para as hérnias femorais estranguladas, pois produz a obliteração do espaço femoral sem o uso de tela.

*Reparo de hérnia inguinal sem tensão anterior.* O reparo sem tensão tornou-se o método predominante no reparo da hérnia inguinal (Figura 45.6). Com o reconhecimento de que a tensão em um reparo é a principal causa de recidiva, as práticas atuais de tratamento da hérnia usam uma prótese de tela sintética para unir o defeito, um conceito popularizado por Lichtenstein. Há várias opções para a colocação da tela durante a herniorrafia inguinal anterior, incluindo a abordagem de Lichtenstein, técnica de tampão e remendo, bem como a técnica de sanduíche, com uma peça de tela anterior e pré-peritoneal.

No reparo de Lichtenstein,[4] uma peça de tela protética não absorvível é modelada para se adaptar ao canal. Uma abertura é feita na margem distal e lateral da tela para acomodar o cordão espermático. Existem várias próteses pré-formadas disponíveis comercialmente para uso. O periósteo sobrejacente ao tubérculo púbico é exposto e essa dissecção é estendida medialmente em direção à linha média do púbis por pelo menos 15 a 20 mm. Deve-se evitar a fixação da tela ao próprio tubérculo púbico para minimizar o risco de dor inguinal crônica. A margem inferolateral da tela é suturada à margem

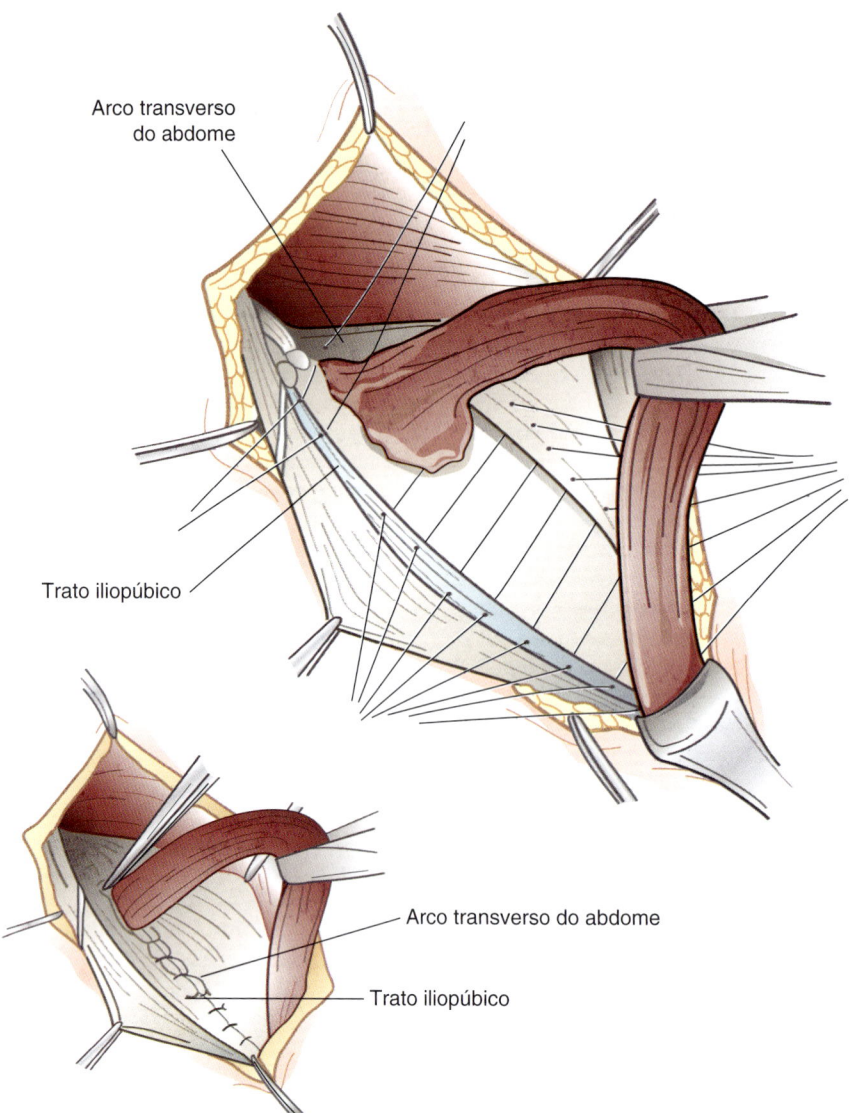

**Figura 45.5** Reparo do trato iliopúbico. *Parte superior*: suturas laterais ao cordão com reconstrução completa do anel inguinal profundo. Essas estruturas englobam o arco do músculo transverso do abdome acima e a origem do músculo cremaster e do trato iliopúbico abaixo. *Parte inferior*: o reparo completo está pronto para o fechamento da incisão. A reconstrução do anel profundo deve reduzir seu diâmetro, mas ser frouxa o suficiente para permitir a introdução da ponta de uma pinça hemostática. (De Condon RE. Anterior iliopubic tract repair. In: Nyhus LM, Condon RE, eds. *Hernia*. 2nd ed. Philadelphia: JB Lippincott; 1974:204.)

expandida do ligamento inguinal que se inicia exatamente adjacente ao tubérculo púbico (mas não dentro dele) usando uma sutura não absorvível. A face medial da tela cirúrgica é generosamente sobreposta ao tubérculo púbico por pelo menos 15 mm. Essa sutura é passada até um ponto exatamente lateral e superior ao anel inguinal interno e amarrada. Suturas interrompidas são então aplicadas fixando a face superomedial da tela ao tendão conjunto. Deve-se tomar muito cuidado para visualizar os nervos ilioinguinal e ílio-hipogástrico a fim de evitar a lesão ou a compressão desses nervos. Além disso, assegura-se a sobreposição medial adequada da tela medialmente ao tubérculo púbico. Nesse ponto, as pontas criadas pela abertura da tela ao redor do cordão espermático são aproximadas por suturas, formando perfeitamente um novo anel inguinal interno. É importante proteger o nervo ilioinguinal e o ramo genital do nervo genitofemoral contra a compressão, colocando-os junto com as estruturas do cordão quando estas são passadas por esse anel inguinal interno recém-modelado, ou evitando seu fechamento no reparo.

Adaptando os princípios do reparo sem tensão, Gilbert[5] relatou o uso de um tampão de tela de polipropileno em formato de cone que, quando inserido no anel inguinal interno, posiciona-se feito um guarda-chuva aberto virado para baixo ocluindo-o. Esse tampão é fixado aos tecidos circundantes e mantido em posição por um remendo adicional sobrejacente de tela. Pode não ser necessário fixar esse remendo com suturas, mas, se for o caso, exige-se a dissecção para criar um espaço suficiente entre os músculos oblíquos externo e interno, para que o remendo fique plano sobre o canal inguinal. Esse reparo no estilo tampão e remendo, uma extensão da técnica original de Lichtenstein com tela, tornou-se o reparo de hérnia inguinal primária anterior mais realizado. Embora possa ser feito por alguns cirurgiões experientes sem fixação com sutura, a maioria fixa o tampão e o remendo com várias suturas monofilamentares não absorvíveis, em especial no caso de assoalhos inguinais muito fracos ou com grandes defeitos.

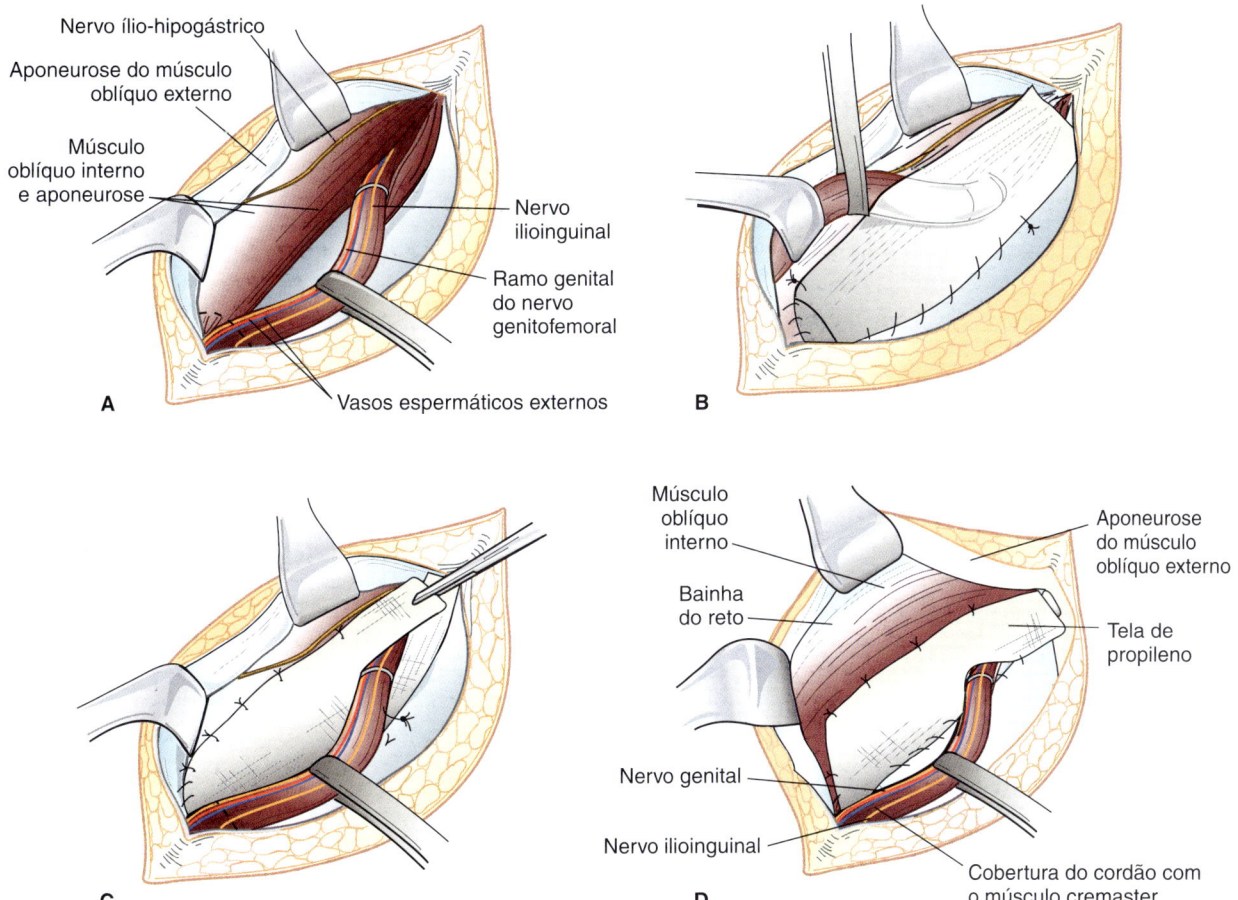

**Figura 45.6** Reparo de hérnia livre de tensão de Lichtenstein. **A.** Esse procedimento é realizado por dissecção cuidadosa do canal inguinal. A ligadura alta de um saco herniário indireto é realizada, e as estruturas do cordão espermático são retraídas inferiormente. A aponeurose do músculo oblíquo externo é separada do músculo oblíquo interno subjacente, alta o suficiente para acomodar enxerto de tela de 6 a 8 cm de extensão. É necessária a sobreposição da borda do músculo oblíquo interno em 2 a 3 cm. Uma lâmina de tela de polipropileno é colocada para se amoldar ao canal inguinal. É feita uma abertura na face lateral da tela, e o cordão espermático é colocado entre as duas extremidades da abertura da tela. **B.** O cordão espermático é afastado em direção cranial. A face medial da tela deve sobrepor-se ao osso púbico ultrapassando em aproximadamente 2 cm. A tela é fixada ao tecido aponeurótico recobrindo o tubérculo púbico sobrejacente com o uso de uma sutura contínua de material monofilamentar não absorvível. A sutura continua lateralmente, fixando-se a borda inferior da tela à borda lateral do ligamento inguinal até um ponto exatamente lateral ao anel inguinal interno. **C.** Uma segunda sutura monofilamentar é aplicada no nível do tubérculo púbico e continuada lateralmente suturando-se a tela à aponeurose do músculo oblíquo interno ou a aproximadamente 2 cm da margem aponeurótica. **D.** As bordas inferiores das duas extremidades são suturadas à borda estendida do ligamento inguinal para criar um novo anel interno feito de tela. As estruturas do cordão espermático são colocadas no interior do canal inguinal sobrepostas à tela. Procede-se ao fechamento da aponeurose do músculo oblíquo externo sobre o cordão espermático. (De Arregui ME, Nagan RD, eds. *Inguinal Hernia: Advances or Controversies?* Oxford, England: Radcliffe Medical;1994.)

A técnica de sanduíche envolve um dispositivo de dupla camada com três componentes de polipropileno. Um remendo de apoio proporciona um reparo posterior semelhante ao da abordagem laparoscópica, um conector funciona como um tampão e um remendo de sobreposição cobre o assoalho inguinal posterior. O uso de suturas interrompidas de fixação não é obrigatório, mas a maioria dos cirurgiões aplica três ou quatro pontos de fixação nesse reparo.

Outra opção para um reparo sem tensão com o uso de tela envolve uma abordagem pré-peritoneal com um remendo de polipropileno autoexpansivo.[6] É criado um saco por dissecção romba no espaço pré-peritoneal e, então, um remendo de tela pré-formado é inserido no defeito da hérnia, que se expande para cobrir os espaços direto, indireto e femoral. O remendo fica paralelo ao ligamento inguinal; pode permanecer sem sutura de fixação ou pode ser aplicada uma sutura simples.

A técnica de Stoppa-Rives utiliza uma incisão na linha média subumbilical para posicionar uma grande prótese de tela no espaço pré-peritoneal.[7] A dissecção romba é usada para criar um espaço extraperitoneal que se estende para dentro do espaço pré-vesical, além do forame obturador e posterolateral à borda pélvica. Essa técnica tem a vantagem de distribuir a pressão intra-abdominal natural em uma ampla área para manter a tela em uma localização apropriada. A técnica Stoppa-Rives é particularmente útil para hérnias grandes, recorrentes ou bilaterais.

*Reparo pré-peritoneal.* A abordagem pré-peritoneal aberta é útil para o reparo de hérnias inguinais recorrentes, por deslizamento, femorais e algumas hérnias estranguladas.[8] Uma incisão transversa na pele é feita 2 cm acima do anel inguinal interno e é direcionada para a borda medial da bainha do reto. Os músculos da parede abdominal anterior são incisados transversalmente e o espaço pré-peritoneal é identificado. Se for necessária maior exposição, a bainha do reto anterior poderá ser incisada e o músculo reto afastado medialmente. Os tecidos pré-peritoneais são afastados cranialmente para a visualização da parede inguinal posterior e do local de herniação. Artéria e veias epigástricas inferiores geralmente estão sob a porção média da bainha posterior do reto e, em geral, não necessitam ser divididas. Essa abordagem evita a mobilização do cordão espermático e a lesão dos nervos sensitivos do canal inguinal, que é particularmente importante para hérnias previamente reparadas por uma abordagem anterior. Se o peritônio for incisado, ele será fechado com sutura para evitar a evisceração dos conteúdos intraperitoneais no campo cirúrgico. A fáscia transversal e a aponeurose do músculo transverso do abdome são identificadas e suturadas ao trato iliopúbico com suturas permanentes. As hérnias femorais reparadas por essa abordagem requerem o fechamento do canal femoral prendendo o reparo ao ligamento de Cooper. Uma prótese de tela costuma ser usada para obliterar o defeito no canal femoral, particularmente no caso de hérnias grandes.

***Reparo laparoscópico.*** O reparo laparoscópico da hérnia inguinal é outro método de reparo sem tensão com tela com base em uma abordagem pré-peritoneal. A abordagem laparoscópica proporciona a vantagem mecânica de se colocar uma grande peça de tela por trás do defeito, cobrindo o orifício miopectíneo e usando as forças naturais da parede abdominal para dispersar a pressão intra-abdominal sobre uma grande área a fim de manter a tela em posição. Segundo os proponentes, a recuperação é mais rápida, com menos dor, melhor visualização da anatomia além da possibilidade de corrigir todos os defeitos de hérnia inguinal. Os críticos ressaltaram os tempos operatórios mais longos, os desafios técnicos, o maior risco de recidiva e o aumento do custo. O reparo laparoscópico também está associado a um risco de aproximadamente 0,3% de lesão visceral ou vascular.[9] Apesar de haver controvérsia sobre a utilidade do reparo laparoscópico das hérnias inguinais unilaterais primárias, a maioria concorda que essa abordagem tem vantagens para os pacientes com hérnias bilaterais ou recorrentes.[10] A adoção de orientações práticas para a realização de reparos laparoscópicos da hérnia pode ajudar a reduzir os custos.

Ao considerar a abordagem laparoscópica para o reparo de hérnias inguinais, o cirurgião tem várias opções. As técnicas mais populares são as abordagens de reparo totalmente extraperitoneal (TEP) e transabdominal pré-peritoneal (TAPP). A principal diferença entre essas duas técnicas está na sequência de acesso ao espaço pré-peritoneal. Na abordagem TEP, a dissecção começa no espaço pré-peritoneal usando-se um dissector com balão. No reparo TAPP, o acesso ao espaço pré-peritoneal é feito após a entrada na cavidade peritoneal. Cada abordagem tem seus méritos. Na abordagem TEP, a dissecção pré-peritoneal é mais rápida e o risco potencial de dano visceral intraperitoneal é minimizado. Entretanto, o uso de balões de dissecção é dispendioso, o espaço de trabalho é mais limitado e pode não ser possível criar um espaço de trabalho, se o paciente tiver sido submetido anteriormente a cirurgia pré-peritoneal. Além disso, se for criada uma grande ruptura no peritônio durante a abordagem TEP, o potencial de espaço de trabalho pode se tornar obliterado, e será necessária a conversão para uma abordagem TAPP. Por esses motivos, o conhecimento da técnica transabdominal é essencial para a realização de reparos laparoscópicos de hérnia inguinal. A abordagem transabdominal permite a identificação imediata da anatomia da virilha antes da extensa dissecção e ruptura dos planos teciduais naturais. O maior espaço de trabalho na cavidade peritoneal pode facilitar a experiência com a abordagem laparoscópica.

Não há contraindicações absolutas ao reparo laparoscópico da hérnia inguinal, além da incapacidade do paciente em tolerar a anestesia geral. Pacientes anteriormente submetidos à cirurgia na porção inferior do abdome podem necessitar de significativa adesiólise; nesses casos, pode ser melhor uma abordagem anterior. Em especial, em pacientes submetidos à prostatectomia retropúbica radical com dissecção prévia do espaço retroperitoneal, a dissecção segura e acurada pode ser um desafio.

Na abordagem TEP, é realizada uma incisão infraumbilical. A bainha anterior do reto é incisada, o músculo reto do abdome ipsilateral é afastado lateralmente e emprega-se uma dissecção romba para criar um espaço sob o reto. Um dissector com balão é inserido profundamente até a bainha posterior do reto, direcionado à sínfise púbica e inflado sob visão laparoscópica direta (Figura 45.7). Após sua abertura, o espaço é insuflado e trocartes adicionais são colocados. Um laparoscópio de 30° fornece a melhor visualização da região inguinal (Figura 45.3). Os vasos epigástricos inferiores são identificados ao longo da porção inferior do músculo reto e servem como ponto de referência útil. É necessário afastar o ligamento de Cooper da sínfise púbica medialmente até o nível da veia ilíaca externa. O trato iliopúbico também é identificado. Deve-se ter o cuidado de evitar lesão ao ramo femoral do nervo genitofemoral e ao nervo cutâneo femoral lateral, que estão localizados lateralmente e sob o trato iliopúbico (Figura 45.4). A dissecção lateral é realizada até a espinha ilíaca anterossuperior. Por fim, os vasos testiculares e o ducto deferente são identificados e afastados do peritônio.

Na abordagem TAPP, uma incisão infraumbilical é usada para acessar a cavidade peritoneal diretamente. Dois portais de 5 mm são colocados lateralmente aos vasos epigástricos inferiores no nível do umbigo. É criado um retalho peritoneal alto na parede abdominal anterior, estendendo-se da prega umbilical mediana até a espinha ilíaca anterossuperior. O restante da cirurgia segue como um procedimento semelhante à TEP.

O saco de uma hérnia direta e a gordura pré-peritoneal associada são delicadamente reduzidos por tração, caso não tenham sido reduzidos por expansão do balão no espaço peritoneal. Um pequeno saco de uma hérnia indireta é mobilizado das estruturas do cordão e reduzido à cavidade peritoneal. Um grande saco herniário pode ser de difícil redução. Nesse caso, o saco é dividido com cautério próximo ao anel inguinal interno, deixando a porção distal do saco *in situ*. O saco peritoneal proximal é fechado com uma ligadura em alça, ou grampos, para evitar a ocorrência de pneumoperitônio. Após a redução de todas as hérnias, uma peça de 12 × 14 cm de tela de polipropileno é inserida por um trocarte e desdobrada. A tela, que ocupa os espaços direto, indireto e femoral, repousa sobre as estruturas do cordão. É imperativo que o peritônio seja dissecado em pelo menos 4 cm fora das estruturas do cordão, a fim de evitar a invasão do peritônio sob a tela, o que pode levar à recidiva. A tela é cuidadosamente fixada, com grampo ou tacha, ao ligamento de Cooper medialmente, anteriormente à musculatura posterior do reto e arco aponeurótico do músculo transverso do abdome, pelo menos 2 cm acima do defeito herniário, e lateralmente ao trato iliopúbico. A tela estende-se além da sínfise púbica e abaixo do cordão espermático e do peritônio (Figura 45.8). Ela não é fixada nessa área, e os grampos ou tachas não são colocados inferiormente ao trato iliopúbico além da artéria ilíaca externa. Essa fixação, se colocada nessa área, pode lesionar o ramo femoral do nervo genitofemoral ou o nervo cutâneo femoral lateral. Os grampos ou tachas de fixação também são evitados no chamado trígono da destruição, limitado medialmente pelo ducto deferente e lateralmente pelos vasos espermáticos, para prevenir lesão aos

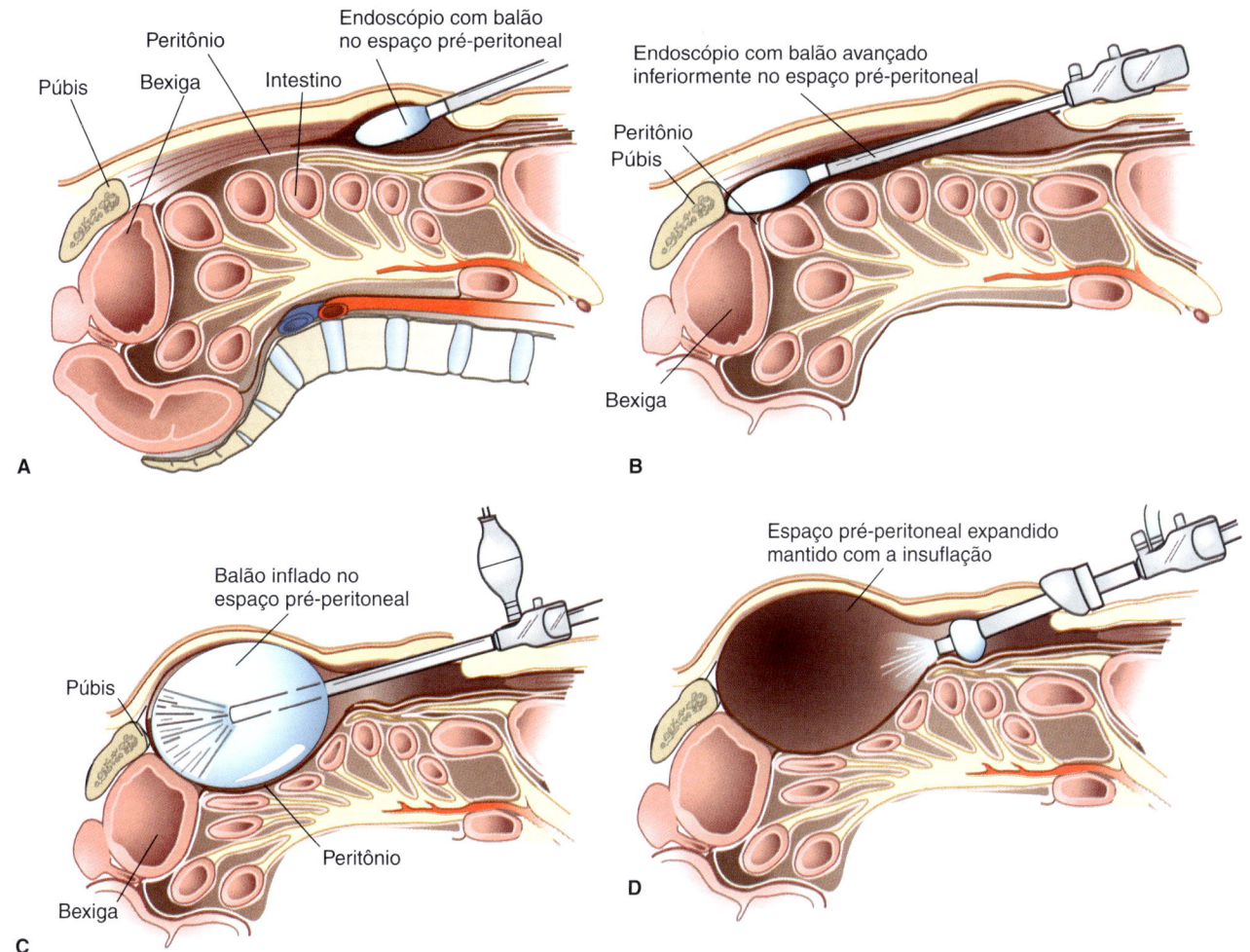

**Figura 45.7** Reparo laparoscópico totalmente extraperitoneal de hérnia. **A.** O acesso à bainha posterior do reto é realizado pela região periumbilical. Um dissector com balão é colocado na superfície anterior da bainha posterior do reto. **B.** O dissector com balão é avançado para a superfície posterior do púbis no espaço pré-peritoneal. **C.** O balão é inflado, criando assim uma cavidade óptica. **D.** A cavidade óptica é insuflada por dióxido de carbono, e a superfície posterior do assoalho inguinal é dissecada.

vasos ilíacos externos e ao nervo femoral. Enquanto for possível palpar a ponta do grampo ou tacha de fixação, é provável que essas estruturas não sejam lesionadas.

***Reparo robótico.*** A técnica TAPP também pode ser realizada por via robótica, com uma configuração de trocarte semelhante, etapas similares de dissecção, posicionamento da tela e resultados semelhantes aos da laparoscopia.[11] Uma vantagem da abordagem robótica é a óptica tridimensional e o instrumental articulado. Isso permite melhor visualização da anatomia em comparação com a visão bidimensional da laparoscopia. Os instrumentos articulados proporcionam melhor mobilidade para dissecção e sutura. Outra vantagem é a simplicidade na fixação da tela à parede abdominal com o uso de suturas, em vez de um dispositivo mecânico penetrante de fixação como tachas ou grampos. Do mesmo modo, o retalho peritoneal também pode ser fechado com sutura. Embora não seja comprovado, isso pode conferir uma leve vantagem em relação à dor, em comparação com tachas e grampos.

## Complicações e resultados do reparo da hérnia inguinal

A melhor informação sobre os resultados do reparo de hérnia está disponível em grandes estudos prospectivos randomizados, metanálises de estudos clínicos em dois grandes registros nacionais, Danish Hernia Database e Swedish Hernia Register. O banco de dados de hérnia dinamarquês inclui mais de 98% dos reparos de hérnia inguinal, e a taxa de captura do registro sueco é de aproximadamente 80%.[12,13] Apesar da natureza de alguns estudos clínicos randomizados, deve-se ter cuidado na interpretação dos resultados. Muitos desses pacientes foram altamente selecionados, e a maioria dos estudos excluiu hérnias recorrentes, indivíduos obesos e grandes hérnias inguinais. Além disso, alguns resultados de seguimento foram completados por entrevistas por telefone e não por exame físico. Os registros nacionais apenas coletam informações de cirurgias, assim, a incidência de recidiva é menor do que caso todos os pacientes tivessem sido entrevistados e examinados.

A mortalidade em todos os tipos de reparo é baixa; não existem relatos de diferenças significativas entre as várias técnicas. Há maior mortalidade associada ao reparo das hérnias estranguladas. Em contrapartida, o risco de morte está relacionado às comorbidades individuais e deve ser avaliado em cada paciente. O tipo de anestesia não afeta a taxa de recidiva.[13] Reparos abertos podem ser realizados com anestesia local, o que pode ser uma vantagem ao operar pacientes de alto risco.

Existem diferenças importantes nos resultados do reparo primário da hérnia. A recidiva é o resultado primário avaliado pela

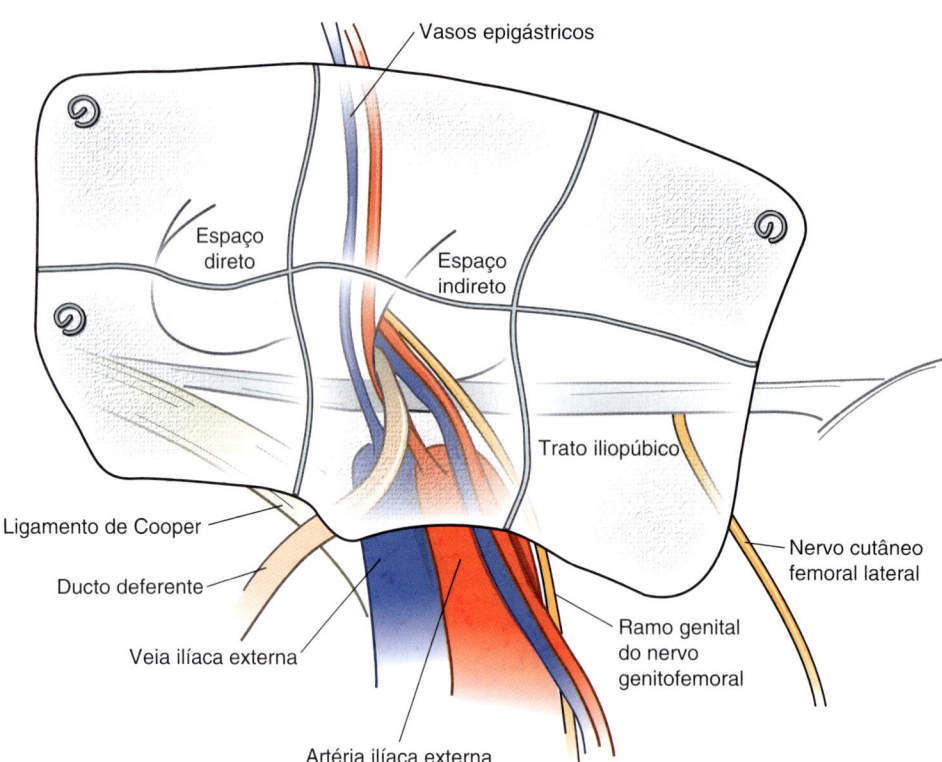

**Figura 45.8** Ilustração da colocação de uma prótese de tela para o reparo extraperitoneal total (TEP) de hérnia. (De Corbitt J. Laparoscopic transabdominal transperitoneal patch hernia repair. In: Ballantyne GH, ed. *Atlas of Laparoscopic Surgery*. Philadelphia: WB Saunders; 2000:511.)

maioria dos estudos. Grandes séries, incluindo múltiplos tipos de reparos, sugeriram que a recidiva varia de 1,7 a 10%.[12-14]

Muitas vezes, os resultados dos reparos teciduais se baseiam em relatos que consistem em séries institucionais únicas ou pessoais que não eram prospectivas ou randomizadas e os períodos de acompanhamento foram irregulares. Não surpreende que a recidiva seja variável.

Os reparos sem tensão apresentam menor taxa de recidiva do que os reparos teciduais.[13,15,16] Os resultados do banco de dados de hérnia dinamarquês demonstraram que as recidivas das hérnias resultantes de reoperação após reparo pela técnica de Lichtenstein são de apenas 25% dos reparos feitos sem o uso de tela.[12] Uma revisão Cochrane relatou que os reparos com tela protética têm risco 50 a 75% menor de recidiva da hérnia, risco mais baixo de dor inguinal pós-herniorrafia e retorno mais precoce ao trabalho do que nos reparos abertos.[15] A técnica de Shouldice apresenta maior recidiva do que os reparos que usam tela, exceto quando essa técnica utiliza a tela.[16] Uma recente metanálise comparando a técnica de Lichtenstein, o tampão de tela e os reparos com duplo invólucro relatou que não houve diferenças significativas na taxa de recidiva, dor inguinal crônica, outras complicações ou tempo para o retorno ao trabalho.[17] Aproximadamente 50% das recidivas são encontradas 3 anos após o reparo primário. Recidiva continua a ocorrer após esse período, depois de realizado o reparo com o uso de telas, mas é rara nos reparos sem tensão.

Uma grande revisão de ensaios clínicos randomizados foi publicada em 2002 pela European Union Hernia Trialists Collaboration.[18] Os autores relataram metanálise de 4.165 pacientes em 25 estudos. Com base nos dados disponíveis, o reparo laparoscópico resultou em retorno mais rápido à atividade normal e em menos dor persistente no pós-operatório. A taxa de recidiva para o reparo laparoscópico foi menor em comparação com os reparos sem o uso de tela pelo método aberto; entretanto, os reparos laparoscópicos e abertos com tela tiveram taxas de recidiva semelhantes.

Um estudo prospectivo, patrocinado pela Veterans Administration em 1983, randomizou pacientes submetidos à técnica de Lichtenstein ou ao reparo laparoscópico, dos quais 90% eram reparos TEP.[14] A maioria dos cirurgiões desse estudo pode ter obtido uma experiência abaixo do ideal com a abordagem laparoscópica; apenas 25 reparos prévios eram necessários para que fossem elegíveis para inscrever pacientes, o que é compatível com a taxa de conversão aparentemente alta de 5%. Apesar desses fatores, esses pesquisadores encontraram uma incidência duas vezes maior de recidiva após o reparo laparoscópico (10%) do que o reparo aberto (5%). Essa diferença na taxa de recidiva permaneceu no caso de hérnias primárias (10% na laparoscópica *versus* 4% na aberta); porém, a tendência das hérnias recorrentes reparadas por abordagem laparoscópica é de apresentar menos recidiva (10% *versus* 14%). Em outro estudo desse mesmo grupo, tanto a inexperiência do cirurgião com a laparoscopia quanto os cirurgiões com mais de 45 anos foram preditores de recidiva após reparo laparoscópico.[17] O que se pode concluir desses resultados? Eles mostram que o reparo laparoscópico de hérnias inguinais tem uma curva de aprendizagem definida para alcançar uma taxa de recidiva aceitavelmente baixa.

Em uma revisão Cochrane com mais de 1.000 pacientes de oito estudos não randomizados, não houve diferença na taxa de recidiva da hérnia entre reparos TAPP e TEP.[19] Os procedimentos TAPP foram associados a mais hérnias no local da porta e lesões vasculares, enquanto a abordagem TEP apresentou maior taxa de conversão.

# HÉRNIAS FEMORAIS

A hérnia femoral ocorre através do canal femoral, que é limitado superiormente pelo trato iliopúbico, inferiormente pelo ligamento de Cooper, lateralmente pela veia femoral e medialmente pela junção do trato iliopúbico e do ligamento de Cooper (ligamento lacunar). Uma hérnia femoral produz uma protuberância ou massa sob o ligamento inguinal. Ocasionalmente, algumas hérnias femorais se apresentam sobre o canal inguinal. Nesse caso, o saco herniário femoral ainda sai inferiormente ao ligamento inguinal através do canal femoral, mas ascende em direção cranial. Aproximadamente 50% dos homens com hérnia femoral terão uma hérnia inguinal direta associada, ao passo que essa relação ocorre em apenas 2% das mulheres.

Uma hérnia femoral pode ser reparada com o reparo padrão do ligamento de Cooper, uma abordagem pré-peritoneal ou uma abordagem laparoscópica. Os elementos essenciais do reparo da hérnia femoral incluem a dissecção e a redução do saco herniário e a obliteração do defeito no canal femoral, seja por aproximação do trato iliopúbico ao ligamento de Cooper ou por colocação de uma tela protética para obliterar o defeito. A incidência de estrangulamento nas hérnias femorais é alta; portanto, todas devem ser reparadas, assim como examinados os conteúdos do saco herniário das hérnias femorais encarceradas quanto à viabilidade. Em pacientes com comprometimento intestinal, a abordagem do ligamento de Cooper é a técnica preferida porque a tela é contraindicada. Quando os conteúdos encarcerados de uma hérnia femoral não puderem ser reduzidos, pode ser útil dividir o ligamento lacunar. Um método útil para identificar e reparar as hérnias femorais durante abordagem anterior é dissecar a gordura subcutânea da aponeurose oblíqua externa, expondo a reflexão anterior do ligamento inguinal. A artéria femoral é facilmente palpada e o espaço potencial para a hérnia femoral medialmente à veia pode ser inspecionado tanto digital quanto visualmente. Caso seja descoberta uma hérnia femoral, o saco e os conteúdos são mobilizados e reduzidos. O ligamento inguinal geralmente precisa ser dividido por uma pequena extensão para facilitar a redução. A face medial da veia femoral não é esqueletizada, deixando-se generosa quantidade de tecido medial à própria veia. Um pequeno tampão protético pode então ser inserido no espaço vazio, anteriormente ocupado pela hérnia femoral, e fixado ao ligamento de Cooper posterior, ao ligamento lacunar medialmente e ao ligamento inguinal superiormente com sutura absorvível. Nenhuma fixação com sutura é aplicada medialmente próximo à veia femoral.

Há relatos de que as hérnias femorais ocorrem em conjunto com as hérnias inguinais em 0,3% dos pacientes em uma grande base de dados de hérnias de quase 35.000 pacientes.[20] A ocorrência de uma hérnia femoral após o reparo de uma hérnia inguinal foi relatada como sendo 15 vezes maior do que a taxa normal esperada. Não está claro se isso representa uma hérnia femoral omitida em cirurgia anterior ou uma propensão ao desenvolvimento de uma nova hérnia após o reparo de hérnia inguinal. A recidiva da hérnia femoral após a cirurgia é de apenas 2%. Os reparos de hérnia femoral recorrente apresentam taxa de recidiva de cerca de 10%.

# PROBLEMAS ESPECIAIS

## Hérnia inguinal por deslizamento

A hérnia por deslizamento ocorre quando um órgão interno compõe uma porção da parede do saco herniário. As vísceras envolvidas com mais frequência são o cólon ou a bexiga. A maioria das hérnias por deslizamento é uma variante das hérnias inguinais indiretas, embora possam ocorrer hérnias femorais e hérnias diretas por deslizamento. O perigo primário associado a uma hérnia por deslizamento é a falha em identificar o componente visceral do saco herniário antes da lesão ao intestino ou à bexiga. Os conteúdos da hérnia por deslizamento são reduzidos à cavidade peritoneal e qualquer excesso do saco herniário é ligado e dividido. Após a redução da hérnia, uma das técnicas descritas pode ser usada para o reparo da hérnia inguinal.

## Hérnia inguinal recorrente

O reparo das hérnias inguinais recorrentes é desafiador, e os resultados estão associados à incidência mais alta de recidiva secundária. As hérnias recorrentes quase sempre requerem a colocação de tela protética para um reparo bem-sucedido. A exceção é quando uma tela infectada está associada à hérnia recorrente. As recidivas após reparo anterior da hérnia com o uso de tela são mais bem tratadas por abordagem laparoscópica ou cirurgia aberta posterior com colocação de uma segunda prótese.

## Hérnia inguinal estrangulada

O reparo de uma hérnia sob suspeita de estrangulamento é realizado com mais facilidade por abordagem pré-peritoneal (ver anteriormente). Com essa exposição, os conteúdos do saco herniário podem ser visualizados diretamente e sua viabilidade pode ser avaliada por meio de uma única incisão. O anel constritor é identificado e pode ser incisado para reduzir a víscera capturada com mínimo risco para os órgãos, vasos sanguíneos e nervos circundantes. Se for necessário ressecar o intestino estrangulado, o peritônio pode ser aberto e a ressecção pode ser realizada sem a necessidade de uma segunda incisão.

## Hérnias inguinais bilaterais

A abordagem para o reparo das hérnias inguinais bilaterais é feita com base na extensão do defeito herniário. O reparo simultâneo das hérnias bilaterais tem taxa de recidiva semelhante à do reparo unilateral, independentemente de ser empregada técnica aberta ou laparoscópica.[21] O uso de um reforço protético gigante do saco visceral (reparo de Stoppa)[7] ou o reparo laparoscópico são preferidos para o reparo simultâneo das hérnias inguinais bilaterais.

# COMPLICAÇÕES E RESULTADOS

Há numerosas complicações relacionadas aos reparos aberto e laparoscópico de hérnia inguinal (Tabela 45.1). Algumas são complicações gerais relacionadas com doenças subjacentes e com os efeitos da anestesia. Essas complicações variam por população de pacientes e risco. Além disso, existem complicações técnicas diretamente relacionadas com o reparo. As complicações técnicas são afetadas pela experiência do cirurgião e são mais frequentes durante e depois do reparo de hérnias recorrentes. Ocorre maior formação de tecido cicatricial e distúrbio da anatomia com a recidiva da hérnia, o que pode resultar em dificuldade na identificação de estruturas importantes durante a cirurgia. Essa é a principal razão para recomendarmos uma abordagem diferente para hérnias recorrentes.

Embora a taxa de complicação geral do reparo da hérnia seja estimada em aproximadamente 10%, muitas dessas complicações são transitórias e podem ser tratadas com facilidade. Complicações mais graves provenientes de uma ampla experiência são apresentadas na Tabela 45.1.

**Tabela 45.1** Complicações após reparo de hérnia inguinal aberto e laparoscópico (%).

| Complicação | Reparo aberto (n = 994) | Reparo laparoscópico (n = 989) |
|---|---|---|
| Complicações intraoperatórias | 1,9 | 4,8 |
| Complicações pós-operatórias | 19,4 | 24,6 |
|   Retenção urinária | 2,2 | 2,8 |
|   Infecção do trato urinário | 0,4 | 1,0 |
|   Orquite | 1,1 | 1,4 |
|   Infecção do sítio cirúrgico | 1,4 | 1,0 |
|   Neuralgia, dor | 3,6 | 4,2 |
| Complicações potencialmente fatais | 0,1 | 1,1 |
| Complicações a longo prazo | 17,4 | 18,0 |
|   Seroma | 3,0 | 9,0 |
|   Orquite | 2,2 | 1,9 |
|   Infecção | 0,6 | 0,4 |
|   Dor crônica | 14,3 | 9,8 |
|   Recidiva | 4,9 | 10,1 |

De Neumayer L, Giobbie-Hurder A, Jonassen O, et al. Open mesh versus laparoscopic mesh repair of inguinal hernias. *N Engl J Med.* 2004;350:1819-1827.)

### Infecções do sítio cirúrgico

O risco de infecção do sítio cirúrgico é estimado em 1 a 2% após o reparo aberto de hérnia inguinal, e é ligeiramente menor com os reparos laparoscópicos. Essas são cirurgias limpas e o risco de infecção é influenciado principalmente por doenças associadas do paciente. O consenso seria de que não há necessidade de profilaxia antimicrobiana de rotina para o reparo de hérnia.[18] Estudos clínicos prospectivos randomizados não apoiaram o uso rotineiro de profilaxia antimicrobiana perioperatória para reparo de hérnia inguinal em pacientes com baixo risco de infecção.[22] Pacientes com doença subjacente significativa, conforme indicado por um escore de 3 ou mais da American Society of Anesthesiology (ASA), recebem a profilaxia antimicrobiana perioperatória com cefazolina, 2 a 3 g, administrada por via intravenosa (IV), 30 a 60 minutos antes da incisão. Clindamicina, 900 mg IV, pode ser usada para pacientes alérgicos à penicilina. Apenas uma única dose de antibiótico é necessária. A colocação de tela protética não aumenta o risco de infecção e não afeta a necessidade de profilaxia. As infecções superficiais do sítio cirúrgico são tratadas com abertura da incisão, cuidados locais das feridas e cicatrização por segunda intenção. Algumas infecções da tela irão se manifestar como um *sinus* de drenagem crônica que se estende até a tela ou ocorre a expulsão da tela. As infecções profundas do sítio cirúrgico geralmente envolvem a tela protética, que deve ser removida.

O risco de infecção pode ser menor com o uso de técnica cirúrgica adequada, preparação antisséptica pré-operatória da pele e tricotomia apropriada. É maior o risco de infecção em pacientes que tiveram infecções anteriores de incisão de hérnias, infecções crônicas da pele ou infecção em um local distante. Essas infecções são tratadas antes da cirurgia eletiva.

### Lesões nervosas e síndromes de dor crônica

Lesões nervosas são uma complicação rara e pouco identificada do reparo da hérnia inguinal. Pode ocorrer lesão por tração, eletrocauterização, transecção e compressão. O uso de tela protética pode resultar em disestesias que geralmente são temporárias.

Os nervos afetados com mais frequência durante o reparo aberto da hérnia são o ilioinguinal, o ramo genital do genitofemoral e o ílio-hipogástrico. Durante o reparo laparoscópico, os nervos cutâneo femoral lateral e genitofemoral podem ser afetados. O tronco principal do nervo femoral raramente é lesionado durante o reparo laparoscópico ou aberto da hérnia inguinal.

Neuralgias transitórias envolvendo nervos sensitivos podem ocorrer e, em geral, são autolimitadas e desaparecem em poucas semanas após a cirurgia. Neuralgias persistentes geralmente resultam em dor e hiperestesia na área de distribuição. Muitas vezes, os sintomas são reproduzidos por palpação sobre o ponto de compressão ou hiperextensão do quadril e podem ser aliviados pela flexão da coxa. A transecção de um nervo sensitivo em geral resulta em uma área de dormência que corresponde à distribuição do nervo envolvido.

Com mais atenção aos resultados do paciente, a dor inguinal crônica substituiu a recidiva como complicação primária após o reparo aberto de hérnia inguinal. Aproximadamente 10% dos pacientes terão dor crônica pós-herniorrafia, definida como dor que persiste por mais de 3 meses após a cirurgia, e relata-se que a dor interfere nas atividades da vida diária em 2 a 4%.[23] As estratégias de divisão rotineira do nervo, na cirurgia aberta, não foram associadas à redução da dor crônica em reparos anteriores com o uso de tela. Em contraste, a divisão rotineira do nervo ilioinguinal está associada a distúrbios sensitivos mais significantes. Em reparos laparoscópicos, com a realização da cirurgia em área distante dos nervos geralmente lesionados e uso criterioso de aplicação de tachas, a percepção de dor é menos frequente. Alguns relatos comparando reparos laparoscópicos e abertos informam taxas mais baixas de dor inguinal crônica no pós-operatório, mas essa observação permanece controversa. Dentre as medidas para reduzir a dor inguinal crônica durante o reparo aberto estão a identificação e a preservação dos três principais nervos, deixando-os *in situ* (nervos ilioinguinal, ílio-hipogástrico, ramo genital do nervo genitofemoral), evitar a fixação direta ao tubérculo púbico, mínima ruptura das fibras cremastéricas e uso de fixação com sutura absorvível interrompida superomedialmente. Esta sutura é empregada para evitar impactação ou compressão das estruturas nervosas.

Várias abordagens de tratamento da neuralgia residual foram descritas. Os sintomas iniciais são tratados com agentes anti-inflamatórios, analgésicos e bloqueios do nervo com anestésicos locais. Deve-se considerar uma abordagem programática em centros especializados para maximizar a chance de um resultado positivo e minimizar a chance de agravar ainda mais uma situação difícil. Em geral, as abordagens cirúrgicas à dor inguinal crônica são divididas em intervenções locais, isto é, no local cirúrgico (excisão de tela ou aderências, redução de volume da tela) e intervenções relacionadas ao nervo distantes do local imediato de reparo da hérnia. Até o momento, a extensão e a abordagem nas intervenções locais são pouco compreendidas, porém alguns pacientes beneficiam-se de uma abordagem agressiva. Em geral, a neurectomia pode ser realizada de maneira aberta ou minimamente invasiva (por via laparoscópica ou robótica), muitas vezes trocando a dor crônica por anestesia crônica ou parestesia. Em muitos pacientes com dor debilitante, essa é uma troca bem-vinda. A identificação dos pacientes nos quais essas abordagens teriam sucesso deve ser feita precocemente. Muitos dados são necessários para auxiliar na tomada de decisão nessa população complexa.

### Orquite isquêmica e atrofia testicular

Orquite isquêmica decorre geralmente de trombose das pequenas veias do plexo pampiniforme no cordão espermático. Isso resulta em congestão venosa dos testículos, que se tornam aumentados de volume e sensíveis em 2 a 5 dias após a cirurgia. O processo pode continuar por mais 6 a 12 semanas e, em geral, resulta em atrofia testicular. Orquite isquêmica também pode ser causada por ligadura da artéria testicular, e é tratada com analgésicos e anti-inflamatórios. Orquiectomia raramente é necessária.

A incidência de orquite isquêmica pode ser minimizada evitando-se a dissecção desnecessária do cordão espermático. A incidência aumenta com a dissecção da porção distal de um grande saco herniário e em pacientes submetidos a cirurgias prévias por recidiva de hérnia ou doenças do cordão espermático. Nessas situações, o uso de uma abordagem posterior é preferido.

A atrofia testicular é uma consequência da orquite isquêmica. É mais comum após o reparo de hérnias recorrentes, especialmente quando é usada uma abordagem anterior. A incidência de orquite isquêmica aumenta por um fator de três ou quatro a cada recidiva subsequente da hérnia.

### Lesão aos ductos deferentes e às vísceras

A lesão aos ductos deferentes e às vísceras intra-abdominais é rara. A maioria dessas lesões ocorre em pacientes com hérnias inguinais por deslizamento, quando a presença de vísceras intra-abdominais no saco herniário não é identificada. No caso de grandes hérnias, o ducto deferente pode ser deslocado em um anel inguinal aumentado, antes de sua entrada no cordão espermático. Nessa situação, o ducto deferente é identificado e protegido.

### Recidiva da hérnia inguinal

As recidivas de hérnias geralmente são causadas por fatores técnicos, como tensão excessiva no reparo, omissão de hérnias, não inclusão de margem musculoaponeurótica adequada no reparo, assim como o tamanho e a colocação impróprios da tela. A recidiva também pode resultar do não fechamento de um anel inguinal interno dilatado cujo tamanho é sempre avaliado ao fim da cirurgia primária. Outros fatores passíveis de causar recidiva da hérnia são: pressão intra-abdominal cronicamente elevada, tosse crônica, infecções profundas de sítio cirúrgico e formação deficiente de colágeno na ferida. Recidivas são mais comuns em pacientes com hérnias diretas e, em geral, envolvem o assoalho do canal inguinal próximo ao tubérculo púbico, onde a tensão da linha de sutura é maior. O uso de uma incisão relaxante, quando houver tensão excessiva no momento do reparo primário da hérnia, é útil para reduzir a recidiva. Uma hérnia femoral é encontrada em cerca de 5 a 10% dos pacientes com hérnia inguinal recorrente e deve sempre ser investigada durante a cirurgia.[12]

A maioria das hérnias recorrentes requer o uso de tela protética para o sucesso do reparo. A escolha de uma abordagem diferente (geralmente posterior) evita a dissecção através do tecido cicatricial, melhora a visualização do defeito e a redução da hérnia, além de diminuir a incidência de complicações, em especial de orquite isquêmica e lesão do nervo ilioinguinal. As recidivas após reparo inicial com tela protética podem ser causadas por deslocamento da prótese ou uso de uma prótese de tamanho inadequado. As recidivas são mais bem tratadas colocando-se uma segunda prótese por uma abordagem diferente.

Metanálise de 58 relatos comparando as técnicas com tela sintética aos reparos sem o uso de tela mostrou uma redução de quase 60% das recidivas com o uso de tela.[18] Esse estudo concluiu que não houve diferença na taxa de recidiva da hérnia entre as abordagens laparoscópica e aberta que usaram tela. Metanálise recente de reparos de hérnia recorrente relatou não haver diferença entre os reparos abertos ou laparoscópicos que usaram tela em relação a novas recidivas ou à dor inguinal crônica.[24]

A recidiva é mais comum após o reparo de hérnias recorrentes e está diretamente relacionada com o número de tentativas prévias de reparo. Grandes estudos populacionais relataram taxa de recidiva de 4 a 5% nos primeiros 24 meses, que aumenta para 7,5% em 5 anos.[25] Nos reparos sem tensão e com tela, as taxas de nova cirurgia após recidiva são menores e resultam em redução de aproximadamente 60% das recidivas em comparação com os reparos mais tradicionais.

Há diminuição sucessiva no tempo de recidiva da hérnia a cada reparo subsequente.[25] As recidivas sucessivas estão associadas ao aumento dos tempos operatórios e a maior taxa de complicações.

### Qualidade de vida

Os principais indicadores de qualidade de vida avaliados para reparo de hérnia são: dor pós-operatória e retorno ao trabalho. As abordagens sem tensão e laparoscópica com uso de tela protética demonstraram ser menos dolorosas que os reparos sem tela. Os reparos laparoscópicos causam menos dor pós-operatória e têm proporcionado uma vantagem marginal na redução do absenteísmo no trabalho.[10]

## HÉRNIAS VENTRAIS

A hérnia ventral é definida como uma protrusão através da parede abdominal anterior. Esses defeitos podem ser classificados como espontâneos ou adquiridos, ou de acordo com sua localização na parede abdominal. As hérnias epigástricas ocorrem desde o processo xifoide até o umbigo; as hérnias umbilicais ocorrem no umbigo; e as hérnias hipogástricas são hérnias espontâneas raras que ocorrem abaixo do umbigo na linha média. As hérnias adquiridas ocorrem tipicamente após incisões cirúrgicas; portanto, são denominadas hérnias incisionais. Embora não seja uma hérnia verdadeira, a diástase dos retos pode apresentar-se como uma protuberância na linha média. Nessa condição, a linha alba é estirada, resultando em protuberância nas margens mediais dos músculos retos. A diástase da parede abdominal pode ocorrer em outros locais além da linha média. Não há anel fascial ou saco herniário e, a não ser que significativamente sintomática, em geral, evita-se a correção cirúrgica.

### Incidência

Com base nas estatísticas operatórias nacionais dos EUA, as hérnias incisionais são responsáveis por 15 a 20% de todas as hérnias da parede abdominal; as hérnias umbilicais e epigástricas constituem 10% das hérnias. As hérnias incisionais são duas vezes mais comuns em mulheres do que em homens, e sua ocorrência pode chegar a 41% 2 anos após uma ressecção oncológica. Estima-se que sejam realizados de 350.000 a 500.000 reparos de hérnia ventral a cada ano nos EUA. Vários fatores técnicos e relacionados com o paciente são associados à ocorrência de hérnias incisionais. Não há nenhuma evidência conclusiva que demonstre que o tipo de sutura na cirurgia primária afete a formação de hérnia.[26] Os fatores relacionados ao paciente associados à formação de hérnia ventral incluem obesidade, idade avançada, sexo masculino, apneia do sono, enfisema e prostatismo. Foi proposto que os mesmos fatores associados à destruição do colágeno no pulmão resultem em cicatrização deficiente da ferida, com maior formação de hérnia. Infecção da ferida tem sido associada à formação de hérnia. Dados recentes sugerem que a técnica cirúrgica usada para fechar uma laparotomia na linha média está altamente associada à formação de hérnia incisional. O uso de uma sutura na extensão da ferida à razão de 4:1 demonstrou reduzir significativamente a formação de hérnia incisional, em comparação com a técnica de sutura, com espaçamentos de 1 cm e avanço de 1 cm, normalmente empregada pela maioria dos cirurgiões.[27]

Permanece controverso se o tipo de incisão abdominal inicial influencia ou não a taxa de hérnia incisional. Como se pode notar, a incidência de hérnia ventral após laparotomia na linha média varia de 3 a 20%, e essa taxa dobra se a operação estiver associada à infecção no sítio cirúrgico. Metanálise de 11 estudos, examinando a incidência de formação de hérnia ventral após vários tipos de incisões abdominais, concluiu que o risco é de 10,5% em incisões na linha média, de 7,5% em incisões transversas e de 2,5% em incisões paramedianas.[28] Dadas as taxas semelhantes quanto à probabilidade de formação de hérnia incisional após incisões transversas e na linha média, o cirurgião deve planejar a incisão com base na exposição cirúrgica desejada para realizar o procedimento com segurança.

Poucos dados estão disponíveis sobre a história natural de hérnias ventrais não tratadas. Como se pode notar, hérnias inguinais assintomáticas ou minimamente sintomáticas, acompanhadas intencionalmente durante 2 anos, apresentam baixa incidência de complicações.[2] Não está claro se esse paradigma se aplica ou não às hérnias incisionais ou ventrais assintomáticas. Como não há nenhum grupo prospectivo disponível para determinar a história natural das hérnias ventrais não tratadas, a maioria dos cirurgiões recomenda que elas sejam reparadas quando descobertas.

## Anatomia

A anatomia da parede abdominal anterior é simples e consideravelmente mais fácil de entender do que a anatomia da área inguinal. Entretanto, uma compreensão clara do suprimento sanguíneo e da inervação do abdome é importante ao realizar a reconstrução avançada da parede abdominal. A musculatura lateral é composta por três camadas, com os fascículos de cada uma delas direcionados obliquamente em ângulos diferentes para criar um forte invólucro para os conteúdos abdominais. Cada um desses músculos forma uma aponeurose que se insere na linha alba, uma estrutura de linha média que une ambos os lados da parede abdominal. O oblíquo externo é o músculo mais superficial da parede abdominal lateral. Profundamente ao oblíquo externo localiza-se o músculo oblíquo interno. As fibras do músculo oblíquo externo seguem em direção inferomedial (feito mãos nos bolsos), enquanto as fibras do músculo oblíquo interno seguem profundamente às fibras do oblíquo externo e opostas a esse músculo. A camada muscular mais profunda da parede abdominal é a do músculo transverso do abdome. Suas fibras seguem em direção horizontal. Esses três músculos laterais dão origem às camadas aponeuróticas laterais ao músculo reto do abdome, que contribuem para as bainhas anterior e posterior do reto.

A extensão medial da aponeurose do músculo oblíquo externo forma a bainha anterior do reto. O músculo transverso do abdome e a aponeurose estendem-se medialmente à linha semilunar, contribuindo com componentes para a bainha posterior do reto. Na linha média, as duas bainhas anteriores do reto formam a linha alba tendinosa. Em ambos os lados da linha alba encontram-se os músculos retos do abdome, cujas fibras são direcionadas longitudinalmente e seguem pela extensão da parede abdominal anterior. Abaixo de cada músculo reto localiza-se a bainha posterior do reto, que também contribui para a linha alba.

Outra estrutura anatômica importante da parede abdominal anterior é a linha arqueada, localizada de 3 a 6 cm abaixo do umbigo. A linha arqueada delineia o ponto abaixo do qual a bainha posterior do reto está ausente. Acima da linha arqueada, a aponeurose do músculo oblíquo interno contribui para as bainhas anterior e posterior do reto, e a aponeurose do músculo transverso do abdome passa posteriormente ao músculo reto para formar a bainha posterior do reto. Abaixo da linha arqueada, as aponeuroses do músculo oblíquo interno e do músculo transverso do abdome passam completamente anteriores ao músculo reto (Figura 45.9). A bainha posterior do reto abaixo da linha arqueada é composta apenas pela fáscia transversal e pelo peritônio.

A parede abdominal recebe grande parte de sua inervação dos VII a XII nervos intercostais bem como dos I e II nervos lombares. Esses ramos fornecem inervação para os músculos abdominais laterais e o músculo reto e a pele sobrejacente. Os nervos atravessam a parede abdominal lateral entre o músculo transverso do abdome e o músculo oblíquo interno e penetram na bainha posterior do reto medialmente à linha semilunar.

Os músculos abdominais laterais recebem sua irrigação sanguínea das três ou quatro artérias intercostais inferiores, da artéria ilíaca circunflexa profunda e das artérias lombares. O músculo reto do abdome tem um suprimento sanguíneo mais complexo derivado da artéria epigástrica superior (um ramo terminal da artéria mamária interna), da artéria epigástrica inferior (um ramo da artéria ilíaca externa) e das artérias intercostais inferiores. As artérias epigástricas superiores e inferiores anastomosam-se nas proximidades do umbigo. A área periumbilical fornece vasos perfurantes importantes que, se preservados, podem diminuir a necrose do retalho de pele durante as ressecções extensas de pele (Figura 45.10).

## Diagnóstico

A avaliação das hérnias da parede abdominal requer exame físico cuidadoso. A exemplo da região inguinal, a parede abdominal anterior é avaliada com o paciente nas posições em pé e supina, e uma manobra de Valsalva também é útil para demonstrar o local e o tamanho da hérnia. As modalidades de imagem podem ter papel significativo no diagnóstico das hérnias mais raras da parede abdominal. A avaliação por tomografia computadorizada (TC) e por US realizada pelo cirurgião (US abdominal dinâmica para hérnia [DASH]) são os adjuvantes mais úteis para o exame físico.

## Classificação

### Hérnia umbilical

O umbigo é formado pelo anel umbilical da linha alba. Intra-abdominalmente, o ligamento redondo (*ligamentum teres*) e as veias paraumbilicais unem-se no umbigo superiormente, e o ligamento umbilical médio (úraco obliterado) entra inferiormente. As hérnias umbilicais em lactentes são congênitas e comuns. Elas se fecham espontaneamente na maioria dos casos por volta dos 2 anos. As hérnias que persistem após os 5 anos geralmente são reparadas por cirurgia, embora sejam raras as complicações relacionadas com essas hérnias em crianças. Há forte predisposição ao desenvolvimento dessas hérnias em indivíduos descendentes de africanos. Nos EUA, a incidência de hérnia umbilical é oito vezes mais alta em crianças afro-americanas do que em brancas.

As hérnias umbilicais em adultos são em sua maioria adquiridas. Essas hérnias são mais comuns em mulheres e em pacientes com condições que resultam em elevação da pressão intra-abdominal, como gravidez, obesidade, ascite ou distensão abdominal crônica. Hérnia umbilical é mais comum em indivíduos com apenas uma decussação aponeurótica de linha média, em comparação com a decussação normal das fibras dos três músculos abdominais laterais. O estrangulamento é raro na maioria dos pacientes;

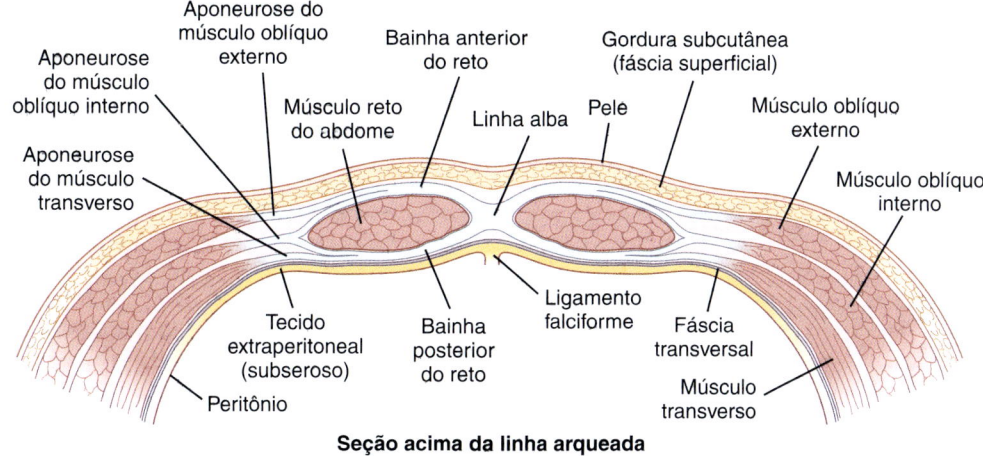

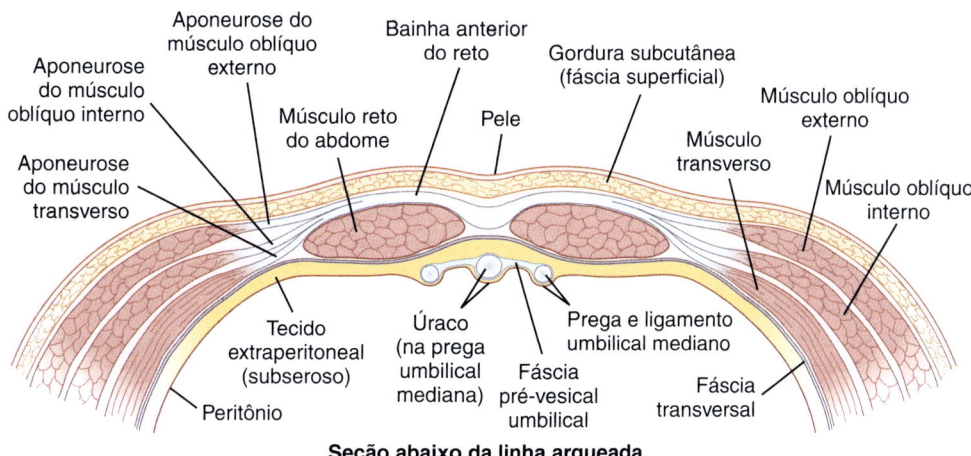

**Figura 45.9** Cortes transversais do músculo reto do abdome e aponeurose acima e abaixo da linha arqueada. (De Netter FT. *Atlas of Human Anatomy*. Summit, NJ: Ciba-Geigy; 1989: Plate 235.)

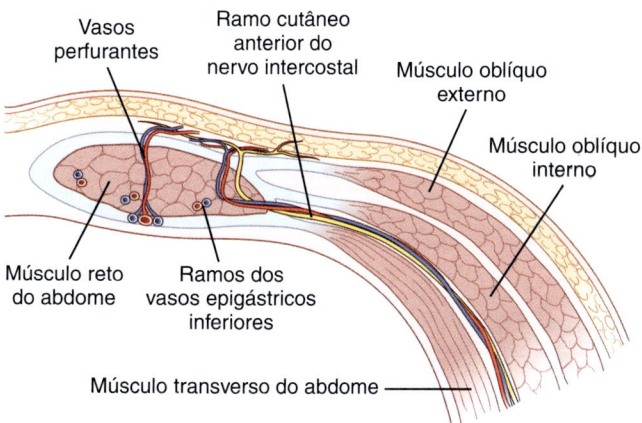

**Figura 45.10** Corte transversal da parede abdominal lateral detalhando a localização do feixe neurovascular intercostal que se segue entre o músculo transverso do abdome e o músculo oblíquo interno.

entretanto, pode ocorrer estrangulamento ou ruptura em condições de ascite crônica. Hérnias umbilicais assintomáticas pequenas, precariamente detectáveis no exame, não precisam de reparo. Adultos que apresentem sintomas, hérnia grande, encarceramento, adelgaçamento da pele sobrejacente ou ascite incontrolável devem submeter-se ao reparo da hérnia. A ruptura espontânea das hérnias umbilicais em pacientes com ascite pode resultar em peritonite e morte.

Classicamente, o tratamento era realizado usando-se o reparo em jaquetão proposto por Mayo, que emprega a imbricação das margens fasciais superior e inferior. Em virtude do aumento de tensão no reparo e das taxas de recidiva de quase 30% com o acompanhamento a longo prazo, atualmente o reparo de Mayo raramente é realizado. Em vez disso, defeitos pequenos são fechados principalmente após separação do saco herniário do umbigo sobrejacente e da fáscia circundante. Defeitos com mais de 3 cm são fechados com o uso de tela protética.[29] Existem várias técnicas para o implante dessas telas e nenhum dado prospectivo encontrou, de maneira conclusiva, vantagens claras de uma técnica sobre outra. As opções para o implante da tela incluem a transposição do defeito, a colocação de um suporte pré-peritoneal reforçado de tela com reparo por sutura e colocado por via laparoscópica. Não existe consenso universal sobre o método mais apropriado para o reparo de hérnia umbilical.

### Hérnia epigástrica

Aproximadamente 3 a 5% da população têm hérnias epigástricas. As hérnias epigástricas são duas a três vezes mais comuns em homens. Essas hérnias estão localizadas entre o processo xifoide e o umbigo e geralmente situam-se a cerca de 5 a 6 cm do umbigo. Como as hérnias umbilicais, as hérnias epigástricas são mais comuns em indivíduos com apenas uma decussação aponeurótica. Os defeitos são pequenos e, em geral, produzem dor intensa desproporcional ao seu tamanho em decorrência do encarceramento de gordura pré-peritoneal. Eles são múltiplos em até 20% dos pacientes e aproximadamente 80% situam-se na linha média. O reparo geralmente consiste em excisão do tecido pré-peritoneal encarcerado e fechamento simples do defeito fascial, de modo semelhante ao das hérnias umbilicais. Os defeitos pequenos podem ser reparados sob anestesia local. Raramente, esses defeitos são de tamanho considerável, contendo omento ou víscera abdominal ou exigem reparos com tela. Recomenda-se o reparo anterior das hérnias epigástricas, uma vez que o defeito é pequeno e a gordura herniada no interior da cavidade peritoneal é de difícil redução.

## Hérnia incisional

De todas as hérnias encontradas, as hérnias incisionais podem ser as mais desafiadoras e difíceis de tratar. Elas ocorrem como resultado de tensão excessiva e cicatrização inadequada de uma incisão prévia, que pode estar associada à infecção do sítio cirúrgico. As hérnias incisionais aumentam de tamanho com o tempo e causam dor, obstrução intestinal, encarceramento e estrangulamento. Obesidade, idade avançada, desnutrição, ascite, gravidez e as condições que elevam a pressão intra-abdominal são fatores que predispõem ao desenvolvimento de hérnia incisional. A obesidade pode causar uma hérnia incisional em virtude da maior tensão na parede abdominal decorrente do volume excessivo de um panículo espesso e grande massa omental. Doença pulmonar crônica e diabetes melito também foram reconhecidos como fatores de risco para o desenvolvimento de hérnia incisional. Medicamentos como corticosteroides e agentes quimioterápicos, bem como infecção do sítio cirúrgico, podem contribuir para a cicatrização deficiente da ferida e aumentam o risco de desenvolvimento de hérnia incisional.

Hérnias grandes podem resultar em perda do domicílio abdominal, que ocorre quando os conteúdos abdominais não se encontram mais na cavidade abdominal. Esses grandes defeitos na parede abdominal também podem resultar da impossibilidade de fechar o abdome primariamente em virtude do edema de intestino, do tamponamento abdominal, da peritonite e de repetidas laparotomias. Com a perda do domicílio, a rigidez natural da parede abdominal torna-se comprometida, e a musculatura abdominal muitas vezes fica retraída. Pode ocorrer disfunção respiratória porque esses grandes defeitos ventrais provocam um movimento respiratório abdominal paradoxal. A perda de domicílio abdominal também pode resultar em edema intestinal, estase do sistema venoso esplâncnico, retenção urinária e constipação intestinal. O retorno das vísceras deslocadas à cavidade abdominal durante o reparo pode causar maior pressão abdominal, síndrome compartimental abdominal e insuficiência respiratória aguda.

Não existe um mecanismo simples para classificar a complexidade de uma hérnia incisional ventral. O tamanho do defeito, sua localização na parede abdominal, a perda do domicílio, as comorbidades do paciente, a presença de contaminação, a necessidade de ostomia, a acuidade da apresentação e o histórico de reparos prévios com ou sem prótese permitem um grande número de permutações. A ausência de um sistema de classificação universal tem dificultado as comparações na literatura e em reuniões, atrasando indiretamente conversas significativas sobre as técnicas de reparo e a escolha das próteses. O modelo de tumor, nódulo e metástase para o estadiamento de câncer é um modelo invejável a ser buscado no reparo de hérnia. Assim, um grupo recente procurou estratificar as hérnias ventrais em estágios usando um número limitado de variáveis pré-operatórias a fim de predizer com precisão os dois resultados cirúrgicos mais significativos: ocorrência em sítio cirúrgico (OSC) e taxas de recidiva da hérnia a longo prazo.

Duas das ferramentas de classificação de hérnia ventral mais populares até o momento foram produzidas a partir da opinião de especialistas: a escala de graduação do Ventral Hernia Working Group e o sistema da European Hernia Society. A escala de graduação do Ventral Hernia Working Group usa as comorbidades do paciente e a classe das feridas a fim de predizer o risco de OSC. O sistema da European Hernia Society avalia a extensão e a localização da hérnia. Usando dados de 333 reparos de hérnias ventrais sem filtro para técnica, os pesquisadores apresentaram uma análise multivariada que identificou a extensão da hérnia (< 10 cm, 10 a 20 cm, ≥ 20 cm) e a presença de contaminação como as duas variáveis associadas à morbidade da ferida (OSC) e à recidiva da hérnia. A localização da hérnia e as comorbidades do paciente não foram significativas nesse modelo para nenhuma medida de resultado. As hérnias podem ser agrupadas em estágios (I a III) usando apenas a extensão e a classe da ferida (Tabela 45.2), com aumentos ordenados em ambas as medidas de resultados. Hérnias em estágio I têm menos de 10 cm/limpas e estão associadas a baixa OSC e baixo risco de recidiva. Hérnias em estágio II têm de 10 a 20 cm/limpas ou menos de 10 cm/contaminadas e estão associadas a um risco intermediário de OSC e de recidiva. Hérnias em estágio III ou têm ≥ 10 cm/contaminadas ou são qualquer hérnia com 20 cm ou mais, e estão associadas a alto risco de OSC e de recidiva. A Tabela 45.3 demonstra taxas relatadas de OSC e de recidiva usando esse sistema.

**Tabela 45.2** Sistema de estadiamento da hérnia incisional.

| | |
|---|---|
| **Estágio I** Risco: baixa recidiva, OSC baixa | < 10 cm, limpa |
| **Estágio II** Risco: moderada recidiva, OSC moderada | < 10 cm, contaminada 10 a 20 cm, limpa |
| **Estágio III** Risco: alta recidiva, OSC alta | ≥ 10 cm, contaminada Qualquer valor ≥ 20 cm |

OSC, ocorrência em sítio cirúrgico.

**Tabela 45.3** Ocorrência em sítio cirúrgico (OSC) e taxas de recidiva.

| | Taxa de OSC | Taxa de recidiva |
|---|---|---|
| **Estágio I** Risco: baixa recidiva, OSC baixa < 10 cm, limpa | 7/77 (10%) | 7/77 (10%) |
| **Estágio II** Risco: moderada recidiva, OSC moderada < 10 cm, contaminada 10 a 20 cm, limpa | 30/151 (20%) | 22/151 (15%) |
| **Estágio III** Risco: alta recidiva, OSC alta ≥ 10 cm, contaminada Qualquer valor ≥ 20 cm | 44/105 (42%) | 27/105 (26%) |

O sistema de estadiamento é simples, mas abrangente em sua capacidade de estratificar os pacientes por risco de morbidade da ferida e recidiva, que são os dois principais parâmetros de resultado de reparo. É importante notar que esse sistema não inclui detalhes intraoperatórios, como a abordagem (aberta *versus* laparoscópica), a escolha da tela (biológica *versus* sintética) ou a posição da tela (*onlay versus sublay*). Espera-se que essa plataforma possa servir de base para futuros critérios de inclusão e exclusão em estudos sobre a técnica.

## Tratamento: reparo cirúrgico

O reparo primário das hérnias incisionais pode ser feito quando o defeito é pequeno (≤ 2 a 3 cm de diâmetro) e há tecido viável adjacente, ou nos casos em que a hérnia é claramente resultante de um erro técnico na cirurgia inicial, como a ruptura de sutura. Defeitos maiores (> 2 a 3 cm de diâmetro) apresentam alta taxa de recidiva se forem fechados primariamente e devem ser reparados com prótese. Em geral, as taxas de recidiva parecem aumentar com o tempo. Isso sugere que a hérnia incisional é provavelmente uma doença crônica, e uma série de opções de tratamento será necessária para uso nos cuidados de um paciente ao longo de sua vida. O material da prótese pode ser colocado como um enxerto de remendo para reforço de um reparo de tecido, interposto entre o defeito fascial, em formato de sanduíche entre os planos teciduais, ou colocado em posição intraperitoneal. Dependendo de sua localização, várias propriedades importantes da tela devem ser consideradas.

### Materiais protéticos para reparo das hérnias ventrais

*Materiais sintéticos permanentes.* Diversos produtos de tela sintética encontram-se disponíveis. As características desejáveis de uma tela sintética incluem ser quimicamente inerte, resistente ao estresse mecânico, manter boa aderência; ser esterilizável, não carcinogênica, além de causar baixa reação inflamatória e ser hipoalergênica. A tela ideal ainda não foi conseguida. Ao selecionar a tela apropriada, o cirurgião deve considerar a posição da tela, se ela estará em contato direto com as vísceras e a presença ou o risco de infecção. A estrutura da tela pode ser classificada com base no peso do material, no tamanho do poro, contato com a água (hidrofóbica ou hidrofílica) e se há uma barreira antiaderente. Ao colocar uma tela em posição extraperitoneal sem o risco de erosão do intestino, uma tela macroporosa é apropriada. As telas de polipropileno e poliéster são usadas com sucesso em posição extraperitoneal. Uma tela de polipropileno é uma tela hidrofóbica macroporosa que permite o crescimento e a incorporação de fibroblastos nativos na fáscia circundante. É semirrígida, um pouco flexível e porosa. Recentemente, foram introduzidas telas de polipropileno mais leves para solucionar algumas das complicações, a longo prazo, das telas pesadas de polipropileno. A definição de tela leve foi arbitrariamente escolhida para telas com menos de 40 g/m²; peso médio para aquelas com 40 a 60 g/m² e peso intermediário para aquelas de 60 a 75 g/m², enquanto as telas pesadas têm peso superior a 75 g/m². As telas leves geralmente são feitas de material absorvível que proporciona estabilidade no manuseio inicial. Normalmente, são compostas de Vicryl® (poliglactina 910) ou Monocryl® (poliglecaprona 25; Ethicon, Somerville, NJ).

Se a tela leve resulta ou não em melhores resultados para os pacientes, é controverso. Dois estudos randomizados prospectivos que avaliaram a incidência de dor pós-operatória após reparo aberto de hérnia inguinal mostraram resultados mistos. Um estudo randomizado controlado recente com tela pesada demonstrou menos recidiva e dor crônica 2 anos após o reparo inguinal TEP laparoscópico, em comparação com a tela leve.[30] O inverso foi demonstrado em um grande estudo de registros clínicos que avaliou pacientes submetidos ao reparo aberto anterior de hérnia inguinal com tela. Nesse estudo, a recidiva a longo prazo não foi diferente com o uso de tela leve de polipropileno, em comparação com a tela pesada.[31] Uma vez que a tela leve de polipropileno apresentou menos problemas gerais relacionados à tela em comparação com a tela pesada nesse cenário, a tela leve é favorecida. Notavelmente, porém, essas vantagens não foram observadas na tela leve com um componente parcialmente absorvível. Em um estudo randomizado controlado que avaliou a tela de polipropileno leve *versus* pesada para o reparo de hérnia ventral, a taxa de recidiva no grupo de tela leve foi duas vezes maior do que no grupo de tela pesada (17% para a tela leve *versus* 7% para a tela pesada), o que se aproximou da significância estatística ($P = 0,052$).[32] Muitos pesquisadores têm relatado taxas relativas às falhas de correção com tela de polipropileno ultraleve e tela de poliéster leve.[33] Outro achado recente em relação à tela com poros maiores é sua capacidade de resistir à contaminação bacteriana. Vários estudos com animais relataram altas taxas de eliminação bacteriana com o uso de tela sintética de poros maiores, quando esta é exposta à flora gastrintestinal e a *Staphylococcus aureus* resistente à meticilina.[34] Há um relato de uma grande experiência retrospectiva multicêntrica com 100 casos com o emprego de tela de polipropileno com poros maiores em reparos de hérnia ventral limpas-contaminadas e contaminadas.[35] Esses autores notaram excelentes resultados a médio prazo com uma taxa de recidiva de 7%. São necessários dados a longo prazo para verificar a segurança e a durabilidade dessa abordagem.

A tela de poliéster é composta por tereftalato de polietileno, é uma tela hidrofílica, pesada e macroporosa. Essa tela tem várias tramas diferentes que podem produzir um tipo de tela plana bidimensional e uma trama multifilamentar tridimensional. Quando colocada em posição pré-peritoneal em reparos complexos de hérnia ventral, as taxas de complicação são comparáveis às de outros produtos.[7,36] São necessários dados de vigilância a longo prazo para assegurar que as taxas de infecção com o uso de tela de poliéster não sejam superiores às de outros produtos.

Quando a tela é colocada em posição intraperitoneal, várias opções estão disponíveis. Estão disponíveis uma tela em peça única com ambos os lados construídos de modo a reduzir as aderências e uma tela composta por um lado destinado a promover o crescimento tecidual e o outro para resistir à formação de aderências, composta por politetrafluoretileno expandido (ePTFE). Essa prótese tem um lado visceral microporoso (3 μm) e um lado macroporoso voltado para a parede abdominal (17 a 22 μm) que promove o crescimento tecidual. Esse produto difere de outras telas sintéticas pois é flexível e liso. Ocorre alguma proliferação de fibroblastos através dos poros, mas o PTFE é impermeável ao líquido. Ao contrário do polipropileno, o PTFE não é incorporado ao tecido natural. O encapsulamento se dá lentamente, e pode ocorrer infecção durante esse processo. Quando infectado, o PTFE quase sempre deve ser removido.

Para promover melhor integração tecidual, foi desenvolvida uma tela composta. Esse produto combina características do polipropileno e do PTFE pela sobreposição de camadas das duas substâncias uma sobre a outra. A superfície do PTFE serve de interface protetora contra o intestino, e o lado do polipropileno é voltado para a superfície para ser incorporado ao tecido fascial nativo. Esses materiais têm taxas variáveis de contração e, quando colocados juntos, podem resultar em deformação da tela e em exposição visceral ao componente polipropileno. Recentemente, foram desenvolvidas outras telas compostas que combinam uma tela macroporosa com uma barreira antiadesiva absorvível temporária. As montagens básicas de telas com esses materiais incluem poliéster ou polipropileno leve ou pesado. As barreiras absorvíveis são tipicamente compostas por celulose oxidada regenerada, ácidos graxos ômega-3 ou hidrogéis de colágeno. Vários estudos com pequenos animais validaram as propriedades antiaderentes dessas barreiras, mas atualmente não existem estudos em seres humanos avaliando a capacidade desses materiais compostos de resistirem à formação de aderências.

*Materiais biológicos.* As próteses biológicas para reparo de hérnia ventral consistem em telas de tecido natural, não sintético. Existem numerosos enxertos biológicos disponíveis para reconstrução da parede abdominal (Tabela 45.4). Esses produtos podem ser classificados de acordo com a origem do material (p. ex., humanos, suínos, bovinos), com as técnicas de processamento pós-coleta (p. ex., reticulado, não reticulado) e com as técnicas de esterilização (p. ex., radiação gama, esterilização com gás óxido de etileno). Esses produtos são compostos principalmente por colágeno acelular e, teoricamente, fornecem matriz para a neovascularização e deposição de colágeno nativo. Essas propriedades podem proporcionar benefícios distintos em casos infectados ou contaminados nos quais a tela sintética é considerada contraindicada. As técnicas ideais de colocação desses produtos relativamente novos ainda devem ser definidas; porém, alguns princípios gerais podem ser aplicados. Esses produtos funcionam melhor quando usados como um reforço da fáscia e não como uma união ou interposição do reparo. A durabilidade a longo prazo das telas biológicas foi questionada recentemente em séries maiores sobre seu uso em situação de contaminação.[37] Descobriu-se que o uso da tela biológica aumentou em situações contaminadas muito desafiadoras, quando o uso de próteses permanentes não seria recomendável e a cobertura com tecido natural era difícil ou impossível. Nessas situações únicas, as telas biológicas empregadas em configuração de transposição podem ser consideradas para minimizar a evisceração e fornecer uma barreira separando as vísceras da atmosfera. Não há dados prospectivos randomizados comparando a eficácia dessas alternativas de tecido natural com a dos reparos com tela sintética em várias situações de reparos de hérnias complexas.

*Materiais sintéticos absorvíveis.* Em razão dos desafios observados com o uso de telas sintéticas permanentes e de telas biológicas, o emprego de materiais sintéticos absorvíveis para o reparo de hérnia ventral ganhou popularidade. A poliglactina, material sintético absorvível original usado para reparo, continua a ser a base do tratamento em situações desafiadoras em campos contaminados. Esse material pode ser colocado em qualquer plano normalmente usado para reparo, idealmente com cobertura de tecido mole anterior à tela. A poliglactina é rapidamente absorvível e hidrolisa-se completamente em 8 a 9 semanas. Foram produzidas variações desse material, resultando em hidrólise mais lenta e melhores características de manuseio no momento do implante. Em uma série prospectiva de casos, constatou-se que a tela de poliglactina lentamente reabsorvível tem uma taxa de recidiva aceitável de 17%, quando colocada em posição retromuscular durante um reparo de hérnia ventral complexa contaminada.[38] Outro material à base de poli-4-hidroxibutirato demonstrou-se promissor em uma série prospectiva de casos com taxa de recidiva de 9% 18 meses após o implante em feridas de classe I (limpas). Várias técnicas foram usadas e a tela descoberta não foi colocada no espaço intraperitoneal. Esse produto é reabsorvido completamente entre 12 e 18 meses. As telas absorvíveis pesadas devem ser evitadas a longo prazo em situações de contaminação, uma vez que as infecções dentro de 30 dias podem aumentar, em comparação com o uso de polipropileno de peso médio.[39]

### Técnica cirúrgica

*Hérnias ventrais.* O consenso geral é de que todas as hérnias, com exceção das hérnias incisionais menores, podem ser reparadas com tela, e o cirurgião tem várias opções para sua colocação. A técnica de *onlay* envolve o fechamento primário do defeito da fáscia e a colocação de uma tela de polipropileno sobre a fáscia anterior. A principal vantagem dessa abordagem é a colocação da tela fora da cavidade abdominal, evitando a interação direta da tela com as vísceras abdominais. Entretanto, as desvantagens incluem grande dissecção subcutânea, maior probabilidade de formação de seroma, localização superficial da tela (o que a põe em risco de contaminação se a incisão tornar-se infectada), e o reparo geralmente ocorre sob tensão. Não há análise prospectiva disponível dessa técnica, mas uma revisão retrospectiva relatou taxas de recidiva de 28%.[40] As modificações do reparo tradicional com *onlay* em pacientes altamente selecionados, com o uso de tela de polipropileno de peso médio e fixação com cola de fibrina, mostrou taxas de infecção comparáveis às da tela sintética permanente colocada em posição *sublay*.[41] Os reparos com interposição de prótese consistem em fixar a tela à margem fascial sem sobreposição. Isso resulta em taxas previsivelmente elevadas de recidivas; muitas vezes, a tela

**Tabela 45.4** Telas biológicas para reconstrução da parede abdominal e técnicas de processamento pós-resultado.

| Produto | Fonte | Reticulado | Método de esterilização |
|---|---|---|---|
| AlloDerm™ (LifeCell, Branchburg, NJ) | Derme humana | Não | Iônico |
| AlloMax™ (Davol, Warwick, RI) | Derme humana | Não | Feixe E |
| FlexHD® (Ethicon, Sommerville, NJ) | Derme humana | Não | Etanol |
| Strattice™ (LifeCell, Branchburg, NJ) | Derme suína | Não | Irradiação gama |
| Permacol™ (Covidien, Norwalk, CT) | Derme suína | Sim | Etanol |
| CollaMend® (Davol, Warwick, RI) | Derme suína | Sim | Etanol |
| XenMatrix™ (Davol, Warwick, RI) | Derme suína | Não | Irradiação gama |
| SurgiMend® (TEI Biosciences, Boston, MA) | Derme fetal bovina | Não | Etanol |
| Veritas® (Synovis, St. Paul, MN) | Bovina | Não | |
| Peri-Guard® (Synovis, St. Paul, MN) | Bovina | Sim | |
| Surgisis® (Cook, Bloomfield, IN) | Intestino suíno | Não | Etanol |

sintética desprende-se da borda fascial em decorrência de elevação da pressão intra-abdominal. A técnica *sublay* envolve a colocação de prótese sob os componentes fasciais. A tela pode ser colocada intraperitonealmente, pré-peritonealmente ou no espaço retrorretal (retromuscular). É bastante desejável que a tela seja colocada sob a fáscia. Com a ampla sobreposição da tela e da fáscia, as forças naturais da cavidade abdominal atuam para manter a tela em posição. Isso pode ser realizado por meio de várias técnicas (Figura 45.11).

**Colocação de tela intraperitoneal.** Após a reabertura da incisão anterior e com o uso de tela dupla ou tela composta, a colocação é realizada em posição intraperitoneal a pelo menos 4 cm além da margem fascial e fixada com suturas de colchoeiro interrompidas. Essa técnica requer a elevação de retalhos subcutâneos, e a tela pode estar em contato direto com o conteúdo abdominal.

A abordagem laparoscópica para o reparo de hérnia ventral emprega os mesmos princípios do reparo retrorretal; porém a tela é colocada no interior da cavidade peritoneal. Esse reparo é útil, particularmente para o reparo de hérnia em pacientes com feridas de alto risco. Os trocartes são colocados o mais lateralmente possível, de acordo com o tamanho e a localização da hérnia.

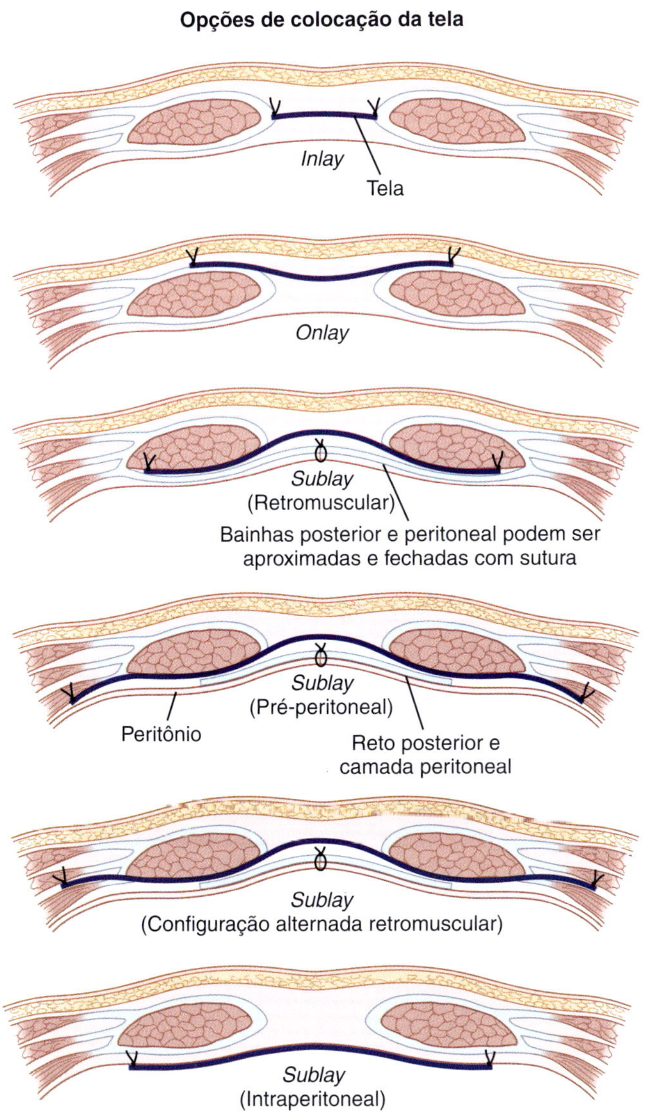

**Figura 45.11** Opções de posicionamento da tela para reconstrução da parede abdominal.

Os conteúdos da hérnia são reduzidos e procede-se à lise das aderências. A área de superfície do defeito é mensurada, e uma tela revestida com barreira é modelada com pelo menos 4 cm de sobreposição em torno do defeito. A tela é enrolada, colocada no abdome e desdobrada. Ela é fixada à parede abdominal anterior com suturas de colchoeiro pré-aplicadas passadas através de incisões separadas, e grampos ou tachas de fixação são aplicados entre essas suturas a fim de prender melhor a tela à parede abdominal. Uma sobreposição de no mínimo 4 cm deve ser utilizada além da margem do defeito fascial. Nos defeitos menores, pode-se realizar o reparo primário com a passagem de suturas transabdominais antes do reparo com tela. Existem poucas complicações incisionais com a abordagem laparoscópica porque grandes incisões e o consequente enfraquecimento subcutâneo são evitados.

**Liberações miofasciais.** Um dos princípios básicos da reconstrução da parede abdominal é restabelecer a linha alba. Restaurar a linha alba na linha média oferece a vantagem de uma parede abdominal funcional, muitas vezes protege a tela de problemas de feridas superficiais e pode resultar em um reparo mais duradouro. Técnicas de liberação miofascial são utilizadas para alcançar esses objetivos. Em geral, a liberação miofascial é definida como uma camada fascial que é separada de uma camada muscular na parede abdominal. Nas hérnias maiores, há diversas opções para a realização da liberação miofascial necessária para a reconstrução da linha média e a restauração do contorno da parede abdominal. Os princípios básicos desses procedimentos são que a parede abdominal e o músculo reto são limitados por vários compartimentos miofasciais diferentes e, ao liberar um ou mais feixes fasciais, é possível o avanço do músculo reto até a linha média. Em essência, cada um desses procedimentos cria um retalho de avanço local do músculo reto. Deve-se tomar o grande cuidado de identificar e preservar as estruturas neurovasculares ao músculo reto a fim de assegurar um enxerto funcional e bem vascularizado funcional.

**Incisão na bainha posterior do reto com colocação de tela retromuscular.** Essa técnica envolve a colocação de tela protética em posição extraperitoneal no espaço pré-peritoneal ou retrorretal. Essa técnica foi inicialmente descrita por Stoppa.[7] Uma grande peça de tela é colocada no espaço retromuscular sobre a bainha posterior do reto ou sobre o peritônio. O acesso ao compartimento é feito através de uma incisão na bainha posterior do reto a cerca de 1 cm da margem medial do músculo reto. É necessário dissecar esse espaço lateralmente em ambos os lados da linha alba até uma distância de 8 a 10 cm além do defeito. Ambos os folhetos da bainha posterior são então suturados juntos para criar um saco extraperitoneal no qual colocar o material protético. A tela protética estende-se de 5 a 6 cm além das margens superiores e inferiores do defeito. O uso de suturas transfasciais para fixar a tela permanece controverso, e não existe evidência definitiva de apoio a qualquer abordagem. Os autores usam seletivamente suturas transfasciais. Em defeitos menores, não é necessário fixar a tela, pois ela é mantida em posição pela pressão intra-abdominal (princípio de Pascal), permitindo a eventual incorporação aos tecidos circundantes. Alternativamente, em defcitos maiores, a tela pode ser fixada lateralmente com vários pontos de sutura. Essa abordagem evita o contato entre a tela e as vísceras abdominais e, em estudos a longo prazo, tem-se mostrado uma taxa de recidiva respeitável (14%) com seu uso em hérnias incisionais grandes.

**Separação do componente posterior/liberação do transverso do abdome.** O espaço retrorretal é limitado lateralmente pela linha semilunar. Nas hérnias grandes ou em pacientes com músculos retos atrofiados e finos, essa técnica pode proporcionar a sobreposição adequada da tela e facilitar o fechamento da bainha posterior. Outro avanço pode ser obtido incisando a bainha posterior do reto cerca de 1 cm medialmente à linha semilunar. Nessa localização, os respectivos folhetos posteriores do músculo oblíquo interno e do músculo transverso do abdome são incisados para ganhar acesso ao plano pré-transversal ou ao espaço pré-peritoneal. Esses planos podem ser estendidos para o retroperitônio e, eventualmente, para o músculo psoas, se necessário. Lâminas muito grandes de tela protética podem ser colocadas nessa localização com ampla cobertura do defeito.[42] Em uma análise comparativa da separação dos componentes posterior e anterior, quantidade semelhante de avanço fascial foi relatada, com significativa redução da morbidade da ferida com o uso da abordagem posterior.[42] Outras experiências com a separação do componente posterior/liberação do transverso do abdome (LTA) mostraram excelente durabilidade com morbidade aceitável a curto prazo em mãos experientes.[43]

**Separação de componente anterior.** Outra opção para o reparo de defeitos ventrais complexos ou grandes é a técnica de separação de componentes anterior (Figura 45.12). Isso envolve a separação das camadas musculares laterais da parede abdominal para permitir seu avanço. O fechamento fascial primário na linha média geralmente é possível. O procedimento é realizado elevando-se grandes retalhos subcutâneos acima da fáscia do músculo oblíquo externo. Esses retalhos são transportados lateralmente até além da linha semilunar. Essa dissecção lipocutânea por si só pode proporcionar algum avanço da parede abdominal. Grandes vasos perfurantes subcutâneos podem ser preservados evitando-se a necrose isquêmica dos retalhos de pele. Realiza-se uma incisão de relaxamento de 2 cm lateralmente à linha semilunar, na aponeurose do músculo oblíquo externo, a vários centímetros acima da margem costal até o púbis. O músculo oblíquo externo é então separado e afastado do oblíquo interno por dissecção romba no plano avascular distante do músculo oblíquo interno, o que permite seu avanço. Outras incisões de relaxamento foram descritas para as camadas aponeuróticas do músculo oblíquo interno ou do músculo transverso do abdome, mas isso pode resultar em protuberâncias laterais problemáticas e/ou herniação nesse local. Uma liberação adicional pode ser realizada com facilidade por incisão da bainha posterior do reto. Essas técnicas, quando aplicadas em ambos os lados da parede abdominal, podem produzir até 20 cm de mobilização. Embora essa técnica muitas vezes permita o fechamento sem tensão desses grandes defeitos, taxas de recidiva de até 20% foram relatadas com o uso de reforço com prótese em grandes hérnias.[44] É importante que os pacientes entendam que uma protuberância lateral pode ocorrer após a liberação da aponeurose do músculo oblíquo externo. Ao reconhecer as altas taxas de recidiva com a separação de um componente isoladamente, vários autores relataram, em pequenas séries, o reforço de tela biológica desses reparos. Até o momento, nenhum ensaio clínico randomizado evidenciou menor taxa de recidiva com o reforço de prótese biológica. Se uma bioprótese for colocada, ela poderá ser fixada com a técnica de *underlay* ou *onlay*. Não existem dados comparativos que demonstrem a superioridade de qualquer uma das técnicas de reparo.

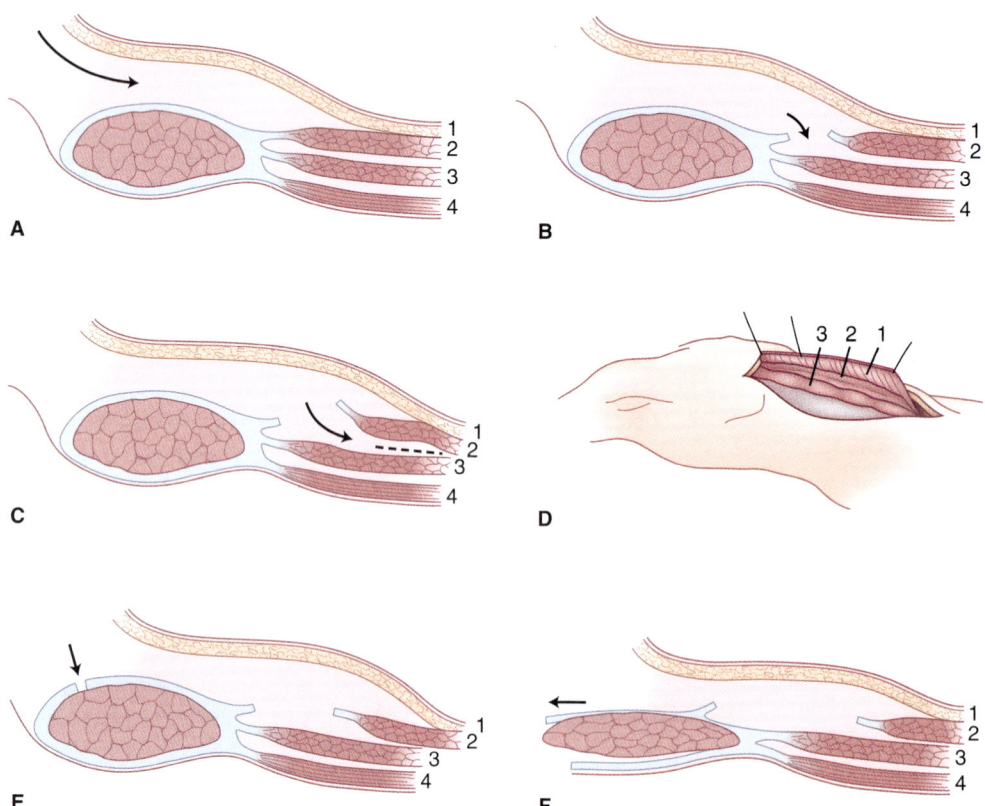

**Figura 45.12** Técnica de separação de componentes. **A.** A pele e a gordura subcutânea são dissecadas separando-as da bainha anterior do músculo reto do abdome e da aponeurose do músculo oblíquo externo do abdome. **B.** O músculo oblíquo externo do abdome é incisado 1 a 2 cm lateralmente ao músculo reto do abdome. **C.** O músculo oblíquo externo do abdome é separado do músculo oblíquo interno do abdome. **D.** A dissecção é realizada em direção à linha axilar posterior. **E.** Uma extensão adicional pode ser obtida pela incisão da bainha posterior do reto acima da linha arqueada. **F.** Deve-se ter cuidado para evitar afetar os nervos e o suprimento sanguíneo que entra no músculo reto do abdome posteriormente. (De de Vries Reilingh TS, van Goor H, Rosman C, et al. Components separation technique for the repair of large abdominal wall hernias. *J Am Coll Surg.* 2003;196:32-37.)

**Abordagens robóticas para o reparo da hérnia ventral.** A cirurgia robótica pode ser usada para realizar vários e diferentes reparos de hérnia ventral, como o reparo TAPP, a colocação de tela intraperitoneal e as técnicas de reparo retromuscular, com e sem separação do componente posterior.

***Colocação robótica de tela intraperitoneal.*** As indicações para a abordagem robótica são semelhantes às da laparoscopia e iniciam com a colocação de portais na porção lateral do abdome. Depois de acoplado o robô, procede-se à adesiólise conforme o usual. Após a identificação de todo o defeito herniário, ele é fechado com sutura farpada contínua. Uma tela de reparação de tecidos é escolhida e recortada de tamanho maior do que o defeito para sobrepor-se ao defeito herniário original em 4 a 5 cm em cada lado. A tela é introduzida e, em seguida, fixada circunferencialmente à parede abdominal com uma sutura farpada contínua. Duas técnicas de sutura podem ser usadas na fixação da tela. O ponto tipo "beisebol" alterna-se entre a margem da tela e o peritônio adjacente/fáscia posterior. O ponto tipo "golfinho" é uma sutura tipo colchoeiro horizontal aplicada dentro da margem da tela, onde a sutura passa através da tela, através do tecido e volta à tela.

A técnica robótica *onlay* intraperitoneal da tela (IPOM, do inglês *intraperitoneal onlay of mesh*) é quase idêntica à IPOM laparoscópica padrão, mas evita a necessidade de fixação mecânica da malha. Isso pode resultar em menos dor pós-operatória. Um grande estudo do registro da American Hernia Society Quality Collaborative comparou 454 pacientes submetidos a procedimentos de IPOM laparoscópica padrão a 177 pacientes submetidos à IPOM robótica, utilizando uma análise do escore de propensão. Apesar de o tempo operatório superior a 2 horas ser mais comum na coorte de robótica (47% *versus* 31%), a hospitalização (0 *versus* 1 dia) e a taxa de OSC (5% *versus* 14%) foram menores com a laparoscopia.[45]

***Reparo retromuscular robótico com LTA.*** A seleção do paciente para a LTA robótica é importante para assegurar o sucesso do reparo de hérnia. Pacientes com fatores de risco para maior morbidade da ferida, como tabagismo, diabetes e obesidade, parecem bem adequados para o reparo robótico de hérnia. A abordagem robótica é ideal, pois o cirurgião pode replicar as etapas do reparo aberto, com o benefício da diminuição das complicações da ferida observadas na cirurgia laparoscópica. Em comparação com a abordagem aberta, a técnica de reparo retromuscular robótico demonstrou um tempo de internação significativamente menor, sem diferença nas reinternações em 30 dias.[46] Uma taxa aumentada de OSC foi notada com a abordagem robótica, a maioria, seromas. Grandes defeitos de linha média, com até 20 cm de largura, foram fechados por via robótica; entretanto, defeitos de 10 a 15 cm em sua maior dimensão parecem mais adequados para a técnica LTA robótica com bons resultados cosméticos.

Três portais robóticos são colocados na porção lateral do abdome em um lado. De modo semelhante à abordagem aberta, a bainha posterior do reto contralateral é incisada verticalmente, imediatamente lateral à margem da hérnia ou da linha alba. A dissecção é estendida pelo menos de 5 a 7 cm acima e abaixo da hérnia para permitir suficiente sobreposição da tela. A bainha posterior do reto é subsequentemente descolada da face posterior do músculo reto, e a dissecção é realizada lateralmente até serem encontrados os feixes neurovasculares que inervam esse músculo. A bainha posterior do reto e o músculo transverso do abdome são incisados dorsalmente, a cerca de 1 cm medialmente aos feixes neurovasculares, expondo a fáscia transversal. A dissecção prossegue então na fáscia pré-transversal ou nos planos pré-peritoneais lateralmente, descolando o peritônio ou a fáscia transversal desde a face posterior da secção do músculo transverso do abdome. Esse espaço é dissecado, lateralmente, até que o retalho peritoneal, com a bainha posterior inserida, repouse sem tensão, nos conteúdos viscerais subjacentes.

Em seguida, uma configuração semelhante à de portais é colocada na parte contralateral e o robô é desacoplado do lado original, o leito do paciente é girado a 180° e o robô é reacoplado no lado contralateral. A dissecção retrorretal e a LTA são agora realizadas identicamente no lado contralateral.

As bainhas posteriores do reto são agora aproximadas por sutura na linha média, utilizando sutura farpada, fechando completamente o saco visceral. A bainha anterior do reto e o defeito herniário também são subsequentemente aproximados por sutura farpada. A diminuição da pressão intra-abdominal para 8 a 10 mmHg facilita o fechamento fascial. Depois de fechado o defeito, o robô é desacoplado e o laparoscópio é inserido para mensurar o espaço dissecado para a colocação da tela. Uma peça padrão plana de tela sintética permanente é desdobrada dentro do saco retromuscular e não é fixada, pois está ajustada ao espaço. Os portais são então removidos, e o procedimento é concluído. Os locais de portais não requerem fechamento fascial, uma vez que a tela se estende além das incisões fasciais no plano retromuscular.

***Técnica TEP robótica estendida.*** A técnica TEP robótica estendida replica a incisão da bainha posterior do reto com a colocação de tela retromuscular descrita anteriormente, mas evita a necessidade de laparotomia, bem como qualquer adesiólise, e pode ser realizada em um mesmo procedimento cirúrgico.[47] A seleção do paciente é importante, e uma TC pré-operatória pode auxiliar no planejamento cirúrgico. O emprego dessa técnica é melhor em pacientes com músculos retos tróficos e defeitos herniários menores que 10 a 12 cm de largura.

A primeira etapa requer a entrada laparoscópica através do músculo reto, dentro do espaço retrorretal em um lado que utilize um portal óptico. Isso é realizado bem acima ou bem abaixo do nível do defeito herniário. Depois de posicionado, o espaço retrorretal é insuflado e portais adicionais são colocados para facilitar a dissecção. Se o espaço retrorretal for largo o suficiente, o robô poderá ser acoplado nesse ponto; caso contrário, ele será acoplado depois de colocados os portais no espaço retrorretal contralateral. Em seguida, a bainha posterior do reto é incisada imediatamente lateral à sua inserção na linha alba, permitindo o acesso ao plano pré-peritoneal, dorsal à linha alba. A dissecção é realizada no plano pré-peritoneal, na direção do lado contralateral. Depois de identificada a bainha posterior do reto contralateral, ela é incisada, permitindo a entrada no plano retrorretal contralateral, onde trocartes robóticos adicionais são colocados. Se o robô não foi acoplado antes, agora ele será acoplado. A dissecção então tem início, com a divisão da inserção das bainhas posteriores do reto em ambos os lados da linha alba, sempre mantendo intacta a camada peritoneal na linha alba, evitando assim a entrada peritoneal. Depois que o saco herniário é encontrado, ele é reduzido intacto, se possível, ou é incisado circunferencialmente em torno do defeito herniário, e a fenestração é fechada posteriormente. Outra divisão das inserções da bainha posterior do reto, em cada lado da linha alba, é realizada caudal ou cranialmente ao defeito herniário, dependendo de onde são colocados os trocartes iniciais. Quaisquer rupturas na bainha posterior ou no peritônio são reparadas, e o defeito herniário é fechado com uma sutura farpada contínua. A separação do componente posterior ou a técnica LTA podem ser realizadas a partir desse ponto, se consideradas necessárias para facilitar a reconstrução da parede abdominal na linha média. O robô é desacoplado e o laparoscópio é inserido para mensurar o espaço retrorretal dissecado para a colocação da tela. Uma peça padrão plana de tela sintética permanente é desdobrada no interior do saco retromuscular e não é fixada, pois se ajusta ao espaço.

### Resultados dos reparos da hérnia incisional

Vários estudos prospectivos randomizados compararam os reparos laparoscópicos e abertos de hérnia ventral (Tabela 45.5).[48-51] Embora a maioria desses estudos seja de pequeno porte, com menos de 100 pacientes, os resultados tendem a favorecer a abordagem laparoscópica. A incidência de complicações pós-operatórias e de recidiva foram menores nas hérnias reparadas por laparoscopia. Vários relatos retrospectivos demonstraram vantagens semelhantes na abordagem laparoscópica. Até ser realizado um estudo prospectivo randomizado adequado, a abordagem ideal será feita principalmente com base na experiência e preferência do cirurgião. Além disso, esses estudos precisam trazer uma orientação sobre o tamanho mais apropriado da hérnia a ser reparada por abordagem aberta ou a abordagem laparoscópica.

## HÉRNIAS INCOMUNS

Há várias hérnias que ocorrem raramente, de vários tipos.

### Tipos

#### Hérnia de Spiegel

A hérnia de Spiegel ocorre através da fáscia de Spiegel, que é composta pela camada aponeurótica entre o músculo reto medialmente e a linha semilunar lateralmente. Quase todas as hérnias de Spiegel ocorrem na linha arqueada ou abaixo dela. A ausência da fáscia do músculo reto posterior pode contribuir para a fraqueza inerente nessa área. Essas hérnias geralmente são interparietais, com o saco herniário dissecando posteriormente à aponeurose do oblíquo externo. A maioria das hérnias de Spiegel é pequena (1 a 2 cm de diâmetro) e se desenvolve durante a quarta até a sétima décadas de vida. Os pacientes, em geral, apresentam-se com dor localizada na região, sem uma protuberância, porque a hérnia está localizada abaixo da aponeurose intacta do músculo oblíquo externo. A US ou a TC do abdome podem ser úteis para estabelecer o diagnóstico.

Uma hérnia de Spiegel é reparada em razão do risco de encarceramento associado a seu colo relativamente estreito. O local da hérnia é marcado antes da operação; a técnica DASH é muito útil para localizar a hérnia antes da indução anestésica e pode minimizar o tamanho da incisão. Uma incisão transversa é feita sobre o defeito e orientada através da aponeurose do oblíquo externo. O saco herniário é aberto, é realizada sua dissecção livre até o colo da hérnia e, então, é excisado ou invertido. O defeito é fechado transversalmente por meio de reparo com sutura simples dos músculos transverso do abdome e oblíquo interno, seguida pelo fechamento da aponeurose do músculo oblíquo externo. Os grandes defeitos são reparados com tela protética. Uma abordagem laparoscópica também pode ser usada (especialmente em pacientes com alto risco de complicação da ferida operatória), mas deve-se tomar cuidado para reduzir completamente todos os conteúdos antes do reparo. Recidiva é rara.

#### Hérnia do obturador

O canal do obturador é formado pela união dos ossos púbico e ísquio. Esse canal é coberto por uma membrana que penetra na borda medial e superior pelo nervo obturador e vasos. O enfraquecimento da membrana do obturador pode resultar no aumento do canal e formação de um saco herniário, que pode levar a encarceramento e estrangulamento intestinal. O paciente pode apresentar evidência de compressão do nervo obturador, que causa dor na face anteromedial da coxa (sinal de Howship-Romberg), aliviada pela flexão da coxa. Quase 50% dos pacientes com hérnia do obturador apresentam obstrução intestinal parcial ou completa. Uma TC do abdome pode estabelecer o diagnóstico, se necessário.

**Tabela 45.5** Estudos comparativos randomizados entre os reparos de hérnias ventrais aberto e laparoscópico.

| Estudo | Nº de pacientes | | Tela usada | | Complicações intraoperatórias (%) | | LOS (dias) | | Complicações Pós-operatórias (%) | | Acompamento (meses) | | Recidiva (%) | |
|---|---|---|---|---|---|---|---|---|---|---|---|---|---|---|
| | LAP | Aberto | LAP | Aberto | LAP | Aberto | LAP | Aberto | LAP | Aberto | LAP | Aberto | Lap | Aberto |
| McGreevy et al. (2003)[49] | 65 | 71 | ePTFE ou poliéster + colágeno | PP | N/A | N/A | 1,1 | 1,5 | 7,70 | 21,10 | N/A | N/A | N/A | N/A |
| Lomanto et al. (2006)[50] | 50 | 50 | Poliéster + colágeno | ePTFE | 2 | 2 | 2,74 | 4,7 | 26 | 40 | 19,6 | 21 | 2 | 10 |
| Bingener et al. (2007)[51] | 127 | 233 | ePTFE, PP ou ePTFE | PP | N/A | N/A | N/A | N/A | 33,10 | 43,30 | 36 | 36 | 13 | 9 |
| Olmi et al. (2007)[48] | 85 | 85 | Poliéster + colágeno | PP | N/A | N/A | 2,7 | 9,9 | 16,50 | 29,40 | 24 | 24 | 2 | 4 |
| Pring et al. (2008)* | 31 | 27 | PTFE | PTFE | N/A | N/A | 1 | 1 | 33 | 49 | 28 | 28 | 3,30 | 4,20 |
| Asencio et al. (2009)† | 45 | 39 | PTFE ou PP | PP | 6,70 | 0 | 3,46 | 3,33 | 5,20 | 33,30 | 12 | 12 | 9,70 | 7,90 |

*ePTFE*, politetrafluoretileno expandido; *LAP*, laparoscopia; *LOS*, tempo de permanência; *N/A*, não disponível; *PP*, polipropileno. *Pring CM, Tran V, O'Rourke N, et al. Laparoscopic versus open ventral hernia repair: a randomized controlled trial. ANZ J Surg. 2008;78:903-906. †Asencio F, Aguilo J, Peiro S, et al. Open randomized clinical trial of laparoscopic versus open incisional hernia repair. Surg Endosc. 2009;23:1441–1448.

Uma abordagem posterior, aberta ou laparoscópica, é preferida. Essa abordagem permite o acesso direto à hérnia. Após a redução do conteúdo do saco herniário, qualquer gordura pré-peritoneal no interior do canal obturador é reduzida. Se necessário, o forame obturador é aberto posteriormente aos nervos e vasos. O nervo obturador deve ser manipulado delicadamente com gancho rombo de nervos para facilitar a redução dos coxins adiposos. O forame obturador é reparado com tela protética, tomando o cuidado de evitar lesão ao nervo obturador e aos vasos. Os pacientes com comprometimento intestinal geralmente necessitam de laparotomia.

### Hérnia lombar

As hérnias lombares podem ser congênitas ou adquiridas após cirurgia no flanco e ocorrem na região lombar da parede abdominal posterior. Hérnias através do trígono lombar superior (trígono de Grynfeltt) são as mais comuns. O trígono lombar superior é limitado pela décima segunda costela, os músculos paraespinais e o músculo oblíquo interno. Menos comuns são as hérnias através do trígono lombar inferior (trígono de Petit), que é limitado pela crista ilíaca, músculo latíssimo do dorso e músculo oblíquo externo. A fraqueza da fáscia lombodorsal através de quaisquer dessas áreas resulta em protrusão progressiva de gordura extraperitoneal e em um saco herniário. As hérnias lombares não são propensas ao encarceramento. Pequenas hérnias lombares geralmente são assintomáticas. Hérnias maiores podem estar associadas a dor lombar. A TC é útil para o diagnóstico.

Tanto o reparo aberto quanto o laparoscópico são úteis. O reparo satisfatório com sutura é difícil em virtude das margens ósseas fixas desses defeitos. O reparo é mais bem executado por colocação de tela protética, que é suturada além das margens da hérnia. Em geral, existe fáscia suficiente sobre o osso para ancorar a tela.

### Hérnia interparietal

As hérnias interparietais são raras e ocorrem quando o saco herniário localiza-se entre as camadas da parede abdominal. Essas hérnias ocorrem com mais frequência em incisões anteriores. As hérnias de Spiegel são quase sempre interparietais.

O diagnóstico pré-operatório correto da hérnia interparietal pode ser difícil. Muitos pacientes com hérnias interparietais complicadas apresentam-se com obstrução intestinal. A TC abdominal pode ajudar no diagnóstico. Para a correção de grandes hérnias interparietais, geralmente é necessária a colocação de uma tela protética. Quando isso não pode ser realizado, a técnica de separação dos componentes musculares pode ser útil para proporcionar tecidos naturais para obliterar esse defeito.

### Hérnia isquiática

O forame isquiático maior pode ser um local de formação de hérnia. Essas hérnias são incomuns e difíceis de diagnosticar e, com frequência, são assintomáticas até ocorrer obstrução intestinal. Na ausência de obstrução intestinal, o sintoma mais comum é a presença de massa desconfortável ou de crescimento indolente na região glútea ou intraglútea. Pode ocorrer dor no nervo ciático, mas a hérnia isquiática é uma causa rara de neuralgia ciática.

Uma abordagem transperitoneal é preferida, se houver suspeita de obstrução intestinal ou estrangulamento. Em geral, é possível reduzir os conteúdos da hérnia com tração delicada. O reparo com tela protética costuma ser o preferido. Uma abordagem transglútea pode ser empregada, se o diagnóstico for certo e a hérnia for redutível, porém a maioria dos cirurgiões não está familiarizada com essa abordagem. Com o paciente em posição prona, uma incisão é feita na borda posterior do trocanter maior através da massa da hérnia. O músculo glúteo maior é aberto e o saco herniário, visualizado. As bordas musculares do defeito são reaproximadas com suturas interrompidas, ou o defeito é obliterado com tela.

### Hérnia perineal

As hérnias perineais são causadas por defeitos congênitos ou adquiridos e são raras. Essas hérnias também podem ocorrer após ressecção abdominoperineal ou prostatectomia perineal. O saco herniário protrai-se através do diafragma pélvico. As hérnias perineais primárias são raras, ocorrem com mais frequência em idosos e em mulheres multíparas e podem ser de grande tamanho. Os sintomas geralmente são relacionados com a protrusão de massa pelo defeito, que se agrava ao sentar ou ficar em pé. Uma protuberância é frequentemente detectada no exame retovaginal bimanual.

As hérnias perineais são tratadas por uma abordagem transabdominal ou abordagens transabdominal e perineal combinadas. Após a redução dos conteúdos do saco herniário, pequenos defeitos podem ser fechados com sutura não absorvível, enquanto os defeitos maiores são reparados com tela protética.

### Perda de domicílio das hérnias

A perda de domicílio refere-se a uma grande hérnia, na qual o conteúdo abdominal permaneceu por muito tempo fora da cavidade abdominal, não sendo possível reintroduzi-lo à cavidade peritoneal. Normalmente, classificamos como perda de domicílio das hérnias os pacientes com e sem contaminação pré-operatória. Cada grupo é então subclassificado em dois grupos. Pacientes com hérnias pequenas e um grande saco herniário (p. ex., hérnias inguinoescrotais volumosas) necessitam de restauração do domicílio da cavidade peritoneal, enquanto aqueles com um grande defeito e um grande saco herniário (abdome aberto com enxerto de pele) necessitam de restauração do domicílio peritoneal e reconstrução da parede abdominal.

Antes do reparo desses defeitos complexos, o paciente deve se submeter à cuidadosa avaliação pré-operatória. A clara compreensão da morbidade e da mortalidade associadas a esses procedimentos reconstrutivos é crucial. Redução de peso, cessação do tabagismo, otimização alimentar e controle de glicose são aspectos importantes da reconstrução complexa da parede abdominal. Originalmente, os métodos para alongar gradualmente a parede abdominal eram usados para permitir a restauração do domicílio abdominal e o fechamento. Isso era feito por insuflação de ar na cavidade abdominal a fim de criar um pneumoperitônio progressivo. A administração repetida de volumes crescentes de ar durante 1 a 3 semanas permitia que os músculos da parede abdominal se tornassem relaxados o suficiente para o fechamento primário do defeito. Essa técnica é particularmente adequada para pequenos defeitos e sacos herniários volumosos.[52] Para grandes defeitos, preferimos uma abordagem em estadiamento progressivo e usar tela dupla de ePTFE para pacientes com perda de domicílio abdominal e retração lateral da musculatura da parede abdominal. O estágio inicial envolve a redução da hérnia e a colocação de uma grande lâmina de tela dupla de ePTFE fixada às bordas fasciais com sutura contínua. Os estágios subsequentes envolvem excisão elíptica seriada da tela até que a fáscia possa ser aproximada na linha média sem tensão. Por fim, a tela é completamente excisada e a fáscia é reaproximada com separação do componente da parede abdominal; se necessário, coloca-se um enxerto biológico de suporte.[53] Essa abordagem é tecnicamente viável, mas requer múltiplas cirurgias e longas hospitalizações, além de estar associada a taxa bastante alta de morbidade.

## Reparo da hérnia paraestomal

A hérnia paraestomal é uma complicação comum da criação de estomas. A criação de um estoma, por definição, é uma hérnia da parede abdominal. A incidência de hérnia paraestomal é maior no caso de colostomias e ocorre em até 50% das ostomias. Felizmente, a maioria dos pacientes permanece assintomática e complicações potencialmente fatais, como obstrução intestinal e estrangulamento, são raras. Ao contrário do reparo da hérnia incisional da linha média, o reparo rotineiro da hérnia paraestomal não é recomendado. O reparo cirúrgico deve ser reservado a pacientes que apresentem sintomas de obstrução intestinal, problemas com a colocação da bolsa ou problemas cosméticos.

Três abordagens gerais estão disponíveis para o reparo da hérnia paraestomal. Essas técnicas incluem o reparo primário da fáscia, relocalização da ostomia e reparo protético. O reparo fascial primário envolve a redução da hérnia e a reaproximação primária da fáscia por meio de incisão periestomal. Essa técnica acarreta altas taxas de recidivas. A vantagem dessa abordagem é que o abdome normalmente não é adentrado, tornando essa cirurgia menos complexa. Em vista da alta taxa de recidiva com essa técnica, ela deve ser reservada aos pacientes para os quais a laparotomia esteja contraindicada. A realocação do estoma melhora os resultados; entretanto, requer laparotomia e predispõe a nova hérnia paraestomal no futuro.

Os reparos com próteses em hérnia paraestomal podem fornecer excelentes resultados a longo prazo, com menor taxa de recidiva da hérnia, porém estão associados a maior incidência de complicações. Independentemente da técnica, um corpo estranho permanente colocado em aposição ao intestino pode resultar em erosão, obstrução e complicações calamitosas. Foram descritas várias abordagens para colocação de tela protética. A tela pode ser colocada como um remendo de sobreposição, nas regiões intra-abdominal ou na posição retrorretal. Quando uma tela intraperitoneal é colocada, um orifício é feito em torno do estoma, ou é colocada como uma lâmina plana, lateral ao estoma que sai do abdome, como descrito por Sugarbaker (Figura 45.13).[54] Um reparo retromuscular que se beneficia de muitas técnicas reconstrutivas avançadas, descrito neste capítulo, foi relatado recentemente. Nessa abordagem, é realizada laparotomia e o estoma é removido e eventualmente recolocado no lado contralateral do abdome. Uma separação do componente posterior é então realizada; uma grande tela é desdobrada no espaço retromuscular para cobrir o local do antigo estoma e toda a incisão na linha média, e é usada para reforço profilático no novo local do estoma. O estoma é exteriorizado eventualmente por meio de uma incisão em buraco de fechadura na tela e maturado.[55] Todas as séries são muito pequenas, com menos de 100 pacientes, e relataram apenas o acompanhamento a curto e médio prazo, limitando nossa capacidade de fazer recomendações claras para esse difícil problema.

## Complicações

### Considerações gerais

Maior atenção tem sido dada às complicações relacionadas à tela após o reparo de hérnia. Como uma população maior de pacientes é exposta a períodos mais longos de tela interna, haverá um grupo maior de pacientes com complicações relacionadas à tela, a longo prazo. A taxa dessas complicações, que têm potencial para causar danos, não é bem caracterizada. Kokotovic et al.[56] constataram que, em uma população dinamarquesa saudável, a taxa de complicações relacionadas à tela com necessidade de remoção cirúrgica em 5 anos era de 4,9%. A falta de um sistema de vigilância eficaz pós-*marketing* nos EUA dificulta muito a determinação da taxa de sérias complicações da tela a longo prazo.

### Infecção da tela

As infecções da tela são complicações sérias que podem ser de difícil tratamento. Geralmente, as infecções podem ser divididas em situações agudas, em que a sepse da parede abdominal está presente, resultando em uma resposta inflamatória sistêmica, e infecções crônicas indolentes, em que não há sepse. Na sepse aguda, os pacientes são tratados em regime de emergência e de maneira agressiva, incluindo internação monitorada, antibióticos intravenosos, desbridamento e remoção precoce da tela. Muitas vezes, o salvamento da tela pode ser considerado no caso de infecções crônicas. Essa abordagem emprega drenagem percutânea de qualquer acúmulo de fluido e administração de antibióticos com base nos resultados da cultura. À medida que a drenagem diminui, uma nova TC é realizada para avaliar a resolução do acúmulo de fluido, e o dreno é removido se a eliminação for mínima. A contínua administração de antibióticos é realizada com base no julgamento clínico. O sucesso do tratamento das infecções crônicas depende principalmente dos fatores do paciente e do tipo de prótese. São envidados todos os esforços para eliminar o uso de nicotina e o controle do diabetes e do excesso de peso. Se o ePTFE infectar-se, será necessária sua remoção com a resultante morbidade de outro defeito, que em geral deve ser fechado sob tensão, levando à inevitável recidiva. No reparo convencional da hérnia ventral, as infecções incisionais e das telas não são infrequentes. A tela de poliéster infectada geralmente requer pelo menos remoção parcial; as áreas da tela que ainda estiverem claramente bem incorporadas no momento da cirurgia normalmente podem ser deixadas em posição, levando em consideração a morbidade da remoção completa. Os produtos de polipropileno tendem a ter mais sucesso em termos de salvamento da tela. Com o uso da técnica laparoscópica e a colocação de uma grande peça de tela sem prejudicar os retalhos de tecido subcutâneo, evitam-se as complicações da ferida. Em uma série de quase 1.000 pacientes submetidos a reparo laparoscópico de hérnia ventral, a incidência de infecções da tela foi menor que 1.[57] Talvez a maior vantagem da abordagem

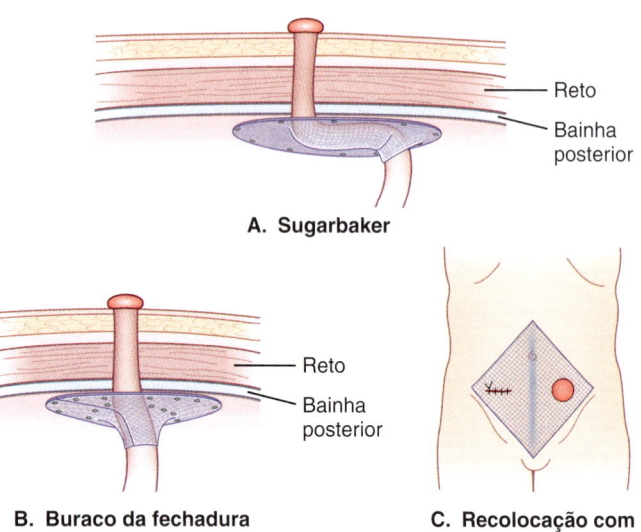

**Figura 45.13** Abordagens cirúrgicas para o reparo de hérnia paraestomal.

laparoscópica para o reparo de hérnias ventrais seja essa redução das complicações infecciosas. Entretanto, altas taxas de enterotomia inadvertidas foram notadas com abordagens minimamente invasivas à hérnia ventral.

### Seromas

A formação de seroma pode ocorrer após os reparos laparoscópico e aberto da hérnia ventral. No reparo aberto da hérnia ventral, os drenos em geral são colocados na tentativa de obliterar o espaço morto causado pela dissecção tecidual e da hérnia. Esses drenos podem causar contaminação da tela, e a formação dos seromas pode ocorrer após a remoção do dreno. Com o reparo laparoscópico, o saco herniário não é ressecado e resultará uma cavidade de seroma. A maioria desses seromas resolve-se com o tempo, à medida que a tela se incorpora ao saco herniário. As discussões pré-operatórias com o paciente, descrevendo as expectativas de um seroma temporário, são imperativas antes do reparo laparoscópico da hérnia ventral. Reservamos a aspiração para os seromas sintomáticos ou persistentes após 6 a 8 semanas.

### Enterotomia

A lesão intestinal durante a adesiólise pode ser catastrófica. O tratamento de uma enterotomia durante o reparo da hérnia é controverso e depende do segmento do intestino lesionado (intestino delgado *versus* intestino grosso) e da quantidade de conteúdo intestinal extravasado. As opções incluem abortar o reparo da hérnia, usando um reparo de tecido primário ou tecido biológico, e a realização de um reparo retardado com tela protética em 3 a 4 dias. Quando houver contaminação macroscópica, o uso de tela sintética é contraindicado.

# 46

# Abdome Agudo

*Alessandra Landmann, Morgan Bonds, Russell Postier*

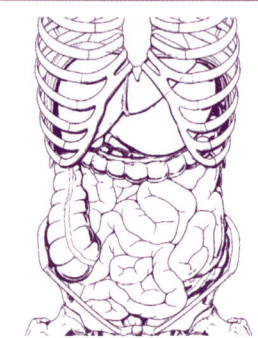

## VISÃO GERAL DO CAPÍTULO

**Anatomia e fisiologia**
**Histórico**
**Exame físico**
**Exames laboratoriais**
**Imagens diagnósticas**
    Laparoscopia diagnóstica
**Monitoramento da pressão intra-abdominal**
**Diagnóstico diferencial**
**Preparação para a cirurgia de emergência**

**Populações especiais de pacientes**
    Gravidez
    Pediatria
    Doença crítica
    Pacientes imunocomprometidos
    Pacientes cardíacos
    Obesidade mórbida
    Idosos
    Doença avançada
**Resumo**

O termo *abdome agudo* refere-se aos sinais e sintomas de dor e sensibilidade abdominais. Essa situação, muitas vezes, representa um problema cirúrgico subjacente que requer diagnóstico e tratamento cirúrgico imediatos. Embora a pronta disponibilidade de estudos diagnósticos, como imagens por tomografia computadorizada (TC) ou ressonância magnética (RM), tenham contribuído com significativos acréscimos para a nossa capacidade de diagnosticar com precisão a maioria das condições responsáveis pelo abdome agudo, o fundamento do diagnóstico continua a ser um bom histórico e o exame físico complementados por exames laboratoriais e radiológicos, se apropriado. Além disso, muitas condições não cirúrgicas ou até centradas no abdome também podem causar essa apresentação.[1] Um diagnóstico imediato e acurado é necessário para a seleção da opção terapêutica, que pode ser laparoscopia ou laparotomia.

Idade, gênero e um histórico dos procedimentos cirúrgicos abdominais anteriores estão associados a diferentes problemas que causam o abdome agudo. Certas doenças, como apendicite e adenite mesentérica, são mais comuns em jovens, enquanto a doença do trato biliar, a diverticulite e as isquemias intestinais são mais comuns nas populações idosas.[2] O Capítulo 67 aborda a dor abdominal pediátrica.

Numerosos problemas não cirúrgicos também podem apresentar-se como abdome agudo; dentre estes estão os problemas endócrinos e metabólicos, problemas hematológicos e distúrbios causados por toxinas ou medicações (Boxe 46.1).[3,4] Os diagnósticos endócrinos e metabólicos incluem uremia, crise diabética ou addisoniana, porfiria aguda intermitente, hiperlipoproteinemia e febre familiar (hereditária) do Mediterrâneo. Os distúrbios hematológicos incluem crise de anemia falciforme e leucemia aguda. Intoxicações por chumbo e outros metais pesados, abstinência de narcóticos e picadas de aranha viúva-negra são as toxinas e drogas que podem causar dor abdominal aguda. Todos estes precisam ser considerados durante a avaliação de um paciente com início súbito de dor abdominal.

A necessidade de tratamento cirúrgico imediato das causas do abdome agudo que requerem cirurgia exige uma avaliação cuidadosa para que possa ser realizada a terapia adequada (Boxe 46.2). Um histórico e um exame físico focados, bem como exames laboratoriais e de imagens indicados possibilitarão então o diagnóstico correto, orientando para a terapia apropriada. Embora os estudos por imagem representem um significativo acréscimo para a acurácia do diagnóstico do abdome agudo, um histórico minucioso e um exame físico cuidadoso continuam a ser os fundamentos da avaliação.

---

**Boxe 46.1** Causas não cirúrgicas do abdome agudo.

**Causas endócrinas e metabólicas**
Crise addisoniana
Crise diabética
Febre familiar (hereditária) do Mediterrâneo
Porfiria aguda intermitente
Uremia

**Causas hematológicas**
Crise de anemia falciforme
Leucemia aguda

**Toxinas e medicamentos**
Abstinência de narcóticos
Envenenamento por aranha viúva-negra
Envenenamento por chumbo
Outros envenenamentos por metais pesados

## Boxe 46.2 Condições cirúrgicas de abdome agudo.

**Hemorragia**
Extravasamento ou ruptura de aneurisma arterial
Fístula aortoduodenal após enxerto vascular aórtico
Malformação arteriovenosa do trato gastrintestinal
Pancreatite necro-hemorrágica
Ruptura de gravidez ectópica
Ruptura espontânea do baço
Sangramento de divertículo gastrintestinal
Síndrome de Mallory-Weiss
Traumatismo de órgão sólido
Ulceração intestinal

**Infecção**
Abscesso hepático
Apendicite
Colecistite
Diverticulite
Divertículo de Meckel
Psoíte

**Isquemia**
Colite isquêmica
Doença de Buerger
Hérnias estranguladas
Torção ovariana
Torção testicular
Trombose ou embolia mesentérica

**Obstrução**
Doença inflamatória intestinal
Doença maligna gastrintestinal
Hérnias encarceradas
Intussuscepção
Obstrução do intestino delgado
Vólvulo cecal
Vólvulo do sigmoide

**Perfuração**
Câncer gastrintestinal perfurado
Divertículo perfurado
Síndrome de Boerhaave
Úlcera gastrintestinal perfurada

## ANATOMIA E FISIOLOGIA

A dor abdominal pode ser visceral, parietal ou irradiada; a apresentação de cada uma ajuda a determinar sua origem. A dor visceral é vaga e localizada no epigástrio, na região periumbilical ou na porção inferior do abdome, dependendo de se originar do intestino anterior, intestino médio ou intestino posterior. A dor visceral geralmente se deve à distensão de víscera oca. A dor parietal é mais aguda e mais bem localizada do que a dor visceral e corresponde às raízes nervosas que suprem o peritônio. A dor irradiada é percebida em local distante da origem da dor. Os locais comuns de dor irradiada e suas origens são listados no Boxe 46.3. A determinação de se tratar de dor visceral, parietal ou irradiada normalmente é realizada por meio de uma anamnese detalhada.

Sempre que os conteúdos bacterianos ou viscerais decorrentes de perfuração forem introduzidos na cavidade peritoneal, ocorrerá o exsudato de líquido da superfície peritoneal. O peritônio responde a essas agressões por aumento do fluxo sanguíneo, elevação da permeabilidade e formação de um exsudato fibrinoso em sua superfície. Geralmente o resultado é a perda generalizada ou localizada da motilidade intestinal. Ocorrem então aderências entre as alças ou no intestino, na cavidade ou no omento e na parede abdominal, o que ajuda a localizar a agressão inflamatória. Em consequência, um abscesso pode causar dor aguda e localizada, mas com peristaltismo normal, enquanto um processo difuso, como a perfuração duodenal, com frequência resulta em dor abdominal generalizada com ausência dos sons intestinais.

A peritonite é identificada no exame físico pela acentuada sensibilidade, com ou sem descompressão brusca dolorosa e contratura. Deve-se à inflamação peritoneal de qualquer causa, decorre geralmente de uma agressão inflamatória, sendo comum a infecção por gram-negativos, seja por microrganismo entérico ou anaeróbio.[5] Pode também ser causada por inflamação não decorrente de infecção, como a pancreatite. Outra forma de peritonite que ocorre em crianças, causada por *Pneumococcus* ou espécies de estreptococos hemolíticos, e em adultos na diálise peritoneal, é a chamada peritonite primária. Os microrganismos observados com mais frequência no adulto, na população de diálise peritoneal, são *Escherichia coli* e *Klebsiella*.

## HISTÓRICO

Apesar dos avanços nos exames laboratoriais e por imagem, uma história clínica detalhada e focada é essencial para formular um diagnóstico diferencial acurado para o paciente com abdome agudo. O histórico deve se concentrar no início e na natureza da dor, em quaisquer sintomas associados, como náuseas ou anorexia que se inicie antes ou após a dor, assim como na progressão da dor. É importante obter um histórico de doença inflamatória intestinal, antes dos procedimentos abdominais abertos ou laparoscópicos, para a elaboração de um diagnóstico diferencial. Geralmente, informações adicionais podem ser obtidas pela observação de como o paciente descreve a dor experimentada. A dor identificada com um dedo é mais localizada e típica de inervação parietal ou inflamação peritoneal, em comparação com a indicação da área de desconforto com a palma da mão, mais típica do desconforto visceral ou da doença de órgão sólido. A intensidade e a gravidade da dor são relacionadas com o dano tecidual subjacente. O início súbito de dor excruciante sugere condições como perfuração intestinal ou embolização arterial com isquemia, embora outras condições, como cólica biliar, também possam apresentar-se subitamente. A dor que se desenvolve e se agrava ao longo de várias horas é típica das condições de inflamação ou infecção progressiva, como

## Boxe 46.3 Localizações e causas de dor irradiada.

**Ombro esquerdo**
Baço
Cauda do pâncreas
Coração
Hemidiafragma esquerdo

**Ombro direito**
Fígado
Hemidiafragma direito
Vesícula biliar

**Bolsa escrotal e testículos**
Ureter

colecistite, colite ou obstrução intestinal. O histórico de piora progressiva *versus* dor intermitente pode ajudar a diferenciar entre processo infeccioso e dor espasmódica em cólica associada a obstrução, cólica biliar decorrente de obstrução do ducto cístico, ou obstrução geniturinária (Figura 46.1).

É importante obter a localização, a natureza e a irradiação da dor. A lesão tecidual ou a inflamação podem resultar em dor visceral e somática. A dor visceral em órgão sólido no abdome é generalizada no quadrante do órgão envolvido, como a dor hepática no quadrante superior direito do abdome. A dor no intestino delgado é percebida como dor periumbilical mal localizada, enquanto a dor de origem colônica concentra-se entre o umbigo e a sínfise púbica. À medida que a inflamação se expande para envolver a superfície peritoneal, as fibras nervosas parietais da coluna vertebral desencadeiam uma sensação focal e intensa. Essa combinação de inervação é responsável pela clássica dor periumbilical difusa do início da apendicite que, posteriormente, altera-se tornando-se uma dor focal intensa na porção inferior direita do abdome no ponto de McBurney. Além disso, a dor também pode se estender bem além do local doente. Por exemplo, o fígado compartilha parte de sua inervação com o diafragma. Assim, a inflamação hepática pode gerar dor irradiada para o ombro direito até as raízes nervosas de C3–C5. Além disso, a dor geniturinária tem geralmente um padrão de irradiação. Os sintomas ocorrem principalmente na região do flanco, originando-se nos nervos esplâncnicos de T11–L1, porém muitas vezes a dor irradia-se para a bolsa escrotal ou para os lábios vaginais via plexo hipogástrico de S2–S4.

É importante determinar quais fatores, se houver algum, agravam ou diminuem a dor. Muitas vezes, alimentar-se agrava a dor da obstrução intestinal, a cólica biliar, a pancreatite, a diverticulite ou a perfuração intestinal. O alimento pode diminuir a dor da doença ulcerosa péptica ou a gastrite. Os pacientes com peritonite evitam qualquer atividade que estire ou movimente o abdome. Esses pacientes descrevem piora da dor a qualquer movimento corporal súbito e percebem que a dor será menos intensa se os joelhos estiverem flexionados. Tudo o que provocar o movimento do abdome, como o deslocamento automobilístico até o hospital, pode ser angustiante.

Os sintomas associados e o momento de sua ocorrência são indícios diagnósticos importantes; os sintomas que auxiliam no diagnóstico são as náuseas, o vômito, a constipação intestinal, a diarreia, o

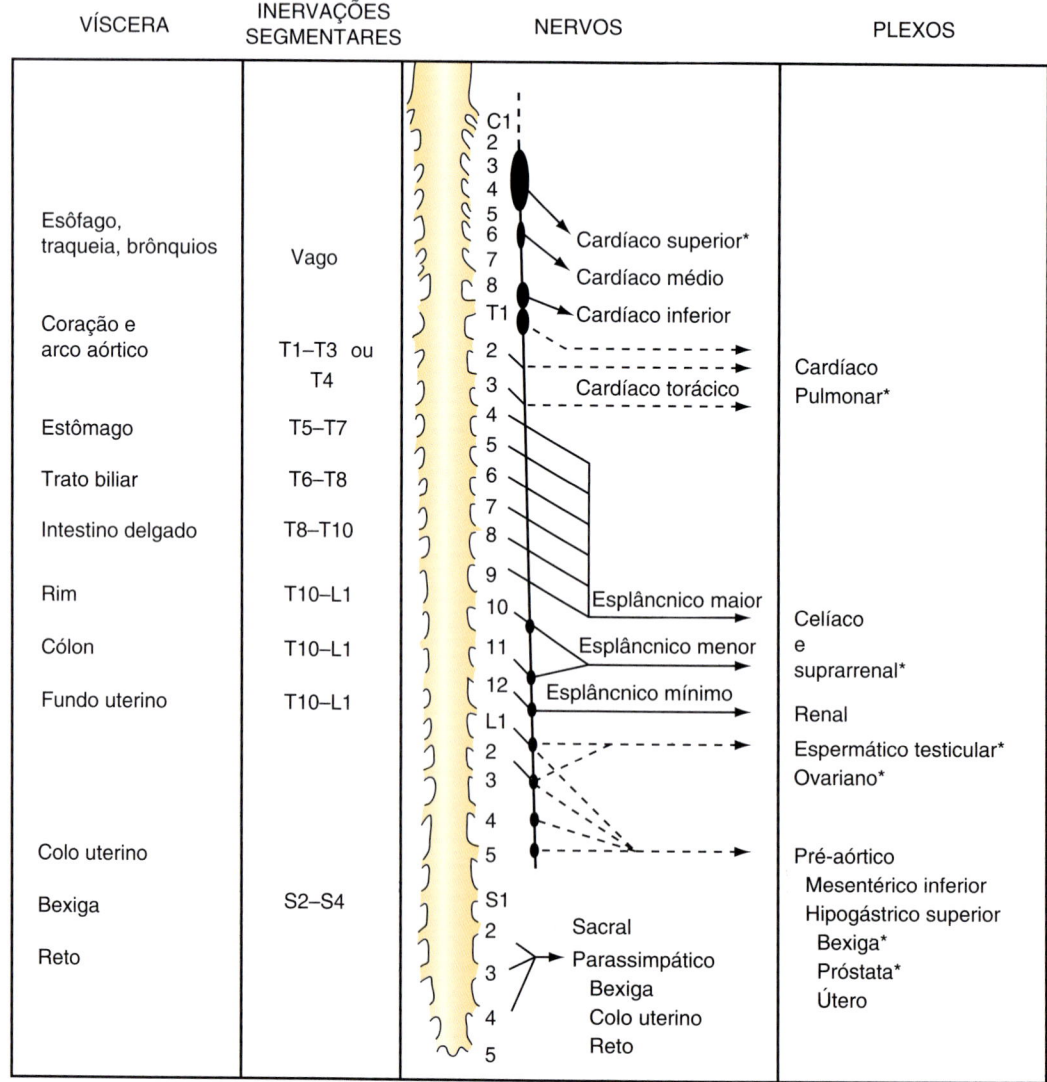

*Nenhuma fibra sensorial conhecida nos ramos simpáticos.

**Figura 46.1** Inervação sensorial das vísceras.

prurido, a melena, a hematoquezia e a hematúria, se presentes. O vômito pode decorrer de intensa dor abdominal de qualquer causa ou resultante de obstrução intestinal mecânica ou íleo. É mais provável que o vômito preceda o início de dor abdominal significativa em muitas condições não cirúrgicas, enquanto a dor do abdome agudo, com uma causa cirúrgica de base, precederá o vômito. A constipação intestinal ou a obstipação podem ser resultantes de obstrução mecânica ou diminuição do peristaltismo, podendo ser o problema primário e ser tratadas com laxativos ou agentes procinéticos ou simplesmente ser um sintoma de uma condição subjacente mais séria. É importante, portanto, saber se o paciente continua ou não a eliminar flatos ou se o peristaltismo se preserva. É mais provável que a obstrução completa, com ausência de flatos ou de peristaltismo, esteja associada a subsequente isquemia ou perfuração intestinal causadas pela significativa distensão passível de ocorrer. A diarreia está associada a várias condições que não são tratadas cirurgicamente. Essas condições incluem enterite infecciosa, doença inflamatória intestinal ou infecções parasitárias. A diarreia sanguinolenta pode ser vista nessas condições clínicas, assim como na isquemia colônica.

Uma rigorosa anamnese precedente pode ser extremamente útil para estabelecer o diagnóstico correto do paciente com dor abdominal aguda. Doença ou diagnóstico prévios podem aumentar ou diminuir muito a probabilidade de certas condições que, de outra forma, poderiam não ser cogitadas. Por exemplo, os pacientes podem relatar que a dor atual é semelhante àquela que experimentou durante a passagem de um cálculo renal há vários anos. Um histórico anterior de apendectomia, doença pélvica inflamatória ou colecistectomia pode limitar significativamente o diagnóstico diferencial. Quaisquer cicatrizes presentes no abdome durante o exame físico precisam ser consideradas no histórico obtido.

Certos medicamentos podem criar e mascarar os sintomas de uma condição abdominal aguda. Opioides em alta dose podem interferir na motilidade intestinal e levar a obstipação e obstrução; eles também podem contribuir para o espasmo do esfíncter de Oddi e exacerbar a dor biliar ou pancreática, além de suprimir as sensações dolorosas e alterar o estado mental, o que prejudica a capacidade do cirurgião para diagnosticar a condição com acurácia. Anti-inflamatórios não esteroidais estão associados a inflamação e perfuração gastrintestinal superior. Os esteroides podem bloquear a produção mucosa gástrica protetora pelas células principais e reduzir a reação inflamatória à infecção, incluindo peritonite significativa. A classe dos agentes imunossupressores aumenta o risco do paciente de adquirir várias doenças bacterianas ou virais, além de enfraquecer a resposta inflamatória, diminuindo a dor que deve estar presente e limitando a resposta fisiológica geral. O uso de anticoagulantes é comum na população idosa e pode ser a causa de sangramento gastrintestinal, hemorragia retroperitoneal ou hematomas da bainha do reto. Os anticoagulantes também podem complicar a preparação pré-operatória do paciente e ser causa de morbidade substancial se o seu uso não for identificado. Finalmente, drogas ilícitas também podem ser a causa de dor abdominal aguda. O uso de cocaína e metanfetamina pode criar um vasospasmo intenso capaz de causar isquemia cardíaca ou intestinal potencialmente fatal, assim como hipertensão grave.

O diagnóstico diferencial do abdome agudo em mulheres inclui um número muito maior de condições que são encontradas na população masculina. No passado, a taxa de laparotomia ou laparoscopia negativa em mulheres com dor abdominal aguda era significativa e substancialmente mais alta do que a observada em homens. Não apenas as melhoras, mas a ampla disponibilidade de imagens avançadas, como RM e TC, podem acentuar a acurácia diagnóstica da avaliação da dor abdominal aguda nessa população. Uma anamnese ginecológica detalhada continua a ser importante na avaliação da dor abdominal em mulheres jovens. A probabilidade de gravidez ectópica, doença inflamatória pélvica, *mittelschmerz* (dor à ovulação) e endometriose grave é dependente dos detalhes obtidos na anamnese ginecológica.

## EXAME FÍSICO

O exame físico continua a ser um componente essencial na avaliação do abdome agudo. O médico estará apto a reunir valiosas informações a partir dessa etapa para melhor informar as etapas subsequentes do diagnóstico. O exame físico irá gerar um diagnóstico diferencial mais preciso, e isso permitirá o início da terapia necessária no momento oportuno. Apesar da ampla disponibilidade de imagens avançadas para o diagnóstico, não é possível substituir um exame físico minucioso e sistematizado.

A avaliação inicial de todos os pacientes deve começar com uma inspeção geral. As informações referentes à gravidade da doença podem ser avaliadas com rapidez à entrada do paciente na sala. Sintomas, como diaforese, palidez, dispneia e diminuição do estado de alerta, podem ser avaliados rapidamente, prevenindo o examinador de que está diante de um quadro mais grave. No caso de abdome agudo, a inspeção geral será a primeira evidência da presença ou não de inflamação peritoneal no paciente. Esses pacientes tendem a permanecer imóveis, pois o movimento agrava sua dor abdominal. Em contraste, os pacientes com dor abdominal sem inflamação peritoneal se mostram inquietos, na tentativa de encontrar uma posição confortável.

A inspeção do abdome é a etapa seguinte. A atenção é concentrada no contorno do abdome e na normalidade da pele. A distensão abdominal ocorre em vários processos abdominais, como obstrução intestinal, desenvolvimento de ascite ou presença de massa em crescimento. Cicatrizes cirúrgicas devem ser identificadas e correlacionadas ao histórico obtido antes do exame físico. Outros achados cutâneos, como eritema ou bolhas, podem alertar o examinador para a possibilidade de infecções de partes moles que podem necessitar de desbridamento imediato. A equimose também pode ser uma indicação de fascite necrosante; além disso, pode alertar o examinador para traumatismo acidental ou não acidental e justificar outras investigações sociais.

Historicamente, a etapa subsequente na avaliação é a ausculta. Essa manobra deve ser realizada antes da percussão ou palpação, uma vez que a atividade intestinal pode ser afetada pela manipulação manual. Anormalidades vasculares, como estenose arterial ou fístulas arteriovenosas, podem ser detectadas à ausculta com ruídos no interior do abdome. A ausculta para detecção da atividade intestinal é controversa. É ensinado que a quantidade e a qualidade dos sons intestinais ouvidos correlacionam-se com a motilidade do intestino. O íleo está associado à ausculta de menos de um som intestinal a cada 15 segundos por quadrante. Por outro lado, sons altos e tilintantes estão associados à obstrução intestinal mecânica. Muitos afirmam que o histórico de flatos e movimentos intestinais é mais acurado do que a ausculta para determinar se o paciente apresenta um problema de motilidade. Um artigo de revisão recente citou baixa sensibilidade e valores preditivos positivos para a ausculta dos sons intestinais em voluntários normais, em pacientes com obstrução intestinal e em pacientes com íleo pós-operatório. Também foi observada nesse artigo a precária confiabilidade interobservadores da ausculta intestinal, registrada como sendo de 54%.[6] A ausculta pode ser útil, mas deve ser correlacionada com o histórico e outros achados do exame.

A percussão é capaz de promover abundantes informações. A macicez ressonante no quadrante superior direito identifica o fígado; a mensuração da variação superior-inferior dessa macicez dará ao examinador uma estimativa aproximada do tamanho do fígado. A percussão é útil para determinar se a distensão abdominal se deve ao excesso de ar ou líquido. A presença de macicez localizada em outra porção do abdome deve levantar a preocupação com massa intra-abdominal. Timpanismo ou hiper-ressonância é compatível com uma estrutura repleta de gás situada profundamente à parede abdominal. Se o timpanismo for ouvido no quadrante superior direito, onde o fígado está localizado, isso indica a existência de ar entre a parede abdominal e o fígado, e deve-se suspeitar de ar intraperitoneal livre. A macicez difusa à percussão levanta a suspeita de abdome repleto de líquido. Uma onda de líquido pode ser criada por uma compressão firme e rápida da parede lateral abdominal; a onda deve então se deslocar medialmente pela parede abdominal.

A percussão também pode ser útil para identificar a presença de peritonite. O paciente com peritonite terá mais sensibilidade durante a percussão do abdome e poderá não suportar a manobra. O ato de fazer vibrar as vísceras abdominais durante a percussão do flanco, a percussão da crista ilíaca ou do calcanhar de um membro inferior estendido desencadearão os sinais característicos de peritonite. Essas manobras são mais confiáveis para a detecção de inflamação do peritônio parietal do que a técnica histórica de palpação profunda, seguida da descompressão brusca, indagando se a pressão ou a liberação foi mais dolorosa. Isso pode ser muito doloroso, independentemente da presença de peritonite, e dá ensejo à interpretação subjetiva do paciente.

A etapa final do exame abdominal é a palpação. Geralmente, essa é a etapa mais informativa do exame. Ela proporciona detalhes que ajudam a localizar a origem da dor, assim como as anormalidades no abdome. O examinador deve iniciar com uma palpação superficial longe da área dolorosa mais significativa; a palpação superficial permite a avaliação de massas ou acúmulos de líquido anteriormente à parede abdominal e se a dor está associada a essas anormalidades. Deve-se então aplicar mais pressão para realizar a palpação profunda; esta permite ao examinador avaliar a dor a partir de uma fonte intra-abdominal, assim como a presença de quaisquer massas intra-abdominais ou visceromegalias. A sensibilidade difusa à palpação sugere inflamação extensa ou apresentação retardada de um processo patológico em evolução. A identificação da região de sensibilidade máxima dará ao examinador a provável fonte da dor abdominal. Ao identificar o quadrante causador de dor, pode-se desenvolver um diagnóstico diferencial baseado nas estruturas dentro desse quadrante (Figura 46.2).

A contração muscular defensiva pode ser encontrada durante a realização de palpação abdominal. É necessário diferenciar entre a contração muscular defensiva voluntária e a involuntária. A contração muscular defensiva voluntária ocorre quando o paciente pressente os estímulos dolorosos e tensiona os músculos da parede abdominal. Para evitar isso, pede-se ao paciente que se deite em decúbito dorsal (supino) na mesa de exame e flexionar as pernas para posicionar as plantas dos pés paralelas ao leito. Os pacientes são instruídos a respirar profundamente, enquanto a palpação é realizada. Essas manobras resultam em relaxamento da parede abdominal, além de distraírem a atenção do paciente, evitando a contração muscular defensiva voluntária. Se ocorrer tensão da parede abdominal, apesar das técnicas mencionadas anteriormente, o paciente apresentará uma contratura involuntária, que é um sinal de peritonite.

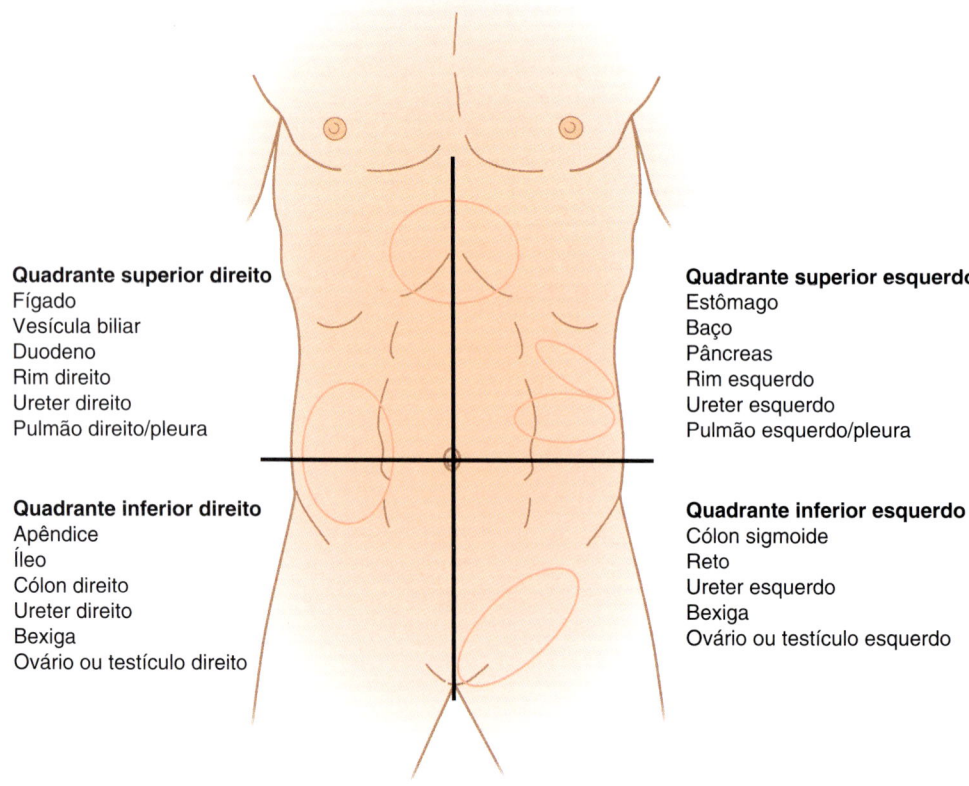

**Figura 46.2** Estruturas abdominais por palpação dos quadrantes.

Existem várias manobras com denominações associadas aos diferentes processos patológicos; estas podem ser vistas na Tabela 46.1. O sinal de Murphy para a colecistite aguda envolve a palpação profunda da região subcostal direita, enquanto o paciente inspira profundamente. Se a colecistite estiver presente, a inspiração será interrompida pela dor, à medida que a vesícula biliar encontra a parede abdominal anterior. Os sinais do obturador e do psoas podem ser úteis para identificar a posição relativa de um apêndice inflamado. O sinal de Rovsing sugere peritonite no quadrante inferior direito.

Muitas vezes, exames adicionais fornecem informações úteis. O exame retal digital dá informações sobre sangramento de víscera oca e fontes de obstrução distal causando constipação intestinal e obstipação. Em mulheres, os resultados do exame pélvico ajudam a incluir ou excluir fontes ginecológicas de dor abdominal inferior. Um estudo de 2014, com 290 mulheres em idade reprodutiva com dor no quadrante inferior direito, descobriu que 37 (12,8%) das mulheres que supostamente apresentavam apendicite aguda tinham, na verdade, uma patologia ginecológica com um apêndice normal.[7] O exame pélvico pode identificar essa patologia mais precocemente, possibilitando um adequado aconselhamento antes da cirurgia.

## EXAMES LABORATORIAIS

Os exames laboratoriais podem estreitar o diagnóstico diferencial de dor abdominal. O Boxe 46.4 contém uma lista completa dos exames laboratoriais que podem auxiliar a investigação para abdome agudo. O hemograma completo fornece vários pontos de dados importantes. O leucograma pode estar elevado ou diminuído no quadro de abdome agudo. A melhor evidência de uma infecção aguda é um número absoluto ou uma porcentagem elevada de neutrófilos imaturos (em banda); portanto, o ideal é solicitar um hemograma completo com um leucograma com diferencial. Hemoglobina e hematócrito baixos alertam a equipe médica para a origem de sangramento que pode estar associada a uma fonte de dor abdominal. Se a hemoglobina e o hematócrito estiverem mais elevados que o normal, deve-se avaliar o paciente para sinais de desidratação.

### Boxe 46.4 Exames laboratoriais para dor abdominal.

- Leucograma com diferencial
- Hemoglobina
- Plaquetas
- Eletrólitos
- Creatinina e ureia
- Amilase e lipase
- Bilirrubina sérica total e frações
- Níveis de lactato sérico
- Painel de hepatite viral
- Urinálise
- Gonadotrofina coriônica humana na urina
- Cultura de *C. difficile* e pesquisa de toxina

### Tabela 46.1 Sinais de exame abdominal.

**Histórico**

| | | |
|---|---|---|
| Sinal de Danforth | Dor no ombro na inspiração | Hemoperitônio |

**Inspeção**

| | | |
|---|---|---|
| Sinal de Cruveilhier | Varizes na região do umbigo | Hipertensão portal |
| Sinal de Cullen | Hematoma periumbilical | Hemoperitônio |
| Sinal de Grey Turner | Hematomas em flancos | Pancreatite necro-hemorrágica |
| Sinal de Ransohoff | Coloração amarelada da região umbilical | Ruptura do ducto biliar comum |

**Palpação**

| | | |
|---|---|---|
| Sinal de Aaron | Dor ou pressão no epigástrio ou na porção anterior do tórax com pressão firme persistente aplicada no ponto de McBurney | Apendicite aguda |
| Sinal de Bassler | Dor aguda por compressão do apêndice entre a parede abdominal e o ilíaco | Apendicite crônica |
| Sinal de Blumberg | Sensibilidade de rebote transitória da parede abdominal | Inflamação peritoneal |
| Sinal de Carnett | Perda de sensibilidade abdominal quando os músculos da parede abdominal são contraídos | Fonte intra-abdominal de dor abdominal |
| Sinal de Chandelier | Dor extrema abdominal e pélvica inferiores com movimento do colo uterino | Doença inflamatória pélvica |
| Sinal de Courvoisier | Vesícula biliar palpável na presença de icterícia | Massa periampular |
| Sinal de Fothergill | Massa da parede abdominal que não cruza a linha média e permanece palpável quando o reto é contraído | Hematoma muscular do reto |
| Sinal do iliopsoas | A elevação da perna estendida contra a resistência é dolorosa | Apendicite com abscesso retrocecal |
| Sinal de Murphy | Dor causada pela inspiração durante aplicação de pressão na porção superior direita do abdome | Colecistite aguda |
| Sinal do obturador | Flexão e rotação externa da coxa direita cria dor hipogástrica | Abscesso pélvico ou massa inflamatória na pelve (apendicite) |
| Sinal de Rovsing | Dor no ponto de McBurney à mobilização retrógrada do ar no cólon a partir do cólon esquerdo | Apendicite aguda |
| Sinal de Ten Horn | Dor causada pela tração delicada do testículo direito | Apendicite aguda |

Os pacientes com dor abdominal também devem obter um painel metabólico completo. Eletrólitos como sódio, potássio e cálcio são avaliados, assim como provas da função renal, como ureia e creatinina. As alterações nesses valores alertarão o médico para perdas hídricas por diarreia ou vômito, assim como para possíveis fontes endócrinas da dor abdominal (i. e., hiperparatireoidismo). O painel metabólico completo contém "provas de função hepática" que, quando elevadas, devem levar a outras avaliações dos sistemas hepático e biliar. Painéis de hepatite viral devem ser obtidos quando não for possível identificar a elevação das enzimas hepáticas. Níveis de amilase e lipase são indicados quando se suspeitar de que a pancreatite seja a fonte da dor abdominal.

A gasometria arterial com mensurações do lactato sérico são testes valiosos na avaliação de qualquer paciente gravemente enfermo. No quadro de abdome agudo, a acidemia láctica é um sinal de hipoperfusão e, dependendo das circunstâncias, suscita a preocupação com isquemia mesentérica. A isquemia mesentérica é uma condição grave com significativa mortalidade, apesar da melhora nos cuidados críticos, e pode ser de difícil diagnóstico em alguns pacientes. Tentativas para identificar marcadores adicionais específicos da isquemia mesentérica estão em andamento, mas ainda não estão disponíveis para uso clínico.[8]

Os exames de urina devem ser um dos exames laboratoriais solicitados em um paciente com dor abdominal. A urinálise pode fornecer vários pontos de informação. A presença de bactérias, leucócitos e esterase leucocitária na amostra levanta a preocupação com uma infecção do trato urinário e, possivelmente, pielonefrite; isso seria responsável por dor suprapúbica ou no flanco, respectivamente. Nefrolitíase e síndromes nefríticas podem ser detectadas pela observação de hemácias na urina. Cilindros na urina também devem levantar a preocupação com uma fonte renal da dor abdominal. Finalmente, em mulheres em idade reprodutiva, deve ser obtida a concentração de gonadotrofina coriônica humana na urina, uma vez que os sintomas podem ser decorrentes de complicações da gravidez.

Outros exames podem ser solicitados em casos selecionados. Nos pacientes com diarreia, amostras fecais devem ser enviadas para cultura e avaliação de ovos. É importante realizar a cultura de *Clostridium difficile*, assim como mensurações de toxina, pois a incidência dessa infecção é crescente na comunidade.[9] Mulheres no terceiro trimestre da gravidez com dor no quadrante superior direito, enzimas hepáticas elevadas e baixo número de plaquetas devem ser avaliadas para a síndrome HELLP (hemólise, enzimas hepáticas elevadas, baixa contagem de plaquetas); é necessário obter o diagnóstico apropriado para ser realizada na paciente uma troca plasmática terapêutica de salvamento.[10]

## IMAGENS DIAGNÓSTICAS

As imagens diagnósticas devem ser a etapa final do exame completo de um paciente com abdome agudo. É imperativo que, antes de solicitar qualquer imagem diagnóstica, seja formulado um diagnóstico diferencial de trabalho para que a modalidade apropriada seja escolhida. Existe uma ampla gama de opções; muitas são caras e podem expor os pacientes à radiação ionizante, assim, é importante escolher a modalidade mais útil para o paciente que está sendo examinado.

A ultrassonografia (US) é uma modalidade de imagem relativamente barata e conveniente que pode ser muito útil na avaliação do abdome agudo. Continua a ser a melhor modalidade para avaliação da dor no quadrante superior direito, especialmente a dor que se suspeita estar sendo emanada da vesícula biliar. A sensibilidade e a especificidade da US são elevadas para a detecção de líquido pericolecístico, espessamento da vesícula biliar e cálculos biliares.[11] É também uma modalidade útil para diagnosticar apendicite em pacientes nos quais seja desejável evitar a radiação ionizante, como a população pediátrica e o início da gestação.[12,13] Por descartar origens ginecológicas da dor abdominal aguda, a US transvaginal deve ser utilizada por ser mais acurada que a US transabdominal. A ultrassonografia pode ter limitações em relação à visualização devido a espessura da parede abdominal, conteúdos gasosos intestinais e experiência do operador.

Radiografias simples do abdome podem fornecer informações úteis em certos pacientes. Quando houver suspeita de perfuração de víscera oca, uma radiografia simples em posição ereta, obtida no nível do diafragma, revelará ar livre sob o diafragma, o que é diagnóstico e deve induzir uma exploração cirúrgica (Figura 46.3). Foi demonstrado que o período entre a consulta cirúrgica e a sala cirúrgica será menor se for possível estabelecer o diagnóstico com radiografia simples em vez de TC. Entretanto, a TC pode dar mais informações referentes à localização da perfuração e causa específica.[14] Historicamente, radiografias em posições ereta e supina do abdome são usadas para diagnosticar obstruções intestinais. Suspeita-se de obstrução do intestino delgado na radiografia simples quando os níveis hidroaéreos (ar-líquido) são vistos na posição ereta e escassez de gás no cólon distal com distensão das alças intestinais na posição supina. Haustrações das tênias colônicas ajudarão a diferenciar entre gás do intestino delgado e gás do cólon (Figura 46.4). Entretanto, a acurácia diagnóstica das radiografias simples para diagnosticar obstrução mecânica do intestino ou íleo paralítico em um paciente com dor abdominal é baixa.[15] O vólvulo colônico também pode ser diagnosticado em radiografias simples. O vólvulo cecal aparece geralmente como uma alça intestinal em formato de vírgula com a concavidade voltada inferiormente e para a direita. O vólvulo do sigmoide apresenta-se como o sinal do "tubo dobrado" ou sinal do "grão de café", em que o ápice do cólon dilatado aponta para dentro do quadrante superior direito (Figura 46.5).

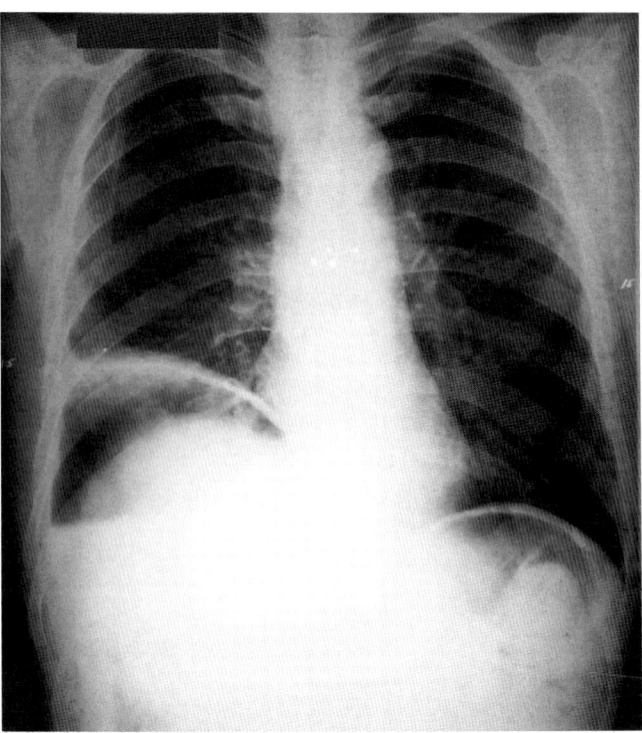

**Figura 46.3** Radiografias simples abdominais demonstrando pneumoperitônio, um achado compatível com perfuração de víscera oca.

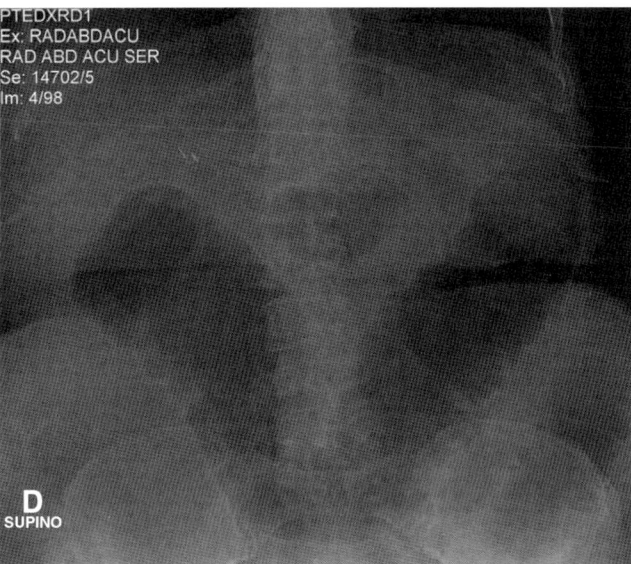

**Figura 46.4** Radiografia abdominal de um paciente com obstrução do intestino grosso. A alça intestinal dilatada pode ser identificada como o cólon transverso pelas haustrações.

A TC tornou-se a principal ferramenta diagnóstica em pacientes com dor abdominal nas últimas décadas. É prontamente disponibilizada, fornece informações detalhadas sobre todo o abdome e a pelve, e sua realização pode ser relativamente rápida. A qualidade das imagens de TC é menos dependente da habilidade do operador que a US e fornece mais detalhes que as radiografias simples. Um diagnóstico diferencial guiará a técnica de TC necessária. Por exemplo, se houver suspeita de nefrolitíase, as imagens serão obtidas sem contraste, mas caso se suspeite de obstrução do intestino delgado, deve-se solicitar TC com contrastes oral e intravenoso. Essas considerações são essenciais para produzir imagens mais conclusivas.

Muitos estudos demonstraram a melhor acurácia diagnóstica da TC sobre outras modalidades de imagem. Foi demonstrado que o uso de TC como parte dos exames por imagem resultará em diagnóstico precoce apesar de não diminuir a hospitalização ou a morbidade.[16] Isso é particularmente verdadeiro para a apendicite (Figura 46.6). Uma recente revisão baseada em evidências relatou que a sensibilidade e a especificidade da TC para identificar a apendicite foram de 98,5 e 98%, respectivamente. Vários estudos incluídos nessa revisão demonstraram diminuição da taxa de apendicectomias brancas com o uso de TC.[17] Um estudo retrospectivo procurou determinar o efeito das imagens de TC no diagnóstico e disposição física/mental de pacientes com mais de 80 anos. Foi constatado que o diagnóstico mudava em 43% dos pacientes após a obtenção da TC; essa dificuldade no diagnóstico era particularmente proeminente na presença de obstrução do intestino delgado, obstrução colônica e diverticulite. Clinicamente, os achados da TC resultaram em alteração estatisticamente significativa na disposição física/mental.[18] Esses achados mostram a utilidade da TC.

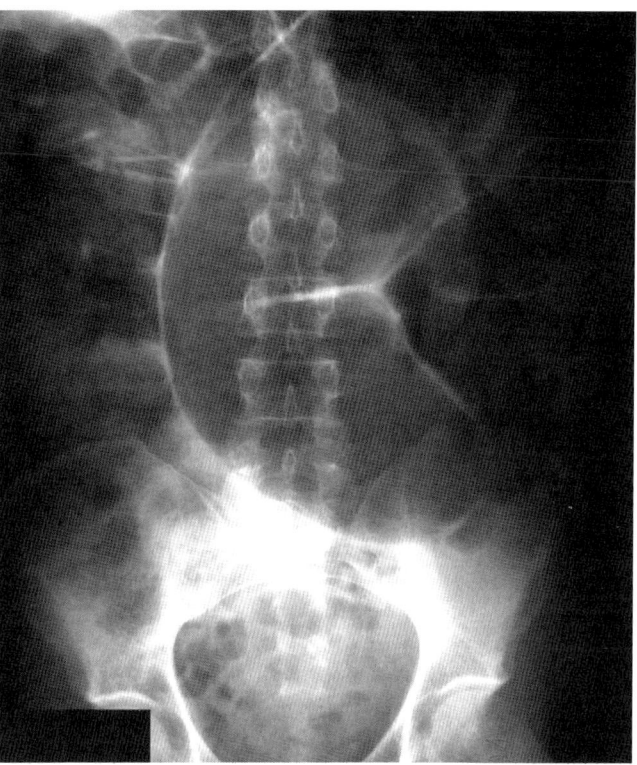

**Figura 46.5** Radiografia simples abdominal mostrando vólvulo sigmoide. Note o cólon sigmoide distendido no quadrante superior direito; este é o clássico sinal do "tubo dobrado" ou sinal do "grão de café".

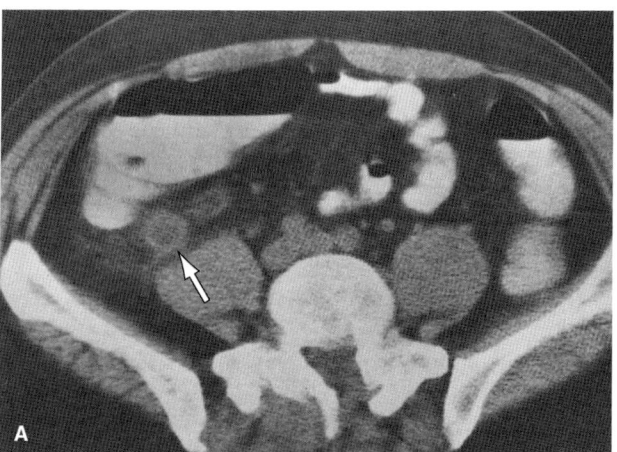
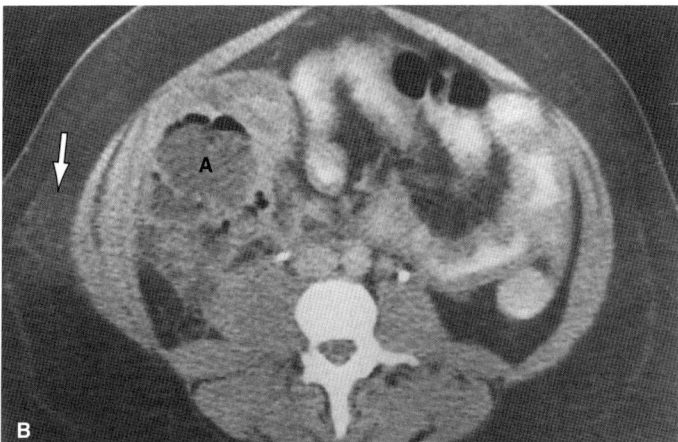

**Figura 46.6 A.** Tomografia computadorizada demonstrando um apêndice retrocecal dilatado (*seta*) com edema de gordura periapendicular. **B.** A imagem representa um abscesso pélvico (*A*) causado por apendicite perfurada. A *seta* mostra o processo inflamatório estendendo-se para os tecidos subcutâneos.

Pela exposição à radiação associada à TC, os estudos pesquisaram se a obtenção de imagens com baixa dose de radiação mantém a acurácia diagnóstica. Em um estudo recente, dois radiologistas compararam imagens de TC com alta e baixa doses de radiação em pacientes com dor abdominal não traumática. Foi relatada alta confiança na interpretação de ambas as doses de radiação, embora nas imagens com baixa dose de radiação tenham ocorrido ligeiramente mais distorções. A acurácia diagnóstica não foi estatisticamente significativa entre as doses de radiação; a TC com baixa dose teve sensibilidade e especificidade de 93,7% e 88,2%, respectivamente, enquanto a TC com alta dose apresentou sensibilidade e especificidade de 95,8% e 94,1%, respectivamente.[19] A TC com baixa dose deve ser considerada em crianças e pacientes submetidos a frequentes aquisições de imagem.

### Laparoscopia diagnóstica

A laparoscopia diagnóstica pode ser usada como um adjuvante diagnóstico final, caso outros testes se comprovem equívocos; a vantagem é que também pode se comprovar terapêutica. Um estudo com pacientes acima de 70 anos comparou a exploração laparoscópica *versus* aberta e a intervenção para abdome agudo. O grupo de laparoscopia não mostrou diferença na morbidade ou mortalidade.[20] A laparoscopia pode ser usada com segurança em pacientes com sepse, se forem empregadas medidas para reduzir os efeitos hemodinâmicos negativos do pneumoperitônio; essas medidas incluem manter uma pressão intra-abdominal inferior a 12 mmHg e certificar-se de que os antibióticos apropriados tenham sido administrados antes da insuflação. A laparoscopia diagnóstica não deve ser usada quando sepse irreversível estiver presente ou se o cirurgião não estiver confortável com a laparoscopia. Uma situação de emergência não é o momento apropriado para aprender novas habilidades. Uma contraindicação relativa à laparoscopia diagnóstica é o intestino extremamente dilatado, prejudicando a visualização e podendo limitar a exploração completa, mas isso dependerá do conforto do cirurgião com a laparoscopia.[21] Embora não deva ser usada rotineiramente, a laparoscopia diagnóstica pode ajudar a determinar a causa do abdome agudo em casos selecionados.

## MONITORAMENTO DA PRESSÃO INTRA-ABDOMINAL

O abdome agudo pode causar a elevação da pressão intra-abdominal ou ser decorrente dessa elevação. Se a pressão intra-abdominal mantiver-se acima de 20 mmHg, ela será definida como síndrome do compartimento abdominal (SCA). Esta é uma condição potencialmente fatal, uma vez que a pressão elevada resulta em diminuição do retorno venoso e do volume corrente devido às pressões inspiratórias elevadas. Pode também levar à isquemia visceral em razão da má perfusão.

A pressão intra-abdominal normal deve estar entre 5 e 7 mmHg. Obesidade abdominal, respiração pelo músculo acessório e posicionamento ereto, todos estes aumentam artificialmente a pressão intra-abdominal. O monitoramento da pressão com cateter vesical é usado na aferição das pressões intra-abdominais. A World Society of the Abdominal Compartment Syndrome (WSACS) recomenda a aferição das pressões vesicais após instilar na bexiga 25 m$\ell$ de solução salina à temperatura ambiente. O paciente deve estar em decúbito dorsal com o transdutor zerado na linha axilar média. As aferições da pressão devem ser feitas ao fim da expiração ou com o paciente paralisado, com o ventilador pausado se ele não for capaz de participar do exame.[22] Os graus de hipertensão intra-abdominal são apresentados na Tabela 46.2.

**Tabela 46.2** Hipertensão abdominal e tratamento por grau.

| | Pressão intra-abdominal | Tratamento |
|---|---|---|
| Pressão normal | 5 a 7 mmHg | Nenhum |
| Hipertensão grau 1 | 12 a 15 mmHg | Manter a reposição normovolêmica |
| Hipertensão grau 2 | 16 a 20 mmHg | Descompressão não cirúrgica (diurese etc.) |
| Hipertensão grau 3 | 21 a 25 mmHg | Descompressão cirúrgica via laparotomia |
| Hipertensão grau 4 | > 25 mmHg | Descompressão cirúrgica; explorar em busca da causa |

O tratamento da hipertensão intra-abdominal e da SCA depende da causa e da gravidade. A SCA primária deve-se a um processo patológico no abdome que é mais bem tratado por laparotomia descompressiva e correção da doença que a desencadeia. O fechamento abdominal pode não ser possível sem causar SCA recorrente que deve induzir o uso de manobras de fechamento abdominal temporário. A SCA secundária é uma condição que surge de uma patologia não localizada no abdome ou na pelve. O tratamento inicial da SCA secundária sem evidência de dano a órgão terminal deve ser clínico. O tratamento clínico inclui a correção de um equilíbrio hídrico positivo, evacuando os conteúdos intraluminais via tubo nasogástrico, sonda de Foley e enemas, relaxamento da parede abdominal com adequada sedação e controle da dor bem como drenagem do líquido peritoneal.[22] Deve-se manter um baixo limiar para que a laparotomia descompressiva limite a morbidade e a mortalidade dessa condição.

## DIAGNÓSTICO DIFERENCIAL

A formulação do diagnóstico diferencial para o abdome agudo deve ser um processo contínuo durante cada etapa da avaliação. A lista desenvolvida após obtenção da anamnese e do exame físico deve guiar a solicitação dos exames laboratoriais e por imagem. Ao fim da avaliação, a lista de diagnósticos potenciais deve ser estreitada até um ou dois processos. A arte de refinar os diagnósticos diferenciais requer extenso conhecimento das causas médicas e cirúrgicas da dor abdominal aguda. Esse conhecimento deve então ser integrado à demografia do paciente sob avaliação.

É imperativo determinar precocemente se o processo patológico que causa dor abdominal aguda requer intervenção cirúrgica urgente. Muitos apresentam sepse que deve ser tratada de modo conveniente, mesmo sem o diagnóstico específico. O Boxe 46.5 apresenta achados de exame, de laboratório e de imagens associados à doença cirúrgica. Entretanto, em situações reais do mundo, o paciente pode não se encontrar estável o suficiente para ser transportado para outro departamento para a realização de alguns desses exames. Uma opção é considerar um exame que possa ser realizado ao lado do leito, como a ultrassonografia ou as radiografias simples abdominais. Outra opção é a lavagem peritoneal diagnóstica. Com o uso de anestésico local, executa-se uma pequena incisão na linha média próximo ao umbigo. Um cateter é inserido na cavidade peritoneal para infundir 1 $\ell$ de solução salina isotônica, que é então drenada para fora do abdome. O líquido drenado é enviado para análises celular e bioquímica. A lavagem peritoneal diagnóstica pode então ser usada para detectar hemoperitônio e/ou perfuração de víscera oca.

> **Boxe 46.5** Achados que sugerem a necessidade de intervenção cirúrgica.
>
> **Achados do exame físico**
> Pressão do compartimento abdominal > 25 mmHg
> Retração defensiva involuntária
> Descompressão brusca dolorosa
> Dor desproporcional ao exame
> Sepse sistêmica inexplicável
> Traumatismo penetrante transabdominal
>
> **Achados laboratoriais**
> Anemia decorrente de hemorragia gastrintestinal que requer > 4 unidades de hemotransfusão
> Evidência de hipoperfusão (acidose, elevação da creatinina, provas de função hepática elevadas
>
> **Achados das imagens diagnósticas**
> Pneumoperitônio
> Dilatação progressiva de alça intestinal estacionária (alça sentinela)
> Evidência de perfuração (ar ou contraste próximo à alça intestinal)
> Filamentos de gordura ou parede intestinal espessada com sepse sistêmica
> Pneumatose da parede intestinal
>
> **Achados diagnósticos da lavagem peritoneal**
> Presença de matéria feculenta ou particulada
> > 250 leucócitos por mililitro
> > 300 mil hemácias por mililitro
> Bilirrubina peritoneal > bilirrubina sérica (extravasamento de bile)
> Creatinina peritoneal > creatinina sérica (extravasamento de urina)

Deve-se evitar demora na intervenção cirúrgica. Após diagnosticar o paciente com um problema abdominal cirúrgico, não há vantagem em esperar para realizar outros testes diagnósticos. A morbidade e a mortalidade aumentam com os atrasos injustificáveis. A reanimação hídrica e a estabilização dos sinais vitais podem continuar na sala cirúrgica por meio de abordagem multidisciplinar com anestesia e cuidados de enfermagem. A laparoscopia pode ajudar a guiar a execução da incisão de laparotomia, se for necessário enviar o paciente para a sala cirúrgica sem um diagnóstico definitivo.

Alguns pacientes são diagnosticados com uma causa clínica de dor abdominal aguda. Isso não significa que um processo cirúrgico não se desenvolva. Esses pacientes necessitam de observação cuidadosa e contínua em um contexto de monitoramento. Os exames em série e laboratoriais devem ser programados para assegurar que o paciente esteja melhorando com a terapia clínica. Idealmente, os exames devem ser realizados pelo mesmo examinador para evitar a omissão de alterações significativas na condição dos pacientes ou o desenvolvimento de complicações.

## PREPARAÇÃO PARA A CIRURGIA DE EMERGÊNCIA

O estado geral de saúde dos pacientes com abdome agudo varia muito no momento da tomada de decisão de operar. Independentemente da gravidade da doença dos pacientes, todos necessitam de algum grau de preparação pré-operatória. O acesso intravenoso deve ser obtido e corrigidas quaisquer anormalidades hidreletrolíticas. Para quase todos os pacientes, serão necessárias infusões com antibiótico. As bactérias comuns nas emergências abdominais agudas são os microrganismos entéricos gram-negativos e os anaeróbios. As infusões de antibióticos para cobrir esses microrganismos deverão ser iniciadas logo que for estabelecido o diagnóstico presuntivo. Os pacientes com íleo paralítico generalizado ou vômito beneficiam-se da colocação de sonda nasogástrica para diminuir a probabilidade de vômito e aspiração. A drenagem da bexiga com sonda de Foley para avaliar o débito urinário, a mensuração da adequação da reanimação com líquidos, é indicada na maioria dos pacientes. A acidose decorrente de isquemia ou infarto intestinal pode ser refratária à terapia pré-operatória. Anemia significativa é rara e as hemotransfusões pré-operatórias geralmente são desnecessárias, porém deve estar disponível a prova cruzada do sangue à cirurgia. A necessidade de estabilização pré-operatória dos pacientes deve ser contrabalançada com morbidade e mortalidade maiores associadas à demora no tratamento. A natureza subjacente do processo patológico, como a isquemia intestinal, pode exigir a correção cirúrgica antes da estabilização dos sinais vitais dos pacientes, podendo ocorrer a restauração do equilíbrio ácido-base. A reanimação deve ser vista como um processo contínuo que prossegue após a conclusão da cirurgia. A decisão de quando se alcançou o máximo benefício da terapia pré-operatória nesses pacientes requer um bom julgamento cirúrgico.

## POPULAÇÕES ESPECIAIS DE PACIENTES

### Gravidez

O exame completo e o tratamento de dor abdominal aguda na paciente grávida cria vários desafios diagnósticos únicos. Os profissionais da saúde geralmente dependem das imagens para diferenciar entre um problema cirúrgico urgente e uma causa não cirúrgica ou obstétrica.[23] Entretanto, a maior ameaça enfrentada pela paciente grávida com dor abdominal aguda é o potencial para o atraso no diagnóstico, que se comprovou acarretar maior morbidade que as próprias cirurgias.[24,25] Os atrasos ocorrem por várias razões: sintomas de dor abdominal, náuseas e vômito muitas vezes são atribuídos à gravidez de base, a gravidez pode alterar a apresentação de alguns processos patológicos e torna o exame físico mais desafiador pelo aumento de volume do útero e temor de exposição do feto à radiação ou a procedimentos desnecessários.[26] Exames laboratoriais como leucogramas e outros perfis bioquímicos também se encontram alterados na gravidez, o que torna mais difícil a identificação dos processos patológicos. Essas diferenças fazem com que uma ênfase extra seja colocada sobre outras modalidades, como sinais vitais e exames laboratoriais, o que pode confundir ou subestimar a extensão da doença intra-abdominal. Finalmente, os médicos tendem naturalmente a ser mais conservadores ao tratar pacientes grávidas, especialmente em relação às imagens e à intervenção cirúrgica.

A US é o exame de imagens inicial de escolha para a paciente grávida.[26,27] Além de diagnosticar as patologias abdominais mais comuns, apendicite e colelitíase, essa modalidade também acrescenta o benefício da avaliação do feto bem como da patologia obstétrica.[27] A exposição à radiação deve ser evitada, sempre que possível, especialmente durante o primeiro trimestre durante a organogênese, e o exame de escolha subsequente deve ser a RM.[26,27] Se a TC for o único exame por imagens disponível, os riscos e benefícios devem ser ponderados, uma vez que o atraso no diagnóstico geralmente é mais mórbido do que o de um único exame por imagens. Os estudos demonstraram que até 50 mGy de radiação ionizante, o equivalente a cinco radiografias simples abdominais ou a uma TC abdominal, não resulta em aumento significativo dos efeitos teratogênicos da radiação.[27] Sempre que possível, como durante a aquisição de imagens do cérebro, coluna vertebral cervical ou radiografia de tórax, o feto deve ser protegido com um avental de chumbo.

É importante lembrar que a gravidez é um processo altamente controlado que envolve cada um dos sistemas de órgãos em um ambiente autorregulado que é extremamente sensível à perda de volume materno e resposta à catecolamina.[26] A hemorragia materna geralmente é compensada pela diminuição do fluxo uterino, e o acentuado desconforto fetal muitas vezes é a primeira manifestação de uma patologia cirúrgica aguda, até mesmo antes de ser identificada a hipotensão ou a taquicardia materna.[26] A presença de sinais peritoneais não é um achado normal na gravidez e o desenvolvimento de peritonite em geral pode ser retardado pela flacidez e aumento de tamanho do útero. Sua presença deve induzir à busca imediata de sua causa para evitar morbidade e mortalidade adicionais.[28]

O diagnóstico diferencial de abdome agudo na gravidez pode ser amplo; entretanto, a apresentação não difere muito daquela de um paciente adulto, caso se preste atenção especial à sua sintomatologia e ao histórico. As patologias mais comuns e os exames por imagem para triagem recomendados são apresentados na Tabela 46.3. Além da patologia gastrintestinal, é importante incluir causas ginecológicas e obstétricas de abdome agudo no exame completo das pacientes, incluindo ruptura uterina, gravidez ectópica, ruptura de cisto de corpo-lúteo, torção dos anexos, placenta percreta, entre outras.[27] A torção ovariana pode ser distinguida geralmente de outra patologia abdominal com sua apresentação característica de intensificação e diminuição da dor abdominal.[28]

A apendicite aguda é a emergência abdominal não obstétrica mais comum a exigir cirurgia com uma incidência geral de 101 casos por 100 mil gestações.[23] O achado diagnóstico na US é o de uma estrutura tubular e não compressível, dilatada, com fundo cego, espessada, com um tamanho de 6 mm ou mais.[29] A US pode ter suas limitações e deve ser seguida por imagens avançadas, se o diagnóstico estiver em questão. Os achados da RM e da TC são semelhantes aos da US e também incluem inflamação periapendicular, presença de apendicólito ou de um abscesso estabelecido.[29] Vinte por cento das pacientes terão peritonite ou abscesso intra-abdominal estabelecido à apresentação, com um risco associado mais alto de complicações, incluindo uma taxa de 20 a 35% de óbito fetal por apendicite perfurada.[23] As dificuldades adicionais da avaliação da paciente grávida com dor no quadrante abdominal inferior direito resultam em uma taxa de apendectomia negativa significativamente mais elevada, em comparação com as pacientes não grávidas no passado. Embora essa taxa de erro de diagnóstico seja inaceitável em uma mulher saudável e geralmente jovem, é amplamente aceita em função de um risco de mortalidade fetal se a apendicite progredir para perfuração antes da cirurgia.

A anestesia geral é considerada segura em todos os estágios da gravidez; deve-se considerar essas pacientes como de alto risco para aspiração na indução anestésica. Sempre que for planejada uma intubação, as mulheres grávidas devem ser tratadas como se estivessem de estômago cheio.[28] Os cuidados intraoperatórios durante a gravidez concentram-se na prestação de cuidados ideais para a mãe. Se o feto estiver pré-viável, os sons cardíacos fetais deverão ser mensurados antes e depois da cirurgia. Se o feto estiver viável, os sons cardíacos fetais deverão ser mensurados durante a cirurgia, com a disponibilidade de um profissional da saúde apto a realizar a intervenção. A segurança da cirurgia laparoscópica na gravidez tem sido extensamente estudada e estabelecida. A laparoscopia possibilita a diminuição da manipulação do útero e, consequentemente, menos irritabilidade uterina com menor risco de contrações, abortos espontâneos, partos pré-termo e prematuros.[30] Para adentrar o abdome com segurança, a técnica aberta de Hassen é considerada o padrão, tomando o cuidado de evitar lesionar o útero que está aumentado de tamanho.[31]

Dentre outras causas de abdome agudo estão a doença biliar, a obstrução intestinal e a pancreatite. A doença biliar é comum, uma vez que os hormônios esteroides sexuais interferem no esvaziamento da vesícula biliar, resultando em estase da bile.[28] A US é o teste diagnóstico de escolha. O tratamento é recomendado no segundo trimestre para prevenir complicações da doença biliar, à medida que a gestação progride. A pancreatite por cálculos biliares e a colecistite aguda devem ser tratadas de maneira mais cuidadosa. A pancreatite biliar tem sido associada a uma perda fetal que chega a 60%. Se a gestante não responder rapidamente ao tratamento conservador com hidratação, repouso intestinal, analgesia e uso criterioso de antibióticos, outra avaliação deverá ser realizada visto que a intervenção cirúrgica pode estar indicada. A colangiopancreatografia retrógrada endoscópica é considerada segura e com baixo risco de radiação para o feto, se a paciente apresentar colangite ou coledocolitíase.

A obstrução do intestino delgado muitas vezes é confundida com as náuseas normais e o vômito associados à gravidez. É importante lembrar que os sinais peritoneais, na presença de náuseas e vômito, nunca são considerados normais e devem suscitar novos exames minuciosos.[28] A distensão abdominal com cólica pode levar o clínico ao diagnóstico.

## Pediatria

A avaliação de uma criança com abdome agudo pode ser difícil para o clínico não acostumado à realização de exame abdominal pediátrico. Em contraste com a realização de um exame no adulto, que é capaz de se comunicar e dar um *feedback* quando a dor abdominal é desencadeada, grande parte do exame na criança ocorre por meio de observação. As crianças apresentam históricos precários devido a idade, medo da situação e incapacidade de verbalizar seus sintomas. Dentre os indícios da extensão da irritação peritoneal estão vontade ou falta de vontade da criança em se movimentar livremente no leito hospitalar.

**Tabela 46.3** Diagnóstico diferencial da dor abdominal na gravidez e exames por imagem recomendados.

| Local | Modalidade de imagem preferida para o diagnóstico |
|---|---|
| Colecistite | US > RM |
| Hepatite | US > RM |
| Pancreatite | US > RM > TC |
| Obstrução intestinal | US > RM > TC |
| Úlcera perfurada | Radiografias simples > TC |
| Apendicite | US > RM > TC |
| Nefrolitíase | US > RM > TC |
| Doença inflamatória intestinal | RM > TC |
| Causas ginecológicas | US > RM |
| Diverticulite | RM > TC |
| Traumatismo | US > TC > RM |

RM, ressonância magnética; TC, tomografia computadorizada; US, ultrassonografia.
(Adaptada de Baheti AD, Nicola R, Bennett GL, et al. Magnetic resonance imaging of abdominal and pelvic pain in the pregnant patient. *Magn Reson Imaging Clin N Am.* 2016;24:403-417.)

As crianças com peritonite irão demonstrar dor abdominal ao ficar em pé, ao pular ou ao tossir.[3] O exame abdominal deve ser realizado com cuidado e somente até o ponto de identificar a presença de espasmo da parede abdominal em resposta à patologia intra-abdominal.

A causa mais comum do abdome agudo cirúrgico na população pediátrica continua a ser a apendicite aguda e ocorre com mais frequência em crianças maiores e em adolescentes com a apresentação de anorexia, febre de grau baixo e dor no quadrante inferior direito semelhante à dos pacientes adultos.[32] As crianças pequenas podem apresentar-se de maneira diferente e representar um desafio para o clínico; há relatos de pais referentes a um início vago dos sintomas. A incapacidade das crianças em caracterizar a dor que sentem, os sinais inespecíficos bem como dificuldade em induzir o exame físico tornam o papel da aquisição de imagens fundamental para o diagnóstico. Em quase todas as crianças com apendicite, 99% em alguns relatos, a aquisição de imagens é realizada no pré-operatório antes da intervenção cirúrgica.[32-34] Geralmente, a US demonstra a concordância patológica, quando realizada por um ultrassonografista experiente, especialmente quando realizada em um hospital pediátrico particular.[34] As crianças avaliadas em um hospital não pediátrico mais provavelmente terão um exame diagnóstico de apendicite por TC, apesar das recomendações de múltiplas sociedades pediátricas sobre os riscos da radiação.[34]

Outras causas de abdome agudo são separadas por idade e apresentadas na Tabela 46.4. A intussuscepção deve ser considerada no diagnóstico diferencial da dor abdominal em crianças com menos de 3 anos. A gastrenterite, a diverticulite de Meckel e a colite por *C. difficile* estão entre outras causas de dor abdominal, e a apresentação é semelhante à dos pacientes adultos. O choro inconsolável e a letargia de bebês são potencialmente fatais. Qualquer histórico de êmese em um recém-nascido deve induzir um cuidadoso questionamento referente à natureza e ao momento de ocorrência dos episódios de êmese; a êmese biliosa é uma emergência cirúrgica e induz a uma urgente avaliação para vólvulo do intestino médio. Um histórico de febre, passagem de fezes com aparência de geleia de groselha bem como o sangramento no trato gastrintestinal inferior devem induzir a outros exames minuciosos.[35]

## Doença crítica

O estabelecimento do diagnóstico de abdome agudo em paciente gravemente enfermo pode ser um desafio. O clínico precisa lidar com um ambiente de sedação profunda, múltiplas etiologias de sepse, falência de múltiplos órgãos e achados clínicos sutis ou ausentes. A patologia abdominal não identificada pode fazer com que os pacientes permaneçam em estado grave ou até evoluam para o óbito. Os pacientes gravemente enfermos podem não estar aptos a demonstrar os sinais e sintomas típicos do abdome agudo devido a analgesia narcótica, enfraquecimento da resposta inflamatória decorrente dos antibióticos ou da imunossupressão bem como da deficiência nutricional.

As imagens geralmente são necessárias para estabelecer o diagnóstico, uma vez que múltiplas causas de distensão abdominal, sepse ou falência de órgão podem estar atuando no paciente internado em unidade de tratamento intensivo (UTI).[36] Alguns pacientes estarão instáveis para serem transportados e o clínico enfrentará o desafio dos riscos e benefícios da aquisição de imagens avançadas, como a TC, *versus* exploração operatória com potencial para laparotomia não terapêutica. A determinação de quais pacientes se apresentam estáveis o suficiente para sobreviver a uma cirurgia, uma intervenção potencialmente não terapêutica, pode ser imprevisível.[37] Um pequeno grupo de clínicos defende a laparoscopia diagnóstica na UTI como uma forma de diagnóstico e tratamento do abdome agudo de pacientes em estado grave. Porém, isso está aliado às dificuldades da realização de cirurgia laparoscópica ao lado do leito, à natureza invasiva do procedimento bem como aos custos do equipamento e da anestesia.[37] À medida que a tecnologia continua a avançar, esta é uma área em que será provável a ocorrência de mudanças.

## Pacientes imunocomprometidos

Os pacientes transplantados geralmente apresentam-se no pronto-atendimento com queixas abdominais. Em um estudo, os pesquisadores descobriram que cerca de 33 a 60% dos pacientes transplantados procuram o pronto-atendimento para receber cuidados após o seu procedimento.[38] A inflamação é necessária na fisiopatologia da dor abdominal e da peritonite, e essa resposta inflamatória pode estar enfraquecida no paciente transplantado. Isso pode resultar em suspeita de leucocitose, retardo no

**Tabela 46.4** Diagnóstico diferencial de dor abdominal em crianças por idade.

| < 2 anos | 2 a 5 anos | 5 a 12 anos | > 12 anos |
|---|---|---|---|
| Intussuscepção | Intussuscepção | Apendicite | Apendicite |
| Gastrenterite | Apendicite | Gastrenterite | Gastrenterite |
| Constipação intestinal | Gastrenterite | Constipação intestinal | Constipação intestinal |
| Cólica infantil | Constipação intestinal | Adenite mesentérica | Torção ovariana/testicular |
| Má rotação com vólvulo do intestino médio | Adenite mesentérica | Dor abdominal funcional | Dismenorreia |
| Hérnia inguinal encarcerada | Má rotação com vólvulo do intestino médio | Pneumonia | Doença inflamatória pélvica |
| Obstrução devido à doença de Hirschsprung | Crise de anemia falciforme | Crise de anemia falciforme | Gravidez ectópica |
| ITU | Púrpura de Henoch-Schonlein | Púrpura de Henoch-Schonlein | |
| Divertículo de Meckel | ITU | ITU | |
| | Trauma | Trauma | |
| | Divertículo de Meckel | | |

ITU, infecção do trato urinário. (Adaptada de Yang WC, Chen CY, Wu HP. Etiology of non-traumatic acute abdomen in pediatric emergency departments. *World J Clin Cases.* 2013;1:276-284.)

desenvolvimento da febre e diminuição subjetiva dos sintomas abdominais. Também podem apresentar-se tardiamente, o que pode seguir-se rapidamente de um total colapso sistêmico. Consequentemente, embora a patologia abdominal seja semelhante à observada em pacientes adultos saudáveis, em indivíduos imunossuprimidos as apresentações podem ser atípicas, com um mínimo de sintomas.

Em um estudo com mais de 70 mil pacientes transplantados, a incidência da cirurgia de emergência foi de 2,5%. As indicações para a intervenção cirúrgica foram: doença da vesícula biliar (80%), perfuração gastrintestinal (9%), diverticulite complicada (6%), obstrução do intestino delgado (2%) e apendicite (2%). A mortalidade geral nesse grupo de pacientes foi de 5,5%.[38] Uma lista de diagnósticos diferenciais da patologia abdominal é apresentada na Tabela 46.5 separada por tipo de transplante.

O exame de sangue de rotina deve ser realizado assim como a verificação dos níveis séricos de fármacos imunossupressores. Esses medicamentos podem causar muitos efeitos colaterais passíveis de obscurecer a apresentação do abdome agudo, incluindo a perda de integridade e de regeneração da mucosa gastrintestinal, alterações na acidez gástrica e comprometimento da resposta imunológica à doença. Essa resposta muitas vezes se apresenta como diarreia, dor abdominal, náuseas, vômito e perda de peso.[38] Os pacientes transplantados podem não produzir uma resposta inflamatória à doença e os marcadores séricos podem não estar elevados, apesar da patologia abdominal em evolução.

A colite pseudomembranosa tem sido cada vez mais observada no paciente imunocomprometido, independentemente da recente associação com antibióticos de amplo espectro. Dentre as apresentações típicas estão a diarreia, a dor abdominal, a febre e a leucocitose; entretanto, estas não são observadas nesse grupo de pacientes. Um elevado índice de suspeita, dependência das imagens de TC e exames de fezes devem ser considerados inicialmente.

A infecção por citomegalovírus é outro importante patógeno a considerar no paciente transplantado. A apresentação é variável e inclui diarreia, disfagia, náuseas, vômito, dor abdominal, sangramento gastrintestinal e perfuração intestinal. O citomegalovírus é diagnosticado por biopsia que demonstra o vírus na mucosa gástrica ou intestinal, e é tratado com antivirais.

Infecções atípicas, entre as quais tuberculose peritoneal, infecções fúngicas e micoses endêmicas, também podem ser observadas nesse grupo. Em razão de diminuição da resposta inflamatória, uma infecção abdominal pode não estar presente com um abscesso tipicamente com envoltório, e as imagens de TC podem não mostrar os achados clássicos.[39] Nos pacientes imunossuprimidos em que há suspeita de uma patologia abdominal, deve-se proceder ao monitoramento em regime de internação, com um baixo limiar para intervenção cirúrgica se houver uma infecção atípica que não melhore apesar da terapia adequada.

## Pacientes cardíacos

As emergências abdominais nos pacientes cardíacos podem ser facilmente mascaradas pela recuperação pós-operatória desses pacientes, tratamento contínuo da disfunção cardíaca, ventilação mecânica, arritmias, instabilidade hemodinâmica e sedação.[40] Os fatores de risco estão associados ao procedimento realizado, como duração da circulação extracorpórea, intervenções para doença valvar cardíaca e necessidade de bomba com balão intra-aórtico. Além disso, a fisiologia pré-operatória dos pacientes também tem algum efeito, como arritmias, hipertensão, hipercolesterolemia, diabetes, doença renal e necessidade de suporte inotrópico pré-operatório.[41] Nos pacientes submetidos ao reparo aberto de aneurisma aórtico abdominal, especialmente naqueles cujo reparo foi realizado por abordagem transabdominal, é maior a incidência de emergências abdominais. Observa-se mortalidade mais alta nos pacientes com isquemia intestinal e naqueles que necessitaram de reparo de valva.[40]

Acredita-se que a fisiopatologia das complicações gastrintestinais esteja associada a distúrbios no fluxo sanguíneo da artéria mesentérica superior durante a circulação extracorpórea.[42] Os diagnósticos gastrintestinais mais comuns são: íleo, pancreatite, isquemia mesentérica, obstrução intestinal, colecistite aguda e perfuração.[41] Os fatores de risco para o desenvolvimento de uma complicação abdominal após cirurgia cardiotorácica são apresentados no Boxe 46.6.

---

**Boxe 46.6** Fatores de risco para o desenvolvimento de complicações gastrintestinais após cirurgia cardiotorácica.

- Idade > 70
- Baixo débito cardíaco
- Doença vascular periférica
- Necessidade de nova cirurgia devido à hemorragia
- Insuficiência renal aguda/crônica
- Tempo de circulação extracorpórea > 150 min
- Bomba com balão intra-aórtico
- Suporte inotrópico pré-operatório
- Fumante ativo
- Doença pulmonar obstrutiva crônica
- Ventilação prolongada
- Cirurgia valvar
- Sepse/infecções de ferida esternal
- Insuficiência hepática
- Infarto do miocárdio

De Buczacki SJA, Davies J. The acute abdomen in cardiac intensive care unit. In: Valchanov K, Jones N, Hogue CW, eds. *Core topics in cardiothoracic critical care.* 2nd ed. Cambridge: Cambridge University Press; 2018:294-300.

---

**Tabela 46.5** Diagnóstico diferencial de abdome agudo em pacientes transplantados.

| Fígado[37] | Pulmão[38] | Célula-tronco hematopoética[39] |
|---|---|---|
| Complicações biliares do transplante | Refluxo gastroesofágico | Doença aguda do enxerto *versus* hospedeiro |
| Complicações vasculares do transplante | Enterocolite infecciosa | Colangite |
| Obstrução do intestino delgado | Doença ulcerosa péptica | Enterocolite neutropênica |
| Apendicite aguda | Gastroparesia | Enterocolite infecciosa |
| Infecção do trato urinário | Diverticulite | Pneumatose |
| Diverticulite aguda | Pancreatite | |
| Pancreatite aguda | Sangramento gastrintestinal | |

## Obesidade mórbida

A apresentação clássica de um abdome agudo não é um indicador confiável de patologia intra-abdominal na obesidade mórbida. Geralmente, a apresentação é sutil, levando à rápida progressão para sepse, falência de órgãos e morte.[42] Em contraste com os pacientes com peso normal, naqueles com obesidade mórbida os sinais de peritonite podem ser mascarados, mesmo no quadro de ocorrências abdominais catastróficas, como extravasamentos de anastomoses, até uma fase muito tardia do processo patológico, o que leva à alta incidência de complicações e a maior mortalidade.[42] Os achados do exame físico são de difícil interpretação. A sepse abdominal pode estar associada apenas a mal-estar, dor no ombro, soluços e dispneia.[43] A dor abdominal intensa é rara. A avaliação da distensão ou da massa abdominal é difícil devido ao aumento da circunferência abdominal. A presença de anorexia também é bastante imprevisível, e os relatos dos sintomas ou queixas abdominais podem ser extremamente vagos. Com um exame físico não confiável, os médicos precisam contar com os exames laboratoriais, taquicardia, achados radiográficos e sintomas clínicos sutis para estabelecer o diagnóstico de um problema abdominal.[42] Radiografias abdominais mostram reduzida clareza, podendo ser necessárias numerosas imagens radiográficas para abranger todo o abdome. O uso de TC pode estar limitado pelas restrições de peso na mesa de exame, embora isso esteja deixando de ser um problema em razão do número crescente de pacientes com obesidade mórbida. A laparoscopia precoce, especialmente no paciente bariátrico pós-operatório, é usada com frequência tanto para o diagnóstico como para o tratamento. Os exemplos de achados preocupantes nas imagens de TC são apresentados no Boxe 46.7.

## Idosos

O diagnóstico de abdome agudo em pacientes idosos não é diferente daquele em pacientes adultos. Porém, essa população de pacientes é única, já que muitas vezes enfrentam retardos no tratamento cirúrgico em consequência de sua idade decorrentes de vieses referentes à morbidade da intervenção proposta. Isso ocorre geralmente, apesar de os dados sugerirem que a idade avançada não afeta independentemente a mortalidade, a morbidade ou a extensão da hospitalização.[44] Com uma população crescente de idosos, cirurgiões e clínicos enfrentam agora o desafio de como cuidar desse grupo de pacientes, e devem deixar de lado suas crenças de que os pacientes podem ser "velhos demais," que estão "em risco muito alto" ou que "não sobrevivem".[45] A abordagem a esses pacientes, com a mentalidade voltada ao "controle dos danos" de uma reanimação agressiva e com cuidadosa atenção em relação a hipotermia, coagulopatia, acidose ou hipotensão e o retorno após uma reanimação adequada, sugere resultados melhores.[45] O Boxe 46.8 apresenta as indicações mais comuns para a intervenção cirúrgica na população de pacientes idosos.

### Boxe 46.7 Achados de TC preocupantes em paciente pós-cirurgia bariátrica.

- Derivação gástrica dilatada
- Estômago dilatado excluído
- Derivação biliopancreática dilatada
- Transição entre o intestino dilatado e não dilatado
- Sinal do redemoinho mesentérico
- Agrupamento das alças do intestino delgado
- Posição horizontal da artéria mesentérica superior

De Karila-Cohen P, Cuccioli F, Tammaro P, et al. Contribution of computed tomographic imaging to the management of acute abdominal pain after gastric bypass: correlation between radiological and surgical findings. *Obes Surg.* 2017;27:1961-1972.

## Doença avançada

A cirurgia em pacientes com câncer avançado ou disseminado pode ser repleta de complicações, com pouca chance de prolongar a sobrevida desses pacientes. Os procedimentos de emergência, como na perfuração ou obstrução, são realizados nessa população de pacientes em grave risco, uma vez que é pequena a probabilidade de cura de sua doença disseminada. Um estudo demonstrou que os pacientes submetidos a uma cirurgia em decorrência de perfuração têm uma chance aproximada de mortalidade de 1 em 3; e isso melhora ligeiramente de 1 a 6 naqueles submetidos à cirurgia para obstrução.[46] Essas complicações podem ocorrer como efeito colateral do tratamento do câncer ou representar a progressão da doença. Independentemente da causa, a discussão franca com os pacientes e suas famílias é fundamental; a discussão sobre as decisões referentes aos objetivos dos cuidados prestados ao paciente, sua sobrevida geral e institucionalização prolongada deve concentrar-se nos desejos do paciente.[46] A cirurgia de emergência em pacientes com doença avançada muitas vezes prenuncia um ponto crítico nos cuidados prestados a esses pacientes, sendo improvável que eles alcancem seu objetivo de receber alta para casa.[46] No Boxe 46.9 é apresenta uma lista de diagnóstico diferencial de abdome agudo no paciente oncológico.

### Boxe 46.8 Diagnóstico diferencial de abdome agudo no paciente idoso.

- Doença ulcerosa péptica
- Sangramento gastrintestinal
- Doença biliar
- Pancreatite
- Obstrução intestinal (grosso e delgado)
- Vólvulo
- Diverticulite
- Apendicite
- Aneurisma aórtico abdominal
- Isquemia mesentérica

De Rubinfeld I, Thomas C, Berry S, et al. Octogenarian abdominal surgical emergencies: not so grim a problem with the acute care surgery model? J Trauma. 2009;67:983-989; e Magidson PD, Martinez JP. Abdominal pain in the geriatric patient. *Emerg Med Clin North Am.* 2016;34:559-574.

### Boxe 46.9 Diagnóstico diferencial de abdome agudo no paciente oncológico.

- Infiltração de tumor
- Sangramento gastrintestinal
- Obstrução intestinal
- Doença da vesícula biliar
- Apendicite
- Enterocolite neutropênica
- Aspergilose invasiva
- Doença do enxerto *versus* hospedeiro do trato digestório
- Isquemia mesénterica
- Diverticulite

De Mokart D, Penalver M, Chow-Chine L, et al. Surgical treatment of acute abdominal complications in hematology patients: outcomes and prognostic factors. *Leuk Lymphoma.* 2017;58:2395-2402; e Cauley CE, Panizales MT, Reznor G, et al. Outcomes after emergency abdominal surgery in patients with advanced cancer: Opportunities to reduce complications and improve palliative care. *J Trauma Acute Care Surg.* 2015;79:399-406.

## RESUMO

Apesar dos avanços nos exames laboratoriais e de imagens, a avaliação e o tratamento do paciente com dor abdominal aguda continua a ser, em parte, um desafio na prática profissional de um cirurgião. Entretanto, uma anamnese cuidadosa e um exame físico completo continuam a ser a parte mais importante da avaliação do paciente com dor abdominal aguda. O cirurgião continua a ser requisitado a tomar a decisão de realizar laparoscopia ou laparotomia com algum grau de incerteza em relação aos achados esperados. A morbidade e mortalidade crescentes, associadas à demora no tratamento de muitas dessas causas cirúrgicas do abdome agudo, argumentam a favor de uma abordagem cirúrgica agressiva e eficiente. O toque retal precisa ser realizado em todos os pacientes com dor abdominal aguda.

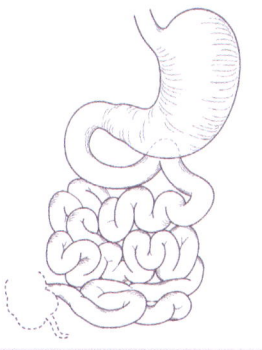

# 47

# Hemorragia Gastrintestinal Aguda

*Kevin J. Chiang, Noelle N. Saillant, Richard Hodin*

## VISÃO GERAL DO CAPÍTULO

**Tratamento agudo de pacientes com hemorragia gastrintestinal**
- Avaliação inicial
- Exsanguinação aguda
- Localização
- Hemorragia obscura

**Causas específicas de hemorragia gastrintestinal alta**
- Hemorragia não varicosa
- Hemorragia varicosa

**Hemorragia gastrintestinal baixa aguda**
- Diagnóstico
- Tratamento cirúrgico
- Causas específicas de hemorragia gastrintestinal baixa

---

*Hemorragia gastrintestinal* (HGI) é um termo que descreve a perda de sangue ao longo do trato digestivo. A HGI é classificada de acordo com sua localização anatômica em relação ao ligamento de Treitz. A definição de HGI alta refere-se à sua localização proximal ao ligamento de Treitz. A HGI alta é a apresentação mais comum da HGI e, em geral, é decorrente de doença ulcerosa péptica (DUP) ou de varizes esofágicas. Esse termo também abrange as origens pancreáticas, hepáticas e outras fontes biliares de perda sanguínea.

A HGI baixa é responsável por 30 a 40% de todos os sangramentos e é definida como distal ao ligamento de Treitz. Com mais frequência, origina-se do cólon por doença diverticular ou angiodisplasias.

O termo *HGI maciça* refere-se à perda sanguínea intestinal que leva à instabilidade hemodinâmica ou à necessidade de transfusão, enquanto *HGI oculta* refere-se à anemia persistente ou recorrente após avaliação endoscópica e exames por imagem negativos.

Em geral, a hemorragia é a causa mais comum de hospitalização por doença gastrintestinal (GI) nos EUA, responsável por mais de 507.000 internações ao ano com um custo total superior a US$5,8 bilhões.[1] O período médio de hospitalização referido para a HGI é de 3 a 6 dias, com um custo médio que varia de US$6.700 a US$20.370.[1-3] A incidência de pico diminui de maneira uniforme em 1% ao ano, desde meados da década de 1990, com o advento dos inibidores da bomba de prótons (IBPs), com o melhor tratamento de *Helicobacter pylori* e evitando-se o uso de anti-inflamatórios não esteroides (AINEs). Seguindo essa tendência, a mortalidade diminuiu dramaticamente das taxas históricas de 6 a 12% de HGI alta para taxas mais contemporâneas inferiores a 2%.[1,3] Embora esses avanços tenham diminuído uniformemente as hospitalizações por HGI alta, as hospitalizações relacionadas com a HGI baixa aumentaram.[4]

## TRATAMENTO AGUDO DE PACIENTES COM HEMORRAGIA GASTRINTESTINAL

### Avaliação inicial

A HGI pode apresentar-se de maneira sutil como um diagnóstico de anemia microcítica inexplicável ou um achado positivo de sangue oculto nas fezes. Em contraste, também pode se apresentar como exsanguinação maciça potencialmente fatal. Dependendo da manifestação, o tratamento pode ser realizado em ambiente ambulatorial ou em pronto-socorro. De qualquer modo, é necessária uma abordagem multidisciplinar para dar assistência total à condição clínica e determinar a localização e a melhor abordagem terapêutica para a perda sanguínea.

### Exsanguinação aguda

A triagem rápida dos pacientes com hemorragia, enquanto se iniciam condutas para localizar as áreas de perda sanguínea, é essencial para reanimação e intervenção imediata.

A avaliação deve observar o mnemônico ABCDE: via respiratória (*airway*), respiração (*breathing*), circulação, incapacidade (*disability*) e exposição. A permeabilidade da via respiratória e a adequação da respiração são as prioridades. Hematêmese intensa ou alteração do estado mental em decorrência de choque ou encefalopatia hepática podem comprometer a oxigenação, a ventilação e os reflexos protetores da via respiratória. Se for necessária uma abordagem da via respiratória, ela deverá ser assegurada com atenção ao estado hemodinâmico do paciente. Deve-se obter o acesso intravenoso (IV) com dois cateteres de grande calibre (14 ou 16). Algumas vezes, no paciente com hemorragia maciça, é necessário o acesso central com protocolos de reanimação para manter o suporte hemodinâmico. Monitoramento hemodinâmico invasivo também deve ser considerado nesses pacientes. Um cateter urinário deve ser inserido para acompanhar a adequação da reanimação e a preservação da função renal. A gravidade da hemorragia, em geral, pode ser rapidamente determinada com o uso de parâmetros clínicos simples. Taquipneia, taquicardia, hipotensão, agitação e alterações do estado mental são indicadores de grau intenso de hemorragia.

A hipotensão é um prenúncio de morte. Pressões arteriais sistólicas abaixo de 90 mmHg normalmente não se manifestam até o paciente sofrer uma perda sanguínea de 30 a 40%. Em pacientes bem compensados, muitos desses sinais podem estar ausentes ou ser sutis, manifestando apenas ansiedade, taquipneia ou pele fria. A resposta clínica pode estar amenizada ou ausente em pacientes em uso de betabloqueadores[5] ou naqueles com extremos da idade.

Dentre outras prioridades no tratamento estão a obtenção de tipagem e prova cruzada, hemograma completo, painel metabólico, perfil de coagulação e provas de função hepática. O lactato sérico pode ser utilizado como parâmetro para a reanimação, quando elevado. É importante notar que, na perda sanguínea aguda e intensa, o hematócrito sérico não é um marcador confiável da quantidade dessa perda sanguínea, uma vez que pode começar a se diluir somente após horas, conforme o líquido se desloca do interstício e o paciente recebe a reanimação por volume.

A estratégia para a reanimação hídrica deve ser guiada pela gravidade da hemorragia. Com uma grande perda de volume sanguíneo, a utilização de protocolos de transfusão maciça pode tornar rapidamente disponíveis os hemocomponentes de doador universal, em proporções pré-especificadas, com comprovado benefício para a sobrevida de pacientes com hemorragia.[5] A proporção ideal desses produtos para a HGI não foi bem estudada, mas a evidência sugere que uma proporção de constituintes do sangue (plasma e plaquetas) que se aproxime do sangue total perdido durante a hemorragia (uma unidade de plasma fresco congelado por duas unidades de concentrado de hemácias administradas) pode ser benéfica.[6,7] Além disso, a rápida perda sanguínea pode ser complicada por coagulopatia preexistente ou relacionada com a hemorragia, com deficiências tanto de fatores pró-trombóticos quanto antitrombóticos. A normalização do tempo de protrombina, do tempo de tromboplastina parcial, dos níveis de fibrinogênio, bem como da contagem de plaquetas, constitui importante fator adjuvante no tratamento. O papel dos testes viscoelásticos, como a tromboelastografia ou a tromboelastometria, não foi bem estudado na HGI, mas demonstrou benefício em outros cenários clínicos relacionados com a hemorragia.[8]

Uma infusão rápida pode ser realizada para compensar a rápida perda sanguínea, e pode ajudar a aquecer os produtos para minimizar a hipotermia. Esses pacientes geralmente necessitam de internação em unidade de cuidados intensivos e de intervenção urgente para localizar e controlar a hemorragia. A resposta clínica ao volume para dar suporte à atividade mental, a pressão de pulso radial e uma pressão arterial sistólica de, pelo menos, 90 mmHg, enquanto são seguidos os critérios de reanimação, como o *clearance* de lactato e o débito urinário, guiam a adequação da reanimação.

É importante distinguir pacientes com hemorragia maciça de pacientes estáveis com HGI nos quais deve ser empregada uma estratégia restritiva de transfusão. Um estudo de referência de Villanueva comparou o limiar de transfusão restritiva de um nível de hemoglobina de 7 a 9 g/dℓ com um limiar liberal de 9 a 11 g/dℓ. Esse estudo controlado randomizado encontrou taxas mais baixas de mortalidade, ressangramento e outros resultados adversos com a estratégia restritiva de 7 g dℓ.[9] É importante ressaltar que esse estudo excluiu especificamente os pacientes com exsanguinação maciça. No contexto desse estudo, os pacientes com hemorragia maciça devem ser considerados uma população diferente em relação à estratégia de tratamento.

## Localização

Em paralelo com a reanimação ativa dos pacientes, é igualmente importante procurar localizar o ponto da perda sanguínea (Figura 47.1).

A anamnese e o exame físico guiam a avaliação e podem direcionar o examinador para um diagnóstico presuntivo. Essas informações, combinadas com a característica da perda sanguínea, são úteis para determinar uma fonte alta *versus* baixa.

Hematêmese é o vômito com sangue ou secreções gástricas em borra de café, que geralmente se deve a HGI alta. O sangramento proveniente do espaço nasal ou orofaríngeo também pode ser engolido ou acumular-se no estômago e, portanto, levar a uma fonte de hematêmese não GI.

Melena, ou seja, fezes de coloração negra e odor desagradável, também é um indicativo de fonte proximal de sangramento. A melena é um subproduto da degradação da hemoglobina pelas enzimas digestórias e pela flora bacteriana intestinal. A hematina é produzida a partir da degradação de hemoglobina, levando a uma coloração marrom-azulada. Mais de 90% da melena surge de uma HGI alta, mas poderá se originar de qualquer parte no trato GI,[10] se o trânsito intestinal for lento. Hematoquezia, a passagem de sangue vermelho brilhante pelo ânus, com mais frequência se deve à doença hemorroidária. Entretanto, uma HGI alta viva, com trânsito rápido pelo trato intestinal, pode também se manifestar como sangue vermelho brilhante pelo reto, e é uma importante etiologia a ser descartada durante a avaliação.

Um dos primeiros passos na diferenciação entre HGI alta e HGI baixa pode ser uma lavagem com sonda nasogástrica (sonda NG) (Figura 47.1). A sonda NG pode detectar a presença de sangue acima do ligamento de Treitz enquanto também irriga o estômago em preparação para uma endoscopia. A aspiração de bile é necessária para assegurar a amostragem de secreções póspilóricas. Uma aspiração biliosa e não sanguinolenta pode descartar com eficácia uma HGI alta *ativa*. Entretanto, uma HGI alta não ativa não é descartada definitivamente por uma lavagem negativa, caso a hemostasia tenha ocorrido várias horas antes.[10]

Os passos subsequentes na localização, após a lavagem com sonda NG, são estabelecidos com base em suspeita clínica, estabilidade do paciente e taxa de sangramento.

Em vista de histórico clínico ou suspeita suficientes, pode-se direcionar o tratamento para o diagnóstico mais provável, por exemplo, realizando endoscopia por suspeita de doença ulcerosa ou outras intervenções terapêuticas quando não se tem a localização. Em um paciente com hemorragia ativa no qual é necessário encontrar outra localização para o sangramento, é essencial o equilíbrio entre a estabilidade do paciente e o momento da avaliação. O objetivo é localizar com eficiência a área de sangramento antes da instabilidade hemodinâmica para evitar a rara, mas difícil, circunstância de um procedimento forçado sem identificação da fonte. Um paciente exsanguinante ou moribundo com sangramento não localizado deve ser levado a uma sala híbrida para ser submetido a angiografia visceral e/ou intervenção cirúrgica.

Em pacientes cuja condição hemodinâmica possa suportar outros exames minuciosos, a angiotomografia computadorizada com multidetectores (ATC) está emergindo como um estudo de primeira linha para a localização de HGI. A ATC pode detectar taxas de hemorragia de apenas 0,3 mℓ/min,[11] quando realizada sob protocolos específicos que incluem contraste IV de fase três, com tomógrafos multidetectores (64 cortes) sem contraste enteral.[11,12] A sensibilidade e a especificidade das abordagens com ATC são de 100% e acima de 90%, respectivamente, e podem reduzir a radiação geral e o contraste IV de uma angiografia visceral.[12] Em oposição à ATC, a cintilografia com hemácias marcadas com tecnécio 99m pode detectar sangramento de apenas 0,04 mℓ/min. Uma segunda vantagem da imagem com hemácias marcadas é a possibilidade de repetir a aquisição de imagens até 24 horas após a marcação inicial das hemácias. Entretanto, o uso dessa modalidade sacrifica a precisão da localização da hemorragia, pois geralmente só pode sugerir o quadrante do abdome de onde está ocorrendo o sangramento. Independentemente disso, em um

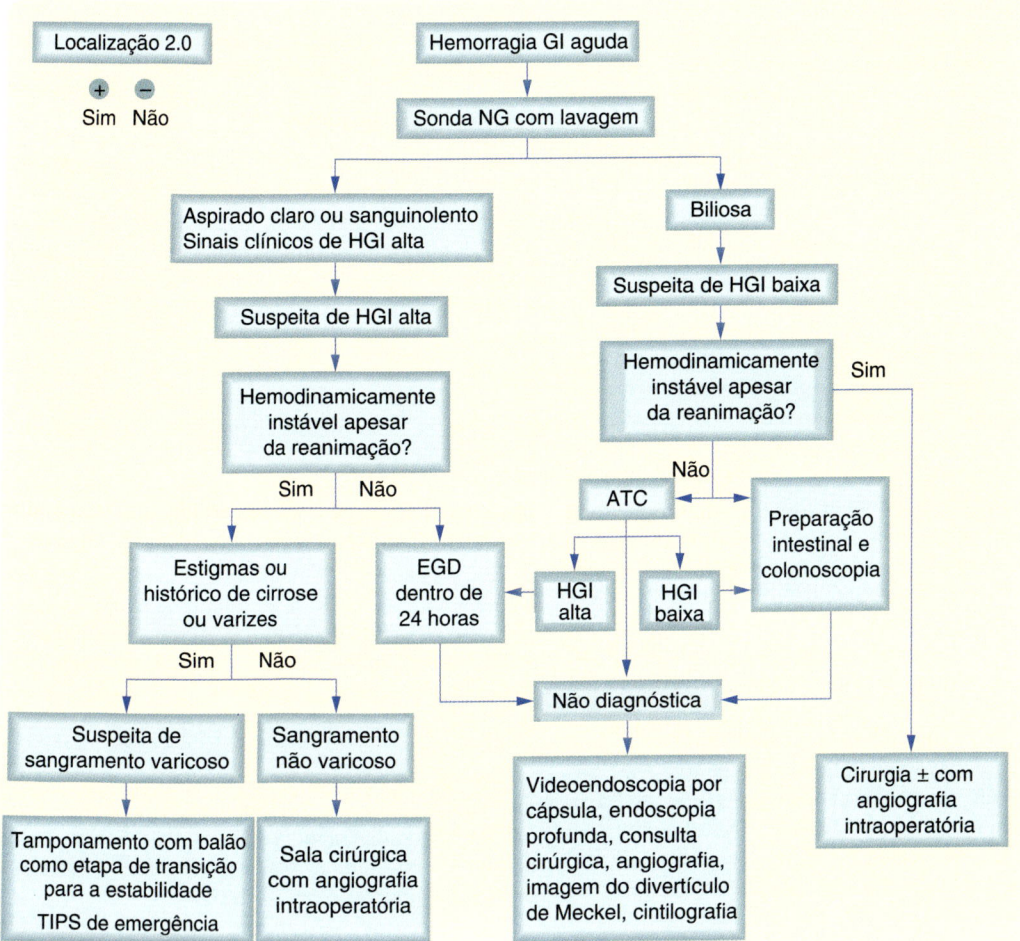

**Figura 47.1** Algoritmo para o diagnóstico de hemorragia GI aguda. *ATC*, angiotomografia computadorizada; *EGD*, esofagogastroduodenoscopia; *GI*, gastrintestinal; *HGI alta*, hemorragia gastrintestinal alta; *HGI baixa*, hemorragia gastrintestinal baixa; *sonda NG*, sonda nasogástrica; *TIPS*, *shunt* portossistêmico intra-hepático transjugular.

paciente estável com hemorragia lenta e intermitente, algumas vezes a cintilografia com hemácias marcadas pode fornecer uma estimativa valiosa do local de sangramento capaz de guiar as intervenções endoscópicas ou angiográficas.[11,13,14]

Pacientes com sangramento localizado no trato GI superior devem submeter-se à endoscopia digestiva alta dentro de 24 horas da apresentação, se não mais precocemente, para diagnosticar e tratar a fonte desse sangramento. Se não for possível localizar o sangramento por imagens ou angiografia e a HGI alta for descartada, deve-se realizar colonoscopia se o paciente estiver estável e for capaz de tolerar uma preparação intestinal completa. A preparação intestinal mecânica assegura uma colonoscopia de alta qualidade, uma vez que quaisquer fezes ou sangue retidos geralmente obscurecem o local de sangramento. A hemorragia diverticular é estatisticamente a fonte mais comum de HGI baixa, e a visualização do sangramento dentro dos divertículos é bastante comprometida pela presença de fezes e sangue velho. A exceção é quando existe suspeita de sangramento proveniente do cólon descendente ou do reto. Nesse caso, pode ser realizada uma cuidadosa endoscopia do trato GI inferior, uma vez que qualquer colonoscopia sem preparação aumenta o risco de perfuração.

Como auxílio na preparação do cólon, para melhorar a acurácia do diagnóstico, o paciente deve receber uma "preparação rápida", que consiste em um mínimo de 4 ℓ de solução de polietilenoglicol administrada por um período de aproximadamente 4 horas, seguida de colonoscopia dentro de 1 a 2 horas.[14] Esse grande volume de líquido geralmente é difícil de tolerar; portanto, pode ser necessária a administração por sonda NG. A administração de procinéticos para melhorar o esvaziamento gástrico também pode reduzir as náuseas e o desconforto associados ao alto volume da solução de preparação.

A colonoscopia deve sempre incluir a visualização do íleo terminal para descartar uma fonte mais proximal de hemorragia. Um grande canal de trabalho é altamente recomendado para facilitar a sucção de fezes e coágulos. Irrigação com jatos de água também deve ser realizada, a fim de lavar resíduos da mucosa e melhorar a visualização.

Se o trato GI superior e as fontes colônicas de hemorragia forem excluídos, a localização subsequente mais comum de sangramento é o intestino delgado, algumas vezes referida como "HGI média", responsável por 5% das HGI agudas. A ATC continua a ser o teste de primeira escolha. Em paciente estável, há opções adicionais para outras localizações de hemorragia, se a ATC não for diagnóstica. Essas opções incluem a videoendoscopia por cápsula e por impulsão (*push*), assistida por dispositivo (enteroscopia por balão ou sonda espiral) ou enteroscopia intraoperatória.

A videoendoscopia por cápsula não é invasiva e destina-se à aquisição de imagens do intestino delgado. É a modalidade diagnóstica de escolha para HGI evidente em um paciente estável, quando fontes superiores e inferiores tiverem sido descartadas.[15,16] Hemorragia é a indicação mais comum para endoscopia por cápsula.[15] São relatadas taxas diagnósticas aproximadas entre 35 e 67%, mais elevadas na HGI aguda do que na perda sanguínea obscura. Outros fatores associados a um exame por cápsula positivo são: sexo masculino, idade acima de 60 anos e hospitalização no momento da realização do exame. A preparação intestinal completa maximiza a visualização da mucosa. Se houver hemorragia recorrente, a endoscopia por cápsula poderá ser repetida. Os resultados devem ser usados para orientar outras terapias endoscópicas ou cirúrgicas. Se for realizada enteroscopia profunda ou enteroscopia assistida por dispositivo, o tempo de trânsito da cápsula poderá ajudar a determinar o ponto de partida da endoscopia. O principal risco da endoscopia por cápsula é a retenção da cápsula, que pode ocorrer em até 1,5% dos pacientes quando usada para a HGI evidente.[15]

Os pacientes em alto risco de retenção da cápsula são aqueles com uso elevado de AINEs, tumores, doença de Crohn, irradiação anterior do intestino delgado ou cirurgia. Algumas vezes, um "teste" com cápsula dissolvível é usado primeiramente a fim de assegurar que a cápsula de videoendoscopia não ficará retida. Esses pacientes de maior risco podem ser mais bem atendidos por estratégias diagnósticas alternativas de enterografia por tomografia computadorizada (TC) ou enterografia por ressonância magnética (RM).[16]

A enterografia por TC multifases pode ser superior à endoscopia por cápsula na detecção de sangramento de tumores. Em geral, é realizada com um contraste oral neutro ou de baixa densidade para distender o intestino delgado e incluir o contraste intravenoso. São adquiridas imagens arteriais, enterais e de fase tardia. Se o paciente estiver estável e for capaz de tolerar a endoscopia por cápsula e a enterografia por TC, esses estudos se complementam na descoberta de uma fonte de hemorragia do intestino delgado.[16]

Um estudo positivo com o uso de endoscopia por cápsula ou enterografia por TC/RM deve ser acompanhado de enteroscopia por impulsão (*push*) ou assistida por dispositivo, pois estas têm capacidade terapêutica.

A enteroscopia por impulsão (*push*) utiliza um colonoscópio de pequeno calibre capaz de alcançar cerca de 50 a 70 cm após o ligamento de Treitz e conduzir ao diagnóstico bem-sucedido em 40% dos pacientes com sangramento obscuro do intestino delgado.

A endoscopia com duplo balão vem ganhando rápida aprovação para o diagnóstico e o tratamento das lesões do intestino delgado. O procedimento usa os movimentos peristálticos de "impulsionar/puxar" por meio de insuflação e desinsuflação dos dois balões para percorrer o intestino delgado em toda a sua extensão. Essa técnica é capaz de examinar todo o intestino delgado, com um sucesso de 77 a 85% na identificação das fontes de sangramento oculto. Apesar de ser um desafio técnico, tem maior eficácia diagnóstica do que a videoendoscopia por cápsula.

Os pacientes com alteração da anatomia, por exemplo, com derivação gástrica em Y de Roux, devem ser submetidos à endoscopia assistida por dispositivo para avaliar as porções excluídas do intestino. A endoscopia intraoperatória, durante laparotomia ou laparoscopia, é um último recurso quando outras modalidades tiverem falhado em localizar uma fonte de sangramento no intestino delgado e o paciente continuar necessitando de transfusões ou internações repetidas. A cirurgia também pode ser necessária, se não for possível realizar enteroscopia assistida por dispositivo sem a lise de aderências. Esta geralmente usa um colonoscópio estéril de pequeno calibre, que é passado bidirecionalmente, e o cirurgião auxilia na passagem do intestino sobre o endoscópio. Quaisquer áreas suspeitas são marcadas para possível ressecção ou abordadas por via endoscópica, se viável.[16]

### Hemorragia obscura

A causa de hemorragia evidente, porém de origem obscura, geralmente é uma lesão comum que não é percebida em avaliação inicial. Deve-se repetir tanto a endoscopia alta quanto a colonoscopia, que podem identificar lesões em até 35% dos pacientes. As imagens com hemácias marcadas e a angiografia podem ser etapas subsequentes úteis, mas para tanto é necessário haver hemorragia contínua. A enteróclise do intestino delgado, que usa bário, metilcelulose e ar para ajudar na resolução da imagem, foi substituída em grande parte na prática pela enterografia por TC. A enterografia por TC pode identificar lesões macroscópicas, como tumores no intestino delgado e condições inflamatórias, como a doença de Crohn, mas não pode visualizar angiodisplasias, a principal causa de hemorragia obscura no intestino delgado.

O teste angiográfico provocativo, que envolve a administração de anticoagulantes, fibrinolíticos ou vasodilatadores para aumentar a hemorragia durante a angiografia, tem sido empregado em pequenas séries com resultados favoráveis, porém seu uso é limitado em virtude da relutância em induzir hemorragia descontrolada. A assistência cirúrgica e a capacidade de salvar o paciente na sala cirúrgica são essenciais para o planejamento desse procedimento.

## CAUSAS ESPECÍFICAS DE HGI ALTA

Em virtude da divergência entre as manobras diagnósticas e terapêuticas, a HGI alta é muitas vezes subdividida em hemorragia não varicosa ou varicosa.

### Hemorragia não varicosa

#### Doença ulcerosa péptica

A DUP é responsável por até dois terços das HGI altas e pode se desenvolver no estômago ou duodeno.[17] Aproximadamente 10 a 15% dos pacientes com DUP desenvolvem sangramento em algum momento no curso de sua doença.[18] A DUP resulta do desequilíbrio entre as barreiras mucosas e outros fatores agravantes. Os principais fatores etiológicos na DUP são *H. pylori* e AINEs, e em alguns pacientes ambos podem agir sinergisticamente no desenvolvimento de úlceras, causando lesões adicionais à mucosa gastroduodenal. Em todo o mundo, estima-se que até 77% das úlceras duodenais estejam associadas à infecção por *H. pylori*. A bactéria causa uma reação inflamatória no interior da mucosa que compromete a defesa desta e permite a formação de úlceras. Os AINEs também rompem a barreira mucosa, mas por um mecanismo diferente. Os AINEs inibem as ciclo-oxigenases (*i. e.*, COX-1 e COX-2), que comprometem a síntese de prostaglandina, aumentando assim a adesão do neutrófilo e seguindo-se lesão à mucosa. Além disso, os AINEs inibem a liberação de óxido nítrico (NO) e de sulfeto de hidrogênio ($H_2S$), inibindo também os mecanismos protetores da mucosa. Nos pacientes em uso regular de AINEs, a prevalência da DUP é de 15 a 20%.[17] A erosão da superfície mucosa leva a lesão, ulceração e perda sanguínea crônica que pode ainda ser exacerbada por agentes antiplaquetários, anticoagulantes e inibidores seletivos da recaptação de serotonina. O sangramento significativo não ocorre até a erosão alcançar uma artéria da submucosa ou mesmo um vaso maior, no caso de uma úlcera penetrante. A hemorragia mais significativa ocorre quando úlceras duodenais ou gástricas penetram nos ramos da artéria gastroduodenal ou da artéria gástrica esquerda, respectivamente.[17]

O tratamento da DUP inicia com uma profilaxia eficaz. O tratamento agressivo de *H. pylori*, a redução de AINEs e o uso de preparações alternativas de AINEs, como inibidores da COX-2 para a terapia crônica, reduziram a incidência de DUP. Entretanto, foi a marcante descoberta dos IBPs que impactou de maneira mais drástica o tratamento da DUP. Desde sua introdução, em 1989, os IBPs tornaram-se o fundamento do tratamento dos distúrbios relacionados ao ácido gástrico. Múltiplos estudos controlados randomizados provaram sua eficácia na cura de úlceras, em comparação com o placebo, assim como sua superioridade sobre os inibidores de $H_2$. Os IBPs inibem a via comum final da secreção de ácido tendo por alvo a $H^+/K^+$-ATPase das células parietais. O ácido é suprimido até que as bombas de substituição sejam sintetizadas (em até 36 horas), bem além das necessárias 18 a 20 horas de um pH maior que 3 exigido para a cicatrização eficaz da úlcera.

*Tratamento.* Ver algoritmo de localização para uma abordagem *outline* (Figura 47.2). Após a reanimação inicial, os pacientes devem ser submetidos à esofagogastroduodenoscopia (EGD). Aqueles em alto risco clínico podem beneficiar-se da EGD o mais cedo possível, com evidência de apoio à intervenção dentro de 12 horas da apresentação,[19] em vez do período de tempo mais liberal de 24 horas. Enquanto aguardam a EGD, os pacientes devem ser tratados com um IBP.[20] Os procinéticos devem ser considerados, pois a metanálise apoiou a eritromicina antes da endoscopia para reduzir a necessidade de uma segunda endoscopia, a quantidade de hemotransfusão e o tempo de hospitalização. Uma sonda NG pode ser útil para o diagnóstico, mas é improvável que elimine coágulos o suficiente para melhorar a visualização endoscópica da mucosa gástrica.

Os passos subsequentes após a endoscopia dependem dos achados. A classificação de Forrest foi desenvolvida para avaliar o risco de ressangramento com base em achados endoscópicos e em grupos de pacientes de risco alto, intermediário e baixo de ressangramento (Tabela 47.1). A terapia endoscópica é recomendada para úlceras com sangramento ativo, assim como para os pacientes com uma úlcera visível (Forrest I–IIa). Em casos com um coágulo aderente (Forrest IIb), este é removido e a úlcera, avaliada. Úlceras com base limpa ou mancha negra secundária à deposição de hematina (Forrest IIc–III) não necessitam de tratamento endoscópico e são tratadas clinicamente. Aproximadamente 25% dos pacientes submetidos à EGD para HGI alta irão necessitar de uma intervenção endoscópica.[18] Se a endoscopia não conseguir alcançar a hemostasia, a angiografia deverá ser realizada. A cirurgia é o próximo passo, se a angiografia falhar ou não estiver disponível.

**Tratamento clínico.** Todos os pacientes com sangramento confirmado de úlcera péptica devem receber terapia com IBP. A terapia IV pré-endoscópica com IBP em alta dose foi associada à menor frequência de achados de alto risco da endoscopia (Forrest Ia–IIa), levando a menos necessidade de intervenção endoscópica. Se o IBP não for iniciado antes da endoscopia, um *bolus* de 80 mg deverá ser administrado, seguido de uma infusão de 8 mg por hora durante 72 horas. Essa abordagem mostrou reduzir o risco de mais sangramento, assim como a necessidade de cirurgia e a mortalidade. A continuação da terapia com IBP pós-endoscopia também foi associada a menor risco de mais sangramento, menos necessidade de cirurgia e menor mortalidade.[19] É interessante ressaltar que, em metanálise recente, não foi estabelecida nenhuma diferença nesses resultados entre as preparações oral e IV. Entretanto, a heterogeneidade no projeto do estudo, a dosagem do IBP e os achados endoscópicos limitam as conclusões absolutas na ausência de um estudo de não inferioridade bem projetado.

A erradicação da infecção por *H. pylori*, se presente, demonstrou em vários estudos e metanálises resultar em menos ressangramento. A confirmação da terapia bem-sucedida deve ser feita por teste respiratório ou teste do antígeno fecal, ou por biopsia em endoscopia repetida. Uma vez erradicado o *H. pylori*, não é necessária a supressão de ácido a longo prazo, pois isso não reduz o risco de 1,3% de ressangramento.[21]

Todos os medicamentos ulcerogênicos, como os AINEs ou os inibidores seletivos da recaptação da serotonina, devem ser descontinuados em favor de outras alternativas. Deve-se evitar os AINEs o máximo possível; contudo, se sua retomada for necessária, deve-se usar uma combinação de AINE seletivo para COX-2 e de IBP. As taxas de ressangramento com os inibidores de COX-2 isoladamente *versus* AINEs tradicionais mais um IBP são

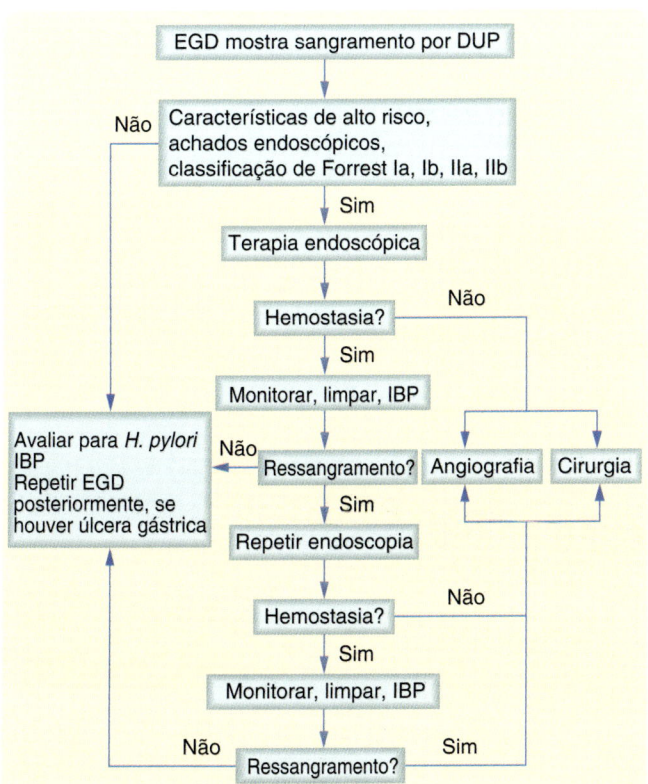

**Figura 47.2** Algoritmo para o diagnóstico e tratamento de hemorragia gastrintestinal alta não varicosa. *DUP*, doença ulcerosa péptica; *EGD*, esofagogastroduodenoscopia; *IBP*, inibidor da bomba de prótons.

**Tabela 47.1** Classificação de Forrest dos achados endoscópicos e riscos de ressangramento na doença ulcerosa péptica.

| Classificação | | Risco de ressangramento |
|---|---|---|
| Grau Ia | Sangramento ativo, pulsátil | Alto |
| Grau Ib | Sangramento ativo, não pulsátil | Alto |
| Grau IIa | Vaso visível não sangrante | Alto |
| Grau IIb | Coágulo aderente | Intermediário |
| Grau IIc | Úlcera com manchas pretas | Baixo |
| Grau III | Leito da úlcera não sangrante, limpo | Baixo |

semelhantes em cerca de 4 a 9%.[19] Um estudo duplo-cego mostrou que os inibidores da COX-2 mais um IBP apresentam risco de ressangramento muito menor em comparação com AINEs seletivos para COX-2 isoladamente (0% *versus* 8,9%).[22] A erradicação de *H. pylori* ainda melhora o perfil de risco dos AINEs.

Os benefícios do ácido acetilsalicílico (AAS) em baixa dose para redução do risco cardiovascular são contrabalançados, em alguns pacientes, com o risco de HGI. A decisão de continuar AAS baseia-se em sua indicação clínica para redução de risco primário ou secundário. Quando usado para redução de risco primário, o risco de HGI recorrente é contrabalançado com o benefício da profilaxia com AAS. Um recente estudo controlado randomizado abordou os benefícios do AAS na prevenção primária de eventos cardiovasculares.[23] Uma análise dos objetivos secundários mostrou que, quando comparado com o placebo, o AAS não reduziu os eventos cardiovasculares, mas aumentou o risco de hemorragia significativa nas múltiplas áreas do corpo, incluindo os tratos GI superior e inferior.[23] Porém, o AAS para risco secundário deve ser reiniciado em combinação com um IBP dentro de 1 a 7 dias, após cessar o sangramento.[19] Essa recomendação é feita com base em um estudo randomizado que comparou os pacientes com características de alto risco na endoscopia e que recomeçaram o uso de AAS imediatamente com aqueles que recebiam placebo há 8 semanas. Todos os pacientes receberam infusão de IBP seguida de terapia oral. Em 30 dias, o grupo que recebeu AAS apresentou aumento de risco insignificante de sangramento. Esse risco foi acentuadamente superado pelo notável achado de que os pacientes que recebiam AAS, comparado ao placebo, tiveram menor mortalidade em 30 dias (1,3% *versus* 9%) e em 8 semanas (1,3% *versus* 12,9%).[24]

*Tratamento endoscópico.* Múltiplas terapias endoscópicas têm sido usadas para tratar DUP, incluindo injeção, coagulação térmica, coagulação por plasma de argônio, clipes mecânicos e cola de fibrina. A abordagem recomendada consiste no uso de coagulação térmica ou clipes, com ou sem injeção de epinefrina, com base em metanálise que mostrou maior risco de sangramento na monoterapia com epinefrina, comparada à aplicação de clipes ou coagulação térmica. A terapia com injeção deve ser combinada com outras modalidades, como a coagulação térmica ou a aplicação de clipes.[25] A epinefrina é diluída a 1:10.000 ou 1:20.000 e é injetada nos quatro quadrantes de uma lesão sangrante. A taxa de hemostasia inicial com monoterapia com epinefrina chega a 100%, embora o risco de ressangramento permaneça elevado e, portanto, requer o uso de outra modalidade. O volume ideal de injeção é desconhecido, embora geralmente sejam injetados de 0,2 a 2 m$\ell$ em cada quadrante. A injeção de grande volume (> 13 m$\ell$) está associada a melhor hemostasia, sugerindo que parte do mecanismo deva ser por meio de tamponamento e de compressão do vaso sangrante. Além da injeção, normalmente são adicionados calor ou terapia mecânica e, juntos, podem alcançar hemostasia inicial em até 90% das úlceras sangrantes. O calor pode ser aplicado na forma de cautério monopolar ou bipolar, sonda térmica ou coagulação por plasma de argônio. Todas as modalidades térmicas apresentam eficácia semelhante e são eficientes em alcançar hemostasia inicial, reduzindo o sangramento recorrente, a cirurgia e a mortalidade.[26]

Os hemoclipes são menos eficazes que a terapia térmica, embora possam ter a vantagem de lidar com um vaso sangrante para o qual podem providenciar o imediato controle da hemorragia. As limitações dos hemoclipes são a dificuldade de sua aplicação em lesões fibróticas e o tempo prolongado do procedimento, pois é possível aplicar apenas um clipe por vez. É importante que o primeiro clipe seja aplicado de maneira adequada, já que sua colocação inadequada poderá impedir a aplicação de clipes subsequentes.[27] Os clipes podem ser úteis se, em seguida, for realizada uma intervenção angiográfica, pois podem ajudar na localização do sangramento.

Uma terapia hemostática de uso menos comum é a injeção esclerosante, como o álcool absoluto. Essa modalidade é eficaz, mas há risco de dano tecidual; portanto, torna-se menos atraente.

O ressangramento de uma úlcera está associado a aumento significativo da mortalidade. Pacientes em alto risco de ressangramento devem ser identificados precocemente, usando os critérios anteriormente descritos, e observados em níveis mais altos de cuidados, por exemplo, em uma unidade de terapia intensiva. Com o ressangramento, uma segunda tentativa de controle endoscópico é recomendada e tem sucesso em 75% dos pacientes.

*Tratamento angiográfico.* A angiografia é tanto diagnóstica quanto terapêutica e deve ser considerada se o tratamento endoscópico do paciente falhar ou se a hemorragia não for localizada. O acesso é obtido através da artéria femoral comum. O primeiro vaso a ser examinado é baseado em suspeita clínica para fins de localização do sangramento. No caso de suspeita de HGI alta, o tronco celíaco e seus ramos são examinados primeiro, pois a maioria das HGI altas provém de úlceras gástricas ou duodenais supridas pelos ramos do tronco celíaco. As artérias mesentéricas superior e inferior também podem ser avaliadas, se nenhum sangramento for identificado. A presença de clipes ou as imagens obtidas anteriormente podem ajudar a guiar uma cateterização subseletiva adicional.

Em pacientes com exames completos repetitivos não diagnósticos, as manobras provocativas com anticoagulação sistêmica devem ser contrabalançadas com o risco de hemorragia descontrolada.

A embolização arterial transcateter é eficaz no controle da hemorragia quando uma fonte de sangramento for encontrada. A embolização superseletiva permite o controle do sangramento enquanto mantém o fluxo colateral adequado para prevenir o infarto intestinal. Dentre os exemplos estão a embolização da artéria gástrica esquerda ou da artéria gastroduodenal, para as úlceras sangrantes, ou dos vasos retais ou ramos terminais da artéria mesentérica inferior para HGI baixa. Existem vários agentes embólicos, como espirais, partículas de álcool polivinílico, esponja gelatinosa Gelfoam®, cola e tampões. As espirais e as partículas de álcool polivinílico são usadas com mais frequência. Gelfoam® é um agente único pois é temporário, feito de tecido adiposo suíno que se recanaliza durante semanas a meses, mas o real período de tempo dessa ocorrência geralmente é imprevisível. São citadas taxas de sucesso para a embolização de HGI alta de 44 a 100% e de 88 a 93% para HGI baixa.[28]

Atualmente, a infusão de vasopressina é usada com menos frequência pois há métodos melhores de embolização transcateter disponíveis. O mecanismo de ação da vasopressina consiste em contrair as artérias para reduzir o fluxo sanguíneo para o local da hemorragia. As desvantagens de seu uso são os efeitos colaterais cardíacos e as altas taxas de ressangramento após a interrupção da infusão, além da necessidade de manter o acesso vascular *in situ* por 24 a 48 horas para continuar a infusão. Os efeitos cardíacos podem ser atenuados, até certo ponto, com uma infusão de nitroglicerina a fim de manter a perfusão coronariana. A infusão de vasopressina pode ser útil se houver sangramento difuso ou como uma etapa de transição para a intervenção cirúrgica, se não for possível alcançar a canulação superseletiva.

***Tratamento cirúrgico.*** Apesar dos significativos avanços na terapia endoscópica, aproximadamente 10% dos pacientes com úlceras sangrantes ainda necessitam de intervenção cirúrgica para obter uma hemostasia eficaz.[18] Com o intuito de ajudar nessa tomada de decisão, foram propostos vários parâmetros clínicos e endoscópicos que supostamente identificam os pacientes em alto risco de falha na terapia endoscópica. A classificação de Forrest é o melhor preditor de ressangramento (Tabela 47.1). Outros fatores endoscópicos associados a maior risco de ressangramento são o sangramento ativo no momento da endoscopia, úlcera de grande tamanho (> 2 cm), úlcera de parede duodenal posterior e úlcera de pequena curvatura gástrica.[29] Os pacientes com essas características necessitam de rigoroso monitoramento e, possivelmente, de intervenção cirúrgica mais precoce. Evidentemente, é necessário que, nessa decisão, o julgamento clínico e a *expertise* tenham papel crucial.

As indicações para cirurgia são tradicionalmente baseadas em necessidade de hemotransfusão, sucesso da terapia endoscópica e sangramento recorrente após repetição da endoscopia. O aumento das hemotransfusões está claramente associado a maior mortalidade. Embora no passado fosse usado um critério menos definitivo que este, a maioria dos cirurgiões ainda considera a necessidade contínua de hemotransfusão superior a 6 unidades, particularmente em idosos, uma indicação para a intervenção cirúrgica, embora seja mais aceitável uma perda de 8 a 10 unidades na população mais jovem. As indicações atuais para cirurgia no caso de hemorragia de úlcera péptica estão resumidas no Boxe 47.1. As indicações secundárias ou relativas incluem tipo sanguíneo raro ou prova cruzada difícil, recusa em realizar a transfusão, choque à apresentação, idade avançada, doença comórbida grave e úlcera gástrica crônica sangrante que seja objeto de preocupação em relação à malignidade.

***Tratamento cirúrgico de úlceras duodenais.*** O primeiro passo no tratamento cirúrgico de uma úlcera duodenal é a exposição do local de sangramento. A maioria dessas lesões ocorre no bulbo duodenal; suturas temporárias de suporte são aplicadas em ambos os lados de uma duodenotomia longitudinal ou uma duodenopiloromiotomia. A hemorragia, em geral, pode ser controlada inicialmente com pressão e, em seguida, com ligadura direta com sutura e com fio não absorvível. As úlceras anteriores podem ser ligadas diretamente. Com mais frequência, a erosão de uma úlcera posterior ocorre no interior da artéria pancreaticoduodenal ou da artéria gastroduodenal. A ligadura com sutura do vaso é feita tanto proximal quanto distalmente, em geral em orientações superior e inferior, pois a aplicação de pontos medialmente para controlar os ramos pancreáticos normalmente interrompe o sangramento. A duodenotomia é fechada transversamente com uma sonda NG acima e uma sonda nasojejunal colocada além do reparo para acesso enteral distal. O reforço omental da linha de sutura pode auxiliar na cicatrização. Um dreno cirúrgico pode ser deixado em posição, se houver significativa preocupação com extravasamento potencial.

Tradicionalmente, uma cirurgia definitiva de redução de ácido era considerada se o paciente estivesse hemodinamicamente estável. Essa prática foi em grande parte abandonada na era da erradicação de *H. pylori* e da terapia com IBP, de modo que houve uma drástica redução nas taxas de terapia definitiva de úlcera (gastrectomia ou vagotomia). A escolha entre várias cirurgias de redução de ácido era guiada pela condição hemodinâmica do paciente e pela presença ou ausência de um histórico de doença ulcerosa refratária de longa duração. As várias cirurgias para DUP são discutidas em maiores detalhes no Capítulo 49. Piloroplastia combinada com vagotomia troncular é a cirurgia de redução de ácido realizada com mais frequência no quadro de úlcera duodenal sangrante. Existe alguma evidência sugerindo que a vagotomia de célula parietal represente uma terapia melhor para a úlcera duodenal sangrante no paciente estável, embora parte desse benefício possa ser eliminada se o piloro foi seccionado. Em paciente com histórico conhecido de doença ulcerosa duodenal refratária ou que não tenha respondido à cirurgia mais conservadora, antrectomia com vagotomia troncular pode ser mais apropriada. No entanto, esse procedimento é mais complexo e geralmente não deve ser realizado em um paciente hemodinamicamente instável.

***Tratamento cirúrgico da úlcera gástrica.*** O controle cirúrgico de uma úlcera gástrica sangrante inicia-se com uma gastrotomia e ligadura com sutura. Esse procedimento isoladamente está associado a um risco de 30% de ressangramento. A ressecção da úlcera gástrica geralmente é indicada em virtude da incidência de 10% de malignidade. A excisão simples isoladamente está associada a ressangramento em cerca de 20% dos pacientes; portanto, a gastrectomia distal geralmente é preferida. Alternativamente, a excisão da úlcera combinada com vagotomia e piloroplastia pode ser considerada em pacientes de alto risco. As úlceras sangrantes do estômago próximas à junção gastroesofágica são mais difíceis de controlar. As gastrectomias proximais ou quase totais estão particularmente associadas a alta mortalidade no quadro de hemorragia aguda. Outras opções incluem gastrectomia distal combinada com ressecção de uma faixa do estômago proximal, inclusive da úlcera. A vagotomia e a piloroplastia combinada com a ressecção em cunha ou uma sutura de reforço da úlcera também podem ser apropriadas. Novamente, a possibilidade de malignidade deve ser lembrada, especialmente no caso de úlceras gástricas distantes do piloro.

## Esofagite

O esôfago é um local infrequente de hemorragia não varicosa. Quando esta ocorre, é geralmente o resultado de esofagite. A inflamação esofágica secundária à exposição repetida da mucosa esofágica às secreções gástricas ácidas na doença do refluxo gastroesofágico leva a uma resposta inflamatória que pode resultar em perda sanguínea crônica. A ulceração pode acompanhar esse processo, mas ulcerações superficiais da mucosa geralmente não sangram de maneira aguda e se manifestam com mais frequência como anemia ou exame de fezes com guáiaco positivo. Vários agentes infecciosos também podem causar esofagite, particularmente no paciente imunocomprometido (Figura 47.3). Com a infecção, ocasionalmente, a hemorragia poderá ser maciça. Dentre outras causas do sangramento esofágico estão os medicamentos, a doença de Crohn e a irradiação. O tratamento normalmente inclui a terapia supressora de ácido. O controle endoscópico da hemorragia, geralmente com eletrocoagulação ou sonda térmica, muitas vezes é bem-sucedido. Em pacientes com uma causa infecciosa, a terapia direcionada é apropriada. A cirurgia raramente é necessária.

---

**Boxe 47.1** Indicações para cirurgia na hemorragia gastrintestinal.

- Instabilidade hemodinâmica apesar da vigorosa reanimação (transfusão de > 6 unidades)
- Falha das técnicas endoscópicas em interromper a hemorragia
- Hemorragia recorrente após estabilização inicial (com até duas tentativas de obter hemostasia endoscópica)
- Choque associado à hemorragia recorrente
- Sangramento contínuo, lento, com necessidade de transfusão superior a 3 unidades/dia

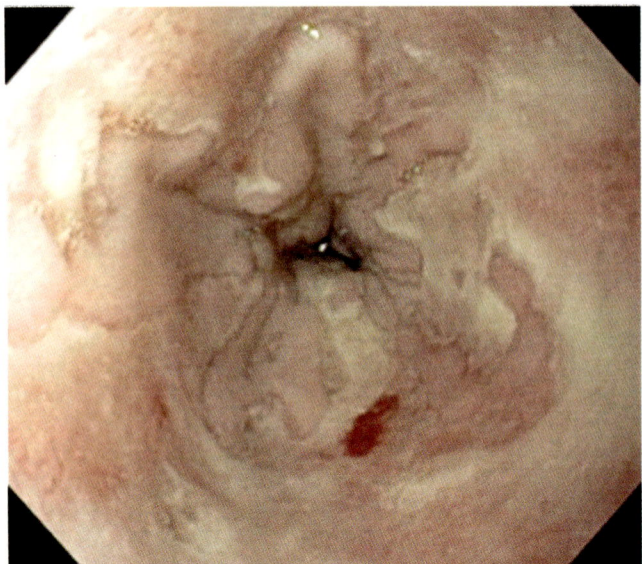

**Figura 47.3** Úlcera esofágica sangrante secundária à esofagite por herpes. (Cortesia de Scott A. Hande, MD, Brigham and Women's Hospital.)

### Gastrite

A gastrite relacionada ao estresse caracteriza-se pelo aparecimento de múltiplas erosões superficiais em todo o estômago, com mais frequência no corpo gástrico. Acredita-se que resulte da combinação de lesão por ácido e pepsina no contexto de diminuição da proteção da mucosa decorrente de hipoperfusão, AINEs, quimioterapia ou outros agentes. Classicamente, a gastrite afeta os pacientes em estado grave. Essas lesões são diferentes das ulcerações solitárias relacionadas à hipersecreção ácida decorrente de grave lesão craniana (*i. e.*, úlceras de Cushing). Quando a ulceração por estresse está associada a queimaduras graves, essas lesões são referidas como úlceras de Curling. A hemorragia significativa da ulceração por estresse era comum antes das melhorias no tratamento do choque e uso profilático da supressão da produção de ácido em pacientes de alto risco. Naqueles que desenvolvem sangramento, a terapia de supressão de ácido geralmente tem sucesso no controle da hemorragia. Em raros casos de falha da terapia de supressão de ácido, deve ser considerada a administração de octreotida ou vasopressina, terapia endoscópica ou até embolização angiográfica. Historicamente, era comum a incidência desses casos e, às vezes, eram abordados cirurgicamente. As escolhas cirúrgicas incluíam vagotomia e piloroplastia com sutura da hemorragia ou gastrectomia quase total. Esses procedimentos acarretavam taxas de mortalidade que chegavam a 60%. Felizmente, raramente são necessárias na atualidade.

### Lacerações de Mallory-Weiss

As lacerações de Mallory-Weiss são rupturas em espessura parcial da mucosa e da submucosa que ocorrem próximo à junção gastroesofágica. Classicamente, essas lesões desenvolvem-se em pacientes alcoolistas após um período de intensas náuseas e vômito decorrentes de consumo excessivo de bebida alcoólica, mas podem ocorrer em qualquer paciente com histórico de êmese repetida. O mecanismo, proposto por Mallory e Weiss em 1929, é a vigorosa contração da parede abdominal contra uma cárdia não relaxada, resultando em laceração da mucosa da cárdia em consequência de aumento da pressão intragástrica.

Essas lesões são responsáveis por 5 a 10% dos casos de HGI alta. São diagnosticadas normalmente pelo histórico; a endoscopia é usada para confirmar o diagnóstico. Manobra de retrovisão é necessária para visualizar a área logo abaixo da junção gastroesofágica e deve ser realizada rotineiramente, para não perder esse diagnóstico em pacientes com HGI alta. A maioria das rupturas ocorre ao longo da curvatura menor e pode se estender para dentro do esôfago. A terapia de suporte com terapia de supressão de ácido é bem-sucedida em 90% dos episódios de sangramento, com cicatrização da mucosa geralmente em 72 horas.

Em raros casos de sangramento intenso contínuo, a terapia endoscópica com injeção ou eletrocoagulação pode ser eficaz. A embolização angiográfica, normalmente com material absorvível, como a esponja de gelatina, é empregada com sucesso em casos de falha da terapia endoscópica. Se essas manobras falharem, são indicadas gastrotomia alta e sutura da laceração da mucosa. É importante descartar o diagnóstico de sangramento varicoso nos casos de falha na terapia endoscópica por meio de um exame minucioso da junção gastroesofágica. Sangramento recorrente da ruptura de Mallory-Weiss é raro.

### Ectasia vascular do antro gástrico

A ectasia vascular do antro gástrico é caracterizada pelo acúmulo de vênulas dilatadas que surgem como estrias lineares vermelhas que convergem no antro, com aparência semelhante à de uma melancia. A hemorragia intensa é rara na ectasia vascular do antro gástrico, e a maioria dos pacientes apresenta anemia ferropriva persistente decorrente da perda contínua de sangue oculto. A terapia endoscópica é indicada para a anemia persistente ou para o sangramento dependente de transfusão. A taxa de sucesso é superior a 90% com a coagulação por plasma de argônio (Figura 47.4). Pacientes que não respondam à terapia endoscópica devem ser considerados para antrectomia.

### Lesão de Dieulafoy

As lesões de Dieulafoy são malformações vasculares encontradas principalmente ao longo da curva menor do estômago dentro de 6 cm da junção gastroesofágica, embora possam ocorrer em qualquer parte do trato GI (Figura 47.5). Uma erosão da mucosa gástrica subjacente a esses vasos de tamanho considerável (1 a 3 mm) encontrada na submucosa gástrica leva ao sangramento. O defeito na mucosa geralmente é pequeno (2 a 5 mm), sem úlcera associada, e desse modo dificulta a identificação.[30] Em virtude do grande tamanho da artéria subjacente, o sangramento de uma lesão de Dieulafoy pode ser maciço (Figura 47.6).

As tentativas iniciais de controle endoscópico geralmente têm sucesso. A aplicação de terapia térmica ou esclerosante é eficaz em 80 a 100% dos casos. Quando a terapia endoscópica falha, a embolização angiográfica com espiral também pode ser bem-sucedida. Se essas abordagens não tiverem sucesso, a intervenção cirúrgica poderá ser necessária; pelas dificuldades na visualização e na palpação dessas lesões, a tatuagem endoscópica ou a aplicação prévia de clipes podem facilitar o procedimento. A gastrotomia é realizada e são feitas tentativas para identificar a fonte do sangramento. A lesão pode então ser suturada. Nos casos em que o ponto de sangramento não é identificado, uma gastrectomia parcial poderá ser necessária.

### Hemobilia

A hemobilia geralmente é um diagnóstico difícil de ser estabelecido. Normalmente, está associada a traumatismo, instrumentação recente da árvore biliar ou neoplasias hepáticas. A hemobilia

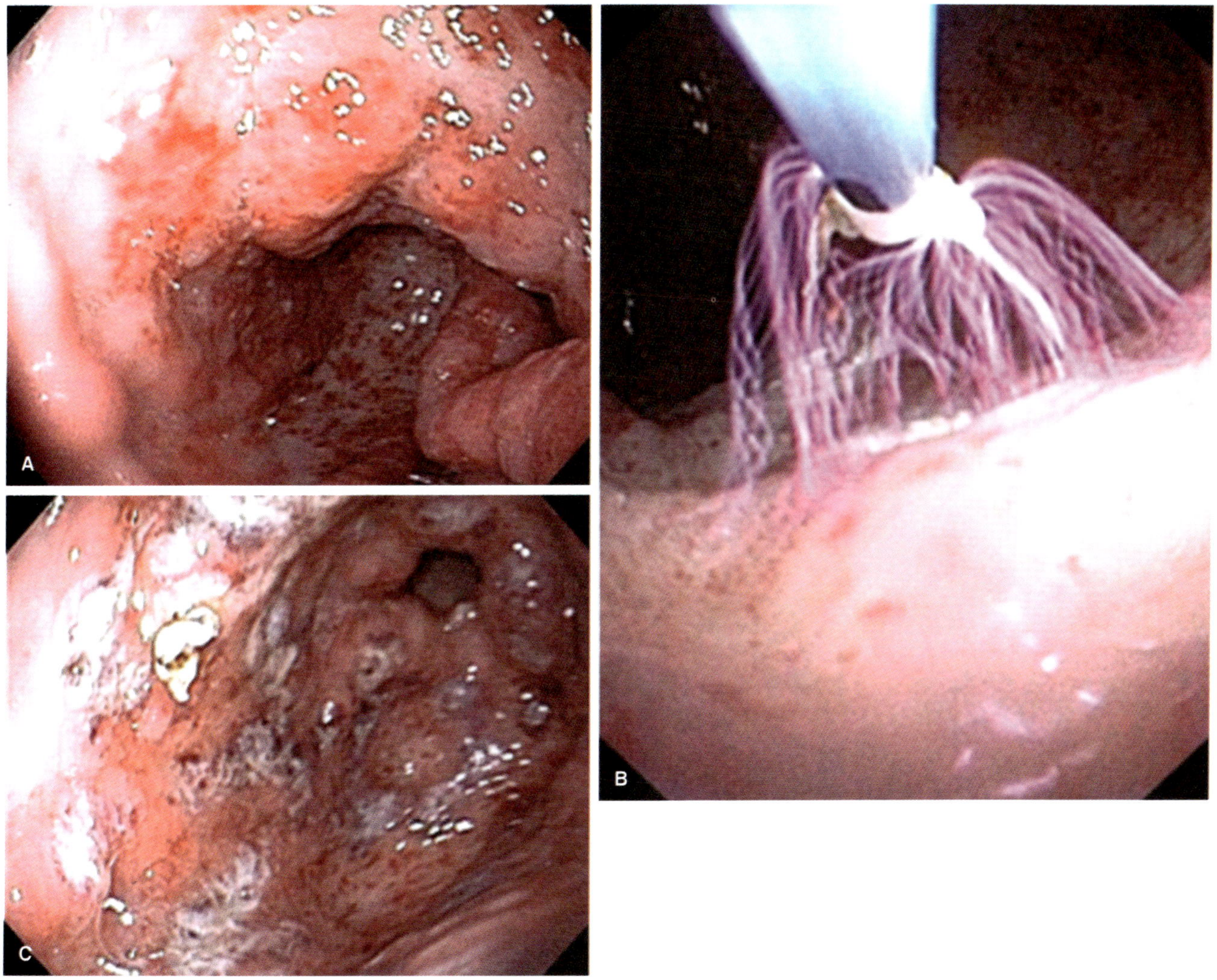

**Figura 47.4 A.** Ectasia vascular do antro gástrico (EVAG) pode ser vista no antro gástrico, concedendo ao estômago a aparência de melancia. **B.** Terapia com coagulação por plasma de argônio de EVAG. **C.** Aparência de EVAG pós-terapia. (Cortesia de David L. Carr-Locke, MD, Brigham and Women's Hospital.)

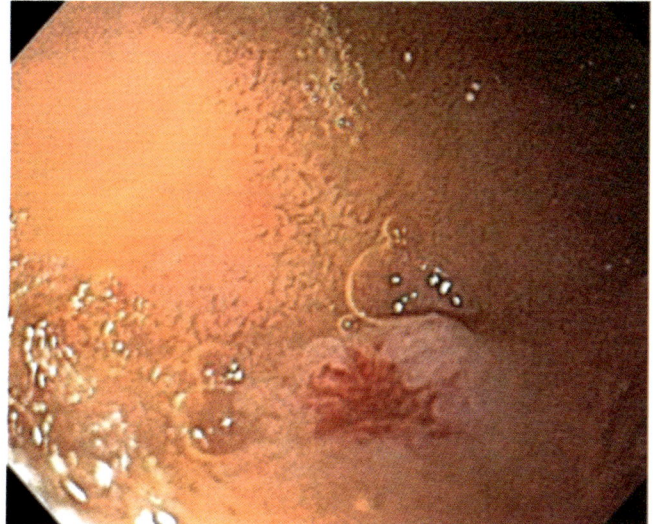

**Figura 47.5** Lesão de Dieulafoy sangrante do estômago. (Cortesia de Linda S. Lee, MD, Brigham and Women's Hospital.)

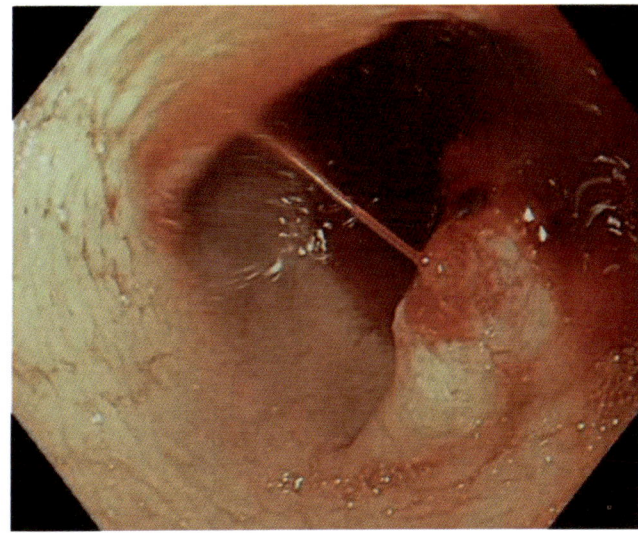

**Figura 47.6** Lesão de Dieulafoy com um vaso sangrante. (Cortesia de Marvin Ryou, MD, Brigham and Women's Hospital.)

continua a ser rara, mas sua incidência está aumentando gradualmente com o uso expandido de endoscopia avançada e de outros procedimentos hepatopancreaticobiliares minimamente invasivos.[31] Deve-se suspeitar dessa causa incomum de HGI em qualquer paciente com histórico sugestivo ou naqueles com dor no quadrante superior direito e/ou icterícia. O protocolo de angiografia por TC é a modalidade preferida para o diagnóstico em pacientes com uma apresentação equívoca. A endoscopia pode ser útil por demonstrar sangue na ampola ou outras anormalidades biliares sugestivas de hemobilia, e pode oferecer diversas opções terapêuticas. No entanto, a angiografia continua a ser o padrão-ouro para o diagnóstico, e a intervenção deve ser considerada o primeiro passo em pacientes com sangramento rápido e histórico sugestivo. Se for realizada embolização angiográfica, é necessário verificar se a veia porta está patente. Intervenção cirúrgica raramente é necessária, exceto quando todas as outras terapias falharem, embora ainda seja usada ocasionalmente para pseudoaneurismas infectados ou compressão de estruturas vasculares adjacentes.[31]

### Malignidade

As neoplasias malignas do trato GI alto normalmente estão associadas a anemia crônica ou exame de fezes positivo para sangue oculto, e não a episódios de hemorragia significativa. Às vezes, neoplasias malignas irão se manifestar como lesões ulcerativas que sangram persistentemente. Isso talvez seja mais característico de tumor estromal gastrintestinal (GIST, do inglês, *gastrintestinal stromal tumor*), embora possa ocorrer em uma variedade de outras lesões, incluindo adenocarcinoma, leiomiomas e linfomas. Embora a terapia endoscópica geralmente tenha sucesso no controle desses sangramentos, a taxa de ressangramento é elevada; portanto, quando uma neoplasia maligna é diagnosticada, a ressecção cirúrgica é indicada. A extensão da ressecção depende do local da lesão e da possibilidade de uma ressecção curativa ou apenas paliativa. As ressecções paliativas para o controle do sangramento geralmente requerem ressecções em cunha. As cirurgias padronizadas para o câncer são indicadas quando possível, embora isso possa depender da estabilidade hemodinâmica do paciente.

### Doença inflamatória intestinal

A HGI alta por doença inflamatória intestinal (DII) é extremamente rara, com poucos casos relatados de doença de Crohn duodenal. Esse tipo de sangramento pode ser o resultado de uma úlcera que sofreu erosão no interior de um vaso e como tal é tratada. Com mais frequência, as complicações do sangramento da DII são autolimitadas e relacionadas com a ileíte de Crohn. A apresentação é como HGI baixa responsiva à terapia clínica.

### Fístula aortoentérica

As fístulas aortoentéricas podem ser classificadas como primárias ou secundárias e, na maioria das vezes, envolvem o duodeno. Estas são normalmente fatais, uma vez que representam a ruptura livre da aorta no intestino. As fístulas aortoentéricas primárias são raras e geralmente se formam em consequência de um aneurisma aórtico comprimido contra o intestino. As fístulas secundárias são muito mais comuns e resultam da erosão entérica de um enxerto aórtico; podem se desenvolver em até 0,4 a 4% dos casos de enxerto aórtico. O tempo entre a cirurgia e a hemorragia pode ser de dias a anos, com um intervalo mediano de cerca de 3 anos. A patogênese é pouco conhecida, embora se acredite que a sequência da formação envolva o desenvolvimento de um pseudoaneurisma na linha de sutura anastomótica proximal, no quadro de infecção com subsequente fistulização dentro do duodeno sobrejacente. No caso de enxertos de *stent* endovascular, o mecanismo pode envolver a falha do enxerto de *stent* com endoextravasamento ou fratura do *stent* que permite a expansão do aneurisma ou a erosão mecânica dentro do intestino adjacente.

Esse diagnóstico de fístula aortoentérica deve ser considerado em todos os pacientes com quadro hemorrágico e com um aneurisma aórtico abdominal conhecido ou qualquer reconstrução aórtica prévia. A hemorragia, nessa situação, geralmente é maciça e fatal, a não ser que seja realizada uma intervenção cirúrgica imediata. Normalmente, os pacientes com sangramento por fístula aortoentérica apresentam primeiro um "sangramento sentinela". Esse é um episódio autolimitado que prenuncia a subsequente hemorragia maciça e geralmente fatal. Esses episódios podem ser separados por horas a meses, e alguns pacientes podem experimentar múltiplos sangramentos sentinelas. Em pacientes estáveis, a EGD é sempre o teste de primeira linha para HGI alta. Entretanto, se a suspeita de fístula aortoentérica for alta, a ATC deverá ser o estudo de primeira linha. Uma série de casos constatou que a ATC tem sensibilidade de 79%, enquanto a EGD tem sensibilidade de 50%.[32] Qualquer evidência de sangramento no duodeno distal (terceira ou quarta porção) na EGD, em um paciente em risco de fístula aortoentérica, deve ser considerada diagnóstica. A TC com contraste IV geralmente mostrará ar em torno do enxerto, o que é sugestivo de infecção, possível pseudoaneurisma e, ocasionalmente, extravasamento do contraste IV no lúmen intestinal.

A terapia inclui a ligadura da aorta proximal ao enxerto, a remoção da prótese infectada com desbridamento do tecido circundante e derivações extra-anatômicas. Deve-se assumir que o enxerto está infectado e incluir antibióticos a longo prazo no tratamento. O reparo endovascular pode ser usado como etapa de transição para o reparo aberto definitivo.

### Hemossuco pancreático

O sangramento do ducto pancreático é uma das causas mais raras de HGI alta. O hemossuco pancreático é o sangramento proveniente do ducto pancreático através da ampola de Vater, mais tipicamente de uma fonte pancreática, como malformação, ulceração da parede ductal ou pseudocisto pancreático que sofre erosão dentro de um pseudoaneurisma. A angiografia é o padrão-ouro diagnóstico e a primeira linha terapêutica de ação pela alta eficácia (75 a 100%) e baixa mortalidade associada. Ocasionalmente, podem ser necessárias intervenções cirúrgicas para tratar o pseudocisto; estas devem ser auxiliadas por ultrassonografia intraoperatória ou pancreatoscopia para diagnosticar o local da hemorragia e para guiar o planejamento cirúrgico. Outros procedimentos cirúrgicos, como a ressecção pancreática e/ou a ligadura arterial, foram em grande parte substituídos pela intervenção endovascular.[33]

### Sangramento relacionado com procedimentos

A colocação de uma sonda de gastrostomia endoscópica percutânea é um procedimento cada vez mais comum que possibilita a nutrição enteral em vários distúrbios agudos e crônicos em que os pacientes são incapazes de ingerir alimentos por via oral. A estimativa de sangramento por colocação de gastrostomia endoscópica percutânea chega a 3%. O sangramento ocorre com mais frequência por punção de um vaso superficial na pele, e é facilmente controlado com pressão. O sangramento por punção de um vaso gástrico ou mucosa é facilmente controlado por compressão proveniente da tração sobre um amortecedor, embora isso deva ser temporário, tendo cuidado para evitar a necrose da pressão na parede gástrica. Se essas manobras não forem eficazes, então poderá ser necessário remover a sonda, obtendo-se a hemostasia por via endoscópica.

A esfincterotomia endoscópica tem taxas de sangramento semelhantes às da gastrostomia endoscópica percutânea e representa outro exemplo de sangramento iatrogênico, com uma taxa de complicação hemorrágica de aproximadamente 2%. Em geral, o sangramento é leve e autolimitado. A hemorragia tardia normalmente ocorre dentro das primeiras 48 horas, podendo ser necessária a injeção de epinefrina na área. A intervenção cirúrgica raramente é necessária.

A hemobilia, como observado anteriormente, pode ser de natureza iatrogênica, particularmente após procedimentos trans-hepáticos percutâneos. O sangramento também pode ocorrer em qualquer paciente que tenha uma linha de sutura ou grampos em razão de ressecção gástrica ou intestinal e anastomose. A redução dos fatores de risco é estabelecida com base na literatura sobre cirurgia bariátrica e divulgou as seguintes medidas: manter o controle da pressão arterial sistólica abaixo de 140 mmHg, reforço da linha de grampos com fitas pericárdicas adesivas ou polímeros absorvíveis e avaliação intraoperatória das linhas de ressecção a uma pressão de insuflação reduzida (10 mmHg) para diminuir o efeito de tamponamento do pneumoperitônio durante procedimentos laparoscópicos. A maioria dos sangramentos anastomóticos cirúrgicos resolve-se com tratamento não cirúrgico. Em pacientes nos quais o sangramento persiste, a endoscopia diagnóstica e terapêutica pode ser realizada com segurança, desde que a insuflação seja mínima e se preste atenção à manipulação da linha de grampos. A reoperação para sangramento anastomótico cirúrgico raramente é necessária, e estima-se que ocorra em menos de 1,4% dos casos.[34]

## Hemorragia varicosa

A hipertensão dentro do sistema venoso do trato GI pode ocorrer em razão de patologias pré-hepáticas (trombo em veia porta ou esplênica), intra-hepáticas (cirrose) ou pós-hepáticas (Budd-Chiari).

O cenário clínico mais comum que leva à hemorragia varicosa é, de longe, a hipertensão portal resultante de fibrose sinusoidal associada à cirrose. A hipertensão portal é definida como um gradiente de pressão venosa hepática superior a 5 mmHg; porém, uma pressão superior a 12 mmHg geralmente é necessária para o desenvolvimento de varizes. O aumento da resistência ao fluxo da veia porta e de suas tributárias leva ao ingurgitamento dos colaterais portocavais no esôfago, estômago e no plexo hemorroidário. Esse estado é exacerbado por hiperaldosteronismo e expansão do volume plasmático, assim como por vasodilatação esplâncnica que congestiona a circulação intestinal. Pela grande capacitância do sistema venoso, as veias podem se dilatar patologicamente até diâmetros acima de 1 a 2 cm, em que o aumento da tensão de parede causa o estresse da mucosa sobrejacente. Pode ocorrer sangramento catastrófico com a ruptura da mucosa sobrejacente, que, apesar do avanço médico na área, ainda acarreta mortalidade associada em 6 semanas de 10 a 20%.[35]

O tratamento da hemorragia varicosa começa com a prevenção. A identificação da população em risco é auxiliada pela introdução da elastografia transitória. Valores de mais de 15 a 20 kPa da rigidez hepática aferidos por elastografia transitória sugerem doença hepática crônica avançada compensada e, portanto, devem induzir a EGD para avaliar as varizes gástricas, bem como a aferição do gradiente da pressão venosa hepática. Os achados da EGD ditam então a profilaxia apropriada. Pacientes sem varizes devem ser pesquisados a cada 2 anos, enquanto aqueles com pequenas varizes devem ser submetidos à endoscopia anualmente. Se for notado que as pequenas varizes têm características de alto risco, como marcas de vergão vermelho (estrias vermelhas longitudinais), os pacientes podem beneficiar-se iniciando o uso de um betabloqueador não seletivo. Pacientes com varizes médias ou grandes beneficiam-se do tratamento com betabloqueador não seletivo (propranolol, nadolol e carvedilol) ou bandagem profilática.[35]

Na hemorragia aguda, é da maior importância a atenção ao mnemônico ABCDE da reanimação, já descrito anteriormente neste capítulo. O sangramento de varizes pode ser vivo e, muitas vezes, é complicado por coagulopatia e trombocitopenia. O objetivo da reanimação é manter a perfusão tecidual. As transfusões devem ser feitas com base no estado hemodinâmico e na avaliação da perfusão tecidual, mas um alvo de hemoglobina entre 7 e 8 g/d$\ell$ geralmente é recomendado para minimizar o gradiente aumentado de pressão venosa hepática.[9] A melhor evidência para a reversão da coagulopatia ainda não foi estabelecida, porém a relação normalizada internacional (INR, do inglês *international normalized ratio*) pode contradizer o grau de disfunção hemostática e o tempo de tromboplastina parcial. Em geral, devem ser feitas tentativas a uma INR inferior a 2 e a uma contagem de plaquetas acima de 50.000. Medicamentos vasoativos, como terlipressina, somatostatina, octreotida e vapreotida devem ser usados antes da avaliação endoscópica e continuados por até 5 dias. Esses medicamentos diminuem o fluxo para a mucosa e podem reduzir a pressão venosa. É importante ressaltar que os antibióticos devem ser administrados a qualquer paciente com HGI alta e com cirrose para proteger contra infecção e peritonite bacteriana espontânea. As recomendações atuais consistem no uso de fluoroquinolonas orais ou ceftriaxona IV (1 g, a cada 24 horas) para pacientes com doença avançada ou em estado de "nada por via oral".

Em raras circunstâncias, os pacientes podem apresentar instabilidade tão grave que um dispositivo de tamponamento mecânico das varizes esofágicas deve ser colocado a fim de prevenir exsanguinação iminente. A sonda de Sengstaken-Blakemore é equipada com dois balões infláveis para produzir pressão mecânica. O primeiro balão é um balão gástrico. Com a confirmação da colocação de uma sonda não insuflada no estômago, o portal gástrico é insuflado e posto sob tensão que o prende a um capacete fixo. É aplicada tensão à junção gastroesofágica, e isso geralmente pode interromper a hemorragia. Entretanto, se o sangramento continuar, o segundo balão (o portal esofágico) poderá ser insuflado para tamponar mais o plexo venoso esofágico inferior. Essas sondas são medidas temporárias reservadas para a instabilidade hemodinâmica pronunciada como uma etapa de transição para uma terapia mais definitiva. Estima-se que mais de 50% dos pacientes apresentem ressangramento à desinsuflação. Além disso, em virtude do tamponamento por balão, podem ocorrer traumatismo esofágico local e isquemia decorrentes da prolongada insuflação. Estudos recentes com o uso de *stents* esofágicos autoexpansivos para controlar hemorragia varicosa maciça têm sido encorajadores, e um estudo controlado randomizado está examinando a falha na hemostasia e as taxas de ressangramento com essa abordagem, mas por ora seu uso clínico continua a ser experimental.[36]

A endoscopia é o primeiro passo recomendado em qualquer paciente com cirrose e HGI alta. A ligadura venosa endoscópica é preferida à escleroterapia para o sangramento esofágico agudo. O tratamento definitivo a longo prazo com *shunt* portossistêmico intra-hepático transjugular (TIPS, do inglês *transjugular intrahepatic portosystemic shunt*) precoce deve ser realizado dentro de 24 horas, para os pacientes de alto risco, e dentro de 72 horas para outras populações de pacientes. O TIPS é um procedimento que conecta a veia hepática com a veia porta via implantação guiada por imagem de um *stent* metálico através do parênquima hepático. Isso diminui efetivamente a pressão venosa e obtém hemostasia definitiva em mais de 90% dos pacientes. A terapia de salvamento com essa modalidade pode ser necessária em pacientes clinicamente refratários ou agonizantes, pois isso diminuirá imediatamente o gradiente venoso portal. A incidência de encefalopatia aumenta com o TIPS, e podem ocorrer complicações técnicas como sangramento, arritmia e estenose. O TIPS é contraindicado em pacientes com carcinoma hepatocelular (relativo), insuficiência cardíaca, hipertensão pulmonar ou regurgitação tricúspide. A falha no controle da hemorragia está relacionada com pressões venosas acima de 20 mmHg, com escore *Model for End-Stage Liver Disease* (MELD) superior a 20, com cirrose classe C de Child-Pugh e com sangramento ativo no momento da intervenção.

A descompressão cirúrgica do sistema portal é realizada mediante a criação de uma anastomose do sistema portal em uma tributária da veia cava. A intervenção cirúrgica é uma terapia a longo prazo eficaz, muitas vezes superior, para a hemorragia varicosa, mas está associada a uma taxa de mortalidade que excede 50%. Os *shunts* são caracterizados pelo grau de desvio de fluxo. Os *shunts* que descomprimem toda a árvore portal são considerados não seletivos. Outros *shunts* cirúrgicos, como o *shunt* esplenorrenal distal, descomprimem seletivamente as varizes gastroesofágicas e ao mesmo tempo deixam intactas as veias mesentérica superior e porta.

As cirurgias sem *shunt* são reservadas aos pacientes moribundos em que as tentativas de reanimação falharam. Esses procedimentos incluem a transecção esofágica, ou seja, o esôfago distal é seccionado, e é realizada uma anastomose tardia com grampeadores cirúrgicos, após a bandagem de varizes ou de um procedimento de Sugiura, que requer a desvascularização da junção gastroesofágica e a esplenectomia. Desde o advento do TIPS, que do mesmo modo descomprime o sistema portal com risco menos direto de mortalidade, intervenções cirúrgicas para o tratamento de varizes são muito menos comuns e as cirurgias sem *shunt* são extremamente raras.

## HEMORRAGIA GASTRINTESTINAL BAIXA AGUDA

A HGI baixa é definida como o sangramento que se origina distalmente ao ligamento de Treitz, embora, em alguns casos, possa se referir especificamente ao sangramento distal à válvula ileocecal por sua natureza única, quando comparado ao sangramento do intestino delgado.[14] A apresentação mais comum é a hematoquezia indolor, definida como sangue vermelho brilhante, coágulos ou fezes cor de vinho. A HGI alta viva pode também apresentar-se da mesma maneira, e a avaliação inicial da hematoquezia deve iniciar sempre descartando-se a HGI alta, discutida anteriormente neste capítulo. Melena, uma apresentação comum de HGI alta, pode ser algumas vezes um sinal de HGI baixa. As informações do histórico e exame físico direcionados podem sugerir causas específicas de HGI baixa. Por exemplo, dor abdominal com diarreia sugere colite inflamatória, isquêmica ou do tipo infeccioso. Hábitos intestinais alterados, anemia ferropriva ou perda ponderal inexplicável podem sugerir malignidade.[13]

A HGI baixa é uma razão menos comum de hospitalização nos EUA, quando comparada à HGI alta, e é responsável por 30 a 40% da HGI,[1] ou uma incidência anual de 35 por 100.000 indivíduos.[37] A taxa de mortalidade associada à HGI baixa é ligeiramente inferior à da HGI alta, apenas 2% abaixo, e aumenta para cerca de 5% nos indivíduos com mais de 85 anos. Em mais de 95% dos pacientes com HGI baixa, a fonte está localizada no cólon (Tabela 47.2). Em geral, a incidência de hospitalização, morbidade e mortalidade na HGI baixa aumenta com o envelhecimento. A causa também costuma estar relacionada com a faixa etária. Lesões vasculares e doença diverticular afetam todos os grupos etários, mas é crescente a incidência em adultos na meia-idade ou idosos. Na população pediátrica, a intussuscepção é a responsável mais comum, enquanto o divertículo de Meckel deve ser considerado no diagnóstico diferencial no adulto jovem. A apresentação clínica da HGI baixa varia desde hemorragia intensa, como a doença diverticular ou lesões vasculares, até um sangramento menor secundário a fissura anal ou hemorroidas.

### Diagnóstico

A hemorragia proveniente do trato GI baixo tende a ser menos intensa e intermitente, e muitas vezes resolve-se espontaneamente entre as tentativas de localização com endoscopia ou outras modalidades. Além disso, mais de 40% dos pacientes com HGI baixa apresentam múltiplas lesões identificadas como fontes potenciais de sangramento. Se mais de uma lesão for identificada, é crucial confirmar a lesão responsável antes de iniciar uma terapia agressiva. Em virtude desses fatores, não existe uma modalidade diagnóstica tão sensível ou específica para a HGI baixa como a endoscopia para a HGI alta. Além disso, esses pacientes podem precisar de observações mais longas e sofrer vários episódios de sangramento antes de ser estabelecido o diagnóstico definitivo. Em até 25% dos pacientes com HGI baixa, a fonte de sangramento nunca é identificada com precisão.

Um algoritmo para avaliação e tratamento de HGI baixa é mostrado na Figura 47.7. Como sempre, deve-se começar com uma avaliação inicial e a reanimação, conforme discutido anteriormente. A anticoagulação deve ser revertida, e os distúrbios de coagulação são tratados de maneira agressiva. A exceção a essa regra é o paciente com doença cardiovascular de alto risco, para o qual as diretrizes atuais apoiam a continuação de AAS.

O primeiro passo de um exame completo adicional é descartar o sangramento anorretal, com um exame retal digital e anoscopia ou sigmoidoscopia, e ministrar tratamento apropriado, se positivo. Com o sangramento significativo, também é importante eliminar

**Tabela 47.2** Diagnóstico diferencial da hemorragia gastrintestinal baixa.

| Sangramento colônico | 95% | Sangramento do intestino delgado | 5% |
|---|---|---|---|
| Doença diverticular | 30 a 40% | Angiodisplasias | |
| Doença anorretal | 5 a 15% | Erosões ou úlceras (potássio, anti-inflamatórios não esteroides) | |
| Isquemia | 5 a 10% | Doença de Crohn | |
| Neoplasia | 5 a 10% | Radiação | |
| Colite infecciosa | 3 a 8% | Divertículo de Meckel | |
| Pós-polipectomia | 3 a 7% | Neoplasia | |
| Doença inflamatória intestinal | 3 a 4% | Fístula aortoentérica | |
| Angiodisplasia | 3% | | |
| Colite ou proctite por irradiação | 1 a 3% | | |
| Outros | 1 a 5% | | |
| Desconhecido | 10 a 25% | | |

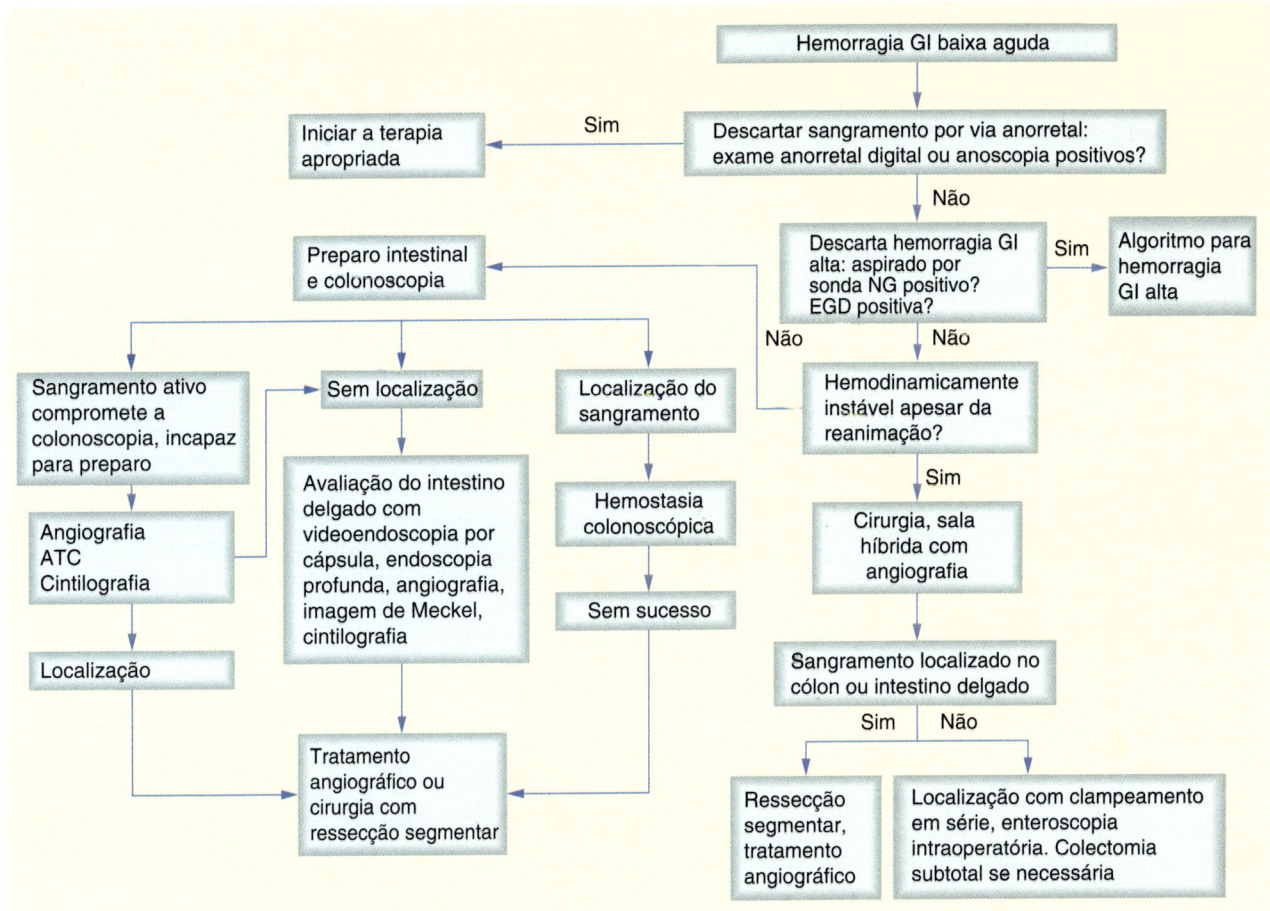

**Figura 47.7** Algoritmo para diagnóstico e tratamento da hemorragia GI baixa. *ATC*, angiotomografia computadorizada; *EGD*, esofagogastroduodenoscopia; *GI*, gastrintestinal; *sonda NG*, sonda nasogástrica.

uma fonte GI superior. Até 15% dos pacientes com hematoquezia tinham uma fonte GI superior responsável pelo sangramento.[37] Um aspirado nasogástrico que contenha bile e nenhum sangue descarta efetivamente o local de sangramento ativo no trato superior. Entretanto, quando é contemplada cirurgia de emergência para hemorragia potencialmente fatal, a EGD pré-operatória ou intraoperatória pode ser apropriada, mesmo quando se suspeita de HGI baixa.

A avaliação subsequente depende da magnitude da hemorragia e pode ser classificada como menor, maior ou maciça. Pacientes com HGI baixa menor são hemodinamicamente estáveis e, em geral, podem ser avaliados em regime ambulatorial. As causas mais comuns de HGI baixa menor são as lesões anorretais, como hemorroidas ou fissuras, apesar de DII, colite infecciosa, malformações arteriovenosas, pólipos e malignidade também serem fontes potenciais. HGI baixa maior pode ser definida como hemorragia associada a instabilidade hemodinâmica, alteração do estado mental ou necessidade de duas ou mais unidades de sangue. HGI baixa maciça ocorre quando um paciente requer 10 ou mais unidades de concentrado de hemácias.

O paciente realmente instável que continua a sangrar e requer reanimação contínua e agressiva deve ser encaminhado ao centro cirúrgico para diagnóstico rápido e intervenção. Em instituições equipadas com salas cirúrgicas híbridas, a angiografia pode ser útil para localizar o sangramento ou tentar a terapia endovascular durante a intervenção cirúrgica imediata. A endoscopia intraoperatória também é um adjuvante útil para uma fonte de sangramento.

Quando o paciente com hemorragia responde à reanimação e encontra-se hemodinamicamente estável, a avaliação e a intervenção terapêutica podem ser mais direcionadas. A colonoscopia nesse caso é a base, por permitir tanto a visualização de um processo patológico quanto a intervenção terapêutica em fontes colônicas, retais e ileais distais de sangramento. A ATC, a angiografia mesentérica e a cintilografia com hemácias marcadas são componentes importantes da avaliação, desde que não haja contraindicações. Se essas modalidades não forem diagnósticas e a HGI alta for descartada, então a fonte da hemorragia será considerada obscura e a avaliação adicional é realizada como detalhado anteriormente neste capítulo.

### Colonoscopia

Para os pacientes estáveis, a colonoscopia quase sempre é o exame inicial de escolha para HGI baixa. As exceções incluem pacientes incapazes de tolerar uma preparação intestinal ou se o sangramento for intenso o bastante para limitar a visualização através do colonoscópio. A colonoscopia deve ser realizada somente após uma adequada preparação intestinal, como o protocolo de "preparação rápida" descrito anteriormente. De modo semelhante à endoscopia para HGI alta, a colonoscopia deve ser realizada dentro de 24 horas. As causas de HGI baixa em que mais provavelmente o tratamento endoscópico tem sucesso são diverticular, angioectasia e pós-polipectomia. O sucesso endoscópico geralmente é bom; uma revisão mostra uma taxa de hemostasia de 92%, enquanto as taxas precoces e tardias de ressangramento são de 8% e 12%, respectivamente.[38]

A fonte mais comum de sangramento é diverticular e, mesmo que um sangramento ativo do divertículo não seja visto durante a endoscopia, certas características são preditivas de alto risco de ressangramento. Os achados de um sangramento ativo, um vaso visível ou um coágulo aderente que não pode ser desalojado por irrigação e sucção estão associados a alto risco de ressangramento e devem ser submetidos a tratamento endoscópico.[39] Uma tatuagem com tinta nanquim deve ser aplicada para identificar a área de sangramento, caso seja necessário repetir a intervenção. Outras intervenções endoscópicas terapêuticas são: polipectomia, injeção de epinefrina, coagulação térmica de contato direto, coagulação por plasma de argônio, aplicação de clipes metálicos em lesões e ligadura por bandagem de hemorroidas internas ou varizes retais.

### Angiografia

Quando a HGI baixa não é localizada por endoscopia, a angiografia é uma importante ferramenta diagnóstica e terapêutica. Outras modalidades de imagem que complementam e ajudam a direcionar a angiografia são a ATC e a cintilografia com hemácias marcadas (ver discussão anteriormente no tópico "Localização"). Quando usadas antes da angiografia, a ATC e as imagens com hemácias marcadas melhoram a localização da angiografia.[11] Por depender de sangramento ativo, a angiografia é mais útil no quadro de sangramento vivo. Com o uso de embolização superseletiva, é possível isolar o sangramento de um divertículo específico. As técnicas hemostáticas disponíveis são as mesmas discutidas para a HGI alta. A artéria mesentérica superior geralmente é a primeira artéria examinada; porém, se houver suspeita de HGI baixa, a artéria mesentérica inferior poderá ser examinada primeiro. Quando usada para tratar sangramento diverticular, a taxa de hemostasia bem-sucedida aproxima-se de 100%, com taxas de ressangramento de 0%.[39]

Outras modalidades podem ser utilizadas para localizar sangramento intestinal baixo. Em revisão retrospectiva de 600 casos, imagens com hemácias marcadas foram positivas em apenas cerca de 39 a 45% das HGI baixas,[40,41] com taxa significativa de falso-positivos de 10%.[41] Apesar da baixa sensibilidade, a capacidade de realizar testes repetidos pode ser útil no armamentário diagnóstico, particularmente no sangramento intermitente. Do mesmo modo, endoscopia por cápsula também pode revelar lesões sangrantes no cólon preparado.

### Tratamento cirúrgico

A instabilidade hemodinâmica persistente, apesar das tentativas de reanimação, ou a administração de mais de quatro unidades de sangue em 24 horas, ou mais de 10 unidades de sangue durante a hospitalização, são consideradas indicações para cirurgia. A identificação pré-operatória do local de sangramento é particularmente importante na HGI baixa pois, sem localização, a cirurgia empírica para HGI baixa não localizada é uma colectomia abdominal total e ileostomia terminal. A evidência de apoio a essa prática de "colectomia subtotal cega" é limitada e baseia-se em alta taxa de ressangramento com ressecção segmentar (18% *versus* 4% com a colectomia abdominal total) e está associada à mortalidade de 20 a 30% no contexto de emergência. No paciente instável com grande necessidade de transfusão, a anastomose intestinal deverá ser evitada em razão da mortalidade decorrente de deiscência de anastomose.[42,43]

É importante considerar a ressecção oncológica no cenário de suspeita de malignidade, quando a estabilidade hemodinâmica permitir. Uma estratégia alternativa de tratamento no paciente agonizante é uma cirurgia para controle de danos com retardo da terapia definitiva para melhorar a fisiologia do paciente e para "enfrentar mais um dia".

## Causas específicas de hemorragia gastrintestinal baixa

### Divertículos

Nos EUA, os divertículos são a causa mais comum de HGI baixa significativa. Dentre todos os pacientes com divertículos colônicos, de 3 a 15% terão sangramento.[39] A incidência de divertículos aumenta com o envelhecimento – de 20% aos 40 anos para 60% e além aos 60 anos.[44] No passado, acreditava-se que os divertículos fossem raros em pacientes com menos de 40 anos, mas atualmente é um diagnóstico cada vez mais comum nesse grupo etário. Os divertículos se formam em pontos enfraquecidos da parede intestinal, onde os vasos retos penetram na camada muscular circular. À medida que a cúpula do divertículo se expande, o vaso penetrante é estirado e sofre alterações que podem levar à sua ruptura e ao sangramento. Nos países ocidentais, a doença do lado esquerdo é muito mais comum que no lado direito; entretanto, essa última é responsável por mais de 50% dos sangramentos diverticulares significativos. Dentre esses sangramentos, mais de 75% param espontaneamente, embora aproximadamente 10% apresentem ressangramento dentro de 1 ano e quase 50% dentro de 10 anos.[44]

A colonoscopia é a melhor modalidade diagnóstica e terapêutica. As opções de tratamento endoscópico são semelhantes às da DUP e incluem injeção, coagulação térmica, coagulação por plasma de argônio, clipes mecânicos e cola de fibrina. O uso de clipes tem a vantagem adicional de poder marcar a localização do sangramento, se for necessário repetir a intervenção. Um vaso ativamente sangrante ou estigmas de sangramento recente devem levar ao tratamento. Assim como na HGI alta, a monoterapia com injeção de epinefrina deve sempre ser combinada com outra modalidade. O divertículo sangrante deve ser marcado com uma tatuagem, se nenhum clipe foi colocado. Com o sangramento recorrente, a colonoscopia pode ser repetida, ou a angiografia mesentérica poderá ser realizada.

Se a colonoscopia não conseguir isolar ou visualizar o sangramento ou se houver recorrência do sangramento a angiografia com canulação superseletiva e a embolização poderão ser consideradas. Um clipe aplicado durante a colonoscopia poderá ser usado para ajudar a localizar a área de sangramento.

Intervenção cirúrgica deve ser considerada como último recurso, quando todas as outras opções terapêuticas falharem e o paciente permanecer hemodinamicamente instável, apesar de reanimação agressiva. A ressecção colônica nunca deve ser realizada com base apenas na suspeita clínica. Algum modo de localização deve ser realizado para descartar a hemorragia alta e de intestino delgado e assegurar a ressecção da lesão sangrante. A colectomia abdominal total cega para HGI acarreta altas morbidade e mortalidade e não elimina totalmente o risco de ressangramento, que é de aproximadamente 4%. Ressecção segmentar pode ser realizada se o sangramento for identificado na porção específica do cólon, embora não acarrete maior risco de ressangramento (*i. e.*, aproximadamente 18%) comparado à colectomia abdominal total.[43]

### Colites

A inflamação do cólon pode resultar de múltiplos processos patológicos, incluindo DII, colite infecciosa, proctite por irradiação após tratamento de malignidades pélvicas e isquemia.

É muito mais provável que colite ulcerativa se manifeste com HGI do que com a doença de Crohn. A maioria dos pacientes com retocolite ulcerativa e cerca de um terço dos pacientes com doença de Crohn experimentam sangramento macroscópico no mesmo ponto do curso de sua doença.[45] Hemorragia aguda maior em qualquer forma de DII é rara. A retocolite ulcerativa é uma doença da mucosa que começa no reto e pode progredir proximalmente para, ocasionalmente, envolver todo o cólon. Os pacientes costumam apresentar diarreia, que pode ser sanguinolenta. A inflamação retal resulta em movimentos intestinais pequenos e frequentes de até 20 vezes/dia, normalmente acompanhados de dor abdominal em cólica e tenesmo. O diagnóstico é estabelecido por meio de histórico cuidadoso e colonoscopia com biopsia. O fundamento do tratamento consiste em cuidados de suporte com esteroides, compostos de ácido 5-aminossalicílico, imunomoduladores, produtos biológicos e antibióticos, se indicado. A hemorragia maior da retocolite ulcerativa é rara. O sangramento quase sempre será proveniente de uma colite difusa sem lesões isoladas tratáveis com terapia endoscópica. A terapia cirúrgica urgente é ocasionalmente necessária em virtude do sangramento contínuo, porém é mais comumente indicada por outras complicações da colite ulcerativa, como megacólon tóxico ou sintomas refratários ao tratamento clínico.

A doença de Crohn é tipicamente mais associada a diarreia e fezes com muco positivas no teste de guáiaco, sem sangramento macroscópico. A doença pode afetar qualquer porção do trato GI e é caracterizada por lesões esparsas, espessamento transmural e inflamação da parede intestinal e granulomas. O diagnóstico é feito por endoscopia, biopsia e estudos com contraste. O tratamento clínico consiste em uso de esteroides, compostos de ácido 5-aminossalicílico, antibióticos, imunomoduladores e produtos biológicos. Assim como a retocolite ulcerativa, na doença de Crohn é raro haver sangramento significativo que requeira intervenção. Em contrapartida, a doença de Crohn muito provavelmente apresentará lesões isoladas que podem ser submetidas a tratamento endoscópico ou a intervenção angiográfica, geralmente na forma de uma úlcera que sofreu erosão no interior de um vaso. Essas úlceras podem ocorrer em qualquer parte no trato GI superior e inferior, incluindo o intestino delgado.[45] Pacientes com doença de longa data podem apresentar estenoses que impeçam a passagem de um endoscópio.

### Angiodisplasia/malformação arteriovenosa

As angiodisplasias do intestino também são referidas como malformações arteriovenosas, angiectasias e ectasia vascular. Acredita-se que sejam lesões degenerativas adquiridas secundárias à dilatação progressiva dos vasos sanguíneos submucosos normais em decorrência de obstrução venosa e que são distintas das malformações arteriovenosas congênitas verdadeiras. Podem ser encontradas em qualquer parte no trato GI, embora normalmente ocorram no ceco e, consequentemente, esse é o local onde, em geral, elas causam sangramento. Sua prevalência aumenta com o envelhecimento. As angiodisplasias estão associadas a estenose aórtica e insuficiência renal. Não há predileção por gênero. Sua apresentação é semelhante ao sangramento diverticular, pois é indolor, normalmente autolimitado e intermitente. Ao contrário do sangramento diverticular, na angiodisplasias ele tende a ser venoso; portanto, menos vivo e muitas vezes oculto, e sua apresentação geralmente será de um sangramento crônico. Entretanto, a hemorragia pode ser significativa em até 15% dos casos.

O diagnóstico é feito por colonoscopia ou angiografia. A imagem de TC está surgindo como outra modalidade confiável para o diagnóstico. Na colonoscopia, essas lesões surgem como lesões planas, estreladas, vermelho brilhantes, com margem circundante de mucosa pálida. A angiografia mostra veias dilatadas, que se esvaziam lentamente e, às vezes, um enchimento venoso precoce. As lesões descobertas casualmente não requerem qualquer outro tratamento. Quando tratadas por via endoscópica, o método preferido é a terapia térmica sem contato com coagulação por plasma de argônio. As técnicas angiográficas também podem ser usadas para obter hemostasia. Se o sangramento for localizado e essas tentativas de hemostasia falharem ou ocorrer recidiva do sangramento, a ressecção segmentar do cólon, com mais frequência a colectomia direita, também é eficaz.

### Neoplasias

O câncer de cólon é uma causa incomum de HGI baixa significativa, mas é essencial descartar a possibilidade de malignidade do cólon em qualquer paciente com HGI baixa ou anemia ferropriva. O sangramento normalmente é indolor, intermitente, de natureza lenta. A colonoscopia é o padrão-ouro para o diagnóstico, exceto na hemorragia maciça, na qual ATC, angiografia ou cirurgia de emergência podem ser necessárias.

Outra causa neoplásica de sangramento são os GISTs – os sarcomas de tecido mole mais comuns no sistema digestório, com sangramento evidente em 20 a 30% dos casos. O GIST tende a se apresentar com mais frequência no estômago e no intestino delgado, mas também pode afetar o cólon. A erosão no interior de um vaso ou a alteração do suprimento sanguíneo da mucosa decorrente do crescimento de tumor local leva à hemorragia. A endoscopia é a melhor ferramenta diagnóstica. A ressecção oncológica com base no risco de malignidade é necessária para abordar essa fonte.

Os tumores do intestino delgado não são comuns, mas podem ser fontes de HGI oculta ou evidente. Os tumores de intestino delgado normalmente são diagnosticados por meio de séries com contraste de intestino delgado ou TC espiral. O tratamento envolve a ressecção cirúrgica.

Os pólipos intestinais são fontes de perda sanguínea e se apresentam com mais frequência como sangramento iatrogênico após polipectomia. Na população pediátrica, eles representam a segunda causa mais comum de sangramento. Se o sangramento for atribuível a um pólipo, geralmente pode ser tratado com terapia endoscópica.

### Isquemia

Fluxo sanguíneo insuficiente para o trato intestinal pode ser causado por choque cardiogênico ou estados de baixo fluxo sanguíneo, doença vascular mesentérica ou desvio de fluxo a partir da circulação esplâncnica (embolia, vasopressores, cirurgia vascular). Isquemia mesentérica deve ser considerada em qualquer paciente com hemorragia e com histórico médico pregresso de doença cardiovascular, doença vascular periférica ou vasculite. Além disso, o diagnóstico deve ser cogitado em qualquer paciente com cirurgia vascular abdominal recente, em choque, em estados hipercoaguláveis ou que esteja recebendo vasopressores em altas doses. A isquemia colônica aguda é a forma mais comum de isquemia mesentérica. Ela tende a ocorrer nas áreas divisórias da flexura esplênica e na porção retossigmoide do cólon, mas pode ocorrer no lado direito em até 40% dos pacientes. Os pacientes apresentam uma característica "dor desproporcional ao exame" e diarreia muitas vezes positiva no teste de guáiaco ou sanguinolenta em decorrência da degradação da mucosa. A TC pode mostrar espessamento da parede intestinal, pneumatose ou sinais mais sutis de doença vascular, como calcificação da origem da vasculatura mesentérica. O diagnóstico geralmente é confirmado por endoscopia flexível, que revela mucosa anormal. O tratamento é de suporte e consiste em repouso intestinal, antibióticos IV, controle da pressão arterial e correção do estado de baixo fluxo sanguíneo. Em 85% dos casos, a isquemia é autolimitada e se resolve sem problemas, embora alguns pacientes desenvolvam uma estenose colônica tardia. Nos outros 15% dos casos, a cirurgia é indicada em virtude da isquemia progressiva e da gangrena. Leucocitose acentuada, febre, reanimação contínua, acidose láctica ou dor intensa indicam isquemia em andamento e provável necessidade de ressecção cirúrgica e criação de uma ostomia terminal.[46]

### Causa infecciosa

A colite infecciosa pode apresentar sangramento. História clínica, avaliação laboratorial e dados de cultura podem informar o diagnóstico. Os dois microrganismos mais comuns que podem levar à HGI baixa são *Clostridium difficile* e citomegalovírus. A colite por *C. difficile* representa o supercrescimento de uma bactéria clostridial patogênica que se desenvolve após distúrbio da microflora intestinal normal depois de uso de antibiótico. Movimentos intestinais explosivos, volumosos e às vezes sanguinolentos podem resultar em casos graves com descamação associada da mucosa. Leucocitose profunda geralmente é observada, bem como um odor desagradável característico. O tratamento consiste em interromper os antibióticos, em cuidados de suporte e em administrar metronidazol oral ou IV, vancomicina oral ou fidaxomicina.

Deve-se suspeitar de colite por citomegalovírus em qualquer paciente imunocomprometido que apresente diarreia sanguinolenta. A endoscopia com biopsia confirma o diagnóstico; o tratamento é feito com ganciclovir IV.

### Divertículos

Os divertículos de Meckel são remanescentes congênitos do ducto onfalomesentérico (vitelino) que podem conter tecido ectópico gástrico ou pancreático. O sangramento resulta da ulceração do tecido ileal adjacente em decorrência de irritação do foco ativo da mucosa gástrica. O sangramento geralmente é indolor na HGI baixa. O diagnóstico pode ser estabelecido por estudos por cápsula, TC ou com angiografia no quadro de sangramento ativo. Além do sangramento, os achados angiográficos podem incluir a presença da artéria vitelina, um ramo da artéria mesentérica superior que é patognomônico. Uma imagem do divertículo de Meckel, realizada com a administração de $^{99m}$Tc-pertecnetato, pode mostrar a mucosa gástrica ectópica que pode ser localizada por cintilografia. O tratamento definitivo é a ressecção cirúrgica do segmento com o cuidado de incorporar o tecido ileal ulcerado, normalmente na parede intestinal oposta ao divertículo.[47] Os divertículos do intestino delgado também são, ocasionalmente, fontes de sangramento, que geralmente é oculto. Pode-se suspeitar do diagnóstico com base no histórico de divertículos de intestino delgado conhecidos, endoscopia por cápsula ou angiografia. O tratamento definitivo é a ressecção cirúrgica.

### Radioterapia

O uso de radiação para tratar os cânceres pélvicos pode estar associado às complicações relacionadas com o sangramento. O sangramento decorrente de enterite e, com mais frequência, de proctite, complica-se em 1 a 5% dos pacientes tratados. O sangramento resulta de alterações da mucosa que, à endoscopia, revelam friabilidade, angioectasias e ulcerações. A American Society of Colon and Rectal Surgeons publicou diretrizes para a terapia, que incluem fortes recomendações para o tratamento com formalina a 4% ou 10%, enemas de sucralfato e oxigênio hiperbárico. A terapia endoscópica com coagulação por argônio também é recomendada como tratamento eficaz, mas está associada à formação de fístula e estenose em 3% dos pacientes.[48]

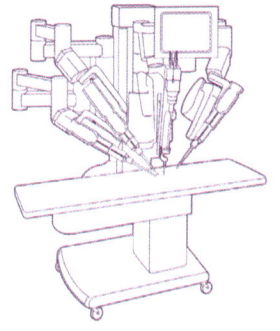

# 48

# Obesidade Mórbida

*William O. Richards, Leena Khaitan, Alfonso Torquati*

## VISÃO GERAL DO CAPÍTULO

**Obesidade: a magnitude do problema**
**Fisiopatologia e problemas médicos associados**
**Terapia medicamentosa *versus* cirúrgica**
    Cirurgia metabólica *versus* terapia medicamentosa para diabetes
**Mecanismo de ação da cirurgia bariátrica**
    Eixo endócrino enteroencefálico
    Eixo endócrino enteroinsular
**Avaliação e seleção pré-operatória**
    Elegibilidade
    Avaliação bariátrica geral pré-operatória e preparo
    Avaliação de comorbidades específicas
    Equipamento especial
**Procedimentos cirúrgicos**
    Banda gástrica ajustável laparoscópica
    *Bypass* gástrico em Y de Roux
    Derivação biliopancreática
    *Duodenal switch* ou desvio duodenal
    Gastrectomia vertical laparoscópica
**Cuidados pós-operatórios e seguimento**
    Banda gástrica ajustável laparoscópica
    *Bypass* gástrico em Y de Roux, derivação biliopancreática, *duodenal switch* e gastrectomia vertical laparoscópica
**Resultados da cirurgia bariátrica**
    Banda gástrica ajustável laparoscópica
    *Bypass* gástrico em Y de Roux
    Derivação biliopancreática e *duodenal switch*
**Complicações da cirurgia bariátrica**
    Banda gástrica ajustável laparoscópica
    *Bypass* gástrico em Y de Roux
    Derivação biliopancreática e *duodenal switch*
    Gastrectomia vertical laparoscópica
**Reoperação**
**Procedimentos endoscópicos em cirurgia bariátrica**
    Uso pré-operatório da endoscopia
    Endoscopia intraoperatória
    Endoscopia pós-operatória
    Procedimentos endoscópicos primários de perda ponderal
**Controvérsias na cirurgia bariátrica**
**Conclusão**

 Os vídeos deste capítulo se encontram *online* no Ambiente de aprendizagem do GEN.

## OBESIDADE: A MAGNITUDE DO PROBLEMA

Até muito recentemente a obesidade não era reconhecida como uma doença, o que dificultava o acesso dos pacientes a tratamentos especializados. A American Medical Association (AMA) reconheceu oficialmente a obesidade como doença em 2013 e, em 2014, votou a aprovação da resolução de "a AMA defende o acesso do paciente à total continuidade dos cuidados por modalidades de tratamento da obesidade baseadas em evidências (incluindo intervenções cirúrgicas)".

*Obesidade mórbida* é definida como 45,3 kg acima do peso corporal ideal, duas vezes o peso corporal ideal ou índice de massa corporal (IMC; mensurado como o peso em quilogramas dividido pela altura em metros quadrados) de 40 kg/m². A última definição é a mais aceita internacionalmente e substituiu essencialmente as anteriores para todas as finalidades práticas e científicas. Uma conferência de consenso do National Institutes of Health (NIH), em 1991, sugeriu que o termo *obesidade grave* é mais apropriado para definir as pessoas com esse porte e, no restante deste capítulo, é usado de maneira intercambiável com o termo *obesidade mórbida*.

A epidemia de obesidade, nos EUA, acomete cerca de 40% da população adulta, e a prevalência de obesidade em adolescentes aumentou para 18,5% na pesquisa mais recente *National Health and Nutrition Examination Survey* (NHANES). A porcentagem de adultos obesos (IMC > 30) aumentou 16 pontos de 1980 a 2000, e aumentou outros 9 pontos de 2000 a 2016.[1] Em adultos, também existem diferenças significativas na prevalência da obesidade por sexo, etnia e origem hispânica. Asiáticos (12,7%) apresentaram taxas significativamente mais baixas de obesidade do que todas as outras etnias e grupos de origem não hispânica. Indivíduos brancos não hispânicos (37,9%) tiveram menor prevalência de obesidade que os negros não hispânicos (46,8%) e que os adultos hispânicos (47%). Os homens hispânicos (43,1%) tiveram maior prevalência de obesidade em comparação aos asiáticos (10,1%) e aos homens negros não hispânicos (36,9%).[1]

Em todo o mundo, de 1975 a 2016, houve uma tendência crescente à obesidade em crianças e adolescentes (5 a 19 anos) na maioria das regiões. A taxa de aumento do IMC diminuiu na maioria dos países de alta renda desde 2000, mas permanece em um nível elevado. A taxa de aumento do IMC, porém, acelerou no leste, sul e Sudeste Asiático e a expectativa era que até 2022 ultrapassasse a taxa de crianças com baixo peso moderado a grave nessas áreas. Vários países (Nauru, Ilhas Cook, Palau, Niue, Samoa

Americana) ultrapassaram os EUA em prevalência de obesidade, enquanto a doença era superior a 20% ou mais nos EUA, Polinésia, Micronésia, Oriente Médio e norte da África.[2]

A prevalência de adultos com obesidade mórbida (IMC > 40) aumentou para 6,3% da população adulta dos EUA e é a segunda causa de morte evitável no país. Na lista de fatores evitáveis responsáveis por custos mais altos dos cuidados de saúde, a obesidade mórbida está em segundo lugar, atrás apenas do tabagismo. É preocupante perceber que um homem de 40 anos com obesidade mórbida tem uma redução de 12,4% na expectativa de vida, ou uma perda de 9,1 anos de vida, em comparação com um homem da mesma idade, de peso normal. Além disso, o custo dos cuidados é impressionante e pode chegar a 9% dos gastos médicos anuais ou US$147 bilhões por ano. Parece haver significativa heterogeneidade populacional entre o IMC e a mortalidade, que é atenuada com o avanço da idade do indivíduo. A mortalidade também aumenta significativamente até em indivíduos com aumentos mínimos em IMC acima de 30,0. Portanto, parece que idade, gênero, etnia e nível de renda têm um papel no desenvolvimento da obesidade e da mortalidade relacionada à obesidade.[2]

## FISIOPATOLOGIA E PROBLEMAS MÉDICOS ASSOCIADOS

A fisiopatologia da obesidade grave é multifatorial e baseia-se em alguma predisposição genética à obesidade. Existe uma clara predisposição familiar, e é raro que um único membro família tenha obesidade grave. Cientistas identificaram genes específicos associados à obesidade, incluindo o gene *FTO* (relacionado a massa gorda e obesidade), que tem um papel no controle do comportamento alimentar e do gasto de energia, a deficiência do gene *MC4R* (receptor de melanocortina 4), que está associado a obesidade, aumento da massa gorda e resistência à insulina.[3]

São raras as mutações em gene único que causam a obesidade e se expressam durante a primeira infância (Tabela 48.1). A etiologia mais comum de gene único da obesidade grave é o *MC4R*, que induz efeitos de supressão do apetite (anorexígeno) no hipotálamo na regulação da homeostasia da energia.[3] Estudos recentes sugeriram que o cílio dos neurônios MC4R no hipotálamo é a via mais comum subjacente às causas genéticas da obesidade humana (Tabela 48.1).[3]

Outra teoria sugere que as bactérias no intestino, conhecidas como microbiota, têm um papel essencial no metabolismo e sistema imunológico. A simples administração de um tratamento com antibióticos subterapêuticos a camundongos durante 4 semanas aumenta a adiposidade, os níveis plasmáticos de insulina, de leptina e de triglicerídeos quando os camundongos são alimentados posteriormente com uma dieta de alto teor de gordura. A predileção pela obesidade é transferível a outros camundongos quando bactérias intestinais, selecionadas por serem tratadas com penicilina em baixa dose, são transferidas para hospedeiros sem germes, identificando-se assim que é a ação das bactérias intestinais alteradas, e não os antibióticos, que causam a obesidade.[4] Estudos recentes demonstraram que o ritmo circadiano da microbiota intestinal é interrompido pelas diferenças de estilo de vida nos países desenvolvidos (turno de trabalho ou diferença de fuso horário), o que provoca o desenvolvimento de alteração na flora microbiana, desse modo predispondo o hospedeiro a obesidade e intolerância à glicose. Outros estudos demonstraram que a degradação dos flavonoides da dieta pela microbiota alterada resulta em diminuição do gasto energético, o que leva à obesidade. É fascinante formular a hipótese de que a atual epidemia de obesidade se relaciona com as alterações da microbiota que são criadas por modificações no estilo de vida e maior uso de antibióticos na infância observados em pessoas que vivem em países desenvolvidos.

Apesar de não haver uma resposta definitiva à fisiopatologia da obesidade grave, é evidente que um indivíduo obeso mórbido, em geral, tem fome persistente que não é satisfeita com as quantidades de alimentos que satisfazem um indivíduo não obeso. Essa falta de saciedade ou manutenção da fome com os correspondentes aumentos da ingestão calórica pode ser o único e mais importante fator no processo. Parece haver diferenças fundamentais na saciedade e no controle hormonal do apetite durante a alimentação, as quais criaram a epidemia atual. Formula-se a hipótese de que isso ocorre quando a energia eleva o "ponto de ajuste" para aumentar a ingestão de energia, por meio de modulação do apetite do indivíduo.

Sabemos que os hormônios, os peptídios e os aferentes vagais para o cérebro têm grande influência na saciedade, no apetite e na ingestão de energia. A grelina, o único hormônio intestinal orexígeno conhecido, também conhecida como hormônio da fome, é secretada pelas células P/D1 do fundo gástrico. A grelina

### Tabela 48.1 Mutações genéticas associadas à obesidade.

| Gene | Efeito | Ação sobre | Herança | Ligada a |
|---|---|---|---|---|
| Leptina/receptor de leptina | Estimulante do apetite | Hipotálamo | Autossômica recessiva | Obesidade grave na infância |
| Receptor de grelina | Estimulante do apetite | Hipotálamo | Autossômica recessiva | Baixa estatura e obesidade |
| Receptor de melanocortina 4 | Inibidor do apetite | Hipotálamo | Autossômica dominante | Aumento da massa gorda, resistência à insulina |
| Proopiomelanocortina (POMC) | Inibidor do apetite | Receptor de melanocortina 4 no hipotálamo | Autossômica recessiva | Início da obesidade com 1 ano e ingestão alimentar excessiva causada por fome insaciável |
| Neuropeptídio Y (NPY) | Estimulante do apetite | Hipotálamo | Autossômica recessiva | Hipertensão, colesterol da lipoproteína de baixa densidade, triglicerídeos e aumento da ingestão alimentar e da fome |

estimula a liberação de vários neuropeptídios, como o neuropeptídio Y (NPY) e o hormônio do crescimento, a partir do hipotálamo, o que cria um estado orexígeno ou de maior apetite.[5] Níveis elevados de grelina produzem maior ingestão alimentar, e, após uma dieta de baixa caloria, desenvolvem-se aumentos da grelina no indivíduo; isso sugere que o possível mecanismo para o fracasso da maioria das dietas após 6 meses seja o aumento da grelina, o hormônio do apetite.

Um conceito em evolução é o de que o ambiente causa alterações hereditárias na função do gene sem modificação das sequências de DNA, denominadas *interações gene-ambiente*. As alterações no epigenoma levam ao desenvolvimento de obesidade, e são muito mais comuns do que as formas monogenéticas ou sindrômicas de obesidade.[5]

A obesidade mórbida é uma doença metabólica associada a inúmeros problemas, alguns dos quais são praticamente desconhecidos na ausência de obesidade. O Boxe 48.1 lista os problemas mais comuns, que devem ser cuidadosamente considerados quando se contempla a oferta de uma cirurgia de redução de peso a um paciente. O problema mais frequente é a combinação de artrite e doença articular degenerativa, presente em pelo menos 50% dos pacientes que procuram cirurgia para a obesidade grave. A incidência de apneia do sono é alta. A asma está presente em mais de 25% dos pacientes, a hipertensão em mais de 30%, o diabetes em mais de 20% e o refluxo gastresofágico em 20 a 30% dos pacientes. A incidência dessas condições é maior com a idade e o aumento e a duração da obesidade.

A *síndrome metabólica* consiste em diabetes melito tipo 2 (resistência à insulina), dislipidemia e hipertensão. Os pacientes com todos esses problemas são obesos, e a obesidade corporal central é a característica essencial primária (circunferência da cintura > 88,9 cm em mulheres ou > 101,6 cm em homens). A síndrome é caracterizada pelo comprometimento da captação hepática de insulina, hiperinsulinemia sistêmica e resistência tecidual à insulina. Os pacientes com síndrome metabólica estão em alto risco de morte cardiovascular precoce.

Demonstrou-se que a obesidade aumenta o risco de desenvolvimento de câncer de tireoide, colo, reto, esôfago, estômago, rim, próstata, vesícula biliar, pâncreas, mama (pós-menopausa), endométrio, ovários e colo do útero.[5] Existem vários mecanismos que podem ser responsáveis pelo aumento do risco de câncer. A obesidade aumenta a inflamação crônica, que está ligada ao desenvolvimento de adenocarcinoma esofágico que, por sua vez, está relacionado com a inflamação crônica causada pela doença do refluxo gastresofágico (DRGE). A gordura produz níveis excessivos de estrógeno, que estão ligados ao aumento do risco de cânceres de endométrio, ovário e mama na pós-menopausa. Hipóteses foram formuladas de que níveis elevados de insulina e fator de crescimento semelhante à insulina estejam relacionados com o desenvolvimento de cânceres de colo, próstata, rim, endométrio e mama pós-menopausa.[5]

Não estão listados no Boxe 48.1 os problemas associados de discriminação da sociedade enfrentados pelos indivíduos obesos. As instituições públicas, em termos de assentos, portas e instalações sanitárias, muitas vezes tornam indisponível o acesso a eventos realizados nesses ambientes ao indivíduo obeso mórbido. O deslocamento em transporte público algumas vezes é difícil, se não impossível. Existe claramente a discriminação desses indivíduos no emprego. Finalmente, a combinação de baixa autoestima, histórico frequente de abuso sexual ou físico e essas dificuldades sociais criam uma incidência muito alta de depressão na população de pacientes obesos mórbidos.

### Boxe 48.1 Condições médicas associadas à obesidade grave.

**Cardiovasculares**
Hipertensão
Morte súbita cardíaca por infarto do miocárdio
Cardiomiopatia
Doença de estase venosa
Trombose venosa profunda
Hipertensão pulmonar
Insuficiência cardíaca do lado direito

**Pulmonares**
Apneia obstrutiva do sono
Síndrome de hipoventilação da obesidade
Asma

**Metabólicas**
Síndrome metabólica (obesidade abdominal, hipertensão, dislipidemia, resistência à insulina)
Diabetes tipo 2
Hiperlipidemia
Hipercolesterolemia
Esteatose hepática não alcoólica (EHNA) ou doença do fígado gorduroso não alcoólica (DFGNA)

**Gastrintestinais**
Doença do refluxo gastresofágico
Colelitíase

**Musculoesqueléticas**
Doença articular degenerativa
Doença do disco intervertebral lombar
Osteoartrite
Hérnias ventrais

**Geniturinárias**
Incontinência urinária do estresse
Doença renal terminal (secundária ao diabetes e à hipertensão)

**Ginecológica**
Irregularidades menstruais

**Pele/sistema tegumentar**
Infecções fúngicas
Furúnculos, abscessos

**Oncológicas**
Câncer da tireoide, próstata, esôfago, rim, estômago, colo, reto, vesícula biliar, pâncreas, cânceres femininos de mama, ovários, colo do útero e endométrio

**Neurológicas/psiquiátricas**
Pseudotumor cerebral
Depressão
Baixa autoestima
Acidente vascular encefálico

**Sociais/da sociedade**
Histórico de abuso físico
Histórico de abuso sexual
Discriminação no emprego
Discriminação social

## TERAPIA MEDICAMENTOSA *VERSUS* CIRÚRGICA

A terapia medicamentosa para obesidade grave tem sucesso limitado a curto prazo e, a longo prazo, o sucesso é quase inexistente. Uma vez com obesidade grave, estima-se que a probabilidade de um indivíduo perder peso suficiente, usando apenas meios dietéticos, e de permanecer com um IMC abaixo de 35 kg/m$^2$ é de 3% ou menos. A conferência de consenso do NIH reconheceu que, para essa população de pacientes, a terapia medicamentosa, em grande parte, não obtém sucesso no tratamento do problema. A revisão de estudos clínicos das intervenções no estilo de vida para prevenção da obesidade demonstrou que a maioria deles foi completamente ineficaz, e os poucos que apresentaram eficácia marginal tiveram impacto extremamente pequeno sobre o IMC.

Um dos históricos mais notáveis na medicina moderna é o da absoluta superioridade da cirurgia bariátrica sobre a terapia medicamentosa para o tratamento da obesidade mórbida e suas comorbidades. Diversos estudos de seguimento a longo prazo, comparando diabéticos obesos mórbidos submetidos à cirurgia bariátrica com indivíduos não submetidos a essa cirurgia, mostraram diminuição da mortalidade a longo prazo após cirurgia bariátrica, como é apresentado na Tabela 48.2.

O *Swedish Obese Subjects* (*SOS*) é o primeiro estudo prospectivo controlado a produzir dados a longo prazo acerca dos efeitos da cirurgia bariátrica sobre diabetes, eventos cardiovasculares, câncer e mortalidade geral. O estudo inscreveu 2.010 indivíduos para cirurgia bariátrica (derivação gástrica, 13%; banda gástrica, 19%; gastroplastia vertical com banda, 68%) e 2.037 controles equiparados, que receberam o tratamento médico padrão, e observou-os durante 10 a 20 anos. O estudo *SOS* obteve um seguimento de 98,9% dos indivíduos e constatou, 15 anos após o início, que os pacientes da cirurgia haviam perdido 18% de seu peso corporal, enquanto no grupo controle a perda foi de apenas 1% em 15 anos. A perda ponderal sustentada a longo prazo e a redução das comorbidades após a cirurgia bariátrica resultaram em uma diminuição de 29% da mortalidade nos pacientes de cirurgia bariátrica (razão de risco [HR] ajustada, 0,71; intervalo confiança de 95%, 0,54 a 0,92; *P* = 0,01), como mostrado na Figura 48.1. A causa mais comum de morte no estudo *SOS* foi o câncer (47 no grupo controle e 29 no grupo de cirurgia). A incidência de infarto do miocárdio foi significativamente reduzida no grupo de cirurgia, comparado ao grupo controle (HR, 0,56), e o grupo de cirurgia apresentou um número menor de eventos cardiovasculares pela primeira vez (HR, 0,67), comparado ao grupo controle. O mais surpreendente é que o estudo *SOS* mostrou redução de 80% na mortalidade anual de indivíduos diabéticos no grupo de perda de peso cirúrgica *versus* pacientes controles (mortalidade de 9% no grupo de cirurgia *versus* 28% em um grupo controle).[6]

Como se pode observar na Tabela 48.2, existem diversos estudos com seguimento a longo prazo comparando a cirurgia bariátrica com grupos controle que constataram que os grupos de cirurgia

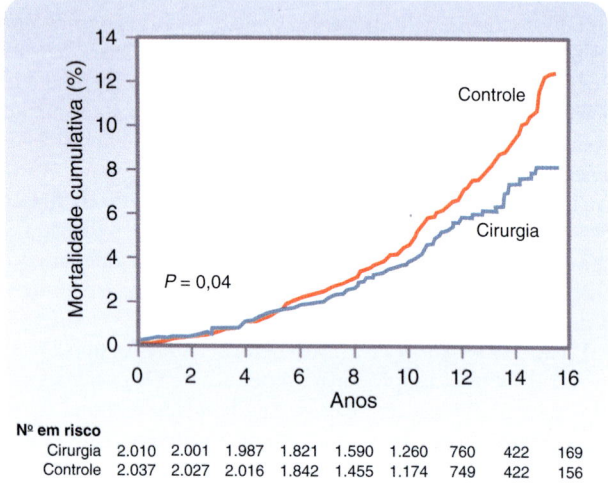

**Figura 48.1** Estudo *Swedish Obese Subjects* sobre perda de peso em controles e indivíduos submetidos à cirurgia. (De Sjostrom L, Narbro K, Sjostrom CD, et al. Effects of bariatric surgery on mortality in Swedish obese subjects. *N Engl J Med*. 2007;357:741-752.)

**Tabela 48.2** Resultados da cirurgia bariátrica comparados aos controles que receberam tratamento medicamentoso.

| Estudo | Taxa de mortalidade da cirurgia | Taxa de mortalidade clínica | *Odds ratio* ou razão de risco da redução da mortalidade da cirurgia | Observações |
|---|---|---|---|---|
| Swedish Obesity Study[6] | 5,0% | 6,3% | HR 0,71 | Estudo prospectivo, de 2010, de cirurgia bariátrica e 2.037 pacientes controles, seguimento de 15 anos |
| Adams[7] | 2,7% | 4,1% | HR 0,63 | Estudo de coorte retrospectivo de 7.925 pacientes de BGYR e 7.925 pacientes controles com obesidade grave, seguimento médio de 7,1 anos |
| BGYR de Guidry *versus* controles[9] equiparados por propensão[9] | 6,5% | 12,7% | *Odds ratio* 0,48 | Estudo de coorte retrospectivo de 401 pacientes de BGYR e 401 pacientes controles, seguimento de 10 anos |
| Arteburn[8] | 13,8% | 23,9% | HR 0,47 | Estudo de coorte multicêntrico do Veterans Affairs de 2.500 pacientes de cirurgia bariátrica e 7.462 pacientes controles, seguimento de 10 anos |
| Kauppilia[10] | 3,6% | 15,2% | HR 0,74 | Estudo de cinco países nórdicos de 49.977 pacientes de cirurgia bariátrica e 494.842 não submetidos à cirurgia, seguimento de 15 anos |

BGYR, *bypass* gástrico em Y de Roux; HR, razão de risco.

têm uma vantagem significativa na sobrevida (todas as causas, câncer, cardiovascular) associada a melhora em diabetes, apneia obstrutiva do sono, dislipidemia e hipertensão.[6-10] Esses estudos são evidências convincentes de que a cirurgia bariátrica proporciona perda ponderal a longo prazo, resolução de comorbidades e melhora na mortalidade. Embora o estudo *SOS* tenha encontrado melhora na mortalidade por todas as causas após 10 anos de seguimento, a maioria dos procedimentos realizados foi a gastroplastia vertical com banda, enquanto o *bypass* gástrico em Y de Roux (BGYR), um procedimento muito mais eficaz, consistiu em apenas 13% das cirurgias realizadas.[6] Como o BGYR é um procedimento mais eficaz, não surpreende que os estudos de *Adams*[7] e *Guidry*,[9] que o compararam ao tratamento medicamentoso, mostrem diferenças convincentes na mortalidade já em 3 a 5 anos após a cirurgia, muito antes do *SOS*.[6] Do mesmo modo, Kauppila[10] estudou 49.977 pacientes submetidos à cirurgia bariátrica, nos quais o BGYR constituiu em 73,4% dos procedimentos cirúrgicos, e comparou-os a uma coorte de indivíduos obesos em cinco países nórdicos, constatando que houve redução de 4 anos na mortalidade de todas as causas, com melhora ainda maior 15 anos depois.

Além disso, no estudo de *Adams*, a mortalidade no primeiro ano foi equivalente nos grupos de cirurgia e controle (0,53% *versus* 0,52%, respectivamente).[7] O estudo de *Arterburn*[8] foi realizado nos hospitais Veterans Affairs (VA) nos EUA e, por isso, houve predominância de homens (74% de homens), em oposição a todos os outros estudos relatados, nos quais a maioria de pacientes era do sexo feminino, mas também identificou uma redução na mortalidade de todas as causas em 5 anos. O estudo VA também é notável pela taxa de mortalidade maior no primeiro ano, no período de 2000 a 2005 (HR, 1,66), em comparação ao período de 2006 a 2011 (HR, 0,88), o que indica melhoras nos cuidados cirúrgicos ocorridas durante esse período. Apesar da taxa de mortalidade mais elevada no primeiro ano, a taxa de mortalidade por todas as causas foi menor nos pacientes submetidos à cirurgia do que no grupo de tratamento medicamentoso após 5 a 14 anos (HR, 0,47).[8]

Adams et al.[11] atualizaram recentemente os resultados do estudo relatado em 2007, comparando os resultados mensurados 12 anos após BGYR (*N* = 418) com 417 pacientes que haviam procurado a cirurgia, mas não a realizaram, e com 321 pacientes que nunca procuraram submeter-se à cirurgia. As melhoras no peso e na comorbidade continuaram 12 anos pós-BGYR, como se pode observar na Tabela 48.3.

### Tabela 48.3 Alteração média ajustada a partir da linha basal 12 anos após BGYR no estudo de Utah.[11]

| | BGYR | Grupo-controle 1 | Grupo-controle 2 |
|---|---|---|---|
| Perda ponderal | −26,9% | −2,0% | 0,0% |
| Índice de massa corporal | −11,5 | +0,1 | +1,2 |
| Glicose, mg/dℓ | −8,0 | +14,4 | +10,5 |
| Pressão arterial sistólica | +0,1 | +10,1 | +8,3 |
| Colesterol LDL | −11,0 | +19,3 | +16,5 |
| Colesterol HDL | +12,9 | −2,3 | −3,3 |
| Triglicerídeos | −62,8 | +11,2 | +11,7 |

*BGYR, bypass* gástrico em Y de Roux; *HDL*, lipoproteína de alta densidade; *LDL*, lipoproteína de baixa densidade.

Os dados de muitos estudos comparando o tratamento clínico ao cirúrgico conferem forte apoio à cirurgia bariátrica para reduzir a mortalidade a longo prazo. Mas esse efeito a longo prazo é verdadeiro para pacientes idosos que apresentam mortalidade cirúrgica mais elevada e contam com menos tempo para ver os benefícios a longo prazo? Surpreendentemente, uma coorte de 7.925 pacientes obesos mórbidos, comparada a um número equivalente de pacientes controles não submetidos à cirurgia, demonstrou menor mortalidade a longo prazo dos pacientes nos grupos de cirurgia com 35 anos e acima. Nos pacientes com menos de 35 anos houve aumento significativo das mortes por causas externas (HR = 2,53; *P* = 0,009), que foi até maior em mulheres jovens (HR = 3,08; *P* = 0,005). Entretanto, esse estudo mostrou que pacientes mais velhos, de 55 a 74 anos, tiveram uma redução significativa da mortalidade a longo prazo, com redução ainda maior da mortalidade a longo prazo em homens de 55 a 74 anos.[12]

Uma percepção sobre a cirurgia bariátrica é que ela pode induzir mudanças profundas e inalteráveis na alimentação, capazes de afetar negativamente a qualidade de vida relacionada à saúde (QVRS) dos pacientes. Um estudo prospectivo de 12 anos avaliou as mudanças na QVRS após BGYR, comparando-a a dois grupos não cirúrgicos com demografia semelhante. Os pacientes submetidos à cirurgia bariátrica melhoraram muito a qualidade de vida em relação ao componente físico anterior à cirurgia. Também houve diferenças significativas entre os pacientes cirúrgicos e ambos os grupos não cirúrgicos tanto para o componente peso quanto para o componente físico da QVRS. A magnitude da melhora após 12 anos do BGYR, considerando o período anterior à cirurgia e entre grupos controles, apoia a conclusão de que a cirurgia bariátrica melhora a qualidade de vida dos pacientes.[13] Entretanto, esse estudo e o estudo *SOS* identificaram aumento dos suicídios bem como conduta autolesiva em pacientes submetidos à cirurgia bariátrica. No estudo *SOS*, o número de suicídios e os eventos autolesivos não fatais foram maiores no grupo de cirurgia do que nos controles (*N* = 87 e 49, respectivamente, entre 68.528 pessoas-anos, HR ajustada = 1,78). A análise a longo prazo do estudo de Utah[7] revelou que o suicídio e os eventos autolesivos não fatais foram mais frequentes após BGYR do que no grupo de mudança intensiva de estilo de vida (*n* = 341 e 84, respectivamente, entre 149.582 pessoas-anos). Os autores concluíram que a cirurgia bariátrica, em especial o BGYR, estava associada a maior risco de suicídio ou automutilação, porém o risco absoluto e os números de pacientes não apoiam a não oferta de cirurgia bariátrica aos pacientes. Eles recomendam não apenas a avaliação psiquiátrica da saúde mental pré-operatória, mas também a necessidade do monitoramento da saúde mental, particularmente para abuso de substâncias.[14]

### Cirurgia metabólica *versus* terapia medicamentosa para diabetes

O estudo *Surgical Treatment and Medications Potentially Eradicate Diabetes Efficiently* (*STAMPEDE*)[15] é um dos 11 estudos controlados randomizados que demonstraram a superioridade da cirurgia bariátrica sobre a terapia medicamentosa intensiva para o diabetes tipo 2. Esses estudos demonstraram que a cirurgia bariátrica é mais eficaz para controle glicêmico, perda ponderal, redução de medicamentos, melhora nos lipídios e na qualidade de vida, como é mostrado na Figura 48.2.[15-18] A cirurgia metabólica reduziu a hemoglobina A1c (HgbA1c) em 2 a 3,5%, enquanto a terapia medicamentosa conseguiu reduzir a HgbA1c em apenas 1 a 1,5%. Os resultados a curto e longo prazo (de 2 a 5 anos), apresentados

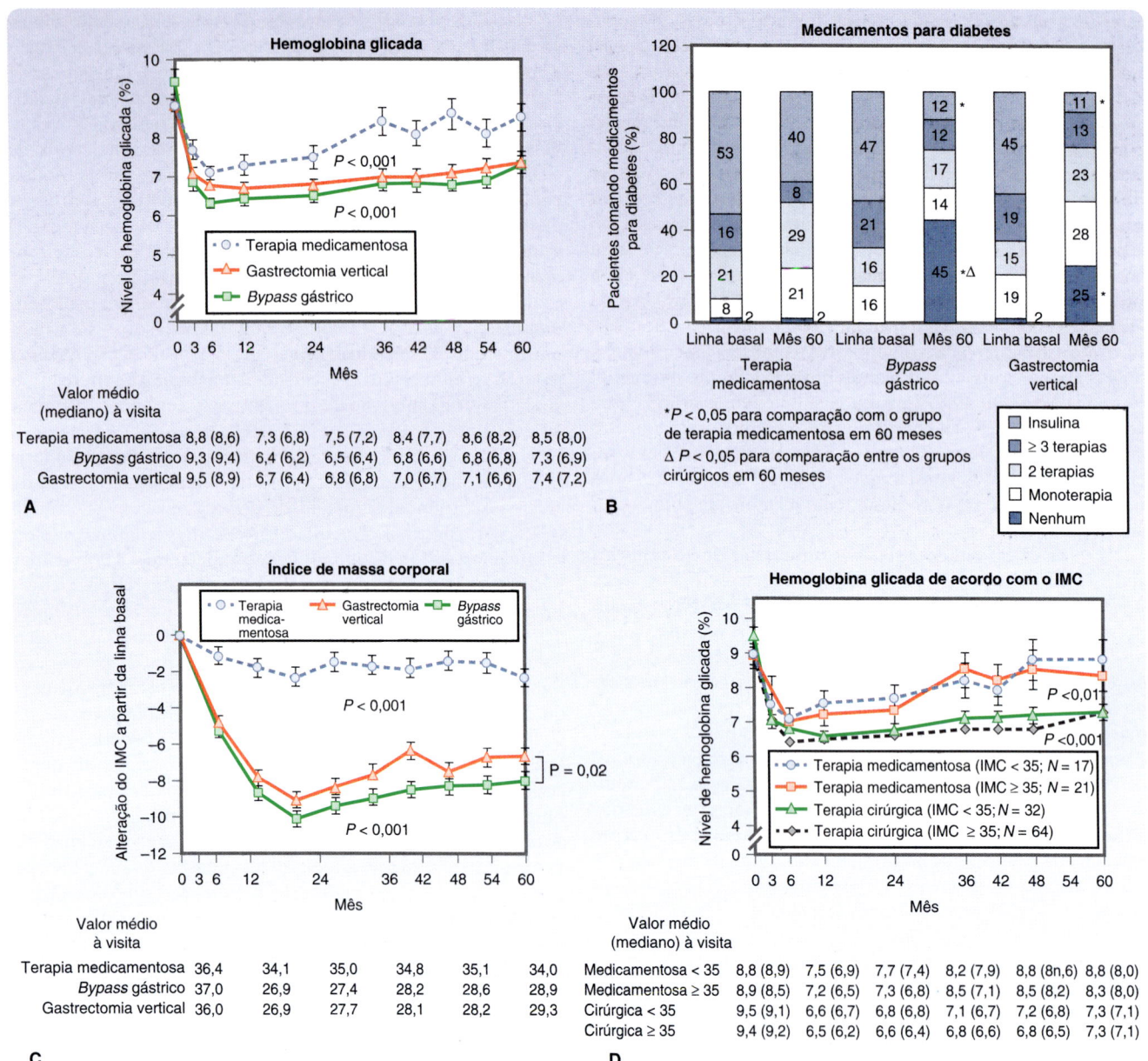

**Figura 48.2** Mudanças médias nas medidas de controle do diabetes desde o início até 5 anos em indivíduos tratados clínica e cirurgicamente. IMC, índice de massa corporal. (De Schauer PR, Bhatt DL, Kirwan JP, et al. Bariatric surgery versus intensive medical therapy for diabetes–5-year outcomes. N Engl J Med. 2017;376:641-651.)

na Tabela 48.4, demonstram que um número significativo de pacientes (28 a 43%) submetidos a BGYR laparoscópico (BGYRL) alcançaram níveis de HgbA1c inferiores a 6 comparados a apenas 5 a 7% dos pacientes sob tratamento medicamentoso.[15-18] É ainda mais notável que os pacientes sob tratamento medicamentoso também ainda precisem de terapia clínica intensiva, enquanto os pacientes de cirurgia reduziram ou eliminaram os medicamentos para o diabetes. A perda ponderal no BGYRL e na gastrectomia vertical laparoscópica (GVL) foi bem superior à da terapia medicamentosa. No caso de BGYR, o efeito da derivação duodenal sobre a melhora do diabetes parece não estar, em parte, relacionado com a perda de peso, embora no estudo *STAMPEDE* a porcentagem de perda ponderal alcançada em 1 ano de pós-operatório do BGYRL tenha sido significativamente associada à obtenção de uma concentração de HgbA1c inferior a 6 em 5 anos de pós-operatório.[15] Portanto, embora possa haver um benefício com a derivação duodenal, a perda de peso contínua a longo prazo parece ser um elemento essencial dos efeitos salutares do BGYR sobre o diabetes tipo 2. O BGYRL também melhora outras condições clínicas associadas da síndrome metabólica, incluindo melhoras na hipertensão e no colesterol da lipoproteína de alta densidade (HDL), como mostrado na Tabela 48.3, o que resulta em redução de mortes/eventos cardiovasculares. Especificamente, pacientes diabéticos submetidos à cirurgia bariátrica têm menor taxa de incidência de doença microvascular (16,9% cirurgia *versus* 34,7% terapia medicamentosa), com *odds ratio* ajustado (AOR) de 0,41. A reduzida taxa de incidência de doença microvascular foi maior em relação à redução da nefropatia (redução de 59%), mas também se fez presente na neuropatia diabética (redução de 63%) e na retinopatia diabética (redução de 45%).[19] Os autores desse estudo

| Tabela 48.4 Estudos prospectivos randomizados de cirurgia bariátrica versus terapia medicamentosa no tratamento de obesos com diabetes tipo 2. | | | | | |
|---|---|---|---|---|---|
| | Schauer[15] BGYRL | Schauer[15] GVL | Ikramuddin[16] BGYRL | Mingrone[17] BGYRL | Simonson[18] BGYRL |
| **HgbA1c** | | | | | |
| Terapia medicamentosa | 5%* | 5%* | 7% | 27%† | 0%† |
| Cirurgia | 29%* | 23%* | 38% | 42%† | 42%† |
| **Alteração do peso (porcentagem ou kg)** | | | | | |
| Terapia medicamentosa | –5% | –5% | –7% | –6,9% | –5,2 kg |
| Cirurgia | –23% | –19% | –24% | –28,4% | –24,9 kg |

*HgbA1c < 6,0%. †HgbA1c < 6,5%. BGYRL, bypass gástrico em Y de Roux laparoscópico; GVL, gastrectomia vertical laparoscópica; HgbA1c, hemoglobina A1c.

multi-institucional concluíram que a cirurgia bariátrica não apenas melhora o controle glicêmico, mas também reduz significativamente a incidência de doença microvascular, o que melhora a sobrevida. Os autores argumentam que essa evidência adicional de melhora na doença microvascular deve incentivar os prestadores de cuidados primários a conversar com seus pacientes diabéticos obesos sobre os benefícios da cirurgia bariátrica.[19]

## MECANISMO DE AÇÃO DA CIRURGIA BARIÁTRICA

O primeiro estudo a relatar a eficácia da cirurgia para o tratamento da obesidade e das comorbidades relacionadas, publicado pela *Surgery, Gynecology & Obstetrics*, em 1955, referiu ter observado "a melhora do diabetes melito após gastrectomia subtotal". Algumas décadas mais tarde, a ampla aceitação da cirurgia bariátrica como tratamento da obesidade grave proporcionou um momento significativo ao estudo da fisiologia da cirurgia para a perda de peso. A teoria prevalente inicial por trás da cirurgia bariátrica baseava-se nos dois principais mecanismos para a indução cirúrgica da perda de peso: a restrição calórica e a má absorção de nutrientes. Não há dúvida de que a redução da ingestão calórica e a resultante perda ponderal sejam responsáveis por grande parte da melhora das comorbidades após a cirurgia bariátrica. No entanto, após considerar a evidência científica mais recente, os conceitos de restrição e má absorção não explicam completamente os efeitos metabólicos da cirurgia bariátrica. De fato, os mecanismos parecem estender-se além da magnitude da perda ponderal isoladamente para incluir não apenas os efeitos sobre a regulação do apetite e do metabolismo por parte do sistema nervoso central, mas também as melhoras na secreção de insulina e sensibilidade à insulina. A perda ponderal a longo prazo, a melhora no metabolismo da glicose e outros efeitos metabólicos resultam claramente das significativas alterações pós-operatórias nos eixos endócrinos **enteroencefálico** e **enteroinsular**, mostrados na Tabela 48.5.

### Eixo endócrino enteroencefálico

A BGYR e a GVL são conhecidas por aumentar a saciedade e reduzir a fome. Durante a fase periprandial, demonstrou-se que a interação do trato gastrintestinal com os centros reguladores do cérebro ativa as complexas redes neurais para modular a ingestão de alimentos. No sistema nervoso central, o hipotálamo é a principal área envolvida na regulação do apetite. O hipotálamo regula a ingestão de energia usando um complexo sistema de sinalização neuronal anorexígena e orexígena. O NPY é o sinal hormonal dominante que regula a ingestão de energia. A liberação de NPY é modulada pelos hormônios secretados na circulação pelas células gastrintestinais, como a grelina e o peptídio YY (PYY).

A grelina é secretada na circulação pelas células P/D1 localizadas no fundo do estômago. Os níveis de grelina aumentam significativamente antes de uma refeição e, pós-prandialmente, ocorre sua rápida diminuição. A grelina ativa os receptores no núcleo arqueado e no hipotálamo lateral, estimulando a síntese de NPY e de proteína relacionada com o peptídio agouti. Essa ativação cria um sinal orexígeno. O papel da grelina na regulação do apetite pós-cirurgia bariátrica tem sido extensamente estudado, algumas vezes com resultados controversos. A maioria dos estudos mostra que os níveis de grelina caem significativamente após a GVL. Em pacientes submetidos a BGYR, os resultados de vários estudos são contraditórios, especialmente quando comparam os níveis em jejum. Um recente estudo transversal, realizado por Svane et al.[20] finalmente forneceu dados mais definitivos referentes aos níveis de grelina durante o período periprandial em pacientes pós-cirurgia bariátrica. Nesse estudo, as áreas de concentração pós-prandial sob a curva (AUC) de grelina total e acilada eram significativamente menores após a GVL, em comparação com o BGYR e com os controles. Além disso, a AUC de grelina total era significativamente menor após o BGYR, em comparação com os controles. Esse estudo fornece significativa evidência de que as alterações anatômicas após a cirurgia bariátrica reduzem a secreção pós-prandial de grelina e, consequentemente, os sinais de fome.

| Tabela 48.5 Cirurgias bariátricas: mecanismo de ação. | | | | |
|---|---|---|---|---|
| | Restritiva | Má absorção | Eixo endócrino enteroencefálico | Eixo enteroinsular |
| Gastroplastia em banda vertical histórica | ++++ | 0 | 0 | 0 |
| Banda gástrica ajustável | ++++ | 0 | 0 | 0 |
| Gastrectomia vertical laparoscópica | ++++ | + | ++++ | ++ |
| *Bypass* gástrico em Y de Roux | ++++ | +++ | ++++ | +++ |
| Derivação biliopancreática/*duodenal switch* | ++ | ++++ | +++ | ++++ |

O PYY é outro hormônio que atua sobre os neurônios NPY. As células L encontradas ao longo dos intestinos delgado e grosso secretam PYY em resposta à presença dos nutrientes no lúmen do intestino distal. PYY exerce um efeito anorexígeno sobre os neurônios NPY. Svane et al.[20] mostraram que os níveis pós-prandiais de PYY são afetados significativamente pela cirurgia bariátrica. Após o BGYR, os pacientes têm um pico de PYY e AUC significativamente maiores do que na GVL e nos controles. Não foi observada diferença em PYY AUC entre GVL e controles obesos não operados.[20]

### Eixo endócrino enteroinsular

A remissão/melhora do diabetes melito tipo 2 é considerada um dos principais benefícios após a cirurgia bariátrica. Embora os mecanismos envolvidos na remissão do diabetes melito tipo 2 não sejam completamente compreendidos, uma ação melhor da insulina, a função das células beta e o efeito modulador dos hormônios intestinais no eixo enteroinsular parecem ter um papel significativo. Entre esses hormônios, o papel principal parece ser o do peptídio semelhante ao glucagon 1 (GLP-1). O GLP-1 é liberado pelas células L no trato gastrintestinal distal, e os níveis aumentam em resposta à presença de nutrientes no lúmen das porções intestinais distal ou posterior. Em sujeitos obesos, há um retardo na liberação pós-prandial de GLP-1 bem como níveis circulantes gerais significativamente reduzidos do peptídio.[21] O GLP-1 é conhecido por exercer efeitos anorexígenos, em sujeitos obesos, secundários a uma redução no esvaziamento gástrico. Entretanto, a ação do GLP-1 é mais predominante no eixo enteroinsular. O GLP-1 faz parte de uma família de peptídios envolvidos na síntese, secreção e regulação de insulina: as incretinas. No eixo enteroinsular, o GLP-1 tem muitas funções fisiológicas, incluindo a estimulação da secreção de insulina pelo pâncreas, o aumento da sensibilidade à insulina das células pancreáticas (células $\alpha$ e células $\beta$) e a inibição da secreção de glucagon. Muitos estudos demonstraram que o GLP-1 é o principal estimulador da secreção de insulina após a cirurgia bariátrica. Constatou-se uma elevação consistente do GLP-1 (pico e AUC pós-prandial) em resposta ao BGYR e à GVL, com magnitude significativamente maior em BGYR do que em GVL. Mais importante, o efeito do BGYR e da GVL na secreção pós-prandial de GLP-1 não é observado em sujeitos com grau equivalente de perda ponderal alcançado apenas por dieta com restrição calórica.[22] Esses resultados fornecem mais evidências de um efeito metabólico da cirurgia bariátrica que é independente da perda ponderal.

## AVALIAÇÃO E SELEÇÃO PRÉ-OPERATÓRIA[a]

### Elegibilidade

A seleção de pacientes para a cirurgia bariátrica é feita com base nas diretrizes atualmente aceitas de NIH e American Heart Association/American College of Cardiology/The Obesity Society (AHA/ACC/TOS). Os pacientes devem ter IMC > 40 kg/m², sem comorbidades associadas, ou IMC > 35 kg/m² com comorbidade associada. Nesses pacientes, as terapias dietética e comportamental também devem ter falhado. Diversos critérios devem ser usados como diretrizes para a indicação da cirurgia, incluindo estabilidade psiquiátrica, atitude motivada e capacidade de compreender a natureza da cirurgia, assim como as resultantes alterações no comportamento alimentar e no estilo de vida pós-operatórios. Os critérios de elegibilidade para a cirurgia bariátrica são apresentados no Boxe 48.2. A impossibilidade de atender a esses critérios é uma contraindicação para a cirurgia bariátrica.

Um critério não listado no Boxe 48.2, e que infelizmente muitas vezes é um problema significativo para o paciente obeso mórbido, é a cobertura da cirurgia pelo seguro-saúde. A *Affordable Care Act* (ACA) exige que os pacientes cobertos pelos planos de saúde ACA Marketplace passem por triagem e aconselhamento de obesidade sem cobrança de copagamento ou cosseguro, mesmo não tendo consumido a franquia anual. Notavelmente, a ACA não exige a cobertura da cirurgia bariátrica, e a maior parte das coberturas de seguro do Federal Marketplace não cobre a cirurgia bariátrica, embora os redatores da ACA queiram prevenir vieses contra as condições preexistentes e a evidência irrefutável de que a cirurgia bariátrica é a única modalidade eficaz de tratamento a longo prazo para essa população. Entretanto, as sociedades médicas reconhecem a necessidade de encaminhar os indivíduos com obesidade grave para os cirurgiões bariátricos, particularmente para os cuidados de pacientes com diabetes tipo 2. Nas diretrizes mais recentes, a American Diabetes Association (ADA) diz: "A cirurgia metabólica deve ser recomendada como uma opção para tratar o diabetes tipo 2 em candidatos cirúrgicos apropriados, com IMC > 40 kg/m² (IMC > 37,5 kg/m², em americanos descendentes de asiáticos) que não alcançam perda de peso durável e nem melhora das comorbidades (incluindo a hiperglicemia) com métodos não cirúrgicos razoáveis."[23]

O Centers for Medicare and Medicaid Services (CMS), a agência federal norte-americana que estabelece as diretrizes do Medicare, estabeleceu os critérios de cobertura da cirurgia bariátrica em 2006. A norma exigia que somente os cirurgiões, em hospitais designados pelos Centros de Excelência, realizassem a cirurgia bariátrica. Os únicos requisitos dos beneficiários do Medicare eram, ao menos em parte, decorrentes da preocupação dos formuladores de política de que a morbidade e a mortalidade associadas à cirurgia bariátrica fossem altas e, em função do crescimento exponencial do número de hospitais e cirurgiões que realizam essas cirurgias, não fosse possível uma supervisão hospitalar condizente desses procedimentos e das resultantes complicações pertinentes.

Após a imposição da instrução do CMS em 2006, o CMS removeu em setembro de 2013 os requisitos em relação à instituição e à certificação do cirurgião para a realização da cirurgia bariátrica, em parte com base nas melhoras dos resultados da cirurgia bariátrica desde a instrução de 2006. Hoje, mais de 88% dos procedimentos bariátricos são realizados nos programas promovidos pelos *Metabolic and Bariatric Accredited and Quality Improvement Programs* (MBSAQIP).[24]

---

**Boxe 48.2** Indicações para cirurgia bariátrica.

Os pacientes devem atender aos seguintes critérios para consideração para cirurgia bariátrica:
- Índice de massa corporal (IMC) > 40 kg/m² ou IMC > 35 kg/m² com uma comorbidade médica associada agravada pela obesidade
- Terapia dietética falha
- Psiquiatricamente estável, sem dependência de álcool ou uso de drogas ilícitas
- Estar informado sobre a cirurgia e suas sequelas
- Indivíduo motivado
- Problemas médicos que não impeçam a provável sobrevida decorrente da cirurgia

---

[a] N.R.T.: No Brasil, o Conselho Federal de Medicina (CFM) estabeleceu todos os critérios de elegibilidade, seleção e preparo pré-operatório por meio de Portarias específicas acessáveis no Portal Médico do CFM (https://portal.cfm.org.br/).

Programas estruturados de qualidade, credenciamento e melhoras na comunicação têm sido importantes para aprimorar a qualidade dos cuidados. A American Society for Metabolic and Bariatric Surgery (ASMBS) recentemente publicou recomendações sobre o credenciamento dos cirurgiões bariátricos pelos hospitais, incluindo a necessidade de participação ativa em um programa estruturado de cirurgia bariátrica e melhora da qualidade.[b] Apesar da ampla coordenação hospitalar dos cuidados, a comunicação e as equipes multiprofissionais devem funcionar bem para que sejam obtidos melhores resultados em cirurgia bariátrica, a habilidade técnica de cada cirurgião foi altamente correlacionada com um número significativamente menor de complicações, de reinternações, de reoperações e de visitas ao departamento de emergência.[25] Há uma variação considerável nas complicações graves 30 dias pós-procedimento bariátrico índice, mesmo entre os Centros Bariátricos de Excelência. As diferenças nos resultados não podem ser totalmente explicadas por volume, casos mistos ou taxas dos tipos de procedimentos que os autores sugerem estar relacionados com a habilidade de cada cirurgião e a uma adesão inconsistente às vias promulgadas pelos Centros de Excelência.[24] Em suma, esses estudos mostram que o cirurgião não apenas precisa alcançar a proficiência técnica, mas também envolver toda a equipe operatória e hospitalar para obter resultados excelentes.

A mortalidade operatória bariátrica declinou em todo o mundo a níveis notavelmente baixos. Na França, a mortalidade após 6.056 cirurgias de banda gástrica ajustável laparoscópicas (BGAL) foi zero, em 2012, enquanto a mortalidade por BGYRL diminuiu três vezes de 0,33 para 0,11% de 2008 a 2012.[26] Na França, os fatores independentes associados à mortalidade operatória foram sexo masculino (AOR, 1,94), idade acima de 50 anos (AOR, 3,69), IMC < 50 kg/m² (AOR, 2,05) e diabetes tipo 2 (AOR, 1,6). Também houve uma relação gradual entre o aumento de volume hospitalar e a diminuição da mortalidade operatória.[26]

As contraindicações médicas à cirurgia bariátrica são relativas e todos os pacientes com comorbidades estão em maior risco. O cirurgião precisa assegurar que esses riscos sejam bem compreendidos por todos os pacientes antes da cirurgia bariátrica, especialmente por aqueles de alto risco. Idealmente, vários membros da família são incluídos nessas discussões. Existem certos indivíduos com disfunção de órgão terminal do coração, pulmões ou ambos. É improvável que esses pacientes ganhem o benefício da longevidade e da melhora na saúde.

A cirurgia é contraindicada em pacientes incapazes de deambular, pois seu nível de debilidade impede a recuperação durante fase de rápida de perda ponderal após a cirurgia. A síndrome de Prader-Willi é outra contraindicação absoluta, uma vez que nenhuma terapia cirúrgica afeta a necessidade constante de comer desses pacientes.

A U.S. Food and Drug Administration (FDA) expandiu o uso de Lap-Band® (banda gástrica ajustável)[c] para incluir pacientes com IMC entre 30 e 34 kg/m² com uma condição existente relacionada à sua obesidade. Outras contraindicações à BGAL são cirrose, hipertensão portal, distúrbios autoimunes do tecido conjuntivo, condições inflamatórias crônicas como a doença inflamatória intestinal e a necessidade de administração crônica de esteroides.

Os pacientes com peso acima de 226,7 kg estão em maior risco de mortalidade e de mais complicações. Dentre as muitas opções de testes diagnósticos, como a tomografia computadorizada (TC), há restrição do limite de peso, que é excedido por esses pacientes. Com esse peso, as mesas da sala cirúrgica, a movimentação e o levantamento do equipamento e de equipes, os manguitos de pressão arterial, a bota pneumática de compressão sequencial e qualquer tipo de procedimento invasivo ao lado do leito, como os cateteres venosos centrais, tornam-se extraordinariamente difíceis. A prática dos autores requer que os pacientes com peso superior a 226,7 kg percam peso até esse nível por meio de métodos não cirúrgicos.

A idade é uma contraindicação controversa à cirurgia bariátrica. Para adolescentes, a maioria dos cirurgiões pediátricos e bariátricos recomenda que essa cirurgia seja realizada após o estirão de crescimento principal (dos meados da adolescência até a fase tardia), permitindo, assim, a maior maturidade do paciente. O *Teen–Longitudinal Assessment of Bariatric Surgery* (*Teen-LABS*) demonstrou que adolescentes com obesidade grave (< 19 anos) tinham múltiplas condições comórbidas e podiam ser submetidos a uma das três cirurgias geralmente realizadas (BGYRL, GVL e BGAL), sem qualquer mortalidade e com um perfil favorável de complicações a curto prazo. O seguimento de 3 anos após BGYRL ou GVL do *Teen-LABS* mostrou perda ponderal excelente e sustentada, bem como resolução do diabetes em 95% dos pacientes que apresentavam diabetes tipo 2 na linha basal, uma cifra bem superior aos 50 a 70% dos pacientes adultos de cirurgia bariátrica. Os autores formularam a hipótese de que os adultos acumulam kg-anos que são menos reversíveis do que na população adolescente. Eles concluem que a BGYRL e a GVL são eficazes em 3 anos nos adolescentes.[27]

Embora, em nossa prática, a idade de 65 anos seja geralmente estabelecida como um corte aproximado para a realização da cirurgia de *bypass* gástrico e 70 anos para a GVL, os pacientes com mais de 70 anos são avaliados individualmente. Tais avaliações têm foco na idade fisiológica relativa dos pacientes e no potencial para a longevidade em vez da idade cronológica. A duração e o grau de obesidade são os fatores mais importantes na avaliação de um paciente idoso. Em geral, a duração e a gravidade da obesidade, assim como as comorbidades existentes, reduzem o potencial do benefício da cirurgia bariátrica para esses indivíduos.

## Avaliação bariátrica geral pré-operatória e preparo

A avaliação pré-operatória de um paciente de cirurgia bariátrica envolve duas áreas distintas. Uma é a avaliação pré-operatória específica para se candidatar à cirurgia bariátrica, bem como a avaliação das comorbidades. A segunda é uma avaliação geral e preparo pré-operatório para qualquer cirurgia abdominal de grande porte, o que é discutido em profundidade no Capítulo 10. É necessária uma abordagem de equipe para cuidados ótimos a um paciente com obesidade mórbida, como é mostrado no Boxe 48.3. O Boxe 48.4 resume os passos e os testes realizados rotineiramente para a avaliação pré-operatória dos pacientes bariátricos na clínica do autor. A adequada orientação pré-operatória ao paciente é essencial, e é obrigatório frequentar as sessões de orientação. Após completar os testes pré-operatórios, são realizadas uma sessão final de aconselhamento com o cirurgião e uma sessão de orientação com o enfermeiro orientador e o nutricionista.

Os dados apoiam o uso de antibióticos no pré-operatório e na profilaxia de trombose venosa profunda (TVP). Uma cefalosporina de primeira geração, em dose adequada para o peso, é administrada no pré-operatório, e os antibióticos são continuados por menos de 24 horas. Pacientes de cirurgia bariátrica apresentam risco moderado a alto de tromboembolismo venoso (TEV) e devem

---

[b] N.R.T.: No Brasil, a Sociedade Brasileira de Cirurgia Bariátrica e Metabólica (SBCBM) tem um programa de certificação tanto dos cirurgiões, quanto dos serviços de cirurgia bariátrica. Mais detalhes em https://www.sbcbm.org.br/.
[c] N.R.T.: No Brasil, a cirurgia de banda gástrica ajustável caiu em desuso.

receber profilaxia mecânica, como deambulação precoce e uso de bota pneumática de compressão sequencial. A maioria dos pacientes está em risco moderado ou alto para TEV, e a preponderância dos dados sugere que tanto a quimioprofilaxia quanto as medidas mecânicas sejam usadas com base na avaliação individual do julgamento clínico e do risco de sangramento. O *Michigan Bariatric Surgery Collaborative* (*MBSC*) identificou que o uso pré-operatório e pós-operatório de heparina de baixo peso molecular estava associado a taxas significativamente menores de TEV, em comparação com os pacientes que receberam heparina não fracionada. Para os pacientes de alto risco (p. ex., aqueles com histórico de TVP, úlceras de estase venosa, hipertensão pulmonar conhecida ou altamente suspeitada, síndrome de hipoventilação da obesidade ou necessidade de reoperação durante a hospitalização inicial) é administrada heparina de baixo peso molecular 2 vezes/dia durante um curso completo de 2 semanas. Os dados não são claros sobre o uso de filtros profiláticos da veia cava, e a ASMBS recomenda seu uso apenas em combinação com profilaxia química e mecânica em indivíduos em risco extremamente alto e nos quais os riscos de TEV sejam maiores que as complicações relacionadas com o filtro.

### Avaliação de comorbidades específicas

A avaliação cardiovascular de um paciente bariátrico deve incluir um histórico de dor torácica recente e uma avaliação funcional da atividade em relação à função cardíaca. Pacientes com histórico de dor torácica recente ou alteração na tolerância ao exercício precisam ser submetidos a uma avaliação formal de cardiologia, incluindo os testes de estresse, se indicado. Nós quase nunca recorremos ao monitoramento central invasivo com um cateter de Swan-Ganz porque a hipertensão venosa central e a pulmonar estão rotineiramente presentes e não devem ser interpretadas como sobrecarga de volume.

A prevalência de apneia obstrutiva do sono diagnosticada com o uso de estudos do sono em indivíduos com obesidade mórbida varia entre 35 e 94%, e a maioria dos estudos identificou uma prevalência superior a 60%. Um histórico de adormecer enquanto dirige ou durante o trabalho, ou de sentir cansaço após uma noite de sono, somado a um histórico de roncos ou mesmo de apneia testemunhada, são fortemente sugestivos da condição. Pacientes com históricos sugestivos de apneia do sono clinicamente significativa precisam submeter-se a um teste de sono no pré-operatório. Se for constatado que o paciente tem essa condição, o uso de um aparelho de pressão positiva contínua ou de dois níveis nas vias respiratórias durante o sono, no pós-operatório, pode eliminar os períodos estressantes de hipoxia que, de outra maneira, resultariam, e se constatou que reduz as complicações perioperatórias. Embora tolerados sob circunstâncias normais, esses episódios hipóxicos no período pós-operatório imediato são mais perigosos pelo efeito aumentado dos medicamentos narcóticos para dor e desvios de líquido no pós-operatório que afetam a estabilidade hemodinâmica.

A asma reativa é outro problema comum de indivíduos com obesidade mórbida e que é pouco identificado. Ela requer menos preparação pré-operatória em termos de testes do que a apneia do sono e é menos perigosa.

A síndrome de hipoventilação da obesidade (síndrome de Pickwick) é um diagnóstico que deve ser suspeitado em indivíduos superobesos (IMC > 60) e pela aparência clínica do paciente. Indivíduos com esse diagnóstico têm fácies pletórica, podem parecer clinicamente cianóticos e claramente exibem dificuldade em esforços respiratórios normais na linha basal ou com leve esforço. A gasometria arterial revela maior pressão parcial de dióxido carbônico ($PaCO_2$) do que a pressão arterial de oxigênio ($PaO_2$), bem como hematócrito elevado. A pressão da artéria pulmonar está muito elevada. Esses pacientes apresentam morbidade e mortalidade cardiopulmonares significativamente mais altas e necessitam considerável perda de peso no pré-operatório e otimização da fisiologia cardiopulmonar antes do procedimento operatório.

---

**Boxe 48.3** Equipe multiprofissional bariátrica.[d]

- Cirurgião
- Cirurgião assistente
- Nutricionista
- Anestesiologista
- Enfermeiro de sala cirúrgica
- Enfermeiro ou técnico de enfermagem instrumentista de sala cirúrgica
- Coordenador ou educador de cuidados de enfermagem
- Secretário/administrador
- Psiquiatra/psicólogo
- Médicos de cuidados primários
- Médicos especialistas de condições cardíacas, pulmonares, gastrintestinais, endócrinas, musculoesqueléticas e neurológicas, se indicado

[d]N.R.T.: No Brasil, a composição da equipe multiprofissional foi estabelecida em Portaria específica do Conselho Federal de Medicina (CFM). Mais detalhes no Portal Médico do CFM (https://portal.cfm.org.br/).

---

**Boxe 48.4** Avaliação pré-operatória e cuidados pós-operatórios.[e]

**Antes da visita clínica**
- Dieta documentada, com supervisão médica
- Aconselhamento e encaminhamento do médico de cuidados primários
- Leitura de folheto informativo abrangente e/ou frequentar um seminário referente aos procedimentos cirúrgicos, resultados esperados e complicações potenciais

**Visita clínica inicial**
- Apresentação em grupo sobre as informações do folheto
- Apresentação em grupo sobre problemas nutricionais pré-operatórios e pós-operatórios pelo nutricionista
- Avaliação individual pela equipe cirúrgica
- Sessão de aconselhamento individual com o cirurgião
- Sessão de aconselhamento individual com o nutricionista
- Triagem por exames de sangue

**Eventos/avaliações subsequentes**
- Análise psicológica completa e avaliação, conforme indicado
- Avaliações com o médico especialista, conforme indicado
- Aprovação da companhia de seguro para cobertura do procedimento
- Triagem por endoscopia flexível superior, conforme indicado
- Triagem por ultrassonografia da vesícula biliar (se presente)
- Gasometria arterial, conforme indicado

**Visitas clínicas subsequentes**
- Sessão de aconselhamento com o cirurgião (incluindo escolha da data para a cirurgia)
- Sessão de orientação com o enfermeiro orientador
- Avaliação pré-operatória pelo anestesiologista
- Documentação final do centro pré-internação

[e]N.R.T.: No Brasil, a Sociedade Brasileira de Cirurgia Bariátrica e Metabólica (SBCBM) editou um documento intitulado Consenso Bariátrico, no qual estabeleceu as diretrizes para a avaliação pré-operatória e o acompanhamento pós-operatório. Mais detalhes em https://www.sbcbm.org.br/.

Em razão da maior incidência de hipertensão ou diabetes em pacientes com doença renal concomitante, o valor de creatinina sérica é um excelente teste de triagem pré-operatório para a função renal basal.

As condições musculoesqueléticas, especialmente artrite e doença articular degenerativa, são o grupo mais comum de comorbidades encontradas em pacientes com obesidade grave. Mais da metade dos pacientes tem alguma forma dessas condições, muitas vezes em grau avançado. Deambulação limitada, substituição da articulação, intensa dor nas costas e outras sequelas não são incomuns. Antes da cirurgia, é importante que os pacientes entendam que qualquer dano estrutural preexistente não pode ser revertido pela perda de peso. Felizmente, uma perda ponderal considerável muitas vezes alivia ou até reverte a dor crônica ou a incapacidade decorrente dessas condições. A significativa perda ponderal após a cirurgia bariátrica tornará a cirurgia subsequente de substituição do joelho e quadril mais eficaz e segura.

Problemas metabólicos são comuns em pacientes com obesidade grave, particularmente hiperlipidemia, hipercolesterolemia e diabetes melito tipo 2. Todos têm fácil triagem, por meio de exames de sangue simples. De 20 a 30% dos pacientes com obesidade grave submetidos à cirurgia bariátrica têm diabetes tipo 2 clinicamente significativo. É necessário controlar o diabetes no pré-operatório para reduzir a incidência de morbidade perioperatória.

A pele deve ser examinada para detecção de infecção fúngica e alterações de estase venosa, que estão associadas à incidência muito maior de TVP pós-operatória. Hérnias umbilicais ou ventrais podem estar presentes. Em nossa prática, postergamos o reparo das hérnias ventrais e incisionais até mesmo após uma perda de peso considerável. O reparo de hérnias no momento da abdominoplastia permite ao cirurgião bariátrico completar a reconstrução física da parede abdominal e a colocação de tela protética para reforçar a parede abdominal, algo que muitas vezes não pode ser realizado durante o procedimento bariátrico inicial.

A colelitíase é a mais prevalente das várias condições gastrintestinais e, se houver cálculos biliares, a maioria dos cirurgiões concorda que é necessário realizar a colecistectomia concomitante à cirurgia bariátrica. A incidência de cálculo biliar ou formação de lama biliar após cirurgia de *bypass* gástrico é de aproximadamente 30%. Para os pacientes submetidos a cirurgias por má absorção, a formação de cálculos biliares é tão frequente que a colecistectomia profilática é uma parte padrão desses procedimentos. Porém, para cirurgias restritivas, a ultrassonografia de triagem é recomendada, particularmente em pacientes submetidos à BGYRL, porque a colangiopancreatografia retrógrada endoscópica não é possível. O ácido ursodesoxicólico, 300 mg, 2 vezes/dia, por 6 meses, no pós-operatório, reduz a incidência de formação de cálculos biliares para 3% dos pacientes que seguem esse plano de tratamento. Nossas recomendações atuais para os pacientes submetidos à cirurgia bariátrica laparoscópica são a colecistectomia simultânea, se os cálculos biliares estiverem presentes, e a terapia com ácido ursodesoxicólico por 6 meses após a cirurgia, se a vesícula biliar estiver normal.[f]

A DRGE é comum em pacientes com obesidade grave em virtude do aumento da pressão abdominal e do encurtamento do esfíncter esofágico inferior. A endoscopia superior pré-operatória é indicada para todos os pacientes com sintomas de DRGE a fim de detectar esôfago de Barrett e a presença de hérnias de hiato e para avaliar a parte inferior do estômago em pacientes submetidos à BGYR.[g]

Um paciente com esteatose hepática não alcoólica (EHNA) apresenta um problema potencial. O tamanho do lobo hepático esquerdo geralmente inibe a capacidade do cirurgião para completar uma cirurgia por via laparoscópica. Os pacientes que sabidamente têm fígados gordurosos aumentados de tamanho podem se beneficiar da restrição calórica, especialmente da restrição de carboidratos, por um período de 5 a 10 dias de pré-operatório. A cirurgia bariátrica é benéfica para EHNA; a perda ponderal melhora o prognóstico. A EHNA não é contraindicação à cirurgia bariátrica, se não houver cirrose e hipertensão portal ou descompensação hepatocelular. A biopsia do fígado deve ser realizada no momento da cirurgia bariátrica em qualquer paciente cujo fígado pareça anormal.

## Equipamento especial[h]

### Clínica

A clínica para avaliar os pacientes bariátricos deve ser construída tendo em mente as necessidades do paciente. A área de espera deve conter bancos confortáveis com encostos, em vez de cadeiras de tamanho padrão. As portas devem ser largas o suficiente para acomodar cadeiras de rodas. Isso também se aplica aos banheiros, que devem ser equipados com vasos sanitários montados no chão e não na parede. É necessária uma balança que pese até 362,8 kg. Balanças que usam a bioimpedância para medir a massa gorda são úteis para avaliação e tratamento contínuo dos pacientes bariátricos. A porcentagem da massa gorda perdida após a cirurgia é monitorada com o uso de balanças de bioimpedância para certificar-se de que o paciente esteja perdendo principalmente a massa gorda e ingerindo proteína suficiente para manter a massa muscular. São necessários aventais hospitalares de grande tamanho, mesas de exame amplas e estáveis o suficiente para pacientes de grande porte, assim como grandes manguitos de pressão arterial. Uma sala ampla, com assentos adequados, é necessária para a sessão de orientação do grupo do paciente.

### Sala cirúrgica

É necessário que a sala cirúrgica seja equipada com uma mesa cirúrgica hidráulica capaz de acomodar até 362,8 kg. Laterais expansíveis podem ser necessárias para aumentar a mesa. Almofadas de espuma, meias pneumáticas de compressão sequencial extragrandes, correias largas e seguras acolchoadas para o abdome e as pernas, assim como um apoio para os pés na mesa da sala cirúrgica são essenciais para fixar o paciente com segurança para a colocação em posição de Trendelenburg reversa-proclive durante a cirurgia. É necessário o equipamento de videotelescopia usado para qualquer procedimento abdominal laparoscópico. Dois monitores, um próximo a cada ombro, e insufladores de alto fluxo capazes de manter o pneumoperitônio são essenciais.

---

[f]N.R.T.: No Brasil, a Sociedade Brasileira de Cirurgia Bariátrica e Metabólica (SBCBM) publicou uma diretriz sobre a prevenção de cálculos biliares no pós-operatório das cirurgias bariátricas, recomendando o uso profilático do ácido ursodesoxicólico. Mais detalhes em https://www.sbcbm.org.br/.

[g]N.R.T.: Em pacientes com proposta de gastrectomia vertical laparoscópica (GVL) e com sintomas de refluxo, pode-se acrescentar estudo de pH-metria esofágica de 24 horas ou impedâncio-pH-metria, para melhor avaliação do refluxo e da indicação da técnica.

[h]N.R.T.: No Brasil, o Conselho Federal de Medicina (CFM) estabeleceu todos os requisitos relacionados a essa necessidade. Mais detalhes no Portal Médico do CFM (https://portal.cfm.org.br/). Igualmente fez o Ministério da Saúde, por meio de Portaria específica sobre o assunto (Portaria nº 425, de 19 de março de 2013; Estabelece regulamento técnico, normas e critérios para o Serviço de Assistência de Alta Complexidade ao Indivíduo com Obesidade).

Uma óptica de 45°, grampeadores extralongos, pinças atraumáticas, trocartes extralongos e bisturi ultrassônico ou outros instrumentos fontes de energia são essenciais para as cirurgias laparoscópicas. Um afastador fixo preso à mesa da sala cirúrgica para clampear e segurar o afastador de fígado é essencial. Isso pode representar um dos desafios técnicos mais difíceis em pacientes com fígado grande e espesso. Algumas vezes, dois afastadores podem ser necessários para um fígado grande.

## PROCEDIMENTOS CIRÚRGICOS

### Banda gástrica ajustável laparoscópica[i]

Os procedimentos de BGAL podem ser realizados com qualquer dos diversos tipos de bandas ajustáveis. As técnicas de colocação das bandas são semelhantes; apenas os mecanismos de trava, formato e configuração da banda, bem como os programas de ajustes, variam um pouco entre os diferentes tipos de bandas. Sua vantagem sobre outros procedimentos bariátricos é a ajustabilidade individualizada, assim como morbidade e mortalidade operatórias iniciais acentuadamente mais baixas.

A colocação do trocarte para BGAL é mostrada na Figura 48.3. O cirurgião fica à direita do paciente; o assistente e o operador da câmera ficam à esquerda. A maioria dos cirurgiões coloca o paciente na posição supina, mas alguns preferem que as pernas do paciente fiquem abertas a fim de que o cirurgião possa permanecer entre elas. O peritônio no ângulo de His é dividido para criar uma abertura no peritônio entre o ângulo de His e a parte superior do baço (Figura 48.4 A). O laparoscópio é colocado através do portal do quadrante superior esquerdo para essa parte da cirurgia para a visualização máxima da área do ângulo de His.

A técnica da parte flácida tornou-se a abordagem para colocar a banda ajustável; ela começa com a divisão do ligamento gastro-hepático em sua área fina, logo acima do lobo caudado do fígado. O ramo anterior do nervo vago é poupado, e qualquer artéria hepática esquerda aberrante é preservada. A base do pilar direito do diafragma é identificada. Deve-se ter o cuidado de identificar o pilar porque, ocasionalmente, a veia cava pode situar-se próximo ao lobo caudado. O cirurgião acompanha delicadamente a superfície do pilar direito posteroinferior ao esôfago, enquanto visa ao ângulo de His (Figura 48.4 B). Uma técnica de espalhar e empurrar delicadamente é usada para criar um túnel avascular ao longo desse plano. Depois que a ponta do instrumento de tunelização é vista próximo à parte superior do baço, ela é empurrada delicadamente através de qualquer das camadas peritoneais remanescentes para completar o túnel (Figura 48.4 C). A banda ajustável já foi colocada na cavidade peritoneal através de um grande trocarte de 15 mm, localizado no quadrante superior direito, antes da dissecção da parte flácida. A extremidade estreita da banda é apreendida pelo instrumento de tunelização e puxada através do túnel do lado maior para o menor do estômago (Figura 48.5). Essa extremidade é então inserida no mecanismo de trava da banda, e a banda é fechada. Depois que a banda é travada em posição, a fivela é ajustada para situar-se no lado da curvatura menor do estômago (Figura 48.6). Uma pinça de 5 mm é inserida entre a banda e o estômago para assegurar que a banda não fique muito apertada.

A parede gástrica anterior é dobrada sobre a banda com três ou quatro suturas não absorvíveis interrompidas (Figura 48.7). É necessário haver estômago suficiente acima do nível da banda para incorporar esse tecido na sutura. A sutura é levada o mais posterolateralmente possível, porque essa região é a área mais frequente de herniação do fundo através da banda. A banda é, portanto, idealmente fixada a cerca de 1 cm abaixo da junção gastroesofágica com essa técnica.

Um tubo de Silastic™ a partir da banda é puxado através do local do trocarte de 15 mm, na área paramediana do quadrante superior direito, para completar a porção laparoscópica da cirurgia. A incisão do local do trocarte é alargada para revelar a fáscia do músculo reto anterior, que é exposta aproximadamente de 2 a 4 cm lateralmente ao defeito fascial existente para o trocarte, e o portal de acesso é conectado ao tubo inflável. Quatro suturas inseridas através dos quatro orifícios no portal de acesso são aplicadas na fáscia, e, em seguida, o portal é amarrado nela (Figura 48.8). A porção redundante do tubo é recolocada na cavidade abdominal, tendo-se o cuidado de evitar torção.

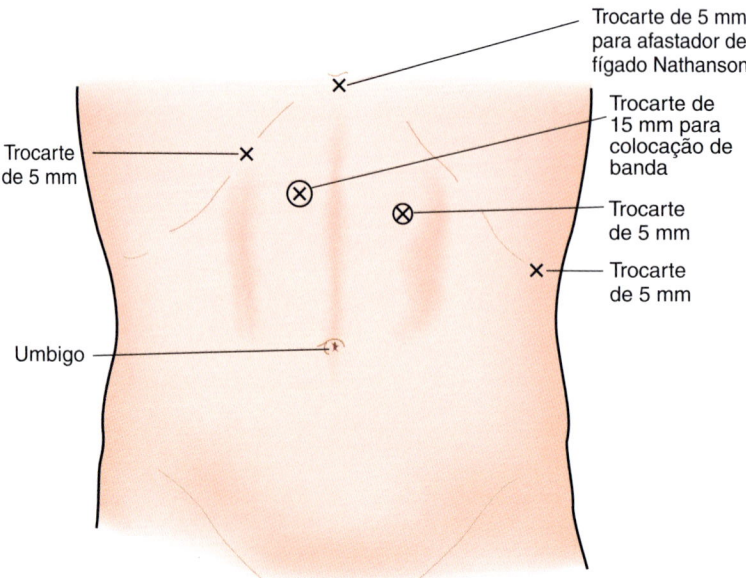

**Figura 48.3** Localização do trocarte para a banda gástrica ajustável.

---

[i]N.R.T.: No Brasil, a cirurgia de banda gástrica ajustável caiu em desuso.

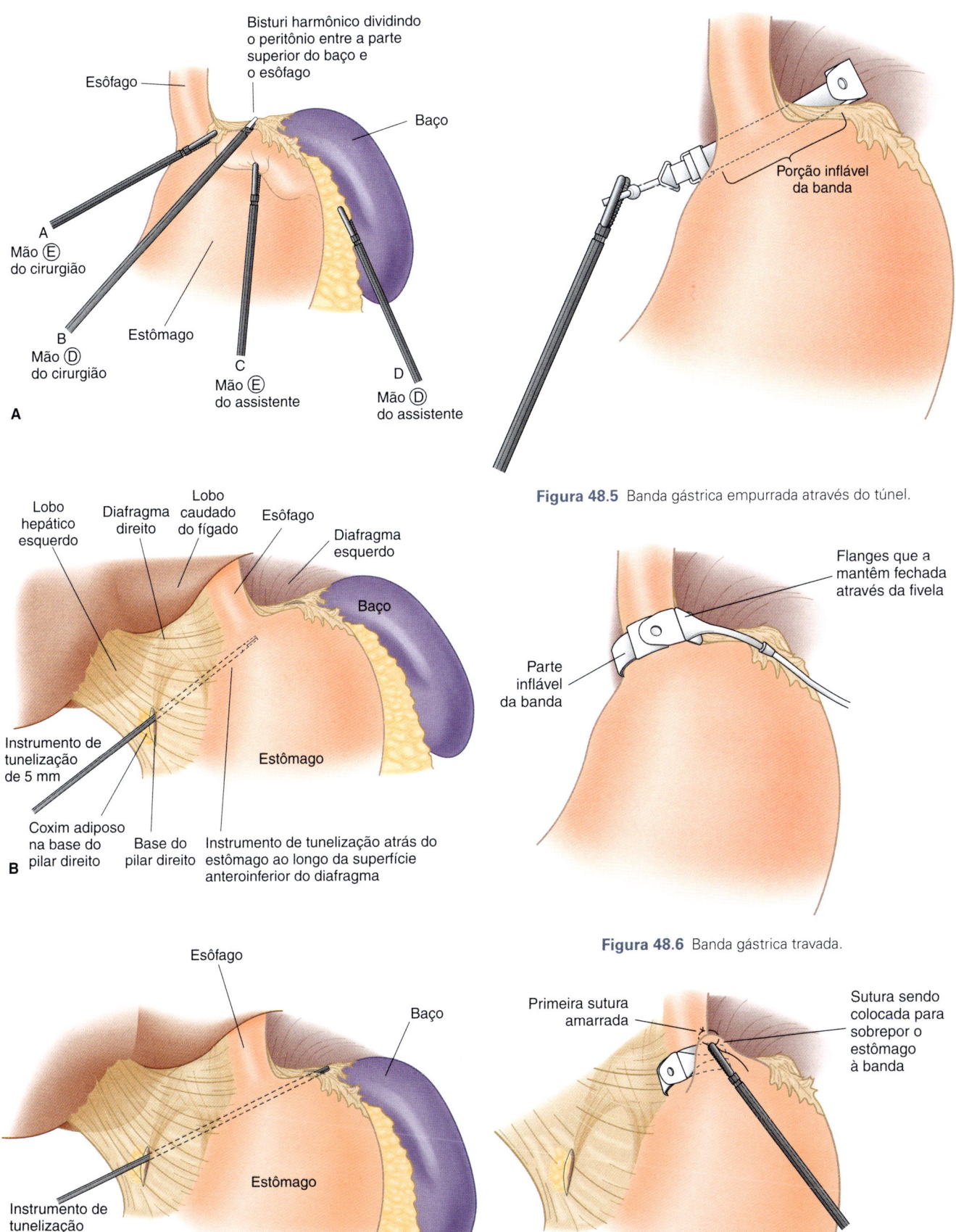

**Figura 48.4** **A.** Peritônio dividido no ângulo de His. **B.** Técnica de parte flácida em que o coxim adiposo é dividido na base do pilar direito. **C.** Túnel posterior ao estômago concluído.

**Figura 48.5** Banda gástrica empurrada através do túnel.

**Figura 48.6** Banda gástrica travada.

**Figura 48.7** Sobreposição da face posterior do estômago à banda gástrica.

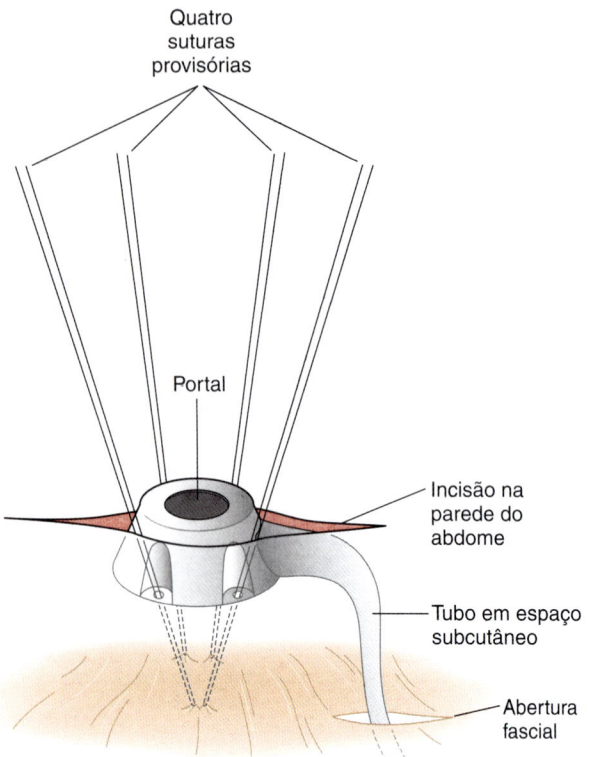

**Figura 48.8** Passagem do tubo de inflação através da parede abdominal longe o suficiente do local do portal para prevenir torção aguda do tubo.

## Bypass gástrico em Y de Roux

O *bypass* gástrico descrito primeiramente por Mason e Ito, em 1969, incorporou uma alça do jejuno anastomosado a uma bolsa gástrica proximal. Essa cirurgia comprovou-se inaceitável em virtude do refluxo de bile, e o BGYR, que elimina o refluxo de bile, tornou-se uma das cirurgias bariátricas realizadas com mais frequência nos EUA.[j]

Aqui é descrita uma técnica que incorpora muitas dessas modificações. Há certamente muitas variações dessa técnica, e muitas, se não a maioria, darão excelentes resultados. Os princípios essenciais de cirurgia são listados na Tabela 48.6.

A região subcostal esquerda, próxima à linha clavicular média, é uma localização ideal para o primeiro trocarte. Um trocarte com lâmina (United States Surgical Corporation, Norwalk, CT) ou um trocarte óptico (Optiview, Ethicon Endo-Surgery) que dilata as camadas da parede abdominal sob visão direta é colocado. Trocartes subsequentes são colocados sob visão laparoscópica para alcançar a configuração mostrada na Figura 48.9.[11]

Depois de mobilizado o omento, o ligamento de Treitz é identificado. Uma localização de aproximadamente 30 a 40 cm distalmente ao ligamento é escolhida para a divisão do jejuno com um grampeador endoscópico (Figura 48.10). O mesentério é então dividido ainda com grampos ou um bisturi harmônico.

A extensão da alça de Roux é influenciada em nossas práticas pelo peso do paciente. Nos pacientes com IMC na faixa dos 40 kg/m², bastará uma alça de Roux de 80 a 120 cm, enquanto uma alça de Roux de aproximadamente 150 cm é construída para aqueles com IMC > 50 kg/m². O jejuno proximal é colocado no lado direito dos pacientes, e a alça de Roux é levantada cranialmente e enrolada na curva do mesentério do colo transverso (Figura 48.11). Essa técnica permite que o jejuno proximal seja alinhado diretamente ao longo do ponto designado na alça de Roux para a anastomose distal. O grampeador é inserido através do portal da mão direita do cirurgião porque os segmentos intestinais são facilmente alinhados para facilitar a colocação do grampeador dentro das enterotomias criadas em cada segmento do intestino na localização desejada da anastomose (Figura 48.12). Outro disparo do grampeador, dessa vez do lado esquerdo do paciente, cria uma grande anastomose laterolateral. Depois de criada a anastomose, o defeito do grampeador é fechado com outro disparo desse dispositivo.

O afastador do lobo hepático esquerdo agora é colocado, e o paciente é posto em posição de Trendelenburg reversa. A exposição do ângulo de His permite a divisão do peritônio, entre a parte superior do baço e a junção gastresofágica, com o bisturi ultrassônico. A bolsa menor é adentrada através do ligamento gastro-hepático, 3 a 4 cm abaixo da junção gastresofágica. A carga azul do grampeador linear é disparada muitas vezes a fim de criar uma bolsa gástrica proximal de 10 a 15 mℓ, com base na curvatura menor superior do estômago (Figura 48.13). Uma vez criada a bolsa gástrica, a alça de Roux pode ser passada na direção da bolsa gástrica proximal através de uma via retrocólica ou antecólica. A abordagem antecólica antegástrica é a preferida para prevenir o risco de hérnia interna através do mesocolo transverso ou hérnia formada pelo mesocolo transverso e o mesentério da alça de Roux com a abordagem retrocólica. A gastrojejunostomia pode ser realizada com um grampeador circular (Figura 48.14) ou uma técnica de sutura manual. A anastomose inteira é irrigada com solução salina, e um membro da equipe cirúrgica usa a óptica para monitorar a oclusão da alça de Roux com um clampe intestinal atraumático de 10 mm. Até os menores extravasamentos de ar podem ser identificados e fechados com essa técnica. Os estudos mostraram que o uso dessa técnica pode reduzir drasticamente a incidência de extravasamentos pós-operatórios. O defeito mesentérico na jejunojejunostomia é fechado com uma sutura em bolsa de tabaco de polipropileno 2.0 que, combinada com a abordagem antecólica da alça de Roux, praticamente eliminou a hérnia interna subsequente (Figura 48.15 e Tabela 48.6).

## Derivação biliopancreática

A derivação biliopancreática (DBP), como a maioria das cirurgias bariátricas realizadas por abordagem aberta, pode ser realizada por abordagem laparoscópica. A DBP produz perda de peso com base principalmente na má absorção, mas também apresenta um componente restritivo.

A configuração anatômica da DBP é mostrada na Figura 48.16. O trato intestinal é reconstruído para permitir apenas um curto canal, chamado canal comum, dos 50 cm distais do íleo terminal para a absorção de gordura e proteína. O trato alimentar além da parte proximal do estômago é reorganizado para incluir apenas os 200 cm distais do íleo, incluindo o canal comum. A extremidade proximal desse íleo é anastomosada à extremidade proximal do estômago após a realização de uma hemigastrectomia distal. O íleo proximal à extremidade que é anastomosada ao estômago, por sua vez, é anastomosado ao íleo terminal em uma distância de 50 a 100 cm da válvula ileocecal, dependendo da preferência do cirurgião e do tamanho do paciente.

---

[j] N.R.T.: Procedimento cirúrgico mais realizado no Brasil durante muitos anos. Sua indicação vem diminuindo e, em alguns serviços, já foi superado pela gastrectomia vertical laparoscópica (GVL).

**Tabela 48.6** Considerações técnicas durante cirurgia de *bypass* gástrico em Y de Roux laparoscópico.

| Técnica | Recomendação | Motivo |
|---|---|---|
| Tamanho da bolsa | 15 a 20 mℓ | A bolsa menor reduz a ulceração marginal e está associada a melhor perda ponderal a longo prazo |
| Método de gastrojejunostomia | Nenhuma diferença entre as técnicas de grampeador circular, cortador linear ou sutura manual | Embora o grampeador circular seja a técnica mais comum, todas apresentam resultados similares. A maior diferença está na habilidade e eficiência do cirurgião[25,29] |
| Tempo cirúrgico | Procedimentos cirúrgicos mais rápidos associados a menos complicações | Habilidade cirúrgica e eficiência são trunfos sobre todos os outros fatores quando se compara o ajuste às características do paciente[42] |
| Defeitos mesentéricos | Fechamento de todos os defeitos mesentéricos com suturas não absorvíveis/grampos | Acentuada redução de formação de hérnia interna que requer correção cirúrgica[43] |
| Alça de Roux | Antecólica | A antecólica é tecnicamente mais fácil e reduz o número de defeitos mesentéricos de três para um. A alça de Roux tem pelo menos 75 cm de comprimento |
| Selante de fibrina | Use selante de fibrina | Associado, em alguns estudos, a taxas reduzidas de extravasamento[29] |

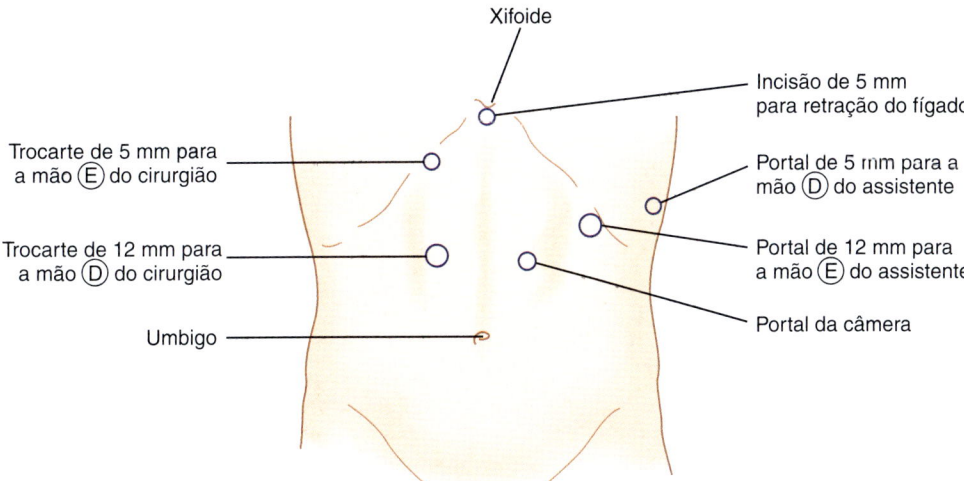

**Figura 48.9** Configuração dos trocartes para cirurgia de *bypass* gástrico em Y de Roux laparoscópico e gastrectomia vertical laparoscópica.

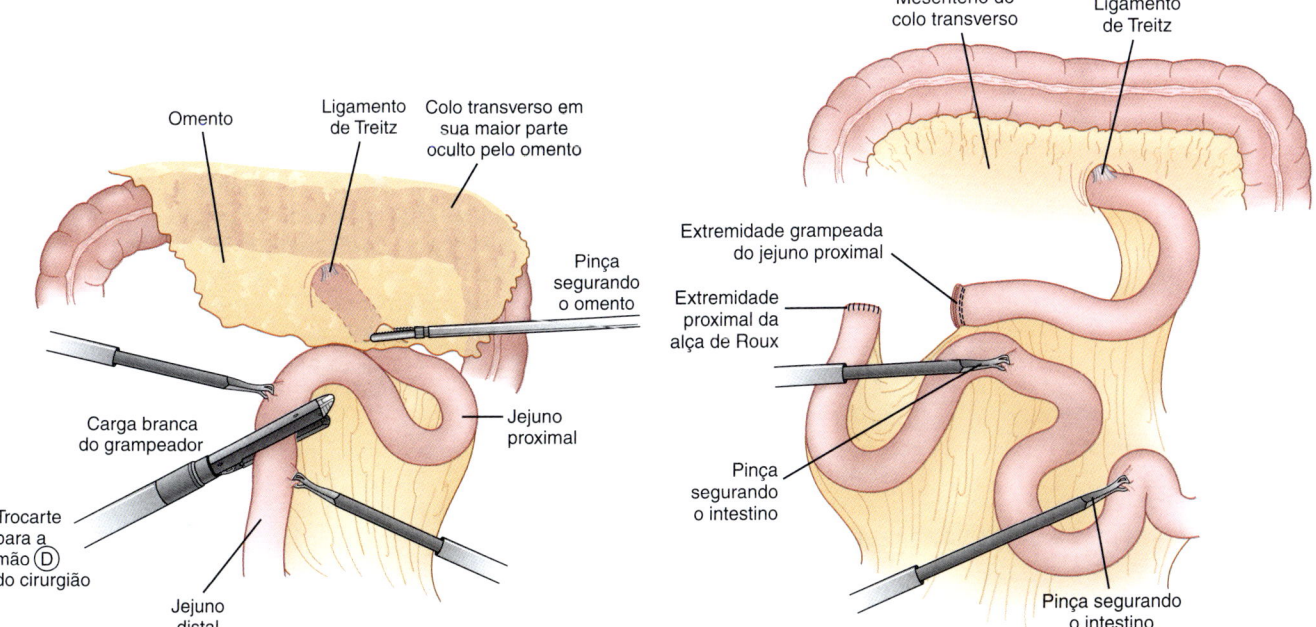

**Figura 48.10** Colocação de um grampeador para dividir o jejuno para a criação da alça de Roux.

**Figura 48.11** Jejuno medido e estendido para estabelecer uma anastomose distal para o comprimento do *bypass* gástrico em Y de Roux.

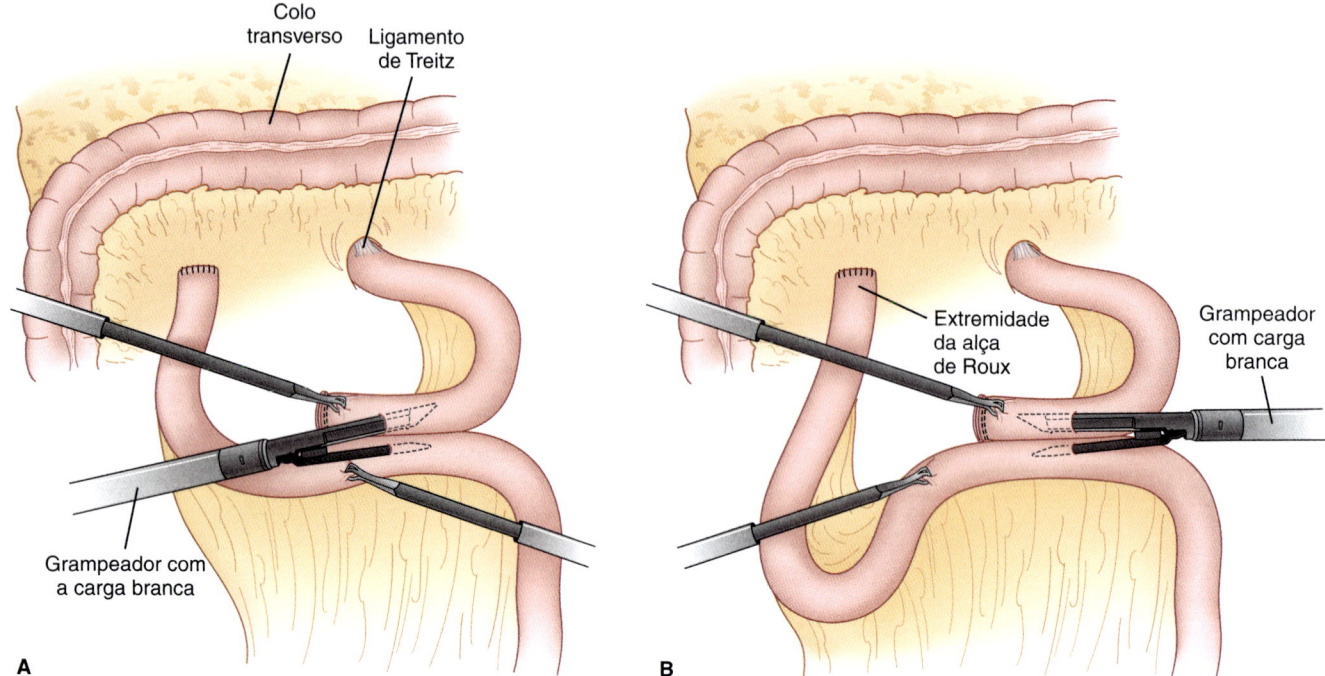

**Figura 48.12** Colocação do grampeador para criar uma enteroenterostomia. **A.** O cirurgião usa o grampeador linear de 60 mm para criar a jejunojejunostomia entre a alça biliopancreática e a alça de Roux. **B.** O primeiro assistente usa um grampeador linear de 60 mm para criar uma jejunojejunostomia maior. Não é mostrado o fechamento da enterotomia usando o cortador linear de 60 mm como passo final.

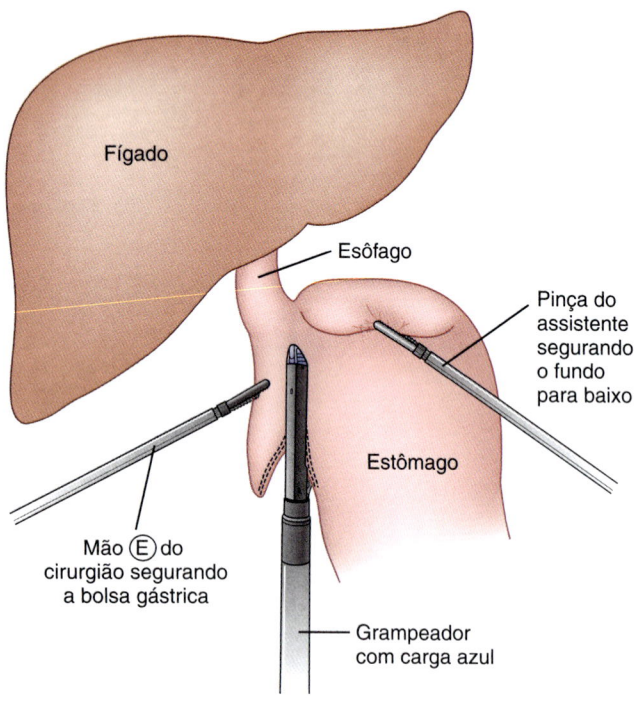

**Figura 48.13** Disparo do grampeador para criar a bolsa gástrica proximal.

## Duodenal switch ou desvio duodenal

A configuração do *duodenal switch* (DS), ou desvio duodenal, é mostrada na Figura 48.17. Essa modificação foi desenvolvida para ajudar a reduzir a alta incidência de úlceras marginais após a realização da DBP. O mecanismo de perda ponderal é semelhante ao da DBP.

A apendectomia é seguida de mensuração do íleo terminal. Notavelmente, no procedimento de DS, o canal comum tem 100 cm e o trato alimentar inteiro tem 250 cm. No entanto, a principal diferença entre DS e DBP é a gastrectomia e a anatomia proximal. Em vez de uma hemigastrectomia distal, é feita uma GVL da curvatura maior do estômago. Esse procedimento é realizado como parte inicial da cirurgia porque, se o paciente exibir qualquer instabilidade intraoperatória, a cirurgia pode ser descontinuada após uma GVL isoladamente. Um DS em dois estágios é considerado em pacientes com IMC extremamente elevado e de altos riscos cirúrgicos. A GVL isoladamente, em geral, produz perda ponderal suficiente para tornar o segundo estágio da cirurgia tecnicamente mais fácil. Essa abordagem diminui a taxa de mortalidade, apesar da necessidade de se submeter a dois procedimentos cirúrgicos. O primeiro passo de um DS laparoscópico consiste em realizar a GVL com uma técnica de grampeamento que começa na porção média do antro,[k] e uma linha de grampos é criada paralelamente à curvatura menor do estômago com um dilatador Maloney de 40 Fr a 60 Fr colocado ao longo da curvatura menor a fim de prevenir o estreitamento. A linha de grampos é criada com múltiplos disparos do grampeador até ser alcançado o ângulo de His. O objetivo é produzir um tubo gástrico na curvatura menor com um volume de 150 a 200 m$\ell$.

Após a GVL, o duodeno é dividido com um grampeador aproximadamente a 2 cm além do piloro. As conexões distais são realizadas como na DBP. A anastomose distal é criada no ponto de 100 cm proximais à válvula ileocecal. A anastomose

---

[k]N.R.T.: No Brasil, os cirurgiões que executam a gastrectomia vertical costumam iniciar o grampeamento do estoma a 2 cm do piloro e constroem um tubo fino. O cuidado deve ser no grampeamento da região da incisura angular, para não deixar uma estenose.

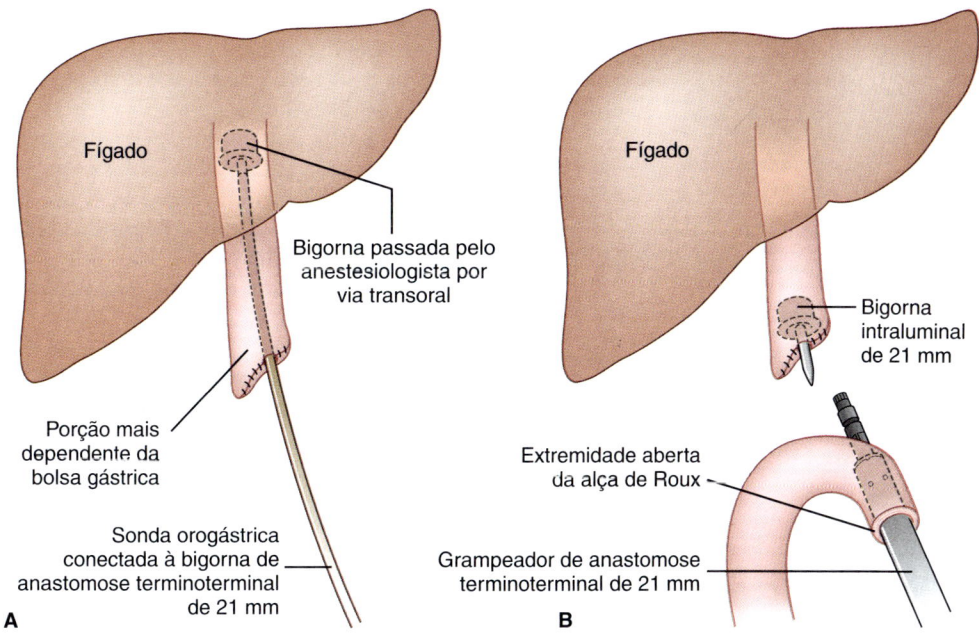

**Figura 48.14** Criação da anastomose proximal. **A.** Inserção da bigorna por via transoral. **B.** Inserção do grampeador através da alça de Roux e criação da anastomose grampeada usando o grampeador circular de anastomose terminoterminal.

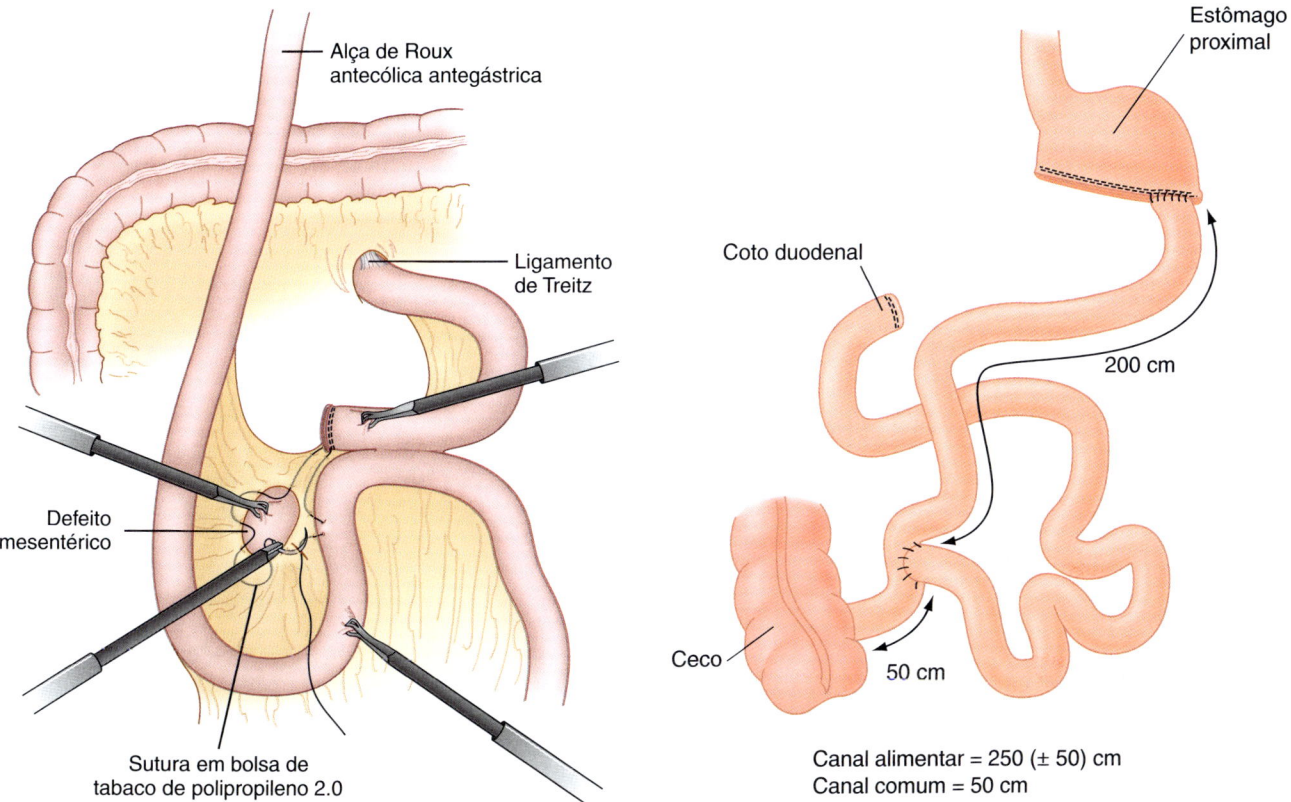

**Figura 48.15** Fechamento de defeito mesentérico usando sutura em bolsa em tabaco de polipropileno 2.0.

**Figura 48.16** Configuração anatômica da derivação biliopancreática.

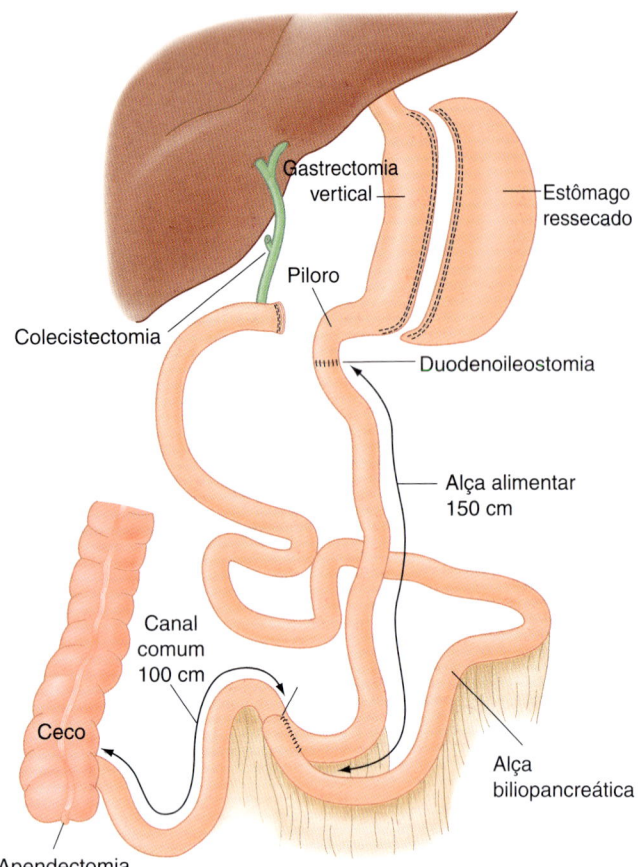

**Figura 48.17** Configuração anatômica do *duodenal switch*.

proximal é criada entre a extremidade proximal dos 250 cm do íleo terminal e a primeira porção do duodeno. A duodenoileostomia é uma anastomose antecólica terminolateral. Essa anastomose é uma das partes mais cruciais da cirurgia e pode ser realizada tanto com um grampeador circular quanto com uma técnica de sutura manual. Se for utilizado um grampeador de anastomose terminoterminal, a bigorna é inserida diretamente através da linha de grampos do coto duodenal por meio de gastrostomia sob orientação de sutura ou por abordagem oral com uma sonda nasogástrica.

### Gastrectomia vertical laparoscópica

A GVL é reconhecida atualmente como um procedimento primário, e o código *Current Procedural Terminology* foi designado para o procedimento em 2010. De 2008 a 2012, houve um repentino aumento no número de procedimentos de GVL (0,9 a 36% do número total de procedimentos bariátricos), e em 2017, a GVL representava 60% dos procedimentos bariátricos realizados nos EUA (Tabela 48.7).[28] As vantagens da GVL são a simplicidade técnica do procedimento, a preservação do piloro (previne o *dumping* – esvaziamento gástrico rápido), redução metabólica dos níveis de grelina, não requer ajustes seriais (como na BGAL), redução de hérnias internas (observadas após BGYRL), redução da má absorção (observada no BGYRL) e possibilidade de transformação posterior para um BGYRL ou para uma configuração DS em um segundo estágio da cirurgia. A colocação do trocarte é idêntica à do BGYRL (Figura 48.9). Como um procedimento primário, o cirurgião reduz toda a curvatura maior, deixando intacto o tecido dentro

de 3 cm do piloro e até o ângulo de His e a exposição do pilar esquerdo do diafragma. Então, com o uso de uma sonda *bougie* de 34 Fr a 40 Fr, o estômago é dividido desde o antro[l] até o ângulo de His por disparos sequenciais do grampeador (Figura 48.18). É de importância vital, nesse procedimento, preservar os vasos gástricos esquerdos e o suprimento sanguíneo para a curvatura menor, assim como prevenir a torção ou a formação de espirais do tubo gástrico. Existe importante controvérsia sobre as técnicas de reforço da linha de grampos para prevenção de sangramento ou extravasamentos da linha de grampos (Tabela 48.8).

## CUIDADOS PÓS-OPERATÓRIOS E SEGUIMENTO

### Banda gástrica ajustável laparoscópica[m]

Os pacientes submetidos à BGAL passam por uma cirurgia que pode durar apenas 1 hora em mãos experientes. A alta hospitalar após um pernoite é a norma; há alguns relatos de alta no mesmo dia. A banda é colocada inicialmente sem adição de solução para sua distensão. A solução salina é adicionada em incrementos de 1,0 a 1,5 m$\ell$ para produzir a desejada perda de peso de 1 a 2 kg/semana. A perda do excesso de peso (PEP) pode levar à remoção real de uma pequena quantidade de solução salina, enquanto a perda de peso inadequada é uma indicação para a adição de mais solução salina ao sistema a fim de aumentar a restrição da banda. A incidência de deficiências nutricionais é baixa após a BGAL, pois não ocorre ruptura do trato gastrintestinal normal. O deslizamento da banda gástrica pode resultar em estrangulamento agudo do estômago, que requer a remoção cirúrgica de emergência da banda, porém é mais provável que ocorram sintomas de disfagia, regurgitação, azia e aspiração. Radiografias abdominais simples mostram que a posição da banda, normalmente localizada às 7 e às 2 horas, pela analogia do relógio, é vertical ou horizontal. A videofluoroscopia de deglutição de bário demonstra uma faixa da banda, que deve ser seguida de explantação ou revisão.

### *Bypass* gástrico em Y de Roux, derivação biliopancreática, *duodenal switch* e gastrectomia vertical laparoscópica

Excelentes resultados cirúrgicos requerem uma seleção apropriada dos pacientes, preparo pré-operatório completo, cirurgias tecnicamente bem realizadas e cuidados pós-operatórios atentos. O paciente bariátrico exige cuidados pós-operatórios particularmente atentos e especiais em várias áreas, acima e além dos cuidados prestados ao paciente cirúrgico médio. A mais temível complicação após a cirurgia bariátrica é o extravasamento do trato gastrintestinal. A taquicardia, às vezes acompanhada de taquipneia ou agitação, é, muitas vezes, a única manifestação desse grave problema intra-abdominal. Um paciente obeso mórbido pode não estar sujeito ao desenvolvimento de febre ou sinais de peritonite como um paciente com tipo físico normal. Um alto índice de suspeita de extravasamento deve estar presente em relação aos pacientes pós-operatórios que apresentem

---

[l]N.R.T.: No Brasil, os cirurgiões que executam a gastrectomia vertical costumam iniciar o grampeamento do estoma a 2 cm do piloro e constroem um tubo fino. O cuidado deve ser no grampeamento da região da incisura angular, para não deixar uma estenose.

[m]N.R.T.: No Brasil, a cirurgia de banda gástrica ajustável caiu em desuso.

## Tabela 48.7 Procedimentos bariátricos totais da ASMBS realizados nos EUA, publicados em junho de 2018.[28]

|          | 2011    | 2012    | 2013    | 2014    | 2015    | 2016    | 2017    |
|----------|---------|---------|---------|---------|---------|---------|---------|
| Total    | 158.000 | 173.000 | 179.000 | 193.000 | 196.000 | 216.000 | 228.000 |
| GV       | 17,80%  | 33,00%  | 42,10%  | 51,70%  | 53,61%  | 58,11%  | 59,39%  |
| BGYR     | 36,70%  | 37,50%  | 34,20%  | 26,80%  | 23,02%  | 18,69%  | 17,80%  |
| Banda    | 35,40%  | 20,20%  | 14,00%  | 9,50%   | 5,68%   | 3,39%   | 2,77%   |
| DBP-DS   | 0,90%   | 1,00%   | 1,00%   | 0,40%   | 0,60%   | 0,57%   | 0,70%   |
| Revisão  | 6,00%   | 6,00%   | 6,00%   | 11,50%  | 13,55%  | 13,95%  | 14,14%  |
| Outros   | 3,20%   | 2,30%   | 2,70%   | 0,10%   | 3,19%   | 2,63%   | 2,46%   |
| Balões   | –       | –       | –       | –       | 0,36%   | 2,66%   | 2,75%   |

Os números totais de procedimentos bariátricos da ASMBS são estabelecidos na melhor estimativa dos dados disponíveis (Bariatric Outcomes Longitudinal Database, ACS/MBSAQIP, National Inpatient Sample Data e estimativas de pacientes ambulatoriais). *ACS/MBSAQIP*, American College of Surgeons/Metabolic and Bariatric Surgery Accreditation and Quality Improvement Program; *ASMBS*, American Society for Metabolic and Bariatric Surgery; *Banda*, banda gástrica ajustável; *BGYR*, *bypass* gástrico em Y de Roux; *DBP-DS*, derivação biliopancreática-*duodenal switch*; *GV*, gastrectomia vertical. (De Estimate of Bariatric Surgery Numbers, 2011–2017. American Society of Metabolic and Bariatric Surgeons. 2018. https://asmbs.org/resources/estimate-of-bariatric-surgery-numbers. Acesso em 6 de agosto de 2019.)

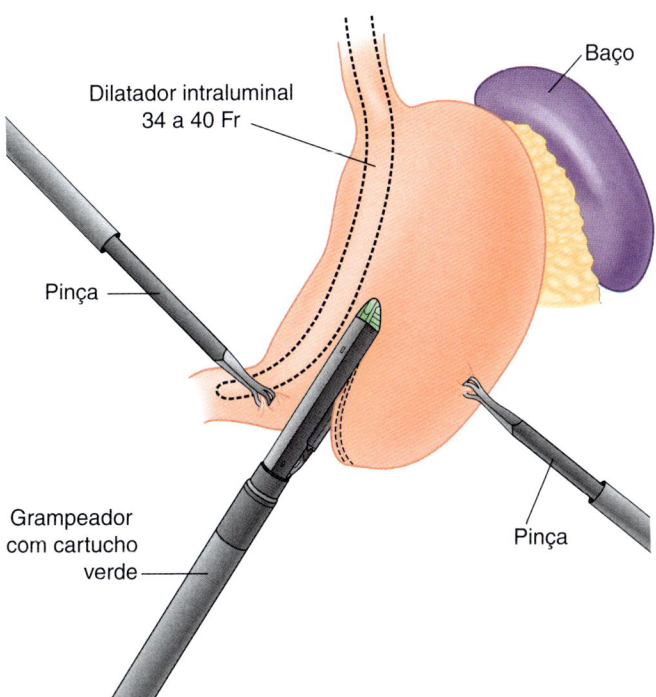

**Figura 48.18** Criação da gastrectomia vertical.

## Tabela 48.8 Considerações técnicas durante gastrectomia vertical laparoscópica.

| Técnica | Recomendação | Motivo |
|---------|--------------|--------|
| Tamanho da sonda *bougie* | 34 a 40 French | Tamanho menor da sonda *bougie* associado à doença do refluxo gastroesofágico<br>Tamanho maior associado ao reganho de peso[45] |
| Extensão da linha de grampos | Estende-se para dentro do antro | Perda de peso melhorada a longo prazo |
| Reforço da linha de grampos | Sem reforço da linha de grampos | Alguns estudos mostram aumento da taxa de extravasamento com reforço da linha de grampos[29] |

taquicardia sustentada, febre ou aumento da dor. Se houver sugestão de extravasamento, TC com administração oral de um agente de contraste ou possivelmente laparoscopia pode ser necessária para estabelecer o diagnóstico antes que ocorra sepse avassaladora.

Os pacientes submetidos à cirurgia laparoscópica normalmente têm um terceiro espaço muito menor e menos perda sanguínea operatória que os pacientes submetidos à cirurgia aberta e podem ser tratados com 4 mℓ/kg/hora de fluidos intravenosos (IV). A produção urinária no intraoperatório normalmente é baixa em virtude do pneumoperitônio e, em geral, melhora na sala de recuperação. Alguns pacientes que tomam diuréticos cronicamente podem não ter uma eliminação urinária adequada sem o uso do medicamento, mas o cirurgião deve assegurar uma adequada reanimação por volume do paciente antes de administrar diuréticos. Necessidades de líquidos maiores do que o esperado, oligúria e taquicardia são os muitos achados pós-operatórios que sugerem problemas intra-abdominais.

É essencial um controle adequado da dor. A necessidade de narcóticos é menor com a abordagem laparoscópica. Uma bomba de analgesia controlada pelo paciente é adequada e útil. Medicamentos IV não narcóticos para dor são extremamente úteis para a redução de dor pós-operatória, assim como os anestésicos injetados localmente nas incisões no momento da cirurgia.

As desvantagens da GVL parecem se concentrar no "calcanhar de Aquiles" da cirurgia, que é um extravasamento ao longo da linha de grampos gástricos. Embora o extravasamento após uma cirurgia de *bypass* gástrico seja uma das complicações mais temidas, os extravasamentos após GVL aparecem entre 1 e 4 semanas de pós-operatório e apresentam-se, na maioria das vezes, como uma infecção indolente/abscesso, mas não como um choque evidente. Há evidência conflitante sobre a taxa de extravasamento, e, em algumas séries publicadas, os extravasamentos após GVL são mais comuns do que no BGYRL.[25,29] A série mais recente mostra que a taxa de extravasamento vem diminuindo com o tempo e é menos comum na GVL do que na BGYRL.[30-32] Os extravasamentos são localizados mais provavelmente no terço proximal do estômago. O tratamento do extravasamento inclui drenagem adequada, com a colocação de cateter percutâneo guiada por TC ou por abordagens cirúrgicas, com instituição de nutrição parenteral total, sem ingestão oral e com antibióticos. Além disso, na maioria dos casos, o fechamento endoscópico da fístula e a colocação endoscópica de *stent* para prevenir a contaminação contínua da cavidade peritoneal são eficazes. A causa de extravasamentos parece ser multifatorial; os extravasamentos precoces (≤ 2 dias de pós-operatório) estão relacionados com erros de disparo do grampeador ou com traumatismo tecidual, enquanto os extravasamentos tardios estão relacionados com isquemia e pressão intragástrica elevada, particularmente quando há estenose distal, em geral na incisura angular.

Há evidências de que a prevenção de extravasamentos após GVL pode ser realizada, conforme evidenciado pelos resultados do *MBSC*, que demonstraram que as taxas de extravasamento caíram durante um período de 5 anos (1,18 a 0,36%).[29] As taxas de extravasamento declinaram à medida que o volume de casos aumentou, e os cirurgiões que realizaram mais de 43 casos por ano tiveram uma taxa de extravasamento inferior a 1%. A diminuição das taxas de extravasamento foi associada à sutura da linha de grampos e ao maior volume de casos. Na prática, o cirurgião bariátrico pode fornecer dados de apoio ao reforço ou a nenhum reforço da linha de grampos; porém, o grupo *MBSC* demonstrou claramente que a habilidade cirúrgica e a maior experiência reduzem as taxas de extravasamento e outras complicações pós-operatórias.[25]

Protocolos de cuidados e recuperação aprimorada após a cirurgia foram implementados na cirurgia bariátrica, enfatizando o controle da dor multimodal não narcótico, a limitação de fluidos IV e deambulação precoce. Uma noite de internação e a alta sob uma dieta bariátrica totalmente líquida é a rotina para os pacientes submetidos à GVL.

## RESULTADOS DA CIRURGIA BARIÁTRICA

Em todo o mundo, os resultados da cirurgia bariátrica melhoraram, com reduções da mortalidade operatória, da permanência hospitalar e da morbidade pós-operatória ao longo do tempo. Nos EUA, na Europa e na Ásia, a mortalidade operatória é zero para a BGAL, enquanto para o BGYRL esse parâmetro caiu para 0,1 a 0,2%, o que é contrário à mortalidade operatória associada a muitos outros procedimentos cirúrgicos comuns como a colecistectomia laparoscópica ou a substituição de articulação (Tabela 48.9).[26,30,31,33] Além disso, uma grande série que revisou os resultados em países e sistemas de cuidados de saúde mostrou que ocorrem significativas reduções das comorbidades (diabetes, hipertensão, dislipidemia, apneia do sono, asma, artrite e DRGE).[8,10,11,34,35] No Reino Unido, a proporção dos pacientes capazes de subir três lances de escadas dobrou, assim como reduziu pela metade o número de pacientes com diabetes relacionado com hiperglicemia.[35] Cada vez mais, os estudos também mostram que a cirurgia bariátrica melhora a qualidade de vida relacionada com o peso, assim como a qualidade de vida relacionada com a saúde física.[13]

### Banda gástrica ajustável laparoscópica

Como se pode observar na Tabela 48.7, as cirurgias de banda gástrica aumentaram rapidamente no início dos anos 2000, alcançando um pico em 2011, declinando então para 2,8% em 2017.[28] Durante o início dos anos 2000, o *bypass* gástrico laparoscópico foi associado a altas mortalidade e taxas de complicação; assim, muitos cirurgiões adotaram a banda gástrica como um procedimento muito mais simples, com uma taxa de morbidade e mortalidade drasticamente menor. Os resultados iniciais com a banda gástrica foram quase uniformemente excelentes, com modesta perda ponderal e bem pouca morbidade ou mortalidade. Os resultados do procedimento de BGAL mostram não ocorrer mortalidade em 30 dias e uma razoável perda ponderal, conforme mostrado na Tabela 48.9, em centros selecionados.[26,33]

### *Bypass* gástrico em Y de Roux

O BGYR alcançou um recorde de realizações que é mais prolongado do que qualquer outra cirurgia bariátrica. Sua atuação foi modificada ao longo dos anos, e os resultados apresentados na Tabela 48.10 refletem os dados de estudo da época de sua realização como procedimento laparoscópico. A resolução de comorbidades após o BGYRL foi excelente e sustentada em estudos a longo prazo, conforme mostrado nas Tabelas 48.3 e 48.10.[7,11,33,34] Era comum a suposição de que o *bypass* gástrico estivesse associado a morbidade e mortalidade maiores em indivíduos idosos e que estes não se beneficiaram da cirurgia a longo prazo. Porém, Davidson et al.[12] identificaram uma redução da mortalidade a longo prazo dos pacientes idosos (55 a 74 anos) quando esses indivíduos eram operados em um centro especializado em cirurgia bariátrica. A demonstração de morbidade e mortalidade aceitáveis em idosos, somada às melhoras na sobrevida a longo prazo, levou a maioria dos cirurgiões bariátricos a considerar a cirurgia em indivíduos idosos se estes atendessem aos critérios para tanto.

#### Recuperação após o *bypass* gástrico em Y de Roux é melhorada depois de uma abordagem laparoscópica

Outra importante vantagem do BGYRL é a diminuição da incidência de complicações da ferida e hérnia incisional observadas após BGYR aberto. O seguimento a longo prazo de um estudo

**Tabela 48.9** Resultados dos quatro principais procedimentos bariátricos.

| | O'Brien[33] | Lazzati[26] | Bolckmans[41] |
|---|---|---|---|
| **BGAL** | | | |
| PEP (%) | 45,9 | 44 | NR |
| Mortalidade (%) | 0,0 Centro único (8.378 pacientes) | 0,0 (6.506 pacientes) | NR |
| **GVL** | | | |
| PEP (%) | 53 a 62 | 56 | NR |
| Mortalidade (%) | NR | 0,08 (17.960 pacientes) | NR |
| **BGYR** | | | |
| PEP (%) | 56,7 | 67% | NR |
| Mortalidade (%) | | 0,11% (10.526 pacientes) | NR |
| **DBP/DS** | | | |
| PEP | 74,1 | NR | 65 a 70 |
| Mortalidade (%) | NR | NR | 1,9% Três mortes < 6 meses após a cirurgia (153 pacientes) |

BGAL, banda gástrica ajustável laparoscópica; BGYR, *bypass* gástrico em Y de Roux; DBP, derivação biliopancreática; DS, *duodenal switch*; GVL, gastrectomia vertical laparoscópica; NR, não relatado; PEP, perda do excesso de peso.

| Tabela 48.10 Resultados da cirurgia de *bypass* gástrico em Y de Roux. | | |
|---|---|---|
| Critérios | Courcoulas[34] | Adams[11] |
| Número de pacientes | 1.738 | 418 |
| Idade (anos) | 19 a 75 mediana 45 | 18 a 72 |
| IMC (kg/m²) | 47% | 45,9% |
| Seguimento (anos) | 7 | 12 |
| Perda do excesso de peso | 52% | NR |
| Redução do IMC (kg/m²) | NR | −11,5 |
| Porcentagem de perda ponderal na linha basal | −28,4% em 7 anos | – |
| Diabetes | 58,9% em 7 anos | 51% |
| Hipertensão | 39,3% em 7 anos | 36 |
| Dislipidemia | 85,8% em 7 anos* | 59 a 94%† |

*Triglicerídeos elevados. †Doze anos após cirurgia por níveis elevados de triglicerídeos, colesterol da lipoproteína de alta densidade e colesterol da lipoproteína de baixa densidade. IMC, índice de massa corporal; NR, não relatado.

prospectivo randomizado que comparou as cirurgias de *bypass* gástrico laparoscópico e aberta verificou uma taxa muito mais alta de hérnias incisionais no grupo de cirurgia aberta. No entanto, não houve diferença na taxa de resolução das comorbidades ou de perda ponderal entre os dois procedimentos. O tempo de internação diminuiu em todos os pacientes submetidos ao BGYR. Os pacientes submetidos ao BGYRL normalmente são hospitalizados por cerca de 2 dias.

Também foi demonstrado que o BGYR resolve os sintomas de pseudotumor cerebral assim como cura o difícil problema de úlceras de estase venosa. A resolução imediata dos sintomas de DRGE ocorre em mais de 90% dos casos. Uma bolsa gástrica extremamente pequena tem um limitado reservatório para conter o suco gástrico, e a cárdia é uma área do estômago de baixa produção de acidez; assim, a reconstrução em Y de Roux desvia o ácido gástrico para longe do esôfago imediatamente após a cirurgia, e é responsável por sua eficácia em aliviar a azia.

Foi demonstrado anteriormente que o envelhecimento é um importante determinante de morbidade e mortalidade operatórias. Entretanto, a análise dos pares equiparados da base de dados MBSAQIP de 3.371 pacientes com mais de 60 anos equiparados com 3.371 pacientes com menos de 60 anos com IMC e comorbidades semelhantes mostrou que havia mortalidade comparável entre os indivíduos idosos e os mais jovens, tanto na GVL quanto no BGYRL. Esses dados não devem ser mal interpretados para indicar que o risco de mortalidade dos indivíduos idosos seja o mesmo dos mais jovens, mas sugerem que o cirurgião pode identificar os pacientes idosos qualificados para a cirurgia bariátrica e que podem esperar bons resultados da cirurgia a curto e longo prazos.[30]

## Derivação biliopancreática e *duodenal switch*

A maioria dos procedimentos de má absorção realizados nos EUA é uma modificação DS da DBP; assim, esta seção discute os resultados de ambas as cirurgias. A PEP (65 a 70%) após uma DBP/DS é a mais alta dentre as cirurgias bariátricas discutidas neste capítulo, com uma porcentagem de perda ponderal média de 39 a 40% em 10 anos de pós-operatório. Além disso, a DBP/DS é altamente eficaz no tratamento de comorbidades, incluindo a remissão da hipertensão (81%), a remissão do diabetes (87,5%), dos distúrbios dos lipídios (remissão de triglicerídeos [89%], lipoproteína de baixa densidade [LDL], remissão do colesterol [95%]) e da apneia obstrutiva do sono.[41]

Desse modo, alguns cirurgiões argumentam que os pacientes superobesos não apenas se saem melhor, mas também mantêm melhor a perda ponderal a longo prazo após serem submetidos a DBP/DS do que após outras cirurgias bariátricas. Outros cirurgiões ressaltam que as complicações sérias, como a deficiência de vitamina D (89%), de vitamina K (65%) e de zinco (65%); a reoperação para correção da desnutrição proteica (4 a 10%); a reoperação para tratamento de hérnia incisional ou obstrução intestinal (37 a 42%); e a morbidade são muito maiores com a DBP/DS, e portanto, melhoras incrementais na PEP não são justificadas.[41]

Após a DBP/DS, os pacientes tipicamente têm entre dois e quatro movimentos intestinais por dia. Excessiva flatulência e fezes malcheirosas são a norma. A má absorção de amido e gordura fornece o principal mecanismo de perda ponderal e cria as deficiências de vitaminas lipossolúveis (K, A, D e E).

Os cirurgiões que cuidam desses pacientes devem estar atentos para medir os níveis de proteína a fim de confirmar uma absorção adequada. Quando ocorre desnutrição proteica, pode ser necessário alongar o canal comum com uma reoperação. Os pacientes também devem estar cientes de que sua capacidade de absorver açúcares simples, álcool e triglicerídeos de cadeia curta é boa e que a excessiva indulgência em relação a doces, produtos lácteos, refrigerantes, álcool e frutas pode produzir ganho excessivo de peso.

As principais considerações para a obtenção de excelentes resultados em pacientes aos quais foi oferecida a DBP/DS incluem a capacidade de monitorar esses pacientes e confirmar que estão atendendo às recomendações de tomar os suplementos vitamínicos apropriados. Os suplementos incluem os polivitamínicos e pelo menos 2 g de cálcio oral por dia. A suplementação de vitaminas lipossolúveis, incluindo as vitaminas D, K, e A, também é indicada mensalmente.

### Gastrectomia vertical laparoscópica

As vantagens da GVL são facilidade técnica do procedimento, indução da saciedade pela redução dos níveis de grelina, redução da necessidade de ajustes pós-operatórios, ao contrário da BGAL, preservação do piloro e prevenção do *dumping*, redução do risco de má absorção e a aparente segurança do procedimento em indivíduos de alto risco. A GVL é vantajosa para algumas populações de pacientes, conforme destacado na Tabela 48.11.

A GVL foi desenvolvida em virtude da alta incidência de morbidade e mortalidade (23% e 7%, respectivamente) em pacientes com IMC > 60 kg/m² submetidos a DS laparoscópico. Os cirurgiões desenvolveram o DS em dois estágios, com a gastrectomia vertical isoladamente realizada como o primeiro estágio para diminuir a morbidade nessa população de pacientes superobesos. O Clinical Issues Committee da ASMBS realizou uma revisão abrangente do tema, o que demonstrou menor taxa de complicações com o DS nessa população de pacientes de alto risco (taxa de extravasamento de 1,2%, taxa de sangramento de 1,6% e mortalidade de 0,24%). A ASMBS concluiu que a GVL pode ser usada em pacientes de alto risco para reduzir as complicações perioperatórias e também para induzir

| Tabela 48.11 Resultados de gastrectomia vertical laparoscópica. | | | |
|---|---|---|---|
| Critérios | STAMPEDE[15] | SLEEVEPASS[37] | SM-BOSS[38] |
| Número de pacientes | 49 | 121 | 107 |
| Idade (anos) | Média = 48 | Média = 48,5 | Média = 43 |
| IMC (kg/m²) | 36,1 | 45,5 | 43,9 |
| Seguimento (anos) | 5 | 5 | 5 |
| Perda do excesso de peso (%) | NR | 49% | NR |
| Perda percentual de IMC | NR | NR | 61,1% |
| Porcentagem de perda ponderal na linha basal | –18,6% | NR | NR |
| Remissão do diabetes | 23,4% | 12% | 61,5% |
| Remissão da hipertensão | NR | 29% | 62,5% |
| Remissão da dislipidemia | NR | 20% | 42,6% |

IMC, índice de massa corporal; NR, não relatado.

a perda ponderal como um procedimento autônomo. As modificações da GVL, incluindo uma sonda *bougie* de tamanho reduzido e a extensão da GVL até dentro do antro, fez desta modalidade cirúrgica um procedimento bariátrico primário.

Os resultados em 5 anos após a GVL no estudo *STAMPEDE* mostram boa perda ponderal (linha basal –18,6%) e remissão do diabetes em 23,4% (Tabela 48.12).[15] O'Brien relatou uma série coletiva de GVL em todo o mundo e média ponderada de 58,3% de PEP após GVL.[33] Dois excelentes estudos controlados randomizados nos fornecem dados comparativos sobre os resultados 5 anos após a GVL e o BGYRL, como mostrado na Tabela 48.12. O estudo *SLEEVEPASS* mostra que a porcentagem de perda ponderal no BGYRL é maior do que na GVL (57% *versus* 49%), mas não houve uma diferença estatisticamente significativa em HgbA1c (6,6% *versus* 6,6%), dislipidemia, melhora na qualidade de vida e morbidade tardia. Houve significativa melhora na resolução da hipertensão com base no uso de medicamento no BGYRL (resolução de 51% *versus* 29%).[37] O *Swiss Multicentre Bypass or Sleeve Study* (*SM-BOSS*), um estudo randomizado, não encontrou nenhuma diferença significativa na porcentagem de perda de IMC (68,3% *versus* 61,1%), remissão completa do diabetes tipo 2 (67,9% *versus* 61,5%), remissão da hipertensão (70,3% *versus* 62,5%), melhora na qualidade de vida ou em complicações tardias (Tabela 48.12).[38]

## COMPLICAÇÕES DA CIRURGIA BARIÁTRICA

Os vários procedimentos estão associados a complicações que podem ocorrer em qualquer cirurgia intra-abdominal, como a embolia pulmonar. Entretanto, cada cirurgia tem complicações únicas, assim como diferentes incidências de algumas das complicações comuns compartilhadas observadas após qualquer cirurgia abdominal.

Atualmente, é bem aceito que os procedimentos laparoscópicos e robóticos são muito mais seguros do que o *bypass* gástrico aberto em relação à mortalidade em 30 dias (p. ex., taxas gerais de complicação, infecção no sítio cirúrgico e complicação pulmonar). Os benefícios atribuídos à cirurgia laparoscópica vão além dos benefícios cosméticos e realmente influenciam as taxas de complicação pós-operatória, o que torna a técnica laparoscópica nossa abordagem preferida em todos os pacientes, incluindo as cirurgias corretivas.

| Tabela 48.12 Comparação de gastrectomia vertical laparoscópica *versus bypass* gástrico em Y de Roux: resultados em 5 anos nos estudos randomizados *SLEEVEPASS*[37] e *SM-BOSS*.[38] | | | |
|---|---|---|---|
| Medida | GVL | BGYRL | Comentários |
| Porcentagem de perda do excesso de peso | 49% | 57% | No BGYRL houve mais perda ponderal, mas não estatisticamente significativa |
| IMC em 5 anos (kg/m²) | 31,6 a 36,5 | 32,5 a 35,4 | Sem diferença significativa entre os procedimentos |
| Remissão do diabetes tipo 2 | 12 a 61,5% | 25 a 67,9% | Sem diferenças significativas |
| Remissão da hipertensão | 29 a 62,5% | 51 a 70,3% | O BGYRL no estudo *SLEEVEPASS* apresentou maior taxa de remissão |
| Colesterol LDL (mg/dℓ) | 104,3 a 116,1 | 96,5 a 101,1 | Nível de LDL significativamente menor após BGYRL |
| Qualidade de vida | Melhorou | Melhorou | Em ambos os procedimentos houve melhora da qualidade de vida |
| Remissão da DRGE | 25% | 60,4% | BGYRL associado a maior remissão de DRGE. No estudo *SLEEVEPASS*, 7/10 reoperações foram realizadas por refluxo grave |
| Complicações tardias | 14,9 a 19% | 17,3 a 26% | Sem diferença entre as técnicas |

BGYRL, *bypass* gástrico em Y de Roux laparoscópico; DRGE, doença do refluxo gastresofágico; GVL, gastrectomia vertical laparoscópica; IMC, índice de massa corporal; LDL, lipoproteína de baixa densidade; SM-BOSS, Swiss Multicentre Bypass or Sleeve Study.

## Banda gástrica ajustável laparoscópica[n]

Embora muitos centros tenham mostrado uma taxa de morbidade e mortalidade muito baixa (próxima de zero) em 30 dias, as complicações a longo prazo, como a dilatação esofágica, o deslizamento da banda gástrica, a erosão da banda gástrica e a falha em perder peso são os pontos vulneráveis dessa cirurgia. A manometria de alta resolução do esôfago em pacientes que se apresentam para a remoção de BGAL mostrou que de 67 a 78% dos pacientes exibem peristaltismo esofágico anormal, incluindo peristaltismo simultâneo ou falho.[39] Observou-se que a remoção da banda gástrica em pacientes que desenvolveram pseudoacalasia ou megaesôfago irá melhorar; portanto, os cirurgiões devem estar atentos em relação aos pacientes com bandas gástricas que possam apresentar deslizamento ou distúrbios significativos da motilidade esofágica que requeiram deflação e/ou explantação da banda.

Os resultados em 10 anos de um estudo prospectivo randomizado sobre BGAL versus BGYRL demonstraram que os pontos vulneráveis do procedimento de BGAL são: precária perda ponderal a longo prazo (BGAL 27,4 kg versus BGYRL 42,4 kg), taxa mais alta de reoperação (BGAL 31,4% versus BGYRL 8,1%) e menor taxa de remissão das comorbidades.[40] A história natural da BGAL foi definida por um estudo da base de dados nacional padronizada francesa de 53.000 pacientes, mostrando que 20% dos 52.868 pacientes foram submetidos à remoção da banda e, durante 7 anos, mostrou que 71% dos pacientes foram submetidos à cirurgia revisional. Muitos dos procedimentos revisionais eram conversões para GVL ou BGYRL, em decorrência de deslizamento da banda gástrica ou falha na perda ponderal com a BGAL. Os autores do estudo francês questionaram se a banda gástrica era um procedimento viável em virtude das altas taxas de remoção e complicações.[41]

Embora alguns centros especializados em BGAL[33] tenham demonstrado taxas de reoperação muito mais baixas, com uma perda ponderal sustentada muito melhor (Tabela 48.13), os autores deste capítulo não oferecem mais a BGAL em suas práticas, uma vez que a atual prática cirúrgica de GVL e BGYRL apresenta pouca morbidade, perda ponderal muito melhor a longo prazo, bem como melhor resolução de comorbidade.

### Tabela 48.13 Resultados dos procedimentos de banda gástrica ajustável laparoscópica.

| Critérios | O'Brien[33] | Courcoulas[34] |
|---|---|---|
| Número de pacientes | 714 | 610 |
| Idade (anos) | Média = 47 | 18 a 78 |
| IMC (kg/m²) | 43,8 | 44 |
| Seguimento (anos) | 10 a 15 | 7 |
| Porcentagem de perda do excesso de peso | 47 | NR |
| Redução no IMC (kg/m²) | NR | NR |
| Porcentagem de perda ponderal na linha basal | −21 | −14,9% |
| Resolução do diabetes tipo 2 (%) | NR | 20,3% |

IMC, índice de massa corporal; NR, não relatado.

---

[n] No Brasil, a cirurgia de banda gástrica ajustável caiu em desuso.

## *Bypass* gástrico em Y de Roux

A revolução laparoscópica mudou fundamentalmente os resultados de muitos procedimentos cirúrgicos, mas, em particular, reduziu significativamente mortalidade e morbidade cirúrgicas. As taxas de mortalidade relatadas mais recentemente após o BGYRL estão geralmente na faixa de 0,1 a 0,3% em uma grande série, como mostrado na Tabela 48.14. A MBSC identificou 18 mortes (0,3%) em 6.118 pacientes submetidos à cirurgia bariátrica primária nos Centros de Excelência nos EUA.[24] A causa mais comum de morte foi sepse (33%), seguida de embolia cardíaca (28%) e pulmonar de 0,31% em 2009 para 0,11% em 2012.[26]

As taxas de mortalidade são fortemente influenciadas pela seleção do paciente. O sexo masculino foi associado a maiores riscos de morbidade e mortalidade em séries antigas, mas não na experiência mais recente. Quase todos os estudos identificaram IMC e histórico de TEV como preditores independentes de complicações. As complicações específicas de BGYR incluem os extravasamentos anastomóticos provenientes de anastomose proximal ou distal. Os extravasamentos da gastrojejunostomia são mais comuns e geralmente são a causa de uma significativa porcentagem de complicações potencialmente fatais e mortes. Enquanto os estudos antigos encontraram uma taxa de extravasamento de 2,2% na cirurgia aberta e na BGYRL, estudos mais recentes sobre a BGYRL relatam taxas de extravasamento anastomótico de 0,5 a 1,5%.[29-31] Esses pesquisadores não encontraram diferença nas taxas de extravasamento por tipo de anastomose ou de instrumento de grampeamento usado. Eles não encontraram uso mais comum de material de reforço em pacientes que sofreram extravasamento.[29] Uma vez que não houve um estudo para concluir que o material de reforço impedirá os extravasamentos e pelo menos um estudo mostrou uma associação, nossa prática é não utilizar material de reforço para BGYRL ou para GVL.

Os dados sugerem que a habilidade operatória de um cirurgião influencia significativamente a taxa de extravasamento; médicos mais experientes registram as mais baixas taxas de complicação.[25] A MBSC identificou uma ampla variação nas complicações após cirurgia bariátrica entre os cirurgiões dos Centros de Excelência nos EUA.[24] Embora a certificação dos Centros de Excelência aparentemente melhore os resultados, a habilidade do cirurgião continua a ser o fator mais importante dos resultados iniciais. Cirurgiões lentos na realização do BGYRL (139 minutos) têm maiores chances de quaisquer complicações, incluindo TEV e hospitalização prolongada, em comparação com um grupo de cirurgiões rápidos (86 minutos).[42] O estudo foi capaz de excluir outros fatores, como volume, número total de casos realizados e a técnica de gastrojejunostomia, e constatou que um cirurgião com tempo mais curto de BGYRL está independentemente associado a melhores resultados. Uma vez que a eficiência específica do cirurgião resulta em melhores resultados pós-operatórios, aprimorar a eficiência e a habilidade cirúrgicas é parte importante da melhora da qualidade.[42]

A embolia pulmonar é uma das complicações mais temidas após qualquer modalidade de cirurgia bariátrica, e sua incidência em relatos de grandes séries de BGYR aberto algumas vezes ultrapassa 1%. As complicações trombóticas, como TVP e embolia pulmonar, são associadas com menos frequência à cirurgia laparoscópica do que à cirurgia de *bypass* gástrico aberto, mas ainda são responsáveis por 17% das mortes, e até 80% dos pacientes que vão a óbito após cirurgia bariátrica têm evidências de TEV. A ênfase na profilaxia da TVP com o uso de botas pneumáticas de compressão sequencial, a deambulação precoce e a heparina de

**Tabela 48.14** Complicações após cirurgia de *bypass* gástrico em Y de Roux laparoscópico.

| Critérios | Courcoulas[34] | Kumar[31] | Janik[30] | Lazzati[26] |
|---|---|---|---|---|
| Número de pacientes | 1.738 | 41.080 | 3.371 | 10.526 |
| Idade | 19 a 75 | Mediana = 45 | > 60 | Média = 41 |
| Mortalidade | 0,17% | 0,2% | 0,33% | 0,11% |
| Extravasamento/complicações importantes da ferida | NR | 1,6% | 1,0% | NR |
| Infecção do sítio cirúrgico | NR | 0,9% | 0,8% | NR |
| Embolia pulmonar/tromboembolismo venoso | NR | 0,15 | 0,2% | NR |
| Reoperação | 2,5% | 3,2% | 2,5% | NR |
| Revisão | 0,06% | NR | NR | NR |
| Reversão | 0,02% | NR | NR | NR |
| Sangramento | NR | 1,2% | 1,5% | NR |

*NR*, não relatado.

baixo peso molecular reduziram a incidência de TEV para 0,23% na GVL e no BGYRL, evidenciadas pelos últimos relatórios dos programas MBSAQIP.[31]

Embora náuseas e vômito não sejam raros em circunstâncias isoladas após o BGYR, especialmente em relação à adaptação do paciente à restrição alimentar, se forem persistentes esses sintomas poderão levar ao problema óbvio de desidratação. Isso deve ser tratado de maneira agressiva no período pós-operatório ou em associação com uma doença viral ou outra doença gastrintestinal que agrave o problema e limite ainda mais a ingestão oral. Líquidos IV são indicados quando houver dúvida. Esse é o caso de todas as cirurgias bariátricas e não apenas do BGYR.

Um problema específico que pode surgir com o vômito persistente após *qualquer* das cirurgias bariátricas, e é *imperativo* que o cirurgião trate, é a encefalopatia de Wernicke. Esse déficit neurológico é evitável com a administração adequada de tiamina parenteral (vitamina $B_1$) quando o paciente apresenta vômito persistente e intenso. Se os sintomas neurológicos se tornarem significativos, muitas vezes eles podem não se reverter totalmente, apesar da terapia com tiamina.

Como a depressão é muito frequente na população de pacientes submetidos à cirurgia bariátrica, depressão pós-operatória grave pode se desenvolver após qualquer uma das cirurgias bariátricas. Quando ela ocorre, o paciente poderá interromper completamente sua alimentação, produzindo assim o que parece, à primeira vista, uma resposta maravilhosa, mas, se não identificada, poderá progredir para perda crucial de massa proteica, tanto visceral quanto musculoesquelética, potencialmente fatal.

Outra complicação específica, potencialmente fatal, que pode resultar após a BGYR, é a obstrução intestinal. Pacientes com quadro clínico ou radiográfico de obstrução do intestino delgado após BGYR necessitam de reoperação. O potencial para hérnias internas após essa cirurgia torna a obstrução por estrangulamento uma apresentação frequente. Os pacientes com obstrução intestinal são mais bem diagnosticados por TC com contrastes oral e IV do abdome para visualizar o *bypass* gástrico e o intestino delgado que pode estar obstruído, ou a torção mesentérica com vólvulo da alça de Roux. Esses pacientes *devem* ser imediatamente tratados antes de ocorrer distensão retrógrada da alça biliopancreática e que a parte distal do estômago resulte em ruptura da linha de grampos gástrica distal com subsequente peritonite. O fechamento dos defeitos mesentéricos mostrou que reduz em mais de quatro vezes a incidência de hérnia interna associada à obstrução intestinal e adicionou apenas 4 minutos ao tempo cirúrgico.[43] É nossa prática realizar o BGRYL antecólico e, portanto, só temos que fechar o defeito da jejunojejunostomia.[a]

A estenose da gastrojejunostomia pode ocorrer após a BGYR e tem sido relatada em 2 a 14% dos pacientes em várias séries. A maior incidência parece estar associada a um grampeador circular *versus* anastomoses suturadas. A estenose anastomótica pós-operatória geralmente se manifesta em 4 a 6 semanas de pós-operatório como progressiva intolerância aos sólidos e depois aos líquidos. O problema é tratado com sucesso por dilatação com balão endoscópico. A não ser que uma úlcera marginal esteja associada à estenose, o problema não exige reoperação.

Uma úlcera marginal ocorre após 2 a 10% dos procedimentos de BGYR. A incidência pode ser diminuída com o tratamento pré-operatório dos pacientes para colonização do estômago por *Helicobacter pylori*. Pacientes com úlcera marginal geralmente têm dor epigástrica contínua e incômoda. O tamanho maior da bolsa foi associado à maior ulceração marginal em um estudo de procedimentos suecos. A criação padrão da bolsa envolve o uso de um grampeador de 45 mm para dividir o estômago horizontalmente, além de um grampeador de 60 mm e um de 45 mm para criar uma bolsa. Cada 1 cm adicional na altura do grampeamento vertical aumentava o risco de úlcera marginal em 14%. Presumivelmente, o tamanho adicional da bolsa continha mais células parietais secretoras de ácido, o que aumentava o risco de ulceração marginal. Os pesquisadores suecos também examinaram se o aumento da bolsa afetava ou não a perda ponderal em 1 ano. Eles constataram que uma bolsa ligeiramente maior apresentava a mesma perda ponderal de uma bolsa menor, desde que fosse inferior a 25 m$\ell$.[44] O tratamento da úlcera marginal consiste em terapia medicamentosa com inibidores da bomba de prótons e em evitar o uso de anti-inflamatórios não esteroidais. O tratamento medicamentoso resolve a maioria das úlceras marginais, a não ser que tenha se formado uma fístula na parte inferior do estômago, que cria uma fonte contínua de ácido, exacerbando, assim, a úlcera. A cirurgia para dividir a fístula é necessária para efetuar a cicatrização da úlcera.

---

[a]N.R.T.: No Brasil, é rotina o fechamento do espaço de Petersen, mesmo com a alça de Roux em posição antecólica.

As deficiências de ferro e de vitamina $B_{12}$ são as duas complicações metabólicas mais comuns a longo prazo do BGYR. A incidência de insuficiência de ferro varia entre as séries relatadas. O ferro é preferencialmente absorvido no duodeno e jejuno proximal. Por isso, o BGYR desvia-se da área de máxima absorção de ferro no intestino. A deficiência de ferro, com base nos valores séricos, é de 15 a 40%, enquanto a real anemia ferropriva ocorre em até 20% dos pacientes após BGYR. Esse problema é tratado na maioria dos casos com suplementos de ferro orais. A forma de ferro gliconato é absorvida melhor em um ambiente não ácido.

A incidência de deficiência de vitamina $B_{12}$ após o BGYR é referida como de 15 a 20%, embora raramente cause anemia. A deficiência de vitamina $B_{12}$ se deve à absorção ineficaz decorrente de uma mistura atrasada com o fator intrínseco. Assim, pode se desenvolver deficiência de $B_{12}$, apesar da abundante administração oral. Várias preparações incluem o fator intrínseco, que maximiza a absorção no íleo terminal. Outras vias de administração de vitamina $B_{12}$ incluem medicamento sublingual, *spray* nasal e injeções parenterais.

### Derivação biliopancreática e *duodenal switch*

A complicação mais significativa e específica a longo prazo observada após DBP/DS é a desnutrição proteica, que ocorre em 12% dos pacientes. O tratamento consiste em hospitalização com nutrição parenteral por 2 a 3 semanas. Esse problema específico geralmente se manifesta nos primeiros meses após a cirurgia, mas pode ocorrer esporadicamente, embora de modo menos frequente, após cirurgia. Em uma série, 10,6% dos pacientes eventualmente necessitaram de reoperação para reverter completamente a DBP ou alongar o canal comum.[41]

A má absorção de vitaminas lipossolúveis é um dos principais problemas associados à DBP/DS. Dois anos após a DBP, os níveis de vitaminas D e A estão significativamente diminuídos, observando-se deficiência de vitamina D em 63% dos pacientes e deficiência de vitamina A em 69%. A falta de correlação clínica com esses níveis sugere que o problema pode ser mais prevalente do que originalmente relatado ou suspeitado em séries no passado.

Embora a complicação de desnutrição proteica e ingestão precária teoricamente tenham mais probabilidade de ocorrer logo após a DBP/DS, o fato de ocorrerem mortes tardias por desnutrição proteica e encefalopatia de Wernicke sugere que esses pacientes estão sempre em risco para esses problemas. As úlceras marginais são um complicador distinto de DBP, que é abordado por modificação por DS com preservação do piloro.

Talvez tenham sido a dificuldade geral e os riscos cirúrgicos potenciais que relegaram a DBP a uma cirurgia menos popular realizada nos EUA. Mesmo a modificação por DS não representa mais de 1% das cirurgias bariátricas. Outros estudos são necessários para avaliar as consequências a longo prazo de DBP e DS para justificar a realização dessas cirurgias como um procedimento primário.

### Gastrectomia vertical laparoscópica

A taxa de mortalidade após GVL (0,08 a 0,12%) está entre a do BGYRL e a da BGAL, como mostrado na Tabela 48.15. A morbidade associada à GVL, incluindo infecções, reoperação e TEV, está abaixo daquela do BGYRL, porém maior do que aquela da BGAL. A má absorção de vitaminas e nutrientes é muito menor na GVL, em comparação com o BGYRL ou com o DS laparoscópico, e torna a GVL idealmente adequada para os pacientes com distúrbios vitamínicos preexistentes ou para aqueles que necessitam da absorção total de medicamentos que salvam vidas,

**Tabela 48.15** Complicações após gastrectomia vertical laparoscópica.

| Critérios | Lazzati[26] | Kumar[31] | Janik[30] |
|---|---|---|---|
| Número de pacientes | 17.960 | 93.062 | 3.371 |
| Idade | Média = 40 | Mediana = 44 | > 60 |
| Mortalidade | 0,08 | 0,1% | 0,12% |
| Perfuração com extravasamento | NR | 0,8% | 0,5% |
| Infecção do sítio cirúrgico | NR | 0,2% | 0,2% |
| Embolia pulmonar/ tromboembolismo venoso | NR | 0,1% | 0,1% |
| Reoperação | NR | 1,2 | 0,9% |
| Sangramento | NR | 0,6% | 1,0% |

como mostrado na Tabela 48.16. Além disso, estudos de morbidade e mortalidade em 30 dias mostram que tem havido um declínio constante nas complicações pós-operatórias associado à maior experiência cirúrgica.[25] O uso de GVL é vantajoso para algumas populações de pacientes, como destacado na Tabela 48.16.

A morbidade da GVL a longo prazo é relacionada com a reoperação, principalmente a conversão para BGYR em decorrência de DRGE grave, que é exacerbada pelo sistema de alta pressão criado pela GVL. Um relatório dos resultados em 10 anos após GVL mostrou que houve alta incidência de recuperação significativa de peso (21%) e de refluxo intratável (11%) levando à conversão para BGYR.[45] Entretanto, esses resultados a longo prazo foram em um grupo de pacientes submetidos à GVL antes de 2006, quando era usada uma sonda *bougie* maior e o procedimento não incluía partes do antro. Felsenreich et al.[45] postularam que, com melhor técnica cirúrgica, com o uso da sonda *bougie* recomendada de 34 a 40 Fr e a retirada de parte do antro, os resultados a longo prazo melhorariam. De fato, os estudos randomizados de gastrectomia vertical *versus bypass* gástrico, que usaram uma sonda *bougie* menor, não mostraram recuperação significativa de peso que exigisse conversão, apesar de haver em ambos os estudos randomizados um número significativo de pacientes que desenvolveram DRGE mais grave ou DRGE *de novo* e necessitaram de conversão para BGYR.[37,38]

## REOPERAÇÃO

Um tópico controverso é a adequação da realização de cirurgias bariátricas repetidas por falha do procedimento. A definição absoluta de falha de uma cirurgia não é clara, porém a maioria dos cirurgiões aceitaria os critérios listados na Tabela 48.15, se apropriados, ao considerarem a reoperação. Se um paciente foi submetido a uma cirurgia que se comprovou ineficaz pela experiência, repetir a cirurgia por falha desse procedimento é apropriado. Complicações de procedimentos, como estenose causando obstrução da saída gástrica após gastroplastia em banda vertical ou complicações metabólicas após *bypass* jejunoileal, são indicações óbvias para cirurgia revisional. Um erro frequentemente cometido por cirurgiões não bariátricos na correção de complicação de uma cirurgia bariátrica é realizar um procedimento que corrige a complicação, mas não produz contínua restrição de peso. Nessas circunstâncias, um curso típico a longo prazo é a lenta recuperação de peso dos pacientes até o grau de obesidade anterior ao procedimento bariátrico inicial e, então, a procura de nova assistência cirúrgica.

**Tabela 48.16** Papel potencial da gastrectomia vertical laparoscópica na cirurgia bariátrica.

| Condição | Procedimentos contraindicados | Vantagem potencial da GVL |
| --- | --- | --- |
| Anemia ferropriva | BGYR, DBP | Preservação do duodeno |
| Doença de Crohn do intestino delgado | BGYR, DS, DBP, BGAL se estiver fazendo uso de esteroides | Preservação do intestino delgado |
| Pacientes de transplante que tomam medicamentos imunossupressores | BGAL se estiver fazendo uso de esteroides; contraindicação relativa para BGYR, DS e DBP | Absorção mais estável de medicamentos antirrejeição |
| Pacientes com insuficiência cardíaca | Má absorção de medicamentos com BGYR; DS e DBP são contraindicações relativas | Absorção mais estável de medicamentos extremamente necessários |
| Artrite grave que requer anti-inflamatórios não esteroides | BGYR e DBP contraindicadas por risco de úlcera | Preservação do estômago permite o uso contínuo de anti-inflamatórios não esteroides |
| Pacientes que podem não ser capazes de atender a um seguimento frequente | BGAL, BGYR, DS, DBP | Menos risco de má absorção e redução da necessidade de ajustes da BGAL |
| Pacientes com deficiências vitamínicas preexistentes (p. ex., vitamina D, ferro) | BGYR, DS, DBP | A preservação de todo o intestino delgado reduz o risco de deficiências vitamínicas |
| Distúrbio autoimune do tecido conjuntivo | BGAL | GVL pode ser uma boa opção |

BGAL, banda gástrica ajustável laparoscópica; BGYR, bypass gástrico em Y de Roux; DBP, derivação biliopancreática; DS, duodenal switch; GVL, gastrectomia vertical laparoscópica.

Ao avaliar um paciente em relação à adequação de uma reoperação, é necessário que o cirurgião determine se a cirurgia bariátrica original está intacta e ainda anatomicamente adequada para a manutenção da perda de peso. Caso contrário, será apropriada a consideração de uma reoperação. Entretanto, o paciente no qual uma cirurgia bariátrica bem construída e anatomicamente intacta falhou, em nossa opinião, está em alto risco de falha em uma segunda cirurgia bariátrica ou em uma cirurgia revisional. A incidência de infecção, isquemia de órgão, extravasamento anastomótico, hemotransfusão e outras complicações intra-abdominais graves é maior na cirurgia revisional.

Todas as cirurgias bariátricas têm alguma incidência de falha, que inclui inadequada perda de peso, resolução inadequada de comorbidades, desenvolvimento de efeitos colaterais que influenciam negativamente o estilo de vida e a satisfação, desenvolvimento de complicações que requerem intervenção médica ou cirúrgica e complicações que exigem alteração ou reversão da cirurgia. A análise das 449.753 cirurgias bariátricas registradas no Bariatric Outcomes Longitudinal Database (BOLD) mostra que 4,4% eram cirurgias corretivas (i. e., cirurgias que abordaram complicações ou o efeito incompleto do tratamento pela cirurgia bariátrica primária) e 1,9% eram conversões (i. e., cirurgias em que o procedimento bariátrico primário foi convertido em outro procedimento bariátrico).[46] Apenas 6,3% das cirurgias bariátricas necessitaram de reoperação, e até menos necessitaram de conversão para outro procedimento bariátrico, ressaltando a relativa eficácia dos procedimentos bariátricos realizados atualmente. Além disso, as reoperações tiveram uma taxa de mortalidade baixa de 0,12 a 0,21% e PEP em 1 ano de 36 a 39%. Os dados sugerem que as reoperações por falha não são tão comuns, os resultados clínicos são comparáveis aos das cirurgias primárias e estão associadas a taxas de mortalidade comparáveis.[46]

## PROCEDIMENTOS ENDOSCÓPICOS EM CIRURGIA BARIÁTRICA

A endoscopia tornou-se uma parte importante do tratamento das complicações após uma cirurgia bariátrica e, além disso, diversos procedimentos endoscópicos de perda de peso estão sendo empregados ou em desenvolvimento.

### Uso pré-operatório da endoscopia

O Standards of Practice Committee da American Society for Gastrintestinal Endoscopy, em conjunto com representantes da Society of Gastrointestinal and Endoscopic Surgeons e a ASMBS, publicaram diretrizes sobre esse tópico em 2015. Eles concluíram que o uso de endoscopia deve ser feito com base em uma discussão particular entre o paciente e o cirurgião. A ASMBS afirma que a endoscopia deve ser considerada no trabalho com os pacientes com histórico de DRGE. O grande desconhecido é o número de pacientes sem sintomas e que ainda apresentam achados endoscópicos significativos. Uma revisão abrangente de 28 estudos e 6.616 pacientes identificou que a maioria (92,4%) dos achados endoscópicos pré-operatórios não alterou o tratamento; porém, em 7,6% dos pacientes ocorreram achados que retardaram ou alteraram a cirurgia.[47] Isso defende o uso da endoscopia pré-operatória de rotina para evitar quaisquer surpresas no momento da cirurgia. Portanto, a endoscopia antes da cirurgia bariátrica deve ser realizada em pacientes sintomáticos e deve-se considerar a endoscopia pré-operatória em pacientes assintomáticos.[p]

### Endoscopia intraoperatória

Muitos cirurgiões irão realizar um teste de extravasamento intraoperatório na sala cirúrgica, no momento do procedimento, para prevenir complicações após a cirurgia. O método para o teste de extravasamento varia desde o uso de azul de metileno por meio de uma sonda orogástrica até a insuflação de ar com uma sonda ou um endoscópio. Ao empregar um teste de insuflação, submerge-se a linha de grampos do estômago e qualquer anastomose proximal em solução salina estéril e insufla-se ar dentro da bolsa gástrica. Observam-se então as bolhas de ar para avaliar se as linhas de grampos estão hermeticamente fechadas sob hiperdistensão. O benefício do endoscópio é ser diagnóstico e terapêutico no momento da cirurgia. Se for notado um extravasamento, ele poderá ser controlado com clipes endoscópicos ou suturas aplicadas externamente sob orientação endoscópica. Além disso, se for observado sangramento ao longo de quaisquer linhas de grampos, ele poderá ser controlado de imediato, em vez de um possível retorno à sala

---

[p]N.R.T.: No Brasil, a endoscopia pré-operatória é feita rotineiramente.

cirúrgica posteriormente, quando o sangramento se tornar clinicamente evidente. Por fim, a endoscopia torna possível ao cirurgião avaliar a anatomia pós-cirúrgica de maneira mais completa a fim de assegurar que tenha a aparência pretendida.

### Endoscopia pós-operatória

Depois que o paciente alterou a anatomia por meio de um procedimento de perda de peso, a endoscopia é inestimável para avaliar os pacientes que retornam com queixas abdominais, sofrem com a recuperação de peso ou desenvolvem uma complicação do procedimento. O conhecimento da anatomia pós-cirúrgica depois de um procedimento bariátrico pode ser um desafio, especialmente se a cirurgia ocorreu há muitos anos. Os procedimentos mais comuns que devem ser identificados são: *bypass* gástrico, GVL, banda gástrica e gastroplastia em banda vertical.

### Tratamento endoscópico das complicações após cirurgia bariátrica

Extravasamentos após cirurgia bariátrica são uma das complicações mais temidas. Eles acarretam alta mortalidade e são as complicações que a maioria dos cirurgiões deseja evitar. Uma das intervenções mais comumente usadas para o extravasamento é a colocação de *stent* totalmente coberto. Esse *stent*, inserido por via endoscópica, atravessa a perfuração, diminuindo a contaminação contínua. Isso pode permitir ao paciente continuar a ingestão oral durante o período pós-operatório. Um estudo que descreve o uso de *stents* observou um período de cicatrização de 6 semanas e uma taxa de sucesso de 90%. A migração do *stent* foi observada em 8/20 pacientes, o que parecer ser um grande problema do uso desses *stents* e o ponto vulnerável dessa abordagem de tratamento.[48] Para evitar a migração, foram descritos diversos métodos de prevenção, incluindo a sutura ou o grampeamento do *stent* em posição. Em geral, a aplicação de grampos não tem sucesso, pois esses caem rapidamente, enquanto os *stents* permanecem posicionados por 4 a 6 semanas. As suturas podem ser aplicadas por via endoscópica, mas esses dispositivos algumas vezes são volumosos nesse pequeno espaço. Com a utilização de sutura, o *stent* poderá ser preso ao nariz. A fluoroscopia é essencial para assegurar a colocação adequada do *stent*. Extravasamentos após a GVL podem ser particularmente desafiadores, uma vez que os *stents* disponíveis nos EUA não são longos o bastante para atravessar toda a gastrectomia vertical. Muitos colocam dois *stents* sobrepostos para atenuar esse problema.

Outra abordagem ao extravasamento é o uso de clipes endoscópicos sobre o endoscópio (*over-the-scope*). Essa tecnologia geralmente não funciona para esses extravasamentos no quadro agudo, a não ser que o orifício seja muito pequeno e com bordas frescas. Em geral, essa tecnologia funciona melhor para pequenos extravasamentos crônicos ou fístulas com menos de 1 cm.

O fechamento assistido por vácuo endoscópico está sendo utilizado atualmente para o fechamento de grandes extravasamentos. Essa técnica envolve a colocação de uma esponja selada a vácuo na extremidade de uma sonda orogástrica dentro da cavidade externa ao extravasamento. Com o tempo, isso permite o fechamento dessa área. Essa técnica funciona para os extravasamentos encapsulados e requer um trabalho intensivo, uma vez que o dispositivo deve ser trocado a cada poucos dias, de modo similar a qualquer dispositivo a vácuo para feridas externas. Em geral, os pacientes necessitarão de 8 a 12 procedimentos no decorrer de algumas semanas. O benefício está na possibilidade de realmente encurtar o tempo de cicatrização em comparação com os métodos tradicionais.

Se o orifício for pequeno, mas a cavidade externa do extravasamento estiver no lado maior, também poderá ser usada a drenagem interna com um *stent pigtail* duplo. Isso permite a drenagem interna da cavidade extraluminal e é muito útil, particularmente quando a colocação de um dreno externo for difícil. Se a abertura for pequena, uma septotomia endoscópica também é realizada para propiciar melhor drenagem de uma cavidade extraluminal.

### Estenoses após cirurgia bariátrica

Estenoses podem ocorrer na saída de uma bolsa, após procedimentos de *bypass* gástrico ou na incisura angular após GVL. Depois de uma cirurgia de *bypass* gástrico, as estenoses anastomóticas podem ser tratadas com balões através do endoscópio (*through-the-scope*). O diâmetro desses balões varia de 5 a 20 mm. Eles são colocados através do endoscópio e atravessam a estenose. Se não for possível atravessar a estenose com o endoscópio, o balão poderá ser colocado sobre um fio-guia ou com orientação fluoroscópica para evitar perfuração. Para essas estenoses, podem ser necessárias diversas dilatações, uma vez que não se deve tentar dilatar uma estenose por mais de 3 a 5 mm a cada sessão. Além disso, a causa subjacente de uma estenose deve ser identificada e abordada para evitar a recidiva. As causas comuns incluem o tabagismo e o uso de medicação não esteroide.

As estenoses após GVL mais frequentemente se encontram na incisura angular. Estas devem ser tratadas com dilatação por balão endoscópico e colocação de *stent*. Infelizmente, esses métodos nem sempre têm sucesso, e é necessária a conversão para um *bypass* gástrico para o tratamento.

### Recuperação de peso após cirurgia bariátrica

Recidiva após cirurgia bariátrica ocorre em 10 a 15% das vezes. A sutura endoscópica para reduzir a saída da bolsa após o procedimento de *bypass* gástrico é a conduta descrita com mais frequência. É utilizado um dispositivo de sutura endoscópica que torna possível a colocação de suturas em espessura total para diminuir o tamanho da gastrojejunostomia. O diâmetro menor da anastomose permite uma retenção mais prolongada do alimento dentro da bolsa, levando a maior saciedade e redução da ingestão alimentar. O procedimento endoscópico é acompanhado de aconselhamento de estilo de vida para melhorar os hábitos dietéticos e de exercícios, bem como para obter perda ponderal em 6 meses, mas são necessários estudos a longo prazo para confirmar o sucesso inicial.

### Procedimentos endoscópicos primários de perda ponderal

Atualmente, para indivíduos com sobrepeso, são recomendados dieta e exercício. Para aqueles com obesidade grave, a cirurgia para perda de peso é uma opção. Para os indivíduos intermediários, existem poucas intervenções disponíveis. Além disso, muitos pacientes não desejam chegar ao extremo de realizar cirurgia de perda de peso com alteração anatômica. Atualmente, existem várias opções endoscópicas para perda de peso. Isso funciona de diversas maneiras.

Os procedimentos de perda de peso endoscópicos mais comuns são os dispositivos preenchedores de espaço. São sistemas com um ou múltiplos balões. O balão gástrico original era o de Garren-Edwards, mas ele foi retirado do mercado em virtude de migrações e obstruções intestinais. Os balões modernos são mais sofisticados; o mais comum é o balão de Orbera (Apollo Endosurgery, Inc.). Mais de 300.000 desses balões já foram colocados, com razoável sucesso. Esse dispositivo é colocado por via endoscópica, permanece em posição por 6 meses e então é removido endoscopicamente. Durante esse período e nos 6 meses seguintes, o paciente recebe aconselhamento dietético e de estilo de vida. Os pacientes aprendem sobre a quantidade de alimento com a qual podem viver enquanto o balão está colocado, e o aconselhamento contínuo é para ajudá-los a manter esse estilo de vida depois da remoção do balão. A maioria dos pacientes perde de 13,6 a 22,6 kg. Uma das maiores séries de colocação do balão de Orbera vem do Brasil, com uma declaração de consenso após mais de 40.000 balões. Eles notam que o balão tem sucesso razoável, com eventos adversos mínimos.[49] Outros sistemas são preenchidos com ar ou utilizam vários balões para minimizar as náuseas encontradas na colocação inicial. Balões mais novos estão no horizonte, que não requerem endoscopia para colocação ou remoção. Esses balões estão em estudo atualmente.

O outro procedimento endoscópico que ganhou popularidade é a gastroplastia vertical endoscópica. As paredes do estômago são suturadas juntas para causar o colapso do estômago utilizando um dispositivo de sutura endoscópica. Com isso, o único lúmen restante simula uma gastroplastia vertical. A perda ponderal relatada em pequenas séries a curto prazo é maior do que com a terapia medicamentosa; estudos controlados a longo prazo são necessários para avaliar o potencial dessa abordagem.

Dentre outros procedimentos endoscópicos estão os dispositivos *Liners*, que diminuem a absorção ou o esvaziamento gástrico, induzindo à saciedade do paciente. Além disso, estão sendo usados até mesmo magnetos para criar derivações por via endoscópica. Há mínimos dados sobre todos esses procedimentos, e sua durabilidade não é clara. Esses procedimentos endoscópicos nunca serão tão eficazes quanto a cirurgia, mas podem proporcionar uma etapa de transição para os procedimentos cirúrgicos. Também podem ser intervenções menos invasivas que a cirurgia que alguns pacientes podem aceitar para facilitar a perda de peso.

## CONTROVÉRSIAS NA CIRURGIA BARIÁTRICA

Com base nas últimas evidências, alguns indivíduos argumentaram que as diretrizes para a cirurgia bariátrica baseadas em cortes estritos do IMC falham em identificar alguns pacientes com probabilidade de serem beneficiados. Durante anos, o critério para a cirurgia bariátrica tem sido o IMC, mas a evidência proveniente do estudo *SOS* mostra que esse índice não prediz o efeito benéfico da cirurgia sobre a mortalidade cardiovascular, diabética ou relacionada ao câncer.[50] Por outro lado, a hiperinsulinemia em jejum, que é um reflexo da resistência à insulina, foi um preditor dos resultados positivos da cirurgia bariátrica em mortalidade geral, eventos cardiovasculares e incidência do diabetes. Se o objetivo da cirurgia bariátrica não for apenas a perda de peso, mas também a redução da mortalidade, a prevenção do diabetes e a diminuição dos eventos cardiovasculares, Sjostrom[50] sugere que os níveis pré-operatórios de insulina e glicose são critérios melhores para selecionar os pacientes que irão se beneficiar mais com a cirurgia bariátrica.

Evidência de nível 1 também demonstra a eficácia da cirurgia bariátrica (BGYR, GVL e BGAL) sobre a terapia medicamentosa no tratamento do diabetes tipo 2 em paciente com IMC mais baixo.[15-18] O conceito de que a cirurgia bariátrica é melhor do que o tratamento medicamentoso do diabetes tipo 2 é novo e muito controverso. Embora mais sociedades médicas[23] e internistas estejam reconhecendo os benefícios da cirurgia bariátrica e até endossem o encaminhamento aos cirurgiões bariátricos, não está claro se, e quando, as diretrizes para a segurança da cirurgia bariátrica endossarão a cirurgia como tratamento primário do diabetes ou as variáveis metabólicas como principal critério para a cirurgia em vez do IMC.

## CONCLUSÃO

O tratamento da obesidade mórbida não é mais considerado fora da corrente predominante da cirurgia geral e agora é um componente dos programas de treinamento cirúrgico de residência médica. Atualmente, esse tratamento representa a área de cirurgia geral de crescimento mais rápido. Embora a demanda dos pacientes pelo procedimento tenha aumentado amplamente, no momento, os cirurgiões operam anualmente menos de 2% dos pacientes elegíveis que se beneficiariam da cirurgia bariátrica. Este capítulo discutiu todos os aspectos da realização da cirurgia bariátrica na prática cirúrgica atual, incluindo os procedimentos realizados com mais frequência no momento. O processo patológico da obesidade mórbida infelizmente não é completamente compreendido, mas sua prevalência é crescente em todo o mundo. A terapia cirúrgica mostrou redução da mortalidade a longo prazo e controle em grande parte do diabetes, uma vez que provou ser intervenção mais eficaz para a perda ponderal do que as opções não cirúrgicas. Estudos clínicos randomizados recentes de cirurgia bariátrica *versus* tratamento medicamentoso em diabéticos obesos mostraram que a cirurgia bariátrica é mais eficaz no tratamento da obesidade grave, do diabetes tipo 2, da hipertensão e da dislipidemia. Como os resultados positivos da cirurgia bariátrica estão se tornando mais conhecidos, existe um movimento de diversas sociedades médicas no sentido de reconhecer a necessidade do encaminhamento do paciente ao cirurgião bariátrico para avaliação. A expectativa é que esses dados também encorajem o governo e as companhias de seguro a adicionar cobertura às cirurgias bariátrica e metabólica.[q]

---

[q]N.R.T.: No Brasil, as cirurgias são cobertas tanto pelo Sistema Único de Saúde (SUS) quanto pelos planos de saúde.

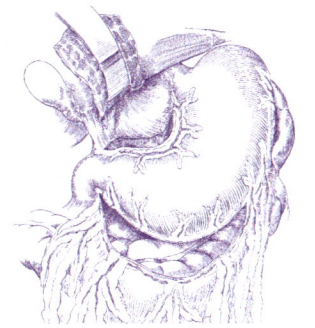

# 49

# Estômago

*David A. Mahvi, David M. Mahvi*

## VISÃO GERAL DO CAPÍTULO

**Anatomia**
  Anatomia macroscópica
**Fisiologia**
  Regulação da função gástrica
  Peptídios gástricos
  Secreção de ácido gástrico
  Motilidade gástrica
  Função de barreira gástrica
**Doença ulcerosa péptica**
  Epidemiologia
  Patogênese
  Úlceras gástricas
  Úlcera duodenal
**Gastrite por estresse**
  Fisiopatologia
  Apresentação e diagnóstico
  Profilaxia
  Tratamento
**Síndromes pós-gastrectomia**
  Síndrome de *dumping*
  Distúrbios metabólicos
  Síndrome da alça aferente

  Obstrução da alça eferente
  Gastrite de refluxo alcalino
  Atonia gástrica
**Câncer gástrico**
  Epidemiologia
  Fatores de risco
  Patologia
  Diagnóstico e investigação
  Estadiamento
  Tratamento
  Resultados
  Linfoma gástrico
  Linfomas de tecido linfoide associado à mucosa
  Tumores estromais gastrintestinais
  Outras neoplasias
**Outras lesões gástricas**
  Gastrite hipertrófica (doença de Ménétrier)
  Laceração de Mallory-Weiss
  Varizes gástricas
  Vólvulo gástrico
  Bezoares gástricos

## ANATOMIA

### Anatomia macroscópica

#### Divisões

O estômago é derivado do intestino embrionário tubular e começa como uma dilatação na porção caudal durante a quinta semana de gestação. O estômago embrionário é revestido por dois mesentérios: dorsal (que se torna os ligamentos gastresplênico, gastrocólico e gastrofrênico) e ventral (que se torna os ligamentos hepatoduodenal e gastro-hepático do omento menor e o ligamento falciforme). Na sétima semana de gestação, o estômago desce, gira e dilata-se ainda mais, com um alongamento desproporcional da grande curvatura, até seu formato e posição anatômicos normais.

A região mais proximal do estômago é chamada cárdia e é contígua ao esôfago. Imediatamente proximal à cárdia encontra-se o esfíncter esofágico inferior fisiologicamente competente. O estômago é fixado na junção esofagogástrica (JEG) e piloro, mas sua grande porção medial é móvel. O fundo representa a parte mais superior do estômago; é flexível e distensível. O ângulo de His é um importante ângulo anatômico formado pelo fundo gástrico com a margem esquerda do esôfago. O corpo gástrico representa sua maior porção e limita-se, à direita, com a pequena curvatura, relativamente reta, e à esquerda, com a grande curvatura, mais longa. Na incisura angular, a pequena curvatura faz um ângulo abrupto para a direita. Nesse ponto, o corpo gástrico termina e começa o antro. Distalmente, o piloro une o estômago distal (antro) ao duodeno proximal (Figura 49.1).

O segmento lateral esquerdo do fígado cobre uma grande porção do estômago anteriormente. Posteriormente, o estômago é limitado pelo diafragma, rim esquerdo, pâncreas, aorta e tronco celíaco. Inferiormente, o estômago está unido ao cólon transverso pelo ligamento gastrocólico. Superiormente, a JEG é encontrada a aproximadamente 2 a 3 cm abaixo do hiato diafragmático, no plano horizontal da sétima articulação costocondral, um plano apenas ligeiramente cefálico ao plano que contém o piloro. O ligamento gastresplênico une a grande curvatura proximal ao baço.

#### Suprimento sanguíneo

O tronco celíaco provê a maior parte do suprimento sanguíneo para o estômago (Figura 49.2). Há quatro artérias principais – as artérias gástricas esquerda e direita, ao longo da pequena curvatura, e as artérias gastroepiploicas direita e esquerda ao longo da grande curvatura; a artéria gástrica esquerda é a mais calibrosa.

Além disso, uma quantidade substancial de sangue pode ser suprida ao estômago proximal pelas artérias frênicas inferiores e pelos vasos curtos que ligam o estômago ao baço. Aproximadamente 15 a 20% dos pacientes têm uma artéria hepática esquerda aberrante que se origina da artéria gástrica esquerda. Consequentemente, a ligadura proximal da artéria gástrica esquerda pode resultar em isquemia hepática aguda do lado esquerdo. A artéria gástrica direita surge da artéria hepática (ou, algumas vezes, da artéria gastroduodenal). A artéria gastroepiploica esquerda origina-se da artéria esplênica, enquanto a artéria gastroepiploica direita origina-se da artéria gastroduodenal. As extensas conexões anastomóticas entre esses dois grandes vasos assegura que, na maioria dos casos, o estômago sobreviva se três das quatro artérias forem ligadas, desde que as arcadas ao longo das grande e pequena curvaturas sejam deixadas intactas. Em geral, as veias do estômago são paralelas às artérias. As veias gástricas esquerda (coronária) e direita geralmente drenam na veia porta. A veia gastroepiploica direita drena na veia mesentérica superior, enquanto a veia gastroepiploica esquerda drena na veia esplênica.

### Drenagem linfática

A drenagem linfática do estômago é paralela à vascularização arterial e venosa e drena para quatro zonas de linfonodos (Figura 49.3). O grupo gástrico superior drena a linfa da porção superior da pequena curvatura nos linfonodos gástricos esquerdos e paracárdicos. O grupo suprapilórico de linfonodos drena o segmento antral da pequena curvatura gástrica para os linfonodos suprapancreáticos direitos. O grupo pancreaticolienal de linfonodos drena a linfa da porção alta da grande curvatura para os linfonodos gastroepiploicos esquerdos e esplênicos. O grupo de linfonodos gástricos inferiores e subpilóricos drena a linfa ao longo do pedículo vascular gastroepiploico direito. Todas as quatro zonas de linfonodos drenam nos linfonodos celíacos e eventualmente no ducto torácico. Embora esses linfonodos drenem diferentes áreas do estômago, os cânceres gástricos podem metastatizar para qualquer dos quatro grupos de linfonodos, independentemente da

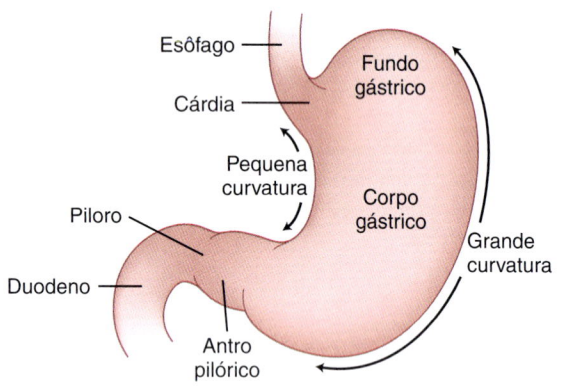

**Figura 49.1** Divisões do estômago. (De Yeo C, Dempsey DT, Klein AS, et al., eds. *Shackelford's Surgery of the Alimentary Tract*. 6th ed. Philadelphia: Saunders; 2007.)

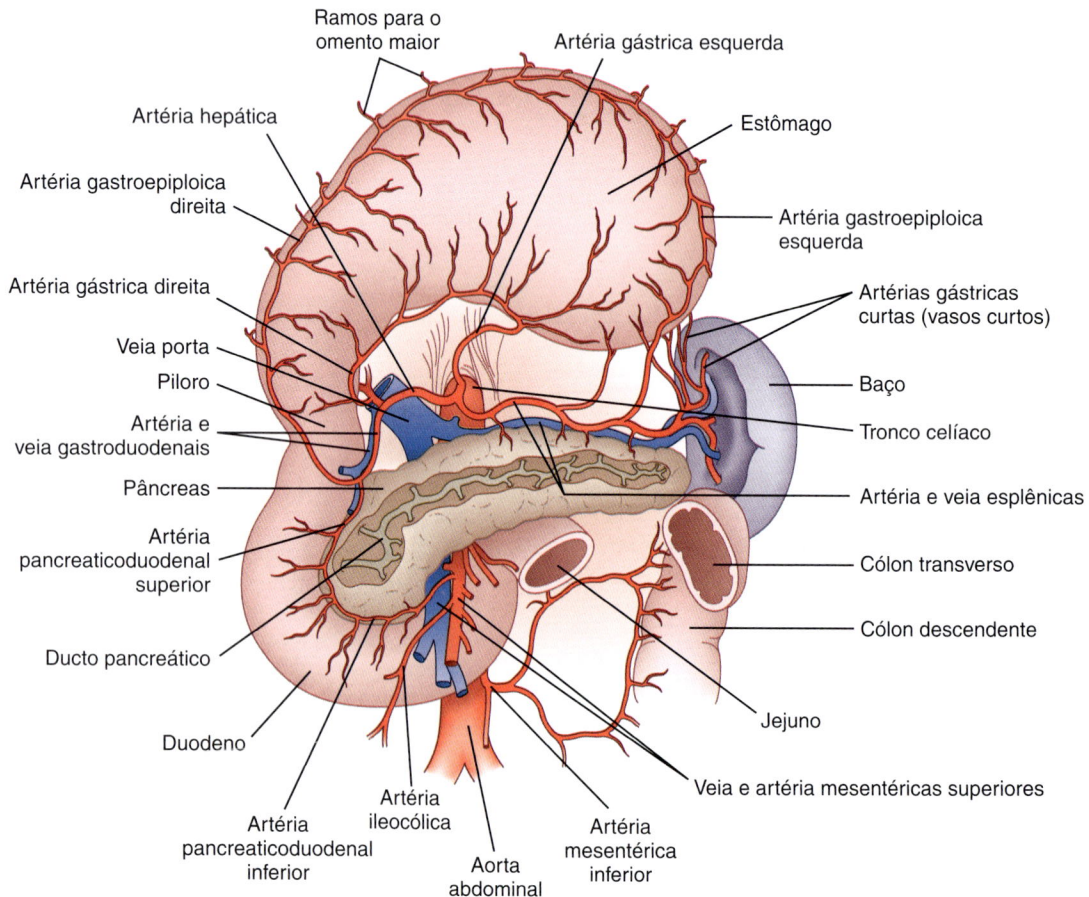

**Figura 49.2** Suprimento sanguíneo para o estômago e o duodeno mostrando as relações anatômicas com o baço e pâncreas. O estômago está refletido cefalicamente. (De Yeo C, Dempsey DT, Klein AS, et a.l, eds. *Shackelford's Surgery of the Alimentary Tract*. 6th ed. Philadelphia: Saunders; 2007.)

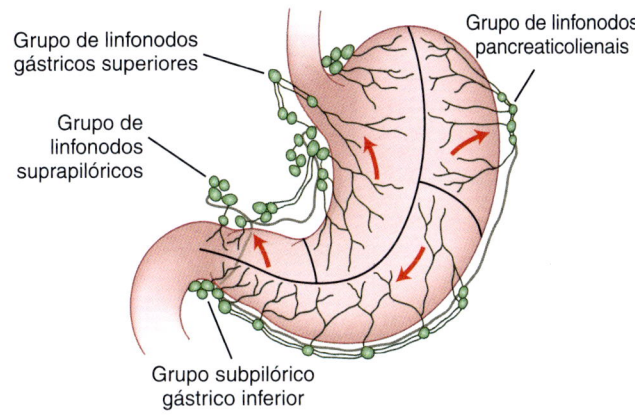

**Figura 49.3** Drenagem linfática do estômago.

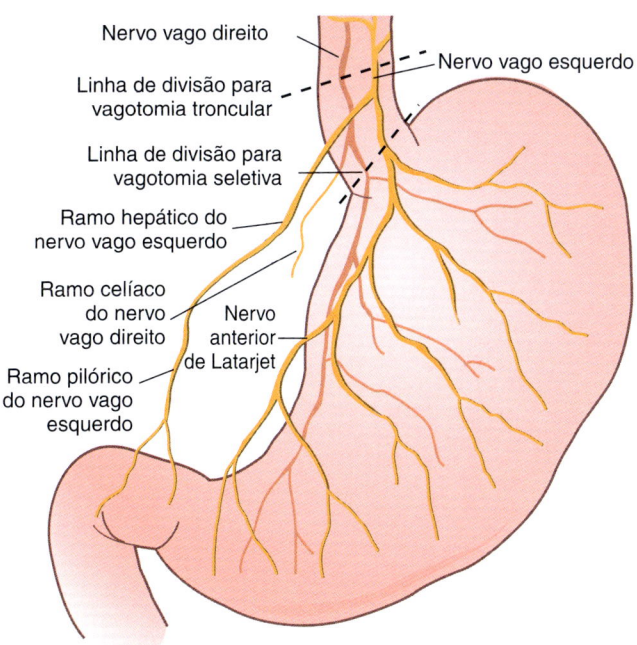

**Figura 49.4** Inervação vagal do estômago. A linha de divisão para a vagotomia troncular é mostrada; ela está acima dos ramos hepático e celíaco dos nervos vagos esquerdo e direito, respectivamente. A linha de divisão para a vagotomia seletiva é mostrada; ela se encontra abaixo dos ramos hepático e celíaco. (De Mercer D, Liu T. Open truncal vagotomy. *Oper Tech Gen Surg.* 2003;5:8-85.)

localização do tumor. Além disso, o extenso plexo linfático submucoso explica o fato de que, frequentemente, há evidências microscópicas de células malignas a vários centímetros da doença macroscópica.

### Inervação

Conforme mostrado na Figura 49.4, a inervação extrínseca do estômago é parassimpática (via nervo vago) e simpática (via plexo celíaco). O nervo vago origina-se no núcleo vagal situado no assoalho do quarto ventrículo e atravessa o pescoço na bainha carotídea, para entrar no mediastino, onde se divide em vários ramos ao redor do esôfago. Esses ramos coalescem acima do hiato esofágico para formar os nervos vagos esquerdo e direito. Não raro são encontrados mais de dois troncos vagais no esôfago distal. Na JEG, o nervo vago esquerdo é anterior e o nervo vago direito é posterior.

O nervo vago esquerdo emite o ramo hepático para o fígado e continua ao longo da pequena curvatura como o nervo anterior de Latarjet. O chamado nervo "criminoso" de Grassi é o primeiro ramo do nervo vago direito posterior, e é reconhecido como a causa potencial de úlceras recorrentes quando não é seccionado. O nervo vago direito também emite um ramo para o plexo celíaco e continua posteriormente ao longo da pequena curvatura. Uma vagotomia troncular é realizada acima dos ramos celíacos e hepáticos dos nervos vagos, enquanto uma vagotomia seletiva é realizada abaixo desses ramos. Uma vagotomia superseletiva é realizada seccionando-se os ramos do nervo vago para o estômago até a "pata de ganso" preservando, ao mesmo tempo, a inervação das partes antral e pilórica do estômago. A maior parte (90%) das fibras vagais é aferente, conduzindo os estímulos para o cérebro. As fibras vagais eferentes originam-se nos núcleos dorsais do bulbo e fazem sinapses com os neurônios nos plexos mioentérico e submucoso. Esses neurônios influenciam a função motora e a secreção gástrica. Em contraste, o suprimento nervoso simpático provém das vértebras T5 a T10, seguindo no nervo esplâncnico até o gânglio celíaco. As fibras pós-ganglionares seguem com o sistema arterial para inervar o estômago.

O sistema nervoso entérico ou intrínseco do estômago consiste em neurônios dos plexos neuronais autônomos de Auerbach e de Meissner. Nessas localizações, estão presentes os neurônios colinérgicos, serotoninérgicos e peptidérgicos. A função exata desses neurônios ainda é pouco compreendida. No entanto, numerosos neuropeptídios foram localizados nesses neurônios, incluindo acetilcolina, serotonina, substância P, peptídio relacionado com o gene da calcitonina, bombesina, colecistocinina (CCK) e somatostatina.

### Morfologia gástrica

O estômago é revestido pelo peritônio, que forma sua serosa. Abaixo encontra-se a muscular própria mais espessa, ou muscular externa, que é composta por três camadas de músculos lisos. A camada média de músculo liso é circular, e é a única camada muscular completa da parede do estômago. No piloro, essa camada muscular circular média torna-se progressivamente mais espessa e funciona como um verdadeiro esfíncter anatômico. A camada muscular externa é longitudinal e predomina nos dois terços distais do estômago. Dentro das camadas da muscular externa encontra-se um rico plexo nervoso autônomo e ganglionar, denominado plexo mioentérico de Auerbach. A submucosa situa-se entre a muscular externa e a mucosa, e é uma camada de tecido conjuntivo rica em colágeno, que é a parte mais resistente da parede gástrica. Além disso, ela contém a rica rede anastomótica de vasos sanguíneos, linfáticos e o plexo de Meissner de nervos autônomos. A mucosa consiste em epitélio superficial, lâmina própria e muscular da mucosa. Esta última encontra-se no lado luminal da submucosa e, provavelmente, é responsável pelas rugas que aumentam muito a área da superfície epitelial do estômago. Ela também marca os limites microscópicos para o carcinoma gástrico invasivo e não invasivo. A lâmina própria representa uma pequena camada de tecido conjuntivo e contém capilares, vasos, linfáticos e nervos necessários para manter a superfície epitelial.

### Anatomia microscópica gástrica

A mucosa gástrica consiste em epitélio colunar simples interrompido por criptas gástricas contendo uma ou mais glândulas gástricas. As populações de células (e funções) que formam esse epitélio glandular variam com base em sua localização no estômago (Tabela 49.1). O epitélio glandular é dividido em células que

**Tabela 49.1** Tipos, localização e função das células gástricas.

| Tipo de célula | Localização | Função |
| --- | --- | --- |
| Parietal | Corpo | Secreção ácida e fator intrínseco |
| Mucosas | Corpo, antro | Muco |
| Principal | Corpo | Pepsina |
| Superfície epitelial | Difusa | Muco, bicarbonato, prostaglandinas |
| Semelhantes às enterocromafins | Corpo | Histamina |
| G | Antro | Gastrina |
| D | Corpo, antro | Somatostatina |
| Interneurônios da mucosa gástricos | Corpo, antro | Peptídio liberador de gastrina |
| Neurônios entéricos | Difusa | Peptídio relacionado com o gene de calcitonina, outros |
| Endócrinos | Corpo | Grelina |

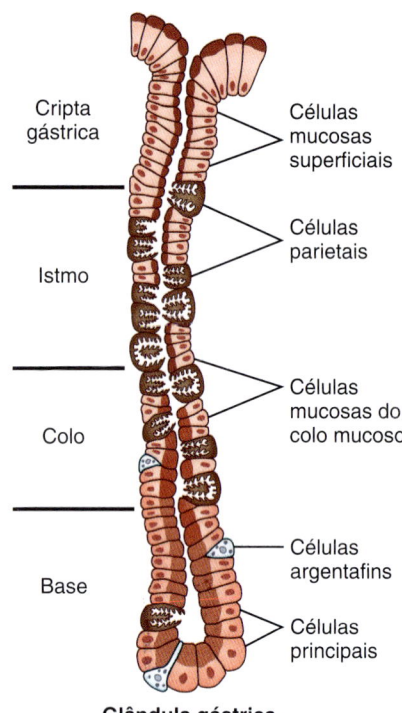

**Glândula gástrica**

**Figura 49.5** Células situadas em uma glândula gástrica. (De Yeo C, Dempsey DT, Klein AS, et al., eds. *Shackelford's Surgery of the Alimentary Tract*. 6th ed. Philadelphia: WB Saunders; 2007.)

secretam produtos para digestão no lúmen gástrico (células parietais, células principais e células mucossecretoras) e células que controlam a função (células G secretoras de gastrina, células D secretoras de somatostatina). Na cárdia, a mucosa é organizada em glândulas ramificadas e as criptas são curtas. No fundo e no corpo gástrico, as glândulas são mais tubulares e as criptas são mais longas. No antro, as glândulas são mais ramificadas. As terminações luminais das glândulas gástricas e as criptas são revestidas por células epiteliais da superfície mucossecretoras, que se estendem ao longo do colo das glândulas por distâncias variáveis. Na cárdia, as glândulas são predominantemente mucossecretoras. No corpo gástrico, as glândulas são revestidas do colo até a base principalmente por células parietais e principais (Figura 49.5). Existem poucas células parietais no fundo e no antro proximal, mas nenhuma na cárdia ou no antro pré-pilórico. As células endócrinas G estão presentes em maior quantidade nas glândulas antrais.

## FISIOLOGIA

A principal função do estômago é preparar o alimento ingerido para a digestão e a absorção à medida que esse é impulsionado para o intestino delgado. O relaxamento receptivo do estômago proximal com a ingestão de alimento permite que o estômago funcione como um órgão de armazenamento. Esse relaxamento possibilita a passagem de líquidos com facilidade pelo estômago ao longo da pequena curvatura, enquanto os alimentos sólidos se acomodam ao longo da grande curvatura no fundo gástrico. Em contraste com os líquidos, o esvaziamento de alimentos sólidos é facilitado pelo antro, que impulsiona os componentes dos alimentos sólidos para dentro e através do piloro. O antro e o piloro funcionam de maneira coordenada, retornando material para o estômago proximal até alcançar tamanho apropriado para sua liberação para o duodeno.

Além de armazenar alimentos, o estômago inicia a digestão de uma refeição. Os amidos sofrem degradação enzimática pela atividade da amilase salivar. A pepsina inicia a digestão proteica, embora essa hidrólise não seja completada no estômago. O intestino delgado é primariamente responsável pela digestão das refeições e pela absorção de nutrientes.

## Regulação da função gástrica

A função gástrica está sob o controle neural (simpático e parassimpático) e hormonal (peptídios ou aminas que interagem com as células-alvo no estômago). O conhecimento dos papéis da regulação endócrina e neural da digestão é fundamental para o entendimento da fisiologia gástrica e os resultantes efeitos fisiológicos dos procedimentos cirúrgicos gástricos sobre a digestão. Inicialmente, nos concentramos aqui na regulação peptídica da função gástrica e, em seguida, descrevemos as interações desses peptídios com as estimulações neurais em relação à secreção ácida e à função gástrica.

### Peptídios gástricos

#### Gastrina

A gastrina é produzida pelas células G localizadas no antro gástrico e é o regulador endócrino primário da fase secretora de uma refeição proteica (Tabela 49.1). É sintetizada como um pré ou pró-peptídio e passa pelo processamento pós-translacional por clivagem enzimática no retículo endoplasmático rugoso para produzir peptídios de gastrina biologicamente reativos. Existem várias formas moleculares de gastrina. As duas principais são G-34 (gastrina grande) e G-17 (gastrina pequena). Noventa por cento da gastrina antral é liberada como peptídio de 17 aminoácidos, embora a G-34 predomine na circulação, pois sua meia-vida metabólica é mais longa. A sequência do pentapeptídio contida na porção terminal da carboxila da gastrina é o componente biologicamente ativo e é idêntica à encontrada em outro peptídio intestinal, CCK. A CCK e a gastrina diferem pelos sítios de sulfatação de tirosina. A gastrina inicia suas ações biológicas pela ativação dos receptores de membrana da superfície celular. Esses receptores são membros da família clássica de receptores acoplados à proteína

G e são classificados como receptores CCK tipo A ou B. O receptor de gastrina ou CCK-B tem elevada afinidade por gastrina e CCK, enquanto os receptores CCK tipo A têm afinidade pelos análogos de CCK sulfatados e baixa afinidade pela gastrina.

A liberação de gastrina é estimulada principalmente por distensão gástrica, peptídio liberador de gastrina (bombesina) e produtos da digestão de proteínas. O ácido luminal inibe a liberação de gastrina, especificamente quando o pH está abaixo de 3,0, por meio da liberação de somatostatina. Na localização antral, a liberação de somatostatina e gastrina está funcionalmente ligada, e existe uma relação inversa recíproca entre esses dois peptídios.

A gastrina é o principal regulador hormonal da fase gástrica da secreção ácida. A gastrina faz isso principalmente estimulando células tipo enterocromafins (CTEs) para sintetizar e liberar histamina. Porém, a gastrina também exerce ações diretas nas células parietais para estimular a liberação de ácido. A gastrina também tem efeitos tróficos consideráveis nas células parietais e nas CTEs. A hipergastrinemia prolongada por qualquer causa leva à hiperplasia da mucosa e ao aumento do número de CTEs e, em algumas circunstâncias, está associada ao desenvolvimento de tumores carcinoides gástricos.

A detecção de hipergastrinemia pode sugerir um estado patológico de hipersecreção ácida, mas geralmente é o resultado do tratamento com fármacos para diminuir a secreção ácida, como os inibidores da bomba de prótons (IBPs). Na Tabela 49.2 são apresentadas as causas comuns de hipergastrinemia crônica. A hipergastrinemia resultante da administração de fármacos redutores de ácido é uma resposta apropriada causada pela perda da inibição do *feedback* de liberação de gastrina pelo ácido luminal. A ausência de ácido causa redução da liberação da somatostatina, o que provoca aumento da liberação de gastrina das células G antrais. Hipergastrinemia também pode ocorrer no quadro de anemia perniciosa, uremia ou após procedimentos cirúrgicos, como vagotomia. Em contraste, os níveis de gastrina aumentam de maneira inapropriada em pacientes com gastrinomas (síndrome de Zollinger-Ellison [SZE]). Esses tumores secretores de gastrina não estão localizados no antro e secretam gastrina de maneira autônoma.

### Somatostatina

A somatostatina é produzida pelas células delta (D) e existe endogenamente como peptídio com 14 ou 28 aminoácidos. A forma molecular predominante no estômago é a somatostatina 14. É produzida pelas células neuroendócrinas difusas localizadas tanto no fundo quanto no antro gástrico. O principal estímulo para a liberação da somatostatina é a acidificação antral, bem como o peptídio liberador de gastrina, enquanto a acetilcolina das fibras vagais inibe sua liberação. A somatostatina inibe diretamente a secreção ácida da célula parietal, mas também diminui indiretamente a secreção ácida por meio da inibição da liberação de gastrina das células G e diminuição da liberação da histamina pelas CTEs.

Os receptores de somatostatina também são os receptores acoplados à proteína G. A ligação da somatostatina com seus receptores é acoplada a uma ou mais proteínas inibidoras da ligação ao nucleotídio guanina. Os receptores da somatostatina das células parietais parecem ser uma única subunidade de glicoproteínas com peso molecular de 99 kDa, com igual afinidade para somatostatina 14 e somatostatina 28. A somatostatina pode inibir a secreção da célula parietal por mecanismos dependentes ou independentes da proteína G. No entanto, acredita-se que a capacidade da somatostatina de exercer suas ações inibidoras sobre a função celular seja mediada principalmente pela inibição da adenilato ciclase, com uma redução resultante nos níveis de adenosina monofosfato cíclico (cAMP).

### Histamina

A histamina ($H_2$) exerce papel proeminente na estimulação da célula parietal. A administração de antagonistas dos receptores $H_2$ elimina quase completamente a secreção de ácido gástrico em resposta à gastrina e acetilcolina, sugerindo que a histamina possa ser um intermediário necessário dessas vias. A histamina é armazenada nos grânulos ácidos de CTEs e em mastócitos residentes. As CTEs estão localizadas na mucosa oxíntica em proximidade direta com a célula parietal. A liberação de histamina é estimulada por gastrina, peptídio intestinal vasoativo, grelina, acetilcolina e epinefrina por meio de interações com o ligante do receptor das CTEs. Em contraste, a somatostatina inibe a liberação de histamina estimulada pela gastrina por meio de interações com os receptores da somatostatina, localizados na CTE, com outros inibidores, incluindo o peptídio YY e as prostaglandinas. A célula CTE exerce papel essencial na ativação da célula parietal, possuindo tanto vias de *feedback* estimuladoras quanto inibidoras que modulam a liberação de histamina.

### Grelina

A grelina é um peptídio de 28 aminoácidos produzido predominantemente pelas células endócrinas das glândulas oxínticas do estômago. A grelina parece estar sob controle endócrino e metabólico, tem ritmo diurno e provavelmente desempenha importante papel nas respostas neuroendócrina e metabólica às alterações do estado nutricional. Foi também demonstrado que a grelina estimula o hormônio do crescimento. Os níveis de grelina são elevados durante o jejum, aumentam um pouco antes das refeições e diminuem após as refeições. Níveis reduzidos de grelina foram associados à gastrite. Dentro do estômago, a grelina aumenta o esvaziamento gástrico e a motilidade, bem como a secreção de ácido gástrico.

Em voluntários humanos, a administração de grelina aumentou o apetite e a ingesta de alimentos. Em pacientes submetidos à cirurgia de *bypass* gástrico ou à gastrectomia *sleeve*, os níveis de grelina são mais baixos. Embora o mecanismo responsável pela supressão dos níveis de grelina após cirurgia bariátrica seja desconhecido, sugere-se que a grelina possa ser responsiva ao fluxo normal de nutrientes através do estômago. Outros estudos sugeriram que a grelina leva a uma mudança para glicólise em detrimento da oxidação de ácidos graxos, o que favoreceria a deposição de gordura. A grelina parece ser regulada positivamente em momentos de balanço energético negativo e negativamente em tempos de balanço energético positivo. Ela pode vir a ter um papel no tratamento e na prevenção da obesidade.

| Tabela 49.2 Causas de hipergastrinemia. | |
|---|---|
| **Causas ulcerogênicas** | **Causas não ulcerogênicas** |
| Hiperplasia ou hiperfunção das células G antrais | Agentes antissecretores (IBPs) |
| Antro retido excluso ou síndrome do antro retido | Gastrite atrófica |
| Síndrome de Zollinger-Ellison | Anemia perniciosa |
| Obstrução do esvaziamento gástrico | Procedimento ácido-redutor (vagotomia) |
| Síndrome do intestino curto | Câncer gástrico |
| | Insuficiência renal crônica |

*IBPs*, inibidores da bomba de prótons.

## Secreção de ácido gástrico

A bomba secretora de ácido hidrogênio-potássio-adenosina trifosfato (ATPase) está localizada na célula parietal. A secreção de ácido gástrico pela célula parietal é regulada principalmente por três estímulos – acetilcolina, gastrina e histamina. A acetilcolina é o principal neurotransmissor modulador da secreção ácida, e é liberada pelo nervo vago e pelas células dos gânglios parassimpáticos; ela exerce efeitos principalmente nos receptores M3. As fibras vagais têm efeito direto nas células parietais, mas também modulam a liberação de peptídios pelas células G e CTE, além de inibirem a secreção da somatostatina. A gastrina tem efeitos hormonais diretos na célula parietal e também estimula a liberação de histamina. A histamina tem efeitos do tipo parácrino sobre a célula parietal, como mostrado na Figura 49.6, e desempenha um papel central na regulação da secreção ácida pela célula parietal após sua liberação das CTEs. Conforme descrito, a somatostatina exerce ações inibidoras sobre a secreção de ácido gástrico. A liberação de somatostatina das células D do antro é estimulada na presença de um pH intraluminal baixo, assim como de peptídio intestinal vasoativo e gastrina. Após sua liberação, a somatostatina inibe a liberação da gastrina por meio de efeitos parácrinos e também modifica a liberação de histamina das CTEs. Consequentemente, o estado preciso da secreção ácida pela célula parietal depende da influência geral dos estímulos positivos e negativos.

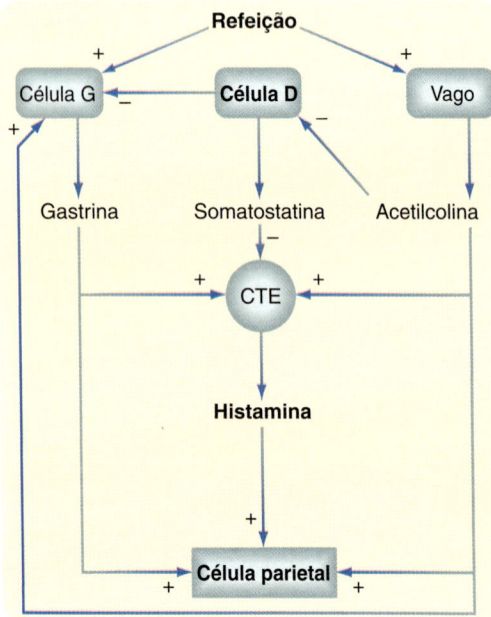

**Figura 49.6** Papel central da célula tipo enterocromafim (CTE) na regulação da secreção ácida pela célula parietal. Como é mostrado, a ingestão de uma refeição estimula as fibras vagais a liberarem acetilcolina (fase cefálica). A ligação da acetilcolina aos receptores $M_3$ localizados na CTE, na célula parietal e na célula G resulta em liberação de histamina, ácido clorídrico e gastrina. A ligação de acetilcolina aos receptores $M_3$ nas células D resulta na inibição da liberação de somatostatina. Após uma refeição, as células G também são estimuladas a liberar gastrina, que interage com os receptores localizados nas CTEs e nas células parietais para causar a liberação de histaminas e ácido clorídrico (fase gástrica). A liberação de somatostatina das células D diminui a liberação de histamina e de gastrina das CTEs e das células G. Além disso, a somatostatina inibe a secreção ácida da célula parietal (não mostrado). O principal estímulo para a ativação das células D é a acidificação do lúmen antral (não mostrado). (De Yeo C, Dempsey DT, Klein AS, et al., eds. *Shackelford's Surgery of the Alimentary Tract*. 6th ed. Philadelphia: Saunders; 2007.)

Na ausência de alimento, há sempre um nível basal de secreção ácida que é aproximadamente 10% da produção máxima de ácido (1 a 5 mmol/h). Isso é reduzido após a vagotomia ou bloqueio do receptor $H_2$. Portanto, parece provável que a secreção basal de ácido seja causada pela combinação de informações colinérgicas e histaminérgicas.

### Secreção estimulada de ácido

A ingestão de alimentos é o estímulo fisiológico para a secreção ácida. As três fases da resposta de secreção ácida a uma refeição foram descritas – cefálica, gástrica e intestinal. Essas três fases estão inter-relacionadas e ocorrem concomitantemente.

*Fase cefálica.* A fase cefálica origina-se da visão, do olfato, de pensamento ou sabor do alimento, o que estimula os centros neurais do hipotálamo. Embora os mecanismos exatos pelos quais os sentidos estimulam a secreção ácida ainda não estejam totalmente elucidados, formulou-se a hipótese de que vários locais são estimulados no cérebro. Esses centros superiores transmitem sinais ao estômago via nervos vagos, os quais liberam acetilcolina que ativa os receptores muscarínicos localizados nas células-alvo. A acetilcolina aumenta diretamente a secreção ácida pelas células parietais e, além de estimular as CTEs e as células G, inibe as células D.

Embora a intensidade da resposta de secreção ácida na fase cefálica ultrapasse a das outras fases, ela é responsável por apenas 20 a 30% do volume total de ácido gástrico produzido em resposta a uma refeição em razão de sua curta duração.

*Fase gástrica.* A fase gástrica da secreção ácida tem início quando o alimento entra no lúmen gástrico. Os produtos proteicos do alimento ingerido interagem com as vilosidades das células G antrais para estimular a liberação da gastrina. O alimento também estimula a secreção ácida ao causar a distensão mecânica do estômago. A distensão gástrica ativa os receptores de estiramento no estômago para desencadear o arco reflexo vagovagal assim como a liberação de acetilcolina do sistema nervoso entérico local. O reflexo vagovagal é abolido pela vagotomia gástrica proximal e, ao menos em parte, é independente das alterações nos níveis séricos de gastrina. A distensão do antro também causa a liberação de gastrina. A fase gástrica completa é responsável pela maior parte (60 a 70%) da produção de ácido estimulada pela refeição.

*Fase intestinal.* A fase intestinal da secreção gástrica é iniciada pela entrada de quimo no duodeno, o qual inicialmente estimula a liberação de gastrina e suprime a motilidade gástrica. Ocorre após o esvaziamento gástrico e dura enquanto os componentes alimentares parcialmente digeridos permanecem no intestino delgado proximal. Ela é responsável por apenas 5 a 10% da resposta da secreção ácida a uma refeição e não parece ser mediada pelos níveis séricos de gastrina. O quimo também estimula a liberação de CCK e secretina no duodeno.

### Ativação e secreção pela célula parietal

Os dois segundos mensageiros principalmente envolvidos na estimulação da secreção ácida pelas células parietais são o cAMP intracelular e o cálcio. Esses dois mensageiros ativam proteínas quinases e cascatas de fosforilação. Os eventos intracelulares que se seguem à conexão dos ligantes aos receptores na célula parietal são mostrados na Figura 49.7. A histamina causa aumento no cAMP intracelular, iniciando uma cascata de eventos de fosforilação que culminam na ativação da bomba de prótons ($H^+$, $K^+$-ATPase). Em contraste, a acetilcolina e a gastrina estimulam a fosfolipase C, que converte os fosfolipídios ligados à membrana em inositol trifosfato para mobilizar o cálcio das reservas intracelulares. O aumento do cálcio intracelular ativa outras proteínas quinases que finalmente ativam H+, K+-ATPase de maneira semelhante para iniciar a secreção de ácido clorídrico.

A H+/K+-ATPase é a via final comum para a secreção de ácido gástrico pela célula parietal. É composta de duas subunidades, uma subunidade α catalítica (100 kDa) e uma subunidade glicoproteína β (60 kDa). Durante o estado de repouso, as células parietais gástricas armazenam H+, K+-ATPase intracelularmente. A realocação celular das subunidades da bomba de prótons por meio de rearranjos citoesqueléticos deve ocorrer para que a secreção de ácido aumente em resposta aos fatores estimuladores. A montagem subsequente do heterodímero das subunidades da H+/K+-ATPase e a inserção nas microvilosidades dos canalículos secretores causam um aumento na secreção de ácido gástrico.

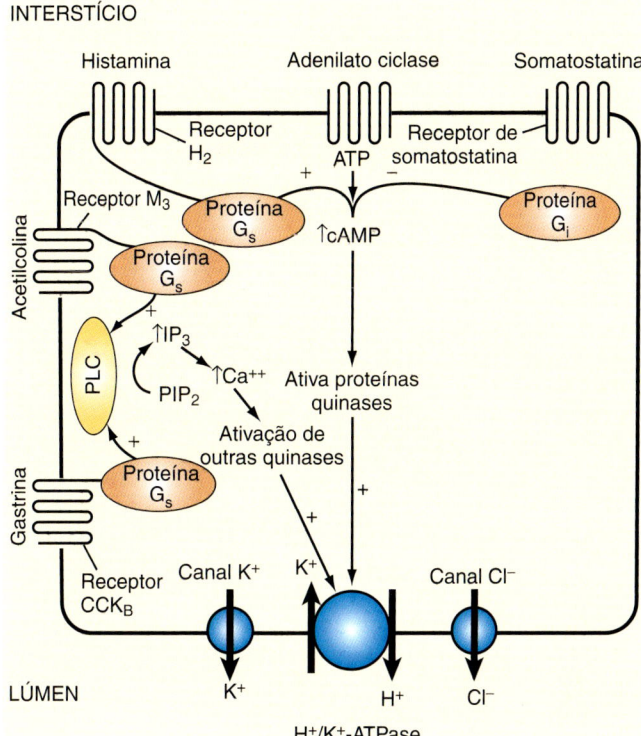

**Figura 49.7** Eventos de sinalização intracelular na célula parietal. Como é mostrado, a histamina se liga aos receptores H₂, estimulando a adenilato ciclase por um mecanismo ligado à proteína G. A ativação da adenilato ciclase causa aumento nos níveis de cAMP intracelular que ativa as proteínas quinases. As proteínas quinases ativadas estimulam uma cascata de fosforilação com um resultante aumento nos níveis de fosfoproteínas que ativam a bomba de prótons. A ativação da bomba de prótons leva à extrusão do hidrogênio citosólico na troca pelo potássio extracitoplasmático. Além disso, o cloreto é secretado por meio de um canal de cloreto localizado no lado luminal da membrana. A gastrina se liga aos receptores da CCK tipo B, e a acetilcolina se liga aos receptores M₃. Após a interação da gastrina e acetilcolina com seus receptores, a fosfolipase C é estimulada por um mecanismo ligado à proteína G para converter os fosfolipídios ligados à membrana em inositol trifosfato (IP₃). O IP₃ estimula a liberação de cálcio das reservas de cálcio intracelular, levando ao aumento do cálcio intracelular que ativa as proteínas quinases, as quais ativam a H+/K+-ATPase. *ATP*, adenosina trifosfato; *ATPase*, adenosina trifosfatase; *CCK*, colecistocinina; *G_i*, proteína inibitória do nucleotídio guanina; *G_s*, proteína estimuladora do nucleotídio guanina; *PIP₂*, fosfatidilinositol 4,5-difosfato; *PLC*, fosfolipase C. (De Yeo C, Dempsey DT, Klein AS, et al., eds. *Shackelford's Surgery of the Alimentary Tract*. 6th ed. Philadelphia: Saunders; 2007.)

É necessário que haja uma via de efluxo de cloreto de potássio para suprir potássio para o lado extracitoplasmático da bomba. Hidrogênio citosólico é secretado por H+/K+-ATPase em troca de potássio extracitoplasmático (Figura 49.7), que é uma troca eletroneutra e não contribui para a diferença de potencial transmembrana através da célula parietal. A secreção de cloreto é realizada por um canal de cloreto que o movimenta do citoplasma da célula parietal para o lúmen gástrico. A troca do hidrogênio por potássio requer energia sob a forma de adenosina trifosfato, uma vez que o hidrogênio está sendo secretado contra um gradiente de mais de um milhão de vezes. Em razão dessa grande necessidade energética, a célula parietal tem um compartimento mitocondrial que representa um terço de seu volume celular. Em resposta a um secretagogo, a célula parietal sofre modificação conformacional e a área de superfície canalicular aumenta várias vezes (Figura 49.8). Em contraste com a secreção ácida estimulada, a interrupção da secreção ácida requer endocitose de H+, K+-ATPase, com regeneração de tubulovesículas citoplasmáticas contendo as subunidades, e isso ocorre por meio de um sinal à base de tirosina. A sequência contendo a tirosina está localizada na cauda citoplasmática da subunidade β e é altamente homóloga ao motivo responsável pela internalização do receptor transferrina.

Mais de 1 bilhão de células parietais são encontradas no estômago humano normal e são responsáveis pela secreção de aproximadamente 20 mmol/h de ácido clorídrico em resposta a uma refeição proteica. Há uma relação linear entre a produção máxima de ácido e o número de células parietais. Entretanto, as taxas de secreção de ácido gástrico podem estar alteradas em pacientes com doença gastrintestinal (GI) alta. Por exemplo, o ácido gástrico geralmente está aumentado em pacientes com úlcera duodenal ou gastrinoma, ao passo que está diminuído em pacientes com anemia perniciosa ou atrofia gástrica. Os pacientes com úlceras gástricas proximais apresentam taxas secretoras mais baixas, enquanto as úlceras distais, antrais ou pré-pilóricas estão associadas a taxas de secreção ácida semelhantes àquelas observadas em pacientes com úlceras duodenais.

O ácido gástrico tem papel fundamental na digestão de uma refeição. É necessário para converter o pepsinogênio em pepsina, desencadear a liberação de secretina pelo duodeno e limitar a colonização do trato GI superior por bactérias.

### Regulação farmacológica

Em virtude do papel do ácido gástrico em muitas doenças e da diversidade de mecanismos que estimulam a secreção ácida, tem havido muito interesse no desenvolvimento de vários fármacos

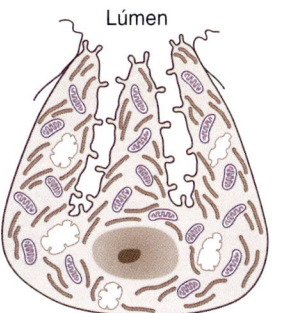
Célula parietal não secretora

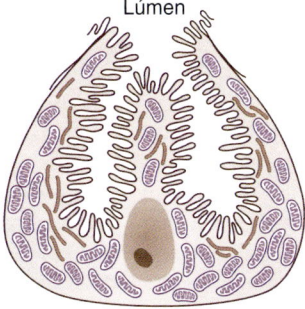
Célula parietal secretora de ácido

**Figura 49.8** Representação esquemática de células parietais em repouso e estimuladas. Observe a transformação morfológica entre a célula parietal não secretora e a célula parietal estimulada com aumento na área da superfície de membrana canalicular secretora.

alvo-específicos com o objetivo de diminuir a produção de ácido pela célula parietal. Os antagonistas alvo-específicos mais conhecidos são o grupo coletivamente chamado *antagonistas do receptor $H_2$*, que inibem o receptor $H_2$ na célula parietal. O mais potente dos antagonistas do receptor $H_2$ é a famotidina, seguida por ranitidina, nizatidina e cimetidina.

Os IBPs bloqueiam a secreção ácida de maneira mais completa do que os antagonistas do receptor $H_2$ em virtude de sua inibição irreversível da bomba de prótons $H^+$, $K^+$-ATPase. Após a administração oral, esses agentes são absorvidos na corrente sanguínea como profármacos e se concentram seletivamente nos canalículos secretores da célula parietal. Em um pH baixo, eles se tornam ionizados e ativados com formação de um grupo de enxofre ativo. Os resíduos de cisteína na subunidade α da $H^+$, $K^+$-ATPase formam uma ligação dissulfídica covalente com os IBPs ativados, que inibem irreversivelmente a bomba de prótons. Pela natureza covalente dessa ligação, esses IBPs promovem inibição mais prolongada da secreção de ácido gástrico do que os bloqueadores de $H_2$. Para que ocorra a recuperação da secreção ácida, novas bombas de prótons devem ser sintetizadas.

Os antiácidos e o sucralfato são dois outros medicamentos com efeitos sobre o ácido gástrico; mas ambos são menos potentes. Os antiácidos geralmente contêm hidróxido de alumínio, carbonato de cálcio ou trissilicato de magnésio e podem ser usados para neutralizar o ácido gástrico e reduzir a liberação de ácido para o duodeno, embora o exato mecanismo não seja claro. O sucralfato consiste em um complexo de octossulfato de sacarose com hidróxido de alumínio e mostrou que se liga ao tecido gástrico lesionado e estimula a angiogênese e a formação de tecido de granulação. Em vista de sua potência mais baixa, as indicações para o uso de antiácidos e sucralfato são limitadas ao tratamento de doença do refluxo gastresofágico (GE) leve.

### Outros produtos de secreção gástrica

*Suco gástrico.* O suco gástrico é o resultado combinado de secreção das células parietais, células principais e células mucosas, além da saliva deglutida e do refluxo duodenal. A composição eletrolítica varia com a taxa de secreção gástrica. As células parietais secretam uma solução eletrolítica que é isotônica com plasma e contém 160 mmol/$\ell$. O pH dessa solução é 0,8. O pH intraluminal mais baixo geralmente mensurado no estômago é 2 em virtude da diluição da secreção da célula parietal por outras secreções gástricas, que também contêm sódio, potássio e bicarbonato.

*Fator intrínseco.* O fator intrínseco é uma glicoproteína de 50 kDa produzida pelas células parietais, essencial para a absorção da vitamina $B_{12}$ no íleo terminal. É secretado em quantidades que excedem em muito a quantidade necessária para a absorção da vitamina $B_{12}$. Em geral, a secreção de fator intrínseco é paralela à secreção do ácido gástrico, embora sua resposta secretora não esteja ligada à secreção ácida. Por exemplo, os IBPs não bloqueiam a secreção do fator intrínseco nem alteram a absorção de vitamina $B_{12}$. Deficiência de fator intrínseco pode se desenvolver em pacientes com anemia perniciosa ou naqueles submetidos à gastrectomia total; ambos os grupos de pacientes necessitam de suplementação de vitamina $B_{12}$. O tratamento geralmente consiste em suplementação de vitamina $B_{12}$ por injeção intramuscular de cianocobalamina ou hidroxicobalamina, embora a administração oral possa ser igualmente eficaz.

*Pepsina.* Os pepsinogênios são proenzimas proteolíticas secretadas pelas glândulas da mucosa gastroduodenal. São produzidos dois tipos de pepsinogênios. Os pepsinogênios do grupo 1 são secretados pelas células principais e pelas células mucosas do colo localizadas nas glândulas da porção de secreção ácida do estômago. Os pepsinogênios do grupo 2 são produzidos pelas células epiteliais da superfície ao longo da porção de secreção ácida do estômago, antro e duodeno proximal. Na presença de ácido, ambas as formas de pepsinogênio são convertidas em pepsina pela remoção de um curto peptídio aminoterminal. A pepsina é uma endopeptidase que hidrolisa preferencialmente as ligações peptídicas nas quais um dos aminoácidos é aromático e é responsável por aproximadamente 20% da digestão de proteína no trato GI. As pepsinas têm uma função ideal em um pH de 1,5 a 2,0 e se tornam inativas em um pH mais alto.

*Muco e bicarbonato.* O muco e o bicarbonato se combinam para neutralizar o ácido gástrico na superfície da mucosa gástrica. São secretados pelas células da mucosa de superfície e pelas células mucosas do colo, localizadas nas porções antrais e secretoras de ácido do estômago. A mucina gástrica é uma grande glicoproteína, e o muco é um gel viscoelástico que contém aproximadamente 85% de água e 15% de mucina. Ele proporciona uma barreira mecânica contra a lesão, é relativamente impermeável às pepsinas, além de atuar como um impedimento ao movimento de íons do lúmen gástrico para a membrana da célula apical. O muco está em estado constante de fluxo, pois é secretado continuamente pelas células mucosas ao mesmo tempo que é solubilizado pela pepsina do lúmen gástrico. A produção de muco é estimulada por estimulação vagal, agonistas colinérgicos, prostaglandinas e algumas toxinas bacterianas. Em contraste, os fármacos anticolinérgicos e os anti-inflamatórios não esteroides (AINEs) inibem sua secreção. *Helicobacter pylori* secreta várias proteases e lipases que degradam a mucina e comprometem a função protetora da camada mucosa.

Na porção de secreção ácida do estômago, a secreção de bicarbonato é um processo ativo, enquanto no antro ocorre secreção tanto ativa quanto passiva. Porém, a magnitude da secreção de bicarbonato é consideravelmente menor que a secreção ácida. Embora o pH do lúmen seja 2, o pH observado na superfície da célula epitelial geralmente é 7. O gradiente de pH encontrado na superfície epitelial é o resultado da transformação da camada não oscilante de água no gel de muco e da secreção contínua de bicarbonato pelas células epiteliais superficiais.

## Motilidade gástrica

A motilidade gástrica é regulada em três níveis principais: controle neural extrínseco, controle neural intrínseco e controle miogênico. Os controles neurais extrínsecos são mediados pelas vias parassimpáticas (vago) e simpáticas, enquanto os controles intrínsecos envolvem o sistema nervoso entérico e as células intersticiais de Cajal. Em contraste, o controle miogênico situa-se nas membranas excitatórias das células da musculatura lisa do estômago.

### Motilidade gástrica em jejum

A base elétrica da motilidade gástrica começa com a despolarização das células marca-passo localizadas na porção medial do corpo gástrico ao longo da grande curvatura. Uma vez iniciada pelas células intersticiais de Cajal, as ondas lentas deslocam-se a três ciclos/minuto de maneira circunferencial e anterógrada na direção do piloro. Além dessas ondas lentas, as células da musculatura lisa do estômago são capazes de produzir potenciais de ação que estão associados a maiores alterações no potencial da membrana do que as ondas lentas. Em comparação com as ondas lentas, que não estão associadas às contrações gástricas, os potenciais de ação estão associados às contrações musculares reais. Durante o jejum, o estômago passa por um padrão cíclico de atividade elétrica composto por ondas lentas e picos elétricos, o qual foi denominado complexo mioelétrico migratório. Cada ciclo do complexo mioelétrico migratório dura de 90 a 120 minutos. Os efeitos líquidos do complexo mioelétrico migratório são o *clearance* frequente dos conteúdos gástricos durante os períodos de jejum. Os exatos mecanismos reguladores das atividades do complexo mioelétrico migratório são desconhecidos, mas essas atividades permanecem intactas após a denervação vagal.

### Motilidade gástrica pós-prandial

A ingestão de uma refeição resulta em redução do tônus de repouso do estômago proximal e do fundo gástrico, referida como relaxamento receptivo e acomodação gástrica, respectivamente. Uma vez que esses reflexos são mediados pelo nervo vago, a interrupção da inervação vagal para o estômago proximal, como a decorrente de vagotomia troncular ou de vagotomia gástrica proximal, pode eliminar esses reflexos, resultando em saciedade precoce e esvaziamento rápido dos líquidos ingeridos. Além de sua função de armazenamento, o estômago é responsável pela mistura mecânica das partículas sólidas dos alimentos ingeridos. Essa atividade envolve contrações vigorosas repetitivas das porções média e antral do estômago, causando a propulsão das partículas alimentares contra um piloro fechado, com subsequente retropulsão de sólidos e de líquidos. O resultado final é a mistura completa de sólidos e líquidos, assim como o cisalhamento sequencial das partículas de alimentos sólidos até tamanhos menores que 1 mm antes da passagem através do piloro para o duodeno proximal.

O esvaziamento dos conteúdos gástricos é influenciado por mediadores neurais e hormonais coordenados. Além disso, as propriedades químicas e mecânicas, bem como a temperatura dos conteúdos intraluminais, podem influenciar a taxa de esvaziamento gástrico. Em geral, o esvaziamento dos líquidos é mais rápido que o de sólidos, enquanto o de carboidratos é mais rápido que o das gorduras. Além disso, o esvaziamento de líquidos quentes e frios tende a ocorrer a uma taxa mais lenta do que o dos líquidos à temperatura ambiente. Essas respostas aos estímulos luminais são reguladas pelo sistema nervoso entérico. Também foi demonstrado que os osmorreceptores e os receptores sensíveis ao pH no intestino delgado proximal estão envolvidos na ativação da inibição do *feedback* do esvaziamento gástrico. Os peptídios inibidores propostos como ativos nessa situação são CCK, peptídio intestinal vasoativo, glucagon e polipeptídio inibidor gástrico.

### Motilidade gástrica anormal

Os sintomas de motilidade gástrica anormal são náuseas/vômito, plenitude pós-prandial, saciedade precoce, dor abdominal e distensão abdominal. Nos casos mais graves, os pacientes podem sofrer perda ponderal. Os primeiros passos na avaliação dos pacientes com suspeita de motilidade gástrica anormal, após história e exame físico, devem ser: exclusão mecânica por meio de endoscopia digestiva alta (EDA) e tomografia computadorizada (TC) ou enterografia por ressonância magnética (RM), ou exame contrastado com bário. A causa mais comum de gastroparesia é idiopática, responsável por aproximadamente metade dos pacientes. Outras causas comuns incluem diabetes melito, infecção viral (*i. e.*, citomegalovírus e vírus Epstein-Barr), doença neurológica (*i. e.*, esclerose múltipla, acidente vascular encefálico, doença de Parkinson), doença autoimune e certos medicamentos como antidepressivos tricíclicos, bloqueadores do canal de cálcio e ciclosporina. Além disso, a motilidade gástrica também pode estar comprometida após cirurgia, em decorrência de vagotomia intencional ou acidental. A vagotomia resulta em perda de relaxamento receptivo e acomodação gástrica em resposta à ingestão de uma refeição, com resultante saciedade precoce, distensão abdominal pós-prandial, esvaziamento acelerado de líquidos e retardo no esvaziamento de sólidos. Esvaziamento gástrico retardado também é observado após cirurgia de pâncreas, principalmente a duodenopancreatectomia, relatado em 10 a 40% dos pacientes no pós-operatório.

Acredita-se que as manifestações clínicas de gastropatia diabética, que podem ocorrer em pacientes dependentes ou não de insulina, estejam relacionadas com uma variedade de fatores. O controle neural comprometido, via nervo vago, sistema nervoso mientérico, células intersticiais de Cajal e a musculatura lisa subjacente têm sido implicados. Além disso, demonstrou-se que a própria hiperglicemia causa diminuição da contratilidade do antro gástrico, aumento da contratilidade pilórica, relaxamento do estômago proximal e supressão dos complexos mioelétricos migratórios. A hiperinsulinemia, que em geral está associada ao diabetes não dependente de insulina, pode ter um papel na gastroparesia observada no diabetes não dependente de insulina porque também leva à supressão da atividade do complexo mioelétrico migratório.

### Estudos de esvaziamento gástrico

Existem diversas maneiras de avaliar o esvaziamento gástrico; a mais comum é a cintilografia. O estudo com cintilografia nuclear é realizado usando uma refeição com alimento radiomarcado. As imagens são obtidas imediatamente após a ingestão da refeição em 1, 2 e 4 horas. A mensuração dos conteúdos gástricos residuais em 4 horas proporciona o meio mais sensível para diagnosticar gastroparesia. Em 4 horas, a retenção de 10 a 15% significa gastroparesia leve, de 15 a 35% é moderada e acima de 35% é grave. Mais recentemente, algumas instituições passaram a incluir um estudo de esvaziamento gástrico com líquidos claros para detectar pacientes com esvaziamento normal de alimentos sólidos, mas com retardo no esvaziamento de líquidos. Existem inúmeras outras opções diagnósticas, mas que são utilizadas com menos frequência. Uma série de radiografias do abdome superior após a ingestão de bário pode fornecer informações sobre o esvaziamento gástrico e revelar causas mecânicas que podem contribuir para o retardo, como a obstrução do esvaziamento gástrico. A eletrogastrografia ou estudo de motilidade antroduodenal avalia anormalidades de nervo e músculo; porém, nenhum avalia a real significância funcional. Cápsulas de motilidade sem fio também têm sido pesquisadas como alternativa à cintilografia, que pode mensurar o pH, a temperatura e a pressão durante seu trajeto.

### Tratamento

Independentemente da causa da gastroparesia, o tratamento inicial de primeira linha da gastroparesia leve envolve a modificação da dieta.[1] Os pacientes devem ser encorajados a consumir múltiplas refeições menores, com pouca gordura ou fibras insolúveis. Alimentos ácidos e condimentados também devem ser evitados. Medicamentos que afetam a motilidade gástrica, como opioides, bloqueadores do canal de cálcio, antidepressivos tricíclicos e agonistas dopaminérgicos, devem ser interrompidos, quando possível. O controle glicêmico deve ser otimizado em pacientes diabéticos. A terapia farmacológica é necessária para os sintomas persistentes, apesar das modificações não farmacológicas mencionadas anteriormente. A terapia médica de primeira linha é a metoclopramida (Plasil®), um antagonista do receptor da dopamina 2 que estimula as contrações antrais e diminui o relaxamento pós-prandial do fundo. Fora dos EUA, a domperidona, outro antagonista da dopamina 2, encontra-se disponível para os pacientes que não respondem à metoclopramida ou que apresentam efeitos colaterais. Os antibióticos macrolídios (eritromicina e azitromicina) são agonistas da motilina que atuam estimulando as contrações fúndicas e também têm mostrado benefício; eles podem ser considerados para terapia de segunda linha.

A cirurgia para gastroparesia raramente é necessária, e é indicada apenas para sintomas refratários apesar do tratamento médico otimizado, em parte porque pouca melhora dos sintomas foi observada, historicamente, após cirurgias abertas tradicionais, incluindo gastrojejunostomia e gastrectomia subtotal. Sondas de gastrostomia para ventilação podem ser colocadas cirurgicamente (se não for possível sua colocação endoscópica) para remover o ar e os fluidos do estômago, enquanto sondas de jejunostomia podem ser colocadas se forem necessárias para nutrição. A piloromiotomia e a piloroplastia são opções para o tratamento cirúrgico da gastroparesia que atua por meio de redução da resistência ao fluxo de saída pelo piloro e aumentando qualquer contratilidade gástrica remanescente. O implante cirúrgico de eletroestimuladores gástricos também tem sido utilizado como tratamento da gastroparesia diabética e idiopática refratárias. Nessa técnica, eletrodos são colocados no antro por via laparoscópica e conectados a um estimulador posicionado no subcutâneo que fornece correntes de alta frequência e baixa energia. Uma recente revisão sistemática relatou que a cirurgia pilórica melhorou mais as náuseas e a dor abdominal do que a estimulação elétrica gástrica;[2] entretanto, faltam estudos comparativos substanciais. As terapias endoscópicas, como a miotomia endoscópica peroral gástrica, também estão sendo exploradas. Uma série retrospectiva demonstrou melhora duradoura de até 1 ano; porém, são necessários ensaios clínicos prospectivos.[3] Dilatação pilórica endoscópica e colocação de *stent* também podem ser consideradas em contextos selecionados.

### Função de barreira gástrica

A função de barreira gástrica depende de múltiplos fatores anatômicos e fisiológicos. O fluxo sanguíneo desempenha um papel fundamental na defesa da mucosa gástrica por meio do fornecimento de nutrientes e da liberação de oxigênio para assegurar que os processos intracelulares necessários para a manutenção da resistência da mucosa à lesão sejam constantes. A redução do fluxo sanguíneo para a mucosa gástrica apresenta efeitos mínimos sobre a formação de úlceras até aproximar-se de 50% do normal. Quando o fluxo sanguíneo é reduzido em mais de 75%, o resultado é uma lesão acentuada da mucosa, que é exacerbada na presença de ácido luminal. Após ocorrer danos, as células epiteliais da superfície lesionada são substituídas rapidamente pela migração de células mucosas superficiais localizadas ao longo das membranas basais. Esse processo é denominado restituição ou reconstituição.

A exposição do estômago a agentes nocivos causa uma redução na diferença de potencial através da mucosa gástrica. Na mucosa gástrica normal, a diferença de potencial através da mucosa é –30 a –50 mV e resulta do transporte ativo de cloreto no lúmen e de sódio para o sangue pela atividade da $Na^+$, $K^+$-ATPase. A ruptura das junções de oclusão entre as células mucosas torna o epitélio permeável aos íons (ou seja, $Na^+$ e $Cl^-$) e uma perda resultante da alta resistência elétrica transepitelial, normalmente encontrada na mucosa gástrica. Além disso, agentes como AINEs ou ácido acetilsalicílico apresentam grupos carboxilas que não são ionizados a um pH intragástrico baixo, pois são ácidos fracos. Consequentemente, entram imediatamente nas membranas das células mucosas gástricas, mas não entram nas membranas celulares a um pH neutro, pois são ionizados. Quando entram em um ambiente com pH neutro, como o encontrado no citosol, eles se tornam reionizados, não saem da membrana celular e são tóxicos às células mucosas.

## DOENÇA ULCEROSA PÉPTICA

As úlceras pépticas são erosões na mucosa GI que se estendem através da muscular da mucosa. O sintoma mais comum da doença ulcerosa péptica (DUP) é a dispepsia, embora a maioria dos pacientes com úlcera péptica seja assintomática. A DUP pode ser complicada por sangramento, obstrução da saída gástrica, formação de fístula e perfuração. As duas causas predominantes de DUP são *H. pylori* e AINEs. Também existem diversos outros mecanismos menos comuns, incluindo SZE, exposições a outro medicamento e infecções, radioterapia e cirurgia de *bypass* gástrico.

### Epidemiologia

A incidência e a prevalência de DUP nos países desenvolvidos, incluindo os EUA, vêm diminuindo nas últimas décadas, assim como a progressão para DUP complicada. Essa alteração provavelmente se deve a uma combinação de maior detecção e erradicação da infecção por *H. pylori*, uso mais racional de AINEs e fatores ambientais. A prevalência de DUP durante a vida é estimada em 5 a 10%, com incidência anual de 0,1 a 0,3%; entretanto, é provável que esses números sejam superestimados atualmente nos países desenvolvidos.[4] Além da diminuição da incidência, estudos epidemiológicos têm demonstrado redução da hospitalização e mortalidade relacionadas à DUP nas últimas duas a três décadas.[4] Grande parte desse declínio na incidência de úlcera e na necessidade de hospitalização foi resultado do maior conhecimento da patogênese da úlcera. Especificamente, o papel do *H. pylori* foi claramente definido, e os riscos do uso crônico de AINEs foram mais bem elucidados. A necessidade de cirurgia no tratamento da doença ulcerosa também diminuiu principalmente como resultado do acentuado declínio da terapia cirúrgica eletiva para doença crônica.

### Patogênese

As úlceras pépticas são causadas por diminuição dos fatores defensivos, aumento dos fatores agressivos ou ambos. Dentre os fatores protetores (ou defensivos) estão a secreção mucosa de bicarbonato, a produção de muco, o fluxo sanguíneo adequado, os fatores de crescimento, a renovação celular e as prostaglandinas endógenas. Os fatores lesivos (ou agressivos) incluem a secreção de ácido clorídrico, as pepsinas, a ingestão de etanol, o tabagismo, o refluxo duodenal biliar, a isquemia, os AINEs, a hipoxia e, mais notavelmente, *H. pylori*. Apesar de atualmente estar claro que a maioria das úlceras é causada por infecção por *H. pylori* ou uso de AINE, ainda é importante compreender todos os outros fatores protetores e etiológicos para otimizar o tratamento e a cicatrização da úlcera, bem como prevenir a recidiva da doença.

#### Infecção por *Helicobacter pylori*

Estima-se que metade da população do mundo seja afetada por *H. pylori*. Embora, anteriormente, de 80 a 95% das úlceras duodenais e aproximadamente 75% das úlceras gástricas estivessem associadas à infecção por *H. pylori*, mais recentemente sua prevalência nas úlceras pépticas caiu para 50 a 75% nos países desenvolvidos pela melhora no diagnóstico, no tratamento e na prevenção. Demonstrou-se que a infecção por *H. pylori* precede a formação de úlcera, e quando esse microrganismo é erradicado como parte do tratamento da úlcera, a recidiva desta é extremamente rara. Essas observações mantiveram *H. pylori* como o principal fator etiológico na patogênese da DUP.

A interação entre os fatores bacterianos e do hospedeiro determina o resultado clínico da infecção por *H. pylori*. *Helicobater pylori* é uma bactéria gram-negativa flagelada, de formato espiralado, que reside no epitélio tipo gástrico dentro ou abaixo da camada mucosa. Seu formato e os flagelos ajudam seu movimento através da camada de muco, e o microrganismo produz enzimas que o ajudam a se adaptar a esse ambiente hostil. As enzimas mucolíticas facilitam a passagem através da camada de muco e protegem a bactéria dos efeitos antibióticos da mucina. Mais notavelmente, *H. pylori* é um potente produtor de urease, capaz de dividir a ureia em amônia e bicarbonato, criando um microambiente alcalino em um meio ácido gástrico, o que permite a sobrevivência da bactéria no estômago. As bactérias se fixam nas células epiteliais gástricas por meio de ligação às adesões superficiais. *Helicobater pylori* é um microrganismo microaerófilo e pode viver apenas no epitélio gástrico. Assim, também pode ser encontrado na mucosa gástrica heterotópica no esôfago proximal, no esôfago de Barrett, na metaplasia gástrica no duodeno, no interior de um divertículo de Meckel e na mucosa gástrica heterotópica no reto. A resposta do hospedeiro a *H. pylori* é, ao menos em parte, determinada geneticamente, com associações demonstradas com a interleucina-1β e receptores do tipo *Toll*, ambos componentes da resposta inflamatória.[5]

Os exatos mecanismos responsáveis pela lesão GI induzida por *H. pylori* ainda não são completamente compreendidos, mas quatro mecanismos potenciais, descritos a seguir, foram propostos, e provavelmente interagem, para causar um desarranjo da fisiologia gástrica e duodenal normal, levando a formação subsequente de úlcera:

1. *Produção de elementos tóxicos que causam lesão tecidual local.* Dentre os mediadores tóxicos produzidos localmente estão os produtos da degradação decorrentes da atividade da urease (p. ex., amônia), citotoxinas, mucinase (que degrada o muco e as glicoproteína), fosfolipases que danificam as células epiteliais e as células mucosas, e o fator de ativação plaquetária (que sabidamente causa lesão à mucosa e trombose na microcirculação).
2. *Indução local de uma resposta imune da mucosa.* *H. pylori* pode causar uma reação inflamatória local na mucosa gástrica, atraindo neutrófilos e monócitos, que então produzem inúmeras citocinas pró-inflamatórias e metabólitos reativos do oxigênio.
3. *Aumento dos níveis de gastrina e alterações na secreção de ácido.* Em pacientes com infecção antral por *H. pylori*, os níveis basais e estimulados de gastrina estão significativamente aumentados, presumivelmente secundários a uma redução na liberação de somatostatina das células D antrais em virtude de infecção por *H. pylori*. Durante a fase aguda da infecção por *H. pylori*, a secreção ácida está diminuída. Com a infecção crônica, *H. pylori* exerce efeitos tróficos sobre as CTEs e as células G, que podem resultar em hipersecreção ácida. A diminuição dos níveis séricos de somatostatina também podem contribuir para a hiperacidez gástrica. Entretanto, se as glândulas oxínticas forem destruídas pela infecção crônica, resultará em hipoacidez.
4. *Metaplasia gástrica ocorrendo no duodeno.* A substituição metaplásica de áreas da mucosa duodenal por epitélio gástrico provavelmente ocorrem como resposta protetora à diminuição do pH duodenal, resultante da hipersecreção ácida descrita anteriormente; isso permite que *H. pylori* colonize essas áreas do duodeno, causando duodenite e provavelmente predispondo à formação de úlcera duodenal. A presença de *H. pylori* no duodeno é mais comum em pacientes com formação de úlcera em comparação com pacientes com infecções assintomáticas isoladas do estômago. As ulceras pépticas também estão fortemente associadas à gastrite antral.

Estudos realizados antes da era *H. pylori* demonstraram que quase todos os pacientes com úlcera péptica apresentam evidências histológicas de gastrite antral. Sabe-se agora que a maioria dos casos de gastrite histológica é causada por infecção por *H. pylori*. Dentre os pacientes com úlceras associadas a AINE, 25% têm evidência histológica de gastrite antral, em comparação com 95% dos pacientes com úlceras não associadas a AINE. Na maioria dos casos, a infecção tende a ser confinada inicialmente ao antro e resulta em inflamação antral. O papel causador da infecção por *H. pylori* na patogênese da gastrite e DUP foi elucidado por Marshall e Warren na Austrália em 1984.[6] Para provar essa conexão, o próprio Marshall ingeriu inóculos de *H. pylori* depois de confirmar primeiramente que tinha mucosa macro e microscópica normal. Após alguns dias, ele desenvolveu dor abdominal, náuseas e halitose, assim como confirmou histologicamente a presença de infecção gástrica por *H. pylori*. Inflamação aguda foi observada histologicamente nos dias 5 e 10. Em 2 semanas, a inflamação aguda foi substituída por inflamação crônica, com evidência de infiltração por células mononucleares. Por seu trabalho pioneiro, ambos, Marshall e Warren foram agraciados com o Prêmio Nobel de Medicina em 2005.

A evidência de infecção é observada na infância em países em desenvolvimento e na idade adulta em países desenvolvidos. Remissão espontânea é rara. Há uma relação inversa entre as taxas de infecção e o *status* socioeconômico. Os motivos para essa relação ainda são pouco compreendidas, mas parecem ser o resultado de fatores como condições sanitárias, agrupamento familiar, falta de água corrente e aglomeração. Provavelmente esses fatores explicam por que os países em desenvolvimento apresentam taxa comparativamente mais alta de infecção por *H. pylori*, em especial em crianças. Nos EUA, a prevalência de *H. pylori* é maior em afro-americanos e hispânicos.

A infecção por *H. pylori* está associada a muitos distúrbios comuns do trato GI superior, mas a maioria dos indivíduos infectados é assintomática. Os doadores de sangue saudáveis nos EUA têm uma prevalência geral, de cerca de 20 a 55%. A infecção por *H. pylori* quase sempre está presente no quadro de gastrite crônica ativa. Além disso, a maioria dos pacientes com câncer gástrico tem infecção atual ou passada por *H. pylori*. Embora a associação entre *H. pylori* e câncer gástrico seja forte, nenhuma relação causal foi comprovada. Entretanto, acredita-se que a gastrite crônica induzida por *H. pylori* e a metaplasia intestinal possam desempenhar um papel. Metanálise de estudos de caso-controle comparando indivíduos positivos e negativos para *H. pylori* descobriu que a infecção estava associada a um risco duas vezes maior de desenvolver câncer gástrico.[7] Também há uma forte associação entre linfoma do tecido linfoide associado à mucosa (MALT) e à infecção por *H. pylori*. A regressão desses linfomas foi demonstrada após a erradicação da bactéria.

### Testes invasivos

*Teste da urease.* Biopsias endoscópicas também devem ser obtidas do corpo e antro gástricos e, em seguida, testadas para urease. A sensibilidade para diagnosticar a infecção é superior a 90% e a especificidade é de 95 a 100%, significando que quase nunca há resultados falso-positivos. Entretanto, a sensibilidade do teste é menor em pacientes que estão tomando IBPs, antagonistas do receptor H$_2$ ou antibióticos. *Kits* de teste rápido da urease encontram-se disponíveis comercialmente e podem detectar urease nas amostras de biopsia gástrica em 1 hora, com nível semelhante de acurácia diagnóstica.

*Histologia.* A endoscopia com biopsia da mucosa gástrica também pode ser realizada, seguida da visualização histológica de *H. pylori* usando colorações de hematoxilina & eosina de rotina ou colorações especiais (p. ex., prata, Giemsa, Genta). A sensibilidade é de aproximadamente 95% e a especificidade é de 99%, o que torna a histologia ligeiramente mais acurada do que o teste da urease. De modo semelhante ao teste da urease, a sensibilidade da avaliação histológica é menor em pacientes que tomam IBPs ou antagonistas do receptor H$_2$, mas continua a ser o teste mais preciso disponível, mesmo nesse quadro. Além disso, a histologia tem a capacidade de avaliar a gravidade da gastrite e confirmar a presença ou ausência do microrganismo; entretanto, é uma opção mais cara para a avaliação das amostras de biopsia quando comparadas com o teste da urease.

*Cultura.* A cultura da mucosa gástrica obtida na endoscopia também pode ser utilizada para diagnosticar *H. pylori*. A sensibilidade é de aproximadamente 80%, e a especificidade é de 100%. Entretanto, a cultura requer especialização do laboratório, não se encontra amplamente disponível, é relativamente cara e o diagnóstico requer de 3 a 5 dias. No entanto, oferece a oportunidade de realizar antibiogramas em isolados, se necessário.

### Testes não invasivos

*Teste respiratório com ureia.* O teste respiratório com ureia marcada com carbono baseia-se na capacidade de *H. pylori* em hidrolisar a ureia como resultado de sua produção de urease. Tanto a sensibilidade quanto a especificidade são superiores a 95%. Como em outras modalidades de teste, a sensibilidade do teste respiratório de ureia é reduzida em pacientes que fazem uso de medicamentos antissecretores e antibióticos. É recomendado que os pacientes descontinuem os antibióticos por 4 semanas e os IBPs por 2 semanas para assegurar maior acurácia do teste. O teste respiratório com ureia é mais barato que a endoscopia e avalia todo o estômago. Na avaliação da eficácia do tratamento podem ocorrer resultados falso-negativos se o teste for realizado logo após o tratamento; assim, recomenda-se realizá-lo 4 semanas após o término da terapia.

*Antígeno fecal.* As bactérias *H. pylori* estão presentes nas fezes dos pacientes infectados, e vários ensaios foram desenvolvidos usando anticorpos monoclonais para os antígenos de *H. pylori* para testar amostras fecais. Esses testes demonstraram sensibilidade superior a 90% e especificidade de 86 a 92%. Vários estudos mostraram que o teste do antígeno fecal tem acurácia superior a 90% para detectar erradicação da infecção após o tratamento, em nível equivalente ao da histologia invasiva e do teste respiratório não invasivo. Além disso, o teste do antígeno fecal provavelmente é o método mais custo-efetivo para avaliar a eficácia do tratamento.

*Sorologia.* Existem vários testes laboratoriais de ensaio de imunoabsorção enzimática disponíveis e alguns imunoensaios rápidos realizados em consultório que são usados para detecção da presença de anticorpos IgG para *H. pylori*. A sorologia tem sensibilidade de 90%, mas uma taxa de especificidade mais variável entre 76% e 96%, e os testes precisam ser localmente validados com base na prevalência de cepas bacterianas específicas. Os títulos de anticorpos podem permanecer elevados por 1 ano ou mais após a erradicação; consequentemente, esse teste não pode ser usado para avaliar a resposta à terapia. Por essas razões, testes de antígeno fecal e respiratório com ureia são as modalidades preferidas para o diagnóstico e avaliação da eficácia do tratamento em pacientes com DUP e suspeita de infecção por *H. pylori*.

### Anti-inflamatórios não esteroides

Os AINEs, incluindo o ácido acetilsalicílico, são absorvidos pelo estômago e intestino delgado e atuam como inibidores das enzimas ciclo-oxigenase. As enzimas ciclo-oxigenase formam a etapa limitante da síntese de prostaglandina no trato GI. As prostaglandinas (incluindo tromboxano A2) promovem a proteção da mucosa gástrica e duodenal contra o ácido e a pepsina luminais por meio de numerosos mecanismos, incluindo o aumento da secreção de mucina e bicarbonato, bem como do fluxo sanguíneo para o endotélio mucoso, além de induzir a proliferação e migração de células epiteliais para a superfície luminal. A presença de AINEs interrompe esses mecanismos naturalmente protetores, aumentando o risco de formação de úlcera péptica no estômago e no duodeno.

A Food and Drug Administration estima que os AINEs estejam associados a um risco de 1 a 4% ao ano de um evento GI clinicamente significativo, incluindo sangramento, obstrução pilórica e perfuração. O risco de lesão ou ulceração da mucosa é aproximadamente proporcional ao efeito anti-inflamatório associado a cada AINE. Em comparação com as úlceras por *H. pylori*, que são encontradas com mais frequência no duodeno, as úlceras induzidas por AINEs são mais frequentemente encontradas no estômago. As úlceras por *H. pylori* também são quase sempre associadas à gastrite crônica ativa, enquanto a gastrite não é encontrada com frequência nas úlceras induzidas pelos AINEs. Quando o uso de AINEs é descontinuado, as úlceras geralmente não recidivam.

## Úlceras gástricas

O sistema modificado de classificação anatômica Johnson para úlceras gástricas (*i. e.*, tipos I a V, descritos na Tabela 49.3) foi desenvolvido antes da moderna compreensão de que a maioria das úlceras é consequência da infecção por *H. pylori* ou uso de AINE. Entretanto, apesar de haver maior compreensão dos mecanismos de como e por que se desenvolve a maioria das úlceras, esse sistema de classificação histórico ainda é relevante para o tratamento cirúrgico por ditar qual cirurgia deve ser realizada no contexto de complicações dessas úlceras.

As úlceras gástricas podem ocorrer em qualquer localização no estômago, embora geralmente se manifestem na pequena curvatura próximo à incisura. Aproximadamente 60% das úlceras estão nessa localização e são classificadas como úlceras gástricas do tipo I. Essas úlceras não costumam estar associadas à secreção ácida excessiva e podem ocorrer com produção baixa a normal de ácido. A maioria ocorre em até 1,5 cm da zona de transição histológica, entre a mucosa do fundo e antro gástrico, e não está associada a

**Tabela 49.3** Tipos de úlcera gástrica.

| Tipo | Localização | Nível de ácido |
|---|---|---|
| I | Pequena curvatura na incisura | Baixo a normal |
| II | Corpo gástrico com úlcera duodenal | Aumentado |
| III | Pré-pilórica | Aumentado |
| IV | Alta na pequena curvatura | Normal |
| V | Em qualquer lugar | Normal, induzido por AINE |

*AINE*, anti-inflamatório não esteroide.

anormalidades das mucosas duodenais, pilóricas ou pré-pilóricas. Em contraste, úlceras gástricas do tipo II (aproximadamente 15%) estão localizadas no corpo gástrico em combinação com uma úlcera duodenal. Esses tipos de úlceras geralmente estão associados à secreção ácida excessiva. As úlceras gástricas do tipo III são úlceras pré-pilóricas e representam aproximadamente 20% das lesões. Essas úlceras têm comportamento semelhante ao das úlceras duodenais e estão associadas à hipersecreção de ácido gástrico. As úlceras gástricas do tipo IV ocorrem em uma parte alta da pequena curvatura, próximo à JEG. A incidência de úlceras gástricas do tipo IV é inferior a 10%, e não está associada à secreção ácida excessiva. As úlceras gástricas do tipo V podem ocorrer em qualquer localização e estão associadas ao uso prolongado de AINE. Por fim, algumas úlceras podem aparecer na grande curvatura do estômago, mas a incidência é inferior a 5%.

As úlceras gástricas raramente se desenvolvem antes dos 40 anos, e o pico de incidência ocorre em indivíduos entre 55 e 65 anos. As úlceras gástricas ocorrem mais provavelmente em indivíduos de classe socioeconômica mais baixa e são ligeiramente mais comuns em indivíduos não brancos em comparação com a população branca. Algumas condições clínicas que podem predispor à ulceração gástrica incluem a ingestão crônica de álcool, tabagismo, terapia com corticosteroide a longo prazo, infecção e terapia intra-arterial. Com relação à secreção ácida e pepsina, a presença de ácido parece ser essencial para a formação de uma úlcera gástrica; porém, a produção secretória total parece ser menos importante. Em contraste com a acidificação do duodeno que leva à formação de úlcera, os pacientes com úlceras gástricas causadas por *H. pylori* podem ter uma produção normal ou reduzida de ácido gástrico. A formação das úlceras mais provavelmente se deve a uma resposta inflamatória à própria infecção bacteriana. Entretanto, a cura rápida segue-se à terapia com antiácido, terapia antissecretora ou vagotomia, mesmo quando a porção do estômago com lesão permanece intacta, pois na presença de lesão da mucosa gástrica o ácido é ulcerogênico, mesmo quando presente em quantidades normais ou inferiores ao normal.

### Apresentação clínica

O desafio do tratamento clínico da úlcera gástrica é a diferenciação entre carcinoma gástrico e uma úlcera benigna. Isso contrasta com as úlceras duodenais, nas quais a malignidade é extremamente rara. De modo semelhante às úlceras duodenais, as úlceras gástricas também são caracterizadas por episódios recorrentes de quiescência e recidiva. Elas também causam dor, sangramento, obstrução e também podem perfurar. Ocasionalmente, as úlceras benignas podem resultar em fístulas gastrocólicas espontâneas. Intervenção cirúrgica é necessária em pacientes que desenvolvem complicações da doença ulcerosa gástrica. Pacientes que desenvolvem sangramento significativo de úlceras gástricas geralmente são mais velhos, têm menor probabilidade de parar o sangramento espontaneamente e apresentam taxas mais altas de morbidade e mortalidade do que aqueles com úlcera duodenal. A complicação mais frequente da ulceração gástrica é a perfuração. A maioria das perfurações ocorre ao longo da face anterior da pequena curvatura. Em geral, os pacientes mais velhos apresentam taxas aumentadas de perfurações, e as úlceras maiores estão associadas a maior morbidade e mortalidade. Assim como as úlceras duodenais, a obstrução da saída gástrica também pode ocorrer em pacientes com úlceras gástricas do tipo II ou III. Entretanto, é necessário diferenciar cuidadosamente entre obstrução benigna e obstrução secundária a carcinoma.

### Diagnóstico e tratamento

O diagnóstico e o tratamento da ulceração gástrica geralmente refletem o diagnóstico e o tratamento da doença ulcerosa duodenal. Uma diferença significativa é a possibilidade de malignidade em uma úlcera gástrica. Essa diferença crucial requer que o câncer seja descartado nas apresentações aguda e crônica da doença ulcerosa gástrica. A supressão ácida e a erradicação de *H. pylori* são aspectos importantes de qualquer tratamento.

Como acontece nas úlceras duodenais, as úlceras intratáveis, que não cicatrizam, estão se tornando cada vez menos comuns. É importante assegurar que tenha transcorrido um tempo adequado e que a terapia apropriada tenha sido administrada para permitir que ocorra a cicatrização da úlcera; isso inclui a confirmação de que *H. pylori* foi erradicado e que os AINEs tenham sido eliminados. A presença de uma úlcera gástrica que não cicatriza na era *H. pylori* deve levantar sérias preocupações sobre a presença de malignidade subjacente. Esses pacientes devem ser submetidos a minuciosa avaliação com múltiplas biopsias para excluir malignidade (Figura 49.9). A abordagem de uma úlcera gástrica complicada varia de acordo com o tipo de úlcera e sua associação com níveis fisiopatológicos de ácido. As úlceras dos tipos I e IV, que não estão associadas a níveis aumentados de ácido, não requerem vagotomia redutora de ácido. A Figura 49.10 é um algoritmo para o tratamento de úlceras gástricas complicadas.

## Úlcera duodenal

A ulceração duodenal é uma doença com numerosas causas. Os únicos requisitos são a secreção de ácido e de pepsina em combinação com infecção por *H. pylori* ou ingestão de AINEs.

### Manifestações clínicas

*Dor abdominal.* Pacientes com úlcera duodenal podem se apresentar de várias maneiras. O sintoma mais comum associado à doença ulcerosa duodenal é a dor abdominal mesoepigástrica em geral bem localizada. Em geral, a dor é tolerável e, muitas vezes, aliviada com a ingestão de alimentos. A dor pode ser episódica, sazonal na primavera e no outono, e se agrava durante períodos de estresse emocional. Muitos pacientes não procuram atendimento médico até que tenham a doença por muitos anos. O fato de a dor se tornar constante sugere penetração mais profunda da úlcera. A irradiação da dor para as costas geralmente é sinal de terebração para o pâncreas, enquanto a irritação peritoneal difusa é o resultado de perfuração livre.

### Diagnóstico

A história e o exame físico são de valor limitado para distinguir entre a ulceração gástrica e a duodenal. Os exames laboratoriais de rotina incluem hemograma completo, bioquímica hepática, creatinina sérica, amilase sérica e níveis de cálcio. Dosagem de gastrina sérica deve ser realizada em pacientes com úlceras refratárias à terapia clínica ou que necessitem de cirurgia. Os dois principais meios para diagnosticar as úlceras duodenais são a radiografia do trato GI superior e a EDA.

*Radiografia do trato GI superior.* O diagnóstico de úlcera duodenal por radiografia do trato GI superior requer a demonstração do bário dentro da cratera da úlcera, que geralmente é redonda ou oval e pode ou não pode ser circundada por edema. Esse estudo é útil para determinar a localização e a profundidade de penetração da úlcera, bem como a extensão da deformidade pela fibrose crônica. Uma radiografia baritada de úlcera péptica é mostrada na Figura 49.11. A capacidade de detectar úlceras na radiografia requer habilidades técnicas do radiologista, mas

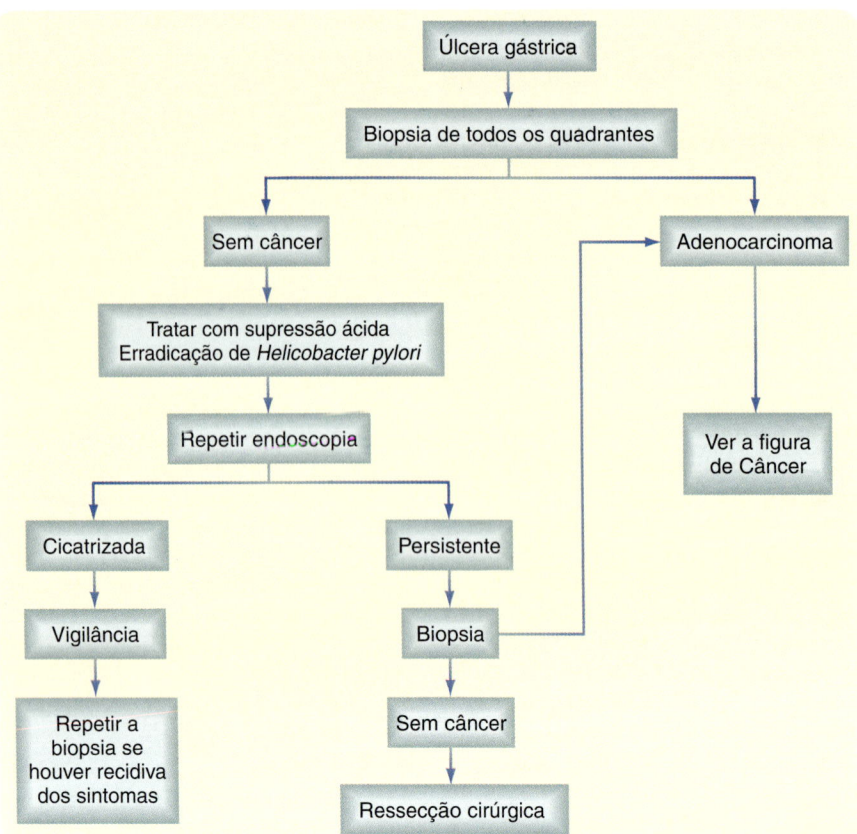

**Figura 49.9** Algoritmo para avaliação, tratamento e vigilância de um paciente com úlcera gástrica.

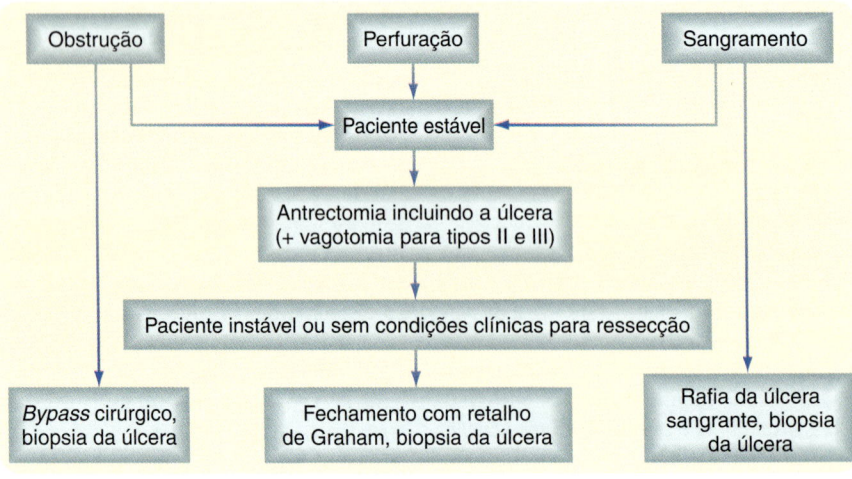

**Figura 49.10** Algoritmo para o tratamento da doença ulcerosa gástrica complicada.

também depende do tamanho e da localização da úlcera. Com as técnicas radiográficas de contraste único, 50% das úlceras duodenais podem deixar de ser diagnosticadas, enquanto nos estudos com duplo contraste, de 80 a 90% das crateras ulcerosas podem ser detectadas. No entanto, aproximadamente 5% das úlceras que parecem benignas nas radiografias são malignas. Apesar dessa maior acurácia com as técnicas de duplo contraste, a radiografia do trato GI superior foi amplamente substituída pela EDA como o método de escolha para diagnóstico e avaliação de úlceras gástricas e duodenais, pois permite a biopsia para descartar malignidade e tem a capacidade de avaliar outras patologias do esôfago, estômago e duodeno, além da DUP, que podem estar causando os sintomas referidos pelo paciente, como esofagite e gastrite.

***Endoscopia digestiva alta flexível.*** A endoscopia é o método mais confiável para diagnosticar as úlceras gástricas e duodenais. Além de fornecer um diagnóstico visual, a endoscopia possibilita a obtenção de amostras teciduais para avaliar malignidade e infecção por *H. pylori* e pode ser usada para fins terapêuticos nos quadros de sangramento ou obstrução do trato GI.

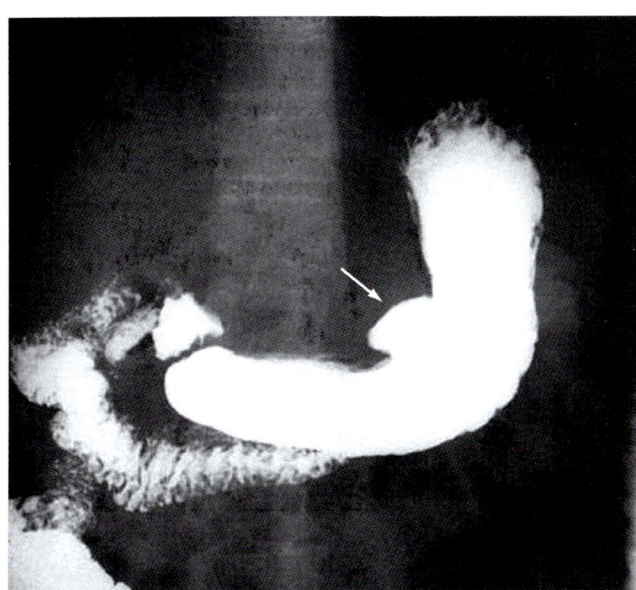

**Figura 49.11** Grande úlcera gástrica de aparência benigna se projeta medialmente a partir da pequena curvatura do estômago (seta), logo acima da incisura gástrica. (Cortesia da Dra. Agnes Guthrie, Department of Radiology, University of Texas Medical School, Houston, TX.)

A avaliação endoscópica do estômago e do duodeno demonstrou confirmar um diagnóstico visual de mais de 90% das úlceras pépticas, e esse valor é provavelmente mais alto hoje em virtude do uso de endoscópios de alta definição. Quando uma úlcera é detectada por via endoscópica, a biopsia é recomendada em todos os casos para descartar malignidade. As úlceras grandes e aquelas com bordas irregulares ou elevadas têm maior probabilidade de abrigar câncer. Múltiplas amostras de biopsia devem ser obtidas da úlcera para o máximo rendimento diagnóstico possível, de preferência dos quatro quadrantes, se possível. Um estudo inicial sobre a utilidade da biopsia endoscópica mostrou que a primeira amostra de biopsia obtida de uma úlcera teve apenas 70% de sensibilidade na detecção de câncer gástrico, enquanto a coleta de quatro amostras de biopsia aumentou esse rendimento para 95% e a obtenção de sete amostras aumentou-o para 98%.

*Teste para* **Helicobacter pylori.** O padrão ouro para o diagnóstico de *H. pylori* é a biopsia da mucosa realizada durante a EDA, mas os testes não invasivos oferecem uma ferramenta eficaz e não requerem procedimento endoscópico. Se a endoscopia for realizada, a avaliação das biopsias, tanto com teste de urease quanto com exame histológico, tem excelente acuidade diagnóstica. A avaliação de anticorpos séricos é o teste de escolha para o diagnóstico inicial, quando a endoscopia não é necessária, mas tem a desvantagem de permanecer positiva após o tratamento e a erradicação da infecção. Para monitorar a eficácia do tratamento, ambos, o teste de antígeno fecal e o teste respiratório com ureia, são escolhas adequadas.

### Tratamento médico

As medicações antiulcerosas se enquadram em três grandes categorias: medicamentos direcionados contra *H. pylori*, aqueles que reduzem os níveis de ácidos pela diminuição da secreção ou neutralização química e aqueles que aumentam a barreira protetora da mucosa. Em pacientes com DUP e *H. pylori*, o foco da terapia é a erradicação da bactéria. Além dos medicamentos, modificações do estilo de vida, como cessação do tabagismo, suspensão do ácido acetilsalicílico e AINEs, assim como evitar café e álcool, ajudam a promover a cicatrização da úlcera.

*Antiácidos.* Os antiácidos são a forma mais antiga de terapia para a DUP. Eles reduzem a acidez gástrica reagindo com o ácido clorídrico, formando um sal e elevando o pH do suco gástrico. Os antiácidos diferem muito em sua capacidade de tamponamento, absorção e efeitos colaterais. Os antiácidos com magnésio tendem a ser os melhores tamponantes, mas podem causar diarreia significativa, enquanto ácidos precipitados com fósforo podem, ocasionalmente, resultar em hipofosfatemia e, às vezes, constipação intestinal. O hidróxido de alumínio pode se ligar a fatores de crescimento e aumentar sua liberação na mucosa lesionada. O uso de antiácidos foi amplamente substituído por terapias antissecretoras mais eficazes (antagonistas do receptor $H_2$ ou IBPs) para o tratamento de DUP.

*Sucralfato.* O sucralfato é estruturalmente relacionado com a heparina, mas não tem quaisquer efeitos anticoagulantes. É um sal de alumínio de sacarose sulfatada que se dissocia em condições ácidas no estômago. Supõe-se que a sacrose polimeriza-se e se liga à cratera da úlcera para produzir uma cobertura protetora que pode durar 6 horas. Também foi sugerido que a sacarose pode se ligar e concentrar o fator básico do crescimento de fibroblastos endógeno, que parece ser importante para a cicatrização da mucosa. A eficácia e o papel do sucralfato na cicatrização das úlceras pépticas causadas pela infecção por *H. pylori* não foram claramente estabelecidos, e o sucralfato atualmente não está incluído como parte das diretrizes para o tratamento inicial da doença ulcerosa péptica.

*Antagonistas do receptor $H_2$.* Os antagonistas do receptor $H_2$ são estruturalmente semelhantes à histamina e atuam por meio da inibição dos receptores $H_2$ nas células parietais. As variações na estrutura anelar e nas cadeias laterais causam diferenças na potência e efeitos colaterais. Atualmente, os antagonistas do receptor $H_2$ disponíveis diferem em sua potência, mas apenas modestamente em sua meia-vida e biodisponibilidade. Todos são submetidos a metabolismo hepático e são excretados pelos rins. A famotidina é o antagonista de $H_2$ mais potente, e a cimetidina o mais fraco. A infusão intravenosa (IV) contínua dos antagonistas do receptor $H_2$ demonstrou produzir inibição mais uniforme de ácido do que a administração intermitente. Muitos estudos controlados randomizados indicaram que todos os antagonistas do receptor $H_2$ resultam em taxas de cicatrização de 70 a 80% das úlceras duodenais, após 4 semanas de terapia, e de 80 a 90%, após 8 semanas.

*Inibidores da bomba de prótons.* Os agentes antissecretores mais potentes são os IBPs. Esses agentes se ligam e inibem irreversivelmente a ATPase hidrogênio-potássio na célula parietal. Como resultado, produzem uma inibição mais completa e prolongada da secreção ácida do que os antagonistas do receptor $H_2$. Os IBPs apresentam taxa de cicatrização de 85% em 4 semanas e 96% em 8 semanas e produzem uma cicatrização mais rápida das úlceras do que os antagonistas dos receptores $H_2$ padrões. Por essa razão, os IBPs substituíram, de modo geral, os antagonistas do receptor $H_2$ como terapia primária da DUP. Os IBPs necessitam de um ambiente ácido no lúmen gástrico para serem ativados; assim, o uso de antiácidos ou antagonistas do receptor $H_2$ em combinação com IBPs pode ter efeitos deletérios ao promover um ambiente alcalino. A terapia de manutenção com IBP é considerada em pacientes com úlceras grandes (> 2 cm), DUP refratária ou frequente, naqueles em que a erradicação de *H. pylori* falhou ou em pacientes que necessitam do uso contínuo de AINE.

*Tratamento da infecção por* **Helicobacter pylori.** Depois de se tornar claro que a maioria dos casos era decorrente da infecção por *H. pylori*, ocorreu uma mudança de paradigma em que a DUP foi vista como uma doença infecciosa, em vez de uma consequência da secreção ácida patológica. Consequentemente, a filosofia de tratamento mudou o foco direcionando-o para a erradicação do agente infeccioso.

A terapia atual consiste em uma abordagem dupla, combinando antibióticos contra *H. pylori* com medicamentos redutores de ácido. O principal objetivo dos IBPs é promover a cicatrização a curto prazo por meio da redução dos níveis de acidez patológica e melhorar os sintomas. A erradicação de *H. pylori* ajuda na cicatrização inicial, mas sua eficácia principal é na prevenção da recidiva. Existem diversos estudos comparando a terapia de erradicação com o uso de medicações para cicatrização da úlcera isoladamente ou sem tratamento. A erradicação de *H. pylori* mostrou taxas de recidiva de 2%, com taxas iniciais de cicatrização de 90%. As taxas de erradicação após um curso inicial de terapia têm diminuído, provavelmente como resultado da maior prevalência de cepas de *H. pylori* resistentes a antibióticos; no momento, em aproximadamente 20% dos pacientes a terapia inicial falha. Por essa razão, o monitoramento da erradicação da infecção com um teste respiratório com ureia, teste de antígeno fecal ou a repetição da endoscopia com biopsia em 4 a 6 semanas após terapia é importante, e para muitos pacientes será necessário tratamento adicional com regimes alternativos.

O tratamento da doença ulcerosa péptica duodenal positiva para *H. pylori* é uma terapia tripla ou quádrupla visando à erradicação desse microrganismo, juntamente com a supressão ácida (Boxe 49.1). Essa terapia tripla inclui um IBP e dois antibióticos, com a adição de bismuto representando a terapia quádrupla. A escolha dos antibióticos deve ser guiada pelos fatores de risco para resistência a macrolídios e a presença de alergia à penicilina. Os fatores de risco para resistência a macrolídios são a exposição prévia a um antibiótico macrolídio ou taxas de resistência local à claritromicina superiores a 15%. Os pacientes sem fatores de risco para resistência a macrolídios e que não são alérgicos à penicilina devem receber a terapia tripla padrão, que consiste em claritromicina, amoxicilina e um IBP. A amoxicilina pode ser substituída por metronidazol se o paciente tiver alergia à penicilina. Os pacientes que apresentam fator de risco para resistência a macrolídios devem receber terapia quádrupla com bismuto, que consiste em bismuto, tetraciclina, metronidazol e um IBP.

As diretrizes clínicas geralmente recomendam o tratamento com um curso de 14 dias de terapia tripla e um curso de 10 a 14 dias de terapia quádrupla com bismuto.[8] Os efeitos colaterais, que geralmente são leves e desaparecem com a interrupção do tratamento, incluem diarreia, náuseas e vômito, *rash* e alterações do paladar. Para os 20% de pacientes com doença refratária, um curso de tratamento com novos antibióticos, como metronidazol e tetraciclina, deve ser instituído; recomenda-se terapia quádrupla com adição de bismuto, caso não tenha sido usada anteriormente. Terapias triplas com levofloxacino e rifabutina também são opções terapêuticas de resgate.

### Doença ulcerosa complicada

O tratamento cirúrgico da úlcera era, no passado, uma parte importante da prática de cirurgia geral. Com a mudança na compreensão da DUP de uma fisiologia principalmente ácida aberrante para uma doença infecciosa, essa situação modificou-se significativamente, e a maioria dos pacientes com úlceras é tratada e curada clinicamente. Atualmente, o papel do cirurgião é principalmente tratar os pacientes com uma complicação dessa doença, que inclui hemorragia, perfuração e obstrução (Boxe 49.2). Os fatores de risco para DUP complicada incluem AINEs, *H. pylori* e tamanho da úlcera maior que 1 cm. A úlcera intratável é

---

**Boxe 49.1** Regime de tratamento de primeira linha para *Helicobacter pylori*.

**Pacientes sem alergia à penicilina, exposição anterior a macrolídios ou em região com resistência > 15% à claritromicina**
- Terapia quádrupla com bismuto (IBP, bismuto, tetraciclina, metronidazol)
- Terapia tripla com claritromicina (IBP, claritromicina e amoxicilina ou metronidazol)
- Regime concomitante (IBP, claritromicina, amoxicilina, nitroimidazol)

**Pacientes sem alergia à penicilina com exposição anterior a macrolídio ou em região com resistência > 15% à claritromicina**
- Terapia quádrupla com bismuto
- Terapia tripla com levofloxacino (IBP, levofloxacino, amoxicilina)

**Pacientes com alergia à penicilina, mas sem exposição anterior a macrolídio**
- Terapia quádrupla com bismuto
- Terapia tripla de claritromicina com metronidazol

**Pacientes com alergia à penicilina e exposição anterior a macrolídio ou em região com resistência > 15% à claritromicina**
- Terapia quádrupla com bismuto

IBP, inibidor da bomba de prótons. (De Chey WD, Leontiadis GI, Howden CW, Moss SF. Treatment of *Helicobacter pylori* Infection. *Am J Gastroenterol*. 2017;112:212-238.)

---

**Boxe 49.2** Recomendações de tratamento cirúrgico para complicações relacionadas com doença ulcerosa péptica.

- Intratável: vagotomia de célula parietal ± antrectomia
- Hemorragia: sutura do vaso sangrante e tratamento para *H. pylori*
- Perfuração: fechamento com rafia da lesão com *patch* de omento e tratamento para *H. pylori*
- Obstrução: descartar malignidade e gastrojejunostomia com o tratamento para *H. pylori*

---

frequentemente incluída em discussões sobre a doença ulcerosa complicada. Embora a doença intratável exista, sem dúvida, sua definição é nebulosa, e determinar quando e que tipo de intervenção cirúrgica é necessária é sobretudo uma questão de julgamento. Na era atual de excelentes opções de tratamento para infecção por *H. pylori* e supressão ácida, poucos pacientes que aderem realmente à terapia médica desenvolvem a doença ulcerosa intratável na ausência de malignidade. O tratamento multidisciplinar precoce é imperativo para os pacientes com DUP complicada para assegurar resultados ótimos para o paciente.

*Hemorragia.* O sangramento do trato GI superior é um problema relativamente comum, com incidência anual de aproximadamente 19 a 57 casos por 100.000 indivíduos.[9] Os pacientes com sangramento do trato GI superior proveniente de DUP podem apresentar hematêmese, melena ou ambos. O uso de AINEs é o principal fator de risco para sangramento da úlcera péptica, com riscos relativos de 2,7 a 33,9.[9] Deve-se notar que os testes para *H. pylori* podem ter a sensibilidade diminuída tanto com sangramento ativo quanto com o uso de IBP; portanto, seu impacto no sangramento pode ser subestimado. A hemorragia por DUP está associada a uma taxa de mortalidade de aproximadamente 6 a 10%.[9]

A abordagem inicial a um paciente com hemorragia digestiva alta (HDA) é semelhante a uma abordagem a outros pacientes que se apresentem com perda sanguínea hipovolêmica aguda. O acesso venoso calibroso, a restauração rápida do volume intravascular com líquidos e hemoderivados conforme a situação clínica determinar e o cuidadoso monitoramento dos sinais vitais são essenciais para o tratamento eficaz desses pacientes. Os uso de IBP IV deve ser iniciado durante a avaliação inicial. O papel da lavagem nasogástrica é controverso; porém, pode ser útil como preditor de pacientes de alto risco e como auxílio de uma futura intervenção endoscópica. Pacientes com sangue vermelho vivo no lavado nasogástrico, ao contrário ao achado de líquido claro ou em borra de café, estão em risco muito maior de sangramento persistente ou ressangramento. Se o lavado nasogástrico retornar um líquido bilioso sem sangue, representando conteúdos duodenal e gástrico normais, deve ser considerada uma fonte de sangramento do trato GI inferior (*i. e.*, distal ao ligamento de Treitz). Além de sua utilidade diagnóstica, a sonda nasogástrica (SNG) pode ser usada para lavagem do estômago e do duodeno antes da endoscopia, removendo coágulos e sangue velho que possam dificultar a visualização da fonte de sangramento.

A EDA é o melhor procedimento inicial para o diagnóstico da fonte do sangramento do trato GI superior e para a intervenção terapêutica, inclusive no cenário de úlceras hemorrágicas. Quase todos os pacientes com sangramento GI superior agudo, potencialmente substancial, devem ser submetidos à endoscopia dentro de 24 horas. Embora os dados sejam inconclusivos, a endoscopia precoce mostrou ser uma estratégia custo-efetiva ao fazer a triagem dos pacientes para uma intervenção mais rápida, se necessário, e pela identificação dos pacientes de baixo risco, sem a necessidade de observação prolongada (e, portanto, alta hospitalar mais precoce).

Os pacientes em cuja endoscopia se observa sangramento ativo por jato arterial ou porejamento, coágulo aderente ou vaso visível dentro da úlcera, são de alto risco e a intervenção é necessária. Pacientes sem sangramento ativo, sem vaso visível e com úlcera de base limpa são de baixo risco e não necessitam de outras intervenções. O sistema mais frequentemente usado para classificar a aparência endoscópica de úlceras hemorrágicas é a classificação de Forrest (Tabela 49.4), que estratifica o risco de ressangramento com base nos "estigmas de hemorragia recente" observados. As úlceras de baixo risco são encontradas com muito mais frequência do que aquelas com sangramento ativo, mesmo na situação de pacientes internados submetidos à endoscopia para o diagnóstico de HDA. Todos os pacientes submetidos a exame endoscópico devem ser pesquisados para *H. pylori*.

Para os pacientes de alto risco que necessitam de intervenção, a melhor abordagem inicial é o controle endoscópico. As diretrizes de consenso mais recentes[10] para o manejo de pacientes com sangramento de úlcera péptica recomendam terapia endoscópica para lesões de alto risco e podem consistir em coagulação térmica, hemoclipes ou injeção esclerosante. A monoterapia com injeção de epinefrina não é mais recomendada em virtude das altas taxas de ressangramento, porém a epinefrina pode ser adicionada como segunda modalidade a outras terapias endoscópicas. Os pacientes com manchas pigmentadas ou úlceras de base limpa não devem receber terapia endoscópica e podem receber a terapia padrão com IBP (com tratamento para *H. pylori*, se indicado). A endoscopia de rotina de *second-look* não é recomendada. Os pacientes que apresentam um segundo episódio de sangramento, após terapia endoscópica inicialmente bem-sucedida, são tratados geralmente com a repetição da endoscopia. Os pacientes com sangramento recorrente podem ser considerados para angiografia intervencionista com embolização transarterial (Figura 49.12), se estiverem hemodinamicamente estáveis e se esses recursos estiverem disponíveis. Entretanto, estudos não randomizados mostraram altas taxas de ressangramento com embolização comparados com a cirurgia. A embolização ainda pode ser útil, especialmente para os pacientes com risco cirúrgico elevado com base em outras comorbidades médicas.

Todos os pacientes de alto risco devem ser colocados em ambiente com monitoramento. Embora as diretrizes de consenso anteriores defendessem a infusão contínua de IBP IV, uma revisão sistemática e metanálise mais recentes mostraram que a terapia intermitente com IBP em altas doses foi comparável à infusão contínua para pacientes com úlceras hemorrágicas de alto risco tratadas endoscopicamente; atualmente, o IBP IV intermitente em altas doses é recomendado na maioria dos casos.[11] Quando comparada a um bloqueador de histamina e placebo, a terapia com IBP IV mostrou taxas menores de ressangramento e menor necessidade de cirurgia de emergência. Pacientes considerados de alto risco com base em fatores clínicos devem iniciar a terapia imediatamente, mesmo antes da endoscopia.

Apesar do uso de IBPs e de métodos aprimorados de controle endoscópico, 5 a 10% dos pacientes apresentam sangramento persistente que requer intervenção cirúrgica. As indicações para a intervenção cirúrgica nesses pacientes incluem: falha do tratamento endoscópico (ou hemorragia recorrente após múltiplos tratamentos endoscópicos), instabilidade hemodinâmica ou sangramento lento e contínuo com necessidade de transfusão. O vaso com maior probabilidade de apresentar sangramento é a artéria gastroduodenal,

**Tabela 49.4** Classificação de Forrest de estigmas de sangramento recente ao exame endoscópico de úlceras pépticas e prevalência relativa.

| Estigmas de sangramento recente | Classificação de Forrest | Prevalência | Risco de ressangramento |
|---|---|---|---|
| Sangramento ativo | | | |
| Jato ativo | IA | 10% | 90% |
| Porejamento ativo | IB | 10% | 10 a 20% |
| Sangramento recente | | | |
| Ausência de sangramento, vaso visível | IIA | 25% | 50% |
| Coágulo aderente | IIB | 10% | 25 a 30% |
| Mancha pigmentada plana (hematina) | IIC | 10% | 5 a 10% |
| Sem sinais de sangramento | | | |
| Úlcera de base limpa | III | 35% | 3 a 5% |

Adaptada de Katschinski B, Logan R, Davies J, et al. Prognostic factors in upper gastrointestinal bleeding. *Dig Dis Sci*. 1994. 39(4):706-712.

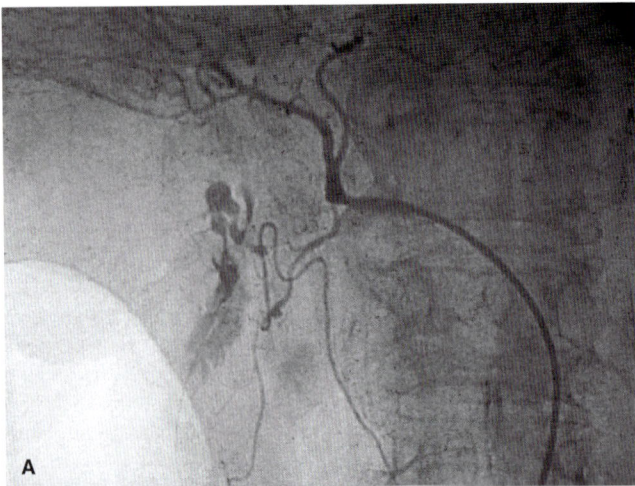

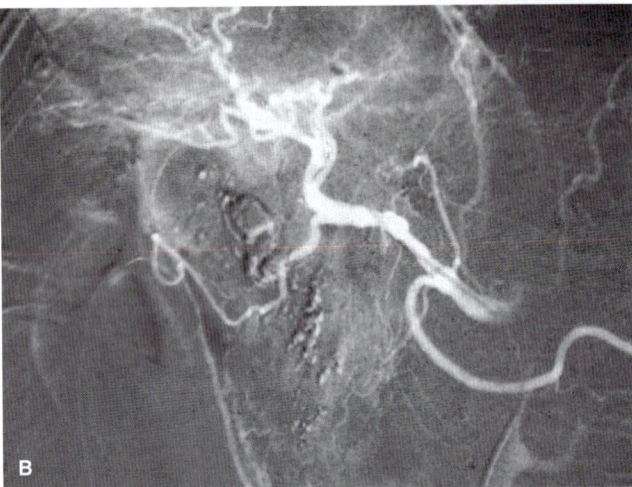

**Figura 49.12** Controle endovascular de uma úlcera duodenal sangrante. **A.** É obtida uma angiografia que mostra extravasamento de contraste de um ramo da artéria gastroduodenal. **B.** Aspecto final de uma angiografia após embolização do vaso com cola, mostrando a resolução do sangramento com preservação do fluxo através da artéria gastroduodenal. (De Loffroy R, Guiu B, Cercueil JP, et al. Refractory bleeding from gastroduodenal ulcers: arterial embolization in high-operative-risk patients. *J Clin Gastroenterol.* 2008;42:361-367.)

em decorrência de erosão de uma úlcera péptica posterior. Embora as úlceras duodenais hemorrágicas possam ser tratadas por via laparoscópica, a abordagem mais típica é por laparotomia mediana superior, especialmente em pacientes hemodinamicamente instáveis. A manobra de Kocher é realizada para mobilizar o duodeno. A parede anterior do bulbo duodenal é aberta longitudinalmente e a incisão pode ser continuada através do piloro, se necessário. A artéria gastroduodenal é suturada com uma técnica de três pontos em "U", que ligam com eficácia o vaso principal (pontos superiores e inferiores) e previnem sangramento em fluxo retrógrado de quaisquer ramos menores (pontos mediais), como a artéria pancreática transversa, que se dirige para a esquerda dos pacientes em direção ao corpo do pâncreas. É preciso ter cuidado para evitar a incorporação do ducto biliar comum ao ponto de sutura. O trajeto do ducto biliar comum pode ser identificado pela inserção de uma sonda através da ampola de Vater por via transduodenal, ou realizando uma colangiografia intraoperatória. A hemostasia deve ser confirmada antes do fechamento duodenal. A duodenotomia é fechada transversalmente para evitar estenose.

*Perfuração.* Pacientes com perfuração costumam se queixar de dor epigástrica intensa, de início súbito, que pode diminuir algumas horas depois, à medida que o corpo tenta fechar a perfuração. Os pacientes geralmente apresentam pneumoperitônio visualizado na radiografia de tórax e sinais de peritonite localizada ao exame físico. Os pacientes com derrame mais disseminado apresentam peritonite difusa. Se não for observado pneumoperitônio à radiografia, os pacientes devem ser submetidos à TC, de preferência incluindo contraste oral. Para um pequeno subgrupo de pacientes, a perfuração pode fechar-se espontaneamente; porém, a intervenção cirúrgica é necessária em quase todos os casos. A antibioticoterapia empírica inicial deve cobrir bastonetes gram-negativos entéricos, anaeróbios e a flora bucal, e deve ser estabelecida com base em padrões de suscetibilidade local. A perfuração complica de 2 a 10% das doenças ulcerosas pépticas e tem a maior taxa de mortalidade de qualquer complicação da doença ulcerosa, relatada em até 30%.

A perfuração requer tratamento cirúrgico de emergência. Pacientes com sintomas localizados, em condição clínica estável e com estudo de contraste hidrossolúvel confirmando o fechamento do extravasamento podem ser considerados para o tratamento não cirúrgico, mas isso deve ser considerado com o conhecimento de que o tempo de retardo da cirurgia (quando a cirurgia finalmente é realizada) demonstrou aumentar a mortalidade.[12] O tratamento não cirúrgico consiste em rigoroso monitoramento hemodinâmico, exames abdominais seriados, jejum absoluto (nada por via oral [*nil per os*]), antibióticos e IBPs intravenosos. Séries retrospectivas mostraram que, nesse contexto, em cerca de 50 a 75% dos pacientes bem selecionados pode-se evitar a cirurgia.

Em geral, o acesso à perfuração pode ser realizado facilmente por meio de incisão mediana supraumbilical. Perfurações com menos de 1 cm geralmente podem ser fechadas primariamente e reforçadas com omento bem vascularizado. Nas perfurações ou úlceras maiores ou úlceras com bordos fibróticos que não podem ser coaptados sem tensão, pode ser realizado um reparo (*patch*) de Graham com omento saudável. São aplicados múltiplos pontos de sutura, ancorados em tecido saudável, nos lados proximal e distal da úlcera. O omento é colocado por baixo dessas suturas, e estas são amarradas para fixá-lo em posição e selar a perfuração (Figura 49.13). Nas perfurações muito grandes (> 3 cm), pode ser difícil controlar o defeito duodenal. O defeito deve ser fechado com a aplicação de tecido saudável, como omento ou serosa jejunal de uma alça tipo em Y de Roux. Nesses casos, a exclusão pilórica normalmente é realizada suturando-se o piloro com o uso de sutura absorvível ou grampeando através dele, usando um grampeador linear não cortante. Deve ser realizada uma gastrojejunostomia à Billroth II ou em Y de Roux para que ocorra a derivação do duodeno. Ao longo de várias semanas, os pontos ou grampos da exclusão pilórica cedem, restaurando-se a anatomia normal do trato GI depois de se permitir o tempo hábil para a cicatrização do local da perfuração. Alternativamente, uma sonda de duodenostomia pode ser inserida pela perfuração com ampla drenagem peritoneal. Uma alternativa possível nessa difícil situação é a antrectomia com reconstrução à Billroth II ou em Y de Roux.

Perfurações também podem ser tratadas por via laparoscópica. Uma metanálise de sete estudos randomizados comparando o reparo laparoscópico e o reparo aberto mostrou que a cirurgia laparoscópica estava associada a menos morbidade pós-operatória, menores taxas de infecções da ferida e menor tempo de hospitalização.[13] Não foi demonstrada diferença no tempo cirúrgico, nas taxas de reoperação, fístula ou mortalidade entre os reparos aberto

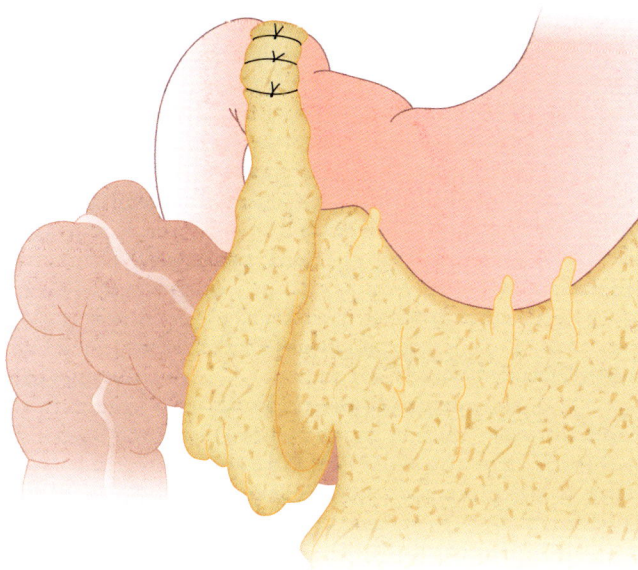

**Figura 49.13** Reparo (*patch*) de Graham de úlcera duodenal perfurada. Uma "faixa" de omento é criada para cobrir o defeito da úlcera e fixada na posição com uma série de pontos separados. Na descrição original de Graham, o defeito da úlcera não é fechado, mas se as bordas teciduais estiverem saudáveis e puderem ser aproximadas sem tensão, o fechamento primário pode ser realizado e reforçado com um retalho de omento. (De Baker RJ. Operation for acute perforated duodenal ulcer. In: Nyhus LM, Baker RJ, Fischer JE, eds. *Mastery of Surgery*. London: Little, Brown and Company; 1997.)

e laparoscópico. Com base nesses dados, em mãos experientes, a laparoscopia parece ser uma abordagem superior em pacientes com perfurações que estejam hemodinamicamente estáveis.

Para pacientes que sabidamente são negativos para *H. pylori* e que fazem uso prolongado de AINEs e não conseguem descontinuar esses medicamentos, ou ainda nos quais houve falha pregressa no tratamento clínico para sua doença ulcerosa, pode ser adicionado um procedimento redutor da produção de ácido no momento do reparo cirúrgico. Esses procedimentos são discutidos em outra parte, neste capítulo, e devem ser baseados na situação clínica e na experiência do cirurgião.

Após o reparo cirúrgico, procede-se à descompressão do estômago por meio da passagem da SNG. Os drenos devem ser mantidos em posição até que os pacientes se alimentem e não ocorra nenhuma alteração na quantidade e/ou qualidade da drenagem que possa sugerir uma fístula. Não é necessária uma radiografia contrastada de rotina antes de iniciar a alimentação, mas pode-se avaliar a eficácia do fechamento da perfuração, caso o paciente apresente sinais ou sintomas de fístula entérica. Todos os pacientes positivos para *H. pylori* devem ser submetidos à erradicação com regimes adequados de terapia tripla. Deve ser realizada EDA eletiva em 6 a 8 semanas após a cirurgia para avaliar sinais de malignidade, cicatrização da úlcera e testar para *H. pylori*, caso esse diagnóstico ainda não tenha sido estabelecido.

**Obstrução pilórica.** A inflamação aguda do duodeno ou do piloro pode levar à obstrução mecânica, com obstrução funcional da saída gástrica, manifestando-se por saciedade precoce, anorexia, perda ponderal, náuseas e vômito. Em casos de vômitos prolongados, os pacientes podem ficar desidratados e desenvolver alcalose metabólica hipoclorêmica hipopotassêmica secundária à perda do suco gástrico rico em hidrogênio e cloreto. A inflamação crônica leva a episódios recorrentes de lesão e cicatrização, levando finalmente a fibrose, formação cicatricial e estenose da via de saída. Nesse quadro, o estômago pode ficar extremamente dilatado e perder seu tônus muscular. Perda ponderal acentuada e desnutrição também são comuns.

O tratamento inicial deve envolver descompressão gástrica com a passagem de SNG e correção dos distúrbios hidreletrolíticos. O estado nutricional deve ser avaliado uma vez que esses pacientes muitas vezes se apresentam desnutridos. A obstrução da saída gástrica em decorrência de DUP não é uma emergência cirúrgica, e um exame completo antes de qualquer intervenção cirúrgica é necessário, especialmente quando o câncer gástrico é a causa mais comum desse distúrbio. EDA deve ser realizada para descartar uma malignidade e avaliar infecção por *H. pylori*.

A dilatação endoscópica (com ou sem *stent*) e a erradicação de *H. pylori* são os fundamentos da terapia inicial. As novas técnicas endoscópicas, incluindo *bypass* gástrico guiado por ultrassonografia e miotomia endoscópica peroral, também estão sendo exploradas.[14] Pacientes com obstrução refratária são mais bem manejados com antrectomia primária e reconstrução juntamente com vagotomia. Outra opção, especialmente quando há inflamação significativa ou formação cicatricial, é a vagotomia com procedimento de drenagem, geralmente uma gastroduodenostomia de Jaboulay ou uma gastrojejunostomia.

**Doença ulcerosa péptica intratável.** A condição de intratável é definida como falha na cicatrização de uma úlcera após tentativa inicial de 8 a 12 semanas de terapia ou se recidivar após descontinuação da terapia; estima-se que ocorra em 5 a 10% dos pacientes. A DUP intratável é rara no caso de doença ulcerosa duodenal na era *H. pylori*. Úlceras gástricas benignas persistentes devem ser avaliadas para malignidade assim como para outras fontes menos comuns de ulceração, como a SZE, doença de Crohn ou sarcoidose. Para qualquer úlcera intratável, a duração adequada da terapia antissecretora, a erradicação de *H. pylori* e a eliminação do uso de AINE devem ser confirmadas. O nível de gastrina sérica em jejum deve ser determinado para descartar gastrinoma. Apesar de raramente vista atualmente, a conduta para a doença ulcerosa verdadeiramente intratável, não curável com o tratamento médico, deve ser a vagotomia, com ou sem antrectomia.

### Procedimentos cirúrgicos para úlcera péptica

A intervenção cirúrgica eletiva para DUP tornou-se rara, uma vez que a terapia médica tornou-se mais eficaz. A identificação e a erradicação de *H. pylori* sugerem que a intratabilidade como indicação para a cirurgia pode aplicar-se apenas aos pacientes nos quais os microrganismos não podem ser erradicados, naqueles que não podem suspender os AINEs ou ainda por terem uma etiologia mais rara de DUP. Os pacientes que não aderem à terapia de supressão ácida também podem se enquadrar nessa categoria, mas isso é mais controverso.

O objetivo do tratamento cirúrgico da úlcera é reduzir a secreção de ácido gástrico. Isso pode ser realizado por remoção da estimulação vagal via vagotomia, inibição da secreção de gastrina por meio da realização de antrectomia, diminuição do número das células parietais por meio de gastrectomia subtotal ou com um procedimento combinado. A vagotomia diminui o pico de secreção ácida em aproximadamente 50%, enquanto a vagotomia associada à antrectomia diminui o pico máximo de secreção em torno de 85%. Essas cirurgias podem ser realizadas de maneira aberta ou por laparoscopia.

***Vagotomia troncular.*** Conforme mostrado na Figura 49.4, a vagotomia troncular é realizada pela secção dos nervos vagos esquerdo e direito acima dos ramos hepático e celíaco, exatamente acima da JEG. A maioria dos cirurgiões usa algum procedimento de drenagem em associação com a vagotomia troncular para evitar estase gástrica. O relaxamento pilórico é mediado pela estimulação vagal, e uma vagotromia sem um procedimento de drenagem pode causar retardo no esvaziamento gástrico. A vagotomia troncular associada à piloroplastia de Heineke-Mikulicz é mostrada na Figura 49.14. Quando o bulbo duodenal está muito deformado e fibrosado, uma piloroplastia de Finney ou uma gastroduodenostomia de Jaboulay podem ser alternativas úteis. No caso de formação cicatricial ou inflamação significativa, a gastrojejunostomia pode ser necessária. Em geral, há pouca diferença nos efeitos colaterais associados ao tipo de procedimento de drenagem realizado, embora o refluxo biliar possa ser mais comum após a gastroenterostomia, enquanto a diarreia é mais comum após a piloroplastia. A incidência de síndrome de *dumping* é semelhante em ambos os procedimentos.

***Vagotomia seletiva.*** A vagotomia seletiva secciona os nervos vagos principais direito e esquerdo logo abaixo dos ramos celíaco e hepático, e um procedimento de drenagem pilórica também deve ser realizado. Porém, a vagotomia seletiva resulta em taxas mais altas de recidiva da úlcera do que a vagotomia troncular, sem qualquer vantagem em termos de diminuição dos sintomas pós-gastrectomia. Por essas razões, a vagotomia seletiva foi quase totalmente abandonada.

***Vagotomia superseletiva.*** A vagotomia superseletiva também é chamada de *vagotomia de células parietais* ou *vagotomia gástrica proximal*. Esse procedimento foi desenvolvido após o reconhecimento de que a vagotomia troncular, em combinação com um procedimento de drenagem ou ressecção gástrica, afetava de maneira adversa a função da bomba antropilórica. Uma vagotomia superseletiva secciona apenas os nervos vagos que suprem a porção produtora de ácido do estômago dentro do corpo e do fundo gástrico. Esse procedimento preserva a inervação vagal do antro gástrico e do piloro, assim não há necessidade de procedimentos rotineiros de drenagem. Consequentemente, a incidência de complicações pós-operatórias é menor. Em geral, identificam-se os nervos de Latarjet anterior e posteriormente e seccionam-se os ramos que inervam o fundo e o corpo gástrico até a "pata de ganso. Esses nervos são seccionados até um ponto a cerca de 7 cm proximal ao piloro, área perto do antro gástrico. Superiormente, a secção desses nervos é realizada até um ponto a pelo menos 5 cm proximalmente à JEG, sobre o esôfago (Figura 49.15). Idealmente, dois ou três ramos para o antro e o piloro devem ser preservados. O nervo "criminoso" de Grassi representa um ramo muito proximal do tronco posterior do nervo vago, e é preciso muita atenção para não perder esse ramo no processo de secção, pois é frequentemente citado como uma predisposição à recidiva de uma úlcera se deixado intacto.

As taxas de recidiva após vagotomia superseletiva são variáveis e dependem da habilidade do cirurgião bem como do tempo de seguimento. Um extenso seguimento longitudinal é necessário para avaliar os resultados desse procedimento em virtude dos aumento relatado nas taxas de ulceração recorrente com o tempo. Taxas de recidiva de 10 a 15% são relatadas para esse procedimento, quando realizado por um cirurgião experiente. Essas taxas são ligeiramente mais altas do que aquelas referidas após vagotomia troncular em combinação com piloroplastia; entretanto, a vagotomia superseletiva apresenta taxas mais baixas de síndrome de *dumping* e diarreia pós-vagotomia.

***Vagotomia troncular e antrectomia.*** A antrectomia geralmente não é realizada para úlceras duodenais, e seu uso é mais comum nas úlceras gástricas. As contraindicações relativas incluem cirrose, formação cicatricial extensa do duodeno proximal que dificulta seu fechamento, além de cirurgias anteriores no duodeno proximal. Quando realizada em combinação com vagotomia troncular, ela é muito mais eficaz na redução da secreção ácida e na recidiva do que

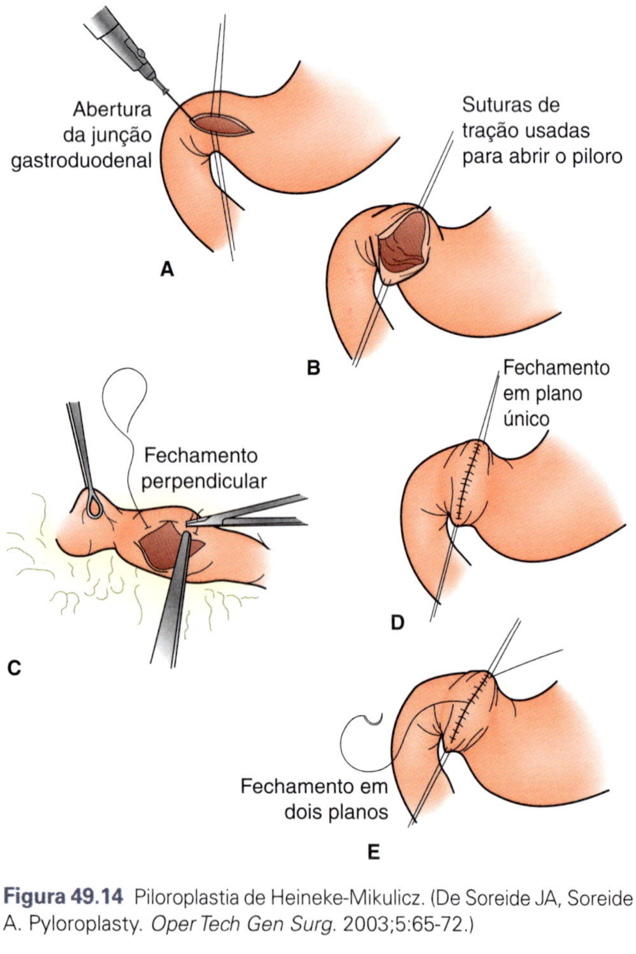

**Figura 49.14** Piloroplastia de Heineke-Mikulicz. (De Soreide JA, Soreide A. Pyloroplasty. *Oper Tech Gen Surg.* 2003;5:65-72.)

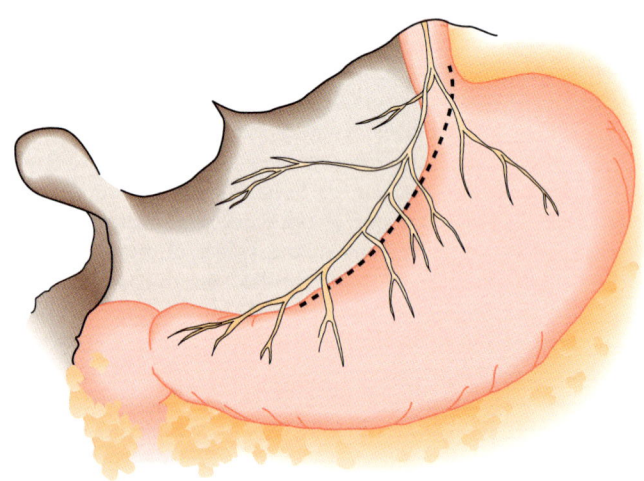

**Figura 49.15** Vista anterior do estômago e do nervo anterior de Latarjet. Observe a linha de dissecção para vagotomia das células parietais ou vagotomia superseletiva (*linha tracejada*). Os últimos ramos principais do nervo são deixados intactos e a dissecção começa a 7 cm do piloro. Na junção esofagogástrica, a dissecção está bem longe da origem dos ramos hepáticos do nervo vago esquerdo. (De Kelly KA, Teotia SS. Proximal gastric vagotomy. In: Baker RJ, Fischer JE, [eds]. *Mastery of Surgery*, Philadelphia: Lippincott Williams & Wilkins; 2001.)

a vagotomia troncular associada a um procedimento de drenagem ou a uma vagotomia superscletiva. A taxa de recorrência da ulceração após vagotomia troncular e antrectomia é de 0 a 2%. Porém, essa baixa taxa de recidiva precisa ser contrabalançada com a taxa de 20% de incidência de síndromes pós-gastrectomia e pós-vagotomia em pacientes submetidos à antrectomia, com tempos cirúrgicos mais longos e maior morbidade pós-operatória.

A antrectomia requer a reconstrução do trato GI, que pode ser realizada por gastroduodenostomia (procedimento de Billroth I; Figura 49.16) ou gastrojejunostomia (Billroth II [Figura 49.17]

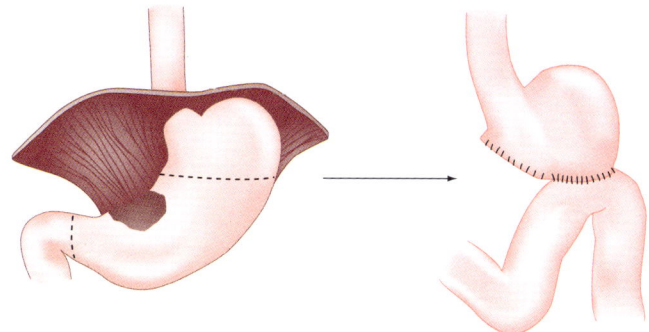

**Figura 49.17** Gastrectomia subtotal com anastomose à Billroth II.

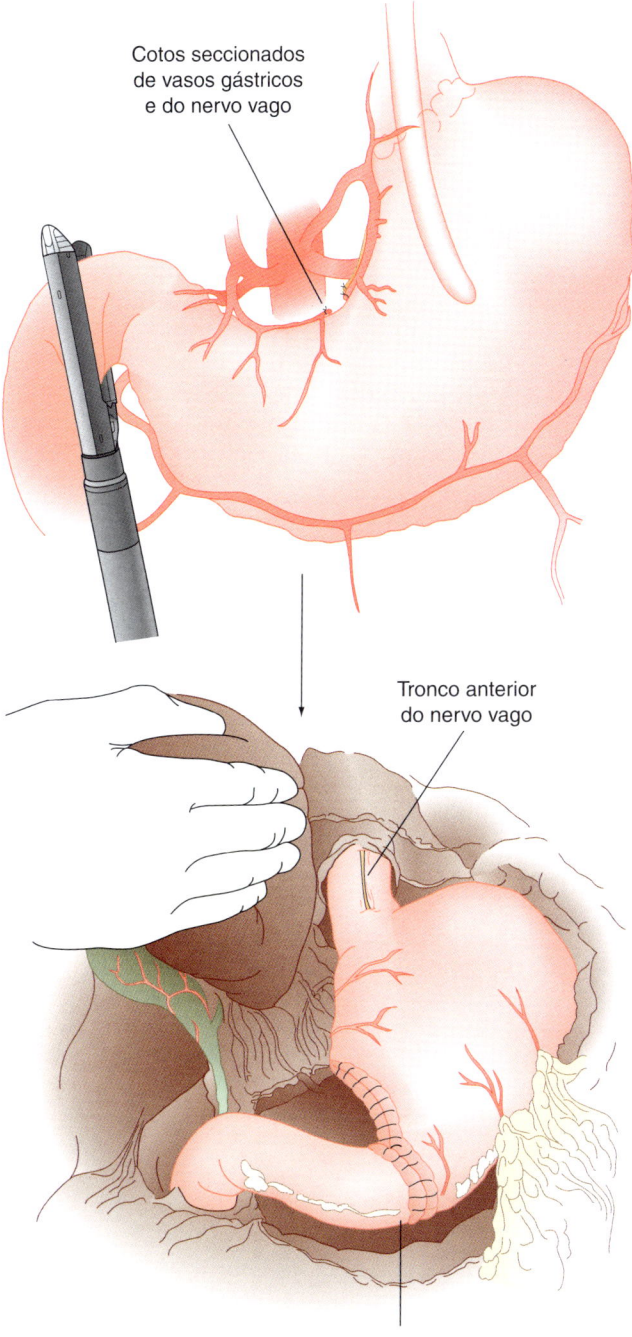

**Figura 49.16** Hemigastrectomia com anastomose à Billroth I (gastroduodenal). (De Dempsey D, Pathak A. Antrectomy. *Oper Tech Gen Surg.* 2003;5:86-100.)

ou reconstrução em Y de Roux). Nas doenças benignas, a gastroduodenostomia geralmente é a escolhida por evitar os problemas de síndrome do antro retido, fístula do coto duodenal e obstrução da alça aferente associados à gastrojejunostomia após a ressecção. Se o duodeno estiver significativamente fibrosado, a gastroduodenostomia poderá ser tecnicamente mais difícil, e é indicada a gastrojejunostomia. Se a gastrojejunostomia for realizada, a alça do jejuno escolhida para a anastomose geralmente deve passar através do mesocólon transverso (transmesocólica) de maneira retrocólica. A anastomose gástrica geralmente é realizada em uma parte específica do estômago para facilitar o esvaziamento gástrico, em geral na parede posterior da grande curvatura. A anastomose retrocólica possibilita a redução do comprimento da alça aferente e diminui a probabilidade de torção ou acotovelamento, predispondo a devastadoras complicações de uma deiscência do coto duodenal. Embora a vagotomia e a antrectomia sejam eficazes no tratamento das úlceras, atualmente são raramente empregadas no tratamento de pacientes com DUP. Em geral, as cirurgias de menor magnitude são realizadas com mais frequência na era *H. pylori*. A taxa de mortalidade geral para antrectomia é de aproximadamente 1 a 2%, porém é maior em pacientes com comorbidades, como diabetes insulinodependente ou imunossupressão.

*Gastrectomia parcial.* A gastrectomia parcial ou subtotal remove tanto as células produtoras de gastrina quanto as células de secreção ácida. A reconstrução é necessária após uma gastrectomia subtotal – Billroth II ou Y de Roux são usadas com mais frequência. A reconstrução à Billroth I geralmente é difícil em virtude da inflamação subjacente.

*Síndrome de Zollinger-Ellison.* A SZE é uma tríade clínica que consiste em hipersecreção de ácido gástrico, DUP grave e tumores neuroendócrinos (TNE) produtores de gastrina (gastrinomas). O tumor de células da ilhota produz gastrina, e a hipergastrinemia, associada à SZE, é responsável pela maioria, se não todos, os sintomas clínicos experimentados pelos pacientes. Dor abdominal e DUP são características da síndrome e geralmente ocorrem em mais de 80% dos pacientes, que também podem apresentar diarreia, perda ponderal, esteatorreia e esofagite. A endoscopia geralmente demonstra pregas gástricas proeminentes, refletindo o efeito trófico da hipergastrinemia no fundo gástrico. Aproximadamente 20 a 30% dos pacientes têm SZE como parte de neoplasias endócrinas múltiplas tipo 1, uma síndrome autossômica dominante. Assim, em todos os pacientes com SZE devem ser dosados os níveis séricos de hormônio paratireóideo, de cálcio ionizado e de prolactina. Testes provocativos geralmente não são necessários para estabelecer o diagnóstico de SZE, porque normalmente os níveis plasmáticos de gastrina sérica em jejum estão elevados. A maioria dos pacientes com gastrinoma apresenta níveis elevados de gastrina sérica em jejum (> 200 pg/ml), e valores superiores a 1.000 pg/ml são diagnósticos. O diagnóstico de SZE em pacientes com pequena elevação dos níveis de gastrina é difícil, pois o uso de IBP, infecção por *H. pylori* e a insuficiência renal podem causar elevação da gastrina sérica em jejum. Em pacientes com níveis de gastrina nessa faixa duvidosa, o teste diagnóstico mais sensível é o nível de gastrina estimulada por secretina. As amostras de gastrina sérica são mensuradas antes e depois da administração por via intravenosa de secretina. Uma elevação do nível sérico de gastrina de mais de 200 pg/ml acima dos níveis basais é sugestivo de gastrinoma em comparação com outras causas de hipergastrinemia, que normalmente não mostram essa resposta.

Após o diagnóstico de gastrinoma, a terapia de supressão ácida deve ser iniciada, de preferência com IBP em alta dose. O tratamento médico é indicado no pré-operatório e para os pacientes com gastrinoma metastático ou irressecável. O próximo passo no tratamento é a localização e o estadiamento do tumor. A maioria dos gastrinomas da SZE estão localizados no duodeno ou no pâncreas, dentro do "triângulo do gastrinoma"; os pontos desse triângulo são formados pela junção cístico-colédoco, pela junção da cabeça com o corpo do pâncreas e pela junção entre a segunda e a terceira porção do duodeno (Figura 49.18). O melhor exame inicial de imagem para localizar o tumor secretor de gastrina é a TC de fase tripla ou a RM do abdome. Entretanto, essas modalidades de imagens têm sensibilidade relativamente baixa na detecção de tumores com menos de 1 cm de diâmetro, assim como de pequenas metástases hepáticas. Se as imagens iniciais não forem diagnósticas, algumas vezes a localização poderá ser alcançada com o uso de cintilografia de receptores de somatostatina ou ultrassonografia endoscópica (USE). Se ainda não for possível localizar o tumor, pode-se oferecer aos pacientes uma exploração cirúrgica.

Os gastrinomas localizados devem ser ressecados; porém, as taxas de cura a longo prazo são apenas de cerca de 50%. Depois de localizado o tumor no intraoperatório, deve ser realizada uma ressecção de acordo com os princípios oncológicos (em vez da enucleação do tumor) com a remoção de pelo menos 10 linfonodos. Uma pequena série de casos sugere que os pacientes que não são candidatos à cirurgia podem ter paliação dos sintomas e progressão mais lenta da doença com radioterapia. Os pacientes com recidiva do tumor ou doença metastática podem ser tratados com uma variedade de tratamentos. Os tratamentos empregados com mais frequência são os análogos da somatostatina e/ou quimioterapia (estreptozocina/doxorrubicina ou regime à base de temozolomida). Para os pacientes com metástases hepáticas, terapias direcionadas ao fígado (ablação por radiofrequência, crioablação, embolização, ressecção ou transplante) podem ser consideradas.

## GASTRITE POR ESTRESSE

Gastrite por estresse pode ocorrer após trauma físico, choque, sepse, hemorragia ou insuficiência respiratória, e pode levar a sangramento gástrico potencialmente fatal. Caracteriza-se por múltiplas erosões superficiais (não ulcerosas) que geralmente se iniciam na porção proximal do estômago e progridem distalmente. Também podem ocorrer no contexto de uma doença do sistema nervoso central que eleva a pressão intracraniana resultando em estimulação do vagal (úlcera de Cushing) ou como resultado de uma lesão por queimadura térmica envolvendo mais de 30% da superfície corporal (úlcera de Curling).

As lesões da gastrite por estresse geralmente se alteram com o tempo. Inicialmente, as lesões são múltiplas e superficiais, com áreas discretas de eritema junto com uma hemorragia focal ou um

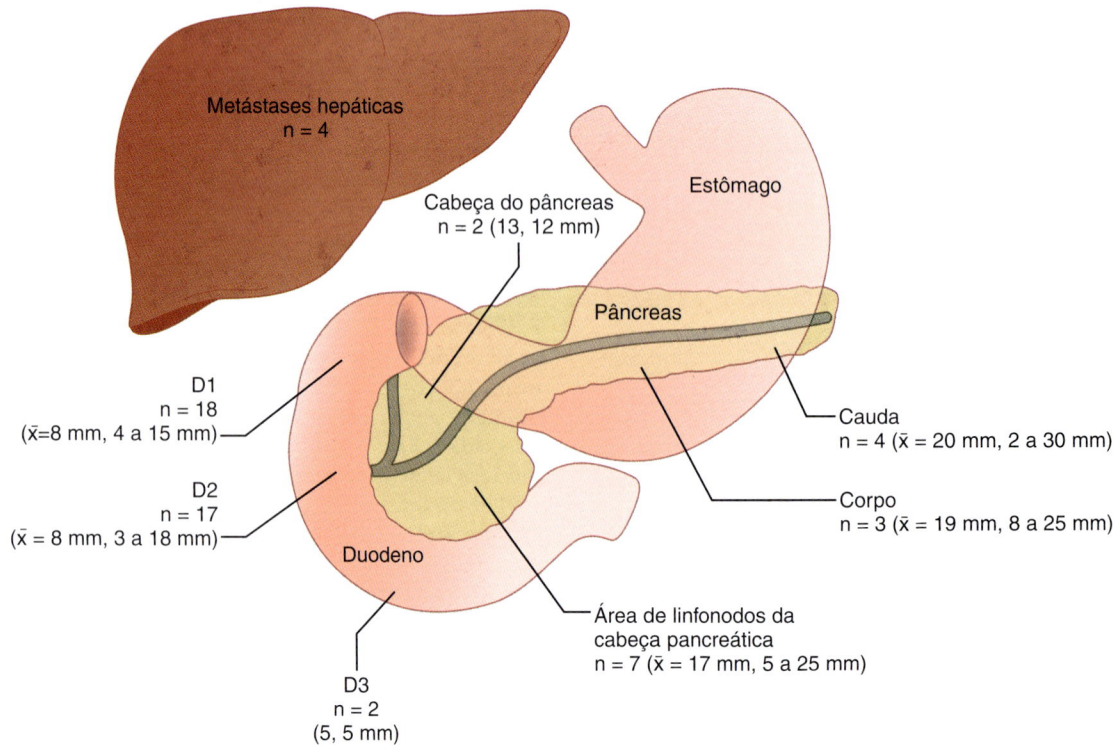

**Figura 49.18** Localização dos gastrinomas no momento da cirurgia que não foram detectados em imagens pré-operatórias. A maioria dos tumores estava localizada na primeira e segunda porções do duodeno e na cabeça do pâncreas, dentro do chamado trígono do gastrinoma. (De Norton JA, Fraker DL, Alexander HR, et al. Value of surgery in patients with negative imaging and sporadic Zollinger-Ellison syndrome. *Ann Surg.* 2012;256:509-517.)

coágulo aderente. Se a lesão sofrer erosão para a submucosa que contém o suprimento sanguíneo, poderá resultar em sangramento evidente. Quase sempre são vistas no fundo gástrico e apenas raramente na porção distal do estômago. As lesões tardias parecem idênticas à mucosa em regeneração ao redor de uma úlcera gástrica em cicatrização. Ambos os tipos de lesões podem ser observados endoscopicamente.

### Fisiopatologia

Embora os mecanismos precisos responsáveis pelo desenvolvimento da gastrite por estresse ainda não estejam completamente elucidados, as evidências sugerem uma causa multifatorial relacionada ao desequilíbrio entre a produção ácida e a proteção da mucosa. São exemplos de mecanismos de defesa da mucosa comprometidos contra o ácido luminal: redução de fluxo sanguíneo, muco ou secreção de bicarbonato pelas células da mucosa ou diminuição de prostaglandinas endógenas. Todos esses fatores tornam o estômago mais suscetível ao dano decorrente do ácido luminal, com a resultante gastrite hemorrágica. O estresse é considerado presente quando ocorrem hipoxia, sepse ou falência de órgão. Quando estresse está presente, acredita-se que a isquemia da mucosa seja o principal fator responsável pela ruptura desses mecanismos normais de defesa. Embora raramente ocorra aumento da secreção de ácido gástrico nessa situação, a presença de ácido luminal parece ser um pré-requisito para a evolução dessa forma de gastrite.

### Apresentação e diagnóstico

A gastrite por estresse desenvolve-se dentro de 1 a 2 dias após um evento traumático em mais de 50 a 75% dos pacientes, embora a maioria apresente sintomas mínimos ou seja assintomática. O único sinal clínico pode ser uma HDA indolor. O sangramento geralmente é lento e intermitente e pode ser detectado apenas por alguns poucos sinais de sangue na SNG e/ou uma redução inexplicável nos níveis de hemoglobina. Ocasionalmente, pode haver intensa hemorragia GI alta acompanhada de hipotensão e hematêmese. As fezes geralmente são positivas para o teste do guáiaco, embora melena ou hematoquezia sejam raras. A endoscopia é necessária para confirmar o diagnóstico e diferenciar a gastrite por estresse de outras fontes de HDA.

### Profilaxia

Pela elevada mortalidade dos pacientes com gastrite aguda por estresse que desenvolvem HDA hemodinamicamente significativa, os pacientes de alto risco devem ser tratados profilaticamente, embora a definição daquilo que constitui um alto risco ainda seja discutida. Como a isquemia da mucosa pode alterar muitos mecanismos de defesa da mucosa que permitem ao estômago resistir aos irritantes luminais e se proteger das lesões, deve-se envidar todos os esforços para corrigir quaisquer déficits de perfusão secundários ao choque. Os dois principais fatores de risco para o desenvolvimento de sangramento clinicamente significativo proveniente de úlceras do estresse gástrico são a coagulopatia e a insuficiência respiratória que requer ventilação mecânica prolongada (> 48 horas). Outros fatores de risco significativos incluem um histórico de DUP ou de história de sangramento GI anterior, lesão do sistema nervoso central, lesão significativa por queimadura e sepse. A nutrição enteral reduz o risco de formação de úlcera por estresse e deve ser iniciada o mais cedo possível. Se profilaxia for indicada, deve-se usar um IBP em vez de antagonistas do receptor $H_2$ ou sucralfato, embora a evidência de apoio seja fraca. A profilaxia deve ser limitada apenas aos pacientes de alto risco, uma vez que a supressão de ácido gástrico está associada a altas taxas de pneumonia nosocomial e infecção por *C. difficile*. Note-se que uma recente metanálise mostrou que, embora a profilaxia tenha reduzido a incidência de sangramento, as taxas de mortalidade não foram afetadas.[15] Estudos randomizados de maior porte ainda são necessários para determinar quais pacientes podem beneficiar-se mais da profilaxia para a úlcera do estresse em ambiente de cuidados críticos.

### Tratamento

Qualquer paciente com HDA significativa necessita de reanimação volêmica, com a correção de quaisquer anormalidades da coagulação e/ou plaquetária. Uma SNG deve ser colocada, se já não estiver presente, e a terapia com IBP IV deve ser iniciada imediatamente. Endoscopia urgente deve ser realizada para o diagnóstico e tratamento; porém, o sangramento das úlceras por estresse geralmente é difuso e a taxa de ressangramento é elevada. Em centros experientes, a vasopressina pode ser administrada na artéria gástrica esquerda, que também pode ser embolizada, ajudando a controlar o sangramento. Se o paciente tiver doença cardíaca ou hepática subjacente, a vasopressina não deverá ser usada.

O paciente que apresente sangramento que resulta em instabilidade hemodinâmica ou que necessite de transfusões persistentes é candidato ao tratamento cirúrgico. Como a maioria das lesões encontra-se no estômago proximal ou no fundo, deve ser realizada uma gastrotomia anterior longa nessa área. Limpa-se o sangue do lúmen gástrico, e a superfície da mucosa é inspecionada para detecção de pontos de sangramento. Todas as áreas sangrantes são suturadas com pontos em formato de 8, passados profundamente na parede gástrica. A maioria das erosões superficiais normalmente não está sangrando ativamente e não requer ligadura, a não ser que um vaso sanguíneo seja visualizado em sua base. Em pacientes estáveis, a cirurgia é completada pelo fechamento da gastrotomia anterior e a realização de vagotomia troncular e de piloroplastia para reduzir a secreção ácida. Com menos frequência, é realizada gastrectomia parcial combinada com vagotomia. A gastrectomia total deve ser raramente realizada e somente em pacientes com hemorragia potencialmente fatal refratária a outras formas da terapia.

## SÍNDROMES PÓS-GASTRECTOMIA

A cirurgia gástrica pode resultar em diversos distúrbios fisiológicos causados pela perda da função de reservatório, interrupção do mecanismo esfincteriano do piloro e secção do nervo vago. Os sintomas gastrintestinais e cardiovasculares podem resultar em doenças genericamente denominadas *síndromes pós-gastrectomia*. Aproximadamente 20 a 25% dos pacientes submetidos à cirurgia para DUP subsequentemente desenvolvem algum grau de síndrome pós-gastrectomia, embora essa frequência seja muito menor em pacientes submetidos à vagotomia superseletiva. As alterações fisiológicas não são específicas da DUP e podem ocorrer após gastrectomia para ressecção de neoplasias ou *bypass* gástrico em Y de Roux para tratamento da obesidade grave. Aproximadamente 1 a 5% dos pacientes tornam-se permanentemente incapacitados em razão de seus sintomas pós-gastrectomia.

### Síndrome de *dumping*

A síndrome de *dumping* é uma combinação de sintomas GI e vasomotores decorrentes do rápido esvaziamento gástrico pós-prandial. Os sintomas GI incluem dor abdominal, saciedade precoce, náuseas/vômito, diarreia e distensão abdominal. Os sintomas sistêmicos vasomotores incluem diaforese, taquicardia, palpitações, cefaleias e síncope. Esse complexo de sintomas pode se desenvolver após qualquer operação do estômago, porém é mais comum após gastrectomia parcial com reconstrução à Billroth II. É observado com frequência muito menor após gastrectomia à Billroth I ou após vagotomia e procedimentos de drenagem.

A síndrome de *dumping* pode ser dividida em duas categorias: precoce e tardia. O *dumping* precoce acontece dentro de 30 minutos após uma refeição, em consequência da passagem rápida de alimento de alta osmolaridade do estômago para o intestino delgado. Isso ocorre porque a gastrectomia, ou qualquer interrupção do mecanismo do esfíncter pilórico, impede que o estômago prepare seu conteúdo e o libere no intestino proximal na forma de pequenas partículas em solução isotônica. O bolo alimentar hipertônico resultante passa para o interior do intestino delgado, que induz a um rápido desvio do líquido extracelular para o lúmen intestinal para obter isotonicidade. Após esse desvio do líquido extracelular, ocorre distensão luminal e induz os sintomas resultantes.

O *dumping* tardio ocorre em 1 a 3 horas após uma refeição e é menos comum. O defeito básico do *dumping* tardio é também o esvaziamento gástrico rápido, mas está relacionado especificamente à liberação rápida de carboidratos no intestino proximal. Quando os carboidratos são liberados no intestino delgado, eles são absorvidos rapidamente, resultando em hiperglicemia, que desencadeia a liberação de grandes quantidades de insulina para controlar o nível crescente de açúcar no sangue. O resultado é uma supercompensação para que ocorra uma profunda hipoglicemia em resposta à insulina. Essa hipoglicemia ativa a glândula adrenal para liberar catecolaminas, resultando em diaforese, tremores, tonturas, taquicardia e confusão.

Os sintomas associados à síndrome de *dumping* precoce parecem ser secundários à liberação de vários agentes humorais, como serotonina, substâncias semelhantes à bradicinina, neurotensina e enteroglucagon. As medidas dietéticas geralmente são suficientes para tratar a maioria dos pacientes. Dentre elas estão: evitar alimentos que contenham grande quantidade de açúcar, ingestão frequente de pequenas refeições ricas em proteínas, gorduras e fibras, bem como a separação de líquidos dos sólidos durante as refeições.

Em alguns pacientes sem resposta às medidas dietéticas, os tratamentos farmacológicos direcionados aos sintomas específicos podem ser eficazes, como a tintura de ópio ou imodium para diarreia e meclizina para náuseas. Os anticolinérgicos podem retardar o esvaziamento gástrico e tratar os espasmos. Octreotida pode ser administrado na forma de curta ação imediatamente antes de uma refeição ou por formulação intramuscular de longa ação. Esses peptídios não apenas inibem o esvaziamento gástrico, mas também afetam a motilidade do intestino delgado, prolongando o trânsito intestinal da refeição ingerida. Octreotida é o medicamento mais bem estudado para a síndrome de *dumping* e pode ser muito eficaz. Entretanto, os peptídios são caros e, portanto, geralmente não são considerados tratamento de primeira linha. Os pacientes com sintomas graves podem necessitar de reoperação, se o tratamento conservador não tiver sucesso. A escolha da cirurgia depende da cirurgia gástrica original. Algumas vezes, pode ser realizada a reconstrução pilórica. Para os pacientes com gastrojejunostomia sem gastrectomia, pode-se desfazer a gastrojejunostomia se a função do piloro for mantida. Em pacientes com gastrectomia distal prévia, a conversão para gastrojejunostomia em alça para reconstrução em Y de Roux está recomendada.

## Distúrbios metabólicos

A anemia é o distúrbio metabólico mais comum após uma gastrectomia. A anemia está relacionada com deficiência de ferro (mais comum) ou comprometimento no metabolismo da vitamina $B_{12}$. Mais de 30% dos pacientes submetidos à gastrectomia apresentam anemia por deficiência de ferro. A causa exata não é totalmente compreendida, mas parece estar relacionada com uma combinação de ingesta reduzida de ferro, comprometimento da absorção de ferro e perda crônica de sangue. Em geral, a adição de suplementos de ferro à dieta do paciente corrige esse problema.

A anemia megaloblástica por deficiência de vitamina $B_{12}$ desenvolve-se apenas raramente após gastrectomia parcial, mas depende da quantidade de estômago removido. A deficiência de vitamina ocorre secundariamente à má absorção de vitamina $B_{12}$ da dieta por falta de fator intrínseco. Os pacientes submetidos à gastrecotmia subtotal devem receber suplementação de vitamina $B_{12}$ por toda a vida. Se um paciente desenvolver anemia macrocítica, os níveis séricos de vitamina $B_{12}$ devem ser obtidos e, se estiverem anormais, devem ser tratados com reposição de vitamina $B_{12}$ a longo prazo.

Também foram observadas osteoporose e osteomalacia após a ressecção gástrica e parecem ser causadas por deficiência de cálcio. Se a má absorção de gordura também estiver presente, a má absorção de cálcio é agravada ainda mais, pois os ácidos graxos se ligam ao cálcio. A incidência desse problema também aumenta com a extensão da ressecção gástrica e geralmente está associada a uma gastrectomia com reconstrução à Billroth II. A doença óssea geralmente se desenvolve aproximadamente de 4 a 5 anos após a cirurgia. O tratamento desse distúrbio geralmente requer suplementação de cálcio em conjunto com a vitamina D. Os pacientes com reconstrução à Billroth II ou em Y de Roux, que deixam o duodeno isolado do trânsito alimentar, também devem receber suplementação de vitaminas lipossolúveis (vitaminas A, D, E e K).

## Síndrome da alça aferente

A alça aferente é a alça duodenojejunal proximal à anastomose gastrojejunal após uma reconstrução à Billroth II ou gastrojejunostomia. A síndrome da alça aferente ocorre como resultado de uma obstrução parcial da alça aferente, que então é incapaz de esvaziar seus conteúdos. Com a obstrução da alça aferente, secreções pancreáticas e hepatobiliares acumulam-se no lúmen da alça, resultando em sua distensão, o que causa desconforto epigástrico e cólicas. A pressão intraluminal eventualmente aumenta o suficiente para esvaziar o conteúdo da alça aferente vigorosamente para dentro do estômago, resultando em vômito biliar em jato, que proporcionam alívio imediato dos sintomas. Se a obstrução já estiver presente por um período mais longo, ela também poderá ser agravada pelo desenvolvimento da síndrome da alça cega. Nessa situação ocorre um supercrescimento bacteriano na alça parética, e as bactérias se ligam à vitamina $B_{12}$ e aos ácidos biliares desconjugados; isso resulta em deficiência sistêmica de vitamina $B_{12}$ (com desenvolvimento de anemia megaloblástica), má absorção de gordura e deficiência de vitaminas lipossolúveis.

Em contraste com o diagnóstico de oclusão intestinal aguda, o diagnóstico de obstrução crônica da alça aferente pode ser problemático. A não visualização da alça aferente na endoscopia é sugestiva do diagnóstico. Exames por imagem da árvore hepatobiliar com a utilização de radionuclídios também têm sido utilizados com algum sucesso para o diagnóstico dessa síndrome. Normalmente, os radionuclídios devem passar para o interior do estômago ou do intestino delgado distal após terem sido excretados na alça aferente. Se isso não ocorrer, deve ser considerada a possibilidade de obstrução da alça aferente.

A correção cirúrgica é indicada para esse problema mecânico a fim de prevenir a necrose intestinal ou a ruptura do coto duodenal. Uma alça aferente longa geralmente é o problema subjacente, assim o tratamento envolve a eliminação dessa alça. A correção inclui a conversão da reconstrução à Billroth II em uma anastomose à Billroth I, uma jejunojejunostomia entre as alças aferente e eferente e a conversão para uma reconstrução em Y de Roux.

### Obstrução da alça eferente

A obstrução da alça eferente geralmente é rara. Ela pode ocorrer em qualquer momento após a cirurgia; entretanto, mais de 50% dos casos apresentam obstrução no primeiro mês de pós-operatório. O estabelecimento do diagnóstico é difícil. As queixas iniciais podem incluir dor abdominal em cólica no quadrante superior esquerdo, vômitos biliosos e distensão abdominal. O diagnóstico geralmente é confirmado por meio de exame radiológico contrastado do trato GI alto ou TC com contraste oral; em ambos observa-se que o contraste não penetra na alça eferente. A intervenção cirúrgica quase sempre é necessária e consiste na redução da hérnia retroanastomótica, se esta for a causa da obstrução, e no fechamento do espaço retroanastomótico para prevenir a recorrência do quadro obstrutivo.

### Gastrite de refluxo alcalino

Após a gastrectomia, o refluxo biliar é comum. Em uma pequena porcentagem de pacientes, esse refluxo está associado à dor abdominal epigástrica intensa, acompanhada de vômitos biliosos e perda ponderal. O diagnóstico geralmente é estabelecido por uma anamnese cuidadosa. Pode-se usar técnica de imagem com tecnécio para demonstrar refluxo de bile para o estômago. A EDA mostra mucosa hiperemiada, edemaciada e friável.

A maioria dos pacientes com gastrite por refluxo alcalino foi submetida à ressecção gástrica com anastomose à Billroth II. Embora aparentemente o refluxo de bile seja o evento desencadeante, diversas questões permanecem sem resposta no que diz respeito ao papel da bile em sua patogênese. Por exemplo, muitos pacientes apresentam refluxo de bile para o lúmen do estômago após a gastrectomia sem sintomas. Além disso, não há correlação nítida entre o volume ou composição da bile e o desenvolvimento subsequente de gastrite alcalina de refluxo. Depois de estabelecido um diagnóstico definitivo, a terapia é direcionada ao alívio dos sintomas. A maioria das terapias médicas experimentadas para tratar a gastrite por refluxo alcalina não mostrou benefício consistente. Para os pacientes com sintomas intratáveis, o procedimento cirúrgico de escolha é a conversão da anastomose à Billroth II em gastrojejunostomia em Y de Roux, em que a alça de Roux deve ser alongada em mais de 40 cm. Em geral, a reconstrução em Y de Roux deve ser preferida, em detrimento da reconstrução à Billroth II, no momento de uma gastrectomia parcial ou subtotal, com o intuito de diminuir a probabilidade de refluxo alcalino.[16]

### Atonia gástrica

O esvaziamento gástrico é retardado após vagotomias troncular e seletiva, mas não após uma vagotomia superseletiva. Com a vagotomia seletiva ou troncular, os pacientes perdem a função da bomba antral e apresentam redução em sua capacidade de esvaziamento de sólidos. Em contraste, o esvaziamento de líquidos é acelerado pela perda do relaxamento receptivo no estômago proximal. Embora a maioria dos pacientes submetidos à vagotomia e ao procedimento de drenagem consigam esvaziar adequadamente o estômago, alguns deles apresentam estase gástrica persistente que resulta em retenção do alimento dentro do estômago por várias horas. Isso pode ser acompanhado de uma sensação de plenitude gástrica e, algumas vezes, de dor abdominal. Em casos ainda mais raros, pode estar associado a uma obstrução da saída gástrica.

O diagnóstico de atonia gástrica é confirmado por avaliação cintilográfica do esvaziamento gástrico. Porém, outras causas de retardo no esvaziamento gástrico, como diabetes melito, desequilíbrio eletrolítico, toxicidade medicamentosa e distúrbios neuromusculares, também devem ser excluídas. Além disso, uma causa mecânica da obstrução da saída gástrica, como aderências pós-operatórias, obstrução da alça aferente ou eferente e herniação interna, deve ser descartada. Também é necessário realizar o exame endoscópico do estômago para excluir obstrução anastomótica.

Em pacientes com obstrução funcional do esvaziamento gástrico e gastroparesia documentada, a farmacoterapia geralmente é utilizada. Os agentes mais frequentemente usados são os procinéticos, como a metoclopramida e a eritromicina. A metoclopramida exerce seus efeitos procinéticos atuando como antagonista da dopamina e tem efeito de aumento de colinérgicos decorrentes da facilitação da liberação de acetilcolina dos neurônios colinérgicos entéricos. Em contraste, a eritromicina acelera acentuadamente o esvaziamento gástrico por meio de ligação aos receptores da motilina nas células da musculatura lisa GI, onde atua como um agonista da motilina. Em casos raros de atonia gástrica persistente refratária ao tratamento clínico, a gastrectomia pode ser necessária.

## CÂNCER GÁSTRICO

### Epidemiologia

#### Incidência

O câncer gástrico ocupa o décimo quarto lugar em incidência de câncer e é a décima terceira maior causa de morte por neoplasia nos EUA, com estimativa de 26.240 novos casos e mais de 10.800 mortes por ano.[17] A doença afeta o sexo masculino de maneira desproporcional, com mais de 60% novos casos e óbitos em homens. É uma doença mais comum em indivíduos mais velhos, com pico de incidência na sétima década de vida. Entre os grupos étnicos, a doença é mais comum e a mortalidade é maior em afro-americanos, ásio-americanos e hispânicos, em comparação com caucasianos.

Em 2018, o câncer gástrico foi o mais prevalente em todo o mundo, e foi o quinto câncer mais comum e a segunda principal causa de morte por câncer.[18] Mais da metade dos novos casos ocorrem em países em desenvolvimento. É especialmente prevalente no leste asiático, na Europa oriental e nas Américas Central e do Sul. Latitudes geográficas mais elevadas estão associadas a maior risco de câncer gástrico. Entre os países desenvolvidos, o Japão e a Coreia têm as taxas mais altas da doença. O câncer gástrico é o mais comum no Japão. Como resultado, o rastreamento de câncer gástrico no Japão foi iniciado nos anos 1970, com significativa melhora na mortalidade.

### Fatores de risco

Os principais fatores de risco para o câncer gástrico são discutidos aqui; dentre eles, incluem-se fatores ambientais e genéticos (Boxe 49.3).

#### Infecção por *Helicobacter pylori*

Em 1994, a Agência Internacional de Pesquisa em Câncer (IARC, International Agency for Research on Cancer) classificou *H. pylori* como um carcinógeno definitivo; a bactéria é a causa mais comum de cânceres relacionados com infecção.[19] Numerosos

> **Boxe 49.3** Fatores associados ao aumento do risco de desenvolver câncer de estômago.
>
> **Nutricional**
> Baixo consumo de gordura ou proteínas
> Carnes ou peixes salgados
> Alto consumo de nitratos
> Obesidade
> Alto consumo de carboidratos complexos
>
> **Ambientais**
> Má preparação de alimentos (defumados, salgados)
> Falta de refrigeração
> Água potável de má qualidade (p. ex., água de poço contaminada)
> Tabagismo e etilismo
>
> **Social**
> Classe socioeconômica baixa
>
> **Médicos**
> Cirurgia gástrica prévia
> Infecção por *H. pylori* e vírus Epstein-Barr
> Predisposição hereditária
> Irradiação abdominal prévia
> Gastrite atrófica
> Pólipos adenomatosos
>
> **Outros**
> Sexo masculino

estudos prospectivos longitudinais demonstraram sua associação com o desenvolvimento de câncer gástrico. Em estudos epidemiológicos, a soropositividade para *H. pylori* foi associada a risco aproximadamente seis vezes maior de desenvolvimento de câncer gástrico. Acredita-se que o mecanismo primário seja a presença de inflamação crônica. A infecção a longo prazo pela bactéria pode levar à gastrite atrófica ou à gastrite ativa crônica. Em alguns pacientes, a gastrite progride para metaplasia intestinal, displasia e, por fim, adenocarcinoma tipo intestinal. Uma ampla gama de alterações moleculares na metaplasia intestinal foi descrita e pode afetar a transformação em câncer gástrico. Essas alterações incluem a superexpressão de ciclo-oxigenase-2 e da ciclina D2, mutações de *p53*, instabilidade microssatélite, diminuição da expressão de *p27* e alterações nos fatores de transcrição como CDX1 e CDX2.[19] A metaplasia intestinal é fator de risco para o desenvolvimento de carcinoma gástrico; entretanto, nem todos os pacientes com metaplasia intestinal desenvolvem câncer invasivo. As respostas inflamatórias do hospedeiro também desempenham um papel importante nesse processo. Especificamente, níveis mais altos de expressão de interleucina-1β e de fator de necrose tumoral-α levam a risco aumentado de desenvolvimento de câncer gástrico.

Algumas variações regionais no desenvolvimento do câncer podem ser atribuídas à prevalência e virulência de *H. pylori*. É mais comum em áreas com precário saneamento, e as taxas de infecção permanecem altas nos países em desenvolvimento, com aumento concomitante da incidência de câncer gástrico. Em contraste, a prevalência em países mais desenvolvidos vem diminuindo. A presença do gene A associado à citotoxina (CagA) aumenta a resposta pró-inflamatória, a migração celular e o alongamento, levando ao aumento da virulência e do risco de câncer gástrico. Países com altos níveis de câncer gástrico, como o Japão, têm uma taxa muito mais alta de infecção por *H. pylori* positivo para CagA do que países com taxas menores de câncer gástrico, como os EUA.

### Fatores dietéticos

Alimentos ricos em sal, particularmente carnes salgadas ou defumadas que contêm altos níveis de nitrato, juntamente com a baixa ingestão de frutas e vegetais, estão associados a risco maior de câncer gástrico. Acredita-se que o mecanismo envolva o dano à mucosa do estômago causado pelo sal. Os compostos N-nitrosos são gerados após a ingestão de nitrato. Os compostos N-nitrosos também são encontrados na fumaça do tabaco, outro fator de risco conhecido para câncer gástrico. Frutas frescas e vegetais contêm ácido ascórbico, que pode remover compostos N-nitrosos carcinogênicos e radicais livres de oxigênio.

A sinergia entre uma dieta rica em sal e a infecção por *H. pylori* foi demonstrada com a bactéria aumentando a produção de carcinógenos e inibindo sua remoção. Demonstrou-se que *H. pylori* promove o crescimento das bactérias que geram compostos N-nitrosos carcinogênicos. Ao mesmo tempo, *H. pylori* pode inibir a secreção de ácido ascórbico, impedindo assim a eliminação efetiva de radicais livres de oxigênio e de compostos N-nitrosos.

O aumento na refrigeração nos últimos 70 anos provavelmente contribuiu para a diminuição do câncer gástrico, reduzindo a quantidade de carne conservada apenas pelo sal e permitindo sua estocagem por mais tempo, assim como o consumo de frutas e vegetais frescos. Em 2015, a IARC da OMS classificou as carnes processadas como carcinógenos de grupo 1.

### Fatores de risco hereditário e genética do câncer

O câncer gástrico está associado a vários distúrbios hereditários raros. Pacientes com câncer gástrico difuso hereditário resultante de mutação genética na molécula de adesão celular E-caderina (*CDH1*) apresentam incidência de 60 a 70% de desenvolvimento de câncer gástrico durante a vida. Gastrectomia total profilática deve ser considerada para pacientes com essa mutação antes dos 30 anos. Notavelmente, esses pacientes também estão em maior risco de câncer de mama lobular e o rastreamento deve iniciar aos 30 anos, com a consideração de mastectomia bilateral profilática para reduzir o risco. Dois novos distúrbios autossômicos dominantes foram identificados, adenocarcinoma gástrico e polipose proximal do estômago e câncer gástrico intestinal familiar; as causas genéticas deles ainda precisam ser identificadas.

Várias síndromes de câncer hereditário estão associadas ao câncer gástrico. Na polipose adenomatosa familiar, a maioria dos pacientes apresenta pólipos sésseis de fundo ou corpo gástrico, com 40% desses pólipos tendo algum grau de displasia. Esses pólipos, combinados com uma frequência muito maior de pólipos duodenais potencialmente malignos, justificam a vigilância do trato GI superior. A síndrome de Li-Fraumeni é um distúrbio autossômico dominante causado por mutação do gene supressor tumoral *p53*, o que coloca esses pacientes em risco para câncer gástrico assim como sarcoma, câncer de mama, tumores cerebrais e carcinomas adrenocorticais. O câncer colorretal hereditário sem polipose, ou síndrome de Lynch, está associado à instabilidade microssatélite e a maior risco de câncer gástrico e endometrial.

Foram identificadas várias alterações genéticas associadas ao adenocarcinoma gástrico. Essas alterações podem ser classificadas como ativação de oncogenes, inativação de genes supressores tumorais, redução da adesão celular, reativação da telomerase e presença de instabilidade microssatélites. O proto-oncogene *c-met* é o receptor para o fator de crescimento do hepatócito, e geralmente é superexprcsso no câncer gástrico, assim como os oncogenes *K-ras* e *HER2*. A inativação dos genes supressores tumorais *p53* foi relatada nos cânceres tipo difuso e no tipo intestinal, enquanto as mutações do gene da polipose adenomatosa colônica (APC) tendem a ser mais frequentes nos cânceres gástricos do tipo intestinal. Além disso, a redução ou perda da molécula de adesão celular E-caderina pode ser encontrada em aproximadamente 50% dos cânceres gástricos do tipo difuso. A instabilidade microssatélite pode ser encontrada em aproximadamente 20 a 30% dos cânceres gástricos do tipo intestinal. A metilação epigenética aberrante também pode exercer um papel na carcinogênese.

### Pólipos

Os pólipos gástricos são um achado incidental comum durante a EDA (vistos em cerca de 5% dos procedimentos) e geralmente são assintomáticos. O risco de malignidade e o manejo subsequente dependem, em grande parte, da histopatologia do pólipo. Pacientes com um pólipo isolado maior que 1 cm devem ser submetidos a uma polipectomia completa. Para os indivíduos com múltiplos pólipos, os maiores devem ser removidos por via endoscópica, se possível, e os pólipos remanescentes devem ser submetidos à biopsia. As biopsias de mucosa normal devem ser realizadas, assim como avaliadas para displasia subjacentes e infecção por *H. pylori*.[20]

Os pólipos adenomatosos acarretam um risco distinto para o desenvolvimento de malignidade no pólipo e são considerados pertencentes à sequência clássica adenoma-carcinoma. São tipicamente lesões solitárias. A atipia da mucosa é frequente, e foi observada progressão da displasia para o carcinoma *in situ*. O risco de desenvolvimento de carcinoma é superior a 30% e amplia com o aumento do tamanho do pólipo.[20] A remoção endoscópica é indicada para lesões pedunculadas e é suficiente se o pólipo for completamente removido e não houver focos de câncer invasivo no exame histológico. Se o pólipo for maior que 2 cm, for séssil ou apresentar foco comprovado de carcinoma invasivo, justifica-se a excisão cirúrgica.

Os pólipos das glândulas fúndicas (Figura 49.19) são lesões benignas que supostamente são o resultado de hiperplasia glandular e diminuição do fluxo luminal. Eles estão fortemente associados ao uso de IBP e ocorrem em um terço dos pacientes em 1 ano de uso dessas medicações. A displasia, apesar de comum em pacientes cujos pólipos resultam de polipose adenomatosa familiar, foi descrita apenas como relatos de casos individuais de pacientes cujos pólipos resultam de terapia com IBP. Esses casos não requerem excisão, vigilância regular ou cessação da terapia.

Os pólipos hiperplásicos são associados à infecção por *H. pylori* e à gastrite crônica, com taxa de malignidade associada inferior a 2%. A síndrome de Peutz-Jeghers também resulta em pólipos gástricos e tem uma taxa de malignidade de 2 a 3%.[20]

### Inibidores da bomba de prótons

O uso de IBPs aumentou dramaticamente porque eles se provaram um tratamento eficaz para pacientes com doença do refluxo GE e doença ulcerosa péptica. Geralmente são prescritos empiricamente como tratamento de primeira linha para a dispepsia. O impacto do uso prolongado de IBP sobre a incidência de câncer gástrico está sendo ativamente explorado.

Fisiologicamente, os IBPs, como seu nome sugere, bloqueiam a bomba de hidrogênio-potássio dentro das células parietais, bloqueando com eficácia toda secreção ácida no estômago. O potencial para o câncer está na intersecção entre *H. pylori*, já considerado um carcinógeno para o câncer gástrico, e as alterações fisiológicas que são uma consequência do uso de IBP. Em pacientes com *H. pylori* que recebem IBP a longo prazo, o ambiente de baixa acidez permite que as bactérias colonizem o corpo gástrico, levando à gastrite do corpo. Um terço desses pacientes desenvolve gastrite atrófica, que é significativamente mais comum em pacientes com *H. pylori* que estão fazendo uso de IBPs. Embora essa gastrite atrófica se resolva rapidamente após a erradicação de *H. pylori*, a gastrite atrófica é considerada importante fator de risco para o desenvolvimento de câncer gástrico. Metanálises de estudos randomizados não demonstraram uma clara evidência de risco elevado para câncer gástrico associado ao uso de IBP. No entanto, um estudo recente com mais de 63.000 pacentes em Hong-Kong demonstrou um excesso de 4,29 cânceres gástricos por 10.000 pessoas/ano e que o uso de IBP a longo prazo aumentava o risco de câncer gástrico mesmo após a erradicação de *H. pylori*.[21] Outros grandes estudos observacionais demonstraram maior risco de câncer gástrico com o uso prolongado de IBP; porém, esses estudos são todos propensos a viés da seleção. No entanto, embora os IBPs sejam um tratamento de primeira linha eficaz para dispepsia e continuem sendo uma terapia eficaz a longo prazo para pacientes com doença do refluxo GE, em pacientes com sintomas persistentes após o início da terapia ou que necessitam de terapia a longo prazo, a vigilância e erradicação de *H. pylori* são necessárias. Mais pesquisas sobre os riscos potenciais de câncer gástrico são necessárias para se elaborar diretrizes clínicas para os médicos que consideram a terapia a longo prazo com IBP.

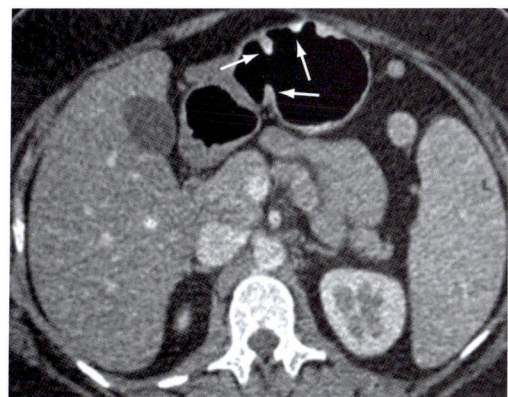 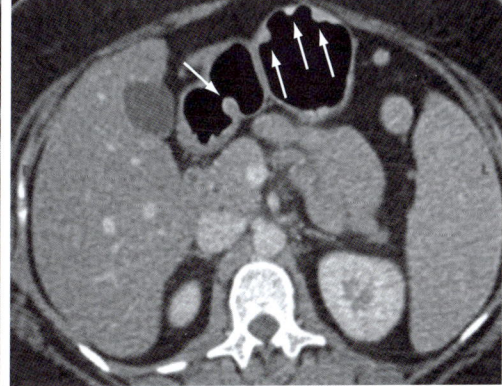

**Figura 49.19** Tomografia computadorizada de pólipos de glândulas fúndicas. (Cortesia do Dr. David Bentrem, Department of Surgery, Northwestern University Feinberg School of Medicine, Chicago, IL.)

#### Outros fatores de risco

Pacientes com anemia perniciosa também estão em maior risco de desenvolvimento de câncer gástrico. A acloridria é a característica definidora dessa condição; ela ocorre quando as células principais e parietais são destruídas por uma reação autoimune. Obesidade foi determinada pela IARC como fator de risco para cânceres da cárdia. A infecção pelo vírus Epstein-Barr também está associada aos cânceres da cárdia. O tabagismo está associado a um aumento de aproximadamente 1,5 vez no risco de câncer gástrico. A irradiação abdominal prévia, mais comumente após câncer testicular ou linfoma de Hodgkin, aumenta o risco de câncer gástrico.

### Patologia

Numerosos esquemas de classificações patológicas do câncer gástrico foram propostos. O sistema de classificação de Borrmann foi desenvolvido em 1926 e atualmente ainda é útil para a descrição da aparência macroscópica dos achados endoscópicos. Esse sistema divide o carcinoma gástrico em quatro tipos: tipo I para o polipoide, tipo II para o ulcerado, tipo III para o tipo ulcero-infiltrativo e tipo IV para aqueles com crescimento difusamente infiltrativo, também denominados linite plástica no carcinoma de células em anel de sinete (Figura 49.20). Outros sistemas de classificação têm sido propostos, mas o sistema mais útil e de utilização mais ampla é o proposto por Lauren em 1965. Esse sistema separa o adenocarcinoma gástrico em tipos intestinal ou difuso, com base na histologia, com ambos tendo patologia, epidemiologia e prognóstico distintos (Tabela 49.5). Os novos sistemas de classificação japonês e de Paris ainda subdividem as lesões com base em seu nível de elevação ou depressão.

A variante intestinal típica é mais bem diferenciada e geralmente surge no quadro de uma condição pré-cancerosa identificável, como a atrofia gástrica ou a metaplasia intestinal. Os homens são afetados com mais frequência que as mulheres, e a incidência de adenocarcinoma gástrico tipo intestinal aumenta com a idade. Esses cânceres têm tendência à formação de glândulas. O tipo intestinal é também a histologia dominante em áreas nas quais o câncer gástrico é epidêmico, sugerindo uma causa ambiental. As taxas locais de prevalência de *H. pylori* provavelmente desempenham um papel importante nesse aumento do risco ambiental, uma vez que a infecção tem sido associada ao desenvolvimento da variante intestinal de câncer gástrico.

**Tabela 49.5** Sistema de classificação de Lauren.

| Intestinal | Difuso |
|---|---|
| Ambiental | Familiar |
| Atrofia gástrica, metaplasia intestinal | Sangue tipo A |
| Homens > mulheres | Mulheres > homens |
| Aumento da incidência com a idade | Grupo etário mais jovem |
| Formação de glândulas | Pouco diferenciado, células em anel de sinete |
| Disseminação hematogênica | Disseminação linfática, transmural |
| Instabilidade microssatélite | Diminuição de E-caderina |
| Mutações do gene *APC* | |
| Inativação *p53, p16* | Inativação *p53, p16* |

*APC*, polipose adenomatosa coli.

A forma difusa do adenocarcinoma gástrico consiste em pequenos aglomerados de células menores e uniformes em anel de sinete, é pouco diferenciada e carece de glândulas. Ela tende a disseminar-se pela submucosa, com disseminação metastática precoce via extensão de invasão transmural e invasão linfática. Em geral, não está associada à gastrite crônica, é igualmente frequente em ambos os sexos e afeta um grupo de idade ligeiramente mais jovem. A forma difusa também apresenta associação do tipo sanguíneo A e ocorrências familiares, sugerindo causa genética de base. As metástases intraperitoneais são frequentes e, em geral, o prognóstico é menos favorável do que para pacientes com cânceres do tipo intestinal.

Em 2010, a Organização Mundial da Saúde (OMS) revisou seu sistema de classificação alternativo dos cânceres gástricos, com base nas características morfológicas. No sistema da OMS, o adenocarcinoma gástrico é dividido em cinco categorias principais – papilar, tubular, mucinoso, pouco coeso (incluindo carcinoma de células em anel de sinete) e variantes histológicas incomuns. Embora seja amplamente utilizado, o sistema de classificação da OMS oferece pouco em termos de tratamento dos pacientes, embora se espere em breve uma nova revisão que pode ter maior utilidade clínica. Há pouca evidência de que qualquer um dos sistemas de classificação mencionados anteriormente possa adicionar informações prognósticas fornecidas pelo sistema de estadiamento de tumor-nódulo-metástase (TNM) da American Joint Cancer Commission (AJCC) (ver mais adiante).

### Diagnóstico e investigação

#### Sinais e sintomas

Os sintomas do câncer gástrico geralmente são vagos e inespecíficos, contribuindo para seu estádio frequentemente avançado no momento do diagnóstico. Os sintomas incluem dor epigástrica, saciedade precoce e perda ponderal. Esses sintomas são frequentemente confundidos com causas benignas mais comuns de dispepsia, incluindo DUP e gastrite. A dor associada ao câncer gástrico tende a ser constante, não irradiada e geralmente não é aliviada pela alimentação. As lesões mais avançadas podem manifestar-se como obstrução do esvaziamento gástrico ou disfagia, dependendo da localização do tumor. Algum grau de sangramento GI é comum, com 40% dos pacientes apresentando alguma forma de anemia.

Anamnese adequada e exame físico minucioso devem ser realizados, com atenção especial a qualquer evidência de doença avançada, incluindo doença linfonodal metastática. A presença de

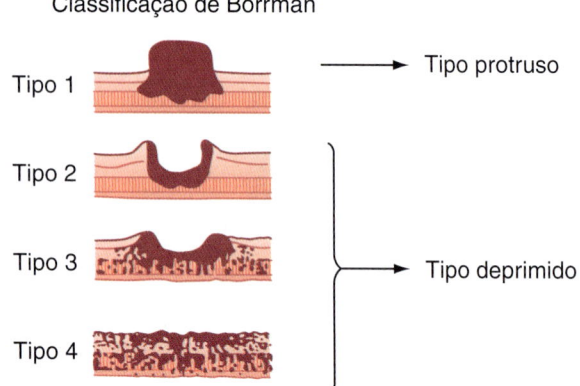

**Figura 49.20** Classificação patológica de Borrmann de câncer gástrico com base na aparência macroscópica. (De Iriyama K, Asakawa T, Koike H, et al. Is extensive lymphadenectomy necessary for surgical treatment of intramucosal carcinoma of the stomach? *Arch Surg.* 1989;124:309-311.)

adenopatia supraclavicular (nódulo de Virchow), axilar ou periumbilical (nódulo de irmã Maria José) deve ser avaliada, assim como qualquer evidência de metástases intra-abdominais, como hepatomegalia, icterícia ou ascite. As metástases transcelômicas para os ovários (tumor de Krukenberg) podem ser detectáveis no exame pélvico, enquanto as metástases peritoneais podem ser sentidas como uma prateleira firme (prateleira de Blummer) ao exame retal. Hemograma completo, painel bioquímico, incluindo provas de função hepática e estudos da coagulação, devem ser realizados.

### Rastreamento

A triagem do câncer gástrico tem sido implementada em algumas regiões com alta incidência, como Japão, Coreia e Chile. As duas principais modalidades para rastreamento são a EDA e a radiografia contrastada com bário, com a EDA apresentando melhor sensibilidade. Apesar de haver evidência sugerindo que o rastreamento em populações de alta incidência melhora os resultados oncológicos, isso não foi avaliado em um estudo randomizado. A modalidade ideal de triagem e o intervalo não foram universalmente estabelecidos e variam por região. O rastreamento seletivo dos pacientes com fatores de risco específico (ver anteriormente) pode ser considerado, incluindo pólipos gástricos/adenomas, anemia perniciosa e certos distúrbios genéticos. É importante notar que isso não deve incluir pacientes com câncer gástrico difuso hereditário, pois esses tumores geralmente surgem sob uma mucosa intacta e seriam perdidos no rastreamento de rotina.

### Estadiamento

O sistema de estadiamento mais utilizado é o AJCC TNM. Esse sistema se baseia na profundidade da invasão do tumor (T), no número de linfonodos envolvidos (N) e na presença ou ausência da doença metastática (M), com a 8ª edição publicada em 2017 (Tabela 49.6). Antes de 1997, o estádio N era determinado pela localização anatômica dos linfonodos em relação ao tumor primário, em vez do número absoluto de linfonodos. Esse estadiamento, com base na anatomia, estava intimamente relacionado ao debate entre linfadenectomia anatômica D1 *vs.* D2 (ver adiante). O sistema revisado não diferencia entre as localizações dos linfonodos positivos. No atual sistema de estadiamento, um mínimo de 16 linfonodos deve ser avaliado para um estadiamento acurado. Alguns especialistas sugeriram que outros fatores

**Tabela 49.6** Classificação TNM – tumor, linfonodo, metástase – do carcinoma do estômago.

| Tumor primário (T) | | Estádio patológico | Grupo de prognóstico | | |
|---|---|---|---|---|---|
| TX | Tumor primário não pode ser avaliado | 0 | Tis | N0 | M0 |
| T0 | Nenhuma evidência de tumor primário | IA | T1 | N0 | M0 |
| Tis | Carcinoma *in situ*; tumor intraepitelial sem invasão da lâmina própria, displasia de alto grau | IB | T1 | N1 | M0 |
| | | | T2 | N0 | M0 |
| T1 | Tumor invade lâmina própria, muscular da mucosa ou submucosa | IIA | T1 | N2 | M0 |
| T1a | Tumor invade lâmina própria ou muscular da mucosa | | T2 | N1 | M0 |
| T1b | Tumor invade a submucosa | | T3 | N0 | M0 |
| T2 | Tumor invade a muscular própria* | IIB | T1 | N3a | M0 |
| T3 | Tumor penetra o tecido conjuntivo subserosos sem invasão do peritônio visceral ou estruturas adjacentes† | | T2 | N2 | M0 |
| | | | T3 | N1 | M0 |
| T4 | Tumor invade a serosa (peritônio visceral) ou estruturas adjacentes†† | | T4a | N0 | M0 |
| | | IIIA | T2 | N3a | M0 |
| T4a | Tumor invade a serosa (peritônio visceral) | | T3 | N2 | M0 |
| T4b | Tumor invade estruturas adjacentes | | T4a | N1 | M0 |
| | | | T4a | N2 | M0 |
| | | | T4b | N0 | M0 |
| **Linfonodos regionais (N)** | | IIIB | T1 | N3b | M0 |
| NX | Linfonodos regionais não podem ser avaliados | | T2 | N3b | M0 |
| N0 | Nenhuma metástase em linfonodos regionais§ | | T3 | N3a | M0 |
| N1 | Metástase em 1 a 2 linfonodos regionais | | T4a | N3a | M0 |
| N2 | Metástase em 3 a 6 linfonodos regionais | | T4b | N1 | M0 |
| N3 | Metástase em pelo menos 7 linfonodos regionais | | T4b | N2 | M0 |
| N3a | Metástase em 7 a 15 linfonodos regionais | IIIC | T3 | N3b | M0 |
| N3b | Metástase em 16 ou mais linfonodos regionais | | T4a | N3b | M0 |
| | | | T4b | N3a | M0 |
| **Metástase a distância (M)** | | | T4b | N3b | M0 |
| M0 | Sem metástases a distância | IV | Qualquer T | Qualquer N | M1 |
| M1 | Metástases a distância | | | | |

*Um tumor pode invadir a muscular própria com extensão para os ligamentos gastrocólico ou gastro-hepático ou para omento maior ou menor, sem perfuração do peritônio visceral que cobre essas estruturas. Nesse caso, o tumor é classificado como T3. Se houver perfuração do peritônio visceral que cobre os ligamentos gástricos ou o omento, o tumor deve ser classificado como T4. †As estruturas adjacentes ao estômago incluem baço, cólon transverso, fígado, diafragma, pâncreas, parede abdominal, glândula adrenal, rim, intestino delgado e retroperitônio. ††A extensão intramural para duodeno ou esôfago é classificada de acordo com a profundidade da maior invasão em qualquer um desses locais, incluindo o estômago. §A designação pN0 deve ser usada se todos os linfonodos examinados forem negativos, independentemente do número total removido e examinado. (De Amin MB, Edge SB, Greene FL, et al. *AJCC Cancer Staging Manual.* 8th ed. New York: Springer International Publishing; 2017.)

fossem incluídos na avaliação T e N, como a localização do tumor primário (cárdia comparada com os tumores distais), porque isso pode prever de maneira independente a sobrevida e a ênfase na porcentagem de linfonodos positivos (razão linfonodal) em vez do número de linfonodos positivos. Entretanto, o atual sistema de estadiamento da AJCC não reflete esses fatores. A edição mais recente do estadiamento TNM também inclui uma seção separada de estadiamento para os pacientes que receberam terapia neoadjuvante.

O sistema de classificação de Siewert é usado para os adenocarcinomas que estão em estreita proximidade com a JEG. Essa é uma importante distinção porque esses cânceres gástricos são de natureza mais agressiva e são tratados de modo semelhante aos adenocarcinomas esofágicos. Existem três tipos de Siewert: os tumores tipo I são tumores do esôfago distal, situados entre 1 e 5 cm da JEG; os tumores tipo II apresentam centro tumoral localizado a 1 cm acima da JEG e a 2 cm abaixo; os tumores tipo III estão localizados entre 2 e 5 cm caudalmente à JEG. Em geral, tumores tipos I e II de Siewert são tratados de modo semelhante ao adenocarcinoma esofágico, enquanto os tumores tipo III podem ser tratados de acordo com as diretrizes aqui descritas para o adenocarcinoma gástrico, desde que o tumor não se estenda até a JEG. Essas distinções atualmente se refletem também nas diretrizes do estadiamento TNM da AJCC. Embora não faça parte do sistema de estadiamento formal da AJCC, o termo *status R*, descrito primeiramente por Hermanek em 1994, é usado para descrever o estado do tumor após a ressecção e é importante para determinar a adequação da cirurgia. R0 descreve uma ressecção com margem negativa à microscopia, na qual nenhum tumor macroscópico ou microscópico permanece no leito tumoral. R1 indica a remoção de toda a doença macroscópica, porém as margens são positivas para o tumor à microscopia. R2 indica doença macroscópica residual. Como a extensão da ressecção pode influenciar a sobrevida, alguns incluem essa designação R para complementar o sistema TNM. A sobrevida a longo prazo para pacientes com câncer gástrico somente é esperada após ressecção R0.

## Exame de estadiamento

Os objetivos do estadiamento pré-operatório são adquirir informações sobre o prognóstico, aconselhar o paciente de maneira eficaz e determinar a extensão da doença para decidir o curso mais apropriado da terapia. As três principais vias de tratamento são a ressecção inicial (com ou sem subsequente terapia adjuvante), terapia neoadjuvante seguida de ressecção ou tratamento da doença sistêmica sem ressecção (Figura 49.21).

As principais modalidades de estadiamento do adenocarcinoma gástrico são a EDA, a USE, as imagens de cortes transversais, como TC, RM e/ou tomografia por emissão de pósitrons (PET) e laparoscopia diagnóstica. Seus papéis são discutidos aqui.

*Endoscopia e ultrassonografia endoscópica.* A endoscopia flexível é uma ferramenta essencial para o diagnóstico do câncer gástrico. Ela possibilita a visualização do tumor, fornece tecido para o diagnóstico patológico e pode ajudar a tratar os pacientes com obstrução ou sangramento (Figura 49.22). Na endoscopia diagnóstica inicial, se for encontrada massa suspeita ou úlcera no estômago, é essencial obter tecido adequado para confirmar o diagnóstico correto histologicamente. As diretrizes atuais da National Comprehensive Cancer Network (NCCN) recomendam coletar de seis a oito amostras de biopsia de diferentes áreas da lesão a fim de maximizar o rendimento diagnóstico.[22] Pequenas lesões (≤ 2 cm de diâmetro) podem ser ressecadas no momento da endoscopia diagnóstica inicial, usando técnicas de ressecção endoscópica da mucosa (EMR) ou a dissecção endoscópica da submucosa (ESD, descrita em mais detalhes adiante). Essa ressecção pode fornecer amostra mais completa para ajudar o patologista a obter um diagnóstico acurado e pode ser potencialmente curativa para os cânceres em estádio inicial, evitando a necessidade de uma intervenção cirúrgica invasiva.

A USE é recomendada pelas diretrizes da NCCN como parte do exame de estadiamento para o câncer gástrico, se não houver evidência da doença metastática.[22] A técnica fornece a mais acurada avaliação da profundidade da invasão tumoral, avaliação do envolvimento dos linfonodos perigástricos e, algumas vezes, pode identificar o envolvimento de órgãos adjacentes ou a presença de

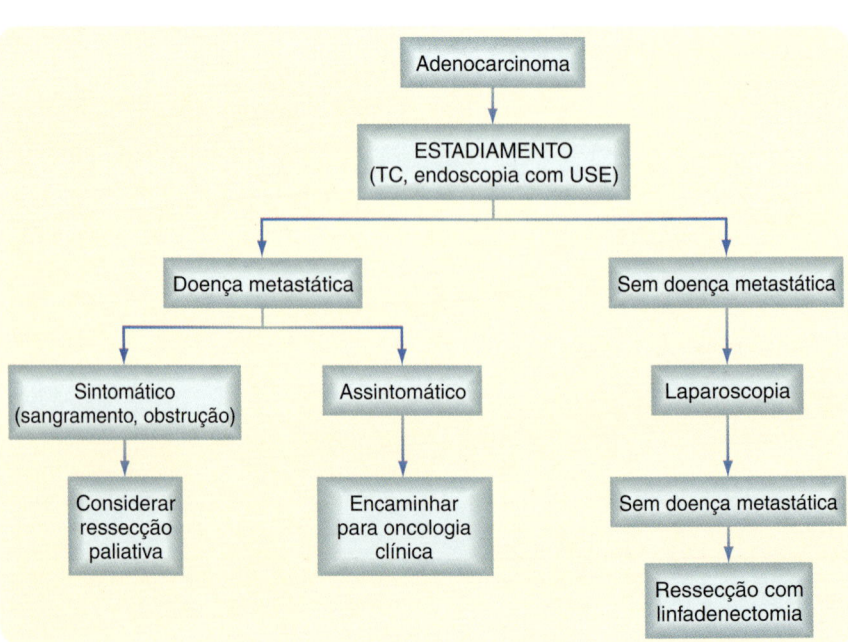

**Figura 49.21** Estadiamento geral e estratégia de tratamento para adenocarcinoma gástrico. *TC*, tomografia computadorizada; *USE*, ultrassonografia endoscópica.

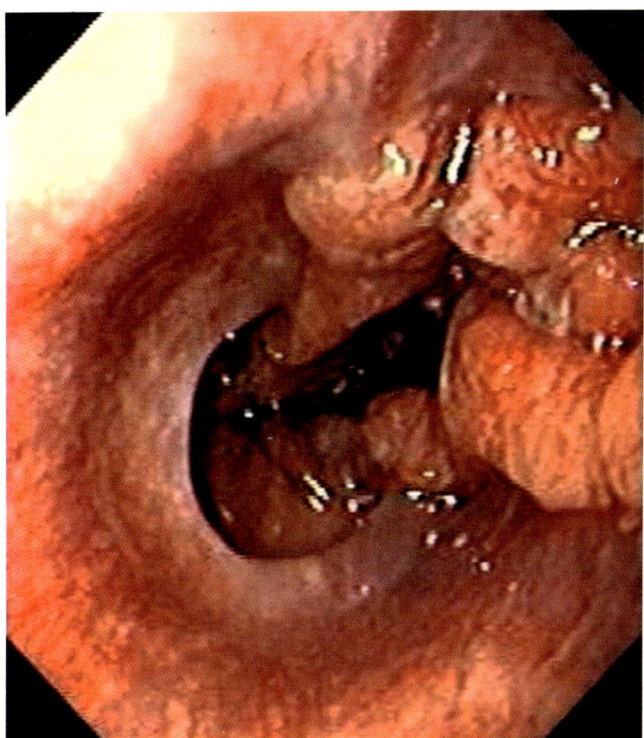

**Figura 49.22** Visualização endoscópica do adenocarcinoma tipo intestinal da cárdia gástrica. (Cortesia do Dr. David Bentrem, Department of Surgery, Northwestern University Feinberg School of Medicine, Chicago, IL.)

ascite. A USE é realizada com endoscópio flexível com um transdutor de ultrassonografia de 7,5 a 12 MHz. O estômago é preenchido com água para fornecer uma janela acústica, e a parede do estômago é visualizada como cinco camadas hipoecoicas e hiperecoicas alternadas (Figura 49.23 A). A mucosa e a submucosa representam as primeiras três camadas (T1) (Figura 49.23 B). A quarta camada é a muscular própria, cuja invasão classifica o tumor em T2. A expansão do tumor além da muscular própria, causando uma borda irregular, correlaciona-se com a expansão para dentro da subserosa, ou um tumor T3 (Figura 49.23 C). A serosa é a quinta camada, e a perda dessa linha brilhante correlaciona-se com a penetração através dessa camada, indicando um tumor T4a. A invasão direta das estruturas adjacentes, incluindo os vasos conhecidos, indica um tumor T4b. Os linfonodos são avaliados com base em seu tamanho e aparência na ultrassonografia e, além disso, podem-se obter amostras desses linfonodos com o uso de punção aspirativa por agulha fina (PAAF) guiada pela USE. A PAAF também poderá ser realizada, se a ascite estiver presente para avaliação da disseminação peritoneal.

A acurácia geral da USE é operador-dependente e varia de 57 a 88% para o estádio T e de 30 a 90% para o estádio N.[22] A acurácia é melhor quando os estádios T e N são agrupados para diferenciar a doença de alto risco *vs.* doença de baixo risco, definida pela presença de qualquer envolvimento subseroso ou seroso (T3/T4) ou qualquer doença linfonodal (> N0). Do ponto de vista prognóstico e de tratamento, essa classificação pode ser clinicamente mais relevante porque um achado de USE indicativo de doença avançada se correlaciona fortemente com ressecabilidade diminuída e sobrevida específica da doença mais pobre. Uma metanálise Cochrane encontrou que sensibilidade e especificidade resumidas de USE para discriminar doença T1/T2 *vs.* T3/T4 eram de 86% e 90%, respectivamente.[23] A sensibilidade e a especificidade para o envolvimento linfonodal foram de 83% e 67%, respectivamente. A USE está se tornando cada vez mais importante na investigação do câncer gástrico para orientar as decisões de tratamento referentes à terapia neoadjuvante e consideração para EMR (ver adiante).

***Tomografia computadorizada.*** A TC de tórax, abdome e pelve com contraste oral e IV é componente obrigatório da avaliação dos pacientes com câncer gástrico para determinar se há doença metastática. A TC também é usada no estadiamento locorregional, mas é menos acurada que a USE. A acurácia geral da TC para o estadiamento T gira em torno de 43 a 82%,[22] e com muita frequência os tumores são subestadiados. Embora uma tecnologia melhor possa aumentar o papel da TC na avaliação locorregional e na terapia neoadjuvante, seu papel primário continua a ser a avaliação da doença metastática.

***Tomografia por emissão de pósitrons.*** A combinação de PET/TC é mais acurada no estadiamento pré-operatório (68%) do que a PET (47%) ou a TC (53%) isoladas.[22] A utilidade do PET/TC para o estadiamento inicial de cânceres difusos e mucinosos é limitada em virtude do baixo acúmulo de marcadores. No entanto, em pacientes com doença localmente avançada e naqueles considerados para terapia neoadjuvante, pode haver um papel para PET/TC. A PET/TC é ligeiramente melhor que a TC isolada para detecção de metástases ocultas. Além disso, pacientes com tumores PET-ávidos podem ser monitorados para uma resposta à terapia neoadjuvante, que se correlaciona fortemente com a sobrevida. Com base nesses dados, a NCCN recomenda que se considere PET/TC como parte do estadiamento de pacientes com doença maior que T1 sem evidência de doença metastática na TC inicial.

***Laparoscopia para estadiamento.*** A laparoscopia para estadiamento é parte integrante da investigação padrão para o câncer gástrico. A alta taxa de doença metastática oculta torna a laparoscopia uma modalidade de estadiamento atraente em vista da baixa sensibilidade da TC e da PET/TC na detecção de metástases peritoneais. Em aproximadamente 20 a 30% dos pacientes submetidos à laparoscopia de estadiamento para câncer gástrico T2 ou maior e sem evidência anterior de metástases, será encontrada a doença peritoneal; nesse cenário, a NCCN recomenda o estadiamento laparoscópico.[22] A sensibilidade geral da laparoscopia para a detecção de doença metastática é superior a 95%. A laparoscopia altera o tratamento em 9 a 60% dos casos, dependendo da série e da população de paciente, e especificamente permite que os pacientes evitem uma laparotomia desnecessária mediante a detecção de doença metastática que não foi detectada no estadiamento pré-operatório. A citologia positiva do lavado peritoneal sem evidência macroscópica manifesta de doença metastática é usada por alguns como indicação para terapia neoadjuvante. A laparoscopia de estadiamento é um procedimento seguro, de baixo risco, que pode ser planejado como procedimento de uma só etapa com ressecção. Entretanto, há muitos benefícios em se evitar a laparotomia, dentre os quais evitar o retardo do início da quimioterapia para os pacientes com doença metastática. Em virtude da persistência de altas taxas de doença metastática não detectadas pelo exame pré-operatório em muitos centros, mesmo com a melhora nas modalidades de imagem, acreditamos que esses benefícios superem de maneira acentuada o risco e que a laparoscopia de estadiamento deva fazer parte do exame da maioria dos pacientes com câncer gástrico. Uma questão de pesquisa em desenvolvimento é se os pacientes devem ser submetidos à repetição da laparoscopia de estadiamento após a terapia neoadjuvante para a doença avançada. Séries retrospectivas mostraram taxas de 5 a 15% de descoberta de doença metastática oculta nesse cenário, mesmo

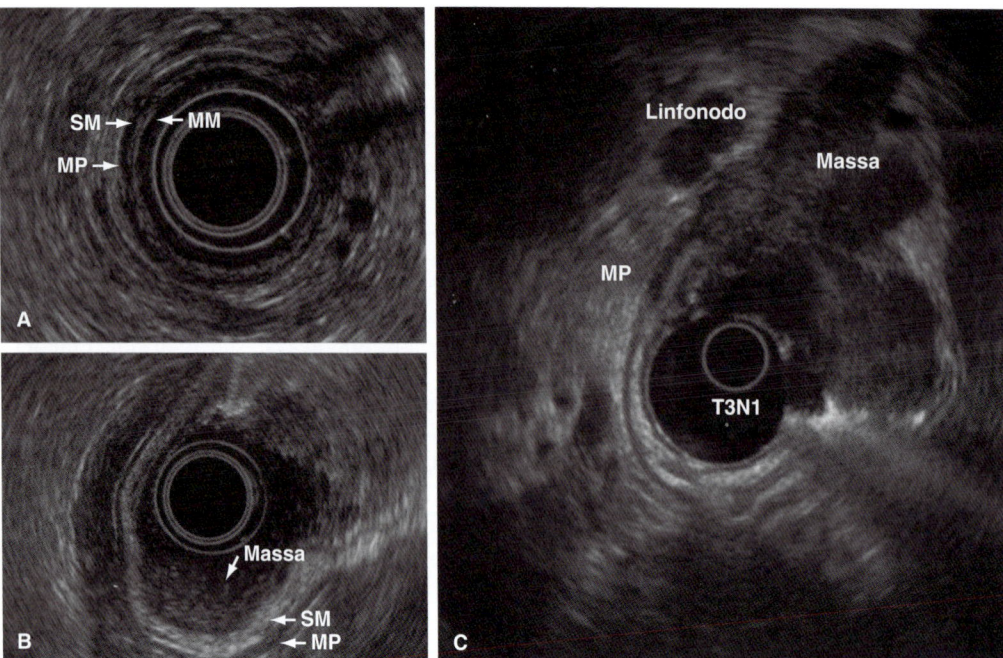

**Figura 49.23** Ultrassonografia endoscópica do estômago normal (**A**), câncer gástrico T1N0 (**B**) e câncer gástrico T3N1 (**C**). *MM*, mucosa; *MP*, muscular própria; *SM*, submucosa. (Cortesia do Dr. Rajesh Keswani, Division of Gastroenterology, Department of Medicine, Northwestern University Feinberg School of Medicine, Chicago, IL.)

naqueles com laparoscopia de estadiamento negativo antes de iniciar a terapia neoadjuvante. Apesar de não ser atualmente o padrão de cuidados, a repetição da laparoscopia de estadiamento após a terapia neoadjuvante detecta uma quantidade importante de doença metastática oculta e deve ser fortemente considerada nos pacientes antes de serem submetidos à laparotomia com intenção curativa.

## Tratamento

### Tratamento cirúrgico

A ressecção completa de um tumor gástrico com ampla margem de estômago normal continua a ser o tratamento padrão para ressecção quando há intenção curativa. Pacientes sem doença metastática ou invasão de estruturas vasculares irressecáveis como a aorta, o tronco celíaco, a artéria hepática comum proximal ou a artéria esplênica proximal são candidatos à ressecção curativa. A extensão da ressecção depende não apenas da localização do tumor no estômago, mas também de seu tamanho. Para tumores T4, qualquer órgão com invasão precisa ser removido em bloco com o produto da gastrectomia para se conseguir uma ressecção curativa. Embora em todo o mundo a técnica padrão seja a laparotomia, técnicas minimamente invasivas, incluindo ressecção endoscópica para tumores muito precoces e a laparoscopia, provaram ser métodos eficazes de tratamento.

Para cânceres do estômago distal, incluindo o corpo e o antro, a gastrectomia distal é a cirurgia apropriada. Pela propensão à disseminação intramural, o estômago proximal é seccionado no nível da incisura em margem de, no mínimo, 2 a 3 cm para cânceres iniciais e de pelo menos 4 a 6 cm para os cânceres avançados. A margem distal é o duodeno proximal exatamente distal ao piloro. O exame histopatológico por congelação deve ser realizado antes da reconstrução e, se positivo, uma ressecção mais ampla deve ser realizada, quando possível. A escolha da reconstrução depende da anatomia remanescente com consideração da fisiologia pós-gastrectomia, embora a reconstrução em Y de Roux tenha mostrado resultar em menos gastrite de refluxo alcalino e melhor qualidade de vida em 1 ano, comparada à reconstrução à Billroth.

Nos países do leste asiático, onde o câncer gástrico precoce é mais comum, a gastrectomia segmentar com preservação do piloro pode ser realizada para doença cT1N0 M0 para os cânceres no terço médio do estômago. O comprimento da bainha do antro pode variar de 1,5 a 3 cm. Uma revisão recente mostrou que, para os cânceres gástricos precoces, os resultados oncológicos foram semelhantes entre a gastrectomia segmentar com preservação do piloro e a gastrectomia distal, com a primeira apresentando taxas mais baixas de síndrome de *dumping*, refluxo biliar e desnutrição.[24] Um estudo controlado randomizado na Coreia (*KLASS-04*), que está recrutando atualmente, fornecerá evidências mais fortes sobre a segurança e a equivalência oncológica dessa técnica mais nova.

Para lesões proximais do fundo ou cárdia que não invadem a JEG, a gastrectomia total com esofagojejunostomia em Y de Roux e a gastrectomia proximal são equivalentes de uma perspectiva oncológica. No entanto, taxas de estenose anastomótica e de esofagite de refluxo são muito mais altas após gastrectomia proximal, e o esvaziamento linfonodal pode ser inadequado; portanto, a maioria dos cirurgiões prefere a gastrectomia total para esses pacientes.

Técnicas minimamente invasivas têm sido utilizadas para muitas malignidades GI, e o câncer gastrico não é exceção. Há uma curva de aprendizado para esses procedimentos, e um cirurgião deve estar apto a realizar uma ressecção oncológica equivalente e uma reconstrução. Em revisões sistemáticas, a gastrectomia laparoscópica está associada a retorno mais rápido da função intestinal, menor tempo de hospitalização e comparável esvaziamento linfonodal, morbidade e resultados oncológicos para câncer gástrico precoce. O estudo japonês *LOC-1* encontrou propensão equivalente em 1.848 pacientes com doença em estádio I que foram submetidos a gastrectomias aberta e laparoscópica (*n* = 924 para ambos os grupos). Eles encontraram que a sobrevida global em 5 anos e as taxas de recidiva foram semelhantes entre os dois grupos.[25] Séries menores demonstraram que a gastrectomia laparoscópica é viável para o câncer gástrico localmente avançado (T2 ou superior); entretanto, atualmente faltam dados oncológicos a longo prazo. Estudos japoneses e coreanos estão em andamento no momento para abordar essa questão. Igualmente, múltiplos grupos fazem relatos sobre a gastrectomia laparoscópica total, embora esse procedimento seja tecnicamente mais exigente pela necessidade de uma esofagojejunostomia, e a maioria das séries provem de centros de grande volume com extensa experiência laparoscópica. A gastrectomia robótica também vem sendo explorada e, embora não existam, a longo prazo, dados oncológicos de alta qualidade, há um estudo de fase III recrutando no Japão que randomiza os pacientes entre as gastrectomias laparoscópica e robótica.

Assim como outras cirurgias GI, protocolos para melhorar a recuperação pós-cirurgia (ERAS, do inglês *enhanced recovery after surgery*) foram desenvolvidos para os cuidados perioperatórios após gastrectomia. Recomendações específicas da sociedade ERAS incluem não usar de rotina a descompressão nasogástrica/nasojejunal, evitar os drenos perianastomóticos e uso de abordagens minimamente invasivas, quando possível. Também foi feita uma fraca recomendação para oferecer dieta oral aos pacientes submetidos à gastrectomia total, começando no primeiro dia de pós-operatório. Uma recente metanálise atualizada constatou que os protocolos ERAS resultavam em taxas semelhantes de complicações totais, mortalidade perioperatória e reoperação. Incidência de infecções pulmonares, tempo de internação, custos médicos e tempo transcorrido até o primeiro flato foram todos significativamente menores, e a qualidade de vida foi superior. Entretanto, a taxa de reinternação foi quase triplicada no grupo ERAS.[26] ERAS e outros protocolos rápidos após gastrectomia são uma área de interesse ativo de pesquisa, e a otimização adicional deve elucidar a seleção de pacientes e equilibrar a diminuição do tempo de internação com as taxas de readmissão.

### Ressecção endoscópica

Para pacientes selecionados com câncer gástrico precoce, a ressecção endoscópica do tumor pode ser realizada com intenção curativa com resultados oncológicos adequados a longo prazo. As duas principais modalidades são a EMR e a ESD. A vantagem mais significativa da ressecção endoscópica é evitar a necessidade de gastrectomia, seja por laparotomia ou por laparoscopia. As principais desvantagens são o risco de ressecção incompleta e as metástases linfonodais não identificadas. Os critérios padrões para consideração da ressecção endoscópica são o adenocarcinoma tipo intestinal, o tumor confinado à mucosa, ausência de invasão linfovascular, não ulceração e diâmetro inferior a 2 cm (Boxe 49.4). Uma revisão sistemática e metanálise recentes constataram que, dentre 9.800 pacientes, aqueles que atendiam a esses critérios padrões tinham apenas uma taxa de 0,2% de metástases linfonodais.[27] Alguns centros do leste asiático propuseram expandir os critérios para inclusão de qualquer tumor mucoso diferenciado sem ulceração, tumores mucosos de até 3 cm com ulceração, tumores de mucosa indiferenciado de até 2 cm e leve invasão da submucosa. O risco de envolvimento linfonodal em pacientes que atendem a esses critérios expandidos é 0,7% maior, com histologia indiferenciada e leve invasão da submucosa, com taxas mais altas de metástases linfonodais estatisticamente significativas. Como todos esses pacientes tinham câncer gástrico inicial e eram potencialmente curáveis com

> **Boxe 49.4** Critérios padrão para ressecção endoscópica de adenocarcinoma gástrico.
>
> - Adenocarcinoma tipo intestinal
> - Tumor confinado à mucosa
> - Ausência de invasão linfovascular
> - Tumor não ulcerado
> - Menor que 2 cm de diâmetro

gastrectomia e linfadenectomia, o subtratamento desse grupo não é indicado, a não ser que seja parte de um estudo clínico ou para pacientes com significativas comorbidades médicas que desejam evitar a cirurgia.

O princípio básico para EMR envolve a elevação do tumor usando uma injeção de solução salina, circundando a mucosa afetada usando um dispositivo de captura com alça (Snare®), e excisando-o em seguida com eletrocautério. As taxas de perfuração são baixas, e as taxas de sangramento são de aproximadamente 15%, que geralmente podem ser controlados por via endoscópica, sem a necessidade de outras abordagens (Figura 49.24). A ressecção em bloco é preferida, uma vez que a ressecção fragmentada (*piecemeal*) está associada a maior risco de recidiva. Pacientes com margens laterais positivas podem ser considerados para repetição da terapia endoscópica ou vigilância cuidadosa. Pacientes com margens verticais positivas, invasão linfovascular ou invasão da submucosa devem ser encaminhados para gastrectomia com linfadenectomia.

A ESD é utilizada principalmente no leste asiático e permite a ressecção de tumores maiores e daqueles com limitado envolvimento da submucosa. Essa técnica começa com a marcação das bordas da lesão com o uso de um eletrocautério. Uma injeção submucosa de epinefrina com índigo carmim realiza a hidrodissecção da lesão, enquanto um bisturi (*knife*) com ponta revestida

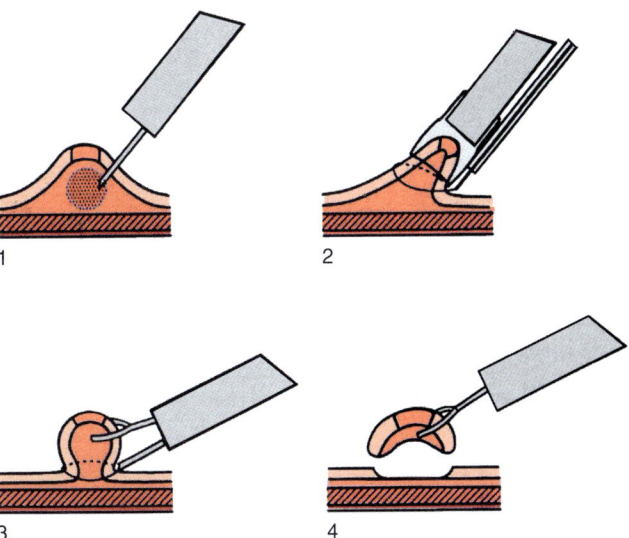

**Figura 49.24** Ressecção mucosa endoscópica por *strip biopsy*: solução salina é injetada na camada submucosa e a área é elevada (*1*). O topo da lesão é puxado para cima com fórceps e a alça é colocada na base da lesão (*2* e *3*). A corrente eletrocirúrgica é aplicada pela alça para ressecar a mucosa e a lesão é removida (*4*). (De Tanabe S, Koizumi W, Kokutou M, et al. Usefulness of endoscopic aspiration mucosectomy as compared with strip biopsy for the treatment of gastric mucosal cancer. *Gastrintest Endosc*. 1999;50:819-822.)

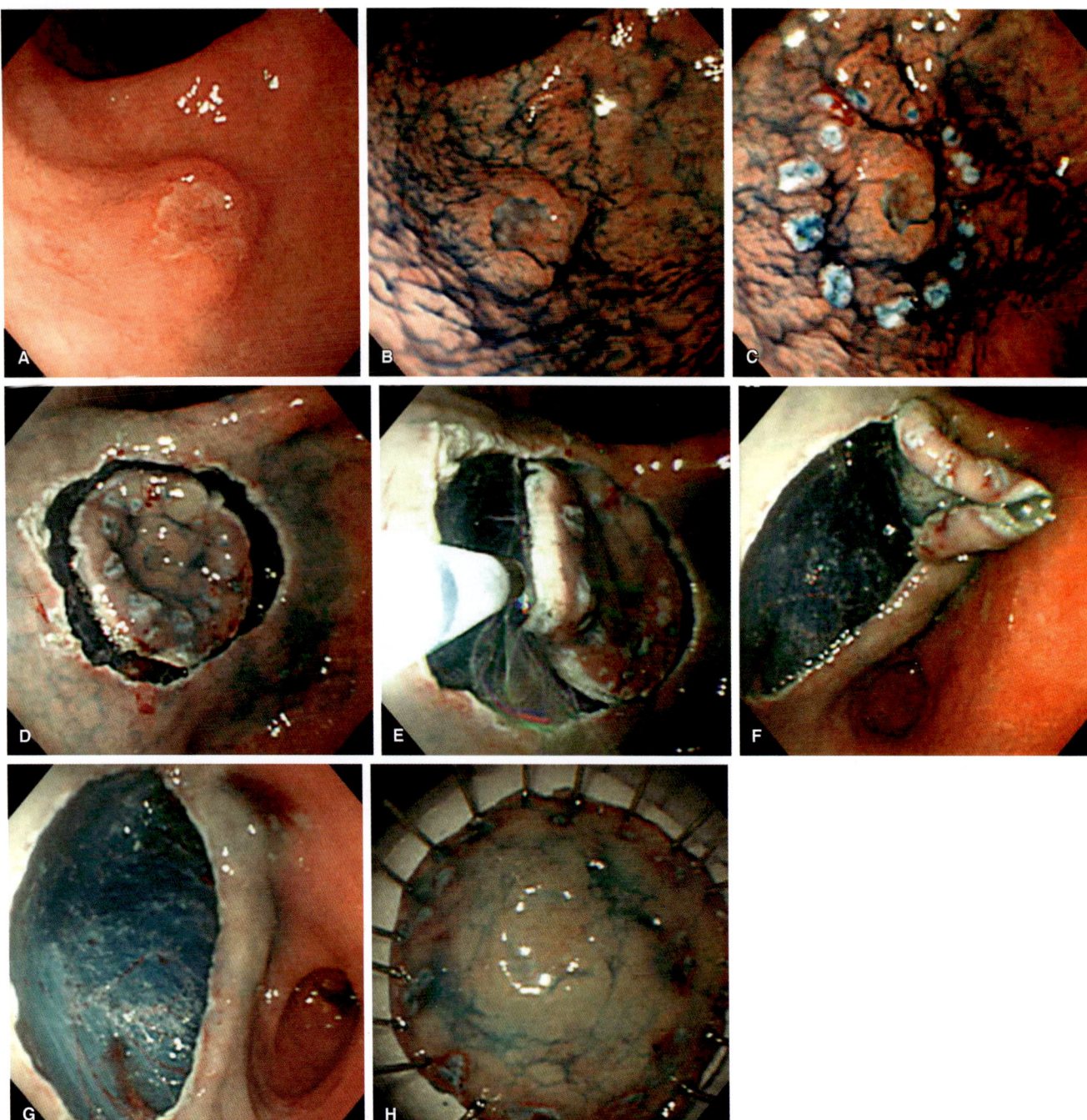

**Figura 49.25** Procedimento de dissecção endoscópica da submucosa (ESD). **A.** Um câncer gástrico precoce tipo IIa + IIc foi localizado na pequena curvatura do antro. **B.** Corante índigo carmim foi borrifado ao redor da lesão para definir as margens com precisão. **C.** Pontos de marcação foram feitos circunferencialmente a cerca de 5 mm lateralmente à margem da lesão. **D.** Após injeção submucosa de solução salina com epinefrina misturada com índigo carmim, foi realizada incisão circunferencial da mucosa fora dos pontos de marcação para separar a lesão da mucosa circundante não neoplásica. **E** e **F.** Após injeção submucosa adicional, o tecido conjuntivo submucoso, logo abaixo da lesão, foi dissecado diretamente usando um bisturi eletrocirúrgico (*knife*) em vez de uma alça. **G.** A lesão foi completamente ressecada e a consequente úlcera artificial foi observada. **H.** Amostra ressecada com câncer gástrico precoce no centro. (De Min B-H, Lee JH, Kim JJ, et al. Clinical outcomes of endoscopic submucosal dissection (ESD) for treating early gastric cancer: comparison with endoscopic mucosal resection after circumferential precutting (EMR-P). *Dig Liver Dis*. St Louis, 2009;41:201-209.)

com material isolante é usado para remover a lesão mediante dissecção de um plano submucoso profundo ao tumor e fazendo sua remoção em bloco. Qualquer sangramento é controlado com eletrocautério (Figura 49.25). Há risco maior de perfuração com ESD em comparação à EMR.

A ressecção endoscópica leva a resultados de sobrevida semelhantes em pacientes adequadamente selecionados. Metanálise comparando a ressecção endoscópica à gastrectomia radical para câncer gástrico precoce com critérios de ressecção endoscópica padrão constatou que a ressecção endoscópica apresentava taxas de recidiva mais elevadas e lesões metacrônicas, mas que a sobrevida em 3 e 5 anos era semelhante. Além disso, a taxa de morbidade foi significativamente menor com a ressecção endoscópica.[28]

### Extensão da dissecção do linfonodo

O estômago tem um rico suprimento de vasos linfáticos (Figura 49.26). O número de linfonodos positivos correlaciona-se com a sobrevida no câncer gástrico (Tabela 49.7). A extensão da linfadenectomia para adenocarcinoma gástrico constitui uma área de contínuo debate. Historicamente, a linfadenectomia para o adenocarcinoma gástrico foi definida, e geralmente ainda é discutida em termos da localização dos linfonodos em relação ao tumor primário. A extensão da dissecção varia de uma linfadenectomia D1 mais local envolvendo apenas os linfonodos perigástricos (estações 1 a 7) até um esvaziamento do eixo celíaco, com ou sem esplenectomia, em uma dissecção D2 estendida (estações 1 a 12a), ou ainda o esvaziamento do eixo celíaco e de linfonodos periaórticos em uma linfadenectomia D3 superestendida. (estações 1 a 16) (Tabela 49.8).

**Tabela 49.7** Sobrevida média de acordo com a localização de linfonodos positivos *vs.* número de linfonodos positivos (LP).

| Tamanho | Sobrevida Média (Meses) | | |
|---|---|---|---|
| | 1 a 6 LP | 7 a 15 LP | > 15 LP |
| < 3 cm (n = 402) | 38,8 (n = 311) | 20,8 (n = 82) | 9,5 (n = 9) |
| > 3 cm (n = 233) | 35,5 (n = 81) | 19,7 (n = 96) | 12,5 (n = 56) |

Adaptada de Karpeh MS, Leon L, Klimstra D, et al. Lymph node staging in gastric cancer: Is location more important than number? An analysis of 1038 patients. *Ann Surg.* 2000;232:362-371.

**Tabela 49.8** Classificação de linfonodos regionais.

| Estação do linfonodo (nº) | Descrição |
|---|---|
| 1 | Paracárdico direito |
| 2 | Paracárdico esquerdo |
| 3 | Pequena curvatura |
| 4sa | Gástrico curto |
| 4sb | Gastroepiploico esquerdo |
| 4d | Gastroepiploico direito |
| 5 | Suprapilórico |
| 6 | Infrapilórico |
| 7 | Artéria gástrica esquerda |
| 8a | Hepática comum anterior |
| 8p | Hepática comum posterior |
| 9 | Tronco celíaco |
| 10 | Hilo esplênico |
| 11p | Esplênico proximal |
| 11d | Esplênico distal |
| 12a | Hepatoduodenal esquerdo |
| 12b, p | Hepatoduodenal posterior |
| 13 | Retropancreático |
| 14v | Veia mesentérica superior |
| 14a | Artéria mesentérica superior |
| 15 | Cólica média |
| 16a1 | Hiato aórtico |
| 16a2,b1 | Para-aórtico médio |
| 16b2 | Para-aórtico caudal |

De Japanese Gastric Cancer Association. Japanese classification of gastric carcinoma. 2 English ed. *Gastric Cancer.* 1998;1:10-24.

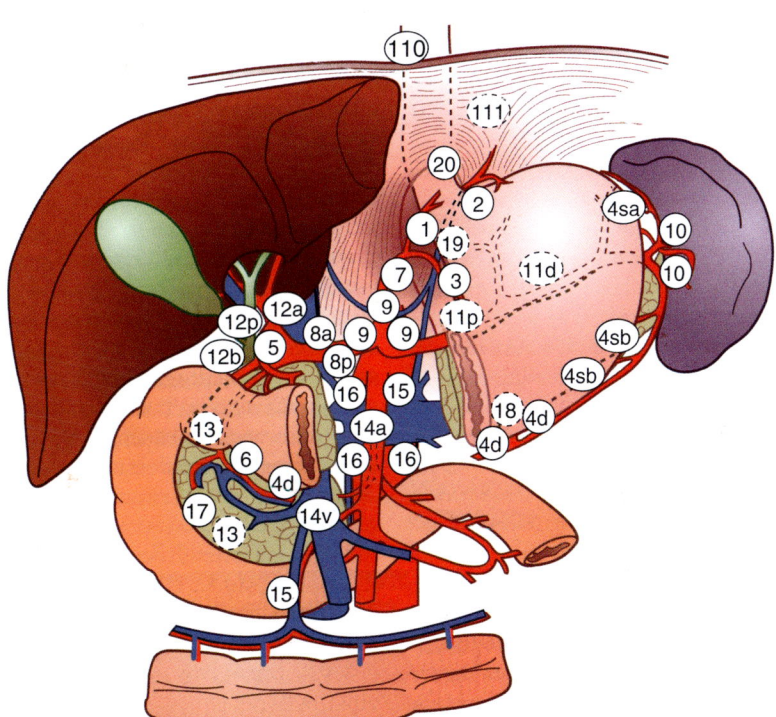

**Figura 49.26** Números da estação linfonodal conforme definidos pela Japanese Gastric Cancer Association. (De Japanese Gastric Cancer Association. Japanese Classification of Gastric Carcinoma, 2nd English edition. *Gastric Cancer.* 1998;1:10-24.)

Vários estudos randomizados compararam os resultados de pacientes submetidos à dissecção D1 *vs.* D2, com resultados conflitantes com base na combinação de diferentes populações de pacientes, na biologia do tumor e em técnicas cirúrgicas. Estudos randomizados iniciais não mostraram benefício para a sobrevida com a dissecção D2 ou que, apesar de haver significativa vantagem na sobrevida específica da doença, esta tenha sido moderada pelo aumento da mortalidade perioperatória. Mais recentemente, foi demonstrado que a maior parte dessa excessiva mortalidade era decorrente do uso rotineiro de esplenectomia e pancreatectomia distal durante a dissecção D2, que não é mais realizada de forma padrão. Uma revisão Cochrane de cinco estudos randomizados comparando a dissecção D2 com a D1 encontrou uma razão de risco significativamente melhor, de 0,81, favorecendo a sobrevida específica da doença na dissecção D2.[29] Em virtude da melhora na mortalidade perioperatória, a NCCN e a European Society for Medical Oncology recomendaram a dissecção D2 em pacientes submetidos à cirurgia para fins curativos. Embora exista algum estudo sobre o potencial para o mapeamento do linfonodo sentinela em casos de cânceres gástricos, esses resultados são inconsistentes e devem ser considerados investigacionais nesse momento. Por outro lado, uma dissecção D3 para doença mais avançada não demonstrou oferecer benefício à sobrevida, mas aumenta a morbidade e não deve ser considerada padrão.[29]

A melhora nas taxas de sobrevida pode decorrer da migração de estádio. Pacientes que antes eram subestadiados agora são classificados como com doença linfonodal positiva, melhorando o prognóstico de ambos os grupos. Independentemente disso, melhor homogeneidade do estádio e redução do subestadiamento são fundamentais para as decisões clínicas sobre os potenciais tratamentos e prognósticos. Recentemente, técnicas laparoscópicas aprimoradas demonstraram que, em mãos experientes, a dissecção laparoscópica pode alcançar um número adequado de linfonodos, e a cirurgia assistida por robótica também está sendo explorada ativamente para assegurar a equivalência oncológica.[30]

### Câncer gástrico localmente avançado

Pacientes com doença avançada considerada irressecável em decorrência de envolvimento de órgão adjacente, geralmente o pâncreas ou o braço, ou doença linfonodal extensa, incluindo os linfonodos para-aórticos, são particularmente desafiadores. Múltiplos estudos têm indicado, de modo não surpreendente, que a ressecção de múltiplos órgãos aumenta significativamente a morbidade e a mortalidade perioperatória. Subjacente a todos esses estudos e ao objetivo de realizar uma ressecção de múltiplos órgãos em geral está o desejo de executar uma ressecção R0. Pacientes com doença T4 comprovada que realizaram ressecção R0 obtêm benefício de sobrevida clínica estatisticamente significativa em relação aos pacientes submetidos apenas à ressecção paliativa, com o grupo de ressecção paliativa tendo taxas de sobrevida semelhantes aos pacientes que recebem apenas quimioterapia.

No esforço para aumentar o número de pacientes para os quais a ressecção R0 pode ser realizada, vários pesquisadores exploraram o papel da terapia neoadjuvante na doença normalmente irressecável. Um estudo de fase II tratou 49 pacientes com câncer gástrico clinicamente irressecável com cisplatina, docetaxel e capecitabina e constatou uma taxa geral de ressecção R0 de 63%, em comparação com as taxas históricas de 30 a 60%.[31] Esses pacientes foram estratificados de maneira prospectiva, de acordo com os critérios que os tornavam irressecáveis – envolvimento de órgãos adjacentes, doença linfonodal para-aórtica volumosa ou doença peritoneal limitada. Para os pacientes sem doença peritoneal, a taxa de ressecção R0 foi superior a 70%. De todos os pacientes que alcançaram a ressecção R0, aqueles com envolvimento apenas de órgãos adjacentes tiveram resultados significativamente melhores. Em um seguimento médio de 51 meses, a sobrevida média livre de progressão e a sobrevida global ainda não foram alcançadas, com sobrevida global em 5 anos de 54%. Um trabalho japonês de fase II com 55 pacientes com extensas metástases linfonodais estudou irinotecano e cisplatina neoadjuvantes, seguidos de gastrectomia com linfadenectomia D3.[32] A taxa de ressecção R0 foi de 65%, e a sobrevida média geral foi de 14,6 meses, enquanto a sobrevida em 3 anos foi de 27%, com dois óbitos relacionados à quimioterapia e um óbito pós-operatório.

Todos esses dados sugerem que a ressecção de múltiplos órgãos é benéfica em uma população de pacientes altamente selecionada e que a terapia neoadjuvante seguida de cirurgia mais extensa pode oferecer uma oportunidade de sobrevida a longo prazo, embora com piores resultados do que em pacientes com doença menos avançada e maior morbidade e mortalidade relacionadas ao tratamento. A dificuldade é como selecionar esses pacientes de maneira apropriada. À medida que a acurácia das modalidades de estadiamento pré-operatório melhora, também melhora a capacidade de selecionar adequadamente os pacientes para as várias modalidades de tratamento, incluindo a ressecção de múltiplos órgãos. Entretanto, em pacientes que no momento da laparoscopia ou da laparotomia apresentam doença claramente irressecável e que não apresentam sintomas que justifiquem a ressecção, a ressecção paliativa deve ser evitada. Além disso, qualquer intervenção cirúrgica agressiva nesses pacientes com doença localmente avançada deve ser realizada em um contexto multidisciplinar e, de preferência, em ambiente de estudo clínico.

### Terapia adjuvante e neoadjuvante

O câncer gástrico continua a ser um câncer biologicamente agressivo, com altas taxas de recidiva e mortalidade. As recidivas são mais comumente à distância ou peritoneais, mas um grande número de pacientes também apresenta recidiva locorregional, com um subgrupo de 10 a 20% apresentando apenas recidiva local. Para pacientes que sofrem a recidiva, o prognóstico é sombrio e tem havido grande foco no modo de prevenção da doença recidivante com terapias neoadjuvantes e/ou adjuvantes.

O Southwest Oncology Group (9008/INT-0116) relatou um estudo controlado randomizado de 556 pacientes submetidos à gastrectomia curativa isolada ou gastrectomia combinada com 5-fluoruracila (5-FU) e radioterapia adjuvantes.[33] Esse estudo mostrou benefício significativo da terapia adjuvante para a sobrevida global (41% *vs.* 50%) e para a sobrevida livre de recidiva (41% *vs.* 64%). Entretanto, diversos autores criticaram esses resultados, notando alta taxa de linfadenectomia inadequada (54% dos pacientes foram submetidos à ressecção D0). Em vista desses achados, é possível que algum dos benefícios da irradiação seja a eliminação da doença residual na cadeia linfonodal perigástrica. A monoterapia com 5-FU, ainda, não tem desempenho tão bom quanto a terapia com múltiplos agentes. Além disso, apenas 64% dos pacientes atribuídos de maneira randomizada para esse tipo de tratamento conseguiram finalizar a terapia; 17% tiveram que interromper o tratamento em razão dos efeitos tóxicos e 5% tiveram progressão durante o tratamento.

Algumas dessas deficiências no projeto do estudo foram abordadas no estudo *CLASSIC*, que designou aleatoriamente 1.035 pacientes submetidos à gastrectomia com dissecção linfonodal a D2 ou cirurgia isolada ou ainda cirurgia seguida de três ciclos de capecitabina mais oxaliplatina. No grupo de quimioterapia, 67% dos pacientes receberam todos os oito ciclos, conforme planejado pelo protocolo. Em 5 anos, a sobrevida livre de doença (68% *vs.* 53%) e a sobrevida global (78% *vs.* 69%) melhoraram significativamente com a quimioterapia adjuvante.[34]

Diversos outros estudos foram realizados e múltiplas metanálises corroboram o benefício da quimioterapia adjuvante para a sobrevida após a ressecção oncológica completa em pacientes com doença patológica maior que T2N0. O regime ideal não foi estabelecido. Os regimes de primeira linha comuns incluem ECF (epirrubicina, cisplatina e 5-FU), CAPOX (capecitabina e oxaliplatina) e FOLFOX (5-FU, leucovorina e oxaliplatina).

O benefício da radioterapia adjuvante é menos claro e muitas vezes discutido, pois tem benefícios teóricos em razão das altas taxas de recidiva local e de doença linfonodal. O estudo *INT-0116*, já mencionado, mostrou um benefício com a quimioirradiação; no entanto, isso se deve ao menos em parte a uma linfadenectomia inadequada. O estudo *ARTIST* avaliou se a adição de radioterapia adjuvante seria benéfica ao randomizar 458 pacientes submetidos à gastrectomia com dissecção D2 para quimioterapia adjuvante com capecitabina e cisplatina isoladamente ou com radioterapia.[35] Não houve diferença nos resultados encontrados entre os grupos de quimioterapia adjuvante e de quimioterapia adjuvante mais radioterapia em seguimento de 7 anos. Entretanto, uma análise inicialmente não planejada de subgrupo mostrou que a radioterapia melhora a sobrevida livre de doença em pacientes com metástases linfonodais. Um estudo de seguimento (*ARTIST 2*) está em andamento para examinar o benefício da radioterapia nesse subgrupo de pacientes isolados. Com base nos estudos atualmente disponíveis, a radioterapia adjuvante deve ser considerada para pacientes com linfadenectomia inferior a D2 e com doença linfonodal positiva como parte do tratamento multidisciplinar.

Em virtude da taxa relativamente alta de falha em completar o tratamento adjuvante nesses estudos, houve aumento do foco sobre a terapia neoadjuvante para o câncer gástrico, em vez da terapia adjuvante pós-operatória. Os resultados mais significativos são os do estudo *MAGIC*, um estudo randomizado com 503 pacientes com câncer esofagogástrico em estádio II ou maior (372 de estômago, 58 de JEG, 73 na porção inferior do esôfago) que comparou a quimioterapia perioperatória com a cirurgia isolada.[36] O grupo de tratamento recebeu três ciclos de 3 semanas de ECF (epirrubicina, cisplatina e 5-FU) no pré-operatório e três ciclos adicionais no pós-operatório. Mais de 90% dos pacientes que iniciaram a quimioterapia pré-operatória conseguiram completá-la; porém, apenas 65% desses pacientes continuaram a receber quimioterapia pós-operatória, e apenas 50% completaram ambos com sucesso. O grupo de tratamento apresentou resultados patológicos e desfechos a longo prazo significativamente melhores. O grupo de quimioterapia apresentou maior porcentagem de tumores T1 e T2 nas amostras finais, junto com uma proporção mais alta de doença linfonodal limitada (N0 e N1), comparados com o braço do estudo de cirurgia isolada. As taxas de recidiva local, de metástases à distância e de sobrevida global em 5 anos melhoraram significativamente no grupo de quimioterapia, comparado com o grupo de cirurgia isolada (14,4% vs. 20,6%, 24,4% vs. 36,8%, e 36,3% vs. 23%, respectivamente). Estudos e metanálises menores mostraram benefícios semelhantes com a redução do estádio do tumor e altas taxas de ressecção R0 sem aumentar significativamente a morbidade perioperatória.

Recentemente, o estudo *FLOT4* comparou o regime usado no estudo *MAGIC* a quatro ciclos pré-operatórios e a quatro ciclos pós-operatórios de FLOT (docetaxel, oxaliplatina, leucovorina e 5-FU). Um total de 716 pacientes foi randomizado. O estudo constatou que tanto a sobrevida média (50 *vs.* 35 meses, $P = 0,012$) como a sobrevida livre de progressão (30 *vs.* 18 meses, $P = 0,004$) favoreceram significativamente o regime FLOT.[37]

O regime ideal de quimioterapia, o momento da terapia e a adição de radioterapia para os pacientes com câncer gástrico operável constituem uma área de pesquisa ativa e em evolução com diversos estudos em andamento. As opções de terapias neoadjuvante e adjuvante, assim como as recomendações específicas do paciente, provavelmente mudarão nos próximos anos com base em estudos adicionais e na granularidade aprimorada. Além disso, conforme é discutido adiante, os tratamentos direcionados e a imunoterapia mostraram-se promissores na doença sistêmica e avançada, podendo também se tornar parte dos regimes terapêuticos para os pacientes com câncer gástrico ressecável.

### Terapias paliativa e sistêmica

Os pacientes com câncer gástrico irressecável ou metastático representam quase 50% dos pacientes com a doença e têm uma sobrevida média de apenas 3 a 5 meses com a melhor terapia de suporte. Embora muitos pacientes com doença avançada sejam assintomáticos, um subgrupo significativo de pacientes com câncer gástrico irressecável apresenta sintomas debilitantes e deve ser considerado para terapia cirúrgica paliativa, mesmo no quadro de doença metastática.

As complicações comuns do câncer gástrico localmente avançado incluem sangramento, obstrução, dor e náuseas. O sangramento agudo pode estar relacionado ao tratamento ou como consequência do próprio tumor. Os pacientes que apresentam sangramento devem ser submetidos à imediata avaliação endoscópica com ênfase no controle endoscópico. Entretanto, a taxa inicial de sucesso e a taxa de recorrência do sangramento estão abaixo do ideal, e os pacientes devem ser considerados também para outras intervenções potenciais, como embolização angiográfica ou radioterapia com feixe externo. Náuseas e vômito são comuns e devem ser tratados com terapia antiemética apropriada, mas esses pacientes também devem ser avaliados para obstrução luminal. Cânceres gástricos obstrutivos podem às vezes melhorar sintomaticamente com a inserção de um *stent* enteral endoscópico. A radioterapia e a quimioterapia sistêmica podem ser consideradas, na tentativa de reduzir a obstrução tumoral. A intervenção cirúrgica também pode ser oferecida aos pacientes aptos à cirurgia. O procedimento mais comum nesse quadro é a gastrojejunostomia, porém uma gastrectomia paliativa pode ser considerada em pacientes selecionados. Se não for possível aliviar a obstrução, uma sonda de gastrostomia pode ser colocada por vias endoscópica, percutânea ou cirúrgica. A perfuração de um câncer gástrico requer intervenção cirúrgica. O fechamento primário de um tumor perfurado, muitas vezes necrótico, geralmente não é possível. Dado o estado funcional relativamente ruim e o prognóstico de muitos desses pacientes, o fechamento com omento saudável é uma abordagem razoável. Se puder ser realizada sem aumentar a morbidade, a gastrectomia também pode ser uma alternativa.

A quimioterapia melhora a sobrevida de pacientes com tumor irressecável, embora o prognóstico ainda seja precário, com sobrevida média inferior a 1 ano. Um padrão de regimes duplos inclui 5-FU e um agente de platina (cisplatina ou oxaliplatina).

Há discussões sobre a utilidade de se adicionar um terceiro agente (geralmente um taxano ou antraciclina), com resultados possivelmente melhores à custa de maior toxicidade.[38] As diretrizes da NCCN recomendam os regimes duplos, reservando os regimes triplos aos pacientes que se enquadram clinicamente, apresentam boa reserva funcional e têm acesso a avaliação frequente de toxicidade.[22]

Embora melhor do que apenas os cuidados de suporte, os resultados dos tratamentos da terapia sistêmica permanecem relativamente ruins. Os pesquisadores continuam a avaliar novas opções terapêuticas direcionadas. Estas incluem o inibidor do receptor do fator de crescimento epidérmico (EGFR) cetuximabe, os inibidores do fator de crescimento endotelial vascular, ramucirumabe e bevacizumabe, assim como o antagonista do receptor do fator de crescimento epidérmico humano (HER2) trastuzumabe. A positividade para HER2 tem sido referida em cerca de 20% dos cânceres gástricos. Os resultados de um estudo de fase III (estudo *ToGA*) foram apresentados primeiramente em 2009, avaliando 594 pacientes com câncer gástrico avançado com superexpressão de HER2. Esses pacientes foram designados aleatoriamente para receber capecitabina ou 5-FU com trastuzumabe ou cisplatina somente. O grupo de trastuzumabe teve melhor sobrevida média (13,8 *vs.* 11,1 meses, *P* = 0,0046), e as taxas de complicações graves não diferiram entre os grupos.[39] O teste para HER2 é recomendado atualmente pelas diretrizes NCCN para todos os pacientes com doença metastática no momento do diagnóstico inicial.[22]

Mais recentemente, a imunoterapia tem sido pesquisada como terapia adjuvante potencial para o câncer gástrico avançado. Aproximadamente 40% dos tumores gástricos apresentam o ligante de morte programada regulado positivamente.[38] Nivolumabe e pembrolizumabe foram submetidos a estudos, ambos com modestas melhoras da doença avançada.

## Resultados

As taxas de mortalidade geral e de incidência de câncer gástrico têm diminuído desde 1930, provavelmente em razão de modificações da dieta, como a redução da ingestão de sódio, modificações no armazenamento e preparação dos alimentos, diminuição do tabagismo e melhores opções de tratamento. Todavia, a sobrevida global em 5 anos permanece baixa, em aproximadamente 30%. Mais de 63% dos pacientes apresentam doença localmente avançada ou à distância e não são candidatos à cirurgia. Para os pacientes que serão submetidos à ressecção potencialmente curativa, as taxas de sobrevida global em 5 anos variam de 25 a 75%; para o subgrupo com câncer gástrico precoce, as taxas de cura são superiores a 80%. Para os pacientes que apresentam doença à distância, a sobrevida a longo prazo é de apenas 5% (Figura 49.27).

## Recidiva

As taxas de recidiva após a gastrectomia são altas, de 30 a 90%, dependendo das séries. A maioria das recidivas ocorre nos primeiros 2 anos. Recidiva locorregional é observada em cerca de 40% desses pacientes. Os sítios mais comuns de recidiva locorregional são os remanescentes gástricos na anastomose, no leito gástrico e nas cadeias linfonodais regionais. Os sítios predominantes de recidiva sistêmica são o fígado e o peritônio.

*Vigilância.* Embora todos os pacientes devam ser sistematicamente acompanhados, a evidência de como isso deve ocorrer não é clara e, atualmente, não há evidências de que o seguimento melhore a sobrevida a longo prazo.[40] A NCCN recomenda um histórico clínico completo e exame físico a cada 3 a 6 meses por 1 a 2 anos, a cada 6 a 12 meses por 3 a 5 anos, e em seguida anualmente. Os exames laboratoriais, incluindo hemograma completo e provas de função hepática, devem ser realizados conforme indicação clínica. Imagens de TC ou PET/TC podem ser obtidas se houver suspeita clínica de recidiva, embora alguns as realizem em pacientes de alto risco. A sensibilidade para a detecção de recidiva peritoneal é baixa. Endoscopia anual pode ser considerada para os pacientes submetidos à gastrectomia subtotal ou ressecção endoscópica.

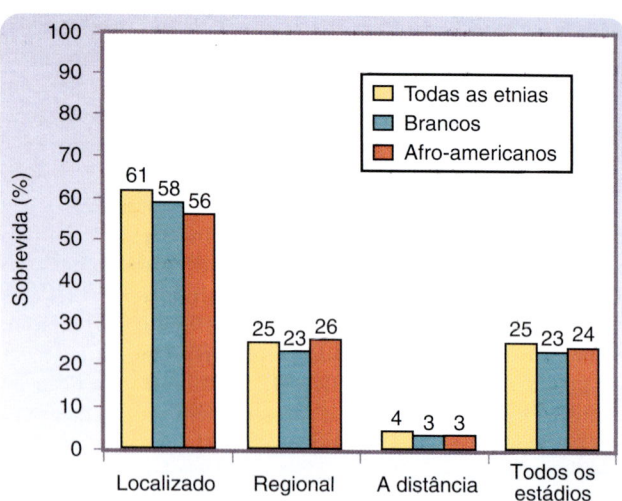

**Figura 49.27** Taxas Relativas De Sobrevida Em 5 Anos De Pacientes Com Câncer Gástrico Por Etnia E Estádio Ao Diagnóstico, Eua, 1996–2004. (De Jemal A, Siegel R, Ward E, Et Al. Cancer Statistics. *Ca Cancer J Clin.* 2009;59:225-249.)

## Linfoma gástrico

### Epidemiologia

O estômago é o local mais comum de linfomas extralinfáticos. Porém, o linfoma gástrico primário é ainda relativamente incomum, representando cerca de 3% dos cânceres gástricos. Os pacientes geralmente exibem sintomas vagos, como dor epigástrica, saciedade precoce e fadiga. Os sintomas constitucionais B (*i. e.*, febre, sudorese noturna) ocorrem em cerca de 10% dos pacientes. Os linfomas ocorrem em pacientes idosos, com pico de incidência na sexta e sétima décadas de vida, e há ligeira predominância no sexo masculino. Os linfomas gástricos geralmente ocorrem no antro gástrico, mas podem surgir de qualquer parte do estômago. Considera-se que os pacientes apresentam linfoma gástrico primário se o estômago for o sítio exclusivo ou predominante da doença. Foi demonstrado que várias condições estão associadas ao linfoma gástrico, incluindo infecção por *H. pylori*, algumas doenças autoimunes (*i. e.*, artrite reumatoide, lúpus eritematoso sistêmico), imunossupressão e doença celíaca.

### Patologia

No tratamento dos linfomas gástricos, assim como no tratamento dos linfomas linfonodais, é importante determinar não apenas o estádio da doença, mas também o subtipo do linfoma. Existem muitos sistemas de classificação para linfomas (Tabela 49.9). O linfoma gástrico mais comum é o linfoma difuso de grandes células β (LDGCB; 45 a 60%), seguido do linfoma de tecido linfoide associado à mucosa (MALT; 40 a 50%). Com menos frequência, são vistos linfoma periférico de células T (< 1%) e linfomas de células do manto e foliculares (ambos < 1%).

Os LDGCBs geralmente são lesões primárias, mas também podem ocorrer por progressão de linfomas menos agressivos, como a leucemia linfocítica crônica, linfoma de linfocítico de células pequenas (LLC/LLCP), linfoma folicular e linfoma MALT. A imunodeficiência e a infecção por *H. pylori* são fatores de risco para o desenvolvimento do linfoma difuso de grandes células β primário.

## Tabela 49.9 Comparação entre as classificações de linfomas do trato gastrintestinal.

| Classificação da OMS | Real | Função | Lukes-Collins | Kiel | Rappaport |
|---|---|---|---|---|---|
| Linfoma da zona marginal extranodal (linfoma MALT) | – | Tipo de células pequenas clivadas | Tipo de células pequenas clivadas | Imunocitoma | Linfocítico bem diferenciado |
| Linfoma folicular | Linfoma do centro folicular | Tipo de células pequenas clivadas | Tipo de células pequenas clivadas | Linfoma centroblástico-centrocítico, folicular e difuso | Nodular, pouco diferenciado linfocítico |
| Linfoma de células do manto | – | – | – | Centrocítico | Linfocítico, difuso ou nodular intermediariamente ou pouco diferenciados |
| Linfoma difuso de grandes células B | Linfoma difuso de grandes células B | Grande célula com centro folicular clivado | Grande célula com centro folicular clivado | Linfoma centroblástico, imunoblástico B | Misto difuso linfocítico e histiocítico |
| Linfoma de Burkitt | Linfoma de Burkitt | Célula pequena com centro folicular não clivado | Célula pequena com centro folicular não clivado | Linfoma de Burkitt com osteossarcomas | Linfoma indiferenciado, tipo Burkitt |

*MALT*, tecido linfoide associado à mucosa; *OMS*, Organização Mundial da Saúde.

## Avaliação e estadiamento

A endoscopia com biopsia é indicada para a avaliação de pacientes com suspeita de linfoma gástrico. Ocasionalmente, um padrão de crescimento submucoso torna as biopsias endoscópicas não diagnósticas. A USE é útil para determinar a profundidade da invasão da parede gástrica e avaliar o envolvimento do linfonodo regional. Evidências de doença à distância devem ser pesquisar por meio de exame das vias respiratórias superiores para avaliar o anel de Waldeyer da tonsila, biopsia de medula óssea e TC do tórax e do abdome para detectar linfadenopatia. A PET/TC geralmente é realizada nos pacientes com LDGCB como parte de sua avaliação inicial. Biopsias dos linfonodos aumentados devem ser realizadas, bem como o teste histológico para *H. pylori* e, se negativo, confirmado por sorologia. O estadiamento é importante tanto para o prognóstico quanto para a tomada de decisão sobre o tratamento. O sistema de estadiamento de Lugano modificado tem uso mais amplo no linfoma gástrico (Tabela 49.10).

## Tabela 49.10 Sistema de estadiamento de Lugano para linfoma gastrintestinal.

| Estádio | Descrição |
|---|---|
| I | Tumor confinado ao trato gastrintestinal |
| IE1 | Envolvimento da mucosa ± submucosa |
| IE2 | Envolvimento da muscular própria ± serosa |
| II | Extensão tumoral para dentro do abdome |
| II$_1$ | Envolvimento de linfonodos locais (linfoma paragástrico para gástrico) |
| II$_2$ | Envolvimento de linfonodos a distância (para-aórticos, paracavais, pélvicos ou inguinais) |
| IIE | Penetração da serosa para envolver órgãos/tecidos adjacentes |
| IV | Envolvimento extranodal disseminado ou envolvimento linfonodal supradiafragmático |

## Tratamento

Os oncologistas utilizam um programa de tratamento de múltiplas modalidades para os pacientes com linfoma gástrico. A combinação quimioterapêutica mais comum é o R-CHOP (rituximabe, ciclofosfamida, hidroxidaunomicina [doxorrubicina], Oncovin [vincristina], prednisona). Um estudo prospectivo randomizado avaliou várias estratégias de tratamento – ressecção cirúrgica, ressecção mais irradiação, ressecção mais quimioterapia, quimioterapia isolada – em pacientes com doença em estádio inicial (estádio IE ou II$_1$).[41] A adição de quimioterapia foi essencial, com os grupos de cirurgia mais quimioterapia e de quimioterapia isolada apresentando sobrevida global significativamente mais alta do que os grupos de cirurgia isolada e de cirurgia mais irradiação. Entretanto, a adição de cirurgia à quimioterapia não melhorou os resultados e aumentou a morbidade. Assim, atualmente, o papel primário da cirurgia é limitado para os pacientes com recidiva sintomática após falha do tratamento e para os pacientes que desenvolveram complicações, como sangramento, obstrução da saída gástrica ou perfuração. A quimioterapia para linfoma gástrico está associada a uma taxa de 5% de perfuração gástrica e sangramento GI.

## Linfomas de tecido linfoide associado à mucosa

O grau do linfoma MALT gástrico é inferior ao do LDGCB e geralmente é precedido de gastrite induzida por *H. pylori*.[42] A evidência de infecção por *H. pylori* pode ser encontrada em quase todos os casos de linfoma MALT gástrico. Geneticamente, o linfoma MALT é caracterizado por quatro translocações cromossômicas t(1;14), t(3;14), t(11;18) e t(14;18). As translocações t(1;14), t(11;18) e t(14;18) resultam em maior atividade do fator nuclear κB com o resultante aumento da sobrevivência celular. A translocação t(3;14) aumenta os níveis do fator de transcrição FOXP1, que mostrou expandir as células B da zona marginal.

### Tratamento

Em vista da forte associação com *H. pylori* e com o linfoma MALT de baixo grau, os pacientes devem ser avaliados para infecção ativa; aqueles com linfomas MALT em estádio inicial e infecção ativa por *H. pylori* podem ser tratados apenas com a erradicação da bactéria. A erradicação bem-sucedida resulta em remissão em mais de 75% dos casos. Entretanto, é necessário um seguimento cuidadoso, com repetição da endoscopia em 2 meses para documentar a eliminação da infecção e endoscopia bianual por 3 anos para documentar a regressão. Alguns pacientes continuam a exibir o clone do linfoma após a erradicação de *H. pylori*, sugerindo que o linfoma se tornou inativo em vez de desaparecer. A presença de extensão transmural do tumor, envolvimento linfonodal, transformação em um fenótipo de grandes células e expressão nuclear de *BCL-10* são todos preditores de falha após a erradicação de *H. pylori* isoladamente. Além disso, alguns pacientes com linfoma MALT são negativos para *H. pylori*. Nesses pacientes, deve-se considerar a radioterapia (se for possível abranger todos os sítios envolvidos em um único campo) e quimioterapia. Foi desenvolvido um recente indicador prognóstico para o linfoma MALT que identificou os três fatores de risco primário: idade de 70 anos ou mais, doença em estádio IV e nível elevado de lactato desidrogenase (LDH). As taxas de sobrevida global em 5 anos foram de 98,7% quando não havia fatores de risco, 93,1% para um fator de risco e de 64,3% para dois a três fatores de risco ($P < 0,0001$).[43]

## Tumores estromais gastrintestinais

Os tumores estromais gastrintestinais (GISTs) são as neoplasias mesenquimatosas mais comuns do trato GI. Originalmente, acreditava-se que fossem um tipo de sarcoma da musculatura lisa, mas são agora conhecidos como um tumor distinto derivado das células intersticiais de Cajal, uma célula marca-passo GI. A incidência foi difícil de avaliar previamente em virtude das definições histológicas variáveis. No entanto, desde a descoberta da expressão de KIT (CD117) e de CD34 em GIST, estimativas mais acuradas vão de 7 a 15 casos por milhão ao ano. KIT é um receptor de tirosinoquinase e em aproximadamente 95% dos GISTs há superexpressão de KIT. Na maioria dos GISTs em que não há mutação de KIT haverá mutação no receptor alfa do fator derivado de plaquetas (PDGFRA). Embora os GISTs apareçam em qualquer parte no trato GI, seu surgimento é mais comum no estômago (40 a 60%), intestino delgado (20 a 40%) e cólon/reto (5 a 15%). Os GISTs variam consideravelmente em sua apresentação e curso clínico, que vão desde pequenos tumores benignos até lesões massivas com necrose, hemorragia e amplas metástases. Sua patologia, apresentação e tratamento, quando se relacionam ao estômago, são discutidas aqui.

Os GISTs gástricos podem manifestar-se em qualquer idade, embora geralmente ocorram em pacientes com mais de 50 anos. Aproximadamente 5% dos GISTs estão associados a mutação hereditária subjacente, como a síndrome GIST familiar (mutação em *KIT* ou *PDGFRA*), neurofibromatose 1 ou síndrome de Carney-Stratakis (GIST e paraganglioma com ou sem condroma pulmonar). A maioria dos GISTs manifesta-se com sintomas inespecíficos, tipicamente com saciedade precoce, distensão abdominal ou dor abdominal vaga. Pode ocorrer sangramento, geralmente na forma de melena ou, com menos frequência, hematêmese evidente. A ruptura do tumor com hemorragia intra-abdominal é rara, mas quando ocorre, geralmente requer intervenção cirúrgica de emergência. Muitos pacientes permanecem assintomáticos e e seus tumores são descobertos casualmente no momento de outra cirurgia ou, cada vez mais, durante a aquisição de imagens transversais realizada para outras indicações.

Os pacientes são avaliados com endoscopia digestiva alta, em que um tumor de aparência uniforme, arredondado, submucoso, pode ser identificado, algumas vezes contendo uma área de ulceração central. Em virtude da natureza submucosa do tumor, a obtenção de tecido para análise histológica via biopsia endoscópica convencional resulta em baixo rendimento diagnóstico. A PAAF direcionada por USE resulta em acurácia diagnóstica superior, com 82% de sensibilidade e 100% de especificidade no diagnóstico de GIST.[44] Em vista do custo e da especialização envolvidos na realização de PAAF direcionada por USE, aliados ao fato de que a maioria dos tumores da submucosa GI requer ressecção independentemente da histologia, alguns especialistas têm argumentado que o diagnóstico patológico pré-operatório de rotina não é necessário para esses tumores. Atualmente, a biopsia pré-operatória não é recomendada se houver alta suspeita de GIST e o paciente for operável de outra maneira, mas é preferível confirmar a presença de doença metastática ou se o paciente está sendo considerado para terapia neoadjuvante com imatinibe. A TC do abdome e da pelve com contraste oral e IV é usada para avaliar a doença metastática. A RM é preferida em pacientes que não puderam receber contraste IV ou para GISTs retais. Patologicamente, os GISTs podem ter aparência de célula fusiforme ou epitelioide. A coloração imuno-histoquímica para CD117, CD34 e PDGFRA é usada para confirmar o diagnóstico.

O fundamento do tratamento é a ressecção cirúrgica completa. Tumores sintomáticos ou com mais de 2 cm de diâmetro devem ser ressecados, mas o tratamento dos tumores menores é controverso. Tumores com menos de 2 cm, mas com características de alto risco na endoscopia e USE, como bordas irregulares, ulceração, focos ecogênicos e heterogeneidade, devem ser ressecados, enquanto aqueles sem essas características podem ser observados com a repetição da endoscopia e da USE a intervalos de 6 a 12 meses. Dependendo do tamanho e da localização do tumor, a ressecção pode incluir ampla excisão local, enucleação, gastrectomia *sleeve* ou gastrectomia total, com ou sem ressecção em bloco de órgãos adjacentes. Não é necessária nenhuma margem cirúrgica específica além da ressecção R0 e uma ressecção anatômica de acordo com as cadeias de linfonodais, pois as metástases linfonodais são raras. O tumor deve ser manipulado com cuidado no intraoperatório para evitar ruptura ou derrame. Os dois fatores prognósticos primários para GIST gástrico são o tamanho do tumor e a taxa mitótica. Com base em estudo de seguimento a longo prazo com 1.700 pacientes com GISTs gástricos, foi estabelecido o potencial maligno baseado na combinação desses dois fatores (Boxe 49.5).[45] A maioria dos pacientes com recidiva exibe metástase para o fígado, e em um terço ocorre apenas recidiva local isolada. Pode ocorrer recidiva 20 anos após a ressecção; portanto, justifica-se o seguimento a longo prazo.

Pacientes que apresentam doença recorrente ou metastática são tratados principalmente com imatinibe ou um inibidor da tirosinoquinase de segunda linha (ver adiante), mas um subgrupo de pacientes pode beneficiar-se de uma intervenção cirúrgica. Uma série recente de 323 pacientes constatou que a resposta ao imatinibe neoadjuvante predizia a resposta clínica após metastasectomia. Pacientes com doença responsiva ou estável tiveram uma sobrevida média livre de progressão de 30 a 36 meses, ao passo que aqueles com doença progressiva unifocal ou multifocal tiveram uma sobrevida média livre de progressão de apenas 6 a 12 meses.[46] O momento da cirurgia nesse quadro é geralmente de 6 a 9 meses após o início da terapia neoadjuvante. Pacientes que não são candidatos à cirurgia em virtude das metástases hepáticas isoladas podem ser considerados para ablação por radiofrequência ou embolização arterial hepática, ambas mostrando algum benefício em séries não randomizadas.

> **Boxe 49.5** Avaliação do potencial maligno de tumores estromais gastrintestinais gástricos de diferentes tamanhos e atividade mitótica.
>
> **Benigno (sem mortalidade relacionada com o tumor)**
> - Não maior que 2 cm, não mais que 5 mitoses/50 HPF
>
> **Provavelmente benigno (< 3% com doença progressiva)**
> - > 2 cm, porém ≤ 5 cm; não mais que 5 mitoses/50 HPF
>
> **Potencial maligno incerto ou baixo**
> - Não superior a 2 cm; > 5 mitoses/50 HPF
>
> **Potencial maligno baixo a moderado (12 a 15% de mortalidade relacionada ao tumor)**
> - > 10 cm; não mais que 5 mitoses/HPF
> - > 2 cm, porém ≤ 5 cm; > 5 mitoses/50 HPF
>
> **Alto potencial de malignidade (49 a 86% de mortalidade relacionada com tumor)**
> - 5 cm, porém ≤ 10 cm; > 5 mitoses/50 HPF
> - > 10 cm; > 5 mitoses/50 HPF

*HPF*, campo de alta potência. (De Miettinen M, Sobin L, Lasota J. Gastrointestinal stromal tumors of the stomach: a clinicopathologic, immunohistochemical, and molecular genetic study of 1765 cases with long-term follow-up. *Am J Surg Pathol* 2005;29:52-58.)

## Terapia adjuvante

A terapia adjuvante para GIST modificou-se drasticamente com a descoberta do inibidor da tirosinoquinase imatinibe (Gleevec). Originalmente destinado a tratar leucemia mieloide crônica, foi comprovado em estudos controlados randomizados que é uma eficaz modalidade de tratamento para os pacientes com GIST. O estudo *ACOSOG Z9001* de fase III, controlado por placebo, randomizado com 713 pacientes com tumores *c-kit* positivos de 3 cm ou maiores submetidos à ressecção completa, descobriu que os pacientes tratados com imatinibe por 1 ano tiveram uma sobrevida livre de recidiva significativamente melhor em 1 ano (98% *vs.* 83%, $P < 0,0001$).[47] Essa diferença foi até mais pronunciada para os pacientes com tumores grandes.

O estudo *Scandinavian Sarcoma Group XVIII* comparou um curso estendido de 36 meses de imatinibe adjuvante a um curso de 12 meses após a ressecção para 400 pacientes com GISTs de alto risco (definido como tumor > 10 cm, contagem mitótica > 10/50 campo de alta potência [HPF], tanto o tumor > 5 cm quanto a contagem mitótica > 5 por 50 HPF, ou ruptura do tumor). Na segunda análise planejada do estudo, os pacientes no braço de tratamento estendido tiveram maior sobrevida livre de recidiva em 5 anos (71,1% *vs.* 52,3%, $P < 0,001$), assim como a sobrevida global (91,9% *vs.* 85,3%, $P = 0,036$).[48] Os resultados desse estudo estabeleceram um curso de 3 anos como o padrão de cuidados após a ressecção cirúrgica de GISTs de alto risco, embora uma duração mais longa da terapia esteja sendo explorada.

Há relatos de que o imatinibe também tem sucesso no tratamento neoadjuvante dos pacientes com doença não metastática mas irressecável, embora as exatas indicações ainda não estejam totalmente definidas. Atualmente, os pacientes com doença ressecável limítrofe, localmente avançada, ou aqueles em que o encolhimento do tumor aumentaria a probabilidade de preservação do órgão devem ser considerados para a terapia neoadjuvante. Conforme comentado anteriormente, pode-se oferecer aos pacientes com doença metastática limitada o imatinibe neoadjuvante seguido de possível metastatectomia com base na resposta clínica. A Figura 49.28 é um algoritmo para uso do imatinibe no tratamento de GISTs nos quadros neoadjuvante, adjuvante e paliativo. Os pacientes nos quais a doença progride mesmo com o uso de imatinibe ou aqueles intolerantes ao medicamento geralmente recebem inibidores de tirosinoquinase de segunda linha, como sunitinibe ou regorafenibe.

## Outras neoplasias

### Tumores neuroendócrinos gástricos

Os tumores neuroendócrinos (TNEs) gástricos, também referidos como carcinoides, são uma rara malignidade que se origina das células precursoras neuroendócrinas e podem se manifestar em qualquer lugar do corpo. Os sítios mais comuns no trato GI são o intestino delgado, o reto e o apêndice. O estômago está se tornando um sítio comum de TNEs, representando agora 8% dos tumores.

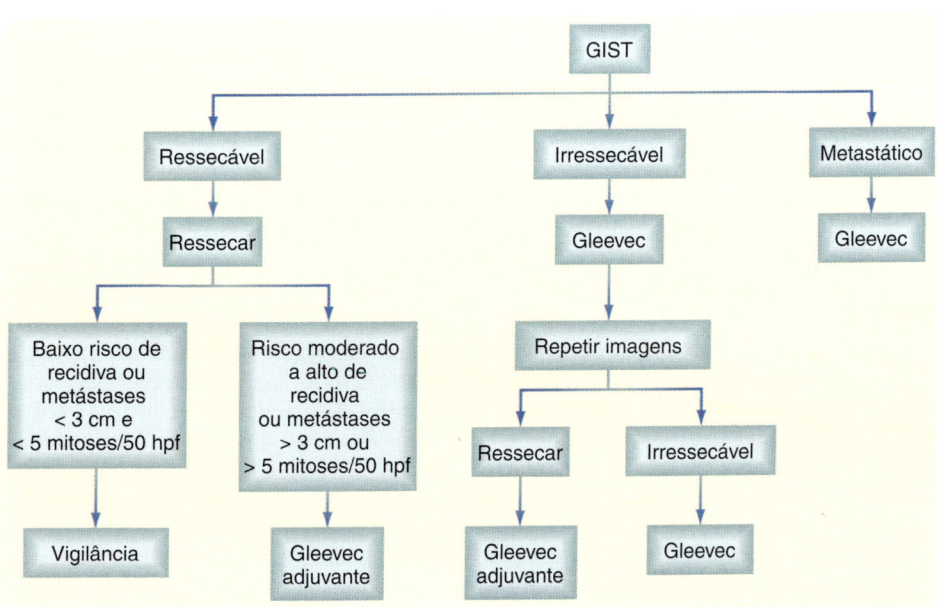

**Figura 49.28** Algoritmo para avaliação e tratamento dos tumores estromais gastrintestinais (GISTs). *hph*, campo de alta potência.

Acredita-se que essa incidência crescente se deva a uma combinação de melhor vigilância e uso disseminado de IBPs.⁴⁹ Ao contrário dos outros TNEs do trato GI, os TNEs gástricos geralmente não são funcionais e raramente causam síndrome carcinoide.

Há três tipos de TNEs gástricos (Tabela 49.11). Os TNEs de tipo I, são os mais comuns e representam 70 a 80% dos casos. Estão associados à acloridria crônica decorrente de gastrite atrófica, anemia perniciosa ou possivelmente do uso prolongado de IBP.⁴⁹ Os TNEs gástricos tipo I geralmente são observados como múltiplos tumores pequenos confinados à mucosa e à submucosa, com curso relativamente benigno e prognóstico favorável. Os TNEs gástricos do tipo II estão associados à hipergastrinemia no contexto de gastrinomas e SZE. De modo semelhante ao tipo I, os pacientes terão múltiplos pequenos tumores. Embora o prognóstico ainda seja bom, com sobrevida a longo prazo de 70 a 90%, o tipo II tem um risco ligeiramente maior de metástase (5 a 35% dos pacientes apresentam disseminação para os linfonodos regionais). Os tumores tipo III são lesões esporádicas sem condições associadas e sem hipergastrinemia. Em geral, apresentam-se como uma grande lesão solitária e representam de 15 a 20% dos TNEs gástricos. O tipo III prediz um curso mais agressivo, com taxas mais altas de metástases resultando em sobrevida de 25 a 30% em 5 anos. A sobrevida global em 5 anos combinada para todos os TNEs gástricos localizados é de 63%. Embora não seja universalmente adotado, o carcinoma neuroendócrino tem sido referido como TNE gástrico tipo IV. Esses tumores são muito aggressivos, com a maioria dos pacientes apresentando doença metastática generalizada. Esses pacientes são raramente candidatos à ressecção curativa, mas ocasionalmente podem necessitar de cirurgia para tratar sangramento, perfuração ou obstrução.⁴⁹

O diagnóstico de TNE gástrico é estabelecido por esofagogastroduodenoscopia (EGD) com biopsia da lesão. USE pode ser realizada para avaliar a profundidade da invasão subsequentemente. TC ou RM podem ser úteis para avaliar doença metastática. A cromogranina A geralmente está elevada e pode servir como um biomarcador para esses tumores.

O tratamento dos TNEs localizados é a remoção completa. Para pequenas lesões pediculadas que não invadem além da submucosa, a remoção completa poderá ser realizada por via endoscópica. As lesões grandes (> 1 cm) podem exigir ressecção em cunha ou gastrectomia parcial. Alguns médicos realizarão uma antrectomia para os TNEs tipo I a fim de remover a fonte de secreção de gastrina. Pacientes com muitos TNEs gástricos podem necessitar de gastrectomia total. Em pacientes com TNEs gástricos tipo II, a ressecção do gastrinoma também deve ser realizada, se possível. Pacientes com TNEs localizados tipo III devem ser submetidos à ressecção oncológica com linfadenectomia. Para os pacientes com doença recorrente ou metastática, análogos da somatostatina ou quimioterapia podem ser usados para diminuir a carga da doença e tratar a síndrome carcinoide.

### Pâncreas heterotópico

O pâncreas heterotópico (i. e., tecido pancreático funcional é encontrado em sítio anatômico anormal) é encontrado em 0,5 a 14% das amostras de necropsia. A localização mais comum é no estômago, em geral ao longo da grande curvatura do antro. Os pacientes sintomáticos geralmente apresentam dor abdominal vaga. Há relatos de pancreatite, tumores de células das ilhotas e adenocarcinoma pancreático no interior dessas lesões. Na endoscopia e na TC, geralmente são pequenas massas submucosas e podem ser confundidas com GIST ou alguma outra neoplasia gástrica. O tratamento é a excisão cirúrgica, e o diagnóstico deve ser confirmado histopatologicamente.

**Tabela 49.11** Tipos de carcinoides gástricos.

| | Tipo 1 | Tipo 2 | Tipo 3 |
|---|---|---|---|
| Porcentagem de TNEs gástricos | 70 a 80% | 5 a 10% | 10 a 15% |
| Patologia associada | Anemia perniciosa | SZE, NEM1 | n/a |
| Localização | Fundo ou corpo | Fundo, corpo ou antro | Fundo ou antro |
| Nível de ácido | Baixo | Alto | Normal |
| Nível de gastrina | Alto | Alto | Normal |
| Prognóstico | Excelente | Bom | Pobre |

*NEM*, neoplasia endócrina múltipla; n/a, não aplicável; *SZE*, síndrome de Zollinger-Ellison; *TNEs*, tumores neuroendócrinos.

## OUTRAS LESÕES GÁSTRICAS

### Gastrite hipertrófica (doença de Ménétrier)

A doença de Ménétrier (gastropatia hipertrófica hipoproteinêmica) é uma doença rara caracterizada por pregas gástricas maciças no fundo e no corpo do estômago, dando à mucosa uma aparência de paralelepípedos ou cerebriforme. O antro geralmente é poupado. O exame histopatológico revela hiperplasia foveolar (expansão das células mucosas superficiais), com diminuição ou ausência de células parietais. A condição também está associada a perda proteica do estômago, produção excessiva de muco e hipocloridria ou acloridria. A causa da doença de Ménétrier é desconhecida, mas está associada à infecção por citomegalovírus em crianças e à infecção por *H. pylori* em adultos. Além disso, níveis elevados de fator de crescimento transformador α foram observados na mucosa gástrica dos portadores da doença, o que pode estimular o crescimento de células epiteliais e inibir a secreção de ácido gástrico. Muitas vezes, os pacientes apresentam dor epigástrica, vômitos, perda ponderal, diminuição do apetite e edema periférico. As alterações típicas da mucosa gástrica podem ser detectadas por exame radiográfico ou endoscópico. A biopsia deve ser realizada para estabelecer o diagnóstico e descartar carcinoma gástrico ou linfoma. O tratamento médico produz resultados inconsistentes; mas algum benefício tem sido demonstrado com o uso de supressão ácida, octreotida e erradicação de citomegalovírus ou *H. pylori*. A gastrectomia total deve ser realizada em pacientes que continuam a sofrer perda proteica maciça, apesar de terapia médica adequada e dieta de alto teor proteico, ou ainda se houver displasia ou carcinoma. Em virtude do risco maior de neoplasias gástricas em pacientes com doença de Ménétrier, eles devem se submeter à vigilância endoscópica a cada 1 a 2 anos.

### Laceração de Mallory-Weiss

As lesões de Mallory-Weiss são lacerações da mucosa relacionadas a vômitos forçados, náuseas, tosse ou qualquer esforço que cause ruptura da mucosa gástrica na parte alta na pequena curvatura na JEG. Elas são responsáveis por 10 a 15% das HDAs e raramente estão associadas a sangramento volumoso. A mortalidade geral dessa lesão é de 3 a 5%, com maior risco de sangramento volumoso nos pacientes etilistas com hipertensão portal preexistente. Pode-se tratar a maioria dos pacientes com sangramento ativo com métodos endoscópicos, como eletrocoagulação multipolar, injeção de epinefrina, ligadura elástica por endoscopia ou hemoclipagem endoscópica. A embolização transarterial angiográfica pode ser útil em pacientes com sangramento persistente ou recorrente após endoscopia. Raramente é necessária intervenção cirúrgica. Se for necessária uma cirurgia, a lesão na JEG é abordada por gastrotomia anterior e o local de sangramento é suturado com várias ligaduras profundas, de seda 2.0, para reaproximar a mucosa gástrica anatomicamente.

### Lesão gástrica de Dieulafoy

As lesões de Dieulafoy são responsáveis por 0,3 a 7% das hemorragias GI não varicosas. O sangramento de uma lesão gástrica de Dieulafoy é causado por uma artéria tortuosa, anormalmente grande (1 a 3 mm), que segue pela submucosa sem uma úlcera primária. A erosão da mucosa superficial sobrejacente à artéria ocorre secundariamente às pulsações do grande vaso submucoso. A artéria é então exposta ao conteúdo gástrico e ocorrem erosão adicional e sangramento. Geralmente, o defeito da mucosa tem de 2 a 5 mm e é circundado por mucosa gástrica de aspecto normal. As lesões geralmente ocorrem próximo à JEG, ao longo da pequena curvatura. As lesões de Dieulafoy são mais comuns no sexo masculino (2:1), com comorbidades associadas, incluindo doença cardiovascular, doença renal crônica e diabetes. A maioria dos pacientes apresenta-se com hematêmese. A apresentação clássica do paciente com uma lesão de Dieulafoy é o início súbito de hematêmese maciça e indolor.

A detecção e a identificação da lesão de Dieulafoy podem ser difíceis. A modalidade diagnóstica de escolha é a EDA, que identifica corretamente a lesão em 80% dos pacientes. Pela natureza intermitente do sangramento, pode ser necessário repetir as endoscopias. Se for possível identificar a lesão e o sangramento ativo, as modalidades endoscópicas como a eletrocoagulação bipolar, termocoagulação por sonda térmica, escleroterapia por injeção ou hemoclipagem endoscópica podem ser utilizadas. A angiografia pode ser útil nos casos em que a endoscopia não conseguir identificar a origem do sangramento. Os achados angiográficos podem incluir uma artéria tortuosa ectasiada no território da artéria gástrica esquerda, com extravasamento de contraste no contexto do sangramento agudo. Há relatos de que a embolização controla com sucesso o sangramento em pacientes com lesão de Dieulafoy, embora a experiência seja limitada.

A terapia cirúrgica já foi, no passado, o único tratamento disponível para a lesão de Dieulafoy, mas atualmente é reservada aos pacientes nos quais outras modalidades tenham falhado. O tratamento cirúrgico consiste em ressecção gástrica em cunha para incluir o vaso responsável. A dificuldade no momento da exploração é localizar a lesão, a não ser que haja um sangramento ativo. O procedimento cirúrgico pode ser bastante facilitado se o endoscopista realizar uma tatuagem no estômago ao identificar a lesão, ou ainda com a utilização de endoscopia intraoperatória. Uma ressecção em cunha é realizada com um grampeador linear, utilizando transiluminação endoscópica para determinar as margens de ressecção.

### Varizes gástricas

As varizes gástricas são veias submucosas dilatadas vistas geralmente em pacientes com hipertensão portal e cirrose. As varizes gástricas são responsáveis por 10 a 30% das hemorragias varicosas. Elas são amplamente classificadas em dois tipos: varizes gástricas isoladas e varizes esofagogástricas. As varizes gástricas isoladas são subclassificadas em varizes tipo 1, localizadas no fundo gástrico, e tipo 2, varizes ectópicas isoladas, localizadas em qualquer parte do estômago. Embora as varizes esofagogástricas sejam em geral mais comuns, as varizes gástricas isoladas são mais propensas ao sangramento.

As varizes gástricas podem desenvolver-se secundariamente à hipertensão portal, em conjunto com as varizes esofágicas ou secundariamente à hipertensão à esquerda decorrente de trombose da veia esplênica. Na hipertensão portal generalizada, a elevação da pressão portal é transmitida pela veia gástrica esquerda para as varizes esofágicas e pelas veias gástricas curta e posterior para o plexo fúndico e veias cárdicas. As varizes gástricas isoladas tendem a ocorrer secundariamente à trombose da veia esplênica, que geralmente é resultado de pancreatite. O fluxo sanguíneo esplênico flui retrogradamente através das veias gástricas curtas e posteriormente para as varizes e depois para a veia coronária e veia porta. O fluxo retrógrado da esquerda para a direita através da veia gastroepiploica para a veia mesentérica superior pode explicar o desenvolvimento de varizes ectópicas no estômago.

A incidência de sangramento decorrente de varizes gástricas está entre 3 e 30%. Entretanto, a incidência de sangramento pode ser muito maior em pacientes com trombose da veia esplênica e varizes fúndicas. Existem dados limitados sobre os fatores de risco associados à hemorragia em pacientes com varizes gástricas, embora o aumento do tamanho das varizes ou a cirrose descompensada aumentem o risco de sangramento.

As varizes gástricas no cenário de trombose da veia esplênica são facilmente tratadas por esplenectomia. Pacientes com varizes gástricas sangrantes devem ser submetidos a exames por imagem para documentar a trombose da veia esplênica antes da realização de uma esplenectomia, pois as varizes gástricas estão geralmente mais associadas à hipertensão portal generalizada.

As varizes gástricas agudamente sangrantes no quadro de hipertensão portal devem ser tratadas como as varizes esofágicas. O paciente deve ser tratado por meio de reanimação por volume hídrico, com atenção à correção de alterações da coagulação. O tamponamento temporário pode ser tentado com sonda de Sengstaken-Blakemore. A endoscopia serve como ferramenta diagnóstica e terapêutica primária. As opções de tratamento endoscópico do sangramento varicoso gástrico incluem escleroterapia, ligadura elástica, cola ou injeção de trombina. Um problema importante das varizes gástricas é o ressangramento, que ocorre em 10 a 35% dos casos.[50] Uma modalidade de tratamento emergente é a injeção de cianoacrilato-lipiodol guiada por USE ou a embolização com molas de veias perfurantes. O *shunt* portossistêmico intra-hepático transjugular (TIPS) pode ser eficaz no controle da hemorragia varicosa gástrica não responsiva aos tratamentos endoscópicos, com taxas de hemostasia inicial superiores a 90% e taxas de ressangramento de cerca de 10 a 30%. Um *shunt* gastrorrenal entre as varizes gástricas e a veia renal esquerda está presente em 60 a 85% dos pacientes com varizes gástricas. Esse *shunt* espontâneo descomprime o sistema portal e diminui a eficácia do TIPS. Um cateter com balão pode ser inserido no *shunt* gastrorrenal através da veia renal esquerda e o *shunt* pode ser ocluído inflando-se o balão. Um agente esclerosante (p. ex., oleato de etanolamina iopamidol) é injetado e deixado no local até se formarem coágulos no interior das varizes. A obliteração transvenosa retrógrada com oclusão por balão tem alta taxa de sucesso (75 a 100%), com baixa taxa de recidiva (0 a 15%).[50] A principal complicação desse procedimento é o agravamento das varizes esofágicas secundariamente ao aumento da pressão portal como consequência da oclusão do *shunt* gastrorrenal.

### Vólvulo gástrico

O vólvulo gástrico é uma condição rara. A torção ocorre ao longo do eixo longitudinal do estômago (organoaxial) em aproximadamente dois terços dos casos, e ao longo do eixo vertical (mesenteroaxial) em um terço dos casos (Figura 49.29). A rotação de mais de 180° causa obstrução do esvaziamento gástrico e pode levar à isquemia, necrose e potencialmente à perfuração, se não for corrigida. Normalmente, o vólvulo gástrico organoaxial ocorre de maneira aguda e está associado a um defeito diafragmático, enquanto o vólvulo mesenteroaxial é parcial (< 180°), recorrente e não associado a um defeito diafragmático. Raramente, uma forma mais complexa pode ocorrer com elementos de ambas as rotações. O vólvulo gástrico primário se deve a anormalidades dos ligamentos gástricos (*i. e.*, gastrocólico, gastro-hepático etc.). O vólvulo gástrico secundário se deve a outras anormalidades anatômicas; as mais comuns são as hérnias paraesofágicas. Em crianças, defeitos congênitos como o forame de Bochdalek ou a eventração diafragmática estão envolvidos.

Os sintomas clássicos à apresentação são dor abdominal de início agudo, distensão e vômitos. Dor abdominal superior constante e intensa de início súbito, náuseas recorrentes com produção de pouco vômito, além da impossibilidade de se introduzir uma SNG constituem a tríade de Borchardt. Radiografias simples do abdome revelam uma víscera esférica preenchida com gás no tórax ou na porção superior do abdome com um nível hidroaéreo. O diagnóstico pode ser confirmado por imagens de TC. O vólvulo agudo é uma emergência cirúrgica. A descompressão NG deve ser realizada imediatamente, o que pode às vezes causar a destorção espontânea do estômago. Os pacientes devem então proceder à intervenção cirúrgica. Para os pacientes com risco cirúrgico aceitável, uma abordagem aberta ou laparoscópica pode ser realizada. O estômago é reduzido e desenrolado por meio de uma abordagem transabdominal. O defeito diafragmático é reparado, considerando-se a realização de uma fundoplicatura nos casos de hérnia paraesofágica. Se ocorreu estrangulamento, o segmento gástrico comprometido deve ser ressecado. O vólvulo espontâneo, sem um defeito diafragmático associado, é tratado por meio de destorção e fixação do estômago por gastropexia ou sonda de gastrostomia. Pacientes com alto risco cirúrgico podem ser submetidos à destorção endoscópica com a realização de gastrostomia endoscópica percutânea para fixar o estômago. Duas sondas de gastrostomia endoscópica percutânea são usadas para prevenir a rotação. A colocação de sonda de gastrostomia endoscópica percutânea também pode ser usada como medida temporária no paciente hemodinamicamente instável antes do reparo cirúrgico definitivo.

## Bezoares gástricos

Os bezoares são acúmulos de materiais não digeríveis, geralmente de origem vegetal (fitobezoar), mas também podem ser compostos de cabelos (tricobezoar), medicamentos (farmacobezoar) ou outras substâncias. Os bezoares são encontrados com mais frequência em pacientes com problemas subjacentes de dismotilidade gástrica, como cirurgia gástrica anterior, gastroparesia ou obstrução da saída gástrica. O comprometimento do mecanismo de trituração do estômago e os complexos motores migratórios têm sido implicados como causas patogênicas dos bezoares. Os pacientes geralmente são assintomáticos ou têm início gradual dos sintomas ao longo dos anos. Os sintomas de bezoares gástricos incluem saciedade precoce, dor, náuseas/vômito e perda ponderal. O exame físico geralmente é normal, mas algumas vezes uma grande massa pode ser palpável. As radiografias abdominais ou imagens de TC podem mostrar um bezoar como uma massa ou um defeito de preenchimento dentro do estômago; o diagnóstico é confirmado por EDA. Em 1959, Dan et al. foram os primeiros a sugerir uma terapia enzimática para tentar a dissolução do bezoar. A papaína, encontrada no amaciante de carne Adolph's Meat Tenderizer (AMT), é administrada na dose de uma colher de chá em 150 a 300 m*l* de

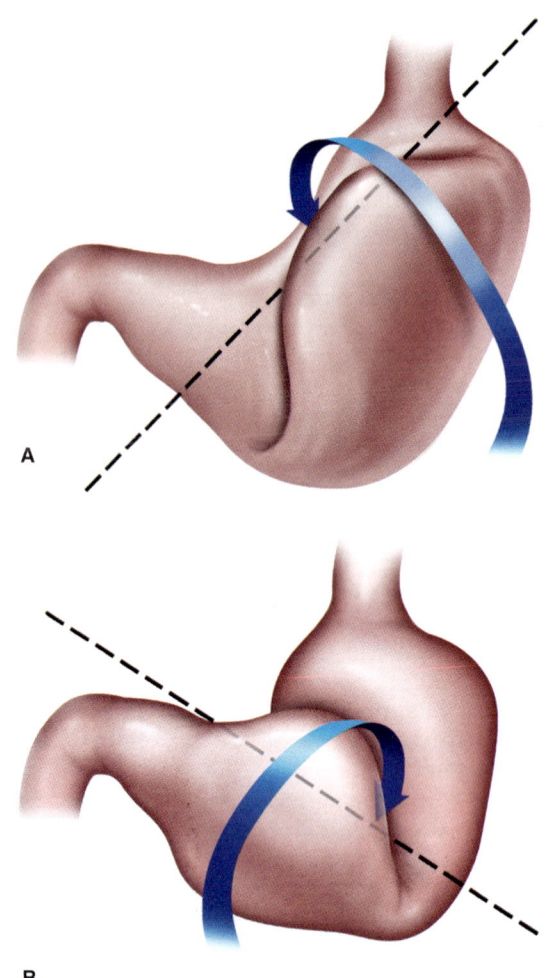

**Figura 49.29** Torção do estômago ao longo do eixo longitudinal (mesenteroaxial) (**A**) e ao longo do eixo vertical (organoaxial) (**B**). (De White RR, Jacobs DO. Volvulus of the stomach and small bowel. In: Yeo CJ, Dempsey DT, Klein AS, et al., eds. *Shackelford's Surgery of the Alimentary Tract*. 6th ed. Philadelphia: Saunders; 2007.)

água várias vezes ao dia. A concentração de sódio na AMT é alta, de modo que pode resultar em hipernatremia se forem administradas grandes quantidades. Enzimas alternativas, como a celulase, foram usadas com algum sucesso. Geralmente, o desbridamento enzimático é seguido de lavagem agressiva com sonda de Ewald ou de fragmentação endoscópica. Se essas terapias falharem, será necessária a remoção cirúrgica.

O tratamento inicial dos bezoares sintomáticos é pela cuidadosa dissolução química. Existe uma ampla gama de opções, incluindo soda, celulose, papaína e acetilcisteína; não existem estudos randomizados que sugiram a superioridade de um agente de dissolução em comparação com outros. Note-se que os tricobezoares são tipicamente resistentes à dissolução química. Os farmacobezoares podem exigir a descontaminação, dependendo do medicamento envolvido. Se a dissolução química for ineficaz ou contraindicada, pode-se realizar fragmentação endoscópica com jato de água, fórceps ou sucção direta, e os fragmentos podem ser removidos por endoscopia por sonda, tubo de Ewald ou permitindo a progressão pelo trato GI. A remoção cirúrgica geralmente é reservada aos pacientes nos quais o tratamento mais conservador tenha falhado ou que apresentem uma complicação (*i. e.*, perfuração ou sangramento excessivo), ou se outras terapias forem contraindicadas com base na composição do bezoar.

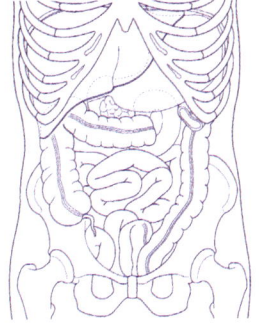

# 50

# Intestino Delgado

*Tong Gan, B. Mark Evers*

## VISÃO GERAL DO CAPÍTULO

**Embriologia**
**Anatomia**
   Anatomia macroscópica
   Suprimento neurovascular e linfático
   Anatomia microscópica
**Fisiologia**
   Digestão e absorção
**Motilidade**
**Função endócrina**
   Hormônios gastrintestinais
   Receptores
**Função imunológica**
**Obstrução**
   Causas
   Fisiopatologia
   Manifestações clínicas e diagnóstico
   Obstrução simples *versus* estrangulamento intestinal
   Tratamento
   Tratamento de problemas específicos
**Doenças inflamatórias e infecciosas**
   Doença de Crohn
   Enterite tifoide
   Enterite no hospedeiro imunocomprometido
**Neoplasias**
   Considerações gerais
   Neoplasias benignas
   Neoplasias malignas
   Neoplasias metastáticas
**Doença diverticular**
   Divertículos duodenais
   Divertículos jejunais e ileais
   Divertículo de Meckel
**Problemas diversos**
   Ulcerações do intestino delgado
   Ingestão de corpos estranhos
   Fístulas do intestino delgado
   Pneumatose intestinal
   Síndrome da alça cega
   Enterite por radiação
   Síndrome do intestino curto
   Compressão vascular do duodeno

O intestino delgado é um órgão extraordinário em complexidade e eficiência. Seu papel principal é a digestão e a absorção dos componentes da dieta assim que deixam o estômago. Esse processo depende de muitos fatores estruturais, fisiológicos, endócrinos e químicos. As secreções exócrinas do fígado e do pâncreas propiciam a digestão completa dos componentes dietéticos ingeridos. A área de superfície aumentada da mucosa do intestino delgado absorve, então, esses nutrientes. Além de seu papel na digestão e absorção, o intestino delgado é o maior órgão endócrino do corpo e um dos mais importantes na função imunológica. De fato, por seu papel essencial e por sua complexidade, é surpreendente que as doenças do intestino delgado não sejam mais frequentes. Este capítulo descreve a anatomia e a fisiologia do intestino delgado, assim como os processos patológicos, incluindo obstrução, doenças inflamatórias e infecciosas, neoplasias, doença diverticular e outros distúrbios.

## EMBRIOLOGIA

O intestino primitivo é formado a partir do revestimento endodérmico, o saco vitelino, o qual é envolvido pelo embrião em desenvolvimento em consequência de dobramento cranial e caudal durante a quarta semana de gestação do feto.[1] A camada endodérmica dá origem ao revestimento epitelial do sistema digestório, enquanto o mesoderma esplâncnico que circunda o endoderma origina o tecido conjuntivo muscular e todas as outras camadas do intestino. O mesoderma esplâncnico também envolve o tubo gastrintestinal para formar os mesentérios que fixam o intestino dentro da cavidade corporal; o mesoderma imediatamente adjacente ao tubo endodérmico contribui, ainda, para a formação da maior parte da parede intestinal. Os nervos e os neurônios encontrados na parede são derivados da crista neural. Com exceção do duodeno, que é uma estrutura primitiva do intestino anterior, o intestino delgado é derivado do intestino médio. Durante a quinta semana de desenvolvimento fetal, quando o comprimento intestinal está aumentando rapidamente, ocorre a herniação do intestino médio através do umbigo (Figura 50.1). Essa alça do intestino médio tem um ramo cranial e um caudal; o ramo cranial desenvolve-se no interior do duodeno distal, no jejuno e no íleo proximal, enquanto o ramo caudal se torna o íleo distal e os dois terços proximais do cólon transverso. A junção dos ramos cranial e caudal ocorre onde o ducto vitelino se une ao saco vitelino. Essa estrutura do ducto normalmente desaparece antes do nascimento; no entanto, ela pode persistir como um divertículo de Meckel em

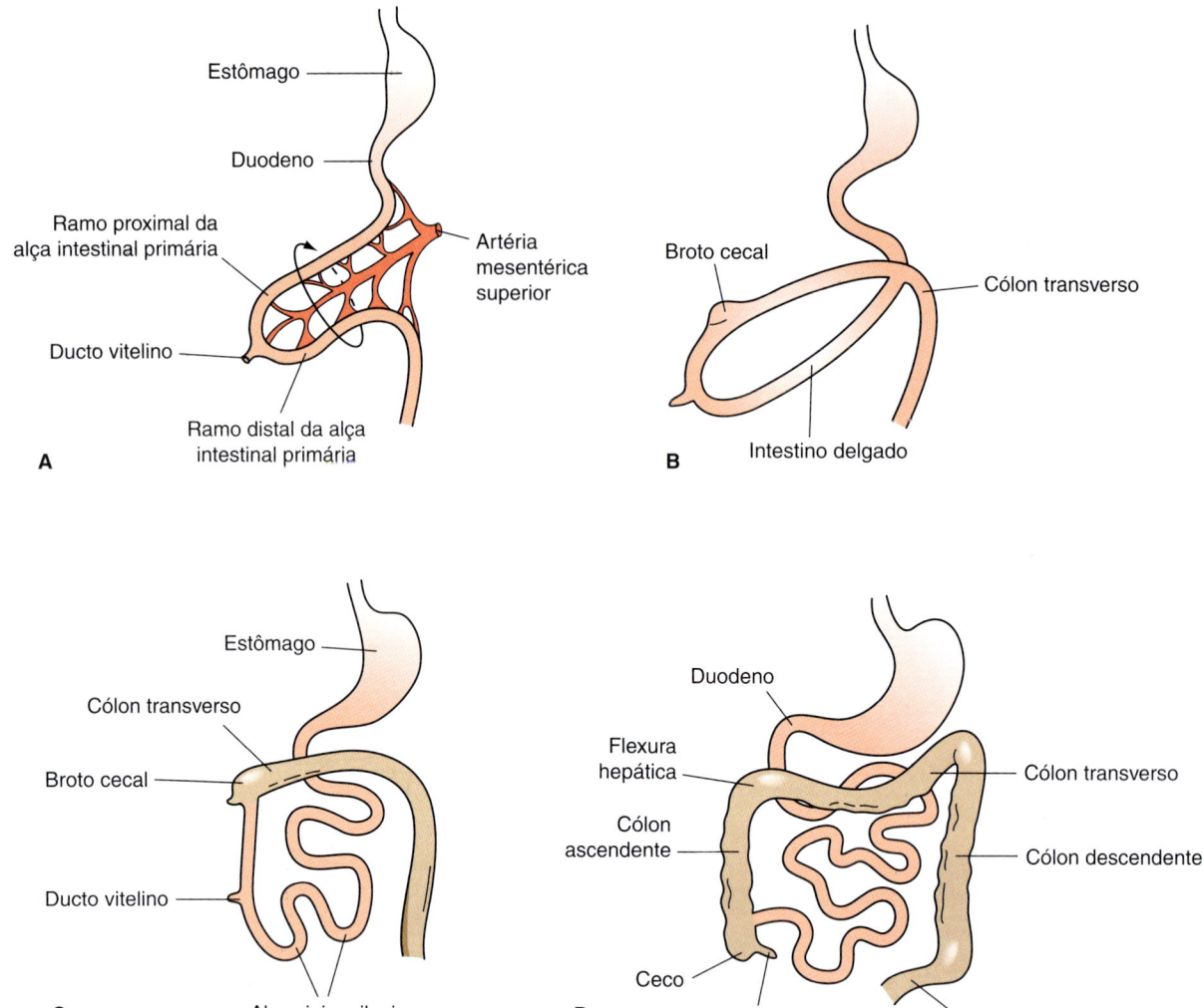

**Figura 50.1** Rotação do intestino. **A.** O intestino após rotação de 90° em torno do eixo da artéria mesentérica superior, a alça proximal à direita e a alça distal à esquerda. **B.** A alça intestinal após rotação adicional de 180°. O cólon transverso passa em frente ao duodeno. **C.** Posição das alças intestinais após reentrada na cavidade abdominal. Observe o alongamento do intestino delgado, com formação das alças do intestino delgado. **D.** Posição final dos intestinos após descida do ceco para o interior da fossa ilíaca direita. (De Podolsky DK, Babyatshy MW. Growth and development of the gastrointestinal tract. In: Yamada T, ed. *Textbook of Gastroenterology*. Vol 2. Philadelphia: JB Lippincott; 1995.)

aproximadamente 2% da população. À medida que o tubo gastrintestinal se desenvolve, o endoderma prolifera rapidamente e oclui temporariamente o lúmen do tubo por volta da quinta semana de gestação. O crescimento e a expansão dos componentes do mesoderma na parede, juntamente com a apoptose do endoderma durante a sétima semana, resultam em recanalização do tubo, e por volta da nona semana de gestação o tubo está novamente patente. A herniação do intestino médio persiste até cerca de 10 semanas da gestação fetal, quando o intestino retorna à cavidade abdominal. Após completar uma rotação de 270° a partir de seu ponto inicial, o jejuno proximal adentra novamente a cavidade abdominal e ocupa o lado esquerdo do abdome, enquanto as alças subsequentes situam-se mais à direita. Por fim, o ceco adentra a cavidade e localiza-se temporariamente no quadrante superior direito; porém, com o tempo, ele desce até sua posição normal no quadrante inferior direito.[1] Durante esse processo, podem ocorrer anomalias congênitas de má rotação e fixação intestinais.

O intestino delgado primitivo é revestido por uma bainha de células cuboides até aproximadamente a nona semana de gestação, quando as vilosidades começam a se formar no intestino proximal e, então, prosseguem em direção caudal até todo o intestino delgado, e mesmo o cólon, por algum tempo, é revestido por essas projeções digitiformes. A formação de criptas inicia-se na 10ª até a 12ª semana de gestação. A camada de criptas do intestino delgado é o local de contínua renovação e proliferação celulares. À medida que as células ascendem no eixo cripta-vilosidades, a proliferação cessa e as células diferenciam-se em um dos quatro tipos celulares principais: enterócitos absortivos, que compõem cerca de 95% da população celular intestinal; células caliciformes; células de Paneth; e células enteroendócrinas. Uma importante distinção referente às células de Paneth é que elas permanecem nas bases da cripta, onde protegem as células-tronco intestinais contra danos por meio da liberação de moléculas sinalizadoras que afetam os tecidos hospedeiros e influenciam as populações microbianas para manter a homeostase no intestino.[2] As outras células em diferenciação que ascendem no eixo cripta-vilosidade finalmente são expelidas para o lúmen intestinal. É surpreendente que, com exceção das células de Paneth, todo esse processo de renovação das células epiteliais ocorra rapidamente, com um ciclo vital de 3 a 5 dias em seres humanos.

## ANATOMIA

### Anatomia macroscópica

Todo o intestino delgado, que se estende do piloro ao ceco, mede de 270 a 290 cm, estimando-se o comprimento duodenal em aproximadamente 20 cm, o comprimento jejunal em 100 a 110 cm e o comprimento ileal em 150 a 160 cm. O jejuno começa no ângulo duodenojejunal, que é sustentado por uma prega peritoneal conhecida como *ligamento de Treitz*. Não há uma demarcação evidente entre jejuno e íleo; por convenção, o jejuno constitui os dois quintos proximais do intestino delgado, e o íleo compõe os três quintos restantes. O jejuno tem circunferência um pouco maior, é mais espesso que o íleo e pode ser identificado durante cirurgia mediante exame dos vasos mesentéricos (Figura 50.2 A). No jejuno, apenas uma ou duas arcadas enviam vasos retos longos para a borda mesentérica, enquanto o suprimento sanguíneo para o íleo pode ter quatro ou cinco arcadas separadas, com vasos retos mais curtos (Figura 50.2 B). A mucosa do intestino delgado é caracterizada por dobras transversas (plicaturas circulares), que são proeminentes no duodeno distal e no jejuno.

### Suprimento neurovascular e linfático

O intestino delgado é servido por ricos suprimentos vasculares, neurais e linfáticos, todos atravessando o mesentério. A base do mesentério se fixa na parede abdominal posterior à esquerda da segunda vértebra lombar e passa obliquamente para a direita e inferiormente para a articulação sacroilíaca direita. O suprimento sanguíneo do intestino delgado, com exceção do duodeno proximal, que é suprido pelos ramos do eixo celíaco, provém inteiramente da artéria mesentérica superior (Figura 50.2 C). A artéria mesentérica superior segue anteriormente ao processo uncinado do pâncreas e da terceira porção do duodeno, onde se divide para suprir o pâncreas, o duodeno distal, todo o intestino delgado e os cólons ascendente e transverso. Há um abundante suprimento sanguíneo colateral para o intestino delgado fornecido pelas arcadas vasculares que seguem no mesentério. A drenagem venosa do intestino delgado segue paralelamente ao suprimento arterial, e a drenagem sanguínea ocorre na veia mesentérica superior, que se une à veia esplênica, atrás do colo do pâncreas, para formar a veia porta.

A inervação do intestino delgado é fornecida pelas divisões parassimpática e simpática do sistema nervoso autônomo, que, por sua vez, fornece nervos eferentes ao intestino delgado. As fibras parassimpáticas derivam do nervo vago; elas atravessam o plexo celíaco e influenciam a secreção, a motilidade e, provavelmente, todas as fases da atividade intestinal. As fibras aferentes vagais estão presentes, mas aparentemente não conduzem impulsos de dor. As fibras simpáticas são provenientes de três grupos de nervos esplâncnicos; suas células ganglionares normalmente estão

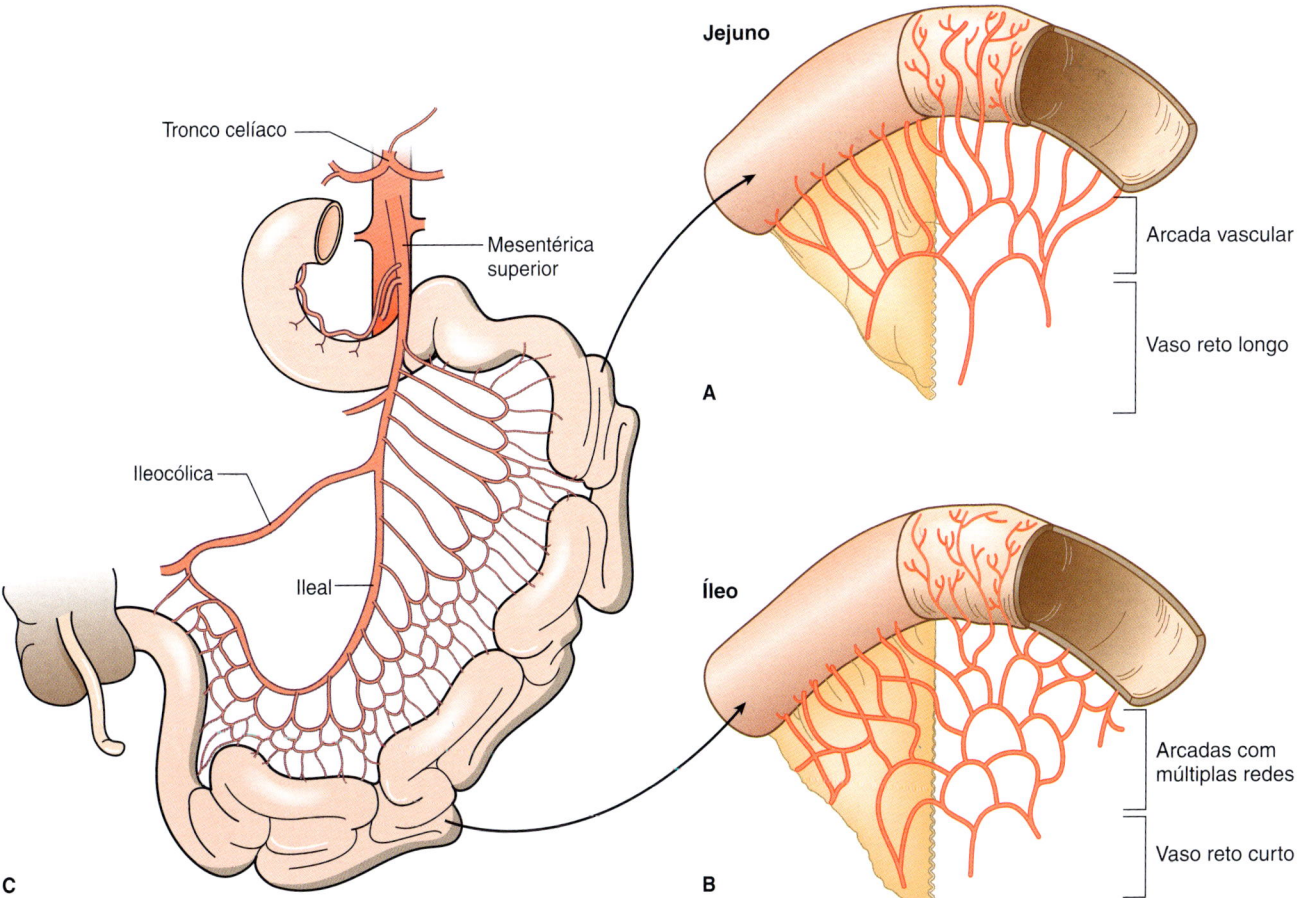

**Figura 50.2** Suprimento vascular do intestino delgado. **A.** Os vasos mesentéricos jejunais formam apenas uma ou duas arcadas com os vasos retos longos. **B.** Os vasos mesentéricos do íleo formam múltiplas arcadas vasculares com os vasos retos curtos. **C.** A artéria mesentérica superior, que segue anteriormente à terceira porção do duodeno, produz o suprimento para o jejunoíleo e o duodeno distal. O tronco celíaco supre o duodeno proximal. (Adaptada de Keljo DJ, Gariepy CE. Anatomy, histology, embryology, and developmental anomalies of the small and large intestine. In: Feldman M, Scharschmidt BF, Sleisenger MH, eds. *Sleisenger and Fordtran's Gastrointestinal and Liver Disease: Pathology, Diagnosis, Management*. Philadelphia: WB Saunders; 2002:1646; a ilustração é cortesia de Matt Hazzard, University of Kentucky Medical Center, Lexington, KY.)

localizadas em um plexo ao redor da base da artéria mesentérica superior. Os impulsos motores afetam a motilidade dos vasos sanguíneos e, provavelmente, as secreções e a motilidade intestinais. A dor proveniente do intestino é transmitida pelas fibras aferentes viscerais gerais do sistema simpático.

Os vasos linfáticos do intestino delgado são observados como importantes depósitos de tecido linfático, particularmente nas placas de Peyer do intestino delgado distal. A drenagem linfática procede da mucosa através da parede do intestino até um grupo de linfonodos adjacentes ao intestino no mesentério. A drenagem continua para um grupo de linfonodos regionais adjacentes às arcadas arteriais mesentéricas e então para um grupo na base dos vasos mesentéricos superiores. Destes, a linfa flui para a cisterna do quilo e, em seguida, para os ductos torácicos, até, por fim, drenar no sistema venoso na confluência das veias jugular interna esquerda e veias subclávias. A drenagem linfática do intestino delgado desempenha um importante papel na defesa imunológica, constitui a principal via de transporte dos lipídios absorvidos na circulação e também na disseminação das células originadas de cânceres intestinais.

### Anatomia microscópica

A parede do intestino delgado consiste em quatro camadas: serosa, muscular própria, submucosa e mucosa (Figura 50.3).

A serosa é a camada mais externa do intestino delgado e é constituída pelo peritônio visceral, uma camada única de células mesoepiteliais achatadas que circundam o jejunoíleo, e pela superfície anterior do duodeno.

A muscular própria consiste em duas camadas musculares, uma camada longitudinal externa fina e uma circular interna mais espessa de músculo liso. As células ganglionares dos plexos mioentéricos (de Auerbach) estão interpostas às camadas musculares e enviam fibras neurais para ambas as camadas, proporcionando assim a continuidade elétrica entre as células da musculatura lisa e permitindo a condução através da camada muscular.

A submucosa consiste em uma camada de tecido conjuntivo fibroelástico contendo vasos sanguíneos e nervos. É o componente mais forte da parede intestinal e, portanto, deve ser incluída em suturas anastomóticas. A submucosa contém redes elaboradas de vasos linfáticos, arteríolas e vênulas, bem como um extenso plexo de fibras nervosas e células ganglionares (plexo de Meissner). Os nervos das camadas musculares mucosas e submucosas são interligados por pequenas fibras nervosas; foram descritas ligações cruzadas entre os elementos adrenérgicos e colinérgicos.

A mucosa conta com três camadas: muscular da mucosa, lâmina própria e camadas epiteliais (Figura 50.4). A muscular da mucosa é uma fina camada de músculo que separa a mucosa da submucosa. A lâmina própria é uma camada de tecido conjuntivo entre as células epiteliais e a muscular da mucosa que contém uma variedade de células, incluindo plasmócitos, linfócitos, mastócitos, eosinófilos, macrófagos, fibroblastos, células da musculatura lisa e tecido conjuntivo não celular. A lâmina própria, a base onde se encontram as células epiteliais, desempenha um papel protetor no intestino. Em virtude de um rico suprimento de células imunológicas, ela combate os microrganismos que penetram no epitélio sobreposto. Os plasmócitos sintetizam ativamente as imunoglobulinas e outras células imunológicas na lâmina própria e liberam mediadores (p. ex., citocinas, metabólitos do ácido araquidônico, histaminas) que podem modular as funções celulares do epitélio sobrejacente. A camada epitelial é uma lâmina contínua de células epiteliais que cobrem as vilosidades e revestem as criptas. As principais funções do epitélio das criptas são a renovação celular, assim como as secreções exócrina, endócrina, de água e íons; as principais funções do epitélio viloso são a digestão e a absorção. Há quatro tipos celulares principais na camada mucosa: (i) enterócitos absortivos; (ii) células caliciformes, que secretam muco; (iii) células de Paneth, que secretam lisozima, fator de necrose tumoral (TNF) e criptidinas, que são homólogos peptídicos de defensina de leucócitos, que supostamente estão relacionados com o sistema de defesa da mucosa do hospedeiro; e (iv) células enteroendócrinas, das quais existem mais de 15 populações distintas que produzem os hormônios gastrintestinais. As células

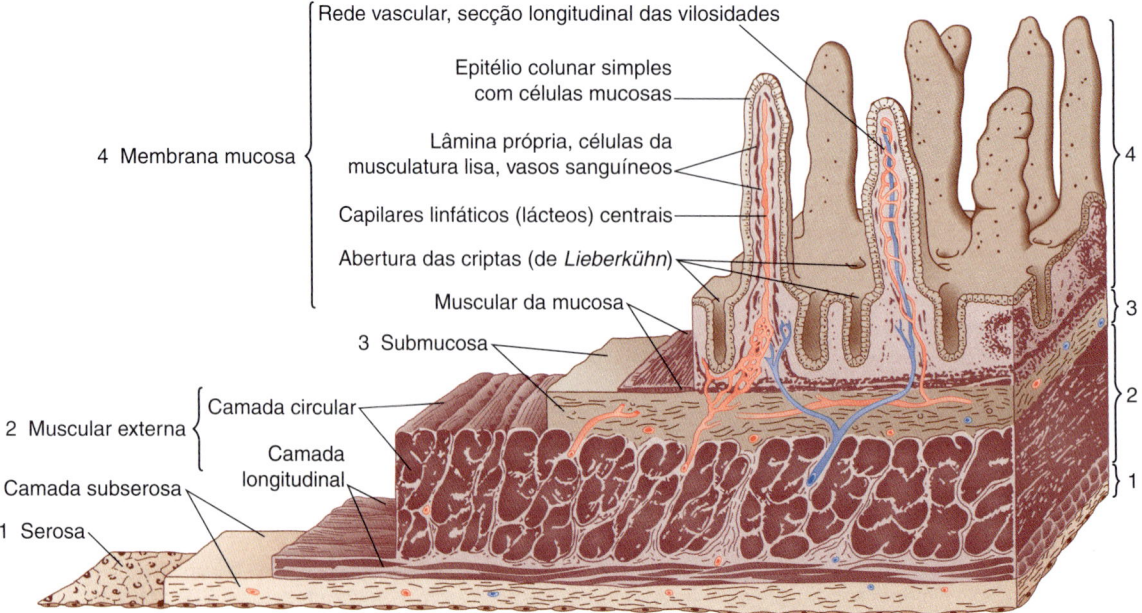

**Figura 50.3** Camadas do intestino delgado. As vilosidades fornecem uma grande superfície para a absorção dos nutrientes. Os folículos linfáticos solitários na lâmina própria da membrana mucosa não estão marcados. No estroma de ambas as vilosidades seccionadas são mostrados os vasos quilíferos (lácteos) centrais ou capilares vilosos. (De Sobotta J, Figge FHJ, Hild WJ. *Atlas of Human Anatomy*. New York: Hafner; 1974.)

enteroendócrinas também secretam uma ampla gama de hormônios peptídicos que, de maneira complexa, controlam as funções fisiológicas e homeostáticas no tubo gastrintestinal, particularmente a secreção pós-prandial e a motilidade.

A mucosa é projetada para máxima área de superfície de absorção, com vilosidades que se projetam para dentro do lúmen no exame microscópico. As vilosidades são mais elevadas no duodeno distal e no jejuno proximal, e mais curtas no íleo distal. Os enterócitos absortivos representam o principal tipo celular na mucosa e são responsáveis pela digestão e pela absorção. Suas superfícies luminais são cobertas por microvilosidades que repousam sobre uma trama terminal. As microvilosidades aumentam a capacidade absortiva em 30 vezes. Para aumentar mais a absorção, as microvilosidades são cobertas por uma camada difusa de glicoproteínas, o glicocálice.

## FISIOLOGIA

### Digestão e absorção

O complexo processo de digestão e, por fim, a absorção de nutrientes, água, eletrólitos e minerais é o papel principal do intestino delgado. Litros de água e centenas de gramas de quimo são liberados ao intestino delgado diariamente, e com notável eficiência quase todo alimento é absorvido, exceto as celuloses indigeríveis. O estômago inicia o processo de digestão com a decomposição dos sólidos em partículas de 1 mm ou menores, que são então liberadas ao duodeno, onde enzimas pancreáticas, bile e enzimas da borda em escova continuam o processo de digestão e absorção final através da parede do intestino delgado.[3] O intestino delgado é o principal responsável pela absorção dos componentes dietéticos (carboidratos, proteínas e gorduras), bem como de oligoelementos, vitaminas e água.

### Carboidratos

Um adulto que consome uma dieta ocidental normal ingere 300 a 350 g de carboidratos por dia, com cerca de 50% consumidos como amido, 30% como sacarose, 6% como lactose e o restante como maltose, trealose, glicose, frutose, sorbitol, celulose e pectinas.[3] O amido dietético é um polissacarídio que consiste em cadeias longas de moléculas de glicose. A amilose compõe quase 20% do amido na dieta e é decomposta em ligações $\alpha$-1,4 pelas amilases salivares (*i. e.*, ptialina) e pancreáticas que convertem a amilose em maltotriose e maltose. A amilopectina constitui cerca de 80% de amido da dieta e tem pontos de ramificação a cada 25 moléculas ao longo das cadeias retas de glicose; as ligações de glicose $\alpha$-1,6 na amilopectina identificam os produtos finais da digestão da amilase – maltose, maltotriose e os sacarídios ramificados residuais, as dextrinas. Em geral, os amidos são quase totalmente convertidos em maltose e em outros pequenos polímeros de glicose antes de alcançarem o duodeno ou o jejuno superior. O restante da digestão dos carboidratos ocorre como resultado das enzimas da borda em escova da superfície luminal.

A borda em escova do intestino delgado contém as enzimas lactase, maltase, sacarase-isomaltase e trealase, que dividem os dissacarídios, assim como outros pequenos polímeros de glicose em seus constituintes monossacarídios (Tabela 50.1). A lactase hidrolisa a lactose em glicose e galactose. A maltase hidrolisa a maltose para produzir monômeros de glicose. A sacarase-isomaltase é um complexo com duas subunidades; a sacarase hidrolisa a sacarose para produzir glicose e frutose, enquanto a isomaltase hidrolisa as ligações $\alpha$-1,6 em dextrinas $\alpha$-limite para produzir glicose. A glicose representa mais de 80% do produto final da digestão dos carboidratos, com a galactose e a frutose geralmente representando mais de 10% dos produtos da digestão de carboidratos.

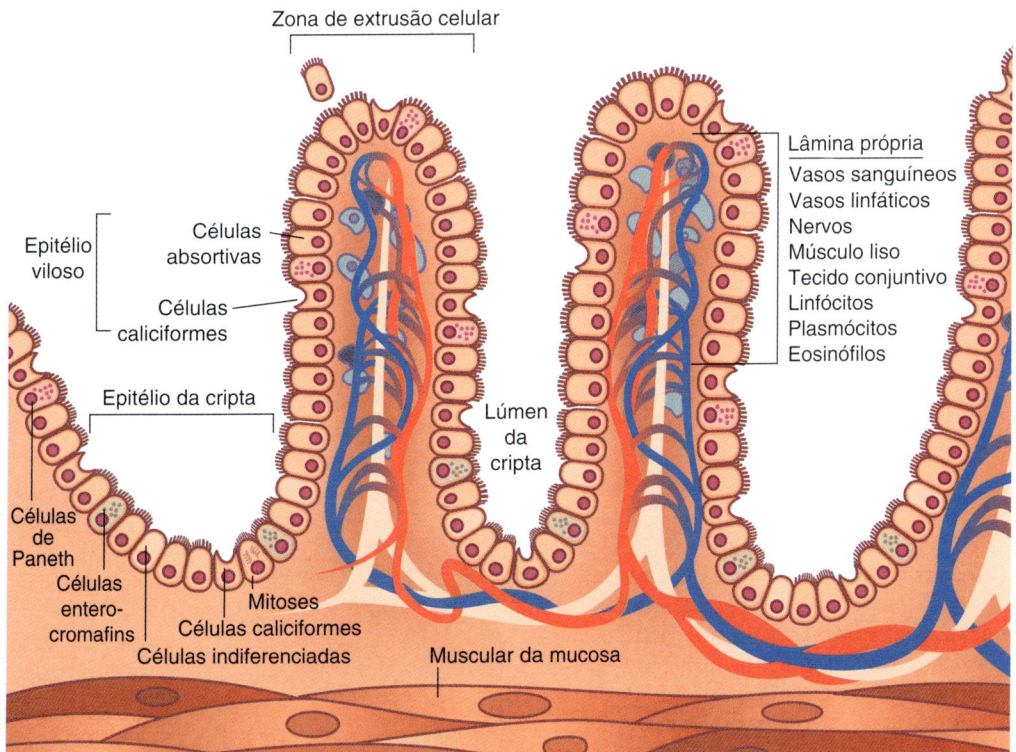

**Figura 50.4** Diagrama esquemático da organização histológica da mucosa do intestino delgado. (Adaptada de Keljo DJ, Gariepy CE. Anatomy, histology, embryology, and developmental anomalies of the small and large intestine. In: Feldman M, Scharschmidt BF, Sleisenger MH, eds. *Sleisenger & Fordtran's Gastrointestinal and Liver Disease: Pathology, Diagnosis, Management*. Philadelphia: WB Saunders; 2002:646.)

**Tabela 50.1** Características das carboidrases da membrana da borda em escova.

| Enzima | Substrato | Produtos |
|---|---|---|
| Lactase | Lactose galactase | Glicose |
| Maltase (glicoamilase) | Oligossacarídios α-1,4 ligados, até nove resíduos | Glicose |
| Sacarase-isomaltase (sacarose-α-dextrinase) | | |
| Sacarase | Sacarose | Glicose Frutose |
| Isomaltase | Dextrina α-limite | Glicose |
| Ambas as enzimas | Dextrina α-limite | |
| | Ligação α-1,4 na extremidade não redutora | Glicose |
| Trealase | Trealase | Glicose |

De Marsh MN, Riley AS. Digestion and absorption of nutrients and vitamins. In: Feldman M, Sleisenger MH, Scharschmidt BF, eds. *Sleisenger and Fordtran's Gastrointestinal and Liver Disease: Pathophysiology, Diagnosis, Management.* Vol 2. Philadelphia: WB Saunders; 1998:1480.

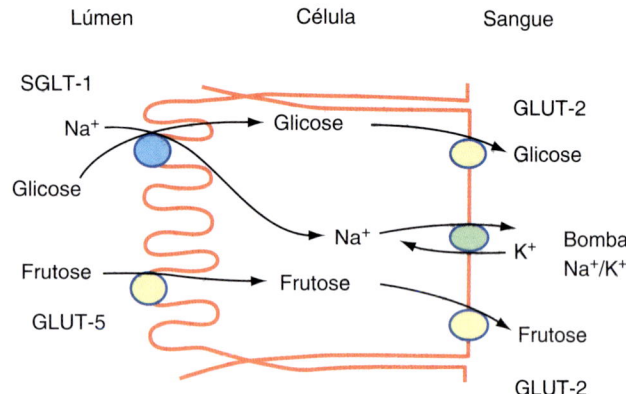

**Figura 50.5** Modelo para o transporte de glicose, galactose e frutose através do epitélio intestinal. A glicose e a galactose são transportadas para dentro do enterócito através da membrana da borda em escova pelo cotransportador de sódio-glicose (*SGLT-1*) e então transportadas para fora através da membrana basolateral, a favor de seus gradientes de concentração, pelo transportador de glicose tipo 2 (*GLUT-2*). A baixa concentração intracelular de sódio que impulsiona o transporte ascendente de açúcar através da borda em escova é mantida pela bomba Na$^+$, K$^+$ na membrana basolateral. A glicose e a galactose, portanto, estimulam a absorção de sódio através do epitélio. A frutose é transportada através da célula a favor do gradiente de concentração através da borda em escova e das membranas basolaterais. O transportador de glicose tipo 5 (*GLUT-5*) é o transportador de frutose da borda em escova, enquanto o GLUT-2 lida com o transporte de frutose através da membrana basolateral. (De Wright EM, Hirayama BA, Loo DDF, et al. Intestinal sugar transport. In: Johnson LR, Alpers DH, Christensen J, et al., eds. *Physiology of the Gastrointestinal Tract*. 3rd ed., vol. 2. New York: Raven Press; 1994:1752.)

Os carboidratos são absorvidos como monossacarídios. O transporte das hexoses liberadas (glicose, galactose e frutose) ocorre por mecanismos específicos envolvidos no transporte ativo. As principais vias de absorção são os três sistemas de transporte de membrana (Figura 50.5): transportador de sódio-glicose 1 (SGLT-1), transportador de glicose tipo 5 (GLUT-5) e transportador de glicose tipo 2 (GLUT-2).[3] A glicose e a galactose são absorvidas por um mecanismo de transporte ativo mediado por transportadores, que envolve o cotransporte de sódio (transportador SGLT-1). À medida que o sódio se difunde para o interior da célula, ele conduz a glicose ou a galactose junto com ele, fornecendo assim a energia para o transporte do monossacarídio. A saída da glicose do citosol para o espaço intracelular é realizada predominantemente por um transportador independente de sódio (transportador GLUT-2) localizado na membrana basolateral dos enterócitos. A frutose, o outro monossacarídio significativo, também é absorvida do lúmen intestinal por difusão facilitada. Esse transportador, GLUT-5, está localizado na membrana apical dos enterócitos. Ao contrário de SGLT-1, esse processo de transporte não depende de sódio ou de energia. A frutose sai da membrana basolateral por outro processo de difusão facilitada que envolve o transportador GLUT-2.

### Proteína

A digestão de proteína tem início no estômago, onde o ácido gástrico desnatura as proteínas.[3] A digestão continua no intestino delgado, onde a proteína entra em contato com as proteases pancreáticas. O tripsinogênio pancreático é secretado no intestino pelo pâncreas na forma inativa, mas é ativado pela enzima enteroquinase, uma enzima de borda em escova no duodeno, para uma forma ativada de tripsina. A tripsina então ativa os outros precursores das enzimas proteolíticas pancreáticas. As endopeptidases, que incluem tripsina, quimotripsina e elastase, atuam nas ligações peptídicas no interior da molécula de proteína, produzindo peptídios que são substratos para as exopeptidases (carboxipeptidases), que realizam a remoção serial de um único aminoácido da extremidade carboxila do peptídio (Tabela 50.2). Esse processo resulta na divisão de proteínas complexas em

**Tabela 50.2** Principais proteases pancreáticas.

| Enzima | Ação primária |
|---|---|
| Endopeptidases | Hidrolisa as ligações peptídicas internas de polipeptídios e proteínas |
| Tripsina | Ataca as ligações peptídicas que envolvem os aminoácidos básicos; fornece produtos com aminoácidos básicos na extremidade carboxiterminal |
| Quimotripsina | Ataca as ligações peptídicas envolvendo os aminoácidos aromáticos, leucina, glutamina e metionina; fornece produtos peptídicos com esses aminoácidos na extremidade carboxiterminal |
| Elastase | Ataca as ligações peptídicas que envolvem os aminoácidos alifáticos neutros; fornece produtos com aminoácidos neutros na extremidade carboxiterminal |
| Exopeptidases | Hidrolisa as ligações peptídicas externas de polipeptídios e proteínas |
| Carboxipeptidase A | Ataca os peptídios com aminoácidos alifáticos aromáticos e neutros na extremidade carboxiterminal |
| Carboxipeptidase B | Ataca os peptídios com aminoácidos básicos na extremidade carboxiterminal |

De Castro GA. Digestion and absorption. In: Johnson LR, ed. *Gastrointestinal Physiology*. St Louis: Mosby, 1991:108-130.

dipeptídios, tripeptídios e algumas proteínas maiores, que são absorvidas do lúmen intestinal por um mecanismo de transporte ativo mediado por sódio e posteriormente digeridas por enzimas da borda em escova e no citoplasma dos enterócitos (Figura 50.6). Essas enzimas peptidases incluem as aminopeptidases e várias dipeptidases, que dividem os polipeptídios maiores remanescentes em tripeptídios e dipeptídios e em alguns aminoácidos. Os aminoácidos, os dipeptídios e os tripeptídios são facilmente transportados através das microvilosidades para o interior das células epiteliais, onde, no citosol, peptidases adicionais hidrolisam os dipeptídios e os tripeptídios em aminoácidos simples, que passam então através da membrana da célula epitelial para o sistema venoso portal. Em seres humanos normais, a digestão e a absorção de proteína são completadas geralmente em 80 a 90% no jejuno.

### Gorduras

*Emulsificação.* A maioria dos adultos na América do Norte consome de 60 a 100 g/dia de gordura. Triglicerídios, as gorduras mais abundantes, são compostos por um glicerol, um núcleo e três ácidos graxos; pequenas quantidades de fosfolipídios, de colesterol e de ésteres de colesterol também são encontradas na dieta normal. Essencialmente, toda a digestão da gordura ocorre no intestino delgado, onde a primeira etapa é a decomposição dos glóbulos gordurosos em tamanhos menores, para facilitar a quebra posterior por enzimas digestivas hidrossolúveis, um processo denominado emulsificação.[3] Esse processo é facilitado pela bile do fígado, que contém sais biliares e o fosfolipídio lecitina. As regiões polares dos sais biliares e das moléculas de lecitina são hidrossolúveis, enquanto as porções restantes são lipossolúveis. Portanto, as porções lipossolúveis interagem com a camada superficial dos glóbulos de gordura, enquanto as porções polares, que se projetam para fora, são solúveis nos fluidos aquosos circunjacentes. Esse arranjo torna os glóbulos de gordura mais acessíveis à fragmentação pela agitação no intestino delgado. Desse modo, uma importante função dos sais biliares, e especialmente da lecitina, é propiciar que os glóbulos de gordura sejam fragmentados pela agitação no lúmen intestinal, o que aumenta a área de superfície desses glóbulos. Com o aumento da área de superfície, as gorduras podem então ser prontamente atacadas pela lipase pancreática, a enzima mais crucial na digestão dos triglicerídios, a qual os divide em ácidos graxos livres e 2-monoglicerídios.

*Formação de micelas.* A digestão de gordura é acelerada pelos sais biliares, que, secundariamente à sua natureza anfipática, podem formar micelas. Micelas são pequenos glóbulos esféricos compostos de 20 a 40 moléculas de sais biliares com um núcleo esterol altamente lipossolúvel e um grupo polar hidrofílico que se projeta externamente. As micelas mistas assim formadas são agrupadas para que o lipídio insolúvel seja circundado pelos sais biliares orientados com suas extremidades hidrofílicas voltadas para a parte externa. Portanto, tão rapidamente quanto os monoglicerídios e os ácidos graxos livres são formados por lipólise, eles se dissolvem na porção hidrofóbica central das micelas que, então, atuam para transportar esses produtos da hidrólise das gorduras para as bordas em escova das células epiteliais, onde ocorre a absorção.

*Processamento intracelular.* Os monoglicerídios e os ácidos graxos livres, que são dissolvidos na porção lipídica central das micelas dos ácidos biliares, são absorvidos pelas bordas em escova em razão de sua natureza altamente lipossolúvel e simplesmente se difundem para dentro da célula.[3] Após a desagregação das micelas, os sais biliares permanecem no lúmen intestinal para repetir o processo pela formação de novas micelas e transportar mais monoglicerídios e ácidos graxos para as células epiteliais. Dentro da célula, os ácidos graxos e os monoglicerídios liberados se transformam em triglicerídios. Essa nova formação de triglicerídios ocorre na célula por meio da interação de enzimas intracelulares que estão associadas ao retículo endoplasmático. A principal via de reconstrução de triglicerídios envolve 2-monoglicerídios e ácidos graxos ativados pela coenzima A (CoA). A lipase microssomal acil-CoA é necessária para clivar acil-CoA do ácido graxo antes da esterificação. Esses triglicerídios reconstituídos combinam-se então com colesterol, fosfolipídios e apoproteínas para formar quilomícrons, que consistem em um núcleo interno contendo triglicerídios e em um núcleo membranoso externo de fosfolipídios e apoproteínas. Os quilomícrons passam das células epiteliais para os folículos lácteos, e em seguida passam através dos vasos linfáticos para o sistema venoso. Cerca de 80 a 90% de toda a gordura absorvida do intestino são absorvidas dessa maneira e transportadas para o sangue por meio da linfa torácica na forma de quilomícrons. Pequenas quantidades de ácidos graxos de cadeias curta a média podem ser absorvidas diretamente no sangue portal, em vez de serem convertidos em triglicerídios e absorvidos nos vasos linfáticos. Esses ácidos graxos de cadeia mais curta são mais hidrossolúveis, o que permite sua difusão direta na corrente sanguínea.

*Circulação êntero-hepática.* O intestino proximal absorve a maior parte da gordura dietética. Embora os ácidos biliares não conjugados sejam absorvidos no jejuno por difusão passiva, os ácidos biliares conjugados que formam micelas são absorvidos no íleo por transporte ativo, depois reabsorvidos do íleo distal e, então, passam do sistema venoso para o fígado para serem secretados como bile. O *pool* total de ácido biliar (aproximadamente de 2 a 3 g) recircula aproximadamente seis vezes a cada 24 horas através da circulação êntero-hepática.[3] Quase todos os sais biliares são reabsorvidos, com perda de cerca de 0,5 g nas fezes diariamente; essa perda é reposta por ácidos biliares recém-sintetizados do colesterol.

### Água, eletrólitos e vitaminas

Todos os dias, de 8 a 10 ℓ de água entram no intestino delgado. Grande parte é absorvida, e aproximadamente 500 mℓ ou menos saem do íleo e entram no cólon (Figura 50.7).[3] A água pode ser

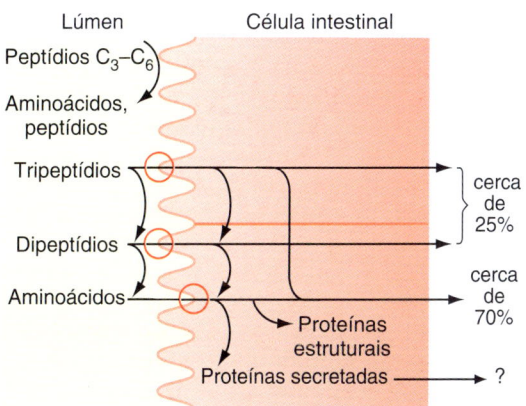

**Figura 50.6** Digestão e absorção de proteínas. Endopeptidases e exopeptidases dividem as proteínas complexas em dipeptídios e tripeptídios, que são absorvidos do lúmen intestinal por um mecanismo de transporte ativo mediado por sódio. Esses peptídios são então digeridos por enzimas da borda em escova e dentro dos enterócitos. (Adaptada de Alpers DH. Digestion and absorption of carbohydrates and proteins. In: Johnson LR, Alpers DH, Christensen J, et al., eds. *Physiology of the Gastrointestinal Tract.* 3rd ed., vol 2. New York: Raven Press; 1994:1733.)

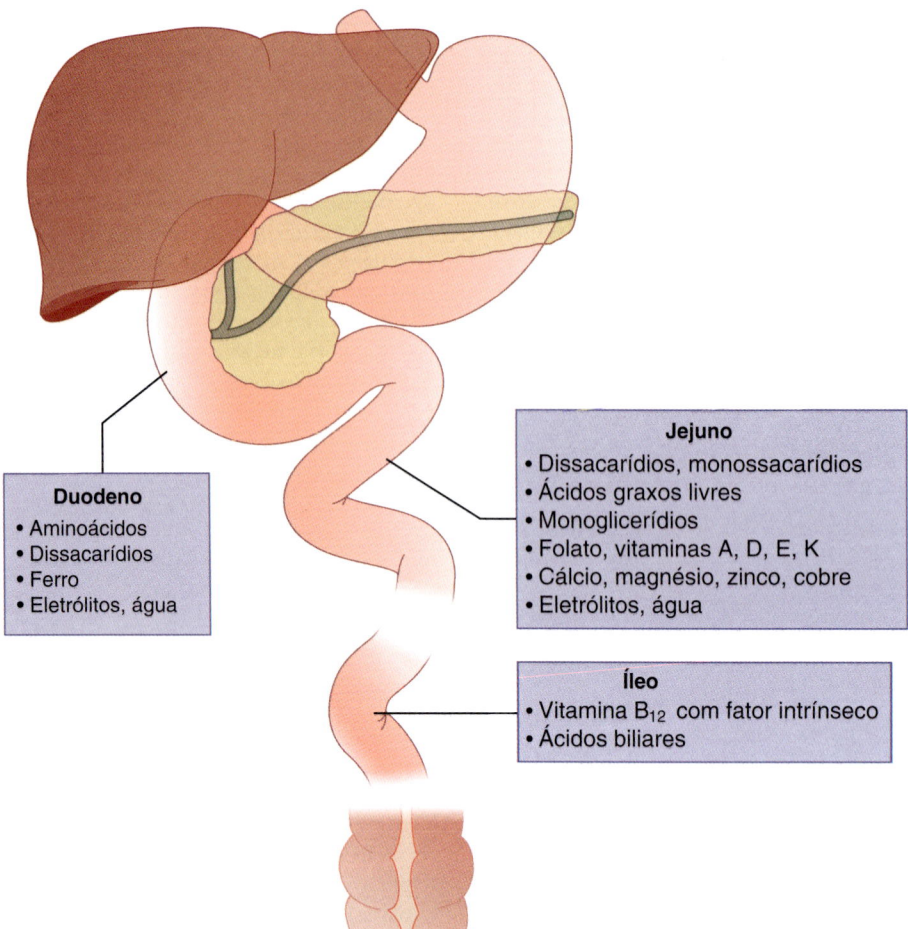

**Figura 50.7** Absorção de água, eletrólitos e nutrientes no intestino delgado. Cada segmento do intestino delgado desempenha diferentes papéis na absorção de micro e macronutrientes. (Adaptada de Westergaard H. Short bowel syndrome. In: Feldman M, Scharschmidt BF, Sleisenger MH, eds. *Sleisenger & Fordtran's Gastrointestinal and Liver Disease: Pathology, Diagnosis, Management*. Philadelphia: WB Saunders; 2002:1549.)

absorvida pelo processo de simples difusão. Além disso, pode ser transportada para dentro e para fora da célula por um processo de pressão osmótica, que resulta do transporte ativo de sódio, glicose ou aminoácidos para dentro das células.

Os eletrólitos podem ser absorvidos no intestino delgado por transporte ativo ou acoplamento ao soluto orgânico.[3] O $Na^+$ é absorvido por transporte ativo através das membranas basolaterais. O $Cl^-$ é absorvido na parte superior do intestino delgado por um processo de difusão passiva. Grandes quantidades de $HCO_3^-$ precisam ser reabsorvidas, o que é feito de maneira indireta. À medida que o $Na^+$ é absorvido, o $H^+$ é secretado no lúmen intestinal. No lúmen, o $H^+$ combina-se com o $HCO_3^-$ para formar o ácido carbônico, que então se dissocia para formar água e dióxido de carbono. A água permanece no quimo, mas o dióxido de carbono é imediatamente absorvido no sangue e expirado em seguida. O cálcio é absorvido, particularmente no intestino proximal (duodeno e jejuno), por um processo de transporte ativo; a absorção parece ser facilitada por um ambiente ácido e é acentuada pela vitamina D e pelo hormônio paratireóideo. O ferro é absorvido como um componente heme ou não heme, no duodeno, por um processo ativo. Ele é então depositado dentro da célula como ferritina ou transferido para o plasma ligando-se à transferrina. A absorção total do ferro depende das reservas corporais e da taxa de eritropoese; qualquer aumento na eritropoese eleva a absorção de ferro. Potássio, magnésio, fosfato e outros íons também podem ser ativamente absorvidos pela mucosa.

As vitaminas são lipossolúveis (p. ex., vitaminas A, D, E e K) ou hidrossolúveis (p. ex., ácido ascórbico [vitamina C], biotina, ácido nicotínico, ácido fólico, riboflavina [vitamina $B_2$], tiamina [vitamina $B_1$], piridoxina [vitamina $B_6$] e cobalamina [vitamina $B_{12}$]).[3] As vitaminas lipossolúveis são conduzidas em micelas mistas e transportadas em quilomícrons da linfa para o ducto torácico e para o sistema venoso. A absorção das vitaminas hidrossolúveis parece ser mais complexa do que originalmente se acreditava. A vitamina C é absorvida por um processo de transporte ativo que incorpora um mecanismo acoplado ao sódio, assim como um sistema transportador específico. A vitamina $B_6$ parece ser rapidamente absorvida por difusão simples para o interior do intestino proximal. A vitamina $B_1$ é rapidamente absorvida no jejuno por processo ativo semelhante ao sistema de transporte acoplado ao sódio para a vitamina C. A vitamina $B_2$ é absorvida no intestino superior por transporte facilitado. A absorção da vitamina $B_{12}$ ocorre principalmente no íleo terminal. A vitamina $B_{12}$ é derivada da cobalamina, que é liberada no duodeno pelas proteases pancreáticas. A cobalamina se liga ao fator intrínseco, que é secretado pelo estômago, e é protegida contra a digestão proteolítica. Os receptores específicos no íleo terminal captam o complexo cobalamina-fator intrínseco, provavelmente por translocação. No enterócito ileal, a vitamina $B_{12}$ livre é ligada a um *pool* ileal de transcobalamina II, que a transporta para a circulação portal.

## MOTILIDADE

As partículas de alimentos são impulsionadas por todo o intestino delgado por uma série complexa de contrações musculares.[3] O peristaltismo consiste em contrações intestinais que passam em sentido aboral a uma taxa de 1 a 2 cm/s. A principal função do peristaltismo é o movimento do quimo intestinal ao longo do intestino. Os padrões de motilidade do intestino delgado são variáveis entre os estados alimentares e de jejum. Os potenciais marcapassos, que supostamente se originam no duodeno, iniciam uma série de contrações no estado alimentado que impulsionam o alimento através do intestino delgado.

Durante o período interdigestivo (jejum) entre as refeições, o intestino é regularmente impulsionado por contrações cíclicas que se movimentam em sentido aboral ao longo do intestino, a cada 75 a 90 minutos. Essas contrações são iniciadas pelo complexo mioelétrico migratório, que está sob o controle das vias neurais e humorais. Os nervos extrínsecos para o intestino delgado são o vago e o simpático. As fibras vagais têm dois efeitos funcionalmente diferentes; um é colinérgico e excitatório, enquanto o outro é peptidérgico e provavelmente inibitório. A atividade simpática inibe a função motora, enquanto a atividade parassimpática a estimula. Embora os hormônios intestinais sejam conhecidos por afetar a motilidade do intestino delgado, o único peptídio que claramente mostrou atuar nesse sentido é a motilina, que é encontrada em seu pico plasmático durante a fase III (períodos intensos de atividade mioelétrica resultando em contrações regulares e de alta amplitude) dos complexos mioelétricos migratórios.

## FUNÇÃO ENDÓCRINA

### Hormônios gastrintestinais

Os hormônios gastrintestinais são distribuídos ao longo do intestino delgado em um padrão espacialmente específico. Na verdade, o intestino delgado é o maior órgão endócrino do corpo. Esses agentes, embora muitas vezes classificados como hormônios, nem sempre funcionam de maneira endócrina verdadeira (*i. e.*, liberados na corrente sanguínea, onde uma ação é produzida em um local distante; Figura 50.8). Às vezes, esses peptídios são liberados e atuam localmente de maneira parácrina ou autócrina. Em contraste, alguns desses peptídios podem servir como neurotransmissores (p. ex., peptídio intestinal vasoativo). Os hormônios gastrintestinais desempenham um papel importante nas secreções pancreaticobiliar e intestinal, assim como na absorção e na motilidade. Além disso, certos hormônios gastrintestinais exercem um efeito trófico na mucosa intestinal normal e neoplásica e no pâncreas. Ademais, estudos recentes mostram que certos hormônios (p. ex., neurotensina), quando secretados em excesso, podem contribuir para a obesidade, o diabetes e a doença cardiovascular.[4] A localização, os principais estimulantes de liberação e os efeitos primários dos hormônios gastrintestinais mais importantes estão resumidos na Tabela 50.3. O diagnóstico e os usos terapêuticos dos hormônios gastrintestinais estão listados na Tabela 50.4.

### Receptores

Os hormônios gastrintestinais interagem com seus receptores de superfície celular para iniciar uma cascata de eventos sinalizadores que finalmente culminam em seus efeitos fisiológicos. Esses hormônios sinalizam principalmente por meio de receptores acoplados à proteína G que atravessam sete vezes a membrana plasmática e representam o maior grupo de receptores encontrados no corpo. As proteínas G heterotriméricas, compostas de subunidades $\alpha$, $\beta$ e $\gamma$, são os interruptores moleculares para a transdução de sinal. Acredita-se que a ligação do agonista com receptor com sete domínios transmembrana cause uma alteração conformacional no receptor que possibilita a interação com as proteínas G. Os segundos mensageiros intracelulares que são ativados são o monofosfato de adenosina cíclico (cAMP), o $Ca^{2+}$, o monofosfato de guanosina cíclico (GMPc) e o fosfato de inositol.

Além dos hormônios gastrintestinais, receptores de vários outros peptídios e fatores de crescimento estão localizados na mucosa gastrintestinal, incluindo aqueles do fator de crescimento epidérmico, dos fatores de crescimento transformantes $\alpha$ e $\beta$, do fator de crescimento semelhante à insulina (IGF), do fator de crescimento do fibroblasto e do fator de crescimento derivado de plaquetas (PDGF). Esses peptídios desempenham um papel no crescimento e na diferenciação celulares e atuam por meio de receptores da tirosinoquinase, que têm um único domínio envolvendo a membrana.

Uma terceira classe de receptores de superfície, os receptores ligados aos canais iônicos, é encontrada com mais frequência nas células de linhagem neuronal e normalmente ligam neurotransmissores específicos. Dentre os exemplos estão os receptores para

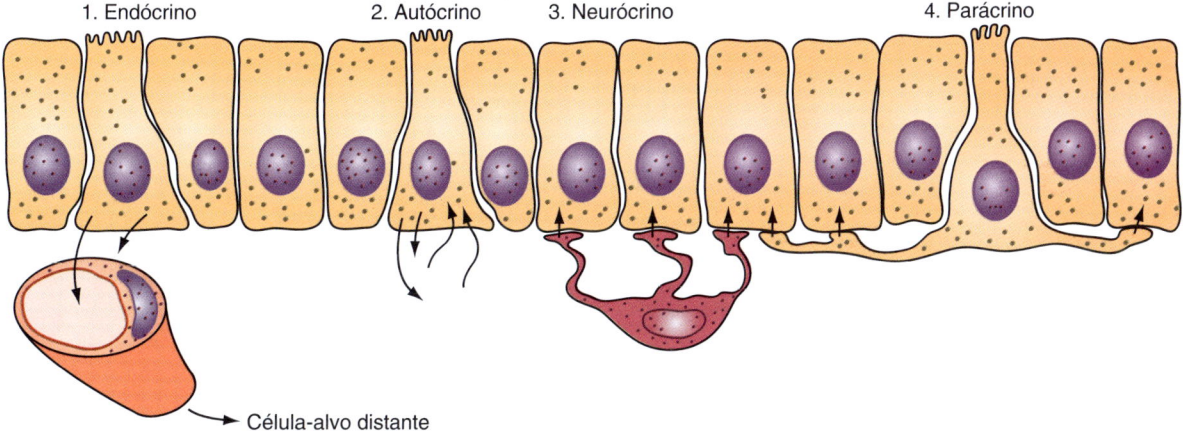

**Figura 50.8** Mecanismos de ação hormonal no epitélio intestinal. Os hormônios intestinais podem agir por meio de efeitos endócrinos, autócrinos, neurócrinos ou parácrinos. (Adaptada de Miller LJ. Gastrointestinal hormones and receptors. In: Yamada T, Alpers DH, Laine L et al., eds. *Textbook of Gastroenterology*. 3rd ed, vol 1. Philadelphia: Lippincott Williams & Wilkins; 1999:37.)

### Tabela 50.3 Hormônios gastrintestinais.

| Hormônio | Produzido por | Principais estimulantes da secreção de peptídio | Efeitos primários |
|---|---|---|---|
| Gastrina | Antro, duodeno (células G) | Peptídios, aminoácidos, distensão antral, estimulação vagal e adrenérgica, peptídio liberador da gastrina (bombesina) | Estimula a secreção de ácido gástrico e de pepsinogênio<br>Estimula o crescimento da mucosa gástrica |
| Colecistocinina | Duodeno, jejuno (células I) | Gorduras, peptídios, aminoácidos | Estimula a secreção da enzima pancreática<br>Estimula a contração da vesícula biliar<br>Relaxa o esfíncter de Oddi<br>Inibe o esvaziamento gástrico |
| Secretina | Duodeno, jejuno (células S) | Ácidos graxos, acidez luminal, sais biliares | Estimula a liberação de água e de bicarbonato das células do ducto pancreático<br>Estimula o fluxo e a alcalinidade da bile<br>Inibe a secreção do ácido gástrico e a motilidade e inibe a liberação da gastrina |
| Somatostatina | Ilhotas pancreáticas (células D), antro, duodeno | Intestino: gordura, proteínas, ácidos, outros hormônios (p. ex., gastrina, colecistocinina)<br>Pâncreas: glicose, aminoácidos, colecistocinina | Interruptor de "desligamento" universal<br>Inibe a liberação dos hormônios gastrintestinais<br>Inibe a secreção do ácido gástrico<br>Inibe a secreção de água e eletrólitos pelo intestino delgado<br>Inibe a secreção dos hormônios pancreáticos |
| Peptídio liberador de gastrina (equivalente mamífero da bombesina) | Intestino delgado | Estimulação vagal | Interruptor "ligado" universal<br>Estimula a liberação de todos os hormônios gastrintestinais (exceto a secretina)<br>Estimula a secreção gastrintestinal e a motilidade<br>Estimula a secreção de ácido gástrico e a liberação de gastrina antral<br>Estimula o crescimento da mucosa intestinal e do pâncreas |
| Polipeptídio inibidor gástrico | Duodeno, jejuno (células K) | Glicose, gordura, estimulação adrenérgica de proteína | Inibe o ácido gástrico e a secreção de pepsina<br>Estimula a liberação pancreática de insulina em resposta à hiperglicemia |
| Motilina | Duodeno, jejuno | Distensão gástrica, gordura | Estimula a motilidade do trato gastrintestinal superior<br>Pode iniciar o complexo motor migratório |
| Peptídio intestinal vasoativo | Neurônios ao longo do trato gastrintestinal | Estimulação vagal | Funciona principalmente como um neuropeptídio<br>Potente vasodilatador<br>Estimula as secreções pancreática e intestinal<br>Inibe a secreção de ácido gástrico |
| Neurotensina | Intestino delgado (células N) | Gordura | Estimula o crescimento da mucosa dos intestinos delgado e grosso<br>Facilita a absorção de gorduras no intestino<br>Estimula o crescimento do câncer com os receptores da neurotensina |
| Enteroglucagon | Intestino delgado (células L) | Glicose, gordura | Peptídio-1 semelhante ao glucagon<br>Estimula a liberação de insulina<br>Inibe a liberação do glucagon pancreático<br>Peptídio-2 semelhante ao glucagon<br>Fator enterotrófico potente |
| Peptídio YY | Intestino delgado distal, cólon | Ácidos graxos, colecistocinina | Inibe as secreções gástrica e pancreática<br>Inibe a contração da vesícula biliar |

Adaptada de Rao JN, Wang JY. Regulation of gastrointestinal mucosal growth. In: *Role of GI Hormones on Gut Mucosal Growth*. 2nd ed. San Rafael, CA: Morgan & Claypool Life Sciences; 2010.

## Tabela 50.4 Empregos diagnósticos e terapêuticos dos hormônios gastrintestinais.

| Hormônio | Uso diagnóstico e terapêutico |
|---|---|
| Gastrina | Pentagastrina (análogo da gastrina) usado para medir a secreção máxima de ácido gástrico |
| Colecistocinina | Imagens biliares da contração da vesícula biliar |
| Secretina | Teste provocativo para gastrinoma |
| | Medida da secreção máxima pancreática |
| Glucagon | Suprime a motilidade intestinal por espasmo endócrino |
| | Alivia o espasmo do esfíncter de Oddi |
| | Teste provocativo para a liberação da insulina, da catecolamina e do hormônio do crescimento |
| | Relaxamento intraoperatório do esfíncter de Oddi para estimular a passagem de cálculos biliares |
| Análogos da somatostatina | Trata a diarreia e o rubor carcinoides |
| | Diminui a secreção das fístulas pancreáticas e intestinais |
| | Melhora os sintomas associados aos tumores endócrinos hiperprodutores de hormônios |
| | Trata o sangramento de varizes esofágicas |
| | Usados em estudos por imagens para localizar os tumores neuroendócrinos sensíveis à somatostatina |

Adaptada de Townsend CM Jr, Thompson JC. The clinical use of gastrointestinal hormones for alimentary tract disease. *Adv Surg.* 1996;29:79-92; Brubaker PL. Gut hormones fulfill their destiny: from basic physiology to the clinic. *Annu Rev Physiol.* 2-14;76:515-517.

os neurotransmissores excitatórios (acetilcolina e serotonina) e inibitórios (ácido γ-aminobutírico e glicina). Esses receptores sofrem uma alteração conformacional na ligação do mediador que permite a passagem dos íons através da membrana celular e resulta em modificações no potencial de voltagem.

## FUNÇÃO IMUNOLÓGICA

Durante um dia normal, ingerimos muitas bactérias, parasitas e vírus. O epitélio intestinal é uma camada celular única que serve como uma importante barreira imunológica, além de seu papel de destaque na digestão e na função endócrina. O intestino delgado apresenta vilosidades revestidas por epitélio que estão ausentes no cólon; essas vilosidades aumentam significativamente a área de superfície para a interação com patógenos estranhos. Como resultado de constante exposição antigênica, o intestino tem abundantes células linfoides (*i. e.*, linfócitos B e T) e células mieloides (p. ex., macrófagos, neutrófilos, eosinófilos e mastócitos). Para lidar com o constante bombardeio de toxinas e antígenos em potencial, o intestino desenvolveu um mecanismo altamente organizado e eficiente para o processamento de antígenos, imunidade humoral e imunidade celular. O tecido linfoide associado ao intestino está localizado em quatro áreas – placas de Peyer, células linfoides da lâmina própria, células de Paneth e linfócitos intraepiteliais.

As placas de Peyer são nódulos linfoides não encapsulados que constituem um ramo aferente do tecido linfoide associado ao intestino, que reconhece os antígenos por meio de um mecanismo especializado de amostragem de células M (micropregas) do epitélio folicular associado (Figura 50.9). Os antígenos que têm acesso às placas de Peyer ativam e preparam as células B e T nesses locais. As células M cobrem os folículos linfoides no trato gastrintestinal e fornecem um local para amostragem seletiva de antígenos intraluminais. Os linfócitos ativados dos folículos linfoides intestinais migram para os vasos linfáticos aferentes que drenam nos linfonodos mesentéricos. Além disso, algumas dessas células migram para a lâmina própria a fim de interagir com as células epiteliais intestinais e gerar a resposta imunológica da mucosa. Os linfócitos B se tornam a superfície da imunoglobulina A (IgA). Os linfoblastos que contêm IgA também exercem um papel de grande importância na imunidade da mucosa.

Os linfócitos B e os plasmócitos, os linfócitos T, os macrófagos, as células dendríticas, os eosinófilos e os mastócitos estão disseminados ao longo do tecido conjuntivo da lâmina própria. Aproximadamente 60% das células linfoides são células T. Esses linfócitos T são um grupo heterogêneo de células e podem se diferenciar em um dos vários tipos de células T efetoras. As células T efetoras citotóxicas danificam diretamente as células-alvo. As células T-*helper* são células efetoras que ajudam a mediar a indução de outras células T ou a indução de células B para produzir anticorpos humorais. As células T supressoras realizam exatamente a função oposta. Aproximadamente 40% das células linfoides da lâmina própria são células B, principalmente derivadas dos precursores nas placas de Peyer. Essas células B e sua progênie, os plasmócitos, têm seu foco predominantemente na síntese da IgA e, em menor grau, na síntese de IgM, IgG e IgE.

As células de Paneth, assim como as células M, são exclusivas do intestino delgado. As células de Paneth revestem a base das criptas e liberam fatores antimicrobianos para proteger as células-tronco adjacentes.[5] Os linfócitos intraepiteliais estão localizados no espaço entre as células epiteliais que revestem a superfície mucosa e situam-se próximos à membrana basal. A maioria dos linfócitos intraepiteliais é um subtipo único de células T. À ativação, os linfócitos intraepiteliais podem adquirir funções citolíticas que podem contribuir para a morte da célula epitelial por apoptose. Essas células podem ser importantes na imunovigilância contra as células epiteliais anormais.

Como já observado, um dos principais mecanismos imunológicos protetores do sistema digestório é a síntese e secreção de IgA. O intestino contém mais de 70% das células produtoras de IgA do corpo. A IgA é produzida pelos plasmócitos na lâmina própria e é secretada no intestino, onde pode ligar-se a antígenos na superfície da mucosa. O anticorpo IgA atravessa a célula epitelial para o lúmen por meio de um transportador proteico (o componente secretor) que não apenas transporta a IgA, mas também a protege contra os lisossomos intracelulares. A IgA não ativa o complemento nem intensifica a opsonização mediada por células ou a destruição de microrganismos infecciosos ou de antígenos, o que contrasta nitidamente com o papel de outras imunoglobulinas. A IgA secretora inibe a aderência das bactérias às células epiteliais e evita sua colonização e multiplicação. Além disso, a IgA secretora neutraliza as toxinas bacterianas e a atividade viral e bloqueia a absorção de antígenos do intestino.

Estudos recentes demonstraram uma relação simbiótica entre a microbiota intestinal e o crescimento e a função intestinais. A mucosa intestinal de camundongos livres de germes diminuiu a proliferação epitelial, assim como reduziu a produção de mucina e de mediadores imunológicos resultando em afinamento da mucosa com diminuição da proteção e do reparo teciduais. Além disso, metabólitos microbianos de anaeróbios geram grande parte do butirato luminal, que é uma fonte de energia para as células colônicas, e de lactato luminal, que promove a proliferação e diferenciação da

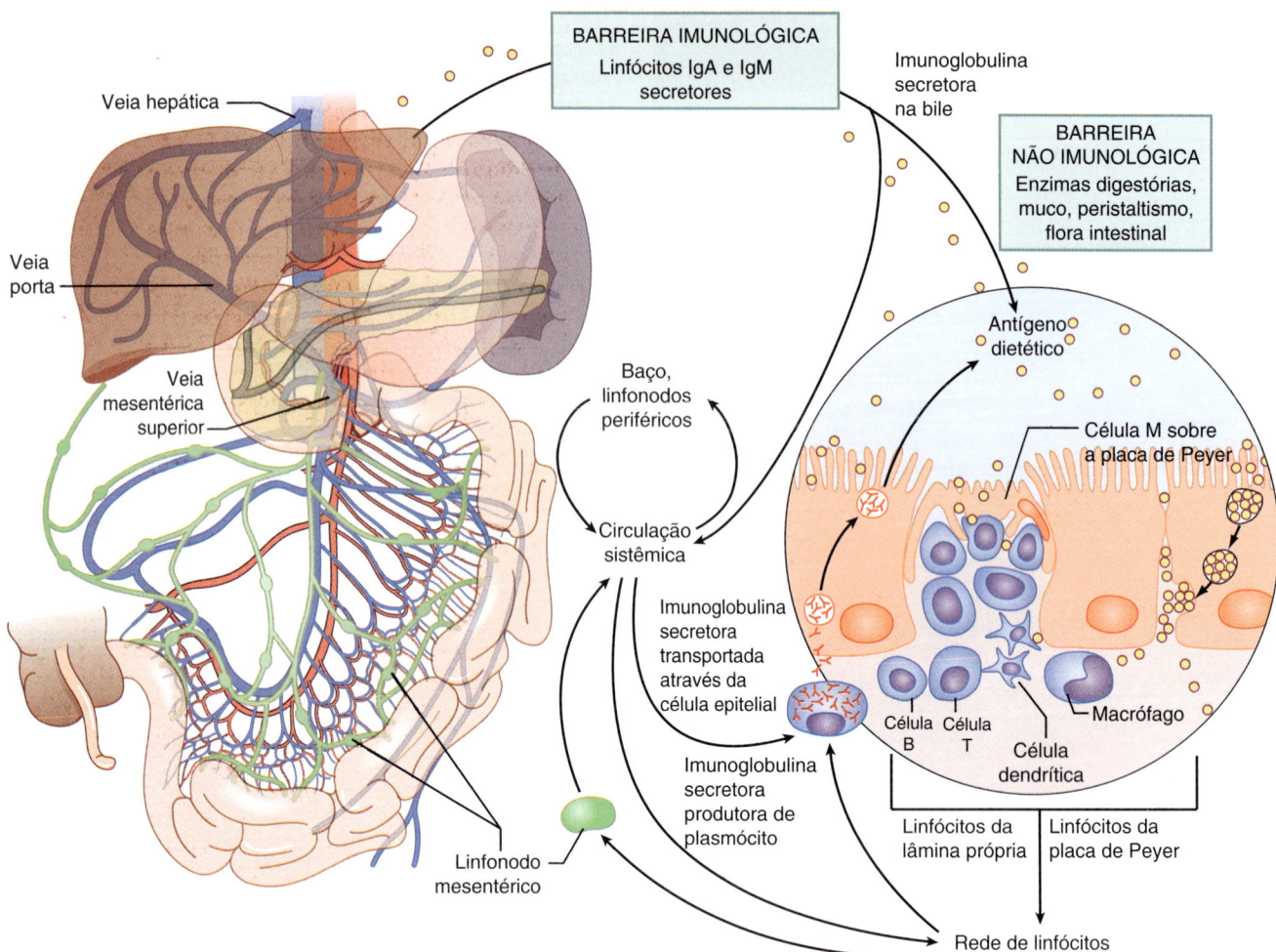

**Figura 50.9** Barreira mucosa do intestino. Os antígenos contatam células M especializadas, ou micropregas sobrejacentes às placas de Peyer, que então processam e apresentam o antígeno ao sistema imunológico. Quando os linfócitos B são estimulados pelo material antigênico, as células se desenvolvem em células formadoras de anticorpos que secretam vários tipos de imunoglobulinas, a mais importante das quais é a IgA. *IgA*, imunoglobulina A; *IgM*, imunoglobulina M. (Adaptada de Duerr RH, Shanahan F. Food allergy. In: Targan SR, Shanahan F, eds. *Immunology and Immunopathology of the Liver and Gastrointestinal Tract*. New York: Igaku-Shoin; 1990:510; a ilustração é cortesia de Matt Hazzard, University of Kentucky Medical Center, Lexington, KY.)

célula-tronco do intestino delgado. Essencialmente, ocorre comunicação cruzada (*crosstalk*) funcional molecular entre as células epiteliais intestinais e a microbiota intestinal. A interrupção dessa comunicação cruzada pode levar a alterações adversas da microbiota, um processo chamado "disbiose". A disbiose microbiana entérica foi identificada em certas patologias intestinais, como na doença inflamatória intestinal.[5] Estudos atuais com foco na importância do epitélio intestinal e da comunicação cruzada com a microbiota levarão à melhor compreensão de muitas doenças do intestino delgado, além de ser a fonte de muitos esforços investigacionais em andamento.

## OBSTRUÇÃO

A descrição dos pacientes com obstrução do intestino delgado data do terceiro ou quarto século a.C., quando Praxágoras criou uma fístula enterocutânea para aliviar uma obstrução intestinal. Apesar desse sucesso em terapia cirúrgica, o tratamento não cirúrgico desses pacientes com tentativas de redução de hérnias, laxativos, ingestão de metais pesados (p. ex., chumbo ou mercúrio) e sanguessugas para remover os agentes tóxicos do sangue eram práticas comuns até o final dos anos 1800, quando técnicas de antissepsia e assepsia tornaram a intervenção cirúrgica mais segura e mais aceitável. A melhor compreensão do processo fisiopatológico da obstrução intestinal, os avanços cirúrgicos, os antibióticos, a descompressão intestinal com sonda e o uso de reanimação com líquidos isotônicos reduziram muito a taxa de mortalidade dos pacientes com obstrução intestinal mecânica. Entretanto, os pacientes com obstrução intestinal ainda representam alguns dos problemas mais difíceis e preocupantes enfrentados pelos cirurgiões em relação ao diagnóstico correto, ao momento ideal da terapia e ao tratamento apropriado. Em última análise, a decisão clínica definitiva sobre o tratamento desses pacientes requer um histórico minucioso e uma investigação completa aliados a uma grande percepção das complicações em potencial.

### Causas

As obstruções do intestino delgado continuam a ser uma causa significativa de morbidade e mortalidade nos EUA. A causa mais comum da obstrução intestinal nos países ocidentais é a aderência intestinal.[6] Há muitas outras causas de obstrução do intestino delgado (Figura 50.10), mas elas podem ser efetivamente divididas em três principais categorias:

1. Obstrução por causas extraluminais (p. ex., aderências, hérnias, carcinomas, abscessos)
2. Obstruções intrínsecas à parede intestinal (p. ex., tumores primários)
3. Obstrução intraluminal (p. ex., cálculos biliares, enterólitos, corpos estranhos, bezoares).

As aderências, particularmente após as operações pélvicas (p. ex., procedimentos ginecológicos, apendicectomias e ressecções colorretais) são responsáveis por mais de 60% de todas as causas de obstrução intestinal nos EUA. Acredita-se que essa preponderância dos procedimentos abdominais inferiores em produzir aderências que resultam em obstrução ocorra porque o intestino é mais móvel na pelve e mais fixo na porção superior do abdome (Boxe 50.1).

Os tumores malignos representam cerca de 20% dos casos de obstrução do intestino delgado. A maioria desses tumores são lesões metastáticas que obstruem o intestino secundariamente a implantes peritoneais disseminados de um tumor primário intra-abdominal, como os cânceres de ovário, do pâncreas, do estômago ou de cólon. Com menos frequência, células malignas à distância, como mama, pulmão e melanoma, podem metastatizar por via hematogênica, e são responsáveis por implantes peritoneais, que resultam em obstrução. Os grandes tumores intra-abdominais também podem causar obstrução do intestino delgado pela compressão extrínseca do lúmen intestinal. Os cânceres de cólon primários, particularmente aqueles originários do ceco e do cólon ascendente, podem manifestar-se como uma obstrução do intestino delgado. Os tumores primários do intestino delgado podem causar obstrução, mas são extremamente raros.

As hérnias (tipicamente as ventrais ou inguinais) representam a terceira principal causa de obstrução intestinal e são responsáveis por cerca de 10% de todos os casos. As hérnias internas geralmente são relacionadas com cirurgia abdominal prévia, e também podem resultar em obstrução do intestino delgado. Hérnias menos comuns também podem produzir obstrução, como as hérnias femorais, obturadoras, lombares e ciáticas.

A doença de Crohn é a quarta principal causa de obstrução do intestino delgado e representa aproximadamente 5% de todos os casos. A obstrução pode resultar de inflamação aguda e edema, que podem se resolver com tratamento conservador. Em pacientes com doença de Crohn de longa duração, pode ocorrer estenose, que requer ressecção e reanastomose ou estricturoplastia.

Uma causa importante de obstrução do intestino delgado que não é considerada rotineiramente é a obstrução associada a um abscesso intra-abdominal, geralmente decorrente de um apêndice rompido, divertículo ou deiscência de uma anastomose intestinal. A obstrução pode ser o resultado de um íleo local no intestino delgado adjacente ao abscesso. Além disso, o intestino delgado pode formar uma parte da parede da cavidade do abscesso e tornar-se obstruído pela dobra do intestino nesse ponto.

Causas diversas de obstrução intestinal são responsáveis por 2 a 3% de todos os casos, mas devem ser consideradas no diagnóstico diferencial. Dentre essas causas encontram-se a intussuscepção do intestino, que no adulto é geralmente secundária ao ponto de partida patológico, como um pólipo ou tumor (Figura 50.11); cálculos biliares, que podem entrar no lúmen intestinal por uma fístula colecistoentérica e causar obstrução; enterólitos originários de divertículos jejunais; corpos estranhos e fitobezoares.

---

**Boxe 50.1** Causas de obstrução mecânica do intestino delgado em adultos.

**Lesões extrínsecas à parede intestinal**
Aderências (geralmente pós-operatórias)
Hérnia
- Externas (p. ex., hérnias inguinais, femorais, umbilicais ou ventrais)
- Internas (p. ex., defeitos congênitos como as hérnias paraduodenais, do forame de Winslow e as hérnias diafragmáticas ou pós-operatórias secundárias aos defeitos mesentéricos)

Neoplásicas
- Carcinomatose
- Neoplasias extraintestinais

Abscesso intra-abdominal

**Lesões intrínsecas à parede intestinal**
**Congênitas**
Má rotação
Duplicações, cistos

**Inflamatória**
Doença de Crohn
Infecções
- Tuberculose
- Actinomicose
- Diverticulite

**Neoplásicas**
Neoplasias primárias
Neoplasias metastáticas

**Traumáticas**
Hematoma
Estrituras isquêmicas

**Diversas**
Intussuscepção
Endometriose
Enteropatia por radiação/estritura

**Obstrução intraluminal/obturadora**
Cálculo biliar
Enterólito
Bezoar
Corpo estranho

Adaptado de Tito WA, Sarr MG. Intestinal obstruction. In: Zuidema GD, ed. *Surgery of the Alimentary Tract*. Philadelphia: WB Saunders; 1996:375-416.

---

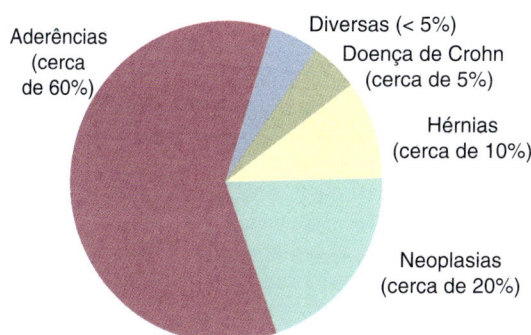

**Figura 50.10** Causas comuns de obstrução do intestino delgado em países industrializados.

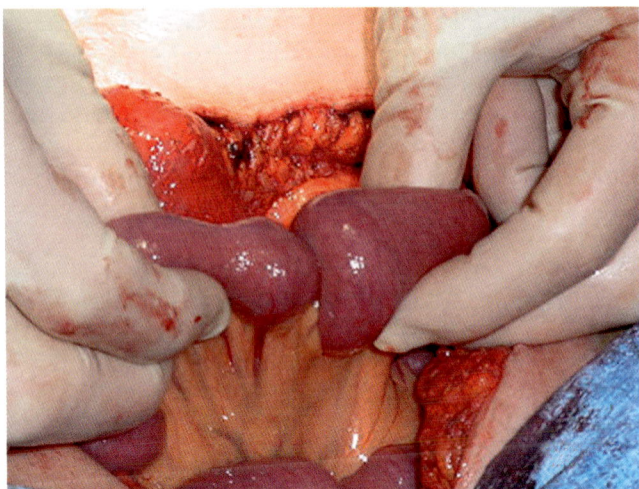

**Figura 50.11** Intussuscepção jejunojenunal em paciente adulto. (Cortesia do Dr. Steven Williams, Nampa, ID.)

## Fisiopatologia

No início de uma obstrução, a motilidade intestinal e a atividade contrátil aumentam, na tentativa de propelir os conteúdos luminais além do ponto de obstrução. O aumento do peristaltismo, que ocorre inicialmente no curso de uma obstrução intestinal, está presente acima e abaixo do ponto da obstrução; esse processo pode ser responsável pelo achado de diarreia que pode acompanhar, de maneira parcial ou mesmo completa, a obstrução do intestino delgado no período inicial. Mais tarde, no curso da obstrução, o intestino torna-se fatigado e dilatado, e as contrações são então menos frequentes e menos intensas.

À medida que o intestino se dilata, a água e os eletrólitos se acumulam intraluminalmente e na própria parede intestinal. Essa perda maciça de líquidos para o terceiro espaço é responsável por desidratação e hipovolemia. Os efeitos metabólicos da perda de líquidos dependem do local e da duração da obstrução. Na obstrução proximal, a desidratação pode ser acompanhada de hipocloremia, hipopotassemia e alcalose metabólica associada a aumento do vômito. A obstrução distal do intestino delgado pode resultar em maiores quantidades de líquido intestinal em seu interior; porém, as anormalidades nos eletrólitos séricos geralmente são menos drásticas. Oligúria, azotemia e hemoconcentração podem acompanhar a desidratação. Raramente, pode ocorrer hipotensão e choque. Outras consequências da obstrução intestinal incluem aumento da pressão intra-abdominal, diminuição do retorno venoso e elevação do diafragma, comprometendo a ventilação. Esses fatores podem servir para potencializar os efeitos da hipovolemia.

À medida que a pressão intraluminal aumenta no intestino, pode ocorrer redução do fluxo sanguíneo da mucosa. Essa alteração é particularmente observada em pacientes com uma obstrução em alça fechada, na qual são atingidas pressões intraluminais maiores. Uma obstrução em alça fechada, geralmente produzida por torção do intestino, pode progredir para oclusão arterial e isquemia se não for tratada e, potencialmente, provocar perfuração intestinal e peritonite.

Na ausência de obstrução intestinal, o jejuno e o íleo proximal têm apenas $10^3$ a $10^5$ unidades formadoras de colônias de bactérias por mililitro (UFC/m$\ell$). Porém, na obstrução, a flora do intestino delgado altera-se drasticamente, tanto no tipo de microrganismo (com mais frequência *Escherichia coli*, *Streptococcus faecalis* e *Klebsiella* spp.) quanto na quantidade destes, em que os microrganismos alcançam concentrações de $10^9$ a $10^{10}$ UFC/m$\ell$. Estudos mostraram um aumento no número de bactérias nativas que se translocam para os linfonodos mesentéricos e até mesmo para os órgãos sistêmicos. A translocação bacteriana amplifica a resposta inflamatória local no intestino, levando ao extravasamento intestinal e subsequente aumento da inflamação sistêmica. Essa cascata inflamatória pode resultar em sepse sistêmica e falência de múltiplos órgãos, se não for identificada e tratada.

## Manifestações clínicas e diagnóstico

O maior desafio no diagnóstico de obstrução intestinal é a identificação do encarceramento ou estrangulamento intestinal. Embora um histórico completo e um exame físico minucioso sejam importantes, nenhum deles é sensível nem específico para o diagnóstico de isquemia.[6] Em alguns pacientes, um histórico meticuloso e um exame físico complementados por radiografias simples abdominais são suficientes para estabelecer o diagnóstico e elaborar um plano de tratamento. Estudos radiográficos mais sofisticados, como tomografia computadorizada (TC) do abdome, representam ferramentas inestimáveis na identificação de complicações e causas potenciais.

### Histórico

Os principais sintomas de obstrução intestinal são dor abdominal em cólica, náuseas, vômito, distensão abdominal e obstipação. Esses sintomas podem variar de acordo com o local e a duração da obstrução. A típica dor abdominal em cólica associada à obstrução intestinal ocorre em paroxismos a intervalos de 4 a 5 minutos e é menos frequente na obstrução distal. Náuseas e vômitos são mais comuns na obstrução intestinal alta e podem ser os únicos sintomas nesses pacientes e naqueles com obstrução pilórica. Uma obstrução localizada distalmente está associada a menor incidência de vômito; o sintoma inicial e mais proeminente é a dor abdominal em cólica. A distensão abdominal ocorre à medida que a obstrução progride e o intestino proximal torna-se cada vez mais dilatado. A obstipação desenvolve-se posteriormente. Deve-se reiterar que os pacientes, especialmente nos estágios iniciais da obstrução intestinal, podem relatar histórico de diarreia secundária ao aumento do peristaltismo. Portanto, o ponto importante a ser lembrado é que uma obstrução intestinal completa não pode ser descartada com base em histórico de evacuações intestinais de fezes amolecidas. A natureza do vômito também é importante para se obter o histórico. À medida que a obstrução evolui e ocorre supercrescimento bacteriano, o vômito se torna mais fecaloide, indicando uma obstrução intestinal em fase tardia e estabelecida.

### Exame físico

O paciente com obstrução intestinal pode apresentar taquicardia e hipotensão, demonstrando a grave desidratação presente. A febre sugere a possibilidade de estrangulamento intestinal. O exame abdominal mostra a distensão do abdome, e o volume da distensão dependerá, de certo modo, do nível de obstrução. Cicatrizes cirúrgicas anteriores devem ser observadas. No curso inicial da obstrução intestinal, podem-se observar ondas peristálticas, particularmente em pacientes magros, e a ausculta do abdome pode demonstrar sons intestinais audíveis associados a peristaltismo vigoroso (borborigmos). Mais tarde no curso da obstrução, são observados sons intestinais mínimos ou ausentes. Uma leve sensibilidade abdominal pode estar presente, com ou sem massa palpável; no entanto, sensibilidade de rebote localizada ou atitude de defesa do paciente sugerem peritonite e probabilidade de estrangulamento intestinal. Deve ser realizado um exame cuidadoso para descartar hérnias encarceradas na região inguinal, no trígono femoral e no forame obturador. O exame de toque retal deve ser *sempre* realizado para descartar obstrução do reto distal decorrente de massas intraluminais e para examinar as fezes em busca de sangue oculto, que pode ser indicação de doença maligna, intussuscepção ou infarto intestinal.

### Exames radiológicos e laboratoriais

Quando há grande suspeita de obstrução intestinal após histórico e exame físico completos, outros estudos são necessários para confirmar o diagnóstico. Os exames laboratoriais geralmente não são úteis para o diagnóstico real de pacientes com obstrução do intestino delgado, mas são extremamente importantes para avaliar o grau de desidratação. Nos pacientes com obstrução intestinal, devem ser rotineiramente obtidas medidas laboratoriais dos níveis séricos de sódio, cloreto, potássio, bicarbonato e creatinina. A determinação seriada de eletrólitos séricos deve ser realizada para avaliar a adequação da reanimação com líquidos. A desidratação pode resultar em hemoconcentração, observada por meio de um valor elevado do hematócrito. Esse nível deve ser monitorado, uma vez que a reanimação com líquidos resulta em diminuição do hematócrito, e alguns pacientes (p. ex., aqueles com neoplasias intestinais malignas) podem necessitar de hemotransfusões antes da cirurgia. Além disso, o leucograma deve ser avaliado. Em pacientes que apresentam estrangulamento, pode-se encontrar leucocitose; entretanto, um leucograma elevado não denota necessariamente estrangulamento intestinal. Por outro lado, a ausência de leucocitose não elimina a possibilidade desse estrangulamento. Níveis elevados de ácido láctico sugerem isquemia ou necrose intestinal.

Exames radiográficos podem ser muito úteis no diagnóstico de obstrução do intestino delgado. Estima-se uma acurácia do diagnóstico de obstrução intestinal, nas radiografias simples abdominais, de aproximadamente 86%, obtendo-se nos demais casos um diagnóstico equivocado ou inespecífico. Os achados característicos em radiografias em posição supina são alças dilatadas do intestino delgado, sem evidência de distensão colônica (Boxe 50.2). As radiografias em posição ereta demonstram múltiplos níveis hidroaéreos (ar-líquido), que muitas vezes apresentam camadas em padrão gradual (Figura 50.12). A escassez de gases, quando

---

**Boxe 50.2** Sinais de obstrução intestinal em radiografias abdominais simples.

**Posição supina ou prona**
Intestino delgado > 3 cm dilatado por gás ou cheio de líquido
Estômago dilatado
Intestino delgado dilatado desproporcionalmente ao cólon
Sinal de distensão
Ausência de gás retal
Abdome sem gás
Sinal de pseudotumor

**Posição ereta ou em decúbito lateral esquerdo**
Múltiplos níveis hidroaéreos (ar e líquido)
Níveis hidroaéreos (ar e líquido) superiores a 2,5 cm
Níveis hidroaéreos (ar e líquido) na mesma alça do intestino delgado em extensões desiguais
Sinal do colar de contas

Adaptada de Paulson EK, Thompson WM. Review of small-bowel obstruction: the diagnosis and when to worry. *Radiology*. 2015;275:332-342.

---

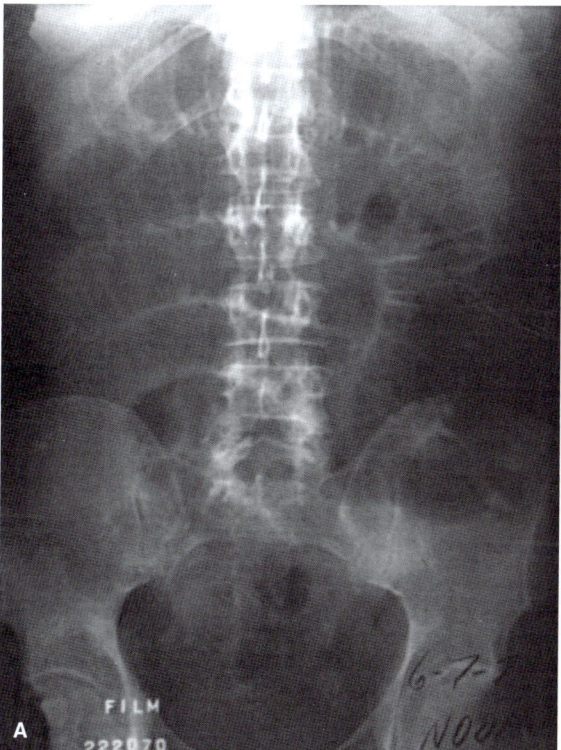 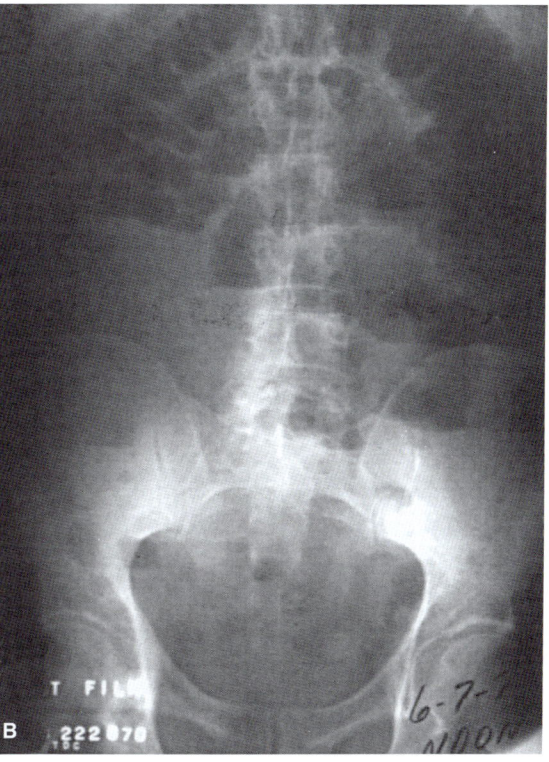

**Figura 50.12** Radiografias abdominais de um paciente com obstrução completa do intestino delgado. **A.** Radiografia em posição supina mostra alças dilatadas do intestino delgado em distribuição ordenada, sem evidência de gás colônico. **B.** Radiografia em posição ereta mostra múltiplos níveis hidroaéreos dispostos em padrão gradual. (Cortesia do Dr. Melvyn H. Schreiber, The University of Texas Medical Branch, Galveston, TX.)

em posição supina, e pequenas bolsas de ar semelhantes a um colar de contas, quando em posição ereta, são mais preocupantes no caso de obstrução em alça fechada. As radiografias simples abdominais (Figura 50.13 A) também podem demonstrar a causa da obstrução (p. ex., corpos estranhos, cálculos biliares; Figura 50.13 B). Nos casos incertos, ou quando não for possível diferenciar entre obstrução parcial e completa, outras imagens diagnósticas são necessárias.

No paciente mais complexo, no qual o diagnóstico não é prontamente aparente, a TC abdominal pode ser útil e costuma ser realizada. A sensibilidade e especificidade da TC são de 95%, não apenas para o diagnóstico de obstrução completa do intestino delgado, mas também para determinar a localização e a causa da obstrução. No entanto, o exame é menos sensível em pacientes com obstrução parcial do intestino delgado. Uma alça intestinal com dilatação superior a 2,5 cm é muito preocupante no caso de obstrução de alto grau do intestino delgado. Além disso, a TC é útil para identificar uma zona de transição em aproximadamente 93% dos casos, e também na identificação da causa extrínseca da obstrução intestinal (p. ex., tumores abdominais, doença inflamatória ou abscesso; Figura 50.14). A TC é considerada útil também para determinar estrangulamento intestinal, observado com mais frequência na presença de hérnia. Infelizmente, os achados de TC associados ao estrangulamento intestinal são a isquemia irreversível e a necrose. É importante observar que a cirurgia de emergência em um paciente toxemiado com obstrução intestinal, identificada por histórico e exame físico minucioso, não deve ser adiado por realização de exames radiográficos caros e desnecessários.

Os estudos com bário, ou seja, a enteróclise, são utilizados em pacientes com obstrução presumida. Esse procedimento envolve a infusão contínua de 500 a 1.000 mℓ de sulfato de bário fino e suspensão de metilcelulose no intestino por sonda duodenal. A suspensão é então visualizada continuamente com o uso de fluoroscopia ou de radiografias obtidas a intervalos frequentes; portanto, essa técnica é um procedimento de duplo contraste que possibilita a aquisição de imagens detalhadas de todo o intestino delgado. A enteróclise tem sido defendida como um estudo auxiliar no diagnóstico de obstrução intermitente e suboclusão do intestino delgado. Além disso, os estudos com bário podem demonstrar com precisão o nível de obstrução e sua causa, em certos casos (Figura 50.15). As principais desvantagens da enteróclise são a necessidade de intubação com sonda nasoentérica, trânsito lento de material de contraste em pacientes com intestino delgado hipotônico repleto de líquido, além de ser necessária uma grande experiência do radiologista para a realização desse procedimento.

A ultrassonografia é referida como útil em pacientes grávidas, para as quais a exposição à radiação é uma preocupação. A ressonância magnética (RM) é descrita em pacientes com obstrução; no entanto, aparentemente não é um método melhor que a TC para o diagnóstico.

Em resumo, as radiografias simples abdominais normalmente são diagnósticas de obstrução intestinal em até 86% dos casos, mas podem ser necessárias avaliações adicionais (possivelmente por TC ou radiografia contrastada) em 20 a 30% dos casos. A TC é particularmente útil em pacientes com histórico de doença maligna abdominal, em paciente pós-cirúrgicos e naqueles sem histórico de cirurgia abdominal e que manifestam sintomas de obstrução intestinal. Os estudos com bário são úteis para os pacientes com histórico de obstrução recorrente ou suboclusão, para definir com precisão o segmento obstruído e o grau de obstrução.

## Obstrução simples *versus* estrangulamento intestinal

A maioria dos pacientes com obstrução do intestino delgado é classificada como portadora de obstruções simples, que consistem em um bloqueio mecânico do fluxo do conteúdo luminal sem comprometer a viabilidade da parede intestinal. Em contraste, a obstrução por estrangulamento que, em geral, envolve uma obstrução em alça fechada com comprometimento do suprimento vascular para um segmento do intestino, pode levar ao infarto intestinal. Uma obstrução por estrangulamento está associada a maior risco de morbidade e mortalidade e, portanto, a identificação precoce de um estrangulamento intestinal é importante. Para a diferenciação da obstrução intestinal simples, foram descritos os sinais clássicos de estrangulamento, que incluem taquicardia, febre, leucocitose e dor abdominal constante, mas não em cólica. No entanto, vários estudos mostraram de maneira convincente

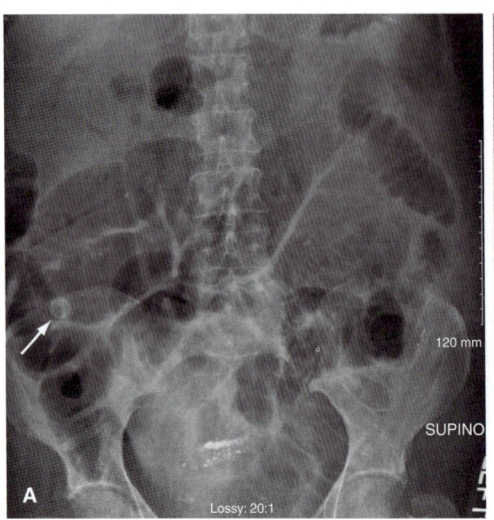 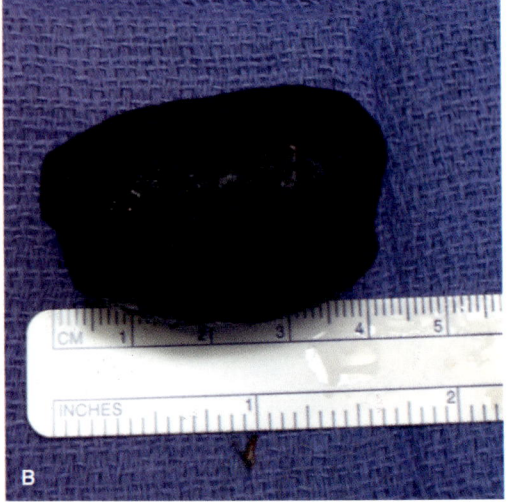

**Figura 50.13** Paciente com cálculo biliar no íleo. **A.** Radiografia simples abdominal mostra obstrução intestinal completa causada por um grande cálculo biliar radiopaco (*seta*) obstruindo o íleo distal. **B.** O grande cálculo biliar responsável pela obstrução visto na radiografia simples abdominal. (Cortesia do Dr. Kristin Long, University of Kentucky Medical Center, Lexington, KY.)

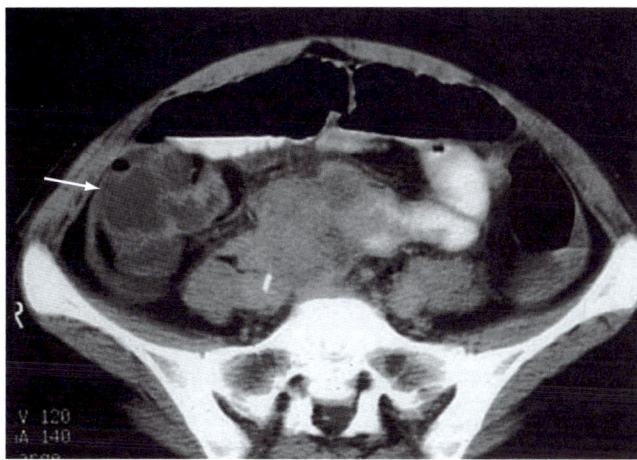

**Figura 50.14** Abscesso intra-abdominal causando obstrução do intestino delgado. Tomografia computadorizada de abdome de um paciente com obstrução intestinal mecânica secundária a abscesso no quadrante inferior direito (*seta*). Múltiplas alças dilatadas e repletas de líquido do intestino delgado são observadas. (Cortesia do Dr. Melvin H. Schreiber, The University of Texas Medical Branch, Galveston, TX.)

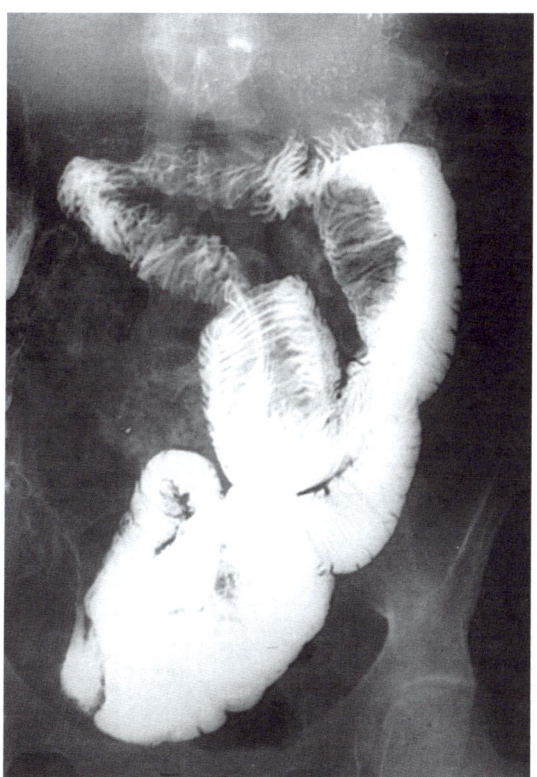

**Figura 50.15** Estudo com bário demonstra intussuscepção jejunojejunal. (Cortesia do Dr. Melvyn H. Schreiber, The University of Texas Medical Branch, Galveston, TX.)

que nenhum parâmetro clínico ou medidas laboratoriais podem detectar com acurácia, ou excluir, a presença de estrangulamento em todos os casos. Isso reforça o preceito de que histórico e exame físico cuidadosos são a chave para um diagnóstico acurado ideal.

As obstruções em alça fechada ocorrem quando ambas as extremidades de um segmento intestinal estão obstruídas, seja por uma banda aderente ou em decorrência de uma hérnia interna, que pode resultar em isquemia e necrose. A isquemia pode se agravar com a torção da alça, criando um vólvulo. O exame de TC é útil para detectar evidência de obstrução em alça fechada (alça em "U" ou sinal em grão de café, com afilamento de ambas as extremidades do intestino) e vólvulo (giro mesentérico). Além disso, as imagens de TC também demonstram evidência de isquemia, como espessamento da parede (> 3 mm), edema mesentérico, líquido capturado entre as alças, menor realce da parede intestinal, pneumatose intestinal e gases mesentéricos ou portovenosos.[6] Os níveis séricos, incluindo lactato desidrogenase, amilase, fosfatase alcalina e amônia, foram avaliados sem um benefício real. Relatos anteriores descreveram limitado sucesso em discriminar o estrangulamento intestinal por meio de medição do D-lactato sérico, isoenzima creatinoquinase (particularmente a isoenzima BB) ou proteína de ligação do ácido graxo intestinal; no entanto, esses estudos acabaram por ser abandonados por não mostrarem benefícios significativos para o diagnóstico. Por fim, foram descritas as determinações não invasivas de isquemia mesentérica com o uso do dispositivo supercondutor de interferência quântica (SQUID), um magnetômetro para detecção não invasiva de isquemia mesentérica. A isquemia intestinal está associada a alterações no ritmo elétrico básico do intestino delgado. Essa técnica continua a ser investigacional e não está em uso clínico disseminado. Portanto, é importante lembrar que a isquemia e o estrangulamento intestinais não podem ser diagnosticados de maneira confiável ou excluídos no pré-operatório, em todos os casos, por qualquer parâmetro clínico conhecido, por combinação de parâmetros ou pelos atuais exames laboratoriais e radiológicos.

## Tratamento

Pacientes com sintomas de obstrução intestinal normalmente se apresentam ao pronto-atendimento para avaliação e, muitas vezes, necessitam de procedimento cirúrgico. Os pacientes identificados com obstrução do intestino delgado devem ser tratados principalmente por um serviço cirúrgico. Um grande estudo populacional demonstrou hospitalização significativamente mais curta, assim como custo, taxa de reinternação e taxa de mortalidade menores, quando a obstrução intestinal era tratada por um serviço cirúrgico, em comparação com o tratamento administrado por um serviço clínico.[7]

### Hidratação com líquidos e antibióticos

Pacientes com obstrução intestinal geralmente estão desidratados e com depleção de sódio, cloreto e potássio, exigindo reposição intravenosa (IV) agressiva com solução salina isotônica, como a solução de Lactato de Ringer. O débito urinário deve ser monitorado com a inserção de uma sonda de Foley. Após o paciente ter formado uma quantidade adequada de urina, pode-se adicionar cloreto de potássio à infusão, se necessário. São realizadas medidas em série dos níveis de eletrólitos, assim como hematócrito e leucograma, para avaliar a adequação da repleção de líquidos. Antibióticos de amplo espectro são administrados profilaticamente por alguns cirurgiões, com base nos achados relatados de translocação bacteriana, que ocorre até nas obstruções mecânicas simples; entretanto, não existem evidências substanciais para apoiar o uso da terapia antimicrobiana em pacientes com aparência não tóxica ou naqueles sem suspeita de supercrescimento bacteriano no intestino delgado. Os antibióticos devem ser administrados no pré-operatório, se o paciente necessitar de cirurgia.

### Descompressão com sonda

Além da reanimação com líquidos IV, outro importante adjuvante dos cuidados de suporte dos pacientes com obstrução intestinal é a aspiração nasogástrica. A aspiração por sonda nasogástrica esvazia o estômago, reduzindo o risco de aspiração pulmonar de vômito e minimizando a distensão intestinal adicional pelo ar deglutido. A descompressão nasogástrica em um paciente com obstrução do intestino delgado ainda é considerada um bom padrão de cuidados.

O uso de sondas intestinais longas (p. ex., sondas de Cantor ou de Baker) foi defendido por alguns grupos. Entretanto, estudos randomizados prospectivos não demonstraram diferença significativa em relação à descompressão obtida, ao sucesso do tratamento não operatório ou à taxa de morbidade pós-operatória, em comparação com o emprego de sondas nasogástricas. Além disso, o uso de sondas longas foi associado a internações significativamente mais prolongadas, maior duração de íleo pós-operatório e complicações pós-operatórias, em algumas séries. Portanto, parece não haver evidência de que as sondas intestinais longas ofereçam mais benefício no contexto pós-operatório do que as sondas nasogástricas.

O tratamento dos pacientes com obstrução intestinal parcial pode ser conservador apenas com o uso de reanimação e sonda de descompressão. Resolução dos sintomas e alta hospitalar sem a necessidade de cirurgia foram relatadas em até 85% dos pacientes com obstrução parcial. A enteróclise pode auxiliar na determinação do grau de obstrução; as obstruções parciais de maior grau requerem intervenção cirúrgica precoce. Embora se justifique uma tentativa inicial de tratamento não cirúrgico na maioria dos pacientes com obstrução parcial do intestino delgado, a deterioração clínica do paciente ou a distensão intestinal crescente em radiografias abdominais, durante a descompressão por sonda, são indicações para intervenção cirúrgica imediata. A decisão de continuar o tratamento não cirúrgico em um paciente com obstrução intestinal presumível é feita com base no julgamento clínico e requer vigilância constante para assegurar que não tenha havido alteração na evolução clínica.

### Desobstrução com contraste

O uso de um desobstrução com contraste hidrossolúvel nas obstruções de baixo grau (*i. e.*, aquelas que não se resolveram com o tratamento por aspiração nasogástrica após 48 horas) tornou-se uma prática mais comum. O desafio requer 100 m$\ell$ de contraste hidrossolúvel administrado por sonda nasogástrica e radiografias de seguimento obtidas após 8 e 24 horas. Se após 24 horas o material de contraste ainda não tiver passado para dentro do cólon, é provável que o tratamento conservador tenha falhado e a intervenção cirúrgica seja necessária.[6]

### Tratamento cirúrgico

À medida que o tratamento da obstrução intestinal se volta mais para os cuidados conservadores com descompressão por sonda nasogástrica e reidratação, a intervenção cirúrgica é reservada aos pacientes nos quais o tratamento conservador falhou e que têm evidência de comprometimento vascular, estrangulamento ou perfuração intestinais.[6] Uma abordagem não cirúrgica aos pacientes selecionados com obstrução completa do intestino delgado foi proposta por alguns cirurgiões, que argumentam que a descompressão gastrintestinal prolongada é segura nesses pacientes, desde que não sejam observadas febre, taquicardia, sensibilidade ou leucocitose. Entretanto, é preciso contrabalançar os riscos e os benefícios do tratamento não cirúrgico ao negligenciar uma obstrução por estrangulamento subjacente. Estudos retrospectivos relatam que um retardo de 12 a 24 horas é seguro, mas que a incidência de estrangulamento e de outras complicações aumenta significativamente após esse período.

A natureza do problema determina a abordagem ao paciente com obstrução. Pacientes com obstrução intestinal secundária a uma aderência podem ser tratados com lise das aderências. Deve-se tomar muito cuidado ao manusear o intestino para reduzir o trauma à serosa e evitar dissecção desnecessária e enterotomias inadvertidas. As hérnias encarceradas podem ser tratadas com redução manual do segmento herniado do intestino e fechamento do defeito.

O tratamento de pacientes com obstrução e histórico de tumor maligno pode ser particularmente desafiador. No paciente terminal com metástases disseminadas, o tratamento não cirúrgico, se bem-sucedido, geralmente é a melhor conduta; no entanto, apenas uma pequena porcentagem de casos de obstrução completa pode ser tratada com sucesso sem cirurgia. Nesse caso, um *bypass* intestinal da lesão obstrutiva, por qualquer meio, pode oferecer a melhor opção em vez de uma longa e complicada cirurgia que pode exigir ressecção intestinal.

Uma obstrução secundária à doença de Crohn geralmente se resolverá com o tratamento não cirúrgico, se a obstrução for aguda. Se a estenose fibrótica crônica for a causa da obstrução, poderá ser necessária a ressecção intestinal ou a estricturoplastia.

Pacientes com abscesso intra-abdominal podem apresentar-se de maneira indistinguível daqueles com obstrução intestinal mecânica. A TC é particularmente útil para diagnosticar a causa da obstrução nesses pacientes. Drenagem percutânea do abscesso pode ser suficiente para aliviar a obstrução, mas laparotomia e lavagem abdominal podem ser necessárias para os abscessos grandes e estabelecidos. A drenagem laparoscópica também é uma opção, nos casos não tratáveis com drenagem percutânea guiada por imagens ou para os pacientes que, de outro modo, não tolerariam uma laparotomia. Esse procedimento está associado a reduzida morbidade da ferida, além de ser útil em acúmulos multiloculados e permitir, ao mesmo tempo, a lavagem da cavidade peritoneal.

A enterite por radiação, uma complicação da radioterapia para neoplasias pélvicas malignas, pode causar obstrução intestinal. A maioria dos casos pode ser tratada sem cirurgia, com descompressão por sonda e adição potencial de corticosteroides, particularmente durante o quadro agudo. No quadro crônico, o tratamento não cirúrgico raramente é eficaz, a laparotomia será necessária com possível ressecção do intestino irradiado ou desvio da área afetada.

No momento da exploração, pode ser difícil avaliar a viabilidade intestinal após liberação de um estrangulamento. Se a viabilidade intestinal for questionável, o segmento intestinal deverá ser completamente liberado e colocado em compressa morna, umedecida com solução salina, por 15 a 20 minutos, e então reexaminado. Se a coloração normal retornar e o peristaltismo for evidente, será seguro manter o intestino. Um estudo controlado prospectivo comparando o julgamento clínico com o uso de uma sonda Doppler ou a administração de fluoresceína para a discriminação intraoperatória da viabilidade constatou que a sonda de fluxo Doppler acrescentou pouco ao julgamento clínico convencional do cirurgião. Nos casos limítrofes difíceis, a fluorescência com fluoresceína pode suplementar o julgamento clínico. A angiografia infravermelha intraoperatória para determinar a presença de intestino isquêmico mostrou resultados promissores, mas atualmente essa técnica não se encontra em amplo uso clínico. Outra abordagem para a avaliação da viabilidade intestinal é a chamada laparotomia *second-look*, ou cirurgia para uma segunda vista, em 18 a 24 horas após o procedimento inicial. Essa decisão deve ser tomada no momento da cirurgia inicial. Uma laparotomia *second-look* é claramente indicada para pacientes cuja condição se deteriora após a cirurgia inicial.

Diversos estudos avaliaram a eficácia do tratamento laparoscópico da obstrução aguda do intestino delgado. O tratamento laparoscópico da obstrução do intestino delgado parece ser eficaz e acarreta menores morbidade e mortalidade, assim como período de internação mais curto, taxa reduzida de reoperação e diminuição das complicações gerais em um grupo seleto de pacientes.[8] O perfil adequado do paciente para consideração do tratamento laparoscópico inclui aqueles com a seguinte apresentação clínica: distensão abdominal leve proximal ou obstrução parcial; obstrução de banda única e aqueles com baixo risco de estrangulamento ou perfuração intestinal.

Em especial, o tratamento laparoscópico mostrou ser mais benéfico para os pacientes submetidos a menos de três cirurgias prévias, que foram vistos em consulta logo após o início dos sintomas e nos quais supostamente as bandas adesivas foram a causa. Atualmente, pacientes com obstruções avançadas, completas ou distais do intestino delgado não são candidatos ao tratamento laparoscópico. Do mesmo modo, pacientes com aderências emaranhadas ou carcinomatose, ou aqueles que permanecem com distensão após a colocação da sonda nasogástrica, devem ser tratados com laparotomia convencional. Portanto, o papel da cirurgia laparoscópica no tratamento da obstrução do intestino delgado depende do julgamento clínico e do tratamento personalizado.[8]

## Tratamento de problemas específicos

### Obstrução intestinal recorrente

A maioria dos cirurgiões é capaz de lembrar-se prontamente do paciente com complicações de múltiplas cirurgias abdominais prévias, um abdome congelado, e que ainda apresenta uma obstrução intestinal. Geralmente, o tratamento não cirúrgico inicial é desejado e, muitas vezes, seguro. Naqueles pacientes que não respondem ao tratamento conservador, é necessária a reintervenção cirúrgica. Muitas vezes, a reintervenção cirúrgica pode ser um procedimento longo e difícil, tomando-se o devido cuidado para prevenir enterotomias ou lesão a um órgão adjacente. Nesses pacientes difíceis, vários procedimentos cirúrgicos e agentes farmacológicos foram experimentados para prevenir a recidiva de aderências e obstruções.

Procedimentos de plicatura externa foram descritos, nos quais o intestino delgado ou seu mesentério é suturado em grandes alças delicadamente dobradas. As complicações comuns incluem desenvolvimento de fístulas, extravasamento macroscópico, peritonite e morte. Em virtude das frequentes complicações e da baixa taxa de sucesso geral, esses procedimentos foram, em grande parte, abandonados. Várias séries relataram sucesso moderado dos procedimentos de fixação interna ou de implante de *stent* usando uma longa sonda intestinal inserida pelo nariz, e deixando-se em posição uma gastrostomia ou mesmo uma jejunostomia durante 2 semanas ou mais. As complicações associadas a essas sondas incluem a drenagem prolongada dos conteúdos intestinais no local de inserção da sonda, intussuscepção e dificuldade de remoção da sonda, o que pode requerer reexploração cirúrgica.

Os agentes farmacológicos, que incluem corticosteroides e outros agentes anti-inflamatórios, fármacos citotóxicos e anti-histamínicos, foram utilizados com sucesso limitado. O uso de anticoagulantes, como heparina, soluções de dextrana, dicumarol e citrato de sódio, modificou a extensão da formação de aderências, mas seus efeitos colaterais superaram de longe sua eficácia. A instilação intraperitoneal de diversas proteinases (p. ex., tripsina, papaína, pepsina), que causam a digestão enzimática da matriz proteica extracelular, não teve sucesso. O valor da hialuronidase é questionável, e resultados conflitantes foram obtidos com agentes fibrinolíticos, como estreptoquinase, uroquinase e venenos fibrinolíticos de cobra. Em um estudo multicêntrico prospectivo, o uso de uma membrana biorreabsorvível à base de hialuronato reduziu a incidência e a gravidade da formação de aderências pós-operatórias. Um estudo constatou que a colocação dessa membrana reduziu a gravidade, mas não a incidência, das aderências pós-operatórias, enquanto outro estudo constatou que uma abordagem em vários níveis tem máxima eficácia.[9] Estudos prospectivos randomizados a longo prazo são necessários para determinar a eficácia desse material na prevenção de aderências e, por fim, prevenir as obstruções intestinais.

Até o momento, o meio mais eficaz de limitar o número de aderências é uma boa técnica cirúrgica. Isso inclui o manuseio delicado das alças intestinais para reduzir o trauma à serosa, evitar dissecção desnecessária, exclusão de material estranho da cavidade peritoneal (usar material de sutura absorvível quando possível, evitar o uso excessivo de compressas de gaze e remover o amido das luvas), irrigação adequada e remoção de debris infecciosos e isquêmicos, bem como preservação e uso do omento ao redor do local da cirurgia ou na pelve desnuda.

### Obstrução pós-operatória aguda

A obstrução do intestino delgado que ocorre no período pós-operatório imediato apresenta um desafio tanto para o diagnóstico quanto para o tratamento. O diagnóstico geralmente é difícil, pois os sintomas primários de dor abdominal e náuseas ou vômito podem ser atribuídos ao íleo pós-operatório. As deficiências eletrolíticas, particularmente a hipopotassemia, podem ser uma causa de íleo e devem ser corrigidas. As radiografias simples abdominais geralmente não são úteis para distinguir entre íleo e obstrução. A TC pode ser útil nesse sentido, e estudos de enteróclise podem ajudar a determinar se existe ou não uma obstrução e, em caso positivo, o seu nível.[6] Mais de 90% das obstruções pós-operatórias iniciais são parciais e sua resolução é espontânea, desde que concedido tempo suficiente. O tratamento conservador na forma de repouso intestinal, reanimação com líquidos, reposição de eletrólitos e nutrição parenteral, se necessário, têm sucesso rotineiramente. Entretanto, o desenvolvimento de obstrução completa ou de sinais de estrangulamento intestinal obrigam à reintervenção cirúrgica. A obstrução intestinal pós-operatória após cirurgia laparoscópica está associada, com mais frequência, a um ponto de obstrução definido como hérnia no local do portal, ou uma hérnia interna que deve induzir a um alto índice de suspeita para a necessidade de intervenção cirúrgica.

### Íleo adinâmico

O íleo adinâmico é definido como distensão abdominal com passagem lenta ou ausente dos conteúdos luminais sem uma obstrução mecânica demonstrável. Um íleo pode resultar de várias causas, incluindo as induzidas por fármacos ou fatores metabólicos, neurogênicos e infecciosos (Boxe 50.3).

Dentre os agentes farmacológicos passíveis de produzir um íleo estão os fármacos anticolinérgicos, os bloqueadores autônomos, os anti-histamínicos e vários agentes psicotrópicos, como o haloperidol e os antidepressivos tricíclicos. Uma das causas mais comuns do íleo induzido por fármacos no paciente cirúrgico é o emprego de opiáceos, como a morfina ou a meperidina. As causas metabólicas de íleo são comuns e incluem hipopotassemia, hiponatremia e hipomagnesemia. Outras causas metabólicas que podem estar envolvidas são uremia, coma diabético e hipoparatireoidismo. As causas neurogênicas de íleo incluem o íleo pós-operatório, que ocorre após cirurgias abdominais. Lesão espinal, irritação retroperitoneal e

> **Boxe 50.3** Causas de íleo.
>
> - Pós-laparotomia
> - Distúrbios metabólicos e eletrolíticos (p. ex., hipopotassemia, hiponatremia, hipomagnesemia, uremia, coma diabético)
> - Fármacos (p. ex., opiáceos, agentes psicotrópicos, agentes anticolinérgicos)
> - Inflamação intra-abdominal
> - Hemorragia ou inflamação retroperitoneal
> - Isquemia intestinal
> - Sepse sistêmica
>
> Adaptado de Turnage RH, Bergen PC. Intestinal obstruction and ileus. In: Feldman M, Scharschmidt FG, Sleisenger MH, eds. *Sleisenger and Fordtran's Gastrointestinal and Liver Disease: Pathophysiology, Diagnosis, Management.* Philadelphia: WB Saunders; 1998:1799-1810.

procedimentos ortopédicos na coluna vertebral ou na pelve podem resultar em íleo. Finalmente, as infecções podem resultar em íleo; são causas infecciosas comuns a pneumonia, a peritonite e a sepse generalizada proveniente de uma fonte não abdominal.

Os pacientes geralmente se apresentam de modo semelhante àqueles com obstrução intestinal mecânica. A distensão abdominal, em geral sem dor abdominal em cólica, é o achado típico e mais notável. Náuseas e vômito podem ocorrer, mas também podem estar ausentes. Pacientes com íleo podem continuar a eliminar flatos e a ter diarreia, o que pode ajudar a distinguir entre esses pacientes e aqueles com obstrução mecânica.

Estudos radiológicos podem ajudar a distinguir entre íleo e obstrução do intestino delgado. As radiografias abdominais simples podem revelar a distensão do intestino delgado, assim como grandes alças intestinais. Nos casos em que é difícil a diferenciação da obstrução, os estudos com bário podem ser benéficos.

O tratamento do íleo é totalmente de suporte, com descompressão nasogástrica e reposição intravenosa de líquidos. O tratamento mais eficaz para corrigir a condição subjacente pode ser o tratamento agressivo da sepse, a correção de quaisquer anormalidades metabólicas ou eletrolíticas e a descontinuação de medicamentos que possam induzir ao íleo. Agentes farmacológicos têm sido empregados, mas, em sua maioria, são ineficazes. Os medicamentos que bloqueiam a ação simpática (p. ex., guanetidina) ou estimulam a atividade parassimpática (p. ex., betanecol ou neostigmina) foram experimentados. Foi avaliada a manipulação hormonal com uso de colecistocinina ou de motilina, mas os resultados foram inconsistentes. A eritromicina intravenosa foi ineficaz, e a cisaprida, apesar de aparentemente benéfica na estimulação da motilidade gástrica, não mostrou alterar o íleo intestinal. Goma de mascar tem sido sugerida como método fácil e barato para estimular a fase cefálica da digestão (p. ex., estimulação colinérgica vagal e liberação de hormônios gastrintestinais) e, portanto, é um adjuvante potencial para prevenir e tratar o íleo. Um estudo randomizado mais recente demonstrou que a goma de mascar não traz nenhum benefício em relação ao retorno da função intestinal ou ao tempo de internação, e até sugeriu que o íleo pós-operatório pode se exacerbar mais com o uso da goma de mascar açucarada.

## DOENÇAS INFLAMATÓRIAS E INFECCIOSAS

### Doença de Crohn

A doença de Crohn é uma doença inflamatória transmural crônica do sistema digestório cuja causa definitiva é desconhecida, embora tenha sido implicada uma combinação de fatores genéticos e ambientais. A doença de Crohn pode envolver qualquer parte do tubo gastrintestinal, da boca ao ânus, porém com mais frequência afeta o intestino delgado e o cólon. As manifestações clínicas mais comuns são: dor abdominal, diarreia e perda ponderal. A doença de Crohn pode ser complicada por obstrução intestinal ou perfuração localizada com formação de fístula. Os tratamentos médico e cirúrgico são paliativos; no entanto, a cirurgia pode proporcionar alívio sintomático eficaz para os pacientes com complicações da doença e produz benefício razoável a longo prazo.

### História

O primeiro caso documentado de doença de Crohn foi descrito por Morgagni em 1761. Em 1913, o cirurgião escocês Dalziel descreveu nove casos de doença intestinal inflamatória. No entanto, foi o estudo clássico de Crohn et al., em 1932, que forneceu detalhes dos achados clínicos e patológicos dessa doença inflamatória em adultos jovens.[10] Esse estudo clássico consubstanciou a descrição dessa condição inflamatória. Embora muitos termos diferentes (e algumas vezes errôneos) sejam empregados para descrever esse processo patológico, a doença de Crohn foi universalmente aceita com essa denominação.

### Incidência e epidemiologia

A doença de Crohn é a doença cirúrgica primária mais comum do intestino delgado. Sua incidência anual, crescente nos EUA, é de 3 a 20 casos por 100.000 indivíduos.[11] Os custos totais diretos e indiretos da doença de Crohn nos EUA foram estimados em mais de US$800 milhões quando são computadas as internações e as visitas ambulatoriais dos pacientes. A doença de Crohn acomete principalmente adultos jovens na segunda e terceira décadas de vida. No entanto, uma distribuição bimodal é aparente, ocorrendo um segundo pico menor de ocorrência na sexta década de vida. A doença de Crohn é mais comum em residentes urbanos, e embora os primeiros relatos tenham sugerido uma prevalência do sexo feminino um pouco maior, ambos os gêneros são igualmente afetados. O risco de desenvolvimento da doença de Crohn é duas vezes maior em fumantes do que em não fumantes. Vários estudos indicaram maior incidência da doença de Crohn em mulheres em uso de contraceptivos orais; entretanto, estudos mais recentes não mostraram diferença. Em todo o mundo, a doença de Crohn é relativamente rara em afro-americanos; porém, nos EUA, as taxas da doença em afro-americanos são semelhantes àquelas vistas em caucasianos. Certos grupos étnicos, particularmente os judeus asquenazes, apresentam incidência duas a quatro vezes maior de doença de Crohn do que os controles equiparados por idade e sexo. Os indivíduos nascidos durante os meses da primavera nos EUA (de abril a junho) têm maior probabilidade de desenvolver doença de Crohn; também parece haver um gradiente mundial norte-sul, e as populações em altas latitudes apresentam taxas de incidência mais elevadas do que as populações de baixas latitudes. É digno de nota que, dentro de uma geração, os migrantes que se deslocam de uma região de baixo risco para uma região de alto risco desenvolvem doença de Crohn em taxas semelhantes às dos indivíduos da região de alto risco. Há uma forte associação familiar, com o risco aumentado de desenvolvimento da doença em cerca de 30 vezes em irmãos, e em 14 a 15 vezes em todos os parentes em primeiro grau. Outras análises de apoio a um papel genético mostram uma taxa de concordância de apenas 4% de doença de Crohn em gêmeos dizigóticos, porém de 20 a 50% em gêmeos monozigóticos. Estudos mais recentes que avaliaram gêmeos com e sem doença de Crohn usaram técnicas genômicas e proteômicas avançadas para mostrar que a microflora intestinal e as alterações epigenéticas induzidas pelos fatores ambientais exercem um importante papel no desenvolvimento e na progressão da doença em indivíduos geneticamente suscetíveis.[12]

### Etiologia

A(s) causa(s) da doença de Crohn continua(m) desconhecida(s). Várias causas potenciais foram propostas; as mais prováveis são as causas infecciosas, imunológicas e genéticas. Outras possibilidades que atendem aos vários níveis de expectativa são fatores ambientais e dietéticos, tabagismo e fatores psicossociais. Embora esses últimos possam contribuir para o processo patológico geral, é improvável que representem a etiologia primária da doença de Crohn.

*Agentes infecciosos.* Apesar de terem sido propostos vários agentes infecciosos como causas potenciais da doença de Crohn, as infecções micobacterianas, particularmente por *Mycobacterium paratuberculosis* e por *E. coli* enteroaderente, são as duas causas que receberam mais atenção. A existência de micobactérias atípicas como causa da doença de Crohn foi proposta por Dalziel, em 1913. Estudos subsequentes com técnicas de reação em cadeia da polimerase (PCR) confirmaram a presença de micobactérias em amostras intestinais de pacientes com doença de Crohn. O transplante de tecidos de pacientes com doença de Crohn resultou em ileíte, mas a terapia antimicrobiana direcionada contra as micobactérias não foi eficaz para melhorar o processo patológico estabelecido. Cepas de *E. coli* enteroaderentes são muito abundantes em pacientes com doença de Crohn, em comparação com a população geral, com base na análise de PCR. Estudos mais recentes usaram hibridização fluorescente *in situ* para demonstrar os números aumentados de *E. coli* na lâmina própria de pacientes com doença de Crohn ativa, em comparação aos pacientes com a doença inativa. Além disso, um número elevado de *E. coli* foi associado a menor tempo precedendo a recidiva da doença.

*Fatores imunológicos.* As reações imunológicas humorais e mediadas por células direcionadas contra as células intestinais na doença de Crohn sugerem um fenômeno autoimune. O foco de atenção voltou-se ao papel das citocinas, como as interleucinas (IL)-l, IL-2, IL-8, e do fator de necrose tumoral α (TNF-α) como fatores contribuintes para a resposta inflamatória intestinal. O papel da resposta imunológica permanece controverso na doença de Crohn e pode representar um efeito do processo patológico, e não a verdadeira causa.

*Fatores genéticos.* Os fatores genéticos desempenham um papel importante na patogênese da doença de Crohn, porque o único maior risco de desenvolvimento da doença é ter um parente em primeiro grau com doença de Crohn. Vários estudos de associação genômica com sequenciamento foram realizados e identificaram mais de 200 alelos associados à doença de Crohn (Tabela 50.5). Os genes com as associações mais fortes e replicadas com mais frequência na doença de Crohn são *NOD2*, *MHC* e *MST1* 3p21. Os lócus presumíveis da doença intestinal inflamatória foram identificados nos cromossomos 16q, 5q, 19p, 7q e 3p. O gene mais importante no desenvolvimento da doença de Crohn é *NOD2*, que está associado à diminuição da expressão dos peptídios antimicrobianos pelas células de Paneth. A heterozigosidade de uma variante de *NOD2* confere um aumento de 2 a 4 vezes no risco de doença de Crohn, enquanto a homozigosidade confere um aumento de risco de 17 a 40 vezes. Além disso, *NOD2* é identificado como preditor genético de doença ileal, estenose ileal, fístula e cirurgia relacionada com a doença de Crohn.[12] Outro gene, *CARD15*, leva ao comprometimento da ativação do fator de transcrição nuclear *kappa* B (NF-κB) e também

**Tabela 50.5** Polimorfismos genéticos relacionados à doença de Crohn.

| Genes e o diagnóstico da doença de Crohn | |
|---|---|
| Genes relacionados aos receptores de reconhecimento de padrão inato | NOD2/CARD15, OCTN, TLR |
| Genes relacionados à homeostase da barreira epitelial | IBD5, DLG5 |
| Genes relacionados ao mimetismo e autofagia molecular | ATG16L1, IRGM, LRRK2 |
| Genes relacionados à diferenciação de linfócito | IL23R, STAT3 |
| Genes relacionado à resposta imune secundária e apoptose | MHC, HLA |
| **Genes e o prognóstico da doença de Crohn** | |
| Genes relacionados à idade de início da doença de Crohn | TNFRSF6B, CXCL9, IL23R, NOD2, ATG16L1, CNR1, IL10, MDR1, DLG5, IRGM |
| **Genes relacionados ao comportamento da doença de Crohn** | |
| Comportamento estenótico/estruturante | NOD2, TLR4, IL12B, CX3CR1, IL10, IL6 |
| Comportamento penetrante/fistulizante | NOD2, IRGM, TNF, HLADRB1, CDKAL1 |
| Comportamento inflamatório | HLA |
| Doença granulomatosa | TLR4/CARD15 |
| **Genes relacionados à localização da doença de Crohn** | |
| Gastrintestinal alta | NOD2, MIF |
| Ileal | IL10, CRP, NOD2, ZNF365, STAT3 |
| Ileocolônica | ATG16L1, TCF4 (TCF7L2) |
| Colônica | HLA, TLR4, TLR1, TLR2, TLR6 |
| **Outros genes relacionados à doença de Crohn** | |
| Genes relacionados com a atividade da doença de Crohn | HSP702, NOD2, PAI1, CNR1 |
| Genes relacionados com a cirurgia | NOD2, HLAG |
| Genes relacionados à displasia e câncer | FHIT |
| Genes relacionados às manifestações extraintestinais | CARD15, FcRL3, HLADRB103, HLAB27, HLA-B44, HLA-B35, TNFa-308A, TNF-1031C, STAT3 |
| **Farmacogenética na doença de Crohn** | CARD15, NAT, TPMT, MDR1, MIF, DLG5, TNF, LTA |

Adaptada de Tsianos EV, Katsanos KH, Tsianos VE. Role of genetics in the diagnosis and prognosis of Crohn's disease. *World J Gastroenterol*. 2012;18:105-118.

codifica especificamente para uma proteína expressa em monócitos, macrófagos, células dendríticas, células epiteliais e células de Paneth. *CARD15* também é útil para distinguir entre doença de Crohn e colite ulcerativa, pois está mais fortemente associado à doença de Crohn, em especial em pacientes com ancestralidade do norte europeu. O gene *FHIT*, localizado em 3 p14.2, foi identificado como um gene supressor tumoral e sugere-se que não apenas tenha um papel na patogênese da doença de Crohn, mas também no desenvolvimento e na progressão de cânceres relacionados com a doença. Uma complexa comunicação cruzada (*crosstalk*) celular e molecular ocorre entre os genes *NOD2/CARD15* e o gene autofágico *ATG16 L1*, que está associado a aumento sinergético na precocidade e na gravidade da doença. O perfil genético pode ser útil na seleção dos pacientes que podem se beneficiar com o tratamento intensificado com imunomoduladores e terapia anti-TNF, para assim diminuir a falta de resposta clínica.

Estudos mais recentes de sequenciamento de associação genômica ampla em gêmeos monozigóticos não mostraram diferenças reprodutíveis em pares de gêmeos, em comparação com as sequências de genoma completo e variantes específicas de tecido na mucosa intestinal diretamente afetada pela inflamação da doença de Crohn. Esses achados sugerem ser improvável que mutações somáticas tenham um impacto substancial sobre o desenvolvimento da doença, e uma simples herança mendeliana não pode ser responsável pelo padrão de ocorrência. Portanto, é provável que multiplas causas (p. ex., fatores ambientais) contribuam para a causa e patogênese dessa doença.

*Fatores ambientais.* Os países de baixo risco na Ásia que adotaram um estilo de vida mais ocidental notaram uma elevação significativa na incidência da doença de Crohn. O tabagismo é o maior fator ambiental isolado, com aumento de duas vezes no risco de doença de Crohn. Polimorfismos de nucleotídio único associados ao tabagismo aumentam o risco de doença de Crohn em fumantes, identificando uma disposição genética para o fator de risco ambiental.[13] Além disso, outros fatores que aumentam o risco de doença de Crohn incluem medicamentos (contraceptivos orais, ácido acetilsalicílico, anti-inflamatórios não esteroides [AINEs]), redução de fibras na dieta e maior ingestão de gordura. Ainda, a disbiose com diminuição de *Bacteroides* e *Firmicutes* intraluminais e o aumento de Gammaproteobacteria e Actinobacteria estão associados a maior risco. Especificamente, o aumento de *E. coli* invasiva aderente à mucosa, que sobrevive dentro dos macrófagos, induz a maior produção de TNF-α.[14] Vários estudos estão avaliando os benefícios terapêuticos da manipulação da microbiota.

## Patologia

Os locais mais comuns de ocorrência de doença de Crohn são o intestino delgado e o cólon. A localização do envolvimento patológico é definida biologicamente pela variação genética. Assim, um grande estudo multi-institucional propôs um modelo em três categorias para melhor caracterizar a doença intestinal inflamatória na doença de Crohn ileal, na doença de Crohn colônica e na colite ulcerativa. Essas categorias fornecem a estratificação de risco de complicações cirúrgicas e o escore de risco genético com base na localização.[15] O envolvimento ileal foi demonstrado com as mutações de *IL10*, *CRP*, *NOD2*, *ZNF365* e de *STAT3*; o envolvimento ileocolônico foi demonstrado com as mutações de *ATG16L1*, *TCF4* e *TCF7L2*, enquanto o envolvimento colônico foi associado às mutações de *HLA*, *TLR4*, *TLR1*, *TLR2* e *TLR6*. O envolvimento dos intestinos delgado e grosso foi observado em cerca de 55% dos pacientes. Trinta por cento dos pacientes apresentam apenas doença do intestino delgado e, em 15% a doença parece limitada ao intestino grosso. O processo patológico é descontínuo e segmentar. Em pacientes com doença colônica, o reto poupado é característico da doença de Crohn e ajuda a distingui-la da colite ulcerativa. Ocorrem envolvimentos perirretal e perianal em cerca de um terço dos pacientes com doença de Crohn, particularmente naqueles com envolvimento colônico. A doença de Crohn também pode envolver a boca, o esôfago, o estômago, o duodeno e o apêndice. O envolvimento desses locais pode acompanhar a doença nos intestinos delgado e grosso, mas apenas em raros casos essas localizações foram os únicos locais aparentes de acometimento.

*Características patológicas macroscópicas.* À exploração, notam-se alças intestinais espessas, de coloração rósea-acinzentada ou vermelho-púrpura escuro, com áreas de exsudato espesso cinza-esbranquiçado ou fibrose da serosa. Áreas do intestino doente, separadas por áreas de intestino de aparência macroscopicamente normal, chamadas *áreas salteadas*, são encontradas com frequência. Um achado surpreendente na doença de Crohn é a presença de extenso envoltório gorduroso, causado pelo crescimento circunferencial de gordura mesentérica ao redor da parede intestinal, também conhecida como gordura sinuosa ou *creeping fat* (Figura 50.16). À medida que a doença progride, a parede intestinal torna-se cada vez mais espessa, firme, borrachosa e quase incompressível (Figura 50.17). O intestino proximal não envolvido pode estar dilatado secundariamente à obstrução do segmento lesionado. Muitas vezes, os segmentos acometidos são aderentes às alças intestinais adjacentes ou a outras vísceras; as fístulas internas são comuns nessas áreas. Em geral, o mesentério do segmento afetado está espessado, e normalmente se notam linfonodos aumentados.

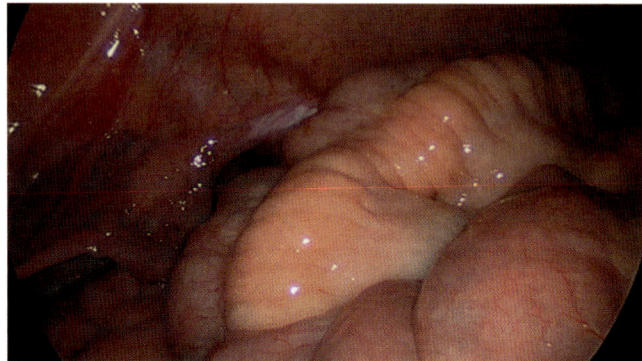

**Figura 50.16** Doença de Crohn com evidência de tecido fibroadiposo. Avaliação laparoscópica de extenso envoltório adiposo causado pelo crescimento circunferencial da gordura mesentérica ao redor da parede intestinal. (Cortesia do Dr. John Draus, University of Kentucky Medical Center, Lexington, KY.)

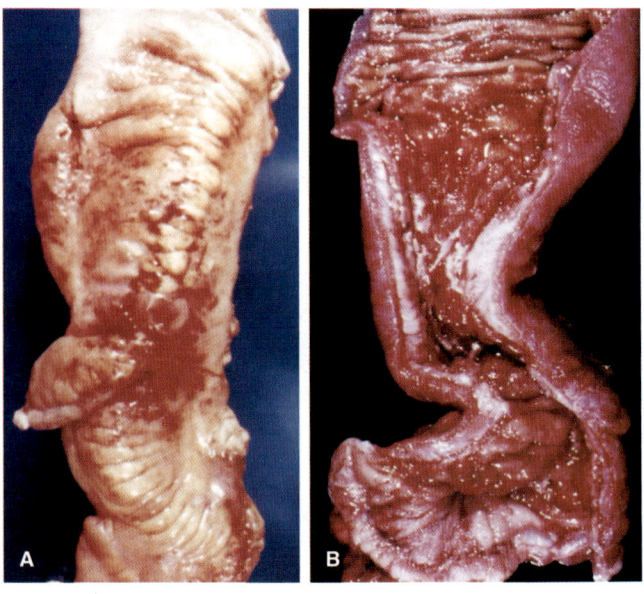

**Figura 50.17** Características patológicas macroscópicas da doença de Crohn. **A.** A superfície serosa demonstra um extenso envoltório de gordura e inflamação. **B.** A amostra ressecada demonstra fibrose acentuada da parede intestinal, estenose e inflamação segmentar da mucosa. (Cortesia da Dra. Mary R. Schwartz, Baylor College of Medicine, Houston, TX.)

À abertura do intestino, a lesão patológica macroscópica mais precoce é uma úlcera aftosa superficial observada na mucosa. Com a maior progressão da doença, a ulceração torna-se pronunciada e resulta em completa inflamação transmural. As úlceras são caracteristicamente lineares e podem coalescer para produzir seios transversais com ilhotas de mucosa normal interpostas, conferindo-lhes assim a característica aparência de paralelepípedo.

*Características microscópicas.* O edema da mucosa e da submucosa pode ser notado microscopicamente antes de qualquer modificação macroscópica. Um infiltrado inflamatório crônico aparece na mucosa e submucosa e estende-se transmuralmente. Essa reação inflamatória é caracterizada por edema extenso, hiperemia, linfangiectasia, intensa infiltração de células mononucleares e hiperplasia linfoide. As lesões histológicas características da doença de Crohn são os granulomas não caseosos com células gigantes de Langerhans. Os granulomas aparecem em fase mais tardia da doença e são encontrados na parede ou nos linfonodos regionais em 60 a 70% dos pacientes (Figura 50.18).

### Manifestações clínicas

A doença de Crohn pode ocorrer em qualquer idade, mas o paciente típico é o adulto jovem na segunda ou terceira décadas de vida. Em geral, o início da doença é insidioso, com um curso longo e prolongado. Caracteristicamente, ocorrem períodos sintomáticos de dor abdominal e diarreia, intercalados com períodos assintomáticos de duração variável. Com o tempo, os períodos sintomáticos tornam-se gradualmente mais frequentes, mais graves e mais longos. O sintoma mais comum da doença de Crohn é a diarreia crônica, seguida de dor abdominal intermitente e em cólica, notada geralmente na parte inferior do abdome. A dor, porém, pode ser

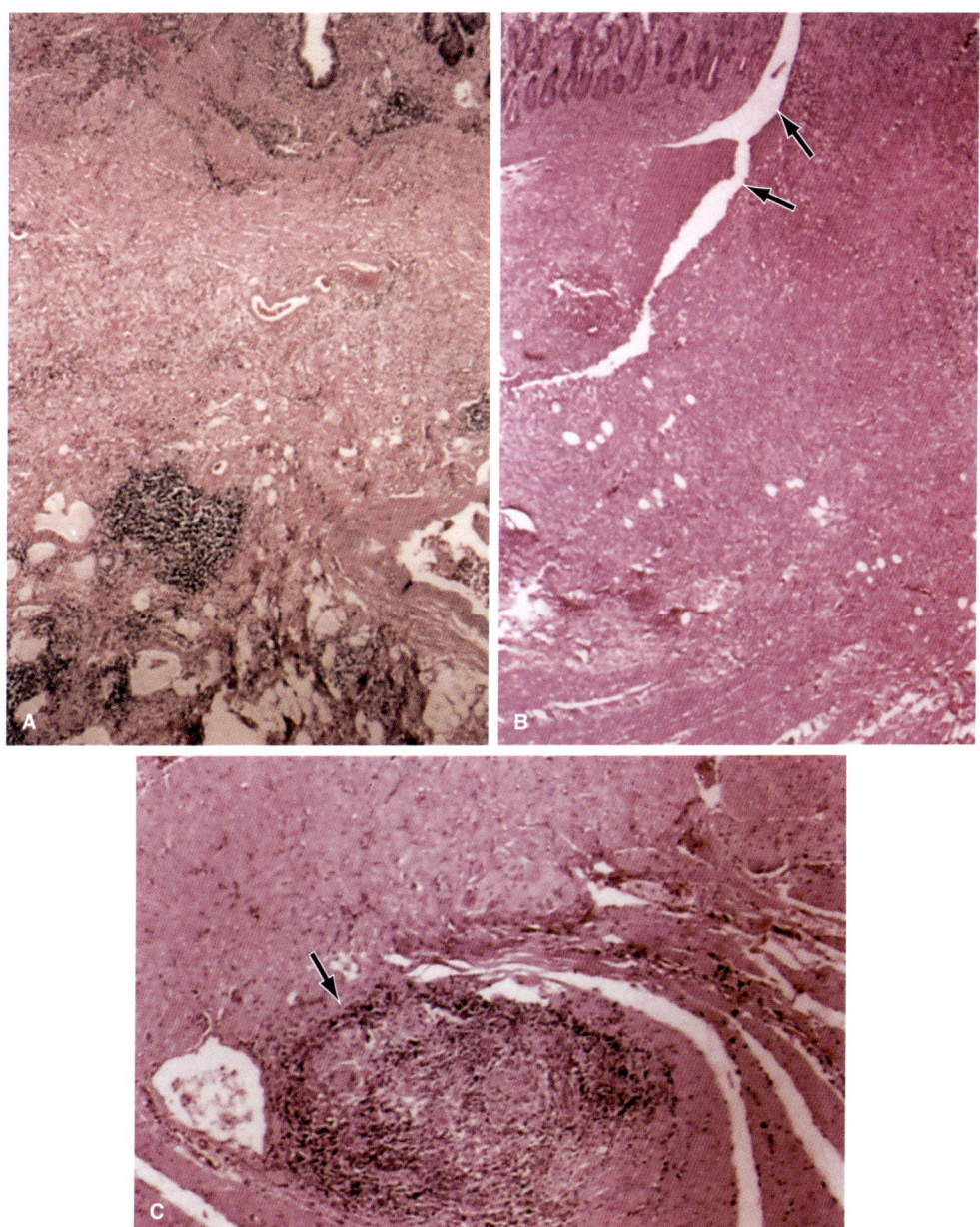

**Figura 50.18** Características microscópicas da doença de Crohn. **A.** Inflamação transmural. **B.** Úlcera fissurada (*setas*). **C.** Granuloma não caseoso localizado na camada muscular do intestino delgado (*seta*). (Cortesia da Dra. Mary R. Schwartz, Baylor College of Medicine, Houston, TX.)

mais intensa e localizada no quadrante inferior direito, podendo mimetizar os sinais e sintomas de apendicite aguda.[16] Em contraste com a colite ulcerativa, os pacientes com doença de Crohn geralmente apresentam menos movimentos intestinais, e as fezes raramente contêm muco, pus ou sangue. Os sintomas sistêmicos inespecíficos incluem febre baixa presente em cerca de um terço dos pacientes, perda ponderal, perda de força e mal-estar.

Clinicamente, a doença de Crohn costuma ser classificada com base na idade de início, comportamento e local de origem. A Classificação de Montreal (Tabela 50.6) divide todos os pacientes em categorias distintas com base no início dos sintomas (antes ou após os 40 anos), comportamento da doença (sem estenose/não penetrante, com estenose ou penetrante) e local da doença (íleo terminal, cólon, ileocólon, trato gastrintestinal superior). Essa classificação foi desenvolvida para fornecer um estadiamento reprodutível da doença e ajudar a predizer a remissão e a recidiva, assim como para direcionar a terapia. As principais complicações intestinais são a obstrução e a perfuração. A obstrução pode ocorrer como manifestação de uma exacerbação aguda da doença ativa ou como resultado de lesões crônicas fibrosantes, que, por fim, estreitam o lúmen do intestino, produzindo uma obstrução parcial ou quase completa. Nos pacientes com doença de Crohn, podem ocorrer perfurações livres na cavidade peritoneal, levando à peritonite generalizada, mas essa apresentação é rara. É mais comum a ocorrência de fístulas entre os locais de perfuração e os órgãos adjacentes, como as alças do intestino delgado e grosso, bexiga, vagina, estômago e, algumas vezes, a pele, normalmente no local de uma laparotomia prévia. Podem ocorrer abscessos localizados próximos aos locais de perfuração. Pacientes com colite de Crohn podem desenvolver megacólon tóxico e apresentar acentuada dilatação colônica, dor abdominal, febre e leucocitose. O sangramento é tipicamente indolente e crônico, mas algumas vezes pode ocorrer sangramento gastrintestinal maciço, particularmente na doença de Crohn duodenal associada à formação de úlcera crônica.

A doença de Crohn de longa duração predispõe ao câncer do intestino delgado e do cólon. Esses carcinomas normalmente aparecem nos locais da doença crônica e com mais frequência ocorrem no íleo em consequência de inflamação crônica da mucosa. A maioria é detectada apenas em estádios avançados, e o prognóstico é precário. Embora o risco relativo de câncer do intestino delgado na doença de Crohn seja de aproximadamente 100 vezes, o risco absoluto ainda é pequeno. Mais preocupante é o desenvolvimento de câncer colorretal em pacientes com envolvimento colônico e doença de longa duração. A displasia é uma lesão precursora presumível para o câncer associado à doença de Crohn. Para os pacientes com doença de Crohn de longa duração, o regime de vigilância colonoscópica agressivo deve ser o mesmo dos pacientes com colite ulcerativa extensa.[17] O adenocarcinoma do intestino delgado associado à doença de Crohn tem um comportamento agressivo e forte probabilidade de mucina extracelular. Em amostras cirúrgicas de pacientes com doença de Crohn, fístulas anais de aparência mucinosa e áreas ileais de adesão/retração devem sempre ser cuidadosamente examinadas por um patologista a fim de avaliar displasia ou malignidade.

O câncer extraintestinal, como o carcinoma de células escamosas da vulva e do canal anal e os linfomas de Hodgkin e não Hodgkin, podem ser mais frequentes em pacientes com doença de Crohn, especialmente naqueles tratados com imunomoduladores.

A doença perianal (fissura, fístula, estenose ou abscesso) é comum e ocorre em 25% dos pacientes com doença de Crohn limitada ao intestino delgado, em 41% dos pacientes com ileocolite e em 48% dos pacientes com envolvimento colônico isolado. A doença perianal pode ser a única característica de apresentação em 5% dos pacientes e preceder o início da doença intestinal em meses ou até anos. Deve-se suspeitar de doença de Crohn em qualquer paciente com múltiplas fístulas perianais crônicas.

As manifestações extraintestinais da doença de Crohn podem estar presentes em 30% dos pacientes. Os sintomas mais comuns são as lesões cutâneas (Figura 50.19), que incluem eritema nodoso e pioderma gangrenoso, artrite e artralgias, uveíte e irite, hepatite e pericolangite e estomatite aftosa. Além disso, podem ocorrer amiloidose, pancreatite e síndrome nefrótica nesses pacientes. Esses sintomas podem preceder, acompanhar ou aparecer independentemente da doença intestinal subjacente.

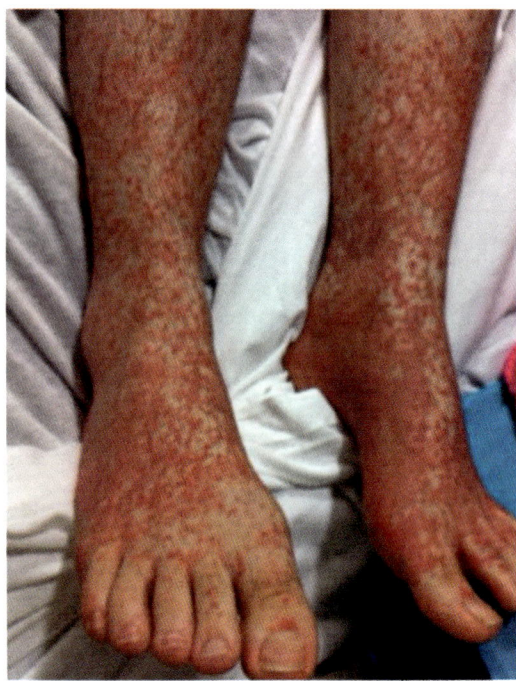

**Figura 50.19** Paciente com doença de Crohn com eritema nodoso. As apresentações extraintestinais mais comuns da doença de Crohn são as lesões cutâneas, que incluem eritema nodoso e pioderma gangrenoso.

| Tabela 50.6 Classificação de Montreal da doença de Crohn. | |
|---|---|
| Idade ao diagnóstico (anos) | A1: ≤ 16 |
| | A2: 17 a 40 |
| | A3: > 40 |
| Comportamento | B1: Sem formação de estenose/não penetrante |
| | B2: Formação de estenose |
| | B3: Penetrante |
| | P: Modificador da doença perianal (pode acrescentar-se a B1-3) |
| Localização | L1: Ileal |
| | L2: Colônica |
| | L3: Ileocolônica |
| | L4: Trato gastrintestinal superior isolado (pode acrescentar-se a L1-3) |

Adaptada de Spekhorst LM, Visschedijk MC, Alberts R, et al. Performance of the Montreal classification for inflammatory bowel diseases. *World J Gastroenterol.* 2014; 20:15374-15381.

## Diagnóstico

Um diagnóstico de doença de Crohn deve ser considerado em pacientes com episódios crônicos recorrentes de dor abdominal, diarreia e perda ponderal. Entretanto, não existe um único teste diagnóstico para a doença de Crohn; é necessária uma abordagem de múltiplas modalidades de exames laboratoriais, endoscopia, radiologia e patologia.

*Exames laboratoriais.* Os marcadores sorológicos podem ser úteis no diagnóstico da doença de Crohn. Em especial, o anticorpo anticitoplasma de neutrófilo perinuclear (e suas proteínas bactericidas/proteína de aumento da permeabilidade [BPI], lactoferrina, catepsina G e elastase), anticorpo anti-*Saccharomyces cerevisiae* (ASCA), porina da membrana externa da flagelina (anti-CBirl) e porina da membrana externa de *E. coli* (OmpC-IgG) podem predizer o desenvolvimento de doença intestinal inflamatória mesmo em pacientes supostamente em baixo risco de desenvolvimento da doença.[18] ASCA também é útil na diferenciação entre doença de Crohn e colite ulcerativa, além de exercer um papel na determinação dos pacientes que irão necessitar de cirurgia no futuro.

Os marcadores inflamatórios não invasivos, historicamente a proteína C reativa e a velocidade de hemossedimentação, foram usados para auxiliar no diagnóstico inicial, para descartar exacerbações, monitorar a resposta à terapia sistêmica e predizer a recidiva; porém, esses marcadores eram geralmente inespecíficos e, em grande parte, foram abandonados. A lactoferrina fecal e a proteína de ligação do ferro nos grânulos secretores de neutrófilos, bem como a calprotectina fecal, uma proteína com propriedades antimicrobianas liberada pelas células escamosas em resposta à inflamação, são marcadores inflamatórios específicos do intestino que mostraram resultados promissores para a detecção e a vigilância da doença de Crohn. Um estudo prospectivo mostrou que tanto os níveis de calprotectina como os de lactoferrina correlacionam-se bem com as imagens de enterografia por TC (ETC) da inflamação do intestino delgado (irregularidade da mucosa, hiperdensidade, estenose, dilatação pré-estenótica e hipervascularidade mesentérica [*i. e.*, sinal do pente]). Os níveis de calprotectina fecal superiores a 140 ng/m$\ell$ foram preditores de inflamação do intestino delgado com sensibilidade de 69% e especificidade de 82%. Da mesma maneira, a lactoferrina fecal (> 6 ng/m$\ell$) predisse a inflamação do intestino delgado com sensibilidade de 69% e especificidade de 79%. A calprotectina fecal está associada a níveis elevados de proteína C reativa e de velocidade de hemossedimentação, enquanto a lactoferrina fecal está associada apenas a níveis elevados de proteína C reativa. Juntos, esses achados identificam a calprotectina e a lactoferrina fecais como ferramentas de triagem úteis para detecção da doença de Crohn inicial do intestino delgado.[19]

*Radiologia.* A ETC ou a enterografia por ressonância magnética (ERM) são usadas geralmente como avaliação inicial da doença de Crohn para complementar a ileocolonoscopia direta. Estudos por imagem podem fornecer informações referentes à gravidade, extensão e foco, além de identificar complicações (p. ex., obstrução ou fístula). Além disso, esses estudos apoiam o planejamento cirúrgico e a avaliação da resposta à terapia médica.[20] Anteriormente, o enema de bário era usado para identificar as características da doença de Crohn. Por exemplo, longas extensões de estenose do íleo terminal (sinal do cordel de Kantor) podem estar presentes com a doença de longa duração (Figura 50.20). Padrões segmentares e irregulares de envolvimento intestinal podem ser observados; fístulas entre as alças intestinais e órgãos adjacentes podem ser aparentes (Figura 50.21).

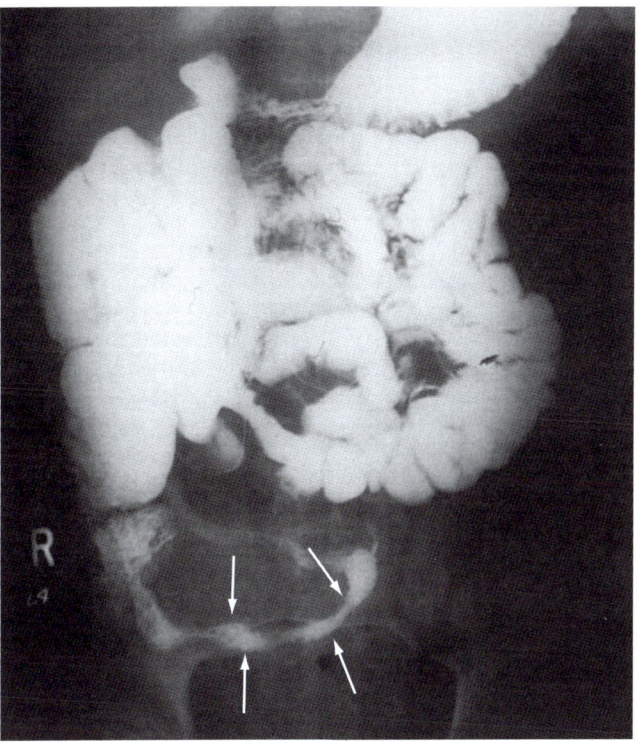

**Figura 50.20** Obstrução do intestino delgado secundária à doença de Crohn. Série do intestino delgado em um paciente com doença de Crohn demonstra um íleo distal estreitado (*setas*) secundário a inflamação crônica e fibrose. (Cortesia do Dr. Melvyn H. Schreiber, The University of Texas Medical Branch, Galveston, TX.)

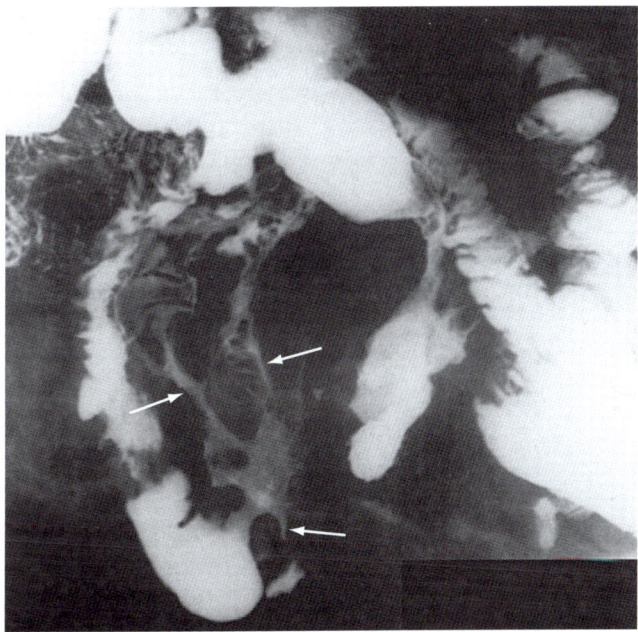

**Figura 50.21** Fístulas intra-abdominais na doença de Crohn. Múltiplos tratos fistulosos curtos comunicando-se entre as alças distais do íleo e o cólon proximal em um paciente com doença de Crohn (*setas*). (Cortesia do Dr. Melvyn H. Schreiber, The University of Texas Medical Branch, Galveston, TX. Adaptada de Evers BM, Townsend CM Jr, Thompson JC. Small intestine. In: Schwartz SI, ed. Principles of Surgery. 7th ed. New York: McGraw-Hill; 1999:1233.)

A ETC pode ser útil para demonstrar o acentuado espessamento transmural; também pode ajudar muito no diagnóstico de complicações extramurais da doença de Crohn, especialmente no quadro agudo (Figura 50.22). Tanto a ERM quanto a ETC são igualmente acuradas na avaliação da atividade patológica e no dano intestinal; porém, a ERM pode ser superior à ETC na detecção de estenoses intestinais e realce da parede ileal.[20] Estudos recentes sugerem a limitação do uso de ETC em pacientes com doença de Crohn de longa duração em virtude de sua significativa exposição à radiação e necessidade de numerosos exames durante o curso da doença. A ERM é um complemento útil para determinar estenoses intestinais, assim como fístulas e vias sinusais; porém, o custo relativamente alto, o tempo prolongado do exame e sua limitada disponibilidade podem impedir muitos pacientes de receber esse procedimento. A ultrassonografia tem valor limitado na avaliação de pacientes com doença de Crohn e, em especial, menor acurácia para detectar a doença proximal ao íleo terminal. Um estudo determinou que essa modalidade falhou em identificar a doença proximal ao íleo terminal em até 67% dos pacientes; no entanto, a ultrassonografia pode ser útil na avaliação de dor não diagnosticada no quadrante inferior direito.

**Endoscopia.** A ileocolonoscopia com biopsias do íleo terminal é o padrão ouro para o diagnóstico da doença de Crohn. Quando o cólon é acometido, sigmoidoscopia ou colonoscopia podem revelar características de úlceras aftosas com granularidade e mucosa circundante de aparência normal. A intubação da válvula ileocecal durante a colonoscopia possibilita o exame e a biopsia do íleo terminal, mas falha em avaliar outros segmentos do intestino delgado. Na doença mais progressiva e grave, as ulcerações envolvem progressivamente mais o lúmen intestinal, e pode ser difícil distinguir a doença de Crohn da colite ulcerativa. Entretanto, a presença de úlceras isoladas e o aspecto de paralelepípedo, assim como os segmentos descontínuos do intestino acometido, favorecem o diagnóstico de doença de Crohn. Dentre os avanços endoscópicos que permitem melhor avaliação do intestino delgado, encontram-se a enteroscopia com balão único, a enteroscopia com balão duplo e a enteroscopia espiral; a técnica mais bem estabelecida é a enteroscopia com balão duplo, que propicia maior intubação enteral (240 a 360 cm), em comparação com a enteroscopia por impulsão (90 a 150 cm) ou a ileocolonoscopia (50 a 80 cm). Dentre as limitações, estão as habilidades especializadas do examinador e o equipamento, tempos prolongados de procedimento e um risco de 1% de complicações (p. ex., pancreatite, perfuração ou sangramento). Depois de confirmado o diagnóstico, o Índice de Gravidade Endoscópica da Doença de Crohn (CDEIS, do inglês, *Crohn Disease Endoscopic Index of Severity*) ou o Escore Endoscópico Simples para Doença de Crohn (SES-CD, do inglês, *Simple Endoscopic Score for Crohn Disease*) são empregados para definir a extensão e a gravidade da doença.

Recentemente, a endoscopia com cápsula foi aprovada pela U.S. Food and Drug Administration (FDA), em 2001, e é útil no diagnóstico de anormalidades superficiais da mucosa. O critério usado com mais frequência para um achado anormal é a presença de três ou mais úlceras na ausência de uso de AINE. O uso dessa modalidade é limitado pela preocupação com a retenção da cápsula, definida como a presença da cápsula no tubo gastrintestinal por mais de 2 semanas, o que causa maior preocupação com os pacientes com doença de Crohn pelo risco significativamente mais alto de retenção (13%), em comparação com a população geral (1 a 2,5%). Entretanto, constatou-se que a endoscopia com cápsula é superior a qualquer outra modalidade na identificação de ulceração intestinal. A gravidade é medida com o uso do Índice de Atividade da Doença de Crohn por Endoscopia com Cápsula (CECDAI, do inglês, *Capsule Endoscopy Crohn Disease Activity Index*, ou escore Niv).[21] Mais estudos são necessários para proporcionar uma avaliação mais abrangente da doença de Crohn em todo o trato intestinal, uma vez que novas gerações de dispositivos de endoscopia com cápsula também propiciarão a visualização da mucosa colônica.

## Histologia

***Diagnóstico diferencial.*** O diagnóstico diferencial da doença de Crohn inclui causas específicas e inespecíficas de inflamação intestinal. A inflamação bacteriana (como a causada por *Salmonella* e *Shigella*), a tuberculose intestinal e as infecções por protozoários (como a amebíase) podem se apresentar como ileíte. No hospedeiro imunocomprometido, infecções raras, particularmente por micobactérias e citomegalovírus (CMV), tornaram-se mais comuns e podem causar ileíte. A ileíte distal aguda pode ser manifestação inicial da doença de Crohn, mas também pode não estar relacionada com a doença, como ao ser causada por um agente bacteriológico (p. ex., *Campylobacter*, *Yersinia*). A apresentação dos pacientes geralmente é semelhante à daqueles com apendicite aguda, com dor de início súbito no quadrante inferior direito, náuseas, vômito e febre. Essas entidades normalmente se resolvem espontaneamente e, quando identificadas durante uma cirurgia, nenhuma biopsia ou ressecção deve ser realizada.

Na maioria dos casos, a distinção entre doença de Crohn do cólon e a colite ulcerativa pode ser realizada de imediato; porém, em 5 a 10% dos pacientes, essa diferenciação pode ser difícil, se não impossível (Tabela 50.7). A colite ulcerativa quase sempre envolve o reto com maior gravidade, com diminuição da inflamação do reto para a área ileocólica. Em contraste, a doença de Crohn pode ser mais grave no lado direito do cólon do que no esquerdo, e às vezes o reto é poupado. A colite ulcerativa também mostra comprometimento contínuo do reto até os segmentos proximais, enquanto a doença de Crohn é segmentar. Embora a colite ulcerativa envolva a mucosa do intestino grosso, ela não se estende profundamente na parede intestinal como a doença de Crohn. Sangramento é o sintoma mais comum da colite ulcerativa. O acometimento perianal e as fístulas retovaginais são raras na colite

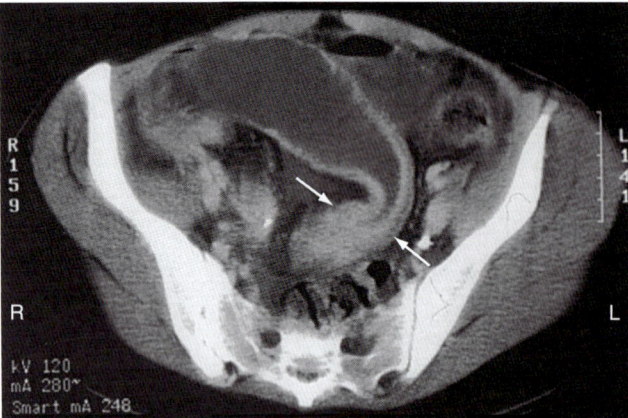

**Figura 50.22** Obstrução mecânica do intestino delgado secundária a doença estruturante crônica. Enterografia por tomografia computadorizada de um paciente com doença de Crohn demonstra acentuado espessamento do intestino (*setas*) com obstrução parcial de alto grau do intestino delgado e intestino proximal dilatado. (Cortesia do Dr. Melvyn H. Schreiber, The University of Texas Medical Branch, Galveston, TX. Adaptada de Evers BM, Townsend CM Jr, Thompson JC. Small intestine. In: Schwartz SI, ed. *Principles of Surgery*. 7th ed. New York: McGraw-Hill; 1999:1233.)

### Tabela 50.7 Diagnóstico de colite de Crohn *versus* colite ulcerativa.

| Parâmetro | Colite de crohn | Colite ulcerativa |
|---|---|---|
| **Sinais e sintomas** | | |
| Diarreia | Comum | Comum |
| Sangramento retal | Menos comum | Quase sempre |
| Dor abdominal (cólicas) | Moderada a grave | Leve a moderada |
| Massa palpável | Às vezes | Não (a menos que haja um grande câncer) |
| Queixas anais | Frequentes (> 50%) | Infrequentes (< 20%) |
| **Achados radiológicos** | | |
| Doença ileal | Comum | Rara (ileíte por marola) |
| Nodularidade, flocosidade | Não | Sim |
| Distribuição | Lesões em salto | Reto que se estende para cima e continuamente |
| Úlceras | Lineares, em paralelepípedo, fissuras | Em botão de colarinho |
| Dilatação tóxica | Rara | Incomum |
| **Achados proctoscópicos** | | |
| Fissura anal, fístula, abscesso | Comum | Raros |
| Preservação retal | Comum (50%) | Raro (5%) |
| Mucosa granular | Não | Sim |
| Ulceração | Lineares, profundas, esparsas | Superficiais, universais |

Adaptada de Waugh N, Cummins E, Royle P, et al. Faecal calprotectin testing for differentiating amongst inflammatory and non-inflammatory bowel diseases: systematic review and economic evaluation. Southampton, UK: NIHR Journals Library; 2013 Nov. (Health Technology Assessment, No. 17.55. Appendix 1, Comparison of ulcerative colitis, Crohn's disease, irritable bowel syndrome and coeliac disease).

ulcerativa, porém são mais comuns na doença de Crohn. Outras características endoscópicas da doença de Crohn são as lesões em salto, o envolvimento assimétrico do intestino e a aparência de paralelepípedo, que resulta das ulcerações interpostas nas ilhotas da mucosa edematosa.

### Tratamento

***Terapia médica.*** Não há cura para a doença de Crohn. Portanto, as terapias são direcionadas à indução e manutenção da remissão livre de esteroides, assim como à prevenção das exacerbações agudas ou de complicações da doença. No entanto, é importante notar que a cicatrização endoscópica surgiu como o objetivo terapêutico em virtude da precária associação da inflamação com os sintomas.[14] A cirurgia é defendida para as lesões neoplásicas e pré-neoplásicas, estenoses obstrutivas, complicações supurativas ou doença clinicamente intratável. A analgesia narcótica deve ser evitada, exceto durante o período perioperatório, em decorrência do potencial para tolerância e abuso no quadro de doença crônica. Os fármacos que mostraram eficácia na indução ou na manutenção da remissão da doença de Crohn incluem os aminossalicilatos, como a sulfassalazina e a mesalazina; os corticosteroides, antagonistas do TNF, como o infliximabe, o adalimumabe e o certolizumabe; os agentes imunossupressores, como a azatioprina (AZT), a 6-mercaptopurina (6-MP), o metotrexato (MTX), os antibióticos e o tacrolimo (FK-506); as moléculas antiadesão, como o vedolizumabe, o etrolizumabe e o natalizumabe; o inibidor de interleucina ustequinumabe e os antibióticos. O aumento recente do uso de imunomoduladores e de agentes biológicos reduziu significativamente as taxas de cirurgia. O alvo principal do tratamento médico é a redução do Índice de Atividade da Doença de Crohn (CDAI, do inglês, *Crohn Disease Activity Index*), que emprega oito principais fatores clínicos para avaliar a gravidade da doença (Boxe 50.4). A remissão clínica é alcançada quando o CDAI está abaixo de 150, e a resposta clínica à terapia ocorre com uma queda de 100 pontos.[22]

Um escore entre 150 e 220 é considerado doença leve a moderada, e o acompanhamento pode ser feito por visitas ambulatoriais do paciente; um escore entre 220 e 450 é considerado doença moderada a grave e ocorre após falha da terapia de primeira linha; um escore acima de 450 é considerado doença grave fulminante, com falha da terapia médica e complicações de obstrução, peritonite e abscesso. Outras terapias inovadoras, como MadCAM-1 (inibidor [molécula de adesão celular adressina 1 da mucosa]), tofacitinibe (inibidor da via JAK3), mongersen (inibidor de SMAD7) e ozanimode (inibidor de S1 P1), são todos estudos clínicos atualmente em fase II/III.

**Aminossalicilatos.** A sulfassalazina (azulfidina) é um aminossalicilato cujo princípio ativo é o ácido 5-aminossalicílico. Embora um benefício claro tenha sido observado em pacientes

### Boxe 50.4 Índice de atividade da doença de Crohn (CDAI).

Número de fezes líquidas ou amolecidas (a cada dia por 7 dias)
Dor abdominal, soma de 7 avaliações diárias (0 = nenhuma, 1 = leve, 2 = moderada, 3 = intensa)
Bem-estar geral, soma de 7 avaliações diárias (0 = geralmente bem, 1 = ligeiramente abaixo da paridade, 2 = precário, 3 = muito precário, 4 = terrível)
Número de complicações listadas (artrite ou artralgia, irite, uveíte, eritema nodoso ou pioderma gangrenoso, estomatite aftosa, fissura anal, fístula ou abscesso, febre acima de 37,8°C)
Uso de difenoxilato ou loperamida para diarreia (0 = nenhum, 1 = ano)
Massa abdominal (0 = nenhuma, 2 = questionável, 5 = definitiva)
Hematócrito (homens > 47%, ou mulheres > 42%)
Peso corporal (1 − peso/peso padrão) × 100 (adicionar ou subtrair de acordo com o sinal)

Adaptado de Sandborn WJ, Feagan BG, Hanauer SB, et al. A review of activity indices and efficacy endpoints for clinical trials of medical therapy in adults with Crohn's disease. *Gastroenterology*. 2002; 122:512-530.

com envolvimento colônico, a eficácia de sulfassalazina apenas no tratamento da doença de Crohn do intestino delgado é controversa e seu uso em terapia de manutenção caiu em desuso. A mesalazina, que também é um aminossalicilato, proporciona a liberação lenta do ácido 5-aminossalicílico com passagem através do intestino delgado e do cólon. Estudos clínicos demonstraram a eficácia da mesalazina na dosagem de 4 g/dia sem aumentar seus efeitos colaterais.

Entretanto, 1% dos pacientes desenvolve nefrite intersticial, e é necessária a avaliação periódica da função renal. Se a remissão for alcançada por indução da mesalazina, então o medicamento deverá ser continuado para manutenção da remissão.[11]

Estudos estão sendo conduzidos para avaliar a eficácia de doses mais altas de mesalazina, com o intuito de determinar sua utilidade contínua como terapia adequada de primeira linha.

**Corticosteroides.** Os esteroides têm ação rápida e eficaz na indução da remissão, mas não são a terapia de manutenção ideal. A budesonida, um corticosteroide, tem alto metabolismo hepático de primeira passagem, o que permite a liberação direcionada para o intestino ao mesmo tempo que atenua os efeitos sistêmicos da terapia esteroide. A liberação ileal controlada da budesonida (9 mg/dia) é eficaz quando a doença ativa está confinada ao íleo ou ao cólon direito, e demonstrou ser mais eficaz do que o placebo ou a mesalazina.[23] Em virtude de uma resposta relativamente boa e de sua relativa segurança, a budesonida é recomendada como o tratamento primário preferido, em vez da mesalazina, para os pacientes com doença de Crohn leve a moderadamente ativa com doença ileal localizada.

Um corticosteroide alternativo, a prednisona, pode ser benéfica na doença de Crohn moderada a grave. A prednisona não é ideal para a terapia de manutenção, visto que mais de 50% dos pacientes, particularmente tabagistas, tratados com corticosteroides tornaram-se "dependentes de esteroides" e o tratamento crônico está associado a osteoporose e a taxas aumentadas de recidiva da doença de Crohn.[11] Pacientes com doença moderada a grave devem ser tratados com prednisona em alta dose (40 a 60 mg/dia) até a resolução dos sintomas e a retomada do ganho de peso. Os corticosteroides parenterais são indicados para os pacientes com doença grave depois de excluída a presença de um abscesso. Os esteroides devem ser gradualmente reduzidos após o paciente apresentar melhoras clínicas. Atualmente, não existem padrões de redução gradual do corticosteroide, mas geralmente as doses são reduzidas em 5 a 10 mg/semana até 20 mg, e então em 2,5 a 5 mg/semana até a cessação. A absorciometria radiológica de dupla energia, a suplementação de cálcio e de vitamina D, bem como a consideração da terapia com bifosfonato, são justificadas depois de iniciada a terapia com corticosteroide, para identificar a densidade óssea basal a fim de prevenir a perda da densidade mineral óssea induzida por esteroide.

**Antibióticos.** Constatou-se que certos antibióticos são eficazes como terapia primária da doença de Crohn. Resultados promissores foram relatados inicialmente com o uso de metronidazol, porém estudos posteriores determinaram que ele não era mais eficaz que o placebo para induzir a remissão. Outros antibióticos também utilizados com sucesso variável são ciprofloxacino, rifamixina, clofazimina, etambutol, isoniazida e rifabutina. A antibioticoterapia tem um claro papel nas complicações sépticas associadas à doença de Crohn e é benéfica na doença perianal.[11] O mecanismo de ação dos antibióticos na doença de Crohn não é claro, e os efeitos colaterais impedem seu uso a longo prazo. Portanto, os antibióticos podem ter um papel adjuvante no tratamento da doença de Crohn e, em pacientes selecionados, podem ser úteis no tratamento de doença perianal, fístulas enterocutâneas ou doença colônica ativa, mas não devem ser usados em terapia de manutenção ou para induzir a remissão.

**Agentes imunossupressores.** Os agentes imunossupressores AZT, 6-MP e MTX são eficazes na terapia de manutenção e tratamento da doença de Crohn moderada a grave. AZT e 6-MP são eficazes na manutenção da remissão induzida por esteroide, e o MTX IV semanalmente é eficaz tanto para a indução da remissão quanto para a terapia de manutenção.[11] Em virtude do lento início de ação dos agentes imunossupressores e para prevenir a dor e o edema, os esteroides são necessários para a indução da remissão e são continuados até se completar a transição para agentes imunossupressores. Apesar de sua potencial toxicidade, esses fármacos se comprovaram relativamente seguros em pacientes com doença de Crohn. Os efeitos colaterais mais comuns são pancreatite, hepatite, febre e erupção cutânea. As complicações mais desconcertantes dos imunossupressores incluem doença hepática crônica, supressão da medula óssea e potencial para transformação maligna. Nenhum estudo controlado prospectivo avaliou a escalação da dose ou o início da terapia com o uso desses fármacos. Os polimorfismos genéticos para tiopurina metiltransferase (TPMT), que é a principal enzima a metabolizar AZT e 6-MP, foram identificados e seu uso sugerido para regular a terapia, de acordo com a medição de seus metabólitos (nucleotídios de 6-tioguanina). Pacientes com atividade deficiente da TPMT estão em risco significativamente maior de supressão fatal da medula óssea. Estudos anteriores relataram grave mielossupressão em pacientes portadores de TPMT do tipo selvagem (*wild*) ou em heterozigotos portadores de variantes alélicas de TPMT; esses achados sugerem que os testes do genótipo TPMT possam ser uma ferramenta segura de triagem para determinar quais pacientes podem ter predisposição genética para resultados adversos. O MTX também tem efeitos colaterais de hepatotoxicidade e pode causar mielossupressão, e não deve ser usado em mulheres grávidas.

Outros agentes imunossupressores usados com alguma eficácia são ciclosporina e FK-506. FK-506 inibe a produção de IL-2 por células T-*helper* e constatou-se que é eficaz para a melhora, mas não para a remissão, da fístula, em pacientes com doença de Crohn perianal. Esses dois agentes são usados em pacientes com doença grave que não respondem aos esteroides intravenosos. Descobriu-se que a ciclosporina em baixa dose não é eficaz; porém, em estudos não controlados, FK-506 demonstrou algum benefício em pacientes com doença refratária a esteroides.

**Terapia anti-TNF.** A introdução da terapia anti-TNF para a doença de Crohn foi considerada um avanço no tratamento médico. O primeiro agente anti-TNF introduzido foi o infliximabe, um anticorpo monoclonal quimérico para TNF-α. O infliximabe é eficaz e seguro como monoterapia no tratamento da doença de Crohn moderada a grave, bem como um agente eficaz tanto para a indução quanto para a manutenção da remissão. Diversos estudos demonstraram que o tratamento com infliximabe resulta em fechamento de fístula perineal em aproximadamente dois terços dos pacientes. Apesar de altamente eficaz em certos pacientes com doença de Crohn com doença penetrante e extraintestinal, nem todo paciente responde ao infliximabe. Outros antagonistas do TNF aprovados pela FDA incluem o adalimumabe (anticorpo monoclonal IgG1 humanizado), um agente eficaz de manutenção que pode ser autoadministrado, e certolizumabe (fragmento de anticorpo humanizado), ideal para mulheres grávidas e em aleitamento, por estar ligado a um princípio ativo do polietilenoglicol, além de não atravessar a placenta e nem ser excretado no leite materno. Os perfis de segurança desses três medicamentos anti-TNF são semelhantes. Há um grande risco de reativação de tuberculose, infecções oportunistas fúngicas invasivas e outras, lesões desmielinizantes do sistema nervoso central, ativação de esclerose múltipla latente, exacerbação de insuficiência cardíaca congestiva e preocupações com aumento do risco de melanoma. Os pacientes que desenvolvem edema e rubor enquanto recebem agentes anti-TNF necessitam de medições das concentrações séricas do fármaco, bem como dos anticorpos antifármacos (anticorpos que se ligam a locais competitivos e não competitivos para inibir a função do fármaco). Os níveis medidos indicariam a necessidade de aumentar a dosagem (se a concentração do fármaco e os anticorpos forem baixos), de mudar para outro agente anti-TNF (anticorpos antifármaco elevados) ou mudar para outra classe de fármaco (concentração normal do fármaco). Pelo potencial de imunogenicidade dos anticorpos monoclonais, a combinação de um agente anti-TNF e um imunossupressor produz níveis ideais de fármacos e baixos anticorpos antifármaco.[11]

**Novas terapias.** Outros agentes terapêuticos para a doença de Crohn são os inibidores da movimentação do leucócito, os inibidores de IL e os anticorpos para molécula antiadesão. Esses agentes são usados geralmente quando a terapia anti-TNF falha ou o paciente é intolerante à terapia. Natalizumabe, um anticorpo monoclonal humanizado recombinante contra $\alpha_4$-integrina, mostrou eficácia na indução e manutenção da remissão em pacientes com doença de Crohn ativa. Esse agente foi retirado do mercado depois que vários pacientes desenvolveram leucoencefalopatia multifocal progressiva, mas posteriormente voltou a ser comercializado para a doença de Crohn refratária e aprovado para uso em 2008. Da mesma maneira, o vedolizumabe é um anticorpo monoclonal humanizado que se liga especificamente à $\alpha_4\beta_7$-integrina e bloqueia sua interação com MadCAM-1; essa ação inibe a translocação de linfócitos T de memória para o interior dos tecidos parenquimatosos gastrintestinais inflamados. Vedolizumabe pode ser usado para indução da remissão, mas seu início de ação é muito lento. Como MadCAM-1 é expresso de preferência nos vasos sanguíneos no trato gastrintestinal, o vedolizumabe é mais específico do intestino e, portanto, uma forma mais direcionada de imunossupressão. Além disso, o vedolizumabe impede a inflamação da mucosa gastrintestinal ou transmural sem os efeitos colaterais neurológicos inespecíficos observados em inibidores menos seletivos da $\alpha_4$-integrina, como o natalizumabe. O vedolizumabe foi aprovado para uso em 2014 em pacientes com má resposta aos agentes anti-TNF ou aos imunossupressores.[14] Ustequinumabe é um anticorpo monoclonal IgG1 humanizado, que inibe IL-12/IL-23, direcionado contra a subunidade p40 compartilhada. Em dois grandes estudos, esse fármaco mostrou eficácia na doença de Crohn grave refratária às anti-TNF com eficácia semelhante. Ustequinumabe foi aprovado para uso em 2016.[11] Também estão sendo avaliados os compostos que bloqueiam certas vias de sinalização (p. ex., NF-κB, proteínas quinases ativadas por mitógeno e receptor γ ativado por proliferadores de peroxissoma) em estudos limitados. Alguns compostos mostraram melhora clínica, mas os resultados são variáveis, e esses agentes ainda estão em desenvolvimento.

**Terapia nutricional.** A terapia nutricional em pacientes com doença de Crohn tem sido usada com sucesso variável. O uso de dietas elementares quimicamente definidas mostrou, em alguns estudos, a capacidade de reduzir a atividade patológica, particularmente em pacientes com doença localizada no intestino delgado, e também são capazes de reduzir as toxicidades induzidas por corticosteroides. As dietas poliméricas líquidas podem ser tão eficazes quanto as alimentações elementares e são mais aceitáveis para os pacientes. Com poucas exceções, as dietas elementares padrões não foram eficazes na prevenção da recidiva da doença de Crohn. A nutrição parenteral total (NPT) também se mostrou útil em pacientes com doença de Crohn ativa; porém, as taxas de complicações excederam as da nutrição enteral. Embora o papel primário da terapia nutricional seja questionável em pacientes com doença intestinal inflamatória, há claramente um papel secundário da suplementação nutricional na reposição das reservas nutricionais depletadas, possibilitando a síntese proteica e a cicatrização intestinal, bem como o preparo dos pacientes para cirurgia.

**Cessação do tabagismo.** Embora seja difícil provar as implicações do abuso de tabaco como fator causador do desenvolvimento da doença de Crohn, o tabagismo claramente afeta o curso da doença. O tabagismo está associado ao início bimodal tardio da doença e mostrou que aumenta a incidência de recidiva e falha da terapia de manutenção. Também parece estar associado à gravidade da doença em uma relação dose-resposta linear. Portanto, a cessação do tabagismo é um componente importante da terapia médica.

**Tratamento cirúrgico.** Embora o tratamento médico seja indicado durante as exacerbações agudas da doença, a maioria dos pacientes com doença de Crohn crônica necessitará de cirurgia, em algum momento, durante o curso da doença. Os objetivos são preservar o comprimento do intestino, minimizando ao mesmo tempo as complicações pós-operatórias e a recidiva da doença. Aproximadamente 70% dos pacientes exigirão ressecção cirúrgica 15 anos após o diagnóstico. As indicações para cirurgia incluem falha do tratamento médico, obstrução intestinal, formação de fístula ou abscesso, dependência de esteroides, displasia ou malignidade. A maioria dos pacientes pode ser tratada por cirurgia eletiva, especialmente com a melhora do tratamento médico na década passada. Entretanto, pacientes com perfuração intestinal, peritonite, sangramento excessivo ou megacólon tóxico requerem cirurgia urgente.[24] Crianças com doença de Crohn e sintomas sistêmicos resultantes, como a dificuldade em se desenvolver, podem se beneficiar da ressecção. As complicações extraintestinais da doença de Crohn, embora não sejam indicações primárias para cirurgia, geralmente cedem após a ressecção do intestino acometido; as exceções são que os problemas podem continuar com espondilite anquilosante e complicações hepáticas.

O objetivo da cirurgia para doença de Crohn mudou de uma cirurgia radical para um procedimento que alcança as margens livres de inflamação com mínima cirurgia, a fim de remover apenas o tecido macroscopicamente inflamado ou aumentar o diâmetro do lúmen intestinal (i. e., dilatação ou estrituroplastia). Mesmo que as áreas adjacentes do intestino estejam claramente acometidas pela doença, elas devem ser ignoradas. A doença com formação de fístula raramente requer intervenção cirúrgica, a não ser que a fístula envolva a bexiga, a vagina ou a pele. A ressecção intestinal com fistulotomia pode ser necessária. Na história inicial da terapia cirúrgica para a doença de Crohn, a tendência dos cirurgiões era realizar ressecções mais amplas, na esperança de cura ou de remissão significativa. No entanto, as amplas ressecções recorrentes não resultaram em cura nem em maior incidência de remissões e levaram à síndrome do intestino curto, uma devastadora complicação cirúrgica. As criossecções para determinar a doença microscópica não são confiáveis e devem ser realizadas apenas quando se suspeita de doença maligna. Deve-se ressaltar que o tratamento cirúrgico de uma complicação precisa ser limitado ao segmento intestinal acometido pela complicação, e não devem ser feitas tentativas para ressecar mais intestino, mesmo que a doença macroscópica esteja evidente. No entanto, muitas vezes após a remoção de um segmento doente, pode ocorrer recidiva endoscópica em até 70 a 90% dentro de 1 ano após a cirurgia em pacientes com doença de Crohn.[24]

A cirurgia laparoscópica para os pacientes com doença de Crohn foi determinada como segura e viável em pacientes selecionados de maneira apropriada, por exemplo, aqueles com abscessos localizados, fístulas intra-abdominais simples, doença perianastomótica recorrente e doença limitada ao íleo distal. Um grande estudo comparativo, avaliando a colectomia laparoscópica para a colite de Crohn, determinou que o grupo de laparoscopia teve um tempo operatório médio significativamente menor, o retorno precoce da função intestinal e menor tempo de internação.[25] Diversos estudos clínicos randomizados verificaram que a cirurgia laparoscópica está associada à recuperação mais rápida da função intestinal e a menor tempo de internação; é importante notar que a taxa de recidiva da doença é semelhante quando comparada aos procedimentos abertos. Estudos controlados randomizados, com seguimentos a longo prazo, demonstraram que os pacientes submetidos à ressecção ileocolônica laparoscópica para a doença de Crohn melhoraram a imagem corporal e a satisfação com a cosmética da cirurgia, e foi menor a incidência de hérnia incisional, em comparação com o grupo de cirurgia aberta. O potencial para recuperação precoce após a ressecção laparoscópica estimulou o interesse em estender o papel da ressecção cirúrgica para induzir a remissão; o estudo LIR!C é um estudo multicêntrico randomizado que constatou que a ressecção laparoscópica de doença ileocecal não complicada (íleo terminal < 40 cm), na qual o tratamento com esteroide falhou, pode ser uma alternativa à terapia anti-TNF.[26]

Outra decisão cirúrgica difícil e importante na doença de Crohn envolve a realização de uma anastomose primária *versus* formação de ostomia inicial com reconstrução retardada. Os pacientes com doença de Crohn geralmente são desnutridos, e recebem terapia imunossupressora intensiva, ou apresentam um elemento de sepse intra-abdominal. Em geral, princípios cirúrgicos padrões devem direcionar essa decisão. Os pacientes com nutrição adequada e sepse intra-abdominal mínima podem ser submetidos com segurança à anastomose primária na cirurgia inicial, ao passo que os pacientes desnutridos e sépticos são mais bem servidos por *bypass* intestinal, se possível. Embora se deva ter cuidado na realização de uma anastomose no quadro de imunossupressão de alta dose, estudos de grande porte confirmaram que a cirurgia é segura para os pacientes com doença de Crohn enquanto estão recebendo infliximabe perioperatório ou terapia imunossupressora. No que diz respeito à técnica anastomótica, vários estudos sugerem que a criação de uma anastomose mais ampla com anastomose terminoterminal funcional grampeada pode diminuir a estase fecal e o subsequente supercrescimento bacteriano, que estão implicados na recidiva anastomótica na doença de Crohn. Entretanto, um estudo controlado randomizado comparando a anastomose laterolateral *versus* anastomose terminoterminal determinou que não havia diferença nas taxas de complicação geral, nas taxas de extravasamento anastomótico ou nas taxas de recidiva sintomática, apenas com um ligeiro aumento na recidiva endoscópica observada no grupo de anastomose terminoterminal (43% *vs.* 38%). Além disso, uma nova anastomose antimesentérica funcional terminoterminal, suturada à mão (conhecida como anastomose Kono-S), foi criada para minimizar a reestenose anastomótica na doença de Crohn. Foi demonstrado que essa técnica apresenta uma taxa significativamente menor de estenose e de recidiva, em comparação com a anastomose terminoterminal convencional. Embora outros estudos controlados randomizados sejam necessários, esses achados demonstram uma nova abordagem cirúrgica promissora que pode diminuir a necessidade de terapia biológica adicional.[27]

## Problemas específicos

*Ileíte aguda (sem estenose, sem penetração).* Os pacientes podem se apresentar com dor abdominal aguda, localizada no quadrante inferior direito, e sinais e sintomas compatíveis com diagnóstico de apendicite aguda. Na exploração, constata-se que o apêndice é normal, mas o íleo terminal está edemaciado e extremamente avermelhado, com mesentério espesso e linfonodos aumentados. Essa condição, conhecida como *ileíte aguda*, é uma doença autolimitada. A ileíte aguda pode ser manifestação precoce da doença de Crohn, porém, com mais frequência, não está relacionada com essa patologia. Agentes bacteriológicos como *Campylobacter* ou *Yersinia* podem causar ileíte aguda. A ressecção intestinal não deve ser realizada. Embora, no passado, o tratamento do apêndice tenha sido controverso, está claro agora que, na ausência de envolvimento inflamatório agudo do apêndice ou do ceco, a apendicectomia deve ser realizada. Isso elimina o apêndice como uma fonte de dor abdominal no futuro.

*Doença estenosante.* A obstrução intestinal é a indicação mais comum de terapia cirúrgica nos pacientes com doença de Crohn. A obstrução nesses pacientes muitas vezes é parcial, e o tratamento não cirúrgico é indicado inicialmente. O sucesso do tratamento não cirúrgico geralmente pode ser previsto com base na cronicidade dos sintomas no local afetado. Em pacientes nos quais é difícil determinar se o local da obstrução é causado por uma exacerbação aguda ou por um segmento com estenose crônica, os níveis de lactoferrina e calprotectina fecais podem ajudar a identificar a inflamação aguda, enquanto certos marcadores genéticos (p. ex., *NOD2, TLR4, CX-3CR1*) podem predizer o sucesso potencial da terapia medicamentosa. No caso de um segmento com estenose crônica, a terapia medicamentosa raramente é eficaz. A intervenção cirúrgica é necessária para os pacientes com obstrução completa, e obstrução parcial cuja condição não se resolve com o tratamento conservador. O tratamento de escolha da obstrução intestinal em pacientes com doença de Crohn é a ressecção do segmento envolvido com reanastomose primária. Isso pode envolver a ressecção segmentar e a anastomose primária de um pequeno segmento do íleo ou uma ressecção ileocecal, se o íleo e o ceco forem acometidos (Figura 50.23).

Em pacientes selecionados com obstrução causada por estenoses (únicas ou múltiplas), uma opção é a realização de estricturoplastia que amplia o lúmen com eficácia, mas evita a ressecção intestinal.

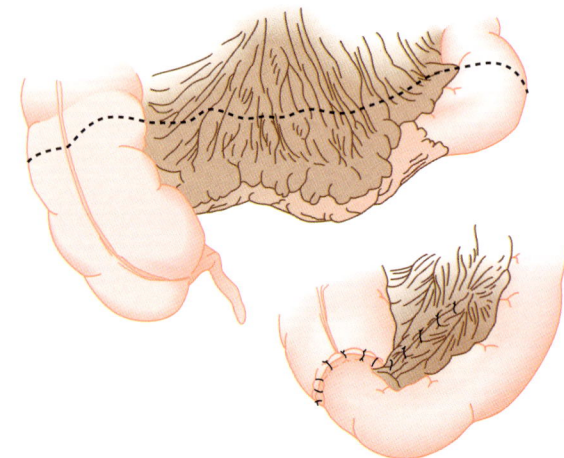

**Figura 50.23** Ressecção ileocecal secundária à doença de Crohn. Ressecção do ceco, da válvula ileocecal e do cólon ascendente para doença de Crohn do íleo. A continuidade intestinal é restaurada por anastomose terminoterminal.

A estricturoplastia é realizada com uma incisão longitudinal através da área estenosada do intestino, seguida de fechamento de modo transversal semelhante ao da piloroplastia de Heineke-Mikulicz (Figura 50.24 A). Para segmentos doentes mais longos (> 10 cm), a estricturoplastia pode ser realizada de modo semelhante ao da piloroplastia de Finney (Figura 50.24 B) ou estricturoplastia isoperistáltica laterolateral.[24] A estricturoplastia é mais bem empregada nos pacientes em que múltiplas áreas pequenas de estenose estão presentes, ao longo dos segmentos do intestino, naqueles que já se submeteram a várias ressecções anteriores do intestino delgado e naqueles com obstrução fibrosa crônica. Esse procedimento preserva o intestino e está associado a taxas de complicações e de recidivas comparáveis às de ressecção e de reanastomose. Em vista das preocupações em relação ao desenvolvimento de carcinoma em segmentos com estenose crônica, tem sido defendida a biopsia de espessura total com criossecção do local de estenose, no momento da cirurgia, para descartar doença maligna antes da realização de estricturoplastia (Boxe 50.5).

No passado, geralmente eram usados procedimentos de *bypass* intestinal. Existem dois tipos de cirurgia de *bypass* intestinal: *bypass* com exclusão e *bypass* simples (continuidade). Para certos tipos de doença ileocecal associada a um abscesso ou a flegma densamente aderente ao retroperitônio, a extremidade proximal transeccionada do íleo é anastomosada ao cólon transverso de maneira terminolateral, com ou sem construção de uma fístula mucosa,

### Boxe 50.5 Contraindicações à estrituroplastia.

- Tensão excessiva devido aos segmentos intestinais rígidos e espessados
- Perfuração do intestino
- Fístula ou formação do abscesso no local pretendido da estrituroplastia
- Estrituras hemorrágicas
- Múltiplas estrituras em um segmento curto
- Desnutrição ou hipoalbuminemia (< 2,0 g/dℓ)
- Suspeita de câncer local pretendido da estrituroplastia

Adaptado de Yamamoto T, Watanabe T. Surgery for luminal Crohn's disease. *World J Gastroenterol.* 2014;20:78-90.

usando a extremidade distal transeccionada do íleo (*bypass* com exclusão), ou uma anastomose colônica ileotransversa é realizada de maneira laterolateral (*bypass* de continuidade). Atualmente, o *bypass* com exclusão é usado apenas em pacientes com doença de Crohn gastroduodenal grave não tratável por estricturoplastia, em pacientes idosos em risco precário, em pacientes submetidos a várias ressecções anteriores e que não podem perder mais intestino e naqueles nos quais a ressecção exigiria adentrar um abscesso ou colocaria em risco uma estrutura normal.

***Doença penetrante.*** As fístulas e os abscessos em pacientes com doença de Crohn são relativamente comuns e costumam envolver o intestino delgado, o cólon adjacente ou outras vísceras

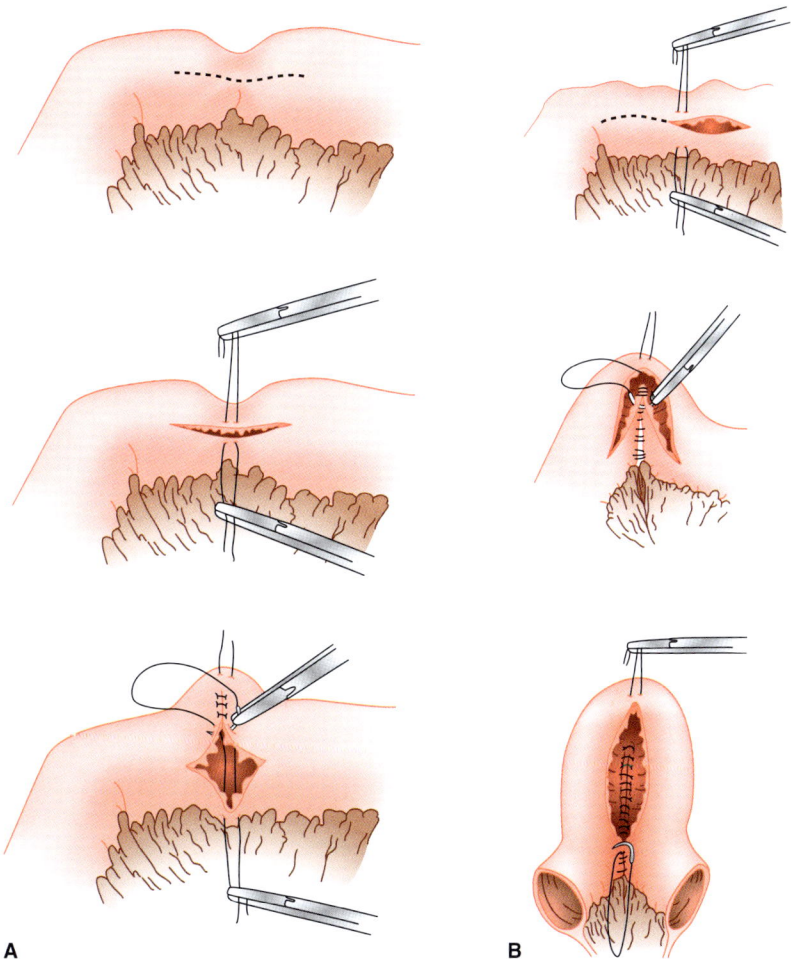

**Figura 50.24** Tipos de estrituroplastia. **A.** Técnica de estrituroplastia curta à maneira de uma piloroplastia de Heineke-Mikulicz. **B.** Para segmentos doentes mais longos, a estrituroplastia pode ser realizada de maneira semelhante à piloroplastia de Finney. (Adaptada de Alexander-Williams J, Haynes IG. Up-todate management of small-bowel Crohn's disease. In: Mannick JA, ed. *Advances in Surgery.* St Louis: Mosby; 1987:245-264.)

circundantes (p. ex., bexiga). A presença de uma fístula enteroenteral radiograficamente demonstrável sem sinais de sepse ou outras complicações não é, por si só, indicação para cirurgia. Além disso, a doença penetrante é particularmente sensível à terapia com anticitocinas, e uma abordagem cirúrgica conservadora à fístula relacionada com a doença de Crohn é mais apropriada.[24] As fístulas enterocutâneas podem se desenvolver, mas raramente são espontâneas e mais provavelmente ocorrem após uma ressecção ou uma drenagem de abscessos intra-abdominais. Essas fístulas podem se fechar espontaneamente, e o tratamento deve consistir na redução do fluxo de saída, na prevenção da infecção, maximização da nutrição e cuidados ideais com a pele. Se o tratamento conservador falhar, a excisão do trato da fístula e a anastomose primária são preferidos. Observe que a otimização pré-operatória é necessária, uma vez que os pacientes com doença de Crohn penetrante tendem a apresentar tempos cirúrgicos mais longos, taxas mais altas de reintervenção cirúrgica, tempo mais prolongado de internação e complicações pós-operatórias. Se a fístula se formar entre duas ou mais alças adjacentes do intestino doente, os segmentos envolvidos devem ser excisados. De modo alternativo, se a fístula envolver um órgão adjacente normal, como a bexiga ou o cólon, apenas o segmento doente do intestino delgado e o trajeto fistuloso devem ser ressecados, e o defeito no órgão normal simplesmente deve ser fechado. A maioria dos pacientes com fístulas ileossigmoides não necessariamente requer ressecção do sigmoide, pois normalmente a doença é confinada ao intestino delgado. No entanto, se no segmento do sigmoide também se constatar a doença de Crohn, ele deverá ser ressecado junto com o segmento doente do intestino delgado.

*Perfuração.* A doença penetrante na forma de perfuração livre na cavidade peritoneal é rara em pacientes com doença de Crohn. Normalmente, a penetração manifesta-se como um abscesso localizado, densamente aderente ao segmento do intestino doente. Os pacientes com um abscesso inferior a 3 cm e que não estão recebendo produtos biológicos, ou têm uma fístula associada, podem ser tratados apenas com antibióticos.[14] Os abscessos que não atendem a esses critérios devem ser submetidos à drenagem percutânea. De fato, o tratamento precoce de um abscesso é a chave, independentemente da drenagem percutânea ou cirúrgica, em termos de tempo de resolução. Nos casos de perfuração livre, o segmento de intestino envolvido deve ser ressecado, e na presença de contaminação mínima uma anastomose primária pode ser realizada. Se a peritonite generalizada estiver presente, uma opção mais segura pode ser criar uma ostomia até que a sepse intra-abdominal esteja controlada e, então, após um período de 4 a 6 semanas, o paciente deverá retornar para restauração do trânsito intestinal. Os abscessos podem ser tratados com drenagem percutânea e antibióticos; porém, fístula ou sepse não controladas podem se desenvolver, necessitando de ressecção com ou sem anastomose primária.

*Sangramento gastrintestinal.* Embora a anemia decorrente da perda crônica de sangue seja comum em pacientes com doença de Crohn, uma hemorragia gastrintestinal potencialmente fatal é rara. A incidência de hemorragia é mais comum na doença de Crohn que envolve o cólon e não o intestino delgado. Assim como em outras complicações, o segmento envolvido deve ser ressecado e a continuidade intestinal restaurada. A arteriografia pode ser útil para localizar o sangramento antes da cirurgia. Em casos de sangramento associado à doença duodenal, a intervenção endoscópica geralmente é bem-sucedida. Entretanto, em casos de falha, a duodenotomia com sutura da área ulcerosa hemorrágica é indicada.

*Complicações urológicas.* As complicações geniturinárias ocorrem em até um terço dos pacientes com doença de Crohn. A complicação urológica mais comum é a obstrução ureteral, que geralmente é secundária a uma doença ileocólica com compressão inflamatória retroperitoneal. O tratamento cirúrgico da doença intestinal primária é adequado na maioria dos pacientes. Em poucos casos de doença inflamatória de longa duração, fibrose periuretérica pode estar presente e requer ureterólise com ou sem colocação de *stent* ureteral.

*Câncer.* Nos pacientes com doença de Crohn do intestino delgado de longa duração e, em particular, do cólon, é maior a incidência de câncer. O tratamento desses pacientes é o mesmo de qualquer outro – ressecção do câncer com margens apropriadas, linfadenectomia e quimioterapia/irradiação perioperatória. Pacientes com câncer associado à doença de Crohn geralmente têm prognóstico pior do que aqueles sem doença de Crohn, principalmente porque o diagnóstico nesses pacientes costuma ser atrasado. Além disso, não se deve realizar estituroplastia se houver suspeita de doença maligna.

*Doença colorretal.* O mesmo princípio se aplica aos pacientes com doença de Crohn limitada ao cólon e àqueles com doença no intestino delgado; ou seja, a ressecção cirúrgica deve ser limitada ao principal segmento acometido. As indicações para cirurgia incluem falta de resposta ao tratamento médico ou complicações da colite de Crohn, dentre as quais obstrução, hemorragia, perfuração e megacólon tóxico. Dependendo dos segmentos acometidos pela doença, os procedimentos geralmente incluem colectomia segmentar com anastomose colocolônica, colectomia abdominal total com anastomose ileorretal, proctocolectomia total com anastomose ileoanal e, em pacientes com extensa doença perianal e retal, ressecção abdominoperineal com ileostomia terminal. A estituroplastia tem utilidade limitada na doença de Crohn colônica, e preocupações com transformações malignas em uma área de obstrução do colo devem limitar sua aplicação.

Um problema particularmente incômodo após a ressecção abdominoperineal em pacientes com doença de Crohn é a lenta cicatrização da ferida perineal. Mais da metade das feridas perineais estão abertas 6 meses após a cirurgia em pacientes com doença de Crohn. Feridas que persistentemente não cicatrizam exigem excisão com fechamento secundário. Grandes cavidades ou seios podem ser preenchidos com o uso de pedículos bem vascularizados de músculos (p. ex., músculos grácil, semimembranoso ou reto do abdome) ou omento, ou com a realização de um enxerto miocutâneo do músculo glúteo inferior.

Apesar de controversas, as cirurgias de preservação da continência, como a anastomose bolsa ileal-anal ou ileostomias continentes (bolsa de Koch), podem ser consideradas em pacientes cuidadosamente selecionados com doença de Crohn isolada no cólon que recebem aconselhamento minucioso sobre o aumento do risco de falha anastomótica e complicação da ferida. Entretanto, esses procedimentos nunca deverão ser considerados para pacientes com evidência de doença ileal terminal ou perianal, pois eles apresentam uma taxa significativamente maior de recidiva da doença de Crohn na bolsa, fístulas para a anastomose e abscessos peribolsa.

*Doença perianal.* As doenças que acometem a região perianal incluem as fissuras e as fístulas, e são comuns em pacientes com doença de Crohn, principalmente naqueles com envolvimento colônico. O tratamento da doença perianal deve ser conservador, a menos que um abscesso ou uma fístula complexa se desenvolva e, mesmo nesses casos, a abordagem cirúrgica deve ser cuidadosa e limitada ao tratamento do problema específico com mínima perda tecidual. A fistulização crônica, não supurativa, ou a formação de fissura perianal são tratadas com antibióticos, agentes imunossupressores (p. ex., AZT ou 6-MP) e infliximabe, que é a terapia de suporte mais ampla, pois mostrou os melhores resultados no fechamento de fístula.[11] Vários estudos não controlados mostraram algum benefício do tratamento com ciclosporina ou FK-506.

A excisão ampla de abscessos ou fístulas não é indicada, mas intervenções mais conservadoras, incluindo a colocação liberal de cateteres de drenagem e de *setons* não cortantes, são preferíveis. A fistulotomia definitiva é indicada para a maioria dos pacientes com fístulas transesfinctéricas e interesfinctéricas baixas, superficiais, embora se deva reconhecer que algum grau de estenose anal pode ocorrer em consequência da inflamação crônica. As fístulas transesfinctéricas, supraesfinctéricas e extraesfinctéricas altas normalmente são tratadas com *setons* não cortantes. As fissuras geralmente são laterais, relativamente indolores, grandes e indolentes e, muitas vezes, respondem ao tratamento conservador. Os abscessos devem ser drenados, mas *não devem* ser realizadas grandes excisões teciduais. O fechamento das fístulas perineais com retalho de avanço, em certos casos, pode ser necessário. A construção seletiva de estomas de desvio tem bons resultados em combinação com terapia médica ideal para induzir a remissão da inflamação. A proctectomia é infrequente, mas necessária em um subgrupo de pacientes com doença persistente e sem remissão, apesar dos tratamentos médico conservador e cirúrgico.

**Doença duodenal.** A doença de Crohn do duodeno ocorre em menos de 5% dos pacientes acometidos pela doença de Crohn e é mais frequente no bulbo duodenal.[14] A intervenção cirúrgica é rara. A indicação cirúrgica primária para esses pacientes é a obstrução duodenal que não responde à terapia médica; os fundamentos do tratamento são a dilação endoscópica por balão e a cirurgia. O procedimento de escolha é a gastrojejunostomia para o desvio da doença, em vez da ressecção duodenal. As estriturplastias são realizadas com sucesso em pacientes selecionados e podem evitar a ulceração marginal e a diarreia associadas à gastrojejunostomia.

## Prognóstico

A doença de Crohn é um distúrbio inflamatório crônico não curável com tratamentos clínico ou cirúrgico; portanto, são necessárias abordagens terapêuticas para induzir e manter o controle dos sintomas, melhorar a qualidade de vida e minimizar as complicações a longo prazo. Estima-se que aproximadamente 71% dos pacientes necessitem de cirurgia dentro de 10 anos do diagnóstico, e 50% exijam um segundo procedimento em 20 anos.[28] A recidiva dos sintomas varia de 40 a 80%, e a recidiva endoscópica é muito maior, com até 90% dos pacientes apresentando lesões visíveis dentro de 5 anos. O único fator de risco claramente modificável é a cessação do tabagismo. A cirurgia geralmente é indicada quando o paciente não responde à terapia médica ou desenvolve complicações; diversos estudos mostraram que os pacientes relatam significativa melhora dos escores de qualidade de vida após a intervenção cirúrgica. Apesar de a recidiva pós-cirúrgica ser elevada, os algoritmos que usam a cuidadosa vigilância endoscópica combinada com imunomoduladores de manutenção, anticorpos anti-TNF, terapia anti-integrina e até medicina tradicional chinesa investigacional têm um papel na prevenção da recidiva pós-operatória da doença de Crohn (Figura 50.25). Embora atualmente não haja cura para essa doença, os avanços nas terapias médica e cirúrgica claramente aumentaram a qualidade de vida e a progressão livre de doença.

As taxas de mortalidade padronizadas, em pacientes com doença de Crohn, mostram aumento naqueles pacientes cuja doença teve início antes dos 20 anos de idade e naqueles com a doença há mais de 13 anos. Estudos de sobrevida a longo prazo sugerem que os pacientes com doença de Crohn apresentam uma taxa de mortalidade aproximadamente duas a três vezes maior do que a da população geral, o que normalmente está relacionado com as complicações da ferida e sepse. O câncer gastrintestinal continua a ser a causa principal de morte relacionada com a doença de Crohn nesses pacientes; outras causas de morte relacionada com a doença incluem sepse, complicações tromboembólicas e distúrbios hidreletrolíticos.

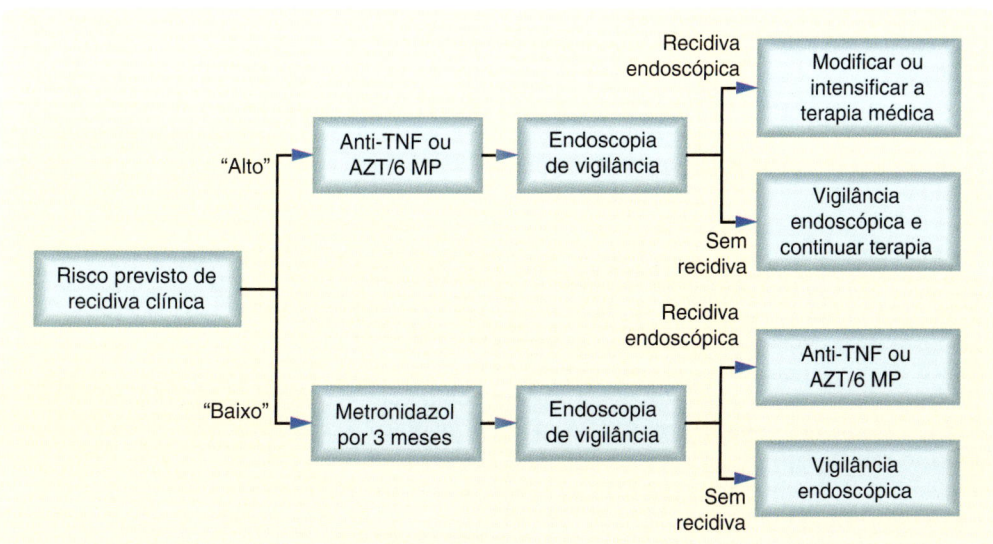

**Figura 50.25** Algoritmo de vigilância pós-operatória para a doença de Crohn. *AZT*, azatioprina; *6 MP*, 6-mercaptopurina; *TNF*, fator de necrose tumoral. (Adaptada de Vaughn BP, Moss AC. Prevention of post-operative recurrence of Crohn's disease. World J Gastroenterol. 2014; 20:1147-1154; e Regueiro M, Feagan BG, Zou B, et al. Infliximab reduces endoscopic, but not clinical, recurrence of Crohns disease after ileocolonic resection. *Gastroenterology*. 2016; 150:1568-1578).

## Enterite tifoide

A febre tifoide continua a ser um problema significativo nos países em desenvolvimento, com mais frequência em áreas com suprimentos de água contaminados e disposição inadequada de resíduos. Aproximadamente 21,6 milhões de indivíduos em todo o mundo desenvolvem febre tifoide, com estimativa de 200.000 mortes por ano. Crianças e adultos jovens são os mais afetados. Melhoras sanitárias diminuíram a incidência de febre tifoide nos países industrializados. A maioria dos casos de febre tifoide nos EUA ocorre em viajantes internacionais; entretanto, a febre tifoide não identificada e não tratada é uma doença potencialmente fatal, com significativa morbidade a longo prazo.

A enterite tifoide é uma infecção sistêmica aguda causada principalmente por *Salmonella typhi*. Os eventos patológicos da febre tifoide são iniciados no tubo gastrintestinal após a ingestão oral do bacilo tifoide. Esses microrganismos penetram na mucosa do intestino delgado, seguindo rapidamente para os vasos linfáticos e, então, disseminam-se sistemicamente. A hiperplasia do sistema reticuloendotelial, incluindo linfonodos, fígado e baço, é característica da febre tifoide. As placas de Peyer no intestino delgado tornam-se hiperplásicas e, em seguida, podem ulcerar-se por complicações hemorrágicas ou perfuração.

O diagnóstico da febre tifoide é confirmado isolando-se o microrganismo do sangue (positivo em 90% dos pacientes durante a primeira semana da doença), da medula óssea e da cultura fecal. Além disso, o achado de altos títulos de aglutinina contra os antígenos O e H (teste de Widal) foi usado historicamente, porém é inespecífico e um método clínico não mais aceitável. Os ensaios para o diagnóstico de *S. typhi* com o uso de PCR são imprevisíveis. A combinação de culturas de sangue e urina alcançaram uma sensibilidade de 83% e relata-se especificidade de 100%. A hemaglutinação indireta, o anticorpo fluorescente indireto Vi e o ensaio imunoenzimático indireto para anticorpos IgM e IgG para polissacarídio de *S. typhi* são promissores, mas as taxas de sucesso desses ensaios são muito variáveis na literatura.

A febre tifoide e a enterite tifoide não complicada são tratadas com a administração de antibióticos. Se um paciente apresentar sintomas clínicos e esteve em área endêmica, antibióticos empíricos de amplo espectro deverão ser iniciados de imediato. O tratamento não deve ser adiado à espera de testes confirmatórios, uma vez que o tratamento imediato reduz drasticamente o risco de complicações e fatalidades. A antibioticoterapia deve ser estreitada, uma vez que mais informações se encontram disponíveis. O cloranfenicol foi inicialmente o fundamento do tratamento nos anos 1950, mas ocorreu resistência disseminada ao antibiótico. Atualmente, os agentes de uso mais amplo são as fluoroquinolonas e as cefalosporinas de terceira geração.

As complicações que requerem intervenção cirúrgica potencial incluem hemorragia e perfuração. Foi relatada uma incidência de hemorragia que chegou a 20%, em uma série, mas com a disponibilidade de antibióticos, essa taxa diminuiu. Quando ocorre hemorragia, a transfusão é indicada e normalmente é suficiente. Raramente, é necessário realizar laparotomia para hemorragia incontrolável potencialmente fatal. A perfuração intestinal através de uma placa de Peyer ulcerada ocorre em aproximadamente 2% dos casos. Em geral, ocorre perfuração no íleo terminal e o fechamento simples da perfuração é o tratamento de escolha. No caso de múltiplas perfurações, que ocorrem em cerca de 25% dos pacientes, pode ser necessária a ressecção com anastomose primária ou exteriorização das alças intestinais.

## Enterite no hospedeiro imunocomprometido

A síndrome da imunodeficiência adquirida (AIDS) epidêmica e o uso disseminado de agentes imunossupressores após o transplante de órgãos resultaram em diversos patógenos raros e exóticos que infectam o sistema digestório. Quase todos os pacientes com AIDS têm sintomas gastrintestinais durante sua doença, dos quais o mais comum é a diarreia. Um cirurgião pode ser solicitado a avaliar o paciente imunocomprometido com dor abdominal, abdome agudo ou hemorragia gastrintestinal; vários microrganismos protozoários, bacterianos, virais e fúngicos podem ser os responsáveis.

### Protozoários

Os protozoários (p. ex., *Cryptosporidium*, *Isospora* e *Microsporidium*) são a classe mais frequente de patógenos causadores de diarreia em pacientes com AIDS. O intestino delgado é o local mais comum de infecção. O diagnóstico pode ser estabelecido por coloração ácido-resistente das fezes ou das secreções duodenais; a introdução de testes de antígeno fecal específicos melhorou as potencialidades diagnósticas. A imunocromatografia rápida em cartão para a rápida detecção de proteínas de protozoários em uma pequena amostra fecal é disponibilizada em diferentes fontes comerciais e é mais sensível e específica (> 90%) que os exames microscópicos tradicionais. Dentre os sintomas relatados com mais frequência está a diarreia, que algumas vezes é intratável. Os atuais regimes de tratamento não são totalmente eficazes, porém fármacos, como o cotrimoxazol profilático e a terapia antirretroviral altamente ativa, parecem desencadear uma resposta às doenças relacionadas ao vírus da imunodeficiência humana (HIV).[29]

### Bactérias

As infecções por bactérias entéricas são mais frequentes e mais virulentas em indivíduos infectados pelo HIV do que em hospedeiros saudáveis. *Salmonella*, *Shigella* e *Campylobader* estão associadas a taxas mais altas de bacteriemia e de resistência a antibióticos no paciente imunocomprometido. O diagnóstico de infecção por *Shigella* ou *Salmonella* pode ser estabelecido por cultura fecal. O diagnóstico de infecção por *Campylobader* não é estabelecido com facilidade, pois as culturas fecais muitas vezes são negativas; no entanto, as técnicas de PCR que avaliam fezes e soro mostraram resultados promissores em pacientes com culturas negativas. Essas infecções entéricas manifestam-se clinicamente com febre alta, dor abdominal e diarreia, que pode ser sanguinolenta. A dor abdominal pode mimetizar o abdome agudo. A bacteriemia e as infecções graves devem ser tratadas com imipeném IV; o ciprofloxacino é uma escolha atraente se os microrganismos forem multirresistentes; a paciente grávida poderá ser tratada com segurança com eritromicina. Há relato de diminuição da incidência da infecção por *Campylobacter* em pacientes com AIDS tratados profilaticamente com rifabutina, em comparação com os controles não tratados.

A diarreia causada por *Clostridium difficile* é mais comum em pacientes com AIDS, pelo uso elevado de antibióticos nessa população, em comparação com hospedeiros saudáveis. O diagnóstico é estabelecido por exame de fezes para detecção de enterotoxina de *C. difficile*. O tratamento com metronidazol ou vancomicina geralmente é eficaz.

### Micobactérias

A infecção micobacteriana é uma causa frequente de doença intestinal em hospedeiros imunocomprometidos. Isso pode ser secundário a *Mycobacterium tuberculosis* ou ao complexo *M. avium* (MAC), que é uma micobactéria atípica relacionada com o tipo que causa adenite cervical (escrófula). A via habitual de infecção é a deglutição de microrganismos que penetram diretamente na mucosa intestinal. O lúmen do tubo gastrintestinal é afetado pela infecção por MAC, em que geralmente se observa espessamento maciço do intestino delgado proximal (Figura 50.26). Clinicamente, os pacientes com MAC apresentam diarreia, febre, anorexia e consumpção progressiva.

Os locais mais frequentes de envolvimento intestinal por *M. tuberculosis* são o íleo distal e o ceco, e aproximadamente 90% dos pacientes manifestam a doença nesses locais. A aparência macroscópica pode ser ulcerativa, hipertrófica ou úlcero-hipertrófica. A parede intestinal se mostra espessada e, em geral, a região ileocecal é envolvida por massa inflamatória. A inflamação aguda é aparente, assim como as estenoses e até a formação de fístulas. A superfície da serosa normalmente é coberta por múltiplos tubérculos, e os linfonodos mesentéricos geralmente estão aumentados e espessados; à secção, nota-se necrose caseosa. A mucosa encontra-se hiperêmica, edematosa e, em alguns casos, ulcerada. À avaliação histológica, a lesão distintiva é o granuloma; geralmente são encontrados granulomas caseosos nos linfonodos. A maioria dos pacientes se queixa de dor abdominal crônica, que pode ser inespecífica, com perda ponderal, febre e diarreia.

O diagnóstico de infecção micobacteriana é estabelecido pela identificação do microrganismo no tecido por meio de visualização direta com coloração ácido-resistente, cultura do tecido excisado ou PCR. Geralmente, exames radiográficos revelam mucosa espessada com dobras, mucosas distorcidas e ulcerações. A TC pode ser útil e mostra o espessamento da válvula ileocecal e do ceco.

O tratamento de *M. tuberculosis* é semelhante no hospedeiro imunocomprometido ou não imunocomprometido. Em geral, o microrganismo responde à terapia com múltiplos fármacos antimicrobianos. A terapia para a infecção por MAC está em evolução; os fármacos que são usados com sucesso *in vivo* e *in vitro* incluem a amicacina, o ciprofloxacino, a cicloserina e a etionamida. A claritromicina também foi usada com sucesso em combinação com outros agentes. A intervenção cirúrgica pode ser necessária para a tuberculose intestinal, particularmente por *M. tuberculosis*. A obstrução e a formação de fístulas são as principais indicações para cirurgia; porém, com o tratamento atual, a maioria das fístulas responde agora à terapia médica. A cirurgia pode ser necessária para complicações ulcerativas, quando ocorre perfuração livre, perfuração com abscesso ou hemorragia maciça. O tratamento normalmente é a ressecção com anastomose primária.

### Vírus

O CMV é a causa viral mais comum de diarreia em pacientes imunocomprometidos. As manifestações clínicas englobam diarreia intermitente acompanhada de febre, perda ponderal e dor abdominal. As manifestações da infecção entérica por CMV resultam das ulcerações isquêmicas na mucosa, que são responsáveis pela alta taxa de perfurações observadas na infecção por CMV. Como resultado do envolvimento ulceroso difuso do intestino, os pacientes podem apresentar dor abdominal, peritonite ou hematoquezia. O diagnóstico de CMV é estabelecido pela demonstração das inclusões virais. A forma mais característica é a inclusão intranuclear, que muitas vezes é circundada por um halo, produzindo a chamada aparência em "olho de coruja". Pode também haver inclusões citoplasmáticas (Figura 50.27). As culturas de CMV geralmente são positivas quando estão presentes corpos de inclusão, mas essas culturas são menos sensíveis e específicas do que a identificação histopatológica. Uma vez diagnosticada a infecção por CMV, o tratamento com ganciclovir costuma ser eficaz. Uma alternativa ao ganciclovir é o foscarnete, um análogo do pirofosfato que inibe a replicação viral. Foram relatadas outras infecções por vírus menos comuns, entre os quais o adenovírus, o rotavírus e novos vírus entéricos, como o astrovírus e o picornavírus.

### Fungos

Infecções fúngicas do sistema digestório têm sido identificadas em pacientes com AIDS. A histoplasmose gastrintestinal ocorre no quadro de infecção sistêmica, muitas vezes em associação com

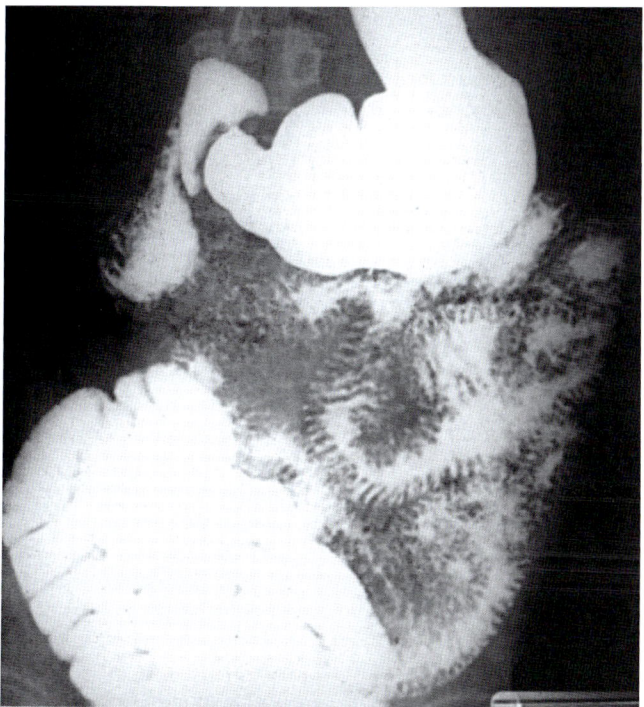

**Figura 50.26** Radiografia com contraste de dobras intestinais espessadas secundariamente a infecção bacteriana. P com AIDS mostra dobras intestinais espessadas compatíveis com enterite secundária a micobactéria atípica. (Cortesia do Dr. Melvyn H. Schreiber, The University of Texas Medical Branch, Galveston, TX.)

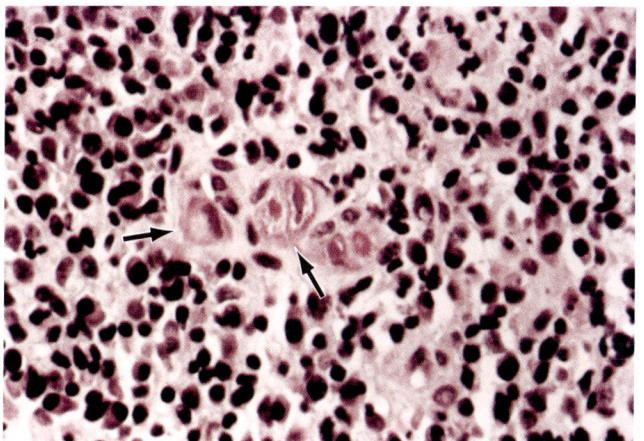

**Figura 50.27** Inclusões de infecção intestinal por citomegalovírus. Corte microscópico do intestino delgado em paciente com AIDS com enterite por citomegalovírus. Diversas células grandes com inclusões intranucleares e intracitoplasmáticas típicas do citomegalovírus são demonstradas (*setas*). (Cortesia da Dra. Mary R. Schwartz, Baylor College of Medicine, Houston, TX.)

doenças pulmonar e hepática. O diagnóstico é estabelecido por meio de esfregaço fúngico e cultura do tecido infectado ou hemocultura. A infecção geralmente é tratada com a administração de anfotericina B. A coccidioidomicose do sistema digestório é rara e, assim como a histoplasmose, ocorre no contexto da infecção sistêmica.

# NEOPLASIAS

## Considerações gerais

Apesar de compor 75% do comprimento e 90% da área de superfície do tubo gastrintestinal, o intestino delgado desenvolve relativamente poucas neoplasias primárias e menos de 2% das neoplasias malignas gastrintestinais. Entretanto, a incidência de câncer do intestino delgado aumentou, em média, aproximadamente 2% a cada ano, durante os últimos 10 anos. Em 2018, estimou-se que 10.470 adultos nos EUA receberiam o diagnóstico de câncer do intestino delgado, e aproximadamente 1.450 indivíduos morreriam dessa doença. A sobrevida em 5 anos por câncer localizado do intestino delgado é de aproximadamente 85%. Infelizmente, apenas 32% dos pacientes são diagnosticados com doença local; portanto, os pacientes com doença regional e a distância apresentam sobrevida em 5 anos de aproximadamente 75% e 42%, respectivamente. Essa tendência pode ser um reflexo do aumento da incidência de carcinoides do intestino delgado na década passada.

A média etária à apresentação é de 62 anos no quadro de tumores benignos, e de cerca de 57 anos para os tumores malignos. Assim como em outros cânceres, parece haver uma distribuição geográfica similar, com taxas mais altas encontradas entre os maoris da Nova Zelândia e na etnia havaiana. A incidência de câncer do intestino delgado é particularmente baixa na Índia, Romênia e em outras partes da Europa Oriental. A incidência de câncer do intestino delgado varia consideravelmente; muitas vezes são identificadas lesões benignas na necropsia. Em contraste, as neoplasias malignas são responsáveis por 75% das lesões sintomáticas que levam à cirurgia. Isso reflete o fato de que a maioria das neoplasias benignas é assintomática, e geralmente são encontradas de modo incidental. Tumores e adenomas estromais são os mais frequentes dentre os tumores benignos e parecem ser mais comuns no intestino delgado, mas isso pode ser um equívoco em virtude do comprimento relativamente curto do duodeno. O adenocarcinoma é a neoplasia maligna mais comum, responsável por 30 a 50% de neoplasias malignas do intestino delgado; os tumores neuroendócrinos (TNEs) respondem por 25 a 30% das neoplasias malignas do intestino delgado. Os adenocarcinomas são mais prevalentes no intestino delgado proximal, enquanto as outras lesões malignas são mais comuns no intestino delgado distal.

Fatores de risco e condições associadas relacionadas com neoplasia do intestino delgado foram descritos. Dentre esses fatores, encontram-se polipose adenomatosa familiar (PAF), câncer colorretal sem polipose hereditário, síndrome de Peutz-Jeghers, doença de Crohn, enteropatia sensível ao glúten (i. e., espru celíaco), doença ulcerosa péptica anterior, fibrose cística e desvio biliar (i. e., colecistectomia anterior). Os fatores controversos que podem contribuir para as neoplasias do intestino delgado são o tabagismo, o elevado consumo de álcool (> 80 g/dia de etanol) e consumo de carne vermelha ou de carnes curadas.

Embora a genética molecular das neoplasias do intestino delgado não esteja totalmente caracterizada, assim como nos cânceres colorretais, as mutações do gene KRAS são identificadas com frequência. Perdas alélicas, particularmente aquelas que envolvem os genes supressores tumorais em localizações no cromossomo 5q (gene APC), 17q (gene p53) e 18q (genes DCC [deletada no câncer de colo] e DPC4 [SMAD4]), foram observadas em alguns cânceres do intestino delgado. Achados recentes demonstram que, em aproximadamente 15% dos adenocarcinomas do intestino delgado, o gene de reparo de incompatibilidade do DNA está inativado e mostra um alto nível de instabilidade de microssatélite (MSI-H). É interessante notar que MSI-H é típico dos carcinomas de intestino delgado associados à doença celíaca, que é potencialmente ligado por uma metilação da ilha CpG aberrante. Além disso, as análises por microarray demonstram uma elevada porcentagem de tumores do intestino delgado que expressam tanto o receptor do fator de crescimento epidérmico quanto o fator de crescimento endotelial vascular (VEGF), o que pode contribuir para a carcinogênese.

## Manifestações clínicas

Os sintomas associados às neoplasias do intestino delgado geralmente são vagos e inespecíficos, e podem incluir dispepsia, anorexia, mal-estar e dor abdominal persistente, geralmente intermitente e em cólica. Esses sintomas podem estar presentes há meses ou anos antes da cirurgia. A maioria dos pacientes com neoplasias benignas permanece assintomática, e as neoplasias são detectadas apenas à necropsia ou na laparotomia, como achados casuais, ou em exames radiológicos gastrintestinais superiores. Nos demais pacientes, a dor, geralmente relacionada com a obstrução, é a queixa mais comum. Normalmente, a obstrução é o resultado de intussuscepção, e pequenos tumores benignos são a causa mais comum dessa condição em adultos, seguidos pela hemorragia. Em geral, o sangramento é oculto; hematoquezia ou hematêmese podem ocorrer, embora a hemorragia potencialmente fatal seja rara.

## Diagnóstico

Em virtude de sua natureza insidiosa, é necessário um alto índice de suspeita para que muitas neoplasias do intestino delgado sejam diagnosticadas. Na maioria das séries, um diagnóstico pré-operatório correto é estabelecido em apenas 50% dos pacientes sintomáticos. Radiografias simples podem confirmar a presença de obstrução; porém, na maioria das vezes, as radiografias simples não são úteis para estabelecer o diagnóstico de neoplasias do intestino delgado. Uma série do trato gastrintestinal superior, com exame contrastado do intestino delgado, estabelece um diagnóstico acurado em 53 a 83% dos pacientes com neoplasias malignas intestinais (Figura 50.28). A ultrassonografia não se comprovou eficaz para o diagnóstico pré-operatório de neoplasias do intestino delgado. A TC do abdome pode se comprovar particularmente útil na detecção de tumores extraluminais, como tumores estromais gastrintestinais (GIST) malignos, e podem fornecer informações úteis sobre o estadiamento de cânceres malignos (Figura 50.29). A enteróclise por TC parece ser uma técnica mais sensível, com acurácia diagnóstica de aproximadamente 95%, enquanto a enteróclise por RM tem sensibilidade e especificidade de 98% e 97%, respectivamente.

A endoscopia flexível pode ser útil, particularmente no diagnóstico de lesões duodenais, e o colonoscópio pode ser avançado até íleo terminal para visualização e biopsia das neoplasias ileais. A enteroscopia por impulsão não é usada de rotina para avaliar lesões no intestino delgado, pois esse exame pode levar até 8 horas para ser realizado e pode-se não visualizar todo o intestino delgado. A enteroscopia de balão duplo pode ser um complemento útil; no entanto, deve ser reservada para os casos em que a biopsia ou a tatuagem pré-operatória sejam necessárias, pois acarreta risco de perfuração, e para os casos em que ferramentas diagnósticas menos

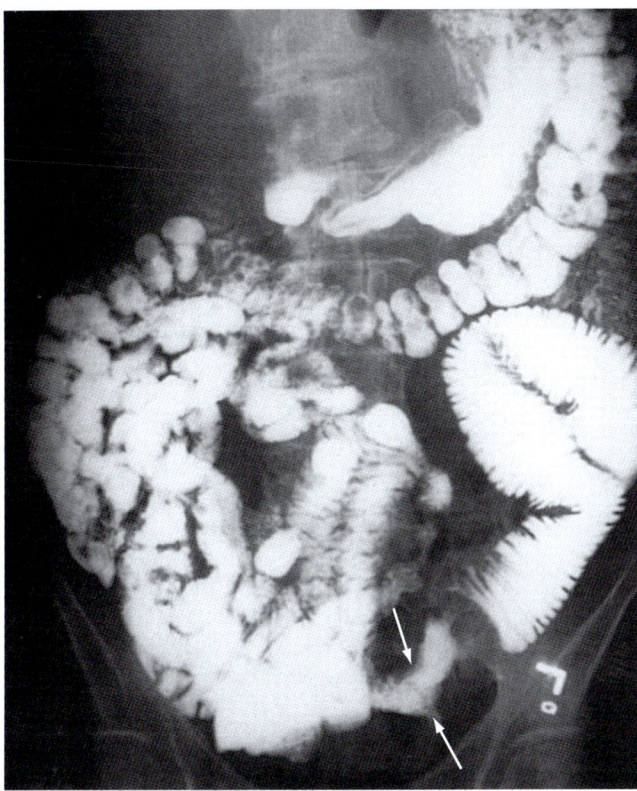

**Figura 50.28** Radiografia com contraste demonstrando adenocarcinoma do intestino delgado. A radiografia com bário demonstra uma lesão típica de núcleo de maçã (*setas*) causada por adenocarcinoma do intestino delgado, produzindo uma obstrução parcial com um intestino proximal dilatado. (Cortesia do Dr. Melvyn H. Schreiber, The University of Texas Medical Branch, Galveston, TX.)

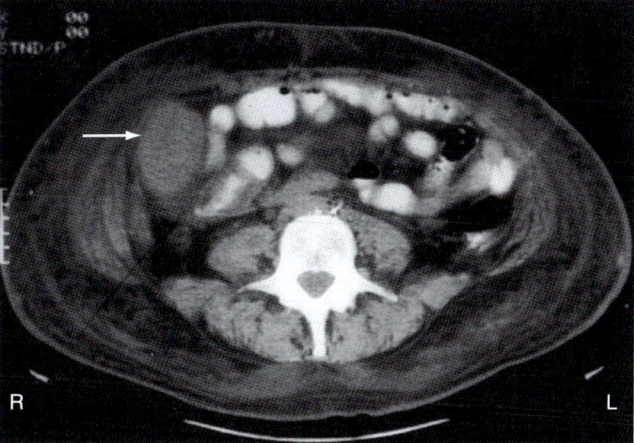

**Figura 50.29** Neoplasia do intestino delgado. A tomografia computadorizada do abdome demonstra uma pequena neoplasia do intestino delgado (*seta*). (Cortesia do Dr. Melvyn H. Schreiber, The University of Texas Medical Branch, Galveston, TX.)

invasivas e mais precisas não se encontrem disponíveis. Por fim, a endoscopia por cápsula mais avançada pode ter um papel no diagnóstico de lesões intestinais. A sensibilidade e a especificidade para o diagnóstico de um tumor do intestino delgado por endoscopia com cápsula no quadro de sangramento obscuro estão entre 89% e 95% e entre 75% e 95%, respectivamente. A angiografia é valiosa paras o diagnóstico e a localização de tumores de origem vascular. Apesar dessas sofisticadas modalidades de imagens e de diagnóstico, muitas vezes o diagnóstico de um tumor de intestino delgado é alcançado somente no momento da exploração cirúrgica.

## Neoplasias benignas

As neoplasias benignas mais comuns incluem tumores estromais benignos, adenomas e lipomas. Os adenomas são os tumores benignos mais comuns relatados em séries de necropsia, mas os tumores estromais são as lesões de intestino delgado benignas mais comuns a produzir sintomas. Em geral, quando um tumor benigno é identificado à cirurgia, a ressecção é indicada por ser provável o desenvolvimento de sintomas com o tempo. À cirurgia, justifica-se a exploração minuciosa do restante do intestino delgado uma vez que tumores múltiplos não são raros.

### Tumores estromais

Os GIST representam 20% de todos os sarcomas de tecido mole que ocorrem em todo o tubo gastrintestinal, são mais prevalentes no estômago (60%) e no jejuno, assim como no íleo (30%), e raramente no duodeno (5%). Os tumores estromais surgem das células intersticiais de Cajal, uma célula marca-passo intestinal de origem mesodérmica. A idade média ao diagnóstico é de 65 anos, com taxas de ocorrência semelhantes em homens e mulheres. Os GIST geralmente são grandes, com tamanho médio de 6 cm ao diagnóstico; alguns GIST podem ter até mais de 20 cm.[30] Os GIST podem ser tumores malignos e verifica-se em quase 20% a doença metastática, com mais frequência no fígado. Os sintomas de GIST incluem dor abdominal, timpanismo, obstrução intestinal ou hemorragia tumoral que resulta em anemia, melena ou hematêmese. O exame minucioso do GIST geralmente é iniciado com uma imagem de TC. A RM pode fornecer mais informações sobre tumores no reto ou no duodeno. Em seguida, uma biopsia endoscópica com coloração imuno-histoquímica para KIT (95%) e anoctamina-1 (98%) confirma o diagnóstico. Mais de 95% dos tumores estromais expressam CD117, a proteína do proto-oncogene KIT, que é um receptor transmembrana do fator de crescimento da célula-tronco, e de 70 a 90% expressam CD34, o antígeno da célula progenitora humana. Esses tumores raramente coram positivamente para actina (20 a 30%), S100 (2 a 4%) e desmina (2 a 4%). Na aparência macroscópica, os tumores estromais são lesões firmes, branco-acinzentadas, com formato helicoidal, e observadas na superfície cortada; o exame microscópico mostra células da musculatura lisa bem diferenciadas. Esses tumores podem crescer intramuralmente e causar obstrução. Alternativamente, os tumores mostram crescimentos intramural e extramural, algumas vezes alcançam um tamanho considerável e eventualmente expandem-se além de seu suprimento sanguíneo, resultando em manifestações hemorrágicas.

A ressecção cirúrgica é necessária para o tratamento apropriado. O risco de malignidade e o prognóstico do GIST são estratificados com base no número de mitoses por campo de alta potência (hpf) e no tamanho do tumor. O índice mitótico é classificado como baixo (< 5 mitoses/50 hpf) ou alto (> 5 mitoses/50 hpf). Enquanto os tumores benignos geralmente mostram baixo índice mitótico (< 5 mitoses/50 hpf), o tamanho do tumor também deve ser considerado. Os tumores com mais de 5 cm, independentemente do índice mitótico, apresentam altas taxas de metástase e de recidiva, enquanto aqueles com alto índice mitótico têm risco elevado de metástase e recidiva independentemente do tamanho. As lesões de alto risco dos GIST podem exigir terapia adjuvante após a ressecção.

***Adenomas.*** Os adenomas são responsáveis por aproximadamente 15% de todos os tumores benignos do intestino delgado, e são de três tipos principais: adenomas verdadeiros, adenomas vilosos e adenomas das glândulas de Brunner. Vinte por cento dos adenomas são encontrados no duodeno, 30% no jejuno e 50% no íleo. A maioria dessas lesões é assintomática, isolada, e é encontrada casualmente à necropsia. Os sintomas de apresentação mais comuns são sangramento e obstrução. Os adenomas vilosos do intestino delgado são raros, encontrados com mais frequência no duodeno e podem estar associados à síndrome de polipose familiar. Acredita-se que tanto os adenomas verdadeiros quanto os vilosos ocorrem ao longo de uma sequência adenoma-carcinoma semelhante à dos adenomas colorretais e devem ser considerados pré-malignos. Os adenomas vilosos têm propensão especial para a degeneração maligna e podem ter diâmetros relativamente grandes (> 5 cm). Em geral, são observados secundariamente a dor abdominal ou sangramento; pode também ocorrer obstrução. É relatado um potencial maligno dessas lesões entre 35% e 55%. O tratamento é determinado por localização e tipo do adenoma. No jejuno e no íleo, o tratamento de escolha é a ressecção segmentar. Embora apenas 5% dos adenomas ocorram no duodeno, geralmente eles causam sintomas, e as decisões sobre o tratamento cirúrgico precisam ser cuidadosamente planejadas em virtude do potencial para morbidade (20 a 30%) associado à ressecção duodenal por pancreatoduodenectomia ou duodenectomia com preservação do pâncreas. A ultrassonografia endoscópica surgiu recentemente como modalidade útil na avaliação pré-operatória e pode ajudar a guiar o plano de tratamento. A ressecção endoscópica dessas neoplasias é uma alternativa segura e pode retardar um procedimento cirúrgico mais agressivo e potencialmente mórbido; entretanto, algumas séries mostraram que o risco de recidiva ao longo da vida é de aproximadamente 50% após o tratamento endoscópico (i. e., excisão com laço, ablação térmica, coagulação com plasma de argônio ou terapia fotodinâmica). A ressecção endoscópica da mucosa está ganhando aceitação como técnica útil para o tratamento de adenomas duodenais e tumores de glândula de Brunner. Estudo de um único centro constatou que a ressecção endoscópica da mucosa, mesmo no quadro de grandes adenomas duodenais sésseis (> 2 cm), apresentou elevada taxa de sucesso com a remoção completa; entretanto, o risco de sangramento tardio é significativo. Outros estudos mostraram que a ressecção endoscópica da mucosa está associada a um risco aproximado de 17% de outras complicações, incluindo perfuração, hemorragia e pancreatite. As alterações invasivas ou recidivas após a polipectomia exigem uma abordagem mais definitiva (p. ex., pancreatoduodenectomia).

Os adenomas familiares ocorrem tipicamente na presença de síndrome PAF e requerem um algoritmo diferente. As manifestações extracolônicas de PAF têm significativas consequências. Diversos estudos mostraram que os adenomas no duodeno podem ser encontrados em 50 a 90% dos casos, e o avanço da idade foi identificado como um fator de risco independente para seu desenvolvimento. Embora essas neoplasias cresçam lentamente, os pacientes com PAF têm risco de 5% durante a vida para o desenvolvimento de adenocarcinoma duodenal, que representa a principal causa de mortalidade relacionada com câncer nesses pacientes; portanto, a vigilância de rotina ao longo da vida é uma prioridade. Para direcionar a vigilância e o tratamento, foi utilizada nos pacientes a classificação de Spigelman (Tabela 50.8). A triagem endoscópica com o uso de endoscópio de visualizações frontal e lateral é realizada a intervalos regulares com biopsia de todas os adenomas suspeitos, vilosos ou grandes (> 3 cm), além de biopsias de amostras duodenais aleatórias. A frequência da triagem endoscópica é de 1 a 5 anos, dependendo da classificação de Spigelman (Boxe 50.6).[31] A ressecção endoscópica ou a polipectomia cirúrgica podem ser realizadas para grandes adenomas. A terapia ablativa na forma de coagulação com feixe de argônio ou terapia fotodinâmica foram tentadas para esses pacientes, mas com resultados decepcionantes. A presença de displasia de alto grau, de carcinoma *in situ* ou de estádio IV na classificação de Spigelman, requer pancreatoduodenectomia ou duodenectomia com preservação do pâncreas. Os adenomas do restante do intestino delgado também ocorrem com mais frequência em pacientes com PAF, mas não são tão prevalentes quanto a doença duodenal nessa população de pacientes.

Os adenomas das glândulas de Brunner representam lesões hiperplásicas benignas que surgem das glândulas de Brunner do duodeno proximal. Esses adenomas podem produzir sintomas que mimetizam os da doença ulcerosa péptica. O diagnóstico pode ser obtido normalmente por endoscopia e biopsia, e as lesões sintomáticas em uma região acessível podem ser ressecadas por excisão simples, por via endoscópica ou cirúrgica. Não há potencial maligno nos adenomas das glândulas de Brunner, e a ressecção radical não deve ser realizada.

***Lipomas.*** Os lipomas, que também estão incluídos na categoria de tumores estromais, são mais comuns no íleo e se manifestam como lesões intramurais isoladas localizadas na submucosa. Ocorrem geralmente na sexta e sétimas décadas de vida, e são mais frequentes em homens. Menos de um terço desses tumores é sintomático. E nestes, as manifestações mais comuns são a obstrução e o sangramento decorrente de ulcerações superficiais. O tratamento de escolha das lesões sintomáticas é a ressecção. Os lipomas não têm potencial maligno, e, portanto, quando encontrados casualmente, devem ser removidos apenas se a ressecção for simples.

**Tabela 50.8** Classificação de Spigelman da adenomatose duodenal.

| Parâmetro | Pontos | | |
|---|---|---|---|
| | 1 | 2 | 3 |
| Nº de pólipos | 1 a 4 | 5 a 20 | > 20 |
| Tamanho do pólipo (mm) | 1 a 4 | 5 a 10 | > 10 |
| Histologia | Tubular | Tubuloviloso | Vilosidade |
| Grau de displasia | Leve | Moderada | Grave |

Estádio 0, 0 ponto; estádio I, 1 a 4 pontos; estádio II, 5 a 6 pontos; estádio III, 7 a 8 pontos; estádio IV, 9 a 12 pontos. (De Johnson MD, Mackey R, Brown N, et al. Outcome based on management for duodenal adenomas: sporadic *versus* familial disease. *J Gastrointest Surg*. 2010; 14:229-235.)

**Boxe 50.6** Intervalo de vigilância recomendado para o exame endoscópico gastrintestinal alto em relação à classificação de Spilgeman.

**Classificação de Spigelman (intervalo de vigilância em anos)**
0 (4)
I (5)
II (2 a 3)
III (0,5 a 1)
IV (considerar cirurgia)

Adaptado de Campos FG, Sulbaran M, Safatle-Ribeiro AV, et al. Duodenal adenoma surveillance in patients with familial adenomatous polyposis. *World J Gastrointest Endosc*. 2015; 7:950-959.

*Síndrome de Peutz-Jeghers.* Os hamartomas de intestino delgado ocorrem como parte da síndrome de Peutz-Jeghers, uma síndrome hereditária de pigmentação melanótica mucocutânea e pólipos gastrintestinais. O padrão de herança é autossômico dominante com alto grau de penetração. As lesões pigmentadas clássicas são pequenas manchas, de 1 a 2 mm, marrons ou negras, localizadas na região perioral da face, mucosa bucal, antebraços, palmas das mãos e plantas dos pés, dígitos e área perianal. Os hamartomas são encontrados com mais frequência no jejuno e no íleo. Entretanto, 50% dos pacientes também podem ter lesões retais e colônicas e 25% dos pacientes apresentam lesões gástricas. O sintoma mais comum é a dor abdominal em cólica recorrente, em geral resultante de intussuscepção intermitente. Dor abdominal baixa associada à massa palpável é relatada em um terço dos pacientes. Hemorragia ocorre como resultado de autoamputação dos pólipos, mas é rara, e a manifestação mais comum é a anemia. Hemorragia aguda, potencialmente fatal, é incomum, mas pode ocorrer. Embora no passado tenha sido considerada uma doença puramente benigna, alterações adenomatosas foram relatadas em 3 a 6% dos hamartomas. Cânceres extracolônicos são comuns, e ocorrem em 50 a 90% dos pacientes (intestino delgado, estômago, pâncreas, ovário, pulmão, útero e mama). O intestino delgado é o local mais frequente desses cânceres, em comparação a outros locais. O tratamento para complicações da síndrome de Peutz-Jeghers é direcionado para a obstrução intestinal ou o sangramento gastrintestinal persistente. A ressecção deve ser limitada ao segmento intestinal que está produzindo complicações. Em virtude da natureza disseminada do envolvimento intestinal, a cura não é possível; portanto, a ressecção extensa não é indicada.

*Hemangiomas.* Os hemangiomas são malformações do desenvolvimento que consistem em proliferação dos vasos sanguíneos da submucosa. Podem ocorrer em qualquer nível do tubo gastrintestinal; o jejuno é o segmento do intestino delgado afetado com mais frequência. Os hemangiomas são responsáveis por 3 a 4% de todos os tumores benignos do intestino delgado e são multifocais em 60% dos pacientes. Além disso, hemangiomas do intestino delgado podem ocorrer como parte de um distúrbio hereditário conhecido como *doença de Rendu-Osler-Weber*. Os hemangiomas também podem ocorrer no pulmão, no fígado e nas membranas mucosas. É provável que pacientes com síndrome de Turner também apresentem hemangiomas cavernosos do intestino. O sintoma mais comum dos hemangiomas do intestino delgado é o sangramento. A angiografia e a cintilografia com hemácias marcadas com Tc-99m são os estudos diagnósticos mais úteis. Se um hemangioma for localizado no pré-operatório, justifica-se a ressecção do segmento intestinal envolvido. A transiluminação intraoperatória e a palpação podem ajudar a identificar um hemangioma não localizado.

## Neoplasias malignas

Análises populacionais mostraram que ocorreu um aumento constante da incidência de neoplasias malignas do intestino delgado durante as três últimas décadas. Esse aumento refletiu o aumento nos diagnósticos de neoplasias neuroendócrinas (NNEs) do intestino delgado, que aumentaram mais de quatro vezes (de 2,1 a 9,3 novos casos por milhão de habitantes) nas três últimas décadas, ao passo que as mudanças na frequência dos adenocarcinomas, dos tumores estromais e dos linfomas foram menos pronunciadas. Um grande estudo retrospectivo que avaliou as bases de dados de Vigilância, Epidemiologia e Resultados (*SEER*, do inglês *Surveillance, Epidemiology, and End Results*) e do Medicare de 1992 a 2010 identificaram uma taxa de sobrevida em 5 anos para o carcinoma de intestino delgado de 34,9%, comparada à taxa de sobrevida de 51,5% para o câncer colorretal durante o mesmo período. Ao contrário do câncer colorretal, a quimioterapia para adenocarcinoma do intestino delgado não melhorou a sobrevida global, quando o estádio era equiparado. De fato, a quimioterapia com cirurgia não resultou em um benefício apreciável para a sobrevida, em comparação à cirurgia isoladamente, indicando talvez um uso excessivo de quimioterapia adjuvante nessa população.[32] Esses achados ressaltam a necessidade de mais estratégias de tratamento novos e eficazes.

Em contraste com as lesões benignas, as neoplasias malignas quase sempre produzem sintomas – os mais comuns são dor e perda ponderal. Obstrução desenvolve-se em 15 a 35% dos pacientes e, ao contrário da intussuscepção produzida pelas lesões benignas, normalmente é consequência de infiltração e de aderências tumorais. Pode ocorrer diarreia com tenesmo, assim como a eliminação de grandes quantidades de muco. O sangramento gastrintestinal que se manifesta por anemia e fezes positivas para sangue oculto em teste com guáiaco ou, ocasionalmente, por melena ou hematoquezia, ocorre em graus variáveis nas lesões malignas e é mais comum em GISTs. Uma massa palpável pode ser identificada em 10 a 20% dos pacientes, podendo desenvolver-se perfurações em aproximadamente 10%, geralmente secundárias a linfomas e sarcomas. Embora a apresentação possa ser semelhante, cada tipo de tumor tem uma biologia distinta que determina o tratamento e o prognóstico.

### Neoplasias neuroendócrinas

As NNEs do intestino delgado surgem das células enterocromafins (células de Kulchitsky), consideradas células da crista neural, situadas na base das criptas de Lieberkühn. Essas células também são conhecidas como células argentafins, por sua coloração por compostos de prata. Esses tumores foram descritos primeiramente por Lubarsch, em 1888; em 1907, Oberndorfer cunhou o termo *Karzinoide* para indicar a aparência semelhante à do carcinoma e a presumível ausência de potencial maligno. Entretanto, o termo "carcinoide" tornou-se uma designação incorreta, uma vez que todas as NNEs têm potencial maligno. Há relatos desses tumores em vários órgãos, incluindo os pulmões, os brônquios e o tubo digestório. A maioria dos pacientes com NNEs do intestino delgado está em sua sétima década de vida, com idade mediana de 63 anos para NNE gastroentérica. A classificação da NNE é baseada predominantemente no grau e na diferenciação tumorais. As NNEs são divididas em TNEs e em carcinomas neuroendócrinos. As TNEs podem ser benignas ou do tipo maligno bem diferenciado e ainda subdivididas em três grupos, tumores de baixo grau (grau 1, G1), grau intermediário (grau 2, G2) ou alto grau (grau 3, G3), com base na aparência, taxas mitóticas, comportamento (invasão de outros órgãos, angioinvasão) e índice proliferativo Ki-67. Por outro lado, os carcinomas neuroendócrinos são todos tumores malignos G3 pouco diferenciados. A distinção entre um TNE G3 bem diferenciado e um TNE G3 pouco diferenciado pode ser difícil e exigir confirmação patológica adicional ou coloração imuno-histoquímica.[33]

Os TNEs também são classificados com base no local de origem embrionária e produto de secreção. Esses tumores podem derivar do intestino anterior (sistema respiratório, timo), intestino médio (jejuno, íleo e cólon direito, estômago e duodeno proximal) e intestino posterior (cólon distal e reto). Os TNEs do intestino anterior caracteristicamente produzem baixos níveis de serotonina (5-hidroxitriptamina), mas podem secretar 5-hidroxitriptofano ou hormônio adrenocorticotrófico. Os TNEs do intestino médio são caracterizados pela alta produção de serotonina. Os TNEs do intestino posterior raramente produzem serotonina, mas podem produzir outros hormônios, como a somatostatina e o peptídio YY. O tubo gastrintestinal é o local mais comum de TNE. Após o apêndice, o intestino delgado é o segundo local mais afetado no tubo gastrintestinal. No intestino delgado, os TNEs quase sempre ocorrem nos 60,9 cm finais do íleo. Constatou-se que os TNEs têm potencial maligno variável e são compostos de células multipotentes com capacidade de secretar diversos agentes humorais, dos quais os mais proeminentes são a serotonina e a substância P (Tabela 50.9). Além dessas substâncias, constatou-se que os TNEs secretam corticotrofina, histamina, dopamina, neurotensina, prostaglandinas, cininas, gastrina, somatostatina, polipeptídio pancreático, calcitonina e enolase específica do neurônio.

A importância primária dos TNEs é seu próprio potencial maligno. Além disso, a síndrome carcinoide secundária à produção de serotonina ou taquicinina, que se caracteriza por crises episódicas de rubor cutâneo, broncospasmo, diarreia e colapso vasomotor, está presente principalmente em pacientes com metástases hepáticas. Os tumores primários que secretam diretamente no sistema venoso, desviando-se do sistema portal (p. ex., ovário, pulmão), dão origem à síndrome carcinoide sem metástase.

*Patologia.* De 70 a 80% dos TNEs são assintomáticos e encontrados casualmente no momento da cirurgia. No tubo gastrintestinal, mais de 90% dos TNEs são encontrados em cinco locais típicos: intestino delgado (38%), reto (34%), cólon (16%), estômago (11%) e locais desconhecidos (1%). O recente aumento da incidência de TNEs nos EUA se deve à melhor detecção do diagnóstico dos tumores retais e gástricos. É interessante notar que na Coreia, o local mais comum de TNEs é o reto.[34] O potencial maligno (capacidade de metastatizar) está relacionado com localização, tamanho, profundidade da invasão e padrão de crescimento. Apenas aproximadamente 3% dos TNEs apendiculares metastatizam-se, mas cerca de 35% dos TNEs ileais estão associados a metástases. A maioria (aproximadamente 75%) dos TNEs gastrintestinais têm menos de 1 cm de diâmetro e cerca de 2% destes estão associados a metástases. Em contraste, os TNEs de 1 a 2 cm de diâmetro e com mais de 2 cm estão associados a metástases em 50% e em 80 a 90% dos casos, respectivamente.

A aparência macroscópica desses tumores consiste em pequenos nódulos firmes submucosos, geralmente amarelos na superfície do corte (Figura 50.30 A). Podem ser tão sutis quanto uma pequena placa esbranquiçada vista na borda antimesentérica do intestino delgado (Figura 50.30 B). Tipicamente, estão associados a massa mesentérica maior, causada pela doença nodular e invasão desmoplásica do mesentério, que muitas vezes é confundida com o tumor primário. Eles tendem a crescer muito lentamente, mas após a invasão da serosa, a intensa reação desmoplásica produz fibrose mesentérica, torção intestinal e obstrução intermitente.

### Tabela 50.9 Produtos de secreção de tumores neuroendócrinos.*

| Aminas | Taquicininas | Peptídios | Outros |
|---|---|---|---|
| 5-HT | Calicreína | Polipeptídio pancreático (40%) | Prostaglandinas |
| 5-HIAA (88%) | Substância P (32%) | Cromograninas (100%) | |
| 5-HTP | Neuropeptídio K (67%) | Neurotensina (19%) | |
| Histamina | | α-HCG (28%) | |
| Dopamina | | β-HCG | |
| | | Motilina (14%) | |

*Valores entre parênteses representam a frequência em porcentagem. *HCG*, gonadotrofina coriônica humana; *5-HIAA*, ácido 5-hidroxi-indoleacético; *5-HT*, 5-hidroxitriptamina; *5-HTP*, 5-hidroxitriptofano. (Compilada com o auxílio de Zandee WT, Kamp K, van Adrichem RC, et al. Effect of hormone secretory syndromes on neuroendocrine tumor prognosis. *Endocr Relat Cancer.* 2017;24:R261-R274.)

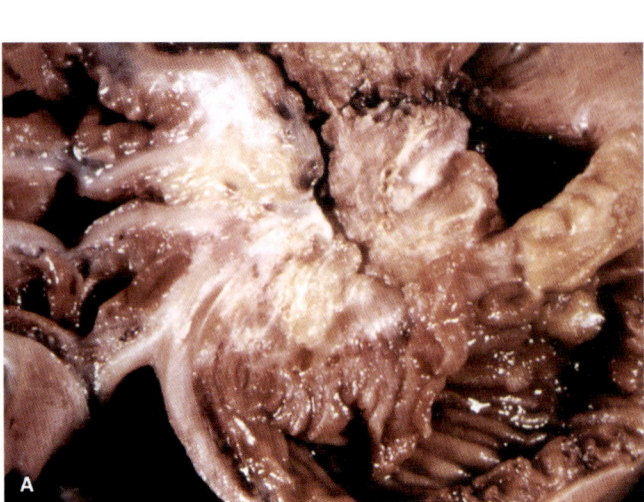
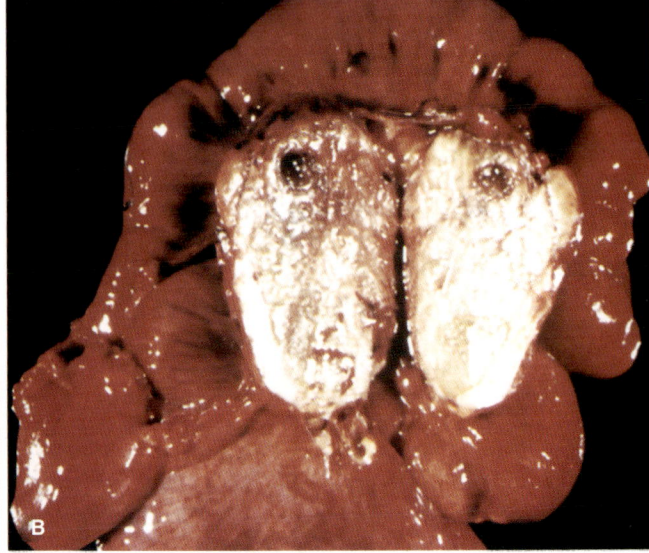

**Figura 50.30** Características patológicas macroscópicas do tumor neuroendócrino (TNE). **A.** TNE do íleo distal demonstra a intensa reação desmoplásica e fibrose da parede intestinal. **B.** Metástases mesentéricas de um TNE carcinoide do intestino delgado. (Adaptada de Evers BM, Townsend CM Jr, Thompson JC. Small intestine. In: Schwartz SI, ed. *Principles of Surgery.* 7th ed. New York: McGraw-Hill; 1999:1245.)

Os TNEs do intestino delgado são multicêntricos em 20 a 30% dos pacientes. Essa tendência à multicentricidade excede a de qualquer outra neoplasia maligna do sistema digestório. Outra observação incomum é a frequente coexistência de uma segunda neoplasia primária de tipo histológico diferente. Geralmente é um adenocarcinoma síncrono (mais comum no intestino grosso), que pode ocorrer em 10 a 20% dos pacientes com TNEs. A neoplasia endócrina múltipla tipo 1 está associada a TNEs em aproximadamente 10% dos casos.

*Manifestações clínicas.* Na ausência de síndrome carcinoide, os sintomas dos pacientes com TNEs do intestino delgado são semelhantes aos dos pacientes com tumores do intestino delgado de outros tipos histológicos. O sintoma mais comum é a dor abdominal, que pode estar associada a obstrução parcial ou completa do intestino delgado. Os sintomas obstrutivos podem ser causados por intussuscepção, mas geralmente ocorrem secundariamente a uma reação desmoplásica local, aparentemente produzida por agentes humorais elaborados pelo tumor. Também pode ocorrer diarreia e perda ponderal. A diarreia é o resultado de uma obstrução parcial do intestino, em vez da diarreia secretora encontrada em pacientes com a síndrome carcinoide maligna. À medida que a extensão linfonodal e mesentérica progridem, o ingurgitamento venoso local e, finalmente, a isquemia do segmento afetado do intestino contribuem para a maioria dos sintomas e complicações relacionados com o tumor.

**Síndrome carcinoide maligna.** A síndrome carcinoide maligna é uma doença relativamente rara, que ocorre em menos de 10% dos pacientes com TNEs. Geralmente está associada a TNEs do tubo gastrintestinal, particularmente do intestino delgado, mas TNEs em outros sítios, como brônquios, pâncreas, ovários e testículos, também foram descritos em associação com essa síndrome. Em virtude do metabolismo de primeira passagem dos peptídios vasoativos responsáveis pela síndrome carcinoide, a metástase hepática ou a doença extra-abdominal são necessárias para desencadear a síndrome. A descrição clássica da síndrome carcinoide inclui manifestações vasomotoras, cardíacas e gastrintestinais. Vários fatores humorais são produzidos pelos TNEs, mas aqueles considerados contribuintes para a síndrome carcinoide incluem serotonina, 5-hidroxitriptofano (um precursor da síntese da serotonina), histamina, dopamina, taquicinina, calicreína, substância P, prostaglandina e neuropeptídio K. A maioria dos pacientes com síndrome carcinoide maligna apresenta substituição hepática maciça por doença metastática. No entanto, tumores que não se desviam do fígado, especificamente TNEs ovarianos e retroperitoneais, podem produzir a síndrome na ausência de metástases hepáticas.

Sinais e sintomas comuns incluem rubor cutâneo (80%), diarreia (76%), hepatomegalia (71%), lesões cardíacas, mais comumente doença valvar cardíaca do lado direito (41 a 70%) e asma (25%). O rubor cutâneo na síndrome carcinoide pode ter quatro variações:

1. Eritematosa difusa, que tem curta duração e normalmente afeta a face, o pescoço e a parte superior do tórax;
2. Violácea, que é semelhante ao rubor eritematoso difuso, exceto que as crises podem ser mais longas e os pacientes podem desenvolver um rubor cianótico permanente, com lacrimejamento e conjuntivas injetadas;
3. Rubores prolongados, que podem durar de 2 a 3 dias e envolver o corpo todo, e podem estar associados a lacrimejamento profuso, hipotensão e edema facial; e
4. Manchas de rubor de cor vermelha brilhante, tipicamente observadas em TNEs gástricos.

A diarreia associada à síndrome carcinoide é episódica (ocorre normalmente após as refeições), aquosa e geralmente explosiva. Acredita-se que os altos níveis de serotonina circulantes sejam a causa da diarreia, pois o antagonista da serotonina, metisergida, controla com eficácia os sintomas. As lesões cardíacas envolvem o lado direito do coração, porém as lesões do lado esquerdo estão presentes em 15% dos pacientes e podem levar a doença cardíaca congestiva e insuficiência cardíaca do lado esquerdo. As três lesões cardíacas mais comuns são estenose pulmonar (90%), insuficiência tricúspide (47%) e estenose tricúspide (42%). As crises asmáticas são observadas normalmente durante os sintomas de rubor, e a serotonina e a bradicinina têm sido implicadas nesse sintoma. Má absorção e pelagra (demência, dermatite e diarreia) estão presentes, e acredita-se que sejam causadas por desvio excessivo do triptofano dietético.

*Diagnóstico.* A elevação de diversos fatores humorais constitui a base dos testes diagnósticos em pacientes com TNEs e síndrome carcinoide. Os TNEs produzem serotonina, que é então metabolizada no fígado e no pulmão em ácido 5-hidroxi-indoleacético (5-HIAA) farmacologicamente inativo. Os níveis urinários elevados de 5-HIAA, medidos durante 24 horas com cromatografia líquida de alto desempenho, são altamente específicos, embora não sejam sensíveis. Na última década, a cromogranina A (CgA) tornou-se um marcador bem estabelecido para doença carcinoide; ela está elevada em mais de 80% dos pacientes com TNEs. A CgA isoladamente pode ser usada para o diagnóstico de TNEs, em virtude de sua especificidade de 95%, mas alguns pesquisadores sugerem que outros testes devam ser empregados em conjunto com a CgA para fins diagnósticos, pois sua sensibilidade é de apenas 55%. Uma combinação de medição dos níveis de CgA com 5-HIAA na urina de 24 horas para o diagnóstico é aceitável e tem maior sensibilidade. Estudos sugerem que a CgA sérica e o fragmento N-terminal do peptídio natriurético cerebral também podem ser usados em combinação tanto para o diagnóstico quanto para a vigilância, uma vez que os pacientes com níveis elevados do fragmento N-terminal do peptídio natriurético cerebral e de CgA mostraram pior sobrevida global do que aqueles com CgA elevada isoladamente. Em termos de vigilância após a ressecção ou como marcadores para monitorar a resposta à terapia, os níveis de CgA comprovaram maior eficácia sobre os níveis urinários de 5-HIAA.

Os níveis plasmáticos de serotonina, substância P, neurotensina, neurocinina A e neuropeptídio K podem ser medidos, mas esses peptídios podem não estar elevados em todos os pacientes. Testes provocativos com o uso de pentagastrina, cálcio ou epinefrina podem ser realizados para reproduzir os sintomas dos TNEs. Mais recentemente, a pentagastrina é usada para diferenciar entre TNEs e gastrite atrófica crônica, mas geralmente não é usada para o diagnóstico de TNEs em virtude da confiabilidade diagnóstica de 5-HIAA, CgA e do fragmento N-terminal do peptídio natriurético cerebral.

Os TNEs do intestino delgado raramente são diagnosticados no pré-operatório. Estudos radiográficos com bário do intestino delgado podem exibir múltiplos defeitos de enchimento em consequência de torções e fibrose do intestino (Figura 50.31). Uma combinação de técnicas de imagens anatômicas e funcionais é realizada rotineiramente para otimizar a sensibilidade e a especificidade.

Tradicionalmemte, a TC tornou-se a modalidade de imagens de escolha para identificar o local da doença e a presença de metástases linfáticas ou hematogênicas. Os achados da TC dependem do tamanho, do grau de invasão mesentérica e da reação

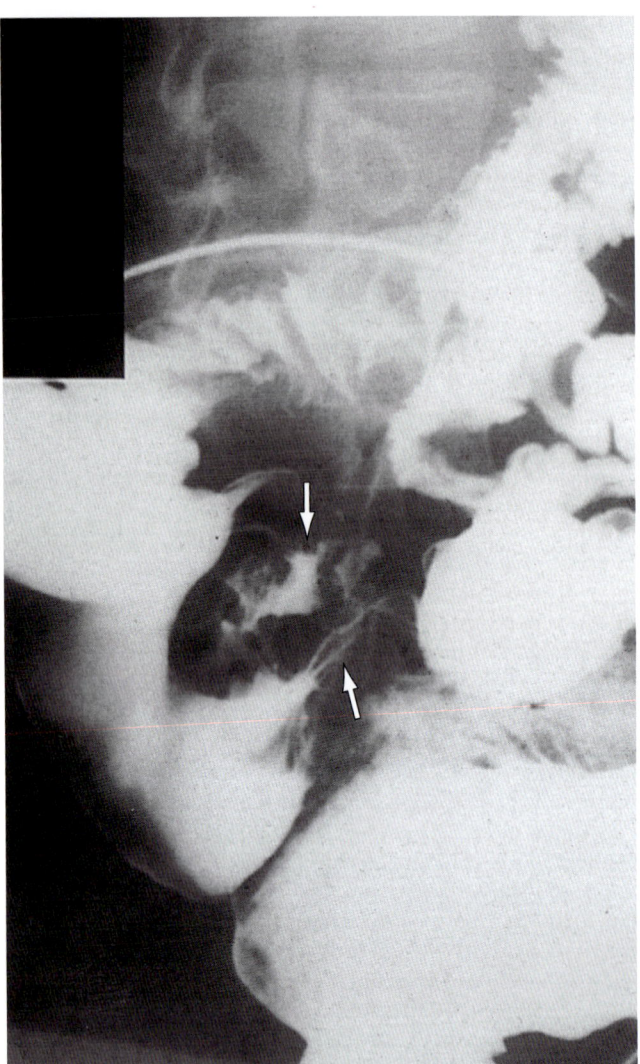

**Figura 50.31** Radiografia com contraste demonstrando tumor neuroendócrino (TNE). Radiografia com bário de um TNE do íleo terminal evidencia fibrose com múltiplos defeitos de enchimento e obstrução parcial de alto grau (*setas*). (Cortesia do Dr. Melvyn H. Schreiber, The University of Texas Medical Branch, Galveston, TX.)

desmoplásica, bem como da presença de invasão de linfonodo regional. Se essas entidades não forem bem definidas, a TC terá capacidade diagnóstica limitada para essa doença. No entanto, quando a imagem de TC revela massa sólida com bordas espiculadas e linhas irradiadas circundantes, que estão associadas a filamentos lineares dentro de gordura mesentérica e a dobras do intestino, um diagnóstico de TNE gastrintestinal pode ser estabelecido de maneira bastante confiável. A TC angiográfica pode ser útil em casos associados a um grande processo mesentérico para identificar o envoltório e a formação de pseudoaneurismas, típicos de um processo maligno do mesentério. Em geral, a RM não é usada no diagnóstico de TNEs gastrintestinais, mas pode ser útil para diagnosticar doença metastática, especialmente no fígado. As metástases hepáticas são bem demonstradas com RM e normalmente têm baixa intensidade de sinal, em imagens ponderadas em T1, e alta intensidade de sinal, em imagens ponderadas em T2. Após a administração de um agente de contraste à base de gadolínio, as metástases hepáticas intensificam-se perifericamente na fase arterial hepática e aparecem como defeitos hipointensos na fase venosa portal. As técnicas de RM ponderada com difusão e com contraste dinâmico representam avanços promissores em imagens radiológicas, embora essas técnicas de imagem ainda não sejam validadas para terapia de monitoramento de TNEs.

O octreotida é um análogo sintético da somatostatina, e o pentetreotida marcado com índio ($^{111}$In) liga-se especificamente ao receptor da somatostatina subtipos 2 e 5. Os estudos por imagens nucleares funcionais capitalizam-se no conceito de positividade para o receptor de somatostatina, e essas técnicas são usadas para obter muitas imagens de TNEs, incluindo aqueles com locais de ligação à somatostatina. A localização cintilográfica tem maior sensibilidade que a TC para delinear e localizar um TNE, e é particularmente útil na identificação de doença metastática extra-abdominal ou nos casos em que o tumor primário não pode ser identificado por TC. Uma área de grande interesse é o imageamento funcional por tomografia por emissão de pósitrons–$^{18}$F-fluorodeoxiglicose ($^{18}$FDG-PET). No entanto, essa modalidade de imagens isoladamente tem capacidade limitada, porque a $^{18}$FDG é captada apenas em TNEs de alto grau (p. ex., na alta expressão de Ki-67), enquanto a maioria dos TNEs têm baixa expressão de Ki-67 e não são aparentes com essa modalidade de imagens. Entretanto, a adição de isótopos mais novos, como $^{18}$F-L-di-hidroxifenilalanina ($^{18}$F-DOPA), melhorou em muito a sensibilidade da PET para o diagnóstico e vigilância das neoplasias neuroendócrinas malignas.

A aquisição de imagens do receptor de somatostatina por PET-TC com gadolínio $^{68}$Ga-DOTATATE está sendo cada vez mais usada para o estadiamento pré-operatório de pacientes com TNEs. DOTATATE é um amido de 1,4,7,10-tetra-azaciclododecano-1,4,7,10-ácido tetracético (DOTA) e de octreotida derivado do radionuclídio, tirosina-3-octreotato (TATE). O último se liga aos receptores da somatostatina e, portanto, direciona a radioatividade para dentro do tumor. A PET-TC com $^{68}$Ga-DOTATATE é uma técnica de imageamento clinicamente útil para localizar tumores primários em pacientes com metástases neuroendócrinas de origem desconhecida, assim como para definir a existência e a extensão da doença metastática. A combinação das duas modalidades pode ser até mais útil para diagnosticar e tratar TNEs. Em estudo projetado para pesquisar a relação entre os resultados da PET-TC e os achados histopatológicos em 27 pacientes com TNEs, a sensibilidade da PET-TC com $^{68}$Ga-DOTATATE e $^{18}$FDG foi de 95 e 37%, respectivamente. A sensibilidade na detecção de metástases linfonodais e ósseas, assim como da lesão primária, foi de 95, 95, 90 e 93%, para o $^{68}$Ga-DOTATATE, e de 40, 28, 28 e 75% para $^{18}$FDG, respectivamente. Recentemente, a FDA aprovou um novo radionuclídio, $^{64}$Cu-DOTATATE, para uso diagnóstico em TNEs. Os benefícios do imageamento com $^{64}$Cu-DOTATATE incluem melhor detecção da lesão positiva verdadeira, vida útil e janela de varredura mais longas, quando comparado ao $^{68}$Ga-DOTATATE, o que o torna uma ferramenta diagnóstica ideal.[35] Finalmente, o agente lutécio-177 ($^{177}$Lu), um radionuclídio receptor de peptídio, é tanto diagnóstico quanto terapêutico e pertence a uma nova classe de fármacos conhecida como teranósticos. O motivo para o desenvolvimento de compostos com alta afinidade pelos receptores da somatostatina 2, 3 e 5 é melhorar a sensibilidade diagnóstica. Como a ressecção é o único tratamento curativo em pacientes com TNEs do intestino delgado, a aquisição acurada de imagens pré-operatórias é crucial para guiar o tratamento cirúrgico.

### Tratamento

**Tratamento cirúrgico.** O tratamento dos pacientes com TNEs do intestino delgado é estabelecido com base no tamanho, na localização do tumor e na presença de doença metastática. Para tumores primários menores que 1 cm de diâmetro sem evidência de metástases em linfonodo regional, uma ressecção intestinal segmentar é adequada. Para os pacientes com lesões maiores que 1 cm, com múltiplos tumores ou com metástase linfonodais regionais, independentemente do tamanho do tumor primário, é necessária excisão ampla do intestino e do mesentério. Para lesões do íleo terminal, a hemicolectomia direita é o melhor tratamento. Pequenos tumores duodenais podem ser excisados localmente; porém, lesões mais extensas podem exigir pancreatoduodenectomia. Um estudo longitudinal, prospectivo, de centro único, mostrou que a abordagem laparoscópica é segura e viável em pacientes selecionados. A laparoscopia estava associada à ressecção R0 (i. e., sem tumor microscópico residual) e a taxas de morbidade semelhantes, mas com hospitalização menor, comparada à laparotomia. O acompanhamento médio foi de 39 meses, e a sobrevida livre de progressão em 1, 3 e 5 anos foi a seguinte: 95%, 83% e 75%, respectivamente, para pacientes R0 sem metástase hepática; 92%, 83% e 57%, respectivamente, para pacientes R0 com metástase hepática ressecada; e 82%, 58% e 30%, respectivamente, para pacientes com ressecção R2 (i. e., evidência de tumor residual ao exame visual). A sobrevida global e a sobrevida livre de progressão não mostraram qualquer diferença em comparação com os grupos de cirurgias laparoscópica e aberta.[36]

Deve-se ter cuidado no tratamento anestésico dos pacientes com TNEs, pois a anestesia pode precipitar uma crise carcinoide caracterizada por hipotensão, broncospasmo, rubor e taquicardia, assim como arritmias. A crise carcinoide é tratada com octreotida IV, administrado em *bolus* de 50 a 100 μg, que pode ser continuado como uma infusão a 50 μg/h.

Além do tratamento do tumor primário, é importante que o abdome seja minuciosamente explorado em busca de lesões multicêntricas. Muitas vezes, há uma grande reação desmoplásica que causa encurtamento, dobramento e pregueamento do mesentério do intestino delgado, resultando em angina e obstrução intestinais. Nos casos em que a doença mesentérica parece envolver uma grande porção do mesentério, a dissecção do tumor fora dos vasos mesentéricos, com preservação do suprimento sanguíneo do intestino não afetado, é apropriada, apesar de tecnicamente exigente. A extensa mobilização do mesentério do intestino delgado é necessária para a realização de uma ressecção difícil. A remoção da doença mesentérica proporciona uma significativa vantagem para a sobrevida, enquanto a ressecção cirúrgica do mesentério assegura uma paliação mais duradoura para o paciente. Ressecção cirúrgica agressiva e redução de volume alcançam um alívio de 93% da obstrução e de 83% do envoltório do vaso mesentérico.[37]

Em pacientes com TNEs e doença metastática disseminada, a cirurgia ainda pode ser indicada. Em contraste com as metástases de outros tumores, há um papel definido para a ressecção cirúrgica, que muitas vezes proporciona alívio sintomático. Em pacientes com envolvimento hepático limitado, a metastasectomia oferece um benefício de sobrevida mais durável, quando comparada a outras modalidades de tratamento. Para pacientes com metástases hepáticas, a ressecção cirúrgica é uma opção, desde que não haja metástases extra-hepáticas, a função hepática não esteja comprometida e não haja envolvimento bilobar difuso. Infelizmente, a maioria dos pacientes não é candidata à ressecção do fígado em virtude da doença extensa ao diagnóstico. Mesmo com metastasectomia hepática, ainda há uma elevada taxa de recidiva de 75%. Nesses casos, a quimioembolização transarterial ou a radioembolização demonstrou fornecer controle direcionado da doença hepática. Além disso, a ressecção do tumor primário, com ou sem ressecção mesentérica, demonstrou melhorar a sobrevida e retardar a progressão das metástases hepáticas em pacientes com doença irressecável. Apesar de haver alguns poucos estudos que avaliam o transplante de fígado em decorrência de extensas metástases hepáticas de TNEs, taxas inaceitavelmente altas de recidiva limitam essa abordagem. Em geral, pela complexidade dos regimes de tratamento, todas as ressecções cirúrgicas devem ser realizadas em um centro de alto volume cirúrgico.

**Terapia clínica.** A terapia clínica para pacientes com síndrome carcinoide maligna é direcionada principalmente ao alívio dos sintomas causados pela produção excessiva de fatores humorais. A Tabela 50.10 apresenta um resumo das terapias medicamentosas para TNE. Os análogos da somatostatina (SSAs) são o padrão de cuidados para o controle dos sintomas de pacientes com TNE gastrintestinal funcional, e controlam os sintomas em mais de 70% dos pacientes com síndrome carcinoide.[38] Um SSA como o octreotida (Sandostatin) e o lanreotida e suas formulações *depot* (Sandostatin LAR e Somatuline, respectivamente) aliviam os sintomas da síndrome carcinoide (p. ex., diarreia, rubor, efeito antissecretor) na maioria dos pacientes e retardam a progressão do câncer (efeito antiproliferativo). O efeito antiproliferativo foi demonstrado em dois estudos randomizados de fase 3. Primeiramente, o estudo *PROMID* de 85 pacientes confirmou que a carga tumoral é um importante preditor de sobrevida e que o octreotida LAR produziu retardo da progressão tumoral, em

**Tabela 50.10** Terapias medicamentosas para o tratamento dos tumores neuroendócrinos.

| **Terapêuticas aprovadas** | |
| --- | --- |
| Análogos da somatostatina | Octreotida (Sandostatin; Sandostatin LAR) |
| | Lanreotida (Somatuline depot) |
| Terapias citotóxicas | Estreptozotocina (apenas TNE pancreático) |
| Inibidor de mTOR | Everolimo (Afinitor; TNE gastrintestinal, pancreático, pulmonar) |
| Inibidores da tirosinoquinase | Sunitinibe (Sutent; apenas TNE pancreático) |
| Terapia com radionuclídio para receptor de peptídio | Isótopos $^{177}$Lu conjugados com análogos da somatostatina (Lutathera) |
| Inibidores da síntese de serotonina | Telotristat etiprate (Xermelo) |
| **Outros usos *off label*** | |
| Agonistas do panreceptor de somatostatina | Pasireotida (Signifor); indicação aprovada apenas para doença de Cushing |
| Interferonas | Interferona alfa-2b (Intron A) |
| Terapias citotóxicas | 5-Fluoruracila (5-FU) |
| | Capecitabina (Xeloda); 5-FU oral |
| | Temozolomida (Temodar) |
| **Investigacional** | |
| Radioterapia com receptor de peptídio | $^{177}$Lu-OPS 201 |
| | $^{177}$Lu-DOTA JR11 |
| Agonistas da dopamina | Dopastatinas |
| Inibidor do ponto de controle | JS001 |
| Conjugado do fármaco somatostatina | PEN-221 |

*TNE*, tumor neuroendócrino. (Compilada com assistência de Lowell B. Anthony, MD, University of Kentucky.)

comparação ao placebo.[39] O octreotida LAR é recomendado para TNEs de graus 1 e 2, mas não é recomendado para a doença de grau 3. Em segundo lugar, o estudo controlado de referência *Lanreotide Antiproliferative Response in NeuroEndocrine Tumors* (*CLARINET*) constatou que o lanreotida, um SSA, estava associado à sobrevida prolongada livre de progressão em pacientes com TNEs enteropancreáticos metastáticos de grau 1 ou 2.[40] Atualmente, não há diretrizes referentes à seleção de octreotida LAR *versus* lanreotida como terapia de primeira linha. O tratamento de pacientes assintomáticos com doença de baixo volume e irressecável requer uma decisão personalizada sobre a observação ou o início dos SSAs. Entretanto, a observação requer cuidadoso monitoramento, com imagens diagnósticas a cada 3 a 6 meses.[41]

Para os pacientes que apresentam progressão da doença durante a terapia com SSA, há várias opções de tratamento emergentes. Everolimo, um inibidor do alvo da rapamicina (mTOR) em mamíferos, inicialmente desenvolvido como terapia imunossupressora, está aprovado para o tratamento de TNEs gastrintestinais não funcionais com doença metastática localmente avançada, irressecável. Um estudo controlado randomizado (*RA-DIANT-4*) demonstrou que, com o tratamento com everolimo, a sobrevida livre de progressão da doença melhorou de 3,9 meses para 11 meses. Embora o everolimo possa retardar a progressão do tumor, raramente é obtida uma redução significativa do tumor. A inibição de múltiplas vias sinalizadoras constitui uma estratégia de tratamento capaz de proporcionar melhor controle do tumor e de superar os mecanismos de resistência envolvidos, tendo simplesmente como alvo a via sinalizadora. Os resultados dos estudos em andamento e de futuros estudos fornecerão importantes informações sobre o benefício adicional de se combinar inibidores mTOR com outros agentes direcionados a alvos, como os inibidores da via VEGF e a quimioterapia citotóxica no tratamento de TNEs avançados.[41]

Os radionuclídios receptores de peptídio são outra classe de terapia usada na doença progressiva. O estudo controlado randomizado *NETTER-1* demonstrou que o tratamento com o radionuclídio $^{177}$Lu-DOTATATE apresentou melhora de 79% na sobrevida livre de progressão da doença, quando comparado ao octreotida em alta dose. $^{177}$Lu-DOTATATE pode ser usado para aquisição de imagens por PET, assim como para determinar a distribuição e a dosimetria do tumor. Há também um interesse em inibir membros da família do receptor incretina, particularmente o peptídio semelhante ao glucagon (GLP) 1, que são superexpressos em TNEs. O inibidor de GLP-1 Lys$^{40}$(Ahx-DTPA/DOTA$^{111}$In) NH$_2$-exendina-4 é altamente sensível e pode ser detectado até 14 dias após a injeção IV, usando uma sonda para facilitar a excisão cirúrgica.

Os SSAs de segunda geração foram desenvolvidos para abordar as limitações dos regimes atuais. Estão em andamento estudos que usam agonistas pan-receptores (p. ex., pasireotida) assim como dímeros quiméricos, que têm características de somatostatina e de agonistas da dopamina (dopastatinas). Acredita-se que essas terapias biológicas promissoras aumentem o controle dos sintomas por meio da ligação de múltiplos receptores (receptores de somatostatina e dopamina). Antagonistas do receptor de somatostatina estão sendo desenvolvidos atualmente para uso clínico.

Outras opções de tratamento incluem interferona alfa, que em 1983 foi usada como monoterapia para TNE. A interferona se liga a dois receptores diferentes para desencadear efeitos que incluem inibição do ciclo celular em $G_1/S$, efeitos antiangiogênese pela diminuição de VEGF e aumento dos receptores de somatostatina. Embora algumas séries mostrem a regressão do tumor em 10% dos pacientes e a estabilização do tumor em 65%, efeitos colaterais como fadiga crônica, pancitopenia, tireoidite e lúpus eritematoso sistêmico não foram toleráveis, e, portanto, a interferona alfa não é mais usada. A interferona alfa-2b peguilada mostrou taxas de sobrevida comparáveis às da interferona alfa, porém com efeitos colaterais mais toleráveis. Algumas séries mostraram que, em razão do aumento dos receptores da somatostatina pela interferona alfa, sua combinação com SSAs pode ser eficaz. Estudos controlados prospectivos randomizados demonstraram achados variáveis, porém um estudo retrospectivo determinou que o tratamento combinado resultava em sobrevida livre de progressão da doença mais longa (58 *vs.* 55 meses). A interferona é mais barata que os SSAs, mas a maior incidência de efeitos colaterais e os resultados variáveis impedem o uso disseminado desse medicamento.[41]

Os pacientes com síndrome carcinoide que são resistentes aos SSAs dispõem de limitadas opções de tratamento, entre as quais o aumento da dose de SSA ou a adição de um octreotida de curta ação e iniciar antidiarreicos. Um extenso e minucioso exame é necessário para descartar outras causas de diarreia, mas restam poucas opções de tratamento. Atualmente, o inibidor da síntese de serotonina, telotristat etiprate, é indicado para a diarreia refratária à somatostatina no quadro de síndrome carcinoide. No estudo *TELESTAR*, o tratamento com telotristat reduziu em 35% os movimentos intestinais diários.[41] Os antagonistas do receptor de serotonina têm sido usados com sucesso limitado. Meisergida não é mais usado em virtude do aumento da incidência de fibrose retroperitoneal. Cetanserina e cipro-heptadina demonstraram produzir algum controle dos sintomas, enquanto outros antagonistas, como ondansetrona, também desempenham um papel.

Historicamente, o único tratamento disponível para TNEs metastáticos era a quimioterapia citotóxica, geralmente combinações que incluíam estreptozotocina, 5-fluoruracila (5-FU) e ciclofosfamida. Esses tratamentos resultaram em sobrevida média de cerca de 2 anos. Atualmente, o papel da quimioterapia é confinado predominantemente aos pacientes com doença metastática G2, que são sintomáticos e não respondem a outras terapias, ou apresentam altas taxas de proliferação tumoral. A duração da resposta, porém, é breve. O temozolomida como monoterapia tem toxicidade aceitável e produziu efeitos antitumorais em uma pequena série de pacientes com TNEs avançados, e em combinação com capecitabina, demonstrou prolongar a sobrevida de pacientes com TNEs metastáticos bem diferenciados, os quais tiveram progressão da doença com terapias anteriores. O uso de cisplatina e etoposida mostrou-se um tanto promissor, mas apenas em pacientes com carcinomas neuroendócrinos pouco diferenciados.

O tratamento de NNEs metastáticos requer abordagem multidisciplinar; modalidades combinadas podem ser a melhor opção, incluindo ressecção cirúrgica, embolização da artéria hepática, quimioembolização ou radioembolização, assim como terapia medicamentosa. Além disso, estão sendo desenvolvidas terapias novas e mais direcionadas, que podem ser úteis no futuro. Observou-se que o sunitinibe, um inibidor multidirecionado ou seletivo da tirosinoquinase, que é ativo contra o receptor do fator de crescimento derivado de plaquetas (PDGFR) e do receptor de VEGF (VEGFR) tipo alfa e tipo beta, diminui a angiogênese e prolonga a sobrevida livre de progressão da doença em TNEs pancreáticos, em diversos estudos clínicos, mais notavelmente aqueles com mutações associadas aos éxons 9 e 11.

***Prognóstico.*** Os TNEs têm o melhor prognóstico de todos os tumores do intestino delgado, seja a doença localizada ou a metastática. A ressecção de um TNE localizado em seu sítio primário promove uma taxa de sobrevida de 100%. As taxas de sobrevida em 5 anos são de aproximadamente 65% em pacientes com doença regional e de 25 a 35% naqueles com metástases a distância. A doença metastática no momento do diagnóstico é de aproximadamente 20 a 50%, e a recidiva do tumor ocorre em 40 a 60% dos pacientes. Quando a doença metastática disseminada impede a cura, pode ser indicada a ressecção extensa para paliação. De fato, em geral, a paliação a longo prazo pode ser obtida pois esses tumores são de crescimento relativamente lento. Vários fatores foram avaliados na tentativa de identificar os pacientes com TNEs com mau prognóstico. Um nível elevado de CgA, que é um preditor independente de um prognóstico adverso, é provavelmente o fator mais útil identificado.

## Adenocarcinomas

Os adenocarcinomas constituem aproximadamente 40% dos tumores malignos do intestino delgado. A média de idade ao diagnóstico é 60 anos, e a maioria das séries mostra uma ligeira predominância no sexo masculino. A maioria desses tumores está localizada no duodeno e no jejuno proximal (Figura 50.32). Aqueles que surgem em associação com a doença de Crohn tendem a ocorrer em uma faixa etária um pouco mais jovem, e mais de 70% surgem no íleo. O adenocarcinoma do intestino delgado pode sofrer mutações em um gene importante (*APC, β-CATE-NINA, EGFR, VEGF-A, KRAS, HER2, TP53*).[42] As causas familiares mais comuns são PAF, síndrome de Lynch e síndrome de Peutz-Jeghers. Os tumores do duodeno tendem a se manifestar um pouco mais cedo do que os de jejuno e íleo, cujos sintomas se apresentam precocemente, e normalmente são dor abdominal vaga e perda ponderal. Também podem ocorrer obstrução intestinal e sangramento crônico. A perfuração é rara. Assim como nos adenocarcinomas em outros órgãos, a sobrevida dos pacientes com adenocarcinoma do intestino delgado está relacionada com o estádio da doença no momento do diagnóstico. Infelizmente, o diagnóstico é muitas vezes tardio, e a doença está avançada no momento da cirurgia, secundariamente a diversos fatores (p. ex., imprecisão dos sintomas, ausência de achados físicos, ausência de suspeita clínica pela raridade dessas lesões). Uma variedade de técnicas radiológicas e endoscópicas, como TC do abdome e da pelve com enteróclise, videoendoscopia com cápsula e enteroscopia com duplo balão (para biopsia e diagnóstico) pode ser muito útil para estabelecer o diagnóstico antes da cirurgia.

O tratamento do adenocarcinoma do intestino delgado é determinado pela localização e pelo estádio. Uma ressecção R0 do tumor primário com ressecção de linfonodo locorregional é o único tratamento curativo. A quimioterapia neoadjuvante é apropriada para considerar se houve invasão tumoral das estruturas adjacentes. Os pacientes são então reavaliados para cirurgia após 2 a 3 meses de tratamento. A ressecção duodenal pode ser realizada em um tumor não infiltrativo, desde que esteja localizado na primeira, terceira ou quarta porção do duodeno, mas isso não é recomendado se uma ressecção R0 esperada (nenhum tumor microscópico na margem) não for possível. O tumor microscópico residual (estado R1) ou o tumor macroscopicamente visível após ressecção (estado R2) estão associados a mau prognóstico. Os adenocarcinomas ressecáveis na segunda porção do duodeno são tratados com pancreatoduodenectomia. Além disso, é necessária linfadenectomia regional dos nódulos periduodenais, peripancreáticos e hepáticos, bem como das estruturas vasculares envolvidas. Os adenocarcinomas em jejuno e íleo requerem ressecção cirúrgica com linfadenectomia regional e anastomose jejunojejunal ou ileoileal (Figura 50.33). Se o íleo terminal estiver envolvido, deverá ser realizada ressecção ileocecal com hemicolectomia direita com ligadura da artéria ileocólica e subsequente linfadenectomia regional.

Atualmente não existe um protocolo padrão adjuvante para o adenocarcinoma do intestino delgado. Apesar disso, a maioria das diretrizes sugere que os pacientes com cânceres pouco diferenciados ou aqueles submetidos a ressecções incompletas de linfonodos (< 10 linfonodos identificados) devem ser, ao menos, considerados para quimioterapia adjuvante. Os regimes adjuvantes geralmente são determinados pela localização, apesar de estudos sugerirem que fluoropirimidina e oxaliplatina possam aumentar a sobrevida global de pacientes com doença avançada. Um estudo prospectivo internacional de fase 3 (estudo *BALLAD*) comparando observação *versus* quimioterapia adjuvante em pacientes com ressecção R0 está atualmente recrutando sujeitos. Esse estudo propõe que a quimioterapia adjuvante resulta em melhora não apenas da

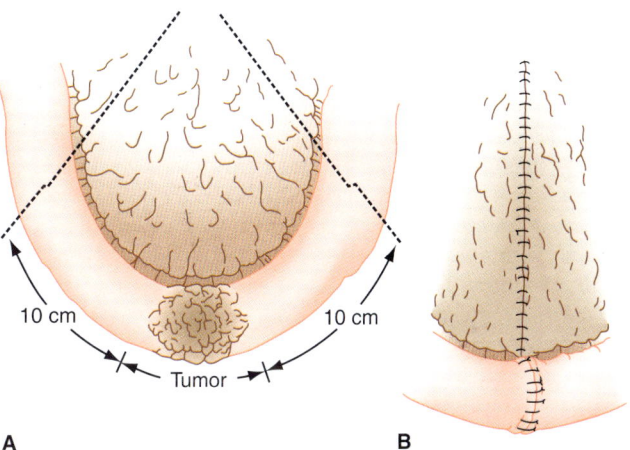

**Figura 50.33** Tratamento cirúrgico do carcinoma do intestino delgado. **A.** Tumores malignos devem ser ressecados com ampla margem de intestino normal e uma cunha de mesentério para remoção dos linfonodos de drenagem imediata. **B.** Anastomose terminoterminal do intestino delgado e reparo do mesentério. (Adaptada de Thompson JC. *Atlas of Surgery of the Stomach, Duodenum, and Small Bowel.* St Louis: Mosby-Year Book; 1992:299.)

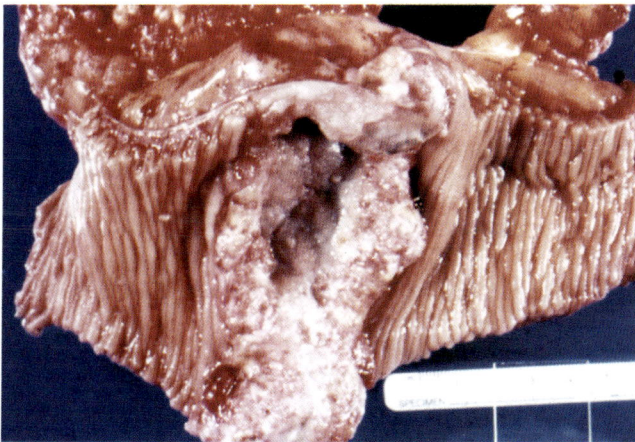

**Figura 50.32** Adenocarcinoma jejunal. Grande adenocarcinoma mucinoso circunferencial do jejuno. (Cortesia do Dr. Mary R. Schwartz, Baylor College of Medicine, Houston, TX.)

sobrevida livre de doença, mas também da sobrevida global, em comparação com a observação isolada, após cirurgia potencialmente curativa em pacientes com adenocarcinoma do intestino delgado nos estádios I, II e III. Em pacientes com doença metastática, estudos determinaram que o uso de FOLFOX (oxaliplatina, 5-FU e leucovorina) e de FOLFIRI (irinotecano, 5-FU e leucovorina) como terapia de primeira linha melhora significativamente o desempenho e a sobrevida livre de progressão da doença. Para a doença metastática irressecável, pode ser necessária a intervenção cirúrgica para sangramento incontrolável, obstrução intestinal ou perfuração.

O prognóstico do adenocarcinoma do intestino delgado é ruim, provavelmente pela apresentação tardia e presença de doença avançada ao diagnóstico. As taxas de sobrevida em 5 anos situam-se normalmente na faixa de 14 a 33%, embora a taxa de sobrevida em 5 anos do adenocarcinoma duodenal seja de 50%, provavelmente por apresentação precoce dos sintomas e um diagnóstico também precoce. A invasão linfonodal é o principal fator prognóstico para o adenocarcinoma local do intestino delgado; além disso, tanto o número de linfonodos avaliados quanto o de linfonodos positivos têm valor prognóstico. Nos pacientes em estádio III, a presença de mais de três linfonodos positivos estava associada a pior taxa de sobrevida livre da doença em 5 anos do que a presença de um ou dois linfonodos positivos (37% *versus* 57%, respectivamente). A análise multivariada identificou idade avançada, estádio avançado, localização ileal, recuperação de menos de 10 linfonodos e número de linfonodos positivos como preditores significativos de sobrevida global ruim. Notavelmente, quaisquer tentativas de ressecção curativa devem sempre incluir uma extensa linfadenectomia regional.[42]

### Linfoma

Os linfomas malignos envolvem principalmente o intestino delgado ou como manifestação de doença sistêmica. Aproximadamente um terço dos linfomas gastrintestinais ocorre no intestino delgado, e estes respondem por 5% de todos os linfomas. Os linfomas constituem até 25% dos tumores malignos do intestino delgado no adulto; em crianças com menos de 10 anos, eles são as neoplasias intestinais mais comuns. São encontrados com mais frequência no íleo, onde há maior concentração de tecido linfoide associado ao intestino. Há relatos de aumento de risco de desenvolvimento de linfoma primário no intestino delgado em pacientes com doença celíaca e em estados de imunodeficiência (p. ex., AIDS). Na aparência macroscópica, os linfomas do intestino delgado geralmente são grandes, com mais de 5 cm e podem estender-se sob a mucosa (Figura 50.34). Ao exame microscópico, geralmente há infiltração difusa da parede intestinal. Dentre os sintomas do linfoma do intestino delgado encontram-se dor, perda ponderal, náuseas, vômito e alteração dos hábitos intestinais. Pode ocorrer perfuração intestinal em até 25% dos pacientes (Figura 50.35). A febre é rara e, quando presente, sugere envolvimento sistêmico.

O tratamento do linfoma do intestino delgado permanece controverso. Tradicionalmente, empregava-se uma combinação de cirurgia, quimioterapia e radioterapia para todos os tumores do intestino delgado. Entretanto, na ausência de sintomas, os linfomas do intestino delgado geralmente são responsivos à quimioterapia e não requerem cirurgia. Isso pode ser previsto normalmente pelo tipo celular, porque os linfomas de células B são mais quimiossensíveis do que os de células T, além de apresentar altas taxas de remissão com ou sem cirurgia. Os linfomas de células T são tradicionalmente mais resistentes à terapia e, se não forem ressecados, progredirão para sintomas de obstrução ou perfuração.

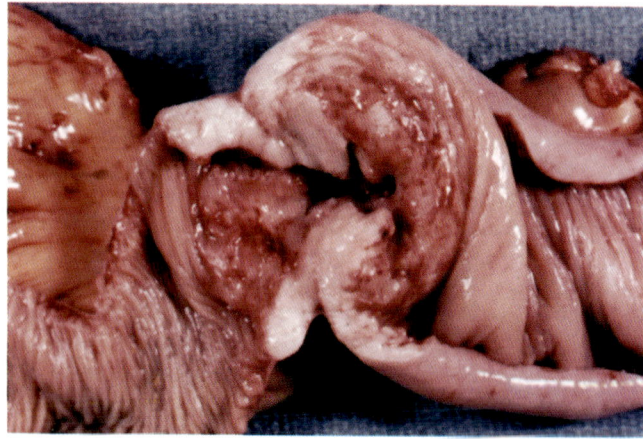

**Figura 50.34** Linfoma do intestino delgado. Fotografia macroscópica de um linfoma primário do íleo mostrando a substituição de todas as camadas da parede intestinal pelo tumor. (Cortesia da Dra. Mary R. Schwartz, Baylor College of Medicine, Houston, TX.)

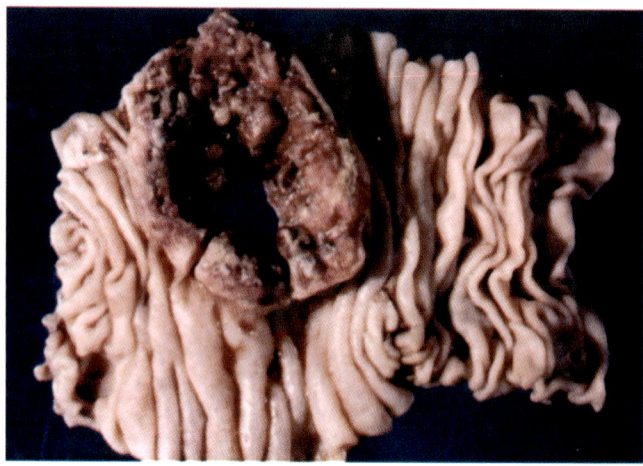

**Figura 50.35** Linfoma do intestino delgado. O linfoma do intestino delgado manifesta-se como perfuração e peritonite. (Cortesia da Dra. Mary R. Schwartz, Baylor College of Medicine, Houston, TX.)

Independentemente do tipo celular, a ressecção é indicada ao início de quaisquer sintomas, pois a progressão para hemorragia ou perfuração potencialmente fatais é prenúncio de prognóstico sombrio. Pode-esperar sobrevida de 50 a 60% em 5 anos, determinada pela resposta à terapia sistêmica e não pelo sucesso da ressecção cirúrgica.

### Tumores estromais gastrintestinais

Os GISTs malignos surgem do tecido mesenquimal e constituem cerca de 20% das neoplasias malignas do intestino delgado (Figura 50.36). Esses tumores são mais comuns em jejuno e íleo, e normalmente são diagnosticados na quinta e na sexta décadas de vida; ocorrem com leve preponderância no sexo masculino. Em 80% dos pacientes, os GISTs malignos têm mais de 5 cm de diâmetro no momento do diagnóstico. Surgem principalmente da muscular própria e, em geral, seu crescimento é extramural. As indicações cirúrgicas mais comuns são sangramento e obstrução, embora a perfuração livre ocorra em consequência de necrose hemorrágica nas grandes massas tumorais. Tipicamente, os GISTs tendem a invadir localmente e a se disseminar por extensão direta para os tecidos adjacentes e por via hematogênica para o fígado, pulmões e ossos; metástases linfáticas são incomuns. Os indicadores mais úteis de sobrevida e de risco de metástases são o tamanho do tumor à apresentação, o índice mitótico e as evidências de invasão tumoral para a lâmina própria.

O tratamento dos GISTs continua a evoluir e representa um dos primeiros avanços na manipulação da transdução de sinal. O regime de tratamento cirúrgico é baseado na doença localizada *versus* metastática (Figura 50.37). O tratamento cirúrgico inclui a ressecção completa de GISTs localizados, com extremo cuidado para evitar a ruptura da cápsula tumoral, o que resulta em recidiva em 100% desses pacientes. Se ocorrer ruptura da cápsula, esses pacientes devem receber terapia adjuvante independentemente da extensão do tumor antes da cirurgia. Aconselha-se a ressecção em bloco, incluindo os órgãos adjacentes, para prevenção de ruptura da cápsula tumoral. A abordagem laparoscópica em pacientes com grandes tumores é fortemente desencorajada. Os critérios radiológicos de irressecabilidade incluem infiltração do tronco celíaco, artéria mesentérica superior ou veia porta. A linfadenectomia é desnecessária, em razão da baixa frequência de metástase linfonodal.[30] Os GISTs pequenos (< 2 cm) encontrados casualmente em amostras cirúrgicas não requerem outro tratamento. Antes do desenvolvimento dos inibidores da tirosinoquinase, faltavam estratégias adjuvantes para GISTs, e as taxas de recidiva após a ressecção chegavam a 70%. Entretanto, o desenvolvimento de mesilato de imatinibe (Gleevec) alterou significativamente as estratégias de tratamento anteriores. O mesilato de imatinibe é um inibidor da tirosinoquinase que bloqueia a tirosinoquinase de *c-kit* mutante não regulado e inibe as tirosinas quinases BCR-ABL e PDGF. Diversos estudos randomizados confirmaram sua eficácia como agente de primeira linha no tratamento do GIST. As diretrizes atuais sugerem que os pacientes com doença de alto risco devem receber tratamento adjuvante com imatinibe por 3 anos, mas esse tratamento não é recomendado para os pacientes de baixo risco após uma ressecção R0. O imatinibe neoadjuvante deve ser considerado para os pacientes que necessitam de cirurgia extensa para possibilitar o encolhimento tumoral antes da ressecção.[30]

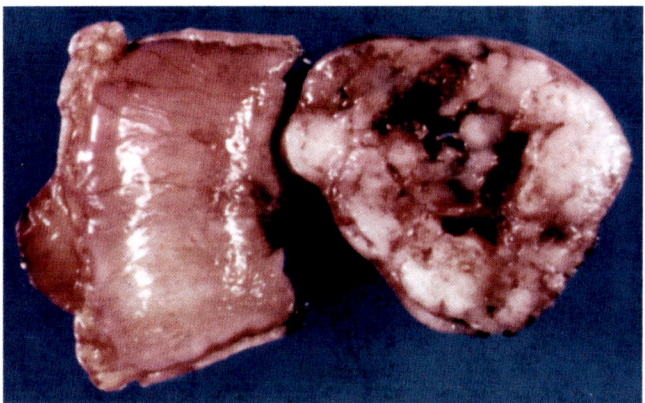

**Figura 50.36** Tumor estromal gastrintestinal do intestino delgado (GIST) com necrose hemorrágica. (Cortesia da Dra. Mary R. Schwartz, Baylor College of Medicine, Houston, TX.)

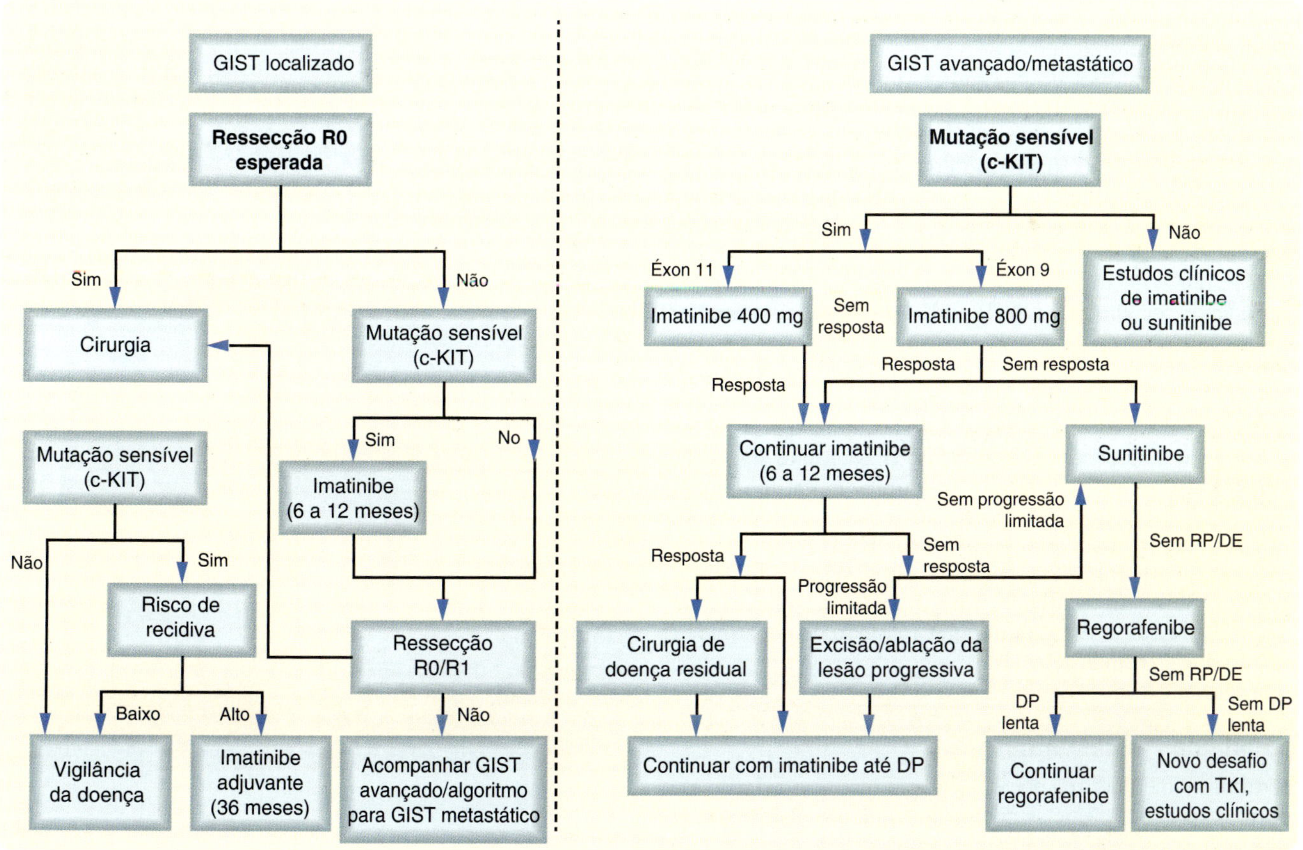

**Figura 50.37** Algoritmo atual para o tratamento de GIST com base na extensão da doença. *DE*, doença estável; *DP*, doença progressiva; *GIST*, tumor estromal gastrintestinal; *TKI*, inibidor da tirosinoquinase; *R0*, sem tumor residual; *R1*, tumor residual microscópico; *RP*, resposta parcial. (Adaptada de Casali PG, Abecassis N, Bauer S, et al. Gastrointestinal stromal tumours: ESMO-EURACAN clinical practice guidelines for diagnosis, treatment and follow-up. *Ann Oncol.* 2018;29:iv68-iv78.).

A avaliação do risco de recidiva de um GIST primário é fundamental por fornecer informações prognósticas e estimar os benefícios potenciais da terapia medicamentosa. Existem vários sistemas de estratificação de risco disponíveis, incluindo os critérios de consenso para GIST do National Institute of Health, os critérios do American Forces Institute of Pathology, os critérios de risco de Joensuu, os nomogramas de prognóstico e a análise mutacional. Além das informações para o estadiamento, constatou-se que várias mutações têm implicações no prognóstico. Por exemplo, as deleções que afetam o éxon 11, o códon 557/558 do gene *c-kit* e as mutações D842V PDGFRα acarretam maior risco de recidiva nos primeiros 3 a 4 anos após a cirurgia. De fato, a terapia adjuvante com imatinibe não é recomendada em pacientes com mutações D842V PDGFRα, em razão da resistência conhecida a esse agente.

O imatinibe também é um tratamento de primeira linha para GISTs irressecáveis e metastáticos com biologia tumoral característica. A genotipagem é o padrão de cuidados para os pacientes com GIST avançado ou metastático. A terapia com a dose padrão (400 mg/dia) é recomendada uma vez que o aumento da dose não oferece nenhuma vantagem para a sobrevida, a não ser que o paciente tenha alguma mutação no éxon 9. Um estudo europeu determinou que os pacientes com mutações no éxon 9 exibiram uma diminuição dependente da dose no risco de progressão. Portanto, nesse grupo selecionado de pacientes, o imatinibe 400 mg, 2 vezes/dia, deve ser administrado.

As novas terapias com alvos moleculares podem fornecer melhores tratamentos para os pacientes com mutações genéticas e GIST. Em estudos clínicos de fase 3 que avaliam a dosagem do imatinibe em pacientes com GIST metastático, não houve uma resposta objetiva em pacientes portadores de mutação D842V PDGFRα. Um estudo recente de fase 2 avaliou o dasatinibe, um inibidor oral da tirosinoquinase de *c-kit*, PDGFR, ABL (homólogo do oncogene viral da leucemia murina de Abelson) e o proto-oncogene *Src* com uma distinta afinidade de ligação para *c-kit* e PDGFR, e mostrou que o fármaco tem significativa atividade (conforme as taxas de resposta julgadas por TC) em GISTs refratários ao imatinibe e ao sunitinibe; porém, o dasatinibe não alcançou a taxa de sobrevida livre de progressão predefinida de 30% em 6 meses nessa população de pacientes. Estudos *in vitro* sugerem que o dasatinibe pode proporcionar a melhor resposta em pacientes com mutação D842V PDGFRα e pode se comprovar útil nesse subgrupo específico de pacientes. O regorafenibe é um inibidor da tirosinoquinase de segunda geração direcionado a esses alvos: *c-kit*, RET, BRAF, VEGFR, PDGFR e receptor do fator de crescimento de fibroblastos. É aprovado atualmente pela FDA e pode ser um tratamento eficaz para GISTs avançados após falha do imatinibe ou do sunitinibe. O nilotinibe é um inibidor da tirosinoquinase de segunda geração, ativo na leucemia mieloide crônica, e tem efeito inibidor sobre *c-kit* e PDGF. Estudos de fase 3 mostraram mínimas diferenças entre esse fármaco e o imatinibe ou o sunitinibe. O sorafenibe é um inibidor de VEGF, *c-kit*, PDGFR e BRAF, eficaz para tumores resistentes ao imatinibe e ao sunitinibe. A combinação de imatinibe e doxorrubicina mostrou algum benefício em pacientes com GISTs do tipo selvagem.[30]

### Neoplasias metastáticas

Os tumores metastáticos que envolvem o intestino delgado são muito mais comuns que as neoplasias primárias. As metástases para o intestino delgado normalmente surgem de outros órgãos intra-abdominais, como colo uterino, ovários, rins, estômago, cólon e pâncreas. O envolvimento do intestino delgado ocorre por extensão direta ou implante de células tumorais. As metástases provenientes de tumores extra-abdominais são raras, mas podem ser encontradas em pacientes com adenocarcinoma da mama e carcinoma do pulmão. O melanoma cutâneo é a fonte extra-abdominal mais comum que envolve o intestino delgado, e é encontrado em mais de 50% dos pacientes que morrem em decorrência de melanoma maligno (Figura 50.38). Os sintomas comuns da

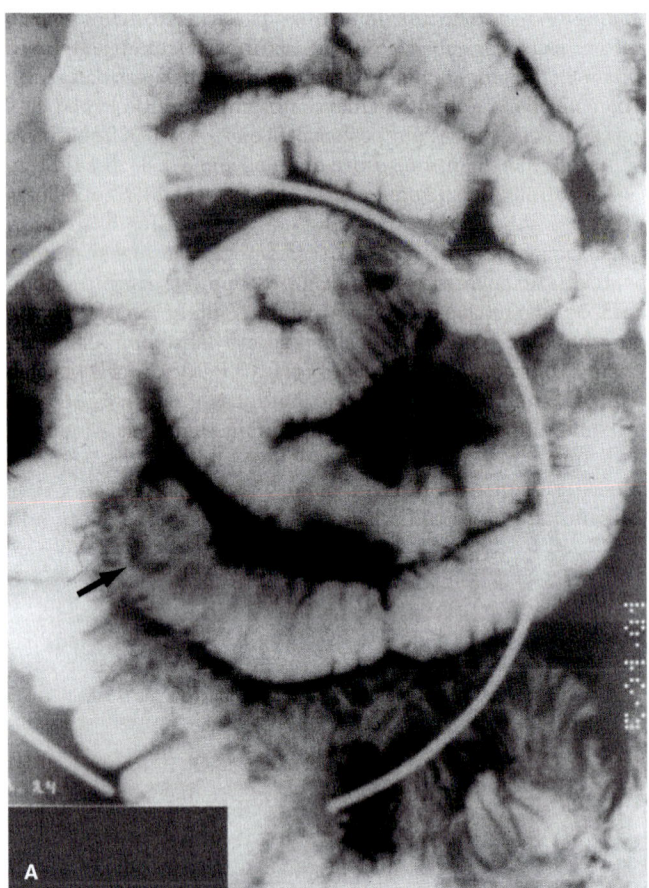

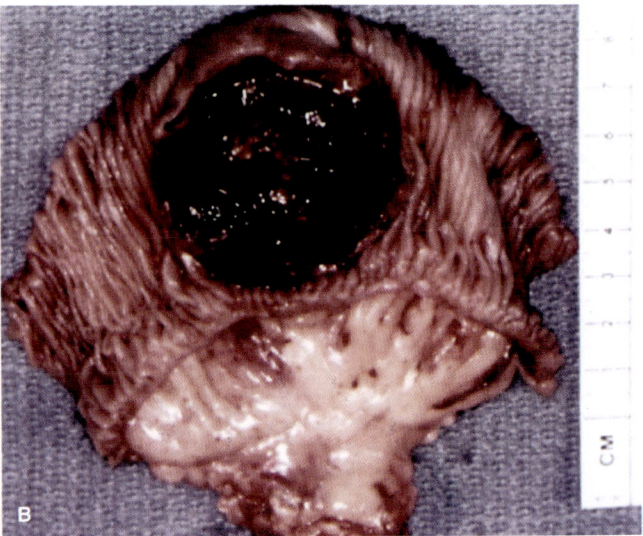

**Figura 50.38** Melanoma metastático do intestino delgado. **A.** Radiografia com bário mostra lesões em alvo compatíveis com melanoma metastático do intestino delgado (*seta*). **B.** Amostra macroscópica demonstrando melanoma metastático para o intestino delgado. (**A.** Cortesia do Dr. Melvyn H. Schreiber, The University of Texas Medical Branch, Galveston, TX. **B.** Cortesia do Dr. Mary R. Schwartz, Baylor College of Medicine, Houston, TX.)

doença metastática são anorexia, perda ponderal, anemia, sangramento e obstrução parcial do intestino delgado. O tratamento geralmente é paliativo para aliviar os sintomas ou, ocasionalmente, emprega-se um *bypass*, se o tumor metastático for extenso e não passível de ressecção. A paliação não cirúrgica da obstrução intestinal maligna inclui a colocação endoscópica ou radiológica de *stents* metálicos autoexpansíveis, especialmente em pacientes com performance muito ruim que podem não tolerar um procedimento cirúrgico. As sondas de gastrostomia e jejunostomia também podem ser colocadas para descompressão, quando outros métodos paliativos não são possíveis.

## DOENÇA DIVERTICULAR

A doença diverticular do intestino delgado é relativamente comum. Pode se manifestar como divertículos verdadeiros ou falsos. Um divertículo verdadeiro contém todas as camadas da parede intestinal e normalmente é congênito. Os falsos divertículos consistem na protrusão da mucosa e da submucosa através de um defeito no revestimento muscular e geralmente são defeitos adquiridos. Os divertículos podem ocorrer em qualquer porção do intestino delgado. Os divertículos duodenais são adquiridos e mais comuns, enquanto o divertículo de Meckel é o mais comum dentre os divertículos congênitos verdadeiros do intestino delgado.

### Divertículos duodenais

#### Incidência e causa

Descritos primeiramente por Chomel, um patologista francês, em 1710, os divertículos duodenais são relativamente comuns e representam o segundo local mais comum de formação de divertículos depois do cólon. A incidência de divertículos duodenais é variável, dependendo da idade do paciente e do método de diagnóstico. Estudos radiográficos do trato gastrintestinal superior identificam os divertículos duodenais em 1 a 5% dos casos, enquanto a colangiopancreatografia retrógrada endoscópica identifica em 9 a 23% dos casos. Séries anteriores de necropsia relatam incidência de aproximadamente 15 a 20%. Os divertículos duodenais ocorrem com uma frequência duas vezes maior em mulheres do que em homens e são raros em pacientes com menos de 40 anos. Eles são classificados como congênitos ou adquiridos, verdadeiros ou falsos e intraluminais ou extraluminais. Os divertículos duodenais extraluminais são consideravelmente mais comuns que os divertículos intraluminais, são adquiridos e consistem em bolsas mucosas ou submucosas herniadas através de um defeito muscular na parede intestinal. Os divertículos duodenais intraluminais (também conhecidos como divertículos *windsock*) são congênitos e ocorrem como uma estrutura sacular única conectada a toda a circunferência ou a uma parte da parede do duodeno, criando uma trama duodenal. A recanalização incompleta do duodeno durante o desenvolvimento fetal leva aos divertículos intraluminais, que são extremamente raros. Em geral, os divertículos extraluminais ocorrem na segunda porção (62%) e, com menos frequência, na terceira (30%) e quarta (8%) porções do duodeno. Raramente ocorrem na primeira porção do duodeno (< 1%). Quando ocorrem na segunda porção, a maioria (88%) é observada na parede medial em torno da ampola (*i. e.*, periampular), 8% são vistos posteriormente e 4% ocorrem na parede lateral.

#### Manifestações clínicas

É importante notar que a maioria dos divertículos duodenais é assintomática, e em geral são observados casualmente em uma série gastrintestinal alta realizada por um problema não relacionado (Figura 50.39). A endoscopia digestiva alta identifica aproximadamente 75% dos divertículos duodenais, e o uso de um duodenoscópio de visão lateral contribui para aumentar ainda mais a taxa de sucesso. O diagnóstico pode ser sugerido por radiografias simples do abdome mostrando uma bolha de gás atípica; a TC pode identificar grandes divertículos pela presença de uma estrutura, semelhante a massa interposta entre o duodeno e a cabeça pancreática, contendo ar, níveis hidroaéreos (ar-líquido), material de contraste líquido ou debris. A colangiopancreatografia por RM é particularmente útil para demonstrar a relação dos divertículos com os ductos biliar e pancreático e as alterações patológicas associadas no sistema biliar e no pâncreas. A hemorragia nos divertículos é mais bem diagnosticada pela combinação de angiografia e cintilografia com hemácias marcadas com $^{99m}Tc$; porém, a cirurgia não deve ser adiada para se obter imagens, no caso de hemorragia em paciente hemodinamicamente instável. Menos de 5% dos divertículos duodenais exigirão cirurgia por complicação do próprio divertículo. As principais complicações dos divertículos duodenais incluem a obstrução dos ductos biliar ou pancreático que pode contribuir para colangite e pancreatite, hemorragia, perfuração e, raramente, síndrome da alça cega. Lesões iatrogênicas, mais comumente adquiridas durante instrumentação endoscópica de um divertículo assintomático, podem resultar em perfuração ou hemorragia.

Apenas os divertículos associados à ampola de Vater estão significativamente relacionados a complicações de colangite e pancreatite. Nesses pacientes, a ampola normalmente adentra o duodeno na margem superior do divertículo e não através do próprio divertículo. Uma etiologia proposta das complicações do sistema biliar é a localização do divertículo perivateriano, que pode distorcer o ducto biliar comum quando este entra no duodeno, resultando em obstrução parcial e estase. Além disso, a hemorragia pode ser causada por inflamação, levando à erosão de um ramo da artéria mesentérica superior. A perfuração dos divertículos duodenais é descrita, mas é rara. Por fim, a estase dos conteúdos intestinais dentro de um divertículo distendido pode resultar em

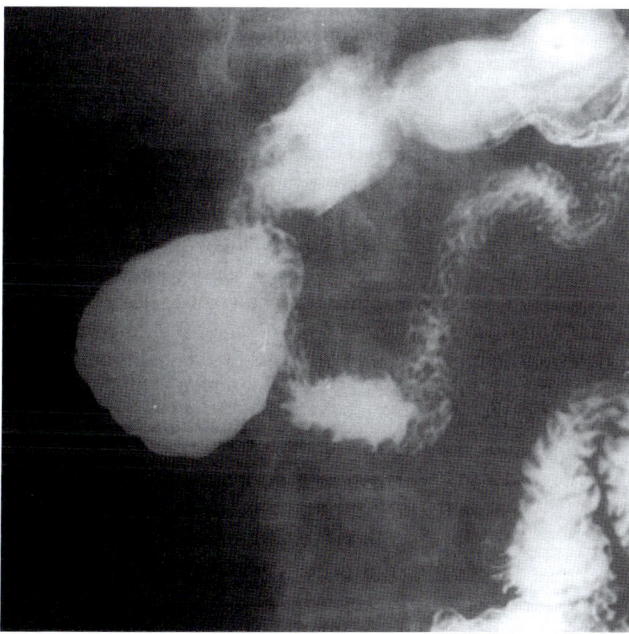

**Figura 50.39** Divertículo duodenal. Grande divertículo que surge da segunda porção do duodeno. (Cortesia de Dr. Melvyn H. Schreiber, The University of Texas Medical Branch, Galveston, TX.)

supercrescimento bacteriano, má absorção, esteatorreia e anemia megaloblástica, essencialmente produzindo síndrome da alça cega. Os sintomas relacionados com os divertículos duodenais, na ausência de qualquer outra doença demonstrável, normalmente são queixas epigástricas inespecíficas que podem ser tratadas de maneira conservadora e, na realidade, provam ser resultantes de outro problema não relacionado com o próprio divertículo.

## Tratamento

A maioria dos divertículos duodenais é assintomática e benigna; quando são encontrados casualmente, devem permanecer intocados. Para o divertículo duodenal sintomático, o tratamento consiste em sua remoção, que pode ser realizada por via endoscópica ou cirúrgica. A classificação apropriada desses divertículos orienta o tratamento. Todos os divertículos duodenais intraluminais requerem tratamento, pois a recidiva dos sintomas é certa. O tratamento curativo consiste em remoção do divertículo intraluminal por laparotomia e duodenotomia ou por ressecção endoscópica. Um grande divertículo (> 3 cm) duodenal intraluminal ou obstrutivo não impede a ressecção endoscópica, mas desencoraja-se uma abordagem endoscópica no quadro de hemorragia maciça ou perfuração com contaminação intra-abdominal, secundariamente aos conteúdos intestinais. Essas entidades são relativamente raras e em geral exigem uma abordagem multidisciplinar para determinar a melhor estratégia de tratamento.

Os divertículos duodenais extraluminais devem ser ressecados no quadro de doença sintomática ou quando é necessária uma cirurgia urgente, como perfuração livre ou hemorragia. Vários procedimentos cirúrgicos foram descritos para o tratamento dos divertículos duodenais extraluminais sintomáticos. O tratamento mais comum e eficaz é a diverticulectomia, que é realizada com mais facilidade por meio de uma ampla manobra de Kocher que expõe o duodeno. O divertículo é então excisado, e o duodeno é fechado de maneira transversal ou longitudinal, o que produz a menor quantidade de obstrução luminal. A identificação cuidadosa da ampola é essencial para prevenir lesão ao ducto biliar comum e ao ducto pancreático. Para os divertículos inseridos profundamente na cabeça do pâncreas, uma duodenotomia é realizada, com invaginação do divertículo no lúmen, que então é excisado, e a parede é fechada (Figura 50.40 A a C). Dentre os métodos alternativos descritos para os divertículos duodenais associados à ampola de Vater está a esfincteroplastia estendida através da parede comum da ampola no divertículo (Figura 50.40 D a F).

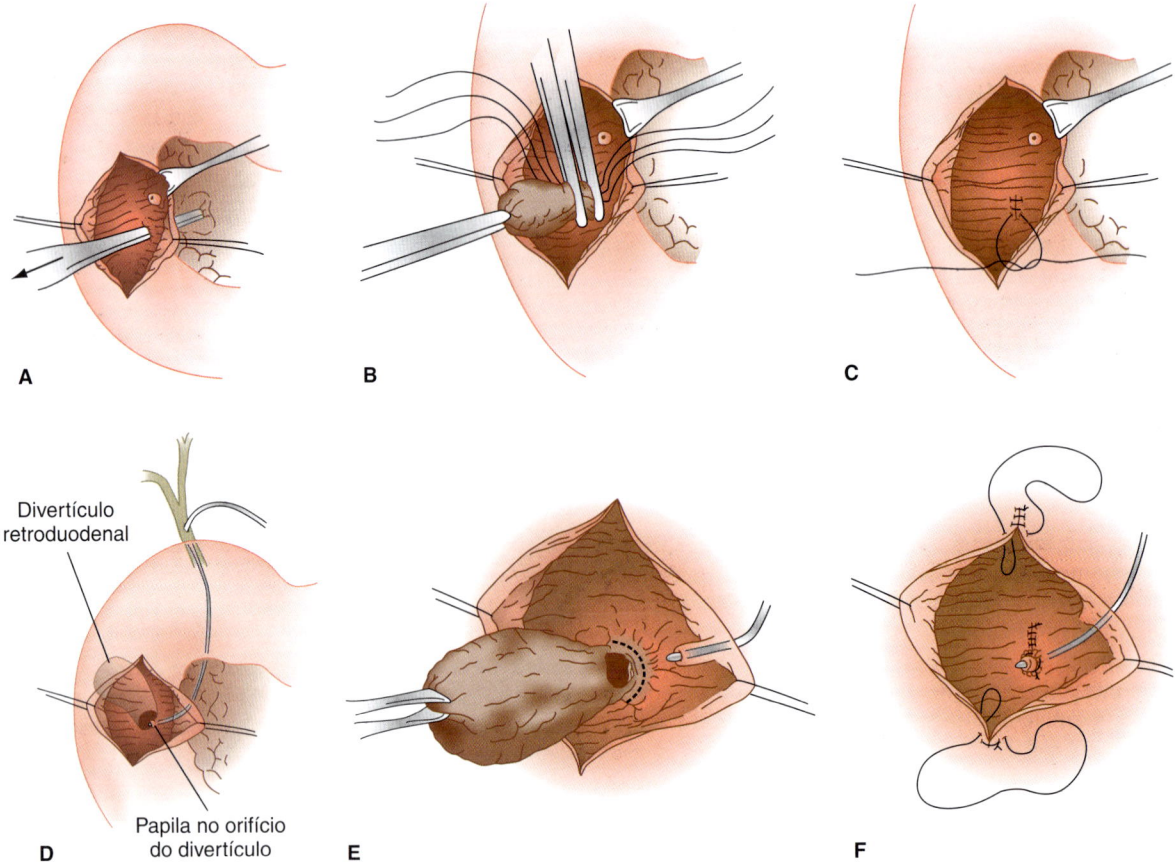

**Figura 50.40** **A** a **C.** Tratamento de um divertículo que se projeta para dentro da cabeça do pâncreas. O duodeno é aberto verticalmente. Uma pinça é utilizada para inverter o divertículo no lúmen, onde é excisado e o defeito na parede posterior é fechado. **D** a **F.** Tratamento dos divertículos duodenais incomuns que surgem na localização periampular. Um *stent* tubular deve ser colocado no ducto biliar comum e passado distalmente para o interior do duodeno para facilitar a identificação e posterior dissecção do esfíncter de Oddi. O divertículo é invertido para dentro do lúmen do duodeno. A abertura arredondada na parede da base do divertículo é o local onde as estruturas ampulares foram liberadas por uma incisão circunferencial. **E.** A linha de secção da base do divertículo (linha tracejada grossa), que é realizada por dissecção manual. Após a remoção do divertículo, o *stent* e a papila de envoltório são projetadas para dentro do defeito deixado pela secção da base do divertículo. A mucosa e a parede muscular da papila são então suturadas circunferencialmente à parede do duodeno. (Adaptada de Thompson JC. *Atlas of Surgery of the Stomach, Duodenum, and Small Bowel.* St Louis: Mosby-Year Book; 1992:209-213.)

A diverticulectomia duodenal laparoscópica é segura e eficaz em pacientes com divertículos sintomáticos e não complicados (*i. e.*, não perfurado ou sangrante). Geralmente é usado um grampeador endoscópico para atravessar e ressecar o divertículo em sua base, e um reforço com um tampão omental poderá ser colocado sobre a linha de grampos.

Para o tratamento de um divertículo perfurado podem ser necessários procedimentos semelhantes aos descritos para os pacientes com defeitos maciços da parede duodenal relacionados com trauma. O divertículo perfurado deve ser excisado e o duodeno fechado com um tampão da serosa de uma alça jejunal. Se a inflamação circundante for grave, poderá ser necessário desviar o fluxo entérico do local da perfuração por meio de gastrojejunostomia ou duodenojejunostomia. A interrupção da continuidade duodenal proximal ao divertículo perfurado pode ser realizada por fechamento pilórico com sutura ou uma série de grampos. Se o divertículo for posterior e perfurar a substância do pâncreas, o reparo cirúrgico poderá ser difícil e perigoso. A drenagem ampla com *bypass* duodenal é viável nesses casos. Deve-se tomar o devido cuidado se a perfuração for adjacente à papila de Vater. A jejunostomia cirúrgica também deve ser considerada para todos os pacientes com perfuração aguda para assegurar a repleção nutricional.

## Divertículos jejunais e ileais

### Incidência e causa

Os divertículos do intestino delgado são muito menos comuns que os duodenais, com incidência variável, de 0,1 a 1,4%, em séries de necropsia, e de 0,1 a 1,5% nos estudos gastrintestinais. Os divertículos jejunais são mais comuns e maiores que os do íleo. Estes são falsos divertículos, que ocorrem principalmente em um grupo etário mais idoso (após a sexta década de vida). Esses divertículos são múltiplos, geralmente projetam-se na borda mesentérica do intestino e podem não ser notados durante uma cirurgia, pois estão incorporados no mesentério do intestino delgado (Figura 50.41). Acredita-se que a causa da diverticulose jejunoileal seja uma disfunção motora do músculo liso ou do plexo mioentérico, resultando em contrações desordenadas do intestino delgado, gerando aumento de pressão intraluminal e provocando a herniação da mucosa e da submucosa através da porção mais fraca do intestino (*i. e.*, o lado mesentérico).

### Manifestações clínicas

Os divertículos jejunoileais costuma ser encontrados casualmente durante laparotomia ou durante um estudo gastrintestinal superior (Figura 50.42); a grande maioria permanece assintomática. Complicações agudas, como obstrução intestinal, hemorragia e perfuração, podem ocorrer, mas são raras. Os sintomas crônicos incluem dor abdominal crônica e vaga, má absorção, pseudo-obstrução funcional e hemorragia gastrintestinal crônica de grau baixo. As complicações agudas são diverticulite com ou sem abscesso ou perfuração, hemorragia gastrintestinal e obstrução intestinal. A estase do fluxo intestinal com supercrescimento bacteriano (*i. e.*, síndrome da alça cega), causada por discinesia jejunal, pode levar à desconjugação dos sais biliares e a captação da vitamina $B_{12}$ pela flora bacteriana, resultando em esteatorreia e anemia megaloblástica, com ou sem neuropatia.

### Tratamento

Para os divertículos jejunoileais assintomáticos, observados casualmente, nenhum tratamento é necessário. O tratamento das complicações de obstrução, sangramento e perfuração normalmente é realizado por ressecção intestinal e anastomose terminoterminal. Pacientes com má absorção secundária à síndrome da alça cega e a supercrescimento bacteriano no divertículo geralmente podem ser tratados com antibióticos. A obstrução pode ser causada por enterólitos que se formam em um divertículo jejunal e são subsequentemente desalojados, obstruindo o intestino distal. Essa condição pode ser tratada por enterotomia e remoção do enterólito ou, às vezes, o enterólito pode ser ordenhado distalmente no ceco. Quando o enterólito causa obstrução no nível do divertículo, a ressecção intestinal é necessária. Quando a perfuração de um divertículo jejunoileal é encontrada, a ressecção com reanastomose é necessária, pois procedimentos menores, como fechamento simples, excisão e invaginação estão associados a taxas de mortalidade e morbidade mais altas. A ressecção intestinal laparoscópica

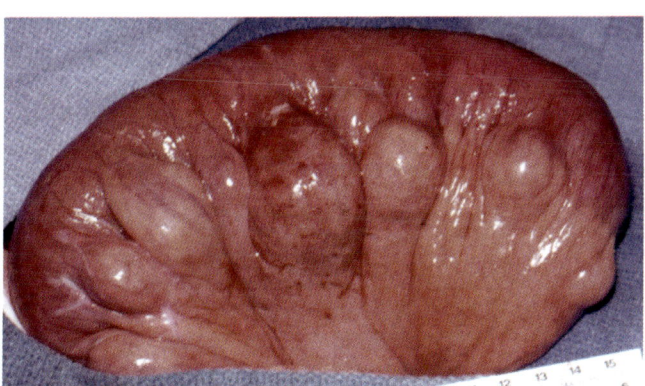

**Figura 50.41** Divertículo jejunal. Múltiplos divertículos jejunais grandes localizados no mesentério em paciente idoso com obstrução secundária a um enterólito. (Adaptada de Evers BM, Townsend CM Jr, Thompson JC. Small intestine. In: Schwartz SI, ed. *Principles of Surgery*. 7th ed. New York: McGraw-Hill; 1999:1248.)

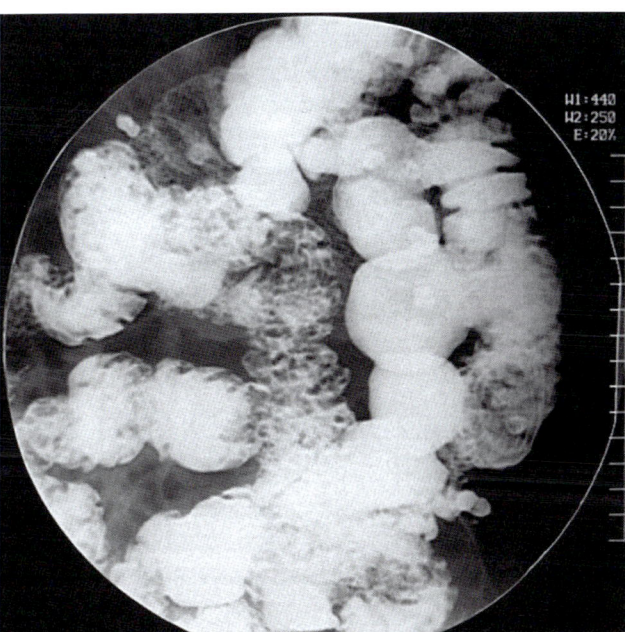

**Figura 50.42** Radiografia com contraste mostrando divertículos jejunais. Múltiplos divertículos jejunais demonstrados por um estudo gastrintestinal superior com contraste de bário. (Cortesia do Dr. Melvyn H. Schreiber, The University of Texas Medical Branch, Galveston, TX.)

com reanastomose é uma opção segura em campos cirúrgicos minimamente contaminados. Em casos extremos, como na peritonite difusa, as enterostomias poderão ser necessárias, se o julgamento médico determinar que a reanastomose pode ser arriscada.

## Divertículo de Meckel

### Incidência e causa

O divertículo de Meckel é a anomalia congênita encontrada com mais frequência no intestino delgado, e ocorre em cerca de 2% da população. Foi relatado inicialmente por Hildanus, em 1598, e descrito em detalhes posteriormente por Johann Meckel, em 1809. O divertículo de Meckel está localizado na borda antimesentérica do íleo, 45 a 60 cm proximalmente à válvula ileocecal e resulta do fechamento incompleto do ducto onfalomesentérico, ou vitelínico. Uma incidência equivalente é encontrada em homens e mulheres. O divertículo de Meckel pode ocorrer em diferentes formas, variando de uma pequena protuberância, que pode passar facilmente despercebida, até uma longa projeção que se comunica com o umbigo por meio de um cordão fibroso persistente (Figura 50.43) ou, com frequência muito menor, por uma fístula patente. A manifestação habitual é um divertículo de boca relativamente ampla, com cerca de 5 cm de comprimento e diâmetro de até 2 cm (Figura 50.44). As células de revestimento do ducto vitelínico são pluripotentes; portanto, não raro é encontrado um tecido heterotópico dentro do divertículo de Meckel – o mais comum é a mucosa gástrica (presente em 50% de todos os divertículos de Meckel). Mucosa pancreática é encontrada em quase 5% dos divertículos; com menos frequência, esses divertículos podem conter mucosa colônica.

### Manifestações clínicas

A maioria dos divertículos de Meckel é benigna e descoberta casualmente durante necropsia, laparotomia ou exames com bário (Figura 50.45). A apresentação clínica mais comum é o sangramento gastrintestinal, que ocorre em 25 a 50% dos pacientes que apresentam complicações; a hemorragia é o achado sintomático mais comum em crianças de 2 anos ou menos. Essa complicação pode se manifestar como hemorragia aguda maciça, anemia secundária a sangramento crônico ou eventos episódicos recorrentes e autolimitados. A fonte habitual de sangramento é uma úlcera crônica induzida por ácido, no íleo adjacente a um divertículo de Meckel que contém mucosa gástrica.

Outro sintoma comum de apresentação do divertículo de Meckel é a obstrução intestinal, que pode resultar de um vólvulo do intestino delgado que circunda o divertículo e está associado a uma banda fibrótica aderida à parede abdominal, intussuscepção ou, raramente, encarceramento do divertículo em uma hérnia

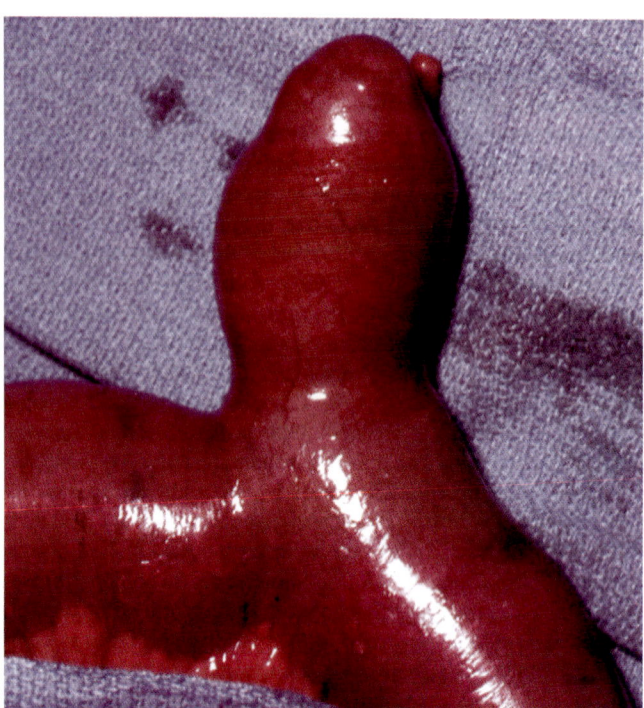

**Figura 50.44** Divertículo de Meckel. Apresentação comum de um divertículo de Meckel projetando-se da borda antimesentérica do íleo.

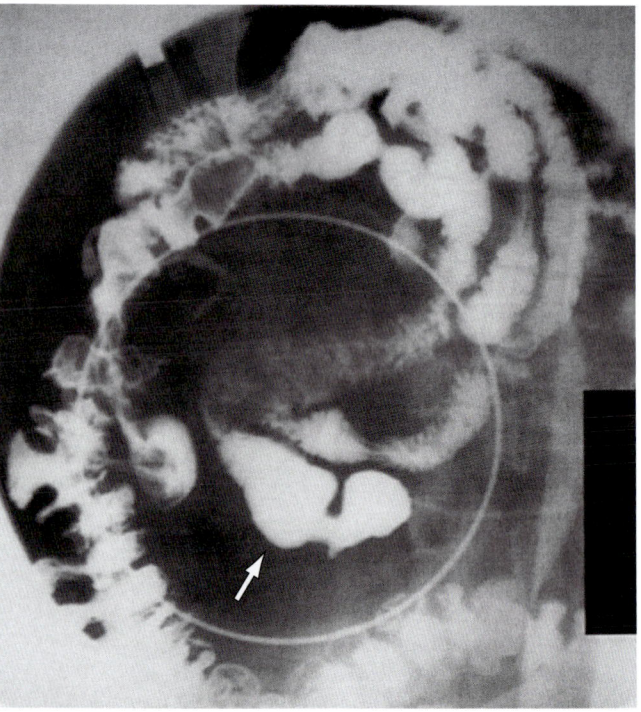

**Figura 50.45** Radiografia com contraste de divertículo de Meckel. A radiografia com bário demonstra um divertículo de Meckel assintomático (seta). (Cortesia do Dr. Melvyn H. Schreiber, The University of Texas Medical Branch, Galveston, TX.)

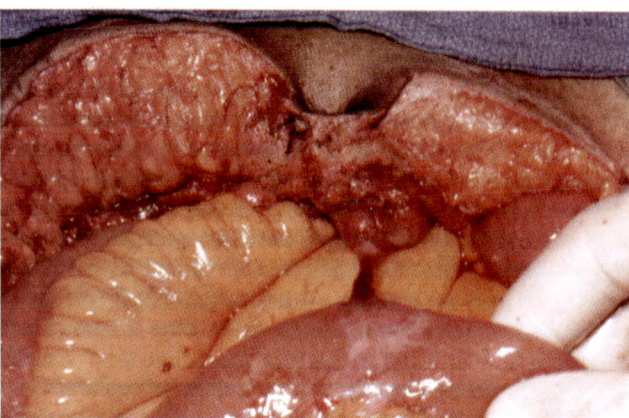

**Figura 50.43** Remanescente onfalomesentérico persistente. Remanescente onfalomesentérico persistindo como um cordão fibroso do íleo até o umbigo.

inguinal (hérnia de Littre). Normalmente, o vólvulo é um evento agudo e, se permitida sua progressão, pode resultar em estrangulamento do intestino envolvido. Na intussuscepção, um divertículo de base larga invagina-se e, em seguida, é levado adiante para outro segmento pelo peristaltismo. A intussuscepção pode ser ileoileal ou ileocólica e manifesta-se como uma obstrução aguda associada à necessidade urgente de evacuação, vômito precoce e, ocasionalmente, passagem das clássicas fezes com aspecto gelatinoso de groselha. Uma massa palpável pode estar presente. Embora às vezes a redução de uma intussuscepção secundária a um divertículo de Meckel possa ser realizada com enema de bário, o paciente ainda deve ser submetido à ressecção do divertículo para impedir a recidiva subsequente da condição.

A diverticulite é responsável por 10 a 20% das apresentações sintomáticas. Essa complicação é mais comum em pacientes adultos. A diverticulite de Meckel é clinicamente indistinguível da apendicite aguda, e deve ser considerada no diagnóstico diferencial de um paciente com dor no quadrante inferior direito. A progressão da diverticulite pode levar a perfuração e peritonite. Quando um apêndice normal é encontrado durante uma exploração por suspeita de apendicite, o íleo distal deve ser inspecionado para detectar a presença de um divertículo de Meckel inflamado. Neoplasias também podem ocorrer em um divertículo de Meckel; os TNEs são as neoplasias malignas mais comuns (77%). Outros tipos histológicos incluem o adenocarcinoma (11%), que geralmente se origina da mucosa gástrica, GIST (10%) e linfoma (1%).[43]

### Exames diagnósticos

O diagnóstico de divertículo de Meckel pode ser difícil. A radiografia simples abdominal, a TC e a ultrassonografia raramente são úteis. Em crianças, o único teste diagnóstico mais acurado para o divertículo de Meckel é a cintilografia com pertecnetato sódico de $^{99m}$Tc. O pertecnetato de $^{99m}$Tc é preferencialmente captado pelas células secretoras de muco da mucosa gástrica e do tecido gástrico ectópico no divertículo (Figura 50.46). É referida sensibilidade diagnóstica dessa modalidade de imagem que chega a 85%, com especificidade de 95% e acurácia de 90% no grupo etário pediátrico.

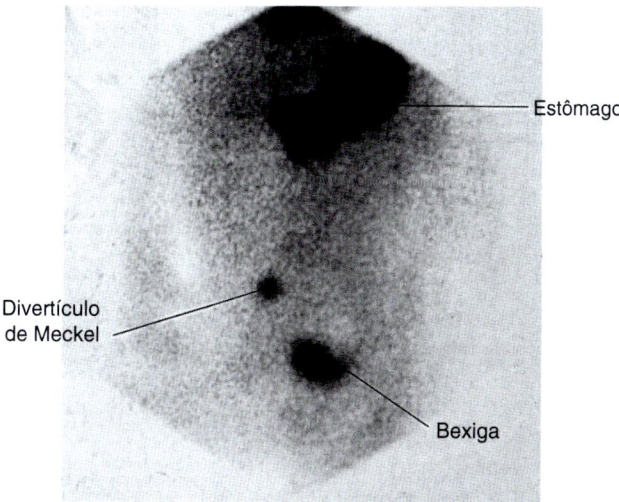

**Figura 50.46** Cintilografia de divertículo de Meckel. Cintilografia com pertecnetato de $^{99m}$Tc de uma criança demonstra um divertículo de Meckel claramente diferenciado do estômago e da bexiga. (Cortesia do Dr. Melvyn H. Schreiber, The University of Texas Medical Branch, Galveston, TX.)

Em adultos, porém, a sensibilidade da cintilografia com pertecnetato de $^{99m}$Tc cai para 63% em decorrência de uma presença menos significativa de mucosa gástrica no divertículo, em comparação com aquela observada na faixa etária pediátrica. A sensibilidade e a especificidade podem ser melhoradas com o uso de agentes farmacológicos. Cimetidina pode ser usada para aumentar a sensibilidade da cintilografia mediante a diminuição da secreção péptica, mas sem afetar a captação de radionuclídios, que pode ser causada pela liberação de pertecnetato do lúmen diverticular. Portanto, o tratamento com cimetidina resulta em maiores concentrações de radionuclídio na parede do divertículo. Podem ocorrer resultados falso-negativos por ausência de células da mucosa gástrica, alterações inflamatórias que causam edema ou necrose, presença de obstrução da saída do divertículo ou anemia. Em casos falso-negativos, as imagens com contraste de bário, arteriografia mesentérica ou endoscopia com balão duplo podem ser úteis. Em pacientes com hemorragia aguda, a angiografia às vezes é útil. Entretanto, a intervenção cirúrgica não deve ser adiada para se obter imagens de um paciente com sinais e sintomas de hemorragia e instabilidade hemodinâmica.

### Tratamento

O tratamento de um divertículo de Meckel sintomático requer intervenção cirúrgica imediata, com diverticulectomia ou ressecção segmentar do íleo contendo o divertículo. A ressecção segmentar do intestino delgado é necessária para o tratamento de pacientes com hemorragia, pois o local do sangramento geralmente é adjacente ao divertículo. A diverticulectomia de Meckel não sangrante pode ser realizada com uma técnica de suturas manuais ou grampeamento na base do divertículo, em linha diagonal ou transversal, para minimizar o risco de estenose subsequente. Estudos retrospectivos demonstraram resultados equivalentes da ressecção laparoscópica, em comparação com a ressecção aberta do divertículo de Meckel.

Embora o tratamento de um divertículo de Meckel complicado seja simples, o tratamento ideal do divertículo assintomático, encontrado casualmente, ainda está em discussão. Geralmente, recomenda-se que os divertículos assintomáticos, encontrados em crianças durante laparotomia, sejam ressecados. O tratamento do divertículo de Meckel encontrado no paciente adulto, porém, permanece controverso. Um estudo de referência de Soltero e Bill[44] constituiu, por muitos anos, a base do tratamento cirúrgico dos divertículos de Meckel assintomáticos em adultos. Nesse estudo, a probabilidade de um divertículo de Meckel tornar-se sintomático no paciente adulto foi estimada em 2% ou menos e, como as taxas de morbidade por remoção incidental eram de 12% na época, a recomendação era a não remoção do divertículo de Meckel incidental. Essa abordagem conservadora foi apoiada pela revisão sistemática mais recente de Zani et al.,[45] que identificou um claro aumento da morbidade com a ressecção e calculou que, para evitar óbito relacionado com o divertículo, foram necessárias mais de 700 ressecções de um divertículo incidental. No entanto, outros estudos desafiaram essa abordagem mais conservadora ao paciente adulto. Em um estudo populacional recente que avaliou pacientes de 1973 a 2006, foi observada incidência média anual de malignidade em um divertículo de Meckel de aproximadamente 1,44 por 10 milhões; portanto, o risco ajustado de câncer do divertículo de Meckel foi pelo menos 70 vezes maior em qualquer outro sítio ileal, o que identificou um divertículo de Meckel como "ponto crítico" para doença maligna no íleo.[43] Em razão do elevado risco de transformação maligna ao longo da vida, os autores também defenderam a remoção de um divertículo de Meckel incidental.

Uma recente revisão sugeriu que a decisão de ressecção de um divertículo encontrado casualmente deve basear-se no risco de futuras complicações. Os fatores associados a maior risco de complicações, e que justificam a consideração de ressecção, incluem idade inferior a 50 anos, sexo masculino, comprimento do divertículo > 2 cm e tecido ectópico ou anormalidades palpáveis.[46] Em conjunto, a decisão pela ressecção cirúrgica do divertículo de Meckel precisa ser tomada de maneira personalizada, ponderando o risco de malignidade e os benefícios da ressecção, a idade do paciente e as possíveis complicações. Futuros estudos prospectivos são necessários para esclarecer essa controvérsia.

## PROBLEMAS DIVERSOS

### Ulcerações do intestino delgado

As ulcerações do intestino delgado são relativamente raras e podem ser atribuídas a doença de Crohn, febre tifoide, tuberculose, linfoma e gastrinoma (Tabela 50.11). Podem ocorrer ulcerações induzidas por fármacos e, no passado, essas ulcerações eram atribuídas aos comprimidos de cloreto de potássio com revestimento entérico e aos corticosteroides. Além disso, foram descritas ulcerações do intestino delgado em que não pôde ser identificado nenhum agente etiológico. Sugere-se que as complicações no intestino delgado decorrentes do uso de AINEs sejam mais comuns do que originalmente se considerava. As úlceras induzidas por AINEs ocorrem mais comumente no íleo, com ulcerações únicas ou múltiplas. As complicações que exigem intervenção cirúrgica incluem sangramento, perfuração e obstrução. Além das ulcerações, os AINEs são conhecidos por induzir uma enteropatia caracterizada por aumento da permeabilidade intestinal, ocasionando perda de proteínas e hipoalbuminemia, má absorção e anemia. O tratamento das complicações de ulcerações do intestino delgado consiste em ressecção segmentar e reanastomose intestinal primária.

### Ingestão de corpos estranhos

A ingestão de corpos estranhos que podem levar a subsequente perfuração ou obstrução do tubo gastrintestinal geralmente são deglutidos acidentalmente por crianças ou adultos. Dentre esses objetos estão fragmentos de vidro ou de metal, alfinetes, agulhas, palitos de dentes, ossos de peixes, moedas, apitos, brinquedos e lâminas de barbear quebradas (Figura 50.47). A ingestão intencional de corpos estranhos é observada na população carcerária e em indivíduos com doenças psiquiátricas. Para a maioria dos pacientes, o tratamento é a observação, a fim de permitir a passagem segura desses objetos pelo tubo gastrintestinal. Se o objeto for radiopaco, o progresso poderá ser acompanhado por radiografias abdominais seriadas. Agentes catárticos são contraindicados. Objetos pontiagudos afiados, como agulhas, lâminas de barbear ou ossos de peixes, podem perfurar a parede intestinal. Se houver dor abdominal, febre ou leucocitose, laparotomia imediata e remoção cirúrgica do(s) objeto(s) são indicadas. A laparotomia também é necessária para a obstrução intestinal.

| Tabela 50.11 Causas de ulcerações do intestino delgado. | |
|---|---|
| Causa | Exemplos |
| Infecções | Tuberculose, sífilis, citomegalovírus, tifoide, parasitas, hiperinfecção por *Strongyloides*, *Campylobacter*, *Yersinia* |
| Inflamatória | Doença de Crohn, lúpus eritematoso sistêmico, doença celíaca, enterite ulcerativa |
| Isquemia | Insuficiência arterial mesentérica ou trombose venosa |
| Idiopática | Úlcera primária, síndrome de Behçet |
| Induzida por fármacos | Potássio, indometacina, fenilbutazona, salicilatos, antimetabólitos |
| Radiação | Terapêutica, acidental |
| Vascular | Vasculite, arterite por células gigantes, amiloidose (lesão isquêmica), linfoma angiocêntrico |
| Metabólica | Uremia |
| Hiperacidez | Síndrome de Zollinger-Ellison, divertículo de Meckel, ulceração estomal |
| Neoplásica | Linfoma, adenocarcinoma, melanoma |
| Tóxica | Jejunite aguda (*Clostridium perfringens* produtor de β-toxinas), arsênico |
| Lesões da mucosa | Enterocolite linfocítica |

Adaptada de Rai R, Bayless TM. Isolated and diffuse ulcers of the small intestine. In: Feldman M, Scharschmidt BF, Sleisenger MH, eds. *Gastrintestinal and liver disease: Pathophysiology, Diagnosis, Management*. Philadelphia: WB Saunders; 1998: 1771-1778.

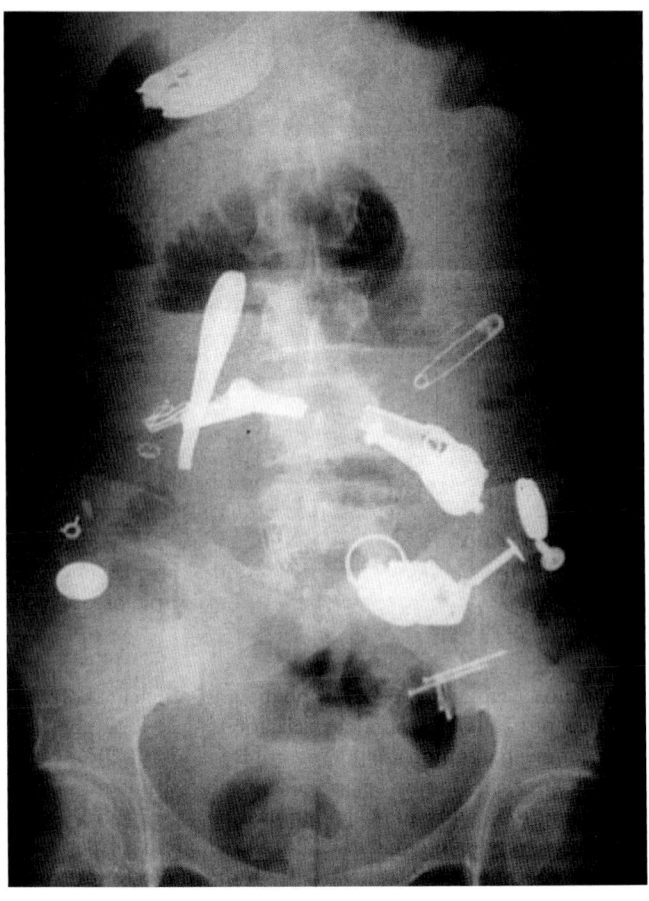

**Figura 50.47** Corpos estranhos intestinais. Radiografia simples abdominal demonstra diversos corpos estranhos ingeridos em um paciente que se apresentou com uma obstrução do intestino delgado. (Cortesia do Dr. Melvyn H. Schreiber, The University of Texas Medical Branch, Galveston, TX.)

## Fístulas do intestino delgado

Apesar da melhora nos cuidados nutricionais cirúrgicos e nos cuidados intensivos, a mortalidade por fístulas enterocutâneas permanece alta, 10% em relatos recentes. A melhora dos resultados tem seu foco na prevenção e, quando da ocorrência de fístulas, em sua imediata identificação e intervenção. Os cuidados multidisciplinares para melhorar os resultados relativos a fístulas são fundamentais. As fístulas enterocutâneas geralmente são iatrogênicas, e cerca de 75 a 85% ocorrem durante intervenção cirúrgica (p. ex., extravasamento, lesão ao intestino ou ao suprimento sanguíneo, erosão por cateteres de sucção, laceração do intestino por malha metálica ou suturas de retenção). Os restantes 15 a 25% das ocorrências de fístula estão associados a condições predisponentes, como doença de Crohn, malignidade, enterite por radiação, diverticulite, sepse intra-abdominal ou traumatismo.

### Manifestações clínicas

A identificação das fístulas enterocutâneas não costuma ser difícil. A apresentação clínica típica é a de um paciente febril com lesão eritematosa no pós-operatório. Quando algumas suturas de pele são removidas, nota-se uma secreção purulenta ou sanguinolenta; ocorre extravasamento dos conteúdos entéricos, às vezes imediatamente, porém muitas vezes dentro de 1 ou 2 dias. O diagnóstico dificilmente escapa ao cirurgião durante muito tempo. As fístulas do intestino delgado podem também manifestar-se na peritonite generalizada, embora isso seja menos comum. Recentemente, a popularização da laparotomia para controle de danos e do tratamento em etapas do abdome aberto levaram a uma forma mais virulenta de fístula do intestino delgado, denominada *fístula enteroatmosférica*. Esses pacientes geralmente apresentam um segmento aberto do intestino exposto através de grande defeito fascial, sem margem epidérmica circundante.

As fístulas enterocutâneas são classificadas de acordo com sua localização e volume de débito diário (Tabela 50.12). Esses fatores determinam o tratamento e as taxas de morbidade e mortalidade. As fístulas proximais estão associadas a alto débito, maior perda hidreletrolítica e acentuada perda da atividade digestiva. As fístulas distais tendem a apresentar menor débito, o que facilita seu controle e aumenta a probabilidade de seu fechamento espontâneo. As fístulas de alto débito são aquelas cuja secreção em 24 horas é de 500 m$\ell$ ou mais. Diversos fatores impedem o fechamento espontâneo das fístulas, como corpos estranhos, enterite por radiação, doença intestinal inflamatória ou infecção, epitelização do trato da fístula, neoplasia e obstrução distal. Uma vez identificada a fístula, o foco do tratamento deve estar na reanimação imediata do paciente com líquidos IV e consideração dos fatores potenciais que possam impedir seu fechamento espontâneo. O tratamento bem-sucedido de pacientes com fístulas intestinais requer uma abordagem em estágios coordenados que podem ser definidos em três fases: (1) estabilização, (2) estadiamento e cuidados de suporte e (3) tratamento definitivo.

### Tratamento

*Estabilização.* Historicamente, a desnutrição e as perdas de líquido foram as principais causas de morte em pacientes com fístula do intestino delgado. Entretanto, com suplementação nutricional e cuidados intensivos melhores, a sepse se tornou a causa mais comum de óbitos nos pacientes afetados. No entanto, as perdas de líquido e a depleção do volume associadas às fístulas do intestino delgado não podem ser minimizadas. Portanto, a imediata reanimação por líquidos e a reposição hidreletrolítica devem ocorrer quando da identificação de uma fístula. O controle da sepse é crucial e, no período inicial, a TC pode ser valiosa na identificação de abscessos não drenados, obstruções distais completas ou sepse intra-abdominal generalizada com peritonite. Numerosas opções de tratamento estão disponíveis para as fístulas enterocutâneas (Boxe 50.7). Todas as infecções devem ser drenadas adequadamente por via percutânea ou cirúrgica, se necessário, juntamente com a administração de antibióticos apropriados. Uma vez controlada a sepse e realizada a reanimação do paciente, o controle de efluentes com proteção da pele e nutrição adequada são necessários. O débito da fístula é mais bem controlado por dreno no trato fistuloso. A proteção da pele em torno da abertura fistulosa é importante para prevenir escoriação e destruição da pele. Isso é mais facilmente conseguido com o uso de um produto Stomahesive® com aplicação de óxido de zinco, pasta de alumínio ou pó de goma de *karaya*. O cateter de aspiração deve ser levado até a extremidade da bolsa de Stomahesive®, que é cortada para se encaixar na abertura da fístula. Isso propicia a coleta e a medição acurada do débito da fístula. O uso de NPT é um avanço importante no tratamento de pacientes com fístulas enterocutâneas de alto débito e diminui significativamente a incidência de desnutrição. A NPT é particularmente valiosa no período de estabilização para ajudar a minimizar as perdas de uma fístula de alto débito e para reposição nutricional imediata enquanto a fístula está sendo delineada. No entanto, se o paciente consegui atingir as metas calóricas sem o uso de NPT, especialmente quando não houver fístula de alto débito, a alimentação enteral é preferível e recomendada.

**Tabela 50.12** Fatores preditivos de fechamento não operatório de fístula.

| Favorável | Desfavorável |
|---|---|
| Etiologia cirúrgica | Ileal, jejunal, etiologia não cirúrgica |
| Apendicite ou diverticulite | Doença inflamatória intestinal, câncer, radiação |
| Transferrina > 200 mg/d$\ell$ | Transferrina < 200 mg/Dl |
| Sem evidência de obstrução intestinal, descontinuidade, infecção, inflamação | Obstrução do intestino delgado distal, o intestino está em descontinuidade, infecção adjacente, inflamação adjacente |
| Comprimento > 2 cm, fístula terminal | Comprimento < 2 cm, fístulas laterais ou múltiplas |
| Débito < 200 m$\ell$/24 h | Débito > 500 m$\ell$/24 h |
| Sem sepse, eletrólitos equilibrados | Sepse, distúrbio eletrolítico |
| Encaminhamento inicial a centro de cuidados terciários e cuidados de subespecialidade | Demora na obtenção de um centro de cuidados terciários e cuidados de subespecialidade |

Adaptada de Gribovskaja-Rupp I, Melton GB. Enterocutaneous fistula: proven strategies and updates. *Clin Colon Rectal Surg.* 2016;29:130-137.

> **Boxe 50.7** Estratégia de tratamento em pacientes com fístula enterocutânea.
>
> **Controle da sepse**
> Drenagem radiológica de abscesso
> Nova laparotomia a pedido, minimamente invasiva, se possível
> Considerar outros focos infecciosos: acesso intravenoso, infecção do trato urinário, pulmonar
>
> **Otimização do estado nutricional**
> Reidração e suplementação de eletrólitos
> Nutrição enteral é preferida
> Nutrição parenteral para atender aos requisitos de calorias, FEC de intestino delgado
> Permitir 500 m$\ell$/dia de líquidos claros VO
>
> **Cuidados com a ferida**
> Gazes para FEC de baixo débito
> Coletar líquidos da FEC (controlador de ferida, bolsa de coleta de fístula), pasta para proteção da pele
> Drenagem de líquido excessivo da FEC com bomba de sucção
> Inibidores da bomba de prótons
>
> **Anatomia da FEC**
> Macroscópica
> Análise bioquímica do líquido da FEC (bilirrubina/amilase)
> Azul de metileno
> No pré-operatório: fistulografia ou tomografia computadorizada com contraste, comprimento do intestino e localização de origem da FEC, estenose, obstrução e acúmulo de líquido
>
> **Momento ideal da cirurgia**
> Clinicamente estável (acima)
> Psicologicamente desejando submeter-se à cirurgia
> Albumina > 25 g/$\ell$
> Período de convalescença > 6 semanas
>
> **Estratégia cirúrgica**
> Procedimento de um estágio
> Adesiólise cuidadosa
> Excisão em cunha da ressecção intestinal
> Limitar o número de anastomoses ao mínimo
> Cobrir as suturas com tecido saudável viável
> Manter-se longe da área comprometida
>
> FEC, fístula enterocutânea. (Adaptado de Visschers RG, van Gemert WG, Winkens B, et al. Guided treatment improves outcome of patients with enterocutaneous fistulas. *World J Surg*. 2012; 36:2341-2348.)

***Estadiamento e cuidados de suporte.*** Quando a sepse está controlada e a terapia nutricional foi instituída, a fístula deve ser estadiada adequadamente. O uso combinado de estudos fluoroscópicos com contraste, fistulografia, se necessária, e TC, aliados ao comportamento clínico do paciente, caracterizarão a localização e a patologia subjacente à fístula. Alguns defendem um tratamento conservador por até 3 meses, para permitir o fechamento espontâneo da fístula. Outros, porém, demonstraram que, após o controle da sepse, mais de 90% das fístulas do intestino delgado fecharam no período de 1 mês. Menos de 10% das fístulas fecharam após 2 meses e em nenhuma delas isso ocorreu de maneira espontânea após 3 meses. Em um grande estudo retrospectivo, a maioria das fístulas enterocutâneas fechou espontaneamente (54%), enquanto 18% necessitaram de cirurgia definitiva posteriormente.

A mortalidade cirúrgica foi de 9,8%, enquanto a taxa de recidiva foi de 8%. As fístulas proximais não complicadas apresentam taxas mais altas de fechamento espontâneo, ocorrendo o fechamento de fístulas duodenais dentro de 2 a 4 semanas.[47] Portanto, um plano de tratamento razoável seria um seguimento no período de 6 semanas de convalescença, quando então, se o fechamento não foi alcançado, o tratamento cirúrgico deverá ser considerado, se o nível de albumina pré-operatório estiver acima de 25 g/$\ell$. Entretanto, o conhecimento de que o fechamento espontâneo é improvável não deve levar à imediata reexploração em 8 semanas. Em geral, um período de 3 a 6 meses é benéfico para possibilitar que uma profunda resposta inflamatória associada à sepse intra-abdominal cesse completamente e para que ocorra estabilização da formação de aderências. Esse período propiciará melhor oportunidade para uma intervenção segura e bem-sucedida. Além disso, como no caso das fístulas enteroatmosféricas do intestino delgado, pode levar vários meses para a estabilização de uma ferida abdominal complexa associada à fístula.

Vários adjuvantes foram propostos para ajudar no fechamento espontâneo da fístula e no tratamento da ferida abdominal associada, mas nenhum é apoiado por evidências de nível I. Estudos sugerem que o repouso intestinal com a terapia NPT melhora as taxas de fechamento de fístulas e o tempo de fechamento em pacientes com fístulas de alto débito. As fístulas de baixo débito podem ser tratadas com sucesso por terapia enteral, evitando-se ao mesmo tempo as conhecidas complicações da terapia parenteral. Agentes de dismotilidade, como loperamida e codeína, também podem ajudar nas tentativas de terapia enteral. Além disso, novas técnicas, como a fistuloclise, em que o ramo distal de uma fístula proximal é drenado e a terapia enteral é liberada no intestino distal, comprovaram-se eficazes. Vários estudos randomizados avaliaram o papel do octreotida no tratamento de fístulas. Embora o octreotida tenha mostrado diminuir o débito da fístula, o que pode ser útil no caso de uma fístula de alto débito, esse fármaco não promoveu melhora convincente nas taxas de fechamento espontâneo. Os dispositivos a vácuo são valiosos no quadro de fístulas enteroatmosféricas para ajudar na contração da ferida abdominal aberta ao redor da fístula associada. Deve-se tomar o devido cuidado para evitar o contato direto com os conteúdos viscerais, pois isso pode causar novas fístulas. Um enxerto de pele até a fístula também é usado nos casos associados ao abdome aberto; a taxa de sucesso do enxerto é de até 80% em algumas séries. É importante notar que os pacientes que não podem receber alta antes do reparo definitivo também têm maior risco de mortalidade.

***Tratamento definitivo.*** Se a fístula persistir apesar de uma abordagem adequada às necessidades nutricionais, de líquidos e de cuidados da ferida do paciente, uma nova intervenção cirúrgica será finalmente necessária para alguns desses pacientes. A cirurgia é realizada com mais facilidade adentrando-se a ferida abdominal anterior, com muito cuidado para evitar causar mais dano ao intestino aderente. A cirurgia preferida é a excisão do trato fistuloso com ressecção do segmento intestinal envolvido e a reanastomose. O fechamento simples da fístula após a remoção do trato fistuloso quase sempre resulta em recidiva da fístula. Se um abscesso inesperado for encontrado ou a parede intestinal estiver rígida e distendida por uma longa extensão e, portanto, tornando insegura a anastomose primária, a exteriorização de ambas as extremidades do intestino deve ser realizada. Vários procedimentos de *bypass* também são descritos como parte de uma abordagem em estágios em que a exclusão do segmento que contém a fístula é realizada na primeira reintervenção, e então outra cirurgia é necessária para a ressecção do segmento envolvido e do trato fistuloso. Embora isso possa ser necessário em circunstâncias extremas, certamente não é o tratamento cirúrgico preferido. As considerações cirúrgicas básicas incluem tentar um procedimento de um só estágio, adesiólise cuidadosa, abordagem dos tecidos comprometidos com excisão em cunha ou ressecção intestinal, cobertura das suturas com tecidos viáveis e evitar áreas friáveis que não estejam diretamente envolvidas na fístula.

Em síntese, as fístulas enterocutâneas ocorrem com mais frequência como resultado de um procedimento cirúrgico anterior. Uma vez identificada a fístula, é necessária uma abordagem em três fases: estabilização, estadiamento e cuidados de suporte e, em alguns casos, intervenção cirúrgica definitiva. A maioria dessas fístulas cicatriza espontaneamente em 6 semanas. Se o fechamento não for alcançado após 6 semanas, a cirurgia é indicada.

## Pneumatose intestinal

A pneumatose intestinal, uma doença rara, manifesta-se como múltiplos cistos cheios de gás no sistema digestório. Os cistos podem estar localizados na subserosa, na submucosa e, raramente, na camada muscular, têm tamanho variável, desde microscópicos até vários centímetros de diâmetro. Podem ocorrer em qualquer parte ao longo do tubo gastrintestinal, do esôfago ao reto; porém, são mais comuns no jejuno, seguidos pela região ileocecal e pelo cólon. Estruturas extraintestinais, como o mesentério, o peritônio e o ligamento falciforme, também podem estar envolvidas. A incidência em homens e mulheres é equivalente, e a condição ocorre geralmente da quarta à sétima década de vida. Em geral, a pneumatose em neonatos está associada à enterocolite necrosante. A causa da pneumatose intestinal não está completamente esclarecida. Várias teorias foram propostas; hipóteses de danos mecânicos da mucosa, bacterianas e pulmonares parecem ser as mais plausíveis.

Existem duas formas de pneumatose intestinal. A pneumatose primária (15%) é uma condição idiopática benigna que não está associada a quaisquer outras condições ou sintomas e é encontrada casualmente. A maioria dos casos de pneumatose intestinal (85%) está associada à doença pulmonar obstrutiva crônica ou a um estado imunocomprometido (p. ex., AIDS, pós-transplante; associada a leucemia, linfoma, vasculite ou doença vascular do colágeno e em pacientes submetidos à quimioterapia ou em uso de corticosteroides). Outras condições associadas incluem doenças inflamatórias, obstrutivas ou infecciosas do intestino; condições iatrogênicas como endoscopia e realização de jejunostomia; isquemia e doenças extraintestinais, como o diabetes.

À inspeção macroscópica, os cistos assemelham-se a linfangiomas císticos ou a cistos hidáticos. No corte histológico, a porção envolvida tem aparência de colmeia. Os cistos têm paredes finas e rompem-se com facilidade. A ruptura espontânea dá origem ao pneumoperitônio. Os sintomas são inespecíficos e, na pneumatose associada a outros distúrbios, os sintomas podem ser os da doença associada. Os sintomas na pneumatose intestinal primária, quando presentes, normalmente incluem diarreia, dor abdominal, distensão abdominal, náuseas, vômito, perda ponderal e muco nas fezes. Hematoquezia e constipação intestinal também foram descritas. As complicações associadas à pneumatose intestinal ocorrem em cerca de 3% dos casos e incluem vólvulo, obstrução intestinal, hemorragia e perfuração intestinal. Normalmente, o pneumoperitônio ocorre nesses pacientes, em geral em associação com a pneumatose do intestino delgado e não a do intestino grosso. A peritonite é incomum. De fato, a pneumatose intestinal representa um dos poucos casos de pneumoperitônio estéril e deve ser considerada no paciente com ar livre abdominal, mas sem evidências de peritonite. A pneumatose intestinal é um sinal ameaçador quando associada a peritonite, gás mesentérico ou gás portovenoso, pois está mais relacionada com a isquemia potencialmente fatal do intestino delgado.

Em geral, o diagnóstico é estabelecido radiologicamente por radiografia simples ou estudos com bário do abdome. Nas radiografias simples, a pneumatose intestinal aparece como áreas radiolucentes na parede intestinal que devem ser diferenciadas do gás do lúmen intestinal (Figura 50.48 A). A radioluscência pode ser linear ou curvilínea ou aparecer como grupos semelhantes a cachos de uva ou pequenas bolhas. De maneira alternativa, os estudos com bário ou a TC podem ser utilizados para confirmar o diagnóstico (Figura 50.48 B). A visualização de cistos intestinais também foi descrita na ultrassonografia.

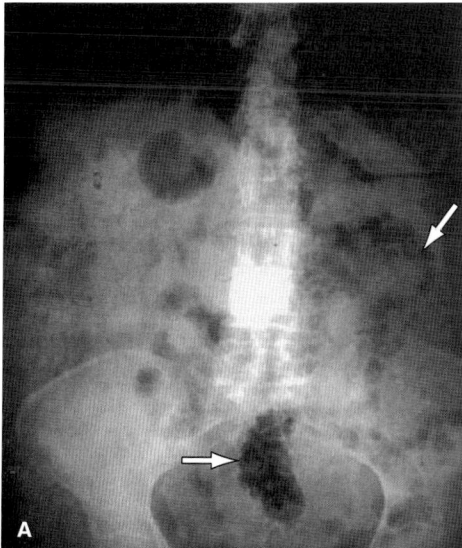
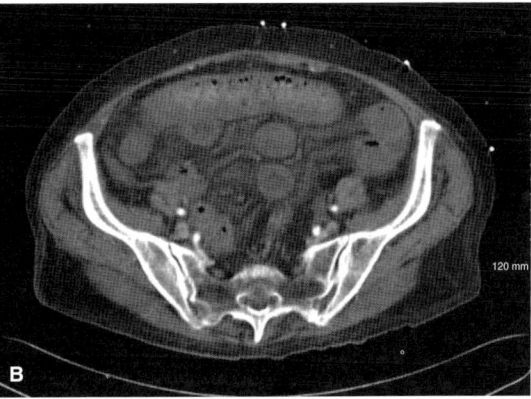

**Figura 50.48** Pneumatose intestinal. **A.** Radiografia abdominal simples demonstra pneumomatose intestinal (*setas*). **B.** Achados da tomografia computadorizada compatíveis com radioluscência curvilínea que aparecem como pequenas bolhas na borda antimesentérica do intestino compatível com pneumatose intestinal. (**A.** Cortesia do Dr. Melvyn H. Schreiber, The University of Texas Medical Branch, Galveston, TX. **B.** Cortesia do Dr. Kristin Long, University of Kentucky Medical Center, Lexington, KY.)

Nenhum tratamento é necessário, a não ser que ocorra uma das complicações raras, como isquemia do intestino delgado, sangramento retal, vólvulo induzido por cisto ou pneumoperitônio por tensão. O prognóstico na maioria dos pacientes é o da doença subjacente. O ponto importante é reconhecer que a pneumatose cística intestinal é uma causa benigna de pneumoperitônio. O tratamento deve ser direcionado à causa subjacente, e a intervenção cirúrgica deve ser indicada com base na evolução clínica do paciente.

## Síndrome da alça cega

A síndrome da alça cega é condição rara que se manifesta por diarreia, esteatorreia, anemia megaloblástica, perda ponderal, dor abdominal, deficiências de vitaminas lipossolúveis e distúrbios neurológicos. A causa subjacente dessa síndrome é o supercrescimento bacteriano em áreas estagnadas do intestino delgado, produzido por compressão, estenose, fístulas ou divertículos (p. ex., fístula jejunoileal ou divertículo de Meckel). Sob circunstâncias normais, o trato gastrintestinal superior contém menos de $10^5$ bactérias/m$\ell$, principalmente aeróbios gram-positivos e anaeróbios facultativos. Entretanto, com a estase, o número de bactérias aumenta com proliferação excessiva de bactérias aeróbicas e anaeróbicas; é provável a presença de bacteroides, lactobacilos anaeróbicos, coliformes e enterococos em números variáveis. As bactérias competem pela vitamina $B_{12}$ da dieta, produzindo deficiência sistêmica de vitamina $B_{12}$ e anemia megaloblástica.

A síndrome pode ser confirmada por uma série de pesquisas laboratoriais. O supercrescimento bacteriano pode ser diagnosticado em culturas obtidas por sonda intestinal ou por testes indiretos, como os testes respiratórios de $^{14}C$-xilose ou $^{14}C$-colilglicina. O uso bacteriano excessivo do substrato $^{14}C$ leva ao aumento de $CO_2$ marcado com $^{14}C$. Depois de confirmado o supercrescimento bacteriano e a esteatorreia, pode ser realizado um teste de Schilling (absorção de vitamina $B_{12}$ marcada com $^{57}Co$), que deverá revelar um padrão de excreção urinária da vitamina $B_{12}$ semelhante ao da anemia perniciosa (perda urinária de 0 a 6% de vitamina $B_{12}$ comparada ao normal de 7 a 25%). Em pacientes com síndrome da alça cega, a excreção da vitamina $B_{12}$ não é alterada pela adição de fator intrínseco, mas a administração de um curso de um antibiótico de amplo espectro (p. ex., tetraciclina) deve retornar ao normal a absorção da vitamina $B_{12}$.

O tratamento de pacientes com síndrome da alça cega inclui terapia parenteral com vitamina $B_{12}$ e antibióticos de amplo espectro. As tetraciclinas têm sido a base do tratamento. no entanto, estudos mostraram que a rifaximina e o metronidazol demonstram menos resistência e também são eficazes. Para a maioria dos pacientes, um único curso de terapia (7 a 10 dias) é suficiente e o paciente pode ficar livre dos sintomas por meses. Agentes pró-cinéticos têm sido usados sem sucesso real. A correção cirúrgica da condição que causa estagnação e da síndrome da alça cega produz cura permanente e é indicada para os pacientes que exigem diversos cursos de antibióticos ou que esteja, recebendo terapia contínua.

## Enterite por radiação

A radioterapia é empregada geralmente como terapia adjuvante para diversos cânceres abdominais e pélvicos. Além das células tumorais, porém, outras células de divisão rápida em tecidos normais podem ser afetadas pela radiação. O tecido normal circundante, como o epitélio do intestino delgado, pode sofrer graves efeitos nocivos, agudos e crônicos. A doença do intestino delgado induzida por radiação aguda normalmente se manifesta por dor abdominal em cólica, timpanismo, perda de apetite, náuseas, diarreia e urgência fecal durante ou logo após um curso de radioterapia. A maioria dos pacientes nota os sintomas durante a terceira semana de tratamento, que se resolvem em 2 a 6 semanas após a conclusão da irradiação. Os sintomas compatíveis com lesão crônica por radiação normalmente se desenvolvem entre 18 meses e 6 anos após a conclusão do esquema de radioterapia, mas podem se manifestar até 30 anos após o curso do tratamento.

A quantidade de radiação parece correlacionar-se com a probabilidade de desenvolvimento de enterite por radiação. Complicações tardias graves são incomuns quando a dosagem total de radiação é menor que 4.000 cGy; o risco de morbidade aumenta com dosagens acima de 5.000 cGy. Outros fatores, como cirurgias abdominais prévias, doença vascular preexistente, hipertensão, diabetes e tratamento coadjuvante com certos agentes quimioterápicos (como 5-FU, doxorrubicina, dactinomicina e MTX), contribuem para o desenvolvimento de enterite após os tratamentos radioterápicos. Um histórico prévio de laparotomia aumenta o risco de enterite, presumivelmente em decorrência de aderências que fixam porções do intestino delgado dentro do campo irradiado. O dano causado por radiação leva a sintomas de diarreia, dor abdominal e má absorção. Os efeitos tardios da lesão por radiação são o resultado do dano aos pequenos vasos sanguíneos da submucosa, com uma arterite obliterativa progressiva e fibrose da submucosa; esses eventos resultam finalmente em trombose e insuficiência vascular. Essa lesão pode produzir necrose e perfuração do intestino acometido, porém, com mais frequência leva à formação de estenoses com sintomas de obstrução ou pequenas fístulas no intestino delgado.

Diversas estratégias são usadas para reduzir a lesão por radiação no intestino delgado (Boxe 50.8). A enterite por radiação pode ser minimizada ajustando as portas e dosagens de radiação para fornecer o tratamento ideal especificamente para o tumor e não para os tecidos circunjacentes. A colocação de marcadores radiopacos, como clipes de titânio, no momento da cirurgia original, propicia melhor direcionamento do radioterápico. Uma redução no tamanho do campo, arranjos de campos múltiplos, técnicas de radioterapia conformacional e radioterapia modulada pela intensidade podem diminuir a toxicidade relacionada à radioterapia. Os métodos projetados para excluir o intestino delgado do campo irradiado incluem reperitonização, transposição omental e colocação de *slings* de malha absorvível.

Várias intervenções farmacológicas para reduzir os efeitos colaterais da enterite por radiação também foram descritas. Os inibidores da enzima conversora de angiotensina e as estatinas reduzem significativamente os sintomas gastrintestinais agudos durante a

---

**Boxe 50.8** Prevenção da doença do intestino delgado induzida por radiação.

**Orientação clínica**
- Uso de técnicas modernas de imagem e de radioterapia para minimizar a exposição de tecidos normais à radiação
- Consideração dos efeitos do ritmo circadiano e do uso de sessões noturnas de radioterapia
- Continuação dos inibidores da enzima conversora de angiotensina e de estatinas e consideração de sua introdução, se apropriado
- Consideração do uso de probióticos
- Consideração de técnicas cirúrgicas para minimizar exposição do intestino delgado à radiação, se apropriado e a equipe cirúrgica for experiente e competente no procedimento envolvido

Adaptado de Stacey R, Green JT. Radiation-induced small bowel disease: latest developments and clinical guidance. *Ther Adv Chronic Dis.* 2014;5:15-29.

radioterapia pélvica radical. O sucralfato mostrou-se valioso na prevenção da diarreia associada à radiação abdominal. Acredita-se que o sucralfato, um dissacarídio polianiônico altamente sulfatado, estimule a cicatrização epitelial e, portanto, forme uma barreira protetora sobre as superfícies danificadas da mucosa, podendo assim auxiliar no tratamento do sangramento decorrente da proctite por radiação, mas não há evidência de apoio ao seu uso na prevenção de doença do intestino delgado induzida por radiação. A enzima superóxido dismutase, um eliminador de radicais livres, também tem sido empregada com sucesso para reduzir as complicações. Outros compostos avaliados incluem a glutationa, os antioxidantes (p. ex., vitamina A, vitamina E, betacaroteno) e os antagonistas da histamina assim como uma combinação de pentoxifilina e tocoferóis, uma classe de compostos químicos com atividade de vitamina E. Além disso, estudos iniciais corroboram o uso de probióticos como tendo um efeito radioprotetor no intestino; entretanto, outros estudos são necessários antes de se realizar uma avaliação final. O agente radioprotetor mais eficaz parece ser a amifostina (WR-2721), um composto sulfidrílico que é convertido intracelularmente em metabólito ativo, WR-1065, que por sua vez se liga aos radicais livres e protege a célula contra lesão por radiação.[48] Um estudo randomizado controlado determinou que a glutamina oferece pouco benefício, mesmo quando usada antes ou durante a radioterapia. Os agentes que podem se comprovar úteis na prevenção dos sintomas agudos de enterite por radiação incluem os hormônios bombesina, o hormônio do crescimento, o peptídio semelhante ao glucagon 2 (GLP-2) e o fator de crescimento semelhante à insulina 1 (IGF-1), que em estudos experimentais mostraram eficácia na prevenção ou na redução dos sintomas associados à enterite por radiação.

O tratamento da enterite aguda por radiação é direcionado ao controle dos sintomas. Antiespasmódicos e analgésicos podem aliviar a dor abdominal e a cólica; a diarreia geralmente responde aos opiáceos ou outros agentes antidiarreicos. O uso de corticosteroides para a enterite aguda por radiação tem valor incerto. A manipulação dietética, incluindo dietas elementares orais, também é defendida para atenuar os efeitos agudos da enterite por radiação; no entanto, os resultados são conflitantes. Os antibióticos são usados com frequência no quadro de supercrescimento bacteriano. Acredita-se que a má absorção de ácido biliar seja responsável pelos sintomas de diarreia em 35 a 72% dos pacientes com doença do intestino delgado induzida por radiação; esta responde bem à colestiramina, que no entanto não é bem tolerada e muitos pacientes descontinuam seu uso voluntariamente.

A intervenção cirúrgica pode ser necessária para um subgrupo de pacientes com efeitos crônicos da enterite por radiação. Esse é um pequeno subgrupo (1 a 2%) dentre o número total de pacientes que receberam irradiação abdominal ou pélvica. As indicações para a cirurgia são obstrução, formação de fístula, perfuração e sangramento – a obstrução é a apresentação mais comum. Os procedimentos cirúrgicos incluem *bypass* ou ressecção com reanastomose. Os defensores do *bypass* argumentam que esse procedimento é mais seguro e controla melhor os sintomas do que a ressecção. Entretanto, os defensores da ressecção argumentam que as altas taxas de morbidade e mortalidade, já relatadas no caso de ressecção e reanastomose, refletem ressecção e anastomose inadequadas de um intestino doente. Em pacientes que apresentam obstrução, deve-se evitar a lise extensa das aderências. Para a obstrução causada por alças intestinais rígidas, fixas na pelve, a melhor conduta é o *bypass*. Se a ressecção e a reanastomose forem planejadas, pelo menos uma extremidade da anastomose deverá ser da parte externa do intestino fora do campo irradiado. A inspeção macroscópica pode não ser acurada na avaliação da extensão total do dano por radiação. A criossecção e as técnicas de fluxometria a *laser* com Doppler são usadas para auxiliar na ressecção e anastomose. Porém, os relatos de sua utilidade são conflitantes. A perfuração do intestino deve ser tratada com ressecção e anastomose. Quando se acredita que a reanastomose não será segura, as extremidades devem ser exteriorizadas.

## Síndrome do intestino curto

A síndrome do intestino curto resulta de um comprimento total inadequado do intestino delgado para a manutenção da nutrição. Dentre esses casos de síndrome do intestino curto, 75% ocorrem em virtude de ressecção intestinal maciça. No adulto, a oclusão mesentérica, o vólvulo do intestino médio e a ruptura traumática dos vasos mesentéricos superiores são as causas mais frequentes. Múltiplas ressecções sequenciais, normalmente associadas à doença de Crohn recorrente, representam 25% dos pacientes. Em neonatos, a causa mais comum de síndrome do intestino curto é a ressecção intestinal secundária à enterocolite necrosante. As características clínicas da síndrome do intestino curto incluem diarreia, deficiência hidreletrolítica e desnutrição. Outras complicações são maior incidência de cálculos biliares, causada pela interrupção da circulação êntero-hepática, e nefrolitíase decorrente de hiperoxalúria. Deficiências de nutrientes específicos devem ser evitadas e os níveis devem ser monitorados de perto; esses nutrientes incluem ferro, magnésio, zinco, cobre e vitaminas. Acredita-se que a probabilidade de um paciente com síndrome do intestino curto se tornar um dependente permanente da NPT seja influenciada por tamanho, localização e viabilidade do intestino remanescente. Em pacientes com síndrome do intestino curto, os níveis pós-absortivos de citrulina plasmática, um aminoácido não proteico produzido pela mucosa intestinal, podem fornecer um indicador para diferenciar entre a insuficiência intestinal transitória e a permanente.

O intestino tem uma notável capacidade de se adaptar após a ressecção; em muitos casos, esse processo de adaptação, denominado *hiperplasia adaptativa*, evita com eficiência as complicações graves resultantes da área de superfície acentuadamente diminuída para a absorção e a digestão. Entretanto, qualquer mecanismo adaptativo poderá ser sobrepujado e a adaptação poderá ser inadequada, se houver perda excessiva de intestino delgado. Apesar de haver uma considerável variação individual, normalmente a ressecção de até 70% do intestino delgado poderá ser tolerada, se o íleo terminal e a válvula ileocecal forem preservados. No entanto, o comprimento isoladamente não é o único fator determinante das complicações relacionadas com a ressecção do intestino delgado. Por exemplo, se os dois terços distais do íleo, incluindo a válvula ileocecal, forem ressecados, poderão ocorrer anormalidades significativas de absorção de sais biliares e vitamina $B_{12}$, resultando em diarreia e anemia, embora apenas 25% do comprimento total do intestino delgado tenham sido removidos. A ressecção do intestino proximal é mais bem tolerada que a ressecção distal, pois o íleo pode adaptar-se e aumentar sua capacidade absortiva com mais eficiência do que o jejuno.

### Tratamento

A questão mais importante a ser lembrada em relação à síndrome do intestino curto é a prevenção. Em pacientes com doença de Crohn, devem-se limitar as ressecções apenas aos segmentos com complicações específicas. Além disso, durante a cirurgia para problemas relacionados com a isquemia intestinal, deve-se proceder à menor ressecção possível, e, se necessário, devem ser realizadas intervenções cirúrgicas para uma segunda vista (*second look*), a fim de permitir que o intestino isquêmico seja demarcado e, portanto, prevenir potencialmente uma ressecção extensa desnecessária.

Após ressecção maciça do intestino delgado, o curso do tratamento pode ser dividido em fases inicial e tardia. Em sua fase inicial, o tratamento é direcionado principalmente ao controle da diarreia, à reposição hidreletrolítica e à imediata instituição de NPT em pacientes incapazes de tolerar alimentações enterais com segurança. As perdas de volume podem exceder 5 ℓ/dia, e um vigoroso monitoramento da ingestão e do débito alimentar com reposição adequada deve ser realizado. A diarreia nessa fase inicial pode decorrer de múltiplas causas. Por exemplo, hipergastrinemia e hipersecreção gástrica ocorrem após ressecção maciça do intestino delgado e, portanto, após esse procedimento podem contribuir significativamente para a diarreia. A hipersecreção de ácido pode ser tratada com antagonistas do receptor $H_2$ ou com bloqueadores da bomba de prótons, como o omeprazol. A diarreia também pode ser causada por ressecção ileal, resultando em distúrbio da circulação êntero-hepática e entrada de quantidades excessivas de sais biliares no cólon. A colestiramina pode ser benéfica quando a diarreia está relacionada com os efeitos catárticos dos sais biliares não absorvidos no cólon. Além disso, o uso criterioso de agentes inibidores da motilidade intestinal (p. ex., codeína e difenoxilato) pode ser útil. O octreotida, um análogo do SSA de ação prolongada, também parece reduzir a diarreia durante a fase inicial da síndrome do intestino curto. Alguns estudos sugerem que o octreotida pode inibir a adaptação do intestino; outros, porém, não confirmaram esse efeito deletério.

A nutrição enteral deve ser iniciada tão logo o paciente se recupere dessa fase aguda. Os tipos mais comuns de dietas enterais são as dietas elementares (p. ex., Vivonex, Flexical) e as poliméricas (p. ex., Isocal Ensure). Existe controvérsia em relação à melhor dieta para esses pacientes. Inicialmente, uma dieta com alto teor de carboidratos e alto teor de proteínas é apropriada para maximizar a absorção. Os produtos lácteos devem ser evitados, e a dieta deve ser iniciada com concentrações iso-osmolares e pequenas quantidades. À medida que o intestino se adapta, a osmolalidade, o volume e o conteúdo de calorias podem ser aumentados. A provisão de nutrientes em suas formas mais simples é parte importante do tratamento. Os açúcares simples, os dipeptídios e os tripeptídios são rapidamente absorvidos do tubo gastrintestinal. A redução de gordura na dieta há muito é considerada importante no tratamento de pacientes com síndrome do intestino curto. Porém, a suplementação da dieta com 100 g ou mais de gordura deve ser realizada, e, muitas vezes é necessário o uso de triglicerídios de cadeia média, que são absorvidos no intestino proximal. Deve-se administrar um suplemento de vitaminas, especialmente as vitaminas lipossolúveis, assim como de cálcio, magnésio e zinco. Os papéis dos hormônios administrados por via sistêmica e da glutamina administrada por via enteral estão sendo avaliados. Os hormônios neurotensina, hormônio do crescimento, bombesina e GLP-2 demonstraram crescimento acentuado da mucosa em diversos estudos experimentais, e demonstraram prevenir a atrofia intestinal associada à NPT em estudos experimentais; a terapia de combinação parece mais eficaz do que a administração de agente único. Estudos controlados randomizados mostraram que a teduglutida, um análogo do GLP-2, resistente à degradação pela enzima proteolítica dipeptidil peptidase 4 e, portanto, com meia-vida mais longa do que o GLP-2 natural, é bem tolerada e levou à restauração da integridade funcional e estrutural do intestino por meio de efeitos intestinotróficos e pró-absortivos significativos. É o primeiro agente para terapia direcionada a um alvo a ganhar aprovação para uso em síndrome do intestino curto pediátrica e adulta com insuficiência intestinal.[49]

Dois outros hormônios não derivados do intestino, avaliados extensamente em vários estudos clínicos experimentais e limitados a experimentos clínicos, são o hormônio do crescimento e o IGF-1. Uma metanálise de estudos controlados randomizados usando o hormônio do crescimento na síndrome do intestino curto sugere um possível benefício a curto prazo, em termos de peso corporal, massa corporal magra e capacidade de absorção; no entanto, não foi notada eficácia a longo prazo. A somatropina, um hormônio do crescimento humano recombinante que desencadeia uma influência anabólica e anticatabólica sobre várias células, seja como efeito direito ou indireto, por meio do IGF-1, é indicada atualmente para tratar a síndrome do intestino curto em conjunto com suporte nutricional. A combinação de vários hormônios tróficos, como a glutamina, e a modificação da dieta podem se comprovar mais eficazes no tratamento desse difícil grupo de pacientes.

O primeiro passo em termos de intervenção cirúrgica é a restauração da continuidade digestória, que pode ser realizada pela reversão de um estoma proximal para reduzir as taxas de desidratação. Várias estratégias cirúrgicas foram tentadas em pacientes cronicamente dependentes da NPT, com sucesso limitado, como procedimentos para retardar o trânsito intestinal, métodos para aumentar a área absortiva e transplante de intestino delgado. Dentre os métodos para retardar o trânsito intestinal, destaca-se a construção de várias válvulas e esfíncteres, com relatos de resultados inconsistentes. Foram construídos segmentos antiperistálticos do intestino delgado para retardar o trânsito, para assim conceder um tempo adicional de contato para a absorção de nutrientes e líquidos. Foram descritos sucessos moderados com essa técnica. Outros procedimentos, como a interposição colônica, as alças recirculantes e o marca-passo elétrico retrógrado, foram tentados, mas constatou-se que não tinham sucesso em humanos e foram, em grande parte, abandonados. Os procedimentos cirúrgicos para aumentar a área absortiva incluem a redução do calibre intestinal e o procedimento de alongamento (p. ex., procedimento de Bianchi), que melhora a função intestinal por meio de correção da dilatação e do peristaltismo ineficaz do intestino remanescente e duplica o comprimento intestinal, preservando ao mesmo tempo a área de superfície da mucosa. A enteroplastia transversa em série cria linhas de grampos paralelas ao suprimento sanguíneo mesentérico, em lados alternativos, para criar um canal de intestino que é mais longo e com diâmetro menor. Essa técnica também aumenta a área de superfície do intestino para absorção nutricional.[50] Apesar de ser benéfica em pacientes selecionados, o potencial para complicações pode incluir necrose de segmentos seccionados em decorrência de má vascularidade, estenose por menor calibre intestinal e extravasamentos anastomóticos.

O transplante intestinal continua a ser o padrão de cuidados aos pacientes nos quais as tentativas de reabilitação intestinal falharam e que estejam em risco de complicações potencialmente fatais da NPT, como insuficiência hepática iminente, trombose de mais de duas veias de acesso importantes, infecções graves frequentes e desidratação. A sobrevida do paciente após o transplante intestinal melhorou significativamente com o uso dos agentes imunossupressores alentuzumabe e tacrolimo, e com o transplante realizado em um centro de alto volume cirúrgico (≥ 10 enxertos/ano). As taxas de sobrevida em 1 e 5 anos para o transplante intestinal isolado são de 77% e 58%, respectivamente. Os transplantes combinados intestinal-hepático apresentam taxas de sobrevida comparáveis, em 1 e 5 anos, de aproximadamente 66% e 54%, respectivamente. Os desafios do transplante de intestino delgado ainda exigem melhor imunossupressão e detecção precoce da rejeição.[50]

## Compressão vascular do duodeno

A compressão vascular do duodeno, também conhecida como *síndrome da artéria mesentérica superior* ou *síndrome de Wilkie*, é uma condição rara, caracterizada pela compressão da terceira porção do duodeno pela artéria mesentérica superior, ao passar sobre essa porção do duodeno. Os sintomas incluem náuseas profundas e vômito, distensão abdominal, perda ponderal e dor epigástrica pós-prandial, que varia de intermitente a constante, dependendo da gravidade da obstrução intestinal. A perda ponderal normalmente ocorre antes do início dos sintomas e contribui para a síndrome.

Essa síndrome é observada com mais frequência em indivíduos jovens astênicos; as mulheres são afetadas com mais frequência do que os homens. Os fatores predisponentes da compressão vascular do duodeno, além da perda ponderal, são: imobilização em posição supina, escoliose e colocação de um molde de gesso corporal, algumas vezes chamada de *síndrome do molde de gesso*. Observa-se uma associação entre a compressão vascular do duodeno e a úlcera péptica. Compressão vascular do duodeno foi relatada em associação com anorexia nervosa e, após proctocolectomia e anastomose, bolsa ileal-anal em "J", ressecção de malformação arteriovenosa da medula espinal, reparo de aneurisma aórtico abdominal e procedimentos ortopédicos, normalmente cirurgia da coluna vertebral. Um relato da literatura descreve uma família na qual houve preponderância de compressão vascular do duodeno.

O diagnóstico dessa condição é estabelecido por série gastrintestinal superior com bário (Figura 50.49) ou duodenografia hipotônica, que demonstra cessação abrupta ou quase total do fluxo de bário do duodeno para o jejuno. A TC tem sido útil em certos casos. Há vários tratamentos para essa síndrome. Inicialmente, devem ser tentadas as medidas conservadoras, que têm alcançado cada vez mais sucesso como tratamento definitivo. O tratamento cirúrgico pode incluir duodenojejunostomia, gastrojejunostomia para desvio do segmento obstruído ou desrotação duodenal (procedimento de Strong).

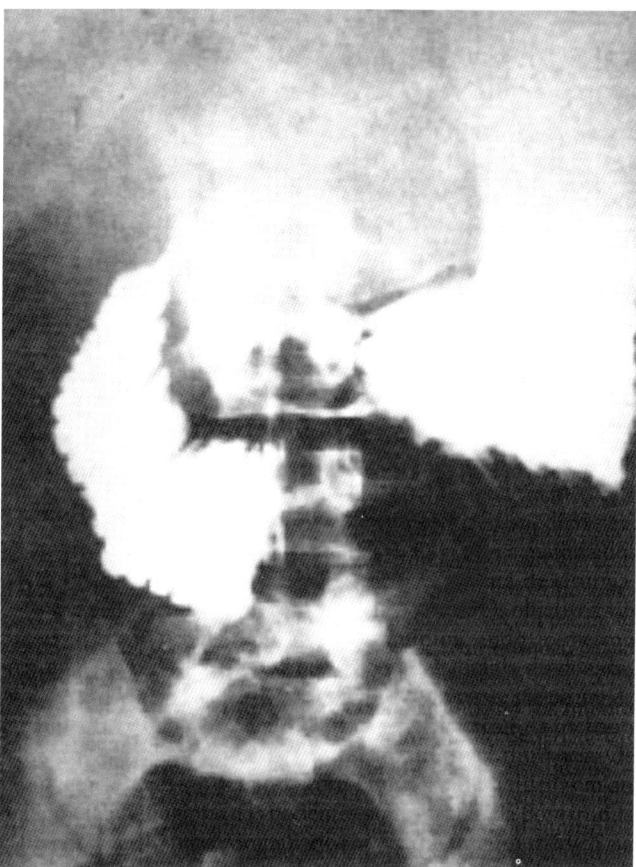

**Figura 50.49** Síndrome da artéria mesentérica superior (AMS). Radiografia com bário demonstra obstrução da terceira porção do duodeno, secundária à compressão pela artéria mesentérica superior, em consequência de uma lesão por queimadura. (Adaptada de Reckler JM, Bruck HM, Munster AM, et al. Superior mesenteric artery syndrome as a consequence of burn injury. *J Trauma*. 1972;12:979-985.)

# 51

# Apêndice

*Bryan Richmond*

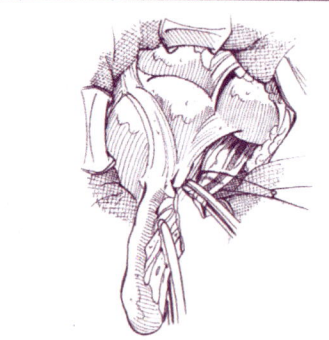

## VISÃO GERAL DO CAPÍTULO

**Anatomia e embriologia**
**Apendicite**
   Histórico
   Fisiopatologia e bacteriologia
   Diagnóstico diferencial
   Apresentação
**Tratamento de apendicite**
   Apendicite aguda não complicada
   Apendicite perfurada
   Apendicectomia laparoscópica *versus* aberta

   Apresentação tardia de apendicite
   Apêndice com aparência normal à cirurgia
**Tratamento não cirúrgico de apendicite não complicada**
   Apendicite "crônica" como causa de dor abdominal
   Apendicectomia incidental
**Apendicite em populações especiais**
   Apendicite na paciente grávida
   Apendicite em idosos
   Apendicite no paciente imunocomprometido
**Neoplasias do apêndice**

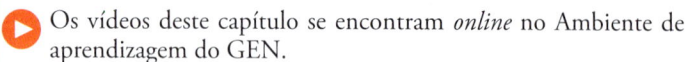 Os vídeos deste capítulo se encontram *online* no Ambiente de aprendizagem do GEN.

A apendicite continua a ser uma das doenças mais comuns enfrentadas na prática pelo cirurgião. É a cirurgia geral de urgência ou emergência mais comumente realizada nos EUA, responsável por até 300 mil hospitalizações anualmente.[1] Embora a apendicectomia seja frequentemente o primeiro caso "maior" realizado pelo cirurgião em treinamento, o impacto do diagnóstico adequado e do tratamento imediato causa a mesma impressão de qualquer outra intervenção cirúrgica importante. Estima-se que até 6 a 7% da população em geral desenvolverão apendicite durante sua vida, com o pico de incidência na segunda década de vida.[2] Apesar da alta prevalência em países ocidentais, o diagnóstico de apendicite aguda pode ser um desafio e requer alto índice de suspeição por parte do cirurgião examinador a fim de facilitar o tratamento imediato dessa condição, evitando assim a morbidade substancial (e até mortalidade) associada a demora do diagnóstico e subsequente perfuração. A apendicite é muito menos comum em países em desenvolvimento, sugerindo que os elementos da dieta ocidental, especificamente uma dieta pobre em fibras e com ingestão de grande quantidade de gordura, possam ter um papel no desenvolvimento do processo patológico.[3]

## ANATOMIA E EMBRIOLOGIA

O apêndice é um órgão do intestino médio e é identificado primeiramente com 8 semanas de gestação como uma pequena evaginação do ceco. À medida que a gestação progride, o apêndice torna-se mais alongado e tubular, quando o ceco gira medialmente e se torna fixo no quadrante inferior direito do abdome. A mucosa do apêndice é do tipo colônico, com o epitélio colunar, células neuroendócrinas e células caliciformes produtoras da mucina que revestem sua estrutura tubular.[3] O tecido linfoide é encontrado na submucosa do apêndice, o que levou alguns estudiosos a formular a hipótese de que o órgão possa desempenhar um papel no sistema imunológico. Além disso, a evidência sugere que o apêndice possa servir como reservatório de bactérias intestinais "boas" e ajudar na recolonização e na manutenção da flora colônica normal.[4] Embora historicamente a remoção do apêndice não tenha resultado em nenhuma sequela adversa, isso recentemente foi questionado. Por exemplo, os pacientes anteriormente submetidos à apendicectomia mostraram ter curso clínico mais difícil e resultados gerais ruins em casos recorrentes de infecção por *Clostridium difficile*, quando comparados aos pacientes não submetidos ao procedimento. A teoria é que a microbiota do apêndice tenha função protetora, e que sua perda elimine um elemento de redundância imunológica benéfica.[5] Além disso, um estudo epidemiológico publicado recentemente encontrou ligação significativa entre a apendicectomia antes dos 20 anos e o desenvolvimento de câncer de próstata, embora um mecanismo causal preciso não pudesse ser elucidado.[6]

Como um órgão do intestino médio, o suprimento sanguíneo do apêndice é derivado da artéria mesentérica superior. A artéria ileocólica, um dos principais ramos da artéria mesentérica superior, dá origem à artéria apendicular, que segue pelo *mesoapêndice*. O mesoapêndice também contém vasos linfáticos do apêndice, que drenam para os linfonodos ileocecais, junto com o suprimento sanguíneo da artéria mesentérica superior.[3,7]

O apêndice tem tamanho variável (5 a 35 cm de comprimento), com 8 a 9 cm de comprimento, em média, em adultos. Sua base pode ser confiavelmente identificada pela definição da área da convergência das tênias cólicas na ponta do ceco e, em seguida, elevando a base apendicular para definir o curso e a posição da ponta do apêndice, cuja localização é variável. A ponta apendicular pode ser encontrada em diversas localizações; a mais comum delas é a retrocecal (mas intraperitoneal), em aproximadamente 60% dos indivíduos, pélvica em 30% e retroperitoneal em 7 a 10%.

A agenesia do apêndice tem sido relatada, assim como sua duplicação e até triplicação.[3,7] O conhecimento dessas variações anatômicas é importante para o cirurgião, uma vez que a posição variável da ponta apendicular pode ser responsável pelas diferenças na apresentação clínica e na localização do desconforto abdominal associado. Por exemplo, pacientes com apêndice retroperitoneal podem queixar-se de dor nas costas ou no flanco, enquanto os pacientes com a ponta apendicular na linha média da pelve podem apresentar dor suprapúbica. Ambas as apresentações podem resultar em demora no diagnóstico, pois os sintomas são distintos daqueles classicamente descritos no quadrante abdominal inferior anterior direito para a doença apendicular.

## APENDICITE

### Histórico

A primeira apendicectomia foi relatada em 1735 por um cirurgião francês, Claudius Amyand, que identificou e removeu com sucesso o apêndice de um menino de 11 anos. O apêndice foi encontrado dentro de um saco herniário inguinal e foi perfurado com um alfinete. Apesar de os achados de necropsia compatíveis com apendicite perfurada aparecerem esporadicamente na literatura depois disso, a primeira descrição formal do processo patológico, incluindo características clínicas comuns e uma recomendação de remoção cirúrgica imediata, foi feita em 1886 por Reginald Heber Fitz, da Harvard University.[3]

Dentre os notáveis avanços na cirurgia para apendicite estão a descrição de McBurney, em 1894, para sua incisão e técnica clássicas de divisão muscular e remoção do apêndice e a descrição da primeira apendicectomia laparoscópica de Kurt Semm, em 1982.[3] A apendicectomia laparoscópica tornou-se o método preferido para o tratamento da apendicite aguda entre os cirurgiões nos EUA e pode ser realizada utilizando-se técnica com vários locais de trocartes (em geral três) ou a técnica laparoscópica de incisão única. Por fim, mas não menos significativo, foi o desenvolvimento de antibióticos de amplo espectro, técnicas radiológicas intervencionistas e melhores cuidados cirúrgicos intensivos, os quais resultaram em melhoras substanciais nos cuidados dos pacientes com perfuração apendicular e de suas subsequentes complicações.

### Fisiopatologia e bacteriologia

A apendicite é causada por obstrução luminal.[3] O apêndice é vulnerável a esse fenômeno em virtude de seu pequeno diâmetro luminal em relação ao seu comprimento. A obstrução do lúmen proximal do apêndice induz à elevação da pressão na porção distal em decorrência da contínua secreção de muco e produção de gás pelas bactérias no interior do lúmen. Com a progressiva distensão do apêndice, a drenagem venosa é comprometida, resultando em isquemia da mucosa. Com a contínua obstrução, segue-se isquemia, em espessura total, que finalmente leva à perfuração. O supercrescimento bacteriano no apêndice resulta de estase bacteriana distal à obstrução.[3] Isso é significativo porque esse supercrescimento resulta na liberação de um grande inóculo bacteriano em casos de apendicite perfurada. O período desde o início da obstrução até a perfuração é variável e pode estender-se de poucas horas a alguns dias. A apresentação após a perfuração também é variável. A sequela mais comum é a formação de um abscesso na região periapendicular ou na pelve. Às vezes, porém, ocorre perfuração que resulta em peritonite difusa.[3]

Como o apêndice é uma evaginação do ceco, a flora em seu interior é semelhante à encontrada dentro do cólon. As infecções associadas à apendicite devem ser consideradas polimicrobianas, e a cobertura por antibióticos deve incluir os agentes que abordam a presença de bactérias gram-negativas e anaeróbicas. Os isolados comuns incluem *Escherichia coli*, *Bacteroides fragilis*, enterococos, *Pseudomonas aeruginosa*, *Klebsiella pneumoniae* e outros (Tabela 51.1).[8] A escolha e a duração da cobertura com antibióticos e as controvérsias em torno da necessidade de culturas são discutidas adiante no capítulo.

As causas da obstrução luminal são muitas e variadas. Dentre elas, encontram-se com mais frequência a estase fecal e os fecálitos, mas também podem incluir hiperplasia linfoide, neoplasias, frutas e material vegetal, ingestão de bário e parasitas, como infestação por áscaris ou oxiúros. A dor associada à apendicite tem componentes viscerais e somáticos. A distensão do apêndice é responsável pela dor abdominal inicial vaga (visceral), frequentemente experimentada pelo paciente afetado. Normalmente, a dor não se localiza no quadrante inferior direito até que a ponta se torne inflamada e irrite o peritônio parietal adjacente (somático), ou ocorra perfuração, resultando em peritonite localizada.[3,9]

### Diagnóstico diferencial

A apendicite deve ser considerada em todo paciente (que não tenha sido submetido à apendicectomia) que apresente dor abdominal aguda.[9] O conhecimento de doenças que possam apresentar sinais e sintomas semelhantes é essencial para evitar uma cirurgia desnecessária e incorreta. Considerar a idade e o sexo dos pacientes pode ajudar a estreitar a lista de possíveis diagnósticos. Em crianças, dentre outras considerações, estão adenite mesentérica (vista geralmente após uma doença viral recente), gastrenterite aguda, intussuscepção, diverticulite de Meckel, doença inflamatória intestinal e (em homens) torção testicular. Nefrolitíase e infecção do trato urinário podem se manifestar com dor no quadrante inferior direito em ambos os sexos.[3,9]

**Tabela 51.1** Bactérias geralmente isoladas na apendicite perfurada.

| Tipo de bactéria | Isolados (n = 694) |
|---|---|
| **Bactérias gram-negativas** | |
| *Escherichia coli* | 448 (64,6%) |
| *Pseudomonas aeruginosa* | 114 (16,4%) |
| *Klebsiella pneumoniae* | 37 (5,3%) |
| Espécies de *Citrobacter* | 18 (2,6%) |
| Espécies de *Enterobacter* | 10 (1,4%) |
| *Serratia marcescens* | 3 (0,4%) |
| *Raoultella planticola* | 3 (0,4%) |
| *Comamomas testosteroni* | 2 (0,3%) |
| Espécies de *Aeromonas* | 2 (0,3%) |
| Espécies de *Proteus* | 2 (0,3%) |
| Espécies de *Acinetobacter* | 1 (0,1%) |
| Espécies de *Yersinia* | 1 (0,1%) |
| Espécies de *Morganella* | 1 (0,1%) |
| **Bactérias gram-positivas** | |
| Espécies de *Enterococcus* | 27 (3,9%) |
| Espécies de *Streptococcus* | 20 (2,9%) |
| Espécies de *Staphylococcus* | 5 (0,7%) |

Adaptada de Song DW, Park BK, Suh SW, et al. Bacterial culture and antibiotic susceptibility in patients with acute appendicitis. *Int J Colorectal Dis*. 2018;33:441-447.

Em mulheres em idade reprodutiva, o diagnóstico diferencial é até mais amplo. A doença ginecológica pode ser confundida com apendicite e resultar em maior taxa de apendicectomia negativa do que em pacientes do sexo masculino de idade comparável. Esses processos incluem ruptura de cistos ovarianos, *mittelschmerz* (dor abdominal no meio do ciclo menstrual, durante a ovulação), endometriose, torção ovariana, gravidez ectópica e doença inflamatória pélvica.[3,9]

Duas outras populações de pacientes merecem ser mencionadas. No idoso, deve-se considerar diverticulite aguda e doença maligna como possíveis causas de dor abdominal inferior. No paciente neutropênico, tiflite (conhecida como enterocolite neutropênica) também deve ser considerada no diagnóstico diferencial. A apendicite nessas populações especiais é discutida com mais detalhes adiante no capítulo.

## Apresentação

### Anamnese

Os pacientes com apendicite aguda geralmente se queixam de dor abdominal vaga que, com mais frequência, é de origem periumbilical e reflete a estimulação das vias aferentes viscerais por meio da progressiva distensão do apêndice. Anorexia geralmente está presente, assim como náuseas com ou sem vômito associado. Diarreia ou constipação intestinal também podem estar presentes. À medida que a condição progride e a ponta apendicular torna-se inflamada, resultando em irritação peritoneal, a dor encontra-se em sua localização clássica no quadrante inferior direito. Esse fenômeno continua a ser um sintoma confiável de apendicite[3,9] e deve servir para aumentar o índice de suspeição dos médicos sobre a doença (Figura 51.1).

Embora esses sintomas demonstrem a apresentação "clássica" da apendicite, o médico deve estar ciente de que a doença pode manifestar-se de maneira atípica. Por exemplo, pacientes com apêndice retroperitoneal podem apresentar-se de maneira mais subaguda, com dor no flanco ou nas costas, enquanto aqueles com ponta apendicular na pelve podem manifestar dor suprapúbica sugestiva na infecção do trato urinário.[3,9] Embora casos como esses sejam menos comuns do que a apresentação típica, o conhecimento dessas variações é essencial para manter o índice necessário de suspeição que propicie um diagnóstico rápido e preciso.

### Exame físico

Os pacientes com apendicite geralmente parecem doentes. Em geral, eles se deitam e permanecem imóveis em virtude da peritonite localizada, que torna qualquer movimento doloroso. Taquicardia e leve desidratação muitas vezes estão presentes em graus variáveis. Com frequência, há febre, que varia desde elevações de temperatura em grau baixo (< 38,5°C) até elevações mais acentuadas da temperatura corporal, dependendo do estado do processo patológico e da gravidade da resposta inflamatória do paciente. A ausência de febre não exclui o diagnóstico de apendicite.[1,3,9]

O exame abdominal geralmente revela um abdome silencioso com sensibilidade e atitude de defesa do paciente à palpação do quadrante inferior direito. A localização da sensibilidade é classicamente sobre o ponto de McBurney, que se situa a um terço da distância entre a espinha ilíaca anterossuperior e o umbigo. A dor e a sensibilidade normalmente são acompanhadas por peritonite localizada, conforme evidenciado pela presença de sensibilidade da dor à descompressão brusca. A peritonite difusa ou a rigidez da parede abdominal decorrente do espasmo involuntário da musculatura da parede abdominal sobrejacente é fortemente sugestiva de perfuração.[1,3]

Uma série de sinais é descrita para auxiliar no diagnóstico de apendicite. Dentre eles, encontram-se o sinal de Rovsing (presença de dor no quadrante inferior direito à palpação do quadrante inferior esquerdo), o sinal do obturador (dor em quadrante inferior direito quando da rotação interna do quadril) e o sinal do psoas (dor à extensão lateral do quadril ipsilateral), entre outros.[1] Embora estes sejam de interesse histórico, é importante notar que são simplesmente indicadores de peritonite localizada e não do diagnóstico de um processo patológico específico. Além disso, constituem manobras úteis para serem realizadas ao examinar um paciente sob suspeita de apendicite, e corroboram o diagnóstico, se houver suspeita clínica.

Os achados do exame digital do reto geralmente são normais. Entretanto, massa palpável ou sensibilidade podem estar presentes, se a ponta apendicular estiver localizada dentro da pelve ou se houver um abscesso pélvico. Em pacientes do sexo feminino, o exame pélvico é importante para excluir doença pélvica. Entretanto, sensibilidade ao movimento cervical, um achado geralmente associado à doença inflamatória pélvica, pode estar presente na apendicite em decorrência da irritação dos órgãos pélvicos pelo processo inflamatório adjacente.[3,9]

### Exames laboratoriais

Os exames laboratoriais devem ser interpretados com cuidado em caso de suspeita de apendicite e devem ser usados como apoio ao quadro clínico, não como prova definitiva ou para exclusão do diagnóstico. A leucocitose, geralmente com "desvio à esquerda" (predominância de neutrófilos e, às vezes, de neutrófilos imaturos com aumento de bastões) está presente em 90% dos casos. Leucograma normal é encontrado em 10% dos casos; entretanto, não deve ser usado como teste isolado para excluir a presença de apendicite.[10-12] Em geral, a urinálise é normal, embora o achado de traços de esterase leucocitária ou piúria não seja incomum e, presumivelmente, estes se devem à proximidade do apêndice inflamado com a bexiga ou com o ureter. Se a apresentação for fortemente sugestiva de apendicite, uma urinálise "positiva" não deve ser usada como teste isolado para refutar o diagnóstico. Testes de gravidez são mandatórios em mulheres em idade reprodutiva.

Além da contagem de leucócitos, vários biomarcadores foram investigados como indícios adicionais ao diagnóstico. Esses incluíram proteína C reativa, procalcitonina, interleucina 6 (IL-6) e outros. Apesar de aparentemente fornecer o mais sensível desses indícios, a proteína C reativa não proporcionou especificidade suficiente para o diagnóstico definitivo de apendicite.[10,12]

Por fim, não foi demonstrado nenhum sintoma ou sinal exclusivamente preditivo de apendicite.[1,10-12] O mesmo pode ser dito dos exames laboratoriais, que também são fracos preditores quando considerados isoladamente. De certo modo, a avaliação do conjunto de informações é que possibilita um diagnóstico mais preciso.[1,10-12] Por isso, vários sistemas de escore clínico foram desenvolvidos para servir como modelos preditivos de apendicite. Entre eles estão o escore de Alvarado (que continua a ser o mais bem conhecido),[13] o escore pediátrico de apendicite e o escore de resposta inflamatória na apendicite, além do escore de apendicite do adulto. O escore de Alvarado (Tabela 51.2), que inclui oito variáveis clínicas e laboratoriais usadas para atribuir um escore numérico, continua a ser amplamente usado e recentemente foi endossado por duas declarações de consenso independentes como o de maior utilidade clínica.[11,12] Note-se, porém, que ambas as declarações concordam que a sensibilidade de um escore de Alvarado < 4 foi mais útil na exclusão de um diagnóstico de apendicite (sensibilidade de 96%), mas que faltava um escore com maior especificidade para diagnosticar apendicite como a causa da dor abdominal dos pacientes.[11,12]

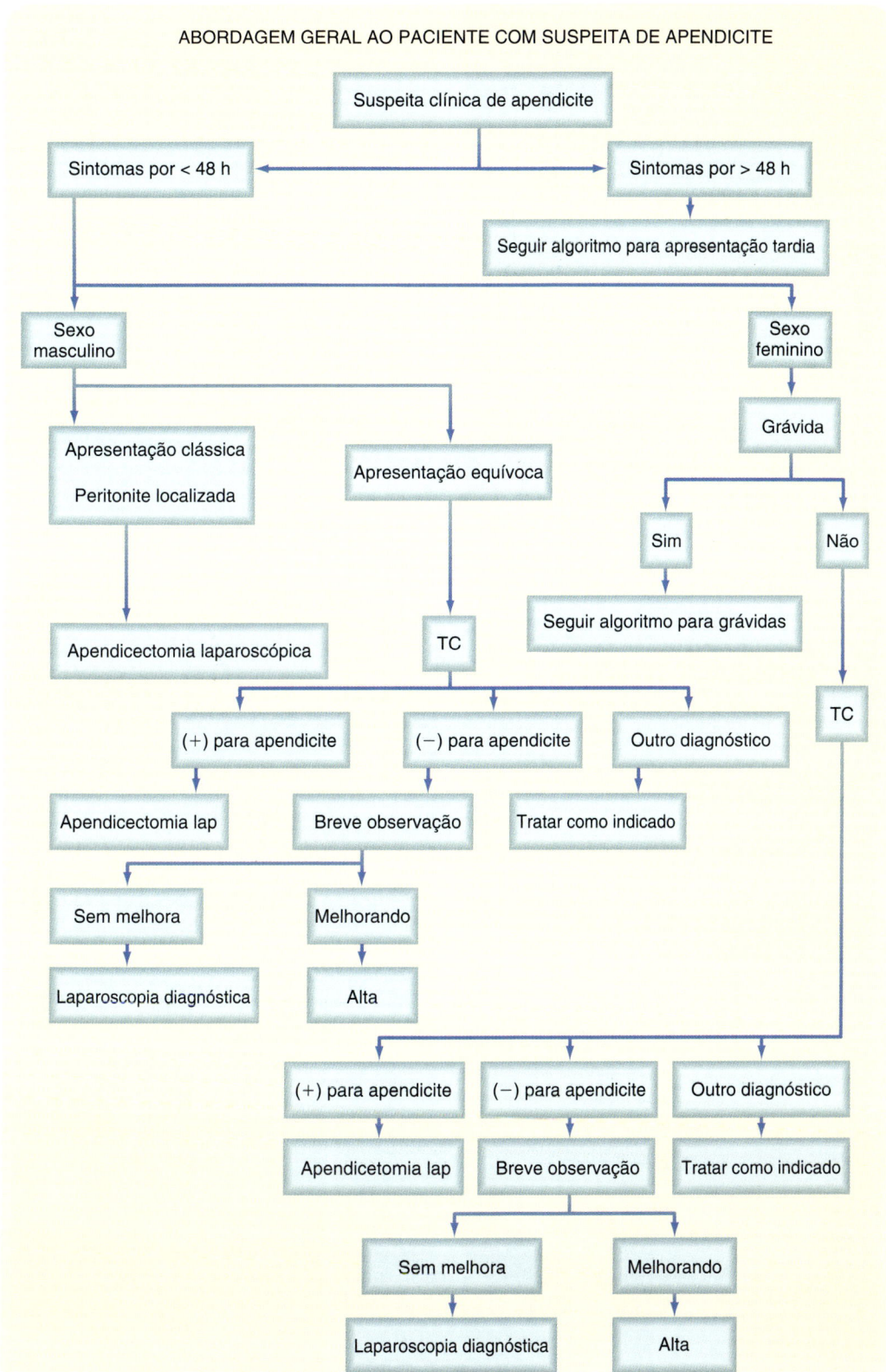

Figura 51.1 Algoritmo sugerido para a abordagem ao paciente com possível apendicite. *Lap*, laparoscópica; *TC*, tomografia computadorizada.

| Tabela 51.2 Escore de Alvarado. | | |
|---|---|---|
| | | Valor |
| Sintomas | Migração | 1 |
| | Anorexia | 1 |
| | Náuseas | 1 |
| Sinais | Sensibilidade no quadrante inferior direito | 2 |
| | Dor à descompressão brusca | 1 |
| | Elevação da temperatura | 1 |
| Laboratório | Leucocitose | 2 |
| | Desvio à esquerda | 1 |
| Escore total | | 10 |

Interpretação: < 4, apendicite improvável; 5 a 6, compatível com apendicite; 7 a 8, apendicite provável; 9 a 10, apendicite muito provável. (Adaptada de Alvarado A. A practical score for the early diagnosis of acute appendicitis. *Ann Emerg Med.* 1986; 15(5):557-564.)

### Estudos por imagens

Os estudos por imagens em pacientes com suspeita de apendicite aguda podem reduzir a taxa de apendicectomia negativa, que pode chegar a 15%.[12] Uma variedade de estudos radiográficos pode ser usada para diagnosticar apendicite. Esses estudos consistem em radiografias simples, tomografia computadorizada (TC), ultrassonografia (US) e ressonância magnética (RM).

Radiografias simples geralmente são obtidas no departamento de emergência para avaliação de dor abdominal aguda, mas carecem de sensibilidade e especificidade para o diagnóstico de apendicite e raramente são úteis. Os achados que podem endossar o diagnóstico incluem a presença de um fecálito calcificado no quadrante inferior direito, embora esse achado deva ser colocado no contexto clínico apropriado e geralmente está presente em apenas 5% dos casos.[14] O pneumoperitônio, se presente, deve alertar o médico para outras causas de víscera perfurada (tais como úlcera perfurada ou diverticulite), pois isso geralmente não é observado nos casos de apendicite, mesmo com perfuração.[14]

A TC é o estudo por imagem mais comumente usado para diagnosticar apendicite, é altamente eficaz e preciso.[12,14] A moderna TC helicoidal tem a vantagem de ser independente do operador e fácil de interpretar. A TC demonstrou ter sensibilidade que varia de 76 a 100% e especificidade de 83 a 100%.[12] A técnica de TC recomendada envolve a administração de contraste intravenoso apenas. O contraste enteral (oral e retal) não é recomendado e está associado a menores sensibilidade e especificidade. Além disso, as técnicas para reduzir a exposição dos pacientes à radiação, uma preocupação especialmente relevante na população pediátrica, não resultaram em sensibilidade ou especificidade menores para o diagnóstico.[11,12]

O diagnóstico de apendicite na TC é estabelecido com base na aparência de um apêndice espesso, inflamado, circundado por "filamentos" indicativos de inflamação. O apêndice tem geralmente mais de 7 mm de diâmetro, com parede espessa, inflamada, e imagem com intensificação mural ou "sinal em alvo" (Figura 51.2). Fluido periapendicular ou ar também são altamente sugestivos de apendicite e de perfuração. Nos casos em que o apêndice não é visualizado, a ausência de achados inflamatórios na TC sugere que a apendicite não esteja presente.[11,14] Mais uma vez, embora não recomendemos a TC nos casos em que haja forte suspeita de apendicite com base clínica e apoio da anamnese e dos achados laboratoriais, os dados publicados sugerem que o uso de TC em casos equívocos reduz de fato a taxa de apendicectomia negativa.[11,12,14]

A US é usada para o diagnóstico de apendicite desde os anos 1980. À medida que a tecnologia ultrassonográfica se tornava mais avançada, aumentava também sua capacidade de visualizar o apêndice. A sonda da US é aplicada à área dolorosa no quadrante inferior direito, e a compressão graduada é usada para causar o colapso do intestino normal circundante e diminuir a interferência de gases intestinais sobrejacentes encontrada. O apêndice inflamado geralmente está aumentado, imóvel e não compressível (Figura 51.3). Se não for possível visualizar o apêndice, o estudo será inconclusivo e não será confiável para guiar o tratamento, embora sinais secundários, como líquido livre, hiperemia das alças intestinais adjacentes, endurecimento da gordura mesentérica e adenopatia regional possam ser considerados no quadro geral e servir para aumentar a acurácia diagnóstica da US.[15] Embora o exame seja rápido e ofereça a vantagem de evitar a radiação ionizante, o sucesso do estudo depende muito da habilidade do ultrassonografista e é altamente dependente do operador. Relata-se sensibilidade de 71 a 94%, enquanto a especificidade varia de 81 a 98%,[12] embora uma vez mais isso varie muito com base na habilidade e na

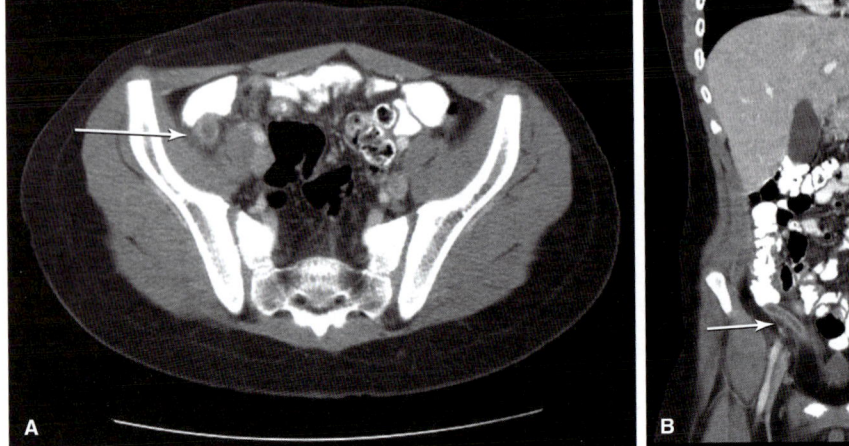

**Figura 51.2** Tomografia computadorizada do abdome demonstrando achados clássicos de apendicite aguda. **A.** Vista sagital com a *seta* mostrando apêndice espessado, inflamado e repleto de líquido. **B.** Vista coronal do mesmo paciente. A *seta* aponta para o apêndice espessado, alongado, com filamentos de gordura periapendicular e líquido ao redor da ponta apendicular.[1]

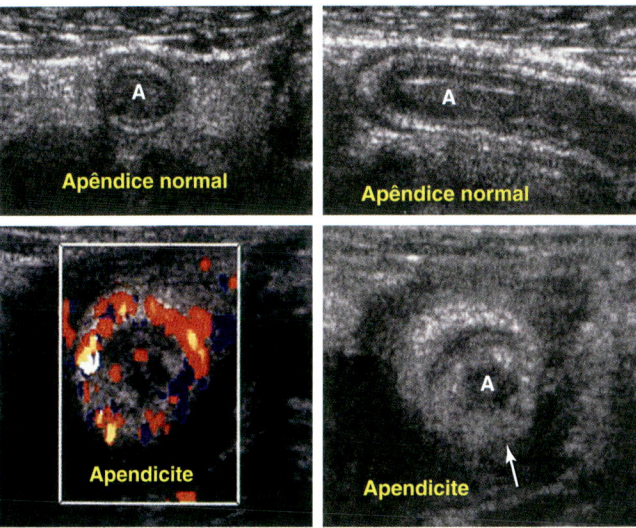

**Figura 51.3** Imagem de ultrassonografia de um apêndice normal (no alto) ilustrando a parede fina nos planos coronal (esquerda) e longitudinal (direita). Na apendicite, há distensão e espessamento da parede (embaixo, à direita) e o fluxo sanguíneo é aumentado, levando à chamada aparência anelar. A, apêndice.

experiência do ultrassonografista. Sua maior utilidade parece estar na avaliação do paciente pediátrico ou da paciente grávida, nos quais a exposição associada à radiação proveniente da TC é especialmente indesejável.[14] Foi sugerido recentemente que um método ou "modelo" padronizado pode melhorar os resultados gerais da US nesse contexto clínico.[11,16]

A RM geralmente é reservada para uso na paciente grávida; o estudo é realizado sem agentes de contraste. Se a RM for obtida em mulher grávida, o estudo deverá ser sem contraste; o exame oferece excelente resolução e é preciso no diagnóstico de apendicite. Os critérios para o diagnóstico por RM incluem aumento (> 7 mm), espessamento (> 2 mm) e presença de inflamação apendiculares.[14] Metanálise recente constatou que a sensibilidade da RM é de 97%, com especificidade de 95%.[12,17] A RM tem a vantagem adicional de ser independente do operador, além de oferecer resultados altamente reprodutíveis. As desvantagens associadas ao uso de RM incluem custo mais alto, artefato de movimento, maior dificuldade de interpretação por não radiologistas com limitada experiência nessa tecnologia, assim como disponibilidade limitada (especialmente em situação de emergência após o expediente).[12,14]

## TRATAMENTO DE APENDICITE

### Apendicite aguda não complicada

O tratamento padrão-ouro e menos controverso da apendicite aguda não complicada continua a ser a apendicectomia imediata. O paciente deve ser submetido à reanimação com líquidos, se indicado, e a administração intravenosa de antibióticos de amplo espectro direcionados contra microrganismos gram-negativos e anaeróbicos deve ser iniciada imediatamente.[11,12] A cirurgia deve prosseguir sem demora injustificada.

Para a realização de apendicectomia aberta, o paciente é colocado em posição supina. A escolha da incisão é uma questão de preferência, seja uma incisão para divisão do músculo oblíquo (McArthur-McBurney; Figura 51.4), uma incisão transversa (Rockey-Davis) ou conservadora na linha média. O ceco é apreendido pelas tênias e liberado dentro da ferida, permitindo a visualização da base do apêndice e a liberação da ponta apendicular. O mesoapêndice é dividido e o apêndice é esmagado imediatamente acima da base, ligado com ligadura absorvível e seccionado. O coto é então cauterizado ou, se desejado, invertido por uma técnica de sutura em bolsa de tabaco ou "Z". Por fim, o abdome é irrigado e a ferida é fechada em camadas.

Para a realização de apendicectomia laparoscópica, o paciente é colocado em posição supina. A bexiga é esvaziada por meio de um cateter reto, ou solicitando ao paciente para esvaziá-la imediatamente antes do procedimento. Adentra-se o abdome pelo umbigo e o diagnóstico é confirmado com a inserção do laparoscópio (Figura 51.5). Dois portais adicionais são então colocados, geralmente no quadrante inferior esquerdo e na área suprapúbica ou na linha média supraumbilical, de acordo com a preferência do cirurgião. Constatamos que é vantajoso tanto para o cirurgião quanto para o assistente permanecer do lado esquerdo do paciente, este com o braço esquerdo dobrado. Isso propicia a triangulação ideal da câmera e dos instrumentos de trabalho. Pinças atraumáticas são usadas para elevar o apêndice, e o mesoapêndice é dividido cuidadosamente com o bisturi harmônico. A base então é presa com ligadura *endoloop* e o apêndice é seccionado. Alternativamente, o apêndice e o mesoapêndice podem ser divididos com um grampeador endoscópico. Preferimos essa técnica nos casos em que todo o apêndice é friável, por permitir que a linha de grampos seja aplicada de modo ligeiramente mais proximal, na borda do ceco saudável, reduzindo assim teoricamente o risco de extravasamento causado por ruptura de um tênue coto apendicular. A retirada do apêndice é realizada com um saco plástico para esse fim. Procede-se a sucção e irrigação da pelve; os trocartes são removidos e as feridas são fechadas. A apendicectomia laparoscópica também pode ser realizada com o uso de técnicas cirúrgicas laparoscópicas de local único, com base na experiência e nas preferências do cirurgião. A apendicectomia laparoscópica é demonstrada no Vídeo 50.1.

A administração de antibiótico não é continuada além de uma única dose pré-operatória.[11,12] A alimentação oral é iniciada imediatamente e avançada, se tolerada. A alta hospitalar normalmente é possível no dia seguinte à cirurgia.

### Apendicite perfurada

A estratégia operatória para apendicite perfurada é semelhante à da apendicite não complicada, com algumas exceções notáveis. Primeiramente, o paciente pode necessitar de reanimação mais agressiva antes de seguir para a sala cirúrgica. Assim como na apendicite não complicada, a antibioticoterapia deve ser iniciada imediatamente após o diagnóstico.[11,12]

Tanto a abordagem aberta quanto a laparoscópica são aceitáveis para o tratamento da apendicite perfurada. Embora a técnica de apendicectomia para perfuração seja a mesma da apendicite simples, o nível de dificuldade encontrado na remoção de um apêndice perfurado, friável e gangrenoso pode ser um desafio mesmo para um cirurgião experiente e requer um manuseio delicado e meticuloso do apêndice friável e dos tecidos periapendiculares inflamados para evitar a lesão tecidual. As culturas não são obrigatórias, a não ser que o paciente tenha sido exposto a um ambiente de cuidados de saúde ou se submetido recentemente à antibioticoterapia, pois esses fatores aumentam a probabilidade de se encontrarem bactérias resistentes.[18] Entretanto, obtemos culturas rotineiramente, pois às vezes elas produzem bactérias resistentes e são úteis para ajustar a mudança para a terapia oral à alta hospitalar. Além disso, o conhecimento dos padrões regionais e institucionais da resistência bacteriana deve ser considerado ao

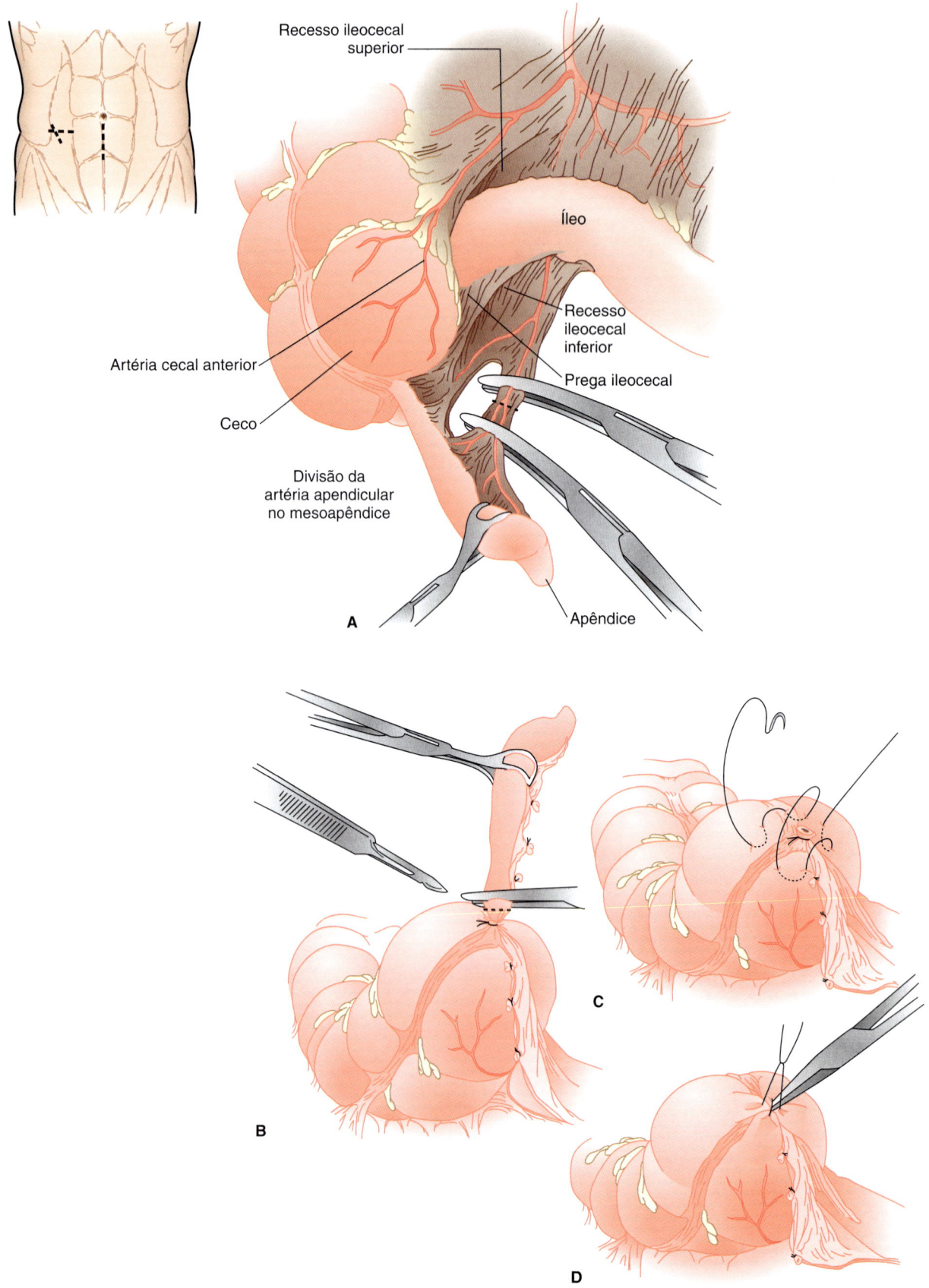

**Figura 51.4 A.** *Esquerda*, localização de possíveis incisões de apendicectomia aberta. *Direita*, divisão do mesoapêndice. **B.** Ligadura da base e divisão do apêndice. **C.** Colocação de sutura em bolsa de tabaco ou ponto em "Z". **D.** Inversão do coto apendicular. (De Ortega JM, Ricardo AE. Surgery of the appendix and colon. In: Moody FG, ed. *Atlas of Ambulatory Surgery*. Philadelphia: WB Saunders: 1999.)

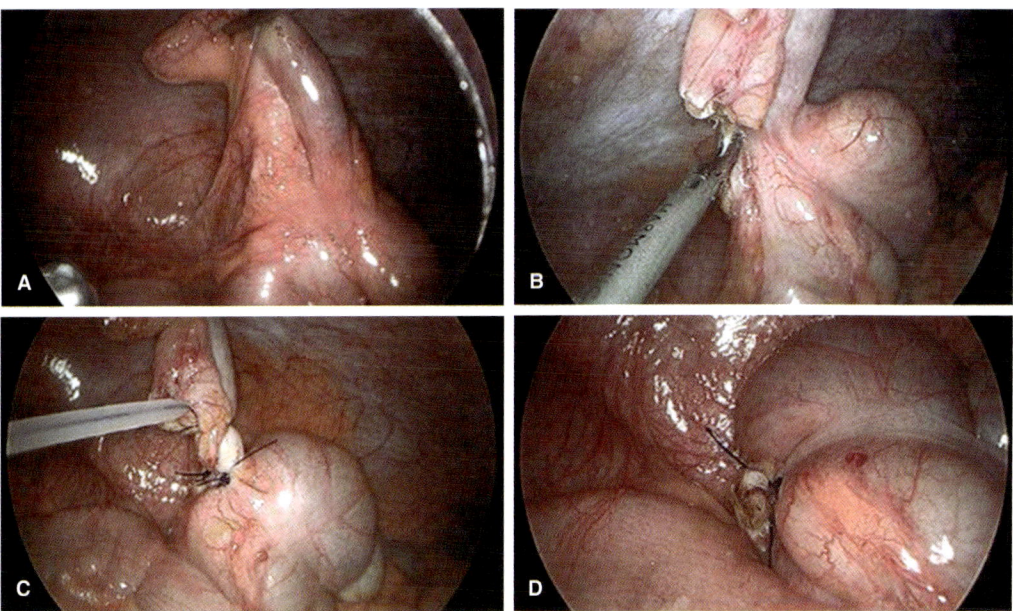

**Figura 51.5** Apendicectomia laparoscópica. **A.** Visualização e retração ascendente do apêndice. **B.** Divisão do mesoapêndice usando bisturi harmônico. **C.** Aplicação de ligaduras *endoloops* no apêndice. Duas alças são usadas para fixar a base; uma terceira alça é aplicada distalmente para evitar extravasamento dos conteúdos luminais. A amostra é então dividida entre as *endoloops*. **D.** Vista da apendicectomia concluída após a remoção da amostra. (Nota: dependendo da preferência do cirurgião, um grampeador endoscópico pode ser empregado para seccionar o mesoapêndice e o apêndice em vez do bisturi harmônico e das *endoloops*.)

escolher a cobertura empírica, a fim de evitar cometer erros até que os resultados das culturas estejam disponíveis.[19] Após a remoção bem-sucedida do apêndice, deve-se dar cuidadosa atenção à eliminação do material infeccioso, incluindo material fecal extravasado ou fecálitos do abdome. Essa tarefa pode ser realizada por sucção e irrigação, com especial atenção ao quadrante inferior direito e à pelve, assim como à remoção manual de qualquer material fecal sólido óbvio extravasado. Embora a irrigação de grande volume tenha sido tradicionalmente defendida, dados recentes sugerem que a aspiração da secreção purulenta acroscópica por sucção simples pode ser igualmente eficaz nos casos de ruptura apendicular.[11] Os drenos não são colocados de rotina, a não ser que haja uma cavidade discreta de abscesso. Se uma cavidade de abscesso estiver presente, coloca-se um dreno de sucção fechado dentro de sua base e nesta é deixado por vários dias. Se for empregada uma técnica aberta, a pele e o tecido subcutâneo são deixados abertos por 3 ou 4 dias a fim de prevenir o desenvolvimento de infecção da ferida, quando então pode-se proceder ao fechamento primário tardio, ao lado do leito, com suturas, grampos cirúrgicos de pele ou Steri-Strips™, dependendo da preferência do cirurgião. Em teoria, acredita-se que o fechamento primário tardio reduza a incidência de infecção da ferida pós-operatória, apesar de os dados recentemente publicados sugerirem que, na verdade, isso pode não ser benéfico e resultar em internação mais longa.[11] Essa questão permanece não resolvida e nós realizamos rotineiramente o fechamento primário ao lado do leito com poucas complicações relacionadas à ferida.

No pós-operatório, os antibióticos de amplo espectro são continuados por 4 a 7 dias, de acordo com as diretrizes da Infectious Diseases Society of America (IDSA).[19] Se forem obtidas amostras de cultura, a antibioticoterapia deverá ser modificada de acordo com os resultados. A sucção nasogástrica não é empregada rotineiramente, mas pode ser necessária, caso se desenvolva íleo pós-operatório. A alimentação oral é iniciada após o retorno dos sons intestinais e a eliminação de flatos, e é avançada, conforme tolerado. Quando o paciente estiver tolerando a dieta, mostrar-se afebril e apresentar hemograma normal, poderá receber alta hospitalar.

Se o paciente desenvolver febre, leucocitose, dor e demora no retorno da função intestinal, a possibilidade de um abscesso pós-operatório deverá ser considerada. O abscesso complica a apendicite perfurada em 10 a 20% dos casos e representa a principal fonte de morbidade relacionada à perfuração.[1,3] Uma imagem de TC com a administração intravenosa de um agente de contraste é diagnóstica, além de permitir a colocação simultânea de um dreno percutâneo na cavidade do abscesso.[11,12] Se a drenagem guiada por TC não for tecnicamente possível pela localização do abscesso, uma alternativa consiste em drenagens laparoscópica, transretal ou transvaginal.

### Apendicectomia laparoscópica *versus* aberta

A discussão sobre a escolha de apendicectomia laparoscópica *versus* aberta para o tratamento de apendicite foi historicamente um importante ponto de controvérsia entre os cirurgiões. Apesar de não existirem dados de nível I para apoiar uma abordagem em detrimento de outra, um estudo publicado em 2010 examinou essa questão em detalhes. Ingraham et al.[20] analisaram os resultados de 222 hospitais, comparando a apendicectomia laparoscópica *versus* aberta usando o Programa Nacional de Melhoria da Qualidade Cirúrgica do American College of Surgeons. Ao todo, 24.969 procedimentos laparoscópicos e 7.714 abertos foram incluídos na análise. Embora os dados fossem limitados pela natureza retrospectiva, os pesquisadores observaram que a apendicectomia laparoscópica estava associada a menor risco de complicações da ferida e de infecção profunda do sítio cirúrgico na apendicite não complicada. Na apendicite complicada, a apendicectomia laparoscópica estava associada a menos complicações da ferida, porém a uma incidência ligeiramente maior de abscesso intra-abdominal. A conclusão geral, porém, foi que a abordagem laparoscópica estava associada a uma incidência geral mais baixa de complicações do que o procedimento aberto. As conclusões evidentes de vários estudos indicam que ambas as abordagens são aceitáveis e que as vantagens com a laparoscopia, apesar de pequenas, foram menor morbidade geral, diminuição da dor pós-operatória e talvez um tempo de recuperação ligeiramente menor. O risco levemente maior de formação de abscesso intra-abdominal após a apendicectomia laparoscópica nos casos de apendicite complicada foi um aspecto negativo desse procedimento, embora os autores reconheçam que isso não foi observado em todos os estudos.[11] De fato, a literatura publicada desde o estudo de Ingraham sugere taxas iguais ou até mais baixas de abscesso intra-abdominal com a abordagem laparoscópica.[11]

Preferimos a abordagem laparoscópica por diversas razões. A laparoscopia permite o exame de todo o espaço peritoneal, tornando-a excepcionalmente útil para excluir outra doença intra-abdominal que possa se manifestar de maneira semelhante, como a diverticulite ou o abscesso tubo-ovariano, enquanto a visualização desses espaços não seria possível através de uma incisão no quadrante inferior direito. Consideramos a laparoscopia tecnicamente mais simples na maioria dos pacientes, particularmente os obesos, e ficamos impressionados com a possibilidade de dar alta aos pacientes depois de algumas horas da cirurgia. Embora o debate sobre a abordagem por apendicectomia com mínima morbidade e mais custo-efetiva possa continuar por algum tempo, permanece fundamental que, independentemente da abordagem preferida do cirurgião, a parte mais importante da técnica da apendicectomia é sua realização imediata e com segurança.

## Apresentação tardia de apendicite

Algumas vezes, os pacientes podem apresentar-se vários dias e até semanas após o início da apendicite. Nesses casos, o tratamento deve ser individualizado com base na natureza da apresentação (Figura 51.6). Embora raramente, o paciente pode apresentar peritonite difusa. Com mais frequência, no entanto, os pacientes apresentam dor localizada no quadrante inferior direito e febre, com histórico compatível com o início da apendicite vários dias antes. Massa pode ser palpável em crianças ou em pacientes magros. A exploração imediata e a tentativa de apendicectomia nesses pacientes podem resultar em morbidade substancial, incluindo a falha em identificar o apêndice, o abscesso ou a fístula pós-operatória, e a extensão desnecessária da cirurgia para incluir ileocolectomia, tudo em decorrência do extremo endurecimento e da friabilidade dos tecidos envolvidos. Por essa razão, em geral, procede-se inicialmente ao tratamento não cirúrgico desses pacientes.[11,12,21] A reanimação hídrica é iniciada, assim como a antibioticoterapia de amplo espectro. Uma TC é obtida, confirmando-se a apendicite perfurada com abscesso localizado ou flegmão (Figura 51.7). Se um abscesso localizado for identificado, a drenagem percutânea guiada por TC deverá ser realizada para o controle do foco. O cateter de drenagem é geralmente deixado em posição por 4 a 7 dias, durante os quais o paciente é tratado com antibioticoterapia e, após esse período, é removido.[11,12,21] Se a drenagem guiada por TC não for tecnicamente viável, a drenagem cirúrgica poderá ser realizada por abordagens transretal ou transvaginal. Constatamos que a drenagem laparoscópica é outra opção excepcionalmente útil. Essa técnica é realizada por visualização da massa inflamatória com o laparoscópio e, em seguida, adentrando o abscesso com uma ponta de sucção laparoscópica, evacua-se o material purulento e coloca-se um dreno dentro da cavidade do abscesso residual. O tratamento pós-operatório é idêntico ao dos pacientes cuja drenagem é realizada com sucesso por via percutânea.

Se houver flegmão periapendicular ou se a quantidade de líquido presente não for suficiente para ser drenado, o paciente poderá ser tratado apenas com antibióticos, geralmente por 4 a 7 dias também, conforme recomendado pelas diretrizes IDSA para o tratamento da infecção intra-abdominal.[20]

Tradicionalmente, após o tratamento não cirúrgico bem-sucedido da apendicite complicada, os pacientes eram aconselhados a submeter-se à remoção do apêndice, um procedimento conhecido como apendicectomia de intervalo, algumas semanas a meses depois. Essa prática tem sido reexaminada. O fundamento lógico para a apendicectomia de intervalo está no potencial para o desenvolvimento de apendicite recorrente e nos riscos subsequentes associados a remoção de emergência ou reperfuração do apêndice. Entretanto, o risco real de apendicite recorrente parece ser pequeno, 8% em 8 anos em um estudo de 6.439 pacientes pediátricos.[22] Além disso, a apendicectomia de intervalo pode ser um desafio e, consequentemente, acarretar um risco maior de complicações pós-operatórias, quando realizada.[23] Os achados desses estudos, assim como os resultados similares relatados por outros, levaram à conclusão de que a apendicectomia de intervalo deve ser reservada apenas aos pacientes com sintomas de apendicite recorrente.[11,22,23] Além disso, também se demonstrou que a presença de um apendicólito na TC é preditiva de alto risco de apendicite recorrente e serve de justificativa para se proceder à apendicectomia de intervalo nesse subgrupo de pacientes. Essa abordagem seletiva de apendicectomia de intervalo demonstrou ser mais custo-efetiva do que sua realização de rotina em todos os pacientes afetados.[24]

Um argumento a favor da apendicectomia de intervalo em adultos tem sido a observação de alguns investigadores de maior incidência de neoplasias apendiculares encontradas em amostras de apendicectomia de intervalo.[10,24-26] Além disso, tumores perfurados do ceco podem se manifestar de modo semelhante à apendicite perfurada.[26] Por isso, a colonoscopia é recomendada em todos os pacientes adultos como seguimento de rotina após tratamento não cirúrgico da apendicite complicada.[23,25,26] Além disso, não existem estudos controlados randomizados em larga escala examinando os resultados dos pacientes submetidos ou não à apendicectomia de intervalo após o tratamento não cirúrgico bem-sucedido. Por essas razões, essa questão provavelmente permanecerá controversa por algum tempo.

## Apêndice com aparência normal à cirurgia

Nos casos de "apendicectomia negativa", em que um apêndice normal é identificado à cirurgia, há controvérsia sobre a remoção ou não do órgão.[27,28] Antes de examinar essa questão específica, é importante enfatizar a necessidade de avaliar minuciosamente o abdome em busca de outras causas de dor intensa o suficiente para justificar uma cirurgia. Os órgãos abdominais e pélvicos devem ser avaliados para a detecção de quaisquer anormalidades. Em nossa experiência, isso é realizado com mais facilidade por abordagem laparoscópica, que acreditamos ser a principal vantagem da laparoscopia sobre a abordagem aberta. Deve-se atentar para qualquer líquido livre que possa sugerir perfuração. Os 60 cm terminais do íleo devem ser examinados para detecção de divertículo de Meckel, assim como a serosa do intestino delgado para detecção de quaisquer estigmas de doença de Crohn, como inflamação, formação de estritura, ou a aparência do tecido adiposo visceral (*creeping fat*) característico do mesentério. A inspeção do mesentério ileal pode revelar linfonodos aumentados sugestivos da adenite mesentérica. Os anexos uterinos devem ser examinados para qualquer evidência de doença tubo-ovariana ou salpíngica, como torção ovariana, abscesso tubo-ovariano, endometriose ou

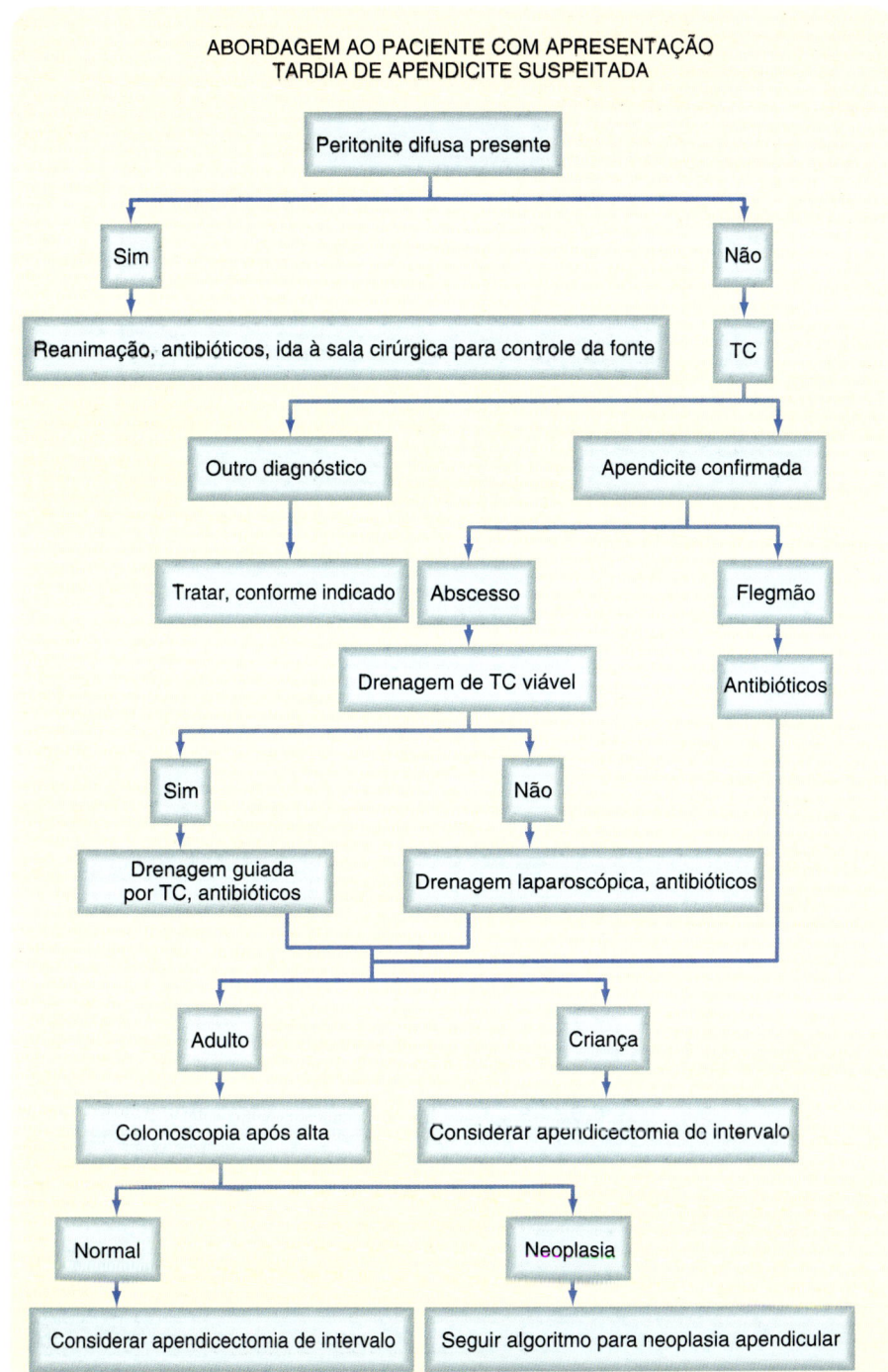

**Figura 51.6** Algoritmo sugerido para tratar o paciente com apresentação tardia de apendicite. *TC*, tomografia computadorizada.

ruptura de cistos ovarianos. O cólon sigmoide deve ser examinado quanto a sinais de diverticulite aguda, especialmente nos casos em que é encontrado um cólon sigmoide redundante no quadrante inferior direito. Se todos estiverem normais, a atenção deverá ser voltada para a porção superior do abdome para exame da vesícula biliar e do duodeno. A incapacidade de realizar uma avaliação adequada dos órgãos intra-abdominais ou de demonstrar a doença de outros órgãos que requeiram intervenção pode exigir a conversão para uma laparotomia na linha média, se necessário.

Por várias razões, removemos rotineiramente o apêndice normal. Primeiramente, muitas causas de dor no quadrante inferior direito, discutidas anteriormente, podem ser recorrentes, com dor em virtude da ruptura de cistos ovarianos ou adenite mesentérica. A apendicectomia também é recomendável nos casos de doença de Crohn, quando sugerida pelos achados à cirurgia, a não ser que a base do apêndice e do ceco seja acometida. Nesse cenário, a apendicectomia é retardada para evitar a destruição do coto inflamado e a subsequente formação de fístula. Nessas circunstâncias clínicas, a apendicectomia é aconselhável porque remove a apendicite do diagnóstico diferencial quando o paciente apresenta dor recorrente no quadrante inferior direito. Além disso, anormalidades do apêndice não aparentes à inspeção macroscópica no momento da cirurgia às vezes são identificadas ao exame patológico.[27,28]

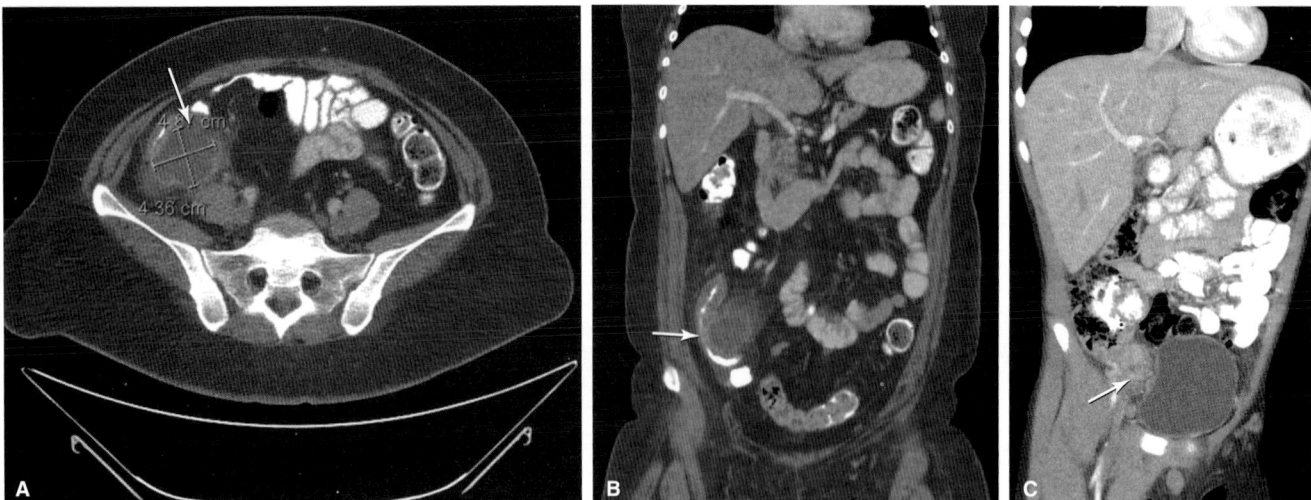

**Figura 51.7** Diagnósticos tardios de apendicite. Imagens sagital (**A**) e coronal (**B**) de tomografia computadorizada mostram um abscesso apendicular em paciente que se apresentou com histórico de dor abdominal havia 2 semanas e no qual se descobriu massa palpável ao exame. As *setas* apontam para uma cavidade de abscesso periapendicular. O paciente foi tratado com sucesso por drenagem percutânea e antibioticoterapia. A imagem **C** é um caso semelhante em que o paciente apresentava flegmão apendicular tratado com sucesso apenas com antibióticos. A *seta* aponta para o flegmão. Note o efeito da massa sobre a bexiga.

## TRATAMENTO NÃO CIRÚRGICO DE APENDICITE NÃO COMPLICADA

Embora a apendicectomia imediata seja o padrão atual de cuidados, poucos tópicos na cirurgia têm sido discutidos com tanta frequência nos últimos anos quanto os do tratamento não cirúrgico da apendicite não complicada. Duas metanálises que analisam os resultados de estudos controlados randomizados que examinam essa questão concluíram que o tratamento não cirúrgico estava associado a menor risco de complicações (12% no grupo não cirúrgico *versus* 18% no grupo de apendicectomia; $P = 0,001$).[29,30] Além disso, os pacientes que receberam tratamento não cirúrgico não mostraram tendência a progredir para apendicite complicada.[29] A apendicectomia, porém, foi superior ao grupo não cirúrgico na taxa de falha geral do tratamento (38% do grupo não cirúrgico *versus* 9% na apendicectomia; $P < 0,001$). Os autores concluíram que a antibioticoterapia era segura como tratamento de apendicite não complicada, mas estava associada a uma taxa significativa e talvez proibitivamente alta de falha (recidiva) comparada à apendicectomia.[29,30] Uma crítica a ambas as análises incluiu significativa heterogeneidade da metodologia dos estudos examinados.[12]

Diversos estudos examinaram essa controvérsia ainda mais. O estudo *Nonoperative Treatment for Acute Appendicitis* (*NOTA*) tratou com antibióticos 159 pacientes com suspeita de apendicite. O período médio de internação foi de 0,4 dia e o período médio de licença médica foi de 5,8 dias. A taxa de fracasso em 7 dias foi de 11,9%. Após acompanhamento de 2 anos, 22 dos pacientes submetidos ao tratamento não cirúrgico sofreram recidiva (13,8%), 14 dos quais foram novamente tratados de maneira não cirúrgica.[31]

Svenssson et al. realizaram estudo controlado randomizado na população pediátrica e relataram resultados semelhantes. Especificamente, foram demonstrados uma taxa inicial de sucesso de 92% em pacientes submetidos a tratamento não cirúrgico e um risco de recidiva de 38% em 1 ano.[32]

O estudo *Antibiotic Therapy vs. Appendectomy for Treatment of Uncomplicated Acute Appendicitis* (*APPAC*) inscreveu 530 pacientes com apendicite confirmada por TC, dos quais 257 receberam apenas antibióticos e 273 submeteram-se à apendicectomia. Os pesquisadores relataram taxa de recidiva de 27% no período de 1 ano e diferença geral de –27% na eficácia do tratamento entre os grupos. Eles concluíram que a terapia não cirúrgica não atendeu aos critérios específicos de não inferioridade, quando comparados com a apendicectomia.[33]

Esses estudos mais recentes também foram analisados por metanálise com conclusões semelhantes. Um desses artigos, de Findlay et al., examinou seis ensaios clínicos randomizados, todos envolvendo pacientes com pelo menos 16 anos ou mais, com falha ou recidiva como desfecho primário. Eles relataram uma taxa de falha inicial de 9,00% (intervalo de confiança [IC] 95%, 4,00 a 13,0%) e taxa de recidiva em 1 ano de 25% (IC 95% 12,0 a 35%).[34] De maneira mais significativa, porém, eles também notaram um aumento estatisticamente significativo na probabilidade de progressão para apendicite complicada no grupo não cirúrgico em que ocorreu falha.[34] Os autores relataram ainda internação mais longa com a antibioticoterapia, mas com custo geral mais baixo do tratamento inicial,[34] embora o custo subsequente de reintervenção posterior por recidiva não tenha sido considerado.

Por essas razões – especificamente a baixa morbidade da apendicectomia laparoscópica imediata, as altas taxas de recidiva referidas e a falta de dados de alta qualidade que apoiem definitivamente sua prática de rotina – nossa abordagem consiste em reservar a terapia não cirúrgica apenas para os casos de apendicite aguda não complicada naqueles pacientes para os quais o risco operatório é proibitivo ou quando o paciente não pode ser submetido imediatamente à cirurgia por outra razões (p. ex., pacientes que recebem novos anticoagulantes, como rivaroxabana, para os quais atualmente não existe um agente de reversão disponível). As falhas da terapia não cirúrgica nesses pacientes de alto risco são então tratadas com medidas adjuvantes, como a drenagem guiada por TC dos abscessos periapendiculares. Essa abordagem foi corroborada em recentes estudos de consenso; porém, são necessários grandes estudos controlados randomizados de alta qualidade para abordar definitivamente essa questão.[11,12] Um algoritmo simplificado para essa abordagem é apresentado (Figura 51.8).

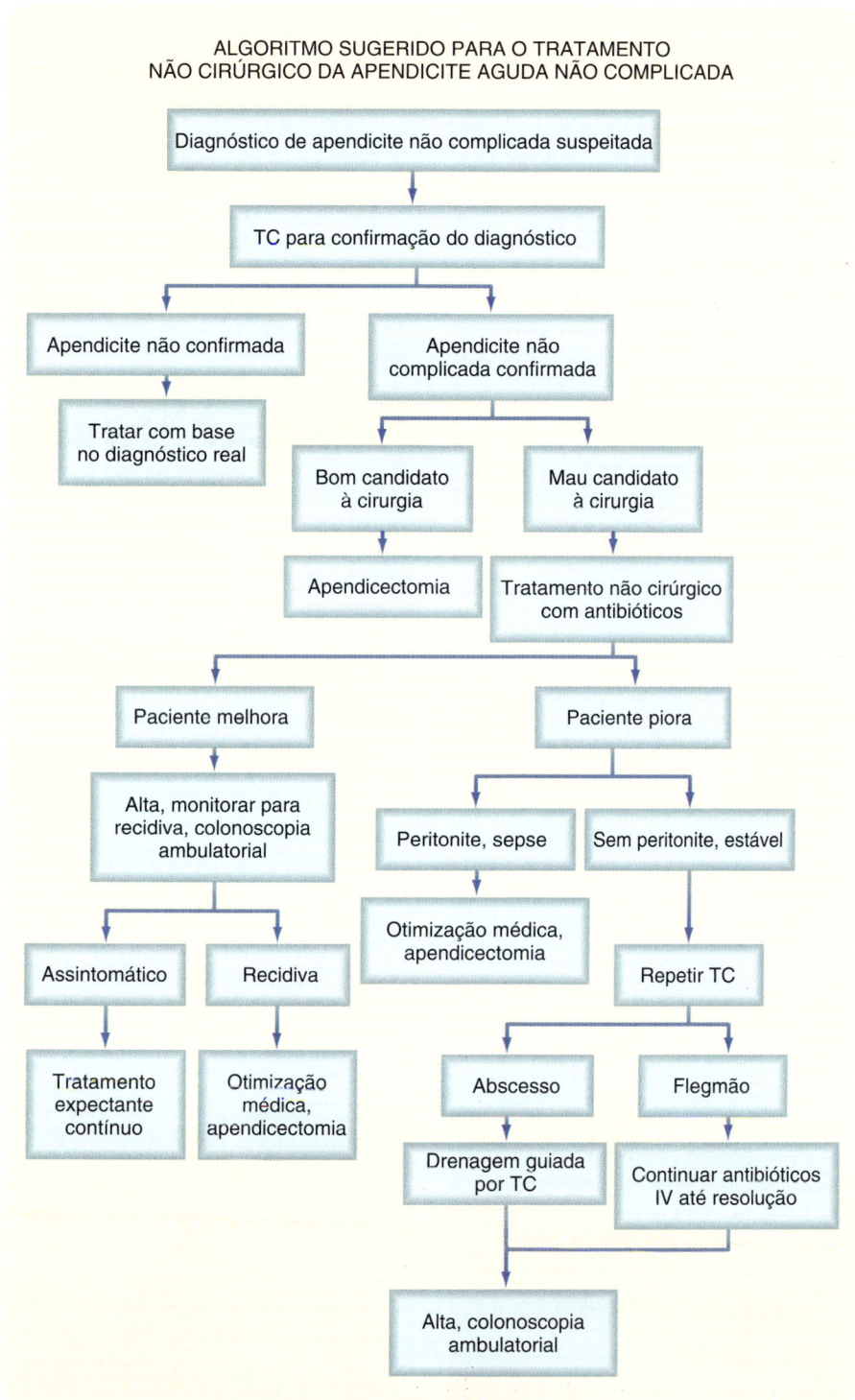

**Figura 51.8** Algoritmo sugerido para o tratamento não cirúrgico de apendicite. *IV*, intravenoso; *TC*, tomografia computadorizada.

## Apendicite "crônica" como causa de dor abdominal

Certas vezes, os pacientes apresentarão histórico de dor recorrente no quadrante inferior direito e uma opinião cirúrgica sobre o benefício da apendicectomia eletiva para o tratamento dessa condição será procurada. Existem modestos dados epidemiológicos que sugerem que a apendicite pode se resolver espontaneamente, por isso é concebível que a apendicite possa se agravar e melhorar em alguns pacientes.[1] Além disso, descobriu-se que alguns pacientes com dor apresentam apêndice espesso ou apendicólito à TC, mas sem evidência de doença sistêmica ou inflamação periapendicular aguda. Em alguns casos, a apendicectomia produzirá alívio dos sintomas, e nesses casos, algumas vezes, o exame do apêndice revela achados compatíveis com inflamação crônica.[35] Iremos considerar, caso a caso, a apendicectomia eletiva nos pacientes em que o histórico seja compatível com doença apendicular e, de preferência, apoiado por evidência radiográfica (TC) de doença apendicular.

Mais preocupante, porém, é o paciente com dor abdominal inferior inespecífica na ausência de evidência radiográfica da doença apendicular. Em geral, procuramos realizar um exame completo multidisciplinar nesses pacientes, envolvendo informações dos especialistas em gastrenterologia e em ginecologia, assim como em cirurgia. A apendicectomia normalmente não é oferecida, a menos que a doença seja demonstrada radiograficamente; no entanto, se a laparoscopia diagnóstica for realizada para investigar ou excluir outra doença (geralmente por um ginecologista), nesse momento normalmente realizamos apendicectomia, que é uma abordagem defendida por outros.[36] Esta poderá resultar na resolução dos sintomas do paciente, se o apêndice for a fonte. Caso contrário, servirá para retirar o apêndice de consideração e pode poupar o paciente de exames desnecessários para o que provavelmente é uma dor recorrente, além de facilitar a pesquisa de outras fontes de dor. Descobrimos que, assim como no tratamento de qualquer síndrome de dor crônica, o manejo das expectativas do paciente é crucial para os cuidados desse subgrupo muito difícil de pacientes.

### Apendicectomia incidental

Apendicectomia incidental é o termo aplicado quando um apêndice macroscopicamente normal é removido no momento de um procedimento não relacionado, como histerectomia, colecistectomia ou sigmoidectomia. Depois de tornar-se um procedimento comum, a apendicectomia incidental passou a ser um procedimento controverso. O benefício teórico é a eliminação do risco de o paciente desenvolver apendicite no futuro, um conceito que supostamente é mais benéfico em pacientes com menos de 35 anos, por estarem em maior risco de desenvolver a doença ao longo da vida, em comparação com os pacientes idosos.[37] Os dados que sugerem a possibilidade de realização da apendicectomia incidental sem morbidade adicional foram criticados por não terem sido devidamente ajustados ao risco. Quando esses dados foram examinados melhor, Wen et al. realmente demonstraram que a apendicectomia incidental estava associada a aumento da morbidade e da mortalidade.[38] Outros pesquisadores demonstraram que a apendicectomia incidental não parece ser custo-efetiva como medida preventiva.[39] Por fim, o achado recente de que o apêndice pode realmente ter um papel na manutenção da flora colônica saudável torna a prática de apendicectomia incidental até mais controversa.[4,5] Por essas razões, defendemos uma cuidadosa inspeção do apêndice para detectar anormalidades durante cirurgias abdominais como parte de uma exploração completa, mas não defendemos a apendicectomia, a não ser que seja detectada uma anormalidade.

## APENDICITE EM POPULAÇÕES ESPECIAIS

### Apendicite na paciente grávida

A apendicite continua a ser a emergência não obstétrica mais comum na gravidez e, consequentemente, a razão mais frequente para intervenção cirúrgica geral nesse grupo de pacientes.[40] O diagnóstico de apendicite na gravidez apresenta um desafio especial para o cirurgião. Como em todas as condições na gravidez, o cirurgião considera o bem-estar dos dois pacientes, mãe e feto, ao cogitar os possíveis diagnósticos, exame completo e tratamento (Figura 51.9).

Na gravidez, a apresentação clínica típica da apendicite ocorre em apenas 50 a 60% dos casos.[40] Os sintomas comuns da apendicite inicial, como náuseas e vômito, são inespecíficos e, muitas vezes, também estão associados à gestação normal. A resposta febril normal à doença pode estar atenuada na gravidez. Além disso, o exame físico da paciente grávida é difícil e está alterado pelo efeito do útero grávido e seu deslocamento do apêndice para uma localização mais cranial dentro do abdome. A dor no quadrante inferior no segundo trimestre de gravidez, produzida pela tração nos ligamentos suspensores do útero, um fenômeno conhecido como dor no ligamento redondo, é ocorrência comum e complica mais o quadro clínico, já que 50% dos casos de apendicite ocorrem no segundo trimestre. Por fim, indicadores bioquímicos e laboratoriais empregados para corroborar o diagnóstico de apendicite na paciente não grávida não são confiáveis na gravidez. Por exemplo, leucocitose fisiológica leve de gravidez é um achado normal. Os níveis de proteína C reativa também podem estar fisiologicamente elevados na gestação. Além disso, o cirurgião deve estar preocupado com a possibilidade de emergências obstétricas causarem dor abdominal, como parto pré-termo, descolamento prematuro da placenta (placenta abrupta) ou ruptura uterina.[40] Todos esses fatores contribuíram para a alta taxa de apendicectomia negativa em pacientes grávidas, que alcançam de 25 a 50%, quando baseada apenas na apresentação clínica.[40]

O impacto da apendicite na paciente grávida é grave. Foi demonstrado que o risco de parto prematuro é de 11% e a perda fetal de 6% com a apendicite complicada.[41] Esses dados aparentemente favoreceriam uma abordagem precoce agressiva à apendicite na paciente grávida. O que complicou essa abordagem, porém, foi o achado, na mesma série, de que a apendicectomia negativa também estava associada a parto pré-termo e à perda fetal (10 e 4%, respectivamente). As taxas mais baixas de parto pré-termo e perda fetal (6 e 2%, respectivamente) foram observadas em casos de apendicite não complicada.[41] Por essas razões, a acurácia pré-operatória do diagnóstico é crucial na paciente grávida com suspeita de apendicite.

As imagens de rotina são recomendadas em pacientes grávidas. O estudo inicial de escolha é a US de compressão graduada,[1] que tem a vantagem de ser segura, barata e prontamente disponível. Além disso, a US pode dar informações em relação ao bem-estar fetal e às causas obstétricas da dor abdominal, como o descolamento abrupto da placenta. A varredura das pacientes em posição oblíqua posterior esquerda ou decúbito lateral esquerdo, em vez da posição supina tradicional, é defendida para aumentar as chances de visualização do apêndice. Os critérios para o diagnóstico por ultrassom são os mesmos da paciente não grávida e foram discutidos anteriormente. Infelizmente, a sensibilidade e a especificidade (83%) da US parecem estar reduzidas na gravidez pela presença do útero grávido.[42]

Se os achados da US forem equívocos, a RM sem contraste de gadolínio, com sua excelente resolução do contraste em tecido mole e ausência de radiação ionizante, continua a ser uma alternativa para a confirmação ou exclusão de apendicite na paciente grávida. Além disso, as excelentes sensibilidade e especificidade são preservadas na paciente grávida (Figura 51.10).[11] Uma paciente na qual os achados da RM sejam normais provavelmente não necessita de apendicectomia. O uso de rotina da RM em pacientes grávidas demonstrou redução da taxa de apendicectomia negativa em 47% sem aumento significativo na taxa de perfuração, além de ser um estudo custo-efetivo.[42] Por isso, incentivamos o uso liberal da RM em pacientes grávidas com suspeita de apendicite aguda sem peritonite evidente. Entretanto, a RM pode não estar disponível em algumas instituições, e em outras instituições ser disponibilizada de maneira limitada ou por períodos limitados. A decisão sobre qualquer retardo na apendicectomia para obter um estudo de RM é complexa e deve ser tomada usando todos os dados clínicos e de imagens disponíveis em razão das consequências potencialmente graves associadas à apendicectomia negativa e à perfuração apendicular.

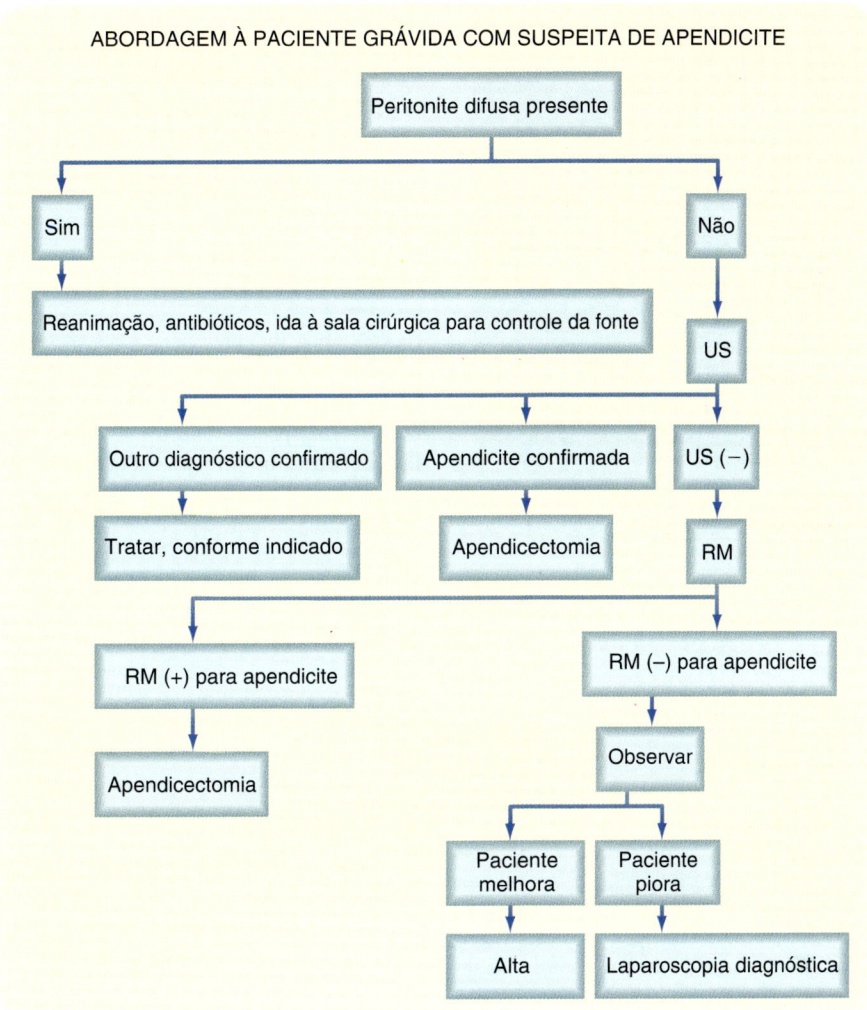

**Figura 51.9** Algoritmo sugerido para o tratamento da paciente grávida com possível apendicite. *RM*, ressonância magnética; *US*, ultrassonografia.

Quando a US é inconclusiva e a RM não está imediatamente disponível, há relatos de uso da TC para o diagnóstico de apendicite na gravidez. Um estudo publicado em 2008 demonstrou que o uso da TC estava associado a uma taxa de 8% de apendicectomia negativa, comparada a 54% de avaliação clínica isolada e a 32% de avaliação clínica combinada com US. Os autores concluíram que a TC deve ser usada se os achados do exame com US forem equívocos. Eles argumentaram que a quantidade de radiação liberada durante um exame de TC limitado está abaixo do limiar necessário para induzir malformações fetais, e que a maioria dos casos de apendicite na gravidez ocorre no segundo ou terceiro trimestre, quando a organogênese já está completa.[42] Embora os protocolos variem, se a TC for usada durante a gravidez para os casos equívocos, deve-se ter o cuidado de realizá-la como um estudo limitado empregando a técnica de exposição à radiação mais baixa possível e evitando a administração intravenosa do material de contraste. Outros estudos são necessários antes que o uso rotineiro de TC possa ser endossado universalmente e aceito nesse cenário clínico.

A escolha da técnica laparoscópica *versus* aberta para apendicectomia na gravidez também merece discussão. As diretrizes atuais da Society of American Gastrintestinal and Endoscopic Surgeons afirmam que a apendicectomia laparoscópica é a abordagem mais comumente usada atualmente em pacientes grávidas[43] e é segura na gravidez, desde que o cirurgião tenha experiência adequada em laparoscopia. O Vídeo 50.2 demonstra uma técnica segura para a apendicectomia na paciente grávida.

À cirurgia, deve-se considerar a altura do útero grávido ao escolher os locais para colocação dos trocartes para evitar a punção inadvertida do útero. Usamos rotineiramente uma abordagem de acesso aberto (técnica de Hasson) adentrando o abdome com a ponta do dedo para a colocação do trocarte inicial a fim de evitar qualquer chance de lesão ao útero grávido.

Nossa experiência institucional com a apendicectomia laparoscópica na gravidez tem sido positiva, tornando-a nossa abordagem preferida para a paciente grávida. Em nossas mãos, acreditamos que essa abordagem torna possível a identificação mais fácil da localização altamente variável do apêndice na grávida, a remoção mais rápida e a oportunidade de uma avaliação mais completa do abdome para detecção de qualquer processo patológico associado.

### Apendicite em idosos

Embora não seja a idade de pico para sua ocorrência, não raro a apendicite é observada em pacientes idosos e deve permanecer nos diagnósticos diferenciais de qualquer paciente que apresente dor abdominal aguda e que não tenha sido submetido à apendicectomia. Os dados sugerem que reservas fisiológicas reduzidas e

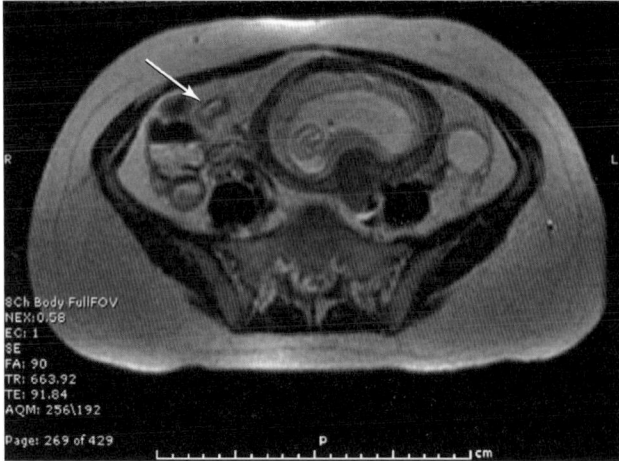

**Figura 51.10** Ressonância magnética com imagem axial ponderada em T1 de abdome de mulher grávida. A *seta* destaca o apêndice espessado. (De Parks NA, Schroeppel TJ. Update on imaging for acute appendicitis. *Surg Clin North Am*. 2011;91:141-154.)

respostas imunológicas e inflamatórias comprometidas resultam em maior morbidade com um diagnóstico de apendicite.[12] O aspecto mais importante ao lidar com um paciente idoso com dor abdominal é notar que se deve considerar o diagnóstico diferencial expandido. Outros possíveis diagnósticos incluem, mas não se limitam, a diverticulite aguda (não complicada ou complicada), doença maligna, isquemia intestinal, colite isquêmica, infecção complicada do trato urinário e úlcera perfurada. A apendicite também pode manifestar-se de maneira atípica, por isso deve-se manter um alto índice de suspeição. Anamnese e exame físico cuidadosos podem auxiliar no diagnóstico, mas isso pode ser de pouco valor em certas circunstâncias, como em pacientes com demência ou estado mental alterado. A elevada taxa de perfuração na população idosa, de 40 a 70%, combinada com a frequente coexistência de comorbidades que resultam em maior morbidade, tornam o diagnóstico e o tratamento de apendicite um desafio nos idosos, para dizer o mínimo.[3,12]

Quando diante de um paciente idoso com peritonite difusa, deve-se realizar laparotomia imediatamente, sem atrasos. Quando a dor é localizada e a peritonite está ausente, TC do abdome deve ser realizada para confirmar o diagnóstico e avaliar para outras alterações patológicas.

A apendicectomia laparoscópica é segura em idosos e é nosso procedimento de escolha nesse grupo de pacientes,[12] desde que o paciente possa ser submetido com segurança à anestesia general. Note-se que já realizamos com sucesso a apendicectomia aberta sob anestesia espinal em pacientes que são "incapacitados pulmonares", nos quais o risco de anestesia geral é proibitivo e provavelmente resulte em dependência ventilatória. Para pacientes muito doentes para serem submetidos à cirurgia, utilizamos seletivamente a terapia não cirúrgica para apendicite com sucesso. Certamente, ao lidar com idosos e enfermos, a abordagem deve ser elaborada individualmente de acordo com os desafios específicos apresentados pelo paciente.

### Apendicite no paciente imunocomprometido

A apendicite no paciente imunocomprometido é tratada da mesma maneira que no paciente imunocompetente, com apendicectomia imediata. A chave na avaliação dessa população está na manutenção de alto índice de suspeição em razão da diminuição de uma resposta imunológica poder resultar na ausência de febre, leucocitose e peritonite. Por essa razão, o uso precoce da TC é recomendável. Isso torna possível a confirmação do diagnóstico de apendicite assim como a exclusão de diagnósticos como enterocolite neutropênica (tiflite), que pode ser tratada de maneira não cirúrgica.[44] O Vídeo 50.3 mostra uma abordagem laparoscópica de incisão única (SILS) para diversas variantes de patologia apendicular.

## NEOPLASIAS DO APÊNDICE

As neoplasias do apêndice, apesar de raras, requerem tratamento adequado. Uma neoplasia apendicular não prevista pode ser encontrada em qualquer cirurgia eletiva ou de emergência. Estima-se que até 50% das neoplasias apendiculares se apresentem como apendicite e sejam diagnosticadas no exame patológico da peça cirúrgica, mas foram relatadas apresentações variáveis. Relata-se, ainda, que as neoplasias apendiculares são identificadas em 0,7 a 1,7% das amostras da patologia. Além disso, massa apendicular algumas vezes é observada como achado incidental na TC abdominal (Figura 51.11). A classificação patológica e o comportamento biológico das neoplasias apendiculares são diversos, o que serve para tornar a classificação, a terminologia e as recomendações de tratamento até mais confusas.[1] Em geral, acredita-se que as neoplasias apendiculares sejam responsáveis por 0,4 a 1% de todas as neoplasias gastrintestinais malignas.[1] Após apendicectomia por apendicite presumida, a incidência de achados inesperados na peça cirúrgica é baixa. Ainda assim, se identificados, aconselhamento e tratamento adequados são essenciais.

As neoplasias neuroendócrinas apendiculares (ANEN) – antes referidas em conjunto como carcinoides – constituem os tumores primários mais comumente identificados no apêndice, compreendendo aproximadamente 65% de todas as neoplasias apendiculares. Elas surgem de células neuroendócrinas do interior do apêndice e são detectadas em 0,2 a 0,7% das amostras de apendicectomia.[45] Em geral, são geralmente lesões pequenas, bem circunscritas, localizadas na face mais distal do apêndice. Com mais frequência, esses tumores são diagnosticados na segunda ou terceira décadas de vida.[45]

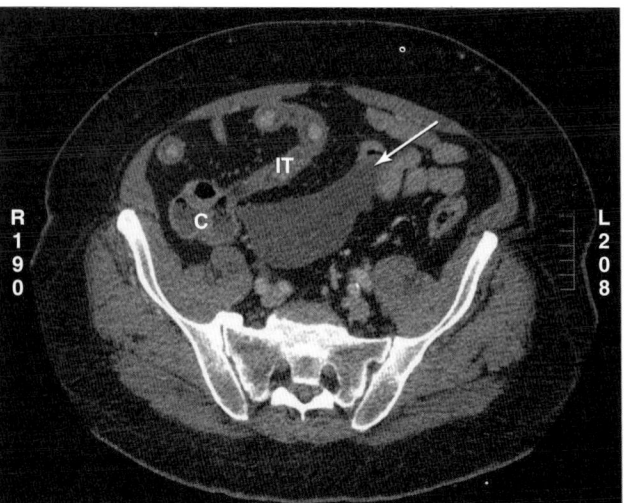

**Figura 51.11** Tomografia computadorizada do abdome em paciente com mucocele benigna de 10 cm. A imagem axial mostra massa distendida repleta de líquido medial ao apêndice (*seta*), sem inflamação associada. *C*, ceco; *IT*, íleo terminal.

O comportamento biológico das ANEN é altamente variável e o prognóstico subsequente dependerá muito do tipo histológico, do potencial maligno, do grau e do estádio ao diagnóstico. Em 2010, a Organização Mundial da Saúde classificou as ANEN como segue: NET-G1 (bem diferenciada), NET-G2 (diferenciação intermediária), NEC-G3 (carcinomas neuroendócrinos mal diferenciados) e carcinomas neuroendócrinos mistos (MANEC, do inglês *mixed neuroendocrine carcinomas*).[45] O tamanho parece ser o melhor preditor inicial do comportamento maligno e do potencial metastático; logo, as recomendações referentes à tomada de decisão intraoperatória inicial e a extensão da abordagem de tratamento cirúrgico inicial são feitas com base no tamanho e na localização do tumor. Acredita-se que ANEN de 1 cm ou menores sejam geralmente benignas e, com mais frequência, são tratadas com apendicectomia com excisão do mesoapêndice, em oposição à esqueletização do apêndice, durante a remoção, que deve ser explicitamente evitada. As ANEN com mais de 2 cm são tratadas de maneira mais agressiva, exigindo hemicolectomia direita e linfadenectomia regional para um tratamento adequado. Para lesões entre 1 e 2 cm, deve-se fazer recomendações após cuidadosa consideração das características individuais do tumor, pois foram relatadas metástases nesse subgrupo de pacientes.[1,45] Uma cuidadosa atenção deve ser dada ao índice Ki-67 (> 3%), uma vez que um alto índice de proliferação celular é preditor de mau prognostico e também justifica hemicolectomia direita para estadiamento e tratamento adequados. O mesmo é verdadeiro para os tumores de grau 2 ou maiores, ou para aqueles que mostram invasão linfovascular ou perineural.[45] Após o tratamento definitivo, a medição da cromogranina A sérica serve como marcador tumoral útil.[45] As taxas de sobrevida em 5 anos com base nos dados da *Surveillance Epidemiology and End Results* (SEER) são de 94% para a doença confinada, 84,6% para a doença locorregional e de 33,7% quando metástases distantes estão presentes.[45,46]

O adenocarcinoma do apêndice é raro e ocorre na frequência de 0,08 a 0,1% de todas as apendicectomias.[1] O tratamento é idêntico ao do adenocarcinoma cecal e consiste em hemicolectomia direita com linfadenectomia regional. Além disso, literatura de publicação recente, utilizando os dados SEER, sugere que, assim como no estadiamento do adenocarcinoma do cólon, a retirada de mais de 12 linfonodos pode estar associada a melhor estadiamento e, subsequentemente, melhor sobrevida.[47]

A quimioterapia também é idêntica à do adenocarcinoma de cólon, com a administração adjuvante de 5-fluoruracila, leucovorina e oxaliplatina (FOLFOX) para pacientes selecionados. FOLFOX também é usado no contexto neoadjuvante em pacientes com adenocarcinoma mucinoso antes da implementação da cirurgia citorredutora (*debulking*).

Os tumores mucinosos do apêndice, responsáveis por menos de 0,4 a 1% das malignidades gastrintestinais gerais, são doença rara e heterogênea para a qual o tratamento clínico está se modificando.[48] As neoplasias apendiculares mucinosas apendiculares (AMN) de baixo grau são, muitas vezes, diagnosticadas casualmente à apendicectomia, em que as AMN em estádio avançado podem estar presentes e associadas a pseudomixoma peritoneal (PMP).[48,49] Os esquemas iniciais de classificação consideraram a AMN uma doença benigna, e diferentes terminologias incluem a mucocele apendicular, o cistadenoma e o cistadenocarcinoma.[48] Foram desenvolvidos critérios para as mucoceles simples, distinguindo-as daquelas com histologias malignas; porém, lesões de grau intermediário, mais difíceis de caracterizar, também foram identificadas. Os tumores mucinosos apendiculares, se rotos, podem resultar em disseminação intraperitoneal e desenvolvimento de PMP. Note-se que atualmente se recomenda que seja usado o termo PMP para descrever a existência de ascite mucinosa e que não seja considerada um diagnóstico histológico por si só.[48,49]

A classificação e a nomenclatura dessas lesões têm sido confusas e sem concordância universal.[1,48] A distinção mais importante está entre as lesões que se comportam de maneira benigna e aquelas que têm curso mais maligno. Note-se que supostamente esses tumores representam um espectro da doença e que tumores malignos mais agressivos provavelmente evoluíram de tumores de grau mais baixo que já estavam presentes (de modo muito semelhante à sequência de pólipos neoplásicos vistos no carcinoma do cólon), em vez de surgirem *de novo*. Também é importante notar que todos as AMN podem resultar em PMP independentemente de seu potencial maligno.[48]

Várias mudanças de nomenclatura e classificação surgiram recentemente. Primeiramente, o termo "AMN de baixo grau" foi substituído pelo termo "mucocele benigna". Também é digna de nota a ampla aceitação da classificação de Ronnet, que baseia a nomenclatura de AMN primariamente na celularidade, diferenciação e probabilidade de comportamento maligno.[48] O esquema de Ronnet divide as AMN clinicamente avançadas em três principais variantes: adenomucinose peritoneal disseminada (DPAM, do inglês *disseminated peritoneal adenomucinosis*), carcinomatose mucinosa peritoneal (PMCA, do inglês *peritoneal mucinous carcinomatosis*) e PMCA de características indeterminadas ou discordantes.[48] O curso clínico é altamente variável entre as três variantes. Nos pacientes com DPAM, o curso é indolente, sem disseminação extraperitoneal distante, enquanto nos pacientes com PMCA é bem mais provável o desenvolvimento de metástase para os linfonodos e os órgãos extraperitoneais, acarretando, portanto, pior prognóstico. O comportamento da categoria intermediária tem curso mais imprevisível; há autores que relatam cursos clínicos semelhantes tanto de DPAM quanto de PMCA em pacientes individuais, sugerindo que outros fatores a serem ainda identificados possam estar presentes, o que afeta o prognóstico e o resultado.[47]

O tratamento de AMN varia de acordo com a histologia e a apresentação. As AMN de baixo grau com menos de 2 cm são tratadas adequadamente com apendicectomia apenas (com excisão do mesoapêndice); a hemicolectomia direita é reservada aos casos em que há margem positiva, envolvimento da base apendicular e àqueles que exibem extensão extra-apendicular, ou àqueles com histologia invasiva (adenocarcinoma) no exame patológico final.[48] Se o PMP ou as metástases peritoneais estiverem presentes ou se desenvolverem subsequentemente, justificam-se medidas terapêuticas adicionais. Primeiramente, como o PMP ocorre em consequência de perfuração e semeadura peritoneal direta dos conteúdos apendiculares, o cirurgião deve usar de grande cautela para evitar a ruptura de um apêndice intacto se houver suspeita de mucocele ou neoplasia mucinosa nas imagens pré-operatórias ou diagnosticadas intraoperatoriamente. Se ocorrer PMP ou metástases peritoneais, o tratamento por cirurgia citorredutora extensa combinada com quimioterapia intraperitoneal hipertérmica (CRS-HIPEC) é tipicamente empregado e está associado a melhor sobrevida, geralmente a longo prazo.[48,49] A quimioterapia sistêmica também pode ser usada em combinação com HIPEC, a critério do oncologista que realiza o tratamento; as terapias à base de 5-fluoruracila são o fundamento do tratamento adjuvante.[48]

A complexidade da CRS-HIPEC impede a realização de uma discussão exaustiva a respeito, neste capítulo, mas apresentamos uma breve descrição para completar o tema. O objetivo da cirurgia é primeiramente a remoção física de toda a carga tumoral passível de ser realizada na cirurgia, com o objetivo de remover todo o tumor macroscópico via descamação peritoneal e realizar a excisão dos órgãos envolvidos. Isso pode envolver excisão omental, histerectomia, colectomia, esplenectomia, colecistectomia, capsulectomia hepática e peritonectomia das superfícies parietal, diafragmática e pélvica. A quimioterapia hipertérmica (40,0°C) é então instilada no espaço peritoneal para ali permanecer. A mitomicina C é o agente usado com mais frequência, embora algumas vezes a cisplatina e a oxaliplatina também sejam administradas.[48] O objetivo é alcançar a máxima erradicação da carga tumoral residual, limitando ao mesmo tempo a toxicidade sistêmica pela administração da quimioterapia localmente. Essas são cirurgias extremamente complexas e difíceis; tempos cirúrgicos de 10 horas não são raros.[49] A sobrevida a longo prazo com essa abordagem não é incomum e é dependente da presença de outras metástases, do grau histológico do tumor primário, da adequação de citorredução e da resposta à quimioterapia.[48]

Um excelente algoritmo para o tratamento da massa apendicular identificada casualmente foi proposto por Wray et al., e uma versão modificada é fornecida para revisão (Figura 51.12).[1] Esse algoritmo é útil nos casos de apendicite e naqueles em que o tumor apendicular é identificado casualmente. A disponibilidade do diagnóstico por congelação pode fornecer ajuda adicional para a tomada de decisão intraoperatória.

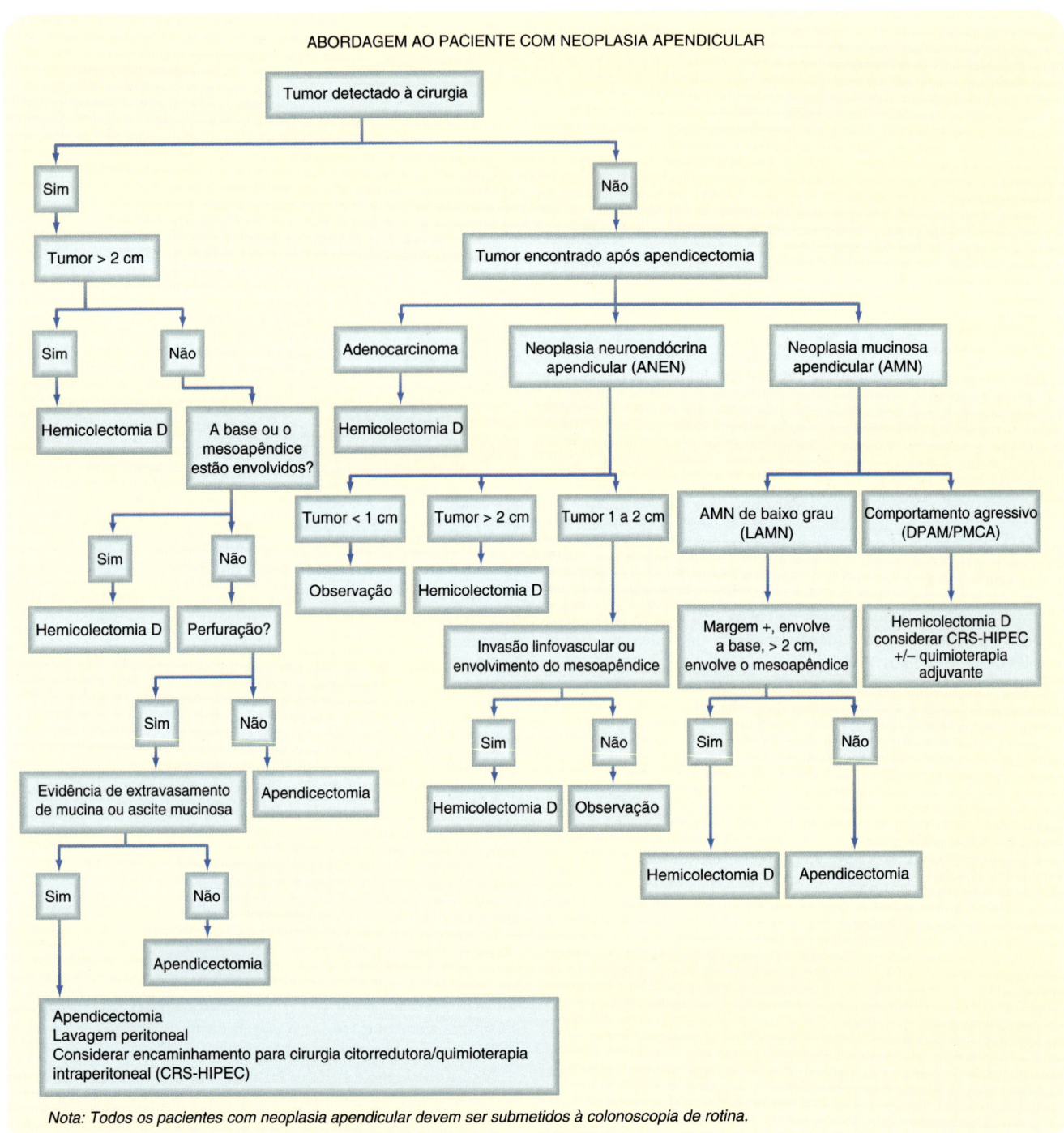

**Figura 51.12** Algoritmo sugerido para tratamento de paciente com neoplasia apendicular. *DPAM*, adenomucinose peritoneal disseminada; *PMCA*, carcinomatose mucinosa peritoneal.

# 52

# Cólon e Reto

*Susan Galandiuk, Uri Netz, Emilio Morpurgo, Sara Maria Tosato, Naim Abu-Freha, C. Tyler Ellis*

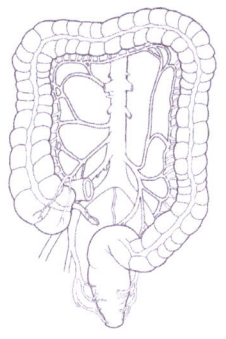

## VISÃO GERAL DO CAPÍTULO

**Embriologia do cólon e do reto**

**Anatomia do cólon, do reto e do assoalho pélvico**
  Anatomia do cólon
  Anatomia retal
  Anatomia do assoalho pélvico

**Fisiologia do cólon**
  Absorção de líquido e eletrólitos
  Secreção
  Reciclagem da ureia
  Reciclagem de sais biliares
  Flora colônica, fermentação e ácidos graxos de cadeia curta
  Probióticos e prebióticos
  Motilidade colônica
  Defecação

**Avaliação pré-operatória**
  Avaliação nutricional e de risco
  Preparação intestinal pré-operatória
  Planejamento de estomas intestinais
  Colostomia
  Ileostomia

**Protocolos de recuperação acelerada**
  Intervenções pré-operatórias
  Nutrição pré-internação e preparação intestinal
  Intervenções perioperatórias
  Intervenções pós-operatórias

**Doença diverticular**
  Fundamento
  Fisiopatologia e epidemiologia
  Avaliação clínica
  Tratamento
  Populações especiais

**Obstrução do intestino grosso**
  Diagnóstico e avaliação
  Tratamento

**Pseudo-obstrução colônica**
  Diagnóstico
  Tratamento

**Doença intestinal inflamatória**
  Epidemiologia e etiologia
  Distribuição e classificação da doença
  Apresentação clínica e diagnóstico da doença
  Produtos biológicos no tratamento de doença intestinal inflamatória
  Avaliação da gravidade do sintoma
  Indicações de cirurgia para a colite ulcerativa
  Indicações de cirurgia para doença de Crohn
  Opções cirúrgicas para colite ulcerativa
  Cirurgia para a doença de Crohn
  Risco de câncer
  Complicações pós-operatórias
  Recidiva pós-operatória

**Colite infecciosa**
  Infecção por *Clostridium difficile*
  Epidemiologia
  Microbiologia e transmissão
  Fatores de risco
  Apresentação clínica
  Diagnóstico
  Tratamento

**Outras infecções colônicas**

**Colite isquêmica**
  Considerações anatômicas
  Fatores de risco
  Apresentação e diagnóstico
  Tratamento

**Neoplasia**
  Genética do câncer colorretal
  Transição epitelial-mesenquimal
  Subtipos moleculares de consenso

**Pólipos colorretais**
  Pólipos não neoplásicos
  Pólipos serrilhados
  Pólipos neoplásicos
  Pólipos malignos
  Vigilância pós-polipectomia
  Síndromes de câncer hereditário
  Polipose adenomatosa familiar
  Polipose associada a *MUTYH*
  Síndrome de Peutz-Jeghers
  Síndrome de polipose juvenil
  Síndrome de Lynch

**Estadiamento**
  Regras para a classificação
  Estadiamento clínico
  Estadiamento patológico
  Fatores prognósticos adicionais

**Tratamento cirúrgico do câncer colorretal**
  Regras e princípios gerais
  Técnica cirúrgica

**Cânceres de cólon obstrutivos**
  Tratamento de obstruções do lado esquerdo
  Tratamento de obstruções do lado direito

**Câncer retal**
  Avaliação pré-operatória de pacientes com câncer retal
  Excisão local
  Ressecções dos cânceres retais
  Ressecção anteroinferior
  Procedimentos cirúrgicos que poupam o esfíncter para os cânceres na porção retal inferior
  Excisão mesorretal total transanal
  Ressecção abdominoperineal

  Circunstâncias especiais
  Complicações
  Tratamento e seguimento pós-operatório
**Distúrbios do assoalho pélvico e constipação intestinal**
  Diagnóstico: testes e avaliação
  Prolapso retal (procidência)
  Úlcera retal solitária
  Retocele
  Constipação intestinal

---

Os vídeos deste capítulo se encontram *online* no Ambiente de aprendizagem do GEN.

## EMBRIOLOGIA DO CÓLON E DO RETO

Para a compreensão da anatomia e da fisiopatologia do cólon e do reto é importante uma sólida base de conhecimento sobre o desenvolvimento embriológico do tubo gastrintestinal (GI). O tubo do intestino primitivo é formado a partir do assoalho endodérmico do saco vitelino. No início do processo de desenvolvimento, que se inicia na terceira semana de gestação, o tubo intestinal divide-se em três seções: o intestino anterior, o intestino médio e o intestino posterior (Figura 52.1).

O intestino anterior forma a membrana oral (bucofaríngea), o esôfago, o estômago e o duodeno proximal (na direção da ampola duodenal) e é suprido pelo tronco celíaco. O intestino médio, englobando a porção distal do duodeno, o intestino delgado, o cólon direito e os dois terços proximais do cólon transverso, recebe seu suprimento sanguíneo da artéria mesentérica superior (AMS). Uma etapa importante no progresso do desenvolvimento fisiológico, para a aquisição de comprimento e o correto posicionamento de suas estruturas (Figura 52.2), é a herniação ventral temporária do intestino médio externamente no abdome. O intestino posterior evolui, tornando-se o terço distal do cólon transverso, o cólon descendente, o sigmoide e o reto, que se estende até a porção superior do canal anal. Ele é suprido pela artéria mesentérica inferior (AMI). Redes venosas e linfáticas desenvolvem-se paralelamente a suas artérias principais correspondentes.

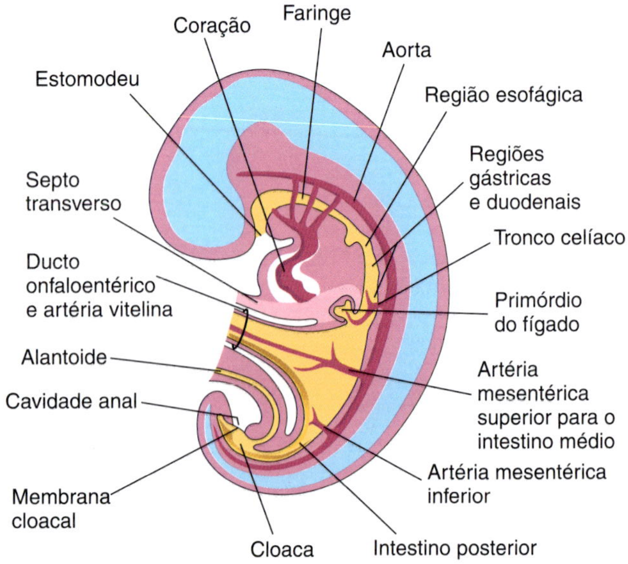

O desenvolvimento embriológico do reto é complexo e propenso a manifestar complicações (ver Capítulo 67, Cirurgia Pediátrica). A porção proximal do reto desenvolve-se de modo semelhante ao cólon. As regiões distais desenvolvem-se a partir do intestino posterior terminal que adentra a cloaca (uma cavidade com revestimento endodérmico em contato com a superfície do ectoderma na membrana cloacal). Antes de 5 semanas, o tubo gastrintestinal e o trato urogenital terminam em uma cavidade comum na cloaca. Após algumas semanas, o septo urorretal migra caudalmente e divide a cloaca em um seio urogenital anterior e, ainda, em reto distal posterior e seio anal (Figura 52.3). A fusão do septo urorretal com a membrana cloacal é representada no adulto pelo corpo do períneo. O esfíncter externo do ânus é formado pela porção posterior do esfíncter da cloaca, enquanto o esfíncter interno do ânus é formado por extensões das fibras circulares do reto. Os dois terços superiores do canal anal são derivados do intestino posterior, e o terço inferior do proctodeu. A linha denteada marca a fusão das depressões endodérmica (intestino posterior) e ectodérmica (proctodeu). A zona de transição anal é formada a partir da porção cloacal do canal anal. A porção do intestino posterior do canal anal é suprida pela AMI, enquanto o terço inferior é suprido pela artéria pudenda interna.

## ANATOMIA DO CÓLON, DO RETO E DO ASSOALHO PÉLVICO

O intestino grosso, incluindo o cólon e o reto, é um tubo de diâmetro variável, com comprimento de aproximadamente 150 cm (Figura 52.4).

### Anatomia do cólon

O ceco é a porção inicial sacular do cólon, com diâmetro médio de 7,5 cm e comprimento de 10 cm. Não tem mesentério e é completamente coberto por peritônio; portanto, é considerado uma estrutura intraperitoneal. O ceco é conectado de maneira variável à parede abdominal posterior por meio de uma reflexão peritoneal. Pacientes com ceco e cólon ascendente anormalmente móveis, encontrados em uma pequena proporção de indivíduos, podem ser predispostos ao vólvulo (torção) ou báscula cecal (pregas intermitentes anteriores e superiores do ceco associadas a sintomas obstrutivos). O ceco apresenta uma parede fina, em comparação com o resto do cólon, e considerando seu grande diâmetro, de acordo com a lei de Laplace, é o local com maior probabilidade de sofrer perfuração na presença de grandes obstruções intestinais. Embora seja distensível, a dilatação aguda do ceco até um diâmetro superior a 12 cm, que pode ser medido em uma radiografia simples abdominal, está associada a risco de necrose isquêmica e perfuração da parede intestinal e deve ser tratada de imediato,

**Figura 52.1** Corte mediano do embrião mostrando o sistema alimentar inicial e seu suprimento sanguíneo (quarta semana). (De Moore KL, Persaud TVN, Torchia MG. Alimentary system. In: *The Developing Human.* 11th ed. Philadelphia: Elsevier; 2020:193-221.)

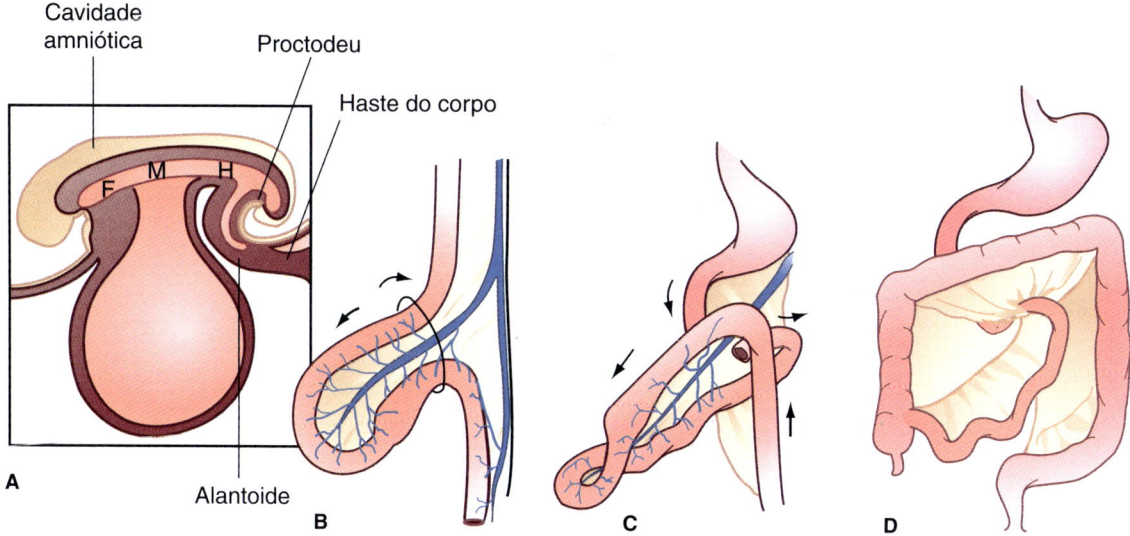

**Figura 52.2 A.** Na terceira semana de desenvolvimento, o tubo primitivo pode ser dividido em três regiões: o intestino anterior (F) na prega cefálica, o intestino posterior (H) com seu saco alantoide ventral na prega caudal menor, e o intestino médio (M), entre essas duas porções. Estágios do desenvolvimento do intestino médio: herniação fisiológica (**B**), retorno ao abdome (**C**) e fixação (**D**). (De Corman ML, ed. *Colon and Rectal Surgery*. 4th ed. Philadelphia: Lippincott-Raven; 1998:2.)

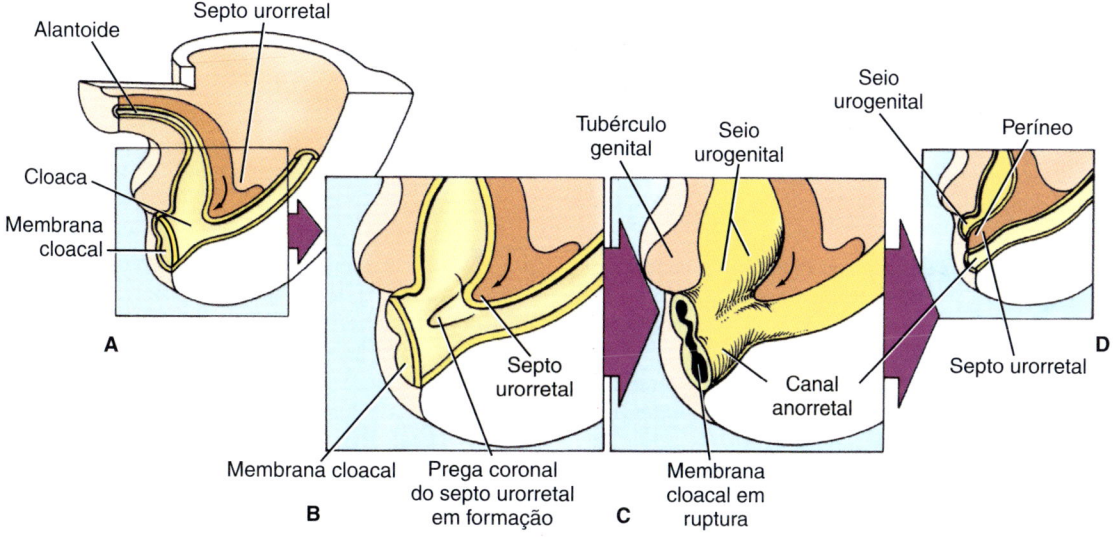

**Figura 52.3** Desenvolvimento do reto distal e ânus. Etapas progressivas entre a quarta e a sexta semana em subdivisão da cloaca em um seio urogenital primitivo ventral e um canal anorretal dorsal (**A** a **D**). O septo urorretal é formado pela fusão do mesoderma extraembrionário do saco vitelino e o mesoderma do alantoide, que produz uma cunha de tecido entre o intestino posterior e o seio urogenital durante o dobramento craniocaudal do embrião. À medida que a ponta do septo urorretal se aproxima da membrana cloacal, dividindo a cloaca em seio urogenital e canal anorretal, a membrana cloacal se rompe, abrindo assim o seio urogenital e o canal anorretal dorsal para o exterior. A ponta do septo urorretal forma o períneo. Em **A**, **B** e **D**, há cortes através das estruturas cloacais e derivadas do endoderma relacionadas. Em **C**, vista da superfície do endoderma caudal para melhor representar seu formato tridimensional. As *setas curvas* indicam a direção do crescimento do septo urorretal em desenvolvimento. (De Schoenwolf GC, Bleyl SB, Brauer PR, et al. *Larsen's Human Embryology*. 5th ed. Philadelphia, PA: Churchill Livingstone, an imprint of Elsevier; 2015.)

geralmente com cirurgia. O íleo terminal drena no ceco, ao longo de sua borda medial, através da válvula ileocecal, uma invaginação espessa em formato de mamilo contendo músculo circular. Nos casos de grande obstrução intestinal, a válvula ileocecal é clinicamente importante. Uma válvula ileocecal que não permite o refluxo dos conteúdos colônicos para dentro do íleo (válvula ileocecal competente) pode resultar em obstrução em alça fechada, uma emergência cirúrgica, enquanto uma válvula que permite o fluxo retrógrado para o interior do íleo (válvula ileocecal incompetente) resulta em menos distensão colônica e um cenário clínico menos agudo.

O apêndice vermiforme estende-se do ceco a cerca de 3 cm abaixo da válvula ileocecal; é um tubo alongado com a parte final cega, com 8 a 10 cm de comprimento (Figura 52.5). É encontrado com mais frequência em posição retrocecal (65%), seguida pelas localizações pélvica (31%), subcecal (2,3%), pré-ileal (1,0%) e retroileal (0,4%). No quadro de inflamação e aderências, pode ser difícil localizar o apêndice. É possível alcançar sua base de modo confiável, acompanhando a tênia anterior do ceco até a convergência com as duas outras tênias. A prega exangue de Treves (prega ileocólica) estende-se da borda antimesentérica do íleo terminal até a base do apêndice ou da superfície anterior do mesoapêndice,

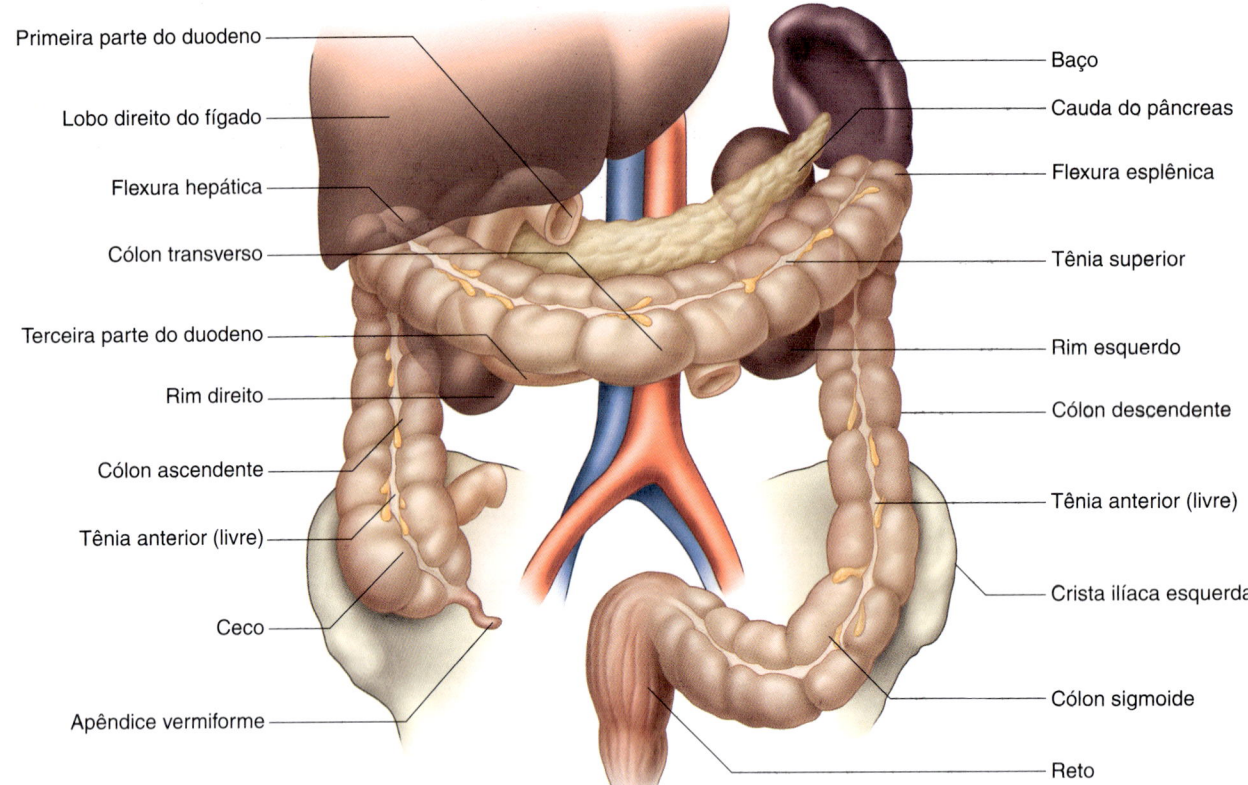

**Figura 52.4** O intestino grosso inclui o cólon, que consiste em cólon ascendente, transverso, descendente e sigmoide, e o reto, mostrado aqui em relação com as estruturas anatômicas adjacentes. (De Standring S, Anand N, Rolfe B, et al. *Gray's Anatomy*. 41st ed. Philadelphia: Elsevier; 2016.)

ou ambas as áreas. Essa prega não contém vasos sanguíneos consideráveis. Por ser a única parte do íleo que apresenta uma dobra no lado antimesentérico do intestino, pode ser útil a identificação da região ileocecal e da base do apêndice.

O cólon ascendente começa na junção ileocecal e estende-se superiormente na direção da flexura hepática, no lado direito, e tem aproximadamente 15 cm de comprimento. As superfícies anterior e lateral, recobertas por peritônio, são consideradas intraperitoneais, e a superfície posterior é fixada contra o retroperitônio pela fáscia de Toldt. A mobilização do cólon ascendente ao longo da reflexão peritoneal lateral é mais bem realizada por incisão da "linha branca de Toldt", que representa a fusão do peritônio com a fáscia posterior de mesmo nome. Quando se libera a flexura hepática e levanta o cólon medialmente, é preciso estar ciente da proximidade da segunda porção do duodeno, que pode ser inadvertidamente lesionada.

O cólon transverso, com aproximadamente 45 cm de comprimento, está suspenso entre as flexuras hepática e esplênica, que são estruturas fixas. É completamente coberto pelo peritônio visceral e conectado à parede abdominal posterior pelo mesocólon transverso. Ele apresenta uma curva em formato de "U" que pode chegar até a pelve em alguns pacientes. A identificação da variabilidade de sua posição é muito importante, quando se tenta exteriorizar uma alça do cólon com uma "incisão-alvo" para colostomia de transverso ou sigmoide.

O omento maior está inserido na face superior do cólon transverso. Ele tem duas partes: o ligamento gastrocólico superior, que é composto de duas camadas serosas, e a porção inferior, composta de quatro camadas serosas dispostas sobre a cavidade abdominal anterior como um avental. Seu tamanho e volume são altamente variáveis, embora na maioria dos casos sejam correlacionados com o peso corporal. O levantamento do omento maior em direção superior, com tração inferior do cólon transverso, revelará um plano avascular adjacente ao cólon que é identificado mais facilmente em proximidade com a linha média. Esse plano é útil ao se separarem essas duas estruturas. O omento maior é usado geralmente para cobrir os conteúdos intraperitoneais ao fechamento das incisões abdominais e também para preencher cavidades após cirurgias, auxiliando no controle da infecção. Ele também fornece um bom tampão, ou reforço, nos casos em que o fechamento de tecidos inflamados e friáveis não é possível ou a falha é provável, como no tratamento de úlcera duodenal perfurada. O omento pode ser mobilizado para criar um pedículo omental que chegue até a pelve, por meio de ligadura e desprendimento dos vasos omentais do lado direito ou esquerdo, alcançando-se um comprimento extraomental, enquanto o suprimento sanguíneo é mantido adequadamente pela arcada distal do outro lado. Esse pedículo omental pode ser posicionado entre o reto e a vagina como reforço de um reparo de fístula de cólon ou retovaginal, ou usado para preencher os espaços pélvico e perineal após excisão retal.

A flexura esplênica, local onde o cólon transverso flexiona-se para baixo, é encontrada adjacente e inferiormente ao baço. Normalmente, está situada em posição mais elevada e mais profunda do que a flexura cólica ou a hepática direita. A flexura esplênica está suspensa por quatro ligamentos avasculares principais: pelo ligamento frenocólico até o diafragma, pelo ligamento esplenocólico até o polo inferior do baço, pelo ligamento renocólico até a fáscia de Gerota, que circunda o rim esquerdo, e pelo ligamento pancreatocólico até a cauda do pâncreas. A flexura esplênica pode ser liberada ou mobilizada sem seccionar quaisquer

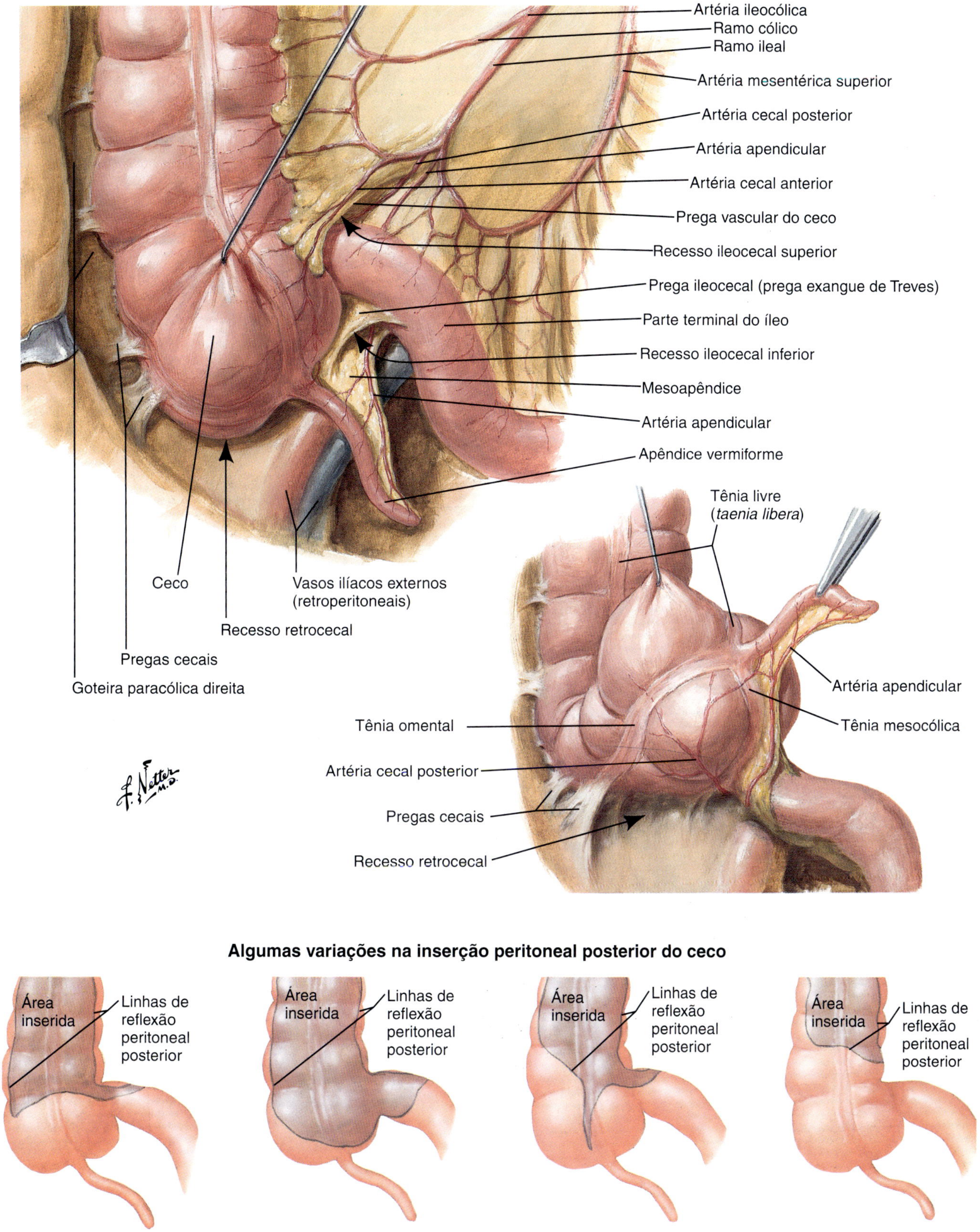

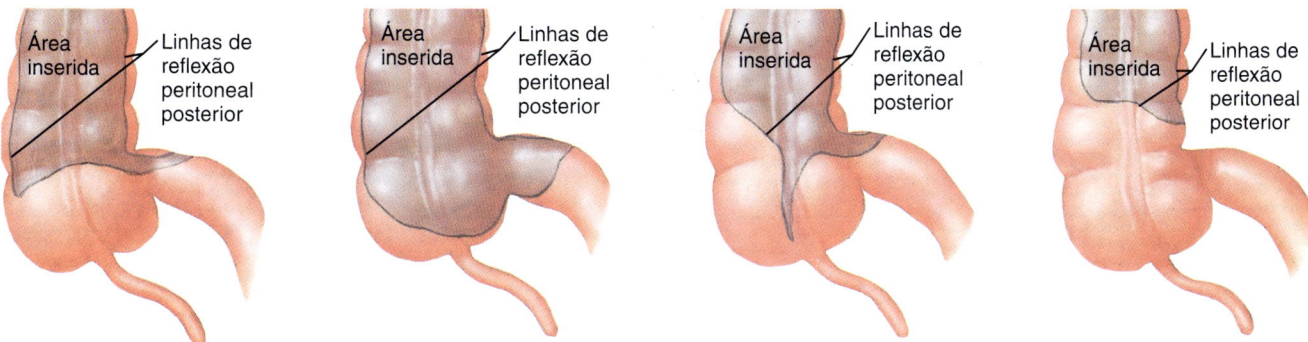

**Figura 52.5** O apêndice e o mesoapêndice em relação com o ceco e as estruturas circundantes. (De Netter FH. *Atlas of Human Anatomy*. Philadelphia: Elsevier; 2019.)

vasos sanguíneos, se respeitado o plano correto (Figura 52.6). Os cirurgiões geralmente dissecam o cólon descendente ao longo da linha de Toldt a partir da região inferior e então entram na pequena cavidade ou bolsa omental mediante elevação do omento acima do cólon transverso. Essa manobra possibilita a obtenção de mobilização da flexura, com mínima tração. Sangramento é encontrado geralmente em decorrência de avulsão de uma porção da cápsula esplênica causada por excessiva tração em direção inferior.

O cólon descendente inicia na flexura esplênica onde o intestino perde seu mesentério e se estende inferiormente no lado esquerdo do abdome, por aproximadamente 25 cm, até sua transição para dentro do cólon sigmoide. Seu diâmetro é menor que o do cólon ascendente. O cólon descendente é semelhante ao cólon ascendente em relação à sua cobertura peritoneal e à abordagem para dissecção.

O cólon sigmoide inicia na crista ilíaca, ou abaixo dela, onde o cólon se torna completamente intraperitoneal novamente, e o mesentério adquire uma cobertura de peritônio em ambos os lados. O cólon sigmoide é mais espesso e mais móvel em comparação com o cólon descendente, cujo comprimento varia de 15 a 50 cm (em média, 38 cm). A porção móvel do cólon sigmoide é fixada pelo mesocólon sigmoide até a parede abdominal posterior e a pelve em um padrão de "V" invertido, criando o recesso intersigmoideano (Figura 52.7). Quando se mobiliza o cólon sigmoide, essa prega mesentérica é um ponto de referência cirúrgica para o ureter esquerdo subjacente. O cólon sigmoide termina na junção retossigmoideana,

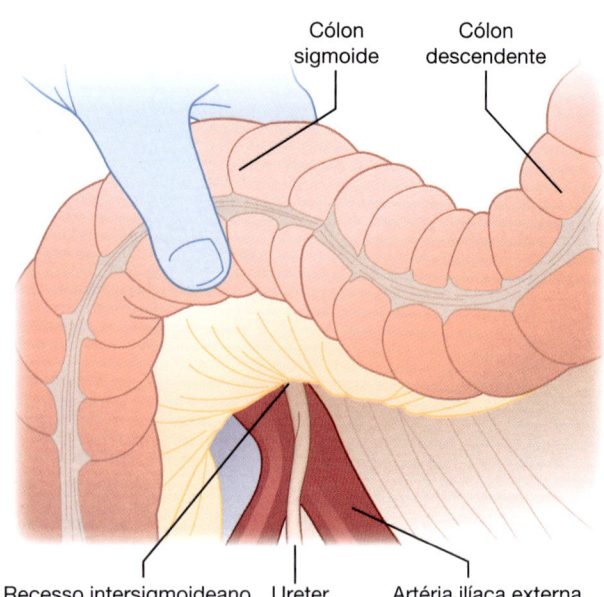

**Figura 52.7** O recesso intersigmoideano, o cólon sigmoide sendo retraído superiormente e para a direita. (De Hollinshead WH. *Anatomy for Surgeons*. Vol 2, 2nd ed. New York: Harper and Row; 1971.)

reconhecida como o ponto de confluência onde as tênias colônicas formam uma camada muscular longitudinal completa, e o cólon perde seu mesentério, geralmente entre o nível do promontório sacral e a vértebra S3.

### Suprimento sanguíneo, drenagem linfática e inervação do cólon

*Suprimento sanguíneo arterial.* A anatomia do suprimento sanguíneo está em concordância com o desenvolvimento embriológico do tubo gastrintestinal. O tronco celíaco supre o intestino anterior, a AMS o intestino médio e a AMI o intestino posterior. O cólon recebe seu suprimento sanguíneo da AMS e da AMI, ambas ramos anteriores da aorta abdominal (Figura 52.8).

A AMS é o segundo ramo anterior não pareado da aorta, que surge no nível da borda inferior da vértebra L1, desce posteriormente ao pâncreas e então cruza anteriormente ao processo uncinado do pâncreas e à terceira porção do duodeno e entra no mesentério do intestino. No lado esquerdo, ela fornece até 20 ramos para o intestino delgado; no lado direito, origina os três ramos principais para o cólon. O primeiro ramo é a artéria cólica média, que surge próximo à borda inferior do pâncreas, seguida pelas artérias cólica direita e ileocólica. A artéria ileocólica é a mais constante dessas artérias; corre em direção à junção ileocecal dentro do mesentério, originando as artérias cecais anterior e posterior e a artéria apendicular, as quais suprem o íleo terminal, o ceco e o apêndice. O espaço avascular entre a AMS e a artéria ileocólica é uma região segura para se iniciar dissecção vascular em uma colectomia direita minimamente invasiva; pode também ser usado como espaço através do qual se pode puxar o cólon transverso ou o cólon direito, nos casos de anastomoses colorretais "retroileais" para ganhar comprimento intestinal. A artéria cólica direita, ausente em até 20% dos casos, surge normalmente da AMS, mas pode ser um ramo dos vasos ileocólico ou cólico esquerdo. A artéria cólica média entra no mesocólon transverso e se divide em ramos direito e esquerdo, que suprem o cólon transverso proximal e distal,

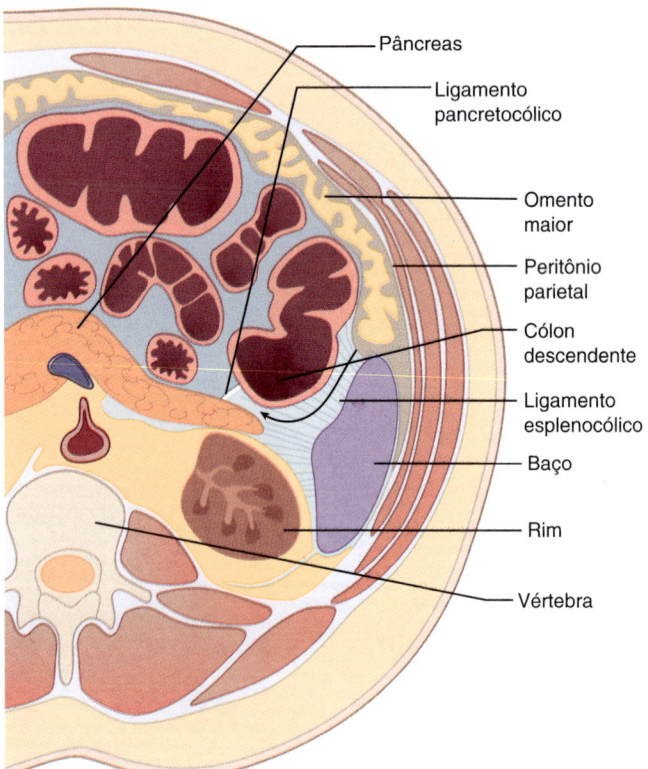

**Figura 52.6** Ligamentos da flexura esplênica; a *seta* indica o plano potencial de dissecção. (De Netz U, Galandiuk S. Clinical anatomy for procedures involving the small bowel, colon, rectum and anus. In: Fischer JE, Ellison EC, Upchurgh Jr. GR, et al., eds. *Fischer's Mastery of Surgery*. 7th ed. Philadelphia: Wolter Kluwer; 2019.)

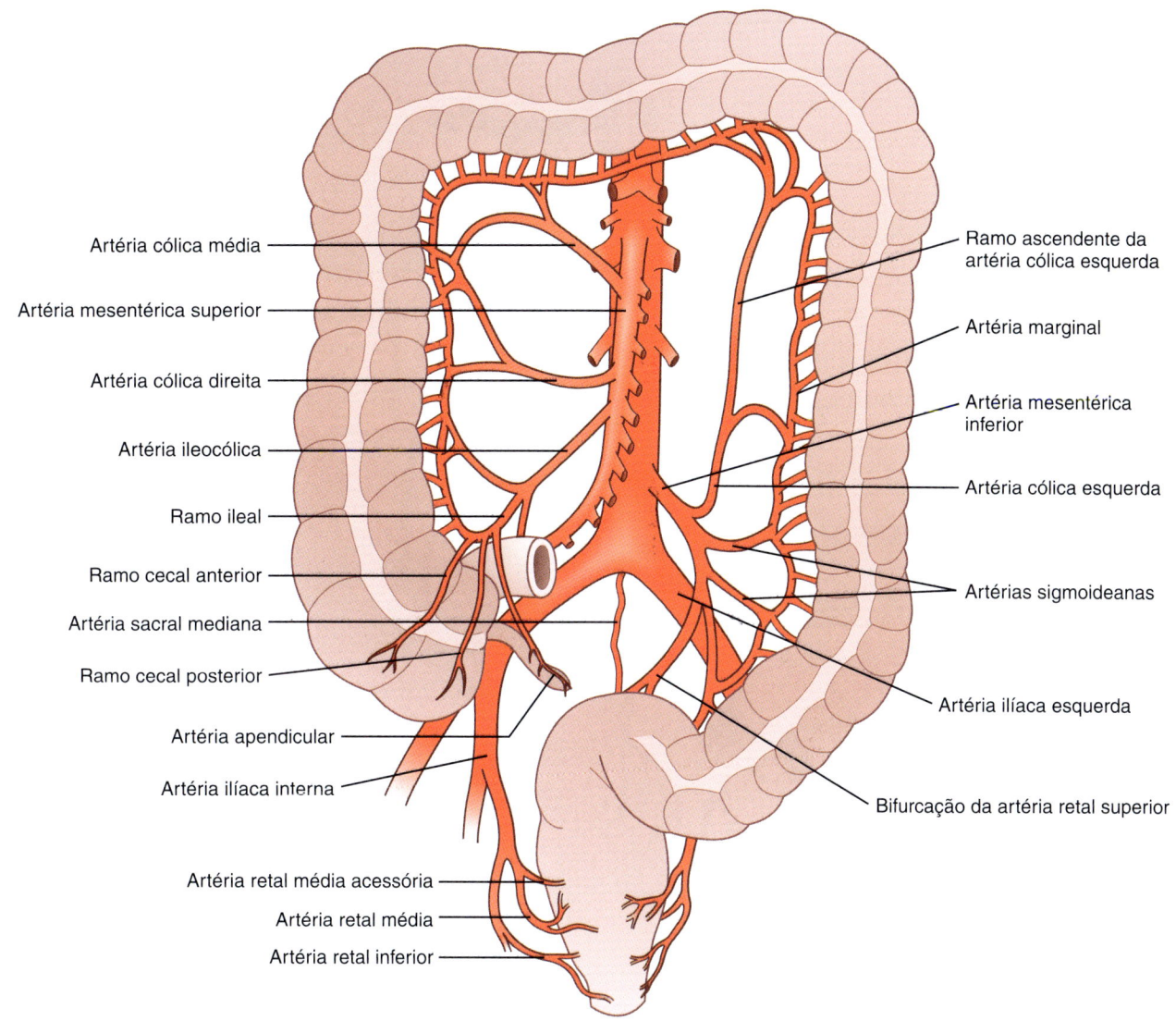

**Figura 52.8** O suprimento sanguíneo arterial para o cólon é proveniente das artérias mesentéricas superior e inferior. (De Gordon PH, Nivatvongs S, eds. *Principles and Practice of Surgery for the Colon, Rectum and Anus*. 2nd ed. St. Louis: Quality Medical Publishing; 1999:23.)

respectivamente. Quando se eleva o cólon transverso, pode-se rastrear a artéria cólica média, até a base do mesentério exatamente à direita do ligamento de Treitz, e a AMS proximal. A artéria cólica média é o principal suprimento sanguíneo para a flexura esplênica em cerca de um terço dos casos.

A AMI é a terceira artéria anterior não pareada que surge da aorta no nível das vértebras L2–L3 aproximadamente 3 cm acima da bifurcação aórtica. A AMI desce inferiormente e para a esquerda, originando a artéria cólica esquerda, seguida por vários ramos sigmoideanos e culminando na artéria (do plexo hemorroidário) superior. A artéria cólica esquerda divide-se em um ramo ascendente para a flexura esplênica e um ramo descendente para o cólon descendente.

A artéria marginal de Drummond corre ao longo da margem mesentérica do cólon a partir da junção cecocólica para a junção retossigmoideana. Os vasos retos dessa artéria ramificam-se a curtos intervalos e suprem a parede intestinal diretamente. A artéria marginal é clinicamente importante para o caso de obstrução de uma das grandes artérias (por embolia, aterosclerose, ligadura cirúrgica etc.). O cólon pode receber suprimento sanguíneo colateral através dessa artéria.

A sinuosa artéria mesentérica, ou "arco de Riolan", é um achado incomum descrito como um vaso colateral tortuoso espesso que corre próximo à base do mesentério e conecta a AMS ou a artéria cólica média à AMI ou à artéria cólica esquerda. Ela pode ter um papel importante na liberação de sangue nos casos de oclusão da AMS ou da AMI. O fluxo pode ser anterógrado (estenose de AMI) ou retrógrado (estenose de AMS), dependendo do local da obstrução. A presença de um grande arco de Riolan sugere oclusão de uma das principais artérias mesentéricas.

***Drenagem venosa.*** A drenagem venosa segue de certa maneira o suprimento arterial através das veias mesentérica superior e mesentérica inferior (VMI), que contribuem para a formação da veia porta. É importante notar que a VMI continua além da AMI ao longo da base do mesentério à esquerda do ligamento de Treitz e para dentro da veia porta (Figura 52.9). A VMI pode ser seccionada para se alcançar o comprimento extracolônico para anastomoses pélvicas inferiores.

***Sistema linfático.*** A drenagem linfática geralmente acompanha o suprimento vascular. A parede do intestino grosso é suprida por uma rica rede de capilares linfáticos que drenam para grupos de linfonodos paralelos ao suprimento arterial. A maior parte da

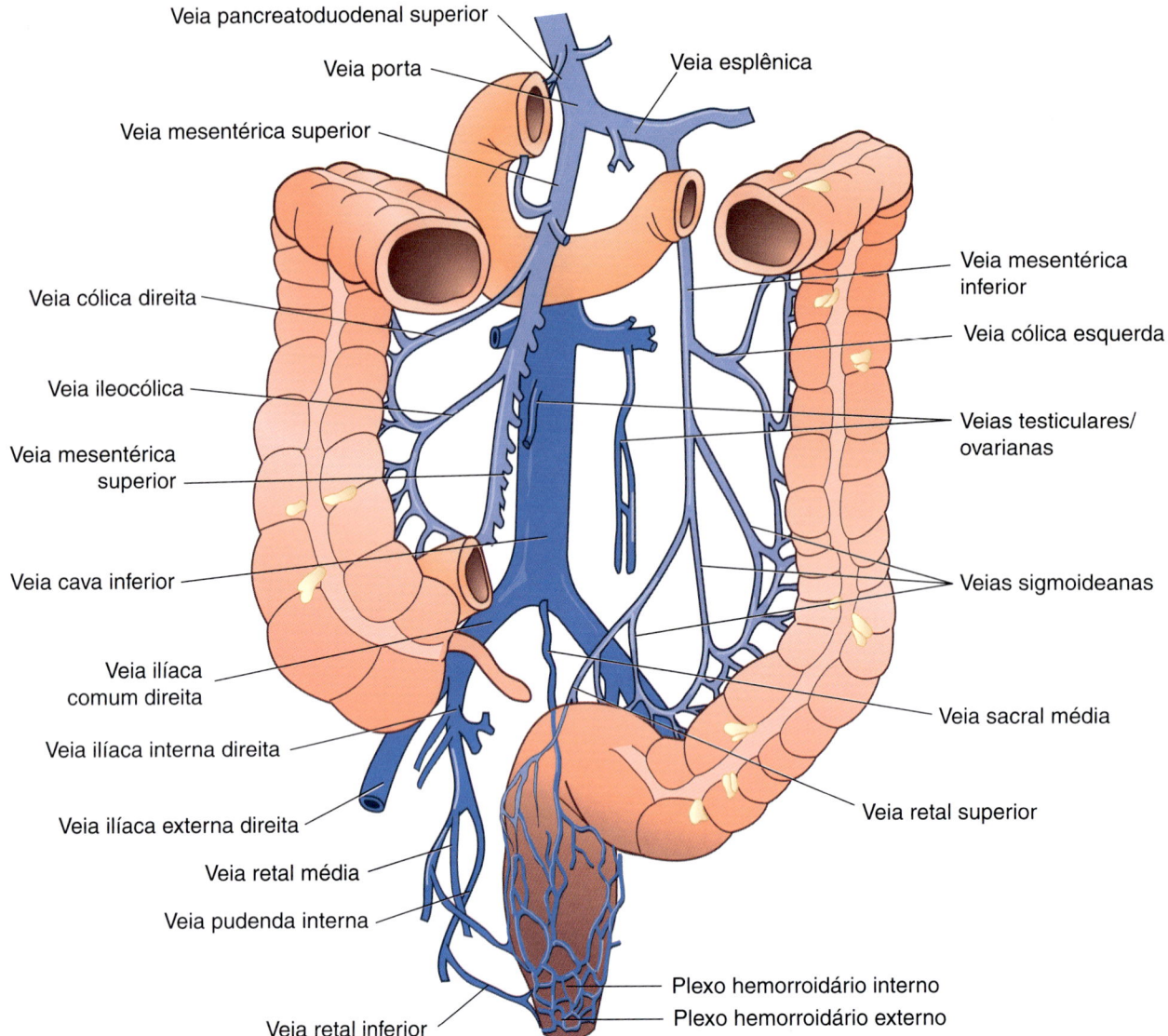

**Figura 52.9** Anatomia venosa do cólon e do reto. (De Gordon PH, Nivatvongs S, ed. *Principles and Practice of Surgery for the Colon, Rectum and Anus*. 2nd ed. St. Louis: Quality Medical Publishing; 1999:30.)

drenagem linfática segue nessa direção, mas são encontradas comunicações entre os grupos de linfonodos, especialmente à altura dos grupos paracólicos no nível das artérias marginais. Há também alguma drenagem dupla da flexura transversa distal e da flexura esplênica para os linfonodos mesentéricos superiores e inferiores.

***Inervação.*** A inervação do intestino grosso tem componentes simpáticos e parassimpáticos que geralmente acompanham o suprimento sanguíneo.

## Anatomia retal

O reto inicia na junção retossigmoideana e termina no nível do ânus. Os anatomistas definem a borda distal como a linha denteada (pectínea) com base na superfície da mucosa, enquanto os cirurgiões a definem como a borda proximal do complexo do esfíncter anal no nível do músculo levantador do ânus (cerca de 2 cm acima da linha denteada). O reto tem um comprimento total de cerca de 15 a 20 cm; é dividido em terços com base em suas relações peritoneais. O reto superior é coberto anterior e lateralmente pelo peritônio, e seu limite inferior estende-se a aproximadamente 10 cm acima da linha denteada. O terço médio é coberto pelo peritônio apenas anteriormente e se estende de 5 a 10 cm acima da linha denteada. O terço inferior do reto é totalmente extraperitoneal, estendendo-se de 1 a 5 cm acima da linha denteada. O reto apresenta três curvas laterais ou válvulas de Houston. As válvulas proximal e distal dobram-se para a direita, e a média para a esquerda. Elas são perdidas após a mobilização cirúrgica do reto, fornecendo aproximadamente 5 cm de comprimento adicional que possibilita ao cirurgião realizar uma anastomose profunda na pelve. Estruturalmente, o reto não apresenta tênias cólicas, apêndices epiploicos e haustrações. A reflexão peritoneal anterior entre o reto e as estruturas anteriores, a bolsa retovesical em homens e bolsa retouterina, ou bolsa de Douglas, em mulheres, tem de 7 a 9 cm a partir da margem anal em homens e de 5 a 7,5 cm em mulheres (Figura 52.10). A reflexão peritoneal anterior é a porção dependente mais inferior da cavidade peritoneal. É clinicamente importante como localização comum de acúmulo de líquido e pus, podendo servir como local de metástases peritoneais de tumores viscerais. Essas metástases "inferiores" podem formar massa no fundo de saco (prateleira de Blumer),

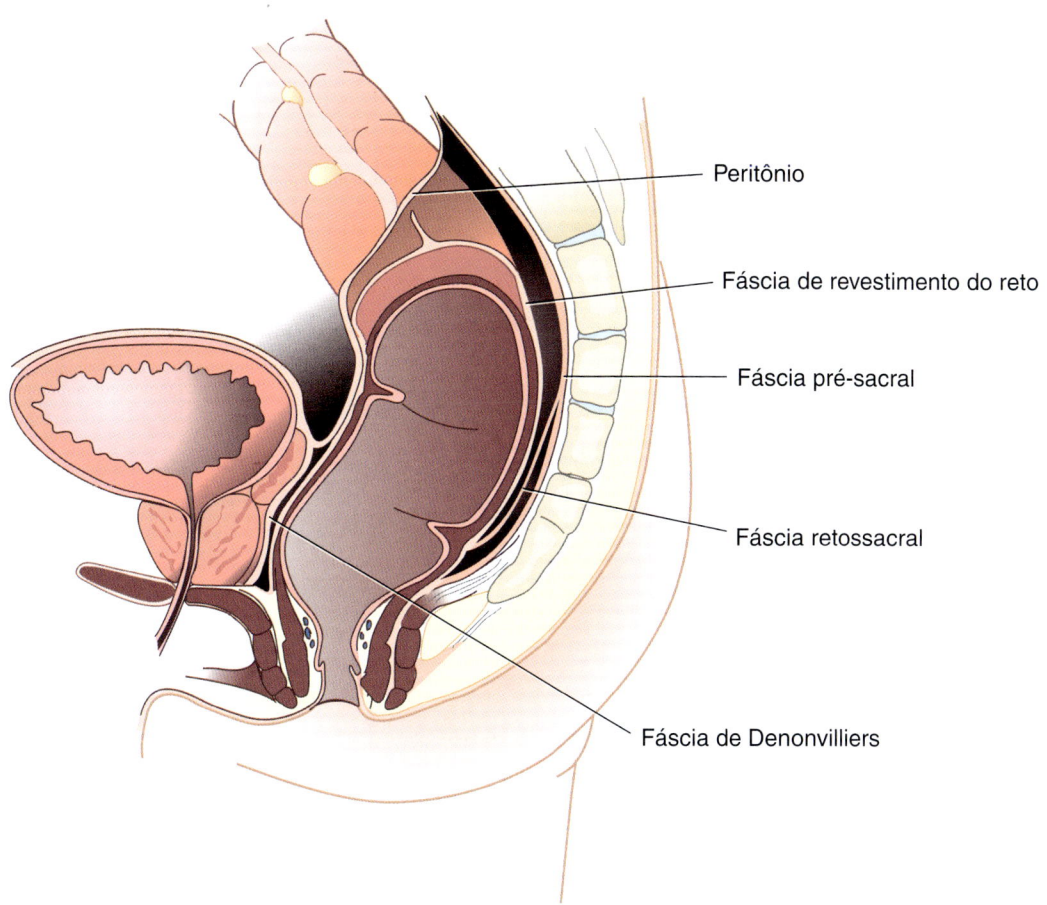

**Figura 52.10** Relações fasciais do reto. (De Gordon PH, Nivatvongs S, ed. *Principles and Practice of Surgery for the Colon, Rectum and Anus*. 2nd ed. St. Louis: Quality Medical Publishing; 1999:10.)

que pode ser reconhecida no exame de toque retal. "Mesorreto" refere-se ao mesentério visceral do reto. A identificação dos planos mesorretais durante cirurgia retal é extremamente importante, pois permite uma dissecção relativamente sem sangue, com excisão consistente de tecidos linfáticos relevantes, aderindo-se ao princípio cirúrgico oncológico básico de remover o câncer em continuidade com seus suprimentos sanguíneo e linfático. Demonstrou-se que a excisão mesorretal total (TME, do inglês *total mesorectal excision*), com base no conhecimento detalhado da anatomia, reduz a incidência de recidiva local do câncer retal e resulta em maior preservação das funções urinária e sexual. O mesorreto é relativamente espesso posteriormente, mais fino ao longo das laterais e muito fino anteriormente.

As estruturas anatômicas adjacentes ao reto são clinicamente importantes em relação aos planos de dissecção e para direcionar a extensão dos tumores e/ou fístulas. Em homens, o reto encontra-se adjacente anterior e extraperitonealmente a bexiga urinária, ureteres, vaso deferente, vesículas seminais e próstata. Em mulheres, encontra-se, intraperitonealmente, adjacente ao útero, tubas, ovários e à porção superior da parede vaginal posterior. Extraperitonealmente, o reto encontra-se adjacente ao colo uterino e à parede vaginal posterior. Em ambos os gêneros, o fundo de saco intraperitoneal geralmente é preenchido por intestino delgado e cólon. O sacro, os vasos sacrais e as raízes nervosas sacrais estão localizados posteriormente ao reto.

A face posterior do reto é revestida por um mesorreto espesso e fortemente sobreposto (Figura 52.11). Uma fina camada da fáscia de revestimento (fáscia própria) cobre o mesorreto e representa uma distinta camada da fáscia pré-sacral contra a qual repousa. Durante uma proctectomia para câncer retal, a mobilização e a dissecção do reto são realizadas entre a fáscia pré-sacral e a fáscia própria. A fáscia pré-sacral cobre a porção anterior do sacro e o cóccix. Um grupo de veias no periósteo pré-sacral, as veias pré-sacrais, drena nos forames sacrais. A dissecção profunda até a fáscia pré-sacral pode causar intenso sangramento proveniente do plexo venoso pré-sacral subjacente. Pode ser muito difícil controlar esse sangramento, uma vez que os vasos seccionados tendem a se retrair dentro dos forames sacrais. A fáscia retossacral, ou fáscia de Waldeyer, é uma espessa condensação de fáscia endopélvica, que conecta a fáscia pré-sacral à fáscia própria no nível da vértebra S4, que se estende até o reto posteroinferior. A divisão da fáscia de Waldeyer durante a dissecção por meio de abordagem abdominal provê acesso à pelve retrorretal profunda. Lateralmente, o reto é conectado à parede pélvica lateral por meio de "hastes laterais" ou ligamentos. Esses ligamentos são encontrados na pelve inferior no nível da próstata ou na porção média da vagina. É importante lembrar que, em cerca de um quarto dos casos, um ramo da artéria retal média atravessa esses ligamentos e pode causar sangramento quando eles são seccionados. A fáscia de Denonvilliers, localizada anteriormente ao reto, é uma camada membranosa que é uma extensão da reflexão peritoneal inferior e se estende até o corpo do períneo. Essa camada fascial separa o reto das estruturas anteriores previamente mencionadas e é considerada como a borda anterior de uma TME.

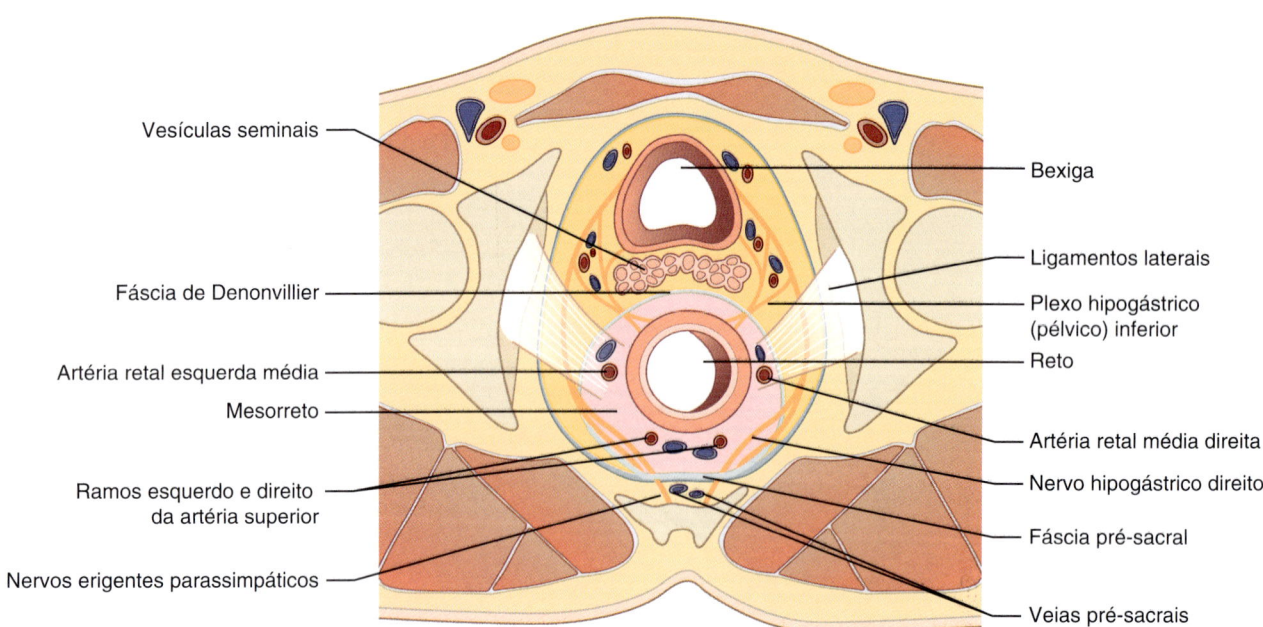

**Figura 52.11** Corte transversal do mesorreto e estruturas circundantes. (De Netz U, Galandiuk S. Clinical anatomy for procedures involving the small bowel, colon, rectum and anus. In: Fischer JE, Ellison EC, Upchurgh Jr. GR, et al., eds. *Fischer's Mastery of Surgery*. 7th ed. Philadelphia: Wolter Kluwer; 2019.)

### Suprimento sanguíneo, drenagem linfática e inervação do reto

O suprimento sanguíneo para o reto é derivado das artérias retais superior, média e inferior (plexo hemorroidário). As três artérias retais são conectadas a uma forte rede anastomótica, que ajuda a evitar a isquemia retal após a divisão das artérias retais superiores durante ressecções anteriores (Figura 52.12). A artéria retal superior é o ramo final da AMI. Em geral, ela se divide em ramos esquerdo e direito que correm posteroinferiormente. As artérias retais médias são vasos pareados derivados das artérias ilíacas internas que seguem para a porção inferior do reto através das colunas laterais. Elas não são consideradas um suprimento sanguíneo importante para o reto e são encontradas de modo inconstante. Podem ser lesionadas inadvertidamente durante dissecção dos ligamentos laterais. As artérias retais inferiores são ramos das artérias pudendas internas e geralmente suprem o ânus distal até a linha denteada.

A veia retal superior drena os dois terços superiores do reto, drenando na VMI e no sistema porta. A porção inferior do reto e do ânus drena nas veias retais média e inferior, que estão conectadas à veia ilíaca interna e à circulação sistêmica. Esse padrão de drenagem explica a taxa mais alta de metástases pulmonares observadas nos cânceres retais inferiores, em comparação com os cânceres retais médios e superiores com maior probabilidade de metastatizar-se para o fígado.

A linfa dos dois terços superiores do reto drena superiormente para os linfonodos mesentéricos inferiores e para-aórticos. A porção inferior do reto drena em duas direções, cranialmente para os linfonodos mesentéricos inferiores e lateral e inferiormente para os linfonodos ilíacos internos. Abaixo da linha denteada, a linfa drena nos linfonodos inguinais.

A inervação simpática do reto é derivada dos nervos simpáticos que saem no nível de L1–L3, formando o plexo hipogástrico superior (Figura 52.13). No nível do promontório sacral, eles se dividem em nervos hipogástricos esquerdo e direito que seguem em ambos os lados da pelve. Esses nervos suprem o reto e enviam ramos para suprir o sistema geniturinário anteriormente. Quando são realizadas cirurgias pélvicas, é importante estar ciente desses nervos e, se possível, prevenir sua lesão. Uma ligadura de AMI alta que lesione o plexo hipogástrico superior ou seccione os nervos hipogástricos próximo ao promontório sacral pode resultar em disfunção simpática caracterizada, em homens, por ejaculação retrógrada. A secção dos troncos laterais muito próxima à parede pélvica lateral pode lesionar o plexo pélvico e os nervos esplâncnicos da pelve, causando disfunção erétil, impotência e bexiga atônica. A lesão ao plexo periprostático, quando da dissecção em direção anterior, também pode causar disfunções sexual e da bexiga.

### Anatomia do assoalho pélvico

O assoalho pélvico, ou diafragma, suporta os órgãos pélvicos e, junto com o esfíncter anal, regula a defecação. O diafragma pélvico situa-se entre o sacro, a fáscia obturatória, as espinhas isquiáticas e o púbis. O músculo levantador do ânus, que compõe o assoalho, consiste em três subdivisões: o pubococcígeo, o iliococcígeo e o puborretal (Figura 52.14). O pubococcígeo forma o hiato levantador do ânus, que passa no alto do canal anal, uretra e vagina, em mulheres, e na veia dorsal, em homens. O puborretal origina-se na porção inferior da sínfise púbica e segue paralelo à junção anorretal, formando um fascículo em forma de "U" de músculo estriado posterior ao reto. O puborretal está em estado de constante contração, aumentando o ângulo anorretal, um fator crítico para a manutenção da continência fecal. O relaxamento do puborretal retifica o ângulo anorretal e permite a defecação. A disfunção do puborretal é uma causa importante de distúrbios da defecação.

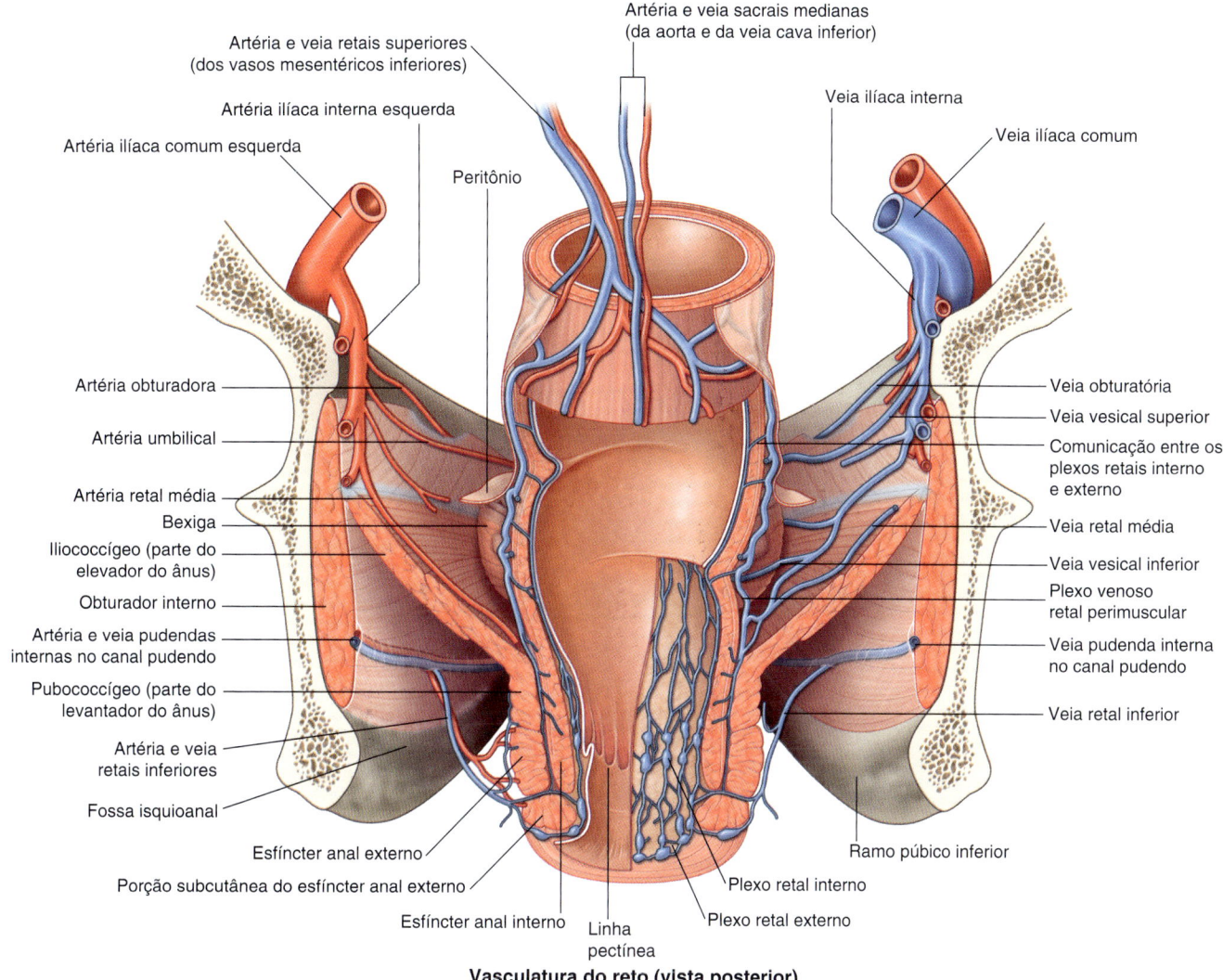

**Figura 52.12** Vasculatura do reto, vista posterior. (De Drake RL, Vogl AW, Mitchell AWM, et al. *Gray's Atlas of Anatomy*. 2nd ed. Philadelphia: Churchill Livingstone, an imprint of Elsevier; 2015.)

## FISIOLOGIA DO CÓLON

### Absorção de líquido e eletrólitos

As principais funções do cólon são absorção de água e troca eletrolítica. Esse processo converte o suco do íleo terminal em fezes formadas que são armazenadas no reservatório retal até que possam ser excretadas em um momento conveniente. O corpo tem a capacidade de se adaptar e sustentar a vida sem um cólon, o que o torna singularmente diferente do intestino delgado. Os problemas associados ao cólon, em pacientes acometidos, proporcionam uma visão simplista da função colônica – os indivíduos com uma derivação de ileostomia estão em risco especial de desidratação e distúrbio eletrolítico.

Pela área de superfície, o cólon é o local mais eficiente de absorção no tubo gastrintestinal. Tem a capacidade de absorver até 5 ℓ de líquido por dia; porém, geralmente apenas de 1 a 2 ℓ são excretados do íleo. Quando o suco alcança o íleo terminal, a maioria dos nutrientes já foi absorvida, deixando uma mistura de líquido rico em eletrólitos, sais biliares e algumas proteínas e amidos que resistiram à digestão. Aproximadamente 90% do líquido no suco são reabsorvidos no cólon, e o volume total de água nas fezes é de apenas cerca de 150 mℓ/dia. A capacidade de absorção de sódio do cólon é igualmente considerável. O suco no íleo tem uma concentração de sódio de 200 mEq/ℓ, que é reduzida para aproximadamente 30 mEq/ℓ nas fezes retais.

O sódio e o cloreto são absorvidos ativamente via $Na^+/H^+$, $Na^+/K^+$ e troca de $Cl^-/HCO_3^-$. A água é absorvida passivamente e segue o sódio ao longo de um gradiente osmótico. O cloreto de potássio e o bicarbonato são secretados ativamente dentro do lúmen.

### Secreção

O papel fisiológico da secreção do cólon é demonstrado em pacientes com insuficiência renal crônica. Pacientes urêmicos podem permanecer normocalêmicos enquanto ingerirem uma quantidade normal de potássio antes de necessitar de diálise. Esse fenômeno está associado ao aumento compensatório da secreção colônica e excreção fecal de potássio. A aldosterona promove a secreção de potássio colônico, e esse efeito é bloqueado por espironolactona.

Muitas formas de colite estão associadas a maior secreção de potássio, doença intestinal inflamatória (DII), cólera e shigelose. Além disso, algumas formas de colite comprometem a absorção colônica ou produzem secreção de cloreto, como colites colagenosa

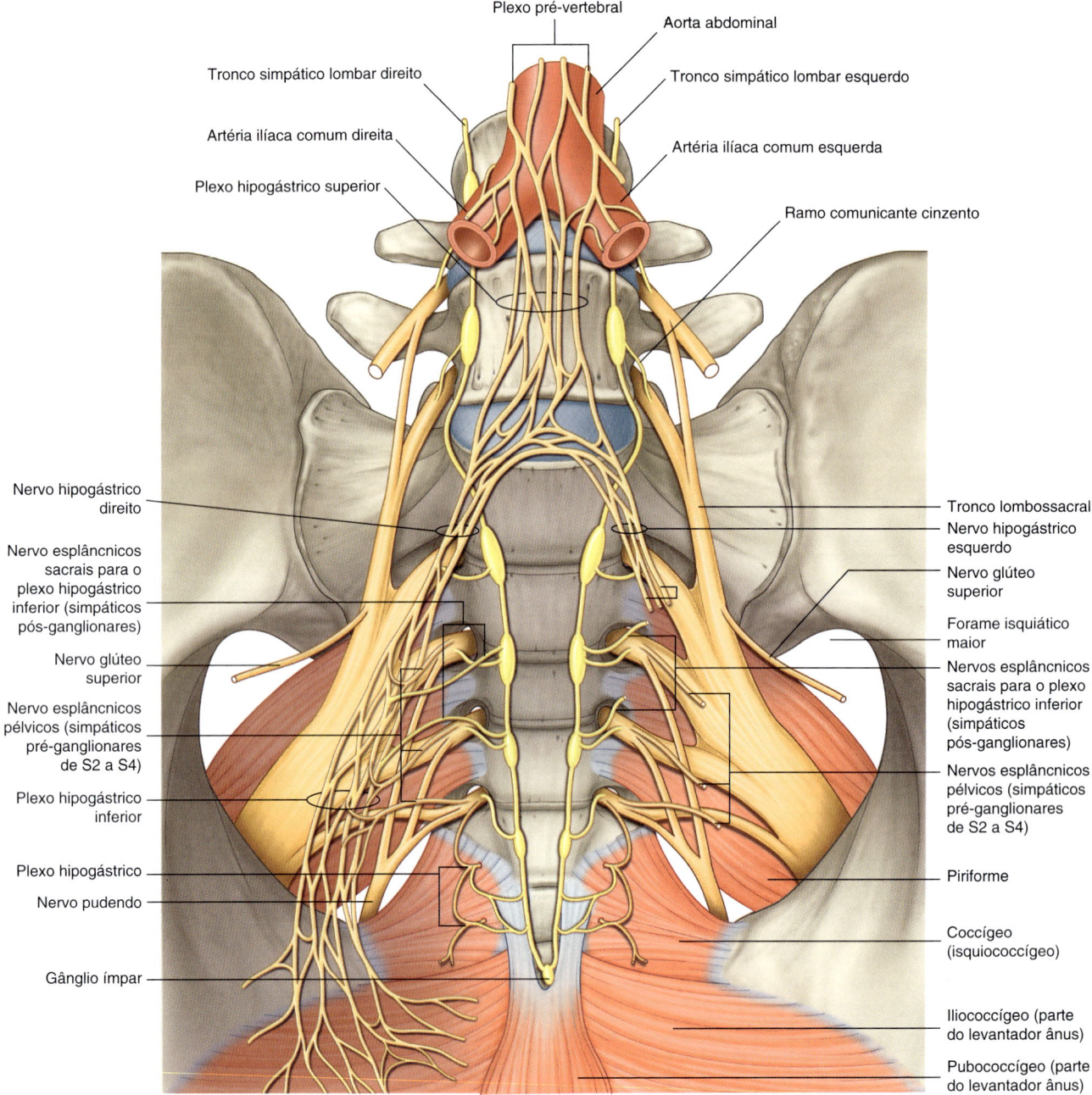

**Extensões pélvicas do plexo nervoso pré-vertebral (vista anterior)**

**Figura 52.13** Plexo nervoso pélvico. (De Drake RL, Vogl AW, Mitchell AWM, et al. *Gray's Atlas of Anatomy*. 2nd ed. Philadelphia: Churchill Livingstone, an imprint of Elsevier; 2015.)

e microscópica e cloridorreia congênita. O cloreto é secretado pelo epitélio colônico a uma taxa basal, que está aumentada em condições patológicas, como fibrose cística e diarreia secretória.

A secreção colônica de $H^+$ e de bicarbonato está associada à absorção de $Na^+$ e $Cl^-$, respectivamente. Por meio desses trocadores, o cólon é ligado ao metabolismo ácido-base sistêmico. O suprimento de $H^+$ e de bicarbonato para esses trocadores é catalisado pela anidrase carbônica colônica. As alterações do pH sistêmico induzem a alterações na atividade da anidrase carbônica, desencadeando a eliminação de $H^+$ ou de bicarbonato, conforme necessário, para que o pH sistêmico volte ao normal.

### Reciclagem da ureia

As bactérias colônicas são ricas em urease, que é importante para a reciclagem da ureia. Como as células dos mamíferos não produzem urease, esse processo depende da relação simbiótica encontrada no lúmen colônico saudável. A amônia é o subproduto do metabolismo da ureia e sua absorção depende da concentração de bactérias presentes e do pH intraluminal. Os antibióticos e a lactulose diminuem a quantidade de amônia absorvida pela redução da concentração de bactérias e do pH, respectivamente. A amônia absorvida é transportada para o fígado.

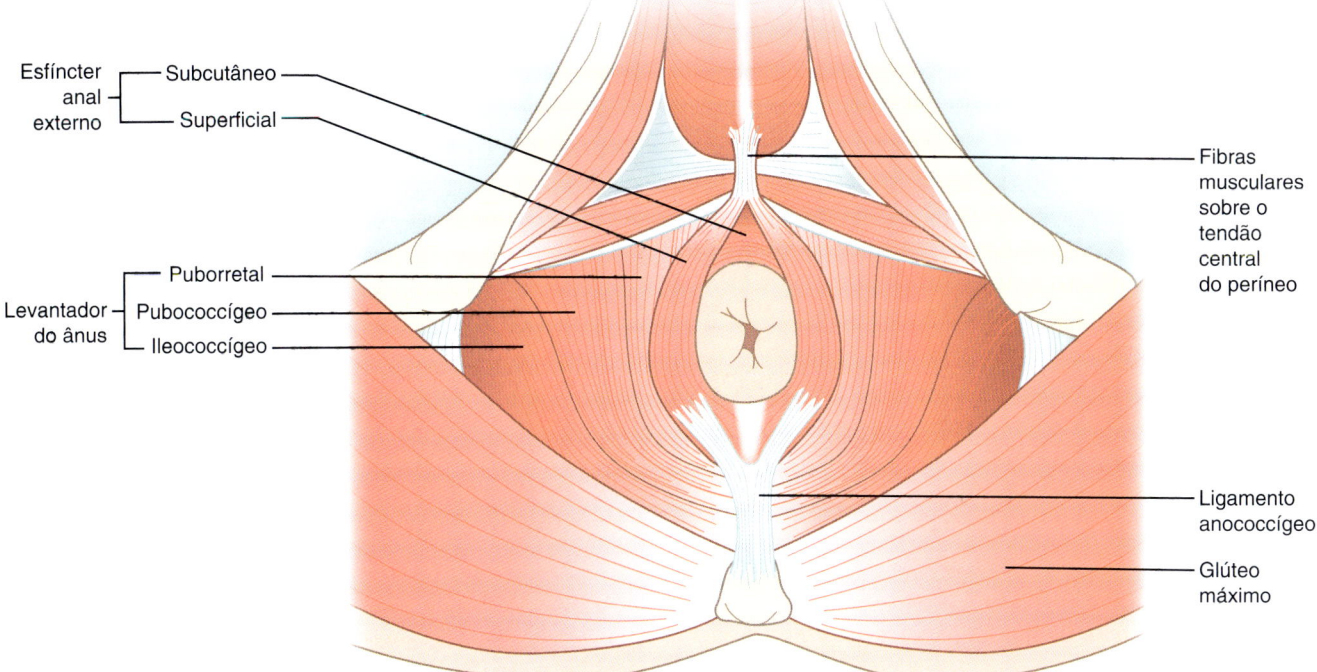

**Figura 52.14** Musculatura pélvica e inervação de baixo para cima. Os músculos esfincterianos anais profundos estão ocultos sob a porção superficial. (De Netz U, Galandiuk S. Clinical anatomy for procedures involving the small bowel, colon, rectum and anus. In: Fischer JE, Ellison EC, Upchurgh Jr. GR, et al., eds. *Fischer's Mastery of Surgery*. 7th ed. Philadelphia: Wolter Kluwer; 2019.)

A reciclagem da ureia não é benéfica nos casos de insuficiência hepática. Quando o fígado não pode reutilizar o nitrogênio da ureia absorvida pelo cólon, a amônia atravessa a barreira hematencefálica e produz "falsos" neurotransmissores, o que resulta em coma hepático.

### Reciclagem de sais biliares

O cólon absorve ácidos biliares que escapam à absorção pelo íleo terminal. Os ácidos biliares são transportados passivamente através do epitélio colônico por meio de difusão não iônica. Quando a capacidade de absorção do cólon é excedida, as bactérias colônicas desconjugam os ácidos biliares. Os ácidos biliares desconjugados podem então interferir na absorção de sódio e água, levando à diarreia secretória ou colerética. Observa-se diarreia colerética logo após hemicolectomia direita como um fenômeno e, de modo mais permanente, após extensa ressecção ileal. Essa diarreia geralmente pode ser tratada com eficácia com a administração de colestiramina, que se liga aos ácidos biliares.

### Flora colônica, fermentação e ácidos graxos de cadeia curta

Os conteúdos do intestino grosso têm uma concentração de $10^{11}$ a $10^{12}$ de células bacterianas por grama, que contribuem com aproximadamente 50% para a massa fecal. Mais de 400 espécies bacterianas, principalmente anaeróbios, estão presentes no cólon. As espécies de *Bacteroides* são anaeróbios obrigatórios que compreendem dois terços das bactérias colônicas totais. Outras espécies geralmente encontradas na flora colônica são os anaeróbios facultativos *Escherichia*, *Klebsiella*, *Proteus*, *Lactobacillus* e *Enterococcus*. Essas bactérias alimentam-se de proteínas descartadas da parede intestinal e de carboidratos complexos não digeridos. Por sua vez, colonócitos e tecido linfoide associado ao intestino dependem da flora colônica para nutrientes.

A principal fonte de energia para as bactérias intestinais é a fibra alimentar, composta de carboidratos complexos (*i. e.*, polissacarídeos amiláceos e não amiláceos). Entretanto, nem todos os carboidratos complexos são fermentados da mesma maneira. As recomendações dietéticas (*i. e.*, "adição de fibra") geralmente se refere aos agentes de volume, como lignina e psílio, que são não absorvíveis e não fermentáveis pelas bactérias colônicas. Os agentes de volume diminuem as pressões intracolônicas e aumentam a velocidade de trânsito do cólon, ajudando a prevenir a formação de divertículos colônicos e minimizando a exposição colônica a toxinas.

Para os carboidratos complexos fermentáveis disponíveis, a flora colônica produz ácidos graxos de cadeia curta (AGCC). O butirato, um AGCC, é a principal fonte de nutrição do colonócito. Como as células dos mamíferos não produzem butirato, o epitélio colônico e as bactérias luminais formam uma relação simbiótica essencial e elegante. Os antibióticos rompem essa coabitação – a diminuição das bactérias leva a menos butirato, o que, por sua vez, afeta negativamente a função do colonócito, levando à diarreia. Da mesma maneira, observa-se atrofia da mucosa após a derivação fecal (*i. e.*, colite de derivação fecal). Os outros efeitos fisiológicos dos AGCC sobre o cólon incluem a estimulação do fluxo sanguíneo, a renovação celular da mucosa e a regulação do pH intraluminal para a homeostase da flora bacteriana.

O papel dos AGCC sobre a homeostase estende-se além do cólon. Ao lado do butirato, dois outros AGCC, o acetato e o propionato, são produzidos no cólon – o acetato é o mais comum dos três. Mais de 90% dos AGCC produzidos são absorvidos.

Os hepatócitos metabolizam os AGCC para uso na gliconeogênese, e as células musculares oxidam o acetato para gerar energia. Além disso, o acetato é o substrato primário para a síntese de colesterol. A produção de acetato é reduzida pela fibra alimentar não absorvível e não fermentável, como o psílio, que por sua vez tem efeito benéfico sobre os níveis de colesterol. Da mesma maneira, o propionato, que exercer um papel glicolítico no fígado, também pode diminuir os níveis séricos de lipídio mediante inibição da síntese de colesterol. O butirato também pode ter um papel importante na manutenção da saúde celular por deter a proliferação de colonócitos neoplásicos, enquanto paradoxalmente é trófico para os colonócitos normais.

Os produtos finais da fermentação são AGCC e gás – dióxido de carbono, metano e hidrogênio. Além dos polissacarídeos não amiláceos, as bactérias colônicas fermentam precariamente os amidos e as proteínas mal absorvidos do trato gastrintestinal superior. Os gases produzidos pela fermentação bacteriana, apesar de altamente variáveis de uma pessoa a outra, compõem aproximadamente 50% dos flatos, e o restante consiste em ar deglutido.

A fermentação de proteína (i. e., a putrefação) resulta na formação de metabólitos potencialmente tóxicos, incluindo os fenóis, os indóis e as aminas. A produção dessas toxinas é inibida nas bactérias intestinais pela presença de fontes de energia proveniente do carboidrato. Esse processo torna-se acentuado mais distalmente no cólon à medida que as fontes de carboidrato se tornam mais escassas. Esses produtos finais do metabolismo bacteriano podem levar à lesão da mucosa e à hiperproliferação reativa, para as quais se aventou a hipótese de promover carcinogênese.

### Probióticos e prebióticos

Os probióticos podem ser definidos como suplementos dietéticos que contêm culturas vivas de bactérias e/ou leveduras benéficas para as funções colônicas e do hospedeiro. Os dois agentes de uso mais amplo são *Lactobacillus* e *Bifidobacterium*. Estudos indicaram que os probióticos podem trazer muitos benefícios à saúde, incluindo a estimulação da função imunológica, efeitos anti-inflamatórios além de supressão da colonização enteropatogênica.[1] Além disso, podem aumentar a digestibilidade das proteínas da dieta e aumentar a absorção de aminoácidos. Os probióticos demonstraram que previnem diarreia associada a *Clostridium difficile*, mas os dados que recomendam os probióticos para a prevenção primária da infecção por *C. difficile* (ICD) são insuficientes.[1] As indicações para o uso de probióticos estão evoluindo. Atualmente, há um pequeno número de estudos de apoio ao papel dos probióticos para as seguintes condições colorretais: enterocolite necrosante em neonatos, colite ulcerativa, bolsite e constipação intestinal. Outras pesquisas são necessárias, porém a evidência para o uso de probiótico em vários contextos é encorajadora.

Os prebióticos são nutrientes que apoiam o crescimento de bactérias probióticas. Os prebióticos são oligossacarídeos indigeríveis (p. ex., inulina) que ajudam o hospedeiro mediante estimulação do crescimento de certas espécies de bactérias intestinais benéficas. Existe um corpo crescente de dados sugerindo benefícios à saúde; porém, atualmente são poucas as evidências para guiar as recomendações ao seu uso.

### Motilidade colônica

No cólon, há inervações extrínseca e intrínseca compostas pelo sistema nervoso autônomo e sistema nervoso entérico, respectivamente. O sistema nervoso autônomo consiste em inervações parassimpática e simpática. A inervação parassimpática é excitatória, e alcança o cólon via nervo vago e o reto via nervos sacrais (S2–S4) através do plexo pélvico. A inervação simpática, por outro lado, é inibitória. As fibras simpáticas originam-se das raízes lombares ventrais (L2–L5), dos nervos hipogástricos pós-ganglionares e dos nervos esplâncnicos (T5–T12), que alcançam o cólon e reto através dos plexos perivasculares (ver também a seção Anatomia do cólon).

O sistema nervoso colônico intrínseco consiste no plexo mioentérico (de Auerbach) e no plexo submucoso (de Meissner). Esse plexo regula a motilidade colônica, assim como o fluxo sanguíneo colônico, a absorção e a secreção. As células intersticiais de Cajal são as células marca-passo que regem a função do sistema nervoso entérico e são importantes para a motilidade colônica. A maior parte da motilidade é involuntária e é dividida em dois padrões primários: (1) contrações propulsivas de baixa amplitude (CPBA) e (2) contrações propulsivas de alta amplitude (CPAA). As CPBA permitem misturar, promovendo uma ótima absorção e estimulando contrações de curta duração. As CPAA propulsionam os conteúdos colônicos distalmente de maneira coordenada, e seu papel consiste em deslocar grandes quantidades de conteúdos através do cólon de 1 a 3 vezes/dia. Outros fatores que afetam a motilidade são os ritmos circadianos e a ingestão de alimentos.

### Defecação

A defecação normal requer não apenas um tempo de trânsito colônico adequado, mas a consistência das fezes e a continência fecal. A frequência da defecação é exatamente tão variável entre os indivíduos quanto sua percepção de frequência anormal das fezes. As definições de diarreia e constipação intestinal diferem em cada paciente e em cada profissional da saúde; portanto, relatar a frequência e a consistência proporciona uma compreensão mais clara dos padrões de defecação.

Muitos fatores influenciam a taxa de trânsito colônico. O trânsito colônico é mais longo em mulheres do que em homens e mais longo em mulheres pré-menopausa do que em mulheres pós-menopausa. A suplementação com polissacarídeos não amiláceos diminui o tempo de trânsito colônico em indivíduos com constipação intestinal idiopática.

## AVALIAÇÃO PRÉ-OPERATÓRIA

### Avaliação nutricional e de risco

Nos últimos 20 anos, desde o original *National Veterans' Administration Surgical Risk Study*, poucos parâmetros foram tão confiáveis para se predizer as complicações pós-operatórias como a determinação da concentração sérica de albumina pré-operatória. Infelizmente, esse valor laboratorial raramente é obtido no pré-operatório em pacientes de cirurgia eletiva e, portanto, é necessária uma solicitação explícita. Existem diversos índices pré-operatórios, como os escores POSSUM (*Physiological and Operative Severity Score for the Enumeration of Mortality and Morbidity*), CR-POSSUM (*ColoRectal Physiological and Operative Severity Score for the Enumeration of Mortality and Morbidity*), e os calculadores de risco ACS-NSQIP (*ACS-National Surgery Quality Improvement Program*) e ainda outros que são utilizados para predizer o risco cirúrgico. Caso se opere um paciente com uma condição como diverticulite ou DII, a solicitação de um marcador inflamatório, como a proteína C reativa (PC-R), pode ser benéfica. Em geral, os pacientes com albumina abaixo de 3 estão em risco considerado mais alto. Alguns estudos sugerem que a correção pré-operatória dos fatores de risco pode resultar em melhores resultados pós-operatórios. Existe um campo crescente de imunonutrição que sugere que o consumo de suplementos nutricionais ricos em arginina pode, de fato, impulsionar o sistema imunológico e levar à redução de complicações infecciosas pós-operatórias, como a infecção de sítio cirúrgico (ISC).[2]

Em risco particularmente alto estão os pacientes com obstrução intestinal parcial crônica e câncer e aqueles que perderam uma quantidade significativa de peso (acima de 10% do peso corporal) de maneira não intencional.

## Preparação intestinal pré-operatória

Como as fezes humanas podem ter até $10^{12}$ bactérias/g, a cirurgia colônica tem sido associada a uma taxa mais elevada de ISC do que as cirurgias do intestino delgado e do trato gastrintestinal superior. As questões de profilaxia com antibióticos têm seu foco na escolha de um antibiótico com um espectro apropriado, com administração realizada antes de executar a incisão cirúrgica, e descontinuação do antibiótico no período pós-operatório. Nos últimos 20 anos, a realização ou omissão da preparação pré-operatória tem sido um fenômeno cíclico. O leitor deve consultar as *Diretrizes de Prática Clínica para Uso da Preparação Intestinal em Cirurgia Eletiva do Cólon e Retal* da American Society of Colon & Rectal Surgeons para uma cobertura em maior profundidade dessa questão. Estudos sugerem que a preparação intestinal mecânica isoladamente não seja benéfica antes da ressecção do *cólon*. Essas recomendações foram estabelecidas com base na descoberta de que a preparação intestinal geralmente causava anormalidades hidreletrolíticas que, por sua vez, levavam à administração de grandes volumes de líquido durante a cirurgia e subsequente edema intestinal e de íleo. Além disso, a preparação intestinal é mal tolerada em idosos e em pacientes com múltiplas comorbidades. As preparações intestinais de volume mais baixo geralmente contam com maior adesão do paciente. Acreditava-se que a observação de taxas mais altas de ISC fossem causadas por taxas mais altas de derramamento de líquido em contraposição a fezes mais formadas, no momento da cirurgia, após a preparação intestinal mecânica. Entretanto, muitos cirurgiões que realizam a ressecção retal com técnicas minimamente invasivas ou abertas, particularmente quando são inseridos grampeadores intraluminalmente com a finalidade de criar anastomoses intestinais, perceberam que um intestino grosso livre de massa sólida particulada era mais conveniente e mais seguro. Recentemente, grandes estudos com bases de dados administrativos demonstraram que a combinação de uma preparação intestinal mecânica e antibiótico oral estava associada a uma taxa muito baixa de complicações infecciosas pós-operatórias em pacientes submetidos à cirurgia colorretal. Em geral, muitos cirurgiões acreditam que uma preparação intestinal mecânica formal não seja necessária para os pacientes submetidos à cirurgia para DII, uma vez que esses pacientes já apresentam trânsito intestinal aumentado. A preparação intestinal também não é usada para os pacientes com obstrução parcial.

## Planejamento de estomas intestinais

Ao operar um paciente com necessidade de um estoma de derivação (p. ex., pacientes com doença de Crohn, doença diverticular, obstrução intestinal e câncer retal inferior), é conveniente *sempre* marcar no paciente o local do estoma no período pré-operatório. A *maioria* dos pacientes não apresenta um abdome ideal. A área do abdome normalmente escolhida para um estoma, ou seja, o local onde ocorre o acúmulo de gordura infraumbilical (Figura 52.15), pode não parecer a mesma quando o paciente está sentado e quando está deitado. Em muitos pacientes, há dobras de pele que podem impedir o fechamento adequado da bolsa coletora de um estoma. É essencial marcar os pacientes em posição sentada e evitar cicatrizes antigas e quaisquer dobras de pele que possam interferir na aderência de um dispositivo de estoma. A Figura 52.16 mostra a importância de evitar dobras de pele que interfiram na aderência normal de um dispositivo de estoma e como isso pode ser subestimado se o paciente estiver em posição supina.

### Tipos de estoma

Muitos tipos diferentes de configurações de estoma podem ser escolhidos no momento da cirurgia. Sua diferenciação baseia-se em serem ou não:

- estomas ou colostomias do intestino delgado
- estomas que drenam fezes ou urina
- estomas temporários ou permanentes
- estomas terminais, em alça ou em alça terminal.

Os estomas temporários geralmente são escolhidos para auxiliar na cicatrização de uma anastomose ou em presença de sepse ou de outras condições, quando não é considerado seguro realizar uma anastomose não protegida. As ileostomias em alça geralmente são escolhidas para derivação fecal temporária por serem inodoras, além de serem fáceis seus cuidados e fechamento. As colostomias em alça descendentes ou sigmoides podem, do mesmo modo, ser fechadas com facilidade. As colostomias em alça do cólon transverso raramente são usadas, pois são muito grandes, com grande propensão ao prolapso, além de ser difícil manter a aderência da bolsa coletora, geralmente localizada em uma área ao redor da linha da cintura dos pacientes ou na porção média-superior do abdome.

A derivação temporária pode ser realizada para várias situações. Com mais frequência, a derivação temporária é utilizada para auxiliar na cicatrização de uma anastomose distal. Como alternativa, a derivação da corrente fecal algumas vezes é recomendada em pacientes submetidos ao tratamento de patologia distal, como carcinoma anal de células escamosas, a fim de tornar mais tolerável o tratamento (p. ex., quimiorradiação). Nesses cenários, a previsão de fechamento de um estoma de derivação é feita após a cicatrização da anastomose ou após a conclusão do tratamento. Cada um dos três diferentes tipos de estomas (terminal, em alça e em alça

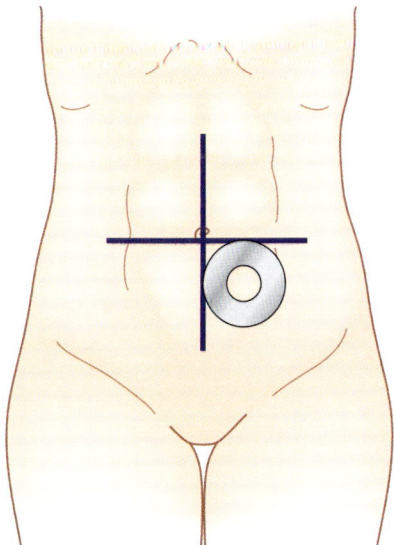

**Figura 52.15** Demonstração do acúmulo de gordura infraumbilical, que é o local ideal de estoma em muitos pacientes, mostrando aqui a marcação para uma colostomia descendente.

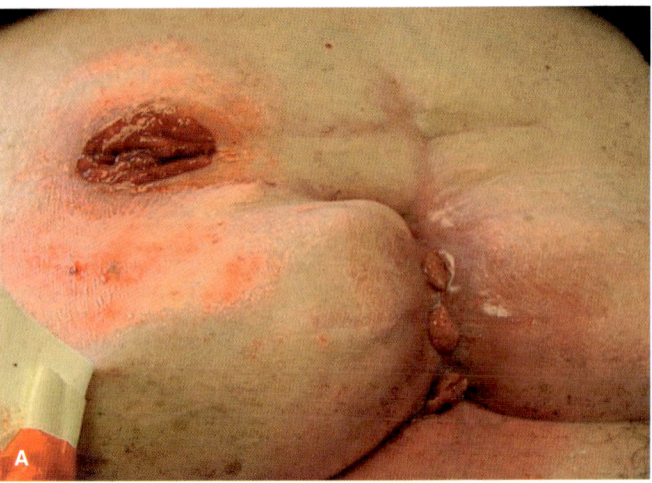 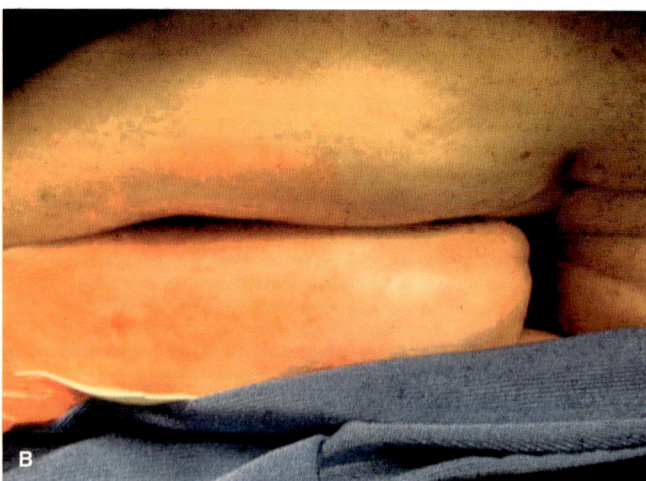

**Figura 52.16** Paciente encaminhado após cirurgia para colite isquêmica sem marcação pré-operatória de estoma. **A.** Paciente em posição supina. **B.** Paciente sentado. Note que a colostomia "desaparece" dentro das dobras da parede abdominal, tornando a construção de uma bolsa extremamente difícil.

terminal) tem vantagens e desvantagens. A **consistência** e a **quantidade** de efluente do estoma podem diferir significativamente, dependendo de:

- selecionar o intestino delgado ou o cólon para a construção do estoma
- caso seja selecionado o cólon, qual local do cólon será escolhido para a construção do estoma
- tipos de tratamento (radiação) aos quais o paciente foi submetido
- ressecção(s) intestinal(ais) anterior(es) às quais o paciente foi submetido.

## Colostomia

As colostomias ascendentes tendem a ter maior quantidade de efluente líquido, enquanto as colostomias descendentes e do lado esquerdo são geralmente preferíveis, pois a maior parte do cólon está em circuito, o que permite maior absorção colônica de água, com um efluente mais formado, enquanto ainda fornece desvio proximal.

Com o índice de massa corporal aumentado dos pacientes nos EUA, atualmente, a criação de um estoma com bom funcionamento pode ser um desafio. Podem ocorrer tanto complicações precoces quanto tardias com a construção do estoma. Lembre-se, **um estoma deve estar adequado no final de uma cirurgia!** Essa é a sua melhor oportunidade de abordar os problemas de construção de um estoma. Não se deve cometer o erro de esperar que um estoma com aparência abaixo da ideal melhore no período pós-operatório. Embora o edema secundário à obstrução possa melhorar, a isquemia não melhora e só vai se agravar com o tempo. Se houver dúvida sobre a viabilidade do estoma, construa-o *antes* de fechar o abdome, quando a revisão é fácil. Um aspecto importante na criação de um bom estoma é a realização de uma abertura na parede abdominal grande o suficiente para permitir que o estoma chegue até a pele sem tensão, mas sem criar uma abertura tão larga que possibilite o desenvolvimento de uma hérnia no local. Normalmente, a criação de uma abertura que possibilite a inserção de dois dedos é adequada (Figura 52.17). Além disso, é preciso assegurar que o local do estoma seja marcado no paciente no período pré-operatório, como discutido anteriormente. É importante criar uma abertura de estoma, com divisão muscular, dentro do músculo reto e seccionar a bainha do reto de maneira aguda (Figura 52.18). Ao criar uma colostomia em um paciente obeso, especialmente no lado esquerdo do cólon, geralmente é necessário realizar a mesma ligadura vascular central realizada para a ressecção de um câncer, para simplesmente obter algum grau de mobilização e mobilidade para permitir que o cólon chegue livre de tensão até a parede abdominal. Isso pode ser particularmente verdadeiro em pacientes com parede abdominal muito rígida e naqueles com uma camada de tecido subcutâneo muito espessa. Ao construir uma colostomia terminal, normalmente não é necessário projetar mais que 0,5 a 1 cm acima do nível da pele abdominal. No entanto, em algumas circunstâncias, pode-se esperar que o paciente tenha um efluente mais líquido (p. ex., por estar recebendo quimioterapia), e pode-se desejar maior projeção do estoma para facilitar a colocação e a aderência da bolsa coletora. Na presença de um efluente líquido, em um estoma saliente do "tipo calha" é sempre mais fácil manter a aderência da bolsa coletora, quando comparado a um estoma mais plano. No paciente obeso, algumas vezes, é mais fácil construir uma colostomia em

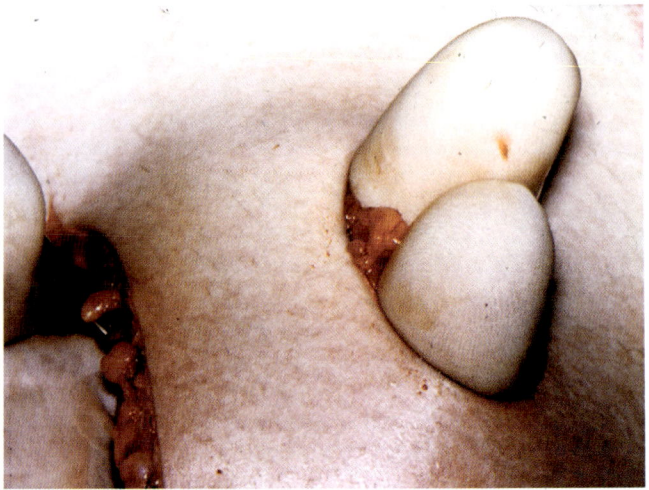

**Figura 52.17** Uma abertura de estoma que permite dois dedos normalmente é de tamanho adequado para possibilitar a passagem do intestino e do mesentério sem tensão. Em casos de obstrução ou de um mesentério obeso, será necessária uma abertura maior.

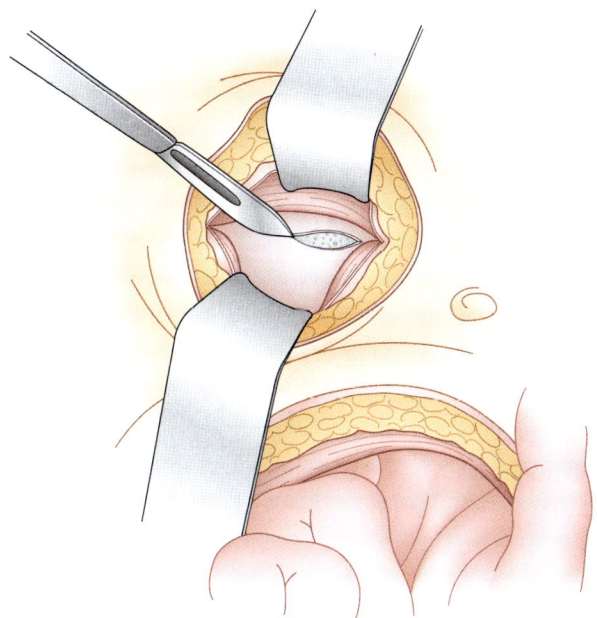

**Figura 52.18** Ao realizar a abertura do estoma na parede abdominal, o músculo reto é dividido e a bainha do reto é seccionada de maneira aguda. Nos casos de laparoscopia, pode-se realizar a secção diretamente sobre o trocarte inserido através desse local.

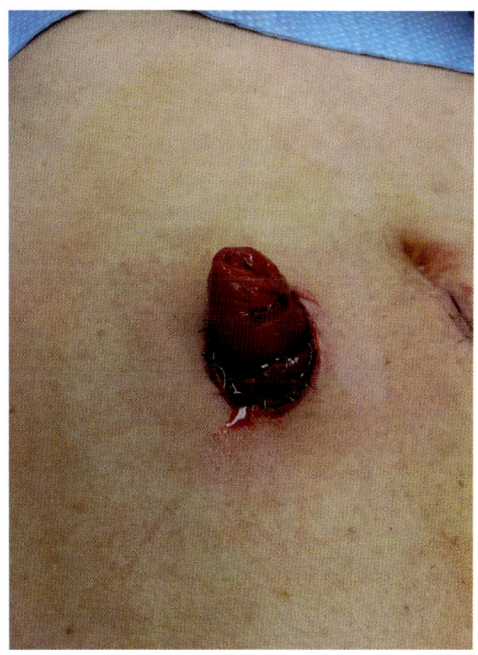

**Figura 52.19** Foto intraoperatória mostrando ileostomia em alça "madura", projetando-se de 2 a 3 cm acima da parede abdominal. O ramo distal no nível da pele está localizado inferiormente.

alça terminal do que uma colostomia terminal, se for necessária a derivação fecal completa. Esta é construída de modo semelhante à ileostomia em alça terminal (ver adiante), em que uma alça do mesentério é levantada, em vez de uma terminação do mesentério. Lembre-se de que as colostomias em alça tradicional nem sempre realizam uma derivação completa. Caso se deseje uma derivação total, um estoma em alça terminal, com sutura do ramo distal em estreita proximidade com o local do estoma, pode ser uma opção preferível. Lembre-se também que, em indivíduos obesos, muitas vezes, a parte mais fina da parede abdominal é na porção superior do abdome.

### Ileostomia

Como na colostomia, a ileostomia pode ser construída como ileostomia terminal, em alça ou em alça terminal (Figura 52.19). As ileostomias geralmente são favorecidas pelos cirurgiões colorretais para derivação fecal, por serem mais fáceis de construir, especialmente em indivíduos obesos e, em geral, mais fáceis de fechar, além de não acarretarem o risco de comprometer os vasos marginais do cólon que são tão importantes para a viabilidade das anastomoses colorretal e coloanal baixa e ultrabaixa. O efluente da ileostomia geralmente não tem odor, em contraste com o efluente da colostomia, que geralmente tem odor associado à flora colônica. Porém, ao contrário da colostomia, a ileostomia irá esvaziar-se continuamente, acarretando alta taxa de dermatite química em razão de um pH mais alcalino associado a efluente do intestino delgado em contraposição às fezes do cólon. Na ileostomia, há também maior risco de desidratação, que é uma razão frequente para reinternação hospitalar após cirurgia colorretal eletiva. Antes da alta hospitalar, é preciso assegurar uma drenagem do estoma, em 24 horas, inferior a 1.000 m$\ell$. Se a drenagem for maior que essa quantidade, o paciente estará em alto risco de reinternação hospitalar.

Em pacientes para os quais é contemplada a derivação de ileostomia temporária, envolver em membrana de hialuronato-carboximetilcelulose (Seprafilm®) o segmento do intestino com a derivação, no momento da criação do estoma, facilita seu fechamento. Muitas vezes, a ileostomia em alça é realizada no momento da anastomose proctocolectomial ileoanal com reservatório (IPAA, do inglês *ileal pouch-anal anastomosis*) em pacientes imunossuprimidos e naqueles nos quais há tensão na anastomose. Também é realizada em casos de anastomose colorretal e coloanal baixa após quimiorradiação neoadjuvante, em alguns pacientes nos quais são realizadas reconstruções pélvicas complexas (p. ex., refazer reparos de fístula retovaginal, reparo de defeitos cloacais) e, em outros casos, quando é desejada a derivação fecal temporária. A derivação assistida por laparoscopia é particularmente conveniente para esses casos.

### PROTOCOLOS DE RECUPERAÇÃO ACELERADA

A última edição deste livro-texto relatou que protocolos para melhor recuperação após a cirurgia ainda não haviam sido amplamente implementados. Desde então, muita atenção tem sido dada para melhorar os protocolos de recuperação acelerada (ERPs, do inglês *enhanced recovery protocols*) na cirurgia colorretal com ampla disseminação e implementação na comunidade. Esses protocolos, também chamados de *fast-track* ou recuperação acelerada após protocolos de cirurgia, mostraram que reduzem as complicações, tempo de hospitalização e custo dos cuidados sem aumentar as taxas de reinternação. Os protocolos incluem muitos componentes que afetam as fases pré-operatória, intraoperatória e pós-operatória dos cuidados. Os fatores que compreendem um único protocolo são numerosos e heterogêneos entre os centros, dificultando assim a identificação dos componentes mais benéficos em um protocolo em pacotes. Em 2017, a American Society of Colon and Rectal Surgeons (ASCRS) e a Society of American Gastrointestinal and Endoscopic Surgeons publicaram diretrizes baseadas em evidência para os componentes dos ERPs.[3]

### Intervenções pré-operatórias

O aconselhamento antes da cirurgia para estabelecer expectativas sobre critérios de referência e de alta hospitalar é considerado a base de ERPs bem-sucedidos. Se uma ostomia for parte de uma cirurgia planejada, a marcação, a orientação e o aconselhamento sobre a desidratação devem ser iniciados no período pré-operatório. A criação de ostomia é um fator de risco independente para uma hospitalização mais longa, e a orientação estruturada mostrou que atenua esse risco. Além disso, a desidratação é a razão mais comum de reinternação após a criação de ileostomia.

Pode-se considerar a pré-habilitação ou o melhor condicionamento físico dos pacientes antes da cirurgia eletiva de pacientes sem um bom condicionamento físico ou com múltiplas comorbidades. A evidência de apoio à pré-habilitação está em evolução, mas parece promissora.

### Nutrição pré-internação e preparação intestinal

Existe forte evidência para apoiar a recomendação de uma dieta de líquidos claros até 2 horas antes da indução da anestesia. No entanto, há evidência mais fraca para apoiar o uso de carga de carboidratos por via oral antes da cirurgia.

A preparação intestinal mecânica isoladamente não se mostrou benéfica (forte recomendação baseada em evidência de alta qualidade, 1A). Nos EUA, a preparação intestinal mecânica associada à preparação com antibióticos orais tornou-se a preparação preferida para reduzir as complicações, incluindo ISC, especialmente quando são previstas ressecções do lado esquerdo e retais. Nas *Diretrizes de Prática Clínica para Uso de Preparação Intestinal em Cirurgia Eletiva do Cólon e Retal* da American Society of Colon & Rectal Surgeons, essa prática recebeu forte recomendação baseada em evidência de moderada qualidade, 1B. É interessante notar que um recente estudo controlado randomizado não encontrou evidência de apoio a essa prática de ressecção eletiva de cólon, comparada a nenhuma preparação intestinal como um mecanismo para reduzir a ISC ou a morbidade pós-operatória.[4] É importante observar que a maioria dos estudos, incluindo esse, foi realizada em pacientes submetidos a ressecções de cólon em contraposição às ressecções retais.

### Intervenções perioperatórias

Os ERPs geralmente envolvem pedidos preestabelecidos de cuidados pré-operatórios, intraoperatórios e pós-operatórios a todos os pacientes. A padronização requer consenso colaborativo de diferentes participantes que ajuda a evitar a confusão e promove oportuna adesão aos cuidados.

Os pacientes de cirurgia colorretal têm risco de até 20% de desenvolver uma ISC no pós-operatório. Pacotes de cuidados visando à redução de ISC mostraram redução significativa das taxas de infecção. Esses pacotes incluem algumas, se não todas, das seguintes medidas: banho pré-operatório com clorexidina, preparação intestinal mecânica com antibióticos orais, administração de antibiótico profilático dentro de 1 hora da incisão, uso de protetores de ferida durante a cirurgia, troca de avental, luvas e instrumentos antes do fechamento fascial, euglicemia e normotermia. O grau de impacto de cada elemento sobre a redução de ISCs não é claro.

Existe forte evidência de apoio ao uso de planos multimodais de controle da dor com uso reduzido de opioides, iniciando antes da indução de anestesia. A minimização de opioides está associada ao retorno mais precoce da função intestinal e a um período mais curto de hospitalização. Paracetamol, anti-inflamatórios não esteroides (AINEs) e gabapentina foram todos incorporados em vários ERPs. O bloqueio do plano transverso abdominal com anestésico local, incluindo bupivacaína lipossomal, mostrou resultados promissores. A analgesia epidural é recomendada geralmente para a cirurgia colorretal aberta, mas não para a cirurgia laparoscópica.

O uso de fluidoterapia direcionada a um objetivo nas fases intraoperatória e pós-operatória de cuidados está associado à redução da função intestinal e menor tempo de hospitalização. Finalmente, abordagens por cirurgias minimamente invasivas (CMI) devem ser usadas, quando possível, evitando o emprego rotineiro de drenos intra-abdominais e de sondas nasogástricas.

### Intervenções pós-operatórias

A mobilização precoce do paciente aliada à alimentação precoce tem boa evidência para apoiar seu papel em um ERP. O uso de alvimopan mostrou acelerar o retorno da função intestinal após uma cirurgia aberta, mas não com CMI. Além disso, líquidos intravenosos (IV) e cateteres urinários devem ser descontinuados no período pós-operatório inicial.

Em síntese, os ERPs são protocolos baseados em evidências que beneficiam os pacientes de cirurgias colorretais. A implementação local envolve o consenso de vários participantes que podem estar em oposição às preferências de cada profissional da saúde. A adesão aos numerosos componentes de um ERP e os resultados de interesse devem ser continuamente monitorados e avaliados.

## DOENÇA DIVERTICULAR

### Fundamento

O termo doença diverticular é usado para descrever um espectro de manifestações associadas à diverticulose colônica. Divertículos são evaginações saculares da parede intestinal. São descritos como divertículos "verdadeiros" quando contêm todas as camadas da parede intestinal; estes são raros e normalmente congênitos. A maioria dos divertículos no cólon é "falsa" (divertículos de pulsão, pseudodivertículos), contendo apenas mucosa e muscular da mucosa. Acredita-se que a diverticulite seja principalmente uma doença do mundo moderno, coincidindo com mudanças da dieta após a revolução industrial.

### Fisiopatologia e epidemiologia

A hipertrofia das camadas musculares da parede do cólon, combinada com o estreitamento do lúmen e a perturbação da motilidade colônica, causa zonas localizadas de alta pressão em que a mucosa hernia-se através de áreas de relativa fraqueza. Os divertículos se formam classicamente no lado mesentérico da parede colônica em regiões onde os vasos retos atravessam a camada muscular para suprir sangue à mucosa (Figura 52.20). O cólon sigmoide e o descendente são normalmente afetados, ao passo que o reto, por ter uma camada muscular extra, geralmente não é afetado (Figura 52.21). Isso tem implicações para a cirurgia e, por essa razão, a margem distal da anastomose em cirurgias para diverticulite deve sempre estar dentro do reto. A diverticulose aumenta com a idade e é relativamente rara em adultos jovens. Os divertículos colônicos são observados em aproximadamente 40% dos indivíduos entre 50 e 60 anos e em mais de 60% dos indivíduos com mais de 80 anos (Figura 52.22). Acredita-se que o mecanismo de desenvolvimento da diverticulite seja resultante da obstrução do orifício de um divertículo, com estase que leva ao supercrescimento bacteriano, à inflamação e à elevação da pressão dentro do divertículo, causando isquemia e microperfuração. Curiosamente, apenas uma pequena proporção de pacientes com diverticulose desenvolve diverticulite. Estimativas modernas indicam que menos

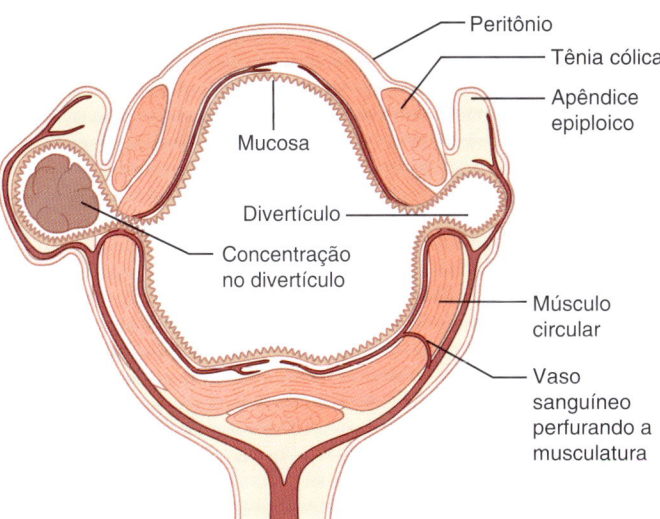

**Figura 52.20** Patogênese da diverticulose. (De Netter FH. *Netter Collection of Medical Illustrations*. Vol 9. Philadelphia: Elsevier Saunders; 2016:145.)

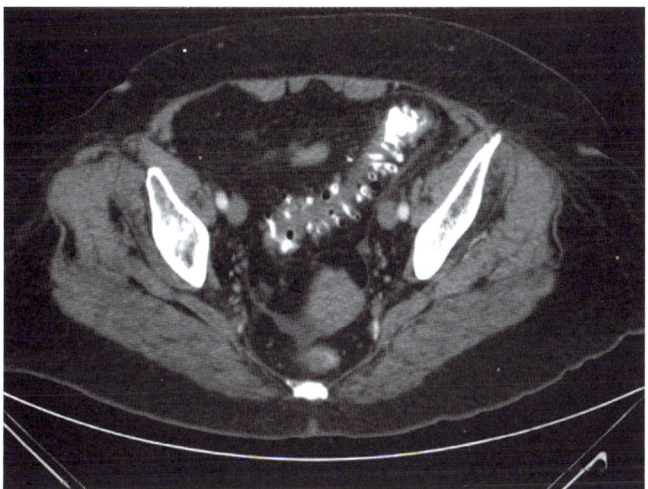

**Figura 52.21** Tomografia computadorizada da pelve mostrando extensa diverticulose do sigmoide.

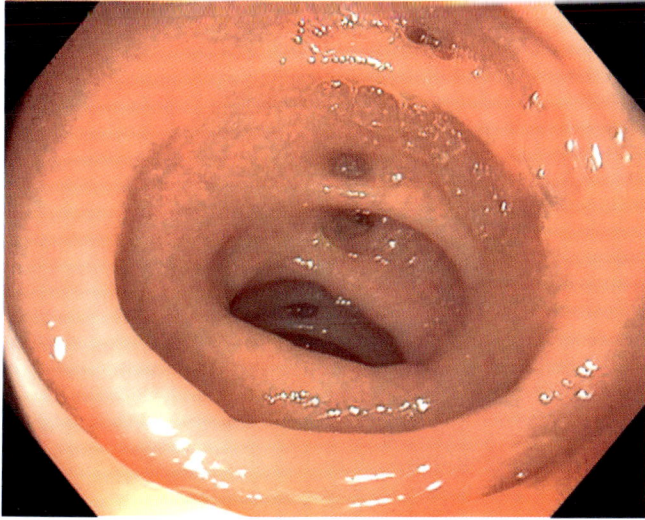

**Figura 52.22** Vista endoscópica da diverticulose.

de 5% dos pacientes com diverticulose desenvolverão diverticulite; porém, em razão da alta prevalência de diverticulose, tornou-se um significativo ônus clínico e financeiro, responsável por mais de 2,7 milhões de visitas ambulatoriais de pacientes nos EUA e por mais de 200.000 internações de pacientes por diverticulite a um custo estimado superior a U$2 bilhões.

A dieta e os fatores do estilo de vida desempenham um papel importante na doença diverticular. Os padrões dietéticos ocidentais de alto teor de carnes vermelhas, gordura e grãos refinados estão associados a risco aumentado da doença, ao passo que a maior ingestão de fibras, com frutas, vegetais e grãos integrais abundantes, reduz o risco de diverticulite. A ingestão de nozes, sementes e pipoca parece não aumentar o risco. A obesidade central e o tabagismo aumentam o risco, enquanto a prática de atividades físicas, como correr, tem sido relacionada com menor risco. Um estudo examinando a contribuição conjunta de múltiplos fatores de risco de estilo de vida, que é definida como menos de quatro porções de carne vermelha por semana, pelo menos 23 g de fibras por dia, 2 horas de vigorosa atividade por semana, índice de massa corporal de 18,5 a 24,9 kg/m$^2$ e nenhum histórico de tabagismo sobre o risco de incidência de diverticulite, constatou que a adesão a um estilo de vida de baixo risco pode prevenir 50% da incidência de diverticulite.[5]

### Avaliação clínica

A doença diverticular pode se manifestar como diverticulite, mas também é a principal razão mais comum para intenso sangramento gastrintestinal (discutido em outra parte). Como a diverticulite é causada por inflamação e perfuração de um divertículo colônico, os sinais e sintomas normalmente resultam da inflamação pericolônica. Os pacientes geralmente apresentam dor abdominal localizada no quadrante esquerdo inferior (após a localização do cólon sigmoide inflamado). Além disso, febre, alteração dos hábitos intestinais, anorexia e urgência urinária (nos casos em que a bexiga se encontra secundariamente inflamada) são frequentes. No exame físico observa-se sensibilidade localizada, em geral com distensão abdominal moderada. Massa sensível pode ser palpável, se houver um flegmão significativo. Sangramento retal é raro na apresentação da diverticulite aguda e deve levantar a suspeita de outro diagnóstico, como colite isquêmica ou DII. A leucocitose é um achado laboratorial comum.

Várias modalidades de imagem são usadas para avaliar os pacientes com suspeita de doença diverticular. Radiografia simples em posições plana e ereta pode ser usada para diagnosticar obstrução ou ar livre intraperitoneal, mas geralmente é inespecífica. Estudos com contraste, ultrassonografia (US) e ressonância magnética (RM) também são usados, mas atualmente a tomografia computadorizada (TC) tornou-se o exame mais útil para confirmar o diagnóstico, excluir outros diagnósticos e classificar a gravidade da doença. Os sinais de diverticulite na TC incluem a presença de divertículos, espessamento da parede colônica, filamentos de gordura pericólica e formação de abscesso. Os exames de TC têm a capacidade de localizar abscessos e fístulas e de definir a extensão da doença. A classificação de Hinchey[6] modificada é a ferramenta mais usada para descrever a gravidade da diverticulite (Tabela 52.1).

O grau 0, não incluído na publicação original, geralmente é usado para descrever a diverticulite clínica leve. Se a TC for realizada, o espessamento da parede colônica sem filamentos de gordura pericólica pode ser visualizado. O grau 1a apresenta um flegmão com espessamento da parede colônica e filamentos de gordura pericólica, enquanto o grau 1b também inclui um abscesso pericolônico ou mesocólico (Figura 52.23). Pacientes com doença de

| Tabela 52.1 Sistema de classificado de Hinchey modificado. | |
| --- | --- |
| Estádio 0 | Diverticulite clínica leve |
| Estádio Ia | Inflamação pericólica confinada – flegmão |
| Estádio Ib | Abscesso pericólico confinado (dentro do mesocólon sigmoide) |
| Estádio II | Abscesso pélvico, intra-abdominal distante ou intraperitoneal |
| Estádio III | Peritonite purulenta generalizada |
| Estádio IV | Peritonite fecal |

De Klarenbeek BR, de Korte N, van der Peet DL, et al. Review of current classifications for diverticular disease and a translation into clinical practice. *Int J Colorectal Dis.* 2012;27:207-214.

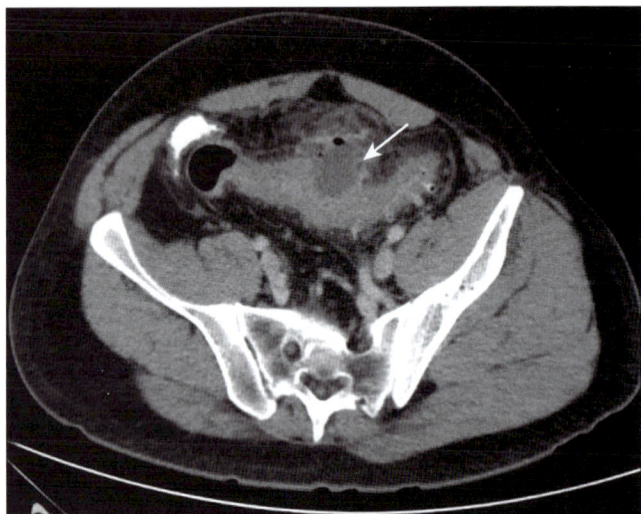

**Figura 52.23** Tomografia computadorizada da pelve demonstrando diverticulite do sigmoide com parede intestinal espessada, filamentos de gordura em um abscesso pericolônico (*seta*), modificada do grau 1b de Hinchey.

grau 2 apresentam abscessos intra-abdominais distantes ou pélvicos. Pacientes doença de grau 3 apresentam peritonite purulenta generalizada e aqueles com doença de grau 4 apresentam peritonite fecal. A capacidade de uma varredura de TC para distinguir entre o grau 3 e o grau 4 é limitada; nesses casos, um diagnóstico acurado normalmente é estabelecido na sala cirúrgica.

A endoscopia flexível durante o quadro agudo deve ser abordada com cuidado, uma vez que a distensão do cólon pode resultar em agravamento da perfuração.

## Tratamento
### Diverticulite complicada

Os pacientes com diverticulite complicada caracterizam-se pela presença de abscesso, fístula, obstrução ou perfuração livre.

*Abscesso*. Os sinais e sintomas dependerão do tamanho e da localização do abscesso, e o diagnóstico normalmente é estabelecido por imagens. Geralmente, os abscessos menores podem ser tratados com sucesso apenas com antibióticos. Para grandes abscessos será necessária a drenagem. Após a recuperação, a cirurgia eletiva geralmente é recomendada; porém, é provável que alguns pacientes, em especial aqueles com abscessos menores tratados sem drenagem, sejam tratados de maneira não cirúrgica. Os pacientes com abscessos não tratáveis com drenagem percutânea e não responsivos ao tratamento requerem cirurgia urgente.

*Fístula*. As fístulas são conexões anormais em torno de órgãos com revestimento epitelial e uma complicação relativamente comum da diverticulite. São o resultado da inflamação local e desenvolvimento de um abscesso que se descomprime dentro de um órgão adjacente. O tipo mais comum, especialmente em homens, é uma fístula colovesical para a cúpula da bexiga. Os pacientes apresentam infecções recorrentes do trato urinário, que em muitos casos são polimicrobianas. A pneumatúria e a fecalúria também podem estar presentes. A TC pode revelar ar ou contraste na bexiga na ausência de instrumentação prévia. A cistoscopia normalmente revelará inflamação no local da fístula. Fístulas colovaginais ocorrem quase exclusivamente em mulheres submetidas à histerectomia prévia e apresentam secreção vaginal e passagem de ar pela vagina. As fístulas colocutâneas normalmente apresentam-se no local anterior de um dreno em pacientes submetidos à drenagem percutânea. Os pacientes com fístulas geralmente não necessitam cirurgia de emergência, pois normalmente já ocorreu a descompressão do abscesso. O tratamento inicial inclui antibióticos de amplo espectro para diminuir a inflamação. Os pacientes são então investigados por colonoscopia e aquisição de imagens apropriadas (*i. e.*, cistoscopia) para excluir malignidade e doença de Crohn. Os princípios cirúrgicos então abrangem a ressecção do cólon envolvido e do trato fistuloso com anastomose primária. Se possível, a abertura da fístula dentro do órgão secundariamente envolvido é reparada primariamente com sutura; porém, em muitos casos, a abertura é pequena e difícil de identificar. No caso da bexiga, com pequenas aberturas de fístula, a drenagem vesical com um cateter de Foley por 7 a 10 dias normalmente permitirá a cicatrização. Pode-se realizar cistografia para confirmar a cicatrização da fístula antes da remoção do cateter de Foley. As fístulas para o intestino delgado caracteristicamente necessitam de ressecção e de anastomose primária.

*Obstrução*. Os pacientes com diverticulite recorrente e crônica podem desenvolver fibrose da parede colônica, levando à formação de estenose. Na maioria dos casos, esses pacientes apresentam sintomas insidiosos e uma obstrução parcial. A obstrução do intestino delgado também pode ser vista como resultado de uma alça do intestino delgado aderida a uma área de tecido colônico inflamado ou abscesso. O tratamento depende do grau e do tipo de obstrução. Em geral, os pacientes com uma obstrução parcial podem ser tratados inicialmente com sonda nasogástrica para descompressão, antibióticos, líquidos e repouso intestinal. Se a obstrução se resolver, a ressecção eletiva poderá ser planejada. Normalmente é importante, antes da ressecção, realizar uma colonoscopia para descartar malignidade. Nos casos em que for impossível passar a estenose usando um colonoscópio, a colonoscopia virtual ou o exame retrógrado com contraste poderá ser útil para visualizar o resto do intestino. Nos pacientes com obstrução completa não responsiva à terapia será necessária uma cirurgia de emergência.

*Perfuração*. Os pacientes com uma perfuração intra-abdominal livre com contaminação disseminada apresentam peritonite difusa com sensibilidade de rebote e atitude de defesa. São vistos com frequência sinais de sepse, incluindo febre, taquicardia e instabilidade hemodinâmica. As imagens podem demonstrar líquido abdominal livre, sinais de peritonite e ar intra-abdominal livre. A capacidade de distinguir entre diverticulite purulenta e fecal antes da cirurgia é limitada. Os graus 3 e 4 de Hinchey são considerados uma emergência cirúrgica. Após a reanimação inicial, os pacientes são levados para a sala cirúrgica com o objetivo de controlar a fonte de infecção por meio de ressecção e lavagem da contaminação abdominal.

A base do tratamento nesses casos tem sido o procedimento de Hartmann, que remove o cólon envolvido e exterioriza uma colostomia terminal. A reversão da colostomia, no entanto, requer um segundo procedimento cirúrgico com sua própria morbidade e mortalidade significativas. Praticamente, em até 50% dos pacientes nunca ocorrerá a reversão, e as taxas são até mais altas em idosos. Em vista dessas implicações, vários estudos investigaram alternativas ao procedimento de Hartmann. Uma opção é a lavagem laparoscópica, que consiste em irrigação laparoscópica da cavidade abdominal para reduzir a contaminação abdominal e colocação de drenos sem ressecção (principalmente para a diverticulite grau 3 de Hinchey). Embora essa abordagem resulte em taxas mais baixas de estoma, ela tem sido associada a taxas significativamente mais altas de sepse contínua e recorrentes e de reoperações de emergência.[7] Essa abordagem ainda é controversa e provavelmente deve ser usada apenas em indivíduos altamente selecionados. Outra opção é a realização de ressecção com uma anastomose primária e derivação de ileostomia. Apesar de prolongar a cirurgia inicial, constatou-se que essa técnica é segura e simplifica assim como abrevia significativamente a segunda cirurgia. A morbidade e a mortalidade gerais são semelhantes; entretanto, uma proporção muito maior de pacientes obterá a reversão de seus estomas (94 a 96% para a anastomose primária *versus* 65 a 72% para o procedimento de Hartmann).[8] Essa se tornou uma opção atraente para os pacientes que são estáveis o suficiente para suportar o tempo adicional da cirurgia inicial.

### Diverticulite não complicada

O tratamento da diverticulite não complicada depende da gravidade dos sintomas, e a abordagem é subsequentemente individualizada. A maioria desses pacientes pode ser tratada como pacientes ambulatoriais. O fundamento do tratamento consiste em medicamentos para dor, modificação da dieta a curto prazo e antibióticos. Em geral, a prescrição inicial dos pacientes consiste em líquidos claros, seguidos por uma dieta com baixo teor de resíduos até ceder a inflamação. Os antibióticos são prescritos tradicionalmente para cobrir as bactérias colônicas. Uma revisão sistemática e uma metanálise avaliando o efeito da administração de antibiótico em pacientes com diverticulite não complicada não demonstraram que o uso de antibióticos acelere a recuperação ou previna complicações ou uma cirurgia subsequente.[9] Como resultado, alguns médicos deixaram de prescrever antibióticos para diverticulite não complicada.

Uma pequena proporção de pacientes diagnosticados com diverticulite na realidade têm uma neoplasia colônica que mimetiza a diverticulite. Em geral, isso é estimado atualmente em cerca de 1 a 3%, com taxas significativamente mais altas observadas na doença complicada.[10] No momento da recuperação, é recomendado que os pacientes se submetam à colonoscopia após 4 a 8 semanas para excluir malignidade.

Após o episódio inicial de diverticulite aguda não complicada, apenas 10 a 35% dos indivíduos terão outro episódio.[11] Após mais episódios, as chances de recidiva aumentam significativamente. Na tentativa de evitar uma diverticulite complicada grave, a cirurgia eletiva foi sugerida anteriormente após diverticulite não complicada, dependendo do número de episódios, sob a noção de que mais episódios levariam a mais chances de recidiva e de diverticulite complicada grave. Entretanto, as recidivas, em geral, tendem a apresentar a gravidade do episódio inicial. Como resultado, o número de crises de diverticulite não complicada caiu em desuso como uma indicação para cirurgia. Atualmente, a avaliação individual é realizada sobre a frequência das crises, sintomas contínuos e seu efeito na qualidade de vida *versus* idade e na condição clínica do paciente e seu risco cirúrgico.

O objetivo da cirurgia eletiva é remover o segmento afetado do cólon (geralmente o cólon sigmoide) e realizar uma anastomose primária do intestino saudável remanescente. Quando se remove o cólon sigmoide, a margem proximal deve estar no intestino móvel e flexível, mas não é necessário incluir todos os divertículos proximais. A anastomose distal, porém, deve ser com o reto superior, pois deixar uma seção de cólon sigmoide distal está associado a um risco mais alto de diverticulite recorrente. A cirurgia pode ser realizada por meio de abordagem aberta, laparoscópica, com o auxílio manual ou robótica. A CMI para a doença diverticular mostrou ser segura, com as vantagens de recuperação mais rápida da função intestinal, menos dor e hospitalização mais curta.

### Populações especiais
#### Diverticulite do lado direito

Comum nos países asiáticos, mas rara no ocidente, a diverticulite do lado direito afeta normalmente os pacientes mais jovens e seu diagnóstico pode ser um desafio, uma vez que os sinais e sintomas são muito semelhantes aos da apendicite aguda. Outros diagnósticos diferenciais a serem considerados são diverticulite de Meckel, colecistite, colite isquêmica, adenite mesentérica, pielonefrite e doença pélvica inflamatória. A abordagem recomendada geralmente deve ser semelhante à da diverticulite em outros locais. Os pacientes que apresentam episódios recorrentes ou doença complicada e aqueles com diagnóstico incerto devem ser considerados para ressecção com hemicolectomia direita.

#### Pacientes imunocomprometidos

Dentre os pacientes imunocomprometidos estão os pacientes de transplante; os pacientes com diabetes melito, insuficiência renal ou cirrose; e aqueles que estão sendo tratados com esteroides sistêmicos e/ou quimioterapia. Embora a prevalência de diverticulite nesses pacientes seja semelhante à da população geral, é mais provável que eles apresentem perfuração livre e doença complicada em razão de sua capacidade comprometida de montar uma resposta inflamatória. Em decorrência desse risco, deve haver um limiar menor para a ressecção após uma única crise de diverticulite. É provável que os pacientes imunocomprometidos, que necessitam de cirurgia de emergência e de ressecção, não sejam submetidos à anastomose primária na cirurgia inicial em virtude do comprometimento de seu sistema imunológico e da cicatrização.

#### Pacientes jovens

Historicamente, considerava-se que os pacientes com menos de 50 anos tivessem uma forma mais virulenta de diverticulite e recomendava-se que fossem submetidos à ressecção após um episódio de doença não complicada. Embora a evidência atual não demonstre taxas mais altas de recidiva, os pacientes jovens não apresentam taxa mais elevada de intervenção cirúrgica de emergência. As diretrizes atuais não apoiam o tratamento dos pacientes jovens de modo diferente dos demais pacientes.

## OBSTRUÇÃO DO INTESTINO GROSSO

A obstrução do intestino grosso, definida como uma obstrução intestinal distal para a válvula ileocecal, pode ocorrer em consequência de várias etiologias. Em termos amplos, é classificada em obstruções mecânica (dinâmica) e funcional (adinâmica ou pseudo-obstrução). A obstrução mecânica pode ainda ser caracterizada por etiologias endoluminal, mural e extraluminal (Boxe 52.1).

> **Boxe 52.1** Etiologias comuns de obstrução do intestino grosso.
>
> **Mecânica**
> *Intraluminal*
> Massa intrínseca – neoplasia
> Corpo estranho
> Bezoar
> Impactação fecal
>
> *Mural*
> Estenose diverticular
> Estenose da doença de Crohn
> Estenose isquêmica
> Estenose por radiação
> Infecciosa (*i. e.*, linfogranuloma venéreo, tuberculose, esquistossomose)
> Doença de Hirschsprung
>
> *Extraluminal*
> Vólvulo sigmoide
> Vólvulo cecal
> Hérnia (inguinal, ventral, interna)
> Tumor metastático/intra-abdominal
> Abscesso abdominal
> Fibrose retroperitoneal
> Aderências (raras no intestino grosso)
>
> *Funcional*
> Pseudo-obstrução colônica (Ogilvie)
> Megacólon tóxico
> Íleo paralítico

perfuração com rápida deterioração. A obstrução em alça fechada geralmente é encontrada em casos como vólvulo e hérnias estranguladas. A Figura 52.24 mostra a radiografia simples de um paciente com um vólvulo sigmoide. Observe a aparência curva do tubo interno do cólon. O vólvulo resultou em obstrução em alça fechada. Nessas situações, o cólon torna-se progressivamente distendido com crescente pressão até chegar à necrose isquêmica e à perfuração. A Figura 52.25 mostra uma imagem de TC ilustrando a característica espiral mesentérica vista em pacientes com vólvulo.

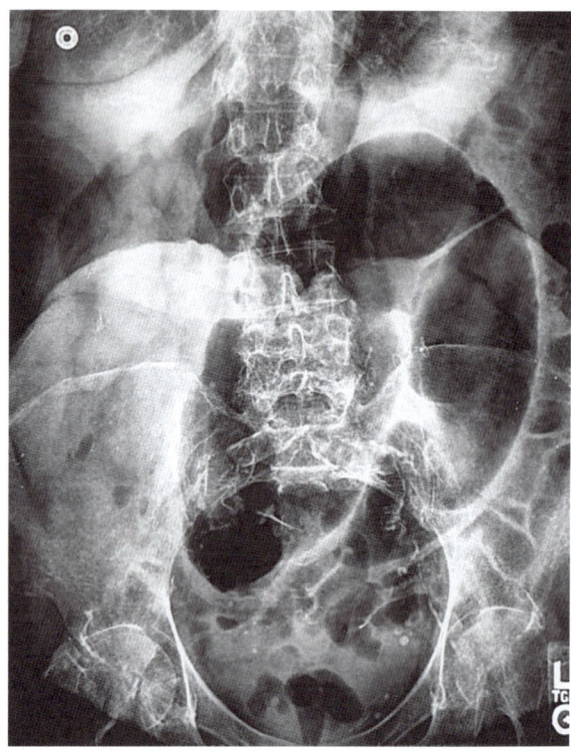

**Figura 52.24** Radiografia simples de vólvulo sigmoide. Note a aparência de tubo interno curvo.

A etiologia mais comum da obstrução mecânica nos EUA é o câncer colorretal (CCR), enquanto o vólvulo colônico é mais comum na Rússia, Europa oriental, África, no Oriente Médio e na Índia. A apresentação e os sintomas dependem de se tratar de uma obstrução aguda ou uma alteração progressiva crônica, assim como parcial, em que algum gás/conteúdos fecais podem passar *versus* obstrução completa em que nada passa distalmente. Acredita-se que, em todo o mundo, o vólvulo seja responsável por aproximadamente um terço dos casos de obstrução do intestino grosso. O local mais comum de vólvulo é o cólon sigmoide; entretanto, também pode ocorrer vólvulo cecal. Qualquer porção do cólon que não esteja fixada ao retroperitônio e tenha um mesentério alongado tem potencial para vólvulo. Nesses casos, há uma torção axial do cólon ao redor do mesentério, resultando em obstrução.

A apresentação da obstrução mecânica geralmente consistirá em aumento do peristaltismo e dor em cólica de grau baixo, mas a obstrução tardia, de longa duração, pode ter diminuído os sons intestinais. Além disso, os pacientes não eliminam fezes e flatos e demonstram crescente distensão abdominal. As obstruções agudas tendem a apresentar-se de maneira mais drástica com início súbito de dor, distensão e sensibilidade abdominal, enquanto os pacientes com obstrução progressiva podem apresentar maior constipação intestinal, fezes finas e alongadas e dor abdominal intermitente. A obstrução funcional geralmente apresenta distensão, dor abdominal vaga e sons intestinais fracos ou ausentes.

É necessário identificar e tratar imediatamente os pacientes com obstrução em alça fechada, nos quais tanto a porção proximal quanto a distal de um segmento intestinal estão bloqueadas, uma vez que essas condições têm o potencial para isquemia e

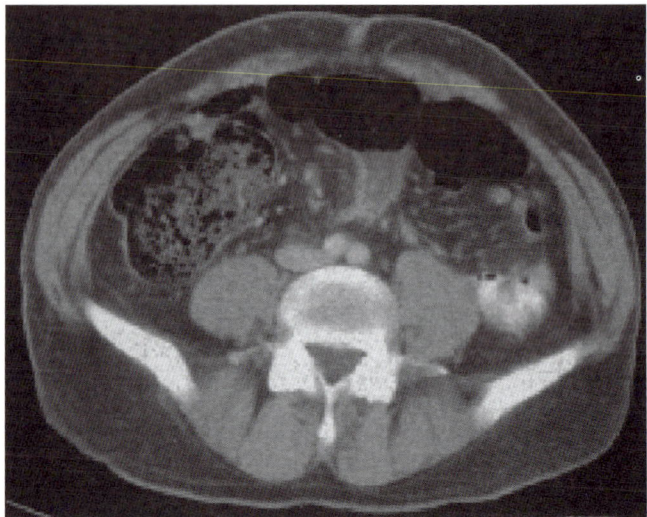

**Figura 52.25** Tomografia computadorizada do abdome em um paciente com vólvulo sigmoide. Note a espiral característica no mesentério.

Outra circunstância comum da obstrução em alça fechada ocorre em pacientes com cânceres obstrutivos de cólon com válvula ileocecal competente, que não permite o refluxo dos conteúdos intestinais. A apresentação dos cânceres obstrutivos com válvula ileocecal incompetente geralmente é menos aguda, com uma chance muito menor de perfuração, uma vez que a válvula permite o refluxo dos conteúdos intestinais dentro do intestino delgado, resultando em distensão progressiva do abdome com náuseas e vômito de natureza fecaloide.

A distensão do cólon ocorre como resultado de gás e fezes que se acumulam proximalmente à obstrução. O gás origina-se tanto do ar deglutido (em torno de dois terços) como da fermentação bacteriana. Em segmentos que sofrem crescente distensão, a pressão dentro da parede intestinal pode elevar-se acima da pressão do capilar, diminuindo a oxigenação adequada, levando à necrose isquêmica e à perfuração. Embora ocorram obstruções mais malignas nas porções distais do cólon, a necrose e a perfuração normalmente ocorrem no ceco, pois este tem um diâmetro maior e, de acordo com a lei de Laplace, vai se distender mais sob baixas pressões e desenvolver maior estresse de parede.

Nos casos de hérnias encarceradas e vólvulo, a pressão no mesentério pode comprometer o suprimento sanguíneo, obstruindo inicialmente o retorno venoso, e com o edema e a inflamação crescentes, eventualmente oclui o suprimento sanguíneo arterial. A isquemia resultante também pode levar a necrose e perfuração precoces. Nas obstruções em alça fechada, a distensão envolve inicialmente o segmento capturado ou encarcerado, mas com o tempo, o intestino proximal também se distenderá em consequência de acúmulo contínuo de gás e fezes.

## Diagnóstico e avaliação

São fundamentais uma boa anamnese e um exame físico para o diagnóstico de uma grande obstrução intestinal. O início e a progressão dos sintomas, doenças de base e medicamentos podem fornecer importantes indícios. O abdome deve ser palpado para detecção de massas, sensibilidade e incisões anteriores; a virilha deve ser examinada em busca de hérnias; e um exame de toque retal deve ser realizado para inspecionar neoplasias e presença de impactação fecal (Figura 52.26).

As radiografias simples do abdome podem ajudar a localizar a obstrução, demonstrando o grau de distensão assim como o estado da válvula ileocecal (competente versus incompetente), e, em alguns casos, estabelecem o diagnóstico. Imagens de TC com contrastes IV e hidrossolúvel fornecem informações significativas revelando a localização e a etiologia da obstrução, como diverticulite, DII e causas extraluminais (p. ex., abscessos e inflamação) (Figura 52.27). A TC também pode fornecer indícios referentes a isquemia tecidual e perfuração iminente. A retossigmoidoscopia flexível pode auxiliar no diagnóstico da obstrução e permitir a coleta de biopsias para pesquisa adicional. A endoscopia digestiva baixa também pode possibilitar o tratamento, como distorção de um vólvulo sigmoide e inserção de *stents*, em casos de obstrução maligna ou benigna. Exames de sangue básicos também são importantes no exame completo inicial. Podem ser diagnosticadas anormalidades eletrolíticas que são importantes como causa de disfunção adinâmica e nos cuidados operatórios e perioperatórios. O aumento nas contagens de leucócitos e elevação da concentração de PC-R e de lactato, o excesso de base e a diminuição do pH estão todos geralmente associados a um estado mais grave e podem ajudar a guiar a agressividade do tratamento.

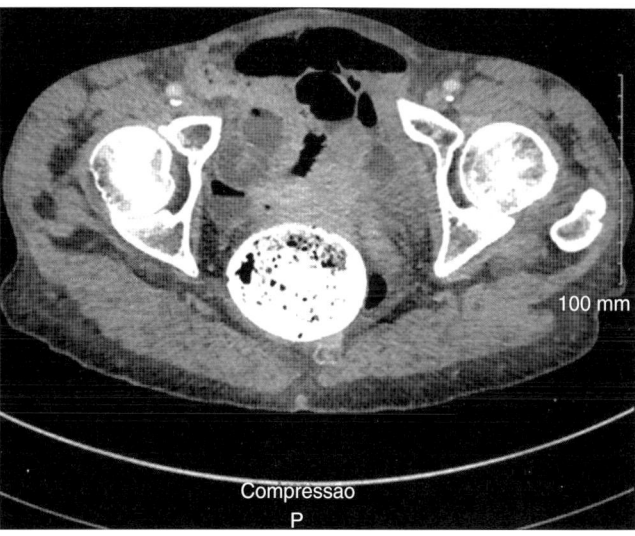

**Figura 52.26** Tomografia computadorizada da pelve mostrando uma considerável impactação de bário, após um enema de bário, resultando em grande obstrução intestinal. Esse paciente necessitou de desimpactação em sala cirúrgica.

## Tratamento

O tratamento da obstrução do intestino grosso é elaborado de acordo com as etiologias da obstrução, algumas das quais são discutidas em detalhes adiante no capítulo. As opções de tratamento variam consideravelmente, dependendo da causa da obstrução, da suspeita de isquemia intestinal e de perfuração iminente, assim como da condição geral do paciente e das comorbidades. A cirurgia deve ser realizada imediatamente em pacientes que apresentam peritonite, sinais de perfuração ou isquemia intestinal.

É imperativo aliviar de imediato as obstruções mecânicas, particularmente aquelas completas e em alça fechada, antes que o comprometimento do suprimento sanguíneo resulte em necrose e perfuração. Nos pacientes que não apresentam sinais nocivos imediatos pode-se obter imagens de acordo com a causa da obstrução. Em pacientes com vólvulo de sigmoide, a descompressão endoscópica geralmente é bem-sucedida com o uso de um retossigmoidoscópio rígido ou flexível, com a colocação de uma sonda retal proximal ao ponto de torção. Se isso não obtiver êxito, será necessário que os pacientes sejam submetidos a cirurgia com ressecção, colostomia e um procedimento de Hartmann. Se a descompressão tiver sucesso, a ressecção eletiva do sigmoide com anastomose primária deverá ser realizada em razão da elevada taxa de recidiva. No caso de vólvulo cecal, a ressecção e a anastomose primárias normalmente podem ser realizadas, a não ser que o paciente esteja em maior risco de fístula na anastomose (p. ex., intestino não viável, sepse, hipotensão etc.). Os pacientes com obstrução em consequência de DII ativa em geral respondem inicialmente aos esteroides. Os abscessos paracólicos podem ser drenados por via percutânea. Os corpos estranhos em geral podem ser removidos por via endoscópica. A impactação fecal normalmente é aliviada com uma combinação de emolientes fecais e laxativos a partir de cima e com desimpactação manual ao lado do leito ou na sala cirúrgica sob anestesia. As hérnias que causam obstrução mecânica do intestino grosso normalmente requerem cirurgia. As intussuscepções colônicas no adulto, em contraposição às intussuscepções pediátricas, quase sempre estão associadas a um

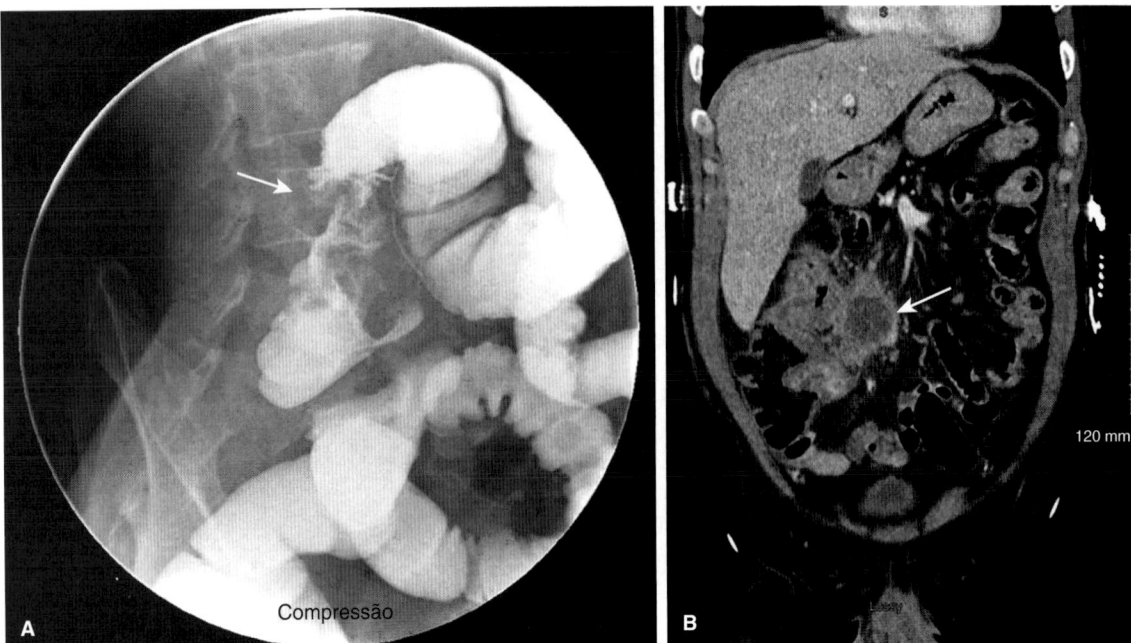

**Figura 52.27 A.** Enema de gastrografina em paciente com sintomas de obstrução revelando uma lesão em "maçã mordida" na adjacência da flexura hepática (*seta*). **B.** Tomografia computadorizada do abdome e pelve no mesmo paciente mostrando um grande carcinoma na flexura hepática com perfuração para o mesentério e abscesso mesentérico associado (*seta*). A drenagem de abscesso guiada por tomografia computadorizada não foi possível. Esse paciente foi submetido a extensa hemicolectomia direita com exteriorização de sua anastomose ileocólica como uma ileostomia em alça.

ponto patológico principal, como pólipo, câncer, divertículo de Meckel ou colônico. Uma recente metanálise encontrou malignidade como o fator causador em 36,9% das intussuscepções ileocólicas e 46,5% das cólicas.[12] A maioria dos autores recomenda a ressecção de acordo com os princípios oncológicos sem redução.

Os pacientes com obstrução maligna das porções inferior e média do reto normalmente necessitam estoma de derivação inicial para permitir a quimiorradioterapia neoadjuvante antes da cirurgia definitiva. As obstruções malignas do cólon sigmoide e esquerdo sem sinais de perfuração iminente podem ser tratadas com inserção endoscópica inicial de *stent* como uma ponte para a cirurgia. As opções cirúrgicas incluem a ressecção segmentar com o procedimento de Hartmann (e colostomia terminal com fechamento interno do coto retal) ou anastomose primária com ou sem estoma de derivação. Se o ceco estiver isquêmico ou não viável, é realizada colectomia subtotal. Nos casos de obstrução do lado direito, normalmente é realizada hemicolectomia direita com anastomose primária. Os pacientes instáveis, com alto risco de falência da anastomose, devem ser submetidos à criação de um estoma de derivação temporário ou à exteriorização da anastomose como uma ileostomia em alça.

## PSEUDO-OBSTRUÇÃO COLÔNICA

A pseudo-obstrução colônica aguda, também denominada síndrome de Ogilvie, foi descrita inicialmente por *Sir* William Heneage Ogilvie, em 1948. É caracterizada por dilatação aguda do cólon na ausência de uma obstrução mecânica. A síndrome de Ogilvie é rara, com incidência estimada de 100/100.000 internações.[13] Aventou-se a hipótese de que a desregulação da inervação autonômica colônica desempenhe um papel importante. Vários mecanismos têm sido implicados, incluindo o desequilíbrio autonômico com excesso relativo de atividade simpática sobre a parassimpática, ruptura dos arcos reflexos colônicos, doença crônica e medicamentos.[13]

É encontrada com mais frequência em idosos e em pacientes com comorbidades, seguindo-se classicamente a uma doença aguda em um histórico de doenças neurológicas, cardíacas ou respiratórias. As condições comuns associadas são descritas na Tabela 52.2.

**Tabela 52.2** Condições associadas à pseudo-obstrução.

| Categoria | Fatores de risco |
|---|---|
| Pós-cirúrgica | Após grande cirurgia ortopédica e/ou espinal, transplantes de órgãos sólidos, procedimentos cardíacos |
| Doença neurológica | Doença de Parkinson, doença de Alzheimer, acidente vascular encefálico, lesão na medula espinal |
| Cardíaca | Insuficiência cardíaca congestiva, infarto do miocárdio |
| Pulmonar | Doença pulmonar obstrutiva crônica |
| Traumatismo | Traumatismo, choque, queimaduras |
| Metabólica | Diabetes melito, insuficiência renal, distúrbios eletrolíticos |
| Infecciosa | Citomegalovírus, vírus varicela-zóster |
| Obstétrica/ginecológica | Cesariana, parto normal e instrumental |
| Diversos | Lúpus, esclerodermia |
| Fármacos | Opiáceos, quimioterapia, fármacos antiparkinsonianos, anticolinérgicos, fármacos antipsicóticos, clonidina |

## Diagnóstico

O paciente típico é idoso, com múltiplas comorbidades, hospitalizado em razão de um evento clínico agudo ou por ter sido submetido à cirurgia (abdominal ou não abdominal). Os sintomas de apresentação da condição geralmente incluem distensão abdominal, dor, náuseas e vômito. A obstipação é comum, porém alguns pacientes terão diarreia em decorrência da hipersecreção de água. A ausência de contratilidade intestinal é frequentemente associada à diminuição ou ausência de sons intestinais, mas também podem ser encontrados sons intestinais agudos e metálicos. Os sinais de toxicidades sistêmica e peritoneal são raros e devem levantar a suspeita de isquemia e perfuração. A avaliação inicial deve incluir hemograma completo, eletrólitos séricos, avaliação da função renal e imagens diagnósticas. Radiografias simples abdominais normalmente mostram um cólon distendido; em geral, é encontrado um diâmetro aumentado no ceco e no cólon direito, podendo esse diâmetro atingir de 10 a 12 cm (Figura 52.28). A dilatação e o gás que continuam sempre inferiormente até o reto distal apoiam a suspeita de pseudo-obstrução em contraste com a obstrução mecânica, em que a escassez de gás é geralmente encontrada distalmente à obstrução. Um enema de contraste hidrossolúvel pode distinguir com segurança entre obstrução mecânica e pseudo-obstrução. Atualmente, porém, a TC abdominal é usada em geral como o teste padrão confirmatório com capacidade de distinguir o tipo de obstrução assim como de avaliar sinais de isquemia e perfuração iminente (Figura 52.29). Sensibilidade abdominal, leucocitose, febre e dilatação cecal superior a 12 cm são sinais que podem ser indicativos de isquemia de cólon, perfuração ou perfuração iminente.

O diagnóstico diferencial inclui obstrução mecânica, megacólon tóxico por *C. difficile* ou megacólon tóxico por outras causas.

## Tratamento

O tratamento de pseudo-obstrução do cólon consiste em uma série de intervenções em escalada, dependendo do grau de distensão, do risco de perfuração e da resposta dos pacientes. As opções de tratamento consistem em cuidados de suporte, terapia farmacológica (neostigmina), descompressão endoscópica (colonoscopia) e cirurgia. Os leitores devem consultar as *Diretrizes de Prática Clínica* da American Society of Colon & Rectal Surgeons.

Cuidados de suporte não cirúrgicos são iniciados para os pacientes com um diâmetro cecal inferior a 12 cm sem evidência de isquemia ou perfuração. Isso inclui jejum absoluto, correção de distúrbios eletrolíticos e interrupção dos medicamentos que possam estar contribuindo para a condição, como opiáceos, anticolinérgicos, agentes antiparkinsonianos, antidepressivos, neurolépticos, clonidina, atropinas e anti-hipertensivos. A inserção de sondas nasogástrica e retal para descompressão pode ser útil. Laxativos osmóticos e estimulantes devem ser evitados, pois agravam a dilatação colônica. Deambulação, posição prona e posição genupeitoral para estimular a passagem de flatos podem ser úteis. Os pacientes devem ser monitorados com exames físicos e radiografias abdominais em série para avaliar a resposta ou a deterioração. Isquemia ou perfuração do cólon são as complicações mais temidas e são relatadas na variação de 3 a 15% dos casos, levando a uma taxa de mortalidade associada de quase 50%. Nos casos em que não ocorre melhora com os cuidados de suporte ou com um diâmetro cecal superior a 12 cm, mas sem toxicidade sistêmica e sem sensibilidade abdominal, a descompressão colônica é indicada.

A neostigmina é a base da terapia farmacológica de descompressão. É um inibidor da acetilcolinesterase que estimula os receptores muscarínicos e aumenta a atividade motora colônica. A neostigmina é administrada em *bolus* de 2 a 2,5 mg IV, injetada durante 3 a 5 minutos, e resulta em significativa estimulação parassimpática, causando forte peristaltismo colônico que normalmente leva a flatos e a movimentos intestinais subsequentes. Constatou-se que se trata de uma opção segura e eficaz para os pacientes com pseudo-obstrução colônica aguda nos quais o tratamento conservador tenha falhado. As taxas de sucesso do tratamento com neostigmina variam de 60 a 94%, observando-se recidivas em até 31% dos pacientes, e alguns necessitam de múltiplas administrações do fármaco. A neostigmina é contraindicada na obstrução

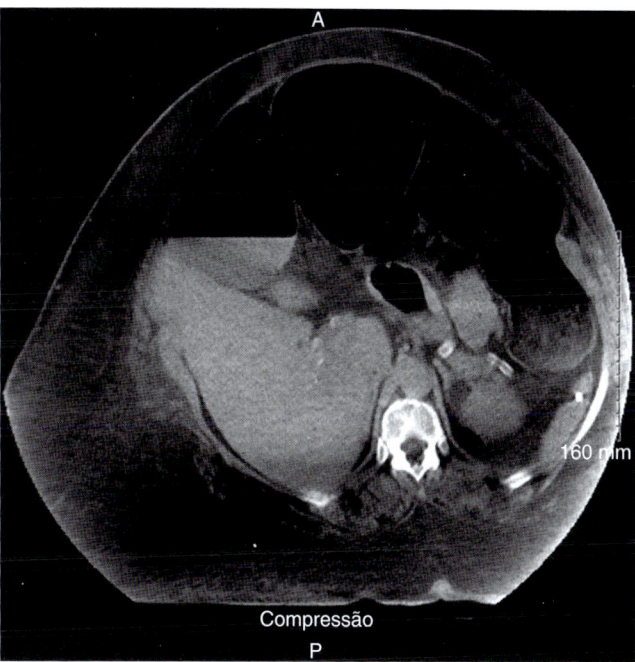

**Figura 52.29** Tomografia computadorizada mostrando distensão maciça do cólon sem sinal de alteração isquêmica.

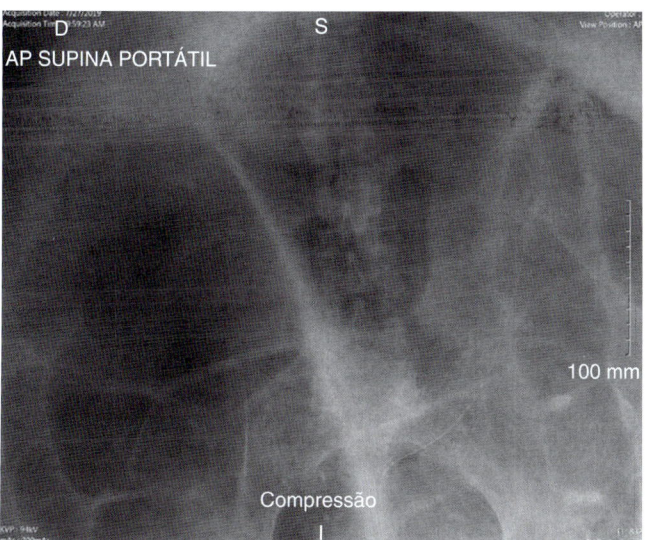

**Figura 52.28** Distensão maciça do cólon transverso em decorrência de síndrome de Ogilvie em mulher com múltiplas comorbidades, incluindo índice de massa corporal de 69, hipertensão pulmonar grave e doença cardíaca.

mecânica do intestino e em pacientes com sinais de isquemia ou perfuração. Deve ser usada com cuidado em pacientes com asma, doença pulmonar obstrutiva crônica, bradicardia e síndrome coronariana aguda recente, bem como naqueles com insuficiência renal. A neostigmina deve ser administrada em um contexto monitorado com disponibilidade imediata de atropina. São efeitos colaterais comuns: vômito, dor abdominal em cólica, salivação excessiva e bradicardia. A descompressão colonoscópica deve ser considerada em pacientes em que a neostigmina seja contraindicada ou para aqueles não responsivos a esse fármaco. O objetivo da descompressão endoscópica é avançar o endoscópio até o cólon direito com mínima insuflação e o uso de narcótico, assim como a colocação de uma sonda de descompressão colônica, enquanto se procede à remoção do máximo possível de gases do cólon. A descompressão endoscópica apresenta uma taxa de sucesso de 61 a 95%, na descompressão inicial, e de 70 a 90% na descompressão sustentada. As taxas de perfuração colonoscópica após a descompressão para a pseudo-obstrução variam de 1 a 3%.

Pacientes que não respondem a outras linhas de tratamento ou aqueles que mostram sinais de toxicidade sistêmica, isquemia ou a perfuração necessitam de cirurgia. As opções cirúrgicas são determinadas de acordo com a condição do cólon e do paciente. Se o cólon estiver viável, a cecostomia ou a inserção de sonda de cecostomia podem ser realizadas, com altas taxas de sucesso. Para os pacientes com sinais de isquemia ou perfuração, a ressecção, normalmente com um estoma de derivação, é recomendada.

## DOENÇA INTESTINAL INFLAMATÓRIA

### Epidemiologia e etiologia

A DII, que inclui tanto a colite ulcerativa quanto a doença de Crohn, é em grande parte uma doença do mundo ocidental. Como os países asiáticos estão adotando uma dieta mais ocidental, a incidência dessas doenças está aumentando também nesses países. A prevalência de DII nos países ocidentais é de aproximadamente 0,5% da população geral.[14] Nos EUA, estima-se que mais de 1 milhão de indivíduos tenham DII; mais de 200.000 canadenses são afetados; na Europa, cerca de 2,5 a 3 milhões de indivíduos apresentam essas doenças.[14] Há relatos de maior incidência de colite ulcerativa na Europa, seguida pelos EUA, enquanto a maior incidência da doença de Crohn foi observada nos EUA, seguido pela Europa. Observou-se que na Europa é maior a prevalência de DII. Com o tempo, a incidência de ambas as doenças parece estar aumentando. Ambas parecem ter a mesma predisposição genética com muitos fatores contribuintes ambientais. Mais de 10% dos pacientes com DII têm histórico familiar dessa condição. Até o momento, estudos de associação genômica ampla ligaram-se a mais de 230 *loci* de suscetibilidade à DII.[15] O tabagismo é o fator ambiental mais estudado, com efeitos opostos na colite ulcerativa e na doença de Crohn. Na colite ulcerativa, o tabagismo tende a suprimir os sintomas, enquanto na doença de Crohn ele tende a exacerbar os sintomas. Acredita-se que o uso de antibiótico no início da vida também predisponha à DII, assim como o uso de AINE.

### Distribuição e classificação da doença

A extensão da colite ulcerativa também pode ser graduada em relação à extensão da inflamação dentro do cólon. Pode-se limitar apenas ao reto e ao cólon sigmoide (proctite ou proctossigmoidite), restringir-se ao lado esquerdo do cólon, ou estender-se envolvendo todo o cólon (pancolite).

Existem muitos esquemas de classificação da doença de Crohn. Entretanto, um dos mais populares inicialmente foi a Classificação de Viena, que posteriormente foi atualizada para a Classificação de Montreal. Com esses esquemas de classificação, os pacientes são classificados de acordo com a idade de início da doença, a localização da doença de Crohn em seus intestinos, assim como pelo tipo de comportamento da doença. Além das diferentes idades de início, a Classificação de Viena dividiu os pacientes em relação ao desenvolvimento ou não da doença de Crohn inflamatória aos 40 anos ou posteriormente. A Classificação de Montreal subdivide em menos de 20 anos ou acima de 20 anos. Além disso, a Classificação de Montreal acrescenta ainda outra subdivisão que se refere aos pacientes terem ou não doença de Crohn perianal. Os três tipos diferentes de classificação dos comportamentos possíveis da doença de Crohn são: doença de Crohn inflamatória, doença de Crohn fibroestenótica e fistulização da doença de Crohn. Muitas pessoas percebem que esses três tipos de comportamentos da doença representam diferentes pontos no tempo de progressão da doença. Em outras palavras, um paciente é diagnosticado inicialmente com doença de Crohn inflamatória, que com o tempo progride para doença de Crohn fibroestenótica. Esta, por sua vez, geralmente progride para uma obstrução, com perfuração proximal à obstrução e formação de abscesso. Quando esse abscesso drena espontaneamente dentro de uma estrutura ou órgão adjacente, ocorre a formação de fístula. Desse modo, há progressão da doença de Crohn inflamatória para fibroestenosante e para fistulização. Com isso em mente, a progressão para a terapia clínica de "cima para baixo" evoluiu (ver adiante discussão sobre a terapia clínica). O objetivo é interromper essa progressão ou ciclo natural no curso da doença de Crohn para prevenir a fibrose progressiva que resulta em muitas das complicações que levam à cirurgia.

### Apresentação clínica e diagnóstico da doença

#### Apresentação clínica

A apresentação clínica de ambas as doenças pode ser semelhante. A diarreia pode ser um sintoma de apresentação em ambas as doenças; porém, isso é geralmente mais prevalente e grave na colite ulcerativa, em que a diarreia é caracteristicamente sanguinolenta. A hemorragia significativa é muito mais comum na colite ulcerativa do que na doença de Crohn. Os sintomas típicos da colite ulcerativa também incluem tenesmo e urgência assim como anemia associada. Na doença de Crohn, podem predominar os sintomas de dor abdominal. Em qualquer paciente que inicialmente apresente diarreia, culturas fecais devem ser obtidas primeiro para excluir a presença de causas infecciosas de diarreia, como *Salmonella*, *Giardia* ou *C. difficile* adquirida na comunidade, que é cada vez mais observada atualmente. Os pacientes com doença de Crohn podem apresentar massa abdominal palpável decorrente de um abscesso intra-abdominal ou uma fístula externa. Aproximadamente 25% dos pacientes com doença de Crohn terão doença perianal associada. Isso pode incluir uma variedade de problemas, incluindo fissura anal, que, muitas vezes, ao contrário dos pacientes sem doença de Crohn, não é dolorosa e pode haver múltiplas. Além disso, esses pacientes podem apresentar grandes plicomas anais (Figura 52.30), que não são verdadeiras hemorroidas externas. Em geral, esses plicomas não devem ser excisados, pois podem levar a um grande retardo na cicatrização da ferida. Esses pacientes também podem apresentar abscessos anorretais, fístula(s) (Figura 52.31) e estenose anal. Deve-se sempre realizar o exame de toque retal.

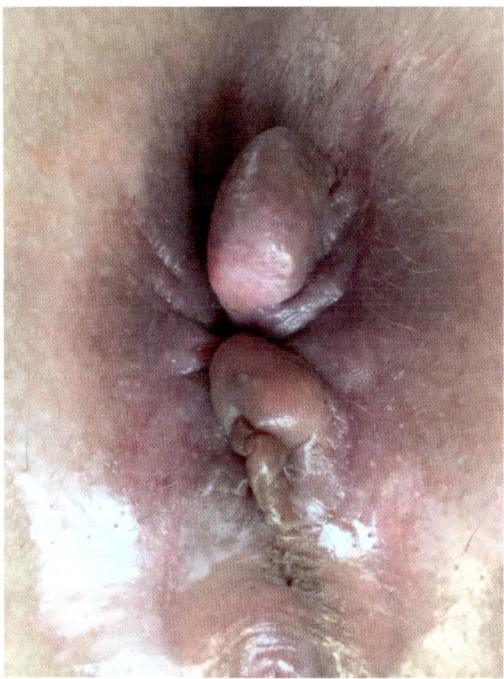

**Figura 52.30** Grandes plicomas anais de Crohn. Observe a coloração azulada e a aparência cerosa da pele perianal.

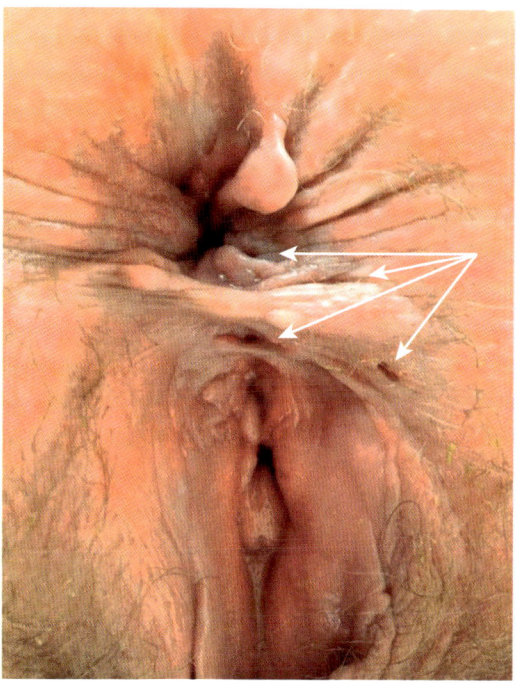

**Figura 52.31** Mulher com fistulização perianal significativa da doença de Crohn. Observe as múltiplas aberturas de fístula externa mostradas pelas *setas brancas*. Todas elas têm uma abertura interna comum na linha média anterior, que também está associada a uma fístula retovaginal. Essa paciente acabou optando por se submeter à derivação de ileostomia.

*Manifestações extraintestinais.* Manifestações extraintestinais podem ocorrer em muitos pacientes com DII, e estima-se que até metade dos pacientes com DII terá uma ou mais manifestações extraintestinais. Há uma prevalência ligeiramente maior das manifestações extraintestinais em pacientes com doença de Crohn, em comparação com aqueles com colite ulcerativa, e estas podem ser divididas naquelas que afetam as articulações, olhos e pele. A artrite é, de longe, a manifestação extraintestinal mais comum. Uma das manifestações extraintestinais mais comuns é a sacroileíte. Uma das manifestações articulares mais graves é a espondilite anquilosante, cujo curso é independente daquele da doença intestinal. Esses pacientes são HLA-B27-positivos e, nos casos avançados, podem apresentar diminuição da flexão cervical, que tem importantes implicações anestésicas para a intubação. Esses pacientes podem necessitar de intubação com fibra óptica e avaliação anestésica pré-operatória específica.

As manifestações extraintestinais cutâneas incluem eritema nodoso e pioderma gangrenoso. Pela longa experiência no tratamento de pacientes cirúrgicos com DII, o pioderma é muito mais frequente do que o eritema nodoso. O eritema nodoso (Figura 52.32) caracteriza-se por nódulos vermelhos dolorosos que podem ocorrer normalmente responder à administração sistêmica de esteroide, enquanto o pioderma gangrenoso caracteriza-se por lesões ulcerosas típicas extremamente dolorosas que em geral ocorrem em locais de traumatismo repetido, como na vizinhança de incisões cirúrgicas ou, com mais frequência, em torno de estomas intestinais (Figura 52.33). Há um fenômeno chamado "patergia" que se refere ao agravamento do pioderma com qualquer tipo de manipulação cirúrgica ou desbridamento. Essas lesões são, portanto, mais bem tratadas por meios não cirúrgicos e podem incluir injeções intralesionais de esteroide (*i. e.*, triancinolona), terapia tópica (tacrolimo a 0,1%) ou terapia biológica sistêmica (anticorpos antifator de necrose tumoral [TNF] ou agentes similares). Esse tratamento normalmente leva à resolução dos sintomas.

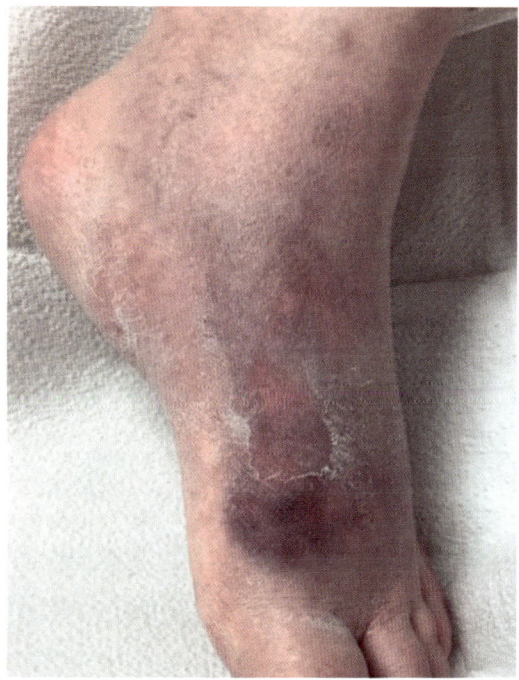

**Figura 52.32** Paciente com rubor e eritema nodoso ativo da doença de Crohn. Observe o nódulo purpúreo no dorso do pé.

As manifestações oculares da colite ulcerativa podem incluir uveíte, irite e episclerite. Algumas dessas podem levar a significativa irritação e necessitar de encaminhamento a um oftalmologista.

Estima-se que a colangite esclerosante afete aproximadamente 5% dos pacientes com DII. A doença tem um curso curiosamente independente da DII. Na pior das hipóteses, poderá progredir

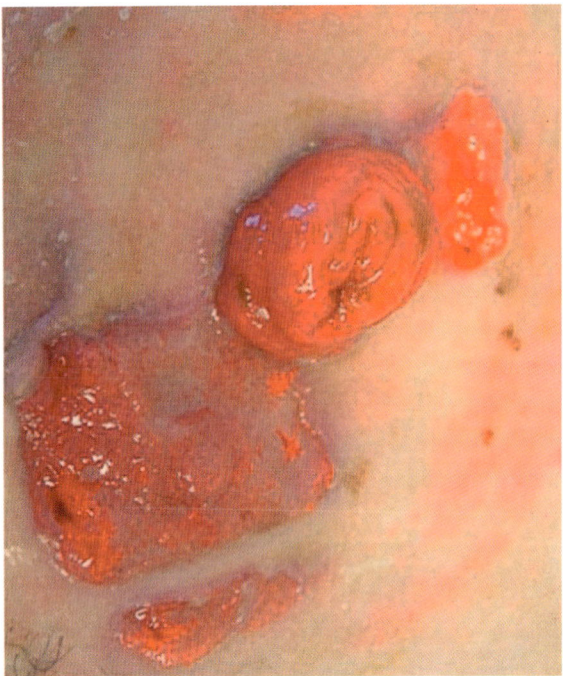

**Figura 52.33** Pioderma gangrenoso adjacente a uma ileostomia terminal em paciente com doença de Crohn. Nesse caso, as lesões começaram a cicatrizar com tecido de granulação.

descontínua (*i. e.*, áreas salteadas), com áreas interpostas de mucosa de aparência normal. Em alguns casos, a diferenciação entre as duas doenças pode ser difícil, tanto endoscópica como histologicamente. Uma vista endoscópica típica da colite ulcerativa é mostrada na Figura 52.34. Observe a aparência mais grosseira ou granular da mucosa colônica. Um dos sistemas de pontuação mais comuns para avaliação endoscópica da colite ulcerativa é o Sistema de Pontuação da Clínica Mayo, que gradua os achados endoscópicos com base na gravidade da ulceração da mucosa ou em sua ausência. O grau 1 refere-se a uma aparência endoscópica normal, o grau 2 refere-se a ser ligeiramente mais eritematoso, o grau 3 refere-se a uma área ainda mais eritematosa com sangramento ao toque, e o grau 4 refere-se a significativos sangramento e friabilidade. À medida que a doença se torna mais grave, a aparência da mucosa torna-se cada vez mais eritematosa, com progressiva ulceração da mucosa.

Em relação à endoscopia, a doença de Crohn é mais caracterizada por ulcerações mais profundas com aparência perfurada. Nesses casos, geralmente há ulcerações serpiginosas mais longas cobertas com fibrina. Muitas vezes, essas ulcerações estendem-se longitudinalmente ao longo do lúmen intestinal, e nesse caso são chamadas de ulcerações "em garra de urso" (Figura 52.35). Em muitos casos, as úlceras da doença de Crohn são piores no lado mesentérico do intestino. Quanto à distribuição da doença de Crohn, o local mais comum de envolvimento em quase metade dos pacientes é ileocólico, seguido pelo envolvimento do cólon. A doença de Crohn também pode afetar o intestino delgado ou o trato gastrintestinal superior.

*Avaliação histológica.* Na colite ulcerativa, a biopsia da mucosa colônica normalmente mostrará significativa inflamação com a presença de múltiplos leucócitos polimorfonucleares dentro da lâmina própria. Pode haver depleção de mucina nas células caliciformes. Pode-se também identificar abscessos na cripta, embora esse achado seja um tanto inespecífico. Em geral, a inflamação na colite ulcerativa é restrita ao epitélio da superfície (Figura 52.36). O processo patológico é limitado ao intestino grosso. A doença colônica proximal ocorre em continuidade com o reto envolvido (*i. e.*, sem lesões salteadas). A inflamação é caracterizada pela ausência de tratos sinusais murais, úlceras com fissuras profundas e granulomas, bem como pela ausência de agregados linfoides transmurais em uma área não profundamente ulcerada.

Em contrapartida, em pacientes com doença de Crohn, geralmente há inflamação transmural, que é vista em avaliação histológica de amostras ressecadas. Em aproximadamente um terço dos pacientes

para cirrose, resultar em insuficiência hepática e exigir transplante hepático. Pacientes com colangite esclerosante estão em maior risco de desenvolver neoplasia colorretal, como será discutido adiante, e também em alto risco de desenvolver bolsite, com será discutido na seção sobre IPAA e tratamento cirúrgico.

### Diagnóstico da doença

*Endoscopia.* O diagnóstico de DII geralmente é estabelecido por endoscopia. Isso pode ser realizado por proctoscopia rígida, sigmoidoscopia flexível ou colonoscopia. Em geral, é realizada uma avaliação completa do cólon por colonoscopia para determinar a extensão da doença e examinar o íleo terminal.

Na colite ulcerativa, a inflamação começa no nível da linha denteada e se estende proximalmente, enquanto na doença de Crohn, em muitos casos, a inflamação é mais irregular e pode ser

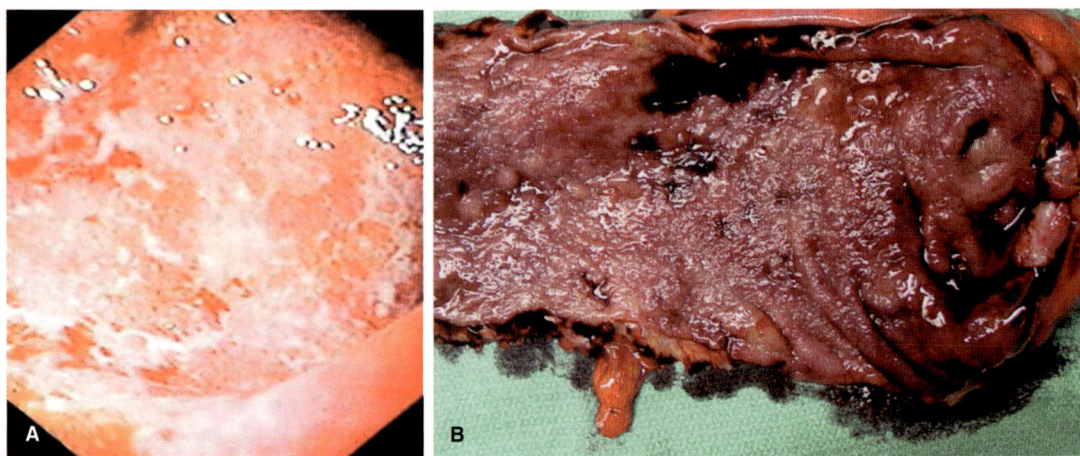

**Figura 52.34 A.** Vista endoscópica de colite ulcerativa moderadamente grave. Observe o sangramento e a ulceração. **B.** Vista macroscópica do cólon direito após proctocolectomia total para colite ulcerativa fulminante.

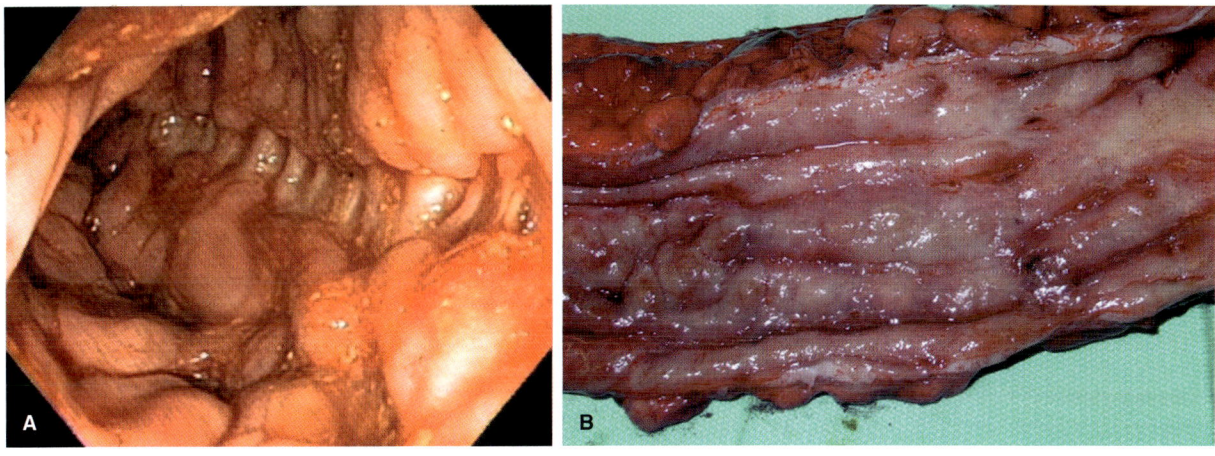

**Figura 52.35** Úlceras em garra de urso na colite de Crohn. **A.** Vista endoscópica. **B.** Vista macroscópica.

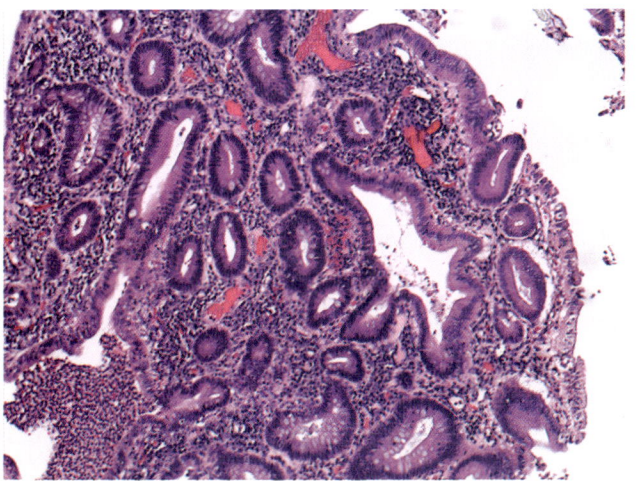

**Figura 52.36** Corte histológico de colite ulcerativa ativa. Há uma distorção arquitetural glandular que se manifesta por ramificação e orientação irregulares das glândulas em relação à superfície. A lâmina própria é expandida com células inflamatórias, e neutrófilos intraepiteliais estão presentes. Observa-se um abscesso de cripta *(inferior à esquerda)*. (Cortesia do Dr. Jeffrey P. Baliff, Thomas Jefferson University, Philadelphia.)

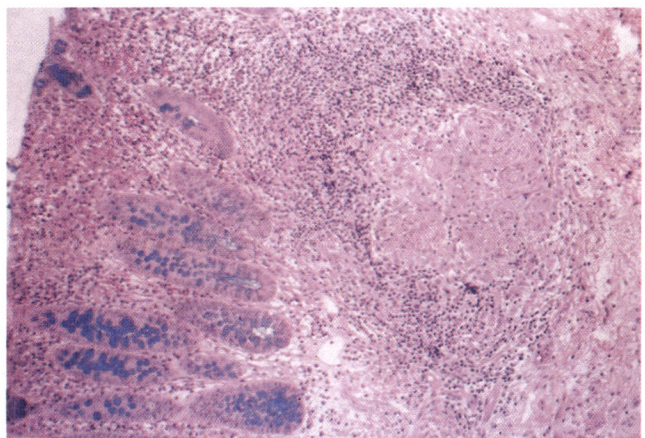

**Figura 52.37** Colite de Crohn com granuloma não caseoso.

há granulomas não caseosos (Figura 52.37). Em amostras de biopsia, o diagnóstico de doença de Crohn é estabelecido na presença de granulomas não necrosantes ou de agregados linfoides transmurais em uma área não profundamente ulcerada. Em pacientes com doença de Crohn, é possível a visualização macroscópica de como a doença "salta", com inflamação irregular, e o mesmo é verdadeiro na avaliação microscópica. O termo "enterite focal ativa" é empregado. O diagnóstico diferencial geralmente inclui colite infecciosa ou colite induzida por medicamento, e os relatos sobre a patologia geralmente incluem esse diagnóstico diferencial quando algumas áreas são submetidas à biopsia durante endoscopia gastrintestinal. Em pacientes em que há suspeita de doença de Crohn, é importante fazer um esforço para intubar o íleo terminal, pois esse é um local comum de envolvimento da doença.

**DII indeterminada** refere-se a um subgrupo de pacientes nos quais há sobreposição das características de doença de Crohn e colite ulcerativa à biopsia endoscópica. Acredita-se que até 10 a 15% dos pacientes se enquadrem nessa categoria. O diagnóstico de **colite indeterminada** é estabelecido em pacientes nos quais há incerteza do diagnóstico à avaliação da amostra de colectomia, uma vez que são observadas tanto características histológicas da doença de Crohn como da colite ulcerativa. Em geral, esse diagnóstico é mais provável em pacientes com a doença fulminante em que uma quantidade significativa de inflamação interfere no diagnóstico preciso da doença.

### Tratamento clínico

*Mudança na filosofia do tratamento clínico.* Nas duas últimas décadas, observou-se uma enorme mudança no tratamento clínico da DII. Houve uma evolução gradual de uma abordagem "de baixo para cima" para aquela denominada abordagem "de cima para baixo". Os termos abordagem "de baixo para cima" referem-se a iniciar primeiro com os medicamentos mais seguros, menos caros e somente depois que esses falharem prosseguir para os medicamentos mais potentes, mais caros, com perfil mais alto de efeito colateral. Essa abordagem de tratamento foi em grande parte substituída pela abordagem "de cima para baixo", em que os pacientes são tratados inicialmente com medicamentos mais fortes, mais potentes, e que, por sua vez, têm perfil de efeito colateral mais alto e associados a custos mais elevados. Muitos desses medicamentos foram implicados em maiores taxas de complicações pós-operatórias em pacientes submetidos à cirurgia e seu uso também foi associado à reativação de certas infecções remotas. É importante que o cirurgião esteja ciente desses medicamentos e seja conhecedor de seu mecanismo de ação. A Tabela 52.3 lista alguns dos medicamentos usados com mais frequência no tratamento de DII. O cirurgião descobrirá que esses medicamentos estão sendo cada vez mais usados não apenas em pacientes com DII, mas também naqueles com artrite reumatoide e psoríase. Anteriormente, a terapia medicamentosa se baseava, sobretudo, em medicamentos como sulfassalazina e esteroides. Entretanto, nos últimos 25 anos observou-se uma revolução com a introdução da "terapia biológica", fundamentada principalmente no tratamento com anticorpos direcionados contra TNF-α (anti-TNF-α). Isso teve início com a aprovação do infliximabe pela Food and Drug Administration (FDA) (anticorpo quimérico anti-TNF) para a doença de Crohn em 1998, seguida pela aprovação de adalimumabe (anticorpo humanizado anti-TNF) em 2007, certolizumabe pegol (um fragmento Fab peguilado de um anticorpo humanizado anti-TNF) e natalizumabe (anticorpo monoclonal humanizado para α4-integrina), ambos em 2008, golimumabe (anticorpo monoclonal humanizado anti-TNF) para colite ulcerativa, em 2013, aprovação de vedolizumabe (anticorpo monoclonal para a integrina α4β7) em 2014, ustequinumabe (anticorpo monoclonal humanizado para a subunidade da proteína p40 usado pela interleucina [IL]-12 e IL-23), em 2016, e tofacitinibe (inibidor da Janus quinase) para colite ulcerativa em 2018. Atualmente, há uma ampla variedade de fármacos a escolher. Também houve mudança na filosofia de tratamento em relação à DII.

### Medicamentos para o tratamento de DII

**Aminossalicilatos.** A sulfassalazina há muito é usada para o tratamento de DII colônica. Originalmente usada para o tratamento de artrite, observou-se que muitos pacientes com artrite e DII notaram melhora na DII ao tomarem esse medicamento. O uso desse fármaco era limitado por seu anel de sulfapiridina, o que exclui o uso em pacientes com alergia à sulfa. Quando esse medicamento é usado, os pacientes necessitam de suplementação de ácido fólico. Eventualmente, o anel de sulfapiridina é clivado, deixando uma fração ativa do ácido 5-aminossalicílico (5-ASA).

Os farmacólogos rapidamente perceberam que, dependendo de como esse fármaco era formulado, sua liberação poderia ser direcionada a diferentes porções do tubo gastrintestinal. Por exemplo, a mesalazina (Pentasa®) começa a se dissolver no estômago e libera o fármaco para todo o tubo gastrintestinal, enquanto o Asacol® começa a ser liberado no íleo terminal por meio de um mecanismo dependente do pH e cobre todo o cólon. Os fármacos fabricados com "tecnologia MMX" são destinados a preparações de 1 vez/dia e formulados de modo a se dissolverem lentamente, liberando assim o medicamento para todo o cólon. Por essa razão, acredita-se que ocorra maior adesão do paciente. Existem também formulações tópicas desses medicamentos para a doença distal. As formulações de supositórios são administradas na hora de dormir. Enquanto o paciente dorme, os supositórios derretem e cobrem o reto com mesalazina, que tem efeito anti-inflamatório muito potente. A marca mais popular de supositório é Canasa®. O mesmo medicamento na forma de enema de pequeno volume (enemas Rowasa®) pode ser administrado também na hora de dormir. O paciente é orientado a se deitar sobre o lado esquerdo, propiciando que o pequeno volume de líquido seja liberado não apenas para o reto, mas também para o cólon sigmoide e, em alguns casos, para o cólon esquerdo. Esses medicamentos são mais eficazes para a doença leve a moderada.

**Corticosteroides.** Se o paciente apresentar doença grave, os esteroides ainda desempenham um papel proeminente no tratamento de DII. Apesar de terem diversos efeitos colaterais, são baratos, de ação rápida e prontamente disponíveis, e não necessitam de pré-autorizações demoradas do seguro de saúde, como é o caso dos medicamentos biológicos alternativos mais caros. Os efeitos colaterais identificados dos esteroides incluem:

- Aparência cushingoide que não é muito popular, particularmente entre os pacientes jovens
- Complicação temida de necrose asséptica dos quadris
- Hipertensão
- Mudanças de humor que podem seguir uma escalada que chega a condições psiquiátricas reais
- Hiperglicemia

### Tabela 52.3 Diferentes tipos de tratamento clínico usados para doença intestinal inflamatória.

| Classe de fármaco | Exemplos | Indicação | Administração |
|---|---|---|---|
| Produtos biológicos | Infliximabe | Colite ulcerativa, DC | IV |
| | Adalimumabe | Colite ulcerativa, DC | SC |
| | Golimumabe | Colite ulcerativa | IV |
| | Natalizumabe | DC | IV |
| | Vedolizumabe | Colite ulcerativa, DC | IV |
| | Ustequinumabe | Colite ulcerativa, DC | IV, SC |
| Anti-inflamatórios | Sulfassalazina | Colite ulcerativa, DC | VO |
| | Mesalazina | Colite ulcerativa, DC | VO, enema, supositório |
| Imunossupressores | Esteroides convencionais | Colite ulcerativa, DC | VO, IV, supositório |
| | Budesonida | Colite ulcerativa, DC | VO, espuma retal |
| | Antimetabólitos | Colite ulcerativa, DC | VO |
| | Tofacitinibe | Colite ulcerativa | VO |
| Probióticos | *Lactobacillus* | Colite ulcerativa, DC | Alimento, comprimidos, cápsulas, pós |
| | *Bifidobacterium* | | |
| Antibióticos | Ciprofloxacino | Colite ulcerativa, DC | VO, IV |
| | Metronidazol | Colite ulcerativa, DC | VO, IV |
| | Rifaximina | *Off label* | VO |

*DC*, doença de Crohn; *IV*, intravenoso; *SC*, subcutâneo; *VO*, via oral.

- Risco aumentado de complicações infecciosas após cirurgia
- Formação de catarata
- Estrias e outros.

Por essas complicações, bem como pelo retardo de crescimento observado em crianças com o uso prolongado desses medicamentos, eles devem ser usados moderadamente pelo menor tempo possível. Os esteroides geralmente são iniciados em alta dose e então diminuídos rapidamente. São usados principalmente em caso de paciente ambulatorial na forma de pulsoterapia, em altas doses que são diminuídas de maneira gradual e rápida, ou IV em pacientes hospitalizados com crises de sua doença. No contexto de paciente ambulatorial, a pulsoterapia é administrada normalmente na forma de prednisona, em doses iniciais de 40 a 60 mg/dia, diminuídas gradualmente de 5 a 10 mg, a intervalos de 2 semanas até alcançar 10 mg/dia, e então reduzidas gradualmente em 5 mg a cada 2 semanas, quando então o fármaco é descontinuado. Em situação hospitalar, pode-se administrar 100 mg de hidrocortisona IV, a cada 6 a 8 horas, dependendo da gravidade da doença.

### Imunomoduladores

*Tiopurinas.* As tiopurinas são uma classe de medicamento "poupador de esteroides" que normalmente é iniciado depois que os pacientes recebem esteroides e possivelmente não foram bem-sucedidos no desmame desses esteroides, após uma ou duas tentativas na pulsoterapia. As tiopurinas foram usadas por muitas décadas no tratamento de doença de Crohn e há muito são usadas na população de transplante de órgãos. Dois fármacos enquadram-se nessa categoria: azatioprina e seu metabólito 6-mercaptopurina. Os efeitos colaterais dessa terapia incluem leucopenia e pancreatite. Esses efeitos colaterais são principalmente observados em indivíduos homozigotos para uma variante da enzima tiopurina metiltransferase responsável pela má metabolização desses fármacos. Por essa razão, muitos médicos agora realizam rotineiramente a genotipagem da tiopurina metiltransferase nos pacientes, para verificar se serão capazes de metabolizar adequadamente esses fármacos, antes de iniciar o tratamento com tiopurina. São muitas as vantagens desses medicamentos, já que se encontram prontamente disponíveis e são administrados por via oral 1 vez/dia, com a dosagem baseada no peso corporal. Em contrapartida, depois que o paciente inicia a terapia, normalmente há um lapso de 3 a 4 meses até exercerem seu efeito terapêutico. Por essa razão, não podem ser usados para tratar um surto. O uso da tiopurina a longo prazo também está associado a maior risco de desenvolver linfoma não Hodgkin do que na população geral.

*Metotrexato.* O metotrexato é outro imunossupressor usado com frequência no tratamento de DII. Esse medicamento, que há muito é usado particularmente no tratamento de pacientes com artrite, pode ser dosado por via oral ou intramuscular. A dosagem intramuscular é particularmente conveniente em pacientes que têm problemas significativos com diarreia ou absorção (p. ex., síndrome do intestino curto). Os efeitos colaterais do metotrexato incluem elevações nas provas de função hepática, assim como fibrose pulmonar. Quando o metotrexato é administrado, os pacientes necessitam de suplementação de ácido fólico.

## Produtos biológicos no tratamento de doença intestinal inflamatória

O termo "produto biológico" refere-se aos fármacos usados para DII, inicialmente denominados anticorpos monoclonais direcionados contra TNF-α. O primeiro desses agentes, o infliximabe, foi aprovado para uso pela FDA em 1998. Desde então, tem havido um contínuo aumento tanto no número como no tipo de medicamentos (com base no mecanismo de ação) que foram aprovados (Tabela 52.3). Os efeitos colaterais desses fármacos incluem reativação de infecções, incluindo tuberculose, histoplasmose, actinomicose e hepatite. Por essa razão, antes da consideração do tratamento, deve ser obtido um cuidadoso histórico do paciente referente a essas infecções. Além disso, antes de iniciar esses fármacos, o paciente deve submeter-se à prova cutânea de tuberculina ou ao teste padrão-ouro QuantiFERON®, assim como obter um perfil de hepatite. Não existe atualmente um teste para exposição passada à histoplasmose. Além disso, esses tipos de agentes, assim como as tiopurinas, podem estar associados a maior risco de desenvolver linfoma não Hodgkin, em comparação com a população geral. Ainda, um anticorpo anti-TNF-α tem sido associado a baixo risco de linfomas de células T hepatoesplênicos, particularmente em homens jovens que tomaram anticorpo anti-TNF em combinação com outra terapia imunossupressora como a tiopurina.

## Avaliação da gravidade do sintoma

Um esquema popular de classificação, o Truelove and Witts, caracteriza os pacientes pela gravidade de sua diarreia, presença de sangue nas fezes, presença de febre, taquicardia, anemia ou velocidade de hemossedimentação elevada. Muitos esquemas de classificação similares são usados, além de analisar amostras de fezes para detecção de calprotectina ou lactoferrina fecais, que podem ser usadas como marcadores inflamatórios a fim de avaliar a atividade da doença. Na doença de Crohn, tanto o índice de atividade da doença de Crohn (CDAI, do inglês *Crohn disease activity index*) quanto o índice de Harvey-Bradshaw são usados para quantificação dos sintomas.[16] O CDAI é composto de oito variáveis clínicas e laboratoriais, incluindo número de movimentos intestinais/dia, presença de dor abdominal, hematócrito e perda ponderal. Um escore inferior a 150 indica remissão clínica, enquanto um escore acima de 450 denota doença grave. Como o CDAI requer a elaboração de um diário de 7 dias dos sintomas do paciente, o Índice de Harvey-Bradshaw foi proposto como uma modificação desse esquema utilizando apenas dados clínicos.

## Indicações de cirurgia para a colite ulcerativa

Existem várias indicações de cirurgia para colite ulcerativa; a principal delas é a não responsividade à terapia clínica máxima. A frequência da cirurgia para a colite ulcerativa diminuiu nas últimas décadas com a melhora da eficácia e do número de opções médicas novas e eficientes, como toda a classe de terapias biológicas. Entretanto, apesar dessas novas terapias, os pacientes ainda apresentam falha na resposta. Os pacientes que se enquadram nessa categoria variam desde aqueles com doença grave, isto é, com múltiplos movimentos intestinais, estado nutricional precário, "dificuldade em se desenvolver", até aqueles que necessitam de cirurgia para recuperar uma boa saúde física. Esses pacientes têm uma qualidade de vida muito precária com urgência, tenesmo e baixo peso corporal. A cirurgia representa uma significativa melhora na qualidade de vida. O segundo grupo de pacientes que não responde à terapia clínica máxima engloba aqueles com colite fulminante. Esses pacientes têm uma doença tão grave que precisam ser hospitalizados e receber esteroides IV. Em alguns casos, eles receberam terapia biológica no hospital; em casos raros, esses pacientes podem receber ciclosporina IV na tentativa de evitar a colectomia. Nesses pacientes com colite fulminante, pode estar presente o megacólon tóxico (Figura 52.38). Isso é arbitrariamente definido no paciente como atendendo a três ou mais dos seguintes critérios: taquicardia acima de 100, leucocitose acima de 12.000/d$\ell^3$, hipoalbuminemia inferior a 3 g/d$\ell^3$, temperatura superior a 38°C, ou um diâmetro do cólon transverso superior a 5 cm em radiografia simples abdominal. Três ou mais desses critérios atendem à definição de megacólon tóxico; note que um "megacólon" não precisa estar presente para atender a essa definição. Assim, a definição de megacólon tóxico refere-se simplesmente a um paciente com sepse em consequência de colite muito grave. O megacólon tóxico pode estar presente não apenas em decorrência de colite ulcerativa grave, mas também em razão de colite de Crohn grave ou, ainda, de colite infecciosa ou isquêmica grave. Quando a colite é grave o suficiente, ela está associada a um íleo colônico (forma atípica de íleo paralítico) significativo e, nesses casos, o cólon se torna dilatado e há risco significativo de perfuração colônica. A categoria seguinte de indicação para cirurgia é a dos pacientes com sangramento gastrintestinal significativo. Lembrando a anatomia básica, os vasos localizados abaixo dos vasos colônicos situam-se abaixo da mucosa. Se a mucosa degenerar, isso irá, de fato, expor os vasos sanguíneos subjacentes do cólon, podendo resultar em hemorragia gastrintestinal maciça se ocorrer erosão de uma úlcera nesses vasos. Hemorragia significativa pode ser uma das razões para a cirurgia urgente na colite ulcerativa, embora a frequência dessa complicação tenha diminuído ao longo do tempo. Outra indicação para cirurgia em crianças com colite ulcerativa é a dificuldade em se desenvolver, que também é uma indicação para cirurgia em pacientes com doença de Crohn. A presença de displasia ou de câncer também é uma indicação para cirurgia. Os pacientes com colite ulcerativa de longa duração (> 8 anos) estão em maior risco de desenvolver displasia ou câncer, bem como aqueles que apresentam colangite esclerosante. Se a doença estiver presente há mais de 8 anos, os pacientes serão aconselhados a submeter-se à vigilância colonoscópica regular (anualmente) com ou sem cromoendoscopia. Se forem encontradas múltiplas áreas de displasia de baixo grau ou áreas de displasia de alto grau (Figura 52.39), a colectomia é recomendada para prevenir o desenvolvimento de adenocarcinoma invasivo. O achado de displasia colônica em pacientes com colite ulcerativa de longa duração é uma indicação para cirurgia que, nos últimos 20 anos, sofreu significativa modificação. Existe atualmente alguma controvérsia sobre quem exatamente necessita de cirurgia e quem requer observação contínua por meio de cuidadosa vigilância. Essa controvérsia surgiu, em grande parte, pelo desenvolvimento da colonoscopia de alta definição e pelo desenvolvimento de técnicas de vigilância como a cromoendoscopia. A cromoendoscopia envolve a realização de colonoscopia com a pulverização de corantes, como o azul de metileno ou o índigo carmim, sobre a mucosa colônica no momento da colonoscopia para destacar áreas sob suspeita de displasia a fim de permitir biopsias direcionadas, em vez de apenas realizar biopsias aleatórias que anteriormente eram o padrão de cuidados. Além disso, tem sido reconhecida a existência de diferentes tipos de displasia. A displasia plana, que é difícil de detectar e se mistura à mucosa circundante, é uma mucosa muito diferente da displasia "polipoide", que é aparente e pode ser tratada, em muitos casos, como um pólipo e removida com o uso de técnicas similares às usadas para a remoção de um pólipo convencional durante a colonoscopia. Em alguns estudos, os pacientes com colite ulcerativa foram submetidos à remoção de lesões displásicas por "polipectomia" e foram acompanhados a longo prazo sem intervalo e sem desenvolvimento de câncer.[17] É importante enfatizar que, para esses pacientes, o acompanhamento deve ser muito cuidadoso com colonoscopia e que tanto esta, realizada meticulosamente, quanto a experiência em patologia são vitais para esse processo, além de uma excelente adesão do paciente. Se em um indivíduo

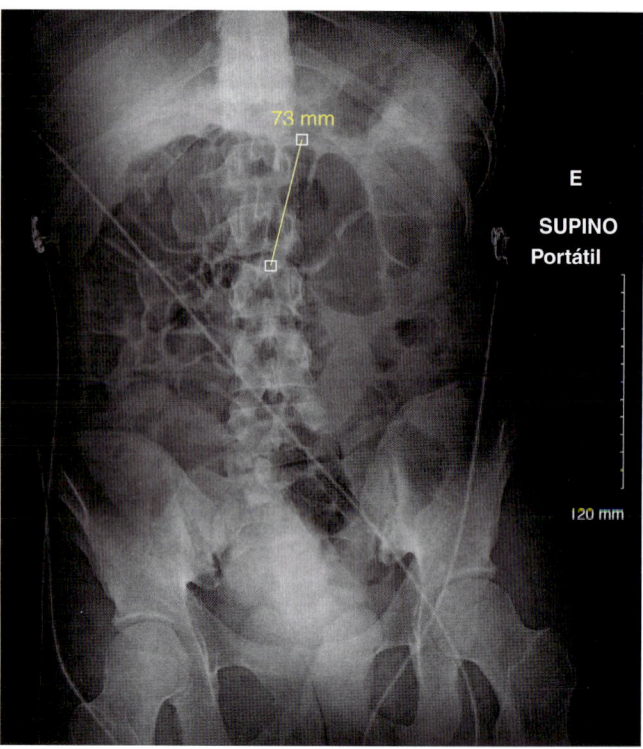

**Figura 52.38** Megacólon tóxico. Radiografia abdominal mostra significativa distensão do cólon transverso em um homem de 20 anos com megacólon tóxico. (De Rojas-Khalil Y, Galandiuk S. Management of chronic ulcerative colitis. In: Cameron JL, Cameron A, eds. *Current Surgical Therapy*. 13th ed. Philadelphia: Elsevier; in press.)

faltarem esses três fatores, evidentemente esta não será uma alternativa viável de tratamento. Ainda há o consenso, porém, de que se houver múltiplas áreas de displasia plana dentro do cólon, a colectomia é indicada. Há muito ainda a aprender em relação ao risco de câncer nos pacientes com DII. Em geral, percebe-se que aproximadamente um quinto dos cânceres no mundo surge no quadro de inflamação crônica. Isso reflete o problema com hepatite, câncer anal, câncer gástrico e muitos outros. Com o advento de melhores medicamentos e a interrupção desse ciclo crônico de inflamação, é interessante verificar se a incidência de câncer e de DII começa a declinar, em comparação com os dados históricos. O mesmo é verdadeiro em relação à indicação para retardo de crescimento em crianças. À medida que mais medicamentos eficazes são identificados e passíveis de serem instituídos em idades mais precoces, é previsível a diminuição das indicações de cirurgia para esses jovens pacientes.

Da mesma maneira, se um adenocarcinoma for identificado, a colectomia é indicada. Em certos pacientes, a presença de doença extraintestinal grave também é uma indicação para cirurgia. Em alguns casos, a doença extraintestinal grave responderá à cirurgia; porém, existem alguns casos em que a doença extraintestinal tem um curso relativamente independente do cólon.

## Indicações de cirurgia para doença de Crohn

Ao contrário das indicações de cirurgia para colite ulcerativa, as indicações para cirurgia da doença de Crohn geralmente são reservadas para as complicações da doença. De modo semelhante à colite ulcerativa, a cirurgia também é realizada em crianças com doença de Crohn quando mostram retardo no crescimento. Além disso, a cirurgia é geralmente realizada para sintomas de obstrução secundária à formação de fibroestenose da doença de

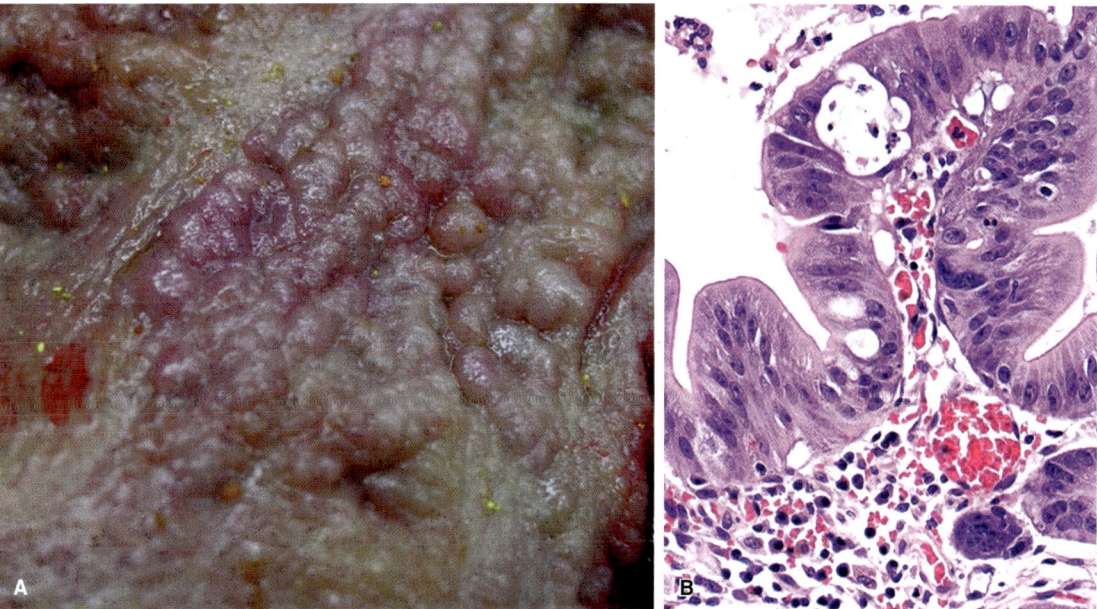

**Figura 52.39 A.** Lesão ou massa associada à displasia (DALM, do inglês *dysplasia-associated lesion or mass*) em paciente com colite ulcerativa e colangite esclerosante de longa duração. **B.** Displasia de alto grau no quadro de DALM em paciente com colite ulcerativa e colangite esclerosante de longa duração.

Crohn (Figura 52.40). Se os pacientes tiverem doença de Crohn perfurante associada a abscesso ou fístula, a cirurgia poderá ser indicada. A presença de muitos tipos de fístulas também é uma indicação relativa para cirurgia. Por exemplo, a presença de uma fístula ileal sintomática do cólon sigmoide provocando diarreia significativa contornando todo o cólon pode ser indicação para cirurgia. A ocorrência de fístulas enterocutâneas é uma indicação para cirurgia. As fístulas enteroentéricas não são indicação para cirurgia, a não ser que estejam associadas a sintomas significativos de obstrução ou desconforto. Presença de dor abdominal significativa associada à obstrução é considerada indicação para cirurgia. Pacientes com doença de Crohn que têm câncer ou displasia associados, bem como aqueles com colite ulcerativa, têm indicação para cirurgia. Em pacientes com doença de Crohn, e naqueles com colite ulcerativa, as áreas de displasia no cólon podem ser multifocais e, por essa razão, se essas ocorrerem no cólon, a proctocolectomia total é considerada preferível à ressecção segmentar.

## Opções cirúrgicas para colite ulcerativa

Atualmente, há várias cirurgias realizadas para colite ulcerativa. Dentre essas estão a colectomia subtotal, a ileostomia e o procedimento de Hartmann, realizadas geralmente para a doença fulminante. A proctocolectomia total com ileostomia terminal e proctocolectomia com IPAA, grampeada ou suturada manualmente, geralmente são realizadas em contexto de cirurgia eletiva. Colectomia subtotal, anastomose ileorretal e proctocolectomia total com ileostomia continente são procedimentos realizados com menos frequência.

### Proctocolectomia total com ileostomia terminal

A colectomia subtotal, a ileostomia e o procedimento de Hartmann são os tratamentos para pacientes com colite fulminante não responsiva à terapia clínica máxima. O termo "megacólon tóxico" há muito é usado para uma condição que surge quando os pacientes se tornam tóxicos em consequência de colite, independentemente de sua etiologia (p. ex., seja por colite ulcerativa, colites de Crohn, infecciosa ou isquêmica). Em qualquer dessas condições, à medida que a mucosa degenera, as endotoxinas dentro do lúmen intestinal são absorvidas, levando a um estado de sepse caracterizado por leucocitose, taquicardia, febre e, em casos graves, instabilidade hemodinâmica. Muitos desses pacientes têm enteropatia perdedora de proteínas e hipoalbuminemia associada. Se a colite for grave o suficiente para haver um íleo colônico associado, isso será aparente em uma radiografia abdominal com diâmetro aumentado do cólon transverso (> 5 cm). Define-se como megacólon quando qualquer desses cinco fatores está presente. É importante perceber que um paciente pode ter um megacólon tóxico sem ter um "megacólon" (*i. e.*, podem estar apenas "tóxicos" ou sépticos em decorrência de sua colite). Quando os pacientes começam a manifestar sintomas de megacólon tóxico, a cirurgia imediata para prevenir a perfuração colônica é indicada. Com a melhora da terapia clínica, esse cenário está se tornando menos comum. Quando da realização dessa cirurgia, seja aberta ou minimamente invasiva, é importante manusear delicadamente o cólon, pois a manipulação habitual pode resultar em perfuração. Se o cólon estiver muito dilatado e houver perda de domínio, a realização de um procedimento minimamente invasivo poderá não ser segura. Uma das complicações comuns desse procedimento no pós-operatório é a "ruptura" do coto de Hartmann, resultando em um abscesso pélvico. Muitas vezes, essa complicação é evitada simplesmente deixando um coto de Hartmann longo o suficiente e incorporando-o ao fechamento fascial da ferida da laparotomia abdominal da linha média, dependendo de se tratar de um procedimento aberto ou minimamente invasivo, e fechando a incisão sobre este. Dessa maneira, caso ocorra deiscência no coto e se desenvolva infecção da ferida, esta é aberta, e neste caso há uma fístula de mucosa controlada em vez de uma infecção pélvica profunda. Uma vez estabilizado o paciente e após o desmame dos medicamentos imunossupressores, normalmente após um período de 3 meses, pode-se realizar outro procedimento para a restauração da continuidade intestinal.

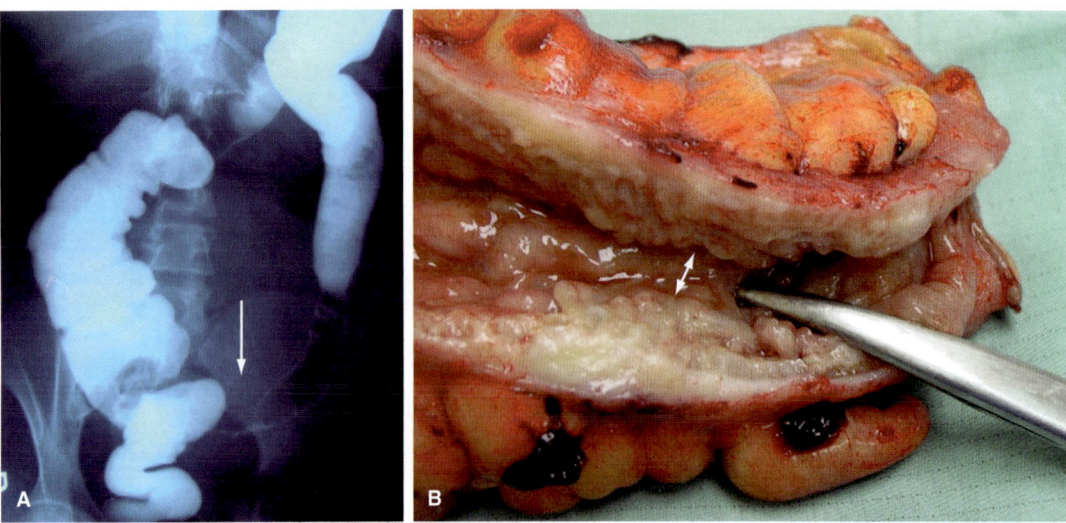

**Figura 52.40 A.** Enema com gastrografina mostrando estenose significativa (*seta*) do cólon sigmoide secundária à doença de Crohn. **B.** Ressecção colônica segmentar para doença fibroestenótica. Note o espessamento significativo da parede e o estreitamento do lúmen (*seta*) e seu tamanho comparado à ponta da tesoura.

### Colectomia subtotal e anastomose ileorretal

A opção de anastomose ileorretal para o tratamento da colite ulcerativa evita as complicações da dissecção pélvica, como os distúrbios da função sexual, em homens, e redução da fertilidade, observada em mulheres, uma vez que não há dissecção pélvica. A chave para bons resultados após essa cirurgia é a seleção do paciente apropriado. Esses resultados são melhores nos pacientes com envolvimento retal limitado; porém, isso é incomum na colite ulcerativa, na qual a doença mais grave em geral localiza-se distalmente. Além disso, como os pacientes mantêm o reto com esse procedimento, eles precisam ser submetidos à vigilância contínua para displasia, pois no decorrer do tempo estarão em maior risco de câncer no reto preservado.

### Anastomose proctocolectomial e ileoanal com reservatório

A IPAA tornou-se o procedimento mais popular para colite ulcerativa não responsiva à terapia clínica, bem como para os pacientes que necessitam de colectomia para displasia. São várias as suas vantagens em relação à anastomose ileorretal, já que remove todo o cólon e a maior parte da mucosa em risco, dependendo de como é realizada a cirurgia (*i. e.*, anastomose com grampos ou por sutura manual). A IPAA foi descrita de meados até o fim dos anos 1970 e envolve a remoção de todo o cólon e a maior parte do reto. Apresenta dois componentes essenciais: a proctocolectomia e a criação de um pequeno reservatório intestinal usando o íleo terminal. Esse reservatório é então suturado ao canal anal ou à porção inferior do reto. Há diversas configurações de bolsas ou reservatórios que foram propostas no passado, incluindo bolsas em "S", bolsas em "W" e bolsas em "H", todas com vantagens relativas e desvantagens. Entretanto, a bolsa mais simples, mais fácil e com menos complicações é a bolsa em "J", que resistiu ao teste do tempo.

Essa bolsa é criada usando faixas de 15 cm do íleo terminal e dois disparos de um grampeador GIA™ (Figura 52.41). O ápice dessa bolsa em "J" é grampeado então ao reto distal, deixando uma bainha retal muito curta (Figura 52.42), ou suturado manualmente ao reto distal após realização de mucosectomia de 2 cm (Figura 52.43). Atualmente, a abordagem com o grampeador é preferida simplesmente por proporcionar continência superior e ter realização rápida. Entretanto, em casos de displasia ou câncer, a abordagem com sutura manual ainda pode ser justificada.

A IPAA geralmente produz bons resultados funcionais em pacientes com colite ulcerativa. Uma vez que muitos pacientes a serem submetidos a essa cirurgia também recebem imunossupressores na ocasião, ou se encontram em estado nutricional precário, a IPAA costuma ser realizada com derivação intestinal temporária (ileostomia em alça temporária), que permanece em posição por

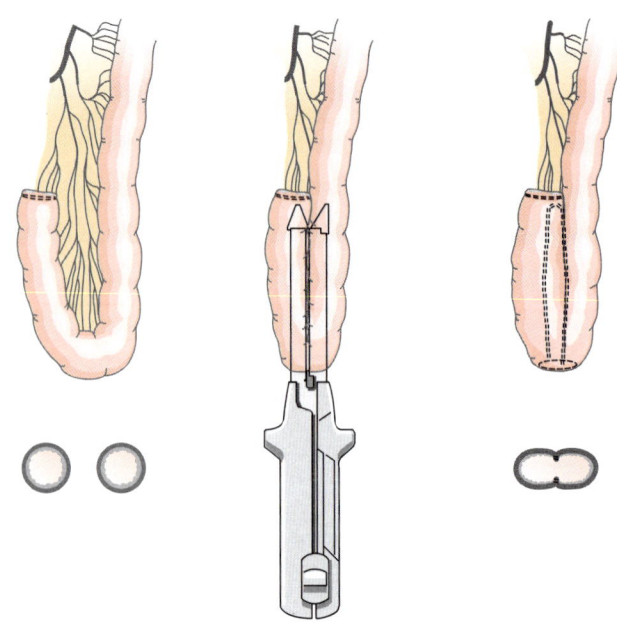

**Figura 52.41** Criação de uma bolsa ileal em "J" usando um grampeador linear cortante. Para a substituição do reto, é criado um reservatório a partir do íleo distal. O grampeador une duas alças do intestino com grampos enquanto a parede interposta é seccionada. O diâmetro da bolsa é criado com o dobro do diâmetro original do íleo. As alças da bolsa em "J" devem ter 15 cm de comprimento. São necessários dois disparos de um grampeador linear; pode-se usar um grampeador de 75 ou 100 mm.

2 a 3 meses. Nesse período, procede-se ao desmame dos imunossupressores e o paciente recupera seu estado nutricional normal. A ileostomia temporária pode então ser fechada normalmente, sem a necessidade de laparotomia. Em pacientes que *não* estão em regime de imunossupressão e se encontram em bom estado nutricional (normalmente aqueles submetidos à cirurgia por achados de displasia colônica), a cirurgia pode ser realizada em um só estágio *sem* a derivação intestinal, desde que não haja tensão sobre a IPAA. Várias manobras técnicas podem ser realizadas para diminuir a tensão sobre a IPAA. Dentre elas estão a mobilização do mesentério do intestino delgado no nível do pâncreas (Figura 52.44). Ao dividir o mesentério do cólon direito, a integridade dos vasos ileocólicos deve ser preservada. Se for imposta tração distal sobre o ápice da bolsa em "J", ela deverá chegar facilmente até abaixo da sínfise púbica (Figura 52.45). Quando se realiza essa manobra, pode-se perceber ou visualizar quais vasos

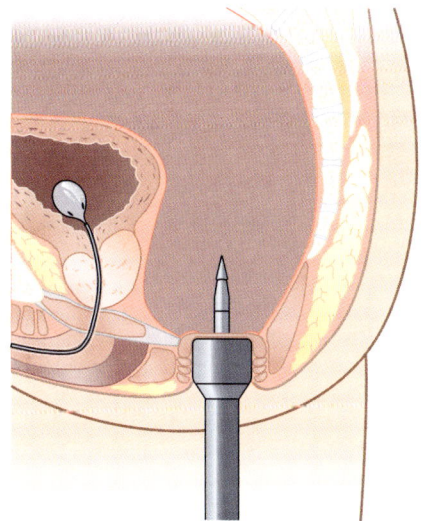 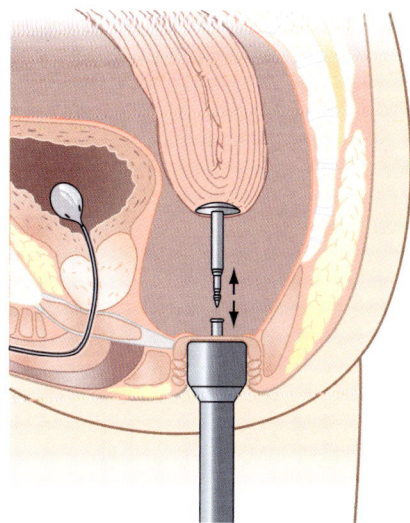

**Figura 52.42** Confecção da anastomose proctocolectomial ileoanal com reservatório grampeada. Um grampeador circular é usado; normalmente é selecionado um grampeador de 29 mm. Um erro comum é deixar um segmento de reto muito longo, resultando em sintomas persistentes em decorrência desse segmento de mucosa mantido afetado por doença inflamatória intestinal (inflamação do *cuff* retal).

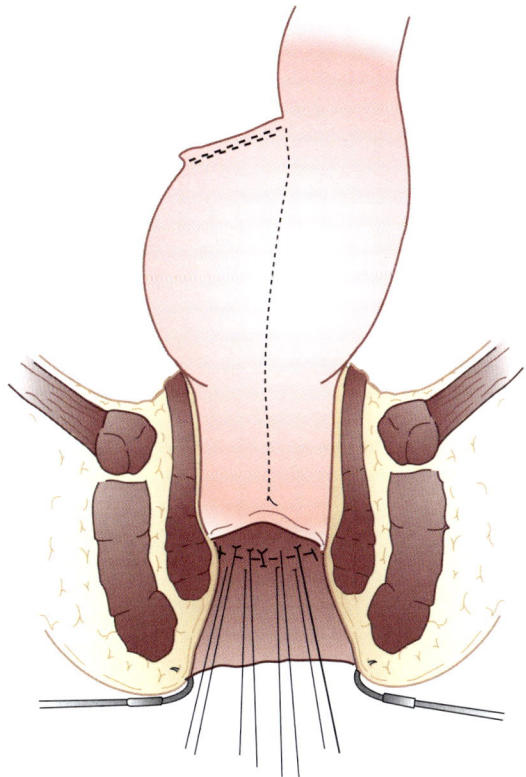

**Figura 52.43** Anastomose proctocolectomial ileoanal com reservatório suturada manualmente após mucosectomia anorretal.

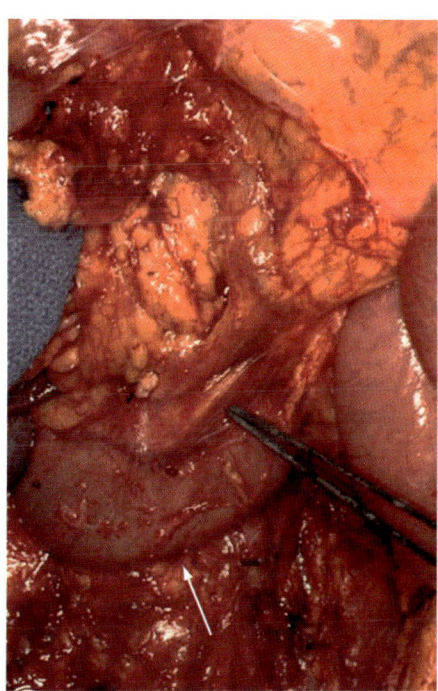

**Figura 52.44** Mobilização do mesentério do intestino delgado até a terceira porção do duodeno. Nesse ponto, o mesentério do intestino delgado é retraído cranialmente, expondo a terceira porção do duodeno (*seta*).

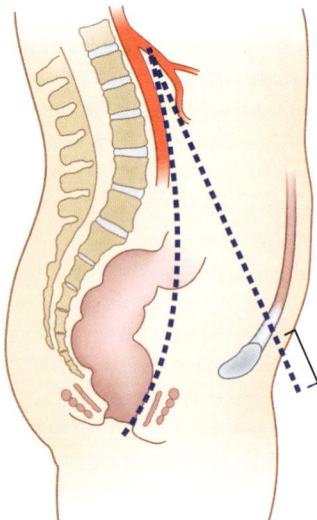

**Figura 52.45** Estimativa do comprimento da bolsa em "J". Deve ser possível abaixar o ápice da bolsa em "J" até o nível da sínfise púbica. Essa é uma boa estimativa para se chegar até o canal anal livre de tensão.

anastomóticos em bolsa ileoanal e estenoses anastomóticas de bolsa ileoanal (geralmente um reflexo da tensão anastomótica). As complicações tardias incluem o diagnóstico de doença de Crohn, que é mais comum em pacientes submetidos à colectomia de emergência naqueles pacientes com diagnóstico de colite indeterminada.

Com um "bom" resultado, os pacientes com IPAA terão até seis movimentos intestinais em um período de 24 horas, normalmente incluído um movimento intestinal noturno. Na maioria dos pacientes, em cerca de 6 meses haverá aumento significativo de volume da bolsa ileal, permitindo-lhes reduzir a quantidade de medicamentos antidiarreicos que tomam para controlar a evacuação.

### Ileostomia continente

A ileostomia continente foi descrita primeiramente no final dos anos 1960 e continuou a ser muito popular até que a IPAA superou-a como o procedimento de escolha para os pacientes jovens com colite ulcerativa. Essa cirurgia envolvia a construção de um reservatório, de modo semelhante àquele usado para a IPAA. Nesse caso, em vez de a continência ser mantida pelo esfíncter anal, era mantida pelo segmento em intussuscepção do íleo posicionado entre esse reservatório e a ileostomia terminal. Uma ileostomia continente é à prova de ar e água; porém, o segmento em intussuscepção é bastante propenso à dessuscepção, o que torna o estoma incontinente e requer uma cirurgia revisional. Esse procedimento funciona melhor em indivíduos com tipo físico magro, pois naqueles de maior peso corporal o mesentério também predispõe à dessuscepção.

## Cirurgia para a doença de Crohn

### Ressecção ileocólica

mesentéricos do intestino delgado estão sob maior tensão, se os vasos do mesentério superior ou os vasos ileocólicos. O vaso mais tensionado pode ser seccionado, permitindo assim maior comprimento do mesentério do intestino delgado. A criação de uma "janela peritoneal" também pode fornecer comprimento mesentérico. Essa é uma manobra em que pequenas fendas são criadas no peritônio anterior e posterior cobrindo os vasos mesentéricos. Na maioria dos casos, essas fendas horizontais no peritônio fornecem um ou dois centímetros extras de comprimento mesentérico (Figura 52.46). É desnecessário dizer que nos indivíduos mais obesos é mais difícil obter um comprimento mesentérico suficiente para que o intestino delgado chegue até a pelve livre de tensão. Além disso, em indivíduos muito altos e naqueles com tórax longo, a tensão também pode ser um problema.

Dentre as complicações iniciais comuns da IPAA estão aquelas associadas à não cicatrização da IPAA: sepse pélvica, fístulas anastomóticas de bolsa ileoanal, fístulas de bolsa ileovaginal, seios

A ressecção ileocólica é uma das cirurgias mais comumente realizadas para os pacientes com doença de Crohn, uma vez que se estima que a área ileocecal seja o local de envolvimento em quase metade dos pacientes. As indicações para cirurgia nesses pacientes geralmente se devem à doença fibroestenosante com obstrução ou associada a doença fistulizante/massa/abscesso ou flegmão. O íleo terminal situa-se na pelve em estreita proximidade com várias

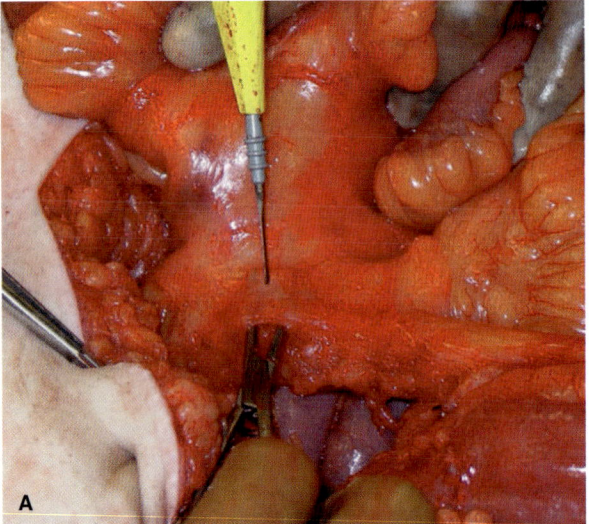
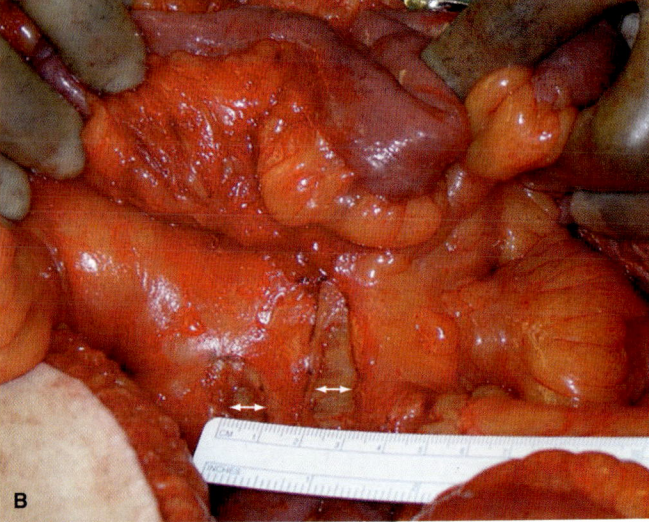

**Figura 52.46** Criação de janela peritoneal. **A.** Levanta-se o peritônio mesentérico afastando-o da artéria mesentérica superior, sendo elevado com uma pinça e então seccionado com o uso de um eletrocautério. **B.** O peritônio mesentérico foi seccionado perpendicularmente ao eixo da artéria mesentérica superior. Observe que, em cada área onde o peritônio é seccionado, obtém-se 1 cm adicional do comprimento mesentérico.

estruturas pélvicas; por essa razão, se houver uma obstrução significativa e ocorrer perfuração proximal, o abscesso resultante poderá perfurar no interior do cólon sigmoide ou da bexiga. O cólon sigmoide é, de longe, o local mais comum, e a fístula ileossigmoideana resultante ocorre com muita frequência nesses pacientes. Ao realizar uma ressecção ileocólica, deve-se sempre estar alerta a quaisquer "aderências" e certificar-se de que estas não sejam fístulas enteroentéricas. A ressecção ileocólica presta-se muito bem à abordagem laparoscópica. São exceções os casos de extensa doença fistulizante ou flegmão significativo, em que há dificuldade para separar o mesentério do cólon direito/íleo terminal das estruturas retroperitoneais. Ao decidir sobre as margens de ressecção, devem-se selecionar as áreas do intestino observadas como normais, sem espessamento, e com normal espessura da junção intestinal-mesentérica. A possibilidade de palpar uma discreta junção intestino delgado-mesentério normalmente é um bom indicador de que o lúmen está livre de significativa inflamação de Crohn. Apesar das muitas maneiras de construir a anastomose ileocólica, os autores preferem a anastomose terminoterminal suturada manualmente. No pós-operatório, essas anastomoses são muito fáceis de avaliar por via endoscópica e de se dilatar, no caso de doença recorrente, o que não é verdadeiro para as anastomoses laterolaterais grampeadas. É fundamental, em qualquer forma de confecção da anastomose, que ela seja muito ampla.

### Ressecção segmentar do cólon

A ressecção segmentar do cólon tem sido cada vez mais usada no tratamento da doença de Crohn nas duas últimas décadas, por dois motivos: (1) reconhecimento do papel importante da absorção de água pelo cólon (ver seção sobre fisiologia colônica), bem como o reconhecimento de que muitos desses pacientes serão submetidos a cirurgias repetidas e (2) disponibilidade de medicamentos novos e mais potentes para a doença de Crohn, possibilitando uma supressão mais eficaz da doença recorrente. A ideia de ressecção segmentar para a doença de Crohn colônica pode ser realizada em pacientes nos quais há áreas isoladas de estenose colônica com áreas relativamente normais "salteadas" de cólon de aparência normal com distensibilidade colônica normal. Nesses pacientes, a realização de ressecção segmentar está associada a risco muito maior de recidiva, assim, esta deve sempre ser acompanhada de algum tipo de quimioprofilaxia pós-operatória para reduzir o risco de recidiva da doença.

### Colectomia subtotal e anastomose ileorretal

Essa é uma cirurgia bastante adequada para os pacientes com doença de Crohn, se tiverem uma doença de cólon que poupe relativamente o reto ou outra doença que afete o cólon. A ressecção segmentar será preferível, se houver áreas de cólon normal interpostas. Entretanto, essa cirurgia, assim como na colectomia segmentar, está associada a taxa muito mais elevada de recidiva. As opções, caso tenha sido mantida menor quantidade de reto, consistem na realização de uma anastomose de bolsa ileorretal para reduzir o número de movimentos intestinais do paciente após a cirurgia. Dependendo da altura da anastomose e das circunstâncias da cirurgia (reoperação, com imunossupressão associada, estado nutricional dos pacientes), isso pode requerer uma derivação intestinal temporária (ileostomia em alça temporária) para facilitar a cicatrização.

### Proctocolectomia e anastomose proctocolectomial ileoanal com reservatório

Em edições anteriores do livro-texto *Sabiston*, é possível que esse procedimento tenha sido mencionado apenas de passagem; porém, a cada ano, com mais frequência esse é considerado uma possibilidade para os pacientes com doença de Crohn, desde que não tenham doença perianal evidente. Com o advento de fármacos imunossupressores novos e mais potentes, esse procedimento é considerado uma opção em um paciente orientado, ciente do risco aumentado de morbidade e dos resultados funcionais menos favoráveis (*i. e.*, número maior de movimentos intestinais), em comparação à realização dessa cirurgia para os pacientes com colite ulcerativa. Além disso, é evidente que há um risco maior de doença fistulizante e de necessidade de converter para ileostomia terminal. Entretanto, no paciente motivado, que reconhece e aceita esses riscos, esse procedimento pode ser realizado. Ver na seção sobre IPAA para colite ulcerativa os detalhes técnicos referentes a esse procedimento.

### Risco de câncer

Como na colite ulcerativa, é maior o risco de câncer colônico em pacientes com doença de Crohn de longa duração, embora se acredite que esse risco seja um pouco menor do que na colite ulcerativa. Entretanto, em pacientes nos quais foi identificado um câncer, deve ser realizada colectomia total, uma vez que há estudos mostrando mutações colônicas pró-carcinogênicas ocorrendo ao longo do cólon e elevado risco de câncer subsequente em outras áreas do cólon.[18]

### Complicações pós-operatórias

Muitos pacientes com DII submetidos à cirurgia estão em uso de medicamentos imunossupressores e, além disso, muitos desses pacientes são hipoalbuminêmicos, pois apresentam enteropatia perdedora de proteína em decorrência de sua doença. Por esse motivo, estão em maior risco de complicações infecciosas pós-operatórias. Existem diversas opiniões quanto ao risco relativo de complicações com o uso desses diferentes medicamentos. No entanto, em geral, acredita-se que os esteroides representem maior risco de complicações infecciosas, assim como a administração de medicamentos biológicos, vários meses antes da cirurgia.[19] Por isso, deve-se discutir com os pacientes sobre a possibilidade de uma derivação intestinal temporária, se forem submetidos a uma cirurgia na qual uma anastomose é considerada, desde que o julgamento clínico do cirurgião considere prudente a realização de ileostomia temporária.

### Recidiva pós-operatória

A taxa de recidiva após cirurgia para a doença de Crohn varia, dependendo do local da cirurgia e de outros fatores, como os fatores ambientais. Há relatos de que os pacientes com doença de Crohn que são tabagistas têm risco aumentado de recidiva precoce da doença, assim como indivíduos com menos de 30 anos e aqueles já submetidos a duas ou mais cirurgias para doença fistulizante.[20] Tem havido um reconhecimento crescente de que o tratamento clínico intensivo precoce iniciado logo após a cirurgia pode reduzir com sucesso o risco de recidiva. O monitoramento endoscópico regular do trato gastrintestinal inferior para detecção de sinais de doença recorrente é importante para possibilitar a intervenção terapêutica antes do desenvolvimento de fibrose resistente à terapia.

## COLITE INFECCIOSA

A colite infecciosa pode ser diagnosticada em pacientes com diarreia aguda e inflamação colônica. A importância dessa doença para o cirurgião surge de sua capacidade de mimetizar condições cirúrgicas, como abdome agudo ou DII e, em alguns casos, de se deteriorar até o ponto de se tornar necessário o tratamento cirúrgico.

### Infecção por *Clostridium difficile*

*Clostridium difficile* é um habitante comum do tubo gastrintestinal, capaz de se manifestar em um espectro de sintomas que vão desde o portador assintomático até a colite fulminante.

### Epidemiologia

*Clostridium difficile* é a causa mais comum de diarreia associada à assistência de saúde, e é considerado a principal fonte de morbidade associada à assistência de saúde, ocorrendo em 2% de todas as altas hospitalares para todas as doenças. A prevalência de colonização assintomática de *C. difficile* em pacientes adultos hospitalizados varia de 3 a 26% em diferentes estudos. Cerca de 453.000 novos casos de infecção por *C. difficile* (ICD) são diagnosticados anualmente nos EUA, dos quais 83.000 são casos recorrentes, com 29.300 óbitos atribuídos.[21] É interessante notar que, após atingir um platô em altas taxas históricas, algumas regiões começaram a mostrar um declínio na incidência atribuído a programas específicos de prevenção e tratamento. Nos hospitais canadenses participantes, por exemplo, a incidência de ICD diminuiu de 7,9/10.000 pacientes-dia em 2011 para 4,3/10.000 pacientes-dia em 2015.[22]

### Microbiologia e transmissão

*Clostridium difficile* é um bacilo gram-positivo anaeróbio, formador de esporos. As vias de transmissão consistem na disseminação pessoa a pessoa por via fecal-oral ou na exposição a um ambiente contaminado, por ingestão de esporos de outros pacientes, bem como por transmissão pelas mãos dos funcionários de saúde. Os patógenos toxicogênicos de *C. difficile* podem produzir toxinas A e B, as quais foram associadas a colite. A ligação das toxinas A ou B aos receptores de glicoproteína no colonócito leva à morte do colonócito e à liberação de mediadores inflamatórios. O surgimento da cepa Ribotype 027 de *C. difficile*, em meados dos anos 2000, resultou em epidemias significativas por todo o mundo ocidental, associadas a resultados mais graves da doença e a mortes.

### Fatores de risco

O fator risco mais importante para o desenvolvimento de uma infecção clínica é a exposição recente a antibióticos. Os antibióticos afetam a flora intestinal natural, diminuindo a capacidade natural de suprimir o crescimento e a disseminação de *C. difficile*. Praticamente todos os antibióticos foram associados a *C. difficile*, mas particularmente a terceira e a quarta geração de cefalosporinas, fluoroquinolonas, clindamicina e carbapenêmicos foram ligados a maior risco de ICD. Outros fatores de risco são imunodeficiência (incluindo infecção pelo HIV), tratamento quimioterápico, uso de medicamentos supressores de ácido, como os inibidores da bomba de prótons, cirurgia gastrintestinal ou manipulação do tubo gastrintestinal, incluindo alimentação por sonda e hospitalização prolongada ou longa permanência em casas de repouso ou em unidades de reabilitação. Pacientes com DII apresentam taxas mais altas de ICD, aliado a piores resultados (HIV) e taxas mais altas de colectomia. É mais provável que esses pacientes recebam imunossupressores e antibióticos e tenham uma flora intestinal diferente, em comparação com os indivíduos saudáveis. Pode ser difícil diferenciar entre exacerbação de DII e uma ICD, pois os sintomas se sobrepõem, e um alto índice de suspeita deve ser mantido. Dentre os pacientes com maior risco de morte decorrente de ICD estão indivíduos com idade avançada, aqueles com múltiplas comorbidades, hipoalbuminemia, leucocitose, insuficiência renal aguda e pacientes infectados pela cepa Ribotype 027.

### Apresentação clínica

Os sintomas de ICD geralmente começam 4 a 9 dias após o início dos antibióticos, mas podem começar 10 semanas ou mais após o tratamento com antibiótico. Nos pacientes que apresentam reinício de diarreia aquosa, inexplicada (com três ou mais fezes não formadas em 24 horas), deve-se levantar a suspeita de ICD. Os pacientes também têm dor abdominal, febre e íleo associado. Os pacientes com ICD podem ser classificados como apresentando colonização assintomática, doença sem gravidade e doença fulminante. Uma variedade de escores é utilizada para avaliar a gravidade clínica e a resposta ao tratamento. Um leucograma de pelo menos 15.000 células/$\mu\ell$ e/ou creatinina sérica de no mínimo 1,5 mg/d$\ell$ são preditores de doença grave, de acordo com a Infectious Disease Society of America. A ICD fulminante ou grave é diagnosticada em pacientes com hipotensão ou choque, íleo ou megacólon. O critério ATLAS é um escore clínico simples à beira do leito, que inclui idade, temperatura, leucocitose, albumina e tratamento sistêmico com antibióticos, e tem sido usado para avaliar a resposta ao tratamento.[23]

### Diagnóstico

O diagnóstico de ICD é estabelecido a partir de sintomas típicos em combinação com exame de fezes. Os exames laboratoriais são feitos com base na detecção das toxinas de *C. difficile*, antígeno de *C. difficile* ou da própria bactéria. Uma variedade de testes comerciais é utilizada, incluindo o ensaio imunoenzimático para detecção da toxina, imunoensaio de glutamato desidrogenase para detecção de antígeno de *C. difficile*, teste de amplificação com ácido nucleico, reação em cadeia da polimerase e culturas fecais.

A sigmoidoscopia flexível pode ser útil como uma modalidade diagnóstica para ICD. Embora não seja uma modalidade de primeira linha para o diagnóstico, pode ser útil nos casos de exame de fezes inconclusivo ou como auxílio para exclusão de outras etiologias. Classicamente, pequenas placas (2 a 10 mm) elevadas (pseudomembranas), amarelo-esbranquiçadas, podem ser observadas em aproximadamente metade dos pacientes com ICD (Figura 52.47). A colite inespecífica pode ser encontrada em 25% adicionais. Os achados histológicos das placas revelam um exsudato inflamatório com debris mucinosos, fibrina, células epiteliais necróticas e células polimorfonucleares. Na colite fulminante, a colonoscopia pode aumentar o risco de perfuração e deve ser considerada apenas quando o benefício é maior que o risco de complicações.

As imagens não são muito úteis para o diagnóstico, pois não são específicas, mas podem auxiliar na avaliação da gravidade da doença e da resposta ao tratamento. Os achados típicos da TC incluem espessamento significativo da parede colônica, dilatação intestinal, filamentos de gordura pericolônica, contraste oral de alta atenuação no lúmen colônico alternado com mucosa inflamada de baixa atenuação (sinal do acordeão) e ascites. A US também pode ser útil, especialmente em pacientes em estado grave que não possam ser transportados até o tomógrafo na sala de radiologia. A US pode mostrar o espessamento da parede intestinal, o estreitamento do lúmen, assim como pseudomembranas, que são vistas como linhas hiperecoicas cobrindo a mucosa.

### Tratamento

O tratamento inicial consiste em suspender ou minimizar os antibióticos anteriores, líquidos parenterais e correção dos eletrólitos. O uso de agentes antiperistálticos para o tratamento de ICD deve ser evitado. O tratamento da ICD com antibiótico é determinado de acordo com o quadro clínico e pode ser dividido em episódio inicial, episódio recorrente, doença grave e doença fulminante. A Tabela 52.4 resume as recomendações atuais de tratamento com antibiótico para os episódios iniciais e para a doença grave e fulminante.

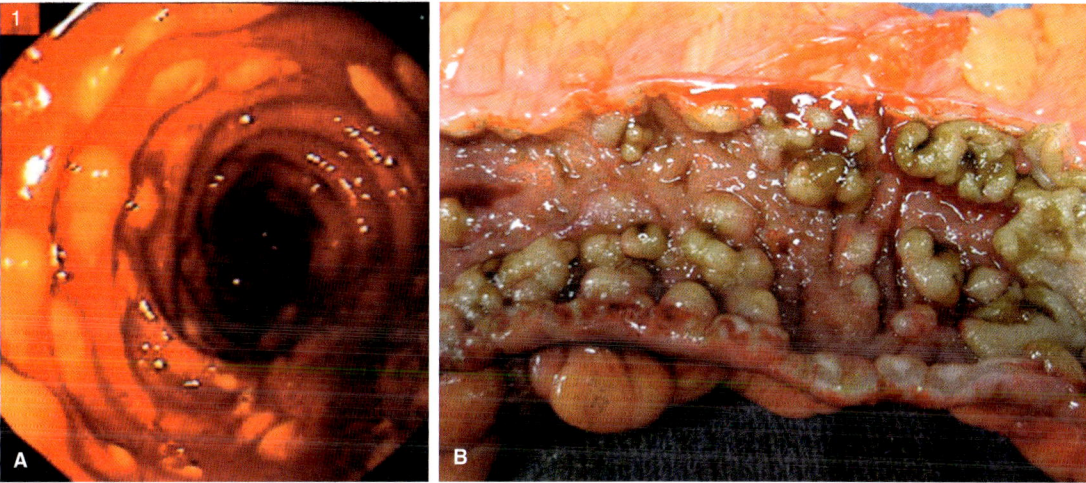

**Figura 52.47 A.** Vista endoscópica de pseudomembranas associadas a *Clostridium difficile*. **B.** Pseudomembranas sobrejacentes à mucosa do cólon no momento da colectomia. O paciente tinha colite ativa por *C. difficile* com colite de Crohn coexistente.

### Tabela 52.4 Tratamento antibiótico da infecção por *Clostridium difficile*.

| Condições clínicas | Tratamento | Duração do tratamento |
|---|---|---|
| Primeiro episódio | 1. Vancomicina oral 125 mg, 4 vezes ao dia, VO<br>2. Fidaxomicina 200 mg, 2 vezes ao dia<br>Se não houver disponibilidade de vancomicina e fidaxomicina: metronidazol 500 mg, 3 vezes ao dia, pode ser administrado para a doença sem gravidade | 10 dias |
| Primeiro episódio – fulminante (hipotensão, choque, íleo, megacólon) | Vancomicina, 500 mg, 4 vezes ao dia (oral ou por sonda nasogástrica)<br><br>Em caso de íleo:<br>1. Considere a adição de instilação retal de vancomicina<br>2. A administração de metronidazol por via intravenosa (500 mg, a cada 8 horas) deve ser realizada junto com vancomicina oral ou retal | Pelo menos por 10 dias, a duração deve ser individualizada |

Adaptada de McDonald LC, Gerding DN, Johnson S, et al. Clinical Practice Guidelines for *Clostridium difficile* infection in adults and children: 2017 update by the Infectious Diseases Society of America (IDSA) and Society for Healthcare Epidemiology of America (SHEA). *Clin Infect Dis*. 2018;66:987-994.

As opções de tratamento para os episódios recorrentes geralmente incluem mudar os antibióticos (de metronidazol para vancomicina ou desta para fidaxomicina). Além disso, a diminuição gradual e os regimes pulsados são usados.

### Transplante de microbiota fecal

O transplante de microbiota fecal (TMF) para os pacientes com episódios recorrentes de ICD é um tratamento relativamente novo. Os pacientes com ICD não têm uma microbiota colônica protetora para resistir à replicação e à colonização de *C. difficile*. O reimplante de bactérias intestinais normais, particularmente de bactérias resistentes a *C. difficile* de doadores saudáveis, pode ajudar a restaurar a biodiversidade intestinal normal e corrigir o desequilíbrio. Rotas diferentes de administração foram descritas na literatura, incluindo nasogástrica, oral (cápsulas microbianas fecais congeladas), enema retal e colônico por colonoscopia. Uma comparação recente entre os métodos de liberação superior e inferior demonstrou que as abordagens inferiores são mais eficazes.[24] A eficácia do TMF varia de 77 a 100%; são necessários muitos TMFs para alcançar uma boa resposta clínica. As diretrizes atuais recomendam o TMF para os pacientes com múltiplas recidivas de ICD, nos quais o tratamento com antibióticos tenha falhado.

### Anticorpos monoclonais

Bezlotoxumabe e actoxumabe são anticorpos monoclonais direcionados contra toxinas B e A, respectivamente, de *C. difficile*. Esses anticorpos limitam o dano colônico mediante neutralização da toxina e bloqueiam a ligação às células do hospedeiro.[25] Eles podem ser usados como tratamento coadjuvante com terapia antimicrobiana para ajudar a prevenir a recidiva, especialmente em pacientes infectados pela cepa Ribotype 027, na ICD grave, e em pacientes imunocomprometidos.

### Cirurgia

Os pacientes com ICD fulminante que desenvolvem sinais de toxicidade sistêmica, megacólon tóxico ou perfuração devem ser operados de emergência. A colectomia de emergência para os pacientes com colite fulminante proporciona uma vantagem para a sobrevida comparada com a continuação dos antibióticos. Em pacientes gravemente enfermos, uma colectomia abdominal total ou subtotal com preservação do reto tem sido tradicionalmente realizada. Uma nova opção com resultados semelhantes para os pacientes sem necrose ou perfuração é a exteriorização de uma derivação de ileostomia em alça com lavagem colônica na mesa cirúrgica seguida de jatos anterógrados de vancomicina.[26]

## OUTRAS INFECÇÕES COLÔNICAS

Diarreia e colite podem ser causadas por outros patógenos. A maioria desses não necessitará de cirurgia. Uma anamnese cuidadosa pode revelar a fonte em muitos casos, como água poluída para beber ou para recreação, consumo de frutas e vegetais contaminados, leite não pasteurizado, carne e peixe malcozidos, mariscos e ovos. Viagem internacional, assim como contato com animais e suas fezes também devem ser questionados. A Tabela 52.5 resume as características importantes de bactérias comuns causadoras de diarreia e colite.

A abordagem inicial inclui anamnese cuidadosa, avaliação para desidratação e distúrbios eletrolíticos, bem como exame de fezes para detecção de ovos e parasitas, além de cultura e sensibilidade. Pacientes com sinais de sepse ou aqueles que viajaram para regiões em que a febre tifoide é endêmica e pacientes imunocomprometidos também devem obter hemoculturas.

O tratamento inicial inclui reidratação e correção de distúrbios eletrolíticos. Recomenda-se solução para reidratação oral para doença leve a moderada. Pode-se considerar a administração nasogástrica de solução para reidratação oral para pacientes que não toleram a ingestão oral; aqueles com sinais de desidratação grave ou íleo devem ser tratados com líquidos isotônicos IV (solução salina normal ou solução de Ringer lactato). A maioria dos pacientes com diarreia aquosa aguda e aqueles que não fizeram viagem internacional recente *não necessitam* de terapia antimicrobiana. Os pacientes imunocomprometidos ou sépticos, e aqueles com suspeita de febre tifoide, devem ser tratados com terapia antimicrobiana empírica de amplo espectro, normalmente com fluoroquinolonas, como ciprofloxacino ou macrolídios, como azitromicina, dependendo dos padrões de suscetibilidade local. A intervenção cirúrgica raramente é necessária, exceto nos casos com desenvolvimento de doença fulminante grave que leve a perfuração ou megacólon tóxico.

Os vírus também podem causar diarreia aguda e colite. O citomegalovírus (CMV) é uma importante etiologia a considerar em hospedeiros imunocomprometidos, particularmente na infecção avançada pelo HIV, pacientes de transplante, pacientes com DII e naqueles que recebem quimioterapia. Em geral, a colite por CMV se apresenta como diarreia aquosa ou sanguinolenta, febre e dor abdominal. O diagnóstico é estabelecido por sorologia pela determinação da carga viral no sangue. A colonoscopia demonstra eritema irregular da mucosa colônica. Os corpúsculos de inclusão vistos na biopsia são patognomônicos para CMV. A colite por CMV pode progredir para sepse, megacólon tóxico e perfuração do cólon. O tratamento é normalmente de suporte com a adição de ganciclovir. Os pacientes com doença complicada grave podem necessitar de cirurgia.

## COLITE ISQUÊMICA

A colite isquêmica é um distúrbio comum que se desenvolve quando o suprimento sanguíneo arterial para o cólon é insuficiente para atender às demandas celulares metabólicas. É a forma mais comum de isquemia gastrintestinal, com taxas de 7,1 a 22,9/100.000 pessoas-ano.[27] A gravidade varia dentro de um amplo espectro, desde doença leve autolimitante até isquemia colônica potencialmente fatal. Considerando a ampla gama de achados clínicos e que a maioria dos pacientes apresenta sintomas leves inespecíficos, a real incidência provavelmente é muito maior. É importante diferenciar entre a colite isquêmica e as situações de isquemia mesentérica aguda, em que há obstrução de um vaso importante do intestino, e os pacientes geralmente apresentam dor intensa desproporcional aos achados físicos e necessitam de intervenção vascular imediata. A colite isquêmica é considerada uma doença dos pequenos vasos sanguíneos e tipicamente se apresenta de maneira menos drástica, raramente necessitando de intervenção vascular. A maioria dos casos, quando identificados e tratados de imediato, não exige cirurgia. Retardos no diagnóstico e no tratamento, porém, podem resultar na necessidade de colectomia de emergência com morbidade e mortalidade elevadas.

### Considerações anatômicas

O suprimento sanguíneo arterial para o cólon é derivado da AMS e da AMI. A AMS origina as artérias ileocólica, cólica direita e cólica média. A AMI dá origem às artérias cólica esquerda e sigmoide e termina como a artéria retal superior (plexo hemorroidário) (Figura 52.8). Há duas redes colaterais bem descritas

| Tabela 52.5 Características clínicas das infecções entéricas comuns. | |
|---|---|
| **Patógeno** | **Características e apresentação clínica** |
| *Campylobacter jejuni* | Bastonete gram-positivo, espiral, microaerófilo |
| | Contato com carne de frango ou de vaca malcozida |
| | Febre, diarreia aquosa e dor abdominal. Geralmente envolve o ceco e íleo terminal. Pode mimetizar apendicite ou doença de Crohn |
| *Yersinia enterocolitica* | Cocobacilo gram-negativo |
| | Exposição a água contaminada ou alimento |
| | Dor abdominal e diarreia sanguinolenta, pode mimetizar apendicite ou doença de Crohn |
| *Shigella* | Anaeróbio facultativo gram-negativo |
| | Causa comum de disenteria em países em desenvolvimento |
| | Geralmente afeta o reto e o cólon sigmoide |
| | Febre, dor abdominal, diarreia aquosa que pode progredir para diarreia sanguinolenta |
| *Salmonella typhi* ou sorotipos *Salmonella enterica* Paratyphi | Bacilos facultativamente anaeróbios, gram-negativos |
| | Viagem recente para uma área endêmica, consumo de alimentos preparados por um viajante para uma área endêmica |
| | Febre com ou sem diarreia, dor abdominal, cólicas e vômitos |

Adaptada de Shane AL, Mody RK, Crump JA, et al. 2017 Infectious Diseases Society of America Clinical Practice Guidelines for the diagnosis and management of infectious diarrhea. *Clin Infect Dis.* 2017;65:1963-1973.

que auxiliam na prevenção da isquemia colônica às quais proporcionam um *backup*, tanto dentro dos territórios das duas principais artérias quanto entre ambas. O principal vaso colateral é a artéria marginal de Drummond, que corre paralela e em proximidade com a margem mesentérica do cólon desde a junção cecocólica até a junção retossigmoideana. O cólon pode receber o suprimento sanguíneo colateral através dessa artéria quando uma das grandes artérias está obstruída. Ao ressecar uma seção do cólon, é importante preservar essa artéria, visto que apenas os vasos retos estão localizados entre ela e o cólon. Quando a artéria marginal de Drummond está comprometida, pode ocorrer isquemia dessa seção do cólon. A segunda circulação colateral pode ser encontrada na região proximal das grandes artérias. O "arco de Riolan" (artéria mesentérica sinuosa) é um achado infrequente, atravessando próximo à raiz mesentérica e conectando a AMS ou a artéria cólica média à AMI ou à artéria cólica esquerda (Figura 52.48). Pode ter um papel crítico em situações de oclusão da AMS ou da AMI. A presença de um grande arco de Riolan geralmente indica a obstrução de uma das principais artérias mesentéricas.

Áreas de linha divisória do cólon são potencialmente encontradas na margem da região suprida pelas duas principais artérias, a AMS e a AMI, zonas que geralmente dependem da circulação colateral (Figura 52.49). Existem duas áreas de linha divisória bem descritas onde a circulação colateral é classicamente inconsistente e vulnerável à isquemia. A primeira é a área da flexura esplênica (ponto de Griffiths). Em alguns estudos, constatou-se em até 50% das amostras que faltava uma artéria marginal na região onde se encontram as circulações da AMS e da AMI. É comum que os cirurgiões evitem realizar anastomoses nessa área por temer que o suprimento sanguíneo comprometido não seja suficiente para permitir a cicatrização anastomótica, levando a fístulas anastomóticas. Uma segunda área potencial de linha divisória é a junção retossigmoideana (ponto de Sudeck). Essa região recebe seu suprimento sanguíneo da artéria retal superior (plexo hemorroidário) e dos ramos sigmoides distais, ambos ramos terminais da AMI e propensos a alterações ateroscleróticas. O cólon direito, embora não seja classicamente considerado uma área de linha divisória, também é vulnerável à isquemia decorrente de oclusão embólica porque a artéria ileocólica é o ramo terminal da AMS. Por essa razão, o cólon direito também é particularmente propenso a condições de baixo fluxo, como insuficiência cardíaca, hemorragia e sepse. O reto, que tem um bom suprimento sanguíneo proveniente da AMI e da circulação ilíaca, bem como de uma forte rede colateral, raramente é a vítima de lesão isquêmica.

## Fatores de risco

A colite isquêmica pode ocorrer em todas as idades, mas é significativamente mais comum em pacientes idosos, em mulheres e em pacientes com múltiplas comorbidades. Várias condições clínicas e medicamentos foram associados à colite isquêmica (Boxe 52.2).[28]

Pacientes com estados de baixo fluxo, em consequência de insuficiência cardíaca ou sepse, são especialmente propensos ao desenvolvimento de colite isquêmica. Diabetes melito, hipertensão, doença pulmonar obstrutiva crônica, doença vascular periférica e doença renal também foram associados a esse distúrbio. Os pacientes submetidos a cirurgia aórtica reconstrutiva ou cirurgia abdominal em que a AMI é ligada também são especialmente predispostos à isquemia colônica. Nesses pacientes, se a circulação colateral não for suficiente, a oclusão aguda da AMI pode resultar em isquemia do sigmoide e do cólon esquerdo.

Vários medicamentos foram implicados na colite isquêmica. Os fármacos indutores de constipação intestinal podem causar colite isquêmica, mais provavelmente como resultado de fluxo sanguíneo reduzido e aumento da pressão intraluminal. Imunomoduladores, como os inibidores anti-TNF-$\alpha$, podem afetar a trombogênese, e as drogas ilícitas, como a cocaína e as metanfetaminas, causam isquemia por meio de vasoconstrição, hipercoagulação e lesão endotelial direta.

## Apresentação e diagnóstico

A maioria dos pacientes com isquemia em espessura parcial de uma seção localizada do cólon apresenta sinais e sintomas relativamente inespecíficos. É necessário um alto índice de suspeita para definir um diagnóstico precocemente. Os sintomas de apresentação normalmente incluem dor abdominal súbita e em cólica, tenesmo e diarreia sanguinolenta ou hematoquezia. A combinação desses sintomas está presente em cerca de 50% dos pacientes, como a dor que normalmente começa antes do sangramento. O sangramento associado à colite isquêmica em geral é menor e raramente requer hemotransfusões. Os pacientes também podem experimentar náuseas, vômito e febre baixa. No exame físico, pode-se notar distensão abdominal e sensibilidade sobrejacente à região envolvida. Uma boa anamnese é importante para estabelecer o diagnóstico, com foco nas doenças e medicamentos associados.

A região afetada com mais frequência é o cólon esquerdo (incluindo a flexura esplênica), seguido pelo cólon sigmoide com base no suprimento sanguíneo. A pancolite decorrente de isquemia está associada a pior prognóstico. Cerca de um quarto dos pacientes apresenta colite isquêmica isolada do lado direito. Esses pacientes mais provavelmente apresentam dor abdominal sem sangramento e com mais frequência têm fibrilação atrial, doença arterial coronariana e/ou insuficiência renal crônica. Os pacientes com

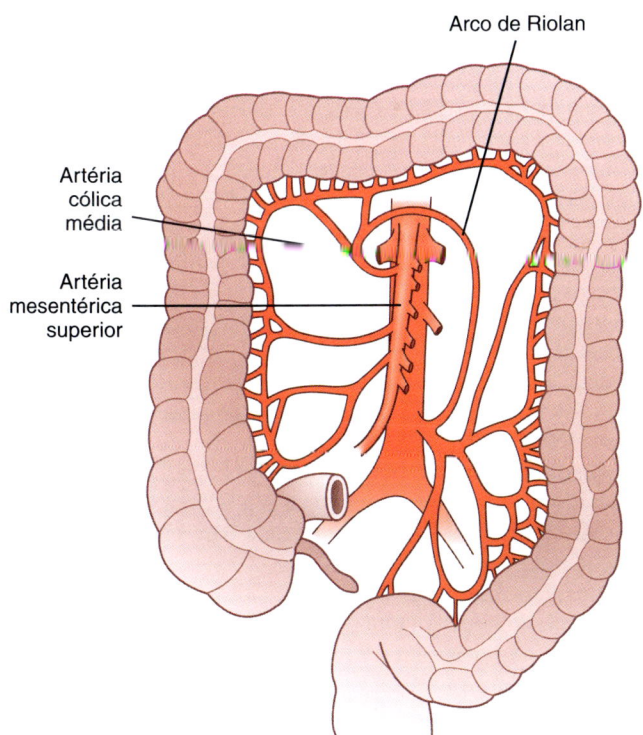

**Figura 52.48** Arco de Riolan. (De Gordon PH, Nivatvongs S, ed. *Principles and Practice of Surgery for the Colon, Rectum and Anus*. 2nd ed. St. Louis: Quality Medical Publishing; 1999:27.)

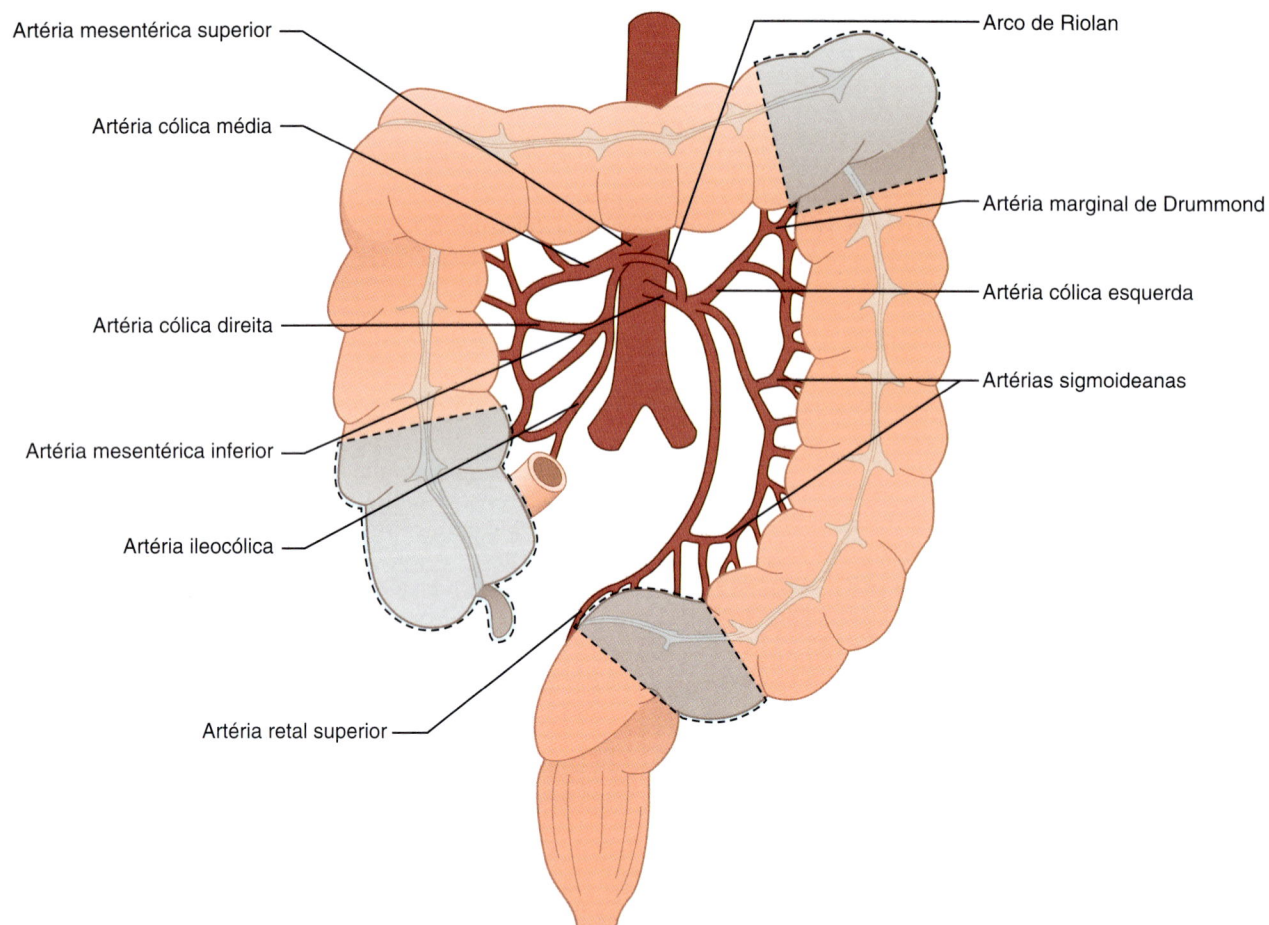

**Figura 52.49** Regiões colônicas levemente sombreadas especialmente vulneráveis à isquemia. (De Netz U, Galandiuk S. Management of ischemic colitis. In: Cameron JL, Cameron A, eds. *Current Surgical Therapy*. 12th ed. Philadelphia: Elsevier; 2017:171-176.)

colite isquêmica isolada do lado direito têm maior chance de necessitar de cirurgia e de mau prognóstico. Uma minoria de pacientes apresenta isquemia em espessura total. Esses pacientes estão mais enfermos e geralmente apresentam febre alta, leucocitose, acidose e peritonite.

Os exames laboratoriais básicos são inespecíficos, mas podem auxiliar na previsão da gravidade. A doença grave está associada a leucograma elevado, altas concentrações de ureia sanguínea, de lactato desidrogenase e diminuição das concentrações de hemoglobina e albumina. Acidose, redução do bicarbonato e aumento dos níveis de lactato também estão associados à colite isquêmica grave. Também se recomenda exame de fezes para detecção de toxina de *C. difficile*, bem como de ovos e parasitas, além de antibiograma para excluir uma etiologia infecciosa.

Radiografias simples abdominais podem mostrar distensão intestinal e "sinal da impressão digital", que consiste em densidades arredondadas ao longo das laterais de um cólon repleto de gás, indicativas de edema da submucosa. Isso é inespecífico para colite isquêmica, pois o sinal da impressão digital pode ser encontrado em outras situações de inflamação colônica. O ar livre intraperitoneal sugere perfuração intestinal e deve levar ao tratamento cirúrgico imediato. Enemas de contraste hidrossolúvel, em geral, tornaram-se obsoletos no diagnóstico de colite isquêmica, mas ainda podem ser usados para a avaliação de estenoses isquêmicas crônicas. As imagens de TC do abdome tornaram-se a modalidade não invasiva primária para o diagnóstico inicial de patologia colônica. As imagens de TC, realizadas com o uso de contrastes IV e oral, podem auxiliar na determinação da localização das áreas envolvidas, para avaliar a gravidade, identificar complicações e excluir a presença de outras doenças. Achados sugestivos de colite isquêmica, apesar de relativamente inespecíficos, incluem o espessamento de segmento intestinal, filamentos de gordura pericolônica e sinal da impressão digital. Pneumatose intestinal (presença de gás na parede colônica), gás venoso portal e a não intensificação do intestino grosso à TC com contraste geralmente indicam doença transmural grave, o que justifica uma intervenção cirúrgica imediata. As imagens vasculares geralmente não são indicadas em casos de colite isquêmica, pois esta normalmente é uma doença de pequenos vasos; porém, em casos de dor de início súbito, desproporcional aos achados físicos e laboratoriais, e na colite isquêmica isolada no cólon direito, a angiotomografia computadorizada multifásica deve ser realizada para excluir isquemia mesentérica proximal aguda.

O padrão-ouro para o diagnóstico de colite isquêmica é a endoscopia flexível. A colonoscopia precoce deve ser realizada (dentro de 48 horas), exceto nos casos de peritonite aguda nos quais se suspeite de grave isquemia transmural. Em contraste com o risco aumentado esperado de perfuração decorrente da endoscopia à avaliação da colite isquêmica, a literatura atual publicada não demonstra taxa aumentada de perfuração em comparação com outros pacientes. Recomenda-se, no entanto, para conter a excessiva insuflação, evitar o avanço do endoscópio além da extensão

## Boxe 52.2 Condições e fármacos associados à colite isquêmica.

**Estado de baixo fluxo**
- Choque séptico
- Insuficiência cardíaca congestiva
- Choque hemorrágico
- Hipotensão

**Aterosclerose**
- Doença cardíaca isquêmica
- Doença cerebrovascular
- Doença vascular periférica

**Gastrintestinal**
- Constipação intestinal
- Diarreia
- Síndrome do intestino irritável

**Cirurgias e intervenções invasivas**
- Cirurgia abdominal
- Cirurgia aórtica (especialmente reparo de aneurisma aórtico abdominal)
- Cirurgia cardiovascular
- Após manipulações abdominais endovasculares (*i. e.*, quimioembolização)
- Pós-colonoscopia

**Cardiovascular/pulmonar**
- Doença pulmonar obstrutiva crônica
- Fibrilação atrial
- Hipertensão

**Metabólica/reumatoide**
- Diabetes melito
- Dislipidemia
- Lúpus eritematoso sistêmico
- Artrite reumatoide

**Diversos**
- Estados hipercoaguláveis
- Anemia falciforme
- Corrida de longa distância

**Fármacos**
- Fármacos que induzem constipação intestinal (opioides e não opioides)
- Cocaína e metanfetaminas
- Imunomoduladores (antifator de necrose tumoral α, interferona-α tipo 1, interferona-β tipo 1)
- Quimioterápicos (*i. e.*, taxanos)
- Hormônios femininos e contraceptivos orais
- Descongestionantes (pseudoefedrina)
- Serotoninérgicos (*i. e.*, alosetrona, sumatriptana)

---

mais distal da doença. Os achados endoscópicos comuns característicos de colite isquêmica incluem mucosa edematosa e friável, eritema, hemorragia petequial e ulceração da mucosa. Uma úlcera linear única (*single-stripe sign*), que corre ao longo do eixo longitudinal do cólon, é rara mas é considerada específica da colite isquêmica. A distribuição segmentar, com transição abrupta entre a mucosa lesionada e a não lesionada e poupando o reto corroboram a isquemia sobre DII. É importante notar que a endoscopia diagnóstica normalmente não consegue distinguir entre isquemia em espessura parcial e espessura total. Na Figura 52.50 é apresentado um algoritmo recomendado para diagnóstico e tratamento de colite isquêmica.

## Tratamento

A maioria dos pacientes, quase 80%, responderá ao tratamento conservador e não operatório, com melhora significativa dentro de alguns dias. A base do tratamento inclui repouso intestinal, líquidos IV e antibióticos de amplo espectro. Uma sonda nasogástrica deverá ser inserida, se um íleo estiver presente.

Não se devem medir esforços para corrigir os estados de baixo fluxo e a hipotensão, com reanimação agressiva com líquidos e um tratamento ótimo de condições como insuficiência cardíaca e sepse. A isquemia colônica pode resultar em falha da barreira epitelial intestinal com translocação bacteriana, levando à sepse evidente. Por essa razão, antibióticos empíricos de amplo espectro contra bactérias coliformes anaeróbias e aeróbias são prescritos na colite isquêmica para cobrir a flora bacteriana colônica normal. Os catárticos não são recomendados, pois podem levar à perfuração do cólon. Os glicocorticoides devem ser evitados, a não ser que tratem um distúrbio preexistente como lúpus ou artrite reumatoide.

A maioria dos episódios de colite isquêmica é leve e autolimitante. Os pacientes que não melhoram ou aqueles em que os sintomas se agravam dentro de alguns dias devem levantar a preocupação com o desenvolvimento de isquemia em espessura total; devem-se repetir as imagens ou a endoscopia para ajudar a guiar o tratamento.

Uma pequena proporção de pacientes com sintomas leves a moderados desenvolverá colite crônica, com crises contínuas ou recorrentes de sintomas de dor abdominal, diarreia sanguinolenta e sepse. Esses pacientes exibem uma taxa mais elevada de complicações e geralmente requerem ressecção cirúrgica do segmento envolvido. Alguns pacientes que inicialmente se recuperam da colite isquêmica em espessura parcial eventualmente desenvolverão estenose crônica no segmento envolvido. Esses pacientes podem se queixar de constipação intestinal, fezes finas alongadas e dor abdominal. O diagnóstico pode ser confirmado com um enema de contraste, TC ou endoscopia. Os pacientes sintomáticos, ou aqueles em que a malignidade não pode ser excluída, devem ser submetidos à ressecção eletiva.

Os pacientes que apresentam, ou desenvolvem, sinais de isquemia e perfuração transmural, incluindo peritonite, instabilidade hemodinâmica, ar livre peritoneal e sinais nocivos na TC, conforme mencionado anteriormente, como o gás venoso portal, requerem exploração cirúrgica de emergência. Um estudo recente de grande porte com bases de dados identificou uma taxa de mortalidade pós-operatória, em 30 dias, de 25% na colite isquêmica;[29] em outros estudos, a mortalidade varia em até 47% após intervenção cirúrgica aguda. Os fatores de risco independentemente identificados em associação com a mortalidade perioperatória, após colectomia por colite isquêmica, incluem os idosos, estado funcional precário, múltiplas comorbidades, choque séptico pré-operatório, hemotransfusões pré-operatórias, insuficiência renal aguda pré-operatória e demora entre a admissão hospitalar e a cirurgia.

Durante a cirurgia, é importante visualizar e avaliar completamente os intestinos delgado e grosso para detecção de sinais de isquemia e gangrena. A isquemia geralmente afeta um segmento identificável do cólon, normalmente as áreas de linha divisória. Nesses casos, uma ressecção anatômica deve ser realizada para permitir o suprimento sanguíneo suficiente para o cólon remanescente com mínima dependência dos colaterais estressados. A decisão sobre a quantidade a ressecar ou se um segmento específico tem probabilidade de sobreviver pode ser difícil. O exame visual tende a ser impreciso, especialmente

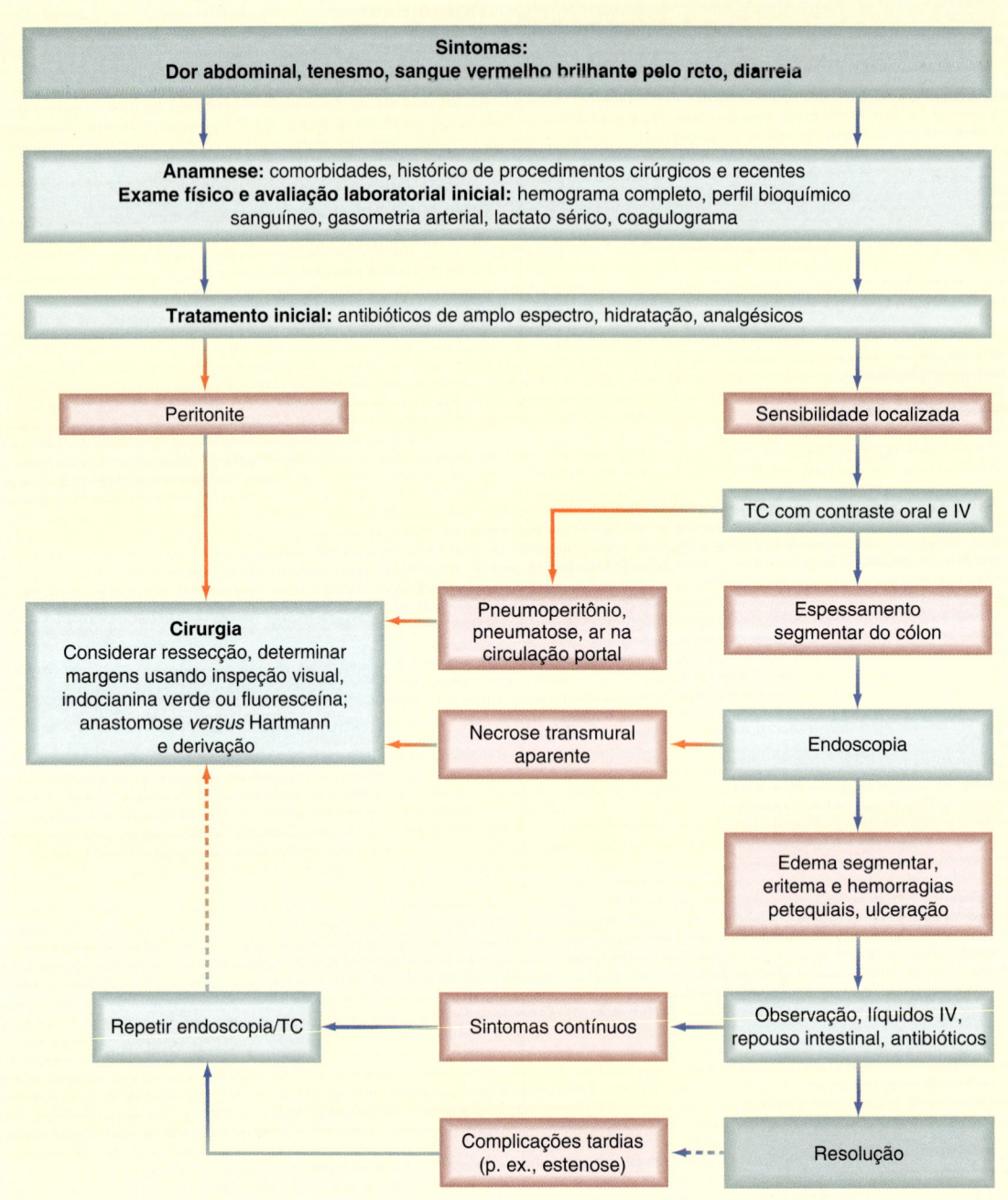

**Figura 52.50** Algoritmo para investigação e tratamento de colite isquêmica. *IV*, via intravenosa; *TC*, tomografia computadorizada. (De Netz U, Galandiuk S. Management of ischemic colitis. In: Cameron JL, Cameron A, eds. *Current Surgical Therapy*. 12th ed. Philadelphia: Elsevier; 2017:171-176.)

quando o intestino está isquêmico, mas ainda viável. A angiografia infravermelha intraoperatória é uma técnica relativamente nova que vem adquirindo popularidade como adjuvante para determinar a viabilidade intestinal e determinar a integridade das anastomoses intestinais. Nessa técnica, indocianina verde é injetada IV e se distribui por toda a circulação. Em seguida, com o uso de uma variedade de sistemas de imagens comercialmente disponíveis, a indocianina verde submete-se à excitação a *laser*, demonstrando a perfusão tecidual em tempo real (Figura 52.51). A criação de uma anastomose normalmente não é recomendada no quadro agudo, em razão da preocupação com isquemia em evolução e existência de instabilidade hemodinâmica e sepse geralmente encontrada nessas situações. O fechamento abdominal temporário, com uma segunda abordagem cirúrgica planejada após 24 horas, pode ser prudente para determinar a necessidade de mais ressecção. As extremidades são grampeadas e deixadas no abdome, evitando as complicações de um estoma como nos pacientes muito obesos. A isquemia pancólica é rara, mas esses casos requerem colectomia total com ileostomia. Em contraste com a isquemia mesentérica do intestino delgado, normalmente não há indicação para revascularização da isquemia colônica primária do intestino grosso, que geralmente não está relacionada com a obstrução de uma grande artéria.

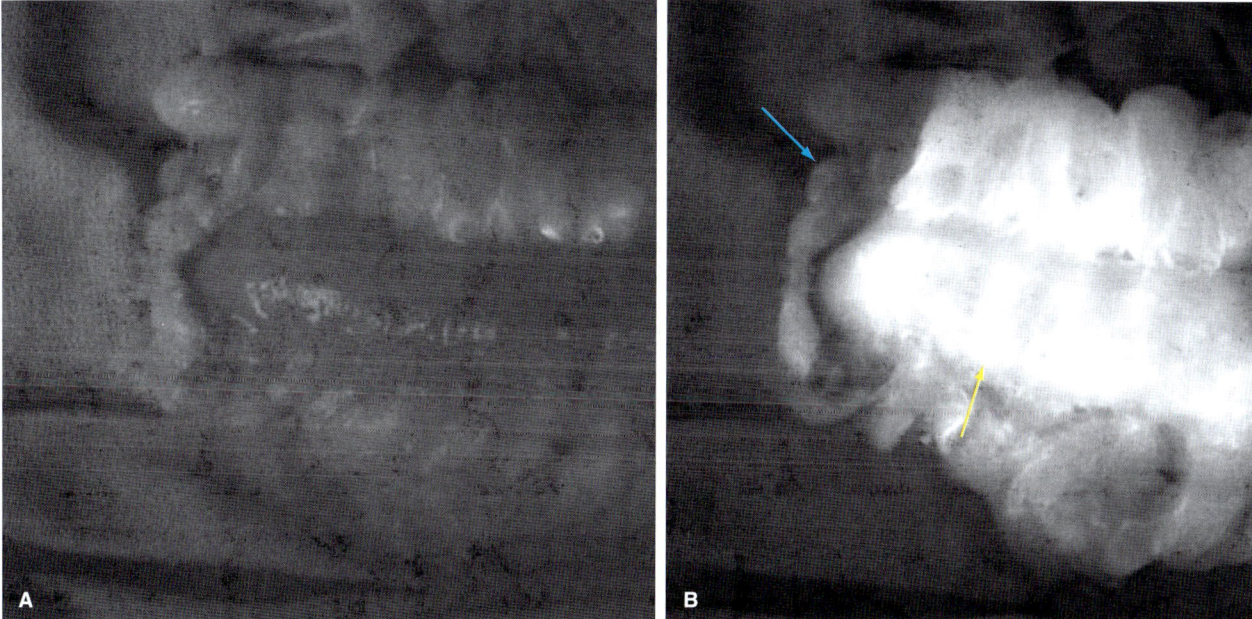

Figura 52.51 Angiografia infravermelha à base de indocianina verde. **A.** Cólon antes da injeção. **B.** Cólon após a injeção: isquemia da margem de ressecção (*seta azul*); perfusão normal do cólon (*seta amarela*). (De Netz U, Galandiuk S. Management of ischemic colitis. In: Cameron JL, Cameron A, eds. *Current Surgical Therapy*. 12th ed. Philadelphia: Elsevier; 2017:171-176.)

## NEOPLASIA

### Genética do câncer colorretal

Por ser um dos cânceres mais comuns em todo o mundo, grande parte da pesquisa é direcionada à genética do câncer colorretal (CCR). Há muito se tem avaliado que a genética tem um papel no distúrbio; assim o reconhecimento e a identificação das síndromes de câncer hereditário específicas auxiliaram muito a nossa compreensão sobre o CCR esporádico. Antes de o leitor prosseguir para a próxima seção, esta seção explica a razão para que, em alguns pacientes, o desenvolvimento de um CCR é muito rápido, enquanto em outros é mais lento.

### Via de instabilidade cromossômica

Grande parte de nosso conhecimento inicial sobre a base genética do CCR é proveniente do estudo de Vogelstein et al., que avaliaram quase 200 amostras de neoplasia colorretal que variam de pólipos a cânceres invasivos. Quando da verificação das alterações em genes específicos, eles foram capazes de propor um modelo gradual da carcinogênese do CCR, envolvendo a ativação de um oncogene (um gene capaz de induzir a formação de câncer) e a perda de vários genes que atuam como supressores tumorais. Atualmente, acredita-se que a maioria dos CCR esporádicos surja dessa maneira, ao longo de aproximadamente 10 anos, a partir de um adenoma displásico precursor. Os eventos moleculares envolvidos incluem mutações genéticas *APC* precoces (polipose adenomatosa do cólon), subsequentes mutações ativadoras no oncogene *KRAS*, assim como mutações resultando na inativação do gene supressor tumoral *TP53*. Instabilidade cromossômica refere-se a alterações (ganhos ou perdas) nos números de cromossomos (aneuploidia) assim como amplificações genômicas subcromossômicas e perda da heterozigosidade observadas nessa via de carcinogênese. Acredita-se atualmente que essa via seja responsável por aproximadamente 60% dos pacientes com CCR. A segunda principal via é responsável por aproximadamente 35% de pacientes com câncer por fenótipo de metilação de ilhas CpG, e depois o fenótipo de mutação associado à síndrome de Lynch, responsável por 5%. A Figura 52.52 mostra as diferentes vias ou mecanismos genéticos para o desenvolvimento de CCR e sua sobreposição. Esse é um tópico complexo e uma discussão detalhada está além do escopo deste capítulo. Entretanto, o cirurgião precisa conhecer os princípios básicos dessas vias. A Figura 52.53 apresenta um resumo dos diferentes subtipos moleculares de câncer, sua frequência e mutações genéticas comuns.

### Fenótipo de metilação de ilhas CpG

A mutação mais comum que inicia nessa via do fenótipo de metilação de ilhas CpG envolve mutação do gene *BRAF* resultando na inibição da apoptose de células normais do cólon. Isso, por sua vez, leva ao desenvolvimento de adenomas (hiperplásicos ou serrilhados sésseis) ou pólipos, que são propensos ao silenciamento epigenético de genes dentro das "ilhas CpG" em regiões de promoção por hipermetilação. Ilha CpG refere-se simplesmente a um curto segmento de DNA com um conteúdo de citosina e guanina. O gene *hMLH1* (um dos genes de reparo do DNA envolvidos na síndrome de Lynch) é um dos genes mais bem caracterizados submetidos a esse tipo de silenciamento epigenético por hipermetilação de CpG. Isso, por sua vez, resulta em um câncer por instabilidade de microssatélite de alto nível (MSI-H, do inglês *microsatellite instable-high*), se houver outra mutação ou metilação genética. Consequentemente, a maioria dos cânceres que surgem de adenomas serrilhados sésseis terá um fenótipo MSI-H e muitas vezes são localizados no cólon direito.

### Via de mutação de instabilidade microssatélite

Acredita-se que a via de instabilidade de microssatélite (MSI, do inglês *microsatellite instability*) esteja envolvida em até 15% dos CCR em estágio inicial. Isso se deve a uma mutação em genes responsáveis pelo reparo do mau pareamento de bases no DNA. Esses genes incluem o homólogo mutL 1 (*MLH1*), *MLH3*, homólogo mutS 2 (*MSH2*), *MSH3*, *MSH6* ou homólogo 2 de PMS1 (*PMS2*).[30] Quando mutações nesses genes estão presentes, os erros

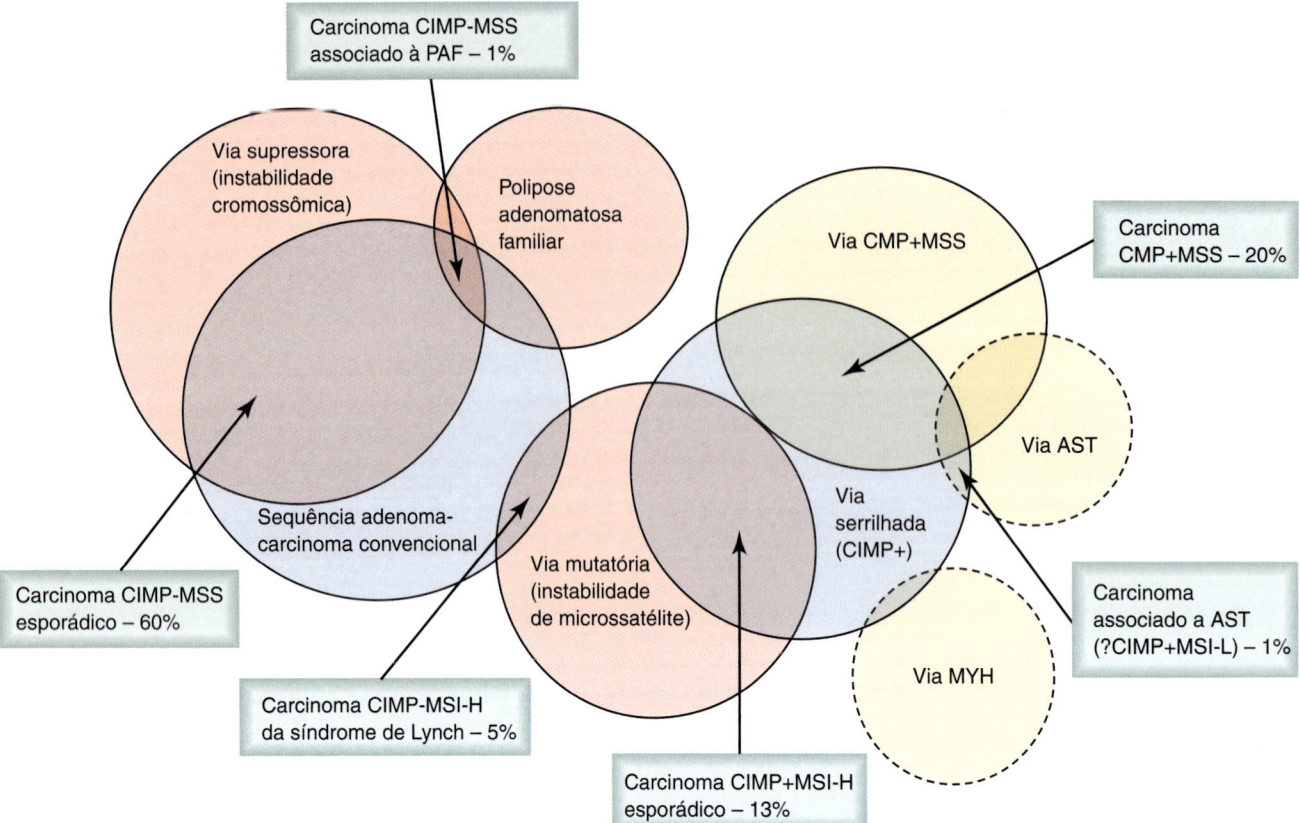

**Figura 52.52** Representação esquemática de várias maneiras sobrepostas de descrever o desenvolvimento de carcinoma colorretal. Os *círculos vermelhos* representam os mecanismos baseados nas vias supressoras e mutatórias. Os *círculos azuis* representam os mecanismos com base na lesão precursora (a sequência convencional adenoma-carcinoma e as lesões serrilhadas). Os *círculos amarelos* representam as vias mal caracterizadas. *AST*, adenoma serrilhado tradicional; *CIMP−*, fenótipo de metilação de ilhas CpG negativo; *CIMP+*, fenótipo de metilação de ilhas CpG positivo; *MSI-H*, alto grau de instabilidade de microssatélite; *MSI-L*, baixo grau de instabilidade de microssatélite; *MSS*, microssatélite estável; *PAF*, polipose adenomatosa familiar. (De Snover DC. Update on the serrated pathway to colorectal carcinoma. *Hum Pathol*. 2011;42:1-10.)

que ocorrem durante a replicação do DNA levam a maus pareamentos entre os pares de base do DNA, que não são reparados e se acumulam ainda mais, levando a um acúmulo progressivo de mutações (microssatélites). O termo microssatélites refere-se às sequências repetidas de ocorrência normal de um a seis pares de base do DNA. Esses cânceres associados serão MSI-H e muitas vezes se caracterizam por localização no cólon proximal, grande tumor local, ausência típica de doença metastática e má diferenciação tumoral. Quando isso ocorre em pacientes com câncer esporádico, geralmente eles são idosos; quando o câncer ocorre na forma hereditária (i. e., síndrome de Lynch), os pacientes geralmente são mais jovens (< 50 anos). Esses cânceres podem estar associados a linfócitos infiltrantes tumorais. A realização de testes para detectar a presença de uma mutação BRAF ajudará na diferenciação entre as formas esporádicas (mutação BRAF presente) e hereditárias.

Os CCR hereditários são discutidos posteriormente neste capítulo; entretanto, geneticamente, eles representam aproximadamente 5% dos CCR. Nos cânceres hereditários, dependendo da síndrome específica, um gene supressor tumoral (p. ex., *APC*) ou genes de reparo do DNA (p. ex., síndrome de Lynch) são inativados pela expressão monoalélica na linhagem germinativa e por evento somático subsequente ou segunda mutação, que afetam a função do alelo remanescente, levando à formação de câncer.

### Transição epitelial-mesenquimal

O CCR leva à morte, se metastatizar. A transição epitelial-mesenquimal é o processo em que as células perdem suas características funcionais epiteliais e funcionais morfológicas, adquirindo um fenótipo "mesenquimal". Esse processo não apenas é importante no câncer, mas também na função normal durante o desenvolvimento embrionário e na cicatrização de feridas.[31] Por meio desse processo, as células cancerosas que crescem localmente adquirem a capacidade de invadir através da parede intestinal e de disseminar-se para os linfonodos regionais. A Figura 52.54 mostra as diversas alterações genéticas e morfológicas envolvidas na transição epitelial-mesenquimal, incluindo perda de células epiteliais da polaridade celular, perda de aderência célula a célula e aquisição de um fenótipo migratório e invasivo. Depois que as células cancerosas alcançam um sítio metastático, elas devem reverter esse processo e submeter-se à transição mesenquimal-epitelial.

### Subtipos moleculares de consenso

Um dos mais excitantes avanços no tratamento de CCR é o compartilhamento de dados em nível internacional para melhorar nossa compreensão da doença. Por meio de uma grande colaboração internacional avaliando a subtipagem do câncer com base na transcrição, um sistema de "subtipos moleculares de consenso" foi desenvolvido. Esse sistema conta com quatro tipos de tumor, mostrados na Figura 52.55. Esses quatro tipos de tumor têm

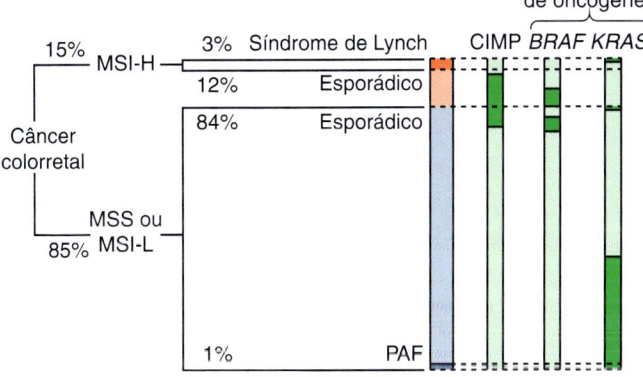

**Figura 52.53** A maioria dos cânceres colorretais (85%, *azul-claro* e *azul-escuro*) mostra o fenótipo MSS ou MSI-L, mas se caracteriza por alterações cromossômicas. A maioria desses cânceres desenvolve-se por meio da via clássica adenoma-carcinoma, mas cerca de 1% desenvolve-se com uma síndrome hereditária PAF (*azul-escuro*). Cerca de 15% dos cânceres colorretais (*vermelho* e *rosa*) têm o fenótipo MSI-H como resultado de deficiência no reparo de mau pareamento do DNA. Cerca de 3% dos cânceres colorretais têm MSI-H no contexto da síndrome de Lynch hereditária (*vermelho*), enquanto 12% desenvolvem-se como tumores esporádicos (*rosa*), com adenomas serrilhados sésseis como lesão precursora típica. A distribuição de alterações moleculares típicas, incluindo o CIMP e as mutações dos oncogenes *BRAF* ou *KRAS*, está em *verde*. O *verde-escuro* é a proporção de alterações positivas ou mutantes, enquanto o *verde-claro* é a proporção de alterações negativas ou tipo selvagem. CIMP, fenótipo de metilação de ilhas CpG; MSI-H, instabilidade de microssatélite de alto nível em relação aos fenótipos na primeira barra; MSI-L, instabilidade de microssatélite de baixo nível; MSS, microssatélite estável; PAF, polipose adenomatosa familiar. (De Brenner H, Kloor M, Pox CP. Colorectal cancer. *Lancet*. 2014;383:1490-1502.)

associação com o tipo genético; mais provavelmente o CMS2–4 constitui as lesões de instabilidade cromossômica, enquanto o CMS1 provavelmente constitui os cânceres MSI-H, que por sua vez são mais imunogênicos. Do mesmo modo, esses últimos cânceres são encontrados com mais frequência no cólon proximal. Em síntese:

- Os cânceres CMS1 são hipermutados, com instabilidade de microssatélites e exibem forte ativação imunológica
- Os cânceres CMS2 mostram um fenótipo epitelial e exibem *WNT* marcado e *MYC* sinalizando ativação
- Os cânceres CMS3 são caracterizados por um fenótipo epitelial e desregulação metabólica; enquanto
- Os cânceres CMS4 mostram um fenótipo mesenquimal, ativação proeminente do fator de crescimento transformador β, invasão estromal e angiogênese.

O conhecimento adquirido com a subtipagem específica pode ser usado para um tratamento mais individualizado e direcionado, específico para o paciente, e é promissor para melhores resultados para o paciente nos próximos anos.

## PÓLIPOS COLORRETAIS

Pólipo colorretal é uma protrusão de tecido para o interior do lúmen acima da mucosa intestinal circundante. Os pólipos geralmente são assintomáticos, mas podem sangrar ou causar sintomas obstrutivos quando são grandes, e alguns são precursores do câncer. Os pólipos podem ser caracterizados de acordo com sua aparência endoscópica como pediculados (com haste, Figura 52.56) ou sésseis (planos, Figura 52.57). Após a excisão ou biopsia, podem ainda ser classificados de acordo com sua aparência histológica (adenomas, hamartomas, inflamatórios, serrilhados etc.). A importância dos pólipos está, sobretudo, em seu risco de desenvolvimento de CCR. Os pólipos neoplásicos com potencial de se transformar em CCR devem ser removidos para reduzir o risco de câncer.

### Pólipos não neoplásicos

***Pólipos hiperplásicos*** são pequenas lesões sésseis, normalmente com menos de 5 mm, que consistem em criptas colônicas alongadas com uma configuração papilar das células epiteliais sem atipia. São pólipos colônicos comuns, em geral macroscopicamente indistinguíveis de pequenos adenomas. Eles não têm potencial maligno.

***Pólipos inflamatórios*** (pseudopólipos) são encontrados em regiões de inflamação em cicatrização. Em geral, eles se formam em uma área de regeneração, após ulceração epitelial de espessura total, onde uma nova mucosa se forma em configuração polipoide irregular. Não têm nenhum potencial neoplásico intrínseco, mas podem ser grandes e mimetizar uma neoplasia. Sua importância está em serem encontrados em cólon doentes sob risco de câncer (p. ex., na DII) e devem ser diferenciados das lesões neoplásicas.

***Hamartomas*** são pólipos incomuns encontrados no tubo gastrintestinal. Podem ser esporádicos, mas geralmente são relacionados com uma síndrome genética, como síndrome de Peutz-Jeghers (SPJ), síndrome de polipose juvenil (JPS, do inglês, *juvenile polyposis syndrome*) e síndrome do hamartoma-PTEN. Não apresentam potencial maligno intrínseco. A remoção é indicada para os sintomas obstrutivos e o sangramento.

### Pólipos serrilhados

Os pólipos serrilhados podem ser divididos em três tipos: pólipos hiperplásicos (que não são considerados pré-cancerosos), pólipos serrilhados sésseis e adenomas serrilhados tradicionais. Os pólipos serrilhados sésseis e os adenomas serrilhados tradicionais são combinações de pólipos adenomatosos e hiperplásicos que compartilham características de ambos os tipos, incluindo as criptas colônicas com uma configuração serrilhada e atipia nuclear (Figura 52.58). Os pacientes com pólipos serrilhados sésseis e adenomas serrilhados tradicionais são identificados como em maior risco de CCR.[32] O desenvolvimento de CCR nesses pacientes normalmente segue a via da neoplasia serrilhada, em contraste com a via clássica adenoma-carcinoma, observada em pólipos adenomatosos. Esses pólipos devem ser removidos, e os pacientes devem ser acompanhados com endoscopia em série.

### Pólipos neoplásicos

Todos os adenomas têm um potencial maligno. Os adenomas tubulares são caracterizados por glândulas tubulares ramificadas à histologia (Figura 52.59). Os adenomas vilosos apresentam longas projeções digitiformes do epitélio superficial (Figura 52.60). Os tubulovilosos têm elementos de ambos os tipos. O tipo mais comum são os adenomas tubulares, que compreendem 65 a 80% dos pólipos removidos, e geralmente são pediculados. Aproximadamente 5 a 10% são adenomas vilosos, e 10 a 25% são tubulovilosos. Os adenomas vilosos geralmente são sésseis. O risco de malignidade aumenta dependendo do tamanho (grande), formato grosseiro (séssil), tipo histológico (viloso) e grau de displasia. Os pacientes com um adenoma avançado, definido como

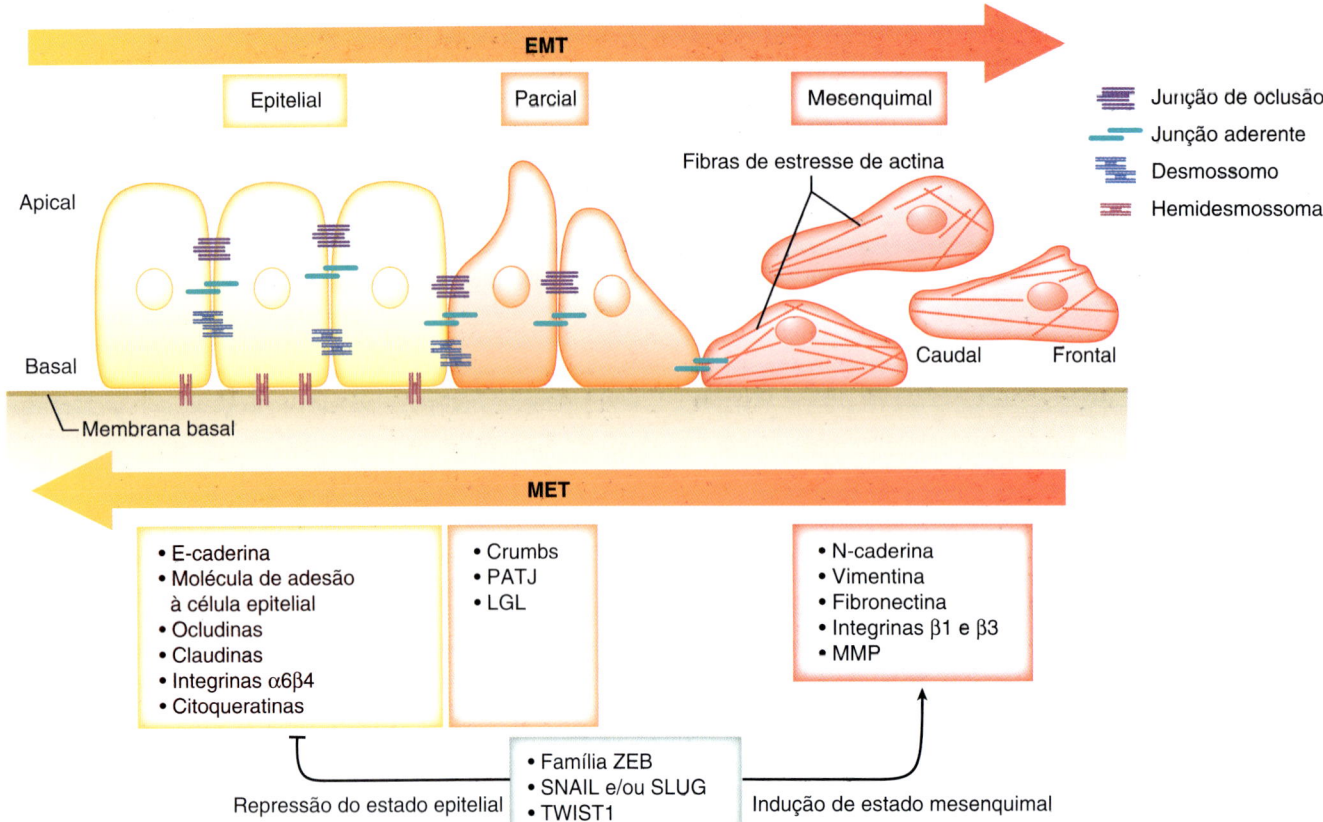

**Figura 52.54** Resumo de um típico programa de transição epitelial-mesenquimal (*EMT*, do inglês *epitelial-mesenchymal transition*). As células epiteliais que exibem polaridade apical-basal são mantidas juntas por junções de oclusão, junções aderentes e desmossomos; elas são arrastadas para a membrana basal subjacente pelos hemidesmossomas. Essas células expressam moléculas que estão associadas ao estado epitelial e ajudam a manter a polaridade celular (listada nos boxes amarelo e alaranjado-claro, respectivamente). A indução de EMT leva à expressão dos fatores de transcrição indutores de EMT (EMT-TF) ZEB, SNAIL e TWIST, que inibem a expressão dos genes associados ao estado epitelial (listados no boxe amarelo) e, concomitantemente, ativam a expressão de genes associados ao estado mesenquimal (listados no boxe alaranjado-escuro). Essas alterações na expressão do gene resultam em alterações celulares que incluem a desmontagem das junções célula epitelial-celulares e a dissolução da polaridade da célula apical-basal via repressão de proteínas Crumbs de polaridade, de proteína da junção de oclusão associada a PALS1 (*PATJ*) e de larvas gigantes letais (*LGL*), que são todas proteínas que regulam especificamente a formação da junção de oclusão e da polaridade apical-basal. Essa perda progressiva de características epiteliais é acompanhada pela aquisição de um conjunto parcial de características mesenquimais com retenção de determinadas características epiteliais; em certas circunstâncias, um conjunto completo de características mesenquimais pode ser adquirido. As células mesenquimais exibem uma polaridade frontal-caudal e um citoesqueleto extensamente reorganizado e expressam um conjunto distinto de moléculas e EMT-TF que promovem e mantêm o estado mesenquimal. Durante a EMT, as células se tornam móveis e adquirem capacidades invasivas. EMT é um processo reversível e as células mesenquimais podem reverter para o estado epitelial, submetendo-se à transição mesenquimal-epitelial (*MET*, do inglês *mesenchymal-epithelial transition*). EMT e MET ocorrem durante o desenvolvimento normal e durante a progressão do câncer. Deve-se notar, porém, que as células do carcinoma em tumores de surgimento espontâneo só muito raramente avançam para um estado completamente mesenquimal. *E-caderina*, caderina epitelial; *MMP*, metaloproteinase da matriz; *N-caderina*, caderina neural. (De Dongre A, Weinberg RA. New insights into the mechanisms of epithelial-mesenchymal transition and implications for cancer. Nat Rev Mol Cell Biol. 2019;20:69-84.)

um tamanho de pelo menos 1 cm, displasia de alto grau ou histologia tubulovilosa ou vilosa, estão em risco significativamente maior de desenvolver CCR.[33] Por exemplo, há uma incidência inferior a 5% de carcinoma em um adenoma tubular com menos de 1 cm, enquanto há uma chance de 50% de que um adenoma viloso com mais de 2 cm contenha um câncer.

Os pólipos adenomatosos descobertos durante uma colonoscopia devem ser excisados. Uma variedade de técnicas é empregada para a remoção endoscópica de pólipos, com pinças e laços. Os pólipos pediculados geralmente são removidos com o uso de polipectomia fria ou com laço quente. Os pólipos sésseis geralmente são elevados da muscular subjacente com injeção de solução salina e então excisados com o uso de várias técnicas. Os pólipos sésseis com uma depressão central, que não se elevam adequadamente com injeção de solução salina (sinal de não levantamento) estão em maior risco de perfuração com a remoção endoscópica e em risco mais alto de abrigar uma neoplasia; geralmente são encaminhados para remoção cirúrgica por meio de colectomia segmentar. Grandes pólipos que não podem ser removidos endoscopicamente também são encaminhados para cirurgia. Os pólipos maiores também podem ser removidos por via endoscópica usando técnicas como ressecção endoscópica da mucosa e ressecção endoscópica da submucosa.

## Pólipos malignos

Os pólipos malignos são aqueles em que o exame histológico, após a remoção de um pólipo, revela um foco de carcinoma que invadiu através da muscular da mucosa. A questão que surge é se a remoção endoscópica completa desses pólipos é suficiente. Os carcinomas

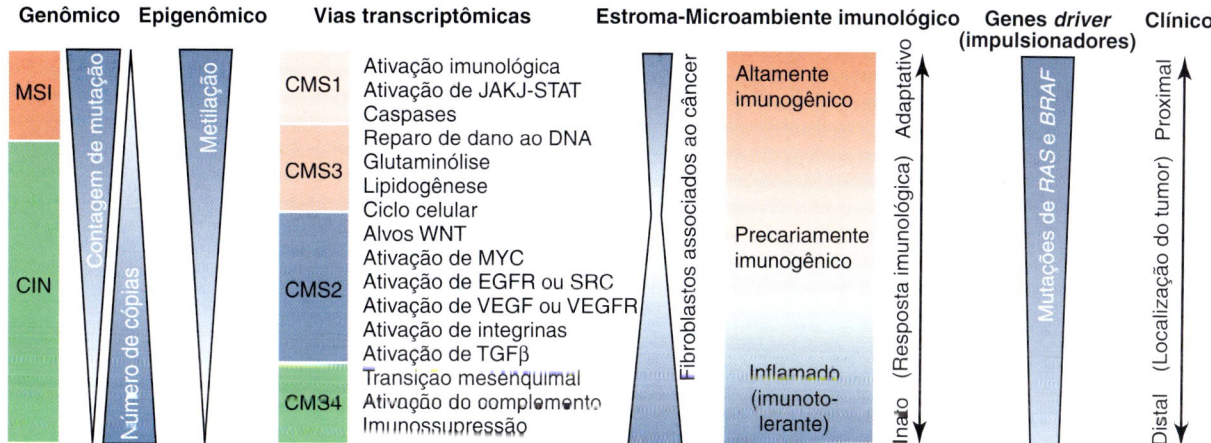

**Figura 52.55** Representação esquemática dos subtipos de câncer colorretal (CCR). A instabilidade de microssatélite (MSI) está ligada a hipermutação, hipermetilação, infiltração imunológica, ativação de mutações de RAS, BRAF e localizações no cólon proximal. Os tumores com instabilidade cromossômica (CIN, do inglês *chromosomal instability*) são mais heterogêneos no nível de expressão do gene, mostrando um espectro de ativação de via que vai desde a epitelial básica (consenso molecular subtipo 2 [CMS2]) até a mesenquimal (CMS4). Os tumores com CIN são diagnosticados principalmente no cólon esquerdo ou reto, e seu microambiente é precariamente imunogênico ou inflamado, com acentuada infiltração estromal. Um subgrupo de tumores CCR enriquecidos para mutações RAS apresenta forte adaptação metabólica (CMS3) e níveis intermediários de mutação, metilação e eventos de número de cópias. EGFR, receptor do fator de crescimento epidérmico (do inglês, *epidermal growth factor receptor*); JAK, Janus quinase; SRC, coativador do receptor de esteroide (do inglês, *steroid receptor coactivator*); STAT, transdutor de sinal e ativador de transcrição (do inglês, *signal transducer and activator of transcription*); TGFβ, fator de crescimento transformador β; VEGF, fator de crescimento endotelial vascular (do inglês, *vascular endotelial growth fator*); VEGFR, receptor de VEGF (do inglês, *vascular endotelial growth fator receptor*). (De Dienstmann R, Vermeulen L, Guinney J, et al. Consensus molecular subtypes and the evolution of precision medicine in colorectal cancer. *Nat Rev Cancer.* 2017;17:79-92.)

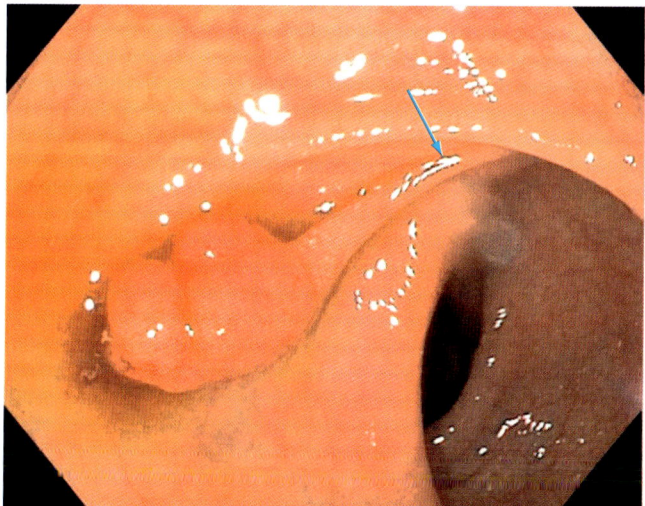

**Figura 52.56** Vista colonoscópica de pólipo pediculado com haste longa e estreita (*seta* mostrando haste).

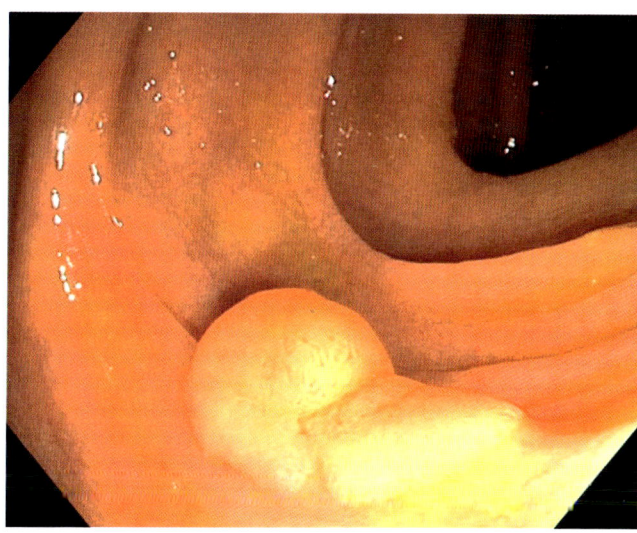

**Figura 52.57** Vista colonoscópica de pólipo séssil no cólon.

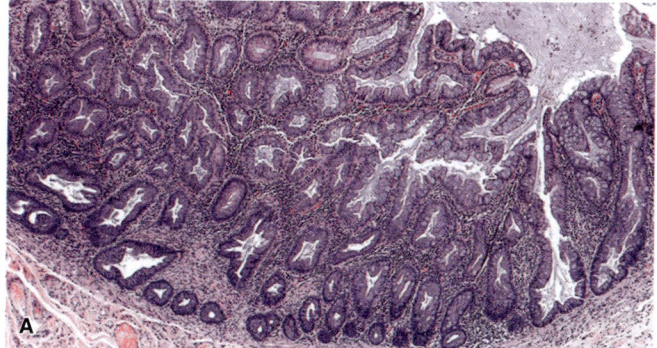
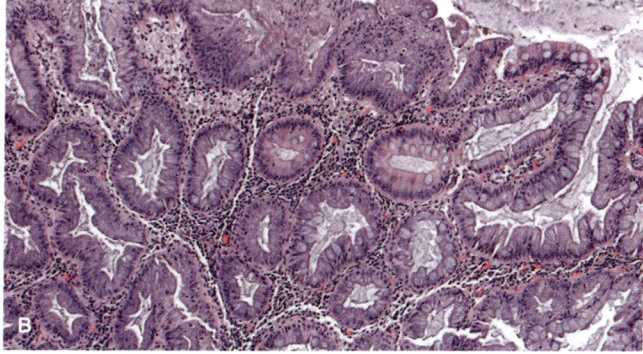

**Figura 52.58 A.** Histologia do adenoma serrilhado séssil. **B.** Histologia do adenoma serrilhado séssil (visão em campo de grande aumento). (Cortesia do Dr. Benzion Samueli, Department of Pathology, Soroka University Medical Center, Be'er Sheva, Israel.)

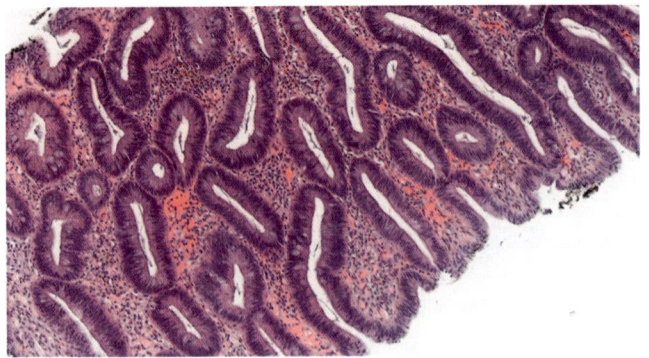

**Figura 52.59** Histologia de adenoma tubular. (Cortesia do Dr. Benzion Samueli, Department of Pathology, Soroka University Medical Center, Be'er Sheva, Israel.)

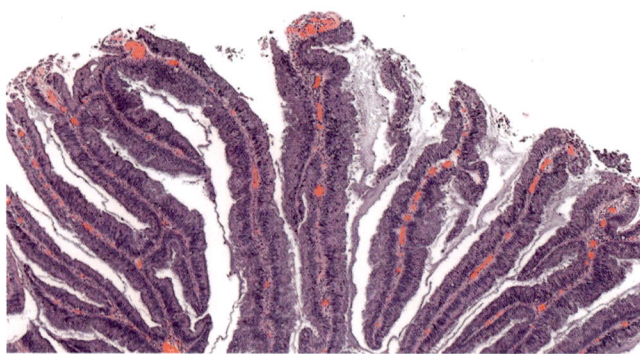

**Figura 52.60** Histologia de um adenoma viloso. (Cortesia do Dr. Benzion Samueli, Department of Pathology, Soroka University Medical Center, Be'er Sheva, Israel.)

que não ultrapassam a muscular da mucosa são considerados "carcinomas in situ" e não apresentam risco metastático. Entretanto, aqueles que invadem a muscular da mucosa apresentam risco significativo de recidiva local e de metástase linfonodal. Um dos fatores de risco importantes é a profundidade da penetração. Isso pode ser definido pela classificação de Haggitt (Figura 52.61):

Nível 0: Carcinoma limitado à mucosa, carcinoma in situ.
Nível 1: Carcinoma que invade a submucosa, limitado à cabeça do pólipo.
Nível 2: Carcinoma que invade até o nível do colo (junção da cabeça e haste).
Nível 3: Carcinoma que invade qualquer parte da haste.
Nível 4: Carcinoma que invade a submucosa da parede do cólon, abaixo do nível da haste, mas acima da muscular própria.

Os pólipos sésseis nos quais se observa a invasão da muscular da mucosa são, segundo a definição de Haggit, de nível 4. Para esses pólipos, a classificação de Kikuchi[34] pode ser usada, em que Sm1 descreve a invasão do terço superior da submucosa; Sm2, invasão do terço médio; e Sm3, penetração no terço inferior.

Os pólipos malignos geralmente são encaminhados para colectomia completa nos casos em que são pediculados nível 4 de Haggitt, sésseis nível Sm2 e Sm3 de Kikuchi, com má diferenciação histológica, invasão linfovascular e remoção incompleta ou margens de ressecção próximas. Nesses casos, o risco de câncer residual e metástase linfonodal é superior a 10%.

### Vigilância pós-polipectomia

O achado de adenomas em colonoscopia é considerado fator de risco para desenvolvimento futuro de outros pólipos. A Tabela 52.6 apresenta as recomendações atuais para repetir a colonoscopia após a remoção endoscópica de pólipos.

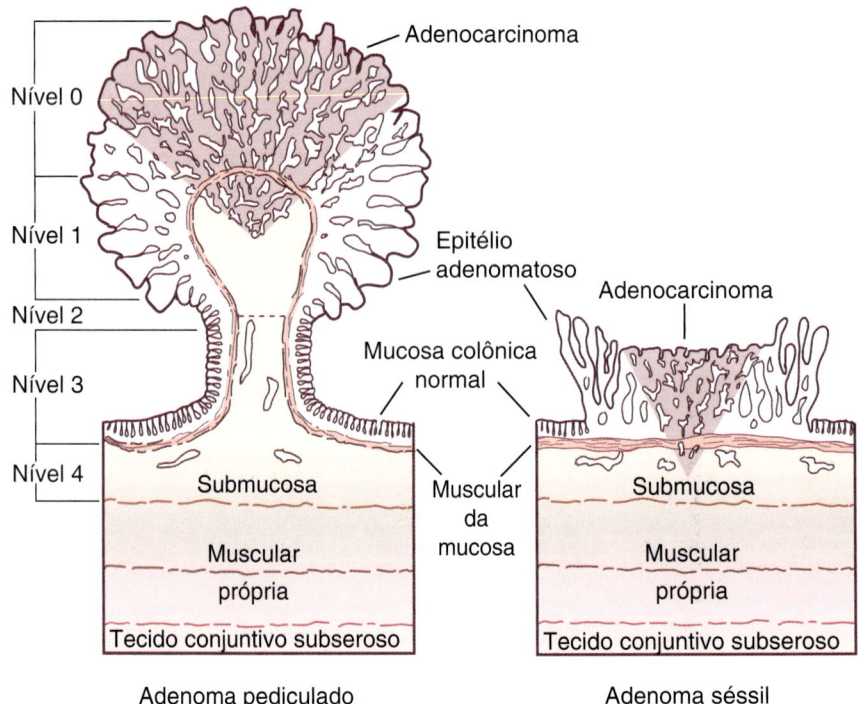

**Figura 52.61** Classificação de Haggitt. Pontos de referência anatômica dos adenomas pediculados e sésseis. (De Haggitt RC, Glotzbach RE, Soffer EE, et al. Prognostic factors in colorectal carcinoma arising in adenomas: implications for lesions removed by endoscopic polypectomy. *Gastroenterology*. 1985;89:328-336.)

## Síndromes de câncer hereditário

O CCR é o terceiro câncer mais comum em homens e mulheres nos EUA. Em aproximadamente 20 a 30% dos casos, esses CCR estão associados a um histórico familiar de pólipos ou de câncer colorretal, mas apenas em 3 a 5% dos casos estão associados a uma síndrome de CCR hereditário identificável, como síndrome de Lynch, polipose adenomatosa familiar (PAF), polipose associada ao homólogo mutY (MUTYH) – MAP (do inglês, *MUTYH-associated polyposis*), JPS (Tabela 52.7). A identificação precoce dos indivíduos em risco de síndromes de CCR hereditário oferece uma oportunidade para a intervenção a fim de prevenir o desenvolvimento de câncer. O leitor deve consultar as *Diretrizes de Prática Clínica da ASCRS para o Tratamento de Síndromes de Polipose Hereditária e Tratamento Cirúrgico de Pacientes com Síndrome de Lynch*.

## Polipose adenomatosa familiar

A PAF é uma doença autossômica dominante hereditária que ocorre em aproximadamente 1:10.000 nascimentos vivos e afeta igualmente os gêneros e as etnias. É uma síndrome causada por uma mutação na linhagem germinativa no gene supressor tumoral *APC* que é responsável pela regulação de β-catenina e localizado no cromossomo 5q21. Dependendo da localização da mutação APC, os indivíduos afetados podem apresentar uma série de gravidades da doença. A PAF grave é caracterizada por milhares de adenomas colorretais. A polipose clássica é descrita como a apresentação de 100 a 1.000 adenomas colorretais (Figura 52.62). Considera-se que os pacientes com menos de 100 adenomas tenham PAF atenuada (PAFA). As mutações de linhagem germinativa no gene *APC* são encontradas em 80 a 90% dos pacientes

### Tabela 52.6 Recomendações para repetição de colonoscopia após remoção endoscópica de pólipos.

| Achados indicadores de colonoscopia | Repetir colonoscopia |
|---|---|
| Pólipos hiperplásicos pequenos (< 10 mm) no reto ou sigmoide | 10 anos |
| Baixo risco: | |
| Um a dois adenomas tubulares pequenos | 5 a 10 anos (diretrizes AGA) |
| < 10 mm, com displasia de baixo grau | 10 anos (diretrizes ESGE) |
| Alto risco: | |
| Histologia vilosa ou displasia de alto grau ou tamanho ≥ 10 mm ou ≥ 3 pólipos | 3 anos |
| Remoção fragmentada de pólipo | 6 meses |
| Pólipo serrilhado séssil < 10 mm | 5 anos |
| Pólipo serrilhado séssil > 10 mm ou com displasia ou adenoma serrilhado tradicional | 3 anos |

*AGA*, American Gastroenterological Association; *ESGE*, European Society of Gastrointestinal Endoscopy. (Adaptada de Hassan C, Quintero E, Dumonceau JM, et al. Post-polypectomy colonoscopy surveillance: European Society of Gastrointestinal Endoscopy [ESGE] guideline. *Endoscopy*. 2013;45:842-851; Lieberman DA, Rex DK, Winawer SJ, et al. Guidelines for colonoscopy surveillance after screening and polypectomy: a consensus update by the US Multi-Society Task Force on Colorectal Cancer. *Gastroenterology*. 2012;143:844-857.)

### Tabela 52.7 Síndromes hereditárias de câncer colorretal.

| Síndrome | Genes | Tipo de pólipo | Herança | Achados clínicos | Risco de CCR |
|---|---|---|---|---|---|
| PAF clássica | APC | Adenoma | AD | 100 a 1.000 adenomas; adenomas e carcinomas duodenais; pólipos de glândula fúndica gástrica, tumores desmoides, cistos epidermoides, osteoma | 100% |
| PAF grave | APC | Adenoma | AD | > 1.000 adenomas | 100% |
| PAF atenuada | APC | Adenoma | AD | < 100 adenomas | 80% |
| MAP | MUTYH (MYH) | Adenoma | AR | 0 a 1.000 adenomas, CCR < 50 anos; pólipos de glândula fúndica gástrica, adenomas e carcinoma duodenais | 80% |
| JPS | SMAD4, BMPR1A | Hamartoma | AD | ≥ 5 pólipos juvenis; qualquer pólipo juvenil e histórico familiar de JPS | 40% |
| PPJ | STK11 | Hamartoma | AD | Pólipos de Peutz-Jeghers Pigmentação orocutânea Histórico familiar de PPJ; câncer de intestino delgado, cólon, estômago, pâncreas, mama, ovário, testículos | 40% |
| Síndrome de Lynch | MLH1, MSH2, MSH6, PMS2, EpCAM | Adenoma sem polipose | AD | CCR com instabilidade de microssatélite; adenomas avançados; gástrico, duodenal, intestino delgado, célula transicional, vesícula biliar, pâncreas, endometrial, ovariano | |

*AD*, autossômico dominante; *AR*, autossômico recessivo; *CCR*, câncer colorretal; *JPS*, síndrome de polipose juvenil (do inglês, *juvenile polyposis syndrome*); *MAP*, polipose associada a MUTYH; *PAF*, polipose adenomatoso familiar; *PPJ*, polipose de Peutz-Jeghers.

com PAF clássica e em 10 a 30% dos pacientes com PAFA. Cerca de 25% dos pacientes com PAF apresentam mutação *de novo* e, portanto, não têm histórico familiar. Para indivíduos com o fenótipo clássico, o risco de CCR pode exceder os 90%, e quase 100% na ausência de tratamento. Se não tratados, os pacientes com PAF desenvolvem CCR aos 39 anos, em média (intervalo de 35 a 43 anos).[35]

Clinicamente, a PAF é caracterizada pelo desenvolvimento precoce de uma ampla gama de pólipos adenomatosos colorretais após a segunda década de vida e muitas manifestações extracolônicas. Os pacientes com PAF podem ser assintomáticos ou apresentar sangramento, diarreia, dor abdominal ou secreção mucosa pelo reto. Outros sintomas como anemia, obstrução ou perda ponderal ocorrem normalmente à medida que os pólipos aumentam de tamanho ou número, podendo prenunciar a presença de câncer. Uma variedade de manifestações extracolônicas benignas e malignas foi descrita na PAF. Essas manifestações incluem adenomas gastroduodenais e carcinoma, desmoides, osteomas, cistos epidermoides, carcinoma papilífero da tireoide, pólipos e carcinoma de intestino delgado, hiperplasia congênita do epitélio pigmentado da retina (CHRPE, do inglês *hyperplasia of the retinal pigment epithelium*) e anomalias dentais.

Pólipos não neoplásicos da glândula fúndica gástrica são um achado comum em cerca de 50% dos pacientes. Adenomas gástricos estão presentes em cerca de 10% dos pacientes com PAF, normalmente no antro. O risco de câncer gástrico é baixo. Adenomas duodenais ocorrem em 30 a 70% dos pacientes com PAF, e há predileção pelas regiões ampulares e periampulares. O risco do câncer duodenal é de 4 a 10%, constituindo a segunda causa mais comum de morte em pacientes com PAF. A classificação de Spigelman é usada para graduar a gravidade e guiar o tratamento clínico da polipose duodenal (Tabela 52.8). Os adenomas podem ocorrer raramente na vesícula biliar, ducto biliar e intestino delgado, particularmente no íleo distal. A maioria dos pacientes é elegível para a quimioprevenção para adenomas com AINEs (p. ex., sulindaco ou celecoxibe) após cirurgia, porém isso parece menos eficaz do que no colorreto.[35]

Os tumores desmoides são histologicamente benignos, mas constituem proliferações monoclonais de fibroblastos localmente invasivas. São observados apenas ocasionalmente na população geral, mas afetam 10 a 15% de todos os pacientes com PAF. Esses tumores estão associados ao sexo feminino e a um histórico familiar de desmoides. Cerca de metade dos tumores desmoides associados à PAF surge intra-abdominalmente no mesentério intestinal e 40% desenvolvem-se na parede abdominal. Os restantes

**Tabela 52.8** Classificação de Spigelman de pólipos duodenais na polipose adenomatosa familiar.

| Critérios | Pontos | | |
|---|---|---|---|
| | 1 | 2 | 3 |
| Número de pólipos | 1 | 2 | 3 |
| Tamanho do pólipo (mm) | 1 a 4 | 5 a 20 | > 20 |
| Histologia | Tubular | Tubuloviloso | Viloso |
| Displasia | Leve | Moderada | Grave |

Estádio 0 = 0 ponto; estádio I = 1 a 4 pontos; estádio II = 5 a 6 pontos; estádio III = 7 a 8 pontos; estádio IV = 9 a 12 pontos. Estádio 0. Repetir a endoscopia em 5 anos. Estádio I. Repetir a endoscopia em 5 anos. Estádio II. Repetir a endoscopia em 2 a 3 anos. Estádio III. Repetir a endoscopia em 6 a 12 meses e avaliação cirúrgica. Estádio IV. Repetir a endoscopia em 6 a 12 meses e avaliação cirúrgica. (De Spigelman AD, Williams CB, Talbot IC, et al. Upper gastrointestinal cancer in patients with familial adenomatous polyposis. *Lancet*. 1989;2:783-785.)

apresentam-se nas costas, no pescoço e nos membros. Os desmoides podem se manifestar como lesões planas, fibrosas, laminares ou como massas discretas definidas. Isso pode resultar em dor, obstrução intestinal ou ureteral, comprometimento vascular e complicações perioperatórias. Os tumores desmoides, junto com a polipose duodenal e/ou o câncer, são as principais causas de morbidade e mortalidade após proctocolectomia, levando à morte aproximadamente 10% dos pacientes. A cirurgia dos tumores desmoides intra-abdominais, em geral, não é recomendada e é reservada aos tumores pequenos, bem definidos, quando se pode obter margem clara. As terapias farmacológicas com AINEs e antiestrógenos mostraram resultados semelhantes aos da cirurgia. A combinação de quimioterapia, incluindo doxorrubicina, parece ser a melhor opção para os desmoides intra-abdominais em crescimento progressivo.

A incidência de câncer de tireoide em pacientes com PAF é de 2%. As malignidades extraintestinais que ocorrem com menos frequência na PAF incluem adenocarcinomas pancreáticos, hepatoblastoma e meduloblastoma.

A CHRPE é uma lesão benigna caracterizada como máculas ovais marrons ou marrom-acinzentadas, bem delineadas, vistas em 60 a 85% dos pacientes com PAF em varredura fundoscópica. Normalmente, não requer intervenção, mas pode ser usada para ajudar a estabelecer o diagnóstico. Cistos sebáceos ou epidermoides, lipomas, osteomas, fibromas, dentes supranumerários, angiofibromas nasofaríngeos juvenis e adenomas adrenais também foram associados à PAF.

Duas síndromes de polipose com epônimos foram identificadas como pertencentes ao distúrbio geral de PAF: a síndrome de Gardner (PAF com cistos de inclusão epidérmica, osteomas, tumores desmoides) e a síndrome de Turcot (PAF associada a tumores malignos do sistema nervoso central).

A PAF pode ser diagnosticada de forma genética ou clínica. Testes genéticos revelam mutação na linhagem germinativa APC em aproximadamente 80% dos casos. As indicações de encaminhamento para aconselhamento genético e testes incluem histórico familiar de PAF, histórico pessoal de mais de 10 adenomas, histórico pessoal de adenomas e manifestação extracolônica de PAF. Para os indivíduos com suspeita de PAFA, recomenda-se teste genético se forem encontrados 20 ou mais adenomas colorretais cumulativos. O tratamento deve incluir aconselhamento completo sobre a natureza da síndrome, sua história natural, manifestações extracolônicas e a necessidade de adesão às recomendações de tratamento e vigilância.

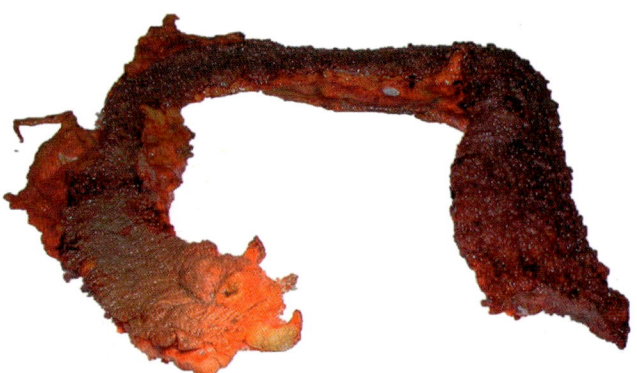

**Figura 52.62** Polipose adenomatosa familiar clássica na amostra ressecada. Centenas de pólipos são bem visíveis ao longo de todo o cólon.

A triagem colorretal em indivíduos das famílias afetadas começa aos 12 anos e pode ser iniciada com retossigmoidoscopia flexível. Se forem observadas áreas de pólipos, justifica-se uma colonoscopia completa. Se não forem identificados pólipos na retossigmoidoscopia flexível inicial, o exame deverá ser repetido a cada 1 a 2 anos, até os 35 anos, e em seguida a cada 3 a 5 anos para os parentes em primeiro grau em risco e que não foram submetidos a testes preditivos, ou para aqueles submetidos à análise de DNA que não deram informações sobre terem sido ou não afetados. Os pacientes em risco de PAFA devem receber triagem endoscópica com colonoscopia aos 12, 15, 18 e 21 anos, e então a cada 2 anos. Cerca de um terço dos pacientes com PAFA podem ser tratados endoscopicamente a longo prazo com polipectomia. Para o trato gastrintestinal superior, a triagem inicia aos 20 a 25 anos. Os intervalos de triagem são estabelecidos com base no sistema de estadiamento de Spigelman.

A triagem tireóidea anual por US deve ser recomendada para os pacientes com PAF. A triagem de rotina não é recomendada para outros cânceres.

Os objetivos do tratamento do trato gastrintestinal inferior em pacientes com PAF são a prevenção da morte por câncer e a maximização da qualidade de vida. As decisões que precisam ser tomadas em pacientes para preencher esses objetivos referem-se ao momento conveniente da cirurgia e ao tipo de cirurgia a ser realizada. A Tabela 52.9 apresenta uma lista de momentos oportunos para a cirurgia. As decisões para a cirurgia dependem da presença de sintomas, idade ao diagnóstico e características individuais.

Existem quatro opções cirúrgicas para o tratamento de PAF: proctocolectomia restauradora com IPAA com mucosectomia e anastomose suturada manualmente ou grampeada, colectomia com anastomose ileorretal (AIR) ou proctocolectomia com ileostomia terminal permanente. Cada uma dessas opções tem vantagens e desvantagens.

- **Proctocolectomia e IPAA** reduzem significativamente o risco de câncer retal, especialmente quando realizadas com mucosectomia retal e anastomose suturada manualmente. Entretanto, é um procedimento tecnicamente mais exigente e está associado a maior morbidade do que a AIR. A IPAA também resulta em movimentos intestinais mais frequentes, em comparação com a colectomia e a AIR. A dissecção retal também representa um risco de lesão ao nervo passível de levar à disfunção sexual ou urológica. A dissecção pélvica pode causar infertilidade decorrente de aderências. Abordagens minimamente invasivas recentes reduzem significativamente esse risco.

  Os pacientes com câncer retal, uma grande carga de pólipos (> 20 adenomas sincrônicos, adenoma com displasia de alto grau, grandes adenomas [> 30 mm]), ou um fenótipo familiar grave (> 1.000 adenomas sincrônicos) devem ser submetidos à IPAA. Essa cirurgia também é o tratamento de escolha para os pacientes com um grande número de adenomas retais, mas o momento ideal para a cirurgia deve ser individualizado. A IPAA deve ser realizada com a remoção da zona transicional anal por mucosectomia e anastomose suturada manualmente ou manutenção de alguma zona transicional anal com anastomose grampeada. A escolha do melhor procedimento a ser realizado tem sido discutida. Os benefícios de uma anastomose grampeada incluem melhor função (menos risco de incontinência) e menos complicações. Uma IPAA também é mais fácil de pesquisar, e os adenomas da zona transicional anal podem ser tratados por via endoscópica ou transanal. O benefício de uma IPAA suturada manualmente é a redução da incidência de adenomas da zona transicional anal, mas isso é alcançado a um custo potencial de pior função. Esse procedimento pode ser realizado com ou sem derivação de ileostomia. Uma derivação de ileostomia temporária proximal à bolsa é classicamente realizada para atenuar os efeitos de fístula anastomótica e prevenir sepse pélvica (relatada como de apenas 6% e chegando a 37%, respectivamente), fistulização e, portanto, comprometimento da função da bolsa. Consequentemente, ela também deve prevenir a necessidade de relaparotomia. A omissão da ileostomia tem sido defendida em casos selecionados. Os benefícios da laparoscopia podem ser aplicados a essa cirurgia, porém na literatura não há evidência de que essa abordagem seja melhor do que a abordagem aberta. A IPAA deve ser realizada apenas em centros especializados e por equipes cirúrgicas habilitadas e experientes

- **Colectomia subtotal e AIR** proporcionam bons resultados cirúrgicos e funcionais, mas requerem acompanhamento a longo prazo do reto preservado. O risco de câncer retal metacrônico é da ordem de 30%. A AIR geralmente é recomendada

**Tabela 52.9** Momento oportuno para a cirurgia em pacientes com polipose adenomatosa familiar.

| Razões para indicar ou postergar a cirurgia | Momento oportuno para a cirurgia |
|---|---|
| Presença de sintomas (> risco de CCR) | O mais breve possível |
| Paciente assintomático com doença leve | Discutir a oportunidade (antes dos 20 anos?) |
| | CCR antes dos 20 anos é raro |
| Pacientes diagnosticados em sua terceira década ou depois | Imediatamente |
| Lesões de tamanho médio ou com displasia de alto grau, não tratável por ressecção endoscópica | |
| Doença grave à colonoscopia ou histórico familiar/genótipo | Assim que possível |
| Polipose atenuada à colonoscopia ou por histórico familiar/genótipo | Decisão pessoal (16 a 20 anos se for polipose leve ou 21 a 25 anos se for atenuada) |
| Diagnóstico pré-operatório, histórico familiar positivo ou geneticamente suscetível a desmoides | Retardar a cirurgia (após avaliação de risco de CCR) |
| Retardar cirurgia em mulheres com baixa carga de pólipos que desejem ter filhos | É razoável adiar a cirurgia enquanto a paciente permanecer sob estrito programa de vigilância |

CCR, câncer colorretal. (De Campos FG: Surgical treatment of familial adenomatous polyposis: Dilemmas and current recommendations. *World J Gastroenterol.* 2014;20:16620-16629.)

para os pacientes com poucos pólipos retais, PAFA e histórico familiar de um fenótipo leve e para mulheres jovens que desejam engravidar após recomendações de aconselhamento genético. A AIR não deve ser realizada em pacientes com doença retal grave (adenomas > 3 cm de diâmetro, adenomas com displasia grave, câncer, disfunção do esfíncter ou reto com mais de 20 adenomas) ou na presença de câncer de cólon. A AIR pode ter bons resultados em pacientes com PAFA, MAP e PAF leve que concordem em serem submetidos a cuidadoso acompanhamento e proctocolectomia, devendo-se reservar a IPAA para pacientes com polipose profusa

- **Proctocolectomia com ileostomia terminal** é raramente realizada na atualidade como estoma permanente e, em geral, é inaceitável para pacientes jovens. Entretanto, essa opção ainda tem um papel no tratamento de câncer retal muito baixo, quando a preservação do esfíncter não é possível, em casos de transformação maligna após IPAA ou falência da bolsa ileal, ou nos casos em que a função do esfíncter é precária.

A maioria dos pacientes é elegível para a quimioprevenção após cirurgia, uma vez que a proctocolectomia com IPAA ou a colectomia com AIR podem manter a mucosa retal "em risco", e em todos esses pacientes a mucosa duodenal permanece "em risco". A quimioprevenção (*i. e.*, tomando medicamentos que retardem o crescimento do pólipo como sulindaco ou celecoxibe) *não* substitui a vigilância endoscópica de rotina.

O acompanhamento regular é obrigatório após qualquer procedimento. Os cuidados padrões incluem exames de toque perianal e endoscópico flexível a intervalos anuais.

### Polipose associada a *MUTYH*

MAP é uma síndrome autossômica recessiva hereditária causada por mutação na linhagem germinativa em ambos os alelos do gene *MUTYH*, localizado no cromossomo 1. Como no padrão de herança autossômico recessivo os indivíduos afetados têm que apresentar mutação bialélica, ambos os pais dos indivíduos afetados precisam ser, pelo menos, portadores monoalélicos. Em caso positivo, os irmãos dos indivíduos afetados têm 25% de chance de serem portadores de mutações bialélicas. As mutações monoalélicas de *MUTYH* são encontradas em 0,7 a 1% dos indivíduos não selecionados em coortes populacionais; mutações bialélicas são identificadas em 1,7% dos indivíduos não selecionados com CCR. O risco de CCR aumenta em 28 vezes nos indivíduos com mutações bialélicas de *MUTYH*, enquanto o risco dos portadores monoalélicos parece apresentar apenas um aumento moderado.[36]

O fenótipo colônico mimetiza o da PAFA. O diagnóstico de MAP deve ser considerado em pacientes que apresentam polipose colorretal (> 20 adenomas durante a vida). Embora a maioria dos pólipos em MAP seja adenomas, os pacientes podem apresentar pólipos serrilhados ou um misto de adenomas e pólipos serrilhados. Pode ocorrer sangramento ou obstrução, mas suspeita-se da doença por achados da colonoscopia de triagem. A síndrome caracteriza-se primariamente por múltiplos adenomas colorretais e aumento do risco de CCR em idade mais jovem (40 a 50 anos). O fenótipo de pólipo colorretal é bastante variável, normalmente com polipose moderada (< 100 adenomas). Aproximadamente 20% dos pacientes com MAP terão polipose duodenal, e os pólipos fúndicos gástricos são raros. Osteomas, desmoides e CHRPE não estão associados a MAP.

A seguir, são apresentadas indicações para testes do gene *MUTYH*: pacientes com 10 a 100 pólipos, irmãos de pacientes com mutação bialélica no gene *MUTYH*, pacientes com CCR de início precoce (< 44 a 55 anos) ou crianças portadoras de mutação monoalélica ou bialélica no gene *MUTYH*.

Os pacientes com MAP devem ser submetidos à colonoscopia a cada 1 a 2 anos. A colectomia subtotal com AIR é recomendada se o tratamento endoscópico falhar ou se desenvolver CCR. Câncer retal é raro em casos de MAP. Os pacientes com câncer retal em MAP devem ser considerados para proctocolectomia e IPAA.

Deve-se realizar esofagogastroduodenoscopia com endoscópio de visão ampla para examinar com mais acurácia a ampola a fim de avaliar para neoplasia adenomatosa duodenal. Essa triagem deve iniciar aos 30 anos e ser repetida a cada 3 a 5 anos, se o exame for normal. Para os pacientes com adenomas duodenais, o tratamento é semelhante ao recomendado aos pacientes com PAF com adenomas duodenais.

### Síndrome de Peutz-Jeghers

A SPJ é uma síndrome de câncer hereditário autossômico dominante que acarreta risco de 39% de CCR durante a vida; caracteriza-se por pólipos hamartomatosos benignos, primariamente gastrintestinais, com pigmentação mucocutânea (máculas azul-escuras ou marrons na borda do vermelhão dos lábios, mucosa bucal, mãos e pés) e elevada predisposição a muitos cânceres intestinais e extraintestinais. Quase 90% dos pacientes com SPJ desenvolvem pólipos hamartomatosos, a maioria geralmente no intestino delgado, seguido pelo cólon, estômago e reto com uma frequência decrescente. Os pacientes com SPJ têm risco de 90% de câncer ao longo da vida, incluindo os cânceres colorretal (mais comum), gástrico, pancreático, pulmonar, de mama, uterino, cervical, testicular e ovariano.

A SPJ é causada por mutação no gene *STK11/LKB1* localizado no cromossomo 19p. Aproximadamente metade dos casos de SPJ é herdada de um dos pais; o restante ocorre em pacientes sem histórico familiar e parece resultar de mutação espontânea.

Os pólipos diferem histologicamente dos pólipos juvenis, já que surgem em decorrência de supercrescimento da muscular da mucosa e não da lâmina própria.

A SPJ é um diagnóstico clínico estabelecido com base em qualquer dos seguintes critérios da Organização Mundial da Saúde: (1) três ou mais pólipos de Peutz-Jeghers confirmados principalmente por histologia; (2) qualquer número de pólipos de Peutz-Jeghers com um histórico familiar de SPJ; (3) pigmentação característica, proeminente, mucocutânea, com histórico familiar de SPJ; ou (4) qualquer número de pólipos de Peutz-Jeghers e pigmentação característica proeminente, mucocutânea.

Os pacientes com SPJ requerem vigilância especial que inclui múltiplos órgãos, pois a síndrome está associada a maior risco de câncer em muitos órgãos (intestino delgado, estômago, pâncreas, cólon, esôfago, ovário, pulmão, útero, mama, testículos e outros). A triagem inicia aos 8 a 10 anos com uma avaliação do intestino delgado. Se o exame inicial for normal, recomenda-se repetir a avaliação aos 18 anos a intervalos de 2 a 3 anos. Os homens devem ser submetidos ao exame físico testicular anual iniciando aos 10 anos, e as mulheres devem ser submetidas ao exame pélvico anual e ao exame de Papanicolaou iniciando dos 18 aos 20 anos. As mulheres devem submeter-se a exames físicos da mama, a cada 6 meses, e à mamografia anual bem como por ressonância magnética (RM) iniciando aos 25 anos. A colonoscopia e a endoscopia superior devem iniciar no fim da adolescência e ser repetidas a cada 2 a 3 anos, em ambos os sexos. A triagem do câncer pancreático envolve a US endoscópica ou a colangiopancreatografia por RM com CA19-9 sérico a cada 1 a 2 anos, iniciando aos 25 a 30 anos.

A polipectomia desempenha um papel importante no tratamento da SPJ. Pólipos gástricos ou colônicos assintomáticos com mais de 1 cm devem ser removidos endoscopicamente. Pólipos do intestino delgado com mais de 1 a 1,5 cm, ou aqueles que estão em rápido crescimento, devem ser removidos para diminuir as complicações futuras como sangramento e intussuscepção.

A cirurgia é reservada com mais frequência para o caso de sintomas; os mais comuns são a obstrução (causada por intussuscepção) e o sangramento no intestino delgado. O objetivo da cirurgia é remover o segmento afetado, preservando o máximo possível. A intervenção pode necessitar de enteroscopia por impulsão ou laparoscopia/laparotomia combinada com endoscopia na sala cirúrgica, pois esses pólipos de intestino delgado podem não ser visualizados por outros meios.[36]

### Síndrome de polipose juvenil

A síndrome de polipose juvenil é um padrão de herança autossômico dominante, caracterizada pelo desenvolvimento de pólipos intestinais hamartomatosos. Os pacientes com JPS exibem risco durante a vida de 10 a 38% do câncer de cólon; a média etária ao diagnóstico é 34 anos. A JPS é diagnosticada clinicamente quando há cinco ou mais pólipos juvenis no colorreto, múltiplos pólipos juvenis em todo o tubo gastrintestinal, qualquer número de pólipos juvenis com histórico familiar ou polipose juvenil. Os sintomas são relacionados com os pólipos incluem, com mais frequência, sangramento gastrintestinal agudo ou crônico, anemia por deficiência de ferro, prolapso de pólipos retais, dor abdominal ou diarreia.

Dois genes, *SMAD4* (cromossomo 18q) e *BMPR1A* (cromossomo 10q), foram ligados à JPS. Entretanto, uma mutação patogênica em um desses dois genes é detectada em apenas 40 a 50% dos pacientes com JPS. Há maior risco de câncer em indivíduos afetados, com potencial maligno de, pelo menos, 10% em pacientes com múltiplos pólipos juvenis.

A triagem por colonoscopia deve iniciar entre 12 e 15 anos. O intervalo entre as colonoscopias depende dos achados do exame. Se não houver pólipos, a colonoscopia deverá ser repetida em 2 a 3 anos. Quando os pólipos estão presentes e são removidos, a colonoscopia deve ser realizada anualmente.

As indicações cirúrgicas incluem a presença de displasia de alto grau ou câncer, ou quando não for possível tratar com eficácia a carga de pólipos por via endoscópica. A colectomia profilática pode ser considerada para os pacientes com precária adesão à vigilância ou em pacientes com histórico familiar de CCR. Para a doença colorretal, as opções cirúrgicas incluem colectomia subtotal e AIR, colectomia segmentar ou colectomia total e IPAA.[36]

### Síndrome de Lynch

O termo síndrome de Lynch era usado como sinônimo de CCR hereditário sem polipose (HNPCC, do inglês *hereditary nonpolyposis CRC*), mas percebeu-se que o termo "HNPCC" era errôneo porque os pacientes podiam desenvolver muitos tumores não CCR, assim como um ou mais pólipos ou adenomas. Essa síndrome representa de 3 a 5% de todos os CCR e de 10 a 19% dos CCR diagnosticados antes dos 50 anos. É uma síndrome de herança autossômica dominante, caracterizada por mutação em um dos genes de reparo de mau pareamento (MMR, do inglês, *mismatch repair*) do DNA (*MLH1, MSH2, MSH6, PMS2, EpCAM*). Esses genes mantêm a fidelidade do DNA durante a replicação mediante correção de erros dos pares de base de nucleotídios e pequenas inserções ou deleções geradas por erros de incorporações ou deslizamentos da DNA polimerase. Mutações em *MLH1* e *MSH2* respondem por até 90% dos pacientes com síndrome de Lynch. Em virtude desse defeito genético, os tumores da síndrome de Lynch são caracterizados por MSI, em que mutações onipresentes em sequências repetitivas simples (microssatélites) são encontradas no DNA tumoral (mas não no DNA da mucosa colorretal adjacente normal) dos indivíduos com defeitos no gene MMR. Os microssatélites são segmentos de DNA não codificados que contêm sequências repetitivas de um a seis nucleotídios. Existem centenas de milhares de microssatélites no genoma, e os padrões de microssatélite fornecem um *fingerprint* (impressão digital) único do DNA. Quando esses erros não são reparados em razão de deficiência do MMR, o comprimento das regiões de microssatélite muda e o *fingerprint* é alterado. A MSI é encontrada na maioria das malignidades do cólon (> 90%) em pacientes com síndrome de Lynch. O teste de imuno-histoquímica, com o uso de anticorpos para as proteínas do gene MMR, avalia a perda da expressão da proteína MMR e ajuda na identificação dos pacientes com síndrome de Lynch.

As mutações somáticas no gene *BRAF* são notadas em 15% dos CCR esporádicos, mas não nos tumores da síndrome de Lynch. A presença de mutações *BRAF* em CCR com MSI é uma evidência contra a presença de síndrome de Lynch.

A síndrome de Lynch é caracterizada por maior predisposição ao desenvolvimento de CCR e outros tumores, que tendem a se desenvolver em idades precoces. O risco vitalício estimado para o CCR é de 70% para homens e de 40% para mulheres. A média etária do diagnóstico de CCR relacionado com síndrome de Lynch é de 44 a 61 anos, comparada aos 69 anos em pacientes com CCR esporádico. Os CCR associados à síndrome de Lynch mostram predileção pelo cólon direito em comparação com CCR esporádico, porém os cânceres de cólon do lado esquerdo, os cânceres retais, as lesões sincrônicas em diferentes locais do cólon e do reto também são apresentações comuns. Em pacientes com síndrome de Lynch que tiveram um CCR inicial tratado por menos de uma colectomia total, o risco de um CCR metacrônico é de 16% em 10 anos, de 41% em 20 anos e de 62% em 30 anos. Em comparação com os pacientes com PAFA ou MAP, os pacientes com síndrome de Lynch desenvolvem alguns adenomas colorretais aos 50 anos (normalmente menos de três adenomas). O adenoma pode progredir para carcinoma dentro de 2 a 3 anos, em comparação com 4 a 10 anos na população geral. As características histológicas que mostram má diferenciação, histologia de células mucinosas ou em anel de sinete, linfócitos infiltrantes tumorais e resposta linfoide do hospedeiro são comuns.

O adenocarcinoma endometrial é o câncer extracolônico mais comum (risco vitalício de 32 a 45%). Cânceres de ovário, gástrico, de intestino delgado, trato urinário, cérebro e pâncreas também são observados frequentemente nesses pacientes. Adenomas sebáceos e carcinomas da pele, assim como ceratoacantomas, podem ser vistos na variante de Muir-Torre da síndrome de Lynch.[36]

Embora o sequenciamento da linhagem germinativa dos genes MMR continue a ser o "padrão-ouro" para confirmar a mutação do gene causador da síndrome de Lynch, os pacientes com síndrome de Lynch podem ser identificados inicialmente com o uso dos critérios de Amsterdã (Boxe 52.3) ou de Bethesda (Boxe 52.4).

A triagem para CCR por colonoscopia é recomendada para indivíduos em risco (parentes em primeiro grau de portadores da mutação do gene MMR não submetidos a teste genético) ou para aqueles afetados por síndrome de Lynch a cada 1 a 2 anos, iniciando aos 20 a 25 anos ou 2 a 5 anos antes da idade mais jovem ao diagnóstico de CCR na família, se diagnosticado antes dos 25 anos. Isso pode não ser coberto por seguro de saúde em todos os casos.

> **Boxe 52.3** Critérios Amsterdã II.
>
> Três ou mais parentes com câncer associado ao câncer colorretal sem polipose hereditário (câncer colorretal ou câncer do endométrio, de intestino delgado, de ureter ou pelve renal) mais todos os seguintes:
> 1. Um paciente afetado é parente em primeiro grau dos outros dois afetados.
> 2. Duas ou mais gerações sucessivas são afetadas.
> 3. O câncer em um ou mais parentes afetados é diagnosticado antes dos 50 anos.
> 4. Polipose adenomatosa familiar é excluída.
> 5. Diagnóstico patológico de câncer é verificado.

> **Boxe 52.4** Critérios de Bethesda para exames de tumores colorretais para instabilidade de microssatélite.
>
> Tumores de indivíduos nas seguintes situações devem ser testados para MSI:
> 1. Câncer colorretal diagnosticado em um paciente antes dos 50 anos.
> 2. Presença de tumores relacionados com câncer colorretal sincrônico ou metacrônico ou outro câncer colorretal sem polipose hereditário (HNPCC; incluindo endometrial, de estômago, ovariano, de pâncreas, de ureter e pelve renal, de trato biliar, cerebral (geralmente glioblastoma), adenomas e queratoacantomas de glândula sebácea e carcinoma de intestino delgado), independentemente da idade.
> 3. Câncer colorretal com a histologia MSI (definida pela presença de linfócitos tumorais infiltrantes, reação linfocítica tipo Crohn, diferenciação de células mucinosas/em anel de sinete, ou padrão de crescimento medular) diagnosticado em um paciente antes dos 60 anos.
> 4. Câncer colorretal diagnosticado em pelo menos um parente em primeiro grau, com um tumor relacionado com HNPCC, no qual um câncer foi diagnosticado antes dos 50 anos.
> 5. Câncer colorretal diagnosticado em pelo menos dois parentes em segundo grau, com tumores relacionados com HNPCC, independentemente da idade.
>
> De Herzig DO, Buie WD, Weiser MR, et al. Clinical Practice Guidelines for the surgical treatment of patients with lynch syndrome. *Dis Colon Rectum*. 2017;60:137-143.

Para os pacientes positivos para mutação na linhagem germinativa de MMR, deve ser considerada uma colonoscopia anual. No caso de câncer endometrial, a triagem deve ser oferecida a mulheres em risco ou afetadas por síndrome de Lynch por meio de exame pélvico e amostragem endometrial anualmente, iniciando aos 30 a 35 anos. Do mesmo modo, a triagem para câncer de ovário deve ser oferecida e iniciada na mesma idade. Histerectomia e salpingo-ooforectomia bilateral devem ser oferecidas a mulheres com síndrome de Lynch submetidas à colectomia, a todas as mulheres com mais de 40 anos ou que acabaram dar à luz. Triagem de câncer gástrico deve ser considerada em indivíduos com síndrome de Lynch por meio de esofagogastroduodenoscopia com biopsia gástrica do antro aos 30 a 35 anos, e a vigilância subsequente a cada 2 a 3 anos pode ser considerada com base nos fatores de risco de cada paciente. A triagem para câncer do trato urinário deve ser considerada para indivíduos em risco ou afetados por síndrome de Lynch, com urinálise anual iniciando aos 30 a 35 anos.

Em contraposição ao câncer de cólon esporádico, três questões devem ser avaliadas ao se considerar o tratamento cirúrgico apropriado para o tratamento de câncer de cólon, no quadro de síndrome de Lynch: (1) tratamento apropriado do tumor primário, (2) consideração da redução de risco com remoção profilática de cólon não neoplásico e (3) morbidade e qualidade de vida após colectomia.

Ainda não existe um claro consenso sobre o tratamento cirúrgico de câncer de cólon. As opções (colectomia parcial ou total) devem ser discutidas com o paciente, considerando idade, comorbidades e estádio do câncer. Não existe um estudo randomizado prospectivo comparando a ressecção extensa com uma ressecção limitada. O risco cumulativo de CCR metacrônico em pacientes com colectomia segmentar é de 16% em 10 anos, de 41% em 20 anos e de 62% em 30 anos. Entretanto, com base em evidência atualmente disponível, há uma redução de risco superior do câncer com a colectomia total para o tratamento de câncer de cólon, no quadro de síndrome de Lynch; a colectomia abdominal total com AIR é o tratamento preferido para a maioria dos pacientes. Para os pacientes com síndrome de Lynch e câncer retal, este último deve ser tratado com base nos princípios oncológicos padrões, como no câncer retal esporádico. A decisão de remover o restante do cólon em pacientes com câncer retal pode ser tomada de maneira individual após uma discussão com o paciente.

Deve-se considerar a cirurgia menos extensa em pacientes com mais de 60 a 65 anos e naqueles com disfunção do esfíncter subjacente. Colonoscopia anual deve ser realizada após a ressecção segmentar do câncer de cólon.

## ESTADIAMENTO

Após um diagnóstico de CCR, a disseminação local e distante da doença é definida e o estádio do tumor é determinado. Depois de designado um estádio individual, ele pode ser usado como um sistema de informação referente à sobrevida com ou sem tratamento, possibilidade de cura, probabilidade de doença residual e recidiva, e como ferramenta de apoio para o planejamento do tipo de tratamento. O estadiamento geralmente é realizado depois de estabelecido o diagnóstico.

### Regras para a classificação

Os sistemas de estadiamento históricos para o CCR incluem a classificação de Dukes e a classificação de Astler-Coller modificada. Presentemente, o estádio do tumor é determinado de acordo com o sistema TNM (tumor, nódulo, metástase), que avalia a profundidade da penetração tumoral na parede intestinal (estádio T), a extensão do envolvimento do linfonodo (estádio N) e a presença ou ausência de metástases distantes (estádio M). O sistema TNM foi desenvolvido pelo sistema de estadiamento do American Joint Committee on Cancer (AJCC) e aprovado pela International Union Against Cancer. Essa classificação combina as informações clínicas obtidas no pré-operatório com os dados obtidos durante uma cirurgia e após o exame histológico da amostra. Desde sua publicação inicial, foram feitas diversas e significativas modificações no sistema de classificação. A última classificação com base na oitava edição do *AJCC Cancer Staging Manual* (Manual de Estadiamento do Câncer AJCC) é descrita em uma tabela na Referência 36a.

### Estadiamento clínico

O estadiamento clínico, que atribui o prefixo *c* em cTNM, é baseado em evidência obtida por anamnese, exame físico, endoscopia e imagens. A avaliação para doença metastática normalmente é completada com TC (incluindo pelve, abdome e tórax). Outras modalidades como RM, tomografia por emissão de pósitron (PET, do inglês *positron emission tomography*) ou fusão de imagens de PET/TC geralmente não são usadas para o estadiamento inicial, mas podem ser usadas em pacientes com alergia a contraste/insuficiência renal ou em casos equívocos. Para o câncer retal, é importante uma acurada avaliação pré-operatória da disseminação local para determinar a necessidade de terapia neoadjuvante pré-operatória. As modalidades para avaliar a disseminação local do câncer retal geralmente consistem em RM pélvica ou US endorretal para tumores superficiais e quando a RM é contraindicada ou indisponível.

## Estadiamento patológico

O exame patológico da amostra ressecada, que atribui o prefixo *p* a pTNM, fornece informações adicionais para o prognóstico e a consideração da necessidade de tratamento (adjuvante) adicional. Os pacientes que receberam terapia neoadjuvante antes da ressecção com base em seu estadiamento clínico terão um estadiamento patológico modificado, indicado pelo prefixo *y* atribuído a ypTNM. Depois de definidos os três componentes do TNM, eles podem ser agrupados no estádio geral mostrado em uma tabela na Referência 36a.

## Fatores prognósticos adicionais

Além do estadiamento TNM clássico, o Manual AJCC também recomenda outros fatores prognósticos que devem ser determinados e relatados. Dentre esses, encontram-se os níveis séricos do antígeno carcinoembrionário (CEA, do inglês *carcinoembryonic antigen*), a presença de depósitos tumorais na área de drenagem linfática de um câncer e sua associação com os vasos sanguíneos e as estruturas neurais (invasões linfovascular e perineural, respectivamente), todos associados a mau prognóstico. O grau histológico do tumor (grau baixo *versus* grau alto) é determinado pelo patologista, assim como pelos subtipos histológicos específicos como adenocarcinomas de células mucinosas e em anel de sinete, que normalmente são mais agressivos e acarretam pior prognóstico. A margem de ressecção circunferencial deve ser relatada pelo patologista, assim como o estado da margem proximal e distal, e no câncer retal, a integralidade da excisão mesorretal. A resposta patológica ao tratamento neoadjuvante é avaliada no tumor primário e referida como o grau de regressão tumoral, uma escala de quatro pontos do grau de regressão que vai de 0 (resposta completa) a 3 (resposta precária ou nenhuma). Além disso, marcadores moleculares para mutações somáticas e de linhagem germinativa são pesquisados, como mutações MSI, KRAS, BRAF e NRAS, que podem auxiliar tanto no prognóstico quanto no planejamento do tratamento.

## TRATAMENTO CIRÚRGICO DO CÂNCER COLORRETAL

O objetivo do tratamento cirúrgico curativo do CCR é a ressecção do tumor primário com margens livres adequadas, em bloco, com linfadenectomia locorregional. Os linfonodos regionais estão localizados no mesocólon ao longo dos principais pedículos vasculares. Portanto, uma ressecção oncologicamente adequada implica a remoção da porção do cólon onde o câncer primário está localizado com os seus pedículos vasculares, que devem ser ligados e seccionados em sua origem. O objetivo da linfadenectomia é assegurar um estadiamento patológico adequado e remover qualquer possível metástase linfonodal residual. Pelo menos 12 linfonodos são necessários para uma ressecção oncologicamente adequada e um estadiamento apropriado, mas, na maioria dos casos, mais de 20 linfonodos são recuperados da amostra. Se o leitor desejar, poderá consultar as *Diretrizes de Prática Clínica da ASCRS para o Tratamento do Câncer de Cólon* e os parâmetros práticos para o tratamento do câncer retal.

Ao realizar uma ressecção colorretal, existem alguns pontos de referência anatômica vascular:

- O pedículo ileocólico origina-se dos vasos mesentéricos superiores exatamente caudais à segunda porção do duodeno (Figura 52.63)
- Os vasos cólicos médios originam-se dos vasos mesentéricos superiores no nível da margem inferior do pâncreas
- A veia mesentérica inferior pode ser facilmente identificada no nível do ligamento de Treitz (Figura 52.64)

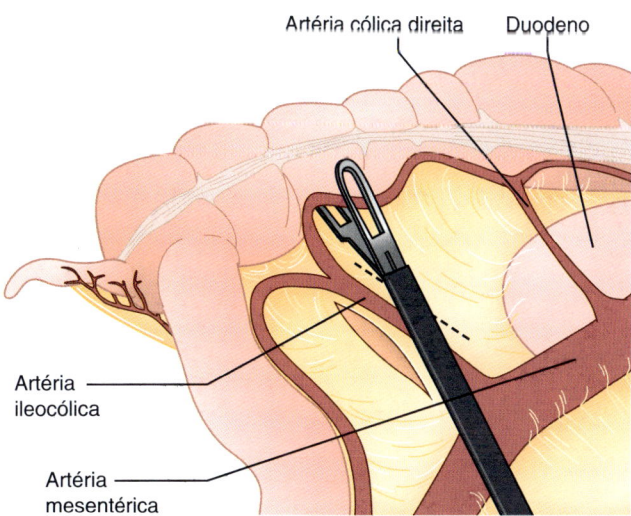

**Figura 52.63** Origem do pedículo ileocólico a partir do pedículo mesentérico direito abaixo do duodeno.

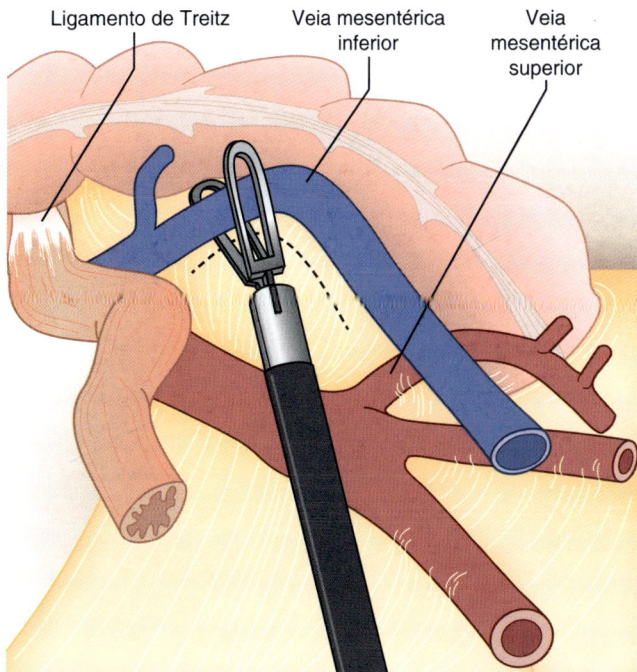

**Figura 52.64** Ressecções do lado esquerdo, a veia mesentérica inferior é identificada no ligamento de Treitz e o mesocólon do cólon esquerdo é dissecado do retroperitônio ao longo da fáscia de Toldt. (De D'Annibale A, Morpurgo E, Menin N. Laparoscopic and robotic surgery in rectal cancer. In: Delaini GG, ed. *Rectal Cancer. New Frontiers in Diagnosis, Treatment and Rehabilitation*. New York: Springer; 2005:167-176.)

- A AMI origina-se da aorta, 2 a 3 cm caudalmente a partir da área onde a VMI é identificada; sua origem é circundada pelos plexos nervosos mesentérico e hipogástrico (Figura 52.65)
- A artéria cólica esquerda origina-se a cerca de 2 cm distalmente à origem da AMI.

## Regras e princípios gerais

- A cirurgia deve ser delicada e a manipulação do tumor deve ser evitada o máximo possível (técnica "sem toque")
- Margens "livres" devem ser adequadas: para o câncer de cólon, uma margem "livre" de 5 cm é recomendada, a fim de minimizar o risco de câncer recorrente causado pela disseminação distal e evitar que se deixem para trás linfonodos periviscerais, que podem estar acometidos por doença metastática
- Para o câncer retal, uma margem distal de 2 cm é suficiente: a disseminação distal do câncer ocorre em 1 a 2% dos casos, quando a margem distal é de 2 cm. Nas ressecções cirúrgicas poupando o esfíncter ultradistal, margem livre de câncer de 1 cm ou, em casos selecionados, margem livre no exame de criossecção pode ser aceitável
- Para restaurar a continuidade intestinal, a anastomose deve ser construída sem qualquer tensão, utilizando segmentos vascularizados de intestino
- O suprimento vascular do cólon, que é mobilizado e utilizado para anastomose, depende dos vasos marginais localizados no mesocólon. Portanto, deve-se ter muito cuidado durante a manipulação do mesocólon, pois uma lesão mínima desses vasos pode resultar em dano isquêmico irreversível do cólon transposto.

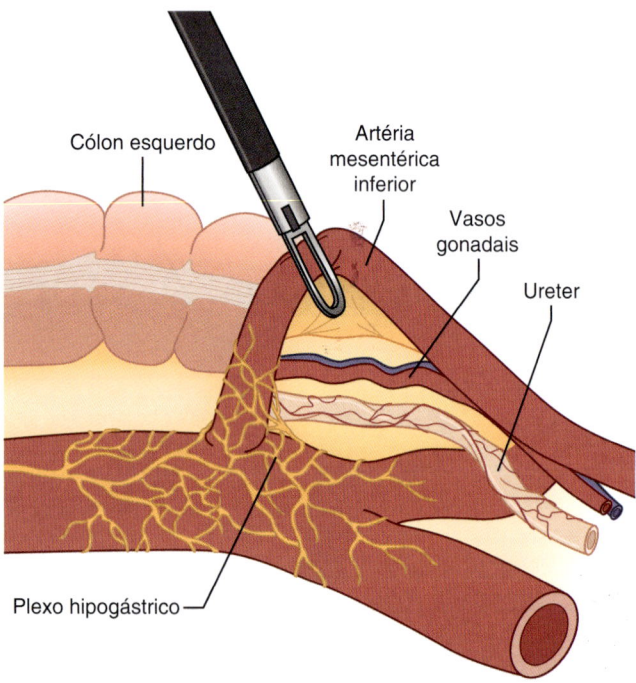

**Figura 52.65** A artéria mesentérica inferior origina-se da aorta, a cerca de 2 a 3 cm caudalmente da área onde a veia mesentérica inferior é identificada; sua origem é circundada pelos plexos nervosos mesentérico e hipogástrico. (De D'Annibale A, Morpurgo E, Menin N. Laparoscopic and robotic surgery in rectal cancer. In: Delaini GG, ed. *Rectal Cancer. New Frontiers in Diagnosis, Treatment and Rehabilitation*. New York: Springer; 2005:167-176.)

## Técnica cirúrgica

As ressecções colorretais podem ser abordadas por acesso aberto ou por técnicas minimamente invasivas. As últimas mostraram benefícios favoráveis a curto prazo, em comparação às colectomias abertas padrões: menos dor pós-operatória, hospitalização pós-operatória mais curta, recuperação mais rápida da função intestinal e taxa mais baixa de infecção da ferida. A qualidade da ressecção cirúrgica comprovou não ser inferior, na laparoscopia, também para as ressecções do câncer retal, e as taxas de recidiva local e de sobrevida livre da doença (DFS, do inglês *disease-free survival*) são semelhantes após ressecções abertas ou laparoscópicas.[37] Portanto, a abordagem laparoscópica deve ser preferida em razão da disponibilidade de especialização e experiência comprovadas. Durante a última década, o uso de laparoscopia para ressecções colorretais aumentou gradualmente para cerca de 40%, com uma taxa geral de conversão abaixo de 10%. A porcentagem varia muito com base no contexto hospitalar (urbano *versus* rural, alto volume *versus* baixo volume) e na especialização do cirurgião, podendo chegar a 80% em instituições especializadas de alto volume com baixa taxa de conversão. A robótica é a evolução da CMI: o cirurgião opera sentado em um console e manobra os instrumentos robóticos usando controles semelhantes aos do *videogame*. O robô proporciona uma visão tridimensional profunda e acrescenta aos instrumentos laparoscópicos a capacidade de movimentos manuais de punho intracorpóreos. Estudos randomizados e resultados de metanálise ainda não mostram claras vantagens na taxa de conversão e nos resultados oncológicos a curto prazo das ressecções anteroinferiores por meio de robótica, em comparação com a laparoscopia convencional, porém essa tecnologia supera algumas das dificuldades intrínsecas da laparoscopia: a rigidez dos instrumentos e a visão bidimensional. Ela permite que os instrumentos se movam em três dimensões do espaço e, portanto, oferece a possibilidade de realizar facilmente as suturas intracorpóreas e a anastomose. A tecnologia está em rápida evolução e estão em andamento novos desenvolvimentos de braços únicos e dispositivos únicos com movimentos de punho destinados aos espaços intrarretal e pélvico profundos.

### Tumores do lado direito

Para os cânceres localizados no ceco e no cólon ascendente, o procedimento de escolha é a hemicolectomia direita. O procedimento inclui a secção do pedículo ileocecal em sua origem, a partir dos vasos mesentéricos superiores, e a secção dos vasos cólicos direitos (Figura 52.66 A); o tecido linfático que circunda a veia mesentérica superior pode ser removido em bloco, a fim de se realizar uma dissecção completa dos linfonodos (Figura 52.66 B). O ramo direito dos vasos cólicos médios é seccionado. O íleo terminal é seccionado com um grampeador a cerca de 5 a 6 cm da válvula ileocecal e do cólon transverso na junção entre seu terços médio e proximal. O omento precisa ser removido em bloco, junto com o ligamento gastrocólico, que é seccionado ao longo da arcada gastroepiploica. A continuidade intestinal é restaurada com uma anastomose ileotransversa, na maioria dos casos laterolateral. Na abordagem por laparotomia, a primeira manobra é o desprendimento da inserção da parede lateral abdominal direita; os pedículos vasculares são ligados depois que o cólon direito tiver sido totalmente mobilizado a partir do retroperitônio e do duodeno. Na laparoscopia ou na robótica, a colectomia geralmente é realizada por meio de abordagem medial a lateral, com um controle vascular inicial, e em seguida o desprendimento da parede lateral abdominal. Se for uma abordagem laparoscópica, a anastomose poderá ser extracorpórea (por meio de minilaparotomia umbilical, que também é utilizada para extração de amostra) ou intracorpórea. Uma anastomose intracorpórea parece trazer vantagens em termos de menos complicações anastomóticas (fístulas e torções) e recuperação da função intestinal e alta hospitalar mais rápidas, em comparação com a anastomose extracorpórea, mas é tecnicamente desafiadora na laparoscopia. O robô facilita a anastomose que pode ser realizada com o grampeador linear robótico articulado e as enterotomias podem ser suturadas manualmente com os instrumentos robóticos. As taxas de fístulas relatadas são de cerca de 1% e a amostra, nesses casos, pode ser extraída por meio de uma incisão de Pfannenstiel que acarreta menos complicações em curto e longo prazos, em comparação com a minilaparotomia de linha média.

## Tumores do cólon transverso

O procedimento padrão para a maioria desses cânceres é a colectomia estendida direita que difere da colectomia direita porque, nesse caso, os vasos cólicos médios são seccionados em sua origem no nível da margem inferior do cólon pancreático (Figura 52.67 A). A anastomose ileocólica é realizada no terço distal do cólon transverso. A angiografia com indocianina verde poderá permitir a avaliação do suprimento vascular do cólon residual e identificar a área de demarcação vascular. A transecção com o grampeador precisa ser realizada em uma área bem vascularizada (Figura 52.67 B). Esse teste é crucial quando múltiplos pedículos vasculares são ressecados – como é o caso na hemicolectomia direita estendida – ou quando a viabilidade do cólon mobilizado depende dos pequenos vasos marginais, especialmente em pacientes ateroscleróticos idosos.

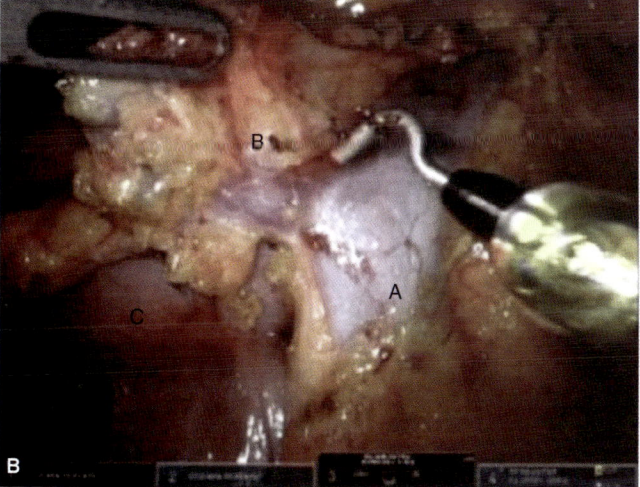
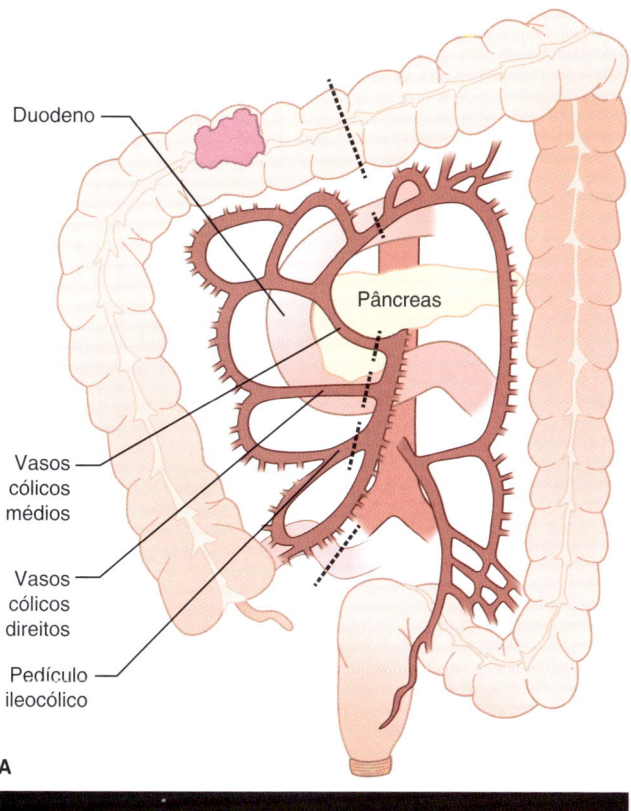
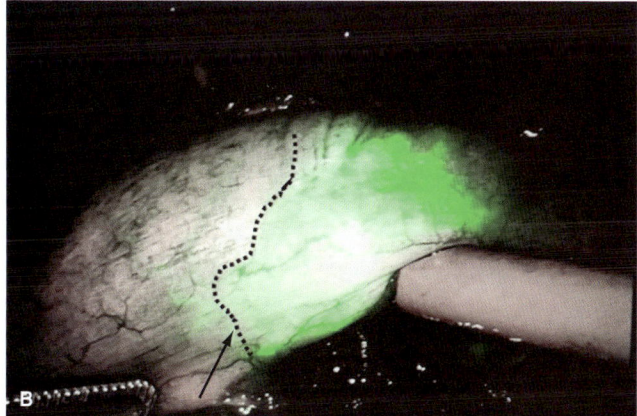

**Figura 52.66 A.** Ressecção de um câncer do lado direito: ramos ileocólico, cólico direito e direito dos vasos cólicos médios são ligados. O íleo terminal e o cólon transverso são seccionados, como mostrado. **B.** Dissecção robótica na colectomia. Os linfonodos são removidos da veia mesentérica superior e a veia ileocólica é isolada em sua origem. *A*, veia mesentérica superior; *B*, veia ileocólica em sua origem; *C*, duodeno.

**Figura 52.67 A.** Ressecção de cânceres do cólon transverso. Os vasos ileocólico, direito e o vaso cólico médio são ligados. O íleo terminal e o cólon transverso são transeccionados como mostrado. **B.** Angiografia com indocianina verde. Após a transecção dos vasos cólicos médios, a linha de demarcação vascular é claramente visível (*seta*).

### Tumores da flexura esplênica

Esse tema é discutido em relação ao procedimento ideal para as lesões da flexura esplênica – esses procedimentos vão desde a ressecção estendida do lado direito, para abranger a flexura esplênica, até a ressecção da flexura esplênica isoladamente (Figura 52.68). A veia mesentérica inferior é ligada no nível do ligamento de Treitz e a artéria cólica esquerda é seccionada em sua origem a partir da AMI; a amostra é obtida em bloco com o omento. Na maioria dos casos, a continuidade intestinal é restaurada com uma anastomose entre o cólon transverso e o descendente. Em casos selecionados, nos quais o mesentério do cólon é espesso e o cólon é curto, essa anastomose colocólica pode comprimir e obstruir o duodeno no ligamento de Treitz. Nesses casos, é preferível a hemicolectomia direita estendida com anastomose ileodescendente.

### Tumores do lado esquerdo

A hemicolectomia esquerda inclui a ligadura alta da AMI em sua origem (Figura 52.69 A). A AMI também pode ser ligada de 2 a 3 cm mais distalmente sem comprometer o resultado oncológico, mas reduzindo o risco de lesionar os plexos nervosos mesentérico e hipogástrico. O dano ao plexo nervoso acarreta o risco de complicações geniturinárias, incluindo a ejaculação retrógrada em homens, disfunção da bexiga e ressecamento vaginal, em mulheres. A veia mesentérica inferior é seccionada no nível do ligamento de Treitz. A flexura esplênica deve ser totalmente mobilizada com desprendimento coloepiploico, desprendimento do mesocólon da flexura esplênica e da flexura distal transversa do pâncreas e desprendimento da goteira abdominal esquerda. O desprendimento da flexura esplênica é necessário para assegurar uma anastomose sem tensão entre o cólon esquerdo e o reto proximal, abaixo da junção retossigmoideana. Além disso, para colectomias esquerdas, na laparoscopia, a abordagem preferida é a mediolateral com controle vascular inicial e então mobilização subsequente do cólon. A restauração da continuidade do intestino é realizada com um grampeador circular transanal que deve ter um calibre de cerca de 3 cm (Figura 52.69 B).

## CÂNCERES DE CÓLON OBSTRUTIVOS

Os pacientes com tumores obstrutivos do cólon podem apresentar-se indolentemente com fezes finas e longas, aumentando a constipação intestinal, e distensão progressiva do abdome, ou aguda com obstipação, obstrução completa, dor abdominal e vômito, que pode ser fecaloide. O diagnóstico geralmente é confirmado com imagens, como radiografias simples, enemas de contraste, TC abdominal e endoscopia inferior. Os objetivos do tratamento englobam o alívio da obstrução, ressecção de intestino isquêmico ou inviável e a ressecção do tumor.

### Tratamento de obstruções do lado esquerdo

A abordagem às obstruções do lado esquerdo é elaborada de acordo com a localização da obstrução, viabilidade do intestino proximal e estabilidade geral do paciente. Nas obstruções do sigmoide e do cólon esquerdo, os pacientes geralmente são encaminhados para cirurgia urgente. Normalmente é realizada a ressecção segmentar do tumor primário. Se o intestino delgado proximal foi perfurado ou mostrar sinais de isquemia, é realizada colectomia subtotal. Historicamente, a anastomose primária é evitada, com fechamento do coto distal e exteriorização do estoma proximal (cirurgia de Hartmann). Entretanto, o restabelecimento da continuidade intestinal envolve então uma cirurgia importante e, em uma grande proporção de pacientes, não ocorrerá a reversão. A evidência atual apoia a opção de uma anastomose primária em pacientes apropriados, hemodinamicamente estáveis, e uma anastomose livre de tensão com um bom suprimento sanguíneo pode ser realizada, geralmente por cirurgiões especializados. Nesses casos, as taxas de fístulas variam de 2 a 12%, as quais são quase comparáveis à taxa de fístulas de 2 a 8% da cirurgia eletiva.[38] A lavagem colônica intraoperatória ou a descompressão manual antes da anastomose podem ser realizadas com resultados semelhantes entre si, porém faltam evidências de suporte em relação às fístulas anastomóticas ou às complicações infecciosas. Um estoma de derivação proximal também pode ser exteriorizado em combinação com anastomose primária. Isso não reduz a taxa de fístula anastomótica, mas pode diminuir a quantidade de fístulas que necessitam de reoperação.

A inserção endoscópica de *stent* como ponte para a cirurgia também surgiu como uma técnica atrativa para aliviar as obstruções e permitir a cirurgia eletiva sob condições mais favoráveis. A inserção de *stent* mostrou que possibilita taxas mais altas de anastomose primária, diminuição das infecções de ferida e uma taxa mais elevada de cirurgia laparoscópica realizada. O *stent* é contraindicado em intestino com suspeita de isquemia ou perfuração. O sucesso clínico varia de 70 a 80%; a perfuração relacionada com o *stent* é o principal risco imediato. Preocupações com resultados oncológicos inferiores a longo prazo limitaram seu uso em pacientes com doença curável de risco médio. Embora a evidência recente tenha sugerido que os resultados oncológicos a longo prazo podem ser aceitáveis,[39] as diretrizes atuais recomendam a inserção de *stent* como ponte para uma cirurgia individualizada, principalmente em pacientes de alto risco, para permitir a otimização com colectomia intervalada.

### Tratamento de obstruções do lado direito

O tratamento de obstruções do lado direito geralmente inclui a ressecção oncológica segmentar. Na maioria dos casos, uma anastomose ileocólica primária pode ser realizada com segurança, mas para os pacientes em alto risco de falência da anastomose, um estoma de derivação pode ser exteriorizado.

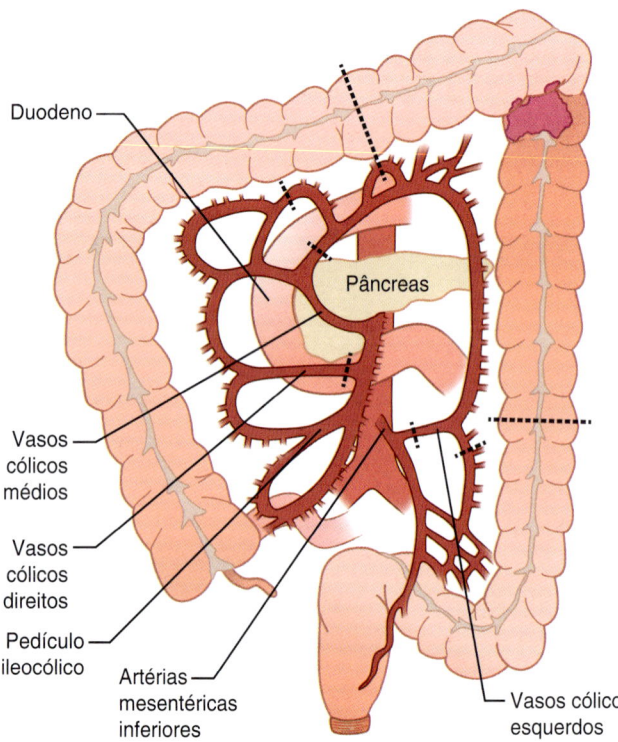

**Figura 52.68** Ressecção de cânceres da flexura esplênica. A artéria cólica esquerda e o ramo esquerdo da artéria cólica média são ligados como mostrado.

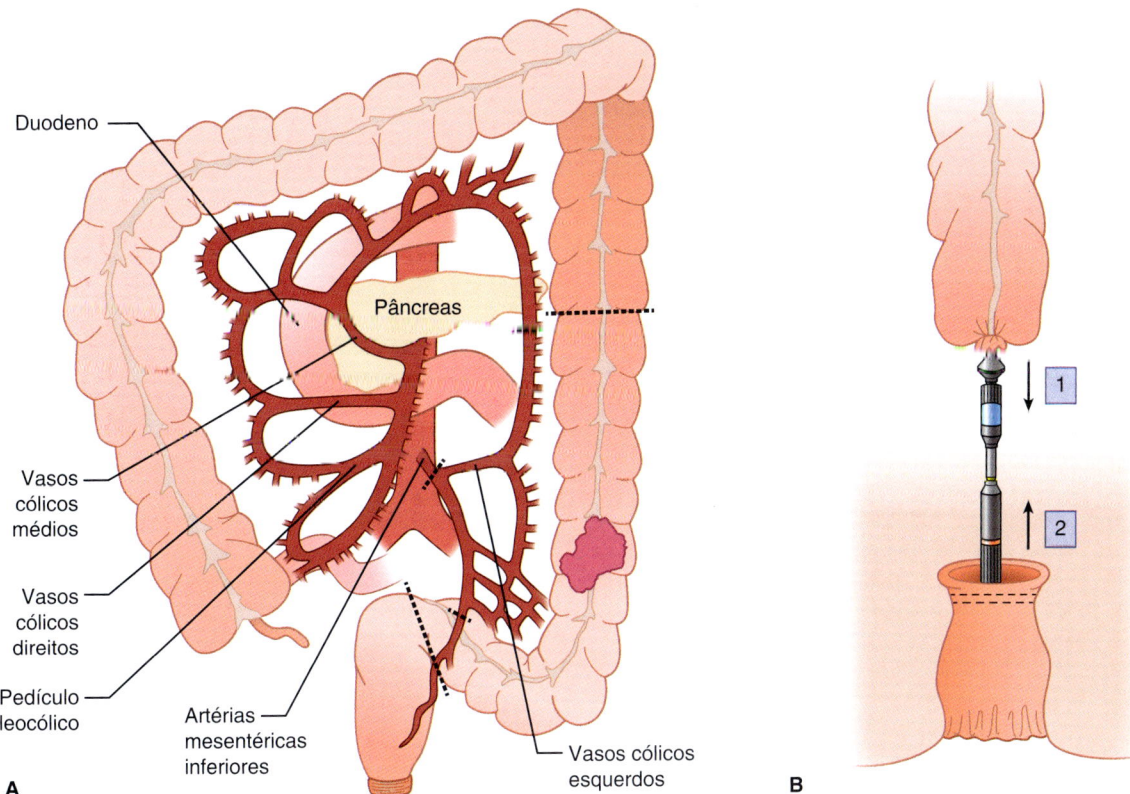

**Figura 52.69 A.** Hemicolectomia esquerda. A artéria mesentérica inferior é ligada e a artéria marginal é ligada exatamente distal ao nível da transecção do cólon. Os vasos retais (plexo hemorroidário) são ligados dentro do mesorreto proximal. **B.** Anastomose colorretal com o grampeador circular. *1,* Batente no cólon proximal; *2,* Eixo do grampeador circular colocado por via transanal.

## CÂNCER RETAL

### Avaliação pré-operatória de pacientes com câncer retal

A cada ano, ocorrem aproximadamente 44.000 novos diagnósticos de pacientes com câncer retal nos EUA. A principal tendência em modificação nos EUA é o número crescente de pacientes diagnosticados com câncer retal. Este é um dado demográfico que está se alterando significativamente, e é projetado para aumentar nos próximos 10 a 15 anos. De modo semelhante ao câncer de cólon, é realizado o estadiamento dos pacientes com câncer retal à apresentação para determinar a extensão da doença. Ao contrário dos cânceres de cólon, os cânceres retais acarretam um risco muito maior de recidiva local; portanto, houve uma evolução em seu tratamento e avaliação pré-operatória. Em razão dos limites ósseos da pelve, a obtenção de uma clara "margem circunferencial de ressecção" é menos simples do que dentro dos limites verdadeiros do abdome. Como se observou anteriormente neste capítulo, na seção sobre anatomia, a metade inferior do reto é, no todo ou em parte, uma estrutura extraperitoneal. Além disso, com base em seu suprimento sanguíneo, a metade inferior do reto drena na circulação sistêmica e, portanto, também podem ocorrer metástases pela circulação sistêmica para os pulmões, ao passo que os cânceres retais superiores tendem a metastatizar-se para o fígado, a exemplo dos cânceres do cólon. Ao avaliar um paciente com câncer retal, avalia-se primeiramente, no exame físico, se a lesão está ao alcance do dedo do examinador. Se o câncer for palpável à ponta do dedo, pode-se verificar se há um bom tônus no esfíncter anal, e nesse caso, na maioria dos pacientes, o câncer será tratável por uma abordagem que poupa o esfíncter. A avaliação inicial do paciente com câncer retal deve incluir exame físico que inclui o exame de toque. Ao avaliar os pacientes com câncer retal, deve-se sempre documentar qualquer patologia como anterior, posterior, esquerda ou direita. A documentação da localização da lesão, na analogia do relógio, como às "seis horas", ou às "doze horas", é sempre confusa, pois não se sabe se o paciente está deitado supino ou prono. Em mulheres, é sempre crucial documentar se há ou não invasão do septo retovaginal, uma vez que esta será uma consideração primária para decidir se será necessária ressecção vaginal no momento da cirurgia. Além disso, é crucial a avaliação do envolvimento do esfíncter.

Um exame proctoscópico que avalie a altura do tumor deve ser realizado, se possível, pois as avaliações da altura com endoscopia flexível são notoriamente imprecisas. O que se julga estar a 15 cm, durante um exame endoscópico flexível, pode estar muito mais próximo ou mais distante na endoscopia rígida. O tratamento dos cânceres retais em homens com pelve estreita, particularmente os obesos, é de fato um desafio, assim como a reflexão peritoneal. O exame de um paciente em uma mesa inclinada, em posição genupeitoral, é particularmente benéfico, em especial nos pacientes extremamente obesos, pois até no paciente de porte muito grande isso permite exames de toque e da porção inferior do reto razoavelmente bons.

O estadiamento do câncer retal pode ser realizado com US endorretal ou com RM. A qualidade da RM, assim como da US endorretal, varia de acordo com o centro. A US endorretal é realizada por cirurgião, gastroenterologista ou radiologista, enquanto a RM é realizada por um radiologista. Ambos têm vantagens e desvantagens. A US endorretal é um teste muito mais barato, pode ser realizada sem sedação e proporciona uma avaliação acurada do estádio T de um câncer retal. Nem todas as instituições têm o equipamento para a realização de US endorretal. Algumas instituições podem ter capacidade de realizar US endoscópica. A Figura 52.70 mostra uma US endorretal representativa em paciente com câncer retal. A parede do reto é indicada por três linhas brancas e duas linhas hipoecoicas. A linha mais interna representa a interface entre o balão cheio de água e o transdutor. O transdutor gira 360° para fornecer uma imagem do reto. Na maioria dos estudos, a acurácia da detecção de linfonodo é muito menor que a acurácia da detecção do estádio T.

No que se refere à RM, para obter um estudo significativo para o estadiamento do câncer retal, a RM tem de ser realizada de acordo com um protocolo específico para o câncer retal, segundo o qual a RM é acessada no mesmo eixo do reto. Além disso, é muito útil preencher o reto com gel de US misturado com gadolínio. A interpretação da RM é dependente da experiência de leitura do radiologista da RM. Uma RM pélvica, entretanto, permitirá a avaliação do envolvimento linfonodal e o estado da margem de ressecção circunferencial, assim como a avaliação da doença extrarretal, o que não é possível com a US endorretal. Atualmente, para os pacientes com cânceres retais em estádio clínico T3 e linfonodos positivos e naqueles com cânceres em estreita proximidade com o esfíncter, nos quais se deseje poupar o esfíncter, recomenda-se que sejam submetidos à quimiorradiação neoadjuvante pré-operatória.

Houve evolução no tratamento geral do câncer retal com o reconhecimento de que o estadiamento desses cânceres retais do paciente pode "regredir", facilitando a cirurgia, aumentando a chance de uma cirurgia que poupa o esfíncter, além de produzir melhores resultados funcionais (menor número de evacuações e melhor controle), em comparação aos tratamentos ministrados após cirurgia. Essas observações são derivadas de vários estudos. Um grande estudo foi o *German Rectal Cancer Study*, cujos resultados foram publicados em 2004.[40] Os pacientes com câncer retal T3 e T4 foram randomizados para receber quimiorradiação pré e pós-operatória. Não houve diferença em morbidade ou mortalidade gerais; porém, taxas mais baixas de recidiva local e toxicidade aguda e a longo prazo foram observadas no tratamento pré-operatório. É importante notar que um número significativamente maior de pacientes no grupo de tratamento pré-operatório pôde ser submetido a procedimentos que poupam o esfíncter. Iniciando nos anos 1980, Richard Heald começou a popularizar uma técnica que muitos cirurgiões já estavam realizando, ou seja, a excisão completa do mesorreto. Isso envolve a remoção de todo o mesorreto intacto usando dissecção aguda. Essa técnica estava associada a um risco muito menor de recidiva local e a melhores taxas de sobrevida. Publicações de Quirke et al. ressaltaram o papel da margem circunferencial na redução da recidiva. A combinação dessas técnicas (*i. e.*, a realização de quimiorradiação pré-operatória) e de TME bem como o reconhecimento da importância da margem circunferencial levaram a melhores resultados da cirurgia para o câncer retal. De fato, assim como no caso do câncer anal de células escamosas, ocorreram variações nos protocolos, com diferentes tempos de espera desde a conclusão da quimiorradiação até a cirurgia. O professor Habr-Gama foi o líder da nova filosofia de tratamento intitulada "observe e espere". O conceito de "resposta patológica completa" tem sido extensamente estudado. Inicialmente relatado em um pequeno grupo de pacientes com câncer retal submetidos à terapia neoadjuvante pré-operatória, notou-se que 27% dos pacientes não apresentavam evidência clinicamente detectável de câncer após esse tratamento.[41] Quando esses pacientes foram comparados àqueles submetidos à cirurgia com o achado de uma resposta completa em sua amostra, não houve diferença na recidiva local ou sistêmica entre os grupos. Dentre os pacientes com câncer retal submetidos à quimiorradiação neoadjuvante, aproximadamente 20% obterão uma "resposta completa". Normalmente, é realizado o reestadiamento após o tratamento. Em pacientes de alto risco, ou naqueles selecionados após discussão em profundidade, pode-se escolher a estratégia de observar e esperar. Esse não é o padrão atual de cuidados. A ausência de doença luminal não implica ausência da doença, e esses pacientes

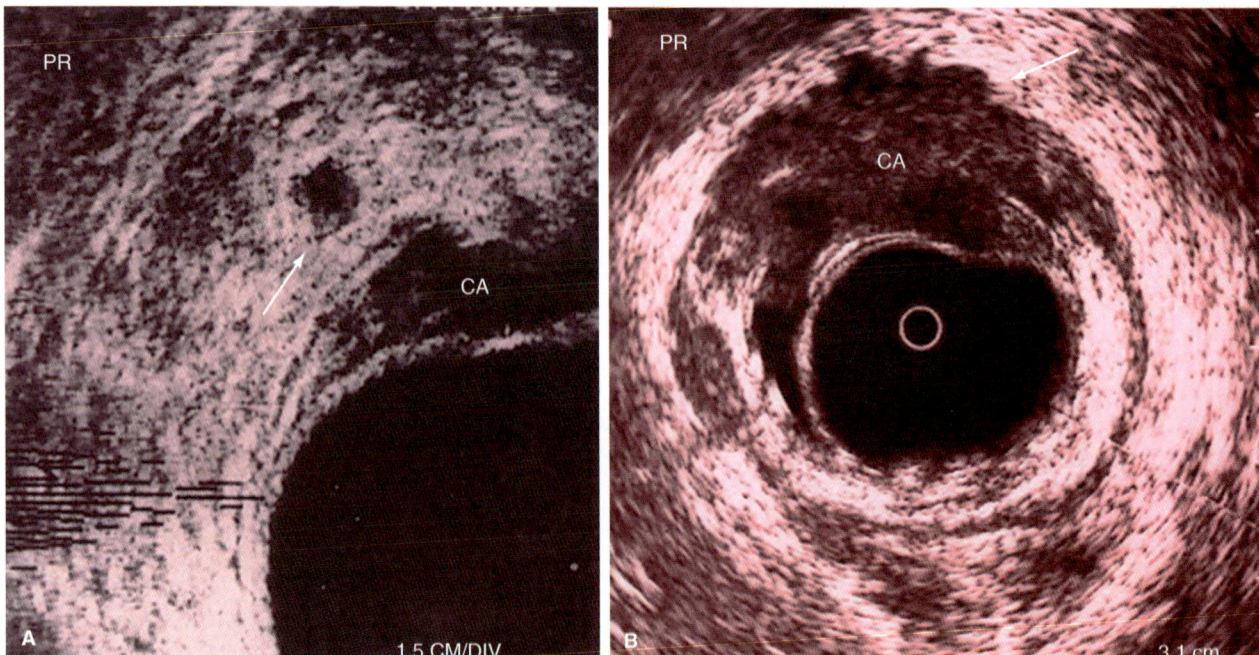

**Figura 52.70  A.** Ultrassonografia endorretal mostrando linfonodo hipoecoico (*seta*) entre o câncer e a próstata. **B.** Ultrassonografia endorretal mostrando a borda anterior irregular onde o câncer cresceu através da parede retal (*seta*) (T3). *CA*, câncer; *PR*, próstata.

devem ser acompanhados longitudinalmente, e não apenas com exames físico e endoscópico, mas também com aquisição de imagens transversais, de preferência ressonância magnética. No que diz respeito à resposta à terapia neoadjuvante em pacientes submetidos à ressecção de câncer retal, diferentes sistemas de estadiamento foram propostos para a graduação da regressão do tumor. Uma escala comum vai de 1 a 3, e diz respeito a quantas células tumorais viáveis permaneceram: 1 refere-se à resposta completa e 3 refere-se a uma resposta mínima.[42] Como mencionado anteriormente na seção Estadiamento patológico, qualquer estadiamento que tenha o prefixo "y" refere-se a um estádio do AJCC que é obtido após o tratamento neoadjuvante.

## Excisão local

A excisão local das neoplasias retais pode ser realizada por meio de técnicas endoscópica e transanal. A técnica endoscópica inclui polipectomia de rotina, ressecção endoscópica da mucosa e ressecção endoscópica da submucosa. A excisão cirúrgica pode ser realizada por meio de excisão transanal padrão, CMI transanal (CMITA) e por microcirurgia endoscópica transanal.

A endoscopia para a remoção transanal de grandes lesões retais expandiu-se com a disponibilidade de melhores técnicas de estadiamento, incluindo US endorretal e endoscópica e a RM, descrita em outra parte deste capítulo. O cuidadoso exame de toque também é acurado para o estadiamento de lesões ao alcance do dedo examinador, uma vez que uma lesão macia ao toque normalmente é benigna. Isso vale particularmente para os adenomas vilosos do reto. Os adenomas vilosos da porção inferior do reto geralmente são tratáveis com excisão transanal ou excisão endoscópica. Nesse caso, é importante, porém, a excisão da lesão com margem livre para reduzir o risco de recidiva local.

Pode-se realizar a excisão de lesões em espessura parcial ou total (para cânceres). Com a excisão em espessura parcial, como é realizada para as lesões benignas, essas técnicas se tornam mais fáceis por meio de injeção de uma solução na submucosa para elevar a lesão da muscular da mucosa subjacente. Algumas dessas soluções usadas para endoscopia são coloridas, o que também facilita a visualização. A dissecção endoscópica da submucosa é usada para lesões superficiais. À sua realização, uma cápsula oca é colocada na ponta do endoscópio. Após a realização da injeção na submucosa, para elevar a lesão da muscular da mucosa subjacente, aplica-se sucção ao colonoscópio quando a cápsula é posicionada sobre a lesão. A lesão é puxada para o interior da cápsula pela sucção, então o laço que se encaixa em torno da cápsula é apertado, cortada a área da mucosa que foi aspirada para dentro da cápsula, de modo muito semelhante a uma polipectomia de rotina. Com essa técnica, áreas muito grandes de mucosa podem ser removidas com segurança. Quando as lesões se aprofundam um pouco mais na parede muscular, uma técnica chamada ressecção endoscópica da submucosa pode ser realizada. Aplica-se a injeção na submucosa para facilitar a dissecção de uma lesão na parede subjacente do cólon após a demarcação da margem.

A ressecção cirúrgica transanal das lesões retais foi popular por muito tempo como uma cirurgia que poupa o esfíncter, porém tornou-se menos popular com o advento dos grampeadores circulares, em especial com as técnicas minimamente invasivas para a cirurgia de ressecção retal. Os critérios tradicionais para a realização de uma excisão local de um câncer retal são: pequenas lesões (< 2 cm de diâmetro), cânceres bem diferenciados ao alcance do dedo indicador e lesões móveis (não fixas). As lesões T1 são ideais, enquanto os pacientes com lesões T2 ou T3 não são adequados, pois a taxa de recidiva após a excisão local nesse grupo de pacientes é inaceitável. Se for realizada uma excisão local tradicional, usa-se cautério para demarcar margem de 1 cm em torno da lesão. Utiliza-se tração e realiza-se uma incisão em espessura total, descendo até a gordura perirretal (Figura 52.71). A excisão local é segura, quando realizada para lesões situadas lateralmente ou posteriores ao reto em razão da presença do mesorreto. Se essas lesões estiverem localizadas na porção anterior do reto em mulheres, há risco de fístula retovaginal iatrogênica ou, em homens, de lesão à próstata. Além disso, quando se segue superiormente acima de 6 ou 7 cm, há a preocupação de se estar em localização intraperitoneal. É mais seguro realizar esses procedimentos na porção inferior do reto.

No início dos anos 1990, o desenvolvimento da microcirurgia endoscópica transanal possibilitou a excisão de lesões maiores e de lesões mais altas do que aquelas que podiam ser realizadas com segurança pela cirurgia transanal convencional. Isso exigia um conjunto especializado de instrumentos, além de demandar uma série de habilidades de trabalho muito especiais no uso de instrumentos rígidos com uma grande curva de aprendizagem. Essa técnica foi suplantada em grande parte atualmente pela técnica de CMITA, em que são empregados no canal anal os instrumentos

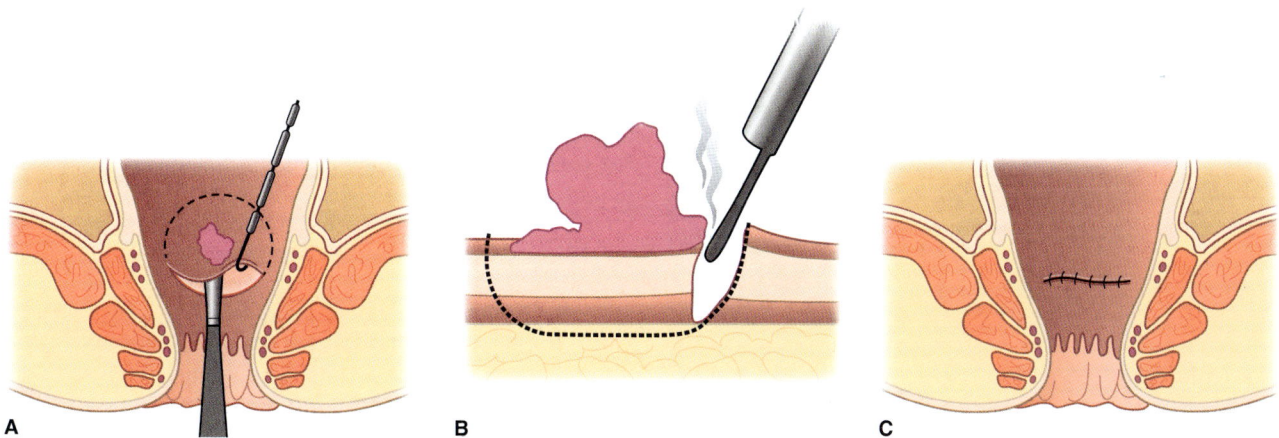

**Figura 52.71 A.** Excisão transanal de um pequeno câncer retal. Foi marcado 1 cm ao redor da lesão para ser excisado com o uso de eletrocautério. Usando cuidadosa tração, é realizada a excisão em espessura total. **B.** Excisão transanal de um pequeno câncer retal. O eletrocautério é empregado para realizar uma excisão em espessura total que se estende até dentro do mesorreto. **C.** Excisão transanal de um pequeno câncer retal. O defeito pode ser fechado com suturas ou deixado aberto para cicatrizar por segunda intenção.

laparoscópicos padrões e um portal de acesso, similar ao usado na laparoscopia de portal único, para permitir a excisão segura das lesões acima do nível do reto muito distal (Figura 52.72, Vídeo 52.1). Em virtude da ancoragem do próprio dispositivo de acesso laparoscópico, essa técnica não é adequada para as lesões em porção muito inferior do reto.

## Ressecções dos cânceres retais

O reto é a porção distal do intestino grosso; divide-se em três partes: reto proximal (aproximadamente de 15 a 10 cm da borda anal), reto médio (de 5 a 10 cm da borda anal) e reto distal (5 cm e menos). As porções superiores do reto médio e do reto distal são extraperitoneais. O reto está localizado no estreito espaço da pelve e intimamente relacionado, em termos anatômicos, com os órgãos geniturinários (bexiga, vesículas seminais, próstata, vagina, útero) e com os nervos endopélvicos. Tem importante papel como reservatório fecal, além de um papel ativo na defecação e está em continuidade com o aparelho esfinctérico. Sua mucosa distal é fundamental para discriminar entre fezes e gases. É necessária uma ressecção muito precisa, em bloco, e oncologicamente radical do reto, ao longo de um plano anatômico, com seu mesorreto, onde os vasos linfáticos e os linfonodos retais estão localizados. O mesorreto, por sua vez, está envolvido pela fáscia mesorretal que precisa ser mantida intacta durante a dissecção, pois sua integridade demonstrou ser crucial para reduzir o risco de recidiva local. Por todas essas razões, a ressecção cirúrgica do reto e do mesorreto – a chamada "excisão total do mesorreto" ou TME – representa alguns desafios específicos em relação à técnica cirúrgica.

## Ressecção anteroinferior

Após a secção vascular semelhante às colectomias esquerdas, a reflexão peritoneal do reto é seccionada no nível do promontório sacral e o reto com seu mesorreto proximal é puxado delicadamente em sentido anterior, entrando no plano do "algodão-doce" avascular entre a fáscia do mesorreto e a fáscia pré-sacral. São necessários cuidados extras para evitar qualquer lesão aos nervos hipogástricos que precisam ser visualizados. O fundo de saco é dividido anteriormente; o reto é dissecado das vesículas seminais, que em homens estão em localização anterior, e dissecado da vagina, em mulheres. A dissecção é continuada distalmente; o reto e o mesorreto são seccionados 5 cm abaixo do câncer (Figura 52.73), indicando assim uma excisão mesorretal subtotal. Para os cânceres localizados a dois terços distais ao reto, é necessário continuar a dissecção mais distalmente, dissecando o reto distante da próstata ao longo da fáscia de Denonvilliers. Posteriormente, é necessário dissecar o reto distalmente, até o nível dos músculos levantadores, em bloco com todo o mesorreto, mantendo intacta a fáscia mesorretal. A porção mais distal do reto é "desnuda" (*i. e.*, não é envolvida pelo mesorreto que termina a alguns centímetros proximalmente) (Figura 52.74). Nesse nível, o reto pode ser seccionado com um grampeador. Na laparoscopia, podem ser necessárias várias recargas para completar a transecção do reto na pelve distal. Essa cirurgia é chamada TME por remover o reto em bloco com o mesorreto inteiro. A integridade da fáscia é um ponto crucial que define a qualidade de uma TME e está diretamente relacionada com o intervalo DFS. É essencial uma adequada excisão ao longo do plano anatômico, a fim de obter margens radiais circunferenciais, reduzindo assim a taxa de recidiva local para menos de 5%; ela também resulta em diminuição significativa na frequência de disfunções urinárias e sexuais (ejaculação retrógrada e impotência). Evidência recente demonstra que a abordagem laparoscópica produz resultados semelhantes em relação à qualidade da ressecção, margens circunferenciais claras e taxa de recidiva, quando comparada à abordagem aberta. A DFS para o câncer nos estádios II–III é de cerca de 75%, independentemente da abordagem cirúrgica (*i. e.*, laparoscopia ou cirurgia aberta). A anastomose colorretal é realizada eventualmente com um grampeador circular inserido por via transanal. O ar então é insuflado no reto através da anastomose, enquanto o cólon proximal é ocluído e a pelve é preenchida com água, a fim de excluir a presença de fístulas. Para evitar a passagem de fezes através da anastomose até se completar a cicatrização, realiza-se uma derivação de ileostomia em alça para proteger a anastomose colorretal distal, especialmente em pacientes que receberam quimiorradiação pré-operatória. O estoma de derivação geralmente é mantido por, pelo menos, 8 semanas após a cirurgia e é fechado somente após ter sido confirmada a cicatrização perfeita da anastomose por enema de gastrografina ou endoscopia.

## Procedimentos cirúrgicos que poupam o esfíncter para os cânceres na porção retal inferior

Os tumores localizados na porção ultradistal do reto (*i. e.*, no nível da linha denteada ou logo acima dela) constituem uma entidade específica em razão de sua proximidade com o esfíncter anal e das implicações que a ressecção pode ter sobre a função do esfíncter. Em pacientes jovens e com bom condicionamento físico e boa função esfinctérica no pré-operatório, se os esfíncteres não estiverem infiltrados pelo câncer e não for necessário serem sacrificados por motivos oncológicos, uma anastomose entre o cólon e o canal anal será viável. A porção ultradistal do reto não pode ser grampeada a partir do abdome; portanto, a dissecção e a reconstrução têm de ser realizadas por via transanal. Diferentes instrumentos podem ser usados: o esfíncter é desnudado, iniciando-se exatamente distal ao tumor com tesoura ou um bisturi harmônico. Diferentes tipos de dissecção podem ser realizados e apresentar diferentes resultados funcionais com base nas estruturas que são excisadas com a dissecção. Com a mucosectomia padrão, a mucosa distal é removida do esfíncter interno. Idealmente, cerca de 1 a 2 cm da mucosa acima da linha denteada devem ser poupados,

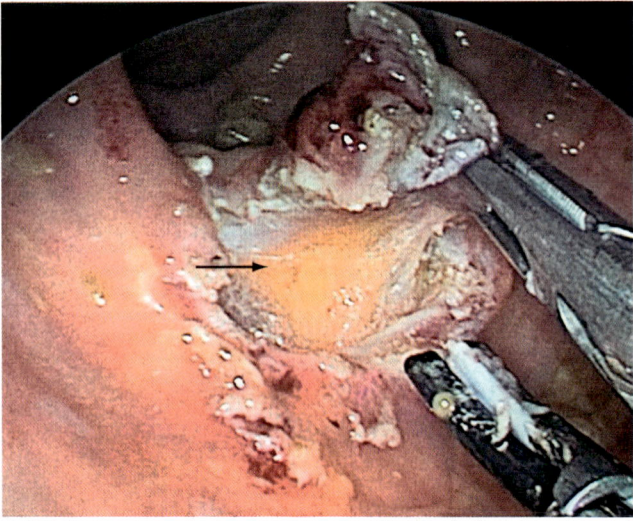

**Figura 52.72** Paciente com câncer retal submetido à remoção cirúrgica transanal minimamente invasiva de cicatriz residual após aparente resposta clínica completa depois de quimiorradiação neoadjuvante. A *seta* aponta para a gordura do mesentério retal vista com a excisão em espessura total.

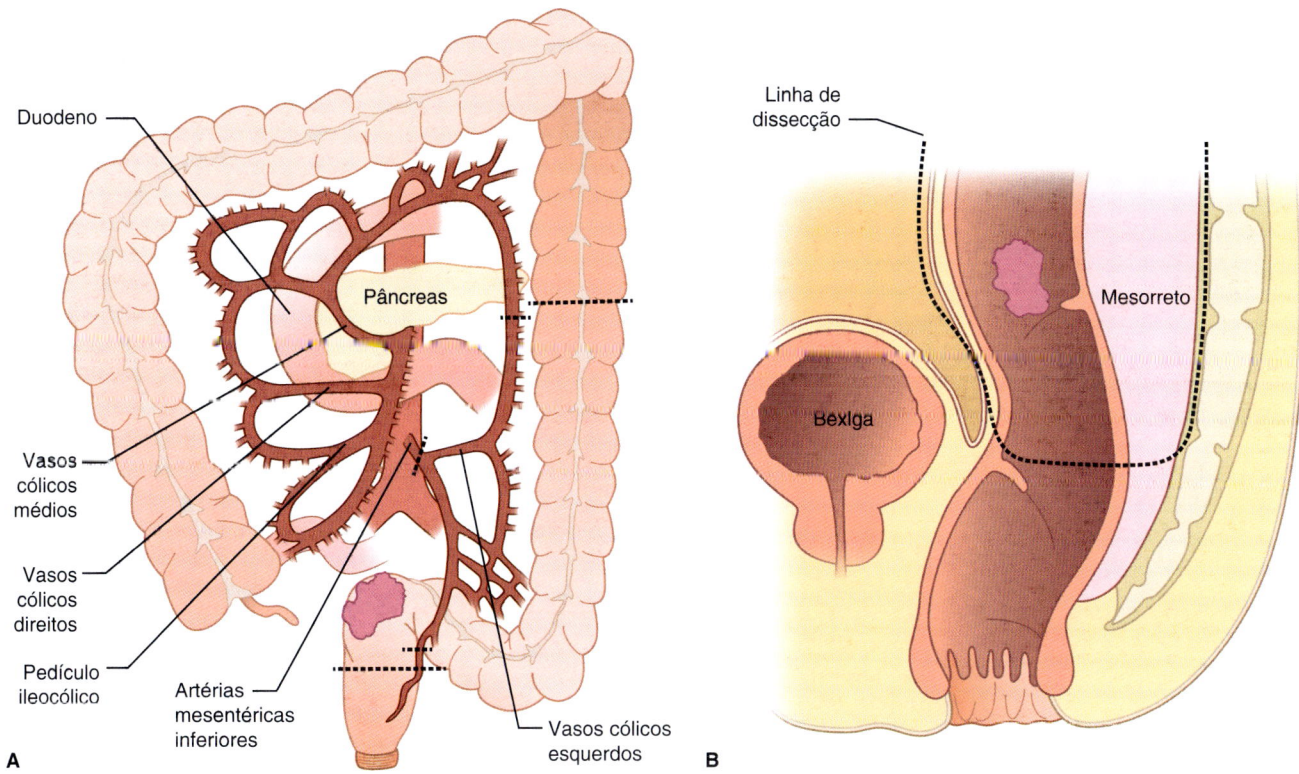

**Figura 52.73 A.** Ressecção anteroinferior do câncer da porção superior do reto. A artéria mesentérica inferior é ligada. A artéria marginal é ligada exatamente distal ao nível da transecção do cólon; os vasos retais (plexo hemorroidário) são ligados no mesorreto. **B.** Ressecção anteroinferior do câncer da porção superior do reto. *Linha tracejada,* linha de dissecção do reto, em bloco com o mesorreto.

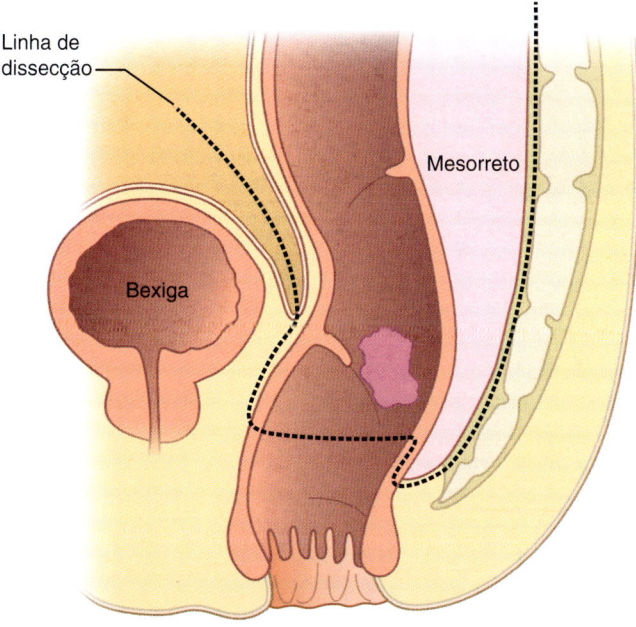

**Figura 52.74** Ressecção anterior baixa do câncer da porção superior do reto. *Linha tracejada* da dissecção do reto, em bloco com o mesorreto.

pois essa porção da mucosa distal tem importância crítica na sensibilidade retal e, consequentemente, nos resultados funcionais no pós-operatório (Figura 52.75). Com essa dissecção, o esfíncter interno situado sob a mucosa é poupado. Se o câncer for inferior, mas de pequeno tamanho e envolver apenas uma pequena porção da mucosa, uma mucosectomia assimétrica poderá ser realizada em bloco com o esfíncter interno subjacente, em um lado do canal anal, poupando parte da mucosa distal e o esfíncter (Figura 52.76). Se o câncer envolver uma grande parte do canal anal, será necessário realizar uma dissecção interesfinctérica (Figura 52.77). Com essa dissecção, o esfíncter interno – responsável pela pressão em repouso do esfíncter anal – é removido circunferencialmente: os resultados funcionais são ruins em decorrência da perda de parte da sensação e diminuição da pressão anal em repouso.

### Excisão mesorretal total transanal

Recentemente, uma nova técnica emergente foi proposta para a abordagem em procedimentos com preservação do esfíncter para facilitar o desprendimento do reto e melhorar a visão do estreito espaço pélvico.[43] Essa abordagem utiliza plataformas transanais também empregadas na CMITA (Figura 52.78). O reto distal é fechado com sutura em bolsa de tabaco e é seccionado com um bisturi harmônico. Nesse ponto, a plataforma do portal para a cirurgia transanal é posicionada através do ânus e a dissecção do reto é continuada de baixo para cima, indo assim gradualmente de um espaço estreito para um espaço mais largo. O retropneumoperitônio inflado através do portal facilita a dissecção romba atraumática do reto com seu mesorreto, ao longo dos planos avasculares, sob visão laparoscópica clara. O desprendimento do reto é realizado primeiro posteriormente e então anteriormente, a partir do plano prostático, e pode ser continuado até adentrar o fundo de saco. Nesse ponto, o procedimento é continuado dentro do abdome com instrumentos laparoscópicos ou de robótica padrões. Após a mobilização do cólon, quando a pelve é abordada por via transabdominal, a porção distal do reto parece ter sido desprendida completamente e então poderá ser exteriorizada com

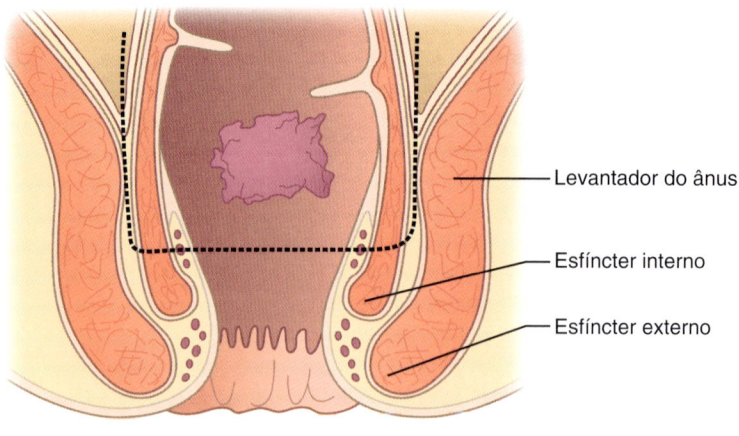
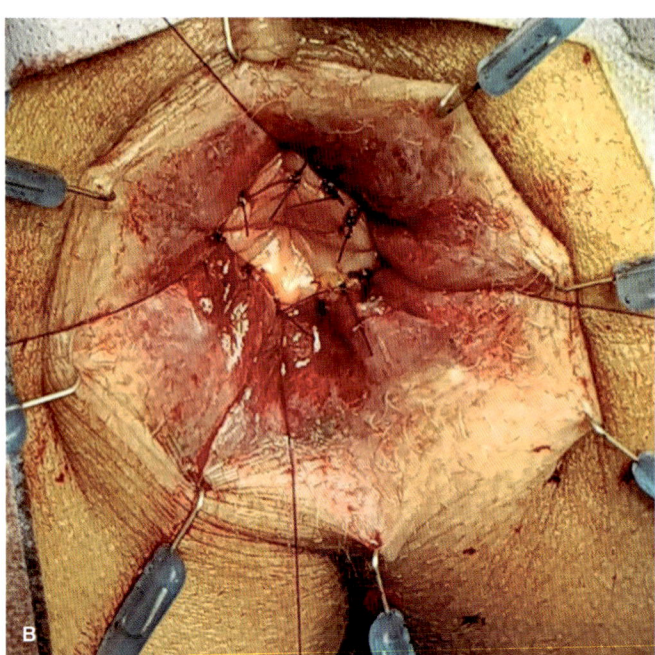

**Figura 52.75** Tanto o esfíncter externo quanto o interno e cerca de 1 a 2 cm da mucosa acima da linha denteada são deixados intocados. **A.** Procedimento cirúrgico que poupa o esfíncter. **B.** Anastomose coloanal concluída. A anastomose é suturada manualmente com suturas interrompidas entre o cólon e o reto distal. Cerca de 1 cm da mucosa retal é deixado intacto acima da linha denteada.

facilidade (Vídeo 52.2). A técnica de TME transanal mostrou que é oncologicamente segura com baixa taxa de envolvimento das margens circunferenciais e boa qualidade da excisão mesorretal. Após a cirurgia, todos os pacientes mostram redução das pressões em repouso do esfíncter, porém as pressões de contração máxima estão intactas e os resultados funcionais são aceitáveis.[44]

### Ressecção abdominoperineal

Se os esfíncteres estiverem infiltrados pelo tumor, é necessário realizar a excisão completa do reto e do ânus, junto com o aparelho esfinctérico, concomitante à criação de uma colostomia permanente. Esse procedimento (ressecção abdominoperineal [RAP], conhecida como procedimento de Miles) também é uma opção para os pacientes idosos com câncer retal distal com má função do esfíncter, pois uma colostomia terminal oferece melhor qualidade de vida, se comparada com a anastomose coloanal ultradistal, que também pode comprometer a continência. A AMI é seccionada, o cólon descendente é mobilizado e seccionado acima da junção retossigmoideana e o reto é dissecado, de acordo com os princípios da TME, no nível do músculo levantador do ânus. É criada a abertura da colostomia. Nesse ponto, tem início a parte perineal da cirurgia (Figura 52.79 A). Uma sutura em bolsa de tabaco é aplicada em torno do ânus, e executada uma incisão elíptica ao redor do ânus, que é então excisado em bloco com o esfíncter. A dissecção continua cranialmente até ser alcançado o plano abdominal da dissecção. A amostra é removida através da incisão pélvica, e o períneo é fechado em camadas (Figura 52.79 B e C). Em geral, o espaço vazio da pelve pode ser preenchido com um pedículo omental. Se forem necessárias ressecções perineais mais amplas, especialmente em pelve irradiada que pode ter dificuldade em cicatrizar, o defeito perineal pode ser fechado usando um retalho do músculo reto do abdome ou do músculo grácil. A amostra inclui a origem da AMI, o mesorreto com os vasos retais (plexo hemorroidário) e a porção "desnuda" da porção ultradistal do reto e os esfíncteres anais.

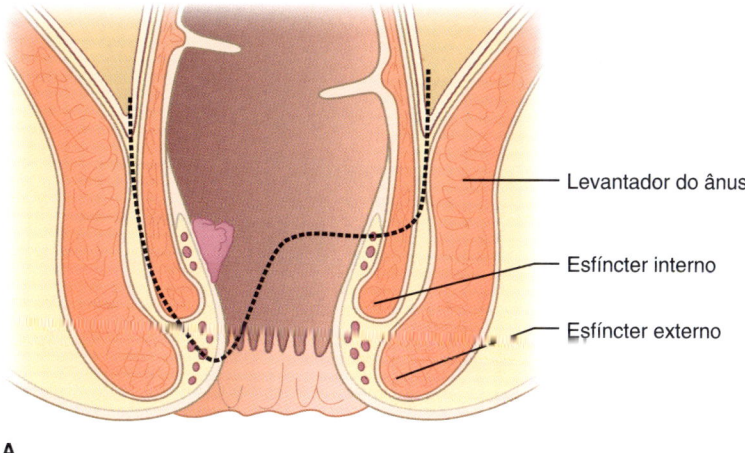

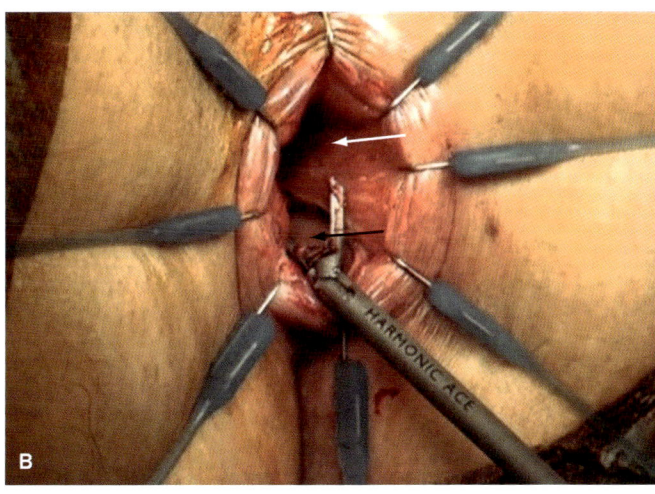

**Figura 52.76 A.** Procedimento cirúrgico que poupa o esfíncter. O câncer é ultradistal e localiza-se do lado direito. Nesse caso, o lado direito da mucosa e o esfíncter interno são dissecados; no lado esquerdo do paciente, 1 a 2 cm de mucosa são deixados intocados, junto com parte do esfíncter interno. **B.** Ressecção da mucosa distal do reto. O retrator autorretentor exibe a linha denteada; a mucosa do reto distal é indicada pela *seta branca*, enquanto a *seta preta* indica o esfíncter anal externo subjacente na área onde a mucosa já foi dissecada com o uso de bisturi harmônico.

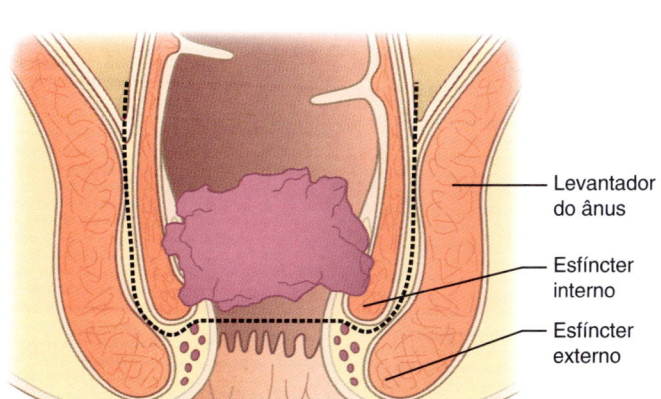

**Figura 52.77** Procedimento cirúrgico que poupa o esfíncter: dissecção interesfinctérica.

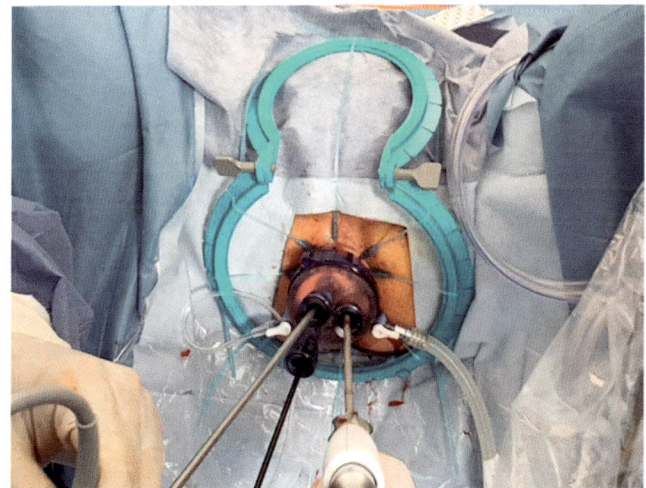

**Figura 52.78** Excisão mesorretal total transanal. Laparoscopia transanal para a dissecção do reto a partir de baixo.

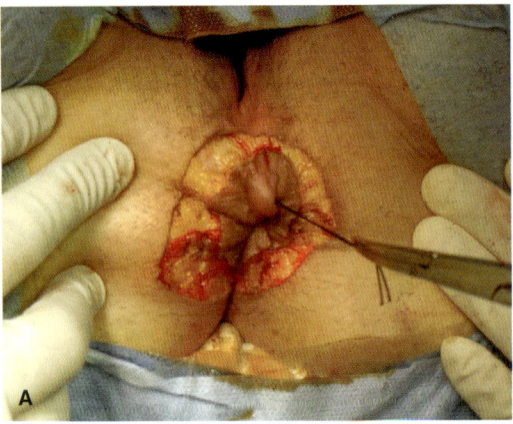 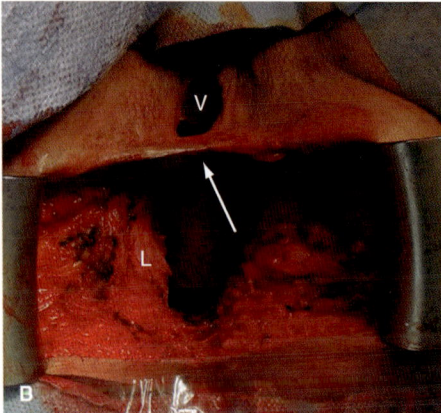 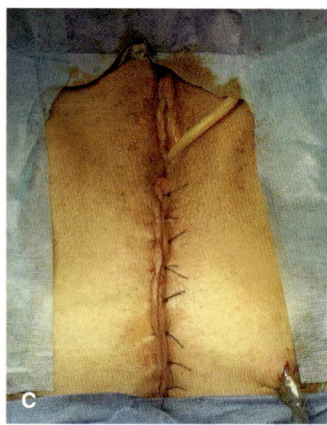

**Figura 52.79** **A.** Incisão perineal no procedimento de Miles. Uma sutura em bolsa de tabaco é aplicada ao redor do canal anal e todo o esfíncter anal é excisado. **B.** Foto do campo cirúrgico após remoção de amostra. Incisão perineal mostra um grande defeito na pelve (a *seta branca* denota a parede vaginal posterior). *L*, levantador; *V*, vagina. **C.** Incisão perineal após fechamento da pele após procedimento de Miles.

A RAP acarreta um risco intrínseco de taxas mais altas de recidiva (até 33%) comparada à ressecção anteroinferior. Isso se explica, em parte, pelo fato de que a RAP é realizada em cânceres mais agressivos, mas outra explicação é haver um risco intrínseco mais elevado de perfuração da amostra e maiores taxas de margens circunferenciais positivas (até 40%) em pacientes submetidos à RAP.

Por essa razão, foi proposta uma excisão mais ampla que permite uma ressecção mais cilíndrica que evita o risco de "conificação" em direção ao reto (Figura 52.80). Após se completar a porção abdominal da cirurgia, o paciente é girado em posição prona em canivete. É realizada uma incisão elíptica mais ampla até a ponta do cóccix (que pode ser removida com a amostra) e o aparelho esfinctérico é removido, em bloco com o levantador do ânus, de maneira cilíndrica. O amplo defeito perineal, se necessário, poderá ser fechado com malha biológica ou retalho muscular.

## Circunstâncias especiais

### Cânceres síncronos

Em pacientes com cânceres sincrônicos, dependendo do local dos tumores, ressecções mais extensas são indicadas. Para os cânceres síncronos, de cólons direito e esquerdo, uma colectomia abdominal com AIR é indicada. Se o segundo câncer localizar-se no reto, uma proctocolectomia total com IPAA pode ser necessária.

### Cólon curto residual

Nos casos de novas ressecções para cânceres recorrentes ou cânceres metacrônicos, o cólon residual pode ser muito curto para alcançar a pelve para uma anastomose livre de tensão, apesar da completa mobilização da flexura esplênica. Nesses casos, o cólon pode ser transposto através de uma via transmesentérica "retroileal". Usando esse trajeto, que é especialmente viável em pacientes não obesos, o cólon é puxado através da pelve mais medialmente e levado até a pelve, através do espaço avascular no mesentério do íleo exatamente adjacente à ressecção ileocólica. Isso dá ao cirurgião um comprimento adicional de 4 a 5 cm que pode ser suficiente para conseguir uma anastomose livre de tensão. Se o cólon ainda estiver sob tensão, outra possibilidade é girar o cólon direito. Nesses casos, os vasos cólico direito e cólico médio, que são curtos e impedem que o cólon seja totalmente mobilizado até a pelve, são seccionados. O cólon é transeccionado no local da demarcação isquêmica (geralmente a flexura hepática) e o cólon direito residual, cujo suprimento sanguíneo depende do pedículo ileocólico, é girado em sentido anti-horário e mobilizado até alcançar o coto retal na pelve (Figura 52.81).

## Complicações

Os pacientes submetidos à ressecção colorretal podem experimentar complicações gerais exatamente como aqueles submetidos a qualquer cirurgia abdominal, mas as complicações relacionadas com

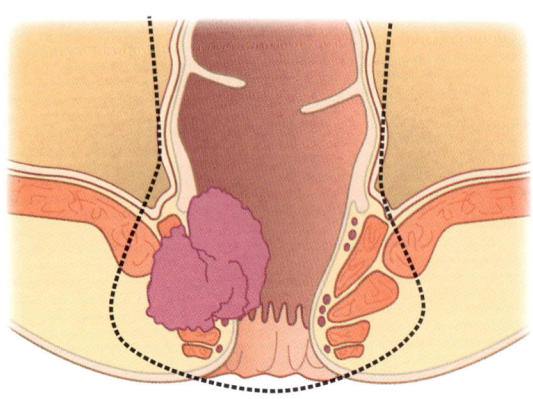 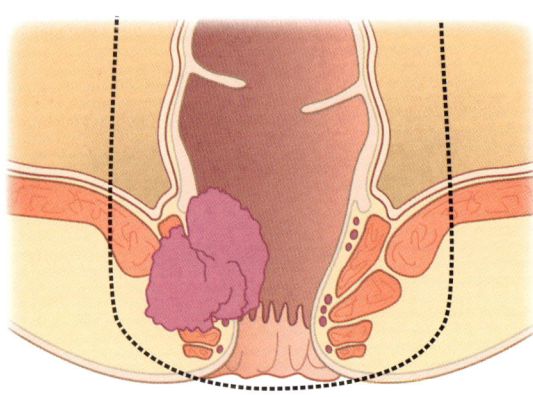

······ Linha de dissecção

**Figura 52.80** **A.** Ressecção abdominoperineal convencional. A linha da dissecção tende a conificar-se na direção do reto. **B.** Ressecção abdominoperineal cilíndrica com remoção em bloco do levantador do ânus.

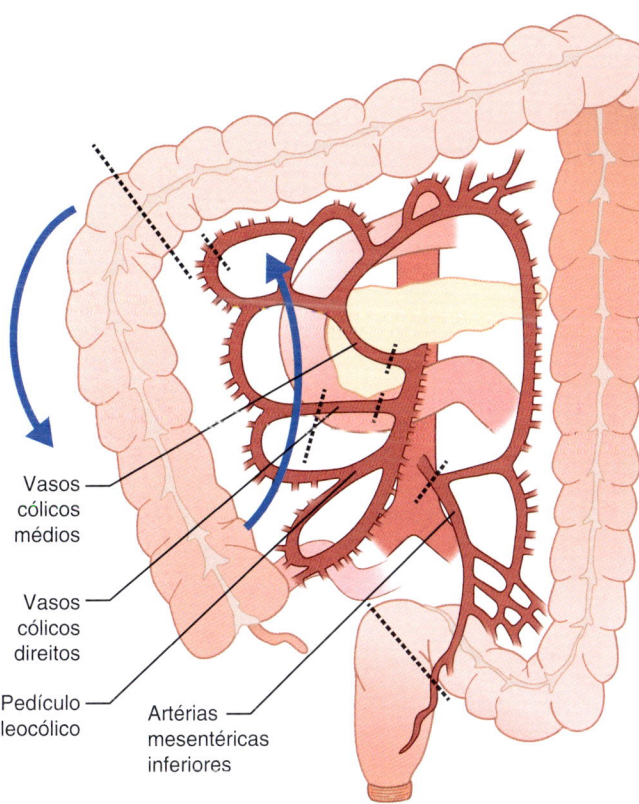

**Figura 52.81** Rotação do cólon direito para alcançar a pelve. A vascularização do cólon direito é feita com base no pedículo ileocólico.

a anastomose são específicas desses pacientes e incluem fístulas, sangramento, torção, estenose e síndrome pós-ressecção anterior do reto (SRAR).

### Fístulas ou deiscências anastomóticas

Deiscência anastomótica é o extravasamento de conteúdo intestinal através de uma anastomose. A incidência de fístulas anastomóticas varia amplamente, desde 1 a 3%, em anastomoses ileocólicas, até 20%, em anastomoses coloanais. Os fatores de risco associados à deiscência pós-operatória são: sexo masculino, obesidade, anastomoses extraperitoneais baixas, escores III a V da American Society of Anesthesiologists (ASA), cirurgias de emergência, complicações intraoperatórias, uso de anticoagulantes orais, estado nutricional assim como tamanho e volume hospitalares.[45] A fístula anastomótica aumenta a mortalidade e a extensão da hospitalização pós-operatórias. A presença de um estoma de derivação não diminui o risco de fístula, mas diminui sua gravidade e o risco de reoperação. O diagnóstico de uma fístula anastomótica pós-operatória é estabelecido quando materiais entérico, fecal ou purulento, mesmo que mínimos, são detectados em drenos perianastomóticos. Os sinais clínicos de fístula anastomótica geralmente estão presentes, incluindo febre, sinais de sepse, dor abdominal, íleo prolongado, leucocitose, PC-R e procalcitonina elevadas. O diagnóstico pode ser confirmado por exames radiológicos: a TC mostra acúmulos de líquido intra-abdominal ou perianastomótico e de gás (Figura 52.82), ou o enema de gastrografina mostra extravasamento de contraste. A maioria das fístulas se torna aparente entre o segundo e o sétimo dia de pós-operatório em um período médio de 5,5 dias, mas até 12% podem aparecer 1 mês após a cirurgia, o que torna o diagnóstico mais desafiador.

*Tratamento.* Se a fístula for subclínica com mínima eliminação nos drenos e sem sinais sistêmicos, poderá ser controlada de maneira conservadora com cuidadosa observação clínica, antibióticos de amplo espectro, repouso intestinal e nutrição parenteral. Se um pequeno abscesso perianastomótico for demonstrado sem acúmulos abdominais, ou ar livre, e sem sintomas sistêmicos, uma tentativa de drenagem percutânea deverá ser feita com cuidadosa observação clínica. Em pacientes com sinais de peritonite ou de sepse, mesmo se mínimos, a reoperação é necessária e não deve ser retardada. A exploração abdominal permite a lavagem peritoneal e a reposição de novos drenos, se necessário. Se possível, uma abordagem laparoscópica pode ser preferida para minimizar a contaminação séptica da parede abdominal. Nas colectomias do lado esquerdo, a exploração endoscópica intraoperatória da anastomose é útil para determinar a extensão do extravasamento, além de permitir a lavagem colônica. Se o extravasamento envolver menos de um terço da circunferência da anastomose e a contaminação abdominal for mínima, um estoma de derivação poderá ser suficiente. Se o extravasamento for acentuado ou a anastomose se romper, ela terá de ser desfeita com a criação de um estoma terminal. Uma anastomose ileocólica nas ressecções do lado direito pode ser tratada de maneira ideal refazendo-se a anastomose, mas se o paciente estiver instável, a anastomose poderá ser desfeita e confeccionada uma ileostomia terminal.

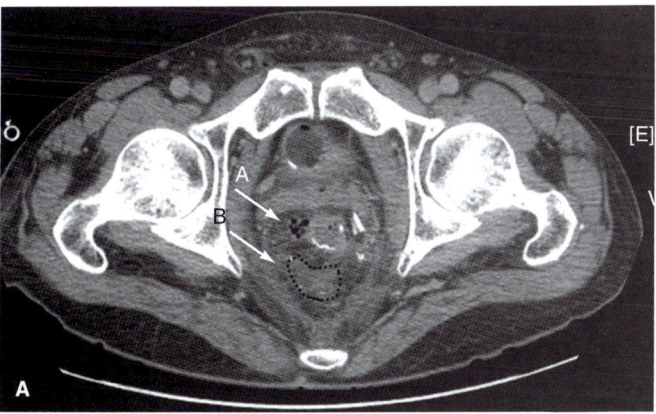
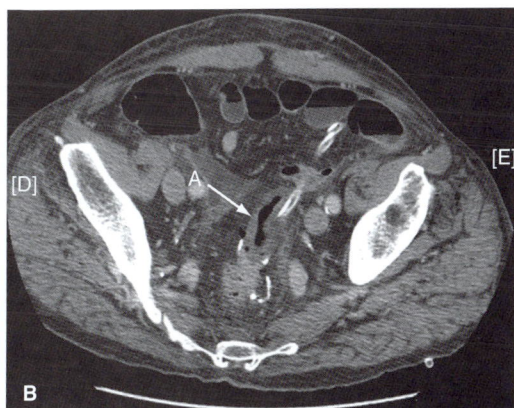

**Figura 52.82 A.** Fístula em uma anastomose colorretal. *A*, ar ao redor da anastomose. *B*, acúmulo de líquido atrás de anastomose. **B.** Fístula em anastomose colorretal. *A*, ar ao longo dos drenos perianastomóticos.

### Necrose do cólon transposto

Essa é uma complicação rara e grave, com apresentação sutil, caracterizada por mal-estar, leucocitose precoce e inicialmente febre de grau baixo com material fétido nos drenos perianastomóticos. É manifestação de lesão isquêmica do cólon transposto. Sua apresentação pode mimetizar uma fístula anastomótica, mas é necessário que seja imediatamente diferenciada de uma simples deiscência, pois o tratamento precisa ser mais agressivo. O diagnóstico geralmente é estabelecido por exploração abdominal ou endoscopia intraoperatória (Figura 52.83) que mostra uma clara linha de demarcação. Seu tratamento requer que a anastomose seja imediatamente desfeita com a criação de um estoma terminal.

### Sangramento

Um sangramento menor – autolimitado e que não requer hemotransfusão ou tratamento ativo – é muito comum após ressecções colorretais e é observado aos primeiros movimentos intestinais. Um sangramento importante, com instabilidade hemodinâmica, requer reanimação ativa; são necessários hemotransfusão e tratamento ativo, e pode ocorrer em até 4% dos casos. Isso pode acontecer no período pós-operatório inicial e, nesses casos, geralmente é causado por pequenas arteríolas na linha de grampeamento. O tratamento costuma ser endoscópico, com posicionamento de clipes na linha de sutura, injeção de epinefrina ou eletrocoagulação. Se a endoscopia falhar, é possível o tratamento angiográfico, mas poderá levar à isquemia da margem anastomótica e a outras possíveis fístulas subsequentes.

### Torção

A torção é outra complicação muito rara, mas grave. É descrita quase exclusivamente na anastomose ileocólica extracorpórea após colectomias híbridas laparoscópicas, e é causada pela falta de visualização ótima do mesentério e do mesocólon através de minilaparotomia. Quando ocorre torção da anastomose, há imediato edema do intestino delgado que, se for omitido e ficar sem tratamento, poderá levar a isquemia e gangrena do intestino. É necessário refazer a anastomose imediatamente.

### Estenoses

Estenoses clinicamente significativas são aquelas que apresentam sintomas obstrutivos e ocorrem em 4 a 10% das anastomoses circulares (Figura 52.84). Os fatores de risco são o uso de um grampeador de pequeno diâmetro (grampeadores circulares de 25 mm nunca devem ser usados em anastomose colorretal em adultos), fístulas anastomóticas, isquemia e radiação. O tratamento geralmente é endoscópico com dilatação por balão ou execução de incisões radiais ou posicionamento de *stents* endoluminais. Pode ser necessário refazer a anastomose em estenoses que não respondem ao tratamento endoscópico.

### Síndrome da ressecção anteroinferior (SRAI)

Em vez de uma complicação, essa é uma consequência de ressecção anteroinferior e anastomose coloanal e pode estar presente em até 80% dos pacientes submetidos a uma ressecção anteroinferior. É uma síndrome caracterizada pela mistura de múltiplos sintomas que incluem frequência, múltiplos movimentos intestinais fragmentados, sensação de esvaziamento incompleto, incontinência, constipação intestinal e diarreia. A maioria dos sintomas melhora em 1 ano ou mais após a ressecção, mas a disfunção a longo prazo é descrita na maioria dos pacientes. A causa da SRAI deve-se a múltiplos fatores. Pode decorrer de lesão do esfíncter interno, perda de sensibilidade na mucosa anorretal, perda ou comprometimento do reflexo retoanal inibidor, redução da capacidade do reservatório retal e/ou perda de aderência do cólon transposto. A incidência é maior em pacientes submetidos à TME, em indivíduos com anastomose coloanal, naqueles que receberam quimiorradiação neoadjuvante e naqueles com fístula anastomótica. Atualmente, são usados mecanismos técnicos preventivos para melhorar os sintomas da SRAI que visam aumentar a capacidade do neorreto: anastomose com bolsa colônica em "J" de 5 a 6 cm, ou com coloplastia transversa ou anastomose colorretal lateroterminal (Figura 52.85). A coloplastia é uma alternativa possível em pacientes obesos nos quais a bolsa em "J" não se encaixa na pelve estreita. Uma colostomia longitudinal de 10 cm é realizada a cerca de 5 cm da extremidade distal do cólon transposto e então é suturada de transversalmente para alargar o cólon e aumentar sua aderência. O tratamento da SRAI em geral é empírico, com base em controle da dieta, uso balanceado de loperamida associado a produtos de fibra,

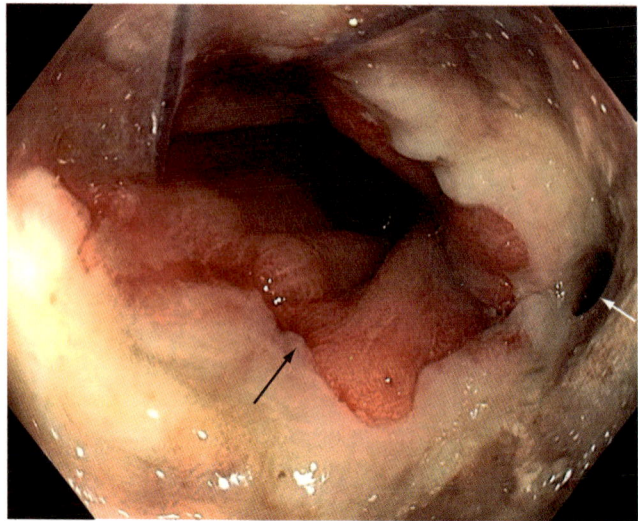

**Figura 52.83** Anastomose inviável com fístula visível (*seta branca*). A aparência necrótica de metade do intestino anastomosado é evidente com uma clara linha de demarcação (*seta preta*).

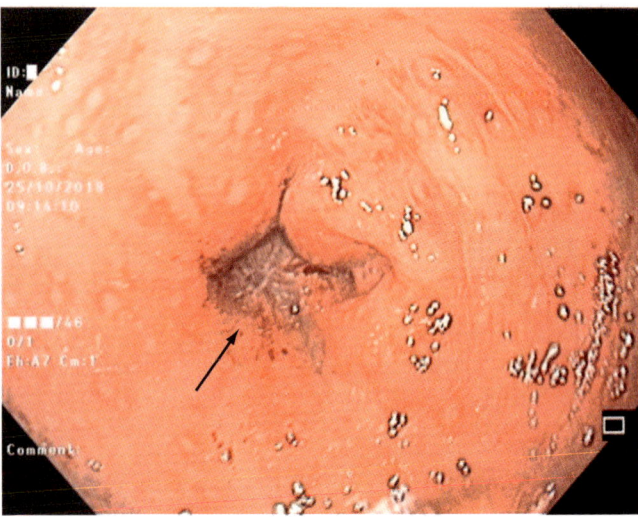

**Figura 52.84** Vista endoscópica de estenose contraída de uma anastomose (*seta*).

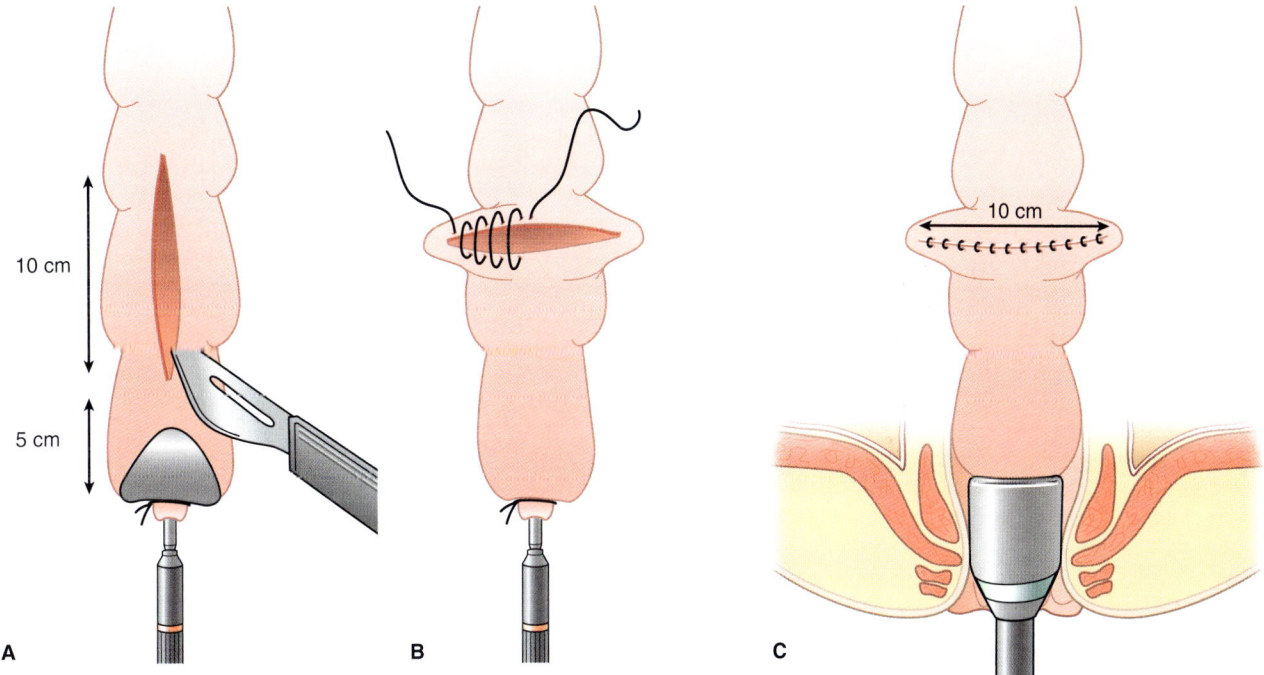

**Figura 52.85** Coloplastia. **A.** Colostomia longitudinal de 10 cm feita a cerca de 5 cm proximalmente ao fim do cólon; o batente de um grampeador circular é colocado dentro do lúmen intestinal e perfura através da linha grampeada adjacente ou é fixado com o uso de sutura em bolsa de tabaco (**B**). A colostomia então é fechada transversalmente em uma ou duas camadas. **C.** Uma anastomose circular colorretal grampeada é realizada.

fisioterapia incluindo *biofeedback* e irrigação transanal. Em raros pacientes muito sintomáticos, com má qualidade de vida, após falha do tratamento conservador, a confecção de um estoma pode ser necessária como tratamento definitivo.[46]

### Tratamento e seguimento pós-operatório

A taxa de sobrevida em 5 anos para os pacientes com câncer em estádio I é de aproximadamente 90%; para o estádio II, de 75% e para o estádio III (com linfonodos positivos), de 50%. Os pacientes com metástases distantes não ressecáveis têm uma taxa de sobrevida em 5 anos de cerca de 5%. Pacientes com metástases ressecáveis tratáveis com a ressecção curativa do fígado, com margens livres e fatores de risco clínico favoráveis podem ter uma taxa de sobrevida em 5 anos de até 60%. A maioria das recidivas ocorre nos primeiros 2 anos após a ressecção do tumor primário. Cuidadoso seguimento, portanto, é necessário especialmente dentro desse intervalo para permitir a detecção precoce de qualquer recidiva ou tumor metacrônico que possa ser abordado com tratamento curativo. O leitor deve consultar as *Diretrizes Práticas da ASCRS para a Vigilância de Pacientes após Tratamento Curativo de Câncer de Cólon e Reto*.

O acompanhamento inclui visitas ao consultório, obtendo-se as concentrações de CEA a cada 6 meses, por 5 anos após a cirurgia e depois anualmente. Níveis crescentes de CEA requerem testes adicionais para identificar doença recorrente ou metastática. A colonoscopia deve ser programada 1 ano após a cirurgia (ou 3 a 6 meses após a cirurgia, se todo o cólon não for completamente pesquisado no momento do diagnóstico); as colonoscopias deverão ser repetidas a cada 3 anos, se não forem detectados adenomas e a cada ano, se forem encontrados pólipos adenomatosos até se verificar que o cólon está limpo. TC torácica e abdominal é realizada anualmente.

### Tratamento pós-operatório

A quimioterapia adjuvante pode ser indicada em determinados subgrupos de pacientes com base no estado patológico pós-operatório.

*Estádio I: tumor invade a muscular própria, linfonodos negativos*. A escolha apropriada é o seguimento apenas.

*Tumores em estádio II: o tumor penetra na gordura pericólica, linfonodos negativos*. Em geral, na ausência de fatores de risco, existe limitada evidência de qualquer benefício decorrente da quimioterapia adjuvante: a absoluta vantagem para a sobrevida com 5-fluoruracila (5-FU)/leucovorina (ácido folínico [AF]) é de cerca de 3 a 4% (*P* limítrofe significativo). Em uma recente metanálise de Bockelman et al., a DFS em 5 anos com ou sem quimioterapia foi de 81,4% versus 79,3%, respectivamente.

Em pacientes com câncer de cólon em estádio II, os seguintes fatores de risco potenciais podem ser considerados como indicações relativas para quimioterapia: câncer mal diferenciado (G3–G4), invasão vascular e perineural, obstrução, perfuração, invasão de órgão adjacente (pT4) e um número inadequado de linfonodos examinados (< 12). Mesmo nesses pacientes de alto risco, nenhum valor definitivo para a quimioterapia adjuvante foi demonstrado e a adição de oxaliplatina não traz qualquer benefício. Nenhuma diferença na sobrevida geral em 10 anos foi observada entre as categorias de baixo e alto risco, e nenhuma vantagem foi derivada do regime à base de oxaliplatina.[47]

A MSI é outra característica relevante do tratamento pós-cirúrgico oncológico para a doença em estádio II. É típica da síndrome de Lynch (2 a 4% de todos os cânceres de cólon) mas, na maioria dos casos, a inativação somática dos genes MMR (*hMLH1, hMSH2, hMSH6, PMS2*) se deve ao efeito de outros genes reguladores.

A condição MSI-H (expressão deficiente dos genes MMR) é mais frequente na doença em estádio II (22%) do que nos estádios III (12%) e IV (3%) e não parece ter uma significância prognóstica favorável no estádio II. Além disso, o tratamento adjuvante com 5-FU parece ter um efeito na sobrevida dos pacientes com câncer de cólon em estádio II, mas não no estádio III. Todos esses elementos devem ser considerados em relação a uma eficácia incerta.

*Doença em estádio III: linfonodos positivos.* A quimioterapia adjuvante é indicada em pacientes em estádio III. 5-FU e AF são combinados com oxaliplatina no protocolo FOLFOX. No regime CAPOX (ou Xelox) é usada capecitabina oral, em vez de ácido folínico mais 5-fluoruracila (5-FUFA). Recentemente, foi realizada uma análise de dados acumulados pré-planejados de seis estudos randomizados de fase III sobre a terapia adjuvante em pacientes com câncer de cólon em estádio III:[48] uma duração mais curta de tratamento pode reduzir os efeitos colaterais, particularmente a neurotoxicidade que é dose-dependente e relacionada à oxaliplatina. Essa análise avaliou a não inferioridade da terapia adjuvante com os protocolos FOLFOX/CAPOX de 3 meses *versus* 6 meses. O objetivo primário, a taxa de DFS em 3 anos, não foi confirmado: a quimioterapia adjuvante de 3 meses é inferior à de 6 meses. Entretanto, em uma análise que não foi planejada antes de iniciar o estudo, houve uma diferença entre FOLFOX e CAPOX relacionada com a classe de risco dos pacientes. Os pacientes de baixo risco foram definidos como pT3pN1, e os de alto risco como pT4 (qualquer N) ou N2.

Nos pacientes de baixo risco, 3 meses (quatro ciclos) de CAPOX não foram inferiores a 6 meses do mesmo regime (DFS 3 anos: 85,0% *versus* 83,1%, 3 meses *versus* 6 meses). Em pacientes de alto risco, 3 meses do regime CAPOX foram suficientes (DFS 3 anos: 64,1% *versus* 64,0%, 3 meses *versus* 6 meses).

Em relação ao regime FOLFOX, 6 meses parecem superiores a 3 meses, independentemente do grupo de risco (DFS 3 anos em alto risco: 61,5% *versus* 64,7%, 3 meses *versus* 6 meses). É preciso lembrar, porém, que esses achados são inesperados, pois não foi pré-planejada uma comparação entre os tratamentos: os pacientes não foram randomizados para receber tratamento CAPOX ou FOLFOX.

*Doença metastática.* Existem várias questões a serem consideradas ao escolher um tratamento para doença metastática: carga tumoral, objetivo dos tratamentos, cronicidade, indução da ressecabilidade na doença limítrofe ressecável, ressecção primária e comorbidades, preferência dos pacientes, local do tumor primário e biologia molecular: estado de mutação de N-Ras, K-Ras (*i. e.*, pan-Ras) e BRAF.

Os seguintes regimes de quimioterapia são possíveis:

1. Anticorpos anti-EGFR (panitumumabe, cetuximabe) podem ser usados em neoplasia pan-Ras tipo selvagem e BRAF do tipo selvagem. A análise mutacional pode ser realizada no tumor primário, mas também de preferência no tumor metastático.
2. O tratamento padrão da doença metastática por mutação em BRAF é a administração de FOLFOXIRI (oxaliplatina + irinotecano + 5-FUFA) e bevacizumabe. Os pacientes com mutação em BRAF têm pior prognóstico.
3. Se o tumor primário for do lado direito, anticorpos anti-EGFR administrados em adição à quimioterapia (FOLFOX [oxaliplatina + 5-FUFA] ou FOLFIRI [irinotecano + 5-FUFA]) não são superiores à quimioterapia somente no tratamento de primeira linha: portanto, normalmente não são administrados nessa fase. Dupletos (FOLFOX ou FOLFIRI) ou o tripleto FOLFOXIRI em pacientes com bom condicionamento físico, em combinação com o anticorpo para o fator de crescimento endotelial antivascular (bevacizumabe), podem ser a melhor escolha.
4. Nos tumores primários do lado direito, a adição de cetuximabe ou panitumumabe a FOLFOX/FOLFIRI pode ser o tratamento de primeira linha. Entretanto, também nesse caso, o uso de FOLFOXIRI pode ser considerado.
5. Em pacientes idosos ou com mau condicionamento físico, incapazes de tolerar dupletos, capecitabina com bevacizumabe é um tratamento apropriado.

Se o objetivo do tratamento for a ressecção da doença hepática, até seis ciclos de quimioterapia devem ser administrados antes da cirurgia, para evitar toxicidade hepática (esteato-hepatite com irinotecano e dano sinusoidal com oxaliplatina). Além disso, é necessário suspender o bevacizumabe 6 semanas antes da ressecção hepática em razão de seus efeitos prejudiciais sobre a cicatrização de feridas. Bevacizumabe pode ser iniciado 4 semanas após a cirurgia ou após a cicatrização das feridas.

## DISTÚRBIOS DO ASSOALHO PÉLVICO E CONSTIPAÇÃO INTESTINAL

Os distúrbios do assoalho pélvico incluem múltiplas condições, geralmente envolvendo especialistas colorretais, urológicos e ginecológicos. A constipação intestinal é uma disfunção da motilidade colônica e do processo de defecação. Pode estar presente em várias condições clínicas e colorretais, incluindo obstrução do cólon e doenças do assoalho pélvico. A constipação intestinal funcional é uma entidade que deve ser diferenciada dos distintos problemas anatômicos durante a avaliação do paciente e poderá ser considerada para o tratamento cirúrgico, se for irresponsiva à terapia clínica. O leitor pode, mais uma vez, consultar a Declaração de Consenso de Definições para Testes de Fisiologia Anorretal da ASCRS e a Terminologia do Assoalho Pélvico, as Diretrizes de Prática Clínica para o Tratamento de Prolapso Retal e a Diretriz de Prática Clínica para a Avaliação e Tratamento de Constipação intestinal.

Os distúrbios do assoalho pélvico que se apresentam ao cirurgião incluem:

- Prolapso retal ou procidência: uma intussuscepção circunferencial, em espessura total, do reto
- Retocele: uma protuberância do reto dentro da parede posterior da vagina
- Hérnia de fundo de saco: uma protrusão do peritônio entre o reto e a vagina, referida como "enterocele", se contiver o intestino delgado, e como "sigmoidocele", se contiver o cólon sigmoide
- Anismo: a falha do esfíncter puborretal e do esfíncter anal externo em relaxar durante a defecação (não relaxamento simples ou contração paradoxal).

Mesmo que nem sempre os distúrbios funcionais necessitem de intervenção cirúrgica, o cirurgião quase sempre está envolvido na avaliação desses pacientes e no estabelecimento de um plano de tratamento.

### Diagnóstico: testes e avaliação

#### Exames laboratoriais da fisiologia anorretal

Os exames de fisiologia anorretal são realizados para avaliar as pressões do canal anal para determinar a presença de reflexos anais, sensação anal e eletromiografia para padrão de recrutamento.

**Manometria anorretal** avalia a zona de alta pressão (*i. e.*, o comprimento do canal anal), a pressão de repouso, principalmente decorrente do esfíncter interno, a pressão voluntária máxima e a pressão de contração máxima, decorrente do esfíncter anal externo (Figura 52.86). O exame é realizado colocando-se no anal canal o cateter de manometria, com um balão cheio de água na ponta, para que o balão na ponta fique dentro do lúmen retal. Os valores normais da pressão de repouso são de 40 a 80 mmHg. A manometria anorretal também fornece informações sobre as pressões intrarretal, reflexos, sensação e complacência retais. A manometria de alta resolução pode proporcionar maior resolução fisiológica e minimizar os artefatos de movimento.

**Teste de expulsão do balão** avalia a capacidade do paciente para expelir um balão inflado com 50 a 60 cc de água/gás/ar que simula fezes.

**Latência motora terminal do nervo pudendo** mensura a condução do nervo pudendo desde que ele emerge no nível das espinhas isquiáticas até o esfíncter anal interno, com o uso de um

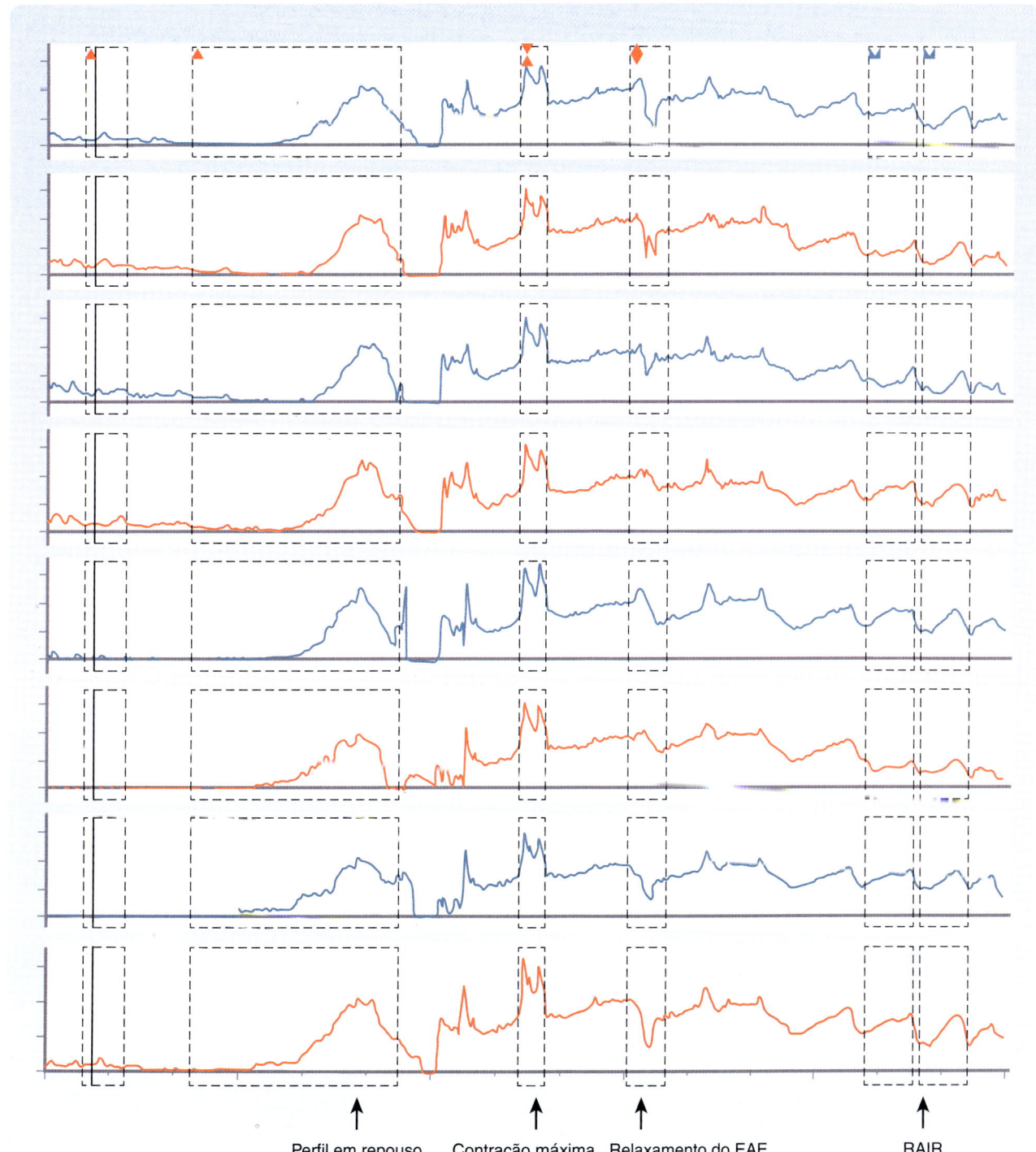

**Figura 52.86** Manometria anorretal normal: as curvas de pressão em repouso e a pressão de contração máxima são evidentes, e o relaxamento do esfíncter anal externo, quando o paciente é solicitado a comprimir. O reflexo inibitório retoanal está presente (RAIR, do inglês *rectoanal inhibitory reflex*). *EAE*, esfíncter anal externo.

transdutor. Os tempos de latência motora terminal do nervo pudendo normal são de 2,0 ± 0,2 milissegundos. Os valores prolongados são vistos nas lesões traumáticas (medula espinal) ou em lesões de estiramento por traumatismo obstétrico decorrente de parto prolongado, lesão de estiramento crônico como se observa em distúrbios de defecação de longa duração, dano à raiz nervosa sacral ou doenças crônicas como o diabetes. Isso é normalmente medido com um eletrodo especial fixado com fita adesiva ao dedo indicador do examinador, por meio do qual a ponta do eletrodo no dedo estimula o nervo pudendo, enquanto o eletrodo que grava, na base do dedo, mede a contração do esfíncter anal.

**Eletromiografia** registra a alteração da atividade elétrica basal das unidades motoras do esfíncter externo e do músculo puborretal durante a atividade. Os pacientes com contrações inapropriadas ou paradoxais do músculo puborretal falham em demonstrar o relaxamento dos músculos, quando solicitados a comprimir.

### Imagens para avaliar o assoalho pélvico e o trânsito colônico

**US endoanal** (Figura 52.87) pode ser usada para avaliar a integridade, a espessura e as possíveis anormalidades (escaras, fístulas) dos esfíncteres anais interno e externo.

**Defecografia** é um estudo dinâmico do anorreto e do assoalho pélvico durante a defecação. Esse exame fornece informações referentes a anormalidades anatômicas, como retocele, prolapso retal, intussuscepção retal interna e hérnia de fundo de saco, assim como sobre distúrbios funcionais, como o não relaxamento ou a contração puborretal paradoxal, prolapso perineal e o grau de esvaziamento retal. Imagens dinâmicas são capturadas com fluoroscopia, opacificando o reto e a vagina com contraste radiográfico e o paciente em posição sentada em uma comadre hospitalar radiolucente. Se for realizada defecografia por RM, o reto é opacificado com uma mistura de gel de US e gadolínio. As vantagens da RM são as imagens de alta qualidade dos tecidos moles pélvicos e das vísceras, além de se evitar o uso de radiação ionizante. No entanto, é limitada pela posição supina do paciente que não reproduz as condições normais de defecação (Figura 52.88).

**Tempo de trânsito colônico** é um exame que estuda a inércia colônica. Solicita-se ao paciente para ingerir 24 marcadores radiopacos contidos em uma cápsula (Sitzmarks®) e abster-se do uso de laxativos e de quaisquer outras medidas mecânicas que possam interferir na função colônica. A progressão dos marcadores através das três áreas do cólon (direito, esquerdo e retossigmoide) é estudada com radiografias simples abdominais obtidas em dias alternados até o sétimo dia. Na população saudável, 80% dos marcadores devem ser expelidos no quinto dia. Os pacientes com constipação intestinal com trânsito lento ou inércia colônica mantêm uma significativa porção dos marcadores durante todo o período do estudo (Figura 52.89).

## Prolapso retal (procidência)
### Anatomia e fisiopatologia

O prolapso retal é uma intussuscepção circunferencial, em espessura total, da parede retal. O grau de prolapso pode variar de prolapso intrarretal ou prolapso retal interno (Figura 52.90) a prolapso intra-anal, até prolapso retal externo (Figura 52.91). O prolapso retal é uma rara condição que ocorre em cerca de 0,5% da população geral; seu desenvolvimento é seis vezes mais provável em mulheres acima dos 50 anos do que em homens. Alguns homens que apresentam prolapso retal geralmente têm menos de 40 anos. Os pacientes jovens (masculinos ou femininos) com prolapso retal geralmente sofrem de doenças psiquiátricas, como autismo ou dificuldade em se desenvolver, e tomam medicamentos para constipação intestinal. A causa do prolapso retal ainda é desconhecida, mas alguns defeitos anatômicos geralmente são encontrados em pacientes com prolapso retal total. Esses defeitos incluem diástase do músculo levantador do ânus e fundo de saco anormalmente profundo, cólon sigmoide redundante, ânus patuloso e ausência de inserções fasciais do reto contra o sacro. Os fatores de risco de procidência retal incluem: mais de 40 anos, sexo feminino, cirurgia pélvica anterior, esforço crônico para defecar e constipação intestinal, diarreia crônica, parto vaginal e multiparidade (porém, um terço das pacientes com prolapso retal são nulíparas), disfunção do assoalho pélvico e/ou defeitos anatômicos, doenças/lesões neurológicas e doenças psiquiátricas que

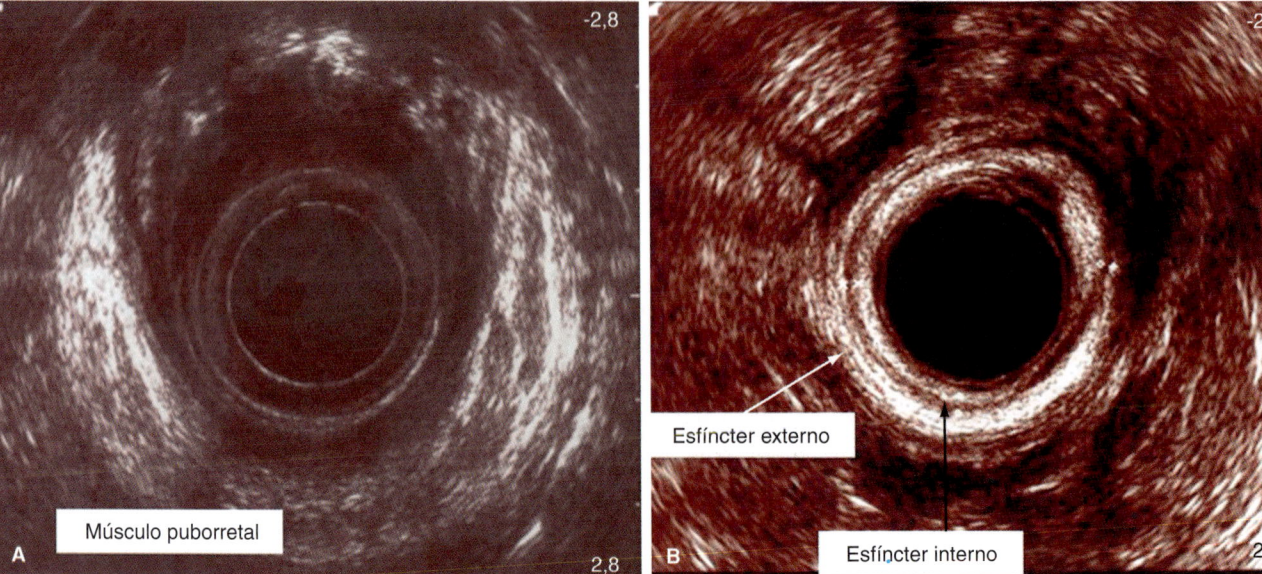

**Figura 52.87** Ultrassonografia endoanal. **A.** O músculo puborretal hiperecoico em formato de arco aparece como uma estrutura esbranquiçada. **B.** O esfíncter interno hipoecoico (*seta preta*) e o esfíncter externo hiperecoico (*seta branca*) são mostrados.

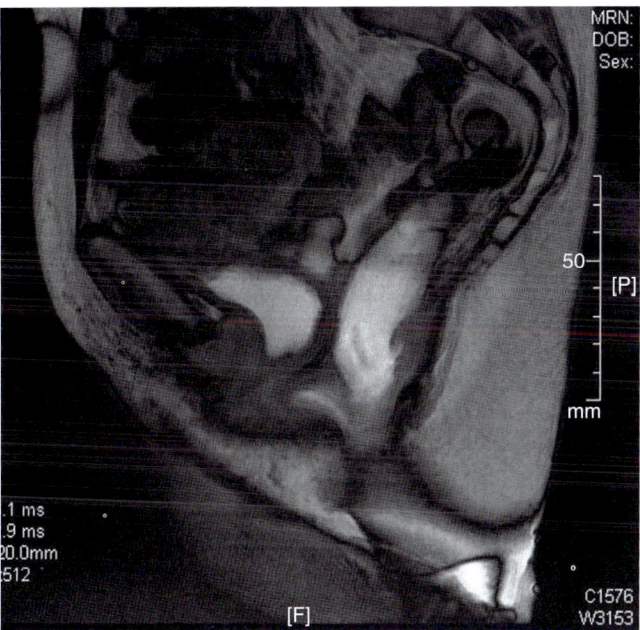

**Figura 52.88** Imagem de ressonância magnética de prolapso retal.

requerem medicamentos constipantes. O prolapso retal geralmente tem um curso progressivo desde prolapso transitório autorredutor durante a defecação, ao prolapso que requer a autorredução digital, ao prolapso estável que pode se apresentar com ulceração, até o prolapso encarcerado não redutível, com necrose nos casos mais avançados e complicados.

## Sintomas

Os sintomas incluem desconforto em razão do prolapso tecidual, incontinência com drenagem de muco ou sangue e constipação intestinal. A maioria (50 a 75%) dos pacientes com de prolapso retal evidente queixa-se de incontinência fecal (incontinência passiva ou urgência para defecar) causada pela presença de um canal direto, em decorrência do esforço crônico do esfíncter em virtude do prolapso e por estimulação persistente do reflexo inibidor retoanal causado pelo prolapso do reto. Até metade dos pacientes com incontinência também tem neuropatia pudenda com prolongada latência motora de terminal nervoso pudendo. Os outros 25 a 50% dos pacientes, e em especial aqueles com prolapso intrarretal, relatam constipação intestinal ou defecação obstruída (sensação de evacuação retal incompleta durante a defecação) que resulta de "telescopagem" do intestino sobre si mesmo, criando um bloqueio funcional que intensifica o esforço para defecar (Figura 52.90 B e C) ou pela presença de uma retocele concomitante.

### Diagnóstico e diagnóstico diferencial

No exame físico, o prolapso retal verdadeiro deve ser diferenciado da mucosa retal prolapsada ou de hemorroidas prolapsadas: o prolapso retal em espessura total apresenta dobras concêntricas, enquanto as hemorroidas ou a mucosa retal em prolapso caracterizam-se por dobras radiais com sulcos ao longo dos coxins hemorroidários. Em repouso, os achados típicos são: ânus patuloso com esfíncter flácido. São realizados exames no consultório com o paciente em decúbito lateral esquerdo padrão ou em posição de cócoras durante o esforço para defecar. Se não for possível observar o prolapso em ambiente de consultório, pode-se solicitar ao paciente para fazer uma "*selfie*" em casa para documentar o prolapso. O exame proctoscópico demonstra o tecido redundante e, em 10 a 15% dos pacientes, uma úlcera retal solitária anterior. A proctoscopia pode indicar eritema em 5 a 6 cm, que é a borda principal do prolapso. A defecografia fluoroscópica ou por RM é um exame adicional para confirmar o diagnóstico de prolapso retal e fornece mais informações referentes a distúrbios coexistentes, como retocele, cistocele, prolapso da abóbada vaginal, enterocele e sigmoidocele (Figura 52.92). A colonoscopia deve sempre ser realizada para excluir a presença de CCR ou de outra patologia colônica. Um estudo do trânsito colônico é realizado em pacientes com histórico vitalício de constipação intestinal a fim de diferenciar entre defecação por obstrução e constipação intestinal por trânsito colônico lento. Com frequência, ambas coexistem. A US endoanal normalmente mostra um espessamento do esfíncter anal interno.

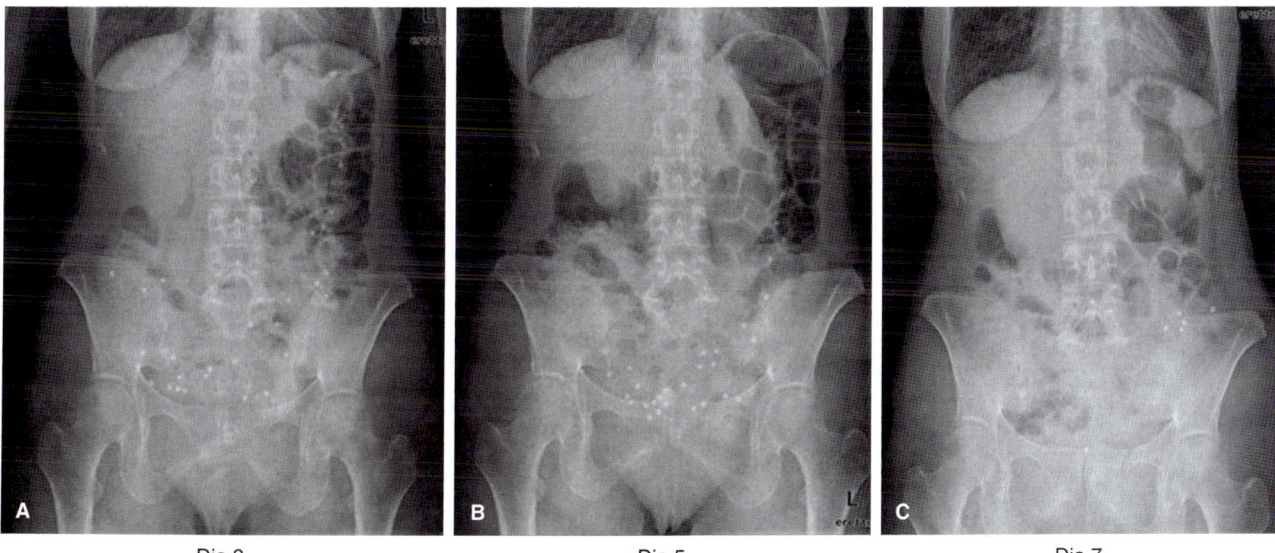

**Figura 52.89** Estudo do trânsito colônico: radiografias simples abdominais nos dias 3, 5 e 7 após a ingestão de marcadores radiopacos. Note que no dia 5, a maior parte dos marcadores radiopacos está dentro da pelve; porém, no dia 7, a maioria dos marcadores já passou.

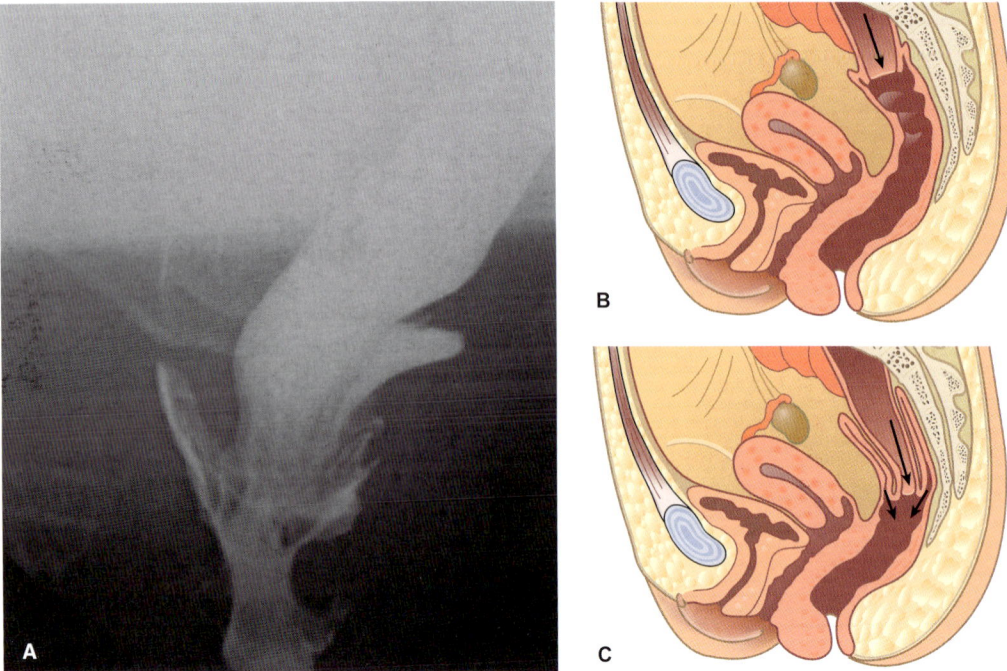

**Figura 52.90 A.** Prolapso retal interno de paciente do sexo masculino bem demonstrado por defecografia. **B** e **C.** Progressão do prolapso retal interno.

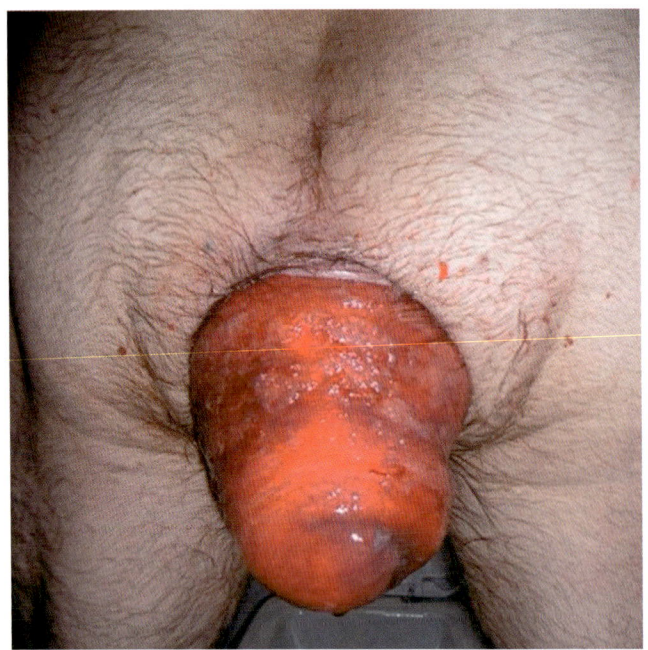

**Figura 52.91** Paciente com enorme prolapso retal externo. (Cortesia do G. Sarzo, MD, Hospital Sant Antonio, Department of Surgery, Padova, Italy.)

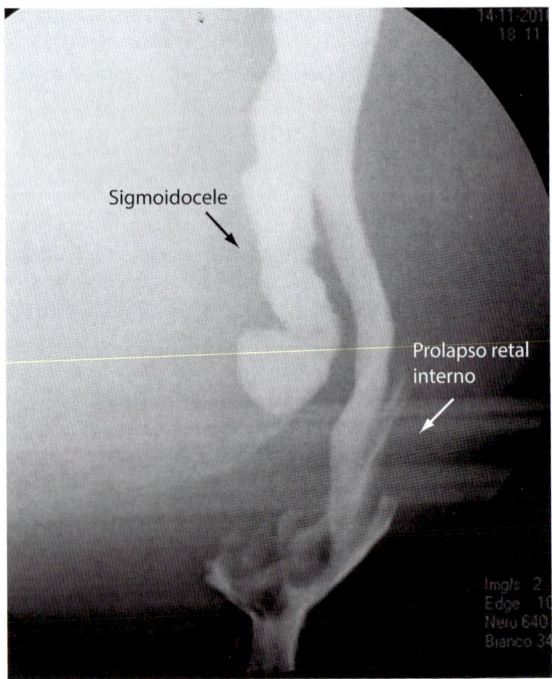

**Figura 52.92** Defecografia de um paciente jovem do sexo masculino que apresenta prolapso retal interno (*seta branca*) e sigmoidocele (*seta preta*).

### Tratamento não operatório

A paliação dos sintomas de constipação intestinal associados ao prolapso e à incontinência fecal pode ser feita com tratamento clínico, para melhorar a qualidade de vida do paciente. A ingestão adequada de líquidos, suplementos de fibras e emolientes fecais pode tratar a constipação intestinal. Pode-se usar açúcar ou sal topicamente para reduzir o edema da mucosa retal e facilitar a redução do tecido prolapsado. Enemas e supositórios podem ser úteis para ajudar na defecação.

### Reparo operatório

Os objetivos da cirurgia são eliminar o prolapso e corrigir as anormalidades anatômicas e funcionais. A abordagem pode ser transabdominal ou transperineal. Nenhuma mostrou uma clara superioridade em termo de taxas de recidiva, que variam entre 13% e 31%. A escolha do procedimento é baseada nas comorbidades do paciente, na idade deste e em sua função intestinal, bem como na preferência do cirurgião.

*Procedimentos abdominais.* O motivo da abordagem intra-abdominal é realizar a fixação do reto com o objetivo de proporcionar adequada tensão superior a fim de prevenir a recidiva, mas permitir ao mesmo tempo movimentos evacuatórios apropriados durante a defecação. A abordagem abdominal pode ser realizada por abordagem aberta ou minimamente invasiva (laparoscópica ou robótica). Ambas apresentam resultados clínicos e funcionais, taxas de recidiva (4 a 8%) e de morbidade (10 a 33%) equivalentes. A laparoscopia oferece benefícios em termos de controle da dor, hospitalização e tempo de recuperação. As vantagens oferecidas pelo reparo do prolapso retal por robótica são a facilidade para realizar e amarrar suturas, além de melhor visualização da pelve profunda. É necessário realizar a dissecção do reto, sua retração intra-abdominal e fixação na fáscia pré-sacral com suturas (retopexia posterior). Nesses casos, pode-se realizar a ressecção simultânea do sigmoide redundante em pacientes selecionados com constipação intestinal coexistente. Uma malha pode aumentar a cicatrização e melhorar a fixação do reto tanto posterior quanto anteriormente. Com a retopexia com malha posterior, o reto é mobilizado posterior e lateralmente até os músculos levantadores do ânus, e uma malha é fixada à fáscia pré-sacral, abaixo do promontório sacral, e ao reto lateralmente (Figura 52.93). Essa técnica está associada à significativa melhora na incontinência fecal em 20 a 60% dos pacientes, mas apresenta uma taxa de 20% de complicações pós-operatórias e está associada a uma taxa de recidiva de 2 a 5%. A retopexia com malha ventral descrita mais recentemente é uma técnica que envolve uma limitada mobilização retal anterior e a suspensão com malha até o promontório sacral. A malha é fixada à parede anterior do reto e suspensa até o promontório sacral (Figura 52.94). As vantagens dessa técnica são: melhora da incontinência pós-operatória e da constipação intestinal, com alguns casos de constipação intestinal pós-operatória *de novo* e baixas taxas de complicações e de recidiva (3 a 5%).[49] Em séries publicadas, muitos tipos diferentes de malha e dispositivos de fixação são usados: enxertos não absorvíveis ou biológicos, tachas, suturas ou grampos para fixar a malha. As complicações relacionadas com a malha incluem erosão, normalmente dentro da vagina, infecção e sepse pélvica, obstrução intestinal e desprendimento

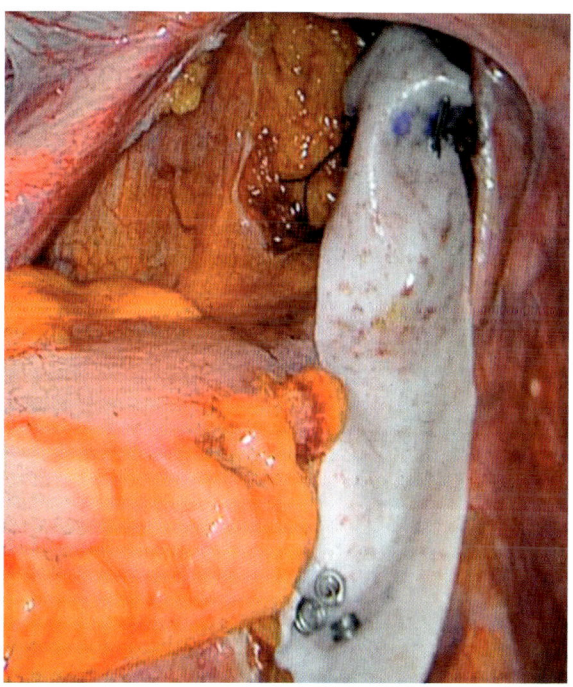

**Figura 52.94** Retopexia com malha ventral. A malha é fixada à parede retal anterior e ao promontório sacral. (Cortesia do G. Sarzo, MD, Hospital Sant Antonio, Department of Surgery, Padova, Italy.)

e/ou migração da malha. Em teoria, com o uso de malha biológica, o risco de infecção ou erosão pode ser menor, enquanto o risco de recidiva pode ser maior, mas a literatura recente[49] não mostra melhora estatística nas taxas de recidiva e de complicações entre a malha biológica e a malha não absorvível. Entretanto, o acompanhamento, em estudos que usam a malha biológica, é breve.

*Abordagem perineal.* Os procedimentos perineais permitem a ressecção do prolapso sem fixação concomitante. Eles são recomendados para pacientes idosos ou com mau condicionamento

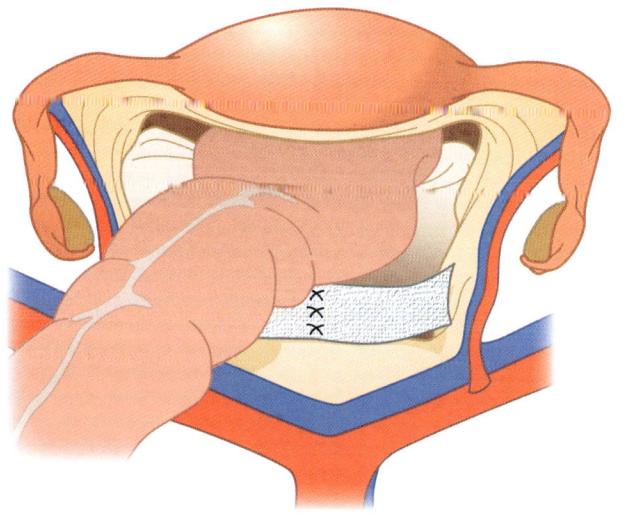
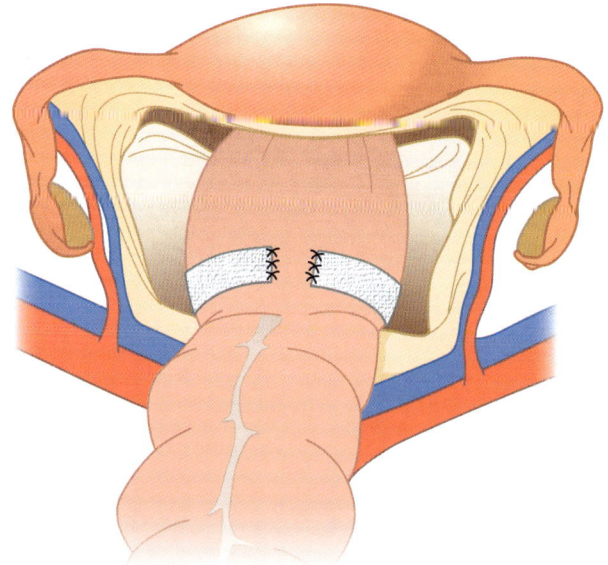

**Figura 52.93** Retopexia com malha posterior (modificada da cirurgia de Ripstein). **A.** O reto é mobilizado e a malha é fixada à fáscia pré-sacral. **B.** A malha é fixada em ambos os lados do reto.

físico em termos clínicos e supostamente estão associados a morbidade e mortalidade operatórias menores, porém com taxas mais altas de recidiva. Revisões e estudos recentes, porém, concluíram que não existem diferenças significativas nas taxas de recidiva e reoperação entre as abordagens perineal e abdominal. Portanto, pode ser necessário considerar os procedimentos perineais como opção para todos os pacientes com prolapso retal. O "procedimento de Altemeier" ou a proctectomia perineal ou a proctossigmoidectomia são uma retossigmoidectomia verdadeira. O prolapso é exteriorizado, é apreendido com pinças Allis e uma incisão circunferencial em espessura total é executada através do reto, 1 cm acima da linha denteada. A cavidade peritoneal é adentrada anteriormente e o cólon sigmoide redundante é extraído por via transanal (Figura 52.95). Os músculos levantadores são visualizados e pode ser realizada sua plicatura posterior para reforçar o assoalho pélvico e restaurar o ângulo anorretal (plastia do levantador ou reparo pós-anal de Parks). É realizada, então, uma anastomose suturada manualmente ou grampeada. A cirurgia pode ser realizada sob anestesia epidural, com mínima dor pós-operatória. Essa técnica permite a ressecção do intestino redundante, apresenta baixas taxas de complicação e, especialmente quando é realizada a plicatura do levantador, está associada a baixas taxas de recidiva (10%). Para os pacientes com prolapso retal curto (< 5 cm), o procedimento de Delorme pode ser apropriado. Uma incisão circunferencial dentro do plano da submucosa é realizada 1 cm proximalmente à linha denteada e a mucosa é desprendida da muscular própria do reto até a porção mais proximal do prolapso. Em seguida, a mucosa desprendida é excisada. Realiza-se, então, uma plicatura longitudinal com sutura da muscular própria. Por fim, uma anastomose é confeccionada entre as bordas proximal e distal da mucosa (Figura 52.96). Essa técnica é muito segura, envolve uma curta hospitalização e apresenta taxas mais baixas de complicação que a abordagem abdominal. A incontinência e a constipação intestinal melhoram. As taxas gerais de recidiva variam de 7 a 27% e são comparáveis às dos procedimentos de Altemeier ou abdominais. Para o prolapso intrarretal sintomático, a ressecção retal transanal grampeada (STARR, do inglês *stapled transanal rectal resection*) foi proposta como uma possível técnica alternativa. Consiste em ressecção retal em espessura total, incluindo o prolapso interno, com grampeador circular (STARR) ou grampeador curvo específico (Transtar™). Essas técnicas inicialmente mostraram resultados em casos de constipação intestinal por obstrução, mas geralmente é relatado o início de proctalgia crônica e de urgência fecal com incontinência pós-operatória. Outras complicações do reparo transretal grampeado são o sangramento na linha grampeada e, raramente, ruptura da linha grampeada e fístula retovaginal (taxa geral de morbidade de 7 a 21%). Em virtude da alta taxa de complicações graves e mau resultado funcional, essa técnica não é mais recomendada pelas *Diretrizes de Prática Clínica da ASCRS*.

## Úlcera retal solitária

A síndrome da úlcera retal solitária (SRUS, do inglês *solitary rectal ulcer syndrome*) é um raro distúrbio benigno crônico, caracterizado pela combinação de sintomas, achados clínicos e anormalidades histológicas. Vinte por cento dos pacientes têm uma só úlcera, enquanto 40% dos pacientes têm múltiplas úlceras. Os demais têm lesões inespecíficas, como mucosa hiperêmica ou pseudopólipos.

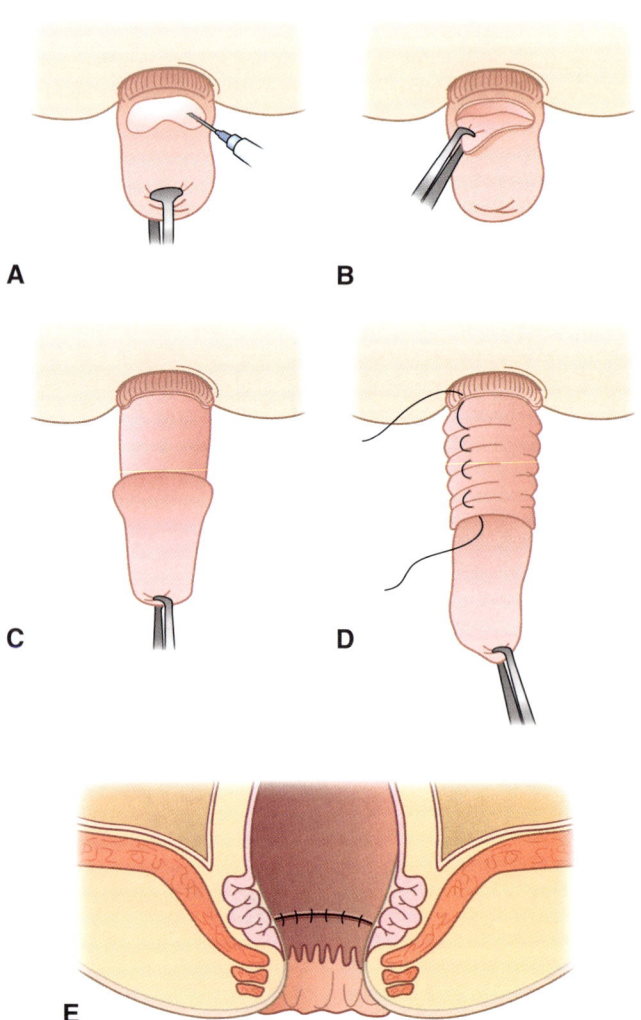

**Figura 52.96** Procedimento de Delorme. A camada mucosa é infiltrada com epinefrina contendo solução (**A**), incisada (**B**) e removida da muscular subjacente (**C**). Plicatura da muscular própria é realizada (**D**). A cirurgia é concluída com uma anastomose entre as bordas proximal e distal da mucosa (**E**).

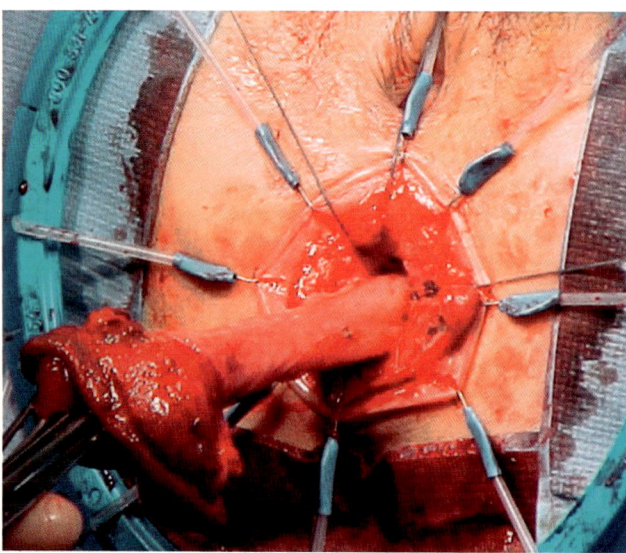

**Figura 52.95** Procedimento de Altemeier ou proctectomia perineal. O cólon retossigmoide redundante é ressecado por abordagem transperineal e é realizada anastomose coloanal suturada manualmente.

A SRUS é um distúrbio de adultos jovens (30 a 40 anos), com leve predominância feminina. A causa é multifatorial e inclui o prolapso retal interno e a contração anormal/paradoxal do músculo puborretal. Essas duas condições resultam em traumatismo e compressão da parede retal anterior na porção superior do canal anal durante o esforço para defecar e a defecação, com resultante isquemia da mucosa e, em alguns casos, ulceração. Os sintomas relatados pelos pacientes com SRUS incluem sangramento retal, esforço excessivo e prolongado para defecar, defecação incompleta/tenesmo, secreção mucosa, dor perineal e abdominal, além de constipação intestinal. Até um quarto dos pacientes são assintomáticos.

O exame físico e a anoscopia demonstram prolapso intrarretal e úlcera de 1 a 1,5 cm da parede retal anterior a cerca de 3 a 10 cm da borda anal que, algumas vezes, é difícil de diferenciar do câncer retal. O exame histológico das biopsias mostra achados característicos: obliteração fibromuscular da lâmina própria, hipertrofia da muscular da mucosa com fibras musculares entre as criptas e anormalidades da cripta glandular. Esses achados específicos diferenciam a SRUS do câncer e de outras lesões inflamatórias como DII, colite isquêmica e proctite infecciosa.

Para os pacientes com sintomas leves a moderados e sem prolapso significativo da mucosa, o tratamento clínico geralmente é eficaz. Ele consiste em orientação ao paciente e modificação comportamental: dieta com alto teor de fibras, emolientes fecais e laxativos formadores de volume, evitar o esforço para defecar e/ou digitações anais, minimizar o tempo no banheiro e o uso de sulcrafato, corticosteroide e/ou enemas de mesalazina. A cirurgia raramente é indicada e reservada apenas aos pacientes muito sintomáticos e absolutamente não responsivos ao tratamento médico. As opções cirúrgicas são: excisão local da úlcera, tratamento do prolapso retal, ou estoma disfuncional para os pacientes nos quais outras opções falharam. Infelizmente, muitos pacientes com SRUS continuam a apresentar sintomas de disfunção anorretal independentemente do tratamento.

## Retocele

Retocele é uma protuberância da parede anterior do reto para o interior da parede posterior da vagina. Os fatores de risco mais comuns são: idade avançada, histórico de gravidez e parto vaginal, índice de massa corporal crescente, elevação crônica da pressão intra-abdominal e histórico de histerectomia. A causa de retocele é multifatorial e pode ser explicada por dano muscular e/ou dano neurológico ao septo retovaginal (normalmente em decorrência de traumatismo obstétrico) e por efeito do esforço crônico para defecar sobre a fáscia endopélvica e sobre a parede posterior da vagina. Pode estar associada a outros prolapsos de órgãos pélvicos. A maioria das retoceles é assintomática, mas quando se tornam sintomáticas, os sintomas cardinais são a dificuldade no esvaziamento retal e a necessidade de pressionar contra a parede posterior da vagina ou contra o períneo para completar o esvaziamento retal (defecação obstruída). Dentre outros sintomas encontram-se sensação de uma protuberância vaginal, disfunção urinária e/ou sexual, constipação intestinal e, em alguns casos, incontinência fecal. Acredita-se que o mecanismo de incontinência se deva à captura de fezes dentro da bolsa retal propiciando o extravasamento pós-defecatório, um prolapso de mucosa associado que compromete o fechamento anal, ou a incontinência por transbordamento. O diagnóstico de retocele é principalmente clínico e estabelecido com base no exame físico. Os exames de toque vaginais e retais mostram uma protuberância na parede vaginal posterior e na parede retal anterior, durante o esforço para defecar, que pode estar associada ao prolapso de outros órgãos pélvicos e à cistocele anterior. A incontinência urinária por estresse associada é avaliada, pedindo ao paciente para tossir ou realizar a manobra de Valsalva com a bexiga cheia.

À defecografia, a retocele aparece como uma protuberância na parede retal na direção da vagina. A retocele é graduada como pequena se tiver menos de 2 cm, moderada se tiver entre 2 e 4 cm, e grande se tiver mais de 4 cm (Figura 52.97). Esse teste também informa sobre a possível captura de contraste dentro da retocele durante a defecação e sobre a provável associação com uma enterocele ou uma sigmoidocele. É importante perceber que o grau de distorção anatômica geralmente *não* se correlaciona com o grau de comprometimento funcional e os sintomas. A RM dinâmica e a defecografia por RM são limitadas pelo fato de serem realizadas com o paciente na posição supina (*i. e.*, não na posição ereta normal para a defecação). Os testes de expulsão de balão podem identificar a incapacidade de expelir um balão inflado do reto após 4 minutos sentado em uma comadre hospitalar. As retoceles assintomáticas não necessitam de tratamento, enquanto os pacientes com uma retocele sintomática são tratados inicialmente com um regime intestinal e produtos de fibra para melhorar a defecação. Apenas pacientes selecionados com retoceles acentuadamente sintomáticas e não responsivas ao tratamento clínico são candidatos à cirurgia. O objetivo da cirurgia é remover o tecido redundante da retocele e fortalecer o septo retovaginal.

A abordagem transvaginal, preferida pelos ginecologistas, propicia melhor visualização e acesso aos músculos levantadores. Um anestésico local com epinefrina ou vasopressina é injetado abaixo da mucosa vaginal para dissecar o tecido e para hemostasia. O epitélio vaginal é aberto na linha média posterior até o nível superior do defeito; a camada fibromuscular é exposta e plicada na linha média com suturas aplicadas vertical ou transversalmente. O puborretal pode ser reaproximado. O epitélio vaginal excedente é seccionado, se necessário, e suturado com suturas absorvíveis.

Um reparo endorretal é realizado por cirurgiões colorretais, com o paciente em posição prona em canivete. Um anestésico local mais epinefrina ou vasopressina é injetado no plano da submucosa para dissecar o tecido e para hemostasia. Executa-se

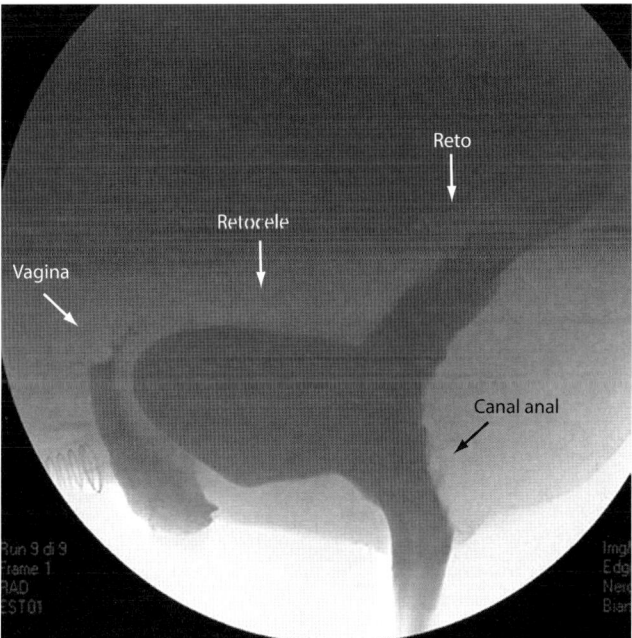

**Figura 52.97** Proctograma de defecação. Tanto a vagina quanto o reto estão opacificados. A retocele é acentuadamente evidente.

uma incisão em formato de "T" ou na linha média na mucosa retal logo acima da linha denteada. Dois retalhos da mucosa lateral são criados em cada lado da linha média até um nível proximal à retocele. O excesso de mucosa retal é excisado. A camada de muscular subjacente é exposta e plicada com a aplicação de suturas absorvíveis transversais, e as bordas da mucosa são então aproximadas com suturas absorvíveis. O reparo de retocele transperineal é realizado por meio de incisão transversa através dos músculos bulbocavernoso e perineal transverso; os dois ramos do músculo puborretal são reaproximados. Uma malha pode ser colocada para reforçar a plastia. Essa abordagem é indicada especialmente para pacientes com incontinência fecal associada, uma vez que pode ser realizada esfincteroplastia ou plastia do levantador concomitante.

## Constipação intestinal

A constipação intestinal é uma condição frequente que pode afetar mais de 50% da população acima de 65 anos, mas em um pequeno subgrupo de pacientes ela pode apresentar-se em idade mais jovem. Várias condições clínicas podem contribuir para a constipação intestinal, incluindo distúrbios metabólicos, endócrinos, neurológicos e psiquiátricos. Em adultos, a constipação intestinal de início recente é sempre um sintoma preocupante e a causa primária deve ser excluída. O hipotireoidismo e a constipação intestinal induzida por medicamento são causas comuns. A presença de malignidades colorretais e outra causa de obstrução colônica precisam ser excluídas por colonoscopia. Os pacientes devem ser aconselhados a aumentar a ingestão de líquidos em até 1,5 a 2 ℓ/dia e também o conteúdo de fibras na dieta. As soluções à base de polietileno (p. ex., MiraLAX®), probióticos e produtos de venda livre podem ser úteis. Laxativos estimulantes, como bisacodil ou sena, não devem ser usados a longo prazo. Um ativador do canal de cloreto de ação local (lubiprostona; Amitiza®), um agonista da guanilato ciclase (Linzess®) e/ou um agonista do receptor 5-HT4 da serotonina (Motegrity™) podem todos ser usados para tratar os sintomas de constipação intestinal. A constipação intestinal a longo prazo, resistente ao tratamento médico e aos laxativos, deve ser mais investigada. De acordo com os critérios Roma IV, a constipação intestinal funcional é diagnosticada se (1) houver pelo menos dois dos seguintes sintomas, durante pelo menos 25% das defecações, por no mínimo 3 meses:[50] esforço para defecar, fezes grumosas ou duras; sensação de evacuação incompleta; sensação de obstrução/bloqueio anorretal; necessidade de manobras manuais para facilitar a defecação (p. ex., evacuação digital, apoio do assoalho pélvico); ou menos de três movimentos intestinais espontâneos por semana; (2) fezes soltas raramente se apresentam sem o uso de laxativos; e (3) existem critérios insuficientes para síndrome do intestino irritável. Na presença de sintomas de defecação obstruída, defecografia, manometria anorretal, testes de expulsão de balão e eletromiografia podem excluir a presença de distúrbios do assoalho pélvico. A medida do tempo do trânsito colônico com o uso de marcadores radiopacos (Sitzmarks®) pode estabelecer o diagnóstico de constipação intestinal por trânsito lento ou inércia colônica. A constipação intestinal por trânsito lento pode ter origem neuropática, mesmo que uma alteração histológica específica ainda não tenha sido demonstrada. A frequência dos movimentos intestinais varia nesses pacientes desde um a dois por semana até um por mês. Alguns pacientes são incapazes de ter um movimento intestinal completo na ausência de laxativos ou enemas colônicos. A constipação intestinal grave está associada a distensão abdominal, dor abdominal e náuseas; esses sintomas podem então afetar a qualidade de vida do paciente que pode ser absolutamente ruim. Os sintomas crônicos podem estar presentes desde a infância ou adolescência. A constipação intestinal por trânsito lento pode apresentar-se com um megacólon na radiografia simples (Figura 52.98); um enema hidrossolúvel ou uma TC de cólon pode mostrar um cólon hipotônico redundante e a colonoscopia do mesmo modo mostra um cólon hipotônico dilatado. Em um subgrupo de pacientes, o cólon pode estar normal e não dilatado no exame radiológico. Nesses pacientes, o diagnóstico e a decisão de iniciar o tratamento cirúrgico pode ser um desafio. Em pacientes altamente sintomáticos, com constipação intestinal por trânsito lento, nos quais a terapia clínica agressiva falhou e cuja qualidade de vida esteja gravemente comprometida, o tratamento cirúrgico é indicado. A colectomia abdominal com AIR (colectomia abdominal total com anastomose ileorretal [CAT-AIR] ou colectomia com anastomose ileorretal [CAIR]) é uma cirurgia que mostrou boa melhora clínica com morbidade aceitável. Pode ser realizada com técnicas minimamente invasivas. Apesar da diarreia pós-operatória que ocorre em 5 a 15%, dor abdominal (30 a 50%), obstrução do intestino delgado (10 a 20%), incontinência fecal e recidiva de constipação intestinal (10 a 30%) que foram relatadas em acompanhamento a longo prazo, a maioria dos pacientes fica satisfeita com os resultados funcionais após colectomia e AIR.

As ressecções segmentares de cólon, baseadas nas medidas do tempo de trânsito, não são mais recomendadas. A solução terapêutica extrema, proposta para os pacientes com constipação intestinal intratável, é a ostomia permanente, geralmente uma ileostomia.

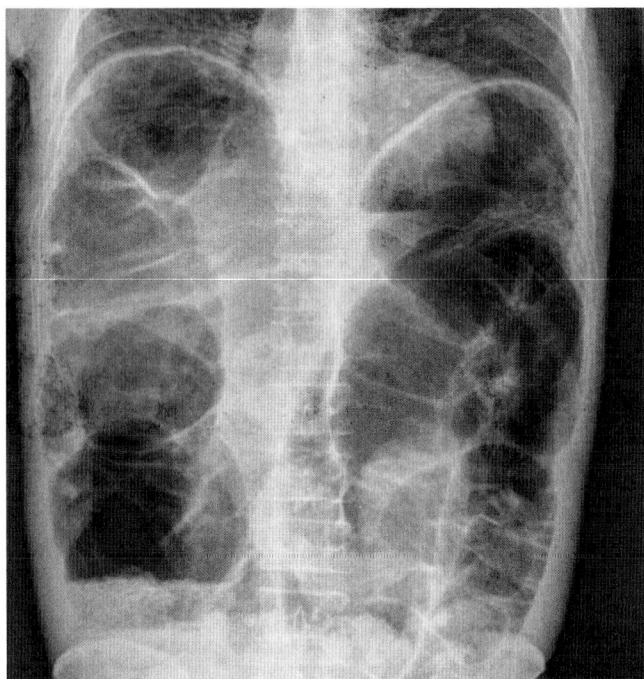

**Figura 52.98** Radiografia simples abdominal de um paciente com constipação intestinal por trânsito lento e megacólon.

## AGRADECIMENTOS

Josè Adolfo Navarro, MD; Silvia Neri, MD; e Alberto Morabito, MD.

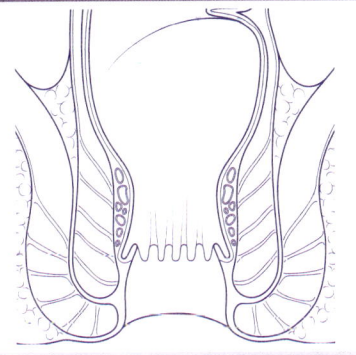

# 53

# Ânus

*Neil Hyman, Konstantin Umanskiy*

## VISÃO GERAL DO CAPÍTULO

**Anatomia**
    Fisiologia
    Diagnóstico
    Imagens
**Distúrbios benignos comuns do ânus**
    Hemorroidas internas
    Fissura anal
    Abscesso/fístula (incluindo fístula retovaginal)
    Cisto pilonidal
    Infecções sexualmente transmissíveis
    Hidradenite supurativa

    Doença de Crohn perianal
    Emergências anorretais
    Assoalho pélvico
**Neoplasias**
    Neoplasia intraepitelial anal
    Carcinoma espinocelular
    Doença de Paget perianal
    Carcinoma basocelular
    Melanoma maligno
    Adenocarcinoma do canal anal

O ânus compreende uma região anatômica relativamente pequena do trato gastrintestinal, porém seu papel é crucial na continência anal e na defecação. Em virtude de sua anatomia e fisiologia únicas, o ânus pode apresentar desafios para o diagnóstico e o tratamento de suas doenças. Embora algumas vezes desenvolva malignidade, o ânus é suscetível a uma variedade de condições benignas comuns que podem causar considerável sofrimento e comprometem muito a qualidade de vida do paciente. Compreender a anatomia e a fisiologia aplicada ao ânus é um recurso inestimável para o cirurgião e continua a ser o fundamento do diagnóstico e tratamento acurados.

## ANATOMIA

O canal anal, como é definido pelo cirurgião/clínico, tem aproximadamente 4 cm de comprimento e se estende da borda anal ao topo do anel anorretal; o anatomista considera que o ânus tenha 2 cm desde a borda anal até a linha denteada (também conhecida como linha pectínea) (Figura 53.1). O ânus assemelha-se a uma abertura anteroposterior do tipo fenda cutânea; sua face mais distal é referida como margem anal. O canal anal proximal geralmente é revestido por epitélio colunar, enquanto a porção distal é revestida por epitélio escamoso. A junção entre o ectoderma e o endoderma, localizada no ponto médio do canal anal, assemelha-se a uma demarcação ondulatória referida como linha denteada ou linha pectínea. A área entre a linha denteada e a borda anal é revestida por um epitélio escamoso modificado, similar ao epitélio da pele, mas destituído de folículos pilosos e glândulas.

A mucosa acima da linha denteada mostra-se pregueada, com dobras longitudinais, conhecidas como colunas de Morgagni. Há uma pequena bolsa ou cripta na base da maioria das colunas que se comunicam com as glândulas anais, que secretam líquido lubrificante para auxiliar na defecação. As glândulas são em número de 6 a 12 e estão concentradas principalmente na face posterior do ânus. O ducto da glândula anal atravessa o plano submucoso e seus ramos terminam no esfíncter anal interno ou se estendem para dentro do plano interesfincteriano. Essas glândulas são de substancial importância clínica; detritos estranhos podem obstruir os ductos, resultando em um abscesso perianal e, cronicamente, em uma fístula anal.

A submucosa do canal anal distal é formada por uma camada descontínua de tecido espesso, criando coxins ou mamilos hemorroidários, geralmente encontrados nas posições lateral esquerda, anterior direita e posterior direita. Esses coxins geralmente recebem seu suprimento sanguíneo de seis artérias retais (plexo hemorroidário) distribuídas ao longo da circunferência do reto distal e ânus.[1] A drenagem venosa é fornecida pelos vasos retais superior, médio e inferior (plexo hemorroidário), permitindo a comunicação entre as circulações portal e sistêmica. Esses vasos formam comunicações arteriovenosas diretas dentro dos coxins, e, por essa razão, o sangramento hemorroidário é de natureza arterial em vez de venosa. A drenagem venosa e linfática acima da linha denteada flui pelas veias ilíacas internas; abaixo da linha denteada, o suprimento sanguíneo e a drenagem são fornecidos pelo sistema hemorroidário inferior.

A abertura anal e o canal anal permanecem praticamente fechados durante o repouso como consequência da contração circunferencial tônica do esfíncter anal interno, esfíncter anal externo e compressão pelos coxins hemorroidários. O esfíncter anal interno é composto por musculatura lisa com inervação autonômica e contribui com cerca de 50 a 85% do tônus em repouso do canal anal. Anatomicamente, o esfíncter anal interno é uma continuação espessa da camada circular da muscular própria do reto distal e ocupa os 2 a 4 cm distais do canal anal. O esfíncter anal externo é uma estrutura em formato de funil composta por músculos do assoalho pélvico

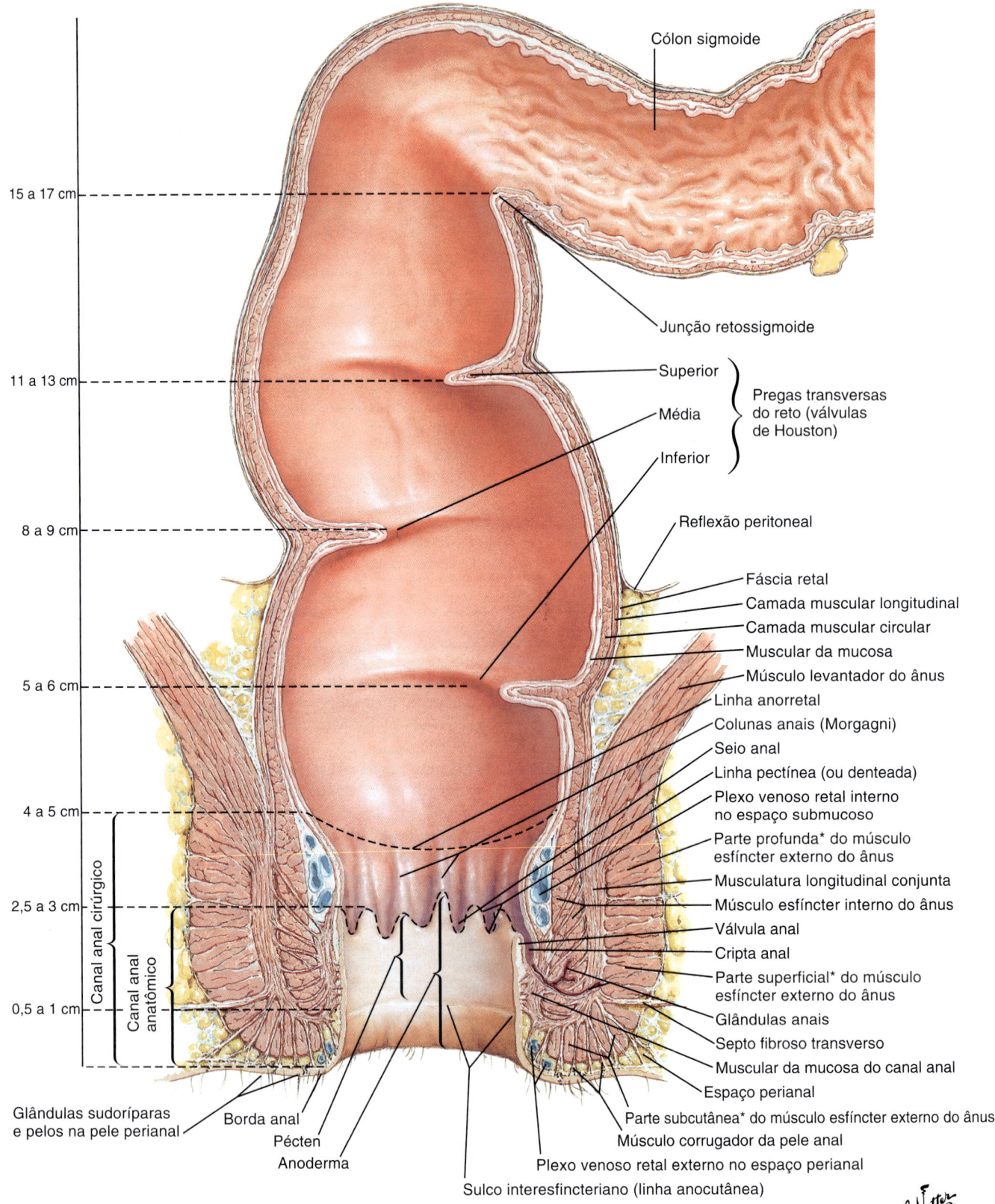

**Figura 53.1** Anatomia do reto e do ânus. *Peças variáveis e muitas vezes indistintas. (Imagem de Netter, Copyright Elsevier.)

que envolvem a porção retal distal e o ânus. O músculo puborretal, muitas vezes referido como alça retal, é um dos principais músculos que contribuem para o esfíncter anal externo. Ele tem origem no púbis, contorna o reto posteriormente e retorna ao púbis. O esfíncter anal externo é único, pois pode ser controlado tanto pelo sistema nervoso autônomo quanto por contração voluntária. Em resposta às elevações da pressão intra-abdominal ou distensão retal, o esfíncter anal externo e o músculo puborretal contraem-se de modo reflexivo e voluntário para evitar o extravasamento fecal. Ao contrário do esfíncter anal interno, o esfíncter anal externo pode estar sujeito à fadiga muscular com uma contração voluntária máxima sustentada durando apenas 30 a 60 segundos.

O esfíncter anal interno é inervado pelos nervos simpáticos (L5) e parassimpáticos (S2, S3 e S4). Ele é inervado bilateralmente pelo ramo retal inferior do nervo pudendo (S2 e S3) e pelo ramo perineal de S4. Apesar de terem uma inervação um tanto diferente, o músculo puborretal e o esfíncter anal externo parecem atuar como uma unidade.[2] Há uma considerável redundância na inervação do esfíncter anal – a interrupção unilateral do nervo pudendo não resultará em disfunção do esfíncter anal externo, porém a perda das raízes nervosas bilaterais de S3 (p. ex., por transecção cirúrgica) geralmente resultará em incontinência anal. Se as raízes nervosas de S1 a S3 permanecerem intactas apenas de um lado, ainda se espera que o paciente mantenha o controle dos esfíncteres anais.

O ramo retal do nervo pudendo transmite a sensação anal e acredita-se que desempenhe um papel na manutenção da continência anal. O canal anal contém um rico suprimento de terminações nervosas livres e organizadas, especialmente na região do ânus. As terminações nervosas organizadas incluem os corpúsculos de Meissner (tato), bulbos de Krause (sensação de temperatura), corpúsculos de Golgi-Mazzoni (pressão) e corpúsculos genitais (fricção).

## Fisiologia

O processo de defecação é um evento complexo e coordenado que envolve aumento da pressão intra-abdominal, contração retal e relaxamento sincronizado dos esfíncteres anais. A distensão do reto resulta em relaxamento reflexo do esfíncter anal interno. Isso permite que o epitélio sensitivo do ânus analise o material fecal a fim de distinguir entre fezes sólidas, fezes líquidas e gás. Se a defecação for considerada apropriada, o esfíncter anal externo relaxa junto com o músculo puborretal, permitindo o endireitamento do ângulo retoanal, a abertura do canal anal e, consequentemente, a evacuação do material fecal.

A fisiologia da continência é tão complexa quanto a defecação. A continência requer a complacência da parede retal para acomodar o material fecal, o controle neurogênico apropriado dos músculos do assoalho pélvico e o funcionamento apropriado dos esfíncteres anais interno e externo. Em repouso, o músculo puborretal cria uma alça ao redor da porção distal do reto, formando um ângulo retoanal relativamente agudo que distribui as forças intra-abdominais sobre o assoalho pélvico. Com a defecação, esse ângulo endireita-se, permitindo que seja aplicada a força descendente ao longo do eixo do reto e do ânus. Os esfíncteres anais interno e externo, junto com os coxins hemorroidários, propiciam um fechamento completo à prova de ar e água.

## Diagnóstico

### Anamnese

A maioria dos pacientes com doenças clinicamente relevantes do ânus apresenta queixas inespecíficas, incluindo dor retal, sangramento, prolapso tecidual, umidade ou prurido anal. O profissional da saúde hábil faz perguntas com foco em questões que normalmente elucidam a natureza do problema. A anamnese do paciente é a base do diagnóstico, e fazer as perguntas certas quase sempre leva a um diagnóstico presuntivo ou até definitivo. É fundamental que o profissional da saúde tenha formado uma impressão do provável problema antes de proceder ao exame físico anal.

A obtenção da anamnese muitas vezes inclui um questionamento detalhado sobre defecação. Não é suficiente indagar se o paciente tem movimentos intestinais "normais", pois a maioria dos indivíduos pode acreditar/dizer que sim; em vez disso, deve-se buscar saber o número de movimentos intestinais, o esforço à defecação, o calibre e a consistência das fezes (moles, formadas, líquidas ou diarreia), os episódios de incontinência anal, a umidade anal e o escape fecal (*soiling*). O clínico deve inquirir sobre a presença ou ausência de sangramento pelo ânus, o caráter do sangue (brilhante/vivo *versus* escuro, quantidade de sangue, presença ou ausência de coágulos sanguíneos), associação com os movimentos intestinais, sangue misturado ao material fecal ou presente como traços/raias de sangue nas fezes, e se o sangue é notado ao realizar a higiene anal.

A dor ou a sensação de peso ou pressão anal geralmente são as queixas de apresentação. A diferenciação do tipo de dor pode ajudar a diagnosticar com acurácia muitas condições antes de examinar o paciente, uma vez que os diagnósticos comuns normalmente se apresentam de maneiras distintas. A dor aguda em pontada que ocorre com os movimentos intestinais quase sempre indica uma fissura anal. A dor que ocorre mesmo sem defecação, especialmente com sangramento, pode indicar malignidade. A dor aguda de duração relativamente curta pode sugerir hemorroida trombosada: quando associada a febre e mal-estar, o culpado provavelmente é um abscesso perianal ou isquiorretal.

Prurido anal é queixa comum e frustrante, tanto para o paciente quanto para o médico. É preciso indagar ao paciente sobre a presença ou ausência de vazamento ou drenagem anal, escape fecal ou umidade perianal. Questionamento delicado referente ao histórico sexual, particularmente relações sexuais anorreceptivas, deve ser feito para homens e mulheres. As perguntas podem incluir o número de parceiros, o uso de proteção, o sexo sem parceiro e um histórico de traumatismo sexual. Se for relatado um comportamento sexual de alto risco, sugere-se o foco em infecções sexualmente transmissíveis (IST) e investigação de infecção pelo vírus da imunodeficiência humana (HIV) e seu estágio. Uma anamnese cirúrgica direcionada deve incluir as intervenções prévias para drenagem de abscesso perirretal, fístula, hemorroida ou esfincterotomia. Deve-se indagar às mulheres sobre lacerações vaginais durante o parto e sobre histórico de episiotomia.

### Exame físico

O exame anorretal em ambiente ambulatorial deve ser elaborado de acordo com as queixas apresentadas, uma vez que o paciente pode ser muito sensível ou sentir-se desconfortável. Novamente, a anamnese irá direcionar para pelo menos um diagnóstico presuntivo ou diferencial. A comunicação com o paciente é a chave. O médico deve informar ao paciente sobre o exame proposto e assegurar-lhe que é um procedimento confortável. É apropriado que na sala esteja presente um acompanhante durante todo o exame.[3] O paciente pode ser examinado em posição genupeitoral ou na posição de Sims, que é mais confortável para o paciente, embora talvez mais complicada para o médico.

O exame começa com a observação da pele perianal e da margem anal. O delicado afastamento das nádegas revelará a margem anal e o anoderma. Pode-se solicitar ao paciente para contrair e relaxar o esfíncter anal, o que pode revelar contração assimétrica ou recrutamento anormal dos músculos glúteos para auxiliar na contração anal. Quando solicitado que simule uma evacuação, espera-se que o paciente relaxe reflexivamente o esfíncter anal e pode ser revelado um prolapso retal e/ou a descida anormal do assoalho pélvico.

O exame digital do reto (toque retal) é realizado em seguida. Antes de inserir o dedo examinador no canal anal, um toque delicado com o dedo lubrificado no anoderma dará ao paciente a oportunidade de se preparar para o exame. O exame digital do reto começa com a avaliação do comprimento do canal anal cirúrgico até o topo da alça do músculo puborretal posteriormente, seguido de varredura ao redor do sacro com palpação da ponta do cóccix e avaliação dos músculos levantadores na face posterolateral da ampola retal. Em homens, a próstata é palpada anteriormente; em mulheres, a presença de uma retocele pode ser determinada por meio de delicada flexão do dedo examinador anteriormente. Se for detectada massa no interior do reto ou do canal anal, deve-se notar sua localização, sua relação com a face anteroposterior ou lateral do reto, estimar seu tamanho e, ainda, o médico deve observar se ela é fixa ou móvel e macia ou endurecida.

Antes de concluir o exame digital do reto, pede-se ao paciente para contrair, ação que deve ser seguida de simulação evacuatória. Com a manobra de Valsalva, os músculos dos esfíncteres anais interno e externo devem relaxar, indicando coordenação adequada do complexo esfincteriano anal. Deve-se dar particular atenção ao exame digital do ânus, que pode ser negligenciado se o médico palpar apenas a ampola retal. Usando a primeira falange do dedo examinador, uma varredura do canal anal deve ser realizada. O médico deve procurar sentir massas e outras irregularidades.

A anuscopia é um adjuvante comum ao exame digital do reto. O objetivo da avaliação anuscópica é inspecionar visualmente o ânus e a mucosa retal distal. Esse exame pode ser útil para avaliar grandes hemorroidas suspeitas, displasia anal, condiloma acuminado em canal anal ou plicomas anais. Se for notada uma drenagem purulenta, esta deve ser coletada com *swab* para avaliação de IST, se aplicável.

## Imagens

A ultrassonografia (US) endoanal pode ser usada para avaliar as camadas do canal anal, esfíncter anal interno, esfíncter anal externo e músculo puborretal. A US pode ser usada para estimar com precisão o grau de ruptura do esfíncter anal e delinear a anatomia de uma fístula anal complexa. A ressonância magnética (RM) é mais sensível que a tomografia computadorizada (TC) para a detecção de lesões pélvicas e definição da relação com as estruturas musculares pélvicas ou parede pélvica lateral. A RM pode determinar com precisão em que extensão o câncer retal distal ou anal se disseminou para o mesorreto adjacente e para os órgãos pélvicos, como a próstata ou a vagina, e pode predizer confiavelmente se a margem radial está ameaçada antes da excisão cirúrgica. A RM pode ser muito útil na detecção e no delineamento de uma fístula anal complexa.

A manometria anorretal fornece uma avaliação fisiológica detalhada da função anorretal. Esse teste mede as pressões geradas pelos esfíncteres anais, a sensibilidade retal e os reflexos neurais necessários para a função intestinal normal. Usando cateteres e balões especialmente projetados, a manometria anorretal e o teste de expulsão de balão propiciam importantes percepções sobre a fisiopatologia da incontinência subjacente e distúrbios defecatórios e podem servir de guia para o tratamento.

# DISTÚRBIOS BENIGNOS COMUNS DO ÂNUS

## Hemorroidas internas

As hemorroidas sintomáticas resultam do aumento e/ou da protrusão dos coxins hemorroidários anais. Dentre os fatores etiológicos principais que contribuem para o desenvolvimento de hemorroidas estão a constipação intestinal e o esforço prolongado para defecar. A elevação da pressão intra-anal leva à dilatação anormal e ao ingurgitamento dos capilares vasculares, seguidos de alterações crônicas no tecido conjuntivo de sustentação dentro dos coxins anais (teoria do deslizamento).[4] Reação inflamatória e hiperplasia vascular[5,6] podem ser evidentes nas hemorroidas. Com o tempo e o envelhecimento, iniciando já na segunda ou terceira décadas de vida, o tecido de sustentação das hemorroidas pode deteriorar ou enfraquecer, levando a deslocamento distal dos coxins e distensão arteriovenosa, erosão, sangramento, trombose e/ou prolapso tecidual.

Sangramento indolor associado às evacuações com ou sem protrusão tecidual intermitente é a queixa mais comum dos pacientes com hemorroidas internas sintomáticas. O foco deve estar na intensidade, gravidade e duração dos sintomas, como sangramento e prolapso, questões relacionadas à higiene perineal e presença ou ausência de dor. Uma revisão detalhada da ingestão de fibras e dos hábitos intestinais, incluindo frequência, consistência, alteração do calibre das fezes e dificuldade evacuatória, também deve ser buscada. A avaliação da continência anal é útil para guiar as decisões de tratamento. O exame anorretal deve incluir inspeção visual do ânus, exame digital do reto e anuscopia a fim de avaliar a extensão da doença hemorroidária e pesquisar outras anormalidades. Pode-se graduar as hemorroidas internas com base na classificação da Tabela 53.1.

A abordagem inicial a um paciente com hemorroidas sintomáticas geralmente inclui a recomendação para aumentar a ingestão de líquidos e iniciar a suplementação de fibras, além de aconselhamento referente aos hábitos de defecação, como evitar o esforço evacuatório e limitar o tempo sentado no vaso sanitário. O paciente deve ser incentivado a beber pelo menos 2 $\ell$ de água por dia e a tomar suplementos de fibras, a fim de aumentar o volume e o calibre das fezes. Mesmo os pacientes que consomem fibras alimentares regularmente e relatam que têm movimentos intestinais "normais" costumam se beneficiar com a ingestão de fibras adicionais e de água. Os tratamentos tópicos das hemorroidas sintomáticas podem incluir banhos de assento 2 a 3 vezes/dia e aplicação de compressas tópicas de hamamélis, conforme necessário. Uma tentativa de 6 a 8 semanas de tratamento clínico geralmente é indicada antes de considerar intervenções mais agressivas.

Para a maioria dos pacientes com doença hemorroidária interna graus I e II (e pacientes selecionados com grau III) que permanece sintomática apesar do tratamento clínico, pode-se oferecer

| Tabela 53.1 Classificação das hemorroidas internas. ||
|---|---|
| **Grau de hemorroidas internas** | **Descrição** |
| Grau 1 | Sem prolapso; sangramento hemorroidário |
| Grau 2 | Hemorroidas com sangramento e protrusão; redução espontânea |
| Grau 3 | Hemorroidas com sangramento e protrusão; é necessária a redução manual |
| Grau 4 | Hemorroidas prolapsadas que não podem ser reduzidas |

procedimentos intervencionistas não cirúrgicos realizados ambulatorialmente, como ligadura elástica de hemorroidas (LEH), escleroterapia ou coagulação infravermelha (CIV). Em geral, a LEH hemorroidária é a opção mais eficaz, e tem se mostrado superior à escleroterapia e à CIV.[7] A ligadura elástica estrangula o tecido hemorroidário, resultando em isquemia e necrose da mucosa prolapsada, seguida de fixação da cicatriz na parede do canal anal. Esse procedimento alivia os sintomas ao diminuir o tamanho do coxim hemorroidário e aumentar a fixação do tecido hemorroidário à parede do canal anal, minimizando assim o prolapso hemorroidário (Figura 53.2). A LEH geralmente é bem tolerada porque a ligadura elástica é colocada proximalmente à linha denteada, na área do ânus destituída de fibras dolorosas somáticas. A escleroterapia é realizada por meio de injeção de um agente esclerosante diretamente na hemorroida, resultando em fibrose da submucosa com fixação subsequente do tecido hemorroidário. Os agentes esclerosantes usados com mais frequência são o fenol a 5% em óleo de amêndoas ou óleo vegetal e o tetradecil sulfato de sódio. A injeção é realizada dentro da submucosa, no ápice de um coxim hemorroidário, usando aproximadamente 1 mℓ de agente esclerosante. A escleroterapia é mais bem indicada em pacientes anticoagulados ou em uso de antiagregante plaquetários, que muitas vezes não são candidatos ideais para LEH ou excisão cirúrgica. A CIV utiliza aplicação direta de luz infravermelha, resultando em coagulação de proteínas dentro da hemorroida. A CIV é usada com mais frequência para hemorroidas graus I e II.

As hemorroidas externas são caracterizadas por tecido vascular distendido distalmente à linha denteada. Em geral, pacientes com hemorroidas externas trombosadas apresentam dor anal intensa que pode ser exacerbada ao sentar-se ou à defecação (Figura 53.3). A hemorroida trombosada geralmente tem início agudo e pode ser precedida de um episódio de constipação intestinal ou diarreia. A maioria dos pacientes experimentará a resolução de seus sintomas dentro de 72 horas do início dos sintomas com medidas conservadoras, como banhos de assento, aplicação de pomadas anestésicas e emolientes fecais. As hemorroidas externas trombosadas, com sensibilidade dolorosa aguda, muitas vezes são removidas por cirurgia quando a dor é excessiva e/ou não respondem ao tratamento expectante. A trombectomia com a retirada de

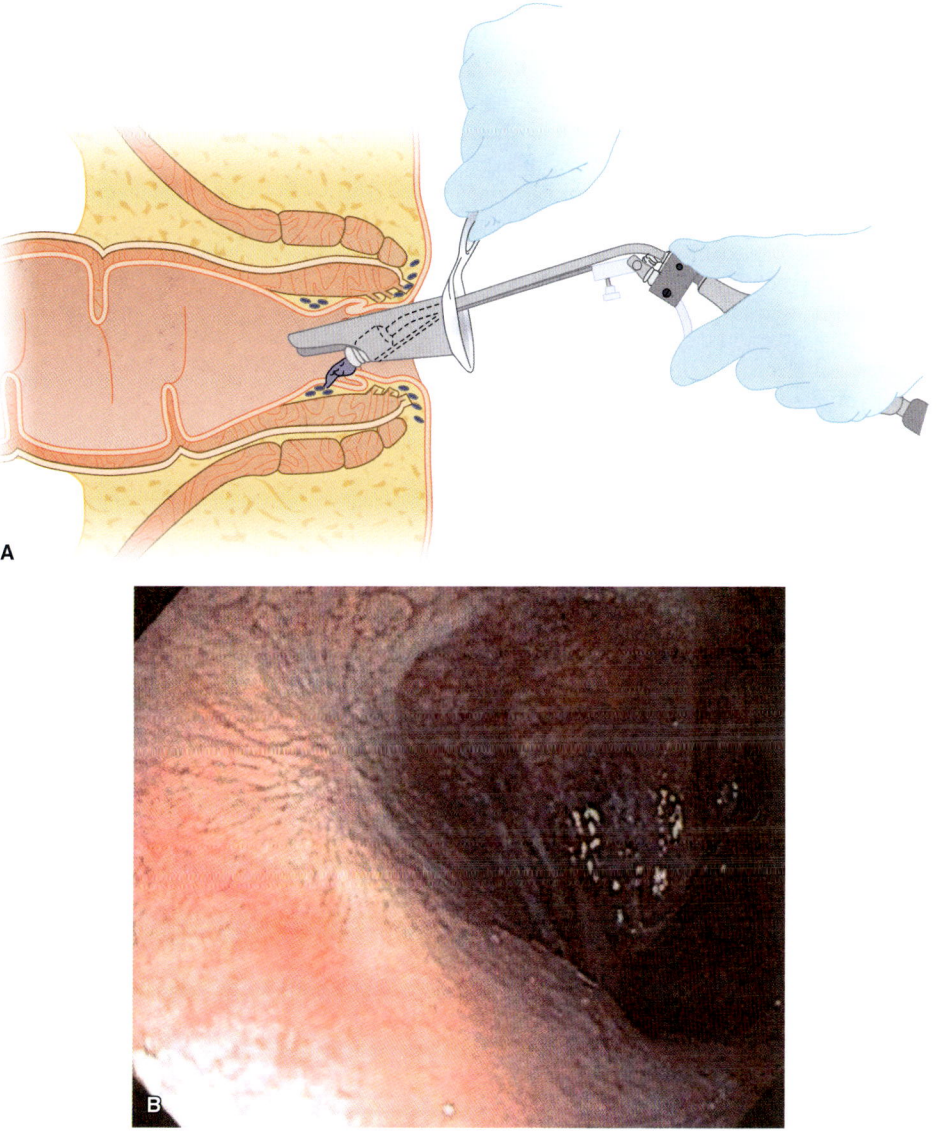

**Figura 53.2 A.** Aplicação de ligadura elástica em hemorroida interna usando aplicador especialmente projetado. **B.** Cicatriz em mucosa após ligadura elástica hemorroidária, visão colonoscópica por retroflexão.

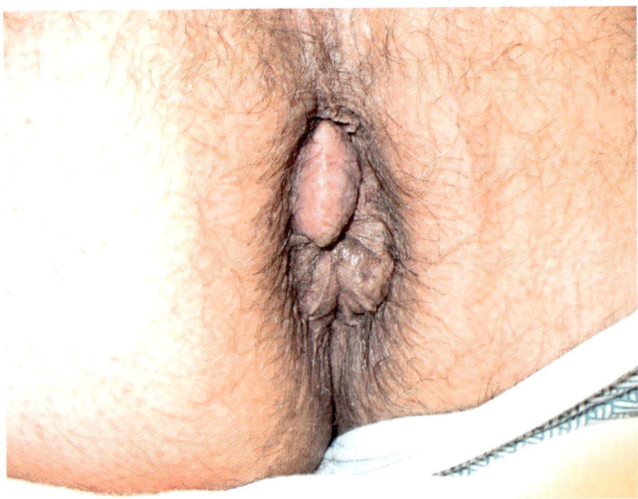

Figura 53.3 Hemorroida externa trombosada.

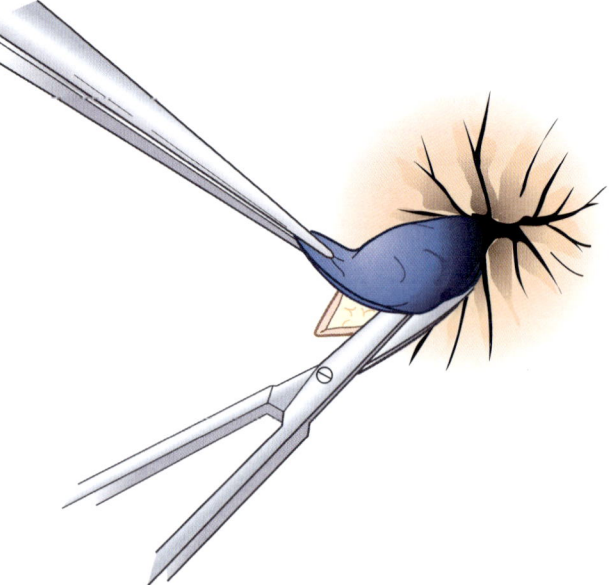

Figura 53.4 Excisão de hemorroida trombosada.

coágulo geralmente é realizada em ambiente de pronto-socorro; porém a excisão da hemorroida (hemorroidectomia) costuma ser a melhor opção, pois resulta em resolução mais rápida dos sintomas e em grande redução da chance de recidiva. Ambos os procedimentos podem ser realizados imediatamente com anestesia local em ambiente ambulatorial (Figura 53.4).

A hemorroidectomia é uma abordagem muito eficaz, apesar de dolorosa, para os pacientes que não melhoraram ou não são candidatos a tratamento ambulatorial. A hemorroidectomia excisional pode ser oferecida aos pacientes com hemorroidas sintomáticas combinadas com prolapsos interno e externo (graus III–IV) ou àqueles com plicomas cutâneos consideráveis. A hemorroidectomia aberta ou fechada pode ser realizada com uma variedade de dispositivos cirúrgicos. A técnica usada com mais frequência é a hemorroidectomia fechada (de Ferguson) (Figura 53.5). Essa abordagem está associada a diminuição da dor pós-operatória, cicatrização de ferida mais rápida e risco reduzido de sangramento pós-operatório, comparada à hemorroidectomia aberta (de Milligan-Morgan).

Os princípios da hemorroidectomia fechada envolvem a remoção apenas do tecido hemorroidário redundante e a fixação da mucosa hemorroidária ao canal anal. Na maioria dos casos, a remoção da hemorroida maior ou mais sintomática produz o alívio sintomático desejado. A remoção de todos os mamilos hemorroidários pode resultar em grandes defeitos da mucosa e estreitamento do canal anal, se não for realizada cuidadosamente. O procedimento pode ser realizado sob anestesia geral, local com sedação ou anestesia espinal. Antibióticos profiláticos não são indicados.[8] A posição de litotomia ou prona em canivete é aceitável. Um bloqueio anal é induzido com anestésico local, e a exposição pode ser alcançada com um anuscópio de Hill-Ferguson. A hemorroida é excisada com excisão em formato de diamante que se estende sobre o anoderma, usando bisturi, tesoura ou dispositivo de energia. Foram descritas várias técnicas à base de dispositivo de energia bipolar ou ultrassônica. Constatou-se que o uso de dispositivo de energia bipolar é mais rápido e causa menos dor pós-operatória, quando comparado à hemorroidectomia fechada.

Independentemente da técnica de excisão, as fibras do esfíncter anal interno devem ser identificadas e preservadas. A base do pedículo hemorroidário é suturada com uma sutura absorvível trançada para ligar a artéria nutridora. As bordas da ferida da hemorroidectomia são reaproximadas com sutura absorvível

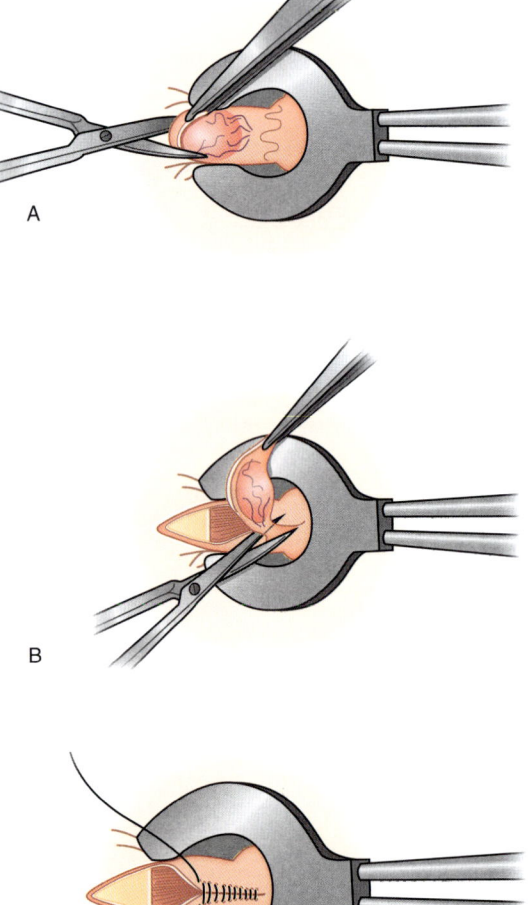

Figura 53.5 Hemorroidectomia fechada (de Ferguson).

trançada contínua travada. A hemostasia completa deve ser alcançada com o fechamento do defeito com sutura. Se houver sangramento na linha de sutura, poderão ser aplicadas suturas adicionais em forma de oito, conforme necessário. Não há benefício em tamponar o canal anal, pois não é provável que estanque o sangramento pós-operatório, mas pode ocultar grandes acúmulos de sangue acima do tamponamento.

Deve-se ter por objetivo manter função intestinal regular e prevenir a constipação intestinal e a impactação fecal, utilizando-se para isso leite de magnésia ou laxativos de polietilenoglicol, se necessário. A dor é tratada com banhos de assento e uso criterioso de opioides. As complicações após hemorroidectomia cirúrgica são relativamente baixas; a mais comum é a hemorragia pós-operatória, cuja incidência varia entre 1 e 2%.[9] Retenção urinária aguda ocorre entre 1 e 15% dos casos. Uma complicação rara, mas temida, da hemorroidectomia é a sepse pélvica. Ela pode se desenvolver após hemorroidectomia excisional ou após procedimentos realizados em consultório. Muitas vezes, os sintomas iniciais são inespecíficos e podem incluir disfunção urinária, agravamento da dor ou febre; é necessário um alto grau de suspeita para diagnosticar essa complicação potencialmente fatal.

A hemorroidopexia grampeada utiliza um grampeador especialmente projetado para remover a mucosa redundante proximal à linha denteada e criar uma anastomose de mucosa com mucosa; o procedimento também rompe as artérias nutridoras das hemorroidas e desloca os coxins hemorroidários para dentro do canal anal proximal. Ao contrário da hemorroidectomia excisional, essa técnica não aborda as hemorroidas externas. Apesar dos relatos iniciais favoráveis, a hemorroidopexia grampeada tem sido associada a várias complicações preocupantes, como fístula retovaginal, sangramento na linha de grampos, dor crônica e estenose na linha de grampos. Em um estudo, foram identificados 35 pacientes que necessitaram de laparotomia com derivação fecal, e um paciente foi tratado com ressecção anterior baixa do reto. Apesar do tratamento cirúrgico e da reanimação, houve quatro mortes.[10]

A ligadura da artéria retal guiada por Doppler (HAL, do inglês *Doppler-guided hemorrhoid artery ligation*) utiliza o atual conhecimento do suprimento sanguíneo arterial das hemorroidas para identificar e ligar os vasos nutridores selecionados. Não é necessária a excisão tecidual, mas sim a fixação ("pexia") da mucosa para os pacientes com prolapso hemorroidário sintomático. Vários estudos usando HAL mostraram resultados favoráveis a curto prazo. Esse método, porém, é dispendioso e constatou-se que não é custo-efetivo, em comparação à LEH em termos de custo incremental por ano de vida ajustado à qualidade.

## Fissura anal

A fissura anal é uma laceração no canal anal, em formato elíptico ou oval, que se inicia na borda anal e se estende proximalmente por extensão variável em direção à linha pectínea (Figura 53.6). As fissuras agudas aparecem como laceração rasa no anoderma. O sintoma mais comum é dor anal aguda à defecação, geralmente descrita pelos pacientes como sensação de "passagem de cacos de vidro ou lâminas de barbear". A dor aguda pode ser seguida por dor latejante e espasmo anal. O sangramento anal pode apresentar-se como raias de sangue ao redor das fezes ou no papel higiênico. Fissuras anais presentes há mais de 6 a 8 semanas são consideradas crônicas. As características de uma fissura crônica incluem a presença de fibras do esfíncter interno expostas na base da fissura, uma papila anal hipertrófica proximalmente e um plicoma sentinela distalmente. A dor à defecação tende a ser menos intensa que a da fissura aguda; entretanto, os sintomas são difíceis de suportar, e muitas vezes os pacientes terão receio de evacuar. Os sintomas geralmente são de natureza cíclica, o que muitas vezes se torna um desafio para os pacientes saberem se o tratamento prescrito está realmente sendo eficaz.

As fissuras podem ocorrer em consequência de uma laceração causada pela passagem de fezes duras, diarreia explosiva e relações sexuais anais receptivas ou traumatismo anal. Isso, por sua vez, resulta em espasmo do esfíncter anal, o que exacerba mais a constipação intestinal, acabando por diminuir o fluxo sanguíneo para o canal anal e levando a relativa isquemia no local da laceração. A localização mais comum de uma fissura anal é a linha média posterior (75%). Outra localização frequente é a linha média anterior, comum em mulheres. As fissuras anais encontradas fora da linha média são consideradas atípicas. O diagnóstico diferencial das fissuras atípicas inclui doença de Crohn, câncer anal, tuberculose, HIV, sífilis, herpes e leucemia (Figura 53.7).

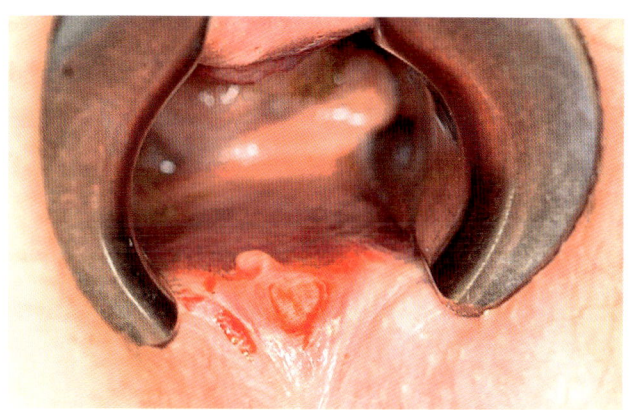

**Figura 53.6** Fissura anal. (De Tiernan JP, Brown SR. Benign anal conditions: Haemorrhoids, fissures, perianal abscess, fistula-in-ano and pilonidal sinus. *Surgery*. 2011; 29:382-386.)

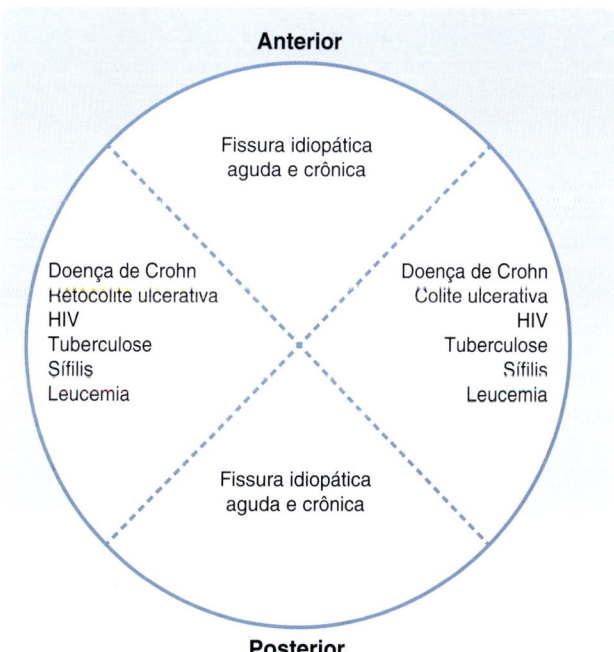

**Figura 53.7** Localizações comuns e atípicas de fissura anal. *HIV*, vírus da imunodeficiência humana.

Em geral, o diagnóstico de fissura anal é simples e muitas vezes pode ser estabelecido com base apenas na anamnese do paciente. A delicada separação das nádegas pode revelar a fissura; entretanto, a simples separação das nádegas pode causar dor intolerável e ser necessário interromper o exame nesse ponto. Se a fissura não estiver claramente visível, a delicada pressão com a ponta de uma haste flexível nas linhas médias posterior e anterior do canal anal pode reproduzir a dor. O exame digital e o exame anuscópico são muitas vezes postergados para evitar exacerbar a dor do paciente. Se o diagnóstico não for claro, um exame sob anestesia poderá ser necessário.

A maioria das fissuras anais agudas se resolve com tratamento clínico. As fissuras crônicas, porém, têm menos probabilidade de cicatrizar com medidas exclusivamente conservadoras. O tratamento visa: (1) resolver os fatores incitantes, como constipação intestinal ou outras causas de traumatismo anal; (2) relaxar e dilatar o esfíncter anal interno para melhorar o fluxo sanguíneo e permitir a cicatrização; e (3) solucionar a dor e o sangramento. Na etapa inicial no tratamento deve-se aumentar a ingestão de fibras e líquidos, realizar banhos de assento e pode-se incluir óleo mineral e emolientes fecais para ajudar na lubrificação ao evacuar. A aplicação tópica de nitratos e bloqueadores do canal de cálcio costuma ser usada como adjuvante no tratamento não cirúrgico. Isso causa relaxamento e vasodilatação do esfíncter anal interno, levando à melhora do fluxo sanguíneo para a mucosa anal e resultando em cicatrização da fissura.

A toxina botulínica (TB) pode produzir relaxamento potente e sustentado do esfíncter anal mediante indução de paralisia temporária do esfíncter anal. A dose típica de 20 a 100 UI de TB produzirá relaxamento com duração aproximada de 3 meses. A injeção pode ser realizada com segurança em consultório ou como procedimento ambulatorial com sedação. Estudos de grande porte concluíram que a TB está associada a modesto aumento nas taxas de cicatrização como terapia de segunda linha após o tratamento sem êxito com agentes tópicos. Em geral, taxas de cicatrização de 65% foram relatadas quando a injeção de TB foi combinada com a aplicação tópica concomitante de diltiazem.[11] O efeito colateral mais comum da injeção de TB é a incontinência temporária a flatos. Outros efeitos colaterais incluem aumento do volume urinário residual, bloqueio cardíaco, irritação cutânea e reações alérgicas.

A esfincterotomia lateral interna (ELI) induz ao relaxamento parcial sustentado do esfíncter anal interno e reduz o tônus do esfíncter anal, possibilitando a cicatrização da fissura anal. Uma incisão radial no anoderma expõe as fibras do esfíncter anal interno (Figura 53.8). O segmento distal do músculo esfíncter interno é seccionado de maneira cortante em um comprimento correspondente ao da fissura anal. A ferida pode ser deixada aberta ou fechada primariamente. Uma ELI fechada pode ser realizada mediante inserção de bisturi de lâmina estreita diretamente no sulco interesfincteriano, seguida de secção do esfíncter anal interno de lateral para medialmente na direção do dedo do cirurgião dentro do canal anal. A ELI se mostrou superior aos nitratos tópicos, aos bloqueadores do canal de cálcio ou à TB, com taxas de cicatrização de 88 a 100%. As taxas relatadas de incontinência fecal após ELI variam de 8 a 30%, mas normalmente é limitada a episódios menores de incontinência de flatos, com mais frequência nos primeiros 30 dias após o procedimento.

## Abscesso/fístula (incluindo fístula retovaginal)

Os abscessos perianais geralmente resultam de infecção das glândulas anais; localizam-se no nível da linha denteada e são atribuídos à obstrução de ductos de drenagem por resíduos fecais; em geral, isso é referido como abscesso criptoglandular. A obstrução dos ductos da glândula anal leva à estase, com consequente supercrescimento bacteriano e, finalmente, abscessos que se desenvolvem no espaço interesfincteriano.[12] Esses abscessos geralmente se expandem caudalmente para o anoderma (abscesso perianal) ou através do esfíncter anal externo para dentro da fossa isquiorretal (abscesso isquiorretal). Vias menos comuns de disseminação são cranialmente ao longo do espaço interesfincteriano e do espaço supralevantador e também para o espaço submucoso (Figura 53.9). Aproximadamente 10% dos abscessos perirretais ocorrem em virtude de outras etiologias, como doença de Crohn, traumatismo, HIV, IST, radioterapia ou corpo estranho (Boxe 53.1).

Pacientes com abscesso anal normalmente apresentam início indolente de dor anal constante e latejante associada a edema localizado, eritema e flutuação do abscesso. O abscesso perianal pode ser diferenciado de outras causas de dor anal aguda, como fissura anal e hemorroida externa trombosada, por meio de anamnese e exame físico delicado. O exame retal digital minucioso e a anuscopia muitas vezes são postergados no quadro agudo em razão da dor. Um erro comum é diagnosticar "celulite" quando os pacientes apresentam dor, eritema e sensibilidade, mas não se constata a presença de flutuação. A maioria desses pacientes

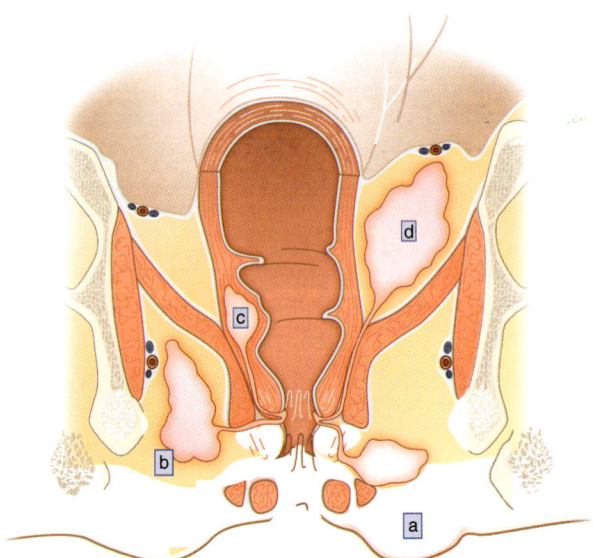

**Figura 53.9** Extensões comuns de abscessos anorretais: (a) perianal superficial, (b) isquiorretal, (c) interesfincteriano e (d) supralevantador. (De McAneny D. Anorectal Disorders. In: Noble J, ed: *Textbook of Primary Care Medicine*. 3rd ed. Philadelphia, PA: Mosby, 2001.)

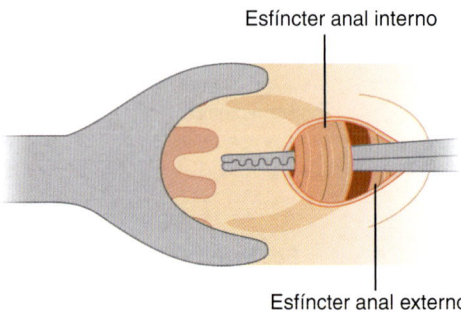

**Figura 53.8** Esfincterotomia lateral interna.

> **Boxe 53.1** Etiologia de abscesso anorretal.
>
> Etiologia inespecífica
>    Criptoglandular
> Etiologia específica
>    Condição inflamatória
>       Doença de Crohn
>       Tuberculose
>       Actinomicose
>       Linfogranuloma venéreo
>    Etiologia traumática
>       Empalação
>       Corpo estranho
>       Fissura anal
>       Iatrogênica
>       Episiotomia
>       Hemorroidectomia
>       Prostatectomia
>       Radiação
>    Malignidade
>       Carcinoma retal ou anal
>       Leucemia
>       Linfoma

simplesmente tem um abscesso mais profundo, reforçando a necessidade da drenagem nesses casos; os antibióticos isoladamente nessa situação geralmente são inadequados. Se houver dúvida diagnóstica, exames de imagens com TC pélvica ou exame sob anestesia devem ser considerados.

O abscesso perianal deve ser tratado imediatamente por incisão e drenagem.[13] Isso pode ser feito em ambiente ambulatorial sob anestesia local ou em sala cirúrgica, se apropriado. A drenagem deve ser iniciada na área mais flutuante do abscesso, permanecendo o mais próximo possível do ânus para diminuir qualquer trajeto fistuloso subsequente. A incisão deve ser ampla e adaptada ao tamanho do abscesso. A avaliação da extensão do abscesso deve ser realizada por meio de sondagem da cavidade pelo dedo examinador ou com um instrumento cirúrgico. Uma incisão cruzada com subsequente remoção dos cantos é uma maneira confiável de assegurar a drenagem adequada. As loculações dentro da cavidade do abscesso podem ser rompidas cuidadosamente para se obter drenagem adequada de toda a cavidade. Entretanto, a prática de ruptura digital agressiva das loculações deve ser evitada pois essa manobra pode causar lesão ao complexo esfincteriano ou ao nervo pudendo. Se a cavidade do abscesso for maior que 5 cm, pode-se considerar a realização de contraincisões, unindo-as com drenos de Penrose. Essa técnica evita grandes feridas perineais abertas que podem resultar em cicatrização prolongada, formação cicatricial e distorção da anatomia perianal. Uma alternativa a uma ampla incisão e drenagem consiste na inserção de um cateter de drenagem que pode ser deixado no local por várias semanas até a resolução do abscesso, e então removido ambulatorialmente.

O tamponamento da cavidade do abscesso com compressas/gazes é prática comum, mas geralmente desnecessária, pois muitas vezes causa aflição associada à contínua necessidade de remover e recolocar gaze em uma ferida recente e sensível. Entretanto, o tamponamento pode ser necessário em pacientes selecionados no momento da drenagem do abscesso para proporcionar hemostasia da cavidade inflamada do abscesso hipervascularizado. Uma cavidade de abscesso bem drenada normalmente não requer trocas de curativos úmidos por secos para alcançar o desbridamento e prevenir o fechamento prematuro da pele. Além disso, apesar de serem instruídos a remover o tampão, os pacientes podem retê-lo inadvertidamente por dias ou semanas na cavidade do abscesso.

Um abscesso perirretal bem drenado geralmente não requer tratamento com antibióticos, pois não parece reduzir o tempo de cicatrização ou a taxa de recidiva.[14] Antibióticos devem ser considerados para os pacientes com condições de alto risco, como aqueles com imunossupressão, diabetes, celulite extensa, presença de dispositivos protéticos, condições cardíacas e valvares de alto risco e condições anatômicas relacionadas.[13] Após drenagem bem-sucedida do abscesso, o paciente pode ser instruído a realizar banhos de assentos quentes, utilizar suplementos de fibras formadores de massa e analgésicos para a dor aguda. A exsudação normalmente cessa dentro de alguns dias, mas espera-se que a drenagem continue por 1 a 2 semanas, à medida que ocorre a cicatrização da cavidade. Em geral, espera-se que ela cicatrize completamente em 6 semanas. O seguimento cirúrgico é recomendado porque o abscesso pode recorrer em cerca de 10% dos pacientes e o desenvolvimento de uma fístula crônica no ânus ocorre em até 50% dos pacientes.[15]

A fístula anal resulta da comunicação persistente entre o canal anal (abertura interna) e a pele perianal (abertura externa) após drenagem espontânea ou cirúrgica de um abscesso perianal. Os pacientes geralmente relatam um padrão cíclico de dor e edema, seguido de drenagem associada a alívio dos sintomas. O exame físico normalmente identifica uma ou mais aberturas externas com ou sem tecido de granulação. Múltiplas aberturas externas, o chamado "períneo em bico de regador", deve levantar a suspeita de doença de Crohn perianal. Ocasionalmente, a abertura externa pode ser sutil ou localizada a uma distância considerável do ânus. Uma inspeção cuidadosa da região perianal com delicada palpação em busca de uma estrutura subcutânea filamentar pode ajudar a identificar o curso do trajeto fistuloso. Muitas vezes, o paciente pode auxiliar na identificação da abertura da fístula apontando a localização da dor e da drenagem. Se o curso do trajeto fistuloso permanecer não identificado, uma RM pélvica pode ser útil para identificar a localização de aberturas primárias e secundárias e para delinear a anatomia dos trajetos fistulosos.

A fístula anal pode ser classificada como: interesfincteriana, transesfincteriana, supraesfincteriana e extraesfincteriana com base na classificação de Parks (Figura 53.10). Os objetivos do tratamento de uma fístula anal são: (1) eliminar o foco séptico; (2) remover ou extirpar os trajetos epitelizados; (3) evitar ou minimizar o risco de incontinência fecal; e (4) prevenir a recidiva. Existe um dilema progressivo entre a extensão de uma intervenção cirúrgica e o comprometimento da continência que se origina da divisão do esfíncter.[16] O planejamento pré-operatório deve levar em consideração a incontinência preexistente, a consistência das fezes, o histórico de lesão ou cirurgia esfincteriana, a quantidade de esfíncter que poderá ser necessário seccionar, a localização na região anal anterior em mulheres e a atitude do paciente em relação às imperfeições potenciais da continência.

A avaliação intraoperatória começa com a identificação dos trajetos fistulosos. A regra de Goodsall pode ser usada como guia para predizer o curso do trajeto fistuloso e a localização da abertura interna (Figura 53.11). As fístulas com a abertura externa anterior ao ânus normalmente têm um trajeto radial diretamente para dentro do canal anal, com exceção daquelas localizadas a uma distância superior a 3 cm da margem anal – esses casos geralmente indicam uma extensão anterior de uma fístula em formato de ferradura que se origina posteriormente. As fístulas com abertura externa posterior ao ânus geralmente têm um trajeto curvilíneo até uma abertura interna na linha média posterior.

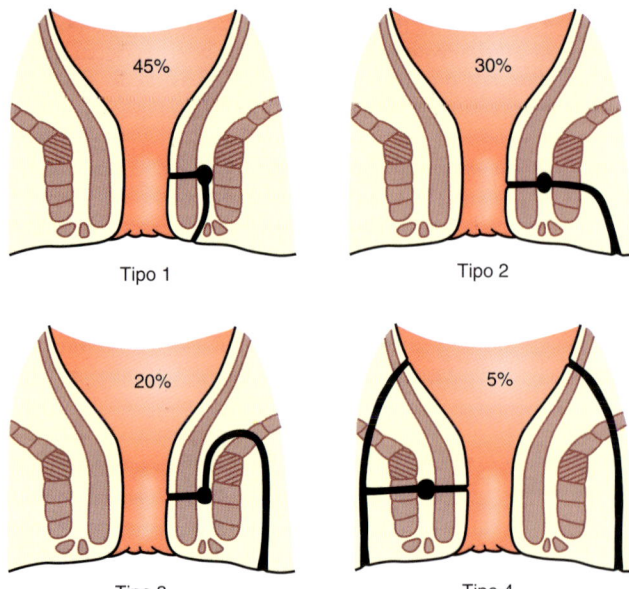

**Figura 53.10** Classificação de Park de fístula anal: tipo 1, interesfincteriana; tipo 2, transesfincteriana; tipo 3, supraesfincteriana; e tipo 4, extraesfincteriana.

A taxa de recidiva no tratamento de fístulas anais simples com fistulotomia é de 2 a 8%, e o comprometimento funcional geralmente situa-se entre 0 e 17%.[16-18] Em fístulas que envolvem maiores quantidades de músculo esfíncter, o tratamento inicial é centrado no controle da fístula com um sedenho de drenagem utilizando um cadarço vascular em silicone (*Silastic™ vessel loop*) ou um elástico (Figura 53.13). Isso permite a formação de um trajeto fistuloso estreito e impede os sintomas cíclicos recorrentes de dor e drenagem no fechamento da abertura externa, uma vez que o sedenho propicia drenagem contínua. Um sedenho também pode ser progressivamente apertado e usado de maneira cortante, permitindo a secção lenta e controlada do trajeto fistuloso; alternativamente, o sedenho cortante pode diminuir o trajeto fistuloso com o tempo e permitir uma fistulotomia segura com a técnica *lay-open*.

O tratamento preferido para as fístulas anais resultaria idealmente em obliteração da abertura interna e de todos os trajetos associados sem a necessidade de seccionar nenhuma parte do esfíncter. Várias técnicas foram desenvolvidas nos últimos anos na expectativa de alcançar esse objetivo, mas nenhuma provou proporcionar uma cura confiável. O trajeto fistuloso pode ser tamponado com substância biorreabsorvível que oblitera o trajeto e teoricamente fornece uma estrutura sobre a qual o tecido nativo pode depositar colágeno e selar o trajeto fistuloso. A cola de

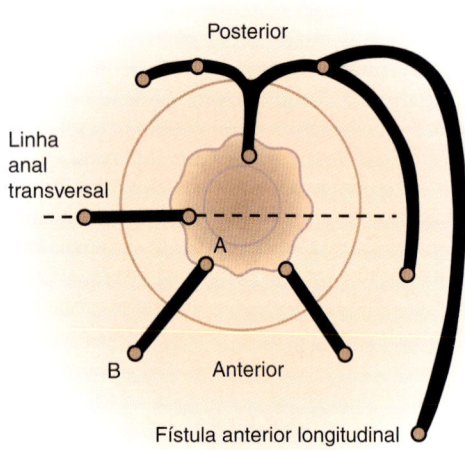

**Figura 53.11** Regra de Goodsall de extensão do trajeto fistuloso anal.

A anuscopia permite a inspeção direta da linha denteada e pode revelar uma cripta eritematosa ou uma abertura interna visível. Na sala cirúrgica, um estilete de fístula anal pode ser introduzido delicadamente, através das aberturas externa e interna, no interior do trajeto fistuloso para demonstrar a anatomia. Também se pode injetar peróxido de hidrogênio diluído, azul de metileno ou leite na abertura externa, quando a identificação da abertura interna da fístula no canal anal for difícil. A mucosa anorretal deve ser avaliada para excluir uma origem diferente da sepse perianal, como doença de Crohn, úlceras atípicas ou câncer.

Fístulas pequenas simples podem ser tratadas com fistulotomia (técnica de *lay-open*; Figura 53.12). Essas incisões cicatrizam bem, e os distúrbios da continência anal são raros nesses casos.

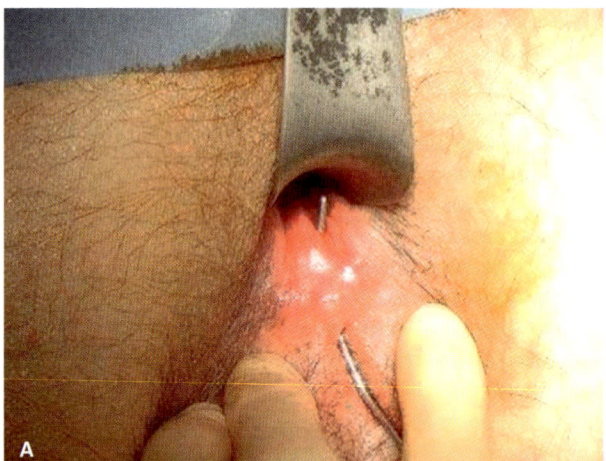

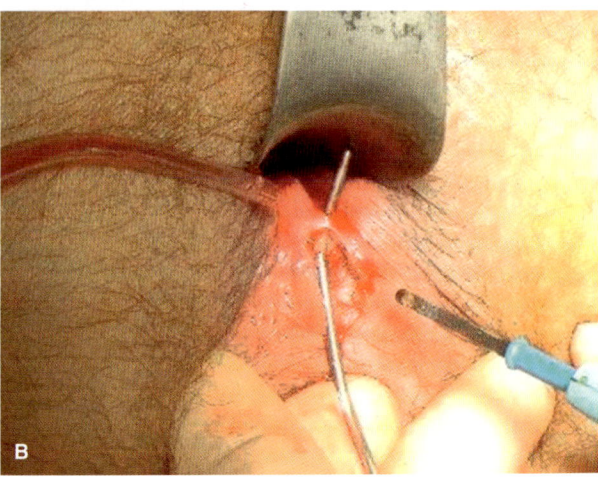

**Figura 53.12 A.** Fistulotomia (técnica *lay-open*). Estilete inserido na fístula através do trajeto fistuloso. **B.** Incisão sobre o estilete para abrir o trajeto fistuloso.

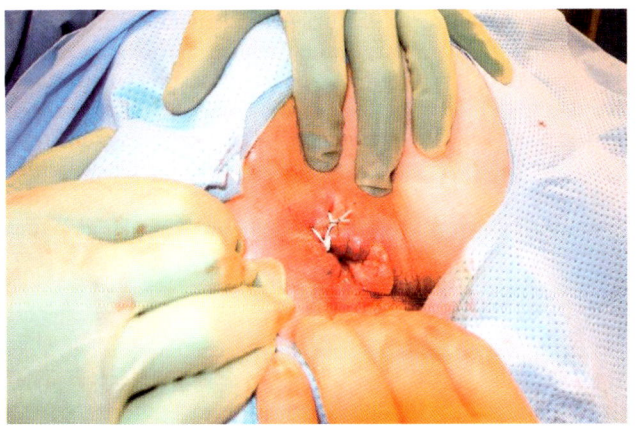

**Figura 53.13** Sedenhos colocados através do trajeto fistuloso no ânus.

fibrina e diversas variações de tampões de fístula foram desenvolvidos, mas obtiveram apenas sucesso marginal a longo prazo. A técnica promissora de ligadura interesfincteriana do trajeto fistuloso (LIFT) envolve o acesso ao trajeto fistuloso através do plano interesfincteriano e a ligadura/interrupção do trajeto fistuloso (Figura 53.14).[19]

A fístula retovaginal é uma comunicação anormal, revestida por epitélio, entre o reto e a vagina. O espectro de apresentação varia desde a passagem ocasional de flatos até a drenagem contínua de fezes pela vagina, causando acentuada irritação e sintomas embaraçosos. As fístulas retovaginais podem ser causadas pelo parto, por conta de trabalho de parto prolongado com necrose do septo retovaginal, lesão obstétrica com laceração perineal de terceiro ou quarto grau ou episiotomia.[20,21] O rompimento de um reparo de terceiro ou quarto grau ou uma infecção podem levar a desenvolvimento de fístula. Os abscessos anorretais criptoglandulares

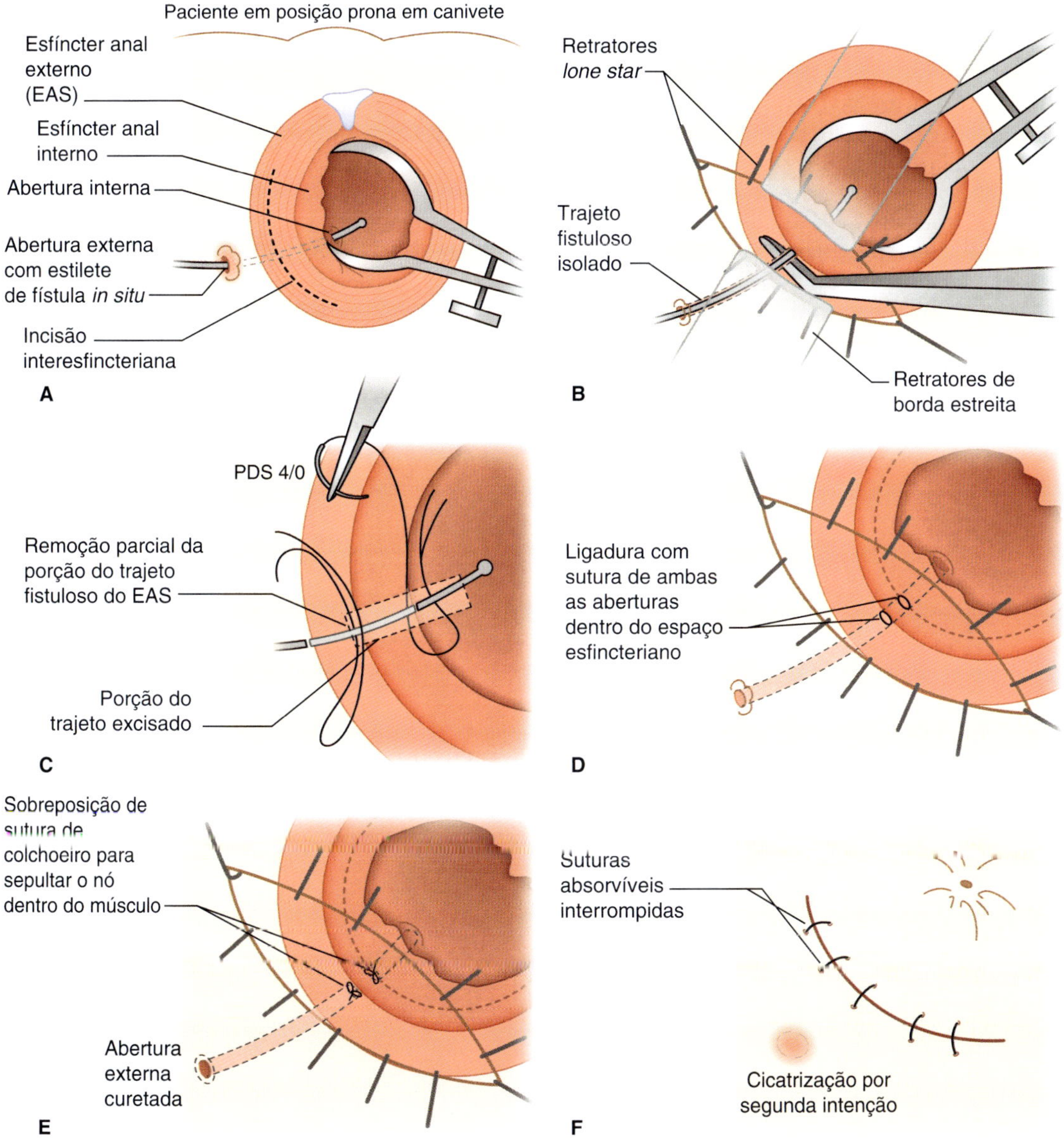

**Figura 53.14** Procedimento de ligadura interesfincteriana do trajeto fistuloso (LIFT). **A.** Estilete inserido no trajeto fistuloso: abertura interna e abertura externa. **B.** O plano interesfincteriano é aberto e o trajeto fistuloso é identificado dentro do espaço interesfincteriano. **C.** O trajeto fistuloso é dividido dentro do espaço interesfincteriano. **D.** Ambas as extremidades do trajeto seccionadas são ligadas com sutura. **E.** As fibras do músculo esfíncter são aproximadas para obliterar o espaço interesfincteriano. **F.** A pele perianal é fechada. (De Koh SZ, Tsang CB. The LIFT procedure. *Seminars in Colon and Rectal Surgery*. 2014;25:190-199.)

e as infecções da glândula de Bartholin podem drenar espontaneamente através do septo retovaginal, causando uma fístula retovaginal baixa.

Fístulas retovaginais podem ser o resultado de lesão iatrogênica como uma anastomose colorretal grampeada com incorporação da parede vaginal, ou ocorrer como resultado de um extravasamento anastomótico colorretal complicado por um abscesso com drenagem para a vagina. Doença de Crohn pode estar associada à fístula retovaginal, pois pode causar inflamação transmural da parede anorretal com extensão para o septo retovaginal. As causas menos comuns das fístulas retovaginais incluem impactação fecal, infecções virais e bacterianas em pacientes com HIV e traumatismo decorrente de estupro. A doença diverticular é a causa infecciosa mais comum de uma fístula colovaginal alta e é discutida em outra parte deste livro. Malignidades, particularmente câncer anal, podem apresentar-se como fístula retovaginal. Em alguns pacientes, uma fístula desenvolve-se após radioterapia. Se houver suspeita de malignidade, deve-se realizar biopsia da fístula.

O reparo cirúrgico definitivo de uma fístula retovaginal baixa é normalmente recomendado após 3 a 6 meses de seu surgimento para reduzir a inflamação nos tecidos circundantes e permitir um reparo bem-sucedido. Um sedenho de drenagem, antibióticos ou derivação fecal podem ser necessários, dependendo do tamanho, da localização e da etiologia da fístula. Algumas fístulas podem até fechar-se espontaneamente durante esse período de tratamento expectante. O método mais popular de reparo cirúrgico é o avanço de retalho mucoso endoanal. Esse reparo envolve a excisão do trajeto fistuloso e o fechamento da porção retal da fístula com retalho mucoso vascularizado (Figura 53.15). Um retalho contendo mucosa, submucosa e fibras musculares circulares é avançado para cobrir o lado anorretal da fístula (Figura 53.16). As taxas de sucesso variam de 29 a 100%.[22] Esse procedimento é bem tolerado pelos pacientes e poderá ser repetido, se o reparo inicial não tiver êxito. Muitas outras técnicas foram usadas com sucesso, dependendo da etiologia, da anatomia da fístula e da presença de um defeito esfincteriano concomitante. Estas incluem o retalho de tecido fibroadiposo dos grandes lábios (retalho de Martius), episioproctotomia com interposição/reconstrução do esfíncter e interposição do músculo grácil. Outras abordagens para o tratamento de fístula retovaginal incluíram o uso de *plugs* bioprotéticos para fístulas e ligadura interesfincteriana do trajeto fistuloso, mas os resultados dessas técnicas em pacientes com fístula retovaginal foram decepcionantes.

## Cisto pilonidal

A doença pilonidal é um problema anorretal comum que afeta jovens, normalmente ao redor dos 20 anos, com incidência relatada de 26 casos por 100.000 pessoas. Como o nome originário do latim sugere – pelo (*pilus*) e ninho (*nidus*) –, a doença pilonidal é causada por queda de pelos que são arrastados para a fenda glútea pelo movimento das nádegas. Esse movimento cria um efeito de vácuo que força os pelos para dentro da pele através de depressões na linha média. Uma reação tipo corpo estranho ocorre pela captura dos pelos, o que pode levar a um abscesso repleto de pelos (Figura 53.17). O abscesso pode drenar espontaneamente através da pele ou através de trajetos sinusais; os homens têm risco elevado pela tendência a serem mais hirsutos. Outras associações com a doença pilonidal são obesidade (37%), ocupação sedentária (44%) e irritação ou traumatismo local (34%).[23] Embora alguns pacientes sejam assintomáticos, a maioria inicialmente apresenta um abscesso agudo cranialmente à fenda glútea. A localização do abscesso é bem diferente de um abscesso anorretal, que é normalmente encontrado próximo ao ânus. A presença de aberturas sinusais ao longo da linha média da fenda glútea, a cerca de 4 a 8 cm do ânus, é o achado característico da doença pilonidal.

O tratamento da doença pilonidal deve ser elaborado em conformidade com a gravidade da doença. Pode variar desde uma simples incisão e drenagem até uma ampla excisão com extensos

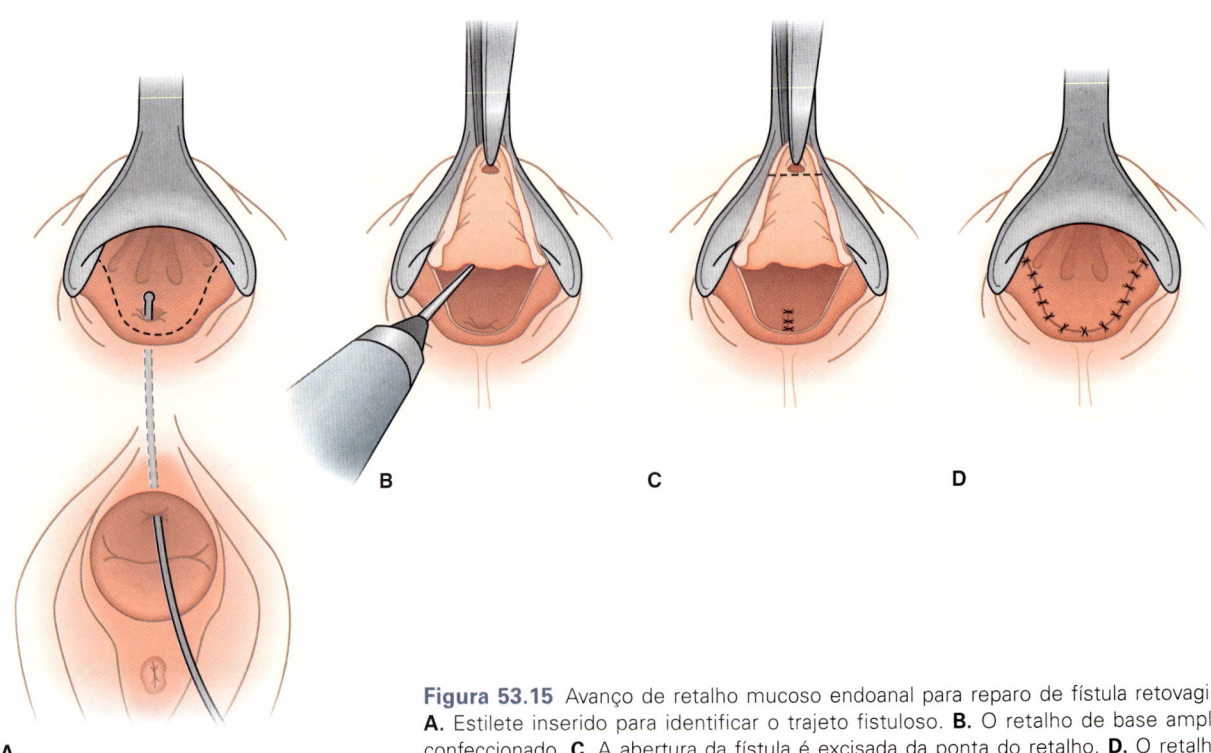

**Figura 53.15** Avanço de retalho mucoso endoanal para reparo de fístula retovaginal. **A.** Estilete inserido para identificar o trajeto fistuloso. **B.** O retalho de base ampla é confeccionado. **C.** A abertura da fístula é excisada da ponta do retalho. **D.** O retalho é posicionado e suturado.

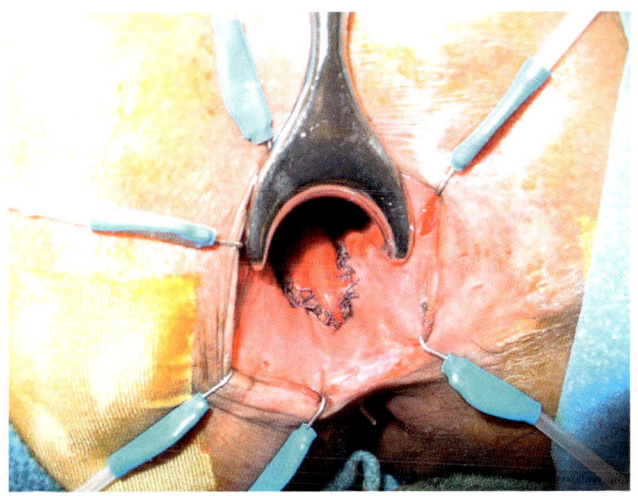

**Figura 53.16** Aparência do avanço de retalho mucoso endoanal após a conclusão do procedimento.

sinusais.²⁵ A incisão é deixada aberta com um curativo leve para cicatrizar por segunda intenção. Nos cistos pilonidais crônicos ou recorrentes, uma excisão mais extensa da pele e do tecido subcutâneo pode ser necessária para o tratamento definitivo. Essas feridas podem ser deixadas abertas com cicatrização por segunda intenção ou utilizando-se curativos por pressão negativa ou, ainda, serem fechadas na linha média com um retalho. A doença pilonidal complexa ou recorrente pode requerer a transposição de tecido saudável bem vascularizado para fechar o defeito. Várias técnicas reconstrutivas foram propostas para cobrir o defeito, incluindo a zetaplastia, o retalho romboide, o retalho de avanço em V-Y e o retalho de Limberg (Figura 53.18). Os antibióticos podem ser um importante adjuvante no tratamento cirúrgico da doença pilonidal, pois constatou-se que a colonização bacteriana varia de 50 a 70%, tipicamente incluindo *Staphylococcus aureus* e anaeróbios como *Bacteroides*.

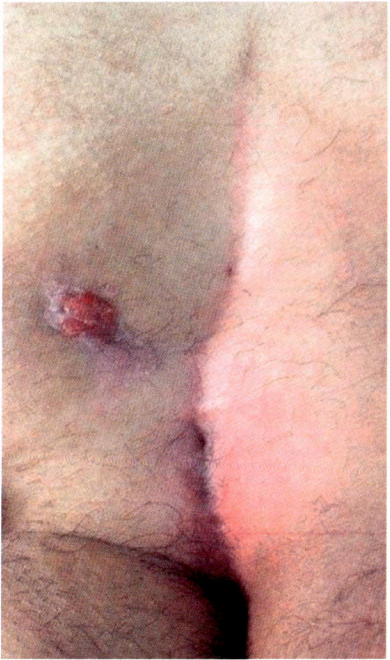

**Figura 53.17** Cisto pilonidal. (De de Parades V, Bouchard D, Janier M, et al.: Pilonidal sinus disease. *J Visc Surg.* 2013;150:237-247.)

procedimentos reconstrutivos. O cisto pilonidal simples em paciente com sintomas leves pode ser tratado por meio de abertura do trajeto. Os abscessos pilonidais agudos podem ser tratados com incisão e drenagem. Uma incisão lateral, evitando a linha média, deve ser realizada sobre a cavidade sempre que possível, para facilitar a cicatrização da ferida. A cavidade também deve ser cuidadosamente curetada, removendo todos os pelos incrustados e o tecido desvitalizado. A pele circundante da nádega, a região lombar inferior e a região perianal devem ser meticulosamente depiladas no momento da cirurgia e mantidas livres de pelos. As ações de aparar, raspar ou depilar os pelos com cera ou *laser* mostraram-se eficazes na prevenção da recidiva.²⁴

A importância de evitar as incisões na linha média foi popularizada por Bascom, que defendeu a incisão lateral sobre a cavidade sinusal, junto com a excisão das depressões da linha média e dos trajetos

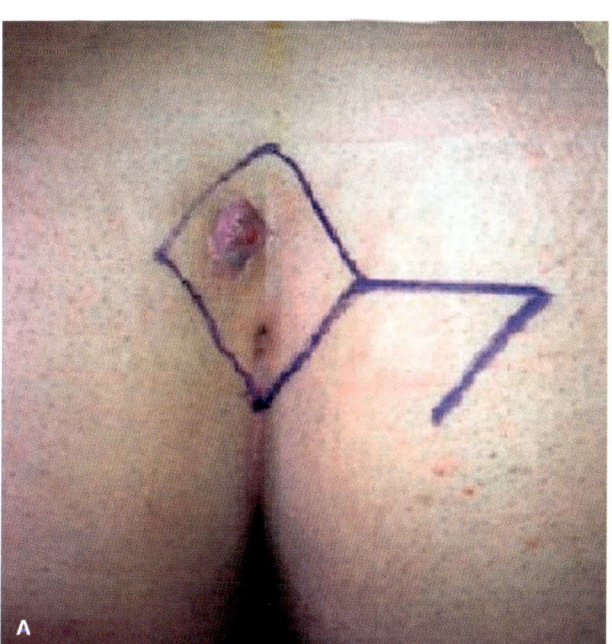
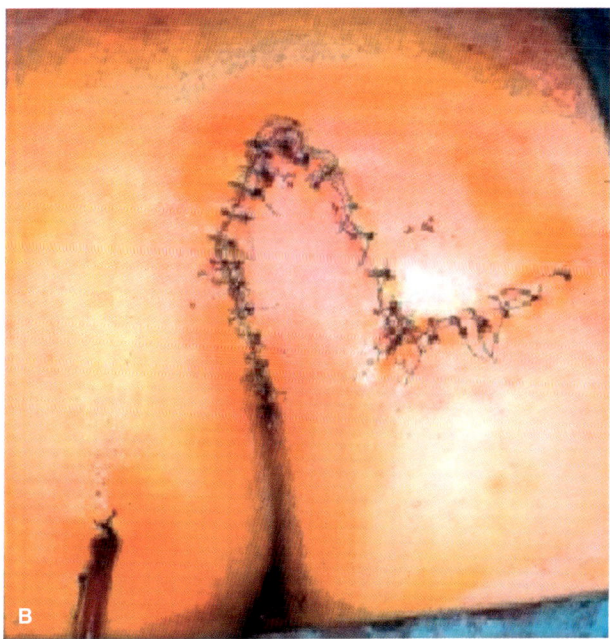

**Figura 53.18** Retalho de Limberg. **A.** Marcação inicial de uma incisão proposta. **B.** Rotação concluída do retalho.

## Infecções sexualmente transmissíveis

As ISTs anorretais geralmente são o resultado de relações sexuais anais receptivas, mas podem também ser atribuídas à disseminação contígua de uma infecção genital. A incidência de IST anorretal tem crescido, provavelmente em decorrência do aumento na prática de relações sexuais receptivas anais. Tanto homens que fazem sexo com homens (HSH) quanto casais heterossexuais que participam de relações sexuais anais receptivas estão em maior risco. A transmissão pode ocorrer por meio de várias práticas sexuais, como a relação sexual anal receptiva e o contato sexual oroanal. Os sintomas de IST geralmente são inespecíficos e latentes; alguns indivíduos infectados são completamente assintomáticos. As queixas podem incluir dor anal, tenesmo, urgência, drenagem purulenta e sangramento. Ao avaliar um paciente com uma queixa anorretal, IST deve ser um dos diagnósticos diferenciais quando anormalidades como ulcerações, vegetações e proctite forem observadas ao exame (Tabela 53.2).

O papilomavírus humano (HPV) é a IST mais comum nos EUA e, a cada ano, ocorrem 5,5 milhões de novas infecções naquele país. A lesão clássica é o condiloma acuminado ou a verruga anal. Os sorotipos 6 e 11 são encontrados em verrugas benignas, enquanto os sorotipos 16 e 18 são observados com mais frequência na displasia e nas malignidades.[26] O HPV anal é transmitido por relações sexuais anais receptivas e pode estar associado à imunossupressão causada pela infecção pelo HIV ou por medicamentos imunossupressores. O uso de preservativo diminui o risco de transmissão sexual, embora a infecção possa ser transmitida pelo contato com a pele além da área coberta pelo preservativo. Os sintomas incluem lesões verrucosas elevadas, sangramento ou secreção retal, bem como prurido anal. A anuscopia pode revelar a extensão da doença no canal anal. Uma variante agressiva da infecção por HPV, a doença de Buschke-Lowenstein resulta em um condiloma gigante com potencial de malignização. O condiloma anal pode ser tratado com agentes tópicos, como imiquimode, podofilina e 5-fluoruracila (5-FU) ou métodos cirúrgicos como excisão tangencial, crioterapia e fulguração (Figura 53.19). A taxa de eliminação após a remoção cirúrgica varia de 60 a 90%, com taxas de recidiva de 20 a 30%.[27]

O herpes-vírus simples é altamente prevalente nos EUA. A proctite pelo herpes-vírus simples geralmente está associada a sintomas de dor anorretal, constipação intestinal, tenesmo, prurido anal, dificuldade para iniciar a micção, febre e adenopatia inguinal.[28] As lesões típicas são pequenas vesículas que envolvem a pele perianal e o canal anal, mas também podem se estender para o reto. O tratamento é feito com aciclovir, fanciclovir ou valaciclovir por 7 a 10 dias.

A gonorreia é transmitida por relações sexuais anais receptivas com um parceiro infectado. A gonorreia retal geralmente é latente; foi constatado que 84% dos HSH com gonorreia retal são assintomáticos.[29] Os sintomas podem incluir prurido anal, constipação intestinal, secreção anal mucopurulenta ou sanguinolenta, dor e tenesmo.[30] Ao exame anuscópico, a mucosa retal pode parecer normal ou eritematosa e friável com pus. O tratamento é direcionado para gonorreia e clamídia, mesmo que o teste com clamídia seja negativo. O regime recomendado é ceftriaxona 250 mg em dose única, por via intramuscular associado a azitromicina 1 g, em dose única, por via oral, ou doxiciclina 100 mg, por via oral, 2 vezes/dia, por 7 dias.

**Tabela 53.2** Etiologia e sintomas de proctite sexualmente transmissível.

| Microrganismo | Sinais e sintomas comuns |
|---|---|
| Gonorreia | Assintomática. Sintomas, se presentes: prurido anal, constipação intestinal, secreção anal mucopurulenta, dor retal e tenesmo |
| Chlamydia | Assintomática. Sintomas, se presentes: prurido anal, secreção mucosa e dor anal |
| Chlamydia (linfogranuloma venéreo) | Doença generalizada: febre e mal-estar. Sintomas anais: secreção purulenta ou sanguinolenta. Dor anal e tenesmo. Pode mimetizar doença intestinal inflamatória |
| Sífilis | Primária: cancro anorretal geralmente assintomático. Se sintomática: dor ou desconforto, prurido, sangramento e/ou tenesmo |
| | Secundária: úlceras e placas mucosas. *Condiloma latum* (sífilis secundária) perianal. Manifestações generalizadas: erupção cutânea, febre e linfadenopatia |
| Herpes-vírus simples | Lesões vesiculares, dor intensa e tenesmo; dificuldade nos movimentos intestinais. Sintomas generalizados: febre e linfadenopatia |

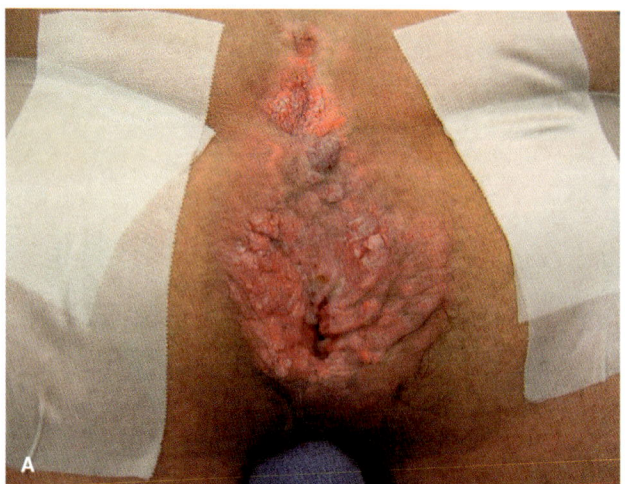 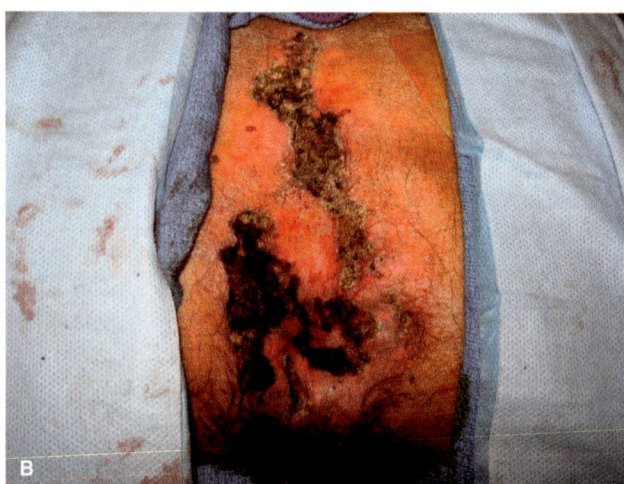

**Figura 53.19 A.** Condiloma anal extenso. **B.** Região perianal após ablação do condiloma.

A infecção por clamídia geralmente é assintomática, mas pode cursar com uma forma leve de proctite. Ao exame físico, a aparência da mucosa retal pode variar de normal a eritematosa e friável. Os pacientes apresentam ocasionalmente abscessos perirretais, fissuras anais e formação de fístula que simula a doença de Crohn. O tratamento recomendado é feito com azitromicina 1 g, por via oral, em dose única ou doxiciclina 100 mg, por via oral, 2 vezes/dia, por 7 dias.

A sífilis anorretal aparece dentro de 2 a 10 semanas da exposição após relações sexuais anais. As infecções podem ser assintomáticas ou manifestar-se com proctite, úlceras e pseudotumores. As úlceras anais geralmente são dolorosas, em contraste com as úlceras genitais. As lesões anais geralmente cicatrizam em algumas semanas, mesmo se não tratadas. A sífilis secundária pode apresentar-se como massa retal, condiloma plano e manchas mucosas, erupção cutânea generalizada, febre e linfadenopatia. A sífilis terciária apresenta-se muitos anos depois, geralmente com gomas sifilíticas ulcerosas e debilitantes. A sífilis primária ou secundária é tratada com 2,4 milhões de unidades penicilina benzatina G, em dose única, por via intramuscular. Doxiciclina, tetraciclina e possivelmente ceftriaxona podem ser usadas em pacientes com alergia à penicilina.

A infecção pelo HIV é um fator contribuinte comum às IST e pode resultar em certos distúrbios anorretais específicos do HIV. As úlceras anais idiopáticas no HIV podem ser diagnosticadas após a exclusão de IST e câncer. As características clínicas incluem a aparência de base larga, localizada na linha média posterior e mais proximalmente no canal anal, presença de erosão na submucosa e esfíncteres, levando à diminuição do tônus do esfíncter anal. O tratamento é feito com injeção de esteroide intralesional e/ou desbridamento cirúrgico.

O sarcoma de Kaposi anorretal apresenta-se com lesões características, pequenas, redondas, purpúreas e que podem facilmente ser confundidas com hemorroidas ou outras lesões benignas. O diagnóstico é confirmado por biopsia. O tratamento com terapia antirretroviral altamente ativa pode induzir a regressão rápida da doença. A quimioterapia intralesional e a radiação estão associadas a regressão da lesão, melhora cosmética e paliação. A quimioterapia sistêmica é oferecida aos pacientes com doença avançada ou em rápida progressão.

## Hidradenite supurativa

A hidradenite supurativa (HS) é uma doença inflamatória crônica e recorrente da pele, com orifícios de drenagem crônica e trajetos sinusais, que pode afetar áreas dos pelos e das glândulas sudoríparas apócrinas das axilas, do períneo e das regiões inframamárias.[31] A doença perineal é observada mais frequentemente em homens. A HS ocorre tipicamente após a puberdade, com pico de incidência entre a segunda e a quarta década de vida. Acredita-se que a doença resulte da oclusão das glândulas apócrinas ou dos ductos dos folículos pilosos, resultando em estase e dilatação da glândula apócrina, seguidas de superinfecção bacteriana. Quando as glândulas se rompem dentro do espaço subcutâneo, são formados abscessos que podem levar a fístulas complexas subcutâneas e trajetos de drenagem (Figura 53.20). A inflamação de longa duração pode resultar em formação cicatricial subcutânea, contraturas e endurecimento crônico da pele. A HS perianal pode estender-se sobre as nádegas, porções superiores das coxas e medialmente para a linha pectínea. Embora a HS perianal deva ser diferenciada do abscesso criptoglandular e da fístula, ela pode coexistir com outros distúrbios inflamatórios, como a doença de Crohn.[32]

O diagnóstico diferencial pode ser um desafio, mas a distribuição da doença, a característica formação cicatricial subcutânea semelhante a "poço", as contraturas distorcidas e o endurecimento da pele devem ser considerados patognomônicos de HS avançada. O tratamento é estabelecido com base no estágio da doença e varia de terapia clínica (antibióticos, antiandrogênios e imunossupressão) a procedimentos mais invasivos, nos quais pode ser necessária a excisão total das áreas de glândulas sudoríparas afetadas.

## Doença de Crohn perianal

A doença de Crohn perianal manifesta-se geralmente com fístula anal, fissura anal, estenose do canal anal, fístula retovaginal ou abscesso. Afeta até 80% dos pacientes com doença de Crohn, dependendo dos critérios para o diagnóstico, uma vez que muitos pacientes apresentam achados inocentes, como plicomas cutâneos simples que podem ou não ser verdadeiras manifestações da doença. Ainda que na maioria dos pacientes a doença perianal ocorra após o estabelecimento do diagnóstico de doença de Crohn, a doença perianal pode ser o quadro inicial. O diagnóstico de doença de Crohn deve ser considerado naqueles pacientes com fístulas complexas, em especial aquelas localizadas bilateralmente, grandes plicomas cutâneos do tipo "orelha de elefante", ou aqueles com fissuras anais de base ampla porventura localizadas fora da linha média (Figura 53.21). Um histórico de diarreia crônica também aumentará o nível de suspeita em pacientes com fissuras/fístulas atípicas. A colonoscopia com intubação ileal geralmente é suficiente para estabelecer o diagnóstico.

A avaliação dos pacientes com doença de Crohn anorretal deve incluir um cuidadoso exame anorretal e pode ser suplementada por RM. A prioridade é drenar qualquer abscesso associado, com ou sem a colocação de sedenho de drenagem. Isso proporcionará controle de sepse perineal e permitirá a terapia clínica adequada, que normalmente inclui antibióticos, imunomoduladores e agentes biológicos. O anticorpo antifator de necrose tumoral α, infliximabe, mostrou-se eficaz na prevenção da progressão da doença de Crohn fistulizante ou, em casos selecionados, pode resultar no fechamento do trajeto fistuloso.

A base do tratamento desses pacientes são os sedenhos de drenagem. A fistulotomia pode resultar em uma ferida retal que não cicatriza e causar incontinência nesses pacientes que muitas vezes já sofrem frequentes escapes fecais. Plicomas assintomáticos são comuns e, em geral, devem ser deixados intactos. A fístula anovaginal apresenta um problema particularmente desafiador e pode necessitar de derivação fecal precoce. Uma tentativa de reparo

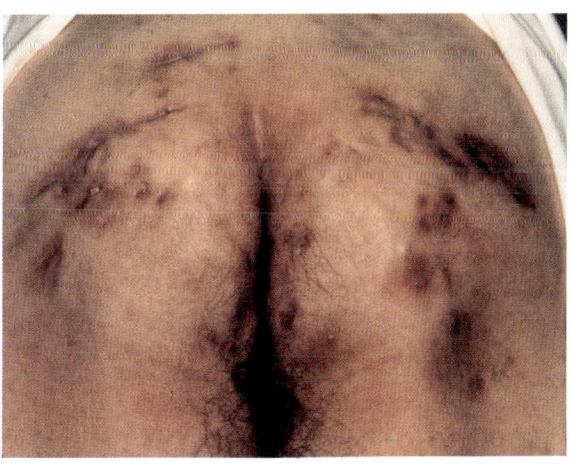

**Figura 53.20** Hidradenite supurativa.

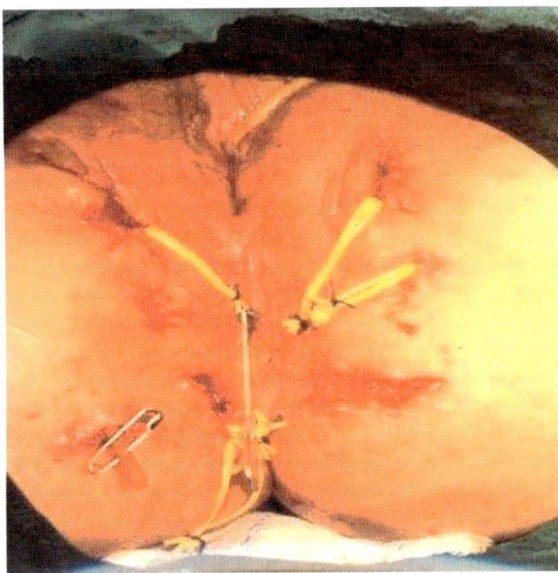

**Figura 53.21** Doença de Crohn perianal com fístulas extensas.

com avanço de retalho mucoso endoanal geralmente é apropriada, quando a mucosa retal parecer estar relativamente saudável. As estenoses anais geralmente são localizadas no topo do anel anorretal e podem ser dilatadas, se sintomáticas. Isso pode ser feito por meio de delicada dilatação com o dedo examinador, autodilatação com o uso de dilatadores anais em ambiente ambulatorial ou dilatação sob anestesia. A doença de Crohn perianal de longa duração pode evoluir com malignidade e requer alto índice de suspeita, principalmente em casos associados a fístulas, estenoses ou ulcerações de aparência atípica.

## Emergências anorretais

Ainda que a maioria das doenças anorretais possa ser tratada de maneira eletiva, existem várias condições que merecem especial menção por necessitarem de atenção urgente e, se não tratadas rapidamente, poderão resultar em graves complicações, comprometimento funcional permanente ou situação pior.

### Hemorroidas de quarto grau

Pacientes com hemorroidas estranguladas ou internas agudamente trombosadas podem apresentar hemorroidas irredutíveis e intensamente dolorosas. Se a apresentação for tardia, as hemorroidas encarceradas poderão se tornar necróticas e drenar material sanguinolento ou fétido (Figura 53.22). Pacientes que apresentam hemorroidas de quarto grau, mas sem comprometimento tecidual, podem ser internados para uma tentativa de tratamento com controle da dor, banhos de assento mornos e regulação do hábito intestinal. O objetivo desse tratamento é propiciar a resolução de uma crise aguda, de modo que uma modalidade de tratamento menos invasiva, como a LEH, possa ser realizada posteriormente, depois que o edema ceder. Entretanto, os pacientes nos quais a tentativa limitada de tratamento não cirúrgico falhou, ou naqueles com hemorroidas estranguladas e necrosadas, irão necessitar de cirurgia imediata. Geralmente não se deve tentar a redução manual das hemorroidas estranguladas nesse contexto. Em pacientes com hemorroidas circunferenciais de quarto grau com extensa trombose e inflamação, o canal anal torna-se acentuadamente distorcido. Nesses casos, deve-se dar especial atenção aos planos anatômicos, à preservação do esfíncter interno e realizar meticulosa hemostasia. A não ser que o tecido esteja necrótico, pontes cutaneomucosas (incluindo mucosa e anoderma) devem ser preservadas o máximo possível para prevenir estenose anal pós-operatória, que é um risco significativo nessa situação.

### Gangrena de Fournier

A gangrena de Fournier (GF) é uma condição rara, mas potencialmente fatal. É uma forma fulminante de fascite necrosante das regiões perineal, genital ou perianal, que geralmente afeta homens idosos, mas também pode ocorrer em mulheres e crianças.[33] A GF está associada ao diabetes, ao abuso crônico de álcool e à imunossupressão, embora possa ocorrer em pacientes saudáveis sem comorbidades significativas. O foco incitador normalmente está localizado no trato geniturinário ou na região perianal. A infecção bacteriana resulta em microtromboses de pequenos vasos subcutâneos que levam ao desenvolvimento de gangrena da pele sobrejacente. A GF está geralmente associada às floras mista, aeróbica e anaeróbica. As culturas das feridas normalmente mostram *Klebsiella*, estreptococos, estafilococos, clostrídios, *Bacteroides* e *Corynebacterium*.

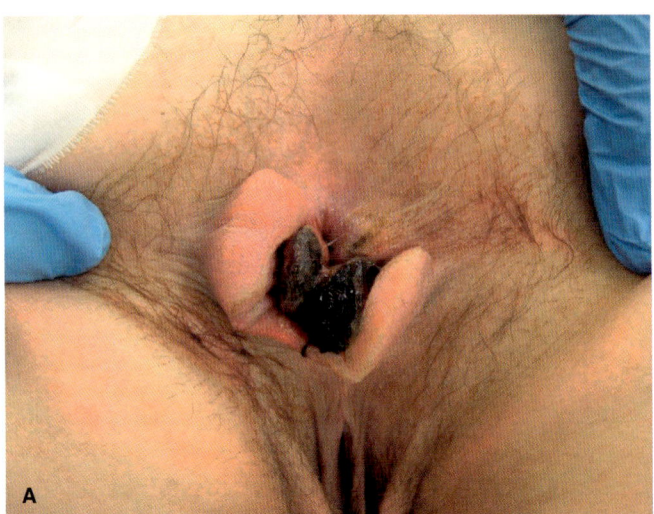
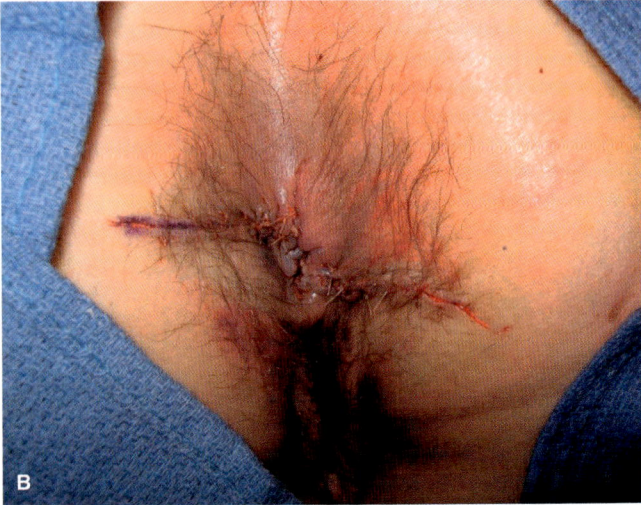

**Figura 53.22 A.** Hemorroidas internas estranguladas de quarto grau. **B.** Região perianal após excisão urgente de hemorroidas internas estranguladas.

Inicialmente, a GF consiste em uma área de celulite com foco inicial da infecção no períneo ou na região perianal. Os sinais e sintomas locais podem incluir dor e edema. A crepitação dos tecidos inflamados é uma característica comum em razão da presença de microrganismos formadores de gás. À medida que a inflamação subcutânea se agrava, surgem placas necróticas na pele sobrejacente que progridem para necrose mais extensa (Figura 53.23). É provável que o paciente mostre sinais de grave doença sistêmica, normalmente desproporcional à extensão local da doença avaliada ao exame físico.

A GF é uma emergência cirúrgica: geralmente tem progressão rápida e leva prontamente à sepse, com potencial progressão para falência de múltiplos órgãos e morte. A disseminação da infecção ocorre ao longo dos planos fasciais e geralmente é muito mais extensa do que sua aparência externa. A fascite necrosante pode se estender envolvendo o escroto e o pênis e pode se disseminar pela parede abdominal anterior até as clavículas.[34] As infecções urogenitais tendem a se estender posteriormente ao longo da fáscia de Bucks e Dartos até a fáscia de Colles, mas são limitadas a partir da margem anal pela inserção da fáscia de Colles até o corpo do períneo. Em contraste, fontes anorretais de infecção geralmente envolvem a pele perianal. A localização e a disseminação de infecção podem servir de guia para identificar o foco inicial de infecção. Independentemente da causa da GF, os testículos geralmente são poupados, pois o suprimento sanguíneo testicular origina-se dentro do abdome.

O tratamento da GF requer abordagem multimodal agressiva, incluindo a estabilização hemodinâmica e antibióticos de amplo espectro; entretanto, o agressivo desbridamento cirúrgico precoce deve ser iniciado sem demora. É preciso enfatizar que o desbridamento cirúrgico precoce é a base do tratamento e, se retardado, pode ter impacto negativo no prognóstico. Todo o tecido inviável e necrótico deve ser excisado até ser alcançado tecido saudável bem perfundido. Como se observou anteriormente, a extensão total da doença pode ser muito maior que o estimado pelas áreas de envolvimento cutâneo. Derivação urinária ou fecal pode ser necessária, dependendo da localização e do grau de perda tecidual, mas raramente é imperiosa no desbridamento inicial. Múltiplas idas à sala cirúrgica normalmente são requeridas, com três a quatro procedimentos em média antes de ser alcançado o completo desbridamento. Embora os testículos normalmente sejam poupados na GF, a orquiectomia pode ser indicada em até 21% dos pacientes.[35] O uso de curativos a vácuo melhorou acentuadamente os cuidados da ferida nesses pacientes e acelerou a cicatrização da ferida. Os enxertos de pele de espessura dividida parecem ser o tratamento de escolha na cobertura de defeitos da pele perineal e do escroto, porém técnicas de cobertura tecidual mais extensa podem ser necessárias para permitir a reconstrução posteriormente.

### Estados imunocomprometidos

A infecção perianal em pacientes imunocomprometidos geralmente representa um desafio diagnóstico e terapêutico. Pacientes incapazes de apresentar resposta inflamatória em virtude de imunossupressão ou neutropenia graves podem cursar com infecção perianal grave sem "abscesso" ou sem infecção localizada de tecido mole. Devem-se administrar antibióticos de amplo espectro aos pacientes imunocomprometidos com sepse perianal, e estes devem ser cuidadosamente observados. Modalidades de imagens transversais, como a TC, podem ser úteis para avaliar a necessidade de intervenção cirúrgica; exame sob anestesia com drenagem e/ou desbridamento pode ser exigido.

### Abscesso em ferradura

O abscesso isquiorretal em ferradura pode resultar da disseminação lateral da infecção que se origina do espaço pós-anal profundo. Se não tratada, a infecção poderá disseminar-se para parede abdominal inferior, escroto e períneo. Os abscessos do espaço pós-anal profundo quase sempre estão associados à fístula anal na linha média posterior, mas as aberturas externas podem ser localizadas anteriormente ou em qualquer parte ao longo da extensão em ferradura. A drenagem do espaço pós-anal profundo pode ser obtida por meio de uma incisão na linha média entre o cóccix e o ânus. O trajeto fistuloso deve ser identificado, e a metade inferior do esfíncter interno pode ser dividida (procedimento de Hanley) ou colocado um sedenho através do trajeto fistuloso. Contraincisões são realizadas sobre as fossas isquiorretais bilaterais para permitir a drenagem de extensões anteriores do abscesso (Figura 53.24).

### Prolapso retal encarcerado

O prolapso retal encarcerado geralmente resulta de obstrução do retorno venoso do reto prolapsado, levando a um reto edemaciado e volumoso que não pode ser reduzido de volta ao interior do

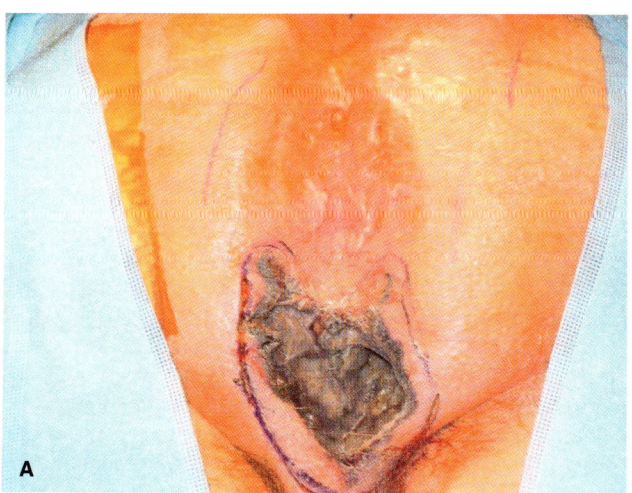
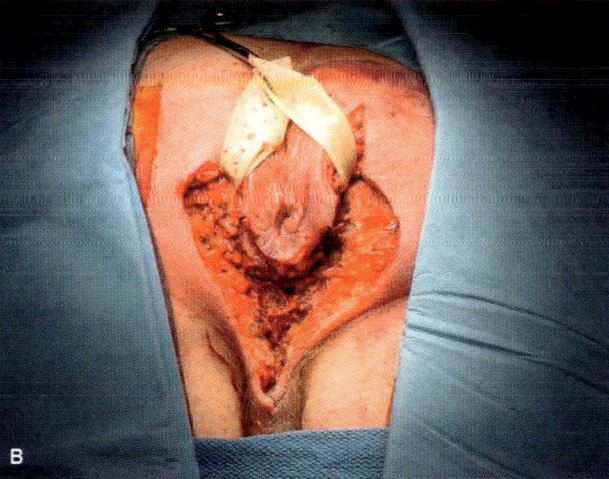

**Figura 53.23 A.** Gangrena de Fournier. **B.** Períneo após excisão de gangrena de Fournier.

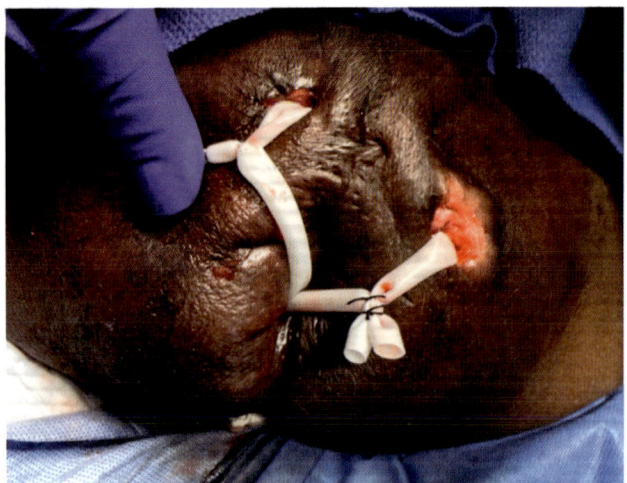

Figura 53.24 Abscesso em ferradura: incisão e drenagem.

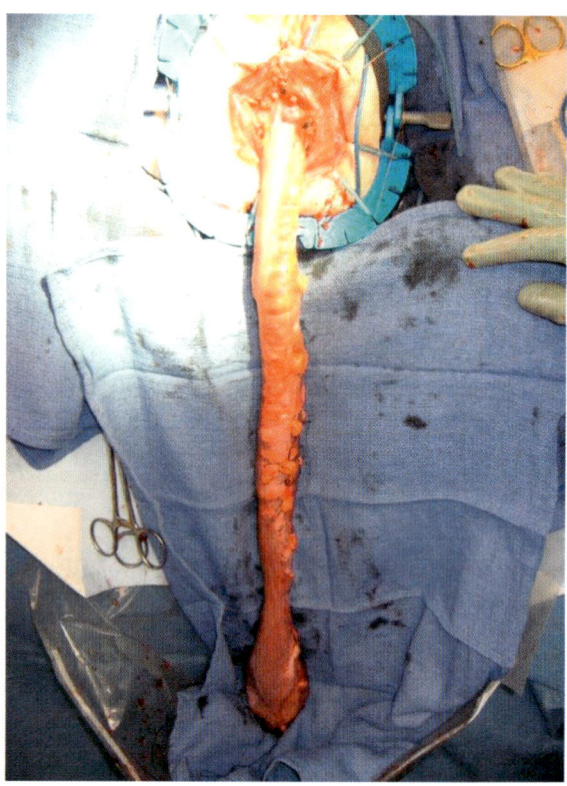

Figura 53.25 Proctossigmoidectomia perineal (procedimento de Altemeier).

canal anal. Geralmente ocorrem isquemia da mucosa e ulcerações, e estas podem progredir para necrose em espessura total do reto. Os métodos conservadores iniciais devem visar à redução do edema mediante a aplicação liberal de açúcar para permitir a redução manual do prolapso. Se não for possível reduzir o prolapso retal ou houver necrose retal, será necessário levar o paciente à sala cirúrgica sem demora para uma retossigmoidectomia perineal (procedimento de Altemeier) (Figura 53.25).

## Assoalho pélvico

Incontinência anal é definida como extravasamentos involuntários (acidentais) de material anal (fezes ou gases) em qualquer indivíduo com mais de 4 anos. Uma prevalência de até 12% foi relatada. A lesão obstétrica é a causa mais comum de incontinência anal.[36] As alterações na sensação ou na complacência retais podem resultar em urgência, diminuição da capacidade retal e perda do controle anal. Condições que causam inflamação anorretal, como doenças inflamatórias intestinais, podem resultar em urgência e incontinência. Condições médicas, como diabetes, diarreia, obesidade, doenças neurológicas e incontinência urinária, podem resultar ou contribuir para os sintomas de incontinência anal.[37]

Uma avaliação abrangente de incontinência anal conta com a descrição detalhada dos hábitos intestinais, incluindo a consistência das fezes e a frequência dos movimentos intestinais, tipo de incontinência (gases, fezes líquidas, fezes sólidas, urgência, incontinência passiva ou pós-defecação), sintomas de urgência associados, percepção de incontinência *versus* ausência de sensibilidade anal, incontinência urinária concomitante, tipo de dieta e uso de medicamentos (Figura 53.26). Câncer colorretal deve ser descartado nos indivíduos com alteração recente dos hábitos intestinais, particularmente quando estiver presente eliminação de sangue por via anorretal. Deve-se indagar aos pacientes sobre cirurgia anal anterior, traumatismo anal ou instrumentação sexual, radioterapia anterior e condições sistêmicas como diabetes e doença neurológica.

O exame físico deve concentrar-se no períneo e na região perianal, avaliando variações em relação a musculatura normal, volume do corpo perineal, condição da pele perianal e presença de qualquer prolapso tecidual do ânus. O exame digital do reto avalia o tônus em repouso do canal anal e a força durante o esforço evacuatório. Os testes fisiológicos do assoalho pélvico podem ser muito úteis aos pacientes quando o tratamento clínico falhar naqueles que estão sendo considerados para intervenção cirúrgica. O tratamento inicial concentra-se normalmente na modificação da dieta; a suplementação de fibras é utilizada para aumentar o volume e melhorar a consistência fecal. A terapia clínica pode incluir agentes antidiarreicos, como loperamida, que pode tornar lento o tempo de trânsito e diminuir a frequência de escape de fezes.

A intervenção cirúrgica normalmente é reservada aos pacientes altamente selecionados nos quais o tratamento conservador falhou. O reparo do esfíncter anal pode ser benéfico para pacientes com ruptura do esfíncter anal secundária a parto traumático ou cirurgia anal anterior (Figura 53.27). Embora a maioria dos pacientes relate melhora da continência logo após a cirurgia, os resultados a longo prazo e a durabilidade do reparo podem ser um problema. A estimulação do nervo sacral (Medtronic, Minneapolis, MN, EUA) foi usada com sucesso no tratamento de incontinência anal; embora o mecanismo de ação não esteja totalmente elucidado, os pacientes relatam menos episódios de incontinência e diminuição da urgência. As complicações da estimulação do nervo sacral incluem dor, infecção, formação de seroma, sangramento e formação cicatricial.

A constipação intestinal é um sintoma comum, responsável por 8 milhões de visitas anuais ao médico nos EUA. Pode ocorrer constipação intestinal em razão de distúrbio motor primário envolvendo o cólon, o reto ou o ânus, de distúrbio de defecação ou como efeito adverso a medicamentos. O tratamento inicial normalmente inclui alterações no estilo de vida, como aumento da ingestão de fibra alimentar, suplementação de fibra e exercício (Figura 53.28). As soluções de polietilenoglicol geralmente são seguras e eficazes quando a alteração do estilo de vida foi insuficiente. Os laxativos estimulantes, como sena e bisacodil, podem ser usados criteriosamente nesses mesmos pacientes. Os procinéticos e os secretagogos devem ser restritos aos pacientes não responsivos aos tratamentos mais simples.

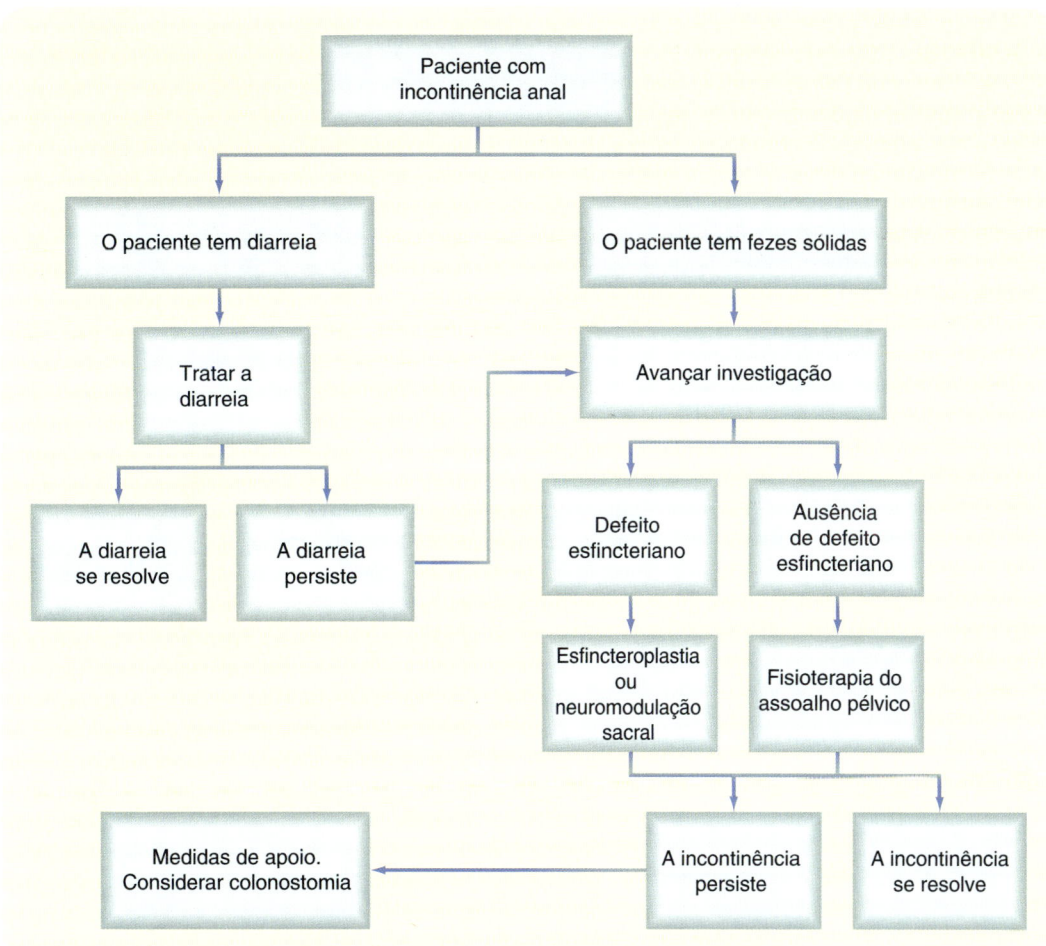

**Figura 53.26** Avaliação e tratamento de incontinência anal.

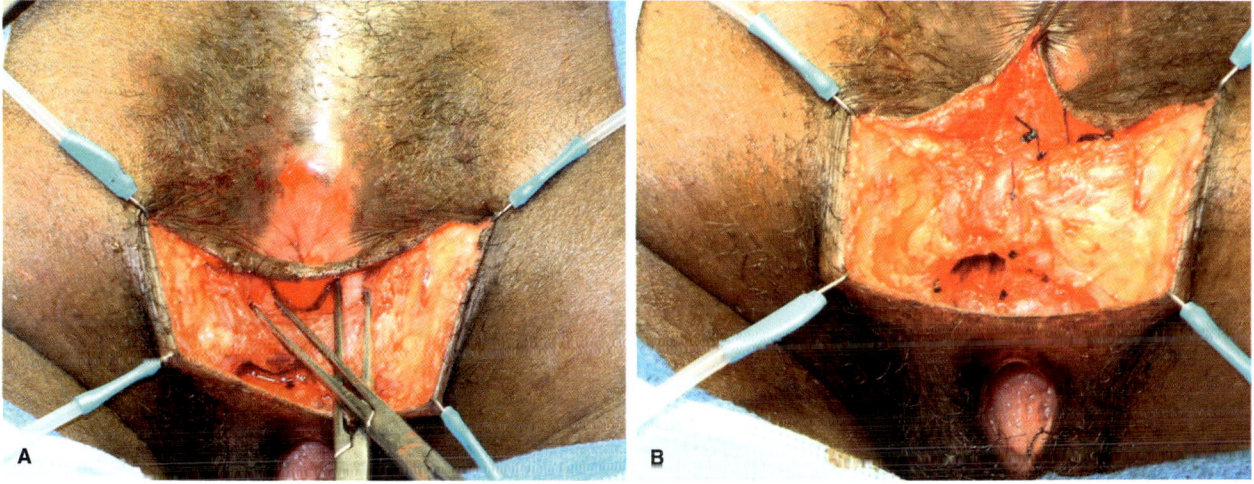

**Figura 53.27 A.** Reparo cirúrgico de defeito da região anterior do esfíncter anal. O esfíncter é dissecado. **B.** Esfincteroplastia por sobreposição concluída.

Os testes de fisiologia anorretal e avaliação do tempo de trânsito colorretal são indicados se o tratamento clínico falhar e/ou os sintomas indicarem trânsito acentuadamente lento ou defecação obstruída. Defecografia baritada ou por RM pode ser particularmente útil no subgrupo de pacientes com distúrbios de defecação. A terapia por *biofeedback* geralmente é eficaz em pacientes com defecação dissinérgica, normalmente relacionada com a falha no relaxamento do músculo puborretal.

A cirurgia pode ser oferecida a alguns pacientes com constipação intestinal grave não responsiva ao tratamento conservador. A estimulação do nervo sacral pode aliviar os sintomas de constipação

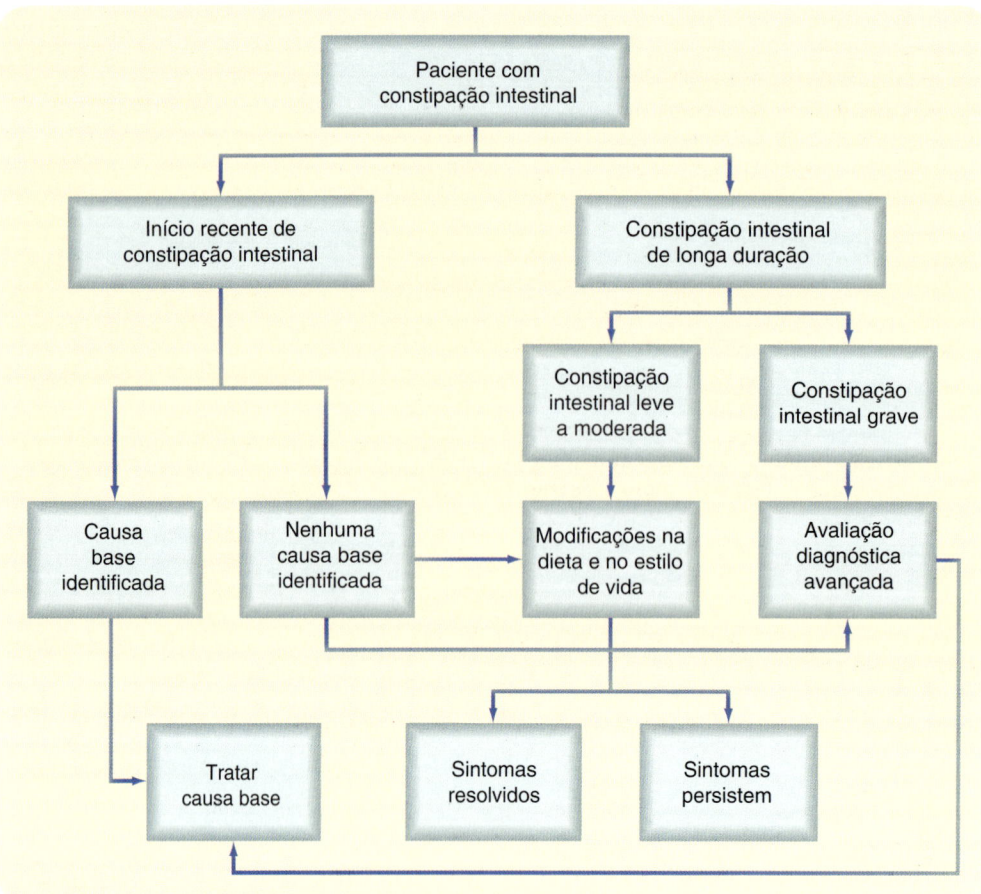

**Figura 53.28** Avaliação e tratamento de constipação intestinal.

intestinal em pacientes selecionados. O procedimento de enema colônico anterógrado de Malone com construção de pequeno estoma do apêndice pode permitir irrigações e limpeza do cólon.[38] A colectomia com anastomose ileorretal é reservada a pacientes altamente selecionados com grave inércia colônica e função de assoalho pélvico normal, não responsiva a outros métodos de tratamento. A retopexia com tela ventral pode ser usada em casos de retocele sintomática e de intussuscepção retal interna. Essa técnica envolve a mobilização do reto anteriormente sem divisão dos ligamentos laterais. A musculatura do assoalho pélvico e a face anterior do reto são suspensas com o uso de uma tela suturada ao sacro.

## NEOPLASIAS

### Neoplasia intraepitelial anal

A neoplasia intraepitelial anal (NIA), anteriormente conhecida como doença de Bowen, é caracterizada por alterações displásicas no canal anal que são consideradas lesões precursoras do carcinoma anal invasivo. Existem três graus de NIA. O grau 1 é uma lesão intraepitelial escamosa de baixo grau; os graus 2 e 3 geralmente são agrupados como lesões intraepiteliais escamosas e estão associados a maior risco de câncer invasivo. Essas lesões são observadas com mais frequência em HSH HIV-positivos e em indivíduos imunossuprimidos – por exemplo, pacientes transplantados. A maioria dos casos de displasia anal é causada pelo HPV, particularmente o subtipo HPV-16. Outras cepas ligadas ao câncer anal incluem HPV 18, 31, 33 e 45. O histórico natural de NIA não é totalmente conhecido; em particular, a taxa de progressão de NIA não tratada para câncer anal não é bem estabelecida, levando a uma considerável controvérsia em torno de quão agressivos deveriam ser os esforços para o diagnóstico e o tratamento de NIA. Os tratamentos de NIA incluem terapias ablativas e terapias tópicas. As terapias tópicas incluem imunomoduladores como imiquimode, podofilina ou 5-FU, enquanto as terapias ablativas incluem excisão cirúrgica, CIV e ablação térmica.[39,40]

A triagem de HSH e homens bissexuais (tanto HIV-positivos quanto HIV-negativos) com esfregaço de Papanicolaou em intervalos de 2 a 3 anos mostrou-se custo-efetiva, com benefícios significativos para a expectativa de vida geral. Outros grupos que podem se beneficiar da triagem incluem todos os indivíduos HIV-positivos, independentemente de suas práticas sexuais, pacientes submetidos a transplante de órgão e imunossuprimidos e mulheres com histórico anterior de displasia ou câncer de colo uterino. As vacinas quadrivalentes contra o HPV atualmente disponíveis têm potencial para reduzir a incidência de câncer anal se administradas antes do início de atividade sexual.[41]

### Carcinoma espinocelular

O carcinoma espinocelular (CEC) do canal anal está associado, com mais frequência, à infecção por HPV; o HIV é um fator de risco independente adicional para CEC do ânus. A atividade sexual com múltiplos parceiros e relações sexuais anais receptivas aumenta o risco de infecção por HPV e HIV, elevando assim o risco de câncer anal. Indivíduos com redução da imunidade, como os pacientes submetidos a transplante de órgão e imunossuprimidos, também apresentam taxas mais elevadas de câncer anal. As mulheres têm maior probabilidade que os homens de ter câncer anal, presumivelmente em razão da maior prevalência de infecção por HPV em mulheres.[42]

Os cânceres anais tendem a ser localmente agressivos, com invasão precoce dos esfíncteres anais. Depois de invadir o esfíncter, o tumor pode disseminar-se para as fossas isquiorretais, uretra prostática e bexiga, em homens, e vagina, em mulheres (Figura 53.29). O câncer anal cresce circunferencialmente e pode resultar em estreitamento e estenose do esfíncter anal. A disseminação linfática ocorre em 10 a 15% dos pacientes, na distribuição das cadeias linfonodais perirretal e/ou inguinal. A disseminação hematogênica do câncer canal anal ocorre em menos de 10% dos casos. As metástases hepáticas são mais comuns do que as metástases pulmonares ou ósseas em tumores que surgem na junção anorretal. As metástases para órgãos distantes, como o cérebro e a íris, também são relatadas.[43,44]

O CEC anal pode manifestar-se de diferentes formas e muitas vezes é confundido com uma ampla gama de distúrbios anais benignos como fissuras, hemorroidas, dermatite perianal e fístula anorretal.[45] A média etária ao diagnóstico é de 60 anos. Os pacientes geralmente apresentam massa perianal, secreção anal e sangramento. Histórico de condiloma ou displasia anal pode ser encontrado em cerca de 50% dos HSH e em 20% de mulheres e homens heterossexuais. O exame físico pode ser limitado em razão de desconforto, estenose ou endurecimento dos tecidos moles perineal. Um exame sob anestesia pode ser necessário para avaliar e realizar biopsia da lesão. Alguns pacientes com câncer anal podem apresentar-se com linfadenopatia inguinal isolada, que pode ser erroneamente diagnosticada como linfonodo inflamatório ou hérnia inguinal.

Os cânceres anais são estadiados de maneira semelhante à de outros tumores pelo sistema de estadiamento de tumor, linfonodo, metástase (TNM) desenvolvido pelo American Joint Committee on Cancer (AJCC), 8ª edição.[45a] O câncer anal pode aparecer como massa necrótica hipoatenuada na TC; porém, a TC é usada principalmente em avaliação para doença metastática distante. A RM é considerada a modalidade de escolha para avaliação de doença locorregional. Os tumores parecem ser de alta intensidade de sinal em relação à musculatura esquelética em imagens ponderadas em T2 e de baixa a intermediária intensidade de sinal em imagens ponderadas em T1. As metástases linfonodais tendem a ter intensidade de sinal semelhante à da lesão primária. Constatou-se que a tomografia por emissão de pósitrons (PET)/TC com [18]F-fluorodesoxiglicose tem importante papel no estadiamento inicial e reestadiamento pós-tratamento dos pacientes com câncer anal. A PET/TC pode auxiliar na diferenciação entre câncer anal viável residual, necrose e fibrose pós-tratamento.

A terapia de modalidades combinadas (TMC) com mitomicina C, 5-FU e radioterapia (45 a 50,4 Gy) alcança resposta completa em 64 a 86% dos pacientes e taxa de sobrevida global em 5 anos de aproximadamente 75% (66 a 92%). A radiação inguinal bilateral profilática para pacientes com linfonodos clinicamente negativos e a adição de um incremento de radiação para pacientes com linfonodos clinicamente positivos é prática comum. Avaliação da resposta à terapia é importante e requer cuidadoso exame do canal anal. Como se constatou que a regressão dos cânceres do canal anal continua por 3 meses ou mais após a conclusão da TMC, recomenda-se que uma biopsia seja retardada por pelo menos 3 meses após a conclusão do tratamento, a não ser que haja evidência de progressão da doença ou outra evidência para sugerir resposta inadequada. Pacientes com câncer anal que alcancem remissão completa em 12 semanas podem ser acompanhados a cada 3 a 6 meses nos primeiros 2 anos, e em seguida a cada 6 a 12 meses até 5 anos. O exame clínico geralmente inclui exame retal digital, anuscopia e palpação dos linfonodos inguinais. A recidiva locorregional do câncer anal é mais comum que a metástase.

Se for diagnosticada evidência patológica de recidiva, o tratamento cirúrgico por meio de ressecção abdominoperineal é recomendado. Uma ressecção abdominoperineal de resgate é necessária em até 30% dos casos, em razão de ausência de resposta primária ou recidiva subsequente do tumor. Na maioria desses casos, é possível sobrevida a longo prazo após a cirurgia.[46] Pacientes com margens livres (R0) podem alcançar taxa de sobrevida global de até 75% em 5 anos. Tumor maior que 5 cm, envolvimento de órgão adjacente, gênero masculino e comorbidades associadas são considerados preditores de mau prognóstico após cirurgia de resgate. A ressecção abdominoperineal nesse quadro está associada a substancial morbidade, com complicações que incluem cicatrização de ferida perineal tardia, abscesso pélvico, hérnia de ferida perineal, retenção urinária e disfunção erétil. Uma grande ferida perineal pode ser coberta com retalhos que incluem o retalho omental pediculado, retalho do músculo grácil, retalho do músculo glúteo máximo e retalho miocutâneo vertical do músculo reto abdominal. A dissecção de linfonodos inguinais também pode ser oferecida para casos de falha primária da quimiorradiação e doença recorrente. Embora a TMC seja o tratamento de escolha para a maioria dos pacientes com CEC de canal anal, excisão local ampla pode ser oferecida para pacientes selecionados com tumores T1 precoces, bem diferenciados, especialmente aqueles que surgem em um coxim hemorroidário.

Os cânceres de margem anal são responsáveis por cerca de 25% de todos os cânceres anais; o CEC é novamente o subtipo histológico mais comum. Ao contrário dos carcinomas do canal anal, esses cânceres comportam-se como lesões cutâneas e são assim estadiados. Os pacientes normalmente apresentam entre 65 e 75 anos, com igual incidência em ambos os sexos. As características da apresentação são geralmente inespecíficas e incluem dor, prurido, queimação, sangramento, massa palpável e secreção anal. Ao exame, geralmente há uma lesão ulcerada com bordas evertidas (enroladas) (Figura 53.30). A biopsia revela CEC queratinizante bem diferenciado, ou moderadamente diferenciado, na maioria dos casos.

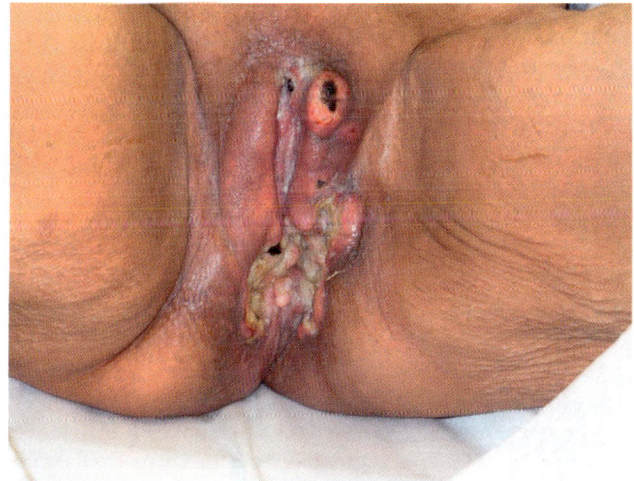

**Figura 53.29** Carcinoma espinocelular anal avançado.

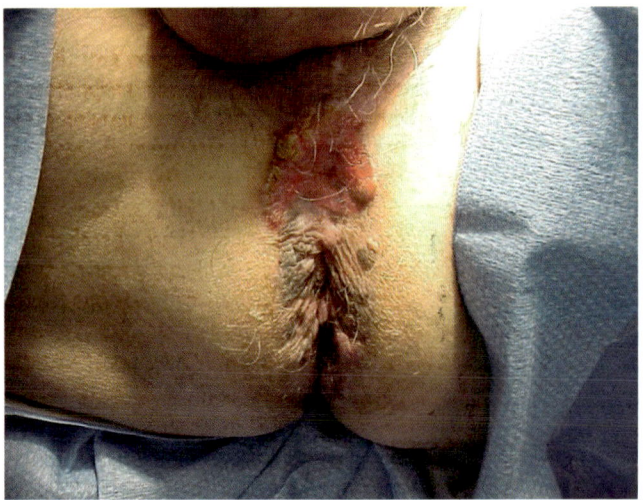

**Figura 53.30** Câncer da margem anal.

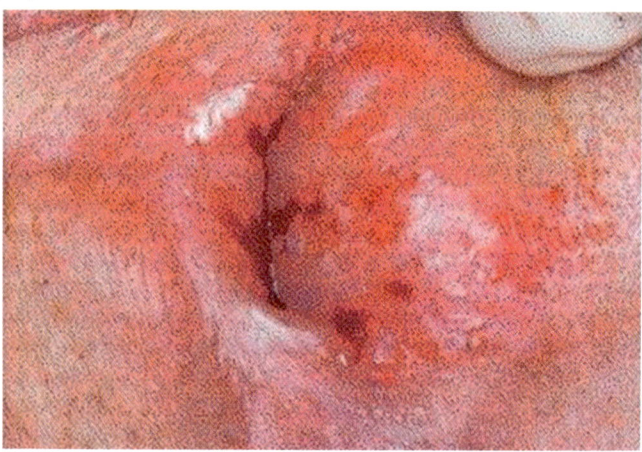

**Figura 53.31** Doença de Paget perianal. (De St Peter SD, Pera M, Smith AA, et al. Wide local excision and split-thickness skin graft for circumferential Pagets disease of the anus. *Am J Surg*. 2004;187:413-416.)

As metástases distantes são raras e podem ser descartadas por TC de tórax, abdome e pelve. Constatou-se que o envolvimento linfonodal é importante fator prognóstico adverso. Outros fatores preditivos incluem tamanho do tumor, diferenciação e invasão das estruturas extradérmicas. Tumores volumosos avançados da margem anal, que se estendem para dentro do ânus, são tratados de modo semelhante aos tumores do canal anal com TMC. Em contraste, os tumores que são limitados à margem anal são tratados como CEC cutâneos em outras partes do corpo. Uma ampla excisão local geralmente é o tratamento adequado por preservar a continência e permitir o controle local. Se as margens forem positivas ou próximas, a radioterapia poderá ser administrada com bons resultados. Se um grande defeito cutâneo persistir após a excisão, ele poderá ser reconstruído por meio de um retalho cutâneo rotacional ou um enxerto cutâneo de espessura dividida.

## Doença de Paget perianal

Acredita-se que a doença de Paget perianal corresponda a um adenocarcinoma intraepitelial que surge das glândulas sudoríparas apócrinas dérmicas. Os pacientes com essa condição tendem a apresentar sintomas inespecíficos como prurido, secreção ou sangramento. A lesão aparece como placa eritematosa, que pode ser ulcerativa e crostosa ou papilar (Figura 53.31). A doença de Paget perianal pode representar a doença primária (intraepidérmica/intradérmica) ou secundária. A doença secundária está associada aos adenocarcinomas anorretais. Aproximadamente 50% dos pacientes com doença de Paget de margem anal abrigam uma neoplasia colorretal sincrônica, que demanda colonoscopia total para uma avaliação completa. Em geral, os pacientes com doença de Paget perianal também desenvolvem malignidades sincrônicas ou metacrônicas dos anexos e vísceras.[47]

Recomenda-se ampla excisão local para a maioria dos pacientes. Para o defeito cirúrgico criado pode ser necessário reconstrução com um retalho cutâneo ou miocutâneo. No quadro de uma lesão localmente invasiva ou de um adenocarcinoma anorretal sincrônico, estão indicadas quimiorradioterapia neoadjuvante seguida de ressecção abdominoperineal. A taxa de recidiva pode atingir 30 a 60% em 5 anos. A frequente associação com malignidades sincrônicas e metacrônicas, bem como a alta taxa de recidiva, destacam a importância do acompanhamento a longo prazo.

## Carcinoma basocelular

O carcinoma basocelular (CBC) da região perianal é um tumor raro – representa apenas 0,2% dos CBC diagnosticados no corpo e menos de 1% de todos os cânceres na região anorretal. Os homens são predominantemente afetados (60 a 80%) e a idade de apresentação normalmente está entre 65 e 75 anos. Cerca de 30% dos pacientes têm histórico de CBC em outros locais. As lesões são geralmente pequenas, com tamanho médio de 1 a 2 cm. Esse câncer origina-se do estrato basal da epiderme e das unidades de folículos pilossebáceos. Radiação, imunodeficiência, traumatismo, queimaduras, irritação ou infecção crônicas também podem exercer papel no desenvolvimento do CBC perianal.

Depois de diagnosticado um CBC perianal, outras superfícies cutâneas precisam ser avaliadas minuciosamente, uma vez que pode haver múltiplas lesões associadas em outras partes. Ao exame local, o CBC é uma lesão ulcerativa rasa, móvel, com margens elevadas e potencial mínimo para metástase. O CBC perianal não mostrou ter nenhuma associação com a infecção por HPV. O tratamento é dependente da dimensão da lesão e da extensão da invasão nos tecidos circundantes. Tumores com menos de 2 cm são excisados com margem de pelo menos 1 cm. Lesões maiores, sem extensão para o interior do canal anal, são excisados primariamente, mas normalmente requerem cobertura com enxertos ou retalhos cutâneos. A microcirurgia de Mohs propicia outra opção viável para excisão do tumor com sacrifício mínimo possível de tecido não afetado. Grandes lesões com extensão para dentro do canal anal podem ser tratadas com radioterapia e/ou ressecção abdominoperineal. Taxas de sobrevida em 5 anos de até 100% foram relatadas após ampla excisão local, embora o tumor possa recorrer localmente em até 29% dos casos.[48] Recidivas locais com profunda invasão do canal anal são excepcionalmente raras.

## Melanoma maligno

O melanoma maligno da margem anal é responsável por 2 a 4% de todas as neoplasias anorretais malignas; o ânus é o terceiro local mais comum, depois da pele e do olho, representando de 0,2 a 0,3% de todos os melanomas. Os sintomas geralmente são inespecíficos e incluem sangramento, dor e massa. Quando uma lesão é pigmentada, o melanoma pode ser confundido com uma hemorroida trombosada (Figura 53.32). As lesões amelanóticas ocorrem em 30% dos casos. O prognóstico geral é muito ruim, independentemente da

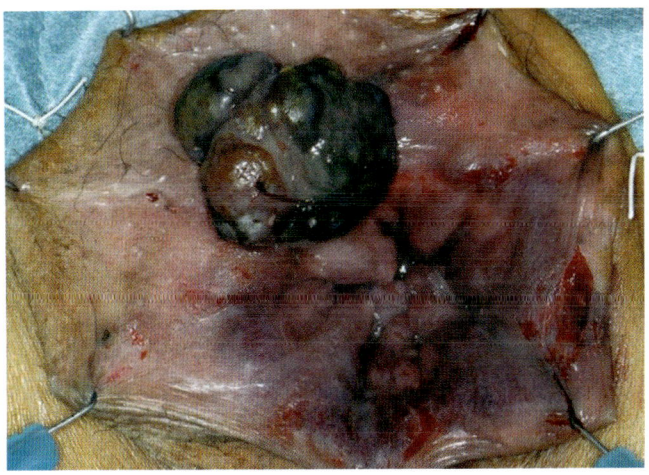

**Figura 53.32** Melanoma anal. (De Arakawa K, Kiyomatsu T, Ishihara S, et al. A case report of anorectal malignant melanoma with mucosal skipped lesion. *Int J Surg Case Rep*. 2016;24:206-210.)

abordagem cirúrgica, e os esforços para melhorar a sobrevida com a ressecção radical, incluindo a ressecção abdominoperineal, não mostraram benefício consistente.[49] Ampla excisão local geralmente é recomendada quando viável. Os pacientes com grandes lesões e/ou extenso envolvimento do esfíncter geralmente requerem cirurgia mais agressiva para o controle local. A resposta do melanoma anorretal a radioterapia e quimioterapia é muito limitada. É relatada uma taxa de sobrevida em 5 anos que varia de 10 a 26%.

## Adenocarcinoma do canal anal

O adenocarcinoma do canal anal responde por 3 a 9% de todas as neoplasias do canal anal. O adenocarcinoma verdadeiro do canal anal precisa ser diferenciado do adenocarcinoma retal baixo. As características distintivas incluem estruturas ductais proeminentes, abundância de mucina com lagos mucinosos organizados e infiltração no tecido mole perirretal. O adenocarcinoma do canal anal geralmente origina-se das glândulas anais, mas pode desenvolver-se em fístulas anais de longa duração. Dentre os fatores de risco estão infecção por HPV e HIV, histórico de relações sexuais anais receptivas, tabagismo e imunossupressão. De modo semelhante ao adenocarcinoma colorretal, o adenocarcinoma anal surge como resultado de uma sequência de mutações de múltiplas etapas que levam à transformação da mucosa normal em adenoma e finalmente em carcinoma. Em virtude da localização da submucosa das glândulas anais, os adenomas anais não são aparentes até sofrerem a transformação maligna. As características clínicas do adenocarcinoma anal incluem dor anal, endurecimento do canal anal, massa palpável ou abscesso com drenagem mucosa.

O estadiamento inclui RM e TC pélvicas. Relata-se que o adenocarcinoma que surge em uma fístula anal apresenta três achados característicos na RM: líquido acentuadamente hiperintenso em imagens ponderada em T2, componentes sólidos intensificados e uma fístula entre a massa e o ânus.[50] O tratamento geralmente é com quimiorradiação neoadjuvante seguida de ressecção abdominoperineal para lesões com mais de 2 cm. Pode-se realizar excisão local ampla dos tumores menores, bem diferenciados.

# 54

# Fígado

*Vikas Dudeja, Anthony Ferrantella, Yuman Fong*

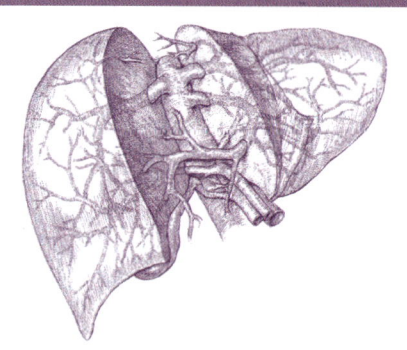

## VISÃO GERAL DO CAPÍTULO

**Perspectiva histórica**
**Anatomia e fisiologia**
    Anatomia
    Funções
    Futuros desenvolvimentos
    Avaliação da função hepática
**Hipertensão portal**
    Definição
    Fisiopatologia
    Avaliação de doença hepática crônica e hipertensão portal
    Hemorragia varicosa
**Doenças infecciosas**
    Abscesso piogênico
    Abscesso amebiano
    Cisto hidático
    Colangite piogênica recorrente
**Neoplasias**
    Neoplasias sólidas benignas
    Neoplasias malignas primárias sólidas
    Tumores metastáticos
    Neoplasias císticas
    Princípios da ressecção hepática
**Hemobilia**
    Causas
    Apresentação clínica
    Exames diagnósticos
    Tratamento e resultados
    Bilhemia
**Hepatite viral e o cirurgião**
    Definição
    Diagnóstico
    Epidemiologia e transmissão
    Patogênese e apresentação clínica
    Prevenção
    Tratamento

## PERSPECTIVA HISTÓRICA

A anatomia da superfície do fígado já havia sido descrita em 2000 a.C. pelos antigos babilônios. Até Hipócrates entendeu e descreveu a gravidade das lesões hepáticas. Em 1654, Francis Glisson foi o primeiro médico a descrever, de maneira acurada, a anatomia específica dos vasos sanguíneos do fígado. Os primórdios da cirurgia hepática foram descritos em avaliações de ressecções rudimentares do fígado, em decorrência de um traumatismo penetrante. O primeiro caso documentado de hepatectomia parcial é creditado a Berta que, em 1716, amputou uma parte do fígado que estava se exteriorizando, em um paciente que infligiu deliberadamente um ferimento penetrante no próprio corpo.

No fim dos anos 1800, foram realizadas as primeiras gastrectomias e colecistectomias na Europa. Naquela época, a cirurgia de fígado era considerada perigosa, se não impossível. Em 1897, Elliot, em seu relato sobre a cirurgia de fígado por traumatismo, disse que o fígado era "tão friável, com tantos vasos, e que é evidente a impossibilidade de se realizar uma sutura, o que faz ser impossível tratar com sucesso grandes lesões do parênquima hepático". Os cirurgiões europeus começaram a experimentar técnicas de cirurgia eletiva de fígado em animais no fim dos anos 1800. O crédito da primeira ressecção eletiva do fígado é uma questão discutível, e muitos cirurgiões foram agraciados com essa atribuição, mas certamente ela ocorreu durante esse período.

O início dos anos 1900 testemunhou pequenos, mas significativos, avanços na cirurgia de fígado. As técnicas para suturar os grandes vasos hepáticos e o uso de cautério para os pequenos vasos foram aplicados e relatados. O avanço mais significativo dessa época foi, provavelmente, a descrição de J. Hogarth Pringle, em 1908, da compressão digital dos vasos do hilo hepático para o controle do sangramento proveniente de lesões traumáticas. A era moderna da cirurgia hepática foi inaugurada com o desenvolvimento de melhor compreensão não apenas da anatomia, mas também da ressecção anatômica do fígado. O crédito da primeira ressecção anatômica do fígado é atribuído, geralmente, a Lortat-Jacob, que realizou uma hepatectomia direita em 1952, na França. Pack, de Nova York, e Quattelbaum, da Geórgia, realizaram cirurgias semelhantes no ano seguinte, e era improvável que tivessem qualquer conhecimento do relato de Lortat-Jacob. As descrições da natureza segmentar da anatomia do fígado de Couinaud, Goldsmith e Woodburne, em 1957, abriram ainda mais as portas, iniciando a era moderna da cirurgia hepática.

Apesar desses avanços, a cirurgia hepática foi marcada por enormes taxas de morbidade e mortalidade operatórias dos anos de 1950 a 1980. Taxas de mortalidade acima de 20% eram comuns e geralmente estavam relacionadas à hemorragia maciça. Muitos cirurgiões opunham-se à realização da cirurgia hepática em vista desses resultados e, compreensivelmente, muitos médicos relutavam em encaminhar os pacientes para hepatectomia. Com a coragem dos pacientes e de seus familiares, aliada à persistência dos cirurgiões, a cirurgia hepática é atualmente realizada de modo seguro. Não é possível apresentar uma lista completa, mas cirurgiões corajosos como Blumgart, Bismuth, Longmire, Fortner, Schwartz, Starzl e Ton merecem ser mencionados.

Os avanços em anestesia, cuidados intensivos, antibióticos e técnicas radiológicas intervencionistas também contribuíram significativamente para a segurança da cirurgia hepática. A hepatectomia total e a hepatectomia parcial de doadores vivos para o transplante são atualmente realizadas de rotina em centros especializados. A hepatectomia é realizada em centros especializados em todo o mundo, para um grande número de indicações, com taxas de mortalidade de 5% ou menos. A hepatectomia em fígados normais é realizada agora, de modo consistente, com taxas de mortalidade de 1 a 2%.

A cirurgia de fígado, de forma aberta ou convencional, é realizada atualmente com segurança, e indicada no tratamento de uma ampla variedade de doenças. Além disso, abordagens minimamente invasivas foram desenvolvidas e estão sendo empregadas atualmente em números significativos de cirurgias hepáticas. Entretanto, a curva de aprendizagem permanece acentuada, e as indicações para essa técnica ainda estão sendo cuidadosamente definidas. O uso da robótica em cirurgia de fígado pode ajudar a diminuir os problemas da curva de aprendizado existentes com a laparoscopia. A técnica robótica facilita a sutura, e as pinças permitem articulações avançadas, que se aproximam muito da cirurgia aberta. Isso permite a realização de maior número de cirurgias de maneira minimamente invasiva, e o papel da robótica na cirurgia hepática está evoluindo rapidamente. As técnicas de termoablação para tratar tumores hepáticos, incluindo a ablação por radiofrequência e por micro-ondas, alcançaram ampla popularidade. Finalmente, foram desenvolvidas e estão em uso técnicas para aumentar mais a segurança da ressecção hepática, como a embolização da veia porta para induzir a hipertrofia pré-operatória do volume de fígado remanescente (VFR).

## ANATOMIA E FISIOLOGIA

### Anatomia

#### Anatomia macroscópica

O conhecimento acurado da anatomia do fígado é um pré-requisito indispensável para a realização de cirurgias de fígado ou da árvore biliar. Durante as últimas décadas, houve maior conhecimento da complexa anatomia hepática, além da simples observação dos pontos anatômicos externos, passível de induzir a erros de interpretação. As contribuições anatômicas de Couinaud (ver adiante) e a descrição da natureza segmentar do fígado devem ser englobadas e estudadas por aqueles que se dedicam ao aprendizado da cirurgia hepática.

*Descrição geral e topografia.* O fígado é um órgão sólido, cuja massa (1.200 a 1.600 g) ocupa principalmente o quadrante superior direito do abdome. A margem costal coincide com a borda inferior do fígado e o diafragma cobre a sua superfície superior. Grande parte do fígado direito e a maior parte do fígado esquerdo são cobertas pela caixa torácica. Na superfície posterior, localiza-se a veia cava inferior (VCI). Uma parte do fígado estende-se para o lado esquerdo do abdome. O fígado é revestido por peritônio, exceto na fossa da vesícula biliar, na porta do fígado (*porta hepatis* – uma fissura transversal por onde entram e saem os vasos, veia porta, artéria hepática e os ductos hepáticos que drenam o fígado), e em sua face posterior, em duas áreas de cada lado da VCI.

Essa região do fígado, à direita da VCI, desprovida de cobertura peritoneal, é chamada de área nua do fígado. A área nua é demarcada pela reflexão do peritônio do diafragma para o fígado, como as lâminas anterior (superior) e posterior (inferior) do ligamento coronário. Essas lâminas encontram-se à direita para formar o ligamento triangular direito e, à esquerda, para formar o ligamento triangular esquerdo. Do centro do ligamento coronário emerge o ligamento falciforme, que se estende anteriormente como uma fina membrana que liga a superfície do fígado ao diafragma, à parede abdominal e ao umbigo.[a]

O ligamento redondo (a veia umbilical obliterada) segue ao longo da margem inferior do ligamento falciforme do umbigo até a fissura umbilical e contém o pedículo portal esquerdo. Nas primeiras descrições da anatomia hepática, o ligamento falciforme, por ser um marcador anatômico bem evidente na superfície do fígado, era utilizado como ponto de referência na divisão dos lobos direito e esquerdo. No entanto, essa descrição é imprecisa e de pouca utilidade para o cirurgião hepatobiliar (ver adiante a anatomia segmentar em detalhes). Seguindo a fissura umbilical, a partir da *porta hepatis*, em direção à veia hepática esquerda e à VCI, encontra-se a fissura do ligamento venoso, que contém o ligamento venoso (ducto venoso obliterado) (Figura 54.1). O sangue arterial hepático e o sangue venoso portal entram no fígado pelo hilo e se ramificam por todos os segmentos do fígado como uma unidade de pedículo portal, que também inclui um ducto biliar. Essas tríades portais são revestidas por uma bainha peritoneal que se invagina no hilo hepático. A drenagem venosa ocorre através das veias hepáticas direita, média (também chamada em português de intermédia) e esquerda que drenam diretamente na VCI supra-hepática.

*Desenvolvimento normal/embriologia.* O desenvolvimento do fígado compartilha um progenitor comum com a árvore biliar e com o pâncreas. Durante a embriogênese, são transmitidos sinais do mesênquima cardíaco e do septo transverso. Começaram a ser elucidadas as moléculas reguladoras desse processo (p. ex., fator de crescimento de fibroblastos, proteína morfogenética óssea, Wnt, fator de crescimento tecidual beta [TGF-β]). O primórdio do fígado começa a se formar na terceira semana de desenvolvimento como um crescimento do epitélio endodérmico, conhecido como divertículo ou broto hepático. A conexão entre o divertículo hepático e o futuro duodeno estreita-se para formar o ducto biliar, e uma evaginação do ducto biliar forma a vesícula biliar e o ducto cístico. As células hepáticas desenvolvem cordões e se misturam com as veias vitelinas e umbilicais para formar os sinusoides hepáticos. Simultaneamente, as células hematopoéticas, as células de Kupffer e o tecido conjuntivo são formados a partir do mesoderma do septo transverso. O mesoderma do septo transverso conecta o fígado à parede abdominal ventral e ao intestino anterior. À medida que o fígado se projeta para dentro da cavidade abdominal, essas estruturas alongam-se em finas membranas que finalmente formam o ligamento falciforme e o omento menor. O mesoderma na superfície do fígado em desenvolvimento diferencia-se em peritônio visceral, com exceção da parte superior, em que é mantido o contato entre o fígado e o mesoderma (futuro diafragma), formando uma área nua, desprovida de peritônio visceral (Figura 54.2).

---
[a]N.R.T. Na face visceral do fígado, existem duas fissuras sagitais, unidas centralmente pela porta do fígado transversal, formando a letra H. A fissura sagital direita é o sulco contínuo formado anteriormente pela fossa da vesícula biliar e posteriormente pelo sulco da veia cava. A fissura umbilical (sagital esquerda) é o sulco contínuo formado anteriormente pela fissura do ligamento redondo e posteriormente pela fissura do ligamento venoso.

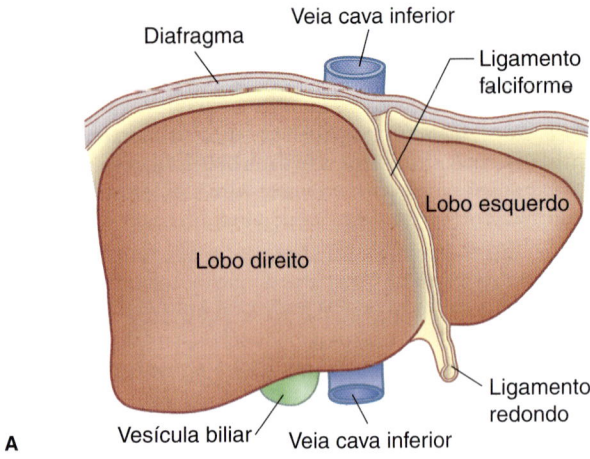

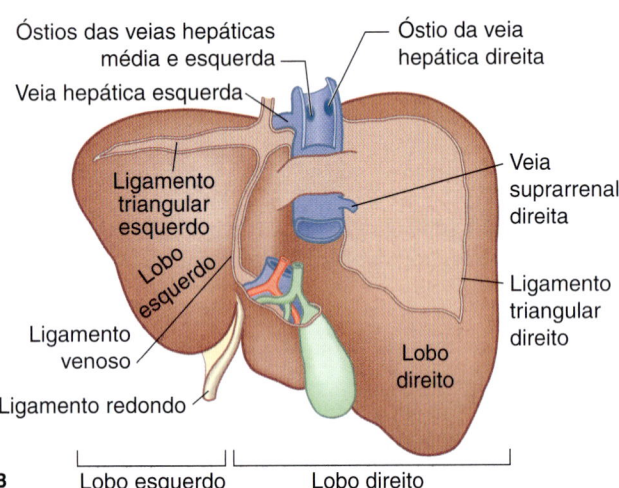

**Figura 54.1** **A.** Historicamente, o fígado era dividido em lobos direito e esquerdo pela marcação externa do ligamento falciforme. Sobre a superfície inferior do ligamento falciforme, o ligamento redondo pode ser visto entrando na fissura umbilical. **B.** A superfície posterior e inferior do fígado é mostrada (face visceral). O fígado envolve a veia cava inferior (VCI) posteriormente em um sulco. Os óstios das três principais veias hepáticas e a veia suprarrenal direita podem ser vistos entrando diretamente na VCI. A área nua, limitada pelos ligamentos triangulares direito e esquerdo, é ilustrada. À esquerda da VCI, encontra-se o lobo caudado, que tem como limite, à esquerda, a fissura contendo o ligamento venoso. O omento menor termina ao longo da borda do ligamento venoso e, assim, o lobo caudado situa-se dentro do omento menor, e o restante do fígado localiza-se no compartimento supracólico. À direita do lobo caudado, existe uma camada de tecido fibroso ligando o lobo direito ao lobo caudado, posteriormente e circundando a VCI. Esse ligamento, chamado de ligamento da veia cava, deve ser seccionado no lado direito, quando o fígado direito é mobilizado e separado da VCI. (De Blumgart LH, Hann LE. Surgical and radiologic anatomy of the liver and biliary tract. In: Blumgart LH, Fong Y, eds. *Surgery of the Liver and Biliary Tract*. London: WB Saunders; 2000:3-34.)

O fígado primitivo tem papel central na circulação fetal. As veias vitelinas transportam o sangue do saco vitelino para o seio venoso e, finalmente, formam uma rede de veias em torno do intestino anterior (futuro duodeno) que drena nos sinusoides hepáticos em desenvolvimento. Essas veias vitelinas acabam por se fundir para formar as veias porta, mesentérica superior e esplênica. O seio venoso, que drena no coração fetal, torna-se o canal hepatocardíaco e, em seguida, as veias hepáticas e a VCI

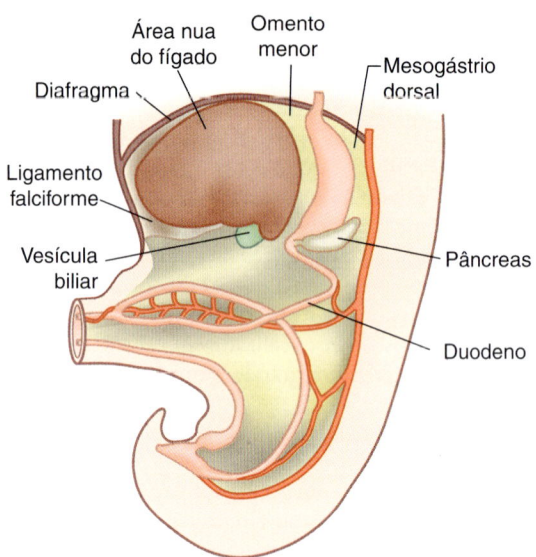

**Figura 54.2** Um embrião de aproximadamente 36 dias é mostrado. As extensões do septo transverso podem ser vistas desenvolvendo-se à medida que o fígado se protrai no interior da cavidade abdominal, alongando-se e formando o omento menor e o ligamento falciforme. O fígado está completamente envolvido pelo peritônio visceral, com exceção de uma porção próxima ao diafragma, conhecida como área nua. (De Sadler TW. *Lagman's medical embriology*. 5th ed. Baltimore: William & Wilkins; 1985.)

retro-hepática. As veias umbilicais que são pareadas desde o início transportam o sangue oxigenado para o feto. Inicialmente, as veias umbilicais drenam nos seios venosos, mas, na quinta semana, começam a drenar nos sinusoides hepáticos. A veia umbilical direita finalmente desaparece, e a veia umbilical esquerda, posteriormente, drenará diretamente no canal hepatocardíaco, desviando-se dos sinusoides hepáticos através do ducto venoso. No fígado adulto, o remanescente da veia umbilical esquerda torna-se o ligamento redondo, que corre no ligamento falciforme dentro da fissura umbilical, e o remanescente do ducto venoso torna-se o ligamento venoso na terminação do omento menor sob a porção esquerda do fígado (Figura 54.3).

O fígado adulto é um sistema complexo de muitos tipos celulares, incluindo hepatócitos, células ductais, células neuroendócrinas, progenitoras hepáticas (conhecidas como células ovais), células mesenquimais miofibroblásticas (conhecidas como células estreladas e miofibroblastos portais), macrófagos residentes (conhecidos como células de Kupffer) e células endoteliais vasculares.

### Anatomia funcional

Historicamente, o fígado era dividido em lobos direito e esquerdo, de acordo com a referência anatômica externa do ligamento falciforme. Essa descrição não apenas era supersimplificada, mas também anatomicamente incorreta em relação ao suprimento sanguíneo para o fígado. Nossa compreensão da anatomia funcional do fígado tornou-se mais sofisticada.

A anatomia funcional do fígado (Figuras 54.4 e 54.5) é composta de oito segmentos, cada um suprido por uma única tríade portal (também chamada de pedículo), composta de uma veia porta, artéria hepática e ducto biliar. Esses segmentos são ainda organizados em quatro setores separados por fissuras contendo as três principais veias hepáticas. Os quatro setores são ainda organizados em lobos direito e esquerdo. Os termos *fígado direito* e *fígado esquerdo* são preferíveis aos termos *lobo direito* e *lobo esquerdo* por

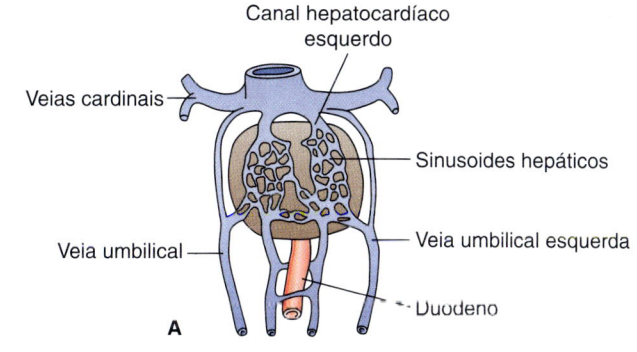
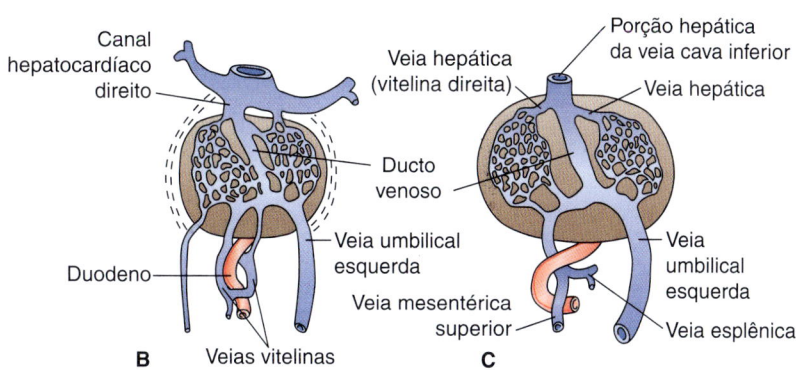

Figura 54.3 **A.** Desenvolvimento das veias umbilicais e vitelinas de um embrião de 5 semanas. Os sinusoides hepáticos desenvolveram-se, e, embora existam canais que se desviam desses sinusoides, as veias vitelinas e umbilicais estão começando a drenar nesses canais. **B.** No segundo mês, as veias vitelinas drenam diretamente nos sinusoides hepáticos. O ducto venoso se formou e recebe sangue oxigenado da veia umbilical esquerda, desvia-se dos sinusoides hepáticos e entra diretamente no canal hepatocardíaco. **C.** No terceiro mês, as veias vitelinas formaram o sistema porta (veias esplênica, mesentérica superior e porta). A veia umbilical direita desapareceu, e a veia umbilical esquerda (futuro ligamento redondo) drena nos sinusoides venosos, desviando-se dos sinusoides hepáticos. Note o desenvolvimento da veia cava inferior e das veias hepáticas. (De Sadler TW. *Langman's medical embryology*. 5th ed. Baltimore: William & Wilkins; 1985.)

não haver qualquer marca externa que permita a identificação do fígado direito e esquerdo. Esse sistema foi originalmente descrito em 1957, por Goldsmith e Woodburne, e por Couinaud. A anatomia funcional é melhor visualizada em imagens em corte transversal (Figura 54.6).

A fissura principal contém a veia hepática média, que segue em direção anteroposterior da fossa da vesícula biliar para o lado esquerdo da veia cava; ela divide o fígado em hemifígados direito e esquerdo. A linha da fissura principal também é conhecida como linha de Cantlie (ver anteriormente). O fígado direito é dividido em setores anteriores (segmentos V e VIII) e posteriores (segmentos VI e VII) pela fissura direita, que contém a veia hepática direita. O pedículo portal direito é composto de artéria hepática direita, veia porta e ducto biliar; ele se divide em pedículos anterior direito e posterior direito, que suprem os segmentos dos setores anterior e posterior, respectivamente.

O fígado esquerdo tem uma fissura visível ao longo de sua superfície inferior, chamada fissura umbilical. O ligamento redondo, contendo o remanescente da veia umbilical, corre no interior dessa fissura. O ligamento falciforme é contíguo à fissura umbilical e ao ligamento redondo. A fissura umbilical não contém uma veia hepática; ela contém o pedículo portal esquerdo, que, por sua vez, contém a veia porta esquerda, a artéria hepática e o ducto biliar. Esse pedículo corre nessa fissura e se ramifica para nutrir o fígado esquerdo. O fígado esquerdo é dividido em setores anteriores (segmentos III e IV) e posterior (segmento II, o único setor composto de um único segmento) pela fissura esquerda.

A fissura esquerda segue posteriormente ao ligamento redondo e contém a veia hepática esquerda.

No hilo hepático, a tríade portal direita segue um pequeno curso extra-hepático de aproximadamente 1 a 1,5 cm, antes de adentrar o parênquima e dividir-se em ramos dos setores anterior e posterior. A tríade portal esquerda, entretanto, segue um longo curso extra-hepático de até 3 a 4 cm e corre em sentido transversal ao longo da base do segmento IV em uma bainha peritoneal que é a extremidade superior do omento menor. Esse tecido conjuntivo é conhecido como placa hilar (Figura 54.7). A continuação da tríade portal esquerda segue em direção anterior e caudal na fissura umbilical e emite ramos para os segmentos II e III e ramos recorrentes para o segmento IV no lado direito.

O lobo caudado (segmento I) é a porção dorsal do fígado. Ele envolve a face anterior da VCI e situa-se posteriormente à tríade portal esquerda, inferiormente, e às veias hepáticas esquerda e média, superiormente. O maior volume do lobo caudado situa-se à esquerda da VCI, mas, inferiormente, ele atravessa entre a VCI e a tríade portal esquerda, onde se funde ao fígado direito (segmentos VI e VII). Essa parte do lobo caudado é conhecida como parte direita ou processo caudado do lobo caudado. A porção esquerda do lobo caudado situa-se na bolsa do omento menor e é coberta anteriormente pelo ligamento gastro-hepático (omento menor) que a separa dos segmentos II e III na porção anterior. O ligamento gastro-hepático une-se ao ligamento venoso (remanescente do seio venoso) ao longo do lado esquerdo da tríade portal esquerda (Figura 54.8).

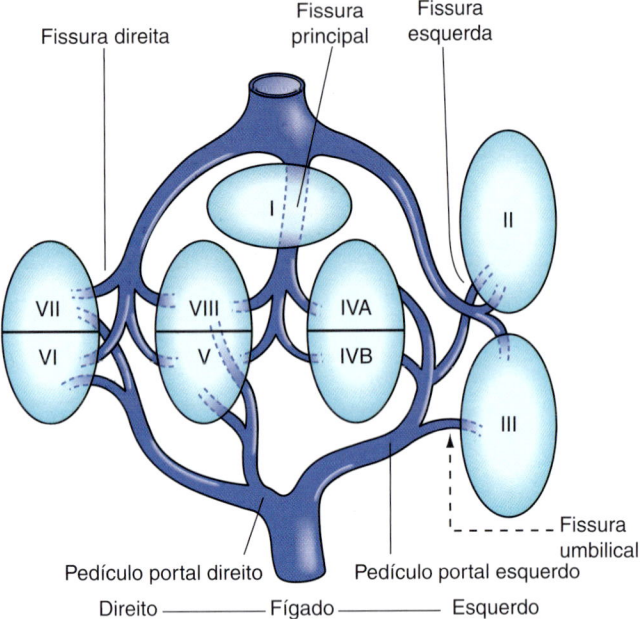

**Figura 54.4** Representação esquemática da anatomia segmentar do fígado. Cada segmento recebe seu próprio pedículo portal (tríade composta pela veia porta, artéria hepática e ducto biliar). Os oito segmentos estão ilustrados, e os quatro setores, divididos pelas três veias hepáticas principais que seguem as fissuras. A fissura umbilical mostrada contém o pedículo portal esquerdo. (De Blumgart LH, Hann LE. Surgical and radiologic anatomy of the liver and biliary tract. In: Blumgart LH, Fong Y, eds. *Surgery of the Liver and Biliary Tract*. London: WB Saunders, 2000:3-34.)

O fluxo vascular e a drenagem biliar para o lobo caudado são provenientes dos pedículos direito e esquerdo. O suprimento venoso portal do lado direito do lobo caudado, o processo caudado, é derivado principalmente da veia porta direita ou da bifurcação da veia porta principal. O fluxo venoso portal da porção esquerda do lobo caudado é derivado da veia porta esquerda. O suprimento arterial e a drenagem biliar da porção direita geralmente vêm através do pedículo posterior direito, enquanto o da porção esquerda vem através do pedículo esquerdo. A drenagem venosa hepática do lobo caudado é única, pois várias pequenas veias posteriores drenam diretamente na VCI.

A borda posterior do lado esquerdo do lobo caudado termina como um componente fibroso que se une ao pilar direito do diafragma e também segue posteriormente, envolvendo a VCI e inscrindo-se no segmento VII do fígado direito. Em até 50% das pessoas, esse componente fibroso é composto, de forma parcial ou completa, de parênquima hepático. Assim, o tecido hepático pode envolver completamente a VCI. Essa estrutura é conhecida como ligamento da veia cava, e sua identificação é importante ao mobilizar o fígado direito ou o lobo caudado para separá-los da veia cava.

O desenvolvimento embriológico anômalo do fígado raramente é encontrado. A ausência completa do fígado esquerdo já foi relatada. Foi descrita uma língua de tecido que se estende inferiormente para além do fígado direito (lobo de Riedel). Foram observados raros casos de fígado supradiafragmático, na ausência de um saco herniário.

*Veia porta.* A veia porta fornece aproximadamente 75% do fluxo sanguíneo que vai para o fígado. Apesar de ser um fluxo sanguíneo que já passou pelos capilares dos órgãos do sistema digestivo, e em grande parte ser desoxigenado, fornece de 50 a 70% do oxigênio necessário ao fígado devido ao seu alto fluxo. A ausência de válvulas no sistema venoso portal proporciona um sistema que pode acomodar um alto fluxo a baixa pressão. Isso também permite a medição da pressão venosa portal em qualquer ponto ao longo do sistema.

A veia porta forma-se atrás do colo do pâncreas, na confluência das veias mesentérica superior e esplênica. O comprimento da veia porta principal varia de 5,5 a 8 cm, e seu diâmetro, em geral, é de aproximadamente 1 cm. Cranialmente à sua formação, atrás do colo do pâncreas, a veia porta segue atrás da primeira porção do duodeno e no ligamento hepatoduodenal, onde segue na margem direita do omento menor, em geral atrás do ducto biliar comum (ducto colédoco) e da artéria hepática própria. A veia gástrica esquerda (veia coronária), pode drenar na veia porta, na veia esplênica ou na junção de ambas.

A veia porta, que é a única veia com tributárias e ramos, divide-se em ramos principais direito e esquerdo no hilo hepático. O ramo esquerdo da veia porta segue transversalmente ao longo da base do segmento IV e dentro da fissura umbilical, em que emite ramos para os segmentos II e III e emite ramos para o segmento IV. A veia porta esquerda também emite ramos de sua parede posterior para o lado esquerdo do lobo caudado. A veia porta direita segue um pequeno curso extra-hepático; normalmente, ela entra no parênquima

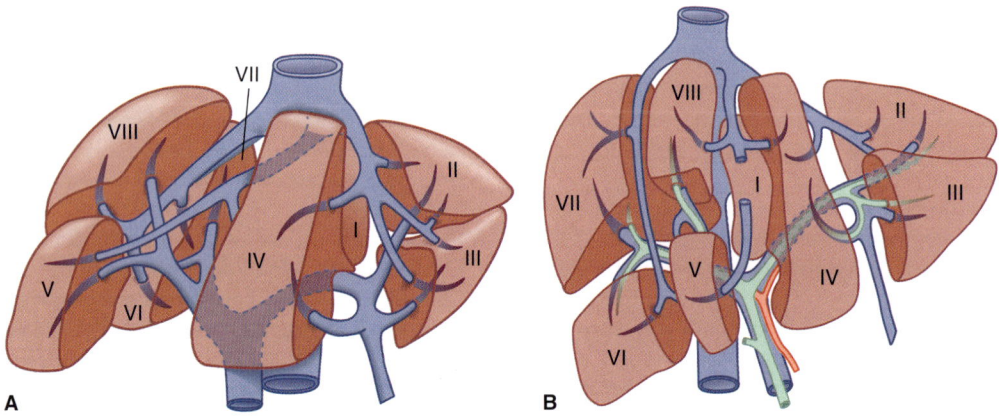

**Figura 54.5** Anatomia segmentar do fígado. **A.** Como é vista na laparotomia em posição anatômica **B.** Na posição *ex vivo*. (De Blumgart LH, Hann LE. Surgical and radiologic anatomy of the liver and biliary tract. In: Blumgart LH, Fong Y, eds. *Surgery of the Liver and Biliary Tract*. London: WB Saunders; 2000:3-34.)

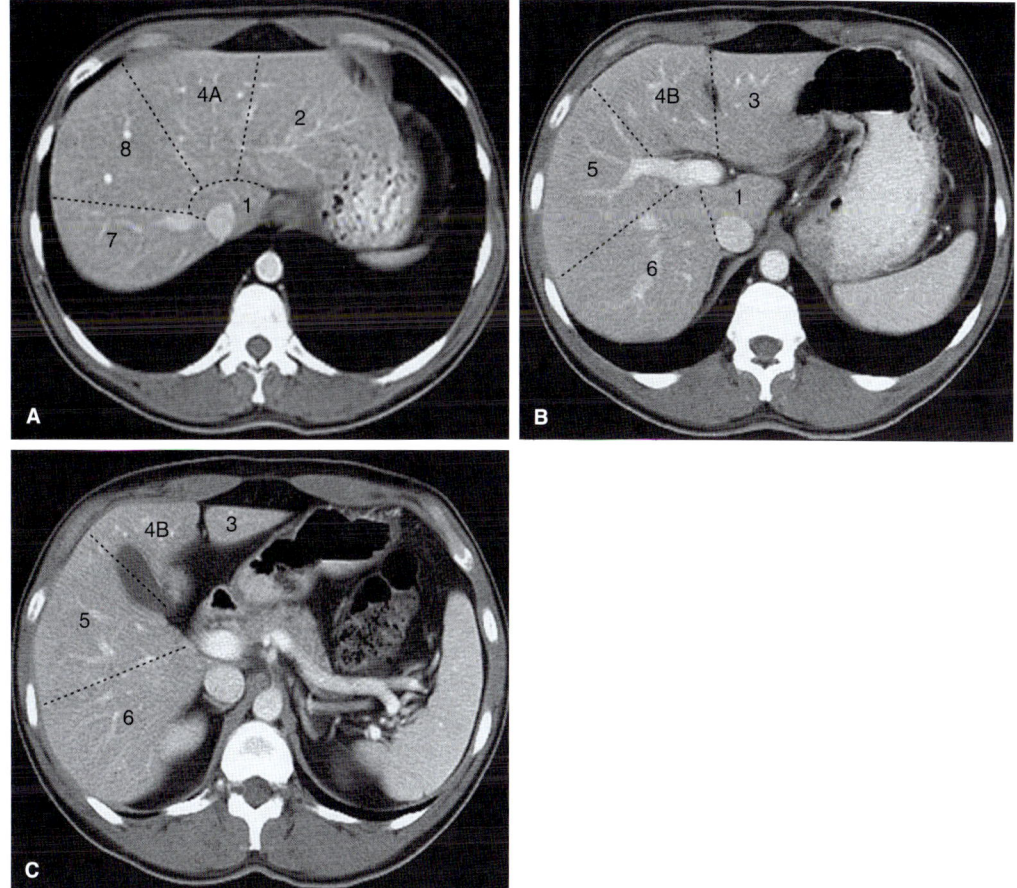

**Figura 54.6** Anatomia segmentar do fígado é demonstrada em três níveis nas imagens de tomografia computadorizada com contraste. **A.** No nível das veias hepáticas, o lobo caudado (segmento 1) é visto posteriormente envolvendo a veia cava. O segmento 2 é separado do segmento 4A pela veia hepática esquerda. O segmento 4A é separado do segmento 8 pela veia hepática média, e o segmento 8 é separado do segmento 7 pela veia hepática direita. **B.** No nível da bifurcação da veia porta, o segmento 3 é visível, pois pende inferiormente em sua posição anatômica, e é separado do segmento 4B pela fissura umbilical. Note que o segmento 2 não é visível nesse nível. Ramos terminais da veia hepática média separam o segmento 4B do segmento 5, e ramos terminais da veia hepática direita separam o segmento 5 do segmento 6. Note que os segmentos 4A, 8, e 7 não são visíveis nesse nível. O segmento 1 é visto posterior à veia porta e envolvendo a veia cava. **C.** Abaixo da bifurcação portal, podem ser vistas as partes inferiores dos segmentos 3 e 4B. Os ramos terminais da veia hepática média e a vesícula biliar marcam a separação do segmento 4B do segmento 5. Os segmentos 5 e 6 são separados pelos ramos distais da veia hepática direita. Note como o fígado direito situa-se bem inferior em relação ao fígado esquerdo.

hepático, em que se divide em ramos setoriais anterior e posterior. Esses ramos setoriais podem eventualmente ser extra-hepáticos e sair diretamente da veia porta principal antes de sua bifurcação. Normalmente, há um pequeno ramo para o processo caudado da veia porta principal direita, ou na bifurcação da veia porta direita, que sai posteriormente para suprir essa porção do fígado (Figura 54.9).

Existem várias conexões entre os sistemas venosos sistêmico e portal. Sob condições de aumento da pressão venosa portal, essas conexões portossistêmicas podem aumentar o fluxo em veias colaterais. Esse conceito é revisto em mais detalhes adiante neste capítulo, mas as localizações das colaterais portossistêmicas mais significativos são as seguintes: as veias submucosas da porção proximal do estômago e da porção distal do esôfago recebem o fluxo portal das veias gástricas curtas e da veia gástrica esquerda, podendo resultar em varizes com potencial para hemorragia; as veias umbilicais e da parede abdominal recanalizam-se a partir do fluxo através da veia umbilical no ligamento redondo, resultando na chamada cabeça de Medusa; o plexo hemorroidário superior recebe o fluxo portal das tributárias da veia mesentérica inferior e pode formar hemorroidas volumosas; e outras comunicações retroperitoneais produzem vasos colaterais que podem acarretar risco em cirurgia abdominal.

A anatomia da veia porta e de seus ramos é relativamente constante e apresenta menos variações que a dos sistemas arteriais e dos ductos biliares hepáticos. A configuração padrão, em que a veia porta principal divide-se em ramos esquerdo e direito, e a veia porta direita então se divide em veia porta anterior e posterior direita, é encontrada em até 70% dos indivíduos. A variante mais comum dessa configuração é a chamada "trifurcação da veia porta", em que a veia porta principal divide-se em três ramos: veia porta esquerda, veia porta anterior direita e veia porta posterior direita. A segunda variante mais comum é a veia porta posterior direita se originar como o primeiro ramo da veia porta. Essa variação também pode ser considerada como a veia porta anterior direita surgindo da veia porta esquerda. Essas duas variações são responsáveis pela maior parte das variações da chamada anatomia normal. A veia porta raramente é encontrada em posição anterior ao colo do pâncreas e ao duodeno. A entrada da veia porta diretamente na veia cava já foi descrita. Muito raramente, uma veia pulmonar pode desembocar na veia porta. Finalmente, pode haver ausência congênita do ramo esquerdo da veia porta. Nessa situação, o ramo direito segue através do fígado direito e curva-se perifericamente para suprir o fígado esquerdo, ou a veia setorial anterior direita pode ter origem na veia porta esquerda.

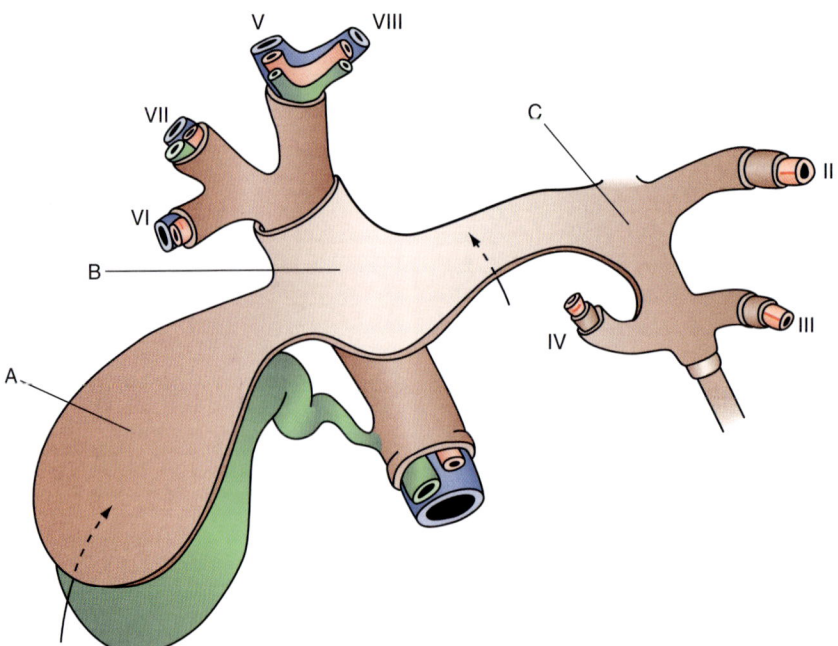

**Figura 54.7** O sistema de placas. **A.** A placa cística entre a vesícula biliar e o fígado. **B.** A placa hilar na confluência biliar na base do segmento IV. **C.** A placa umbilical acima da porção umbilical da veia porta. São mostrados o plano de dissecção da placa cística para colecistectomia e a placa hilar para exposição da confluência do ducto hepático comum e o ducto hepático principal esquerdo (*setas*). (De Blumgart LH, Hann LE: Surgical and radiologic anatomy of the liver and biliary tract. In: Blumgart LH, Fong Y, eds. *Surgery of the liver and biliary tract*. London: WB Saunders; 2000:3-34.)

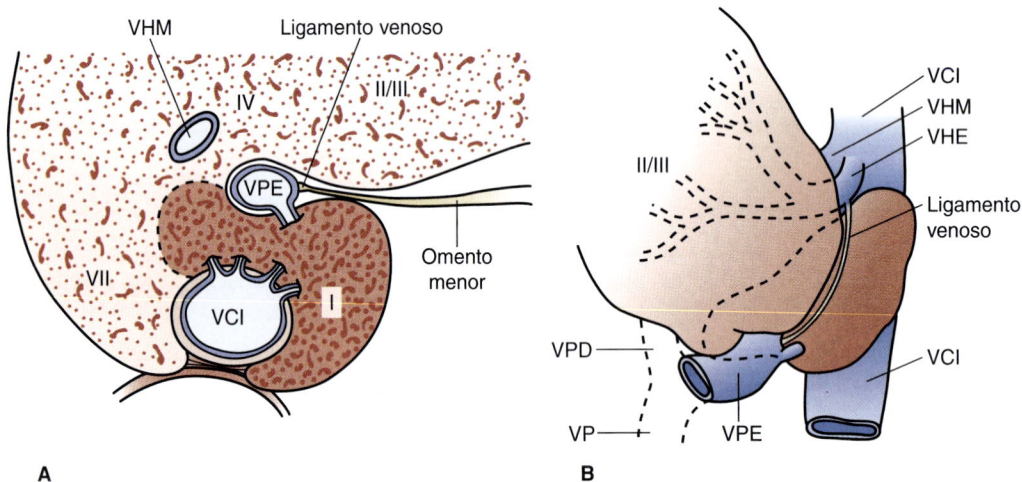

**Figura 54.8** A anatomia do lobo caudado (segmento I). **A.** Vista em corte transversal, a maior parte do lobo caudado está à esquerda da veia cava inferior (*VCI*) e situa-se posterior ao omento menor, que separa o caudado dos segmentos II e III. A terminação do omento menor no ligamento venoso é mostrada. O lobo caudado atravessa para a direita, insinuando-se entre a VCI e a veia porta esquerda (*VPE*), onde ele se insere no fígado direito. Note a proximidade da veia hepática média (*VHM*) com essas estruturas. **B.** Segmentos II e III foram girados para a direita do paciente, expondo o lado esquerdo do lobo caudado. *VHE*, veia hepática esquerda; *VP*, veia porta; *VPD*, veia porta direita. (De Blumgart LH, Hann LE. Surgical and radiologic anatomy of the liver and biliary tract. In: Blumgart LH, Fong Y, eds. *Surgery of the liver and biliary tract*. London: WB Saunders; 2000:3-34.)

*Artéria hepática.* A artéria hepática, que representa o fluxo arterial sistêmico oxigenado, fornece aproximadamente 25% do fluxo sanguíneo hepático e cerca de 30 a 50% de sua oxigenação. A descrição anatômica padrão do suprimento arterial para o fígado e para a árvore biliar está presente em apenas cerca de 60% das vezes (Figura 54.10). O tronco celíaco origina-se diretamente da aorta, exatamente abaixo do hiato aórtico do diafragma e emite três ramos – a artéria esplênica, a artéria gástrica esquerda e a artéria hepática comum. A artéria hepática comum passa à frente e para a direita ao longo da borda superior do pâncreas e segue ao longo do lado direito do omento menor, onde ascende em direção ao hilo hepático, situando-se anteriormente à veia porta e à esquerda do ducto biliar. No ponto em que a artéria hepática comum começa a seguir para cima em direção ao hilo hepático, ela emite a artéria gastroduodenal, seguida pela artéria supraduodenal e pela artéria gástrica direita. A artéria hepática comum, após a origem da

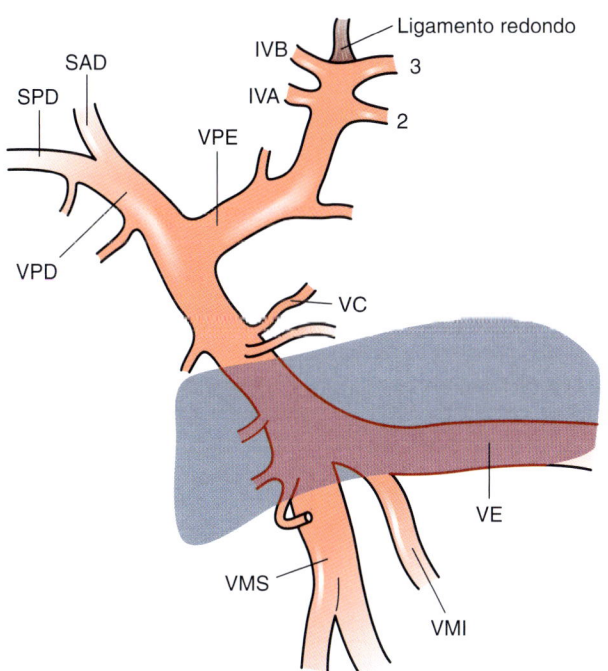

**Figura 54.9** Anatomia da veia porta. A veia mesentérica superior (*VMS*) une-se à veia esplênica (*VE*) posterior ao colo do pâncreas (*área sombreada*) para formar a veia porta. Note a entrada da veia mesentérica inferior (*VMI*) na veia esplênica, a forma anatômica mais comum. Em seu curso superior na borda do omento menor, posterior ao ducto biliar comum e à artéria hepática, a veia porta recebe a veia coronária (*VC*). No hilo hepático, a veia porta bifurca-se em uma veia porta direita (*VPD*), mais calibrosa, e em uma veia porta esquerda (*VPE*). A VPE segue transversalmente na base do segmento IV e entra na fissura umbilical para suprir os segmentos do fígado esquerdo. Imediatamente antes da fissura umbilical, a VPE geralmente emite um ramo de tamanho considerável para o lobo caudado. A VPD entra no parênquima do fígado e divide-se em ramos setorial anterior direito (*SAD*) e setorial posterior direito (*SPD*). Ela também emite um ramo posterior para o lado direito do lobo caudado – processo caudado. (De Blumgart LH, Hann LE. Surgical and radiologic anatomy of the liver and biliary tract. In: Blumgart LH, Fong Y, eds. *Surgery of the liver and biliary tract*. London: WB Saunders; 2000:3-34.)

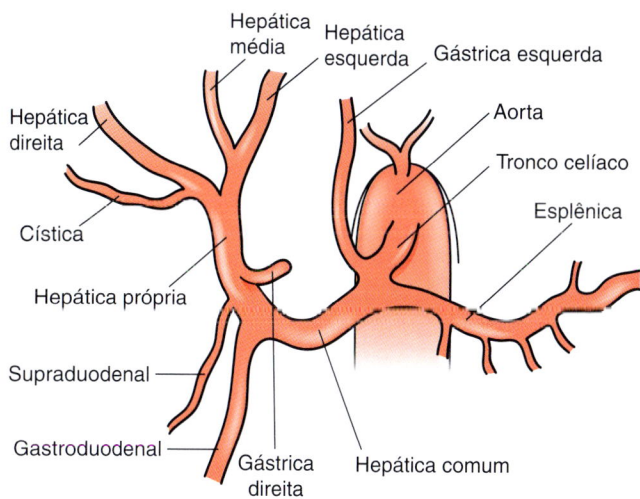

**Figura 54.10** A anatomia mais comum do tronco celíaco e sistema arterial hepático é demonstrada. O tronco celíaco, exatamente abaixo do hiato diafragmático, trifurca-se em artérias esplênica, gástrica esquerda e hepática comum. A artéria hepática comum dirige-se para a direita e volta-se superiormente na direção ao hilo. No ponto dessa volta, a artéria gastroduodenal tem origem da artéria hepática comum, e essa passa a ser chamada hepática própria. A artéria hepática própria emite as artérias hepáticas direita e esquerda no hilo. Note a artéria hepática média originando-se da artéria hepática esquerda, que segue para suprir o segmento IV. A artéria cística normalmente tem origem na artéria hepática direita dentro do trígono cisto-hepático (de Calot). (De Blumgart LH, Hann LE. Surgical and radiologic anatomy of the liver and biliary tract. In: Blumgart LH, Fong Y, eds. *Surgery of the liver and biliary tract*. London: WB Saunders; 2000:3-34.)

artéria gastroduodenal, é chamada de artéria hepática própria; ela se divide em artérias hepáticas direita e esquerda no hilo. A artéria hepática esquerda segue verticalmente pela fissura umbilical para suprir os segmentos II, III e IV. A artéria hepática esquerda geralmente também emite um ramo, a artéria hepática média, que segue para o lado direito da fissura umbilical e supre o segmento IV. A artéria hepática direita segue normalmente em direção posterior ao ducto hepático comum e penetra no trígono cisto-hepático (de Calot), limitada pelos ductos cístico e hepático comum e pela borda do fígado, em que ela emite a artéria cística para suprir a vesícula biliar e então continua adentrando no parênquima hepático direito.

Ao contrário da anatomia da veia porta, a anatomia da artéria hepática é extraordinariamente variável (Figura 54.11). Um vaso acessório é descrito como uma origem aberrante de um ramo, estando presente também o padrão normal de ramificação. Assim, a região é vascularizada por um vaso a mais, um vaso acessório. Um vaso substituto é descrito como tendo uma origem aberrante, sem o ramo anatômico padrão presente. A região é vascularizada somente pelo ramo substituto. A artéria hepática origina-se normalmente do tronco celíaco. Entretanto, os ramos ou todo o sistema arterial hepático podem se originar da artéria mesentérica superior. As artérias hepáticas direita e esquerda podem também se originar separadamente do tronco celíaco. A artéria hepática direita substituta ou acessória se originando da artéria mesentérica superior está presente em cerca de 11 a 21% das vezes. Os vasos hepáticos, quando têm origem na artéria mesentérica superior, seguem por trás da cabeça do pâncreas, posteriormente à veia porta, no espaço portocaval. Isso é evidente nas imagens em corte transversal, assim como durante exploração cirúrgica, sentindo-se a pulsação da artéria hepática na margem lateral e posterior do ligamento hepatoduodenal, atrás da veia porta e do ducto biliar. A artéria hepática direita, em seu padrão usual de ramificação, geralmente passa posterior à via biliar, mas também pode cursar anteriormente ao ducto hepático comum. Uma artéria hepática esquerda substituta ou acessória está presente em aproximadamente 3,8 a 10% das vezes, ela se origina da artéria gástrica esquerda e segue no omento menor em direção à fissura umbilical. Outras variações importantes incluem a origem da artéria gastroduodenal, se originando da artéria hepática direita e, ocasionalmente, duplicada. A anatomia da artéria cística também é variável; o conhecimento dessas variações é de especial importância na realização de colecistectomia (Figura 54.12). Uma artéria cística acessória pode se originar em qualquer parte da artéria hepática comum ou da artéria gastroduodenal, situando-se anteriormente ao ducto biliar. Uma única artéria cística pode se originar em qualquer parte da artéria hepática própria, ou da artéria gastroduodenal, ou diretamente do tronco celíaco. Essas variantes das artérias císticas podem seguir anteriormente ao ducto biliar e não necessariamente estão presentes no trígono cisto-hepático (de Calot). Todas essas variações na anatomia arterial hepática têm uma óbvia importância durante a ressecção hepática, na colecistectomia, nos procedimentos radiológicos intervencionistas e na colocação de bomba de infusão de quimioterápicos na artéria hepática.

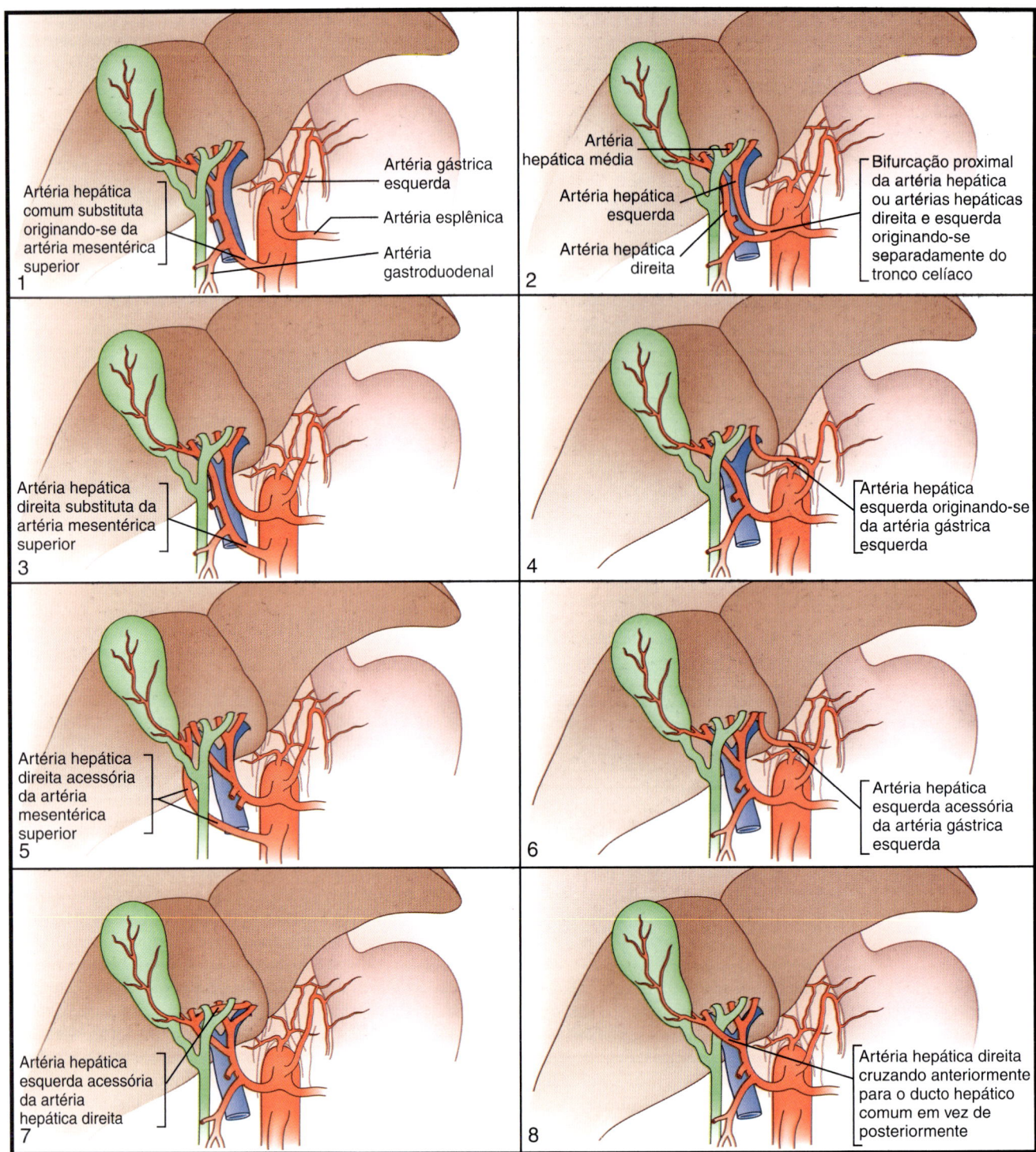

**Figura 54.11** As variações anatômicas da artéria hepática. A artéria hepática comum pode se originar da artéria mesentérica superior em vez do tronco celíaco. Uma artéria hepática direita substituta ou acessória origina-se da artéria mesentérica superior e transita posteriormente à cabeça do pâncreas, à direita da veia porta e atrás do ducto biliar comum dentro do hilo. Uma artéria hepática esquerda substituta ou acessória origina-se da artéria gástrica esquerda e segue através do omento menor na fissura umbilical. (De Netter FH. Netter anatomy collection. www.netterimages.com. ©Elsevier Inc. Todos os direitos reservados.)

**Veias hepáticas.** As três principais veias hepáticas drenam da superfície posterossuperior do fígado diretamente na VCI (Figuras 54.4 a 54.6). A veia hepática direita segue na fissura direita entre os setores anteriores e posteriores do fígado direito e drena a maior parte do fígado direito após um breve curso (1 cm) extra-hepático no lado direito da VCI. Normalmente, as veias hepáticas esquerda e média unem-se dentro do parênquima hepático e entram no lado esquerdo da VCI como um único vaso, embora possam drenar separadamente. A veia hepática esquerda segue na fissura esquerda entre os segmentos II e III e drena os segmentos II e III; a veia hepática média segue na fissura portal entre o segmento IV e o setor anterior do fígado direito, composto dos

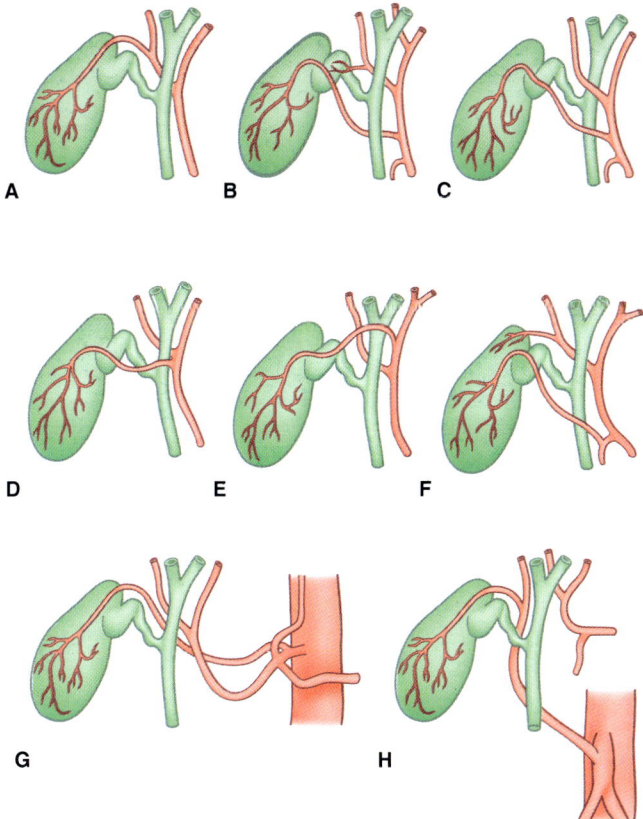

**Figura 54.12** Variações na anatomia da artéria cística. **A.** Anatomia mais comum. **B.** Artéria cística dupla, uma originada da artéria hepática própria. **C.** Origem da artéria hepática própria e cursando anteriormente ao ducto biliar. **D.** Originando-se da artéria hepática direita e seguindo anteriormente ao ducto biliar. **E.** Originando-se da artéria hepática esquerda e seguindo anteriormente ao ducto biliar. **F.** Originando-se da artéria gastroduodenal. **G.** Originando-se do tronco celíaco. **H.** Originando-se de uma artéria hepática direita substituta. (De Blumgart LH, Hann LE. Surgical and radiologic anatomy of the liver and biliary tract. In: Blumgart LH, Fong Y, eds. *Surgery of the liver and biliary tract*. London: WB Saunders; 2000:3-34.)

segmentos V e VIII, e drena o segmento IV e parte do setor anterior do fígado direito. A veia umbilical obliterada segue sob o ligamento falciforme, entre as veias esquerda e média, e normalmente drena na veia hepática esquerda. Vários ramos venosos pequenos posteriores do setor posterior direito e do lobo caudado drenam diretamente na VCI. Uma veia hepática direita acessória mais calibrosa geralmente é encontrada inferiormente. Muitas vezes, há também uma tributária venosa a partir do lobo caudado que drena superiormente na veia hepática esquerda.

**Sistema biliar.** Os ductos biliares intra-hepáticos são as porções terminais dos ductos hepáticos direito e esquerdo, que entram na cápsula fibrosa perivascular (de Glisson) no hilo, junto com ramos da veia porta e da artéria hepática, formando a cobertura peritoneal da tríade portal, também conhecida como pedículos portais. Ao longo desses pedículos portais intra-hepáticos, os ramos biliares geralmente se localizam superiormente à veia porta, enquanto os ramos arteriais hepáticos seguem inferiormente. O ducto hepático esquerdo drena os segmentos II, III e IV, que constituem o fígado esquerdo. Os ramos biliares intra-hepáticos do fígado esquerdo unem-se para formar o ducto principal esquerdo na base da fissura umbilical, onde o ducto hepático esquerdo segue transversalmente através da base do segmento IV para se unir no hilo ao ducto hepático direito. Em sua porção transversal, o ducto hepático esquerdo recebe a drenagem de um a três pequenos ramos do segmento IV. O ducto hepático direito drena o fígado direito e é formado pela união dos ductos do setor anterior (que drena os segmentos V e VIII) e do setor posterior (que drena os segmentos VI e VII). O ducto posterior direito segue em direção horizontal e posterior, enquanto o ducto anterior segue verticalmente. O ducto hepático direito principal bifurca-se exatamente acima da veia porta direita. O ducto hepático direito é curto, e se une ao ducto hepático esquerdo que é mais longo, para formar uma confluência anterior à veia porta direita, constituindo o ducto hepático comum. O lobo caudado (segmento I) tem sua própria drenagem biliar, que normalmente ocorre através dos sistemas direito e esquerdo. Entretanto, em até 15% dos indivíduos, a drenagem ocorre apenas através do sistema esquerdo e, em 5%, ocorre apenas através do sistema direito.

O ducto hepático comum se direciona inferiormente. Abaixo do ponto de saída do ducto cístico, ele é referido como ducto biliar comum (ducto colédoco). O colédoco geralmente tem 10 a 15 cm de comprimento e até 6 mm de diâmetro; ele segue ao longo do lado direito do ligamento hepatoduodenal (margem livre do omento menor) à direita da artéria hepática e anteriormente à veia porta. Continua-se inferiormente por trás da primeira porção do duodeno e na cabeça do pâncreas em direção inferior e ligeiramente à direita. O colédoco intrapancreático une-se ao ducto pancreático principal (de Wirsung), com ou sem um canal comum, para formar a ampola hepatopancreática (de Vater), que se abre na segunda porção do duodeno, na papila maior do duodeno. Na junção coledocoduodenal, um complexo muscular, conhecido como esfíncter de Oddi, regula o fluxo biliar e impede o refluxo dos conteúdos duodenais para o interior da árvore biliar. Há três partes importantes nesse esfíncter: (1) o esfíncter do colédoco, que é um músculo circular que regula o fluxo biliar e o enchimento da vesícula biliar; (2) o esfíncter pancreático, presente em graus variáveis, que circunda o ducto pancreático intraduodenal; e (3) o esfíncter da ampola que é constituído de um músculo longitudinal, que impede o refluxo duodenal.

A vesícula biliar é um reservatório biliar situado sob a superfície inferior dos segmentos IV e V do fígado, produzindo uma impressão na superfície hepática, a fossa da vesícula biliar. Uma camada peritoneal cobre a maior parte da vesícula biliar, com exceção da porção aderida ao fígado. Nesse ponto, a vesícula biliar adere ao fígado por meio de uma camada de tecido conjuntivo fibroso conhecida como placa cística, uma extensão da placa hilar (Figura 54.7). O tamanho da vesícula biliar é variável, mas, em geral, seu comprimento é de cerca de 10 cm e sua largura, de 3 a 5 cm; é composta de fundo, corpo, infundíbulo e colo, que finalmente drena no ducto cístico. O fundo, em geral, se projeta ligeiramente além da borda do fígado anteriormente, quando a vesícula se dobra sobre si mesma, o que é descrito na língua inglesa como vesícula em "barrete frígio". Continuando na direção do ducto biliar, normalmente, o corpo da vesícula biliar localiza-se proximo à segunda porção do duodeno e do cólon transverso. O infundíbulo (ou bolsa de Hartmann) inclina-se para a frente ao longo da margem livre do omento menor e pode dobrar-se cobrindo o ducto cístico. A porção da vesícula biliar entre o infundíbulo e o ducto cístico é referida como colo. O comprimento do ducto cístico é variável, assim como seu curso e inserção na árvore biliar principal. A primeira porção do ducto cístico geralmente é tortuosa e contém duplicações mucosas conhecidas como válvulas espirais de Heister, que regulam o enchimento e o esvaziamento da vesícula biliar. O ducto cístico geralmente se une ao ducto hepático comum para formar o ducto colédoco.

O conhecimento das múltiplas e frequentes variações na anatomia da árvore biliar é absolutamente essencial para a realização de procedimentos hepatobiliares. As anomalias da confluência ductal hepática são comuns e estão presentes em aproximadamente um terço dos pacientes. As anomalias mais comuns da confluência biliar envolvem variações na inserção dos ductos setoriais direitos. Geralmente, do ducto posterior. A confluência pode ser uma trifurcação do ducto anterior direito, posterior direito e ducto hepático esquerdo. Tanto o posterior direito quanto o anterior direito podem drenar no ducto hepático esquerdo, no ducto hepático comum, no ducto cístico ou, raramente, na vesícula biliar (Figura 54.13).

As anomalias da vesícula biliar são raras. Foram descritos: agenesia da vesícula biliar, vesícula biliar bilobada com um ou dois ductos, septações e divertículo congênito da vesícula biliar. As anomalias de sua posição são mais comuns; dentre estas estão a posição intra-hepática e, raramente, a localização no lado esquerdo do fígado; a vesícula biliar também pode ter um longo mesentério que pode predispô-la à torção.

A posição e a entrada do ducto cístico no sistema ductal principal também são variáveis. Já foram relatados ductos císticos duplicados drenando a vesícula biliar para o colédoco e para ramos dos ductos hepáticos. Em geral, o ducto cístico une-se ao ducto hepático comum em um ângulo; mas pode seguir paralelamente e se juntar mais distalmente e, nessa última situação, o ducto cístico pode se fundir ao ducto hepático por um tecido conjuntivo, ao longo do seu curso paralelo. O ducto cístico também pode seguir um curso espiral anterior ou posterior e entrar no lado esquerdo do ducto hepático comum. Finalmente, o ducto cístico pode ser muito curto, ou mesmo ausente (Figura 54.14).

A vascularização dos ductos biliares na parte supraduodenal e infra-hilar é predominantemente suprida por dois vasos axiais que, na analogia de um relógio, seguem na posição de 3 e 9 horas. Esses vasos são derivados das artérias pancreaticoduodenal superior, hepática direita, cística, gastroduodenal e retroduodenal. Estima-se que apenas 2% do suprimento arterial para essa parte do ducto biliar seja segmentar e surja diretamente da artéria hepática própria. O ducto hepático comum, junto à sua bifurcação no hilo, obtém seu suprimento arterial de uma rica rede de múltiplos pequenos de vasos ao redor. Da mesma maneira, a parte retropancreática da via biliar obtém seu suprimento arterial da artéria retroduodenal,

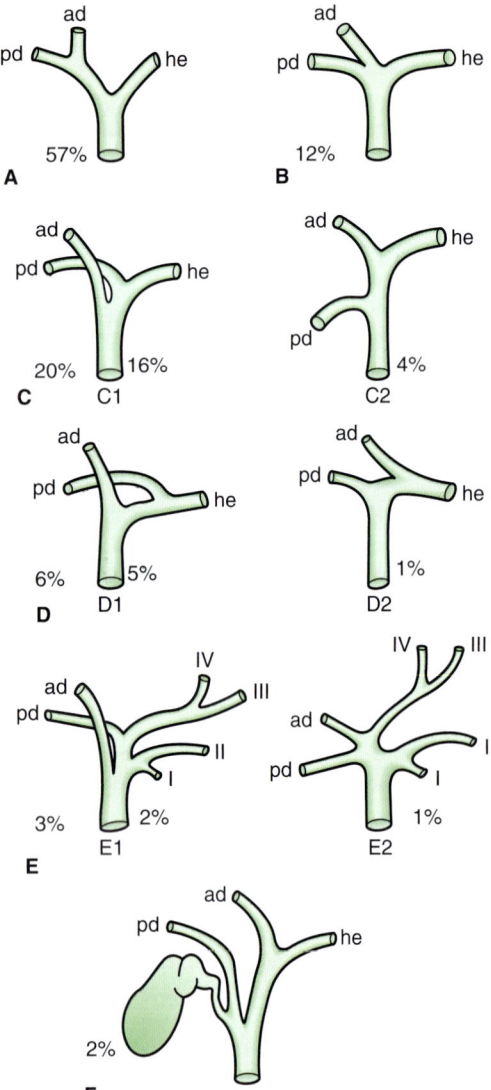

**Figura 54.13** Variações da confluência do ducto hepático. **A.** Anatomia mais comum. **B.** Trifurcação na confluência. **C.** Ambos os ductos setoriais direitos drenam no ducto hepático comum. **D.** Ambos os ductos setoriais direitos drenam no ducto hepático esquerdo. **E.** Ausência de uma confluência do ducto hepático. **F.** Ausência do ducto hepático direito e drenagem do ducto posterior direito no ducto cístico. (De Blumgart LH, Hann LE. Surgical and radiologic anatomy of the liver and biliary tract. In: Blumgart LH, Fong Y, eds. *Surgery of the liver and biliary tract*. London: WB Saunders; 2000:3-34.)

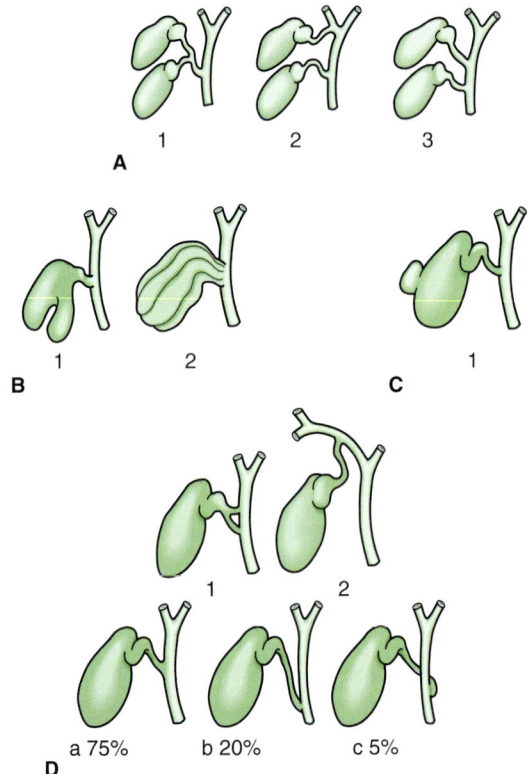

**Figura 54.14** Variações na anatomia da vesícula biliar e ducto cístico. **A.** Vesícula biliar bilobada. **B.** Septações da vesícula biliar. **C.** Divertículo da vesícula biliar. **D.** Variações na anatomia do ducto cístico. Os três tipos de união do ducto cístico e ducto hepático comum estão ilustrados. (De Blumgart LH, Hann LE. Surgical and radiologic anatomy of the liver and biliary tract. In: Blumgart LH, Fong Y, eds. *Surgery of the liver and biliary tract*. London: WB Saunders; 2000:3-34.)

que proporciona uma rica rede vascular (Figura 54.15). A drenagem venosa do ducto biliar situa-se paralela ao suprimento arterial e drena no sistema venoso portal. A drenagem venosa da vesícula segue junto às veias que drenam o ducto biliar e não flui diretamente para a veia porta.

**Nervos.** A inervação do fígado e do trato biliar ocorre por meio de fibras simpáticas que se originam no nível das vértebras T7 a T10, e por meio de fibras parassimpáticas de ambos os nervos vagos. As fibras simpáticas passam através dos gânglios celíacos, antes de emitir fibras pós-ganglionares para o fígado e para os ductos biliares. Os gânglios celíacos do lado direito e o nervo vago direito formam um plexo de nervos hepáticos anteriores que seguem ao longo da artéria hepática. Os gânglios celíacos do lado esquerdo e o nervo vago esquerdo formam um plexo hepático posterior que segue posteriormente ao ducto biliar e à veia porta. As artérias hepáticas são supridas pelas fibras simpáticas, enquanto a vesícula biliar e os ductos biliares extra-hepáticos recebem a inervação das fibras simpáticas e parassimpáticas. O significado clínico dessa inervação ainda não é bem conhecido. A distensão aguda do fígado e, portanto, da cápsula hepática, pode resultar em dor no quadrante superior direito, que pode ser refletida no ombro direito, por meio da inervação do peritônio diafragmático pelo nervo frênico.

**Vasos linfáticos.** A maior parte da drenagem linfática do fígado é para o ligamento hepatoduodenal. Desse ponto, a drenagem linfática normalmente continua ao longo da artéria hepática para os linfonodos celíacos, e então para a cisterna do quilo. A drenagem linfática também pode seguir as veias hepáticas para os linfonodos da área da VCI supra-hepática e através do hiato diafragmático.

Geralmente, a drenagem linfática da vesícula biliar e da maior parte do trato biliar extra-hepático é realizada para os linfonodos do ligamento hepatoduodenal. Essa drenagem pode seguir ao longo da artéria hepática para os linfonodos celíacos, podendo também fluir para os linfonodos atrás da cabeça do pâncreas ou para dentro do sulco aortocaval.

### Anatomia microscópica

*Unidade funcional do fígado.* A organização do parênquima hepático em unidades funcionais microscópicas é descrita de várias maneiras, sendo referida como ácino ou lóbulo hepático (Figura 54.16). Originalmente, isso foi descrito por Rappaport e, depois, modificado por Matsumoto e Kawakami. Um lóbulo é composto de uma vênula hepática central (veia central ou centrolobular), circundada por quatro a seis tríades portais, formando uma unidade poligonal. Entre cada tríade portal do lóbulo, existe um tecido conectivo revestindo a periferia dessa unidade. Entre as tríades portais e a veia central, os hepatócitos estão distribuídos em cordões com espessura de uma célula, circundadas em cada lado por sinusoides, que são revestidos por endotélio e estão repletos de sangue. O sangue flui pela tríade portal através dos sinusoides em direção à veia central. No sentido inverso, a bile é formada nos hepatócitos e drena nos canalículos biliares, que se formam nas paredes laterais entre os hepatócitos. Essas acabam por coalescer em dúctulos biliares, e assim conduzem a bile formada no interior do lóbulo para o ducto biliar no espaço portal. Essa unidade hepática funcional provê uma base estrutural para as muitas funções secretoras e metabólicas do fígado.

Entre a tríade portal e a veia central há três zonas que diferem em sua atuação enzimática, assim como na exposição aos nutrientes e ao sangue oxigenado. Há discussão sobre o formato dessas zonas e sua relação com a unidade básica lobular, mas, em geral, as zonas 1 a 3 se estendem da tríade portal em direção à veia central. A zona 1 (zona periporta) é um ambiente rico em nutrientes e oxigênio. As zonas 2 (zona intermediária) e 3 (zona perivenular) são expostas a ambientes mais pobres em oxigênio e nutrientes. As células das diversas zonas diferem enzimaticamente e respondem de modo distinto à hipoxia e à exposição a toxinas. Esse arranjo anatômico também explica o fenômeno da necrose centrolobular decorrente de hipotensão, pois a zona 3 é a mais suscetível à diminuição da exposição ao oxigênio.

*Microcirculação hepática.* Na tríade portal, os ramos venosos portais e os ramos arteriais hepáticos suprem diretamente os sinusoides hepáticos com sangue. Os ramos portais proporcionam um fluxo constante, mas mínimo, dentro desse sistema de baixo volume; os ramos arteriais suprem os sinusoides com fluxo pulsátil, mas de baixo volume, que aumenta o fluxo nos sinusoides. Os ramos arteriais hepáticos terminam em um plexo ao redor dos dúctulos biliares terminais e fornecem nutrientes aos mesmos. Os fluxos arterial e venoso portal podem ser compensatórios, e podem variar inversamente nos sinusoides. O controle local do fluxo sanguíneo nos sinusoides provavelmente depende dos esfíncteres arteriolares e da contração das células endoteliais do revestimento sinusoidal e das células estreladas hepáticas (miofibroblastos portais). O sangue dos sinusoides drena diretamente na veia central no centro de um lóbulo funcional. Esse processo resulta em um fluxo unidirecional de sangue no fígado da zona 1 à zona 3.

Os sinusoides revestidos por endotélio no interior do lóbulo hepático representam a unidade funcional do fígado, onde o fluxo sanguíneo aferente é exposto aos hepatócitos em si, ao parênquima funcional hepático, antes de ser drenado nas vênulas hepáticas (Figura 54.17). Os sinusoides hepáticos têm de 7 a 15 μm de

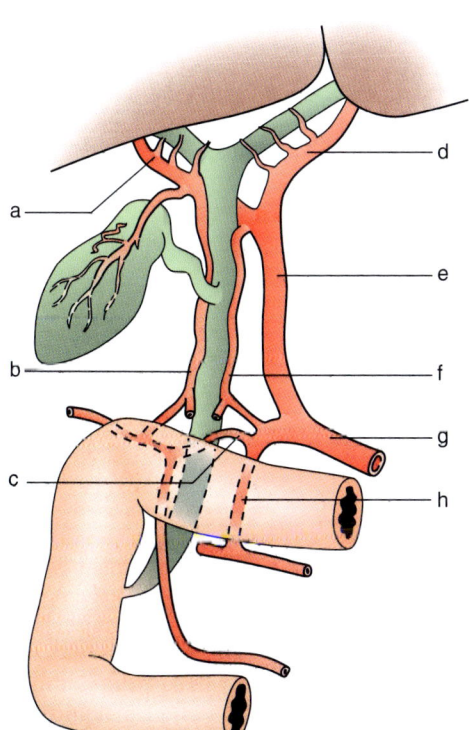

**Figura 54.15** Vascularização para o colédoco e o ducto hepático comum: artéria hepática direita (a); artéria na posição de 9h (b); artéria retroduodenal (c); artéria hepática esquerda (d); artéria hepática própria (e); artéria na posição de 3h (f); artéria hepática comum (g); artéria gastroduodenal (h). (De Blumgart LH, Hann LE. Surgical and radiologic anatomy of the liver and biliary tract. In: Blumgart LH, Fong Y, eds. *Surgery of the liver and biliary tract.* London: WB Saunders; 2000:3-34.)

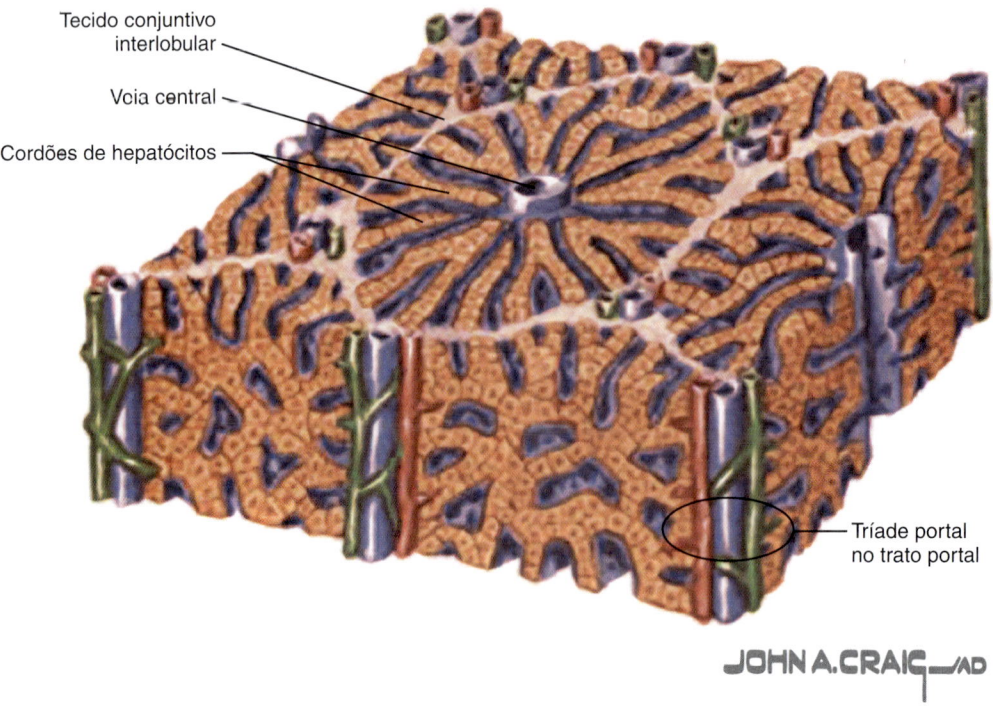

**Figura 54.16** Ilustração esquemática de um lóbulo hepático visto como uma unidade poliédrica tridimensional. As tríades portais (artéria hepática, veia porta e ducto biliar) estão em cada canto e emitem ramos ao longo dos lados do lóbulo. Os hepatócitos estão em camadas de célula única com sinusoides em cada lado alinhados radialmente na direção da veia central. (De Netter FH. Netter anatomy collection. www.netterimages.com. ©Elsevier Inc. Todos os direitos reservados.)

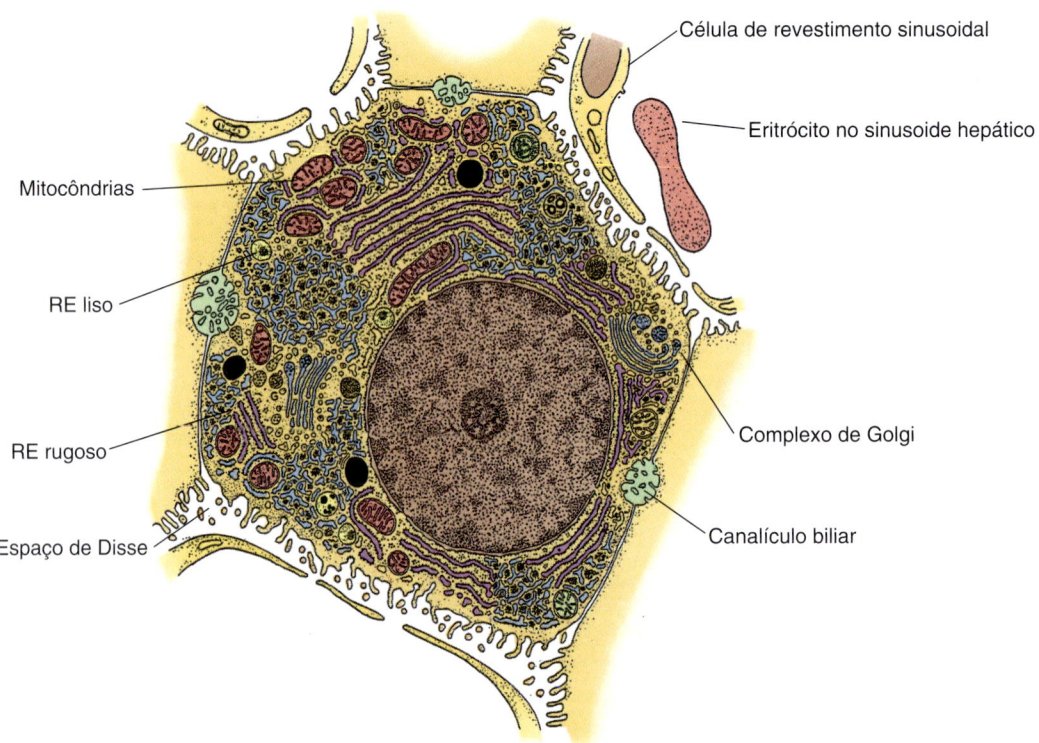

**Figura 54.17** Um hepatócito e suas relações sinusoidais e laterais. *RE*, retículo endoplasmático. (De Ross MH, Reith EJ, Romrell LJ. The liver. In: Ross RH, Reith EJ, Romrell LJ. *Histology: a text and atlas*. Baltimore: Williams & Wilkins; 1989:471-478.)

largura, mas seu tamanho pode aumentar em até 10 vezes. Isso produz baixa resistência e baixa pressão sistêmica (geralmente de 2 a 3 mmHg). As células endoteliais sinusoidais representam de 15 a 20% do total da massa celular hepática.

As células endoteliais sinusoidais são separadas dos hepatócitos pelo espaço perissinusoidal (espaço de Disse). Os hepatócitos projetam microvilosidades para o interior desse espaço, ampliando a área de membrana celular, fazendo com que proteínas e outros componentes plasmáticos sejam absorvidos do sangue ou secretados para esse compartimento, a partir dos sinusoides. Dentro desse espaço, as células endoteliais são especializadas, uma vez que não têm junções intercelulares e uma membrana basal, mas contém múltiplas grandes fenestrações. Esse arranjo propicia o máximo contato das membranas dos hepatócitos com esse compartimento de fluido extravascular e sangue no espaço sinusoidal. Assim, esse sistema permite um movimento bidirecional de solutos (substâncias de alto e baixo pesos moleculares) para dentro e para fora dos hepatócitos, produzindo um enorme potencial de filtração. Por outro lado, as fenestrações das células endoteliais restringem o movimento de moléculas entre os sinusoides e os hepatócitos, e essa movimentação pode variar em resposta aos mediadores exógenos e endógenos.

Outros tipos de células são encontrados ao longo do revestimento sinusoidal. As células de Kupffer, oriundas do sistema macrófago-monócito, são células de formato irregular que também revestem os sinusoides, insinuando-se entre as células endoteliais. As células de Kupffer são fagocíticas, podem migrar ao longo dos sinusoides para as áreas lesionadas, e seu papel é importante na fagocitose de substâncias estranhas, assim como no início de respostas inflamatórias. Os antígenos de histocompatibilidade classe II são expressos nas células de Kupffer, mas não são tão eficientes em comparação com os macrófagos em outras partes do corpo. Existem também outras células linfoides no parênquima hepático, como as células *natural killer* (NK), as células *natural killer* T (NKT), células T CD4 e T CD8. Isso demonstra que o fígado faz parte do sistema imune inato. Também são encontradas, no espaço de Disse, as células hepáticas estreladas, anteriormente conhecidas como células de Ito, que apresentam alto conteúdo retinoide (responsável por sua identificação fenotípica). Elas contêm processos dendríticos que estão em contato com as microvilosidades dos hepatócitos e também podem envolver e circundar a parede do capilar sinusoide. Dentre as principais funções dessas células estreladas estão o armazenamento de vitamina A e a síntese de colágeno extracelular e de outras proteínas da matriz extracelular. Nas lesões hepáticas agudas e crônicas, as células estreladas apresentam alterações morfológicas, e são ativadas para um estado miofibroblástico, levando a contratilidade celular, diminuição da vitamina intracelular e produção de mais matriz extracelular. Finalmente, as células estreladas têm papel central no desenvolvimento e progressão de fibrose hepática para cirrose e são o alvo para o desenvolvimento de tratamentos antifibróticos.

***Hepatócitos.*** Os hepatócitos são células multifuncionais complexas que compõem 60% da massa celular e 80% da massa citoplasmática do fígado (Figura 54.17). O hepatócito é uma célula poliédrica com um núcleo central esférico. Como se pode observar, os hepatócitos são dispostos em cordões de camadas celulares únicos revestidos em cada lado por sinusoides repletos de sangue. Cada hepatócito tem contato com os hepatócitos adjacentes, com o espaço biliar (canalículo biliar) e com o espaço perissinusoidal, permitindo que essas células realizem sua ampla gama de funções. Dentre as muitas funções essenciais dos hepatócitos, destacam-se as seguintes: captação, armazenamento e liberação de nutrientes; síntese de glicose, ácidos graxos, lipídios e numerosas proteínas plasmáticas (incluindo a proteína C reativa e albumina); produção e secreção da bile para a digestão de gorduras ingeridas; e decomposição e inativação de toxinas.

Para realizar essas funções, a membrana plasmática do hepatócito é organizada de maneira específica em três áreas específicas. A parte em contato com o sinusoide, membrana sinusoidal, é exposta ao espaço de Disse e apresenta múltiplas microvilosidades que proporcionam uma superfície especializada no transporte ativo de substâncias entre o sangue e os hepatócitos. A parte lateral situa-se entre os hepatócitos adjacentes e contém as junções comunicantes que propiciam a comunicação intercelular. A parte canalicular da membrana é um tubo contendo microvilosidades, formado por dois hepatócitos em aposição. Esses canalículos biliares são selados por zônulas de oclusão, que previnem o escape de bile. Os canalículos biliares formam um anel ao redor do hepatócito, e a bile drena para pequenos ductos biliares, conhecidos como canais de Hering, que finalmente drenam em um ducto biliar na tríade portal. A membrana canalicular contém sistemas de transporte ativo dependentes de adenosina trifosfato (ATP) que permitem que os solutos sejam secretados na membrana canalicular mesmo contra grandes gradientes de concentração.

O hepatócito é uma das células mais diversificadas e metabolicamente ativas no corpo, o que se reflete na grande quantidade de organelas em seu interior. Existem 1.000 mitocôndrias/hepatócitos, que ocupam aproximadamente 20% do volume celular. As mitocôndrias geram energia (ATP) por meio de fosforilação oxidativa e a produzem de acordo com as necessidades metabólicas do hepatócito. As mitocôndrias do hepatócito também são essenciais para a oxidação do ácido graxo. O anticorpo monoclonal HepPar1 (hepatócito específico 1) identifica um antígeno presente unicamente nas mitocôndrias do hepatócito e é utilizado amplamente para identificar hepatócitos ou neoplasias hepatocelulares em exame imuno-histoquímico.

Um extenso sistema de organelas citoplasmáticas, compostas de retículo endoplasmático liso e rugoso, e o complexo de Golgi compõem o que é conhecido como fração microssômica do hepatócito. Esses complexos têm variada gama de funções, incluindo as seguintes: síntese e secreção de proteínas estruturais; metabolismo de lipídios e glicose; produção e metabolismo do colesterol; glicosilação das proteínas secretoras; formação e secreção da bile; e metabolismo de medicamentos. Finalmente, os hepatócitos também contêm lisossomos, que são vesículas intracelulares de membrana única que contêm várias enzimas. Essas vesículas armazenam e degradam substâncias exógenas e endógenas. A coordenação dessas numerosas organelas no hepatócito possibilita que essas células realizem uma grande variedade de funções.

### Funções

A histologia e a anatomia única do fígado propiciam um cenário notável para que as múltiplas funções importantes e essenciais desse órgão sejam realizadas. O fígado é o centro da homeostase metabólica; ele serve como sítio regulador do metabolismo de energia, mediante coordenação de captação, processamento e distribuição de nutrientes e de seus produtos energéticos. O fígado também sintetiza um grande número de proteínas, enzimas e vitaminas que participam de uma gama significativamente ampla de funções corporais. Finalmente, o fígado destoxifica e elimina muitas substâncias exógenas e endógenas, servindo como um grande filtro do corpo humano. As próximas seções resumem essa ampla gama de funções.

## Energia

O fígado é o principal intermediário entre as fontes de energia provindas da alimentação, e os tecidos extra-hepáticos que requerem essa energia. O fígado recebe os subprodutos dietéticos através da circulação portal; ele os classifica, metaboliza e distribui na circulação sistêmica. O fígado também tem papel importante na regulação das fontes endógenas de energia, como ácidos graxos e glicerol de tecidos adiposos, lactato, piruvato e certos aminoácidos do músculo esquelético. As duas principais fontes de energia que o fígado libera na circulação extra-hepática são a glicose e o acetoacetato. A glicose é derivada da glicogenólise do glicogênio armazenado e da gliconeogênese de lactato, piruvato, glicerol, propionato e alanina. O acetoacetato é derivado da β-oxidação dos ácidos graxos. Além disso, os lipídios armazenados, como os triacilgliceróis e os fosfolipídios, são sintetizados e armazenados como lipoproteínas pelo fígado. Eles podem circular sistemicamente para captação pelos tecidos periféricos. Essas funções complexas e essenciais são reguladas por hormônios, pelo estado nutricional geral do organismo e pelas necessidades dos tecidos que obrigatoriamente requerem glicose.

## Heterogeneidade funcional

Aumentando a complexidade metabólica do fígado, a função de cada hepatócito é variável, dependendo de sua localização dentro do lóbulo. Essa heterogeneidade funcional dos hepatócitos está anatomicamente relacionada com a sua localização nas três zonas do lóbulo e especialmente relacionada com a distância da tríade portal. Por exemplo, as células localizadas na zona periporta (zona 1) são expostas a uma alta concentração de substratos. Assim, a captação de oxigênio e de solutos é maior nesse ponto. Entretanto, uma função muito importante dos hepatócitos é sua capacidade de alterar sua funcionalidade metabólica e de serem recrutados para realizar funções específicas sob várias condições fisiológicas, independentemente da localização anatômica. Os sinusoides na zona periporta são mais estreitos e tortuosos, facilitando a maior captação de substrato pelos hepatócitos nessa área. Em contrapartida, os sinusoides da zona 3 (perivenosos) contêm fenestrações mais amplas, possibilitando a captação de moléculas maiores. Assim, a forma e a função dos sinusoides também são variáveis.

Entre os hepatócitos, a composição enzimática, as proteínas da membrana plasmática e a ultraestrutura também são heterogêneas. Essa variabilidade da proteína celular também pode ser distinguida com base na localização do hepatócito dentro do lóbulo. A captação e a liberação de glicose, a formação de bile e a síntese de albumina e fibrinogênio ocorrem na zona periporta, enquanto o catabolismo da glicose, o metabolismo xenobiótico e a síntese de $\alpha_1$-antitripsina e de α-fetoproteína (AFP) ocorrem na zona perivenosa. Outro exemplo da heterogeneidade enzimática, de acordo com as zonas lobulares, é a localização das enzimas cíclicas da ureia na zona 3, adjacente às veias hepáticas terminais. A heterogeneidade funcional do hepatócito e sua relação anatômica com a unidade lobular são responsáveis pelos padrões histológicos de lesões decorrentes de agressões metabólicas ou fisiológicas no fígado.

## Fluxo sanguíneo

Há um duplo suprimento sanguíneo para o fígado proveniente da veia porta e da artéria hepática. A veia porta fornece cerca de 75% do fluxo sanguíneo para o fígado, que é pobre em oxigênio, mas rico em nutrientes. A artéria hepática fornece os outros 25% do aporte sanguíneo, que é rico em oxigênio e representa o fluxo sanguíneo arterial sistêmico. O grande fluxo sanguíneo da veia porta ainda é capaz de suprir de 50 a 70% da oxigenação aferente para o fígado. Em geral, o fluxo sanguíneo hepático representa cerca de 25% do débito cardíaco, demonstrando seu papel central no metabolismo de todo o corpo. O fluxo sanguíneo hepático diminui durante o exercício e aumenta após a ingestão de alimentos. Os carboidratos têm o efeito mais profundo sobre o fluxo sanguíneo hepático. A pressão arterial hepática equivale à pressão arterial sistêmica. A pressão portal é geralmente de 6 a 10 mmHg, enquanto a pressão sinusoidal é de 2 a 4 mmHg.

O fluxo sanguíneo hepático é regulado por vários fatores. Têm importância as diferenças nas pressões dos vasos aferentes e eferentes, assim como dos esfíncteres musculares localizados na entrada e na saída dos sinusoides. O tônus muscular do esfíncter é regulado pelo sistema nervoso autônomo, hormônios circulantes, sais biliares e metabólitos. Dentre os fatores endógenos específicos, conhecidos por afetar o fluxo sanguíneo hepático, estão o glucagon, a histamina, a bradicinina, as prostaglandinas, o óxido nítrico e muitos hormônios intestinais como gastrina, secretina e colecistocinina. Os sinusoides também são reguladores primários do fluxo sanguíneo hepático mediante contração e expansão das suas células endoteliais, das células de Kupffer e das células estreladas hepáticas.

Foi demonstrada uma relação recíproca unidirecional entre os fluxos da artéria hepática e da veia porta. Aumentos do fluxo arterial hepático acompanham a diminuição do fluxo da veia porta, mas o oposto não ocorre. A compensação arterial hepática, porém, não chega a ser uma compensação completa para suprir o parênquima hepático na oclusão total da veia porta, e essa é, provavelmente, a causa da atrofia ipsilateral em caso de trombose da veia porta direita ou esquerda. Evidências experimentais sugerem que o acúmulo de adenosina no fígado tenha papel importante nessa resposta compensatória arterial hepática.

## Formação de bile

Uma das principais funções do fígado consiste na produção e secreção de bile. A bile tem duplo papel fisiológico. O primeiro é descartar substâncias secretadas na bile, e o segundo é fornecer os sais biliares no intestino para auxiliar na digestão de gorduras. A bile é uma substância que contém solutos orgânicos e inorgânicos produzidos em um processo ativo de secreção e subsequente concentração desses solutos. A concentração de solutos inorgânicos na bile da árvore biliar principal assemelha-se à do plasma (Tabela 54.1). No caso da perda de bile (p. ex., de uma fístula biliar externa), as altas concentrações de proteína e eletrólitos devem ser consideradas na reposição das perdas. A osmolaridade

| Tabela 54.1 Concentrações de soluto da bile hepática. | |
|---|---|
| Soluto | Concentração |
| Na$^+$ | 132 a 165 mEq/ℓ |
| K$^+$ | 4,2 a 5,6 mEq/ℓ |
| Ca$^{2+}$ | 1,2 a 4,8 mEq/ℓ |
| Mg$^{2+}$ | 1,4 a 3,0 mEq/ℓ |
| Cl$^-$ | 96 a 126 mEq/ℓ |
| HCO$_3^-$ | 17 a 55 mEq/ℓ |
| Ácidos biliares | 3 a 45 mM |
| Fosfolipídios | 25 a 810 mg/dℓ |
| Colesterol | 60 a 320 mg/dℓ |
| Proteína | 300 a 3.000 mg/ℓ |

da bile, devido aos solutos inorgânicos, é de aproximadamente 300 mOsmol/kg. Os principais solutos orgânicos da bile são os ácidos biliares, os pigmentos biliares, o colesterol e os fosfolipídios.

Em geral, os conteúdos da bile são absorvidos da corrente sanguínea pelos sinusoides para dentro do hepatócito através da membrana sinusoidal. A bile é secretada inicialmente pelos hepatócitos dentro dos canalículos através das microvilosidades especializadas das membranas laterais dos hepatócitos, que formam os canalículos. As zônulas ocludentes, ao longo das membranas canaliculares, impedem o extravasamento de bile no estado normal. Isso também proporciona uma via para secreção paracelular de solutos e água na bile. Os canalículos coalescem em ductos biliares maiores contendo epitélio biliar, que então formam a árvore biliar intra-hepática e extra-hepática. Assim, o fígado serve, em parte, como uma estrutura epitelial que movimenta os solutos do sangue para a bile e proporciona uma via de secreção da bile nos intestinos.

Diariamente, são secretados aproximadamente 1.500 m$\ell$ de bile, e grande parte desta (cerca de 80%) é secretada pelos hepatócitos nos canalículos. Esse fluxo de bile canalicular é o resultado do fluxo de água em resposta ao transporte ativo de solutos. Os ácidos biliares são transportados do sangue sinusoidal para o hepatócito por transporte ativo que requer ATP. O transporte intracelular pela membrana canalicular acontece por meio das proteínas de ligação que se juntam ao ácido biliar e são transportadas por um sistema vesicular derivado do complexo de Golgi. Os ácidos biliares são então ativamente bombeados para dentro dos canalículos por um sistema de transporte ativo que requer ATP. É bem reconhecido que o fluxo biliar tem uma associação linear com a secreção de ácido biliar, conhecida como fluxo dependente de ácido biliar. Como os ácidos biliares formam micelas na bile e não proporcionam potencial osmótico, é provável que o fluxo relacionado com a secreção de ácido biliar seja secundário aos íons que acompanham os ácidos biliares (contraíons). O fluxo biliar também pode acontecer na quase ausência de secreção do ácido biliar, conhecida como fluxo independente de ácido biliar. A evidência experimental sugeriu que o fluxo independente de ácido biliar é, ao menos em parte, devido à secreção biliar de glutationa.

Depois que a bile passa dos canalículos para os dúctulos biliares e então para os ductos biliares principais, ela se submete a nova reabsorção e secreção. As células epiteliais do trato biliar reabsorvem ativamente e secretam água e eletrólitos. A secreção normalmente é processada por um canal de cloreto ativado pela secretina, seu ativador mais poderoso, e sua subsequente ativação pela produção de adenosina monofosfato cíclico (cAMP). Em geral, há secreção de água e eletrólitos, que é responsável pelos outros 20% da secreção biliar. Finalmente, a bile se torna altamente enriquecida em íons bicarbonato. Muitas substâncias orgânicas, como a glutationa, são degradadas na árvore biliar. Muitos medicamentos podem ser secretados na árvore biliar em uma forma altamente concentrada (p. ex., ceftriaxona). A vesícula biliar atua como um reservatório da árvore biliar; sua função é armazenar a bile no estado de jejum. A vesícula biliar reabsorve água, concentrando a bile armazenada, e secreta mucina. A contração da vesícula biliar é mediada por hormônios, principalmente pela colecistocinina, em resposta a uma refeição, com o relaxamento simultâneo do esfíncter de Oddi e a liberação da bile no duodeno.

### Circulação êntero-hepática

Os sais biliares são produzidos primariamente no fígado e secretados para serem usados na árvore biliar e no intestino. Os sais biliares primários, os ácidos cólicos e os ácidos quenodesoxicólicos são produzidos no fígado a partir do colesterol e subsequentemente conjugados com glicina ou taurina no hepatócito. Uma vez secretado no intestino, os ácidos biliares primários são modificados pelas bactérias intestinais para formar os ácidos biliares secundários, ácido desoxicólico e ácido litocólico. Os ácidos biliares são reabsorvidos passivamente no jejuno e ativamente no íleo. Assim, os ácidos biliares retornam ao sistema portal venoso, e até 90% dos ácidos biliares são extraídos pelos hepatócitos. Apenas uma pequena fração é despejada na circulação sistêmica em virtude de uma eficiente extração hepática, responsável pelos baixos níveis de ácidos biliares plasmáticos. Após a extração hepática, os ácidos biliares são recirculados no canalículo e retornam para a árvore biliar, completando o circuito. Uma pequena quantidade de ácidos biliares intestinais não é absorvida pelo sistema porta e é excretada nas fezes. Assim, a secreção ativa dos sais biliares do hepatócito para a bile e dos enterócitos ileais para a veia porta é o mecanismo por trás da circulação êntero-hepática.

A circulação êntero-hepática é mais do que um único mecanismo de reutilização fisiológica dos importantes ácidos biliares. Essa circulação da bile constitui o principal mecanismo de eliminação do excesso de colesterol, pois o colesterol é consumido durante a produção de sais biliares e é excretado nas fezes por micelas mistas, formadas pelos solutos biliares orgânicos. Os sais biliares também têm papel crítico na absorção de gorduras provenientes da dieta, de vitaminas lipossolúveis (i. e., vitaminas A, D, E e K) e medicamentos lipofílicos. O movimento de água dos hepatócitos para a bile e a absorção da água pelo intestino delgado também são regulados pelos sais biliares. A circulação êntero-hepática, portanto, é importante para várias funções regulatórias, de solubilização e transporte.

### Metabolismo da bilirrubina

A maior parte da bilirrubina (80%) provém da degeneração de hemácias velhas. O restante, 20%, provém da decomposição de proteínas que contêm a molécula heme, as hemoproteínas. A decomposição das hemoproteínas ocorre dentro de 3 dias após a sua marcação com heme radioativa. A decomposição da heme das hemácias velhas ocorre aproximadamente 110 dias após a administração de heme radioativa, o que é condizente com o tempo de vida das hemácias. No citoplasma dos macrófagos, a hemoglobina é quebrada em globina (proteína) e heme. A globina é digerida em aminoácidos que serão reutilizados. Inicialmente, a enzima heme oxigenase decompõe a heme em biliverdina, de cor esverdeada, que é então transformada em bilirrubina de cor alaranjada pela biliverdina redutase.

A bilirrubina circulante está ligada à albumina, o que protege muitos órgãos dos efeitos potencialmente tóxicos da bilirrubina. O complexo bilirrubina-albumina penetra no sangue sinusoidal hepático, onde entra no espaço de Disse através de grandes fenestrações sinusoidais. O complexo bilirrubina-albumina é dissociado nesse espaço. A bilirrubina livre é internalizada no hepatócito, em que é conjugada em ácido glicurônico. A bilirrubina conjugada é então secretada através de transporte ativo na bile canalicular, contra um alto gradiente de concentração. A bilirrubina é secretada com a bile no trato gastrintestinal. Neste, a bilirrubina é desconjugada pelas bactérias intestinais em um grupo de compostos conhecidos como urobilinogênios, os quais são ainda oxidados e reabsorvidos na circulação êntero-hepática e secretados na bile. Uma pequena porcentagem do urobilinogênio reabsorvido é excretada na urina. Esse urobilinogênio oxidado é responsável por compostos coloridos que contribuem para a cor amarela da urina e a cor marrom das fezes.

Há muito tempo, a bilirrubina é conhecida por ser um composto tóxico, sendo o agente responsável pela encefalopatia neonatal e o dano coclear secundário à hiperbilirrubinemia (*kernicterus*) não conjugada grave. A ligação da bilirrubina à albumina protege os tecidos da exposição à bilirrubina. Entretanto, os locais de ligação podem ser saturados por quantidades crescentes de bilirrubina ou deslocados por outros agentes de ligação (p. ex., vários medicamentos). O mecanismo de toxicidade da bilirrubina parece estar relacionado a vários desses efeitos. A bilirrubina livre pode inibir a fosforilação oxidativa, inibir ATPases, diminuir o metabolismo da glicose e inibir um amplo espectro de atividades da proteinoquinase.

Os *shunts* portossistêmicos, como os observados na cirrose e na hipertensão portal, diminuem o *clearance* (depuração) hepático de primeira passagem da bilirrubina, resultando em um ligeiro aumento de hiperbilirrubinemia não conjugada. Vários distúrbios podem resultar em hiperbilirrubinemia sérica não conjugada, incluindo hiperbilirrubinemia neonatal (ver anteriormente), aumento da quantidade de bilirrubina causado por síndromes hemolíticas e deficiências enzimáticas hereditárias, como as síndromes de Crigler-Najjar e de Gilbert. Dentre os distúrbios que se apresentam com a hiperbilirrubinemia sérica conjugada estão as colestases, as síndromes de Dubin-Johnson e de Rotor.

### Metabolismo do carboidrato

O fígado é o centro do metabolismo de carboidrato porque é o principal regulador do armazenamento e da distribuição de glicose para os tecidos periféricos e, em especial, para os tecidos dependente de glicose como o cérebro e os eritrócitos. Tanto o fígado como os músculos são capazes de armazenar glicose na forma de glicogênio, mas apenas o fígado é capaz de decompor o glicogênio para produzir glicose para a circulação sistêmica. O glicogênio decomposto no músculo pode ser usado apenas na musculatura; portanto, não é uma fonte de glicose da circulação sistêmica.

No estado pós-prandial, o carboidrato absorvido pelos intestinos (principalmente a glicose) circula sistemicamente. Os carboidratos que chegam ao fígado são rapidamente convertidos em glicogênio para armazenamento. O fígado contém até 65 g de glicogênio por quilograma de tecido hepático. O excesso de carboidrato é convertido principalmente em ácidos graxos e armazenado no tecido adiposo. No estado pós-absorção (entre as refeições, sem jejum), não existe mais glicose sistêmica proveniente diretamente do intestino, e o fígado se torna fonte primária de glicose circulante mediante decomposição de glicogênio. Isso é crucial para o cérebro e para os eritrócitos que dependem da glicose para o seu metabolismo. No estado pós-absortivo, a maioria dos outros tecidos começa a depender dos ácidos graxos derivados do tecido adiposo como seu combustível primário. Um músculo muito ativo pode esgotar o seu próprio glicogênio e depender da glicose derivada do fígado para seu substrato no estado pós-absortivo. Após 48 horas de jejum, ocorre a depleção de glicogênio hepático, e o fígado passa da decomposição de glicogênio para a gliconeogênese. O substrato para a gliconeogênese hepática é, principalmente, proveniente dos aminoácidos (principalmente a alanina) derivados da decomposição muscular, mas também provém do glicerol derivado da decomposição do tecido adiposo. Durante o jejum prolongado, os ácidos graxos da decomposição do tecido adiposo são β-oxidados no fígado, que libera corpos cetônicos que então se tornam o principal combustível para o cérebro.

As variações desses estados metabólicos e a regulação do metabolismo de carboidrato são influenciadas, principalmente, pela concentração de glicose no sangue sinusoidal e pelos hormônios (p. ex., insulina, catecolaminas, glucagon). No estado de jejum, durante o metabolismo anaeróbico, o lactato é produzido principalmente pelo músculo. O fígado usa esse lactato, que é convertido em piruvato, que adentra as vias gliconeogênicas para produzir glicose. Esse ciclo é conhecido como o ciclo de Cori.

Os distúrbios do metabolismo do carboidrato são comuns nas doenças hepáticas. Os indivíduos cirróticos geralmente mostram tolerância anormal à glicose. Seu mecanismo não está completamente elucidado, mas provavelmente está relacionado com a resistência à insulina. Esse fenômeno não é causado por desvio de glicose sanguínea para fora do fígado. A hipoglicemia é uma entidade rara na doença hepática crônica pela notável resiliência do fígado e sua função metabólica. Somente com a perda maciça de hepatócitos na insuficiência hepática fulminante ocorre falha da gliconeogênese, e esses pacientes apresentam hipoglicemia.

### Metabolismo lipídico

Os ácidos graxos são sintetizados no fígado quando há excesso de glicose, e é excedida a capacidade do fígado de armazenar glicogênio. Os adipócitos têm capacidade limitada de sintetizar ácidos graxos. Portanto, o fígado é a fonte predominante de ácidos graxos, embora estes sejam armazenados principalmente no tecido adiposo. Durante a lipólise, ácidos graxos livres são transportados para o fígado, no qual são metabolizados. Os ácidos graxos no fígado passam por esterificação com glicerol para formar triglicerídeos para armazenamento ou transporte, ou são submetidos à β-oxidação, produzindo energia na forma de ATP e corpos cetônicos. Em geral, esse processo é regulado pelo estado nutricional; o jejum favorecendo a oxidação, enquanto o estado pós-prandial favorece a esterificação.

Há um ciclo constante de trocas de ácidos graxos entre o fígado e o tecido adiposo que está sob um delicado equilíbrio, o qual pode ser facilmente alterado, resultando em infiltração gordurosa do fígado. Alguns fatores influenciam esse equilíbrio; por exemplo, a captação hepática de ácidos graxos depende das concentrações plasmáticas. Embora não haja um limite para a capacidade do fígado em esterificar os ácidos graxos, sua capacidade de descartar ou decompor os ácidos graxos é limitada, assim como sua capacidade de secretar os triglicerídeos na forma de lipoproteínas. Portanto, o aumento dos ácidos graxos circulantes pode facilmente ultrapassar a capacidade do fígado de metabolizar, resultando em acúmulo gorduroso no fígado. Isso é conhecido como esteatose ou esteato-hepatite, quando associada à inflamação crônica nos casos mais avançados. Várias condições foram associadas à esteatose hepática, como diabetes, uso de esteroides, jejum, obesidade e administração prolongada de agentes quimioterápicos citotóxicos. O fígado gorduroso associado ao consumo de álcool tem várias causas; está relacionado com aumento da lipólise, redução da oxigenação e aumento da esterificação dos ácidos graxos hepáticos e também pode estar relacionado com jejum associado ao alcoolismo crônico.

### Metabolismo da proteína

O fígado também é o local central do metabolismo de proteínas e está envolvido na síntese de proteínas bem como no catabolismo de proteínas em energia ou em formas de armazenamento, e no controle do excesso de aminoácidos e produtos residuais de nitrogênio. A proteína ingerida é decomposta em aminoácidos que circulam por todo o corpo, onde são usados na formação de proteínas, enzimas e hormônios. O excesso de aminoácidos não utilizado nos tecidos periféricos geralmente é manejado pelo fígado, onde é oxidado em energia – produzindo 50% das necessidades energéticas do fígado – ou convertido em glicose, corpos cetônicos ou gorduras. Quando os aminoácidos são catabolizados para a produção de energia em todo o corpo, são produzidos amônia, glutamina, glutamato e aspartato. Esses produtos são processados primariamente no fígado, em que os produtos residuais de nitrogênio são convertidos em ureia pelo ciclo da ureia e esta geralmente é excretada na urina. Assim, o fígado é o ponto central e crítico para o equilíbrio do nitrogênio e o metabolismo dos aminoácidos do corpo.

Embora o fígado possa catabolizar a maioria dos aminoácidos, produzindo energia ou outras formas de energia estocável, como glicose e gorduras, os aminoácidos de cadeia ramificada não podem ser catabolizados no fígado e são principalmente metabolizados pelos músculos. Acredita-se que isso funciona como uma rede de segurança que ajuda a poupar o fígado de algumas das demandas do metabolismo de proteínas e aminoácidos.

O fígado também é o principal local de síntese de muitas proteínas envolvidas em funções importantes como coagulação, transporte, ligação de cobre e ferro e inibição da protease. Essas proteínas incluem a ceruloplasmina, proteínas de armazenamento e ligação do ferro e a $\alpha_1$-antitripsina. A albumina é produzida exclusivamente no fígado, e é a proteína de ligação sérica mais comum. Insuficiência hepática ou anomalias genéticas específicas podem resultar em alteração das quantidades e da função dessas proteínas, com ampla gama de efeitos patológicos.

O fígado também é responsável pela chamada resposta da fase aguda, uma resposta com aumento e diminuição de algumas proteínas no plasma devido ao trauma e/ou à infecção. O objetivo é restringir o dano ao órgão, manter a função hepática vital e controlar os mecanismos de defesa. A resposta é promovida pelas citocinas pró-inflamatórias, como a interleucina-1 (IL-1), IL-6 e o fator de necrose tumoral (TNF), que induzem a expressão gênica das proteínas de fase aguda no fígado. Algumas das bem conhecidas proteínas de fase aguda hepáticas são $\alpha_1$, $\alpha_2$ e $\beta$-globulina, assim como a proteína C reativa e o amiloide A sérico. Uma parte igualmente importante dessa resposta é o seu término. As citocinas anti-inflamatórias, como os antagonistas dos receptores de IL-1, IL-4 e IL-10, parecem ter papéis importantes. A resposta da fase aguda completa-se normalmente em 24 a 48 horas, mas, no contexto de lesão contínua, esse período pode se prolongar.

### Metabolismo das vitaminas

Junto com o intestino, o fígado é responsável pelo metabolismo das vitaminas lipossolúveis A, D, E e K. Essas vitaminas são obtidas por via exógena e absorvidas no intestino. Sua adequada absorção intestinal é criticamente dependente da micelização adequada do ácido graxo, que requer ácidos biliares.

A vitamina A é da família retinoide e está envolvida na visão normal, no desenvolvimento embrionário e na regulação gênica no adulto. O armazenamento de vitamina A ocorre exclusivamente no fígado, nas células hepáticas estreladas. A ingestão excessiva de vitamina A pode resultar em toxicidade hepática. A vitamina D está envolvida na homeostase de cálcio e fósforo. Uma das etapas de ativação de vitamina D (25-hidroxilação) ocorre no fígado. A vitamina E é um poderoso antioxidante e protege as membranas da peroxidação lipídica e da formação de radicais livres. Finalmente, a vitamina K é um cofator crítico translacional na $\gamma$-carboxilação e na síntese hepática dos fatores II, VII, IX e X, assim como a proteína C e a proteína S, as chamadas cofatores dependentes da vitamina K. As síndromes colestáticas podem resultar em inadequada absorção dessas vitaminas secundariamente à precária micelização no intestino. Acontecem também as síndromes de deficiência vitamínicas, como doenças ósseas metabólicas (deficiência de vitamina D), distúrbios neurológicos (deficiência de vitamina E) e coagulopatia (deficiência de vitamina K).

O fígado também está envolvido em captação, armazenamento e metabolismo de várias vitaminas hidrossolúveis, incluindo tiamina, riboflavina, vitamina $B_6$, vitamina $B_{12}$, ácido fólico, biotina e ácido pantotênico. O fígado é responsável pela conversão de algumas dessas vitaminas hidrossolúveis em coenzimas, transformando algumas em metabólitos de armazenamento e usando algumas para circulação êntero-hepática (p. ex., a vitamina $B_{12}$).

### Coagulação

O fígado é responsável pela síntese de quase todos os fatores de coagulação existentes, assim como de muitos componentes do sistema fibrinolítico e várias proteínas plasmáticas que regulam a coagulação e a fibrinólise. Como observado, o fígado é crítico para a absorção da vitamina K, pois sintetiza os fatores de coagulação dependentes dessa vitamina, e contém a enzima que ativa esses fatores. Além disso, o sistema reticuloendotelial do fígado remove os complexos ativados dos sistemas de coagulação e fibrinolítico e os produtos finais da decomposição da fibrina. As doenças hepáticas são geralmente associadas a trombocitopenia, alterações qualitativas das plaquetas, deficiência de vitamina K, alteração dos fatores de coagulação dependentes de vitamina K e da coagulação intravascular disseminada. Não surpreende que as doenças hepáticas estejam fortemente associadas a distúrbios da coagulação que, muitas vezes, são desafiadores.

A varfarina, um dos anticoagulantes mais administrados, atua no fígado bloqueando a ativação dos fatores dependentes da vitamina K, II, VII, IX e X. Dentre os fatores de coagulação, o fator VII tem a meia-vida mais curta, e sua deficiência se manifesta clinicamente como alterações do tempo de ativação da protrombina (TAP) ou da razão normalizada internacional (RNI ou INR, do inglês *international normalized ratio*). Os pacientes com disfunções hepáticas também têm alteração do TAP.

### Metabolismo de medicamentos e toxinas (xenobióticos)

O corpo humano é exposto a uma quantidade expressiva de substâncias químicas estranhas durante a vida. Isso representa um desafio à nossa capacidade de destoxificação e eliminação dessas substâncias potencialmente lesivas. Muitas dessas substâncias não são incorporadas ao metabolismo celular e são referidas como xenobióticos; o fígado tem um papel central em seu manejo por meio de um grupo muito complexo e numeroso de enzimas e vias de reação, mecanismo que tem cada vez mais sido elucidado, à medida que novas substâncias são descobertas.

As reações hepáticas aos xenobióticos são classificadas geralmente em reações de fases I e II. As reações de fase I, por meio de oxidação, redução e hidrólise, aumentam a polaridade e, portanto, a solubilidade à água dos compostos. Isso, por sua vez, permite uma excreção mais fácil. As reações de fase I não necessariamente destoxificam substâncias químicas e podem, de fato, criar metabólitos tóxicos. As reações de fase I ocorrem no sistema do citocromo P450. As reações de fase II geralmente atuam para criar um subproduto menos tóxico ou menos ativo. Isso geralmente ocorre por meio de reações de transferases, tornando os xenobióticos mais inócuos.

### Regeneração

O fígado tem a capacidade única de ajustar o seu volume às necessidades do corpo. Isso é observado clinicamente em sua regeneração, após hepatectomia parcial ou após uma lesão hepática por qualquer agente. Também é visto no transplante de fígado, em que o tamanho incompatível do fígado do doador é ajustado ao novo hospedeiro. Essa qualidade é bem observada em termos de evolução, em virtude das funções essenciais do fígado e ao fato de que ele é a primeira linha na exposição aos agentes tóxicos ingeridos.

A regeneração do fígado é uma resposta hiperplásica de todos os tipos de células hepáticas, nos quais é mantida a anatomia microscópica funcional do fígado. Grande parte das informações disponíveis sobre a resposta regenerativa do fígado baseia-se na evidência experimental em roedores. Normalmente, os hepatócitos quiescentes entram rapidamente no ciclo celular após hepatectomia parcial. A síntese máxima de DNA do hepatócito ocorre em 24 a 36 horas após hepatectomia parcial, e a síntese máxima de DNA nos outros tipos celulares ocorre em 48 a 72 horas depois. A maior parte do aumento da massa hepática em roedores é observada 3 dias após hepatectomia parcial e normalmente está quase completa após 7 dias.

No fim dos anos 1960, foi reconhecido que fatores circulantes eram responsáveis, em parte, pela resposta regenerativa, e muitas pesquisas tiveram por foco o controle genético e humoral da regeneração hepática. Os principais fatores circulantes identificados, em grande parte oriundos de estudos com roedores, são o fator de crescimento do hepatócito, o fator de crescimento epidérmico, os fatores transformadores de crescimento, insulina e glucagon, além das citocinas, TNF-α, IL-1e IL-6. Esses fatores, quando infundidos em um hospedeiro normal, não resultam em crescimento hepático, indicando que os hepatócitos precisam ser preparados de alguma maneira diferente antes de responder a esses fatores de crescimento. O notável progresso na compreensão da regeneração se deu em virtude do desenvolvimento de melhores técnicas de biologia molecular e estudos genéticos. Centenas de genes envolvidos em todas as fases de regeneração foram identificados por técnicas de microarranjos de RNA. Além disso, numerosas vias dependentes de citocina e vias independentes do fator de crescimento já foram definidas. No entanto, uma descrição completa está além do escopo deste capítulo e muitas questões ainda permanecem para ser elucidadas.

## Futuros desenvolvimentos

O estudo do fígado e de sua fisiologia continua a ser um campo notável e excitante. Quando os estudos da biologia molecular e da manipulação genética eclodiram, o mesmo aconteceu no campo da hepatologia. Pela falta de opções além do transplante para os pacientes em estágios terminais de insuficiência hepática, a engenharia de tecidos e as tentativas de oferecer suporte funcional hepático exógeno continuam a ser investigadas. O repovoamento do fígado com células transplantadas – hepatócitos ou células progenitoras hepáticas-tronco – pode também oferecer opções futuras aos pacientes com insuficiência hepática. Embora a identificação de marcadores específicos e confiáveis para produzir células-tronco hepáticas não seja possível, o conceito de utilizar células progenitoras e células-tronco do fígado, com seu potencial de repovoamento hepático, ganhou aceitação, fazendo desta uma área promissora de pesquisa. As comparações genéticas em andamento entre fígados normais e doentes com o uso de novas técnicas de biologia molecular e celular proporcionarão pistas sobre a regulação genética das doenças hepáticas. Grandes avanços foram feitos em relação à eficácia da terapia gênica, e muitos grupos continuam a estudar estratégias para tratar distúrbios adquiridos e hereditários. Estudos de biologia molecular em andamento estão pesquisando a regulação do ciclo celular hepático, com implicações para a hepatocarcinogênese. Estudos de pesquisa sobre a patogênese da fibrose hepática e, talvez mais impressionante, sobre a reversão desse processo, estão em andamento e provavelmente resultarão em avanços significativos no futuro.

## Avaliação da função hepática

Uma ampla variedade de testes encontra-se disponível para avaliar as doenças hepáticas. A triagem para doença hepática, a avaliação da função, o diagnóstico dos distúrbios específicos e o prognóstico são críticos para o tratamento da doença hepática. Para o cirurgião, a avaliação da função hepática e a capacidade de estimar que um remanescente hepático seja suficiente, após a ressecção do fígado, também são de óbvia importância. Infelizmente, a maioria das mensurações da doença hepática consiste em marcadores grosseiros e sem sensibilidade, especificidade e acurácia. Esses testes de função hepática foram divididos em três categorias – triagem de rotina, testes diagnósticos específicos e testes quantitativos específicos.

### Exames de triagem de rotina

Os exames de sangue geralmente são empregados para determinar se há uma doença no sistema hepatobiliar. Em geral, as provas de função hepática (PFH) não são testes de função e nem sempre são específicas para a doença hepática. No entanto, os resultados servem como uma ferramenta de triagem capaz de identificar a presença de doença e produzir indícios sobre a causa da mesma. Os níveis de bilirrubina total, bilirrubina direta (conjugada) e bilirrubina indireta (desconjugada) podem estar alterados em vários processos relacionados com o metabolismo da bilirrubina. A hiperbilirrubinemia desconjugada, indireta, pode ser um reflexo do aumento da produção de bilirrubina (p. ex., hemólise), efeitos de medicamentos, distúrbios enzimáticos hereditários ou icterícia fisiológica do recém-nascido. A hiperbilirrubinemia conjugada, direta, é geralmente um resultado da colestase ou da obstrução biliar mecânica, mas pode também ser observada em alguns distúrbios hereditários ou na doença hepatocelular.

As transaminases alanina aminotransferase (ALT, do inglês, *alanine aminotransferase* [transaminase glutâmico pirúvica – TGP]) e aspartato aminotransferase (AST, do inglês, *aspartate aminotransferase* [transaminase glutâmico oxalacética – TGO]) são os marcadores séricos mais comuns de necrose hepatocelular, com subsequente extravasamento dessas enzimas intracelulares para circulação. A TGO é encontrada em outros órgãos, como coração, músculo e rim, mas a TGP é específica do fígado. Entretanto, o grau de elevação dos níveis dessa enzima nunca mostrou um valor prognóstico. A fosfatase alcalina (FA) é expressa no fígado, nos ductos biliares, nos ossos, no intestino, na placenta, no rim e nos leucócitos. As avaliações de isoenzimas podem ser úteis, às vezes, para distinguir a origem da elevação da concentração de FA. As elevações das concentrações de FA nas doenças hepatobiliares são geralmente secundárias a colestase ou obstrução biliar. Tais elevações são causadas por maior produção dessa enzima. O nível de FA também pode estar aumentado na doença hepática maligna. A gamaglutamil transferase (GGT) é uma enzima existente em muitos órgãos, além do fígado, como nos rins, nas vesículas seminais, no baço, no pâncreas, no coração e no cérebro. Seu nível pode estar elevado em doenças que afetam qualquer desses tecidos. Ela também é induzida pelo consumo de álcool e está elevada na obstrução biliar. Assim, é também um marcador inespecífico de doença hepática, mas pode ser útil para determinar se um nível elevado de FA é decorrente de doença hepática. A avaliação da 5'-nucleotidase, não comumente utilizada no Brasil, também é encontrada em uma ampla variedade de órgãos além do fígado, mas níveis elevados são bastante específicos de doença hepática. Assim como a GGT, ela pode ser útil para determinar se um nível elevado de FA é secundário à doença hepática ou não.

A albumina é sintetizada exclusivamente no fígado e pode ser usada como uma medida geral da função de síntese hepática. Como a desnutrição crônica e a lesão aguda, a infecção e/ou a inflamação podem diminuir a síntese de albumina, esses fatores devem ser levados em consideração na avaliação de um nível sérico baixo de albumina. Em virtude da notável capacidade de síntese proteica do fígado, a hipoalbuminemia é um marcador de doença hepática grave. Entretanto, falta sensibilidade a esse marcador, e é necessária grande diminuição da função hepática para se refletir nas concentrações de albumina. Em geral, é mais útil na doença hepática crônica.

Os fatores de coagulação são principalmente sintetizados no fígado; as alterações da coagulação podem ser um marcador de disfunção da síntese hepática. As mensurações dos fatores específicos de coagulação, como os fatores V e VII, são usadas para avaliar a função hepática na população de transplantados. O TAP ou a RNI são os melhores testes para medir os efeitos da doença hepática na coagulação, enquanto o TAP alargado e a RNI elevada são, em geral, marcadores da doença hepática crônica avançada. A doença hepática também pode afetar a coagulação através da coagulação intravascular e da má absorção de vitamina K. Os pacientes com doença hepática apresentam trombocitopenia. Embora as plaquetas não sejam incorporadas a qualquer medida de função hepática e a trombocitopenia possa ser multifatorial, os níveis plaquetários propiciam uma percepção da gravidade da hipertensão portal.

### Testes diagnósticos específicos

Depois que os testes de triagem, junto com os achados clínicos, sugeriram a doença hepática, podem ser realizados testes específicos para ajudar a elucidar a etiologia e orientar o tratamento, se necessário. A sorologia para hepatite é importante para determinar a presença de hepatite viral. Os anticorpos autoimunes são usados para diagnosticar a cirrose biliar primária (p. ex., antimitocondrial), a colangite esclerosante primária (p. ex., antineutrofílica) e a hepatite autoimune. Os níveis de $\alpha_1$-antitripsina e de ceruloplasmina auxiliam no diagnóstico de deficiência de $\alpha_1$-antitripsina e doença de Wilson, respectivamente. Os marcadores tumorais, como AFP e antígeno carcinoembrionário (CEA, do inglês, *carcinoembryonic antigen*) podem ser úteis no diagnóstico e tratamento dos tumores primários e metastáticos do fígado.

Em geral, as PFH discutidas nesta seção são rotineiras, inespecíficas e de pouco ou nenhum valor prognóstico. Muitas tentativas foram feitas para a formulação de testes dinâmicos e quantitativos da função hepática, com base na capacidade do fígado para eliminar várias substâncias administradas de forma exógena. Apesar dos muitos anos de pesquisa, ainda não está claro se essas provas de função hepática são melhores que os sistemas de pontuação derivados de exames de sangue simples e de observações clínicas. Por exemplo, o teste respiratório de aminopirina é baseado no *clearance* do citocromo P450, utilizando uma aminopirina radiomarcada no carbono 13. Como a aminopirina é eliminada exclusivamente no fígado, após a ingestão oral, ela é metabolizada no sistema enzimático citocromo P450, e esse processo libera uma molécula de $CO_2$ marcado, que pode ser medido no ar expirado, após um tempo específico. Os resultados dependem, em grande parte, da massa hepática funcional, que geralmente não se esgotou até o desenvolvimento da doença hepática em seu estágio final. Existem resultados variáveis de estudos comparando o teste respiratório de aminopirina com a PFH padrão e os sistemas de pontuação; seu principal valor parece estar no prognóstico da doença hepática crônica, mas claramente não é um teste eficaz para detectar a disfunção hepática subclínica.

As substâncias como antipirina e cafeína podem avaliar a função hepática de maneira semelhante, com resultados equivalentes. O teste de *clearance* (depuração) de lidocaína produz informações semelhantes às do teste da aminopirina, pois baseia-se em seu *clearance* pelo teste de citocromo P450 hepático. O *clearance* de lidocaína é dependente do fluxo sanguíneo e de um complexo processo de distribuição, mas a mensuração de um de seus metabólitos, a monoetilglicinaexilidina, simplificou muito o teste. Ele mostrou ter algum valor prognóstico na população de transplantes. O teste de eliminação de galactose baseia-se no papel do fígado na fosforilação de galactose e na conversão desta em glicose. A taxa de eliminação de galactose da corrente sanguínea pode ser usada como medida da função hepática. Os problemas relacionados com esse teste são: as enzimas envolvidas são geneticamente heterogêneas, e existe metabolismo extra-hepático considerável. Além disso, múltiplas amostras de sangue são necessárias, o que torna o teste incômodo. O valor desse teste está provavelmente na avaliação do prognóstico dos pacientes com doença hepática crônica em vez de ser somente um teste de triagem. O verde de indocianina é um corante eliminado pelo fígado por um processo mediado por um transportador e é excretado na bile. Esse corante é rapidamente captado na corrente sanguínea e não é metabolizado; este é o único teste que mostrou ter alguma capacidade prognóstica em pacientes cirróticos submetidos à ressecção do fígado, embora ainda não tenha sido universalmente demonstrado em estudos e nem tenha aceitação universal.

Os estudos com imagens nucleares superam algumas das limitações dos testes com lidocaína e verde de indocianina descritos anteriormente, e têm a vantagem de fornecer informações morfológicas (visuais) e fisiológicas (funcionais quantitativas) simultâneas sobre o fígado. Isso não apenas ajuda a quantificar a função hepática, mas também a determinar a distribuição dessa função. Assim, a diferenciação regional (segmentar) permite a avaliação funcional do futuro remanescente do fígado. A cintilografia com albumina sérica humana marcada com tecnécio-99m (Tc 99m)-galactosil e a cintilografia hepatobiliar com Tc 99m-mebrofenina têm potencial para identificar os pacientes passíveis de se beneficiar com técnicas que aumentem o fígado e diminuir o risco de insuficiência hepática pós-ressecção. Contudo, também são testes que não são rotineiramente utilizados e não têm aceitação universal.

### Testes quantitativos

Foram propostos vários sistemas de pontuação (*score*) com base em parâmetros clínicos e nos exames de sangue laboratoriais. O sistema usado com mais frequência é a modificação de Pugh do escore de Child (Tabela 54.2). Embora todos esses sistemas não sejam perfeitos nem universalmente aceitos, o escore de Child-Pugh é o mais usado em pacientes cirróticos que necessitam de cirurgia hepática. As taxas de mortalidade e sobrevida após hepatectomia mostram uma correlação com esse escore, mas nem sempre estão relacionadas com a insuficiência hepática. Os pacientes Child-Pugh B e C apresentam maior mortalidade perioperatória após hepatectomia que os pacientes com Child A, que geralmente suportam uma hepatectomia maior. A presença de hipertensão portal mostrou ser um preditor de maus resultados após hepatectomia parcial. A hipertensão portal em pacientes cirróticos

| Tabela 54.2 Classificação de Child-Pugh. | | | |
|---|---|---|---|
| | Nº de pontos | | |
| Fator | 1 | 2 | 3 |
| Bilirrubina (mg/dℓ) | < 2 | 2 a 3 | > 3 |
| Albumina (g/dℓ) | > 3,5 | 2,8 a 3,5 | < 2,8 |
| Tempo de protrombina (segundos aumentados) | 1 a 3 | 4 a 6 | > 6 |
| Ascite | Nenhuma | Leve | Moderada |
| Encefalopatia | Nenhuma | Mínima | Avançada |

Classe A, 5 a 6 pontos; classe B, 7 a 9 pontos; classe C, 10 a 15 pontos.

geralmente se manifesta como trombocitopenia, esplenomegalia e presença de varizes em endoscopia ou em exames de imagem intra-abdominais. A melhor evidência de hipertensão portal é a pressão da veia hepática acima de 10 mmHg, e esta medida mostrou estar fortemente correlacionada com insuficiência hepática pós-operatória.

## HIPERTENSÃO PORTAL

Cirrose é o resultado final de uma resposta de um processo de cicatrização iniciado por uma lesão hepática crônica. A cirrose é caracterizada pelo desenvolvimento de septos fibrosos que circundam nódulos em regeneração hepatocelulares. Além de causar deficiências de síntese, a cirrose está associada ao desenvolvimento de hipertensão portal. Atualmente, não existem tratamentos eficazes para cirrose. Consequentemente, o foco do tratamento está principalmente no controle da hipertensão portal e suas complicações. O principal desafio para o hepatologista ou para o cirurgião que tratam pacientes cirróticos e com doença hepática terminal é determinar quando o tratamento definitivo (p. ex., transplante de fígado), em vez de tratamento paliativo (p. ex., intervenções para prevenir hemorragia varicosa recorrente) deve ser aplicado. A cirrose pode ser classificada como compensada ou descompensada, dependendo da presença ou não de sinais e sintomas de descompensação clinicamente evidentes (hemorragia varicosa, encefalopatia, ascite). Essa diferenciação proporciona importantes informações prognósticas, pois os pacientes com cirrose compensada têm sobrevida média superior a 12 anos, enquanto os pacientes com cirrose descompensada têm sobrevida média de apenas 1,8 ano.

### Definição

A hipertensão portal é definida por um gradiente de pressão portal (a diferença de pressão entre as veias porta e hepática) superior a 5 mmHg. O melhor método para estimar esse gradiente é por meio de cateterismo da veia hepática via transfemoral ou transjugular, utilizando cateter com um balão em sua extremidade. Entretanto, são necessárias pressões mais elevadas (8 a 10 mmHg) para se iniciar o desenvolvimento da circulação colateral portossistêmica. Em geral, os vasos colaterais se desenvolvem onde as circulações venosa portal e sistêmica (veia cava) estão em estreita aposição (Figura 54.18). A rede colateral mais importante clinicamente é através das veias coronárias (gástrica esquerda) e gástricas curtas para o sistema da veia ázigo, pois resulta na formação de varizes esofagogástricas. Entretanto, outros locais incluem a veia umbilical recanalizada, a partir da veia porta esquerda, para o sistema venoso

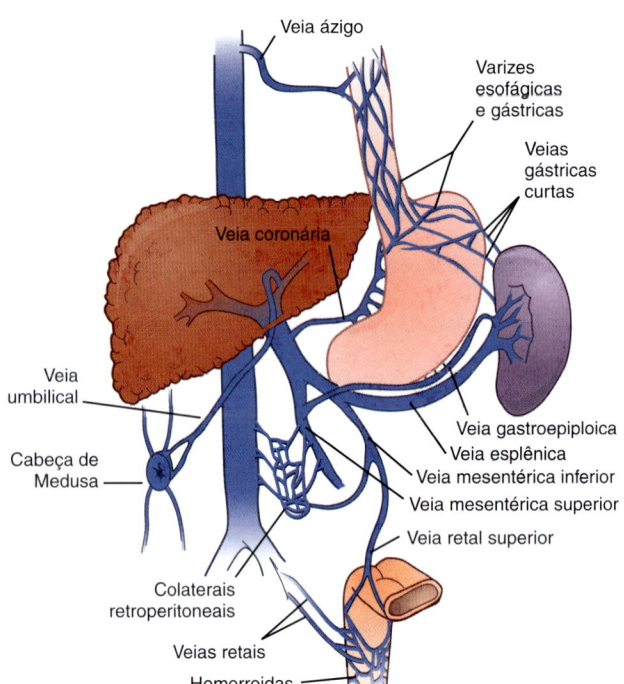

**Figura 54.18** Vias colaterais portossistêmicas desenvolvem-se onde os sistemas venosos portal e sistêmico estão em aposição bem próxima. (De Rikkers LF. Portal hypertension. In: Miller TA, ed. *Physiologic Basis of Modern Surgical Care*. St Louis: Mosby; 1988:417-428.)

da parede abdominal (cabeça de Medusa), para os vasos colaterais retroperitoneais e para o plexo venoso hemorroidário. Além dos vasos colaterais extra-hepáticos, uma fração significativa do fluxo venoso portal passa através dos *shunts* intra-hepáticos anatômicos e fisiológicos (p. ex., capilarização dos sinusoides hepáticos). À medida que a perfusão portal hepática diminui, o fluxo arterial hepático geralmente aumenta (resposta tampão).

### Fisiopatologia

A hipertensão portal geralmente se inicia devido à maior resistência venosa portal em localizações pré-hepática, intra-hepática ou pós-hepática. Vários fatores podem contribuir para isso, dentre eles: maior resistência passiva secundária a fibrose e nódulos regenerativos; maior resistência vascular hepática causada por vasoconstrição ativa por norepinefrina, endotelina e outros vasoconstritores humorais; e aumento do influxo venoso portal. A última é um importante fator para a manutenção da hipertensão portal, à medida que se desenvolvem colaterais. Infelizmente, as causas exatas permanecem desconhecidas, mas podem estar envolvidos os hormônios esplâncnicos, a diminuição da sensibilidade da vasculatura esplâncnica às catecolaminas e o aumento da produção de óxido nitroso e de prostaciclina. A compreensão da fisiopatologia da hipertensão portal pode ter implicações terapêuticas, uma vez que esses fatores podem representar alvos para o tratamento.

A causa mais comum de hipertensão portal pré-hepática é a trombose da veia porta. Esta é responsável por aproximadamente 50% dos casos de hipertensão portal em crianças. Quando a veia porta está trombosada na ausência de doença hepática, vasos colaterais portais para o fígado (hepatopetais) se desenvolvem para restaurar a perfusão portal. Essa combinação é denominada transformação cavernomatosa da veia porta. A trombose da veia esplênica isolada (hipertensão portal esquerda) é geralmente secundária a inflamação ou neoplasia pancreática. O resultado é a hipertensão venosa gastroesplênica, permanecendo normais as pressões nas veias mesentérica superior e porta. A veia gastroepiploica esquerda torna-se um vaso colateral importante e se desenvolvem varizes gástricas em vez de varizes esofágicas. É importante identificar essa variante de hipertensão portal, pois ela é facilmente revertida por esplenectomia isolada.

Na hipertensão portal intra-hepática, o local de maior resistência pode ser nos níveis pré-sinusoidal, sinusoidal ou pós-sinusoidal. Em geral, mais de um nível pode estar envolvido. A causa mais comum de hipertensão pré-sinusoidal intra-hepática é a esquistossomose. Além disso, muitas causas de cirrose não alcoólica resultam em hipertensão portal pré-sinusoidal. Em contraste, a cirrose alcoólica, a causa mais comum de hipertensão portal nos EUA, geralmente provoca aumento da resistência ao fluxo portal ao nível sinusoidal (secundária à deposição de colágeno no espaço de Disse) e pós-sinusoidal (secundária aos nódulos em regeneração que distorcem as pequenas veias hepáticas).

As causas pós-hepáticas ou pós-sinusoidais da hipertensão portal são raras; elas incluem síndrome de Budd-Chiari (trombose da veia hepática), pericardite constritiva e insuficiência cardíaca. Raramente, o aumento do fluxo venoso portal isoladamente, secundário à esplenomegalia massiva (p. ex., hipertensão portal idiopática) ou fístula arteriovenosa esplâncnica, causa hipertensão portal.

## Avaliação de doença hepática crônica e hipertensão portal

Os principais aspectos da avaliação de um paciente com suspeita de doença hepática crônica ou com complicações de hipertensão portal são os seguintes: diagnóstico da doença hepática subjacente; estimativa da reserva funcional hepática; definição da anatomia venosa portal e avaliação hemodinâmica hepática, assim como identificação de possíveis locais de hemorragia digestiva alta, se presente. A avaliação diagnóstica assume graus variados de importância, dependendo da situação clínica. Por exemplo, a estimativa da reserva funcional hepática é útil para determinar o risco associado a uma intervenção terapêutica, ou se está indicado um tratamento definitivo (p. ex., transplante hepático) ou tratamento paliativo (p. ex., ligadura endoscópica de varizes ou um procedimento de *shunt*).

## Hemorragia varicosa

O sangramento das varizes esofagogástricas é uma das complicações potencialmente fatais da hipertensão portal. Ele é responsável por aproximadamente um terço de todas as mortes em pacientes com cirrose. Cerca de 50% dessas mortes são causadas por sangramento incontrolável. O risco de morte por sangramento está principalmente relacionado com a reserva funcional hepática subjacente. Os pacientes com obstrução venosa portal extra-hepática e função hepática normal raramente morrem em decorrência de varizes hemorrágicas, enquanto aqueles com cirrose descompensada (p. ex., classe C de Child-Pugh) podem apresentar taxa de mortalidade superior a 50%. Uma vez controlado o sangramento, o maior risco de ressangramento das varizes ocorre nos primeiros dias; essa possibilidade diminui rapidamente entre esse período e 6 semanas. Subsequentemente, o risco retorna à taxa pré-sangramento.

### Tratamento

Em um paciente com hemorragia digestiva alta, medidas gerais são instituídas; estas incluem assegurar a via respiratória (especialmente em um paciente encefalopático), garantir acesso venoso adequado (dois acessos intravenosos [IV] de grande calibre), infusão de líquidos, tipagem e prova cruzada, bem como uma criteriosa transfusão de sangue e de produtos sanguíneos. Um estudo controlado randomizado, comparando a transfusão liberal (transfusão quando a hemoglobina diminui para menos de 9 g/dℓ) à transfusão restritiva (transfusão quando os níveis de hemoglobina diminuem para menos de 7 g/dℓ), demonstrou que a estratégia restritiva levou a melhor sobrevida em 6 semanas e reduziu o risco de ressangramento. O tratamento para hipertensão portal e para o sangramento varicoso evoluiu com o tempo; atualmente, engloba várias modalidades e geralmente são necessárias terapias sequenciais. Para os pacientes com sangramento agudo e com hipertensão portal, costumam ser empregados tratamentos não operatórios como abordagem de primeira linha, uma vez que esses pacientes estão em alto risco cirúrgico em virtude da função hepática descompensada. O tratamento endoscópico (p. ex., esclerose ou ligadura) tornou-se a base do tratamento não cirúrgico da hemorragia aguda, pois o sangramento pode ser controlado em mais de 85% dos pacientes. Isso permite um intervalo no tratamento clínico para melhorar a função hepática, resolver a ascite e a encefalopatia, assim como melhorar a nutrição antes de ser instituído o tratamento definitivo para a prevenção de sangramento recorrente. A farmacoterapia pode também ser iniciada, e estudos sugeriram que ela pode ser tão eficaz quanto o tratamento endoscópico. O tamponamento com balão, raramente usado, pode salvar vidas de pacientes com hemorragia exsanguinante, quando outros métodos não cirúrgicos não obtêm êxito. O *shunt* portossistêmico intra-hepático transjugular (TIPS, do inglês, *transjugular intra-hepatic portosystemic shunt*) é outra opção de tratamento em que é criada uma conexão, dentro do fígado, entre as circulações portal e sistêmica, para reduzir a pressão portal em pacientes com complicações relacionadas à hipertensão portal. O TIPS substituiu *shunts* cirúrgicos para tratar sangramento varicoso agudo, quando a farmacoterapia e o tratamento endoscópico falham em controlar o sangramento. Como resultado, a intervenção cirúrgica de emergência, na maioria dos centros, é reservada a pacientes selecionados não candidatos ao TIPS.

*Endoscopia.* Cerca de 80 a 90% dos episódios de sangramento varicoso agudo são controlados com sucesso com medidas endoscópicas. A escleroterapia e a ligadura elástica das varizes são as duas principais opções disponíveis para o controle de sangramento agudo. Os dados sugerem que a ligadura elástica é melhor que a escleroterapia no controle inicial do sangramento e está associada a menos complicações. A literatura também sugere que a escleroterapia, mas não a ligadura elástica, pode elevar as pressões portais. Portanto, atualmente, a ligadura elástica é a modalidade de escolha para o controle inicial do sangramento varicoso. A escleroterapia endoscópica poderá ser usada, se a tecnologia para ligadura elástica não estiver disponível. A endoscopia precoce, de preferência dentro de 12 horas da internação, com uma tentativa de controlar o sangramento, é recomendada. Os pacientes devem iniciar os medicamentos vasoativos precocemente, e a endoscopia com ligadura elástica é realizada após a reanimação inicial.

*Farmacoterapia.* A farmacoterapia atua mediante redução do fluxo sanguíneo varicoso, que, por sua vez, reduz a pressão varicosa. A terapia médica deve ser iniciada no começo do sangramento varicoso. Como as infecções são comuns em pacientes com sangramento varicoso, a profilaxia com antibióticos deve ser iniciada. Isso mostrou reduzir a taxa de infecção em mais de 50%, além de diminuir o ressangramento e melhorar a sobrevida. Estudos randomizados mostraram também que a somatostatina e seu análogo, octreotida, de ação prolongada, são tão eficazes quanto o tratamento endoscópico para o controle da hemorragia varicosa aguda.

Em virtude dos efeitos adversos mínimos e da facilidade de administração, atualmente, o uso da octreotida é comum como complemento da terapia endoscópica. De fato, a combinação de octreotida e de terapia endoscópica é mais eficaz que octreotida isolada no controle do sangramento, além de ser o tratamento preferido para a maioria dos pacientes. Em casos de hemorragia grave, a vasopressina pode ser usada para reduzir o fluxo sanguíneo esplâncnico. Entretanto, pelos efeitos adversos sistêmicos da vasopressina, a nitroglicerina deve ser infundida simultaneamente e então titulada, até alcançar o controle da pressão arterial.

*Tamponamento de varizes.* Estudos controlados mostraram que o tamponamento com balão é tão eficaz quanto a farmacoterapia e a terapia endoscópica para controlar a hemorragia varicosa aguda. As principais vantagens do tamponamento das varizes com o uso da sonda de Sengstaken-Blakemore são a imediata parada do sangramento, em mais de 85% dos pacientes, e a ampla disponibilidade desse dispositivo (Figura 54.19). Entretanto, também há desvantagens significativas do tamponamento com balão, incluindo hemorragia recorrente em até 50% dos pacientes, após a desinflação do balão, desconforto considerável para o paciente e alta incidência de complicações graves, quando usado incorretamente por um profissional de saúde inexperiente.

*Abordagens intervencionistas.* Na maioria das instituições, o TIPS tornou-se o tratamento preferido para as hemorragias varicosas agudas quando da falha da farmacoterapia e do tratamento endoscópico. Com o TIPS, é estabelecido um *shunt* funcional portocava laterolateral. O TIPS controla o sangramento em quase todos os pacientes. Entretanto, está associado ao risco de encefalopatia. Além disso, no caso de disfunção do *shunt*, há risco de sangramento recorrente. O uso de *stents* revestidos com politetrafluoroetileno (PTFE) foi um grande passo à frente, pois apresentam maiores taxas de permeabilidade com o tempo e menores taxas de mortalidade. O uso de TIPS em pacientes com falência de múltiplos órgãos ou em pacientes com doença hepática descompensada está associado à alta mortalidade em 30 dias. Nesses pacientes, o uso precoce de TIPS, e não após a falha de outras terapias, pode estar associado a melhores resultados.

*Abordagens cirúrgicas.* Os procedimentos cirúrgicos são geralmente reservados àquelas situações em que o TIPS não está indicado ou não está disponível. O tipo de cirurgia de emergência apropriada deve ser guiado principalmente pela experiência do cirurgião. Embora as terapias não cirúrgicas sejam eficazes na maioria dos pacientes com hemorragia varicosa aguda, uma cirurgia de emergência pode ser imediatamente realizada, quando medidas menos invasivas não conseguem controlar a hemorragia ou não estão indicadas. As situações mais comuns que requerem cirurgia de urgência ou emergência são a falha do tratamento endoscópico, a falha da terapia endoscópica a longo prazo, a hemorragia por varizes gástricas ou a gastropatia portal hipertensiva, bem como a falha na colocação do TIPS.

A transecção esofágica com um grampeador é rápida e relativamente simples, mas as taxas de ressangramento após esse procedimento são altas. Além disso, há pouca evidência de que as taxas de mortalidade sejam menores do que após a descompressão portal cirúrgica.

Uma cirurgia de *shunt*, geralmente realizada em situações de emergência, é o *shunt* portocava por ser rápido e descomprimir com eficácia a circulação venosa portal. Resultados impressionantes foram obtidos por Orloff et al., mas não por outros autores, quando um *shunt* portocava de emergência foi empregado como terapia de rotina para sangramento varicoso agudo. Em pacientes sem sangramento ativo no momento da cirurgia e naqueles nos quais o sangramento foi temporariamente controlado por farmacoterapia ou tamponamento com balão, uma cirurgia mais complexa, como o *shunt* esplenorrenal distal, pode ser apropriada. A principal desvantagem da cirurgia de emergência são as taxas de mortalidade que excedem 25% na maioria das séries relatadas. A mortalidade pós-operatória precoce geralmente está relacionada ao estado da reserva funcional hepática, e não ao tipo de cirurgia realizada na emergência.

### Prevenção de hemorragia varicosa recorrente

Após um sangramento decorrente de varizes, a probabilidade de um paciente apresentar um novo episódio é superior a 70%. Como a maioria dos pacientes com hemorragia varicosa tem doença hepática crônica, o desafio do tratamento a longo prazo é a prevenção da hemorragia recorrente e a manutenção de uma função hepática satisfatória. Dentre as opções disponíveis para o tratamento definitivo estão a farmacoterapia, o tratamento endoscópico recorrente, o TIPS, as cirurgias de *shunts* (p. ex., não seletiva, seletiva, parcial), os vários procedimentos sem *shunts* e o transplante de fígado. O regime de tratamento mais eficaz geralmente requer duas ou mais dessas terapias em sequência. Na maioria dos centros, o tratamento inicial consiste em farmacoterapia, terapia endoscópica, descompressão portal por meio de TIPS ou um *shunt* cirúrgico, este reservado às falhas do tratamento de primeira linha. O transplante hepático é usado para pacientes com doença hepática em estágio terminal.

*Farmacoterapia.* Metanálise de estudos controlados com bloqueio β-adrenérgico não seletivo mostrou que esse tratamento diminui significativamente a probabilidade de hemorragia

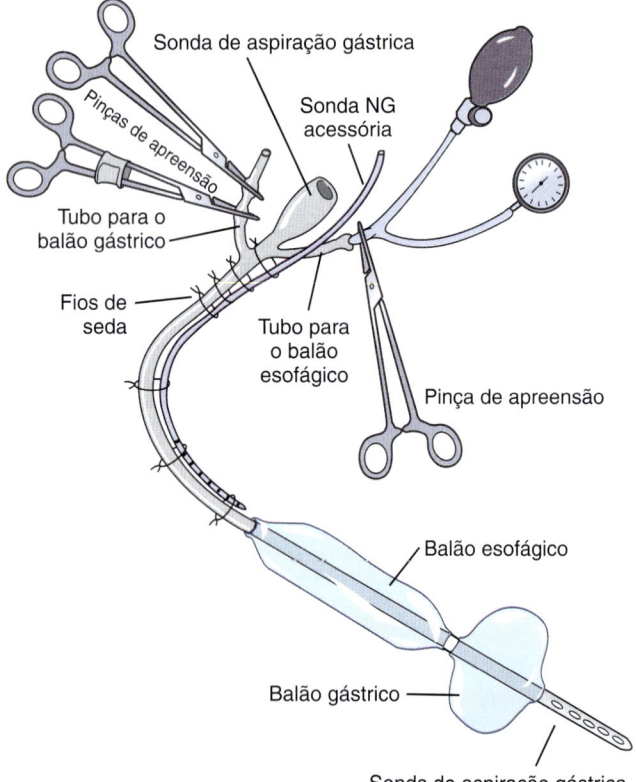

**Figura 54.19** Sonda de Sengstaken-Blakemore modificada. Note a sonda nasogástrica acessória para aspiração de secreções acima do balão esofágico e as duas pinças de apreensão, presas com fita adesiva, para evitar a descompressão inadvertida do balão gástrico. (De Rikkers LF. Portal hypertension. In: Goldsmith H, ed. *Practice of surgery*. Philadelphia: Harper & Row; 1981:1-37.)

recorrente e mostra tendência à redução da mortalidade.[2] A combinação de um betabloqueador e nitrato de ação prolongada (p. ex., mononitrato-5 de isossorbida) mostrou ser mais eficaz que a ligadura de varizes ou o uso de betabloqueador isoladamente. A farmacoterapia a longo prazo deve ser usada apenas em pacientes complacentes, sob cuidadosa observação de seu médico.

*Terapia endoscópica.* Vários estudos controlados e metanálise comparando a escleroterapia endoscópica com as ligaduras de varizes mostraram uma significativa vantagem da ligadura elástica. As complicações são menos frequentes, e menos sessões de tratamento são necessárias para erradicar as varizes (Figura 54.20). Além disso, as taxas de ressangramento e de mortalidade parecem ser menores após a ligadura elástica. A combinação da ligadura de varizes e de farmacoterapia com betabloqueador não seletivo é mais eficaz que a ligadura elástica isolada. Esse resultado foi confirmado em metanálise que incluiu os dados de 17 estudos controlados randomizados.[3] Nesse estudo, a combinação de um betabloqueador e de tratamento endoscópico reduziu significativamente as taxas de ressangramento em 6, 12 e 24 meses. Além disso, a mortalidade em 24 meses foi significativamente menor no grupo de tratamento combinado. Portanto, atualmente, a terapia de combinação deve ser recomendada como o tratamento de primeira linha para a profilaxia secundária do sangramento varicoso.

Foram realizados vários estudos controlados comparando a terapia endoscópica recorrente com o tratamento clínico convencional. Embora menos pacientes tenham apresentado ressangramento com o tratamento endoscópico, em relação ao medicamentoso, o sangramento foi recorrente em aproximadamente 50% dos pacientes com tratamento endoscópico. O ressangramento é mais frequente durante o primeiro ano; em seguida, a taxa de ressangramento diminui em cerca de 15% anualmente. Embora um único episódio de hemorragia recorrente não signifique falha no tratamento, a hemorragia descontrolada, a presença de múltiplos episódios importantes de ressangramento, a hemorragia de varizes gástricas e a gastropatia hipertensiva, todos requerem a substituição da terapia endoscópica por outra modalidade de tratamento. Em até um terço dos pacientes acontece a falha do tratamento endoscópico devido a ressangramento. Assim, a terapia endoscópica crônica, utilizada várias vezes, é uma conduta inicial sensata para muitos pacientes com sangramento de varizes esofágicas; no entanto, para uma porcentagem significativa de pacientes, deve-se prever um tratamento subsequente com TIPS, um procedimento de *shunt*, uma cirurgia sem *shunt* ou um transplante de fígado. Em vista das taxas de insucesso relativamente elevadas, um curso crônico de terapia endoscópica não deve ser ministrado para pacientes não complacentes e para aqueles que vivem em locais distantes de um atendimento médico adequado.

*Terapia intervencionista.* TIPS está sendo cada vez mais usado para tratamento definitivo de pacientes com sangramento decorrente de hipertensão portal (Figura 54.21). No entanto, uma importante limitação do TIPS é a alta incidência (até 50%) de estenose ou trombose do *shunt* no primeiro ano. A estenose do *shunt*, em geral, é secundária à hiperplasia da neoíntima, é mais comum que a trombose e, muitas vezes, pode ser resolvida por dilatação do balão do TIPS ou, em alguns casos, pela colocação de um *shunt* secundário. A oclusão total de *shunt* ocorre em 10 a 15% dos pacientes. A estenose e a trombose do *shunt* geralmente são seguidas de hemorragia hipertensiva recorrente. A estenose e a oclusão do TIPS podem ser menos frequentes com o uso de *stents* revestidos por PTFE.

Os TIPS foram comparados com a terapia endoscópica seriada em 11 estudos controlados randomizados. Um menor número de pacientes apresentou ressangramento após o TIPS (19%) do que após o tratamento endoscópico (47%), mas a encefalopatia foi significativamente mais comum em pacientes com TIPS (34%). Observou-se disfunção do TIPS em 50% dos pacientes, sendo sua principal vantagem ser uma abordagem não cirúrgica. Assim, parece ser a terapia ideal quando é necessária apenas a descompressão portal a curto prazo. Os candidatos a transplante hepático que não obtiveram êxito em terapia endoscópica ou farmacológica, portanto, são adequados para o TIPS, seguido de transplante, quando houver a disponibilidade de um órgão de doador. Como resultado, nesse ínterim, o paciente é protegido da possibilidade de sangramento, e o procedimento de transplante pode ser facilitado por pressão portal mais baixa. Outro grupo de pacientes nos quais o TIPS pode ser vantajoso é o de pacientes com descompensação hepática avançada que provavelmente não sobreviverão por tempo suficiente até a ocorrência de uma disfunção do TIPS. Por atuar como um *shunt* portossistêmico laterolateral, o TIPS também é eficaz para o tratamento da ascite intratável clinicamente.

*Terapia cirúrgica.* Os *shunts* portossistêmicos são, evidentemente, o meio mais eficaz de prevenção de hemorragia recorrente em pacientes com hipertensão portal. Esses procedimentos são eficazes, pois descomprimem o sistema venoso portal em graus de intensidade variável por desviarem o fluxo portal para o sistema venoso sistêmico de menor pressão. Entretanto, o desvio do sangue portal, que contém hormônios hepatotrópicos, nutrientes e toxinas cerebrais, também é responsável por consequências adversas, a saber, encefalopatia portossistêmica e aceleração da insuficiência hepática. Dependendo se a descompressão do sistema porta é completa, compartimentalizada ou parcial, os *shunts* portossistêmicos podem ser classificados como não seletivos, seletivos ou parciais. Além da descompressão varicosa, os *shunts* portossistêmicos seletivos e parciais também têm por objetivo preservar a perfusão portal hepática e, portanto, prevenir ou minimizar as consequências adversas desses procedimentos.

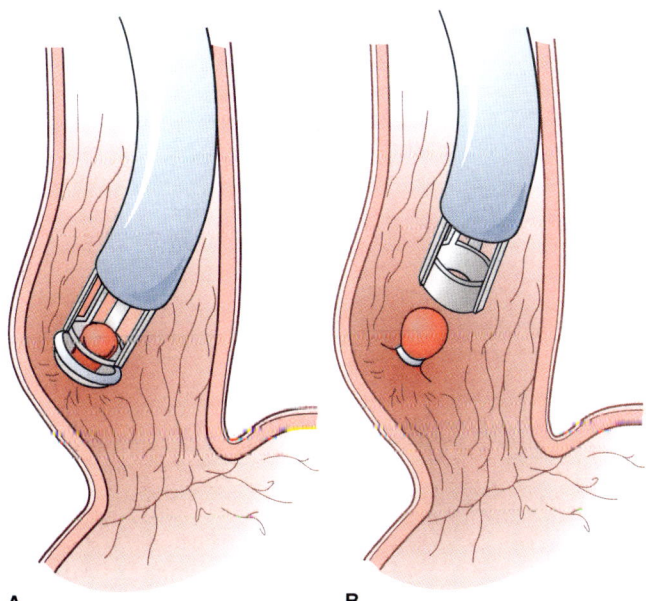

**Figura 54.20** Ligadura endoscópica de varizes esofágicas. **A.** A variz é atraída para o ligador por meio de sucção. **B.** O anel é aplicado. (De Turcotte JG, Roger SE, Eckhauser FE. Portal hypertension. In: Greenfield LJ, Mulholland MW, Oldham KT, eds. *Surgery: scientific principles and practice.* Philadelphia: JB Lippincott; 1993:899.)

***Shunts* não seletivos.** Dentre os *shunts* não seletivos geralmente usados para desviar completamente o fluxo portal, estão o *shunt* portocava terminolateral (fístula de Eck), *shunt* portocava laterolateral, *shunts* com interposição de enxerto e *shunt* esplenorrenal convencional (Figura 54.22). O *shunt* portocava terminolateral é o protótipo dos *shunts* não seletivos, sendo o único procedimento de desvio que foi comparado com o tratamento clínico convencional em estudos controlados randomizados. A Figura 54.23 mostra os dados de sobrevida de quatro pesquisas controladas de *shunt* portocava terapêutico realizado em pacientes com hemorragia varicosa prévia. As causas mais comuns de morte em pacientes sob tratamentos médico e *com shunt* foram o ressangramento e a aceleração da insuficiência hepática, respectivamente. Embora não fosse possível mostrar alguma

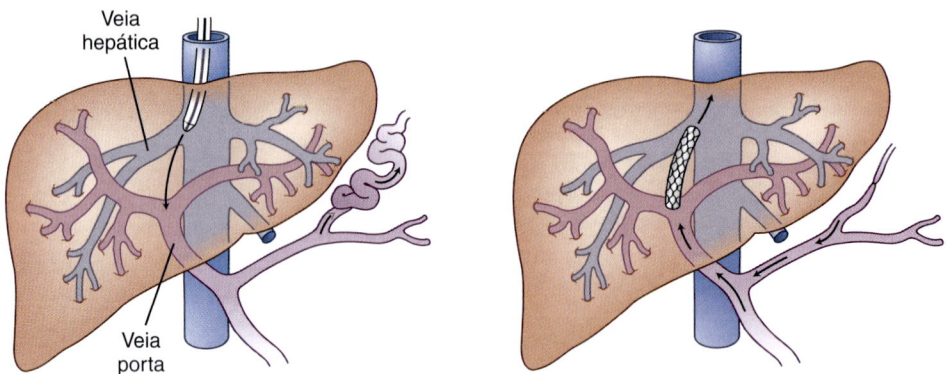

**Figura 54.21** Colocação de *shunt* portossistêmico intra-hepático transjugular. A veia cava inferior é acessada pela veia jugular interna direita. Se a veia jugular interna direita não for adequada, a veia jugular interna esquerda também pode ser usada. Por esse acesso, um cateter 5F é colocado na veia hepática direita e fixado em um ramo periférico. A venografia hepática é então realizada com $CO_2$ para opacificar o sistema venoso portal. Usando como guia a imagem da venografia hepática, uma agulha é avançada através da parede da veia hepática direita e direcionada anteroinferiormente para acessar a veia portal direita. Depois de canulada a veia porta, o $CO_2$ é injetado para excluir a punção do ducto biliar ou da artéria hepática. Depois que a posição apropriada for confirmada, a endoprótese (TIPS) é posicionada, cria-se um *shunt* entre a veia porta e a veia hepática, diminuindo a resistência e, assim, faz-se a descompressão das varizes.

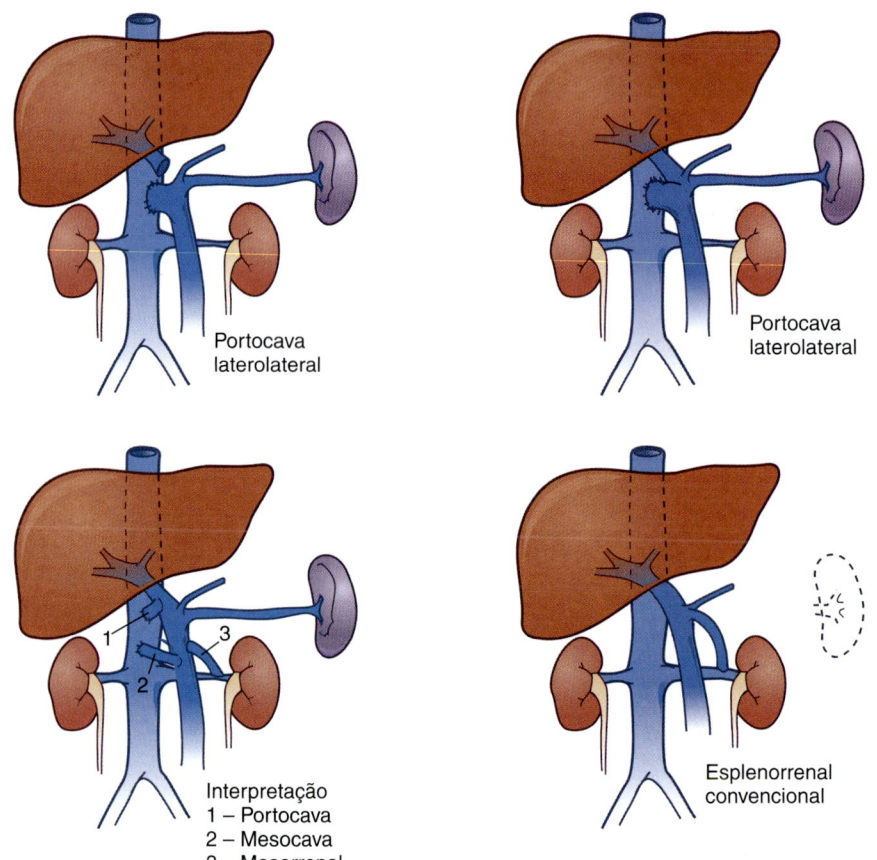

**Figura 54.22** *Shunts* não seletivos desviam completamente do fígado o fluxo sanguíneo portal. (De Rikkers LF. Portal hypertension. In: Moody F G, Carey LC, Scott Jones RS, et al., eds. *Surgical treatment of digestive disease*. Chicago: Year Book Medical; 1986:409-424.)

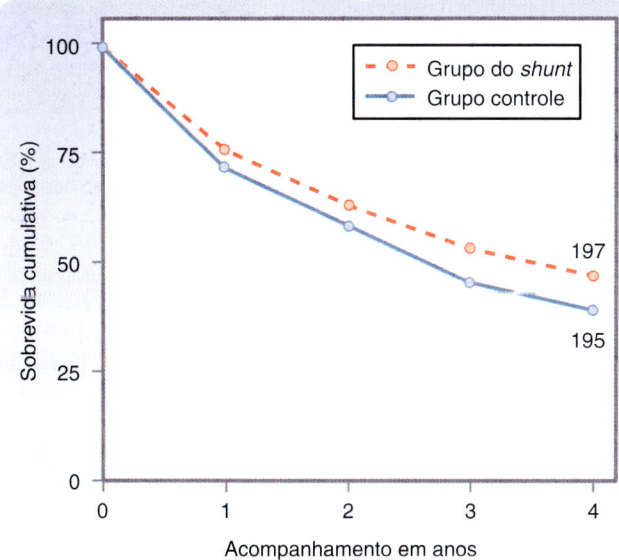

**Figura 54.23** Dados de sobrevida cumulativa de quatro estudos controlados comparando o *shunt* portocava *versus* tratamento clínico convencional. (De Boyer TD. Portal hypertension and its complications: Bleeding esophageal varices, ascites, and spontaneous bacterial peritonitis. In: Zakim D, Boyer TD, eds. *Hepatology: a textbook of liver disease*. Philadelphia: WB Saunders; 1982:464-499.)

vantagem da sobrevida em pacientes com *shunt*, todos esses estudos tinham um viés em favor dos pacientes sob tratamento clínico, dos quais vários receberam um *shunt* após desenvolverem hemorragia varicosa recorrente intratável. Além disso, quase todos os pacientes do estudo eram portadores de cirrose alcoólica; portanto, esses resultados não se aplicam necessariamente a outras causas de hipertensão portal. Outros achados importantes desses estudos randomizados incluem o controle do ressangramento em pacientes com *shunts* em mais de 70%, e encefalopatia espontânea, muitas vezes grave, em 20 a 40% dos pacientes.

Todos os outros *shunts* não seletivos da Figura 54.22 mantêm a continuidade da veia porta, conectando assim a veia porta e o sistema venoso sistêmico de maneira laterolateral. Portanto, esses procedimentos descomprimem a circulação venosa esplâncnica e a rede sinusoidal intra-hepática. Como o fígado e os intestinos contribuem de modo importante para a formação da ascite, os *shunts* portossistêmicos laterolaterais são os procedimentos de desvio mais eficazes para aliviar a ascite, assim como para prevenir o sangramento varicoso recorrente. No entanto, os *shunts* laterolaterais também aceleram a insuficiência hepática e levam a encefalopatias frequentes pós-*shunt*.

O *shunt* esplenorrenal convencional consiste em anastomose da porção proximal da veia esplênica com a veia renal, associada a esplenectomia. Como se usa a porção proximal da veia esplênica, que é menor, é mais comum a trombose após esse procedimento quando comparado ao *shunt* esplenorrenal na porção distal. Embora em uma série inicial tenha-se observado que a encefalopatia pós-*shunt* era menor após o *shunt* esplenorrenal convencional do que após o *shunt* portocava, análises subsequentes sugeriram que, em muitos pacientes, essa menor frequência de encefalopatia era provavelmente devido à restauração da perfusão hepática portal após o desenvolvimento de trombose do *shunt*. Um *shunt* esplenorrenal convencional que tenha o calibre suficiente para se permanecer patente, gradualmente, se dilata e acaba por causar a descompressão portal completa. Uma suposta vantagem deste procedimento é a eliminação do hiperesplenismo pela esplenectomia. Contudo, a trombocitopenia e a leucopenia que acompanham a hipertensão portal, raramente, têm significado clínico, o que torna a esplenectomia desnecessária para a maioria dos pacientes.

Em resumo, os *shunts* não seletivos descomprimem as varizes com eficiência. Em razão do desvio completo do fluxo portal, entretanto, elas são complicadas por encefalopatia pós-operatória frequente e aceleração da insuficiência hepática. Os *shunts* laterolatcrais não seletivos aliviam com eficácia a ascite e previnem a hemorragia varicosa. Atualmente, os *shunts* não seletivos são raramente indicados. O TIPS, também um *shunt* não seletivo, é a terapia preferida para a maioria das situações em que os *shunts* não seletivos eram usados anteriormente (p. ex., pacientes com sangramento varicoso e ascite clinicamente intratável). Em geral, um *shunt* não seletivo é construído apenas quando não é possível realizar o TIPS ou quando ocorre sua falha.

***Shunts* seletivos.** As falhas clínicas e hemodinâmicas de *shunts* não seletivos estimularam o desenvolvimento do conceito de descompressão seletiva de varizes. Em 1967, Warren et al. introduziram o *shunt* esplenorrenal distal; no ano seguinte, Inokuchi et al. relataram seus resultados iniciais com o *shunt* de veia gástrica esquerda–veia cava, que consiste na interposição de um enxerto entre a veia gástrica (coronária) esquerda e a VCI. Portanto, esse *shunt* descomprime de maneira direta e seletiva as varizes esofagogástricas. Entretanto, somente em uma minoria de pacientes com hipertensão portal a anatomia é apropriada para essa cirurgia; a experiência com esse procedimento limitou-se ao Japão e têm sido conduzidos estudos não controlados.

O *shunt* esplenorrenal distal consiste na anastomose da extremidade distal da veia esplênica à veia renal esquerda e na interrupção de todos os vasos colaterais (p. ex., veia coronária e veias gastroepiploicas) que conectam a veia mesentérica superior e os componentes gastroesplênicos da circulação venosa esplâncnica (Figura 54.24). Isso resulta na separação da circulação venosa portal em um circuito venoso gastroesplênico descomprimido e um sistema venoso mesentérico superior de alta pressão que continua a perfundir o fígado. A ligadura dos vasos colaterais aumenta o fluxo na veia porta. Embora o procedimento seja tecnicamente difícil, ele pode ser realizado por cirurgiões bem treinados e que dominam os princípios da cirurgia vascular.

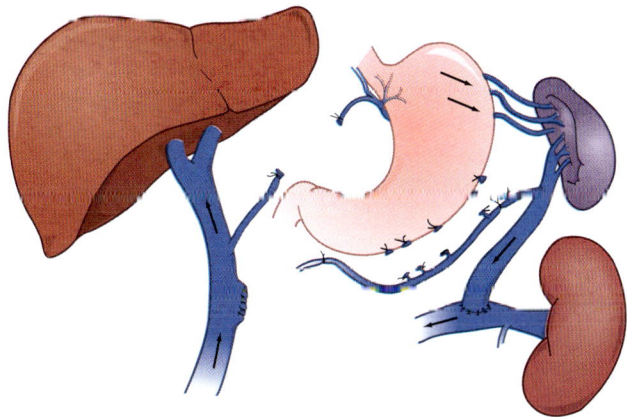

**Figura 54.24** O *shunt* esplenorrenal distal fornece descompressão seletiva das veias gástricas curtas, baço e veia esplênica para a veia renal esquerda. A perfusão portal hepática é mantida pela interrupção da veia umbilical, da veia coronária, da veia gastroepiploica e quaisquer outras colaterais proeminentes. (De Salam AA. Distal splenorenal shunts: Hemodynamics of total versus selective. In: Baker RJ, Fischer JE, eds. *Mastery of surgery*. 4th ed. Philadelphia: Lippincott Williams & Wilkins; 2001:1357-1366.)

Nem todos os pacientes são candidatos ao *shunt* esplenorrenal distal. Por serem mantidas tanto a hipertensão sinusoidal como a pressão na veia mesentérica, e ser realizada a transecção de importantes vias linfáticas durante a dissecção da veia renal esquerda, o *shunt* esplenorrenal distal tende a agravar a ascite. Assim, pacientes com ascite clinicamente intratáveis não devem ser submetidos a esse procedimento. Entretanto, a maior parte dos pacientes que desenvolvem ascite transitória, após reanimação decorrente de uma hemorragia varicosa, é elegível ao *shunt* seletivo. Outra contraindicação ao *shunt* esplenorrenal distal é uma esplenectomia anterior. Um diâmetro de veia esplênica inferior a 7 mm é uma contraindicação relativa ao procedimento, pois a incidência de trombose do *shunt* é alta quando se usa uma veia de pequeno diâmetro. Embora a descompressão varicosa seletiva seja um bom conceito fisiológico, após uma extensa experiência clínica de mais de 40 anos, o *shunt* esplenorrenal distal continua a ser controverso.

Embora o *shunt* esplenorrenal distal resulte na preservação do fluxo portal em mais de 85% dos pacientes durante o pós-operatório inicial, o sistema venoso mesentérico de alta pressão cria gradualmente colaterais para o *shunt* de baixa pressão, resultando em perda do fluxo portal em aproximadamente 50% dos pacientes em 1 ano. O grau e a duração da preservação do fluxo portal dependem da causa da hipertensão portal e dos detalhes técnicos da cirurgia (a extensão em que as circulações venosas mesentérica e gastroesplênica foram separadas). Embora o fluxo portal seja mantido na maioria dos pacientes com cirrose não alcoólica e hipertensão portal não cirrótica (p. ex., trombose da veia porta), o fluxo sanguíneo portal rapidamente cria vasos colaterais em pacientes com cirrose alcoólica, podendo haver perda do fluxo portal.

A realização do *shunt* esplenorrenal distal sem a ligadura da veia coronária, seja intencional ou não, resulta em perda precoce do fluxo portal. Mesmo quando todos os vasos colaterais importantes são interrompidos, o fluxo portal pode ser gradualmente desviado através de uma rede colateral pancreática (sifão pancreático). Essa via pode ser interrompida por dissecção e ligadura de toda a extensão da veia esplênica com o pâncreas, ou seja, por desconexão esplenopancreática, o que resulta em melhor preservação da perfusão portal, especialmente em pacientes com cirrose alcoólica. Entretanto, essa extensão do procedimento representa um desafio técnico e uma desvantagem significativa em uma era em que estão sendo realizados menos *shunts* em virtude do maior uso de terapia endoscópica, TIPS e transplante de fígado.

Seis dentre sete estudos controlados comparando *shunt* esplenorrenal distal e *shunts* não seletivos incluíram a maior parte pacientes com cirrose alcoólica. Nenhum desses estudos mostrou vantagem de qualquer um dos procedimentos em relação à sobrevida a longo prazo. Três estudos encontraram menor frequência de encefalopatia após *shunt* esplenorrenal distal, enquanto os outros estudos não mostraram diferença na incidência dessa complicação. Ao contrário da sobrevida, a encefalopatia é um parâmetro subjetivo e, nos estudos, foi avaliada por vários métodos. Outro parâmetro importante de comparação entre os tipos de *shunts* foi a eficácia da prevenção do sangramento recorrente. Em quase todas as séries controladas e não controladas, o *shunt* esplenorrenal distal foi equivalente aos *shunts* não seletivos na prevenção de hemorragia recorrente. Principalmente em virtude desses resultados inconsistentes dos estudos controlados, não existe um consenso sobre qual procedimento de *shunt* é superior em pacientes com cirrose alcoólica. Como a qualidade de vida (p. ex., taxa menor de encefalopatia) mostrou significativa melhora no grupo com *shunt* esplenorrenal distal em três dos estudos, parece haver uma vantagem na descompressão seletiva das varizes, mesmo nessa população.

A disponibilidade de dados referentes ao *shunt* seletivo na cirrose não alcoólica e na hipertensão portal não cirrótica é consideravelmente menor. A preservação da perfusão portal hepática após o *shunt* esplenorrenal distal é melhor nessas doenças; portanto, a expectativa seria de resultados melhores. Um único estudo controlado em pacientes com esquistossomose (hipertensão portal pré-sinusoidal) mostrou uma frequência menor de encefalopatia após *shunt* esplenorrenal distal comparado ao esplenorrenal convencional (não seletivo). Outra grande série da Emory University mostrou que o *shunt* esplenorrenal distal está associado a melhor sobrevida em pacientes com cirrose não alcoólica do que naqueles com cirrose alcoólica. Entretanto, esse não foi um achado consistente em todos os centros que realizaram *shunts* esplenorrenais distais.

Vários estudos controlados também compararam o *shunt* esplenorrenal distal com a terapia endoscópica recorrente. Nestes estudos, as hemorragias recorrentes foram mais evitadas pelo *shunt* seletivo do que pela escleroterapia. Entretanto, a perfusão portal foi mantida em uma fração significativamente maior em pacientes submetidos à escleroterapia. Apesar dessa vantagem hemodinâmica, as taxas de encefalopatia foram semelhantes.

Os dois estudos norte-americanos foram diferentes em relação ao efeito desses tratamentos na sobrevida a longo prazo. A escleroterapia isolada, associada ao resgate cirúrgico no um terço que tem de falha, resultou em sobrevida significativamente melhor do que com o *shunt* seletivo isolado, enquanto 85% das falhas da escleroterapia puderam ser salvas por cirurgia. Em contraste, uma investigação semelhante conduzida em uma área de população esparsa (planícies entre montanhas do oeste) mostrou uma sobrevida superior após o *shunt* esplenorrenal distal. Foi possível salvar apenas 31% dos pacientes que tiveram falha da escleroterapia por cirurgia nesse estudo. Os resultados de sobrevida desses dois estudos sugerem que a terapia endoscópica é um tratamento inicial sensato para pacientes com sangramento varicoso, e se for identificada a falha da escleroterapia, esses pacientes devem imediatamente ser submetidos ao TIPS ou à cirurgia. Entretanto, nos pacientes que vivem em áreas remotas, quando ocorre falha do tratamento endoscópico, a probabilidade de realizar uma cirurgia de *shunt* é menor. Portanto, um *shunt* seletivo pode ser o tratamento inicial mais aconselhável para esses pacientes.

Em uma comparação não randomizada com o TIPS, o *shunt* esplenorrenal distal apresentou menores taxas de sangramento recorrente, de encefalopatia e de trombose do *shunt*. A ascite foi menos prevalente após o TIPS. Um estudo randomizado multicêntrico, comparando TIPS e *shunt* esplenorrenal distal para o tratamento eletivo do sangramento de varizes, em pacientes cirróticos com baixo risco, mostrou resultados equivalentes desses dois procedimentos. As taxas de ressangramento não foram significativamente diferentes entre o *shunt* esplenorrenal distal (6%) e o TIPS (11%), mas isso representa a menor taxa de ressangramento relatada após o uso de TIPS. Isso foi provavelmente secundário à vigilância meticulosa da patência do TIPS por Doppler e angiografia. Foram necessárias reintervenções frequentes em pacientes com TIPS (82% em comparação com 11% dos pacientes de *shunt* esplenorrenal distal) para obter esses resultados. Nesse estudo, a sobrevida e a encefalopatia pós-*shunt* foram semelhantes após os dois procedimentos.

***Shunts* parciais.** Os objetivos dos *shunts* parciais e dos seletivos são os mesmos: descompressão eficaz de varizes, preservação da perfusão portal hepática e manutenção de alguma hipertensão portal residual. As tentativas iniciais de um desvio parcial consistiram em anastomoses venovenosas de pequeno calibre. Em geral, essas anastomoses trombosam ou dilatam com o tempo e, assim, tornam-se *shunts* não seletivos.

Mais recentemente, foi descrita a interposição de um *shunt* portocava com o uso de enxerto de PTFE de pequeno diâmetro, combinado com ligadura da veia coronária e de outros vasos colaterais (Figura 54.25). Quando o enxerto de prótese tem 10 mm ou menos de diâmetro, a perfusão portal hepática é preservada na maioria dos pacientes, pelo menos durante o período inicial de pós-operatório. A experiência com essa prótese com *shunt* de pequeno diâmetro mostrou que menos de 15% dos *shunts* sofreram trombose, e, quando trombosam, a maioria é tratada com êxito por técnicas radiológicas intervencionistas. Um pequeno estudo randomizado prospectivo comparando *shunts* com interposição portocava parcial (8 mm de diâmetro) com *shunts* não seletivos (16 mm de diâmetro) mostrou uma frequência menor de encefalopatia após o *shunt* parcial, porém a sobrevida foi similar após ambos os tipos de *shunts*. Em outro estudo clínico controlado, foi constatado que *shunt* de interposição de pequeno diâmetro tinha uma taxa de falha menor que TIPS.

***Transplante hepático.*** O transplante de fígado não é um tratamento para sangramento varicoso em si, mas deve ser considerado para todos os pacientes que apresentam insuficiência hepática terminal, seja ou não acompanhada de sangramento. O transplante em pacientes com sangramento secundariamente à hipertensão portal é a única terapia a tratar a doença hepática subjacente, além de produzir uma descompressão confiável do sistema porta. Em virtude de fatores econômicos e um limitado suprimento de doadores de órgãos, o transplante de fígado não está disponível para todos os pacientes. Além disso, o transplante não é indicado para algumas das causas mais comuns de sangramento varicoso, como a esquistossomose (função hepática normal) e o alcoolismo ativo (necessário abstinência).

Há evidências acumuladas de que sangramentos varicosos em pacientes com reserva funcional hepática bem compensada (Child-Pugh classes A e B+) são inicialmente mais bem abordados por estratégias sem transplante. O tratamento de primeira linha para esses pacientes deve ser as terapias farmacológica e endoscópica. Para aqueles não responsivos ao tratamento de primeira linha, pode ser realizado o *shunt* cirúrgico ou o TIPS. Esses *shunts* também podem ser indicados em casos em que o tratamento farmacológico ou endoscópico é muito arriscado, como em pacientes com varizes gástricas e naqueles geograficamente distantes de cuidados médicos terciários.

Dentre os pacientes com sangramento varicoso, candidatos ao transplante, encontram-se os cirróticos alcoólicos abstinentes com reserva funcional hepática limitada (Child-Pugh classes B e C) ou má qualidade de vida secundariamente à doença (p. ex., encefalopatia, fadiga, dor óssea). Nesses pacientes, a hemorragia aguda deve ser tratada com terapia endoscópica e farmacoterapia com imediata ativação do paciente na lista de transplante. Se a farmacoterapia e o tratamento endoscópico forem ineficazes, o TIPS deverá ser realizado como uma ponte para o transplante a curto prazo.

Se um procedimento sem transplante (p. ex., *shunt* cirúrgico ou TIPS) for inicialmente realizado, esses pacientes deverão ser cuidadosamente avaliados a intervalos regulares de 6 a 12 meses. O transplante hepático deverá ser considerado, quando outras complicações da cirrose aparecerem, ou quando a descompensação da função hepática for clinicamente evidente, ou por avaliação quantitativa cuidadosa das PFH.

### Algoritmo para o tratamento da hemorragia varicosa

Um algoritmo para tratamento definitivo da hemorragia varicosa é mostrado na Figura 54.26. Os pacientes são agrupados primeiramente de acordo com sua indicação ao transplante. Essa decisão é baseada em vários fatores, incluindo a causa de hipertensão portal, a abstinência de pacientes alcoólicos, a presença ou ausência de outras doenças e a idade fisiológica em vez de cronológica. Os candidatos ao transplante com função hepática descompensada ou má qualidade de vida secundariamente à doença hepática devem ser submetidos a transplante assim que possível.

A maioria dos candidatos a transplante ou não deve se submeter, inicialmente, ao tratamento endoscópico ou à farmacoterapia, a não ser que apresentem sangramento de varizes gástricas ou gastropatia portal hipertensiva ou vivam em localização geográfica remota e com acesso limitado a cuidados terciários de emergência. Os pacientes que vivem em locais distantes e aqueles não responsivos à terapia endoscópica e à farmacoterapia devem receber um *shunt* seletivo ou TIPS. Um estudo randomizado controlado mostrou que, se forem realizadas vigilância cuidadosa da permeabilidade e reintervenções frequentes no TIPS, esses procedimentos serão igualmente eficazes.

Até todos os avanços da tecnologia de TIPS serem concretizados, é provável que o *shunt* esplenorrenal distal continue a ser uma solução mais durável a longo prazo e uma alternativa razoável à falha do TIPS. Entretanto, a realização do TIPS é mais comum, e ainda há poucos cirurgiões com experiência em cirurgias de *shunts*. Portanto, é provável que, no futuro, os *shunts* cirúrgicos

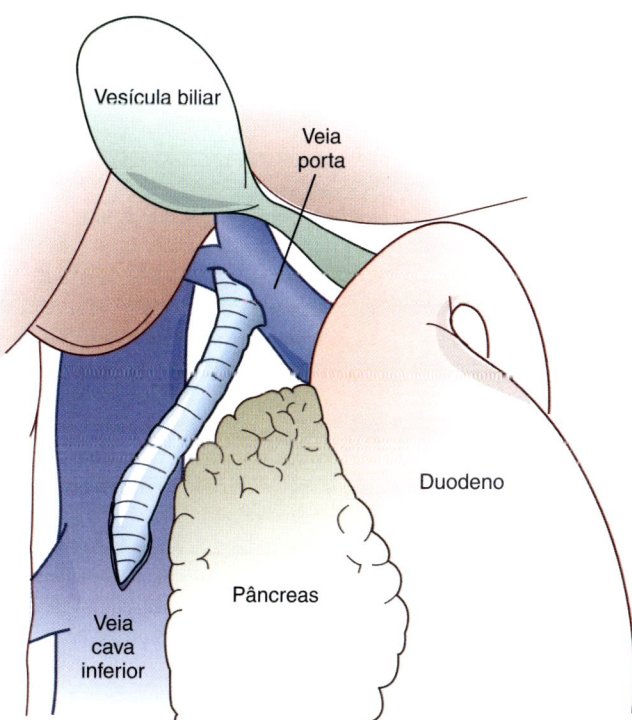

**Figura 54.25** Um *shunt* portocava de interposição de pequeno diâmetro (8 a 10 mm) descomprime parcialmente o sistema venoso portal e pode preservar a perfusão portal hepática. (De Sarfeh IJ, Rypins EB, Mason GR. A systematic appraisal of portacaval H-graft diameter: clinical and hemodynamic perspectives. *Ann Surg.* 1986; 204:356-363.)

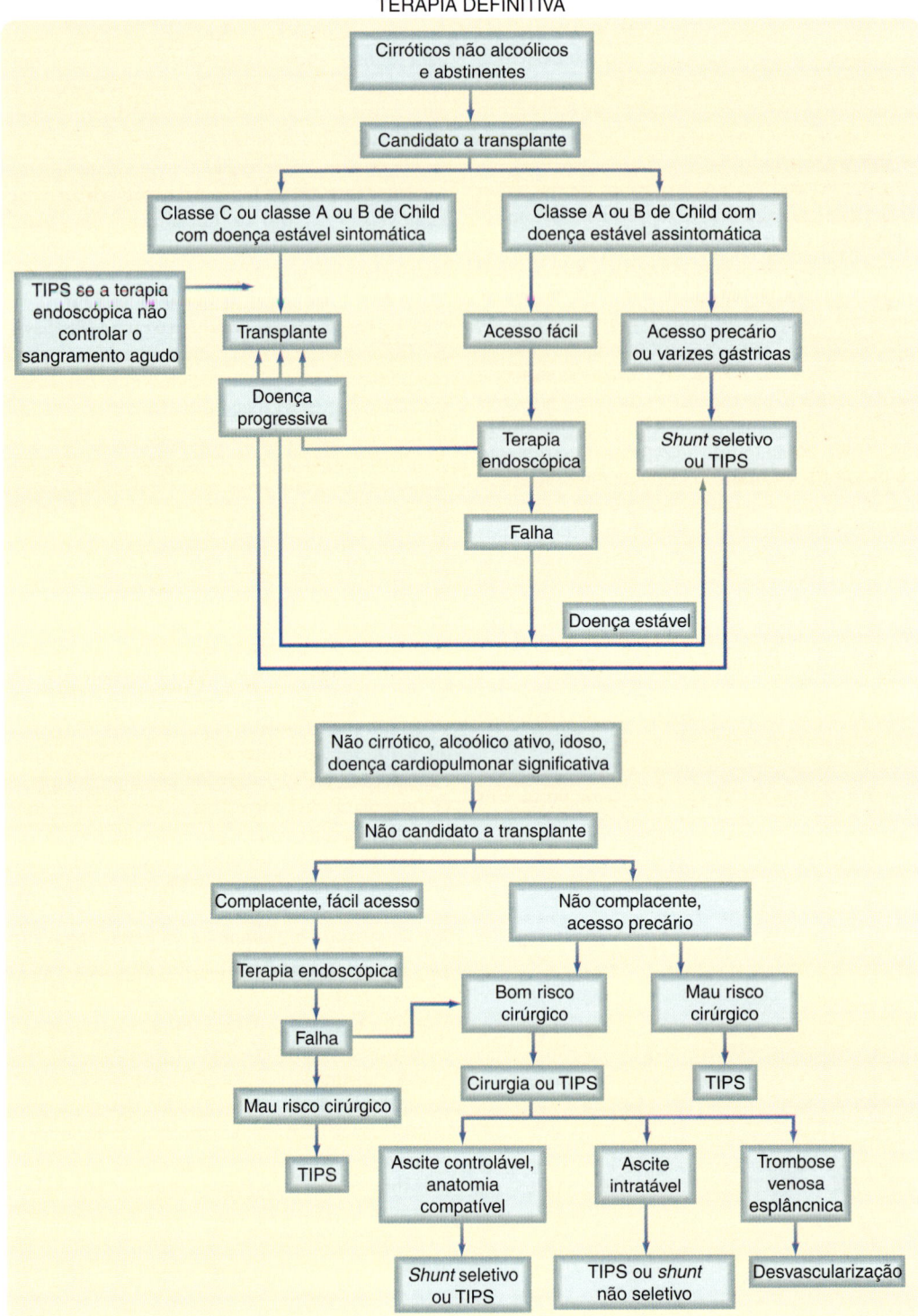

**Figura 54.26** Algoritmo para terapia definitiva de hemorragia varicosa (ver texto para detalhes). *TIPS, shunt* portossistêmico intra-hepático transjugular. (Adaptada de Rikkers LF. Portal hypertension. In: Levine BA, Copeland E, Howard R, et al., eds. *Current practice of surgery*. Vol. 3. New York: Churchill Livingstone; 1995.)

tenham um papel ainda menor no tratamento do sangramento varicoso do que na atualidade. Os pacientes com ascite clinicamente intratável e com sangramento varicoso são mais bem tratados com TIPS, após a falha clínica em controlar o sangramento. Se o TIPS eventualmente falhar, um *shunt* laterolateral aberto poderá então ser realizado, se o paciente tiver função hepática razoável e não for candidato ao transplante. Por outro lado, o TIPS é claramente indicado para pacientes cujo tratamento endoscópico falhou e que podem necessitar de transplante em futuro próximo e para os pacientes com degeneração funcional hepática avançada candidatos a transplante. Os candidatos a futuro transplante devem ser cuidadosamente monitorados para que se submetam a transplante no momento apropriado, antes de se tornarem pacientes de alto risco cirúrgico.

O algoritmo do tratamento para sangramento varicoso mudou consideravelmente desde os anos 1970, assim como a terapia endoscópica, e o transplante de fígado e o TIPS tornaram-se disponíveis para esses pacientes. Atualmente, as cirurgias sem transplante são menos necessárias, os resultados de sobrevida são melhores porque os pacientes em alto risco cirúrgico são tratados por outros meios, e a cirurgia de emergência foi praticamente eliminada.

# DOENÇAS INFECCIOSAS

## Abscesso piogênico

### Epidemiologia

Ochsner e DeBakey, em seu clássico estudo sobre abscesso hepático piogênico, em 1938, descreveram 47 casos e revisaram a literatura mundial. Essa foi a maior experiência naquela época e a primeira tentativa séria de estudar essa doença. Nessa época, o abscesso hepático piogênico do fígado era uma doença de indivíduos na faixa etária de 20 e 30 anos, a maioria devido a uma apendicite aguda. Desde então, com as acentuadas modificações nos cuidados médicos, particularmente com antibióticos eficazes e diagnóstico e tratamento mais rápido e eficaz para doenças inflamatórias agudas e o envelhecimento da população, o espectro dessa doença se alterou. O abscesso hepático piogênico é observado agora principalmente em pacientes na faixa etária de 50 a 60 anos, e geralmente é relacionado com doença do trato biliar ou de natureza criptogênica.

Entretanto, a incidência do abscesso hepático piogênico do fígado permaneceu semelhante. Em 1938, Ochsner e DeBakey relataram uma incidência de 8 hospitalizações por 100.000 indivíduos, enquanto, em 1975, Pitt e Zuidema relataram 13 hospitalizações por 100.000 indivíduos. Dois grandes estudos de necropsia, um de 1901 e outro de 1960, relataram incidências semelhantes de abscesso hepático piogênico, de 0,45 e 0,59%, respectivamente. Estudos mais recentes da década de 1980 até os anos 2000 sugeriram pequenos aumentos, mas significativos, na incidência de abscesso hepático piogênico que chegou a 22 hospitalizações por 100.000 indivíduos.[4] Esses números podem estar diminuindo, com base em dados mais recentes. Isso pode refletir não apenas a melhora, mas também a maior disponibilidade de técnicas de imagem de alta qualidade, usadas com mais frequência. As práticas de internação também afetam esses números. Um recente estudo populacional na América do Norte calculou uma incidência anual de 3,6 casos por população de 100.000 indivíduos.[5] Não há diferenças significativas de gênero, etnia ou geográfica na frequência da doença; a razão homem:mulher é de aproximadamente 1,5:1. As comorbidades associadas ao abscesso hepático piogênico são: cirrose, insuficiência renal crônica e histórico de doença maligna.

### Patogênese

O fígado está provavelmente exposto a cargas bacterianas através do sistema venoso portal de maneira regular e geralmente elimina essa carga bacteriana sem problemas. O desenvolvimento de um abscesso hepático ocorre quando uma carga de bactérias, independentemente da via de exposição, supera a capacidade de eliminação do fígado. Isso resulta em invasão tecidual, infiltração de neutrófilos e formação de um abscesso organizado. As vias potenciais de exposição do fígado às bactérias são a árvore biliar, a veia porta, a artéria hepática, a extensão direta de um sítio infeccioso e traumatismo. Um resumo da frequência relativa dessas vias para a formação do abscesso hepático encontra-se na Tabela 54.3.

Junto com as infecções criptogênicas, as infecções da árvore biliar são a causa mais comum de abscesso hepático. A obstrução biliar resulta em estase da bile, com subsequente colonização bacteriana, infecção e ascensão para o fígado. Esse processo é conhecido como colangite ascendente supurativa. A natureza da obstrução biliar está mais relacionada com doença litiásica ou malignidade. Na Ásia, os cálculos intra-hepáticos e as colangites (colangite piogênica recorrente [CPR]; ver adiante) são causas comuns, enquanto, no Ocidente, a obstrução maligna tornou-se a causa mais predominante. Dentre outros fatores associados a maior risco, estão a doença de Caroli, a ascaridíase biliar e a cirurgia do trato biliar. Os pontos comuns entre todas as causas de abscessos hepáticos proveniente da árvore biliar são a obstrução e as bactérias no trato biliar. Uma anastomose biliodigestiva prévia também foi associada à formação de abscessos hepáticos, provavelmente pela livre exposição da árvore biliar aos microrganismos entéricos.

O sistema venoso portal drena o trato gastrintestinal; portanto, qualquer doença infecciosa no trato gastrintestinal pode resultar em infecção ascendente na veia porta (pileflebite), com exposição do fígado a grandes quantidades de bactérias. Historicamente, a apendicite não tratada era considerada a causa mais comum do abscesso hepático, mas com o advento dos antibióticos e o desenvolvimento de tratamento eficaz e imediato das infecções abdominais agudas, as infecções venosas portais do fígado tornaram-se menos frequentes. As causas mais comuns de pileflebite são: diverticulite, apendicite, pancreatite, doença intestinal inflamatória, doença inflamatória pélvica, perfuração de víscera oca e onfalite no recém-nascido. O abscesso hepático também tem sido associado à neoplasia colorretal. Em um estudo de casos-controle de Taiwan, a incidência de cânceres gastrintestinais aumentou quatro vezes em pacientes com abscesso hepático piogênico, em comparação com os controles.[6]

Qualquer infecção sistêmica (p. ex., endocardite, pneumonia, osteomielite) pode resultar em bacteriemia e infecção do fígado por meio da artéria hepática. A formação de microabscessos é um achado relativamente comum na necropsia de pacientes que foram

### Tabela 54.3 Abscessos piogênicos atribuíveis à causa específica.

| Ano do relato | Nº de pacientes | Causa (%) | | | | | |
|---|---|---|---|---|---|---|---|
| | | Veia porta | Artéria hepática | Árvore biliar | Extensão direta | Trauma | Criptogênica |
| 1927-1938 (um estudo)* | 622 | 42 | – | – | 17 | 4 | 20 |
| 1945-1982 (oito estudos) | 521 | 17 | 9 | 38 | 10 | 4 | 16 |
| 1970-1999 (oito estudos) | 1.264 | 5 | 3 | 38 | 1 | 2 | 43 |

*Ochsner, DeBakey M, Murray S. Pyogenic abscess of the liver. *Am J Surg*. 1938; 40:292-319. Esse é o estudo clássico de Ochsner DeBakey que revisou 286 casos anteriormente relatados e 47 novos casos.

a óbito por sepse, mas esses pacientes geralmente não são incluídos em análises do abscesso hepático piogênico. O abscesso hepático decorrente de infecções sistêmicas também pode refletir uma alteração da resposta imunológica, como em pacientes com doença maligna, com AIDS ou distúrbios da função granulocítica. As crianças com doença granulomatosa são particularmente suscetíveis.

O abscesso hepático pode ser o resultado da extensão direta de um processo infeccioso. Dentre os exemplos comuns estão colecistite supurativa, abscesso subfrênico, abscesso perirrenal e até perfuração intestinal diretamente no fígado.

Os traumatismos penetrantes ou contusos também podem resultar em hematoma hepático ou em área de necrose hepática que subsequentemente podem transformar-se em um abscesso. As bactérias podem ter sido introduzidas em decorrência do traumatismo ou por semeadura da área afetada por bacteriemia sistêmica. Os abscessos hepáticos associados a traumatismo podem se apresentar de maneira tardia, até várias semanas após a lesão. Outros mecanismos de necrose hepática iatrogênica, como a embolização da artéria hepática ou, mais recentemente, os procedimentos ablativos térmicos, podem complicar e contribuir para a formação de abscessos. Esta é uma complicação incomum desses procedimentos e é vista com mais frequência quando há anastomose biliodigestiva prévia.

Normalmente, não é encontrada uma causa específica para o abscesso hepático. Os abscessos criptogênicos predominam em muitos estudos e são mais comuns em alguns relatos de casos. As possíveis explicações para um abscesso hepático criptogênico são as patologias abdominais não diagnosticadas, processo infeccioso já resolvido no momento da apresentação ou fatores do hospedeiro, como diabetes ou malignidade, que tornam o fígado mais suscetível à bacteriemia transitória da via artéria hepática ou veia porta. Em pacientes com abscessos hepáticos criptogênicos discute-se a necessidade de realização de pesquisa cuidadosa de uma causa com tomografia computadorizada (TC) e ultrassonografia (US). Em estudos que avaliaram a realização de colonoscopia e a colangiopancreatografia retrógrada endoscópica (CPRE) em pacientes com abscesso criptogênico, a aplicabilidade foi baixa e, muitas vezes, só foi produtiva em pacientes com algum achado objetivo que pudesse sugerir uma anormalidade subclínica (p. ex., ligeira elevação do nível de bilirrubina). Em geral, esses pacientes devem ser submetidos a anamnese e exame físico minuciosos, bem como à avaliação por exames laboratoriais em busca de alterações no trato intestinal ou na árvore biliar. Outros procedimentos invasivos ou estudos por imagem devem ser baseados de acordo com a suspeita clínica.

### Patologia e microbiologia

A maioria dos abscessos hepáticos envolve o hemifígado direito, que é responsável por cerca de 75% dos casos. A explicação para esse fato não é conhecida, mas postula-se a existência de um fluxo sanguíneo laminar preferencial para o lado direito. O fígado esquerdo está envolvido em aproximadamente 20% dos casos; enquanto o lobo caudado raramente é envolvido (5%). O envolvimento bilobar com múltiplos abscessos é raro. Aproximadamente 50% dos abscessos hepáticos são solitários. O tamanho dos abscessos hepáticos pode variar de menos de 1 mm até muitos centímetros de diâmetro, podendo ser multiloculados ou com somente uma cavidade. À exploração abdominal, esses abscessos hepáticos aparecem amarronzados e são flutuantes à palpação, mas os abscessos mais profundos podem não ser visíveis e, portanto, sua palpação pode ser difícil. A inflamação contígua pode causar aderência às estruturas locais.

Os estudos da microbiologia dos abscessos hepáticos obtiveram resultados variáveis, por várias razões. Nos primeiros estudos, geralmente eram relatados abscessos estéreis, mas é provável que isso fosse um reflexo de técnicas inadequadas de cultura, enquanto, em estudos modernos, são obtidas amostras de alguns abscessos antes da administração de antibióticos. Além disso, a heterogeneidade das vias de infecção torna a microbiologia variável. Os abscessos decorrentes de pileflebite ou colangite tendem a ser polimicrobianos, com alta preponderância de bacilos gram-negativos. As infecções sistêmicas, por outro lado, geralmente causam infecção por um único microrganismo.

Embora a taxa de não crescimento bacteriano, em revisão de Ochsner de 1938, fosse de cerca de 50%, estudos dos anos 1990 relataram taxas de abscessos estéreis em aproximadamente 10 a 20% dos pacientes. Muitos abscessos hepáticos são de natureza polimicrobiana e são responsáveis por aproximadamente 40% dos casos. Alguns autores sugeriram que os abscessos solitários tendem a ser polimicrobianos. Os microrganismos anaeróbicos estão envolvidos em aproximadamente 40 a 60% dos casos. As bactérias mais comuns em culturas são: *Escherichia coli* e *Klebsiella pneumoniae*. Também são encontrados: *Staphylococcus aureus*, *Enterococcus* sp., *Streptococcus viridans* e *Bacteroides* spp. *Klebsiella* geralmente está associada a abscessos com formação de gás. *Enterococcus* e *Streptococcus viridans* são geralmente encontrados nos abscessos polimicrobianos, enquanto as infecções estafilocócicas são causadas por um único microrganismo. Raramente são encontradas (< 10% das culturas) *Pseudomonas*, *Proteus*, *Enterobacter*, *Citrobacter*, *Serratia*, estreptococos beta-hemolíticos, estreptococos microaerofílicos, *Fusobacterium*, *Clostridium* e outros raros anaeróbicos. As hemoculturas são positivas em aproximadamente 50 a 60% dos casos. Note-se que estão sendo encontrados microrganismos altamente resistentes em pacientes com cateteres biliares de longa permanência, pois o uso desses cateteres tem se tornado mais comum, com múltiplos episódios de colangite e uso repetido de antibióticos. Os abscessos hepáticos fúngicos e micobacterianos são raros e quase sempre estão relacionados com imunossupressão geralmente decorrente de quimioterapia.

### Características clínicas

A descrição clássica de apresentação dos sintomas do abscesso hepático são febre, icterícia e dor no quadrante superior direito, com sensibilidade à palpação. Infelizmente, essa apresentação acontece em apenas 10% dos casos. Febre, calafrios e dor abdominal são os sintomas mais comuns, mas pode estar presente uma ampla gama de sintomas inespecíficos (Tabela 54.4). Um estudo de Taiwan, de 133 pacientes, encontrou febre em 96% dos pacientes, calafrios em 80%, dor abdominal em 53% e icterícia em 20%. Muitos sintomas são constitucionais, como mal-estar e vômitos. O envolvimento do diafragma pode resultar em sintomas de tosse ou dispneia. Raramente, os pacientes podem apresentar peritonite secundária à ruptura do abscesso. Foram relatados casos de ruptura no espaço pleural ou no pericárdio, mas evidentemente são raros. A duração dos sintomas é variável, desde a apresentação aguda até a doença crônica que pode durar meses. Tem sido sugerido que a apresentação aguda está associada à uma doença abdominal identificável, enquanto a apresentação crônica geralmente está associada a abscesso criptogênico. Uma complicação rara e específica dos abscessos hepáticos por *Klebsiella* é a endoftalmite endógena, que acontece em cerca de 3% dos casos. Essa complicação grave é mais comum em diabéticos. O diagnóstico e o tratamento precoces possibilitam a preservação da função visual.

## Tabela 54.4 Abscessos piogênicos com sintomas observados.

| Ano do relato | Nº de pacientes | Sintoma (%) | | | | | | | | |
|---|---|---|---|---|---|---|---|---|---|---|
| | | Febre, calafrios | Sudorese noturna | Mal-estar | Anorexia, perda de peso | Náuseas, vômito | Diarreia | Dor abdominal | Dor no peito | Tosse |
| 1927-1938 (um estudo)* | 333 | 94 | – | – | – | 33 | – | 92 | – | – |
| 1945-1982 (oito estudos) | 494 | 88 | 8 | 58 | 62 | 40 | 17 | 66 | 14 | 13 |
| 1970-1995 (dez estudos) | 1.314 | 72 | 9 | 25 | 33 | 30 | 14 | 59 | 16 | 6 |

*Ochsner A, DeBakey M, Murray S. Pyogenic abscess of the liver. *Am J Surg.* 1938; 40:292-319. Esse é o estudo clássico Ochsner e DeBakey que revisou 286 casos anteriormente relatados e 47 novos casos.

No exame físico, a febre e a sensibilidade no quadrante superior direito são os achados mais comuns. A sensibilidade está presente em 40 a 70% dos pacientes. A icterícia também é encontrada em aproximadamente 25% dos casos e, muitas vezes, secundariamente à doença biliar subjacente. Os achados torácicos geralmente aparecem em cerca de 25% dos pacientes e a hepatomegalia também é encontrada com frequência em cerca de 50%. A ascite, a esplenomegalia e a sepse grave são sinais incomuns dos abscessos hepáticos.

Alterações inespecíficas dos exames de sangue são comuns nos abscessos piogênicos. A leucocitose está presente em 70 a 90% dos pacientes e, muitas vezes, o paciente apresenta anemia. Geralmente estão presentes alterações nos resultados das PFH. O nível de FA está levemente elevado em 80% dos pacientes, enquanto a bilirrubina total está elevada em 20 a 50% dos casos. As transaminases estão levemente elevadas em cerca de 60% dos pacientes. As alterações graves da função hepática quase sempre estão associadas à doença biliar subjacente. A hipoalbuminemia ou elevações de TAP e RNI podem estar presentes e refletem um grau de cronicidade. Nenhum desses exames de sangue auxilia especificamente no diagnóstico de abscesso hepático. Entretanto, em conjunto, podem sugerir uma anormalidade hepática que sempre leva aos exames de imagem.

O elemento mais essencial para o estabelecimento do diagnóstico de abscesso hepático são as imagens radiográficas. As radiografias de tórax apresentam alterações em cerca de 50% das vezes, e os achados geralmente refletem uma doença subdiafragmática, como elevação do hemidiafragma direito, derrame pleural direito ou atelectasia. Algumas vezes, esses achados podem ser encontrados no lado esquerdo, no caso de um abscesso envolvendo o fígado esquerdo. As radiografias simples abdominais raramente são úteis. Elas podem mostrar níveis hidroaéreos ou gás no sistema venoso portal (Figura 54.27).

A US e a TC são a base para o diagnóstico do abscesso hepático. A US geralmente mostra uma área oval ou arredondada menos ecogênica que o fígado adjacente. A US pode distinguir de maneira confiável as lesões sólidas das císticas, mas sua capacidade de visualizar as lesões próximas da cúpula diafragmática é limitada, o que significa ser uma modalidade dependente da capacidade do radiologista e da anatomia do paciente. A sensibilidade da US para

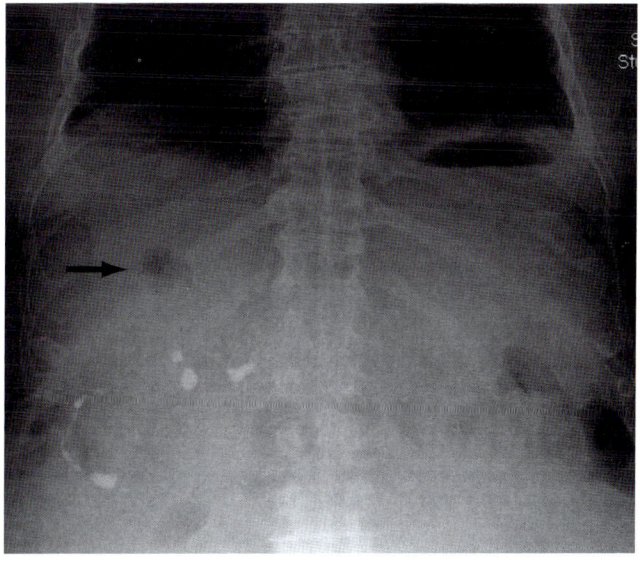

**Figura 54.27** Radiografia abdominal simples, mostrando uma concentração anormal de ar no quadrante superior direito compatível com um abscesso hepático piogênico (*seta*).

diagnosticar abscesso hepático é de 80 a 95%. A TC mostra achados semelhantes aos da US, e as lesões apresentam menos atenuação do que o parênquima hepático adjacente. A TC de alta definição pode mostrar com mais facilidade pequenos e múltiplos abscessos. A parede do abscesso geralmente exibe intenso realce na TC com meio de contraste. A sensibilidade da TC para o diagnóstico de abscesso hepático é de 95 a 100%. A TC e a US também são úteis para o diagnóstico de outras patologias intra-abdominais, como doença biliar (US) e distúrbios inflamatórios, como apendicite e diverticulite (TC). A ressonância magnética (RM) pode ser útil para identificar a causa de muitas massas hepáticas e avaliar a árvore biliar para alterações patológicas, mas parece não haver qualquer vantagem distinta sobre a TC em relação ao diagnóstico de abscesso hepático.

### Diagnóstico diferencial

É importante a distinção entre o abscesso piogênico e outras doenças infecciosas císticas do fígado, como abscesso amebiano ou cisto equinocócico, pois o tratamento é diferente. O abscesso piogênico (ver adiante) é tratado principalmente com antibióticos e drenagem. O abscesso amebiano é tratado principalmente com antibióticos, enquanto os cistos equinocócicos, muitas vezes, requerem tratamento cirúrgico. Felizmente, os cistos equinocócicos podem ser diagnosticados por meio do histórico e pelos achados radiológicos característicos (ver adiante). As apresentações dos abscessos amebiano e piogênico são praticamente idênticas, com algumas notáveis exceções, que são importantes para a distinção entre ambos (Tabela 54.5). Os abscessos amebianos geralmente ocorrem em homens hispânicos jovens, enquanto o abscesso piogênico tende a ocorrer em pacientes de 50 a 60 anos, sem predominância de gênero ou etnia. A febre é comum em ambos, mas os calafrios e os sintomas de bacteriemia grave são mais comuns no abscesso piogênico. Nos testes sorológicos, anticorpos para *Entamoeba histolytica* quase sempre estão presentes nos abscessos amebianos, mas são raros em pacientes com abscesso piogênico. Um estudo que comparou 471 pacientes com abscesso amebiano a 106 pacientes com abscesso piogênico constatou que idade maior que 50 anos, achados pulmonares no exame físico, múltiplos abscessos e os baixos títulos sorológicos amebianos foram preditores independentes de abscesso piogênico. Algumas vezes, não é possível diferenciar ambos, e pode ser necessário realizar aspiração diagnóstica ou teste terapêutico com antibióticos. Infelizmente, a aspiração para o abscesso amebiano é diagnóstica em apenas 10 a 20% dos casos.

### Tratamento

Antes da ampla disponibilidade de antibióticos e do uso rotineiro dos procedimentos de drenagem, o abscesso piogênico hepático não tratado quase sempre era fatal. Após a clássica revisão de Ochsner e DeBakey, em 1938 (ver anteriormente), a drenagem cirúrgica passou a ser usada de rotina, observando-se reduções drásticas na mortalidade. A drenagem cirúrgica aberta dos abscessos piogênicos era o único tratamento (com a adição de antibióticos eventualmente) para o abscesso hepático até os anos 1980. Desde então, são usados antibióticos IV e técnicas de drenagem percutânea menos invasivas. A laparotomia geralmente é reservada aos casos de falha da drenagem percutânea.

Uma vez suspeitado o diagnóstico de abscesso hepático piogênico, devem ser iniciados imediatamente os antibióticos IV de amplo espectro, para controlar a bacteriemia e suas complicações associadas. Amostras do sangue e do abscesso obtidas por aspiração devem ser enviadas para culturas aeróbicas e anaeróbicas. Em pacientes imunossuprimidos, devem ser consideradas as culturas micobacterianas e fúngicas do aspirado. Deve-se coletar amostras de sangue dos pacientes em risco de infecções amebianas para a realização de sorologia amebiana. Até o resultado das culturas, devem ser usados antibióticos de amplo espectro, cobrindo microrganismos gram-negativos, gram-positivos e anaeróbicos. Combinações como ampicilina, um aminoglicosídio e metronidazol ou uma cefalosporina de terceira geração com metronidazol são apropriadas. A duração ideal do tratamento com antibiótico não está bem-definida e deve ser individualizada, dependendo do sucesso do procedimento de drenagem. Os antibióticos certamente devem ser continuados enquanto houver evidência de infecção vigente, como febre, calafrios ou leucocitose. Além desse período, não está claro por quanto tempo os antibióticos devem ser continuados, mas as recomendações geralmente são de 2 semanas ou mais.

Os procedimentos de drenagem percutânea para abscessos hepáticos piogênicos foram inicialmente relatados em 1953, mas só ganharam ampla aceitação nos anos 1980, com o desenvolvimento de imagens de alta definição e a experiência com técnicas radiológicas intervencionistas. Nos últimos 25 anos, a drenagem percutânea por cateter tornou-se o tratamento de escolha para a maioria dos pacientes (Figura 54.28). As taxas de sucesso variam de 66 a 90%. As vantagens óbvias são a simplicidade do tratamento (normalmente no momento do diagnóstico radiológico) e o fato de se evitar a anestesia geral e a laparotomia. As contraindicações relativas à drenagem percutânea por cateter incluem a presença de ascite, coagulopatia e a proximidade com estruturas vitais. A drenagem percutânea de múltiplos abscessos geralmente acarreta maior taxa de falha, porém a maioria dos relatos mostra elevada taxa de sucesso das abordagens percutâneas, reservando a cirurgia somente aos casos de falha. Um estudo retrospectivo comparando a drenagem cirúrgica com a drenagem percutânea de grandes abscessos (> 5 cm) mostrou melhor taxa de sucesso com a drenagem cirúrgica. Apesar disso, dois terços dos tratamentos percutâneos tiveram êxito, e as taxas de morbidade e mortalidade gerais foram semelhantes. Não há uma comparação prospectiva randomizada entre a terapia percutânea e a cirúrgica para abscessos hepáticos. Entretanto, algumas séries de casos sugeriram que, na maioria desses casos, as taxas de sucesso e mortalidade são semelhantes. As séries modernas, que tentam comparar essas duas técnicas retrospectivamente, devem ser interpretadas com cuidado, pois a maioria dos pacientes tratados cirurgicamente são os que não responderam a outras técnicas menos invasivas. Em geral, a cirurgia deve ser reservada aos pacientes que necessitam de tratamento cirúrgico para a patologia primária (p. ex., apendicite), ou aos indivíduos que não responderam às técnicas percutâneas. Procedimentos de drenagem laparoscópica foram relatados com algum sucesso, e estes pode ser considerados uma opção razoável em casos selecionados.[4]

A aspiração percutânea sem a colocação de um dreno foi investigada por vários grupos. As taxas de sucesso, geralmente de 60 a 90%, são um tanto semelhantes às da drenagem percutânea

**Tabela 54.5** Características de abscesso hepático amebiano *versus* abscesso piogênico.

| Características clínicas | Abscesso amebiano | Abscesso piogênico |
|---|---|---|
| Idade | 20 a 40 anos | > 50 anos |
| Razão homem:mulher | ≥ 10:1 | 1,5:1 |
| Solitário *versus* múltiplo | 80% solitários* | 50% solitários |
| Localização | Em geral, fígado direito | Em geral, fígado direito |
| Viagem para área endêmica | Sim | Não |
| Diabetes | Incomum (2%) | Mais comum (27%) |
| Uso de álcool | Comum | Comum |
| Icterícia | Incomum | Comum |
| Bilirrubina elevada | Incomum | Comum |
| Fosfatase alcalina elevada | Comum | Comum |
| Hemocultura positiva | Não | Comum |
| Sorologia amebiana positiva | Sim | Não |

*Em abscessos amebianos agudos, 50% são solitários.

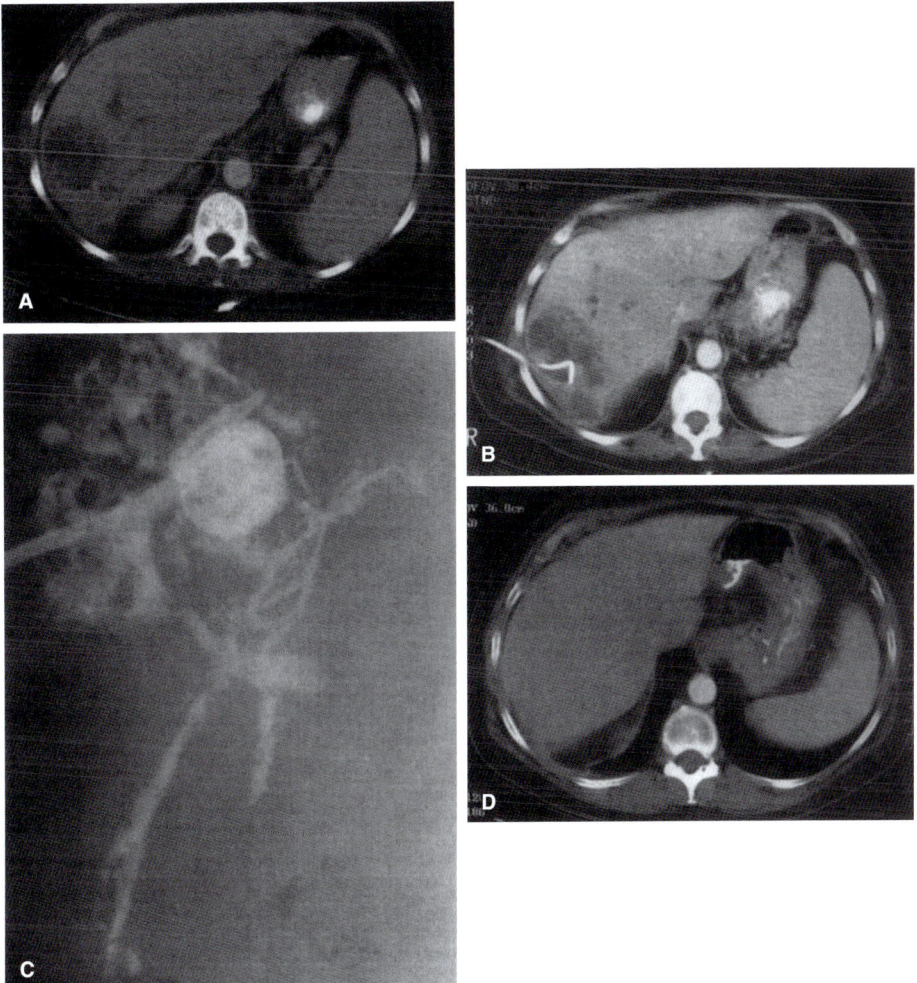

**Figura 54.28** **A.** Tomografia computadorizada (TC) mostrando abscesso hepático multiloculado no fígado direito. **B.** TC no momento da drenagem percutânea. **C.** Estudo com contraste através do cateter de drenagem mostrando típica aparência loculada irregular, assim como comunicação com a árvore biliar. **D.** TC de acompanhamento 3 meses após tratamento mostrando resolução completa do abscesso. (De Brown KT, Getrajdman GI. Interventional radiologic techniques in the liver and biliary tract. In: Blumgart LH, Fong Y, eds. *Surgery of the liver and biliary tract*. London: WB Saunders; 2000:575-594.)

por cateter.[7] A maioria dos pacientes, entretanto, requer mais do uma aspiração, e 25% deles necessitam três ou mais intervenções. Um estudo randomizado avaliou a aspiração percutânea *versus* drenagem percutânea por cateter. As taxas de sucesso foram de 60% no grupo de aspiração e de 100% no grupo de cateter. Com exceção de um paciente, todo o grupo de aspiração submeteu-se a uma única aspiração. Outro estudo clínico randomizado de 64 pacientes comparou a aspiração isoladamente com a drenagem por cateter. Os resultados foram semelhantes em termos de taxa de sucesso de tratamento, hospitalização, duração da administração de antibióticos e mortalidade. No grupo de aspiração somente, 40% necessitaram duas aspirações e 20% necessitaram três aspirações. Em geral, a drenagem por cateter continua a ser o tratamento de escolha, embora a tentativa de uma única aspiração seja razoável e deva ser considerada.

Alguns pesquisadores relataram sucesso com o uso isolado de antibióticos. A maioria desses pacientes, porém, submeteu-se a uma aspiração diagnóstica e, assim, a pelo menos uma drenagem parcial. Além disso, outras séries relataram que o tratamento com antibiótico, sem drenagem, acarreta uma mortalidade proibitivamente alta (59 a 100%). Em pacientes não elegíveis à cirurgia ou que recusam qualquer procedimento invasivo, é razoável uma tentativa de tratamento com antibiótico. Entretanto, isso não é recomendado em outras situações.

Algumas vezes, é necessária a ressecção do fígado no abscesso hepático. Isso pode ocorrer em virtude de uma neoplasia maligna hepática infectada, hepatolitíase ou estenose biliar intra-hepática. Se a destruição hepática por infecção for grave, alguns pacientes poderão se beneficiar com a ressecção.

### Resultados

A mortalidade por abscesso hepático piogênico melhorou drasticamente nos últimos 70 anos. Antes do uso de rotina da drenagem cirúrgica, o abscesso piogênico era sempre fatal. Com o uso de drenagem cirúrgica e o uso de antibióticos IV, a mortalidade foi reduzida para aproximadamente 50%, um percentual que permaneceu relativamente constante de 1945 até o início dos anos 1980. Desde então, relata-se 10 a 20% de mortalidade, e uma série dos anos 1990 mostrou uma taxa de mortalidade abaixo de 10%.[7] A série mais recente do Memorial Sloan-Kettering Cancer Center (MSKCC) relatou mortalidade de 3%. Vários estudos analisaram fatores preditivos de mau resultado em pacientes com abscesso hepático piogênico. A presença de malignidade, fatores associados à malignidade (p. ex., icterícia, resultados acentuadamente elevados de PFH) e sinais de sepse parecem ser marcadores consistentes de mau prognóstico. Sinais de doença crônica, como hipoalbuminemia, também estão associados geralmente a mau resultado. Finalmente, sinais de infecção grave, como leucocitose acentuada, escores elevados da Acute Physiology and Chronic Health Evaluation II (APACHE II), ruptura de abscesso, bacteriemia e choque também estão associados a altas taxas de mortalidade.

## Abscesso amebiano

### Epidemiologia

A amebíase é certamente uma doença dos países tropicais e em desenvolvimento, mas é também um problema significativo nos países desenvolvidos, em virtude da imigração e das viagens entre países. *Entamoeba histolytica* é endêmica no México, na Índia, na África e em partes das Américas Central e do Sul. Em 1995, a Organização Mundial da Saúde estimou que de 40 a 50 milhões de pessoas no mundo sofreram de colite amebiana ou abscesso amebiano do fígado, resultando em 40.000 a 100.000 mortes por ano.[8] Antes disso, as estimativas de amebíase não eram confiáveis, pois *E. histolytica* (forma patogênica) não era diferenciada da *Entamoeba dispar* (forma não patogênica). Pensava-se que homossexuais do sexo masculino com diarreia abrigassem *E. histolytica*, mas constatou-se, atualmente, que eles eram infectados por *E. dispar*, que não requer tratamento. Estudos epidemiológicos abordando especificamente as infecções por *E. histolytica* estimaram que até 55% dos indivíduos em regiões endêmicas estejam infectados, embora menos de 50% sejam sintomáticos.

Ao contrário dos abscessos hepáticos piogênicos, os pacientes com abscessos hepáticos amebianos tendem a ser homens hispânicos, de 20 a 40 anos, com histórico de viagem para uma área endêmica ou originários dessas áreas. Condições de vida como pobreza e confinamento estão associadas a taxas mais altas de infecção. A predominância do sexo masculino acima de 10:1 é relatada em quase todos os estudos. Por motivos não esclarecidos, mulheres em idade produtiva apresentam baixa incidência de amebíase invasiva, enquanto a gravidez parece eliminar essa resistência. Há relatos de que o elevado consumo de álcool pode tornar o fígado mais suscetível à infecção amebiana. Pacientes com baixa imunidade também parecem ter maior risco de infecção e apresentam taxas mais elevadas de mortalidade. Pacientes com abscesso hepático amebiano sem histórico de viagem para uma área endêmica frequentemente têm imunossupressão associada, como infecção pelo HIV, desnutrição, infecção crônica ou uso crônico de corticosteroide.

### Patogênese

*E. histolytica* é um protozoário e existe na forma de trofozoíto ou cisto. Todas as outras espécies do gênero *Entamoeba* são consideradas não patogênicas e nem todas as cepas de *E. histolytica* são consideradas virulentas. A ingestão de cistos de *E. histolytica* por meio de um ciclo fecal-oral é a causa da amebíase. Os humanos são os principais hospedeiros, e a fonte de infecção acontece, sobretudo, pelo contato humano com um portador do cisto em fase de transmissão. Água contaminada e vegetais também são vias de infecção humana. Depois de ingeridos, os cistos não são degradados no estômago e passam para os intestinos, onde o trofozoíto é liberado e passa para o cólon. No cólon, o trofozoíto pode invadir a mucosa e provocar a doença.

Acredita-se que os trofozoítos alcancem o fígado pelo sistema venoso portal. Não há evidência de que os trofozoítos passem através dos vasos linfáticos. Como seu nome sugere, os trofozoítos de *E. histolytica* podem lesionar os tecidos por meio de uma série complexa de eventos, incluindo aderência celular, ativação celular e subsequente liberação de enzimas, resultando em necrose. O principal mecanismo é provavelmente a hidrólise enzimática celular. Os abscessos hepáticos amebianos são formados por necrose hepática progressiva, localizada, produzindo uma cavidade que contém resíduos proteináceos acelulares circundados por uma borda de trofozoítos amebianos invasivos. O desenvolvimento inicial de um abscesso hepático amebiano está associado ao acúmulo de leucócitos polimorfonucleares, que então são fragmentados pelos trofozoítos.

Os anticorpos antiamebianos desenvolvem-se rapidamente em pacientes com doença invasiva ou abscesso hepático. Os anticorpos IgA inibem a aderência do trofozoíto ao epitélio colônico *in vitro*. Entretanto, o desenvolvimento desses anticorpos não impede a progressão da doença. Curiosamente, porém, crianças que não apresentam anticorpos IgG antiamebianos têm resistência inata à infecção invasiva, sugerindo uma resposta imunomediada alternativa. Atualmente, existe evidência de que uma resposta celular, mediada por células T *helper*, é o principal mecanismo de resistência.

### Patologia

O abscesso hepático amebiano resulta da necrose de liquefação do fígado, produzindo uma cavidade repleta de sangue e tecido hepático liquefeito. A aparência desse fluido é normalmente descrita como semelhante ao molho de anchova; o líquido é inodoro, a não ser que exista infecção bacteriana secundária. A necrose hepática progressiva continua até alcançar a cápsula de Glisson, pois essa cápsula é resistente à hidrólise pela ameba. Assim, os abscessos amebianos tendem a apoiar-se na cápsula do fígado. Em virtude da resistência da cápsula de Glisson, a cavidade geralmente é envolvida pelas tríades portais, protegida por essa bainha peritoneal. Inicialmente, a cavidade formada é mal definida, sem uma resposta fibrosa real em torno de suas bordas. Entretanto, um abscesso crônico pode finalmente desenvolver uma cápsula fibrosa e até se calcificar. Assim como os abscessos piogênicos, os abscessos amebianos tendem a acontecer principalmente no lado direito do fígado.

### Características clínicas

Aproximadamente 80% dos pacientes com abscesso hepático amebiano manifestam sintomas com duração de alguns dias a 4 semanas. Constatou-se que a duração dos sintomas normalmente é inferior a 10 dias. Os sinais e sintomas clínicos estão resumidos na Tabela 54.6. O quadro clínico típico é o do paciente entre 20 e 40 anos, com histórico de viagem recente para uma área endêmica, com febre, calafrios, anorexia, dor e sensibilidade no quadrante superior direito e hepatomegalia. Normalmente, a dor abdominal é constante, incômoda. Embora alguns estudos relatem números mais altos, aproximadamente 25% dos pacientes têm diarreia, apesar da infecção colônica obrigatória. O abscesso hepático sincrônico é encontrado em um terço dos pacientes com colite amebiana ativa. A icterícia, resultante de um grande abscesso que comprime a árvore biliar, não é tão rara como se considerava, e, em média, 22% dos pacientes apresentam essa característica em todo o mundo. Perda de peso e mialgias podem ocorrer quando os sintomas estão presentes há semanas. Pode ocorrer dor no ombro direito ou dor pleurítica, se houver irritação do hemidiafragma

| Tabela 54.6 Sinais, sintomas e achados laboratoriais no abscesso hepático amebiano.* | | | |
|---|---|---|---|
| Parâmetro | Média | Variação | Nº de casos revisados |
| **Sinais e sintomas** | | | |
| Dor abdominal (%) | 92 | 73 a 100 | 1.701 |
| Febre (%) | 90 | 72 a 100 | 2.192 |
| Sensibilidade abdominal (%) | 78 | 40 a 100 | 1.424 |
| Hepatomegalia (%) | 62 | 20 a 100 | 1.539 |
| Anorexia (%) | 47 | 28 a 89 | 499 |
| Perda de peso (%) | 39 | 11 a 83 | 871 |
| Diarreia (%) | 23 | 12 a 40 | 1.426 |
| Icterícia (%) | 22 | 5 a 50 | 1.630 |
| **Exames laboratoriais** | | | |
| Cistos nas fezes, trofozoítos (%) | 12 | 4 a 30 | 4.908 |
| Amebas no aspirado do cisto (%) | 42 | 30 a 76 | 1.402 |
| Hemoglobina (g/dℓ) | 12,1 | 10,2 a 12,8 | 229 |
| Fosfatase alcalina (% > 120 U/ℓ) | 76 | 65 a 91 | 589 |
| Bilirrubina total (g/dℓ) | 1,4 | 0,8 a 2,4 | 509 |
| Albumina (g/dℓ) | 2,8 | 2,3 a 3,4 | 404 |
| TGO (× limite superior normal) | 1,7 | 1,0 a 2,5 | 459 |

*Em uma extensa revisão da literatura.

direito. Os sintomas e a sensibilidade à palpação podem ocorrer no epigástrio ou no lado esquerdo, se o abscesso estiver no fígado esquerdo. A ruptura no peritônio com peritonite raramente acontece; se acontecer, em geral, é em abscesso do lado esquerdo. Há raros relatos de casos de ruptura no espaço pleural, pericárdio e outros órgãos intra-abdominais.

Os pacientes com apresentação aguda (sintomas < 10 dias) *versus* aqueles com apresentação crônica (> 2 semanas) diferem clinicamente. A apresentação aguda geralmente é mais drástica, com febre alta, calafrios e significativa sensibilidade abdominal. Na apresentação aguda, 50% dos pacientes exibem múltiplas lesões, enquanto, na apresentação crônica, mais de 80% dos pacientes têm uma lesão no lado direito. Um curso mais complicado tende a ocorrer na apresentação aguda, porém a resposta ao tratamento é semelhante em ambos os grupos.

As alterações nos exames laboratoriais são comuns no abscesso amebiano (Tabela 54.6). Os pacientes geralmente têm leucocitose moderada sem eosinofilia. A anemia é comum. Pequenas alterações nos resultados da PFH, incluindo os níveis de albumina, TAP-RNI, FA, TGO e bilirrubina, são frequentes. A anormalidade mais comum na PFH é o nível elevado de TAP-RNI. Mais de 70% dos pacientes com abscesso hepático amebiano não apresentam amebas detectáveis nas fezes; por essa razão, a avaliação laboratorial mais útil é a mensuração de anticorpos antiamebianos circulantes, que estão presentes em 90 a 95% dos pacientes. Vários testes sorológicos foram criados ao longo dos anos. O teste de hemaglutinina indireta teve grande uso no passado e sua sensibilidade é de 90%. Esse teste foi substituído na maior parte pelos imunoensaios enzimáticos que detectam a presença de anticorpos contra o parasita e são exames simples, de rápida realização e baratos. Um ensaio imunoenzimático tem uma sensibilidade de 99% e uma especificidade superior a 90%. Infelizmente, a presença de anticorpos pode refletir uma infecção anterior, e a interpretação pode ser difícil em áreas endêmicas. Estudos em andamento focalizam a identificação de antígenos específicos de *E. histolytica*, na tentativa de detectar uma infecção aguda. Os *kits* de detecção de antígenos têm sido avaliados em áreas endêmicas. Esses *kits* podem detectar o antígeno lectina da *E. histolytica* no soro e no abscesso hepático e, em estudos pequenos, foi demonstrado que eles têm alta sensibilidade. No entanto, a sensibilidade poderá diminuir se o teste for realizado após tratamento com metronidazol.

Os estudos por imagem são elementos essenciais para o diagnóstico do abscesso hepático amebiano. As radiografias simples do tórax apresentam alterações em aproximadamente 50% dos casos, mostrando geralmente um diafragma direito elevado, derrame pleural ou atelectasia. A US abdominal tem acurácia de aproximadamente 90% quando combinada com o histórico e a apresentação clínica característica do paciente. Os achados típicos da US abdominal são uma lesão arredondada contígua à cápsula do fígado (ver anteriormente) sem uma significativa organização nas bordas, interpretadas como parede do abscesso. Os conteúdos da cavidade geralmente são hipoecoicos e heterogêneos (Figura 54.29). Esses achados na US são vistos em 40 a 70% dos casos. A TC abdominal é provavelmente mais sensível que a US e é útil na diferenciação entre abscessos amebiano e piogênico, observando-se realce da borda no abscesso piogênico (Figura 54.30). A TC também pode ser útil na identificação de cistos simples e de tumores necróticos. A RM do fígado não mostra vantagens distintas sobre a TC ou a US em casos típicos, mas pode ser útil na diferenciação das lesões atípicas. Os estudos da medicina nuclear, como a cintilografia com gálio ou tecnécio-99m, podem ser úteis na diferenciação entre abscessos piogênicos e amebianos, pois os abscessos amebianos tipicamente não contêm leucócitos e, portanto, não aparecem nessas varreduras.

Quando o diagnóstico permanece incerto, duas opções devem ser consideradas. Primeira: pode ser realizado um teste terapêutico com fármacos antiamebianos. Se ocorrer uma rápida melhora, isso apoiará o diagnóstico. A segunda opção, uma aspiração

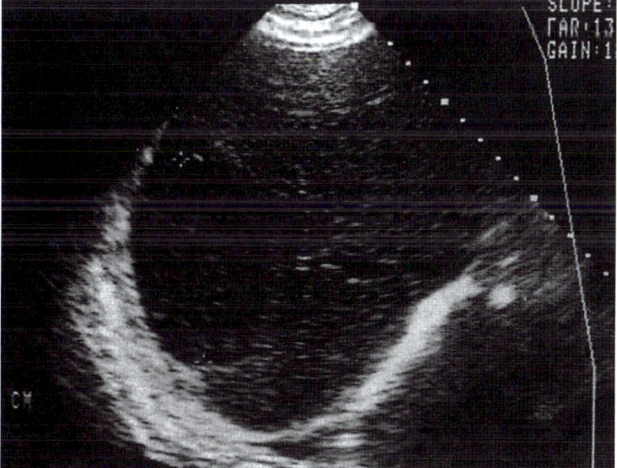

**Figura 54.29** Imagem ultrassonográfica típica de um abscesso hepático amebiano. Note a localização periférica, formato arredondado com borda mal definida e ecos internos. (De Thomas PG, Ravindra KV. Amebiasis and biliary infection. In: Blumgart LH, Fong Y, eds. *Surgery of the liver and biliary tract*. London: WB Saunders; 2000:1147-1166.)

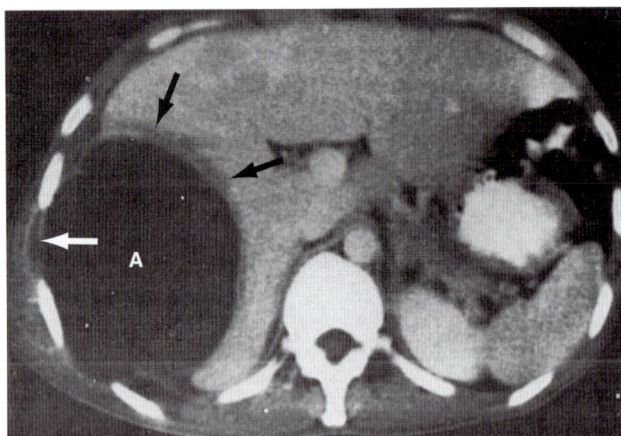

**Figura 54.30** Tomografia computadorizada de abscesso amebiano. A lesão está em localização periférica e é arredondada. A borda não apresenta realce pelo contraste, mas mostra edema periférico (setas pretas). Note a extensão para dentro do espaço intercostal (seta branca).

diagnóstica, pode ser indicada em situações em que a sorologia amebiana seja inconclusiva e o teste terapêutico com antibióticos, inadequado, ou não tiver havido melhora dos sintomas. O conteúdo de um abscesso piogênico é de bactérias e leucócitos, enquanto do abscesso amebiano é tipicamente chamado de "molho de anchova". As culturas do abscesso amebiano geralmente são negativas e não contêm leucócitos. Em pacientes nos quais se suspeita de doença neoplásica ou hidática como diagnósticos diferenciais, a aspiração não deve ser realizada.

### Diagnóstico diferencial

O diagnóstico diferencial de um abscesso hepático amebiano pode ser abrangente e inclui doenças como hepatite viral, doença equinocócica, colangite, colecistite e até outros distúrbios abdominais inflamatórios, como a apendicite. As lesões hepáticas malignas em situações atípicas também podem ter manifestações semelhantes. Algumas vezes, doenças primárias pulmonares devem ser consideradas. Geralmente, a distinção mais importante a ser feita é entre abscessos piogênico e amebiano. Os elementos essenciais dessa distinção estão resumidos na Tabela 54.5 e na seção anterior sobre abscesso piogênico.

### Tratamento

A base de tratamento dos abscessos amebianos é o metronidazol (750 mg via oral, 3 vezes/dia, por 10 dias), que é curativo em mais de 90% dos pacientes. A melhora clínica ocorre geralmente em 3 dias. Outros nitroimidazóis (p. ex., secnidazol, tinidazol) também são eficazes e geralmente empregados fora dos EUA. Se a resposta ao metronidazol for precária ou o fármaco não for tolerado, outros agentes podem ser usados. O cloridrato de emetina é eficaz contra a amebíase invasiva, em especial no fígado, mas requer injeções intramusculares e pode ter efeitos colaterais cardíacos graves. Uma opção mais atraente é a cloroquina, mas esta é um agente menos eficaz. Após o tratamento do abscesso hepático, recomenda-se que sejam administrados agentes luminais, como o iodoquinol, a paramomicina e o fluorato de diloxanida, para tratar o estado de portador da amebíase.

Tem sido proposta a punção aspirativa terapêutica por agulha dos abscessos amebianos. Entretanto, uma revisão sistemática Cochrane não evidenciou qualquer benefício da aspiração terapêutica em adição ao tratamento com metronidazol isolado. Não acelerou a melhora clínica ou radiológica dos abscessos hepáticos amebianos.[9] Em geral, a aspiração é recomendada para dúvidas diagnósticas (ver anteriormente), para não resposta à terapia com metronidazol em 3 a 5 dias, ou para abscessos considerados de alto risco de ruptura. Acredita-se que os abscessos com mais de 5 cm de diâmetro e no fígado esquerdo acarretem maior risco de ruptura, e a aspiração deve ser considerada.

### Resultados

Embora os abscessos hepáticos amebianos, em geral, respondam rapidamente ao tratamento clínico, deve-se estar atento a complicações incomuns. A complicação mais frequente do abscesso amebiano é a ruptura no peritônio, na cavidade pleural ou no pericárdio. O tamanho do abscesso parece ser o principal fator de risco para a ruptura, e a incidência geral varia de 3 a 17%. A maioria das rupturas no peritônio tende a ser contida pelo diafragma, pela parede abdominal ou pelo omento, mas a ruptura pode criar fístula para uma víscera oca. A ruptura peritoneal normalmente se manifesta com dor abdominal, peritonite e massa ou distensão generalizada. A laparotomia foi defendida no passado para essa complicação, mas, atualmente, muitos pacientes são tratados com sucesso com drenagem percutânea. A laparotomia é indicada em casos de diagnóstico duvidoso, perfuração de víscera oca, fistulização que resulta em hemorragia ou sepse e falha da terapia conservadora. Em geral, a consequência da ruptura no espaço pleural é um derrame que se acumula rapidamente e provoca o colapso do pulmão envolvido. O tratamento consiste em toracocentese, mas se houver uma infecção bacteriana secundária, poderão ser necessárias abordagens cirúrgicas mais agressivas. A ruptura pode ocorrer nos brônquios e, normalmente, é autolimitada com drenagem postural e broncodilatadores. Raramente, um abscesso do lado esquerdo pode se romper no pericárdio e se manifestar como um derrame pericárdico assintomático ou até tamponamento. Este deve ser tratado com aspiração ou drenagem através de uma janela pericárdica. Dentre outras complicações, estão a compressão da árvore biliar ou da VCI por grandes abscessos, e o desenvolvimento de um abscesso cerebral.

A mortalidade para todos os pacientes com abscesso hepático amebiano é de aproximadamente 5% e parece não ser afetada associando-se a aspiração junto com o metronidazol ou pela condição crônica dos sintomas. Quando um abscesso se rompe, a taxa de mortalidade varia de 6 a 50%. Os fatores independentemente associados a mau prognóstico são os níveis elevados de bilirrubina sérica (> 3,5 mg/d$\ell$), a encefalopatia, a hipoalbuminemia (< 2,0 g/d$\ell$), as múltiplas cavidades dos abscessos, o volume do abscesso maior que 500 m$\ell$, a anemia e o diabetes. Embora a melhora clínica seja a regra, após um tratamento adequado com agentes antiamebianos, a resolução radiológica da cavidade do abscesso geralmente é demorada. O tempo médio para a resolução radiológica é de 3 a 9 meses e, em alguns pacientes, pode levar anos. Estudos mostraram que mais de 90% das lesões visíveis desaparecem radiologicamente, mas uma pequena porcentagem de pacientes permanece com uma lesão residual clinicamente irrelevante.

### Cisto hidático

A doença hidática, ou equinococose, é uma zoonose que acontece primariamente nas áreas de pastoreio de ovelhas, mas é comum em todo o mundo, pois o cão é o hospedeiro definitivo. A equinococose é endêmica em países do Mediterrâneo, Oriente Médio, Extremo Oriente, América do Sul, Austrália, Nova Zelândia e leste da África. Os seres humanos contraem a doença de cães, mas não há nenhuma transmissão de humano para humano.

Há três espécies que causam a doença hidática. *Echinococcus granulosus* é a espécie mais comum, enquanto *Echinococcus multilocularis* e *Echinococcus ligartus* são responsáveis por um pequeno número de casos. Os cães são os hospedeiros definitivos do *E. granulosus*; a tênia adulta fica presa às vilosidades do íleo. Milhares de ovos são eliminados diariamente e depositados nas fezes do cão. As ovelhas são geralmente os hospedeiros intermediários, mas os humanos também podem ser acidentalmente os hospedeiros intermediários, adquirindo a doença. Os humanos são o estágio final do parasita. No duodeno humano, o embrião parasitário libera uma oncosfera contendo pequenos ganchos que penetram na mucosa, permitindo o acesso à corrente sanguínea. No sangue, a oncosfera alcança o fígado (com mais frequência) ou os pulmões, onde o parasita desenvolve seu estágio larval – o cisto hidático.

Três semanas após a infecção, desenvolve-se um cisto hidático visível, e então cresce lentamente de maneira esférica. Uma cápsula fibrosa ou pericisto, formada por tecidos do próprio hospedeiro, desenvolve-se ao redor do cisto hidático. A parede do cisto tem duas camadas, uma membrana externa gelatinosa (ectocisto) e uma membrana germinativa interna (endocisto). As cápsulas são pequenas massas celulares intracísticas onde as futuras cabeças dos vermes se desenvolvem em escoleces. No hospedeiro definitivo, os escoleces se desenvolvem em tênia adulta, mas, no hospedeiro intermediário, elas podem se diferenciar apenas em um novo cisto hidático. As cápsulas e os escoleces liberados são encontrados no líquido hidático e formam a chamada areia hidática. Os cistos-filhos são verdadeiras réplicas dos cistos-mães. Os cistos hidáticos podem morrer com a degeneração das membranas, desenvolvendo vacúolos císticos e calcificação da parede. A calcificação do cisto hidático nem sempre significa que o cisto esteja morto.

Os cistos hidáticos têm incidência igual entre homens e mulheres, e média de 45 anos. Aproximadamente 75% dos cistos hidáticos estão localizados no fígado direito e são solitários. A apresentação clínica dos cistos hidáticos é geralmente assintomática, até ocorrerem complicações. Os sintomas mais comuns de apresentação são dor abdominal, dispepsia e vômito. O sinal mais frequente é a hepatomegalia. Icterícia e febre estão presentes em aproximadamente 8% dos pacientes. Pode ocorrer superinfecção bacteriana de um cisto hidático e se manifestar como um abscesso piogênico. Pode ocorrer ruptura do cisto na árvore biliar ou na árvore brônquica ou sua ruptura livre nas cavidades peritoneal, pleural ou pericárdica. A ruptura na cavidade peritoneal ou pleural pode resultar em equinococose disseminada ou em uma reação anafilática potencialmente fatal. Em casos de dúvida diagnóstica, uma série de testes sorológicos para avaliar a resposta a anticorpos está disponível, mas todos têm baixas sensibilidade e especificidade.

A US é o exame usado com mais frequência para o diagnóstico de equinococose em virtude de sua disponibilidade, preço acessível e acurácia. Existem vários achados ultrassonográficos que podem corroborar o diagnóstico, mas dependem do estágio do cisto no momento do exame. Um cisto hidático simples é bem-circunscrito com sinais de brotamento na membrana cística e pode conter areia hidática hiperecogênica de flutuação livre. A aparência em roseta é observada quando os cistos-filhos estão presentes. Os cistos podem ser preenchidos por massa amorfa que, em termos de diagnóstico, pode dificultar o diagnóstico. As calcificações na parede do cisto são altamente sugestivas de doença hidática e podem ser úteis no diagnóstico (Figura 54.31). Achados semelhantes são detectados na TC ou RM. Os exames de imagens em corte transversal também podem avaliar se há doença extra-hepática e mostrar relações

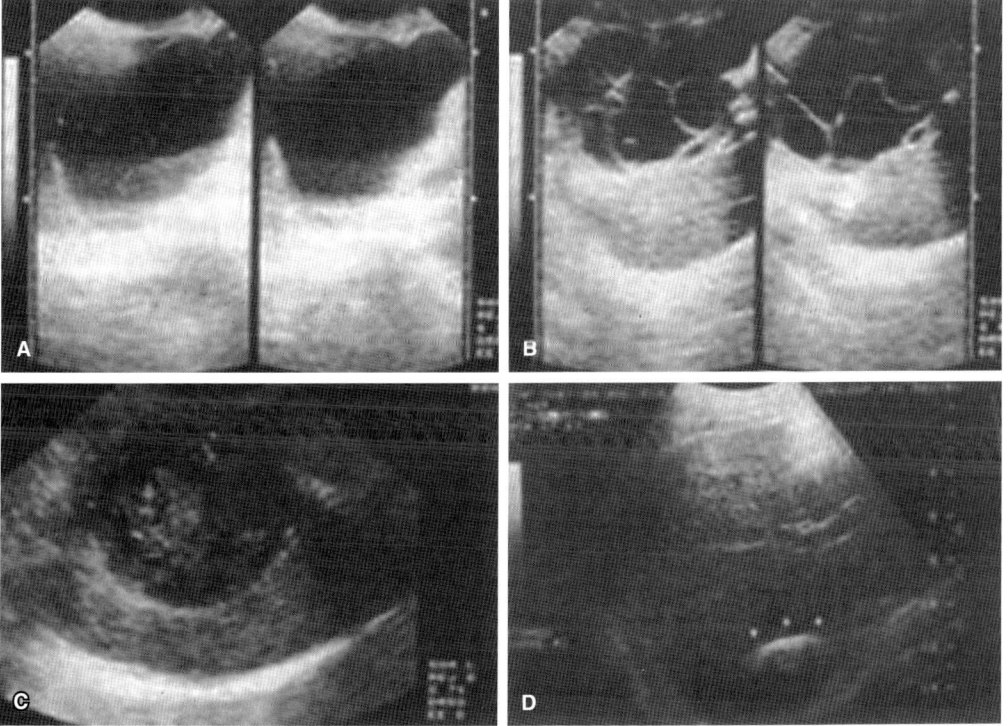

**Figura 54.31** Imagem ultrassonográfica mostrando características típicas de cisto hidático em estágios variados. **A.** Cisto hidático simples com areia hidática. **B.** "Cistos-filhos e cistos-avôs" e a aparência típica de roseta. **C.** Cisto hidático preenchido por massa amorfa que lhe concede uma aparência sólida ou semissólida. **D.** Cisto calcificado com aparência de casca de ovo. (De Thomas PG, Ravindra KV. Amebiasis and biliary infection. In: Blumgart LH, Fong Y, eds. *Surgery of the liver and biliary tract*. London: WB Saunders; 2000:1147-1166.)

anatômicas detalhadas do fígado com o cisto. Em pacientes com suspeita de envolvimento biliar, podem ser necessárias a CPRE ou a colangiografia transparieto-hepática.

Embora o tratamento dos cistos hidáticos hepáticos seja primariamente cirúrgico, opções alternativas têm sido desenvolvidas. Em geral, a maioria dos cistos deve ser tratada; mas em pacientes idosos com cistos pequenos, assintomáticos e densamente calcificados, o tratamento conservador é adequado. No pré-operatório, o uso de esteroides tem sido recomendado, mas essa conduta não é universalmente aceita. O anestesiologista deve dispor de epinefrina e esteroides em caso de uma reação anafilática. Vários tipos de técnicas cirúrgicas têm sido utilizadas, mas, em geral, o abdome é completamente explorado, o fígado mobilizado e o cisto exposto. O tamponamento do abdome com compressas é importante, pois uma ruptura pode causar anafilaxia e semeadura difusa. O cisto geralmente é aspirado por meio de um sistema de sucção fechada e lavado com um agente escolicida como a solução salina hipertônica. Procede-se, então, ao destelhamento do cisto, que pode ser seguido por várias técnicas, como excisão (ou pericistectomia), procedimentos de marsupialização, deixar o cisto aberto, drenagem do cisto, omentoplastia ou até a ressecção hepática parcial contendo o cisto. A pericistectomia total ou a hepatectomia parcial formal também podem ser realizadas sem abrir o cisto (Figura 54.32). As abordagens cirúrgicas radical (ressecção) e conservadora (drenagem e esvaziamento) parecem ser igualmente eficazes no controle da doença, apesar de nunca ter sido realizada uma comparação prospectiva. Quando é diagnosticada a comunicação com o ducto biliar no pré-operatório ou durante a cirurgia, deve-se localizar o vazamento biliar e reparar com sutura simples, o que muitas vezes é suficiente. No entanto, nos reparos biliares maiores, podem ser necessárias abordagens através do colédoco ou CPRE pós-operatória. As técnicas laparoscópicas de drenagem e de destelhamento dos cistos foram relatadas em várias séries, com resultados animadores. As taxas de recorrência após o tratamento cirúrgico variam de 1 a 20%, mas geralmente são de 5% ou menos em centros experientes.

No passado, a aspiração dos cistos hidáticos era contraindicada pelo risco de ruptura e disseminação descontrolada. Entretanto, a aspiração percutânea com injeção de agentes escolicidas foi relatada com altas taxas de sucesso em pacientes bem selecionados. Esta técnica é conhecida como punção, aspiração, injeção e reaspiração (PAIR, do inglês, *puncture, aspiration, injection, and reaspiration*) e se tornou mais aceita em alguns centros. Dois estudos randomizados, um comparando PAIR com cirurgia ($N = 50$) e outro comparando PAIR com terapia clínica, mostraram taxas de sucesso semelhantes. Esses estudos eram com poucos pacientes e tiveram problemas metodológicos significativos, limitando a capacidade de se extraírem conclusões definitivas.[10] Embora a cirurgia continue a ser o tratamento de escolha, outros estudos prospectivos são necessários para avaliar essa técnica interessante e potencialmente útil. O tratamento da equinococose com albendazol ou mebendazol é eficaz na redução de cistos em muitos pacientes com infecções por *E. granulosus*, mas o desaparecimento do cisto ocorre em bem menos de 50% dos pacientes. O tratamento pré-operatório pode diminuir o risco de disseminação e é uma prática razoável e segura.[7] A terapia sem ressecção definitiva ou drenagem deve ser considerada apenas para doença amplamente disseminada ou para maus candidatos cirúrgicos.

## Colangite piogênica recorrente

A CPR é uma síndrome de repetidos episódios de colangite secundária a cálculos biliares e estenoses que envolvem os ductos biliares intra e extra-hepáticos. Essa condição tem muitas denominações, mas geralmente é referida como colângio-hepatite oriental ou hepatolitíase. A doença é quase exclusivamente encontrada em asiáticos, mas também é encontrada em imigrantes asiáticos em todo o mundo. Homens e mulheres são igualmente afetados e, historicamente, a doença se inicia em idade precoce (20 a 40 anos) e em pacientes das classes socioeconômicas mais baixas.

A causa de CPR é desconhecida, mas está relacionada com a infecção recorrente dos ductos biliares com bactérias intestinais. Finalmente, cálculos e estenoses desenvolvem-se na árvore biliar, mas é desconhecido o que acontece primeiro. Os cálculos são de bilirrubinato; em alguns pacientes, nenhum cálculo é encontrado, apenas uma lama biliar é demonstrada. Foi observada a associação entre CPR e infecção por *Clonorchis sinensis* e *Ascaris lumbricoides*, mas nunca foi provada uma verdadeira relação causal.

As estenoses podem ser encontradas em qualquer parte da árvore biliar, mas geralmente envolvem os ductos intra-hepáticos principais, com mais frequência o ducto hepático esquerdo. A vesícula biliar é acometida apenas em aproximadamente 20% dos casos. A cirrose e a insuficiência hepática são observadas apenas na doença de longa duração, normalmente após múltiplas cirurgias. Dentre outras complicações estão a fístula coledocoduodenal e a pancreatite aguda decorrentes de cálculos no ducto biliar comum. Observou-se aumento na incidência de colangiocarcinoma, mas é difícil provar uma relação causal.

O paciente típico com CPR é jovem, asiático, de classe socioeconômica baixa e apresenta-se com surtos repetidos de colangite. Os sintomas e as manifestações são os da colangite; estes

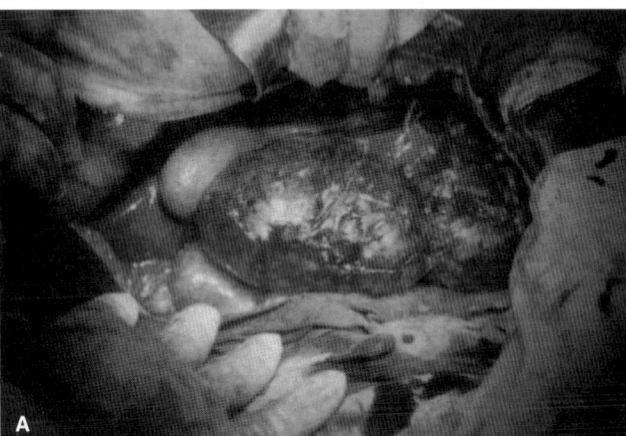
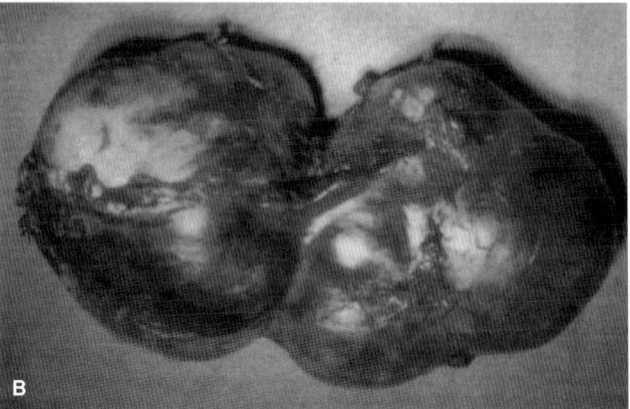

**Figura 54.32 A.** Cisto hidático periférico do fígado esquerdo. **B.** Amostra intacta após pericistectomia. Note que o pericisto inteiro foi removido. (De Milicevc MN. Hydatid disease. In: Blumgart LH, Fong Y, eds. *Surgery of the liver and biliary tract*. London: WB Saunders; 2000:1167-1204.)

incluem febre, dor abdominal no quadrante superior direito e icterícia. A obstrução biliar geralmente não é total e, portanto, a icterícia importante e o prurido não são comuns. Em geral, há leucocitose, e os resultados anormais das PFH são compatíveis com obstrução biliar. A avaliação da distribuição anatômica da doença é importante para a formulação de um bom plano terapêutico. Muitas vezes, é necessária a combinação de US, TC e colangiografia direta para avaliar esses pacientes. A colangiografia direta, realizada por via endoscópica direta ou trans-hepática, é considerada um estudo importante que complementa as imagens em cortes transversais. A colangiopancreatografia por ressonância magnética (CPRM, ou colangiorressonância) pode combinar a imagem em corte transversal e a colangiografia em um exame não invasivo, e pode substituir a colangiografia direta.

Na apresentação aguda, a maioria dos pacientes melhora com o tratamento conservador, proporcionando tempo para estudos radiológicos e para o planejamento de uma cirurgia definitiva, que é o tratamento de escolha. Se a intervenção for necessária durante a fase aguda, é preciso focar em uma descompressão adequada da árvore biliar mediante exploração aberta do ducto colédoco (ducto biliar comum) ou através de papilotomia endoscópica com a colocação de um *stent*. Embora abordagens não cirúrgicas como a litotomia colangioscópica percutânea trans-hepática tenham sido desenvolvidas, o tratamento cirúrgico continua a ser o tratamento de escolha. A litotomia colangioscópica trans-hepática geralmente é usada em pacientes com alto risco cirúrgico e naqueles não responsivos ao tratamento cirúrgico. As taxas de sucesso na retirada dos cálculos são altas (> 80%) e isso é necessário para um resultado bem-sucedido a longo prazo. Infelizmente, a recidiva dos cálculos é comum e está relacionada principalmente à presença de estenoses biliares.

O objetivo das abordagens cirúrgicas é a remoção dos cálculos da árvore biliar e desviar, dilatar ou ressecar as estenoses. Muitos casos requerem apenas exploração do colédoco, com ou sem hepatojejunostomia. Em casos complicados, cria-se um acesso permanente à árvore biliar estendendo a extremidade da alça da hepatojejunostomia em Y de Roux até a pele ou ao espaço subcutâneo, para futuros procedimentos radiológicos intervencionistas, o que tem sido uma abordagem bem-sucedida (Figura 54.33). Dentre outros procedimentos potencialmente necessários, estão a ductoplastia e a hepatectomia parcial. A hepatectomia parcial é indicada para pacientes com estenoses intra-hepáticas, atrofia hepática, abscesso hepático ou suspeita de colangiocarcinoma.

Em uma grande série da Ásia, onde a cirurgia e a hepatectomia são liberalmente realizadas, as taxas de mortalidade cirúrgica são de 1%. Além disso, com o tratamento agressivo, há uma taxa de remoção de cálculos de quase 100%. O resultado a longo prazo é excelente, com taxa de recidiva de cálculos inferior a 5%. A sobrevida a longo prazo está relacionada principalmente com a presença de colangiocarcinoma, que é encontrado em cerca de 10% dos pacientes. Os casos particularmente complicados podem apresentar uma taxa de recidiva mais alta, assim como sintomas recorrentes.

## NEOPLASIAS

### Neoplasias sólidas benignas

Estima-se que massas hepáticas focais benignas estejam presentes em aproximadamente 10 a 20% da população em países desenvolvidos. Com o uso cada vez maior de exames radiológicos que se aprimoram rapidamente, essas lesões são encontradas com mais frequência. É essencial a familiaridade com características clínicas, história natural, características de imagens e indicações cirúrgicas para esses tumores. Muitas lesões benignas podem ser identificadas de maneira adequada, e caracterizadas pelos

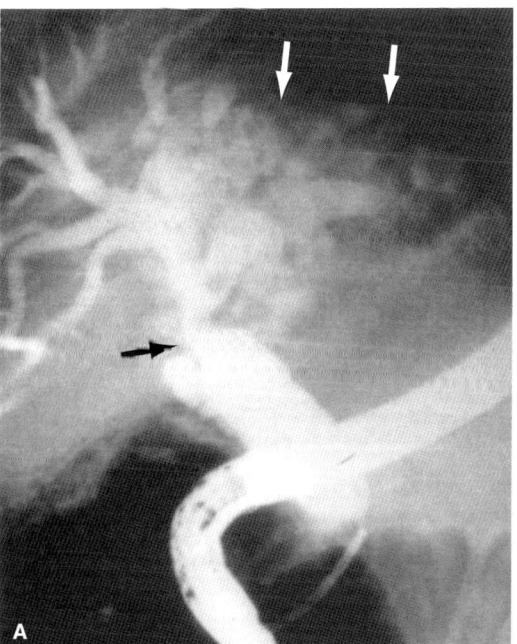 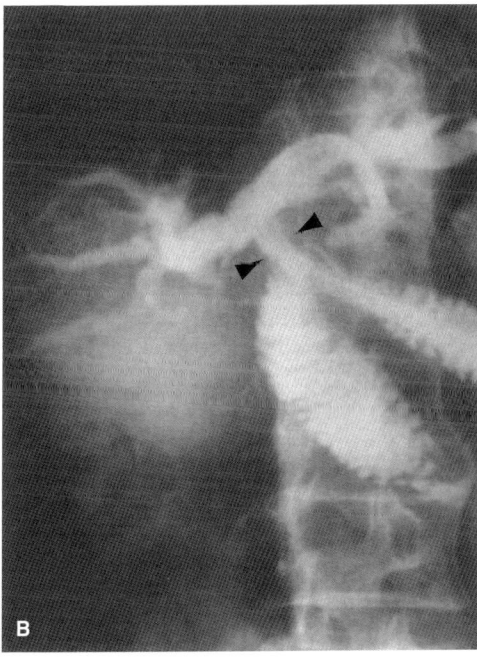

**Figura 54.33 A.** Colangiografia de um paciente com colangite piogênica recorrente e estenose do ducto hepático comum (*seta preta*). Há vários cálculos no interior dos ductos esquerdos dilatados (*setas brancas*). **B.** Hepatojejunostomia do ducto do segmento III (*pontas de seta*) foi realizada, e um coledocoscópio flexível é mostrado passando através da anastomose nos ductos periféricos esquerdos. Todos os cálculos foram removidos. (De Fan ST, Wong J. Recurrent pyogenic cholangitis. In: Blumgart LH, Fong Y, eds. *Surgery of the liver and biliary tract*. London: WB Saunders; 2000:1205-1225.)

modernos exames de imagem, como TC, US e RM. Em casos duvidosos, deve ser realizada investigação com marcadores tumorais séricos (p. ex., AFP, CEA) e avaliar a possibilidade de um tumor primário ou de metástase. A ressecção pode ser necessária para estabelecer um diagnóstico definitivo. A laparoscopia para avaliação, biopsia ou ressecção também se tornou uma técnica diagnóstica importante.

### Adenoma hepático

O adenoma de células hepáticas (LCA, do inglês, *liver cell adenoma*) é uma proliferação benigna dos hepatócitos, relativamente rara, dentro de um fígado normal. É encontrado predominantemente em mulheres jovens (20 a 40 anos) e geralmente está associado ao uso prolongado de hormônios esteroides, como os contraceptivos orais. Observou-se maior prevalência de adenoma nos anos 1970, após a introdução dos contraceptivos orais. O uso de anabolizantes masculinos também pode predispor ao desenvolvimento. A razão mulher:homem é de aproximadamente 11:1. Dentre outros fatores de risco para o adenoma, estão as doenças hepáticas vasculares, glicogenose tipo 1A e a polipose familiar adenomatosa. Os adenomas são geralmente únicos, mas lesões múltiplas foram relatadas em 12 a 30% dos casos. A adenomatose hepática é definida pela presença de 10 ou mais adenomas. Curiosamente, os casos com múltiplos adenomas não estão associados ao uso de contraceptivo oral e não têm predominância tão drástica em mulheres. Na avaliação histológica, os adenomas são compostos de cordões de hepatócitos benignos contendo quantidades aumentadas de glicogênio e gordura. Os dúctulos biliares não são observados histologicamente, e a arquitetura normal do fígado está ausente nessas lesões. Hemorragia e necrose são encontradas com frequência. Com base em estudos moleculares detalhados de correlação com a patologia, um grupo colaborativo francês propôs recentemente uma classificação molecular-patológica em que os adenomas são classificados como adenoma com mutação em β-catenina, adenoma com mutação em *HNF1A*, adenoma inflamatório e adenoma não especificado de outra forma.[11] Os estudos moleculares também identificaram assinaturas gênicas com maior risco de transformação maligna. Especificamente, observa-se um alto risco de transformação maligna no adenoma com ativação de β-catenina.[11] Com pesquisa adicional, novas vias que impulsionam a formação de adenomas estão sendo identificadas, e o grupo de "adenoma não especificado de outra forma" está se tornando menor. Por exemplo, recentemente, a ativação da via de sinalização *hedgehog* foi observada em 5% dos adenomas. É interessante notar que esses adenomas com ativação da via de sinalização estão associados à obesidade e ao sangramento. Além disso, os que apresentam mutações em β-catenina podem, ainda, ser classificados pela natureza da mutação. Por exemplo, indivíduos com mutação no éxon-3 estão em maior risco de degeneração do carcinoma hepatocelular (CHC), enquanto a mutação no éxon 7/8 leva apenas a uma fraca ativação de β-catenina e a nenhum risco de transformação maligna.

Os pacientes com adenoma apresentam sintomas em aproximadamente 50 a 75% das vezes. A dor na porção superior do abdome é comum e pode estar relacionada com hemorragia no tumor ou com sintomas compressivos locais. O exame físico geralmente é normal, assim como os marcadores tumorais. Podem ocorrer apresentações graves como ruptura intraperitoneal e sangramento. As imagens tendem a ser características e, na maioria das vezes, previnem a necessidade de diagnóstico por biopsia. Em virtude de hemorragia intratumoral, necrose e componente adiposo do adenoma, as imagens tendem a ser heterogêneas na TC. Na TC com contraste, o adenoma tende a apresentar realce periférico com progressão centrípeta. As imagens de RM também têm características específicas, incluindo massa heterogênea bem demarcada contendo gordura ou hemorragia. Apesar da alta definição das imagens, a ressecção, algumas vezes, é necessária para assegurar o diagnóstico nos casos difíceis. Curiosamente, os estudos estão elucidando uma correlação entre os subtipos moleculares descritos e as características das imagens.

Os dois principais riscos do adenoma são a ruptura, com hemorragia intraperitoneal potencialmente fatal, e a transformação maligna. É difícil quantificar o risco de ruptura, mas estima-se que alcance de 30 a 50%; todos os casos de ruptura espontânea ocorrem em lesões com 5 cm e maiores. Apesar de haver numerosos relatos de transformação maligna em CHC, o risco real de transformação é provavelmente baixo. Os adenomas hepáticos com ativação de β-catenina devem ser considerados para intervenção cirúrgica precoce, uma vez que a transformação maligna ocorre com mais frequência nesse subtipo.

Os pacientes que apresentam hemorragia aguda necessitam de cuidados emergenciais. Se possível, a embolização da artéria hepática é o tratamento de escolha e geralmente eficaz. Depois que o paciente é estabilizado e adequadamente reanimado, é necessária a ressecção da massa. As massas sintomáticas devem ser igualmente ressecadas. As pacientes com adenoma assintomático e que tomam contraceptivos orais podem ser observadas para avaliar a regressão após a interrupção de seu uso, apesar de terem sido relatados casos de progressão e ruptura nesse contexto. O comportamento dos adenomas durante a gravidez é imprevisível, e geralmente é recomendada a ressecção antes de uma gravidez planejada nos casos maiores que 5 cm. Em geral, o cirurgião deve comparar os riscos do tratamento expectante, com os riscos da ressecção. A ressecção geralmente é recomendada pela baixa mortalidade em mãos experientes e pelos riscos da observação. O estado da margem não é importante nessas ressecções, podendo ser realizadas ressecções limitadas. O tratamento da adenomatose é controverso, mas provavelmente as grandes lesões devem ser ressecadas pelo risco de ruptura, enquanto o risco de malignidade é baixo em lesões com menos de 5 cm. Algumas vezes, o transplante de fígado é necessário para as formas agressivas de adenomatose.

### Hiperplasia nodular focal

A hiperplasia nodular focal (HNF) é o segundo tumor hepático benigno mais comum, depois do hemangioma, e é predominantemente descoberto em mulheres jovens.[12] A HNF é caracterizada por uma cicatriz fibrosa central com septos irradiados, embora nenhuma cicatriz central seja observada em aproximadamente 15% dos casos. Ao exame microscópico, a HNF contém cordões de hepatócitos de aparência benigna e segmentados por múltiplos septos fibrosos que formam a cicatriz central. A vascularização hepática típica não é observada, porém um epitélio biliar atípico é encontrado disseminado por toda a lesão. A cicatriz central contém geralmente uma grande artéria que se ramifica em múltiplas artérias menores em padrão de uma roda de raios. A causa da HNF não é conhecida, porém a teoria mais aceita é que a HNF se desenvolve de uma malformação vascular. Os hormônios femininos e os contraceptivos orais foram implicados no desenvolvimento e crescimento de HNF, mas essa associação é fraca e difícil de provar.

Na maioria dos pacientes, a HNF é um achado de um estudo de imagem, e menos frequentemente como um achado incidental em uma laparotomia. Se apresentarem sintomas, a dor abdominal inespecífica ocorre com mais frequência, porém foi descrita uma variedade de sintomas inespecíficos. Em geral, é difícil atribuir esses sintomas à presença de HNF e, portanto, devem ser procuradas outras possíveis causas. No exame físico, é normal, e alterações leves da função hepática podem ser encontradas. Os níveis de AFP sérica são normais.

Com os avanços das imagens hepatobiliares, a maioria dos casos de HNF pode ser diagnosticada por radiologia com razoável certeza. A TC com contraste e a RM tornaram-se métodos acurados de diagnóstico de HNF. A HNF geralmente exibe forte hipervascularização na fase arterial da TC ou RM com ausência de realce na cicatriz central. O realce desaparece com o tempo, e a lesão se torna isointensa ao parênquima hepático nas fases portal e tardia. Quando não se observa nenhuma cicatriz central, entretanto, o diagnóstico radiológico é difícil, e a diferenciação com adenoma ou massa maligna, especialmente o CHC fibrolamelar, às vezes é impossível. Ocasionalmente, torna-se necessária a confirmação histológica, e a ressecção pode ser recomendada para o diagnóstico definitivo. A punção aspirativa por agulha fina para o diagnóstico de HNF pode ser recomendada, mas muitas vezes não é esclarecedora.[a]

A maioria das HNF consiste em tumores benignos de natureza indolente. A ruptura, o sangramento e o infarto são extremamente raros e nunca foi relatada a degeneração maligna. O tratamento da HNF depende, portanto, de uma certeza diagnóstica e dos sintomas. Os pacientes assintomáticos com características radiológicas típicas não requerem tratamento.[12] Se o diagnóstico for incerto, a ressecção poderá ser necessária para a confirmação histológica. Os pacientes sintomáticos devem ser minuciosamente investigados em busca de outros processos patológicos para explicar os sintomas. A observação cuidadosa dos indivíduos com HNF sintomática por meio de imagens em série é aceitável, pois os sintomas podem se resolver em um número significativo de casos. Os pacientes com HNF sintomática persistente ou com massa crescente devem ser considerados para ressecção. Como o diagnóstico de HNF é benigno, a ressecção deve ser realizada com morbidade e mortalidade mínimas.

## Hemangioma

O hemangioma é o tumor benigno mais comum do fígado.[12] Ocorre mais em mulheres do que em homens (razão 3:1), e em uma idade de aproximadamente 45 anos. Os pequenos hemangiomas capilares não têm significado clínico, enquanto os grandes hemangiomas cavernosos geralmente chamam a atenção do cirurgião hepático (Figura 54.34). Os hemangiomas cavernosos estão associados à HNF e também há teorias considerando-os como malformações vasculares congênitas. O aumento de volume do hemangioma ocorre por ectasia em vez de neoplasia. Normalmente são solitários, com menos de 5 cm de diâmetro e sua incidência é similar nos lados direito e esquerdo. As lesões com mais de 5 cm são arbitrariamente chamadas de hemangiomas gigantes. A involução ou trombose dos hemangiomas pode resultar em massas fibróticas densas que podem ser difíceis de diferenciar de tumores malignos. Ao exame microscópico, são revestidos por endotélios, com espaços preenchidos por sangue separados por finos septos fibrosos.

Os hemangiomas geralmente são assintomáticos; o diagnóstico é incidental nos exames de imagem. Grandes massas compressivas podem causar sintomas inespecíficos no abdome superior. Os

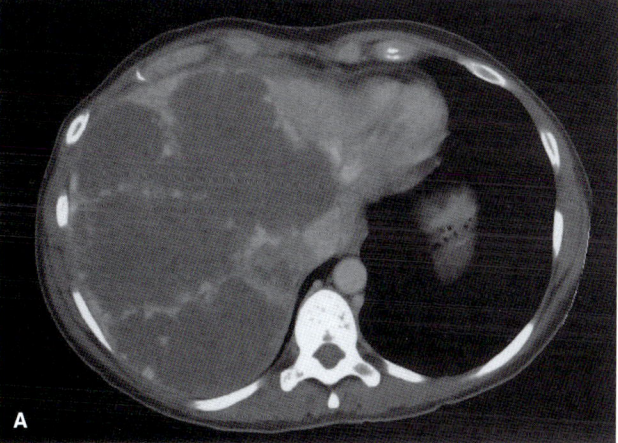

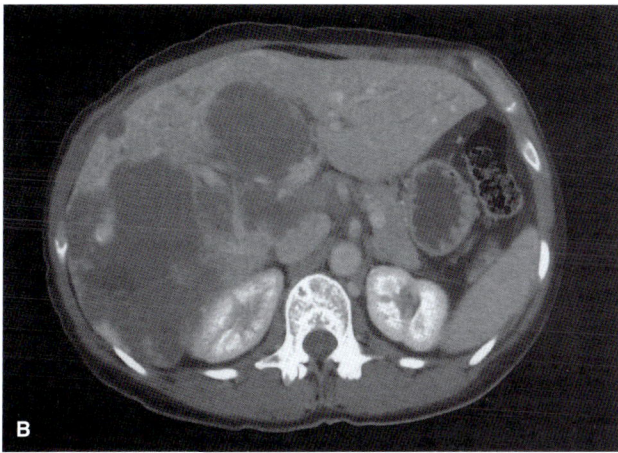

**Figura 54.34 A e B.** Tomografia computadorizada de um grande hemangioma cavernoso mostrando o deslocamento das veias hepáticas esquerda e média e junto da veia porta esquerda. A massa era sintomática e exigiu hepatectomia direita estendida para a sua remoção.

sintomas atribuídos a um hemangioma hepático, porém, demandam a necessidade de investigar outras doenças, pois em aproximadamente 50% dos casos é encontrada uma causa alternativa dos sintomas. A rápida expansão ou a trombose aguda pode, algumas vezes, causar sintomas. A ruptura espontânea dos hemangiomas hepáticos é muito rara. Uma síndrome associada de trombocitopenia e coagulopatia consumptiva, conhecida como síndrome de Kasabach-Merritt, é rara, mas bem descrita.

Os resultados de PFH e os marcadores tumorais em geral são normais nos hemangiomas hepáticos. A investigação radiológica pode estabelecer o diagnóstico na maioria dos casos. A TC e a RM normalmente são suficientes, se for observado um padrão típico de preenchimento nodular periférico. Imagens com radioisótopos com hemácias marcadas são exames precisos, mas raramente necessários se TC e RM estiverem disponíveis. A biopsia percutânea de um hemangioma suspeito é potencialmente perigosa e imprecisa. Portanto, a biopsia não é recomendada.

A história natural do hemangioma hepático é geralmente benigna; a maioria permanece estável por tempo prolongado, com baixo risco de ruptura ou hemorragia.[12] O crescimento e o desenvolvimento dos sintomas podem ocorrer, porém, ocasionalmente, podem necessitar de ressecção. Nunca houve um relato de degeneração maligna de hemangioma hepático. Portanto, um paciente assintomático com diagnóstico definido pode permanecer apenas em observação.[12] Os pacientes sintomáticos

---

[a] N.R.T.: Atualmente, existe a ressonância com o contraste hepatoespecífico, em que ocorrem a retenção do contraste durante a fase excretora na hiperplasia nodular focal e a não retenção desse contraste, como no adenoma.

devem ser submetidos a uma avaliação completa em busca de explicações alternativas para os sintomas, mas são candidatos para ressecção se nenhuma outra causa for encontrada. Ruptura, alteração de tamanho e desenvolvimento da síndrome de Kasabach-Merritt são indicações para ressecção. Em raros casos de diagnóstico indefinido, a ressecção pode ser necessária para estabelecer um diagnóstico definitivo. A ressecção dos hemangiomas hepáticos deve ser realizada com um mínimo de morbidade e mortalidade. A abordagem preferida para ressecção é a enucleação com controle do influxo arterial, mas as ressecções anatômicas podem ser necessárias em alguns casos. A cirurgia de grandes hemangiomas centrais pode estar associada à morbidade significativa.

Os hemangiomas hepáticos em crianças são comuns e responsáveis por aproximadamente 12% de todos os tumores hepáticos na infância. Em geral, são multifocais e podem envolver outros órgãos. Os grandes hemangiomas em crianças podem resultar em insuficiência cardíaca congestiva secundária a *shunt* arteriovenoso. Os hemangiomas na infância sintomáticos não tratados estão associados a alta mortalidade. Por outro lado, quase todos os pequenos hemangiomas capilares se resolvem de maneira espontânea. O hemangioma infantil sintomático pode ser tratado com embolização terapêutica; deve ser iniciada terapia clínica para insuficiência cardíaca congestiva. Agentes quimioterápicos e radioterapia têm sido usados, mas a experiência ainda é limitada. A ressecção pode ser necessária para as lesões sintomáticas ou em caso de ruptura.

### Outros tumores benignos

A maioria dos tumores hepáticos sólidos benignos consiste em adenoma, HNF ou hemangiomas, mas existem outros tumores hepáticos benignos. Entretanto, estes são raros e pode ser difícil de diferenciá-los das neoplasias malignas. Os nódulos de regeneração, anteriormente conhecidos como hiperplasia adenomatosa, são nódulos únicos ou múltiplos, bem-circunscritos, corados por bile, com superfície protuberante, que acometem primariamente pacientes cirróticos e resultam de uma resposta hiperplásica a uma lesão hepática crônica. Essas lesões têm potencial maligno e pode ser difícil distingui-las do CHC. A hiperplasia nodular regenerativa é um processo micronodular difuso benigno (geralmente < 2 cm) associado a distúrbios linfoproliferativos, doenças vasculares do colágeno e uso de esteroides ou quimioterapia. A hiperplasia nodular regenerativa não tem potencial maligno e nem está associada à cirrose. A biopsia pode ser necessária para distinguir esses nódulos focais de neoplasias malignas.

Os hamartomas mesenquimais são tumores solitários raros da infância responsáveis por 5% dos tumores hepáticos pediátricos. Em geral, são grandes massas císticas encontradas no fígado direito, que se apresentam como distensão abdominal progressiva e indolor. A ressecção do hamartoma mesenquimal pode ser necessária no caso de grandes lesões que causam um efeito de massa.

Os tumores hepáticos de origem gordurosa raramente são encontrados, mas, em geral, podem ser identificados pelas características típicas na TC ou na RM. Dentre os tumores gordurosos do fígado estão os lipomas primários, os mielolipomas (que contêm tecido hematopoético), os angiolipomas (que contêm vasos sanguíneos) e os angiomiolipomas (que contêm músculo liso). A alteração gordurosa focal no fígado pode ser confundida com um processo neoplásico, e o diagnóstico está se tornando mais comum com a melhora das imagens e maior incidência de esteatose hepática.

Os tumores fibrosos benignos do fígado podem se tornar grandes e sintomáticos, e necessitar de ressecção. Os pseudotumores inflamatórios do fígado são massas localizadas constituídas de células inflamatórias que podem mimetizar uma neoplasia. A causa dessas lesões inflamatórias é desconhecida, mas pode estar relacionada com vasos trombosados ou abscessos antigos. Outros tumores hepáticos benignos raros incluem leiomiomas, mixomas, schwannomas, linfangiomas e teratomas.

Os cistoadenomas biliares intra-hepáticos ou os adenomas do ducto biliar são raros, mas podem causar sintomas biliares. Os hamartomas biliares e a hiperplasia biliar são comuns e observados geralmente como pequenas lesões de superfície branca que podem simular pequenos tumores metastáticos na exploração abdominal. Resquícios suprarrenais e pancreáticos também foram encontrados no fígado.

## Neoplasias malignas primárias sólidas
### Carcinoma hepatocelular

*Epidemiologia.* O câncer de fígado é o quinto câncer mais comum e a segunda causa mais frequente mundialmente de morte relacionada à malignidade. O CHC é a neoplasia maligna primária mais frequente do fígado e, dentre as neoplasias malignas em todo o mundo, uma das mais comuns. A epidemiologia do CHC é variável e tem várias etiologias em diferentes partes do mundo. A hepatite B é a causa mais comum no mundo. Assim, a maior incidência ocorre em áreas geográficas onde a hepatite B é frequente, por exemplo, na África Subsaariana e Sudeste Asiático (> 10 a 20 casos/100.000). A menor incidência (um a três casos/100.000) é encontrada na Austrália, América do Norte e Europa. A evidência epidemiológica sugere fortemente que o CHC esteja relacionado principalmente com fatores ambientais; a incidência de CHC em imigrantes, após várias gerações, com o tempo, aproxima-se daquela da população local. Uma exceção a esse fato é que, em indivíduos brancos, que vivem em áreas de alta prevalência, a tendência é apresentar baixa incidência de CHC. Isso provavelmente é relacionado com a continuação do estilo de vida e com o ambiente de seu país natal. É provável que a variação nas taxas de incidência entre imigrantes esteja relacionada com as taxas de portadores do vírus da hepatite B (HBV, do inglês, *hepatitis B virus*). Foi observada uma significativa elevação na incidência do CHC nos EUA e em outros países ocidentais nos últimos 35 anos. Entretanto, dados recentes sugerem que, pelo menos nos EUA, a epidemia atingiu o pico, uma vez que as taxas de incidência se estabilizaram nos últimos anos. Não há uma explicação para o aumento observado nas últimas décadas, mas foram sugeridos o surgimento da infecção pelo vírus da hepatite C (HCV, do inglês, *hepatitis C virus*) e os padrões de imigração. Nos EUA, a incidência de CHC é mais alta em asiáticos, em habitantes de ilhas do Pacífico e em nativos americanos; ela é mais baixa em caucasianos. O HCV é a causa mais comum de CHC, responsável por mais da metade de todos os casos nos EUA, e o HBV está presente em até 20% dos casos. Um terço dos casos de CHC não está relacionado a nenhum desses vírus. O risco de CHC é ainda maior em pacientes obesos e em pacientes com esteatose hepática não alcoólica e esteato-hepatite não alcoólica. Como a obesidade e as suas subsequentes complicações estão aumentando em proporção epidêmica no mundo ocidental, a obesidade como causa de CHC está se tornando a mais importante. Dados recentes também sugerem que abordar os fatores ambientais pode levar à redução da incidência de CHC. Em Taiwan, o tratamento das hepatites B e C crônicas, sob o comando de um programa nacional de tratamento da hepatite viral, obteve redução da incidência e da mortalidade por CHC.

O CHC é duas a oito vezes mais comum em homens do que em mulheres. Embora os hormônios sexuais possam ter papel menor no desenvolvimento do CHC, a maior incidência em homens provavelmente está relacionada com altas taxas dos fatores de riscos associados, como infecção por HBV, cirrose, tabagismo, consumo em excesso de álcool e uma alta síntese de DNA hepático na cirrose. Em geral, a incidência de CHC aumenta com a idade, mas foi observada a tendência ao desenvolvimento mais precoce de CHC em áreas de alta incidência. Por exemplo, em Moçambique, 50% dos pacientes com CHC tinham menos de 30 anos. Isso pode estar relacionado com as diferentes faixas etárias do início da infecção e com a história natural das hepatites B e C.

*Fatores causais.* Foi identificado um grande número de associações entre infecções hepáticas virais, exposições ambientais, uso de álcool, tabagismo, doenças metabólicas genéticas, cirrose e uso de contraceptivos orais e o desenvolvimento do CHC. Em geral, de 75 a 80% dos casos estão relacionados com infecções por HBV (50 a 55%) ou com HCV (25 a 30%). Também é evidente, de acordo com pesquisas, que o desenvolvimento de CHC é um processo complexo e de múltiplas etapas que envolvem qualquer um dos fatores de risco.

Pesquisas ao longo de muitos anos documentaram uma clara associação entre a infecção persistente por HBV e o desenvolvimento de CHC. Até 5% da população mundial apresentam infecção crônica por HBV. A infecção crônica por HBV é responsável por até 50% dos casos de CHC no mundo e pela maioria dos casos de CHC na infância. Estudos estimaram riscos relativos de 5 a 100 vezes para o desenvolvimento de CHC em indivíduos infectados por HBV, em comparação com indivíduos não infectados. O risco de desenvolver CHC também é afetado pela presença de outros fatores, incluindo idade, ancestralidade asiática ou africana, histórico familiar, fatores virais (genótipo, duração da infecção, coinfecção por HCV, HIV ou hepatite D) e fatores ambientais (exposição a aflatoxina, álcool e tabaco). Outras evidências incluem as seguintes observações: áreas geográficas com altas taxas de infecção por HBV também apresentam altas taxas de CHC; a infecção por HBV precede o desenvolvimento de CHC; a sequência da progressão da infecção por HBV para cirrose e desta para o CHC está bem documentada; e o genoma do HBV é encontrado no genoma do CHC. O HBV não tem oncogenes conhecidos, mas a mutagênese insercional em hepatócitos pode ser um fator contribuinte para o desenvolvimento do CHC. Outro mecanismo proposto está relacionado com a cirrose e a inflamação hepática crônica, que está presente em 60 a 90% dos pacientes com infecção por HBV e CHC. A cirrose, porém, não é um pré-requisito para o desenvolvimento de CHC relacionado com o HBV. O risco de CHC não está simplesmente relacionado à exposição ao HBV, mas requer a infecção crônica (i. e., antígeno de superfície do HBV cronicamente positivo). Há maior risco de infecção persistente (estado de portador) quando esta é adquirida ao nascimento ou na primeira infância. Casos de famílias que apresentam o CHC provavelmente estão relacionados com a transmissão vertical precoce do vírus e com o estabelecimento do estado de portador crônico. Os indivíduos com maior replicação de HBV, que se evidencia pela presença do antígeno de replicação viral da hepatite B (HBeAg) bem como de níveis mais elevados de DNA do HBV, estão em maior risco de desenvolvimento de CHC. Os genótipos do HBV (A–H) também afetam os resultados clínicos.

Descobriu-se que a hepatite C é a principal causa de doença hepática crônica no Japão, na Europa e nos EUA, onde há uma taxa relativamente baixa de infecção por HBV. Na população mundial, 2% dos indivíduos estão infectados por HCV. Os anticorpos para o HCV são encontrados em 76% dos pacientes com CHC, no Japão e na Europa, e em 36% dos pacientes nos EUA. As infecções por HBV e HCV são fatores de risco independentes para o desenvolvimento de CHC, mas provavelmente atuam de maneira sinérgica quando um indivíduo está infectado por ambos os vírus. Embora a história natural da infecção por HCV não seja completamente conhecida, aparentemente, se trata de uma infecção crônica, com um curso inicial benigno. Entretanto, finalmente, pode ocorrer o desenvolvimento de cirrose e CHC. A taxa de CHC entre os indivíduos infectados por HCV varia de 1 a 3% ao longo de 30 anos, e nos indivíduos com cirrose relacionada com o HCV, o CHC desenvolve-se a uma taxa anual de 1 a 4%. Os estudos sobre as taxas de progressão para cirrose estimaram um tempo médio de 30 anos, mas diferenças nas taxas de progressão produzem uma variação inferior a 20 anos e superior a 50 anos. Dentre os fatores associados à progressão mais rápida estão o gênero masculino, o uso crônico de álcool e a idade mais avançada no momento da infecção. O HCV é um vírus de RNA que não se integra ao genoma do hospedeiro e, portanto, a patogênese do CHC relacionada com o HCV pode estar mais associada à inflamação crônica e à cirrose do que à carcinogênese direta. Dados da era da terapia à base de interferona sugerem que os pacientes que obtiveram uma resposta viral sustentada apresentaram redução de até 75% em seu risco de CHC. Isso é animador, além de ter um imenso significado na saúde global, em especial agora que existem muitos tratamentos eficazes disponíveis para HCV. Entretanto, estudos futuros irão determinar se esses novos tratamentos mudarão a incidência e o curso do CHC.

A verdadeira relação entre cirrose e CHC é muito difícil de estabelecer, e as sugestões sobre as causas continuam a ser especulativas. A cirrose não é requisito para o desenvolvimento de CHC, nem a hepatocarcinogênese é um resultado inevitável da cirrose. A relação entre cirrose e CHC complica-se ainda por apresentarem associações comuns. Além disso, algumas associações (p. ex., infecção por HBV, hemocromatose) estão relacionadas com um alto risco de CHC, enquanto as outras (p. ex., álcool, cirrose biliar primária) estão associadas a baixo risco de CHC. A pesquisa demonstrou que fígados cirróticos com taxas mais altas de replicação de DNA estão associados ao desenvolvimento de CHC.

O uso crônico do álcool foi associado a maior risco de CHC, e pode haver um efeito sinérgico com as infecções por HBV e HCV. O álcool causa cirrose, mas nunca foi demonstrado que seja diretamente carcinogênico em hepatócitos. Assim, é provável que o álcool atue como um cocarcinógeno. O tabagismo foi associado ao desenvolvimento de CHC, mas a evidência não é consistente, e o risco de ser um fator independente provavelmente é pequeno. A aflatoxina produzida por *Aspergillus* spp. é uma poderosa hepatotoxina. Com a exposição crônica, a aflatoxina atua como um carcinógeno e aumenta o risco de CHC. O fungo agressor cresce em grãos, amendoins e produtos alimentícios em regiões tropicais e subtropicais. A ingestão de alimentos contaminados resulta em exposição à aflatoxina. Os níveis de aflatoxina em alimentos potencialmente contaminados são controlados nos EUA.

Outras substâncias químicas também foram implicadas como carcinógenos relacionados com o CHC. Dentre estes, encontram-se os nitritos, hidrocarbonetos, solventes, pesticidas e cloreto de vinila. Thorotrast (dióxido de tório coloidal) é um meio angiográfico que era usado nos anos 1930. Emite altos níveis de radiação de longa duração e foi responsabilizado por fibrose hepática, angiossarcoma, colangiossarcoma e CHC. As associações com doenças hepáticas metabólicas hereditárias, como hemocromatose hereditária, deficiência de $\alpha_1$-antitripsina e doença de Wilson, também foram implicadas como fatores de risco. Também foram sugeridas as associações com as manipulações hormonais, como o uso de contraceptivos orais e esteroides anabolizantes, mas são irrelevantes e provavelmente estão relacionadas especificamente com o adenoma e o CHC bem-diferenciado. A pesquisa está voltando o seu foco para as relações entre CHC e diabetes, obesidade e síndrome metabólica.

***Apresentação clínica.*** Os pacientes que apresentam CHC são geralmente homens de 50 a 60 anos com queixas de dor abdominal no quadrante superior direito, perda de peso e massa palpável. Em países onde o HBV é endêmico, a apresentação em idade mais jovem é comum e provavelmente está relacionada com a infecção na infância. Infelizmente, em populações não rastreadas, o CHC tende a manifestar-se em um estágio avançado, sem sintomas em estágios iniciais. A apresentação nos estágios avançados geralmente é com dor abdominal imprecisa no quadrante superior direito que, às vezes, se irradia para o ombro direito. Os sintomas inespecíficos de malignidade avançada, como anorexia, náuseas, letargia e perda de peso, também são comuns. Outra apresentação habitual do CHC é a descompensação hepática em um paciente com cirrose inicial conhecida ou até em pacientes com cirrose previamente não identificada.

Raramente, o CHC pode se manifestar como ruptura, com início súbito de dor abdominal seguida de choque hipovolêmico secundariamente a sangramento intraperitoneal. Outras apresentações raras incluem oclusão da veia hepática (síndrome de Budd-Chiari), icterícia obstrutiva, hemobilia e febre de origem desconhecida. Menos de 1% dos casos de CHC apresentam-se com síndrome paraneoplástica, geralmente hipercalcemia, hipoglicemia e eritrocitose. Pequenos tumores descobertos casualmente tornaram-se a apresentação mais comum em virtude do conhecimento dos fatores de risco específicos, programas de triagem para infecção por HBV e HCV, e o uso crescente de exames de imagem abdominais de alta definição.

***Diagnóstico.*** A investigação radiológica é uma parte essencial do diagnóstico de CHC. No passado, imagens do fígado com radioisótopos e a angiografia eram métodos comuns de diagnóstico, mas a US, a TC e a RM substituíram esses estudos. A US tem papel significativo na triagem e na detecção precoce do CHC, mas o diagnóstico definitivo e o planejamento de tratamento dependem da TC ou da RM. A TC com contraste e os protocolos de RM demonstram a hipervascularização arterial desses tumores e permitem avaliar a extensão da doença. Ao contrário de muitos outros cânceres, o diagnóstico de CHC pode ser estabelecido com base apenas nos achados das imagens, sem necessidade de biopsia. Os critérios típicos das imagens para o CHC incluem o rápido realce arterial seguido de lavagem do contraste na fase tardia. Uma cápsula realçada apoia o diagnóstico de CHC. A TC e a RM também avaliam a extensão da doença em termos de metástases peritoneais, metástases linfonodais e a extensão do envolvimento vascular e biliar. A detecção de trombos benignos e/ou tumorais no sistema venoso hepático ou portal também é importante de ser feita, seja com a TC ou com a RM (Figura 54.35).

As mensurações de AFP podem ser muito úteis no diagnóstico de CHC; entretanto, essas mensurações estão associadas a múltiplos outros problemas; primeiramente, as mensurações de AFP têm baixas sensibilidade e especificidade. A especificidade e os valores preditivos positivos de AFP melhoram com níveis de corte mais altos (p. ex., 400 ng/ml), mas à custa de sensibilidade. Podem ser observadas elevações falso-positivas dos níveis séricos de AFP em distúrbios inflamatórios do fígado, como a hepatite viral crônica ativa. Além disso, a AFP não é específica para CHC e pode estar elevada no colangiocarcinoma intra-hepático (CIH) e nas metástases colorretais. Com a melhor tecnologia de imagens e maior capacidade

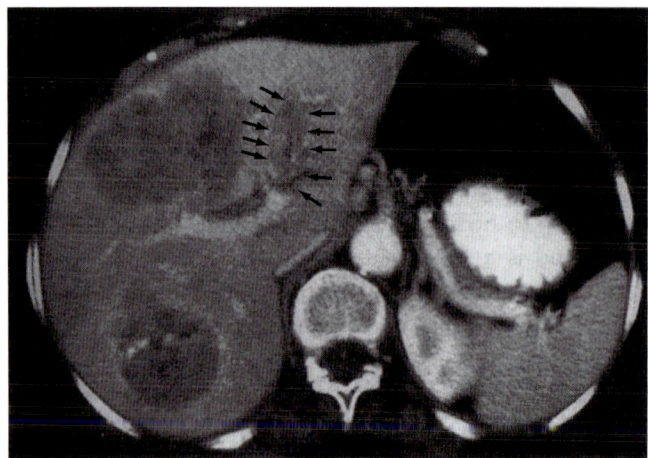

**Figura 54.35** Tomografia computadorizada com contraste mostrando carcinoma hepatocelular multifocal. A veia porta esquerda foi invadida e expandida pelo tumor (*setas*). (De Roddie ME, Adam A. Computed tomography of the liver and biliary tree. In Blumgart LH, Fong Y, eds. *Surgery of the liver and biliary tract*. London: WB Saunders: 2000:309-340.)

de detectar tumores menores, a AFP é usada principalmente como um teste a mais em pacientes com massas hepáticas. Os níveis de AFP são particularmente úteis no monitoramento de recidivas em pacientes tratados.

Desde a proposta de diretrizes para o diagnóstico de CHC feita na conferência de Barcelona-2000, com a European Association for the Study of the Liver[13] e da American Association for the Study of Liver Disease,[14] novos dados acumularam-se e as recomendações evoluíram.[15,16] A AFP geralmente tem papel importante no diagnóstico de CHC com mais de 2 cm.[14] Entretanto, em virtude do excelente desempenho das modalidades de imagens com contraste, a AFP deixou de ter um papel crítico no diagnóstico de CHC.[15,16] Para os nódulos hepáticos de 1 a 2 cm em um quadro de cirrose, a TC trifásica com contraste e a RM são atualmente recomendadas.[15,16] Se características típicas do CHC forem observadas em imagens (massa com realce na fase arterial com lavagem do contraste em fases tardias), o diagnóstico de CHC é presumido. Para lesões com mais de 2 cm, um único estudo pode ser suficiente. Entretanto, para lesões de 1 a 2 cm, a TC com contraste e a RM têm sensibilidade de 53 a 62%, especificidade de aproximadamente 100%, valor preditivo positivo de 95 a 100%, e valor preditivo negativo de 80 a 84%. Os desempenhos da RM e da TC de maneira sequencial podem aumentar a sensibilidade, podendo ser necessárias para os casos difíceis.

Os pacientes com fatores de risco apropriados e características radiológicas sugestivas, com ou sem um nível elevado de AFP, que são candidatos à terapia cirúrgica potencialmente curativa não requerem biopsia pré-operatória, a não ser que o diagnóstico esteja em questão. A punção aspirativa por agulha fina percutânea do CHC acarreta um pequeno risco de disseminação de células tumorais (estimado em cerca de 1%) e ruptura ou sangramento, especialmente em fígados cirróticos e tumores capsulares. Depois de estabelecido o diagnóstico de CHC, o paciente deve ser estadiado para desenvolver um plano de tratamento adequado. A maioria dos pacientes com CHC tem duas doenças, e a sobrevida está relacionada com o tumor e com a cirrose. O estadiamento inclui não apenas a extensão da doença, mas também a extensão de uma avaliação completa da cirrose.

Ao avaliar a extensão da doença neoplásica, os locais comuns de metástase devem ser considerados. O CHC metastatiza principalmente para pulmão, osso e peritônio. O histórico pré-operatório deve focalizar os sintomas irradiados para essas áreas. A extensão da doença neoplásica dentro do próprio fígado, incluindo a invasão macrovascular e a presença de múltiplas massas hepáticas, também deve ser considerada. Uma imagem transversal abdominal, incluindo imagens de fase arterial (ver anteriormente), fornece informações sobre a extensão da doença no fígado, bem como doença peritoneal. A TC de tórax pré-operatória é obrigatória porque as metástases pulmonares geralmente são assintomáticas. A cintilografia óssea de rotina não é realizada, a não ser que haja sintomas ou sinais sugestivos.

A avaliação da função hepática é absolutamente crítica na consideração das opções de tratamento para um paciente com CHC. A ressecção do fígado é considerada o tratamento ideal para CHC, e o risco de insuficiência hepática pós-operatória e de morte deve ser considerado. Esse risco está relacionado com grau de cirrose, hipertensão portal, quantidade de fígado ressecada (reserva funcional hepática) e potencial de resposta regenerativa. Outros tratamentos bem-sucedidos estão disponíveis para CHC, como técnicas ablativas, embolização e transplante de fígado. Portanto, uma avaliação completa do tumor e da função hepática deve ser realizada. Vários testes de função hepática estão disponíveis, geralmente divididos em avaliação clínica e testes funcionais, e há muitos esquemas de avaliação clínica (ver anteriormente). Entretanto, a classificação de Child-Pugh é usada com mais frequência. Os pacientes com a classe C de Child-Pugh não são candidatos à terapia de ressecção, enquanto os pacientes com a classe A de Child-Pugh, em geral, podem tolerar a ressecção hepática em certa medida. Muitos consideram os pacientes com Child-Pugh classe B como candidatos à cirurgia, mas são geralmente limítrofes, e é necessário individualizar a terapia.

Fora dos sistemas de pontuação, demonstrou-se que a hipertensão portal significativa, independentemente das avaliações bioquímicas, é altamente preditiva de insuficiência hepática pós-operatória e de morte. A hipertensão portal pode ser avaliada diretamente aferindo-se o gradiente de pressão venosa hepática, mas geralmente é evidente em estudos por imagem na forma de esplenomegalia, fígado com aparência cirrótica e varizes intra-abdominais. Exames de sangue geralmente mostram citopenias acentuadas; tipicamente, os pacientes têm trombocitopenia. As provas da função hepática foram bem descritas, mas não são empregadas rotineiramente na maioria dos centros ocidentais por terem resultados mistos em estudos avaliando o seu valor preditivo.

A laparoscopia de estadiamento é usada como uma ferramenta para estadiar o CHC, e um em cada cinco pacientes é poupado da laparotomia não terapêutica. A laparoscopia fornece informações adicionais sobre a extensão da doença no fígado, a doença extra-hepática e a cirrose. A realização de laparoscopia depende da extensão da doença e é empregada apenas de maneira seletiva. A presença de cirrose clinicamente aparente e a evidência radiológica de invasão vascular ou de tumores bilobares aumentam sua realização para 30%, ao passo que, sem esses fatores, a laparoscopia é realizada em 5% dos pacientes.[17]

Existem vários sistemas de estadiamento para o CHC, mas nenhum se mostrou particularmente superior; provavelmente eles dependem da população específica que está sendo estadiada, assim como da causa do CHC nessa população particular de pacientes. O sistema de estadiamento TNM (tumor, nódulo, metástase) não é usado de rotina para o CHC por não predizer com acurácia a sobrevida; esse sistema não considera a função hepática. Além disso, o sistema de estadiamento TNM depende da patologia que geralmente não está disponível no pré-operatório. O sistema de estadiamento de Okuda é mais antigo, porém simples e eficaz, e considera a função hepática e os fatores relacionados com o tumor. Ele acrescenta um único ponto para a presença de tumor que envolve mais de 50% do fígado, presença de ascite, nível de albumina inferior a 3 g/d$\ell$ e nível de bilirrubina superior a 3 mg/d$\ell$. O sistema de estadiamento de Okuda distingue de maneira confiável os pacientes com prognóstico proibitivamente precário e aqueles com potencial de sobrevida a longo prazo. O sistema de estadiamento mais bem validado é o Cancer of the Liver Italian Program (CLIP), que foi rigorosamente desenvolvido e validado de maneira prospectiva (Tabela 54.7). Um exemplo de um sistema de pontuação que provavelmente é específico de uma população é o Chinese University Prognostic Index, que considera estadiamento TNM, sintomas, ascite, níveis de AFP, bilirrubina e FA e parece aplicar-se principalmente ao CHC relacionado com o HBV na China.

***Patologia.*** À avaliação histológica, o CHC é classificado como bem, moderadamente ou mal diferenciado (indiferenciado). O grau do CHC, porém, nunca mostrou predizer com precisão o prognóstico. Na aparência macroscópica, os padrões de crescimento do CHC são classificados de várias maneiras. O esquema mais útil divide o CHC em três padrões diferentes de crescimento que têm resultados e prognósticos distintos. O tipo pediculado de CHC está conectado ao fígado por um pequeno pedículo vascular e é facilmente ressecado sem sacrificar uma quantidade significativa de tecido hepático não neoplásico. Esse tipo pode crescer até um tamanho substancial sem envolver muito o tecido normal do fígado. O tipo "*pushing type*" de CHC é bem demarcado e geralmente contém uma cápsula fibrosa. Caracteriza-se pelo crescimento que desloca as estruturas vasculares em vez de invadi-las. Esse tipo normalmente é ressecável. O último tipo de CHC, o infiltrativo, tende a invadir as estruturas vasculares mesmo sendo de pequeno tamanho. A ressecção do tipo infiltrativo geralmente é possível, mas é comum serem encontradas margens histológicas positivas. Pequenos tumores (< 5 cm) geralmente não se enquadram em nenhum desses grupos e, muitas vezes, são discutidos como uma entidade separada.

**Tabela 54.7** Escore do câncer de fígado do Programa Italiano.*

| Parâmetros clínicos | Valores de corte | Pontos |
|---|---|---|
| Classe de Child-Pugh | A | 0 |
| | B | 1 |
| | C | 2 |
| Morfologia do tumor | Uninodular, extensão < 50% | 0 |
| | Multinodular, extensão < 50% | 1 |
| | Massiva ou extensão > 50% | 2 |
| Nível de AFP | < 400 ng/d$\ell$ | 0 |
| | > 400 ng/d$\ell$ | 1 |
| Trombose da veia porta | Não | 0 |
| | Sim | 1 |

*Os escores variam de 0 a 6; um escore de 4 a 6 geralmente é considerado como doença avançada, enquanto um escore de 0 a 3 tem o potencial para sobrevida a longo prazo. *AFP*, α-fetoproteína.

Finalmente, o CHC pode manifestar-se de maneira multifocal. A maioria dos CHC provavelmente inicia-se como um único tumor, mas acabam por se desenvolver múltiplas lesões satélites secundariamente à invasão da veia porta e a metástases. É provável que os tumores multifocais em todo o fígado representem o estágio final do CHC, com múltiplas metástases e muitos tumores primários.

**Tratamento.** Há um grande número de opções de tratamento para os pacientes com CHC, refletindo a heterogeneidade dessa doença e a falta de um tratamento que se comprove superior, com exceção da ressecção completa (Boxe 54.1). A decisão sobre a forma de tratamento para qualquer paciente deve levar em consideração o estadiamento da malignidade, a condição do paciente e do fígado bem como a experiência do médico que ministra o tratamento.

### Tratamento cirúrgico

**Ressecção.** A excisão completa do CHC por hepatectomia parcial ou hepatectomia total associada ao transplante de fígado são os tratamentos de escolha, quando possível, por representarem maior chance de sobrevida a longo prazo. Em geral, porém, a doença é considerada ressecável em apenas de 10 a 20% dos pacientes. Historicamente, as taxas de mortalidade da hepatectomia parcial variam de 1 a 20%, mas, quando realizada em pacientes sem cirrose avançada, na maioria das séries, a taxa de mortalidade é inferior a 5%. Os avanços na técnica cirúrgica também permitiram o desenvolvimento de ressecções segmentares limitadas, quando indicado, as quais preservam a função hepática e melhoram a recuperação precoce no pós-operatório. A seleção do paciente apropriado para a ressecção é de fundamental importância, e deve considerar as condições do fígado e a extensão do tumor. A ressecção hepática é indicada como uma opção potencialmente curativa em pacientes com função hepática adequada, classe A de Child-Pugh, sem hipertensão portal), CHC solitário e sem invasão vascular importante. Os pacientes com cirrose classe B ou C de Child-Pugh, ou com hipertensão portal, não toleram ressecção. O VFR é também muito importante, e está associado a complicações pós-operatórias e mortalidade. A embolização pré-operatória da veia porta é uma estratégia eficaz para aumentar o volume e a função do VFR, e deve ser usada liberalmente em pacientes com cirrose classe A de Child-Pugh com um VFR pequeno (*i. e.*, < 30 a 40% do volume total de fígado), que estão sendo considerados para uma ressecção maior. As taxas gerais de sobrevida pós-ressecção para CHC vão de 58 a 100% em 1 ano, de 28 a 88% em 3 anos, de 11 a 75% em 5 anos e de 19 a 26% em 10 anos. Esses resultados obviamente dependem do estágio do tumor e do grau de cirrose em cada série em particular; em conjunto, representam uma gama de possibilidades.

Uma variedade de fatores prognósticos preditivos de sobrevida após ressecção foi identificada, mas nenhum deles representa um consenso universal. Os fatores prognósticos negativos citados com mais frequência são: tamanho do tumor, cirrose, padrão de crescimento infiltrativo, invasão vascular, metástase intra-hepática, tumores multifocais, metástases linfonodais, margem com menos de 1 cm e ausência de uma cápsula. Os melhores resultados são encontrados em pacientes com tumores pequenos, únicos, mas o tamanho isoladamente não contraindica ressecção. Especialmente para os pacientes com grandes tumores que estejam fora dos critérios para o transplante, em que não há muitas opções terapêuticas disponíveis. Nesses pacientes com tumores ressecáveis, que apresentam função hepática adequada, com um remanescente funcional adequado, a ressecção cirúrgica pode oferecer o melhor resultado possível. Os tumores multifocais e a invasão de vasos importantes estão geralmente associados a maus resultados, mas alguns grupos defendem a ressecção em pacientes altamente selecionados. Um estudo controlado randomizado confirmou esses achados. Nesse estudo, os pacientes com CHC multifocal fora dos critérios de Milão foram randomizados para ressecção ou quimioembolização transarterial.[18] Nesse estudo, a ressecção propiciou melhor sobrevida global para pacientes com CHC multifocal comparada à quimioembolização transarterial, sugerindo que a ressecção possa ser uma opção para esses pacientes. Para os tumores potencialmente ressecáveis com características de alto risco, várias estratégias neoadjuvantes podem auxiliar na seleção de pacientes para ressecção. Por exemplo, um período de observação e o controle do tumor com terapias intra-arteriais (p. ex., quimioembolização/radioembolização transarterial) podem ajudar a selecionar os pacientes que irão se beneficiar mais com a ressecção.

**Transplante.** Teoricamente, o transplante hepático ortotópico é o tratamento ideal para CHC, pois aborda a disfunção hepática, a cirrose e o CHC. As limitações do transplante são a necessidade de imunossupressão crônica e a falta de doadores de órgãos. Há um interesse crescente no uso de hepatectomia parcial de doadores vivos que aborda o último ponto, mas continua a ser uma abordagem um tanto controversa. A série inicial de transplante para CHC apresentou altas taxas de recidiva e baixa sobrevida a longo prazo, mas pelo fato de esses pacientes terem sido submetidos a transplante em fase avançada do CHC. Com a melhor seleção dos pacientes, ou seja, aqueles com tumores únicos com menos de 5 cm, ou até três tumores de 3 cm – foram obtidos melhores resultados.[19] As taxas de sobrevida a longo prazo com critérios de seleção mais rigorosos variaram de 50 a 85%. Os estudos começaram a expandir as indicações para transplante ortotópico do fígado sem piora da sobrevida a longo prazo, mas provavelmente com aumento das taxas de recidiva geral. Enquanto o paciente inscrito com CHC e cirrose aguarda a disponibilidade de órgão, a progressão do CHC geralmente é controlada com terapia locorregional que inclui ablação e terapias transarteriais. A comparação dos resultados da ressecção com transplante é difícil, pois os pacientes considerados para transplante passam por um período

---

**Boxe 54.1 Opções de tratamento para carcinoma hepatocelular.**

**Cirúrgico**
Ressecção
Transplante hepático

**Ablativo**
Injeção de etanol
Injeção de ácido acético
Ablação térmica (crioterapia, ablação por radiofrequência, micro-ondas)

**Transarterial**
Embolização
Quimioembolização

**Radioterapia**
Combinação transarterial e ablativa: radioterapia externa

**Sistêmico**
Quimioterapia
Hormonal
Imunoterapia

de observação durante o qual aqueles com doença agressiva progridem para a retirada da lista de espera do transplante. Assim, essas duas estratégias devem ser vistas como complementares em vez de competitivas. Os pacientes com cirrose avançada (Child B e C) e CHC em estágio inicial devem ser considerados para transplante, enquanto aqueles com cirrose classe A de Child apresentam resultados similares com transplante e ressecção, e provavelmente devem ser ressecados.

### Terapias locorregionais

**Ablação.** Várias outras terapias locais ablativas não cirúrgicas estão disponíveis para o tratamento de pequenos tumores. A injeção percutânea de etanol (PEI, do inglês, *percutaneous etanol injection*) é uma técnica útil para o tratamento de pequenos tumores. O tumor é destruído mediante combinação de desidratação celular, necrose coagulativa e trombose vascular. A ablação da maioria dos tumores com menos de 2 cm pode ser realizada com uma única aplicação de PEI, mas, para os tumores maiores, podem ser necessárias várias injeções. Foi relatada sobrevida a longo prazo, após PEI para tumores com menos de 5 cm, variando de 24 a 40%. A injeção percutânea de ácido acético é uma técnica semelhante à PEI, porém com capacidade necrosante mais forte, tornando-a mais útil em tumores septados.

As técnicas termoablativas para o congelamento ou aquecimento para destruição dos tumores tornaram-se populares. A crioterapia usa uma criossonda especial para congelar e então descongelar o tumor e o tecido circundante do fígado, causando necrose. A crioterapia é realizada na laparotomia, na laparoscopia, mas tem sido feita com técnicas percutâneas. Uma vantagem é que a bola de gelo formada é facilmente monitorada por US. As desvantagens incluem a hipotermia, que limita a utilidade do congelamento próximo aos grandes vasos sanguíneos, e a taxa de complicação relativamente alta de 8 a 41%. As taxas de sobrevida relatadas em 2 anos para a crioablação do CHC variam de 30 a 60%, mas nenhum estudo comparando com a ressecção foi realizado. A ablação por radiofrequência (RFA, do inglês, *radiofrequency ablation*) emprega corrente alternada de alta frequência para criar calor ao redor de uma sonda inserida, resultando em temperaturas superiores a 60°C e em morte celular imediata. Embora inicialmente fosse limitado aos tumores menores, a melhora na tecnologia criou sondas de RFA supostamente capazes de realizar a ablação de tumores de até 7 cm. Entretanto, a eficácia da RFA para CHC com mais de 3 cm é limitada em razão de maiores taxas de recidiva local. A RFA também é limitada pelo efeito protetor dos grandes vasos sanguíneos, assim ela não executa uma boa ablação nessas áreas. O procedimento pode ser feito facilmente, por via percutânea com taxas muito baixas de complicação; estão sendo desenvolvidos ótimos sistemas de orientação do procedimento. Dados recentes sugerem que a RFA pode ser superior à PEI para CHC pequenos, em termos de sobrevida livre de doença e sobrevida global. Também tem sido utilizada a ablação através de sondas de micro-ondas, que também leva a necrose do tumor.

**Terapia transarterial.** A terapia transarterial para CHC baseia-se no fato de que a maior parte do suprimento sanguíneo do tumor é proveniente da artéria hepática. Hoje, a quimioterapia de infusão arterial hepática é aplicada por via percutânea, evitando assim a morbidade e a mortalidade da laparotomia. A embolização transarterial percutânea pode induzir necrose isquêmica no CHC, resultando em taxas de resposta de até 50% (Figura 54.36). As tentativas para melhorar a eficácia da embolização arterial incluem a adição de agentes quimioterápicos (quimioembolização) às partículas carreadoras, como microesferas e lipiodol (Ethiodol®), que são seletivamente absorvidos pelo CHC. Embora a quimioembolização não tenha se mostrado superior à embolização em relação à sobrevida, um estudo sugeriu melhora no controle local com a quimioembolização.[20] Sete estudos randomizados compararam a embolização ou a quimioembolização com o tratamento conservador. Dois desses estudos e uma metanálise confirmaram uma vantagem das estratégias de embolização para a sobrevida global.[21-23] A seleção de candidatos apropriados para embolização é importante, e o tratamento deve ser limitado aos pacientes com função hepática preservada e tumores multinodulares assintomáticos sem invasão vascular. Uma seleção precária resultará em maior incidência de insuficiência hepática induzida pelo tratamento equiparada aos potenciais benefícios. As injeções intra-arteriais de iodo-131 com Ethiodol® (lipiodol) ou ítrio-90 em microesferas de vidro também são usadas para liberar radiação localizada para os CHC, com relatos de taxas de resposta drásticas. A radioterapia transarterial é uma terapia potencialmente promissora para CHC como terapia primária ou adjuvante.

**Irradiação.** A radioterapia externa (EBRT, do inglês, *external beam radiation therapy*) tem papel limitado no tratamento do CHC, embora, algumas vezes, sejam observadas respostas drásticas. A EBRT é limitada pelo dano ao parênquima hepático normal e aos órgãos circundantes, mas novos métodos de radioterapia conformacional e técnicas de *gating* (realizada em fase do ciclo respiratório) respiratório estão aumentando a utilidade dessa modalidade de tratamento.

### Terapias sistêmicas

**Quimioterapia.** A quimioterapia sistêmica com uma variedade de agentes (p. ex., cisplatina, doxorrubicina, etoposídeo, 5-fluoruracila [5-FU], mitomicina C, ansacrina, mitoxantrona, picibanil, tamoxifeno, uracila, VM-26) foi ineficaz, e seu papel é mínimo no tratamento do CHC. As taxas de respostas estão geralmente abaixo de 20% e são de curta duração. A hormonoterapia foi utilizada em pequenos números de pacientes com CHC, com alguns resultados iniciais promissores, mas ainda não se mostrou superior aos regimes convencionais.

Mais recentemente, o sorafenibe, uma terapia molecular direcionada, que inibe as serino-treoninoquinases Raf-1 e B-Raf e a atividade do receptor da tirosinoquinase, dos receptores do fator de crescimento endotelial vascular 1, 2 e 3 e do fator de crescimento derivado de plaquetas β, foi avaliada. Llovet et al.[24] randomizaram 599 pacientes com CHC em estágio avançado e cirrose classe A de Child-Pugh para sorafenibe oral ou placebo. A sobrevida média global foi 10,7 meses no grupo do sorafenibe e de 7,9 meses no grupo do placebo ($P < 0,001$), uma diferença de 2,8 meses. O tempo médio para a progressão radiológica foi de 5,5 meses no grupo do sorafenibe e de 2,8 meses no grupo do placebo ($P < 0,001$), uma diferença de 2,7 meses. Nenhum grupo

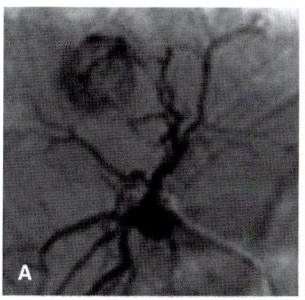 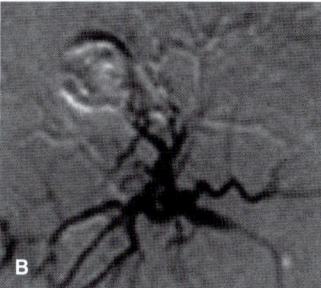

**Figura 54.36** Angiogramas mostrando carcinoma hipervascular antes (**A**) e após (**B**) embolização.

mostrou quaisquer respostas completas por critérios radiológicos. Embora o perfil de evento adverso do sorafenibe fosse semelhante ao do grupo do placebo, este e outros estudos anteriores mostraram que o sorafenibe é mais bem tolerado em pacientes com cirrose classe A de Child-Pugh. Com melhor conhecimento da patogênese molecular, a expectativa é de que novas terapêuticas para essa doença sejam cada vez mais avaliadas.[24]

**Imunoterapia.** A imunoterapia mostrou algum sucesso contra o CHC. Em um estudo multi-institucional não randomizado de fase I/II, avaliando o anticorpo proteína-1 (anti-PD-1) antiprogramação de morte celular, nivolumabe, foi observada uma taxa de resposta objetiva de 20%.[b]

Em síntese, numerosas opções de tratamento estão disponíveis para o tratamento do CHC. A seleção da modalidade de tratamento apropriada baseia-se em extensão da doença, presença ou ausência de hipertensão portal e reserva hepática. Os pacientes com doença ressecável, com reserva hepática mantida e ausência de hipertensão portal são os mais bem tratados com ressecção. O tratamento dos pacientes com doença hepática subjacente avançada e com hipertensão portal é melhor com transplante de fígado. O transplante de fígado é aplicável apenas se o tumor tiver 5 cm ou menos, ou houver dois ou três tumores, sendo o maior com 3 cm ou menos. Os critérios expandidos para o transplante estão sendo cada vez mais usados. Em pacientes com tumores muito pequenos e múltiplas comorbidades, as técnicas ablativas percutâneas podem ser aplicadas. A eficácia da ablação diminui com o aumento do tamanho do tumor. Para a doença multifocal, na ausência de invasão macrovascular e doença extra-hepática, a ressecção e o transplante não são aplicáveis, e as terapias transarteriais oferecem os melhores resultados. Para os pacientes sintomáticos com doença avançada, com envolvimento macrovascular, e na presença de doença extra-hepática, o sorafenibe e a imunoterapia são opções. Para pacientes com doença extensa que são sintomáticos, com degeneração de seu estado de desempenho e grave deterioração da função hepática, qualquer modalidade de tratamento provavelmente não oferecerá um benefício significativo e, para esses pacientes, deve ser oferecido apenas tratamento de suporte.

**Tratamento adjuvante pós-operatório.** Atualmente, não existe um tratamento adjuvante recomendado após a ressecção do CHC. Isso se deve principalmente à falta de quimioterapia eficaz para o CHC. Em um estudo controlado por placebo, duplo-cego, de fase III, avaliando a eficácia do sorafenibe em reduzir a recidiva do CHC em pacientes que mostraram uma resposta radiológica completa após a ressecção ou a ablação, o tratamento com sorafenibe não foi capaz de diminuir a recidiva.[25] Entretanto, o tratamento antiviral em pacientes com infecção por HBV reduziu o risco de recidiva do CHC e as mortes relacionados ao CHC. Com a disponibilidade de novos e eficazes antivirais para o tratamento do HCV, esperam-se resultados semelhantes para os pacientes infectados por esse vírus. Embora um nível menor de evidência sugira que a resposta viral sustentada esteja associada a melhor sobrevida global, assim como a melhor sobrevida livre de recidiva após a ressecção ou a terapia locorregional para CHC relacionado com HCV, isso precisa ser confirmado em estudos mais bem desenhados.

---

[b]N.R.T.: A combinação de atezolizumabe e bevacizumabe demonstrou melhorar a sobrevida global em relação ao sorafenibe, resultando na aprovação desse regime pela FDA. Mais recentemente, durvalumabe mais tremelimumabe obteve sobrevida global superior *versus* sorafenibe e atezolizumabe mais cabozantinibe, com sobrevida livre de progressão superior. Além disso, a monoterapia com pembrolizumabe e a combinação de nivolumabe mais ipilimumabe receberam aprovação acelerada da FDA no cenário de segunda linha, com base em dados iniciais de eficácia.

**Variantes distintas de CHC.** O CHC fibrolamelar é uma variante do CHC com características clínicas acentuadamente diferentes, resumidas na Tabela 54.8. Esse tumor acomete geralmente pacientes mais jovens, sem histórico de cirrose. O tumor normalmente é bem demarcado e encapsulado e pode ter uma área fibrótica central. A cicatriz central pode tornar difícil a distinção entre esse tumor e a HNF. À avaliação histológica, o CHC fibrolamelar é composto de grandes células tumorais poligonais incrustadas em um estroma fibroso formando estruturas lamelares (Figura 54.37). O CHC fibrolamelar não produz AFP, mas está associado a níveis elevados de neurotensina. Em geral, o CHC fibrolamelar tem um prognóstico

**Tabela 54.8** Comparação entre o carcinoma hepatocelular (CHC) padrão e o CHC fibrolamelar.

| Parâmetro | CHC | CHC fibrolamelar |
| --- | --- | --- |
| Razão homem:mulher | 2:1 a 8:1 | 1:1 |
| Média etária | 55 anos | 25 anos |
| Tumor | Invasivo | Bem circunscrito |
| Ressecabilidade | < 25% | 50% a 75% |
| Cirrose | 90% | 5% |
| AFP-positivo | 80% | 5% |
| Hepatite B-positivo | 65% | 5% |

*AFP*, alfafetoproteína.

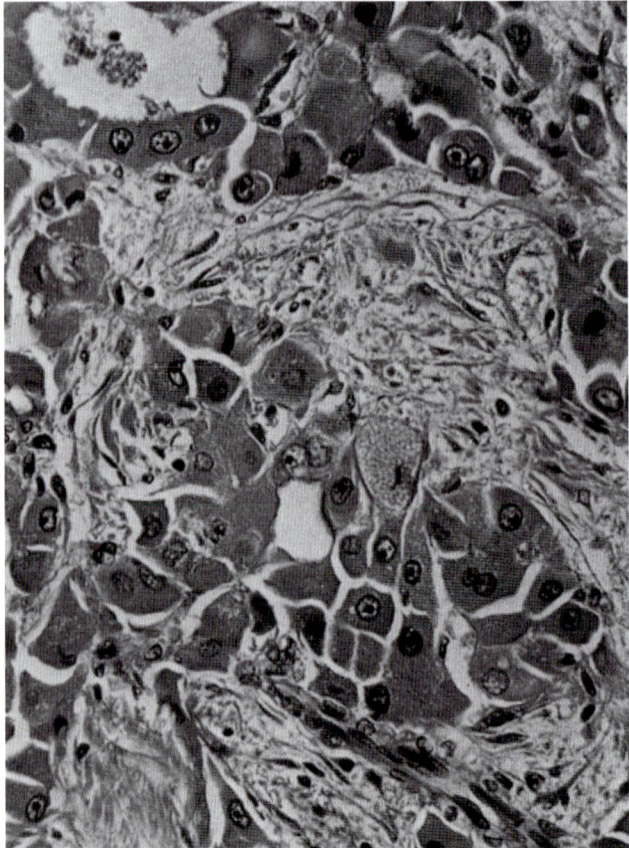

**Figura 54.37** Carcinoma hepatocelular fibrolamelar. Colágeno abundante é evidente, interligando aglomerados de células. As células geralmente consistem em lâminas de camada única. Um ácino está presente no campo superior esquerdo.

melhor que o CHC, provavelmente relacionado com altas taxas de ressecabilidade, ausência de doença hepática crônica e curso mais indolente. A expectativa é de uma sobrevida a longo prazo de aproximadamente 50 a 75% dos pacientes após ressecção completa, mas a recidiva é comum e ocorre em pelo menos 80% dos pacientes. A presença de metástases linfonodais prediz um pior resultado. A ressecção das metástases linfonodais e da doença recidivada tem sido defendida em virtude da falta de uma terapia alternativa e possibilidade de sobrevida a longo prazo. Um estudo identificou um transcrito quimérico que é expresso no CHC fibrolamelar, mas não no fígado normal adjacente.[27] O estudo também propôs que esses transcritos codifiquem para uma proteína quimérica contendo um domínio catalítico de proteinoquinase A, sugerindo assim que esse ganho de atividade da quinase possa ter um papel na patogênese do CHC fibrolamelar. A elucidação desses novos processos pode levar ao desenvolvimento de novas terapias direcionadas contra essa doença, que tipicamente incide em indivíduos jovens e saudáveis.

Raramente, o CHC pode se manifestar como um tumor hepatocelular-colangiocelular misto, com diferenciação celular de ambos os tipos. É desconhecido se são dois tumores diferentes que crescem um dentro do outro, ou se são diferenciações mistas do mesmo tumor. Esses tumores mistos tendem a ter prognóstico pior que o CHC padrão.

Há ainda uma variante de células claras do CHC em que as células contêm um citoplasma claro. Esses tumores podem se assemelhar a neoplasias de células renais. A variante de células claras pode ter melhor prognóstico que o CHC padrão, mas isso ainda é tema de discussão. Também há relatos de uma variante do CHC de células pleomórficas ou gigantes. As células nesse tipo de CHC são multinucleadas, pleomórficas, grandes e provavelmente originárias das células hepáticas primárias. Alguns CHC mostram evidência de diferenciação sarcomatoide e são referidos como uma variante sarcomatoide ou carcinossarcoma. Esses tumores tendem a não produzir AFP, e a incidência de metástases à apresentação é maior.

O CHC infantil é uma entidade distinta que representa quase 25% dos tumores hepáticos pediátricos. Na Ásia, a hepatite viral está associada ao CHC infantil, mas em menor proporção que nos EUA. Outras doenças hepáticas metabólicas hereditárias (ver anteriormente) são geralmente associadas a CHC infantil. Assim como no CHC adulto, a ressecção completa é o único tratamento potencialmente curativo. Há uma alta incidência de multifocalidade, invasão vascular e metástases extra-hepáticas, resultando em taxas de sobrevida relativamente baixas, de 10 a 20%, a longo prazo.

### Colangiocarcinoma intra-hepático

O colangiocarcinoma é uma neoplasia rara com incidência de 1 a 2 por 100.000 indivíduos nos EUA, e pode desenvolver-se em qualquer parte ao longo da árvore biliar, desde a ampola hepato-pancreática (de Vater) até os ductos biliares intra-hepáticos periféricos. A maioria desses tumores (40 a 60%) envolve a confluência biliar (tumor de Klatskin), mas aproximadamente 10% surgem dos ductos intra-hepáticos, e são conhecidos como CIH – a segunda neoplasia hepática primária mais comum. Estudos sobre a incidência e a história natural do CIH tornaram-se confusos porque, no passado, muitos desses tumores foram erroneamente considerados como adenocarcinomas metastáticos, pois a biopsia é incapaz de diferenciar os dois.

O CIH está associado a doenças que causam inflamação biliar e fibrose. Historicamente, os fatores de risco mais comuns para o desenvolvimento do colangiocarcinoma (todos os tipos) incluem colangite esclerosante primária, cisto de colédoco, hepatolitíase e CPR. Evidências epidemiológicas recentes associaram o CIH a infecção por HBV, infecção por HCV, infecção pelo HIV, cirrose, esteatose não alcoólica e diabetes. Os aumentos no diagnóstico de CIH nos EUA provavelmente relacionaram-se com a melhor identificação da doença, mudança na classificação e, talvez, ao maior número de infecções por HCV nos anos 1960 e 1970.

A apresentação clínica do CIH é semelhante à do CHC. Esses tumores são assintomáticos nos estágios iniciais. Quando presentes, os sintomas mais comuns são: dor abdominal no quadrante superior direito e perda de peso. A icterícia ocorre com menos frequência, pois esses tumores tendem a surgir na periferia do fígado. É mais comum que os pacientes apresentem massas hepáticas incidentais em imagens em corte transversal. Ao contrário do CHC, os níveis de AFP são normais, embora os níveis de CEA ou CA 19-9 possam estar elevados. O adenocarcinoma metastático para o fígado é mais comum, por essa razão, o CIH é um diagnóstico de exclusão, e deve ser realizada a pesquisa por um tumor primário por endoscopia e colonoscopia, assim como por imagens de tórax, abdome e pelve. Se for realizada biopsia, em geral, é interpretada como adenocarcinoma. Embora corantes especiais possam sugerir o diagnóstico de CIH, eles não são conclusivos. Na TC e na RM, o CIH é observado como massa hepática que pode estar associada à dilatação biliar periférica. Tipicamente, a massa apresenta maior realce periférico ou central em imagens com contraste. Além disso, ao contrário do CHC, ocorre um realce persistente nas fases tardias em virtude da natureza fibrótica do colangiocarcinoma, em contraste com a natureza vascularizada do CHC que faz uma lavagem precoce. A retração capsular hepática também é frequentemente observada. São encontrados com frequência metástases intra-hepáticas, metástases linfonodais e crescimento ao longo da árvore biliar.

A ressecção completa é o tratamento de escolha para o CIH. O conceito de margens cirúrgicas ideais no tratamento de CIH está em evolução. Entretanto, os cirurgiões devem procurar obter margens R0. Em virtude do grande tamanho do tumor e da invasão das estruturas circundantes, hepatectomias maiores, com ou sem ressecção de órgãos circunjacentes, podem ser necessárias para a obtenção de uma ressecção com margem negativa. As taxas de ressecabilidade geralmente chegam a 60%, e a sobrevida a longo prazo em pacientes não ressecados é rara. Em caso de ressecção completa, as taxas de sobrevida em 3 anos variam de 16 a 61%, enquanto as taxas de sobrevida em 5 anos variam de 24 a 44%. Dentre os fatores associados a mau resultado estão a multifocalidade, as metástases linfonodais, a invasão vascular e as margens positivas. Esses fatores não foram incluídos no sistema de estadiamento da American Joint Committee on Cancer (AJCC). Uma revisão de uma avaliação prospectiva de pacientes com CIH submetidos à ressecção sugeriu que, embora os pacientes com ressecção R0 apresentassem melhor resultado em comparação com aqueles de ressecção R1, a espessura da margem não influenciou os resultados.[28] Pela raridade do CIH, pouco se sabe sobre a eficácia da radioterapia e da quimioterapia para esse tumor em contexto adjuvante. Assim, sua aplicação não é rotineira. O uso de quimioterapia como uma estratégia adjuvante é controversa. Em virtude da baixa incidência geral dos cânceres biliares, estudos sobre terapia adjuvante normalmente associaram vários sítios primários, incluindo o colangiocarcinoma intra-hepático e extra-hepático, assim como o câncer de vesícula biliar. Em um estudo clínico do Reino Unido, relatado recentemente (estudo BILCAP de fase III),[29] os pacientes com ressecção completa e colangiocarcinoma foram randomizados para receber capecitabina adjuvante ou observação. Embora, na análise de intenção de tratar, a capecitabina adjuvante não melhorasse a sobrevida, ao comparar os pacientes que receberam terapia adjuvante por protocolo, a capecitabina adjuvante foi associada a uma redução de risco de morte de 25%. Estudos retrospectivos produziram evidências conflitantes referentes aos benefícios da terapia adjuvante. Atualmente, a quimioterapia regional na artéria hepática está em estudo, e pode ser uma abordagem promissora.

### Outras neoplasias malignas primárias

O hepatoblastoma é o tumor hepático primário mais comum na infância. Ocorrem cerca de 50 a 70 novos casos ao ano nos EUA. Foram relatados raros casos de hepatoblastoma em adultos, mas, em geral, a média etária de apresentação é 18 meses, e quase todos os casos ocorrem antes dos 3 anos. O hepatoblastoma foi associado à síndrome de polipose familiar. Existem vários subtipos histológicos, mas, em geral, o tumor é derivado de progenitores dos hepatócitos fetais ou embrionários; elementos mesenquimais sempre estão presentes. Esse tumor geralmente se manifesta como massa assintomática. A trombocitose e a anemia leves geralmente são encontradas na apresentação. Os níveis séricos de AFP estão elevados em 85 a 90% dos pacientes e podem servir como um marcador útil da resposta terapêutica. A maioria dos estudos apoia o uso de quimioterapia após a ressecção, e a sobrevida parece depender da ressecção completa. A quimioterapia pode ser útil para reduzir o estágio dos tumores, o que facilita a ressecção. Em pacientes sem doença metastática ou com a variante anaplásica, podem ser esperadas taxas de sobrevida de 60 a 70% com a ressecção completa. Curiosamente, 50% dos pacientes com metástases pulmonares podem ser curados com a ressecção do tumor hepático e com quimioterapia ou ressecção das metástases pulmonares.

Uma variedade de sarcomas raramente pode se manifestar como tumores hepáticos primários, mas estes devem sempre ser considerados como lesões metastáticas até prova em contrário. O angiossarcoma é provavelmente o sarcoma hepático primário mais bem descrito por sua conhecida associação com a exposição ao cloreto de vinila ou ao Thorotrast (dióxido de tório). Esta é uma substância que foi usada como contraste para exames de raios X até 1950, e que pode levar ao câncer de via biliar, bem como a alguns tipos de câncer de fígado. É por essa razão que o Thorotrast não é mais usado. O angiossarcoma geralmente se manifesta como múltiplas massas hepáticas e pode surgir na infância. A sobrevida a longo prazo é rara com o angiossarcoma hepático primário. Outros sarcomas, incluindo o leiomiossarcoma, o histiocitoma fibroso maligno, o sarcoma embrionário e os tumores hepáticos rabdoides primários foram descritos, mas são raros. As duas últimas lesões são observadas geralmente na população pediátrica.

O linfoma não Hodgkin pode se manifestar primariamente no fígado, com ou sem doença extra-hepática. O linfoma hepático primário deve ser tratado da mesma maneira que o linfoma em outras partes do corpo, se for possível estabelecer o diagnóstico antes da ressecção.

Os tumores neuroendócrinos hepáticos primários ou tumores carcinoides foram descritos, mas tendem a ser extremamente raros. A distinção entre o raro tumor neuroendócrino hepático primário e uma lesão metastática pode ser difícil, porque o tumor primário extra-hepático pode estar radiologicamente oculto e o fígado é o local mais comum de metástases.

Os tumores de células germinativas malignas do fígado, incluindo teratomas, coriocarcinomas e tumores do saco vitelino são muito raros e são descritos principalmente na população pediátrica.

O hemangioendotelioma epitelioide do fígado é um tumor vascular maligno raro que se manifesta como múltiplas massas hepáticas bilaterais. As metástases extra-hepáticas ocorrem em aproximadamente 25% dos pacientes, e o comportamento clínico é imprevisível; alguns pacientes apresentam um curso indolente prolongado. A maioria dos pacientes, por fim, morre de insuficiência hepática, mas há relatos de casos de transplantes bem-sucedidos.

## Tumores metastáticos

Os tumores malignos mais comuns do fígado consistem em lesões metastáticas. O fígado é um local comum de metástases provenientes dos tumores gastrintestinais, presumivelmente por disseminação através do sistema venoso portal. Para o cirurgião, o tumor metastático mais relevante do fígado é o câncer colorretal, pelo potencial bem documentado de sobrevida a longo prazo após a ressecção completa. Entretanto, um grande número de outros tumores geralmente metastatiza para o fígado, incluindo cânceres do sistema gastrintestinal superior (estômago, pâncreas, biliar), sistema geniturinário (rim, próstata), sistema neuroendócrino, mama, olho (melanoma), pele (melanoma), tecidos moles (sarcoma retroperitoneal) e sistema ginecológico (ovário, mama, endométrio, colo do útero). A maioria dos tumores hepáticos metastáticos que apresentam doença extra-hepática concomitante terá doença hepática irressecável ou não curável com ressecção, limitando o papel do cirurgião à seleção cuidadosa de casos. O adenocarcinoma metastático para o fígado com tumor primário desconhecido pode ser um CIH, e esse diagnóstico sempre é preciso lembrar.

Tradicionalmente, a disseminação do carcinoma para um local distante foi considerada uma doença sistêmica, em que as terapias locorregionais (p. ex., cirurgia) não eram eficazes. Alguns tumores metastáticos para o fígado, em particular o câncer colorretal metastático, são uma exceção a essa regra. Em mais de 35 anos de pesquisa clínica, está documentado que o câncer colorretal metastático isolado no fígado pode ser ressecado, com potencial de sobrevida a longo prazo e até mesmo cura. Os avanços da quimioterapia sistêmica e regional também ampliaram o número de pacientes elegíveis para a terapia cirúrgica, e provavelmente melhoraram a sobrevida a longo prazo após ressecção. A seleção dos pacientes é o aspecto mais importante da terapia cirúrgica para a doença metastática no fígado, e o acompanhamento clínico dos pacientes ressecados identificou aqueles com maior probabilidade de se beneficiar. Embora a sobrevida a longo prazo seja comum e ocorra em até 50 a 60% dos pacientes nas séries atuais, as recidivas e a terapia multimodal são comuns, e ocorrem em aproximadamente 75% dos pacientes. Portanto, um aspecto importante do tratamento são as expectativas realistas e a orientação honesta dos pacientes. Outros tumores, além do câncer colorretal, manifestam-se como metástase hepática isolada ou limitada, mas os dados sobre esses outros tumores são esparsos e menos convincentes do que para o câncer colorretal.

### Metástases colorretais

A cada ano, ocorrem mais de 140.000 casos de metástases hepáticas colorretais nos EUA. Até 60% desses pacientes desenvolvem metástases durante o curso de sua doença. Uma grande proporção desses pacientes terá metástases para o fígado, que, para alguns, podem ser o único lugar de doença metastática. Nesse sentido, as metástases para o fígado podem apresentar-se de maneira sincrônica (i. e., no momento do diagnóstico da doença primária) ou metacrônica (arbitrariamente definido como mais de 1 ano após o diagnóstico da doença primária). A literatura sugere que as metástases hepáticas sincrônicas prenunciam um pior prognóstico do que a doença metacrônica.[30] A maioria desses casos de metástases hepáticas está associada a doença metastática disseminada ou doença hepática não ressecável. Estima-se que aproximadamente 5 a 10% desses pacientes sejam candidatos à ressecção hepática potencialmente curativa. Com as melhores taxas de resposta à quimioterapia moderna e os avanços na cirurgia hepática, atualmente, mais pacientes são candidatos à hepatectomia do que no passado; no momento, até 20% dos pacientes podem ser candidatos.

*Quadro clínico.* No passado distante, os pacientes com metástases colorretais para o fígado geralmente apresentavam sintomas e sinais de malignidade avançada, como dor, ascite, icterícia, perda de peso e massa palpável. A apresentação com esses sintomas é sinal de mau prognóstico; poucos desses pacientes são candidatos à cirurgia, além de quimioterapia ou de cuidados de suporte. Isso levou a maioria dos médicos a observar cuidadosamente os pacientes com câncer colorretal primário ressecado e que são potenciais candidatos à terapia agressiva. Esses pacientes são acompanhados com exame físico, exames de imagem, PFH e determinação dos níveis de CEA. Embora não apoiadas por estudos randomizados, as observações clínicas indicaram que os pacientes sob observação cuidadosa são aqueles em que se constata doença metacrônica ressecável e maior potencial de sobrevida a longo prazo. Além desses pacientes, verificou-se que alguns têm doença metastática sincrônica no momento do diagnóstico de câncer colorretal primário em imagens pré-operatórias ou na laparotomia.

Embora um nível elevado de CEA não seja específico de recidiva do câncer colorretal, essa elevação em exames seriados e uma nova massa sólida em estudos por imagem são diagnósticos de doença metastática. As PFH elevadas são comuns no câncer colorretal metastático para o fígado, mas não são tão eficazes como uma ferramenta de triagem. Os níveis geralmente elevados são aqueles de FA, GGT e LDH. A aquisição de imagens das metástases hepáticas por TC de alta resolução ou RM é importante para determinar a viabilidade da ressecção e o planejamento cirúrgico. A maioria dos médicos indica a utilização de contraste IV, e o momento da administração deve corresponder à fase venosa portal para maximizar o realce do parênquima hepático, o que aumenta a diferença entre o parênquima e o tumor.

*Estadiamento completo.* Quando um paciente com metástases hepáticas colorretais é considerado candidato à terapia cirúrgica, deve-se proceder a uma avaliação completa da doença. A colonoscopia deve ser realizada se o último exame tiver sido realizado há mais de 1 ano, para descartar recidiva local ou lesões colorretais metacrônicas. Devem ser obtidas imagens abdominais e pélvicas completas para descartar doença extra-hepática e auxiliar no planejamento cirúrgico pela identificação de número, localização e relação das metástases hepáticas com a vascularização do fígado. Muitos estudos avaliaram o benefício adicional da tomografia computadorizada por emissão de pósitron (PET; do inglês, *positron emission tomography*) na detecção de doença extra-hepática oculta. Aproximadamente 25% dos pacientes mudam o seu tratamento com base nos achados da PET, mas isso é altamente variável, dependendo da qualidade da imagem em corte transversal, da interpretação radiológica e da seleção do paciente (Figura 54.38). Um estudo randomizado de PET/TC *versus* TC em pacientes com metástases hepáticas colorretal potencialmente ressecável foi publicado.[31] Nesse estudo, o uso de PET/TC não resultou em alterações significativas no tratamento cirúrgico, e não houve diferença na ressecabilidade ou nos resultados a longo prazo entre os dois

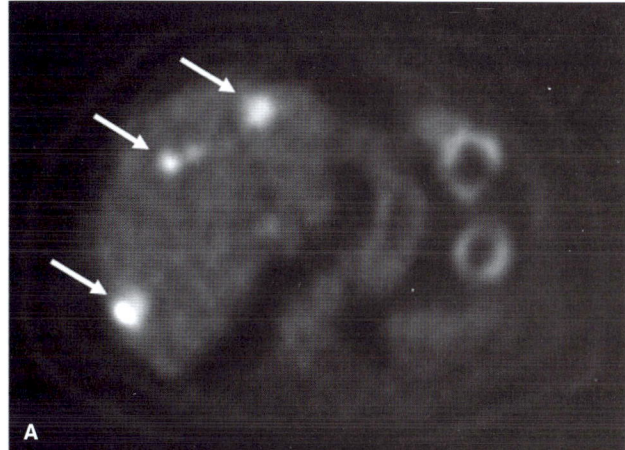

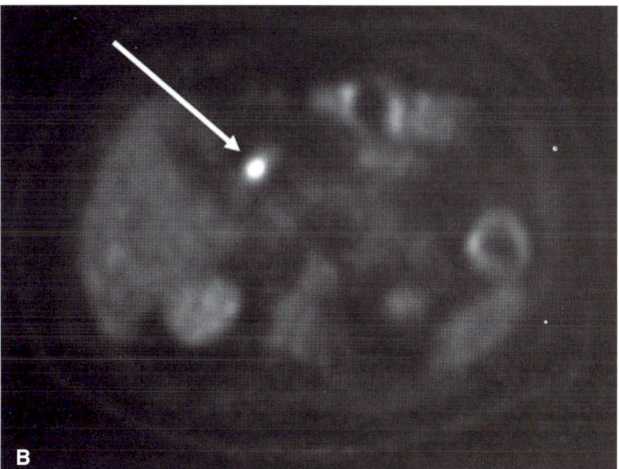

**Figura 54.38** Tomografia por emissão de pósitrons (PET) em um paciente com câncer colorretal metastático para o fígado. **A.** Mostra tumores ávidos por FDG no fígado, identificados pela atividade hipermetabólica observada na imagem PET (*setas curtas*). **B.** Linfonodo na fissura transversal (*porta hepatis*) também visualizado na imagem PET (*seta longa*).

grupos. Esse estudo apresenta evidência definitiva de que o uso rotineiro de PET não afeta significativamente os resultados com os pacientes com metástase hepática de câncer colorretal potencialmente ressecável. Com o uso de laparoscopia para estadiamento, 10% dos pacientes são poupados de uma laparotomia não terapêutica; o resultado da laparoscopia correlaciona-se com o número de fatores de mau prognóstico presentes, permitindo que ela seja usada de maneira seletiva.

### Tratamento

*Abordagem cirúrgica.* Até o momento, não foi realizado um estudo prospectivo comparando a cirurgia sem tratamento ou a quimioterapia isolada, nem há probabilidade de vir a ser realizado. Portanto, o motivo para a ressecção hepática é proveniente de comparações retrospectivas dessas estratégias de tratamento. O cirurgião precisa compreender a história natural das metástases hepáticas do câncer colorretal que ficam sem tratamento ou são tratadas com quimioterapia sistêmica, para interpretar de maneira adequada os dados de sobrevida associados à hepatectomia. Antes dos anos 1980, a maioria das metástases hepáticas ficava sem tratamento. Dois estudos importantes identificaram, retrospectivamente, os pacientes com metástases hepáticas únicas isoladas ou tumores múltiplos, mas ressecáveis, os quais não receberam tratamento. Um estudo documentou a sobrevida de 10% em 3 anos, e o outro a sobrevida de 2% em 5 anos de pacientes com doença limitada e potencialmente ressecável. Com esses estudos, ficou claro que a sobrevida a longo prazo é extremamente rara sem tratamento e que também está diretamente relacionada à extensão de doença. No passado, a quimioterapia sistêmica à base de 5-FU era ineficaz como terapia única para metástases hepáticas colorretais, com sobrevida média de aproximadamente 12 meses e taxas de resposta de 20 a 30%. Enormes avanços na quimioterapia sistêmica para e câncer colorretal metastático foram alcançados na atualidade. A quimioterapia de combinação, incluindo 5-FU com irinotecano ou oxaliplatina combinada com anticorpos antiangiogênicos direcionados como bevacizumabe (anticorpo antifator de crescimento endotelial vascular) ou cetuximabe (anticorpos antifator de crescimento epidérmico) resultaram agora em taxas de resposta superiores a 50% e em sobrevida média de 20 meses ou mais para pacientes com doença avançada.[32] Embora as taxas de resposta e a sobrevida tenham melhorado, uma resposta completa durável e a sobrevida em 5 anos são raras com a administração de quimioterapia isoladamente.

As esporádicas hepatectomias parciais realizadas para tratar o câncer colorretal metastático antes dos anos 1980 eram vistas corretamente com grande ceticismo. As elevadas morbidade e mortalidade da cirurgia hepática naquela época e o motivo questionável para a ressecção das metástases hematogênicas eram os principais problemas. Nos últimos 30 anos, porém, grandes séries mostraram que a cirurgia hepática pode ser praticada agora com aceitável segurança e que os pacientes com metástases hepáticas isoladas ressecáveis têm potencial para sobrevida a longo prazo. As taxas de sobrevida em 5 anos variam de 25 a 58%. Também há uma clara tendência a uma sobrevida mais longa nas séries mais recentes (Tabela 54.9). A mortalidade perioperatória em centros experientes é consistentemente inferior a 5% e em muitas séries é inferior a 2%. Quase todos mostram que cerca de 50% dos pacientes submetidos à ressecção hepática de câncer colorretal metastático irão sobreviver por 3 anos, e 20% irão sobreviver por 10 anos. Apesar da baixa mortalidade cirúrgica, a cirurgia de fígado ainda está associada a significativas taxas de morbidade de 30 a 50%. As complicações mais frequentes são: sangramento, fístula biliar, abscesso e outras complicações cardiorrespiratórias generalizadas. Com a melhora da quimioterapia, uma proporção maior de pacientes submetidos à hepatectomia recebe terapia neoadjuvante pré-operatória. No entanto, alguns estudos mostraram que a quimioterapia pré-operatória está associada à toxicidade hepática (esteato-hepatite e síndrome obstrutiva sinusoidal) e a altas taxas de insuficiência hepática pós-operatória.

Com essas grandes séries, aprendemos muito sobre os fatores prognósticos, e também sobre quais pacientes provavelmente irão se beneficiar da ressecção hepática por metástases colorretais. Embora não haja um consenso entre os estudos, constatou-se que, dentre os fatores de mau prognóstico, estão as metástases extra-hepáticas, linfonodos envolvidos pelo tumor colorretal primário, apresentação sincrônica (ou menor intervalo livre de doença), maior número de tumores, envolvimento bilobar, nível de elevação do CEA superior a 200 ng/ml, tamanho do maior tumor hepático superior a 5 cm e margens histológicas comprometidas. Em uma série de 1.001 ressecções hepáticas do MSKCC, uma análise multivariável[30] identificou cinco fatores pré-operatórios como mais influentes no resultado: tamanho superior a 5 cm, intervalo livre de doença inferior a 1 ano, mais de um tumor, linfonodo primário positivo e nível de CEA acima de 200 ng/ml. Com o uso desses cinco fatores, desenvolveram um escore preditivo de risco de recidiva após a ressecção hepática (Tabela 54.10).

Tradicionalmente, a presença de doença extra-hepática, quatro ou mais metástases hepáticas, margens pequenas e impossibilidade de ressecar toda a doença no fígado foram consideradas contraindicações à hepatectomia. A única dessas contraindicações históricas que permanece atualmente é a impossibilidade de ressecar toda a doença. Relatos recentes mostraram que a hepatectomia de quatro ou mais metástases está associada a uma sobrevida aproximada de 33% em 5 anos dos pacientes, apesar de uma alta taxa de recidiva. Embora a espessura da margem mais próxima tenha se mostrado associada ao resultado, muitas vezes, ela é confundida por sua relação com o mau prognóstico geral do tumor (i. e., múltiplos tumores sincrônicos). Contudo, margens pequenas ou acometidas parecem não impedir a possibilidade de sobrevida a longo prazo, mas os pacientes com margens positivas tendem a ter um resultado precário. Entretanto, tentativas de obter margens maiores, com mais de 1 cm, são apropriadas, quando possível. A ressecção de metástases extra-hepáticas que se apresentam simultaneamente com as metástases hepáticas mostrou estar associada à sobrevida a longo prazo em casos altamente selecionados. Os locais que parecem estar associados a melhores resultados nessa situação são as metástases pulmonares limitadas, recidivas locorregionais do tumor primário e linfonodos portais. Esses resultados foram ainda confirmados em uma metanálise de 50 estudos incluindo 3.481 pacientes com metástases hepáticas colorretais com doença extra-hepática.[33] Com a disponibilidade de quimioterapia mais eficaz, pacientes selecionados com doença extra-hepática devem ser considerados para terapia cirúrgica. A seleção dos pacientes é crítica para essa abordagem agressiva e geralmente requer quimioterapia pré-operatória para excluir a progressão, e deve-se considerar o volume total da doença metastática.

Embora a sobrevida a longo prazo após a ressecção hepática por metástase colorretal seja claramente possível, a recidiva da doença é muito comum. Em geral, em aproximadamente 75% dos pacientes ocorre recidiva, mas, em situações de alto risco (p. ex., quatro ou mais tumores, doença extra-hepática), as taxas de recorrência aproximam-se de 100%. Cerca da metade das recidivas é isolada no fígado, e um pequeno número desses pacientes (cerca de 5% de todos os pacientes submetidos à ressecção hepática) é candidato a uma segunda ressecção. Nesses pacientes altamente selecionados que se submetem a uma segunda ressecção do fígado, com completa remoção da doença, a expectativa é de serem alcançadas taxas de sobrevida em 5 anos que variam de 30 a 40%. As recidivas pulmonares limitadas e isoladas também podem ser ressecadas com potencial de maior sobrevida a longo prazo. Além disso, múltiplas linhas de quimioterapia eficazes estão disponíveis atualmente, associadas ao prolongamento da sobrevida. Devido às várias intervenções terapêuticas eficazes com relação a potencial de cura e aumento de sobrevida, os pacientes, após uma ressecção hepática, devem ser acompanhados com avaliação do nível de CEA e estudos por imagem para detectar recidiva precoce em uma fase potencialmente tratável.

**Terapia adjuvante.** A quimioterapia adjuvante é utilizada na tentativa de reduzir a recidiva e melhorar a sobrevida a longo prazo. Estudos clínicos prospectivos randomizados mostraram benefício da quimioterapia intra-arterial hepática adjuvante. Entretanto, os resultados de estudos controlados randomizados sobre o benefício de quimioterapia sistêmica adjuvante após a ressecção de metástases hepáticas foram mistos. Em um estudo randomizado multicêntrico, Portier et al.[34] randomizaram 173 pacientes para ressecção hepática isolada (87 pacientes) ou para ressecção hepática mais quimioterapia adjuvante (5-FU-ácido folínico) por 6 meses (86 pacientes). Embora esse regime de quimioterapia não seja mais o padrão, a taxa de sobrevida em 5 anos livre de doença

## Tabela 54.9 Resultados da ressecção hepática por metástase colorretal.*

| Estudo | Nº de pacientes | Taxa de mortalidade cirúrgica (%) | Taxa de sobrevida (%) 1 ano | 5 anos | 10 anos | Sobrevida média (meses) |
|---|---|---|---|---|---|---|
| Adson, 1984 | 141 | 2 | 82 | 25 | – | 24 |
| Hughes, 1986 | 607 | – | – | 33 | – | – |
| Schlag, 1990 | 122 | 4 | 85 | 30 | – | 32 |
| Doci, 1991 | 100 | 5 | – | 30 | – | 28 |
| Gayowski, 1994 | 204 | 0 | 91 | 32 | – | 33 |
| Scheele, 1995 | 469 | 4 | 83 | 33 | 20 | 40 |
| Fong, 1995 | 577 | 4 | 85 | 35 | – | 40 |
| Jenkins, 1997 | 131 | 4 | 81 | 25 | – | 33 |
| Rees, 1997 | 150 | 1 | 94 | 37 | – | – |
| Jamison, 1997 | 280 | 4 | 84 | 27 | 20 | 33 |
| Fong, 1999 | 1.001 | 3 | 89 | 37 | 22 | 42 |
| Minagawa, 2000 | 235 | 0 | – | 35 | 26 | 37 |
| Scheele, 2000 | 597 | – | – | 36 | – | 35 |
| Choti, 2002 | 226 | 1 | – | 40[†] | 26 | 46 |
| Abdalla, 2004 | 190 | – | – | 58 | – | Não alcançada |
| Nicoli, 2004 | 228 | 0,9 | – | 16 | 9 | – |
| Andres, 2008 | 210 | 0,5 | 95 | 40 | – | – |
| de Jong, 2009 | 243 | – | – | 47 | – | 36 |
| House, 2010 | 1.600 | | | | | |
| 1985–1998 | 1.037 | 2,5 | – | 35 | 16 | 43 |
| 1999–2004 | 563 | 0,5 | – | 43 | – | 64 |
| Faitot, 2014[‡] | 272 | | | | | |
| Um estágio | 155 | 3 | 85 | 35 | | 37,2 |
| Dois estágios | 117 | 4 | 82 | 49 | | 34,5 |
| Saxena, 2014 | 701 | 2 | 86 | 33 | 20 | 35 |
| Marques, 2012[§] | 676 | | | | | |
| Quimioterapia pré-operatória[¤] | 334 | 3,9 | 91 | 43 | | |
| Sem quimioterapia pré-operatória | 342 | 3,4 | 93 | 55 | | |
| Matsumura, 2016 (hepatectomia maior [HM] versus hepatectomia poupando o parênquima [HPP]) | | | | | | |
| HM | 32 | 0 | | 29,4 | | |
| HPP | 113 | 0 | | 37 | | |
| Lordon, 2017 (hepatectomia maior [HM] versus hepatectomia poupando o parênquima [HPP]) | | | | | | |
| HM | 238 | 3,8 | 82 | 34 | | |
| HPP | 238 | 0,8 | 92 | 35 | | |
| Van Amerongen, 2016 (ressecção somente [ROG] versus combinação de ressecção e ablação [CG]) | | | | | | |
| ROG | 534 | 1,3 | | 62 | | |
| CG | 98 | 1 | | 42 | | |

*Em séries selecionadas com mais de 100 pacientes. [†]A taxa de sobrevida em 5 anos em pacientes operados no período de tempo nesse estudo foi de 58%. [‡]Resultados a longo prazo da hepatectomia em dois estágios versus hepatectomia em um estágio usados em combinação com abordagens de ablação. [§]Dados combinados de dois centros hepatobiliares, os dados analisados referentes à utilização ou não de quimioterapia pré-operatória. [¤]Número de tumores maior no grupo de quimioterapia pré-operatória (2,8 ± 2,2) em comparação com aqueles sem qualquer terapia pré-operatória (1,8 ± 1,6).

**Tabela 54.10** Escore de risco clínico e sobrevida em 1.001 pacientes submetidos à ressecção hepática por câncer colorretal metastático.*

| Escore | Taxa de sobrevida (%) | | | Sobrevida média (meses) |
|---|---|---|---|---|
| | 1 ano | 3 anos | 5 anos | |
| 0 | 93 | 72 | 60 | 74 |
| 1 | 91 | 66 | 44 | 51 |
| 2 | 89 | 60 | 40 | 47 |
| 3 | 86 | 42 | 20 | 33 |
| 4 | 70 | 38 | 25 | 20 |
| 5 | 71 | 27 | 14 | 22 |

*Cada um dos cinco fatores de risco seguintes equivale a um ponto: linfonodo primário positivo, intervalo livre de doença < 12 meses, > 1 tumor, tamanho > 5 cm, nível de antígeno carcinoembrionário > 200 ng/m$\ell$. O escore é o número total de pontos em um paciente. (Adaptada de Fong Y, Fortner J, Sun RL, et al. Clinical score for predicting recurrence after hepatic resection for metastatic colorectal cancer: Analysis of 1001 consecutive cases. *Ann Surg.* 1999; 230:309-318.)

foi de 26,7%, para os pacientes submetidos à cirurgia isolada, e de 33,5%, para os pacientes submetidos a cirurgia mais quimioterapia ($P = 0,028$). Uma tendência insignificante de melhora da sobrevida global também foi observada no ramo de quimioterapia isolada nesse estudo. Os resultados desse estudo foram acumulados com outro estudo de fase 3 que não conseguiu aumentar a seleção de pacientes. Essa análise acumulada não conseguiu mostrar melhora significativa na sobrevida livre de progressão ou na sobrevida global.[35] Nessa análise, houve 278 pacientes (138 no ramo do estudo de cirurgia com quimioterapia e 140 no ramo de cirurgia isolada). A sobrevida média livre de progressão da doença foi de 27,9 meses no ramo de quimioterapia do estudo, em comparação com 18,8 meses no ramo de cirurgia (razão de risco, 1,32; intervalo de confiança [IC] 95%, 1,00 a 1,76; $P = 0,058$). A sobrevida geral média foi de 62,2 meses no ramo de quimioterapia do estudo em comparação com 47,3 meses no ramo de cirurgia (razão de risco, 1,32; IC 95%, 0,95 a 1,82; $P = 0,095$).[35] Em uma análise multivariável, a quimioterapia adjuvante foi um fator independente associado tanto à maior sobrevida livre de progressão de doença como à sobrevida global.

Em outro estudo controlado randomizado multi-institucional (European Organization for Research and Treatment and Cancer, estudo EORTC 40983), Nordlinger et al.[36] randomizaram 364 pacientes em dois grupos; 182 pacientes foram tratados com cirurgia somente, e 182 pacientes foram submetidos a cirurgia mais quimioterapia sistêmica. Três ciclos de 5-FU-ácido folínico sistêmico mais oxaliplatina (FOLFOX4) foram administrados no pré e no pós-operatório no grupo de quimioterapia. Entre os pacientes elegíveis após a randomização, a sobrevida livre de doença em 3 anos foi de 28,1% no grupo de somente cirurgia e de 36,2% no grupo de cirurgia e quimioterapia ($P = 0,041$). Quando os pacientes foram analisados em conjunto, não houve diferença significativa no resultado. Os resultados desse estudo a longo prazo foram liberados, e nenhuma diferença na sobrevida global foi observada com a adição de quimioterapia.[37] Embora esse estudo forneça evidência de que a quimioterapia sistêmica perioperatória pode retardar a recidiva da doença, há pouca diferença nas recidivas em pontos posteriores no tempo. Além disso, o benefício da quimioterapia adjuvante pode estar relacionado com a melhor seleção dos pacientes. O papel da terapia adjuvante no tratamento de metástases hepáticas colorretais tem ainda o apoio de uma metanálise de 10 estudos incluindo 1.896 pacientes.[38] Nessa metanálise, o uso de terapia perioperatória melhorou significativamente a sobrevida livre de doença, mas não afetou a sobrevida global. Em síntese, há uma evidência clínica de nível 1 de que a quimioterapia sistêmica adjuvante, quando combinada com ressecção hepática, melhore modestamente a sobrevida livre de progressão da doença em pacientes com metástases hepáticas colorretais. Nesse momento, o consenso geral é de que pacientes com metástases hepáticas se beneficiem com 6 meses de terapia adjuvante.

A quimioterapia neoadjuvante para metástases ressecáveis é também uma estratégia comum para tratar doença sistêmica oculta e pode ser útil na seleção de um pequeno grupo de pacientes (< 10%), que progridem durante a quimioterapia e têm mau prognóstico após hepatectomia. Um estudo randomizado prospectivo do National Surgical Adjuvant Breast and Bowel Project iniciou a seleção de pacientes para estudar o papel da quimioterapia adjuvante nesses pacientes.

Pode haver um argumento convincente para a terapia adjuvante com o uso de quimioterapia de infusão da artéria hepática (HAI, do inglês, *hepatic arterial infusion*). O motivo para a quimioterapia adjuvante pela artéria hepática baseia-se no fato de que as metástases hepáticas obtêm a maior parte de seu suprimento sanguíneo dessa artéria. A infusão regional de agentes quimioterápicos, como a 5-FU, tem taxas de absorção hepática de 90%, fornecendo altas concentrações locais com mínima toxicidade sistêmica. Além disso, aproximadamente 50% de todas as recidivas após hepatectomia envolvem o fígado; assim, é provável que o controle hepático afete o resultado a longo prazo. Há, claramente, uma taxa de resposta mais alta com a quimioterapia HAI, em comparação com a quimioterapia sistêmica. Um estudo do MSKCC, comparando a quimioterapia HAI associada à quimioterapia sistêmica com a quimioterapia sistêmica apenas, mostrou taxas significativamente menores de recidiva (9% e 36%) e uma vantagem de 2 anos para a sobrevida (86% *versus* 72%).[41] Outros estudos mostraram que a terapia HAI com fluorodesoxiuridina foi mais eficaz que a hepatectomia isolada, com melhora significativa da sobrevida livre de doença. A HAI não foi amplamente adotada em virtude da necessidade técnica específica para realizar o procedimento e da fácil disponibilidade de terapia sistêmica que é eficaz; entretanto, é uma estratégia útil que pode beneficiar pacientes com metástases somente para o fígado, quando aplicada em pacientes cuidadosamente selecionados.

**Metástase irressecável somente para o fígado.** Para os pacientes com metástase irressecável somente para o fígado, a quimioterapia sistêmica pré-operatória e HAI mostraram que podem tornar alguns pacientes candidatos à ressecção. Uma observação crítica nesses pacientes é que o resultado após a ressecção completa parece ser tão bom quanto naqueles em que a doença era ressecável de início. As estratégias para estender os limites da ressecção hepática empregam ressecções segmentares com preservação de parênquima, cirurgias em dois estágios e técnicas termoablativas, como a crioablação ou a RFA. Mais recentemente, a ablação por micro-ondas está em estudo como um tratamento para esses pacientes, e os resultados a longo prazo sugerem que as taxas de recidiva aumentam com o tamanho do tumor e quando a ablação é realizada para o tumor próximo de vasos. Resultados recentes sugerem que a ablação por micro-ondas isoladamente ou em combinação com a ressecção hepática pode produzir bons resultados a longo prazo. Assim, múltiplos tumores bilobares podem ser extirpados pela combinação de ressecção e ablação com preservação de suficiente parênquima hepático.

Em resumo, o tratamento de metástases hepáticas colorretais está evoluindo a passos largos, e os avanços na cirurgia hepática e na quimioterapia aumentaram muito as perspectivas dos pacientes. A quimioterapia melhorou, mas a sobrevida a longo prazo com apenas essa modalidade é rara. As combinações de quimioterapia e ressecção das metástases hepáticas estão associadas à sobrevida a longo prazo em até 50 a 60% dos pacientes. A sobrevida a longo prazo também parece possível em pacientes submetidos à ressecção de extensas metástases hepáticas e na presença de doença extra-hepática limitada. A ressecção completa de metástases hepáticas parece ser uma modalidade de tratamento muito importante para se obter a sobrevida a longo prazo.

### Metástases neuroendócrinas

As metástases hepáticas provenientes dos tumores neuroendócrinos são comuns, mas variam de acordo com o tipo de tumor primário. Dentre os exemplos de tumores primários que geralmente metastatizam para o fígado estão os gastrinomas, os glucagonomas, os somatostatinomas e os neuroendócrinos não funcionais. Os insulinomas e os tumores carcinoides funcionais metastatizam para o fígado com menos frequência.

Há duas questões a considerar na determinação da terapia apropriada para os tumores neuroendócrinos metastáticos. Primeira, esses tumores são indolentes, de crescimento lento, sendo comum a sobrevida tardia, mesmo na ausência de tratamento. Assim, é muito difícil avaliar os efeitos de qualquer tratamento. Segunda, esses tumores geralmente secretam neuropeptídios funcionais que podem criar síndromes debilitantes de excesso hormonal; portanto, o objetivo do tratamento também é a qualidade de vida.

Existem várias terapias não cirúrgicas eficazes para as metástases hepáticas neuroendócrinas. Os análogos da somatostatina de longa duração são muito úteis para aliviar os sintomas hormonais e podem também ter um papel citostático. Os tumores do fígado também podem ser tratados por embolização da artéria hepática ou por abordagens termoablativas. As combinações dessas terapias podem ser eficazes na citorredução das cargas tumorais e para aliviar os sintomas do excesso hormonal.

A ressecção hepática pode ter papel importante para os pacientes quando é possível abranger todo o tumor. Deve ser obtida TC de alta definição de tórax, abdome e pelve com protocolo hepático de todos os pacientes para definir a extensão da doença. A maioria dos tumores neuroendócrinos bem diferenciados expressa os receptores de somatostatina, e isso era anteriormente analisado por meio da cintilografia com $^{111}$In-octreotida, para diagnosticar e definir a extensão da doença. Atualmente, quando disponível, a avaliação com octreotida é substituída por PET combinada com TC (PET/TC) com o uso de peptídios $^{68}$Ga-DOTA. A PET/TC com $^{68}$Ga-DOTA produz maior resolução do que a cintilografia com octreotida, permitindo assim melhor localização e maiores sensibilidade (82 a 100%) e especificidade (67 a 100%) para as metástases neuroendócrinas. Em virtude dessa maior sensibilidade, o uso pré-operatório de $^{68}$Ga-DOTA mostrou influenciar a estratégia terapêutica e/ou a extensão da cirurgia em até 60% dos pacientes com tumores neuroendócrinos. Ainda é necessário verificar se isso se aplica aos pacientes com metástases hepáticas neuroendócrinas que se preparam para cirurgia.

Como esses são tumores indolentes, é necessário realizar qualquer terapia com mínima morbidade. Esse é o caso em serviços especializados de cirurgia hepática. Podem ser esperadas taxas de sobrevida em 5 anos acima de 50 a 75%, se for realizada uma ressecção completa. As comparações retrospectivas sugeriram que essa sobrevida é melhor que a dos pacientes não tratados, mas o viés de seleção é responsável por pelo menos uma parte dessa diferença. Em razão da raridade desse diagnóstico, não existem dados prospectivos. O outro papel da cirurgia é para os pacientes que não responderam à terapia clínica e apresentam sintomas persistentes do excesso hormonal. Se o estadiamento pré-operatório sugerir que pelo menos 90% dos tumores podem ser removidos sem risco cirúrgico proibitivo, a citorredução cirúrgica será razoável. A melhora dos sintomas poderá ser esperada na maioria dos doentes, se for realizada citorredução adequada. As ressecções formais com margens largas não são necessárias para os tumores neuroendócrinos; técnicas como a enucleação ou a ressecção em cunha são opções razoáveis. As abordagens termoablativas, como a crioablação e a RFA, também são alternativas atraentes nesse tipo de cirurgia citorredutora. A RFA laparoscópica foi usada recentemente, apesar da indisponibilidade de acompanhamento a longo prazo.

### Metástases colorretais e não neuroendócrinas

Outros tumores podem manifestar-se como metástases hepáticas isoladas, mas estas são situações incomuns e, portanto, os dados respectivos são esparsos.[42] Há muitos tumores que podem se manifestar dessa maneira, incluindo os cânceres de mama, de pulmão, melanoma, sarcoma de tecidos moles, tumor de Wilms, melanoma ocular, tumores gastrintestinais superiores (gástrico, pâncreas, esôfago, vesícula biliar), adrenocortical, urológico (bexiga, célula renal, próstata, testículo) e tumores ginecológicos (útero, colo do útero, ovário). Os princípios gerais a serem considerados ao abordar esses tumores como metástases hepáticas isoladas são semelhantes aos do câncer colorretal metastático. O prognóstico tende a ser precário, em caso de doença extra-hepática, múltiplos tumores, tumores grandes ou um pequeno intervalo livre de doença, e os pacientes precisam ser cuidadosamente selecionados para a cirurgia com base nesses fatores. Os pacientes com metástase somente para o fígado devem ser tratados com quimioterapia sistêmica antes de serem considerados para ressecção hepática. Isso ajuda não apenas a controlar a doença, mas também a selecionar pacientes ambulatoriais com doença rapidamente progressiva e que não se beneficiarão com a ressecção hepática.

Apesar de haver raros relatos de sobrevida a longo prazo, após a ressecção de metástases hepáticas isoladas provenientes de tumores do trato gastrintestinal superior, em geral, esses pacientes têm um prognóstico precário e a ressecção hepática não é recomendada. Na maioria das séries, a ressecção de metástases hepáticas de tumores geniturinários tem o melhor prognóstico, e essa ressecção deve ser considerada para pacientes bem selecionados. Os pacientes com câncer de mama, melanoma e sarcoma raramente apresentam metástases isoladas no fígado e, com um longo intervalo livre da doença ou estabilidade a longo prazo na quimioterapia, a ressecção hepática pode ser considerada. Em geral, a ressecção hepática para os tumores metastáticos não colorretais e não neuroendócrinos deve ser considerada citorredutora e só deve ser utilizada nas situações mais favoráveis (ver anteriormente). A ressecção hepática também pode ser uma terapia eficaz para tumores sintomáticos em pacientes com razoável expectativa de vida e para os quais nenhuma outra terapia é eficaz.

## Neoplasias císticas

### Cistos simples

Os cistos hepáticos simples contêm líquido seroso, não se comunicam com a árvore biliar e não têm septações. Em geral, são esféricos ou ovoides e podem chegar a 20 cm. Cistos grandes podem comprimir o fígado normal induzindo à atrofia regional e, algumas vezes, à hipertrofia contralateral compensatória. Em

50% dos casos, os cistos são únicos. Na avaliação histológica, uma única camada de células cuboides ou colunares sem atipia reveste esses cistos. Em geral, os cistos simples são considerados malformações congênitas.

Os cistos simples são achados relativamente comuns em adultos assintomáticos e consistem principalmente em achados radiológicos casuais. Algumas vezes, um cisto de grande tamanho causará sintomas. Embora a TC mostre relações anatômicas, a US é um exame de escolha útil para confirmar um cisto simples único de parede fina. A doença hidática, o cistoadenoma e o tumor neuroendócrino metastático são os diagnósticos diferenciais mais importantes a considerar. Uma parede espessa ou nodular levanta a suspeita de um cistoadenoma, mas também pode representar hemorragia no interior do cisto. A complicação mais comum é o sangramento intracístico, mas, em geral, as complicações são raras. O tratamento dos cistos hepáticos simples estará indicado apenas se os pacientes forem sintomáticos ou houver incerteza em relação ao diagnóstico. Como a maioria dos cistos é assintomática, deve ser realizada uma avaliação minuciosa da causa dos sintomas antes de atribuí-los ao cisto. O tratamento não cirúrgico consiste em aspiração e injeção de um agente esclerosante. Alguns estudos documentaram o acompanhamento a longo prazo da escleroterapia para cistos hepáticos. A terapia cirúrgica é realizada por meio de fenestração ou de técnica de destelhamento da porção extra-hepática do cisto. Isso pode ser realizado na laparotomia com bons resultados a longo prazo ou por meio de abordagens laparoscópicas. A abordagem laparoscópica é favorecida, porém a eficácia a longo prazo não está bem documentada.[43] Metanálise, incluindo nove estudos retrospectivos de casos-controle com 657 pacientes, comparou a fenestração laparoscópica com a abordagem aberta e mostrou que a abordagem laparoscópica estava associada a tempo operatório mais curto, hospitalização menor e menos perda sanguínea operatória sem qualquer diferença nas taxas de recidiva do cisto.[44]

### Cistoadenoma e cistoadenocarcinoma

O cistoadenoma do fígado é uma neoplasia rara que geralmente se apresenta como uma grande massa cística, de 10 a 20 cm. O cisto tem uma superfície externa globular com múltiplos cistos e lóculos de vários tamanhos. O líquido contido nesses cistos normalmente é mucinoso. Ao exame microscópico, as células cuboides ou colunares atípicas repousam sobre a membrana basal, com estroma do tipo ovariano revestindo os cistos. O epitélio geralmente forma projeções polipoides ou papilares.

O cistoadenoma do fígado acomete sobretudo as mulheres com mais de 40 anos. Embora muitos cistoadenomas sejam assintomáticos, os sintomas podem incluir dor abdominal, anorexia, náuseas e distensão abdominal. O diagnóstico geralmente é suspeitado por meio de uma combinação de imagens (TC ou RM) e US. A US normalmente mostra uma estrutura cística com espessura variável da parede, nodularidade, septações e lóculos repletos de líquido. É importante notar que a TC com contraste mostra realce da parede do cisto e dos septos. A doença hidática deve sempre ser considerada no diagnóstico diferencial. Os cistoadenomas tendem a crescer lentamente, mas podem, eventualmente, evoluir para sua contraparte maligna, os cistoadenocarcinomas.

O cistoadenocarcinoma é uma neoplasia maligna extremamente rara com pouca documentação de sua história natural e resultados após ressecção. A degeneração maligna é geralmente sugerida nas imagens com grandes projeções e parede acentuadamente espessada. O tratamento do cistoadenoma ou do cistoadenocarcinoma consiste em excisão completa que pode ser realizada com enucleação, se não houver evidência de malignidade invasiva. Com a ressecção incompleta, há risco de recidiva ou de desenvolvimento de um cistoadenocarcinoma.

### Doença policística do fígado

Os cistos hepáticos são observados geralmente em pacientes com doença renal policística autossômica dominante hereditária.[45] Histologicamente, são semelhantes aos cistos simples (ver anteriormente). A principal diferença entre as duas entidades é o número de cistos. Quando presentes em pacientes com doença renal policística do adulto, esses cistos são sempre múltiplos. Além disso, normalmente, há numerosos cistos hepáticos microscópicos, além de macrocistos visíveis. Apesar do grande número de cistos no fígado, o parênquima e a função hepática normalmente são preservados. Os cistos hepáticos são sempre precedidos pelos cistos renais, e sua prevalência na doença renal policística do adulto aumenta com o envelhecimento. Em pacientes com menos de 20 anos, a prevalência de cistos no fígado é próximo de 0%, enquanto em indivíduos com mais de 60 anos, é de 80%.

Os cistos hepáticos em pacientes com doença renal policística do adulto geralmente são assintomáticos, mas, em alguns pacientes, numerosos e grandes cistos podem causar dor e distensão abdominal. Os resultados da PFH quase sempre são normais. Raras complicações podem ocorrer; estas incluem infecção e sangramento intracístico. A US e a TC revelam múltiplos cistos simples por todo o fígado e rins. O tratamento da doença hepática policística é reservado aos sintomas graves relacionados com cistos grandes e complicações. O tratamento inclui a aspiração percutânea com ou sem escleroterapia, fenestração do cisto (por laparotomia ou laparoscopia), ressecção hepática e transplante de fígado ortotópico. O transplante de fígado só é empregado na doença progressiva, após fenestração ou ressecção com disfunção hepática ou renal. No contexto de insuficiência renal, um transplante combinado de rim e fígado pode ser apropriado.

### Cistos do ducto biliar

Os cistos do ducto biliar, ou cistos de colédoco, são dilatações congênitas da árvore biliar, que normalmente são diagnosticadas na infância, mas podem se apresentar na idade adulta. Em virtude do risco de malignidade e de colangite recorrente, o tratamento é a excisão com restabelecimento da continuidade bilioentérica. A maioria dos cistos do ducto biliar envolve a árvore biliar extra-hepática, mas, nos cistos do tipo IV, há envolvimento do ducto biliar extra-hepático e dos ductos intra-hepáticos. Em contrapartida, a doença de Caroli (tipo V) é caracterizada por múltiplos cistos intra-hepáticos. Assim, os cistos do ducto biliar devem ser considerados no diagnóstico diferencial de um paciente com múltiplas lesões císticas hepáticas. As lesões intra-hepáticas dos cistos do ducto biliar do tipo IV e da doença de Caroli são dilatações multifocais dos ductos biliares segmentares, separadas por porções de ductos biliares de calibre normal. Aproximadamente 50% dos casos de doença de Caroli estão associados à fibrose hepática congênita; os cistos estão difusamente localizados em todo o fígado. Nos outros 50% dos casos, as dilatações podem estar confinadas a uma porção do fígado, geralmente o hemifígado esquerdo. A colangite bacteriana recorrente normalmente domina o curso clínico dessas doenças, e o óbito quase sempre se segue dentro de 5 a 10 anos sem um tratamento adequado. Quando os cistos intra-hepáticos dos ductos biliares são localizados, a ressecção hepática com ou sem reconstrução biliar é o tratamento de escolha. O tratamento do envolvimento hepático difuso é precário e, nos casos complicados, o único tratamento provavelmente eficaz é o transplante.

## Princípios da ressecção hepática

Embora as ressecções hepáticas já fossem realizadas no fim dos anos 1800, só em 1952 Lortat-Jacob recebeu o crédito pela primeira e verdadeira hepatectomia direita anatômica. Esse evento marcou a era da moderna cirurgia hepática. Entretanto, as primeiras séries foram marcadas por elevadas morbidade e mortalidade relacionadas principalmente com massivas perdas sanguíneas intraoperatórias. As séries dos anos 1970 e 1980 geralmente relatavam taxas de mortalidade acima de 10%, chegando, muitas vezes, a 20%, especialmente nas grandes ressecções. Essa alta mortalidade limitou o uso da ressecção hepática, e havia a relutância em encaminhar os pacientes para essa cirurgia. Nas últimas três décadas, vários avanços melhoraram drasticamente os resultados perioperatórios dos pacientes submetidos à cirurgia hepática. A compreensão de que a maioria das perdas sanguíneas durante a ressecção hepática era proveniente das veias hepáticas levou os cirurgiões a realizar essas cirurgias com uma baixa pressão venosa central. Realizamos hepatectomia parcial com um acesso central posicionado, o paciente em ligeira posição de Trendelenburg, com restrição de líquidos e uso de vasodilatadores, se necessário, para manter a pressão venosa central abaixo de 5 mmHg. O outro importante avanço foi a melhor compreensão da anatomia segmentar do fígado, tornando a dissecção intra-hepática mais segura e precisa. Existem numerosas técnicas para a transecção do tecido hepático e muitos métodos para coagular e controlar os vasos sanguíneos. O conceito mais importante, porém, é que a secção do tecido hepático é uma dissecção realizada por um cirurgião com completo conhecimento da anatomia vascular do fígado.

Em centros experientes, a mortalidade perioperatória é rotineiramente de 5% ou menos e depende de vários fatores. Os três fatores mais críticos relacionados com a morbidade operatória são: perda sanguínea, quantidade de fígado normal ressecado e a condição do fígado (p. ex., cirrose). Uma hepatectomia parcial deve ser realizada, tendo em mente esses fatores para minimizar a morbidade. Em uma revisão da MSKCC de mais de 1.800 ressecções hepáticas, durante um período de 10 anos, a mortalidade operatória foi de 3,1%.[46] A perda sanguínea média foi de 600 mℓ e dois terços dos pacientes não necessitaram de hemotransfusão. A morbidade geral pós-cirúrgica foi de 45%, mas a permanência média no hospital foi de 8 dias. A morbidade foi principalmente relacionada com a perda sanguínea e a extensão da ressecção. As ressecções menores foram associadas a uma taxa de mortalidade de 1%. A maioria das complicações e mortes foi observada em tumores biliares complexos, cirróticos com CHC e ressecções extensas. As melhoras dos resultados após hepatectomia parcial continuam, e centros hepatobiliares experientes relataram taxas de mortalidade que se aproximam de 1 a 2%, com poucos pacientes necessitando agora de hemotransfusões perioperatórias. Como resultado da crescente segurança da cirurgia de fígado, a ressecção hepática tornou-se o tratamento mais adequado para muitas condições hepáticas malignas e benignas.

As fístulas biliares são um problema nos casos que requerem reconstituição biliar complexa, mas também podem ocorrer em aproximadamente 10 a 20% das hepatectomias sem reconstrução biliar. A ligadura cuidadosa dos ductos biliares é de importância óbvia para minimizar essa complicação. Em virtude da capacidade regenerativa do fígado, ressecções de até 80% de fígados não cirróticos podem ser realizadas com compensação funcional dentro de poucas semanas. Como muitas ressecções englobam tumores e fígado normal, o conceito de parênquima hepático funcional e de volume (VFR) é importante, porque, muitas vezes, ocorre hipertrofia compensatória do fígado normal quando os tumores ocupam uma quantidade significativa do seu volume. O risco de disfunção hepática será mínimo, se a redução do parênquima hepático funcional for inferior a 50%, mas esse risco começará a crescer quando esse número se aproximar de 20 a 25%. Os pacientes com cirrose têm taxas mais altas de disfunção hepática pós-operatória decorrente da reduzida capacidade regenerativa e do comprometimento da função hepática primária. A insuficiência hepática, a falência de múltiplos órgãos e a morte são sérios riscos à realização de ressecções hepáticas maiores em pacientes cirróticos. Em geral, pacientes com cirrose Child B ou C ou hipertensão portal não toleram ressecções hepáticas; portanto, a seleção dos pacientes é crítica. A ascite e as complicações infecciosas também são problemas comuns após a ressecção hepática maior. Uma estratégia para minimizar a disfunção hepática pós-operatória e a morbidade após hepatectomia importante é embolizar percutaneamente a veia porta do lado do fígado a ser ressecado; em aproximadamente 4 semanas, isso induz à atrofia do parênquima hepático a ser ressecado e à hipertrofia do VFR. Por outro lado, isso aumenta o volume relativo do VFR.

As técnicas de ressecção hepática diferem de acordo com a doença sob tratamento. Nas doenças hepáticas benignas, que necessitam de ressecção, as indicações para cirurgia geralmente são os sintomas, o potencial maligno ou a infecção. A remoção de fígado normal deve ser mínima nesses casos, e técnicas como a enucleação são adequadas, embora uma ressecção maior seja necessária ocasionalmente. Para a doença maligna, a obtenção de margem de tecido normal é fundamental, e as ressecções anatômicas formais produzem os melhores resultados. Técnicas como as ressecções em cunha quase sempre resultam em taxas mais altas de comprometimento da margem e recidiva da doença, e devem ser usadas com cuidado e moderação. É preciso notar que, para as metástases hepáticas colorretais, a ressecção não anatômica que poupa o parênquima produz resultados oncológicos comparáveis com acentuada redução nas complicações, em comparação com as ressecções hepáticas maiores.[47-49]

O conhecimento detalhado da anatomia do fígado é essencial para a prática da cirurgia hepática segura (ver anteriormente). Infelizmente, descrições detalhadas e complicadas da anatomia do fígado e das ressecções hepáticas comuns podem confundir o estudante. Uma conferência de consenso em 2000, conduzida em Brisbane, Austrália, com a assistência da Americas Hepato-Pancreato-Biliary Association, publicou diretrizes para essa terminologia (Tabela 54.11 e Figura 54.39). Em geral, o termo *lobectomia* não é preferido por não haver quaisquer marcações externas no fígado denotando um lobo. Quando em dúvida, deve-se sempre reverter os segmentos numéricos do fígado, se houver alguma confusão em relação à descrição de uma ressecção hepática. Lembre-se de que o fígado direito é composto dos segmentos de V a VIII, e que os termos *hepatectomia direita* ou *hemi-hepatectomia direita* são apropriados para a ressecção desses segmentos. Os segmentos II a IV compõem o fígado esquerdo, e os termos *hepatectomia esquerda* ou *hemi-hepatectomia esquerda* são apropriados para a ressecção desses segmentos. A hepatectomia direita pode ser estendida mais à esquerda para incluir o segmento IV, enquanto a hepatectomia esquerda pode ser estendida mais à direita para incluir os segmentos V e VIII. Termos como *hepatectomia estendida direita-esquerda*, *segmentectomia direita-esquerda* ou *trissegmentectomia* são apropriados para descrever essas ressecções. A ressecção dos segmentos II e III é uma ressecção sublobular realizada e muitas vezes referida como segmentectomia lateral esquerda e setorectomia lateral esquerda. Outras ressecções sublobares comuns, como aquelas do setor posterior direito (segmentos

## Tabela 54.11 Nomenclatura da maioria de grandes ressecções hepáticas anatômicas comuns.*

| Segmentos† | Couinaud, 1957 | Goldsmith e Woodburne, 1957 | Brisbane, 2000 |
|---|---|---|---|
| V-VIII | Hepatectomia direita | Lobectomia hepática direita | Hemi-hepatectomia direita |
| IV-VIII‡ | Lobectomia direita | Lobectomia hepática direita estendida | Trissetorectomia direita |
| II-IV | Hepatectomia esquerda | Lobectomia hepática esquerda | Hemi-hepatectomia esquerda |
| II, III | Lobectomia esquerda | Segmentectomia lateral esquerda | Setorectomia lateral esquerda |
| II, III, IV, V, VIII‡ | Hepatectomia esquerda estendida | Lobectomia esquerda estendida | Trissetorectomia esquerda |

*A terminologia original baseia-se em descrições anatômicas de Couinaud e Goldsmith e Woodburne. †Ver Figura 54.40 A a E. ‡Outra denominação dessas cirurgias é trissegmentectomia direita ou esquerda. (Adaptada de Terminology Committee of the International Association Hepato-Pancreatico-Biliary: The Brisbane 2000 terminology of liver anatomy and resections, 2000. http://www.ahpba.org/assets/documents/Brisbane_Article.pdf.)

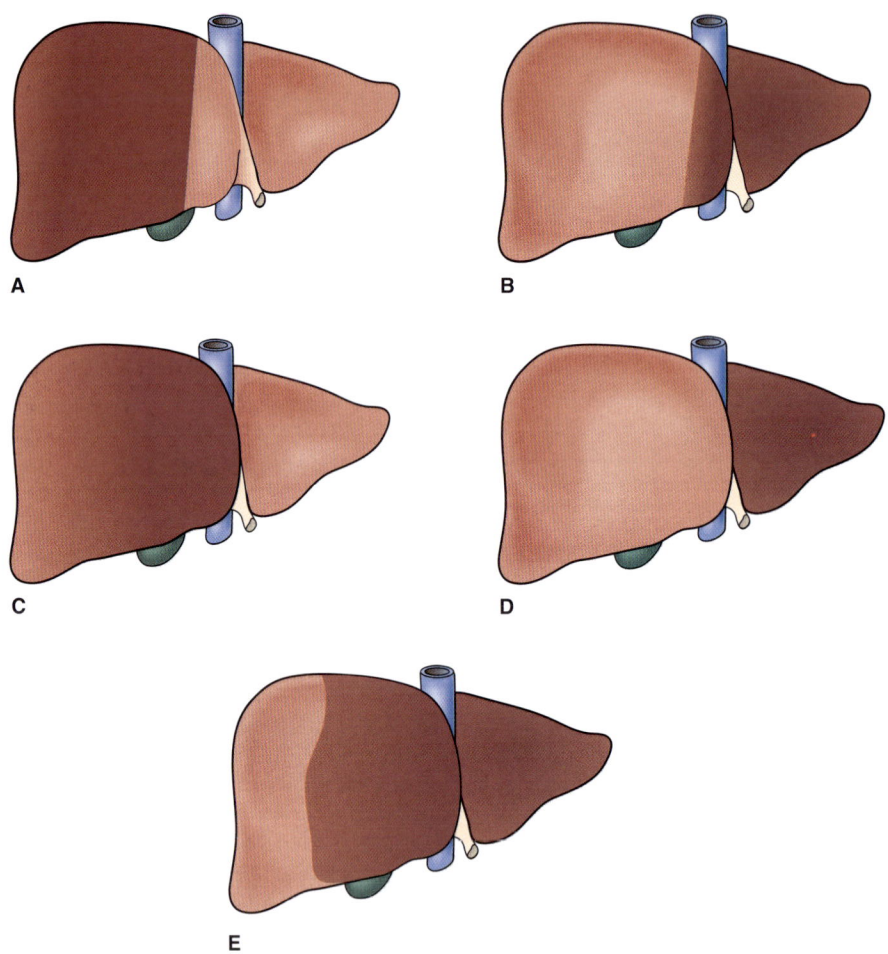

**Figura 54.39** As ressecções hepáticas realizadas com mais frequência estão indicadas por *áreas sombreadas*. **A.** Hepatectomia direita, lobectomia hepática direita, ou hemi-hepatectomia direita (segmentos V a VIII). **B.** Hepatectomia esquerda, lobectomia hepática esquerda, ou hemi-hepatectomia esquerda (segmentos II a IV). **C.** Lobectomia direita, lobectomia hepática direita estendida ou trissetorectomia direita (trissegmentectomia) (segmentos IV a VIII). **D.** Lobectomia esquerda, segmentectomia lateral esquerda ou setorectomia lateral esquerda (segmentos II a III). **E.** Hepatectomia esquerda estendida, lobectomia esquerda estendida ou trissetorectomia esquerda (trissegmentectomia; segmentos II a IV, VIII). Ver Tabela 54.11. (De Blumgart LH, Jarnagin W, Fong Y. Liver resection for benign disease and for liver and biliary tumors. In: Blumgart LH, Fong Y, eds. *Surgery of the liver and biliary tract*. London: WB Saunders; 2000:1639-1714.)

VI e VII) ou o setor anterior direito (segmentos V e VIII) são referidos como setorectomia posterior direita e setorectomia anterior direita, respectivamente. As ressecções de um único segmento ou bissegmentares podem ser simplesmente referidas por meio de uma descrição numérica dos segmentos a serem ressecados.

Uma discussão detalhada das técnicas de ressecção hepática está além do escopo deste capítulo; em geral, requer treinamento da especialidade, mas os princípios gerais podem ser discutidos. A ressecção hepática precisa considerar a doença a ser tratada e o objetivo da cirurgia, seja a margem negativa de ressecção, na vigência de uma neoplasia maligna, ou a remoção de tecido benigno para aliviar os sintomas.

As etapas mais básicas podem ser condensadas para controlar o influxo (veia porta, artéria hepática, ducto biliar), controle do fluxo de saída (veias hepáticas) e transecção do parênquima, com preservação de um remanescente hepático de tamanho adequado com influxo intacto, drenagem biliar e fluxo de saída venoso.

A abordagem mais comum para uma ressecção anatômica, na ordem mais comum, é mobilização do fígado a ser ressecado, dissecção das estruturas de influxo e fluxo de saída, divisão do influxo, divisão do fluxo de saída e transecção do parênquima. A mobilização do fígado envolve a secção dos ligamentos triangulares direito ou esquerdo, liberando o fígado do diafragma. Em geral, o fígado deve ser mobilizado completamente e afastado da veia cava inferior, a qual ele cobre, e isso requer dissecção cuidadosa e secção de múltiplos ramos venosos retroperitoneais da veia cava retro-hepática. Para ressecções maiores, geralmente é feito o isolamento da veia hepática na porção de fígado a ser ressecada antes desse procedimento. Existem várias técnicas de dissecção, controle e secção dos vasos de influxo. O controle clássico do influxo é obtido por dissecção do hilo hepático com controle da veia porta e da artéria hepática para o hemifígado a ser ressecado. Estas podem ser ligadas por sutura manual ou seccionadas com grampeadores vasculares. A não ser que a proximidade do tumor obrigue, defendemos a secção do ducto biliar dentro do parênquima hepático para minimizar ao máximo as lesões biliares contralaterais relacionadas com anomalias anatômicas. O controle do influxo também pode ser obtido por meio de dissecção do pedículo de influxo intra-hepático para a seção anatômica do fígado a ser ressecado. Lembre-se de que as estruturas de influxo invaginam o peritônio no hilo hepático e seguem intra-hepaticamente como um pedículo revestido composto de três estruturas de influxo. O isolamento dos pedículos de influxo pode ser feito mediante dissecção do hilo hepático ou por divisão do parênquima até o pedículo de interesse. O pedículo normalmente pode ser ligado com um grampeador vascular, mas, algumas vezes, é necessária a ligadura com sutura. Normalmente, a veia hepática é seccionada em sua porção extra-hepática, o que também pode ser realizado com um grampeador vascular.

A veia hepática também pode ser dividida dentro do parênquima hepático durante a transecção deste. Há vários métodos de transecção do parênquima, variando de bisturis ultrassônicos complexos a coaguladores com energia de radiofrequência ou uma simples técnica de esmagamento com pinça hemostática e subsequente ligadura. Em mãos experientes, todos estes podem ser usados para efetivamente minimizar a perda de sangue, e é importante desenvolver uma técnica específica que seja de realização confortável. Finalmente, transecção do parênquima consiste em dissecção da anatomia intra-hepática, controle das estruturas vasculares e biliares, com redução das perdas sanguíneas e, principalmente, evitando lesão ao fígado remanescente.

# HEMOBILIA

Um caso de hemobilia letal secundária a trauma abdominal penetrante foi primeiramente descrito por Glisson, em 1654. Somente em 1948, Sandblom estabeleceu o termo *hemobilia* em seu produtivo artigo sobre o tema. A hemobilia é definida como sangramento na árvore biliar proveniente de uma comunicação anormal entre um vaso sanguíneo e o ducto biliar. É uma condição rara, que geralmente é difícil de distinguir das causas mais comuns de sangramento gastrintestinal. As causas mais comuns de hemobilia são: lesões iatrogênicas, traumatismo acidental, cálculos biliares, tumores, doenças inflamatórias e distúrbios vasculares. A hemobilia de grande volume é relativamente incomum, enquanto a hemobilia sem relevância hemodinâmica é uma consequência comum da doença litiásica biliar ou de procedimentos radiológicos intervencionistas hepáticos.

## Causas

A causa mais comum de hemobilia é o traumatismo iatrogênico do fígado e da árvore biliar. Antes dos anos 1980, a proporção de hemobilia atribuída ao traumatismo acidental, em comparação com o traumatismo iatrogênico, era de 2:1, mas o traumatismo iatrogênico é agora considerado como a causa de hemobilia em 40 a 60% dos casos. A biopsia hepática percutânea resulta em hemobilia em menos de 1% dos casos, mas a incidência nos procedimentos de drenagem biliar trans-hepática percutânea é de 2 a 10%. Da mesma maneira, a exploração cirúrgica da árvore biliar pode resultar em hemobilia por lesão direta ou por pseudoaneurisma arterial. Há relatos de vários casos de hemobilia após colecistectomia. A hemobilia secundária à lesão acidental é mais comum no traumatismo abdominal contuso do que no penetrante, com relatos de incidência de 0,2 a 3%. Os fatores de risco para o desenvolvimento de hemobilia após trauma acidental são ruptura dos segmentos centrais, uso de tamponamento e drenagem inadequada. A vesícula biliar pode ser a origem do sangramento decorrente de traumatismo, cálculos biliares ou colecistite alitiásica. As doenças vasculares primárias, como o aneurisma, a angiodisplasia ou os hemangiomas são causas raras de hemobilia. Os tumores malignos de fígado, árvore biliar, vesícula biliar e pâncreas, assim como infecções parasitárias, abscessos hepáticos e colangite, são causas incomuns de hemobilia.

## Apresentação clínica

O sangramento venoso portal na árvore biliar é raro e geralmente autolimitado, a não ser que a pressão portal esteja elevada. A hemobilia de pequeno volume, em geral, segue um curso clínico sem incidentes. Entretanto, a hemobilia arterial, que é a origem mais comum, pode ser expressiva. As sequelas clínicas da hemobilia estão relacionadas com a perda de sangue e a formação de coágulos potencialmente oclusivos na árvore biliar. A clássica tríade de sintomas e sinais de hemobilia engloba: dor abdominal superior, hemorragia digestiva alta e icterícia. Em um relato, os três sintomas estavam presentes em 22% dos pacientes. Os sintomas e sinais de hemobilia maior são: melena (90% dos casos), hematêmese (60% dos casos), cólica biliar (70% dos casos) e icterícia (60% dos casos). O sangramento gastrintestinal alto, observado em conjunto com sintomas biliares, deve sempre levantar a suspeita de hemobilia. Um aspecto interessante da hemobilia é a tendência às apresentações tardias, até semanas após o evento causal desencadeador, assim como o sangramento recorrente e ativo, mas limitado, durante meses e até anos. Os coágulos na árvore biliar podem ser mascarados como cálculos, se a hemobilia não for identificada. Esses coágulos poderão causar colangite, pancreatite e colecistite.

## Exames diagnósticos

Em caso de suspeita de hemobilia, a primeira avaliação deve ser realizada por endoscopia digestiva alta, que descarta outras causas de hemorragia e pode visualizar o sangramento a partir da ampola hepatopancreática (de Vater). Entretanto, a endoscopia alta é diagnóstica de hemobilia em apenas aproximadamente 10% dos casos. Se a endoscopia alta for diagnóstica e o tratamento conservador for planejado, não serão necessários outros exames. A US ou a TC podem ser úteis para mostrar um tumor intra-hepático ou um hematoma. A evidência de sangramento ativo na árvore biliar pode ser observada na TC com contraste como um acúmulo de material de contraste, coágulos intraluminares ou dilatação biliar. A TC também pode mostrar os fatores de risco associados à hemobilia, como as lesões cavitárias centrais e os aneurismas. A angiografia arterial é atualmente reconhecida como o teste de escolha, quando há suspeita de hemobilia significativa, e revelará a causa do sangramento em aproximadamente 90% dos casos. A colangiografia mostra coágulos na árvore biliar que podem parecer falhas filamentares ou pequenos defeitos esféricos, podendo ser difícil distingui-los de cálculos.

## Tratamento e resultados

O tratamento de hemobilia deve concentrar-se em interromper o sangramento e aliviar a obstrução biliar. Pode-se tratar a maioria dos casos de hemobilia de baixo débito de maneira conservadora, com correção da coagulopatia, drenagem biliar adequada (somente se necessário) e observação cuidadosa. Em revisão de 171 casos relatados de 1996 a 1999, 43% foram tratados com sucesso de maneira conservadora. A primeira linha de terapia para hemobilia maior é a embolização transarterial, sendo relatadas taxas de sucesso de 80 a 100%. A angiografia com embolização transarterial é indicada para hemobilia que requer hemotransfusão (Figura 54.40).

A intervenção cirúrgica está indicada quando a terapia conservadora e a embolização transarterial não obtiverem êxito. Raramente é necessário o tratamento cirúrgico da hemobilia, mesmo nos casos em que a laparotomia estiver sendo indicada por outras razões, a embolização transarterial ainda é a terapia de escolha para hemobilia por sua baixa morbidade. As abordagens cirúrgicas envolvem geralmente a ligadura da artéria hepática principal. A ressecção hepática pode ser necessária após falha de ligadura arterial ou nos casos de traumatismo grave ou tumor. A hemorragia da vesícula biliar ou a colecistite hemorrágica requerem colecistectomia. Existem relatos isolados de tratamento bem-sucedido de hemobilia com coagulação endoscópica, somatostatina e vasopressina. O tratamento de hemobilia após drenagem biliar trans-hepática percutânea consiste geralmente na remoção do cateter ou na substituição por cateteres maiores, mas pode ser necessária a embolização transarterial.

Na época do relato de Sandblom, no início dos anos 1970, a mortalidade por hemobilia era de pelo menos 25%. Um relato de 1987 observou mortalidade de 12%. Em uma revisão de casos de 1996 a 1999, apenas quatro mortes foram relatadas. Houve, claramente, uma redução na mortalidade por hemobilia e provavelmente está relacionada com dois fatores. Primeiro, a incidência de hemobilia menor autolimitada aumentou secundariamente ao número crescente de procedimentos hepáticos

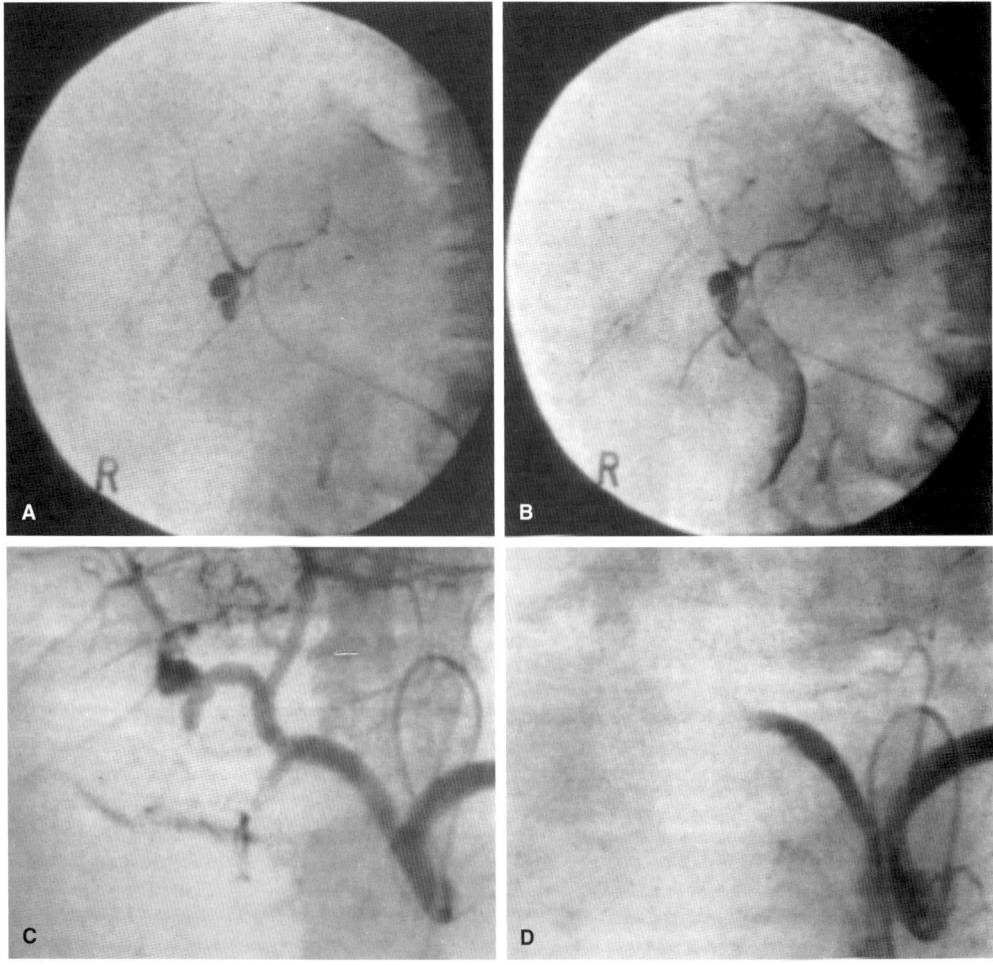

**Figura 54.40** Achados clássicos de hemobilia são demonstrados. Após uma colecistectomia complicada, um pseudoaneurisma iatrogênico se desenvolveu e se rompeu na árvore biliar. Ocorreu hemobilia exsanguinante; o diagnóstico foi estabelecido por endoscopia e, então, tratado por embolização arterial. **A.** Arteriografia mostrando um pseudoaneurisma da artéria hepática no hilo. **B.** Alguns segundos depois, o material de contraste é visto fluindo no ducto hepático com evidência de coágulo na árvore biliar. **C** e **D.** O mesmo aneurisma antes (**C**) e depois (**D**) de embolização bem-sucedida. (De Sandblom JP. Hemobilia and bilhemia. In: Blumgart LH, Fong Y, eds. *Surgery of the liver and biliary tract*. London: WB Saunders; 2000:1319-1342.)

percutâneos. Segundo, os avanços na angiografia seletiva e na embolização transarterial contribuíram muito para melhora do tratamento.

## Bilhemia

A bilhemia é uma condição rara em que a bile flui para a corrente sanguínea através das veias hepáticas ou dos ramos da veia porta. Esse fluxo ocorre no contexto de alta pressão intrabiliar que excede a pressão do sistema venoso. A causa pode ser a erosão de cálculos biliares na veia porta ou o traumatismo acidental/iatrogênico. A condição pode ser fatal secundariamente à embolização de grandes quantidades de bile nos pulmões. Geralmente, porém, o fluxo biliar é baixo, e as fístulas se fecham espontaneamente. A apresentação clínica consiste em icterícia que aumenta rapidamente, marcada por hiperbilirrubinemia direta sem elevação dos níveis de enzima hepatocelular (p. ex., AST, ALT) e septicemia. Este diagnóstico é melhor estabelecido por CPRE. O tratamento é direcionado à redução das pressões intrabiliares por meio de *stents* ou esfincterotomia.

## HEPATITE VIRAL E O CIRURGIÃO

As epidemias que cursam com icterícia foram observadas em civilizações antigas e registradas por Hipócrates. Durante a Segunda Guerra Mundial, essas epidemias foram chamadas de icterícia catarral. Mais de 28.000 casos foram documentados naquela época. Estudos epidemiológicos, nos anos 1940, documentaram a diferença entre a hepatite de origem sanguínea (hepatite B) e a hepatite entérica (hepatite A). A descoberta mais importante foi a do antígeno Austrália, por Blumberg et al., em 1965. Comprovou-se que esse antígeno é o de superfície da hepatite B (HBsAg, do inglês, *hepatitis B surface antigen*), concedendo meios para a diferenciação entre os dois tipos de hepatite, e caracterizando a epidemiologia dessa doença. Essa descoberta também levou ao desenvolvimento de vacinas contra o HBV baseadas nesse antígeno, com efeitos óbvios e profundos em todo o mundo. Outras pesquisas levaram à descoberta do vírus delta (hepatite D) e da hepatite C, explicando os casos de hepatite não A e não B. Descobriu-se que a hepatite E é uma forma enteral única de hepatite infecciosa; o vírus da hepatite G, descoberto em 1995, ainda está sendo definido.

A hepatite viral é um grande problema de saúde pública, e a causa mais comum de doença hepática em todo mundo. A hepatite aguda fulminante é rara; entretanto, mais de 5 milhões de pessoas sofrem de hepatite crônica. Estima-se que, nos EUA, mais de 15.000 pacientes morrem de hepatite viral a cada ano. A hepatite viral não é uma doença cirúrgica, mas tem importantes consequências para os cirurgiões e os pacientes cirúrgicos. Para um cirurgião envolvido em cirurgias hepáticas, o estado funcional do fígado é de extrema importância, e os pacientes com hepatite viral crônica necessitam de atenção especial antes de qualquer intervenção cirúrgica. Além disso, a hepatite viral crônica é uma causa comum de CHC. Finalmente, todos os cirurgiões devem estar cientes do risco de transmissão do paciente para o cirurgião e vice-versa.

### Definição

A hepatite viral é uma infecção do fígado por um dos seis vírus conhecidos que têm composições e estruturas genéticas diferentes. Os vírus da hepatite A (HAV, do inglês, *hepatitis A virus*), HCV, HDV (do inglês, *hepatitis D virus*), HEV (do inglês, *hepatitis E virus*) e HGV (do inglês, *hepatitis G virus*) têm genomas de RNA, enquanto o HBV tem um genoma de DNA que se replica por meio de intermediários do RNA. O HAV e o HEV são responsáveis por formas epidêmicas de hepatite e são transmitidos por via fecal-oral. O HBV é o único com potencial para se integrar aos genomas dos hospedeiros, embora isso não seja necessário para sua replicação. O HCV replica-se no citoplasma dos hepatócitos e tem mecanismos complexos para evitar a imunidade do hospedeiro por meio de áreas hipervariáveis em seu genoma. O HDV requer a presença de coinfecção por HBV para replicação e infectividade; esse vírus pode alterar o curso clínico da infecção por HBV. O HGV foi descoberto mais recentemente e tem semelhanças com o HCV, mas não tem associação definitiva com a hepatite clínica.

### Diagnóstico

A Tabela 54.12 resume os testes sorológicos e suas implicações para o HAV, o HBV e o HCV. O diagnóstico de infecção por HAV depende da determinação dos anticorpos para o HAV. Os anticorpos imunoglobulinas M (IgM) e G (IgG) estão presentes no início da infecção, mas apenas a IgG persiste a longo prazo. Os antígenos de HAV e os testes para o RNA desse vírus foram desenvolvidos, mas geralmente se restringem aos laboratórios de pesquisa.

A infecção por HBV caracteriza-se por vários antígenos e anticorpos (Figura 54.41). O HBsAg é o ponto de referência do diagnóstico de infecção por HBV e aparece no soro de 1 a 10 semanas após a infecção; geralmente desaparece em 4 a 6 meses, mas a persistência no soro além de 6 meses sugere infecção crônica. Os anticorpos contra o antígeno de superfície da hepatite B (anti-HBs) aparecem geralmente durante um período de janela após o desaparecimento do HBsAg e indicam a recuperação após a infecção por HBV. Os anticorpos anti-HBs também são induzidos pela vacina contra o HBV. O antígeno *core* (núcleo) da hepatite B (HBcAg, do inglês, *hepatitis B core antigen*) é um antígeno

**Tabela 54.12** Avaliação sorológica das hepatites virais mais comuns.

| Vírus | Nome do antígeno | Interpretação | Nome de anticorpo | Interpretação |
|---|---|---|---|---|
| HAV | Antígeno de HAV | Infecção aguda | IgM anti-HAV | Infecção aguda |
|  |  |  | IgG anti-HAV | Imunidade |
| HBV | HBsAg | Infecção aguda ou crônica | Anti-HBs | Imunidade |
|  | HBeAg | Replicação do HBV, infectividade | Anti-HBc | Todas as fases da infecção |
|  |  |  | Anti-HBe | Convalescença tardia |
| HCV | Nenhum |  | Anti-HCV | Convalescença tardia ou infecção crônica |

*HAV*, vírus da hepatite A; *HBc*, hepatite B *core*; *HBe*, antígeno e da hepatite; *HBeAg*, antígeno e da hepatite B; *HBs*, antígeno de superfície da hepatite; *HBsAg*, antígeno de superfície da hepatite B; *HBV*, vírus da hepatite B; *HCV*, vírus da hepatite C; *IgG*, imunoglobulina G; *IgM*, imunoglobulina M.

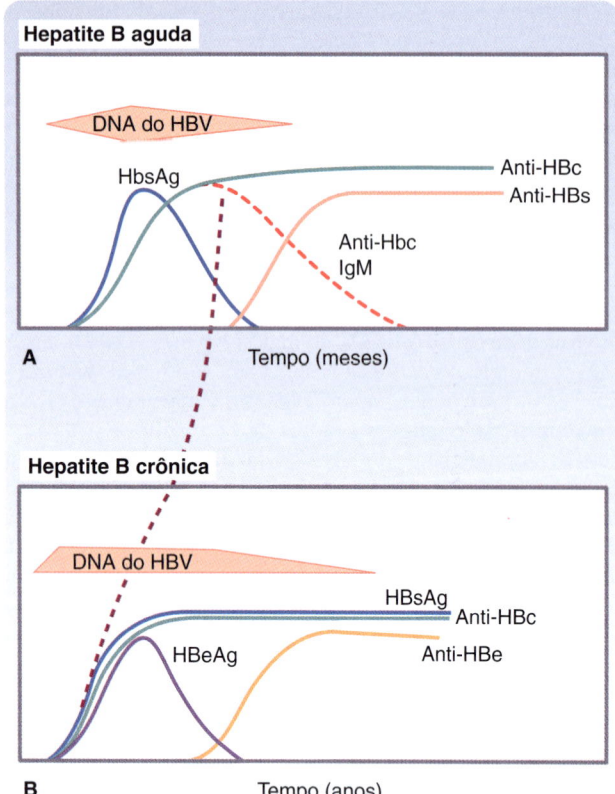

**Figura 54.41** Marcadores sorológicos na infecção pelo vírus da hepatite B (HBV) aguda (**A**) e crônica (**B**). *Anti-HBc*, anticorpos IgG contra a hepatite B *core*; *Anti-HBc IgM*, anticorpos IgM contra hepatite B *core*; *Anti-HBe*, anticorpos IgG contra o antígeno e da hepatite; *Anti-HBs*, anticorpos IgG contra o antígeno de superfície da hepatite B; *HBc*, hepatite B *core*; *HBeAg*, antígeno e da hepatite B; *HBsAg*, antígeno de superfície da hepatite B. (De Doo EC, Lian TJ. The hepatitis viruses. In: Schiff ER, Sorrell MF, Maddrey WC, eds. *Schiff's diseases of the liver.* Philadelphia: Lippincott-Raven; 1999:725-744.)

intracelular não detectável no soro. Por outro lado, os anticorpos anti-HBc são detectáveis inicialmente após a infecção e persistem após a recuperação e nas infecções crônicas. O HBeAg é uma proteína secretora que é um marcador de replicação e infectividade do HBV. Normalmente está presente no início e pode persistir por anos na infecção crônica, mas, em geral, desaparece dentro de meses na ausência de infecção crônica. A soroconversão para os anticorpos anti-HBe geralmente está associada à resolução da infecção. A determinação da presença de anticorpos HBeAg ou anti-HBe ajuda a decifrar as fases de infecção descritas adiante; ela também mostrou que muitos pacientes que soroconverteram geralmente têm DNA do HBV mensurável, mas em baixas concentrações. A quantificação do DNA do HBV no soro tornou-se a maneira mais acurada de avaliar a atividade do HBV. As evidências mostraram que muitos pacientes, nos quais, supostamente, a infecção aguda por HBV estava resolvida, podem ter infecção viral persistente e estarem em risco de desenvolver hepatite crônica ou reativação.

O diagnóstico da infecção por HCV depende da detecção de anticorpos contra vários antígenos do HCV. Os imunoensaios atuais são altamente específicos e sensíveis. Não existem testes específicos para antígeno do HCV, mas há uma variedade de testes quantitativos e qualitativos para o RNA do HCV, os quais se tornaram importantes para a confirmação do diagnóstico em casos não elucidados e para a avaliação das respostas à terapia.

A coinfecção por HDV em pacientes infectados por HBV é mais bem diagnosticada pela detecção do RNA do HDV, que pode ser mensurado no soro. O antígeno do HDV pode ser detectado em amostras de fígado. A infecção por HEV pode ser diagnosticada pela mensuração de anticorpos no soro ou pela detecção do vírus ou de seus componentes em fezes, soro, ou no próprio fígado.

## Epidemiologia e transmissão

A incidência de hepatite A reduziu-se drasticamente desde a introdução de vacinas eficazes, mas a vacinação não é rotineira em todos os países. A hepatite A é comum em países do terceiro mundo, com taxas de soropositividade próximas de 100% em algumas populações. As taxas de infecção são muito mais baixas nos países desenvolvidos. Nos EUA, cerca de 10% das crianças e 35% dos adultos são infectados por HAV. Apesar da disponibilidade da vacinação, 6.000 casos foram relatados nos EUA em 2004. A via primária de infecção por HAV é fecal-oral. A maioria dos casos de HAV ocorre pela ingestão de água ou alimentos contaminados e por contato de pessoa a pessoa. A transmissão parenteral é possível, mas rara. A transmissão sexual foi documentada em homens homossexuais.

A hepatite B é um importante problema de saúde em todo o mundo. Há mais de 300 milhões de portadores e 250.000 mortes associadas anualmente. A prevalência da infecção por HBV tem considerável variação geográfica. Em áreas de baixa prevalência, como os EUA e a Europa Ocidental, as taxas de portadores são de 0,1 a 2%. Nessas regiões, a transmissão ocorre geralmente por relação sexual ou uso de drogas IV. As taxas de portadores em áreas de prevalência intermediária, como Japão e Singapura, são de 3 a 5%. Em áreas de alta prevalência, como o Sudeste Asiático e a África Subsaariana, as taxas de portadores variam de 10 a 20%. A transmissão nas áreas de alta prevalência ocorre principalmente no período perinatal e por transmissão horizontal na infância.

A infecção por HBV associada à hemotransfusão era comum nos anos 1960, e o risco estimado era de 50%. Atualmente, os programas de triagem e limitação de doação de sangue aos doadores voluntários diminuíram o risco de contrair o HBV por hemotransfusão para 1 em 63.000 indivíduos. A transmissão percutânea por uso de agulha contaminada é a principal via de infecção por HBV e é comum em usuários de droga IV. A transmissão sexual é comum nos países de baixa prevalência, e estima-se que, nos EUA, seja responsável por aproximadamente 30% dos casos. A incidência é particularmente elevada em homens homossexuais e em homens heterossexuais com múltiplas parceiras sexuais. A infecção perinatal por HBV é responsável por menos de 10% dos casos nos EUA, mas é comum em áreas endêmicas, com taxas de transmissão de 90% em algumas áreas. A transmissão horizontal entre crianças é comum e provavelmente está relacionada com pequenas rupturas na pele ou nas membranas mucosas. O HBV é o vírus transmitido com mais frequência entre os profissionais da saúde; a transmissão desse vírus ocorre geralmente de paciente para paciente ou de paciente para profissional. O risco de transmissão por agulha está relacionado à positividade do HBeAg. Há relatos de raros casos de transmissão do médico para o paciente.

A hepatite C é a causa mais comum de doença hepática crônica nos EUA, com estimativa de prevalência de 1,8%, que é responsável por 3,9 milhões de indivíduos infectados. Novas infecções ocorrem geralmente em uma população mais jovem (20 a 39 anos), e o fator de risco mais comum é o uso de drogas IV. Nos profissionais da saúde, as taxas de portadores são mais altas que o público em geral.

A transmissão entre profissionais da saúde geralmente está relacionada com acidentes com agulhas, e o risco de transmissão é maior que o de HBV e de HIV. No passado, as hemotransfusões eram as principais fontes de infecção por HCV e responsáveis por cerca de 85% dos casos. Atualmente, menos de 2% das infecções agudas são causadas por transfusões; estima-se um risco de transmissão associada à transfusão de cerca de 1 em 10.000. Embora o HCV nunca tenha sido documentado no sêmen, estima-se que aproximadamente 20% das infecções por esse vírus sejam causadas por transmissão sexual. O risco de transmissão sexual parece estar relacionado com o número de parceiros e presença de outras infecções sexualmente transmissíveis. Os parceiros sexuais monogâmicos ocasionais de indivíduos infectados por HCV, algumas vezes, exibem resultado positivo no teste de HCV, na ausência de outros fatores de risco, mas isso parece ser raro. A transmissão perinatal tem sido documentada, mas também é rara. Não são encontrados fatores de risco identificáveis em cerca de 30 a 40% dos casos de HCV.

A infecção por HDV ocorre em todo o mundo, com distribuição variável paralela à infecção por HBV. Aproximadamente 5% dos pacientes HBsAg-positivos também abrigam a infecção por HDV. A transmissão do HDV é parenteral e só pode ocorrer em pacientes anteriormente infectados por HBV.

O HEV é endêmico nas regiões sudeste e central da Ásia e ocorre com baixa frequência em outras áreas do mundo. Em geral, os surtos de infecção por HEV são normalmente altos, afetando de centenas a milhares de pessoas ao mesmo tempo, quase sempre após fortes chuvas e inundações. A incidência e a mortalidade em gestante são particularmente altas. A transmissão ocorre por via fecal-oral e geralmente está relacionada com a ingestão de água ou alimentos contaminados. A transmissão pessoa a pessoa e a transmissão vertical são raras.

## Patogênese e apresentação clínica

A patogênese da lesão hepática causada por essas infecções virais não é completamente conhecida. Para todos os vírus discutidos nesta seção, a inflamação hepática parece ser causada por citotoxicidade direta ou por fenômenos imunológicos relacionados. Uma combinação desses dois mecanismos provavelmente é a causa subjacente do dano hepático.

Os seres humanos são os únicos hospedeiros do HAV e nenhum reservatório da infecção foi identificado. Após a ingestão oral, o HAV sobrevive ao pH ácido gástrico, mas o mecanismo de captação hepática não é conhecido. A infecção por HAV resulta em inflamação aguda do fígado e não há sequelas crônicas associadas. Os dados mais recentes sugerem ser mais provável que o dano ao hepatócito seja uma resposta imunopatológica em vez de hepatotoxicidade direta. A maioria das crianças com menos de 2 anos infectadas por HAV é assintomática, enquanto em pacientes pediátricos com mais de 5 anos, 80% desenvolvem sintomas. A hepatite fulminante desenvolve-se em 1 a 5% dos casos, e a mortalidade é geralmente inferior a 1%.

O HBV é um membro da família Hepadnaviridae, caracterizada por um genoma que consiste em DNA circular parcialmente duplicado. Após a entrada viral no hepatócito, o genoma viral é liberado no núcleo, onde é convertido em DNA de dupla fita e, em seguida, em DNA circular totalmente duplicado, e então fechado covalentemente. Essa forma estável de DNA do HBV é responsável por sua persistência em hepatócitos infectados. O HBV também tem a capacidade de se integrar no genoma do hepatócito.

Aproximadamente 70% dos pacientes com infecção aguda por HBV têm hepatite subclínica ou anictérica, os outros 30% apresentam hepatite ictérica. O período de incubação da infecção por HBV varia de 1 a 4 meses. Pode desenvolver-se síndrome prodrômica do tipo doença sorológica, seguida de muitos sintomas como mal-estar, anorexia e náuseas. Os sintomas constitucionais duram cerca de 10 dias e são seguidos de icterícia em 30% dos pacientes. Os sintomas clínicos geralmente desaparecem em 3 meses. Desenvolve insuficiência hepática fulminante em 0,1 a 0,5% dos pacientes. Quase 80% dos pacientes com hepatite fulminante relacionada com o HBV vão a óbito, a não ser que seja realizado transplante de fígado.

O risco de infecção crônica por HBV está relacionado com a imunocompetência e a idade. Os adultos imunocompetentes apresentam risco inferior a 5%, enquanto 30% das crianças e 90% dos bebês desenvolvem a doença crônica. É mais provável que o efeito da idade sobre a persistência do HBV se deva à diferença na maturidade imunológica entre adultos e crianças pequenas. A história natural e o curso da infecção crônica por HBV são o resultado de interações complexas do vírus com a resposta imunológica do hospedeiro. Uma proporção substancial de pacientes desenvolve lesão hepática, cirrose e suas complicações, e câncer hepatocelular, enquanto outros abrigam o vírus e, se houver lesão, esta é limitada. Foram descritas diferentes fases da infecção por HBV, cada qual com perfis virais e bioquímicos.[29] A primeira fase, a **infecção crônica HBeAg-positiva** (anteriormente conhecida como fase de tolerância imunológica), é caracterizada por elevado DNA sérico do HBV, mas com enzimas hepáticas normais. Há um alto nível sérico de HBeAg, e os pacientes nessa fase são altamente contagiosos em decorrência do alto nível de DNA do HBV. Entretanto, é necessário observar que essas fases não são necessariamente sequenciais e podem ser revertidas. A segunda fase, a **hepatite B crônica HBeAg-positiva**, tipicamente, tem todas as características da fase I junto com uma TGP elevada, sugerindo dano hepático. A biopsia de fígado nesse estágio demonstrará necroinflamação hepática moderada ou grave. A terceira fase, a **infecção crônica por HBV HBeAg-negativa** (anteriormente denominada fase de "portador inativo"), é caracterizada por ausência de HBeAg, presença de anticorpos séricos para HBeAg, níveis indetectáveis ou altos de DNA do HBV e enzimas hepáticas normais. A quarta fase é denominada **hepatite B crônica HBeAg-negativa** e se caracteriza por ausência de HBeAg, níveis detectáveis anti-HBe, níveis moderados a elevados de DNA sérico do HBV, assim como níveis de TGP flutuantes ou persistentemente elevados. A maioria dos pacientes com infecção crônica por HBV é assintomática, mas alguns podem experimentar exacerbações dos sintomas. A progressão para cirrose é marcada por disfunção da síntese hepática e frequentes citopenias relacionadas com hiperesplenismo. As manifestações extra-hepáticas da infecção por HBV, causadas por imunocomplexos circulantes, ocorrem em aproximadamente 10 a 20% dos pacientes; essas manifestações incluem poliarterite nodosa, glomerulonefrite, crioglobulinemia essencial mista e acrodermatite papulosa. As sequelas da infecção crônica por HBV vão desde nenhuma sequela até cirrose, CHC, insuficiência hepática e morte. Observou-se que os pacientes nos quais, supostamente, a infecção estava resolvida podem apresentar uma reativação, especialmente durante um período de imunossupressão. Em áreas não endêmicas, o risco a longo prazo parece ser baixo, mas, em áreas endêmicas, a infecção crônica por HBV é uma causa importante de morbidade e mortalidade.

O HCV é um vírus de RNA com genoma de RNA de fita única. Esse RNA genômico codifica uma única proteína que pode ser clivada por uma enzima protease dentro dos componentes do vírus. O HCV replica-se no citoplasma do hepatócito. Os componentes de replicação viral são direcionados pelos antivirais de ação direta, recentemente bem-sucedidos. Por exemplo, os inibidores da protease têm por alvo a protease responsável pela clivagem da proteína inicial em vários componentes virais. A infecção aguda por HCV geralmente se manifesta com ligeira elevação das concentrações das enzimas hepatocelulares. Em geral, 80% dos casos ocorrem em 5 a 12 semanas após a infecção. Os sintomas ocorrem em menos de 30% dos pacientes e geralmente são tão leves e inespecíficos que não afetam a vida diária. A icterícia ocorre em menos de 20% dos pacientes, e a insuficiência hepática fulminante, causada por HCV, é extremamente rara. A infecção crônica por HCV desenvolve-se em aproximadamente dois terços dos pacientes; o outro terço parece eliminar a infecção. A maioria dos pacientes com infecção crônica por HCV é assintomática, sem evidência de doença hepática, e apresenta apenas níveis ligeiramente elevados de enzimas hepatocelulares. Apesar desse silencioso curso clínico, os pacientes com infecção por HCV estão em risco de desenvolver cirrose e CHC. Estimativas apontam para o risco de cirrose em 2 a 20% em um intervalo de 20 a 30 anos. O risco de desenvolvimento de CHC a partir desse ponto foi estimado em 1 a 4%/ano. A progressão do dano hepático pode ser variável, e diversos fatores parecem afetar sua taxa. Dentre os fatores associados a uma progressão mais rápida, estão o gênero masculino, a idade avançada quando da infecção, a imunossupressão (p. ex., infecção pelo HIV), a coinfecção por HBV, a ingestão moderada de álcool e a obesidade. As manifestações extra-hepáticas, como distúrbios autoimunes e linfoma, podem ocorrer com a infecção por HCV e provavelmente estão relacionadas a imunocomplexos circulantes.

A apresentação clínica da infecção por HDV está relacionada com uma complexa relação entre o grau de infecção por HBV e por HDV. A coinfecção com alta expressão de HBV e HDV resulta em taxas mais altas de hepatite aguda fulminante. A superinfecção em indivíduo anteriormente portador de HBV, em geral, resulta em dano hepático crônico de progressão mais rápida. Algumas formas mais leves de infecção aguda por HDV estão associadas à diminuição da expressão do HDV e à supressão da infecção por HBV.

A hepatite E tem um quadro histológico diferente das outras hepatites virais em que um tipo colestático de hepatite é observado em mais de 50% dos pacientes. O HEV é introduzido por via oral, e é desconhecida a maneira como o vírus se desloca para o fígado. O período de incubação da infecção por HEV varia de 2 a 9 semanas. A forma mais comum da doença é a hepatite ictérica aguda; a maioria das séries relata icterícia em mais de 90% dos pacientes. Ocorrem formas assintomáticas da doença e, provavelmente, são mais comuns que a forma ictérica, mas sua real frequência não é conhecida. A doença normalmente é autolimitada, mas pode ocorrer insuficiência hepática fulminante em um pequeno percentual de pacientes. Em geral, é provável que a taxa de mortalidade seja significativamente inferior a 1%. As mulheres grávidas tendem a apresentar um curso clínico mais grave, com taxas de mortalidade que variam de 5 a 25%.

## Prevenção

A profilaxia da infecção por HAV depende de medidas sanitárias e da administração de imunoglobulina. Entretanto, o desenvolvimento de vacinas seguras e eficazes contra o HAV tornou desnecessário o uso de pré-exposição à imunoglobulina. A imunoglobulina sérica ainda é a terapia mais eficaz para a profilaxia pós-exposição e pode ser administrada com segurança junto com a imunização ativa. Nos EUA, os Centers for Disease Control and Prevention (CDC) recomendam a vacinação universal de crianças com base na segurança e eficácia da vacina em populações de alto risco. Os pesquisadores de saúde pública estão investigando esquemas de vacinação para erradicar a infecção por HAV nas populações de alto risco em todo o mundo. Entretanto, as análises de custo-benefício não apoiaram a vacinação universal. Da mesma forma, a profilaxia da infecção focalizou as medidas sanitárias, em especial, as estratégias com vistas à água de bebida. Infelizmente, a imunoglobulina para HEV não teve êxito na prevenção da infecção por HEV, em situação de pré-exposição ou pós-exposição, enquanto os anticorpos anti-HEV parecem ser eficazes na atenuação da síndrome clínica. Em estudos clínicos, foram desenvolvidas e avaliadas vacinas para infecção por HEV.

Avanços notáveis ocorreram na prevenção da infecção por HBV. No passado, a prevenção da infecção por HBV limitava-se à imunização passiva com imunoglobulina contendo altos títulos de anticorpo para HBsAg. Atualmente, a imunização com imunoglobulina é usada apenas na profilaxia pós-exposição. Foram desenvolvidas vacinas contendo HBsAg com bons perfis de segurança e eficácia. Essas vacinas são utilizadas principalmente para a profilaxia pré-exposição, mas também podem ser usadas em situação de pós-exposição, junto com a imunoglobulina. Atualmente, o CDC, e no Brasil, recomenda-se uma vacinação contra HBV em três doses para todas as crianças, sendo a primeira dose administrada de preferência 24 horas após o nascimento, seguida de duas doses subsequentes de reforço. Embora não existam vacinas disponíveis contra a infecção por HDV, uma prevenção eficaz evita essa infecção.

A única estratégia preventiva eficaz para a infecção por HCV baseia-se nos princípios de saúde pública visando aos principais fatores de risco de transmissão. Por convenção, a imunoglobulina preparada anti-HCV foi avaliada em vários estudos e não mostrou prevenir hepatites, não A e não B relacionadas com transfusões. Hoje, a triagem dos doadores de sangue tornou essa questão irrelevante. Infelizmente, em razão de vários obstáculos, uma vacina bem-sucedida contra o HCV ainda não foi desenvolvida.

## Tratamento

A natureza do tratamento da infecção por HAV ou por HEV é de suporte e, geralmente, é voltada à correção da desidratação e à provisão de uma ingestão calórica adequada. Embora a fadiga possa demandar períodos significativos de repouso, a hospitalização geralmente não é necessária, exceto em casos de insuficiência hepática fulminante.

O tratamento da infecção por HBV é recomendado principalmente para pacientes com doença ativa crônica. A alfainterferona e o análogo de nucleosídio, lamivudina, geralmente são as duas únicas terapias antivirais utilizadas para o tratamento de HBV. Atualmente, muitos análogos de nucleosídios para o tratamento da infecção por HBV foram desenvolvidos e provavelmente atuam mediante inibição da síntese de DNA. A alfainterferona é um agente imunomodulador com algumas propriedades antivirais passíveis de induzir uma resposta virológica em 35 a 40% dos pacientes. Entretanto, não foi comprovado um benefício a longo prazo da terapia com interferona. Os análogos de nucleosídios orais são atualmente a única forma de tratamento anti-HBV, os quais incluem entecavir e dois profármacos de tenofovir. Esses três medicamentos são muito eficazes na indução da supressão virológica em uma grande proporção de pacientes com perfis favoráveis de segurança e tolerabilidade. O entecavir não é recomendado em pacientes tratados anteriormente com lamivudina ou telbivudina. Por outro lado, os derivados de tenofovir são eficazes em pacientes com resistência a lamivudina e telbivudina. A supressão viral a longo prazo com a terapia com análogo de nucleosídio leva a significativa melhora histológica, incluindo a regressão da cirrose, redução das complicações da cirrose e menor risco de desenvolver CHC. A indicação para o tratamento da infecção por HBV baseia-se em três parâmetros: DNA sérico do HBV, níveis séricos de TGP e gravidade da doença hepática. É consenso de todos os especialistas que os pacientes com cirrose, com ou sem descompensação, devem ser tratados quando o DNA sérico do HBV é detectável. A maioria dos especialistas também sugere o tratamento quando há altos níveis de DNA do HBV com elevações da TGP ou níveis moderadamente elevados de DNA do HBV com evidência de fibrose hepática.

Nos últimos 20 anos, ocorreram enormes avanços no tratamento da infecção por HCV. A alfainterferona e a ribavirina foram, por muito tempo, o tratamento recomendado para a hepatite C. O benefício da alfainterferona no tratamento das hepatites não A e não B foi originalmente demonstrado em 1986, antes da descoberta do HCV. Com o atual regime de tratamento com alfainterferona, uma resposta viral completa, definida como a perda sustentada do RNA sérico viral, ocorre em 12 a 20% dos pacientes. A adição de ribavirina à alfainterferona resultou em taxas de respostas de 35 a 45%. Na maioria dos estudos recentes, o tratamento com alfapeginterferona e ribavirina, por 48 semanas, resultou em eliminação viral em 55% dos pacientes. O genótipo específico parece ser preditivo da resposta; alguns tipos resultam em taxas de resposta de 80% e outros de 45%. Pode ocorrer recidiva, mas geralmente com a monoterapia e cursos reduzidos de terapia. A alfainterferona apresenta efeitos colaterais significativos. Nos últimos anos, o tratamento da infecção crônica por HCV foi revolucionado pela introdução de antivirais de ação direta (p. ex., ledipasvir, sofosbuvir, glecaprevir, pibrentasvir, velpatasvir) que têm por alvo as proteínas não estruturais específicas do HCV e, portanto, interrompem a replicação e a infecção viral. As combinações desses medicamentos tornaram-se, atualmente, o tratamento de primeira linha e substituíram com eficácia os regimes anteriores de alfapeginterferona e ribavirina como o padrão de cuidados, quando disponíveis. Todos os tratamentos orais atuais são de curta duração, têm menos efeitos colaterais e maiores taxas de cura. Ao elaborar a combinação de agentes antivirais de ação direta com os fatores do paciente e com o genótipo específico do HCV, é possível obter uma resposta virológica em mais de 90% dos pacientes.

# 55

# Sistema Biliar

*Pejman Radkani, Jason Hawksworth, Thomas Fishbein*

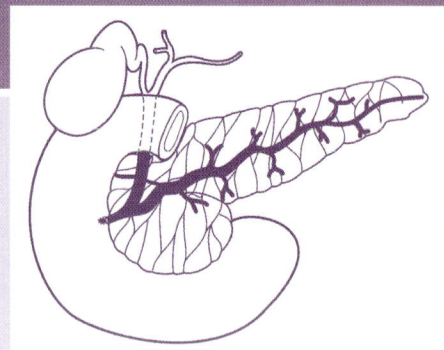

## VISÃO GERAL DO CAPÍTULO

**Anatomia e fisiologia**
    Anatomia vascular
    Fisiologia
**Fisiologia da árvore biliar**
    Exames laboratoriais
    Estudos por imagem
    Bacteriologia
**Doença biliar benigna**
    Doença biliar calculosa
    História natural
    Tratamento não cirúrgico de colelitíase
    Colecistite crônica

    Colecistite aguda litiásica
    Coledocolitíase
    Pancreatite biliar
    Íleo biliar
    Doença biliar não calculosa
    Cirurgia para doença biliar calculosa
    Síndromes pós-colecistectomia
**Doença biliar maligna**
    Câncer de vesícula biliar
    Câncer de ducto biliar
**Tumores metastáticos e outros**

## ANATOMIA E FISIOLOGIA

As variações anatômicas na anatomia biliar são comuns, ocorrem em até 30% dos pacientes, e por isso é importante a compreensão tanto da anatomia normal quanto de suas variações para o tratamento de pacientes com doença biliar.

Os ductos biliares intra ou extra-hepáticos situam-se anteriormente à veia porta correspondente, a qual, por outro lado, encontra-se lateral e inferiormente ao suprimento arterial (Figura 55.1). O ducto hepático esquerdo mantém uma porção extra-hepática transversa mais longa e segue sob a margem do segmento IV antes de mergulhar e ingressar na bifurcação. Ele pode receber alguns ramos subsegmentares do segmento IV nessa porção transversa. O ducto esquerdo drena os segmentos I, II, III e IV, e o ramo mais distal drena o segmento IVA. Em direção mais superolateral surgem os ductos que drenam o segmento IVB, e pouco mais acima do ducto esquerdo encontram-se os ductos para os segmentos II e III. Em geral, esses ductos podem ser encontrados em localização exatamente posterior e lateral à fissura umbilical. O lobo caudado drena através de ductos menores que entram à direita e à esquerda dos ductos hepáticos. A drenagem do ducto direito inclui os segmentos V, VI, VII e VIII, e é substancialmente mais curta do que no ducto esquerdo, que se bifurca quase imediatamente. A junção dos dois ductos setoriais, posterior (VI e VII) e anterior (V e VIII), cria esse curto ducto hepático direito. O ducto setorial anterior segue em direção vertical para drenar os segmentos V e VIII, enquanto o ducto setorial posterior segue um curso horizontal para drenar os segmentos VI e VII.

A vesícula biliar é uma estrutura parcialmente intraperitoneal fixada à superfície inferior do fígado nos segmentos IVB e V; ela tem 7 a 10 cm de comprimento, comporta 30 a 60 m$\ell$ de bile como um reservatório e é dividida em colo, infundíbulo com a bolsa de Hartmann, corpo e fundo (Figura 55.2). No lado da vesícula biliar que está ligado ao fígado, não há cobertura peritoneal; um revestimento fibroso conhecido como placa cística ocupa esse espaço. A bile é drenada via ducto cístico para o colédoco. O comprimento do ducto cístico pode variar de 1 a 5 cm; ele drena em ângulo agudo no colédoco. Existem numerosas variações nessa inserção, inclusive para o ducto hepático direito (Figura 55.3). As válvulas de Heister, que são pregas de mucosa orientadas em padrão espiral dentro do colo da vesícula biliar, atuam para manter a bile na vesícula biliar até a contração em resposta à estimulação entérica.

O colédoco é dividido em três porções: supraduodenal, retroduodenal e a porção pancreática, que é a porção mais inferior, circundada pela cabeça do pâncreas. A inserção do ducto cístico marca a separação entre o colédoco (abaixo) e o ducto hepático comum (superiormente). O colédoco termina na segunda porção do duodeno na ampola de Vater. O ducto pancreático também se une à ampola, embora nas variantes possa haver um orifício separado (Figura 55.4).

Como mencionado, o ducto cístico divide o ducto biliar em ducto hepático comum e colédoco. O ducto hepático comum drena os ductos hepáticos comuns esquerdo e direito e sua confluência na placa hilar, que é uma extensão da cápsula fibrosa perivascular (de Glisson). Em geral, não há estruturas vasculares sobrejacentes aos ductos biliares nessa localização, possibilitando a exposição da bifurcação por meio de uma incisão na base do segmento IV e levantando o fígado dessas estruturas. Essa técnica, denominada abaixamento da placa hilar, é usada para expor a árvore biliar extra-hepática proximal.

### Anatomia vascular

Conforme descrição de Couinaud,[1] o parênquima hepático é dividido em lobos e cada lobo é dividido em segmentos lobares (Figura 55.5) para definir as ressecções anatômicas hepáticas básicas.

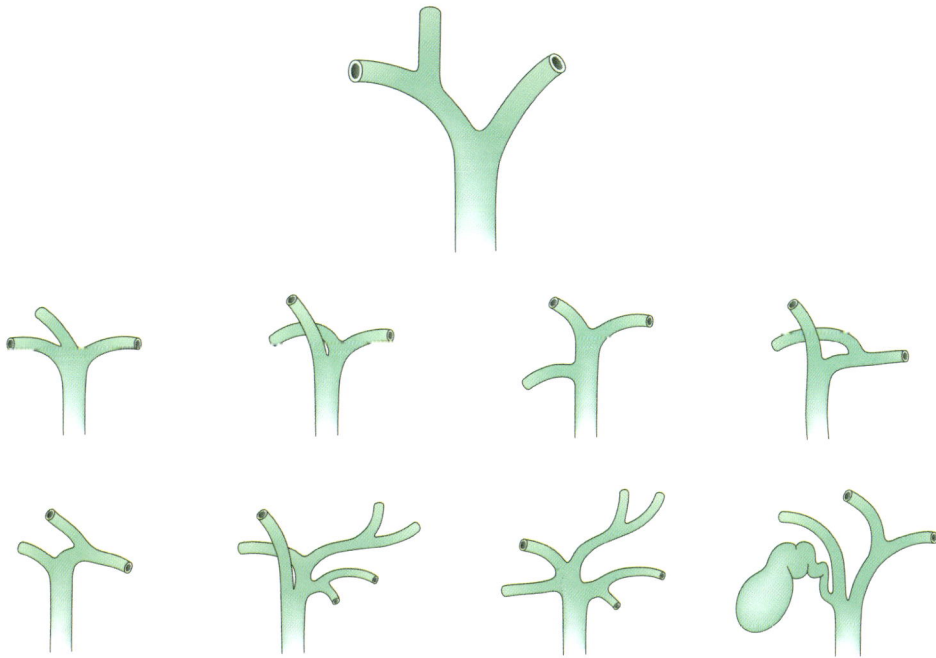

**Figura 55.1** Anatomia hepática biliar lobar e segmentar.

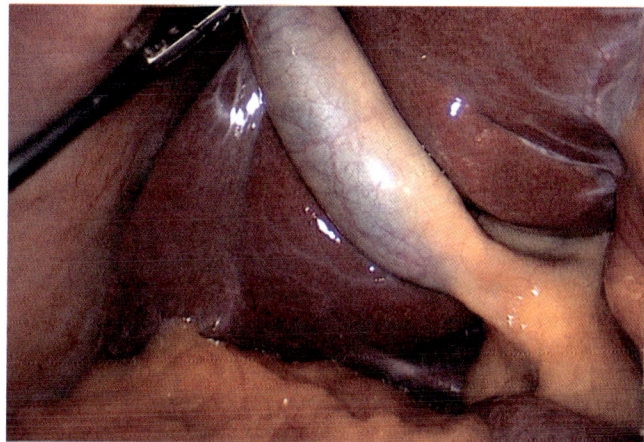

**Figura 55.2** Fotografia laparoscópica da vesícula biliar *in situ*. A vesícula biliar está sendo suspensa pelo fundo para expor o infundíbulo e a porta hepatis.

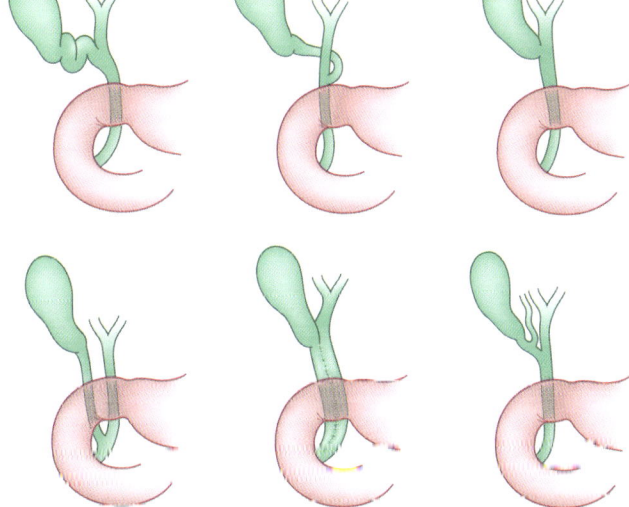

**Figura 55.3** Variabilidade na anatomia do ducto cístico. O conhecimento dessas variações é importante para tentar evitar lesão inadvertida à árvore biliar durante colecistectomia.

O suprimento sanguíneo para toda a árvore biliar é exclusivamente arterial, em contraste com o parênquima hepático, onde a perfusão dupla provém também da veia porta, tornando a árvore biliar suscetível à lesão isquêmica.

A artéria cística surge normalmente da artéria hepática direita e, de modo semelhante à variabilidade que ocorre no ducto cístico, ela pode surgir das artérias hepática direita, hepática esquerda, hepática própria, hepática comum, gastroduodenal ou mesentérica superior. A artéria cística pode passar posterior ou anteriormente ao colédoco para suprir a vesícula biliar. Apesar de variável, em geral, a artéria cística situa-se superiormente ao ducto cístico e normalmente está associada a um linfonodo, conhecido como linfonodo de Mascagni (Figura 55.6). Esse linfonodo pode aumentar de volume no quadro de doença da vesícula biliar, seja inflamatória ou neoplásica, isso porque fornece a drenagem linfática da vesícula biliar.

O suprimento sanguíneo do ducto hepático comum e do colédoco provém das artérias hepática direita e cística. Normalmente, a artéria hepática direita passa posteriormente ao ducto hepático comum para suprir o lobo direito do fígado. Ela passa através do trígono de Calot (limitado pelo ducto cístico, pelo ducto hepático comum e pela borda do fígado), após cruzar o ducto. A artéria cística sai da artéria hepática direita nesse trígono, que corre risco de lesão durante a colecistectomia. É importante lembrar que em 20% da população há uma artéria hepática direita acessória ou substituta que passa através do espaço portocava e ascende para o lobo direito ao longo da face lateral do colédoco. Uma estrutura pulsátil, palpada na face mais lateral da porta durante manobra de Pringle, identifica essa anomalia. Além disso, ela pode ser observada em tomografia computadorizada (TC) como um vaso que passa transversalmente entre a veia porta e a veia cava inferior atrás da cabeça do pâncreas.

A perfusão do colédoco, abaixo do bulbo duodenal, é proveniente de tributárias das artérias pancreatoduodenal posterossuperior e gastroduodenal. Os ramos pequenos coalescem para formar os dois vasos que seguem ao longo do colédoco nas posições de 3 e 9 horas. Esses vasos podem ser danificados e colocar o ducto biliar em risco de lesão isquêmica com a dissecção próxima ao tecido areolar que circunda o ducto biliar.

## Fisiologia

A menor unidade funcional do fígado é o lóbulo hepático. Ele é criado por quatro a seis tríades portais e identificado por sua vênula hepática terminal central. Cada hepatócito é envolvido pelos canalículos biliares, que coalescem para formar os pequenos ductos biliares, entrando na tríade portal. Os sais biliares, como o ácido cólico e o ácido desoxicólico, são criados originalmente a partir do colesterol e secretados nos canalículos biliares como ácido cólico e seu metabólito, o ácido desoxicólico. O fígado realmente produz apenas uma pequena quantidade do *pool* total de bile usado

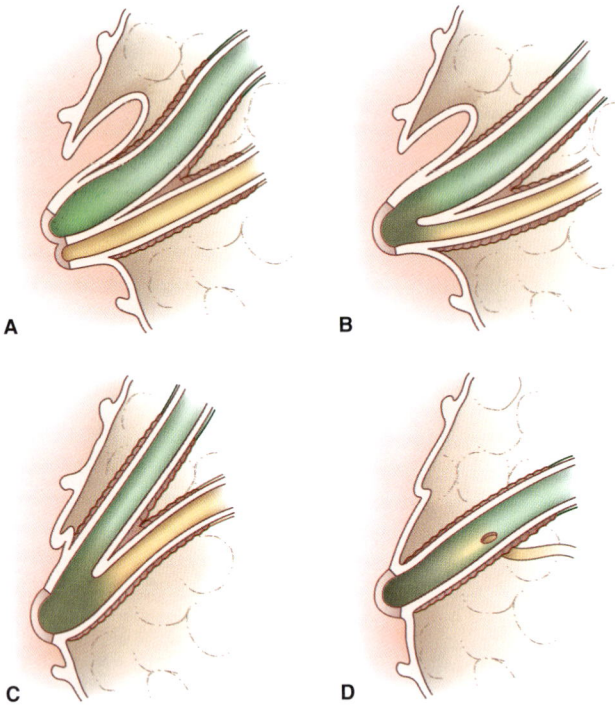

**Figura 55.4** Padrões de junção biliopancreática e inserção na parede duodenal. **A.** Entrada separada do colédoco e do ducto pancreático (DP). **B.** União de ductos na ampola. **C.** União de ductos antes da ampola. **D.** DP entrando no colédoco.

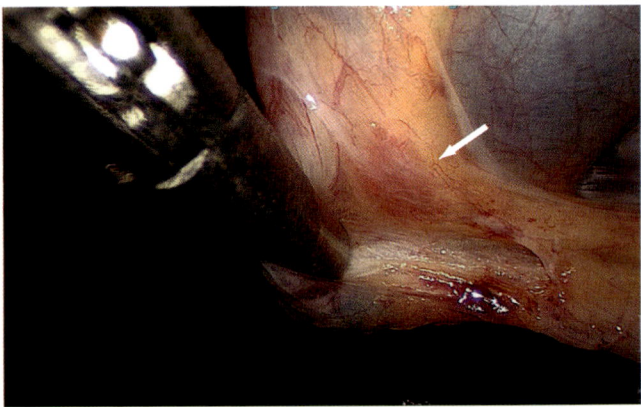

**Figura 55.6** Fotografia operatória do linfonodo de Mascagni. Esse linfonodo (*seta*) é útil para a identificação da localização comum da artéria cística.

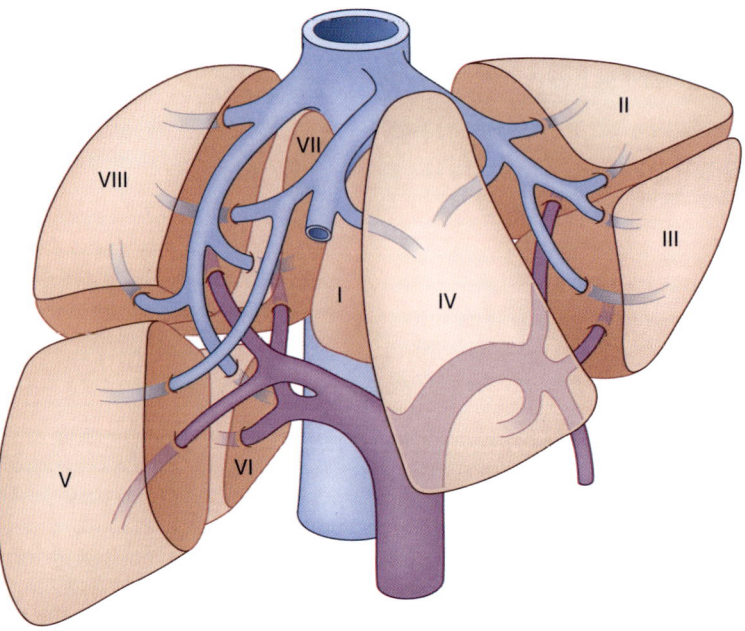

**Figura 55.5** Anatomia segmentar de Couinaud. O segmento I é o lobo caudado. Os segmentos II e III são supridos pelo ramo lateral da veia porta esquerda; o segmento II está situado acima do plano transverso da veia porta, e o segmento III abaixo dela. O segmento IV é suprido pelo ramo medial da veia porta esquerda, e ainda é subdividido em IVA acima e em IVB abaixo da veia porta. O segmento V é suprido pela distribuição inferior do ramo anterior da veia porta direita, e o segmento VIII recebe o fluxo da distribuição superior desse ramo. De modo semelhante, em relação ao ramo posterior da veia porta direita, o segmento VI situa-se inferiormente à veia porta, e o segmento VII, superiormente.

diariamente, porque a maior parte dos sais biliares é reciclada após o uso no lúmen intestinal, o que é conhecido como circulação êntero-hepática (Figura 55.7). A bile é secretada em canalículos diretamente dos hepatócitos. Depois que os componentes biliares são secretados nos canalículos biliares, as junções de oclusão na árvore biliar mantêm esses componentes dentro da via secretória de bile. A secreção de componentes biliares na árvore biliar é um importante estímulo ao fluxo biliar, e o volume de fluxo biliar é um processo osmótico. Como os sais biliares se combinam para formar bolsas esféricas, conhecidas como micelas, os próprios sais não propiciam a atividade osmótica. Em vez disso, os cátions que são secretados na árvore biliar junto com o ânion do sal biliar fornecem a carga osmótica para puxar água para o interior do ducto e aumentar o fluxo a fim de manter a bile eletroquimicamente neutra. Por essa razão, a bile mantém uma osmolalidade aproximadamente comparável à do plasma.

Após a passagem para o interior do trato intestinal e reabsorção pelo íleo terminal, os ácidos biliares são transportados de volta para o fígado, ligados à albumina, para reciclagem. No lado oposto da superfície canalicular do hepatócito situa-se a superfície sinusoidal, a qual se conecta ao espaço de Disse. Nessa área de contato, o hepatócito absorve os componentes circulatórios de bile, uma etapa importante na circulação êntero-hepática. A passagem dos sais biliares reabsorvidos ligados à albumina através do espaço de Disse possibilita a captação para o hepatócito em um processo eficiente que envolve o cotransporte de sódio e vias independentes de sódio. Na via independente de sódio menos específica são transportados vários ânions orgânicos, incluindo bilirrubina não conjugada e indireta. O transporte de sais biliares através da membrana canalicular continua a ser uma etapa limitadora de velocidade na excreção de sal biliar. Em virtude das grandes diferenças na concentração dos sais biliares, o transporte de bile até um gradiente de concentração extremo é dependente da adenosina trifosfato (ATP). Menos de 5% dos sais biliares são perdidos a cada dia nas fezes. Quando quantidades suficientes de sais biliares alcançam o lúmen colônico, a poderosa atividade detergente dos sais biliares pode causar inflamação e diarreia. Algumas vezes, isso é observado após uma colecistectomia, quando a velocidade da circulação êntero-hepática da bile aumenta e pode superar a capacidade do íleo terminal de absorver os sais biliares (síndrome pós-colecistectomia).

Além dos sais biliares, a bile contém proteínas, lipídios e pigmentos. Os principais componentes lipídicos da bile são os fosfolipídios e o colesterol. Esses lipídios não apenas eliminam o colesterol das lipoproteínas de alta e baixa densidades, mas também servem para proteger os hepatócitos e os colangiócitos da natureza tóxica da bile. As fontes da maior parte do colesterol biliar são as lipoproteínas circulantes e a síntese hepática. Portanto, a secreção biliar de colesterol realmente serve para excretar o colesterol do corpo.

Além da absorção de nutrientes do trato intestinal, a secreção biliar do fígado serve a uma função oposta, ou seja, a excreção de toxinas e metabólitos do fígado. Os pigmentos biliares, como a bilirrubina, são os produtos da decomposição de hemoglobina e mioglobina. Esses produtos são transportados no sangue, ligados à albumina, para os hepatócitos. Dentro dos hepatócitos, eles são transferidos para o retículo endoplasmático e conjugados para formar glicuronídios de bilirrubina, conhecidos como bilirrubina conjugada ou "direta". Os pigmentos biliares conferem a cor à bile e, quando convertidos em estercobilinogênio pelas enzimas bacterianas, conferem às fezes a cor característica.

Grande parte do fluxo biliar é dependente dos estímulos neurais, humorais e químicos. A atividade vagal induz a secreção biliar, assim como a secretina, um hormônio gastrintestinal. A colecistocinina (CCK, do inglês *cholecystokinin*), secretada pela mucosa intestinal, serve para induzir a secreção da árvore biliar e a contração da parede da vesícula biliar, aumentando assim a excreção da bile no interior dos intestinos. A bile secretada passa através da árvore

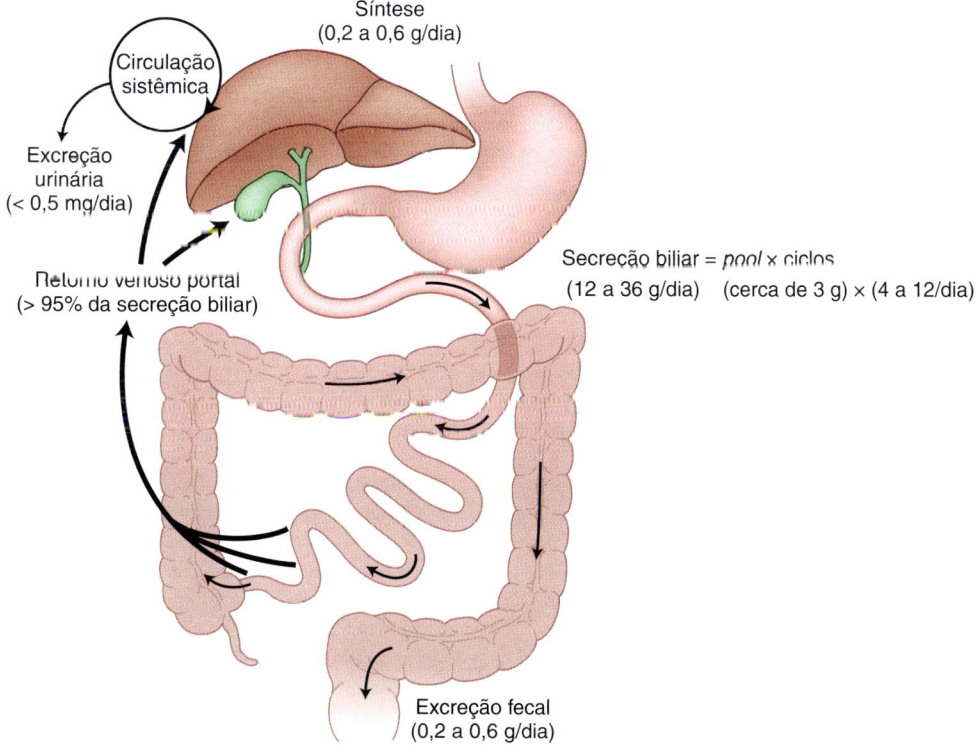

**Figura 55.7** Circulação êntero-hepática.

biliar para o intestino e é reabsorvida. A vesícula biliar serve como local de armazenamento extra-hepático de bile, absorvendo água e concentrando a bile em um processo osmótico realizado por meio do transporte ativo de sódio. Com a absorção de sódio e água através do epitélio da vesícula biliar, a composição química da bile é alterada no lúmen da vesícula biliar. Elevações na concentração de colesterol e cálcio levam à redução da estabilidade das vesículas de colesterol dos fosfolipídios. A estabilidade reduzida da vesícula predispõe à nucleação desse *pool* estagnado de colesterol e, portanto, à formação de cálculo de colesterol. O colo da vesícula biliar e o ducto cístico também secretam glicoproteínas para protegê-la contra a atividade de detergente da bile. Essas glicoproteínas também promovem cristalização do colesterol.

Um aumento da atividade do esfíncter de Oddi em estado de jejum (Figura 55.8), cuja musculatura é independente da parede intestinal duodenal, aumenta a pressão no colédoco, enchendo a vesícula biliar, que é capaz de armazenar até 300 m$\ell$ de produção de bile ao dia, por meio de um mecanismo retrógrado. Esse esfíncter muscular normalmente mantém alta atividade tônica e fásica, que é inibida pela CCK. A passagem de gordura, proteína e ácido no duodeno induz a secreção de CCK das células epiteliais duodenais. A CCK, então, como o nome sugere, causa a contração da vesícula biliar, com pressões intraluminais até 300 mmHg. A atividade vagal também induz ao esvaziamento da vesícula biliar, mas é um estímulo menos poderoso para a contração da vesícula biliar do que a CCK. Ao mesmo tempo, a CCK induz ao relaxamento do esfíncter, causando um fluxo biliar mais fácil da árvore biliar. O relaxamento desse esfíncter, coordenado com a contração da vesícula biliar, torna possível a evacuação de até 70% dos conteúdos da vesícula biliar dentro de 2 horas da secreção de CCK. Durante o estado de jejum, a passagem oblíqua do ducto biliar através da parede duodenal e a atividade tônica do esfíncter impedem o refluxo dos conteúdos duodenais para dentro da árvore biliar.

## FISIOLOGIA DA ÁRVORE BILIAR

### Exames laboratoriais

Um painel hepático testa vários aspectos metabólicos e funcionais do fígado e do sistema biliar.

Por exemplo, a elevação dos níveis de bilirrubina e de fosfatase alcalina será determinante em um processo colestático, mas o nível de transaminase sérica é sugestivo da fisiologia do hepatócito.

A hiperbilirrubinemia pode ser secundária à bilirrubina conjugada, possivelmente em decorrência de obstrução, ou de hiperbilirrubinemia não conjugada causada por aumento da síntese, captação comprometida de bilirrubina não conjugada do hepatócito e diminuição da conjugação intracelular. Embora esta seja uma supersimplificação de um processo complexo, distúrbios que até incluem a conjugação manifestam-se como níveis elevados de bilirrubina não conjugada. A elevação da bilirrubina sérica causada por obstrução do sistema biliar será identificável no frênulo da língua, esclera ou pele. É importante verificar primeiramente o frênulo, pois na esclera será observado um nível de bilirrubina que deve chegar a 2,5 mg/d$\ell$, enquanto na pele a manifestação será maior que 5 mg/d$\ell$.

### Estudos por imagem

#### Radiografias simples

As radiografias simples, o estudo radiográfico mais básico, tem uso limitado na avaliação geral da doença da árvore biliar. Os cálculos biliares não são observados regularmente em radiografias simples, e mesmo quando são visualizados, raramente mudam a terapia. Portanto,

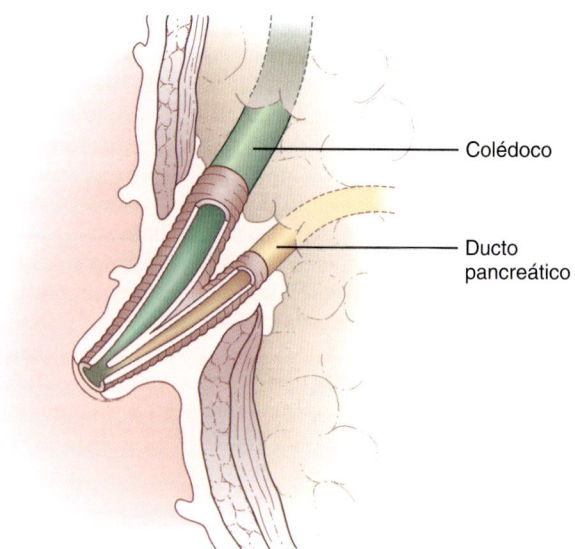

**Figura 55.8** Esfíncter de Oddi. Como o esfíncter é responsável pelo controle da maior parte do fluxo biliar, esse esfíncter mantém um alto tônus de contração, mas é inibido pela colecistocinina.

o papel das radiografias simples na avaliação de possível doença biliar limita-se à exclusão de outros diagnósticos, como úlcera duodenal com ar livre, obstrução do intestino delgado ou pneumonia no lobo inferior direito que causa dor no quadrante superior direito.

#### Ultrassonografia

A ultrassonografia (US) transabdominal é um teste sensível, barato, confiável e reprodutível para avaliar a maior parte da árvore biliar. A US é capaz de separar os pacientes com icterícia clínica, nos quais a origem da hiperbilirrubinemia é decorrente da degradação da hemoglobina por meio de um processo de conjugação, dos pacientes com icterícia cirúrgica, nos quais a hiperbilirrubinemia ocorre por bloqueio da excreção. Portanto, essa modalidade é vista como o exame de escolha para a avaliação inicial de icterícia ou sintomas de doença biliar. O achado de um colédoco dilatado no quadro de icterícia sugere obstrução do ducto por cálculos, normalmente associada à dor, ou por tumor, que geralmente é indolor (Figura 55.9). As doenças da vesícula biliar são diagnosticadas regularmente por US em virtude da localização superficial da vesícula biliar, sem gás intestinal sobrejacente, o que possibilita sua avaliação por ondas sonoras. A US tem elevadas especificidade e sensibilidade para colelitíase, ou cálculos biliares. A densidade dos cálculos biliares propicia a nítida reverberação da onda sonora, mostrando um foco ecogênico com o sombreamento característico por trás do cálculo (Figura 55.10). A maioria dos cálculos biliares, a não ser que estejam impactados, movimenta-se com as alterações da posição do paciente. Essa característica torna possível sua diferenciação dos pólipos da vesícula biliar, que são fixos, e da lama biliar, que se move mais lentamente e não apresenta o padrão ecogênico nítido dos cálculos biliares. Essas alterações patológicas observadas em muitas doenças da vesícula biliar podem ser identificadas por US. Por exemplo, o espessamento da parede da vesícula biliar e o líquido pericolecístico observado na colecistite são visíveis por US (Figura 55.11). A vesícula em porcelana, com sua parede calcificada, aparece como foco ecogênico curvilíneo ao longo de toda a parede da vesícula biliar, com sombreamento posterior (Figura 55.12). Além da divisão da icterícia clínica *versus* icterícia cirúrgica, às vezes a US pode identificar a causa da icterícia obstrutiva, mostrando cálculos no colédoco ou mesmo colangiocarcinoma.

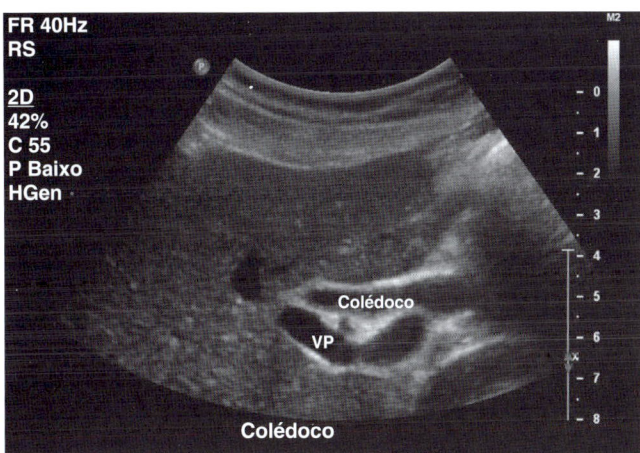

Figura 55.9 Ultrassonografia da árvore biliar dilatada. O colédoco está dilatado. À medida que ele segue paralelamente à veia porta (VP), é fácil de identificar. A representação de faixas paralelas do ducto e da veia ajuda a assegurar que o diâmetro do ducto comum não é superestimado por uma incidência tangencial, que aumentaria artificialmente o diâmetro anteroposterior.

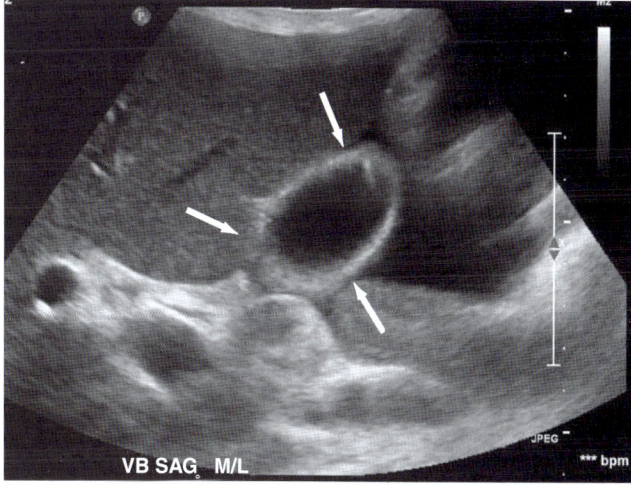

Figura 55.11 Ultrassonografia com colecistite aguda e espessamento da parede da vesícula biliar (setas).

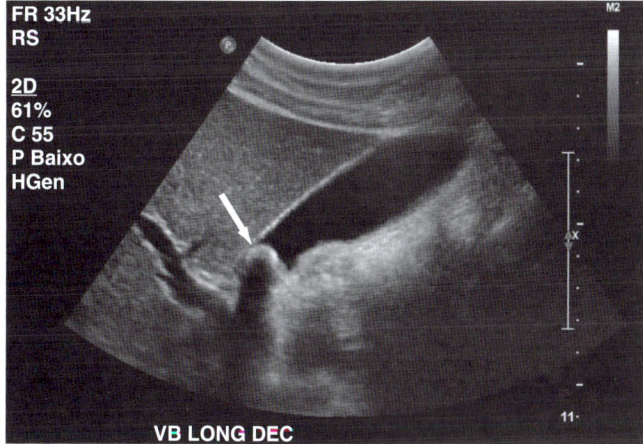

Figura 55.10 Ultrassonografia de cálculo biliar no colo da vesícula biliar. A nítida parede ecogênica do cálculo biliar (seta), com a característica faixa de sombreamento posterior sob o cálculo, ajuda a diferenciá-lo de outros achados intraluminais.

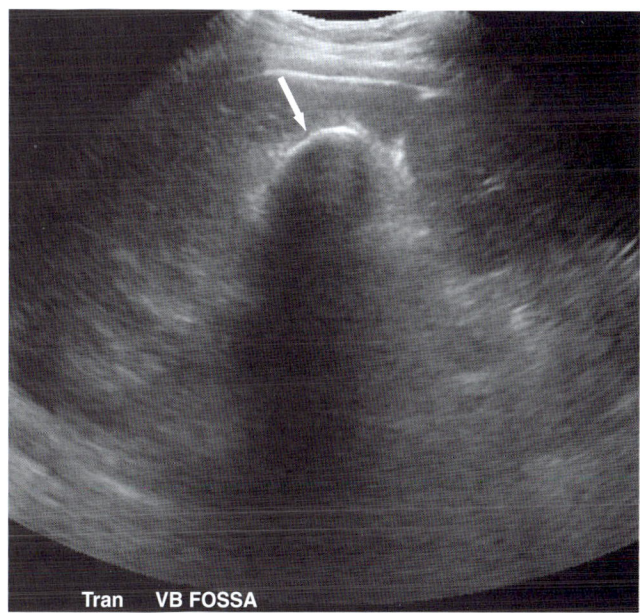

Figura 55.12 Ultrassonografia de vesícula em porcelana. O nítido foco ecogênico curvilíneo (seta), combinado com o substancial sombreamento posterior, ajuda a confirmar esse diagnóstico.

### Cintilografia hepática contrastada com ácido iminodiacético

Apesar de não conseguir produzir um delineamento anatômico preciso, a cintilografia biliar, ou exame com ácido iminodiacético hepatobiliar, também conhecidos como HIDA (do inglês, *hepatic iminodiacetic acid*), pode ser usada para avaliar a secreção fisiológica de bile. A injeção de ácido iminodiacético, que é processado no fígado e secretado com a bile, torna possível a identificação do fluxo de bile. Portanto, a falha no enchimento da vesícula biliar após 2 horas da injeção demonstra obstrução do ducto cístico, como se observa na colecistite aguda (Figuras 55.13 e 55.14). Além disso, a cintilografia identificará a obstrução da árvore biliar e os extravasamentos de bile, o que pode ser útil no contexto pós-operatório. O HIDA também pode ser usado para determinar a função da vesícula biliar, pois a injeção de CCK durante a varredura documentará a ejeção fisiológica da vesícula biliar. Isso pode ser útil em pacientes com dor no trato biliar mas sem cálculos, pois alguns pacientes têm dor decorrente de esvaziamento comprometido, conhecido como discinesia biliar. Por ser um exame de medicina nuclear, o HIDA demonstra o fluxo fisiológico, mas não proporciona nenhum detalhe anatômico fino, nem pode identificar cálculos biliares.

### Tomografia computadorizada

Embora a US seja claramente o primeiro exame de escolha para o delineamento da doença biliar, a TC produz informações anatômicas superiores e, portanto, é indicada quando se exige maior delineamento anatômico. Como a maioria dos cálculos biliares é radiograficamente isodensa à bile, muitos serão indistinguíveis da bile. Entretanto, uma vez que a US é operador-dependente e não produz a reconstrução anatômica da árvore biliar, pode-se usar a TC para identificar a causa e o local da obstrução biliar (Figura 55.15). Quando realizada para avaliação do parênquima hepático ou pancreático ou de possíveis processos neoplásicos, a TC é inestimável no planejamento pré-operatório, e o uso de fase arterial, da fase venosa portal e das imagens de fase tardia, conhecidas como TC trifásica, essencialmente substituiu a angiografia diagnóstica do fígado.

### Ressonância magnética e colangiopancreatografia por ressonância magnética

A ressonância magnética (RM) usa a água na bile para delinear a árvore biliar e, portanto, propicia uma definição anatômica superior da árvore biliar intra-hepática e extra-hepática, assim como do pâncreas. Embora o tratamento da maioria dos pacientes com doença biliar não requeira o detalhe fino da avaliação anatômica mostrado em imagens em corte transversal, a RM não é invasiva, não requer exposição à radiação e pode se comprovar extremamente útil no planejamento da ressecção das neoplasias biliares ou pancreáticas ou no tratamento da doença biliar complexa. É possível criar um colangiopancreatograma usando o conteúdo de água da bile (Figura 55.16), o que a torna uma excelente modalidade de imagens em corte transversal da árvore biliar.

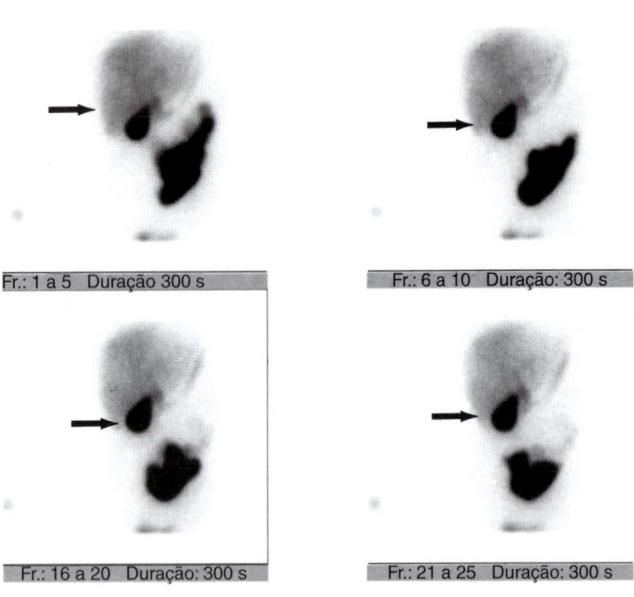

**Figura 55.13** Cintilografia biliar, ou exame com ácido iminodiacético hepatobiliar, mostrando o enchimento da vesícula biliar. Com o enchimento da vesícula biliar (*setas*), pode-se afastar o diagnóstico de colecistite aguda.

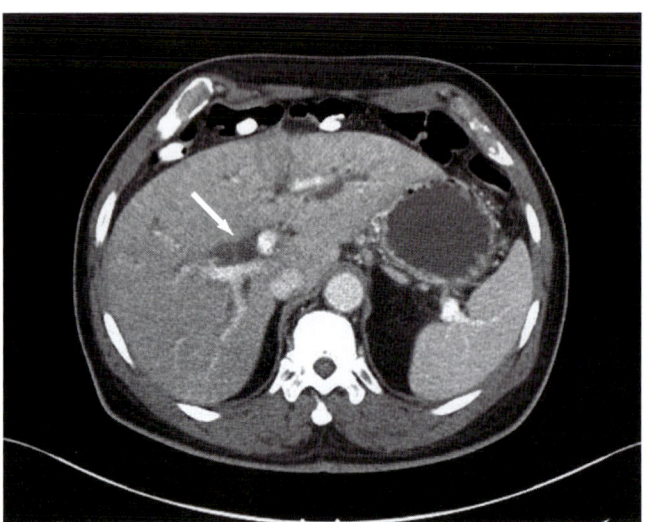

**Figura 55.15** Tomografia computadorizada mostrando a árvore biliar dilatada (*seta*) na confluência portal. Essa dilatação continua inferiormente até a cabeça do pâncreas.

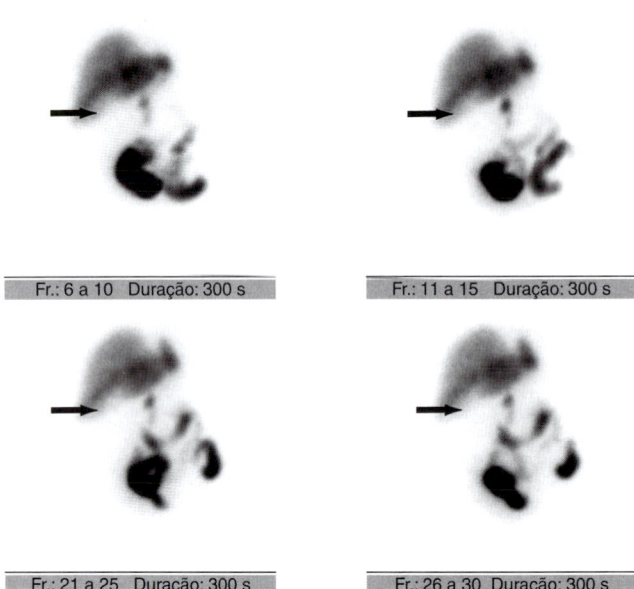

**Figura 55.14** Exame de ácido iminodiacético hepatobiliar (HIDA) mostrando o não enchimento da vesícula biliar. Com o não enchimento da vesícula biliar (*setas*) mesmo em imagens tardias, o HIDA confirma a oclusão do ducto cístico, caracterizando a colecistite aguda.

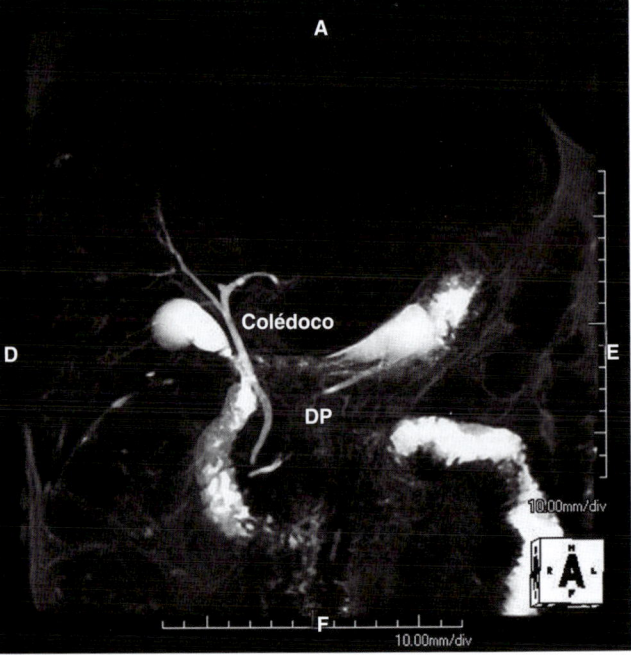

**Figura 55.16** Imagem normal de colangiopancreatografia por ressonância magnética. Note o colédoco e o ducto pancreático (*DP*) normais.

### Colangiopancreatografia retrógrada endoscópica

A colangiopancreatografia retrógrada endoscópica (CPRE) é um exame invasivo que usa endoscopia e fluoroscopia para injetar contraste através da ampola a fim de obter imagem da árvore biliar (Figura 55.17). Embora tenha uma taxa de complicação de até 10%, sua utilidade está na capacidade de diagnosticar e tratar muitas doenças da árvore biliar. Para os pacientes com obstrução maligna, a CPRE pode ser usada para fornecer amostras teciduais para o diagnóstico, ao mesmo tempo que também descomprime uma obstrução, mas não realiza um estadiamento preciso da doença. Muitas doenças benignas, como a coledocolitíase, podem ser tratadas com facilidade por meios endoscópicos. A CPRE também se comprovou extremamente útil no diagnóstico e tratamento das complicações da cirurgia biliar.

### Colangiografia trans-hepática percutânea

As técnicas radiológicas intervencionistas podem ser usadas na avaliação da anatomia biliar. De modo semelhante à CPRE, a colangiografia trans-hepática percutânea (CTP) é um procedimento invasivo usado para avaliar a árvore biliar. Uma agulha é introduzida diretamente no fígado com o intuito de acessar um dos canalículos biliares, e o trato é então usado para obter imagens com contraste, podendo servir para a inserção de cateteres trans-hepáticos para drenagem e, às vezes, biopsia. A CTP pode ser útil para os pacientes com doença biliar intra-hepática ou em indivíduos nos quais a CPRE não é tecnicamente viável; a CTP pode descomprimir de maneira não cirúrgica a obstrução biliar e as obstruções de *stent* e pode dar informações anatômicas para reconstrução biliar (Figura 55.18).

### Colangiografia intraoperatória

Outra ferramenta de imagens para o diagnóstico de anormalidades do trato biliar é a colangiografia intraoperatória. Por meio da inserção de um cateter de injeção através do ducto cístico durante a colecistectomia ou através de outro ponto na árvore biliar, a colangiografia intraoperatória pode ajudar a delinear a anatomia biliar anômala, identificar coledocolitíase ou guiar a reconstrução biliar. Alguns cirurgiões defendem a colangiografia de rotina durante colecistectomia. Defensores da colangiografia de rotina observam que as lesões ao ducto comum podem ser identificadas e tratadas imediatamente. Entretanto, por acrescentar tempo operatório e exposição fluoroscópica à cirurgia, muitos cirurgiões usam a colangiografia intraoperatória de maneira seletiva durante a realização de uma colecistectomia. Apesar de discutido, o uso de rotina de colangiografia intraoperatória não reduz significativamente a incidência de lesão à árvore biliar durante colecistectomia laparoscópica. Dentre as indicações para o uso seletivo da colangiografia estão dor no dia da cirurgia, painel de função hepática anormal, anatomia biliar anômala ou confusa e alteração da anatomia que impeça a realização da CPRE após colecistectomia, como o *bypass* gástrico em Y de Roux, a dilatação da árvore biliar ou qualquer suspeita pré-operatória de coledocolitíase (Boxe 55.1).

---

**Boxe 55.1** Indicações para colangiografia seletiva.

- Dor no dia da cirurgia
- Painel de função hepática anormal
- Anatomia biliar anômala ou confusa
- Impossibilidade de realizar colangiopancreatografia retrógrada endoscópica pós-operatória
- Árvore biliar dilatada
- Qualquer suspeita de coledocolitíase

---

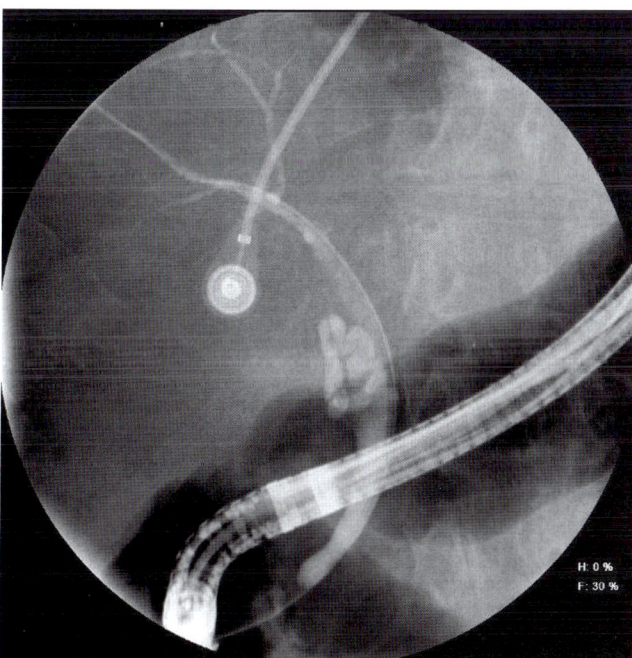

**Figura 55.17** Imagem de colangiopancreatografia retrógrada endoscópica normal.

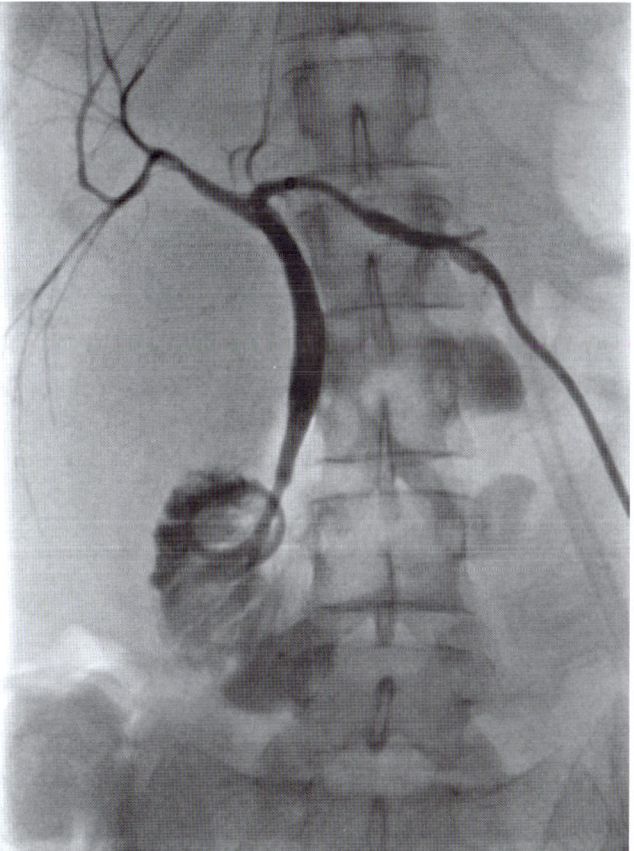

**Figura 55.18** Imagem de colangiografia trans-hepática percutânea de anatomia biliar hepática.

### Ultrassonografia endoscópica

Apesar do uso limitado na avaliação de doença da vesícula biliar ou de doença intra-hepática da árvore biliar, a US endoscópica é valiosa na avaliação do colédoco distal e da ampola. Com a estreita aposição do colédoco distal e do pâncreas ao duodeno, ondas sonoras geradas pela US endoscópica propiciam uma avaliação detalhada do ducto biliar e da ampola; isso se comprovou mais útil na avaliação de tumores para detecção de invasão das estruturas vasculares. Os ecoendoscópios são subdivididos naqueles que realizam a varredura perpendicular ao eixo longo do endoscópio, conhecidos como ecoendoscópios radiais, e naqueles que realizam varredura paralela, conhecidos como ecoendoscópios lineares. Os ecoendoscópios radiais são mais úteis para uma avaliação tomográfica, enquanto os lineares podem guiar as intervenções como as biopsias por agulha sob orientação de US em tempo real (Figura 55.19).

### Tomografia por emissão de pósitrons com fluorodesoxiglicose

A tomografia por emissão de pósitron com fluorodesoxiglicose (PET-TC) explora a diferença metabólica entre um tecido com grande atividade metabólica, como neoplasia, e tecido normal. Com a injeção de uma molécula de glicose radiomarcada, as imagens por PET-TC podem diferenciar entre lesões benignas e malignas, detectar recidiva e identificar doença metastática. Infelizmente, a PET-TC é incapaz de demonstrar carcinomatose e, em virtude do alto metabolismo do sistema imunológico, seu valor é limitado no quadro de infecção ou inflamação.

### Bacteriologia

A árvore biliar insere-se no duodeno e, portanto, não pode ser considerada realmente estéril. Por ter baixa carga bacteriana e com fluxo de bile, a infecção na ausência de obstrução é rara. No entanto, com a presença de cálculos ou de obstrução, a probabilidade de infecção bacteriana aumenta. Dentre os tipos mais comuns de bactérias encontrados nas infecções biliares estão Enterobacteriaceae, como *Escherichia coli*, *Klebsiella* e *Enterobacter*, seguida de *Enterococcus* spp.

Antibióticos profiláticos devem ser considerados para a maioria dos pacientes que se submetem a intervenções na árvore biliar, como CPRE ou CTP. Para cobrir a espécie bacteriana mais comum, cefalosporina de primeira ou segunda geração, ou fluoroquinolona, devem ser suficientes. Para os pacientes que se submetem à colecistectomia laparoscópica eletiva para cólica biliar, a profilaxia com antibiótico é necessária. No entanto, os antibióticos devem ser usados para qualquer paciente com suspeita ou com infecção documentada da árvore biliar, como colecistite aguda ou colangite ascendente, e devem ser escolhidos para cobrir bactérias gram-negativas e anaeróbios.

## DOENÇA BILIAR BENIGNA

### Doença biliar calculosa

A colelitíase, ou litíase biliar, é a doença mais comum da vesícula biliar e da árvore biliar, que afeta de 10 a 15% da população. Os cálculos biliares geralmente são classificados em dois subtipos principais, cálculos de colesterol e de pigmento, dependendo do principal soluto precipitado dentro do cálculo. Mais de 70% dos cálculos biliares nos EUA são formados pela precipitação de colesterol e de cálcio; os cálculos de colesterol puro são responsáveis por menos de 10%. Os cálculos de pigmento podem ser divididos em cálculos negros, como se observa nas condições hemolíticas e na cirrose, e em cálculos marrons, que tendem a ser encontrados nos ductos biliares e acredita-se serem secundários à infecção. A diferença de coloração surge da incorporação do colesterol em cálculos marrons. Como os cálculos de pigmento negro ocorrem nos estados hemolíticos, em decorrência da concentração de bilirrubina, eles são encontrados quase exclusivamente na vesícula biliar. Por outro lado, os cálculos marrons podem ocorrer dentro da árvore biliar e sugerem distúrbio da motilidade biliar e infecção bacteriana associada.

Quatro fatores principais explicam melhor a formação do cálculo biliar: supersaturação da bile secretada, concentração de bile na vesícula biliar, nucleação do cristal e dismotilidade da vesícula biliar. Altas concentrações de colesterol e lipídio na secreção da bile do fígado constituem condição predisponente à formação de cálculos de colesterol, enquanto o aumento do processamento de hemoglobina é observado na maioria dos pacientes com cálculos de pigmento. Uma vez na vesícula biliar, a bile está mais concentrada por meio de absorção de água e sódio, aumentando as concentrações de solutos e cálcio biliares. Os sais biliares atuam na solubilização do colesterol. Em relação aos cálculos de colesterol (Figura 55.20), o colesterol precipita-se em cristais quando a concentração nas vesículas da vesícula biliar excede a solubilidade de colesterol (Figura 55.21).[2] A formação de cristal acelera-se mais por meio de agentes pró-nucleantes, incluindo glicoproteínas e imunoglobulinas. Por fim, a motilidade anormal da vesícula biliar pode aumentar a estase, o que proporciona mais tempo para que os solutos se precipitem na vesícula. Portanto, pode-se observar aumento da formação de cálculo em condições associadas ao esvaziamento comprometido da vesícula biliar, como nos estados de jejum prolongado, no uso de nutrição parenteral total, após vagotomia e no uso de análogos da somatostatina.

### História natural

Os cálculos biliares se tornam sintomáticos quando obstruem uma estrutura visceral, como um ducto cístico. Entretanto, os cálculos biliares geralmente permanecem assintomáticos e são encontrados apenas casualmente em imagens. A cólica biliar, causada por bloqueio temporário do ducto cístico, tende a ocorrer após uma refeição em que a secreção de CCK induz à contração. Os cálculos que não obstruem o ducto cístico ou passam através de toda a

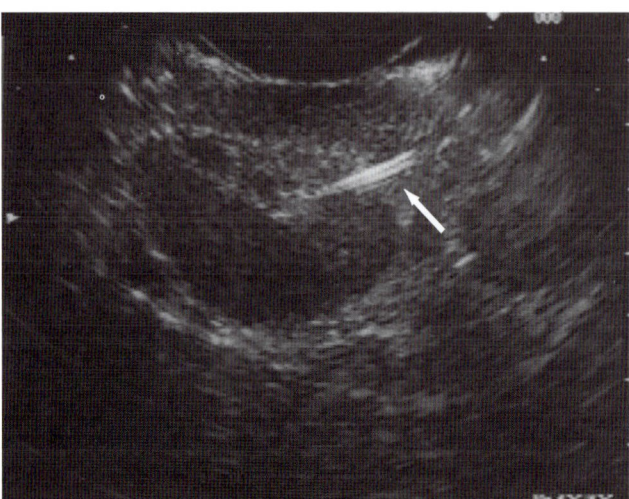

**Figura 55.19** Ultrassonografia endoscópica linear com biopsia por agulha (*seta*) de um linfonodo.

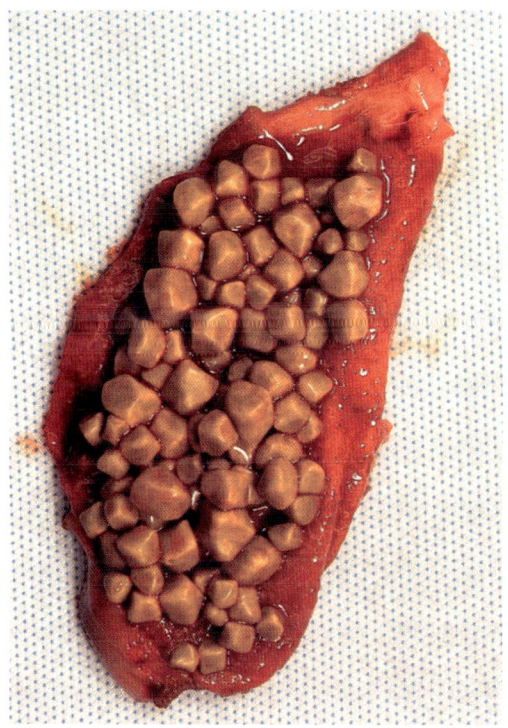

**Figura 55.20** Vesícula biliar com os característicos cálculos amarelos de colesterol.

árvore biliar para os intestinos sem impactação não causam sintomas. Apenas de 20 a 30% dos pacientes com cálculos assintomáticos desenvolvem sintomas dentro de 20 anos, e como cerca de 1% dos pacientes com cálculos assintomáticos desenvolve complicações de seus cálculos antes do início dos sintomas, a colecistectomia profilática não se justifica em pacientes assintomáticos.

Certos subgrupos de pacientes, entretanto, constituem um *pool* de risco mais elevado; assim, a colecistectomia profilática deve ser considerada. Dentre esses pacientes encontram-se aqueles com anemias hemolíticas, como a anemia falciforme. Esses pacientes apresentam taxa extremamente alta de formação de cálculo de pigmento, e a colecistite pode precipitar uma crise. Pacientes com calcificação da parede da vesícula biliar (conhecida como vesícula biliar em porcelana), aqueles com grandes cálculos biliares (> 2,5 cm) e aqueles com um canal biliar comum longo com os ductos pancreáticos têm maior risco de câncer de vesícula biliar e devem considerar a colecistectomia. Além disso, pacientes com cálculos biliares assintomáticos submetidos à cirurgia bariátrica também podem se beneficiar da colecistectomia; mas isso ainda é controverso. A rápida perda ponderal não apenas favorece a formação de cálculos, mas também, após o *bypass* gástrico, a CPRE para remover os cálculos do colédoco na colangite ascendente é extremamente desafiadora e, em geral, não obtém sucesso. Além disso, em pacientes diabéticos com cálculos biliares, o limiar de colecistectomia deve ser mais baixo, considerando a taxa mais elevada de gangrena.

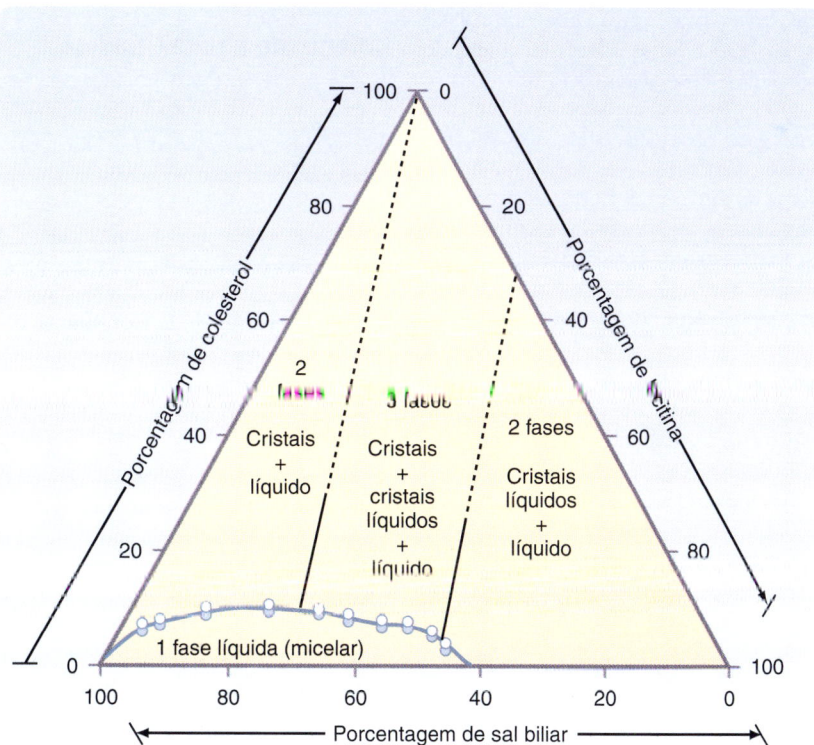

**Figura 55.21** Triângulo de solubilidade. Com os três principais componentes da bile que determinam a solubilidade e a estabilidade do colesterol, cada um pode ser quantificado pela porcentagem molar para mostrar uma proporção relativa aos outros dois. O colesterol é completamente solúvel apenas em uma pequena área no canto inferior esquerdo, onde existe uma solução micelar clara, abaixo dos *círculos fechados*. Logo acima destes, na área entre os *círculos abertos* e *fechados*, o colesterol é supersaturado, mas estável e, portanto, cristalizado somente na presença de estase. No restante desse triângulo, o colesterol está significativamente supersaturado e instável. Nessa região, os cristais se formam imediatamente. (De Admirand WH, Small DM. The physicochemical basis of cholesterol gallstone formation in man. *J Clin Invest.* 1968;47:1043-1052.)

### Tratamento não cirúrgico de colelitíase

O tratamento clínico de cálculos biliares geralmente não tem sucesso e inclui terapia oral com sal biliar, dissolução por contato, que requer a canulação da vesícula biliar e a infusão de solvente orgânico e litotripsia extracorpórea por onda de choque. No caso de estratégias de dissolução, taxas inaceitáveis de recidiva de até 50% limitam sua aplicação a um grupo mais seleto de pacientes. A litotripsia extracorpórea por onda de choque apresenta taxa de recidiva mais baixa, de cerca de 20%, e pode ser considerada em pacientes com cálculos isolados de 0,5 a 2 cm. O uso disseminado, a segurança e a eficácia da colecistectomia laparoscópica relegaram a terapia não cirúrgica aos pacientes nos quais a anestesia geral acarrete risco proibitivamente alto.

### Colecistite crônica

Crises recorrentes de cólica biliar, apenas com oclusão temporária do ducto cístico, podem causar inflamação e formação cicatricial no colo da vesícula biliar e do ducto cístico. Esse processo causa fibrose, uma evidência histológica dos episódios autolimitados repetitivos de inflamação, e é chamado de colecistite crônica. O diagnóstico de colecistite crônica segue um *continuum* com a cólica biliar porque resulta de crises recorrentes. Portanto, a apresentação é a de colelitíase sintomática ou cólica biliar. Dor após ingestão de uma refeição gordurosa, com aumento inerente da secreção de CCK em resposta à gordura intraluminal duodenal, é clássica da cólica biliar, embora apenas 50% dos pacientes relatem uma associação com o alimento. A dor proveniente de cálculos tende a se localizar no epigástrio ou no quadrante superior direito e pode irradiar-se ao redor da escápula. Cólica biliar é um termo errôneo, uma vez que a dor geralmente é constante e não em cólica. Essas crises de dor costumam durar algumas horas. Dor por um período superior a 24 horas, ou associada à febre, sugere colecistite aguda. A dor da cólica biliar, mesmo na ausência de colecistite, também pode causar outros sintomas gastrintestinais, como timpanismo, náuseas ou até vômito.

Os cálculos sintomáticos constituem um perfil de risco diferente daquele dos cálculos biliares assintomáticos, com maior probabilidade de complicações. Portanto, a colelitíase sintomática é uma indicação para a colecistectomia. Os cálculos documentados e os sintomas são as indicações mais comuns para a realização de colecistectomia.

#### Diagnóstico

O diagnóstico de colecistite crônica depende de um histórico compatível com doença do trato biliar. A US transabdominal documenta de modo confiável a presença de colelitíase. A US pode proporcionar outras importantes informações, como dilatação do colédoco, pólipos da vesícula biliar, vesícula em porcelana ou evidência de processos parenquimais hepáticos. A colesterolose, ou o acúmulo de colesterol encontrado em macrófagos da mucosa da vesícula biliar, também pode ser observada (Figura 55.22). Até mesmo na ausência clara de cálculos, a chamada lama biliar, encontrada na vesícula biliar à US, com sintomas apropriados, é compatível com a cólica biliar.

#### Tratamento

Os pacientes sintomáticos da colelitíase devem ser submetidos à colecistectomia eletiva. A colecistectomia é um procedimento de baixo risco, mas não isento de complicações; assim, é importante uma análise de riscos e benefícios. Como os pacientes com sintomas leves têm baixa taxa de complicações dos cálculos biliares (1 a 3%/

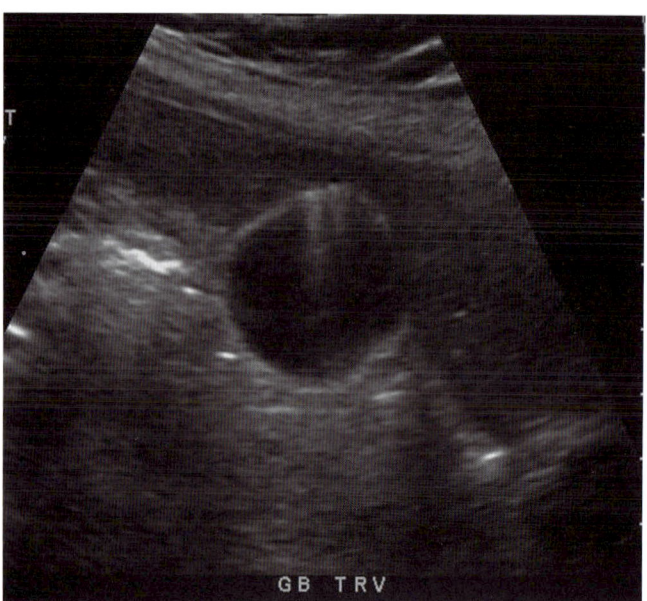

**Figura 55.22** Imagem de ultrassonografia de colesterolose.

ano), a observação e as modificações na dieta e no estilo de vida são apropriadas nessa população. Pacientes com sintomas mais graves ou recorrentes exibem taxa mais alta de complicações da doença (7%/ano); portanto, justifica-se a colecistectomia laparoscópica eletiva. Em mais de 90% dos pacientes, a colecistectomia é curativa, deixando-os livres dos sintomas.

### Colecistite aguda litiásica

A colecistite aguda é o resultado do bloqueio do ducto cístico, e é chamada de colecistite aguda litiásica quando o bloqueio ocorre por cálculo. Na colecistite crônica, ou cólica biliar, o bloqueio é temporário e repetitivo, enquanto na colecistite aguda o bloqueio não se resolve, levando à inflamação com edema e hemorragia subserosa. A obstrução é seguida de infecção do *pool* de bile estagnado. Sem a resolução da obstrução da vesícula biliar, há progressão para isquemia e necrose. Eventualmente, a colecistite aguda se torna colecistite aguda gangrenosa e, quando complicada por infecção por um microrganismo formador de gás, colecistite aguda enfisematosa (Figura 55.23).

#### Apresentação

As alterações inflamatórias na parede de vesícula biliar manifestam-se como febre e dor no quadrante superior direito. Ao exame, os pacientes mostram sensibilidade à palpação e atitude de defesa em relação ao quadrante superior direito. Quando o lúmen da vesícula biliar não pode esvaziar-se completamente em virtude de um cálculo no colo da vesícula biliar, as fibras dolorosas viscerais são ativadas, causando dor no epigástrio ou no quadrante superior direito. A mesma obstrução luminal de cólica biliar, mas associada a estase suficiente, pressão e inóculo bacteriano cria infecção e, portanto, a inflamação progride para colecistite aguda. Com essa infecção e inflamação, a dor de cólica biliar no quadrante superior direito será acompanhada de sensibilidade no quadrante superior direito observada à palpação. Especificamente, a cessação voluntária da respiração, quando o examinador exerce constante pressão sob a margem costal direita, conhecida como sinal de Murphy, sugere inflamação das superfícies peritoneais viscerais e parietais e pode ser observada em doenças como colecistite aguda

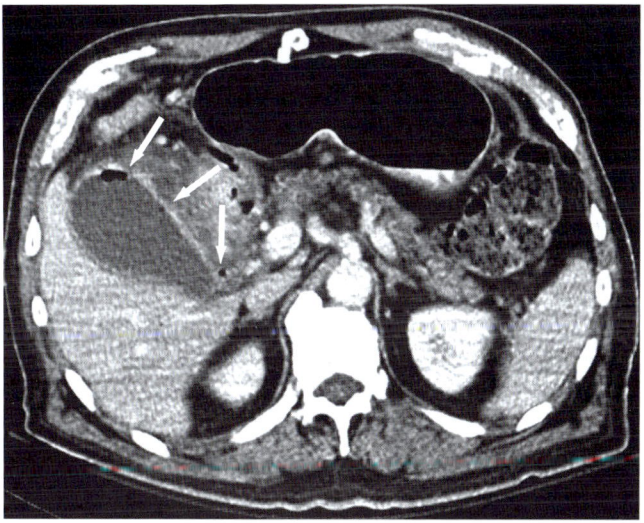

**Figura 55.23** Tomografia computadorizada de colecistite enfisematosa. Alterações inflamatórias pericolecísticas significativas e ar na parede da vesícula biliar (*setas*) são sinais de colecistite enfisematosa.

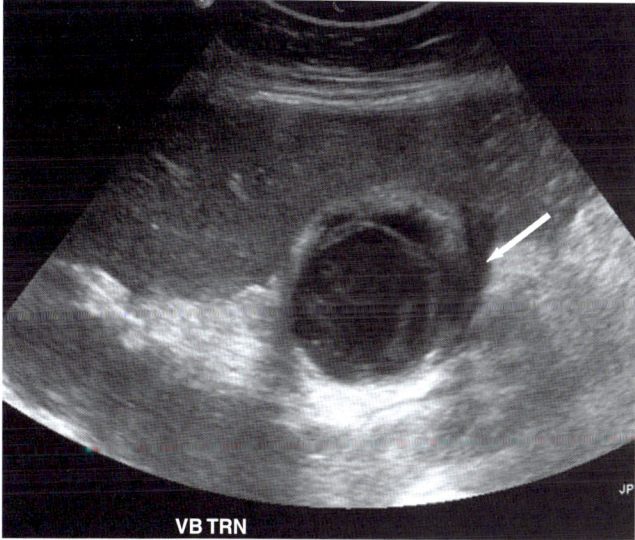

**Figura 55.24** Ultrassonografia do líquido pericolecístico. A parede espessada da vesícula biliar com líquido pericolecístico (*seta*) indica colecistite aguda.

e hepatite. Por outro lado, a cólica biliar na ausência de infecção e inflamação não está associada a qualquer achado típico do exame físico ou a sintoma sistêmico.

Existem múltiplos sistemas de graduação para a avaliação da gravidade da colecistite, com mais frequência nas Diretrizes de Tóquio[3,4] e nas diretrizes sobre Cirurgia Geral de Emergência (EGS, do inglês, *Emergency General Surgery*) da American Association for the Surgery of Trauma (AAST).[5] A EGS da AAST classifica a colecistite aguda em cinco graus, desde o grau 1, que é a inflamação localizada, ao grau 5, com abscesso pericolecístico, fístula bilioentérica e peritonite. As Diretrizes de Tóquio também graduam o efeito sistêmico da colecistite tal como a falência de órgão. Ambas as classificações são úteis para categorizar o tratamento desses pacientes e considerar as opções de tratamento relativas à gravidade de sua doença.

As ligeiras elevações dos níveis de fosfatase alcalina, bilirrubina e transaminase bem como a leucocitose apoiam o diagnóstico de colecistite aguda. Entretanto, tendo em vista que o colédoco não está obstruído, a icterícia profunda no contexto de um quadro de colecistite aguda é rara e deve levantar a suspeita de colangite. Deve-se suspeitar de síndrome de Mirizzi, na qual a inflamação ou um cálculo no colo da vesícula biliar levam à inflamação do sistema biliar adjacente, com obstrução do ducto hepático comum.

### Diagnóstico

A US transabdominal é uma ferramenta sensível, barata e confiável para o diagnóstico de colecistite aguda, com sensibilidade de 85% e especificidade de 95%. Além de identificar cálculos biliares, a US pode demonstrar o líquido pericolecístico (Figura 55.24), o espessamento da parede da vesícula biliar e até um sinal de Murphy ultrassonográfico, documentando sensibilidade especificamente sobre a vesícula biliar. Na maioria dos casos, histórico e exame físico acurados, junto com exames laboratoriais de apoio e US, estabelecem o diagnóstico de colecistite aguda. Em casos atípicos, uma varredura HIDA pode ser usada para demonstrar a obstrução do ducto cístico, que estabelece o diagnóstico de colecistite aguda. O enchimento da vesícula biliar durante uma varredura HIDA essencialmente descarta o diagnóstico de colecistite. A TC pode mostrar achados semelhantes aos da US com líquido pericolecístico, espessamento da parede da vesícula biliar e alterações enfisematosas, mas é menos sensível que a US para o diagnóstico de colecistite aguda.

### Tratamento

O tratamento de colecistite aguda depende principalmente da gravidade da doença e do estado fisiológico do paciente; o tratamento pode variar desde intervenção cirúrgica imediata até o tratamento conservador. Embora o evento fisiopatológico primário na colecistite aguda seja a obstrução do ducto cístico e a infecção seja um evento secundário subsequente à estase e à inflamação, a maioria dos casos de colecistite aguda é complicada por superinfecção da vesícula biliar inflamada. Os pacientes não recebem nada por via oral e os líquidos intravenosos (IV) são iniciados, assim como os antibióticos parenterais. Uma vez que os aeróbios gram-negativos são os microrganismos mais comumente encontrados na colecistite aguda, seguidos dos anaeróbios e aeróbios gram positivos, antibióticos de amplo espectro são indicados. Narcóticos parenterais geralmente são necessários para controlar a dor.

A colecistectomia, seja aberta ou laparoscópica, é o tratamento de escolha para colecistite aguda. O momento oportuno da intervenção cirúrgica na colecistite aguda é tema de debate. No passado, muitos cirurgiões defenderam a colecistectomia tardia e o tratamento não cirúrgico dos pacientes durante sua hospitalização inicial e, com a resolução dos sintomas, a alta hospitalar. A colecistectomia de intervalo era então realizada em aproximadamente 6 semanas após o episódio inicial. Estudos mais recentes mostraram que é possível realizar a cirurgia precocemente no processo patológico (na primeira semana) por via laparoscópica, com morbidade, mortalidade e tempo de hospitalização equivalentes ou melhores e com uma taxa de conversão semelhante à da colecistectomia aberta.[6] Além disso, aproximadamente 20% dos pacientes inicialmente internados para tratamento não cirúrgico falharam em responder ao tratamento clínico antes da colecistectomia de intervalo planejada e da intervenção cirúrgica necessária. A terapia não cirúrgica inicial continua a ser uma opção viável para os pacientes que se apresentam tardiamente e deve ser decidida caso a caso.

Em razão do processo inflamatório que ocorre na *porta hepatis*, a conversão precoce para a colecistectomia aberta deve ser considerada, quando o delineamento da anatomia não é claro, ou quando a dissecção não pode ser realizada laparoscopicamente. Com uma inflamação substancial, a colecistectomia parcial, com transecção da vesícula biliar no infundíbulo com cauterização da mucosa remanescente, é aceitável para evitar lesão ao colédoco. Alguns pacientes apresentam colecistite aguda, mas estão em risco operatório proibitivamente alto. Para esses pacientes, deve ser considerada a colocação de um dreno de colecistostomia por via percutânea. Frequentemente guiada pela US, sob anestesia local com alguma sedação, a colecistostomia pode atuar como medida temporária ao drenar a bile infectada. A drenagem percutânea resulta em melhora dos sintomas e da fisiologia, propiciando a colecistectomia tardia em 3 a 6 meses após a otimização clínica. Em pacientes com drenos de colecistostomia, quando a fluoroscopia mostra um ducto cístico patente, o dreno de colecistite aguda pode ser removido e a decisão para a colecistectomia é determinada pela capacidade dos pacientes de tolerar a intervenção cirúrgica.

As Diretrizes de Tóquio, revisadas em 2018, predizem a gravidade do distúrbio da vesícula biliar, o prognóstico e a taxa de conversão ou o uso de procedimento de resgate como uma diretriz para planejar o tratamento.[7]

## Coledocolitíase

Os cálculos do colédoco, ou coledocolitíase, são geralmente silenciosos, e são observados em até 10% dos pacientes submetidos à aquisição de imagens biliares.[8,9] Os cálculos primários do ducto comum surgem *de novo* no ducto biliar, enquanto os cálculos secundários da vesícula biliar passam para dentro do ducto biliar. Os cálculos primários do ducto comum são geralmente cálculos de pigmento marrom, uma combinação de pigmentos biliares precipitados e colesterol. Os cálculos de pigmento marrom estão associados a infecções bacterianas, quando a bilirrubina livre é formada por enzimas hidrolisantes liberadas pelas bactérias, e em seguida se precipita. Os cálculos de pigmento marrom são mais comuns em populações asiáticas. Os cálculos secundários são mais comuns nos EUA. Os cálculos retidos são cálculos secundários encontrados no ducto biliar dentro de 2 anos de uma colecistectomia e ocorrem em 1 a 2% dos pacientes (Figura 55.25).

Quando sintomáticos, os cálculos do ducto comum têm manifestações clínicas que variam de icterícia, cólica biliar até icterícia obstrutiva, incluindo colúria, icterícia escleral e clareamento das fezes. A icterícia com coledocolitíase é dolorosa mais provavelmente em virtude do início agudo da obstrução, causando rápida distensão do ducto biliar e a ativação das fibras dolorosas. A colangite, descrita primeiramente por Jean Martin Charcot em 1877, é uma infecção ascendente do colédoco, secundária à obstrução e ao aumento da pressão intraluminal. A colangite se apresenta com dor no quadrante superior direito, febre e icterícia, conhecida como tríade de Charcot, e pode progredir para choque séptico com alterações do estado mental e hipotensão, conhecida como pêntade de Reynolds, que é um sinal sombrio, e a mortalidade se aproxima de 100% sem o tratamento imediato.

### Diagnóstico

A coledocolitíase assintomática geralmente é um achado casual. Dor do tipo biliar, icterícia, painel de função hepática anormal e ducto biliar dilatado, geralmente com mais de 8 mm, são altamente sugestivos de coledocolitíase. As anormalidades do painel de função hepática isoladas não são sensíveis nem específicas. Mesmo sem os sintomas de cólica biliar, um ducto biliar dilatado, na presença de cálculos biliares, sugere coledocolitíase.

A colangiopancreatografia por ressonância magnética (CPRM), como mencionado anteriormente, é altamente sensível (> 90%) e específica (> 99%) na identificação dos cálculos do colédoco (Figura 55.26). Porém, por ser um teste não invasivo, ela permanecerá no nível diagnóstico, e um procedimento de tratamento, como a CPRE ou a exploração das vias biliares, ainda terá de ser realizado após o diagnóstico. Alguns cirurgiões recorrem à CPRM pré-operatória para determinar a necessidade de CPRE pré-operatória.[10]

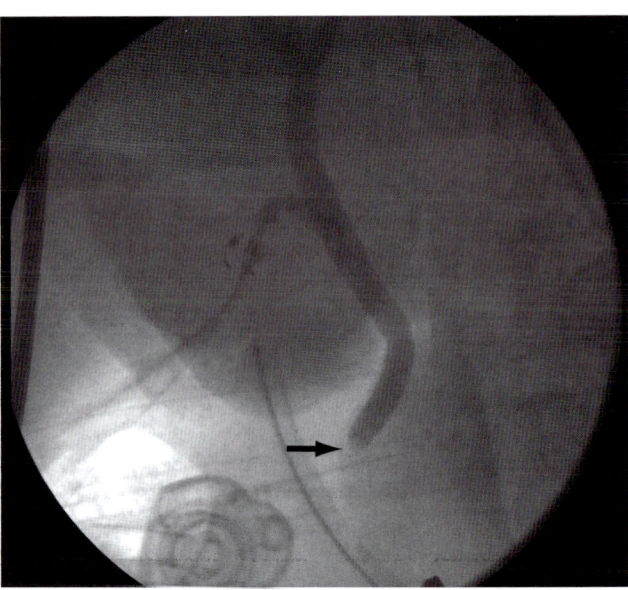

**Figura 55.25** Colangiograma intraoperatório mostrando coledocolitíase em paciente assintomático sem enchimento do duodeno e o contorno de um cálculo (*seta*).

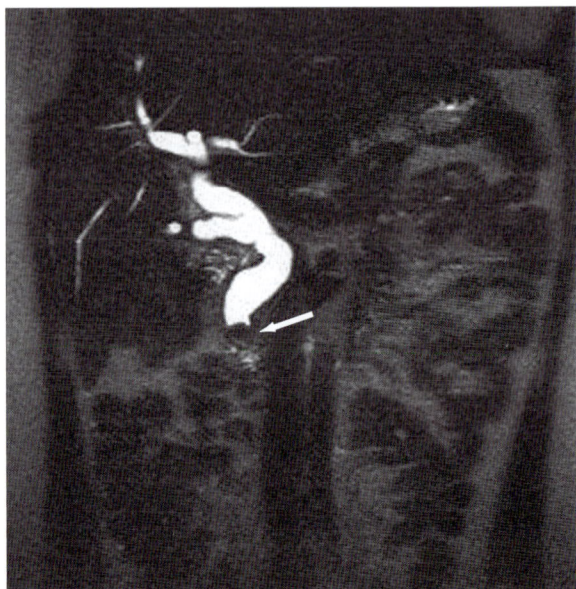

**Figura 55.26** Colangiopancreatografia por ressonância magnética com coledocolitíase. O colédoco dilatado termina abruptamente com um defeito de enchimento intraluminal convexo (*seta*) compatível com coledocolitíase.

A CPRE também é altamente sensível e específica para coledocolitíase (Figura 55.27) e geralmente é o procedimento terapêutico para limpar o ducto em mais de 75% dos pacientes durante o primeiro procedimento e, com a repetição da CPRE, em 90% dos pacientes. A esfincterotomia com balão de extração de cálculos é realizada e os cálculos são removidos, com uma taxa de complicação de 5 a 8%. As indicações para CPRE pré-operatória incluem pacientes com colangite, pancreatite biliar e com múltiplas comorbidades. Entretanto, alguns estudos sugeriram risco mais elevado de infecção do sítio cirúrgico em pacientes submetidos à CPRE pré-operatória antes da colecistectomia.[11]

O achado de coledocolitíase via colangiograma intraoperatório durante a colecistectomia pode ser tratado por exploração do colédoco ou CPRE pós-operatória. A experiência do cirurgião com a exploração biliar aberta pode ser fator determinante da rota a escolher.

A CTP também pode ser usada para tratar coledocolitíase, caso a CPRE não tenha êxito ou haja dificuldade anatômica para a CPRE, como nos pacientes com procedimentos em Y de Roux. A CTP é tão eficaz quanto a CPRE em pacientes com sistema biliar dilatado, com uma taxa de complicação semelhante, porém menos eficaz no paciente com árvore biliar não dilatada.

Em síntese, em pacientes com probabilidade de cálculos do colédoco, outras modalidades, como CPRE ou CPRM, devem ser consideradas, além da US. A coledocolitíase identificada mas não removida durante a colecistectomia exige CPRE para a extração de cálculos.

### Tratamento

O tratamento de coledocolitíase é geralmente com CPRE ou exploração das vias biliares, que pode ser realizado via técnica laparoscópica ou aberta. A esfincterotomia endoscópica com extração de cálculos é eficaz para o tratamento de coledocolitíase.

No contexto pré-operatório, ela pode limpar os cálculos do ducto, e quando não tiver êxito na remoção de todos os cálculos, ela irá alterar a tomada de decisão intraoperatória. Mais da metade dos pacientes tratados por CPRE sem colecistectomia terá sintomas recorrentes de doença do trato biliar.[12] Cálculos grandes (geralmente com mais de 2,5 cm), anatomia gástrica ou duodenal alterada, como em Y de Roux, cálculos impactados, cálculos intra-hepáticos ou múltiplos cálculos são as causas mais comuns de falha da CPRE.

### Pancreatite biliar

Quando o cálculo passa do ducto biliar através da ampola para o interior do duodeno, isso pode causar lesão secundária ao pâncreas. A elevação temporária da pressão do ducto pancreático causa inflamação e pode resultar em grave lesão pancreática. Os sintomas tendem a persistir, mesmo após a passagem do cálculo. A US geralmente mostra os cálculos biliares, a coledocolitíase ou o colédoco dilatado. Em geral, o cálculo passa espontaneamente, mas a lesão ainda pode ser grave. A maioria dos casos de pancreatite biliar é autolimitada. A CPRE precoce para remover um cálculo que pode não ter passado é indicada e mostrou reduzir a morbidade do episódio de pancreatite.[13] Para prevenir um futuro episódio de pancreatite biliar, justifica-se a colecistectomia; geralmente recomendada durante o mesmo período de hospitalização, pouco antes da alta.[14] Em vista da suspeita de coledocolitíase, a colangiografia intraoperatória deve ser realizada quando não tiverem sido obtidas outras imagens para confirmar a passagem do cálculo biliar.

### Íleo biliar

Um termo errôneo, íleo biliar é, na realidade, uma obstrução intestinal mecânica secundariamente a um cálculo biliar. Um grande cálculo, na face visceral da vesícula biliar, fistuliza-se no duodeno adjacente, passando diretamente para dentro do intestino. Isso costuma ocorrer em pacientes idosos e pode ser causado pela inflamação ou simplesmente por necrose por pressão. O local mais comum de obstrução é no íleo terminal antes de entrar no ceco (Figura 55.28). A apresentação comum é em paciente idoso com algum histórico de distúrbio da árvore biliar, sem histórico cirúrgico ou hérnia precedente, com súbita obstrução mecânica do intestino delgado.

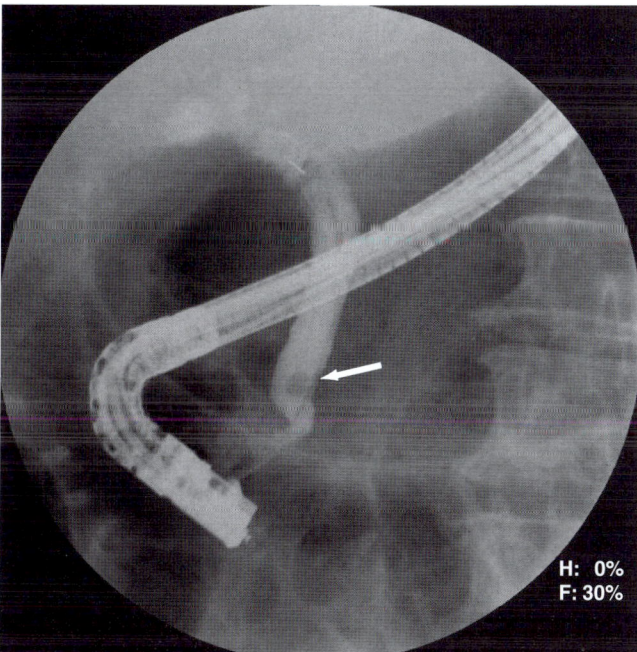

**Figura 55.27** Colangiopancreatografia retrógrada endoscópica (CPRE) com coledocolitíase. Com a injeção retrógrada do contraste, um defeito de enchimento notado dentro do lúmen do colédoco (seta) identifica a coledocolitíase. A CPRE também pode ser usada para remover o cálculo por meio de esfincterotomia e com balões ou cestas extratoras.

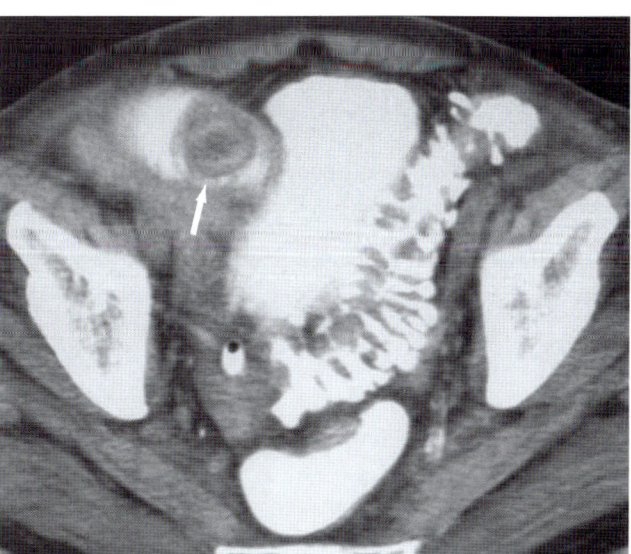

**Figura 55.28** Tomografia computadorizada de cálculo (seta) que obstrui o íleo distal.

Embora a maioria dos pacientes tenha dor constante decorrente da obstrução, outros pacientes podem manifestar apenas desconforto episódico porque o cálculo biliar obstrui apenas de modo intermitente o trato intestinal. As radiografias simples geralmente mostram níveis hidroaéreos compatíveis com obstrução do intestino delgado, embora o cálculo possa ou não ser identificado. A pneumobilia, que algumas vezes pode ser identificada apenas por TC, é um achado onipresente, pois a fístula que permitiu a passagem de um cálculo para o duodeno torna possível a entrada de ar na árvore biliar (Figura 55.29).

### Tratamento

O íleo por cálculo biliar é um distúrbio cirúrgico. Durante uma exploração, é executada uma incisão longitudinal na margem antimesentérica do íleo a alguns centímetros proximais ao cálculo. Esse local de impactação está em risco de perfuração; portanto, sinais de isquemia podem exigir ressecção. O cálculo é ordenhado por enterotomia. Aproximadamente 10% dos pacientes têm múltiplos cálculos grandes; portanto, o restante do intestino delgado deve ser inspecionado.

Embora alguns cirurgiões defendam o tratamento cirúrgico da fístula bilioentérica no mesmo contexto, o intenso processo inflamatório no quadrante superior direito pode complicar a colecistectomia e o reparo duodenal. Além disso, como na maioria das vezes os pacientes são idosos, o estado fisiológico geral desses pacientes pode não permitir o reparo da fístula na cirurgia de emergência. Em geral, o reparo deve ser realizado em um estágio nos pacientes saudáveis sem graves alterações inflamatórias no quadrante superior direito. A enterotomia com remoção do cálculo deve ser suficiente para os pacientes com múltiplas comorbidades. Palpação do intestino delgado remanescente deve ser realizada para excluir um segundo cálculo que possa causar obstrução recorrente. Uma segunda cirurgia para a colecistectomia pode ser considerada a fim de evitar a possibilidade de futuras complicações biliares.

## Doença biliar não calculosa

### Colecistite alitiásica aguda

O bloqueio do ducto cístico na ausência de cálculos é denominado colecistite alitiásica. O mecanismo e a fisiopatologia exatos são pouco conhecidos, mas há um papel para a estase biliar e a isquemia da vesícula biliar. Dentre os fatores de risco, encontram-se idade avançada, queimaduras e traumatismo, uso prolongado de *nutrição parenteral total*, doença grave, imunossupressão e diabetes. A apresentação pode ser semelhante ou mais fulminante que a da colecistite calculosa e pode progredir para gangrena da vesícula biliar. Pacientes gravemente enfermos com colecistite alitiásica podem não manifestar dor no quadrante superior direito; qualquer febre de origem desconhecida nesses pacientes, especialmente naqueles com líquido pericolecístico e espessamento da parede da vesícula biliar em imagens, deve levantar a suspeita desse distúrbio (Figura 55.30). O HIDA é diagnóstico para colecistite alitiásica, mas o resultado pode ser falso-positivo. O tratamento da colecistite alitiásica é semelhante ao da colecistite litiásica, e a colecistectomia é terapêutica. Entretanto, muitos desses pacientes estão em estado grave, o que eleva a mortalidade e a morbidade desse procedimento. Portanto, a colocação de um dreno de colecistostomia percutânea guiada por imagem para drenar a vesícula biliar é um tratamento muito mais atraente e viável. Mais de 90% desses pacientes melhoram com o dreno de colecistostomia, e a colecistectomia de intervalo será necessária apenas se as imagens de acompanhamento continuarem a mostrar achados positivos.

### Discinesia biliar

A discinesia biliar é um distúrbio funcional da árvore biliar, em geral definida por dismotilidade da vesícula biliar, e normalmente é um diagnóstico de exclusão. Os pacientes podem apresentar os sintomas clássicos da doença biliar calculosa, mas sem qualquer evidência ultrassonográfica de cálculos ou de lama biliar. Em alguns desses casos, a disfunção da vesícula biliar provoca dor, mesmo na ausência de cálculos. Os critérios de Roma, definidos no fim dos anos 1980 e atualizados inúmeras vezes,[15] ajudam na definição e no diagnóstico desse distúrbio funcional. Outros diagnósticos devem ser excluídos primeiramente usando diferentes modalidades, como TC e endoscopia. O exame HIDA estimulado por CCK é útil para a confirmação do diagnóstico. Uma fração de ejeção inferior a um terço após 20 minutos da administração de CCK em um paciente sem cálculos é considerada diagnóstica. Mais de 85% dos pacientes mostram melhora dos sintomas após colecistectomia. Em pacientes não responsivos, a CPRE com esfincterotomia pode se comprovar útil.

### Disfunção do esfíncter de Oddi

De modo semelhante à discinesia, a disfunção do esfíncter de Oddi é um distúrbio funcional da árvore biliar; entretanto, os critérios de Roma IV[15] recomendam não empregar o termo

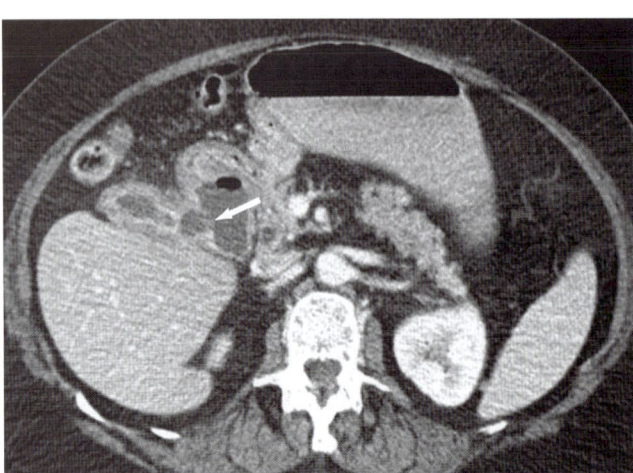

**Figura 55.29** Tomografia computadoriza de fístula colecistoduodenal (*seta*).

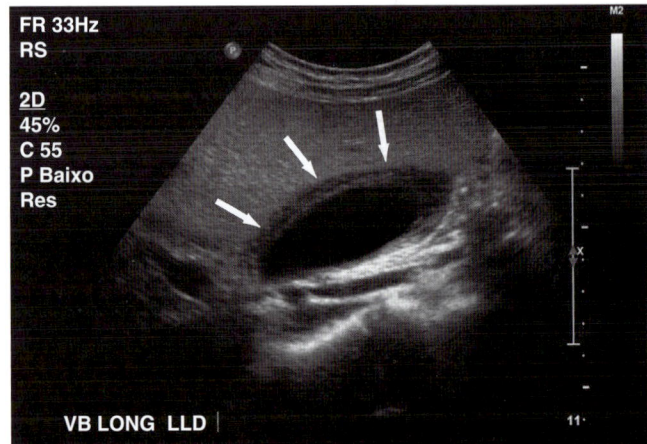

**Figura 55.30** Imagem de ultrassonografia de uma vesícula biliar com colecistite alitiásica aguda. A parede com espessamento difuso da vesícula biliar (*setas*) é altamente sugestiva de colecistite.

*funcional*. A disfunção é causada por um esfíncter estrutural ou fisiologicamente anormal com tônus mais alto e que falha em relaxar; manifesta-se por dor e pancreatite recorrente com um painel de função hepática geralmente normal. Os fatores de risco incluem pancreatite crônica ou doença calculosa, que pode causar fibrose decorrente de inflamação, e, subsequentemente, falha do esfíncter em relaxar. Deve-se suspeitar do diagnóstico de disfunção do esfíncter de Oddi em pacientes com dor biliar e diâmetro do ducto comum superior a 12 mm. O ducto biliar nesses pacientes tende a aumentar de diâmetro em resposta à CCK, como ocorre no ducto pancreático após a administração de secretina. A manometria do esfíncter também é usada para estabelecer o diagnóstico; uma pressão de esfíncter superior a 40 mmHg prediz boa resposta à terapia. A terapia consiste em esfincterotomia endoscópica ou esfincteroplastia transduodenal com resultados quase equivalentes nas duas abordagens. Em pacientes com evidência objetiva de disfunção do esfíncter de Oddi, a secção do esfíncter melhora ou resolve a dor em 60 a 80% dos pacientes.

### Colangite esclerosante primária

A colangite esclerosante primária (CEP) é um distúrbio idiopático e considerado um processo autoimune que afeta a árvore biliar. A CEP está associada a outros distúrbios autoimunes, como retocolite ulcerativa (em quase 70% dos pacientes)[16] e tireoidite de Riedel.[17] A CEP pode ser classificada em quatro subtipos anatômicos, dependendo do nível da árvore biliar acometido, incluindo doença dos ductos intra-hepáticos, extra-hepáticos, doença combinada ou dos pequenos ductos. O curso da CEP é caracterizado por colestase crônica progressiva e avanços a uma taxa imprevisível para cirrose biliar e, eventualmente, morte por insuficiência hepática. Com a melhor compreensão da doença e diagnóstico precoce, os resultados da CEP melhoraram.[17]

*Apresentação clínica.* A maioria dos pacientes apresenta sintomas gerais, como fadiga e prurido, mas estudos sobre a função hepática anormal geralmente levam à aquisição imediata de imagens biliares. Aproximadamente 80% dos pacientes elevaram os anticorpos citoplasmáticos antineutrófilos e perinucleares, mas a gravidade da doença não se correlaciona com os níveis de título. As provas de função hepática anormais em um paciente observado para doença intestinal inflamatória devem sugerir CEP.

A aquisição de imagens com colangiografia demonstra uma dilatação multifocal difusa e a formação de estenose das árvores biliares intra-hepática e/ou extra-hepática. Esse padrão é chamado de "contas" ou "cadeia de lagos" e é característico de CEP. A CPRM é útil no diagnóstico e na vigilância dos pacientes com CEP, enquanto a CPRE é reservada ao tratamento de estenoses dominantes e para exclusão de malignidade, ou seja, colangiocarcinoma (Figura 55.31).

A biopsia de fígado tende a mostrar uma fibrose periductal concêntrica em casca de cebola. Com a progressão da doença, ocorre fibrose periporta, que progride para necrose em ponte (focal) e, eventualmente, para cirrose biliar. Infelizmente, a CEP está associada ao colangiocarcinoma, e distinguir entre as estenoses da fibrose da CEP e o colangiocarcinoma pode ser um desafio.

*Tratamento.* O ácido ursodesoxicólico geralmente é usado como terapia clínica para CEP e mostrou alguma melhora nas provas de função hepática; entretanto, é controverso se isso altera ou não a progressão da doença. Os ensaios em andamento sobre a CEP incluem homólogos do ácido ursodesoxicólico, antibióticos para alterar a microbiota e interrupção da circulação biliar êntero-hepática.[17] Entretanto, nenhum desses agentes mostrou benefício clínico consistente. No paciente sintomático, a terapia endoscópica,

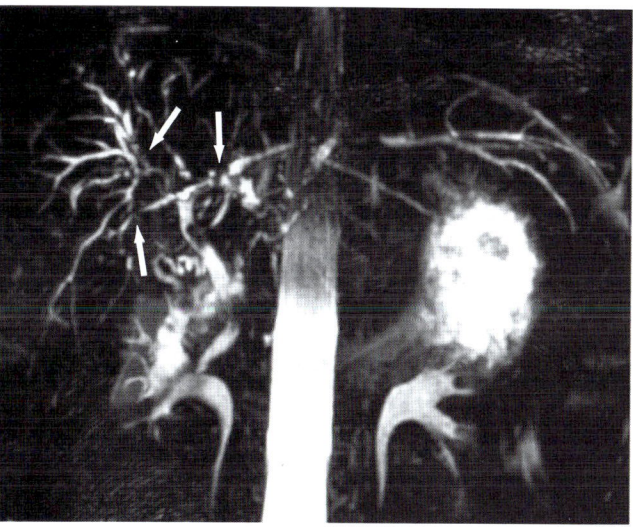

**Figura 55.31** Colangiopancreatografia por ressonância magnética mostrando colangite esclerosante primária. Note as estenoses em múltiplos níveis (*setas*).

que consiste em dilatação por balão das estenoses dominantes, mostrou aliviar o prurido, reduzir a probabilidade de colangite e até prolongar a sobrevida.

Dentre as opções de tratamento cirúrgico estão a reconstrução biliar em pacientes sintomáticos com doença extra-hepática focal, em alguns casos. Esses pacientes são raros, e cirurgias repetidas para drenagem mostraram complicar o tratamento definitivo por transplante de fígado. Portanto, o uso de procedimentos reconstrutivos biliares para essa indicação diminuiu.

Apesar de estar associada à retocolite ulcerativa, a proctocolectomia aparentemente não afeta a progressão da doença biliar ou a sobrevida em pacientes com colite ulcerativa e CEP.

O transplante hepático ortotópico parece ser a única opção de salvamento para pacientes com disfunção hepática progressiva da CEP. A taxa de sobrevida dos pacientes submetidos ao transplante de fígado por CEP é aproximadamente equivalente à dos pacientes submetidos ao transplante por doença hepática terminal de outras causas, com taxas de sobrevida em 5 anos que variam de 75 a 85%.[18] Embora o desenvolvimento de colangiocarcinoma em um fígado com CEP geralmente seja considerado contraindicação ao transplante, alguns centros mostraram excelentes taxas de sobrevida, de até 70% em 5 anos, para pacientes com doença hilar limitada e submetidos a um protocolo neoadjuvante de quimioterapia e irradiação seguido de transplante.[19] Como esses resultados não foram reproduzidos universalmente, o uso de transplante de fígado para o tratamento de colangiocarcinoma que ocorre no quadro de CEP é limitado aos protocolos experimentais. Após o transplante de fígado, de 10 a 30% dos pacientes com CEP desenvolvem estenoses biliares recorrentes, sugestivas de recidiva de doença no fígado do doador. Mesmo com o desenvolvimento de estenoses, a progressão da doença não costuma seguir o curso agressivo pelo qual a CEP é conhecida. Em casos nos quais o retransplante é necessário, a morbidade e a mortalidade são mais elevadas do que no caso de transplante primário.

### Estenoses biliares

Estenoses benignas podem ocorrer em qualquer parte ao longo das porções intra-hepática ou extra-hepática da árvore biliar. As estenoses intra-hepáticas geralmente são um resultado de colângio-hepatite e/ou de eventos isquêmicos. Qualquer processo inflamatório ou isquêmico ao longo da extensão do colédoco pode causar uma estenose extra-hepática. A pancreatite crônica pode causar estenoses na porção intrapancreática do colédoco e geralmente são longas (2 a 4 cm), com estreitamento gradualmente afilado. A estenose na porção média do colédoco geralmente está associada a um processo na vesícula biliar. A causa mais comum é iatrogênica e pós-colecistectomia, relatada em 0,1 a 1% dos pacientes pós-colecistectomia.[20] Por outro lado, a síndrome de Mirizzi é um grande cálculo na bolsa de Hartmann da vesícula biliar, que comprime o ducto biliar adjacente, levando à obstrução biliar (Figura 55.32). Esses pacientes geralmente apresentam um ducto cístico paralelo ao ducto hepático comum e um cálculo biliar impactado no colo ou no ducto cístico. A inflamação resultante pode causar uma fístula colecistocoledociana. O tratamento da síndrome de Mirizzi é a colecistectomia, que pode exigir o reparo do ducto comum; quando houver uma grande fístula, pode ser necessária uma coledocojejunostomia.

A coledocolitíase de longa duração também pode causar fibrose e estenose. A CPRE com esfincterotomia, dilatação com balão e a colocação de *stent* geralmente é considerada tratamento primário para estenoses benignas do ducto biliar para estabelecer o diagnóstico e potencialmente tratar o processo. A terapia endoscópica e percutânea pode propiciar o sucesso a longo prazo em mais de 50% dos pacientes. Quando não obtém êxito, o tratamento cirúrgico com anastomose da árvore biliar para uma alça jejunal em Y de Roux apresenta taxas de sucesso de até 90%.

## Cistos biliares

Os cistos de colédoco, ou cistos biliares, são anomalias congênitas de dilatação intra-hepática e/ou extra-hepática. Em razão de novas descobertas sobre os marcadores epiteliais e a fisiopatologia diferente em diversos subtipos etiológicos, atualmente são chamados de malformações biliares em vez de cistos. São distúrbios raros que ocorrem em menos de 1/100.000 pacientes. Ocorrem com mais frequência em pacientes do sexo feminino e em populações asiáticas. São consideradas condições pré-malignas, e algumas vezes são diagnosticadas na infância; entretanto, podem se apresentar na idade adulta (Figura 55.33).[21] O cisto de colédoco tipo I é a forma mais comum e envolve apenas a árvore biliar extra-hepática com uma dilatação fusiforme. Os cistos tipo II aparecem como divertículo sacular do colédoco e podem ser confundidos com vesícula biliar acessória. Os cistos tipo III aparecem como uma dilatação cística do colédoco intramural, na parede do duodeno, e também são conhecidos como coledococeles. Os cistos que envolvem a árvore biliar intra-hepática e extra-hepática são conhecidos como tipo IVa, com múltiplos cistos tipo IVb limitados à árvore biliar extra-hepática. Os cistos tipo V, também conhecidos como doença de Caroli, envolvem apenas os ductos intra-hepáticos. Os cistos tipo V podem ser solitários, mas geralmente ocorrem de maneira difusa em todos os segmentos. Embora seja classificada como uma doença única, existem múltiplas teorias para a etiologia; a mais aceita, em especial para os tipos I e IV, é a junção pancreatobiliar anômala (JPBA; Figuras 55.34 e 55.35).[22] Na JPBA, o ducto pancreático e a árvore biliar se fundem para formar um canal comum antes da passagem através da parede duodenal; a JPBA é observada em até 90% dos pacientes com cistos de colédoco, mas quase exclusivamente nos tipos I e IV. O ducto fundido forma um longo canal comum que propicia o refluxo das secreções pancreáticas para dentro da árvore biliar. Como no ducto pancreático as pressões secretórias são mais altas do que na árvore biliar, as secreções pancreáticas exócrinas refluem para dentro do ducto biliar e podem inflamar e danificar o epitélio biliar, levando à degeneração cística. Os tipos II e III quase nunca apresentam JPBA e estão associados a risco mínimo de malignidade.

*Apresentação.* A icterícia é o sintoma mais consistente, algumas vezes acompanhada de dor no quadrante superior direito e raramente massa palpável. Os pacientes também podem sofrer de problemas inespecíficos como perda ponderal, náuseas e vômito. Raramente, malformação de longa duração pode causar lesão hepática e até cirrose. A aquisição de imagens diagnósticas é o único exame de confirmação do diagnóstico. Com o uso liberal de TC, atualmente, o diagnóstico de um cisto de colédoco normalmente é suspeitado na TC, mas é ainda classificado por CPRM ou CPRE. Algumas vezes, o ducto biliar distal é difícil de avaliar por CPRM, assim a CPRE é mais útil para definir a árvore biliar distal e a junção pancreatobiliar. Exames laboratoriais podem identificar a colestase e a icterícia. Nos estágios finais da doença,

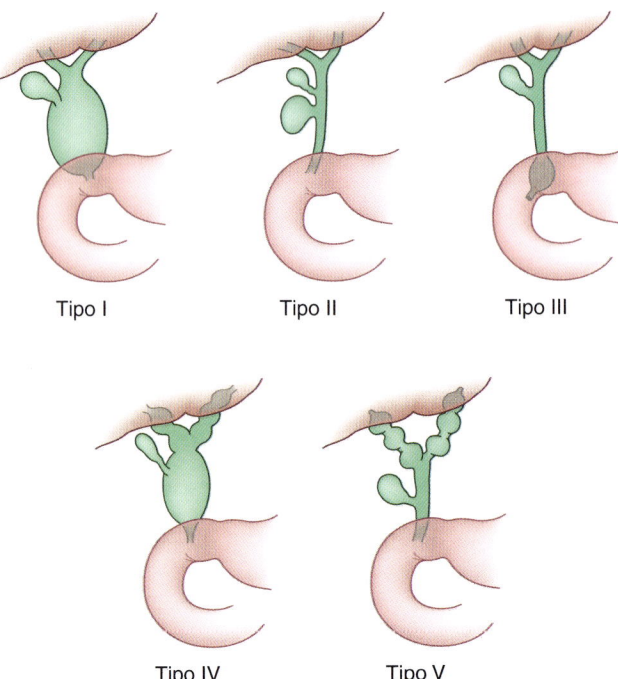

**Figura 55.33** Classificação do cisto de colédoco.

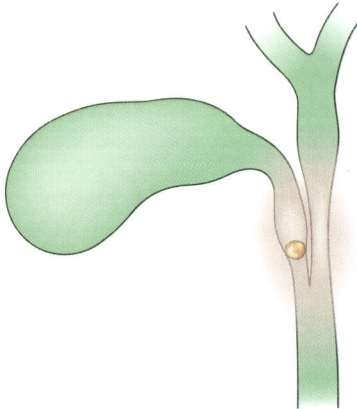

**Figura 55.32** Síndrome de Mirizzi. A obstrução do ducto biliar decorrente de um processo inflamatório é característica dessa síndrome; a fístula colecistocoledociana pode ou não ser aparente.

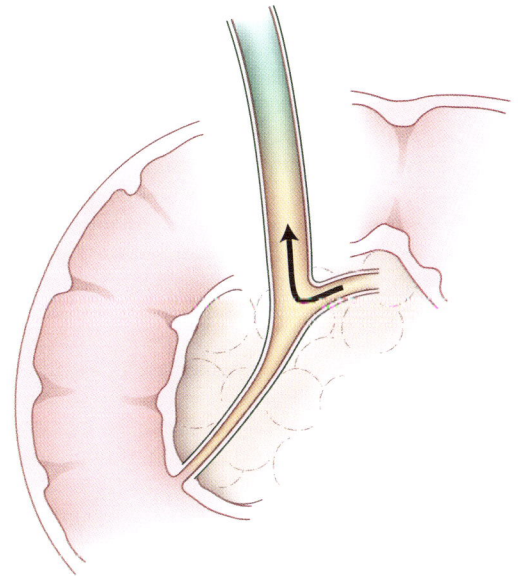

**Figura 55.34** Junção pancreatobiliar anômala. Com a fusão do colédoco e do ducto pancreático muito antes de passarem através da parede duodenal, as secreções pancreáticas podem refluir para dentro do colédoco e podem causar dano ao ducto comum por pressão ou lesão química.

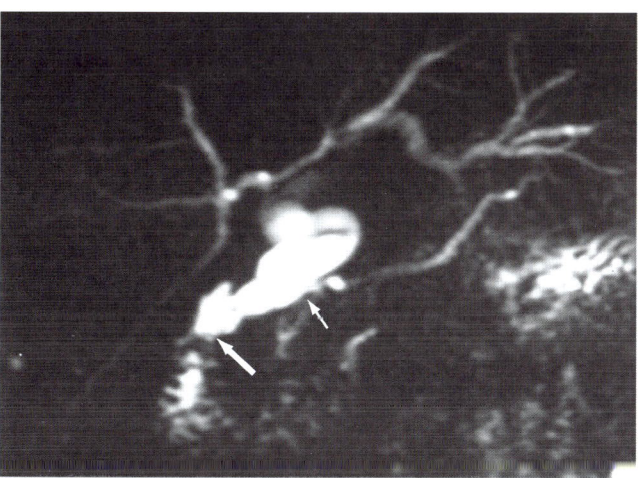

**Figura 55.35** Colangiopancreatografia por ressonância magnética mostrando junção pancreatobiliar anômala com um longo canal comum. O ducto pancreático funde-se ao colédoco (*seta fina*), e o canal comum entra no duodeno (*seta grossa*). Também se nota nesta ilustração a dilatação fusiforme apenas do ducto biliar extra-hepático, como se observa em um cisto de colédoco tipo I.

pode-se observar lesão hepática secundária e evidência de cirrose. A primeira apresentação raramente é um colangiocarcinoma. A incidência de malignidade varia entre 5 e 30% ao longo da vida, e ocorre com mais frequência na sétima década de vida e quase exclusivamente nos tipos I e IV. É interessante notar que a malignidade é observada na árvore biliar intra-hepática não dilatada nos cistos de colédoco tipo I.[22]

*Tratamento.* Historicamente, a drenagem entérica do cisto foi realizada sem ressecção; porém, essa abordagem é complicada pelo desenvolvimento de malignidade, estase biliar recorrente e infecção.

O tratamento cirúrgico dos cistos de colédoco consiste na ressecção de todo o cisto e na reconstrução cirúrgica apropriada. Os cistos tipo I são tratados por excisão cirúrgica completa, colecistectomia e hepatojejunostomia em Y de Roux. A extensão proximal da ressecção deve continuar até a árvore biliar não dilatada e pode exigir anastomose aos ductos hepáticos esquerdo e direito.[22] O ducto distal é suturado, tomando-se o cuidado para não lesionar o ducto pancreático. Os cistos tipo II devem ser excisados inteiramente. Os cistos tipo III são incomuns e podem ser abordados por via transduodenal. Como a patogênese dos cistos tipo III não está clara e quase sempre não envolve a JPBA, a drenagem endoscópica pode ser suficiente. No quadro de obstrução duodenal ou biliar, pode-se realizar excisão transduodenal ou esfincteroplastia. O tratamento cirúrgico dos cistos tipo IV deve ser cuidadosamente individualizado à anatomia afetada. Os cistos tipo IV que afetam apenas os ductos biliares extra-hepáticos são tratados de modo semelhante aos cistos tipo I, com excisão e hepatojejunostomia. Pacientes com extensão intra-hepática envolvendo apenas um lobo podem ser tratados com hepatectomia parcial e reconstrução. O tratamento cirúrgico da doença de Caroli varia de ressecção, se a doença for unilobar, até o transplante de fígado quando a doença difusa é detectada.

### Lesões polipoides da vesícula biliar

As massas benignas da vesícula biliar são comuns. A prevalência estimada está entre 3 e 12,3% da população.[23] Elas podem ser divididas em pseudopólipos e pólipos verdadeiros. Os pseudopólipos são ainda divididos em pólipos de colesterol, adenomiomatose focal, pólipos hiperplásicos e pólipos inflamatórios. Os pólipos de colesterol aparecem como lesões ecogênicas pediculadas da vesícula biliar, geralmente têm menos de 1 cm e costumam ser múltiplos. Por outro lado, a adenomiomatose é observada como lesão séssil, geralmente no fundo, com microcistos característicos dentro da lesão, muitas vezes com mais de 1 cm (Figura 55.36). Os pólipos verdadeiros são crescimentos benignos na parede da vesícula biliar e consistem em apenas 5% de todos os distúrbios polipoides da vesícula biliar. Pode ser difícil diferenciar entre pólipos verdadeiros e adenocarcinoma no pré-operatório, em virtude das limitações das imagens na detecção de invasão mural. Isso é discutido em mais detalhes na seção sobre malignidade deste capítulo. As lesões assintomáticas com menos de 10 mm, sem outros fatores de risco e sem características ultrassonográficas sugerindo doença maligna, podem ser observadas em US em série.

### Massas biliares benignas

As lesões intraluminais benignas do trato biliar constituem um campo em constante evolução. Atualmente, a classificação mais aceita de lesões biliares benignas inclui os tipos intraepiteliais e intraductais. As lesões intraepiteliais são descritas em um sistema de graduação diferente de "neoplasias intraepiteliais biliares". Essas são consideradas precursoras das malignidades epiteliais dos ductos biliares. As lesões intraductais são descritas como "neoplasias papilares intraductais". Essas lesões incluem neoplasias produtoras de mucina, adenomas, papilomas e papilomatose. Algumas dessas lesões são pré-malignas, incluindo produtoras de mucina e papilomatose.

A apresentação consiste em obstrução biliar com icterícia e, às vezes, dor no quadrante superior direito. O tratamento consiste em ressecção completa com uma pequena margem de epitélio normal porque a excisão incompleta do epitélio afetado acarreta alto risco de recidiva. Essas lesões ocorrem no ducto periampolar; portanto, pode ser usada uma abordagem

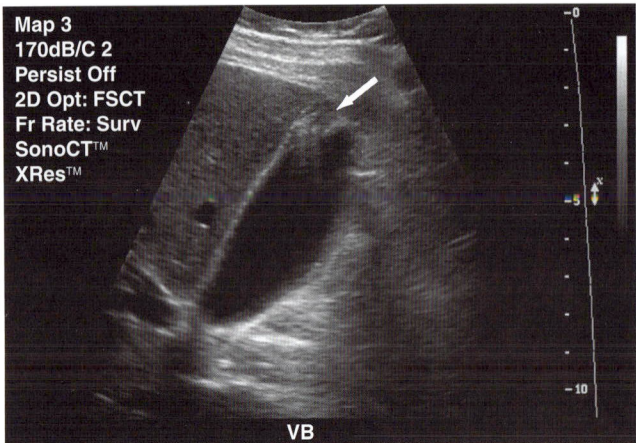

**Figura 55.36** Imagem de ultrassonografia de adenomiomatose. Observa-se no fundo da vesícula biliar um espessamento séssil (*seta*) com microcistos menores dentro dele, compatível com adenomiomatose.

transduodenal. Raramente, podem ser encontradas lesões intraductais papilares ou produtoras de mucina em canalículos biliares intra-hepáticos.

As lesões inflamatórias da árvore biliar, conhecidas como pseudotumores ou doença fibrosante benigna, podem ser confundidas com colangiocarcinoma. Quando esse processo ocorre após intervenção cirúrgica na árvore biliar, as estenoses do tipo massa podem ser o resultado de isquemia no ducto, com subsequente inflamação e fibrose. Por outro lado, podem ocorrer pseudotumores *de novo*; esses geralmente afetam a árvore biliar extra-hepática acima da bifurcação.

## Cirurgia para doença biliar calculosa

### Colecistectomia laparoscópica

A colecistectomia laparoscópica, realizada pela primeira vez por Muhe em 1985 (usando um fibroscópio rígido ocular) e posteriormente em 1987 por Mouret, é um dos procedimentos cirúrgicos mais realizados nos EUA. A colecistectomia laparoscópica apresenta mortalidade de 0,1 a 0,5% e morbidade de 2 a 3%.[7] A cirurgia laparoscópica resulta em incisões menores, menos dor e menor tempo de hospitalização, quando comparada à colecistectomia aberta tradicional, que aumentou significativamente o número desses procedimentos realizados em todo o mundo. A maioria das colecistectomias é realizada para cólica biliar, mas a cirurgia pode ser realizada com segurança no quadro de inflamação aguda. Os estudos mostraram que a colecistectomia laparoscópica para colecistite aguda pode acarretar tempos operatórios mais longos e taxa mais alta de conversão para o procedimento aberto do que quando realizada em situação eletiva, com risco possivelmente mais alto de lesão ao ducto comum.[24] A anestesia geral, com relaxamento muscular, é necessária quando se realiza colecistectomia laparoscópica. Portanto, uma contraindicação ao procedimento é a incapacidade de tolerar a anestesia geral. Dentre as outras contraindicações estão doença hepática terminal com hipertensão portal, que impede uma dissecção portal segura, e coagulopatia. Como a maioria das laparoscopias com pneumoperitônio é realizada com o uso de $CO_2$ e apresenta vários efeitos adversos fisiológicos, doença pulmonar obstrutiva crônica grave, com precária capacidade de troca gasosa, e insuficiência cardíaca congestiva são consideradas contraindicações relativas.

O preparo do paciente, a indução de anestesia e a paramentação estéril são realizados como para a colecistectomia aberta. Embora o uso de um cateter urinário dependa do quadro clínico, um tubo orogástrico é útil para descomprimir o estômago e expor a porção superior do abdome. A maneira padrão é a técnica de quatro portais, geralmente uma porta será usada como local de extração, normalmente colocada ao redor do umbigo, enquanto três portas de 5 mm ou até menores são usadas para dissecção. Após o estabelecimento de um pneumoperitônio de $CO_2$, é realizada uma breve exploração, e portas adicionais de 5 mm são colocadas na linha axilar anterior direita, linha clavicular média direita e localização subxifoide (Figura 55.37). A porta lateral na linha axilar anterior é usada para elevar o fundo da vesícula biliar na direção do ombro direito. Essa retração proporciona a exposição do infundíbulo e da *porta hepatis*. O trocarte clavicular médio é usado para apreender o infundíbulo da vesícula biliar, retraindo-o inferolateralmente para abrir o trígono de Calot (Figuras 55.38 a 55.40). Com distração da bolsa de Hartmann lateralmente, o ducto cístico não mais se situa quase paralelo ao ducto hepático comum e é uma manobra extremamente importante para evitar a lesão ao colédoco durante esse procedimento.

A dissecção é então realizada ao longo do infundíbulo nas superfícies anterior e posterior para expor a base da vesícula biliar a fim de eliminar todo o tecido fibroadiposo do trígono de Calot. Em seguida, o ducto cístico e a artéria são identificados por tração inferolateral do infundíbulo. Um ponto de referência útil para a artéria cística é o linfonodo sobrejacente, conhecido como linfonodo de Mascagni. Para minimizar a lesão ao ducto biliar, pode-se empregar uma estratégia conhecida como visão crítica de segurança. Com a rotação do infundíbulo da vesícula biliar lateralmente e depois medialmente, deve haver apenas duas estruturas que entram na vesícula biliar, e o fígado do lado oposto da vesícula

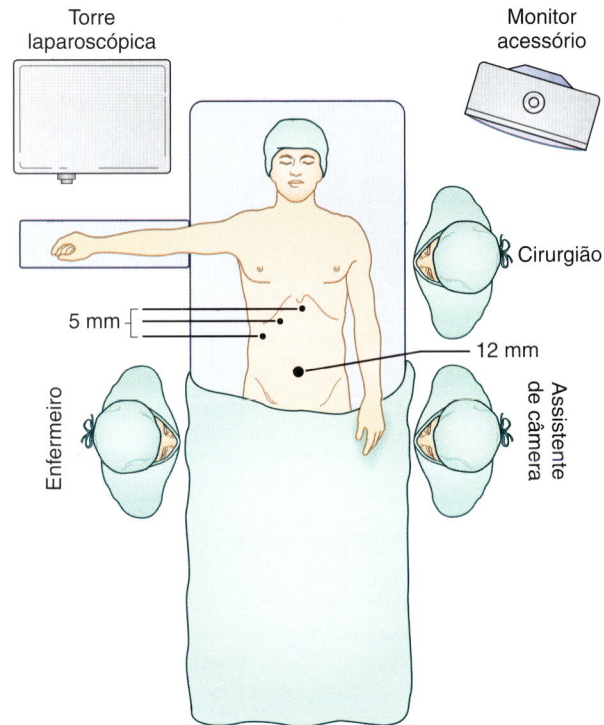

**Figura 55.37** Portas de colecistectomia laparoscópica. O assistente usa a porta periumbilical para dar acesso à câmera e a porta mais lateral para elevar o fundo e expor o colo. O cirurgião pode então produzir uma tração inferolateral no infundíbulo e abrir a visão crítica de segurança.

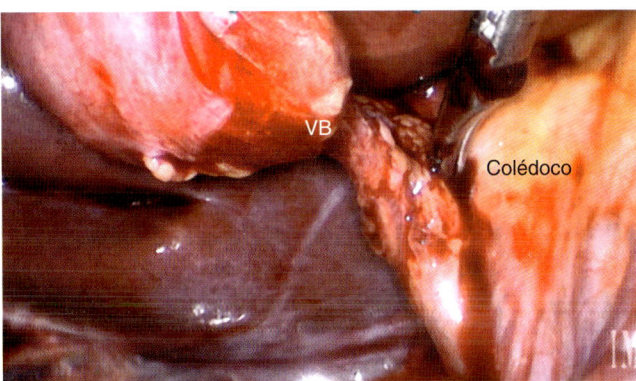

**Figura 55.38** Vista laparoscópica da porta e do infundíbulo da vesícula biliar sem tração inferolateral no infundíbulo. Note que o infundíbulo da vesícula biliar (*VB*) situa-se imediatamente adjacente ao colédoco.

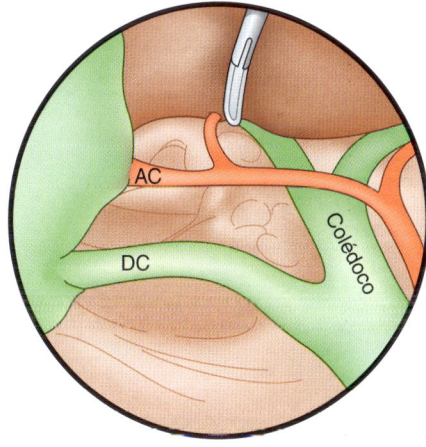

**Figura 55.40** Representação artística da Figura 55.39, mostrando a anatomia oculta. *AC*, artéria cística; *DC*, ducto cístico.

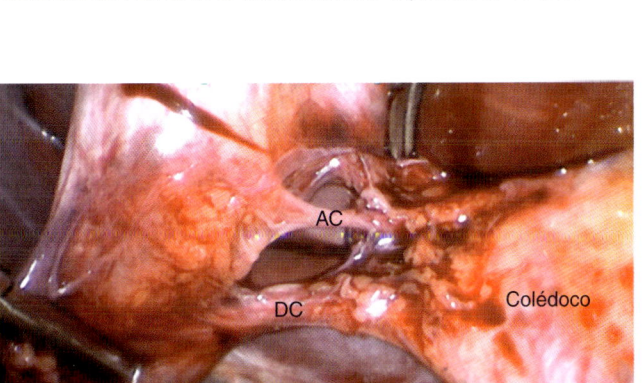

**Figura 55.39** Vista laparoscópica do mesmo paciente da Figura 55.38, mas com tração inferolateral no infundíbulo. Note a alteração angular do ducto cístico (*DC*) comparado com o colédoco. A ferramenta de dissecção indica a localização da artéria hepática direita. O principal elemento dessa vista para minimizar a lesão do colédoco é a identificação da artéria cística (*AC*) e a entrada do ducto na vesícula biliar, com a face inferior do segmento V do fígado identificado no espaço em cada lado da artéria e ducto.

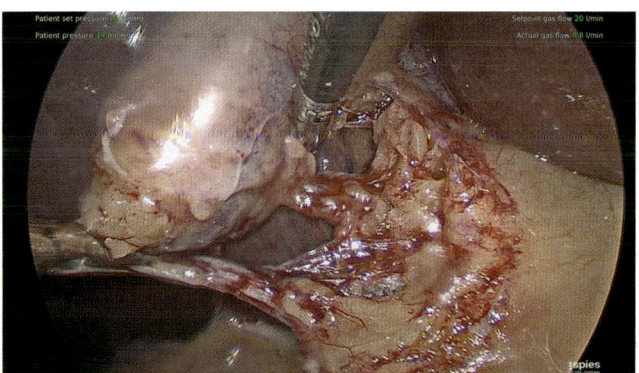

**Figura 55.41** Visão crítica ampla.

biliar deve ser visível através dos espaços abertos ao redor de cada estrutura (Figura 55.41).[24] Os clipes são então colocados na artéria cística e no ducto. Se a colangiografia for realizada, o ducto cístico é cortado apenas adjacente à vesícula biliar; o ducto cístico é incisado, mas não transeccionado, para que o cateter do colangiograma seja passado em seu interior e imagens fluoroscópicas sejam obtidas (Figura 55.42). Ao obter um colangiograma normal ou quando a colangiografia não é realizada, o ducto cístico é duplamente clipado no lado do colédoco e transeccionado. A artéria previamente clipada também é transeccionada, e a vesícula biliar é dissecada do leito hepático usando eletrocautério. Como a drenagem venosa da vesícula biliar é diretamente para o interior do leito hepático através das vênulas, deve-se alcançar uma hemostasia excelente durante essa dissecção. Os clipes no ducto cístico e na artéria cística são inspecionados logo antes de completar a dissecção das inserções fúndicas, pois a tração superior do fundo proporciona a exposição da porta e do trígono de Calot. A vesícula biliar é então levada para fora da cavidade abdominal através da porta umbilical. No quadro de colecistite aguda ou caso a vesícula biliar tenha sido adentrada durante a dissecção, um saco plástico deve ser usado para resgate. Quaisquer cálculos removidos durante a colecistectomia também devem ser resgatados.

A opinião sobre a realização de colangiografia seletiva *versus* de rotina está nitidamente dividida, com dados de apoio a cada abordagem. A colangiografia de rotina identifica cálculos não suspeitados em menos de 10% dos pacientes, não reduz a incidência de lesão biliar e pode ser interpretada erroneamente.[25] Entretanto, o colangiograma pode capturar uma lesão ao colédoco no momento da cirurgia, em oposição a um diagnóstico tardio. As indicações para colangiografia em contexto seletivo incluem qualquer anatomia questionável e dificuldade em identificar as estruturas, suspeita de lesão intraoperatória ao colédoco, dor inexplicável logo antes da colecistectomia, qualquer suspeita de coledocolitíase atual ou anterior sem limpeza pré-operatória do ducto, níveis pré-operatórios elevados da enzima hepática, colédoco dilatado em imagens pré-operatórias e suspeita de lesão biliar intraoperatória. As Diretrizes de Tóquio[7] não incentivam o uso de rotina de colangiografia; entretanto, muitos autores defendem seu uso no contexto acadêmico para assegurar que os estagiários se tornem hábeis em sua realização.[10] Embora seja tão acurada quanto a colangiografia para a identificação da coledocolitíase, a US laparoscópica é altamente operador-dependente, requer instrumentação adicional e não se encontra amplamente disponível.

### Procedimentos de resgate

À medida que o grau de colecistite aumenta de I para II ou III, um procedimento laparoscópico torna-se cada vez mais difícil de ser concluído com segurança. As Diretrizes de Tóquio sobre

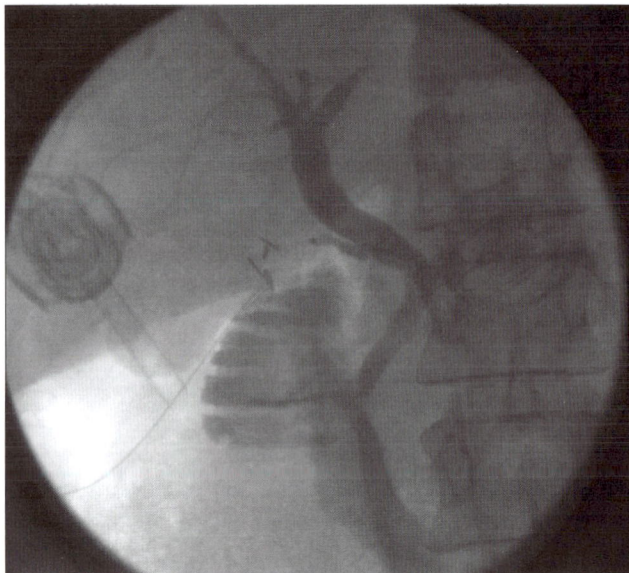

**Figura 55.42** Colangiograma normal.

as recomendações de tratamento cirúrgico da colecistite indicam algumas opções de resgate, e um cirurgião deve estar preparado para a realização dessas opções, especialmente em caso de colecistite de grau mais elevado. Os procedimentos comuns incluem colecistectomia subtotal, procedimento iniciado pelo fundo da vesícula biliar (retrógrado) e conversão para procedimento aberto.

A colecistectomia subtotal consiste na remoção do máximo possível da vesícula biliar, do fundo ao infundíbulo, e em sua "reconstituição" (remanescente fechado da vesícula biliar) ou "fenestração" (remanescente aberto da vesícula biliar, com ou sem fechamento da abertura interna do ducto cístico).[7]

O procedimento iniciado pelo fundo da vesícula biliar refere-se à separação da vesícula e da superfície do fígado a partir do fundo, sem a visualização do ducto cístico e da artéria cística. Esse procedimento pode terminar com colecistectomia subtotal ou conclusão da colecistectomia.[7]

### Colecistectomia aberta

Embora a colecistectomia aberta seja considerada uma alternativa segura ou um procedimento de resgate de uma colecistectomia laparoscópica difícil, a experiência com esse procedimento declinou drasticamente, o que a torna uma técnica não necessariamente mais segura.[7] A colecistectomia aberta geralmente é realizada após a conversão de uma abordagem laparoscópica, para os pacientes com uma contraindicação para a abordagem laparoscópica, ou como uma etapa durante outra cirurgia, como a pancreatoduodenectomia. A colecistectomia aberta pode ser realizada através da linha média ou por incisão subcostal direita. A identificação precoce e a ligadura da artéria cística limitam a perda sanguínea durante o procedimento, mas pode se comprovar difícil em virtude da inflamação. Essa abordagem deve ser usada com cuidado, uma vez que a extensão da dissecção continua inferiormente, pondo em risco a veia porta e outras estruturas portais.[26] Quando realizada para colecistite grave, a dissecção da vesícula biliar do leito hepático pode estar associada à perda sanguínea substancial, mas com a remoção da vesícula biliar infectada e o tamponamento da área, normalmente o sangramento é bem controlado.

### Exploração aberta do colédoco

A limpeza da coledocolitíase ou qualquer outra razão para exploração do colédoco é tipicamente realizada por técnica aberta. A maioria dos cirurgiões prefere a incisão do quadrante superior direito; no entanto, também pode ser usada uma incisão na linha média superior. A palpação delicada do ducto biliar distal geralmente encontrará o cálculo, que pode ser ordenhado retrogradamente. São então aplicadas suturas permanentes e realizada a coledocotomia no ducto biliar supraduodenal. Em geral, a lavagem do ducto com um cateter de borracha mole remove os cálculos. Cateteres com balão e cestas extratoras, sob orientação fluoroscópica, podem ser úteis para a remoção do cálculo. Coledocoscópios flexíveis são usados para visualizar o ducto biliar distal (Figura 55.43). Com a remoção completa dos cálculos, um tubo T é colocado e obtido um colangiograma antes do fechamento para documentar a limpeza.

Com os ductos biliares dilatados, múltiplos cálculos distais impactados, estenose distal no ducto, cálculos intra-hepáticos ou cálculos primários de colédoco, os procedimentos de drenagem bilioentérica são mais bem-sucedidos a longo prazo. As opções nesse contexto incluem coledocoduodenostomia (Figura 55.44), ou hepatojejunostomia em Y de Roux (Figura 55.45). A coledocoduodenostomia laterolateral ou terminolateral propicia uma futura intervenção endoscópica da árvore biliar superior, se necessário. Uma alternativa à duodenostomia é a coledocojejunostomia em Y de Roux.

A esfincteroplastia transduodenal deve ser o procedimento de escolha quando não for possível a remoção dos cálculos impactados na ampola por coledocotomia ou vários cálculos estiverem impactados em uma *árvore biliar não dilatada* (Figuras 55.46 e 55.47). Após a conclusão da manobra de Kocher, é realizada duodenotomia longitudinal na parede lateral. A compressão da parede lateral contra a parede medial permitirá a palpação da

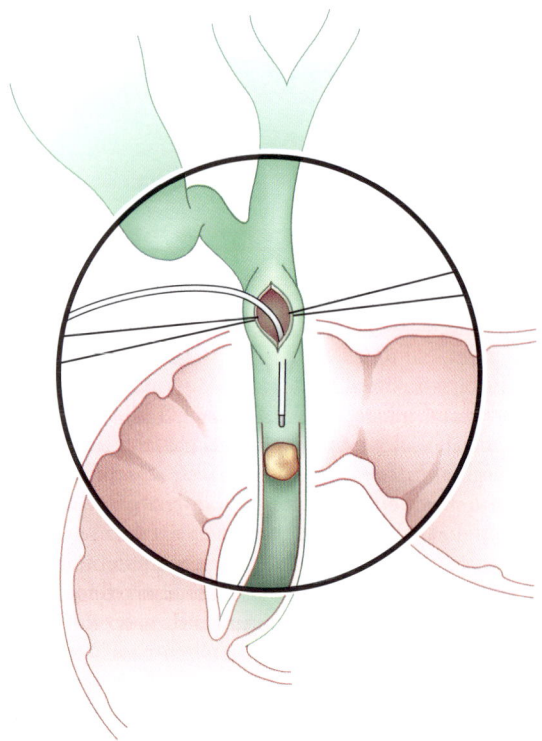

**Figura 55.43** Coledocotomia laparoscópica para exploração do colédoco.

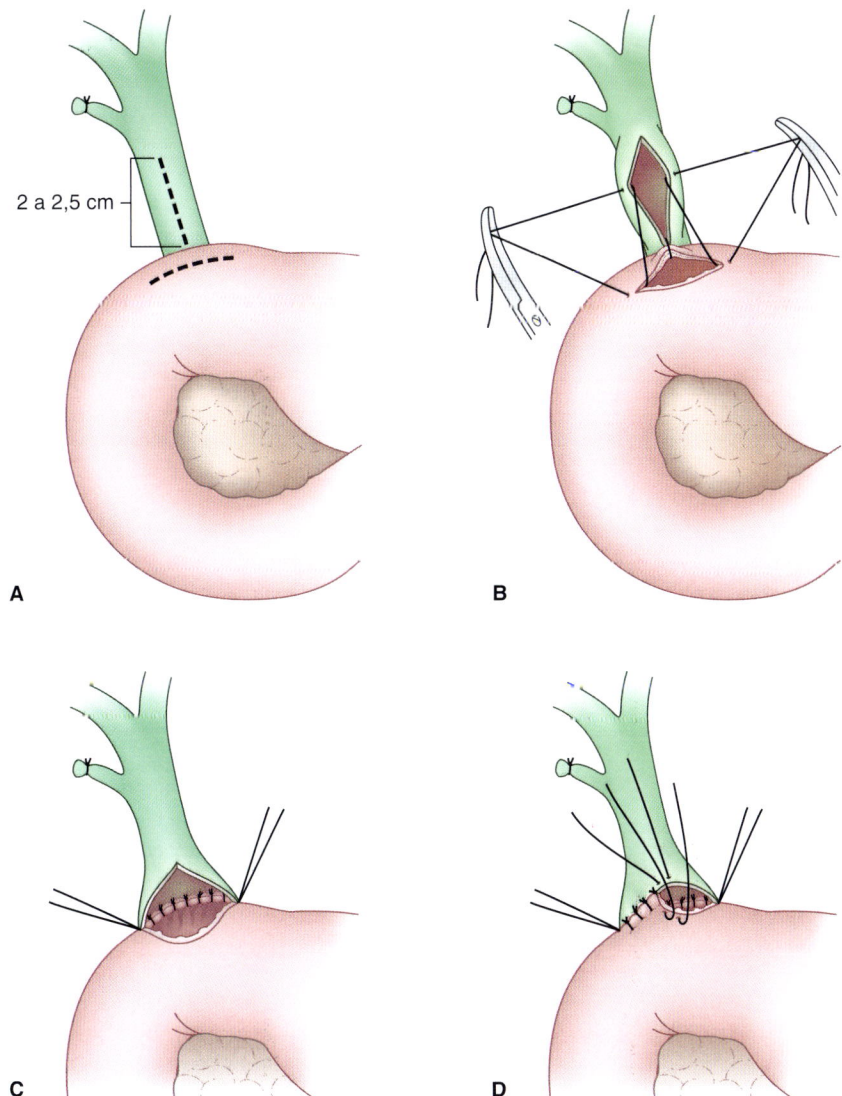

**Figura 55.44** Coledocoduodenostomia. No quadro de um colédoco dilatado com impossibilidade de eliminar todos os cálculos do ducto distal, pode-se realizar a anastomose entre colédoco e duodeno adjacente. Apesar de manter a possibilidade de terapia endoscópica futura, esse arranjo acarreta risco de síndrome do reservatório no ducto distal não drenado (síndrome *sump*). **A.** Incisão vertical no colédoco e incisão horizontal no duodeno. **B.** Suturas permanentes nos cantos, criando uma anastomose aberta. **C.** Sutura da parede posterior. **D.** Sutura da parede anterior.

ampola para planejar a colocação adequada da duodenotomia. Com a identificação da ampola, uma incisão é realizada na posição de 11 horas, e cada parede é elevada com suturas permanentes. O ducto pancreático geralmente entra na posição de 5 horas, na ampola, e deve ser evitado. Também é imperativo lembrar que a arcada pancreatoduodenal inferior está adjacente à parte distal da ampola e pode sofrer lesão durante esfincterotomia. Pinças retas sequenciais são colocadas ao longo da incisão planejada da ampola para guiar a visualização através da hemostasia. A cada etapa, a mucosa duodenal é suturada à mucosa do ducto biliar com suturas absorvíveis 4.0 ou 5.0. Uma esfincterotomia de 1,5 cm geralmente é suficiente para permitir a remoção do cálculo e subsequente drenagem. O fechamento da duodenotomia longitudinal de maneira transversa evita uma futura estenose duodenal.

A exploração aberta acarreta morbidade (8 a 15%) e mortalidade (1 a 2%) baixas, com baixa taxa de retenção de cálculos (< 5%).

A desvantagem da coledocoduodenostomia é que o ducto biliar distal à anastomose pode drenar precariamente e acumular resíduos que obstruem a anastomose ou o ducto pancreático, um processo conhecido como síndrome *sump*. A anastomose ao jejuno em um arranjo em Y de Roux proporciona excelente drenagem da árvore biliar sem risco de síndrome do reservatório, mas não permite uma futura avaliação endoscópica da árvore biliar (Figura 55.45).

Com os cálculos intra-hepáticos, a abordagem trans-hepática para colangiografia geralmente obtém mais êxito. Os cateteres de drenagem percutânea podem ser deixados em posição e aumentados para realizar a extração percutânea do cálculo. O tratamento a longo prazo dos cálculos intra-hepáticos deve ser cuidadosamente adaptado à doença, mas com frequência isso requer hepatojejunostomia para uma drenagem biliar ótima. O uso liberal de coledocoscopia no momento de um procedimento de drenagem assegura a remoção de todos os cálculos existentes. Essa abordagem possibilita uma taxa de limpeza de cálculos superior a 90%.

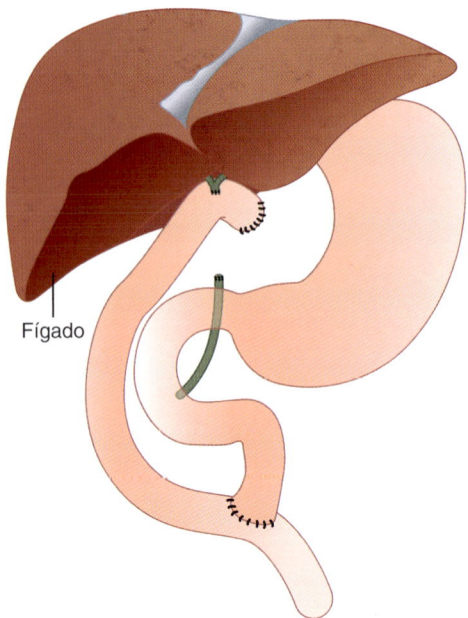

**Figura 55.45** Hepatojejunostomia.

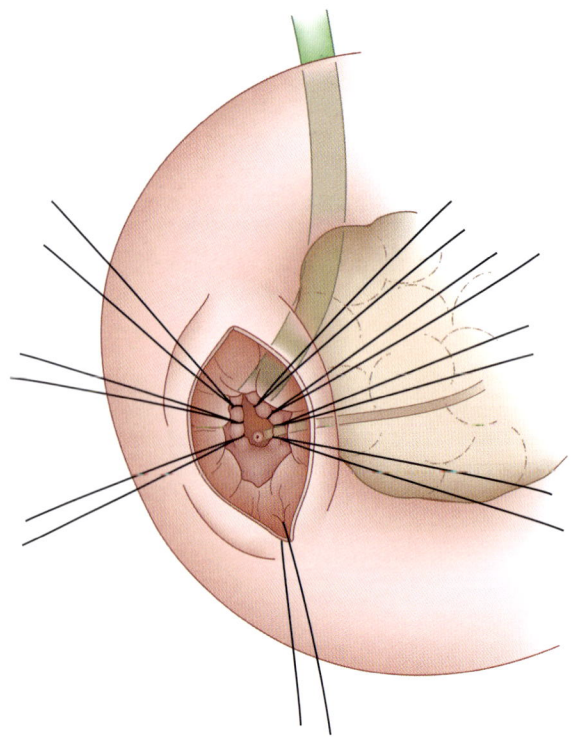

**Figura 55.47** Esfincteroplastia transduodenal.

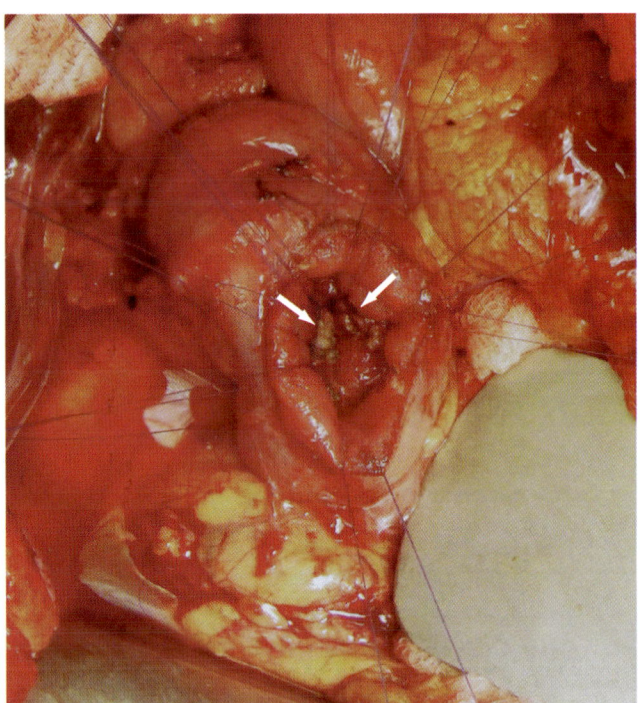

**Figura 55.46** Esfincteroplastia transduodenal. Note a abertura generosa do ducto comum distal com o ducto sequencial para aproximação da mucosa (setas).

### Exploração laparoscópica do colédoco

As duas abordagens laparoscópicas comuns para exploração do colédoco para remover cálculos são abordagem transcística e coledocotomia. Na abordagem transcística, com o uso da técnica de Seldinger após a dilatação por balão, um coledocoscópio flexível, ou alternativamente um ureteroscópio flexível, é passado no interior do ducto cístico. Um sistema de irrigação é fixado e deixado para infusão constante da extremidade do escópio. O coledocoscópio flexível é avançado até o ducto biliar distal. Com a identificação de um cálculo, uma cesta extratora é passada para capturar o cálculo, que é retirado juntamente com o coledocoscópio.

Na abordagem por coledocotomia laparoscópica, executa-se uma incisão longitudinal no colédoco (i. e., abaixo do ducto cístico). Para expor o colédoco, são aplicadas duas suturas permanentes em cada lado da coledocotomia planejada (Figura 55.43). O tamanho da incisão deve ser, pelo menos, do tamanho do diâmetro do cálculo maior. O coledocoscópio pode então ser alimentado dentro do ducto biliar distal e a extração do cálculo realizada, conforme descrito anteriormente. À conclusão da exploração, um tubo T deve ser colocado através da coledocotomia e o ducto biliar fechado com suturas absorvíveis 4.0. A colangiografia de conclusão através do tubo T documenta a remoção do cálculo.

Além de ser tecnicamente mais fácil, por não exigir suturas laparoscópicas finas, a abordagem transcística evita um tubo T. As contraindicações à abordagem transcística incluem numerosos (mais de oito) cálculos, um cálculo com mais de 1 cm, cálculos intra-hepáticos e um ducto cístico que não permite dilatação e passagem do coledocoscópio. Ambas as abordagens são bem-sucedidas na remoção de cálculo, e a maioria dos estudos mostra uma taxa de limpeza de cálculos de 75 a 95%. Essa taxa é comparável à da colecistectomia laparoscópica, seguida de CPRE pós-operatória – a única diferença é a hospitalização mais curta e os custos médicos mais baixos para os pacientes submetidos à exploração do ducto comum, uma vez que a colecistectomia e a limpeza dos cálculos são realizadas no contexto de um só médico.[27]

### Síndromes pós-colecistectomia

Descrita primeiramente em 1947, a síndrome pós-colecistectomia, a recidiva dos sintomas heterogêneos semelhantes aos experimentados antes de uma colecistectomia, como dor abdominal superior e dispepsia, com ou sem icterícia, ocorre em 10 a 15% de todas as colecistectomias em todo o mundo. Esses sintomas podem se manifestar em 2 dias até 25 anos pós-colecistectomia e são mais comuns em mulheres.[28] A etiologia varia desde complicações cirúrgicas (nas formas mais graves) até a etiologia primária não relacionada, como esofagite, doença do refluxo gastresofágico etc. As etiologias biliares incluem especificamente, mas não se limitam a, cálculo retido, diarreia induzida por sais biliares, extravasamento biliar, ducto cístico remanescente longo ou problemas funcionais com árvore biliar e/ou esfíncter de Oddi.

### Lesão ao ducto biliar

Mais de 80% das lesões ao ducto biliar ocorrem durante colecistectomia. Anatomia variável, inflamação da *porta hepatis*, exposição inadequada, experiência ou habilidade inadequadas e hemostasia agressiva são citadas como fatores de risco. Estudos sugeriram que a percepção errônea da anatomia é um fator muito mais comum na lesão iatrogênica do que a habilidade cirúrgica inadequada.[10] Com suficiente retração cranial do fundo da vesícula biliar, o ducto cístico fica sobrejacente ao ducto hepático comum que segue uma via paralela. Sem a tração inferolateral do infundíbulo da vesícula biliar para dissociar essas estruturas, a dissecção do ducto cístico aparente pode realmente incluir o ducto hepático comum, colocando-o em risco. Mediante retração da bolsa de Hartmann inferolateralmente e abertura do trígono de Calot, o ducto cístico é deslocado da porta e já não é paralelo ao ducto hepático. O uso de um laparoscópio de 30° proporciona a visualização adequada da visão crítica de segurança durante colecistectomia laparoscópica. Além disso, em muitos desses casos ocorre um viés de confirmação em que os cirurgiões tendem a depender da evidência de apoio à sua percepção, ao mesmo tempo desconsiderando as pistas visuais que sugerem uma explicação alternativa. O viés de confirmação ajuda a explicar por que a maior parte das lesões ao ducto biliar é identificada no contexto pós-operatório, e não no intraoperatório. Embora o uso de colangiografia de rotina *versus* seletiva seja controverso, as evidências sugeriram que a colangiografia não evita completamente a lesão ao ducto biliar, mas pode reduzir a incidência e a extensão da lesão, além de permitir identificação e tratamento imediatos.[29] A análise original da reconstrução biliar era baseada na classificação de Bismuth e foi modificada por Strasberg. A classificação das lesões ao ducto biliar é determinada pela localização e ajuda a guiar a reconstrução cirúrgica posterior (Figura 55.48).[30] Em geral, a lesão ao ducto biliar que não extravasa bile se manifesta com icterícia, com ou sem dor. Entre as estenoses pós-operatórias do ducto biliar, que ocorrem em menos de 1% de todos os casos,[28] os tipos E1 e E2 envolvem o ducto hepático comum, mas não a bifurcação, mantendo o tipo E1 mais de 2 cm do ducto hepático comum abaixo da bifurcação, enquanto o tipo E2 encontra-se dentro de 2 cm da confluência. Ocorrem estenoses tipo E3 na confluência, preservando os ductos extra-hepáticos; no tipo E4, o processo de estenose inclui a árvore biliar extra-hepática. As estenoses tipo E5 envolvem anatomia aberrante do ducto hepático direito, com lesão ao ducto aberrante e ao ducto hepático comum.

***Apresentação.*** A lesão ao ducto biliar pode resultar em extravasamento de bile ou estenose. O extravasamento na cavidade peritoneal seguido de peritonite tende a se manifestar antes da estenose. Menos de 10% das estenoses são encontradas na primeira semana de pós-operatório, e mais de 70% são diagnosticadas dentro de 6 meses. No quadro de extravasamento de bile, os pacientes podem apresentar febre, dor abdominal progressiva, icterícia ou extravasamento de bile pela incisão. Independentemente do momento ou da apresentação, o reparo adequado e o resultado subsequente dependem de diagnóstico, delineamento suficiente da anatomia, criação de uma anastomose livre de tensão e uso liberal de *stents* transanastomóticos.[31]

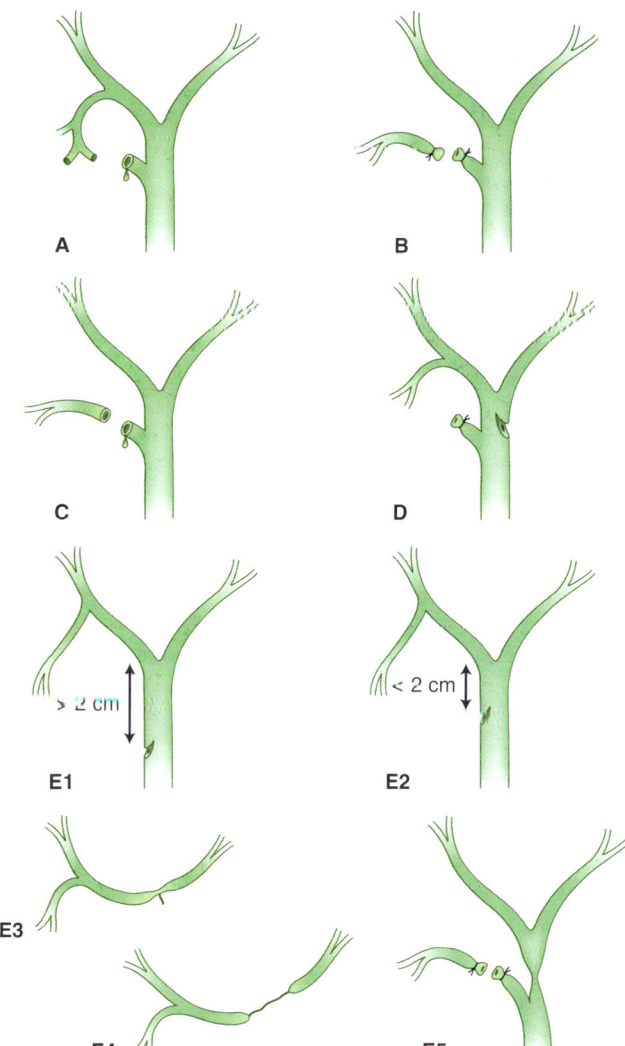

**Figura 55.48** Classificação de Strasberg de estenoses pós-operatórias do ducto biliar. **A.** Lesão aos pequenos ductos em continuidade com o sistema biliar com extravasamento no ducto de Luschka ou no ducto cístico. **B.** Lesão a um ducto setorial causando a obstrução de uma porção do sistema biliar. **C.** Lesão a um ducto setorial com extravasamento de bile; extravasamento de um ducto não contínuo com o sistema biliar. **D.** Lesão lateral aos ductos biliares extra-hepáticos **E1.** Bismuth tipo 1: lesão a mais de 2 cm da confluência. **E2.** Bismuth tipo 2: lesão a menos de 2 cm da confluência. **E3.** Bismuth tipo 3: lesão na confluência; confluência intacta. **E4.** Bismuth tipo 4: destruição da confluência biliar. **E5.** Oclusão completa de todos os ductos biliares, incluindo os ductos setoriais.

### Tratamento

**Identificação no momento da colecistectomia.** Quando houver suspeita de lesão ao ducto biliar no intraoperatório, a conversão para cirurgia aberta e o uso de colangiografia ajudam a delinear o tratamento. Os objetivos do tratamento imediato da lesão ao ducto biliar incluem a manutenção do comprimento do ducto, a eliminação de qualquer extravasamento de bile que afete o tratamento subsequente e a criação de um reparo livre de tensão. Se ocorrer lesão com mais de 3 mm em um ducto, mas não for causada por eletrocautério e envolver menos de 50% da circunferência da parede, a colocação de um tubo T através da lesão, que é efetivamente uma coledocotomia, em geral permitirá a cicatrização sem a necessidade de subsequente anastomose bilioentérica.

Em ductos com menos de 3 mm, que por meio de colangiografia drenam um único segmento ou subsegmento do fígado, uma simples ligadura pode ser suficiente para o tratamento. Para qualquer lesão térmica, cuja extensão do dano térmico pode não se manifestar imediatamente, ou uma lesão que envolva mais de 50% da circunferência do ducto, é necessária a ressecção do segmento lesionado com anastomose para restabelecer a continuidade bilioentérica. Os defeitos com menos de 1 cm e que não se encontram próximos à bifurcação do ducto hepático podem ser reparados por mobilização e anastomose terminoterminal do ducto biliar. Essa abordagem deve ser acompanhada de colocação transanastomótica de tubo T. O tubo deve ser inserido através de coledocotomia separada e não sair do ducto biliar através da anastomose. Para assegurar uma anastomose livre de tensão, é necessária manobra de Kocher generosa, mobilizando o duodeno e a cabeça do pâncreas para fora do retroperitônio.

Em geral, as lesões ocorrem adjacentes à bifurcação ou envolvem um defeito com mais de 1 cm entre as extremidades do ducto biliar, sendo necessária a reanastomose ao trato gastrintestinal. Nessa situação, a extremidade distal é suturada e a extremidade proximal é debridada até o tecido normal. A escolha da reconstrução depende da localização e da extensão da lesão, do histórico de tentativas anteriores de reparo e da preferência do cirurgião. Lesões abaixo do ducto biliar podem ser reimplantadas no duodeno, embora uma nova anastomose por coledocoduodenostomia acarrete o risco de uma fístula duodenal, em especial considerando que essas anastomoses podem necessitar de mobilização significativa para evitar a tensão anastomótica. A abordagem em Y de Roux para a reconstrução é substancialmente mais versátil e pode ser aplicada a lesões em toda a árvore biliar. Além disso, a maior parte das lesões ao ducto biliar ocorre mais acima na árvore biliar, próximas ao hilo, e, portanto não permitem a anastomose livre de tensão no duodeno. Desse modo, em quase todos os casos de lesão ao ducto biliar a ressecção do segmento lesionado com anastomose mucosa a mucosa, usando uma alça jejunal em Y de Roux, é preferida. A colocação transanastomótica de *stent* mostrou melhorar a permeabilidade da anastomose, com maior duração do *stent*, propiciando resultado mais favorável. Como as lesões vasculares concomitantes são comuns, a US Doppler pode confirmar fluxos arterial hepático e venoso portal adequados para o parênquima hepático.

Dados recentes sugerem não haver uma significativa diferença na frequência das lesões biliares sustentadas em hospitais de ensino, em comparação com os hospitais sem residentes.[32] Como a maioria das lesões ao ducto biliar e, portanto, a maior parte dos reparos mais imediatos ocorre em centros onde a reconstrução biliar raramente é realizada, a maioria dos reparos não é relatada na literatura. Entretanto, a importância do julgamento cirúrgico e da experiência em reconstrução biliar não pode ser excessivamente enfatizada. Apesar de os relatos de tentativas anteriores fracassadas não terem documentado as lesões tratadas imediatamente com sucesso, esses relatos não ressaltam o valor da experiência no tratamento das lesões ao ducto biliar.[33] Portanto, quando o profissional é confrontado com uma lesão ao ducto biliar e um cirurgião experiente em reconstrução biliar não se encontra disponível, a estratégia de tratamento mais apropriada é a colocação de um dreno e o imediato encaminhamento a um centro experiente.

**Identificação após colecistectomia.** O diagnóstico de lesão iatrogênica ao ducto biliar deve ser suspeitado em qualquer paciente que apresente sintomas novos ou progressivos após colecistectomia laparoscópica. O extravasamento pode se manifestar como uma drenagem biliosa em um dreno sub-hepático colocado no momento da cirurgia, ou uma drenagem biliosa proveniente de uma incisão cirúrgica. Sem um local de drenagem externa, o extravasamento biliar pode se manifestar como um biloma, estéril ou infectado, ou com ascite biliar. Dor pós-prandial persistente ou que se agrave, dor no ombro, mal-estar e/ou febre devem levantar a suspeita de uma lesão ao ducto biliar.

Pacientes com suspeita de lesão iatrogênica no ducto biliar devem ser submetidos a exames de imagem para avaliar o acúmulo de líquido e avaliar a árvore biliar. A US pode alcançar ambos os objetivos, mas como a drenagem pode ser necessária e o delineamento anatômico é valioso, a aquisição de imagens em corte transversal por TC, em geral, produzirá dados mais úteis. Alguns cirurgiões defendem o uso de exames com radionuclídeos para confirmar o extravasamento biliar, mas para qualquer documentação de um extravasamento, a TC será necessária para o planejamento do tratamento. Além disso, a isquemia é causa comum de estenose do ducto biliar. No quadro de lesão ao ducto biliar, 20% ou mais dos pacientes apresentam lesões vasculares concomitantes não identificadas.

Na apresentação tardia de uma lesão ao ducto biliar, três principais objetivos guiam a terapia (Boxe 55.2). *Primeiramente, o controle da infecção* com drenagem de quaisquer acúmulos minimizará o processo inflamatório. A inflamação na *porta hepatis* leva à fibrose, que atua apenas para aumentar a formação de estenose. Os antibióticos de amplo espectro, a descompressão da árvore biliar e a drenagem de quaisquer acúmulos de líquido, por via percutânea ou operatória, alcançarão esse objetivo. Com o controle da sepse, não há urgência na reconstrução biliar. De fato, com o tempo, a resolução da inflamação periporta auxilia a execução de uma reconstrução durável. Além disso, a retração de um ducto biliar lesionado dentro do hilo hepático, assim como a inflamação nessa região, torna improvável o sucesso do reparo no contexto pós-operatório imediato. Portanto, apesar de tentativa para realizar a imediata reexploração para o tratamento de uma lesão mais rapidamente possível, o sucesso a longo prazo das lesões ao ducto biliar identificadas no pós-operatório depende do planejamento pré-operatório claro e deliberado da reconstrução.

*O segundo objetivo do tratamento é o delineamento claro e completo da anatomia biliar* com colangiografia. Sem a colangiografia pré-operatória, é improvável que quaisquer reparos tenham sucesso. O colangiograma deve indicar a anatomia intra-hepática e a bifurcação do ducto biliar. Para os pacientes com continuidade do ducto biliar, a CPRE é possível. Entretanto, a CTP demonstrará a árvore biliar intra-hepática, além de identificar a localização da lesão, propiciar a drenagem da bile e possivelmente até permitirá

---

**Boxe 55.2** Objetivos da terapia na lesão iatrogênica ao ducto biliar.

1. Controle da infecção, limitando a inflamação
   - Antibióticos parenterais
   - Drenagem percutânea de acúmulos de líquido periporta
2. Delineamento claro e minucioso de toda a anatomia biliar
   - Colangiopancreatografia por ressonância magnética ou colangiografia trans-hepática percutânea
   - Colangiopancreatografia retrógrada endoscópica (especialmente se houver suspeita de extravasamento pelo coto do ducto cístico)
3. Restabelecimento da continuidade bilioentérica
   - Anastomose mucosa a mucosa livre de tensão
   - Hepatojejunostomia em Y de Roux
   - *Stents* transanastomóticos a longo prazo se houver envolvimento da bifurcação ou acima

o fechamento do extravasamento (Figura 55.49). Os cateteres biliares percutâneos também podem ser deixados em posição durante a reconstrução para auxiliar na dissecção e proporcionar a drenagem perioperatória. A CTP pode ser combinada com CPRE, se necessário, dependendo do local e da extensão da lesão. Pequenos extravasamentos biliares com continuidade do ducto biliar e extravasamentos do coto do ducto cístico podem ser totalmente tratados com sucesso com a colocação de *stent* endoscópico e esfincterotomia.

*O terceiro objetivo do tratamento é restabelecer a drenagem bilioentérica durável.* Embora a combinação de dilatações biliares percutânea e endoscópica bem como a colocação de *stent* possa estabelecer a continuidade, a reconstrução cirúrgica apresenta as taxas mais elevadas de permeabilidade. Para alcançar um reparo bem-sucedido e durável, deve-se realizar anastomose de um ducto biliar minimamente inflamado com os intestinos de forma livre de tensão, mucosa a mucosa. Quando a anastomose estiver dentro de 2 cm da bifurcação do ducto hepático ou envolver os ductos intra-hepáticos, alguma evidência sugere que a colocação de *stent* a longo prazo possa melhorar a permeabilidade. Se a bifurcação estiver envolvida, deve-se proceder à colocação de *stent* nos ductos direito e esquerdo. Quando a reconstrução envolver o colédoco ou o ducto hepático comum a mais de 2 cm da bifurcação, a colocação de *stent* não é necessária; portanto, um dreno trans-hepático colocado no período pré-operatório ou a colocação de um tubo T no intraoperatório produzirá descompressão adequada no pós-operatório imediato.

No momento da cirurgia, as aderências de duodeno e cólon no fígado devem ser separadas. A *porta hepatis* pode ser circundada com um dreno de Penrose. Apesar de o ducto biliar situar-se na borda lateral da *porta hepatis*, os cateteres de drenagem biliar colocados por via percutânea no pré-operatório podem auxiliar na dissecção, uma vez que a fibrose acentuada e o processo inflamatório podem dificultar sua identificação. Se necessário, uma agulha de pequeno calibre, fixada a uma seringa, pode ser usada para aspirar e identificar o ducto biliar, evitando ao mesmo tempo a lesão inadvertida a uma estrutura vascular (Figura 55.50).

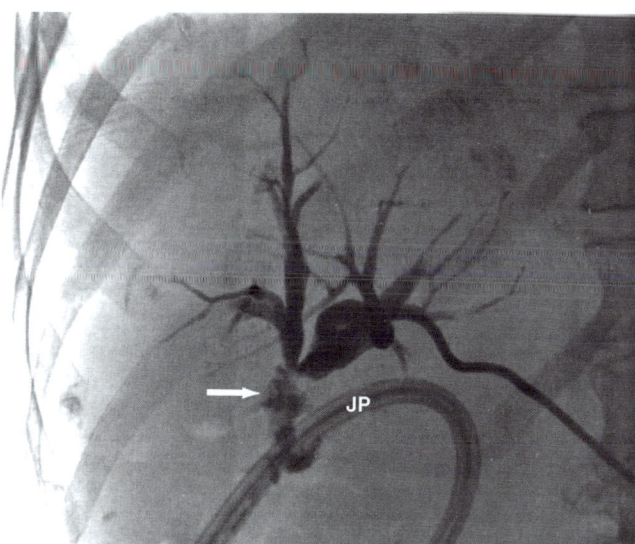

**Figura 55.49** Colangiograma trans-hepático percutâneo de lesão ao ducto biliar. Note o extravasamento de material de contraste (*seta*) e o dreno de Jackson-Pratt (*JP*) colocado no momento da cirurgia inicial.

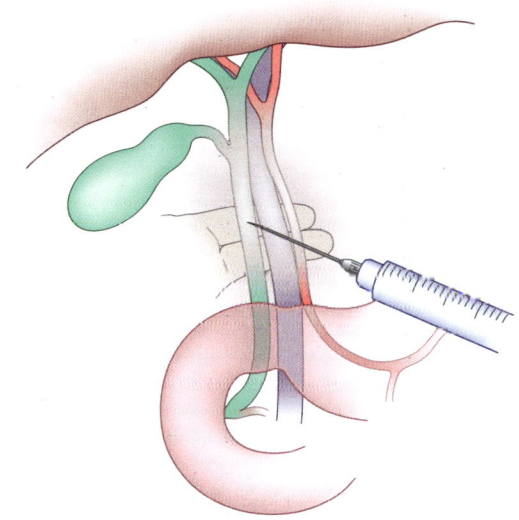

**Figura 55.50** Aspiração por agulha da porta usada para identificar o colédoco no quadro de inflamação substancial.

Depois de identificado, acima de uma estenose, apenas um limitado segmento do ducto biliar (< 5 mm) é dissecado livre. Qualquer outra dissecção de um ducto normal acarreta risco de comprometimento vascular do segmento a ser usado na anastomose. A preservação do máximo possível da árvore biliar normal continua a ser o objetivo da reconstrução. Em seguida, o ducto biliar pode ser aberto e os cateteres colocados por via percutânea e avançados através da incisão. Nesse ponto, pode-se usar um fio-guia para a troca de cateteres por *stents* de Silastic™ a longo prazo, se apropriado, ou pode-se deixar os cateteres em posição para descompressão transanastomótica. A anastomose mucosa a mucosa pode ser criada de maneira terminolateral com a alça jejunal em Y de Roux. No quadro de inflamação substancial na bifurcação, outra opção de reconstrução envolve a anastomose da alça de Roux ao ducto hepático esquerdo. Como se pode notar, o ducto hepático esquerdo mantém um comprimento extraparenquimal substancial, permitindo uma anastomose nessa porção de ducto normal. Antes do uso dessa secção para a drenagem de todo o fígado, a colangiografia deve confirmar que a bifurcação biliar esteja amplamente patente, assegurando assim a drenagem do lobo direito através da bifurcação para o sistema do ducto esquerdo.

**Técnicas intervencionistas radiológicas e endoscópicas.** O tratamento guiado por fluoroscopia com o uso de acesso percutâneo para atravessar a estenose pode ser empregado quando a continuidade do ducto é preservada. A dilatação por balão pode tratar estenoses, e essa abordagem (Figura 55.51) tem êxito em até 70% dos pacientes.[34] As complicações, apesar de frequentes, costumam ser limitadas e incluem colangite, hemobilia e extravasamentos de bile que requerem repetição da intervenção. A dilatação endoscópica por balão das estenoses do ducto biliar é reservada geralmente às estenoses do ducto biliar primário ou para pacientes submetidos à coledocoduodenostomia para a reconstrução, porque a alça de Roux normalmente não permite estratégias endoscópicas. Portanto, as séries são limitadas, mas os resultados são animadores, com 88% dos pacientes responsivos à terapia e uma taxa de complicação de 8% de pancreatite e colangite.

***Resultados.*** Podem ser alcançados resultados bem-sucedidos em pacientes submetidos à reconstrução bilioentérica após lesão ao ducto biliar; muitas séries mostraram mais de 90% dos pacientes livres de icterícia e de colangite. Altas taxas de sucesso costumam

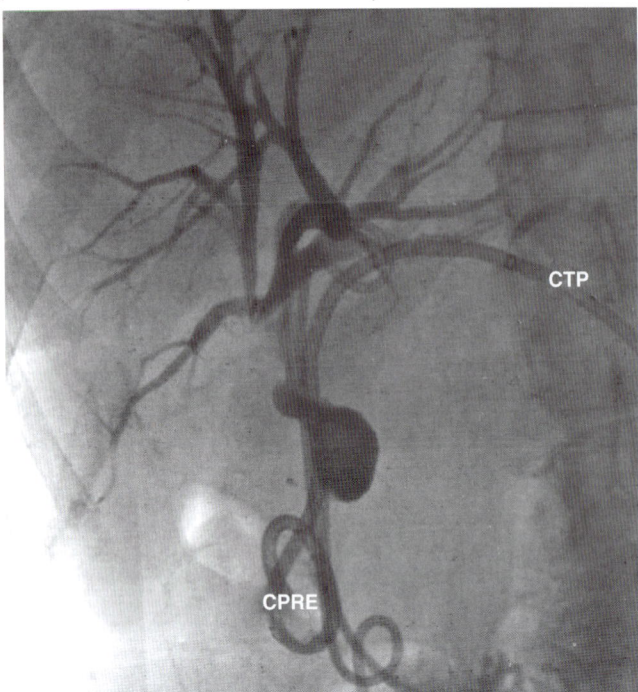

**Figura 55.51** Cateter de colangiografia trans-hepática percutânea (*CTP*) atravessando a lesão iatrogênica do colédoco. Esse cateter foi usado para guiar a colocação de *stent* por colangiopancreatografia retrógrada endoscópica (*CPRE*) em um mau candidato cirúrgico com lesão iatrogênica, mas com continuidade do colédoco.

ser alcançadas quando as lesões são identificadas precocemente e os pacientes são encaminhados imediatamente aos centros experientes. Em vários estudos, o encaminhamento para os centros que realizam rotineiramente a cirurgia biliar complexa foi associado a mais sucesso a longo prazo.[35] A reconstrução cirúrgica oferece uma estratégia de tratamento durável a longo prazo.[36] O tratamento dessas lesões requer uma conduta multidisciplinar e pode ser necessário usar técnicas percutâneas, assim como a reconstrução cirúrgica. A sepse no momento da reconstrução e a cirrose biliar são preditores de estenose. Em alguns estudos, os resultados em geral eram melhores quando eram utilizados *stents* transanastomóticos durante a reconstrução.[36] Doença hepática crônica e fibrose hepática estão associadas a maior mortalidade cirúrgica e a taxas de sucesso mais baixas. Apesar de uma complicação devastadora, o tratamento tem grande êxito e restaura os escores de qualidade da saúde aos níveis pré-lesão.[37]

### Extravasamento biliar

Após a colecistectomia, os pacientes podem sofrer extravasamento proveniente de um ducto cístico ou de um ducto de Luschka não identificado. Febres, calafrios, dor no quadrante superior direito, icterícia, extravasamento de bile de uma incisão ou de um dreno, ou anorexia persistente ou timpanismo são sinais e sintomas comuns. Embora um extravasamento possa ser visualizado após uma colecistectomia, procedimentos realizados para colecistite aguda acarretam maior risco. Com inflamação e fibrose ao redor de um ducto cístico obstruído, a colocação de clipes no ducto pode não ocluí-lo completamente ou pode desalojá-lo à medida que o processo inflamatório se resolve. Os pacientes geralmente se apresentam dentro de 1 semana da colecistectomia, à medida que a bile se acumula e se manifesta clinicamente. Conforme discutido anteriormente sobre lesão ao ducto biliar, a TC deve ser realizada e mostrará ascite ou acúmulo de líquido no quadrante superior direito compatível com biloma. Após a colocação de um dreno e do controle do extravasamento e da infecção, deve-se realizar colangiografia endoscópica (Figura 55.52). Se o extravasamento for proveniente do coto de um ducto cístico, a esfincterotomia com colocação de *stent* do ducto comum permitirá que o extravasamento seja selado sem a necessidade de tratamento cirúrgico.[36] A reexploração nessa situação raramente é indicada, especialmente em pacientes com evidência de choque séptico ou naqueles nos quais o extravasamento não é acessível por via percutânea. Se a drenagem percutânea não for viável em razão de sobreposição do intestino ou por não se localizar líquido e, portanto, a condição não for tratável por drenagem percutânea, uma lavagem rápida (*washout*) laparoscópica do abdome e a colocação de drenos sub-hepáticos devem ser consideradas. Nenhuma tentativa de reparar o extravasamento deve ser feita, pois qualquer intervenção do tipo quase sempre não tem sucesso e acarreta risco de mais lesão à árvore biliar. A persistência do extravasamento biliar por mais de 6 semanas deve levantar a suspeita de uma lesão não identificada ao ducto biliar. De modo semelhante às lesões ao colédoco, o tratamento de um extravasamento do ducto obtém mais êxito depois da resolução do processo inflamatório.

### Cálculos perdidos

A abertura acidental da vesícula biliar com perda de cálculos não é rara e ocorre em 20 a 40% das colecistectomias, especialmente durante abordagem laparoscópica. Cálculos pigmentados, um número elevado de cálculos, cirurgiões menos experientes que realizam a cirurgia e colecistite grave são todos fatores de risco. Infelizmente, os cálculos durante uma colecistectomia podem ter consequências significativas e até consequências tardias substanciais, como os abscessos crônicos, as fístulas, infecção da ferida e obstrução intestinal. A maior parte dos cálculos caídos assenta-se na bolsa de Morison (recesso hepatorrenal) ou no espaço retro-hepático ao longo da parede abdominal, os quais podem se transformar em um abscesso crônico nessa localização. A probabilidade de desenvolvimento de complicações dos cálculos perdidos é difícil de quantificar, pois a documentação do cirurgião sobre a perfuração da vesícula biliar é variável e geralmente há um retardo

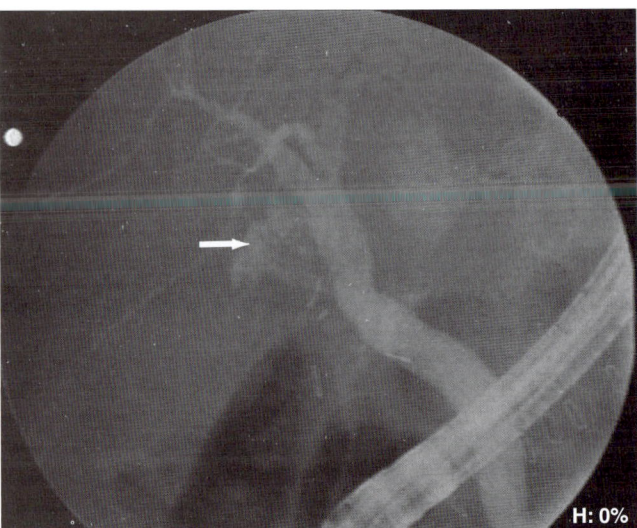

**Figura 55.52** Colangiopancreatografia retrógrada endoscópica mostrando extravasamento do coto de um ducto cístico (*seta*).

substancial entre a colecistectomia e a complicação decorrente de cálculos perdidos. Com base nos estudos disponíveis, os cálculos perdidos não requerem a conversão para cirurgia aberta; o tratamento deve incluir a extensa irrigação, uma tentativa significativa de resgatar os cálculos perdidos, o curso de antibióticos, uma documentação da perfuração nas anotações cirúrgicas e uma clara comunicação com o paciente sobre a pequena possibilidade da apresentação tardia de erosão ou abscesso.[38]

### Dor pós-colecistectomia

Apesar de incomum, a dor semelhante à da cólica biliar pode persistir ou recorrer após colecistectomia. Uma avaliação completa da árvore biliar deve ser realizada após a colecistectomia se houver recidiva da dor. A recidiva da dor, se estiver associada a outros achados sistêmicos de icterícia, febre ou calafrios dentro de dias ou semanas após a colecistectomia, sugere coledocolitíase secundária ou extravasamento de bile. Outros fenômenos da árvore biliar podem causar um quadro semelhante, como disfunção do esfíncter de Oddi. As estenoses pós-operatórias do ducto biliar, que normalmente se manifestam com icterícia, em geral são identificadas no primeiro ano após a colecistectomia e podem se manifestar com dor ou febre, se a obstrução for em apenas um ducto lobar. No contexto de enzimas hepáticas normais, outras causas de dor no quadrante superior direito devem ser pesquisadas.

### Cálculos biliares retidos

Os cálculos retidos ou cálculos secundários, que se originam na vesícula biliar e passam para o ducto comum, geralmente são cálculos de colesterol e, com frequência, se tornam sintomáticos dentro de semanas de uma colecistectomia. Eles podem ser identificados em até 2 anos após colecistectomia. A hiperbilirrubinemia e um nível elevado de fosfatase alcalina devem levantar a suspeita de um cálculo retido. A US poderá não mostrar a dilatação do ducto biliar intra-hepático, se o cálculo não ocluir completamente o ducto ou a obstrução for inicial. A remoção endoscópica desses cálculos por esfincterotomias generosas tem êxito quase universal (Figura 55.53).

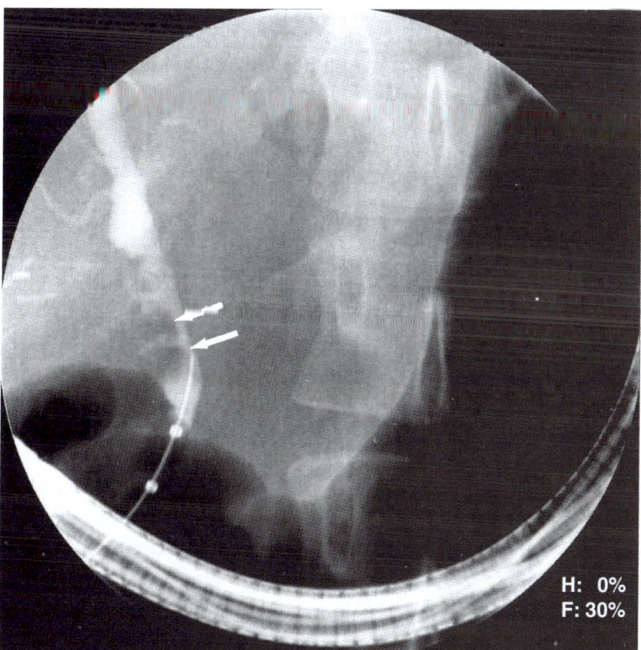

**Figura 55.53** Colangiopancreatografia retrógrada endoscópica mostrando múltiplos cálculos retidos no colédoco (setas).

### Colangite aguda

Qualquer fenômeno obstrutivo, desde cálculos biliares até neoplasias, pode causar infecção bacteriana ascendente da árvore biliar, resultando em colangite. Assim como a colecistite, a colangite requer obstrução e supercrescimento bacteriano. Com a obstrução decorrente de um cálculo, a bactibilia pode ser identificada em até 90% dos pacientes. Dentre os patógenos mais comuns encontram-se *Klebsiella*, *Enterobacter*, *Pseudomonas* e *Citrobacter* spp.

A clássica tríade de Charcot, com febre, icterícia e dor no quadrante superior direito, pode ser vista em menos de 50% dos pacientes; o achado menos comum é a icterícia. Leucocitose com um painel hepático anormal é comum. A lesão hepatocelular da infecção e a inflamação elevam os níveis séricos de transaminase e fosfatase alcalina. A US deve ser o primeiro exame de triagem e mostrará dilatação da árvore biliar. O exame HIDA deve ser interpretado com cuidado, pois a infecção da árvore biliar reduz a secreção desses agentes dentro da árvore biliar. A TC pode ser útil na identificação do local de obstrução, embora nem sempre seja o caso. As modalidades mais valiosas são a colangiografia por CPRE ou CTP, pois não são apenas diagnósticas, mas também terapêuticas.

Hidratação adequada e antibióticos IV devem ser iniciados imediatamente. Muitos pacientes apresentam melhora com a terapia clínica; porém, esses pacientes requerem a descompressão de emergência da árvore biliar para a terapia definitiva. As drenagens endoscópica ou percutânea alcançam esse objetivo com menos morbidade do que a intervenção cirúrgica. Se os meios endoscópicos e percutâneos não estiverem disponíveis ou não obtiverem sucesso, a drenagem cirúrgica consistirá na exploração do ducto comum com a colocação de um tubo T. Em virtude da natureza instável do paciente, o tratamento cirúrgico definitivo da causa é postergado até o paciente estar estabilizado, a colangite é tratada e o diagnóstico é confirmado.

### Colangite piogênica recorrente

Mais comum nas populações do Leste Asiático, a colangite piogênica recorrente é causada por colângio-hepatite ou cálculos intra-hepáticos. Patógenos biliares como *Clonorchis sinensis* e *Ascaris lumbricoides* povoam a árvore biliar. Esses e outros patógenos secretam uma enzima que hidrolisa glicuronídios de bilirrubina hidrossolúveis para formar bilirrubina livre, que então se precipita para formar cálculos de pigmentos. Esses cálculos podem obstruir em parte, ou totalmente, a árvore biliar, causando episódios recorrentes de colangite e, eventualmente, abscessos ou até cirrose. A cronicidade da infecção e da inflamação põe esses pacientes em risco de desenvolvimento de colangiocarcinoma. Não está esclarecido se o evento desencadeador primário é a infecção que causa estenose inflamatória ou a estenose inflamatória com subsequente infecção da bile estagnada.

A colangite piogênica recorrente tende a ocorrer na terceira ou quarta décadas de vida e afeta homens e mulheres igualmente. A apresentação clínica consiste em colangite com febre, dor no quadrante superior direito e icterícia. Assim como a infecção, a inflamação e os cálculos geralmente se apresentam em padrão segmentar ou lobar; a icterícia tende a ser leve. Os estudos séricos são semelhantes aos de outras causas de colangite, com leucocitose e níveis elevados de bilirrubina e de fosfatase alcalina. O diagnóstico é estabelecido normalmente por meio de combinação de TC ou CPRM com CPRE (Figura 55.54). Pode-se observar atrofia ou hipertrofia lobar ou segmentar nos casos crônicos.

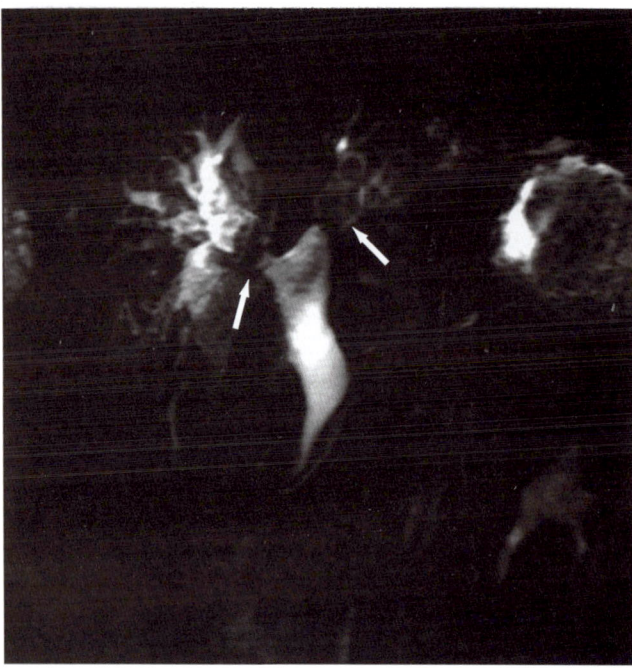

**Figura 55.54** Colangiopancreatografia por ressonância magnética de colangite piogênica recorrente. Defeitos de enchimento intraluminal decorrentes de cálculos são observados em ambos os lobos (*setas*).

No quadro de uma crise aguda, o tratamento conservador com antibióticos parenterais, líquidos IV e analgésicos em geral é suficiente. A falha dessa abordagem com deterioração clínica requer drenagem biliar por CPRE ou métodos percutâneos. Depois de a crise ceder, uma minuciosa pesquisa da anatomia da árvore biliar auxiliará o tratamento direto. O tratamento cirúrgico definitivo quase sempre é necessário. Os objetivos da terapia cirúrgica são três: (1) remover todos os cálculos; (2) desviar, alargar ou ressecar estenoses; e (3) prover adequada drenagem biliar. A variabilidade da apresentação e da localização da doença estimulou o desenvolvimento de várias cirurgias para alcançar esses objetivos. A presença de estenoses intra-hepáticas indica um caso complicado e pode justificar ressecção, estiruroplastia ou hepatojejunostomia. Quando a limpeza de todos os cálculos não é possível, ou é prevista a futura necessidade de terapia endoscópica, a extremidade terminal da alça de Roux para uma hepatojejunostomia pode ser levada à parede abdominal para servir de acesso fácil para uma coledocoscopia. Em virtude do risco de colangiocarcinoma, a doença que afetar predominantemente um lobo deve ser ressecada em pacientes com adequada reserva hepática. Na ausência do desenvolvimento de colangiocarcinoma, o tratamento cirúrgico tem elevada taxa de sucesso.[39]

## DOENÇA BILIAR MALIGNA

### Câncer de vesícula biliar

O câncer de vesícula biliar é uma doença maligna agressiva e acarreta um prognóstico extremamente precário. Os pacientes não exibem sintomas específicos de apresentação e, portanto, é comum a apresentação em estágio tardio da doença. O mau prognóstico corresponde a uma elevada proporção de pacientes com doença avançada. Para os pacientes com doença em estágio inicial, uma abordagem cirúrgica mais agressiva é justificada.

### Incidência

O câncer de vesícula biliar ocorre na sexta e sétima décadas de vida e é duas a três vezes mais comum em mulheres do que em homens. A etnia tem importante papel no desenvolvimento de câncer de vesícula biliar, com maior incidência em mulheres da Índia e do Paquistão. Entre as populações norte-americanas, os nativos americanos e os imigrantes latino-americanos mostram taxas mais elevadas. Nos EUA em geral, o câncer de vesícula biliar é o câncer mais comum do trato biliar e o quinto mais comum do trato gastrintestinal.[40]

### Causa

Apesar de não ser comprovada cientificamente, a teoria prevalente do câncer de vesícula biliar concentra-se na inflamação crônica com desenvolvimento subsequente de neoplasia. Portanto, a presença de cálculos biliares é considerada fator de risco primário, e os cálculos grandes (> 3 cm) acarretam maior risco de desenvolvimento de câncer. Mais de 80% dos pacientes com câncer de vesícula biliar têm colelitíase, e o câncer de vesícula biliar é aproximadamente sete vezes mais comum em pacientes com cálculos biliares do que naqueles sem cálculos. O tipo de cálculo não se correlaciona com a incidência do câncer de vesícula biliar. Outros fatores de risco incluem entidades que também podem causar inflamação na parede da vesícula biliar, como JPBA, cistos de colédoco e CEP.

A extensa calcificação da parede da vesícula biliar, denominada vesícula biliar em porcelana, acarreta o risco de desenvolvimento de câncer. A calcificação é provavelmente o resultado de inflamação de longa duração. Enquanto o risco de câncer da vesícula biliar é mais alto em pacientes com calcificação da parede da vesícula biliar, a doença maligna nesse quadro é incomum, e ocorre em menos de 10% dos pacientes com vesícula biliar em porcelana.[41]

Há alguma sugestão de progressão para adenoma-carcinoma ao desenvolvimento de câncer de vesícula biliar, uma vez que a displasia grave e o carcinoma *in situ* geralmente são adjacentes aos carcinomas de vesícula biliar.[42] Entretanto, não há evidência de que os pacientes com polipose de vesícula biliar estejam em maior risco de malignidade da vesícula biliar. Por outro lado, vários estudos demonstraram que a presença de um só pólipo de vesícula biliar maior que 10 mm acarreta maior risco de malignidade e geralmente é recomendada a colecistectomia.[43]

### Patologia e estadiamento

O câncer de vesícula biliar geralmente é um adenocarcinoma; ele é estadiado pelo sistema de estadiamento TNM (tumor, nodo, metástase; Tabela 55.1). O câncer de vesícula biliar dissemina-se via vasos linfáticos, por via hematogênica e notoriamente no interior da cavidade peritoneal ou ao longo de biopsia ou sob as incisões cirúrgicas.

As descrições do câncer de vesícula biliar foram agrupadas em formas infiltrativas, nodulares, papilares e combinadas. A maioria dos tumores tem um padrão infiltrativo e dissemina-se para um plano subseroso, podendo invadir toda a parede da vesícula biliar e até o interior da *porta hepatis*. Os tipos nodulares tendem a crescer como massa mais circunscrita e podem invadir o fígado. Um pequeno subgrupo de cânceres é do subtipo papilar e tem melhor prognóstico pois tende a ter curso indolente e geralmente é limitado à parede da vesícula biliar no momento do diagnóstico (Figura 55.55).

### Tabela 55.1 Estadiamento do câncer de vesícula biliar.

**Definição de tumor (T) primário**

| Categoria T | Critérios T |
|---|---|
| TX | Tumor primário não pode ser avaliado |
| T0 | Sem evidência de tumor primário |
| Tis | Carcinoma *in situ* |
| T1 | Tumor invade a lâmina própria ou a camada muscular |
| T1a | Tumor invade a lâmina própria |
| T1b | Tumor invade a camada muscular |
| T2 | Tumor invade o tecido conjuntivo perimuscular no lado peritoneal sem envolvimento da serosa (peritônio visceral) ou o tumor invade o tecido conjuntivo perimuscular no lado hepático, sem extensão para dentro do fígado |
| T2a | Tumor invade o tecido conjuntivo perimuscular no lado peritoneal sem envolvimento da serosa (peritônio visceral) |
| T2b | Tumor invade o tecido conjuntivo perimuscular no lado hepático sem extensão para dentro do fígado |
| T3 | Tumor perfura a serosa (peritônio visceral) e/ou invade diretamente o fígado e/ou outro órgão ou estrutura adjacente, como estômago, duodeno, cólon, pâncreas, omento ou ductos biliares extra-hepáticos |
| T4 | Tumor invade a veia porta principal ou a artéria hepática ou invade dois ou mais órgãos ou estruturas extra-hepáticas |

**Definição de linfonodo (nodo – N) regional**

| Categoria N | Critérios N |
|---|---|
| NX | Linfonodos regionais não podem ser avaliados |
| N0 | Sem metástase para linfonodo regional |
| N1 | Metástases para um a três linfonodos regionais |
| N2 | Metástases para quatro ou mais linfonodos regionais |

**Definição de metástase (M) distante**

| Categoria M | Critérios M |
|---|---|
| M0 | Sem metástase à distância |
| M1 | Metástase à distância |

**Grupos de estadiamento prognóstico do AJCC**

| Quando T é ... | E N é ... | E M é ... | Então o grupo de estadiamento é ... |
|---|---|---|---|
| Tis | N0 | M0 | 0 |
| T1 | N0 | M0 | I |
| T2a | N0 | M0 | IIA |
| T2b | N0 | M0 | IIB |
| T3 | N0 | M0 | IIIA |
| T1-T3 | N1 | M0 | IIIB |
| T4 | N0-1 | M0 | IVA |
| Qualquer T | N2 | M0 | IVB |
| Qualquer T | Qualquer N | M1 | IVB |

**Grau histológico (G)**

| G | Definição de G |
|---|---|
| GX | Grau não pode ser avaliado |
| G1 | Bem diferenciado |
| G2 | Moderadamente diferenciado |
| G3 | Mal diferenciado |

AJCC, American Joint Committee on Cancer. (De Amin MB,[1] Greene FL,[2] Edge SB,[3,4] Compton CC,[5,6] Gershenwald JE,[7] Brookland RK,[8] Meyer L,[9] Gress DM,[10] Byrd DR,[11] Winchester DP.[12] *AJCC Cancer Staging Manual*. 8th ed. New York: Springer; 2017:303-310.) [1]Professor and Chairman, UTHSC Gerwin Chair for Cancer Research, Department of Pathology and Laboratory Medicine, University of Tennessee Health Science Center, Memphis, TN. [2]Medical Director, Cancer Data Services, Levine Cancer Institute, Charlotte, NC. [3]Vice President, Healthcare Outcomes and Policy, Department of Cancer, Roswell Park Cancer Institute, Buffalo, NY. [4]Professor of Oncology, Department of Surgical Oncology, Roswell Park Cancer Institute, Buffalo, NY. [5]Chief Medical Officer, Complex Adaptive Systems Initiative, Arizona State University, Scottsdale, AZ. [6]Professor of Laboratory Medicine and Pathology, Mayo Clinic, Rochester, MN. [7]Professor of Surgery and Cancer Biology, The University of Texas MD Anderson Cancer Center, Houston, TX. [8]Radiation Oncologist, Greater Baltimore Medical Center, Baltimore, MD. [9]Eighth Edition Project Manager and Managing Editor, American Joint Committee on Cancer, Chicago, IL. [10]Technical Specialist and Technical Editor, American Joint Committee on Cancer, Chicago, IL. [11]Section Chief of Surgical Oncology and Professor of Surgery, University of Washington, Seattle, WA. [12]Medical Director, American Joint Committee on Cancer, Chicago, IL.

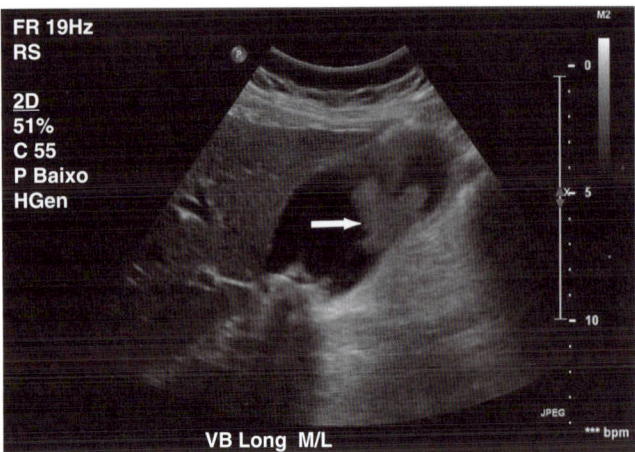

**Figura 55.55** Ultrassonografia mostrando massa polipoide intraluminal de parede da vesícula biliar (*seta*) sem extensão extraluminal.

A primeira cadeia ou grupo linfonodal de drenagem para o câncer de vesícula biliar inclui os linfonodos císticos e pericoledocos. A partir desses, as áreas de drenagem primárias são os linfonodos retroportais e pancreatoduodenais. Progredindo dessas áreas portais inferiores, os vasos linfáticos seguem para os linfonodos celíacos, mesentéricos superiores e, finalmente, para os aortocavais. Desse modo, é importante explorar a área retropancreática com a manobra de Kocher completa, no momento da cirurgia, para estadiar de maneira adequada um paciente com câncer de vesícula biliar.[44]

A parede da vesícula biliar é fina, contém uma lâmina própria estreita e é apenas uma camada muscular única sem cobertura de serosa entre ela e o fígado. Assim, as malignidades da vesícula biliar podem invadir o fígado no início de sua progressão. Além disso, como a drenagem venosa da vesícula biliar inclui as tributárias venosas diretas dentro do parênquima hepático, esses tumores podem se disseminar diretamente para o interior do segmento IV do fígado. A disseminação transperitoneal também é comum e pode progredir para carcinomatose.

### Apresentação clínica

Como 90% dos cânceres de vesícula biliar originam-se no fundo ou no corpo da vesícula biliar, a maioria não produz sintomas até que a doença esteja avançada (Figura 55.56). A maioria dos pacientes com carcinoma da vesícula biliar tem doença sistêmica no momento da apresentação, com doença nodal em 35% e metástases em 40%. Os sintomas de colecistite aguda, com obstrução do colo da vesícula biliar, podem predizer melhor prognóstico porque os pacientes com esses sintomas podem se apresentar em estágios iniciais da doença. Essa apresentação geralmente é indistinguível de colangiocarcinoma hilar. Perda ponderal, icterícia ou massa abdominal estão associadas a estágios tardios da doença. Alguns pacientes descrevem os sintomas de colecistite crônica em que a dor se alterou recentemente em qualidade ou frequência. Outros sintomas comuns incluem dor epigástrica crônica, saciedade precoce e sensação de plenitude.[45]

### Diagnóstico

O exame laboratorial geralmente não é útil, exceto para identificar os sinais de doença avançada, como anemia, hipoalbuminemia, leucocitose e níveis elevados de fosfatase alcalina ou bilirrubina. O antígeno carcinoembrionário (CEA) e o antígeno de carboidrato 19-9 (CA-19-9) podem estar elevados no câncer de vesícula biliar.

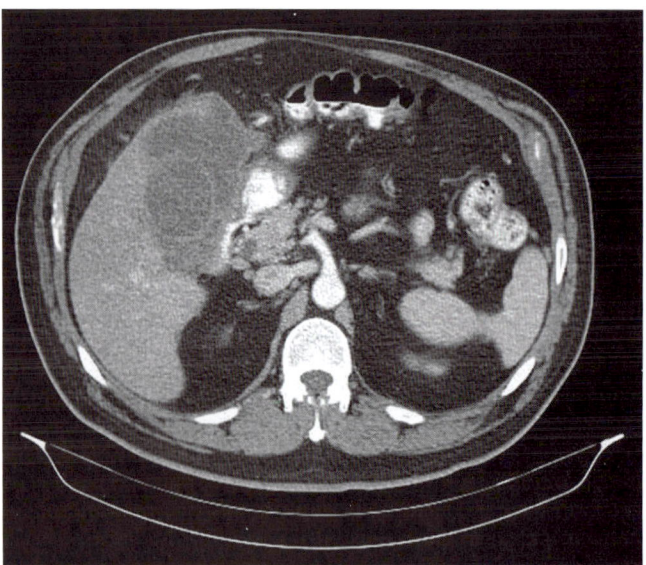

**Figura 55.56** Tomografia computadorizada mostrando câncer de vesícula biliar com invasão do duodeno e do parênquima hepático.

A US é geralmente o primeiro exame usado na avaliação de dor no quadrante superior direito. Os achados ultrassonográficos do câncer de vesícula biliar incluem lesão de formato irregular no espaço sub-hepático, massa heterogênea no lúmen da vesícula biliar e espessura assimétrica da parede da vesícula (Figura 55.57). O achado de um pólipo maior que 10 mm deve levantar a suspeita de câncer de vesícula biliar.

As imagens em corte transversal de TC ou RM são parte importante da avaliação pré-operatória do câncer de vesícula biliar e podem prover informações críticas sobre a extensão local da doença e se metástases distantes estão presentes. A TC e a RM podem demonstrar metástases peritoneais, metástases hepáticas, linfadenopatia e envolvimento vascular adjacente (Figura 55.58). A colangiografia diagnóstica invasiva foi, em grande parte, substituída pela colangiografia por RM na maioria dos centros de alto volume de cirurgias.[46] A PET também pode ser um valioso adjuvante na pesquisa de doença metastática ou quando a TC ou a RM proporcionam limitadas informações sobre o tumor primário.

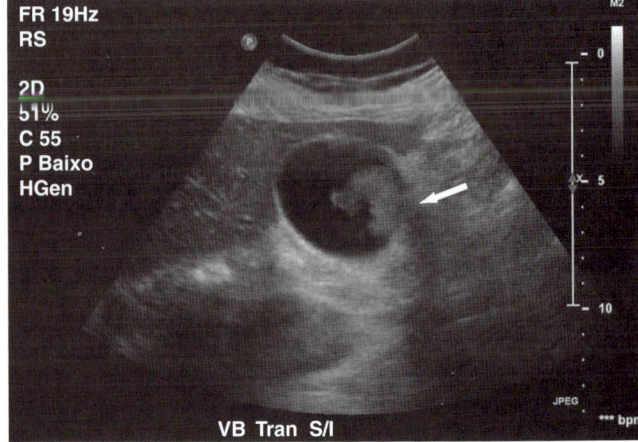

**Figura 55.57** Ultrassonografia de massa de vesícula biliar com perda de continuidade de sua parede (*seta*), sugerindo crescimento extraluminal.

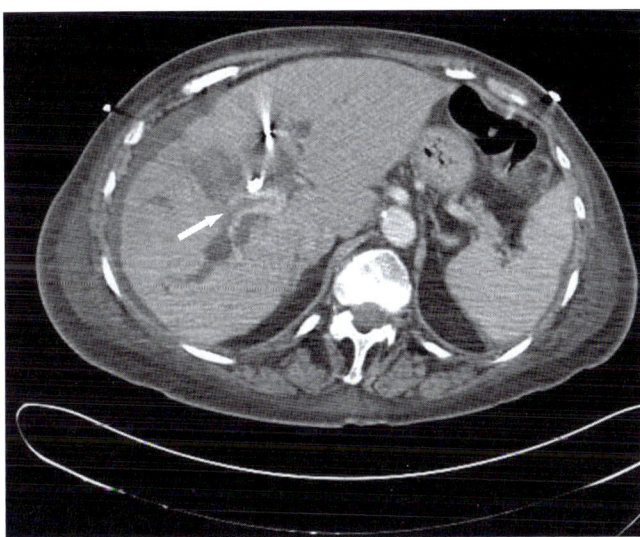

**Figura 55.58** Tomografia computadorizada mostrando massa na vesícula biliar com invasão local da veia porta (*seta*).

O câncer de vesícula biliar tem a tendência de semear os tratos de biopsia, e as biopsias desnecessárias simplesmente aumentam esse risco. Se o diagnóstico for suspeitado, o cirurgião e o paciente devem estar preparados para uma cirurgia definitiva. No quadro de irressecabilidade (envolvimento vascular ou extenso envolvimento hepático) ou incurabilidade (metástases hepáticas ou peritoneais), deve-se realizar biopsia de tecido para confirmação do diagnóstico.

### Tratamento

A ressecção do câncer de vesícula biliar continua a ser o único potencial para a cura. Os pacientes com câncer de vesícula biliar podem ser divididos em quatro subgrupos específicos de apresentação: pacientes com um pólipo de vesícula biliar; pacientes com achado casual de câncer de vesícula biliar no momento ou após colecistectomia; pacientes sob suspeita de terem câncer de vesícula biliar no pré-operatório; e pacientes com doença avançada à apresentação.

*Pólipo de vesícula biliar.* Os pólipos adenomatosos são as únicas lesões polipoides com potencial maligno e associadas a uma taxa significativa de abrigarem malignidade. Os preditores mais consistentes de malignidade em pólipos de vesícula biliar são: pólipo único, com tamanho superior a 1 cm e mais de 50 anos.[47] A colecistectomia geralmente é recomendada para os pólipos com mais de 1 cm e pode ser realizada com segurança por via laparoscópica. Os pólipos com menos de 1 cm podem ser submetidos à vigilância para demonstrar estabilidade, exceto no quadro de CEP, em que o limiar para colecistectomia deve ser mais baixo para essa população.

*Câncer incidental da vesícula biliar.* Com o achado de câncer incidental da vesícula biliar, o tratamento subsequente depende da profundidade de penetração da parede da vesícula biliar e das margens cirúrgicas. No caso de lesões T1a, em que o carcinoma penetra a lâmina própria mas não invade a camada muscular, a colecistectomia é suficiente para a terapia. A probabilidade de doença linfonodal nesse contexto é inferior a 3%, e a colecistectomia cura de 85 a 100% dos pacientes. A margem do ducto cístico deve ser revista para assegurar margem negativa e, algumas vezes, é necessário ressecar o colédoco para obter essa margem negativa. Para as lesões que penetram a muscular, mas não o tecido conjuntivo mais profundo ou a serosa, classificadas como lesões T1b, a colecistectomia pode ser suficiente desde que as margens sejam negativas, embora isso permaneça controverso. Com as lesões T1b e a invasão perineural, linfática ou vascular, a probabilidade de doença nodal aumenta significativamente. Portanto, a colecistectomia estendida geralmente é recomendada para todos os pacientes que estejam em boas condições clínicas com o nível de invasão T1b ou acima.

A colecistectomia estendida é direcionada à obtenção de uma ressecção R0 da doença, incluindo as cadeias ou grupos linfo nodais de drenagem. Portanto, a remoção dos linfonodos hepatoduodenais, gastro-hepáticos e retroduodenais deve ser incluída. A ressecção da margem do ducto cístico até a mucosa não acometida requer a ressecção do colédoco com reconstrução em Y de Roux. Por ser comum a extensão local dentro do parênquima hepático, são ressecados 2 cm de parênquima hepático aparentemente normal da fossa da vesícula biliar. Como são relatadas recidivas locais de porta laparoscópica mesmo em pacientes com doença *in situ*, alguns cirurgiões recomendam a excisão do local de porta, embora isso permaneça controverso, pois raramente ocorre de maneira isolada e pode representar doença agressiva. Em pacientes com lesões T2, em que o câncer se estende além da muscular, mas não além da serosa, uma abordagem semelhante com colecistectomia radical é indicada, porque mais de 40% desses pacientes apresentam metástases linfonodais e até 25% têm margens positivas, quando tratados somente com colecistectomia padrão. Como o câncer de vesícula biliar geralmente é irresponsivo a outras terapias, a presença de qualquer doença residual após intervenção cirúrgica prediz um mau resultado.[48]

*Pacientes sob suspeita de terem câncer de vesícula biliar no pré-operatório.* Para os pacientes nos quais a avaliação pré-operatória sugere possivelmente um câncer ressecável de vesícula biliar sem doença metastática, deve ser oferecida uma tentativa de ressecção, mesmo que a sobrevida seja ruim em comparação com os pacientes nos quais o câncer foi encontrado incidentalmente. Esses pacientes tendem a apresentar doença locorregional avançada, podendo ser necessária a ressecção hepática estendida. Como a intervenção cirúrgica propicia o único potencial para a cura ou prolongamento da vida, a ressecção radical deve ser considerada para os candidatos cirúrgicos adequados. A cirurgia inicia com a laparoscopia diagnóstica para identificar metástases peritoneais ou hepáticas de pequeno volume que impediriam a ressecção, evitando assim uma cirurgia desnecessária. No quadro de doença metastática, estratégias não operatórias devem ser empregadas para paliação dos sintomas. A ressecção radical no quadro de lesões T3 e T4 inclui pelo menos os segmentos IVB e V, porém com mais frequência é necessária a hepatectomia central, incluindo todos os segmentos IV, V e VIII. Para obter um estado de margem R0 em grandes tumores, pode ser necessária uma trissegmentectomia direita. A extensão direta do tumor para estruturas adjacentes, como a flexura hepática, não é uma contraindicação à ressecção, desde que possam ser obtidas margens negativas e toda a doença seja ressecada. A citorredução sem possibilidade de ressecção completa não tem um papel no tratamento do câncer de vesícula biliar.

*Pacientes com doença avançada à apresentação.* Muitos pacientes com câncer de vesícula biliar apresentam doença avançada, e, portanto, o objetivo da terapia é a paliação dos sintomas. Dentre os sintomas comuns que requerem paliação estão a icterícia, a dor e a obstrução intestinal. A icterícia pode ser tratada por colocação de *stent* endoscópico biliar, e a autoexpansão dos *stents* metálicos endobiliares pode proporcionar uma solução durável, com menos necessidade de repetir intervenções do que no caso dos *stents* plásticos. A dor geralmente é tratada com narcóticos orais, mas pode progredir para a necessidade de opioides parenterais no contexto de cuidados paliativos. A neurólise percutânea do gânglio celíaco pode ajudar na paliação da dor. A obstrução intestinal geralmente é a obstrução da saída gástrica a partir da extensão local do tumor, e geralmente é tratada com *stent* endoscópico na parede duodenal. Infelizmente, nem a quimioterapia nem a radioterapia mostraram benefício à sobrevida no tratamento do câncer de vesícula biliar.

### Terapia adjuvante

A maioria das recidivas do câncer de vesícula biliar inclui locais distantes como parte de um padrão de recidiva, destacando-se a importância das terapias sistêmicas.[49] Grande parte dos dados para o contexto adjuvante foi extrapolada do quadro metastático. Os regimes à base de gencitabina, geralmente combinada com um agente da platina, são empregados normalmente para tratar o câncer de vesícula biliar. Pacientes com lesões de alto risco (tumores T4, linfonodos positivos, ressecção R1) devem ser considerados para terapia adjuvante em consulta com um oncologista.

### Sobrevida

A sobrevida dos pacientes diagnosticados com câncer de vesícula biliar é dependente do estágio da doença à apresentação e da realização ou não da ressecção cirúrgica. Dentre os fatores independentes que afetam a sobrevida estão o estado T, o estado N, a diferenciação histológica, o envolvimento do colédoco e a ressecção R0. Os avanços do tratamento cirúrgico e a extensão da ressecção levaram a melhoras na sobrevida em pacientes cirúrgicos, embora a maioria dos pacientes apresente doença em estágio terminal e não sejam candidatos à ressecção. Pacientes com lesões T1a, limitadas a mucosa e lâmina própria, têm excelente prognóstico. A ressecção completa das lesões T1b até as margens negativas também propicia um excelente prognóstico. A sobrevida dos pacientes com lesões T2 depende do estado linfonodal; a ressecção radical nesse quadro melhora a sobrevida em 5 anos de cerca de 20% para mais de 60%. A sobrevida em 5 anos dos pacientes com tumores T3 é inferior a 20%, e os pacientes com lesões T4 têm sobrevida mensurada em meses. Pacientes com doença metastática à apresentação têm sobrevida média de 13 meses. Como a maioria dos pacientes com câncer de vesícula biliar apresenta doença avançada, a sobrevida geral do câncer de vesícula biliar é inferior a 15%.

## Câncer de ducto biliar

O colangiocarcinoma é uma entidade patológica rara que acarreta mau prognóstico. A incidência de colangiocarcinoma está aumentando em todo o mundo e, atualmente, é o segundo câncer primário mais comum do fígado após o carcinoma hepatocelular. Historicamente, para a avaliação e o tratamento do colangiocarcinoma foi necessária uma divisão arbitrária do ducto biliar em terços, com base na localização da obstrução. As lesões no terço médio, porém, são extremamente raras; assim, as investigações focalizaram-se recentemente nas lesões peri-hilares e intra-hepáticas, conhecidas como lesões proximais, *versus* aquelas que acometem a região periampolar, conhecidas como doença distal. Mais de dois terços de todos os colangiocarcinomas envolvem a árvore biliar proximal nas adjacências da bifurcação, e são conhecidos como tumores de Klatskin.

### Fatores de risco

Embora na maioria dos pacientes com colangiocarcinoma não haja uma causa identificável, o risco de desenvolvimento de colangiocarcinoma parece correlacionar-se com a inflamação crônica da árvore biliar e a proliferação celular compensatória. Portanto, muitos estados patológicos predisponentes acarretam maior risco de desenvolvimento de colangiocarcinoma. Lesões congênitas, como os cistos de colédoco, predispõem ao desenvolvimento de colangiocarcinoma decorrente da exposição do epitélio biliar às secreções pancreáticas tóxicas. A incidência de colangiocarcinoma é estimada entre 10 e 20% se o cisto não for ressecado aos 20 anos. O colangiocarcinoma é mais prevalente no Sudeste Asiático, onde a infecção pelas fascíolas hepáticas *Clonorchis sinensis* e *Opisthorchis viverrini* provoca inflamação biliar crônica, com obstruções e estenoses. A colangite piogênica recorrente é caracterizada por formação de cálculos no ducto biliar primário com infecções e acarreta o risco de desenvolvimento de colangiocarcinoma. A CEP, com suas estenoses multifocais autoimunes das árvores biliares intra-hepática e extra-hepática, acarreta maior risco de colangiocarcinoma. A CEP é o fator de risco mais comum para colangiocarcinoma no Ocidente. Ela acarreta um risco anual cumulativo para o colangiocarcinoma de 1,5%, e esse risco é maior em indivíduos com doença intestinal inflamatória associada. Embora os casos esporádicos de colangiocarcinoma tendam a ocorrer na bifurcação, os pacientes com CEP podem ter a doença multifocal não tratável com ressecção. As medicações e os carcinógenos químicos foram associados ao desenvolvimento de colangiocarcinoma, incluindo Thorotrast, contraceptivos orais, asbestos e fumaça de cigarro. Por fim, a cirrose é um fator de risco importante para o colangiocarcinoma, com risco de 10,7% *versus* 0,7% na população geral.

### Estadiamento e classificação

Os três subtipos patológicos distintos incluem os colangiocarcinomas esclerosante, nodular e papilar. O colangiocarcinoma esclerosante tende a ocorrer nos ductos biliares proximais, causando fibrose periductal em padrão concêntrico e oclusão circunferencial do ducto. Os subtipos papilares e nodulares tendem a ocorrer em colangiocarcinomas distais e se manifestam com crescimentos intraluminais. No subtipo nodular, pode-se visualizar massa firme baseada na parede do ducto e crescendo no lúmen do ducto, enquanto o subtipo papilar mais comum aparece como uma lesão polipoide mole, com menos fibrose periductal e melhor prognóstico.

O estadiamento do colangiocarcinoma depende do sistema de estadiamento TNM, mas é ligeiramente diferente com base na localização anatômica. As três subdivisões de estadiamento incluem colangiocarcinoma intra-hepático (Tabela 55.2), peri-hilar (Tabela 55.3) e distal (Tabela 55.4).[50] A exemplo de muitos adenocarcinomas, a invasão local direta e a disseminação para os linfonodos locais são comuns e predizem mau prognóstico. Os tumores confinados ao ducto biliar (T1) e aqueles que se estendem externamente a ele, mas não invadem as estruturas adjacentes, como a artéria hepática ou veia porta (T2), acarretam um prognóstico significativamente melhor do que tumores que invadem qualquer estrutura próxima. Os dois fatores patológicos de maior influência no prognóstico após a cirurgia são a ressecção completa (R0) até margens negativas e a ausência de metástases linfonodais.

### Tabela 55.2 Estadiamento do câncer de ducto biliar intra-hepático.

**Definição de tumor (T) primário**

| Categoria T | Critérios T |
|---|---|
| TX | Tumor primário não pode ser avaliado |
| T0 | Sem evidência de tumor primário |
| Tis | Carcinoma in situ (tumor intraductal) |
| T1 | Tumor solitário sem invasão vascular ≤ 5 cm ou > 5 cm |
| T1a | Tumor solitário ≤ 5 cm sem invasão vascular |
| T1b | Tumor solitário > 5 cm sem invasão vascular |
| T2 | Tumor solitário com invasão vascular intra-hepática ou múltiplos tumores, com ou sem invasão vascular |
| T3 | Tumor invadindo o peritônio visceral |
| T4 | Tumor envolvendo estruturas extra-hepáticas por invasão direta |

**Definição de linfonodo (nodo – N) regional**

| Categoria N | Critérios N |
|---|---|
| NX | Linfonodos regionais não podem ser avaliados |
| N0 | Sem metástase para linfonodo regional |
| N1 | Metástase para linfonodo regional presente |

**Definição de metástase (M) distante**

| Categoria M | Critérios M |
|---|---|
| M0 | Sem metástase à distância |
| M1 | Metástase à distância |

**Grupos de estadiamento prognóstico do AJCC**

| Quando T é ... | E N é ... | E M é ... | Então o grupo de estadiamento é ... |
|---|---|---|---|
| Tis | N0 | M0 | 0 |
| T1a | N0 | M0 | IA |
| T1b | N0 | M0 | IB |
| T2 | N0 | M0 | II |
| T3 | N0 | M0 | IIIA |
| T4 | N0 | M0 | IIIB |
| Qualquer T | N1 | M0 | IIIB |
| Qualquer T | Qualquer N | M1 | IV |

AJCC, American Joint Committee on Cancer. (De Amin MB,[1] Greene FL,[2] Edge SB,[3,4] Compton CC,[5,6] Gershenwald JF,[7] Brookland RK,[8] Meyer L,[9] Gress DM,[10] Byrd DR,[11] Winchester DP.[12] AJCC Cancer Staging Manual. 8th ed. New York: Springer, 2017;295-302.) [1]Professor and Chairman, UTHSC Gerwin Chair for Cancer Research, Department of Pathology and Laboratory Medicine, University of Tennessee Health Science Center, Memphis, TN. [2]Medical Director, Cancer Data Services, Levine Cancer Institute, Charlotte, NC. [3]Vice President, Healthcare Outcomes and Policy, Department of Cancer Prevention and Control, Roswell Park Cancer Institute, Buffalo, NY. [4]Professor of Oncology, Department of Surgical Oncology, Roswell Park Cancer Institute, Buffalo, NY. [5]Chief Medical Officer, Complex Adaptive Systems Initiative, Arizona State University, Scottsdale, AZ. [6]Professor of Laboratory Medicine and Pathology, Mayo Clinic, Rochester, MN. [7]Professor of Surgery and Cancer Biology, The University of Texas MD Anderson Cancer Center, Houston, TX. [8]Radiation Oncologist, Greater Baltimore Medical Center, Baltimore, MD. [9]Eighth Edition Project Manager and Managing Editor, American Joint Committee on Cancer, Chicago, IL. [10]Technical Specialist and Technical Editor, American Joint Committee on Cancer, Chicago, IL. [11]Section Chief of Surgical Oncology and Professor of Surgery, University of Washington, Seattle, WA. [12]Medical Director, American Joint Committee on Cancer, Chicago, IL.

### Apresentação clínica

A apresentação do colangiocarcinoma depende de seu local de origem e das manifestações de obstrução biliar nesse local. Icterícia indolor é um sintoma comum, mas os pacientes com obstrução unilobar de um ducto biliar podem apresentar atrofia lobar unilateral e subsequente hipertrofia lobar contralateral (Figura 55.59). A resultante compensação hepática pode retardar a apresentação até os estágios finais da doença. Portanto, o colangiocarcinoma que causa obstrução na bifurcação hepática ou abaixo dela tende a se manifestar em estágios mais iniciais do que o colangiocarcinoma intra-hepático. Com a obstrução da árvore biliar, as manifestações comuns de hiperbilirrubinemia direta, como prurido, urina escura e esteatorreia, podem ser observadas. O colangiocarcinoma tende a se estender em uma rota submucosa, com invasão perineural associada, mas a dor constante à apresentação sugere doença mais avançada.

### Diagnóstico e avaliação de ressecabilidade

No momento da apresentação, a maioria dos pacientes tem manifestações de icterícia obstrutiva com hiperbilirrubinemia e nível elevado de fosfatase alcalina. Outros marcadores de função sintética hepática, como tempo de protrombina e nível de albumina, geralmente não são afetados até a fase tardia da doença, ou quando a obstrução biliar é de longa duração. Os marcadores tumorais, incluindo CEA e CA19-9, não são confiáveis para o diagnóstico de colangiocarcinoma mas, se elevados, podem ser úteis no pós-operatório durante a vigilância da recidiva.

### Tabela 55.3 Estadiamento do câncer de ducto biliar peri-hilar.

**Definição de tumor (T) primário**

| Categoria T | Critérios T |
|---|---|
| TX | Tumor primário não pode ser avaliado |
| T0 | Sem evidência de tumor primário |
| Tis | Carcinoma in situ/alto grau de displasia |
| T1 | Tumor confinado ao ducto biliar, com extensão até a camada muscular ou tecido fibroso |
| T2 | Tumor invade além da parede do ducto biliar até o tecido adiposo circundante ou tumor invade parênquima hepático adjacente |
| T2a | Tumor invade além da parede do ducto biliar até o tecido adiposo circundante |
| T2b | Tumor invade parênquima hepático adjacente |
| T3 | Tumor invade ramos laterais da veia porta ou da artéria hepática |
| T4 | Tumor invade a veia porta principal ou seus ramos bilateralmente, ou a artéria hepática comum; ou os canalículos biliares unilaterais de segunda ordem com envolvimento da veia porta contralateral ou da artéria hepática |

**Definição de linfonodo (nodo – N) regional**

| Categoria N | Critérios N |
|---|---|
| NX | Linfonodos regionais não podem ser avaliados |
| N0 | Sem metástase para linfonodo regional |
| N1 | Um a três linfonodos positivos tipicamente envolvendo hilo, ducto cístico, colédoco, artéria hepática, linfonodos pancreatoduodenais posteriores e veia porta |
| N2 | Quatro ou mais linfonodos positivos dos locais descritos em N1 |

**Definição de metástase (M) distante**

| Categoria M | Critérios M |
|---|---|
| M0 | Sem metástase à distância |
| M1 | Metástase à distância |

**Grupos de estadiamento prognóstico do AJCC**

| Quando T é ... | E N é ... | E M é ... | Então o grupo de estadiamento é ... |
|---|---|---|---|
| Tis | N0 | M0 | 0 |
| T1 | N0 | M0 | I |
| T2a-b | N0 | M0 | II |
| T3 | N0 | M0 | IIIA |
| T4 | N0 | M0 | IIIB |
| Qualquer T | N1 | M0 | IIIC |
| Qualquer T | N2 | M0 | IVA |
| Qualquer T | Qualquer N | M1 | IVB |

AJCC, American Joint Committee on Cancer. (De Amin MB,[1] Greene FL,[2] Edge SB,[3,4] Compton CC,[5,6] Gershenwald JE,[7] Brookland RK,[8] Meyer L,[9] Gress DM,[10] Byrd DR,[11] Winchester DP.[12] AJCC Cancer Staging Manual. 8th ed. New York: Springer; 2017:311-316.) [1]Professor and Chairman, UTHSC Gerwin Chair for Cancer Research, Department of Pathology and Laboratory Medicine, University of Tennessee Health Science Center, Memphis, TN. [2]Medical Director, Cancer Data Services, Levine Cancer Institute, Charlotte, NC. [3]Vice President, Healthcare Outcomes and Policy, Department of Cancer Prevention and Control, Roswell Park Cancer Institute, Buffalo, NY. [4]Professor of Oncology, Department of Surgical Oncology, Roswell Park Cancer Institute, Buffalo, NY. [5]Chief Medical Officer, Complex Adaptive Systems Initiative, Arizona State University, Scottsdale, AZ. [6]Professor of Laboratory Medicine and Pathology, Mayo Clinic, Rochester, MN. [7]Professor of Surgery and Cancer Biology, The University of Texas MD Anderson Cancer Center, Houston, TX. [8]Radiation Oncologist, Greater Baltimore Medical Center, Baltimore, MD. [9]Eighth Edition Project Manager and Managing Editor, American Joint Committee on Cancer, Chicago, IL. [10]Technical Specialist and Technical Editor, American Joint Committee on Cancer, Chicago, IL. [11]Section Chief of Surgical Oncology and Professor of Surgery, University of Washington, Seattle, WA. [12]Medical Director, American Joint Committee on Cancer, Chicago, IL.

A avaliação radiológica de icterícia inclui US do quadrante superior direito, que pode mostrar a dilatação do ducto biliar intra-hepático, mas em geral não identifica o local real da obstrução. Com os colangiocarcinomas hilares, a vesícula biliar e a árvore biliar extra-hepática visualizadas geralmente estão descomprimidas, enquanto as lesões distais mostram dilatação de ducto biliar extra-hepático e distensão da vesícula biliar. As imagens em corte transversal por meio de TC trifásica não apenas permitem a avaliação da doença metastática, mas também a avaliação da ressecabilidade. A localização do tumor pode ser identificada, e sua relação com as estruturas vasculares também pode ser avaliada. A identificação da anatomia aberrante e a determinação do envolvimento segmentar ou lobar por TC são úteis para o planejamento pré-operatório.

Apenas a TC, normalmente, é insuficiente para avaliação de viabilidade e adequação da ressecção. A colangiografia por CPRM, CTP ou CPRE ajuda a determinar a extensão proximal de ressecção. A colangiografia endoscópica acarreta o risco adicional de colangite pela introdução de bactérias entéricas em uma porção não drenada da árvore biliar. As metástases intra-hepáticas bilobares e qualquer

## Tabela 55.4 Estadiamento do câncer de ducto biliar.

**Definição de tumor (T) primário**

| Categoria T | Critérios T |
|---|---|
| TX | Tumor primário não pode ser avaliado |
| Tis | Carcinoma *in situ*/alto grau de displasia |
| T1 | Tumor invade a parede do ducto biliar com profundidade inferior a 5 mm |
| T2 | Tumor invade a parede do ducto biliar com profundidade de 5 a 12 mm |
| T3 | Tumor invade a parede do ducto biliar com profundidade maior que 12 mm |
| T4 | Tumor envolve o plexo celíaco, a artéria mesentérica superior e/ou a artéria hepática comum |

**Definição de linfonodo (nodo – N) regional**

| Categoria N | Critérios N |
|---|---|
| NX | Linfonodos regionais não podem ser avaliados |
| N0 | Sem metástase para linfonodo regional |
| N1 | Metástase para um a três linfonodos regionais |
| N2 | Metástase para quatro ou mais linfonodos regionais |

**Definição de metástase (M) distante**

| Categoria M | Critérios M |
|---|---|
| M0 | Sem metástase à distância |
| M1 | Metástase à distância |

**Grupos de estadiamento prognóstico do AJCC**

| Quando T é… | E N é… | E M é… | Então o grupo de estadiamento é… |
|---|---|---|---|
| Tis | N0 | M0 | 0 |
| T1 | N0 | M0 | I |
| T1 | N1 | M0 | IIA |
| T1 | N2 | M0 | IIIA |
| T2 | N0 | M0 | IIA |
| T2 | N1 | M0 | IIB |
| T2 | N2 | M0 | IIIA |
| T3 | N0 | M0 | IIB |
| T3 | N1 | M0 | IIB |
| T3 | N2 | M0 | IIIA |
| T4 | N0 | M0 | IIIB |
| T4 | N1 | M0 | IIIB |
| T4 | N2 | M0 | IIIB |
| Qualquer T | Qualquer N | M1 | IV |

AJCC, American Joint Committee on Cancer. (De Amin MB,[1] Greene FL,[2] Edge SB,[3,4] Compton CC,[5,6] Gershenwald JF,[7] Brookland RK,[8] Meyer L,[9] Gress DM,[10] Byrd DR,[11] Winchester DP.[12] *AJCC Cancer Staging Manual*. 8th ed. New York: Springer, 2017:317-326.) [1]Professor and Chairman, UTHSC Gerwin Chair for Cancer Research, Department of Pathology and Laboratory Medicine, University of Tennessee Health Science Center, Memphis, TN. [2]Medical Director, Cancer Data Services, Levine Cancer Institute, Charlotte, NC. [3]Vice President, Healthcare Outcomes and Policy, Department of Cancer Prevention and Control, Roswell Park Cancer Institute, Buffalo, NY. [4]Professor of Oncology, Department of Surgical Oncology, Roswell Park Cancer Institute, Buffalo, NY. [5]Chief Medical Officer, Complex Adaptive Systems Initiative, Arizona State University, Scottsdale, AZ. [6]Professor of Laboratory Medicine and Pathology, Mayo Clinic, Rochester, MN. [7]Professor of Surgery and Cancer Biology, The University of Texas MD Anderson Cancer Center, Houston, TX. [8]Radiation Oncologist, Greater Baltimore Medical Center, Baltimore, MD. [9]Eighth Edition Project Manager and Managing Editor, American Joint Committee on Cancer, Chicago, IL. [10]Technical Specialist and Technical Editor, American Joint Committee on Cancer, Chicago, IL. [11]Section Chief of Surgical Oncology and Professor of Surgery, University of Washington, Seattle, WA. [12]Medical Director, American Joint Committee on Cancer, Chicago, IL.

doença extra-hepática são as contraindicações para a ressecção, do mesmo modo que o envolvimento de canalículos secundários bilaterais. Como a ressecção completa (R0) é a única estratégia que proporciona a possibilidade de cura, outras contraindicações à ressecção incluem o envolvimento da veia porta principal (Figura 55.60), o envolvimento da artéria lobar hepática bilateral e a atrofia lobar com acometimento da veia porta contralateral ou dos canalículos biliares. O acometimento das estruturas vasculares do mesmo lado do lobo hepático a ser ressecado não contraindica a cirurgia.

O diagnóstico tecidual antes da ressecção é desnecessário em pacientes cirúrgicos. Com a icterícia obstrutiva, a citologia biliar e os escovados citológicos não são confiáveis; portanto, um relato de citologia negativa não exclui a doença maligna. Assim, tentativas invasivas de estabelecer um diagnóstico antes da ressecção acarretam um risco, mas não alteram o tratamento subsequente. O estabelecimento de um diagnóstico tecidual é importante apenas quando o paciente não é candidato cirúrgico. Entretanto, a drenagem biliar pré-operatória pode ser útil em casos selecionados. Em pacientes com colangiocarcinoma distal, a drenagem biliar

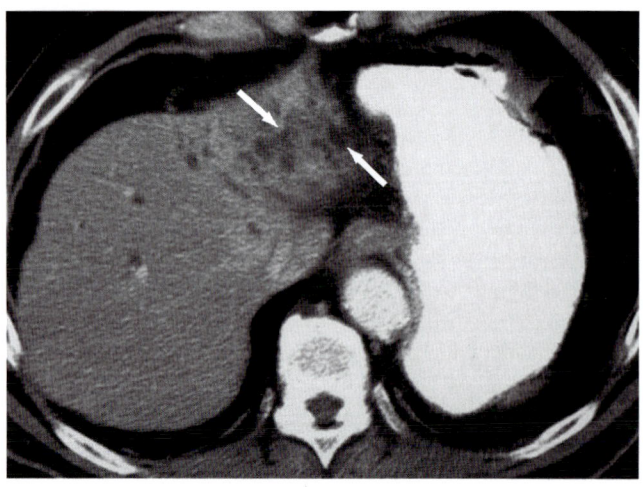

**Figura 55.59** Tomografia computadorizada de colangiocarcinoma com atrofia lobar esquerda causada por obstrução do ducto esquerdo. Canalículos biliares dilatados foram observados no lobo esquerdo atrofiado (*setas*).

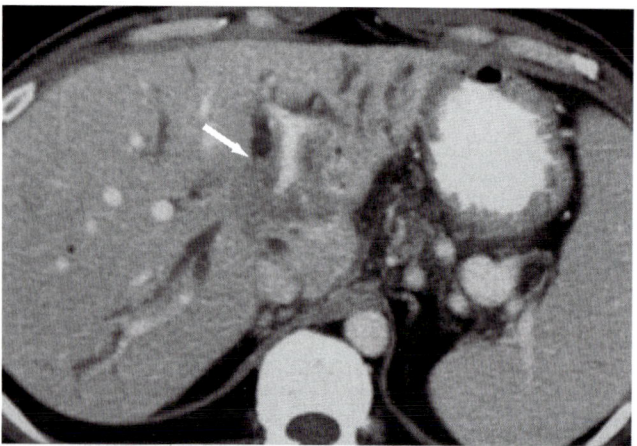

**Figura 55.60** Tomografia computadorizada do tumor de Klatskin (*seta*) envolvendo a veia porta principal, compatível com doença irressecável.

pré-operatória aumenta a taxa de complicações infecciosas da ressecção, mas geralmente é útil para pacientes com hiperbilirrubinemia pré-operatória (nível de bilirrubina > 10 mg/dℓ) e para aqueles com intervalo de tempo prolongado entre a apresentação e a ressecção. Para pacientes com colangiocarcinoma hilar, a ressecção hepática continua a ser um aspecto importante da estratégia cirúrgica. No quadro de obstrução biliar completa, a ressecção hepática acarreta risco adicional de sangramento, sepse e insuficiência hepática. A drenagem dos segmentos obstruídos, mas não afetados, pode aumentar a hipertrofia após a ressecção do fígado remanescente, porém com aumento das complicações infecciosas perioperatórias.

### Tratamento

*Tratamento cirúrgico.* Com a suspeita clínica de colangiocarcinoma em candidatos cirúrgicos adequados sem contraindicações para a ressecção, a exploração deve prosseguir, mesmo na ausência de um diagnóstico tecidual confirmado. Em cerca de 7 a 15% dos pacientes submetidos à ressecção por suspeita de doença biliar maligna se comprovará que a doença é benigna. Por outro lado, em mais de 50% dos pacientes submetidos à exploração, historicamente houve achados que impediram a ressecção, como metástases peritoneais, metástases hepáticas ou lesões localmente avançadas. Com o julgamento experiente e os avanços na qualidade das imagens pré-operatórias, essa taxa está diminuindo. A laparoscopia de estadiamento também pode ser uma etapa inicial importante no momento da ressecção para reduzir a incidência de laparotomia não terapêutica.

*Colangiocarcinoma distal.* O colangiocarcinoma distal é tratado com duodenopancreatectomia. Como essas lesões tendem a crescer em um plano submucoso, a criossecção da margem do ducto biliar proximal ajuda a assegurar uma ressecção R0. A ressecção R0 continua a ser um dos fatores prognósticos mais importantes para essa doença, com taxas de sobrevida em 5 anos de até 50% em pacientes com linfonodos negativos com uma ressecção R0.

*Colangiocarcinoma proximal.* O tratamento cirúrgico de colangiocarcinoma proximal envolve a ressecção de tecido linfonodal regional e ressecção *en bloc* do colédoco com parênquima hepática, se necessário, para alcançar as margens negativas. A classificação de Bismuth-Corlette do tumor para avaliação do envolvimento de canalículos biliares ajuda no planejamento cirúrgico (Figura 55.61).[51]

As lesões tipos I e II são tratadas com ressecção do ducto comum, colecistectomia e margem de ressecção de 5 a 10 mm. As lesões do tipo II também podem requerer ressecção hepática parcial, que geralmente inclui a ressecção do lobo caudado. A ressecção do ducto biliar e do tecido linfonodal requer a esqueletização da artéria hepática e da veia porta. A reconstrução é realizada com o uso de alça jejunal em Y de Roux. As lesões tipos III e IV podem envolver ressecção e reconstrução complexas da veia porta, da artéria hepática ou de ambas. Com a ressecção dos canalículos biliares secundários, a colocação de *stent*

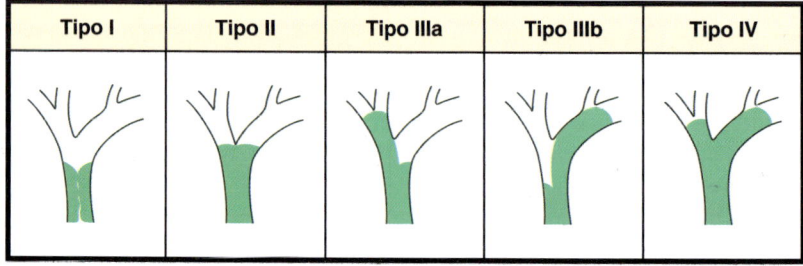

**Figura 55.61** Classificação de Bismuth-Corlette do envolvimento tumoral.

transanastomótico é realizada liberalmente para permitir a cicatrização e até a confirmação da integridade anastomótica. Melhora substancial na sobrevida a longo prazo correlaciona-se com o aumento do uso da ressecção hepática para alcançar margens negativas. O estado de margem negativa é a variável mais importante associada ao resultado.[52]

Taxas de sobrevida em 5 anos que chegam a 59% foram relatadas em séries selecionadas, e com a ressecção vascular e as técnicas de reconstrução, as taxas de ressecabilidade também aumentaram. Aumentos na magnitude da cirurgia também se correlacionaram com um aumento esperado na mortalidade cirúrgica, que varia de 2 a 4% na ressecção limitada e chega a 3 a 11%, quando mais complexa.

Apesar de ser clara a importância de alcançar uma ressecção R0, o papel da ressecção rotineira de linfonodos é discutido. Não há benefício demonstrável da dissecção rotineira de linfonodos; entretanto, os linfonodos são um dos fatores prognósticos mais importantes no colangiocarcinoma e podem ajudar na terapia adjuvante direta.

Como observado anteriormente, um extenso protocolo de terapia neoadjuvante seguido de transplante mostrou resultados promissores em estudos rigorosamente controlados nos quais ocorre colangiocarcinoma hilar no quadro de doença hepática subjacente. Apesar desses achados, o papel do transplante no tratamento do colangiocarcinoma permanece experimental, e continua uma substancial discussão a respeito do uso de rotina de um recurso extremamente limitado nesse processo patológico. Muitos pacientes que recebem esse protocolo desenvolvem doença disseminada antes de obter o transplante.

*Paliação.* Em pacientes com doença irressecável ou incurável no pré-operatório, todas as tentativas de paliação de seus sintomas durante a cirurgia devem ser feitas. Os objetivos da paliação devem incluir o alívio da icterícia, da dor e da obstrução duodenal, conforme necessário. A paliação cirúrgica não mostrou prolongar a sobrevida ou reduzir as taxas de complicação e, portanto, deve ser reservada aos candidatos com doença irressecável ou com metástases no momento da cirurgia. Dependendo da localização da obstrução biliar, podem ser usadas vias endoscópicas ou percutâneas de drenagem, e a colocação de *stent* metálico autoexpansível oferece uma solução durável. Quando são usados *stents* plásticos, a manipulação adicional ou a colocação de *stents* subsequentes pode ser necessária. Para os colangiocarcinomas distais, a CPRE é a via preferida de drenagem biliar não cirúrgica, enquanto a CTP é mais útil para as lesões proximais. A drenagem de lobos atróficos com *stents* não melhora a paliação da doença. A dor pode ser tratada com narcóticos orais. Os narcóticos IV e até a ablação percutânea do plexo celíaco demonstraram algum benefício. Para os colangiocarcinomas distais, nos quais pode ocorrer obstrução duodenal, a colocação de *stent* endoscópico duodenal pode aliviar a obstrução nessa condição pré-terminal.

*Tratamento clínico.* A quimioterapia não mostrou melhorar a sobrevida em pacientes com colangiocarcinoma. Além disso, não se comprovou que a radioterapia afete a sobrevida de maneira prospectiva. Portanto, nem a quimioterapia nem a radioterapia são usadas rotineiramente em contexto adjuvante ou neoadjuvante. Apesar de alguns estudos retrospectivos mostrarem uma pequena vantagem na sobrevida com a radiação adjuvante, estudos prospectivos sobre a radioterapia adjuvante não mostraram nenhum benefício aos pacientes completamente ressecados. A radioterapia pode fornecer uma pequena vantagem de sobrevida como adjuvante à ressecção quando a doença microscópica residual permanece. A maioria dos estudos relatou taxa de resposta clínica inferior a 10%. Mesmo na ausência de dados de apoio, em muitos centros a quimiorradiação adjuvante é usada rotineiramente, mas deve ser limitada aos pacientes com doença nodal, àqueles com ressecções R1 e àqueles submetidos a ensaios clínicos.

### Resultados

A sobrevida a longo prazo é altamente dependente do estágio à apresentação e da ressecção cirúrgica completa até obter margens negativas. Com o uso de ressecção do ducto comum com hepatectomia parcial, as taxas de margem negativa aumentaram para mais de 75%. Isso resultou em taxas de sobrevida em 5 anos de 20 a 45% na maioria das séries. A principal razão para a variabilidade na sobrevida parece ser a presença de metástases linfonodais. Apesar de taxas de morbidade de 35 a 50% serem comuns, as taxas de mortalidade geralmente são baixas (< 10%). No quadro de cânceres de ducto biliar, as taxas de ressecção geralmente são mais altas, com sobrevida em 5 anos quase semelhantes em pacientes submetidos a ressecções R0. Por outro lado, por não haver uma alternativa terapêutica confiável, a sobrevida média dos pacientes não ressecados varia de 5 a 8 meses.

Como o estado de margem negativa é mais fácil de ser obtido por explantação do fígado, alguns defenderam como tratamento a hepatectomia total com transplante de fígado. Infelizmente, a experiência inicial com o transplante terapêutico teve a desvantagem de apresentar mortalidade precoce e altas taxas de recidiva. Recentemente, alguns centros tentaram a quimiorradiação neoadjuvante seguida de exploração para avaliação de ressecabilidade e metástases e, por fim, transplante, com melhora da sobrevida após a ressecção isolada.[19] No momento, o papel do transplante no tratamento do colangiocarcinoma, na melhor das hipóteses, é controverso, e deve ser limitada a protocolos de pesquisa.

## TUMORES METASTÁTICOS E OUTROS

Qualquer tumor primário ou secundário que afete o fígado pode causar obstrução biliar. Os exemplos mais comuns incluem doença nodal portal decorrente de adenocarcinomas, como carcinoma hepatocelular, adenocarcinoma pancreático e carcinoma colorretal. Os nodos metastáticos podem comprimir o colédoco em qualquer ponto ao longo de sua extensão. O linfoma pode afetar a cadeia de linfonodos portais e, quando isolado nos linfonodos periportais, é notoriamente difícil de diferenciá-lo do colangiocarcinoma. A colocação de *stents* plásticos para aliviar a obstrução normalmente é a única intervenção biliar terapêutica necessária, porque esses linfomas, em geral, respondem à quimioterapia e normalmente a obstrução se resolve.

As lesões primárias do fígado ou a doença metastática podem obstruir a árvore biliar por compressão direta ou extensão, como se observa no carcinoma hepatocelular, mas esse fenômeno não se origina de um crescimento biliar intraluminal. Raramente, as células tumorais podem realmente passar para dentro da árvore biliar e embolizar distalmente. À medida que a massa celular esfoliada cresce, ela pode se manifestar com obstrução biliar intraluminal. Cistadenomas biliares intra-hepáticos e cistadenocarcinoma podem obstruir o ducto biliar diretamente ou pela passagem da mucina que eles produzem.

# 56

# Pâncreas Exócrino

*Vikas Dudeja, J. Bart Rose, Eric H. Jensen, Selwyn M. Vickers*

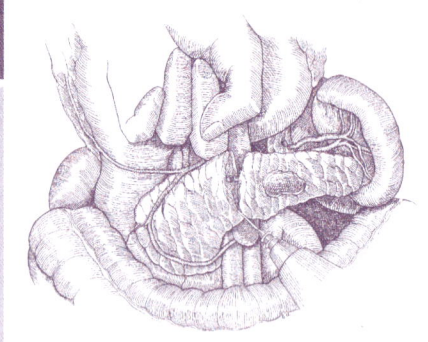

## VISÃO GERAL DO CAPÍTULO

**Anatomia**
　Suprimento de sangue arterial
　Drenagem venosa
　Drenagem linfática
**Embriologia**
　Pâncreas *divisum*
　Pâncreas anular
　Pâncreas ectópico
**Fisiologia**
　Principais componentes do suco pancreático
　Fases e regulação da secreção pancreática
**Pancreatite aguda**
　Fisiopatologia
　Fatores de risco
　Manifestações clínicas
　Diagnóstico
　Avaliação da gravidade da doença
　Tratamento
　Complicações
**Pancreatite crônica**
　Fatores de risco
　Tipos de pancreatite crônica
　Manifestações clínicas
　Diagnóstico
　Tratamento
**Neoplasias císticas do pâncreas**
　Tipos de neoplasias císticas
　Tratamento: ressecção cirúrgica de neoplasia intraductal mucinosa papilífera
**Adenocarcinoma do pâncreas exócrino**
　Epidemiologia
　Fatores de risco
　Patogênese do câncer pancreático esporádico
　Apresentação clínica
　Diagnóstico
　Estadiamento
　Tratamento
　Resultados
　Controvérsias
　Terapia adjuvante para câncer pancreático
　Terapia paliativa para o câncer pancreático
**Trauma pancreático**

---

▶ Os vídeos deste capítulo se encontram *online* no Ambiente de aprendizagem do GEN.

## ANATOMIA

O pâncreas médio pesa entre 75 e 125 g e mede de 10 a 20 cm. Situa-se no retroperitônio imediatamente anterior à primeira vértebra lombar. É dividido anatomicamente em cinco partes: cabeça, processo uncinado, colo, corpo e cauda. A cabeça situa-se à direita da linha média, no interior da alça em "C" do duodeno, imediatamente anterior à veia cava na confluência das veias renais. O processo uncinado estende-se da cabeça do pâncreas, atrás da veia mesentérica superior (VMS) e termina adjacente à artéria mesentérica superior (AMS). O colo é o segmento curto do pâncreas imediatamente sobrejacente à VMS. O corpo e a cauda do pâncreas estendem-se pela linha média, anteriormente à fáscia de Gerota e ligeiramente craniais, terminando no hilo esplênico. O ponto de transição entre o corpo e a cauda do pâncreas não é nítido (Figura 56.1).

## Suprimento de sangue arterial

O pâncreas é suprido por uma rede arterial complexa, que surge do tronco celíaco e da AMS. A cabeça e o processo uncinado são supridos pelas artérias pancreaticoduodenais (superior e inferior). A artéria pancreaticoduodenal superior surge da artéria gastroduodenal direita, divide-se em ramos anterior e posterior, ou se ramifica à medida que segue inferiormente no sulco pancreaticoduodenal. Os ramos terminais das artérias pancreaticoduodenais superior e inferior se unem para formar a arcada, que supre a cabeça e o processo uncinado do pâncreas e o duodeno. O colo, o corpo e a cauda recebem o suprimento arterial do sistema arterial esplênico. Vários ramos pequenos originam-se ao longo da artéria esplênica, incluindo a artéria pancreática dorsal e a artéria pancreática magna. A artéria pancreática dorsal segue posteriormente ao corpo da glândula para se tornar a artéria pancreática inferior (também conhecida como artéria pancreática transversa). A artéria pancreática inferior segue então ao longo da borda inferior do pâncreas, terminando em sua cauda.

**Suprimento sanguíneo do pâncreas**

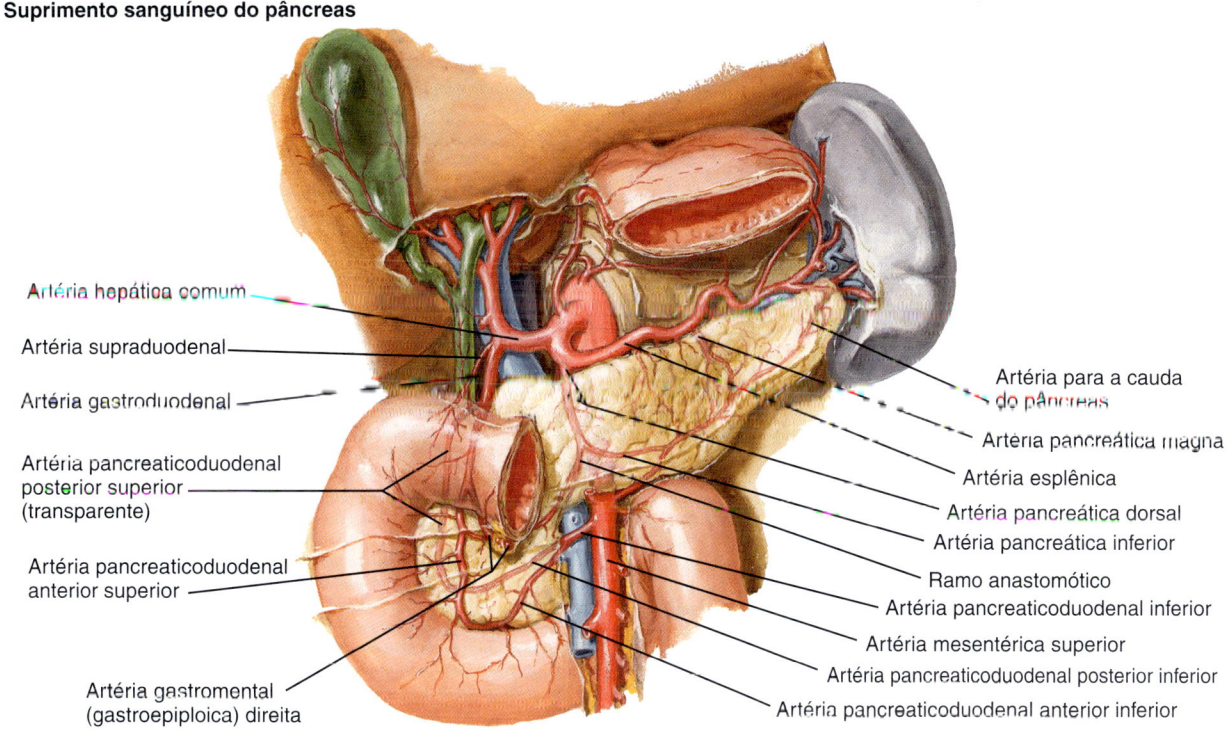

**Figura 56.1** Anatomia. (Ilustração Netter de www.netterimages.com. © Elsevier Inc. Todos os direitos reservados.)

## Drenagem venosa

A drenagem venosa simula o suprimento arterial, e o fluxo sanguíneo da cabeça do pâncreas drena nas veias pancreaticoduodenais anterior e posterior. A veia pancreaticoduodenal posterior superior adentra a VMS lateralmente na borda superior do colo do pâncreas. A veia pancreaticoduodenal anterior superior entra na veia gastroepiploica direita exatamente antes de sua confluência com a VMS na borda inferior do pâncreas. As veias pancreaticoduodenais anterior e posterior inferiores adentram a VMS ao longo da borda inferior do processo uncinado. O restante do corpo e a cauda são drenados pelo sistema venoso esplênico.

## Drenagem linfática

A compreensão da drenagem linfática do pâncreas é de grande importância para a realização de uma ressecção oncológica adequada. Pode-se considerar que o pâncreas apresenta quatro quadrantes de drenagem primária. O tecido no lado esquerdo da glândula drena para linfonodos do hilo esplênico ou do omento gastresplênico, via vasos linfáticos, ao longo das bordas superior e inferior do pâncreas. Linfonodos pequenos estão presentes ao longo dessa via de drenagem. O tecido no lado direito da glândula drena superiormente para os linfonodos gastroduodenais e inferiormente para os linfonodos infrapancreáticos. Novamente, pequenos linfonodos estão presentes ao longo desses canais linfáticos. Essas quatro vias formam um "anel" em torno da borda do pâncreas. Uma segunda via de drenagem atua por meio de linfonodos retropancreáticos localizados anteriormente à aorta entre o tronco celíaco e as AMS. Esses linfonodos podem receber a drenagem diretamente do tecido pancreático (linfonodos de primeira ordem) ou do "anel" (segunda ordem).[1] Uma representação esquemática dessa drenagem é mostrada na Figura 56.2.

## EMBRIOLOGIA

O pâncreas exócrino inicia o desenvolvimento durante a quarta semana de gestação. As células-tronco pluripotentes epiteliais pancreáticas dão origem às linhagens celulares exócrinas e endócrinas, assim como à intricada rede ductal pancreática. Inicialmente, os brotos dorsal e ventral surgem do endoderma duodenal primitivo (Figura 56.3 A). Normalmente, o broto dorsal aparece primeiro e, finalmente, se torna a porção superior da cabeça, colo e cauda do pâncreas maduro. O broto ventral desenvolve-se como parte do divertículo hepático e mantém comunicação com a árvore biliar durante todo o desenvolvimento. O broto ventral irá se tornar a parte inferior da cabeça e do processo uncinado da glândula. Entre a quarta e a oitava semana de gestação, o broto ventral gira posteriormente em sentido horário para se fundir com o broto dorsal (Figura 56.3 B). Em aproximadamente 8 semanas de gestação, os brotos dorsal e ventral estarão fusionados (Figura 56.3 C).

O início da formação do broto pancreático e a diferenciação entre o broto ventral e os destinos hepatobiliares dependem da expressão da proteína *homeobox* pancreatoduodenal 1 (PDX1) e do fator de transcrição específico do pâncreas 1 (PTF1). Na ausência de expressão do PDX1, em camundongos, ocorre agenesia pancreática, indicando sua importância nas fases iniciais da organogênese. A expressão de PTF1 é detectada primeiramente logo após PDX1 em células do endoderma inicial que irão se tornar o pâncreas dorsal e ventral. A análise da linhagem mostrou que 95% das células acinares expressam o PTF1. Em camundongos com perda de função (*null*) do PTF1, os ácinos não se formam.

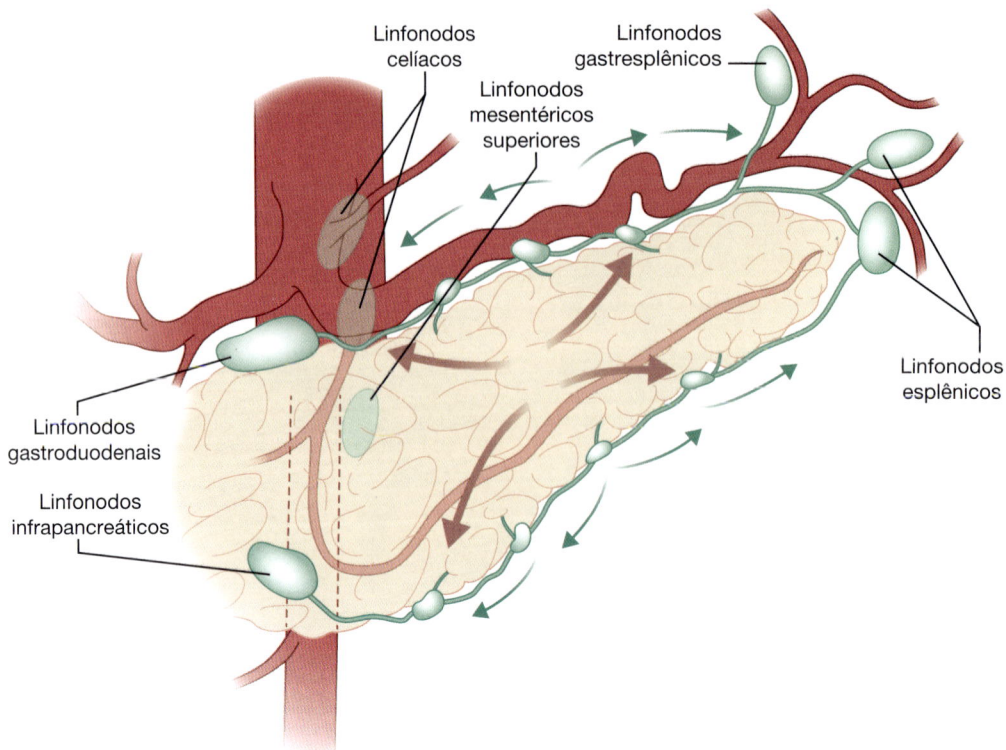

**Figura 56.2** Drenagem linfática do pâncreas. (Adaptada de Strasberg SM, Drebin JA, Linehan D. Radical antegrade modular pancreatosplenectomy. *Surgery*. 2003;133:521-527.)

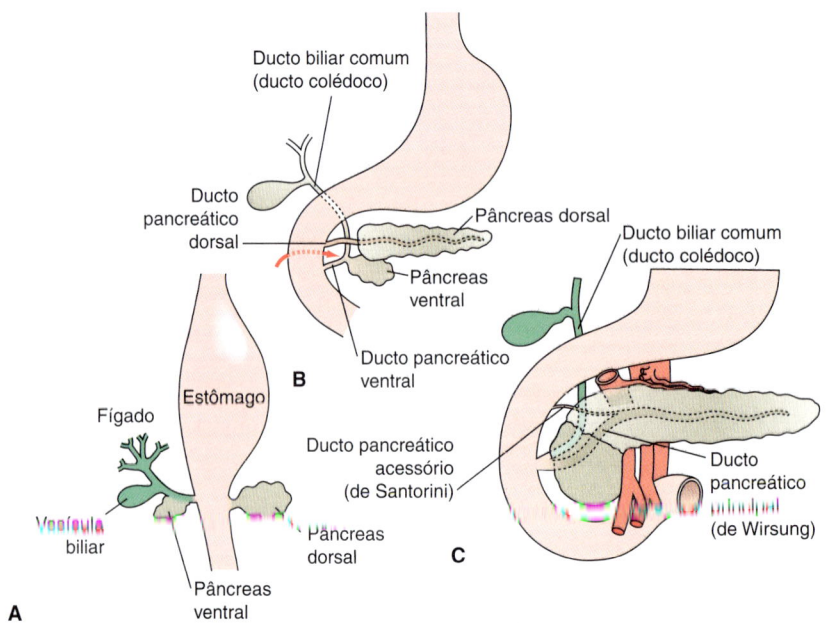

**Figura 56.3** Desenvolvimento embriológico do pâncreas.

A via de sinalização *notch* também é crítica para a diferenciação ductal e acinar. Na ausência de sinalização *notch*, as células embrionárias compromctem a linhagem endócrina, sugerindo que a sinalização *notch* seja vital para a diferenciação exócrina. Além da PDX1, do PTF1 e da sinalização *notch*, as interações complexas dos fatores de crescimento mesenquimais, como o fator de crescimento transformador β (TGF-β), e outras vias de sinalização, incluindo *hedgehog* e *Wnt*, parecem ter papéis críticos no desenvolvimento do pâncreas.[2] As interações precisas que levam à organogênese normal ainda precisam ser definidas. Na Tabela 56.1 é apresentado um resumo dos fatores e das vias que afetam o desenvolvimento do pâncreas.[2]

| Tabela 56.1 Fatores moleculares e vias associadas à organogênese pancreática. ||
|---|---|
| Gene | Relevância |
| PDX1 | Papel crítico na diferenciação exócrina; camundongos *knockout* desenvolvem brotos pancreáticos primitivos, mas agenesia do órgão. |
| PTF1 | A coexpressão com *PDX1* determina as células progenitoras para o destino pancreático. |
| Via de sinalização *notch* | Suprime a diferenciação endócrina, promovendo o desenvolvimento exócrino via fator de transcrição *Hes1*. A expressão prolongada *notch* impede a formação acinar via ligação RBP-Jκ de *Ptf1a*. |
| Hedgehog | Inibição de *hedgehog* nas células positivas para *PDX1* leva ao início da diferenciação do endoderma em uma linhagem do pâncreas. |
| Wnt | A sinalização de Wnt complexo é importante em todos os aspectos do desenvolvimento do pâncreas; a falta da sinalização de Wnt resulta em vários níveis de agenesia pancreática. |
| Neurogenina 3 | É reprimida pela sinalização *notch*, impulsiona a diferenciação da linhagem. |
| Arx e Pax-4 | A expressão de *Arx* favorece a diferenciação de célula alfa/PP, enquanto a expressão de *Pax-4* favorece a diferenciação de célula beta *versus* delta dependendo da extensão da exposição. |

Arx, *homeobox* relacionado com *aristaless*; Pax-4, gene *paired box* 4; PDX1, fator promotor de insulina; PTF1, fator de transcrição específico do pâncreas 1.

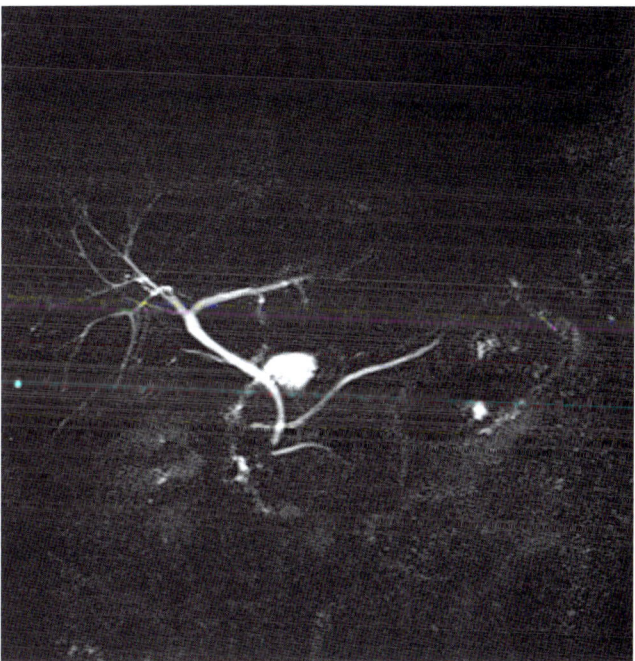

**Figura 56.4** Colangiopancreatografia por ressonância magnética (CPRM) mostrando pâncreas *divisum*, com o dreno do ducto pancreático dorsal na papila menor e no ducto pancreático ventral unindo a drenagem da árvore biliar pela papila maior.

## Pâncreas *divisum*

Durante a organogênese normal, os ductos primitivos dos brotos dorsal e ventral contribuem para o sistema ductal maduro do pâncreas. Esses ductos se fundem de modo que a face proximal do broto dorsal forma o ducto pancreático acessório (de Santorini), enquanto a face distal combina-se com ducto do broto ventral para formar o ducto pancreático principal (de Wirsung). O ducto pancreático geralmente é a principal via de drenagem exócrina do pâncreas, une o ducto biliar comum na ampola hepatopancreática (de Vater) e entra no duodeno pela papila maior. O ducto pancreático acessório pode drenar por meio de uma papila menor que é mais proximal no duodeno. A não fusão dos ductos dorsal e ventral durante a embriogênese leva ao pâncreas *divisum*, uma condição identificada por um ducto pancreático ventral e um ducto biliar comum que entram no duodeno pela papila maior, enquanto um ducto pancreático dorsal entra pela papila menor, que é ligeiramente proximal (Figura 56.4). Como a maior parte das secreções pancreáticas exócrinas sai pelo ducto dorsal, o pâncreas *divisum* pode induzir a uma condição de obstrução parcial causada pela papila menor, levando à contrapressão crônica no ducto. Essa obstrução relativa do fluxo de saída foi implicada no desenvolvimento de pancreatite aguda ou crônica recorrente. Embora 10% da população sejam afetados por pâncreas *divisum*, raramente os indivíduos acometidos desenvolvem pancreatite.

## Pâncreas anular

O pâncreas anular resulta da migração aberrante do broto pancreático ventral, em que se desenvolve tecido pancreático circunferencial ou semicircunferencial que envolve a segunda porção do duodeno. Essa anormalidade pode estar associada a outros defeitos congênitos, dentre os quais a síndrome de Down, a má rotação, a atresia intestinal e as malformações cardíacas. Se ocorrerem sintomas de obstrução, está indicada a derivação duodenal, realizada por meio de duodenojejunostomia em vez de seccionar o tecido pancreático, pois o pâncreas anular tem um ducto e sua secção provavelmente resultará em formação de fístula pancreática.

## Pâncreas ectópico

O pâncreas ectópico pode surgir em qualquer parte do intestino anterior primitivo, porém é mais comum no estômago, no duodeno e no divertículo de Meckel. Em termos clínicos, os nódulos ectópicos podem resultar em obstrução do intestino causada por intussuscepção, sangramento ou úlcera. Algumas vezes, eles podem ser encontrados casualmente como nódulos amarelos, firmes, que surgem da submucosa. Apesar de haver raros relatos de casos sobre o surgimento de um adenocarcinoma no tecido do pâncreas ectópico, a ressecção não é necessária, a não ser que haja sintomas.

## FISIOLOGIA

O pâncreas humano é uma glândula complexa, com funções endócrinas e exócrinas. É composto principalmente por células acinares (85% da glândula) e ilhotas celulares (2%) incorporadas em matriz extracelular complexa, que compõe 10% da glândula. Os 3 a 4% restantes da glândula são compostos pelo sistema do ducto epitelial e vasos sanguíneos.

### Principais componentes do suco pancreático

A principal função do pâncreas exócrino é fornecer a maioria das enzimas necessárias para a digestão alimentar. As células acinares sintetizam muitas enzimas que digerem as proteínas do alimento, como tripsina, quimotripsina, carboxipeptidase e elastase. Sob condições fisiológicas, as células acinares sintetizam essas proteases como proenzimas inativas que são armazenadas como grânulos de zimogênio intracelulares. Com a estimulação do pâncreas, essas proenzimas são secretadas no ducto pancreático e, finalmente, no lúmen duodenal. A mucosa duodenal expressa a enteroquinase na borda em escova intestinal, que catalisa a ativação enzimática da tripsina a partir do tripsinogênio.[3] A tripsina também tem um importante papel na digestão de proteína pela propagação da ativação da enzima pancreática mediante autoativação de tripsinogênio e outras proenzimas, como quimotripsinogênio, pró-carboxipeptidase e pró-elastase. A Figura 56.5 resume os mecanismos de secreção exócrina pancreática.

Além da produção de protease, as células acinares produzem amilase e lipase pancreática, também conhecidas como glicerol éster hidrolase, como enzimas ativas. Com exceção da celulose, a amilase pancreática hidrolisa os grandes polissacarídeos em pequenos oligossacarídeos, que podem ainda ser digeridos pelas oligossacaridases presentes nos epitélios duodenal e jejunal. A lipase pancreática hidrolisa as gorduras ingeridas em ácidos graxos livres e 2-monoglicérides. Além da lipase pancreática, as células acinares produzem outras enzimas que digerem gordura, mas elas são secretadas como proenzimas, da mesma maneira que as proteases mencionadas anteriormente. Dentre estas, encontram-se a colipase, a colesterol éster hidrolase e a fosfolipase A2. A principal função da colipase é estabilizar a atividade da lipase pancreática na presença de sais biliares. As células acinares pancreáticas também secretam a desoxirribonuclease e a ribonuclease, as enzimas necessárias para a hidrólise de DNA e RNA, respectivamente.

As enzimas pancreáticas são inativas dentro das células acinares por serem sintetizadas e armazenadas como enzimas inativas. Além desse mecanismo de autoproteção, as células acinares sintetizam um inibidor da secreção de tripsina, o qual também protege as células acinares contra a autodigestão, pois neutraliza a ativação prematura de tripsinogênio dentro das células acinares. O inibidor da secreção de tripsina pancreática é codificado pelo gene inibidor da serina protease do tipo Kazal 1 (*SPINK-1*). As mutações no gene *SPINK-1* estão associadas ao desenvolvimento de pancreatite crônica, especialmente na infância.

A principal função das células do ducto pancreático é fornecer água e eletrólitos necessários para diluir e distribuir as enzimas sintetizadas pelas células acinares. Embora as concentrações de sódio e potássio sejam semelhantes às suas respectivas concentrações no plasma, o conteúdo de bicarbonato e cloreto variam significativamente, de acordo com a fase da secreção.

O mecanismo responsável pela secreção de bicarbonato foi descrito primeiramente em 1988, com base em estudos *in vitro*. De acordo com esse modelo, o $CO_2$ extracelular difunde-se pela membrana basolateral das células ductais. Uma vez dentro das células do ducto pancreático, o $CO_2$ é hidratado pela anidrase carbônica intracelular; como resultado dessa reação, são gerados $HCO_3^-$ e $H^+$. A membrana apical das células do ducto pancreático contém um trocador aniônico que secreta $HCO_3^-$ intracelular no lúmen da célula e favorece a troca de $Cl^-$ luminal dentro do epitélio ductal. Estudos mostraram que esse trocador interage com o regulador de condutância transmembrana da fibrose cística (CFTR, do inglês, *cystic fibrosis transmembrane conductance regulator*); as mutações no gene *CFTR* foram ligadas à pancreatite

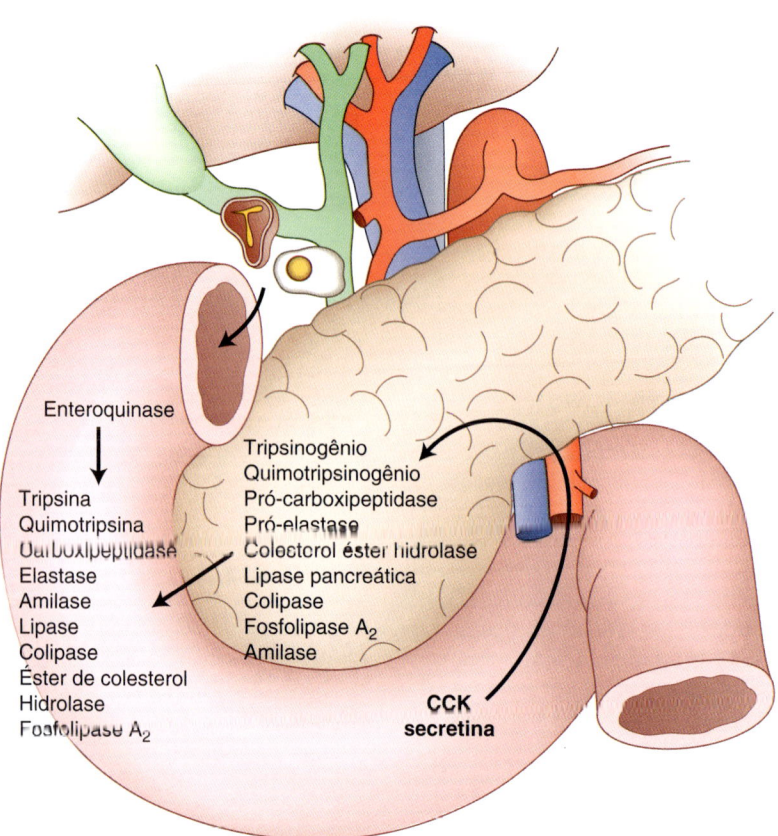

**Figura 56.5** Fisiologia da secreção de enzimas pancreáticas. A presença de peptídeos e ácidos graxos do alimento desencadeia a liberação de colecistoquinina (*CCK*). A CCK induz à liberação de enzimas pancreáticas no lúmen duodenal. Por outro lado, as células S localizadas no duodeno liberam secretina em resposta à acidificação do duodeno. A secretina induz à secreção de $HCO_3^-$ pelas células pancreáticas no duodeno.

crônica. Isso pode correlacionar-se com a impossibilidade de secreção de água e bicarbonato dos pacientes com fibrose cística. Embora a natureza desse trocador não tenha sido completamente elucidada, é possível que esse trocador aniônico seja um membro da família SLC26. Essa família contém diferentes trocadores aniônicos que transportam ânions monovalentes e divalentes, como o $Cl^-$ e o $HCO_3^-$. Alguns desses trocadores são conhecidos por interagirem com CFTR.

Portanto, o nível de $HCO_3^-$ no suco pancreático varia inversamente ao nível de $Cl^-$. O hormônio secretina é o principal estimulador da secreção de $HCO_3^-$. A colecistoquinina (CCK, do inglês, *cholecystokinin*) estimula fracamente a secreção de $HCO_3^-$ e também apresenta sinergia com o efeito da secretina.

Além do $HCO_3^-$, a hidratação de $CO_2$ também gera os íons $H^+$, que são secretados pelos trocadores $Na^+$ e $H^+$ presentes na membrana basolateral das células ductais. Esses trocadores pertencem à família do gene *SLC9*. A principal função desses trocadores é manter o pH intracelular no âmbito de uma variação fisiológica. Além disso, a membrana basolateral das células ductais contém múltiplas $Na^+,K^+$-ATPases que produzem a força primária que impulsiona a secreção de $HCO_3^-$; a $Na^+,K^+$-ATPase controla o gradiente $Na^+$, também usado para a extrusão de $H^+$. Finalmente, os canais de $K^+$ presentes na membrana basolateral das células acinares mantêm o potencial da membrana para permitir a recirculação dos íons $K^+$ levados para dentro da célula pela bomba de $Na^+,K^+$. A Figura 56.6 ilustra a secreção de $HCO_3^-$ para dentro das células do ducto pancreático. O nível de $Na^+$ e $K^+$ no suco pancreático permanece relativamente constante, sem muita variação com a taxa secretora.

Depois que o $HCO_3$ secretado pelas células do ducto pancreático alcança o lúmen duodenal, ele neutraliza o ácido clorídrico secretado pelas células parietais gástricas. As enzimas pancreáticas são inativadas a um pH baixo; portanto, o bicarbonato pancreático fornece um pH ideal para a função enzimática pancreática. O pH ideal para a função de quimotripsina e tripsina é de 8,0 a 9,0, para a amilase, o pH ideal é 7,0 e para a lipase é de 7,0 a 9,0.

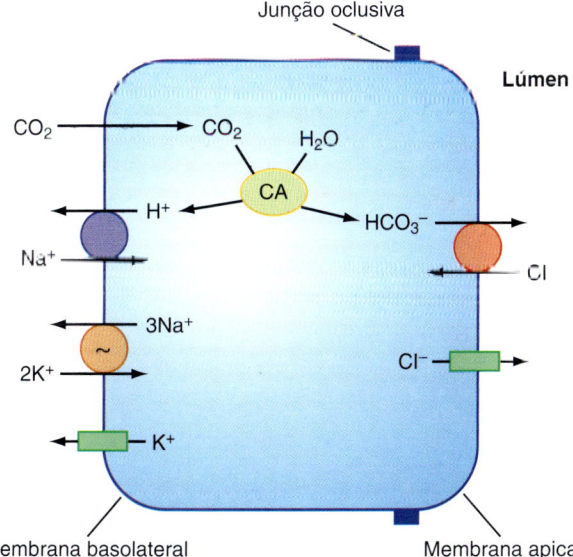

**Figura 56.6** Mecanismo celular proposto para A secreção de $HCO_3^-$ pelo epitélio do ducto pancreático. (De Steward MC, Ishiguro H, Case RM. Mechanisms of bicarbonate secretion in the pancreatic duct. *Annu Rev Physiol.* 2005;67:377-409.)

## Fases e regulação da secreção pancreática

A secreção exócrina pancreática ocorre durante o estado interdigestivo e após a ingestão de alimento, que também é conhecido como estado digestivo. As mesmas fases de secreção, que foram identificadas no estômago durante o estado digestivo, também foram descritas na secreção pancreática. A primeira fase é a cefálica, em que o pâncreas é estimulado pelo nervo vago em resposta à visão, ao olfato ou ao paladar do alimento. Essa fase geralmente é mediada pela liberação de acetilcolina nas extremidades terminais das fibras pós-ganglionares. O principal efeito da acetilcolina é induzir a secreção de enzimas pelas células acinares. Essa fase representa de 20 a 25% da secreção diária de suco pancreático.

A segunda fase da secreção pancreática é conhecida como a fase gástrica. É mediada pelos reflexos vagovagais desencadeados pela distensão gástrica após a ingestão de alimento. Esses reflexos induzem à secreção das células acinares. Ela é responsável por 10% do suco pancreático produzido diariamente.

A fase mais importante da secreção pancreática é a fase intestinal, responsável por 65 a 70% da secreção total de suco pancreático. Ela é mediada por secretina e CCK. A acidificação do lúmen duodenal induz à liberação de secretina pelas células S. A secretina foi o primeiro hormônio polipeptídico identificado há mais de 100 anos. É o mais importante mediador da secreção de água, bicarbonato e outros eletrólitos no duodeno. Os receptores de secretina estão localizados na membrana basolateral de todas as células do ducto pancreático, mas não podem ser identificados em outros componentes pancreáticos, como ilhotas celulares, vasos sanguíneos ou matriz extracelular. Os receptores de secretina são membros da superfamília do receptor acoplado à proteína G. O efeito mais importante do estímulo da secretina é um aumento de adenosina monofosfato cíclico intracelular, que ativa o trocador aniônico $HCO_3^-$-$Cl^-$ na membrana apical das células do ducto pancreático. Ele também aumenta a atividade da enzima anidrase carbônica, a excreção de $H^+$ para fora do ducto celular e a atividade de CFTR.

A presença de lipídio, proteína e carboidratos no lúmen duodenal induz à secreção de fator liberador de CCK e de peptídeo monitor. Ambos os peptídeos induzem à liberação de CCK pelas células I presentes na mucosa duodenal. Enquanto a secretina é o principal mediador da secreção de água e bicarbonato na fase intestinal, a CCK é o principal mediador da secreção das enzimas pancreáticas. A CCK exerce vários efeitos:

1. Transita pela corrente sanguínea e induz à liberação das enzimas pancreáticas pelas células acinares.
2. Induz aos reflexos vagovagais duodenais locais que causam a liberação de acetilcolina, de peptídeo vasoativo intestinal e de peptídeo liberador de gastrina, que promove a liberação das enzimas pancreáticas.
3. Induz ao relaxamento do esfíncter de Oddi. Além disso, a CCK potencializa os efeitos da secretina, e vice-versa.

## PANCREATITE AGUDA

A incidência de pancreatite aguda (PA) aumentou durante os últimos 20 anos. A PA é responsável por mais de 300 mil internações hospitalares ao ano nos EUA. A maioria dos pacientes desenvolve um curso leve e autolimitado; entretanto, de 10 a 20% dos pacientes apresentam uma resposta inflamatória rapidamente progressiva, associada à hospitalização prolongada, além de morbidade e mortalidade significativas. Os pacientes com pancreatite leve têm taxa de mortalidade inferior a 1%, mas na pancreatite grave, essa taxa aumenta para até 10 a 50%. As taxas mais altas de mortalidade, nesse grupo de pacientes, incidem naqueles com síndrome de falência de múltiplos órgãos. A mortalidade na pancreatite tem distribuição bimodal. Nas primeiras 2 semanas (fase inicial), ela é resultante de síndrome da falência de múltiplos órgãos, causada por uma cascata inflamatória intensa, desencadeada pela inflamação pancreática. A mortalidade após 2 semanas (fase tardia) geralmente é causada por complicações sépticas.[3]

## Fisiopatologia

O mecanismo exato pelo qual os fatores predisponentes, como etanol e cálculos biliares, produzem a pancreatite não é totalmente conhecido. A maioria dos pesquisadores acredita que a PA seja o resultado final da ativação enzimática pancreática anormal dentro das células acinares. Estudos de imunolocalização mostraram que, após 15 minutos de lesão pancreática, tanto os grânulos de zimogênio como os lisossomos colocalizam-se no interior das células acinares. Os fatos de a colocalização de zimogênio e de lisossomos ocorrer antes da elevação do nível de amilase e de estarem evidentes o edema pancreático e outros marcadores da pancreatite sugerem que a localização é uma etapa inicial do processo fisiopatológico, e não uma consequência da pancreatite. Estudos também sugerem que a enzima lisossomal catepsina B ativa a tripsina nessas organelas de colocalização. Estudos *in vitro* e *in vivo* elucidaram um intricado modelo de morte das células acinares induzida pela ativação prematura de tripsina. Nesse modelo, depois que a catepsina B nos lisossomos e o tripsinogênio nos grânulos de zimogênio são postos em contato pela colocalização induzida pelos estímulos incitadores de pancreatite, a tripsina ativada então induz ao extravasamento das organelas colocalizadas, liberando catepsina B dentro do citosol. É a catepsina citosólica B que então induz a apoptose ou necrose, levando à morte da célula acinar. Assim, a morte da célula acinar e, até certo ponto, as respostas inflamatórias observada na PA poderiam ser evitadas, se as células acinares fossem pré-tratadas com inibidores da catepsina B. Estudos *in vivo* também mostraram que os camundongos *knockout* para catepsina B apresentam diminuição significativa na gravidade da pancreatite.[4]

A ativação da enzima pancreática intra-acinar induz à autodigestão do parênquima pancreático normal. Em resposta a essa agressão inicial, as células acinares liberam citocinas pró-inflamatórias, como o fator de necrose tumoral alfa (TNF-α) e interleucinas (IL)-1, IL-2 e IL-6, e mediadores anti-inflamatórios como o antagonista do receptor de IL-10 e IL-1. Esses mediadores não iniciam a lesão pancreática, mas propagam a resposta tanto local como sistematicamente. Em consequência, TNF-α, IL-1 e IL-7, neutrófilos e macrófagos são recrutados para o interior do parênquima pancreático e causam a liberação de mais TNF-α, IL-1 e IL-6, metabólitos de oxigênio reativo, prostaglandinas, fator ativador de plaquetas e leucotrienos. A resposta inflamatória local agrava mais a pancreatite pois aumenta a permeabilidade e danifica a microcirculação do pâncreas. Em casos graves, a resposta inflamatória causa hemorragia local e necrose pancreática. Além disso, alguns dos mediadores inflamatórios liberados pelos neutrófilos agravam a lesão pancreática porque causam a ativação da enzima pancreática.

A cascata inflamatória é autolimitada em aproximadamente 80 a 90% dos pacientes. Entretanto, nos demais pacientes, persiste um ciclo vicioso de lesão pancreática recorrente e reação inflamatória local e sistêmica. Em um pequeno número de pacientes, ocorre a liberação massiva de mediadores inflamatórios na circulação sistêmica. Os neutrófilos ativos são os mediadores da lesão pulmonar e induzem à síndrome do desconforto respiratório do adulto, geralmente, observada em pacientes com pancreatite grave.

A mortalidade observada na fase inicial da pancreatite é o resultado dessa resposta inflamatória persistente. Um resumo da cascata inflamatória observada na PA é mostrado na Figura 56.7.

## Fatores de risco

Os cálculos biliares e o abuso de etanol são responsáveis por 70 a 80% dos casos de PA. Em pacientes pediátricos, o traumatismo abdominal contuso e as doenças sistêmicas são as duas condições mais comuns que levam à pancreatite. A pancreatite autoimune e a induzida por fármacos devem ter um diagnóstico diferencial de pacientes com condições reumatológicas como lúpus eritematoso sistêmico e síndrome de Sjögren.

### Pancreatite biliar ou pancreatite por cálculos biliares

A pancreatite por cálculos biliares é a causa mais comum de PA no Ocidente. É responsável por 40% dos casos nos EUA. A incidência geral de PA nos pacientes com doença sistêmica de cálculo biliar é de 3 a 8%. É observada com mais frequência em mulheres entre 50 e 70 anos. O mecanismo exato que desencadeia lesão pancreática não é completamente conhecido, mas duas teorias foram propostas.[5] Na teoria obstrutiva, a lesão pancreática é o resultado de pressão excessiva dentro do ducto pancreático. Essa pressão intraductal aumentada é resultante da secreção contínua de suco pancreático na presença de obstrução do ducto

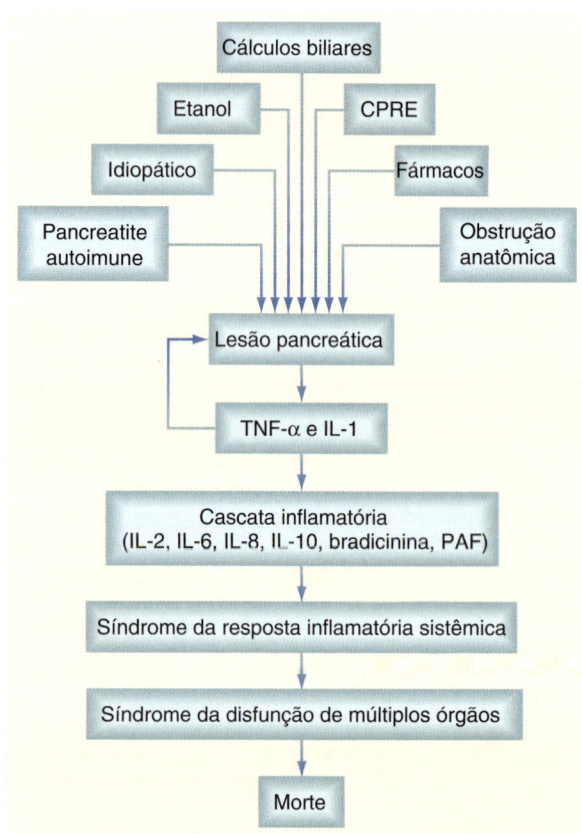

**Figura 56.7** Fisiopatologia da pancreatite aguda grave. A lesão local induz à liberação de fator de necrose tumoral alfa (TNF-α) e interleucina-1 (IL-1). Ambas as citocinas produzem mais lesão pancreática e amplificam a resposta inflamatória pela indução da liberação de outros mediadores inflamatórios, que causam lesão a órgão distante. Essa resposta inflamatória anormal é responsável pela mortalidade observada durante a fase inicial da pancreatite aguda. *CPRE*, colangiopancreatografia retrógrada endoscópica; *PAF*, fator ativador de plaquetas.

pancreático. Estudos em animais sugerem que uma pressão intraductal elevada inicie a pancreatite por meio de um mecanismo dependente de sinalização de calcineurina.[6] A segunda teoria, ou do refluxo, propõe que os cálculos se tornam impactados na ampola hepatopancreática (de Vater) e formam um canal comum que permite o refluxo de sais biliares para dentro do pâncreas. Em modelos animais mostrou-se que os sais biliares causam necrose das células acinares porque aumentam a concentração de cálcio no citoplasma; porém, isso nunca foi comprovado em humanos.[3]

### Lesão induzida por álcool

O consumo excessivo de etanol é a segunda causa mais comum de PA em todo o mundo. É responsável por 35% dos casos e é mais prevalente em homens jovens (30 a 45 anos) do que em mulheres. Entretanto, apenas de 5 a 10% dos pacientes que ingerem álcool desenvolvem PA. Dentre os fatores que contribuem para a pancreatite induzida por etanol estão abuso de álcool (> 100 g/dia durante pelo menos 5 anos), tabagismo e predisposição genética. Em comparação com os pacientes não fumantes, o risco relativo de pancreatite induzida por álcool em fumantes é de 4,9.[7]

O álcool tem vários efeitos deletérios no pâncreas e seu mecanismo de lesão provavelmente é multifacetado. Mostrou-se que o álcool: (1) desencadeia vias pró-inflamatórias mediante aumento do fator nuclear κB (NF-κB), TNF-α e IL-1; (2) causa exocitose basolateral inadequada de zimogênios pancreáticos; (3) aumenta a autofagia possivelmente por desregulação de catepsinas L e B; (4) aumenta o estresse oxidativo, levando à disfunção mitocondrial; (5) ativa as células estreladas pancreáticas (CEP), levando a maior secreção de metaloproteases de matriz; (6) compromete o reparo de célula pancreática por desregulação dos fatores de desenvolvimento PDX1, PTF1a e *Notch*; e (7) modifica a morte celular, causada por apoptose, para necrose mediante diminuição da atividade da caspase 3/8 e perda da produção de adenosina trifosfato (ATP, do inglês, *adenosine triphosphate*) via despolarização mitocondrial.

### Obstrução anatômica

O fluxo anormal do suco pancreático para o duodeno pode resultar em lesão pancreática. A PA foi descrita em pacientes com tumores pancreáticos, parasitas e defeitos congênitos.

O pâncreas *divisum* é uma variação anatômica presente em 10% da população. Sua associação com a PA é controversa. Os pacientes com essa variação têm um risco vitalício de 5 a 10% de desenvolvimento de PA causada por obstrução do fluxo de saída pela papila menor. A colangiopancreatografia retrógrada endoscópica (CPRE) com papilotomia menor e a colocação de *stent* podem ser benéficas para esses pacientes.

Dentre as obstruções anatômicas infrequentes que foram associadas à PA estão a infecção por *Ascaris lumbricoides* e o pâncreas anular. Embora o câncer pancreático não seja raro, os pacientes com câncer pancreático geralmente não desenvolvem PA.

### Pancreatite induzida por colangiopancreatografia retrógrada endoscópica

A PA é a complicação mais comum após a CPRE, e ocorre em até 5% dos pacientes. Entretanto, a incidência dessa complicação após CPRE pode chegar a 15% em pacientes de alto risco. A pancreatite pós-CPRE é mais comum em pacientes do sexo feminino, indivíduos jovens e em pacientes com histórico anterior de pancreatite induzida por CPRE. A PA ocorre com mais frequência em pacientes submetidos a procedimentos terapêuticos, em comparação com os procedimentos diagnósticos. Também é mais comum em pacientes nos quais foram realizadas múltiplas tentativas de canulação, disfunção do esfíncter de Oddi e visualização anormal dos ductos pancreáticos após injeção de material de contraste. O curso clínico é leve em 90 a 95% dos pacientes. A pancreatite induzida por CPRE é uma das raras oportunidades em que é possível a prevenção primária do desenvolvimento de PA. Primeiramente, a CPRE deve ser realizada apenas quando absolutamente necessária. Com a melhora de outras modalidades diagnósticas, como a colangiopancreatografia por ressonância magnética (CPRM), o uso de CPRE diagnóstica com suas complicações associadas, incluindo a pancreatite induzida por CPRE, diminuiu. Dentre os agentes farmacológicos para a prevenção de pancreatite induzida por CPRE, o uso de indometacina obteve sucesso. A técnica relacionada e as estratégias intervencionistas, que mostraram reduzir o risco de pancreatite pós-CPRE, incluem o uso de *stents* pancreáticos e de mínima pressão durante a realização de CPRE.

### Pancreatite induzida por medicamentos

Até 2% dos casos de PA são causados por medicamentos. Estão entre os agentes mais comuns: sulfonamidas, metronidazol, eritromicina, tetraciclinas, didanosina, tiazídicos, furosemida, 3-hidroxi-3-metilglutaril-coenzima A (HMG-CoA), inibidores de redutase (estatinas), azatioprina, 6-mercaptopurina, ácido 5-aminossalicílico, sulfassalazina, ácido valproico e agentes antirretrovirais para o vírus da imunodeficiência humana.

### Fatores metabólicos

A hipertrigliceridemia e a hipercalcemia também podem levar a dano pancreático. A lesão pancreática direta pode ser induzida por metabólitos triglicerídicos. É mais comum em pacientes com hiperlipidemia tipos I, II ou V. Deve ser suspeitada em pacientes com um nível de triglicerídeos superior a 1.000 mg/dℓ. Um nível de triglicerídeos acima de 2.000 mg/dℓ confirma o diagnóstico. A hipertrigliceridemia secundária a hipotireoidismo, diabetes melito e álcool normalmente não induz à PA.

Postula-se que a hipercalcemia induza a lesão pancreática pela ativação do tripsinogênio para tripsina e por precipitação intraductal de cálcio, levando à obstrução do ducto e a crises subsequentes de pancreatite. Cerca de 1,5 a 13% dos pacientes com hiperparatireoidismo desenvolvem PA.

### Condições diversas

Os traumatismos abdominais contuso e penetrante podem estar associados à PA em 0,2 a 1% dos casos, respectivamente. A hipotensão intraoperatória prolongada e a manipulação pancreática excessiva durante uma cirurgia abdominal também podem resultar em PA. A isquemia pancreática em associação com a inflamação pancreática aguda pode se desenvolver após a embolização da artéria esplênica. Dentre outras causas raras estão as picadas de escorpião venenoso e as úlceras duodenais perfuradas.

## Manifestações clínicas

O sintoma cardinal de PA é a dor epigástrica e/ou periumbilical que se irradia para as costas. Até 90% dos pacientes têm náuseas e/ou vômito, que normalmente não aliviam a dor. A natureza da dor é constante; portanto, se ela desaparecer ou diminuir, deve-se considerar outro diagnóstico.

A desidratação, o turgor cutâneo, a taquicardia, a hipotensão e as membranas mucosas secas são observados geralmente em pacientes com PA. Os pacientes com desidratação grave e os idosos também podem desenvolver alterações do estado mental.

Os achados do exame físico do abdome variam de acordo com a gravidade da doença. Na pancreatite leve, os achados do exame físico abdominal podem ser normais ou revelar apenas uma leve sensibilidade epigástrica. A distensão abdominal significativa, associada à rigidez generalizada com resposta abdominal, está presente na pancreatite grave. A natureza da dor descrita pelo paciente pode não se correlacionar com os achados do exame físico ou com o grau de inflamação pancreática.

Dentre os achados raros estão as equimoses de flanco e periumbilical (sinais de Grey Turner e de Cullen, respectivamente). Ambos são indicativos de sangramento retroperitoneal associado à pancreatite grave. Os pacientes com coledocolitíase concomitante ou edema significativo da cabeça do pâncreas, que comprime a porção intrapancreática do ducto biliar comum (ducto colédoco), podem apresentar icterícia. A macicez à percussão e a diminuição dos ruídos respiratórios no hemitórax esquerdo ou, com menos frequência, no hemitórax direito, sugerem derrame pleural secundário à PA.

## Diagnóstico

O diagnóstico de PA requer a presença de duas das três características, de acordo com consenso internacional: (1) dor abdominal compatível com PA (início agudo de dor epigástrica intensa, persistente, que se irradia para as costas); (2) elevação de três vezes ou maior nos níveis amilase ou lipase sérica acima do limite normal laboratorial superior; ou (3) achados característicos de pancreatite por imagens. A meia-vida sérica da amilase (10 horas) é menor que a da lipase (6,9 a 13,7 horas) e, portanto, normaliza-se de maneira mais rápida (3 a 5 versus 8 a 14 dias, respectivamente). Em pacientes que não se apresentam ao serviço de emergência dentro de 24 a 48 horas após o início dos sintomas, a determinação dos níveis de lipase é um indicador mais sensível para estabelecer o diagnóstico. A lipase também é um marcador mais específico da PA porque os níveis séricos de amilase podem estar elevados em várias condições, como na doença ulcerosa péptica, isquemia mesentérica, salpingite e macroamilasemia.

Os pacientes com PA geralmente são hiperglicêmicos; podem também apresentar leucocitose e elevação anormal dos níveis das enzimas hepáticas. A elevação dos níveis séricos de alanina aminotransferase no quadro de PA, confirmada pelas altas concentrações de enzimas pancreáticas, tem um valor preditivo positivo de 95% no diagnóstico de pancreatite biliar aguda.[5]

### Estudos por imagens

Estudos por imagens não são necessários para o diagnóstico, mas podem ser úteis na determinação da necessidade de intervenção na PA grave ou na elucidação de uma etiologia indefinida. Embora as radiografias simples do abdome não sejam úteis para o diagnóstico de pancreatite, elas podem ajudar a descartar outras condições, como a doença ulcerosa péptica. Dentre os achados inespecíficos, em pacientes com PA, estão os níveis hidroaéreos sugestivos de íleo, sinal do cólon amputado como resultado de espasmo colônico na flexura esplênica e alargamento da alça duodenal em "C", causado por edema grave na cabeça do pâncreas.

A utilidade do ultrassom para o diagnóstico de pancreatite é limitada pela gordura intra-abdominal e pelo aumento do gás intestinal em consequência de íleo. No entanto, esse exame sempre deve ser solicitado para pacientes com PA em razão de sua alta sensibilidade (95%) para o diagnóstico de cálculos biliares. As elevações combinadas dos níveis de transaminase hepática e de enzimas pancreáticas e a presença de cálculos biliares no ultrassom têm maiores sensibilidade (97%) e especificidade (100%) para o diagnóstico de pancreatite biliar aguda.

Atualmente, a tomografia computadorizada (TC) com contraste é a melhor modalidade para a avaliação do pâncreas, especialmente se o estudo for realizado por tomógrafo com multidetectores. As indicações para TC incluem incerteza do diagnóstico, confirmação da gravidade com base em preditores clínicos, não responsividade ao tratamento conservador ou deterioração clínica. A fase de contraste mais valiosa para a análise do parênquima pancreático é a fase venosa portal (65 a 70 segundos após a injeção do material de contraste), que permite a avaliação da viabilidade do parênquima pancreático, a quantidade de inflamação peripancreática e a presença de ar livre ou acúmulo de líquido intra-abdominal. A TC sem contraste também pode ser valiosa no quadro de insuficiência renal por identificar acúmulos de líquidos ou ar extraluminal.

A ressonância magnética abdominal (RM) também é útil para avaliar a extensão da necrose, a inflamação e a presença de líquido livre. Entretanto, seu custo e disponibilidade, aliados à necessidade de imagens e de tratamento em unidades de cuidados intensivos em pacientes gravemente enfermos, limitam sua aplicabilidade na fase aguda. Embora a CPRM não seja indicada no quadro agudo da PA, seu papel é importante na avaliação de pacientes com pancreatite inexplicada ou recorrente, pois permite a visualização completa da anatomia dos ductos biliar e pancreático. Caso seja difícil a visualização dos ductos pancreáticos, pode-se realizar a administração intravenosa (IV) de secretina antes da aquisição de imagens para estimular a secreção do suco pancreático, que causa distensão transitória do ducto pancreático. Qualquer dor associada ao momento da estimulação por secretina deve ser observada, pois auxilia na confirmação de uma etiologia incerta de dor epigástrica. Por exemplo, a CPRM com estimulação por secretina é útil em pacientes com PA e sem evidência de uma condição predisponente para descartar pâncreas *divisum*, neoplasia intraductal mucinosa papilífera (NIMP) ou um pequeno tumor no ducto pancreático.

No quadro de pancreatite por cálculo biliar, o ultrassom endoscópico (EUS) pode ter um papel importante na avaliação de coledocolitíase persistente. Vários estudos mostraram que a CPRE de rotina, por suspeita de pancreatite por cálculo biliar, não revela qualquer evidência de obstrução na maioria dos casos e pode, de fato, agravar os sintomas em razão da manipulação da glândula. O EUS se comprovou sensível para identificação de coledocolitíase; ele permite o exame da árvore biliar e do pâncreas sem risco de agravar a pancreatite. Em pacientes em que a coledocolitíase é confirmada por EUS, a CPRE pode ser usada seletivamente como medida terapêutica.

## Avaliação da gravidade da doença

O primeiro sistema de pontuação criado para avaliar a gravidade da PA foi introduzido por Ranson et al., em 1974. Prediz a gravidade da doença com base em 11 parâmetros obtidos no momento da internação ou 48 horas depois. A taxa de mortalidade da PA está diretamente relacionada com o número de parâmetros positivos. O diagnóstico de pancreatite grave será estabelecido se forem preenchidos três ou mais dos critérios de Ranson. A principal desvantagem é não predizer a gravidade da doença no momento da internação, pois seis parâmetros são avaliados somente 48 horas após a internação. A pontuação de Ranson tem baixo valor preditivo positivo (50%) e alto valor preditivo negativo (90%). Portanto, é usada principalmente para descartar pancreatite grave ou predizer o risco de mortalidade. O sistema original de pontuação destinado a predizer a gravidade da doença e sua modificação para pancreatite biliar aguda é mostrado nos Boxes 56.1 e 56.2.

A gravidade da PA também pode ser abordada com o uso da pontuação Acute Physiology and Chronic Health Evaluation (APACHE II). Com base na idade, no estado de saúde anterior e em 12 medidas fisiológicas de rotina do paciente, o APACHE II proporciona uma medida geral da gravidade da doença. Uma pontuação do APACHE II de oito ou acima define a pancreatite grave. A principal vantagem é a possibilidade de ser usada à internação e repetida a qualquer momento. Entretanto, é complexa, não específica para PA e baseada na idade do paciente, o que claramente eleva a pontuação da gravidade da PA. O APACHE II tem um valor preditivo positivo de 43% e um valor preditivo negativo de 89%.

Usando as características de aquisição de imagens, Balthazar et al. estabeleceram o índice de gravidade da TC. Esse índice correlaciona os achados da TC com os resultados do paciente. O índice de gravidade da TC é mostrado na Tabela 56.2.

Embora muitos índices prognósticos tenham sido desenvolvidos para predizer a gravidade da doença, a maioria é prejudicada pela complexidade, necessidade de aquisição de imagens ou impossibilidade de ser calculada à internação. Isso levou múltiplas sociedades profissionais a recomendarem o uso do sistema de pontuação da síndrome da resposta inflamatória sistêmica (SIRS, do inglês, *systemic inflammatory response syndrome*; Boxe 56.3) por ser uma substituição rápida, barata e confiável.[8,9] O fato de ter SIRS persistente durante a internação hospitalar, ter SIRS transitória, ou nunca atender aos critérios SIRS, foi associado a taxas de mortalidade de 25%, 8% e 0%, respectivamente.

Em 1992, o International Symposium on Acute Pancreatitis definiu a pancreatite grave como a presença de complicações pancreáticas locais (necrose, abscesso ou pseudocisto), ou qualquer evidência de falência de órgão. A pancreatite grave é diagnosticada quando há qualquer evidência de falência de órgão ou complicação pancreática local (Boxe 56.4). Em 2012, o International Symposium on Acute Pancreatitis atualizou seu esquema de graduação de três níveis de gravidade da pancreatite. Na pancreatite leve não há disfunção de órgão ou complicações locais/sistêmicas, na pancreatite moderada pode haver falência de órgão com duração de menos de 48 horas e/ou complicações locais/sistêmicas, enquanto a pancreatite grave se caracteriza por falência de órgão com duração superior a 48 horas. Com a maior gravidade sobrevêm maiores taxas de morbidade e mortalidade.

A proteína C reativa (CRP, do inglês, *C-reactive protein*) é um marcador inflamatório que atinge um pico em 48 a 72 horas após o início da pancreatite e se correlaciona com a gravidade da doença.

### Tabela 56.2 Índice de Gravidade da Tomografia Computadorizada (CTSI, do inglês *Computed Severity Index*) para pancreatite aguda.

| Característica | Pontos |
|---|---|
| **Inflamação pancreática** | |
| Pâncreas normal | 0 |
| Aumento de volume pancreático focal ou difuso | 1 |
| Alterações pancreáticas intrínsecas com mudanças inflamatórias de gordura peripancreática | 2 |
| Acúmulo único de líquido ou flegma | 3 |
| Dois ou mais acúmulos de líquido ou gás, no pâncreas ou adjacente a ele | 4 |
| **Necrose pancreática** | |
| Nenhuma | 0 |
| ≤ 30% | 2 |
| 30 a 50% | 4 |
| > 50% | 6 |

CTSI 0 a 3, mortalidade 3%, morbidade 8%; CTSI 4 a 6, mortalidade 6%, morbidade 35%; CTSI 7 a 10, mortalidade 17%, morbidade 92%.

### Boxe 56.1 Critérios prognósticos de Ranson para a pancreatite não causada por cálculo biliar.

À apresentação
- Idade > 55 anos
- Nível de glicose sanguínea > 200 mg/dℓ
- Leucograma > 16 mil células/mm³
- Nível de lactato desidrogenase > 350 UI/ℓ
- Aspartato aminotransferase > 250 UI/ℓ

Após 48 h da internação
- Hematócrito:* redução de > 10%
- Nível de cálcio sérico < 8 mg/dℓ
- Déficit de base > 4 mEq/ℓ
- Nível de nitrogênio da ureia sanguínea: aumento > 5 mg/dℓ
- Necessidade de líquidos > 6 ℓ
- PaO₂ < 60 mmHg

A pontuação de Ranson ≥ 3 define a pancreatite grave.

*Comparado com o valor à internação.

### Boxe 56.2 Critérios prognósticos de Ranson para a pancreatite por cálculo biliar.

À apresentação
- Idade > 70 anos
- Nível de glicose sanguínea > 220 mg/dℓ
- Leucograma > 18 mil células/mm³
- Nível de lactato desidrogenase > 400 UI/ℓ
- Nível de aspartato aminotransferase > 250 UI/ℓ

Após 48 h da internação
- Hematócrito:* diminuição > 10%
- Nível de cálcio sérico < 8 mg/dℓ
- Déficit de base > 5 mEq/ℓ
- Nível de nitrogênio da ureia sanguínea: aumento > 2 mg/dℓ
- Necessidade de líquidos > 4 ℓ
- PaO₂: Não disponível

A pontuação de Ranson ≥ 3 define a pancreatite grave.

*Comparado com o valor à internação.

### Boxe 56.3 Definição de síndrome da resposta inflamatória sistêmica (SIRS).

Duas ou mais das seguintes condições devem ser atendidas:
- Temperatura > 38,3° ou < 36,0°C
- Frequência cardíaca de > 90 bpm
- Frequência respiratória de > 20 respirações por minuto ou PaCO₂ de < 32 mmHg
- Leucograma de > 12 mil células/mℓ, < 4 mil células/mℓ ou 10% de formas imaturas (bandas)

De Annane D, Bellissant E, Cavaillon JM. Septic shock. *Lancet*. 2005;365:63-78.

> **Boxe 56.4** Critérios de Atlanta para pancreatite aguda.
>
> **Falência de órgãos definida por**
> Choque (pressão arterial sistólica < 90 mmHg)
> Insuficiência pulmonar (PaO$_2$ < 60 mmHg)
> Insuficiência renal (nível de creatinina > 2 mg/dℓ após a reanimação hídrica)
> Sangramento gastrintestinal (> 500 mℓ/24 h)
>
> **Complicações sistêmicas**
> Coagulação intravascular disseminada (contagem de plaquetas ≤ 100 mil)
> Fibrinogênio < 1 g/ℓ
> Produtos da degradação da fibrina > 80 µg/dℓ
> Distúrbio metabólico (nível de cálcio ≤ 7,5 mg/dℓ)
>
> **Complicações locais**
> Necrose
> Abscesso
> Pseudocisto
> A pancreatite grave é definida pela presença de qualquer evidência de falência de órgão ou uma complicação local.

Um nível de CRP de 150 mg/mℓ ou acima define a pancreatite grave. A principal limitação é não poder ser usada à internação; a sensibilidade do ensaio diminui se os níveis de CRP forem dosados dentro de 48 horas após o início dos sintomas. Além da CRP, vários estudos mostraram outros marcadores bioquímicos (p. ex., níveis séricos de procalcitonina, IL-6, IL-1, elastase) que se correlacionam com a gravidade da doença. Entretanto, suas principais limitações são o custo e não serem amplamente disponibilizados.

## Tratamento

Independentemente da causa ou da gravidade da doença, a base do tratamento da PA é a agressiva reanimação hídrica com solução isotônica de cristaloide, controle da dor e nutrição precoce. A taxa de administração de líquidos deve ser individualizada e ajustada com base em idade, comorbidades, sinais vitais, estado mental, turgor cutâneo e débito urinário. Os pacientes que não respondem à reanimação hídrica ou têm comorbidades renais, cardíacas ou respiratórias significativas geralmente necessitam de monitoramento invasivo com acesso venoso central e cateter de Foley. Embora a natureza do líquido que deve ser usado para a reanimação hídrica inicial ainda seja tema de discussão, alguma evidência sugere que o lactato de Ringer possa ser o melhor líquido para a reanimação inicial.[10]

Além da reanimação hídrica, os pacientes com PA requerem oximetria de pulso contínua, pois uma das complicações sistêmicas mais comuns da PA é a hipoxemia causada por lesão pulmonar aguda associada a essa doença. Os pacientes devem receber oxigênio suplementar para manter a saturação arterial acima de 95%.

Também é essencial estabelecer analgesia efetiva. Os medicamentos narcóticos geralmente são preferidos, especialmente a morfina. Um dos efeitos fisiológicos, descritos após a administração sistêmica de morfina, é o aumento do tônus no esfíncter da ampola hepatopancreática (de Oddi); entretanto, não há evidência de que os medicamentos narcóticos exerçam um impacto negativo no resultado dos pacientes com PA.

O suporte nutricional é vital no tratamento da PA. A alimentação oral pode ser impossível em razão de íleo persistente, dor ou intubação. Além disso, 20% dos pacientes com PA grave desenvolvem dor recorrente logo após ser reiniciada a via oral. As principais opções para prover esse apoio nutricional são a alimentação enteral e a nutrição parenteral total (NPT). Apesar de não haver diferença na taxa de mortalidade entre ambos os tipos de nutrição, a nutrição enteral está associada a menos complicações infecciosas e reduz a necessidade de cirurgia pancreática. Embora a NPT atenda as principais necessidades nutricionais, ela está associada a atrofia da mucosa, diminuição do fluxo sanguíneo intestinal, maior risco de supercrescimento bacteriano no intestino delgado, colonização anterógrada de bactérias colônicas e aumento da translocação bacteriana. Além disso, os pacientes sob NPT apresentam mais infecções do acesso central e complicações metabólicas (p. ex., hiperglicemia, desequilíbrio eletrolítico). Sempre que possível, a nutrição enteral deve ser utilizada, em vez da NPT, e deverá ser usada somente se houver intolerância à alimentação enteral. A colocação de um cateter de alimentação nasoduodenal é favorecida atualmente, mas há alguma evidência de nível baixo sugerindo que a alimentação nasogástrica possa ser considerada com segurança como uma alternativa, se não estiver presente uma significativa obstrução da via de saída gástrica.

Em vista do aumento significativo da mortalidade associada a complicações sépticas na pancreatite grave, vários médicos defenderam o uso de antibióticos profiláticos nos anos 1970. Metanálises recentes e revisões sistemáticas, que avaliaram múltiplos estudos controlados randomizados, provaram que os antibióticos profiláticos não diminuem a frequência da intervenção cirúrgica, a necrose infectada ou a mortalidade em pacientes com pancreatite grave. Além disso, elas estão associadas à infecção por cocos gram-positivos, como *Staphylococcus aureus*, e à infecção por *Candida*, que são observadas em 5 a 15% dos pacientes. As recomendações atuais são apenas para administrar antibióticos se houver uma infecção preexistente à apresentação ou se imagens radiográficas sugerirem acúmulo de líquido peripancreático infectado (p. ex., ar dentro do acúmulo ou intensificação da margem).

## Considerações especiais

***Colangiopancreatografia retrógrada endoscópica.*** A CPRE precoce, com ou sem esfincterotomia, foi inicialmente defendida para reduzir a gravidade da pancreatite, porque a teoria obstrutiva da PA defende que a lesão pancreática seja o resultado da obstrução do ducto pancreático. Entretanto, três estudos randomizados avaliaram o uso e a eficácia da CPRE inicial no tratamento da pancreatite biliar aguda. O uso de rotina da CPRE não é indicado para pacientes com pancreatite leve, porque a obstrução do ducto biliar normalmente é transitória e se resolve 48 horas após o início dos sintomas. Com base na metanálise desses estudos clínicos,[11] assim como em diretrizes de duas importantes sociedades baseadas nesses estudos clínicos,[8] a CPRE é indicada apenas para pacientes que desenvolvem colangite e para aqueles com obstrução do persistente do ducto biliar demonstrada por outras modalidades de imagem, como EUS. Finalmente, em pacientes idosos, com precárias condições físicas ou comorbidades graves que impeçam a cirurgia, a CPRE com esfincterotomia é uma alternativa segura para evitar recidiva da pancreatite biliar.

***Colecistectomia laparoscópica.*** Na ausência de tratamento definitivo, 30% dos pacientes com pancreatite biliar aguda terão crises recorrentes. Com exceção dos pacientes idosos e daqueles com precárias condições físicas, a colecistectomia laparoscópica está indicada para todos os pacientes com pancreatite biliar aguda leve. Estudos mostraram que a colecistectomia laparoscópica inicial, definida como aquela que ocorre durante a internação hospitalar inicial, é um procedimento seguro que diminui a recidiva da doença.[5] A coledocolitíase pode ser excluída por colangiografia intraoperatória, EUS ou CPRM. Para os pacientes com pancreatite grave, a cirurgia precoce pode aumentar a morbidade e o período de hospitalização. As recomendações atuais sugerem o tratamento conservador por, pelo menos, 6 semanas antes de se tentar a colecistectomia laparoscópica nesse contexto. Essa abordagem tem morbidade significativamente reduzida.[5]

## Complicações

### Acúmulos de líquido peripancreático estéril e infectado

A discussão referente ao tratamento adequado de acúmulos de líquido pancreático e peripancreático requer a compreensão da atual classificação dessas entidades como definido na Tabela 56.3. Os acúmulos de líquido são divididos em agudo (presente há menos de 4 semanas) e crônico (duração além de 4 semanas) e de natureza simples ou complexa. Os acúmulos agudos de líquido peripancreático são de natureza simples e, após 4 semanas, são referidos como pseudocistos. Os acúmulos de líquido associados à pancreatite necrosante são referidos como acúmulos necróticos agudos (ANA) antes de 4 semanas e, após esse período, como necrose delimitada. A presença de acúmulo de líquido pancreático durante um episódio de PA foi descrita em 30 a 57% dos pacientes. Ao contrário dos pseudocistos e das neoplasias císticas do pâncreas, os acúmulos de líquido não são circundados ou envolvidos por epitélio ou por cápsula fibrótica. O tratamento é de suporte porque a maior parte dos acúmulos de líquido será reabsorvida espontaneamente pelo peritônio. Todos esses acúmulos de líquido podem se tornar infectados. Os sinais e sintomas de infecção habituais (p. ex., febre, elevação do leucograma e dor abdominal) podem também estar presentes sem uma infecção na PA, em razão de uma robusta resposta SIRS de muitos desses pacientes, dificultando o diagnóstico de infecção. A evidência em imagens de gás dentro de um acúmulo de líquido é altamente sugestiva. A descompensação aguda ou a não melhora após 10 a 14 dias pode sugerir infecção, devendo ser considerada a obtenção de amostra de líquido guiada por TC. A drenagem percutânea e a administração de antibióticos IV deverão ser instituídas, se houver infecção. Dentre os antibióticos conhecidos por penetrar na necrose pancreática estão os carbapenéns, as quinolonas, o metronidazol e as cefalosporinas em alta dose.

### Necrose pancreática e necrose infectada

Necrose pancreática é a presença de parênquima ou gordura pancreática não viável; pode manifestar-se como uma área focal ou com envolvimento difuso da glândula. A TC com contraste é a técnica mais confiável para diagnosticar ANA e estes são visualizados como áreas de baixa atenuação (< 40 a 50 HU) após a injeção IV de material de contraste. O parênquima normal geralmente tem uma densidade de 100 a 150 HU. Até 20% dos pacientes com PA desenvolvem ANA. É importante identificar e ministrar um tratamento adequado dessas complicações, pois a maioria dos pacientes que desenvolve falência de múltiplos órgãos tem pancreatite necrosante; a necrose pancreática foi documentada em até 80% das necropsias de pacientes que morreram após um episódio de PA.[4]

A principal complicação de ANA é a infecção. O risco está diretamente relacionado à quantidade de necrose; em pacientes com necrose pancreática envolvendo menos de 30% da glândula, o risco de infecção é de 22%. O risco é de 37% nos pacientes com necrose pancreática que envolve de 30 a 50% da glândula e de até 46%, se mais de 70% da glândula estiverem afetados.[4] Essa complicação está associada à translocação bacteriana que normalmente envolve a flora entérica, como os bastonetes gram-negativos (p. ex., *Escherichia coli*, *Klebsiella* e *Pseudomonas* spp.) e *Enterococcus* spp.

### Tabela 56.3 Definições revisadas das características morfológicas da pancreatite aguda.

| Tempo desde o início da pancreatite | Subtipo de pancreatite | Nomenclatura do acúmulo de líquido | Achados da tomografia computadorizada |
|---|---|---|---|
| 4 semanas | Edematoso intersticial* | Acúmulo de líquido peripancreático agudo | • Acúmulo homogêneo com densidade líquida<br>• Confinado pelos planos fasciais peripancreáticos normais<br>• Sem parede definível encapsulando o acúmulo<br>• Adjacente ao pâncreas (sem extensão intrapancreática) |
| | Necrosante† | Acúmulo necrótico agudo | • Densidade heterogênea e não líquida de graus variáveis em diferentes localizações (alguns aparecem homogêneos no início de seu curso)<br>• Sem parede definível encapsulando o acúmulo<br>• Localização – intrapancreática e/ou extrapancreática |
| > 4 semanas | Edematoso intersticial* | Pseudocisto | • Bem circunscrito, geralmente redondo ou oval<br>• Densidade líquida homogênea<br>• Componente não líquido<br>• Parede bem definida; ou seja, completamente encapsulada |
| | Necrosante† | Necrose bem circunscrita | • Heterogênea com densidade líquida e não líquida, com graus variáveis de loculações (algumas podem parecer homogêneas)<br>• Parede bem definida; ou seja, completamente encapsulada<br>• Localização – intrapancreática e/ou extrapancreática |

*Inflamação aguda do parênquima pancreático e tecidos peripancreáticos, mas sem necrose tecidual identificável. †Inflamação associada à necrose parenquimal pancreática e/ou necrose peripancreática. (Adaptada de Banks P, Bollen, T, Dervenis C. Classification of acute pancreatitis–2012: revision of the Atlanta classification and definitions by International consensus. *Gut*. 2013;62:102-111.)

Deve-se suspeitar de acúmulo necrótico infectado em pacientes com febre prolongada, leucograma elevado ou deterioração clínica progressiva e, ainda, se o paciente desenvolver sepse, SIRS e/ou falência de órgão na fase tardia da evolução da doença (> 7 dias após o início da PA). A evidência de ar dentro da necrose pancreática, observado em uma TC, confirma o diagnóstico, mas é um achado raro. Se houver suspeita de necrose infectada, a punção aspirativa por agulha fina (PAAF) poderá ser realizada, em caso de diagnóstico equívoco; a partir do aspirado, uma coloração de Gram ou uma cultura positiva estabelecem o diagnóstico. Embora as culturas positivas sejam confirmatórias, uma revisão mostrou que, apesar das culturas pré-operatórias negativas, 42% dos pacientes com o chamado mal-estar persistente terão necrose infectada.[12] A Figura 56.8 ilustra a fisiopatologia da infecção da necrose pancreática.

Com décadas de experiência com o tratamento de necrose pancreática, surgiram alguns conceitos gerais. Todos os acúmulos necróticos estéreis não necessitam de intervenção. As indicações para a intervenção em pancreatite necrosante estéril incluem: dor persistente, ausência de melhora clínica com o tratamento conservador e/ou obstrução biliar ou entérica sintomática. As intervenções para essas indicações devem ser adiadas o máximo possível para permitir o desenvolvimento de necrose delimitada. A suspeita clínica, ou documentada, de acúmulo necrótico infectado, com deterioração clínica, é uma clara indicação para a intervenção. Mesmo nessa situação, a intervenção deve ser retardada o máximo possível para permitir que o acúmulo se torne delimitado.

Uma vez demonstrada a infecção, os antibióticos IV devem ser administrados, em razão de sua penetração no pâncreas e espectro de cobertura. Os carbapenéns são a primeira opção de tratamento. A terapia alternativa inclui quinolonas, metronidazol, cefalosporinas de terceira geração e piperacilina. Historicamente, o tratamento definitivo da necrose pancreática infectada consiste em desbridamento cirúrgico com necrosectomia, irrigação contínua fechada ou tamponamento aberto (Figura 56.9). A taxa de mortalidade geral após necrosectomia aberta chega a 25 a 30%[12] em decorrência da natureza grave da doença e da alta taxa de complicação de um desbridamento aberto. Os resultados são dependentes do tempo; os pacientes submetidos à cirurgia nos primeiros 14 dias têm taxa de mortalidade de 75%, enquanto aqueles submetidos à cirurgia entre 15 e 29 dias e após 30 dias têm taxas de mortalidade de 45 e de 8%, respectivamente.[13] Como resultado das elevadas morbidade e mortalidade com o desbridamento aberto, técnicas percutâneas, endoscópicas e laparoscópicas são empregadas como alternativas.

Em 2010, o Dutch Pancreatitis Study Group realizou um estudo randomizado avaliando a necrosectomia aberta *versus* uma "abordagem escalonada", que consiste em drenagem percutânea seguida de desbridamento retroperitoneal assistido por vídeo minimamente invasivo, para pancreatite necrosante e necrosante infectada. Os resultados mostraram que as complicações do desfecho a longo prazo (p. ex., insuficiência exócrina e endócrina) e as taxas de mortalidade foram melhores no grupo de "abordagem escalonada" em comparação ao grupo de necrosectomia aberta.[14] Um estudo complementar a esse foi publicado em 2018; nele o tratamento endoscópico foi comparado à "abordagem escalonada". Embora a abordagem endoscópica não seja superior à abordagem minimamente invasiva, no que se refere à mortalidade e à maioria dos desfechos secundários, ela foi associada a menos fístulas pancreáticas, redução cumulativa do período de hospitalização e menor custo.[15]

Atualmente, uma drenagem endoscópica com *stent* de grande calibre e possível desbridamento endoscópico com ou sem drenagem percutânea podem evitar a cirurgia na maioria dos pacientes. Se o tratamento endoscópico e/ou percutâneo falhar, em geral uma

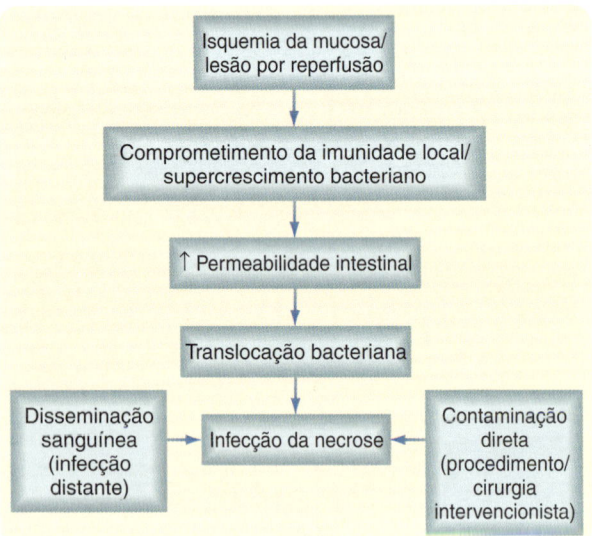

**Figura 56.8** Fisiopatologia da infecção de necrose pancreática. A lesão inflamatória aguda que ocorre durante as primeiras 48 a 72 horas causa isquemia da mucosa e lesão por reperfusão. Ambos os efeitos favorecem o supercrescimento bacteriano pois alteram a imunidade local. A isquemia da mucosa também produz um aumento na permeabilidade das células intestinais, que é iniciado 72 horas após o episódio agudo, mas normalmente se eleva 1 semana depois. Esses episódios transitórios de bacteriemia estão associados à infecção da necrose pancreática. Com menos frequência, as fontes distantes de infecção, como pneumonia, infecção do trato vascular ou urinário associada aos acessos centrais e a cateteres, estão associadas a bacteriemia e necrose pancreática. A contaminação local após os procedimentos intervencionistas como colangiopancreatografia retrógrada endoscópica é responsável pela infecção da necrose.

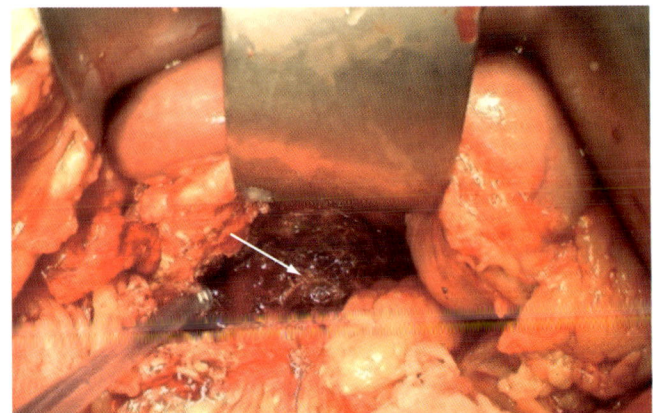

**Figura 56.9** Necrose pancreática infectada. Esse homem de 45 anos tinha pancreatite induzida por etanol. Quatro semanas após o episódio inicial, o paciente desenvolveu febre (39,5°C), hipotensão e leucocitose (19 mil células/mm³). A tomografia computadorizada (TC) documentou necrose pancreática envolvendo 35% da glândula. Após a punção aspirativa por agulha fina (PAAF), a coloração de Gram documentou a presença de bastonetes gram-negativos. A laparotomia exploratória indicou necrose pancreática envolvendo, principalmente, o corpo da glândula (*seta*). O paciente foi tratado com necrosectomia, dreno fechado e meropeném intravenoso. A cultura final documentou a presença de *Escherichia coli*. O paciente teve alta 56 dias após o episódio inicial.

cirurgia minimamente invasiva será mais simples e os resultados, melhores. Independentemente de qual seja a via adotada, o suporte fisiológico e nutricional do paciente terá grande impacto no resultado.

### Pseudocistos pancreáticos

Os pseudocistos pancreáticos ocorrem em 5 a 15% dos pacientes com líquido ascítico peripancreático após PA. Por definição, a cápsula de um pseudocisto é composta de colágeno e tecido de granulação e não é revestida por epitélio. O desenvolvimento de reação fibrótica normalmente requer pelo menos de 4 a 8 semanas. A Figura 56.10 mostra imagens de TC de um grande pseudocisto que surge na cauda do pâncreas.

Até 50% dos pacientes com pseudocistos pancreáticos desenvolvem sintomas. Dor persistente, saciedade precoce, náuseas, perda de peso e níveis elevados de enzima pancreática no plasma sugerem esse diagnóstico. O diagnóstico é confirmado por TC ou RM. Indica-se EUS com PAAF para os pacientes cujo diagnóstico de pseudocisto pancreático não esteja claro. O quadro característico de pseudocisto pancreático inclui níveis elevados de amilase associados à ausência de mucina e baixos níveis de antígeno carcinoembrionário (CEA, do inglês, *carcinoembryonic antigen*).

A observação é indicada para pacientes assintomáticos, pois foi documentada a regressão espontânea em até 70% dos casos; isso é particularmente verdadeiro para pacientes com pseudocistos com diâmetro inferior a 4 cm, localizados na cauda e sem evidência de obstrução ou comunicação com o ducto pancreático principal. As terapias invasivas são indicadas para pacientes sintomáticos ou quando não for possível a diferenciação entre neoplasia cística e pseudocisto. Como a maioria dos pacientes é tratada com procedimentos descompressivos e não com ressecção, é imperativo ter um diagnóstico patológico. A drenagem cirúrgica é a abordagem tradicional para pseudocistos pancreáticos. Entretanto, evidência moderna sugere que as drenagens endoscópicas transgástrica e transduodenal sejam abordagens seguras e eficazes para pacientes com pseudocistos pancreáticos em estreito contato (definido como < 1 cm) com o estômago e o duodeno, respectivamente. Além disso, a drenagem transpapilar pode ser tentada nos pseudocistos pancreáticos com comunicação com o ducto pancreático principal. Para os pacientes nos quais a estenose do ducto pancreático esteja associada a um pseudocisto pancreático, a dilatação endoscópica e a colocação de *stent* são indicadas.

A drenagem reserva-se geralmente aos pacientes com pseudocistos pancreáticos que não possam ser tratados com técnicas endoscópicas por motivos anatômicos e para aqueles não responsivos ao tratamento endoscópico. O tratamento definitivo depende da localização do cisto. Os pseudocistos pancreáticos estreitamente inseridos no estômago devem ser tratados com cistogastrostomia. Nesse procedimento, é realizada gastrostomia anterior (Vídeo 56.1). Depois de localizado, o pseudocisto é drenado pela parede posterior do estômago com o uso de um grampeador linear. O defeito na parede anterior do estômago é fechado com sutura em duas camadas. Os pseudocistos pancreáticos, localizados na cabeça do pâncreas, que estão contíguos à parede do duodeno, são tratados com cistoduodenostomia. Finalmente, alguns pseudocistos não estão em contato com o estômago nem com o duodeno. O tratamento cirúrgico desses pacientes é a cistojejunostomia em Y de Roux. A enterostomia cirúrgica do cisto tem sucesso em mais de 90% dos casos quando é realizada a drenagem imediata do cisto. Após a resolução inicial, a formação recorrente de pseudocisto pode acontecer em até 12% dos casos durante o acompanhamento a longo prazo, dependendo da localização do cisto e da causa subjacente da doença.

Dentre as complicações dos pseudocistos pancreáticos estão o sangramento e a fístula pancreatopleural secundária a erosões vascular e pleural, respectivamente; obstrução duodenal e do ducto biliar, ruptura na cavidade abdominal e infecção. A drenagem percutânea é indicada apenas para pacientes sépticos secundariamente à infecção do pseudocisto, porque é acompanhada de alta incidência de fístula externa.

### Ascite pancreática e fístulas pancreatopleurais

Apesar de rara, a ruptura completa do ducto pancreático pode levar a significativo acúmulo de líquido. Deve-se suspeitar dessa condição em pacientes com um episódio de PA, que desenvolvem distensão abdominal significativa e com líquido livre na cavidade abdominal. A paracentese diagnóstica normalmente mostra níveis elevados de amilase e de lipase. O tratamento consiste em drenagem abdominal combinada com colocação endoscópica de um *stent* pancreático pela ruptura. A falha dessa terapia requer tratamento cirúrgico que consiste em ressecção distal e fechamento do coto proximal.

A ruptura do ducto pancreático posterior no interior do espaço pleural raramente é descrita. Dentre os sintomas que sugerem essa condição estão a dispneia, a dor abdominal, a tosse e a dor torácica. O diagnóstico é confirmado por radiografia de tórax, toracocentese e TC. A Figura 56.11 mostra um grande derrame pleural no lado

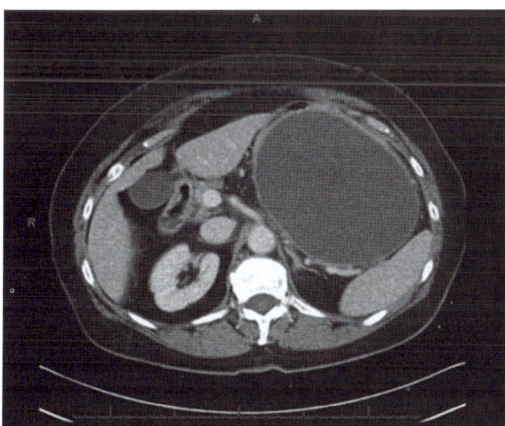
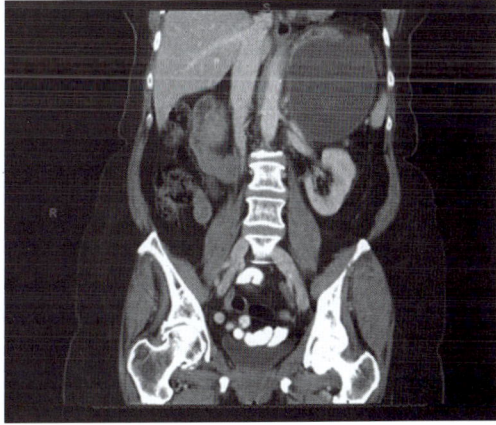

**Figura 56.10** Imagens de tomografia computadorizada (TC) mostrando um grande pseudocisto que surge na cauda do pâncreas.

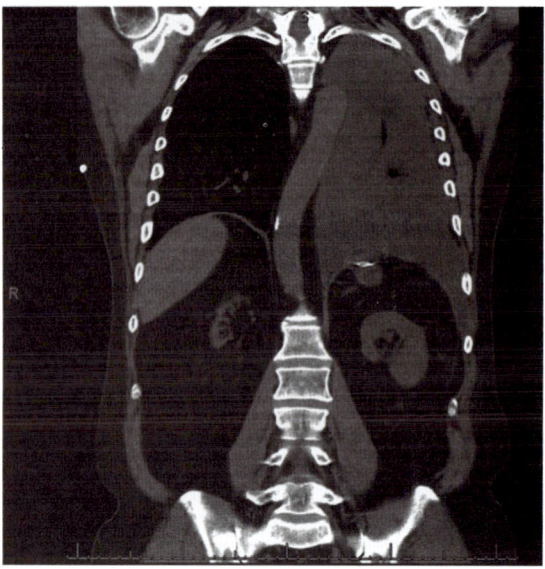

**Figura 56.11** Derrame pleural esquerdo massivo secundariamente à fístula pancreatopleural.

esquerdo causado por uma fístula pancreatopleural. Os níveis de amilase acima de 50 mil UI no líquido pleural confirmam o diagnóstico. É mais comum após a pancreatite alcoólica e, em 70% dos pacientes, está associada a pseudocistos pancreáticos. O tratamento inicial requer drenagem torácica, suporte nutricional parenteral e administração de octreotida. Até 60% dos pacientes respondem a essa terapia. A drenagem persistente também deve ser associada a esfincterotomia endoscópica e colocação de *stent*. Os pacientes que não respondem a essas medidas necessitam de tratamento cirúrgico, semelhante ao descrito para ascite pancreática.

### Complicações vasculares

A pancreatite aguda raramente está associada a complicações arteriais vasculares. O vaso acometido com mais frequência é a artéria esplênica, mas verificou-se que a AMS, as artérias cística e gastroduodenal (AGD) também são afetadas. Propõe-se que a elastase pancreática danifique os vasos, levando à formação de pseudoaneurisma. A ruptura espontânea resulta em sangramento massivo. Dentre as manifestações clínicas estão o início súbito de dor abdominal, a taquicardia e a hipotensão. Se possível, a embolização arterial deve ser tentada para controlar o sangramento. Os casos refratários requerem ligadura do vaso afetado. A mortalidade varia de 28 a 56%.

A inflamação pancreática também pode produzir trombose vascular; o vaso normalmente afetado é a veia esplênica, mas, em casos graves, pode se estender para o sistema venoso portal. Imagens mostram esplenomegalia, varizes gástricas e oclusão da veia esplênica. Na fase inicial do processo agudo foram descritos medicamentos trombolíticos; entretanto, a maioria dos pacientes pode ser tratada por tratamento conservador. A anticoagulação para trombose da veia esplâncnica relacionada com a pancreatite não mostrou melhorar as taxas de recanalização, quando comparada com o tratamento expectante.[16] Os episódios recorrentes de sangramento gastrintestinal superior causado por hipertensão venosa devem ser tratados com esplenectomia.

### Fístula pancreatocutânea

A frequência das fístulas pancreáticas é baixa. Somente 0,4% dos pacientes apresentam essa complicação após um episódio agudo. Entretanto, a incidência dessa complicação aumenta em pacientes com outras complicações após a PA: 4,5% em pacientes com pseudocistos pancreáticos (4,5%) e 40% em pacientes com necrose infectada após desbridamento cirúrgico.[12] O tratamento deve ser conservador para a maioria dos pacientes.

## PANCREATITE CRÔNICA

Ao contrário da PA, as referências histológicas da pancreatite crônica são a inflamação persistente e a fibrose irreversível associada à atrofia do parênquima pancreático. Esse quadro histológico está associado a dor crônica e a insuficiências endócrina e exócrina que diminuem significativamente a qualidade de vida desses pacientes. A pancreatite crônica afeta entre 3 e 10/100 mil pessoas.

### Fatores de risco

A causa específica e a frequência de cada condição variam entre os países, populações hospitalares e práticas de encaminhamento. Em geral, o consumo abusivo de álcool é a causa mais comum da pancreatite crônica (70 a 80% dos casos), especialmente em hospitais urbanos. Condições como obstrução crônica do ducto, traumatismo, pâncreas *divisum*, distrofia cística da parede duodenal, hiperparatireoidismo, hipertrigliceridemia, pancreatite autoimune, pancreatite tropical e pancreatite hereditária são raras e representam menos de 10% de todos os casos. Entretanto, a pancreatite hereditária, a pancreatite crônica e a pancreatite a autoimune são mais comuns em centros de encaminhamento. Em até 20% dos pacientes, uma causa definida não pode ser documentada e os casos são considerados idiopáticos.

### Abuso de álcool

O abuso prolongado de álcool é o fator de risco mais importante associado à pancreatite crônica. O fato de que apenas 3 a 7% dos usuários de álcool desenvolvem pancreatite crônica sugere que o álcool seja apenas um cofator, sendo necessário a contribuição de outros agentes ou elementos para o desenvolvimento dessa complicação. O álcool exerce diversos efeitos nocivos no pâncreas: aumenta a concentração total de proteína no suco pancreático, promove a síntese e a secreção de litostatina pelas células acinares e eleva a secreção de glicoproteína 2 no suco pancreático. Esses fatores levam à precipitação de proteína e à subsequente formação de tampões proteicos e, eventualmente, cálculos no ducto pancreático. Como resultado da obstrução, as células acinares não podem mais secretar as enzimas pancreáticas e se tornam predispostas à autodigestão. Além disso, vários produtos do metabolismo de álcool, como ésteres etílicos de ácido graxo e espécies reativas de oxigênio, causam fragilidade das organelas intra-acinares, como grânulos de zimogênio e lisossomos, que levam à ativação anormal de enzima pancreática nas células acinares. O acetaldeído, outro metabólito do álcool, provoca lesão acinar direta. O consumo crônico de álcool está associado a maior atividade de NF-κβ, diminuição da perfusão na microcirculação do pâncreas e níveis elevados de cálcio intracelular.

A identificação das células estreladas pancreáticas (CEP) no fim dos anos 1990 constitui uma das descobertas mais importantes na fisiopatologia da pancreatite crônica.[17] As CEP são fibroblastos quiescentes especializados encontrados na base das células acinares. Uma vez estimuladas, as CEP diferenciam-se em miofibroblastos ativados, que sintetizam proteínas que formam a matriz extracelular. São exemplos dessas proteínas: colágenos I e III, fibronectina, laminina e metaloproteinases da matriz. As CEP apresentam respostas semelhantes às das células estreladas hepáticas; a necrose crônica e a inflamação (necroinflamação) induzem à liberação de mediadores inflamatórios, como o fator de crescimento derivado de plaquetas, TGF-β, TNF-α, IL-1 e IL-6, que são conhecidos por ativar as CEP. Consequentemente, aumenta a síntese de colágeno e de outros componentes de fibrose pancreática. Postulou-se que a necroinflamação crônica induzida por etanol ative as CEP e leve à fibrose pancreática. É interessante notar que também foi demonstrado que o álcool e alguns de seus metabólitos (p. ex., acetaldeído) causam a ativação das CEP.

Embora tenham sido avaliadas somente em estudos pré-clínicos, estão sendo investigadas novas terapias que visam à ativação das CEP. Há relatos de que antioxidantes, inibidores da enzima conversora de angiotensina, ligantes do receptor ativado pelo proliferador de peroxissoma gama e a vitamina A inibam a atividade das CEP.

### Tabagismo

Estudos epidemiológicos mostraram que o tabagismo aumenta o risco de pancreatite crônica induzida por álcool. Os fumantes ativos desenvolvem pancreatite crônica em idade mais precoce em comparação com os não fumantes. Além disso, o risco de calcificações pancreáticas e de diabetes melito está aumentado em pacientes fumantes, quando comparados aos não fumantes.

### Mutações genéticas

Sob condições fisiológicas, a ativação da enzima pancreática é rigorosamente controlada. As mutações nas proteínas que regulam essa ativação aumentam o risco de pancreatite crônica. As mutações no gene tripsinogênio catiônico, também conhecido como gene da protease de serina 1 (*PRSS1*), são comuns na pancreatite crônica hereditária. A *PRSS1* está localizada no cromossomo 7 e regula a produção de tripsinogênio; as mutações nesse gene estão associadas à ativação intra-acinar de tripsinogênio. As mutações de *PRSS1* foram documentadas na pancreatite hereditária, mas são incomuns em outras formas de pancreatite crônica.

SPINK-1 é um peptídeo secretado pelas células acinares que regula a ativação prematura de tripsinogênio. Como as mutações de *SPINK1* estão presentes em 1 a 2% dos pacientes saudáveis, mas a prevalência de pancreatite crônica é muito menor, aventou-se a hipótese de que essas mutações não sejam suficientes para desencadear a inflamação pancreática. Entretanto, elas diminuem o limiar para o seu desenvolvimento e influenciam a gravidade da doença. As mutações de *SPINK1* são mais prevalentes nas pancreatites alcoólica, hereditária e idiopática.

A secreção de bicarbonato e cloreto nas secreções respiratórias e pancreáticas é regulada pelo gene *CFTR*. As mutações de *CFTR* afetam a secreção normal de bicarbonato, diminuem o volume do suco pancreático e aumentam a concentração de enzimas pancreáticas no ducto pancreático. As mutações de *CFTR* homozigóticas resultam em fibrose cística; as mutações heterozigóticas leves predispõem à insuficiência exócrina pancreática e à pancreatite crônica. A prevalência de mutações do gene *CFTR* é maior em pacientes com pancreatites alcoólica, idiopática e hereditária, em comparação com a população geral. Da mesma maneira, descobriu-se que a mutação no gene quimotripsina C humano está associada ao desenvolvimento de pancreatite crônica. Parece que a quimotripsina C protege contra a pancreatite mediante degradação de tripsinogênio, assim reduzindo a ativação nociva do tripsinogênio intrapancreático.[18]

Enquanto a evolução de nossa compreensão da patogênese da pancreatite crônica centrou-se em grande parte na tripsina, estudos animais com camundongos *knockout* para tripsina sugerem que, mesmo na ausência de tripsina, os estímulos nocivos crônicos podem induzir à pancreatite crônica.[19] Esses resultados sugerem que podem existir vias alternativas independentes da tripsina que levem à lesão crônica na pancreatite e a elucidação dessas vias pode promover o desenvolvimento de novas terapias.

## Tipos de pancreatite crônica

### Pancreatite autoimune

A pancreatite autoimune é um distúrbio inflamatório crônico que envolve o pâncreas. Pelo menos duas variantes histológicas diferentes foram definidas: (1) tipo 1, que é a manifestação pancreática de uma doença relacionada com a imunoglobulina G4; e (2) tipo 2, um distúrbio pancreático específico, não associado à imunoglobulina G4. O tipo 1 é o mais comum; caracteriza-se por infiltrados linfoplasmocitários periductais densos, fibrose estoriforme e venulite obliterativa. Os plasmócitos normalmente coram positivamente para imunoglobulina G4. No tipo 2, o pâncreas é infiltrado por neutrófilos, linfócitos e plasmócitos que destroem e obliteram o epitélio do ducto pancreático. A pancreatite autoimune é mais comum em homens do que em mulheres. Até 80% dos pacientes têm mais de 50 anos. Os pacientes com pancreatite autoimune podem desenvolver sintomas agudos como icterícia ou PA, mimetizando estritamente os pacientes com adenocarcinoma pancreático. Entretanto, a maioria dos pacientes com pancreatite crônica desenvolve desconforto abdominal associado à elevação anormal dos níveis de amilase e de lipase.

### Pancreatite tropical

A pancreatite tropical não é comum nos EUA; é mais comum em áreas tropicais dentro de 30° da linha do equador, particularmente na Índia. Sua fisiopatologia não foi completamente delineada, mas está associada à ingestão de mandioca e a mutações de *SPINK1*. Até 45 a 50% dos pacientes com pancreatite tropical têm mutações de *SPINK1*.

### Pancreatite idiopática

Em até 10 a 20% dos pacientes com pancreatite crônica, uma causa predisponente clara à doença não foi determinada. A identificação futura de defeitos genéticos associados à pancreatite crônica pode permitir a identificação de indivíduos em risco mais alto de desenvolvimento dessa doença.

## Manifestações clínicas

A dor é a principal manifestação clínica da pancreatite crônica. Inicialmente precipitada pela ingestão oral, com o agravamento da doença aumentam gradualmente a intensidade, a frequência e a duração da dor. A qualidade de vida desses pacientes é significativamente afetada pela diminuição da ingestão oral, interferências nas atividades diárias e dependência de medicamentos narcóticos para dor. Náuseas e vômitos não são comuns no início; entretanto, podem surgir à medida que a doença progride.

A inflamação pancreática e a fibrose não apenas afetam os ductos pancreáticos, mas também diminuem o número e a função das células acinares. É necessário que, pelo menos, 90% da glândula apresentem disfunção antes de ocorrerem esteatorreia, diarreia e outros sintomas causados por má absorção. Em casos graves, desenvolvem-se doenças associadas à deficiência de vitaminas lipossolúveis, como sangramento, osteopenia e osteoporose. A insuficiência exócrina ocorre em 80 a 90% dos pacientes com pancreatite crônica de longa duração.

A pancreatite crônica também afeta as populações de células das ilhotas. O resultado disso é que 40 a 80% dos pacientes terão manifestações clínicas de diabetes melito e ocorrem normalmente anos após o início da dor abdominal e da insuficiência exócrina pancreática.

A icterícia ou a colangite ocorrem em 5 a 10% dos pacientes em virtude de fibrose da porção distal do ducto colédoco. Formações cicatriciais extensas na cabeça do pâncreas também podem obstruir o duodeno, levando a náuseas, vômitos e dor abdominal intensas. O sangramento gastrintestinal alto, secundariamente à trombose da veia porta ou esplênica, é uma manifestação rara de pancreatite crônica.

## Diagnóstico

### Estudos por imagens

Imagens em corte transversal têm papel importante no diagnóstico de pancreatite crônica; entretanto, falta uma abordagem padronizada ao diagnóstico e à avaliação da doença. Os achados de TC mais comuns na pancreatite crônica são: ducto pancreático dilatado (68%), atrofia parenquimatosa (54%) e calcificações pancreáticas (50%; Figura 56.12). Outros achados incluem líquido peripancreático, aumento pancreático focal, dilatação do ducto biliar e contorno irregular do parênquima. A TC tem sensibilidade de 56 a 95% e especificidade de 85 a 100% para o diagnóstico de pancreatite crônica. Além de estabelecer o diagnóstico, a TC é útil para avaliar as complicações, como ruptura do ducto pancreático, pseudocistos, trombose da veia porta ou esplênica e pseudoaneurismas da artéria pancreaticoduodenal.

A RM é uma alternativa é confiável para avaliar os pacientes com pancreatite crônica. A sensibilidade para o diagnóstico das calcificações pancreáticas é mais baixa, mas a RM é útil para detectar alterações no parênquima pancreático sugestivas de inflamação crônica, como alterações de intensidade, atrofia pancreática e irregularidades no contorno. Além disso, a CPRM com injeção de secretina é particularmente útil para avaliar estenoses intraductais e ruptura do ducto pancreático. Estão em andamento tentativas de padronizar a avaliação por imagens dos pacientes com pancreatite crônica.

Apesar de considerada historicamente o "padrão-ouro" para o diagnóstico de pancreatite crônica, as indicações atuais de CPRE incluem os pacientes para os quais os outros testes diagnósticos, como TC e CPRM, são contraindicados ou falharam em confirmar o diagnóstico. A CPRE deve ser considerada uma modalidade terapêutica em pacientes que desenvolvem complicações do ducto pancreático tratáveis por terapia endoscópica, como estenose, cálculos, pseudocistos e estenose biliar.

O EUS surgiu como a técnica mais precisa para diagnóstico de pancreatite crônica em pacientes que apresentam doença com alteração mínima ou em estágios iniciais. Os critérios necessários para o diagnóstico de pancreatite crônica, baseados em EUS, são conhecidos como critérios de Rosemont (Boxe 56.5). A evidência histopatológica de inflamação, atrofia e fibrose é o padrão-ouro para o diagnóstico de pancreatite crônica; entretanto, a evidência atual não apoia a obtenção de PAAF guiada por ultrassom ou biopsias Tru-Cut® para diagnosticar essa doença. Embora os critérios de Rosemont positivos sejam preditivos de pancreatite histológica, um achado "normal" de Rosemont tem um pobre valor preditivo negativo; em até 55% dos casos, finalmente se descobre no exame histopatológico tratar-se de pancreatite crônica.

### Testes funcionais

A medida de elastase fecal nível 1 é o teste não invasivo preferido para diagnosticar a insuficiência exócrina pancreática; ele quantifica a elastase fecal 1 com o uso de anticorpos da elastase 1 anti-humanos monoclônicos ou policlônicos. Uma concentração de elastase fecal 1 acima de 200 μg/g de fezes é normal; uma concentração de elastase fecal 1 entre 100 e 200 μg/g define insuficiência pancreática de leve a moderada e uma concentração de elastase fecal 1 abaixo de 100 μg/g estabelece o diagnóstico de insuficiência exócrina pancreática grave.

O teste de estimativa de gordura e peso fecal mede o conteúdo de gordura das fezes após uma ingestão nutricional de 100 g de gordura/dia durante 3 dias. Se o conteúdo de gordura das fezes exceder 7 g/dia, o diagnóstico de esteatorreia será estabelecido.

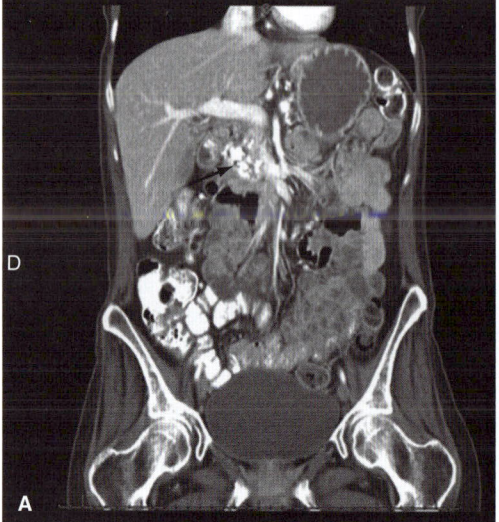 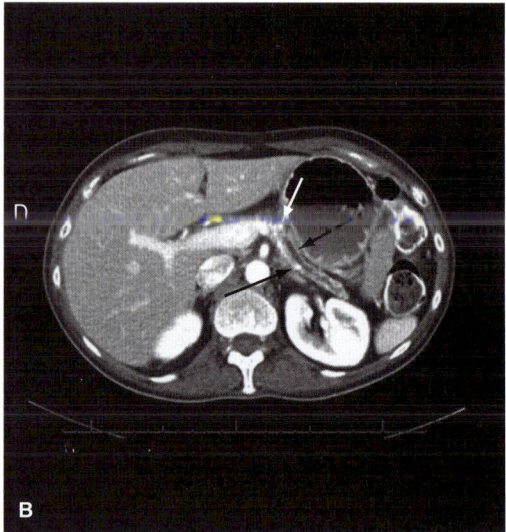

**Figura 56.12** Achados típicos de tomografia computadorizada (TC) associados à pancreatite crônica. São mostradas a dilatação do ducto pancreático (*seta longa*) e as calcificações intrapancreáticas, que também são típicas da pancreatite crônica (*seta curta*).

> **Boxe 56.5** Características do ultrassom endoscópico baseadas no consenso de Rosemont para o diagnóstico de pancreatite crônica.
>
> **Aspectos parenquimais**
> *Critério maior A*
> - Focos hiperecoicos com sombreamento pós-acústico
>
> *Critério maior B*
> - Lobularidade em favo de mel*
>
> *Critérios menores*
> - Focos hiperecoicos, sem sombreamento, ≥ 3 mm de comprimento e de largura
> - Lobularidade incluindo três ou mais lóbulos não contíguos no corpo ou na cauda do pâncreas
> - Cistos pancreáticos ≥ 2 mm no eixo curto
> - Pelo menos três filamentos†
>
> **Características ductais**
> *Critério maior A*
> - Cálculos no ducto pancreático principal‡
>
> *Critérios menores*
> - Contorno irregular do ducto pancreático principal
> - Ramos laterais dilatados§
> - Dilatação do ducto pancreático principal (≥ 3,5 mm no corpo ou ≥ 1,5 mm na cauda do pâncreas)
> - Margem do ducto pancreático principal hiperecoico > 50% do ducto pancreático principal no corpo e na cauda do pâncreas*
>
> **Diagnóstico de pancreatite crônica**
> *Compatível com pancreatite crônica*
> - 1 critério maior A + ≥ 3 critérios menores
> - 1 critério maior A + critério maior B
> - 2 critérios maiores A
>
> *Sugestivo de pancreatite crônica¶*
> - 1 critério maior A + < 3 critérios menores
> - 1 critério maior B + ≥ 3 critérios menores
> - ≥ 5 critérios menores
>
> *Pancreatite crônica Indeterminada¶*
> - 3 a 4 critérios menores na ausência de um critério maior
> - Critério maior B + < 3 critérios menores
>
> *Normal*
> - < 3 critérios menores

*Definido como lobularidade que inclui pelo menos três lóbulos contíguos no corpo ou na cauda do pâncreas. Deve ser avaliado no corpo e na cauda. †Os filamentos são definidos como linhas hiperecoicas ≥ 3 mm de comprimento visualizadas em pelo menos duas direções diferentes no corpo ou na cauda do pâncreas. ‡A presença de cálculos no ducto pancreático principal, independentemente de sua localização, é o achado mais preditivo de pancreatite crônica. §Definido como pelo menos três estruturas anecoicas tubulares, cada uma com ≥ 1 mm de largura, brotando do ducto pancreático principal. ¶Com pancreatite crônica sugestiva e indeterminada, é necessário confirmar o diagnóstico com outra modalidade de imagens. (Adaptado de Catalano MF, Sahai A, Levy M, et al. EUS-based criteria for the diagnosis of chronic pancreatitis: The Rosemont classification. *Gastrointest Endosc.* 2009;69:1251-1261.)

## Tratamento

### Tratamento clínico

O objetivo principal do tratamento de pancreatite crônica é a paliação dos sintomas e a remoção dos fatores predisponentes. O tratamento ideal requer que uma equipe multiprofissional observe um plano terapêutico sistematizado e bem estruturado. O aconselhamento do paciente é um componente importante, pois a evidência atual sugere que essa doença seja irreversível, mas a sua progressão poderá ser retardada se a condição predisponente for erradicada. Os pacientes devem ser fortemente incentivados a parar de beber e de fumar. Além disso, outros fatores de risco, como hipertrigliceridemia, devem ser tratados e a modificação da dieta (i. e., dieta com baixo teor de gordura) pode beneficiar alguns pacientes.

### Controle da dor

Como a maioria dos pacientes desenvolve dor durante a história natural da doença, a seleção de analgésicos é a base do tratamento. Os anti-inflamatórios não esteroidais (AINE) são a primeira linha de tratamento. A dor de moderada a grave, não responsiva aos AINE, deve ser tratada com tramadol. Os pacientes com dor intensa não responsivos a essas recomendações devem ser tratados com medicamentos narcóticos potentes de ação prolongada. Não se deve enfatizar excessivamente que é preciso considerar medidas adjuvantes para evitar vício, depressão e má qualidade de vida em pacientes com dor intensa com necessidade de medicamentos narcóticos. Fármacos alternativos, úteis no tratamento de outras condições associadas à dor crônica, como antidepressivos tricíclicos, inibidores seletivos da recaptação de serotonina, inibidores combinados de recaptação de serotonina e norepinefrina, assim como inibidores $\alpha 2\delta$, também podem ser considerados. Estudos controlados randomizados mostraram que os medicamentos não narcóticos podem reduzir a dor e a necessidade de opioides em pacientes com pancreatite crônica, destacando a necessidade de atuação de uma equipe multiprofissional, incluindo especialistas em controle da dor. Para pacientes com dor persistente, a neurólise celíaca tem sido tentada, mas sem sucesso, em pacientes com pancreatite crônica.

### Insuficiência pancreática exócrina

Não há dúvida sobre os benefícios digestivos da reposição da enzima pancreática em pacientes com insuficiência pancreática exócrina. Na ausência de terapia de reposição da enzima pancreática, os pacientes com pancreatite crônica podem manifestar esteatorreia ou diarreia, levando a má absorção, desnutrição e deficiências de vitaminas e minerais. Uma minuciosa avaliação nutricional deve ser realizada antes do início da terapia; entretanto, geralmente, 90 mil USP de lipase são necessárias para evitar a má absorção. Estudos terapêuticos com enzimas pancreáticas devem durar pelo menos 6 semanas e estas devem ser administradas junto com inibidores da bomba de prótons, pois a supressão de ácido melhora os efeitos das enzimas pancreáticas não revestidas.

### Insuficiência endócrina

A insuficiência endócrina e o diabetes resultante nem sempre estão presentes no início, mas podem se desenvolver em pacientes com pancreatite crônica. Ao contrário do diabetes tipo 1 ou tipo 2 mais comuns, os pacientes com pancreatite crônica podem desenvolver o diabetes que inclui a deficiência de insulina e de outros hormônios reguladores como o glucagon. Esses pacientes estão em risco mais elevado de um controle de glicose abaixo do ideal, particularmente de hipoglicemia grave relacionada com o uso de insulina, e devem ser tratados por um endocrinologista com experiência no tratamento desses pacientes complexos.

### Terapia intervencionista: tratamento endoscópico

A CPRE é a modalidade primária para o tratamento de obstrução sintomática do ducto pancreático com dilatação e colocação de *stent* de polietileno. Note que o diagnóstico diferencial de estenoses do ducto pancreático inclui o câncer pancreático. Somente após minuciosa avaliação, que inclui TC, CPRM ou EUS, é completamente descartada a possibilidade de malignidade, caso seja considerado o tratamento endoscópico. A ressecção cirúrgica é indicada se existir preocupação com malignidade.

A extração endoscópica de cálculos deve ser considerada em pacientes com dor e dilatação do ducto pancreático. A litotripsia extracorpórea por onda de choque, seguida por CPRE terapêutica, pode ser necessária para o tratamento de grandes cálculos impactados. A taxa de sucesso dessa técnica varia de 44 a 77%. Em conjunto com a extração de cálculos, a colocação de *stent* do ducto pancreático pode beneficiar os pacientes por aliviar a obstrução. Embora esse alívio possa ser temporário, nesse ínterim, o paciente poderá melhorar o seu estado nutricional e funcional antes de realizar outra terapia talvez mais invasiva.

A obstrução biliar causada por pancreatite crônica ocorre em 10% dos pacientes e é mais bem tratada com derivação cirúrgica. O alívio temporário da obstrução com o uso de *stents* de plástico está indicado para os pacientes com colangite ou para aqueles que estejam gravemente desnutridos.

### Tratamento cirúrgico

Os vários fatores como dor intratável, obstrução biliar, pancreática ou duodenal, formação de pseudocisto ou pseudoaneurisma e impossibilidade de exclusão de doença maligna podem induzir à intervenção cirúrgica. A escolha do procedimento cirúrgico depende dos sintomas que requerem paliação e da presença ou ausência de dilatação do ducto pancreático. Em geral, os pacientes com um ducto pancreático dilatado (definido com diâmetro > 7 mm) ou doença em um grande ducto, necessitam de um procedimento de descompressão; os pacientes com ducto pancreático não dilatado, ou doença em pequeno ducto, requerem procedimento de ressecção. Vários cenários clínicos que exigem intervenção cirúrgica são aqui descritos.

*Dilatação do ducto pancreático secundariamente a cálculos ou estenoses ductais.* A dilatação do ducto pancreático é definida como um diâmetro de ducto pancreático principal de até 7 mm. A dilatação do ducto pancreático pode ser secundária a um único cálculo ou estenose; entretanto, essa dilatação geralmente é causada por estenoses e cálculos no ducto pancreático. A dilatação do ducto pancreático, observada em pancreatografia para detecção de pancreatite crônica, é classicamente descrita como uma cadeia de lagos, que reflete a presença de múltiplas dilatações e estenoses. Quando acompanhada de dor intratável, essa condição é mais bem tratada por pancreatojejunostomia em Y de Roux laterolateral, também conhecida como procedimento modificado de Puestow ou pancreatojejunostomia lateral.

A superfície anterior do ducto pancreático é aberta, e a cobertura da superfície anterior do ducto é completamente removida. Esse tecido pode ser enviado para análise por meio de congelação intraoperatória para descartar doença maligna subjacente. A extensão proximal da ressecção tecidual está dentro de 1 cm do duodeno e o limite distal dentro de 1 a 2 cm da extremidade do pâncreas. O defeito anatômico da artéria gastroduodenal em atravessar o colo e a cabeça do pâncreas pode levar à não drenagem da cabeça pancreática ou dos ductos do processo uncinado obstruídos por cálculos ou estenoses, o que pode oferecer alívio incompleto ou causar a recidiva precoce dos sintomas. Após a extração de todos os cálculos, é realizada uma derivação em Y de Roux padrão para criar uma pancreatojejunostomia laterolateral. A principal vantagem oferecida por esse procedimento é a preservação do parênquima, que mantém as funções endócrina e exócrina. O procedimento modificado de Puestow proporciona paliação da dor em 80% dos casos; entretanto, em 30% dos casos ocorrerá recidiva, normalmente após 3 a 5 anos da cirurgia. Os procedimentos descompressivos aliviam temporariamente a obstrução ductal, mas, na maioria dos casos, não modificam a história natural da doença e a pancreatite crônica progride. Dentre outros fatores associados à recidiva estão o tabagismo e a ingestão de álcool após a cirurgia, a falha na descompressão adequada da cabeça e do processo uncinado do pâncreas bem como a extensão da pancreatojejunostomia.

Em 1987, Andersen e Frey descreveram a ressecção local da cabeça do pâncreas com pancreatojejunostomia longitudinal como um procedimento alternativo. A abordagem cirúrgica é semelhante ao procedimento de Puestow; porém, depois de completamente exposta a superfície anterior do ducto pancreático, a porção anterior do ducto da cabeça do pâncreas também é ressecada, deixando uma margem de 1 cm de tecido pancreático ao longo da borda duodenal. A Figura 56.13 mostra as imagens intraoperatórias de um procedimento de Frey. Esse procedimento também é uma alternativa para os pacientes com um ducto pancreático dilatado secundariamente a uma estenose benigna na cabeça do pâncreas, associada a inflamação grave, formação cicatricial ou hipertensão portal circundando a cabeça do pâncreas que impeçam uma pancreatoduodenectomia segura. A principal desvantagem é a remoção do parênquima pancreático. Um estudo mostrou que 62% dos pacientes estão completamente livres de dor e 95% obtém controle satisfatório da dor após esse procedimento. Na mesma série, 34% dos pacientes desenvolveram insuficiências pancreáticas endócrina ou exócrina.[20]

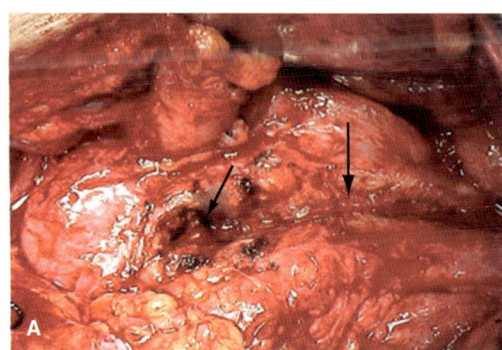 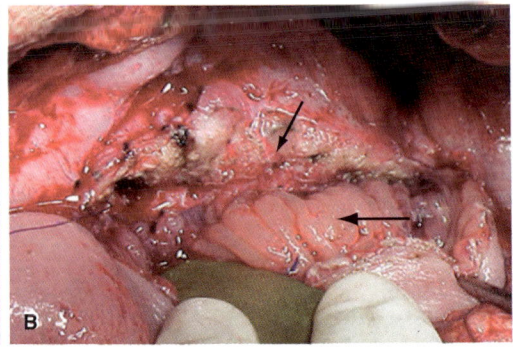

**Figura 56.13** Procedimento de Frey, fotografias intraoperatórias. **A.** Dilatação significativa do ducto pancreático principal no nível da cabeça (*seta curta*) e corpo do pâncreas (*seta longa*) após a superfície anterior do pâncreas ter sido aberta. **B.** Anastomose laterolateral entre o ducto pancreático (*seta curta*) e jejuno (*seta longa*).

***Dilatação do ducto pancreático secundariamente a estenose ou cálculo único.*** Algumas vezes, a estenose única, proximal à papila, produz dilatação do ducto pancreático. Como alternativa ao procedimento de Puestow ou de Frey, pode-se realizar pancreatoduodenectomia para aliviar a obstrução. Esse procedimento será descrito posteriormente no tratamento cirúrgico do adenocarcinoma pancreático. Deve-se enfatizar que esse tipo de abordagem é absolutamente contraindicado quando estiver presente mais de uma obstrução no ducto. As obstruções distais únicas podem, ocasionalmente, ser tratadas por pancreatectomia distal. A principal desvantagem de ambos os procedimentos é a possibilidade de estarem associados à insuficiência pancreática porque o parênquima normal é removido. Esse problema pode ser atenuado com o autotransplante de células da ilhota derivadas do parênquima ressecado, discutido em mais detalhes adiante.

***Massa inflamatória focal sem dilatação significativa do ducto pancreático.*** Em uma pequena porcentagem de pacientes com pancreatite crônica, observa-se massa predominante na cabeça ou, com menos frequência, na cauda do pâncreas, sem qualquer evidência de dilatação do ducto pancreático. A pancreatite crônica de longa duração também é um fator de risco para o desenvolvimento de câncer pancreático; portanto, mesmo em pacientes com histórico conhecido de pancreatite crônica, o achado de massa focal é preocupante pois pode representar uma área de adenocarcinoma pancreático que se desenvolveu no quadro de pancreatite crônica. A ressecção é recomendada aos candidatos cirúrgicos para evitar qualquer erro no diagnóstico.

Depois de descartada a doença maligna com biopsia percutânea ou biopsia com EUS, a ressecção da cabeça do pâncreas pode ser realizada com uma de duas cirurgias: pancreatoduodenectomia ou ressecção da cabeça do pâncreas preservando o duodeno, também conhecido como procedimento de Beger. O procedimento de Beger destina-se à remoção da cabeça do pâncreas, preservando ao mesmo tempo o remanescente da anatomia do intestino anterior e, portanto, a função. Depois de removida a cabeça do pâncreas, uma derivação em Y de Roux é criada e anastomosada à borda do pâncreas ou do duodeno, ducto pancreático e ao corpo e, talvez, ao ducto biliar, se tiver sido adentrado. Estudos controlados randomizados mostraram que o procedimento de Beger proporciona alívio sintomático equivalente à pancreatoduodenectomia e ao procedimento de Frey em pacientes selecionados de maneira adequada.

***Envolvimento glandular difuso sem dilatação do ducto pancreático.*** O tratamento mais eficaz para eliminar a dor em pacientes sem dilatação do ducto pancreático é a pancreatectomia total. Entretanto, esse procedimento é invariavelmente associado ao diabetes melito. Ao contrário do diabetes melito tipo 1, a gravidade e o risco de hipoglicemia são maiores nesses pacientes. Em 1977, pesquisadores da University of Minnesota descreveram um autotransplante da ilhota após pancreatectomia total para evitar os efeitos do diabetes induzido cirurgicamente. Na grande experiência desses autores, um terço dos pacientes submetidos a esse procedimento não eram dependentes de insulina, um terço adicional de pacientes necessitava de insulina intermitentemente e o outro terço era totalmente dependente. De acordo com esse estudo, 90% tiveram alívio ou redução da dor e 50% foram capazes de interromper os medicamentos narcóticos. Resultados semelhantes foram mostrados pela University of Cincinnati; até dois terços dos pacientes tinham função completa ou parcial das ilhotas e 40% eram independentes de insulina. Os medicamentos narcóticos foram interrompidos em 66% dos pacientes.[21] Embora os resultados preliminares fossem animadores, a implementação de rotina dessa intervenção cirúrgica é controversa. As principais limitações associadas a esse procedimento são o custo e a falta de estruturas para o processamento das ilhotas pancreáticas.

Como vários outros centros estabeleceram programas e laboratórios de autotransplante das ilhotas pancreáticas, tornou-se evidente que o tratamento de pacientes com pancreatite crônica difusa grave deve ser coordenado por uma equipe multiprofissional. Esta deve incluir cirurgião, gastroenterologista, endoscopista intervencionista, radiologista, anestesista especialista em dor, endocrinologista, nutrólogo e talvez psicólogo e/ou psiquiatra. A abordagem multifacetada à dor desse tipo de paciente é crucial para o sucesso a longo prazo. Os grupos na Medical University of South Carolina e na University of Alabama at Birmingham mostraram que os pacientes com depressão ou que abusam de substâncias, como alcoolismo, apresentam mau resultado, em comparação com os pacientes sem depressão ou alcoolismo.

Em pacientes pediátricos com predisposição genética à pancreatite, a pancreatectomia precoce e o autotransplante de ilhotas pancreáticas são altamente eficazes na melhora da qualidade de vida.

***Estenoses biliares.*** A formatação cicatricial crônica e a fibrose da cabeça do pâncreas resultam em compressão externa da porção intrapancreática do ducto biliar comum (ducto colédoco). Até um terço dos pacientes com pancreatite crônica desenvolve evidência radiológica da dilatação ducto biliar; entretanto, em 6% dos pacientes ocorre significativa obstrução biliar. As estenoses biliares normalmente aparecem como um estreitamento simétrico longo que envolve a porção pancreática do ducto biliar comum (ducto colédoco) na CPRM ou CPRE (Figura 56.14). A terapia hídrica IV e com antibióticos bem como a descompressão temporária do ducto biliar com *stents* plásticos estão indicadas para pacientes com colangite.

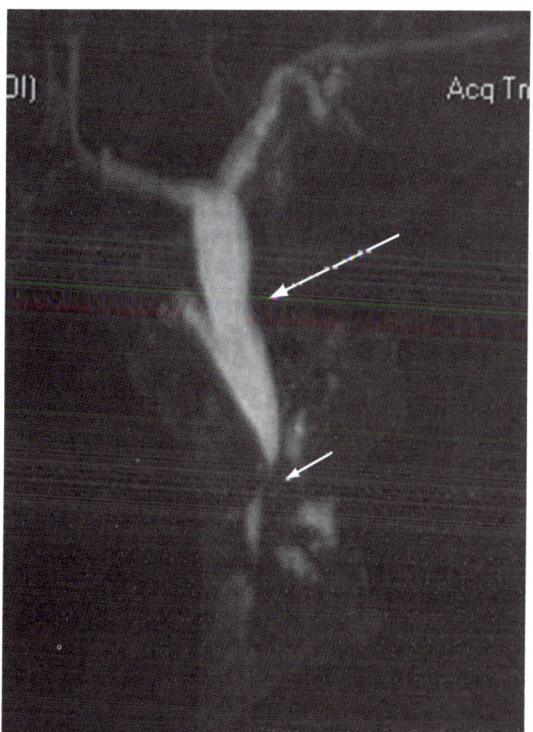

**Figura 56.14** Estenose do ducto biliar secundariamente à pancreatite crônica. A colangiopancreatografia por ressonância magnética (CPRM) indica a dilatação do ducto biliar comum (ducto colédoco; *seta grande*) secundária à estenose no nível da porção intrapancreática do ducto colédoco (*seta pequena*).

A pancreatoduodenectomia é indicada para pacientes nos quais a malignidade não possa ser excluída antes da cirurgia. A hepatojejunostomia em Y de Roux é um tratamento alternativo para pacientes sem evidência de malignidade nem formações cicatriciais significativas que impeçam a ressecção da cabeça do pâncreas.

***Estenose duodenal.*** Até 1,2% dos pacientes com pancreatite crônica desenvolvem estenoses duodenais. Dentre as manifestações clínicas estão dor abdominal, náuseas, vômito e emagrecimento significativo. Os diagnósticos diferenciais incluem outras causas de obstrução secundárias a neoplasias malignas gastrintestinais altas e gastroparesia. Os pacientes gravemente desnutridos necessitam de hidratação IV, suporte nutricional e descompressão gástrica por cateter nasogástrico. O tratamento permanente requer gastrojejunostomia.

***Pseudocistos pancreáticos.*** Os pseudocistos pancreáticos desenvolvem-se com mais frequência em pacientes com pancreatite crônica, em comparação com a PA. Até 30 a 40% dos pacientes desenvolvem pseudocistos no curso de sua doença. Apenas 10% dos pacientes apresentam regressão espontânea dos pseudocistos pancreáticos. É menos provável a ocorrência de remissão espontânea nesses pacientes uma vez que os pseudocistos pancreáticos surgem com mais frequência no quadro de obstrução do ducto pancreático. As indicações para o tratamento são os sintomas secundários a compressões gástrica, duodenal ou biliar, ou a complicações associadas, como sangramento, fístulas pancreatopleurais, ruptura ou sangramento espontâneo. As modalidades alternativas no tratamento são as drenagens endoscópica e cirúrgica (ver anteriormente).

Tradicionalmente, o tratamento de um pseudocisto sintomático ou persistente é a cirurgia aberta e, dependendo da localização, a drenagem por cistogastrostomia ou cistojejunostomia em Y de Roux. Com os avanços na endoscopia intervencionista, a drenagem se comprovou bem-sucedida com a CPRE. Mais recentemente, a drenagem com EUS mostrou mais sucesso em razão da melhor visualização da vasculatura assim como acúmulos de líquido e necrose. *Stents* plásticos de pequeno calibre podem ser usados para os acúmulos de líquido pancreático simples ou *stents* metálicos maiores para acúmulos de líquidos complexos ou para aqueles com infecção ou necroses. Na University of Alabama at Birmingham, um estudo randomizado prospectivo de cistogastrostomia endoscópica *versus* cirúrgica mostrou igual eficácia, no entanto, com melhora mais rápida na qualidade de vida e menos gastos hospitalares decorrentes da abordagem endoscópica para pseudocistos pancreáticos simples.[22]

## NEOPLASIAS CÍSTICAS DO PÂNCREAS

A segunda neoplasia cística pancreática, atrás apenas dos adenocarcinomas, é uma entidade cada vez mais identificada, algumas vezes com complexos algoritmos de decisão de tratamento. Nas duas últimas décadas, foram envidados esforços significativos na padronização do diagnóstico e na caracterização dessas lesões na tentativa de criar diretrizes de aceitação universal para o tratamento. Criadas inicialmente em 2006, em uma reunião de consenso da International Association of Pancreatology em Sendai, Japão, as diretrizes internacionais para o tratamento de lesões císticas do pâncreas continuam a evoluir.

### Tipos de neoplasias císticas

#### Neoplasia cística serosa

As neoplasias císticas serosas (NCS) têm predileção pela cabeça do pâncreas e ocorrem em pacientes em uma faixa etária mais alta. Os pacientes geralmente apresentam dor abdominal vaga e, com menos frequência, perda de peso e icterícia obstrutiva. À inspeção macroscópica, as NCS são massas bem-circunscritas. O exame microscópico revela pequenos cistos multiloculados, ricos em glicogênio. A calcificação central, com septos irradiados com aparência de raios solares, é um sinal radiográfico na TC em 10 a 20% os pacientes (Figura 56.15). Com o advento do EUS, esse quadro pode agora ser mais bem delineado. Recentemente, a expressão diferencial de proteína do líquido do cisto foi observada entre NCS e NIMP, com acurada discriminação em 92% dos pacientes.[23] Embora os tumores císticos serosos geralmente sejam considerados benignos, sugere-se a pancreatectomia quando o diagnóstico de doença maligna for incerto ou para os cistadenomas serosos sintomáticos. É mais provável que os pacientes com um tumor maior que 4 cm sejam sintomáticos e mostrem uma taxa de crescimento médio mais rápida do que os pacientes com tumores com menos de 4 cm. Assim, em pacientes selecionados com lesões grandes (> 4 cm) ou em rápido crescimento, a ressecção de uma NCS é adequada.

### Neoplasia cística mucinosa

As neoplasias císticas mucinosas (NCM) são os tumores císticos produtores de mucina que, ao contrário das neoplasias intraductais mucinosas papilíferas (NIMP), descritas adiante, não têm comunicação com o ducto pancreático. As NCM são as neoplasias císticas mais comuns do pâncreas. Esses tumores transpõem o espectro histológico benigno para carcinomas invasivos. As NCM contêm epitélio produtor de mucina e são identificadas histologicamente pela presença de células ricas em mucina e estroma semelhante ao do ovário circundando o cisto (Figura 56.16). A coloração de estrogênio e de progesterona é positiva na maioria dos casos. São observadas geralmente em mulheres jovens, porém a média etária de apresentação dessas neoplasias é na década dos 50 anos. Os homens raramente são afetados. As NCM são encontradas normalmente no corpo e na cauda do pâncreas, mas podem ocorrer em qualquer outro local. Embora a NCM incidental seja cada vez mais comum, até 50% dos pacientes apresentam dor abdominal vaga. Um histórico de pancreatite pode ser encontrado em até 20% dos pacientes, o que explica o diagnóstico geralmente errôneo de pseudocisto.

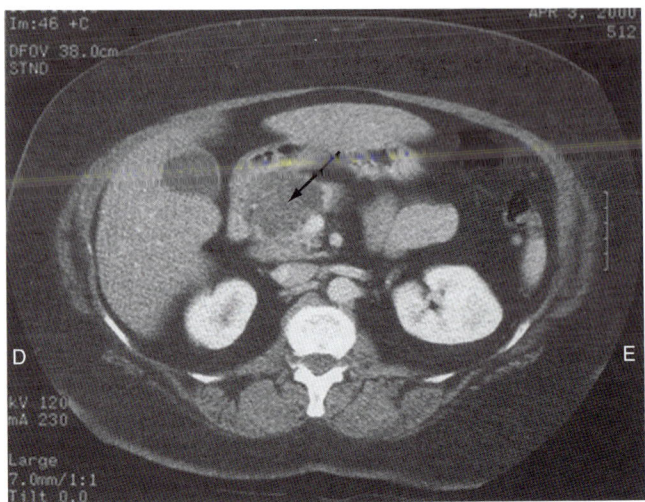

**Figura 56.15** Tomografia computadorizada (TC) de neoplasia cística serosa. A *seta* mostra a aparência de raios solares a e calcificação central.

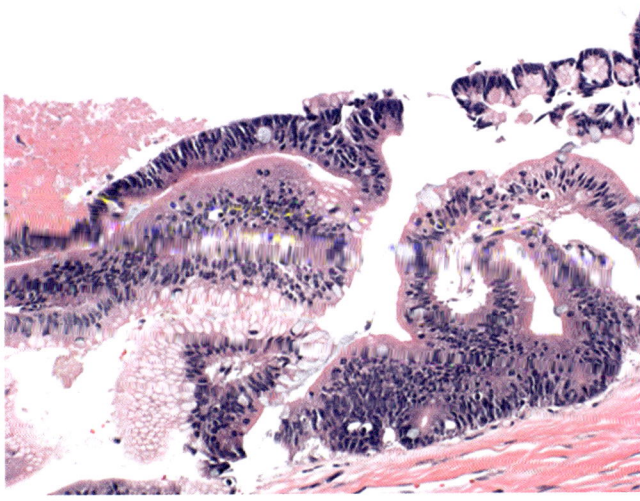

**Figura 56.16** Estroma do tipo ovariano é uma característica histológica geralmente observada nas neoplasias císticas mucinosas (NCM).

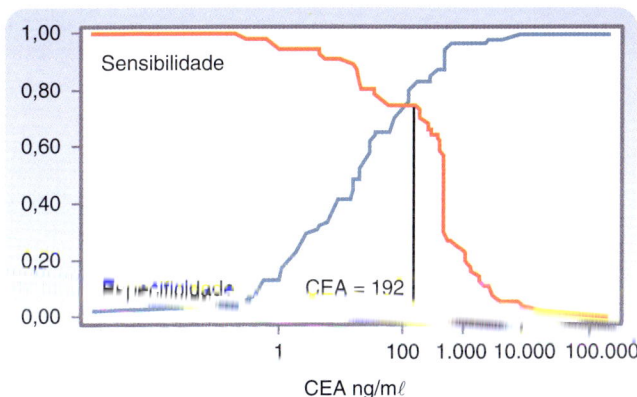

**Figura 56.18** Curvas de sensibilidade e especificidade das concentrações (ng/mℓ; escala de registro [log]) do antígeno carcinoembrionário (*CEA*) do líquido cístico para diferenciar entre lesões císticas mucinosas e não mucinosas. Um valor de corte ideal de 192 ng/mℓ correlacionou-se com o cruzamento das curvas de sensibilidade e especificidade. (De Brugge WR, Lewandrowski K, Lee-Lewandrowski E, et al. Diagnosis of pancreatic cystic neoplasms: A report of the cooperative pancreatic cyst study. *Gastroenterology*. 2004;126:1330-1336.)

A característica radiológica de uma NCM na TC é a presença de um cisto solitário, que pode ter septações finas e ser circundado por margem de calcificação (Figura 56.17). As imagens em cortes transversais podem não ser capazes de distinguir entre as NCM benignas e malignas; entretanto, a presença de calcificação do tipo casca de ovo, de um tumor maior ou de um nódulo mural, nas imagens em cortes transversais, é sugestiva de malignidade.

O EUS e a análise do líquido cístico têm importante papel no diagnóstico de NCM e de outras neoplasias císticas. A PAAF com análises do líquido cístico das NCM mostra o aspirado rico em mucina e níveis elevados de CEA (> 192 ng/mℓ; escala de registro [log]). A Figura 56.18 ilustra a sensibilidade e a especificidade do CEA na identificação de neoplasias mucinosas com base na aspiração por agulha fina. Essas análises de líquido propiciam diagnóstico acurado em até 80% dos casos.[24] A Tabela 56.4 resume as características distintivas das neoplasias císticas do pâncreas.

A ressecção pancreática é o tratamento padrão da NCM, em razão do potencial para transformação maligna. Na ausência de doença maligna invasiva, a ressecção é curativa, não sendo necessária mais vigilância. O prognóstico de pacientes submetidos à pancreatectomia para NCM invasivas é precário, apesar de mais favorável do que o dos pacientes com adenocarcinoma ductal do pâncreas. As NCM invasivas exibem crescimento mais lento, envolvimento linfonodal menos frequente e comportamento clínico menos agressivo, em comparação com o adenocarcinoma ductal; pode-se esperar uma sobrevida em 5 anos de 50 a 60% após a ressecção. Apesar da limitada experiência com NCM invasivas, a maioria dos centros oferece quimioterapia sistêmica adjuvante após a ressecção cirúrgica, especialmente quando houver doença linfonodal positiva.

### Neoplasia intraductal mucinosa papilífera

As NIMP do pâncreas são neoplasias epiteliais mucinosas, que surgem dos ductos pancreáticos principais ou dos ductos de ramos, ou de ambos. As NIMP foram descritas primeiramente por Ohashi e normalmente se manifestam na sexta à sétima década de vida. Em razão do uso crescente de imagens em corte transversal (TC e RM), essa entidade está sendo cada vez mais diagnosticada. A NIMP abrange um amplo espectro de alterações epiteliais. Os recentes esforços no sentido de padronizar a nomenclatura para NIMP foram críticos para permitir melhor estudo do diagnóstico, tratamento e resultados para NIMP. Os termos "adenoma" e "carcinoma *in situ*" foram abandonados para padronizar os relatórios. A atual graduação histopatológica inclui displasia de grau baixo, moderado ou alto, e presença ou ausência de malignidade invasiva.

Existem três subtipos de NIMP que são definidos pelo padrão de envolvimento ductal presente. As NIMP caracterizam-se ainda pela extensão do envolvimento dos ductos pancreáticos. As neoplasias que afetam somente os pequenos ramos laterais são denominadas NIMP do ramo lateral ou do ducto do ramo (NIMP-DR), enquanto o envolvimento do ducto pancreático principal é denominado NIMP do ducto principal (NIMP-DP). As NIMP dos ramos laterais que se estendem para o ducto principal e que, geralmente, levam à dilatação a montante, são denominadas NIMP do tipo misto.

### Estratégias de tratamento da neoplasia intraductal mucinosa papilífera

O risco de transformação maligna foi descrito na NIMP e está relacionado com múltiplos fatores que foram estratificados como preocupantes e de alto risco. Esses fatores foram identificados por

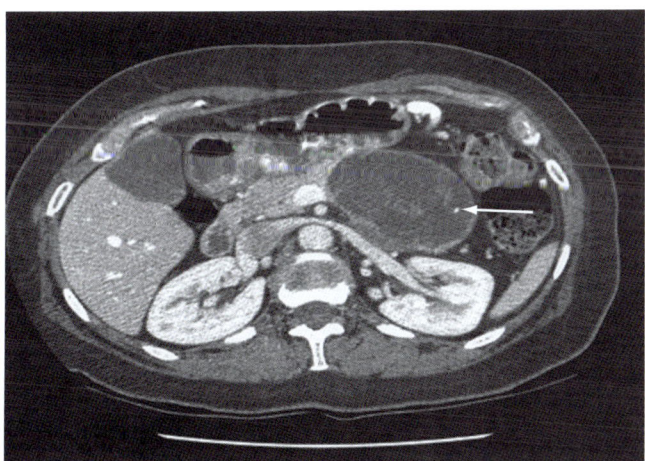

**Figura 56.17** Imagem de tomografia computadorizada (TC) de neoplasia cística mucinosa (NCM) da cauda do pâncreas mostrando um grande cisto multiloculado (*seta*) na ausência de comunicação ductal pancreática.

**Tabela 56.4** Definição das características de pseudocistos e neoplasias císticas pancreáticas.

| Características | Pseudocisto | NCS | NCM | NIMP |
|---|---|---|---|---|
| **Epidemiologia** | | | | |
| Gênero | F = M | F ≫ M (4:1) | F ≫≫ M (10:1) | F = M |
| Idade (anos) | 40 a 60 | 60 a 70 | 50 a 60 | 60 a 70 |
| **Achados de imagens** | | | | |
| Localização | Distribuição uniforme | Distribuição uniforme | Cabeça ≪ corpo/cauda | Cabeça > difuso > corpo/cauda |
| Aparência | Cisto grande, redondo, parede espessa; atrofia da glândula ± calcificação | Múltiplos separados por septações internas com calcificações em raios de sol centrais | Macrocisto septado, de parede espessa, com contorno suave; ± componente sólido, calcificações em casca de ovo | Massa policística mal demarcada, lobulada, com dilatação dos ductos principais ou de ramo |
| Comunicação com os ductos | Sim | Não | Muito rara | Sim |
| **Análise do líquido cístico** | | | | |
| Citologia | Células inflamatórias | Escassas células ricas em glicogênio, com coloração positiva com ácido periódico de Schiff | Camadas e aglomerados de células colunares, células contendo mucina | Células altas, colunares, contendo mucina |
| Coloração de mucina | Negativa | Negativa | Positiva | Positiva |
| Amilase | Muito alta | Baixa | Baixa | Alta |
| CEA | Baixo | Baixo | Alto | Alto |

CEA, antígeno carcinoembrionário; F, feminino; M, masculino; NCM, neoplasia cística mucinosa; NCS, neoplasia cística sérica; NIMP, neoplasia intraductal mucinosa papilífera. (De Tran Cao HS, Kellogg B, Lowy AM et al. Cystic neoplasms of the pancreas. *Surg Oncol Clin N Am*. 2010;19:267-295.)

meio de consenso internacional e são relatados nas diretrizes de consenso internacional para o tratamento de NIMP do pâncreas. A maior parte dessas diretrizes foi atualizada recentemente, em 2017.[25]

As *características preocupantes* da NIMP, baseadas em imagens, incluem o cisto NIMP-DR com mais de 3 cm, realce de nódulo mural de tamanho inferior a milímetros, realce de parede espessada do cisto, tamanho de 5 a 9 mm do ducto pancreático principal, alteração abrupta do calibre do ducto pancreático principal com atrofia pancreática distal e linfadenopatia. Além disso, em pacientes que manifestam sinais clínicos de pancreatite, o nível elevado de CA 19-9 ou o crescimento de cisto superior a 5 mm durante 2 anos devem ser considerados características preocupantes. Essas características estão resumidas na Tabela 56.5.

As *características de alto risco* de NIMP incluem a presença de um nódulo realçado com mais de 5 mm dentro do cisto e a dilatação de ducto pancreático principal superior a 1 cm. Os pacientes com sinais clínicos de icterícia também devem ser considerados em alto risco.

Foram avaliadas numerosas mutações genéticas passíveis de levar à transformação maligna de uma NIMP, incluindo *KRAS*, *p53*, *MUC* e outros. Até o momento, a análise genética do líquido do cisto não melhorou nossa capacidade de predizer a malignidade ou de selecionar pacientes para ressecção cirúrgica em relação às diretrizes clínicas existentes.

### Neoplasia intraductal mucinosa papilífera do ducto do ramo

Como o nome sugere, uma NIMP-DR envolve a dilatação dos ramos laterais do ducto pancreático que se comunicam com o ducto pancreático principal, mas não o envolvem. As NIMP-DR podem ser focais, envolvendo um ramo lateral único, ou multifocais, com múltiplas lesões císticas por toda a extensão do pâncreas. A multiplicidade dos cistos favorece um diagnóstico de NIMP-DR.

**Tabela 56.5** Resumo das características preocupantes e de alto risco de neoplasia intraductal mucinosa papilífera.

| Características preocupantes | Características de alto risco |
|---|---|
| Ducto principal 5 a 9 mm | Ducto principal > 1 cm |
| Realce do nódulo mural < 5 mm | Realce do nódulo mural > 5 mm |
| Parede do cisto espessada, realçada | Icterícia |
| NIMP-DR > 3 cm | |
| Alteração abrupta de calibre no ducto principal com atrofia a montante | |
| Linfadenopatia | |
| Pancreatite | |
| Elevação de CA 19-9 sérico | |
| Crescimento do cisto > 5 mm durante 2 anos | |

NIMP-DR, neoplasia intraductal mucinosa papilífera do ducto do ramo.

Todos os cistos com características preocupantes na TC ou RM devem ser submetidos ao EUS; todos os cistos com características de alto risco devem ser ressecados. As recomendações para o tratamento de NIMP-DR suspeitada estão resumidas na Figura 56.19.[25] Para os pacientes assintomáticos com NIMP-DR, sem características preocupantes ou de alto risco, a vigilância pode ser uma estratégia inicial e razoável; porém, múltiplas variáveis, incluindo a idade e as comorbidades do paciente, também têm um papel na tomada de decisão.[25] Com base no tamanho apenas, os pacientes assintomáticos com cistos com mais de 3 cm

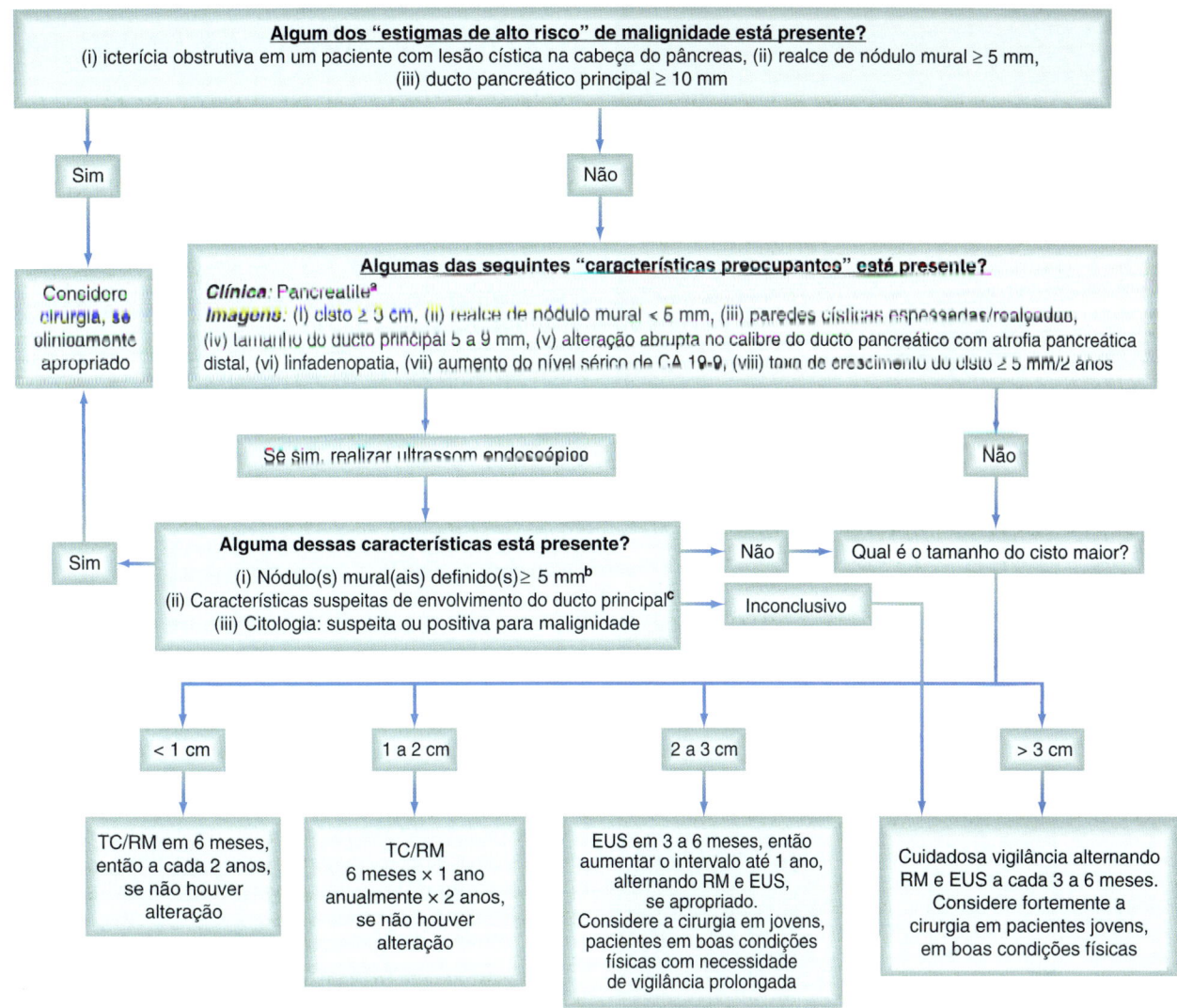

**Figura 56.19** Recomendações para o tratamento de neoplasia intraductal mucinosa papilífera suspeitada (NIMP-DR). (De Tanaka M, Fernandez-del Castillo C, Adsay V, et al. International consensus guidelines 2012 for the management of IPMN and MCN of the pancreas. *Pancreatology.* 2012;12:183-197.)

(característica preocupante) devem ser fortemente considerados para ressecção cirúrgica, enquanto aqueles com cistos com 2 a 3 cm podem ser considerados para ressecção ou observação, dependendo da idade e da condição física. Cistos com menos de 2 cm geralmente têm baixo risco de malignidade e, portanto, são mais adequados para vigilância.

Qualquer paciente com sintomas ou características preocupantes relacionadas à NIMP-DR (p. ex., icterícia, nódulo mural, ducto pancreático principal dilatado) deve ser submetido à ressecção cirúrgica, pois o risco de malignidade em pacientes sintomáticos é maior. Em geral, o risco de malignidade invasiva no quadro de NIMP-DR é de aproximadamente 10 a 15%; porém, é cada vez mais evidente que nem todos os pacientes com NIMP necessitam de cirurgia. Em geral, para a NIMP-DR, o risco de doença maligna invasiva é de aproximadamente 2 a 3% ao ano. Um plano de vigilância com retardo da intervenção, nesses pacientes, é razoável, por ser baixo o risco de transformação maligna dos tumores pequenos do ducto do ramo assintomáticos. Na maioria das vezes os pacientes são idosos e o tempo necessário para o desenvolvimento de doença maligna pode ultrapassar a expectativa de vida desses pacientes.

**Neoplasia intraductal mucinosa papilífera do ducto principal.**
Ao contrário da NIMP-DR, a NIMP-DP indica a dilatação cística anormal do ducto pancreático principal, com metaplasia colunar e secreções mucinosas espessas, que podem extravasar de uma papila patulosa à avaliação endoscópica (Figura 56.20). O envolvimento do ducto pancreático principal pode ser focal ou difuso; e é mais relevante por acarretar um risco significativamente maior de degeneração maligna. Nos indivíduos com NIMP-DR o risco de apresentar um câncer pancreático invasivo no momento da avaliação é de 30 a 50%. Assim, a ressecção cirúrgica é a base do tratamento. A Figura 56.21 mostra NIMP-DP com dilatação de todo o ducto pancreático.

Ao contrário dos pacientes com adenocarcinomas ductais pancreáticos (ACDP), 50% dos pacientes com NIMP do pâncreas queixam-se de dor abdominal e até 25% apresentam PA; por essa razão, não surpreende que em muitas séries isso tenha levado ao diagnóstico de PA. Vários investigadores estudaram os marcadores clínicos e patológicos como preditores de malignidade e descobriram que icterícia, nível elevado de fosfatase alcalina sérica, nódulos murais, diabetes e ducto pancreático principal com diâmetro de 7 mm ou acima estão fortemente associados

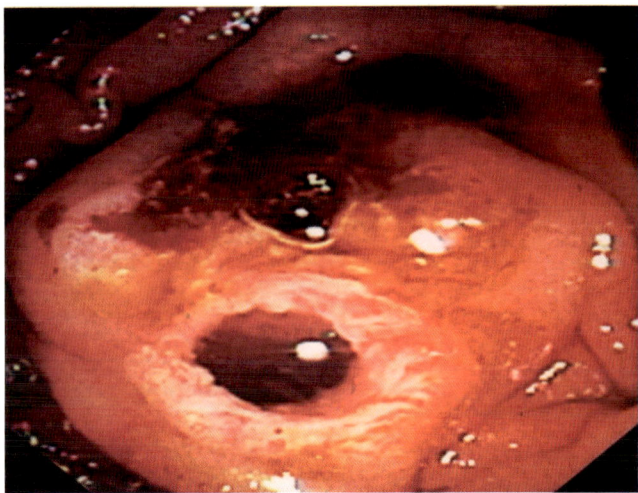

**Figura 56.20** Vista endoscópica clássica da neoplasia intraductal mucinosa papilífera (NIMP) mostrando exsudação de líquido viscoso de uma ampola hepatopancreática (de Vater).

O EUS pode avaliar o ducto pancreático e determinar os componentes sólidos e líquidos da neoplasia. O líquido aspirado geralmente é viscoso, claro e contém mucina. Os estudos citológicos mostram um líquido rico em mucina com celularidade variável; também podem ser observadas células mucinosas colunares com atipia variável. Como nas NCM e nas NIMP-DR, os aspirados de líquido caracteristicamente revelam um nível elevado de CEA (> 192 ng/m$\ell$; escala de registro [log]). Essa elevação do nível de CEA não é preditiva de malignidade invasiva, apenas da presença de metaplasia mucinosa.

*Neoplasia intraductal mucinosa papilífera do tipo misto.* A NIMP do tipo misto denota uma NIMP de ramo lateral que se estende para envolver o ducto pancreático principal em graus variáveis. Deve-se levantar a preocupação com NIMP do tipo misto em indivíduos com cistos de ramo lateral com dilatação a montante do ducto pancreático, pois esta é uma indicação de envolvimento do ducto principal. O comportamento biológico das NIMP do tipo misto assemelha-se ao das NIMP de ducto principal, com significativo risco de malignidade invasiva no momento da apresentação (de 30 a 50%). Assim como na NIMP de ducto principal, a ressecção cirúrgica está indicada para o tratamento de NIMP do tipo misto.

## Tratamento: ressecção cirúrgica de neoplasia intraductal mucinosa papilífera

A pancreatectomia parcial é o tratamento indicado para as lesões de alto risco; entretanto, a extensão ideal da ressecção pancreática, em alguns pacientes, permanece desconhecida. Para NIMP-DR, a ressecção deve ter por alvo a lesão preocupante e, portanto, a tomada de decisão cirúrgica normalmente é simples. Para a NIMP-DP, entretanto, nem sempre é possível determinar a extensão de uma anormalidade microscópica dentro do ducto. Na ausência de pólipos difusos ou de nódulos realçados no ducto principal é preferível a pancreatectomia do lado direito. É obtida uma congelação intraoperatória da margem do colo do pâncreas; a pancreatectomia total é reservada àqueles casos com displasia de alto grau ou para o carcinoma invasivo identificado na margem. Embora alguns investigadores continuem a defender a pancreatectomia total para o tratamento de qualquer NIMP, a evidência de apoio a essa abordagem vem diminuindo com o acompanhamento mais longo dos pacientes tratados com pancreatectomia parcial R0 e R1. É apropriado recomendar a pancreatectomia parcial e discutir, no pré-operatório, o tratamento da margem pancreática, informando o paciente que aproximadamente 15% dos indivíduos necessitarão de conversão para pancreatectomia total para obter margens de ressecção parenquimal negativas.

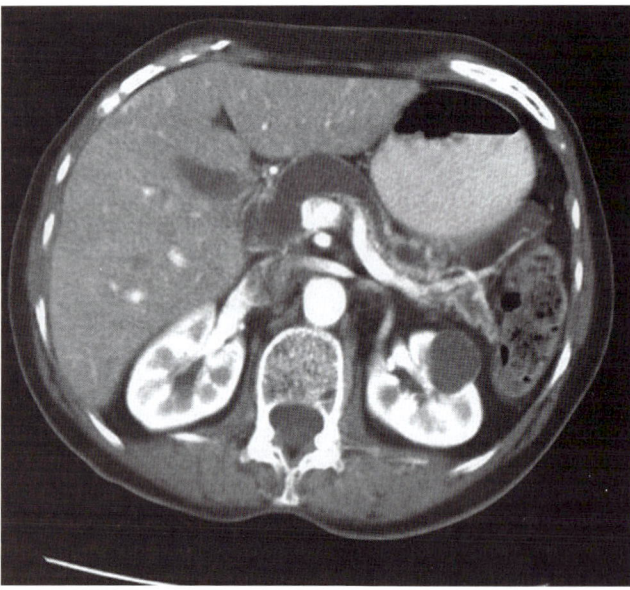

**Figura 56.21** Imagens transversais de neoplasia intraductal mucinosa papilífera do ducto principal (NIMP-DP) em toda a glândula pancreática e uma proeminente ampola de Vater.

a NIMP invasivas. As diretrizes atuais sugerem que uma dilatação do ducto principal acima de 5 mm é compatível com o diagnóstico de NIMP-DP e uma característica preocupante, enquanto mais de 1 cm é considerado de alto risco. Em vista do alto risco geral de transformação maligna, todos os pacientes com evidência de NIMP-DP devem ser considerados para ressecção cirúrgica, se tiverem condições físicas adequadas para o procedimento.

As características radiográficas das NIMP na TC pancreática podem incluir um ducto pancreático principal dilatado, cistos de vários tamanhos e, possivelmente, nódulos murais (Figura 56.21). A CPRM e o EUS são importantes estudos diagnósticos secundários para a avaliação de pacientes com suspeita de NIMP. A CPRM pode permitir a localização de nódulos murais para a classificação e pré-tratamento de NIMP dos tipos ramo lateral ou ducto principal.

Os resultados de sobrevida são significativamente melhores em pacientes com NIMP do que em pacientes com ACDP. Sohn et al.[26] analisaram uma série de 136 pacientes com NIMP; as taxas de sobrevida dos pacientes com NIMP não invasivas foram de 97% em 1 ano, de 94% em 2 anos e de 77% em 5 anos. Quando analisado adicionalmente o grupo de pacientes com NIMP não invasivas, nenhuma diferença na sobrevida foi encontrada entre os pacientes com NIMP e aqueles com NIMP limítrofes. Em contrapartida, houve uma diferença significativa na taxa de sobrevida entre os pacientes com NIMP não invasivas e aqueles com NIMP invasivas. As taxas de sobrevida em 1, 3 e 5 anos para os pacientes com NIMP invasivas foram de 72%, 58% e 43%, respectivamente. Portanto, a sobrevida é claramente dependente do componente invasivo da lesão.

Após a ressecção, defende-se a vigilância do pâncreas remanescente pelo risco de recidiva de NIMP ou de malignidade invasiva, com relatos na variação de 5 a 22%. A decisão de terminar a vigilância deve depender da idade e da condição do paciente. A reoperação deve ser considerada para os pacientes que sofrem recidiva ou progressão da doença no pâncreas remanescente.

## ADENOCARCINOMA DO PÂNCREAS EXÓCRINO

### Epidemiologia

Em 2018, estimou-se que o ACDP afetaria aproximadamente 55.440 indivíduos nos EUA e 44.330 morreriam em decorrência da doença. Em comparação, há duas décadas, em 1995, havia 24 mil novos casos de câncer pancreático. Embora o crescimento populacional e de idosos seja a causa mais provável desse aumento, é desconhecido se outros fatores, além da expansão populacional e de idosos, tenham contribuído para isso. Apesar de ser o nono diagnóstico de câncer mais comum, recentemente a classificação do câncer pancreático superou a do câncer de mama e se tornou a terceira causa mais comum de mortes nos EUA. Apesar dos avanços significativos no tratamento de outros cânceres, o prognóstico do câncer pancreático permanece sombrio. Em geral, menos de 8% dos indivíduos sobrevivem 5 anos a partir do diagnóstico. Uma das razões para esses resultados desfavoráveis é a presença de doença metastática localmente avançada ou distante, na maioria dos pacientes com câncer pancreático, à apresentação. Esforços para a detecção precoce do câncer pancreático podem mudar esses resultados por revelar esse câncer em estádio inicial e curável. Em um estudo recente, os autores realizaram uma análise quantitativa do tempo de evolução dos clones metastáticos no câncer pancreático. Esse estudo elegante sugeriu que são necessários, em média, 5 anos para a aquisição de capacidade metastática no câncer pancreático, sugerindo assim que não existe janela de oportunidade quando o câncer é uma doença locorregional e potencialmente curável.[27] Os homens são um pouco mais afetados que as mulheres, com razão de incidência de 1,3:1. Os afro-americanos estão em risco ligeiramente maior de desenvolvimento de câncer pancreático e de ir a óbito por essa doença, quando comparados com os brancos. O risco de câncer pancreático aumenta depois da sexta década de vida; a média etária ao diagnóstico é de 72 anos.

### Fatores de risco

#### Fatores de risco e causas ambientais

Embora a causa de câncer pancreático continue não esclarecida, vários riscos ambientais estão associados ao aumento de sua incidência. O fator de risco mais notável está relacionado com o tabagismo. Vários estudos epidemiológicos mostraram uma associação entre a quantidade e a duração do histórico de tabagismo com o risco elevado de câncer pancreático. Em média, os fumantes estão em risco de uma a três vezes maior para o desenvolvimento de câncer pancreático, em comparação com os não fumantes. Esse risco parece ser uma associação linear, com a incidência de câncer pancreático diretamente relacionada com o número de maços de cigarros fumados por ano (maços/dia × número de anos fumando). Assim como os outros carcinomas, o risco de câncer pancreático persiste por muitos anos após o indivíduo parar de fumar. Ao longo dos anos, acredita-se que vários fatores, incluindo pancreatite crônica e exposição ocupacional, tenham contribuído para o risco elevado de câncer pancreático; entretanto, os dados populacionais são um tanto controversos. É provável que esses fatores estejam associados a um risco elevado, mas a magnitude do risco é incerta. A obesidade tornou-se recentemente o foco da investigação; vários autores descobriram que os pacientes obesos podem ter risco três vezes maior de desenvolver câncer pancreático do que os indivíduos não obesos. Não está claro se a obesidade por si só ou uma de suas comorbidades estão relacionadas com a incidência mais alta de câncer pancreático observada nessa população.

A relação entre diabetes e câncer pancreático é complicada. Estudos sugerem que, nos pacientes com diabetes de início recente, é maior a incidência de câncer pancreático.[28] A associação com câncer pancreático será especialmente forte se o novo diagnóstico de diabetes for estabelecido em idosos com índice de massa corporal mais baixo e com perda de peso ou em indivíduos sem histórico familiar de diabetes. Nesses pacientes com diabetes de início recente, a doença pode ser causada por câncer pancreático. O diagnóstico de diabetes pode preceder o diagnóstico de câncer pancreático em até 36 meses, sugerindo a existência de uma janela de oportunidade para o diagnóstico precoce. Assim, os pacientes com diabetes de início recente constituem um grupo de alto risco em que os esforços devem ser focalizados no diagnóstico precoce do câncer pancreático. O mecanismo do câncer pancreático induzido por diabetes não está elucidado no momento. Outros estudos sugeriram que o diabetes de longa duração possa aumentar o risco de câncer pancreático. Entretanto, essas observações podem ser confundidas, visto que fatores como obesidade estão associados tanto ao diabetes como ao câncer pancreático. Está claro, porém, que, em pacientes idosos, com diabetes de início recente, em presença de sintomas incomuns, como perda de peso e sintomas abdominais, o diagnóstico de câncer pancreático deve ser considerado e pode levar a esse diagnóstico.

#### Fatores de risco hereditários

Observa-se uma predisposição hereditária ao câncer pancreático em uma variedade de quadros clínicos. Várias síndromes de câncer hereditário (p. ex., síndrome de Peutz-Jeghers, síndrome do nevo familiar atípica e síndrome de melanoma múltiplo, câncer de mama hereditário e síndrome do câncer de ovário) são conhecidas por estarem associadas a maior risco de câncer pancreático. Esse risco elevado está presente em pacientes com doença hereditária inflamatória do pâncreas, ou seja, pancreatite hereditária e fibrose cística. Esses pacientes com síndromes genéticas conhecidas representam 20% dos casos hereditários de câncer pancreático. O termo *câncer pancreático familiar* (CPF) aplica-se aos 80% restantes de pacientes com predisposição hereditária, mas sem síndrome genética identificável. Na Tabela 56.6, é apresentado um resumo de várias mutações genéticas conhecidas e sua significância clínica.

*Pancreatite hereditária (mutação nos genes* **PRSS1** *e* **SPINK1**). Há muito se observa que os indivíduos com pancreatite familiar estão em alto risco de câncer pancreático. As mutações no gene tripsinogênio catiônico (*PRSS1*) são responsáveis por 80% dos casos de pancreatite hereditária e levam à maior atividade da tripsina e à inflamação crônica do pâncreas. O gene *SPINK1* codifica para um inibidor da serina protease que inibe a proteína ativa, e as mutações nesse gene foram associadas à pancreatite hereditária. Os indivíduos com pancreatite hereditária têm possibilidade 50 vezes maior de desenvolvimento de câncer pancreático em comparação com os indivíduos não afetados.[29]

*Síndrome de Peutz-Jeghers (mutação no gene* **STK11**). Os indivíduos com síndrome de Peutz-Jeghers distinguem-se pelo desenvolvimento de pólipos hamartomatosos gastrintestinais e lesões mucocutâneas pigmentadas. O papel específico do *STK11* não está definido, mas supostamente atua como um gene supressor tumoral, com perda de heterozigosidade que induz ao desenvolvimento de tumores gastrintestinais. Além dos cânceres gastrintestinais, os

| Tabela 56.6 Fatores de risco hereditários associados ao desenvolvimento de câncer pancreático. | | |
|---|---|---|
| Gene | Síndrome associada | Significância clínica |
| PRSS1 | Pancreatite familiar | A mutação resulta em pancreatite crônica e em 40% de risco vitalício de ACDP |
| STK11 | Síndrome de Peutz-Jeghers | A mutação resulta em aumento > 100 vezes do risco de ACDP |
| CDKN2A | Nevo atípico familiar e síndrome do melanoma múltiplo | A mutação leva a maior risco de melanoma e aumento > 40 vezes do risco de ACDP |
| CTFR | Fibrose cística | Secreções espessas resultam em pancreatite crônica e aumento de 30 vezes do risco de ACDP |
| BRCA2 | Câncer de mama e de ovário hereditário | A mutação resulta em risco elevado de câncer de mama e de ovário e em aumento de 10 vezes do risco de ACDP |
| MLH1 | Síndrome de Lynch | A mutação no gene de reparo de incompatibilidade leva a maior risco de câncer de cólon e a aumento de oito vezes do risco de ACDP |
| APC | Polipose adenomatosa familiar | A mutação resulta em polipose colônica e câncer de cólon com aumento de quatro vezes no risco de ACDP |

ACDP, adenocarcinoma ductal pancreático.

indivíduos com síndrome de Peutz-Jeghers estão em maior risco de cânceres de pulmão, ovário, mama, útero e testículo. O risco de câncer pancreático, no quadro de síndrome de Peutz-Jeghers, é mais de 100 vezes maior do que em indivíduos não afetados.[29]

**Fibrose cística (mutação no gene CFTR).** Embora a causa ainda não esteja elucidada, os indivíduos com fibrose cística (mutação no gene *CFTR*) têm probabilidade até 30 vezes maior de desenvolver câncer pancreático que a população geral. Postula-se que esse risco elevado seja decorrente da condição inflamatória crônica do pâncreas, resultante de secreções espessas, ocorridas ao longo da vida, e obstrução ductal parcial.[29]

**Síndromes do nevo atípico familiar e do melanoma múltiplo (mutação no gene CDKN2A).** O gene *CDKN2A* codifica a proteína p16 que normalmente inibe a proliferação celular pela ligação às quinases dependentes de ciclina (CDK, do inglês, *cyclin-dependent kinases*). As mutações em *CDKN2A* levam à ativação do ciclo celular não inibido e à proliferação celular. Apesar de *CDKN2A* ser mais observado pelo maior risco de associação com o melanoma, os indivíduos com mutações em *CDKN2A* estão em risco até 20 vezes maior de desenvolvimento do câncer pancreático.[29]

**Câncer hereditário de mama e de ovário (mutação do gene BRCA2).** Embora as mutações na linhagem germinativa do gene *BRCA* sejam mais identificadas por sua associação com o câncer de mama, descobriu-se que 10% dos indivíduos de famílias em alto risco de câncer pancreático (pelo menos dois parentes em primeiro grau com câncer pancreático) têm mutações em *BRCA2*. As mutações na linhagem germinativa do gene *BRCA2* induzem a um risco elevado de câncer pancreático, que é até dez vezes maior que o da população em geral.[29]

**Síndrome de Lynch (mutações no gene de reparo de incompatibilidade).** Apesar de sua associação mais forte com cânceres de cólon causados por mutações em genes de reparo de incompatibilidade (*MLH1, MSH2, MSH6*), a síndrome de Lynch também leva a maior risco de câncer pancreático. A instabilidade do microssatélite, observada em células do câncer de cólon, também foi vista nas células do câncer pancreático de indivíduos com síndrome de Lynch, um indicativo de uma causa genética comum. Estima-se que o risco de câncer pancreático seja oito vezes maior em indivíduos com síndrome de Lynch.[29]

**Polipose adenomatosa familiar (mutação no gene APC).** A polipose adenomatosa familiar resulta da mutação no gene da polipose adenomatosa (*APC*), levando ao desenvolvimento de milhares de pólipos colônicos. Descobriu-se que os indivíduos afetados por polipose adenomatosa familiar também têm probabilidade significativamente maior de desenvolvimento de câncer pancreático, com aumento estimado em quatro vezes maior que na população geral. Esses dados continuam a ser observacionais, uma vez que o câncer pancreático nesse contexto não foi definido.[29]

**Câncer pancreático familiar (gene desconhecido).** O câncer pancreático familiar (CPF) é definido por famílias com dois ou mais parentes em primeiro grau com adenocarcinoma pancreático que não preenchem os critérios de outras síndromes tumorais hereditárias, com maior risco de desenvolvimento de adenocarcinoma pancreático. Em comparação com os parentes de pacientes com câncer pancreático esporádico, o risco de desenvolvimento de câncer pancreático é acentuadamente elevado em parentes com CPF. Os membros da família de parentes com CPF têm risco 18 vezes maior de desenvolvimento de câncer pancreático, quando comparados com a população geral. Além disso, esse risco aumenta com os números maiores de parentes em primeiro grau com câncer pancreático, dentre os familiares do indivíduo com CPF, e se um dos afetados for diagnosticado antes dos 50 anos. A análise de segregação sugere que a agregação de câncer pancreático nessas famílias é decorrente dos genes de herança autossômica dominante com penetrância reduzida não identificados. Essa entidade está sendo cada vez mais avaliada, e estão em andamento diretrizes para a triagem do câncer pancreático e o tratamento de lesões suspeitas identificadas nessa população.

### Patogênese do câncer pancreático esporádico

Apesar das várias formas hereditárias existentes de ACDP, a maioria dos casos é esporádica. Como em muitos outros cânceres, foi observada uma via sequencial no desenvolvimento de ACDP desde a neoplasia intraepitelial pancreática (PanIN, do inglês, *pancreatic intraepithelial neoplasia*) até o câncer invasivo. Foram identificados vários genes supressores tumorais e oncogenes com um papel significativo na patogênese de ACDP, incluindo *PDX1, KRAS2, CDKN2A/p16, P53* e *SMAD4*. Novas técnicas, como a mutagênese insercional mediada pelo transpóson *Sleeping Beauty* (Bela Adormecida), ajudaram a identificar os genes supressores tumorais como deubiquitinase US-P9X que está mutada em até 50% dos tumores. Deve-se notar que, em até 5% dos pacientes, na ausência de qualquer histórico familiar e supostamente com câncer pancreático esporádico, há mutação na linhagem germinativa nos genes de suscetibilidade ao câncer pancreático. Isso levou à recomendação da *National Comprehensive Cancer Network* (NCCN) para ser considerado, para todos os pacientes com histórico pessoal de câncer pancreático, um teste de linhagem germinativa do gene, independentemente do histórico familiar ou da idade ao diagnóstico.

## Progressão genética da neoplasia intraepitelial pancreática para adenocarcinoma ductal pancreático invasivo

A PanIN é definida histologicamente por uma anormalidade progressiva do epitélio ductal da metaplasia colunar (PanIN-1A) pelo carcinoma *in situ* (PanIN-3). A PanIN-1A caracteriza-se histologicamente pela presença de epitélio ductal colunar, produtor de mucina, que mantém os núcleos homogêneos em localização basal sem atipia. O desenvolvimento da arquitetura papilar define a PanIN-1B, mas, sob outros aspectos, é idêntica à PanIN-1A. A PanIN-2 denota a progressão de um crescimento papilar simples para a evidência de atipia nuclear não observada em PanIN-1B. Estão presentes núcleos aumentados com aglomeração nuclear e perda de polaridade. As anormalidades nucleares proeminentes, com perda completa de polaridade e acentuada atipia citológica, são características da PanIN-3 (carcinoma *in situ*). Podem ser observados, geralmente, grupos de células anormais no lúmen ductal.

O oncogene *KRAS2* está ativado em mais de 95% dos cânceres pancreáticos e acredita-se que seja o evento iniciador da tumorigênese. *KRAS2* é ativado por uma mutação pontual (códons 12, 13 ou 61), que causa ativação constitutiva e perda de regulação de transdução de sinal celular da proteinoquinase ativada por mitogênio. A mutação do oncogene *KRAS2* é uma das primeiras anormalidades genéticas identificadas na progressão de PanIN para ACDP, e foi observada em 36% dos casos de PanIN-1, 44% dos casos de PanIN-2 e 87% dos casos de PanIN-3.

*CDK2N2A/p16*, *P53* e *SMAD4* são genes supressores tumorais que aparentemente também têm papéis fundamentais no desenvolvimento do ACDP. *CDKN2A* codifica a proteína p16 que se liga a CDK4, CDK6, resultando em parada do ciclo celular. A mutação em *CDKN2A* e a perda de p16 levam à perda de regulação do ciclo celular. Como na mutação em *KRAS*, a mutação em *CDKN2A* (perda de expressão de p16) foi identificada em 30% dos casos de PanIN-1, 55% dos casos de PanIN-2 e 71% dos casos de PanIN-3. Aproximadamente 90% dos ACDP mostram perda de função de p16. Além disso, *P53* codifica a proteína p53, que regula a proliferação celular mediante interrupção do ciclo celular e dos mecanismos pró-apoptóticos. Apesar de raros na PanIN, 79% dos ACDP invasivos mostram mutações em *P53*, indicando sua importância potencial na transição de tumores não invasivos para tumores invasivos. De modo semelhante, as mutações em *SMAD4* ocorrem no fim da via de PanIN para ACDP. A perda de *SMAD4*, que normalmente atua como um mediador a jusante relacionado com TGF-β, leva à redução da inibição do crescimento e da proliferação celulares. A perda de função de *SMAD4* foi observada em 20 a 30% das PanIN-3 e em cânceres localizados, enquanto 78% dos tumores amplamente metastáticos mostram perda de *SMAD4*. A Figura 56.22 mostra as alterações genéticas moleculares envolvidas na via de PanIN-ACDP.

## Apresentação clínica

O sintoma definidor de apresentação dos pacientes com ACDP na região periampolar é a icterícia. Embora a icterícia indolor seja descrita com frequência, um número significativo de pacientes apresenta dor além da icterícia, que normalmente surge no epigástrio e se irradia para as costas. A perda de peso também é comum no momento da apresentação, e afeta mais de 50% dos indivíduos. Para os tumores do corpo e da cauda do pâncreas, a dor e a perda de peso são mais comuns à apresentação. A Tabela 56.7 lista os sintomas mais comuns de apresentação e sua frequência. Como mencionado anteriormente, o diabetes de início recente, em um paciente idoso, com perda de peso, pode ser um sinal precoce de apresentação do câncer pancreático. Exceto pela icterícia, os achados do exame físico são irrelevantes sob outros aspectos para a maioria dos pacientes com ACDP. Pode-se identificar à palpação uma vesícula biliar distendida em aproximadamente um terço dos pacientes com ACDP periampolar, uma associação descrita, primeiramente por Courvoisier, um cirurgião suíço, em 1890. Ele observou que a coledocolitíase geralmente estava associada a uma vesícula biliar fibrótica contraída, enquanto a oclusão progressiva lenta de outras causas, incluindo tumores, mais provavelmente resultava em ectasia do órgão. Apesar de não ser diagnóstico por si só, o sinal de Courvoisier é familiar para os estudantes de medicina como uma característica definidora do ACDP. Com a disseminação da doença, um nódulo supraclavicular esquerdo (nódulo

**Tabela 56.7** Sintomas de apresentação de tumores periampolares do pâncreas.

| Sintomas de apresentação | Frequência (%) |
|---|---|
| Icterícia | 75 |
| Perda de peso | 51 |
| Dor abdominal | 39 |
| Náuseas/vômito | 13 |
| Prurido | 11 |
| Febre | 3 |
| Sangramento gastrintestinal | 1 |

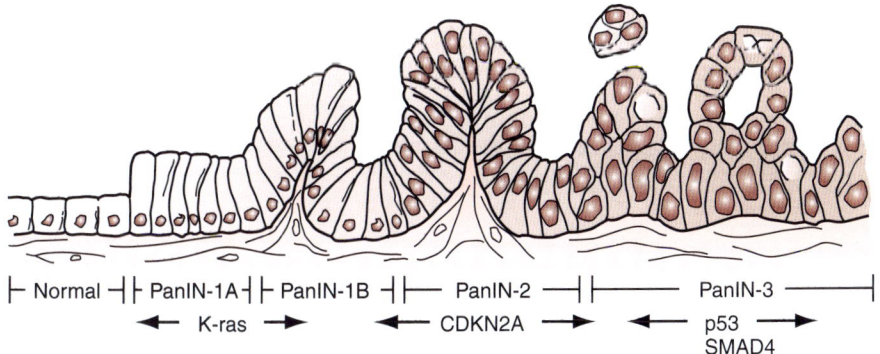

**Figura 56.22** Progressão genética molecular de neoplasia intraepitelial pancreática (*PanIN*) para o adenocarcinoma ductal invasivo. (Adaptada de Wilentz RE, Iacobuzio-Donahoe CA, Argani P, et al. Loss of expression of SMAD4 in pancreatic intraepithelial neoplasia: Evidence that SMAD4 inactivation occurs late in neoplastic progression. *Cancer Res.* 2000;60:2002-2006.)

de Virchow) pode ser palpável, assim como a linfadenopatia periumbilical (nódulo da irmã Maria José). Em casos de disseminação peritoneal, o envolvimento tumoral perirretal pode ser palpável por exame retal digital, conhecido como prateleira de Blumer.

## Diagnóstico
### Avaliação laboratorial

A avaliação laboratorial dos pacientes que se apresentam com suspeita de ACDP deve incluir prova da função hepática, incluindo perfil da coagulação e avaliação nutricional. Um nível elevado de bilirrubina é esperado, mas deve-se atentar cuidadosamente para os valores nutricionais, incluindo os níveis de pré-albumina e albumina, se a intervenção cirúrgica estiver em consideração. Indivíduos com desnutrição devem receber suplementação nutricional pré-operatória. Vários marcadores tumorais podem ser apropriados na avaliação inicial, incluindo CEA, antígeno de carboidrato 19-9 (CA19-9) e alfafetoproteína. Dentre estes, o CA 19-9 é mais sensível para o adenocarcinoma pancreático, com sensibilidade de aproximadamente 79% e especificidade de 82%. Uma limitação notável do teste de CA 19-9 no quadro de tumores periampolares é a falsa elevação causada por obstrução biliar, que pode ser enganosa. Além disso, de 10 a 15% dos indivíduos não apresentam elevação do nível de CA 19-9, um achado que foi associado ao estado negativo do antígeno de Lewis no sangue e é causado pela ausência do gene fucosiltransferase. Desde que aceitas essas limitações, o CA 19-9 continua a ser o marcador tumoral mais confiável para a avaliação do pré-tratamento e a vigilância pós-tratamento do adenocarcinoma pancreático. Além de ser usado no diagnóstico de câncer pancreático, CA 19-9 também é usado como um marcador preditivo e prognóstico. Por exemplo, alguns estudos sugeriram seu uso para identificar os pacientes que irão se beneficiar com a laparoscopia de estadiamento.[30] Do mesmo modo, a normalização do CA 19-9 após terapia neoadjuvante foi sugerida como um importante fator prognóstico.[31]

### Estudos por imagens

A TC com multidetectores é o estudo por imagem de escolha para avaliação das lesões que surgem no pâncreas; ela permite a acurada determinação do nível de obstrução biliar, a relação do tumor com a anatomia vascular crítica e a presença de doença regional ou metastática. Em caso de suspeita de patologia periampolar, a TC trifásica (sem contraste, arterial e venosa portal) com cortes de 3 mm e coronal e a reconstrução tridimensional devem ser rotineiras. Em razão da ampla disponibilidade e da excelente sensibilidade (85%), a TC tornou-se a modalidade de imagem de escolha para a avaliação da suspeita de câncer pancreático. O adenocarcinoma pancreático é observado normalmente como uma lesão hipoatenuante durante a fase venosa portal da aquisição de imagens.

A CPRE é utilizada frequentemente na avaliação do paciente com icterícia pela capacidade de realização de biopsia e de paliação da icterícia, se necessário. Embora a colocação de *stent* biliar paliativo continue a ser rotineira em tumores ACDP que resultam em icterícia, sua utilidade é questionável para pacientes elegíveis para ressecção cirúrgica. A descompressão biliar pré-operatória pode aumentar a taxa de infecção de ferida, causando bacteriobilia, mas a morbidade e a mortalidade em geral não sofrem alterações. Na prática clínica moderna, a CPRE deve ser reservada aos casos que requeiram intervenção terapêutica ou paliativa, uma vez que outras modalidades de imagens têm capacidades diagnósticas superiores sem a invasividade da CPRE. O uso de CPRE para descompressão biliar deve aumentar, em função do maior uso da abordagem por quimioterapia neoadjuvante. Nesses casos, recomenda-se o uso de *stent* metálico curto em vez de *stents* plásticos, pela propensão dos *stents* plásticos a tornarem-se bloqueados, necessitando assim de procedimentos repetidos.

O emprego de EUS está se tornando amplo na avaliação de suspeita de doença pancreática. Talvez sua capacidade mais importante seja propiciar o diagnóstico tecidual de tumores suspeitos com o uso de PAAF, antes de iniciar a terapia sistêmica. A PAAF tem sensibilidade e especificidade superiores às obtidas por escovado citológico, com precisão diagnóstica de 92 a 95%; ela também pode ter um papel crucial na avaliação molecular das amostras tumorais de pacientes submetidos à terapia neoadjuvante. Apesar do uso crescente de EUS na avaliação de vasculatura peritumoral e de linfonodos regionais, ele não mostrou oferecer um benefício significativo superior ao da TC na ausência de necessidade de diagnóstico tecidual. O EUS pode ser benéfico para a identificação de pequenos tumores que não aparecem na TC e pelo delineamento mais claro de lesões suspeitas com menos de 2 cm; portanto, ele tem um importante papel complementar.

Para os casos que requeiram avaliação detalhada da anatomia pancreatobiliar luminal, a CPRM deve ser considerada. A CPRM tornou-se útil para a investigação de lesões císticas do pâncreas, com sensibilidade e especificidade ligeiramente superiores às da TC. A CPRM também tem algumas vantagens sobre a CPRE, não é invasiva, não há risco de incitar a pancreatite e proporciona a reconstrução tridimensional do sistema ductal.

*Aquisição de imagens biológicas.* É crescente o uso de tomografia por emissão de pósitron com $^{18}$F-fluorodesoxiglicose (FDG-PET, do inglês, *$^{18}$fluorodeoxyglucose positron emission tomography*) em combinação com a TC na avaliação do câncer pancreático. A capacidade da FDG-PET na detecção de cânceres baseia-se no princípio de que as células com metabolismo ativo irão captar preferencialmente a glicose marcada como $^{18}$F, em comparação com os tecidos normais circundantes. Vários estudos observaram os benefícios potenciais da FDG-PET com TC, incluindo a capacidade de diferenciar entre tumores pancreáticos benignos e malignos (pancreatite autoimune *versus* adenocarcinoma) além de identificar uma doença não suspeitada, que altera o planejamento clínico em mais de 10% dos casos. Os achados falso-positivos também são possíveis, de modo mais notável em decorrência das condições inflamatórias; a razão risco-benefício da FDG-PET com TC ainda não foi determinada. São necessários outros estudos para esclarecer o papel da FDG-PET com TC na avaliação do câncer pancreático antes de se defender seu uso rotineiro.

## Estadiamento

O estadiamento do câncer pancreático baseia-se no sistema tumor-nodo-metástase (TNM) do American Joint Committee on Cancer (AJCC).[31a] Após a confirmação da biopsia, normalmente por meio de EUS-PAAF, o estadiamento acurado é realizado por TC com multidetectores do abdome e da pelve com administração trifásica de material de contraste e reconstrução tridimensional. A radiografia de tórax é suficiente para a avaliação de possível metástase pulmonar e deve ser seguida de TC de tórax, se forem observadas quaisquer lesões suspeitas. Na 8ª edição do estadiamento do AJCC, a categoria T é revisada a partir de definições descritivas baseadas no tamanho, uma vez que o tamanho do tumor é o melhor substituto da biologia do câncer pancreático.

Após o estudo por imagem da TC, os pacientes são classificados como ressecáveis, ressecáveis limítrofes (*borderline*) ou irressecáveis. Os tumores ressecáveis são definidos como localizados no pâncreas, sem evidência de envolvimento de VMS ou da veia porta (*i. e.*, sem suporte, distorção, trombo ou envoltório) e um plano gorduroso preservado circundando a AMS e os ramos do tronco celíaco, incluindo a artéria hepática. Tradicionalmente, os pacientes com imagens compatíveis com doença ressecável eram submetidos à ressecção cirúrgica. Atualmente, em vista do sucesso da estratégia neoadjuvante no tratamento do câncer pancreático ressecável limítrofe, utiliza-se mais a quimioterapia pré-operatória até no tratamento da doença ressecável. Entretanto, o emprego de terapia neoadjuvante no tratamento de câncer pancreático ressecável é altamente variável entre os vários institutos.

A definição apropriada dos tumores ressecáveis limítrofes continua a evoluir. A NCCN define os tumores ressecáveis limítrofes como aqueles que exibem uma ou mais das seguintes características:

1. Envolvimento venoso: contato do tumor sólido com a VMS ou com a veia porta acima de 180°, ou contato inferior ou igual a 180° com irregularidade de contorno da veia ou trombose da veia, mas com vaso adequado proximal e distalmente ao local do envolvimento, permitindo a ressecção segura e completa bem como a reconstrução da veia.
2. Envolvimento arterial:
   a. Envolvimento da artéria hepática: contato do tumor sólido com a artéria hepática comum (suporte ou envoltório) sem extensão para o plexo celíaco ou para a bifurcação da artéria hepática, permitindo a ressecção segura e completa bem como a reconstrução.
   b. Envolvimento da AMS: contato do tumor sólido com a AMS inferior ou igual a 180°.

Atualmente, esses pacientes são submetidos à ressecção cirúrgica somente após a terapia neoadjuvante. Há limitada evidência em relação ao tipo e à duração da terapia neoadjuvante e estes variam amplamente em várias instituições (ver adiante).

Os tumores não ressecáveis são aqueles que exibem metástase, incluindo a metástase linfonodal fora do campo de ressecção, ascite ou envolvimento vascular, além do que foi detalhado aqui.

### Laparoscopia

A laparoscopia de estadiamento foi defendida por vários autores como um meio de reduzir a frequência da laparotomia não terapêutica para pacientes com doença metastática não suspeitada ou doença irressecável localmente avançada, identificada no momento da cirurgia. Para os pacientes que somente em estudos por imagens pareçam ter doença ressecável, a laparoscopia indica, em até 30% dos casos, a doença irressecável adicional. Outros argumentam que, se usados adequadamente, os estudos por imagens atuais, o benefício da laparoscopia adicional apenas raramente altera o planejamento cirúrgico. Recentemente houve um consenso sobre o uso mais seletivo da laparoscopia para pacientes em risco particularmente alto de doença oculta, incluindo aqueles com tumores maiores (> 3 cm), nível significativamente elevado de CA 19-9 (> 100 U/m$\ell$), achados incertos na TC, ou tumores no corpo ou na cauda do pâncreas. Pode ser clinicamente prudente considerar também a laparoscopia para os pacientes com indicadores clínicos de doença disseminada, incluindo perda de peso significativa, desnutrição e dor. Não existem dados de nível 1 disponíveis para definir o papel da laparoscopia de estadiamento e, portanto, o seu uso permanece a critério do cirurgião. Além disso, o papel e o lugar da citologia peritoneal não são claros nesse momento. Entretanto, em pacientes com achados positivos na citologia peritoneal, o prognóstico é muito precário e se comportam como nos pacientes com doença metastática.

## Tratamento

A ressecção cirúrgica continua a ser o único tratamento potencialmente curativo do câncer de pâncreas.

### Cirurgia para tumores da cabeça do pâncreas

Para os tumores que envolvem a cabeça do pâncreas, a pancreatoduodenectomia é o procedimento de escolha. Apesar de descrita primeiramente por Kausch, em 1909, a técnica tornou-se amplamente conhecida após o êxito da primeira ressecção cirúrgica, realizada por Whipple e Parsons e apresentada à American Surgical Association por Parsons, em 1935. As duas primeiras tentativas, em 1934, resultaram em mortalidade cirúrgica, mas em 1935, um procedimento em dois estágios, que incluiu descompressão biliar seguida de pancreatoduodenectomia, obteve sucesso. A descrição cirúrgica inicial incluiu a ligação do pâncreas remanescente sem reanastomose.

O primeiro procedimento de Whipple em um estágio foi relatado por Trimble et al. na Johns Hopkins University, em 1941.[32] O procedimento de Whipple moderno manteve mortalidade perioperatória de 25% e morbidade bem acima de 50% até o fim dos anos 1970. O advento de melhores resultados nesse procedimento complexo pode ser atribuído a muitos cirurgiões e instituições. Os mais notáveis nessa lista de primeiros e produtivos líderes em relação à melhora na mortalidade e nos resultados são: Cameron (Johns Hopkins Hospital, Baltimore), Tredi (Mannheim Clinic, Mannheim, Alemanha), Warshaw (Massachusetts General Hospital, Boston) e Brennan (Memorial Sloan Kettering Cancer Center, Nova York). Cada cirurgião e centro realizaram mais de 100 procedimentos sem nenhuma morte nos anos 1980 e 1990.

*Técnica cirúrgica.* A pancreatoduodenectomia moderna tem início com a exploração das superfícies peritoneais em busca de evidência de doença metastática, que poderia considerar o paciente inoperável. Uma manobra de Kocher é realizada no nível da borda lateral esquerda da aorta, com atenção à liberação do tecido linfático sobrejacente aos grandes vasos. O mesocólon transverso é separado da cabeça do pâncreas, expondo a VMS infrapancreática. A Figura 56.23 mostra a completa mobilização da cabeça do pâncreas

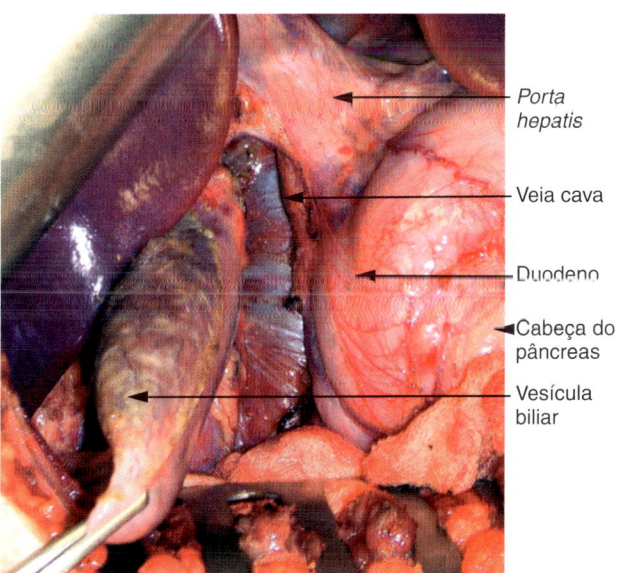

**Figura 56.23** Mobilização completa da cabeça do pâncreas é mostrada. A veia cava é visível posteriormente. A vesícula biliar foi liberada da fossa da vesícula biliar.

e da vesícula biliar. O omento menor é adentrado no ligamento gastrocólico, poupando os vasos gastroepiploicos. A veia gastroepiploica direita é ligada em sua confluência com a VMS, permitindo que a VMS seja dissecada a partir da borda inferior e da porção posterior do colo do pâncreas. A veia cólica média também pode ser sacrificada, se necessário, para permitir a adequada dissecção nesse nível.

Depois de dissecada a VMS infrapancreática e completamente mobilizada a cabeça do pâncreas, a vesícula biliar é removida e o ducto hepático comum é dissecado circunferencialmente. A secção do ducto hepático comum permite a visualização da veia porta suprapancreática. Na pancreatoduodenenectomia, o duodeno é seccionado a pelo menos 2 cm distalmente ao piloro. A artéria hepática é exposta proximal e distalmente e avaliada para detecção de anatomia substituta ou aberrante. A AGD e a artéria gástrica direita são visualizadas. Antes da secção da AGD, o vaso é temporariamente ocluído e o fluxo sanguíneo pela artéria hepática comum distal é assegurado com o uso de um dispositivo Doppler. Essa manobra é vital em pacientes com aterosclerose de origem celíaca, para assegurar que o suprimento sanguíneo hepático não seja dependente do fluxo arterial retrógrado colateral da AMS pela AGD. Depois de confirmado o fluxo hepático, a artéria gástrica direita e a AGD são ligadas e seccionadas. Se o fluxo na artéria hepática for interrompido por oclusão da AGD, a ressecção poderá prosseguir apenas com a preservação da AGD ou ressecção arterial e derivação (*bypass*), normalmente como um conduto aorto-hepático.

Em seguida, o pâncreas é seccionado após a ligadura em quatro pontos das artérias pancreaticoduodenais inferiores e superiores. O jejuno é seccionado a cerca de 10 cm distalmente ao ligamento de Treitz e os vasos mesentéricos curtos são seccionados, para permitir a rotação retromesentérica do jejuno e das terceira e quarta porções do duodeno. A cabeça do pâncreas e o intestino delgado fixado são retraídos para a direita do paciente, e a dissecção da veia porta remanescente e do processo uncinado é concluída.

Com a veia porta completamente liberada, a glândula é retraída mais à direita para permitir a completa visualização do processo uncinado e da AMS. O tecido retroperitoneal é dissecado da AMS, permitindo a remoção completa do tecido linfático periarterial. A Figura 56.24 A mostra a anatomia após a remoção da cabeça do pâncreas, enquanto a Figura 56.24 B destaca a eliminação completa do tecido periarterial da AMS. Se houver envolvimento tumoral venoso portal ou da VMS, como mostrado na Figura 56.25 A e B, a ressecção venosa deve ser realizada. As ressecções que comprometem menos de 50% do diâmetro venoso podem ser fechadas primariamente (Figura 56.25 C); por outro lado, deve-se realizar a ressecção segmentar com anastomose primária ou enxerto de interposição, usando a veia jugular interna ou a veia femoral.

**Reconstrução.** Antes da reconstrução, alguns cirurgiões obtêm avaliação por congelação da margem do colo pancreático. Depois de asseguradas as margens negativas, o jejuno proximal é mobilizado no mesocólon transverso ou do defeito em preparação para pancreatojejunostomia e hepatojejunostomia. A pancreatojejunostomia é criada em duas camadas, anterior e posterior, com anastomose do ducto com a mucosa (Figura 56.26). Um *stent* pancreático, interno ou externo,[33,34] pode permanecer em posição, no caso de ductos com menos de 5 mm. A anastomose da hepatojejunostomia é então criada a jusante da pancreatojejunostomia de maneira terminolateral. Se o ducto tiver menos de 5 mm, ele poderá ser espatulado para melhorar a permeabilidade. Em seguida, completa-se uma duodenojejunostomia ou gastrojejunostomia. Os drenos externos são colocados seletivamente adjacentes à

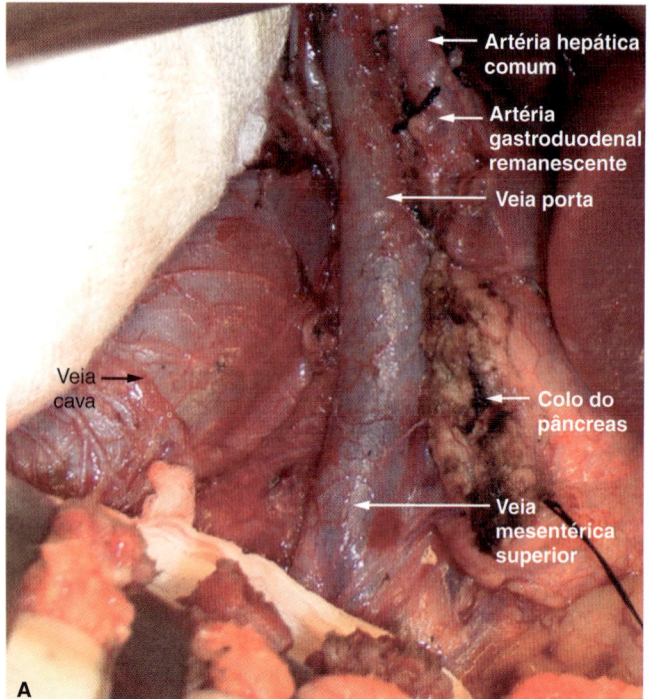

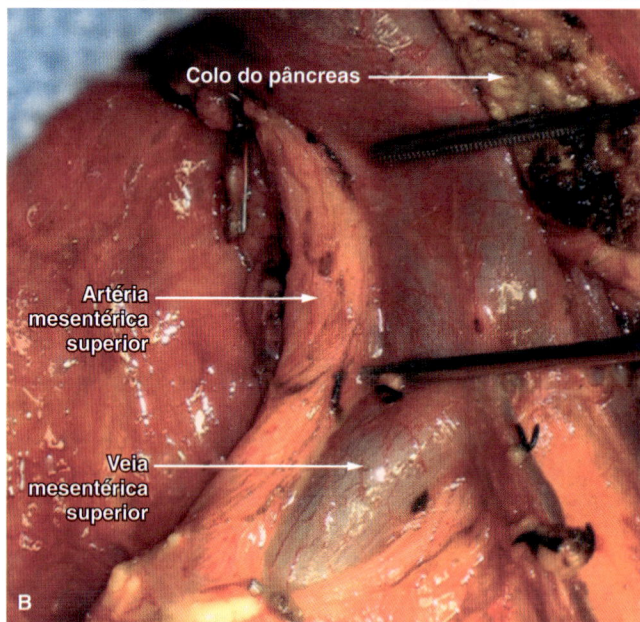

**Figura 56.24 A.** Anatomia cirúrgica após pancreatoduodenectomia. A veia mesentérica superior (VMS), a veia porta, a artéria hepática e a veia cava são visualizadas. A eliminação linfática completa é observada. **B.** Dissecção de artéria mesentérica superior (AMS) ilustrando a eliminação completa do tecido linfático periarterial.

pancreatojejunostomia e à hepatojejunostomia. Pode-se considerar uma jejunostomia de alimentação em pacientes selecionados com desnutrição pré-operatória significativa (nível de albumina < 3,5 g/dℓ).

### Cirurgia para tumores do corpo e da cauda do pâncreas

Os tumores localizados no corpo e na cauda do pâncreas raramente são ressecáveis no momento da apresentação, em razão da ausência de sintomas, no caso de tumores pequenos. Somente de 5 a 7% dos indivíduos com ACDP no corpo ou na cauda do pâncreas

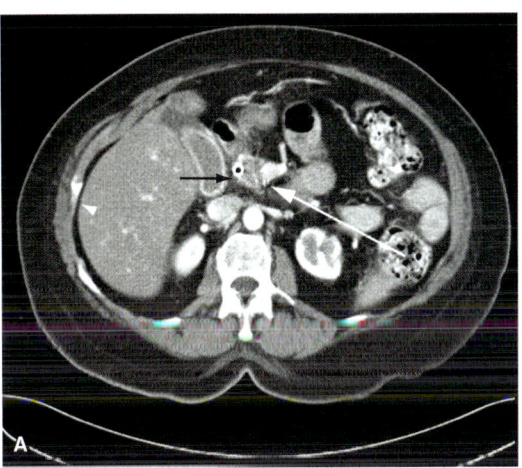
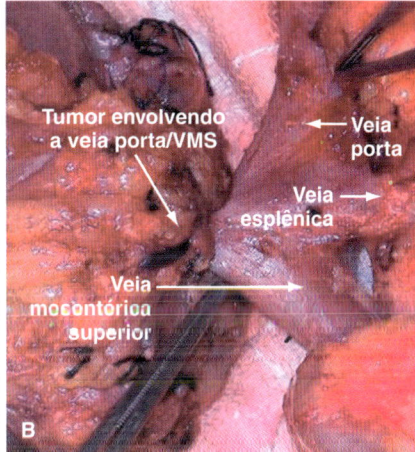
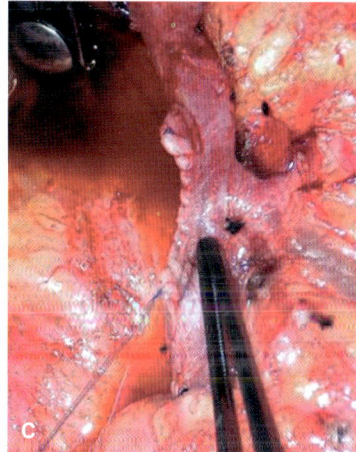

Figura 56.25 **A.** Imagem de tomografia computadorizada (TC) mostrando o adenocarcinoma ductal pancreático (ACDP) da cabeça do pâncreas com envolvimento da confluência veia porta-veia mesentérica superior (VMS; *seta grande*). Um *stent* metálico biliar está em posição (*seta pequena*). **B.** Imagem cirúrgica mostrando o envolvimento tumoral na face lateral da confluência veia porta-VMS. **C.** Ligadura primária da confluência veia porta-VMS após a remoção do tumor com ressecção da veia lateral.

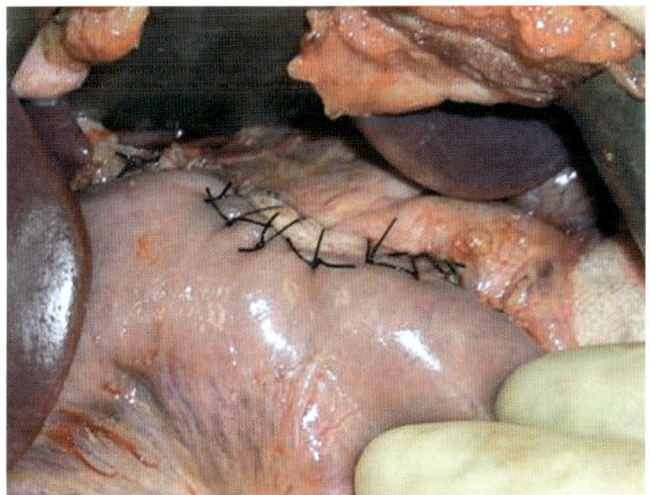

Figura 56.26 Pancreatojejunostomia completa.

serão finalmente submetidos à cirurgia, e nesses pacientes a sobrevida média é significativamente mais curta do que naqueles com ACDP da cabeça do pâncreas, em razão da natureza mais avançada dos tumores ressecados. Embora o comprometimento tumoral da artéria ou veia esplênica não impeça a cirurgia, o envolvimento do plexo celíaco é uma contraindicação à ressecção. Para os tumores ressecáveis, a pancreatectomia distal e a esplenectomia em bloco devem ser realizadas. A pancreatectomia distal e a esplenectomia podem ser realizadas de maneira retrógrada pela qual o baço e o pâncreas são mobilizados de lateral a medialmente em bloco, proporcionando assim o acesso à vasculatura esplênica localizada superiormente e atrás do pâncreas. Por outro lado, a dissecção pode prosseguir em sentido anterógrado de medial a lateralmente. Nessa abordagem, o colo pancreático é envolvido e seccionado do tumor no início do procedimento. Essa abordagem medial a lateral, em combinação com dissecção extensa de linfonodo, é denominada pancreatoesplenectomia modular anterógrada radical.[35] A abordagem anterógrada de medial a lateralmente é descrita aqui, mas, dependendo da situação, pode-se usar uma combinação dessas duas abordagens.

Após a inspeção das superfícies peritoneais, os ligamentos gastrocólico e esplenocólico bem como os vasos gástricos curtos são seccionados para expor o pâncreas e o baço. A borda inferior do pâncreas é dissecada, expondo o plano retroperitoneal atrás da glândula. Esse plano anatômico pode ser usado para mobilizar completamente o corpo e a cauda do pâncreas anteriormente à fáscia de Gerota. Na borda superior do pâncreas, a artéria esplênica é dissecada circunferencialmente, ligada e seccionada em sua origem a partir do tronco celíaco. A veia esplênica é cuidadosamente dissecada da parede posterior do pâncreas em sua confluência com a VMS e seccionada. Nesse ponto, a porção distal do pâncreas e o baço são desvascularizados e o colo do pâncreas é seccionado. Realiza-se uma dissecção de medial a lateralmente e o baço é removido de suas inserções peritoneais posteriores para permitir a remoção em bloco da amostra e dos linfonodos circundantes. Várias técnicas podem ser empregadas para fechar o ducto pancreático remanescente, sendo mais comum a ligadura com sutura direta ou com o uso de um grampeador linear. Cada técnica é apropriada, com risco semelhante de desenvolvimento da fístula pancreática.

### Pancreatectomia distal laparoscópica

É crescente o interesse pelo uso de cirurgia minimamente invasiva para a ressecção dos tumores da porção distal do pâncreas. A pancreatectomia distal laparoscópica (PDL) pode oferecer vantagens sobre a ressecção aberta para pacientes selecionados, com incisões menores e hospitalização mais curta. Em uma revisão de mais de 800 PDL, Borja-Cacho et al.[36] descreveram uma taxa de morbidade geral de 38% e a hospitalização de 5 dias, que é comparada favoravelmente com uma grande série após pancreatectomia aberta. Embora a PDL seja cada vez mais usada para condições benignas, sua utilidade para o tratamento de ACDP precisa ainda ser totalmente validada. Para condições benignas, a PDL com preservação do baço pode ser considerada. Esta pode ser realizada mediante preservação dos vasos esplênicos (Vídeo 56.2), ou sacrificando-os proximalmente e dependendo dos vasos gástricos curtos para perfusão (Vídeo 56.3).

O estudo DIPLOMA relatou recentemente os resultados de uma coorte comparável de mais de 1.200 pacientes, confrontando as abordagens abertas e minimamente invasiva (robótica ou laparoscópica), e não identificou qualquer inferioridade nas técnicas minimamente invasivas.[37] Até o momento, não há estudos randomizados para avaliar as abordagens cirúrgicas minimamente invasivas *versus* abertas.

Observou-se, na pancreatoduodenectomia minimamente invasiva, uma elevação semelhante na popularidade, apesar da falta de evidência de seus benefícios propostos. Vários autores relataram resultados favoráveis em séries de única instituição; entretanto, uma análise populacional mais ampla levantou a preocupação sobre o risco maior de morbidade e mortalidade observado em procedimentos minimamente invasivos. Na tentativa de avaliar a eficácia da pancreatoduodenectomia minimamente invasiva, um estudo controlado, randomizado multicêntrico, conhecido como LEOPARD-2, foi iniciado, mas recentemente ocorreu seu encerramento precoce pelo comitê de monitoramento de segurança de dados em razão do aumento significativo da mortalidade, observado no grupo de cirurgia minimamente invasiva. Depois de inscrever 99 pacientes, o risco de mortalidade após a cirurgia minimamente invasiva foi de 10% (cinco pacientes) *versus* 2% (um paciente) da cirurgia aberta.[38] A discussão continua sobre a adequação da pancreatoduodenectomia minimamente invasiva.

## Resultados

### Mortalidade perioperatória: sobrevida a longo prazo

A mortalidade perioperatória tornou-se um raro evento após o procedimento de Whipple, e ocorre em menos de 2% dos casos em centros de alto volume. Apesar da redução significativa da mortalidade, a morbidade permanece elevada, e ocorre após 30 a 50% dos procedimentos. A Tabela 56.8 lista várias morbidades perioperatórias mais comuns e suas frequências.

Após a ressecção cirúrgica e a terapia adjuvante para o câncer pancreático, a sobrevida média é de aproximadamente 22 meses, com sobrevida em 5 anos de 15 a 20%. A maioria dos pacientes apresenta recidiva na forma de doença metastática (85%) e, com menos frequência, recidiva local (40%). Na ausência de ressecção cirúrgica, os indivíduos com doença localmente avançada que recebem quimioterapia paliativa podem sobreviver de 10 a 12 meses, enquanto aqueles com metástases raramente sobrevivem mais de 6 meses. O papel da quimioterapia adjuvante e da radioterapia é descrito adiante neste capítulo.

### Morbidade

O esvaziamento gástrico retardado, caracterizado pela necessidade de descompressão nasogástrica prolongada ou incapacidade de tolerar a ingestão oral, é uma complicação frequente da pancreatoduodenectomia, que ocorre em 5 a 15% dos casos. Alguns estudos demonstraram uma associação do esvaziamento gástrico retardado com a preservação do piloro, mas esse achado não foi confirmado por todos. Quando os pacientes são incapazes de tolerar alimentos sólidos ou há necessidade de um cateter nasogástrico prolongado, a obtenção de imagens em corte transversal para descartar uma causa secundária, como o extravasamento pancreático ou abscesso intra-abdominal, é crítica. Uma anormalidade estrutural subjacente, como estenose ou outras complicações anastomóticas, é descartada por imagens e endoscopia. A alimentação enteral com cateter de alimentação, colocado durante cirurgia ou por via percutânea por endoscopia, é empregada para manter a nutrição enquanto se aguarda o retorno da função do estômago.

O extravasamento pancreático ou a fístula pancreática, definidos pelo International Study Group on Pancreatic Fistula[39] como "via de saída de um dreno colocado no período intraoperatório (ou dreno percutâneo) de qualquer volume mensurável no terceiro dia, ou após o terceiro dia de pós-operatório, com amilase > 3 vezes o valor sérico normal", são complicações frequentes após pancreatoduodenectomia, que ocorre após 5 a 22% das cirurgias. Talvez o fator mais preditivo seja a textura da glândula; as glândulas adiposas moles estão em risco significativamente maior de extravasamento. A maioria das fístulas é controlada por cateteres de drenagem posicionados no momento da cirurgia, e não requer intervenção adicional. Raramente, para fístulas não controladas é necessária a colocação de dreno adicional ou a exploração cirúrgica; algumas vezes exigem complementação com pancreatectomia para eliminar contaminação abdominal adicional. A classificação das fístulas pancreáticas é mostrada na Tabela 56.9.

Os extravasamentos anastomóticos da hepatojejunostomia e da duodenojejunostomia são raros e ocorrem após menos de 5% dos procedimentos. As complicações infecciosas (p. ex., abscesso intra-abdominal, infecção de ferida) são um pouco mais comuns e podem necessitar de intervenção com drenagem percutânea ou mudança de curativos da ferida aberta.

Podem ocorrer insuficiências pancreáticas endócrina e exócrina após a pancreatoduodenectomia, mas o risco desses eventos é imprevisível. Em indivíduos com glândula normal, a insuficiência pancreática é rara. Todavia, para aqueles com pancreatite

**Tabela 56.8** Morbidade após pancreatoduodenectomia.

| Complicações | Frequência (%) |
|---|---|
| Esvaziamento gástrico retardado | 18 |
| Fístula pancreática | 12 |
| Infecção da ferida | 7 |
| Abscesso intra-abdominal | 6 |
| Eventos cardíacos | 3 |
| Extravasamento biliar | 2 |
| Reoperação geral | 3 |

**Tabela 56.9** Classificação do International Study Groupon Pancreatic Fistula das fístulas pancreáticas.

| Parâmetro | Grau | | |
|---|---|---|---|
| | A | B | C |
| Condições clínicas | Boas | Geralmente boas | Aparência doentia, ruim |
| Tratamento específico | Não | Sim/não | Sim |
| US/TC (se obtidos) | Negativos | Negativo/positivo | Positivos |
| Drenagem persistente (após 3 semanas) | Não | Geralmente sim | Sim |
| Reoperação | Não | Não | Sim |
| Morte relacionada a FPPO | Não | Não | Possivelmente sim |
| Sinais de infecções | Não | Sim | Sim |
| Sepse | Não | Não | Sim |
| Reinternação | Não | Sim/não | Sim/não |

*FPPO*, fístula pancreática pós-operatória; *TC*, tomografia computadorizada; *US*, ultrassom.
(De Bassi C, Dervenis C, Butturini G, et al. Postoperative pancreatic fistula: An international study group [ISGPF] definition. *Surgery*. 138:8-13, 2005.)

crônica preexistente, fibrose da glândula ou resistência à insulina, normalmente é necessária a reposição de enzima exógena e de insulina.

## Controvérsias

### Derivação (bypass) paliativa no caso de doença irressecável/metastática

Apesar da disponibilidade de imagens em corte transversal, corte fino, de alta qualidade, descobriu-se que os pacientes ainda têm doença localmente avançada ou metastática no momento da cirurgia. A doença metastática pode ser observada durante a laparoscopia. Como a paliação da obstrução gastrintestinal assim como a obstrução biliar podem ser alcançadas por meios endoscópicos (*stents* duodenais, CPRE com *stents* metálicos para o sistema biliar), geralmente não é indicado proceder à laparotomia e à realização de derivação (*bypass*) paliativa, quando se observa doença metastática na laparoscopia de estadiamento. Se forem observadas metástases ou doença irressecável depois de realizada a laparotomia, a decisão de realizar procedimento de derivação biliar e/ou gastrintestinal precisa ser individualizada. Dentre as opções estão o procedimento cirúrgico de paliação ou o fechamento do abdome bem como as intervenções endoscópicas, se o paciente ainda não tiver sido submetido à drenagem biliar pré-operatória. Infelizmente, não existem dados definitivos descrevendo a sobrevida e a qualidade de vida dos pacientes submetidos ao procedimento de derivação cirúrgica *versus* fechamento e rápida colocação de *stents* endoscópicos. Para tomar essa decisão, o cirurgião precisa assimilar os dados sobre os sintomas dos pacientes, condições físicas e sobrevida projetada. No quadro de carcinomatose ou doença metastática multifocal, independentemente das condições físicas, a intervenção endoscópica deve ser favorecida, em razão da curta sobrevida média. Entretanto, isso deve ser óbvio na laparoscopia de estadiamento. Se o paciente teve sintomas gastrintestinais obstrutivos ou necessitou de colocação de *stent* duodenal anteriormente, pode ser prudente realizar a derivação gastrintestinal. De modo semelhante, naqueles pacientes em bom estado funcional e doença metastática de baixo volume ou doença localmente avançada, a realização de derivação biliar cirúrgica é uma opção razoável.

### Procedimento de Whipple com preservação do piloro versus sem preservação do piloro

Descrevemos o procedimento de Whipple com preservação do piloro, que é a cirurgia de escolha de um número crescente de cirurgiões pancreatobiliares. Foi proposto inicialmente como um meio de reduzir o esvaziamento rápido do estômago pós-pancreatectomia e o refluxo biliar, que é comum após um procedimento de Whipple sem preservação do piloro. Embora os resultados iniciais sejam animadores, nenhum dos estudos controlados randomizados sugeriu a superioridade de um procedimento de Whipple com preservação do piloro sobre o procedimento de Whipple sem a preservação do piloro.

### Pancreatojejunostomia versus pancreatogastrostomia

A pancreatojejunostomia continua a ser o calcanhar de Aquiles do procedimento de Whipple em razão da frequência das fístulas pancreáticas. Vários estudos relataram resultados bem-sucedidos com a pancreatogastrostomia e taxas reduzidas de extravasamento, em comparação com a pancreatojejunostomia, mas esse achado não foi reprodutível em vários estudos randomizados e a maioria dos cirurgiões continua a preferir a pancreatojejunostomia.[40] Nos casos em que o ducto pancreático não é identificado, pode-se também realizar a invaginação da glândula no coto jejunal.

### Uso de análogos da somatostatina para reduzir a fístula pancreática

Apesar da queda na mortalidade da pancreatoduodenectomia, a morbidade pós-operatória continua a ser um problema significativo. A fístula pancreática é a principal fonte de morbidade após a cirurgia de Whipple. Como a secreção pancreática exócrina é o mecanismo proposto pelo qual ocorre fístula pós-operatória, a inibição dessa secreção por meio de somatostatina e seus análogos foi avaliada por numerosos estudos com resultados mistos. Enquanto os estudos europeus mostraram que o uso perioperatório de octreotida leva à diminuição da incidência de fístula pancreática pós-operatória, estudos norte-americanos não confirmaram esses resultados. Um estudo recente do Memorial Sloan Kettering Cancer Center avaliou a eficácia do pasireotida, um análogo da somatostatina com meia-vida mais longa (11 horas para a pasireotida *versus* 2 horas para a octreotida) e um perfil de ligação mais amplo (a pasireotida liga-se aos receptores de somatostatina, subtipos 1, 2, 3 e 5, enquanto a octreotida liga-se apenas ao receptor subtipos 2 e 5), na redução de fístula pancreática, extravasamento ou abscesso de grau 3 ou superior, após cirurgia pancreática (tanto pancreatoduodenectomia como pancreatectomia distal). Nesse estudo, o tratamento com pasireotida diminuiu significativamente a taxa de fístula pancreática pós-operatória de grau 3 ou superior, extravasamento ou abscesso (9% *versus* 21%; risco relativo, 0,44; intervalo de confiança [IC] 95%, 0,24 a 0,78; $P$ = 0,006). Esse achado foi visualizado de modo consistente em pacientes submetidos a pancreatoduodenectomia ou pancreatectomia distal, assim como em pacientes com ducto dilatado *versus* ducto pancreático não dilatado.[41] Um estudo observacional prospectivo de acompanhamento do Memorial Sloan Kettering Cancer Center confirmou os achados do estudo clínico.[42] Infelizmente, esses resultados não foram reproduzidos fora desse instituto.[43]

### Extensão da linfadenectomia

Descobriu-se que de 75 a 80% dos pacientes apresentam envolvimento dos linfonodos no momento do procedimento de Whipple e, em geral, de 80 a 85% dos pacientes têm recidiva do tumor e vão a óbito por câncer; por essa razão, alguns cirurgiões propuseram que a linfadenectomia radical possa melhorar os resultados. A pancreatectomia regional foi proposta primeiramente por Fortner, em 1973, e tem uso amplo no Japão, onde foram relatadas melhoras significativas na sobrevida dos pacientes submetidos à linfadenectomia estendida. Além dos linfonodos peripancreáticos, portais e pilóricos, a linfadenectomia estendida compreende a ressecção dos linfonodos hilares e retroperitoneais, estendendo-se desde a origem celíaca até o nível da artéria mesentérica inferior, incluindo todo o tecido até o hilo renal lateralmente. Desde então, vários estudos controlados randomizados foram realizados, sem evidências sugerindo melhora na sobrevida após a linfadenectomia estendida. De fato, mais de um estudo mostrou aumento da morbidade associada à linfadenectomia estendida, incluindo retardo do esvaziamento gástrico, fístula pancreática e esvaziamento gástrico rápido. Em vista da evidência atual, a pancreatoduodenectomia é a cirurgia de escolha para o adenocarcinoma pancreático localizado.

### Pancreatoduodenectomia laparoscópica e robótica

A primeira pancreatoduodenectomia laparoscópica foi realizada em 1994 por Gagner e Pomp. Desde então, vários relatos de casos e pequenas séries demonstraram a viabilidade da abordagem minimamente invasiva. Na maior série dos EUA até o momento, Kendrick e Cusati[44] relataram resultados de 65 pancreatoduodenectomias laparoscópicas, com taxa de morbidade geral de 42%:

fístula pancreática, 18%; esvaziamento gástrico retardado, 15%; sangramento, 8%; infecção de ferida, 6%; reoperação, 5%; e mortalidade, 1,5%. Esses resultados indicam que, a curto prazo, a pancreatoduodenectomia laparoscópica tem desfechos semelhantes aos da abordagem aberta. Recentemente, os autores apresentaram a experiência atualizada com 108 pancreatoduodenectomias laparoscópicas. Seus dados sugeriram que o tempo médio de hospitalização era menor com a abordagem laparoscópica. Além disso, os autores observaram que, em comparação com a abordagem laparoscópica, em uma proporção significativamente mais alta de pacientes houve atraso na administração da terapia adjuvante com a abordagem aberta.[45] A pancreatoduodenectomia é uma das cirurgias intra-abdominais mais complexas e, para sua realização laparoscópica, o operador necessita de um treinamento avançado tanto em abordagem hepatopancreatobiliar como em abordagens laparoscópicas, sem mencionar os anos de experiência em alto volume de cirurgias. Em razão da complexidade do procedimento e pelo fato de as importantes morbidades que acompanham a pancreatoduodenectomia não estarem relacionadas ao tamanho da incisão, o procedimento laparoscópico de Whipple não foi amplamente adotado.

A robótica emergiu como uma alternativa e como um adjuvante da laparoscopia. Em vista das limitações da tecnologia laparoscópica atual e da necessidade de um meticuloso controle vascular e reconstrução complexa na cirurgia pancreática, a pancreatoduodenectomia robótica foi proposta como uma alternativa à pancreatoduodenectomia laparoscópica. Há apenas alguns centros nos EUA que buscam a robótica como uma abordagem à pancreatoduodenectomia. A maior série sobre pancreatoduodenectomia robótica é a da University of Pittsburgh. Zureikat et al. publicaram sua experiência com 132 pancreatoduodenectomias robóticas.[46] Entretanto, como mencionado anteriormente, a principal morbidade da pancreatoduodenectomia não emana da incisão, e é muito cedo para predizer se a pancreatoduodenectomia robótica terá uma adoção ampla. Nesse momento, a pancreatoduodenectomia aberta continua a ser o padrão de cuidados.

### Duodenojejunostomia antecólica *versus* retrocólica

O esvaziamento gástrico retardado é uma ocorrência comum após pancreatoduodenectomia com uma causa indefinida. Os dados emergentes sugerem que a criação de uma duodenojejunostomia antecólica possa melhorar o esvaziamento gástrico, em comparação com a técnica retrocólica.

### Uso de dreno *versus* não uso de dreno

Em razão da elevada frequência de fístula pancreática após a ressecção pancreática e da morbidade associada a extravasamento pancreático descontrolado, os drenos são usados rotineiramente após as ressecções pancreáticas. Entretanto, os drenos cirúrgicos não são isentos de efeitos desfavoráveis, e seu uso está associado a taxas elevadas de infecção intra-abdominal e de ferida, aumento da dor e hospitalização prolongada. O uso de drenos cirúrgicos após a ressecção pancreática foi avaliado em estudos controlados randomizados. Em um controlado randomizado do Memorial Sloan Kettering Cancer Center, comparando os resultados em pacientes submetidos à ressecção pancreática com e sem colocação de drenos cirúrgicos, não foi observada diferença na taxa de complicação entre os dois grupos. Além disso, a presença de um dreno não diminuiu a necessidade de intervenção radiológica ou a exploração cirúrgica. Entretanto, um estudo controlado randomizado multi-instituição, comparando o uso de dreno *versus* não uso de dreno em pacientes submetidos à pancreatoduodenectomia, foi encerrado precocemente em consequência de aumento da morbidade além de um aumento quatro vezes maior da mortalidade no grupo que não usou dreno. Nesse estudo, o uso de dreno diminuiu o impacto clínico adverso da fístula pancreática. Foram alcançados bons resultados sem o uso de drenos cirúrgicos apenas em centros especializados de alto volume de cirurgias com grande experiência em lidar com complicações intra-abdominais após pancreatoduodenectomia. Esses centros têm acesso a técnicas avançadas de radiologia intervencionista assim como dispõem de endoscopistas experientes os quais podem drenar muitos dos acúmulos intra-abdominais internamente pelo estômago. Nesse momento, o uso de um dreno cirúrgico deve ser considerado um padrão de cuidados.

### Eletroporação irreversível

O uso de eletroporação irreversível para o tratamento de cânceres pancreáticos irressecáveis localmente avançados ou como "acentuação de margem" para tratar margens macroscopicamente positivas vem sendo investigado em muitos centros especializados. A eletroporação irreversível preserva estruturas ricas em colágeno, como vasos sanguíneos e ductos, enquanto mata células tumorais e, portanto, se propõe a melhorar o controle local ou a sobrevida geral dos pacientes com câncer pancreático. Atualmente, porém, sua utilidade no tratamento de câncer pancreático localmente avançado permanece por ser determinado.

## Terapia adjuvante para câncer pancreático
### Quimioterapia e radioterapia

Nos últimos 30 anos, houve relatos conflitantes sobre o benefício da terapia adjuvante para a sobrevida após a ressecção cirúrgica do câncer pancreático localizado, particularmente em relação à radioterapia. Apesar da ampla aceitação do uso da quimioterapia, a utilidade da radioterapia é cada vez mais questionada. Nos EUA, a quimioterapia e a radioterapia ainda são amplamente usadas, enquanto os centros europeus interromperam o emprego da radioterapia como parte da terapia adjuvante padrão por falta de evidências de apoio a um benefício para a sobrevida.

Vários estudos randomizados tentaram esclarecer os papéis da quimioterapia e da radioterapia como tratamento adjuvante do câncer pancreático após a ressecção cirúrgica. A Tabela 56.10

**Tabela 56.10** Resumo de estudos clínicos definindo o papel da terapia adjuvante após a ressecção do câncer pancreático.

| Estudo | Conclusões |
|---|---|
| GITSG | A quimiorradiação adjuvante com 5-FU e radioterapia 40 Gy melhora a sobrevida, em comparação com a observação isoladamente |
| ESPAC-1 | A quimioterapia adjuvante melhora a sobrevida, a quimiorradiação é deletéria |
| CONKO-001 | A gencitabina adjuvante melhora a sobrevida livre de doença em comparação com a observação |
| RTOG 97-04 | Gencitabina antes e depois da quimiorradiação à base de 5-FU propicia sobrevida geral semelhante, em comparação à quimiorradiação com 5-FU, mas com toxicidade significativamente menor |
| ESPAC-3 | A quimioterapia isoladamente com gencitabina proporciona sobrevida geral semelhante à da 5-FU, mas com toxicidade significativamente menor |
| ESPAC-4 | A combinação adjuvante de gencitabina e capecitabina é superior ao uso isolado de gencitabina |

resume os achados de vários estudos importantes. Em 1974, o Gastrointestinal Tumor Study Group (GITSG) iniciou um estudo randomizado prospectivo comparando a 5-fluoruracila (5-FU) adjuvante e a radiação de 40 Gy com observação após a ressecção curativa.[47] O estudo terminou prematuramente em razão do baixo número e da observação de que o grupo de quimiorradiação teve uma significativa vantagem na sobrevida. Durante um período de 8 anos, somente 49 pacientes foram randomizados (43 pacientes foram incluídos na análise final em razão da retirada de cinco indivíduos e diagnóstico errôneo de um). A sobrevida média no grupo de quimiorradiação foi de 20 meses, em comparação com 11 meses no grupo de observação. Apesar de suas limitações, esse foi o primeiro estudo controlado randomizado a mostrar um benefício para a sobrevida geral após a quimiorradiação.

O estudo European Study Group for Pancreatic Cancer-1 (ESPAC-1) foi um projeto fatorial 2×2 que comparou a quimiorradioterapia isoladamente (5-FU 20 Gy durante 2 semanas) versus quimioterapia isolada (5-FU), versus quimiorradioterapia e quimioterapia versus observação.[48] Em acompanhamento médio de 47 meses, observou-se que a sobrevida estimada em 5 anos nos pacientes submetidos à quimiorradioterapia foi significativamente menor do que naqueles não submetidos à quimiorradioterapia (10% versus 20%; $P = 0,05$). Ao mesmo tempo, os pacientes que receberam quimioterapia tiveram uma sobrevida em 5 anos de 21% versus 8% naqueles que não receberam quimioterapia ($P < 0,009$). Esses achados levaram à conclusão de que, embora a quimioterapia tenha proporcionado significativa melhora na sobrevida geral, o uso de rotina de quimiorradiação pode ser prejudicial.

Em 2007, o estudo Charité Onkologie (CONKO-001) de 368 indivíduos inscritos, durante um período de 6 anos, avaliou se a quimioterapia com gencitabina (sem radioterapia) poderia estender a sobrevida livre de doença, em comparação com a observação.[49] Os pacientes do estudo receberam seis ciclos de gencitabina (dias 1, 8 e 15, a cada 4 semanas, por 6 meses) e os resultados foram comparados com a observação isoladamente. A sobrevida média livre de doença foi significativamente melhor no grupo de gencitabina, em comparação com o grupo de observação somente (13,4 versus 6,9 meses). Houve uma tendência favorável na sobrevida geral, mas isso não mostrou significância estatística (média, 22,1 versus 20,2 meses). Esse estudo estabeleceu o uso de gencitabina adjuvante para o tratamento de câncer pancreático.

O estudo Radiation Therapy Oncology Group (RTOG 97-04) comparou 5-FU versus quimioterapia com gencitabina, antes e depois da quimiorradiação, à base de 5-FU.[50] A finalidade do estudo era determinar se a gencitabina oferecia algum benefício à sobrevida superior ao de 5-FU, em combinação com a quimiorradiação à base de 5-FU. Observou-se que, embora a sobrevida geral fosse semelhante (20,5 meses para gencitabina versus 16,9 meses para 5-FU; $P = NS$), a toxicidade relacionada ao tratamento foi significativamente maior no grupo de 5-FU. Esses dados levaram ao uso de gencitabina como agente de primeira linha para a quimioterapia adjuvante, com ou sem radioterapia.

O estudo ESPAC-3 foi projetado para avaliar a sobrevida geral, comparando 5-FU (425 mg/m², injeção de bolus IV, administrada nos dias 1 a 5, a cada 28 dias) versus gencitabina (1.000 mg/m² infusão IV, dias 1, 8 e 15, a cada 4 semanas) após a cirurgia curativa. Nenhum grupo de observação foi incluído por se acreditar que seja antiético, pois os dados existentes sugeriam um benefício superior da quimioterapia para a sobrevida sobre a observação isoladamente. Mais de 1.000 participantes de 16 países foram randomizados. A sobrevida geral foi semelhante entre os grupos (23,0 meses para 5-FU, 23,6 meses para gencitabina), mas descobriu-se que a toxicidade da gencitabina relacionada ao tratamento é menor, com menos efeitos adversos graves e melhor adesão. As atuais diretrizes NCCN continuam a recomendar gencitabina ou 5-FU isoladamente, ou em combinação com quimiorradiação à base de 5-FU, como terapia adjuvante após a ressecção para ACDP. Em razão do prognóstico precário, a inscrição em estudos clínicos tem sido incentivada.

O estudo ESPAC-4 foi o estudo controlado randomizado internacional mais recente a terminar.[51] O objetivo do ESPAC-4 era determinar a eficácia e a segurança da gencitabina e da capecitabina, em comparação com a monoterapia com gencitabina para o câncer pancreático ressecado. Nesse estudo clínico, randomizado, multicêntrico, de dois grupos, não cego (sem ocultação), os pacientes submetidos à ressecção macroscópica completa para adenocarcinoma ductal do pâncreas (ressecção R0 ou R1) foram designados aleatoriamente (1:1), dentro de 12 semanas de cirurgia, para receber seis ciclos de 1.000 mg/m² de gencitabina isoladamente, administrada 1 vez/semana, durante 3 de cada 4 semanas (um ciclo), ou de 1.660 mg/m² de capecitabina oral administrada por 21 dias seguidos de 7 dias de repouso (um ciclo). A sobrevida média geral dos pacientes do grupo de gencitabina mais capecitabina foi de 28,0 meses (IC 95%, 23,5 a 31,5) em comparação com 25,5 meses (22,7 a 27,9) do grupo de gencitabina (razão de risco 0,82 [IC 95%, 0,68 a 0,98], $P = 0,032$). Esse estudo estabeleceu a gencitabina e a capecitabina como o novo padrão para terapia adjuvante após ressecção de ACDP.

Em 2018, foram relatados na America Society of Clinical Oncology (ASCO) os resultados de uma fase multicêntrica randomizada do estudo III PRODIGE 24. Nesse estudo, os pacientes com câncer pancreático, submetidos à ressecção cirúrgica, foram randomizados para receber o regime modificado de 5-FU, leucovorina, irinotecano e oxaliplatina (mFOLFIRINOX) ou gencitabina por 6 meses. A sobrevida média livre de doença foi quase 9 meses mais longa no grupo de mFOLFIRINOX em comparação com o grupo de gencitabina. A sobrevida média geral foi de 54 meses no grupo de mFOLFIRINOX e de 35 meses no grupo de gencitabina. Apesar de promissor, o esquema FOLFIRINOX está associado a uma taxa mais alta de toxicidade e pode ser difícil sua administração em contexto de comunidade, especialmente em quadro pós-operatório.

### Papel da terapia neoadjuvante

É evidente que, para um resultado ideal, os pacientes com câncer pancreático necessitam de um tratamento multimodal que inclua a combinação de cirurgia e quimioterapia com ou sem radioterapia. A administração da quimioterapia, com ou sem radioterapia, antes da ressecção cirúrgica planejada para câncer pancreático, está se tornando cada vez mais comum. A razão para a abordagem neoadjuvante é multifacetada. Após a ressecção cirúrgica, aproximadamente 25% dos pacientes não recebem terapia adjuvante por motivo de recusa, complicações cirúrgicas ou incapacidade de se recuperar fisiologicamente. A administração de terapia antes da cirurgia assegura que todos os pacientes recebam terapias multimodais e, ao receber a terapia em uma glândula intacta com um suprimento sanguíneo estabelecido, a eficácia da terapia pode ser maximizada. Além disso, com o tratamento dos pacientes com doença mensurável, a resposta à terapia pode ser avaliada de maneira mais rápida. A progressão da doença durante o tratamento neoadjuvante é indicativa da biologia agressiva do tumor e pode impedir que esses pacientes sejam submetidos a uma cirurgia extensa, que provavelmente não oferecerá qualquer benefício à sobrevida. Finalmente, a administração de quimioterapia e radioterapia antes da cirurgia é considerada como um teste de estresse fisiológico e um auxílio para a seleção dos pacientes que provavelmente não tolerariam o acentuado estresse de uma ressecção cirúrgica. A terapia neoadjuvante pode propiciar melhor seleção dos pacientes, evitando a cirurgia para aqueles com doença progressiva, além de melhorar as taxas de margens negativas e reduzir as metástases linfonodais.

Tanto os dados retrospectivos como os dados de nível 1 surgidos recentemente apoiam o uso de abordagens neoadjuvantes. Em um estudo do MD Anderson Cancer Center, os autores revisaram retrospectivamente e compararam os resultados dos pacientes com adenocarcinoma pancreático ressecável submetidos à terapia neoadjuvante seguida de cirurgia com os resultados dos pacientes que foram tratados com cirurgia como primeira abordagem. Nesse estudo, 83% dos pacientes com terapia neoadjuvante completaram todos os componentes da terapia, incluindo a cirurgia com quimioterapia ou radioterapia, em comparação com 58% dos pacientes tratados com cirurgia como primeira abordagem. Nesse estudo, os pacientes que completaram todos os componentes de terapia multimodal tiveram melhores resultados, em comparação com aqueles que receberam apenas um componente, seja cirurgia ou quimioterapia. Apesar da taxa de complicações semelhante em ambos os grupos, os pacientes que receberam a terapia neoadjuvante, e manifestaram uma importante complicação pós-operatória tiveram uma sobrevida mais longa, quando comparados com aqueles em que a cirurgia foi a primeira abordagem e apresentaram importante complicação pós-operatória. Isso pode sugerir que a terapia neoadjuvante proteja os pacientes com câncer pancreático, submetidos à pancreatectomia por câncer pancreático, contra recidiva precoce e morte. Por outro lado, esses resultados podem ser apenas um reflexo do fato de que os pacientes submetidos primeiramente à cirurgia e que desenvolveram uma complicação não puderam receber terapia adjuvante, que é um componente igualmente crítico do tratamento.

Em pacientes selecionados, o papel da terapia neoadjuvante é mais claro, particularmente naqueles com significativo envolvimento venoso ou envolvimento arterial limitado, cuja doença é classificada como ressecável limítrofe. Nesses pacientes, para os quais a exploração cirúrgica inicial acarreta um risco significativo de exposição à laparotomia não terapêutica, o argumento para realização de terapia neoadjuvante é fortalecido e, atualmente, tem o apoio de evidência de nível 1. Foram liberados recentemente os resultados do estudo PREOPANC-1 controlado randomizado, multicêntrico, que selecionou aleatoriamente os pacientes com câncer pancreático ressecável limítrofe para cirurgia imediata *versus* quimiorradioterapia pré-operatória.[52] Ambos os grupos de pacientes receberam terapia adjuvante. O estudo mostrou que os pacientes submetidos à abordagem neoadjuvante tiveram sobrevida significativamente melhor (média de 17,1 meses *versus* 13,5 meses da cirurgia como primeira abordagem), melhor sobrevida livre de doença (média de 11,2 meses *versus* 7,9 meses da cirurgia como primeira abordagem). Não foi observada diferença significativa nos eventos adversos grau ≥ 3 entre os dois grupos. Outro estudo pequeno, controlado, randomizado da Coreia do Sul,[53] mostrou que a terapia neoadjuvante dos pacientes com câncer pancreático ressecável limítrofe levava à melhora na sobrevida geral e a uma taxa de ressecção R0, quando comparada com a cirurgia precoce. Além disso, para indivíduos com um envolvimento significativo da VMS e da veia porta (> 180° ou envolvimento de um pequeno segmento), ou comprometimento arterial hepático ou do suporte da AMS (< 180°), a terapia neoadjuvante pode ter um papel importante na identificação do subgrupo de pacientes com maior probabilidade de obter benefício com uma agressiva terapia multimodal, incluindo a ressecção cirúrgica com reconstrução vascular. Esse tipo de tratamento agressivo deve ser realizado apenas por uma equipe multiprofissional experiente no contexto de um estudo clínico.

### Quimioterapia para adenocarcinoma pancreático metastático

Mais de 80% dos pacientes com câncer pancreático apresentam doença localmente avançada ou metastática e são tratados principalmente com quimioterapia. Houve algum progresso no tratamento quimioterápico dos adenocarcinomas pancreáticos localmente avançados ou metastáticos. É vital que os cirurgiões que cuidam de pacientes com câncer pancreático conheçam esses estudos, pois com os regimes usados para tratar os adenocarcinomas pancreáticos localmente avançado e metastático lentamente encontrarão uma forma de tratar os pacientes com câncer pancreático ressecável, tanto em contexto adjuvante como neoadjuvante. A gencitabina é o padrão de cuidados no tratamento de câncer pancreático metastático desde o fim dos anos 1990. Alguns esquemas de quimioterapia mostraram maior eficácia do que a gencitabina. Em comparação com a gencitabina isoladamente, o FOLFIRINOX (combinação de 5-FU, oxaliplatina, irinotecano e leucovorina) melhora a sobrevida média geral (gencitabina, 6,8 meses; FOLFIRINOX, 11,1 meses) e sobrevida livre de progressão da doença (gencitabina, 3,3 meses; FOLFIRINOX, 6,4 meses).[54] O FOLFIRINOX está sendo usado como um regime neoadjuvante de escolha em pacientes com câncer pancreático ressecável limítrofe e boas condições físicas que possam tolerar esse regime agressivo.

Em um esquema semelhante, a combinação de gencitabina com nab-paclitaxel melhora a sobrevida geral livre de progressão dos pacientes com câncer pancreático metastático, em comparação com a gencitabina isoldamente.[55] Os resultados das terapias direcionadas a alvos no câncer pancreático ainda não são muito promissores. A adição de erlotinibe, cujo alvo são as vias do crescimento dependente do receptor do fator de crescimento epidérmico, à gencitabina leva a melhora estatisticamente significativa, porém a melhora é marginal na sobrevida geral e na sobrevida livre de progressão em pacientes com câncer pancreático metastático.[56] A avaliação da combinação de gencitabina-erlotinibe como terapia adjuvante está em andamento atualmente. Estudos controlados randomizados avaliando a adição de inibidor de fator de crescimento endotelial vascular, bevacizumabe, ou inibidor do receptor do fator de crescimento epidérmico, cetuximabe, à gencitabina mostraram melhora nos resultados de pacientes com câncer pancreático metastático, em comparação com a gencitabina isoladamente.

### Terapia paliativa para o câncer pancreático

Visto que 80 a 85% dos indivíduos com câncer pancreático têm doença localmente avançada ou metastática no momento da internação e, portanto, não são candidatos à ressecção cirúrgica, é imperativo que todos os cirurgiões estejam familiarizados com as opções paliativas não operatórias e operatórias. Em geral, o tratamento não operatório deve ser realizado, sempre que possível, para agilizar a terapia sistêmica e otimizar a qualidade de vida desses pacientes.

#### Obstrução biliar

A paliação da obstrução biliar geralmente é necessária para os pacientes não elegíveis para a ressecção cirúrgica. A CPRE com colocação de *stent* metálico proporciona uma excelente paliação da icterícia e, em centros universitários de alto volume de cirurgias, a drenagem biliar bem-sucedida é possível em mais de 90% dos casos. Em pacientes para os quais a paliação endoscópica é impossível, a drenagem biliar percutânea com internação subsequente pode ser necessária. Para pacientes nos quais a doença não ressecável foi descoberta à laparotomia, ou naqueles em que as medidas não cirúrgicas falharam, uma derivação entérica biliar cirúrgica pode ser realizada por hepatojejunostomia em Y de Roux, com excelente permeabilidade a longo prazo.

### Obstrução da via de saída gástrica

Aproximadamente 20% dos pacientes com câncer pancreático localmente avançado desenvolvem obstrução à saída gástrica. Em pacientes nos quais se descobriu patologia ou doença metastática não ressecável, com base em achados de imagem e com sintomas de obstrução de saída gástrica, a colocação de *stent* luminal endoscópico deve ser realizada. A colocação de *stent* endoscópico paliativo mostra excelentes resultados a curto prazo, com melhora quase imediata na ingestão oral, mas com limitada capacidade de proporcionar permeabilidade a longo prazo. Por essa razão, os pacientes nos quais o carcinoma irressecável foi descoberto no momento da laparotomia podem beneficiar-se com a gastrojejunostomia preventiva, sem aumento da morbidade pós-operatória. Para pacientes que necessitam de intervenção cirúrgica, pode-se realizar derivação dupla que consiste em hepatojejunostomia e gastrojejunostomia em Y de Roux.

### Alívio da dor

A dor é um componente comum na história natural do câncer pancreático, que afeta a maioria dos pacientes com doença avançada. A paliação da dor é fundamental para a otimização da qualidade de vida dos pacientes e deve ser um objetivo primário para os médicos. O tratamento inicial da dor pode incluir anti-inflamatórios ou opiáceos de longa ação, administrados por via oral ou adesivo cutâneo. Deve ser considerado o bloqueio do nervo celíaco nos pacientes cuja dor não seja bem controlada, ou que manifestem efeitos colaterais dos medicamentos narcóticos. O procedimento envolve a injeção de uma combinação de 3 m$\ell$ de bupivacaína a 0,25% e 10 m$\ell$ de álcool absoluto em cada plexo celíaco. Os casos que, à exploração cirúrgica, são descobertos como não ressecáveis, esse tratamento pode ser realizado no intraoperatório, como descrito por Lillemoe et al.[57] Para os pacientes cuja doença seja não ressecável com base na avaliação do estadiamento, os quais não são submetidos à exploração cirúrgica, a neurólise pode ser realizada com orientação de EUS; a expectativa é o alívio da dor em cerca de 80% dos pacientes. A neurólise percutânea guiada por TC também pode ser realizada.

## TRAUMA PANCREÁTICO

As lesões pancreáticas são raras. O mecanismo de lesão varia de acordo com a idade do paciente. O mecanismo mais comum em pacientes pediátricos é o traumatismo abdominal contuso. Observa-se uma compressão direta do epigástrio contra a coluna vertebral e um objeto contuso (guidão) normalmente após lesões causadas por bicicleta. O segmento do pâncreas afetado com mais frequência é o corpo. As lesões penetrantes no abdome são as mais comumente observadas em adultos.

As lesões pancreáticas isoladas não são comuns. Até 90% dos pacientes apresentam lesões hepáticas, gástricas, esplênicas, renais, colônicas ou vasculares associadas. O diagnóstico e a terapia em pacientes instáveis, com lesões retroperitoneais graves, ferimentos causados por projéteis ou lesão penetrante no abdome normalmente são simples e não requerem outras avaliações. Os pacientes hemodinamicamente estáveis representam um desafio, porque as lesões pancreáticas isoladas normalmente estão associadas a sintomas e sinais físicos sutis ou ausentes. As lesões pancreáticas não diagnosticadas estão associadas a complicações significativas, como abscesso intra-abdominal, fístula ou acúmulos de líquido, em 60% dos pacientes. Deve-se sempre suspeitar de lesões pancreáticas após a compressão epigástrica durante um acidente de carro ou bicicleta.

A modalidade de escolha para avaliar os pacientes com traumatismo abdominal é a TC do abdome. Achados como hematomas peripancreáticos, líquido livre no omento menor e espessamento anormal da fáscia de Gerota sugerem lesão pancreática. Estudos mostraram que a CPRM proporciona uma excelente visualização de ducto pancreático, líquido peripancreático contíguo aos segmentos fraturados do pâncreas e hemorragia após um traumatismo não penetrante. Dentre suas principais limitações estão os custos elevados, a disponibilidade e o período de tempo necessário para realizar o estudo. A medida isolada de amilase pancreática não é recomendada pois até 40% dos pacientes com ducto pancreático ressecado apresentam níveis normais de amilase sérica. Os níveis de quantificação em série aumentam a sensibilidade do ensaio. As elevações anormais do nível de amilase requerem outros estudos por imagens.

O teste mais confiável para demonstrar a integridade do ducto pancreático é a CPRE. Entretanto, sua aplicabilidade, em geral, é limitada pelo risco de induzir a pancreatite, pela disponibilidade e pela gravidade do traumatismo.

As lesões pancreáticas são classificadas de acordo com o sistema descrito pela American Association for the Surgery of Trauma (AAST; Tabela 56.11). O tratamento definitivo é baseado em achados cirúrgicos. Grandes ressecções pancreáticas foram descritas em pacientes estáveis com lesão pancreática isolada. Entretanto, as ressecções pancreáticas em pacientes instáveis estão associadas a morbidade e mortalidade significativas. Portanto, a cirurgia de controle de danos é indicada para lesões complexas ou para pacientes instáveis. A maioria das lesões pancreáticas pode ser temporariamente controlada com drenos. Uma vez controlada a agressão fisiológica, o tratamento definitivo deve ser considerado, se indicado. Até 75% das mortes ocorrem em 48 a 72 horas após o traumatismo, e a maioria está relacionada com o choque hipovolêmico.

**Tabela 56.11** Pontuação de lesão pancreática da American Association for the Surgery of Trauma.

| Grau | | Descrição da lesão |
|---|---|---|
| I | Hematoma | Contusão menor com lesão ductal |
| | Laceração | Laceração superficial sem lesão ductal |
| II | Hematoma | Contusão maior sem lesão ductal ou perda de tecido |
| | Laceração | Contusão maior sem lesão ductal ou perda de tecido |
| III | Laceração | Transecção distal ou lesão parenquimal pancreática sem lesão ductal |
| IV | Laceração | Transecção proximal ou lesão parenquimal pancreática envolvendo a ampola |
| V | Laceração | Ruptura massiva da cabeça pancreática |

De Subramanian A, Dente CJ, Feliciano DV. The management of pancreatic trauma in the modern era. *Surg Clin North Am.* 2007;87:1515-1532.

# 57

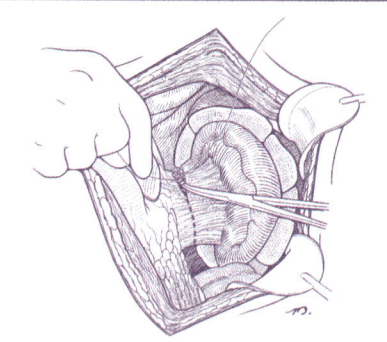

# Baço

*Aussama K. Nassar, Mary Hawn*

## VISÃO GERAL DO CAPÍTULO

**Anatomia esplênica**
  Anatomia vascular
**Função esplênica**
  Hematopoética
  Reservatório
  Filtração
  Imunidade

**Esplenectomia**
  Condições hematológicas benignas
  Doença maligna
  Condições benignas diversas
  Outras considerações

## ANATOMIA ESPLÊNICA

O baço é o maior órgão linfoide do corpo; mede de 7 a 13 cm de comprimento e seu peso pode atingir até 250 g. Ele se desenvolve a partir das células mesenquimais no mesogástrio dorsal durante a quinta semana de embriogênese. Inicialmente, é aderido ao botão pancreático dorsal e finalmente se separa deste e se estabelece na face esquerda mais elevada do abdome, na cavidade intraperitoneal. Anatomicamente, consiste em duas superfícies: a diafragmática e a visceral. A superfície diafragmática é coberta pelo diafragma, que a separa da pleura. Entretanto, o recesso costodiafragmático estende-se até a face mais inferior de um baço de tamanho normal. A superfície visceral do baço está em estreita proximidade com a curvatura maior do estômago, a flexura esplênica do cólon, o ápice do rim esquerdo e a cauda do pâncreas (Figura 57.1). Na anatomia topográfica, está situado na porção inferior do tórax e normalmente é protegido pelas 9ª, 10ª e 11ª costelas. Em indivíduos adultos saudáveis, o baço não é palpado abaixo do rebordo costal. Entretanto, em lactentes ele é palpado abaixo do rebordo costal, na linha média axilar. Essa relação é de fundamental importância nos pacientes que sofreram traumatismo e apresentam fraturas nas costelas inferiores esquerdas, pois o risco de lesão esplênica é elevado. O baço é um órgão intraperitoneal e é suspenso na cavidade peritoneal por múltiplas pregas peritoneais referidas erroneamente como "ligamentos" (Figura 57.2); na superfície diafragmática encontra-se o ligamento esplenofrênico, a superfície visceral e os ligamentos gastresplênico, esplenorrenal e esplenocólico. Em pacientes sem hipertensão portal, os ligamentos esplenofrênico e esplenocólico são relativamente avasculares. O ligamento gastresplênico transporta os vasos gástricos curtos em sua face superior e o gastroepiploico esquerdo em sua face inferior. O ligamento esplenorrenal contém a artéria e a veia esplênica assim como a cauda do pâncreas. A cauda do pâncreas é contígua ao hilo esplênico em 30% dos indivíduos e está a 1 cm do hilo em 70% dos casos; assim, é importante ligar os vasos esplênicos a 1 cm do hilo esplênico para evitar lesão à cauda do pâncreas.

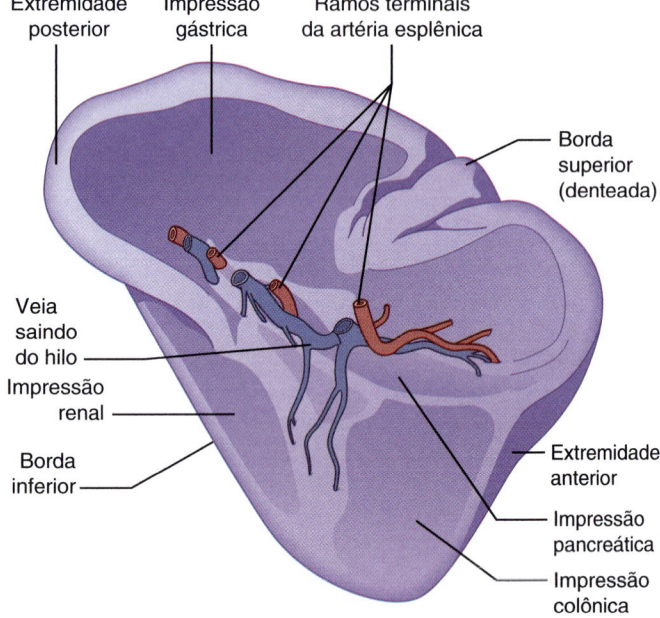

**Figura 57.1** O baço e suas relações com a superfície visceral. (De Ellis H. Anatomy of splenectomy for ruptured spleen. *Surgery [Oxford]*. 2010;28:226-228.)

### Anatomia vascular

A artéria esplênica, um ramo do tronco celíaco junto com seus ramos das artérias gástricas curtas, fornece o suprimento sanguíneo arterial do baço. A artéria esplênica é um vaso tortuoso que emite múltiplos ramos (16 a 18 ramos) para o pâncreas, ao longo do percurso na face posterior até chegar ao baço (Figura 57.3). O conhecimento das variantes anatômicas da artéria esplênica ajuda no planejamento cirúrgico e evita o potencial sangramento no intraoperatório. Existem duas variações comuns na divisão terminal da artéria esplênica em relação ao hilo. O tipo magistral, que se

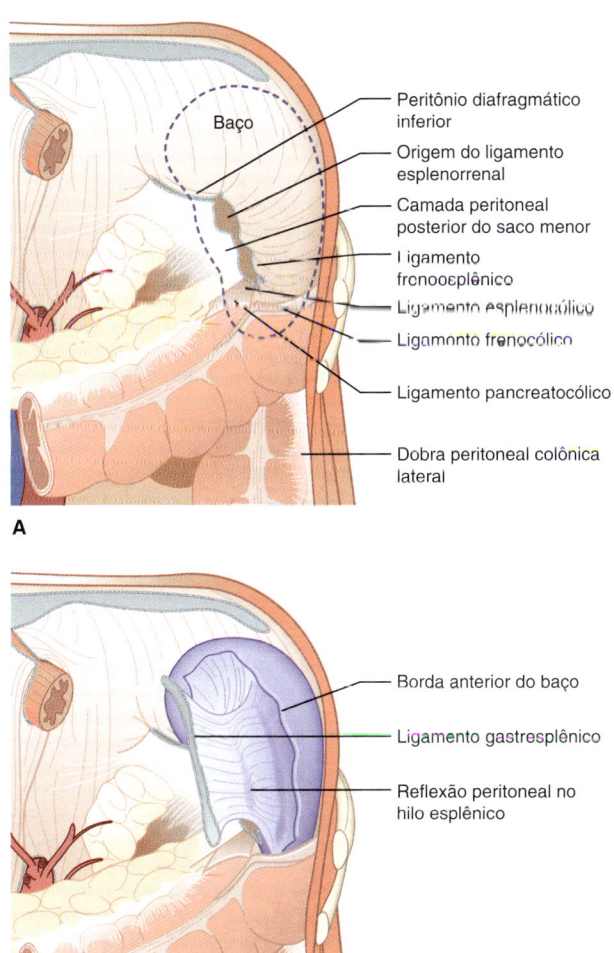

**Figura 57.2 A.** Inserções peritoneais posteriores. **B.** Inserções peritoneais anteriores. (De Ellis H. Anatomy of splenectomy for ruptured spleen. *Surgery [Oxford]*. 2010;28:226-228.)

ramifica próximo ao hilo do baço em artérias terminais e polar; e o tipo disperso ou distributivo, que, como o nome sugere, emite seus ramos distante do hilo. O tipo anatômico magistral ocorre em 30% dos indivíduos, e o tipo disperso em 70%. A artéria esplênica ramifica-se em aproximadamente cinco a seis artérias polares e seis artérias gástricas curtas: a artéria polar superior que, algumas vezes, se comunica com as artérias gástricas curtas, as artérias terminais superior, média e inferior, e uma artéria polar inferior. O conhecimento dessas distribuições variáveis é necessário para a realização de ressecções, especialmente a pancreatectomia distal preservando o baço, na tentativa de preservar a função esplênica.

A veia esplênica formada pela união das várias veias esplênicas e a veia gastroepiploica esquerda segue posteriormente para o pâncreas, unindo-se aos ramos pancreáticos e geralmente à veia mesentérica inferior para unir-se à veia mesentérica superior e dar origem à veia porta.

O baço é envolvido por uma cápsula fibroelástica. As trabéculas da cápsula se estendem e dividem o baço em compartimentos. O baço também é segmentado pelas divisões dos vasos esplênicos à medida que eles se ramificam dentro do órgão e se fundem com essas trabéculas (Figuras 57.4 e 57.5). As arteríolas se ramificam em vasos ainda menores e deixam essas trabéculas para se fundir com a polpa esplênica, onde sua túnica adventícia é substituída por uma cobertura de tecido linfático que continua até que os vasos se tornem capilares. Essas bainhas linfáticas compõem a polpa branca do baço e estão espalhadas nos ramos arteriolares como folículos linfáticos. A polpa branca interliga-se então à polpa vermelha na zona marginal. Nessa zona marginal, as arteríolas perdem seu tecido linfático e os vasos evoluem para seios esplênicos de paredes finas e sinusoides. Os sinusoides então se fundem em vênulas, drenando nas veias que seguem ao longo das trabéculas para formar veias esplênicas que refletem suas contrapartes arteriais.

## FUNÇÃO ESPLÊNICA

A função esplênica pode ser resumida em hematopoética, reservatória, filtração e imunidade.

### Hematopoética

Durante o desenvolvimento entre 3 e 5 semanas de vida fetal, o baço tem importantes funções hematopoéticas, que incluem a produção de células sanguíneas brancas e glóbulos vermelhos (hemácias). Essa produção é assumida pela medula óssea durante o quinto mês de gestação e, sob condições normais, o baço não tem função hematopoética significativa além desse mês. Entretanto, em certas condições patológicas, como a síndrome mielodisplásica, o baço é um dos principais órgãos envolvidos na eritropoese extramedular.

### Reservatório

O baço atua como um reservatório onde ele acumula plaquetas. Normalmente, um terço das plaquetas é acumulado dentro do baço. Portanto, pacientes com esplenomegalia são capazes de sequestrar grande volume de plaquetas (até 80%), o que resulta em trombocitopenia. Por essa razão, após a esplenectomia, os pacientes geralmente apresentam trombocitose, que pode ser um dos fatores que predispõem ao aumento das complicações trombóticas pós-esplenectomia.

### Filtração

O processo de filtração esplênica consiste em dois métodos de fluxo sanguíneo, os sistemas fechado e aberto. No sistema fechado, o sangue flui diretamente das artérias para as veias. No sistema aberto, o sangue flui através das arteríolas e então escoa por um parênquima semelhante a uma peneira composto de células reticuloendoteliais nos seios esplênicos, antes de drenar no sistema venoso (Figuras 57.4 e 57.5). Os elementos celulares são direcionados para essas células reticuloendoteliais, nas quais ocorrem os processos de limpeza celular. Dentre esses, estão a remoção das células senescentes, inclusões celulares (p. ex., nucléolos das hemácias) e de parasitas e o sequestro de hemácias (para maturação) e plaquetas (reservatório). O plasma é direcionado ao tecido linfoide, onde os antígenos solúveis estimulam a produção de anticorpos. A morfologia das hemácias, e, consequentemente, sua função, é mantida pela filtração esplênica. Hemácias normais são bicôncavas e se deformam facilmente. Essa plasticidade permite a passagem através da microvasculatura e otimiza a troca de oxigênio e dióxido de carbono. As hemácias imperfeitas com inclusões, como nucléolos, corpúsculos de Howell-Jolly (remanescente nuclear), corpúsculos de Heinz (hemoglobina desnaturada), corpúsculos de Pappenheimer (grânulos de ferro), acantócitos (células espiculadas), codócitos (células em alvo) e o pontilhado fazem com que essas hemácias sejam submetidas à limpeza pelo baço. A presença de corpúsculos de Howell-Jolly em um esfregaço de sangue

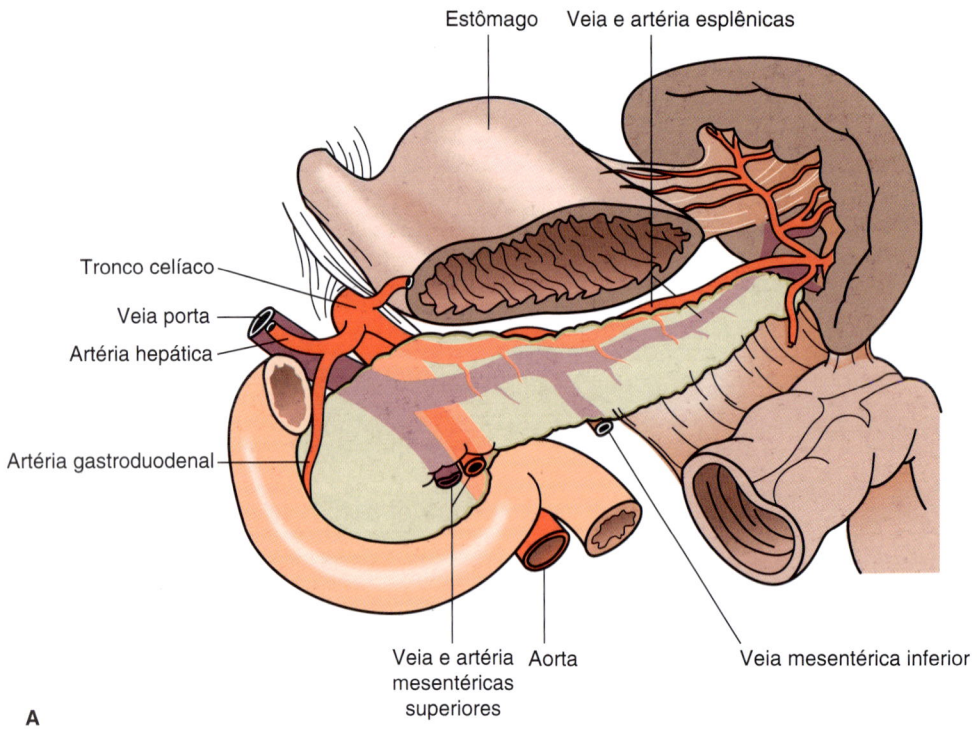

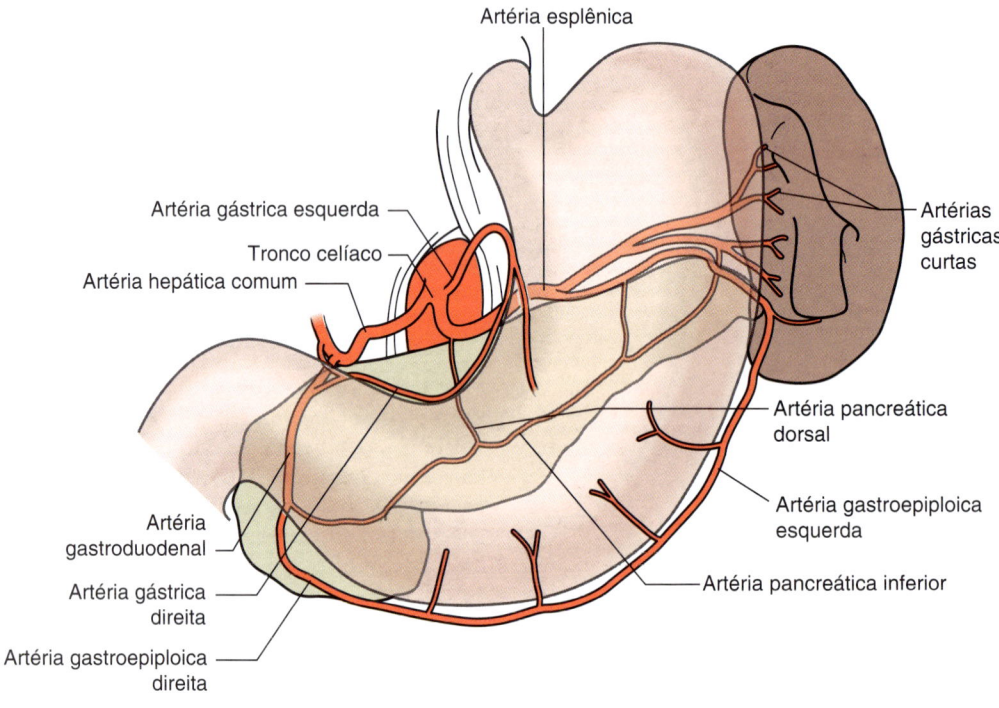

**Figura 57.3** Relações anatômicas da vasculatura esplênica. **A.** O tipo magistral da anatomia da artéria esplênica ocorre em 30% dos indivíduos. **B.** O tipo de anatomia mais comumente distribuído ocorre em 70% dos indivíduos. (De Economou SG, Economou TS. *Atlas of surgical techniques*. Philadelphia, PA: WB Saunders; 1966:562.)

periférico é um dos achados mais característicos na asplenia, cirúrgica ou clínica (hemoglobinopatias) (Figura 57.6). Os corpúsculos de Howell-Jolly são corpúsculos de inclusão fortemente basofílicos, encontrados no citoplasma das hemácias, e representam os restos do núcleo que não puderam ser eliminados por um baço funcional. Hemácias velhas com plasticidade reduzida (> 120 dias) são capturadas e destruídas no baço. Eritrócitos anormais resultantes de hemoglobinopatias, como anemia falciforme, esferocitose hereditária, talassemia ou deficiência de piruvatoquinase (PKD, do inglês, *pyruvate kinase deficiency*), também são capturados e destruídos no baço. O efeito geral é o agravamento da anemia, esplenomegalia e, às vezes, autoinfarto do baço. Do mesmo modo, o baço

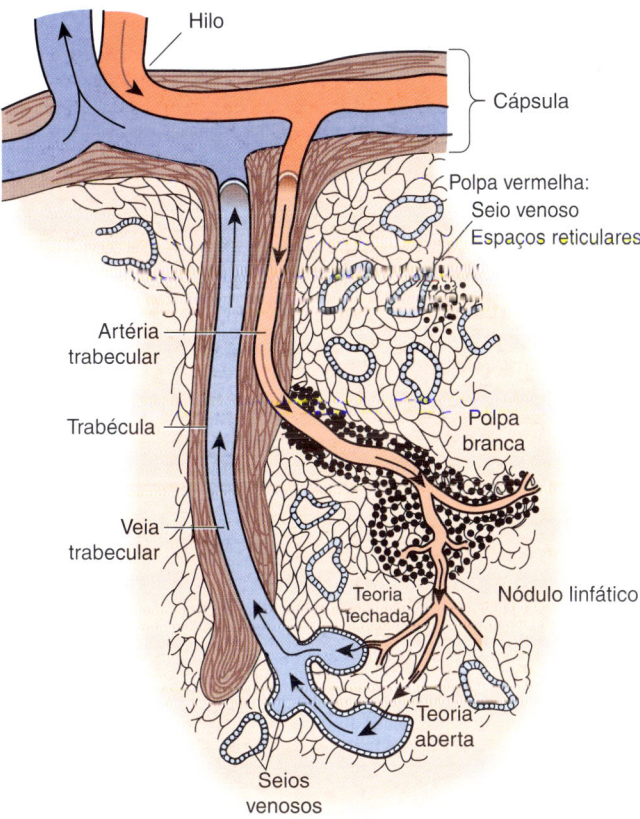

**Figura 57.4** Estrutura do baço sinusoidal mostrando as vias aberta e fechada do fluxo sanguíneo. (De Bellanti JA. *Immunology: Basic processes*. Philadelphia, PA: WB Saunders, 1979.)

está envolvido na destruição plaquetária na trombocitopenia imune (TPI), anteriormente conhecida como púrpura trombocitopênica idiopática.

## Imunidade

Atua por meio da síntese de anticorpos e fagocitose. Constatou-se que pacientes asplênicos expressam níveis de imunoglobulina M abaixo do normal, e suas células mononucleares no sangue periférico exibem uma resposta suprimida de imunoglobulina. Outros fatores envolvidos na resposta imunológica são as opsoninas, como a properdina e a tuftsina. As opsoninas, produzidas no baço, exibem níveis séricos reduzidos após esplenectomia. A properdina, uma proteína globulínica também conhecida como fator P, inicia a via alternada de ativação do complemento; isso aumenta a destruição de bactérias e células anormais. A tuftsina, um tetrapeptídio, aumenta a atividade fagocitária dos fagócitos mononucleares e dos leucócitos polimorfonucleares. A ausência de um mediador circulatório parece resultar em supressão da função do neutrófilo. O baço também desempenha um papel-chave na clivagem da tuftsina da cadeia pesada de imunoglobulina G; assim, em pacientes asplênicos, os níveis circulantes de tuftsina estão abaixo do normal. Além disso, a filtração esplênica pode ser particularmente importante para a remoção de microrganismos para os quais o hospedeiro não tem um anticorpo específico (Boxe 57.1).

As funções imunológicas do baço tornaram-se evidentes após a esplenectomia, quando se observa que os pacientes estão em risco de infecções específicas relacionadas com as bactérias encapsuladas *Streptococcus pneumoniae*, *Haemophilus influenzae* e *Neisseria meningitidis*. Asplenia e hipoesplenismo podem ser resultado

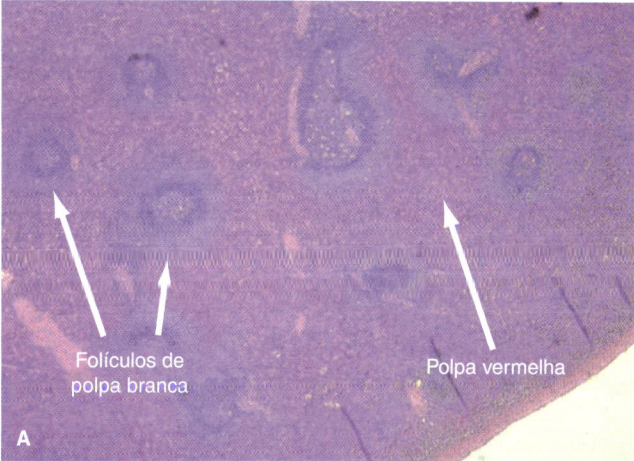

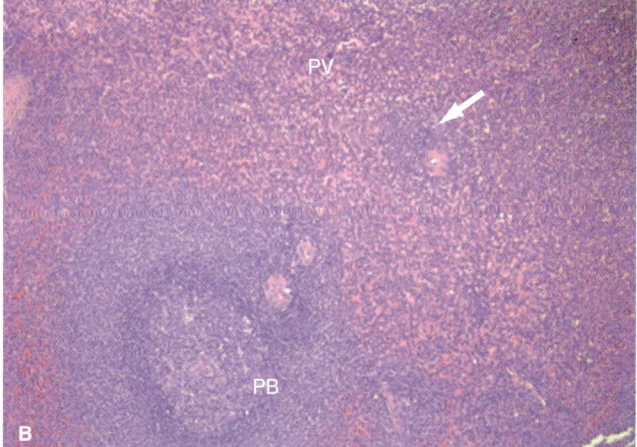

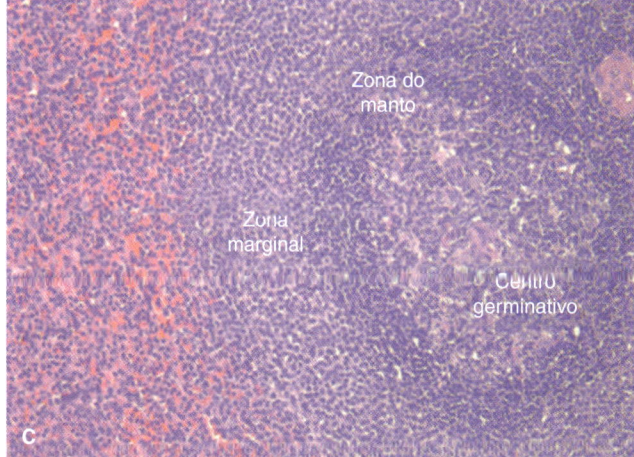

**Figura 57.5** Baço humano normal com coloração de hematoxilina & eosina. **A.** Fotomicrografia de baixa energia mostrando a relação e as proporções relativas das polpas vermelha e branca. **B.** Fotomicrografia de média energia (a *seta* indica a bainha linfoide periarterial). **C.** Fotomicrografia de alta energia mostrando a arquitetura detalhada do folículo secundário. *PB*, polpa branca (folículo secundário); *PV*, polpa vermelha. (De Pernar LIM, Tavakkoli A. Anatomy and physiology of the spleen. In: Yeo CJ, eds. *Shackelford's surgery of the alimentary tract*. 8th ed. Philadelphia, PA: Elsevier; 2019:1595.)

da ausência cirúrgica do baço ou de não funcionamento de um baço anatomicamente presente. A sequela mais grave é a infecção fulminante pós-esplenectomia (OPSI, do inglês, *overwhelming postsplenectomy infection*). A OPSI é discutida em detalhes no fim deste capítulo.

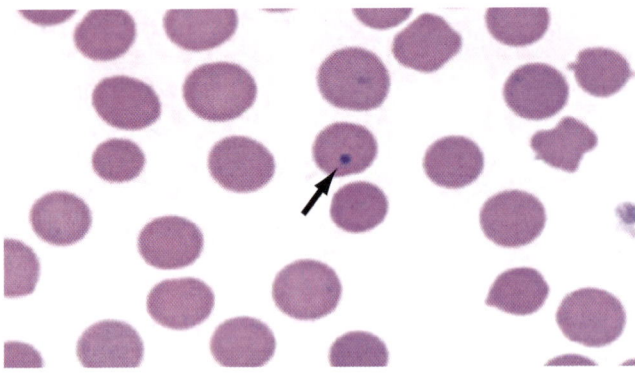

**Figura 57.6** A presença de corpúsculos de Howell-Jolly (*seta*) no esfregaço de sangue periférico é sugestiva de asplenia ou hipoesplenismo. (De Hashimoto N. Management of overwhelming postsplenectomy infection syndrome. *Clin Surg*. 2016;1:1148.)

---

**Boxe 57.1** Substâncias biológicas removidas pelo baço.

**Pessoas normais**
Membrana da célula sanguínea vermelha
Depressões e crateras na célula sanguínea vermelha
Corpúsculos de Howell-Jolly
Corpúsculos de Heinz
Corpúsculos de Pappenheimer
Acantócitos
Células sanguíneas vermelhas senescentes
Antígeno particulado

**Pacientes com doença**
Esferócitos (esferocitose hereditária)
Células falciformes, células com hemoglobina C
Células sanguíneas vermelhas cobertas por anticorpos
Plaquetas cobertas por anticorpos
Células sanguíneas brancas cobertas por anticorpos

Adaptada de Eichner ER. Splenic function: Normal, too much and too little. *Am J Med*. 1979;66:311-320.

---

## ESPLENECTOMIA

A esplenectomia pode ser indicada para condições não traumáticas. Essas indicações englobam principalmente distúrbios hematológicos, além de outras lesões de massa e lesões vasculares esplênicas, que são discutidos em outra parte deste livro-texto.

### Condições hematológicas benignas

#### Trombocitopenia imune

A TPI é a indicação hematológica mais comum para esplenectomia e é discutida aqui em detalhes. A TPI era conhecida anteriormente como púrpura trombocitopênica idiopática. Em 2009, o grupo de trabalho TPI publicou diretrizes e definiu a abreviação como TPI, além de retirar os termos idiopática e púrpura para melhor compreensão da fisiopatologia, uma vez que a maioria dos pacientes não apresenta púrpura.[1] A TPI caracteriza-se por baixa contagem plaquetária inferior a $100 \times 10^9/\ell$, apesar de medula óssea normal e ausência de outras causas de trombocitopenia que possam ser responsáveis pelo achado.[2] A patogênese não é totalmente compreendida. No entanto, acredita-se que os autoanticorpos imunoglobulina G direcionados às membranas plaquetárias sejam responsáveis pela destruição plaquetária dentro do sistema reticuloendotelial pelos macrófagos e células T citotóxicas. Além da destruição, há disfunção dos megacariócitos com baixo nível de trombopoetina. É classificada como TPI primária quando não há uma etiologia clara.[1] A TPI primária é classificada ainda em três subtipos com base na cronicidade: recém-diagnosticada (dentro de 3 meses), persistente (3 a 12 meses) e crônica (mais de 12 meses). A TPI secundária se deve a uma causa conhecida como condições induzidas por medicamentos, infecciosas ou reumatológica (*i. e.*, lúpus eritematoso sistêmico). A apresentação típica da TPI caracteriza-se por púrpura, epistaxe e sangramento gengival. Com menos frequência, observam-se sangramento gastrintestinal e hematúria. A hemorragia intracerebral é uma apresentação rara, mas algumas vezes fatal.

O diagnóstico de TPI primária envolve a exclusão de outras causas relativamente comuns de trombocitopenia – gravidez, trombocitopenia induzida por medicamentos (p. ex., heparina, quinidina, quinina, sulfonamidas), infecções virais e hiperesplenismo (Boxe 57.2). A trombocitopenia leve pode ser vista em aproximadamente 6 a 8% das gestações normais e em até 25% das mulheres com pré-eclâmpsia. Acredita-se que a trombocitopenia induzida por medicamentos ocorra raramente, em cerca de 20 a 40 casos/milhões de usuários de medicamentos comuns, como trimetoprima-sulfonamida e quinina. Outros medicamentos, como sais de ouro, têm incidência mais alta, quase 1% dos usuários. Infecção viral (p. ex., hepatite C, infecção pelo vírus da imunodeficiência humana [HIV], raramente a infecção pelo vírus Epstein-Barr) é responsável por trombocitopenia independente de sequestro esplênico. Mais uma vez, é necessário descartar outros processos, mas se as contagens plaquetárias melhorarem com o tratamento bem-sucedido da infecção responsável, os profissionais da saúde podem confiar que essas viroses são os fatores causadores da trombocitopenia. A infecção bacteriana, especificamente por *Helicobacter pylori*, também está ligada à trombocitopenia, principalmente quando melhora com a erradicação da infecção. Outras causas são listadas no Boxe 57.2; valores laboratoriais falsos causados por agregados de plaquetas ou presença de plaquetas gigantes não devem ser ignorados.

A TPI é predominantemente uma doença de mulheres jovens; 72% dos pacientes acima de 10 anos são mulheres, e 70% das mulheres afetadas têm menos de 40 anos. A TPI se manifesta de modo um tanto diferente em crianças: ambos os gêneros são afetados igualmente, o início é súbito, a trombocitopenia é grave e são observadas remissões espontâneas completas em aproximadamente 80% das crianças afetadas. A doença parece persistir em meninas com mais de 10 anos, com púrpura mais crônica.

O tratamento da TPI depende primariamente da gravidade da trombocitopenia. Pacientes assintomáticos com contagens plaquetárias acima de $50.000/mm^3$ podem ser observados sem outra intervenção. Contagens plaquetárias $\geq 50.000/mm^3$ raramente estão associadas a sequelas clínicas, mesmo com procedimentos invasivos. Pacientes com contagens plaquetárias ligeiramente mais baixas, entre 30.000 e $50.000/mm^3$, podem ser observados, porém com mais acompanhamento de rotina por estarem em maior risco de progredir para trombocitopenia grave. O tratamento clínico inicial dos pacientes com contagens plaquetárias $< 50.000/mm^3$ e com sintomas, como sangramento da membrana mucosa, condições de alto risco (p. ex., estilo de vida ativo, hipertensão, doença ulcerosa péptica), ou contagens plaquetárias abaixo de 20.000 a $30.000/mm^3$, mesmo sem sintomas, consiste na administração de glicocorticoide (geralmente, prednisona, 1 mg/kg de peso corporal/dia). A resposta clínica, com aumentos dos níveis plaquetários

> **Boxe 57.2** Diagnóstico diferencial de trombocitopenia imune (TPI).
>
> **Contagem de plaquetas falsamente baixa**
> Formação de aglutinação de plaquetas *in vitro* causada por aglutininas dependentes do frio ou do ácido etilenodiaminotetracético (EDTA, do inglês, *ethylenediaminetetraacetic acid*), amostra insuficientemente anticoagulada, inibidores de glicoproteína IIb/IIIa (p. ex., abciximabe)
> Plaquetas gigantes que são contadas erroneamente como leucócitos pelos contadores automáticos em vez de plaquetas
>
> **Causas comuns de trombocitopenia**
> Gravidez (trombocitopenia gestacional, pré-eclâmpsia, síndrome HELLP)
> Trombocitopenia induzida por fármacos (dentre os fármacos comuns estão heparina, quinidina, quinina, sulfonamidas, paracetamol, cimetidina, ibuprofeno, naproxeno, ampicilina, piperacilina, vancomicina, linezolida, inibidores de glicoproteína IIb/IIIa)
> Infecções virais, como HIV, HCV, EBV (mononucleose infecciosa), rubéola
>
> *Helicobacter pylori*
> Malária
> Hiperesplenismo causado por doença hepática crônica
> Álcool
> Deficiências de nutrientes (p. ex., vitamina $B_{12}$, folato, cobre)
> Distúrbios reumatológicos/autoimunes (p. ex., lúpus eritematoso sistêmico, artrite reumatoide)
>
> **Outras causas de trombocitopenia confundidas com trombocitopenia imune (TPI)**
> Mielodisplasia
> Trombocitopenias congênitas
> Púrpura trombocitopênica trombótica e síndrome hemolítico-urêmica
> Coagulação intravascular disseminada crônica
>
> **Trombocitopenia associada a outros distúrbios**
> Doenças autoimunes, como lúpus eritematoso sistêmico
> Distúrbios linfoproliferativos (leucemia linfocítica crônica, linfoma não Hodgkin)
>
> EBV, vírus Epstein-Barr; HCV, vírus da hepatite C; HELLP, hemólise, enzimas hepáticas elevadas e baixa contagem plaquetária (do inglês, *hemolysis, elevated liver enzymes, and a low platelet count*); HIV, vírus da imunodeficiência humana. (Adaptado de George JN, El-Haraki MA, Raskob GE. Chronic idiopathic thrombocytopenic purpura. *N Engl J Med.* 1994;331:1207-1211.)

> 50.000/mm³, é vista em até dois terços dos pacientes dentro de 1 a 3 semanas do início do tratamento. Dentre os pacientes tratados com esteroides, 25% apresentarão resposta completa. Pacientes com contagens plaquetárias > 20.000/mm³ que permanecem assintomáticos ou que manifestam púrpura menor como único sintoma não necessitam de hospitalização. A hospitalização pode ser necessária para os pacientes cujas contagens plaquetárias permanecem abaixo de 20.000/mm³ com significativo sangramento da membrana mucosa, e é exigida para aqueles com hemorragia potencialmente fatal. Transfusão plaquetária é indicada apenas para aqueles com hemorragia intensa. A imunoglobulina intravenosa é importante para o tratamento do sangramento agudo na gravidez, ou para os pacientes que estão sendo preparados para a cirurgia, incluindo a esplenectomia. A dose usual é 1 g/kg de peso corporal/dia, por 2 dias. Essa dose geralmente aumenta a contagem plaquetária dentro de 3 dias; ela também aumenta a eficácia das transfusões plaquetárias.

Se a terapia inicial para TPI falhar, as opções médicas para TPI refratária incluem prednisona oral, dexametasona oral (40 mg/dia durante 4 dias), rituximabe (375 mg/m²/semana, via intravenosa, por 4 semanas) e os antagonistas do receptor trombopoetina (eltrombopague, romiplostim). A resposta bem-sucedida durante meses é observada em 28 a 44% dos pacientes em uso de rituximabe; respostas mais transitórias são observadas com antagonistas do receptor da trombopoetina.[3]

Antes do estabelecimento dos glicocorticoides para o tratamento de TPI, em 1950, a esplenectomia era o tratamento de escolha. Para aqueles dois terços de pacientes nos quais os glicocorticoides resultam na normalização das contagens plaquetárias, nenhum outro tratamento é necessário. Para os pacientes com trombocitopenia grave, com contagens < 10.000/mm³ por 6 semanas ou mais, com trombocitopenia refratária ao tratamento com glicocorticoide e que necessitam de doses tóxicas de esteroide para obter a remissão, o tratamento de escolha é a esplenectomia. Ela também é o tratamento de escolha para os pacientes com resposta incompleta ao tratamento com glicocorticoide e para mulheres grávidas, no segundo trimestre da gravidez, que também não responderam ao tratamento com esteroide ou à terapia com imunoglobulina intravenosa, com contagens de plaquetas < 10.000/mm³ sem sintomas ou < 30,000/mm³ com problemas de sangramento. Não é necessário realizar esplenectomia em pacientes com contagens de plaquetas > 50.000/mm³, com TPI há mais de 6 meses, os quais não apresentam sintomas de sangramento e que não se dedicam a atividades de alto risco. Uma revisão da falha a curto e longo prazo da esplenectomia laparoscópica relatou uma taxa de falha geral aproximada de 28% em 5 anos após a esplenectomia.[4]

Uma revisão sistemática de 436 artigos publicados de 1966 a 2004 relatou que 72% dos pacientes com TPI tiveram uma resposta completa à esplenectomia. A recidiva ocorreu em média em 15% dos pacientes (variação de 1 a 51%), com seguimento médio de 33 meses.[5]

Além das taxas de recidiva, os preditores de esplenectomia bem-sucedida foram examinados. Dentre as variáveis, no modelo multivariado, a idade no momento da esplenectomia foi uma variável independente que esteve mais correlacionada com a resposta.[5]

A maioria dos pacientes exibirá melhores contagens plaquetárias dentro de 10 dias de pós-operatório, e as respostas duráveis das plaquetas estão associadas aos pacientes com contagens plaquetárias de 150.000/mm³ no terceiro dia de pós-operatório ou acima de 500.000/mm³ no décimo dia de pós-operatório. Mesmo com a esplenectomia, porém, alguns pacientes podem ter recidiva (12%, variação 4 a 25%). Uma revisão de 1.223 pacientes com TPI estimou a taxa de falha a longo prazo da esplenectomia laparoscópica em aproximadamente 8% e em cerca de 44/1.000 pacientes-anos de seguimento.[4] Outro estudo estimou a resposta completa dos pacientes com TPI após esplenectomia em 66%.[5]

Embora uma pesquisa minuciosa para detecção de baços acessórios seja realizada durante a cirurgia inicial, é necessário proceder a uma avaliação para detecção de um baço acessório omitido em pacientes que apresentam recidiva. Em sua avaliação de 394 pacientes tratados com esplenectomia laparoscópica, Katkhouda et al. observaram baços acessórios em 15% dos pacientes. Nos pacientes com baços acessórios, o exame de um esfregaço de sangue periférico não terá a morfologia característica das hemácias resultante da excisão do baço. Imagens com radionucleotídio também pode ser úteis para detectar a presença e a localização de qualquer tecido esplênico acessório. Um baço acessório identificado em pacientes com TPI crônica deve ser removido, desde que o paciente possa suportar o risco cirúrgico.

Outras opções de tratamento para esses pacientes incluem observação dos pacientes estáveis e sem sangramento, com contagens plaquetárias > 30.000/mm³, terapia com glicocorticoide a longo prazo e tratamento com azatioprina ou ciclofosfamida. Evidências recentes indicam que os agonistas dos receptores de trombopoetina podem ser usados como uma nova terapia clínica para os pacientes com TPI crônica não responsivos a esteroides, terapia com imunoglobulina intravenosa ou esplenectomia.[6]

Aproximadamente 10 a 20% dos pacientes com infecção pelo HIV, sob outros aspectos assintomáticos, desenvolverão TPI. A esplenectomia é uma opção de tratamento segura para essa coorte de pacientes e pode realmente retardar a progressão da doença pelo HIV.[7]

### Anemia hereditária

A anemia hereditária, em geral, é classificada em: (1) defeitos da membrana das hemácias (p. ex., esferocitose hereditária); (2) defeito na enzima do eritrócito (p. ex., glicose-6-deficiência de fosfato desidrogenase [G6PD]); e (3) defeito na síntese de hemoglobina (p. ex., talassemia, anemias falciformes [hemoglobina S]).

### Esferocitose hereditária

A esferocitose hereditária é a anemia mais comum e resulta de um defeito na membrana do eritrócito. Em geral, é transmitida como uma doença autossômica dominante; entretanto, apesar de rara, também ocorre a transmissão autossômica recessiva. Acredita-se que a esferocitose hereditária seja causada com mais frequência pela mutação de genes que afetam a produção de proteínas do citoesqueleto da hemácia, como espectrina, anquirina, banda 3 (trocador de ânions AE1) e banda 4.2. As mutações das proteínas espectrina e banda 3 estão associadas, com mais frequência, à esferocitose hereditária.[8] Com a perda de função dessas proteínas, as hemácias não apresentam seu formato bicôncavo característico. Isso afeta sua deformabilidade, pois a falta dessa proteína resulta em eritrócitos rígidos que são pequenos e em formato de esfera. Além disso, essas células têm maior fragilidade osmótica e são mais suscetíveis a captura e destruição pelo baço. As características clínicas resultantes mais comuns são anemia hemolítica moderada, ocasionalmente com icterícia, deficiência de folato e esplenomegalia. O diagnóstico é estabelecido por meio de exame hematológico minucioso: hemograma completo com índices, aumento da contagem de reticulócito no esfregaço de sangue periférico com esferócitos, lactato desidrogenase e bilirrubina indireta elevadas, não diminuição da haptoglobina, maior fragilidade osmótica e resultado negativo do teste de Coombs.

A anemia resultante pode ser tratada com sucesso com esplenectomia, mas não ocorre a normalização da morfologia do eritrócito. A esplenectomia deve ser postergada até os 5 anos para preservar a função imunológica do baço e reduzir o risco de OPSI. Se o paciente necessitar de esplenectomia antes dessa idade, uma esplenectomia parcial é uma opção. Assim como outras anemias hemolíticas, a presença de cálculos biliares é comum. O exame minucioso pré-operatório deve incluir a avaliação por ultrassonografia (US); se cálculos biliares estiverem presentes, pode-se realizar colecistectomia concomitante à esplenectomia.

Eliptocitose hereditária, piropoiquilocitose hereditária, xerocitose hereditária e hidrocitose hereditária também resultam em anemia secundária a anormalidades da membrana das hemácias. A esplenectomia é indicada nos casos de anemia grave com essas condições, excetuando-se a xerocitose hereditária, que resulta em anemia leve apenas de significado clínico limitado.

### Anemia hemolítica causada por deficiência da enzima do eritrócito

As deficiências de PKD e G6PD são as condições hereditárias predominantes associadas à anemia hemolítica. Embora a deficiência PKD seja a segunda enzimopatia mais comum depois da deficiência de G6PD, ela é a causa mais comum de anemia hemolítica comparada à deficiência de G6PD. A PKD é uma doença autossômica recessiva causada por mutação L/R na PKD (gene *PKLR*). O gene é expresso como isoformas da PKD: L no fígado (do inglês, *liver*) e R, nos glóbulos vermelhos (do inglês, *red blood cells*). Os glóbulos vermelhos maduros não têm mitocôndrias e dependem da glicólise anaeróbica como única fonte de energia. A PKD está envolvida na glicólise e na produção de adenosina trifosfato (ATP); portanto, uma mutação no gene *PKLR* causa redução da produção de PKD, levando a níveis reduzidos de ATP nas células vermelhas e a maior produção de outros subprodutos da glicólise. Isso resulta em rápida depleção de ATP e na incapacidade das hemácias em manter a integridade de sua membrana. Elas são subsequentemente destruídas pelo baço via fagocitose.

Na deficiência de G6PD, porém, a esplenectomia raramente é indicada. Essa condição ligada ao cromossomo X costuma ser observada em pessoas de ancestralidades africana, do Oriente Médio ou mediterrânea. A G6PD catalisa a primeira etapa da parte oxidativa da via da pentose fosfato, levando à produção de NDPH. A NDPH é uma enzima crucial no combate ao estresse oxidativo nas células. Portanto, células com deficiência de G6PD são especialmente suscetíveis ao estresse oxidativo. Hemácias com deficiência de G6PD são incapazes de se proteger das espécies reativas de oxigênio, que é precipitada por infecção ou exposição a certos alimentos, medicamentos ou produtos químicos. O tratamento primário, portanto, é a prevenção da exacerbação da condição.

Assim, a PKD causa hemólise crônica em comparação à deficiência de G6PD, que é mais episódica. Consequentemente, há um papel para a esplenectomia na PKD.[9] A esplenectomia mostrou eliminar ou diminuir a necessidade de transfusão mediante a elevação da hemoglobina e da contagem de reticulócitos.[9]

### Hemoglobinopatias

Além da mutação do gene das membranas celulares ou da enzima, as anemias hereditárias também podem resultar da cadeia de globina das mutações da molécula de hemoglobina. Quase 1.000 diferentes mutações da globina foram descobertas. Dentre todas essas mutações da hemoglobina, a doença falciforme e a talassemia são os dois distúrbios clinicamente mais importantes. A doença falciforme é uma mutação pontual no gene da betaglobina que resulta na substituição de um único aminoácido (valina em lugar do ácido glutâmico) na sexta posição da cadeia β da hemoglobina A. A doença falciforme resulta da herança homozigótica de hemoglobina defeituosa (hemoglobina S), embora a falcização também possa ser observada quando a hemoglobina S é herdada com outras variantes da hemoglobina, como a hemoglobina C ou a β-talassemia com células falciformes. Em afro-americanos, 8% são heterozigotos para a hemoglobina S (traço falciforme) e aproximadamente 0,5% são homozigotos para a hemoglobina S. As cadeias de hemoglobina afetadas se tornam falciformes e incapazes de se deformar sob condições reduzidas de oxigênio. Essas células deformadas são incapazes de passar através da microvasculatura, o que resulta em oclusão de capilar, trombose e, por fim, microinfarto. Essa cascata de eventos geralmente ocorre no baço. Esses episódios de vasoclusão e infarto progressivo resultam em autoesplenectomia. O baço, que em geral no início da vida hipertrofia-se, normalmente se atrofia na vida adulta, embora a esplenomegalia persista algumas vezes.

Outras causas de anemia hemolítica são as talassemias, um grupo de distúrbios com razão desproporcional da cadeia alfa para a beta, o que resulta na precipitação de cadeia não pareada e subsequente destruição das hemácias.[10] Essas células anormais são destruídas na medula óssea (eritropoese ineficaz) ou na corrente sanguínea (hemólise). A talassemia é classificada em dois tipos principais, dependendo de qual cadeia de globina está defeituosa. α-talassemia e β-talassemia. O modo de herança é autossômico recessivo. Esplenomegalia, hiperesplenismo e infarto esplênico, comuns na doença falciforme, também são observados com frequência em pacientes com talassemia.

As crises agudas de sequestro esplênico são distúrbios potencialmente fatais em crianças com doença falciforme ou β-talassemia falciforme. Nessa condição, há rápida queda no nível da hemoglobina em virtude de vasoclusão e sequestro de hemácias no baço. Isso pode levar a choque hipovolêmico potencialmente fatal e requer múltiplas hemotransfusões. Pacientes com crise aguda de sequestro esplênico apresentam anemia grave, esplenomegalia e uma resposta aguda da medula óssea, com reticulocitose. Pode haver diminuição concomitante nos níveis de hemoglobina, dor abdominal e colapso circulatório. A reanimação com hidratação e transfusão pode ser seguida por esplenectomia nesses pacientes. A esplenectomia geralmente é indicada após a primeira crise para prevenir crises subsequentes. O hiperesplenismo relacionado com a doença falciforme caracteriza-se por anemia, leucopenia e trombocitopenia que requerem transfusões; as transfusões podem ser reduzidas com a realização de esplenectomia. A esplenomegalia massiva sintomática que interfere nas atividades diárias também pode melhorar com a esplenectomia. Por fim, em crianças com doença falciforme que exibem retardo de crescimento ou até perda ponderal pelo aumento da taxa metabólica e renovação da proteína total em todo o corpo, a esplenectomia pode aliviar esses sintomas.

Abscessos esplênicos também podem ser vistos em pacientes com anemia falciforme. Esses pacientes apresentam febre, dor abdominal e um baço sensível aumentado. A maioria dos pacientes com abscessos esplênicos terá leucocitose, bem como trombocitose e corpúsculos de Howell-Jolly, indicando uma asplenia funcional. *Salmonella* e *Enterobacter* spp. e outros microrganismos entéricos são patógenos comuns. Esses pacientes requerem reanimação, antibióticos e podem necessitar de esplenectomia urgente após estabilização.

## Doença maligna
### Neoplasia hematopoética
#### Linfomas
**Linfoma de Hodgkin.** O linfoma de Hodgkin, anteriormente conhecido como doença de Hodgkin, é um grupo de condições malignas caracterizadas pela presença de células de Reed-Sternberg à histologia. O linfoma de Hodgkin geralmente afeta adultos jovens nas décadas de 20 a 30 anos; um segundo pico ocorre em adultos com mais de 50 anos. Raramente, os pacientes apresentam sintomas constitucionais, como sudorese noturna, perda ponderal e prurido; porém, com mais frequência, uma linfadenopatia assintomática geralmente acomete os linfonodos cervicais. Os subtipos histológicos do linfoma de Hodgkin são predominância de linfócitos, esclerose nodular, celularidade mista ou depleção de linfócitos. O estadiamento da doença é estabelecido com base no estadiamento de Ann Arbor com modificações de Cotswold.[11]

O estádio I é a doença em um único sítio linfático. O estádio II é a doença em dois ou mais sítios linfáticos no mesmo lado do diafragma. O estádio III indica doença em ambos os lados do diafragma e inclui envolvimento esplênico. O estádio IV é a doença com implicação extralinfática não contígua adicional com ou sem envolvimento linfático associado. A adição de um E subscrito aos estádios I, II ou III indica disseminação extralinfática única ou contígua; o S subscrito indica envolvimento esplênico. Pacientes que exibem sintomas são denotados com um B (presença), e aqueles sem sintomas são denotados com um A (ausência).

Historicamente, os pacientes com linfoma de Hodgkin eram submetidos à laparotomia de estadiamento que incluía esplenectomia para fornecer a informação necessária sobre estadiamento patológico a fim de se determinar a terapia apropriada. Os métodos de estadiamento evoluíram para incluir as técnicas de imagens. A modalidade de imagem recomendada é a tomografia computadorizada (TC) e a tomografia com emissão de pósitron (PET, do inglês, *positron emission tomography*) com $^{18}$F-fluorodesoxiglicose. O linfoma de Hodgkin é um linfoma ávido por fluorodesoxiglicose. Na ausência de uma imagem por PET, recomenda-se a TC com contraste intravenoso.

Atualmente, o linfoma de Hodgkin em estádio inicial tem sido tratado com a combinação de radiação e quimioterapia. O estádio avançado geralmente é tratado com quimioterapia com ou sem radiação. A esplenectomia para o linfoma Hodgkin agora é raramente indicada. No entanto, pode ser realizada para a esplenomegalia sintomática.[12]

**Linfoma não Hodgkin.** O linfoma não Hodgkin é um grupo de neoplasias malignas derivadas de propagação de células B, células T e células B e T maduras. O estadiamento depende principalmente de PET/TC integradas; isso também ajuda a direcionar para os linfonodos ávidos por fluorodesoxiglicose com biopsia. Geralmente, os cirurgiões participam da obtenção de biopsia de um tecido ou linfonodo. Idealmente, a biopsia é obtida antes de iniciar a terapia com esteroides, pois estes poderiam lisar o tecido linfoide e obscurecer o diagnóstico.

Esplenomegalia ou hiperesplenismo são ocorrências comuns durante o curso de um linfoma não Hodgkin. A esplenectomia é indicada para os pacientes com linfoma não Hodgkin que exibem esplenomegalia massiva que leve a dor abdominal, saciedade precoce e plenitude abdominal. Pode também ser indicada para os pacientes que desenvolvem anemia, neutropenia e trombocitopenia associada a hiperesplenismo.

A esplenectomia também pode ser de grande auxílio no diagnóstico e tratamento de um subtipo raro de linfoma não Hodgkin atualmente conhecido como linfoma de zona marginal esplênico (anteriormente denominado linfoma esplênico).[13] A maioria desses pacientes apresenta esplenomegalia, linfocitose com anemia e trombocitopenia. O diagnóstico do linfoma de zona marginal esplênico é estabelecido com base na característica clínica de linfocitose inexplicada e esplenomegalia, desencadeando os achados de esplenectomia e/ou imunofenotípicos na biopsia de medula óssea. A PET/TC também é indicada como parte de um exame físico minucioso. A esplenectomia é indicada para a esplenomegalia sintomática e que na PET/TC mostra transformações suspeitas de grandes células. Em pacientes com características esplênicas predominantes, a sobrevida melhora significativamente após a esplenectomia, e esta pode ser considerada o fundamento da terapia para pacientes que são candidatos cirúrgicos.

### Leucemia
**Leucemia de células pilosas.** A leucemia de células pilosas, uma rara doença responsável por aproximadamente 2% das leucemias em adultos, caracteriza-se por esplenomegalia, pancitopenia e células mononucleares neoplásicas no sangue periférico e na

medula óssea. As células que dão a denominação à doença são os linfócitos B, que têm uma membrana eriçada, a qual faz com que as células pareçam ter projeções citoplasmáticas sob o microscópio óptico. A razão homem:mulher é de aproximadamente 4:5. Os pacientes apresentam esplenomegalia palpável. Cerca de 10% dos pacientes não necessitam de tratamento em virtude do curso indolente da doença. O tratamento de citopenias ou esplenomegalia geralmente tem início com terapia de primeira linha usando quimioterapia com análogo da purina.[14] Para os cânceres mais refratários, pode-se instituir imunoterapia de segunda linha. Em outros, porém, a extensão da esplenomegalia ou dos sintomas de hiperesplenismo pode levar à esplenectomia. A maioria dos pacientes apresenta melhora após o procedimento, com duração da resposta de aproximadamente 10 anos após a esplenectomia, e alguns pacientes (cerca de 40 a 60%) apresentam normalização do hemograma após a esplenectomia. Pacientes com envolvimento difuso da medula óssea sem esplenomegalia massiva são menos responsivos ao procedimento. Indivíduos com leucemia de células pilosas também estão em risco duas a três vezes maior de desenvolvimento de outras neoplasias malignas após receberem esse diagnóstico. A maioria dessas segundas neoplasias malignas consiste em tumores sólidos, como tumores de pele, câncer de pulmão, câncer de próstata e adenocarcinomas gastrintestinais. A leucemia de células pilosas comporta-se como uma leucemia crônica; muitos pacientes podem alcançar remissão clínica, com um ciclo vital normal ou quase normal.[15]

*Leucemia linfocítica crônica.* A leucemia linfocítica crônica (LLC) é a leucemia mais comum no mundo ocidental. É uma doença clinicamente heterogênea de linfócitos B, caracterizada pelo acúmulo progressivo de linfócitos com morfologia relativamente normal, maduros, mas funcionalmente incompetentes. A LLC é observada com ligeira predominância em homens, principalmente após os 50 anos. Seu estadiamento é realizado de acordo com o sistema Rai e correlaciona-se razoavelmente bem com a sobrevida. A LLC de baixo risco (anteriormente estádio 0) envolve linfocitose de medula óssea e sanguínea apenas; a LLC de risco intermediário (anteriormente estádios I e II) envolve linfocitose e linfadenopatia em qualquer local, ou esplenomegalia, hepatomegalia ou hepatoesplenomegalia; e a LLC de alto risco (anteriormente estádios III e IV) envolve linfocitose e anemia ou trombocitopenia. O sistema Rai ajuda os médicos a determinar quando a terapia deverá ser iniciada. Outros marcadores genéticos e biológicos também são usados para o prognóstico. Um escore de prognóstico internacional (CLL-IPI, do inglês, *International Prognostic Index for Chronic Lymphocytic Leukemia*) integra as variáveis clínicas, genéticas e biológicas. O tratamento clínico é reservado aos pacientes em bom estado físico, com doença sintomática e estádios mais avançados.[16] O tratamento envolve quimioterapia com fludarabina, rituximabe e ciclofosfamida. Por outro lado, pacientes em mau estado físico têm duas opções: anticorpo anti-CD20 combinado com clorambucila ou ibrutinibe. A indicação para esplenectomia na LLC diminuiu drasticamente na última década e raramente é realizada.

*Leucemia mielógena crônica.* A leucemia mielógena crônica (LMC) é um distúrbio mieloproliferativo que se desenvolve como resultado de uma transformação neoplásica dos elementos mieloides. A LMC é caracterizada pela substituição progressiva de elementos diploides normais da medula óssea com células mieloides neoplásicas de aparência madura. Embora a LMC possa ser assintomática à apresentação, os pacientes geralmente apresentam febre, fadiga, mal-estar, efeitos da pancitopenia (p. ex., infecções, anemia, hematoma fácil) e, algumas vezes, esplenomegalia. A análise do esfregaço de sangue periférico mostra leucocitose no leucograma de até 100.000/$\mu\ell$ com contagem de leucócitos desde os mieloblastos até os neutrófilos maduros. O padrão-ouro para o diagnóstico de LMC é o cromossomo Filadélfia, um marcador cromossômico causado pela fusão de fragmentos do gene Abelson (*ABL1*) do cromossomo 9q34 e o gene região do ponto de quebra (*BCR*, do inglês, *breakpoint cluster region*) no cromossomo 22q11.2. Essa fusão resulta na expressão do oncogene de fusão *BCR-ABL1* e traduz a oncoproteína BCR-ABL1 que, então, acelera a divisão celular e inibe o reparo do DNA.[17]

A LMC pode ocorrer em pacientes da infância à idade avançada. Em geral, ela se manifesta por uma fase crônica assintomática, mas pode progredir para uma fase acelerada associada a febre, sudorese noturna e esplenomegalia progressiva. A fase acelerada pode ser assintomática e ser detectável apenas por meio de alterações no sangue periférico ou na medula óssea. A fase acelerada pode então progredir para a fase blástica. Essa fase também é caracterizada por febre, sudorese noturna e esplenomegalia, mas também está associada a anemia, infecções e sangramento.

O produto do gene *BCR-ABL* é o alvo da terapia com inibidores da tirosinoquinase (imatinibe, dasatinibe e nilotinibe) e outras modalidades quimioterápicas. O transplante de medula óssea é uma opção, mas o prognóstico melhorou drasticamente com o advento de terapias recentes, tornando o transplante menos comum. Estudos avaliando a eficácia das novas terapias e das terapias de combinação estão em andamento. A esplenomegalia sintomática e o hiperesplenismo na LMC podem ser tratados com eficácia por esplenectomia, mas esta não parece trazer benefício à sobrevida quando realizada durante a fase crônica inicial. Portanto, a cirurgia é reservada aos pacientes com sintomas significativos atribuíveis à esplenomegalia ou ao hiperesplenismo.

### Tumores não hematológicos do baço

O linfoma é o tumor mais comum que envolve o baço. Outras neoplasias primárias e secundárias são raras.

Os tumores primários do baço geralmente são neoplasias vasculares e incluem variantes benignas e malignas. Os hamartomas esplênicos são raros e normalmente compostos de elemento da polpa vermelhos malformados e desorganizados. Hemangiomas são achados frequentes nos baços removidos por outros motivos. Os angiossarcomas (ou hemangiossarcomas) do baço ocorrem geralmente de maneira espontânea, mas têm sido ligados a exposições ambientais, como o dióxido de tório e o cloreto de vinil monomérico. Pacientes com angiossarcomas podem apresentar esplenomegalia, anemia hemolítica, ascite, derrame pleural ou até ruptura esplênica espontânea. Esses tumores são agressivos e têm mau prognóstico. Os linfangiomas, em contrapartida, são cistos revestidos por endotélio que chamam a atenção em razão da esplenomegalia secundária ao aumento de volume do cisto. Estes geralmente são tumores benignos; entretanto, linfangiossarcoma foi encontrado dentro de linfangiomas. A esplenectomia é apropriada para diagnóstico, tratamento e paliação dessas condições.

As neoplasias esplênicas metastáticas secundárias são raras, e acredita-se que se devam à ausência de vasos linfáticos aferentes.[18] Elas são observadas em até 7% das necropsias de pacientes com câncer. Os tumores sólidos que se disseminam com mais frequência para o baço são os carcinomas de mama, pulmão e melanoma. As metástases geralmente são assintomáticas, mas podem estar associadas à esplenomegalia e até à ruptura esplênica; assim, a esplenectomia pode proporcionar paliação para os pacientes escolhidos cuidadosamente com metástases esplênicas sintomáticas.

## Condições benignas diversas

### Cistos esplênicos

Os cistos esplênicos têm sido observados com frequência crescente desde o advento da TC e da US. São classificados como cistos parasitários e não parasitários. Os cistos não parasitários são ainda divididos em cistos verdadeiros e pseudocistos. Os cistos verdadeiros são revestidos por epitélio e podem ser considerados congênitos. Eles são responsáveis por 10% de todos os cistos esplênicos. Os tumores do baço também podem parecer císticos; estes incluem linfangiomas e hemangiomas cavernosos.

Os cistos parasitários ocorrem em áreas de doença hidática endêmica (*Echinococcus* spp.). Imagens radiográficas, geralmente com US, revelam calcificações da parede do cisto ou hidátides-filhas, e embora a doença hidática seja incomum na América do Norte, esse diagnóstico deve ser excluído antes da realização de procedimentos invasivos que possam resultar em derramamento dos conteúdos do cisto. A ruptura do cisto e a expulsão dos conteúdos no abdome podem precipitar o choque anafilático, além de levar à disseminação intraperitoneal da infecção. Os testes sorológicos são úteis para verificar a presença desses parasitas. A esplenectomia é o tratamento de escolha. Assim como os cistos hidáticos do fígado, os cistos podem ser esterilizados por injeção de solução de cloreto de sódio a 3%, álcool, ou nitrato de prata a 0,5%. Ainda assim, deve-se tomar o cuidado de evitar a ruptura intraoperatória do cisto.

Os cistos verdadeiros não parasitários do baço são responsáveis por aproximadamente 10% de todos os cistos esplênicos. Essas células epiteliais geralmente são positivas para o antígeno carboidrato 19-9 e para o antígeno carcinoembrionário por imuno-histoquímica. Os pacientes com cistos epidermoides esplênicos podem apresentar elevadas concentrações séricas de um ou ambos marcadores tumorais. Esses cistos, porém, são benignos e aparentemente não têm potencial maligno além daquele do tecido nativo circundante.

Os cistos esplênicos verdadeiros geralmente são assintomáticos e são descobertos incidentalmente. Os pacientes podem queixar-se de plenitude abdominal, saciedade precoce, dor torácica pleurítica, dispneia e dor no ombro esquerdo ou nas costas. Podem também manifestar sintomas renais decorrentes da compressão do rim esquerdo. No exame físico, massa abdominal pode ser palpável. Raramente, os cistos esplênicos se manifestam com sintomas agudos relacionados com ruptura, hemorragia ou infecção. O diagnóstico é mais bem estabelecido por TC, e a intervenção cirúrgica é indicada para os pacientes sintomáticos ou com grandes cistos. A esplenectomia total ou parcial pode constituir tratamento apropriado. A esplenectomia parcial tem a vantagem de preservar a função esplênica; 25% do baço parecem ser suficientes para proteger contra pneumonia pneumocócica. Procedimentos abertos e laparoscópicos tornam possível a esplenectomia total ou parcial, a ressecção da parede do cisto ou a decapsulação parcial.[19]

Os pseudocistos não parasitários representam os restantes 70 a 80% dos cistos esplênicos não parasitários. Em geral, um histórico de traumatismo anterior pode ser obtido. Os pseudocistos do baço não são revestidos por epitélio. As imagens radiológicas geralmente revelam lesão lisa, unilocular, de parede espessa, algumas vezes com calcificações focais. Os pseudocistos assintomáticos pequenos (< 4 cm) não exigem tratamento e podem involuir com o tempo. Os pseudocistos sintomáticos manifestam-se de modo semelhante aos cistos esplênicos; estes são tratados cirurgicamente com esplenectomia total ou parcial, lembrando novamente que a esplenectomia parcial preserva a função esplênica. Drenagem percutânea também foi relatada para os pseudocistos esplênicos, embora, em uma série de casos, a recidiva fosse comum e as subsequentes complicações fossem consideradas muito altas.[20]

### Abscesso esplênico

O abscesso esplênico é uma doença rara, mas potencialmente fatal, se não for identificado e tratado de imediato; sua incidência é de 0,2 a 0,007% em estudos de necropsia. A taxa de mortalidade para os abscessos esplênicos varia de 15 a 20% em pacientes anteriormente saudáveis, com lesões uniloculares únicas chegando a 80% no caso de múltiplos abscessos em pacientes imunocomprometidos. Doença e outros fatores que predispõem ao abscesso esplênico incluem neoplasias malignas, policitemia vera, endocardite, traumatismo anterior, hemoglobinopatias, infecções do trato urinário, uso de medicamentos intravenosos e síndrome da imunodeficiência adquirida.

Aproximadamente 70% dos abscessos esplênicos resultam da disseminação hematogênica do microrganismo infeccioso de outra localização, como na endocardite, osteomielite e no uso de medicamentos intravenosos. A disseminação também pode ocorrer de maneira contígua por infecções locais do cólon, rim ou pâncreas. Cocos gram-positivos (geralmente *Staphylococcus*, *Streptococcus* ou *Enterococcus* spp.) e microrganismos gram-negativos entéricos costumam estar envolvidos. *Mycobacterium tuberculosis*, *Mycobacterium avium* e *Actinomyces* spp. também foram encontrados. Abscessos fúngicos (p. ex., *Candida* spp.) também ocorrem, geralmente em pacientes imunossuprimidos.

Os abscessos esplênicos manifestam-se com sintomas inespecíficos – dor abdominal vaga, febre, peritonite e dor torácica pleurítica. Esplenomegalia não é típica. A TC é o método preferido para o diagnóstico; entretanto, este também pode ser estabelecido por US.

O tratamento dos abscessos esplênicos depende se o abscesso é unilocular ou multilocular. Em um terço dos pacientes adultos, o abscesso é multilocular. Em um terço das crianças, o abscesso é unilocular. Abscessos uniloculares geralmente são tratáveis com drenagem percutânea, junto com antibióticos, com altas taxas de sucesso para as lesões uniloculares. Porém, as lesões multiloculares geralmente são tratadas com esplenectomia, drenagem do quadrante superior esquerdo e antibióticos.[21] A esplenectomia laparoscópica para abscesso tem sido relatada.[22]

### Baço migratório

O baço migratório é um raro achado observado em crianças e em mulheres entre os 20 e 40 anos. Existem duas teorias em potencial. A primeira é a falha em formar inserções peritoneais esplênicas normais que suspendam o órgão com segurança em sua posição anatômica usual. Acredita-se que a falha na formação dessas inserções decorra da não fusão do mesogástrio dorsal à parede abdominal posterior durante a embriogênese. A segunda teoria supõe que, em mulheres multíparas, alterações hormonais e flacidez abdominal levem à aquisição do defeito nas inserções esplênicas. Em cada caso, sem essas inserções, o pedículo esplênico é incomumente longo e propenso à torção.

Dor abdominal intermitente, esplenomegalia resultante de congestão venosa e dor intensa persistente são sugestivas de baço migratório e de tensão ou torção intermitente do pedículo esplênico. Uma massa móvel pode ser palpável no exame físico. A TC do abdome com a administração intravenosa de contraste propicia a confirmação do diagnóstico, com o baço localizado fora de sua posição usual. Um baço sem contraste ou a aparência espiralada do pedículo vascular proporciona evidência adicional da condição e pode ser útil na escolha entre esplenopexia ou esplenectomia.[23]

## Outras considerações

### Traumatismo esplênico (ver Capítulo 17)

*Condições vasculares.* A esplenectomia pode ser indicada para as condições vasculares; estas serão discutidas em outra parte deste livro-texto. Esses distúrbios vasculares são: hipertensão portal (Capítulo 54), aneurisma de artéria esplênica (Capítulo 63) e trombose da veia esplênica (Capítulo 65).

### Esplenectomia laparoscópica eletiva

A esplenectomia laparoscópica é atualmente o método preferido para ressecção do baço. Essa técnica foi descrita primeiramente em 1991,[24] e muitos estudos têm apoiado seu uso em termos de resultados e segurança do paciente. As desvantagens da técnica laparoscópica são os tempos operatórios longos e a dificuldade em remover baços grandes; porém, a redução da hospitalização e a recuperação pós-operatória aliviam essas limitações. As complicações são geralmente ligadas às comorbidades dos pacientes.

A esplenectomia laparoscópica foi relatada para a maioria das doenças esplênicas e é o método preferido para a maioria das situações, com exceção de traumatismo ou casos de esplenomegalia massiva. Ao decidir pelo método laparoscópico para a esplenectomia, certas considerações devem ser levadas em conta, como indicação cirúrgica (p. ex., doença benigna ou maligna), tamanho do baço e quaisquer contraindicações potenciais à laparoscopia. O planejamento pré-operatório é essencial e é auxiliado pela TC; no entanto, a TC não é confiável na detecção de tecido esplênico acessório e a exploração cirúrgica no momento da cirurgia é essencial para evitar a recidiva da TPI. Além disso, manter a comunicação com o hematologista no período pré-operatório é essencial para determinar a necessidade de esteroides, transfusão de plaquetas e imunoglobulinas. O planejamento pré-operatório com TC é crucial na determinação de esplenomegalia. Melman e Matthews[25] notaram que baços com mais de 22 cm de dimensão craniocaudal ou mais de 19 cm de largura e com peso estimado superior a 1.600 g exigiam procedimentos laparoscópicos com auxílio manual, se não esplenectomia aberta. Um estudo mais recente, apesar de ser de única instituição, duvidou dos benefícios da esplenectomia laparoscópica *versus* aberta para esplenomegalia moderada e massiva, definida por peso acima de 500 g e 1.000 g, respectivamente, e não mostrou nenhuma vantagem da esplenectomia laparoscópica sobre a cirurgia aberta com tempo operatório mais longo na esplenectomia laparoscópica.[26] A esplenectomia laparoscópica pode ser realizada em aproximadamente 90% dos pacientes. A conversão relatada para a esplenectomia está entre 0% e 20%. A maioria das conversões é causada por sangramento intraoperatório, falta de experiência cirúrgica, aderências proibitivas, esplenomegalia massiva e obesidade.[26] Como em outros procedimentos laparoscópicos, há uma curva de aprendizagem e, com a experiência, a conversão para a esplenectomia aberta diminui. As diretrizes publicadas referentes à esplenectomia laparoscópica reiteram a importância das indicações para o procedimento, a aquisição de imagens pré-operatórias para determinar tamanho e volume, bem como presença de tecido esplênico acessório, escolhas referentes às técnicas manuais (precocemente nos casos de esplenomegalia), contraindicações (p. ex., hipertensão portal, comorbidades clínicas importantes) e vacinas esplênicas.[27] As vacinas para *N. meningitidis*, *S. pneumoniae* e *Haemophilus influenzae* devem ser administradas pelo menos 14 dias antes da abdomectomia eletiva, ou 14 dias após, ou à alta hospitalar de uma esplenectomia de emergência para reduzir o risco de OPSI (ver adiante).

As principais vantagens dos procedimentos laparoscópicos são: menor perda sanguínea e hospitalização mais curta.[28] Foi realizado um estudo prospectivo controlado randomizado comparando as abordagens aberta e laparoscópica em pacientes com talassemia maior. Esse estudo relatou menor hospitalização média nos pacientes laparoscópicos, porém tempos operatórios mais longos e aumento das hemotransfusões.[29] Não se sabe se esses resultados podem ser generalizados a todos os pacientes com doença esplênica. Vários estudos de caso também compararam a abordagem laparoscópica à aberta e favoreceram de modo consistente a abordagem laparoscópica, particularmente em relação à retomada precoce da dieta, à redução da dor pós-operatória e ao menor tempo de internação.[30]

Os resultados do tratamento são a principal preocupação quando essas abordagens são comparadas. Nos resultados publicados até o momento, os desfechos laparoscópicos são equivalentes aos da esplenectomia aberta. Em uma revisão de esplenectomia laparoscópica para doença maligna, Burch et al.[31] relataram que essa população de pacientes beneficia-se da esplenectomia laparoscópica, de modo semelhante aos da doença benigna. Katkhouda et al. relataram que, no tratamento de TPI, os resultados das esplenectomias laparoscópica e aberta parecem ser semelhantes.

A esplenectomia laparoscópica requer cuidadosa consideração sobre as populações especiais. A hipertensão portal e seu risco de hemorragia incontrolável é contraindicação relativa para esplenectomia laparoscópica. Entretanto, com o avanço das técnicas laparoscópicas e o advento de dispositivos elétricos e grampeadores laparoscópicos, a esplenectomia laparoscópica pode ser realizada com segurança em pacientes com hipertensão portal.[32] A esplenectomia é indicada algumas vezes durante a gravidez para TPI refratária. Estudos de caso demonstraram que a abordagem laparoscópica durante a gravidez geralmente é segura e, de preferência, deve ser conduzida durante o segundo trimestre da gestação. A cirurgia durante o primeiro trimestre está associada à perda fetal e, no terceiro, é tecnicamente difícil em virtude da perda de domínio cirúrgico.[33,34]

*Posicionamento do paciente.* A técnica laparoscópica pode ser realizada com o paciente em posição lateral ou supina. Isso depende da preferência do cirurgião, da cirurgia concomitante e do tipo físico do paciente. A técnica lateral é a posição de uso mais amplo. Para todas as posições, o paciente é colocado na mesa de modo que ela possa ser angulada no nível renal, promovendo a maximização do espaço entre a crista ilíaca e o rebordo costal. Por fim, o paciente é inclinado para reverter a posição de Trendelenburg com o intuito de facilitar a retração das vísceras caudalmente e distante do quadrante superior esquerdo.

Na posição de decúbito lateral direito (Figura 57.7), o paciente é colocado em posição de decúbito lateral a 60° usando um coxim cilíndrico dorsal e outro axilar. Nesse caso, o braço esquerdo dos pacientes é colocado sobre o suporte de braço ou apoiado por uma tala, com proteção em todos os pontos de pressão com coxins de gel ou esponjas. Nessa abordagem, o cirurgião e o instrumentador permanecem à direita do paciente, enquanto os assistentes ficam à esquerda.[35] O baço, portanto, será suspenso de suas inserções diafragmáticas; a gravidade retrairá o estômago, o omento e o cólon; e o hilo esplênico estará sob algum grau de tensão. Alternativamente, na posição supina, os cirurgiões permanecem à esquerda dos pacientes, enquanto o primeiro assistente e o assistente de câmera ficam à direita. Pode ser mais fácil para o cirurgião destro trabalhar a partir da posição entre as pernas do paciente, com o paciente em posição de litotomia modificada. O instrumentador permanece no lado esquerdo, próximo ao pé da mesa.

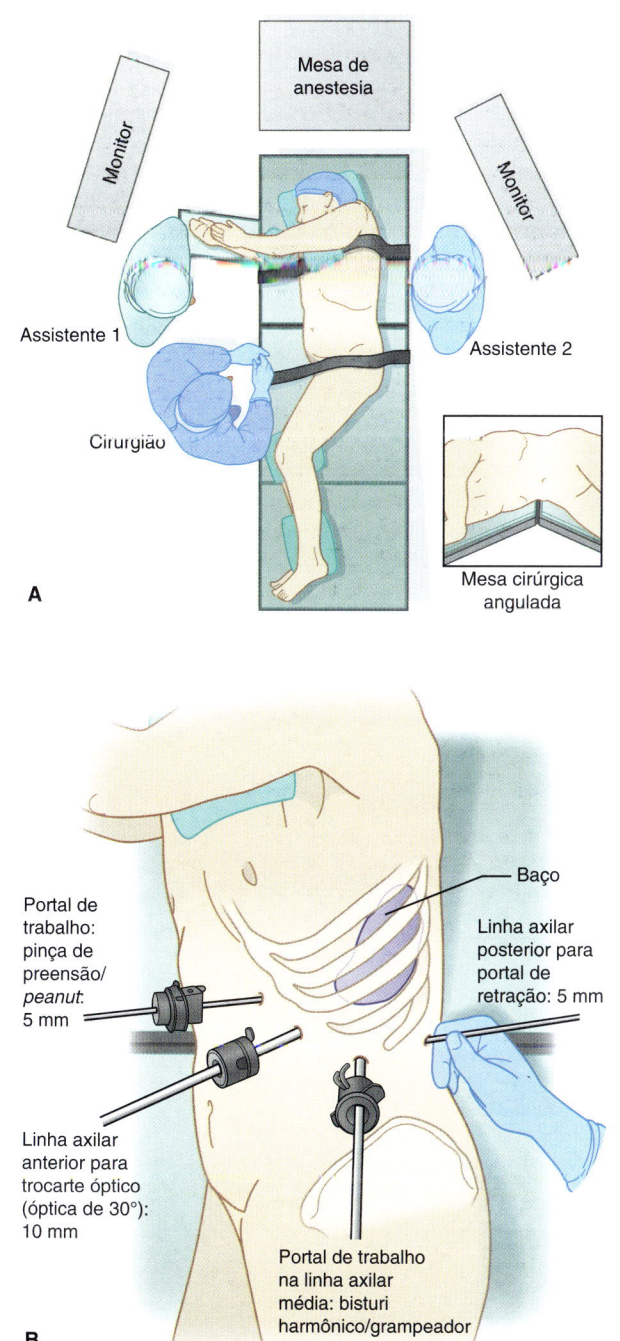

**Figura 57.7** **A.** Posicionamento do paciente e (**B**) colocação de trocarte – posição em decúbito lateral. (*Copyright* Lianne Krueger Sullivan, de Jenkins M, Parikh M, Pachter HL: Technique of Splenectomy. In: Yeo CJ (editors): *Shackelford's surgery of the alimentary tract.* 8th ed. Philadelphia: Elsevier, 2019.)

***Colocação de trocarte.*** O acesso ao abdome ocorre por meio da introdução do trocarte pela técnica aberta (Hasson) ou técnica de agulha de Veress, medialmente à linha axilar anterior esquerda a cerca de 2 a 3 cm abaixo do rebordo costal; o pneumoperitônio é estabelecido a uma pressão de 12 a 15 mmHg. São usados de três a quatro portais adicionais.

***Técnica cirúrgica.*** A cirurgia é iniciada com a inspeção meticulosa da cavidade abdominal para a pesquisa de tecido esplênico acessório (Figura 57.8); o estômago é deslocado para o lado direito

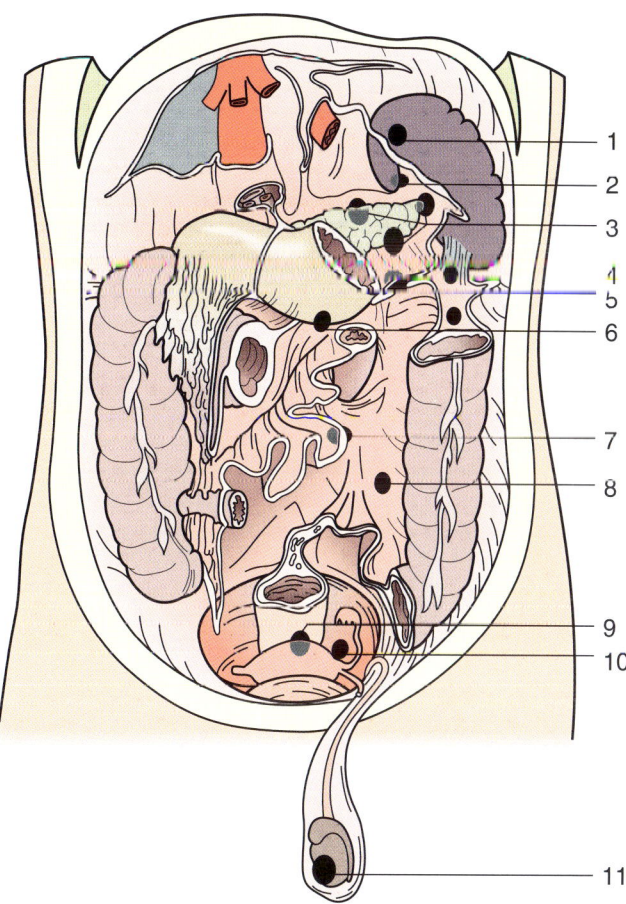

**Figura 57.8** Localização usual dos baços acessórios: (1) ligamento gastresplênico, (2) hilo esplênico, (3) cauda do pâncreas, (4) ligamento esplenocólico, (5) mesocólon transverso esquerdo, (6) omento maior ao longo da grande curvatura do estômago, (7) mesentério, (8) mesocólon esquerdo, (9) ovário esquerdo, (10) bolsa de Douglas e (11) testículo esquerdo. (De Gigot JF, Lengele B, Gianello P, et al. Present status of laparoscopic splenectomy for hematologic diseases: certitudes and unresolved issues. *Semin Laparosc Surg.* 1998;5:147-167.)

a fim de facilitar o exame do ligamento gastresplênico. O ligamento esplenocólico, o omento maior e o ligamento frenoesplênico são inspecionados em seguida. O mesentério dos intestinos delgado e grosso, a pelve e os tecidos anexos são examinados. Por fim, o ligamento gastresplênico é aberto e confirma-se que a cauda do pâncreas esteja livre de tecido esplênico (Figura 57.8).

Nossa preferência é a abordagem com o paciente em decúbito lateral direito, com a mesa da sala cirúrgica inclinada a 45° para a direita a partir da horizontal e o coxim ao nível renal para elevar o dorso. A dissecção é iniciada pela mobilização da flexura esplênica do cólon. Com o uso de tesoura para dissecção, o ligamento esplenocólico é seccionado. O baço pode então ser retraído cranialmente; tomando o devido cuidado para não romper a cápsula esplênica durante a retração. As inserções peritoneais laterais do baço são incisadas em seguida, com o uso de tesoura ou bisturi ultrassônico. Uma bainha de 1 cm de peritônio é deixada ao longo da face lateral do baço, que pode então ser apreendida para facilitar a retração medial (Figura 57.9). O saco menor é adentrado ao longo da borda medial do baço. Continuando a retração cranialmente, os vasos gástricos curtos e o pedículo vascular principal podem ser identificados. A cauda do pâncreas também é visualizada, e toma-se cuidado para evitá-la ao se aproximar do hilo esplênico. Os vasos gástricos curtos são seccionados. Várias opções estão disponíveis atualmente para isso, incluindo dissecadores ultrassônicos, hemoclipes, dispositivos bipolares, LigaSure™ (Covidien, Boulder, CO) e grampeadores endovasculares. Os hemoclipes são usados minimamente em torno da área do hilo esplênico para evitar interferência no uso futuro do grampeador, o que poderia levar a sangramento significativo proveniente de vasos ligados de maneira inadequada.

Depois de seccionar os vasos gástricos curtos, o pedículo esplênico é cuidadosamente dissecado das faces medial e lateral. Após a dissecção da artéria e da veia, os vasos são seccionados com a aplicação de grampeadores endovasculares ou ligaduras por sutura. No modo distribuído, mais prevalente, há múltiplos ramos vasculares que entram no baço próximo ao hilo; assim a dissecção é realizada a aproximadamente 2 cm da cápsula esplênica. Vários ramos podem ainda ser encontrados, mas estes podem ser controlados individualmente com mais facilidade. Um pedículo formado pela artéria e pela veia que entra no hilo é conhecido como o tipo magistral de anatomia arterial. Se isso for observado, o pedículo é transeccionado em bloco com o auxílio de um grampeador vascular linear. A cauda do pâncreas, que se encontra a 1 cm do hilo esplênico em 75% dos pacientes e está em contato com o hilo em 30%, deve ser bem visualizada, à medida que o grampeador é aplicado, para evitar lesão.

O baço agora desvascularizado está fixo apenas por uma pequena bainha de tecido esplenofrênico avascular no polo superior. Essa fixação facilita a transferência do órgão para dentro do saco de extração. Para remover o baço desprendido, introduz-se o saco de náilon resistente através do portal, normalmente no local epigástrico ou supraumbilical. O baço é apreendido pelo saco, que é fechado pela tração do seu cordão de fechamento. O saco é parcialmente aberto, dando acesso ao baço ainda intra-abdominal. O baço então é morcelado com fórceps anelar ou fragmentado e removido aos poucos (Figura 57.9). Nos raros casos que requerem exame patológico de um baço intacto, uma incisão grande o suficiente deve ser feita para permitir a extração do órgão. É preciso tomar cuidado para evitar derramamento de quaisquer fragmentos esplênicos dentro da cavidade abdominal ou na ferida. O laparoscópio é então reinserido, e o leito esplênico é avaliado quanto à hemostasia. Se necessário, podem ser colocados drenos. O pneumoperitônio é liberado, e as fáscias de todos os portais de trocarte com mais de 5 mm são fechadas.

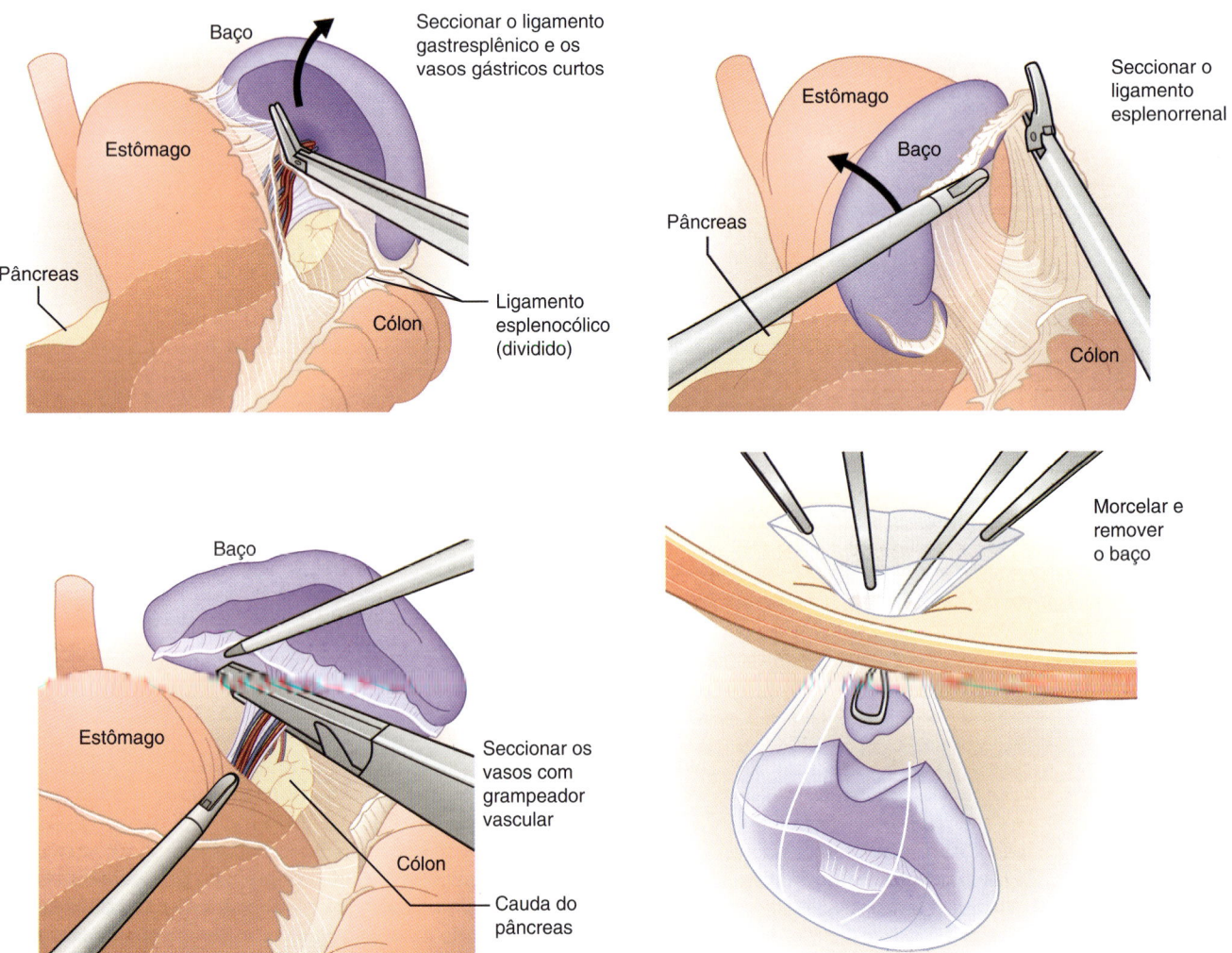

**Figura 57.9** Técnica cirúrgica. (*Copyright* Jennifer N. Gentry. De: Jenkins M, Parikh M, Pachter HL. Technique of Splenectomy. In: Yeo CJ, eds. *Shackelford's surgery of the alimentary tract.* 8th ed. Philadelphia, PA: Elsevier; 2019:1600.)

## Esplenectomia robótica

A esplenectomia laparoscópica é considerada o padrão-ouro para o baço de tamanho normal. O papel da esplenectomia robótica ainda é controverso. Houve poucos estudos comparando especificamente a esplenectomia laparoscópica à robótica. Em um recente estudo retrospectivo de coorte de Cavaliere et al.,[36] os autores concluíram que a esplenectomia robótica para esplenomegalia está associada a menos perda sanguínea e a tempos operatórios mais longos com resultados comparáveis. Em outro estudo, Bodner et al.[37] compararam tempos operatórios, período de hospitalização e custo. Eles concluíram que, embora o procedimento robótico seja viável e seguro para o paciente, o custo e os tempos operatórios foram maiores no grupo de robótica. Em outro estudo, Corcione et al.[38] avaliaram o uso de um sistema robótico em procedimentos cirúrgicos gerais comuns. Embora tenham notado alguns benefícios (p. ex., disponibilidade da visão tridimensional, maior destreza com os instrumentos), eles referiram preocupações com a capacidade de controlar o sangramento com apenas dois instrumentos disponíveis; nesses casos, foi necessário converter para um a procedimento laparoscópico tradicional. Em geral, a adição do robô a um procedimento simples, como a esplenectomia laparoscópica, é atualmente considerada desnecessária.

## Complicações a curto prazo após esplenectomia

A esplenectomia, assim como qualquer outra técnica, está associada a complicações pós-operatórias independentemente da técnica: aberta, laparoscópica ou robótica. Os preditores de dificuldades técnicas e complicações pós-operatórias com uma abordagem minimamente invasiva são tamanho esplênico > 19 cm, experiência do cirurgião e pacientes idosos.[39] As complicações no período pós-operatório imediato geralmente são relacionadas com o sangramento pós-operatório por deslizamento da ligadura dos vasos hilares ou de outras pequenas tributárias ou ramos vasculares não identificados. Outras complicações incluem pneumonia, derrame pleural do lado esquerdo e extravasamento pancreático e fístula. O extravasamento pancreático está relacionado com lesão não identificada da cauda pancreática durante a dissecção do hilo esplênico; geralmente se manifesta com dor abdominal superior, leucocitose e mal-estar.[40] É tratado normalmente com drenagem percutânea com ou sem colangiopancreatografia retrógrada endoscópica e esfincterotomia para reduzir a resistência do fluxo frontal das secreções pancreáticas. Outra complicação importante, mas rara, é a perfuração gástrica na curvatura maior do estômago, causada por lesão inadvertida à curvatura maior durante a dissecção das artérias gástricas curtas. Isso geralmente requer reoperação e pode levar à fístula crônica, se associada à lesão pancreática concomitante. O tromboembolismo é uma das complicações graves após esplenectomia. Acredita-se que esteja relacionado com a trombocitose reativa após esplenectomia; porém, a correlação não é linear. A trombose venosa abdominal referida como trombose pós-esplenectomia das veias esplênica, mesentérica e porta (PST-SMPv, do inglês *splenic, mesenteric, and portal veins*) tem incidência de 8 a 10%. O tamanho esplênico e o distúrbio mieloproliferativo são os principais fatores de risco.[41,42] A apresentação é, em geral, com sintomas gastrintestinais pós-operatórios inespecíficos de dor abdominal e ascite. O tratamento geralmente é clínico, com anticoagulação sistêmica. Atualmente, há um papel crescente da radiologia intervencionista com trombólise à base de cateter, *stents* e/ou trombectomia.[43] O tratamento dessa condição é descrito em detalhes no Capítulo 64.

## Morbidade tardia após esplenectomia

A trombocitose pós-esplenectomia ocorre particularmente em pacientes com distúrbios mieloproliferativos (p. ex., LMC, policitemia vera, trombocitose essencial), que pode resultar em trombose das veias mesentérica, porta e renal e pode ser fatal porque pode levar a hemorragia e tromboembolismo. O risco vitalício de trombose venosa profunda e embolia pulmonar não foi estabelecido, mas pode ser significativo. Além disso, existem relatos de casos de infarto agudo do miocárdio em pacientes pós-esplenectomia com trombocitose.

A OPSI é a complicação tardia fatal mais comum da esplenectomia. A infecção pode ocorrer a qualquer momento após a esplenectomia. Em um estudo, a maioria das infecções ocorreu mais de 2 anos após a cirurgia, e 42% ocorreram mais de 5 anos após o procedimento, com incidência geral relatada de 3,2 a 3,5%. Para os indivíduos que adquirem OPSI, a mortalidade está entre 40 e 50%.[44] O risco é aumentado em pacientes com talassemia maior e doença falciforme (Boxe 57.3). A OPSI geralmente é causada por microrganismos encapsulados em polissacarídeo, como *S. pneumoniae*, *N. meningitidis* e *H. influenzae*. Estima-se que *S. pneumoniae* seja o responsável por 50 a 90% dos casos. O risco de OPSI fatal é estimado em 1/300 a 350 pacientes-anos de seguimento para crianças e em 1/800 a 1.000 pacientes-anos de seguimento para adultos. A revisão de um estudo de 7.872 casos selecionados de esplenectomia total, incluindo crianças e adultos, revelou 270 episódios de sepse (3,5%) com 169 fatalidades por sepse (2,1%).[7] Portanto, é provável que a incidência de infecção não fatal e sepse seja significativamente maior.

A apresentação clínica geralmente começa com sintomas semelhantes aos da gripe, caracterizados por febre, calafrios, tremores e outros sintomas inespecíficos, incluindo inflamação da garganta, mal-estar, mialgias, diarreia e vômito. Esses sintomas progridem rapidamente para infecção fulminante com falência de múltiplos órgãos com desenvolvimento de hipotensão, coagulação intravascular disseminada, desconforto respiratório, coma e óbito horas após a apresentação ou dentro de 24 a 48 horas.[44] Muitas vezes, os sobreviventes também têm um curso hospitalar complicado e longo com múltiplas sequelas, como gangrena periférica que requer amputação, surdez por meningite, osteomielite mastoide, endocardite bacteriana e destruição valvar cardíaca.

## Imunização

As recomendações e formulações para a imunização diferem, dependendo da idade dos pacientes e da região. Atualmente, o padrão de cuidados para os pacientes asplênicos e com hipoesplenismo inclui a imunização com a vacina pneumocócica conjugada 13-valente (PCV13), seguida da vacina pneumocócica polissacarídica 23-valente (PPSV23) pelo menos 8 semanas depois, vacina conjugada para *H. influenzae* tipo b, a série de vacinação conjugada meningocócica quadrivalente ACWY (MenACWY) e a série

---

**Boxe 57.3** Fatores de risco associados à infecção fulminante pós-esplenectomia.

- Idade jovem
- Talassemia maior (8,2%)
- Anemia falciforme (7,3%)
- Trombocitopenia idiopática (2,1%)
- Linfoma
- Imunossupressão

De Hashimoto N. Management of overwhelming postsplenectomy infection syndrome. *Clin Surg*. 2016;1:1148.

de vacinação meningocócica monovalente sorogrupo B (MenB-4C ou MenB-FHbp). Além disso, todos os pacientes asplênicos ou hipoesplênicos devem receber a vacina sazonal contra *influenza*, sarampo, caxumba e rubéola, varicela e tétano, difteria e coqueluche. Visite o *site* do U.S. Centers for Disease Control and Prevention (CDC) para detalhes (https://www.cdc.gov/vaccines/schedules/hcp/imz/adult-conditions.html#f11).[1] Essas vacinas devem ser administradas idealmente de 10 a 12 semanas antes de esplenectomia eletiva e pelo menos 14 dias antes da cirurgia. Se o paciente não recebeu essas vacinas antes da cirurgia, como é o caso de uma cirurgia de emergência, elas devem ser administradas 14 dias após a esplenectomia, ou à alta hospitalar (para melhorar a adesão do paciente), o que ocorrer primeiro. Em pacientes com asplenia funcional ou hipoesplenismo, as vacinas devem ser administradas logo que a doença for identificada (Tabela 57.1).[45,46]

O CDC concluiu que, apesar da educação a médicos e pacientes, panfletos e braceletes MedicAlert®, a retenção de informação pelos pacientes sobre os riscos de sepse pós-esplenectomia é ruim. O CDC recomendou que todos os pacientes submetidos à esplenectomia, incluindo aqueles com esferocitose hereditária, sejam revacinados e reorientados entre 2 e 6 anos após a cirurgia. As recomendações incluem a determinação de títulos de anticorpo pneumocócico após a imunização de cada paciente esplenectomizado, pois aqueles não responsivos à vacina podem estar em alto risco de OPSI. O acompanhamento subsequente dos títulos de anticorpos é recomendado em 3 a 5 anos para avaliar para possível necessidade de revacinação.

Na tentativa de melhorar a imunocompetência do hospedeiro, o salvamento esplênico parcial ou o autotransplante esplênico é considerado, pois isso pode melhorar a resposta imunológica humoral à PPV23.[47] A dificuldade encontrada com as técnicas de salvamento esplênico refere-se à falta de testes imunológicos funcionais objetivos em humanos. Isso também é verdadeiro para os pacientes submetidos à embolização angiográfica para a cessação de hemorragia esplênica no traumatismo. Não existem estudos disponíveis sobre o risco de OPSI nesses pacientes. Estudos pré-clínicos examinaram o local ideal e a quantidade de tecido esplênico para autotransplante. Constatou-se que o local mais eficaz de autotransplante esplênico é a bolsa omental, e aproximadamente 50% do baço seriam necessários para a prevenção de sepse pneumocócica. Apesar de ser necessário envidar todos os esforços para preservar o baço em vítimas de traumatismo, a estratégia de autotransplante esplênico parece ter limitada aplicabilidade em humanos.

Atualmente, sugere-se a necessidade de intervenção educativa para os pacientes submetidos à esplenectomia; os pacientes podem exigir várias sessões de instruções. A comunicação, com tentativas de orientação para profissionais da saúde de cuidados primários, os quais assumem os cuidados clínicos aos pacientes asplênicos, também é extremamente importante porque a OPSI é prevenível, se forem adotadas precauções apropriadas. As diretrizes de imunização do CDC para 2020 (https://www.cdc.gov/vaccines/schedules/hcp/imz/adult-conditions.html) recomendaram as seguintes vacinas, além daquelas já discutidas, para os pacientes asplênicos: tétano (Tdap ou Td), papilomavírus humano (HPV), sarampo, caxumba e rubéola (MMR), varicela-zóster, *influenza*, hepatite A (hep A) e hepatite B (hep B) e meningocócica.

### Antibióticos

Ainda existe significativa controvérsia sobre a profilaxia com antibióticos em pacientes pós-esplenectomia. O objetivo primário dessa profilaxia é a prevenção de OPSI, particularmente aquela secundária à infecção pneumocócica, referida como a causa de OPSI em 50 a 90% dos pacientes. Entretanto, OPSI secundária à infecção pneumocócica sensível à penicilina foi relatada em crianças e adultos que recebem profilaxia com penicilina.

Existem duas abordagens gerais para a profilaxia com antibióticos em pacientes asplênicos ou hipoesplênicos. Uma é diária e a outra consiste em ter um suprimento de emergência. Há variabilidade na prática entre as diferentes sociedades. As diretrizes da Spleen Australian Society recomendam a profilaxia diária com antibiótico para crianças, de preferência até os 16 anos ou no

---

[1] N.R.T.: Para o Calendário Brasileiro de Imunização do adulto, consulte o *site* da Sociedade Brasileira de Imunização (SBIm), no endereço https://sbim.org.br/calendarios-de-vacinacao/.

**Tabela 57.1** Recomendações de vacina do Centers for Disease Control and Prevention para pacientes asplênicos.*[†]

|  | Vacinação pneumocócica | Vacinação meningocócica | Vacinação para *Haemophilus influenzae* tipo b |
|---|---|---|---|
| Crianças | De 2 a 6 anos imunologicamente virgens:[‡] PCV13 seguida por PVC13, 8 semanas depois; PPSV23, 8 semanas depois; repetir PPSV23 em 5 anos<br>De 6 a 18 anos imunologicamente virgens:[‡] PCV13 seguida por PPSV23, 8 semanas depois; repetir PPSV23 em 5 anos | Série MenACWY E série MenB[§] | Hib uma vez, se ≥ 15 meses e não vacinados previamente |
| Adultos (≥ 19 anos) | Imunologicamente virgens:[‡] PCV13 seguida por PPSV23, 8 semanas depois; repetir PPSV23 a cada 5 anos | MenACWY ou MPSV4 com intervalo de 2 meses; repetir MenACWY a cada 5 anos<br>E série MenB[§] uma vez | Hib uma vez |

*A primeira vacina deve ser administrada pelo menos 2 semanas antes da esplenectomia, se elegível. [†]Mesmo com a vacina, a profilaxia com antibiótico oral com penicilina V ou amoxicilina deve ser considerada para crianças com menos de 2 anos ou pacientes pós-esplenectomia de alto risco. [‡]Para os pacientes que receberam anteriormente qualquer PCV ou PPSV23 ou uma combinação dessas vacinas, as recomendações variam e são destacadas nas Diretrizes CDC acessíveis *online*. [§]Duas doses de MenB-4C com 1 mês de intervalo ou três doses de MenB-FHbp, uma dose ao 0, uma aos 2 e uma aos 6 meses. *Hib*, *H. influenzae* tipo b; *MenACWY*, conjugada meningocócica quadrivalente; *MPSV4*, meningocócica polissacarídica quadrivalente; *PCV13*, vacina conjugada pneumocócica 13-valente; *PPSV23*, pneumocócica polissacarídica 23-valente. (De Pernar LIM, Tavakkoli A. Anatomy and physiology of the spleen. In: Yeo CJ, eds. *Shackelford's surgery of the alimentary tract*. 8th ed. Philadelphia, PA: Elsevier; 2019:1595.)

mínimo até a idade de 5 anos, ou 3 anos após a esplenectomia. Além disso, a sociedade recomenda profilaxia vitalícia para os estados imunocomprometidos e um suprimento de emergência de antibióticos orais (antibióticos em modo de espera) para adultos pós-esplenectomia, com instruções para começar a tomar o medicamento no início de uma doença febril ou de calafrios, se não houver acesso à imediata avaliação médica.[48]

O antibiótico oral de escolha é a amoxicilina ou a penicilina oral; para os pacientes com hipersensibilidade confirmada, a segunda escolha seria um macrolídio. Para o suprimento de emergência, recomendamos o uso de amoxicilina mais clavulanato e, em pacientes alérgicos à penicilina, macrolídios ou quinolonas são os agentes de segunda escolha.

A extensão desse tratamento profilático pode ser inaceitável para os pacientes, e há evidência de não haver diferença na incidência de sepse em pacientes com célula falciforme pós-esplenectomia quando a profilaxia com antibiótico é suspensa após 5 anos. OPSI foi relatada em indivíduos que fazem uso de medicamentos profiláticos, e os pacientes devem estar cientes de que, mesmo com antibióticos diários, nem todas as infecções podem ser prevenidas.

Há evidências de que o risco de OPSI é mais baixo em pacientes que mostram maior compreensão dos riscos infecciosos da asplenia.[49] Isso ressalta a importância da orientação do paciente, particularmente nas visitas de seguimento, para assegurar a adesão à profilaxia com antibiótico e à vacina.

Se o paciente optar pela profilaxia com antibiótico e em razão do risco de OPSI e do nível extremo de mortalidade associada, qualquer indivíduo asplênico ou hipoesplênico que apresentar calafrios ou febre deverá iniciar imediatamente uma cobertura empírica agressiva com antibióticos, mesmo sem dados de cultura.

# Parte 11

# Tórax

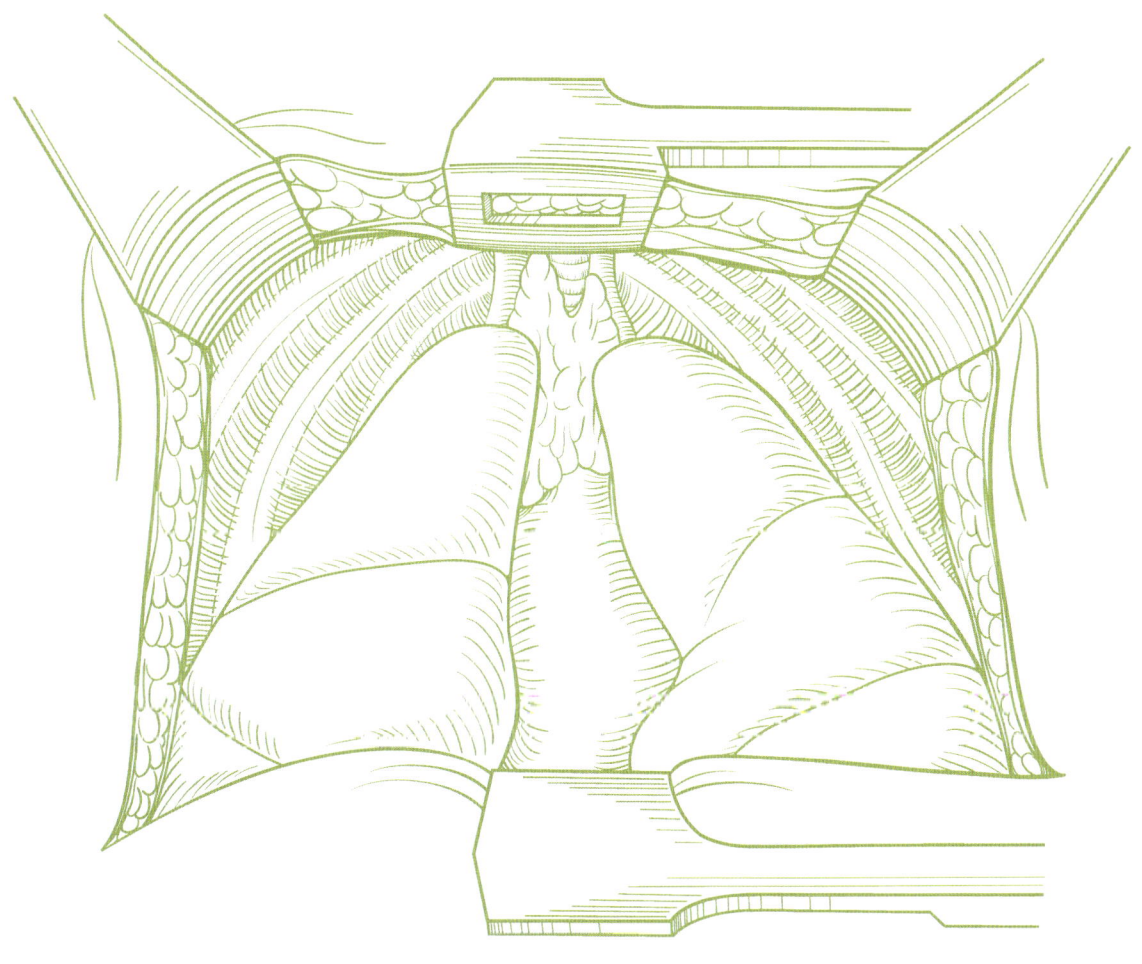

# 58

# Pulmão, Parede Torácica, Pleura e Mediastino

*Ori Wald, Uzi Izhar, David J. Sugarbaker*

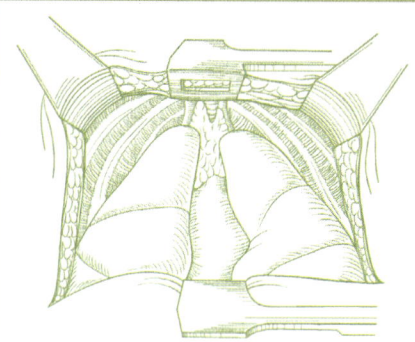

## VISÃO GERAL DO CAPÍTULO

**Anatomia**
**Seleção de pacientes para cirurgias torácicas**
  Avaliação fisiológica
**Pulmões**
  Lesões pulmonares congênitas
  Anormalidades congênitas da traqueia e dos brônquios
  Distúrbios vasculares congênitos
**Câncer de pulmão**
  Patologia
  Rastreamento
  Diagnóstico
  Estadiamento
  Resultados do tratamento do câncer de pulmão
  Terapia local para câncer de pulmão não de pequenas células em estágio inicial
  Terapias neoadjuvante e adjuvante
  Tratamento da doença metastática
**Traqueia**
  Estenose benigna de traqueia
  Tumor primário de traqueia
  Trauma traqueal
  Princípios da cirurgia de traqueia
**Infecções pulmonares**
  Bronquiectasia
  Abscesso pulmonar
  Outros distúrbios broncopulmonares
  Infecções por *Mycobacterium*
  Infecções fúngicas e parasíticas
**Hemoptise maciça**
**Enfisema e doença pulmonar difusa**
  Enfisema
  Doença pulmonar difusa
  Síndrome da angústia respiratória do adulto
**Metástases pulmonares**
  Tratamento cirúrgico
**Outros tumores pulmonares**
  Tumores pulmonares neuroendócrinos

**Parede torácica**
  Deformidades congênitas
  Tumores da parede torácica
  Infecções da parede torácica
  Trauma da parede torácica
**Síndrome do desfiladeiro torácico**
  Diagnóstico
  Manejo
**Pleura**
  Derrames pleurais
  Empiema
  Quilotórax
  Pneumotórax
  Mesotelioma
  Tumor fibroso solitário da pleura
**Mediastino**
  Compartimento anterossuperior
  Compartimento médio
  Compartimento posterior ou dos sulcos paravertebrais
  Manifestações clínicas e diagnóstico
  Avaliação e diagnóstico por imagem
  Diagnóstico histológico
**Cistos mediastinais primários**
**Tumores mediastinais primários**
  Timoma
  Tumores de células germinativas
  Teratomas
  Tumores de células germinativas não teratomatosos malignos
  Seminomas
  Tumores não seminomatosos
  Tumores neurogênicos
  Neuroblastoma
  Tumores ganglionares
  Paraganglioma (feocromocitoma)
  Linfomas
  Tumores endócrinos

---

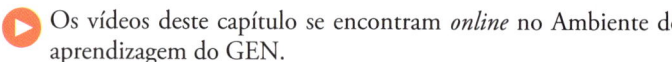 Os vídeos deste capítulo se encontram *online* no Ambiente de aprendizagem do GEN.

O termo *tórax* refere-se à área entre o pescoço e o abdome, delimitada por costelas, esterno e vértebras no aspecto radial, pela abertura torácica superior no aspecto superior e pelo diafragma no aspecto inferior. O tórax confere suporte e proteção aos órgãos torácicos internos, promove a força inspiratória negativa que inicia a ventilação e promove a força expiratória positiva necessária à vocalização, além de produzir estrutura para o pescoço, membros superiores, estruturas torácicas e abdome. As principais estruturas do tórax incluem coração e pulmões, parede torácica – incluindo musculatura, costelas, esterno e vértebras sobrejacentes – diafragma, traqueia, esôfago e grandes vasos.

## ANATOMIA

Os órgãos do tórax são protegidos pelos ossos e musculatura torácicos sobrejacentes. A pleura parietal, revestimento interno da parede torácica, separa-se da pleura visceral, revestimento externo dos pulmões, por uma pequena quantidade, laminar, de líquido pleural. A pleura parietal reveste a parede do tórax, mediastino, diafragma e pericárdio. Já a pleura visceral reveste os pulmões e separa seus lobos entre si. O espaço pleural é um espaço virtual que pode comprimir os pulmões ou o coração com líquido, tumores ou infecções. Os espaços pleurais direito e esquerdo são separados um do outro pelo mediastino.

O arcabouço ósseo torácico é recoberto por três grupos de músculos: os músculos primários e secundários da respiração e os músculos que se ligam à extremidade superior do corpo (Figura 58.1). Os músculos primários incluem o diafragma e os músculos intercostais. Os músculos situados nos espaços intercostais incluem os músculos intercostais externo, interno, íntimo e músculo transverso. Os 11 espaços intercostais, cada qual associado numericamente à costela situada *superiormente* ao mesmo, contêm os feixes intercostais (veia, artéria e nervo), os quais correm ao longo da borda inferior de cada costela. Todos os espaços intercostais são mais largos na porção anterior e cada feixe intercostal se afasta da costela posteriormente, assumindo posição mais central em cada espaço. As camadas de músculos intercostais auxiliam na respiração e protegem as estruturas torácicas. Os músculos extrínsecos do tórax, que compreendem o músculo grande dorsal, serrátil anterior, peitoral maior e menor, bem como os músculos cervicais (esternocleidomastóideo e escaleno) inserem-se no arcabouço ósseo torácico, protegem a parede do tórax e podem auxiliar, quando necessário, no esforço ventilatório em pacientes com doenças como a doença pulmonar obstrutiva crônica (DPOC).

Os músculos secundários compreendem o esternocleidomastóideo, serrátil posterior e escalenos. O terceiro grupo muscular insere-se na extremidade superior do tronco. Os músculos peitoral maior e menor situam-se no aspecto anterior superficialmente. A musculatura superficial posterior inclui os músculos trapézio e grande dorsal. Músculos profundos incluem os serráteis anterior e posterior, escalenos e romboides maior e menor. Esses músculos superficiais e profundos ajudam a manter a escápula fixa à parede do tórax. No esforço respiratório, os músculos deltoide, peitoral e grande dorsal formam um sistema terciário de assistência ventilatória por meio de sua fixação aos membros superiores.

O arcabouço ósseo do tórax é composto perifericamente por 12 costelas que se estendem desde as vértebras no aspecto posteromedial até o esterno no aspecto anterior (Figura 58.2). A 11ª e a 12ª costela são "flutuantes" e não estão ligadas diretamente ao esterno. Já as costelas de números 1 a 5 ligam-se diretamente ao esterno por cartilagens costais. As costelas mais inferiores (6 a 10) coalescem no arco costal para depois ligarem-se ao esterno por cartilagem. A primeira costela é relativamente chata e densa, e se estende desde a primeira vértebra torácica até o manúbrio, produzindo o estreito torácico superior (Figura 58.3). Por essa área relativamente pequena passam grandes vasos, traqueia, esôfago

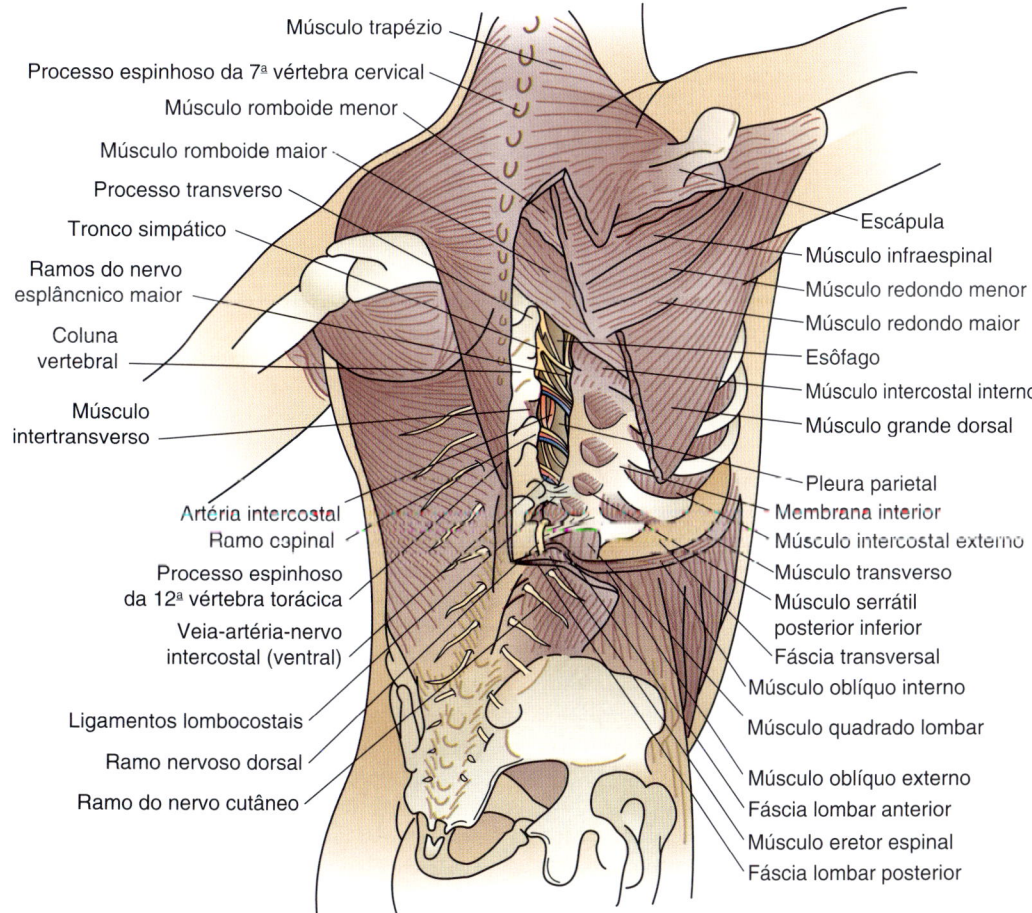

**Figura 58.1** Musculatura da parede torácica. (De Ravitch MM, Steichen FM. *Atlas of general thoracic surgery*. Philadelphia, PA: Saunders; 1988.)

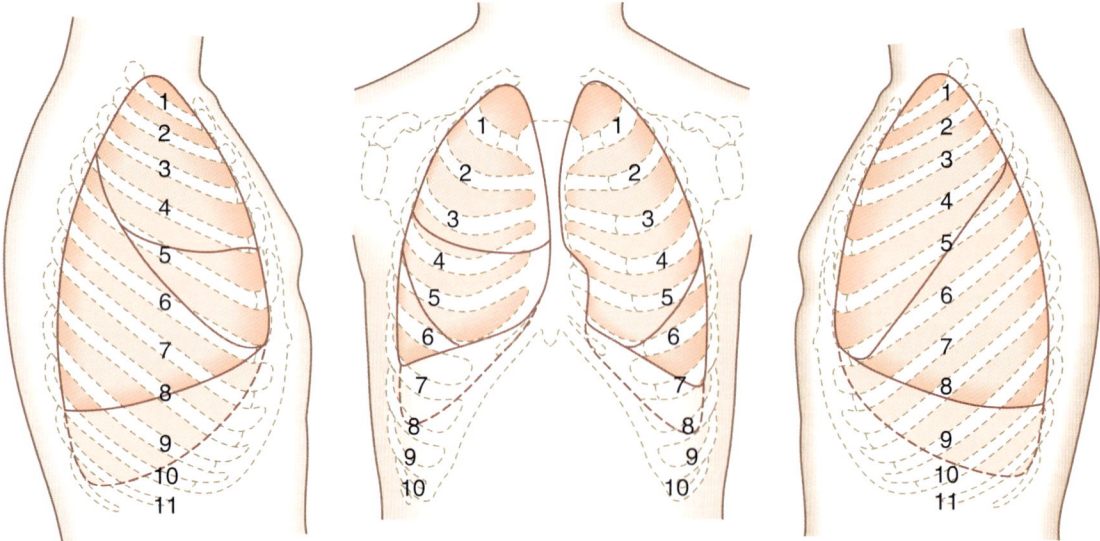

**Figura 58.2** Relações dos lobos pulmonares com as costelas e as reflexões pleurais durante a respiração. A anatomia topográfica e a relação das fissuras dos lobos com costelas específicas durante a inspiração e a expiração são importantes na avaliação das projeções radiográficas posteroanterior e lateral de tórax de rotina.

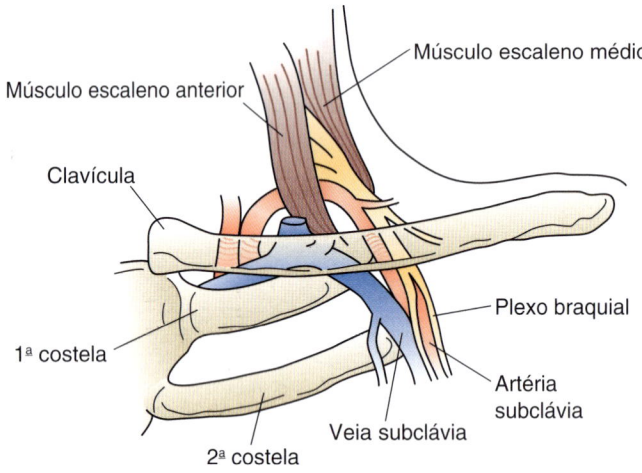

**Figura 58.3** Relação do feixe neurovascular com os músculos escalenos, clavícula e primeira costela. (De Urschel HC. Thoracic outlet syndromes. In Baue AE, Geha AS, Hammond GL, et al., ed. *Glenn's thoracic and cardiovascular surgery*. 6th ed. Stamford, CT: Appleton & Lange;1996: 567.)

e a inervação dos membros superiores, diafragma e laringe. O trauma dessa região, manifestado pela fratura de costela, é uma consequência de força mecânica significativa com probabilidade de lesão de uma ou mais dessas estruturas. Outras estruturas situadas no estreito torácico incluem nervo frênico, nervo laríngeo recorrente no sulco traqueoesofágico (que recorre ao redor da aorta, ao lado do ligamento arterioso do lado esquerdo; e ao redor do tronco braquiocefálico à direita) e a inserção do ducto torácico posteriormente, na junção da veia subclávia esquerda com a veia jugular interna esquerda. As costelas remanescentes inclinam-se para baixo gradualmente. Cada uma é composta por uma cabeça, um colo e uma haste. Cada cabeça tem uma superfície superior, que se articula com o corpo vertebral sobrejacente, e uma superfície inferior, que se articula com a vértebra torácica correspondente à costela, estabelecendo a articulação costovertebral. O colo da costela tem um tubérculo com uma superfície articular que se articula com o processo transverso, produzindo a articulação costotransversal e transmitindo força ao gradil costal posterior.

O esterno é um osso chato de 15 a 20 cm de comprimento e aproximadamente 1,0 a 1,5 cm de largura, composto por manúbrio, corpo e xifoide. O manúbrio articula-se com cada clavícula e com a primeira costela. Promove a ligação do corpo do esterno no ângulo de Louis, que corresponde ao aspecto anterior da junção com a segunda costela. O ângulo de Louis é uma referência anatômica superficial para o nível da carina. As inserções cartilaginosas anteriores das costelas verdadeiras com o esterno, juntamente com os músculos intercostais e o hemidiafragma, permitem movimentação das costelas durante a respiração.

A traqueia do adulto tem aproximadamente 12 cm de comprimento com 18 a 22 anéis cartilaginosos. Seu diâmetro interno é de 2,3 cm no sentido lateral e 1,8 cm no sentido anteroposterior. A laringe termina na borda inferior da cartilagem cricoide. Esta última é o único anel cartilaginoso completo da traqueia. A traqueia começa aproximadamente 1,5 cm abaixo das cordas vocais e não está fixada rigidamente aos tecidos circunjacentes. Seu movimento vertical é facilmente possível. O ponto mais rígido de fixação situa-se onde o arco aórtico forma uma alça sobre o brônquio principal esquerdo. A artéria inominada cruza sobre a traqueia em direção inferolateral esquerda para anterolateral direita alta. A veia ázigo arqueia-se sobre o brônquio principal direito à medida que passa do sentido posterior a anterior para desembocar na veia cava superior. O esôfago situa-se intimamente aderido à traqueia membranosa à esquerda de sua linha média. O nervo laríngeo recorrente corre no sulco traqueoesofágico dos lados direito e esquerdo. O aporte sanguíneo da traqueia tem origem lateral e segmentar a partir das artérias tireoidiana inferior, torácica interna, intercostal suprema e bronquiais. Durante uma traqueoplastia, a dissecção circunferencial maior que 1 a 2 cm pode causar insuficiência vascular com necrose ou deiscência da anastomose.

O desenvolvimento dos pulmões inicia-se aproximadamente aos 21 a 28 dias de gestação. O estágio de desenvolvimento alveolar, com sacos aéreos rodeados por capilares de todos os lados, ocorre aproximadamente do 7º mês até o parto. Existem aproximadamente

20 milhões de alvéolos ao nascimento, aumentando para aproximadamente 300 milhões até os 10 anos, sem maiores aumentos após essa fase. Existem 23 gerações de brônquios distribuídos entre a traqueia e os alvéolos terminais. O ar compreende 80% do volume pulmonar, ao passo que o sangue compreende 10% do volume e os tecidos sólidos os outros 10%. Os alvéolos correspondem a aproximadamente metade de todo o volume pulmonar.

Os pulmões são divididos em cinco lobos e múltiplos segmentos dentro de cada lobo (Figura 58.4). O pulmão direito é composto por três lobos: superior, médio e inferior. Duas fissuras separam esses lobos. A fissura maior, ou oblíqua, separa o lobo inferior do superior e médio. A fissura menor ou horizontal separa o lobo superior do lobo médio. O pulmão esquerdo tem dois lobos–superior e inferior; a língula corresponde embriologicamente ao lobo médio. Uma única fissura oblíqua separa os dois lobos.

Os segmentos broncopulmonares são divisões de cada lobo que contém suprimento arterial, venoso e bronquial separados. Existem 10 segmentos broncopulmonares do lado direito e 9 do lado esquerdo.

O suprimento sanguíneo do pulmão é duplo. O sangue pobre em oxigênio circula a partir do ventrículo direito pela artéria pulmonar para cada pulmão. Após a oxigenação pelo pulmão, o sangue retorna ao átrio esquerdo pelas veias pulmonares. O suprimento sanguíneo dos brônquios advém da circulação sistêmica por meio de artérias brônquicas que emergem da aorta torácica ascendente ou do arco aórtico, seja na forma de pequenos ramos ou em combinação com as artérias intercostais.

Vasos linfáticos estão presentes ao longo do parênquima pulmonar e pleuras, coalescendo gradualmente em direção à região do hilo pulmonar. Em geral, a drenagem linfática do pulmão afeta os linfonodos ipsilaterais; todavia, o fluxo linfático que advém do lobo inferior esquerdo pode drenar para os linfonodos mediastinais (paratraqueais). A drenagem linfática da região do mediastino tem sentido cranial. O parênquima pulmonar não tem suprimento nervoso.

A pleura visceral separa-se da pleura parietal por uma pequena quantidade de líquido pleural, que permite movimento praticamente sem atrito durante a respiração. O suprimento sanguíneo da pleura parietal advém de artérias e veias sistêmicas, incluindo as artérias intercostal posterior, torácica interna, mediastinal anterior e frênica superior, bem como veias sistêmicas correspondentes. Já o suprimento sanguíneo da pleura visceral tem origem tanto sistêmica quanto pulmonar. A drenagem linfática da pleura parietal é realizada por linfonodos regionais, incluindo intercostais, mediastinais e frênicos. O fluxo linfático da pleura visceral segue o fluxo superficial dos pulmões e drena para linfonodos mediastinais. A pleura parietal situada sob as costelas tem muitas terminações nervosas originadas dos nervos intercostais. Portanto, é necessária anestesia local generosa para inserção de um dreno torácico. A pleura visceral é inervada por ramos do nervo vago e do sistema simpático.

Os limites anatômicos do mediastino incluem a entrada do tórax no aspecto superior, o diafragma no aspecto inferior, o esterno no aspecto anterior, a coluna vertebral no aspecto posterior e medial à pleura parietal. Tumores torácicos que penetram pela pleura (por definição) invadem o mediastino. Tradicionalmente, o mediastino pode ser dividido nos compartimentos anterossuperior, médio e posterior. Nenhum plano anatômico específico define essas áreas. Pode-se encontrar tecido adiposo e linfonodos ao longo do mediastino.

O compartimento anterossuperior inclui o timo. Seus lobos direito e esquerdo estendem-se para as regiões cervicais, e para que a glândula toda seja completamente removida, tais porções devem ser dissecadas.

O mediastino médio contém coração; pericárdio; grandes vasos, incluindo aorta ascendente, transversa e descendente; veias cavas superior e inferior; artéria e veias pulmonares; traqueia e brônquios; e nervos frênico, vago e laríngeo recorrente. O nervo frênico adentra o tórax pela entrada no aspecto anterior do músculo escaleno anterior.

O nervo vago adentra a entrada do tórax pela bainha carotídea. Situa-se anterior à artéria subclávia e posterior à artéria inominada do lado direito. O nervo laríngeo recorrente direito passa ao redor

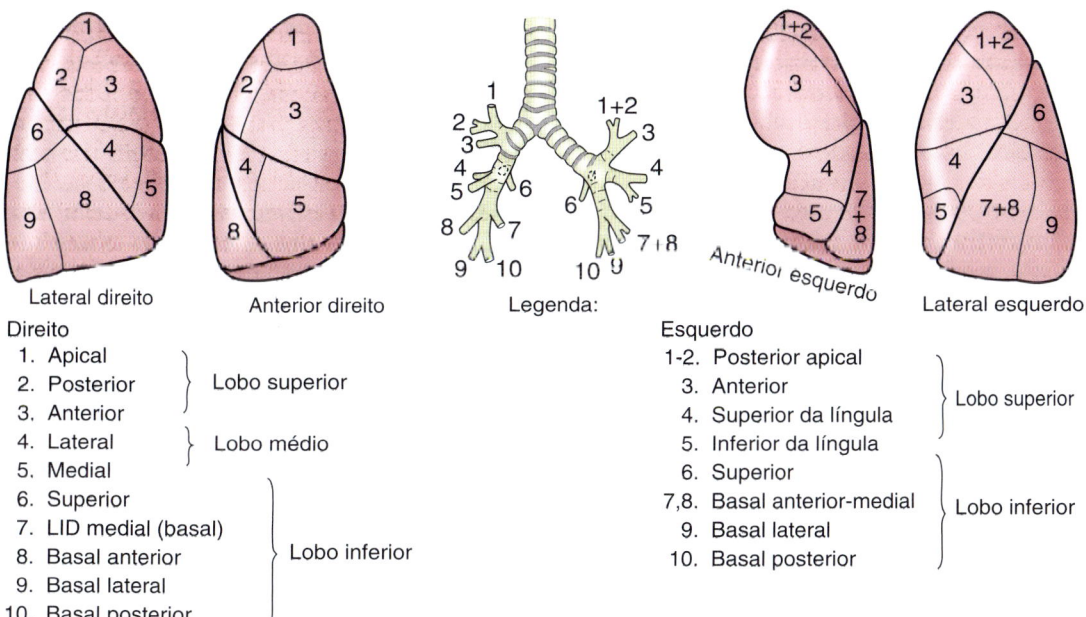

**Figura 58.4** Segmentos dos lobos pulmonares. *LID*, lobo inferior direito. (Adaptada de Jackson CL, Huber JF. Correlated applied anatomy of the bronchial tree and lungs with a system of nomenclature. *Dis Chest.* 1943;9:319.)

do tronco braquiocefálico para inervar a corda vocal direita. O nervo vago continua posteriormente no sulco traqueoesofágico para inervar a traqueia e continua descendo para inervar o esôfago. Do lado esquerdo, o nervo vago adentra o tórax pelo estreito superior e, à medida que deixa a bainha carotídea, move-se ao longo do aspecto anterior do arco aórtico. O nervo laríngeo recorrente emerge do nervo vago, passa por baixo do ligamento arterioso, continua em sentido superior sob a aorta e percorre o sulco traqueoesofágico quando inerva a laringe. O nervo vago esquerdo continua posteriormente no mediastino ao longo do esôfago para inervar tanto o esôfago quanto a traqueia.

O mediastino posterior contém estruturas entre coração/pericárdio e traqueia anteriormente e coluna vertebral e espaços paravertebrais posteriormente. O mediastino posterior contém esôfago, aorta descendente, veias ázigo e hemiázigo, ducto torácico, cadeia simpática e linfonodos. O ducto torácico origina-se da cisterna do quilo no abdome. O ducto adentra o tórax por meio do hiato aórtico em posição anterolateral e corre superiormente à direita da linha média do tórax ao longo da superfície anterolateral da coluna vertebral. Aproximadamente no nível de T5, o ducto cruza para a esquerda e continua superiormente para desembocar, posteriormente, na junção das veias jugular e subclávia esquerdas.

O limite inferior do mediastino corresponde ao diafragma, que separa o conteúdo abdominal do tórax. Hérnias que atravessam o hiato esofágico (hérnias paraesofágicas), o forame de Bochdalek (posteriormente) ou o forame de Morgagni (anteriormente) podem ser identificadas inicialmente como massas mediastinais.

Cada raiz espinal sai pelo forame neural do corpo vertebral e se bifurca para emitir um ramo para o nervo intercostal, inervando pele e musculatura intercostal, e um ramo para o gânglio simpático. Nervos intercostais inervam pele e músculos intercostais. Um ramo vai para o nervo intercostal e um fica situado na goteira vertebral posterior para formar o gânglio simpático. O tronco simpático torácico é composto por muitos gânglios situados ao longo das costelas. O gânglio mais superior é o gânglio estrelado.

## SELEÇÃO DE PACIENTES PARA CIRURGIAS TORÁCICAS

A avaliação fisiológica do paciente que será submetido a cirurgia de tórax deve ser individualizada para cada paciente, mas em geral enfatiza as funções pulmonar e cardíaca. A avaliação da capacidade do paciente de tolerar a ressecção pulmonar do ponto de vista cardiopulmonar é fundamental à seleção do paciente para a cirurgia. Pacientes com doença pulmonar avançada e disfunção pulmonar grave podem apresentar risco proibitivo, o que pode estar presente em mais de um terço dos pacientes com doença pulmonar operável.[1]

O tabagismo está associado a maior incidência de complicações pulmonares pós-operatórias. Se o paciente for fumante, deverá deixar o hábito imediatamente. O médico deve comunicar claramente essa mensagem. Embora existam poucos estudos específicos em relação à ressecção pulmonar, há evidência de que a abstinência pré-operatória por 4 a 8 semanas é necessária para reduzir a incidência de complicações. Idealmente, os pacientes devem estar livres do tabagismo por no mínimo 2 semanas e, preferencialmente, por 4 a 8 semanas antes da cirurgia, embora deixar de fumar seja válido a qualquer momento. Programas de cessação do tabagismo podem ser úteis para tais pacientes, que podem precisar de assistência farmacológica. Essa combinação pode apresentar maior eficácia nos esforços para parar de fumar comparada ao aconselhamento isolado.

Antes da cirurgia e durante o período pós-operatório, realiza-se profilaxia para trombose venosa profunda com heparina de baixo peso molecular e meias de compressão sequencial. Antibióticos perioperatórios são utilizados a fim de minimizar complicações devido a infecções. A morbidade pós-operatória também pode ser minimizada por meio de manejo adequado da dor, a fim de facilitar a deambulação precoce. O uso rotineiro de cateter epidural torácico, bloqueios intercostais com anestésicos locais de longa duração ou analgesia controlada pelo paciente promove excelente controle da dor. Os dispositivos de incentivo respiratório auxiliam na expansão pulmonar e redução da incidência de morbidade. A pressão positiva aérea nasal de dois níveis para pacientes com apneia obstrutiva do sono pode retardar ou eliminar a necessidade de intubação ou reintubação após ressecção pulmonar. A mobilização precoce é essencial a fim de evitar complicações perioperatórias.

### Avaliação fisiológica

Antes de cirurgias torácicas, os pacientes precisam ser avaliados por meio de uma combinação de exames radiográficos e fisiológicos. Comumente, realiza-se radiografia simples de tórax (Figura 58.5). A espirometria mensura os volumes pulmonares (Figura 58.6) e propriedades mecânicas da elasticidade, recuo e complacência do tórax. O teste da função pulmonar (Figura 58.7) também avalia a função da troca gasosa, como a capacidade de difusão do monóxido de carbono ($DL_{CO}$).

O volume expiratório forçado pós-operatório previsto em 1 segundo ($VEF_1$) é o indicador mais comumente utilizado da reserva pulmonar pós-operatória. Dependendo dos demais fatores avaliados, a maioria dos pacientes com $VEF_1$ maior que 60% do valor previsto pode tolerar a lobectomia anatômica. Se o $VEF_1$ for menor que 60% do previsto, poder-se-á considerar outro exame para tentar estimar o $VEF_1$ pós-operatório ($VEF_1$ pós-operatório previsto [ppo-$VEF_1$]). O exame quantitativo de ventilação-perfusão é utilizado para auxiliar no cálculo da função pulmonar residual pós-operatória após a ressecção. Pacientes com ppo-$VEF_1$ de 35 a 40% tolerarão a cirurgia do ponto de vista funcional.

A cintilografia de perfusão pulmonar (Figura 58.8) fornece a mensuração da função relativa de cada lobo e pulmão, permitindo estimar a função pulmonar após a ressecção:

$$\text{ppo-}VEF_1 = \text{preop-}VEF_1 \times (1 - \text{fração de perfusão da região planejada para ressecção})$$

O ppo-$VEF_1$ de 30% ou menor está associado a maior risco de dependência de suplementação de oxigênio e ventilação. Todavia, a decisão de não realizar ressecção cirúrgica nesse grupo de pacientes deve ser considerada de modo individual, pois alguns terão desfechos melhores do que o esperado com a seleção cuidadosa em centros especializados. Finalmente, no período pós-operatório imediato, o ppo-$VEF_1$ provavelmente não será mensurado em razão da deambulação limitada, dor ou outros fatores emocionais ou físicos.

A $DL_{CO}$ pode ser mensurada por meio de diversos métodos, embora o teste de respiração ou pletismografia única seja o mais comumente empregado. A $DL_{CO}$ mensura a velocidade com que moléculas-teste, como o monóxido de carbono, movem-se a partir do espaço alveolar para se combinar com a hemoglobina das hemácias. É determinada por meio do cálculo da diferença entre amostras inspiradas e expiradas de gás. Valores inferiores a 40 a 50% estão associados a maior risco perioperatório.

## Capítulo 58 Pulmão, Parede Torácica, Pleura e Mediastino

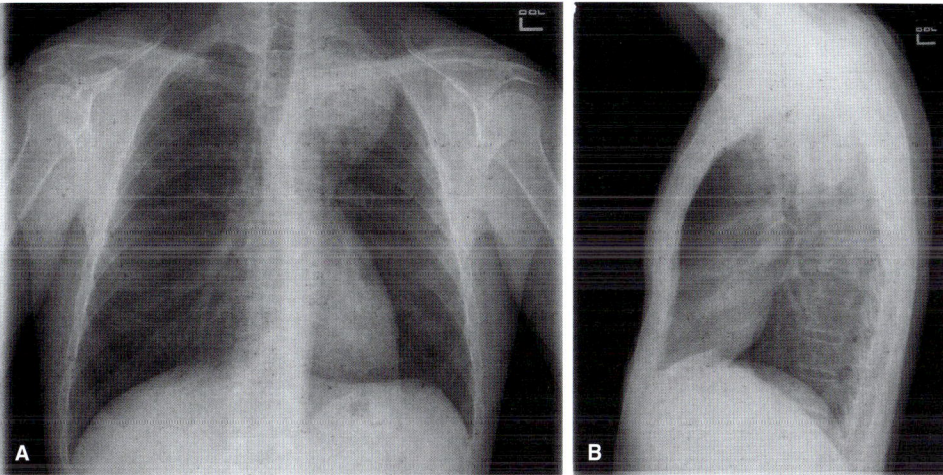

**Figura 58.5** Radiografias de tórax iniciais. Paciente do sexo masculino de 67 anos com perda de peso de 4,5 kg em 4 semanas e história de tabagismo 35 maços-ano. Parou de fumar há 10 anos. Apresentou dor no ombro esquerdo por 4 meses sem dispneia, tosse, hemoptise ou outros sintomas. A massagem e outras manipulações musculoesqueléticas não melhoraram seus sintomas. A radiografia do tórax com incidências posteroanterior (**A**) e laterolateral (**B**) demonstra massa de 8,4 cm no lobo superior esquerdo. Observa-se certo grau de desvio distal da traqueia.

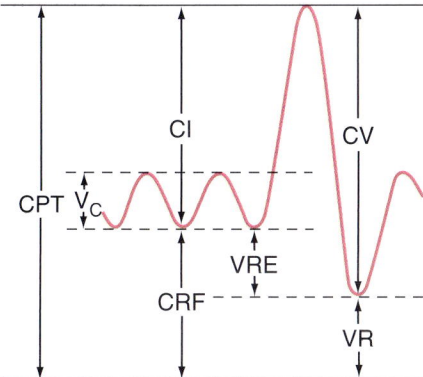

**Figura 58.6** Espirometria com subdivisões dos volumes pulmonares. *CI*, capacidade inspiratória; *CPT*, capacidade pulmonar total; *CRF*, capacidade residual funcional (*i. e.*, volume pulmonar ao fim da expiração); *CV*, capacidade vital (*i. e.*, volume máximo de gás inspirado a partir do VR); $V_C$, volume corrente; *VR*, volume residual (*i. e.*, volume pulmonar após expiração forçada da CRF); *VRE*, volume de reserva expiratório.

A relação entre $VEF_1$ e capacidade vital forçada ($VEF_1/CVF$) descreve a relação entre $VEF_1$ e o volume pulmonar funcional. Na doença obstrutiva, a relação torna-se baixa ($VEF_1$ baixa e CVF alta); já na doença restritiva, a relação permanece normal porque ambas as variáveis estão diminuídas.

Curvas de fluxo-volume derivadas da espirometria descrevem a relação entre volume pulmonar e fluxo de ar à medida que o volume pulmonar se altera durante expiração e inspiração forçadas. O teste típico consiste na respiração de repouso, seguida de esforço inspiratório máximo até a capacidade pulmonar total, esforço expiratório máximo até o volume residual e terminando com o esforço inspiratório máximo até a capacidade pulmonar total.

O teste de exercício cardiopulmonar (TECP) pode ser extremamente útil na avaliação de candidatos marginais (ppo-$VEF_1$ ou $DL_{CO}$ pós-operatória < 50% previsto) ou pacientes que pareçam mais incapacitados que o esperado em mensurações de espirometria simples. O TECP inclui eletrocardiografia de exercício, resposta da frequência cardíaca ao exercício e mensuração da ventilação por minuto e captação de oxigênio por minuto. O teste permite cálculo do consumo máximo de oxigênio ($V_{O_2}$ máximo) e fornece uma visão da função cardiopulmonar geral ("eixo cardiopulmonar") que não pode ser afirmada a partir de outros exames. O TECP pode identificar doença cardíaca clinicamente oculta e fornecer medida mais precisa da função pulmonar que a espirometria e a $DL_{CO}$, as quais tendem a superestimar a perda funcional após a ressecção.

O risco de morbidade e mortalidade perioperatória do paciente pode ser estratificado pelo $VO_2$ máximo. O nível inferior a 11 a 15 mℓ/kg/min está associado a risco aumentado, ao passo que $VO_2$ máximo menor que 10 mℓ/kg/min indica alto risco.[2]

Em pacientes submetidos à avaliação para cirurgia de redução do volume pulmonar ou transplante de pulmão, utiliza-se o teste de caminhada em 6 minutos para mensurar a reserva cardíaca e pulmonar. Os pacientes são instruídos a caminhar o mais rápido possível durante esse período. Distâncias maiores que 305 m sugerem tratamento sem complicações.

É necessário mensuração da função do diafragma por meio de fluoroscopia, denominada "*sniff test*", ou por meio de ultrassonografia, a fim de determinar a simetria do esforço e excluir movimento paradoxal do diafragma. O movimento paradoxal (elevação de um hemidiafragma com contração/retração ativa do outro) sugere paresia ou paralisia. Esse achado pode sugerir a razão específica da falta de ar. A plicatura do diafragma pode ser a terapêutica de escolha nesse caso.

Não se deve avaliar isoladamente nenhum teste como contraindicação absoluta à ressecção cirúrgica. Embora a avaliação fisiológica de pacientes com espirometria normal e mínima comorbidade seja clara, pacientes com índices pré-operatórios limítrofes devem ser considerados de maneira individual.

### Incisões torácicas

A escolha da incisão depende da cirurgia, da condição fisiológica preexistente do paciente e dos benefícios e limitações antecipados com a abordagem planejada. Cirurgia de toracoscopia assistida por vídeo (VATS), cirurgia robótica e outras técnicas cirúrgicas

## Seção de medicina pulmonar
## Relatório de função pulmonar

Sobrenome:  
Nome:  
Identificação:  
Idade: 56 anos  
Quarto: Ambulatorial  
Sexo: Masculino  
Raça: Caucasiano  
Altura: 1,65 m  
Médico:  
Peso: 80 kg  
Operador:  
Data  
Hora

| Espirometria | | Prev | Pré-BD | % Prev | Pós-BD | % Prev | % Mud |
|---|---|---|---|---|---|---|---|
| CVF | [$\ell$] | 3,48 | 3,07 | 88 | 3,07 | 88 | 0 |
| $VEF_1$ | [$\ell$] | 2,83 | 2,23 | 79 | 2,26 | 80 | 1 |
| $VEF_1$/CV | [%] | 80,81 | 72,26 | 89 | 69,78 | 86 | –3 |
| FEF 25–75 | [$\ell$/s] | 3,01 | 1,37 | 45 | 1,46 | 49 | 7 |
| PFE | [$\ell$/s] | 7,57 | 6,43 | 85 | 7,10 | 94 | 10 |
| CVIF | [$\ell$] | 3,48 | 3,09 | 89 | 3,24 | 93 | 5 |
| $VIF_1$ | [$\ell$] | | 3,09 | | 3,24 | | 5 |
| $VIF_1$/CVF | [%] | | 100,00 | | 100,00 | | 0 |

| Volumes pulmonares | | Prev | Mensur | % Prev |
|---|---|---|---|---|
| CVL | [$\ell$] | 3,48 | 3,04 | 87 |
| CPT | [$\ell$] | 5,51 | 5,54 | 101 |
| VR | [$\ell$] | 1,96 | 2,49 | 127 |
| VR/CPT | [%] | 35,9 | 45,0 | 125 |
| CRF-Box | [$\ell$] | 2,24 | 3,01 | 134 |

| Difusão de RU | | Prev | Mensur | % Prev |
|---|---|---|---|---|
| $DL_{CO}$ RU | [m$\ell$/min/mmHg] | 22,59 | 23,81 | 105 |
| $DL_{CO}$ Hb Corr | [m$\ell$/min/mmHg] | 22,6 | 24,2 | 107 |
| VA | [$\ell$] | | 5,27 | |
| $DL_{CO}$/VA | [m$\ell$/min/mmHg/$\ell$] | 3,93 | 4,52 | 115 |
| Hb | [g/100 m$\ell$] | | 14,1 | |

Interpretação  
A espirometria revela redução isolada no fluxo expiratório médio consistente com defeito obstrutivo pequeno das vias respiratórias. O aumento do volume residual (VR) é consistente com restrição de ar. Após inalação com broncodilatador, não houve melhora no defeito obstrutivo das vias respiratórias. A capacidade de difusão está normal.

**Figura 58.7** O relatório de função pulmonar fornece dados de espirometria completos com base nos valores preditivos de altura e peso. Neste paciente, o volume expiratório forçado em 1 segundo ($VEF_1$) é de 2,26 $\ell$ após uso de broncodilatador, o que corresponde a 80% do previsto. A capacidade de difusão do monóxido de carbono ($DL_{CO}$) foi mensurada em 23,81 m$\ell$/min/mmHg, o que corresponde a 105% do previsto. *CPT*, capacidade pulmonar total; *CRF*, capacidade residual funcional; *CV*, capacidade vital; *CVF*, capacidade vital forçada; *CVIF*, capacidade vital inspiratória forçada; *CVL*, capacidade vital lenta; *FEF*, Fluxo expiratório forçado; *Hb*, hemoglobina; *PFE*, pico do fluxo expiratório; *RU*, respiração única; *VA*, volume alveolar; *$VIF_1$*, volume inspiratório forçado em 1 segundo.

minimamente invasivas foram desenvolvidas para tratar a maioria dos problemas torácicos, incluindo câncer de pulmão, tumores mediastinais, doenças pleurais, doenças do parênquima pulmonar e diagnóstico e estadiamento de malignidades torácicas. São realizadas diversas pequenas incisões para inserção da câmera e outros instrumentos, dependendo da localização do tumor. As costelas não são afastadas. A melhora da iluminação e das lentes produz excelentes exposição e visualização. As vantagens das técnicas minimamente invasivas incluem minimização da dor e trauma cirúrgico das incisões, menor tempo de hospitalização e melhor recuperação.

Já a toracotomia requer afastamento das costelas com um afastador e é empregada para cirurgias em um hemitórax. O paciente é posicionado em decúbito lateral. A localização da incisão pode ser posterior, axilar ou anterior. Realiza-se incisão oblíqua poupando ou não o músculo grande dorsal. O tórax é acessado, em geral, pelo quinto espaço intercostal para ressecção pulmonar. Já a incisão vertical axilar é realizada anterior ao grande dorsal, e o tórax é acessado pelo quarto espaço intercostal. Essa abordagem proporciona excelente visualização hilar. A toracotomia anterior ou anterolateral é criada por uma incisão curvilínea sob a borda inferior do músculo peitoral maior na prega inframamária. A esternotomia mediana é realizada com incisão vertical a partir da fúrcula esternal até o xifoide. Em seguida, utiliza-se uma serra esternal para dividir o osso em sua linha média. Com afastamento suave, o esterno pode ser aberto em aproximadamente 8 a 10 cm para permitir acesso ao mediastino, coração, grandes vasos e tórax direito e esquerdo. A pleura pode ser incisada de cada lado para permitir exploração do hemitórax. O esterno geralmente é fechado com fio de aço inoxidável.

# Capítulo 58 Pulmão, Parede Torácica, Pleura e Mediastino

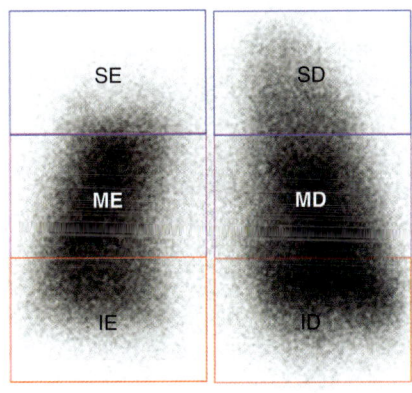

|  | Pulmão esquerdo | | Pulmão direito | |
|---|---|---|---|---|
|  | % | Kct | % | Kct |
| Zona superior: | 4,7 | 22,66 | 9,5 | 46,27 |
| Zona média: | 24,0 | 116,91 | 28,3 | 138,05 |
| Zona inferior: | 13,2 | 64,20 | 20,3 | 99,02 |
| Total pulmonar: | 41,8 | 203,77 | 58,2 | 283,34 |

**Figura 58.8** A cintilografia quantitativa de perfusão pulmonar fornece o volume pulmonar e a perfusão de cada pulmão. Em um paciente com um grande tumor hilar esquerdo, a perfusão pode estar reduzida no pulmão envolvido comparado ao pulmão direito não envolvido. A função prevista do pulmão direito após a pneumectomia esquerda pode ser obtida por meio da multiplicação da porcentagem de perfusão pulmonar direita (58,2%) pelo melhor $VEF_1$ observado (2,26 $\ell$). O valor resultante, 1,31 $\ell$, 46,5% previsto, é o $VEF_1$ pós-operatório previsto (após pneumectomia esquerda). Esse valor sugere que a cirurgia seria funcionalmente tolerada. *ID*, zona inferior direita; *IE*, zona inferior esquerda; *MD*, zona média direita; *ME*, zona média esquerda; *SD*, zona superior direita; *SE*, zona superior esquerda.

A esternotomia transversa ou incisão "*clamshell*" é maior que a esternotomia mediana e mais desconfortável para o paciente. Trata-se de uma incisão que combina duas toracotomias anteriores na prega inframamária com a divisão transversal do esterno no quarto espaço intercostal. As duas artérias mamárias internas são ligadas. Essa abordagem é ideal para acessar os hilos direito e esquerdo e proporcionar exposição adicional para tumores mediastinais grandes, dissecção hilar bilateral, transplante bilateral de pulmão ou metástases posteriores em ambos os pulmões.

# PULMÕES

## Lesões pulmonares congênitas

Muitas anormalidades pulmonares congênitas podem ocorrer como consequência de distúrbios da embriogênese. A agenesia bilateral dos pulmões é fatal. Já a agenesia unilateral pode ocorrer mais frequentemente do lado esquerdo (cerca de 70%) do que direito (cerca de 30%), com proporção entre homens e mulheres maior que 2:1.

A hipoplasia dos pulmões pode ocorrer como resultado de interferência com o desenvolvimento do sistema alveolar durante os últimos 2 meses de gestação, sendo a hérnia Bochdalek a causa mais frequente. Condições associadas à hipoplasia pulmonar incluem oligo-hidrâmnio, síndrome de Prune-Belly (deficiência da musculatura abdominal, anormalidades geniturinárias), síndrome da cimitarra (veia pulmonar anormal drenando para a veia cava inferior, demonstrada como um crescente ao longo da borda cardíaca direita na imagem angiográfica cardíaca) e dextrocardia. A hipoplasia pulmonar isolara é rara.

A doença da membrana hialina (ou síndrome da angústia respiratória do recém-nascido) é frequente em bebês prematuros (24 a 28 semanas de gestação) e filhos de mães diabéticas. Na idade gestacional de 24 a 28 semanas, os bebês têm sistema surfactante imaturo. A doença da membrana hialina desenvolve-se nos alvéolos, causando congestão e pulmão com aspecto grosseiro e arroxeado profundo. Em geral ocorre angústia respiratória que requer altas concentrações de oxigênio. A radiografia de tórax demonstra aspecto reticulogranular de vidro fosco devido ao edema intersticial. À medida que aumenta a necessidade de oxigênio e maior pressão ventilatória para contrapor o edema intersticial, frequentemente ocorre pneumotórax.

### Lesões císticas congênitas

Lesões císticas congênitas estão presentes em 1 a cada 10 mil a 35 mil nascimentos na forma de um espectro de anormalidades. A maioria dessas lesões císticas compreende malformações congênitas das vias respiratórias (MCVR)/malformações adenomatoides císticas congênitas, sequestros pulmonares, enfisema lobar congênito e cistos broncogênicos. Em geral, ocorrem como resultado da separação de resquícios pulmonares das ramificações das vias respiratórias. Clinicamente, aproximadamente um terço dos pacientes não apresenta sintomas; um terço apresenta tosse; e um terço apresenta infecção ou, em casos raros, hemoptise. O tratamento pode ser realizado com antibióticos ou, para casos localizados mais graves, ressecção cirúrgica. Qualquer lesão cística que aumente de tamanho em radiografias seriadas precisa ser avaliada para cirurgia.[3]

**Cistos broncogênicos** surgem a partir de um divertículo traqueal ou bronquial (ver também "Cistos mediastinais primários"). Esse divertículo separa-se completamente da traqueia e é encontrado frequentemente como massa assintomática em radiografias torácicas de rotina. Os sintomas podem surgir devido a compressão de vias respiratórias adjacentes e infecção. Na tomografia computadorizada (TC) do tórax, observa-se massa bem circunscrita homogênea adjacente à traqueia (Figura 58.9). Cistos infeccionados caracterizam-se por interface ar-líquido. Cistos broncogênicos correspondem a 10% das massas mediastinais em crianças e localizam-se no terço médio do mediastino. O tratamento consiste em excisão de casos sintomáticos, embora haja controvérsia acerca da ressecção em pacientes assintomáticos.

O **enfisema lobar** é a lesão congênita cística mais comumente submetida à ressecção (50%). Sua patogênese relaciona-se à obstrução intrínseca ou extrínseca das vias respiratórias, criando um mecanismo de "válvula esfera" com consequente sequestro de ar. O início da angústia respiratória de progresso rápido geralmente ocorre aos 4 a 5 dias até muitas semanas após o nascimento. Raramente ocorre após os 6 meses. A doença afeta predominantemente os lobos superiores e seu tratamento é a lobectomia.

As MCVRs, anteriormente denominadas *malformações adenomatoides císticas congênitas*, são a segunda lesão cística congênita mais comumente submetida à ressecção.[4] Resultam de anormalidades na morfogênese das ramificações pulmonares. Existem cinco tipos de MCVR, segundo a classificação de Stocker (tipos 0 a 4), sendo o tipo 1 o mais comum (60 a 70%). Nesse tipo de malformação, formam-se cistos únicos ou múltiplos maiores que 2 cm revestidos por epitélio colunar pseudoestratificado, resultando em malformação "adenomatoide". O pulmão fica com

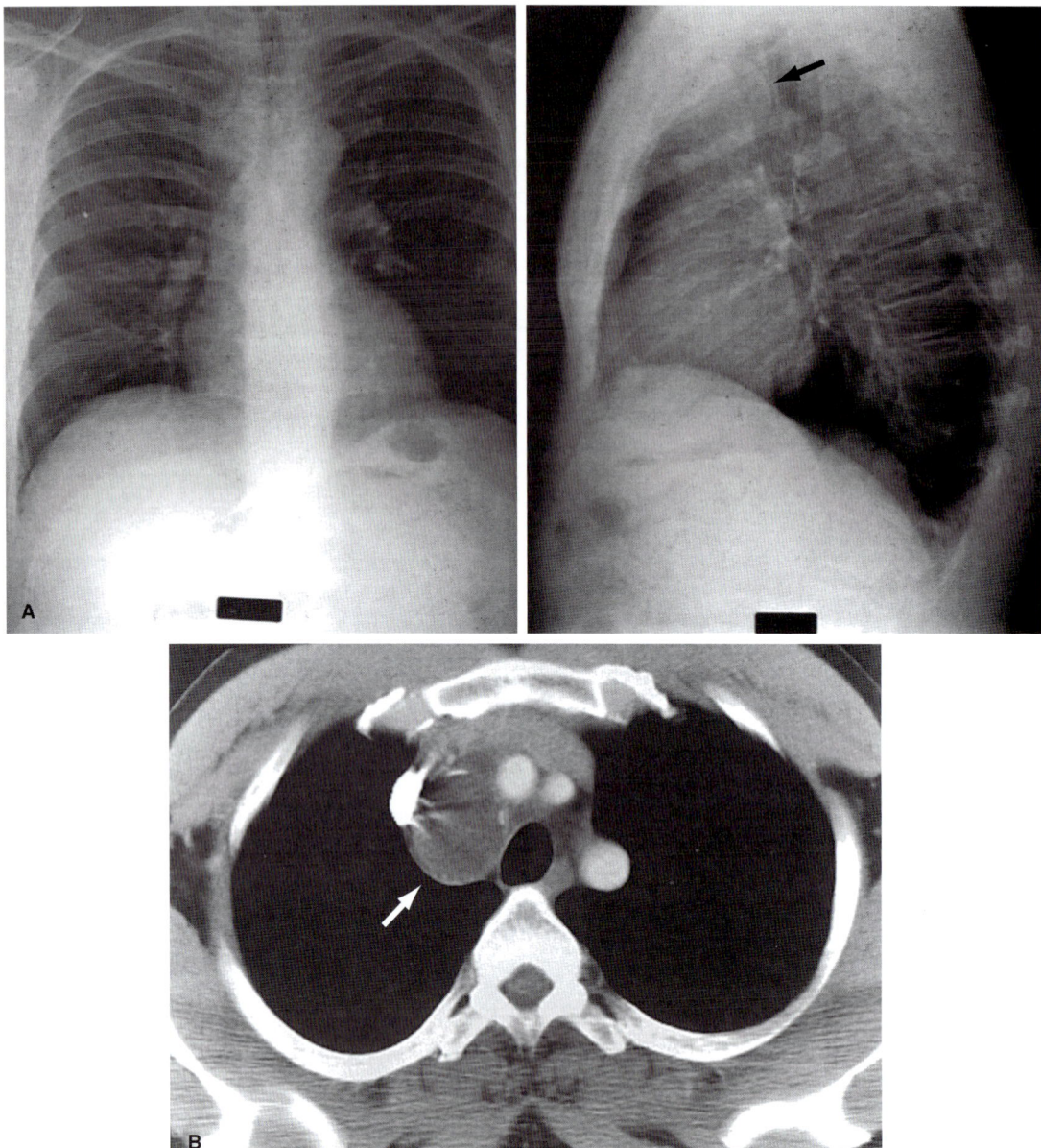

**Figura 58.9** Duas projeções radiográficas (**A**) e uma tomografia computadorizada (**B**) do tórax de um paciente com cisto broncogênico (seta).

aspecto de queijo suíço e textura de uma grande massa de borracha. Com o sequestro de ar e a distensão excessiva, pode ocorrer angústia respiratória, que é aliviada pela lobectomia. A MCVR tipo 4 está fortemente associada a malignidade, particularmente em casos de blastoma pleuropulmonar.

O **sequestro broncopulmonar** (SBP) compreende uma área de tecido pulmonar embrionário separado da árvore traqueobrônquica que recebe sangue de uma artéria sistêmica anômala originada da aorta, não da artéria pulmonar. A doença ocorre secundariamente a um broto pulmonar acessório caudal ao pulmão normal, porém sem absorção de vasos esplâncnicos primitivos circunjacentes. Durante o desenvolvimento pulmonar, ocorre sequestro interlobar precoce (75%). Mais tarde, após formação da pleura, ocorre sequestro extralobar (25%), primariamente do lado esquerdo (66%), completamente circundado por sua própria pleura. O suprimento sanguíneo do sequestro extralobar geralmente vai da aorta torácica ou abdominal superior para veias sistêmicas (ázigo ou hemiázigo). O sequestro extralobar é mais comum em pacientes do sexo masculino. Já o sequestro intralobar ocorre predominantemente dentro dos lobos inferiores (> 95%) e é igualmente distribuído entre os lobos inferiores direito e esquerdo. O suprimento sanguíneo do sequestro intralobar advém da aorta torácica descendente que, em geral, atravessa o ligamento pulmonar. A drenagem venosa é realizada pelas veias pulmonares. A aorta torácica fornece 95% do aporte sanguíneo sistêmico ao sequestro pulmonar. Lactentes com sintomas respiratórios ou SBP grande são tratados por meio de ressecção cirúrgica. Já o SBP menor assintomático pode ser tratado por meio de embolização da artéria que o supre ou ser manejado de forma conservadora por meio de observação (Figura 58.10). Lesões híbridas por SBP/MCVR já foram relatadas em uma proporção significativa de casos de SBP. Essas lesões híbridas apresentam características histológicas de MCVR e aporte sanguíneo de artérias sistêmicas.

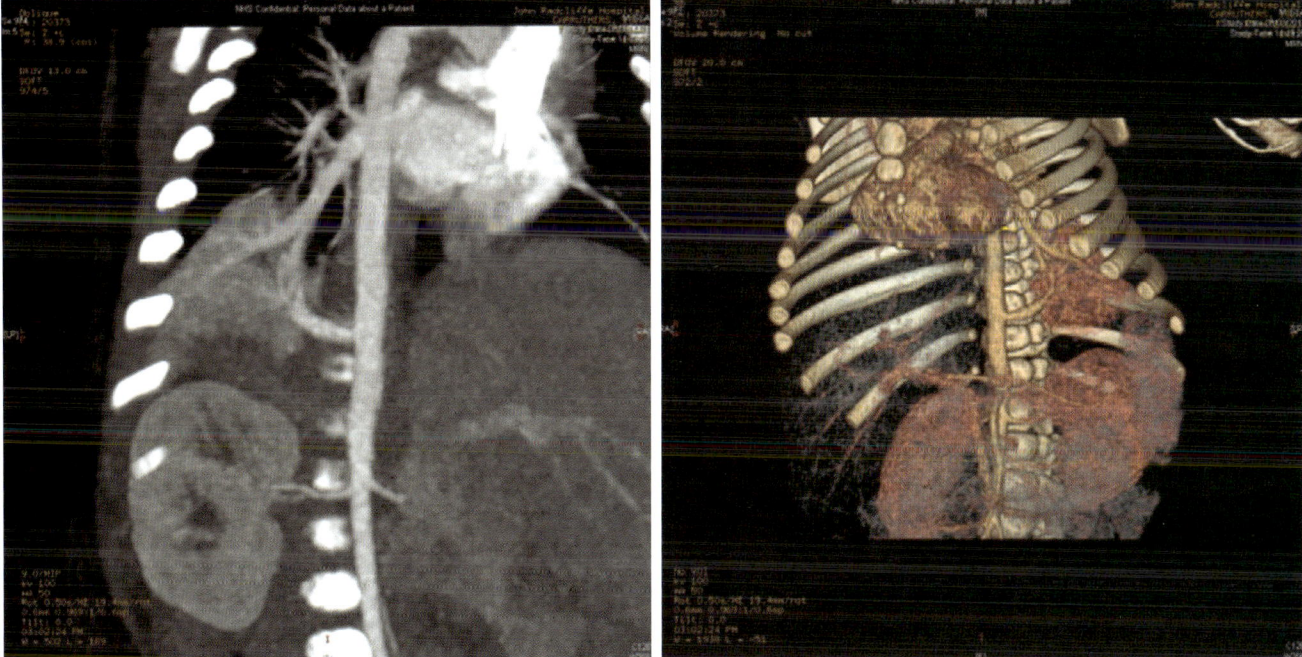

**Figura 58.10** Tomografia computadorizada contrastada e imagem de reconstrução tridimensional demonstrando sequestro broncopulmonar do campo pulmonar inferior direito. Note o vaso que fornece suprimento sanguíneo emergindo a partir da aorta. (De Durell J, Lakhoo K. Congenital cystic lesions of the lung. *Early Hum Dev.* 2014; 90:935-939.)

A **fibrose cística** é uma doença autossômica recessiva encontrada mais comumente em indivíduos brancos. O muco excessivamente espesso causa infecções recorrentes, bronquite e bronquiectasia. Identificam-se fibrose e alterações císticas nos exames patológicos. Pode ocorrer pneumotórax secundário a sequestro de ar. A causa mais frequente de óbito é a insuficiência pulmonar. É preciso considerar transplante bilateral de pulmão quando a doença progredir rapidamente e a reserva pulmonar remanescente estiver baixa.

## Anormalidades congênitas da traqueia e dos brônquios

A atresia de esôfago com fístula traqueoesofágica é a anormalidade mais frequente da traqueia de lactentes (ver Capítulo 67). A segunda lesão pulmonar congênita mais frequente é a atresia bronquial, após a fístula traqueoesofágica.[5] O tecido pulmonar distal à atresia expande-se e torna-se enfisematoso como resultado da entrada de ar pelos poros/vias respiratórias colaterais. Devido à ausência de uma saída de ar ou muco em razão desse broto bronquial cego, pode ocorrer enfisema por sequestro de ar ou desenvolvimento de mucocele. A radiografia de tórax demonstra hiperinsuflação de um lobo ou segmento. Pode-se identificar densidade oval entre o pulmão hiperinsuflado e o hilo. O lobo mais frequentemente envolvido é o superior esquerdo. O diagnóstico pode ser confirmado por meio de broncografia ou TC. O cirurgião precisa descartar plugue mucoso (rolha de secreção), adenoma, compressão vascular ou sequestro.

A agenesia de traqueia é um fenômeno raro e fatal. A ausência da traqueia ocorre a partir da laringe até a carina, com brônquios comunicados com o esôfago.

A estenose de traqueia também é rara e consiste em hipoplasia generalizada, traqueia em formato de funil e malformações bronquiais e segmentares. O brônquio do lobo superior direito pode se originar diretamente da traqueia e estar associado a uma artéria pulmonar esquerda aberrante (denominada alça da artéria pulmonar). Anéis traqueais completamente circulares estão comumente associados à alça pulmonar. O reparo da traqueia é realizado com incisão vertical e alargamento de seu lúmen.

A traqueomalácia pode ser identificada por meio de exames de imagem (TC dinâmica expiratória) ou broncoscopia. O cirurgião deve notar variação marcante do lúmen traqueal na inspiração e na expiração. Colapsos do lúmen maiores que 70% durante a expiração são consistentes com a doença. A dificuldade respiratória advém dos colapsos intermitentes. É preciso promover alívio da compressão extrínseca. Pode ser necessário utilizar *stents* em adultos, fixação posterior ou traqueobroncoplastia primária. A doença pode apresentar predisposição congênita, embora seja mais observada em adultos com DPOC.

## Distúrbios vasculares congênitos

Distúrbios vasculares congênitos nos pulmões são possíveis.[6] Na síndrome de Swyer-James e Macleod, há um pulmão hiperlucente idiopático. O problema desenvolve-se a partir de infecções crônicas como a bronquiectasia. À medida que persiste a consolidação, o aporte sanguíneo da artéria pulmonar reduzido pode causar uma "autopneumectomia" e pulmão hiperlucente.

A síndrome da cimitarra está associada à hipoplasia de pulmão direito com drenagem da veia pulmonar para a veia cava inferior. A anomalia geralmente é corrigida utilizando-se suporte cardiopulmonar extracorpóreo. A anastomose entre a veia pulmonar e o átrio esquerdo por meio de um defeito septal corrige o problema.

**Malformações arteriovenosas pulmonares** podem existir na forma de uma ou mais comunicações entre artéria e veia pulmonar, desviando o sangue do leito capilar pulmonar. Essa conexão resulta em desvio (*shunt*) da direita para a esquerda. Aproximadamente um terço dos pacientes apresenta telangiectasia hemorrágica hereditária (síndrome de Rendu-Osler-Weber). Cerca de metade das malformações tem tamanho pequeno (< 1 cm) e tende a ocorrer de forma múltipla. Metade tem tamanho maior que 1 cm e geralmente menor que 5 cm, com tendência de localização subpleural. Essas lesões precisam ser consideradas no diagnóstico diferencial de qualquer paciente com hemoptise sem explicação com base na broncoscopia ou exames de imagem de rotina. A ressecção local ou a embolização das lesões por cateter pode ser curativa.

A **alça vascular pulmonar** diz respeito a uma artéria pulmonar esquerda anômala ou aberrante, que causa obstrução das vias respiratórias e está associada a outras anomalias. A artéria pulmonar esquerda aberrante emerge da artéria pulmonar direita (principal) e corre entre a traqueia e o esôfago para irrigar o pulmão esquerdo. Mais de 90% dos pacientes apresentam sibilo e estertores. A esofagoscopia demonstra o vaso situado posterior à traqueia. A correção cirúrgica requer relocalização da artéria pulmonar esquerda a partir de sua origem do lado direito para a artéria pulmonar principal. Se for identificada estenose da traqueia com anéis traqueais completos, será necessário realizar ressecção segmentar da traqueia ou traqueoplastia.

**Anéis vasculares**[7] compreendem 7% de todos os problemas cardíacos congênitos. O anel vascular mais comum consiste em um arco aórtico duplo, que ocorre em 60% desses pacientes. O anel direito, ou posterior, é o maior e dá origem às artérias carótida direita e subclávia direita. O anel passa ao redor da traqueia e do esôfago. Nota-se abaulamento no esôfago à radiografia com contraste de bário. A anomalia é corrigida por meio de ligadura simples. Em aproximadamente 25 a 30% dos pacientes com anéis vasculares, ocorre presença de artéria subclávia esquerda retroesofágica e ligamento arterioso esquerdo em arco aórtico direito. A maioria dos lactentes requer cirurgia dentro das primeiras semanas ou meses de vida. Pacientes com anéis vasculares requerem anamnese cuidadosa e exame de imagem com bário para o diagnóstico. A broncoscopia ou a esofagoscopia não são, em geral, solicitadas por serem prejudiciais. A ecocardiografia é um teste complementar e a TC e a ressonância magnética (RM) podem ser empregadas para delinear melhor a anatomia. O reparo é realizado pelo tórax esquerdo. Realiza-se a ligadura do arco menor, em geral o esquerdo. O ligamento é seccionado e a traqueia e o esôfago são liberados dos tecidos circunjacentes. Quando há artéria subclávia retroesofágica com ligamento arterioso esquerdo, o paciente pode apresentar disfagia, referida como *disfagia lusória*. O diagnóstico diferencial inclui doenças neuromotoras do esôfago ou sua constrição.

## CÂNCER DE PULMÃO

O câncer de pulmão é um significativo problema de saúde global. Em 2018, nos EUA, estimou-se haver 234.030 novos casos de câncer de pulmão. Trata-se da causa mais frequente de óbito por câncer em homens e mulheres e corresponde a 13,0% de todos os diagnósticos de câncer e 26% de todos os óbitos por câncer nos EUA. O óbito por câncer de pulmão excede os óbitos totais combinados por cânceres de mama, próstata e colorretal. Desde 1987, mais mulheres morreram de câncer de pulmão do que de mama. Tais óbitos diminuíram em aproximadamente 3% por ano em homens e 2% por ano em mulheres. A cessação do tabagismo tem sido menor em mulheres comparadas a homens; portanto, a incidência de câncer de pulmão em mulheres não tem diminuído tanto quanto em homens (Figura 58.11). A queda na incidência

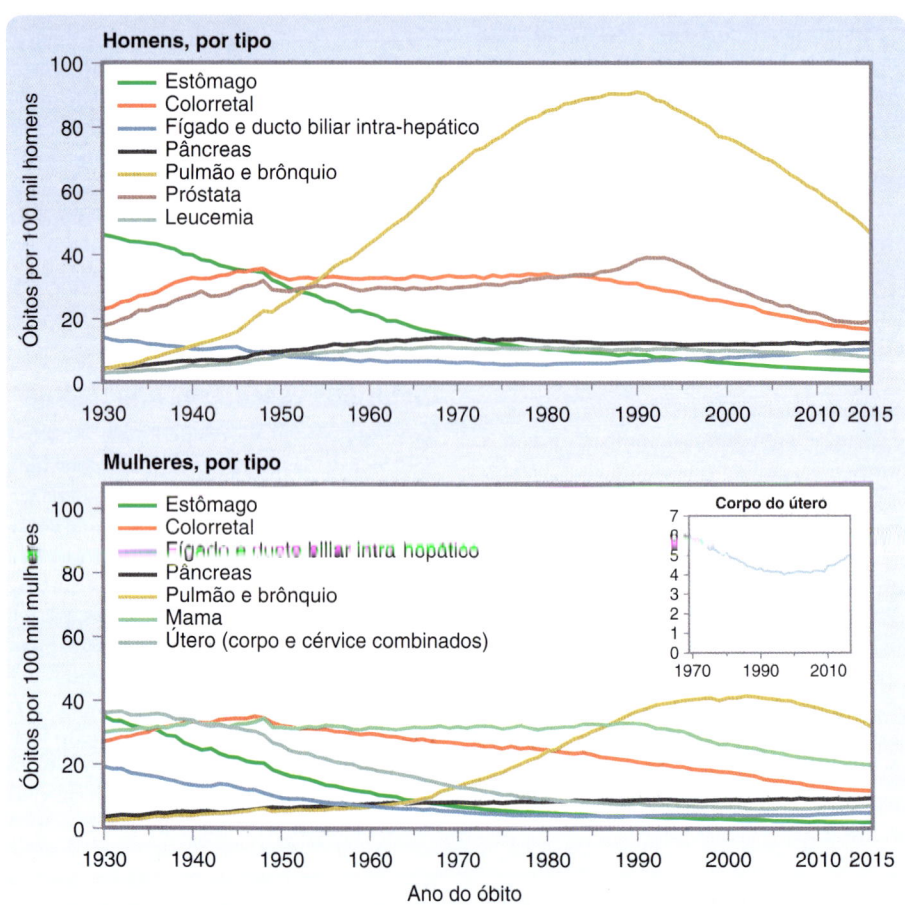

**Figura 58.11** Tendências nos óbitos por câncer segundo sexo para tipos específicos de câncer, EUA, de 1930 a 2015. As taxas estão ajustadas para a população estadunidense padrão de 2000. (De Siegel RL, Miller KD, Jemal A. Cancer statistics, 2018. *CA Cancer J Clin*. 2018;68:7-30.)

e na mortalidade do câncer de pulmão provavelmente reflete redução do tabagismo e, potencialmente, detecção precoce de tumores menores e assintomáticos. Homens estadunidenses afrodescendentes apresentam as maiores incidência e taxa de mortalidade por câncer de pulmão e brônquio.[8]

A sobrevida com câncer de pulmão é específica para cada estágio. Em geral, a taxa de sobrevida de 1 ano e 5 anos corresponde a 44 e 17%, respectivamente. Os pacientes que têm câncer localizado (estágio inicial) apresentam sobrevida de 5 anos igual a 54%. Entretanto, mais de 50% dos pacientes com doença local avançada ou metastática não excede 26 e 4% de sobrevida de 1 e 5 anos, respectivamente.[9]

O tabagismo é, sem dúvida, o fator de risco mais importante no desenvolvimento de câncer de pulmão. Outros fatores ambientais podem predispor indivíduos a câncer de pulmão. Estima-se que a exposição ao gás radônio seja o segundo fator de risco mais importante. Outros fatores incluem a exposição a asbesto, arsênico, cromo, níquel, substâncias químicas orgânicas, radiação iatrogênica, poluição do ar e doença de fumante passivo em indivíduos não fumantes.

O radônio está associado a aproximadamente 18 mil óbitos por câncer de pulmão por ano. Trata-se de um gás natural radioativo liberado a partir da degradação normal do urânio no solo. Sua inalação está associada a riscos para a saúde. Kits de teste acessíveis encontram-se disponíveis para determinar a quantidade de radônio presente em domicílios.

O tratamento ideal do câncer de pulmão requer diagnóstico preciso e estadiamento clínico antes de seu início. A base anatômica do estadiamento (tumor, linfonodos e metástases) inclui propriedades físicas do tumor e presença de metástases regionais ou sistêmicas. A base biológica e imunológica do estadiamento/caracterização da doença (marcadores moleculares e imunológicos prognósticos de sobrevida e indicativos do potencial de resposta a tratamentos específicos) pode ser incorporada aos sistemas de estadiamento no futuro.

## Patologia

Em 2015, a Organização Mundial da Saúde (OMS) publicou uma classificação revisada de tumores de pulmão. Por meio de expansão do emprego da imuno-histoquímica e fornecimento de recomendações para caracterização genética dos tumores, estabeleceram-se subtipos mais precisos e clinicamente relevantes. Os principais tipos de tumores malignos do pulmão são adenocarcinomas, carcinomas de células escamosas (CCE), carcinomas de grandes células e tumores neuroendócrinos; cada um desses grupos apresenta múltiplos subtipos que diferem por suas propriedades morfológicas, genéticas e biológicas. As características-chave desses tumores são descritas a seguir.

**Adenocarcinomas** são tumores epiteliais malignos com diferenciação glandular ou produção de mucina, demonstrando padrão de crescimento acinar, papilar, lepídico (bronquioloalveolar) ou sólido com mucina, ou uma mistura de tais padrões. O adenocarcinoma do pulmão é o tipo histológico mais frequente de câncer e corresponde a aproximadamente 45% de todos os cânceres de pulmão. Suas características microscópicas consistem em células cuboides a colunares com citoplasma róseo ou vacuolar abundante e alguma evidência de formação glandular. A maioria desses tumores (75%) tem localização periférica. O adenocarcinoma do pulmão tende a sofrer metástase mais precocemente que o CCE pulmonar e com maior frequência para o sistema nervoso central.

A patologia do adenocarcinoma foi revisada.[10] O adenocarcinoma broncoalveolar ou bronquioloalveolar e o tipo misto foram excluídos, sendo criados os tipos adenocarcinoma *in situ* (crescimento lepídico puro, com células tumorais proliferando ao longo das paredes alveolares intactas sem invasão do estroma ou vasos sanguíneos) e adenocarcinoma minimamente invasivo (crescimento predominantemente lepídico com menos de 5 mm de invasão). Um adenocarcinoma de tumor solitário, seja do tipo *in situ* seja do minimamente invasivo, é tratado de modo similar a um adenocarcinoma invasivo (na maioria dos casos, com ressecção anatômica do segmento/lobo acometido). O manejo do carcinoma multifocal *in situ* geralmente é mais complexo. Nesse caso, realizam-se ressecção, ablação e irradiação das lesões mais ativas com acompanhamento da progressão das lesões adicionais. O objetivo é eliminar a lesão que progride e preservar o máximo de tecido pulmonar possível.

O **CCE** é um tumor epitelial maligno que demonstra queratinização e/ou pontes intercelulares que emergem do epitélio bronquial. Mais de 90% dos casos ocorrem em fumantes de cigarro e o tumor corresponde a cerca de 30% dos casos de câncer de pulmão. Aproximadamente dois terços dos tumores têm localização central e tendem a se expandir contra o brônquio, causando compressão extrínseca. O CCE tem propensão a sofrer necrose central e cavitação, com tendência a metástase mais tardia que o adenocarcinoma. Microscopicamente, observam-se queratinização, estratificação e formação de pontes intercelulares. O CCE pode ser mais rapidamente detectado na citologia de escarro do que o adenocarcinoma.

O diagnóstico do carcinoma de grandes células indiferenciadas pode ser realizado quando se observa ausência das características citológicas específicas de CCE, de adenocarcinoma ou de diferenciação neuroendócrina. Esses tumores tendem a ocorrer perifericamente e podem sofrer metástase relativamente precoce. Microscopicamente, demonstram folhetos de células redondas a poligonais com nucléolos proeminentes e citoplasma pálido abundante sem características de diferenciação.

**Tumores neuroendócrinos** do pulmão compartilham de características morfológicas, ultraestruturais, imuno-histoquímicas e moleculares; emergem a partir de células derivadas da crista neural embriológica. Esse grupo de tumores inclui carcinomas de pequenas células, carcinomas neuroendócrinos de grandes células e carcinoides típicos e atípicos. Carcinoides típicos demonstram padrão de crescimento relativamente indolente, ao passo que o carcinoma de pequenas células e o carcinoma neuroendócrino de grandes células são mais agressivos. O câncer pulmonar de pequenas células representa aproximadamente 20% de todos os cânceres de pulmão. Na maioria dos casos (80%), esses tumores têm localização central e tendem a se disseminar mais precocemente para linfonodos mediastinais e locais distantes, especialmente medula óssea e encéfalo. Microscopicamente, os tumores têm aparência de folhetos ou grupos de células com núcleo escuro e pouco citoplasma. Grânulos neurossecretores são evidenciados na microscopia eletrônica. O câncer de pulmão de pequenas células é estadiado segundo o sistema de estadiamento TNM; todavia, de uma perspectiva clínica, a doença também pode ser abordada como *estágio limitado* (doença restrita a um hemitórax ipsilateral dentro de uma única área de irradiação) e *estágio disseminado* (doença metastática evidente). Esses tumores em geral se apresentam avançados quando encontrados, com tendência agressiva de metástase. A quimiorradioterapia é o tratamento geralmente empregado. A irradiação profilática do crânio é considerada em pacientes com doença limitada ou extensiva que responde bem à primeira linha de terapia. Respostas completas podem ocorrer em aproximadamente 30% dos pacientes; contudo, a sobrevida em 5 anos é de somente 5%. Pacientes com doença em estágio inicial (p. ex., < 3 cm de tamanho, sem nódulos metastáticos e sem metástases extratorácicas) podem ser considerados para ressecção cirúrgica, seguida de terapia sistêmica adjuvante. O estadiamento antes da ressecção inclui tomografia por emissão de pósitrons com $^{18}$F-fluorodesoxiglicose (PET-FDG), TC ou RM do encéfalo e mediastinoscopia. As metástases mediastinais presentes no momento do estadiamento clínico sugerem doença avançada, que é tratada mais eficientemente por meio de quimiorradioterapia.[10,11]

Cânceres de pulmão comumente sofrem metástase para linfonodos pulmonares e mediastinais (disseminação linfática). A disseminação hematogênica do câncer resulta em metástases em glândulas adrenais, encéfalo, pulmão e ossos. O adenocarcinoma tem maior tendência de sofrer metástase para o sistema nervoso central. Metástases ósseas são osteolíticas. Metástases extratorácicas podem ocorrer sem nódulos hilares ou metástases mediastinais.

## Rastreamento

Pacientes com câncer de pulmão geralmente apresentam doença em estágio avançado com sintomas. O parênquima pulmonar não contém terminações nervosas, permitindo a tumores crescer despercebidos até o aparecimento de sintomas de dor, hemoptise ou pneumonia obstrutiva. Com o maior uso da TC nos EUA, cânceres menores assintomáticos têm sido identificados.

O rastreamento para o câncer de pulmão foi avaliado pelo *National Lung Screening Trial* (NLST). Trata-se de um estudo multicêntrico prospectivo que avalia a TC helicoidal anual de baixa dose com radiografia torácica. Os 53.454 pacientes incluídos foram aleatoriamente alocados em dois grupos. Os homens e mulheres triados eram assintomáticos e idosos (faixa de 55 a 74 anos), com hábito de tabagismo igual ou maior que 30 maços-ano no início do estudo e que permaneceram fumantes ou deixaram de fumar recentemente (dentro de 15 anos). O NLST observou que pacientes aleatoriamente designados para a TC helicoidal de baixa dose por 3 anos (comparada à radiografia de tórax) apresentaram mortalidade específica por câncer e por todas as causas reduzida. A taxa de mortalidade por câncer de pulmão nessa população de alto risco diminuiu em 20% e a mortalidade por todas as causas diminuiu em 7%. O estudo demonstrou benefício estatisticamente significativo, visto que 354 óbitos ocorreram no grupo TC comparados a 442 óbitos no grupo radiografia de tórax ($P = 0,0041$), permitindo encerramento precoce do estudo.[12]

Mais recentemente, foram relatados os resultados do estudo europeu Nelson de rastreamento para câncer de pulmão. Nesse estudo realizado em população controlada, 15.792 indivíduos foram aleatoriamente alocados no grupo de estudo ou controle em proporção 1:1. Os participantes do grupo de estudo receberam TC no momento basal e 1, 3 e 5,5 anos após a randomização. Os participantes do grupo controle não foram submetidos a exame de rastreamento. O período de acompanhamento foi de no mínimo 10 anos, exceto em caso de óbito anterior, para 93,7% dos participantes. A detecção das taxas de mortalidade nos grupos variou entre 0,8 e 1,1%, sendo que 69% dos tumores detectados na triagem encontravam-se em estágio IA ou IB. Foram detectados um total de 261 cânceres de pulmão (52 intervalares) antes da quarta rodada de acompanhamento. Em um subgrupo de pacientes analisados, o tratamento cirúrgico foi três vezes mais significativamente prevalente nos pacientes do grupo de estudo, comparados aos do grupo controle (67,7% *versus* 24,5%, $P < 0,001$). O estudo demonstrou que o emprego da TC para triagem de homens assintomáticos com alto risco de câncer de pulmão resultou em redução de 26% (9 a 41%, intervalo de confiança [IC] de 95%) dos óbitos por câncer de pulmão em 10 anos de acompanhamento (com colaboração de 86%). No subgrupo de mulheres, a relação de óbito por câncer de pulmão variou entre 0,39 e 0,61 em diferentes anos de acompanhamento, indicando redução ainda maior da mortalidade por câncer de pulmão comparada à do grupo masculino.

A National Comprehensive Cancer Network (NCCN) recomendou rastreamento para detecção precoce de câncer de pulmão utilizando TC helicoidal de baixa dose para: (1) indivíduos de 55 a 74 anos com histórico de tabagismo de 30 ou mais maços-ano que atualmente continuem fumando ou, caso tenham sido tabagistas no passado, tenham parado de fumar dentro dos últimos 15 anos; e (2) indivíduos com idade igual ou superior a 50 anos com histórico de tabagismo igual ou superior a 20 maços-ano, ainda fumantes ou não, cujo risco de câncer de pulmão seja superior a 1,3%[13,14] A U. S. Preventive Services Task Force está atualmente revisando suas recomendações para a rastreamento de câncer de pulmão.

Médicos podem discutir o rastreamento para câncer de pulmão em estágio inicial com seus pacientes de maneira individual. A discussão deve incluir os riscos, benefícios e limitações associadas ao rastreamento com TC helicoidal de baixa dose e deve ocorrer antes que se tome qualquer decisão acerca de iniciar qualquer rastreamento para câncer de pulmão. O rastreamento não é uma alternativa ao abandono do tabagismo. É preciso que o médico deixe claro que deixar de fumar é essencial. Estratégias farmacológicas ou de outras naturezas devem ser ajustadas individualmente. O rastreamento de pacientes assintomáticos pode identificar achados inespecíficos, como diagnóstico de nódulos benignos, os quais poderiam causar ansiedade do paciente e exposição adicional à irradiação.

## Diagnóstico

O diagnóstico do câncer de pulmão pode ser desafiador. Muitas condições benignas mimetizam cânceres malignos. O exame físico deve se focar no sistema cardiorrespiratório. Ademais, a presença de câncer em linfonodos supraclaviculares, identificado por meio de exame cuidadoso dos linfonodos cervicais e supraclaviculares, sugere doença avançada (descritor N3), sendo recomendada outra terapia diferente da ressecção. Síndromes paraneoplásicas são manifestações distantes de câncer de pulmão (não metástases), reveladas por sintomas não metastáticos extratorácicos. O câncer de pulmão causa um efeito sobre esses locais extratorácicos, produzindo uma ou mais substâncias biológicas. O câncer de pequenas células frequentemente causa síndrome paraneoplásica. Outros tipos podem causar osteoartropatia hipertrófica.

O câncer pulmonar não de pequenas células (CPNPC) ocorre tipicamente em pacientes com 50 a 70 anos e histórico de tabagismo. Os pacientes desenvolvem sintomas com base no impacto do crescimento tumoral dentro do parênquima pulmonar. Sintomas como tosse, dispneia, dor na parede torácica e hemoptise relacionam-se a presença física do tumor e suas interações com estruturas do pulmão e da parede torácica.[15]

Após surgimento de suspeita de CPNPC, o médico deve buscar um diagnóstico no momento correto e estadiamento preciso a fim de permitir administração da terapia adequada. O exame de um nódulo pulmonar solitário (NPS) primário envolve a combinação de exames de imagem como radiografia de tórax, TC e, com frequência, PET-TC. Ademais, frequentemente se realiza biopsia do tecido com base na suspeita de malignidade. As diretrizes para o manejo de NPS já se encontram disponíveis. Sob algumas circunstâncias, o NPS pode ser considerado benigno com confiança adequada diante da ausência de diagnóstico patológico. NPS totalmente calcificados ou radiologicamente estáveis na TC de tórax ao longo de no mínimo 2 anos são muito provavelmente benignos. A revisão de radiografias anteriores ou outros exames de imagem pode auxiliar na avaliação de alterações da massa.[16]

Em pacientes com suspeita clínica de NPS, pode ser necessário obter informação histológica para avaliar o risco e o benefício das diversas opções de tratamento disponíveis. Deve-se recomendar a estratégia menos invasiva compatível com a obtenção de um diagnóstico. Opções como a broncoscopia diagnóstica, punção aspirativa transtorácica ou broncoscopia de navegação podem ser selecionadas com base em tamanho, localização do tumor e condição do paciente. Em paciente fisiologicamente estável com suspeita não diagnosticada de NPS, o diagnóstico é obtido com a ressecção em cunha ou sublobar. Uma vez confirmada presença de CPNPC pelo patologista, deve-se realizar ressecção definitiva (anatômica) no mesmo momento. Para casos de NPS sem diagnóstico de câncer (que não possam ser removidos por ressecção em cunha), considera-se lobectomia para diagnóstico (e tratamento). Não se realiza pneumectomia sem diagnóstico de câncer.

Um terço dos pacientes com CPNPC pode apresentar derrame pleural no momento do atendimento. É necessário obtenção de amostra do líquido pleural por meio de toracocentese para exame citológico. O derrame pleural maligno (DPM) constitui contraindicação à ressecção, embora muitos derrames pleurais possam ter origem inflamatória.[17]

A broncoscopia é recomendada antes de qualquer ressecção pulmonar planejada. O cirurgião avalia a anatomia interna do brônquio independentemente (por meio de broncoscopia) a fim de descartar tumores primários intrabrônquicos secundários e garantir que todos os cânceres conhecidos estejam contemplados na ressecção pulmonar planejada. As secreções podem ser removidas por meio de sucção e irrigação suave. Caso se pretenda realizar pneumectomia ou broncoplastia para um tumor central, a avaliação do cirurgião por meio de broncoscopia é essencial à determinação da possibilidade de ressecção completa (R0).

Caso o paciente apresente linfonodos rígidos palpáveis na região cervical ou supraclavicular, a punção aspirativa por agulha fina ou a biopsia podem fornecer diagnóstico preciso de doença N3.

## Estadiamento

O estadiamento é a descrição da extensão do câncer com base nas similaridades de sobrevida para grupos de pacientes com as mesmas características. O sistema de estadiamento cria uma descrição breve do tumor, linfonodos e características metastáticas do paciente, a fim de facilitar a escolha da terapia ideal e avaliar desfechos com base no estágio clínico e patológico. O American Joint Committee on Cancer (AJCC) e a Union for International Cancer Control trabalham no sentido de estabelecer e promulgar diretrizes para o sistema de estadiamento. A oitava edição do sistema TNM para classificação de câncer de pulmão, de 2018, fornece a base para agrupamento de pacientes de estágios específicos, sendo utilizada para recomendações iniciais de tratamento baseado no estágio clínico e patológico após ressecção pulmonar.

A responsabilidade do médico é garantir o maior grau possível de certeza acerca da extensão da doença e recomendar a terapia ou combinação terapêutica de maior eficácia com base no estágio da doença. O estadiamento ideal auxilia o clínico a fornecer as melhores recomendações para intervenções terapêuticas ao paciente. O estágio clínico é a melhor e última estimativa do médico acerca da extensão da doença com base em toda a informação disponível a partir de exames invasivos e não invasivos, antes do início da terapia definitiva. Modalidades importantes de exames de imagem empregadas no estadiamento de pacientes com CPNPC incluem TC, PET-TC e RM do encéfalo. O estadiamento invasivo do mediastino, a toracocentese e a biopsia dos sítios com suspeita de metástase também são muito empregados com intuito de complementar e determinar mais precisamente o estágio da doença. O estágio é a determinação da extensão física da doença com base no exame histológico de tecidos removidos, incluindo linfonodos hilares e mediastinais.

### Avaliação do estágio do tumor (T)

À medida que o tumor aumenta de tamanho, reduz-se a sobrevida. Exames de imagem diagnósticos comumente incluem radiografia de tórax e TC do tórax e abdome superior, incluindo fígado e adrenais (Figura 58.12). A radiografia de tórax fornece informação acerca do tamanho, formato, densidade e localização do tumor primário, bem como sua relação com estruturas do mediastino. A TC do tórax fornece maiores detalhes sobre as características e informações a respeito de sua relação com o mediastino, parede torácica e diafragma, bem como invasão de estruturas mediastinais e vértebras. A RM do tórax pode complementar a TC em delinear melhor a invasão do tumor nesses pacientes. Já a RM do encéfalo é reservada para pacientes com câncer em estágio I ou II com sintomas neurológicos recentes (vertigem, cefaleia) e para todos os pacientes com câncer estágio III e IV, bem como pacientes com carcinoma de pequenas células ou tumores do sulco superior (tumor de Pancoast), por sua maior incidência de metástase encefálica oculta.

### Avaliação do estágio dos linfonodos (N)

A determinação de metástases em linfonodos mediastinais constitui ponto crítico do estadiamento e recomendações de tratamento. Metástases em linfonodos mediastinais estão presentes em 26 a 32% dos pacientes no momento do diagnóstico e à avaliação torácica por meio de TC. Os linfonodos podem estar aumentados normalmente por infecções (p. ex., histoplasmose, bronquite prévia ou pneumonia) ou outros processos inflamatórios, como doença granulomatosa. A adenopatia mediastinal é mais frequentemente definida como presença de linfonodos com diâmetro transversal maior que 1 cm em imagens tomográficas axiais. Quando ausentes, a probabilidade de doença N2 ou N3 é baixa. Se os linfonodos mediastinais estiverem com diâmetro transversal maior que 1 cm, é necessário realizar exame de seu tecido (p. ex., com ultrassonografia endobrônquica [EBUS], mediastinoscopia cervical, ultrassom endoscópico [EUS], VATS) para evidência histológica de metástases antes de se considerar a ressecção definitiva.

A TC apresenta sensibilidade relatada de 57 a 79% para avaliação de linfonodos mediastinais em CPNPC, com valor preditivo positivo de 56%. Nenhum critério de tamanho da TC é completamente confiável para determinação do envolvimento de linfonodos mediastinais. Linfonodos mediastinais aumentados estão mais provavelmente associados a metástase (> 70%); contudo, linfonodos de tamanho normal (< 1 cm) têm 7 a 15% de chance de conter metástase.[18]

A PET-FDG pode auxiliar na avaliação da extensão local e presença de metástases conhecidas ou ocultas com base no metabolismo de glicose aumentado diferenciado de células cancerosas comparadas a tecidos normais (Figura 58.13). A PET-FDG não é considerada específica para câncer ou um "exame de câncer", pois o metabolismo de glicose aumentado também é encontrado em processos inflamatórios, e não somente em malignidades. A confirmação histológica de envolvimento de linfonodos com alta captação de FDG é indicada para completar o estadiamento clínico antes das decisões finais de tratamento. A PET-FDG combinada à TC pode resultar em maiores sensibilidade e especificidade para determinar o estágio de pacientes com câncer de pulmão antes das intervenções de tratamento. O valor preditivo negativo da PET-TC para metástases em linfonodos mediastinais no caso de CPNPC encontra-se na faixa de 85 a 95%, sendo mais precisa para tumores menores (T1) do que maiores (T2) e para linfonodos maiores (> 1 cm) do que menores (< 1 cm).

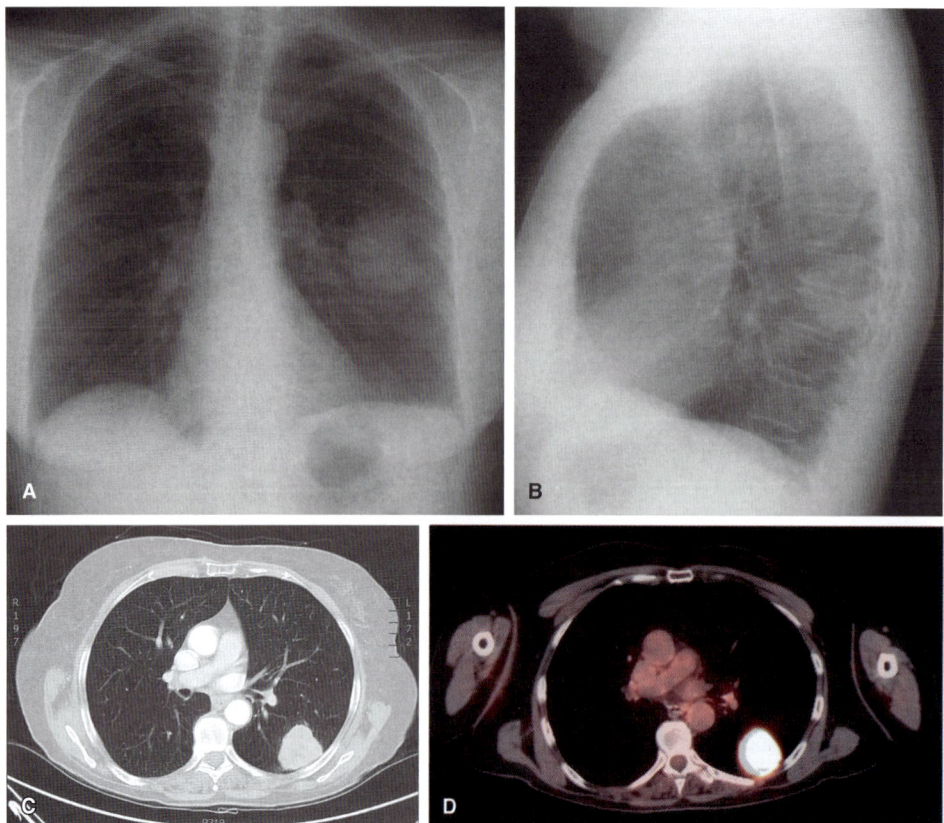

**Figura 58.12** A avaliação radiográfica para qualquer paciente com suspeita ou diagnóstico de câncer de pulmão inclui a radiografia simples e projeções posteroanterior (**A**) e laterolateral (**B**). A avaliação desses exames e da tomografia computadorizada (TC) (**C**) orienta as avaliações subsequentes. A tomografia por emissão de pósitrons com $^{18}$F-fluorodesoxiglicose (PET-FDG) com fusão de imagens de TC (**D**) proporciona capacidade de correlacionar a atividade metabólica com os achados físicos. Embora a PET-FDG utilize o aumento do metabolismo, que ocorre na maioria dos tumores, para gerar a imagem, outros processos podem ser também identificados, como infecções, inflamações, sequelas de traumas ou fraturas. Os sítios de metabolismo aumentado devem ser avaliados cuidadosamente para metástases.

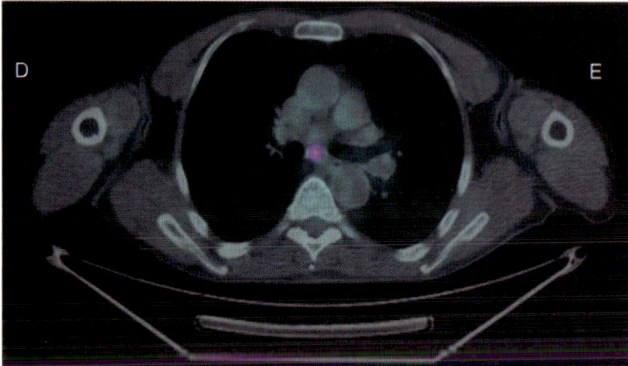

**Figura 58.13** Um linfonodo subcarinal apresenta discreta captação de $^{18}$F-fluorodesoxiglicose (FDG). Com base nesses achados, recomenda-se estadiamento invasivo adicional, incluindo broncoscopia e estadiamento invasivo de linfonodos mediastinais. A ultrassonografia endobrônquica com punção aspirativa transtraqueal pode ser realizada com auxílio de ultrassom em tempo real, a fim de facilitar o posicionamento da agulha. Também podem ser realizadas biopsias de outros locais. Caso necessário, pode-se realizar mediastinoscopia cervical com biopsia de linfonodos paratraqueais altos (2R e 2L), paratraqueais baixos (4R e 4L), pré-traqueais (3a) e subcarinais (7). Caso os linfonodos aortopulmonares do lado esquerdo apresentassem alta captação de FDG, também poderia ser realizado o procedimento de Chamberlain (mediastinotomia anterior) ou cirurgia torácica auxiliada por vídeo com biopsia de linfonodos aortopulmonares ou hilares. Seria recomendada avaliação adicional do paciente caso ele fosse considerado um candidato à cirurgia.

O estadiamento invasivo inclui mediastinoscopia cervical ou mediastinotomia (procedimento de Chamberlain), EBUS ou EUS. A mediastinoscopia cervical é tradicionalmente indicada em pacientes com CPNPC operável com linfonodos paratraqueais ou subcarinais aumentados, particularmente quando o câncer é proximal, quando se planeja pneumectomia ou quando o paciente tem risco aumentado com a pneumectomia planejada. A mediastinoscopia cervical é comumente realizada para biopsia de linfonodos paratraqueais bilaterais (níveis 2 e 4) e subcarinais (nível 7). A mediastinotomia anterior esquerda é empregada para proporcionar acesso ao mediastino após ressecção da segunda cartilagem costoesternal, a fim de avaliar a janela aortopulmonar (nível 5) ou os linfonodos mediastinais anteriores (nível 6). A mediastinoscopia cervical apresenta valor preditivo negativo maior que 90%, pode ser realizada ambulatorialmente e está associada a baixa incidência de complicações significativas. Quando a avaliação patológica de congelação não demonstra envolvimento maligno de linfonodos, pode-se realizar ressecção no mesmo procedimento anestésico, após a mediastinoscopia. O emprego da mediastinoscopia cervical, independentemente de evidência de envolvimento de linfonodos ("mediastinoscopia de rotina"), não constitui abordagem com bom custo-benefício e adiciona pouco à precisão do estadiamento de pacientes com avaliação pré-operatória não invasiva adequada.[19] Técnicas de amostragem adicionais podem ser úteis. Em particular, o EBUS, que fornece acesso às regiões nodais 2, 4, 7, 10 e 11, juntamente com o EUS pelo esôfago, que fornece acesso às regiões 2, 4, 7,

8 e 9, pode ser sensível e menos invasiva que a mediastinoscopia. Técnicas de VATS podem avaliar linfonodos aumentados nos níveis 4, 7, 8, 9 e 10 bilateralmente e níveis 5 e 6 do lado esquerdo.

### Avaliação do estágio de metástases (M)

Metástases intratorácicas (M1a) e extratorácicas (metástase extratorácica única M1b ou múltipla [M1c]) são comuns no câncer de pulmão. Além do histórico detalhado, exame físico e técnicas de imagem de estadiamento padrão (TC, PET-TC e RM do encéfalo), indica-se avaliação adicional para doença metastática em casos específicos. Em particular, o diagnóstico tecidual deve ser obtido para confirmação quando houver suspeita de metástase, e isso pode levar a alteração do plano de tratamento. Quando houver derrame pleural, realiza-se toracocentese para confirmar disseminação tumoral no espaço pleural. Até 7% dos pacientes apresentam envolvimento adrenal metastático no momento do exame. A TC de tórax padrão também deve incluir avaliação do abdome superior, incluindo fígado e glândulas adrenais. Lesões adrenais indeterminadas presentes na TC podem ser mais bem avaliadas por meio de RM ou biopsia percutânea guiada pela TC.

### Oitava edição do sistema de estadiamento atual para câncer de pulmão

A International Association for the Study of Lung Cancer (IASLC), juntamente com a AJCC, publicou recentemente a oitava edição do sistema de estadiamento para câncer de pulmão.[20] Para esse projeto, a IASLC coletou dados de um total de 94.708 pacientes diagnosticados com câncer de pulmão entre 1999 e 2010. Os dados foram originados de 35 diferentes bases de dados em 16 países de cinco continentes. A informação foi fornecida por centros confiáveis, que facilitaram a coleta de dados e análise de uma ampla população de pacientes. Após as exclusões, restaram 77.156 pacientes passíveis de avaliação, incluindo 70.967 com CPNPC e 6.189 com câncer de pequenas células. Quase 85% dos pacientes incluídos foram submetidos a tratamento cirúrgico, seja isolado (57,7%) ou juntamente com quimioterapia (21,1%), radioterapia (1,5%), ou ambas (4,4%). A sobrevida foi analisada por meio do método de Kaplan-Meyer e as estimativas de sobrevida foram comparadas utilizando a razão de probabilidade com riscos proporcionais de Cox. A extensa análise permitiu definição de categorias de TNM e grupos de estágios que demonstraram, no geral, discriminação consistente dentro de múltiplas coortes de pacientes diferentes (p. ex., estágio clínico ou patológico, estado de ressecção R0 ou R-qualquer, região geográfica). A análise adicional forneceu evidência acerca da aplicabilidade pelo tempo, em um espectro de regiões geográficas, tipos histológicos, abordagens de avaliação e intervalos de acompanhamento.[21,22]

Definições TNM, características de linfonodos e grupos de estágios do sistema TNM encontram-se demonstrados nas Tabelas 58.1 a 58.3. Outros esquemas foram desenvolvidos para mapeamento de linfonodos e características T. O sistema de classificação de linfonodos mediastinais e regionais encontra-se

**Tabela 58.1** Descritores de tumor, linfonodos e metástase (TNM) para a oitava edição do sistema de classificação TNM para câncer de pulmão.

| | |
|---|---|
| **T: Tumor primário** | |
| TX | Tumor primário não pode ser avaliado ou sua presença foi provada pela presença de células malignas em escarro ou lavados broncoalveolares, embora o tumor não tenha sido visualizado em exames de imagem ou broncoscopia |
| T0 | Sem evidência de tumor primário |
| Tis | Carcinoma *in situ* |
| T1 | Tumor ≤ 3 cm em sua maior dimensão, circundado por pulmão ou pleura visceral, sem evidência broncoscópica de invasão mais proximal que o brônquio lobar (*i. e.*, não no brônquio principal)[a] |
| **T1a(mi)** | Adenocarcinoma minimamente invasivo[b] |
| • **T1a** | Tumor ≤ 1 cm em sua maior dimensão[a] |
| • **T1b** | Tumor > 1 cm porém ≤ 2 cm em sua maior dimensão[a] |
| • **T1c** | Tumor > 2 cm porém ≤ 3 cm em sua maior dimensão[a] |
| T2 | Tumor > 3 cm **porém ≤ 5 cm** ou tumor com qualquer uma das seguintes características[c]: |
| • Envolve o brônquio principal independentemente da distância da carina, porém sem envolvimento da carina | |
| • Invade a pleura visceral | |
| • Associado com atelectasia ou pneumonite obstrutiva que se estende até a região hilar, envolvendo parte de ou todo o pulmão | |
| T2a | Tumor > 3 cm porém ≤ 4 cm em sua maior dimensão |
| T2b | Tumor > 4 cm porém ≤ 5 cm em sua maior dimensão |
| T3 | Tumor > 5 cm porém ≤ 7 cm em sua maior dimensão ou associado com nódulo(s) tumoral(is) separado(s) no mesmo lobo do tumor primário ou invade diretamente qualquer uma das seguintes estruturas: parede torácica (incluindo pleura parietal e tumores no sulco superior), nervo frênico, pericárdio parietal |
| T4 | Tumor > 7 cm em sua maior dimensão ou associado a nódulo(s) tumoral(is) separado(s) em lobo ipsilateral diferente do lobo do tumor principal, ou invade qualquer uma das seguintes estruturas: **diafragma**, mediastino, coração, grandes vasos, traqueia, nervo laríngeo recorrente, esôfago, corpo vertebral e carina |
| **N: Envolvimento de linfonodos regionais** | |
| NX | Linfonodos regionais não podem ser avaliados |
| N0 | Sem metástases em linfonodos regionais |
| N1 | Metástase em linfonodos peribronquiais ipsilaterais e/ou hilares ipsilaterais e intrapulmonares, incluindo envolvimento por extensão direta |
| N2 | Metástase em linfonodos mediastinais ipsilaterais e/ou subcarinais |
| N3 | Metástase em linfonodos mediastinais contralaterais, hilares contralaterais, escalenos ipsilaterais ou contralaterais, ou supraclaviculares |

*(continua)*

**Tabela 58.1** Descritores de tumor, linfonodos e metástase (TNM) para a oitava edição do sistema de classificação TNM para câncer de pulmão. (*continuação*)

**M: Metástase distante**
MO      Sem metástase distante
M1      Presença de metástase distante
- **M1a** Nódulo(s) tumoral(is) separado(s) em lobo contralateral; tumor com nódulo(s) pleural(is) ou pericárdico(s) ou derrame pleural ou pericárdico maligno[d]
- **M1b** Metástase extratorácica única[e]
- **M1c** Múltiplas metástases extratorácicas em um ou mais órgãos

Nota: As alterações em relação à sétima edição estão em negrito. [a]A disseminação atípica superficial de qualquer tamanho limitada à parede bronquial, que pode se estender proximal ao brônquio principal, também é classificada como T1a. [b]Adenocarcinoma solitário, ≤ 3 cm com padrão predominantemente lepídico e invasão ≤ 5 mm em qualquer foco. [c]Tumores T2 com essas características são classificados como T2a se apresentarem tamanho ≤ 4 cm em sua maior dimensão ou se seu tamanho não puder ser determinado; ou T2b se > 4 cm porém ≤ 5 cm em sua maior dimensão. [d]A maioria dos derrames pleurais (pericárdicos) no câncer de pulmão se deve a tumores. Em alguns poucos pacientes, contudo, múltiplos exames de líquido pleural (pericárdico) são negativos para tumores e o líquido não é sanguinolento nem tem aspecto de exsudato. Quando esses elementos e o julgamento clínico indicarem derrame não relacionado a um tumor, o derrame deverá ser descartado como descritor de estadiamento. [e]Isso inclui envolvimento de um único linfonodo distante (não regional). (De Goldstraw P, Chansky K, Crowley J, et al. The IASLC Lung Cancer Staging Project: Proposals for Revision of the TNM Stage Groupings in the Forthcoming [Eighth] Edition of the TNM Classification for Lung Cancer. *J Thorac Oncol.* 2016;11:39-51.)

**Tabela 58.2** Agrupamento de estágios proposto para a oitava edição do sistema de classificação TNM para câncer de pulmão.

| | | | |
|---|---|---|---|
| Carcinoma oculto | TX | N0 | M0 |
| Estágio 0 | Tis | N0 | M0 |
| **Estágio IA1** | **T1a(mi)** | **N0** | **M0** |
| | **T1a** | **N0** | **M0** |
| **Estágio IA2** | **T1b** | **N0** | **M0** |
| **Estágio IA3** | **T1c** | **N0** | **M0** |
| Estágio IB | T2a | N0 | M0 |
| Estágio IIA | T2b | N0 | M0 |
| Estágio IIB | **T1a-c** | **N1** | **M0** |
| | **T2a** | **N1** | **M0** |
| | T2b | N1 | M0 |
| | T3 | N0 | M0 |
| Estágio IIIA | **T1a-c** | **N2** | **M0** |
| | T2a-b | N2 | M0 |
| | T3 | N1 | M0 |
| | T4 | N0 | M0 |
| | T4 | N1 | M0 |
| Estágio IIIB | **T1a-c** | **N3** | **M0** |
| | T2a-b | N3 | M0 |
| | T3 | N3 | M0 |
| | T4 | N2 | M0 |
| **Estágio IIIC** | **T3** | **N3** | **M0** |
| | **T4** | **N3** | **M0** |
| Estágio IVA | Qualquer T | Qualquer N | M1a |
| | Qualquer T | Qualquer N | M1b |
| **Estágio IVB** | **Qualquer T** | **Qualquer N** | **M1c** |

Nota: As mudanças em relação à sétima edição encontram-se destacadas em negrito. *T1a(mi)*, adenocarcinoma minimamente invasivo; *Tis*, carcinoma *in situ*; *TNM*, tumor, linfonodo, metástase. (De Goldstraw P, Chansky K, Crowley J, et al. The IASLC Lung Cancer Staging Project: Proposals for Revision of the TNM Stage Groupings in the Forthcoming (Eighth) Edition of the TNM Classification for Lung Cancer. *J Thorac Oncol.* 2016;11:39-51.)

## Tumor (T)

Na oitava edição da IASLC/AJCC, o projeto de estadiamento do câncer de pulmão introduziu inovações significativas às definições do descritor T. Em particular, a oitava edição inclui pela primeira vez definições especiais para o carcinoma *in situ* (Tis) e carcinomas minimamente invasivos (T1mi). A classificação Tis corresponde a tumores não invasivos menores que 3 cm com padrão histológico de crescimento puramente lepídico. Tumores T1mi são menores que 3 cm e demonstram padrão histológico de crescimento predominantemente lepídico, embora também apresentem um pequeno componente invasivo (< 0,5 cm). Ademais, as definições das quatro categorias T clássicas de câncer de pulmão (T1 a T4) também foram redefinidas. Na edição atual, tumores T1 (< 3 cm) foram subcategorizados como T1a < 1 cm, T1b > 1 até 2 cm, T1c > 2 até 3 cm e T2b > 4 até 5 cm. Tumores T3 são definidos como > 5 até 7 cm e T4 como > 7 cm. Outras importantes características de tumores que determinam o estágio T são o envolvimento do brônquio principal/invasão da pleura visceral/lobo associado ou atelectasia pulmonar no descritor T2, invasão da pleura parietal/parede torácica/nervo frênico/pericárdio parietal ou nódulo(s) tumoral(is) separado(s) associado(s) no mesmo lobo do tumor primário no descritor T3, ou invasão do diafragma/mediastino/coração/grandes vasos/traqueia/nervo laríngeo recorrente/esôfago/corpo vertebral/carina ou nódulo(s) tumoral(is) separado(s) em lobo ipsilateral diferente do tumor principal no descritor T4. A TC contrastada de tórax é a principal modalidade de imagem utilizada para determinar o estágio T. A RM da parede torácica pode auxiliar na identificação do envolvimento da parede torácica e no estadiamento de tumores do sulco superior.

## Linfonodos (N)

O descritor dos linfonodos (N0 a N3) é definido segundo a extensão de metástase em linfonodos ao longo de um mapa de linfonodos predefinido. Existem 14 regiões de linfonodos: as regiões 10 a 14 são restritas ao pulmão, de modo que a metástase para esses linfonodos indica doença N1 quando ipsilateral ao tumor e N3 quando contralateral ao tumor; já as regiões 9 a 2 são restritas ao mediastino, de maneira que a metástase para esses linfonodos indica doença N2 quando ipsilateral ao tumor e N3 quando contralateral; e a região 1 é composta pelos linfonodos supraclaviculares ou supraesternais ou cervicais baixos, de modo que a metástase para esses linfonodos indica doença

apresentado na Figura 58.14. Esse mapa constitui uma representação gráfica dos linfonodos mediastinais e pulmonares com relação a outras estruturas torácicas, proporcionando dissecção e rotulagem anatômica ideais por parte do cirurgião.[23]

**Tabela 58.3** Limites anatômicos das regiões de linfonodos segundo o mapa de linfonodos da International Association for the Study of Lung Cancer e seu agrupamento em zonas.

| Número da região de linfonodos | Limites anatômicos |
|---|---|
| **Zona supraclavicular** | |
| 1: Linfonodos cervicais baixos, supraclaviculares e da fúrcula esternal | • Borda superior: margem inferior da cartilagem cricoide<br>• Borda inferior: clavículas bilateralmente e, na linha média, borda superior do manúbrio; 1R designa linfonodos do lado direito (*right*) e 1L designa linfonodos do lado esquerdo (*left*) na região<br>• Para os linfonodos da região 1, a linha média da traqueia serve como borda entre 1R e 1L |
| **Zona superior** | |
| 2: Linfonodos paratraqueais superiores | • 2R: Borda superior: ápice do pulmão direito e espaço pleural e, na linha média, borda superior do manúbrio<br>• Borda inferior: intersecção da margem caudal da veia inominada com a traqueia<br>• Similar à região 4R, 2R inclui linfonodos que se estendem até a borda lateral esquerda da traqueia<br>• 2L: Borda superior: ápice do pulmão e espaço pleural e, na linha média, borda superior do manúbrio<br>• Borda inferior: borda superior do arco aórtico |
| 3: Linfonodos pre-vasculares e retrotraqueais | • 3a: pré-vasculares<br>• À direita: borda superior, ápice do tórax; borda inferior, nível da carina; borda anterior, aspecto posterior do esterno; borda posterior, borda anterior da veia cava superior<br>• À esquerda: borda superior, ápice do tórax; borda inferior, nível da carina; borda anterior, aspecto posterior do esterno; borda posterior, artéria carótida esquerda<br>• 3p: retrotraqueais<br>• Borda superior, ápice do tórax; borda inferior, carina |
| 4: Linfonodos paratraqueais inferiores | • 4R: inclui linfonodos paratraqueais direitos e pré-traqueais estendendo-se até a borda lateral esquerda da traqueia<br>• Borda superior: intersecção da margem caudal da artéria inominada com a traqueia<br>• Borda inferior: borda inferior da veia ázigo<br>• 4L: inclui linfonodos à esquerda da borda lateral esquerda da traqueia, mediais ao ligamento arterioso<br>• Borda superior: margem superior do arco aórtico<br>• Borda inferior: margem superior da artéria pulmonar principal esquerda |
| **Zona aortopulmonar** | |
| 5: Subaórticos (janela aortopulmonar) | • Linfonodos subaórticos laterais ao ligamento arterioso<br>• Borda superior: borda inferior do arco aórtico<br>• Borda inferior: margem superior da artéria pulmonar principal esquerda |
| 6: Linfonodos para-aórticos (aorta ascendente ou frênico) | • Linfonodos anteriores e laterais à aorta ascendente e ao arco aórtico<br>• Borda superior: linha tangente à borda superior do arco aórtico<br>• Borda inferior: borda inferior do arco aórtico |
| **Zona subcarinal** | |
| 7: Linfonodos subcarinais | • Borda superior: carina da traqueia<br>• Borda inferior: borda superior do brônquio do lobo inferior à esquerda; borda inferior do brônquio intermédio à direita |
| **Zona inferior** | |
| 8: Linfonodos paraesofágicos (abaixo da carina) | • Linfonodos situados adjacentes à parede do esôfago e à direita ou esquerda da linha média, excluindo-se os linfonodos subcarinais<br>• Borda superior: borda superior do brônquio do lobo inferior à esquerda; borda inferior do brônquio intermédio à direita<br>• Borda inferior: diafragma |
| 9: Linfonodos do ligamento pulmonar | • Linfonodos no ligamento pulmonar<br>• Borda superior: veia pulmonar inferior<br>• Borda inferior: diafragma |
| **Zona hilar/interlobar** | |
| 10: Linfonodos hilares | • Inclui linfonodos imediatamente adjacentes ao brônquio principal e vasos hilares, incluindo porções proximais das veias pulmonares e artéria pulmonar principal<br>• Borda superior: margem inferior da veia ázigo à direita, margem superior da artéria pulmonar à esquerda<br>• Borda inferior: região interlobar bilateralmente |
| 11: Linfonodos interlobares | • Entre as origens dos brônquios lobares<br>• Notações opcionais para subcategorias de regiões:<br>  ◦ 11s: Entre o brônquio do lobo superior e o brônquio intermédio à direita<br>  ◦ 11i: Entre os brônquios médio e inferior à direita |
| **Zona periférica** | |
| 12: Linfonodos lobares | Adjacentes aos brônquios lobares |
| 13: Linfonodos segmentares | Adjacentes aos brônquios segmentares |
| 14: Linfonodos subsegmentares | Adjacentes aos brônquios subsegmentares |

Adaptada de Rusch VW, Asamura H, Watanabe H, et al. The IASLC lung cancer staging project: a proposal for a new international lymph node map in the forthcoming seventh edition of the TNM classification for lung cancer. *J Thorac Oncol.* 2009;4:568-577.

N3. As características e definições dos linfonodos não foram modificadas na oitava edição do projeto de estadiamento de câncer de pulmão da IASLC. Todavia, a recomendação é definir o envolvimento de linfonodos não somente com base nos descritores N0 a N3, mas também na quantificação do número de linfonodos envolvidos. A quantificação é realizada da seguinte maneira: N1a: envolvimento de uma única região de linfonodos N1; N1b: envolvimento de múltiplas regiões N1; N2a1: envolvimento de uma única região N2 sem envolvimento N1 (metástase saltatória); N2a2: envolvimento de uma única região N2 com envolvimento N1; e N2b: envolvimento de múltiplas regiões N2. O prognóstico piora à medida que o número de regiões envolvidas aumenta, embora seja igual para os descritores N1b e N2a1. Asamura et al.[24] demonstraram que a sobrevida de 5 anos na população de pacientes submetidos à ressecção completa das diferentes subcategorias de linfonodos N foram: N1a, 59%; N1b, 50%; N2a1, 54%; N2a2, 43%; e N2b, 38%. A PET-FDG combinada à TC contrastada é a principal modalidade utilizada para determinar o estágio N. Amostras são obtidas de linfonodos mediastinais e hilares com suspeita de envolvimento no câncer (> 1 cm) ou FDG-positivos na maioria dos casos, para confirmar metástase tumoral.

### Metástases (M)

A oitava edição do sistema de estadiamento do câncer de pulmão definiu a categorização do descritor M. São dois descritores, M0 e M1, sendo M1 subcategorizado em M1a, M1b e M1c. O descritor M1a indica metástase intratorácica (derrame pleural/pericárdico maligno ou nódulos pleurais/pericárdicos malignos ou nódulo tumoral separado em lobo contralateral). O descritor M1b indica presença de uma única metástase extratorácica em somente um órgão. Já M1c indica presença de múltiplas metástases extratorácicas em um ou mais órgãos. Notavelmente, tumores M1a e M1b apresentam prognóstico similar; todavia, como representam diferentes formas de envolvimento metastático e requerem diferentes diagnósticos e terapias, recaem em categorias distintas. O exame de PET-FDG combinado à TC contrastada é a principal modalidade de exame de imagem para determinação do estágio M. A RM do encéfalo é utilizada para identificar metástases encefálicas. Pode-se realizar biopsia de amostra de lesões com suspeita de metástase para confirmar o diagnóstico de CPNPC, ou quando os resultados da biopsia forem modificar o plano de tratamento. Não são realizadas biopsias de rotina de lesões metastáticas por outros motivos.

*Estágios.* A oitava edição do sistema de estadiamento do câncer de pulmão definiu e expandiu as definições de estágios do câncer a fim de produzir uma ferramenta mais precisa para predizer o prognóstico e orientar o plano de tratamento (Figura 58.15).

### Resultados do tratamento do câncer de pulmão

A escolha da terapia inicial (modalidade única ou multimodal) depende do estágio clínico do paciente no momento da apresentação e sua classe funcional ou comorbidades. As opções de tratamento podem variar, mesmo entre diferentes subgrupos de pacientes com mesmo estágio clínico. O estadiamento pré-tratamento constitui passo crítico antes do início da terapia. Com os esforços atuais, as taxas de sobrevida de 5 anos por estágio patológico são de 90% para estágio IA1, 85% para estágio IA2,

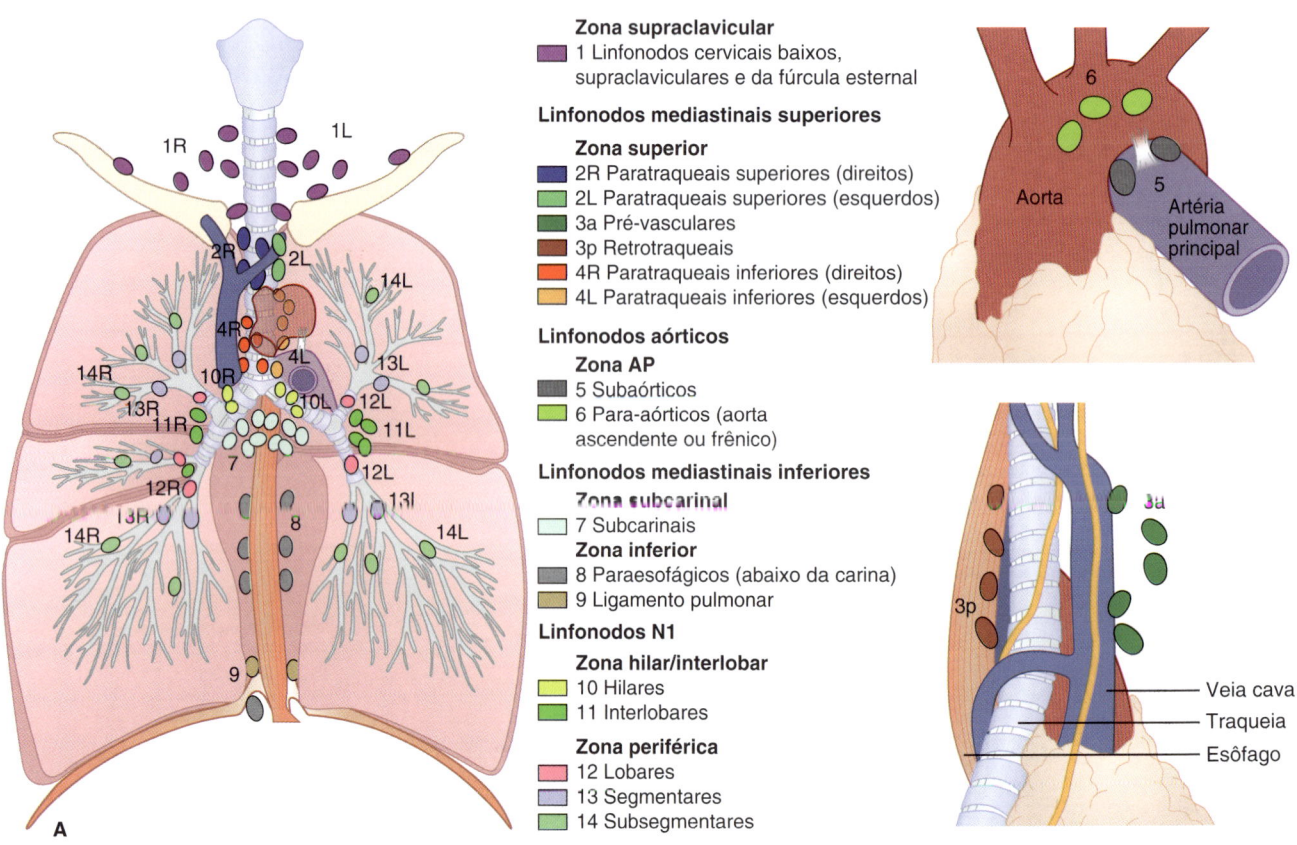

**Figura 58.14 A.** Mapa de linfonodos da International Association for the Study of Lung Cancer (IASLC), incluindo o grupo proposto de linfonodos divididos em "zonas" para análises prognósticas. (*Continua*)

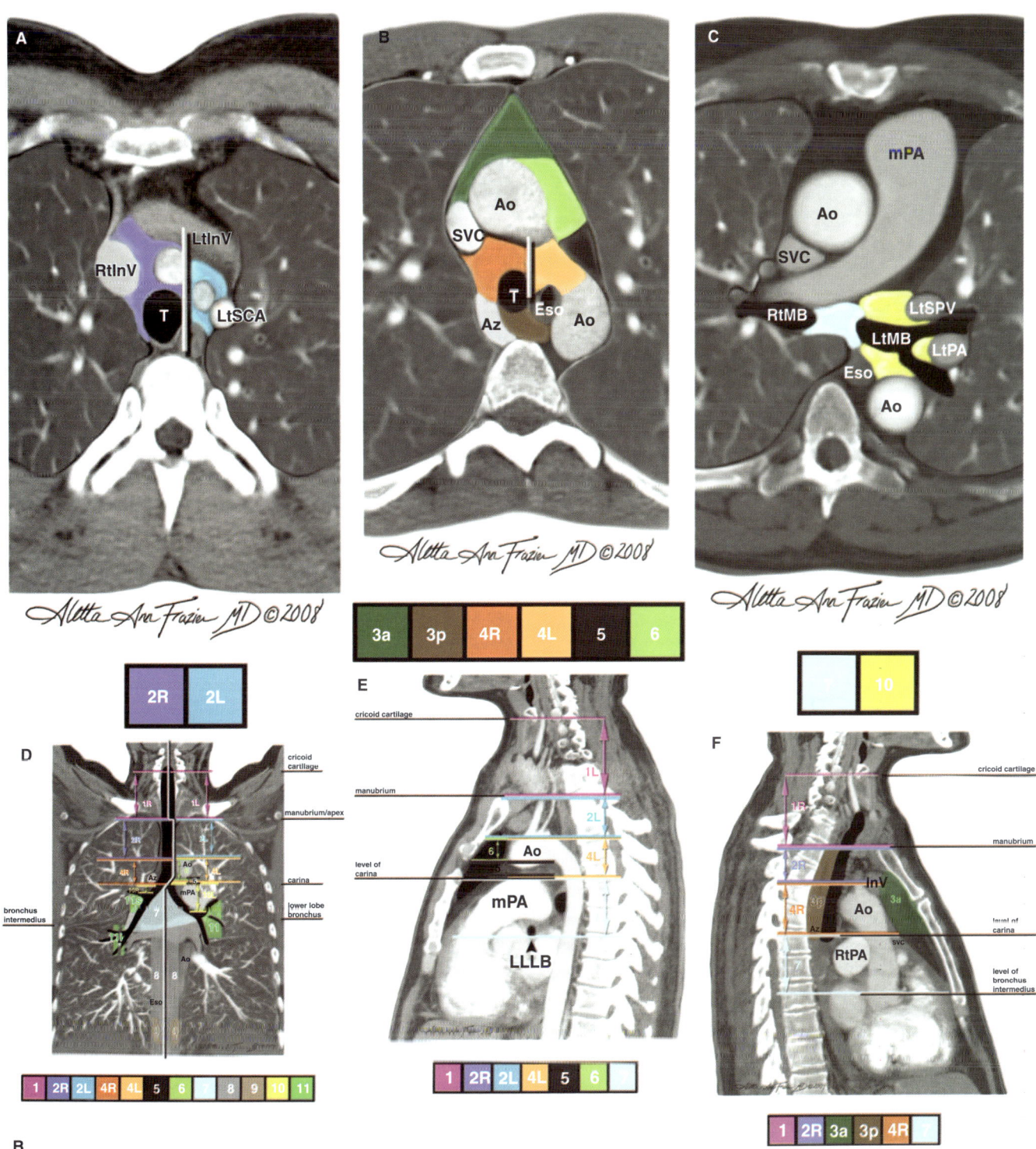

**Figura 58.14** (*continuação*) **B.** *A-F*: ilustrações de como o mapa de linfonodos da IASLC pode ser aplicado no estadiamento clínico por tomografia computadorizada nas projeções axial (*A-C*), coronal (*D*) e sagital (*E, F*). A borda entre as regiões paratraqueais direita e esquerda encontra-se demonstrada em *A* e *B*. *Ao*, aorta; *AV*, veia ázigo; *Br*, brônquio; *IA*, artéria inominada; *IV*, veia inominada; *LA*, ligamento arterioso; *LIV*, veia inominada esquerda; *LSA*, artéria subclávia esquerda; *PA*, artéria pulmonar; *PV*, veia pulmonar; *RIV*, veia inominada direita; *SVC*, veia cava superior. (De Rusch VW, Asamura H, Watanabe H, et al. The IASLC lung cancer staging project: A proposal for a new international lymph node map in the forthcoming seventh edition of the TNM classification for lung cancer. *J Thorac Oncol.* 2009;4:568-577.)

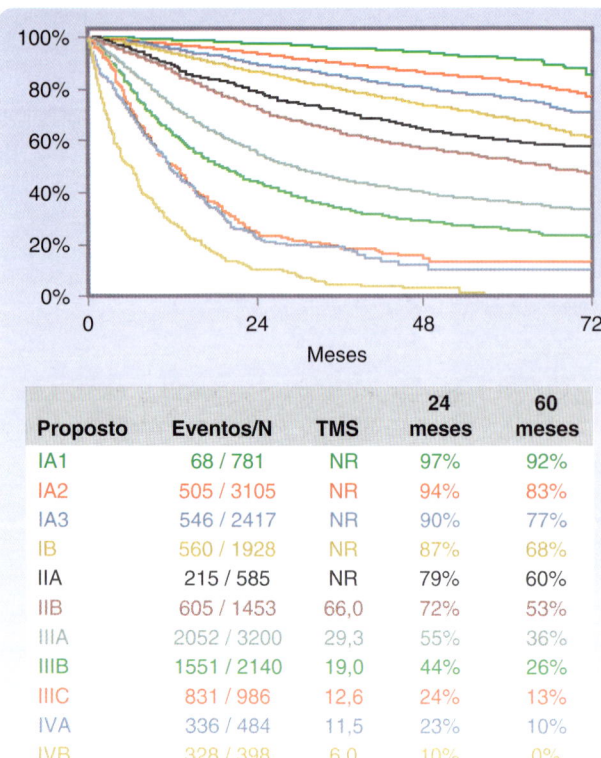

**Figura 58.15** Taxa de sobrevida geral por estágio clínico segundo a oitava edição do projeto de estadiamento do câncer de pulmão. TMS, tempo médio de sobrevida. (De Goldstraw P, Chansky K, Crowley J, et al. The IASLC Lung Cancer Staging Project: Proposals for Revision of the TNM Stage Groupings in the Forthcoming (Eighth) Edition of the TNM Classification for Lung Cancer. *J Thorac Oncol*. 2016;11:39-51.)

| Proposto | Eventos/N | TMS | 24 meses | 60 meses |
|---|---|---|---|---|
| IA1 | 68 / 781 | NR | 97% | 92% |
| IA2 | 505 / 3105 | NR | 94% | 83% |
| IA3 | 546 / 2417 | NR | 90% | 77% |
| IB | 560 / 1928 | NR | 87% | 68% |
| IIA | 215 / 585 | NR | 79% | 60% |
| IIB | 605 / 1453 | 66,0 | 72% | 53% |
| IIIA | 2052 / 3200 | 29,3 | 55% | 36% |
| IIIB | 1551 / 2140 | 19,0 | 44% | 26% |
| IIIC | 831 / 986 | 12,6 | 24% | 13% |
| IVA | 336 / 484 | 11,5 | 23% | 10% |
| IVB | 328 / 398 | 6,0 | 10% | 0% |

80% para estágio IA3, 73% para estágio IB, 65% para estágio IIA, 56% para estágio IIB, 41% para estágio IIIA, 24% para estágio IIIB e 12% para estágio IIIB. As taxas de sobrevida de 5 anos por estágio clínico são de 13% para estágio IVA e 0% para estágio IVB. O tratamento para o câncer de pulmão pode ser amplamente agrupado em três categorias principais, como se segue:

1. A doença *estágio I* e *estágio II* indica presença de tumor restrito ao pulmão e que pode ser removido completamente com cirurgia. O tratamento de escolha é a ressecção anatômica do lobo envolvido realizada com obtenção de amostras dos linfonodos mediastinais. O principal objetivo dessa abordagem é obter ressecção completa do tumor e seus linfonodos de drenagem intralobares. Em alguns casos, ressecções anatômicas sublobares podem ser consideradas para tumores pequenos e periféricos. A ressecção não anatômica (em cunha) é considerada inferior à anatômica e somente deve ser utilizada quando uma cirurgia mais extensa não puder ser tolerada pelo paciente (devido à diminuição da reserva pulmonar, por exemplo). A radioterapia estereotáxica (SBRT) apresenta bons resultados iniciais (taxas de controle local de 90% em 3 anos) em pacientes específicos que não possam tolerar ressecção cirúrgica.[25]
2. A doença *estágio IV* (doença metastática) e *estágio IIIB* (doença avançada apresentando tumor relativamente pequeno com linfonodos N3 ou tumores grandes com linfonodos N2) em geral não é tratada cirurgicamente, exceto em pacientes que necessitem de cirurgia paliativa. Terapias sistêmicas são comuns nesses casos. A quimiorradioterapia é normalmente utilizada na doença estágio IIIB. Terapias direcionadas e imunoterapia têm fornecido resultados encorajadores em grupos de pacientes adequadamente examinados e selecionados.
3. O câncer de pulmão *estágio IIIA* indica doença avançada localmente que pode exibir um amplo espectro de apresentações. Notavelmente, a maioria dos tumores estágio IIIA apresenta-se muito avançada para que se considere ressecção; contudo, quando a ressecção for considerada possível, pode estar associada a desfechos melhores. Nessa situação clínica, a ressecção cirúrgica é realizada como parte de um protocolo de tratamento multimodal. Tumores *estágio IIIA ressecáveis,* em geral, são tumores pequenos com baixo índice de metástase e não envolvem linfonodos mediastinais (T4N0/1 M0). Esses tumores, por sua natureza avançada, podem ser indicados para a cirurgia; todavia, a cirurgia não controla consistentemente as micrometástases que ocorrem dentro da área cirúrgica geral ou sistemicamente. A combinação de quimioterapia com radioterapia e, mais recentemente, a imunoterapia, tem sido utilizada para doença avançada local como adjuvante ou neoadjuvante. Em geral, uma equipe multiprofissional de especialistas predefine o tratamento desejado para cada caso.[26]

Mais amplamente, o carcinoma de pulmão deve ser ressecado quando não for possível controlar a doença local, quando a condição física do paciente puder tolerar ressecção e reconstrução planejadas e quando morbidade e mortalidade antecipadas com a cirurgia forem razoáveis. Condições como síndrome da veia cava superior, invasão tumoral pelo mediastino até a artéria pulmonar principal, metástases de linfonodos N3, doença pleural ou pericárdica maligna ou metástases extratorácicas estão associadas a maiores riscos do que benefícios para ressecção na maioria dos pacientes. Alguns centros apresentam bons resultados com ressecção e reconstrução de traqueia, átrio, grandes vasos ou outras estruturas mediastinais ou vertebrais. Trata-se de cirurgias complexas que requerem equipes multiprofissionais dedicadas durante o período transoperatório e equipes multiespecialistas na sala de cirurgia. Pacientes com fístula traqueoesofágica apresentam expectativa de vida limitada, sendo recomendado tratamento paliativo com aplicação de *stent*.

## Terapia local para câncer de pulmão não de pequenas células em estágio inicial

O CPNPC estágio I e II pode ser tratado com segurança por meio de cirurgia e dissecção de linfonodos mediastinais isoladamente, com sobrevida prolongada na maioria dos pacientes. A ressecção anatômica com lobectomia e dissecção/amostragem sistemática de linfonodos mediastinais é o procedimento de escolha para câncer de pulmão restrito a um lobo (Figura 58.16). O American College of Surgeons Oncology Group definiu uma estratégia de amostragem sistemática para linfonodos mediastinais específicos. Devem ser obtidas, no mínimo, amostras dos linfonodos (não tecido adiposo) das regiões 2R, 4R, 7, 8 e 9 para tumores do lado direito e regiões 4L, 5, 6, 7, 8 e 9 para tumores do lado esquerdo. A linfadenectomia mediastinal deve incluir exploração e excisão de linfonodos das regiões 2R, 4R, 7, 8 e 9 para tumores do lado direito e 4L, 5, 6, 7, 8 e 9 para tumores do lado esquerdo.

Cirurgias menores, como ressecção em cunha ou segmentectomia, podem ser consideradas em pacientes cujo risco com lobectomia seja maior. A segmentectomia pode ser adequada em pacientes com tumores periféricos pequenos com baixa atividade metabólica na PET-TC. Uma análise retrospectiva comparou a segmentectomia com a lobectomia no câncer de

> **RELATÓRIO DE PATOLOGIA CIRÚRGICA**
>
> DIAGNÓSTICO:
> 1) LINFONODO, 4R, EXCISÃO: FRAGMENTOS DE LINFONODO, NEGATIVO PARA MALIGNIDADE.
> 2) LINFONODO, 2R, EXCISÃO: FRAGMENTOS DE LINFONODO, NEGATIVO PARA MALIGNIDADE.
> 3) LINFONODO, PRÉ-CARINAL, EXCISÃO: FRAGMENTOS DE LINFONODO, NEGATIVO PARA MALIGNIDADE.
> 4) LINFONODO, NÍVEL 4, EXCISÃO: FRAGMENTOS DE LINFONODO, NEGATIVO PARA MALIGNIDADE.
> 5) LINFONODO, NÍVEL 21, EXCISÃO: FRAGMENTOS DE LINFONODO, NEGATIVO PARA MALIGNIDADE.
> 6) LINFONODO, NÍVEL 7, EXCISÃO: FRAGMENTOS DE LINFONODO, NEGATIVO PARA MALIGNIDADE.
> 7) LINFONODO, NÍVEL 8, EXCISÃO: ENVOLVIDO POR ADENOCARCINOMA METASTÁTICO.
> 8) LINFONODO, NÍVEL 11, EXCISÃO: 1 LINFONODO, NEGATIVO PARA MALIGNIDADE (0/1).
> 9) LINFONODO, NÍVEL 10, EXCISÃO: FRAGMENTOS DE LINFONODO, NEGATIVO PARA MALIGNIDADE.
> 10) PULMÃO, LOBO INFERIOR ESQUERDO, LOBECTOMIA: ADENOCARCINOMA POUCO DIFERENCIADO, SIMILAR AO ANTERIOR (VER S10-37167), PREDOMINANTEMENTE TIPO SÓLIDO, 4,9 CM NA MAIOR EXTENSÃO, INVASÃO DE PLEURA VISCERAL; MARGENS DA RESSECÇÃO NEGATIVAS PARA MALIGNIDADE; PRESENÇA DE INVASÃO DE GRANDE VASO; ENFISEMA CENTROACINAR.
> 11) LINFONODO, NÍVEL 5, EXCISÃO: FRAGMENTOS DE LINFONODO, NEGATIVO PARA MALIGNIDADE.
>
> COMENTÁRIO: Estes achados correspondem a Estágio IIIA patológico segundo a 7ª edição da AJCC (pT2a, pN2, pM n/a).
>
> Achados resumidos do carcinoma de pulmão
>
> Tipo de amostra: lobectomia
> Lateralidade: esquerda
> Sítio do tumor: lobo inferior
> Tamanho do tumor: 4,9 × 4,1 × 3,8 cm
> Focalidade do tumor: unifocal
> Tipo histológico: adenocarcinoma
> Grau histológico: pouco diferenciado
> Invasão da pleura visceral: presente (confirmada com coloração de elastina)
> Extensão direta do tumor: limitado ao pulmão e à pleura visceral
> Invasão venosa (de grande vaso): presente
> Invasão arterial (de grande vaso): negativa
> Invasão linfática (de pequeno vaso): negativa
> Efeito do tratamento: n/a
>
> Margens: 1,1 cm a partir da margem do parênquima
>
> Exames auxiliares:
>  Análise de mutação EGRF: sim
>  Análise de mutação KRAS: sim
>  Outro (especificar): ALK
> Estadiamento patológico (pTNM): IIIA
>  Tumor primário: pT2a
>  Linfonodos regionais: pN2
>  Metástase distante: pM n/a

**Figura 58.16** Relatório de patologia estruturado após lobectomia inferior esquerda. Os achados resumidos do carcinoma pulmonar são úteis na identificação dos fatores críticos para estadiamento patológico e fatores que podem influenciar a sobrevida subsequente. São realizados rotineiramente exames auxiliares para análise de mutação do receptor para fator de crescimento epidérmico (EGFR), KRAS e ALK.

pulmão estágio I e demonstrou que, durante o acompanhamento médio de 5,4 anos, não foram notadas diferenças na incidência de recidiva locorregional (5,5 versus 5,1%, respectivamente; $P = 1,00$), distante (14,8 versus 11,6%, respectivamente; $P = 0,29$), ou geral (20,2 versus 16,7%, respectivamente; $P = 0,30$). Ademais, comparando-se a segmentectomia com a lobectomia, não foram encontradas diferenças significativas na recidiva durante 5 anos (70 versus 71%, respectivamente; $P = 0,467$) ou sobrevida de 5 anos (54 versus 60%, respectivamente; $P = 0,258$).[27] Pacientes com CPNPC com invasão da parede torácica podem ser submetidos à ressecção com lobectomia e ressecção em bloco da parede torácica.

A SBRT é outra modalidade de controle local que pode ser empregada em pacientes inoperáveis do ponto de vista clínico. A dose da radiação e o número de frações são determinados segundo a localização e o tamanho do tumor. Em geral, a SBRT é bem tolerada com resultados precoces favoráveis. Estudos clínicos prospectivos demonstraram controle local e sobrevida geral maior que 85% e de aproximadamente 60% em 3 anos (mediana de sobrevida de 4 anos), respectivamente. Protocolos de radioterapia mais recentes utilizam tecnologias avançadas para planejar melhor e direcionar a irradiação ao tumor, minimizando a lesão dos tecidos adjacentes.

### Terapias neoadjuvante e adjuvante

O câncer de pulmão em estágio avançado, particularmente com extensa disseminação para linfonodos, não pode ser considerado tipicamente uma doença efetivamente tratável com uma única modalidade. A sobrevida após ressecção pode melhorar em pacientes específicos com a quimioterapia adjuvante. O *International Adjuvant Lung Trial* incluiu 1.867 pacientes com CPNPC estágios I a III completamente excisado. Os pacientes foram aleatoriamente alocados em grupos para observação ou administração de quimioterapia. A radioterapia foi realizada conforme condutas da instituição. O grupo tratado recebeu um dentre quatro regimes adjuvantes com cisplatina. A sobrevida foi 5% maior no grupo tratado com quimioterapia adjuvante. Como consequência, todos os pacientes em estágios IB e IIB devem ser considerados para quimioterapia adjuvante após a ressecção.

Em geral, não se realiza cirurgia isolada para o câncer de pulmão estágio IIIA (N2), IIIB ou IV. Todavia, pacientes específicos podem se beneficiar de abordagem de tratamento multidisciplinar. A ressecção é recomendada em caso de metástase isolada em encéfalo para promover melhora dos sintomas, qualidade de vida e taxa de sobrevida. O tumor pulmonar primário pode ser tratado segundo seus estágios T e N. Tratamentos adicionais são necessários além da ressecção.[28]

Mesmo com ressecção completa, pacientes com CPNPC ressecável apresentam baixa sobrevida. A terapia pré-operatória (indução/neoadjuvante) já foi avaliada; a administração pré-operatória de paclitaxel e carboplatina seguida de cirurgia foi comparada com a cirurgia isolada em pacientes com CPNPC estágios IB a IIIA sem envolvimento N2. A sobrevida geral (62 *versus* 41 meses) e a sobrevida livre de progressão (33 *versus* 20 meses) foram maiores com a quimioterapia, embora as diferenças não tenham atingido significância estatística.[29] Adicionalmente, metanálise de estudos clínicos randomizados avaliando a quimioterapia pré-operatória em CPNPC ressecável indicou que a sobrevida geral de pacientes que recebem quimioterapia neoadjuvante foi significativamente maior comparada a pacientes submetidos somente à cirurgia (razão de risco 0,84; IC de 95%, 0,77 a 0,92; *P* = 0,0001).[30] Outros estudos demonstraram que o benefício da quimioterapia pré-operatória é similar ao obtido com quimioterapia pós-operatória. Esses resultados confirmam o reconhecimento de que pacientes com CPNPC operável cuja doença esteja em estágio IB ou superior devem ser considerados para quimioterapia pré-operatória. A quimiorradioterapia de indução foi avaliada para tratamento de CPNPC estágio IIIA (N2). Em um estudo de fase III, a quimioterapia concomitante com radioterapia seguida de ressecção foi comparada à quimioterapia e à radioterapia definitiva sem ressecção. A mediana da sobrevida geral foi similar nos dois grupos (cerca de 23 meses). A sobrevida livre de progressão foi melhor no grupo submetido à cirurgia (mediana de 12,8 meses *versus* 10,5 meses; *P* = 0,017). Os autores relataram que a pneumectomia foi associada a desfechos mais desfavoráveis. Em uma análise exploratória, a sobrevida geral melhorou em pacientes submetidos a quimiorradioterapia de indução e lobectomia.[31] Em pacientes específicos com CPNPC estágio IIIA ressecável, a quimiorradioterapia de indução seguida da ressecção constitui tratamento alternativo à quimiorradioterapia isolada. Pacientes com extensão local do câncer de pulmão na região do ápice até a entrada do tórax podem apresentar características de dor no ombro e braço, síndrome de Horner e, ocasionalmente, parestesia de nervo ulnar em sua distribuição na mão (quarto e quinto dedos) (Figura 58.17). Pacientes com todas essas características podem ser classificados como portadores da síndrome de Pancoast. A dor advém das raízes nervosas de C8 e T1. O envolvimento

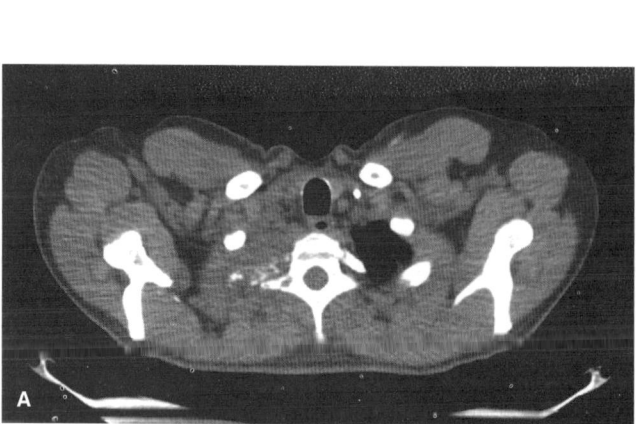
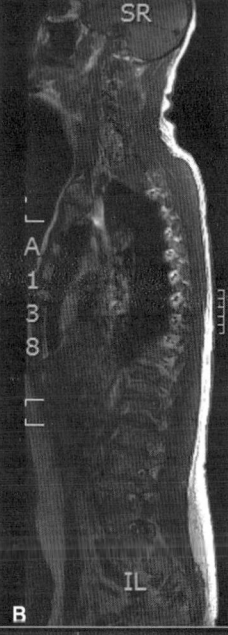

**Figura 58.17** O paciente é um homem de 50 anos com tumor no sulco superior direito. Os exames de imagens revelaram massa apical direita e destruição do aspecto posterior da segunda costela. A biopsia transtorácica foi positiva para adenocarcinoma pouco diferenciado (carcinoma de pulmão não de pequenas células). A ultrassonografia endobrônquica para estadiamento mediastinal foi negativa; a mediastinoscopia cervical também foi negativa. Realizou-se quimiorradioterapia de indução com 48 Gy em 24 frações ao longo de 1 mês com quimioterapia (carboplatina AUC de 5 + pemetrexede 500 mg/m²). **A.** A tomografia computadorizada (TC) de tórax demonstra presença de massa no ápice do tórax com destruição completa do aspecto posterior da segunda costela direita e erosão cortical do corpo vertebral de T2 direito secundário à massa. **B.** A ressonância magnética (RM) da coluna torácica demonstra massa pulmonar apical direita consistente com um tumor de Pancoast envolvendo o aspecto lateral direito do corpo vertebral de T2, superfície articular e processo transverso. Também ocorreu extensão para o forame neural e envolvimento das raízes nervosas direitas em T1-2 e T2-3. Não houve extensão para o canal central ou envolvimento da medula espinal. A TC de crânio não demonstrou achados agudos envolvendo o encéfalo. Realizou-se ressecção completa com equipe de dois cirurgiões: cirurgião torácico e neurocirurgião. O paciente necessitou de lobectomia superior direita com ressecção em bloco de parede torácica e corpo vertebral, juntamente com dissecção de linfonodos mediastinais. Foi necessária estabilização espinal.

neural simpático pode resultar na síndrome de Horner (miose, ptose, anidrose e enoftalmia). Em geral, há envolvimento da primeira, segunda e terceira costelas, as quais requerem ressecção, embora a coluna vertebral e a os espaços intraforaminais também possam estar envolvidos. É necessário realizar RM além da TC a fim de planejar o procedimento cirúrgico. A terapia pré-operatória inclui quimiorradioterapia.

### Tratamento da doença metastática

A doença metastática (CPNPC estágio IV) geralmente não tem cura e há redução de desempenho e qualidade de vida. Pacientes e familiares devem ser informados acerca do diagnóstico e potenciais desfechos do tratamento. As decisões acerca do tratamento devem considerar os desejos do paciente e sua família, com determinação e monitoramento de expectativas realistas durante a terapia. De qualquer modo, nos últimos anos tem sido aprovado um número crescente de terapias imunológicas para tratamento de CPNPC avançado. O emprego dessas terapias e a incorporação a protocolos de CPNPC convencionais (quimioterapia e radioterapia) tem expandido significativamente as opções terapêuticas para pacientes com CPNPC avançado inoperável (estágios IV e IIIB). Terapias modernas para CPNPC baseiam-se na fenotipagem genética e imunológica do tumor. O tratamento é geralmente ajustado segundo as características da doença e o estado funcional do paciente. Tumores como o CPNPC podem ser categorizados como oncogene-dependentes, altamente sensíveis à imunoterapia e como tumores com menor propensão a responder a terapias direcionadas ou imunológicas (Figuras 58.18 e 58.19).[32] Tumores oncogene-dependentes são tratados com moléculas pequenas específicas e anticorpos direcionados a mutações que regem o CPNPC (receptor do fator de crescimento epidérmico [EGFR], BRAF, ALK, ROS e MET). Eventualmente, desenvolve-se resistência a essas terapias; contudo, agentes de segunda linha mais recentes e mais eficientes têm sido continuamente desenvolvidos. Para ilustrar, o osimertinibe, um inibidor de tirosinoquinase (TKI) do EGFR recente, apresentou eficácia significativamente maior do que a terapia com platina e pemetrexede em pacientes T790M-positivos (mutação que confere resistência a EGFR-TKI de primeira linha) com CPNPC avançado (incluindo pacientes com metástase em SNC) nos quais a doença progrediu durante a terapia com EGFR-TKI de primeira linha (sobrevida livre de progressão de 10,1 meses *versus* 4,4 meses; razão de risco 0,30; IC 95%, 0,23 a 0,41; *P* < 0,001). Tumores considerados altamente sensíveis à imunoterapia são tratados com inibidores de *checkpoints* imunológicos que bloqueiam as vias de PD-1/PD-L1 e CTLA4/CD80/CD86. Em particular, a imunoterapia é eficaz contra tumores que expressam altos níveis de molécula inibitória PD-L1, contra tumores com alta carga mutacional (conforme observado no CPNPC induzido por tabagismo) e contra tumores com déficit nos mecanismos de reparo de DNA. Para ilustrar, em pacientes com CPNPC e expressão de PD-L1 em no mínimo 50% das células tumorais, o pembrolizumabe (anticorpo anti-PD-1) foi associado a sobrevida livre de progressão significativamente maior e menos eventos adversos que a quimioterapia baseada em platina (mediana de sobrevida livre de progressão de 10,3 meses; IC 95%, 6,7 a não atingido) no grupo pembrolizumabe *versus* 6,0 meses (IC 95%, 4,2 a 6,2) no grupo tratado com quimioterapia (razão de risco para progressão da doença ou óbito 0,50; IC 95%, 0,37 a 0,68; *P* < 0,001).[33] Tumores CPNPC com menor probabilidade de responder a terapias direcionadas ou imunológicas são tratados por meio de quimioterapia convencional (a terapia para CPNPC escamosas e não escamosas é ligeiramente diferente). Combinações à base de platina produzem sobrevida de 30 a 40% e são mais eficazes do que agentes isolados. Nos EUA, para pacientes com bom estado funcional, regimes citotóxicos utilizados inicialmente para CPNPC não escamosas incluem: (1) cisplatina (ou carboplatina)/pemetrexede; ou (2) carboplatina/paclitaxel com (ou sem) bevacizumabe. A combinação gencitabina/cisplatina é recomendada para pacientes com CCE ou CPNPC não escamosas. A combinação mais recente de imunoterapia e quimioterapia demonstrou efeitos anti-CPNPC promissores, mesmo em subgrupos de pacientes cujo tumor apresentava menor probabilidade de responder à imunoterapia.[34] O perfil de efeitos adversos da quimioterapia difere muito da imunoterapia. A autoimunidade é a principal causa de descontinuação do tratamento em pacientes que recebem imunoterapia, ao passo que a toxicidade sistêmica é a principal causa de descontinuação do tratamento com quimioterapia.

Questões de qualidade de vida emergem em pacientes com CPNPC metastático. Pode ocorrer dispneia devido ao DPM, síndrome da veia cava superior, fístula traqueoesofágica, metástases ósseas e dor. Nutrição e hidratação são fatores importantes. O tratamento paliativo dos sintomas pode ser alcançado e apresenta bons resultados. Para o DPM associado à dispneia, indica-se inserção de um cateter pleural tunelizado, como o sistema de drenagem PleurX®.

## TRAQUEIA

A traqueia é um tubo semiflexível de 1,5 a 2 cm de largura e 10 a 13 cm de comprimento, que se estende desde a porção inferior da laringe no nível da sexta à sétima vértebra cervical até a quarta à quinta vértebra torácica, onde ocorre sua bifurcação para formar os dois brônquios pulmonares.

A carina localiza-se no nível do ângulo de Louis anteriormente e da vértebra T4 posteriormente. A parede da traqueia consiste em 20 anéis incompletos de cartilagem hialina que formam sua circunferência anterior e lateral, e em músculo liso no aspecto posterior, todos revestidos por uma membrana fibrosa de tecido conjuntivo elástico.

Seu maior papel fisiológico é conduzir o ar entre a laringe e os brônquios, realizar troca de calor e umidade e remoção de partículas. O transporte de ar é criticamente dependente do diâmetro interno da traqueia. Edema de mucosa, constrição dos músculos das vias respiratórias ou tumores que diminuem o espaço das vias respiratórias, além de tubos endotraqueais, aumentam consideravelmente a resistência ao fluxo de ar: uma redução de 50% no diâmetro interno da traqueia aumenta sua resistência em 16 vezes e, durante o fluxo turbulento, a resistência aumenta até 32 vezes. Durante a inspiração, as vias respiratórias superiores aquecem e umedecem o ar inspirado. O processo é muito eficiente, de modo que, durante a respiração calma sob temperatura ambiente, ocorrem aquecimento completo do ar até 37°C e umidificação até saturação de 100% pouco distal à bifurcação; esse ponto recebe o nome de ponto de saturação isotérmica. As glândulas traqueobronquiais produzem secreção rica em mucina que forma uma barreira protetora entre o epitélio e o ambiente. Essa secreção é altamente controlada pelo sistema nervoso autônomo. O muco aprisiona debris e microrganismos e é transportado para a boca pelas forças mecânicas do batimento ciliar e fluxo de ar durante a expiração.[35]

### Estenose benigna de traqueia

A estenose de traqueia causa significativo comprometimento funcional. A traqueia normal de 2 cm (diâmetro) apresenta pico de fluxo inspiratório de 100%. Uma abertura de 10 mm promove

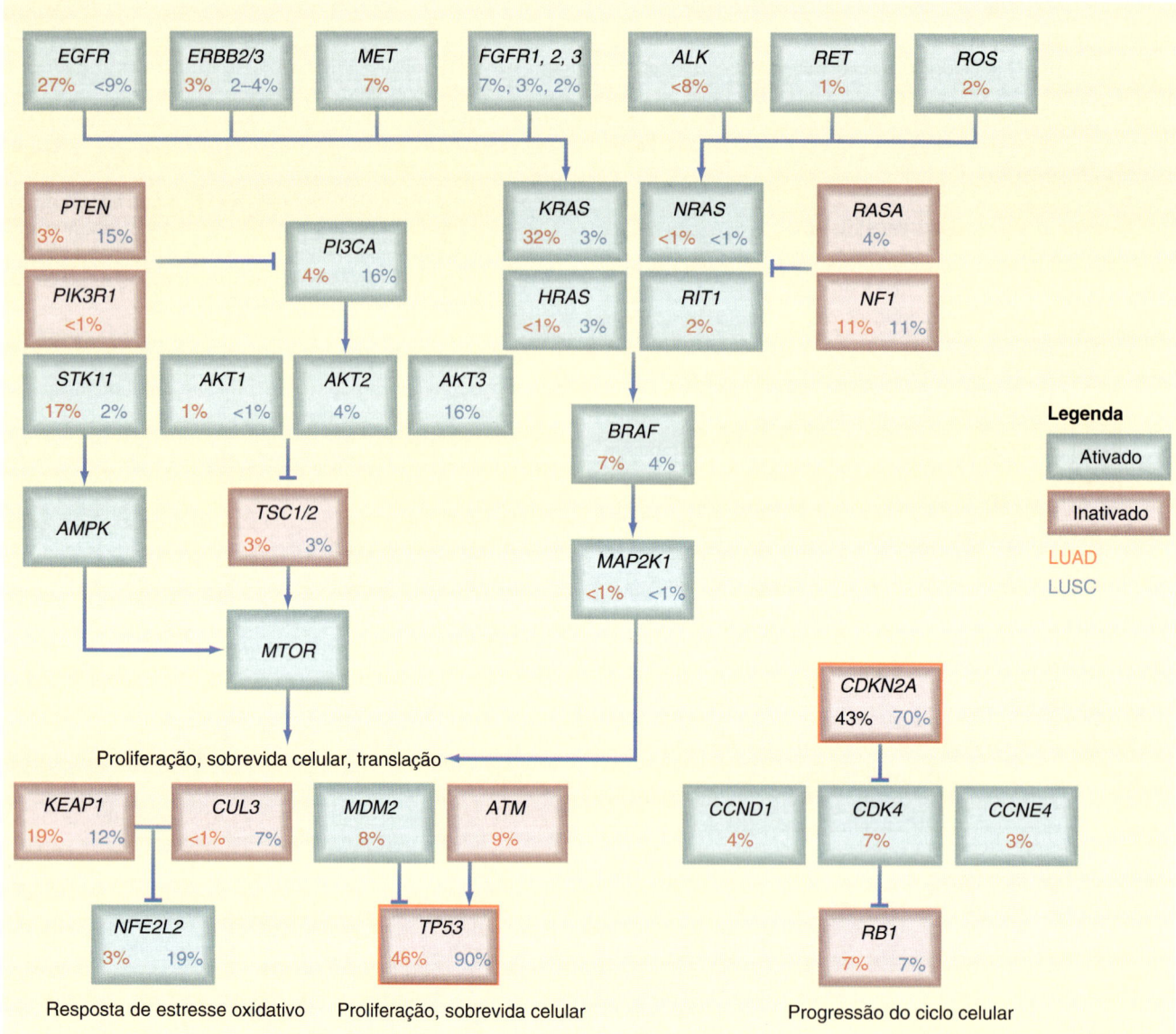

**Figura 58.18** Alterações nas vias oncogenéticas direcionáveis LUAD e LUSC. Diagrama demonstrando a porcentagem de câncer de pulmão não de pequenas células envolvendo componentes-chave para sinalização de receptores de tirosinoquinase, mTOR, resposta de estresse oxidativo, proliferação e progressão celular. A frequência de alterações baseia-se na soma de mutações somáticas, deleções homozigóticas, amplificações focais e aumento ou diminuição significativa da expressão genética (p. ex., *AKT3*, *FGFR1*, *PTEN*). Os genes que mais comumente sofrem mutação na via LUAD incluem *KRAS* e *EGFR* e genes supressores tumorais *TP53*, *KEAP1*, *STK11* e *NF1*. A frequência de mutações ativadoras de *EGFR* varia sobremaneira segundo a região e a etnia. A inativação de *KEAP1* na presença de mutações em *KRAS* promove sensibilidade à inibição da glutaminase em modelos de câncer pulmonar pré-clínico, oferecendo uma potencial estratégia terapêutica para mutações concomitantes em *KEAP1* e *KRAS* em LUAD139. Os genes comumente mutados em LUSC incluem os supressores tumorais *TP53*, presente em mais de 90% dos tumores, e *CDNK2A*. Este último, que codifica as proteínas p16INK4A e p14ARF, encontra-se inativo em mais de 70% dos LUSC por meio de silenciamento epigenético por metilação (21%), mutação inativadora (18%), salto em éxon 1β (4%), ou deleção homozigótica (29%). Embora ocorra amplificação de EGFR, diferentemente de LUAD, mutações em tirosinoquinases de receptores são raramente encontradas na via LUAD. (De Herbst RS, Morgensztern D, Boshoff C. The biology and management of non-small cell lung cancer. *Nature*. 2018;553:446-454.)

pico de fluxo inspiratório de 80%. Com 5 a 6 mm, só é possível obter fluxo de 30%. A estenose benigna de traqueia resulta principalmente de traqueostomias, ventilação mecânica ou trauma. A traqueostomia produz um defeito transmural na parte anterior da traqueia cervical. A ferida é colonizada por bactérias com necrose local devido à alteração mecânica. Após remoção do tubo de traqueostomia, o defeito é fechado por cicatrização secundária, o que tende a causar retração. Esse processo resulta em estenose de traqueia em forma de A (Figura 58.20). A gravidade da contração depende da extensão do defeito, necrose e infecção. Balonetes de tubos endotraqueais com alta pressão e baixo volume induzem necrose circular da mucosa da traqueia. Dependendo da pressão, da duração da isquemia e da infecção local, as cartilagens subjacentes podem se tornar descobertas, necróticas e destruídas. Defeitos na mucosa sem infecção podem ser recobertos pelo epitélio circunjacente sem morbidade relevante. A destruição e a infecção mais profunda da parede da traqueia causam formação de tecido de granulação no anel, com estenose em ampulheta. A estenose

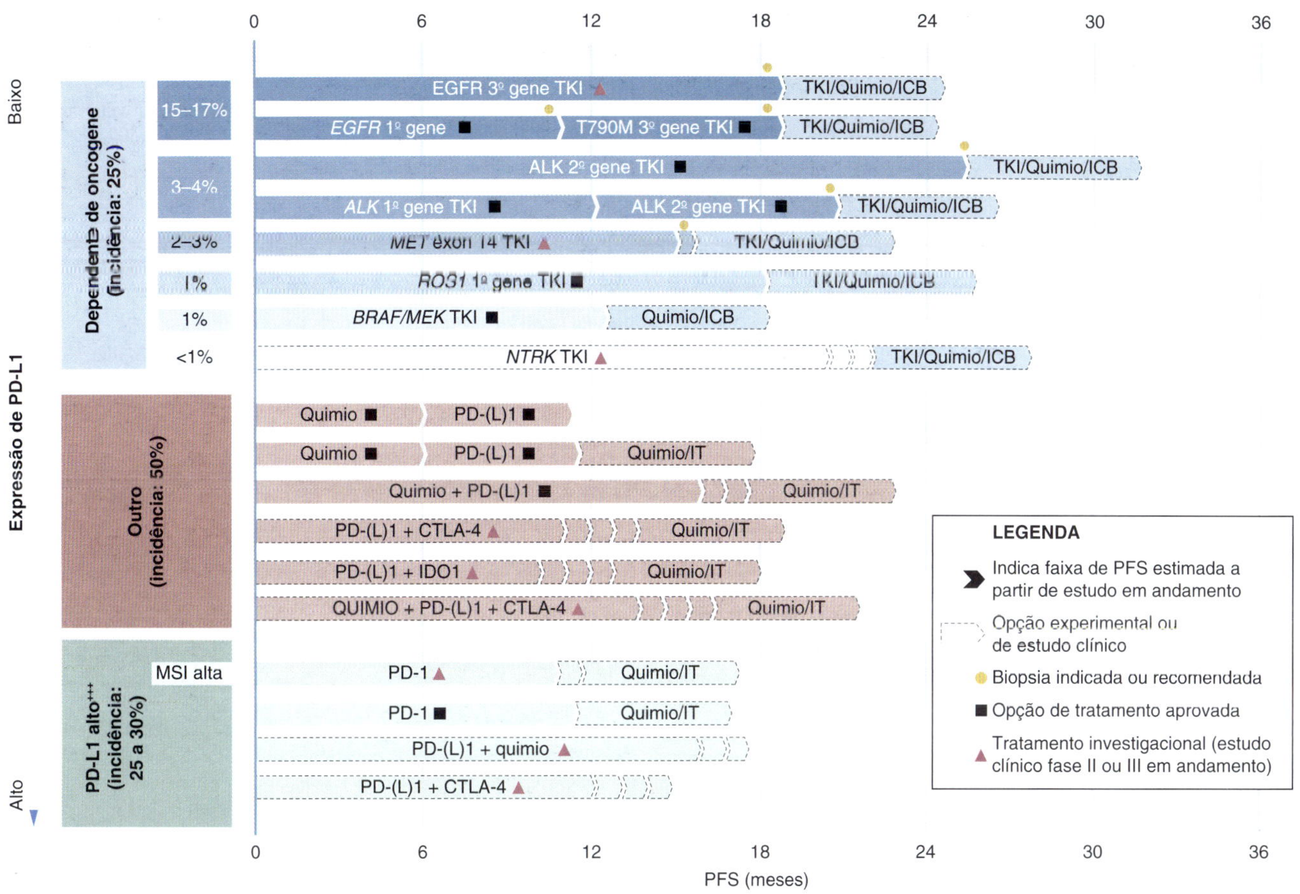

**Figura 58.19** Opções de tratamento atuais e investigativas para câncer de pulmão não de pequenas células (CPNPC). Ilustração das opções de tratamento personalizado atual e futuro para CPNPC. Fatores oncogênicos direcionáveis correspondem a aproximadamente 25% dos CPNPC, dentre os quais as mutações em EGFR são as mais frequentes. Biopsias são indicadas no momento da progressão da doença, a fim de determinar a melhor opção de tratamento. Para pacientes com tumores que expressam altos níveis de PD-L1 (> 50%) ou altos níveis de instabilidade microssatélite (MSI), indica-se braquiterapia intracavitária (ICB) com um único agente. Em geral, a mediana da sobrevida livre de progressão (PFS) não é o melhor indicador para determinar o verdadeiro benefício geral da ICB, visto que uma proporção de pacientes permanece viva ou livre de doença mesmo após muito tempo de acompanhamento. Em pacientes com tumores que demonstram altos (> 50%) ou baixos (> 1%) níveis de expressão de PD-L1, os estudos atuais têm avaliado o benefício da combinação de terapia anti-PD-L1 e citotóxica, anti-CTLA-4 ou outras abordagens de imunoterapia (IT). (De Herbst RS, Morgensztern D, Boshoff C. The biology and management of non-small cell lung cancer. *Nature*. 2018;553:446-454.)

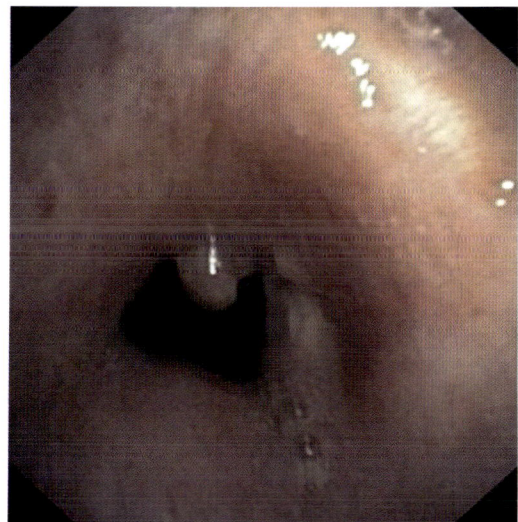

**Figura 58.20** Traqueoscopia 3 meses após remoção de sonda com estenose de traqueia causada pela contração do tecido de granulação. (De Stoelben E, Koryllos A, Beckers F, et al. Benign stenosis of the trachea. *Thorac Surg Clin.* 2014;24:59-65.)

induzida pelo balonete do tubo traqueal ocorre na porção média da traqueia. A introdução de balonetes com baixa pressão e alto volume tornam esse tipo de estenose uma doença rara nos países desenvolvidos.[36]

Os sintomas da obstrução de traqueia podem ocorrer imediatamente após extubação ou lentamente ao longo de muitos anos. Os sinais clínicos como estridor e dispneia surgem quando o lúmen é obstruído em mais de 50%; todavia, os sinais clínicos e o exame da função pulmonar não são muito sensíveis nem específicos para a estenose de traqueia. O tratamento padrão para pacientes sintomáticos consiste em ressecção do segmento acometido e anastomose das extremidades livres. No caso de envolvimento da laringe, emprega-se ressecção parcial da cartilagem cricoide anterior ou divisão da laringe com *stents* de silicone. Os resultados a curto e longo prazos são satisfatórios.

### Tumor primário de traqueia

A maioria dos tumores de traqueia em pacientes adultos tem natureza maligna, com aproximadamente metade a dois terços correspondendo a CCE, seguido de carcinomas císticos adenoides (CCA), os quais correspondem a cerca de 10 a 15% dos casos. Tumores primários de traqueia menos comuns incluem carcinoma mucoepidermoide, carcinomas broncogênicos de células não escamosas, sarcomas, tumores carcinoides e adenoma pleomórfico. Lesões benignas de traqueia incluem hemangioma, hamartoma, tumores neurogênicos, tumor de células granulares e papilomas escamosos. A maioria dos tumores de traqueia não tem natureza primária mas, sim, ocorre por invasão direta da traqueia por um carcinoma do pulmão, esôfago, laringe ou glândula tireoide. Metástases traqueais hematogênicas foram descritas em pacientes com carcinoma mamário, de cólon e rim, bem como pacientes com melanoma.[37]

O CCE é o tipo histopatológico mais comum de tumor maligno de traqueia. Até 10% dos casos podem ser multifocais. Os tumores podem surgir como um nódulo intraluminal e progredir de modo a se estender para o mediastino ou causar metástases em linfonodos, podendo resultar em estenose ou fístula traqueoesofágica. São tumores histologicamente idênticos ao CCE de pulmão.

Já o CCA da árvore traqueobrônquica, previamente denominado cilindroma, é bem diferenciado e de crescimento lento. Em geral, forma lesões polipoides na traqueia ou brônquios principais, embora possa formar placas infiltrativas com extensão longitudinal ou circunferencial e frequentemente invada a placa cartilaginosa. A invasão perineural e a extensão ao longo das estruturas vasculares é muito comum e está associada a alta incidência de margens cirúrgicas positivas, muito além dos limites grosseiros do tumor. O CCA pode apresentar muitas recidivas com metástases tardias. São tumores histologicamente idênticos ao CCA das glândulas salivares.

Os sintomas mais comumente observados com tumores de traqueia se devem à presença de massa dentro da traqueia. Frequentemente não se manifestam até que o tumor seja grande o suficiente para obstruir no mínimo 50% do diâmetro do lúmen. Os sintomas variam conforme a localização e o subtipo histológico do tumor.

O CCE em geral se apresenta com hemoptise devido à irritação e à ulceração da mucosa e é diagnosticado dentro de 4 a 6 meses desde seu surgimento. Também pode ocorrer disfagia e rouquidão. O pico de incidência se dá na sexta à sétima década de vida. Trata-se de tumores primariamente encontrados em fumantes.

O CCA comumente apresenta sibilo ou dispneia de esforço, com presença de hemoptise em minoria de casos. O diagnóstico é estabelecido, em média, 18 meses após a apresentação dos sintomas. O pico de incidência ocorre na quarta à quinta década de vida. Acomete homens e mulheres igualmente, em geral não fumantes. Tumores de grau baixo, como carcinomas mucoepidermoides ou tumores benignos, podem permanecer assintomáticos por anos antes do diagnóstico.[38]

O diagnóstico dos tumores de traqueia geralmente é demorado devido aos sintomas parecidos com outras etiologias, como asma, DPOC e pneumonia. A TC de tórax normalmente é solicitada para pacientes com suspeita de doença traqueal. Esse exame pode revelar lesões polipoides, estenose focal, estreitamento excêntrico ou espessamento circunferencial da parede. A broncoscopia é obrigatória para se obter diagnóstico tecidual e diferenciar tumores malignos de benignos. A PET-TC pode ser útil para estadiamento de câncer, embora dados sobre tumores traqueais sejam limitados. A PET-TC pré-operatória pode auxiliar na avaliação da extensão da doença e possibilidade de ressecção, particularmente no caso do CCE.

As modalidades primárias de tratamento para tumores de traqueia são a cirurgia e a radioterapia; não existem estudos randomizados que orientem para uma abordagem terapêutica mais eficaz. O desfecho do tratamento depende do estágio e da histologia do tumor.

A ressecção cirúrgica completa é o tratamento de escolha para tumores malignos sempre que possível, tendo em vista dados retrospectivos que sugerem melhores desfechos e morbidade pós-operatória aceitável. Devido à falta de material adequado para substituição, a extensão máxima sugerida para ressecção da traqueia é de 5 cm. Dados disponíveis sugerem que a radioterapia pós-operatória melhora a sobrevida em pacientes com CCE e CCA não completamente excisados, porém não tumores completamente excisados. Para casos de pacientes com CCE ou CCA não metastático e não ressecável, pode-se tentar a quimiorradioterapia utilizando regime à base de platina, embora os dados sejam limitados.[39]

O envolvimento da traqueia devido à extensão local de carcinoma broncogênico pode contraindicar a ressecção. Já o envolvimento traqueal devido a carcinoma esofágico pode requerer de tratamento paliativo ou inserção de *stent*.

## Trauma traqueal

Lesões contusas ou penetrantes na árvore traqueobronquial são frequentemente acompanhadas de uma variedade de lesões potencialmente fatais. Quase 75 a 80% dos traumas perfurantes envolvem a traqueia cervical, ao passo que 75 a 80% das contusões ocorrem a 2,5 cm da carina e 40% nos primeiros 2 cm do brônquio principal direito.

O trauma contuso ou penetrante do pescoço ou traqueia pode produzir lacerações, transecções ou estilhaçamento tanto da traqueia cervical quanto mediastinal. Contusões traqueobronquiais estão associadas a lesões graves em 40 a 100% dos casos, incluindo primariamente lesões ortopédicas, faciais, pulmonares e intra-abdominais. Lesões graves associadas, principalmente de esôfago e grandes vasos, foram relatadas em 50 a 80% dos traumas penetrantes de traqueia.[40]

Os sinais clínicos mais comuns são taquipneia e enfisema subcutâneo. Outros sinais incluem escape de ar pela ferida do pescoço, extravasamento massivo de ar após inserção de tubo de toracostomia, hemoptise, estertores e disfagia. A radiografia e a TC de tórax são os primeiros passos para o diagnóstico. A presença de ar paratraqueal, enfisema cervical profundo e pneumomediastino constituem achados comuns. Lesões associadas incluem pneumotórax/hemotórax, fraturas de costela, contusão pulmonar, fratura de laringe, lesão de esôfago e lesões na coluna vertebral e grandes vasos. A broncoscopia é o procedimento mais importante para localizar e avaliar precisamente as lesões traqueobronquiais. A avaliação precoce das vias respiratórias seguida de proteção definitiva é crucial para o manejo do trauma em pescoço e de lesões traqueobronquiais. A lesão concomitante do esôfago precisa ser descartada por meio de esofagografia com bário ou esofagoscopia. O manejo anestésico com máscara laríngea pode ser útil no exame inicial, promovendo visualização completa das vias respiratórias antes da intubação traqueal.

Pacientes com contusão e lesões menores sem extravasamento de ar, que não necessitam de ventilação com pressão positiva e cujo quadro não progride, podem ser tratados de modo conservador com monitoramento cuidadoso. Para todos os demais casos, é crucial à sobrevida realizar exploração imediata da lesão no pescoço, devido à frequência de lesões vasculares e esofágicas e envolvimento também das cartilagens traqueais e ligamentos. O reparo cirúrgico primário representa o tratamento de escolha para restabelecimento da continuidade da via respiratória. A ruptura de brônquios pode requerer uma toracotomia para seu reparo. A toracotomia direita promove excelente visualização da carina e região proximal do brônquio principal esquerdo.

A fístula traqueoesofágica adquirida pode ocorrer devido a câncer ou intubação prolongada com erosão posterior. O reparo é realizado por meio da separação entre traqueia e esôfago, reparo do trato fistuloso e interposição do tecido normal, como músculo, entre as estruturas.

A fístula traqueoinominada pode resultar de erosão prolongada pelo balonete do tubo traqueal inferiormente e anteriormente na traqueia. A posição do orifício do tubo excessivamente inferior pode aumentar a probabilidade de erosão direta da traqueia pela artéria inominada. A extremidade do tubo pode predispor à formação de erosões ou granulomas na traqueia. A fístula traqueoinominada pode se manifestar com hemorragia sentinela antes da hemorragia súbita exsanguinante, sendo crucial a investigação dos episódios de hemorragia sentinela. A avaliação na sala de cirurgia pode promover melhor controle da situação, caso sejam necessárias intervenções adicionais.

### Princípios da cirurgia de traqueia

Procedimentos eletivos ou emergenciais na traqueia são em geral realizados no sentido de melhorar sua patência ou reparar a perda de sua integridade. Os desafios anestésicos incluem anatomia e fisiologia anormais das vias respiratórias, que podem precisar de tubos endotraqueais especiais para manejo inicial, bem como dispositivos adicionais para atender às crescentes necessidades intraoperatórias e modificações para modos alternativos de ventilação quando a traqueia estiver aberta ou obstruída.

Utiliza-se anestesia geral inalatória, cuja indução pode ser demorada em caso de estenose considerável. O paciente deve ser mantido em ventilação espontânea quando possível. Caso a estenose seja menor que 5 a 6 mm, pode ser necessário dilatação antes da inserção de tubo endotraqueal, a qual pode ser realizada por meio de broncoscopia rígida. Nas estenoses maiores que 5 a 6 mm, o tubo endotraqueal pode ser posicionado em um ponto acima do estreitamento para indução. Estenoses subglóticas devem ser dilatadas para a intubação. O tubo endotraqueal em geral passa ao lado de tumores.

A abordagem cervical da ressecção de traqueia geralmente é empregada no caso de tumores de sua metade superior e todas as estenoses de traqueia benignas (pois ocorrem geralmente como resultado do uso de tubo endotraqueal). Ocasionalmente, pode ser necessário realizar secção superior do esterno (Figura 58.21). A toracotomia posterolateral (quarto espaço intercostal) é empregada em tumores da metade inferior da traqueia e na reconstrução de carina. Pode ser necessária a broncoscopia rígida para diagnóstico, biopsia, dilatação ou morcelação do tumor, ou outro tratamento, caso o tumor não possa ser imediatamente excisado (Figura 58.22).

Em geral, a extensão máxima de traqueia que pode ser excisada é de aproximadamente 5 cm, embora isso varie conforme cada indivíduo. Diversas técnicas são utilizadas para mobilizar a traqueia com intuito de criar um reparo sem tensão inadequada na anastomose. A abordagem cervical anterior com mobilização da traqueia e flexão do pescoço pode permitir ressecção de até 4 a 5 cm de traqueia.

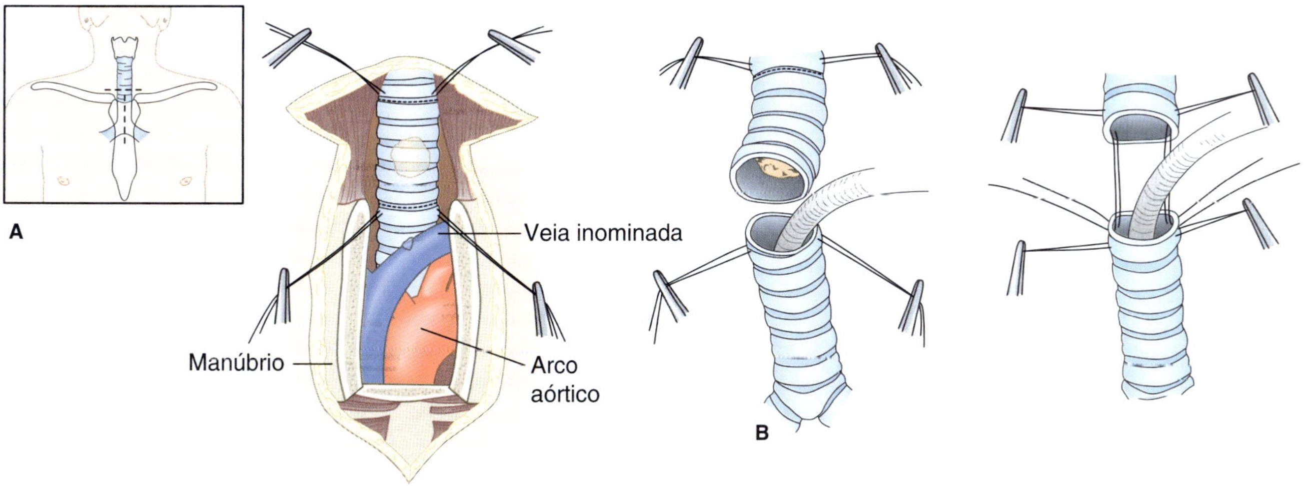

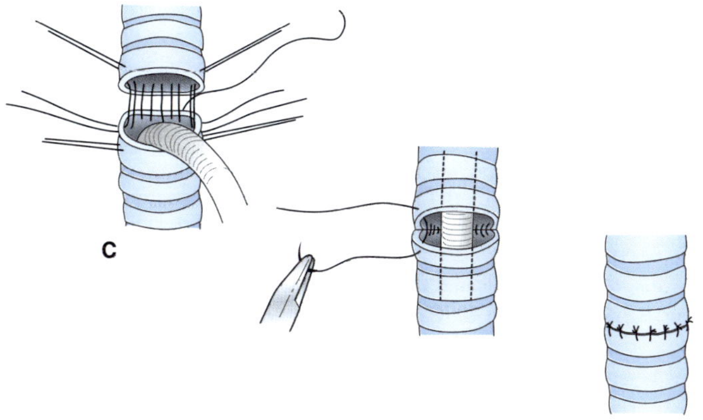

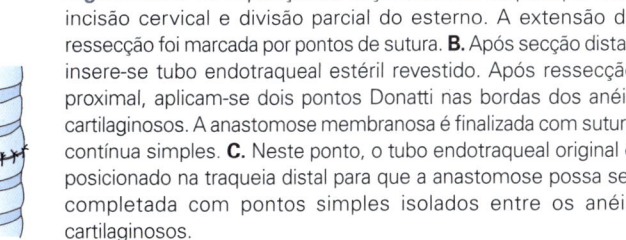

**Figura 58.21 A.** Exposição do terço médio da traqueia por uma incisão cervical e divisão parcial do esterno. A extensão da ressecção foi marcada por pontos de sutura. **B.** Após secção distal, insere-se tubo endotraqueal estéril revestido. Após ressecção proximal, aplicam-se dois pontos Donatti nas bordas dos anéis cartilaginosos. A anastomose membranosa é finalizada com sutura contínua simples. **C.** Neste ponto, o tubo endotraqueal original é posicionado na traqueia distal para que a anastomose possa ser completada com pontos simples isolados entre os anéis cartilaginosos.

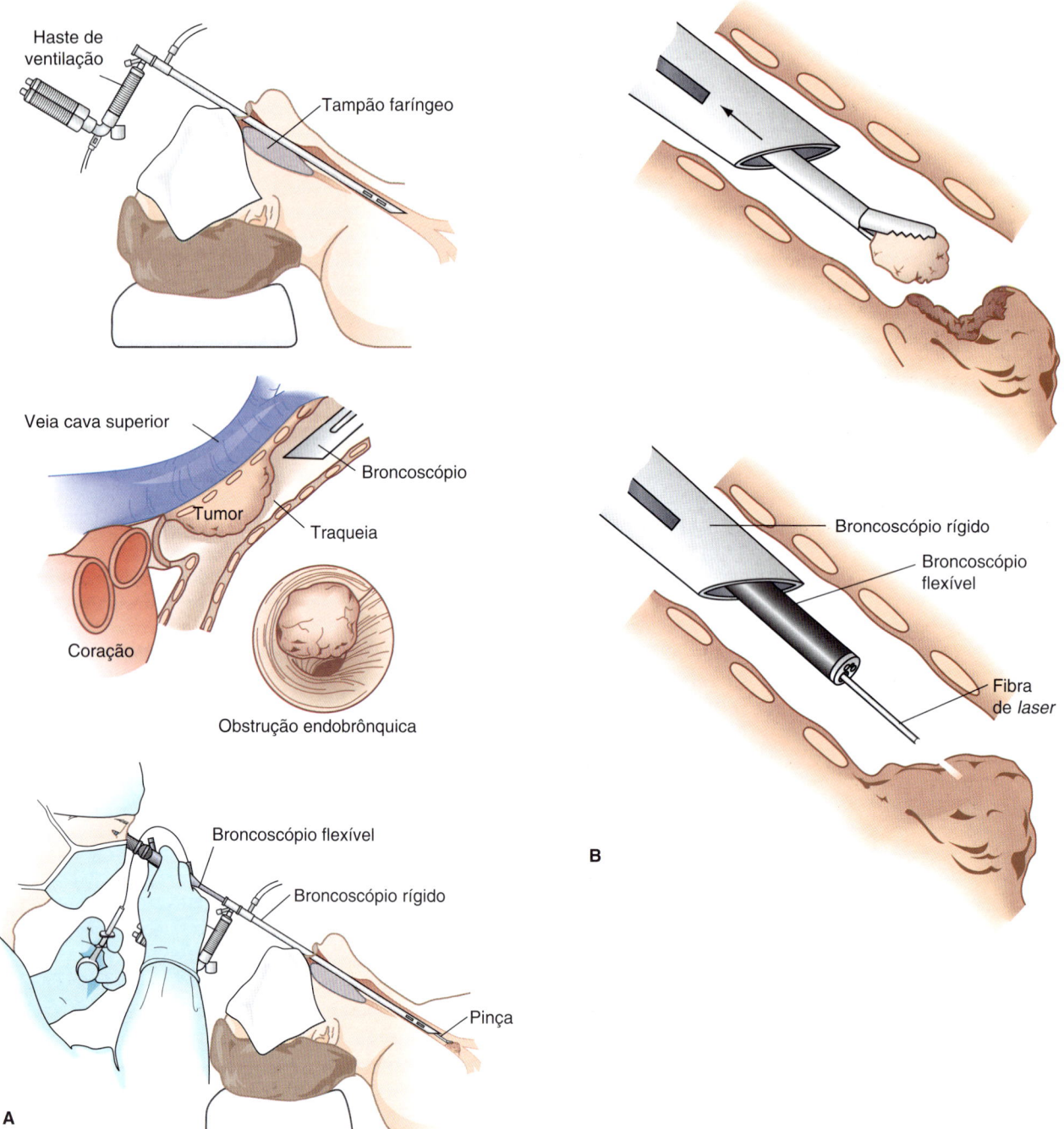

**Figura 58.22 A.** Técnica correta de broncoscopia rígida em paciente com massa em traqueia. *Acima*, demonstração de tampão faríngeo utilizado para proteger o esôfago. O cirurgião deve ter cautela porque o tampão pode se deslocar e obstruir a laringe. A remoção completa do tampão é realizada no fim do procedimento. *Meio*, demonstração de tumor quase obstrutivo. *Abaixo*, o broncoscópio flexível é inserido pela haste rígida para biopsia, o que protege a via respiratória. **B.** Técnica para ressecção endoscópica de massa traqueal utilizando broncoscopia rígida sem (*acima*) e com (*abaixo*) uso de *laser*. (De Sugarbaker DJ, Mentzer SJ, Strauss G, et al. Laser resection of endobronchial lesions: Use of the rigid and flexible bronchoscopes. *Oper Tech Otolaryngol Head Neck Surg*. 1992;3:93.)

A liberação supra-hióidea pode adicionar mais 1 cm de comprimento. A mobilização do hilo direito, juntamente com liberação do pericárdio ao seu redor, pode ajudar a obter comprimento adicional.[41]

Os procedimentos para reparar a laringe subglótica ou a estenose de cricoide são desafiadores do ponto de vista técnico. Os nervos recorrentes inervam a laringe imediatamente superior à cricoide posterolateral de cada lado. Quando a lesão de traqueia envolve somente sua superfície anterior, a cricoide anterior pode ser removida e a traqueia distal pode ser seccionada em bisel para cobrir o defeito. Essa manobra poupa os nervos laríngeos recorrentes. Já no caso de envolvimento circunferencial, pode ser necessário realizar laringectomia.

A reconstrução da traqueia inferior é realizada no quarto espaço intercostal direito. Para isso, intuba-se a traqueia distal ou o brônquio principal esquerdo. A reconstrução da carina geralmente é realizada em caso de tumor e constitui a mais viável das alternativas de reconstrução.

As contraindicações ao reparo da traqueia incluem: (1) problema na laringe não tratado de maneira adequada (que não inclui paralisia de corda vocal unilateral); (2) necessidade de suporte ventilatório ou traqueostomia permanente para pacientes com esclerose lateral amiotrófica, miastenia *gravis* ou quadriplegia; (3) uso de corticosteroides em doses altas; e (4) traqueostomia recente ou inflamada. A baixa reserva pulmonar contraindica o reparo em pacientes desmamados do ventilador.

## INFECÇÕES PULMONARES

Infecções pulmonares que requerem intervenção cirúrgica são infrequentes comparadas a infecções do espaço pleural. As características clínicas assemelham-se às da pneumonia, incluindo febre, tosse, leucocitose, dor pleurítica e produção de catarro. O paciente deve ser questionado especificamente sobre aspiração de corpo estranho. A avaliação inclui radiografia e TC do tórax e abdome superior. Pode-se realizar broncoscopia com intuito de limpar secreções e, quando houver suspeita diagnóstica, descartar presença de câncer, corpo estranho, estenose ou estreitamento bronquial. Culturas devem ser obtidas a fim de facilitar o tratamento antibiótico. O tratamento clínico é ideal e inclui parar de fumar e realização de drenagem postural, juntamente com medicações broncodilatadoras e antibióticos orais.

### Bronquiectasia

A bronquiectasia é uma doença respiratória crônica caracterizada por uma síndrome clínica que inclui tosse, produção de catarro e infecção bronquial, com dilatação anormal e permanente de brônquios na imagem radiográfica.

Existem diversos fatores predisponentes, incluindo fibrose cística, deficiência de $\alpha_1$-antitripsina, síndrome ciliar primária (síndrome de Kartagener), obstrução bronquial por corpo estranho, compressão bronquial por linfonodos extrínsecos, tumor ou plugue mucoso (Figura 58.23).

Exacerbações de bronquiectasia estão associadas a aumento das vias respiratórias e inflamação sistêmica com lesão progressiva do pulmão, declínio da função pulmonar e mortalidade. Infecções crônicas das vias respiratórias, mais frequentemente por *Haemophilus influenzae* e *Pseudomonas aeruginosa* e, menos frequentemente, por *Moraxella catarrhalis*, *Staphylococcus aureus* e Enterobacteriaceae, estimulam e sustentam a inflamação pulmonar. O isolamento persistente desses organismos no escarro ou lavado broncoalveolar está associado a aumento da frequência de exacerbações, piora da qualidade de vida e maior mortalidade.

A inflamação da bronquiectasia é primariamente neutrofílica e intimamente ligada a uma infecção bacteriana persistente. A inflamação neutrofílica excessiva está ligada a maior frequência de exacerbações e rápido declínio da função pulmonar devido à degradação da elastina das vias respiratórias, dentre outros mecanismos. O *clearance* mucociliar é prejudicado pelo impacto da bronquiectasia estrutural, desidratação das vias respiratórias e excesso de volume e viscosidade do muco.

As alterações estruturais do pulmão associadas com a doença incluem dilatação bronquial, espessamento da parede dos brônquios e rolha de muco, bem como doença de vias respiratórias menores e enfisema. Mais de 50% dos pacientes apresentam obstrução do fluxo de ar, embora também sejam observados padrão ventilatório misto e restritivo e função pulmonar preservada.

As terapias podem ser direcionadas ao tratamento da obstrução das vias respiratórias (p. ex., broncodilatadores), melhora da capacidade de exercício (reabilitação pulmonar), ou remoção do pulmão doente

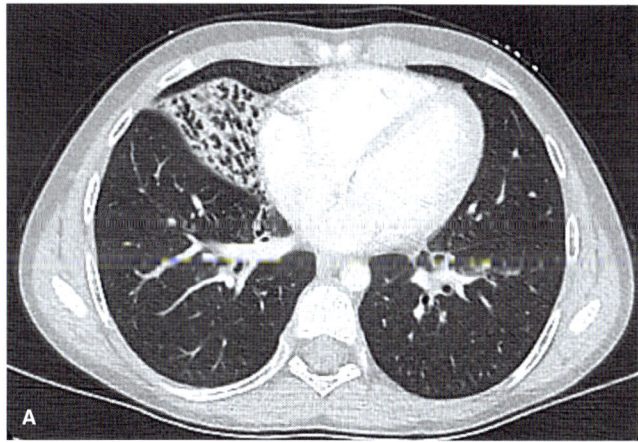

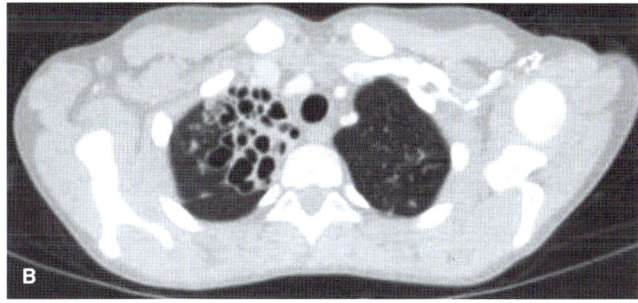

**Figura 58.23 A.** Tomografia computadorizada (TC) de tórax de menina de 8 anos com discinesia ciliar primária, demonstrando bronquiectasia grave no lobo médio direito. **B.** TC de tórax de um menino de 6 anos com fibrose cística demonstrando bronquiectasia grave do lobo superior direito.

ou com mau funcionamento (ressecção cirúrgica). O tratamento baseia-se primariamente nos princípios da prevenção ou supressão da infecção bronquial aguda e crônica, melhora do *clearance* mucociliar e redução do impacto da doença pulmonar estrutural.

Pacientes com doença localizada e alta frequência de exacerbação mesmo com a otimização de todos os demais aspectos do manejo de sua bronquiectasia são candidatos à ressecção cirúrgica. O embasamento para o tratamento cirúrgico da bronquiectasia é romper o ciclo vicioso removendo os segmentos pulmonares que não são mais funcionais e prevenir a contaminação de zonas adjacentes. A cirurgia também é o procedimento de escolha para hemoptise maciça refratária à embolização da artéria bronquial, embora a cirurgia de emergência em pacientes instáveis esteja associada a maiores morbidade e mortalidade. A lobectomia é a cirurgia mais frequentemente realizada. Em geral, a VATS é preferível por preservar melhor a função pulmonar e reduzir a morbidade. Comparada com a cirurgia aberta, foi relatado que a VATS produz melhora semelhante dos sintomas com períodos de internação hospitalar mais curtos, menos complicações e menos dor.[42]

Embora a bronquiectasia bilateral (relatada em 5,8 a 30% dos casos cirúrgicos) não constitua contraindicação absoluta à cirurgia, outras opções são frequentemente empregadas como alternativas, como o tratamento conservador prolongado ou a embolização da artéria bronquial.

### Abscesso pulmonar

Define-se abscesso pulmonar como necrose do parênquima pulmonar causada por infecção microbiana. A maioria dos abscessos surge como uma complicação da pneumonia aspirativa e são causados por espécies anaeróbicas normalmente presentes nas fendas gengivais. Os organismos mais comuns são *Peptostreptococcus*, *Prevotella*, *Bacteroides* (geralmente não *B. fragilis*) e *Fusobacterium* spp. Muitas outras espécies também causam abscessos pulmonares, incluindo *Streptococcus anginosus*, *S. aureus*, *K. pneumoniae*, *Streptococcus pyogenes*, *Burkholderia pseudomallei*, *Haemophilus influenzae* tipo b, *Legionella*, *Nocardia* e *Actinomyces*. No hospedeiro imunocomprometido, as causas mais comuns de abscesso pulmonar são *Pseudomonas aeruginosa*, outras espécies de bacilos aeróbicos gram-negativos, como *Nocardia* spp. e fungos (*Aspergillus* e *Cryptococcus* spp.).

A maioria dos pacientes com abscesso pulmonar e quase todos os causados por bactérias anaeróbicas apresentam sintomas indolentes que evoluem ao longo de semanas a meses. As características sugerem infecção pulmonar, incluindo febre, tosse e produção de catarro. Geralmente, há evidência de doença sistêmica crônica, com sudorese noturna, perda de peso e anemia.

A radiografia de tórax geralmente demonstra infiltrados com cavitação, mais frequentemente em um segmento pulmonar dependente em uma posição de decúbito (p. ex., segmento superior de um lobo inferior ou segmento posterior dos lobos superiores). É possível obter melhor definição anatômica por meio da TC. Pode ser particularmente útil realizar TC quando houver dúvida sobre o delineamento de uma cavitação na radiografia de tórax ou suspeita de massa associada. A TC também pode distinguir entre lesão de parênquima e coleção pleural, cujos manejos são muito diferentes (Figura 58.24).

O tratamento antibiótico dos abscessos pulmonares é quase sempre empírico. Regimes empíricos devem penetrar no parênquima pulmonar e atingir tanto organismos anaeróbicos quanto estreptococos aeróbicos facultativos. Fármacos de uso razoável constituem uma combinação de betalactâmicos inibidores de betalactamase e carbapenêmicos. A duração da terapia é controversa. Alguns tratamentos são realizados durante 3 semanas como padrão, enquanto outros são realizados com base na resposta.

A broncoscopia pode ser empregada para auxiliar na drenagem da cavidade durante o tratamento, seja diretamente ou por meio de cateterização transbronquial da cavidade. A maioria dos pacientes (85 a 95%) responde ao manejo clínico com rápida diminuição do líquido, colapso das paredes e cicatrização completa dentro de 3 a 4 meses. Pacientes com sintomas presentes há mais de 3 meses antes do tratamento ou cavidades maiores que 4 a 6 cm apresentam menor probabilidade de resposta.

A cirurgia raramente é requerida para pacientes com abscesso pulmonar não complicado. A terapia cirúrgica é indicada no caso de cavitação persistente (≥ 2 cm e com paredes espessas), sepse não resolvida após 8 semanas de terapia medicamentosa, hemoptise e exclusão de câncer. Se o abscesso pulmonar se romper para a cavidade pleural, a drenagem simples poderá ser suficiente e o paciente deverá ser manejado para empiema ou fístula broncopleural. Geralmente é necessário lobectomia; a taxa de mortalidade é de 1 a 5%. Ocasionalmente, a drenagem externa pode ser necessária em pacientes criticamente enfermos em caso de sínfise pleural.

## Outros distúrbios broncopulmonares

Distúrbios broncopulmonares causados por doença inflamatória de linfonodos são em geral causados por tuberculose ou histoplasmose. Podem ocorrer atelectasia lobar, hemoptise ou broncolitíase. A doença bronquial compressiva ocorre tipicamente e mais comumente no lobo médio. Mais de 20% dos distúrbios são causados por câncer. Essa doença resulta em infecções repetidas na mesma área pulmonar, que geralmente responde a antibióticos. A broncoscopia é essencial para descartar câncer e corpo estranho, bem como avaliar estreitamento. O manejo clínico é necessário ao tratamento da infecção. Indica-se cirurgia para tratamento de estenose brônquica, bronquiectasia irreversível ou infecção recorrente grave.

A broncolitíase é a formação de um nódulo calcificado firmemente aderido a um brônquio. Pode ocorrer hemoptise inocente mesmo com radiografia torácica negativa. A hemoptise é causada por hemorragia súbita por erosão de uma pequena artéria bronquial e mucosa devido a uma espícula do nódulo calcificado. Ocorre hemorragia com sangue vivo que, em geral, cessa com sedação e terapia antitussígena. Esse tipo de hemoptise quase nunca tem caráter massivo (≥ 600 m$\ell$ em 24 horas). É possível realizar broncoscopia durante episódio de hemorragia para localizar o sítio do sangramento. Lesões nasais ou faríngeas ou hematêmese a partir de fontes gastrintestinais precisam ser descartadas.

A pneumonia instalada pode substituir o parênquima pulmonar por tecido cicatricial, atelectasia persistente ou consolidação. Caso a sombra ou massa persista por mais de 6 a 8 semanas, realiza-se ressecção para descartar carcinoma. O diagnóstico diferencial inclui pneumonia, anormalidade congênita e aneurisma da aorta.

## Infecções por *Mycobacterium*

O *Mycobacterium tuberculosis* infecta aproximadamente 7% dos pacientes expostos e a tuberculose se desenvolve em 5 a 10% dos pacientes infectados. Desenvolve-se infecção primária com resposta exsudativa que progride para necrose caseosa. A tuberculose pós-primária tende a ocorrer nos segmentos apical e posterior dos lobos superiores e segmentos superiores dos lobos inferiores. A cicatrização ocorre com formação de fibrose e contratura. Pode ocorrer caseação extensa com cavitação precoce. Áreas coalescentes de necrose caseosa podem formar cavidades, com formação de septos e lobulações frequentemente incompletos. As erosões das septações irrigadas por artérias bronquiais causam hemoptise e podem sofrer infecção secundária.

O manejo clínico é realizado com isoniazida, rifampicina, etambutol, estreptomicina e pirazinamida. A broncoscopia pode ser necessária em pacientes que não respondem ao manejo clínico. Também é preciso descartar câncer em caso de massa recém identificada em radiografia de tórax, mesmo com teste cutâneo positivo para tuberculose e escarro positivo para bacilos álcool-ácido-resistentes. Em geral, a cirurgia para tratamento de tuberculose é

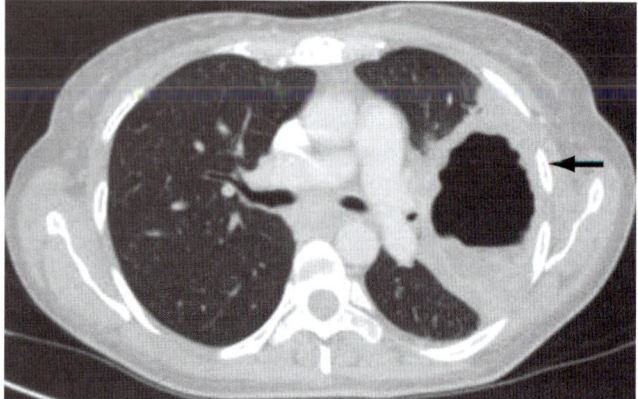

**Figura 58.24** Tomografia computadorizada de tórax de mulher de 43 anos demonstrando abscesso no lobo superior esquerdo (*seta*), complicação de uma infecção pulmonar por *Streptococcus milleri*.

mais eficiente em pacientes com baixa resposta clínica ou intolerância à terapia clínica supervisionada cuja doença pulmonar pode responder à ressecção completa (lobectomia, ressecção em cunha ou pneumectomia).[43] A consideração da cirurgia para manejo de tuberculose resistente a múltiplos fármacos e extensamente resistente a fármacos é necessária nas seguintes circunstâncias:

- Culturas de escarro persistentemente positivas após 4 a 6 meses de terapia antituberculose
- Presença de resistência a fármacos com baixa probabilidade de cura somente com terapia antituberculose
- Presença de complicações como hemoptise maciça ou fístula broncopleural persistente.

Em geral, a cirurgia deve ser realizada somente após muitos meses de terapia antituberculose, após conversão de esfregaço (quando possível) e, idealmente, após conversão de cultura. Deve-se realizar curso completo de terapia antituberculose após a ressecção cirúrgica. A terapia cirúrgica deve ser considerada quando a terapia clínica falhar e quando o exame do escarro permanecer positivo para tuberculose, ou quando resquícios de tuberculose corrigíveis com cirurgia representarem potencial perigo para o paciente. Não é o mesmo manejo de *Mycobacteria* atípicos; muitos desses pacientes permanecem bem clinicamente mesmo com escarro positivo.

As complicações cirúrgicas dobram quando o escarro é positivo para *M. tuberculosis* e diminuem quando o tecido pulmonar remanescente é capaz de se expandir totalmente no tórax. Complicações infecciosas incluem empiema, fístula broncopleural e disseminação endobrônquica da doença, estando associadas a maior taxa de mortalidade. A infecção tuberculosa do espaço pleural sem destruição pulmonar é tratada primariamente de forma clínica.

A toracoplastia ou a interposição de retalho muscular pode ser empregada para controle do espaço de empiema pós-ressecção. Raramente se emprega terapia de colapso com toracoplastia para manejo de doença do parênquima isolada.

### Infecções fúngicas e parasíticas

O manejo cirúrgico das infecções fúngicas inclui diagnóstico e tratamento de complicações da doença fúngica. Em geral se faz necessário descartar câncer ou confirmar outras infecções e condições benignas. O manejo clínico pode ser considerado como tratamento inicial das doenças fúngicas do pulmão e como parte do manejo geral do paciente.

A infecção oportunista mais frequente em pacientes imunocomprometidos é causada por *Aspergillus* spp., seguido de *Candida*, *Nocardia* spp. e mucormicose. Pacientes normais, ou imunocompetentes, podem ser acometidos por histoplasmose, coccidioidomicose ou blastomicose. Já pacientes imunocomprometidos e imunocompetentes podem ser acometidos por actinomicose e criptococose. Embora *Nocardia* e *Actinomyces* spp. sejam bactérias, em geral são discutidas com as infecções fúngicas. O diagnóstico é realizado mais frequentemente por meio do exame do escarro utilizando preparações de hidróxido de potássio (Figura 58.25). As culturas podem levar algum tempo para produzir resultados; a citologia do teste de Papanicolaou pode ser a melhor opção. Utiliza-se coloração de prata para avaliação microscópica. A maioria

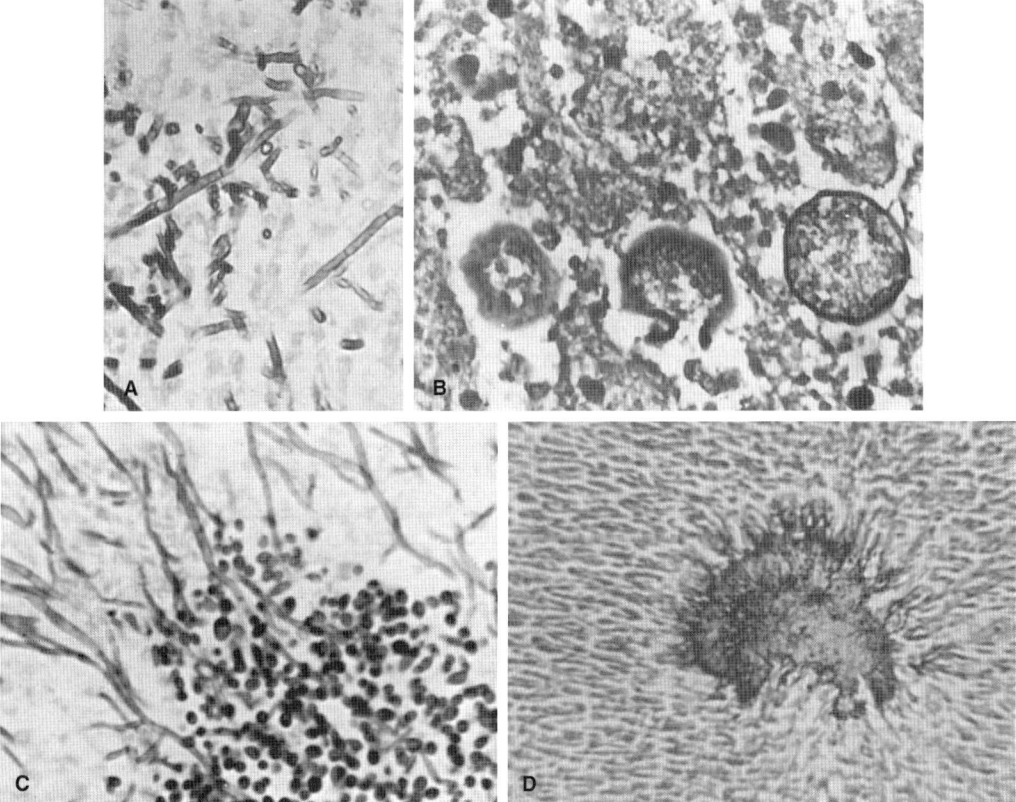

**Figura 58.25 A.** Micélia grosseira, fragmentada e septada de *Aspergillus fumigatus*. **B.** Secção microscópica de granuloma coccídeo (× 400) demonstrando esférulas repletas de endosporos. **C.** *Candida albicans* em suas formas de micélia e levedura. **D.** Grânulos actinomicóticos demonstrando filamentos ramificados e colônia microscópica de *Actinomyces israelii* (coloração de Gomori, × 250). (**A** e **C**, de Takaro T. Thoracic mycotic infections. In: *Lewis' practice of surgery*. New York, NY.: Hoeber Medical Division, Harper & Row;1968. **B**, de Scott S, Takaro T. Thoracic mycotic and actinomycotic infections. In: Shields TW, ed. *General thoracic surgery*. 4th ed. Baltimore; Williams & Wilkins:1994.)

das infecções é autolimitante e não requer tratamento. Agentes antifúngicos intravenosos ou orais podem ser utilizados no tratamento da doença.

A aspergilose é uma infecção oportunista caracterizada por septos e hifas grosseiramente fragmentadas (Figura 58.25 A). Existem três tipos de aspergilose: aspergiloma, aspergilose pulmonar invasiva e aspergilose broncopulmonar alérgica. O aspergiloma é a forma mais comum de aspergilose. O fungo coloniza uma cavidade pulmonar existente, em geral originada por tuberculose. A radiografia pode demonstrar um crescente radiolucente próximo a massa arredondada. As cavidades podem se formar devido à destruição do parênquima pulmonar subjacente, com formação de esfera fúngica de debris e hifas coalescidos, a qual fica livre dentro da cavidade e pode se mover conforme o paciente muda de posição. Podem ocorrer invasão e destruição dos vasos sanguíneos do parênquima dentro da cavidade. Pacientes com esferas de aspergiloma apresentam maior risco de hemorragia fatal; o tratamento é agressivo e envolve ressecção quando possível. Ocorrem envolvimento e destruição de vasos sanguíneos do parênquima. A ressecção profilática é controversa, embora alguns médicos a recomendem na presença de doença isolada em pacientes de baixo risco. A cirurgia é indicada para tratamento, para casos de hemoptise maciça ou recorrente, ou para descartar uma neoplasia. O procedimento de escolha é a lobectomia. A cirurgia pode ser complexa e resultar em significativa resposta inflamatória dentro do hilo. A aspergilose invasiva ocorre em pacientes imunocomprometidos e se manifesta com dor torácica, tosse e hemoptise. O tratamento é primariamente clínico, embora possa ser necessária biopsia pulmonar para o diagnóstico. A aspergilose alérgica é diagnosticada por meio de broncoscopia e representa a reação alérgica à colonização crônica pelo fungo. Em geral, realiza-se tratamento clínico. Em casos raros, realiza-se ressecção para bronquiectasia localizada.

A histoplasmose é a infecção fúngica mais comum nos EUA e ocorre mais frequentemente como uma doença fúngica sistêmica grave. O *Histoplasma capsulatum* é endêmico no Mississipi e no vale do Rio Ohio, bem como partes do sudoeste do país. Uma alta porcentagem de pacientes é acometida por uma forma subclínica da doença. Um inóculo (da forma de micélia presente no solo, materiais em decomposição e guano de morcegos e aves) pode produzir doença pneumônica aguda em hospedeiros imunocomprometidos, a qual em geral se resolve sem tratamento específico. A forma levedura existe em macrófagos ou dentro do citoplasma dos alvéolos. O exame patológico demonstra granulomas (p. ex., tuberculose) ou granulomas epitelioides caseosos. A reação linfogênica ao *Histoplasma* causa aumento de linfonodos mediastinais, síndrome do lobo médio, bronquiectasia, divertículo esofágico de tração, broncolitíase com hemoptise, fístula traqueoesofágica, pericardite constritiva ou mediastinite fibrosante com síndrome da veia cava superior, ou outros problemas relacionados à compressão de estruturas do mediastino. Além dos sintomas compressivos, a linfadenopatia causada pela histoplasmose pode confundir a avaliação radiográfica de linfonodos mediastinais em pacientes com câncer de pulmão e pode complicar a ressecção pulmonar.

A coccidioidomicose é endêmica no sudoeste dos EUA e localiza-se no solo. É a segunda infecção mais frequente após a histoplasmose. A inalação do organismo resulta em doença pulmonar primária geralmente autolimitante (Figura 58.25 B). Em regiões endêmicas, a coccidioidomicose é causa frequente de nódulos pulmonares, podendo ser necessária ressecção para descartar malignidade. O manejo preferencial é clínico. A cirurgia pode ser considerada para tratamento de doença cavitária ou complicações dela.

A criptococose é causada pelo segundo fungo letal mais comum após a histoplasmose. Com frequência, ocorre envolvimento pulmonar. O envolvimento do sistema nervoso central com meningite é a causa mais frequente de óbito. Qualquer paciente diagnosticado com criptococose pulmonar deve ser submetido à punção lombar para descartar envolvimento de sistema nervoso central. A cirurgia pode ser necessária para realização de biopsia de pulmão aberto para diagnóstico ou exclusão de câncer.

A mucormicose é uma infecção rara, oportunista e de progressão rápida que ocorre em pacientes imunocomprometidos, incluindo diabéticos. O aspecto é de mofo enegrecido com hifas amplamente ramificadas não septadas. A infecção causa trombose de vasos e infarto de tecido pulmonar. Clinicamente, a forma rinocerebral ocorre com maior frequência que a forma pulmonar de consolidação e cavitação. O manejo clínico envolve interrupção de terapia com corticosteroides e antineoplásicos e emprego de anfotericina, juntamente com controle do diabetes. A doença normalmente se apresenta muito avançada para efetividade do tratamento. O tratamento cirúrgico ou clínico agressivo pode melhorar o prognóstico, que em geral é grave.

A *Candida* é uma levedura pequena em broto de parede delgada que ocorre em pacientes imunocomprometidos (Figura 58.25 C). O envolvimento do pulmão isolado é raro. Pode ser necessário cirurgia para confirmar o diagnóstico.

A infecção por *Pneumocystis jiroveci* (anteriormente *carinii*) é uma forma oportunista que produz resultados positivos à coloração de prata. O lavado broncoalveolar é diagnóstico em mais de 90% dos pacientes. Todavia, pode ser necessária biopsia pulmonar para confirmar o diagnóstico.

A cirurgia também pode ser empregada no manejo de sequelas e complicações por infecções parasíticas. A infecção por *Entamoeba histolytica* geralmente fica restrita ao tórax inferior direito e está relacionada à extensão de um abscesso hepático abaixo do diafragma pela linfa que drena para o tórax direito. O metronidazol geralmente é eficaz, embora possa ser necessário também realizar drenagem para tratar o empiema. A ressecção aberta raramente é necessária. Da mesma forma, pode ocorrer infecção por *Echinococcus* spp. O cisto hidático pode se romper, inundando o pulmão ou produzindo grave reação de hipersensibilidade. Pode ocorrer desenvolvimento de abscesso pulmonar com compressão de vias respiratórias, grandes vasos ou esôfago. A cirurgia, quando viável, pode incluir enucleação simples por meio da divulsão de planos entre o cisto e o tecido normal. Também podem ser realizadas aspiração e lavagem com salina hipertônica 10% antes da enucleação. A pressão positiva dos pulmões precisa ser mantida até que o cisto seja removido, a fim de prevenir contaminação ou reação de hipersensibilidade. Para cistos calcificados pequenos e assintomáticos, pode ser considerada terapia não cirúrgica. A paragonimíase é outra infecção comum que causa hemoptise na Ásia. Em regiões endêmicas, a prevalência pode ser de 5%, sendo necessário diferenciar a hemoptise por paragonimíase ou por câncer de pulmão.

A actinomicose é causada por uma bactéria não encontrada livre na natureza que produz uma infecção endógena anaeróbica crônica profunda em feridas. "Grânulos de enxofre" drenam a partir dos seios infeccionados e microcolônias (Figura 58.25 D). A forma cervicofacial é a mais comum. A forma torácica geralmente ocorre como uma doença do parênquima que lembra o câncer. O tratamento mais comum é realizado com penicilina. Ocasionalmente, pode ser necessário cirurgia para excisão radical da doença da parede torácica e empiema.

A nocardiose é causada por uma bactéria aeróbica amplamente disseminada pelo solo e em animais domésticos; no passado, era rara, embora os casos tenham aumentado em pacientes imunocomprometidos. A infecção lembra uma actinomicose em sua forma de invasão da parede torácica e produz abscessos subcutâneos e drenagem dos seios nasais com grânulos de enxofre. Realiza-se cirurgia para descartar câncer, obter um diagnóstico ou tratar complicações da doença. A terapia clínica pode incluir sulfamidas.

## HEMOPTISE MACIÇA

Na prática clínica, a hemoptise maciça pode ser definida como a perda de mais de 500 a 600 m$\ell$ de sangue a partir dos pulmões dentro de 24 horas, ou hemorragia com taxa mais rápida que 100 m$\ell$/hora, independentemente da troca de gases anormal ou presença de instabilidade hemodinâmica. As vias respiratórias proximais podem ser ocluídas com apenas 150 m$\ell$ de sangue coagulado, sendo que mesmo volumes menores de hemoptise podem ser potencialmente fatais. O impacto fisiológico e a ameaça à vida do paciente sofrem grande influência de doenças pulmonares e cardíacas subjacentes. A atual taxa de mortalidade é de aproximadamente 13% e está relacionada ao afogamento ou sufocamento, mais do que à exsanguinação.

Muitos casos de hemoptise maciça originam-se no trato respiratório inferior. Acredita-se que bronquiectasia, tuberculose, carcinoma broncogênico e diversas infecções pulmonares sejam as causas mais comuns.

Os princípios do manejo inicial do paciente com hemoptise maciça incluem estabelecimento de via respiratória patente, garantia de troca gasosa e função cardiovascular adequadas e controle da hemorragia. A broncoscopia flexível geralmente é o exame diagnóstico inicial de preferência. Pode ser realizada na unidade de terapia intensiva, está prontamente disponível e fornece visualização das vias respiratórias mais distais. Já a broncoscopia rígida é uma alternativa aceitável quando a flexível for inadequada ou parecer insuficiente devido à quantidade de hemorragia. Caso a broncoscopia não seja capaz de identificar a causa da hemoptise e o paciente continuar com hemorragia, o próximo exame deverá ser a arteriografia, por poder ser útil à terapia (embolização) e ao diagnóstico. Quando a broncoscopia não identificar a causa da hemoptise maciça mas a hemorragia for interrompida, realiza-se TC de tórax com alta resolução. A terapia definitiva é o tratamento da causa de base.

O manejo conservador pode envolver manutenção de via respiratória funcional e patente, broncoscopia, limpeza das vias respiratórias, supressão da tosse (com codeína) e monitoramento até a estabilização. A cateterização angiográfica pode ser considerada em pacientes com hemoptise. Os riscos incluem isquemia da medula espinal e paralisia. Pequenas partículas de álcool polivinílico ou outros materiais sintéticos utilizados para embolização ocluem vasos em nível periférico. A embolização pode ser repetida. Pacientes cuja hemorragia persista mesmo com intervenção broncoscópica flexível e embolização arteriográfica podem se beneficiar de outra tentativa de controle por broncoscopia rígida. Quando nem a broncoscopia rígida controlar a hemorragia, a melhor opção poderá ser a cirurgia. A morbidade e a mortalidade são altas com cirurgia de emergência para hemorragia maciça persistente. Complicações comuns da cirurgia incluem empiema, fístula broncopleural, hemorragia pulmonar pós-operatória, infarto pulmonar, insuficiência respiratória, infecção da ferida e hemotórax. O empiema e a fístula broncopleural são particularmente frequentes após a cirurgia de emergência.

## ENFISEMA E DOENÇA PULMONAR DIFUSA

### Enfisema

Define-se enfisema como a dilatação e a destruição dos espaços aéreos terminais. Essas cavidades de ar podem ser bolhas pequenas (ar subpleural separado do pulmão por um revestimento pleural delgado com apenas pequenas comunicações alveolares) ou grandes (com certo grau de destruição do parênquima pulmonar subjacente). O enfisema bolhoso (Figura 58.26) pode ser congênito sem doença pulmonar geral ou pode ser uma complicação da DPOC com doença pulmonar mais ou menos generalizada. O desafio é distinguir a doença relacionada às bolhas por enfisema crônico ou por bronquite crônica. A $DL_{CO}$ é um bom índice do estado de gravidade da doença pulmonar generalizada. Na angiografia pulmonar, as bolhas são vazias e não contêm vasos. Podem comprimir o pulmão normal com agregação da vascularização pulmonar relativamente normal. A DPOC pode demonstrar estreitamento e afunilamento súbitos dos vasos. A terapia cirúrgica inclui ressecção das bolhas, deixando o tecido pulmonar funcional. É necessária remoção simples das bolhas isoladamente. Raramente se indica lobectomia devido à remoção de tecido normal, que é frequentemente necessário à função independente desses pacientes, cujo comprometimento pulmonar é significativo.

O tratamento do enfisema é primariamente clínico, embora existam terapias cirúrgicas. Embora o enfisema geralmente envolva o pulmão de maneira difusa, pode ocorrer distribuição heterógena. Essas áreas podem ser identificadas por TC e exame de perfusão. Frequentemente, a doença predomina nos lobos superiores e segmento superior dos lobos inferiores. A cirurgia de redução do volume pulmonar remove as áreas de maior envolvimento enfisematoso. O tecido remanescente se expande com a melhora do recuo elástico, melhor aeração e perfusão do pulmão remanescente e melhora do mecanismo da parede torácica. O *National Emphysema Treatment Trial* comparou a cirurgia de redução do volume pulmonar com a melhor terapia clínica. Pacientes com enfisema predominantemente de lobo superior e baixa capacidade de exercício apresentaram menor mortalidade com a cirurgia comparada à terapia clínica.[44] Já pacientes com enfisema em outros locais que não lobo superior e alta capacidade de exercício apresentaram maior mortalidade com a cirurgia. Os resultados a longo prazo foram favoráveis. Terapias endoscópicas já foram desenvolvidas, incluindo desvio de vias respiratórias e válvulas de fluxo unidirecional.

O transplante de pulmão é realizado para a DPOC (incluindo deficiência de $\alpha_1$-antitripsina), fibrose pulmonar, hipertensão pulmonar primária, fibrose cística e bronquiectasia. A taxa de sobrevida após transplante de pulmão é de aproximadamente 80% em 1 ano, 65% em 3 anos, 54% em 5 anos e 32% em 10 anos.[45] É necessária terapia imunossupressora a longo prazo. O transplante

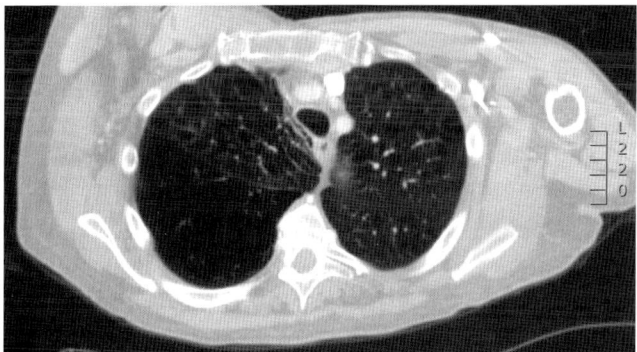

**Figura 58.26** Enfisema bolhoso. O paciente é fumante crônico (> 100 maços-ano) e desenvolveu enfisema progressivo. O segmento superior do lobo inferior direito está completamente destruído e as bolhas resultantes estão comprimindo o parênquima funcional dos pulmões direito e esquerdo.

de pulmão unilateral é mais tolerado do que o bilateral; todavia, realiza-se transplante bilateral com maior frequência e a sobrevida com esse procedimento tem vantagem após 1 ano.

## Doença pulmonar difusa

O papel do cirurgião na doença pulmonar difusa é obter um diagnóstico, em geral por meio de biopsia aberta, após insucesso de outros métodos (p. ex., punção aspirativa transtorácica, broncoscopia com biopsia transbronquial). A radiografia torácica pode demonstrar padrão alveolar (com presença de broncograma aéreo) ou intersticial (vidro fosco ou aspecto granular, indicando aumento difuso do tecido intersticial (Boxe 58.1). Os pacientes podem se apresentar levemente sintomáticos, sendo necessário biopsia para confirmar ou descartar um diagnóstico específico antes de iniciar terapia clínica agressiva, como ciclofosfamida para granulomatose de Wegener, ou os pacientes podem ser críticos e atendidos na unidade de terapia intensiva, necessitando de ventilação mecânica.

A sarcoidose afeta os pulmões de 90% dos pacientes diagnosticados, causando sintomas de dispneia e tosse seca. Focos de granulomas epitelioides não caseosos podem ser encontrados em qualquer parte do corpo. Em 40 a 50% dos casos, os pacientes apresentam queixas respiratórias insidiosas sem sintomas constitucionais. Pode ocorrer desenvolvimento de fibrose pulmonar progressiva grave em 10 a 20% dos pacientes. Os linfonodos mediastinais hilares laterais encontram-se envolvidos em 60 a 80% dos casos. O procedimento diagnóstico inicial é a biopsia pulmonar por broncoscopia. Caso necessário, realiza-se também biopsia dos linfonodos mediastinais. Corticosteroides podem ser utilizados no tratamento.

A biopsia de pulmão pode ser necessária em caso de alterações intersticiais progressivas do parênquima para as quais não se obteve diagnóstico. Pode ser realizada por meio de técnicas minimamente invasivas. As amostras são enviadas para cultura fúngica e de bacilos álcool-ácido-resistentes. Em pacientes imunocomprometidos, considera-se realização de cultura para *Nocardia*. Quando possível, o cirurgião deve obter amostras de mais de uma área do pulmão. Um método é a ressecção da região de pior aspecto radiográfico e da região de aspecto mais normal. O pulmão de aspecto normal pode exibir doença em estágio inicial e auxiliar o patologista na determinação do diagnóstico. A congelação é utilizada somente para confirmar obtenção de amostras adequadas do processo patológico. No caso agudo de paciente crítico, realiza-se biopsia de pulmão a céu aberto somente quando os resultados forem modificar significativamente o tratamento subsequente, como iniciação de tratamento baseado em protocolo para antibióticos experimentais, ou para descontinuação de cuidados desnecessários.

### Síndrome da angústia respiratória do adulto

A síndrome da angústia respiratória do adulto é um processo biológico e clínico complexo. Ocorre deterioração aguda da função pulmonar exclusivamente devido a edema pulmonar, pneumonia ou exacerbação de DPOC. Aproximadamente 50 mil casos ocorrem por ano nos EUA, com mortalidade de 30 a 40%.

A apresentação clínica inicial é inespecífica, com dispneia, taquipneia, hipoxemia e discreta hipocapnia. A radiografia de tórax pode demonstrar infiltrados bilaterais difusos secundários ao aumento do líquido intersticial. Patologicamente, ocorrem congestão vascular com colapso alveolar, edema e infiltração de células inflamatórias. O mecanismo subjacente é o aumento da permeabilidade capilar pulmonar com extravasamento de líquido intravascular e proteínas para o interstício e alvéolos. O mediador mais proeminente da lesão é o leucócito. Estímulos como a sepse ativam a via do complemento, causando recrutamento de leucócitos para o sítio da infecção. O pulmão libera potentes mediadores, como radicais livres do oxigênio, metabólitos do ácido araquidônico e proteases. Se a doença de base não for controlada, essas alterações progredirão para trombose vascular e fibrose intersticial, com deposição de membrana hialina nos alvéolos. O processo causa hipoxemia, hipertensão pulmonar, retenção de dióxido de carbono, infecções secundárias e, eventualmente, insuficiência cardíaca direita, hipoxia e morte. A gravidade da síndrome da angústia respiratória aguda (SARA) é definida segundo o grau de hipoxemia, conforme se segue: SARA leve (200 mmHg > $PaO_2/FiO_2$ ≤ 300 mmHg), SARA moderada

---

**Boxe 58.1 Classificação das doenças pulmonares difusas.**

Infecções (mais comumente causa de doença focal, formação de granulomas)
    Vírus–especialmente influenza, citomegalovírus
    Bactérias–tuberculose, todos os tipos de bactérias regulares, febre maculosa das Montanhas Rochosas
    Fungos–todos os tipos causam doença difusa
    Parasitas–infecção por espécies de *Pneumocystis*, toxoplasmose, paragonimíase, entre outras
Causas ocupacionais
    Resíduos minerais
    Fumaça química–$NO_2$ (doença do ensacador de silo), Cl, $NH_3$, $SO_2$, $CCl_4$, Br, HF, HCl, $HNO_3$, querosene, acetileno
Doença neoplásica
    Disseminação linfangítica
    Metástases hematogênicas
    Leucemia, linfoma, câncer de células bronquioloalveolares
Congênitas–familiares
    Doença de Niemann-Pick, doença de Gaucher, neurofibromatose e fibrose tuberosa
Metabólicas e desconhecidas
    Doença hepática, uremia, doença intestinal inflamatória
Agentes físicos
    Radiação, toxicidade por $O_2$, lesão térmica, lesão por explosão
Insuficiência cardíaca e múltiplos êmbolos pulmonares
Causas imunológicas
Pneumonia por hipersensibilidade
    Antígenos inalatórios
    Pulmão de fazendeiro (actinomicose)
    Bagaçose (cana-de-açúcar)
    Trabalhadores com malte (*Aspergillus* spp.)
    Bissinose (algodão)
Reações farmacológicas
    Hidralazina, bussulfano, nitrofurantoína, hexametônio, metisergida, bleomicina
Doenças de colágeno
    Esclerodermia, doença reumatoide, lúpus eritematoso sistêmico, dermatomiosite, granulomatose de Wegener, síndrome de Goodpasture
Outras
    Sarcoidose
    Histiocitose
    Hemossiderose idiopática
    Proteinose alveolar pulmonar
    Fibrose intersticial difusa, fibrose pulmonar idiopática
    Pneumonia intersticial descamativa
    Pneumonia eosinofílica (nota: algumas são causadas por fármacos, actinomicose e parasitas)
    Linfangioleiomiomatose

(100 mmHg > $PaO_2/FiO_2$ ≤ 200 mmHg) e SARA grave ($PaO_2/FiO_2$ ≤ 100 mmHg), sendo que a mortalidade aumenta nos casos mais graves.[46]

O tratamento é de suporte e direcionado à melhora da oxigenação. É útil manter concentração inspirada de oxigênio a mais baixa possível e pressão positiva ao fim da expiração (PEEP) a mais baixa possível a fim de manter oxigenação adequada e troca de dióxido de carbono. O volume corrente e a PEEP são mantidos baixos; todavia, pode ser necessário aumentar a PEEP em pacientes específicos a fim de facilitar a oxigenação. Emprega-se protocolo de manejo hídrico conservador para evitar sobrecarga de volume. Com base em metanálise mais recente, a terapia prona ou rotacional pode melhorar os desfechos de pacientes com SARA. Em pacientes que não melhoram com as medidas de cuidado de suporte agressivas, deve-se considerar suporte mecânico com oxigenação de membrana extracorpórea (ECMO).

## METÁSTASES PULMONARES

Metástases pulmonares isoladas representam manifestação peculiar da disseminação sistêmica de tumor primário. Pacientes com metástases localizadas somente nos pulmões podem responder melhor a opções de tratamento local ou sistêmico e local comparados a pacientes com metástases em múltiplos órgãos. Embora tumores primários possam ser controlados localmente por meio de cirurgia ou radioterapia, metástases extrarregionais são em geral tratadas por meio de quimioterapia sistêmica. A radioterapia pode ser empregada para tratar ou amenizar as manifestações locais da doença metastática, particularmente quando ocorrerem metástases no esqueleto ósseo e dor. Já foi realizada ressecção de metástases solitárias e múltiplas no pulmão devido a sarcomas e diversos outros tumores primários, com melhora da sobrevida a longo prazo em 40% dos pacientes. Portanto, metástases pulmonares isoladas são tratáveis.

Algumas características clínicas (indicadores prognósticos) podem ser utilizadas para selecionar pacientes com expectativa de cura e sobrevida geral favorável. Pacientes submetidos à ressecção completa de todas as metástases apresentam sobrevida mais longa associada comparados a pacientes cujas metástases não sejam excisáveis. A sobrevida a longo prazo (> 5 anos) pode ser esperada em aproximadamente 20 a 30% de todos os pacientes com metástases pulmonares excisáveis. Estatísticas de sobrevida ideais (e mais consistentes) aguardam melhora no controle local, terapia sistêmica ou emprego regional de fármacos para o pulmão.

### Tratamento cirúrgico

Os preditores de melhora da taxa de sobrevida foram estudados de modo retrospectivo para diversos tipos de tumores. Esses preditores podem permitir que o clínico identifique pacientes específicos que devem se beneficiar da ressecção de metástases pulmonares. Os pacientes devem apresentar nódulos em parênquima pulmonar consistentes com metástase, controle do tumor primário, reserva fisiológica e pulmonar suficiente para tolerar a cirurgia e probabilidade de ressecção completa. Seja qual for a histologia, pacientes com metástases isoladas no pulmão e que sejam excisadas completamente apresentam taxa de sobrevida mais favorável comparados a pacientes com metástases não excisáveis. A possibilidade de ressecção correlaciona-se com as melhores taxas de sobrevida pós-toracotomia para pacientes com metástase pulmonar. Em uma série de mais de 5.000 pacientes com metástases tratadas por meio de ressecção, a sobrevida geral de 5 anos foi de 36%. Indicadores clínicos favoráveis incluíram intervalo livre de doença maior que 3 anos, NPS e histologia de células germinativas. Sarcomas de tecidos moles de todos os tipos sofrem metástase predominantemente para os pulmões. A TC geralmente subestima o número de metástases em 50 a 100%.

A ressecção pode ser realizada de maneira segura. Podem ser utilizados procedimentos abertos ou minimamente invasivos, cujas morbidade e mortalidade são mínimas. Pacientes com metástases pulmonares também podem ser submetidos a múltiplos procedimentos para nova ressecção de metástases com expectativa de sobrevida prolongada após excisão completa. Procedimentos como VATS limitam a capacidade do cirurgião de palpar o pulmão para identificar metástases ocultas. O acompanhamento radiográfico é recomendado em intervalos regulares a fim de descartar recidiva.

## OUTROS TUMORES PULMONARES

Tumores pulmonares de crescimento lento podem surgir a partir do epitélio, ductos e glândulas da árvore bronquial e correspondem a 1 a 2% de todos os tumores pulmonares. A maioria tem potencial maligno baixo.

### Tumores pulmonares neuroendócrinos

Tumores carcinoides (1% dos tumores pulmonares) surgem a partir de células enterocromafins ou APUD (*amine precursor uptake decarboxylation*) do epitélio bronquial. Apresentam reação histológica positiva para coloração de prata e cromogranina. Colorações e exames especiais podem identificar grânulos neurossecretores por meio de microscopia eletrônica. Tumores carcinoides típicos são o tipo mais indolente do espectro de tumores neuroendócrinos pulmonares (carcinoide típico, atípico, carcinoma neuroendócrino de grandes células e carcinoma de pequenas células – o mais maligno). Os achados histológicos incluem número menor que 2 a 10 mitoses por 10 campos de alta potência. Com a ressecção cirúrgica completa, a sobrevida de 5 anos situa-se na faixa de 85 a 90%. Tumores carcinoides periféricos em geral são assintomáticos, embora tumores centrais possam causar obstrução de brônquios com tosse, hemoptise, infecção recorrente ou pneumonia, bronquiectasia, abscesso pulmonar, dor ou sibilo. Os sintomas podem persistir por muitos anos sem diagnóstico, particularmente quando houver obstrução parcial de via respiratória somente por um componente endobrônquico. A síndrome carcinoide (vermelhidão, taquicardia, sibilos e diarreia) é incomum e ocorre com tumores maiores ou doença metastática extensa. O carcinoide atípico pode apresentar linfonodos ou invasões vasculares com metástases. A localização envolve os brônquios principais (20%), brônquios lobares (70 a 75%) ou brônquios periféricos (5 a 10%). Raramente ocorrem na traqueia. Há invasão local com envolvimento de tecido peribronquial. Carcinoides atípicos apresentam mais mitoses (> 2 a 10 mitoses por 10 campos de alta potência) do que carcinoides típicos. Esses tumores são mais agressivos, com sobrevida de 5 anos na faixa de 50 a 75%. O diagnóstico do tumor carcinoide pode ser obtido por meio de broncoscopia, exceto quando o nódulo ou massa for periférico. Embora haja tendência de sangramento, a biopsia em geral pode ser realizada com segurança. Morfologicamente à broncoscopia, a maioria dos carcinoides é séssil, embora alguns possam ser polipoides.

A ressecção cirúrgica é padrão, com os mesmos princípios aplicados para o CPNPC. O objetivo é obter ressecção anatômica completa do tumor. A lobectomia é o procedimento mais comum; a remoção endoscópica somente é realizada em tumores polipoides raros com contraindicação à cirurgia. A taxa de sobrevida geral é de 85% em 5 a 10 anos. Tumores neuroendócrinos de grandes células e cânceres de pequenas células não são em geral tratados cirurgicamente, sendo abordados com uma combinação de quimioterapia e radioterapia; a sobrevida desses pacientes é baixa.

O CCA é um tumor maligno de crescimento lento que envolve a traqueia e os brônquios principais e assemelha-se a tumores de glândulas salivares. Apresenta malignidade superior à de tumores carcinoides e predominância ligeiramente maior em mulheres. O tumor geralmente envolve traqueia inferior, carina e início dos brônquios principais. O sintoma inicial de tumores císticos adenoides geralmente é o estridor devido à sua localização frequente em traqueia e brônquios principais. Um terço dos pacientes apresenta tumores já com metástases no momento do tratamento. Em geral, esses pacientes apresentam envolvimento da circulação linfática perineural, linfonodos regionais ou fígado, ossos e rins. O tumor emerge a partir de ductos da submucosa e se estende em sentido proximal e distal nesse plano. O exame microscópico demonstra células com núcleos grandes e pouco citoplasma, com espaços císticos circunjacentes (tipo pseudoacinar); o tipo medular apresenta aspecto de queijo suíço. O tratamento envolve ressecção ampla em bloco com preservação do máximo de tecido pulmonar quanto possível. A radioterapia isolada pode ser eficaz em pacientes com contraindicação à cirurgia.

Tumores pulmonares benignos correspondem a menos de 1% de todos os tumores pulmonares e surgem a partir de origens mesodérmicas (Boxe 58.2). Hamartomas são o tipo mais frequente de tumor benigno de pulmão; consistem em elementos de tecido normal encontrado em localização anormal. Hamartomas manifestam crescimento excessivo de cartilagem. São geralmente identificados em pacientes com 40 a 60 anos e apresentam predominância entre homens e mulheres de 2:1. Em geral, têm localização periférica e crescimento lento. A radiografia de tórax demonstra massa de 2 a 3 cm precisamente demarcada e frequentemente lobulada. Normalmente não se observa calcificação, mas o aspecto de "pipoca" pode estabelecer o diagnóstico de hamartoma. A malformação adenomatoide cística pode representar hamartomas adenomatosos, os quais ocorrem em bebês na forma de cistos ou elementos imaturos no pulmão.

Malignidades de grau bastante baixo incluem hemangiopericitoma e blastoma pulmonar, os quais emergem a partir de tecido pulmonar embrionário. O tratamento é a ressecção. *Tumorlets* são lesões proliferativas epiteliais que lembram o carcinoma de pequenas células ou carcinoide. São achados em geral acidentais observados no exame de amostras de pulmão excisado. Raramente sofrem metástase.

Sarcomas primários do pulmão são raros. A ressecção, assim como para o carcinoma, é viável em 50 a 60% dos casos. O prognóstico de pacientes com leiomiossarcoma é excelente, com aproximadamente 50% de sobrevida de 5 anos; todos os demais sarcomas demonstram baixa expectativa de sobrevida.

O linfoma pulmonar ocorre mais comumente como linfoma disseminado envolvendo o pulmão. Essa forma de linfoma ocorre em 40% dos pacientes com linfoma Hodgkin e 7% dos pacientes com linfoma não Hodgkin. Raramente ocorre linfoma primário de pulmão. O diagnóstico geralmente é realizado no momento da cirurgia. Realiza-se avaliação detalhada para outros sítios primários de linfoma quando houver suspeita de linfoma pulmonar primário.

## PAREDE TORÁCICA

### Deformidades congênitas

Existe um grande grupo de anormalidades congênitas da caixa torácica que se manifestam como deformidades e/ou defeitos da parede torácica anterior. Esse grupo diverso inclui *pectus excavatum*, *pectus carinatum*, peito *pouter pigeon* (papo-de-vento), síndrome de Poland e fenda esternal (Figura 58.27).[47]

#### Pectus excavatum

O *pectus excavatum* é a deformidade mais comum da parede torácica, ocorrendo em 1 a cada 400 crianças com predominância no sexo masculino (4:1). Corresponde a aproximadamente 90% de todas as deformidades da parede do tórax e em geral é esporádica, embora exista um grupo definitivo de casos familiares bem documentado.

O nome *pectus excavatum* refere-se à depressão do esterno (dorsalmente) causada por velocidades desiguais de crescimento ou desenvolvimento das costelas inferiores e cartilagens costais (em geral após a terceira costela). Pode ocorrer de forma simétrica ou assimétrica, com predominância de depressão do lado direito. A assimetria define-se por rotação do esterno, altura desigual dos lados da concavidade ou ambos, sendo primariamente causada por alongamento assimétrico das cartilagens costais. A gravidade da depressão é uma das características mais importantes do *pectus excavatum* e é definida pela quantidade de diminuição da distância esternovertebral. A principal avaliação da deformidade inclui mensuração da profundidade em relação à concavidade comparando-a ao diâmetro anteroposterior estimado ou largura do tórax (Figura 58.28).

---

**Boxe 58.2** Outros tumores pulmonares.

Hamartoma
Tumores de origem epitelial
   Papiloma – único ou múltiplo, epitélio escamoso, ocorre na infância, provavelmente viral, pode requerer ressecção bronquial, embora frequentemente ocorra recidiva
   Pólipo – metaplasia inflamatório-escamosa em um pedúnculo; pode ser necessária ressecção bronquial; em geral não ocorre recidiva
Tumores de origem mesodérmica
   Fibroma – tumor mesodérmico mais frequente
   Condroma
   Lipoma
   Leiomioma – endobrônquico ou periférico; ressecção conservadora
Tumores de células granulares
   Rabdomioma
   Neuroma
   Hemangioma – laringe subglótica ou traqueia superior de bebês; radioterapia
   Linfangioma – similar ao higroma cístico; obstrução de via respiratória superior em neonatos
   Hemangioendotelioma – pulmão de neonatos, geralmente progressivo e letal
   Linfangiomiomatose – rara, progressão lenta; morte por insuficiência pulmonar; lesões pequenas multinodulares, perda de parênquima e aspecto de colmeia; geralmente mulheres em época reprodutiva
   Fístula arteriovenosa – congênita, desvio da direita para a esquerda; cianose, dispneia de esforço, baqueteamento, abscesso cerebral; associada com telangiectasia hemorrágica hereditária de lobos inferiores
Tumores inflamatórios e pseudotumores
   Granuloma plasmocítico
   Pseudolinfoma
   Xantoma
   Teratoma

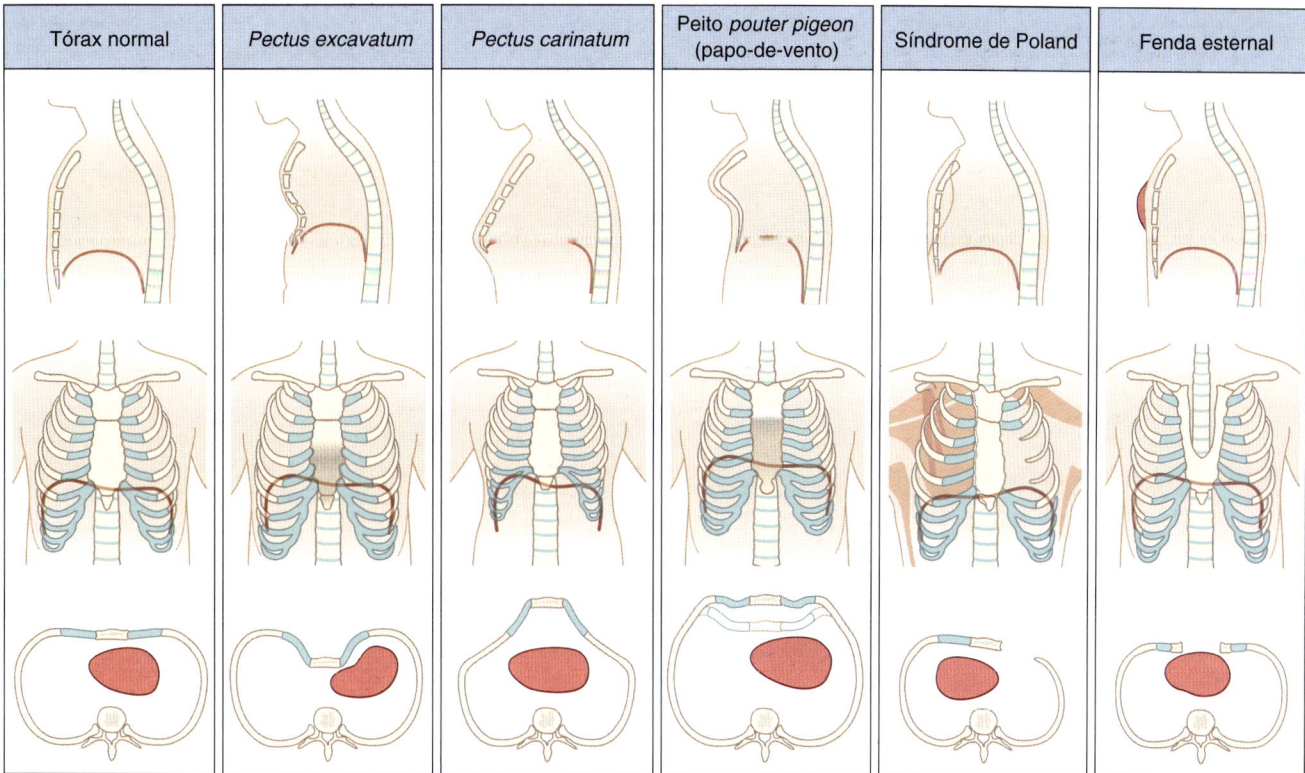

**Figura 58.27** Classificação das deformidades da parede torácica. (De Fokin AA, Steuerwald NM, Ahrens WA, et al. Anatomical, histologic, and genetic characteristics of congenital chest wall deformities. *Semin Thorac Cardiovasc Surg.* 2009;21:44-57.)

A síndrome pode estar associada a outras anormalidades musculoesqueléticas. A maioria dos pacientes é assintomática, embora alguns possam apresentar capacidade de exercício ou reserva pulmonar reduzida. Os pacientes são avaliados por meio de radiografia simples de tórax, TC, testes de função pulmonar, exames de ventilação-perfusão pulmonar e outros exames fisiológicos.

A indicação para cirurgia em pacientes com *pectus excavatum* inclui histórico significativo de comprometimento, que pode ter relação com exercício ou atividades diárias e questões de resistência, dor significativa na parede torácica anterior ou questões importantes de imagem corporal. Os pacientes também precisam apresentar medida de paquimetria da profundidade maior que 2,5 cm ou índice de Haller maior que 3 na TC. O momento para realização da cirurgia é problemático em crianças muito jovens e em idade escolar inicial. Atualmente, recomenda-se aguardar até que os pacientes atinjam a metade da adolescência para realizar reparo de *pectus excavatum*.[48]

O reparo do *pectus excavatum* pode ser realizado por meio de diversas técnicas, incluindo reparo cirúrgico aberto e técnica minimamente invasiva. A maioria dos métodos de correção cirúrgica aberta inclui os passos básicos descritos por Ravitch em 1949. Tais passos envolvem ressecção paraesternal bilateral e subpericondral das cartilagens costais deformadas, secção do processo xifoide, osteotomia transversa em cunha na borda superior da depressão esternal e inclinação do esterno anteriormente para deixar seu curso retilíneo, com fixação de sua posição correta (Figura 58.29).[49]

Em 1987, durante os estágios iniciais da cirurgia laparoscópica e minimamente invasiva, um cirurgião pediátrico de Virgínia nos EUA, Donald Nuss, realizou a primeira cirurgia minimamente invasiva para correção de *pectus excavatum* (técnica de Nuss). Uma barra de aço inoxidável convexa é posicionada sob o esterno por meio de duas pequenas incisões torácicas laterais, permitindo deslocamento anterior do esterno e costelas sem necessidade de qualquer tipo de ressecção óssea ou cartilaginosa. A barra é removida após 3 dias. A simplicidade aparente da técnica, combinada aos bons resultados iniciais obtidos, contribuiu para sua disseminação favorável entre muitos cirurgiões pediátricos e torácicos desde sua introdução.[50]

### Pectus carinatum

O *pectus carinatum* é a segunda deformidade mais comum da parede torácica anterior. Define-se como deslocamento do esterno para fora e/ou protrusão anormal das costelas. A maioria dos casos é esporádica; todavia, houve relato de incidência familiar em até um terço dos casos. O *pectus carinatum* também pode ser parte de uma síndrome de distúrbio de tecido conjuntivo. Deformidades do tipo *carinatum* podem ser divididas em três tipos principais: tórax em quilha, *pectus carinatum* lateral e peito *pouter pigeon* (papo-de-vento). O mais clássico é o tórax em quilha ou proeminência condroesternal, que é a variedade mais frequente de *pectus carinatum*. A doença é caracterizada por protrusão do terço inferior do esterno alongado com proeminência máxima na junção esternoxifoide, o que pode ser muito marcante ("tórax piramidal") (Figura 58.30). Esse tipo de *pectus carinatum* poderia ser associado com depressões laterais das costelas. O tórax em quilha pode ser simétrico ou assimétrico, dependendo do alongamento desigual das costelas e da rotação do esterno. O peito *pouter pigeon* (papo-de-vento), deformidade mais intrigante, caracteriza-se por protrusão da junção manubrioesternal e costelas adjacentes com ossificação prematura do esterno. Os sintomas de dor e o significativo comprometimento da imagem corporal são as principais indicações para reparo cirúrgico. O momento do reparo deve ocorrer quando os pacientes finalizarem

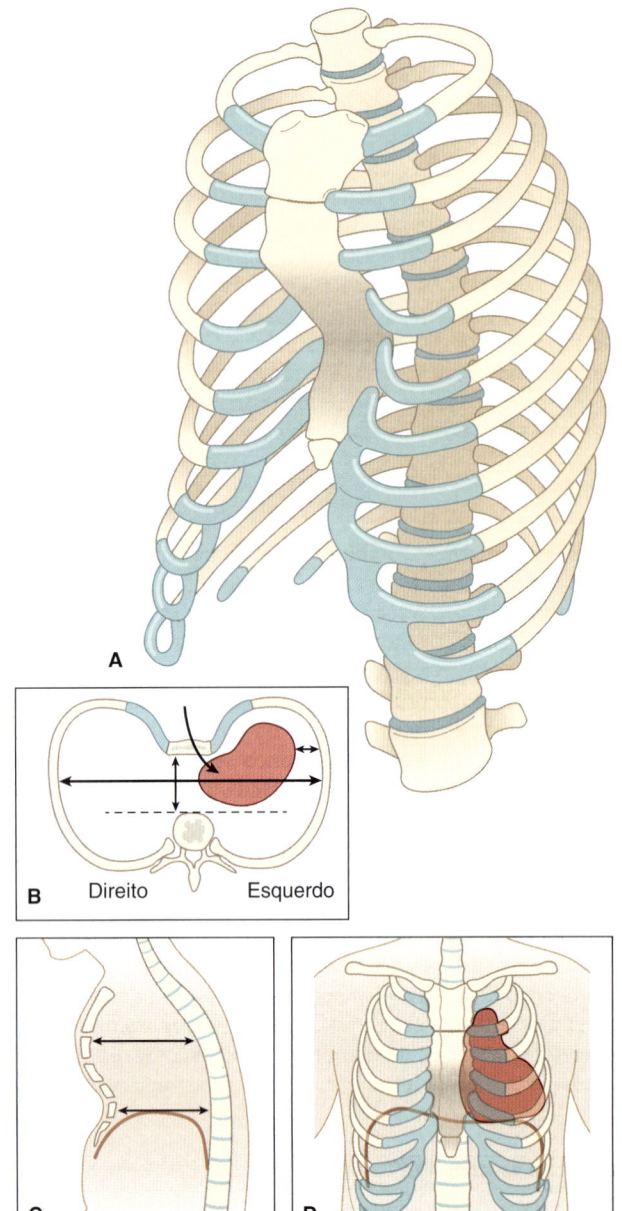

**Figura 58.28** Representação anatômica do *pectus excavatum* (PE). **A.** Vista tridimensional. PE clássico em formato de cálice. **B.** Vista em secção transversal. Depressão simétrica da parede torácica anterior. Concavidade em formato de cálice. Coração desviado para a esquerda e rotacionado. **C.** Vista lateral. Depressão do terço inferior do mesoesterno com redução do diâmetro torácico anteroposterior. **D.** Vista frontal. Coração desviado para a esquerda. (De Fokin AA, Steuerwald NM, Ahrens WA, et al. Anatomical, histologic, and genetic characteristics of congenital chest wall deformities. *Semin Thorac Cardiovasc Surg.* 2009;21:44-57.)

seu desenvolvimento da adolescência. Pacientes ainda em fase de crescimento devem ser mantidos com colete ortopédico. A aplicação de colete corretivo é bem-sucedida em mais de 80% dos pacientes para eliminação do defeito. Pacientes cuja correção conservadora não elimine o problema podem ser submetidos a reparo cirúrgico. Este inclui ressecção paraesternal e subpericondral bilateral das cartilagens costais deformadas com osteotomia transversa linear. O processo xifoide é seccionado e realiza-se excisão de uma porção de 3 a 4 cm a partir da extremidade caudal do esterno, seguida de reconexão ao esterno distal (Figura 58.31).

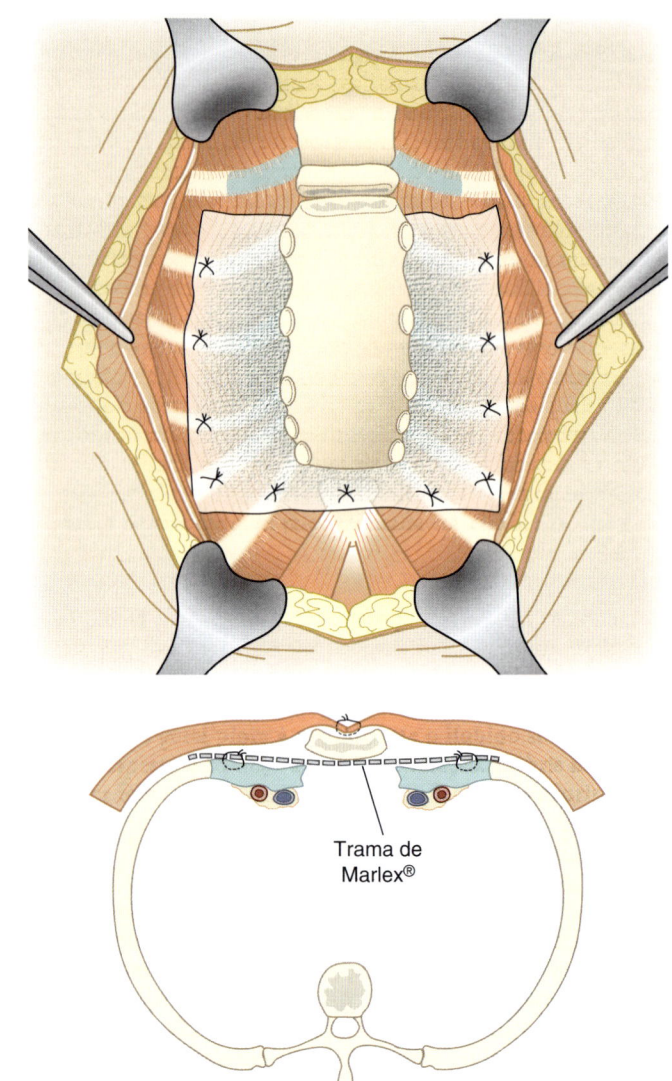

**Figura 58.29** Reparo cirúrgico do *pectus excavatum*: método de Robicsek. Ressecção subpericondral bilateral das cartilagens costais deformadas. Esternotomia transversa em cunha. Secção do processo xifoide e faixas pericondrais e intercostais do esterno. Inclinação do esterno para frente. Suporte do esterno realizado com trama de Marlex® suturada firmemente às cartilagens costais excisadas. O processo xifoide é reacoplado à trama. Detalhe: vista em secção transversa. Vasos torácicos intactos. Esterno em posição corrigida repousando sobre a rede da trama. (De Robicsek F, Watts LT, Fokin AA. Surgical repair of pectus excavatum and carinatum. *Semin Thorac Cardiovasc Surg.* 2009;21:64-75.)

Desse modo, o esterno encurtado é mantido retilíneo e alinhado pela força de tração dos músculos retos abdominais. Os resultados desse reparo são excelentes.[49]

A síndrome de Poland é uma síndrome peitoral unilateral que envolve aplasia/disdactilia caracterizada por ausência unilateral da porção costoesternal do músculo peitoral maior, ausência do músculo peitoral menor, aplasia ou deformidade das cartilagens costais da segunda à quinta costela, hipoplasia ou ausência de mama e mamilo, hipoplasia do tecido subcutâneo da região, alopecia da região axilar e mamária e braquissindactilia, todos em um mesmo lado. A patogenia da síndrome permanece desconhecida, sendo a teoria mais prevalente a "interrupção da sequência de

## Capítulo 58 Pulmão, Parede Torácica, Pleura e Mediastino

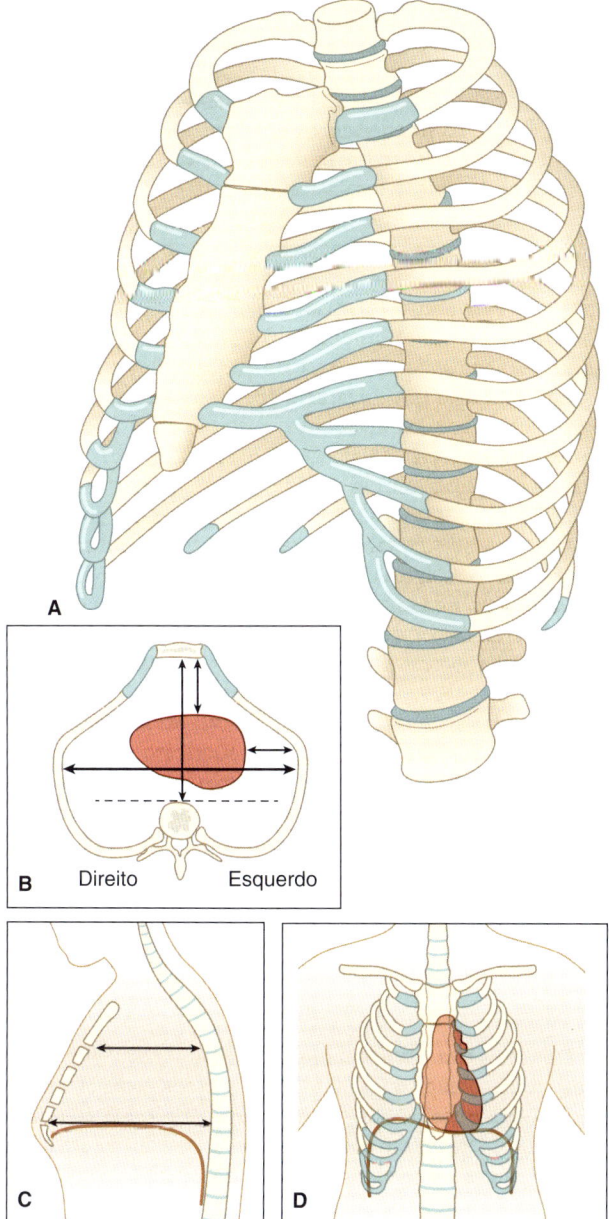

**Figura 58.30** Representação anatômica do tórax em quilha com depressões laterais das costelas. **A.** Vista tridimensional. A protrusão do esterno é acentuada por depressões laterais das costelas. **B.** Vista em secção transversal. Tórax piramidal com graves depressões laterais das costelas. **C.** Vista lateral. Protrusão marcante da junção esternoxifoide. Postura anormal. **D.** Vista frontal. Posição do coração central. (De Fokin AA, Steuerwald NM, Ahrens WA, et al. Anatomical, histologic, and genetic characteristics of congenital chest wall deformities. Semin Thorac Cardiovasc Surg. 2009;21:44-57.)

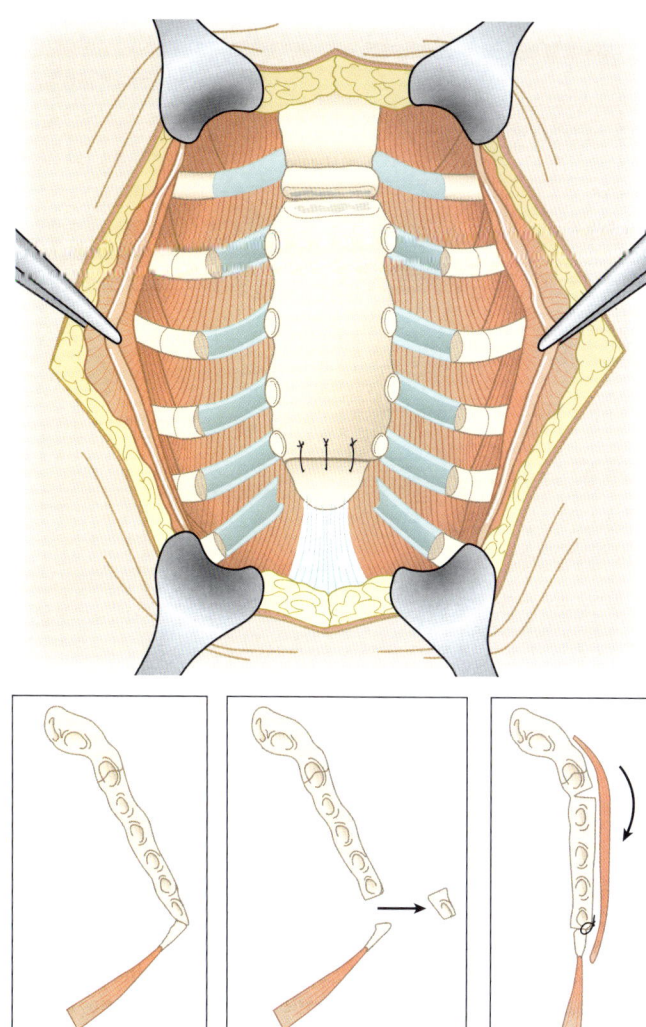

**Figura 58.31** Reparo do tórax em quilha. superior: vista frontal. Esternotomia linear transversa no início da curva frontal. As cartilagens deformadas são excisadas bilateralmente em nível subpericondrial. Inferior: secção transversa em vista lateral. **A.** Protrusão do terço inferior do esterno. **B.** Esternotomia linear transversa no início da curva frontal; o esterno é encurtado utilizando-se ressecção distal e tração para trás. **C.** Posição do esterno corrigida. O processo xifoide é reacoplado ao esterno encurtado. Os músculos peitorais são religados antes do esterno. (De Robicsek F, Watts LT, Fokin AA. Surgical repair of pectus excavatum and carinatum. Semin Thorac Cardiovasc Surg. 2009;21:64-75.)

suprimento sanguíneo arterial da subclávia", que implica que a hipoplasia da artéria torácica interna ou uma redução do fluxo sanguíneo em períodos cruciais levaria à ausência do músculo peitoral maior, ao passo que a hipoplasia de ramos da artéria braquial causaria as anormalidades das mãos.

As características da síndrome incluem ausência do músculo peitoral maior, ausência ou hipoplasia do peitoral menor, ausência de cartilagens costais, hipoplasia da mama e tecido subcutâneo (incluindo o complexo do mamilo) e diversas anormalidades da mão.

A fenda esternal (FE) é uma anormalidade rara na qual uma falha na fusão entre as duas metades do esterno resulta em defeitos de diferentes extensões. Também é conhecida pelo nome "esterno bífido".[47]

## Tumores da parede torácica

### Geral

Tumores da parede torácica são raros. São mais comumente metástases ou invasões locais de um tumor subjacente. Tumores primários da parede do tórax correspondem a somente 0,04% de todos os novos cânceres diagnosticados e 5% de todos os tumores torácicos. Tumores primários são classificados segundo seu tecido de origem, osso ou tecido mole, com subclassificação de acordo com sua natureza benigna ou maligna (Tabela 58.4). Aproximadamente

**Tabela 58.4** Classificação dos tumores da parede torácica.

|  | Benignos (40%) | Malignos (60%) |
|---|---|---|
| **Tumores ósseos** | | |
| Osso | Osteoblastoma | Sarcoma de Ewing |
|  | Osteoma osteoide | Osteossarcoma |
| Cartilagem | Condroma (encondroma) | Condrossarcoma |
|  | Osteocondroma | |
| Tecido fibroso | Displasia fibrosa | |
| Medula óssea | Granuloma eosinofílico | Plasmocitoma solitário |
| Osteoclastos | Cisto ósseo aneurismal | |
|  | Tumor de células gigantes (osteoclastoma) | |
| Vasculares | Hemangioma | Hemangiossarcoma |
|  | Angiomatose cística | |
| Outros | Hamartoma mesenquimal | |
| **Tumores de tecidos moles** | | |
| Tecido adiposo | Lipoma | Lipossarcoma |
|  | Lipoma ossificante | |
| Tecido fibroso | Fibroma (tumor desmoide) | Fibrossarcoma |
|  | Fibroma ossificante | Histiocitoma fibroso maligno |
| Músculos | Leiomioma | Leiomiossarcoma |
|  | Rabdomioma | Rabdomiossarcoma |
|  |  | Sarcoma da bainha tendínea |
| Nervos | Neurofibroma | Tumor de Askin (PNET) |
|  | Schwannoma (neurilemoma ou neurinoma) | Schwannoma maligno |
|  |  | Neurofibrossarcoma |
|  |  | Neuroblastoma |
| Vasculares | Hemangioma | Hemangiossarcoma |
|  | Leiomioma vascular | |
| Outros |  | Doença Hodgkin |
|  |  | Leucemia |
|  |  | Linfoma |
|  |  | Linfossarcoma |
|  |  | Sarcoma misto |
|  |  | Reticulossarcoma |

PNET, tumor neuroectodérmico primitivo. (De Smith SE, Keshavjee S. Primary chest wall tumors. *Thorac Surg Clin*. 2010;20:495-507.)

60% dos tumores primários da parede torácica são malignos. Embora possam ser diagnosticados em todos os grupos etários, têm maior propensão de malignidade nos extremos de idade: jovens e idosos.

Pacientes com tumores primários da parede do tórax em geral apresentam massa palpável. Em casos menos comuns, pacientes assintomáticos são diagnosticados devido ao achado acidental em exame de imagem. Massas de tecido mole são geralmente indolores, ao passo que lesões ósseas, tanto benignas quanto malignas, são geralmente dolorosas devido ao crescimento e à lesão periosteal. Os sintomas desenvolvem-se à medida que o tumor cresce e podem estar associados à invasão local de estruturas adjacentes. Não existem sinais ou sintomas específicos que distingam lesões benignas de malignas. A extensão local do tumor até o pulmão ou mediastino pode produzir sintomas associados. Devido à raridade da doença, o tempo entre início dos sintomas e diagnóstico geralmente é longo.[51]

A avaliação requer exames de imagem, como radiografia torácica, TC, RM e PET-FDG. A TC de tórax avalia a extensão de envolvimento ósseo, de tecidos moles, pleuras e mediastino, além de metástases pulmonares. A RM delineia melhor o envolvimento de tecidos moles, vasos e nervos, além da presença de extensão para medula espinal ou região epidural. Tumores benignos de tecidos moles em geral são pequenos e superficiais. Alguns apresentam aspecto clássico ao exame de imagem. Já tumores malignos são normalmente profundos na fáscia e têm aspecto escuro na imagem de RM ponderada em T1 e claro na imagem ponderada em T2.

A biopsia é geralmente mandatória para confirmar o diagnóstico e definir estratégias terapêuticas. Os métodos de biopsia incluem punção aspirativa e técnicas incisionais e excisionais.

A consideração acerca de futura ressecção pode determinar o tamanho e a localização da biopsia incisional.

A indicação cirúrgica baseia-se na avaliação de histologia, localização do tumor, grau de invasão local e presença de metástases. A ressecção completa e a reconstrução do defeito da parede torácica constituem a abordagem cirúrgica principal para a maior parte dos tumores da parede torácica. Exceções incluem pacientes com diagnóstico de sarcoma de Ewing ou plasmocitoma solitário. O sarcoma de Ewing é tratado primariamente com quimioterapia ou sequencialmente com radioterapia seguida de possível ressecção cirúrgica. Já o plasmocitoma solitário é tratado unicamente por meio de radioterapia. A ressecção cirúrgica de todos os tumores deve garantir margens negativas a fim de prevenir recidiva local.

Não existem atualmente diretrizes claras acerca do tamanho exato das margens, o qual depende principalmente do tipo específico de tumor e tamanho. A excisão de tumores que envolvem as costelas deve, em geral, incluir ressecção de todas ou da maior parte das costelas envolvidas, uma porção de quaisquer costelas adjacentes e ressecção em bloco de quaisquer estruturas associadas, incluindo porções da pleura, pulmão, pericárdio, timo ou diafragma. Tumores malignos de manúbrio, esterno, clavícula e escápula geralmente requerem excisão de todo o osso e tecido mole circunjacente, a fim de garantir margens negativas.[51] O fechamento de pequenos defeitos na parede torácica no caso de lesões pequenas pode, em geral, ser realizado de forma primária. Tumores maiores nos quais se antecipe defeito considerável requerem reconstrução esquelética e de tecido mole. Pedículos torácicos locais ou retalhos miocutâneos geralmente são utilizados para reconstruir defeitos grandes e incluem os músculos peitoral maior, grande dorsal, serrátil anterior, reto abdominal e oblíquo externo. Os materiais sintéticos utilizados incluem polipropileno (Marlex®), politetrafluoroetileno, metilmetacrilato e sistemas de osteossíntese com material implantável de titânio.[52] Essas técnicas de reconstrução são utilizadas principalmente para promover estabilidade da parede torácica, a fim de prevenir colapso de segmentos e comprometimento respiratório pós-operatório (Figura 58.32).

## Tumores ósseos

Tumores ósseos benignos incluem a displasia fibrosa do osso, que corresponde a aproximadamente 30% desses tumores. Condromas correspondem a 15 a 20% das lesões benignas da parede torácica e emergem a partir da junção costocondral anterior. O osteocondroma ocorre comumente em homens jovens como um tumor assintomático originado no córtex das costelas. O granuloma eosinofílico é um componente benigno da histiocitose fibrosa maligna e acomete primariamente homens. O envolvimento do crânio e das costelas é comum e aparece na forma de lesões expansíveis no exame radiográfico. Indicam-se biopsia excisional para lesões solitárias e radioterapia para lesões múltiplas. Cistos ósseos aneurismais ocorrem nas costelas e podem estar associados a trauma prévio. Suas características radiográficas incluem lesão lítica explosiva (Figura 58.33). A ressecção é recomendada para alívio da dor.

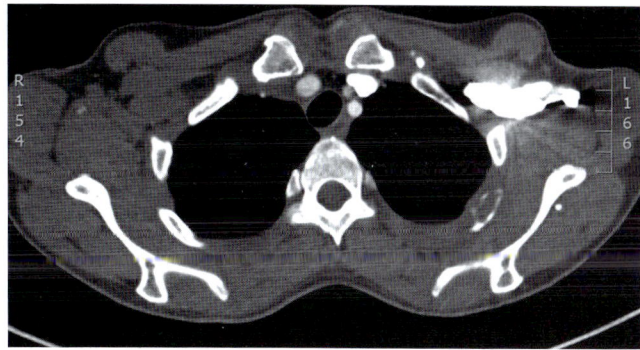

**Figura 58.33** Cisto ósseo aneurismal.

Os tumores ósseos malignos incluem o condrossarcoma, o mais comum da parede torácica e que corresponde a 20% de todos os tumores ósseos. Condrossarcomas surgem nas terceira e quarta décadas de vida. Suas características radiográficas incluem massa tumoral mal definida que destrói o osso cortical. O tratamento de escolha é a ressecção com margens amplas (3 a 5 cm). A sobrevida de 5 anos após ressecção completa é de aproximadamente 70%. Já o osteossarcoma (sarcoma osteogênico) surge mais frequentemente em ossos longos de adolescentes e adultos jovens. O osteossarcoma primário do tórax corresponde a 10 a 15% dos tumores malignos. O tumor apresenta crescimento rápido e suas características radiográficas incluem padrão de explosão solar à radiografia torácica. O sarcoma de Ewing acomete comumente os ossos de pelve, úmero ou fêmur de homens jovens. Trata-se do terceiro tumor maligno mais comum da parede torácica (5 a 10%). Suas características radiográficas incluem aspecto de casca de cebola com elevação periosteal e remodelamento ósseo. Com a terapia multimodal, a sobrevida de 5 anos é de 50%. O plasmocitoma solitário é um tumor raro que ocorre em homens idosos na forma de um tumor solitário doloroso que emerge dos plasmócitos. O mieloma múltiplo é o mesmo tumor emergindo de mais de um local. As características radiográficas incluem aspecto difuso "roído por traça" ou proeminente no osso. A doença sistêmica pode ser

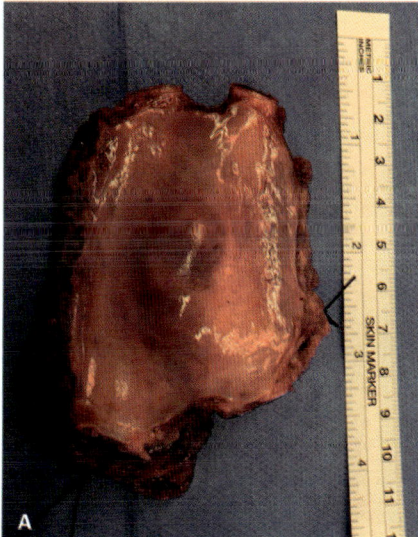
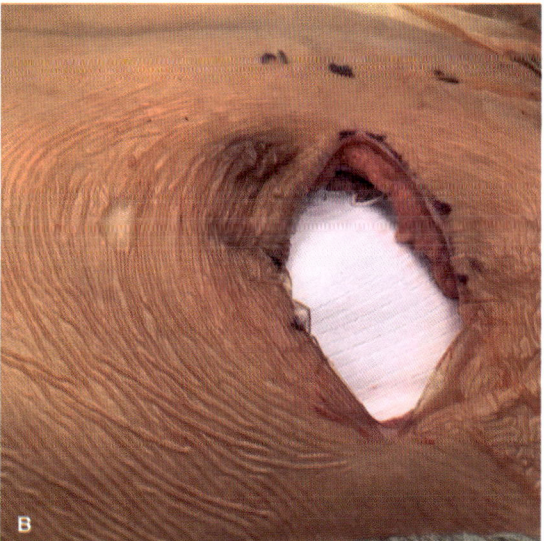

**Figura 58.32** Sarcoma sinovial da parede torácica em criança de 9 anos. **A.** Segmento da parede torácica esquerda (costelas 3 e 4). Realização de ressecção completa. As margens macroscópicas livres de tumor são verificadas no exame patológico final. **B.** Reconstrução do defeito da parede torácica utilizando placas sintéticas de politetrafluoroetileno (Gore-Tex®).

confirmada por meio de eletroforese de proteína sérica, urinálise (proteína de Bence-Jones) e punção de medula óssea. Recomenda-se radioterapia local para plasmocitoma solitário.

### Tumores de tecidos moles

Sarcomas de tecidos moles são os tumores malignos primários mais comuns da parede torácica. Realiza-se punção aspirativa ou biopsia incisional para estabelecer o diagnóstico (Figura 58.34). É necessária ressecção com margens amplas (3 a 5 cm). Esses tumores não devem ser removidos sem margens, mesmo quando houver presença de pseudocápsula. A ressecção completa é associada a excelente controle local e sobrevida prolongada. Combinações de quimioterapia e radioterapia podem ser empregadas como componentes do plano de tratamento multidisciplinar.

### Tumores metastáticos

Tumores metastáticos podem envolver a parede do tórax por meio de extensão direta, metástase via circulação linfática ou via hematogênica. Os cânceres de pulmão e de mama podem envolver a parede do tórax por extensão direta e, se identificados, deverão ser tratados por meio de ressecção da parede torácica juntamente com a ressecção do tumor primário.

### Infecções da parede torácica

Infecções da parede torácica são relativamente incomuns. A necrose de tecido mole secundária a uma infecção e lesão devido a radioterapia constituem a maioria dos casos atuais de ressecção não relacionados a tumores malignos. O risco de infecção da parede torácica é significativamente aumentado com estado imunocomprometido e histórico de cirurgia ou trauma na região do tórax. Ademais, pacientes com histórico de uso de fármacos intravenosos apresentam maior risco de desenvolvimento de artrite séptica das articulações esternoclavicular, esternocondral e manubrioesternal.[53] Os achados clínicos e exames laboratoriais podem não ser confiáveis ou ser inespecíficos no diagnóstico de infecção torácica. A TC de tórax geralmente detecta destruição óssea com precisão e a RM visualiza envolvimento de tecidos moles. Tanto a TC quanto a ultrassonografia podem ser adjuvantes úteis, guiando biopsias percutâneas e procedimentos de drenagem.

O carcinoma inflamatório das mamas não é uma infecção, mas pode mimetizar infecção de parede torácica. Pode ser necessária realização de biopsia para confirmar o diagnóstico. A doença de Mondor, tromboflebite das veias superficiais da mama e parede torácica anterior, também não é uma infecção. O diagnóstico pode precisar de ultrassonografia ou biopsia para confirmação. A síndrome de Tietze ou costocondrite geralmente é autolimitante e pode ser tratada com fármacos anti-inflamatórios não esteroidais e repouso. Devido ao suprimento sanguíneo limitado da cartilagem, a infecção nessa área pode ser difícil de se diagnosticar, podendo ser necessários desbridamento e reconstrução. Infecções de feridas no esterno constituem complicações secundárias de esternotomias ou cirurgia cardíaca. Infecções primárias espontâneas da parede do tórax podem ser causadas por diversas fontes como consequência de imunossupressão, organismos resistentes como tuberculose, ou infecção pelo HIV.

### Trauma da parede torácica

Traumas torácicos compreendem 10 a 15% de todos os traumas, com 30 a 55% dos politraumas envolvendo a parede do tórax. Segundo estudos, 10 a 15% dos traumas contusos da parede do tórax resultam em instabilidade da parede, com mortalidade ao redor de 20%. Apesar da natureza comum das lesões torácicas, a maioria não requer intervenção cirúrgica. Traumas contusos resultam de compressão significativa do tórax, causando fratura de costelas, lesão de tecidos moles e lesão intratorácica de graus variáveis devido ao efeito de esforço de estiramento e cisalhamento. Lesões abertas da parede torácica geralmente são feridas penetrantes.[54]

A radiografia e a TC de tórax são obtidas como parte dos exames secundários na avaliação de trauma torácico. A TC pode identificar anormalidades de costelas, parênquima ou outras. O trauma contuso da parede torácica comumente resulta em contusão dos tecidos e parênquima pulmonar subjacente. É necessário cuidado de suporte.

Fraturas de costela são provavelmente o tipo de trauma mais comum sofrido com contusões da parede torácica. Dos pacientes hospitalizados por trauma torácico, 4 a 10% geralmente apresentam fraturas de costela associadas. Outros achados comuns associados às fraturas são pneumotórax, hemotórax ou hemopneumotórax, os quais requerem tubo de toracostomia.

Os sintomas incluem dor durante a inspiração e sensibilidade pontual localizada. Imagens radiográficas podem confirmar o diagnóstico. A terapia ideal inclui alívio adequado da dor, fisioterapia agressiva, espirometria de incentivo e posição semissentada.

Algumas localizações nas quais são encontradas fraturas de costela requerem considerações especiais. Nas fraturas das três costelas mais superiores, deve-se considerar a possibilidade de lesão

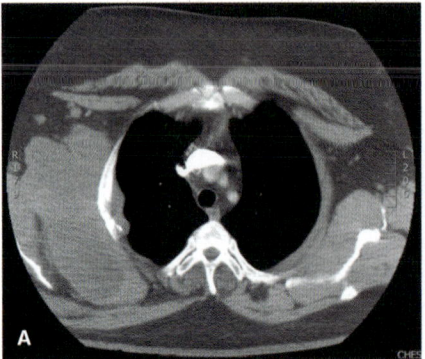
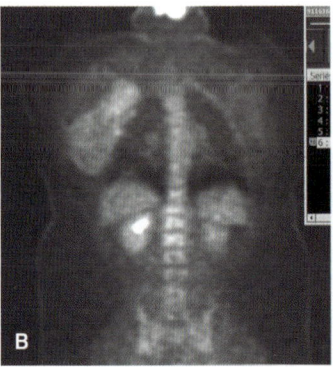
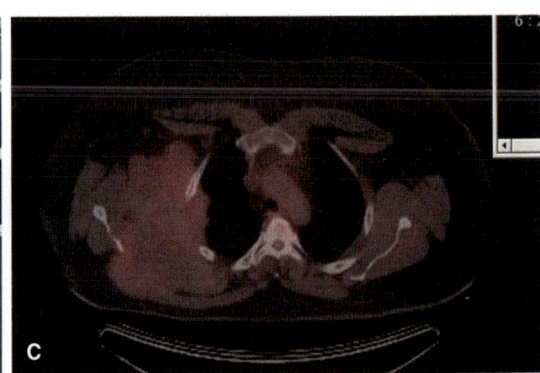

**Figura 58.34 A.** Tumor primário da parede torácica, tumor desmoide da parede lateral e posterior direita, demonstrado em imagem de tomografia computadorizada (TC). **B.** Tomografia por emissão de pósitrons com [18]F-fluorodesoxiglicose (PET-FDG) demonstrando discreta afinidade por FDG. Não foram identificados sítios de metástase. **C.** Imagem fusionada de TC e PET-FDG. A ressecção do tumor incluiu a musculatura e a parede torácica. Realizou-se reconstrução utilizando material protético e foi necessário criar um retalho muscular.

do plexo braquial e vasos da saída do tórax, incluindo ruptura de aorta. Fraturas na zona média (costelas 3 a 8) devem ser diagnosticadas cuidadosamente, visto que 6 a 8% dos casos são bilaterais e podem facilmente comprometer a função pulmonar a longo prazo quando o alívio da dor ou cuidados traqueobronquiais forem insuficientes. Idade avançada, tabagismo, doença pulmonar subjacente e baixa cooperação dos pacientes são fatores de prognóstico desfavorável para morbidade grave. É preciso descartar potenciais lesões de fígado, baço e rins no caso de fraturas das costelas mais inferiores (9 em diante). Rupturas diafragmáticas podem estar presentes concomitantemente. Contusão ou lesão de estruturas subjacentes deve ser suspeitada sempre que houver fratura de costela.

A instabilidade torácica pode ocorrer com fraturas múltiplas de costela, nas quais um segmento de no mínimo quatro costelas de dois diferentes locais são acometidos do mesmo lado. O tórax instável resulta em uma parede com movimento paradoxal durante a respiração (p. ex., depressão durante fase inspiratória negativa e extrusão durante fase expiratória positiva). A instabilidade vem geralmente acompanhada de contusão pulmonar subjacente, devendo ser tratada com alívio da dor, estabilização da parede torácica ou mesmo ventilação mecânica. Não existem atualmente diretrizes que definam as indicações para osteossíntese para restaurar a estabilidade da parede do tórax. Justifica-se a osteossíntese em caso de tórax instável que cause deformidade grave ou, excepcionalmente, dor intratável.

Lesões do esterno são incomuns e podem resultar de trauma contuso da parede anterior, em geral devido à colisão contra o volante de um automóvel durante acidente automobilístico. Deve-se considerar possível lesão subjacente cardíaca, como ruptura de aorta, contusão cardíaca, derrame pericárdico ou arritmia. Realizam-se monitoramento do ritmo cardíaco, observações seriadas com eletrocardiografia e enzimas cardíacas, bem como ecocardiografia, a fim de descartar tais lesões. Fraturas de clavícula podem estar associadas à lesão de grandes vasos ou do plexo braquial. São recomendados cuidados de suporte e estabilização.

## SÍNDROME DO DESFILADEIRO TORÁCICO

A síndrome do desfiladeiro torácico (SDT) diz respeito à compressão dos vasos subclávios e nervos do plexo braquial na região da entrada do tórax. Os sintomas desenvolvem-se mais comumente de maneira secundária ao comprometimento neural; todavia, há relato de sintomas vasculares e neurovasculares. Mulheres de meia-idade são mais comumente acometidas pela SDT. Os vasos subclávios e o plexo braquial podem sofrer compressão em diversos locais conforme passam entre a entrada do tórax e o membro superior (Figura 58.35). De medial a lateral, as regiões anatômicas são:

1. Triângulo interescaleno (artéria e nervos)
2. Espaço costoclavicular (veia)
3. Área subcoracoide (artéria, veia, nervos)

### Diagnóstico

Os sintomas associados à SDT variam, dependendo da estrutura anatômica comprimida. Manifestações neurogênicas são relatadas em mais de 90% dos casos. Os sintomas da compressão da artéria subclávia incluem fadiga, fraqueza, temperatura fria, claudicação de membro superior, trombose e parestesia. A trombose com embolização distal é rara, produzindo sintomas vasomotores (fenômeno de Raynaud) na mão ou alterações isquêmicas. A compressão venosa resulta em edema, distensão venosa, formação de aneurisma colateral e cianose do membro acometido. A SDT venosa pode

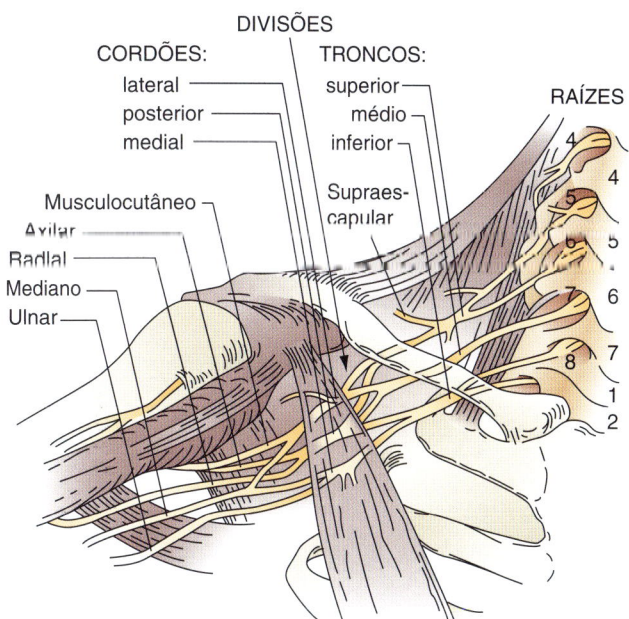

**Figura 58.35** Vista detalhada do plexo braquial. (De Urschel HC, Razzuk M. Upper plexus thoracic outlet syndrome: Optimal therapy. *Ann Thorac Surg*. 1997;63:935-939.)

ser caracterizada por edema do membro superior, distensão venosa ou trombose de esforço, também denominada *síndrome de Paget-Schroetter*.

O diagnóstico da SDT neurogênica é realizado inicialmente de forma clínica. A avaliação objetiva inclui radiografia de tórax e coluna cervical. A TC e a RM podem ser úteis para descartar estreitamento de forames intervertebrais ou doença de disco intervertebral. Exames de Doppler e/ou exames de imagem vasculares (TC ou angiografia/venografia convencional) podem ser indicados para avaliar a extensão do comprometimento vascular e avaliar a formação de aneurisma ou trombose venosa. A SDT neurogênica precisa ser confirmada por meio da condução de exames de nervos a fim de localizar a área de comprometimento da condução neural, bem como descartar outras síndromes compressivas, como síndrome do túnel do carpo. O manejo não cirúrgico é indicado primeiro para todos os pacientes com SDT neurogênica. A cirurgia é necessária em pacientes com sintomas persistentes, atrofia muscular ou déficit progressivo. A SDT vascular deve ser confirmada por meio de exames objetivos.

As manobras clínicas para avaliar pacientes com suspeita de SDT são realizadas no sentido de identificar perda ou redução do pulso radial ou reproduzir os sintomas neurológicos. É necessária definição clara, objetiva e válida da SDT. Testes evocativos para evidenciar os sintomas incluem os seguintes (Figura 58.36):

- Teste de Adson (escaleno). O paciente inspira até o máximo e segura a respiração com o pescoço completamente estendido e a cabeça virada para o lado acometido. Essa manobra estreita o espaço entre o escaleno anterior e médio, resultando na compressão da artéria subclávia e do plexo braquial. Redução ou perda do pulso radial ipsilateral sugere compressão
- Teste de Halsted (costoclavicular). O paciente é instruído a posicionar os ombros em posição militar (tracionados para trás e para baixo) a fim de estreitar o espaço costoclavicular entre a primeira costela e a clavícula, causando compressão neurovascular. Reprodução dos sintomas neurológicos ou redução ou perda do pulso radial ipsilateral sugerem compressão

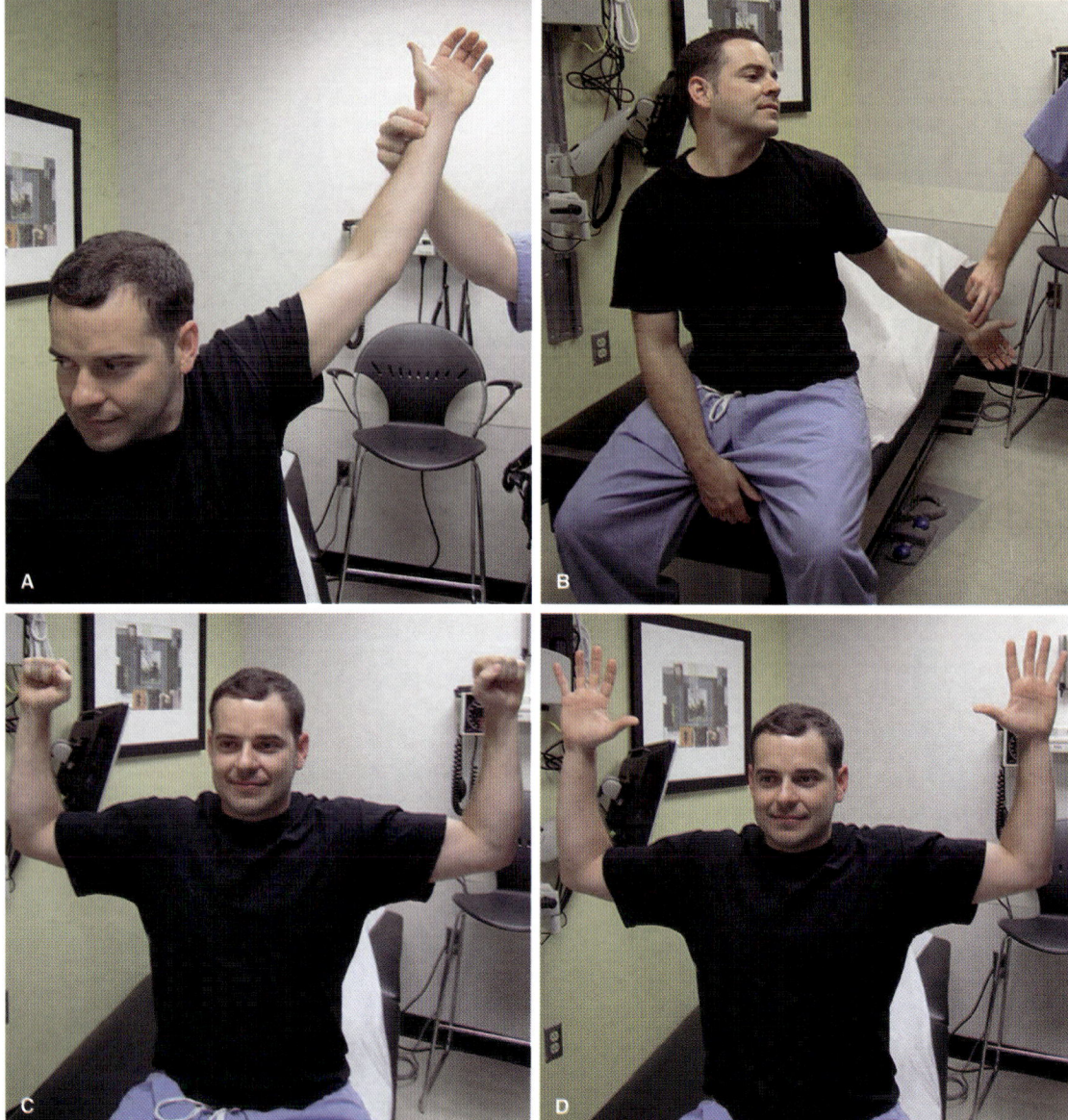

**Figura 58.36** Fotografias clínicas demonstrando os testes físicos evocativos para a síndrome do desfiladeiro torácico. **A.** Teste de Wright. **B.** Teste de Adson. **C** e **D.** Teste de Roos. (De Kuhn JE, Lebus VG, Bible JE. Thoracic outlet syndrome. *J Am Acad Orthop Surg.* 2015;23:222-232.)

- Teste de Wright (hiperabdução). O braço do paciente é hiperabduzido em 180°, o que causa compressão das estruturas neurovasculares na região subcoracoide pelo tendão do músculo peitoral, cabeça do úmero ou processo coracoide. Perda ou redução do pulso radial ipsilateral sugere compressão
- Teste de Roos. O paciente abduz o braço acometido em 90° com rotação externa do ombro. Mantendo essa posição corporal, o teste modificado de Roos é realizado abrindo-se e fechando-se a mão rapidamente por 3 minutos na tentativa de reproduzir os sintomas. Adicionalmente, o comprometimento neurogênico pode ser detectado utilizando-se testes provocativos, como percussão do nervo (sinal de Tinel) ou flexão do cotovelo ou pulso (sinal de Phalen).

## Manejo

Os resultados do tratamento da SDT são variáveis devido à existência de critérios objetivos inconsistentes no diagnóstico, em vez de um diagnóstico clínico. O manejo inicial é não cirúrgico. É necessário realização de fisioterapia. O trabalho mecânico repetitivo do membro superior e o trauma muscular devem ser eliminados. Indicações cirúrgicas incluem falha do tratamento conservador, sintomas neurológicos progressivos, velocidade de condução prolongada dos nervos ulnar e mediano, estreitamento ou oclusão da artéria subclávia e trombose da veia axilar ou subclávia. O objetivo principal da cirurgia é liberar o ponto de estreitamento/pressão na saída do tórax. Isso é obtido, na maioria dos casos, por meio de desinserção dos músculos escalenos anterior e médio da primeira costela e ressecção desta última (na presença de costela acessória, realiza-se também sua ressecção). Intervenções adicionais podem incluir liberação do músculo peitoral menor de sua inserção no processo coracoide e neurólise da fibrose densa ao longo do plexo braquial. Abordagens supraclaviculares, axilares, posteriores e toracoscópicas/robóticas já foram utilizadas para ressecção da primeira costela. Independentemente da abordagem, componentes-chave da cirurgia incluem identificação e preservação de plexo braquial, nervo frênico, nervo torácico pulmonar e veia e artéria subclávias. O manejo cirúrgico pode produzir excelentes resultados em pacientes adequadamente selecionados. Medidas objetivas e estudos clínicos são necessários a fim de comparar os desfechos da cirurgia para SDT com a abordagem não cirúrgica. A taxa de sucesso com cirurgia é de aproximadamente 70% em 5 anos. Sintomas recorrentes podem requerer nova cirurgia em até um terço dos pacientes.[55]

## PLEURA

### Derrames pleurais

O espaço pleural é um espaço potencial definido normalmente pela pequena quantidade de líquido pleural que separa as pleuras visceral e parietal. Muitos problemas benignos e malignos do espaço pleural podem perturbar o equilíbrio entre produção e absorção do líquido, levando a vários problemas pleurais, incluindo maior efeito de massa devido à presença de ar, líquido ou tumores no parênquima pulmonar ipsilateral e no coração, infecção ou dispneia e disfunção pulmonar. A causa dos derrames pleurais é bastante variável (Boxe 58.3).

O movimento de líquido pelas membranas pleurais é regido pela lei de Starling de trocas capilares. A quantidade de líquido pleural é controlada pelo equilíbrio entre as pressões osmótica e hidrostática dentro do espaço pleural e capilares pleurais. Sob circunstâncias normais, a pressão resultante move o líquido da pleura parietal para o espaço pleural. Estima-se que o espaço pleural contenha uma quantidade mínima de líquido (cerca de 0,3 m$\ell$/kg) e que, em homeostase, o *turnover* de líquido seja aproximadamente 0,15 m$\ell$/kg/h. Sob condições fisiológicas, a maior parte do líquido pleural é reabsorvida via vasos linfáticos da pleura parietal, pois as proteínas que adentram o espaço não podem transpor a pleura visceral relativamente impermeável. A pleura parietal e sua vascularização linfática têm significativa capacidade de remoção de proteínas e líquidos. Um pequeno desequilíbrio de acúmulo e absorção pode causar desenvolvimento de derrame pleural. Os fatores que causam derrame incluem aumento da pressão hidrostática, redução da pressão osmótica do plasma e redução ou interrupção da drenagem linfática.

O líquido pleural tem característica de transudato ou exsudato. Derrames com aspecto de transudato têm baixo nível de proteínas e resultam em alteração do equilíbrio hídrico do espaço pleural. Já derrames do tipo exsudato são ricos em proteínas e podem estar relacionados à interrupção da reabsorção pleural ou linfática. Após a drenagem, o líquido deve ser avaliado segundo os critérios de Light. O exsudato é definido como (1) relação entre proteínas do líquido pleural e proteínas séricas maior que 0,5, (2) relação entre lactato-desidrogenase (LDH) do líquido pleural e LDH sérica maior que 0,6, ou (3) LDH do líquido pleural 1,67 vez maior que o nível do soro normal ou mais. Ademais, o líquido pleural precisa ser também avaliado com relação às suas características macroscópicas (seroso, sanguinolento, leitoso, turvo ou purulento). Deve-se realizar citologia do líquido pleural, contagem de células, coloração de Gram, cultura para organismos aeróbicos, anaeróbicos e fúngicos, teste de tuberculose e bioquímica com mensuração das proteínas, glicose, LDH e pH simultaneamente do líquido pleural e do soro. Os objetivos do tratamento para pacientes com derrame pleural incluem obtenção de diagnóstico, alívio ou eliminação de sintomas como dispneia, otimização da expansão pulmonar e minimização ou eliminação da hospitalização.[18,56]

### Derrames pleurais benignos

A maioria dos derrames pleurais benignos são transudatos de fluxo livre sem loculação, de modo que o tratamento deve ser direcionado à causa de base, como insuficiência cardíaca congestiva, ascite

---

**Boxe 58.3** Derrames pleurais.

**Causas de derrames transudativos**
Insuficiência cardíaca congestiva
Cirrose
Síndrome nefrótica
Hipoalbuminemia
Retenção/sobrecarga de líquidos
Embolismo pulmonar
Colapso lobar
Síndrome de Meigs

**Causas de derrames exsudativos**
Malignas
    Carcinoma pulmonar primário ou metastático
    Linfoma
    Mesotelioma
Infecciosas
    Bacterianas (parapneumônicas)/empiema
    Tuberculose
    Fúngicas
    Virais
    Parasíticas
Relacionadas à doença de colágeno vascular
    Artrite reumatoide
    Granulomatose de Wegener
    Lúpus eritematoso sistêmico
    Síndrome de Churg-Strauss
Relacionadas a doenças abdominais/gastrintestinais
    Perfuração esofágica
    Abscesso subfrênico
    Pancreatite/pseudocisto pancreático
    Síndrome de Meigs
Outras
    Quilotórax
    Uremia
    Sarcoidose
    Secundária a enxerto de *bypass* de artéria coronária
    Radioterapia/trauma
    Síndrome de Dressler
    Embolismo pulmonar com infarto
    Relacionada à asbestose

---

ou má nutrição. Os sintomas típicos são dispneia ou tosse. O líquido pleural pode ser identificado na radiografia de tórax; a presença de 300 m$\ell$ de líquido causa atenuação do ângulo costofrênico na projeção com coluna ereta. O exame clínico pode detectar 500 m$\ell$ de líquido ou mais. A toracocentese inicial deve atingir drenagem completa para diagnóstico e tratamento. Ademais, deve-se buscar evidência radiográfica de reexpansão completa do pulmão. O insucesso em obter expansão completa do pulmão sugere pulmão "aprisionado", o que pode requerer descorticação, particularmente quando os sintomas persistirem, como a dispneia. O alívio dos sintomas com a toracocentese em geral indica que a causa era o derrame pleural. Em alguns casos, os sintomas não são aliviados pela toracocentese, sendo necessário diagnóstico alternativo.

É possível haver derrames recorrentes, necessitando de toracocenteses repetidas. Terapias alternativas, como inserção de tubo torácico (toracostomia) ou drenagem toracoscópica com ou sem pleurodese mecânica e química podem ser consideradas.

É necessário aposição da pleura visceral e parietal para se obter a pleurodese. A drenagem do derrame pode ser diagnóstica e terapêutica. Agentes esclerosantes podem ser inseridos a fim de facilitar a sínfise pleural. Isso é conseguido de modo mais eficiente com uso de uma pasta composta por 5 g de talco em 100 m$\ell$ de solução salina injetados no tubo torácico. A drenagem toracoscópica assistida por vídeo também pode ser diagnóstica e terapêutica. A biopsia pleural ou a ressecção em cunha do pulmão podem ser facilmente realizadas a fim de facilitar o diagnóstico. Durante a cirurgia, realiza-se abrasão pleural mecânica ou pleurodese química com talco. O talco é insuflado dentro do hemitórax de modo a cobrir todas as superfícies pleurais viscerais (p. ex., talco em pó). A pleurectomia não é em geral necessária; todavia, derrames pleurais persistentes e o aprisionamento pulmonar podem não ser aliviados somente com medidas mais conservadoras. Pode ser necessário descorticação.

### Derrame pleural maligno

Pacientes com malignidade conhecida ou prévia podem desenvolver DPM. Em 25% dos DPM, não se realiza diagnóstico histológico de câncer por meio do líquido após duas toracocenteses. A drenagem é necessária para aliviar a dispneia (Figura 58.37).

O DPM é um derrame com citopatologia positiva. Nem todos os derrames pleurais associados com malignidade são causados por envolvimento direto ou metastático da pleura. Pode haver outros mecanismos que contribuem com esse desenvolvimento (obstrução bronquial ou linfática, hipoproteinemia e acúmulo por envolvimento subdiafragmático). Embora a avaliação citológica repetida de um derrame pleural atinja altos valores preditivos positivos e negativos, esse procedimento diagnóstico apresenta importantes limitações. O diagnóstico de câncer é estabelecido após três toracocenteses em 70 a 80% dos pacientes. A toracoscopia é diagnóstica em 92% dos pacientes.

Um paciente com DPM apresenta mediana de sobrevida igual a 90 dias. Pacientes com câncer de mama e DPM apresentam sobrevida mediana de aproximadamente 5 meses. Já pacientes com linfoma em geral apresentam sobrevida mais longa.

O tratamento local do DPM não afeta o processo da doença sistêmica, mas pode promover significativo alívio dos sintomas. Drenagens pleurais repetidas realizadas conforme os sintomas podem ajudar no alívio da dispneia. A inserção alternativa de cateter pleural a longo prazo deve ser considerada, visto que esses dispositivos não só permitem drenagem repetida do DPM, como também induzem pleurodese em até 70% dos casos. A inserção de cateter secundário (*pigtail*) ou tubo torácico com tentativa de induzir pleurodese com talco constitui opção alternativa de tratamento. As complicações do tratamento incluem hemotórax, loculação do líquido, empiema, insucesso da pleurodese com recidiva do derrame e aprisionamento pulmonar causado por crescimento tumoral e deposição de fibrina no pulmão. A pleurectomia cirúrgica e a pleurodese aberta são reservadas para pacientes nos quais outras terapias não tenham sido bem-sucedidas e cuja expectativa de vida seja razoavelmente longa. O uso de pasta de talco após inserção de tubo torácico e drenagem do derrame apresenta tanta eficácia quanto a pleurodese com talco realizada via VATS.

### Empiema

O empiema é uma infecção do espaço pleural que comumente forma exsudato. Empiemas progridem a partir de uma fase aguda com líquido pouco viscoso que pode ser drenado completamente por tubo torácico ou cateter de calibre delgado. O processo em geral piora à medida que o líquido se torna mais turvo e espesso e começa a formar loculação. Debris mucopurulentos formam-se dentro do espaço pleural e comprimem o parênquima pulmonar subjacente. Na fase de organização ou crônica, observam-se maior aprisionamento pulmonar e crescimento capilar com desenvolvimento de uma carapaça pleural, a qual aprisiona o pulmão.

O empiema ocorre tipicamente após derrame pleural reativo consequente a uma infecção pulmonar. Essas infecções em geral resultaram de pneumonia estreptocócica ou pneumocócica. Atualmente, causas comuns de empiema incluem microrganismos anaeróbicos e gram-negativos. Também pode ser encontrado empiema tuberculoso. O empiema pode ocorrer após trauma ou

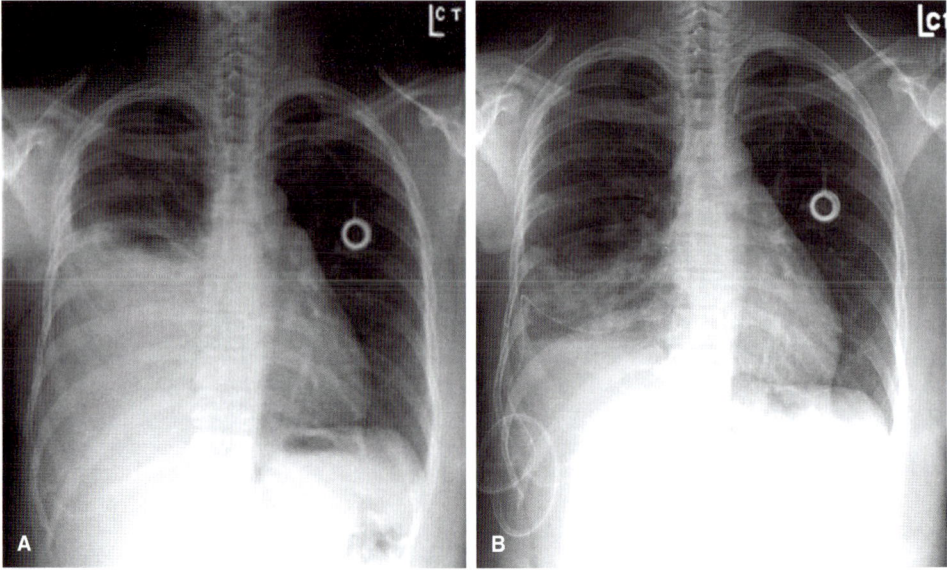

**Figura 58.37** **A.** Derrame pleural maligno causando dispneia. Um cateter persistente a longo prazo foi inserido ambulatorialmente para facilitar a drenagem em casa, a fim de prevenir a dispneia. Não foi necessário hospitalização. **B.** Após drenagem. O cateter pleural persistente é eficaz em pacientes com aprisionamento pulmonar. A cada dois ou mais dias, a drenagem reduz o comprometimento do pulmão contralateral e previne desvio mediastinal.

cirurgia torácica (devido a espaço pleural residual ou fístula broncopleural), disseminação hematogênica, ruptura de abscesso pulmonar ou mediastinal, ou perfuração esofágica.

Os sintomas geralmente incluem sintomas constitucionais de mal-estar geral, febre, perda de apetite e perda de peso. É comum haver tosse e dispneia em caso de presença de infecção pulmonar. A avaliação inclui radiografia torácica e TC do tórax e abdome superior.

O tratamento do empiema depende da extensão da doença e sua localização. É necessário realizar drenagem completa. Antibióticos e cuidados de suporte (p. ex., fluidoterapia, nutrição, cuidados com a pele) são comumente iniciados. Em espaços pleurais sem complicações, a drenagem completa pode ser realizada por meio de inserção de dreno pleural (cateter *pigtail*) com auxílio de ultrassom. Já no derrame com loculação, pode ser necessário mais de um cateter. Tubos torácicos maiores auxiliam na drenagem de derrames turvos. O uso de agentes fibrinolíticos pode ser eficaz. O ativador de plasminogênio tecidual e a DNase, quando administrados por via intrapleural, podem melhorar a drenagem e reduzir a necessidade de drenagem cirúrgica. A descorticação por VATS e a toracotomia com desbridamento, ou a descorticação formal em empiemas de estágio avançado são reservadas para casos de insucesso do tratamento com sintomas persistentes de dispneia, loculação ou sepse persistente.

A ocorrência de fístula broncopleural após lobectomia ou pneumectomia predispõe à formação de empiema. O manejo da fístula broncopleural requer avaliação da causa de base da fístula, drenagem da infecção e obliteração do espaço pleural residual com cuidados gerais de suporte. O empiema crônico com espaço pleural residual pode ser tratado por meio de drenagem, retalho cutâneo (retalho de Eloesser) com eventual transposição muscular e fechamento da pele. Raramente é necessária ressecção pulmonar ou pleuropneumectomia.

## Quilotórax

Ocorre quilotórax quando o quilo do ducto torácico é drenado para dentro do espaço pleural. O quilo é um líquido leitoso esbranquiçado com alta concentração de triglicerídeos e quilomícrons, bem como leucócitos. É altamente rico em nutrientes e depende do estado nutricional do paciente. Pode se apresentar límpido. Há múltiplas causas para o quilotórax (Boxe 58.4).

Os sintomas do quilotórax incluem dispneia ou tosse. Ademais, devido às consequências nutricionais do extravasamento crônico de quilo (p. ex., perda de gordura, proteínas) e volume extravasado (0,5 a 3,0 $\ell$/dia), necessita-se realizar reposição hídrica e nutricional e correção do problema subjacente. O diagnóstico pode ser estabelecido por meio de toracocentese ou drenagem do líquido no tubo torácico. A análise do líquido pleural com quilomícrons confirma o diagnóstico. Medidas conservadoras são utilizadas inicialmente, como dieta à base de triglicerídeos de cadeia média ou nutrição parenteral total e administração de ocreotida. Se as medidas conservadoras falharem, poder-se-á considerar intervenção cirúrgica entre os dias 7 e 14. A ligação do ducto torácico onde o mesmo adentra o tórax pelo hiato diafragmático é comumente realizada via toracotomia ou toracoscopia. A administração de óleo de oliva ou sorvete pela sonda nasogástrica no momento da cirurgia pode aumentar a drenagem de quilo para o campo cirúrgico, auxiliando na identificação da área do tórax onde houve ruptura do ducto torácico. Técnicas percutâneas com canulação por agulha e oclusão do ducto estão em crescimento atualmente como métodos de igual eficiência e menor invasividade para tratamento do extravasamento de quilo.

**Boxe 58.4** Quilotórax.

Traumático (tórax e pescoço)
   Contuso
   Penetrante
Iatrogênico
   Cateterização, particularmente de veia subclávia
   Pós-cirúrgico
   Excisão de linfonodos cervicais/supraclaviculares
   Dissecções radicais de linfonodos do pescoço ou tórax
   Ressecção pulmonar, esofágica ou mediastinal
   Reparo de aneurisma torácico
   Simpatectomia
   Cirurgia cardiovascular congênita
Tumores
   Linfoma, tumores pulmonares, esofágicos ou mediastinais
   Carcinoma metastático
Infeccioso
   Linfadenose tuberculosa
   Mediastinite
   Linfangite ascendente
Outros
   Linfangioleiomiomatose
   Trombose venosa
   Congênito

## Pneumotórax

O pneumotórax é o acúmulo de ar dentro do espaço pleural. Pode ocorrer devido a trauma, cirurgia, punção aspirativa, inserção de cateter central, pressão aumentada devido a ventilação mecânica ou doenças pulmonares (p. ex., DPOC, fibrose cística ou pulmonar) ou outras condições (p. ex., pneumotórax catamenial) (Boxe 58.5). Ocorre pneumotórax espontâneo primário como consequência de bolhas subpleurais ou outra doença pulmonar. Já o pneumotórax hipertensivo ocorre quando o ar continua adentrando o espaço pleural sem descompressão. Esse problema resulta em pressão positiva torácica, que causa compressão do pulmão e mediastino, desvio do mediastino para o lado contralateral do tórax e redução na ventilação e retorno venoso. A doença pode causar colapso cardiopulmonar e óbito. A descompressão imediata com agulha ou tubo torácico pode salvar a vida do paciente.

Os sintomas do pneumotórax incluem dor e dispneia. Pacientes com pneumotórax espontâneo em geral são homens altos e magros. Exames de imagem diagnósticos incluem radiografia torácica e, ocasionalmente, TC. Bolhas apicais de tamanhos variados são comuns. A TC pode ser realizada para avaliar a causa de pneumotórax espontâneo ou presença de outra doença pulmonar oculta. Pode ou não haver presença de enfisema subcutâneo.

O tratamento depende do tamanho e dos sintomas. Pneumotórax menores podem ser acompanhados e podem se resolver de maneira espontânea, particularmente casos que ocorrem após punção aspirativa para biopsia pulmonar. A progressão do tamanho do pneumotórax requer intervenção com drenagem. O pneumotórax espontâneo inicial pode ser tratado por meio de drenagem por cateter fino ou tubo torácico, resolução do espaço de ar e cessação do extravasamento de ar. Extravasamentos persistentes (> 5 dias) ou falha na expansão pulmonar completa sugerem necessidade de intervenção adicional.

> **Boxe 58.5** Pneumotórax.
>
> Espontâneo
>   Primário
>   Secundário
>   • DPOC
>   • Doença bolhosa
>   • Fibrose cística
>   • Relacionado a pneumocistose
>   • Cistos congênitos
>   • FPI
>   • Embolismo pulmonar
>   Catamenial
>   Neonatal
> Traumático
>   Penetrante
>   Contuso
> Iatrogênico
>   Ventilação mecânica
>   Punção com agulha: toracocentese, PAAF de nódulo pulmonar, inserção de cateter central
>   Pós-cirúrgico

DPOC, doença pulmonar obstrutiva crônica; FPI, fibrose pulmonar idiopática; PAAF, punção aspirativa com agulha fina.

A intervenção cirúrgica é recomendada para pacientes com persistência ou recidiva de pneumotórax espontâneo, ou que desenvolvem pneumotórax contralateral. Pacientes que sofreram evento de pneumotórax espontâneo e ainda não foram submetidos à cirurgia devem evitar profissões de alto risco (p. ex., mergulho, pilotar avião), visto que o risco de recidiva é importante. O reparo cirúrgico em geral inclui toracoscopia para identificar bolhas apicais, as quais são excisadas com grampos endoscópicos. É realizada abrasão mecânica da pleura parietal. Pode ser considerada pleurodese com talco em pacientes com malignidade ou pacientes mais idosos.

## Mesotelioma

O mesotelioma pleural maligno (MPM) difuso é um tipo de malignidade altamente agressiva que surge a partir de células mesoteliais que revestem as pleuras parietal e visceral. A patogênese do MPM está intimamente relacionada à exposição ao asbesto com longo período de latência (15 a 40 anos) entre exposição primária e desenvolvimento da doença. Os subtipos histológicos incluem histologia epitelial, sarcomatoide ou mista. O tipo epitelial puro apresenta prognóstico mais favorável. Os sintomas incluem falta de ar, tosse, derrame pleural, perda de peso, dor torácica e febre. Os exames de imagem incluem radiografia torácica, TC, RM e PET-FDG para determinar a extensão da invasão tumoral e pesquisar metástases ocultas, incluindo mediastinais. O ecocardiograma é realizado com intuito de determinar o envolvimento e a função cardíaca. O diagnóstico é estabelecido com base na biopsia pleural, que pode ou não incluir toracocentese, ou biopsias incisionais via toracoscopia ou técnicas abertas. O estágio da doença é determinado por extensão e invasividade do tumor no tórax (descritor T), disseminação para linfonodos intra e extratorácicos (descritor N) e presença de metástase (descritor M). Devido ao início insidioso dos sintomas clínicos, a maioria dos pacientes com MPM são diagnosticados com doença avançada. Desse modo, a sobrevida é extremamente baixa, variando entre 4 e 12 meses. Protocolos de quimioterapia avançados podem estender a sobrevida (sobrevida mediana de 19 meses), embora não ofereçam cura (sobrevida de 5 anos < 5%). Pacientes específicos diagnosticados com doença em estágio inicial, cuja histologia seja puramente epitelial e com bom estado funcional, podem ser considerados para abordagem terapêutica multimodal com cirurgia. Muitos protocolos de quimioterapia adjuvante e neoadjuvante com cisplatina e radioterapia são administrados sequencialmente em conjunto com a cirurgia para estender a sobrevida. O objetivo da cirurgia no MPM é realizar ressecção macroscópica completa (RMC) do tumor. Isso pode ser conseguido por meio de pneumectomia extrapleural (PEP – ressecção de todo o pulmão, incluindo pleuras visceral e parietal e diafragma +/− pericárdio por meio de uma toracotomia posterolateral ampla) ou por meio de pleurectomia estendida e descorticação (PED – ressecção de toda a pleura parietal e visceral e diafragma +/− pericárdio preservando o parênquima pulmonar por meio de toracotomia posterolateral ampla). A PEP é a cirurgia mais extensa para MPM, sendo considerada a RMC mais extensa e estando associada a altas mortalidade (5 a 20%) e morbidade (40 a 60%). A PED é uma cirurgia que preserva o pulmão e oferece RMC menos extensa, sendo mais segura que a PEP. Consequentemente, em muitos centros, realizou-se substituição da PEP pela PED como procedimento de escolha na RMC de MPM. O período mediano de sobrevida de pacientes submetidos a tratamento com multimodalidades para MPM situa-se na faixa de 24 a 36 meses. Os cuidados paliativos para pacientes com MPM podem incluir inserção de cateter pleural persistente e pleurodese.[57]

## Tumor fibroso solitário da pleura

Tumores fibrosos solitários são tumores mesenquimais fibroblásticos raros que emergem a partir da pleura visceral ou parietal. Raramente sofrem metástase; todavia, pode ocorrer recidiva local e transformação para tipo sarcomatoso maligno. Os tumores geralmente se ligam à pleura por um pedículo delgado e podem se tornar bastante grandes. Os sintomas relacionam-se na maioria dos casos ao efeito da massa no tórax, com até 20% estando associados a baqueteamento digital e osteoartropatia pulmonar hipertrófica. O tratamento baseia-se na ressecção cirúrgica do tumor, seu pedículo e a pleura/pulmão na base do pedículo. A ressecção em cunha do tecido pulmonar é suficiente na maioria dos casos para remover o pedículo e outras aderências do tumor ao pulmão. Indica-se acompanhamento desses pacientes a longo prazo.

# MEDIASTINO

Anormalidades mediastinais podem se manifestar como massa assintomática identificada no exame radiográfico de tórax ou com sintomas significativos, incluindo hipoxia, edema de face e angústia respiratória aguda. Os sintomas relacionam-se ao envolvimento de estruturas específicas do mediastino. Exames de imagem do tórax com TC contrastada e RM exercem um papel crítico na caracterização das massas mediastinais. Podem ser necessárias citologia por meio de punção com agulha fina, *core biopsia* ou biopsia cirúrgica a fim determinar o diagnóstico e a terapia ideal. Massas mediastinais diferem entre adultos e crianças. As massas mediastinais mais comuns (Boxe 58.6) de adultos são timomas e cistos tímicos, tumores neurogênicos, outros cistos, tumores de células germinativas e linfomas. Em crianças, as doenças mais comuns são os tumores neurogênicos, tumores de células germinativas e linfomas. Cistos pericárdicos e timomas são incomuns em crianças. Tumores malignos do mediastino correspondem a 25 a 50% das massas mediastinais de adultos. Linfomas, timomas, tumores de células germinativas, carcinomas primários e tumores neurogênicos são os mais comuns.

### Boxe 58.6 Mediastino: classificação de tumores primários e cistos mediastinais.

Timoma
    Carcinoma tímico
Linfoma
    Linfoma Hodgkin
    Linfoma linfoblástico
    Linfoma de grandes células
Tumores de células germinativas
    Teratodermoide (benigno/maligno)
    Seminoma
    Não seminoma
- Embrionário
- Coriocarcinoma
- Endodérmico

Carcinomas primários
    Tumores mesenquimais
- Fibroma/fibrossarcoma
- Lipoma/lipossarcoma
- Leiomioma/leiomiossarcoma
- Rabdossarcoma
- Xantogranuloma
- Mixoma
- Mesotelioma
- Hemangioma
- Hemangioendotelioma
- Hemangiopericitoma
- Linfangioma
- Linfangiomioma
- Linfangiopericitoma

    Tumores endócrinos
- Tumor de tireoide intratorácico
- Adenoma/carcinoma de paratireoide
- Carcinoide

Cistos
    Broncogênico
    Pericárdico
    Entérico
    Tímico
    Ducto torácico
    Inespecífico
Hiperplasia gigante de linfonodos
    Doença de Castleman
Condroma
Hematopoese extramedular
Tumores neurogênicos
    Neurofibroma
    Neurilemoma
    Paraganglioma
    Ganglioneuroma
    Neuroblastoma
    Quimiodectoma
    Neurossarcoma

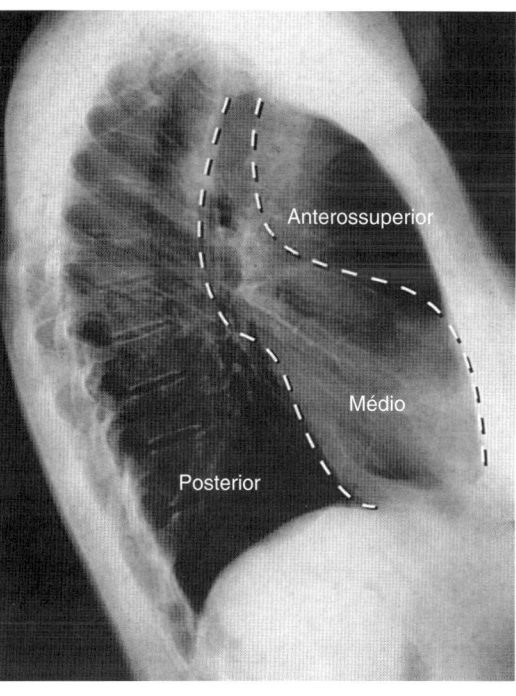

**Figura 58.38** Radiografia lateral de tórax demonstrando o mediastino representado em três subdivisões anatômicas.

Muitas lesões mediastinais ocorrem em locais característicos dentro do mediastino (Figura 58.38). Podem causar sintomas específicos devido a compressão ou invasão de estruturas adjacentes. Aproximadamente metade de todas as massas localizam-se no mediastino anterossuperior, com o restante dividido entre o mediastino posterior e médio.

## Compartimento anterossuperior

O compartimento anterossuperior do mediastino é limitado pela superfície inferior do esterno ventralmente, pericárdio dorsalmente e pleura visceral lateralmente (na aposição da pleura com o pericárdio). Em adultos com mais de 40 anos, timomas são o tumor mais frequente do mediastino anterossuperior, sendo a segunda doença mais comum o bócio retroesternal. Outras doenças incluem linfomas, seminomas, tumores de células germinativas não seminomas e teratomas. Entre as idades de 10 e 40 anos, linfomas e teratomas são os tumores mais frequentes do mediastino anterossuperior de mulheres e linfomas, seminomas e tumores de células germinativas não seminomas são os mais frequentes da região em homens. Em crianças com idade inferior a 10 anos, linfomas e teratomas são os tumores mais frequentes do mediastino anterior. Nesse grupo etário, também podem ser encontradas doenças benignas do timo, como cistos tímicos ou hiperplasia tímica. Doenças adicionais do mediastino anterior incluem tumores carcinoides, os quais podem ser encontrados no timo, e carcinomas primários do mediastino, em geral não excisáveis, com baixa responsividade a tratamento (Figura 58.39).[58]

## Compartimento médio

O compartimento médio (ou visceral) estende-se desde (e contém) estruturas da entrada do tórax (superiormente), pericárdio anteriormente, até a superfície anterior das vértebras posteriormente. Podem ocorrer linfomas no mediastino médio. Tumores cardíacos, de grandes vasos, traqueia, brônquios principais e esôfago podem ser considerados tumores do compartimento médio. Doenças benignas, como cistos pericárdicos e broncogênicos, também ocorrem nessa região. Massas vasculares e aumentos de volume podem representar doenças aórticas como aneurisma, abscesso ou dissecção.

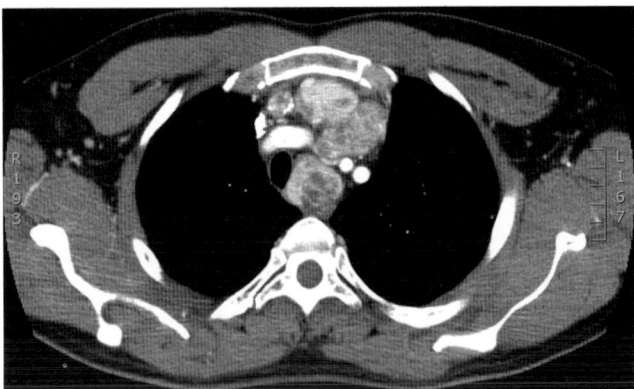

**Figura 58.39** Carcinoma tireóideo dentro do mediastino. O tumor foi excisado por meio de esternotomia mediana. Não foi identificada invasão. Realizou-se ressecção completa.

## Compartimento posterior ou dos sulcos paravertebrais

O compartimento posterior é delimitado pelo compartimento médio anteriormente e pelo ângulo costofrênico lateralmente. Tumores neurogênicos são em geral os tumores primários mais comuns do mediastino, com aproximadamente 25% sendo malignos. Esses tumores se localizam dentro do sulco paravertebral e podem causar erosão das vértebras ou costelas adjacentes. Schwannomas e neurilemomas são os tumores neurogênicos mais comuns. Neurofibromas surgem a partir da bainha neural e fibras nervosas e ocorrem em pacientes de meia-idade. Em crianças, o ganglioneuroma é o tumor neurogênico mais comum. Tumores do mediastino posterior frequentemente atingem tamanho grande antes de apresentarem sintomas. A ressecção cirúrgica é geralmente o procedimento de escolha.

O desenvolvimento embriológico das células da crista neural forma a base dos tumores neuroendócrinos no mediastino. Dos feocromocitomas, 1% ocorre no mediastino. Quimiodectomas ou paragangliomas podem surgir a partir de tecidos quimiorreceptores ao redor da aorta e grandes vasos, incluindo carótidas. Os sintomas podem resultar da produção de catecolaminas e são aliviados pela ressecção cirúrgica.

## Manifestações clínicas e diagnóstico

Aproximadamente um terço dos pacientes adultos podem desenvolver sintomas devido a massa mediastinal. Esses sintomas incluem dor torácica, dispneia e tosse. Os sintomas podem variar amplamente e com relação a tamanho (fadiga, perda de peso), localização, extensão da compressão ou invasão de estruturas mediastinais (síndrome veia cava superior) e produção de hormônios, marcadores ou outros materiais bioquímicos (p. ex., miastenia *gravis*, fadiga, sudorese noturna). Tumores mediastinais maiores têm maior propensão a produzir sintomas. Lesões benignas em geral são assintomáticas. A compressão ou invasão das estruturas mediastinais causa síndrome da veia cava superior (obstrução da veia cava superior com edema de cabeça, pescoço e membros superiores), tosse, rouquidão (devido ao envolvimento do nervo laríngeo recorrente), dispneia devido ao volume do tumor ou paralisia de nervo frênico e disfagia. Outras manifestações incluem síndrome de Horner e síndrome de Pancoast.

Infecções no mediastino são devastadoras. Devido aos extensos planos areolares delgados entre as estruturas maiores, infecções dentro de uma porção limitada do mediastino podem se disseminar vertical ou horizontalmente, resultando em infecção extensa. Infecções sinergísticas aeróbicas e anaeróbicas a partir de uma perfuração de esôfago são particularmente ameaçadoras à vida. O tratamento consiste em drenagem cirúrgica e antibioticoterapia.

Síndromes clínicas específicas podem ocorrer como resultado de tumores mediastinais. O exame físico pode revelar edema de cabeça, pescoço ou membros superiores. A dispneia pode resultar de compressão de traqueia, brônquio ou uma porção do parênquima pulmonar.

Sintomas respiratórios recorrentes podem manifestar-se durante algum tempo até que se obtenha uma radiografia torácica e a anormalidade seja identificada. A pneumonite pós-obstrutiva ou infecção de cistos de duplicação pericárdicos ou entéricos benignos pode produzir febre ou sepse. A miastenia *gravis* pode resultar de timomas. Ademais, timomas podem causar problemas autoimunes, como hipogamaglobulinemia, aplasia de eritrócitos e degeneração de músculo liso. A doença Hodgkin mediastinal pode produzir febre intermitente. Pacientes com hipertensão devido a um feocromocitoma, tireotoxicose devido a bócio, hipercalcemia devido a adenoma ou carcinoma de paratireoide mediastinal ectópico ou hipogamaglobulinemia devem ser avaliados cuidadosamente; os achados mediastinais podem afetar as recomendações subsequentes de tratamento.

## Avaliação e diagnóstico por imagem

Os exames de imagem utilizados no diagnóstico em geral incluem radiografia torácica simples em duas projeções (posteroanterior e laterolateral esquerda), as quais fornecem informação básica acerca da localização da massa no mediastino. Devido à conhecida propensão para ocorrência de lesões específicas no sulco anterior, visceral (médio) ou paravertebral (posterior) com base na anatomia e no desenvolvimento dos órgãos cervicotorácicos, é possível obter um diagnóstico diferencial.

A TC do tórax substituiu a radiografia simples como procedimento diagnóstico de escolha para massas mediastinais. A RM é empregada quando há dúvida sobre invasão de estruturas específicas/localização no mediastino. Para ilustrar, massa mediastinal anterior, como um timoma, pode ser avaliada com relação à extensão de compressão ou possível invasão da artéria pulmonar, veia inominada ou veia cava superior. Da mesma forma, massas mediastinais posteriores podem ser avaliadas por meio de RM com relação à extensão da invasão de plexo braquial, grandes vasos, corpos vertebrais, forames neurais e coluna vertebral. A ecocardiografia pode identificar envolvimento de pericárdio e coração. Quando houver suspeita de malignidade, utiliza-se a PET-TC para avaliar a extensão da doença sistêmica. Outros exames podem ser utilizados em situações específicas (exame de tecnécio para tecido tireóideo ectópico ou bócio subesternal e 131-I metaiodobenzilguanidina para feocromocitoma mediastinal). Se a radiografia de tórax demonstrar diafragma elevado, utiliza-se a fluoroscopia ou ultrassonografia para avaliar movimento paradoxal do diafragma indicativo de paralisia de nervo frênico.

Tumores mediastinais podem secretar hormônios ou marcadores biológicos específicos. Adenomas ou carcinomas de paratireoide funcionais podem secretar paratormônio. Feocromocitomas podem secretar diversas catecolaminas (no soro e urina), as quais podem causar hipertensão. Carcinomas podem secretar antígeno carcinoembriônico. Tumores de células germinativas não seminomatosos podem secretar alfafetoproteína (AFP) ou betagonadotrofina coriônica humana (β-HCG). Linfomas podem estar associados a níveis aumentados de LDH e fosfatase alcalina. Timomas estão associados à produção de anticorpos contra receptores de acetilcolina (AChR). Testes cutâneos de tuberculose, histoplasmose e coccidioidomicose também podem gerar resultados positivos. Outros exames diagnósticos para tuberculose mediastinal incluem citologia do escarro, radiografia de tórax e citologia de urina.

### Diagnóstico histológico

O diagnóstico radiográfico pode ser suficiente ao desenvolvimento de um plano de tratamento para cistos mediastinais e outras lesões sólidas claramente excisáveis (timoma em estágio inicial). Todavia, é necessário tecido para diagnóstico definitivo e demais exames de massas sólidas mais complexas. A punção aspirativa por agulha fina ou biopsia aspirativa com auxílio de TC pode proporcionar obtenção de tecido suficiente para o diagnóstico de carcinoma tímico ou outros tumores definidos. Para linfomas em particular, bem como timomas e tumores neurais, são necessárias maiores quantidades de tecido para análise celular. Nesses pacientes, considera-se *core biopsia*, mediastinoscopia ou biopsia intratorácica (via toracoscopia ou toracotomia aberta). Para linfomas recorrentes, em geral são necessárias técnicas abertas de biopsia incisional após quimioterapia.

Quando a ressecção é considerada já para diagnóstico e tratamento, a esternotomia mediana promove abordagem visual direta do mediastino anterior e médio. A toracotomia proporciona visualização direta do mediastino posterior. Técnicas de VATS e robóticas têm sido crescentemente utilizadas para tratamento de tumores não invasivos. Abordagens mais extensivas incluem a esternotomia transversa ou incisão "*clam-shell*". As considerações anestésicas devem incluir evitar a obstrução das vias respiratórias, intubação com paciente acordado e uso de agentes paralisantes musculares em pacientes com miastenia *gravis*.

## CISTOS MEDIASTINAIS PRIMÁRIOS

Cistos primários do mediastino correspondem a aproximadamente 20% de todas as massas mediastinais nas séries de coleta mais frequentes. Os cistos caracterizam-se segundo o órgão de origem, podendo ser broncogênicos, pericárdicos, entéricos ou tímicos, ou podem ter natureza inespecífica. Mais de 75% dos casos são assintomáticos e raramente causam morbidade; todavia, com a proximidade de estruturas vitais dentro do mediastino e com o tamanho crescente, cistos podem causar problemas significativos. Cistos benignos podem ser excisados com técnicas minimamente invasivas.

Cistos broncogênicos constituem a maior parte dos cistos primários do mediastino (Figura 58.9). Cistos originam-se na forma de sequestros da região ventral do tubo digestivo anterior, um precursor da árvore traqueobrônquial, podendo estar situados dentro do parênquima pulmonar ou mediastino. Cistos broncogênicos em geral estão localizados próximo à traqueia ou aos brônquios e podem surgir imediatamente posteriores à carina. Raramente existe conexão com o brônquio; todavia, quando há conexão presente, os cistos podem se tornar infeccionados. O exame de imagem pode revelar interface ar-líquido no mediastino. Dois terços dos cistos broncogênicos são assintomáticos. Em bebês, tais cistos causam grave comprometimento respiratório por compressão da traqueia ou brônquio. Recomenda-se a ressecção.

Cistos pericárdicos são os segundos mais frequentes e ocorrem no ângulo cardiofrênico, mais predominantemente do lado direito (70%). Tais cistos podem se comunicar ou não com o pericárdio. Em geral, encontra-se líquido transparente. Suas características incluem localização no ângulo cardiofrênico, aspecto típico, bordas suaves e líquido aquoso. Punção aspirativa e acompanhamento podem ser o máximo de intervenções necessárias. A ressecção pode ser utilizada para diagnóstico e para descartar tumores malignos.

Cistos entéricos ou cistos de duplicação podem surgir a partir do tubo digestivo anterior primitivo, que se transforma na divisão superior do trato gastrintestinal. Tais cistos em geral ficam aderidos ao esôfago. Os sintomas surgem à medida que o cisto aumenta de tamanho, causando compressão de esôfago e disfagia. Cistos neuroentéricos estão associados a anormalidades da coluna vertebral. É recomendada a excisão.

## TUMORES MEDIASTINAIS PRIMÁRIOS

### Timoma

Timomas são a forma de tumor mais comum do compartimento anterossuperior do mediastino. São considerados tumores malignos com graus variáveis de agressividade. Os principais subtipos histológicos são A, AB e B1-B3, sendo o tipo A o mais indolente e o tipo B3 o mais agressivo. Carcinomas tímicos são mais agressivos que timomas e têm classificação separada. O pico de incidência dos timomas ocorre da terceira à quarta década de vida, embora possa ocorrer ao longo de toda a vida adulta. Sua incidência é rara nas primeiras duas décadas de vida. O tumor pode aparecer em exame radiográfico como massa pequena e bem circunscrita ou como massa lobulada protuberante confluente com estruturas mediastinais adjacentes (Figura 58.40). Os sintomas no momento

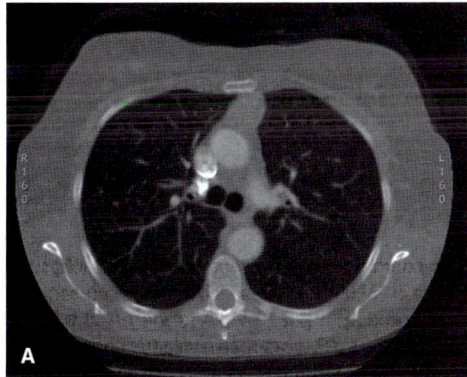
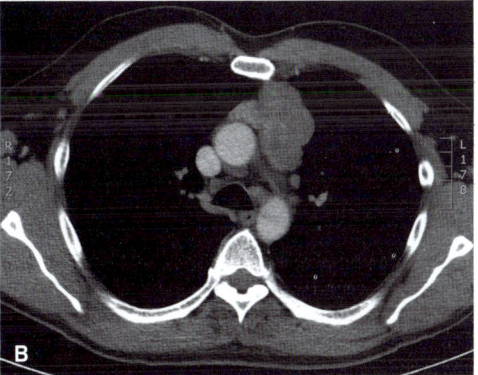

**Figura 58.40 A.** Tomografia computadorizada (TC) de tórax em paciente com miastenia *gravis* e timoma. O timoma é pequeno, com plano de separação entre o tumor e o pericárdio. **B.** TC de tórax de paciente pulmão grande massa mediastinal. Notam-se a localização característica e o tamanho. Realizou-se punção aspirativa transtorácica. Os marcadores para células germinativas tumorais estavam normais. A patologia demonstrou timoma. O timoma de 6,5 cm foi submetido à ressecção subsequente. Não houve invasão do pericárdio. Foi realizada ressecção completa (R0).

da apresentação são relacionados aos efeitos locais da massa, causando dor torácica, dispneia, hemoptise, tosse e síndrome da veia cava superior ou síndromes sistêmicas causadas por mecanismos imunológicos. A síndrome mais comum é a miastenia *gravis* (em até 50% dos casos); outras síndromes incluem aplasia de eritrócitos, hipogamaglobulinemia e autoimunidade contra múltiplos órgãos associada ao timoma. O estadiamento de timomas e carcinomas tímicos baseia-se na extensão do tumor primário e na presença de invasão de estruturas adjacentes e/ou disseminação. Até recentemente, timomas eram estadiados segundo o sistema modificado de Masaoka-Koga. Contudo, um sistema formal de estadiamento baseado no TNM foi publicado recentemente para tumores tímicos pela AJCC como parte de sua oitava edição do manual de estadiamento do câncer (Tabela 58.5).

A partir de uma perspectiva cirúrgica, timomas podem ser considerados como completamente excisáveis, potencialmente excisáveis ou não completamente excisáveis. Pacientes que apresentam timomas pequenos completamente encapsulados devem ser submetidos à cirurgia. Já pacientes que apresentam tumor invasivo porém potencialmente ressecável são tratados por uma equipe multiprofissional de especialistas. Utiliza-se quimioterapia neoadjuvante e adjuvante, radioterapia e imunoterapia juntamente com cirurgia extensiva para atingir a ressecção completa ou ao menos macroscopicamente completa do tumor, com intuito de prevenir ou protelar a recidiva da doença. A ressecção e a reconstrução das estruturas mediastinais envolvidas, incluindo a veia cava superior e a veia inominada, bem como ressecção de lesões metastáticas menores, pode prolongar significativamente a sobrevida em pacientes específicos. Como de costume, a sobrevida é ditada pelo subtipo histológico, estágio da doença e extensão da ressecção.

Para pacientes com miastenia *gravis* e timoma, a cirurgia é recomendada tão logo o grau de fraqueza do paciente seja suficientemente controlado para permitir a cirurgia. O manejo perioperatório cuidadoso é crucial nesses pacientes a fim de prevenir complicações. Inibidores de anticolinesterase, plasmaférese e/ou imunoglobulinas intravenosas são utilizados antes e após a cirurgia para controlar a fraqueza generalizada. Medidas cruciais incluem intensa higiene pulmonar, extubação precoce quando possível, fisioterapia torácica e evitar o uso de agentes paralisantes e narcóticos, a fim de garantir recuperação adequada da cirurgia. Durante a cirurgia, a ressecção completa de todo o timo e todo o tecido adiposo areolar mediastinal acessível é realizada com intuito de reduzir a incidência de recidiva do tumor. A proteção e a preservação do nervo frênico constitui importante componente

**Tabela 58.5** Estadiamento do timoma.

| Descritores T | |
|---|---|
| Categoria | Definição (envolvimento de)[a,b] |
| T1 | |
| a | Encapsulado ou não encapsulado, com ou sem extensão para o tecido adiposo mediastinal |
| b | Extensão para a pleura mediastinal |
| T2 | Pericárdio |
| T3 | Pulmão, veia braquiocefálica, veia cava superior, parede torácica, nervo frênico, vasos pulmonares hilares (extrapericárdicos) |
| T4 | Aorta, vasos do arco aórtico, artéria pulmonar principal, miocárdio, traqueia ou esôfago |

| Descritores N e M | |
|---|---|
| Categoria | Definição (envolvimento de)[a] |
| N0 | Sem envolvimento de linfonodos |
| N1 | Linfonodos anteriores (peritímicos) |
| N2 | Linfonodos intratorácicos profundos ou cervicais |
| M0 | Sem metástase em pleura, pericárdio ou locais distantes |
| M1 | |
| A | Nódulo(s) pleural(is) ou pericárdico(s) separado(s) |
| B | Nódulo intraparenquimal pulmonar ou metástase em órgão distante |

| Agrupamento dos estágios | | | |
|---|---|---|---|
| Estágio | T | N | M |
| I | T1 | N0 | M0 |
| II | T2 | N0 | M0 |
| IIIa | T3 | N0 | M0 |
| IIIb | T4 | N0 | M0 |
| IVa | Qualquer T | N1 | M0 |
|  | Qualquer T | N0, 1 | M1a |
| IVb | Qualquer T | N2 | M0, 1a |
|  | Qualquer T | Qualquer N | M1b |

[a]O envolvimento deve ser provado patologicamente no estadiamento patológico. [b]O tumor é classificado de acordo com o maior nível de envolvimento presente em T com ou sem qualquer invasão de estruturas de nível T inferior. (De Detterbeck FC, Stratton K, Giroux D, et al. The IASLC/ITMIG Thymic Epithelial Tumors Staging Project: proposal for an evidence-based stage classification system for the forthcoming (8th) edition of the TNM classification of malignant tumors. *J Thorac Oncol.* 2014;9:S65-72.)

integral da timectomia. Antecipam-se melhora dos sintomas da miastenia *gravis* e redução da dose de fármacos necessários ao controle da doença nos próximos meses após a cirurgia.[59]

## Tumores de células germinativas

Tumores de células germinativas surgem a partir de células germinativas primordiais que falham em completar sua migração da crista urogenital e permanecem no mediastino. O tratamento depende da histologia. O mediastino anterossuperior é o sítio primário extragonadal mais comum desses tumores. Embora essas lesões sejam idênticas a tumores de células germinativas gonadais do ponto de vista histológico, não são consideradas metástases de tumores primários gonadais. As recomendações atuais para avaliação dos testículos de pacientes com tumores de células germinativas mediastinais envolvem exame físico cuidadoso e ultrassonografia testicular. A biopsia é reservada para achados positivos. Não se recomenda realização de biopsia às cegas ou orquiectomia.

### Teratomas

Teratomas são os tumores de células germinativas mediastinais mais comuns e localizam-se mais usualmente no mediastino anterossuperior. São compostos por múltiplos elementos teciduais que derivam de três camadas embrionárias primitivas externas ao local onde ocorrem. O pico de incidência se dá nas segunda e terceira décadas de vida. Não há predisposição por sexo. A evidência radiográfica de tecido normal (p. ex., dentes bem formados ou calcificações globulares, massa adiposa) em localização anormal pode ser considerada específica. O cisto teratodermoide (dermoide) é a forma mais simples de teratoma e é composto por derivados da camada da epiderme, incluindo glândulas da derme e epiderme, pelos e material sebáceo. Teratomas são histologicamente mais complexos. O componente sólido do tumor em geral contém elementos bem diferenciados de osso, cartilagem, dentes, músculos, tecido conjuntivo, tecido fibroso e linfoide, nervos, timo, glândulas mucosas e salivares, pulmão, fígado ou pâncreas. Tumores malignos diferenciam-se de benignos pela presença de tecido primitivo (embrionário) ou componentes malignos. Teratomas imaturos contêm combinações de epitélio e tecido conjuntivo maduros com áreas imaturas de tecidos mesenquimais e neuroectodérmicos. Teratomas com componentes malignos dividem-se em categorias com base nos elementos presentes.

O diagnóstico e a terapia baseiam-se na excisão cirúrgica. Para tumores benignos de tamanho grande ou com envolvimento de estruturas adjacentes do mediastino, cuja ressecção seja impossível, a ressecção parcial promove alívio de sintomas, frequentemente sem recidiva. Já no caso de teratomas malignos, o uso de quimioterapia e radioterapia, combinadas à excisão cirúrgica, é individualizado para o tipo de componentes malignos contidos no tumor. O prognóstico geral é desfavorável para teratomas malignos.

### Tumores de células germinativas não teratomatosos malignos

Tumores de células germinativas malignos ocorrem predominantemente no mediastino anterossuperior, com marcante predisposição pelo sexo masculino.[60] A maioria dos pacientes apresenta sintomas de dor torácica, tosse, dispneia e hemoptise; comumente ocorre síndrome da veia cava superior. É possível identificar uma grande massa mediastinal anterior no exame de imagem. Há evidência de disseminação intratorácica da doença. A TC e a RM são úteis na definição da extensão da doença e do envolvimento de estruturas mediastinais. A dosagem sérica de AFP e β-HCG é útil para diferenciar seminomas de tumores não seminomatosos, para avaliar a resposta à terapia e diagnosticar recidiva ou insucesso da terapia. Seminomas raramente produzem β-HCG e nunca produzem AFP; em contrapartida, mais de 90% dos tumores não seminomatosos secretam um ou ambos os hormônios. Essa diferenciação é importante, tendo em vista que seminomas são radiossensíveis e tumores não seminomatosos raramente o são.

### Seminomas

Seminomas correspondem a 50% dos tumores de células germinativas malignos. Em geral, permanecem dentro do tórax. Os sintomas relacionam-se aos efeitos mecânicos do tumor sobre estruturas mediastinais e pulmonares adjacentes. Ocorre síndrome da veia cava superior em 10 a 20% dos pacientes. Esses tumores são sensíveis a tratamento com radioterapia e quimioterapia. A terapia é determinada pelo estágio da doença. Não é necessário realizar ressecção antes da radioterapia ou quimioterapia. O tratamento consiste em quimioterapia sistêmica e local com cirurgia de resgate ou quimiorradioterapia. A radioterapia pode ser considerada na doença em estágio inicial, mas não é recomendada para doença local. O uso de quimioterapia à base de platina é comum. Ocasionalmente, é possível realizar excisão sem lesão de estruturas vitais, sendo recomendada nesses casos. Quando a ressecção completa for possível, o uso de terapia adjuvante torna-se desnecessário. Já no caso de impossibilidade de excisão, realiza-se biopsia com amostra de tamanho suficiente para estabelecer o diagnóstico.

### Tumores não seminomatosos

Tumores de células germinativas não seminomatosos malignos incluem coriocarcinomas, carcinomas de células embrionárias, teratomas imaturos, teratomas com componentes malignos e tumores de células endodérmicas (saco vitelino). Ocorrem mais predominantemente em homens na terceira ou quarta década de vida. Os exames de imagem revelam grande massa mediastinal anterior com frequente extensão para pulmão, parede torácica e estruturas mediastinais. Tumores de células germinativas não seminomatosos são mais agressivos e se apresentam frequentemente disseminados no momento do diagnóstico. Raramente são radiossensíveis, com mais de 90% sendo produtores de β-HCG ou AFP. Todos os pacientes com coriocarcinomas e alguns pacientes com tumores de células embrionárias apresentam níveis elevados de β-HCG. A AFP está mais comumente elevada em pacientes com carcinomas de células embrionárias e tumores de saco vitelino. Tumores de células germinativas não seminomatosos mediastinais estão associados ao desenvolvimento de malignidades hematológicas raras, como leucemia megacariocítica, doença sistêmica de mastócitos e histiocitose maligna, bem como outras anormalidades hematológicas, como síndrome mielodisplásica e trombocitopenia idiopática refratária a tratamento. Tais condições não ocorrem com tumores de células germinativas testiculares.

O tratamento de tumores não seminomatosos é realizado atualmente com regimes à base de cisplatina e etoposídeo. Doença avançada, invasão de estruturas torácicas e metástase requerem ressecção cirúrgica. Os marcadores séricos AFP e β-HCG são acompanhados a fim de avaliar a resposta ao tratamento sistêmico. Caso seja obtida resposta serológica e radiológica completa, o paciente deve ser acompanhado cuidadosamente. Se a doença progredir durante a terapia, inicia-se quimioterapia de resgate. A intervenção cirúrgica pode ser necessária para estabelecer um diagnóstico histológico em pacientes sem níveis séricos aumentados de AFP e β-HCG ou para ressecção de resgate após resposta tecidual ou sorológica à terapia. A patologia da amostra excisada após quimioterapia parece ser o preditor mais significativo de sobrevida. A presença de doença residual após quimioterapia está associada a prognóstico desfavorável e necessidade de quimioterapia adicional. Quando se encontra necrose tumoral ou teratoma benigno durante a exploração cirúrgica após quimioterapia, determina-se prognóstico excelente ou intermediário, respectivamente.

### Tumores neurogênicos

Tumores neurogênicos em geral se localizam no mediastino posterior e se originam de gânglios simpáticos (ganglioma, ganglioneuroblastoma e neuroblastoma), nervos intercostais (neurofibroma, neurilemoma e neurossarcoma) e células paraganglionares (paraganglioma). Embora o pico de incidência ocorra em adultos, tumores neurogênicos correspondem a uma porcentagem proporcionalmente maior de massas mediastinais em crianças. Embora tumores neurogênicos sejam benignos em adultos, uma grande porcentagem de tumores neurogênicos é maligna em crianças.

O tumor neurogênico mais comum é o neurilemoma ou schwannoma, que se origina de células de Schwann perineurais. São tumores benignos, de crescimento lento e que surgem frequentemente de raízes nervosas espinais, embora possam envolver qualquer nervo torácico. Esses tumores são bem circunscritos e têm cápsula definida. Surgem a partir da bainha nervosa e comprimem fibras nervosas de maneira extrínseca. O pico de incidência desses tumores ocorre da terceira à quinta década de vida; homens e mulheres são igualmente acometidos.

Muitos desses tumores são assintomáticos. Sintomas como dor ocorrem devido a compressão ou invasão do nervo intercostal, ossos e parede torácica; tosse e dispneia, devido à compressão da árvore traqueobronquial; síndrome de Pancoast; e síndrome de Horner resultante de envolvimento da cadeia simpática cervical e plexo braquial. Aproximadamente 10% dos tumores neurogênicos apresentam extensões para a coluna vertebral, sendo denominados *tumores dumbbell* (halteres) devido a seu formato característico com porções paraespinais e intraespinais relativamente grandes ligadas por um istmo estreito de tecido que atravessa o forame intervertebral. Pacientes com tumores paraespinais devem ser submetidos a RM a fim de avaliar a presença e a extensão do tumor, bem como sua relação com o forame neural e o espaço intraespinal. Durante a ressecção, o componente intraespinal deve ser removido primeiro por meio de laminectomia posterior. Essa abordagem minimiza o potencial de hematoma da coluna vertebral, isquemia medular e paralisia. É necessária abordagem transtorácica separada para ressecção do componente intratorácico.

### Neuroblastoma

Neuroblastomas originam-se do sistema nervoso simpático. A localização mais comum do neuroblastoma é o retroperitônio; contudo, 10 a 20% ocorrem primariamente no mediastino. Trata-se de tumores altamente invasivos que frequentemente apresentam metástases antes do diagnóstico. A maioria desses tumores ocorre em crianças com 4 anos ou menos. O exame de urina em 24 horas é realizado em crianças com massa mediastinal posterior para mensuração de catecolaminas. A terapia é determinada pelo estágio da doença: estágio I, excisão cirúrgica; estágio II, excisão e radioterapia; estágios III e IV, terapia multimodal utilizando excisão cirúrgica parcial, radioterapia e quimioterapia com múltiplos agentes e nova exploração, a fim de excisar a doença residual quando necessário. Os agentes usuais da quimioterapia incluem cisplatina, vincristina, doxorrubicina, ciclofosfamida e etoposídeo.

### Tumores ganglionares

Ganglioneuroblastomas são compostos por células ganglionares maduras e imaturas. O tratamento varia desde somente excisão cirúrgica até diversas estratégias de quimioterapia, dependendo das características histológicas, idade do diagnóstico e estágio da doença. Ganglioneuromas são tumores benignos que se originam da cadeia simpática e são compostos por células ganglionares e fibras nervosas. Esses tumores geralmente se manifestam em idade precoce e são os tumores neurogênicos mais comuns que ocorrem na infância. A localização usual é a região paravertebral. São tumores bem encapsulados que, quando transeccionados, frequentemente demonstram áreas de degeneração cística. A excisão cirúrgica promove cura.

### Paraganglioma (feocromocitoma)

Paragangliomas mediastinais são tumores raros, que representam menos de 1% dos tumores mediastinais e menos de 2% de todos os feocromocitomas. Embora a maioria dos tumores seja encontrada no sulco paravertebral, um número crescente pode ocorrer em estruturas do arco faríngeo, paragânglios coronarianos e aortopulmonares, átrios e ilhotas do tecido do pericárdio. Embora feocromocitomas adrenais em geral produzam tanto epinefrina quanto norepinefrina, paragangliomas extra-adrenais raramente secretam epinefrina. Paragangliomas múltiplos ocorrem em 10% dos pacientes. Esses tumores são mais comuns em pacientes com síndromes neoplásicas endócrinas múltiplas, histórico familiar da doença e síndrome de Carney (condroma pulmonar, leiomiossarcoma gástrico e paraganglioma extra-adrenal funcional). Em pacientes submetidos à excisão de feocromocitoma adrenal e que continuam apresentando sintomas, realiza-se pesquisa de lesão extra-adrenal com atenção cuidadosa ao mediastino. A localização do tumor tem melhorado com uso de TC e cintilografia com iodo-131 metaiodobenzilguanidina, particularmente quando os tumores são hormonalmente ativos. Quando apropriada, a ressecção cirúrgica é a terapia ideal. Pode ser considerada a embolização pré-operatória para diminuir a hemorragia perioperatória. Embora metade dos tumores tenha aspecto morfológico maligno, raramente ocorre doença metastática.

### Linfomas

Ainda que o mediastino esteja frequentemente envolvido em algum momento no curso da doença em pacientes com linfoma, não é frequentemente o único local da doença no momento da apresentação. Linfomas Hodgkin e não Hodgkin são entidades clínicas distintas com características que se sobrepõem. Os pacientes, em geral, apresentam sintomas, sendo os mais comuns dor torácica, tosse, dispneia, rouquidão e síndrome da veia cava superior. Sintomas sistêmicos inespecíficos como febre e calafrios, perda de peso e anorexia podem ser notados com frequência.

Raramente é possível excisão cirúrgica de toda a doença; o papel primário do cirurgião é fornecer tecido suficiente para o diagnóstico e auxiliar no estadiamento patológico. A punção aspirativa geralmente é insuficiente, pois são necessárias amostras maiores de tecido para realizar diagnóstico histológico, particularmente, em lesões nodulares esclerosantes. Pode ser necessário realizar toracoscopia, mediastinoscopia ou mediastinostomia e, raramente, toracotomia para se obter quantidade suficiente de tecido.

Pacientes com linfoma não Hodgkin geralmente apresentam sintomas devido ao envolvimento de estruturas mediastinais adjacentes. A síndrome da veia cava superior é relativamente comum. Ocorre linfoma linfoblástico predominantemente em crianças, adolescentes e adultos jovens, representando 60% dos casos de linfoma mediastinal não Hodgkin.

Após o tratamento do linfoma, comumente, são notadas anormalidades radiográficas residuais no mediastino (64 a 88%). A TC não é capaz de diferenciar entre fibrose ou necrose devido a tumor residual. A PET-FDG tem se demonstrado promissora como método não invasivo de detectar doença mediastinal ativa e prever recidiva em pacientes com linfoma, embora seja necessária confirmação tecidual. A punção aspirativa não fornece material diagnóstico significativo. A biopsia incisional transtorácica sob anestesia geral costuma ser necessária, tendo em vista a significativa fibrose que permanece após a terapia.

## Tumores endócrinos

### Tumores de tireoide

Embora seja comum extensão subesternal de bócio cervical, tumores tireóideos totalmente intratorácicos são raros e correspondem a somente 1% de todas as massas mediastinais em séries coletadas. Esses tumores surgem a partir de tecido tireóideo heterotópico, que ocorre mais comumente no mediastino anterossuperior, embora também ocorram no mediastino médio entre traqueia e esôfago e no mediastino posterior. Ainda que possa haver conexão demonstrável com a glândula cervical (em geral uma banda de tecido conjuntivo fibroso), uma glândula tireoide intratorácica verdadeira deriva seu aporte sanguíneo de vasos torácicos. Extensões subesternais de bócio cervical podem, em geral, ser excisadas por meio de acesso cervical.

### Tumores de paratireoide

Embora glândulas paratireoides possam existir no mediastino em 10% dos pacientes, em geral são acessíveis por meio de uma incisão cervical. Esses adenomas são mais frequentemente encontrados no mediastino anterossuperior (80%), embutidos ou próximos do polo superior do timo. Essa relação anatômica resulta da embriogênese comum das glândulas paratireoides inferiores a partir da terceira fenda branquial. As glândulas paratireoides superiores e os lobos laterais da glândula tireoide derivam da quarta bolsa branquial. Como as glândulas migram com os lobos laterais da tireoide até uma posição paraesofágica, adenomas de paratireoide também podem ser encontrados no mediastino posterior.

O adenoma mediastinal de paratireoide pode ser mais frequentemente excisado após exploração negativa da região cervical por meio da incisão cervical existente. Em geral, o suprimento vascular estende-se a partir de vasos sanguíneos cervicais. Em pacientes com hiperparatireoidismo persistente após exploração cervical, quando os exames demonstrarem paratireoide residual no mediastino, indicar-se-á exploração mediastinal por meio de esternotomia ou toracoscopia.

Carcinomas de paratireoide já foram relatados e são, em geral, hormonalmente ativos. Os pacientes diferem em sua apresentação clínica por frequentemente apresentarem níveis séricos de cálcio elevados e manifestarem sintomas mais graves de hiperparatireoidismo. Quando possível, a ressecção é a terapia ideal.

### Tumores neuroendócrinos

Tumores neuroendócrinos mediastinais e tumores carcinoides surgem a partir das células enterocromafins localizadas no timo e ocorrem comumente em homens na faixa dos 40 e 50 anos. Geralmente se localizam no mediastino anterossuperior. Esses tumores são agressivos e 20% apresentam disseminação metastática para linfonodos mediastinais e cervicais, fígado, ossos, pele e pulmões. Mais de 50% dos tumores neuroendócrinos tímicos são hormonalmente ativos, em geral associados à síndrome de Cushing devido à produção de hormônio adrenocorticotrófico, menos frequentemente associados a síndromes neoplásicas endócrinas múltiplas e apenas raramente associados à síndrome carcinoide (0,6%). Se possível, é recomendada ressecção; contudo, invasão local e metástase geralmente impedem a excisão completa. A terapia adjuvante é controversa, embora a radioterapia provavelmente deva ser adicionada, particularmente em pacientes com invasão capsular.

# 59

# Cardiopatia Congênita

*Andrew Well, Chuck D. Fraser Jr.*

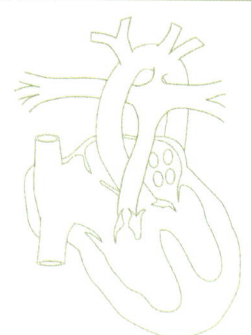

## VISÃO GERAL DO CAPÍTULO

**Considerações históricas**
**Evolução da cirurgia de cardiopatias congênitas**
**Anatomia, terminologia e diagnóstico**
    Anatomia e terminologia
    Diagnóstico
**Cuidados perioperatórios**
    Riscos anestésicos
    Desfechos neurológicos
**Visão geral das cardiopatias congênitas**
    Cardiopatias congênitas com aumento de fluxo sanguíneo pulmonar (hiperfluxo pulmonar)
    Comunicação interventricular
    Defeito septal atrioventricular (defeito de canal atrioventricular)
    Persistência de tronco arterial (tronco arterioso comum)
    Anormalidades da drenagem venosa
    Cardiopatias congênitas cianóticas
    Anomalias conotruncais
    Obstrução da via de saída do ventrículo esquerdo
    Anomalias do arco aórtico
**Ventrículo único**
    Atresia tricúspide
    Síndrome da hipoplasia de coração esquerdo
**Anomalias diversas**
    Anéis vasculares e *sling* de artéria pulmonar
    Anomalias de artéria coronária
    Anomalia de Ebstein da valva tricúspide
    Anomalias da valva mitral
**Resumo**

Este capítulo foi escrito com intuito de fornecer uma ferramenta para auxiliar estudantes de medicina, residentes de cirurgia geral e mesmo cirurgiões gerais sobre alterações anatômicas e fisiológicas que ocorrem em pacientes de procedimentos de cirurgia geral que sejam portadores de cardiopatias congênitas, sejam elas já corrigidas cirurgicamente ou não. Considerando que a cirurgia das cardiopatias congênitas é área em constante evolução dentro da cirurgia cardíaca, não seria possível elaborar aqui um tratado extenso sobre todos os aspectos dessa subespecialidade. Muitos livros excelentes e detalhados sobre cirurgia de cardiopatias congênitas são referências deste capítulo e sugerimos a sua leitura para informações adicionais que precisem ser revisadas com mais detalhes. Atualmente o cirurgião geral no exercício de sua atividade precisa conhecer os conceitos básicos de anatomia cardíaca, fisiologia e as alterações específicas associadas às diferentes cardiopatias congênitas, tenham sido elas já operadas ou não. De fato, poucos pacientes com cardiopatias congênitas complexas podem ser considerados curados de seu problema cardíaco, mesmo após uma cirurgia reconstrutiva bem-sucedida. Portanto, é fundamental que o cirurgião geral que precise realizar cirurgia não cardíaca nesses pacientes esteja familiarizado com as questões específicas de pacientes com cardiopatias congênitas.

## CONSIDERAÇÕES HISTÓRICAS

A era do tratamento cirúrgico para anomalias cardíacas congênitas iniciou-se em novembro de 1944, quando Alfred Blalock, que junto com seu assistente Vivien Thomas e a cardiologista Helen Taussig, combinaram seus talentos e sua visão peculiar para tratar uma pequena criança portadora de cardiopatia congênita cianótica que estava morrendo.[1] Essa cirurgia paliativa consistiu em criar cirurgicamente uma conexão arterial sistêmico-pulmonar nessa paciente que apresentava fluxo sanguíneo pulmonar inadequado. O procedimento, que até a atualidade, mais de 60 anos depois, continua sendo considerado brilhante, é conhecido pelo epônimo anastomose de Blalock-Taussig (BT). O grande sucesso desse conceito simples e reprodutível na cirurgia de crianças com cardiopatias que de outra forma seriam fatais motivou outros cirurgiões inovadores a se aventurar nas malformações congênitas do coração. Em uma fase inicial, utilizando uma técnica chamada circulação cruzada, até mesmo pais da criança doente eram solicitados a servir como oxigenadores biológicos; logo depois foi desenvolvida uma bomba mecânica, o aparelho de circulação extracorpórea.[2,3] Desta forma, com a possibilidade de suporte circulatório ao paciente para a exploração intracardíaca, os cirurgiões puderam corrigir quase todas as anomalias cardíacas congênitas conhecidas. Assim, a perspectiva de uma sobrevida significativa pode agora ser oferecida na maioria dos casos de pacientes com cardiopatias congênitas antes consideradas devastadoras.

Como resultado dessa história bem-sucedida, há atualmente uma população grande e crescente de adultos com cardiopatias congênitas, sejam corrigidas ou não; estimativas calculadas nos EUA para 2010 mostravam que o número de pacientes adultos que sobreviveram a lesões cardíacas congênitas submetidas a cirurgias paliativas ou cirurgias reconstrutivas foi maior que um milhão.[4] Tem havido um aumento superior a 50% da prevalência de cardiopatias congênitas desde 2000 e, por volta de 2010, pacientes adultos correspondiam a um terço dos pacientes portadores de cardiopatias congênitas na população geral.[5] Essa realidade tem sido associada a novos desafios no cuidado contínuo desses pacientes, com foco particular nos pacientes com cardiopatias congênitas que se apresentam para cirurgias de doenças não cardíacas. A subespecialidade de cardiopatia congênita de adultos está em constante evolução, face às necessidades peculiares dessa população de pacientes.

## EVOLUÇÃO DA CIRURGIA DE CARDIOPATIAS CONGÊNITAS

Antes de iniciar uma revisão nessa área, é válido descrever o cenário atual no qual pacientes com cardiopatias congênitas (CC) buscam e recebem cuidados médicos. Com o desenvolvimento de métodos sofisticados de ultrassonografia fetal, grande porcentagem de crianças que precisam de cirurgia para CC já são diagnosticadas durante a gestação (Figura 59.1). O diagnóstico fetal de CC complexa é extremamente útil para os pais e para a equipe clínica. É também particularmente importante diante da presença de lesões que dependem da persistência de ducto arterioso para a sobrevida pós-natal. Nesses indivíduos, a sobrevida após o parto pode ser possível pela manutenção da patência do ducto arterioso utilizando a infusão intravenosa (IV) de prostaglandina E1 (PGE1) iniciada já na sala do parto, em geral através de cateter umbilical. Muitos estudos demonstraram redução da morbidade, embora as evidências ainda sejam inconclusivas quanto à redução das taxas de mortalidade.[6,7]

Um número crescente de lesões cardíacas congênitas está associado a mutações genéticas específicas, muitas claramente hereditárias e algumas que se presumem ser eventuais. A análise cromossômica é realizada com frequência em indivíduos com anormalidades cardíacas estruturais graves; tal análise pode ser realizada durante a gestação por meio de amniocentese ou após o parto. Dessa forma, a análise cromossômica é benéfica para o planejamento da família quanto ao risco de ocorrência de CC em futuras gestações. Para o clínico, o conhecimento sobre anormalidades cromossômicas, como a sequência de DiGeorge (síndrome velocardiofacial) e a síndrome de Marfan, ajuda significativamente na tomada de decisão médica.

Em termos gerais, o momento adequado da cirurgia para muitas condições cardíacas congênitas depende dos sintomas e da possibilidade de prevenir complicações que poderiam se associar futuramente. Neonatos que apresentam baixo fluxo sanguíneo pulmonar ou conexões pulmonares atrésicas em geral precisam de cirurgia já nos primeiros dias de vida e, ocasionalmente, horas após o parto. Lesões associadas ao fluxo pulmonar aumentado (hiperfluxo pulmonar) resultam em insuficiência cardíaca precoce, que pode se manifestar com baixo ganho de peso, desnutrição, taquipneia ou insuficiência respiratória. Esses pacientes são operados ainda durante a primeira infância para diminuir seus sintomas e prevenir desenvolvimento de doença vascular pulmonar (hipertensão pulmonar).

Neonatos pré-termo e com baixo peso ao nascimento portadores de CC passam por avaliação cirúrgica com maior frequência. Essa estratégia de tratamento requer planejamento cuidadoso e boa coordenação entre as equipes de cirurgia, anestesia, cardiologia, terapia intensiva e neonatologia. Hoje podemos operar com sucesso neonatos de 800 g com transposição de grandes artérias (TGA).

A área da cirurgia das CC é atualmente reconhecida como subespecialidade da cirurgia torácica. Nos EUA, cirurgiões cardíacos com formação em cirurgia de CC recebem certificação prévia em cirurgia cardiotorácica pelo American Board of Thoracic Surgery (ABTS) e treinamento adicional, no país ou no exterior, em cirurgia de CC. A partir de 2009, o ABTS passou a oferecer um processo de certificação formal para a subespecialidade em cirurgia de CC. Atualmente, existem 12 programas de residência em cirurgia de CC aprovados pelo Accreditation Council for Graduate Medical Education.[8] A maioria das cirurgias cardíacas é realizada em grandes hospitais infantis, com multiespecialidades, em associação a programas formais dedicados ao cuidado desses pacientes complexos. A equipe inclui também anestesiologistas cardíacos pediátricos, perfusionistas e equipe de enfermagem. Unidades de terapia intensiva cardíaca pediátrica têm sido desenvolvidas para otimizar a recuperação desses pacientes.

Historicamente, são os cardiologistas pediátricos que realizam o manejo clínico de pacientes nascidos com CC. A cardiologia pediátrica também está em evolução. Com os avanços na tecnologia de hemodinâmica e cateterismo, cardiologistas intervencionistas pediátricos têm tratado lesões que eram anteriormente tratadas apenas por cirurgia aberta. Exemplos incluem fechamento de comunicações interatriais (CIA) e comunicações interventriculares (CIV), fechamento de persistência de canal arterial (PCA) e, em vasos com estenose, dilatação e mesmo dilatação associada à aplicação de *stents*, tanto na circulação sistêmica como pulmonar. Para uma revisão mais aprofundada desse tema, consulte o excelente texto técnico de Mullins.[9]

O cuidado de adultos com CC ainda está em evolução. Essa questão tem particular relevância para cirurgiões gerais que realizam cirurgias em pacientes adultos com CC. Uma mensagem importante precisa estar clara para o cirurgião geral neste contexto: é preciso ter em mente que pacientes com CC corrigidas, mesmo sem sintomas cardíacos evidentes, têm potencial para apresentar distúrbio cardiorrespiratório significativo no perioperatório. Em outras palavras, a simples presença de cicatriz cirúrgica no tórax de paciente com CC diagnosticada não significa que a doença tenha sido curada. Com tal mensagem em mente, o cirurgião geral pode ter dificuldade de determinar qual seria o melhor profissional para avaliar de maneira qualificada tal paciente. Atualmente, muitos cardiologistas de adultos não são adequadamente treinados para avaliar adultos com CC.

Por outro lado, cardiologistas pediátricos não são treinados ema clínica e cardiologia de adultos, de modo que muitos se sentem desconfortáveis em realizar avaliações de pacientes adultos com CC. A subespecialidade de CC do adulto está se tornando mais formal atualmente, embora o número de médicos com treinamento específico para tratar tais pacientes ainda seja

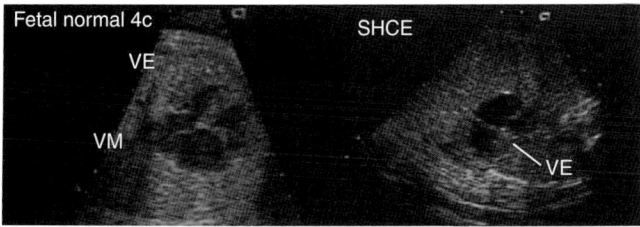

**Figura 59.1** Ultrassonografia fetal normal (quatro câmaras [*4c*]; *esquerda*) e ultrassonografia fetal de criança com síndrome da hipoplasia do coração esquerdo (SHCE; *direita*). *VE*, ventrículo esquerdo; *VM*, valva mitral.

pequeno. Em 2015, o American Board of Internal Medicine ofereceu o primeiro exame de certificação em CC do adulto. Sua associação com o Accreditation Council for Graduate Medical Education tornou-se disponível em 2019 com 21 programas acreditados.[10,11] O cirurgião geral atuante precisa se familiarizar com as questões específicas que devem ser consideradas em pacientes com CC, a fim de garantir que os problemas anatômicos e fisiológicos específicos do paciente tenham sido adequadamente avaliados. O cardiologista pediátrico, em coordenação com o cardiologista adulto, é quem deverá avaliar pacientes adultos com CC que se apresentam para atendimento na falta de um especialista formalmente qualificado. Anestesiologistas e intensivistas que cuidam de adultos com CC também devem ter conhecimento acerca das complexidades e peculiaridades da condição cardíaca dos pacientes. O manejo anestésico de pacientes com CC submetidos a procedimentos cirúrgicos gerais é complicado e pode ser devastador quando realizado de maneira inadequada.

## ANATOMIA, TERMINOLOGIA E DIAGNÓSTICO

### Anatomia e terminologia

Um dos aspectos mais desafiadores ao estudar CC é estar confortável com a terminologia utilizada para descrever lesões específicas. Deve-se conhecer detalhadamente a anatomia cardíaca normal. Existem muitos textos excelentes sobre esse assunto; em particular, o texto editado por Wilcox et al.[12] é especialmente conciso e claro. Uma dificuldade que desafia o entendimento adequado da anatomia é o uso frequente de abreviações e epônimos para as diversas lesões congênitas – por exemplo, TGA corrigida das grandes artérias (TcGA), inversão ventricular e L-transposição podem descrever o mesmo coração, embora nenhum deles forneça uma descrição anatômica completa. Exceto quando estiver claro a todos os clínicos envolvidos nos cuidados de tais pacientes complexos, a descrição anatômica necessita ser segmentar e completa com a finalidade de evitar erros e interpretação errada da estrutura.

Para descrever lesões cardíacas, utiliza-se abordagem segmentar para determinar a relação entre os diversos elementos estruturais. O *situs* descreve a relação lateral – *situs solitus* (normal), *situs inversus* (invertido) ou *situs ambiguus* (indeterminado). Os elementos cardíacos descritos incluem (na sequência) os átrios, ventrículos e grandes vasos. É necessário compreender a relação entre as conexões, que podem ser concordantes (p. ex., o átrio direito conectado ao ventrículo direito) ou discordantes (p. ex., ventrículo direito conectado à aorta). A lateralidade da câmara deve ser esclarecida (p. ex., um átrio direito morfológico pode estar do lado esquerdo do paciente). Em seguida, devem ser avaliadas as relações e conexões das valvas; as conexões devem ser normais, estenóticas, atrésicas ou com "cavalgamento". Algo relevante para o cirurgião é que a lateralidade anormal das estruturas cardíacas está frequentemente associada a relações anormais entre os órgãos do tórax e abdome. Recomenda-se avaliação detalhada da anatomia do paciente antes da cirurgia. As ferramentas comumente empregadas na avaliação anatômica incluem ecocardiograma, tomografia computadorizada (TC), ressonância magnética (RM) e cateterismo cardíaco.

Existem duas escolas amplamente aceitas e aplicadas na descrição morfológica cardíaca. A nomenclatura de Van Praagh utiliza abreviações para descrever a relação entre átrios, curvatura ventricular e posição da aorta, em sequência. A primeira letra descreve o *situs* das câmaras atriais (e geralmente dos órgãos abdominais): "S" para *situs solitus* (normal), "I" para *situs inversus* (invertido) ou "A" para *situs ambiguus* (indeterminado). A segunda letra descreve a relação da curvatura embriológica dos ventrículos: "D" para *dextro* ou topologia do lado direito (normal), ou "L" para *levo* ou topologia de lado esquerdo. A terceira e última letra descreve a relação da valva aórtica e da valva pulmonar: "D" para lado direito e "E" para lado esquerdo, além de "S" para *solitus* e "I" para *inversus* (Figura 59.2).

A nomenclatura de Anderson inclui mais termos e é mais longa, porém talvez mais simples de se entender. As descrições são também constituídas pela relação sequencial das estruturas. Iniciada pelos átrios, as conexões e as relações são descritas sequencialmente. Portanto, a lateralidade dos átrios é descrita, seguida da sequência de conexões com ventrículos e, em seguida, com grandes vasos. Por exemplo, "*situs solitus* atrial (normal) com discordância atrioventricular (invertida) e discordância ventriculoarterial (invertida)" descreve o coração mencionado anteriormente como transposição corrigida, ou S, L, E pela classificação de Van Praagh (Figura 59.3).

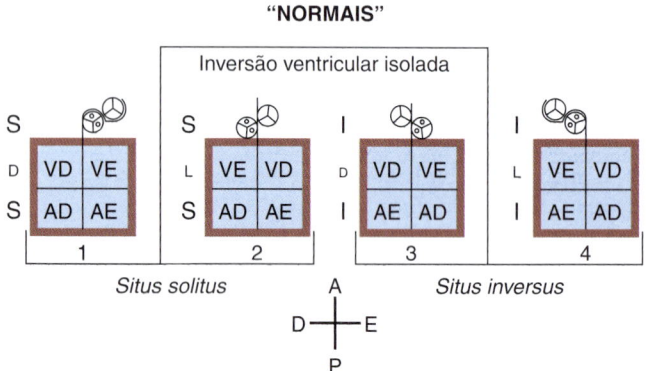

**Figura 59.2** Modelo demonstrando a morfologia cardíaca de corações normais – ou seja, corações com concordância atrioventricular e concordância ventriculoarterial – utilizando a nomenclatura de Van Praagh. A *linha vertical* acima das caixas denota a posição do septo ventricular. (De Kirklin JW, Barratt-Boyes BG. General considerations: Anatomy, dimensions, and terminology. In *Cardiac surgery*. 2nd ed. New York, 1993, Churchill Livingstone.)

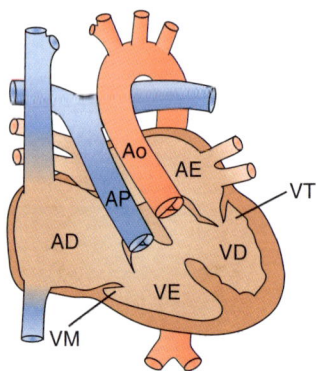

**Figura 59.3** Transposição corrigida das grandes artérias (TcGA). O *situs solitus* atrial (normal) com discordância atrioventricular e ventriculoarterial utilizando nomenclatura de Anderson, S, L, E pela classificação de Van Praagh. *AD*, átrio direito; *AE*, átrio esquerdo; *Ao*, aorta; *AP*, artéria pulmonar; *VD*, ventrículo direito; *VE*, ventrículo esquerdo; *VM*, valva mitral; *VT*, valva tricúspide.

## Diagnóstico

Assim como com todas as áreas da cirurgia, está disponível uma ampla variedade de ferramentas diagnósticas sofisticadas para examinar estrutura e função cardíacas. Apesar da existência já disseminada e da disponibilidade e aplicabilidade dessas ferramentas, nenhuma delas substitui ou elimina a necessidade de um histórico e exame físico detalhados. A maioria dos pacientes com histórico de CC costuma ter boa informação sobre questões específicas de sua condição cardíaca, bem como seus pais. A revisão detalhada do histórico e antecedentes médicos do paciente é obrigatória. Isso inclui, quando possível, guardar os registros de todos os relatórios diagnósticos e procedimentais anteriores. Eventualmente pode ocorrer uma suposição incorreta sobre a anatomia e o histórico cirúrgico prévio do paciente, situação na qual um histórico adequado de cirurgias ou resumo clínico do paciente poderia facilmente esclarecer algum mal-entendido.

Em adultos com CC, em particular, existem pontos específicos do histórico médico que precisam ser esclarecidos. Antecedente de palpitações, síncope e déficit neurológico devem ser investigados mais profundamente. A incidência de arritmias significativas em algumas categorias de adultos com CC é alta e, em muitos casos, requer maior investigação, incluindo eletrocardiograma, monitoramento contínuo (Holter) ou testes de provocação.

### Exame físico

O exame físico completo do paciente com CC anteriormente corrigida geralmente fornece informações relevantes para o planejamento adequado do procedimento de cirurgia geral. Os pacientes devem ficar completamente despidos e ser examinados meticulosamente. Em muitos pacientes cianóticos, as alterações de cor podem ser evidentes, particularmente nos leitos ungueais, lábios e membranas mucosas. Pode-se observar baqueteamento digital. Já em outros pacientes, a cianose pode ser mais discreta, conferindo ao paciente aspecto acinzentado ou mesmo pálido. Incisões cirúrgicas prévias necessitam ser observadas e compatibilizadas com o histórico médico conhecido. Incisões de toracotomia em qualquer lado podem indicar cirurgia de BT prévia utilizando a artéria subclávia seccionada e rodada inferiormente para anastomose direta com a artéria pulmonar ou com interposição de prótese – denominada anastomose BT modificada. Em pacientes com arco aórtico à esquerda, pode-se observar incisão de toracotomia esquerda quando foi realizado reparo prévio de coarctação da aorta. Incisões de esternotomia mediana ou toracotomia anterior podem indicar cirurgia intracardíaca ou extracardíaca prévia.

O exame vascular completo muitas vezes é negligenciado em pacientes com CC. É importante avaliar os pulsos e medir a pressão arterial nos quatro membros. Pacientes com anastomose BT existente e funcionando ou mesmo realizada anteriormente e agora fechada apresentam pulso diminuído ou ausente no membro superior correspondente ao desvio. Da mesma maneira, pacientes com coarctação prévia podem apresentar pulso diminuído ou ausente no membro superior esquerdo, especialmente quando foi realizada a arterioplastia com retalho de subclávia (operação de Waldhausen). Assim, o antecedente prévio de coarctação operada não significa que os pulsos e pressões arteriais dos membros inferiores estarão normais. Pacientes submetidos a cateterismo cardíaco prévio podem apresentar vasos femorais com estenose crônica ou totalmente ocluídos. Todas essas questões podem ser significativas durante o monitoramento e a inserção de acesso vascular no paciente que será submetido a procedimento cirúrgico geral.

Mais adiante neste capítulo, será revisada a operação de Fontan como operação paliativa para pacientes com ventrículo único. No pós-operatório, tal cirurgia resulta em hipertensão venosa sistêmica significativa, em geral de 12 a 15 mmHg (sendo o normal 0 a 8 mmHg). Em pacientes com circulação pós-Fontan, o exame físico pode revelar congestão hepática, ascite, edema dos membros inferiores, varizes venosas e estase da veia jugular. Em alguns pacientes, pode haver suspeita de cirrose hepática macronodular, pela palpação de borda hepática fibrótica e endurecida.

Livros inteiros têm sido dedicados ao exame físico de pacientes com CC e a discussão completa desse assunto, particularmente sobre a parte específica da ausculta cardíaca, vai além do escopo deste capítulo. Em geral, o exame cardíaco inclui avaliação do ritmo cardíaco, da localização do *ictus* e da característica dos sopros auscultados. É importante frisar que a ausência de um sopro cardíaco significativo não exclui a possibilidade de doença cardíaca significativa.

### Exames diagnósticos

*Oximetria de pulso.* A oximetria de pulso dos quatro membros constitui parte essencial da avaliação clínica de um paciente com suspeita de CC. Pacientes com circulação ducto-dependente na parte inferior do corpo (coarctação grave da aorta ou interrupção de arco aórtico) podem apresentar cianose diferencial. Tal apresentação indica a ejeção de sangue insaturado da artéria pulmonar através de ducto arterioso persistente para a aorta descendente, em contraste ao sangue venoso pulmonar completamente saturado que é ejetado para a aorta ascendente e membros superiores. A saturação basal (em ar ambiente) deve ser documentada em todos os pacientes para os quais se prevê intervenção cirúrgica, com a finalidade de estabelecer a faixa normal e permitir identificação de alterações durante o período perioperatório.

*Radiografia simples.* A radiografia simples de tórax com projeções anteroposterior e laterolateral continua sendo um componente essencial da avaliação de pacientes com CC. Elementos-padrão que devem ser examinados incluem avaliação do arcabouço ósseo e de partes moles, do diafragma, de sombra hepática e da localização da bolha gástrica. Os campos pulmonares são avaliados quanto a alteração de vasculatura pulmonar (arterial ou venosa), alteração de vias respiratórias e presença de efusões. A silhueta cardíaca pode revelar informação fundamental, como a relação cardiotorácica indicativa de cardiomegalia ou derrame pericárdico, aumento dos átrios, presença ou ausência do arco arterial pulmonar e a lateralidade do arco aórtico (Figura 59.4).

*Eletrocardiografia.* O eletrocardiograma (ECG) é importante na avaliação de pacientes com CC. Deve-se avaliar frequência e ritmo cardíacos, incluindo presença ou ausência de atividade da onda P e seu eixo. Muitos pacientes com CC, especialmente casos de condições complexas como síndrome de heterotaxia, podem exibir atividade anormal ou ausente do nó sinusal, o que resulta na predominância de ritmo juncional, o que pode ser suficiente para comprometer significativamente o débito cardíaco. A duração do intervalo QRS e o eixo cardíaco revelam informação acerca de bloqueios na condução e hipertrofias ventriculares. Por exemplo, pacientes com defeitos de canal atrioventricular (A-V) sabidamente apresentam desvio de eixo para a esquerda. Além disso, pacientes que serão submetidos a reparo de algumas formas de CC podem apresentar predisposição precoce ou tardia para arritmias malignas. É particularmente importante esclarecer o histórico de palpitações

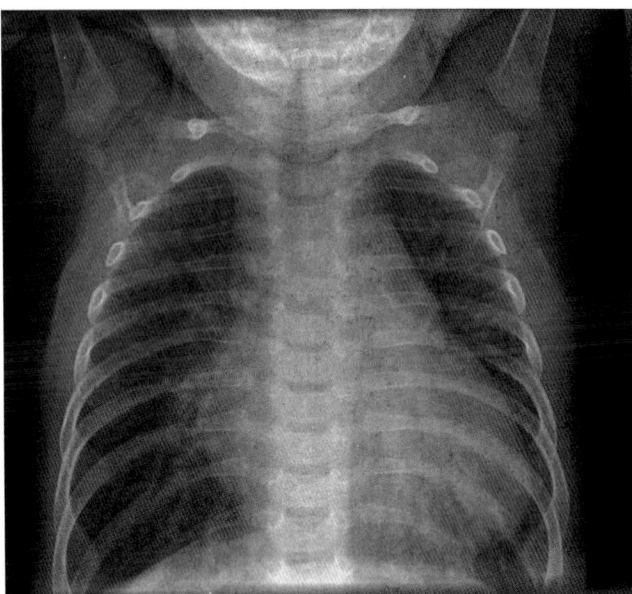

**Figura 59.4** Cardiomegalia e aumento dos contornos vasculares pulmonares em paciente com defeito de canal atrioventricular.

em pacientes com CC corrigida ou não corrigida; o histórico pode alertar para a necessidade de maior investigação por meio de monitoramento contínuo de ECG (Holter).

*Ecocardiografia.* Exames de imagem não invasivos estão bem estabelecidos como modalidade diagnóstica de escolha na cardiopatia estrutural. Para a maioria dos pacientes, excelentes detalhes anatômicos podem ser obtidos por meio do ecocardiograma transtorácico bidimensional. Imagens-padrão incluem as janelas subcostal, supraesternal, paraesternal e subxifoide, orientadas nas direções do eixo longo e curto. Além disso, é possível fazer inferências sobre informações hemodinâmicas significativas por meio da avaliação do fluxo sanguíneo utilizando Ecodoppler, o qual é interpretado por meio da fórmula modificada de Bernoulli (gradiente de pressão = $4V^2$, em que V é a velocidade ecocardiográfica em metros por segundo). Para avaliar adequadamente a lesão cardíaca do paciente, é preciso realizar análise segmentar das estruturas cardíacas, conexões e valvas. Uma estimativa quantitativa da fração de ejeção, fração de encurtamento e velocidade do fluxo valvar auxilia na avaliação da função cardíaca. Para a maioria dos pacientes com CC, pode-se obter informação diagnóstica adequada por meio de ecocardiografia realizada por cardiologista pediátrico qualificado.

*Ressonância magnética e tomografia computadorizada.* A RM e TC cardíacas são exames complementares à ecocardiografia para avaliação não invasiva estrutural e funcional do coração. A RM tem sido utilizada com maior frequência para fornecer detalhes anatômicos de corações com malformações congênitas para os quais faltam detalhes apenas com a ecocardiografia. A RM cardíaca provou-se particularmente útil na avaliação dos grandes vasos extracardíacos, conexões venosas sistêmicas e pulmonares e para fornecer estimativas precisas da função cardíaca, especialmente da fração de ejeção ventricular direita. A RM tem ainda o benefício adicional de utilizar campos eletromagnéticos não ionizantes. A TC também pode ser empregada para obtenção de tais detalhes, embora haja potencial associação deletéria com a exposição significativa à radiação. O exame de TC de tórax utiliza em média 5 a 7 mSv, enquanto a angiografia coronariana por TC utiliza em média 9 a 11 mSv (radiografia torácica: 0,1 mSv).[13]

*Cateterismo cardíaco.* O cateterismo cardíaco foi, por muito tempo, considerado o padrão-ouro para o diagnóstico de corações com malformação congênita. Com a atual sofisticação da ecocardiografia, TC e RM, esse deixou de ser essencial para a maioria dos pacientes. Ainda assim, existem circunstâncias nas quais é necessário o cateterismo cardíaco diagnóstico para obtenção de detalhes anatômicos precisos. Uma dessas circunstâncias pode ser a condição de pacientes cujas janelas ecocardiográficas são ruins; mesmo assim tais casos podem ser esclarecidos com o uso de ecocardiografia transesofágica. Com frequência, existem pontos específicos dos detalhes anatômicos que nem a ecocardiografia nem a RM podem delinear, como estenose de ramo da artéria pulmonar (segmentar), origem e curso de circulação colateral aortopulmonar, conexões fistulosas e comunicações intracardíacas (defeitos septais), os quais não são esclarecidos por outras modalidades de imagem.

Em geral, o cateterismo cardíaco diagnóstico é realizado para obtenção de informação hemodinâmica precisa com intuito de se realizar avaliação mais completa acerca das consequências das lesões cardíacas do paciente. O uso de mensurações da oximetria, dados de manometria e determinação do débito cardíaco por meio de termodiluição permitem obtenção do perfil hemodinâmico preciso do paciente. Dados mensurados ou derivados incluem pressão venosa central, pressão atrial, pressões ventriculares (incluindo a pressão diastólica final), fração de *shunt* (no caso de CIA ou CIV), pressões arteriais pulmonares, pressão capilar pulmonar, pressão arterial sistêmica e oximetria segmentar de estruturas cardíacas, incluindo o retorno venoso pulmonar e sistêmico (Figura 59.5). Portanto, são obtidas informações essenciais sobre a presença e grau de *shunt* (desvio), resistência vascular pulmonar (RVP) e sistêmica (RVS) e função cardiopulmonar. Em alguns cenários clínicos, esses dados são obrigatórios para que se estabeleça uma estratégia de manejo bem-sucedida. Isso pode ser particularmente verdadeiro para pacientes adultos com CC que precisem de cirurgia não cardíaca.

O entendimento detalhado acerca da fisiologia normal cardiorrespiratória é fundamental na interpretação dos dados obtidos por meio de cateterismo cardíaco em pacientes com CC. Especificamente, é preciso comparar o nível de pressão normal, ondas de pulso e saturações de oxigênio das várias câmaras cardíacas com os dados obtidos em uma circulação anormal. Nos átrios, existem ondas características – a onda *a* corresponde à contração atrial; a onda *c*, ao fechamento da valva A-V; e a onda *v*, ao enchimento atrial pelo retorno venoso contra a valva A-V fechada. A pressão média normal do átrio direito varia de 1 a 5 mmHg e do átrio esquerdo, de 2 a 10 mmHg. O exame da pressão do ventrículo direito em corações normais demonstra elevação mais gradual que do ventrículo esquerdo. A pressão diastólica final de ambos os ventrículos situa-se entre 2 e 10 mmHg no coração normal. A pressão sistólica normal do ventrículo direito (e, portanto, a pressão sistólica da artéria pulmonar) é de 15 a 30 mmHg, ao passo que a do ventrículo esquerdo é de 90 a 110 mmHg.

Em corações normais, existe um leve *shunt* fisiologicamente insignificante da direita para a esquerda, que resulta de um desequilíbrio da relação ventilação-perfusão (VQ) nos pulmões, que corresponde ao retorno venoso coronariano diretamente para o ventrículo esquerdo (veias de Tebesius). Esse *shunt* fisiológico representa menos de 5% do débito cardíaco e, em condições normais, não produz insaturação arterial sistêmica detectável. Portanto, a insaturação arterial sistêmica significativa constitui achado patológico compatível com doença pulmonar, *shunt* intracardíaco, ou ambos. Conforme mencionado, a origem e o

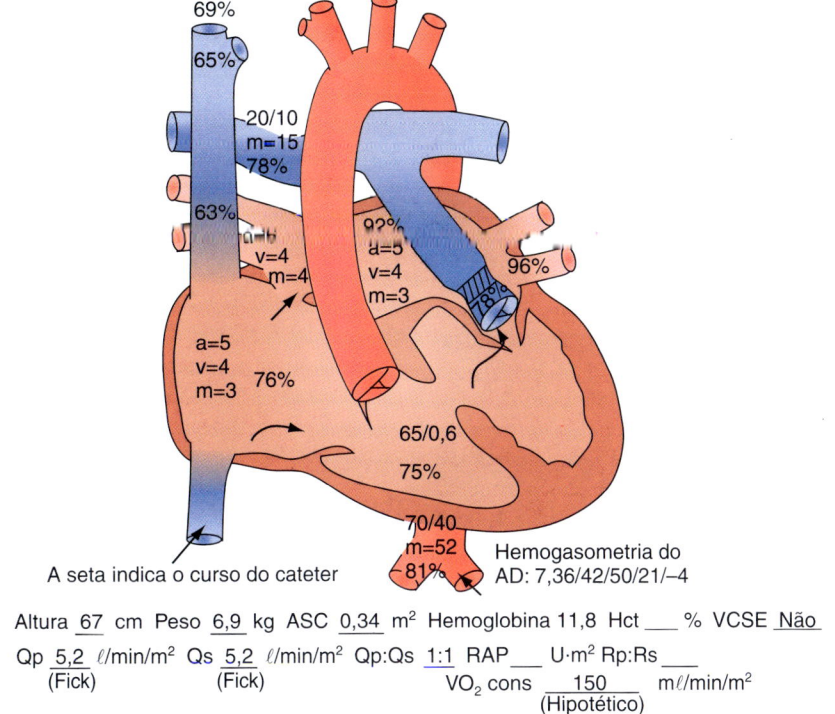

**Figura 59.5** Informação hemodinâmica obtida com o cateterismo cardíaco. *AD*, átrio direito; *ASC*, área de superfície corporal; *RAP*, resistência na artéria pulmonar; *VCSE*, veia cava superior esquerda.

grau de *shunt* intracardíaco pode ser avaliado por meio de ecocardiografia. Todavia, em alguns casos, é necessário o cateterismo cardíaco para medir a oximetria cardíaca, calcular a fração de *shunt* e calcular os valores de RVP e RVS. Por meio do cálculo pela formula de Fick, determina-se a relação entre o fluxo sanguíneo pulmonar (Qp) e sistêmico (Qs), como se segue:

$$Qp/Qs = (SaO_2 - sat\ \overline{MO}_2)/(sat\ \overline{PO}_2 - PaO_2)$$

em que $SaO_2$ é a saturação arterial sistêmica de oxigênio, $\overline{MO}_2$ é a saturação de oxigênio do sangue venoso misto, $\overline{PO}_2$ é a saturação de oxigênio venosa pulmonar e $PaO_2$ é a saturação de oxigênio da artéria pulmonar.

Portanto, em um paciente com $\overline{MO}_2$ de 60%, $\overline{PO}_2$ de 100%, $SaO_2$ de 100% e $PaO_2$ de 80%, a equação ficará:

$$Qp/Qs = (100 - 60)/(100 - 80) = 40/20 = 2:1$$

O cálculo da resistência vascular pulmonar também pode ser crucial na determinação da possibilidade de cirurgia em paciente com CC. Em muitos casos, diante das evidências clínicas, não é necessário realizar a medida exata da resistência vascular. Por exemplo, em uma criança pequena com CIV grande, bem definida por meio de ecocardiografia, os achados clínicos de taquipneia, cardiomegalia e incapacidade de se desenvolver normalmente confirmam presença de *shunt* grave da esquerda para a direita e inferem que a RVP é aceitável. Todavia, em circunstâncias menos evidentes, o cálculo preciso pode ser importante para a tomada de decisão clínica. A RVP pode ser calculada com base em dados do cateterismo cardíaco, conforme segue:

$$RVP = \frac{(\text{Pressão média da artéria pulmonar [mmHg]} - \text{pressão média do átrio esquerdo [mmHg]})}{\textit{Fluxo sanguíneo pulmonar (Qp) [ℓ/min/m}^2\text{]}}$$

Em geral, pacientes com RVP aumentada devem ser avaliados por meio de vasodilatação pulmonar – hiperventilação, hiperoxigenação e inalação de óxido nítrico – a fim de determinar se a RVP está responsiva. Essa informação pode ser essencial para pacientes que são candidatos limítrofes.

Por fim, o cateterismo cardíaco tem evoluído como método terapêutico primário para muitos defeitos estruturais importantes do coração. Em muitos hospitais infantis, a maioria dos cateterismos é atualmente realizada para procedimentos intervencionistas, em vez de diagnósticos. Esse fato pode ser particularmente pertinente para cirurgiões gerais que precisam tratar de um paciente com correção prévia de defeito cardíaco realizada por meio de cateterismo. Por exemplo, o paciente pode apresentar CIA ou CIV fechadas anteriormente com um dispositivo oclusivo. Essa informação pode apresentar importantes consequências diante da exposição infecciosa e acesso vascular.

## CUIDADOS PERIOPERATÓRIOS

O manejo perioperatório de um paciente com CC corrigida ou paliada pode ser extremamente desafiador. As manipulações padrão hemodinâmicas, respiratórias e farmacológicas que são adequadas para corações com estrutura normal podem ser completamente inadequadas em casos de CC complexa. Tal situação é especialmente importante tanto na sala cirúrgica como na unidade de terapia intensiva. A orientação geral inclui o conhecimento detalhado da anatomia intracardíaca do paciente e a fisiologia esperada. É possível cometer erros significativos de manejo por conta de avaliação incorreta da fisiologia devido ao entendimento incompleto da anatomia do paciente. Por exemplo, em um paciente com tetralogia de Fallot (TF) não corrigida com obstrução significativa da via de saída do ventrículo direito (VSVD), espera-se que o paciente exiba algum grau de insaturação arterial sistêmica. Por outro lado, também é esperado que um paciente com TF corrigida sem *shunts* intracardíacos residuais apresente saturação completa, de modo que o achado de insaturação pode representar uma complicação que requer investigação mais profunda. Essa situação clínica é frequente; presume-se incorretamente que pacientes com diagnóstico cardíaco definido ainda que submetidos a correção bem-sucedida, continuem com a fisiologia circulatória alterada. Além disso é importante avaliar se a cirurgia cardíaca anteriormente realizada consistiu na correção completa da lesão ou se apenas uma cirurgia paliativa.

## Riscos anestésicos

O manejo anestésico pode ser desafiador em pacientes portadores de CC, especialmente em situações como pacientes com CC não corrigidas, cirurgia paliativa para ventrículo único, pacientes com cianose crônica e aqueles com defeitos intracardíacos residuais. Os protocolos de manejo anestésico padrão podem ser completamente inadequados e mesmo potencialmente desastrosos em pacientes com CC complexas. É fundamental o entendimento detalhado da anatomia do paciente, juntamente com conhecimento sobre o potencial para respostas inesperadas diante de agentes anestésicos e de ajustes do ventilador. Também a área de anestesia pediátrica e anestesia em CC tem evoluído em relação a tais situações clínicas peculiares; o texto publicado por Andropoulos et al.[14] é uma excelente fonte de consulta.

Muitos pontos relacionados ao manejo anestésico requerem discussão. O primeiro é o acesso vascular para manejo intraoperatório e pós-operatório. Em pacientes com CC complexas, especialmente aqueles já submetidos a cirurgia prévia complexa e procedimentos de cateterismo, poderá ser difícil obter acesso vascular adequado. Em geral, é necessário um cateter central calibroso e de múltiplo lúmen para controle volêmico e monitoramento adequados das pressões de enchimento do coração direito. Em alguns pacientes, deve ser considerada a inserção de cateter de artéria pulmonar para termodiluição (oximetria), tendo em vista que nem sempre se pode presumir que as pressões de enchimento do coração direito se correlacionem com o coração esquerdo, seja no enchimento, na volemia e na função do coração esquerdo (p. ex., após uma cirurgia de Fontan). As opções de acesso central podem ser semelhantes às de pacientes sem CC e incluem as veias jugular interna ou subclávia, tendo como opção secundária o acesso da veia femoral comum para a veia cava inferior (VCI). Contudo, tal acesso pode ser difícil no caso de cateterismo prévio ou reconstrução venosa; essa situação pode ser manejada por meio de inserção guiada por ultrassom, estratégia que tem se tornado padrão em muitos centros de cirurgia cardíaca. O acesso arterial para monitoramento contínuo da pressão arterial e coleta de amostras é importante em muitos pacientes. O cateterismo arterial percutâneo pode ser realizado na artéria radial na maioria dos pacientes; entretanto, as pressões do membro superior podem estar alteradas por *shunts* arteriais sistêmico-pulmonares, cirurgia prévia no arco aórtico (especialmente coarctação) e anormalidades na origem vascular (p. ex., artéria subclávia direita origem na aorta descendente).

O manejo da ventilação em pacientes com CC requer entendimento especial. No caso de *shunts* importantes da esquerda para a direita (p. ex., CC não corrigida), a hiperventilação e a hiperoxigenação promovem aumento do fluxo sanguíneo pulmonar e possível diminuição do débito cardíaco sistêmico. A ventilação com pressão positiva, especialmente com pressão positiva ao fim da expiração (PEEP), influencia negativamente a hemodinâmica de muitos pacientes, especialmente pacientes com ventrículo único e submetidos a cirurgia paliativa, pois o fluxo cavopulmonar é passivo após cirurgia de Fontan. Pode-se realizar extubação precoce nesses pacientes a fim de limitar os efeitos deletérios da PEEP sobre a circulação de Fontan. Dados demonstram que a extubação precoce é viável, segura e melhora o desfecho e os custos hospitalares gerais nesses pacientes.[15] Por fim, a manipulação farmacológica da RVP e RVS e do débito cardíaco constituem importantes adjuvantes do manejo perioperatório de pacientes com CC. Em geral, utiliza-se infusão de epinefrina em dose baixa de 0,05 mcg/kg/min (0,02 a 0,05 mcg/kg/min) com adição de inibidor de fosfodiesterase, o que constitui uma combinação farmacológica efetiva para melhorar o inotropismo cardíaco, baixar a RVS e a RVP e limitar a taquicardia. Outros agentes frequentemente utilizados são a dopamina, vasopressina, nitroprusseto de sódio e nitroglicerina. A analgesia e sedação perioperatória também constituem importantes aspectos do manejo do paciente.

## Desfechos neurológicos

Considerando a expectativa de quase 100% de sobrevida após cirurgia para CC, têm tido destaque especial a evolução neurológica a longo prazo e a qualidade de vida dos pacientes. O potencial para lesão neurológica em crianças com CC surge tanto da natureza de sua doença (p. ex., doenças cianóticas, estado de baixo débito cardíaco, síndromes genéticas), mas também de efeitos deletérios da circulação extracorpórea ou hipotermia com parada circulatória. Há evidências que também sugerem que pacientes com CC possam ter predisposição genética a lesões neurológicas. Foi demonstrado que a idade gestacional constitui importante fator a ser considerado na otimização dos desfechos neurológicos.[16]

# VISÃO GERAL DAS CARDIOPATIAS CONGÊNITAS

## Cardiopatias congênitas com aumento de fluxo sanguíneo pulmonar (hiperfluxo pulmonar)

### Persistência do canal arterial

A persistência do canal arterial (ducto arterioso), ou PCA, é uma condição cardíaca genética frequente. Ocorre em 1 a cada 2.000 neonatos a termo, embora apresente incidência significativamente maior em neonatos pré-termo, atingindo a incidência de 40% em neonatos que nascem com peso inferior a 2.000 g e 80% em neonatos que nascem com menos de 1.200 g. O ducto arterioso é necessário durante a gestação para desviar o fluxo de sangue do ventrículo direito da circulação pulmonar não ventilada; o fluxo pelo canal arterial é desviado da artéria pulmonar para a aorta durante a gestação. No momento do parto, após a primeira respiração do neonato, o fluxo do ducto é revertido e passa a ocorrer da esquerda para a direita na maioria dos indivíduos. Ao longo das primeiras horas a dias de vida pós-natal, o ducto fecha-se espontaneamente, atingindo oclusão completa na maioria dos neonatos com idade entre 2 e 3 semanas.

Diante da ausência de outras lesões cardíacas congênitas, o ducto persistente torna-se patológico diante da sua patência e grau de *shunt* da esquerda para a direita. Por outro lado, o ducto arterioso persistente pode estar associado a outras malformações cardíacas e pode até mesmo ser necessário para melhorar o fluxo sanguíneo sistêmico ou pulmonar. A quantidade de desvio (*shunt*) relaciona-se ao tamanho, à geometria do canal arterial e à RVP. A PCA pode ser responsável por um índice elevado de Qp/Qs, resultado de hiperfluxo pulmonar, sobrecarga do coração esquerdo e insuficiência cardíaca congestiva (ICC). Uma PCA grande pode causar hipertensão pulmonar; e, caso não seja tratada, pode causar doença vascular pulmonar irreversível (síndrome de Eisenmenger), que tem como consequências insuficiência pulmonar e insuficiência cardíaca direita, tratáveis somente por transplante de pulmão. Mesmo nos casos de PCA discreta e com pressão menor, existe risco de congestão pulmonar e sobrecarga de volume do coração esquerdo; além disso, há sempre a preocupação com endocardite mesmo em PCA discreta. Recomenda-se o fechamento em todos os casos de PCA.

O padrão-ouro para a terapia da PCA é a cirurgia, em geral realizada através de toracotomia posterolateral esquerda com secção do ducto, ligadura ou grampeamento (Figura 59.6). A cirurgia deve ser um procedimento de baixo risco com mínimo potencial de permanecer algum fluxo residual pelo ducto arterioso. Por ser considerada de natureza invasiva, a técnica já consagrada levou ao desenvolvimento de estratégias alternativas para oclusão do ducto. Sob a perspectiva cirúrgica, muitas PCA podem ser corrigidas por meio de grampeamento por toracoscopia, em que pequenas incisões são usadas como portais; também a oclusão via cirurgia robótica já foi realizada em muitos pacientes com bons resultados.[12] O tratamento clínico com indometacina (0,1 mg/kg para < 1 kg; 0,2 mg/kg ≥ 1 kg no primeiro dia; e depois 0,1 mg/kg/dia durante os dias 2 a 7 por via oral ou IV ao longo de 1 hora) pode ser instituído em neonatos, embora apresente risco de enterocolite necrosante, hemorragia intracraniana e toxicidade renal. Atualmente, contudo, a maioria das PCA é ocluída por meio de cateterismo cardíaco utilizando dispositivos oclusivos. A técnica já foi empregada com sucesso mesmo no reparo de defeitos grandes em neonatos de baixo peso. Os efeitos a longo prazo dos dispositivos oclusivos que permanecem na árvore vascular ainda não estão completamente elucidados; contudo, a oclusão bem-sucedida obtida usando um dispositivo parece ser alternativa terapêutica extremamente eficaz, segura e durável. Recentemente, dispositivos introduzidos por meio de cateter foram aprovados para oclusão de PCA em lactentes pré-termo com peso de 700 g.

Por outro lado, a PCA no adulto pode se constituir em um grande desafio. Conforme mencionado, a PCA a longo prazo pode estar associada a doença vascular pulmonar. O *shunt* da direita para a esquerda na PCA causa repercussão significativa e requer investigação mais aprofundada com relação ao aumento significativo da RVP. Em adultos com PCA, a parede arterial pode sofrer calcificação, tornando perigosa a tentativa de ligadura ou secção. Nesses casos, para oclusão do ducto poderá ser necessária a ressecção da aorta descendente adjacente com *patch* ou mesmo a substituição de um curto segmento da aorta por enxerto o (p. ex., dácron).

### Defeito do septo aortopulmonar (janela aortopulmonar)

O defeito septal aortopulmonar é uma comunicação entre a aorta ascendente e, em geral, a artéria pulmonar comum. Trata-se de um defeito raro que compreende 0,1 a 0,6% das CC. A lesão é resultado de defeito na segmentação completa do tronco arterial comum embriológico em aorta e artéria pulmonar. Os defeitos são classificados segundo a sua localização: o tipo I é proximal, imediatamente acima dos seios aórticos; o tipo II é mais distal na aorta ascendente e em geral envolve a origem da artéria pulmonar direita; e o tipo III é mais distal e está associado a uma origem separada da artéria pulmonar direita e aorta (Figura 59.7). O defeito septal aortopulmonar pode ocorrer isoladamente ou estar associado a outras condições, incluindo interrupção de arco aórtico (IAA) e origem anômala de artéria coronária. Tais defeitos são, em geral, grandes e responsáveis por grave *shunt* da esquerda para a direita e resultam em pressão arterial pulmonar em níveis sistêmicos. Crianças com esse tipo de defeito em geral apresentam ICC; hipodesenvolvimento ponderoestatural e infecções

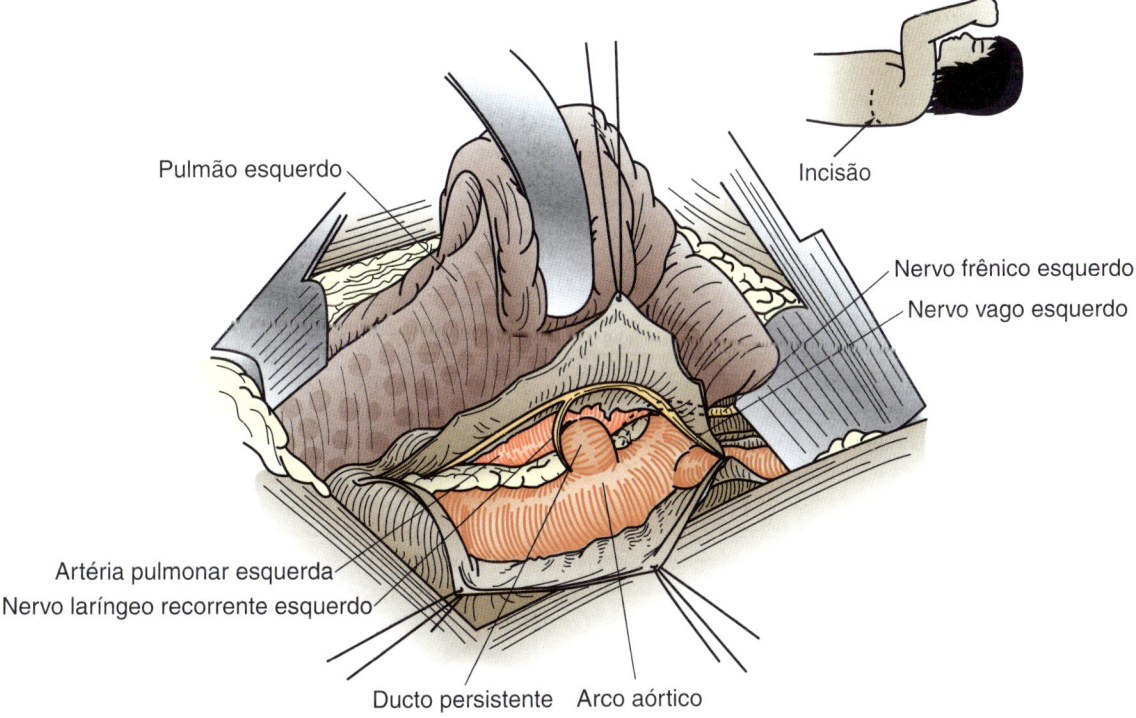

**Figura 59.6** Relações anatômicas do canal arterial persistente exposto por meio de toracotomia esquerda. (De Castaneda AR, Jones RA, Mayer JE, Jr, et al. Patent ductus arteriosus. In: *Cardiac surgery of the neonate and infant*. Philadelphia, PA: Saunders;1994.)

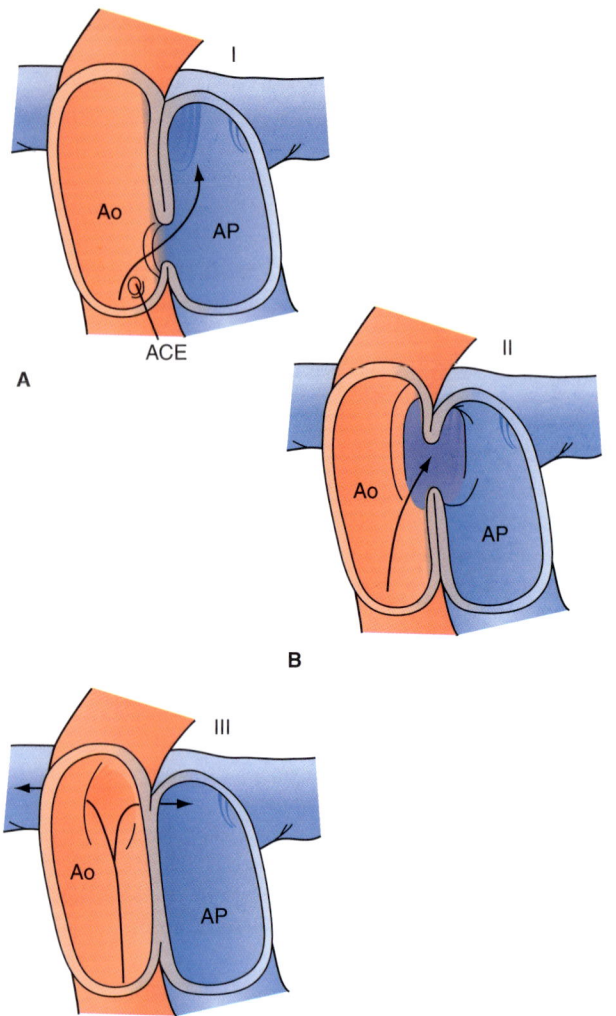

**Figura 59.7** Anatomia nativa e classificação dos defeitos septais aortopulmonares. **A.** No tipo I, a comunicação ocorre entre a aorta ascendente (Ao) e a artéria pulmonar principal (AP) na parede medial posterior da aorta descendente. O óstio da artéria coronária principal esquerda (ACE) pode estar situado próximo ao defeito. **B.** No tipo II, o defeito é mais cefálico na aorta ascendente. **C.** No tipo III, o defeito é mais posterior e lateral na aorta. A comunicação ocorre com a artéria pulmonar direita, que pode estar completamente separada da artéria pulmonar principal. (Adaptada de Fraser CD. Aortopulmonary septal defects and patent ductus arteriosus. In: Nichols DG, Ungerleider RM, Spevak PJ, et al., eds. *Critical heart disease in infants and children*. Philadelphia, PA: Mosby; 2006:664-666.)

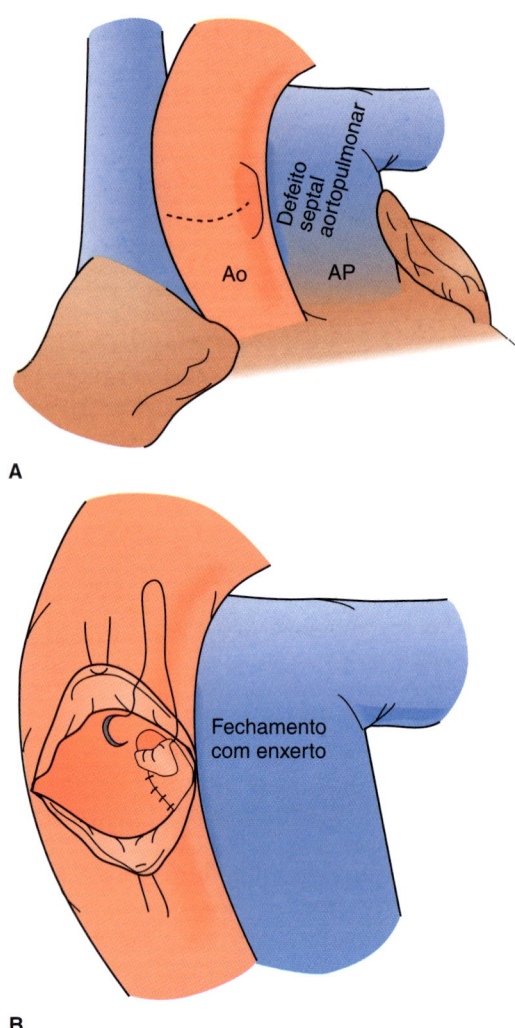

**Figura 59.8 A.** A exposição cirúrgica de defeito septal aortopulmonar inclui incisão transversal na aorta ascendente (Ao). **B.** O defeito é fechado por meio de sutura de um enxerto sobre seu lado aórtico. AP, artéria pulmonar. (Adaptada de Fraser CD. Aortopulmonary septal defects and patent ductus arteriosus. In: Nichols DG, Ungerleider RM, Spevak PJ, et al., eds. *Critical heart disease in infants and children*. Philadelphia, PA: Mosby; 2006:664-666.)

respiratórias frequentes. Ecocardiografia, RM ou cateterismo cardíaco podem ser empregados para definir o diagnóstico.

O padrão-ouro para reparo do defeito septal aortopulmonar é o fechamento cirúrgico. Existem relatos de caso de fechamento por cateterismo, embora se trate de técnica desafiadora sem ter durabilidade conhecida a longo prazo.[17] Um defeito pequeno pode ser ligado por toracotomia ou esternotomia mediana, mas tal método não é recomendado em virtude do significativo risco de ruptura ou de fechamento incompleto. O fechamento cirúrgico é realizado com suporte de circulação extracorpórea. As opções incluem secção completa e sutura, e, a seguir, a correção com *patchs* separados nos defeitos dos grandes vasos ou mesmo um fechamento tipo sanduíche, utilizando um só enxerto para construir uma parede comum; ambos os métodos são eficazes (Figura 59.8).

### Comunicação interatrial

A comunicação interatrial (CIA) isolada é uma das CC mais comuns, observada em 13 a cada 10.000 nascimentos vivos. A CIA mais frequente relaciona-se a um defeito no septo interatrial, na região da fossa oval. O defeito desenvolve-se pelo fechamento incompleto do forame oval embriologicamente patente; resulta de fechamento incompleto do *septum primum*. Embora a terminologia possa ser confusa, esses tipos de CIA são denominados *comunicação interatrial tipo ostium secundum*. Tais defeitos manifestam-se com uma variedade de configurações, desde única pequena CIA até outras com múltiplas fenestrações e ausência completa do *septum primum*. A localização do defeito pode se estender desde o orifício da VCI até a porção superior do septo interatrial adjacente à raiz da aorta (Figura 59.9).

A disfunção fisiopatológica básica da CIA consiste em significativo *shunt* da esquerda para a direita em uma condição de RVP normal. Contudo, mesmo com RVP normal, pacientes com

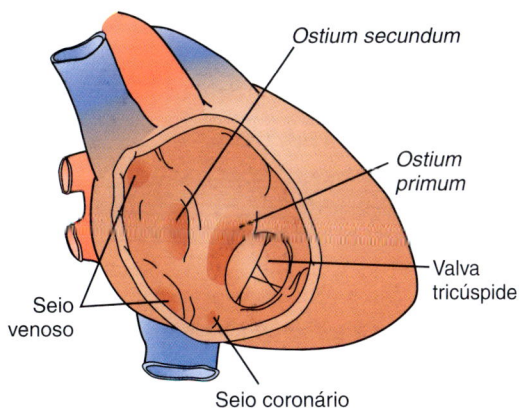

**Figura 59.9** Tipos de comunicação interatriais observados através do átrio direito: *ostium primum*, *ostium secundum* e seio venoso. (Adaptada de Redmond JM, Lodge AJ. Atrial septal defects and ventricular septal defects. In: Nichols DG, Ungerleider RM, Spevak PJ, et al., eds. *Critical heart disease in infants and children*. Philadelphia, PA: Mosby; 2006:580.)

CIA são capazes de apresentar *shunt* da direita para a esquerda transitório, particularmente durante momentos de aumento da pressão intratorácica. Os efeitos de um *shunt* da esquerda para a direita grave e crônico (em alguns pacientes capaz de produzir Qp/Qs > 3:1) incluem sobrecarga de volume e aumento do coração direito. A maioria das crianças não apresenta muitos sintomas, embora possa demonstrar algum grau de intolerância a exercícios ou infecções frequentes do trato respiratório. Os sintomas normalmente se tornam mais prevalentes na vida adulta e incluem dispneia de esforço, palpitações e, em casos mais graves, evidências de insuficiência cardíaca direita. A doença vascular pulmonar não constitui achado típico de CIA tipo *ostium secundum*, embora seja possível encontrar CIA em paciente com hipertensão pulmonar primária. Uma forma rara de apresentação relaciona-se ao potencial *shunt* da direita para a esquerda no nível dos átrios; assim, o risco sempre presente de embolia paradoxal e acidente vascular encefálico (AVE) deve ser importante fator a ser considerado para recomendar a indicação de fechamento da CIA.

A maioria dos centros têm recomendado o fechamento da CIA em pacientes antes que atinjam idade escolar. Desde o fim da década de 1950, a terapia padrão para CIA tem sido o fechamento cirúrgico realizado com suporte da circulação extracorpórea. O defeito é fechado utilizando-se sutura direta, pericárdio autólogo ou material protético como enxerto (Figura 59.10). Esse método é eficaz e apresenta baixo risco perioperatório associado, com possibilidade de defeitos recorrentes ou residuais praticamente nulas.[18] Técnicas minimamente invasivas para fechamento da CIA têm ganhado popularidade com bons níveis de segurança e desfechos.[19]

O potencial de fechamento de defeitos com métodos não cirúrgicos propiciou o desenvolvimento de tratamento por cateterismo, que é amplamente utilizado nos dias atuais em um grande número de pacientes em todo o mundo para tratamento de CIA. Na atualidade, até 60% das intervenções para CIA são realizadas por meio de cateterismo.[20] O dispositivo mais comumente utilizado é o Amplatzer™ Septal Occluder (St. Jude Medical, St. Paul, MN, EUA) que é composto por malha metálica de nitinol, a qual é inserida por via percutânea e conduzida com auxílio de ecocardiografia e fluoroscopia. Relatos indicam níveis aceitáveis de sucesso e de incidência de complicações relativas ao procedimento no fechamento do defeito.[21] Todavia, os efeitos a longo prazo com

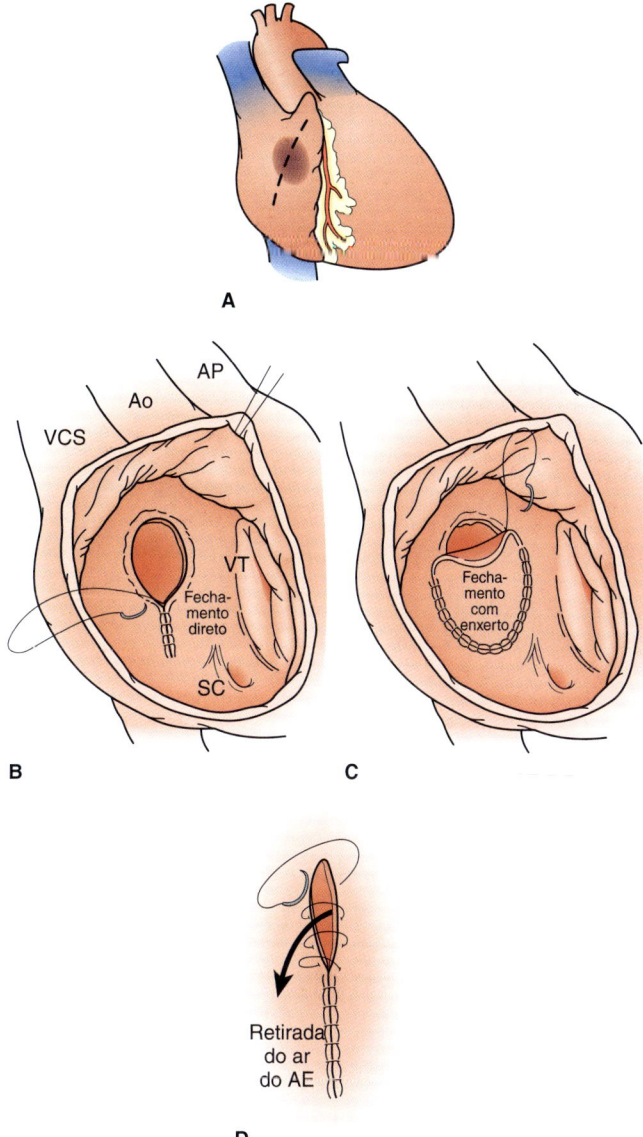

**Figura 59.10** Fechamento cirúrgico de defeito septal atrial. **A.** Atriotomia direita. **B.** Fechamento com sutura direta. **C.** Fechamento com enxerto. **D.** Retirada do ar do átrio esquerdo (*AE*). *Ao*, aorta; *AP*, artéria pulmonar; *SC*, seio coronariano; *VCS*, veia cava superior; *VT*, valva tricúspide. (Adaptada de Redmond JM, Lodge AJ. Atrial septal defects and ventricular septal defects. In: Nichols DG, Ungerleider RM, Spevak PJ, et al., eds. *Critical heart disease in infants and children*. Philadelphia, PA: Mosby; 2006:583.)

a presença do dispositivo em estruturas cardíacas móveis não estão completamente esclarecidos. Relatos mais recentes documentaram incidência alarmante de erosão do dispositivo através da parede atrial até a aorta ascendente, bem como lesões no sistema de condução.[22,23] Um relato de caso demonstrando endocardite grave envolvendo um dispositivo Amplatzer™ inserido previamente para fechar uma CIA destacou a necessidade de observação contínua das consequências a longo prazo ao se inserir material protético de grande tamanho dentro da circulação.[24]

Defeitos septais atriais do seio venoso ocorrem como resultado de mau alinhamento embriológico entre a veia cava superior (VCS) ou VCI. Esses defeitos não estão associados à fossa oval, e sim, frequentemente, à drenagem anômala parcial de veias pulmonares.

A CIA do tipo seio venoso ocorre na porção alta do átrio, próximo ao óstio da VCS. Essa lesão frequentemente está associada à drenagem anormal de uma parte de veias pulmonares direitas para a VCS. A CIA tipo seio venoso inferior localiza-se em região mais baixa no átrio, em geral estendendo-se até o óstio da VCI. Tal lesão está geralmente associada a drenagem venosa pulmonar anômala de todo o pulmão direito para a VCI (potencialmente intra-hepática); também pode ocorrer sequestro pulmonar com uma artéria sistêmica anormal perfundindo o lobo inferior do pulmão direito, artéria sistêmica com origem na aorta abdominal. Em pacientes com drenagem anômala total de veias pulmonares (DATVP) para a VCI, a veia pulmonar anômala pode estar evidente em radiografia simples de tórax e tem sido descrita com aspecto de um sabre (síndrome da cimitarra), descrita pela primeira vez por Neill et al.[25]

A cirurgia para CIA em seio venoso é recomendada pelas mesmas razões fisiopatológicas da CIA tipo *ostium secundum*. O reparo não é possível por meio de cateterismo, e a cirurgia é mais complicada do que a cirurgia para CIA tipo *ostium secundum* isolada. Defeitos de seio venoso superior com drenagem anômala parcial de veias pulmonares para a VCS podem ser tratados por meio de enxerto no septo interatrial; todavia, face ao alto fluxo da drenagem das veias pulmonares anômalas, pode ser necessária a cirurgia de translocação da VCS (cirurgia de Warden). A cirurgia para CIA em seio venoso inferior com veia em cimitarra pode ser mais complicada, envolvendo a potencial necessidade de enxerto dentro da VCI intra-hepática, o que pode requerer períodos de parada circulatória sob hipotermia.

## Comunicação interventricular

A comunicação interventricular (CIV) é uma comunicação patológica resultante de defeito no septo interventricular. A CIV isolada está presente em 0,3% dos neonatos. Tais defeitos são classificados em função de sua localização e estruturas circunjacentes. Os pacientes podem se apresentar completamente assintomáticos, dependendo do tamanho e da localização da CIV, juntamente com as lesões associadas e a RVP. No contexto de morfologia cardíaca normal e RVP adequada, o *shunt* resultante em pacientes com CIV ocorre da esquerda para a direita; a relação Qp/Qs depende do tamanho do defeito e da resistência pulmonar. Defeitos grandes resultam em *shunts* maiores, elevação da pressão da artéria pulmonar e do ventrículo direito, circulação pulmonar aumentada (hiperfluxo pulmonar), ICC e sobrecarga de volume do coração esquerdo. Nesses casos, o fluxo sanguíneo pulmonar aumentado expõe o paciente ao risco de desenvolver hipertensão pulmonar secundária e síndrome de Eisenmenger.

O septo ventricular pode ser mais bem compreendido considerando o trajeto do fluxo do sangue e a anatomia cardíaca associada. Sendo assim, a face ventricular direita do septo tem uma porção de entrada; uma porção muscular média; porções apical, posterior, anterior e de saída; e porção subaórtica. Esse conhecimento auxilia na classificação das CIV. Além disso, tais defeitos devem ser considerados em função de sua origem embriológica e apresentam probabilidade variável de redução espontânea do tamanho ou mesmo fechamento completo da CIV.

### Comunicação interventricular perimembranosa

A CIV perimembranosa é um defeito na porção membranosa do septo interventricular; suas bordas incluem o ânulo da valva tricúspide, o septo muscular e, potencialmente, o anel aórtico. As CIV podem ser grandes e estar associadas a prolapso da cúspide não coronariana ou coronariana direita da valva aórtica. A CIV perimembranosa apresenta potencial para fechamento espontâneo, particularmente nos casos de defeitos pequenos que se manifestam já precocemente na infância.

### Comunicação interventricular muscular

A CIV muscular pode localizar-se em todas as regiões do septo interventricular muscular. As margens desses defeitos são completamente constituídas por músculo. Tais lesões podem ocorrer isoladamente ou envolver múltiplas aberturas no septo (septo em queijo suíço). Defeitos pequenos apresentam grande potencial para regressão ou fechamento espontâneo.

### Comunicação interventricular subarterial (supracristal ou de via de saída)

A CIV subarterial ocorre junto ao ânulo da valva aórtica, valva pulmonar ou ambas. Tais defeitos estão quase sempre associados a prolapso significativo da cúspide adjacente da valva aórtica, em geral da cúspide coronariana direita, o que pode causar significativa distorção de cúspide, insuficiência da valva aórtica ou perfuração da cúspide. O único mecanismo possível de fechamento espontâneo desses defeitos relaciona-se ao prolapso de cúspide e distorção da valva e, em geral, não é completo ou não apresenta modificação favorável. Todos esses defeitos devem ser fechados cirurgicamente devido ao risco sempre presente de lesão valvar aórtica (Figura 59.11).

As indicações para cirurgia de fechamento das CIV estão relacionadas ao tamanho da CIV, grau de *shunt* e lesões associadas. Neonatos pequenos com CIV grandes, insuficiência cardíaca refratária e *shunt* grave são submetidos a fechamento cirúrgico do defeito durante o período neonatal, independentemente de idade e tamanho. Outros defeitos são tratados em função do volume do *shunt* da esquerda para a direita, distorção das cúspides da valva aórtica e risco de endocardite. Pacientes assintomáticos com evidência de *shunt* significativo e cardiomegalia podem ser submetidos ao tratamento cirúrgico. O fechamento profilático de defeitos pequenos em pacientes assintomáticos com coração de tamanho e função normais é recomendado por alguns cirurgiões devido ao risco sempre presente de endocardite quando comparados ao menor risco da correção cirúrgica.

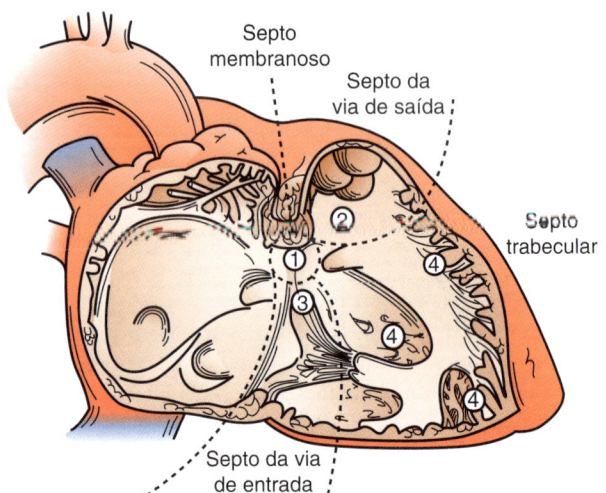

**Figura 59.11** Localização dos defeitos septais ventriculares (CIV) no septo interventricular (vista do septo do lado direito). *1*, CIV perimembranosa; *2*, CIV subarterial; *3*, CIV tipo canal atrioventricular; *4*, CIV muscular. (De Tchervenkov CI, Shum-Tim D. Ventricular septal defect. In: Baue AE, Geha AS, Hammond GL, eds. Glenn's thoracic and cardiovascular surgery, 6th ed. Stamford, CT: Appleton & Lange; 1996.)

O fechamento percutâneo da CIV é uma alternativa aceitável ao fechamento cirúrgico com altos índices de sucesso.[26] A relação anatômica complexa de muitos defeitos, incluindo associação íntima com a valva aórtica e tecido de condução cardíaco, faz com que a tecnologia existente seja inferior ao que seria ideal. Na atualidade, o tratamento cirúrgico continua sendo a forma preferencial de tratamento da CIV. O defeito é abordado com suporte de circulação extracorpórea e pode ser fechado com diversos materiais, incluindo pericárdio autólogo (preferência dos autores), dácron, politetrafluoroetileno e enxerto homólogo. O fechamento cirúrgico do CIV é um procedimento de baixo risco com alta expectativa de fechamento completo do defeito. Situações anatômicas desafiadoras, como o septo em queijo suíço ou CIV musculares apicais múltiplas, podem ser inicialmente tratadas por cirurgia paliativa pela limitação do fluxo sanguíneo pulmonar com uma bandagem da artéria pulmonar e assim adiar a cirurgia corretiva para uma etapa posterior.

## Defeito septal atrioventricular (defeito de canal atrioventricular)

Os defeitos septais atrioventriculares (DSAV) constituem uma gama complexa de lesões cardíacas, incluindo deficiência do septo atrial, septo ventricular e valvas A-V, que ocorre em, aproximadamente, 1 a cada 2.100 nascimentos vivos. A lesão é consequência de mau desenvolvimento embrionário dos coxins endocárdicos, razão que leva ao uso frequente da denominação *defeito de coxim endocárdico*. O DSAV pode ser parcial, sem envolvimento de componentes do nível ventricular; intermediário ou transicional, envolvendo uma CIV restritiva pequena; ou completo, envolvendo CIV grande e não restritiva. O tecido da valva A-V sempre está anormal no DSAV, embora haja grande variabilidade individual em termos da gravidade da malformação e função valvar. Casos de DSAV são frequentemente observados em pacientes com trissomia do 21, embora também possam ocorrer em pacientes com cromossomos normais. A morfologia dos defeitos septais dessa condição é diferente daquelas discutidas anteriormente. A CIA nesse caso denomina-se *CIA tipo ostium primum* e está separada de forma distinta da fossa oval. Ocorre deslocamento do nó A-V e feixe de His para a borda inferior do defeito no *ostium primum* e na junção A-V, característica importante durante a correção cirúrgica. Pacientes com DSAV apresentam *CIV da via de entrada*, que pode se estender até a região subaórtica e apresentar um componente de desalinhamento septal. O suporte de cordoalhas das valvas A-V apresenta relação variável com o septo interventricular. A relação do suporte das cordoalhas e o componente superior da valva A-V esquerda tem sido utilizado para classificar o DSAV completo, como descrito por Rastelli et al.:[27] tipo A, com o folheto superior e inserção de cordoalhas no lado esquerdo do septo ventricular; tipo B, com extensão e compartilhamento das inserções de cordoalhas; e tipo C, com o folheto superior esquerdo flutuante e inserção de cordoalhas do lado direito do septo ventricular (Figura 59.12).

Pacientes com DSAV completo em geral apresentam grave *shunt* da esquerda para a direita na infância, cardiomegalia e ICC. Sem tratamento cirúrgico, os pacientes não se desenvolvem, apresentam predisposição a infecções respiratórias graves e potencial para desenvolvimento precoce de doença vascular pulmonar. A correção cirúrgica é recomendada na infância (em geral antes dos 6 meses), embora às vezes possa ser necessária intervenção ainda no período neonatal para neonatos com insuficiência cardíaca refratária, especialmente quando em

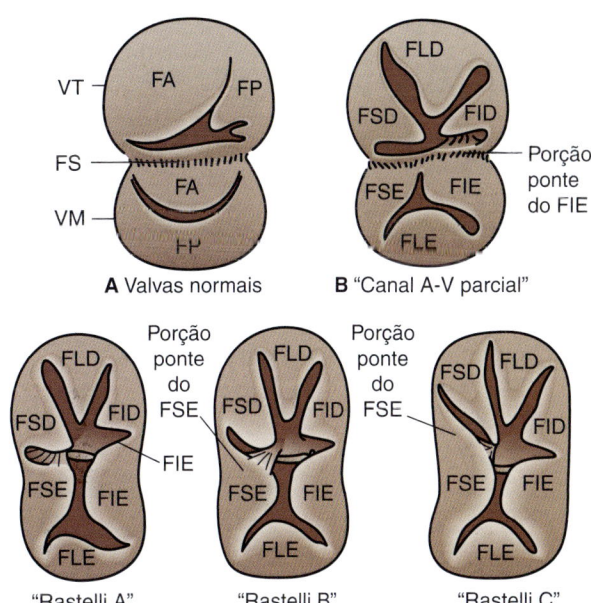

**Figura 59.12** Classificação de Rastelli tipo A, B ou C. Encontram-se ilustradas as diferenças da morfologia da valva em canal normal (**A**), defeito parcial (**B**) e completo (**C**). *A-V*, atrioventricular; *FA*, folheto anterior; *FID*, folheto inferior direito; *FIE*, folheto inferior esquerdo; *FLD*, folheto lateral direito; *FLE*, folheto lateral esquerdo; *FP*, folheto posterior; *FS*, folheto superior; *FSD*, folheto superior direito; *FSE*, folheto superior esquerdo; *VM*, valva mitral; *VT*, valva tricúspide. (De Kirklin JW, Pacifico AD, Kirklin JK. The surgical treatment of atrioventricular canal defects. In: Arciniegas E, ed. *Pediatric cardiac surgery*. Chicago, IL: Year Book Medical Publishers: 1985.)

associação com anomalias do arco aórtico. Pacientes com defeitos parciais ou intermediários podem ter sua cirurgia adiada até um pouco mais tarde na infância, dependendo do grau de *shunt* atrial e presença de regurgitação através da valva A-V. O DSAV também pode se manifestar com dominância desequilibrada entre os componentes dos lados direito e esquerdo. Em indivíduos com lesões graves, o reparo biventricular não é viável, e os pacientes são tratados por uma técnica em que passa a funcionar como ventrículo único. O DSAV também pode estar associado à TF; essa combinação se manifesta com cianose, e a sua correção é mais desafiadora do que a de qualquer uma das duas condições separadamente.

A correção cirúrgica é o tratamento preferencial para pacientes com DSAV. Os objetivos da cirurgia incluem fechamento completo de CIA e CIV e uso de modo eficaz do tecido valvar A-V para obter competência valvar. Como mencionado, o tecido de condução que está deslocado inferiormente deve ser evitado, com a finalidade de evitar a complicação do bloqueio A-V provocado pela cirurgia (Figura 59.13). A intervenção cirúrgica é realizada com emprego de aparelho de circulação extracorpórea. Os componentes septais atrial e ventricular são fechados utilizando-se um enxerto comum (técnica do único *patch*) ou então dois enxertos separados (técnica do duplo *patch*). Acreditamos que o segundo método seja superior por preservar o tecido da valva A-V (Figura 59.14).[28] O componente fundamental da correção consiste no reparo da valva; em geral, após apoiar o tecido valvar no septo reconstruído, a linha de coaptação entre os folhetos superior e inferior (fenda) deve ser fechada; todavia, é preciso cuidado para evitar causar estenose valvar.

A evolução perioperatória tem relação com uma correção tecnicamente bem feita e com a hemodinâmica favorável. Pacientes com hiperfluxo pulmonar grave há muito tempo podem apresentar crise hipertensiva pulmonar perioperatória precoce. Tal situação pode precisar de suplementação da oxigenoterapia, otimização do equilíbrio hídrico, manutenção da sedação, hiperventilação e inalação de óxido nítrico.

### Pacientes adultos com defeito septal atrioventricular

Muitos pacientes com DSAV parcial ou transicional sobrevivem bem até a vida adulta sem cirurgia. Tais pacientes têm apresentações clínicas variáveis, embora possam exibir grave intolerância a exercício; evidência de disfunção cardíaca direita; algum grau de aumento da RVP; e, possivelmente, arritmias atriais, incluindo fibrilação atrial. Em pacientes com apresentação tardia de DSAV, frequentemente se recomenda cateterismo cardíaco para descartar lesões de artéria coronária não diagnosticadas e para avaliar a RVP. Em todo caso, diante da ausência de contraindicação óbvia à cirurgia, esta é recomendada para aqueles adultos com DSAV não corrigido com a finalidade de eliminar o *shunt* crônico da esquerda para a direita e reparar as valvas A-V que tipicamente apresentam insuficiência.

Outros pacientes que tiveram o DSAV corrigido anteriormente chegam bem à vida adulta. Tais pacientes, contudo, podem apresentar uma ampla gama discrepante de achados, incluindo arritmias atriais e ventriculares, insuficiência ou estenose valvar e disfunção cardíaca direita. Em muitos casos, pode ser necessária nova cirurgia reparadora. Mesmo assim, considerando um paciente com DSAV já corrigido anteriormente, na situação que necessite de cirurgia não cardíaca, devem ser esperadas disfunções hemodinâmicas potenciais que afetariam o curso perioperatório.

### Persistência de tronco arterial (tronco arterioso comum)

O tronco arterioso ou persistência de *truncus arteriosus* resulta de uma falha da separação do tronco arterial embrionário e valvas semilunares e ocorre em aproximadamente 1 a cada 10.000 nascimentos vivos. Quase sempre está associado a CIV perimembranosa não restritiva grave e com graus variáveis de sobreposição do tronco arterial no septo interventricular, incluindo até mesmo a relação de 100% do tronco com o ventrículo direito. Essa condição é classificada segundo as origens das artérias pulmonares. O tronco arterioso tipo I apresenta uma artéria pulmonar principal comum demonstrável com subsequentes origens de ramos das artérias pulmonares; já no tipo II, os ramos arteriais pulmonares têm

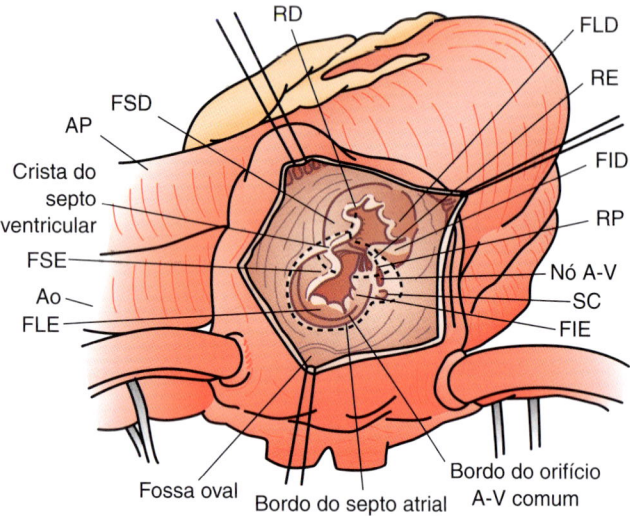

**Figura 59.13** Posição do sistema de condução em defeito de canal atrioventricular completo (DSAV). São demonstradas as relações anatômicas e morfologia da valva atrioventricular (A-V) comum, visualizada através de atriotomia direita. *Ao*, aorta; *AP*, artéria pulmonar; *FID*, folheto inferior direito; *FIE*, folheto inferior esquerdo; *FLD*, folheto lateral direito; *FLE*, folheto lateral esquerdo; *FSD*, folheto superior direito; *FSE*, folheto superior esquerdo; *RD*, ramo direito; *RE*, ramo esquerdo; *RP*, ramo penetrante; *SC*, seio coronariano. (De Bharati S, Lev M, Kirklin JW. *Cardiac surgery and the conducting system*. New York, NY: Churchill Livingstone: 1983.)

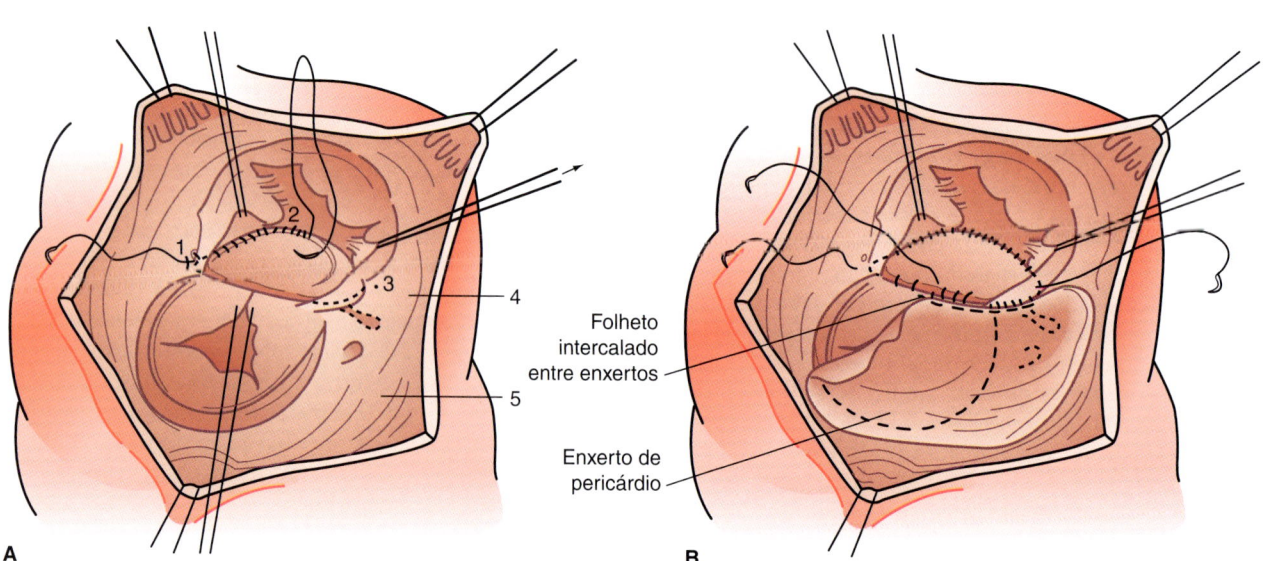

**Figura 59.14** Fechamento com duplo *patch* na correção de defeito do canal atrioventricular completo. **A**. O enxerto do septo ventricular é posicionado primeiro e um enxerto separado é utilizado para fechar a comunicação interatrial (CIA). **B**. Observe a posição do seio coronariano e do sistema de condução em relação à linha de sutura do enxerto da CIA, evitando a lesão do nó atrioventricular. (De Kirklin JW, Barratt-Boyes BG. *Cardiac surgery*. New York, NY: Churchill Livingstone; 1986.)

origens separadas no tronco, mas estão próximos; no tipo III, os ramos têm origem na aorta ascendente, mas encontram-se amplamente separados; por fim, o tipo IV não apresenta nenhum ramo arterial originado do tronco comum. Este último é atualmente considerado uma forma de atresia pulmonar com CIV (Figura 59.15).

Ao contrário do que ocorre em pacientes com defeito septal aortopulmonar, os pacientes com tronco arterioso comum apresentam uma única valva de saída com morfologia altamente variável. A valva pode apresentar aspecto normal, com três cúspides bem formadas e distintas como as de uma valva aórtica normal. Em outros pacientes, a valva do tronco pode estar gravemente malformada, com múltiplas cúspides, folhetos dismórficos e relações comissurais anormais. Assim, os aspectos morfológicos e funcionais da valva do tronco exercem significativa influência nos sintomas do paciente e na dificuldade da cirurgia. Pacientes com tronco arterioso frequentemente apresentam anormalidades no óstio coronariano, incluindo origem justacomissural e trajeto intramural. Em 25% dos neonatos que apresentam tronco arterioso comum ocorre a associação com interrupção do arco aórtico. Anormalidades da gênese do timo, da função de células T e do metabolismo do cálcio podem ser frequentemente observados nesse grupo de pacientes em associação à deleção do cromossomo 22 (síndrome de DiGeorge).

Pacientes com tronco arterioso apresentam, já no período neonatal, a condição de hiperfluxo pulmonar e pressão arterial pulmonar sistêmica. Com a queda da RVP pós-natal, circulação pulmonar muito aumentada e ICC, os pacientes podem ter pressão de pulso alta devido ao desvio de sangue para a vascularização pulmonar. Essa situação é exacerbada ainda quando ocorre insuficiência significativa da valva do tronco, o que resulta em má perfusão sistêmica e colapso cardiovascular. Alguns neonatos podem receber inicialmente tratamento clínico para a ICC (p. ex., diuréticos, inibidores de enzima conversora de angiotensina e digoxina) e suporte nutricional (por meio de sonda gástrica), embora seja uma situação precária. Nos poucos indivíduos que sobrevivem, ocorre desenvolvimento rápido de doença vascular pulmonar irreversível e os pacientes se tornam inoperáveis. Em outros casos, a ICC refratária resulta em baixo ganho de peso, insuficiência respiratória e predisposição para infecções. O comprometimento hemodinâmico grave deixa muitos neonatos com tronco arterioso não corrigido com alto risco de desenvolver enterocolite necrosante. Pacientes com tronco arterioso e interrupção de arco aórtico apresentam fluxo sanguíneo sistêmico ducto-dependente e dependem de PGE1 IV para manter a patência do ducto até que sejam submetidos à correção cirúrgica. Tendo em vista tais considerações, recomenda-se que a maior parte dos pacientes neonatos seja submetida a correção já nas primeiras semanas de vida.

O reparo cirúrgico é realizado com suporte de circulação extracorpórea. Os tempos da correção cirúrgica consistem na separação dos ramos arteriais pulmonares confluentes e na sua reconstrução. A grande CIV é fechada com enxerto, em geral através de ventriculotomia direita. Em pacientes com insuficiência e anormalidade de valva do tronco, pode ser necessário o reparo valvar. Não é frequente a necessidade de substituir a valva do tronco na cirurgia inicial; a maioria pode ser reparada pelo menos parcialmente para que o paciente tenha valva aórtica adequada. Em seguida, é preciso restabelecer a continuidade entre ventrículo direito e artéria pulmonar. A maioria dos cirurgiões prefere utilizar um enxerto valvulado entre a ventriculotomia direita e a bifurcação da artéria pulmonar (Figura 59.16).

Os enxertos valvulados consistem nos enxertos homólogos (artéria pulmonar ou aorta, com valva) ou mesmo heterólogos (bovino ou suíno). A experiência com conduto valvar de veia jugular bovina preservada com glutaraldeído já está disponível

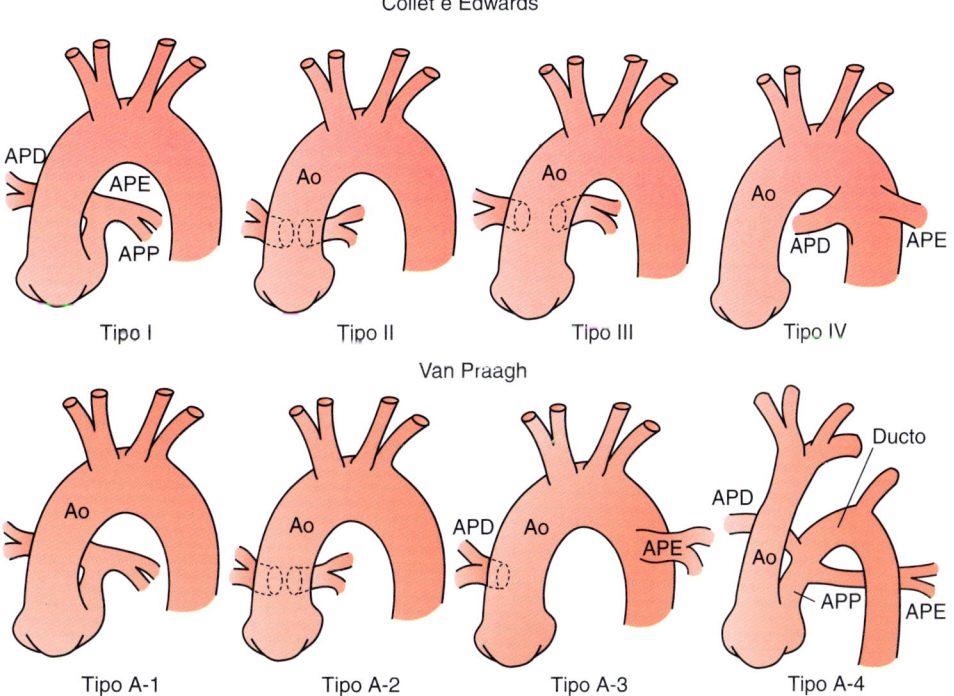

**Figura 59.15** Sistemas de classificação de Collett-Edwards e Van Praagh para persistência de tronco arterioso (ver texto para detalhes). *Ao*, aorta; *APD*, artéria pulmonar direita; *APE*, artéria pulmonar esquerda; *APP*, artéria pulmonar principal. (Adaptada de St Louis JD. Persistent truncus arteriosus. In: Nichols DG, Ungerleider RM, Spevak PJ, et al., eds. *Critical heart disease in infants and children*. Philadelphia, PA: Mosby; 2006:690.)

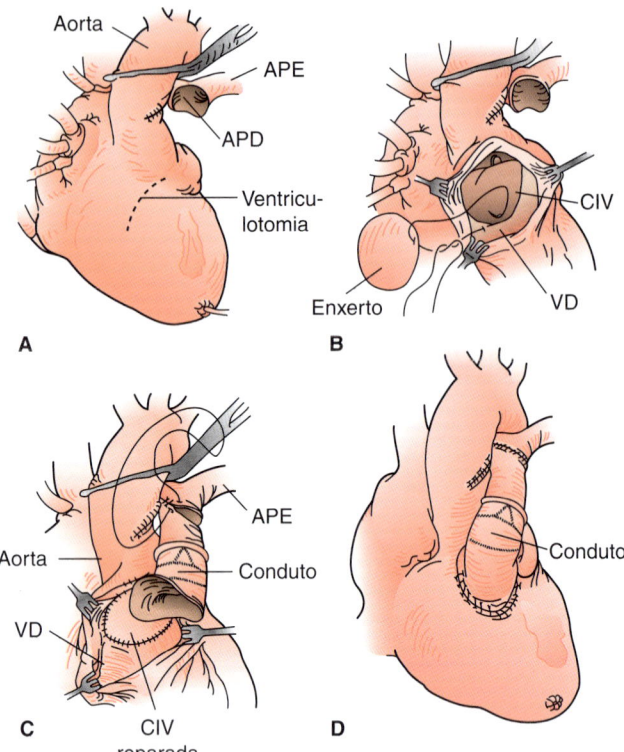

**Figura 59.16** Correção cirúrgica de tronco arterioso comum. **A.** A origem do tronco arterioso é excisada, e o defeito é fechado com sutura direta. A incisão é alta no ventrículo direito (*VD*). **B.** A comunicação interventricular (*CIV*) é fechada com enxerto de material protético. **C.** Aplicação de conduto valvar nas artérias pulmonares. **D.** Extremidade proximal do conduto anastomosada ao VD. *APD*, artéria pulmonar direita; *APE*, artéria pulmonar esquerda. (De Wallace RB. Truncus arteriosus. In: Sabiston DC, Jr, Spencer FC, eds. *Gibbons surgery of the chest*. 3rd ed. Philadelphia, PA: Saunders; 1976.)

comercialmente (Contegra®; Medtronic, Minneapolis, EUA) e tem sido encorajadora. Todavia, há preocupação com aumento da incidência de endocardite comparada a outros condutos, incluindo enxertos homólogos e heterólogos.[29] Também existe o relato de reparo bem-sucedido do tronco arterioso em neonatos utilizando anastomose direta entre a bifurcação da artéria pulmonar e ventriculotomia direita.[30] Até o presente momento, não há opção disponível de uma correção definitiva capaz de acompanhar o crescimento somático dos pacientes, o que ocorre da mesma maneira quanto a uma valva pulmonar durável e competente. Portanto, espera-se que todos os neonatos submetidos a reparo bem-sucedido de tronco arterioso precisem de cirurgias cardíacas subsequentes à medida que cresçam, considerando a desproporção do tamanho do enxerto empregado como conduto do ventrículo direito para artéria pulmonar. A experiência com o emprego de valva pulmonar inserida por meio de cateterismo percutâneo tem sido encorajadora como solução temporária para esses pacientes na tentativa de limitar o número de novas cirurgias cardíacas necessárias.

Um número crescente de adultos tem sobrevivido à correção de tronco arterioso realizada na infância. Todos esses pacientes precisam de cuidadoso acompanhamento cardiológico longitudinal, e muitos, de nova cirurgia. Questões preocupantes incluem arritmias ventriculares tardias, em geral relacionadas à cicatriz cirúrgica da ventriculotomia anterior; estenose de ramo arterial pulmonar; estenose ou insuficiência do conduto de ventrículo direito para artéria pulmonar; insuficiência de valva do tronco; e disfunção ventricular direita.

## Anormalidades da drenagem venosa

### Drenagem anômala total de veias pulmonares

A DATVP resulta de uma falha embriológica de conexão entre o seio venoso pulmonar fetal e o átrio esquerdo e ocorre em 1 a cada 10.000 nascimentos vivos. Essa condição fatal apresenta um espectro de apresentações clínicas e pode estar associada a outras malformações cardíacas complexas, incluindo ventrículo único. Na DATVP, o retorno venoso pulmonar pode se apresentar como uma ou mais vias de drenagem do sangue venoso pulmonar para o coração direito. A sobrevida inicial depende da não obstrução dessa via de drenagem e da presença de uma ampla comunicação entre os dois átrios para que a mistura do sangue venoso e arterial seja suficiente para promover oxigenação sistêmica adequada do paciente. Pacientes com DATVP apresentam graus variáveis de insaturação, dependendo da qualidade da via anômala, da mistura atrial e da função pulmonar. A conexão de drenagem venosa anômala ocorre em alguns padrões típicos.

Na DATVP supracardíaca, as veias pulmonares drenam para uma veia vertical que segue trajeto cefálico para se juntar a uma veia sistêmica. Na variação mais comum, a veia vertical cursa anteriormente à artéria pulmonar esquerda para se juntar à veia inominada esquerda. Esta pode ter trajeto posterior à artéria pulmonar esquerda, resultando em compressão da drenagem venosa pulmonar entre a artéria pulmonar esquerda e o brônquio principal esquerdo (*pulmonary artery vise*). A veia vertical também pode se unir à veia cava superior ou à veia ázigo. Na DATVP intracardíaca, as veias pulmonares drenam para o seio coronariano e, na maior parte dos casos nos quais o seio coronariano está intacto, para o átrio direito. Essa variante raramente apresenta obstrução e, por ser mais bem tolerada, pode não ser diagnosticada até uma etapa mais tardia da vida do paciente. Já na DATVP infracardíaca, as veias verticais descem em sentido caudal através do diafragma e se juntam ao ducto venoso embriológico e, em seguida, ao fígado, para então se juntarem à VCI. Essa variação quase sempre apresenta obstrução em algum nível (Figura 59.17). Na DATVP mista, o retorno venoso pulmonar drena por várias vias até atingir o coração. Nesse tipo de DATVP, frequentemente se observa uma ou múltiplas veias pulmonares conectadas à VCS, com outras drenando para uma conexão infracardíaca ou supracardíaca.

*Drenagem anômala total de veias pulmonares obstrutiva.* A DATVP obstrutiva é uma das poucas reais emergências na cirurgia de CC. Quando houver suspeita dessa condição, o diagnóstico é realizado por meio de ecocardiografia transtorácica. A DATVP obstrutiva ocorre quando um dos padrões de drenagem mencionados anteriormente sofre obstrução, o que resulta em grave hipertensão venosa pulmonar. Os efeitos secundários incluem edema pulmonar, hipertensão arterial pulmonar e hipoxemia profunda. Pode ocorrer desenvolvimento de enfisema pulmonar intersticial e pneumotórax durante a tentativa de promover suporte ventilatório vigoroso em crianças com intensa dessaturação. Os pacientes com DATVP obstrutiva podem morrer poucas horas após o nascimento, não respondendo às manobras de reanimação. O único tratamento útil é uma rápida correção cirúrgica, independentemente da gravidade do estado pré-operatório do paciente.

Para outras formas de DATVP, recomenda-se correção cirúrgica eletiva após diagnóstico dessa condição. Ocasionalmente, o diagnóstico pode não se definir até um período mais tardio da infância em pacientes com veia vertical não obstruída e comunicação atrial ampla e patente. Esses pacientes são submetidos a correção

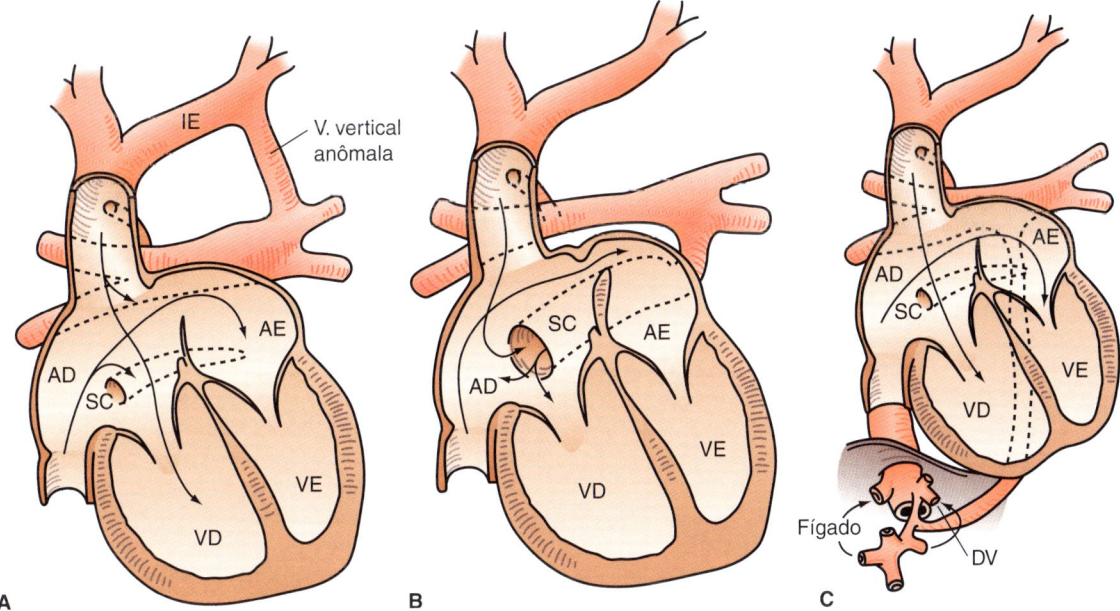

**Figura 59.17** Tipos de conexão venosa pulmonar anômala total. **A.** Tipo supracardíaco com veia vertical unida à veia inominada esquerda (*IE*). **B.** Tipo intracardíaco com conexão com o seio coronariano (*SC*). **C.** Tipo infracardíaco com drenagem através do diafragma por uma conexão venosa inferior. *AD*, átrio direito; *AE*, átrio esquerdo; *DV*, ducto venoso; *V*, veia; *VD*, ventrículo direito; *VE*, ventrículo esquerdo. (De Hammon JW, Jr, Bender HW, Jr. Anomalous venous connections: Pulmonary and systemic. In: Baue AE, ed. *Glenn's thoracic and cardiac surgery*. 5th ed. Norwalk, CT; Appleton & Lange; 1991.)

eletiva para aliviar a cianose, melhorar a mistura intracardíaca de sangue venoso e arterial e diminuir sobrecarga de volume do coração direito.

O reparo cirúrgico da DATVP requer circulação extracorpórea. Em alguns casos, são necessários períodos de hipotermia profunda e parada circulatória. Os princípios da correção incluem identificação da confluência venosa pulmonar ou das veias pulmonares individualmente. É realizada uma anastomose entre a confluência venosa e o átrio esquerdo por meio de abordagem superolateral, com o coração rebatido para o lado direito do paciente, ou incisão diretamente no septo interatrial e região correspondente da parede atrial direita posterior. Em geral, há CIA e PCA, que são também corrigidas (Figura 59.18).

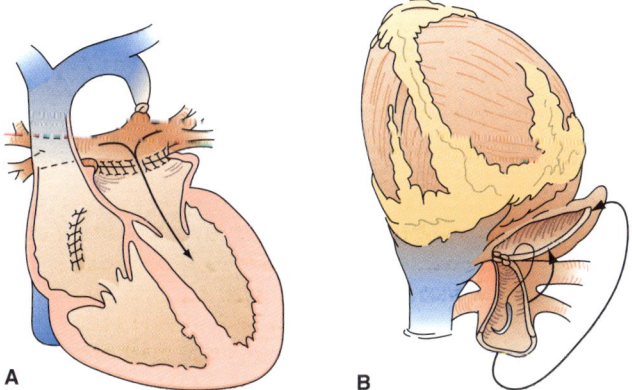

**Figura 59.18 A.** Correção de drenagem anômala total de veias pulmonares (DATVP) supracardíaca através de abordagem superior. **B.** Reparo de DATVP infracardíaca. A elevação do ápice cardíaco para o lado direito expõe o átrio esquerdo e a confluência pulmonar. A anastomose é criada conforme demonstrado. (De Lupinetti FM, Kulik TJ, Beekman RH, et al. Correction of total anomalous pulmonary venous connection in infancy. *J Thorac Cardiovasc Surg*. 1993;106:880-885.)

***Cor triatriatum.*** O *cor triatriatum* é uma condição rara que corresponde a aproximadamente 0,1% de todos os defeitos cardíacos congênitos; trata-se de malformação na qual as veias pulmonares adentram uma câmara posterior ao átrio esquerdo com uma pequena conexão com o átrio direito ou esquerdo. Esses pacientes apresentam evidência de hipertensão pulmonar e insaturação variável. É necessária a descompressão cirúrgica para alívio da obstrução venosa pulmonar, realizada por meio de ressecção da membrana entre a câmara venosa pulmonar e o átrio esquerdo.

Quando há processo de esclerose progressiva envolvendo as veias pulmonares individualmente, ocorre uma consequência gravíssima da DATVP. O processo pode ter se iniciado após uma cirurgia anterior inadequada que resultou em obstrução da confluência venosa e veias individuais, ou pode ter progredido independentemente de alguma manipulação cirúrgica prévia. Pode ocorrer progressão para estenose venosa intrapulmonar. Uma técnica empregada para tratar estenoses venosas pulmonares individuais é utilizar um retalho pediculado de pericárdio adjacente para ampliar os orifícios venosos pulmonares (técnica sem sutura), mas tal método não é aplicável a todos os pacientes com obstrução venosa pulmonar. A dilatação por meio de cateter e *stent* já foi tentada nesses casos e promoveu bom alívio da obstrução, embora apresente alta taxa de reintervenção e a taxa de sucesso a longo prazo ainda seja desconhecida, com sobrevida de 50% em 5 anos.[31] Nos casos mais graves, a única opção cirúrgica significativa é o transplante de pulmão.

### Drenagem venosa sistêmica anômala

Anormalidades congênitas da drenagem venosa sistêmica podem ocorrer isoladamente ou em associação a outros defeitos cardíacos estruturais significativos. Considerando um coração normal, tal anomalia frequentemente não apresenta significância fisiológica. O exemplo mais comum é a VCS esquerda persistente com drenagem para o seio coronariano. Na ausência de comunicação intracardíaca ou do teto do seio coronariano, a condição tem apenas significado anatômico. Em muitos casos, ocorre VCS esquerda persistente, associada a ausência da veia inominada comunicante. Essa condição se torna importante em situações de oclusão mecânica, as quais podem ocorrer diante de um trauma ou por trombose crônica no local de uma cateterização venosa. A VCS esquerda persistente é muitas vezes descoberta acidentalmente após inserção de cateter central na jugular interna, que parece facilmente dirigida ao coração na radiografia simples de tórax. A VCS esquerda persistente torna-se mais significativa em pacientes que precisam cirurgia intracardíaca ou extracardíaca. Quando ocorre drenagem para um seio coronariano sem teto em paciente submetido a septação atrial, o paciente fica intensamente insaturado após a cirurgia. Essa situação requer reconstrução do seio coronariano ou algum outro método de restabelecimento do fluxo da VCS para o átrio direito.

A interrupção da VCI geralmente está associada a outra malformação cardíaca. A drenagem da VCI nesses casos é direcionada para a veia ázigo (ou continuação da ázigo) ou para a hemiázigo e, finalmente, para a VCS. Nesses pacientes, as veias hepáticas drenam para o átrio como uma confluência comum ou como veias individuais. A significância fisiológica da VCI interrompida relaciona-se a lesão cardíaca coexistente e necessidade de reconhecer a anormalidade da drenagem venosa sistêmica durante a realização de uma cirurgia corretiva. Em pacientes que precisam de cirurgia não cardíaca ou intervenção por meio de cateter, a presença de VCI interrompida é observada quando se realiza tentativa de introduzir um cateter venoso desde a região inguinal até o coração.

## Cardiopatias congênitas cianóticas

### Tetralogia de Fallot

A TF é uma forma comum de CC cianótica que ocorre em aproximadamente 1 a cada 2.500 nascimentos vivos e é provavelmente a lesão mais estudada na era de correção cirúrgica das CC. Muitos consideram que o Hospital Johns Hopkins foi o berço da cirurgia das CC. Alfred Blalock realizou a primeira cirurgia paliativa bem-sucedida para TF em novembro de 1944, auxiliado por seu técnico de laboratório, Vivien Thomas.[1] Blalock foi incentivado por Helen Taussig, a matriarca da cardiologia pediátrica (Figura 59.19). Até recentemente, havia certa controvérsia acerca da contribuição individual de cada um desses indivíduos no desenvolvimento desse evento histórico. Na verdade, todos foram participantes significativos desse avanço médico. Enquanto trabalhava na Vanderbilt Medical School, Blalock encarregou seu jovem e capacitado técnico de laboratório, Vivien Thomas, de desenvolver um modelo cirúrgico de hipertensão pulmonar. Thomas e Blalock desenvolveram um método para criar uma anastomose entre a artéria subclávia esquerda e a artéria pulmonar esquerda seccionada, usando um modelo canino. Especificamente, Thomas desenvolveu os detalhes técnicos, incluindo a manufatura dos instrumentos cirúrgicos necessários, e padronizou a cirurgia. O trabalho, contudo, não produziu o efeito desejado; a RVP do cão é quase infinitamente baixa, e os animais não desenvolveram hipertensão vascular pulmonar. Mesmo assim, tal técnica foi desenvolvida e publicada aproximadamente 10 anos antes de sua aplicação clínica em 1944.

Mais tarde, Blalock transferiu-se para o Departamento de Cirurgia da Johns Hopkins. Helen Taussig, nessa época, já havia estabelecido uma grande reputação profissional no diagnóstico de CC. Ela mantinha uma grande clínica de crianças gravemente doentes com cianose incapacitante: os "bebês azuis". Por sugestão (e, provavelmente, por insistência) de Taussig, Blalock foi convencido a tentar realizar uma operação paliativa para TF, construindo no ser humano a anastomose da artéria subclaviopulmonar que havia sido desenvolvida no laboratório de pesquisa (Figura 59.20). Blalock realizou a cirurgia em condições e com instrumentos que seriam considerados extremamente grosseiros pelos padrões atuais. Thomas permaneceu imediatamente atrás de Blalock durante o procedimento inicial e, em muitos casos que se sucederam, forneceu-lhe informações técnicas e encorajamento. O sucesso clínico foi arrebatador; centenas de pacientes passaram a viajar para a Johns Hopkins em busca de tratamento cirúrgico, marcando o início de uma era na cirurgia cardíaca (tais eventos históricos são verdadeiros e constituem resultados de entrevistas pessoais com muitos dos envolvidos, incluindo Vivien Thomas, Helen Taussig, J. Alex Haller e Denton Cooley).

O desenvolvimento histórico da anastomose BT foi relevante para a prática atual da cirurgia de CC. Primeiro, é importante conhecer os fatos que permeiam essa conquista. Segundo, tal conceito tão notavelmente simples continua sendo frequentemente aplicado para crianças com hipofluxo arterial pulmonar. Finalmente, após quase 75 anos de tratamento da TF, centenas de pacientes foram tratados com sucesso, embora a maioria deles não esteja curada; muitos precisam de nova cirurgia cardíaca, mesmo após a correção completa. O substrato anatômico da TF é o mau alinhamento anterior do septo infundibular, que produz uma falha na região subaórtica – CIV

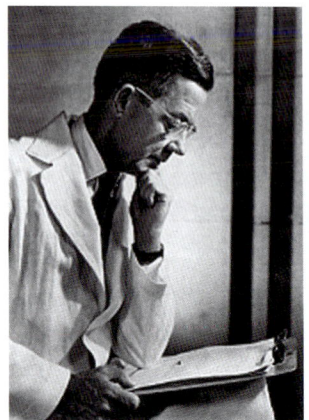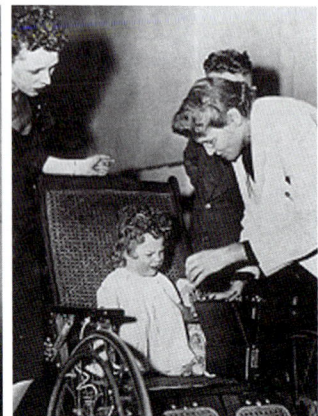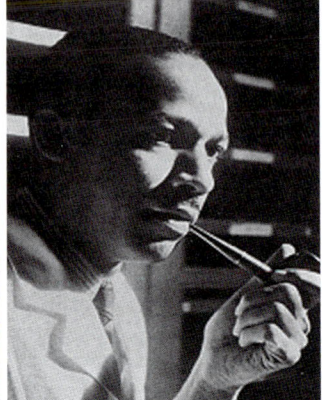

**Figura 59.19** Dr. Alfred Blalock, Dra. Helen Taussig e Dr. Vivien Thomas.

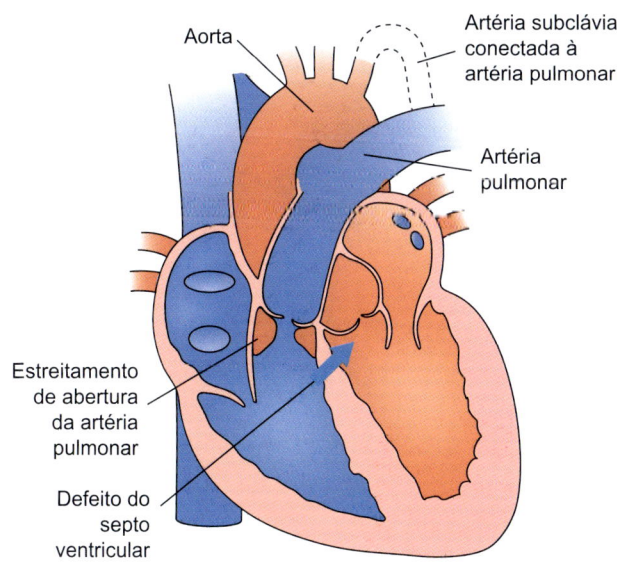

**Figura 59.20** Anastomose de Blalock-Taussig. *A.*, artéria.

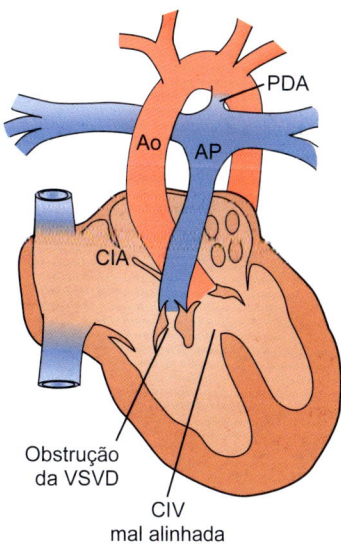

**Figura 59.21** Anatomia da tetralogia de Fallot. Comunicação interventricular (*CIV*) com mau alinhamento, dextroposição da aorta, obstrução da via de saída do ventrículo direito (*VSVD*) e subsequente hipertrofia ventricular direita. *Ao*, aorta; *AP*, artéria pulmonar; *CIA*, comunicação interatrial; *PDA*, persistência de ducto arterioso. (Adaptada de Davis S. Tetralogy of Fallot with and without pulmonary atresia. In: Nichols DG, Ungerleider RM, Spevak PJ, et al., eds. *Critical heart disease in infants and children*. Philadelphia, PA: Mosby; 2006:756.)

por mau alinhamento. Essa CIV é, geralmente, perimembranosa, grande e sem restrição de pressão. O grau relativo de mau alinhamento influencia a relação da aorta com o septo interventricular, produzindo graus variáveis de dextroposição da aorta. O septo infundibular desviado produz graus variáveis de obstrução da VSVD. O trajeto do fluxo sanguíneo pulmonar pode estar limitado em diversos níveis, incluindo o infundíbulo, a valva pulmonar, o ânulo da valva pulmonar e artérias pulmonares principais ou seus ramos. Ocorre hipertrofia ventricular direita secundária relativa ao grau e à duração da obstrução, quadro que é progressivo e contribui com a propensão de piora da lesão ao longo do tempo (Figura 59.21).

A fisiopatologia da TF relaciona-se ao *shunt* de sangue venoso sistêmico insaturado através da CIV, o qual se mistura ao débito cardíaco sistêmico. Quanto maior o grau de obstrução do fluxo pulmonar, maior o desvio da direita para a esquerda e pior a insaturação. Existem muitas formas de apresentação dessa condição. Neonatos com TF e grave obstrução da VSVD podem apresentar cianose intensa pouco depois do nascimento; alguns necessitam de PGE1 para manter a patência do ducto e obter oxigenação adequada. Do outro lado do espectro, há crianças com pouca obstrução do infundíbulo e com valva pulmonar e ramos de artérias pulmonares normais. Esses pacientes chegam mesmo a apresentar *shunt* da esquerda para a direita através da CIV, que, em alguns casos, pode até em certo grau determinar aumento da circulação pulmonar e ICC (situação denominada *Pink Fallot*). A maioria das crianças está situada entre esses dois extremos; um grau inicialmente leve a moderado de estenose infundibular progride ao longo do tempo para se tornar mais grave com piora da saturação. Ocorrem crise de hipoxia na TF quando há mudança aguda no estado inotrópico do coração, em geral em condições de agitação e desidratação. A estenose infundibular piora de forma aguda e os pacientes se tornam profundamente insaturados; isso pode ser extremamente grave, causando lesão cerebral ou morte. As modalidades de tratamento na fase aguda incluem sedação, hidratação, aumento da pós-carga sistêmica (agonistas alfa-adrenérgicos), betabloqueadores para reduzir o estado inotrópico e intubação endotraqueal com suplementação de oxigênio.

A história natural da TF não tratada é precária, e a maioria das crianças morre de cianose progressiva antes dos 10 anos. A cirurgia é a principal modalidade de tratamento. Terapias clínicas ou por cateterismo podem ser empregadas para ganhar tempo, mas a TF ainda é uma doença cirúrgica. Os princípios da correção cirúrgica incluem fechamento da CIV com *patch* e alívio de todos os níveis da obstrução da VSVD e estenose da artéria pulmonar. Na forma clássica de correção da TF, realiza-se uma incisão longitudinal da VSVD, o que proporciona uma vista transventricular excelente da CIV, a qual é fechada com *patch*. Também são incisadas a artéria pulmonar, a valva pulmonar e o anel pulmonar quando há estenose, e, a seguir, a VSVD recebe um *patch*. Esse método foi utilizado por muitos anos, porém tem como característica complicadora a realização de ventriculotomia extensa com consequente disfunção ventricular direita e, frequentemente, grave insuficiência pulmonar (Figura 59.22). Um método alternativo tem ganhado popularidade: a abordagem transatrial ou transpulmonar proposta inicialmente por Imai. Nesse método, o fechamento da CIV e a ressecção da VSVD são realizados por meio de atriotomia direita por meio da valva tricúspide. O tronco da artéria pulmonar e o anel pulmonar são incisados somente em caso de estenose e não se realiza incisão infundibular transmural. Trata-se de um método tecnicamente mais trabalhoso do que a técnica clássica, mas que pode oferecer ao paciente melhor função ventricular direita a longo prazo (Figuras 59.23 a 59.25). Essa abordagem foi aperfeiçoada com uma estratégia de poupar o infundíbulo ventricular focada em minimizar a incisão ventricular direita e preservar a valva pulmonar. Essa estratégia inclui um algoritmo para determinar o momento ideal da correção, levando em conta o peso, a idade e o quadro clínico geral do paciente (Figura 59.26). Com a técnica poupadora do infundíbulo do ventrículo direito, os resultados a médio prazo demonstraram preservação da função do ventrículo direito.[32]

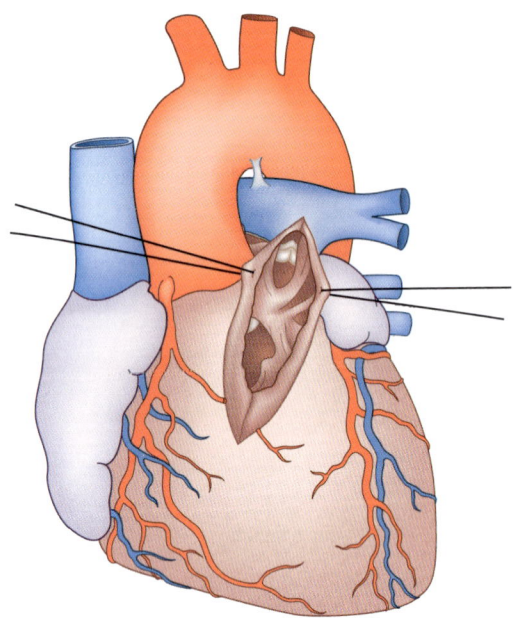

**Figura 59.22** Ventriculotomia direita extensa em abordagem transventricular clássica. (De Morales DL, Zafar F, Heinle JS. Right ventricular infundibulum sparing [RVIs] tetralogy of Fallot repair: A review of over 300 patients. *Ann Surg.* 2009;250:611-617.)

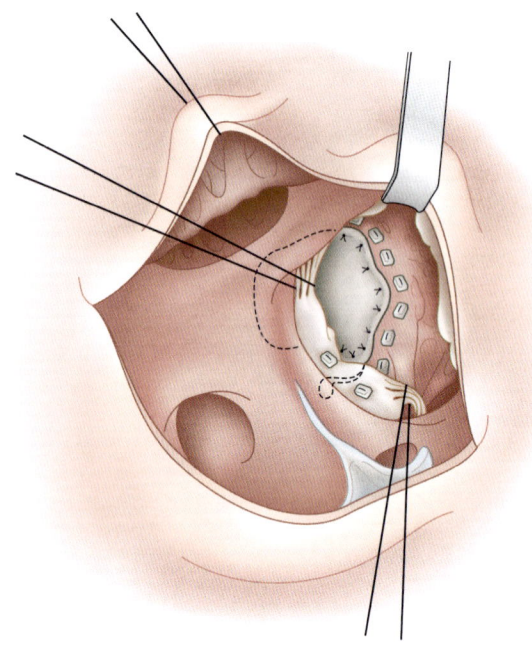

**Figura 59.24** Fechamento da comunicação interventricular com enxerto utilizando pontos com *pledgets* ao redor do defeito e no anel da valva tricúspide para evitar o sistema de condução. (De Morales DL, Zafar F, Heinle JS. Right ventricular infundibulum sparing [RVIs] tetralogy of Fallot repair: A review of over 300 patients. *Ann Surg.* 2009;250:611-617.)

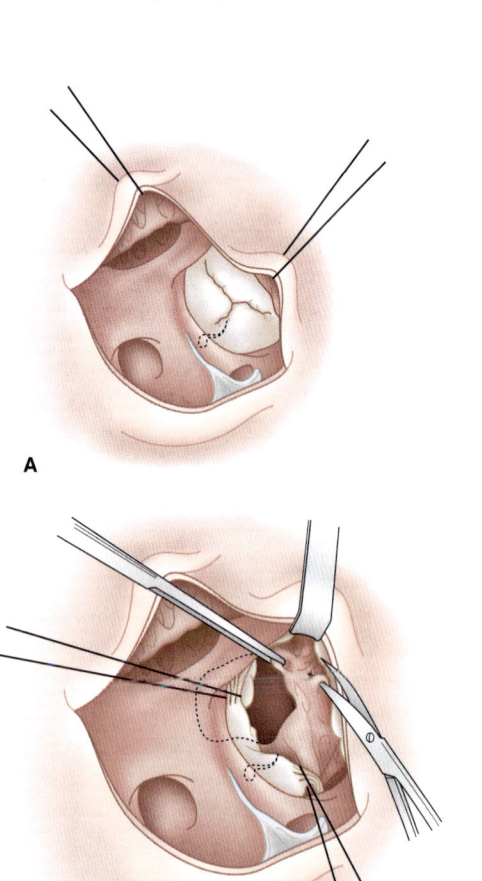

**Figura 59.23 A.** Visão do cirurgião através de incisão transatrial na abordagem transatrial/transpulmonar. **B.** Ressecção muscular da via de saída do ventrículo direito através da atriotomia direita. (De Morales DL, Zafar F, Heinle JS. Right ventricular infundibulum sparing [RVIs] tetralogy of Fallot repair: A review of over 300 patients. *Ann Surg.* 2009;250:611-617.)

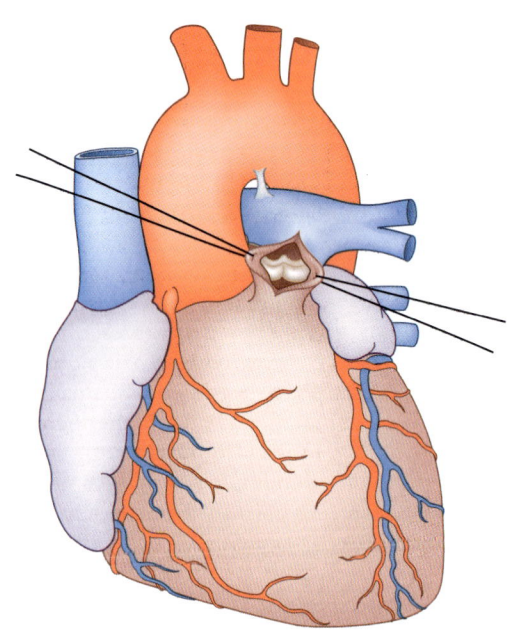

**Figura 59.25** Mini-incisão transanular em abordagem transatrial/transpulmonar. (De Morales DL, Zafar F, Heinle JS. Right ventricular infundibulum sparing [RVIs] tetralogy of Fallot repair: A review of over 300 patients. *Ann Surg.* 2009;250:611-617.)

As sequelas do reparo da TF no pós-operatório tardio encontram-se ainda em evolução. Para a maioria dos pacientes, o reparo bem-sucedido na infância não se traduz em cura. À medida que os pacientes operados com a correção da TF envelhecem, podem ocorrer complicações a longo prazo. Pacientes com incisão extensa na VSVD (transanular) necessariamente apresentam grave insuficiência pulmonar e infundíbulo não contrátil. Com o tempo,

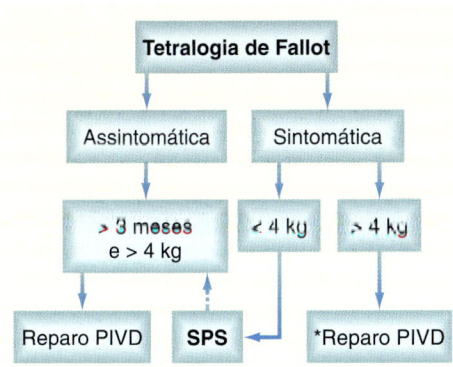

**Figura 59.26** Algoritmo para a estratégia poupadora do infundíbulo ventricular direito (*PIVD*). O objetivo da estratégia é minimizar a incisão do ventrículo direito e preservar a valva pulmonar. Trata-se de uma abordagem individualizada que considera o peso, a idade e o quadro clínico geral do paciente. *SPS*, shunt sistêmico-pulmonar. (De Morales DL, Zafar F, Heinle JS. Right ventricular infundibulum sparing [RVIs] tetralogy of Fallot repair: A review of over 300 patients. *Ann Surg.* 2009;250:611-617.)

os efeitos da sobrecarga de volume do coração direito incluem dilatação do ventrículo direito e redução da função, em geral com insuficiência progressiva da tricúspide e aumento da pressão venosa central. Esses pacientes podem apresentar hepatomegalia, edema periférico e grave intolerância a exercício. Arritmias ocorrem com frequência; pacientes com ventriculotomias direitas extensas desenvolvem cicatrizes no endocárdio, as quais podem servir de fonte para taquicardia ventricular. A dilatação crônica do átrio direito pode levar a arritmias atriais, incluindo taquicardia e fibrilação atrial. Devido a esses e outros potenciais problemas secundários ao reparo da TF, os pacientes precisam de acompanhamento médico especializado por toda a vida. Muitos deles necessitam de nova intervenção; isso frequentemente ocorre em pacientes com insuficiência da valva pulmonar, grave e crônica, cuja indicação ocorre quando a dilatação e a disfunção do ventrículo direito se tornam significativas. Nesses pacientes, é necessária a colocação de uma valva pulmonar competente para aliviar a sobrecarga crônica do ventrículo direito. Essas questões apresentam particular importância em pacientes com TF corrigida que possam precisar de cirurgia não cardíaca. Deve-se realizar avaliação cuidadosa da anatomia e função cardíaca do paciente, incluindo ecocardiografia, monitoramento por Holter e, ocasionalmente, cateterismo cardíaco.

### Atresia pulmonar e septo ventricular intacto

A atresia pulmonar com septo ventricular intacto (SVI) manifesta-se com profunda insaturação em neonatos com o fluxo sanguíneo pulmonar ducto-dependente. A morfologia cardíaca dessa condição é bastante variável. Nos casos mais graves do espectro, os pacientes apresentam ventrículo direito muito pequeno, via de entrada de tricúspide muito pequena e, frequentemente, circulação coronariana dependente do ventrículo direito. Nesses casos, o ventrículo direito precisa permanecer hipertenso para fornecer fluxo a esses segmentos da circulação coronariana. Já do outro lado do espectro anatômico, os pacientes têm valva tricúspide e ventrículo direito relativamente normais. A maioria dos pacientes situa-se entre esses extremos, com algum grau de subdesenvolvimento de tricúspide e de ventrículo direito.

Como os pacientes são dependentes do ducto no momento do nascimento, deve-se realizar uma avaliação com intuito de verificar se o coração direito será capaz de dar suporte à circulação biventricular. Caso a circulação coronariana seja verdadeiramente dependente do ventrículo direito, sua descompressão resultaria em insuficiência coronariana. Nessas situações, cria-se uma anastomose BT paliativa antes de realizar uma correção tipo ventrículo único. Em outros pacientes, a valva pulmonar atrésica deve ser aberta por meio de dilatação percutânea com balonete ou por valvotomia cirúrgica aberta. Com o tempo, o ventrículo direito hipertenso e aparentemente subdesenvolvido melhorará seu tamanho e função e será capaz de dar suporte a todo ou a uma significativa proporção do débito cardíaco. Na apresentação inicial, muitos pacientes apresentam um grande forame oval patente ou uma CIA; em pacientes com CIA restritiva e coração direito limítrofe, a septostomia atrial (com balonete) permite que ocorra *shunt* da direita para a esquerda atrial até que ocorra melhora do ventrículo direito. Por fim, se o ventrículo direito se tornar adequado, a CIA poderá ser fechada.

### Atresia pulmonar com defeito septal ventricular

A atresia pulmonar com CIV é morfologicamente parecida com a TF, exceto pela valva pulmonar atrésica. Os pacientes podem apresentar artérias pulmonares de tamanho normal e confluentes perfundidas por um ducto arterioso persistente. Em casos graves, as artérias pulmonares são descontínuas e os pulmões são perfundidos variavelmente por ramos nativos da artéria pulmonar e vasos colaterais que se originam da aorta descendente e vasos braquiocefálicos. Essas artérias colaterais aortopulmonares principais (ACAPP) têm tendência para desenvolver estenose grave à medida que são expostas à pressão arterial sistêmica. Muitas delas eventualmente se ocluem com taxa imprevisível durante a infância. Como podem ser as únicas responsáveis por promover aporte sanguíneo a alguns segmentos pulmonares, tais pacientes tornam-se progressivamente insaturados.

O objetivo do tratamento cirúrgico para a atresia pulmonar com CIV é a correção biventricular com intuito de obter débito cardíaco e saturação arterial sistêmica normais. Em pacientes com artérias pulmonares nativas confluentes de calibre adequado, a CIV é fechada cirurgicamente e um enxerto valvulado (homólogo ou heterólogo) é inserido entre o ventrículo direito e a bifurcação pulmonar. Em pacientes com atresia pulmonar com CIV e ACAPP, as artérias pulmonares devem ser reparadas por meio de conexão de diversos segmentos pulmonares a um único tronco comum por meio de um processo denominado *unifocalização de artéria pulmonar*. Dependendo da origem e do tamanho das ACAPP e artérias pulmonares nativas, o procedimento pode ser desafiador. A meta, contudo, é desenvolver uma árvore pulmonar o mais próximo possível do normal, para que o reparo biventricular seja viável (ver anteriormente).

Os problemas a longo prazo do reparo da atresia pulmonar com CIV são similares aos descritos para a TF. A colocação de um tubo entre o ventrículo direito e a artéria pulmonar implicará a necessidade de nova cirurgia, pois não existem atualmente condutos que ofereçam o potencial para crescimento somático ou uma valva durável por tempo indefinido.

### Estenose de valva pulmonar

Pacientes com estenose de valva pulmonar isolada quase sempre são tratados durante a infância por meio de valvotomia pulmonar percutânea com balão. Os resultados de médio prazo com o tratamento são bons, embora todos os pacientes apresentem insuficiência valvar pulmonar significativa e, por fim, precisem de substituição da valva.

## Anomalias conotruncais

### Transposição de grandes artérias

A TGA é uma lesão cardíaca congênita cianótica comum que ocorre em 2 a 3 a cada 10.000 nascimentos vivos. Nesta seção, nossa discussão será relacionada somente à TGA na qual existem dois ventrículos bem identificados e capazes de exercer função independente como ventrículos esquerdo e direito. A TGA é comumente referida como D-TGA quando há curva ventricular D (*dextro*) normal associada à conexão ventriculoarterial discordante e conexão A-V normal. A TGA ocorre em uma situação de SVI (TGA-SVI) ou com CIV associada (TGA-CIV). Na TGA-CIV, pode haver hipoplasia de aorta associada e coarctação. No outro extremo, pode ocorrer estenose pulmonar e subpulmonar grave (obstrução da via de saída do ventrículo esquerdo [VSVE]) ou mesmo atresia pulmonar (TGA-CIV com atresia pulmonar).

Pacientes com TGA-SVI normalmente apresentam profunda cianose associada ao fechamento perinatal normal do ducto arterioso no início do período neonatal. Com ausência de CIA significativa, a cianose é grave e evolui para óbito se não tratada. A administração de PGE1 IV é quase uniformemente bem-sucedida em restabelecer a patência do ducto e melhorar a saturação arterial do paciente por promover *shunt* da esquerda para a direita e melhorar o fluxo sanguíneo pulmonar.

Na maioria dos pacientes, realiza-se septostomia atrial com balão (percutânea através da veia umbilical ou femoral) para permitir mistura no nível atrial (Figura 59.27). O procedimento geralmente é eficaz para permitir suficiente mistura no nível atrial, de modo que o paciente obtenha saturação adequada (70 a 80%).

Após o procedimento, pode-se descontinuar a infusão de prostaglandina. Na TGA-CIV, geralmente há *shunt* suficiente no nível do CIV para promover saturação sistêmica adequada; em pacientes com CIV grande, o sintoma predominante pode ser hiperfluxo pulmonar e ICC. Pacientes com TGA e atresia pulmonar

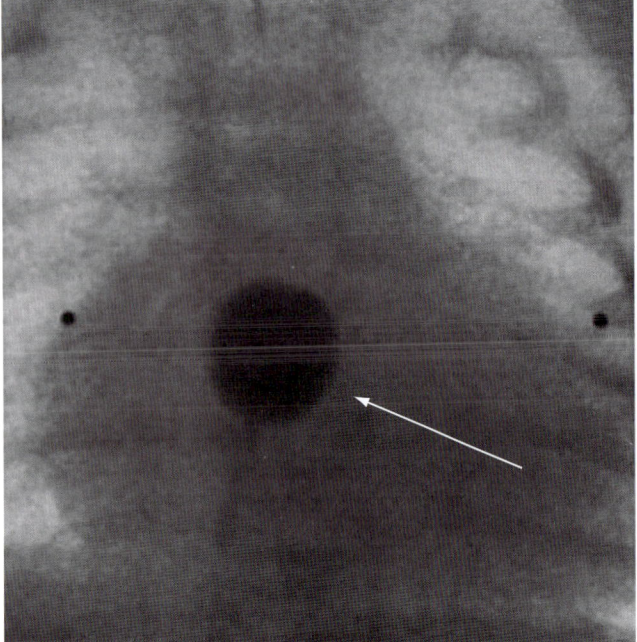

**Figura 59.27** Angiografia durante septostomia atrial com balonete. A *seta* indica o balonete do cateter inflado no septo atrial. O cardiologista intervencionista traciona com força o balonete através do forame oval patente para criar um defeito septal atrial *secundum* não obstrutivo.

são dependentes do fluxo sanguíneo do ducto arterioso. Em pacientes com TGA-CIV e hipoplasia ou coarctação de arco aórtico, a PGE1 pode ser necessária para manter a patência do ducto e a perfusão sistêmica. A ecocardiografia é a modalidade diagnóstica primária para a TGA.

O tratamento da TGA evoluiu significativamente durante os últimos 60 anos do tratamento cirúrgico de CC. O sucesso inicial foi obtido por meio de reconstrução cirúrgica para realizar uma correção funcional. A cirurgia de inversão atrial envolve uma série de enxertos intra-atriais utilizando tunelização com um enxerto (operação de Mustard)[33] ou dobrando a parede atrial nativa e o septo interatrial (operação de Senning).[34] Ambos os procedimentos chegam ao mesmo resultado funcional: o sangue venoso sistêmico é redirecionado para o ventrículo esquerdo (e circulação pulmonar), ao passo que o sangue venoso pulmonar é redirecionado ao ventrículo direito. Após a inversão bem-sucedida, os pacientes tornam-se completamente saturados, mas ficam com o ventrículo direito morfológico responsável por todo o débito cardíaco sistêmico. Em muitos (talvez todos) pacientes submetidos a esse procedimento, o ventrículo direito torna-se disfuncional ao longo do tempo, o que se manifesta com dilatação, redução da fração de ejeção, insuficiência da valva tricúspide e arritmias. A observação de problemas com o ventrículo direito sistêmico em pacientes submetidos à cirurgia de correção atrial foi o estímulo principal para o desenvolvimento e aplicação da cirurgia *arterial switch* – ou correção em nível arterial (CA), hoje estabelecida como tratamento cirúrgico preferencial para pacientes com TGA. Na atualidade, as taxas de sobrevida cirúrgica para a abordagem por correção arterial ou *arterial switch* aproximam-se de 100%.[35]

A *arterial switch* promove correção fisiológica e anatômica da TGA por meio do estabelecimento de concordância ventriculoarterial. O procedimento envolve transecção e translocação dos grandes vasos mal posicionados. A exigência tecnicamente desafiadora da correção arterial ou *arterial switch* consiste na translocação das artérias coronárias para a raiz pulmonar (a neoaorta). Conforme já mencionado, há diversos padrões de ramificação possíveis para as artérias coronárias na TGA – algumas podem ser facilmente transferidas na correção arterial, ao passo que outras são mais difíceis (incluindo óstio coronariano único e trajeto intramural) (Figura 59.28).[36] Ainda assim, técnicas cirúrgicas bem definidas foram descritas e aplicadas com sucesso a todos os padrões de ramificação coronariana. Com isso, além dos benefícios conhecidos do alinhamento do ventrículo esquerdo morfológico com a circulação sistêmica, a correção arterial ou *arterial switch* é oferecida a todos os pacientes com TGA, independentemente de seu padrão de ramificação coronariana. Não há necessidade de definição anatômica precisa antes da cirurgia; todos os pacientes são submetidos à correção arterial. Na maioria dos casos, a bifurcação da artéria pulmonar é movida em sentido anterior à neoaorta reconstruída para minimizar o potencial de distorção da artéria pulmonar e compressão das artérias coronárias translocadas – manobra de Lecompte (Figura 59.29). Embora haja diferenças interinstitucionais nos detalhes do tratamento para TGA, em geral se concorda com as seguintes estratégias cirúrgicas nesse grupo de pacientes.

**Transposição das grandes artérias – septo interventricular intacto.** Após septostomia atrial com balonete e desmame da PGE1, quando possível, os neonatos com TGA-SVI são submetidos à CIA semieletiva nos primeiros dias a semanas de vida. Em casos raros, os pacientes apresentam profunda insaturação refratária à septostomia atrial com balonete e PGE1; nesses casos, indica-se correção arterial, ou *arterial switch,* de emergência. Observamos

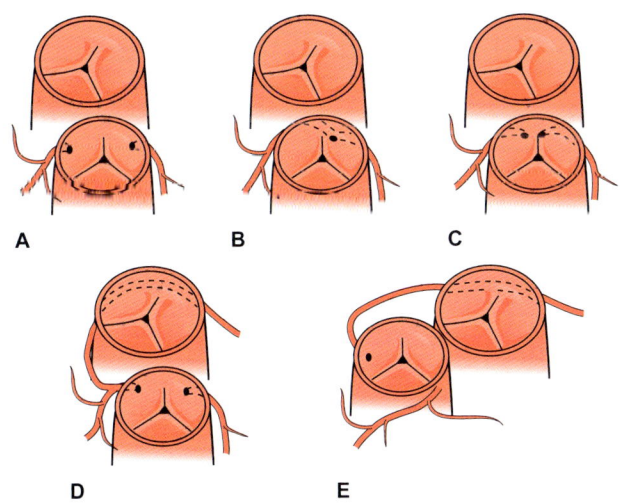

**Figura 59.28 A a E.** Cinco configurações básicas de artérias coronárias, como descrito por Yacoub e Radley-Smith. (Adaptada de Mee R. The arterial switch operation. In: Stark J, de Leval M, eds. *Surgery for congenital heart defects*. 2nd ed. Philadelphia, PA: Saunders; 1994:484.)

que isso foi necessário em apenas um paciente durante a última década em uma experiência envolvendo mais de 200 cirurgias de correção arterial realizadas em neonatos. Para outros pacientes, a correção arterial deve ser realizada em momento oportuno não emergencial. Mesmo com presença de saturação sistêmica adequada, o ventrículo esquerdo morfológico do paciente funciona em um ambiente de trabalho de baixa pressão – dando suporte à circulação pulmonar. Portanto, a massa e a função ventricular esquerda involuem rapidamente nas primeiras semanas de vida. Após 6 semanas, o ventrículo esquerdo pode ser incapaz de suportar a carga de trabalho normal sistêmica após a correção arterial. Sendo assim, o momento preferencial para a cirurgia é entre a primeira e a segunda semana de vida.

*Transposição de grandes artérias – defeito septal ventricular com ou sem hipoplasia de arco aórtico.* Existem muitas formas de apresentação de pacientes com TGA-CIV. Em pacientes com CIV pequena restritiva, os sintomas assemelham-se aos de TGA-SVI. Esses pacientes precisam de correção arterial precoce, juntamente com fechamento da CIV antes da involução do ventrículo esquerdo. Já pacientes com TGA e CIV não restritiva podem apresentar mistura adequada que permita razoável saturação arterial sistêmica. Nesses casos, o ventrículo esquerdo continua funcionando com pressão mais elevada e não involui; portanto, a necessidade de realização precoce da correção arterial é menor. Muitos neonatos com TGA e CIV grande são relativamente assintomáticos logo após o nascimento; desenvolvem ICC no primeiro ao segundo mês de vida à medida que ocorre diminuição normal da resistência pulmonar neonatal. Nossa preferência nesses pacientes é o acompanhamento cuidadoso para evidências de ICC durante as primeiras 4 a 6 semanas de vida. Alguns centros preferem realizar a cirurgia mais cedo; isso parece ser questão de preferência do cirurgião e não demonstrou influência a longo prazo sobre o desfecho. Em pacientes com TGA-CIV com hipoplasia ou coarctação de arco aórtico, é necessária cirurgia precoce. Nesses casos, o tratamento de preferência envolve correção completa em um estágio, incluindo correção arterial, fechamento da CIV e reparo do arco aórtico.

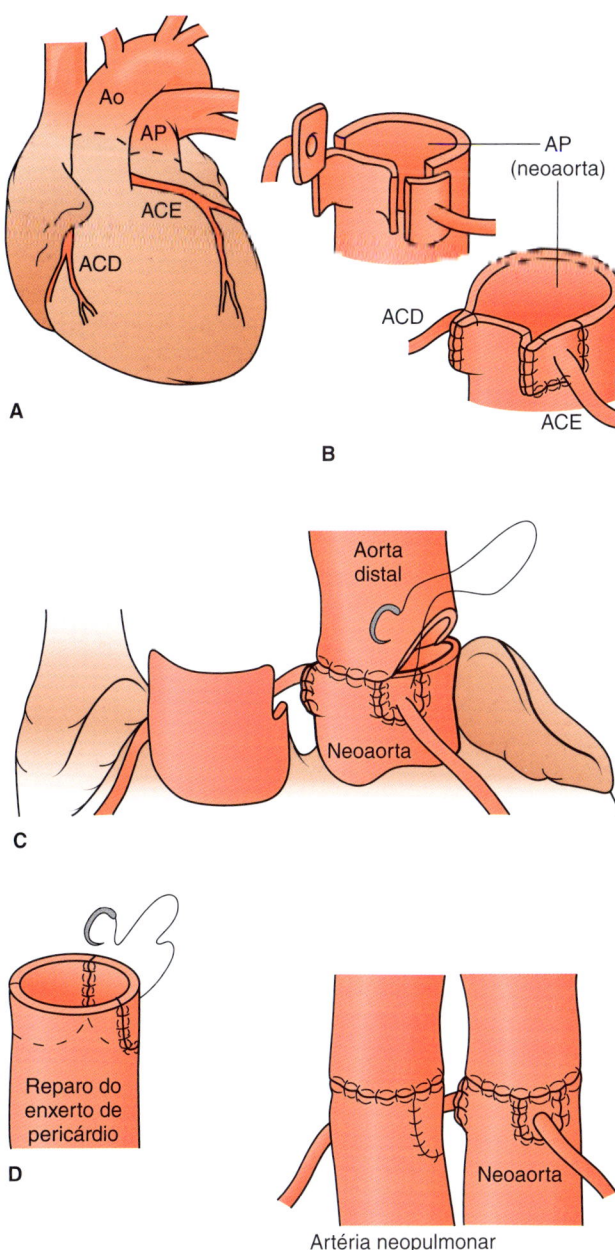

**Figura 59.29** Cirurgia da correção arterial ou *arterial switch*. **A.** A aorta (*Ao*) e a artéria pulmonar (*AP*) são transeccionadas acima dos seios de Valsalva. **B.** As artérias coronárias são excisadas da aorta e anastomosadas à artéria pulmonar por meio de uma técnica de alçapão. **C.** Enxertos pericárdicos separados são suturados para substituir o tecido da artéria coronária excisada da aorta. **D.** Reparo finalizado. *ACD*, artéria coronária direita; *ACE*, artéria coronária esquerda. (Adaptada de Karl TR, Kirshbom PM. Transposition of the great arteries and the arterial switch operation. In: Nichols DG, Ungerleider RM, Spevak PJ, et al., eds. *Critical heart disease in infants and children*. Philadelphia, PA: Mosby; 2006:721.)

*Transposição de grandes artérias – comunicação interventricular com estenose pulmonar – obstrução da via de saída do ventrículo esquerdo ou atresia pulmonar.* A questão preocupante neste grupo de pacientes é o grau de obstrução da VSVE. Pacientes com TGA-CIV e obstrução da VSVE orgânica com valva pulmonar relativamente normal são tratados conforme descrito anteriormente, com correção arterial, fechamento da CIV e ressecção da VSVE. A situação torna-se mais complexa quando existe estenose pulmonar grave ou atresia pulmonar. Esses pacientes podem ser ducto-dependentes enquanto neonatos (atresia pulmonar) e precisam de correção completa ou, então, de anastomose BT paliativa durante o período neonatal, seguida de correção biventricular mais tarde na infância (nossa preferência). O objetivo é conseguir o reparo biventricular de modo a criar uma conexão não obstrutiva entre o ventrículo esquerdo morfológico e a circulação sistêmica. Muitas cirurgias já foram descritas e empregadas com sucesso nesses casos.

A operação de Rastelli envolve um *patch* e enxerto interventricular, que conecta o ventrículo esquerdo à aorta por meio da CIV. Em geral, insere-se um tubo entre o ventrículo direito e a artéria pulmonar para estabelecer fluxo sanguíneo pulmonar. Questões preocupantes incluem o potencial de obstrução da VSVE (ou abaixo do nível da CIV) e necessidade de revisão futura do tubo. Já o procedimento denominado *REV* minimiza o potencial de obstrução da VSVE e utiliza todas as conexões nativas de tecidos com a finalidade de limitar a necessidade potencial de cirurgia futura. Inclui a ressecção do cone muscular entre as raízes aórtica e pulmonar, enxerto interventricular do ventrículo esquerdo para a aorta e translocação da artéria pulmonar comum para o ventrículo direito (por meio da manobra de Lecompte) sem a necessidade de interposição de um tubo. O tempo final inclui a translocação da raiz aórtica, incluindo a ressecção de toda a raiz aórtica nativa e origem das coronárias, ressecção do cone muscular e posterior translocação da raiz aórtica para a raiz pulmonar ampliada de modo a obter conexão direta entre o ventrículo esquerdo e a aorta. A CIV é fechada, e um conduto é inserido ou uma conexão direta é criada entre o ventrículo direito e as artérias pulmonares.

*Transposição de grandes artérias em adultos.* O prognóstico a longo prazo de pacientes adultos que foram submetidos à correção de TGA na infância ainda não está completamente esclarecido; contudo, todos precisam de acompanhamento por toda a vida e têm potencial para desenvolver problemas cardíacos anatômicos e funcionais significativos. Pacientes tratados com cirurgia de inversão atrial apresentam ventrículo direito morfológico suportando a circulação sistêmica, o que previsivelmente falhará em muitos pacientes. Embora fiquem completamente saturados, esses pacientes podem apresentar sinais e sintomas de ICC e arritmias mais tardiamente em sua vida. Para indivíduos com comprometimento grave, a única opção realista de tratamento pode ser o transplante cardíaco.

Os problemas a longo prazo relacionados com a correção arterial, ou *arterial switch*, são menos compreendidos. Apesar dos avanços técnicos nos métodos de reconstrução, ainda ocorre incidência significativa de estenose supravalvar pós-operatória e estenose de ramos pulmonares. A raiz neoaórtica pode dilatar em alguns pacientes, causando insuficiência neoaórtica e distorção de artérias coronárias. A evolução do óstio coronário cirurgicamente translocado é incerto; existe risco claro de morte súbita tardia em virtude de uma insuficiência coronariana não suspeitada, comentada em outra parte deste capítulo. Assim recomenda-se alta suspeição em pacientes adultos submetidos a cirurgia não cardíaca após cirurgia prévia para doença cardíaca complexa, incluindo TGA.

### Dupla via de saída do ventrículo direito

Ocorre dupla via de saída do ventrículo direito quando ambos os grandes vasos estão anatomicamente conectados ao ventrículo direito. A condição ocorre em 3 a 9 a cada 10.000 nascimentos vivos. Pode ocorrer associada a CIV subaórtica, CIV sem relação (ou distante) ou CIV subpulmonar (anomalia de Taussig-Bing). Assim como para outras condições cardíacas complexas, o objetivo do tratamento relaciona-se às condições hemodinâmicas e à sintomatologia do paciente. O objetivo final é obter circulação biventricular, quando possível. Os pacientes podem apresentar cianose grave e precisar de tratamento definitivo ou paliativo ainda no período neonatal. Podem também apresentar fluxo pulmonar aumentado e desenvolver ICC. A questão desafiadora na confecção de um reparo biventricular está relacionada a obter vias de saída não obstrutivas a partir dos ventrículos direito e esquerdo. Em pacientes com dupla via de saída de ventrículo direito com CIV subaórtico e obstrução da VSVD, a reconstrução é semelhante à da TF. Casos com CIV mais distante podem precisar de ampliação e correção em um túnel interventricular. Para a anomalia de Taussig-Bing, a relação entre a CIV e a artéria pulmonar torna a correção arterial, ou *arterial switch,* o procedimento preferencial. Esses pacientes geralmente apresentam obstrução da VSVD e hipoplasia de arco aórtico, o que precisa de cuidado no momento da correção completa. Em casos raros, a relação entre os grandes vasos e a complexidade da CIV impedem o reparo biventricular, e o paciente deve ser tratado como se apresentasse um único ventrículo funcional.

### Transposição corrigida das grandes artérias (L-transposição)

A transposição corrigida das grandes artérias (TcGA ou L-TGA), ou TGA congenitamente corrigida, descreve uma ampla gama de condições cuja característica comum é uma discordância A-V e ventriculoarterial, que ocorre em aproximadamente 1 a cada 33.000 nascimentos vivos. A TcGA pode ocorrer associada a CIV, estenose pulmonar e subpulmonar e deslocamento de valva A-V (valva A-V "ebstenoide" esquerda). Na TcGA, a valva mitral morfológica está do lado direito associada ao ventrículo esquerdo morfológico, enquanto a valva tricúspide morfológica está associada ao ventrículo direito morfológico. Pacientes com essa condição são corrigidos fisiologicamente porque a ausência de *shunt* em nível ventricular os mantém completamente saturados – daí a expressão *transposição corrigida*. A idade e o modo de apresentação do paciente com a condição dependem da contribuição dos defeitos associados e da função do ventrículo direito morfológico, que atua como o ventrículo sistêmico. Há controvérsia acerca do momento e forma de correção cirúrgica para pacientes com manifestações diversas de TcGA.

*Transposição corrigida das grandes artérias com septo ventricular intacto.* Pacientes com TcGA-SVI podem se apresentar completamente assintomáticos durante a infância e início da vida adulta. Com frequência, o diagnóstico é acidental. Em outros pacientes, a doença manifesta-se com sintomas de ICC associada à disfunção ventricular direita ou insuficiência da valva A-V. Também há alta incidência de bloqueio cardíaco completo em pacientes com TcGA, situação em que as primeiras manifestações podem ser a arritmia e os sintomas associados.

O tratamento para pacientes com ICC constitui-se em um cenário de manejo desafiador. Para casos de TcGA e função ventricular preservada, pode-se considerar o reparo ou substituição de valva A-V. Em muitos desses pacientes, a insuficiência valvar pode ocorrer mais por manifestação de diminuição da função do ventrículo direito sistêmico com desvio septal e dilatação anular do que propriamente por uma doença intrínseca da valva. Nesses casos, a substituição da valva não corrige a progressão da disfunção ventricular direita. Para pacientes com disfunção em ventrículo direito sistêmico, uma opção de tratamento é a reconstrução completa conhecida como duplo *switch* (Figura 59.30). O procedimento duplo *switch* inclui uma inversão atrial combinada

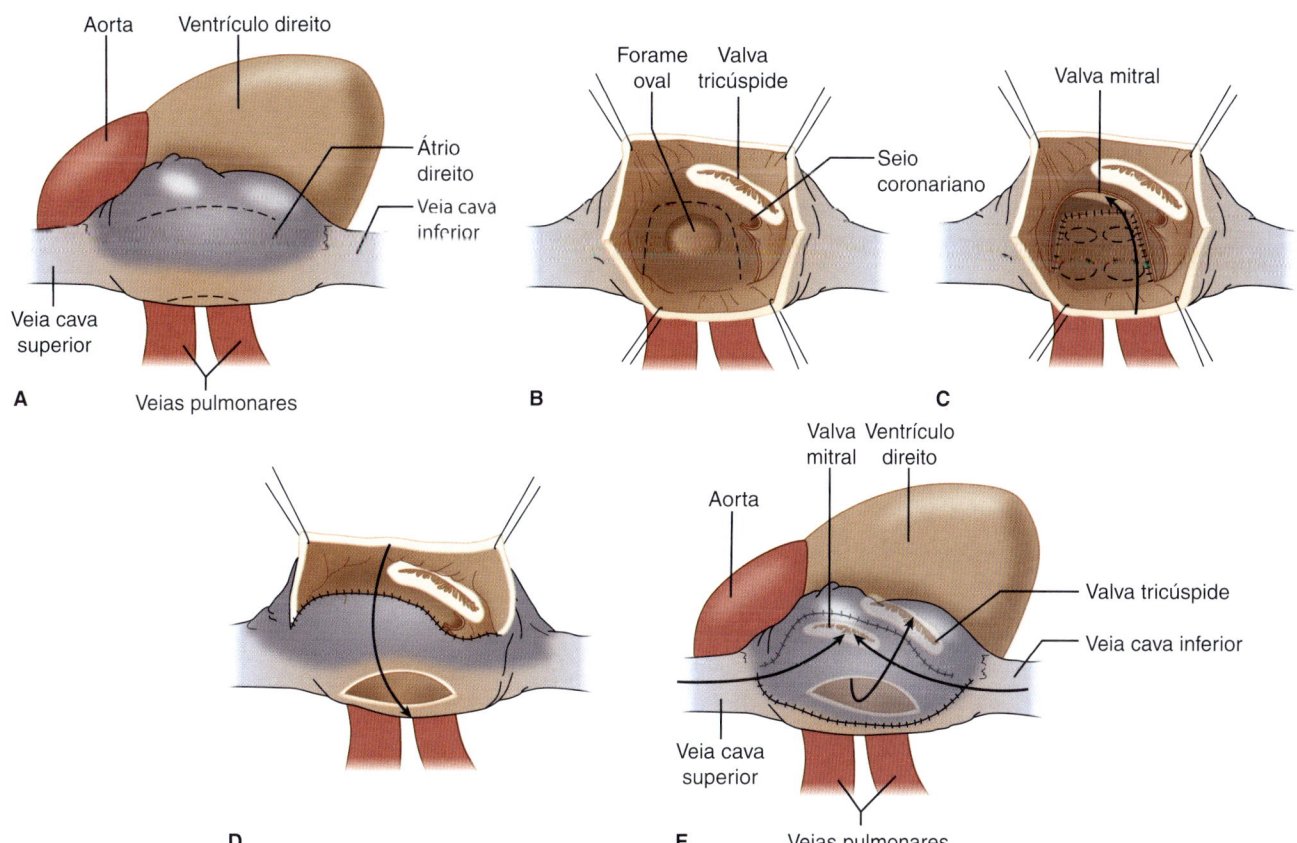

**Figura 59.30** Representação esquemática do procedimento de Senning para transposição de grandes artérias. **A.** Duas incisões separadas são realizadas, uma no átrio direito e uma no átrio esquerdo próxima à inserção das veias pulmonares. **B.** Localização da incisão no septo atrial. **C.** Septo atrial suturado até as veias pulmonares, preparado para direcionar o sangue oxigenado para a valva tricúspide. Parede inferior livre do átrio direito suturada ao longo do bordo seccionado do septo atrial redirecionando sangue não oxigenado para a valva mitral. **D.** Parede superior livre do átrio direito suturada ao bordo seccionado do átrio esquerdo, redirecionando sangue oxigenado das veias pulmonares para a valva tricúspide. **E.** Representação esquemática do trajeto do sangue oxigenado e não oxigenado. (Reimpresso com permissão de Texas Children's Hospital, 2016.)

a uma inversão arterial (*arterial switch*) para alinhar o ventrículo esquerdo morfológico à circulação sistêmica. Em quase todos os pacientes com TcGA-SVI e disfunção ventricular direita (e ausência de obstrução VSVE estrutural), é necessário um período de recondicionamento do ventrículo esquerdo antes do procedimento de dupla inversão. Essa necessidade está relacionada ao fato de que o ventrículo esquerdo funcionou em uma circulação pulmonar de baixa pressão e será incapaz de realizar seu trabalho sistêmico. O recondicionamento do ventrículo esquerdo requer a criação cirúrgica de uma estenose pulmonar por meio da inserção de uma banda na artéria pulmonar. A maioria dos cirurgiões concorda que o ventrículo esquerdo deve trabalhar sob pressão sistêmica ou próxima à sistêmica por muitos meses (preferimos um mínimo de 6 meses) antes da cirurgia de duplo *switch*. O duplo *switch* é uma cirurgia tecnicamente desafiadora com risco significativo perioperatório. Devido ao baixo número de pacientes tratados no mundo todo com essa estratégia complexa, há poucos dados disponíveis sobre os resultados a curto e médio prazos.[37] Uma questão preocupante diz respeito à capacidade a longo prazo de o ventrículo esquerdo recondicionado funcionar como ventrículo sistêmico. Seja qual for o resultado, pacientes com TcGA e função ventricular diminuída têm prognóstico desfavorável e, por isso, a complexidade e o risco da dupla inversão parecem estar justificados. A única outra opção cirúrgica para tais casos é o transplante de coração.

***Transposição corrigida de grandes artérias com comunicação interventricular e estenose pulmonar.*** Pacientes nesta categoria geralmente apresentam um equilíbrio com cianose leve e mínimos sintomas na infância, ao passo que aqueles com estenose pulmonar mais grave ou atresia pulmonar apresentam cianose sintomática no início da vida. O tratamento para neonatos muito cianóticos com TcGA e estenose pulmonar é inicialmente paliativo na forma de *shunt* tipo BT modificado. O objetivo comum para todos os pacientes é obter circulação biventricular, com saturação arterial normal. Uma opção nesses pacientes é fechar cirurgicamente a CIV e inserir um tubo entre o ventrículo esquerdo morfológico e as artérias pulmonares, a fim de aliviar a obstrução pulmonar. Esse reparo clássico beneficia o paciente por separar as circulações pulmonar e sistêmica e permitir saturação normal de oxigênio. A questão preocupante de pacientes submetidos a esse reparo é que o ventrículo direito morfológico precisa atuar de modo independente como ventrículo sistêmico após a correção. Conforme mencionado, a capacidade do ventrículo direito de suportar a circulação sistêmica a longo prazo pode ser questionável para alguns pacientes. Sendo assim, uma estratégia alternativa é desviar o fluxo de saída do ventrículo esquerdo para a aorta através da CIV e depois realizar uma inversão atrial para devolver o trajeto do retorno venoso sistêmico e pulmonar para então, finalmente, inserir um tubo do ventrículo direito morfológico para as artérias pulmonares. Essa opção é uma modificação do arranjo de dupla inversão e confere ao paciente o benefício de um ventrículo esquerdo sistêmico. Como o ventrículo esquerdo estava trabalhando com pressão sistêmica antes da correção, não é necessário realizar período de recondicionamento.

Pacientes adultos com TcGA com ou sem cirurgia prévia requerem avaliação cuidadosa antes de qualquer cirurgia não cardíaca. Tais pacientes podem se apresentar com problemas cardíacos complexos, incluindo arritmias, disfunção ventricular e insuficiência valvar.

### Obstrução da via de saída do ventrículo esquerdo

A obstrução da VSVE pode se manifestar de maneira isolada ou associada a outras lesões cardíacas complexas. As consequências fisiológicas da obstrução da VSVE grave podem ser catastróficas, incluindo redução do débito cardíaco sistêmico e grave sobrecarga de pressão do ventrículo esquerdo. Neonatos com essa condição podem apresentar choque com redução da perfusão periférica, cardiomegalia e congestão pulmonar. Há risco significativo de enterocolite necrosante nesses pacientes. Em crianças maiores, o quadro clínico inicial da obstrução da VSVE pode ser inicialmente assintomático, manifestando-se ao longo do tempo como uma diminuição na tolerância ao exercício e queda da função ventricular esquerda. Pacientes com obstrução da VSVE grave e cardiomegalia apresentam alto risco de isquemia de miocárdio e morte súbita cardíaca. O ECG de repouso geralmente demonstra hipertrofia de ventrículo esquerdo com padrão de esforço. No teste de esforço, o paciente pode demonstrar depressão significativa do segmento ST e arritmias ventriculares. A ecocardiografia é a ferramenta diagnóstica primária para pacientes com obstrução da VSVE. Em casos raros, pode-se considerar o cateterismo cardíaco diagnóstico com finalidade de definir o nível da obstrução.

### Estenose de valva aórtica

A estenose aórtica (EA) congênita constitui causa comum de obstrução da VSVE e representa aproximadamente 5% de todas as CC. O grau de obstrução pode variar desde obstrução leve em pacientes com valva aórtica bicúspide até estenose grave em pacientes com EA crítica com comissuras valvares não identificáveis e hipoplasia do anel. Neonatos com EA crítica geralmente são sintomáticos já logo no período neonatal, apresentando-se em choque e com função ventricular profundamente deprimida. Atualmente, quase todos os pacientes são submetidos ao cateterismo cardíaco para realização de valvotomia com balão. O procedimento pode salvar a vida do paciente por aliviar a EA e permitir recuperação da função ventricular. Todavia, para muitos pacientes, trata-se de um procedimento paliativo com incidência significativa de recidiva da EA ou desenvolvimento de insuficiência aórtica significativa após o procedimento. Em pacientes com EA refratária à dilatação com balonete, pode ser necessária a valvotomia aórtica aberta (Figura 59.31). A valvotomia cirúrgica pode ser realizada, especialmente em neonatos pequenos com dimensão anular adequada, utilizando-se incisão exatamente ao longo de uma comissura ou rafe rudimentar para melhorar a mobilidade da cúspide.

A EA recorrente após procedimento com balonete prévio pode ser passível de nova dilatação; todavia, quando associada a insuficiência aórtica significativa, será necessária cirurgia. A insuficiência aórtica grave após dilatação prévia com balonete geralmente está relacionada a uma avulsão de cúspide. Nesses casos, o reparo da valva pode ser possível, embora muitas vezes

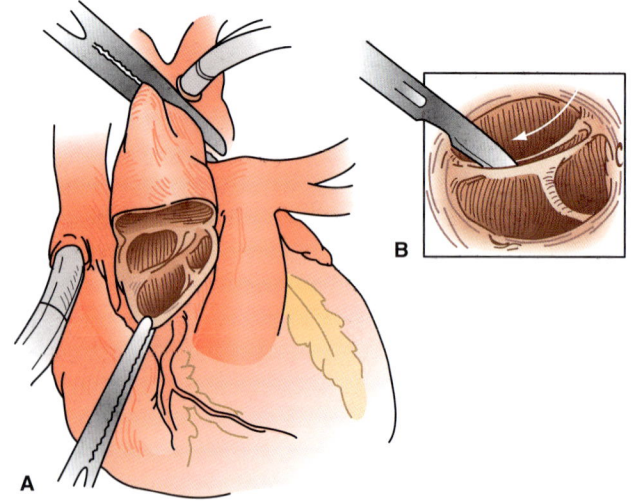

**Figura 59.31** Vista ampliada da valva aórtica demonstrando valvotomia cirúrgica. **A.** Valva bicúspide com rafe proeminente no folheto valvar anterior. **B.** O orifício é aumentado por meio de incisão da fusão comissural entre os dois folhetos. (De Chang AC, Burke RP. Left ventricular outflow tract obstruction. In: Chang AC, Hanley FL, Wernovsky G, et al., eds. *Pediatric cardiac intensive care*. Baltimore, MD: Williams & Wilkins; 1998.)

possa ser necessária sua substituição. Casuísticas publicadas confirmaram a utilidade do reparo valvar, o que constitui opção particularmente atraente para crianças em crescimento.[38]

A decisão quanto à substituição da valva aórtica em crianças em crescimento é dificultada pela falta de um substituto ideal para a valva aórtica – uma valva capaz de durar por toda a vida, com crescimento somático adequado, fácil implantação e que não requeira anticoagulação. Os critérios para a substituição da valva aórtica ultrapassam o escopo deste capítulo. Contudo, a EA grave não é passível de correção por cateterismo, sendo a valvotomia aberta a indicação mais adequada. As opções para a substituição da valva aórtica em crianças incluem prótese mecânica, enxerto heterólogo, enxerto homólogo e enxerto autólogo pulmonar. A prótese mecânica pode ser considerada já na infância; todavia, o tamanho da valva precisa ser suficiente para promover a função adequada à medida que o paciente cresce. A maioria dos cirurgiões e cardiologistas recomenda anticoagulação terapêutica em crianças com prótese valvar mecânica, embora isso possa ser desafiador e potencialmente perigoso em crianças em fase de crescimento e adolescentes. Muitos cirurgiões acreditam que o risco desse tratamento supere o potencial benefício de uma valva teoricamente durável.

Por outro lado, próteses de valva aórtica heterólogas têm sido associadas historicamente a durabilidade limitada em crianças e não têm capacidade de crescimento somático. Uma análise recente em crianças confirmou durabilidade a longo prazo significativamente menor com enxertos heterólogos em comparação com valvas mecânicas e com a cirurgia de Ross.[39] Valvas aórticas de cadáveres humanos (enxertos homólogos) têm sido extensivamente utilizadas em crianças e adultos jovens. Tais valvas são em geral implantadas para substituição completa da raiz aórtica, o que requer reimplantação dos óstios coronarianos. Portanto, a cirurgia de substituição de valva aórtica homóloga é consideravelmente mais complexa e apresenta maior risco potencial. As características positivas do enxerto homólogo de valva aórtica incluem melhor durabilidade comparada com enxertos heterólogos e não há necessidade da anticoagulação. Ainda assim, tais valvas no fim acabam por falhar, necessitando de nova cirurgia complexa e substituição da raiz aórtica.

A substituição de valva aórtica autóloga pulmonar (cirurgia de Ross) inclui a translocação da valva pulmonar para a posição aórtica com subsequente substituição da valva pulmonar com enxerto homólogo ou um conduto valvar (Figura 59.32). As vantagens teóricas do procedimento de Ross incluem potencial para crescimento somático, anticoagulação não é necessária e possibilidade de durabilidade estendida. O entusiasmo por esse procedimento tem sido prejudicado considerando a necessidade de extensa dissecção cardíaca para obtenção do enxerto autólogo, que juntamente com o implante mais complexo, está associada a maior risco cirúrgico. Além disso, a raiz pulmonar sem suporte pode se dilatar na presença de pressão arterial sistêmica, o que causa insuficiência progressiva do enxerto autólogo funcionando como valva aórtica. Essa observação conduziu a várias modificações da técnica de implantação com a finalidade de fornecer suporte ao ânulo aórtico e ao segmento coronariano. Dadas tais considerações e necessidade de nova cirurgia para substituir o conduto do ventrículo direito para a artéria pulmonar, é necessária muita cautela durante a realização da cirurgia de Ross.[40] A substituição de valva aórtica por meio de cateter tem se tornado uma intervenção frequentemente utilizada para doença adquirida de valva aórtica em adultos. Com o contínuo desenvolvimento de tecnologia mais sofisticada e com menor tamanho para realizar a substituição por cateterismo, esse poderá se tornar um papel potencial no tratamento da patologia aórtica congênita em um futuro próximo.

### Estenose subaórtica fibromuscular

Trata-se de condição que cursa com estreitamento progressivo da VSVE relacionada a uma densa membrana fibrosa geralmente encontrada em associação com uma protrusão assimétrica do septo interventricular para o interior da via de saída. A estenose subaórtica fibromuscular corresponde a aproximadamente 6% de todas as CC. A membrana geralmente é concêntrica e se torna intensamente aderida ao septo e à valva mitral. A membrana progride eventualmente para a superfície inferior das cúspides aórticas, o que causa obstrução progressiva da VSVE e retração das cúspides da valva aórtica, com consequente insuficiência da valva.

A ecocardiografia é a ferramenta diagnóstica primária durante a avaliação do grau de obstrução e progressão da estenose. Todavia, não é tão precisa na avaliação de graus discretos de extensão até as cúspides.[41] O cateterismo cardíaco raramente é necessário para diagnosticar a condição, e a dilatação com balonete não tem utilidade no tratamento da obstrução da VSVE.

A cirurgia é o principal tratamento da estenose subaórtica, embora haja discordância acerca das indicações cirúrgicas. A maioria dos cirurgiões acredita que, quando há um indício de qualquer grau de insuficiência aórtica associado a uma membrana subaórtica, seja qual for o gradiente de pressão, isso constitui indicação à cirurgia. Em outros pacientes, o gradiente crescente de obstrução da VSVE, hipertrofia ventricular esquerda associada e substrato anatômico adequado constituem indicações aceitáveis à cirurgia.

O procedimento cirúrgico para a estenose subaórtica envolve ressecção transaórtica da membrana, incluindo todas as suas inserções na valva mitral, septo e cúspides aórticas. Realiza-se miectomia septal juntamente com a ressecção da membrana na maioria dos pacientes (Figura 59.33). As complicações incluem recidiva da membrana, lesão do feixe de His e criação de CIV iatrogênica. Mesmo assim, empregando técnica cuidadosa, o risco de tais complicações é minimizado. Apesar da intervenção cirúrgica, uma significativa proporção de pacientes apresenta recidiva, que requer nova intervenção, e até 40% dos pacientes desenvolvem algum grau de insuficiência aórtica.[42]

### Estenose subaórtica em túnel

A estenose subaórtica em túnel é uma forma mais grave de obstrução da VSVE que, em geral, está associada a hipoplasia do ânulo aórtico e estenose aórtica. Em casos graves, a obstrução da VSVE não é

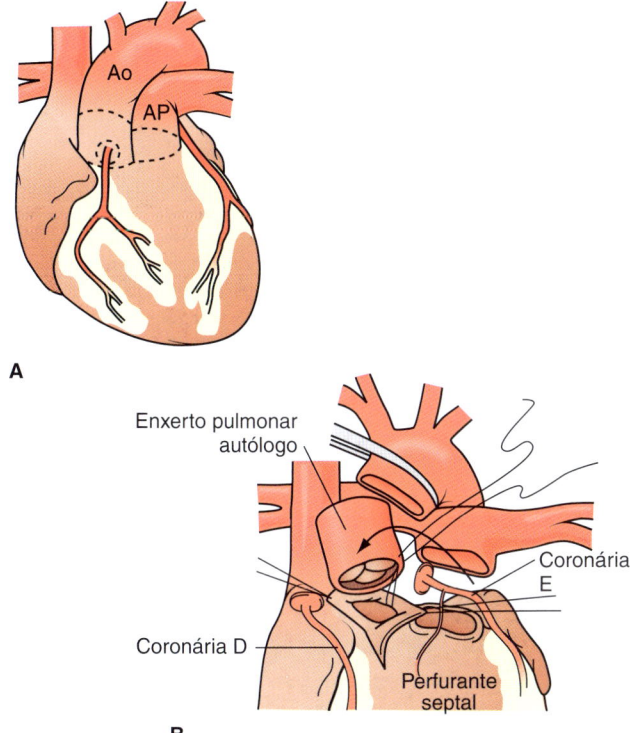
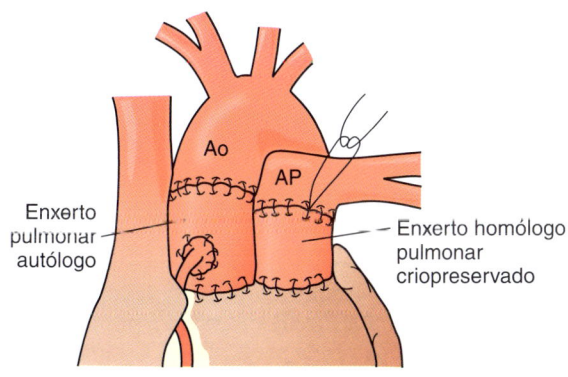

**Figura 59.32** Procedimento de Ross. **A.** As grandes artérias são seccionadas transversalmente acima da crista sinotubular. As artérias coronárias são excisadas utilizando-se botões de artéria coronária. **B.** O enxerto autólogo é excisado da via de saída do ventrículo direito (*D*) e a extremidade proximal do enxerto autólogo é anastomosada ao ânulo. **C.** Os botões de artéria coronária são anastomosados ao enxerto pulmonar. *Ao*, aorta; *AP*, artéria pulmonar; *E*, esquerdo(a). (Adaptada de St Louis JD, Jaggers J. Left ventricular outflow tract obstruction. In: Nichols DG, Ungerleider RM, Spevak PJ, et al., eds. *Critical heart disease in infants and children*. Philadelphia, PA; Mosby; 2006:615.)

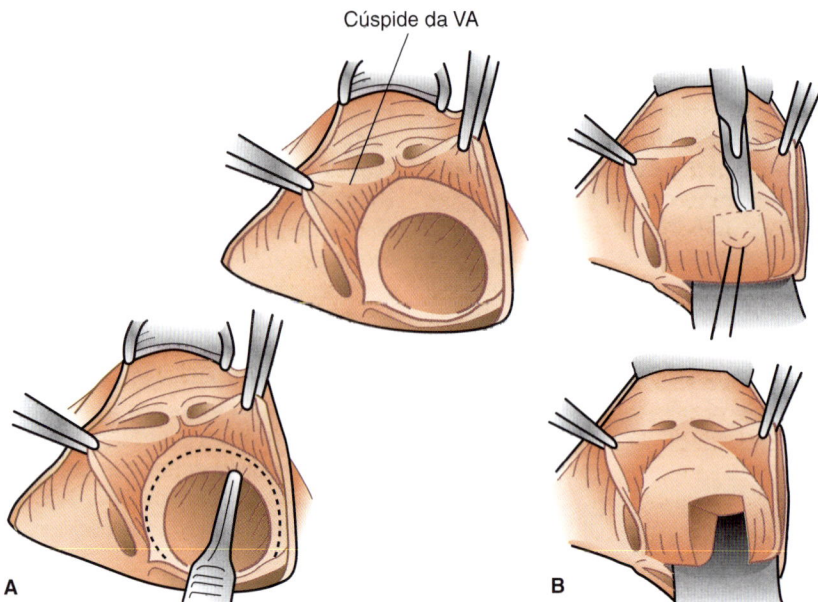

**Figura 59.33 A.** Excisão de estenose subaórtica discreta. A aorta é aberta de forma oblíqua, e os folhetos da valva aórtica (*VA*) são afastados para expor a membrana subaórtica. A membrana é excisada em uma circunferência (*linha tracejada*). **B.** Em geral, a técnica é combinada com uma ressecção muscular. (De de Leval M. Surgery of the left ventricular outflow tract. In: Stark J, de Leval M, eds. *Surgery for congenital heart defects*. 2nd ed. Philadelphia, PA: Saunders; 1994.)

passível de ressecção subaórtica isolada. Nesses casos, pode ser necessário um procedimento de alargamento da raiz aórtica para aliviar a obstrução (aortoventriculoplastia ou operação de Konno). Essa reconstrução complexa geralmente está associada à necessidade de substituição da valva aórtica utilizando uma das opções mencionadas anteriormente. Além disso, todos os graus de obstrução da VSVE podem ser encontrados associados às diversas lesões obstrutivas do coração esquerdo (síndrome de Shone) que podem necessitar de reconstrução extensa.

### Anomalias do arco aórtico

#### Coarctação aórtica

A coarctação da aorta é uma das lesões cardíacas congênitas mais frequentemente encontradas, ocorrendo em 3 a cada 10.000 nascimentos vivos. A condição tem uma grande variedade de apresentações, desde neonatos gravemente sintomáticos com ICC e depressão da função ventricular até adultos com hipertensão proximal e mínimos sintomas. A coarctação é classificada com relação à sua associação com o ligamento arterioso e arco aórtico. A coarctação infantil ou pré-ductal é observada juntamente com PCA ampla, que pode apresentar fluxo predominantemente da direita para a esquerda para a aorta descendente. Nesses casos, o paciente é ducto-dependente para manter o fluxo sanguíneo sistêmico até que a coarctação seja reparada e necessita de infusão de PGE1 para impedir fechamento do ducto. A coarctação periductal ou justaductal ocorre na região da inserção do ducto, distal ao istmo aórtico, o qual pode se apresentar normal ou hipoplásico (Figura 59.34).

A coarctação aórtica com ou sem hipoplasia de arco aórtico está frequentemente associada a anomalias intracardíacas, incluindo múltiplas lesões obstrutivas do coração esquerdo (p. ex., estenose mitral, hipoplasia de ventrículo esquerdo ou fibroelastose endocárdica, estenose subaórtica ou EA) conhecidas como síndrome de Shone. Pacientes com CIV grande podem apresentar grave coarctação aórtica na infância, com ou sem estenose subaórtica.

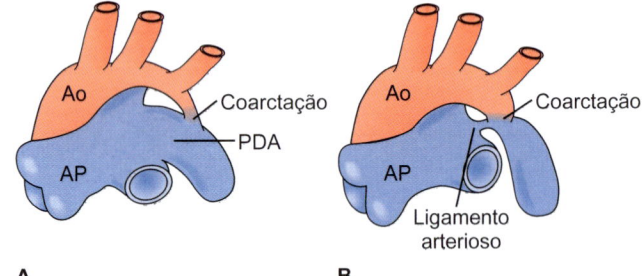

**Figura 59.34** Coarctação da aorta (*Ao*). **A.** Coarctação infantil ou pré-ductal. **B.** Coarctação do adulto. *AP*, artéria pulmonar; *PDA*, persistência do ducto arterioso. (De Backer CL, Mavroudis C. Coarctation of the aorta. In: Mavroudis C, Backer CL, eds. *Pediatric heart surgery*. Philadelphia, PA: Mosby; 2003:252.)

A coarctação aórtica pode ser suspeitada no exame clínico em virtude de um gradiente significativo de pressão arterial entre membros superiores e inferiores e redução ou ausência de pulso femoral ou pedioso. Em pacientes maiores com artérias intercostais e circulação colateral bem desenvolvida, é possível auscultar um sopro contínuo na face posterior do tórax. A ecocardiografia é atualmente a principal modalidade diagnóstica primária para a coarctação aórtica. A angiografia por RM ou TC também pode ser útil em alguns pacientes. Em casos raros, necessita-se de cateterismo cardíaco para definir a anatomia, embora essa modalidade seja agora utilizada com maior frequência no tratamento, incluindo dilatação com balonete com ou sem aplicação de *stent*.

As estratégias de tratamento para a coarctação aórtica evoluíram significativamente desde o primeiro tratamento cirúrgico bem-sucedido há quase 70 anos. Neonatos que apresentam coarctação grave com ou sem fluxo sanguíneo sistêmico ductodependente devem ser tratados cirurgicamente. O entusiasmo inicial com relação à dilatação com balonete nesses pacientes diminuiu à medida que se tornou clara a existência de alta incidência de recidiva da coarctação após a dilatação neonatal.[43] A maioria dos cirurgiões cardíacos realiza reparo isolado da coarctação por meio de toracotomia esquerda (terceiro ou quarto espaço intercostal) utilizando ressecção da coarctação e anastomose primária. Para pacientes com hipoplasia relativa do arco aórtico distal, a anastomose pode ser estendida ao longo da curvatura menor do arco aórtico utilizando-se uma técnica terminoterminal ampliada. Em caso de coarctação com arco transverso hipoplásico, somos a favor do procedimento de avanço do arco aórtico, que utiliza reparo total com o tecido nativo para permitir crescimento.[44] Outros métodos incluem aortoplastia com retalho de artéria subclávia (operação de Waldhausen) e aortoplastia com retalho protético (Figura 59.35).

O tratamento por cateterismo é controverso como tratamento primário da coarctação aórtica na opinião de grande parte dos cirurgiões. Embora essa metodologia tenha sido muito aplicada, ainda são necessários futuros estudos, prospectivos, sobre a sua verdadeira comparabilidade com a cirurgia. Existem muitas questões preocupantes com relação à angioplastia na coarctação. A dilatação com balão resulta em ruptura transmural da parede da aorta em muitos pacientes, e há o risco agudo e tardio de formação de aneurisma. A fim de limitar esse risco e minimizar o potencial para recidiva, têm-se empregado *stents* de maneira empírica para o tratamento da coarctação. Preocupações óbvias incluem o crescimento somático e potencial de risco pelo resto da vida com a presença de um dispositivo metálico na aorta descendente.

Outra questão controversa que permeia o tratamento da coarctação é a doença intracardíaca significativa concomitante. Muitas séries de casos têm demonstrado desfechos melhores com tratamento simultâneo em grupos selecionados de pacientes, incluindo neonatos com grandes CIV e coarctação e hipoplasia de arco aórtico. Nossa abordagem para tal condição inclui o reparo completo com correção dos defeitos intracardíacos juntamente com o avanço do arco aórtico através de esternotomia mediastinal com circulação extracorpórea.

### Interrupção de arco aórtico

A interrupção de arco aórtico (IAA) é resultado de falta de fusão adequada e involução dos arcos aórticos fetais, representando 1,3% de todas as CC. Trata-se de condição fatal sem tratamento e está frequentemente associada a grave doença intracardíaca. A IAA é classificada com base no nível da interrupção. O tipo A ocorre distalmente à artéria subclávia esquerda; o tipo B, entre a subclávia esquerda e as artérias carótidas comuns; e o tipo C, proximal à artéria subclávia esquerda (Figura 59.36). Com frequência, observa-se presença de artéria subclávia direita aberrante (retroesofágica) com origem na aorta descendente. A sobrevida de pacientes com IAA depende inicialmente da permeabilidade do ducto arterioso; portanto, é necessário realização de infusão de PGE1 para estabilizar o paciente. O diagnóstico é confirmado por meio de ecocardiografia; outros métodos, como o cateterismo cardíaco, são raramente necessários.

A IAA requer tratamento cirúrgico no período neonatal, o que em geral envolve reparo simultâneo das lesões intracardíacas (Figura 59.37). A correção pode ser realizada com auxílio de enxerto de ampliação do arco aórtico, embora pesquisadores do Texas Children's Hospital tenham relatado uma série de casos confirmando que o reparo primário de tecido sobre tecido pode ser realizado na maioria dos pacientes e minimiza o potencial de obstrução recidivante de arco aórtico.[15]

## VENTRÍCULO ÚNICO

O ventrículo único é uma forma de CC observada com frequência. Pode ocorrer em neonatos com baixo fluxo sanguíneo pulmonar, fluxo sanguíneo pulmonar aumentado ou circulações equilibradas. O ventrículo único pode ser o direito ou o esquerdo, ou apresentar morfologia indeterminada. O tratamento cirúrgico é necessário para promover uma forma adequada de oxigenação e, ao mesmo tempo, proteger a vasculatura pulmonar. A função do ventrículo único deve ser preservada a fim de proporcionar ao paciente o melhor desfecho a longo prazo.

A evolução rápida a partir dos anos 1970, quando houve uma operação paliativa bem-sucedida para pacientes com formas diversas fisiológicas de ventrículo único, levou a uma grande e crescente

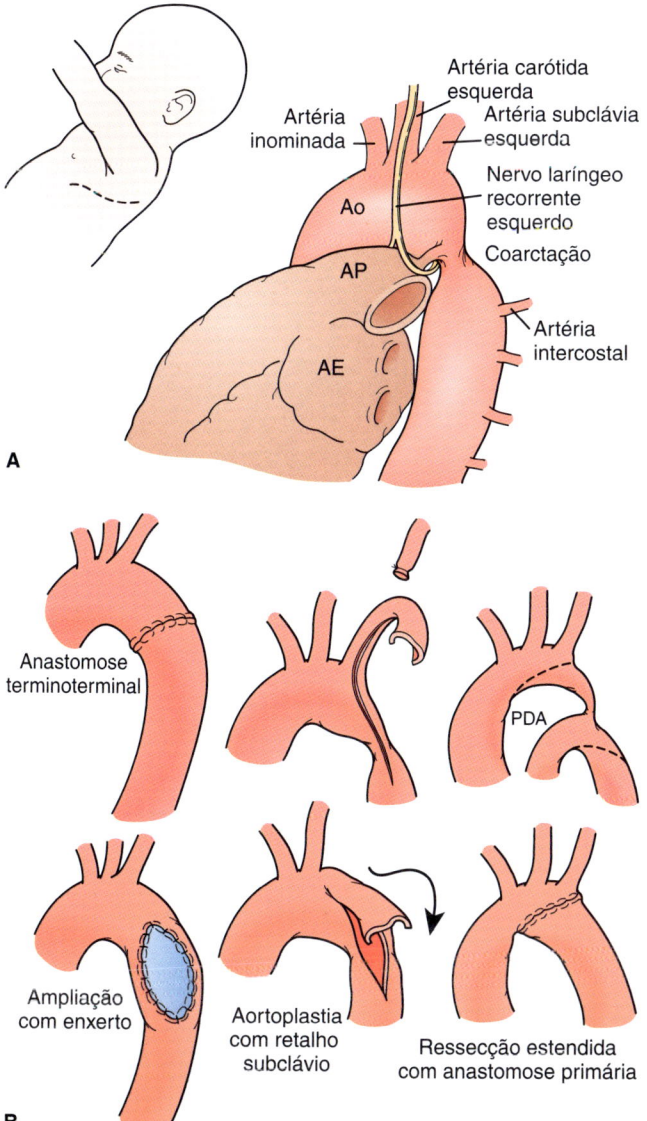

**Figura 59.35** Reparo cirúrgico para coarctação aórtica. **A.** Incisão cirúrgica e orientação anatômica. **B.** Quatro diferentes métodos demonstrados: anastomose terminoterminal, ampliação por enxerto, aortoplastia com retalho subclávio e ressecção ampliada com anastomose primária. *AE*, átrio esquerdo; *Ao*, aorta; *AP*, artéria pulmonar; *PDA*, persistência de ducto arterioso. (Adaptada de Hastings LA, Nichols DG. Coarctation of the aorta and interrupted aortic arch. In: Nichols DG, Ungerleider RM, Spevak PJ, et al., eds. *Critical heart disease in infants and children*. Philadelphia, PA: Mosby; 2006:635.)

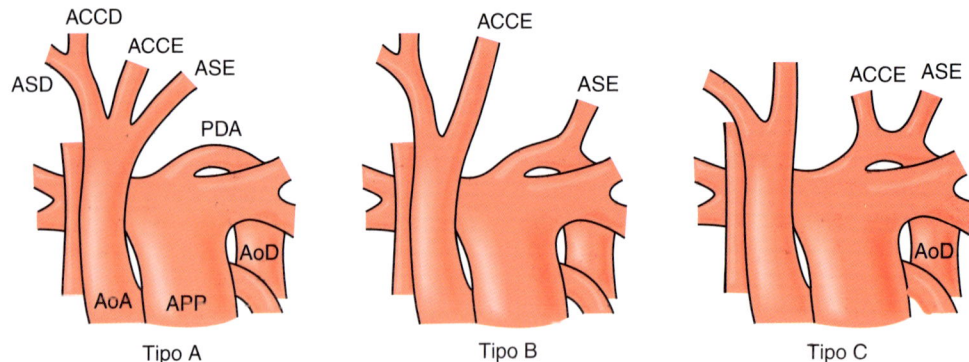

**Figura 59.36** Classificação ao arco aórtico interrompido. *ACCD*, artéria carótida comum direita; *ACCE*, artéria carótida comum esquerda; *AoA*, aorta ascendente; *AoD*, aorta descendente; *APP*, artéria pulmonar principal; *ASD*, artéria subclávia direita; *ASE*, artéria subclávia esquerda; *PDA*, persistência de ducto arterioso. (Adaptada de Monro JL. Interruption of aortic arch. In: Stark J, de Leval M, eds. *Surgery for congenital heart defects*. 2nd ed. Philadelphia, PA: Saunders; 1994:299.)

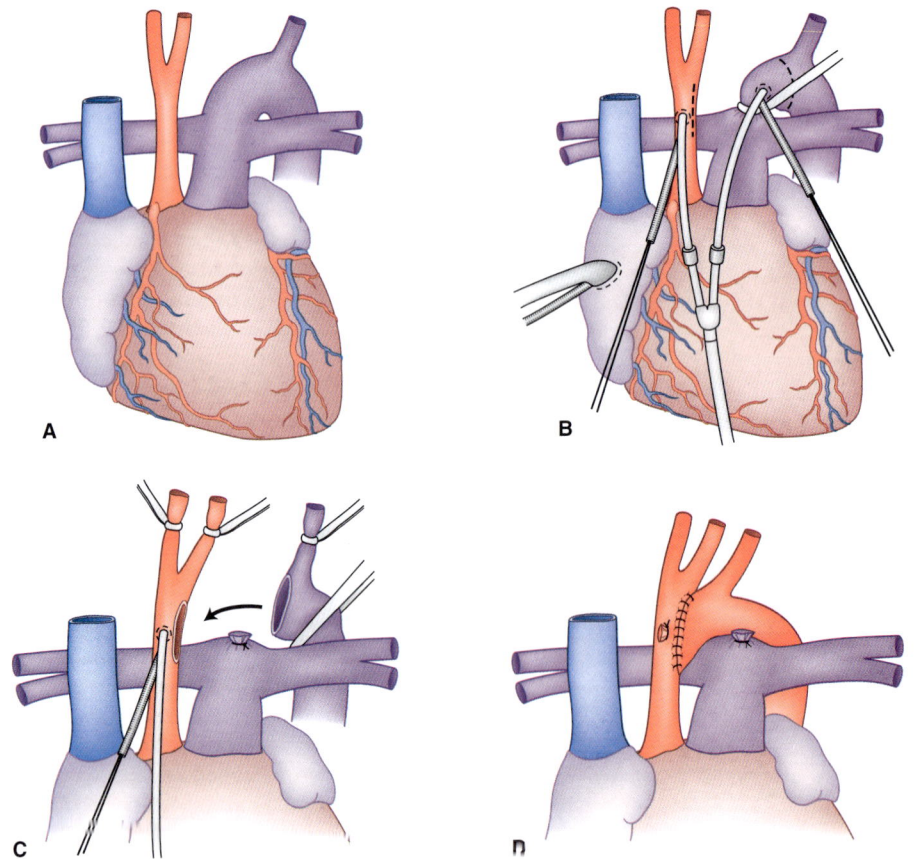

**Figura 59.37 A.** Arco aórtico interrompido tipo B. **B.** Canulação e local da incisão para reparo. A aorta torácica descendente é trazida para cima até o mediastino (**C**) e anastomosada à aorta ascendente de forma terminoterminal (**D**) (De Hirooka K, Fraser CD. One-stage neonatal repair of complex aortic arch obstruction or interruption. *Tex Heart Inst J*. 1997;24:317-321.)

população de adultos com ventrículo único. Para a maioria desses pacientes, é necessário acompanhamento por toda a vida, com alto potencial para nova cirurgia subsequente. O manejo dos pacientes nessa categoria, que necessitam de cirurgia não cardíaca, pode ser especialmente difícil em razão da sua fisiologia desafiadora.

Uma discussão acerca das diversas formas de ventrículos únicos ultrapassa o escopo deste capítulo. A discussão limita-se às formas comuns de ventrículo único direito e esquerdo a fim de fornecer exemplos de estratégias de manejo cirúrgico para os casos.

## Atresia tricúspide

A atresia tricúspide é a lesão com ventrículo único para o qual foi desenvolvida a maioria das técnicas paliativas. Ocorre em 1 a cada 10.000 nascimentos vivos. Pacientes com atresia tricúspide têm um único ventrículo esquerdo morfológico e podem apresentar relação com grandes vasos normal ou transposta (Figura 59.38). Os pacientes podem apresentar fluxo pulmonar aumentado e necessitar de bandagem de artéria pulmonar já no início da infância para aliviar o hiperfluxo pulmonar e a ICC. Também podem apresentar

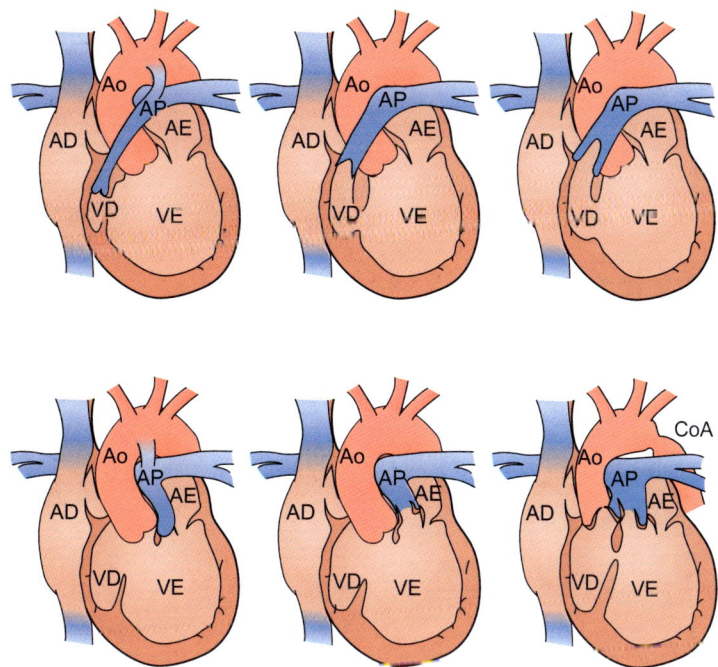

**Figura 59.38** Anatomia dos diversos tipos de atresia de tricúspide. *Acima*, Relação normal com grandes vasos. *Abaixo*, D-transposição de grandes vasos. *AD*, átrio direito; *AE*, átrio esquerdo; *Ao*, aorta; *AP*, artéria pulmonar; *CoA*, coarctação da aorta; *VD*, ventrículo direito; *VE*, ventrículo esquerdo. (Adaptada de Lok JM, Spevak PJ, Nichols DG. Tricuspid atresia. In: Nichols DG, Ungerleider RM, Spevak PJ, et al., eds. *Critical heart disease in infants and children*. Philadelphia, PA: Mosby; 2006:800-801.)

estenose ou atresia pulmonar e precisar da criação de uma anastomose BT para promover fluxo pulmonar adequado e oxigenação sistêmica.

Conforme mencionado, os objetivos iniciais de paliação em pacientes com atresia tricúspide incluem obter oxigenação sistêmica adequada, proteção da função ventricular e crescimento arterial e pulmonar adequado. Pacientes com fluxo pulmonar ductodependente precisam de anastomose BT no período neonatal. Preferimos realizar a anastomose para a artéria pulmonar morfologicamente direita através de toracotomia direita. Essa estratégia permite que o fluxo desviado seja controlado pelo tamanho da artéria subclávia. Além disso, a artéria pulmonar direita geralmente é mais longa e corre em plano mais horizontal comparada com a esquerda; com isso, é mais fácil evitar distorção de um ramo lobar. O objetivo do desvio é proteger as artérias pulmonares, promover desenvolvimento adequado da artéria pulmonar e conferir suporte à oxigenação arterial sistêmica durante os primeiros 4 a 6 meses de vida até que o próximo estágio planejado de paliação possa ser realizado (ver adiante a discussão sobre as cirurgias de Glenn e Fontan). O desvio não é destinado para uso a longo prazo; portanto, na maioria dos pacientes, seleciona-se um pequeno enxerto para interposição (politetrafluoroetileno expandido, 3,0 a 4,0 mm). Na era inicial da cirurgia paliativa para o ventrículo único, construíam-se desvios menos controlados, incluindo a clássica anastomose BT (secção da artéria subclávia com anastomose para ramo de artéria pulmonar), de Potts (artéria pulmonar esquerda lado a lado para aorta descendente) e de Waterston (artéria pulmonar direita lado a lado para aorta ascendente) (Figura 59.39). Essas conexões nativas entre tecido com tecido são capazes de crescer somaticamente, porém apresentam risco de hiperfluxo pulmonar, hipertensão arterial pulmonar (potencialmente irreversível) e distorção de ramos da artéria pulmonar com hipoplasia pulmonar. Durante os estágios iniciais do desenvolvimento da paliação de ventrículo único, muitos pacientes eram tratados com tais anastomoses mal controladas. Portanto, muitos adultos apresentam complicações dessas cirurgias paliativas, incluindo sobrecarga crônica de volume e redução da função ventricular, distorção grave ou hipoplasia de artéria pulmonar, doença vascular pulmonar e cianose intensa. Tais pacientes podem necessitar de cirurgia para doenças não cardíacas, e seu manejo é extremamente difícil.

### Síndrome da hipoplasia de coração esquerdo

A síndrome da hipoplasia de coração esquerdo (SHCE) diz respeito a um ventrículo direito único prototípico que ocorre em 8 a 25 a cada 100.000 nascimentos vivos. Pacientes com essa condição apresentam estruturas de coração esquerdo inadequadas, desde estenose mitral e EA com hipoplasia de ventrículo esquerdo até ausência quase completa das estruturas do coração esquerdo com atresia aórtica e mitral. No caso de atresia aórtica e mitral, a aorta ascendente geralmente é pequena (1 a 2 mm) e é perfundida por meio de um fluxo retrógrado no arco aórtico fornecido por um ducto arterioso pérvio. Na SHCE, o fechamento do ducto arterioso resulta em rápido colapso cardiovascular com profunda hipoperfusão sistêmica e hipoxia, seguida rapidamente de óbito. Portanto, em casos com diagnóstico pré-natal, os pacientes já devem nascer em instituição qualificada para instituir o adequado e imediato manejo clínico, incluindo o estabelecimento de um acesso vascular (cateter em artéria umbilical) e infusão de PGE1 para manter a patência do ducto. Pacientes com SHCE não diagnosticada ao nascimento geralmente apresentam um período inicial aparentemente saudável de algumas horas, mas, com o início do fechamento do ducto arterioso, tornam-se criticamente enfermos e precisam de reanimação agressiva para sobreviverem. Embora a maioria das crianças com SHCE pareçam normais, sem o tratamento, a síndrome é uniformemente fatal (Figura 59.40).

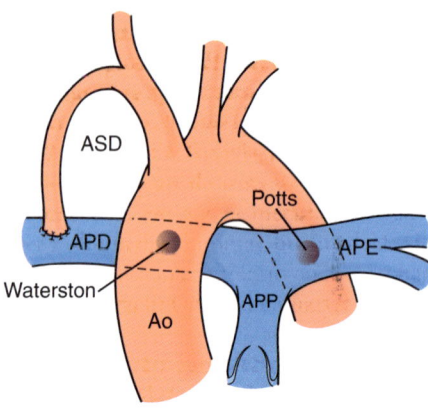

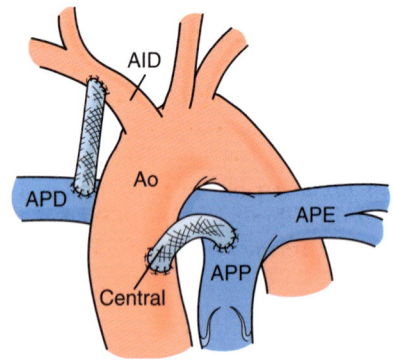

**Figura 59.39** Anastomoses de artéria sistêmica para pulmonar. *AID*, artéria inominada direita; *Ao*, aorta; *APD*, artéria pulmonar direita; *APE*, artéria pulmonar esquerda; *APP*, artéria pulmonar principal; *ASD*, artéria subclávia direita. (Adaptada de Marino BS, Wernovsky G, Greeley WJ. Single-ventricle lesions. In: Nichols DG, Ungerleider RM, Spevak PJ, et al., eds. *Critical heart disease in infants and children*. Philadelphia, PA: Mosby; 2006:793.)

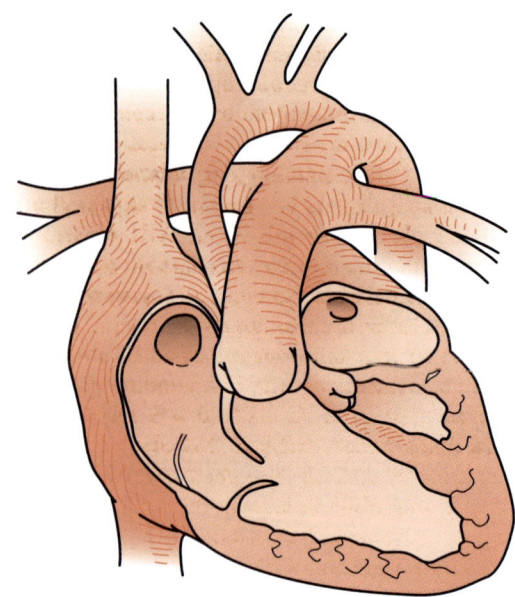

**Figura 59.40** Anatomia da síndrome da hipoplasia do coração esquerdo. A pequena aorta ascendente pode ser vista emergindo de um ventrículo esquerdo notavelmente hipoplásico. O ducto arterioso é grande e promove fluxo anterógrado para o circuito sistêmico. O ventrículo direito está hipertrofiado, e a artéria pulmonar está aumentada. (De Wernovsky G, Bove EL. Single ventricle lesions. In: Chang AC, Hanley FL, Wernovsky G, et al., eds. *Pediatric cardiac intensive care*. Baltimore, MD: Williams & Wilkins; 1998.)

Após o parto, o tratamento clínico consiste na manutenção da patência do ducto arterioso e equilíbrio do fluxo pulmonar e sistêmico. O equilíbrio das circulações torna-se cada vez mais difícil à medida que ocorre a queda normal neonatal da RVP, resultando em grave hiperfluxo pulmonar. À medida que a hipercirculação progride, os neonatos tornam-se taquipneicos e podem demonstrar redução da perfusão sistêmica. A enterocolite necrosante é um risco significativo nessas crianças e, quando há qualquer dúvida sobre má perfusão visceral, muitos centros evitam a nutrição enteral na tentativa de minimizar esse potencial. Outras manobras clínicas incluem hipoventilação deliberada, baixa concentração inspirada de oxigênio e gás carbônico adicional, na tentativa de aumentar a RVP e limitar o fluxo pulmonar. Essas opções têm emprego limitado em neonatos com SHCE; ao longo de dias a semanas, os neonatos tornam-se progressivamente doentes com congestão pulmonar e débito cardíaco sistêmico limítrofe. Pacientes assim mantidos têm potencial para apresentar aumento da RVP à medida que crescem, com a associação conhecida do avanço da idade (> 30 dias) e maior mortalidade operatória.

A cirurgia no período neonatal é a única opção realista para a sobrevida a longo prazo de neonatos que nascem com SHCE. O desfecho do tratamento cirúrgico paliativo na SHCE passou a ser uma parâmetro na medida da reputação dos diversos centros de tratamento e de seus cirurgiões. Assim como na atresia de tricúspide, pacientes com SHCE necessitam de abordagem paliativa em estágios. Na experiência de todos os centros, o primeiro estágio é o mais desafiador e que carrega os maiores riscos. As diversas opções de abordagem do primeiro estágio serão descritas nas seções seguintes.

### Transplante de coração neonatal

O transplante é uma opção teoricamente atraente para neonatos com SHCE, que substitui o coração malformado por um coração estruturalmente normal. Leonard Bailey foi um pioneiro notável dessa abordagem e o primeiro a relatar resultados entusiasmadores com o transplante em neonatos com SHCE.[46] Além disso, embora haja risco sempre presente de rejeição e infecção em crianças transplantadas, a sobrevida significativa a longo prazo é possível, e a qualidade de vida dos receptores é boa. A opção do transplante cardíaco é limitada em razão do baixo número de corações doadores adequados, de modo que a maioria das crianças com SHCE não consegue sobreviver durante o período de espera por um coração. A situação tem levado a maioria dos centros a abandonar o transplante como forma primária de tratamento para a maior parte dos neonatos com SHCE.

### Reconstrução de Norwood

Após o trabalho inicial e sucesso no Boston Children's Hospital, Norwood et al.[47] receberam atenção internacional no Children's Hospital da Filadélfia por desenvolverem e implementarem uma técnica de reconstrução destinada à paliação de neonatos com SHCE; a técnica leva atualmente o epônimo amplamente utilizado "operação de Norwood". O procedimento foi gradualmente aperfeiçoado conforme a experiência foi aumentando. O método mais comum envolve conexão cirúrgica da artéria pulmonar principal seccionada ao arco aórtico reconstruído. Na maioria das crianças com SHCE, há hipoplasia de arco aórtico e coarctação associadas. Uma característica crítica da cirurgia é a reconstrução do arco aórtico para promover fluxo sanguíneo sistêmico adequado. A maioria dos cirurgiões utiliza alguma forma de material protético, em geral enxertos homólogos de artéria pulmonar. Alguns cirurgiões relataram ter conseguido a reconstrução do arco aórtico sem necessidade de material adicional. Após tal reconstrução, a artéria pulmonar principal dividida é anastomosada ao arco e à pequena aorta ascendente para criar uma confluência neoaórtica que forneça débito sistêmico a partir do ventrículo direito. A característica desafiadora da reconstrução envolve a precisa conexão dessa aorta ascendente, muitas vezes minúscula, à confluência do arco e coto da artéria pulmonar principal. O risco de torção e insuficiência coronariana é alto. O elemento final da reconstrução de Norwood é a criação de uma fonte controlada de fluxo sanguíneo pulmonar na forma de uma anastomose BT modificada (Figura 59.41).

### Modificação de Sano da cirurgia de Norwood

A sobrevida após a cirurgia de Norwood é desafiadora e envolve muitos detalhes técnicos e clínicos. Na melhor das hipóteses, o paciente submetido ao procedimento de Norwood é frágil e apresenta um delicado equilíbrio entre o fluxo sistêmico e o pulmonar. Tal fato, juntamente com a observação de evolução amplamente discrepante com o procedimento conduziu a muitos avanços importantes no tratamento dessas crianças. Uma questão relaciona-se à dificuldade de equilibrar o *shunt* sistêmico-pulmonar, que diminui a pressão arterial diastólica (e a pressão de perfusão coronariana) e as cargas de volume do coração. Sano et al.[48] na Okayama University no Japão foram os primeiros a relatar uma série de neonatos submetidos ao procedimento de Norwood com sucesso utilizando a modificação com a inserção de um tubo entre o ventrículo direito e a artéria pulmonar, em vez da realização de um *shunt* tipo Blalock. A vantagem teórica dessa abordagem é o aumento da pressão diastólica, que cria uma fisiologia mais semelhante à circulação conjunta do que aquela com desvio. Os relatos iniciais com o método foram encorajadores, embora os pacientes parecessem ter dessaturação mais rápida à medida que cresciam em comparação com pacientes com desvio. Os efeitos a longo prazo da ventriculotomia direita sobre a função cardíaca são desconhecidos. Em um relato, pacientes submetidos à cirurgia de Norwood foram aleatoriamente designados para receber desvio do ventrículo direito para a artéria pulmonar ou um *shunt* de BT modificado. A sobrevida livre de transplante foi mais alta 12 meses após a randomização no primeiro grupo, assim como o número de reintervenções não planejadas e complicações.[49] Atualizações mais recentes sobre a mesma coorte revelaram não haver diferença na sobrevida livre de transplante aos 6 meses após a randomização entre os dois grupos. Todavia, o grupo submetido ao desvio do ventrículo direito para a artéria pulmonar demonstrou maior número de intervenções por meio de cateterismo.[50]

### Procedimento híbrido

O reconhecimento de um tratamento combinado entre a cardiologia intervencionista e cirurgia como o primeiro estágio de paliação da SHCE vem recebendo grande atenção. A ideia é minimizar o risco da primeira cirurgia por meio da aplicação de bandas nas artérias pulmonares e de um *stent* no ducto arterioso para manter a sua patência. Esse arranjo híbrido foi desenvolvido para permitir ao neonato sobrevida suficiente para que uma reconstrução mais completa possa ser realizada mais tarde na infância. Parece haver uma significativa curva de aprendizado com essa abordagem, assim como com qualquer novo procedimento, de modo que a incidência de complicações requer estudo futuro. Os dados demonstram que

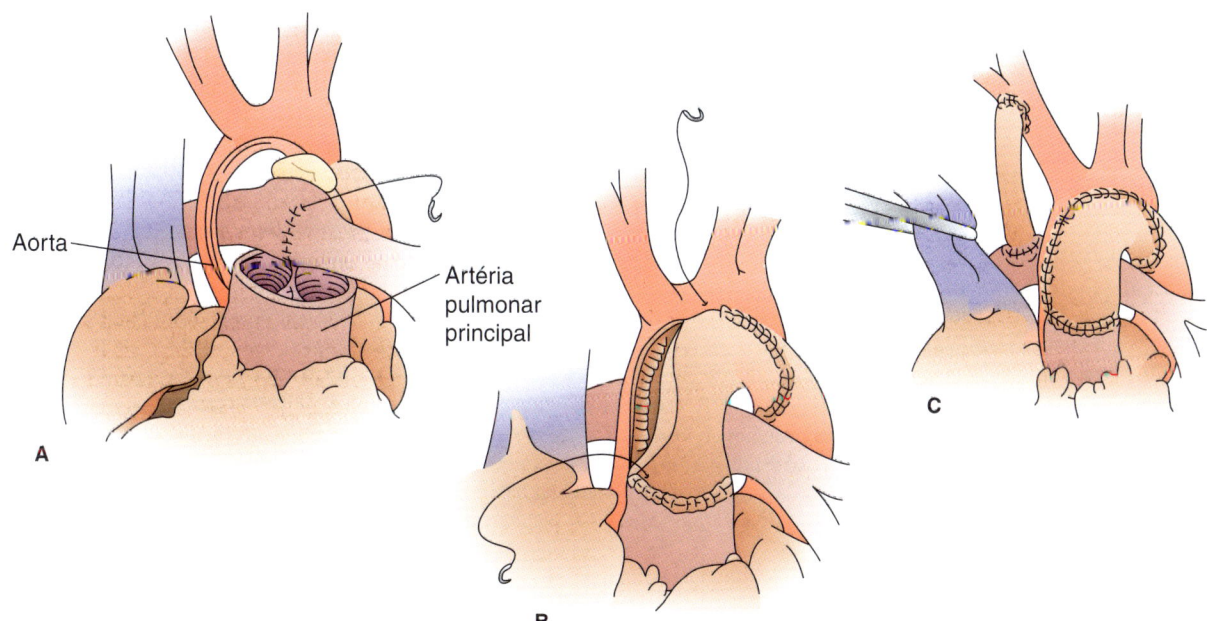

**Figura 59.41** Procedimento de Norwood para o primeiro estágio de paliação da síndrome da hipoplasia de coração esquerdo. **A.** A artéria pulmonar principal é dividida proximal à sua bifurcação, o ducto arterioso é ligado e seccionado, e o arco aórtico é aberto desde o nível da transecção da artéria pulmonar até um ponto distal à inserção do ducto na aorta descendente. **B.** Um segmento de enxerto homólogo é incisado para ficar do tamanho e formato adequado. O enxerto é suturado no local, criando uma via de saída não obstruída do ventrículo direito para artéria pulmonar e aorta. **C.** Um tubo de politetrafluoroetileno é inserido desde a artéria inominada até a artéria pulmonar direita. Realiza-se septectomia atrial com o paciente em parada circulatória. (De Castaneda AR, Jonas RA, Mayer JE, et al. Hypoplastic left heart syndrome. In: *Cardiac surgery of the neonate and infant*. Philadelphia, PA: Saunders; 1994.)

a prevalência de enterocolite necrosante após o procedimento híbrido é significativa e comparável a relatos com o procedimento de Norwood.[51] Metanálise recente revelou maior mortalidade precoce e pior sobrevida livre de transplante em 1 ano em pacientes submetidos ao procedimento híbrido comparado ao procedimento de Norwood. Todavia, deve-se observar que o procedimento híbrido foi utilizado preferencialmente em pacientes de maior risco, o que dificulta a obtenção de conclusões robustas.[52] Além disso, características preocupantes incluem o efeito das bandas sobre o crescimento da artéria pulmonar a longo prazo, o fato de que a perfusão cardíaca continua retrógrada através do arco aórtico e o risco de necessidade de reconstrução extensa mais tarde na vida. A real indicação dessa forma de tratamento permanece incerta no momento presente, mas representa um importante avanço no sentido de otimizar a chance de sobrevivência dessas crianças.

### Cirurgia de Fontan

O objetivo a longo prazo da cirurgia paliativa do ventrículo único é a otimização da função ventricular e a promoção da oferta de oxigênio na circulação sistêmica. Conforme mencionado anteriormente, pacientes com ventrículo único submetidos a desvio ou aplicação de uma bandagem pulmonar apresentam problemas constantes, incluindo insaturação sistêmica, manutenção da mistura de sangue intracardíaca e sobrecarga crônica de volume. A atual estratégia para manejar tais problemas consiste em uma conexão direta entre os ramos das artérias pulmonares e retorno venoso sistêmico, conforme proposto inicialmente por Fontan no início da década de 1970. A cirurgia de Fontan é atualmente o tratamento preferencial para crianças que nascem com diferentes formas de ventrículo único e promove paliação aceitável a longo prazo nos pacientes adequados. Contudo, a circulação pós-Fontan não é normal e, mesmo nas melhores circunstâncias, resulta em significativa alteração na fisiologia cardiorrespiratória.

A circulação do Fontan é estabelecida por meio da conexão do retorno venoso sistêmico diretamente com um ramo isolado das artérias pulmonares sem a presença de uma fonte de bombeamento. Portanto, o fluxo de sangue na circulação de Fontan é passivo e é promovido somente pela pressão diferencial entre o sistema venoso sistêmico e o leito venoso pulmonar. Qualquer obstáculo ao fluxo da via sistêmica para pulmonar resulta em evolução desfavorável na circulação de Fontan. Os critérios estabelecidos para criação de uma circulação de Fontan eficiente incluem a capacidade de conectar cirurgicamente o retorno venoso sistêmico às artérias pulmonares de forma não obstrutiva, arquitetura e resistência arterial pulmonar normal, drenagem venosa pulmonar normal com baixa pressão atrial esquerda, ausência de regurgitação significativa na valva A-V, boa função ventricular (e baixa pressão ventricular diastólica final), via de saída arterial sistêmica desobstruída e boa função de valva aórtica. O comprometimento de qualquer um desses elementos pode prejudicar a qualidade da circulação de Fontan.

A cirurgia de Fontan sofreu muitas modificações técnicas nos quase 40 anos de aplicação bem-sucedida em pacientes com fisiologia de ventrículo único. Muitos foram submetidos a uma conexão atriopulmonar na qual o apêndice atrial direito aberto foi anastomosado diretamente à bifurcação da artéria pulmonar com fechamento cirúrgico da CIA. Muitos desses pacientes, quando adultos, apresentam extrema dilatação do átrio direito, resultando em fluxo lento, congestão hepática e arritmias atriais (Figura 59.42). Atualmente, a modificação mais utilizada da cirurgia de Fontan

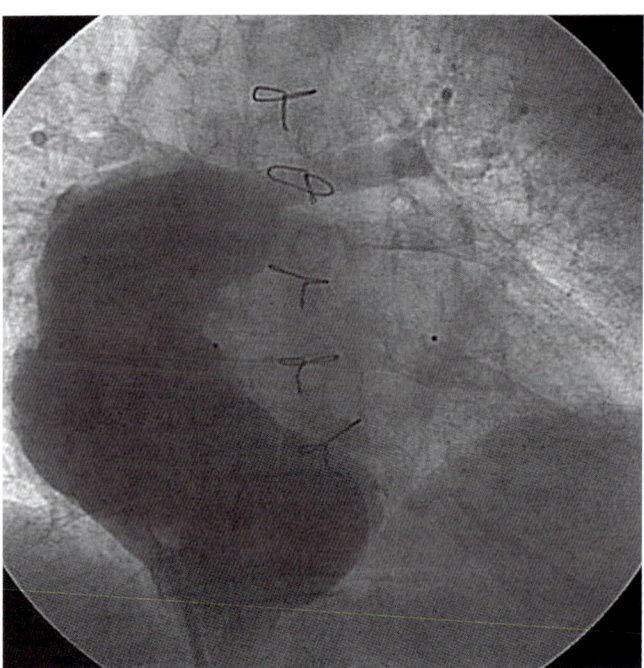

**Figura 59.42** Angiografia de átrio direito dilatado em paciente com conexão atriopulmonar de Fontan.

é a conexão cavopulmonar total. A cirurgia, descrita inicialmente por de Leval, envolve a conexão da VCS seccionada com as faces superior e inferior da artéria pulmonar (em geral deslocada), juntamente com a criação de um canal que direciona o fluxo da VCI para as artérias pulmonares. O canal pode ser criado utilizando-se um túnel lateral criado no átrio direito (Figura 59.43) ou por meio de interposição de um conduto entre a VCI e as artérias pulmonares (procedimento de Fontan extracardíaco) (Figura 59.44).

Em pacientes com ventrículo único submetidos a *shunt* ou bandagem, a mudança da circulação baseada em volume elevado para a circulação de Fontan resulta em redução aguda de volume do sistema ventricular. Em um coração com sobrecarga crônica, essa mudança aguda pode ser mal tolerada, com disfunção diastólica resultante e diminuição da complacência ventricular. Para lidar com tal problema, os pacientes com ventrículo único geralmente são submetidos a uma etapa paliativa na forma de anastomose cavopulmonar superior bidirecional (operação de Glenn). O *shunt* bidirecional de Glenn é construído por meio da anastomose da extremidade cefálica da VCS seccionada conectada ao aspecto superior da artéria pulmonar direita (Figura 59.45). Outras fontes de fluxo pulmonar são em geral eliminadas, e o coração sofre redução da carga de volume; contudo, o débito cardíaco sistêmico é mantido em razão da preservação do retorno venoso da VCI. Os pacientes não ficam completamente saturados após o desvio de Glenn; apresentam em geral saturação de aproximadamente 80%. Com o passar do tempo, o ventrículo com sobrecarga baixa passa por remodelamento e o paciente precisa ser reoperado para então completar a circulação de Fontan.

Os cuidados perioperatórios de um paciente com procedimento de Fontan podem ser desafiadores. As mudanças agudas da carga de volume cardíaco podem afetar negativamente o débito cardíaco. Mesmo em pacientes com conexão de Fontan supostamente ideal, a pressão venosa central aumenta agudamente para 12 a 15 mmHg. As consequências dessa pressão venosa aumentada incluem derrames

## Capítulo 59 Cardiopatia Congênita

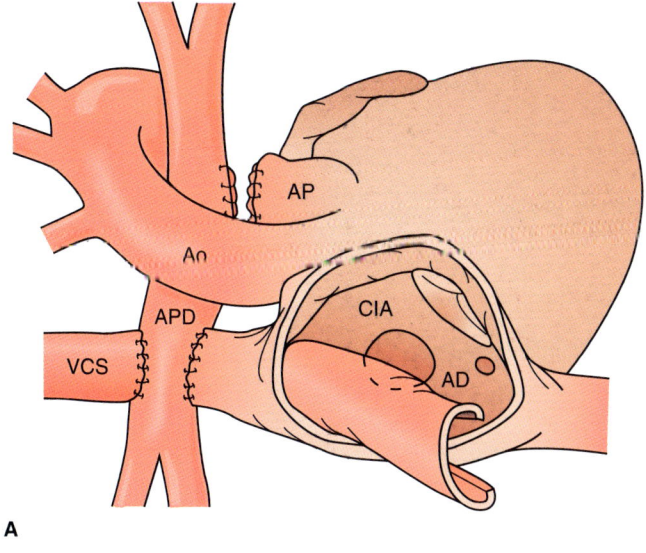

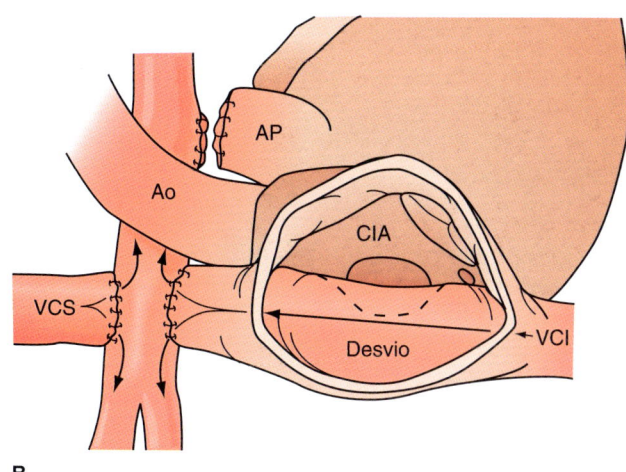

**Figura 59.43** Procedimento de tunelização lateral de Fontan. *AD*, átrio direito; *Ao*, aorta; *AP*, artéria pulmonar; *APD*, artéria pulmonar direita; *CIA*, comunicação interatrial; *VCI*, veia cava inferior; *VCS*, veia cava superior. (Adaptada de Lok JM, Spevak PJ, Nichols DG. Tricuspid atresia. In: Nichols DG, Ungerleider RM, Spevak PJ, et al., eds. *Critical heart disease in infants and children*. Philadelphia, PA: Mosby; 2006:813.)

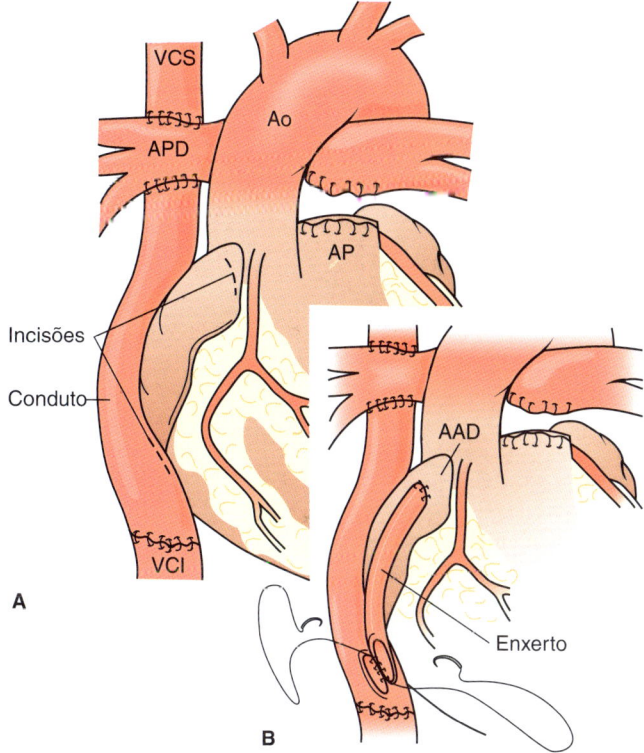

**Figura 59.44 A.** Procedimento de Fontan extracardíaco. **B.** Criação de uma abertura em procedimento de Fontan extracardíaco utilizando um enxerto entre o conduto extracardíaco e o apêndice atrial direito (*AAD*). *Ao*, aorta; *AP*, artéria pulmonar; *APD*, artéria pulmonar direita; *VCI*, veia cava inferior; *VCS*, veia cava superior. (Adaptada de Lok JM, Spevak PJ, Nichols DG. Tricuspid atresia. In: Nichols DG, Ungerleider RM, Spevak PJ, et al., eds. *Critical heart disease in infants and children*. Philadelphia, PA: Mosby; 2006:814.)

pleurais, congestão hepática e ascite. Em candidatos limítrofes, alguns cirurgiões rotineiramente deixam um defeito intencional ou uma fenestração; o objetivo é preservar a carga de volume ventricular sistêmico e reduzir a congestão venosa sistêmica à custa de certo grau de insaturação causada pelo *shunt* da direita para a esquerda. A prática de fenestração de rotina após cirurgia de Fontan foi estudada e alguns dados iniciais demonstraram excelentes resultados com aplicação altamente seletiva de fenestração, o que minimiza os riscos associados com o procedimento, incluindo hipoxia e embolismo sistêmico.[53] Qualquer limitação ao fluxo pulmonar passivo inibe o fluxo de Fontan e resulta em insuficiência cardíaca direita. A ventilação com pressão positiva, especialmente com níveis altos de PEEP, impedem o fluxo pulmonar do paciente com procedimento de Fontan. Em contrapartida, a extubação precoce e a ventilação espontânea efetiva melhoram o fluxo pulmonar em pacientes com procedimento de Fontan. Dados sugerem que a extubação precoce na sala de cirurgia melhora a hemodinâmica desses pacientes e reduz o tempo de hospitalização e os custos hospitalares.

As complicações crônicas ao longo da vida com a circulação de Fontan ainda estão em estudo e incluem congestão hepática crônica e cirrose, enteropatia com perda de proteínas, arritmias atriais e doenças relacionadas à estase venosa. O manejo de pacientes com falência da circulação de Fontan é especialmente desafiador. Tais pacientes apresentam risco de grave comprometimento cardíaco durante anestesia geral com uso de ventilação com pressão positiva ou qualquer procedimento envolvendo grandes mobilizações de líquidos, incluindo cirurgia abdominal. Pacientes com congestão hepática crônica podem desenvolver coagulopatia relacionada à diminuição na produção de fatores de coagulação.

## ANOMALIAS DIVERSAS

### Anéis vasculares e *sling* de artéria pulmonar

#### Anéis vasculares

Anéis vasculares são anormalidades do arco aórtico e seus ramos que causam compressão da traqueia, esôfago, ou ambos. O anel pode ser completo ou parcial. A categorização dos defeitos é útil para a descrição:

- Anéis vasculares completos
- Duplo arco aórtico: arcos iguais ou arco dominante direito ou esquerdo (Figura 59.46)

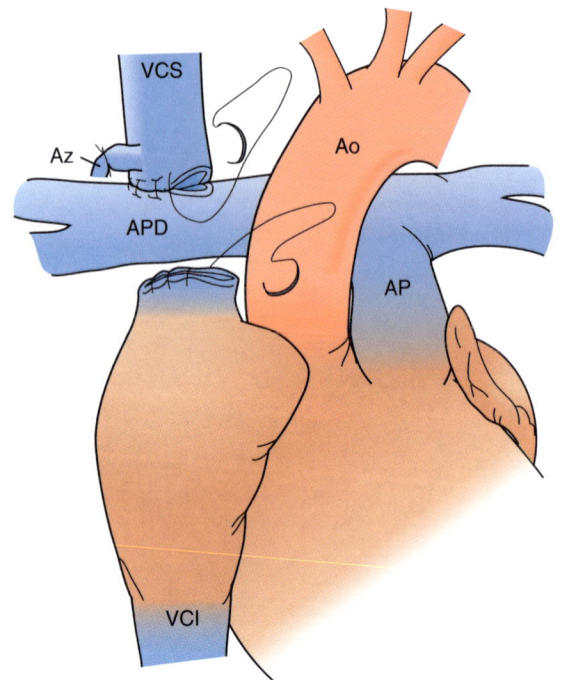

**Figura 59.45** Desvio bidirecional de Glenn. *Ao*, aorta; *AP*, artéria pulmonar; *APD*, artéria pulmonar direita; *Az*, veia ázigo; *VCI*, veia cava inferior; *VCS*, veia cava superior. (Adaptada de Lok JM, Spevak PJ, Nichols DG. Tricuspid atresia. In: Nichols DG, Ungerleider RM, Spevak PJ, et al., eds. *Critical heart disease in infants and children*. Philadelphia, PA: Mosby; 2006:809.)

- Arco direito: ligamento arterioso esquerdo a partir de artéria subclávia anômala
- Arco direito: ramificação em espelho, com ligamento esquerdo a partir da aorta descendente
- Anéis vasculares parciais
- Arco esquerdo: anel aberrante de artéria subclávia
- Arco esquerdo: compressão de artéria inominada

O duplo arco aórtico é a forma mais comum de anel completo. Dois arcos emergem da aorta ascendente, formando um anel verdadeiro. O arco esquerdo geralmente é menor. O complexo arco direito – ligamento esquerdo é formado pela persistência do quarto arco aórtico e regressão do quarto arco esquerdo. A artéria subclávia esquerda anômala geralmente está associada a um divertículo em sua base (divertículo de Komerell). Em anéis parciais, a forma mais comum é um anel aberrante de artéria subclávia que emerge distal à artéria subclávia esquerda com um arco esquerdo. A artéria subclávia direita passa atrás do esôfago da esquerda para a direita. A compressão da artéria inominada surge de uma origem mais posterior e esquerda da artéria inominada a partir do arco esquerdo, causando compressão anterior da traqueia.

### *Sling* de artéria pulmonar

O *sling* de artéria pulmonar ocorre quando a artéria pulmonar esquerda emerge da artéria pulmonar direita, passando para esquerda entre a traqueia e o esôfago. A conexão do ligamento arterioso da artéria pulmonar principal à superfície inferior da aorta forma um anel vascular ao redor da traqueia, porém não do esôfago. A traqueia pode ser comprimida, pode ocorrer traqueomalácia ou pode haver estenose intrínseca da traqueia na forma de anéis cartilaginosos completos.

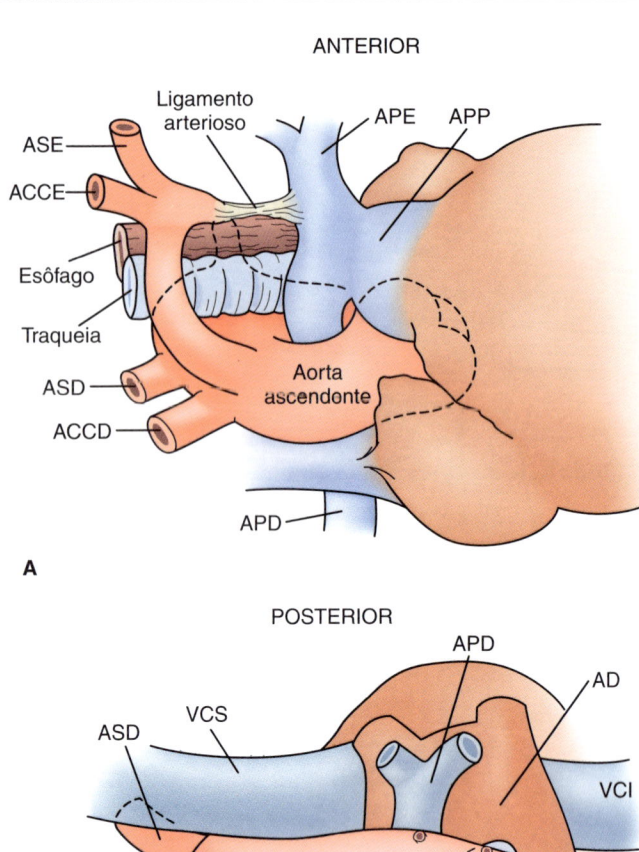

**Figura 59.46** Duplo arco aórtico, vistas anterior (**A**) e posterior (**B**). *ACCD*, artéria carótida comum direita; *ACCE*, artéria carótida comum esquerda; *AD*, átrio direito; *APD*, artéria pulmonar direita; *APE*, artéria pulmonar esquerda; *APP*, artéria pulmonar principal; *ASD*, artéria subclávia direita; *ASE*, artéria subclávia esquerda; *VCI*, veia cava inferior; *VCS*, veia cava superior. (Adaptada de Jonas RA. *Comprehensive surgical management of congenital heart disease*. New York, NY: Oxford University Press; 2004:499.)

### Diagnóstico e indicações da intervenção

Os sintomas são reflexo do grau de compressão de traqueia e esôfago devido aos anéis completos, bem como traqueomalácia ou estenose traqueal coexistente. Os sintomas predominantes são do trato respiratório superior, com tosse característica, infecções respiratórias recorrentes, incapacidade de se desenvolver e, algumas vezes, alterações de mobilidade esofágica. Em crianças, a comprovação da presença de anel constitui indicação para cirurgia. Pacientes maiores em geral são assintomáticos. Inicialmente, o diagnóstico baseia-se no alto índice de suspeita, sendo ingestão de bário o exame inicial. A ecocardiografia pode documentar padrão anormal de ramificação dos vasos da cabeça e do pescoço, descartando anormalidades intracardíacas. A RM fornece detalhes anatômicos completos.

## Cirurgia

A maioria dos anéis vasculares é acessível por meio de toracotomia posterolateral esquerda, exceto pelo arco esquerdo com ligamento de lado direito. Realiza-se secção do anel e, no caso de duplo arco, a preservação do arco dominante. É importante preservar o nervo laríngeo recorrente. A experiência inicial com o reparo endoscópico através de técnica robótica também já foi relatada para anéis vasculares. *Slings* de artéria pulmonar são tratados por via mediana; o uso de circulação extracorpórea facilita a reconstrução traqueal e a realocação da artéria pulmonar direita (Figura 59.47). A correção pode ser realizada com baixo risco. Os sintomas podem levar meses para se resolver, pela lenta resolução da traqueomalácia subjacente.

## Anomalias de artéria coronária

Ocorrem anomalias como resultado de origem, término ou trajeto anômalo, ou formação de aneurisma. Dessas variáveis, são discutidas aqui somente a artéria coronária esquerda anômala com origem na artéria pulmonar (ALCAPA, do inglês *anomalous left coronary artery arising from the pulmonary artery*) e fístulas de artéria coronária.

### Artéria coronária esquerda anômala com origem na artéria pulmonar

A ALCAPA é uma lesão rara e frequentemente fatal no início da infância. Se não tratada, a mortalidade aproxima-se de 90%.

*Anatomia e fisiopatologia.* Durante o desenvolvimento, a falha na conexão normal do broto da artéria coronária esquerda à aorta resulta em conexão anormal à artéria pulmonar. A origem anormal pode estar situada no tronco da artéria pulmonar ou de seus ramos proximais. Anormalidades associadas são raras, porém é importante seu reconhecimento, pois a redução da pressão da artéria pulmonar que ocorre com a ligadura do canal arterial patente ou fechamento de CIV pode ser fatal quando a ALCAPA não é diagnosticada. No útero, com pressões aórtica e pulmonar equivalentes, pode ocorrer a perfusão satisfatória da ALCAPA. Após o nascimento, a pressão da artéria pulmonar diminui e a perfusão da artéria coronária esquerda é reduzida. A isquemia causa comprometimento da função ventricular e infarto do miocárdio, causando dilatação do ventrículo esquerdo. A disfunção do músculo papilar causa regurgitação mitral. O desenvolvimento precoce de circulação colateral coronariana pode prevenir infarto.

*Diagnóstico e indicações para intervenção.* Suspeita-se de ALCAPA em um neonato com insuficiência mitral, disfunção ventricular ou cardiomiopatia dilatada. Os neonatos apresentam baixo débito cardíaco e insuficiência cardíaca. A própria alimentação pode precipitar morte súbita e angina. A morte súbita foi descrita em crianças maiores. O ECG pode refletir alterações isquêmicas e o ecocardiograma em geral fecha o diagnóstico. Todavia, uma vez que o diagnóstico muitas vezes se confunde com a cardiomiopatia dilatada, consiste em argumento a favor do cateterismo em todos os pacientes com cardiomiopatia dilatada nos quais não foi possível definir claramente a anatomia da artéria coronária com a ecocardiografia. Achados secundários de dilatação de câmaras cardíacas e alterações de mobilidade segmentar da parede associados à regurgitação mitral levantam a suspeita de ALCAPA.

*Cirurgia.* Geralmente, existe algum grau de disfunção ventricular presente. Pode ser necessário suporte inotrópico pré-operatório e otimização hemodinâmica antes da intervenção cirúrgica. A experiência atual indica que a criação de um sistema coronariano

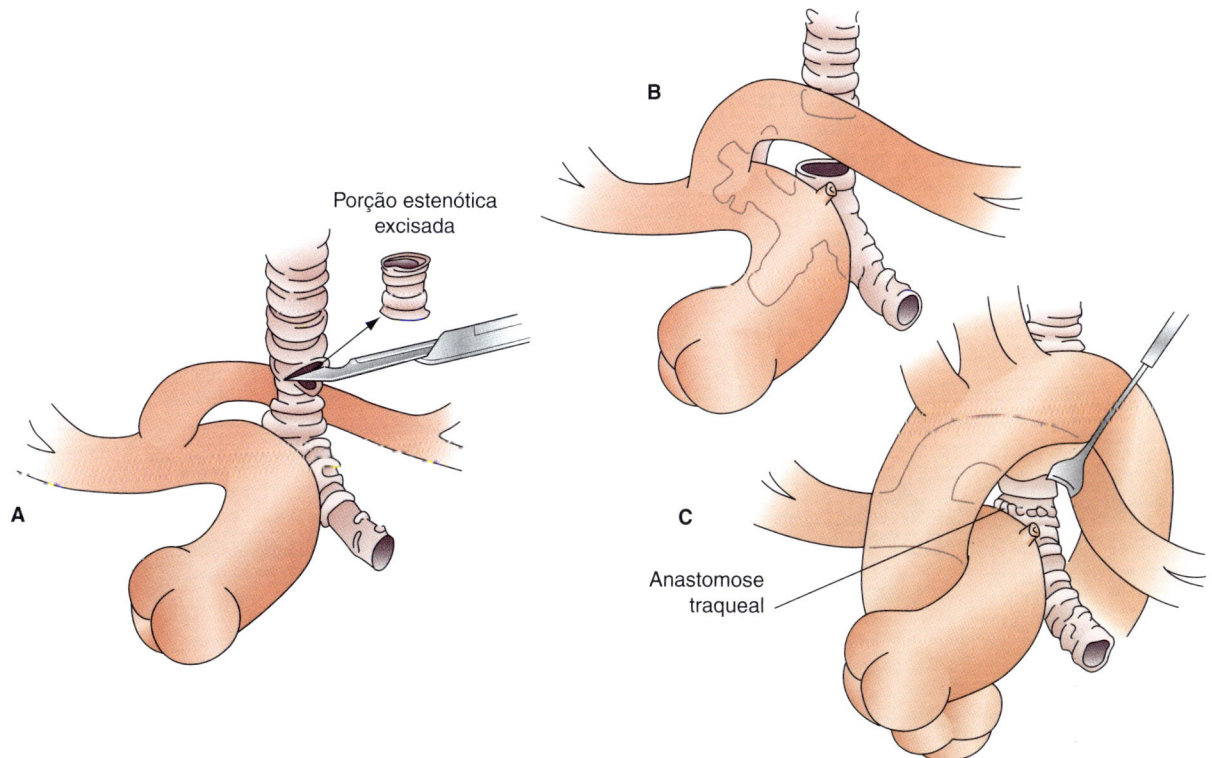

**Figura 59.47** Método do manejo de artéria pulmonar com estenose de traqueia associada, utilizando circulação extracorpórea. **A.** Ressecção do segmento traqueal envolvido. **B.** Translocação anterior da artéria pulmonar esquerda após transecção da traqueia. **C.** Anastomose direta da traqueia. (De Castaneda AR, Jonas RA, Mayer JE, et al. Vascular rings, slings, and tracheal anomalies. In: *Cardiac surgery of the neonate and infant.* Philadelphia, PA: Saunders; 1994.)

duplo é segura e passível de reprodução e pode oferecer a melhor oportunidade de recuperação da função. Considerações cirúrgicas incluem proteção máxima do miocárdio e prevenção de distensão do coração esquerdo. O reimplante direto da ALCAPA na aorta ascendente é o procedimento preferencial (Figura 59.48). Em alguns casos, a limitação da mobilização da artéria coronária impede seu reimplante, sendo então criado um túnel aorta – artéria pulmonar – artéria coronária; essa técnica é conhecida como *operação de Takeuchi*. A ligadura da ALCAPA não é recomendada.

O manejo pós-operatório é direcionado à manutenção de perfusão coronariana e débito cardíaco adequados. Pode ser necessário suporte mecânico temporário do coração. A regurgitação mitral geralmente melhora e raramente há necessidade de substituição da valva. A intervenção atualmente apresenta baixa taxa de mortalidade. Os riscos da não sobrevida estão relacionados à disfunção ventricular e ao choque cardiogênico. A correção de Takeuchi está associada a complicações da tunelização, como obstrução, extravasamento, lesão da valva aórtica e obstrução da VSVD a longo prazo.

### Fístula e aneurismas arteriovenosos coronarianos

A fístula de artéria coronária isolada é mais rara que a ALCAPA. A drenagem da fístula foi relatada ocorrendo mais comumente do lado direito do coração ou artéria pulmonar do que do lado esquerdo do coração. O desvio do sistema arterial coronariano de alta pressão para uma câmara cardíaca de baixa pressão pode resultar em sequestro do fluxo coronariano e algum grau de sobrecarga de volume cardíaco. Aneurismas de artéria coronária estão associados com a doença de Kawasaki.

*Diagnóstico e indicações para intervenção.* A apresentação clínica depende da intensidade do comprometimento funcional causado pela isquemia e pela sobrecarga de volume. A ecocardiografia pode ser capaz de delinear a anomalia, mas a angiografia coronariana é diagnóstica. Detalhes da anatomia coronariana são essenciais para determinar a intervenção. O cateterismo é útil para obliterar fístulas e aneurismas terminais.

*Cirurgia.* Se a lesão não for passível de intervenção por meio de cateterismo, indica-se cirurgia. Opções incluem ligadura sem circulação extracorpórea, circulação extracorpórea e ressecção do aneurisma com fechamento da fístula. Os índices de mortalidade precoce e tardia são baixos. Os fatores de risco de morte e disfunção ventricular relacionam-se à insuficiência coronariana e ao infarto após ligadura da fístula ou ressecção do aneurisma.[54]

## Anomalia de Ebstein da valva tricúspide

A anomalia de Ebstein da valva tricúspide é um defeito raro que cursa com deslocamento das inserções da valva tricúspide no ventrículo direito em graus variáveis. A anomalia abrange um espectro de anormalidades que incluem grau de deslocamento da valva tricúspide, tamanho variável do ventrículo direito e obstrução variável do fluxo de saída pulmonar. Anormalidades associadas incluem CIA, atresia pulmonar e TcGA. Os folhetos posterior e septal da valva tricúspide apresentam-se deslocados de modo variável para o ápice do ventrículo direito, o que resulta em insuficiência tricúspide com redução do fluxo pulmonar e, com presença de CIA, *shunt* da direita para a esquerda causando cianose. A insuficiência tricúspide crônica causa sobrecarga de volume em um ventrículo direito anormal. A obstrução variável do fluxo de saída pulmonar limita o fluxo sanguíneo pulmonar efetivo. Se o fluxo pulmonar adequado necessitar de manutenção da permeabilidade do ducto arterioso, quase certamente haverá necessidade de intervenção neonatal.

### Diagnóstico e intervenção

As formas mais graves da anomalia de Ebstein manifestam-se com cianose na infância. Neonatos em estado crítico tendem a apresentar uma forma grave da doença, com ventrículo direito grosseiramente ineficiente devido a alta resistência pulmonar do neonato ou atresia de valva pulmonar. A taxa de mortalidade nesse grupo é alta. Pacientes maiores apresentam insuficiência cardíaca e podem apresentar cianose. A anomalia está associada a arritmias supraventriculares e síndrome de pré-excitação (síndrome de Wolff-Parkinson-White). A ecocardiografia é diagnóstica. Neonatos em situação crítica apresentam baixa taxa de sobrevida, sendo indicada cirurgia somente após estabilização com PGE1 e ventilação controlada. Em pacientes maiores, a cianose e a insuficiência cardíaca constituem indicações para a intervenção, embora se tenha preconizado intervenção precoce em pacientes assintomáticos, antes que apresentem dilatação excessiva de ventrículo direito.

### Cirurgia

Neonatos criticamente doentes podem necessitar de cirurgia paliativa com *shunt* sistêmico-pulmonar após estabilização. A cirurgia de Starnes permitiu a recuperação de casos que antes eram considerados insolúveis. A cirurgia consiste em fechamento do orifício da tricúspide utilizando enxerto, septectomia atrial e *shunt* sistêmico-pulmonar.[55] Em pacientes com formas menos graves da doença, o reparo ou substituição da valva tricúspide também é uma opção. As técnicas cirúrgicas para o tratamento da anomalia de Ebstein estão em evolução e os desfechos têm melhorado para esse grupo desafiador de pacientes (Figura 59.49).[56]

## Anomalias da valva mitral

A maioria das anomalias da valva mitral está associada a outras lesões complexas (p. ex., complexo de Shone). Mais comumente, a doença mitral de crianças tem natureza inflamatória – ou seja, doença reumática ou endocardite infecciosa. Também pode estar associada a doença de colágeno vascular e síndrome de Marfan.

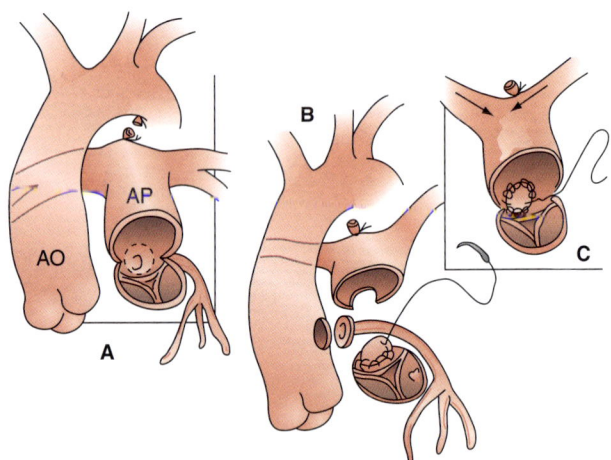

**Figura 59.48** Reimplante direto de artéria coronária esquerda anômala originada na artéria pulmonar (ALCAPA). **A.** Excisão da ALCAPA da artéria pulmonar (*AP*). **B.** Reimplantação do óstio coronariano na aorta. **C.** Reconstrução da AP com pericárdio autólogo. *AO*, aorta. (De Vouhe PR, Tamisier D, Sidi D, et al. Anomalous left coronary artery from the pulmonary artery: Results of isolated aortic reimplantation. *Ann Thorac Surg*. 1992;54:621-626.)

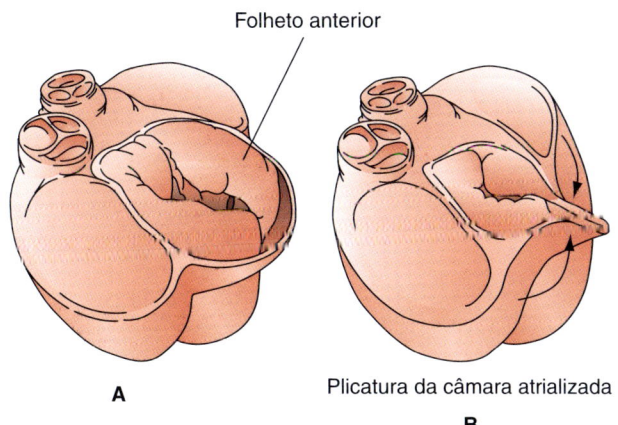

**Figura 59.49** Reparo da malformação de Ebstein utilizando o método de Carpentier. **A.** Os folhetos anterior e posterior da valva tricúspide são retirados do ânulo. **B.** O átrio é plicado, o que diminui o diâmetro anular. Os folhetos destacados são suturados novamente ao ânulo. (De Castaneda AR, Jonas RA, Mayer JE, et al. Ebstein's anomaly. In: *Cardiac surgery of the neonate and infant*. Philadelphia, PA: Saunders; 1994.)

### Estenose mitral

A estenose mitral é causada por obstrução em nível supravalvar, valvar ou subvalvar, ocorrendo de maneira única ou combinada. A estenose supravalvar é causada por um anel de tecido fibroso acima do ânulo da valva mitral ou aderido aos folhetos proximais. A estenose valvar envolve os folhetos, com fusão comissural com ou sem hipoplasia do anel valvar. A hipoplasia do anel geralmente está associada com hipoplasia de ventrículo esquerdo. Com frequência, os folhetos e o aparelho subvalvar também se encontram displásicos. A fusão dos folhetos pode levar à formação de orifício acessório e estenose mitral em nível puramente valvar (valva mitral com duplo orifício). Três tipos de estenose subvalvar já foram identificados – valva mitral em paraquedas, valva mitral em rede e ausência de um ou ambos os músculos papilares. A regurgitação mitral é o resultado de dilatação anular secundária, fendas isoladas da valva e prolapso dos folhetos a partir de cordoalhas anormais ou inserção anormal em músculos papilares.

A ecocardiografia é diagnóstica. A intervenção inclui valvoplastia com balão, particularmente para formas específicas de estenose de mitral reumática, e intervenção cirúrgica. A cirurgia é planejada de modo a evitar sequelas irreversíveis relacionadas a sobrecarga crônica de volume ou hipertensão pulmonar. O objetivo da intervenção cirúrgica é preservar a valva mitral, de modo que técnicas de valvoplastia têm papel valioso em crianças. Valvas protéticas são a opção menos desejável. Valvas bioprotéticas ou de tecido devem ser evitadas em crianças. Pode ser necessário inserção de prótese supra-anular. É evidente a necessidade de reoperação.

## RESUMO

O capítulo fornece uma visão geral das principais lesões cardíacas congênitas e um quadro geral do diagnóstico e tratamento de tais condições. Para a maioria dos pacientes, o diagnóstico de CC, quer sejam tratadas de forma cirúrgica ou não, implica questões para o resto da vida. Para tratar pacientes com CC que se apresentam para cirurgia não cardíaca, é obrigatório ter conhecimento detalhado de anatomia e fisiologia específicas do paciente durante o planejamento de uma estratégia racional de manejo. Ao leitor sugerimos excelentes textos sobre CC para revisão mais detalhada de cada uma das lesões tratadas neste capítulo.

# 60

# Doença Cardíaca Adquirida: Insuficiência Coronariana

*Shuab Omer, Faisel G. Bakaeen*

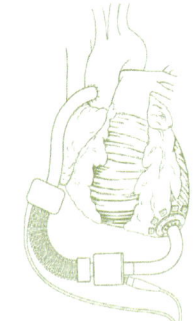

## VISÃO GERAL DO CAPÍTULO

**Anatomia e fisiologia arterial coronariana**
    Considerações anatômicas
    Fisiologia e regulação do fluxo sanguíneo coronariano
**História da cirurgia de revascularização miocárdica**
**Doença arterial coronariana aterosclerótica**
    Patogenia
    Obstruções coronarianas fixas
**Manifestações clínicas e diagnóstico da doença arterial coronariana**
    Apresentação clínica
    Exame físico
    Exames diagnósticos
    Cateterização e intervenção cardíacas
**Indicações para revascularização coronariana**
    Cirurgia de revascularização miocárdica *versus* tratamento clínico contemporâneo
    Intervenção coronariana percutânea *versus* tratamento clínico
    Cirurgia de revascularização miocárdica *versus* angioplastia com balão ou com *stents* metálicos
    Cirurgia de revascularização miocárdica *versus stents* farmacológicos citotóxicos
    Doença de tronco da coronária esquerda
    Doença proximal da artéria descendente anterior esquerda
    Revascularização completa *versus* incompleta
    Disfunção sistólica de ventrículo esquerdo
    Opções de revascularização para cirurgia de revascularização miocárdica prévia
    Angina instável/infarto do miocárdio sem supradesnivelamento do segmento ST
    Infarto do miocárdio com supradesnivelamento do segmento ST infarto agudo do miocárdio
    Avaliação pré-operatória
    Técnica de revascularização do miocárdio: cirurgia de revascularização miocárdica com circulação extracorpórea convencional
**Adjuvantes da cirurgia de revascularização miocárdica**
    Ecocardiografia transesofágica
    Inotrópicos e farmacoterapia
    Balão intra-aórtico
**Cuidados pós-operatórios**
    Cuidados pulmonares
    Alta da unidade de terapia intensiva
    Desfechos
    Adjuvantes clínicos para o manejo pós-operatório
**Métodos alternativos de revascularização do miocárdio**
    Circulação extracorpórea com parada hipotérmica em fibrilação
    Revascularização miocárdica com circulação extracorpórea e sem cardioplegia
    Cirurgia de revascularização miocárdica sem circulação extracorpórea
    Cirurgia de revascularização miocárdica minimamente invasiva
    Robótica: revascularização miocárdica totalmente endoscópica
    Revascularização transmiocárdica a *laser*
    Procedimentos híbridos
    Aspectos técnicos da reoperação da cirurgia de revascularização miocárdica
**Complicações mecânicas da doença arterial coronariana**
    Aneurisma de ventrículo esquerdo
    Defeito do septo ventricular
    Regurgitação mitral
**Cirurgia de revascularização miocárdica e populações especiais de pacientes**
    Pacientes diabéticos
    Pacientes idosos
    Mulheres
    Pacientes com doença renal
    Pacientes obesos
**Agradecimentos**

---

A doença cardíaca isquêmica (DCI) é um problema de saúde pública predominante em todo o mundo. A doença cardíaca coronariana (43,8%) é a principal causa de óbito atribuível à doença cardiovascular (DCV) nos EUA,[a] seguida de acidente vascular encefálico (AVE; 16,8%), pressão arterial alta (9,4%), insuficiência cardíaca (9,0%), doenças das artérias (3,1%) e outras DCV (17,9%).

Estima-se que, até 2035, mais de 130 milhões de adultos da população dos EUA (45,1%) apresentarão alguma forma de DCV e os custos totais estimados com DCV atinjam U$ 1,1 trilhão, com custos médicos diretos projetados para alcançar U$ 748,7 bilhões e indiretos U$368 bilhões.[1-3]

Apesar dos avanços recentes da intervenção percutânea, a cirurgia de revascularização miocárdica (CRM) continua sendo

---

[a] N.R.T.: Assim como nos EUA, a doença coronariana também é a principal causa de óbito atribuível à doença cardiovascular no Brasil (31,9%), seguida por doença cerebrovascular (28%) e doença hipertensiva (15,2%), conforme dados do Sistema de Informações sobre Mortalidade (SIM), DataSUS, considerando os últimos 5 anos disponibilizados (2016-2020). Disponível em: <http://tabnet.datasus.gov.br/cgi/deftohtm.exe?sih/cnv/qgbr.def>. Acesso em: 18 out. 2022.

o tratamento mais efetivo para a doença arterial coronariana (DAC) e é o procedimento cardíaco aberto mais comumente realizado nos EUA.

## ANATOMIA E FISIOLOGIA ARTERIAL CORONARIANA

### Considerações anatômicas

As artérias coronárias, que fornecem aporte sanguíneo predominante do coração, emergem dos seios de Valsalva e são os primeiros ramos da aorta, em geral no número de duas artérias. As artérias coronárias são designadas como direita e esquerda de acordo com a câmara embriológica que predominantemente irrigam. A artéria coronária esquerda (ACE) emerge do seio coronário esquerdo, localizado no aspecto posterior, enquanto a artéria coronária direita (ACD) emerge do seio coronário direito, localizado no aspecto anterior. A ACE também é denominada tronco da coronária esquerda (TCE) e apresenta comprimento aproximado de 2 a 3 cm, com trajeto em direção posterolateral esquerda, passando por trás do tronco da artéria pulmonar para, depois, se dividir em artéria descendente anterior esquerda (ADAE) e circunflexa esquerda. A ADAE corre em direção anterolateral à esquerda do tronco pulmonar e anteriormente sobre o septo interventricular. Os ramos diagonais da ADAE suprem a parede anterolateral do ventrículo esquerdo (VE). A ADAE é considerada o vaso cirúrgico mais importante, pois supre mais de 50% da massa do VE e a maior parte do septo interventricular. A ADAE tem muitos ramos perfurantes septais que suprem o septo em seu aspecto anterior. A artéria estende-se sobre o septo até o ápice cardíaco, onde pode formar uma anastomose com a artéria descendente posterior (ADP), que é geralmente ramo do sistema coronariano direito (Figura 60.1).

A artéria circunflexa passa pelo sulco atrioventricular (AV) e dá origem aos ramos marginais obtusos, que se estendem em direção ao ápice cardíaco, embora não o atinjam. Os ramos marginais obtusos são designados numericamente de proximal a distal. A artéria coronária circunflexa geralmente termina como ramo posterolateral esquerdo após assumir trajeto perpendicular em direção ao ápice.

O termo *ramo intermediário* é utilizado para designar um vaso coronariano dominante que emerge da trifurcação ocasional do TCE. Esse ramo pode ser intramiocárdico e difícil de localizar em algumas situações.

A ACD supre a maior parte do ventrículo direito (VD) e a porção posterior do VE. A ACD emerge do seio coronariano direito e passa profundamente no sulco AV direito. Na extremidade superior da margem aguda do coração, a artéria vira em sentido posterior para a *crux cordis* e, em geral, se bifurca na ADP, sobre o sulco interventricular posterior, e na artéria posterolateral direita. A ACD também emite múltiplos ramos para o VD (ramos marginais agudos). Ocasionalmente, a ADP emerge tanto da ACD quanto da ACE, sendo a circulação considerada codominante. A artéria do nodo AV emerge da ACD em aproximadamente 90% dos pacientes. A artéria do nodo sinoatrial emerge da ACD proximal em 50% dos pacientes. Embora a origem da ADP seja geralmente utilizada clinicamente para definir a dominância da circulação cardíaca, anatomistas a definem segundo o local de onde emerge a artéria do nodo sinoatrial. A Tabela 60.1 resume a hierarquia da anatomia arterial coronariana.

Todos os vasos epicárdicos e ramos perfurantes septais da ADAE dão origem a muitos outros ramos, denominados vasos de resistência, os quais penetram na parede ventricular. Tais vasos exercem um papel crucial na troca de oxigênio e nutrientes com o miocárdio, formando um rico plexo capilar. Esse plexo oferece um leito de baixa resistência, que permite aumento do fluxo arterial sem impedimento durante a alta demanda de oxigênio. Isso é importante porque o leito vascular do miocárdio extrai oxigênio em capacidade máxima, mesmo em circunstâncias de baixa demanda, não permitindo margem para extração adicional de oxigênio durante a alta demanda.

Uma intrincada rede de veias drena a circulação coronária e a circulação venosa pode ser dividida em três sistemas: o seio coronário e suas tributárias, as veias ventriculares anteriores direitas e as veias tebesianas. O seio coronariano drena predominantemente

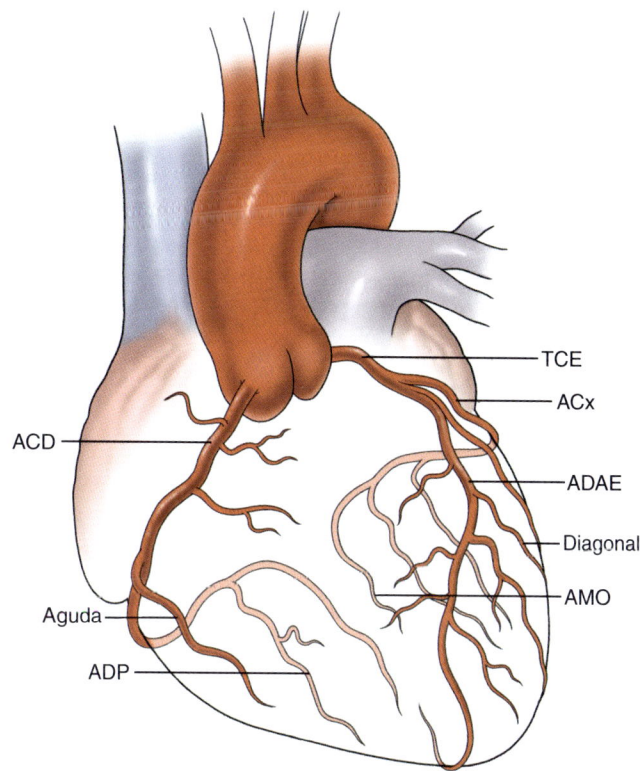

**Figura 60.1** Anatomia normal da vascularização arterial coronariana. *ACD*, artéria coronária direita; *ACx*, artéria circunflexa; *ADAE*, artéria descendente anterior esquerda; *ADP*, artéria descendente posterior; *AMO*, artéria marginal obtusa; *TCE*, tronco da coronária esquerda.

**Tabela 60.1** Arquitetura anatômica das artérias coronárias.

| Vasos nomeados | Ramos |
|---|---|
| Tronco da coronária esquerda | Artéria descendente anterior esquerda |
| | Artéria coronária circunflexa |
| | Ramo intermediário |
| Artéria descendente anterior esquerda | Artérias diagonais |
| | Perfurantes septais |
| Artéria coronária circunflexa | Ramos marginais obtusos |
| | Artéria posterolateral esquerda |
| Artéria coronária direita | Artéria marginal aguda |
| | Artéria descendente posterior |
| | Artéria posterolateral direita |

o VE e recebe 85% do sangue venoso coronariano. Situa-se dentro do sulco AV posterior e desemboca no átrio direito. As veias ventriculares anteriores direitas atravessam a superfície do ventrículo direito até o sulco AV direito, onde adentram diretamente o átrio direito ou formam uma pequena veia cardíaca, a qual penetra diretamente no átrio direito ou se une ao seio coronário imediatamente proximal a seu orifício. As veias tebesianas são pequenas veias tributárias que drenam diretamente para as câmaras cardíacas e desembocam primariamente no átrio direito e no VD. A compreensão acerca da anatomia do seio coronariano é essencial para a inserção da cânula de cardioplegia retrógrada durante a circulação extracorpórea (CEC).

## Fisiologia e regulação do fluxo sanguíneo coronariano

A pressão aórtica é uma força motriz que mantém a perfusão do miocárdio. Durante condições de repouso, o fluxo coronariano é mantido em nível razoavelmente constante sob uma ampla faixa de pressões de perfusão aórtica (70 a 180 mmHg) por meio do processo de autorregulação.

Como o miocárdio apresenta alta taxa de consumo de energia, o fluxo coronariano normal médio é de 225 m$\ell$/min (0,7 a 0,9 m$\ell$/g de miocárdio/minuto) e fornece 0,1 m$\ell$/g/min de oxigênio ao miocárdio. Sob condições normais, mais de 75% do oxigênio ofertado é extraído no leito capilar coronariano, de modo que qualquer demanda adicional de oxigênio pode ser atendida somente com aumento do fluxo. Isso enfatiza a importância de fluxo coronariano desobstruído para a função adequada do miocárdio. O Boxe 60.1 resume as características peculiares do fluxo sanguíneo coronariano.

Em resposta à carga aumentada, como o que ocorre com exercício extenuante, o coração saudável pode aumentar o fluxo miocárdico em quatro a sete vezes. O fluxo aumenta por meio de diversos mecanismos. Fatores neuro-humorais metabólicos locais causam vasodilatação diante do aumento do estresse e da demanda metabólica, reduzindo a resistência vascular coronariana. Isso resulta em aumento da oferta de sangue rico em oxigênio, mimetizando o fenômeno da hiperemia reativa. Quando ocorre liberação de uma oclusão transitória da artéria coronária (p. ex., durante uma cirurgia com o coração batendo), o fluxo aumenta imediatamente, excedendo seu valor basal e, então, retorna gradualmente a esse valor. O mecanismo de autorregulação responsável é guiado por diversos fatores metabólicos, incluindo dióxido de carbono, tensão de oxigênio, íons hidrogênio, lactato, íons potássio e adenosina. Esta última é um potente vasodilatador e produto da degradação do trifosfato de adenosina, que se acumula no espaço intersticial e relaxa a musculatura lisa vascular. Isso resulta em relaxamento vasomotor, vasodilatação coronariana e aumento do fluxo sanguíneo. Outra substância que exerce importante papel é o óxido nítrico, produzido pelo endotélio. Sem endotélio, as artérias coronarianas não apresentariam autorregulação, o que sugere que o mecanismo de vasodilatação e hiperemia reativa seja endotélio-dependente.

A compressão extravascular das coronárias durante a sístole também exerce um importante papel na regulação do fluxo sanguíneo. Durante a sístole, as pressões intracavitárias geradas na parede do VE excedem a pressão intracoronariana, o que impede o fluxo sanguíneo. Portanto, aproximadamente 60% do fluxo coronariano ocorre durante a diástole. Durante o exercício, a frequência cardíaca aumentada e o tempo de diástole reduzido podem comprometer o tempo do fluxo, embora isso seja compensado pelos mecanismos vasodilatadores dos vasos coronarianos. O acúmulo de placas ateroscleróticas e oclusões coronarianas constantes prejudica significativamente os mecanismos compensatórios das coronárias durante aumento da frequência cardíaca. Isso constitui a base dos testes de estresse induzidos por exercício, nos quais as respostas fisiológicas anormais ao aumento da atividade física revelam DAC subjacente.

## HISTÓRIA DA CIRURGIA DE REVASCULARIZAÇÃO MIOCÁRDICA

Uma das primeiras tentativas de revascularização do miocárdio foi executada por Arthur Vineberg, do Canadá.[4] Ele operou uma série de pacientes com sintomas de isquemia do miocárdio e implantou a artéria mamária interna esquerda (AMIE) diretamente no miocárdio, criando um bolso. A cirurgia não envolveu anastomose direta em nenhum vaso coronariano e foi realizada com o coração batendo por meio de toracotomia anterolateral esquerda. O Dr. David Sabiston Jr. realizou a primeira CRM com enxerto venoso em 4 de abril de 1962, em um paciente com oclusão de ACD. O enxerto da veia safena (EVS) foi retirado da perna e anastomosado da aorta ascendente à ACD. Infelizmente, o paciente sofreu um AVE e morreu pouco tempo depois. Michael DeBakey realizou um EVS aortocoronário com sucesso em 1964. Na Clínica Cleveland, Mason Sones, que recebeu crédito pela criação da cateterização cardíaca, e um cirurgião cardíaco, Rene Favaloro, ajudaram a estabelecer a CRM como um tratamento consistente e planejado para pacientes com DAC documentado por angiografia.

O desenvolvimento da máquina coração-pulmão e seu emprego bem-sucedido por John Heysham Gibbon nos anos 1950, juntamente com o avanço das técnicas de cardioplegia, mais adiante, por Gerald Buckberg, permitiu aos cirurgiões fazer anastomoses coronarianas em corações parados (sem batimento), com campo cirúrgico relativamente livre de sangue, aumentando a segurança e a precisão da revascularização coronariana. Nos anos 1990, o advento de dispositivos capazes de estabilizar o coração de maneira atraumática proporcionou outro caminho para o desenvolvimento de técnicas de revascularização do miocárdio sem CEC. Atualmente, existem diversas técnicas disponíveis para o manejo da DAC, desde CRM convencional, com CEC, até abordagens minimamente invasivas robóticas e percutâneas. A Tabela 60.2 resume a linha do tempo dos principais eventos históricos do desenvolvimento da cirurgia de revascularização do miocárdio.

## DOENÇA ARTERIAL CORONARIANA ATEROSCLERÓTICA

A aterosclerose coronariana é um processo que se inicia cedo na vida do paciente. Os vasos epicárdicos são os mais suscetíveis e as artérias intramiocárdicas são as menos suscetíveis. Os fatores de

---

**Boxe 60.1** Características peculiares do fluxo sanguíneo coronariano.

- Autorregulação em uma ampla faixa de pressões
- Fluxo sanguíneo: 0,7 a 0,9 m$\ell$ por grama de miocárdio por minuto
- 75% de extração de oxigênio
- O sangue do seio coronariano é o mais desoxigenado do corpo humano
- Aumento de 4 a 7 vezes no fluxo com demanda aumentada
- 60% do fluxo sanguíneo ocorrem durante a diástole
- Suprimento de oxigênio limitado pelo fluxo

### Tabela 60.2 Evolução das intervenções cirúrgicas da artéria coronária: linha do tempo.

| | | |
|---|---|---|
| 1950 | A. Vineberg | Implante direto da artéria mamária no miocárdio |
| 1953 | J. H. Gibbon | Primeiro uso bem-sucedido da máquina de circulação extracorpórea |
| 1962 | F. M. Sones | Cineangiografia bem-sucedida |
| 1964 | M. E. DeBakey | Primeira cirurgia de revascularização miocárdica bem-sucedida |
| 1964 | T. Sondergaard | Introdução do uso rotineiro de cardioplegia para proteção do miocárdio |
| 1964 | D. A. Cooley | Uso rotineiro da parada normotérmica para todos os casos cardíacos |
| 1968 | R. Favaloro | Primeira grande série de casos demonstrando sucesso da cirurgia de revascularização miocárdica |
| 1973 | V. Subramanian | Cirurgia de revascularização miocárdica com coração batendo |
| 1979 | G. Buckberg | Primeiro uso da cardioplegia sanguínea como método preferido de proteção durante a parada cardíaca |

risco para aterosclerose incluem elevados níveis plasmáticos de colesterol total e da lipoproteína de baixa densidade (LDL), tabagismo, hipertensão, diabetes melito, idade avançada, níveis plasmáticos baixos da lipoproteína de alta densidade (HDL) e histórico familiar de DAC prematura.

A evidência epidemiológica sugere que a aterosclerose de artéria coronária esteja intimamente relacionada ao metabolismo de lipídios, especificamente ao colesterol LDL. O desenvolvimento de fármacos que reduzem os lipídios sanguíneos resultou em significativa diminuição da mortalidade. Em um estudo observacional com pacientes que recebiam estatinas e eram portadores de DAC, o tratamento com estatina foi associado à melhora da sobrevida em todos os grupos etários. O maior benefício de sobrevida foi observado nos pacientes com mais alto quartil de níveis plasmáticos de proteína C reativa de alta sensibilidade, um marcador biológico de inflamação e DAC. Estudos com animais e humanos demonstraram que a terapia com estatina também modifica a composição lipídica das placas ateroscleróticas, diminuindo a quantidade de colesterol LDL e estabilizando as placas por meio de diversos mecanismos, incluindo redução do acúmulo de macrófagos, degradação do colágeno, redução da expressão de proteases por fibras musculares lisas e diminuição da expressão de fatores teciduais.

### Patogenia

A causa primária de DAC é a lesão endotelial induzida por uma resposta inflamatória da parede vascular e deposição de lipídios. Existe evidência de envolvimento de uma resposta inflamatória em todos os estágios da doença, desde o início da deposição de lipídios até a formação da placa, ruptura da placa e trombose coronariana. Placas vulneráveis ou de alto risco, que são suscetíveis à ruptura, apresentam as seguintes características: centro lipídico macio, grande e excêntrico; cápsula fibrosa de revestimento delgada; inflamação dentro da cápsula e adventícia; aumento da neovascularização da placa; e evidência de remodelamento externo ou positivo da placa.

Cápsulas fibrosas mais delgadas têm maior risco de ruptura, provavelmente em razão de um desequilíbrio entre a síntese e a degradação da matriz extracelular dentro da cápsula fibrosa, que resulta em redução global do colágeno e de componentes da matriz (Figura 60.2). O aumento da degradação da matriz por uma metaloproteinase mediada por células inflamatórias ou por diminuição da produção da matriz extracelular resulta em uma cápsula fibrosa mais delgada. Nem todas as rupturas de placa são sintomáticas; os sintomas dependem da trombogenicidade dos componentes da placa. O fator tecidual dentro do centro lipídico da placa, secretado por macrófagos ativados, é um dos mais potentes estímulos trombogênicos. A ruptura de uma placa vulnerável pode ser espontânea ou causada por atividade física extrema, estresse emocional grave, exposição a fármacos, exposição ao frio ou infecção aguda.

### Obstruções coronarianas fixas

Mais de 90% dos pacientes com DCI estável (DCIE) apresentam aterosclerose coronariana avançada causada por uma obstrução fixa. Placas ateroscleróticas coronarianas podem ser concêntricas (25%) ou excêntricas (75%). Lesões excêntricas comprometem somente uma porção do lúmen; por meio do remodelamento vascular, o lúmen pode continuar patente até um estágio avançado no processo da doença. O impacto da estenose arterial sobre o fluxo coronariano pode ser avaliado no contexto da lei de Poiseuille. Reduções de até 60% do diâmetro luminal exercem pouco impacto sobre o fluxo. Contudo, quando a área de secção transversa do vaso diminui 75% ou mais, o fluxo coronariano se torna significativamente comprometido. Clinicamente, essa perda de fluxo frequentemente coincide com o início da angina de esforço. A redução do diâmetro em 90% resulta em angina de repouso.

## MANIFESTAÇÕES CLÍNICAS E DIAGNÓSTICO DA DOENÇA ARTERIAL CORONARIANA

### Apresentação clínica

Clinicamente, a DCI se apresenta predominantemente de duas maneiras:

- Angina estável
- Síndrome coronariana aguda: infarto do miocárdio com elevação do segmento ST (IAMCSST) e suas complicações, sem elevação do segmento ST (IAMSSST) e angina instável (AI).

A dor da angina é o principal sintoma da DCI e tipicamente dura alguns minutos. A localização geralmente é subesternal, podendo ocorrer irradiação para o pescoço, mandíbula, epigástrio ou braços. A dor anginosa é precipitada por esforço ou estresse emocional e é aliviada pelo repouso. O uso de nitroglicerina sublingual geralmente alivia a angina dentro de 30 segundos a vários minutos.

Na apresentação, a angina deve ser classificada como estável ou instável. Considera-se que o paciente esteja com AI quando a dor vem aumentando (em frequência, intensidade ou duração) ou quando ocorre durante o repouso. Tais pacientes devem ser transferidos imediatamente ao setor de emergência.

Os pacientes, especialmente do sexo feminino ou idosos, algumas vezes apresentam sintomas atípicos, como náuseas, vômito, desconforto na região epigástrica média ou dor torácica pungente (atípica). No estudo *Women's Ischemic Syndrome Evaluation* (WISE), 65% das mulheres com isquemia apresentavam sintomas atípicos.[5]

A expressão *síndrome coronariana aguda* evoluiu para se referir ao conjunto de sintomas clínicos que representam a isquemia do miocárdio. Compreende tanto o IAMCSST quanto IAMSSST. O infarto do miocárdio (IM) geralmente se manifesta com dor

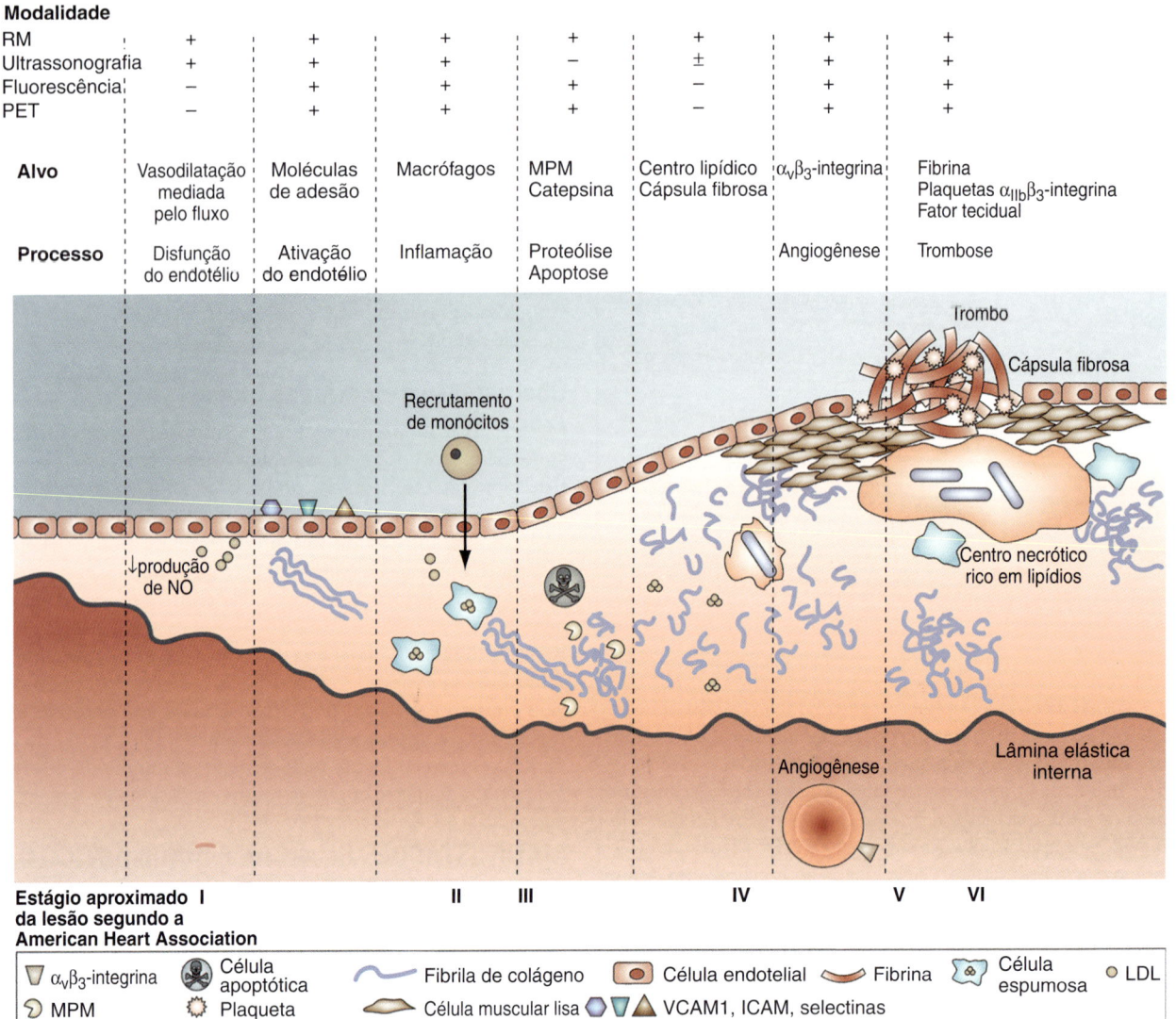

**Figura 60.2** Componentes da placa aterosclerótica. O adelgaçamento da cápsula fibrosa eventualmente resulta em ruptura da placa e extrusão de material carregado de lipídios altamente trombogênico na artéria coronária. Isso causa oclusão aguda do vaso, resultando em infarto do miocárdio. ICAM, molécula de adesão intercelular; LDL, lipoproteína de baixa densidade; MPM, metalopeptidases da matriz; PET, tomografia com emissão de pósitrons; RM, ressonância magnética; VCAM1, molécula de adesão celular vascular 1. (Adaptada de Choudhury RP, Fuster V, Fayad ZA. Molecular, cellular and functional imaging of atherothrombosis. Nat Rev Drug Discov. 2004;3:913-925.)

torácica intensa, que pode vir associada a náuseas, diaforese, ansiedade e dispneia. Os sintomas de hipoperfusão subsequentes ao IM podem incluir tontura, fadiga e vômito. A frequência cardíaca e a pressão arterial podem estar inicialmente normais, porém, aumentam em resposta à duração e à intensidade da dor. A perda da pressão arterial é indicativa de choque cardiogênico e está associada a piores prognósticos. Ao menos 40% da massa ventricular deve estar envolvida para que ocorra choque cardiogênico.

As complicações mecânicas do IM incluem defeito agudo do septo ventricular (DSV), ruptura de músculo papilar e ruptura da parede livre do ventrículo. Geralmente ocorrem, aproximadamente, 7 a 10 dias após o IM inicial.

## Exame físico

Alguns achados clínicos são genéricos e estão relacionados às manifestações sistêmicas da aterosclerose. O exame ocular pode revelar sinal de fio de cobre, hematoma de retina ou trombose secundária à doença vascular oclusiva e hipertensão. O arco corneano e o xantelasma são características observadas em casos de hipercolesterolemia. Outras manifestações clínicas são causadas por sequelas da DAC (Boxe 60.2).

A avaliação vascular detalhada é essencial a qualquer paciente que apresente DAC, visto que a aterosclerose é um processo sistêmico. Ademais, se a cirurgia estiver sendo planejada, os membros deverão ser avaliados para quaisquer cicatrizes cirúrgicas prévias ou fraturas que possam potencialmente impedir a coleta de enxerto.

## Exames diagnósticos

### Testes bioquímicos

Pacientes com suspeita de síndrome coronariana aguda devem ser submetidos a exames de sangue adequados. Níveis das subunidades muscular e cerebral da creatinoquinase (CK-MB) e troponina T ou I devem ser avaliados com intervalo de, no mínimo, 6 a 12 horas. Exames laboratoriais adicionais incluem hemograma completo, painel metabólico abrangente e perfil lipídico (colesterol total,

## Capítulo 60 Doença Cardíaca Adquirida: Insuficiência Coronariana

---

**Boxe 60.2 Sequelas da doença arterial coronariana.**

**Manifestações clínicas**
- Pulsações venosas cervicais anormais, que podem ser observadas em pacientes com bloqueio atrioventricular de segundo ou terceiro grau ou ICC
- Bradicardia–apresentação discreta de isquemia envolvendo o território da coronária direita e possível sinal de bloqueio atrioventricular
- Pulso fraco ou filiforme sugestivo de contrações ventriculares ectópicas ou prematuras
- Terceira bulha cardíaca, notada quando ocorre aumento da pressão de enchimento do ventrículo esquerdo/ICC
- Quarta bulha cardíaca, auscultada comumente em pacientes com DAC aguda e crônica
- Sopros por regurgitação mitral causados por músculos papilares isquêmicos
- Sopro sistólico de ejeção indicativo de estenose aórtica, o que pode contribuir com a isquemia coronariana
- Sopros holossistólicos causados por ruptura do septo ventricular
- Manifestações de ICC, como estertores, hepatomegalia, sensibilidade no quadrante abdominal superior direito, ascite e edema marcante periférico e pré-sacral

*DAC*, doença arterial coronariana; *ICC*, insuficiência cardíaca congestiva.

---

triglicerídeos, colesterol LDL e HDL). Níveis aumentados de peptídeo natriurético cerebral e proteína C reativa sugerem prognóstico mais desfavorável.

### Radiografia de tórax

A radiografia de tórax é útil na identificação de causas de desconforto torácico ou dor não associada à DAC. No entanto, a radiografia não detecta diretamente a DAC, identifica apenas as sequelas, como cardiomegalia, edema pulmonar e efusões pleurais, os quais indicam insuficiência cardíaca. De um ponto de vista cirúrgico, a radiografia de tórax pré-operatória é importante porque pode identificar anormalidades óbvias, como aorta em porcelana, massas pulmonares, efusões e pneumonias, as quais podem afetar a continuação do trabalho ou indicar necessidade de mudança na estratégia cirúrgica.

### Eletrocardiograma de repouso

O eletrocardiograma (ECG) de repouso com 12 derivações deve ser realizado em todos os pacientes com DCI suspeita ou presença de sequelas. Avalia-se o ECG para evidência de hipertrofia de VE, depressão ou elevação do segmento ST, batimentos ectópicos ou ondas Q. Ademais, arritmias (fibrilação atrial ou taquicardia ventricular) e defeitos de condução (bloqueio fascicular anterior esquerdo e bloqueio de ramo direito ou esquerdo) são sugestivos de DAC e IM. Elevação persistente do segmento ST ou onda Q em evolução são consistentes com lesão do miocárdio e isquemia em curso. Dentre os pacientes com DAC significativa, 50% apresentam resultados normais no ECG e 50% dos exames obtidos durante dor torácica em repouso são normais, o que indica a imprecisão do exame. Pacientes com DCIE tendem a apresentar prognóstico pior quando exibem as seguintes anormalidades no ECG em repouso: evidência de IM prévio, especialmente com ondas Q em múltiplas derivações ou onda R na derivação $V_1$, indicando infarto posterior; inversão ST-T persistente, particularmente nas derivações $V_1$ a $V_3$; bloqueio de ramo esquerdo, bloqueio bifascicular, bloqueio AV de segundo ou terceiro grau ou taquiarritmia ventricular; ou hipertrofia de VE.[6]

### Testes funcionais (de estresse)

Em pacientes com suspeita de DAC estável, o teste funcional ou de estresse é empregado para detectar isquemia induzível. Trata-se do teste não invasivo mais comumente utilizado para diagnosticar DCIE (Boxe 60.3). Todos os testes funcionais baseiam-se no princípio da indução de isquemia cardíaca utilizando o exercício ou agentes farmacológicos, com o aumento do trabalho do miocárdio e da demanda de oxigênio, ou causando heterogeneidade de vasodilatação no fluxo coronariano induzido. A indução da isquemia, entretanto, depende da gravidade do estresse causado (p. ex., exercícios submáximos podem não produzir isquemia) e do distúrbio do fluxo. Aproximadamente 70% das estenoses coronarianas não

---

**Boxe 60.3 Testes de estresse para identificar doença arterial coronariana.**

**ECG de estresse por exercício**
- Protocolo de Bruce
- Cinco séries de 3 minutos na esteira
- Determina o limiar de isquemia
- São necessários 12 equivalentes metabólicos de gasto de energia para completar o teste
- Baixo custo e curta duração
- Altamente sensível na doença de múltiplos vasos

**Limitações**
- Sensibilidade abaixo do ideal
- Baixa taxa de detecção da doença de um único vaso
- Não diagnóstico para ECG basal anormal
- Baixa especificidade em mulheres pré-menopáusicas
- Muitos não conseguem completar os 12 equivalentes metabólicos para realizar o teste completo ou obter resposta adequada de frequência cardíaca

**Exame de imagem perfusional SPECT de estresse por exercício ou farmacológico**
- Avaliação simultânea da perfusão e função
- Maiores sensibilidade e especificidade do que o ECG de esforço
- Análise quantitativa da imagem

**Limitações**
- Procedimento de longa duração com uso de tecnécio-99m
- Maior custo
- Exposição à radiação
- Imagens de má qualidade em pacientes obesos

**Ecocardiograma de estresse por exercício ou farmacológico**
- Maiores sensibilidade e especificidade que o ECG de esforço
- Valor comparável com o estresse com dobutamina
- Tempo de exame curto
- Identificação de anormalidades estruturais cardíacas
- Avaliação simultânea da perfusão com contrastes
- Sem radiação

**Limitações**
- Baixa sensibilidade para detectar doença de um vaso ou estenose discreta
- Altamente dependente do operador
- Sem análise quantitativa de imagem
- Imagem de má qualidade em alguns pacientes
- Zona de infarto mal definida

*ECG*, eletrocardiograma; *SPECT*, tomografia computadorizada por emissão de fóton único.

são detectadas por meio de testes funcionais. Como as anormalidades da função ventricular regional ou global ocorrem mais tardiamente na cascata da isquemia, indicam mais provavelmente estenose grave; portanto, tais anormalidades apresentam maior especificidade diagnóstica para DCIE do que defeitos da perfusão, como aqueles observados em exames nucleares de perfusão miocárdica.

*Teste com exercício versus teste farmacológico.* Em pacientes capazes de realizar atividades da vida diária sem dificuldade, o teste com exercício é preferível ao teste farmacológico, pois induz maior estresse fisiológico quando comparado a fármacos. Isso pode tornar o teste com exercício melhor na detecção da isquemia, além de promover uma correlação com a sobrecarga diária do sintoma do paciente e a capacidade de trabalho físico, os quais não são oferecidos pelo teste farmacológico.

Os protocolos de esteira iniciam com exercícios de 3,2 a 4,7 equivalentes metabólicos de atividade (METSs, *metabolic equivalents of the task*) e aumentam vários METs a cada 2 a 3 minutos de exercício (p. ex., protocolo de Bruce padrão ou modificado). A execução da maioria das atividades de vida diária requer aproximadamente 4 a 5 METs de trabalho físico. Pacientes incapazes de realizar atividade física moderada e portadores de comorbidades debilitantes devem ser submetidos a exames de imagem com estresse farmacológico.

### Precisão diagnóstica do teste de estresse para doença cardíaca isquêmica estável

**Eletrocardiograma de exercício (protocolo de Bruce).** O critério para o diagnóstico de isquemia é o ECG demonstrando infradesnivelamento de segmento ST de 1 mm horizontal ou descendente (em 80 milissegundos após o ponto J) no pico de exercício. A sensibilidade e a especificidade diagnóstica desse sinal é de 61%. É menor em mulheres do que em homens[7,8] e menor do que nos exames de imagem com estresse.

**Ecocardiograma de estresse por exercício ou farmacológico.** O teste é baseado na detecção de anormalidades de movimento da parede, novas ou que apresentem piora, e mudanças na função global do VE durante ou imediatamente após o estresse. Além da detecção de anormalidades da parede induzidas, a maioria dos ecocardiogramas de estresse inclui imagens que avaliam a função ventricular em repouso e anormalidades valvares.

A ecocardiografia de estresse farmacológico geralmente é realizada com dobutamina com intuito de produzir anormalidades na parede. Agentes vasodilatadores, como a adenosina, também podem ser utilizados para produzir o mesmo efeito.

A sensibilidade diagnóstica do ecocardiograma é de 70 a 85% com exercício e de 85 a 90% com estresse farmacológico. O uso de contrastes intravenosos para ultrassonografia pode resultar em maior precisão diagnóstica por melhorar o delineamento dos bordos do endocárdio.

**Exames nucleares de perfusão miocárdica de estresse por exercício ou farmacológico.** A tomografia computadorizada com emissão de fóton único (SPECT, *single photon emission computed tomography*) é utilizada na avaliação da perfusão miocárdica e é geralmente realizada em repouso e sob estresse. Agentes como tecnécio-99m são normalmente utilizados no exame; dos agentes utilizados, o tálio Tl 201 tem aplicação limitada (p. ex., viabilidade) devido à maior exposição à radiação. O estresse farmacológico geralmente é induzido com agentes vasodilatadores administrados em infusão contínua (adenosina, dipiridamol) ou bólus (regadenosona).

O alvo diagnóstico dos exames de perfusão miocárdica (EPM) nucleares é a redução da perfusão miocárdica após estresse. A precisão diagnóstica para detecção de DAC obstrutiva pelos EPM nucleares de estresse por exercício e farmacológico já foi estudada com detalhes.[9,10] Estudos sugerem que a sensibilidade do EPM varia de 82 a 88% para exercício e de 88 a 91% para estresse farmacológico, com especificidade diagnóstica de 70 a 88% e 75 a 90%, respectivamente, para estresse por exercício e farmacológico.

Para o exame de SPECT de perfusão miocárdica, diminuições globais na perfusão do miocárdio, como no caso de pacientes com DAC de TCE ou três vasos, pode resultar em redução balanceada de fluxo e subestimar a isquemia.

### Ecocardiograma

De um ponto de vista cirúrgico, a maioria dos pacientes com DCIE devem ser submetidos a ecocardiograma pré-operatório. O exame fornece informação não apenas útil ao planejamento cirúrgico, como também relacionada ao prognóstico. A fração de ejeção do ventrículo esquerdo (FEVE) de repouso de 35% está associada a taxa de mortalidade anual de 3%. O ecocardiograma bidimensional com Doppler em repouso fornece informações acerca de estrutura e função cardíaca, incluindo identificação do mecanismo de insuficiência cardíaca e diferenciação entre disfunção sistólica e diastólica do VE. A ecocardiografia pode identificar dilatação de VE ou de átrio esquerdo, estenose aórtica (potencial causa de dor torácica não DAC similar à angina), mensurar a pressão da artéria pulmonar, quantificar a regurgitação mitral, identificar aneurismas de VE, trombos de VE (o que aumenta o risco de óbito) e mensurar a massa do VE e a relação entre espessura de parede e raio da câmara – todos fatores preditores de eventos cardíacos e mortalidade.[11,12]

### Tomografia computadorizada de múltiplos detectores

De um ponto de vista cirúrgico, a tomografia computadorizada (TC) de múltiplos detectores apresenta duas aplicações pertinentes no manejo de DAC: detecção da DAC e informação acerca dos locais planejados para implante dos enxertos na CRM, fornecendo informação adicional sobre lesões coronarianas, especialmente calcificações e trajeto das artérias coronárias. Também fornece informação adicional pertinente sobre doença e calcificação aórtica, o que pode influenciar profundamente a tomada de decisão cirúrgica. Todavia, o momento da TC cardíaca deve ser pesado cuidadosamente contra o risco de lesão renal, resultante de nefropatia pelo contraste. Embora as decisões sobre revascularização sejam tomadas, atualmente, com base na angiografia coronariana, houve melhoras substanciais na resolução temporal e espacial da TC cardíaca, que a tornam útil também para esse fim. A angiotomografia computadorizada coronariana (ATCC) pode, atualmente, fornecer imagens de alta qualidade das artérias coronárias.[13] Quando realizada com TC de 64 cortes, a ATCC apresenta sensibilidade de 93 a 97% e especificidade de 80 a 90% para detectar DAC obstrutiva.[14-17]

As potenciais vantagens da ATCC, quando comparada aos testes funcionais para DAC, incluem o alto valor preditivo negativo da ATCC para DAC obstrutiva. Isso pode tranquilizar profissionais da saúde sobre a ATCC ser uma estratégia sensível para possibilitar tratamento clínico orientado por diretrizes (TCOD) e adiar a consideração sobre revascularização. Dentre as grandes potenciais vantagens da ATCC sobre a angiografia convencional, além da documentação de lesões estenóticas, há o fato de que a ATCC pode avaliar remodelamento e identificar placa não obstrutiva, incluindo placas calcificadas, não calcificadas e mistas.[18]

### Ressonância magnética

A perfusão miocárdica por ressonância magnética através da primeira passagem de contraste tem sido considerada uma boa alternativa ao exame nuclear de isquemia e viabilidade cardíaca.

Todavia, o procedimento não ganhou popularidade tão ampla porque treinamento especial e experiência são necessários à realização desse tipo de imagem, bem como interpretação dos resultados.

## Cateterização e intervenção cardíacas

A cateterização coronariana é o "padrão-ouro" para o diagnóstico de DAC. A angiografia coronariana define a anatomia coronariana, incluindo localização, comprimento, diâmetro e contorno das artérias coronárias epicárdicas; presença e gravidade das obstruções do lúmen coronariano; natureza da obstrução; presença e extensão de fluxo colateral angiograficamente visível; e fluxo sanguíneo coronariano.

A classificação para definição da anatomia coronariana utilizada atualmente foi desenvolvida pelo *Coronary Artery Surgery Study* (CASS)[19] e modificada, posteriormente, pelo grupo de estudo *Balloon Angioplasty Revascularization Investigation* (BARI).[20] O esquema assume que há três principais artérias coronárias: a ADAE, a artéria circunflexa e a ACD, com circulação dominante direita, esquerda ou codominante. A extensão da doença é definida como vaso único, dois vasos, três vasos ou doença de TCE; uma redução de no mínimo 70% no diâmetro luminal é considerada estenose significativa (Figuras 60.3 e 60.4). A doença do TCE, contudo, é definida como estenose de, no mínimo, 50% (Figura 60.5). Apesar de ser reconhecido como o padrão-ouro tradicional para avaliação clínica de aterosclerose coronariana, esse exame não está livre de limitações. Há marcante variação na confiabilidade interobservador e os pesquisadores encontraram somente 70% de concordância geral entre avaliadores com relação à gravidade da estenose; o valor diminuiu para 51% quando o exame foi restrito a vasos coronarianos classificados com algum grau de estenose por qualquer avaliador. Ademais, a angiografia fornece dados somente anatômicos, não sendo um indicador confiável de significância funcional de uma estenose coronariana, exceto quando uma técnica como reserva de fluxo fracionada (RFF) é utilizada para fornecer informação acerca dos efeitos fisiológicos da estenose. A RFF é mensurada com a passagem de um fio-guia com sensor nos vasos ADAE ou artéria circunflexa para lesões da ACE. Em seguida, a reserva de fluxo é avaliada utilizando adenosina para induzir hiperemia do sistema coronariano, que será discutida na próxima seção sobre RFF. Ademais, a angiografia não é capaz de distinguir entre placas vulneráveis e estáveis. Em estudos angiográficos realizados antes e após eventos agudos e pouco depois de um IM, placas que causaram AI e IM comumente apresentavam 50% de obstrução antes do evento agudo e foram, portanto, angiograficamente "silenciosas".[19,20] Métodos diagnósticos com objetivo de identificar placas vulneráveis e, portanto, risco de IM do paciente têm sido intensamente

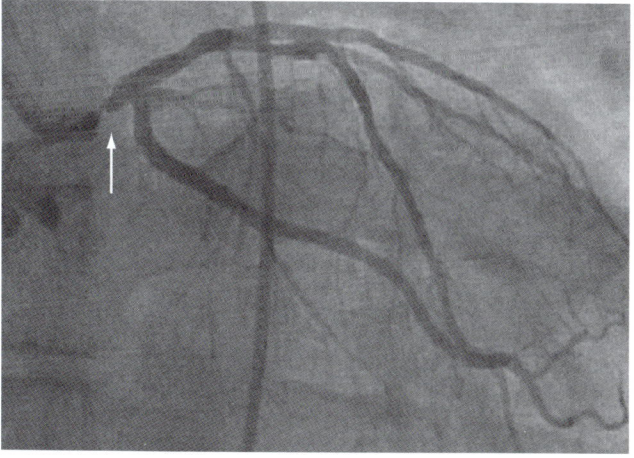

**Figura 60.4** Angiografia coronariana direita demonstrando lesão hemodinamicamente significativa (*seta*). A artéria coronária direita termina como artéria descendente posterior no sistema dominante direito.

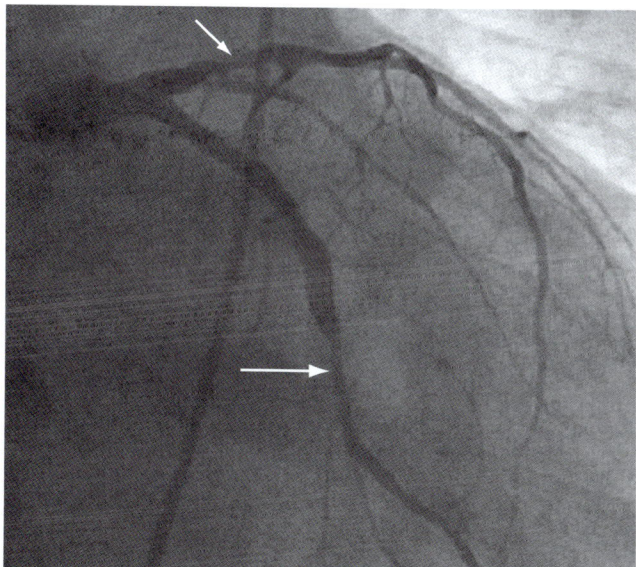

**Figura 60.3** Angiografia coronariana esquerda demonstrando lesões hemodinamicamente graves nas artérias descendente anterior esquerda (*seta pequena*) e circunflexa (*seta grande*).

**Figura 60.5** Angiografia coronariana demonstrando estenose crítica do tronco da coronária esquerda (*seta*).

estudados, embora não tenha surgido nenhum padrão-ouro até o momento. Apesar de tais limitações, a extensão e a gravidade da DAC reveladas pela angiografia coronariana continuam sendo importantes preditores de desfechos a longo prazo para os pacientes.[21,22]

Nos registros do CASS[23] de pacientes tratados clinicamente, a taxa de sobrevida em 12 anos de pacientes com artérias coronárias normais foi de 91% comparada a 74% daqueles com doença de vaso único, 59% daqueles com doença de dois vasos e 40% em pacientes com doença de três vasos.

É importante ressaltar que, além de informar a decisão acerca de intervenção cirúrgica ou coronariana percutânea (ICP), as características salientes de lesões coronarianas (p. ex., gravidade da estenose, extensão, complexidade e presença de trombo), número de lesões que ameaçam regiões de miocárdio contrátil, efeitos de vasos colaterais e volume de miocárdio viável comprometido, também podem fornecer alguma informação acerca das potenciais consequências de oclusão subsequente de vasos e a consequente urgência com que a cirurgia deverá ser agendada.

As técnicas de ICP de uso atual incluem a dilatação com balão, dilatação com *stent*, aterectomia e ablação de placa com diversos dispositivos, trombectomia por aspiração, técnicas de imagem especializadas e avaliação fisiológica com dispositivos intracoronarianos.

*Stents* de artéria coronária foram o primeiro avanço substancial na prevenção de reestenose após a angioplastia. Embora retração e compressão do *stent* não sejam problemas totalmente insignificantes, a maior causa de perda de lúmen em artérias coronárias com *stent* é a hiperplasia neointimal. Trata-se do principal mecanismo de estenose *intrastent* e resulta da proliferação celular inadequada – que precipitou o advento de *stents* farmacológicos citotóxicos (SFC).

### Reserva de fluxo fracionada

A angiografia pode subestimar a gravidade da DAC, especialmente da doença da ADAE.[24,25] Essa subestimativa pode ocorrer devido à falta de um segmento de referência ou a uma doença muito ostial ou distal. Portanto, em casos de lesão intermediária, a RFF surgiu como modalidade útil ao diagnóstico.

A RFF é mensurada por meio da inserção de um fio-guia com sensor nos vasos ADAE ou artéria circunflexa para lesões da ACE. Em seguida, a reserva de fluxo na artéria é avaliada com uso de adenosina para induzir hiperemia no sistema coronariano. Uma RFF menor que 0,75 é indicativa da presença de lesões isquêmicas. Alguns estudos têm utilizado um limiar de 0,8.

### Ultrassonografia intravascular

A ultrassonografia intravascular (IVUS, *intravascular ultrasonography*) fornece imagens de secção transversal de alta qualidade do sistema coronariano. É realizada inserindo um cateter de IVUS no interior da ADAE ou artéria circunflexa e gradualmente retirando enquanto obtém imagens do sistema coronariano em tempo real. Em lesões indeterminadas da ACE, um diâmetro luminal mínimo de 2,8 ou uma área luminal mínima de 6 mm² sugere uma lesão fisiologicamente significativa.

### Exame de imagem híbrido

Exames de imagem híbridos têm o potencial de levar a avaliação coronariana mais adiante por meio da combinação das vantagens das duas diferentes modalidades, fornecendo informação tanto anatômica quanto fisiológica em um único exame. A imagem híbrida pode combinar a tomografia com emissão de pósitrons (PET) e a TC ou SPECT e TC, permitindo exame anatômico e funcional combinados. Ademais, novas técnicas de escaneamento tornam possível o uso da ATCC isolada para avaliar perfusão e RFF, além da anatomia coronariana. Essas avaliações combinadas podem produzir uma imagem fusionada, na qual a informação fisiológica sobre o fluxo é combinada com a informação sobre extensão anatômica e gravidade da DAC, composição da placa e remodelamento arterial. Evidências robustas que suportem o uso da imagem híbrida ainda não estão disponíveis, mesmo com relato de sua acurácia na predição de eventos cardíacos com marcadores isquêmicos e anatômicos. O poder do exame de imagem híbrido é fornecer informações anatômicas para orientar a interpretação do miocárdio isquêmico e cicatrizado, bem como informações para orientar a tomada de decisão terapêutica. A imagem híbrida também pode superar as limitações técnicas da SPECT ou PET de perfusão miocárdica por fornecer correlações anatômicas, que guiam a precisão da interpretação, além de fornecer informação funcional não disponível por técnicas anatômicas, como a ATCC ou angiorressonância. Todavia, o emprego de técnicas híbridas requer aumento da dose de radiação.

## INDICAÇÕES PARA REVASCULARIZAÇÃO CORONARIANA

Para as diretrizes mais recentes do American College of Cardiology/American Heart Association, a única indicação de classe Ia para ICP é o IAMCSST. Em todas as demais indicações, a CRM tem classe superior com base nas evidências atuais (Tabela 60.3). Tais diretrizes baseiam-se na literatura existente, que abrange quatro décadas. Muitos dos estudos nos quais se baseiam as atuais recomendações foram conduzidos nos anos 1970 e 1980.

### Cirurgia de revascularização miocárdica *versus* tratamento clínico contemporâneo

Nos anos 1970 e 1980, três importantes ensaios clínicos randomizados controlados (ECR) estabeleceram o benefício da CRM em relação à sobrevida quando comparada ao tratamento clínico sem revascularização em determinados pacientes com DCIE: o *Veterans Affairs Cooperative Study*,[26] o *European Coronary Surgery Study*[27] e o CASS.[22] Subsequentemente, em 1994, uma metanálise de 7 estudos, nos quais 2.649 pacientes foram randomizados para tratamento clínico ou CRM,[24] demonstrou que a cirurgia ofereceu vantagem em relação à sobrevida quando comparada com o tratamento clínico para pacientes com DAC em ADAE ou em três vasos. Os estudos também estabeleceram que a CRM é mais eficaz que o tratamento clínico para aliviar os sintomas de angina. Esses estudos foram reproduzidos somente uma vez na última década. No *Medicine, Angioplasty, or Surgery Study II* (MASS II), pacientes com DAC em múltiplos vasos tratados com CRM tiveram menos propensão a apresentar IM subsequente, necessidade de revascularização adicional ou de sofrer morte cardíaca nos 10 anos após o estudo, comparados a pacientes tratados clinicamente.[25] As técnicas cirúrgicas e o tratamento clínico melhoraram significativamente ao longo dos anos. Alguns críticos afirmam que, se a CRM fosse comparada com o TCOD nos ECR da atualidade, os benefícios relativos em termos de sobrevida e alívio da angina observados muitas décadas atrás poderiam não ser mais observados. Todavia, deve-se compreender também que a administração concomitante de TCOD, que a maioria dos pacientes pós-cirúrgicos recebe atualmente, também pode melhorar significativamente o desfecho a longo prazo em pacientes tratados com CRM em comparação àqueles que recebem tratamento clínico isolado. Portanto, a diferença da sobrevida pode ainda favorecer a CRM quando comparada ao TCOD.

## Tabela 60.3 Diretrizes para a revascularização coronariana.

| Lesões coronarianas | Recomendações |
|---|---|
| **Tronco da coronária esquerda desprotegido** | |
| CRM | I |
| ICP | IIa – Para DCIE com presença de ambos os seguintes:<br>• A cateterização cardíaca revela baixo risco de complicações da ICP e alta probabilidade de bom desfecho a longo prazo (SYNTAX escore baixo de 22, lesão ostial ou de tronco de coronária esquerda)<br>• Risco significativamente aumentado de desfecho cirúrgico adverso (risco previsto pela STS de mortalidade cirúrgica de 5%)<br>IIa – Para AI/IAMSSST em paciente não candidato à CRM<br>IIa – Para IAMCSST quando o fluxo coronariano distal estiver com TIMI grau 3 e a ICP puder ser realizada mais rápida e seguramente que a CRM<br>IIb – Para DCIE com presença de ambos os seguintes:<br>• A cateterização cardíaca revela risco baixo a intermediário de complicações da ICP e probabilidade intermediária de bom desfecho a longo prazo (SYNTAX escore baixo a intermediário de 33, bifurcação do tronco da coronária esquerda)<br>• Risco aumentado de desfecho cirúrgico adverso (DPOC moderada a grave, incapacidade devido a acidente vascular encefálico prévio ou cirurgia cardíaca prévia; risco previsto pela STS de mortalidade cirúrgica de 2%)<br>III: Prejudicial – Para DCIE em pacientes (*versus* realização de CRM) com anatomia desfavorável para ICP e que sejam bons candidatos à CRM |
| **Doença de três vasos com ou sem doença proximal da ADAE** | |
| CRM | I<br>IIa – É razoável escolher a CRM à ICP em pacientes com DAC complexa de três vasos (SYNTAX escore 22) que sejam bons candidatos à cirurgia |
| ICP | IIb – Benefício incerto |
| **Doença de dois vasos com doença proximal da ADAE** | |
| CRM | I |
| ICP | IIb – Benefício incerto |
| **Doença de dois vasos sem doença proximal da ADAE** | |
| CRM | IIa – Com isquemia extensa<br>IIb – Benefício incerto sem isquemia extensa |
| ICP | IIb – Benefício incerto |
| **Doença proximal de vaso único na ADAE** | |
| CRM | IIa – Com AMIE para benefício a longo prazo |
| ICP | IIb – Benefício incerto |
| **Doença de vaso único sem envolvimento proximal da ADAE** | |
| CRM | III: Prejudicial |
| ICP | III: Prejudicial |
| **Disfunção de VE** | |
| CRM | IIa – FEVE de 35 a 50%<br>IIb – FEVE de 35% sem DAC significativa do tronco da coronária esquerda |
| ICP | Dados insuficientes |
| **Sobreviventes de morte súbita cardíaca com TV presumivelmente mediada por isquemia** | |
| CRM | I |
| ICP | I |
| **Ausência de critérios anatômicos ou fisiológicos para revascularização** | |
| CRM | III: Prejudicial |
| ICP | III: Prejudicial |

Classe I: benefício >>> risco. O procedimento deve ser realizado. Classe IIa: benefício >> risco. Necessários exames adicionais com objetivos focados. É razoável realizar o procedimento. Classe IIb: benefício ≥ risco. Exames adicionais com objetivos mais amplos e dados adicionais de registro podem ser necessários. O procedimento terapêutico pode ser considerado. Classe III: sem benefício ou Classe III: prejudicial. *ADAE*, artéria descendente anterior esquerda; *AI/IAMSSST*, angina instável/infarto do miocárdio sem elevação do segmento ST; *AMIE*, artéria mamária interna esquerda; *CRM*, cirurgia de revascularização miocárdica (eventos adversos significativos ocorreram com menor frequência com a CRM); *DAC*, doença arterial coronariana; *DCIE*, doença cardíaca isquêmica estável; *DPOC*, doença pulmonar obstrutiva crônica; *FEVE*, fração de ejeção do ventrículo esquerdo; *IAMCSST*, infarto do miocárdio com elevação do segmento ST; *ICP*, intervenção coronária percutânea; *STS*, Society of Thoracic Surgeons; *SYNTAX*, Synergy between Percutaneous Coronary Intervention with Taxus and Cardiac Surgery; *TIMI*, thrombolysis in myocardial infarction; *TV*, taquicardia ventricular; *VE*, ventrículo esquerdo. (De Fihn SD, Gardin JM, Abrams J, et al. 2012 ACCF/AHA/ACP/AATS/PCNA/SCAI/STS guideline for the diagnosis and management of patients with stable ischemic heart disease: a report of the American College of Cardiology Foundation/American Heart Association Task Force on Practice Guidelines, and the American College of Physicians, American Association for Thoracic Surgery, Preventive Cardiovascular Nurses Association, Society for Cardiovascular Angiography and Interventions, and Society of Thoracic Surgeons. *Circulation*. 2012;126:e354-471.)

## Intervenção coronariana percutânea *versus* tratamento clínico

Ainda que os tratamentos intervencionistas contemporâneos tenham reduzido os riscos de reestenose quando comparados com as técnicas mais antigas, metanálises não têm demonstrado vantagem de *stents* metálicos (SM) na sobrevida dos pacientes em comparação à angioplastia com balão[26,27] ou vantagem na sobrevida comparando uso de SFC ou de SM.[28] A avaliação dos estudos de ICP conduzidos nos últimos 30 anos demonstra que, apesar da melhora da tecnologia de ICP e farmacoterapia, o risco de óbito ou IM não diminuiu em pacientes sem síndrome coronariana aguda recente. Os achados de estudos individuais e revisões sistemáticas de ICP comparada ao tratamento clínico podem ser resumidos como segue:

- A ICP diminui a incidência de angina
- A ICP não demonstrou melhora da sobrevida em pacientes estáveis
- A ICP pode aumentar o risco de IM a curto prazo
- A ICP não reduz o risco de IM a longo prazo.

## Cirurgia de revascularização miocárdica *versus* angioplastia com balão ou com *stents* metálicos

Em uma revisão de múltiplos ECR comparando a CRM com a angioplastia com balão ou SM, puderam ser extraídas as seguintes conclusões:[28]

- Sobrevida foi similar para CRM e ICP (com angioplastia com balão ou SM) em 1 e 5 anos. A sobrevida foi similar para CRM e ICP em pacientes com DAC em um vaso (incluindo doença da porção proximal da ADAE) ou DAC de múltiplos vasos
- Incidência de IM foi similar em 5 anos
- AVE foi mais comum com CRM do que com ICP (1,2% *versus* 0,6%)
- Alívio da angina foi mais efetivo com CRM do que com ICP em 1 e 5 anos
- Em 1 ano após o procedimento, a necessidade de nova revascularização coronariana foi menos frequente com a CRM do que com a ICP (3,8% *versus* 26,5%). O mesmo foi observado após 5 anos de acompanhamento (9,8% *versus* 46,1%). A diferença foi mais pronunciada com a angioplastia com balão do que com SM.

## Cirurgia de revascularização miocárdica *versus stents* farmacológicos citotóxicos

Múltiplos estudos observacionais comparando CRM e implante de SFC foram publicados, embora a maioria apresente período de acompanhamento curto (12 a 24 meses). Um grande ECR comparando CRM e implante de SFC em pacientes com doença de três vasos ou de TCE foi publicado com o nome de *Synergy between Percutaneous Coronary Intervention with Taxus and Cardiac Surgery* (SYNTAX), no qual 1.800 pacientes (de um total de 4.337 avaliados) foram randomicamente selecionados para implante de SFC ou para CRM. Eventos cardíacos adversos maiores (óbito, AVE, IM ou nova cirurgia de revascularização durante 3 anos após a randomização) ocorreram com menor frequência em pacientes submetidos à CRM (20,2%) do que ao implante de SFC (28,0%; $P = 0,001$). As taxas de mortalidade e de AVE foram similares; todavia, houve maior propensão de ocorrência de IM (3,6% para CRM, 7,1% para SFC) e nova revascularização (10,7% para CRM, 19,7% para SFC) com o implante de SFC. No SYNTAX, a extensão da DAC foi avaliada por meio do escore SYNTAX, que é baseado em localização, gravidade e extensão das estenoses coronarianas, com baixo escore indicando DAC anatômica menos complicada. Na análise *post-hoc*, o escore baixo foi definido como 22 ou menos; intermediário, 23 a 32; e alto, 33 ou mais. A ocorrência de eventos adversos maiores correlacionou-se com o escore SYNTAX para pacientes com SFC, porém não para pacientes submetidos à CRM. Aos 12 meses de acompanhamento, o desfecho primário foi similar para CRM e SFC em pacientes com baixo escore SYNTAX. Em contrapartida, eventos cardíacos adversos maiores ocorreram com maior frequência após implante de SFC do que após CRM em pacientes com escore SYNTAX intermediário ou alto. Aos 3 anos de acompanhamento, a taxa de mortalidade foi maior em pacientes com DAC de três vasos tratados com ICP do que pacientes tratados com CRM (6,2% *versus* 2,9%). As diferenças em eventos cardíacos adversos maiores dos pacientes tratados com ICP ou CRM elevaram-se com o aumento do escore SYNTAX. Embora a utilidade do escore SYNTAX permaneça incerta na rotina clínica, parece razoável concluir do SYNTAX e de outros dados que os desfechos para pacientes submetidos a ICP ou CRM com DAC relativamente não complicada ou de graus mais baixos sejam comparáveis, enquanto em casos de doença complexa ou difusa, a CRM pareça ser preferível. Aos 5 anos de acompanhamento, foi observada tendência similar, sendo a CRM superior à ICP para escore SYNTAX intermediário ou alto.[b,29]

## Doença de tronco da coronária esquerda

### Cirurgia de revascularização miocárdica ou intervenção coronariana percutânea *versus* tratamento clínico para doença de tronco da coronária esquerda

A CRM proporciona benefício à sobrevida comparada ao tratamento clínico em pacientes com DAC da ACE. Análises de subgrupos de ECR realizadas há três décadas demonstraram redução de 66% do risco relativo de óbito com a CRM, com o benefício se estendendo por 10 anos.[23,24]

### Estudos comparando intervenção coronariana percutânea *versus* cirurgia de revascularização miocárdica para doença de tronco da coronária esquerda

Dentre todos os pacientes submetidos à angiografia coronariana, aproximadamente 4% apresentavam DAC em ACE, dos quais 80% apresentavam estenose significativa (70% do diâmetro) em outras artérias coronárias epicárdicas. Estudos de coorte demonstraram que os desfechos clínicos maiores para ACE ostial foram similares com ICP ou CRM em 1 ano após a revascularização e que taxas de mortalidade foram similares em 1, 2 e 5 anos de acompanhamento; contudo, o risco da necessidade de revascularização do vaso-alvo é significativamente mais alto com *stents* do que com CRM.

Múltiplos ECR investigaram esse tópico: o estudo SYNTAX,[29] o *Study of Unprotected Left Main Stenting versus Bypass Surgery* (LE MANS), o *Premier of Randomized Comparison of Bypass Surgery versus Angioplasty Using Sirolimus-Eluting Stent in Patients with*

---

[b]N.R.T.: Em estudos contemporâneos, com *stents* modernos e técnicas cirúrgicas aprimoradas, houve uma vantagem da CRM sobre a ICP em pacientes com doença multiarterial complexa, já visto no acompanhamento de 5 anos do SYNTAX e confirmado no seu seguimento de 10 anos. Neste último, foi observado um benefício significativo de sobrevida em pacientes com doença das três coronárias principais submetidos à CRM em relação à ICP (Thuijs DJFM, Kappetein AP, Serruys PW, et al. Percutaneous coronary intervention versus coronary artery bypass grafting in patients with three-vessel or left main coronary artery disease: 10-year follow-up of the multicentre randomised controlled SYNTAX trial. *Lancet*. 2019;394[10206]:1325-1334).

*Left Main Coronary Artery Disease* (PRECOMBAT), o *Percutaneous Coronary Angioplasty versus CABG in Treatment of Unprotected Left Main Stenosis* (NOBLE)[30] e o *Everolimus-Eluting Stents or Bypass Surgery for Left Main Coronary Artery Disease* (EXCEL).[31] Os resultados desses ECR sugerem (mas não provam definitivamente) que os desfechos clínicos maiores de pacientes *selecionados* com DAC da ACE foram similares com CRM e ICP em 1 a 2 anos de acompanhamento, embora a taxa de revascularização repetida tenha sido mais alta após ICP do que CRM. São necessários ECR com acompanhamento estendido de 5 anos para fornecer conclusões definitivas acerca do tratamento ideal para DAC em ACE.

No estudo NOBLE comparando ICP e CRM, as estimativas de 5 anos de Kaplan-Meyer de evento cardíaco adverso maior (ECAM) foram de 28% para ICP (121 eventos) e 18% para CRM (80 eventos) (*hazard ratio* 1,51; intervalo de confiança de 95%, 1,13 a 2,00), excedendo o limite de não inferioridade, sendo que a CRM foi significativamente melhor que a ICP ($P = 0,0044$). As estimativas de mesmo tratamento foram de 28% *versus* 18% (1,48, 1,11 a 1,98, $P = 0,0069$). Comparando ICP com CRM, as estimativas de 5 anos foram de 11% *versus* 9% (1,08, 0,67 a 1,74; $P = 0,84$) para mortalidade de todas as causas, 6% *versus* 2% (2,87, 1,40 a 5,89; $P = 0,0040$) para IM não relacionado ao procedimento, 15% *versus* 10% (1,50, 1,04 a 2,17; $P = 0,0304$) para qualquer revascularização e 5% *versus* 2% (2,20, 0,91 a 5,36; $P = 0,08$) para AVE.[30]

### Opções de revascularização para doença da artéria coronária esquerda

Embora a CRM tenha sido considerada o padrão-ouro para revascularização de DAC em ACE, a ICP emergiu mais recentemente como uma possível alternativa de revascularização em pacientes cuidadosamente selecionados. A localização da lesão é um importante determinante para se considerar a ICP em DAC de ACE não protegida. O implante de *stent* no óstio ou tronco da ACE é mais simples do que o tratamento de estenoses na bifurcação ou trifurcação distal, os quais geralmente requerem grau maior de experiência e especialização do profissional. Além disso, a ICP de doença da bifurcação está associada a maior incidência de reestenose do que a ICP de doença restrita ao óstio ou tronco. Embora a localização da lesão influencie o sucesso da técnica e os desfechos a longo prazo após ICP, sua influência é insignificante no sucesso da CRM. Em análises de subgrupos, pacientes com DAC em ACE e escore SYNTAX de 33 com DAC mais extensa ou complexa apresentaram maior taxa de mortalidade com a ICP do que com a CRM. Os médicos podem estimar o risco cirúrgico de todos os candidatos à CRM por meio de um instrumento padrão, como a calculadora de risco da base de dados da Society of Thoracic Surgeons (STS). Essas considerações constituem importantes fatores à seleção das estratégias de revascularização para DAC de ACE não protegida e têm sido utilizadas nas recomendações de revascularização. O emprego de abordagem com equipe cardiológica multidisciplinar (*Heart Team*) tem sido recomendado em casos nos quais a escolha da revascularização não é simples e direta. A capacidade do paciente de tolerar e consentir com a terapia antiplaquetária dupla também constitui importante consideração nas decisões sobre a revascularização.

Especialistas têm recomendado ICP imediata para DAC de ACE não protegida em casos de IAMCSST. O ímpeto para tal estratégia é maior quando a DAC de ACE é o sítio da lesão culpada, quando o fluxo coronariano anterógrado se encontra diminuído (p. ex., trombólise em fluxo de IM grau 0, 1 ou 2), quando o paciente está hemodinamicamente instável e quando se acredita que a ICP possa ser realizada mais rapidamente que a CRM.

Quando possível, o cardiologista intervencionista e o cirurgião cardíaco devem decidir juntos a forma ideal de revascularização desses pacientes, embora se reconheça que são geralmente pacientes criticamente doentes e, portanto, não passíveis de deliberação ou discussão prolongada das opções de tratamento.

### Doença proximal da artéria descendente anterior esquerda

Muitos estudos têm sugerido que CRM oferece vantagem à sobrevida quando comparada com tratamento clínico contemporâneo para pacientes com doença proximal da ADAE. Estudos de coorte e ECR, bem como análises colaborativas e metanálises, demonstram que a ICP e a CRM resultam em taxas de sobrevida similares nesses pacientes.

### Revascularização completa *versus* incompleta

A maioria dos pacientes submetidos à CRM recebe revascularização completa ou quase completa, o que parece influenciar positivamente o prognóstico a longo prazo.[32,33] Em contrapartida, a revascularização completa é realizada com menor frequência em pacientes submetidos à ICP (p. ex., em 70% dos pacientes) e a extensão para a qual a revascularização inicial incompleta influencia o desfecho permanece incerta. A sobrevida a longo prazo e a sobrevida livre de IM parecem ser similares em pacientes com ou sem revascularização completa após ICP. De qualquer modo, a necessidade de CRM subsequente geralmente é maior em pacientes cujo procedimento de revascularização inicial foi incompleto (comparados àqueles com revascularização completa) após ICP.

### Disfunção sistólica de ventrículo esquerdo

Muitos estudos antigos e uma metanálise de dados desses estudos relataram que pacientes com disfunção sistólica de VE (predominantemente leve a moderada) apresentaram melhor sobrevida com CRM do que com tratamento clínico isolado. No estudo *Surgical Treatment for Ischemic Heart Failure* (STICH) de CRM e TCOD em pacientes com FEVE de 35%, com ou sem teste de viabilidade, ambos os tratamentos resultaram em taxas de sobrevida similares (ou seja, livre de óbito por qualquer causa, que era o desfecho primário do estudo) após 5 anos de acompanhamento. No mesmo estudo, aos 10 anos, as taxas de morte por qualquer causa, morte por causas cardiovasculares e morte por qualquer causa ou hospitalização por causas cardiovasculares foram significativamente menores em pacientes submetidos à CRM associada ao tratamento clínico do que aqueles que receberam tratamento clínico isolado.[34,35]

Os dados disponíveis comparando a ICP com o tratamento clínico em pacientes com disfunção sistólica de VE são limitados. Os dados atualmente disponíveis sobre revascularização em pacientes com DAC e disfunção sistólica de VE são mais expressivos para CRM do que ICP, embora faltem dados de ECR contemporâneos nessa população de pacientes.

A escolha do método de revascularização em pacientes com DAC e disfunção sistólica de VE baseiam-se em variáveis clínicas (p. ex., anatomia coronariana, presença de diabetes melito, presença de doença renal crônica), gravidade da disfunção, preferências do paciente, julgamento clínico e consulta entre cardiologista intervencionista e cirurgião cardíaco.

### Opções de revascularização para cirurgia de revascularização miocárdica prévia

Em pacientes com angina recorrente após CRM, a revascularização repetida tem maior propensão a melhorar a sobrevida em pacientes de alto risco, como pacientes com obstrução proximal da ADAE e isquemia anterior extensa. Pacientes com isquemia em outros locais e aqueles com AMIE patente para ADAE têm menor probabilidade de apresentar benefício à sobrevida com a revascularização repetida.[36] Estudos de coorte comparando a ICP e CRM entre pacientes pós-CRM relatam taxas de sobrevida a médio e longo prazo similares após os dois procedimentos. Em pacientes com CRM prévia encaminhados para revascularização por isquemia refratária ao tratamento clínico, os fatores que podem apoiar a escolha da nova CRM incluem vasos inadequados para a ICP, múltiplos enxertos com condições patológicas, disponibilidade da artéria mamária interna (AMI) para enxerto de artérias coronárias cronicamente obstruídas e bons leitos distais para implante de enxerto. Os fatores que favorecem a ICP sobre a CRM incluem áreas de isquemia limitadas causando sintomas, alvos de ICP viáveis, enxerto para ADAE patente, alvos de CRM inadequados e comorbidades.

## Angina instável/infarto do miocárdio sem supradesnivelamento do segmento ST

A principal diferença entre o tratamento de um paciente com DCIE e com AI/IAMSSST é que o ímpeto para a revascularização é maior no caso desse último, visto que a isquemia do miocárdio ocorre como parte de uma síndrome coronariana aguda potencialmente fatal e os sintomas associados de angina são mais propensos a responder ao procedimento de revascularização do que ao TCOD.[37] Portanto, as indicações para revascularização são reforçadas pela acuidade da apresentação, extensão da isquemia e probabilidade de atingir revascularização completa. A escolha do método de revascularização geralmente é determinada pelas mesmas considerações utilizadas durante a decisão entre ICP e CRM para pacientes com DCIE.

## Infarto do miocárdio com supradesnivelamento do segmento ST-infarto agudo do miocárdio

### Intervenção coronariana percutânea *versus* manejo clínico para infarto agudo do miocárdio

Em geral, a ICP confere maior vantagem à sobrevida do que o uso de trombolíticos como tratamento inicial do IAMCSST–infarto agudo do miocárdio (IAM), e o uso tardio de ICP como adjuvante da terapia, incluindo tratamento com trombolíticos, não afeta a sobrevida. No estudo *Global Use of Strategies to Open Occluded Coronary Arteries in Acute Coronary Syndromes* (GUSTO) IIb,[38] a taxa em 30 dias do desfecho composto por óbito, IM não fatal e AVE incapacitante não fatal foi de 9,6% para pacientes submetidos à ICP e 13,7% para pacientes que receberam trombolíticos.

Dados observacionais prospectivos obtidos do *Second National Registry of Myocardial Infarction* entre junho de 1994 e março de 1998 incluíram dados de um estudo de coorte de 27.080 pacientes consecutivos com IAM associado a aumento do segmento ST ou bloqueio de ramo esquerdo. Tais pacientes foram todos tratados com angioplastia primária. O estudo revelou que as probabilidades ajustadas de mortalidade foram significativamente mais altas (62% *versus* 41%) para pacientes com tempo porta-balão maior que 2 horas. Quanto maior esse tempo, maior o risco de mortalidade, enfatizando que o tempo porta-balão tem um impacto significativo sobre os desfechos de pacientes com IAM.[39]

Com base nessa evidência, tem-se exigido de instituições que realizam ICP que o tempo porta-balão não seja maior que 90 minutos. Dependendo das instituições disponíveis em uma determinada região, é responsabilidade dos serviços médicos de emergência determinar se a meta pode ser atingida ao se transferir um paciente para uma instituição especializada em ICP. Se isso não puder ser realizado, deverá ser considerada a estratégia clínica de manejo, com objetivo de atingir tempo porta-agulha de 30 minutos ou menos.[40]

### Papel da cirurgia de revascularização miocárdica

Embora um número crescente de pacientes esteja sendo submetido à cateterização precoce após IAM, o tratamento inicial é direcionado pelo intervencionista, o que diminui significativamente o papel da CRM de emergência. Em geral, pacientes submetidos à CRM precocemente após um IAM estão mais enfermos, de modo que os esforços para melhorar sua função miocárdica são em geral refratários ao tratamento clínico. Esses pacientes geralmente apresentam maior incidência de comorbidades e são mais propensos a necessitar de balão intra-aórtico (BIA). O momento oportuno da CRM após um IAM não está bem estabelecido. Uma revisão realizada com dados de alta hospitalar da Califórnia identificou 9.476 pacientes que foram hospitalizados por IAM e subsequentemente submetidos à CRM. Desses pacientes, 4.676 (49%) faziam parte do grupo de CRM precoce e 4.800 (51%) eram do grupo de CRM tardia. A taxa de mortalidade foi mais alta (8,2%) nos pacientes submetidos à CRM no dia 0 e diminuiu para o mínimo de 3,0% no dia 3 no mesmo grupo. O tempo médio da CRM foi de 3,2 dias. A CRM precoce foi um preditor independente da mortalidade, o que sugere que a CRM possa ser protelada por 3 dias ou mais após admissão por IAM em casos não urgentes.[41]

O estudo *Should We Emergently Revascularize Occluded Coronaries for Cardiogenic Shock* (SHOCK) demonstrou vantagem à sobrevida da revascularização de emergência comparada à estabilização clínica inicial de pacientes que desenvolveram choque cardiogênico após IAM. Uma subanálise comparando os efeitos da ICP e CRM na sobrevida de 30 dias e 1 ano demonstrou que as taxas de sobrevida foram similares nos dois momentos. Dentre pacientes do estudo SHOCK que foram randomicamente designados para revascularização de emergência, os tratados com CRM apresentavam maior prevalência de diabetes melito e DAC mais grave do que aqueles tratados com ICP. Todavia, as taxas de sobrevida foram similares.

Em pacientes com IAM, a CRM geralmente é realizada conjuntamente com uma cirurgia para tratar uma complicação específica, tal como angina refratária pós-infarto, ruptura de músculo papilar com regurgitação mitral e DSV causado pelo infarto. A escolha entre cirurgia de urgência ou emergência geralmente se baseia no risco inicial alto de mortalidade devido a complicações mecânicas.

## Avaliação pré-operatória

O sucesso da revascularização miocárdica depende de investigação adequada e da seleção correta do paciente. Atualmente, necessita-se de abordagem multidisciplinar com cardiologistas e cirurgiões cardíacos para proporcionar ao paciente a forma mais adequada de revascularização com base nas diretrizes (Figura 60.6). Comorbidades que afetam o desfecho da CRM e são tipicamente incorporadas aos modelos de risco incluem idade, sexo, urgência do procedimento, fração de ejeção, necessidade de suporte circulatório mecânico, IM, tabagismo, uso de imunossupressores, intervenções coronarianas prévias, hipertensão, diabetes, doença vascular periférica (DVP) e doença cerebrovascular. Ademais, a gravidade da angina, conforme designada pela classificação da Canadian Cardiovascular Society para angina, e a classificação da New York Heart Association para insuficiência cardíaca congestiva (ICC) são importantes variáveis de risco.

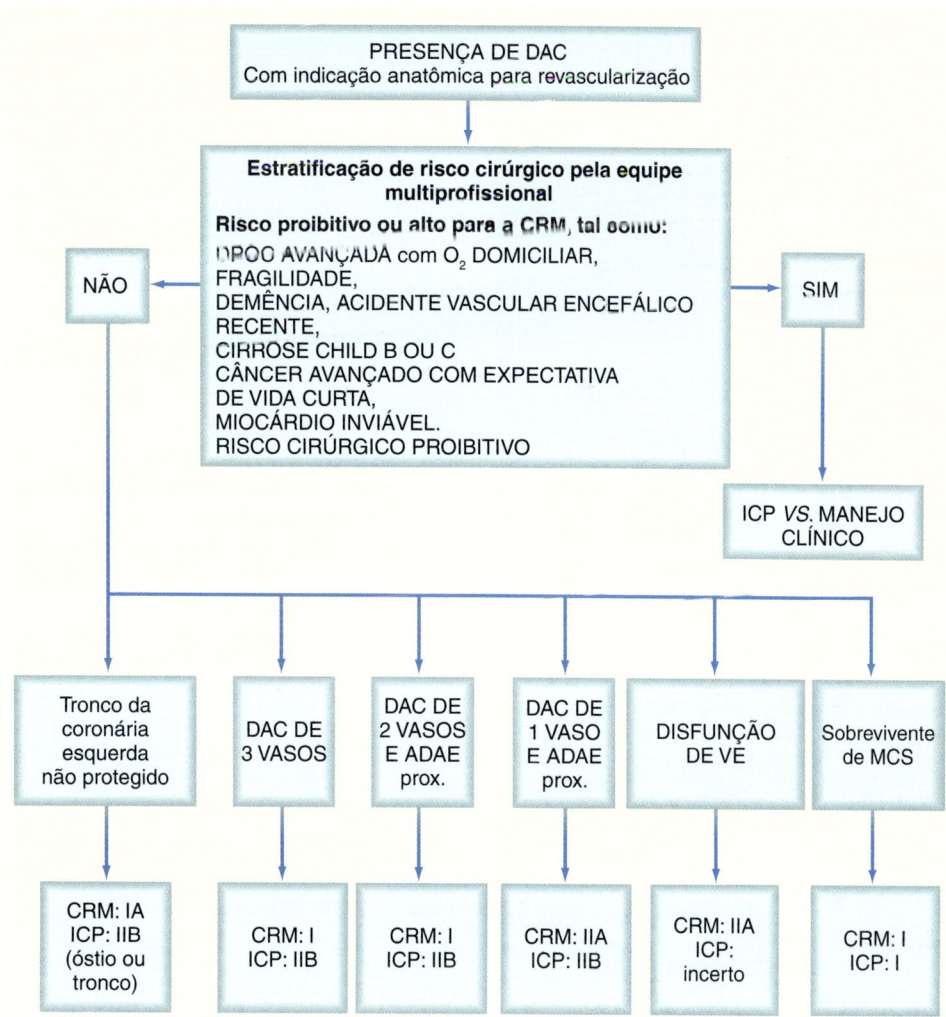

**Figura 60.6** Diagrama da tomada de decisão cirúrgica para revascularização miocárdica. *ADAE*, artéria descendente anterior esquerda; *CRM*, cirurgia de revascularização miocárdica; *DAC*, doença da artéria coronária; *DPOC*, doença pulmonar obstrutiva crônica; *ICP*, intervenção coronariana percutânea; *MCS*, morte cardíaca súbita (parada cardíaca súbita); *VE*, ventrículo esquerdo.

Os componentes a seguir são essenciais na investigação pré-operatória de pacientes que serão submetidos à CRM:

- Histórico detalhado e exame físico, incluindo avaliação de enxertos
- Revisão de medicações, incluindo inibidores da enzima conversora de angiotensina, betabloqueadores, agentes antiplaquetários e anticoagulantes
- Ultrassonografia carotídea em pacientes com sopro clínico ou risco de doença cerebrovascular
- Ecocardiografia para avaliar a função ventricular e integridade estrutural das valvas e câmaras
- Teste de viabilidade cardíaca em pacientes com redução da FEVE, oclusões totais crônicas, fragilidade e cirurgias de alto risco para decidir entre ICP e CRM
- Cateterização cardíaca para delinear a anatomia coronariana
- Radiografia de tórax
- Perfil de coagulação e contagem de plaquetas, perfil metabólico completo e hemograma completo.

Dependendo dos achados desses exames, os pacientes podem necessitar de investigação adicional. Em condições emergenciais, muitos desses exames podem ser deixados de lado para realização de revascularização imediata.

## Técnica de revascularização do miocárdio: cirurgia de revascularização miocárdica com circulação extracorpórea convencional

O Boxe 60.4 delineia os principais passos da CRM com CEC.

### Posicionamento e campo cirúrgico

A técnica anestésica de escolha é a anestesia geral com tubo endotraqueal de lúmen único. Após indução anestésica e colocação de acesso necessário e linhas de monitoramento, o paciente é posicionado em posição supina com ou sem um coxim sob as escápulas, de acordo com a preferência do cirurgião. Os braços são posicionados dos lados do paciente com acolchoamento adequado para minimizar as chances de lesão neural. Um colchão térmico é geralmente posicionado sob o paciente para auxiliar no reaquecimento após a hipotermia controlada durante a CEC. O tórax inteiro, abdome e membros inferiores são preparados. O preparo circunferencial dos membros inferiores é importante porque a perna necessita ser manuseada durante a dissecção do enxerto de veia safena. Caso se tencione dissecção de artéria radial, também se realiza preparo circunferencial do membro superior, posicionando-o 90° em relação à mesa cirúrgica em um suporte de braço, visto que muitos pacientes permanecem com acesso central de múltiplos lumens na veia jugular interna ou um cateter de Swan-Ganz. Pontos de ancoragem são aplicados aos campos cirúrgicos adequadamente para permitir que as linhas do circuito de CEC sejam fixadas sem comprometer a esterilidade.

> **Boxe 60.4** Principais passos da cirurgia de revascularização miocárdica com circulação extracorpórea.
>
> - Indução da anestesia e estabelecimento de monitoramento intraoperatório
> - Posicionamento e campo cirúrgico
> - Esternotomia mediana ou abordagem adequada
> - Dissecção e avaliação dos enxertos
> - Heparinização e canulação para circulação extracorpórea
> - Estabelecimento da circulação extracorpórea
> - Parada e proteção do miocárdio
> - Identificação dos vasos-alvo e construção de anastomoses distais
> - Restauração da atividade eletromecânica do miocárdio
> - Criação de anastomoses proximais
> - Desmame da circulação extracorpórea
> - Avaliação da necessidade e estabelecimento de adjuvantes – inotrópicos, balão intra-aórtico, marca-passos provisórios
> - Reversão da anticoagulação e estabelecimento da hemostasia
> - Avaliação dos locais da cirurgia e estabelecimento de drenagem cirúrgica
> - Fechamento da esternotomia

## Circulação extracorpórea

A CEC diz respeito ao estabelecimento de oxigenação extracorpórea e perfusão do corpo humano por meio do desvio de todo o retorno venoso do organismo para a máquina coração-pulmão e retorno do sangue oxigenado de maneira controlada e pressurizada. Em essência, a maior parte do fluxo sanguíneo do coração e pulmões é desviada. O estabelecimento da CEC constitui um passo crítico para qualquer procedimento cardíaco maior e permite controle completo da cirurgia.

Os componentes básicos da bomba de circuito extracorpóreo são cânulas venosas que drenam o retorno venoso, um reservatório venoso que coleta o sangue através da gravidade, um oxigenador e um trocador de calor, uma bomba de perfusão, um filtro para o sangue da linha arterial e uma cânula arterial (Figura 60.7). Os tubos condutores de sangue foram desenvolvidos para minimizar a turbulência, a cavitação e as alterações na velocidade do fluxo sanguíneo, que são deletérios à integridade das células sanguíneas. Como o circuito contém um espaço morto criado pela tubulação e pela bomba, é necessário certo volume de solução não sanguínea para preparar a bomba e os tubos. Essa solução, chamada *priming*, consiste em uma solução salina balanceada e, frequentemente, um coloide à base de amido. Sangue homólogo ou plasma fresco congelado podem ser adicionados quando o paciente estiver anêmico ou quando se antecipar problema com sangramento. O circuito apresenta muitas portas de acesso para obtenção de amostras de sangue para exames laboratoriais e para infusão de sangue, hemoderivados, cristaloides ou fármacos.

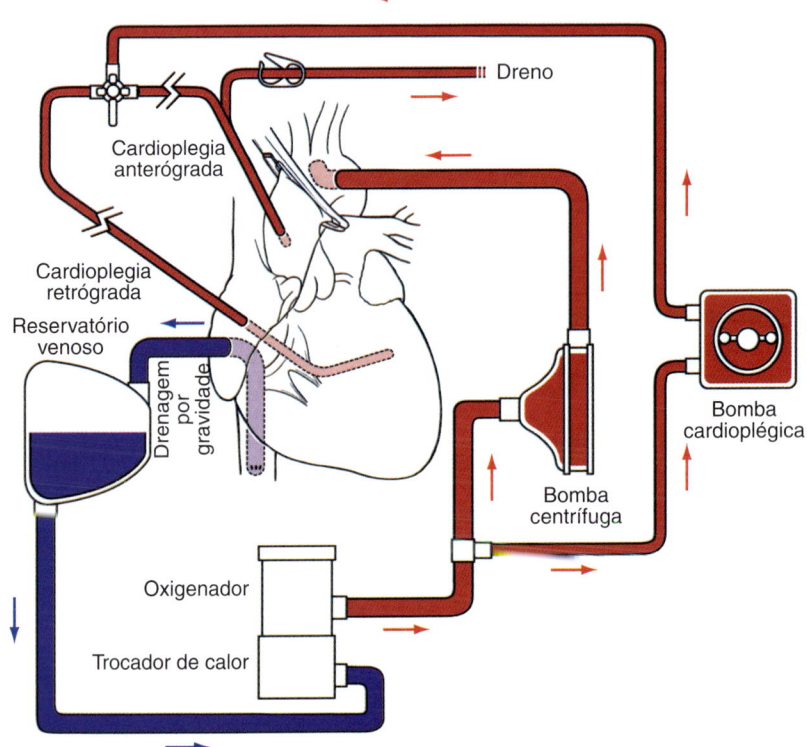

**Figura 60.7** Esquema do circuito completo da circulação extracorpórea. Todo o retorno venoso é sifonado para um reservatório venoso e é oxigenado com regulação de temperatura antes de ser bombeado de volta por meio de uma bomba centrífuga para a circulação arterial. O sítio mais comum de canulação do fluxo de entrada é a aorta ascendente; sítios alternativos incluem as artérias femorais e a artéria axilar direita em condições especiais. Um circuito paralelo fornece sangue oxigenado misturado com solução cardioplégica fria (4°C) em proporção 4:1 para ser administrada de forma anterógrada ou retrógrada e induzir parada cardíaca. A solução é administrada de forma anterógrada na raiz aórtica e retrógrada no seio coronariano. Durante a administração retrógrada da solução cardioplégica, o efluxo de sangue do óstio coronário é sifonado através do dreno, um circuito paralelo conectado ao reservatório venoso (não demonstrado), que também auxilia na descompressão do coração durante a fase de parada cardíaca.

Componentes suplementares incluem um sistema de aspiração para cardiotomia, que aspira sangue não diluído ou limpo das câmaras cardíacas abertas e do campo cirúrgico. Esse sangue é filtrado, desaerado e devolvido ao circuito da CEC. O sangue diluído do campo cirúrgico e o sangue misturado com citocinas inflamatórias ou gordura é coletado através de um dispositivo separado que concentra hemácias lavadas antes de retorná-las diretamente ao paciente.

A bomba de infusão cardioplégica é uma bomba separada, com reservatório e um trocador de calor, utilizada para infundir sangue frio enriquecido com potássio ou soluções cristaloides na circulação coronariana para parar e proteger o coração.

O emprego da CEC requer supressão da cascata da coagulação com heparina, tendo em vista que a ferida cirúrgica e os componentes do circuito funcionam como potentes estímulos à formação de trombos. É preciso instituir um protocolo de anticoagulação rigoroso antes do início da CEC. O circuito da bomba é preparado com solução de heparina 4 U/m$\ell$ e o paciente é heparinizado de maneira sistêmica com 300 U/kg antes da canulação. O tempo de ativação de coágulo, obtido aproximadamente 3 minutos após a administração da heparina, deve ser superior a 400 segundos antes da canulação e deve ser mantido maior que 450 segundos ao longo da CEC, com administração de doses intermitentes conforme necessário durante a cirurgia.

As bombas mais comuns são as peristálticas (rolete), compostas por tubos circunferenciais comprimidos por um cilindro externo, que força o sangue em uma direção. Esse mecanismo está associado a maior incidência de hemólise comparado a bombas centrífugas, de modo que bombas peristálticas têm sido utilizadas somente para aspiração na cardiotomia e para cardioplegia. A bomba sistêmica principal é uma bomba centrífuga composta por um cone magnético revestido de poliuretano que funciona como vórtice inserido em uma câmara cônica. O vórtice gira a aproximadamente 2.000 a 5.000 rpm, gerando força centrífuga suficiente para bombear o sangue. Como o fluxo é completamente gerado de forma não turbulenta em um cone delgado, o mecanismo é quase atraumático para as células sanguíneas e, portanto, associado a menor incidência de hemólise comparado ao mecanismo da bomba peristáltica (Figura 60.8).

### Proteção neurológica durante a circulação extracorpórea

A incidência de AVE após CEC é de aproximadamente 1,5%, mas déficits neurocognitivos são mais frequentes. Portanto, muitos passos necessitam ser respeitados durante a CEC a fim de minimizar o risco de lesão neurológica, incluindo manutenção de perfusão cerebral adequada, minimização da formação de microêmbolos gordurosos evitando o uso desnecessário de aspiração na cardiotomia, minimização da manipulação da aorta pelo uso de técnicas de clampeamento único, quando viável, e instituição de hipotermia moderada.

O consumo médio de oxigênio de um paciente em CEC com temperatura normal varia de 80 a 125 m$\ell$/min/m², similar ao de um adulto anestesiado sem uso de CEC. Todavia, com o emprego da hipotermia, o consumo torna-se significativamente menor e o fluxo pode ser reduzido para menos de 2,2 $\ell$/min/m². Isso se deve ao fato de o consumo médio de oxigênio do organismo diminuir em 50% para cada redução de 10°C na temperatura corporal. Abaixo de 28°C, o fluxo de 1,6 m$\ell$/min/m² pode ser seguro por até 2 horas. As desvantagens significativas do uso de hipotermia sistêmica destinada à acomodação de taxas de fluxo baixas incluem tempo adicional necessário para reaquecer o paciente e alterações associadas de reatividade dos elementos sanguíneos, particularmente plaquetas. Essas alterações podem elevar a propensão a sangramento do paciente reaquecido.

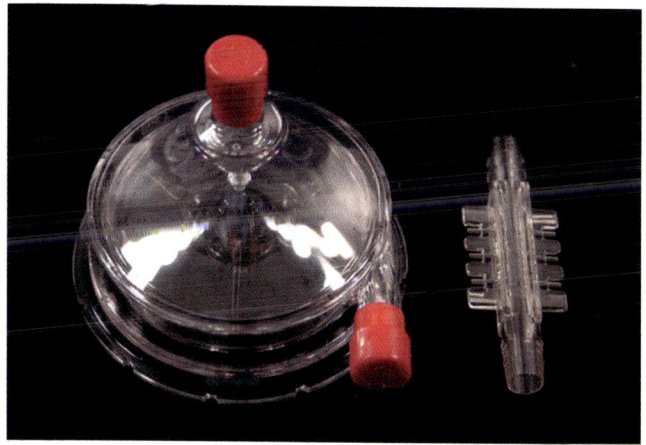

**Figura 60.8** Bomba centrífuga principal utilizada na maioria dos circuitos de circulação extracorpórea. A unidade inteira é estéril e contém um cone delgado que gira de 2.000 a 5.000 rpm, gerando um vórtice potente e não turbulento. Um fluxômetro (demonstrado) deve ser utilizado com esse tipo de bomba, pois o volume final do fluxo depende mais da resistência ao fluxo de saída do que da velocidade da bomba. As bombas peristálticas convencionais (rolete) continuam sendo utilizadas em circuitos auxiliares, como circuitos de aspiração para cardiotomia e circuitos de cardioplegia.

### Esternotomia mediana

A abordagem mais comum para realização da CRM é a esternotomia mediana, embora a toracotomia anterolateral possa ser empregada em alguns casos. A esternotomia tradicional inicia-se no ponto médio do manúbrio e é estendida para baixo, até o xifoide. O esterno é dividido ao meio com uso de uma serra esternal. É essencial que seja realizada força suave para cima e inclinação da serra para trás a fim de prevenir lesão do pulmão ou tecidos moles do mediastino anterior. Completada a esternotomia, o periósteo da tábua posterior é cauterizado e um agente hemostático passivo, como cera óssea ou uma mistura reconstituída de vancomicina, pode ser utilizado para prevenir sangramento da medula. A consideração mais importante durante a esternotomia é manter a incisão na linha média, pois as causas mais comuns de deiscência esternal são a incisão fora da linha média e o consequente fechamento inadequado. Outros problemas potenciais associados à esternotomia incluem lesão indireta do fígado e lesão direta do coração, veia inominada e pulmões.

### Escolha e dissecção do enxerto

*Artéria mamária interna esquerda.* Em um estudo seminal da Cleveland Clinic, Loop et al.[42] demonstraram melhora da sobrevida de 10 anos em pacientes que receberam enxerto de AMIE; pacientes que receberam EVS apresentaram risco 1,6 vez maior de óbito comparados aos que receberam AMIE. Foi demonstrada patência a longo prazo do enxerto de AMIE próxima de 95 e 90% em 10 e 20 anos, respectivamente. As melhores taxas de patência foram obtidas quando a AMIE foi utilizada como enxerto pediculado *in situ* e anastomosada à ADAE.

*Artéria mamária interna bilateral.* Estudos observacionais de grandes centros de CRM sugerem que o uso de enxertos da AMI bilateral (AMIB) melhora a sobrevida e reduz significativamente a necessidade de nova cirurgia sem aumento da mortalidade. Todavia, os resultados iniciais de um estudo randomizado demonstraram que, comparados com o EVS, enxertos de AMIB foram associados a incidência (duas vezes) mais alta de infecção profunda da ferida esternal. Enxertos de AMIB são melhor utilizados por cirurgiões experientes em pacientes mais jovens, não diabéticos e não obesos. Quatro grandes estudos que favoreceram o uso de enxertos de AMIB foram os estudos da Cleveland Clinic (1999 e 2004), nos quais escores de propensão foram utilizados para determinar se os pacientes receberiam enxertos de AMI uni ou bilateral; a metanálise de Oxford (2001); e um estudo retrospectivo do Japão (2001). A esqueletização dos enxertos de AMI pode reduzir a incidência de complicações da ferida.

O ensaio clínico ART revelou que não houve diferença significativa na mortalidade e eventos cardiovasculares com uso de enxerto de AMIB aos 5 anos. Aos 10 anos de acompanhamento do estudo com pacientes submetidos à CRM e randomicamente designados para receber enxerto bilateral ou unilateral de AMI, não houve diferença significativa entre grupos na taxa de mortalidade por qualquer causa na análise por intenção de tratar.[43]

A AMI é dissecada após término da esternotomia. Utiliza-se um afastador mamário específico para elevar o hemitórax selecionado, em geral o esquerdo, para dissecção da AMIE. A exposição adequada da superfície interna do esterno é crucial ao sucesso da dissecção da AMI (Figura 60.9). A artéria pode ser dissecada como um pedículo, incluindo duas veias comitantes e o tecido mole circunjacente, do nível da veia subclávia até o nível da bifurcação da artéria nos ramos epigástrico superior e musculofrênico. O método alternativo de dissecção é a esqueletizada, na qual somente a AMI é dissecada da parede torácica.

O princípio básico da dissecção da AMI baseia-se exclusivamente na técnica sem contato, uso de eletrocautério de baixa voltagem e pinçamento dos ramos intercostais anteriores. É preciso cuidado durante a dissecção para identificar o trajeto dos nervos frênicos e evitar lesioná-los. Isso é particularmente importante durante a dissecção da AMI direita (AMID) porque o nervo frênico está mais intimamente relacionado a essa artéria no nível do segundo ou terceiro espaço intercostal. A AMI é um vaso frágil, sendo necessário evitar seu manuseio direto ou tração inadequada, o que pode causar dissecção traumática. A extremidade distal da AMI deve ser seccionada somente depois que o paciente estiver completamente heparinizado, a fim de evitar trombose do enxerto. Após secção da AMI, sua extremidade distal é preparada adequadamente para se encaixar na anastomose.

***Veia safena magna.*** Enxertos venosos apresentam patência de 90% em 1 ano.[44] A partir de 5 anos após a cirurgia, ocorre aterosclerose em um número significativo de EVS. Historicamente, aos 10 anos, somente 60 a 70% dos EVS ainda estão patentes e 50% desses apresentam evidência angiográfica de aterosclerose.

Durante a esternotomia, uma equipe separada começa a dissecar os enxertos de veia safena ou de artéria radial. O EVS pode ser obtido por meio de técnica aberta ou endoscópica. O método convencional aberto envolve uma longa incisão ao longo de todo o comprimento da veia dissecada. Alternativamente, pode-se utilizar uma técnica em ponte, na qual são realizadas múltiplas incisões de 2,5 a 5 cm com pontes de pele intacta entre elas. As complicações mais comuns associadas às incisões longas são dor, cicatrização lenta e deiscência, agravadas pelo fato de que um número significativo de pacientes submetidos à CRM são diabéticos ou portadores de DVP. O uso de técnicas endoscópica ou em ponte alivia significativamente tais problemas, embora não os elimine completamente. Alguns centros evitam a dissecção endoscópica da veia por assumirem que a técnica seja muito traumática à veia em si, que possa estar associada a trauma intimal e que possa prejudicar a patência do enxerto a longo prazo. Contudo, um recente estudo randomizado (REGROUP) demonstrou segurança e eficácia com a dissecção endoscópica.[45] Esses estudos se basearam em análises *post-hoc* de dados de outros estudos desenvolvidos para avaliar outros aspectos da revascularização coronariana. Após extração da veia e ligadura de seus ramos, o enxerto é embebido em solução heparinizada até o momento do implante. As veias são geralmente utilizadas de forma reversa e, portanto, a valvotomia pode não ser necessária. A configuração típica da revascularização de três vasos encontra-se demonstrada na Figura 60.10.

Enxertos alternativos podem ser necessários em pacientes com CRM prévia, cirurgia vascular periférica com uso de enxertos venosos, amputação de membros inferiores ou pacientes cujas veias safenas não podem ser utilizadas em razão de varizes graves. Outras manifestações de doença ou insuficiência venosa também podem representar problemas. Além disso, pacientes com aorta ascendente gravemente calcificada podem não ser passíveis de cirurgia de revascularização miocárdica com implante de enxertos venosos porque a anastomose na aorta ascendente é complicada. Nesses casos, estratégias alternativas incluem a revascularização arterial total com pedículos da AMIB (Figura 60.11). Além disso, a AMI pode ser utilizada como principal enxerto a partir do qual outros enxertos arteriais podem ser ramificados, em um contexto sem CEC, a fim de evitar qualquer manipulação da aorta.

### Outros enxertos

***Artéria radial.*** O enxerto da artéria radial pode ser dissecado facilmente e alcança todos os territórios coronarianos, o que o torna uma opção atraente como enxerto arterial. Tanto o *Radial Artery Patency Study* quanto o *Radial Artery versus Saphenous Vein Patency study* demonstraram que enxertos arteriais apresentam melhor patência que EVS no acompanhamento angiográfico em 5 anos. Todavia, a artéria radial está associada a uma incidência significativamente maior de espasmo do enxerto e sinal do cordão. Ademais, até a atualidade, nenhum estudo demonstrou vantagem da artéria radial sobre o EVS na sobrevida. Da mesma maneira, a patência é muito pior quando os enxertos radiais não são implantados em vasos criticamente estenóticos.

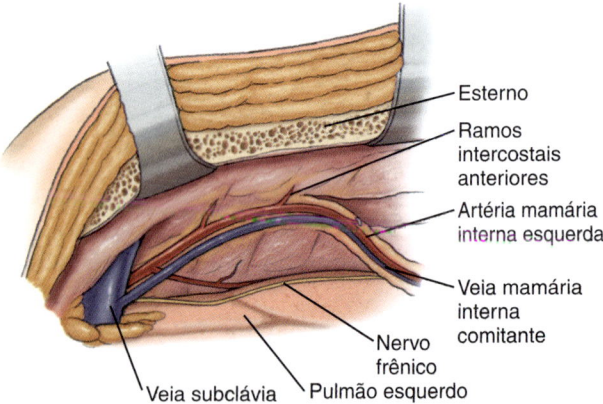

**Figura 60.9** Vista do cirurgião da artéria mamária interna esquerda (AMIE) durante a dissecção. Utiliza-se um afastador mamário para elevar o hemitórax esquerdo e promover visualização adequada. A AMIE é dissecada da parede torácica como um pedículo, com suas veias comitantes. O uso de eletrocautério de baixa voltagem, com técnica sem contato, é crucial para a dissecção atraumática desse importante enxerto. Compreender sua relação com o nervo frênico e veias subclávias é importante para evitar lesão dessas estruturas durante a dissecção da AMIE.

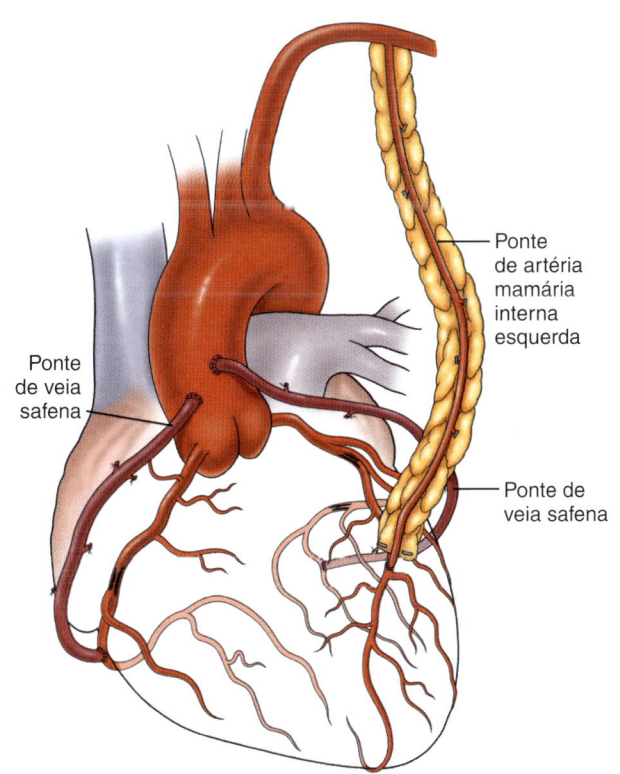
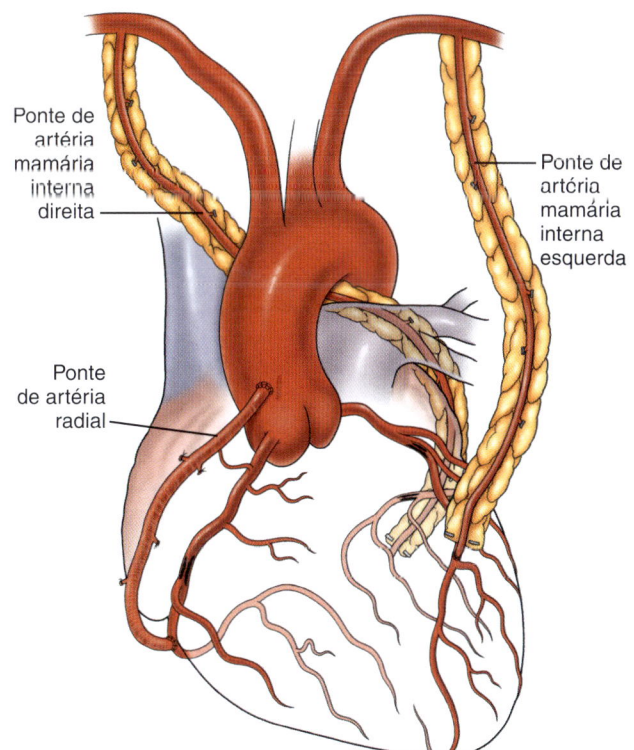

**Figura 60.10** Configuração típica da revascularização miocárdica de três vasos. A artéria mamária interna esquerda é anastomosada à artéria descendente anterior esquerda. Pontes aortocoronarianas são criadas com a veia safena revertida para a porção distal da artéria coronária direita e para um ramo marginal obtuso da artéria coronária circunflexa. A artéria coronária circunflexa é, em geral, evitada como escolha para revascularização devido à sua localização muito profunda no sulco atrioventricular, o que dificulta sua visualização.

**Figura 60.11** Revascularização arterial completa utilizando enxertos de artéria mamária bilateral e de artéria radial. A artéria mamária interna direita, anastomosada a um ramo marginal obtuso, passando atrás da aorta e da artéria pulmonar através do seio transverso.

**Artéria gastroepiploica.** A artéria gastroepiploica raramente é utilizada nos dias atuais, embora alguns centros na Ásia ainda a utilizem e continuem relatando desfechos aceitáveis com seu uso. Evidências de ECRs e de metanálise recente sugerem que a veia safena ainda apresente melhor patência inicial (6 meses) e a médio prazo (3 anos) do que a artéria gastroepiploica quando utilizada para revascularização da ACD.

### Revascularização arterial total

Mais de 90% de todas as CRMs realizadas nos EUA, Reino Unido e Austrália envolvem somente um enxerto arterial.[46,47] A AMIE e o EVS continuam sendo padrões para a CRM e o EVS corresponde à maior parte dos enxertos utilizados. Na tentativa de amenizar os defeitos do EVS, que é vulnerável a aterosclerose e estenose com o tempo, alguns centros têm enfatizado fortemente a revascularização arterial total com uso de AMIE, AMID e artéria radial.

Os resultados de séries de estudos retrospectivos têm demonstrado certo benefício à sobrevida com a revascularização arterial total, como seria esperado. Contudo, há algumas razões pragmáticas pelas quais a revascularização arterial total não foi totalmente substituída pelo uso de EVS:

- Preocupação com espasmo arterial: enxertos arteriais, particularmente da artéria radial, são suscetíveis a espasmos, de modo que seu uso necessita da administração de vasodilatadores
- Uso de enxertos arteriais adequados apenas para artérias gravemente estenóticas, pois são mais vulneráveis a fluxo competitivo comparadas a veias: a maioria dos especialistas não utilizaria enxerto de artéria radial a não ser em caso de estenose de no mínimo 70% e provavelmente 90% ou mais para vasos grandes como a artéria coronária principal direita
- Comprimento inadequado: como enxerto *in situ*, a AMID geralmente não é longa o suficiente para alcançar a ADP, circunflexa média ou distal ou ADAE distal e não pode ser utilizada facilmente como enxerto sequencial. Ela pode, contudo, ser utilizada como enxerto livre
- Preocupação com deiscência esternal e mediastinite: o risco de deiscência esternal e mediastinite é maior com uso de enxertos de AMIB comparados a EVS. A maioria dos especialistas não utiliza enxerto de AMIB em pacientes com diabetes melito mal controlado, DVP grave, uso de corticosteroides, doença pulmonar obstrutiva crônica ou obesidade mórbida. Também, em caso de uso de enxerto de AMIB, a maioria recomenda técnica de esqueletização do enxerto com preservação do suprimento sanguíneo intercostal
- Tempos cirúrgicos mais prolongados: o emprego de enxerto de AMIB obviamente prolonga o tempo cirúrgico.

Em razão de todas essas considerações práticas, a revascularização de múltiplas artérias não se tornou tão popular quanto esperado e a maioria dos cirurgiões somente oferece a revascularização arterial total para pacientes mais jovens, devido à sua maior expectativa de vida.

### Canulação para circulação extracorpórea

A canulação para estabelecimento de CEC inicia-se após o término da dissecção e preparação dos enxertos, abertura do pericárdio e divisão do timo ao longo do plano de fusão embriológica.

O paciente é completamente heparinizado com dose de 3 mg/kg. Uma sutura em bolsa é criada na superfície anterior distal da aorta ascendente, no local da canulação. A sutura em bolsa deve envolver somente parte da espessura da aorta, incluindo a adventícia e a média, porém evitando completamente a camada íntima. É essencial que o local de canulação esteja livre de placas calcificadas ou ateroma, a fim de minimizar o risco de embolização e sangramento. A palpação manual, método comumente praticado de avaliação, não é confiável. Deve-se utilizar Doppler transesofágico ou ultrassonografia guiada epiaórtica sempre que houver suspeita de doença da aorta. Ademais, a presença de cálcio em outros locais da aorta ascendente pode impedir o clampeamento seguro. Embora a canulação da aorta possa ser uma tarefa simples, a perda de controle do local de canulação ou dissecção inadvertida podem causar uma situação desastrosa.

Utilizando um bisturi com lâmina afiada, a adventícia é rompida e é realizada uma incisão em toda a espessura do vaso. A cânula é inserida com o bisel do fluxo direcionado para o arco aórtico. Torniquetes são utilizados para fixar a posição da cânula. Após retirada de ar da cânula, a mesma é conectada à linha arterial do circuito de CEC. Locais alternativos de canulação arterial incluem a artéria femoral e a artéria axilar direita, as quais são utilizadas em reoperações ou casos nos quais seja necessária reconstrução complexa concomitante de aorta e arco aórtico. A canulação da artéria axilar geralmente é realizada com um enxerto de 8 mm anastomosado terminolateralmente à artéria.

Para a canulação venosa, utiliza-se sutura em bolsa ao redor do apêndice atrial direito, cuja ponta é amputada e uma cânula venosa de duplo estágio é inserida e posicionada com a ponta no nível do diafragma. O segundo estágio da cânula deve permanecer na câmara principal do átrio direito para capturar a drenagem da veia cava superior (Figuras 60.12 e 60.13).

## Parada cardíaca e proteção do miocárdio

A iniciação da CEC permite que o coração seja parado. Para isso, utiliza-se uma dose alta de solução rica em potássio (solução cardioplégica), injetada nos vasos coronarianos. Isso requer que o fluxo coronariano seja completamente isolado da circulação sistêmica, o que é obtido com clampeamento da aorta ascendente próximo à cânula aórtica.

Há muitas opções diferentes para administração da solução cardioplégica. Uma delas envolve uma abordagem balanceada: a solução é administrada de forma anterógrada, na aorta ascendente proximal a seu clampeamento, e de forma retrógrada, através de um cateter de seio coronário inserido por sutura em bolsa no átrio direito com emprego de cânulas especiais (Figura 60.14). A colateralização extensa das veias e artérias coronárias e a escassez de válvulas no sistema venoso coronariano garantem distribuição relativamente homogênea da solução cardioplégica com uso de abordagem retrógrada. Pacientes com lesões proximais de alto grau, especialmente pacientes com vasos colaterais não ideais, podem se beneficiar da aplicação de ambas as técnicas. Após administração inicial da solução de cardioplegia, doses adicionais geralmente são necessárias a cada 15 a 20 minutos.[d]

Uma linha de cardioplegia anterógrada com conector em Y é inserida na aorta ascendente. Isso permite administração anterógrada da solução cardioplégica e também drenagem e descompressão da aorta ascendente durante administração retrógrada da solução no seio coronário. A via de drenagem também funciona para manter as artérias coronárias livres de sangue, proporcionando ao cirurgião um campo limpo para realizar as anastomoses distais. Ademais, o dreno coletor tem a importante função de descomprimir o VE enquanto o coração está parado (Figuras 60.7 e 60.12).

A tarefa mais importante para garantir proteção do miocárdio é o estabelecimento de parada completa com coração sem sangue. Nesse estado, o consumo de trifosfato de adenosina do miocárdio é extremamente baixo e permite preservação máxima dos miócitos.

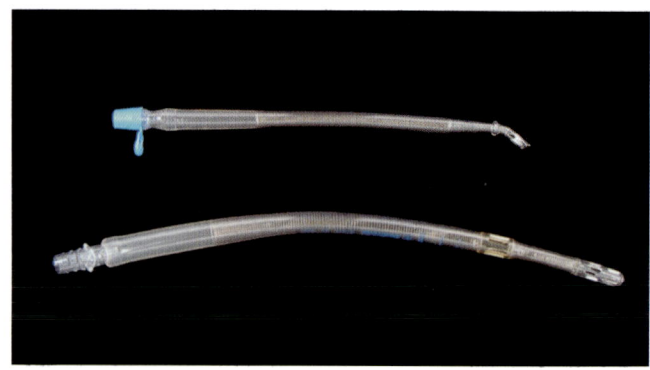

**Figura 60.13** Cânula aórtica (*acima*): A extremidade especialmente desenhada é angulada de modo a permitir fluxo laminar de sangue para o arco aórtico. Cânula venosa de dois estágios (*abaixo*): O primeiro estágio é o cesto fenestrado que geralmente fica situado no nível das veias hepáticas e captura todo o retorno venoso da veia cava inferior. O cesto do segundo estágio está localizado de modo a permanecer no interior do átrio direito e capturar o retorno venoso da veia cava superior, veia ázigo, seio coronário e drenagem colateral direta para o átrio direito. A drenagem venosa ocorre por sifonagem passiva com auxílio da gravidade.[c]

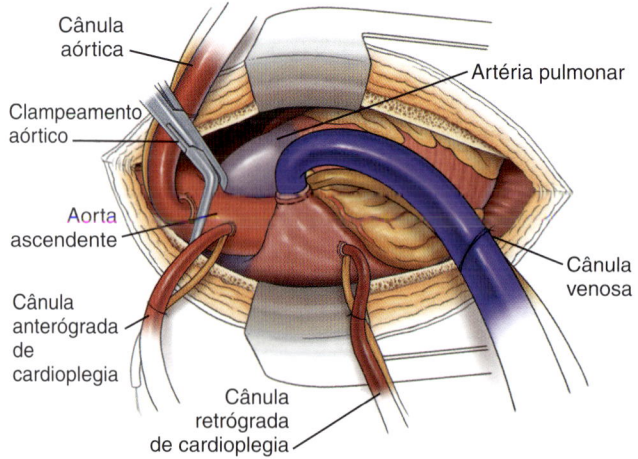

**Figura 60.12** Vista do cirurgião do coração após canulação. O clampeamento aórtico isola a raiz da aorta e vasos coronarianos do restante da circulação sistêmica. Isso permite administração da solução de cardioplegia em circuito fechado e previne que o sangue sistêmico lave a solução do sistema coronariano durante a fase de parada cardíaca. A colocação do clampe previne fluxo sanguíneo ativo através das artérias coronárias e permite que o cirurgião realize as anastomoses distais em campo cirúrgico livre de sangramento.

[c]N.R.T.: Atualmente, a drenagem ativa, a vácuo, pode ser utilizada em casos de dificuldade de esvaziamento da câmara por drenagem passiva.

[d]N.R.T.: A proteção miocárdica é essencial para o sucesso da cirurgia cardíaca, e a busca por uma solução cardioplégica ideal continua desde o início da cirurgia cardíaca. Nesse contexto, as soluções cardioplégicas de longa ação foram introduzidas no mercado, com bons perfis de segurança e grande relevância na prática cirúrgica moderna. Em geral, o período de proteção preconizado é de 90 minutos para a solução de del Nido, e de 180 minutos para a solução de Brestschneider, permitindo a realização de procedimentos sem interrupção.

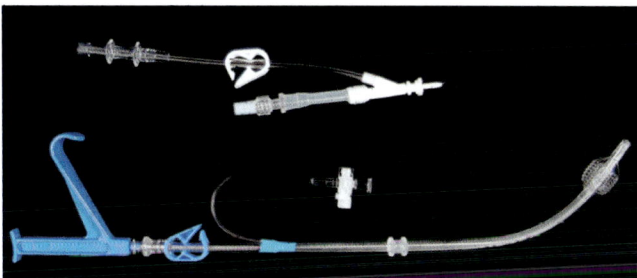

**Figura 60.14** Cânula retrógrada de cardioplegia (*abaixo*) utilizada para administrar a solução cardioplégica no seio coronário. O balão autoinflável se distende e forma uma vedação somente quando da administração da solução. Cânula anterógrada de cardioplegia (*acima*) utilizada para administrar solução cardioplégica na raiz da aorta. A porta lateral funciona como dreno.

Na CRM convencional com CEC total, a descompressão do ventrículo com esvaziamento, resfriamento sistêmico, resfriamento tópico e parada diastólica do coração com solução cardioplégica rica em potássio causam redução do consumo de oxigênio do miocárdio. Aproximadamente 40% da demanda metabólica do miocárdio é eliminada quando se estabelece CEC total antes da parada diastólica e resfriamento.

### Identificação do vaso-alvo e anastomose distal

Após parada diastólica bem-sucedida do coração, identificam-se as artérias coronárias que serão revascularizadas. Alguns vasos de condutância epicárdica são intramiocárdicos e podem não estar diretamente visíveis. Após identificação de um vaso-alvo, realiza-se sua abertura com lâmina afiada. Em geral, a arteriotomia tem comprimento de aproximadamente 5 mm. O enxerto, preparado e espatulado, é implantado com anastomose terminolateral na artéria utilizando-se fio de polipropileno 7-0 ou 8-0. Essa parte da cirurgia representa o maior desafio técnico e requer precisão. O fluxo e a integridade de cada enxerto venoso devem ser testados por meio de lavagem com sangue frio ou uma mistura da solução cardioplégica. A anastomose da AMIE na ADAE é geralmente realizada por último (Figura 60.15), pois é melhor evitar manipulação do coração após término da anastomose para evitar avulsão desse enxerto. A revascularização da ADP e marginal obtusa requer elevação do ápice cardíaco para fora do pericárdio.

Em geral, realiza-se anastomose de um único segmento de enxerto em cada leito distal planejado. Ocasionalmente, pode-se utilizar um único enxerto para fornecer aporte sanguíneo para dois leitos, o que é conhecido como anastomose sequencial. Trata-se de uma boa técnica quando existe falta de enxertos venosos disponíveis ou quando os vasos-alvo são pequenos; nesses casos, o uso dessa técnica garante maior aporte de fluxo sanguíneo através do enxerto venoso, reduzindo o risco de trombose do enxerto (Figura 60.16).

Enquanto a última anastomose distal é completada, o paciente é reaquecido até sua temperatura fisiológica. O clampe aórtico é removido após a última dose de solução cardioplégica aquecida ser administrada, o que ajuda na remoção dos radicais livres acumulados no miocárdio. Em seguida, realiza-se clampeamento parcial da aorta ascendente e são construídas anastomoses proximais terminolaterais com fio de polipropileno 5-0. Quando existe preocupação com a qualidade da aorta, deve-se evitar o clampeamento parcial e utilizar, preferencialmente, a técnica de clampeamento único, que envolve construção das anastomoses proximais com o coração parado, assim como realizado para as distais.

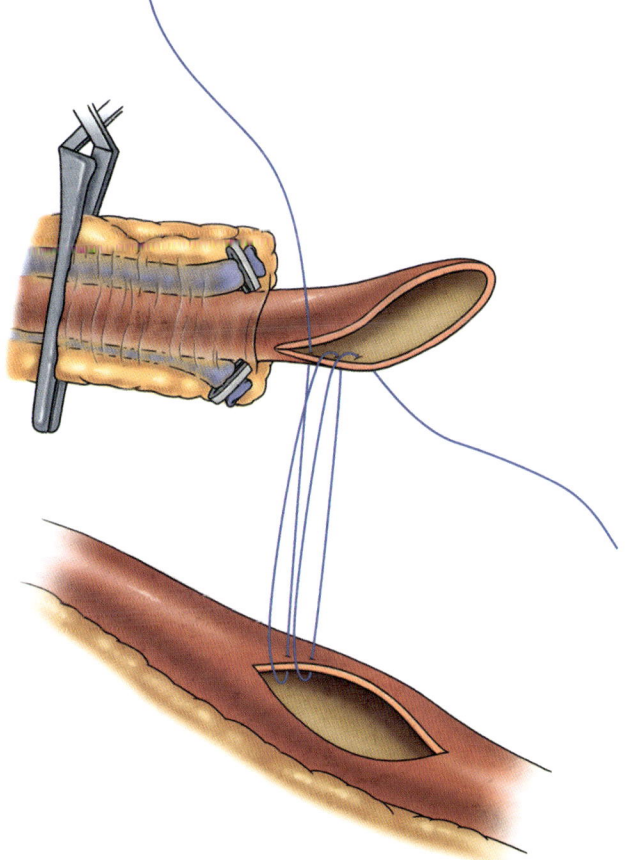

**Figura 60.15** Técnica de construção das anastomoses distais: artéria mamária interna esquerda na artéria descendente anterior esquerda, vista do cirurgião ampliada. Realiza-se arteriotomia longitudinal de 5 mm na artéria coronária que será revascularizada. A extremidade distal da artéria mamária interna esquerda é espatulada para se encaixar no tamanho da anastomose. A sutura é realizada com fio de polipropileno 7.0 para fazer a anastomose com técnica de paraquedas.

Em pacientes com aorta ascendente calcificada ou necessidade de uso de pedículo livre de AMI, realiza-se padrão de ramificação das anastomoses proximais. Isso preserva o comprimento da veia até certa extensão e também minimiza o número de aortotomias, especialmente quando a aorta ascendente for curta ou quando houver sido realizado algum procedimento concomitante na aorta. O ar é retirado da aorta ascendente após remoção do clampe e, em seguida, dos enxertos venosos.

### Término da circulação extracorpórea

O desmame da CEC é iniciado assim que os seguintes critérios fisiológicos forem atendidos:

- Retomada da atividade eletromecânica rítmica
- Obtenção de temperatura fisiológica acima de 36,5°C
- Disponibilidade de volume de reserva adequado de sangue
- Restauração de níveis normais de potássio sistêmico
- Retomada da ventilação com gasometria arterial adequada.

Algumas outras ações que podem ser consideradas nesse momento são a instalação de fios de marca-passo temporário e inserção de BIA, caso necessário. Geralmente, o fluxo da CEC é

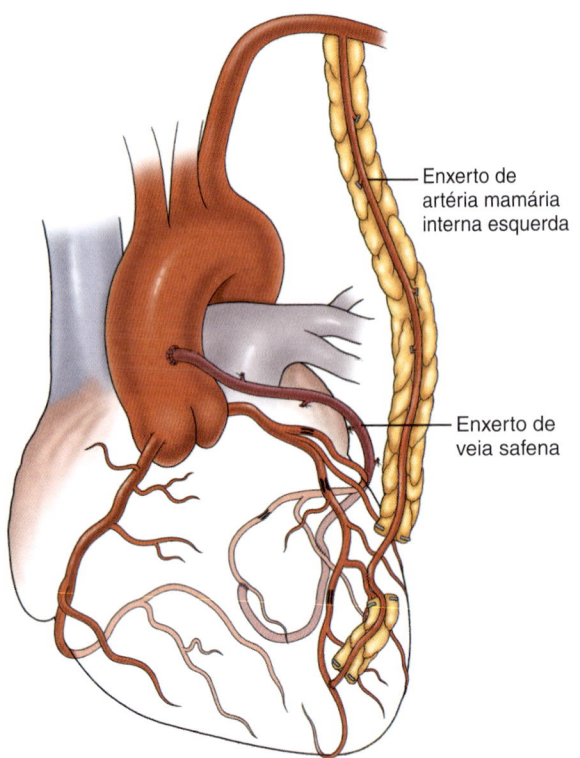

**Figura 60.16** Configuração alternativa para revascularização miocárdica de três vasos. A artéria mamária interna é anastomosada, de modo sequencial, a um ramo diagonal e à porção distal da artéria descendente anterior esquerda. Pontes aortocoronarianas são construídas com veia safena reversa, em configuração sequencial, na artéria posterolateral esquerda e em um ramo marginal obtuso da artéria coronária circunflexa. A configuração ideal depende da extensão e da distribuição das estenoses coronarianas.

reduzido progressivamente, enquanto são observados cuidadosamente os parâmetros a seguir:

- Dados do cateter de Swan-Ganz
- Observação visual direta da função cardíaca e volume das câmaras
- Ecocardiografia transesofágica.

A maioria dos pacientes apresenta resposta inflamatória sistêmica transitória com vasodilatação, que se torna mais pronunciada à medida que o paciente é reaquecido. Portanto, a restauração do volume com líquidos intravasculares ou administração de vasopressores pode ser necessária com intuito de manter a pressão arterial sistêmica satisfatória. Agentes inotrópicos podem ser utilizados caso a função ventricular não esteja adequada. O desmame do paciente da CEC é primariamente de responsabilidade do cirurgião, embora requeira comunicação dinâmica com o perfusionista e o anestesiologista.

Após término da CEC, a cânula venosa é removida e a sutura em bolsa é apertada. Uma vez confirmada perfusão satisfatória pelo coração, administra-se protamina. É necessário monitoramento cuidadoso, pois as reações adversas à protamina variam desde hipotensão transitória até anafilaxia fatal. Tais reações podem necessitar de retomada da CEC.

### Hemostasia

Obtém-se hemostasia rapidamente conforme é administrada a protamina. À medida que o paciente é reaquecido, os vasos sanguíneos nos quais se realizou hemostasia podem dilatar e apresentar novo sangramento. O sangramento persistente deve alertar o cirurgião acerca das seguintes possíveis causas: aspectos da técnica cirúrgica, disfunção plaquetária, reversão inadequada da protamina e hipotermia. Pode ser necessária administração de sangue e hemocomponentes.

### Fechamento do esterno e término da cirurgia

O dreno torácico e os fios de marca-passo temporário devem ser verificados com relação a seu posicionamento correto. O esterno é aproximado com fios de aço inoxidável. Os tecidos moles e a pele são fechados em camadas com fio absorvível.

## ADJUVANTES DA CIRURGIA DE REVASCULARIZAÇÃO MIOCÁRDICA

### Ecocardiografia transesofágica

O emprego da ecocardiografia transesofágica (ETE) permite avaliação de anormalidades do movimento da parede e detecção de qualquer anomalia de câmara ou valva que possa modificar a estratégia cirúrgica. Exemplos de achados da ETE que podem afetar a conduta da cirurgia incluem descoberta acidental de grande forame oval patente ou fibroelastoma das valvas. O surgimento ou agravamento de regurgitação valvar mitral preexistente após a CRM sugere isquemia da parede inferior e pode indicar a necessidade de reavaliação dos enxertos ou reparo ou substituição valvar. Ademais, a ETE auxilia na avaliação da fração de ejeção e condição de volume do coração após a cirurgia.

### Inotrópicos e farmacoterapia

A parada causada pela cardioplegia produz isquemia transitória do miocárdio e acúmulo de ácido láctico. Após restabelecimento da perfusão, os ventrículos estão mais enrijecidos e necessitam de pressões de enchimento maiores a fim de manter volume sistólico adequado. Também, a CEC pode causar significativo deslocamento de líquido para o terceiro espaço e vasodilatação. Portanto, o uso de epinefrina como agente inotrópico é ideal para manter a contratilidade adequada durante a fase inicial de recuperação e durante a saída da CEC. Agonistas alfa-adrenérgicos, como norepinefrina e fenilefrina, e vasopressina podem ser utilizados para contrapor os efeitos da vasodilatação inflamatória. Em pacientes com função miocárdica deprimida, como insuficiência cardíaca esquerda ou direita, pode ser necessário o uso de dobutamina ou um inibidor de fosfodiesterase, como milrinona, para melhorar a contratilidade cardíaca e reduzir a pós-carga ou a resistência vascular pulmonar. Como a hipotensão é um efeito adverso comum desses fármacos, o volume sistêmico necessita estar adequado, podendo ser necessário um agonista alfa-adrenérgico. Bloqueadores de canais de cálcio ou nitroglicerina podem ser necessários em pacientes com hipertensão preexistente.

É essencial manter pressão arterial média maior que 60 mmHg no período pós-operatório inicial, embora se deva evitar a hipertensão devido ao estresse causado ao miocárdio em recuperação, o que aumenta o risco de sangramento nas linhas de sutura das anastomoses. O manejo da pressão arterial requer compreensão minuciosa sobre princípios de fisiologia e farmacologia. Trata-se de um equilíbrio entre manter pressão sistêmica, débito cardíaco e perfusão periférica adequados, ao mesmo tempo que se minimiza o estresse do miocárdio. O débito urinário é o indicador mais confiável de perfusão de órgãos periféricos.

## Balão intra-aórtico

Para pacientes com disfunção miocárdica grave, irresponsiva à reanimação por volume e terapia farmacológica otimizada, pode ser indicado suporte com BIA. O BIA é um balão especial de silicone, com capacidade de 40 a 60 m$\ell$, que é posicionado na aorta descendente imediatamente após a origem da artéria subclávia esquerda. O balão foi projetado para ser insuflado e desinsuflado ativamente durante cada ciclo cardíaco; seu ritmo é controlado por um computador projetado especialmente com entrada do traçado de uma linha arterial ou ECG. A contrapulsação do BIA oferece como benefício a redução do trabalho miocárdico e do consumo de oxigênio, com concomitante aumento da perfusão coronariana.

O balão desinsufla ativamente imediatamente antes do início da contração sistólica, reduzindo a resistência do VE e auxiliando na ejeção do sangue. Em seguida, insufla ativamente no momento do fechamento da valva aórtica; ou seja, o estímulo ocorre no momento da incisura dicrótica do traçado da linha arterial. Isso aumenta a perfusão diastólica e melhora o fluxo sanguíneo coronariano, o que reduz o índice tempo-tensão e aumenta o índice pressão-tempo diastólico, aumentando a oferta de oxigênio segundo a demanda. O emprego do BIA é absolutamente contraindicado em pacientes com regurgitação aórtica e dissecção da aorta. Apresenta contraindicação relativa em pacientes com DVP ou aneurisma da aorta.

## CUIDADOS PÓS-OPERATÓRIOS

Os cuidados pós-operatórios realizados na unidade de terapia intensiva (UTI) iniciam com avaliação física e hemodinâmica meticulosa. A drenagem mediastinal deve ser registrada e avaliada a cada hora. As configurações iniciais da ventilação mecânica devem ser ajustadas para coincidir com as da sala de cirurgia. Ajustes adicionais na configuração do ventilador são feitos de acordo com a gasometria pós-operatória. Pressão expiratória final positiva alta deve ser evitada em pacientes com instabilidade hemodinâmica. O modo ideal de ventilação é aquele com o qual a equipe cirúrgica ou de terapia intensiva ficam confortáveis. Um exame de radiografia de tórax portátil deve ser obtido a fim de confirmar a posição do tubo endotraqueal, linhas de acesso central, cateter de Swan-Ganz e BIA, bem como identificar pneumotórax, atelectasia, edema pulmonar ou drenagens pleurais. Os exames laboratoriais iniciais devem incluir hemoglobina, hematócrito, eletrólitos, ureia, creatinina, gasometria arterial, contagem de plaquetas, tempo de protrombina e tempo de tromboplastina parcial.

O paciente deve ter um monitor de ECG para avaliação de anormalidades de segmento ST-T, uma linha arterial para mensuração da pressão arterial, uma linha para mensurar pressão venosa central, oximetria de pulso e mensuração da temperatura central. Em pacientes selecionados, a pressão da artéria pulmonar e o débito cardíaco são monitorados continuamente com um cateter de Swan-Ganz. A avaliação neurológica deve ser realizada tão logo o paciente acorde, a fim de assegurar que não tenha ocorrido um AVE.

As considerações primárias durante as primeiras 12 horas após a cirurgia devem ser: manutenção de pressão arterial e débito cardíaco adequados, correção dos defeitos de coagulação e níveis de eletrólitos, estabilização do volume intravascular e normalização da resistência vascular periférica. Isso geralmente envolve administração de soluções cristaloides, sangue ou hemoderivados, agentes inotrópicos, cálcio e vasodilatadores ou vasoconstritores.

Alguns dos objetivos no período pós-operatório incluem:

- Evitar elevações significativas da pressão arterial
- Manter pressão de perfusão adequada (60 a 80 mmHg)
- Manter temperatura corporal central acima de 36,5°C aquecendo o paciente com colchões térmicos de ar quente
- Manter débito cardíaco adequado e índice cardíaco de 2,2 $\ell$/min/m²
- Manter oxigenação venosa mista de 60%
- Reduzir a pós-carga, conforme apropriado, a fim de minimizar o trabalho do miocárdio
- Realizar reanimação com cristaloides ou hemoderivados, conforme necessário
- Manter nível de hemoglobina maior que 8 g/d$\ell$ ou maior que 10 g/d$\ell$ em pacientes mais idosos ou com doença cerebrovascular grave
- Manter pH homeostático. A acidose metabólica pode ser causada por hipoperfusão devido ao débito cardíaco reduzido, reanimação insuficiente, hipovolemia ou isquemia de órgãos devido a embolismo
- Monitorar o estado neurológico e vascular periférico
- Manter ritmo sinusal ou de perfusão com frequência de 70 a 100 bpm
- Monitorar e tratar arritmias cardíacas pós-operatórias
- Garantir controle adequado de dor para minimizar flutuações na pressão arterial e estresse miocárdico
- Manter níveis de glicemia abaixo de 180 mg/d$\ell$. Regimes de infusão de insulina padronizados devem ser iniciados quando necessário.

## Cuidados pulmonares

É desejável retirar os pacientes da ventilação mecânica tão logo estejam acordados, hemodinamicamente estáveis com mínima drenagem pelo dreno torácico e possam manter volume corrente e frequência respiratória satisfatórios espontaneamente. A tosse e os exercícios de respiração profunda, com precaução esternal adequada, são essenciais à recuperação pós-operatória. A função pulmonar pós-operatória subótima pode indicar necessidade de tratamento adicional, incluindo uso de broncodilatadores, mucolíticos e fisioterapia respiratória. Embora broncodilatadores beta-adrenérgicos e N-acetilcisteína sejam úteis como adjuvantes, também podem causar fibrilação atrial.

Após a extubação, é importante fornecer ao paciente alívio suficiente da dor no sentido de minimizar a angústia emocional, a dificuldade de tossir e a relutância ao início da deambulação. A dor não tratada também pode ser fonte de taquicardia, hipertensão, isquemia miocárdica, atelectasia, hipoxia e pneumonia.

## Alta da unidade de terapia intensiva

Antes que o paciente deixe a UTI, acessos e cateteres desnecessários devem ser removidos. O dreno torácico é removido aproximadamente 48 horas após a cirurgia, quando a drenagem total estiver menor que 200 m$\ell$ por turno e a radiografia torácica não demonstrar mais derrame pleural. A remoção dos fios de marca-passo temporário atrial e ventricular geralmente é protelada até o terceiro dia após a cirurgia.

## Desfechos

### Mortalidade hospitalar

Sete variáveis centrais – emergência da cirurgia, idade, cirurgia cardíaca prévia, sexo, FEVE, porcentagem de estenose do TCE e número de artérias coronárias principais com estenose superior a

70% – exercem o maior impacto sobre a mortalidade da CRM. Outras variáveis são importantes, mas exercem impacto mínimo quando adicionadas a essas variáveis centrais; estas incluem IM recente (< 1 semana), gravidade da angina, arritmia ventricular, ICC, regurgitação mitral, diabetes, DVP, insuficiência renal e níveis de creatinina.

Em cirurgia cardíaca, a mortalidade operatória geralmente inclui a mortalidade em 30 dias e durante hospitalização. A taxa de mortalidade da CRM, na maior parte dos estudos recentes, é de 1 a 3%. Desfechos ajustados pelo risco tornaram-se o padrão-ouro para relato e comparação de desfechos cirúrgicos cardíacos. A base de dados da STS é a maior e mais renomada base de dados voluntária da atualidade nos EUA. A STS desenvolveu uma calculadora de risco que estima a morbidade e a mortalidade para determinado perfil de risco do paciente. A partir dessa informação, pode-se determinar a relação entre mortalidade observada e esperada para um dado cirurgião ou instituição.

### Sobrevida a longo prazo

A sobrevida após CRM está relacionada às comorbidades cardíacas e não cardíacas. Os fatores de risco para aterosclerose, particularmente tabagismo, hipercolesterolemia, hipertensão e diabetes, estão associados à diminuição da sobrevida.

A CRM não anulou o impacto negativo da função anormal do VE sobre a sobrevida a longo prazo em nenhum estudo longitudinal. A revascularização incompleta está associada à diminuição da sobrevida, ao passo que revascularização completa, uso da AMIE e, em alguns estudos, uso de AMIB estão associados a melhor sobrevida.

O estudo CASS documentou sobrevida geral de 96%, 90%, 74%, 56% e 45% para 1, 5, 10, 15 e 18 anos após a cirurgia, respectivamente. Tais valores são inferiores aos da população estadunidense de mesma faixa etária do estudo e para séries modernas de pacientes que receberam enxerto de artéria mamária uni ou bilateral.

### Morbidade

***Tamponamento.*** O tamponamento pericárdico é causado pela formação de coágulo pericárdico e compressão do coração. Deve-se suspeitar da condição quando existir evidência de baixo débito cardíaco, hipotensão coincidente com taquicardia e aumento da pressão venosa central. A quantidade de drenagem mediastinal não é um preditor confiável de tamponamento, embora uma redução súbita do volume drenado deva levantar suspeita de tamponamento por ausência de uma via de saída para o sangue. O alargamento do mediastino à radiografia de tórax e evidência ecocardiográfica de derrame pericárdico devem confirmar o diagnóstico.

Quando há um cateter de Swan-Ganz inserido e as pressões do coração esquerdo e direito estão sendo monitoradas, a pressão venosa central e a pressão capilar pulmonar geralmente se apresentam altas e equivalentes. A manifestação mais precoce de tamponamento é uma queda aguda da saturação venosa mista de oxigênio. Após o diagnóstico, o paciente deve ser retornado para o centro cirúrgico para remoção do coágulo e alívio da compressão. Quando a condição do paciente estiver se deteriorando muito rápido, a incisão da esternotomia deverá ser aberta à beira do leito.

***Sangramento pós-operatório.*** A combinação de heparinização, hipotermia, CEC e reversão com protamina está associada a aumento do risco de sangramento após a CRM. O sangramento pós-CRM, que requer transfusão ou reoperação, está associado ao aumento significativo da morbidade e do risco de mortalidade.

Uma pequena parte dos pacientes submetidos a procedimentos cardíacos (15 a 20%) consome mais de 80% de todos os hemoderivados transfundidos durante a cirurgia. O sangue deve ser visto como um recurso escasso que carreia risco significativo, com benefício não comprovado. Existe um subgrupo de pacientes de alto risco que necessita de múltiplas medidas preventivas para reduzir as chances de sangramento pós-operatório. Nove variáveis se destacam como importantes indicadores de risco (Boxe 60.5).

Técnicas de conservação do sangue baseadas em evidências incluem as seguintes:

- Administração de fármacos que aumentam o volume de sague pré-operatório (p. ex., eritropoetina) ou reduzem o sangramento pós-operatório (p. ex., ácido ε-aminocaproico). A aprotinina encontra-se atualmente banida dos EUA, pois alguns estudos a associaram com maior mortalidade, maior incidência de AVE e de insuficiência renal quando administrada a pacientes submetidos a cirurgias cardíacas
- Reutilização de sangue intraoperatório e intervenções poupadoras de sangue
- Intervenções que protegem o sangue do próprio paciente contra o estresse cirúrgico (p. ex., pré-doação autóloga, hemodiluição normovolêmica)
- Algoritmos de transfusão sanguínea específicos da instituição apoiados com exames precisos.

Apesar dos esforços de preservação do sangue para limitar o sangramento perioperatório e transfusões sanguíneas, 2 a 3% dos pacientes necessitarão reexploração cirúrgica por sangramento aumentado e 20% apresentarão sangramento extenso e receberão transfusão sanguínea pós-operatória. Sangramento superior a 500 mℓ na primeira hora ou persistente, de mais de 200 mℓ/hora durante 4 horas, constitui indicação para exploração mediastinal. A exploração também é indicada caso seja identificado hemotórax amplo em radiografia torácica ou tamponamento pericárdico. Em geral, não se identifica sítio específico de sangramento. O Boxe 60.6 resume as causas comuns de sangramento no período pós-operatório imediato.

***Complicações neurológicas.*** Há dois tipos de déficit neurológico após CRM: déficit tipo I, que consiste em déficit neurológico focal; e déficit tipo II, que se manifesta como encefalopatia inespecífica. Em um estudo prospectivo multicêntrico realizado em 1996, 6% dos pacientes apresentaram eventos adversos, que foram distribuídos proporcionalmente entre os dois tipos de déficit. A mortalidade associada foi de 20% para tipo I, que correspondeu ao dobro da mortalidade para o déficit tipo II. A idade (especialmente > 70 anos) e a hipertensão constituem fatores de risco consistentes para ambos os tipos. Histórico de anormalidade neurológica prévia, diabetes e aterosclerose da aorta são fatores de risco para o tipo I. A

---

**Boxe 60.5 Fatores de risco para sangramento pós-operatório.**

- Idade avançada
- Baixo volume pré-operatório de glóbulos vermelhos (anemia pré-operatória ou porte corporal pequeno)
- Uso pré-operatório de fármacos antiplaquetários ou antitrombóticos
- Reoperações ou procedimentos complexos
- Cirurgias de emergência
- Pacientes com comorbidades não cardíacas
- Insuficiência renal
- Doença pulmonar obstrutiva crônica
- Insuficiência cardíaca congestiva

> **Boxe 60.6** Causas de sangramento pós-operatório imediato.
>
> Cirúrgica
> - Enxerto
> - Anastomoses
> - Sítios de canulação
> - Leito da mamária
> - Veias tímicas
> - Bordo pericárdico
> - Sítios de fios esternais
>
> Disfunção plaquetária
> Reversão inadequada de protamina
> Hipotermia

aterosclerose significativa da aorta ascendente requer abordagem cirúrgica que minimize a possibilidade de embolia aterosclerótica. Pacientes com estenose de carótida concomitante apresentam um risco elevado de complicações neurológicas. Uma abordagem utilizada nesses pacientes envolve procedimento em estágios, no qual os leitos vasculares mais sintomáticos e críticos são abordados primeiro. Por outro lado, pode-se utilizar abordagem combinada, mas isso representa um risco geral maior.

***Mediastinite.*** A incidência de infecção profunda da ferida esternal é de 1 a 2% na era moderna da CRM. Os fatores de risco incluem obesidade, reoperação, diabetes melito e duração e complexidade da cirurgia. A utilização do enxerto de AMIB pode aumentar o risco de complicações da ferida esternal em pacientes de alto risco. O uso de antibióticos perioperatórios e um protocolo focado em controlar os níveis da glicemia para menos que 180 mg/dℓ, por meio de infusão intravenosa contínua de insulina, demonstrou reduzir significativamente a incidência de mediastinite. O desbridamento precoce e o fechamento com retalho muscular melhoram o desfecho. Mais recentemente, foram relatados bons resultados também com o uso de curativos com vácuo após desbridamento adequado.

***Disfunção renal.*** Mangano et al. relataram incidência de disfunção renal pós-operatória de 7,7% em pacientes submetidos à CRM e taxas de mortalidade de 0,9%, 19% e 63% em pacientes sem disfunção renal pós-operatória, pacientes com disfunção renal pós-operatória sem necessidade de diálise e pacientes com necessidade de diálise, respectivamente. O valor de 63% foi corroborado em um grande estudo da *Veterans Administration*, relacionado a veteranos do exército dos EUA.

### Adjuvantes clínicos para o manejo pós-operatório

Os seguintes fármacos são considerados componentes essenciais do manejo pós-operatório de pacientes submetidos à CRM:

- Administração de ácido acetilsalicílico (AAS), 81 a 325 mg por via oral ou retal, iniciada no mesmo dia da cirurgia, exceto quando o paciente apresentar sangramento por disfunção plaquetária. Trata-se de um índice de qualidade de cuidado que demonstrou melhorar a patência do enxerto a longo prazo
- Administração de betabloqueadores deve ser iniciada após descontinuação de todos os inotrópicos. O objetivo é manter frequência cardíaca de 60 a 80 bpm e pressão média de perfusão adequada
- A diminuição da pós-carga é importante em todos os pacientes com FEVE baixa e é iniciada após descontinuação de todos os inotrópicos e obtenção de bloqueio beta-adrenérgico adequado. Inibidores da enzima conversora de angiotensina são a primeira linha de redução da pós-carga. Os níveis de creatinina devem ser monitorados
- Para tratamento antiarrítmico, utiliza-se a amiodarona em muitos centros cardiológicos como profilaxia contra fibrilação atrial ou para seu tratamento. Esse fármaco deve ser utilizado com cautela em pacientes com doença pulmonar intersticial preexistente ou sob tratamento com varfarina. A presença de intervalo Q-T prolongado é uma contraindicação
- Administração de furosemida, um diurético, é iniciada no primeiro dia pós-operatório; o objetivo é manter balanço hídrico negativo. Radiografia de tórax, níveis de creatinina, exame físico e balanço hídrico auxiliam na determinação da dose.

## MÉTODOS ALTERNATIVOS DE REVASCULARIZAÇÃO DO MIOCÁRDIO

### Circulação extracorpórea com parada hipotérmica em fibrilação

A parada hipotérmica em fibrilação ventricular é uma boa alternativa com o uso de circulação extracorpórea à parada convencional com cardioplegia, evitando o clampeamento aórtico. Embora a parada cardioplégica ofereça proteção miocárdica máxima, com campo cirúrgico estável e imóvel para as anastomoses distais, nem todos os pacientes podem recebê-la. Em pacientes com aorta extensivamente calcificada, o clampeamento pode ser deletério e estar associado a aumento da incidência de AVE.

Nesses casos, a estratégia de parada hipotérmica em fibrilação pode ser utilizada, com minimização da manipulação da aorta. Após início da CEC, o paciente é resfriado até 28°C. O coração normalmente começa a fibrilar aproximadamente a 32°C. Um dreno é inserido no VE através da veia pulmonar superior direita para garantir descompressão do VE. O manuseio dos leitos proximais e distais é semelhante à revascularização miocárdica sem CEC, pois as artérias coronárias continuam sendo perfundidas enquanto se realizam as anastomoses. Podem ser necessários *shunts* ou oclusores vasculares. Em pacientes com calcificação extensa da aorta, pode não haver espaço para inserção de uma cânula arterial ou anastomose de um enxerto venoso proximal na aorta ascendente. Nesses casos, a artéria axilar direita pode ser utilizada para promover a perfusão arterial e o EVS pode ser anastomosado à artéria inominada, quando esta estiver saudável, ou pode ser considerada uma abordagem de revascularização arterial total com uso de uma ou ambas as AMIs.

Após término das anastomoses, o paciente é reaquecido até sua temperatura fisiológica e o coração é desfibrilado até o ritmo sinusal. O emprego da parada hipotérmica em fibrilação é contraindicado em pacientes com incompetência significativa de valva aórtica, pois o ventrículo pode distender-se com sangue regurgitante após início da fibrilação, sendo incapaz de gerar volume sistólico. O aumento da tensão da parede ventricular e o consumo de energia podem causar isquemia miocárdica.

### Revascularização miocárdica com circulação extracorpórea e sem cardioplegia

O emprego de CEC para revascularização com coração batendo consiste em uma estratégia seletiva para pacientes com FEVE muito baixa e que sofreram IM recente. A lógica por trás dessa abordagem é que o miocárdio está gravemente comprometido e não toleraria comprometimento isquêmico adicional. Apesar das técnicas disponíveis atualmente para proteção do miocárdio, a parada cardioplégica sempre está associada a um certo grau de isquemia. Isso é especialmente verdadeiro em pacientes com DAC grave e miocárdio atordoado, nos quais pode ser difícil obter proteção uniforme do ventrículo com a cardioplegia e pode ser considerado uso de circulação extracorpórea com o coração batendo. As artérias coronárias continuam sendo perfundidas e a exposição e a execução das anastomoses são parecidas com as utilizadas na cirurgia sem CEC. O uso de CEC retira a carga do ventrículo e oferece margem de segurança para manipulação do coração e visualização de todos os leitos coronarianos que necessitam de revascularização. O emprego de BIA no início da cirurgia deve ser considerado para a maior parte desses pacientes, tendo em vista seu estado hemodinâmico precário.

## Cirurgia de revascularização miocárdica sem circulação extracorpórea

O principal raciocínio para realização de CRM sem CEC foi evitar os efeitos adversos da CEC, relacionados à resposta inflamatória sistêmica causada pelo contato do sangue com o material sintético do circuito de CEC. Essa hipótese, embora não seja sustentada por dados científicos clínicos muito relevantes, produziu a crença de que a CEC poderia contribuir com muitos eventos adversos, incluindo sangramento pós-operatório, disfunção neurocognitiva, tromboembolismo, retenção de líquidos e disfunção reversível de órgãos. Como a cirurgia sem CEC elimina o uso de um circuito de CEC e poderia potencialmente reduzir parte das complicações associadas à CEC, houve grande entusiasmo por seu uso. De fato, na Ásia e particularmente na Índia, 95% das CRMs ainda são realizadas sem CEC.

Em uma revisão nacional norte americana da base de dados da STS realizada por Bakaeen et al., o uso de procedimentos sem CEC atingiu um pico em 2002 (23%) e novamente em 2008 (21%), seguido de uma queda progressiva da frequência de uso até 17% em 2012. Interessantemente, após 2008, o emprego de procedimentos sem CEC decaiu tanto em centros de volume alto quanto intermediário, sendo utilizados atualmente nos EUA em menos que um a cada cinco pacientes submetidos à CRM. Uma minoria de cirurgiões e centros, contudo, continua realizando CRM sem CEC na maior parte de seus pacientes.

Presume-se que essa queda do uso de CRM sem CEC se deva não apenas à complexidade técnica do procedimento e à curva de aprendizagem íngreme como, também e mais importante, à diminuição da patência do enxerto a longo prazo, à maior incidência de revascularização incompleta e à pior sobrevida a longo prazo associada com a CRM sem CEC.

Dados de múltiplos estudos não têm oferecido suporte à crença de que a CRM sem CEC reduza a liberação de mediadores inflamatórios. Alguns investigadores demonstraram que, embora a ativação do complemento possa ser reduzida, não há diferença na produção de citocinas e quimiocinas moduladoras de neutrófilos e plaquetas.[43,48] Ademais, a própria isquemia do miocárdio ativa o complemento, como o C5b-9. Portanto, é preciso grande cuidado na interpretação de estudos que abordam a ativação da cascata inflamatória.

O estudo *Randomized On/Off Bypass* (ROOBY) foi um ECR prospectivo de CRM e CRM sem CEC que envolveu 2.203 pacientes de 18 centros médicos do Veterans Affairs dos EUA. Não foi observada diferença na mortalidade em 30 dias ou eventos adversos cardiovasculares maiores a curto prazo. Os pacientes submetidos à cirurgia sem CEC receberam número significativamente menor de enxertos por paciente. Em 1 ano, as taxas de mortalidade cardiovascular (8,8% *versus* 5,9%; $P = 0,01$) e de eventos adversos maiores (9,9% *versus* 7,4%; $P = 0,04$) foram significativamente mais altas no grupo sem CEC. Ademais, a patência do enxerto foi significativamente menor no grupo sem CEC (82,6% *versus* 87,8%; $P < 0,001$). Os resultados não diferiram quando a cirurgia foi realizada por um residente ou cirurgião experiente ou entre cirurgiões de volume alto ou baixo de casos.

O estudo *Surgical Management of Arterial Revascularization Therapy* (SMART) investigou sobrevida e patência do enxerto a longo prazo em um ECR prospectivo envolvendo 297 pacientes submetidos à CRM eletiva isolada com ou sem CEC. Após 7,5 anos de acompanhamento, não houve diferença na mortalidade ou na patência a longo prazo dos enxertos entre os grupos. Embora a recidiva da angina tenha sido mais comum no grupo sem CEC, essa diferença não atingiu significância estatística. Portanto, esse estudo, realizado por um dos maiores especialistas do mundo em CRM sem CEC, não demonstrou qualquer superioridade da CRM sem CEC sobre a com CEC.

Outro estudo prospectivo, o *Coronary Artery Bypass Surgery Off or On Pump Revascularization Study* (CORONARY), envolveu 4.752 pacientes randomicamente selecionados para CRM com ou sem CEC em 79 centros de 19 países. Não houve diferença significativa na incidência de angina recorrente entre o grupo sem CEC (0,9%) e com CEC (1,0%), embora a necessidade de revascularizações repetidas tenha sido maior no grupo sem CEC e a diferença tenha se aproximado de significância estatística (1,4% sem CEC *versus* 0,8% com CEC; $P = 0,07$).

O estudo CORONARY incluiu o dobro de participantes do estudo ROOBY. Cada procedimento sem CEC foi realizado por um cirurgião experiente, com mais de 2 anos de experiência e realização de mais de 100 cirurgias sem CEC. Profissionais em treinamento não foram autorizados a atuar como cirurgiões principais no estudo. A taxa de conversão do grupo sem CEC para o grupo com CEC foi menor no estudo CORONARY (7,9% *versus* 12,4%), sugerindo maior nível de experiência cirúrgica. Apesar da melhor experiência técnica de cirurgiões altamente qualificados para revascularização sem CEC, a necessidade por revascularização permaneceu maior no grupo sem uso de CEC.

No estudo *German Off-Pump Coronary Artery Bypass Grafts in Elderly Patients* (GOPCADE), pacientes com 75 anos ou mais agendados para CRM isolada foram randomicamente selecionados para cirurgia com ou sem CEC. O estudo foi realizado na tentativa de definir os potenciais riscos da CRM sem CEC em um grupo de pacientes idosos de alto risco e com múltiplas comorbidades. O estudo envolveu 2.539 pacientes de 12 centros. O desfecho primário foi composto de óbito ou eventos adversos maiores (IM, AVE, insuficiência renal aguda com necessidade de diálise ou necessidade de repetidas revascularizações) dentro de 30 dias e 12 meses após a cirurgia. Os desfechos secundários incluíram tempo cirúrgico, duração da ventilação mecânica, necessidade de transfusão e tempos de permanência na UTI e de internação hospitalar.

Não houve diferença no desfecho primário composto (7,0% sem CEC *versus* 8,0% com CEC; $P = 0,40$). Contudo, procedimentos de revascularização adicionais, dentro de 30 dias, foram mais frequentes no grupo sem CEC (1,3% *versus* 0,3%; $P = 0,03$). Os pacientes do grupo sem CEC foram menos propensos a receber hemoderivados; todavia, o estudo não tinha protocolos que determinassem quando a transfusão deveria ser realizada. Não houve diferença em qualquer um dos desfechos secundários. O número médio de enxertos foi significativamente menor no grupo sem CEC (2,7 *versus* 2,8; $P < 0,001$). Os investigadores concluíram que a cirurgia sem CEC não melhorou os resultados desses pacientes idosos de alto risco. Ademais, foram levantadas preocupações com relação ao fato de que a maior necessidade de revascularização repetida precoce e o menor número de enxertos no grupo sem

CEC pudessem aumentar a incidência de eventos cardiovasculares futuros, expondo tais pacientes idosos a maiores morbidade e mortalidade.

Esses achados reduziram o entusiasmo pela CRM sem CEC na maioria dos centros. Todavia, faz parte de nossa prática oferecê-la a pacientes com DAC de vaso único no sistema da ADAE.

A técnica e a estratégia cirúrgica sem CEC diferem significativamente das com CEC. São necessários alguns adjuvantes para promover exposição adequada dos vasos coronarianos. Como o coração está com contratilidade plena e mantém perfusão sistêmica, a manipulação deve proceder de maneira planejada e sistemática. Ambos os espaços pleurais são abertos para permitir rotação do coração e visualização dos leitos-alvo por parte do cirurgião, especialmente das paredes lateral e inferior. As áreas mais críticas do miocárdio são revascularizadas primeiro, o que minimiza o tempo de isquemia, melhora a reserva miocárdica e permite manipulação mais complexa do coração para os demais leitos-alvo. Pedículos de artéria mamária são geralmente abordados primeiro porque não requerem anastomose proximal, o que promove fluxo coronariano imediato ao vaso revascularizado.

Após seleção do vaso-alvo, uma pequena área da artéria coronária é exposta proximal e distal à área planejada de anastomose, a fim de permitir colocação de *shunts* coronarianos ou clampe *bulldog* para controle proximal e distal. Também pode ser utilizado um oclusor coronariano. Dois estabilizadores são utilizados para estabilizar o miocárdio (Figura 60.17). O estabilizador bifurcado com ventosas macias nas pontas (*fork-octopus*) é acoplado a uma haste multifuncional. É posicionado de modo que seus membros fiquem situados em ambos os lados do vaso-alvo e a sucção é aplicada, o que fixa o dispositivo no miocárdio enquanto a haste é presa na posição desejada. O outro dispositivo consiste em uma ventosa, que é aplicada ao ápice cardíaco, e utilizada para elevá-lo para fora do tórax, a fim de expor o aspecto posterior do coração. Uma alça acoplada ao pericárdio posterior permite que o coração seja elevado e melhora a visualização dos leitos posteriores.

Não é necessária heparinização total; em geral, utiliza-se 50% da dose usual. O sucesso da cirurgia requer esforços coordenados entre cirurgião e anestesiologista, para que se mantenha perfusão sistêmica adequada durante a cirurgia e se obtenha um campo cirúrgico confortável para realização do procedimento. Betabloqueadores de ação curta são utilizados para desacelerar o coração e vasoconstritores alfa-adrenérgicos são utilizados para manter a pressão de perfusão sistêmica, sendo importantes adjuvantes do procedimento.

O manejo pós-operatório de pacientes submetidos à CRM sem CEC é significativamente diferente do de pacientes submetidos à CRM convencional, primariamente devido à redução dos efeitos inflamatórios, que são proeminentes em pacientes submetidos à CEC. Pacientes submetidos à CRM sem CEC não manifestam a resposta vasodilatadora ou deslocamentos massivos de líquidos observados com a CEC. Esses pacientes na realidade se assemelham mais a pacientes submetidos a uma cirurgia geral extensa e requerem manejo precoce da trombose venosa profunda e do balanço hídrico pós-operatório. Em nossa rotina, todos os pacientes operados sem CEC recebem AAS e clopidogrel no dia da cirurgia.

## Cirurgia de revascularização miocárdica minimamente invasiva

A cirurgia de revascularização miocárdica minimamente invasiva (*minimally invasive direct coronary artery bypass*, MIDCAB) descreve qualquer técnica de revascularização miocárdica que empregue acesso por técnica minimamente invasiva, como uma toracotomia anterolateral (Figura 60.18), miniesternotomia ou abordagem subxifoide, sem abordagem robótica. Muitas das MIDCABs são realizadas com o coração batendo e envolvem os vasos da parede anterior. Metanálise de todos os estudos publicados de desfechos

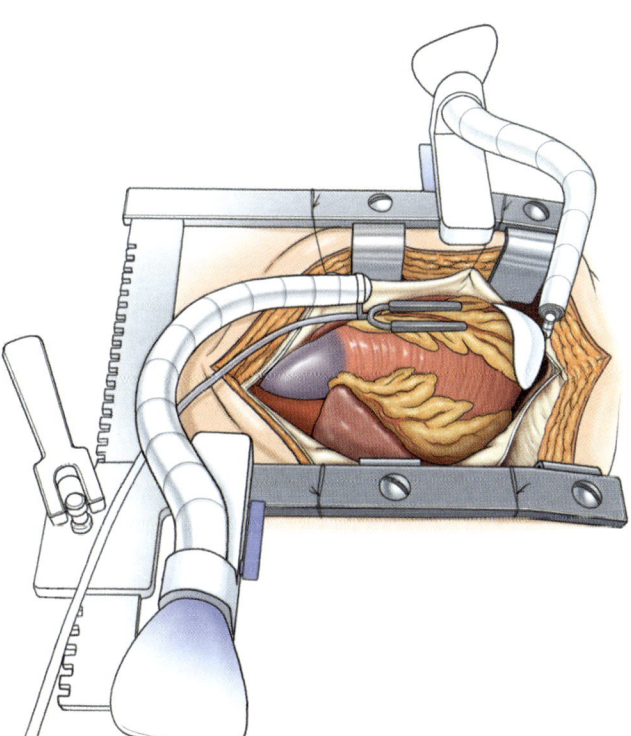

**Figura 60.17** Cirurgia de revascularização miocárdica sem circulação extracorpórea com estabilizadores multiarticulados a vácuo para posicionamento e estabilização do miocárdio. Isso minimiza o movimento do coração, viabilizando ao cirurgião a realização das anastomoses distais. Aqui, o estabilizador está posicionado em preparação para anastomose na artéria descendente anterior esquerda.

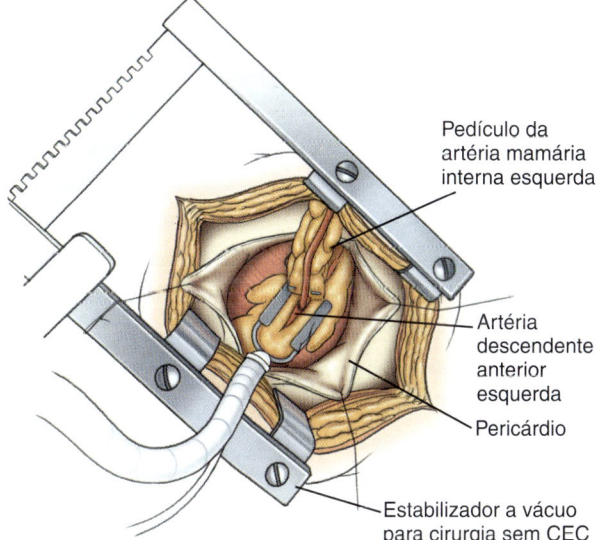

**Figura 60.18** Abordagem por toracotomia esquerda para realização de cirurgia de revascularização miocárdica sem circulação extracorpórea (CEC) de artéria mamária interna esquerda para artéria descendente anterior esquerda. Trata-se de técnica comumente utilizada na cirurgia de revascularização miocárdica minimamente invasiva. Estabilizadores multiarticulados são essenciais a essa técnica.

da MIDCAB realizados de janeiro de 1995 a outubro de 2007 revelou taxas de mortalidade precoces e tardias (> 30 dias) de 1,3 e 3,2%, respectivamente. Dos enxertos estudados por meio de angiografia imediatamente após a cirurgia, 4,2% estavam ocluídos e 6,6% apresentavam estenose significativa (50 a 99%). Aos 6 meses de acompanhamento, 3,6% estavam ocluídos e 7,2% apresentavam estenose significativa. São necessários resultados do acompanhamento a longo prazo e outros ECRs prospectivos comparando a MIDCAB com os procedimentos de revascularização padrão em grandes coortes de pacientes. Embora a MIDCAB ofereça muitas vantagens, como a não necessidade de esternotomia e CEC, está sujeita às mesmas limitações dos procedimentos sem CEC, além de seus próprios desafios técnicos e território de revascularização limitado.

### Robótica: revascularização miocárdica totalmente endoscópica

Com a popularidade da tecnologia robótica em outras especialidades cirúrgicas, a revascularização miocárdica totalmente endoscópica (*totally endoscopic coronary artery bypass*, TECAB) robótica tem sido utilizada em centros específicos. Sistemas de microcirurgia assistida por tecnologia robótica apresentam a vantagem teórica de aumentar a destreza cirúrgica e minimizar a invasividade associada à cirurgia convencional de revascularização miocárdica. O sistema da Vinci® (Intuitive Surgical, Mountain View, Califórnia, EUA) é o sistema mais comumente utilizado. Consiste em três componentes principais: um módulo de interface entre cirurgião e equipamento, um computador controlador e uma interface de instrumentação específica para o paciente. O sistema permite manipulação cirúrgica de tecidos em tempo real, destreza avançada com múltiplos graus de liberdade e amplificação óptica do campo cirúrgico, tudo por meio de portas de acesso mínimas. A tecnologia ganhou uso significativo em cirurgias de reparo valvar e em outras especialidades cirúrgicas.

Com relação à revascularização miocárdica, a TECAB pode ser realizada com ou totalmente sem CEC, sendo inclusive uma realidade a TECAB de múltiplos vasos. Contudo, o tempo cirúrgico e a taxa de conversão ainda são muito altos com essa tecnologia. Mais importante, trata-se de abordagem tecnicamente mais difícil e cara, com curva de aprendizagem íngreme. Dados a longo prazo acerca de durabilidade e segurança são indisponíveis até o momento.

Na maior série de casos utilizando TECAB da atualidade (cerca de 500 casos), as taxas de sucesso e segurança foram de 80% ($n$ = 400) e 95% ($n$ = 474), respectivamente. A conversão intraoperatória a incisões torácicas amplas foi necessária em 49 (10%) pacientes. O tempo cirúrgico mediano foi de 305 minutos (112 a 1.050 minutos) e os tempos médios de permanência na UTI e no hospital foram de 23 horas (11 a 1.048 horas) e 6 dias (2 a 4 dias), respectivamente. Preditores de sucesso independentes foram a TECAB de vaso único ($P$ = 0,004), TECAB com cardioplegia ($P$ = 0,027), caso sem curva de aprendizagem ($P$ = 0,049) e assistência transtorácica ($P$ = 0,035). O único preditor de segurança independente foi o EuroSCORE ($P$ = 0,002). Um fato interessante foi que o tempo médio por anastomose foi de 27 minutos (10 a 100 minutos), significativamente maior que o necessário para um cirurgião médio completar uma anastomose aberta (que é inferior a 10 minutos por anastomose). Ademais, a taxa de incidência de lesão da AMIE foi alta ($n$ = 24; 5%).[49] Todos esses dados apontam para procedimentos e tecnologia abaixo do ideal, que necessitam de maior desenvolvimento antes que possam substituir a CRM aberta, a qual apresenta histórico excelente e se trata de procedimento comprovado e reprodutível.

As atuais limitações da TECAB robótica incluem sua falta de aplicabilidade a todos os pacientes, tempo cirúrgico prolongado, acesso a todos os vasos limitado, dificuldade de revascularizar múltiplas artérias, custo e oportunidades limitadas de treinamento. Contudo, com o tempo, a cirurgia robótica provavelmente se tornará um nicho de especialidade para um subgrupo de cirurgiões que tratam uma população específica de pacientes.

### Revascularização transmiocárdica a *laser*

Pacientes com angina crônica, grave e refratária ao tratamento clínico, que não podem ser completamente revascularizados com intervenção percutânea ou CRM, representam desafios clínicos. A revascularização transmiocárdica a *laser* (RTML), utilizada como tratamento isolado ou como adjuvante à CRM, pode ser adequada para alguns desses pacientes. A *STS Evidence-Based Workforce* revisou a evidência disponível e recomenda o uso da RTML para pacientes com FEVE maior que 0,30 e angina classe III ou IV segundo a Canadian Cardiovascular Society refratária ao tratamento clínico otimizado. Tais pacientes devem estar com isquemia reversível da parede livre do VE e DAC correspondente nas regiões de isquemia do miocárdio. Em todas as regiões do miocárdio, a DAC não será passível de CRM ou ICP.

O procedimento de RTML utiliza um feixe de *laser* de alta energia para criar canais transmurais no miocárdio, os quais originalmente se acreditava que fornecessem acesso direto a sangue oxigenado na cavidade do VE. Esse mecanismo não é mais considerado para explicar como a RTML reduz os sintomas de DCI. Embora tenha sido documentada alguma neovascularização local, a magnitude das mudanças não representa qualquer aumento substancial na perfusão miocárdica. Um mecanismo que tem sido proposto refere-se a um efeito local na sinalização neuronal cardíaca. Levantou-se a hipótese de que a lesão tecidual local causada pela RTML atinja neurônios sensoriais ventriculares e axônios eferentes autonômicos, o que causa denervação cardíaca e alívio local da angina. Independentemente do mecanismo, a RTML está associada a melhora reprodutível dos sintomas. Os pacientes submetidos à RTML demonstraram melhora persistente na classificação de angina da Canadian Cardiovascular Society. A melhora foi observada em 60 a 80% dos pacientes dentro de 6 meses após a cirurgia.

### Procedimentos híbridos

É, em geral, aceito que a anastomose da AMIE à ADAE é o componente mais importante da CRM e confere benefícios a longo prazo que não são atingidos com nenhuma outra intervenção. Procedimentos de ICP com SFC têm produzido resultados competitivos aos de enxertos venosos realizados em vasos-alvo que não a ADAE. Isso levou a uma abordagem integrada da revascularização coronariana, denominada procedimento híbrido. O procedimento consiste em uma anastomose minimamente invasiva da AMIE à ADAE juntamente com ICP das artérias não ADAE obstruídas.

A abordagem atingiu sucesso inicial, embora existam muitos problemas potenciais. Os custos do procedimento podem ser maiores do que os custos da CRM ou implante de SFC isolados. O momento e o estágio dos procedimentos são incertos, havendo dados limitados disponíveis acerca dos desfechos a longo prazo.

### Aspectos técnicos da reoperação da cirurgia de revascularização miocárdica

Dentro de 5 anos, 15% dos pacientes submetidos à CRM sofrem recidiva de sintomas, geralmente angina. Isso aumenta para aproximadamente 40% em 10 anos. Sintomas recorrentes quase sempre indicam progressão da doença na circulação coronariana nativa ou doença do enxerto. Na maioria dos casos, as indicações para angiografia coronariana, ICP com ou sem *stent* ou CRM repetida são as mesmas da primeira cirurgia. Pacientes considerados candidatos à reoperação de revascularização miocárdica geralmente são mais velhos, com DAC mais difusa e função ventricular diminuída. Fatores que aumentam o risco de necessidade de reoperação incluem ausência de enxerto de AMI, idade menos avançada no momento da cirurgia índice, revascularização prévia incompleta, ICC e angina classe III ou IV segundo a New York Heart Association.

Os aspectos técnicos da reoperação de revascularização miocárdica diferem significativamente dos aspectos do procedimento índice. O novo acesso ao tórax e a dissecção dos enxertos antigos podem ser desafiadores. Deve-se considerar preparação para canulação femoral ou axilar para dissecção de enxertos, com disponibilidade antecipada de hemoderivados. A nova esternotomia geralmente é realizada com serra oscilatória ou após dissecção do coração para longe do esterno por meio de abordagem subxifoide. Uma preocupação potencial é a lesão de ventrículo direito, aorta ou enxertos venosos. Um enxerto de AMIE mal implantado na cirurgia prévia também representa risco durante a esternotomia. Caso seja identificada lesão cardíaca ou vascular, um assistente deve segurar o esterno fechado a fim de impedir maior sangramento e novos locais alternativos devem ser canulados rapidamente para início da CEC. Exames de TC pré-operatórios são úteis no planejamento da cirurgia.

Após término da esternotomia, o restante das estruturas cardíacas aderidas é dissecado para longe da face interna do esterno, a fim de permitir inserção de afastador esternal. Nenhum afastador deve ser inserido a menos que o coração esteja adequadamente dissecado para longe do esterno, pois existe risco de ruptura de aorta ou ventrículo direito, os quais podem ser difíceis de controlar.

Os próximos passos são orientados no sentido de estabelecer locais para canulação. O átrio direito e a aorta são dissecados primeiro; em seguida, disseca-se o restante do coração para longe do pericárdio, o que pode ser realizado sob CEC. As áreas prévias de canulação e de enxertos venosos são as mais aderentes, ao passo que a porção diafragmática é a menos aderente e serve como bom ponto de partida para obtenção de acesso ao plano correto.

A manipulação dos enxertos antigos deve ser mínima a fim de evitar microembolização do leito coronariano distal. Geralmente é necessário isolamento do pedículo da AMIE, o que deve ser realizado cuidadosamente, com capacidade de iniciar rapidamente a CEC caso ocorra lesão acidental (Figura 60.19). O restante da cirurgia procede de modo similar à CRM primária e pode ser realizado com ou sem CEC. Em alguns casos, o procedimento pode ser realizado por meio de toracotomia anterolateral esquerda. Em geral, essa abordagem é utilizada em pacientes com mediastinite prévia ou esternotomias múltiplas, ou quando uma área extensa do coração está aderida ao esterno, impedindo acesso seguro. O enxerto venoso é anastomosado à aorta descendente nesses casos (Figura 60.20).

Em suma, algumas das dificuldades peculiares que podem ser encontradas nas cirurgias de reoperação de revascularização miocárdica são:

- Lesão cardíaca durante a esternotomia
- Lesão do pedículo mamário
- Espaço limitado na aorta ascendente para implante de novos enxertos
- Incapacidade de identificar alvos distais devido às cicatrizes e aderências
- Disponibilidade limitada de enxertos

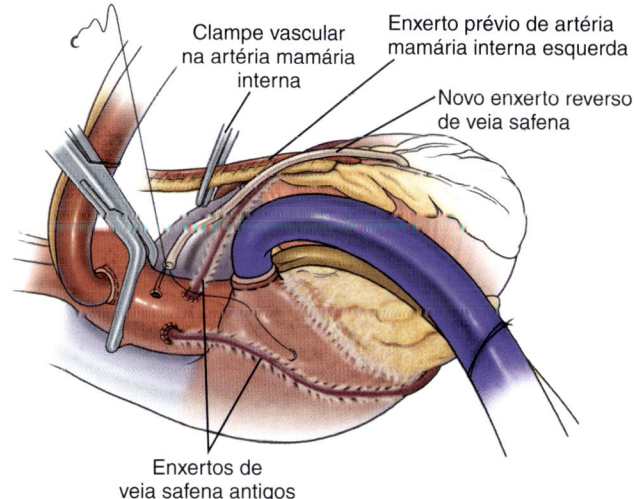

**Figura 60.19** Reoperação de revascularização miocárdica. A canulação é semelhante à utilizada na primeira cirurgia na maioria dos casos. Contudo, a identificação dos vasos-alvo coronarianos é muito mais difícil em razão das áreas de tecido cicatricial. O trajeto dos enxertos prévios é útil na identificação dos vasos-alvo. Além do clampeamento da aorta acima dos enxertos prévios, o pedículo de artéria mamária interna esquerda deve ser dissecado e clampeado separadamente, quando possível. A técnica de clampeamento único é preferível porque evita a dissecção demorada e potencialmente perigosa ao redor da aorta proximal, o que pode ser necessário para o clampeamento parcial da aorta.

- Risco aumentado de IM perioperatório devido à embolização ateroembólica dos enxertos doentes e DAC difusa, os quais impedem cardioplegia adequada
- Risco aumentado de sangramento em razão de maior resposta inflamatória e superfície mais cruenta
- Lesão da artéria pulmonar durante clampeamento da aorta.

Na maior parte das séries de casos publicadas, a taxa de mortalidade de pacientes submetidos à reoperação de revascularização miocárdica excede a dos pacientes submetidos a uma primeira revascularização cirúrgica.

## COMPLICAÇÕES MECÂNICAS DA DOENÇA ARTERIAL CORONARIANA

### Aneurisma de ventrículo esquerdo

A incidência de aneurisma em ventrículo esquerdo após IAM tem diminuído devido às terapias de intervenção precoce. Dentre todos os aneurismas de VE, 90% resultam de IM transmural secundário à oclusão aguda da ADAE. Os pacientes podem desenvolver um aneurisma (pseudoaneurisma) 48 horas após o infarto, embora a maior parte dos pacientes possa desenvolvê-lo dentro de semanas. Aproximadamente dois terços dos pacientes que desenvolvem aneurismas ventriculares permanecem assintomáticos.

A taxa de sobrevida de 10 anos é de 90% para pacientes assintomáticos e de 50% para sintomáticos. As causas mais comuns de óbito são as arritmias (> 40%), ICC (> 30%) e IM recorrente (> 10%). O risco de tromboembolismo é baixo, de modo que não é recomendada anticoagulação a longo prazo, exceto em casos de trombo mural. O diagnóstico geralmente é estabelecido por meio de ecocardiografia. Exames de imagem utilizando tálio ou PET são úteis para determinar a extensão do aneurisma e a viabilidade das regiões adjacentes.

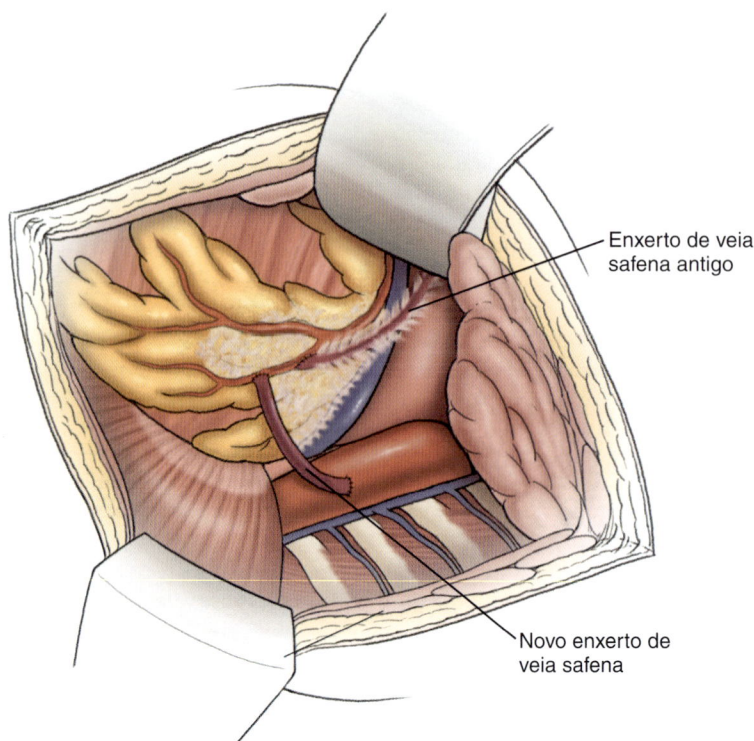

**Figura 60.20** Abordagem por toracotomia esquerda para doença arterial coronariana recorrente. Essa abordagem evita os riscos de uma esternotomia que pode ser difícil de refazer e é utilizada como alternativa em alguns casos. Novo enxerto de veia safena: ponte da aorta descendente para a artéria marginal obtusa.

A cirurgia para aneurisma de VE é indicada quando o paciente está agendado para CRM por DAC sintomática, quando há ruptura contida ou evidência de falso aneurisma, ou quando o paciente apresenta evento tromboembólico mesmo com terapia anticoagulante. A taxa de sobrevida pós-operatória de 5 anos foi relatada entre 60 e 80%. Em geral, o reparo ou ressecção cirúrgica juntamente com CRM resulta em alívio da angina e resolução dos sintomas de insuficiência cardíaca na maioria dos pacientes.

A *restauração ventricular cirúrgica* é um termo técnico que descreve a ressecção cirúrgica do aneurisma e a reconstrução do formato geométrico nativo do ventrículo. O procedimento é realizado idealmente com CEC e sem parada cardioplégica, contanto que a valva aórtica esteja competente. O aneurisma geralmente é reconhecido pelo movimento paradoxal das paredes em comparação com o restante do miocárdio viável do VE. Realiza-se abertura do aneurisma e sutura em bolsa de Fontan na junção entre o miocárdio viável e não viável, os quais podem ser palpados com o coração batendo. Um retalho de dácron ou de pericárdio bovino é utilizado para exclusão do aneurisma, com seu fechamento sobre o retalho. Duas potenciais complicações agudas, que requerem intervenção cirúrgica, incluem DSV pós-infarto e regurgitação mitral pós-infarto causada por ruptura de músculo papilar.

### Defeito do septo ventricular

Ocorre em menos de 1% dos pacientes e está associado à oclusão aguda da ADAE. O defeito é mais comum em homens do que em mulheres (3:2) e geralmente se manifesta dentro de 2 a 4 dias do infarto. Todavia, o DSV que ocorre nas primeiras 6 semanas após um infarto ainda é considerado agudo. O DSV geralmente se localiza no aspecto anterior ou apical do septo ventricular. Aproximadamente 25% dos pacientes acometidos apresenta DSV posterior causado por IM na parede inferior devido à oclusão do sistema da ACD ou um ramo distal da ACE. O infarto que acomete toda a espessura da parede constitui pré-requisito para formação de DSV. Um sopro cardíaco sistólico novo e alto após um IM sugere o diagnóstico; o ecocardiograma é efetivo para determinar o tamanho e as características do DSV, bem como o grau de *shunt* esquerda-direita. A cateterização do lado direito do coração geralmente demonstra aumento da saturação de oxigênio no ventrículo direito e artéria pulmonar. O defeito geralmente apresenta 1 a 2 cm de tamanho.

Após determinação do diagnóstico, os pacientes devem ser submetidos imediatamente à cateterização cardíaca esquerda para caracterização do grau de DAC e magnitude da disfunção de VE, bem como detecção de qualquer insuficiência da valva mitral. Aproximadamente 60% dos pacientes com DSV por infarto apresentam DAC significativa em vaso não relacionado. A taxa de mortalidade de pacientes não tratados é alta; 25% dos pacientes morrem dentro de 24 horas por insuficiência cardíaca refratária. As taxas de sobrevida de pacientes em 1 semana, 1 mês e mais de 1 ano são de 50%, 20% e menos que 3%, respectivamente.

Pacientes considerados candidatos à cirurgia devem ser tratados precocemente com fechamento do defeito e CRM concomitante. Com ausência de insuficiência cardíaca refratária e de instabilidade hemodinâmica, a taxa de sobrevida pode chegar a 75%. A técnica de exclusão do infarto é utilizada para reparar o DSV e é um dos procedimentos de maior desafio técnico. O VE é aberto longitudinalmente sobre o infarto e o defeito é avaliado. Pode haver presença de múltiplos DSVs, sendo realizado desbridamento do miocárdio necrótico para expor tecido viável. Uma prótese de dácron ou enxerto de pericárdio bovino é suturado à lateral do defeito septal do VE e trazido para fora através da ventriculotomia, onde é incorporado ao fechamento (Figura 60.21). Nesse método,

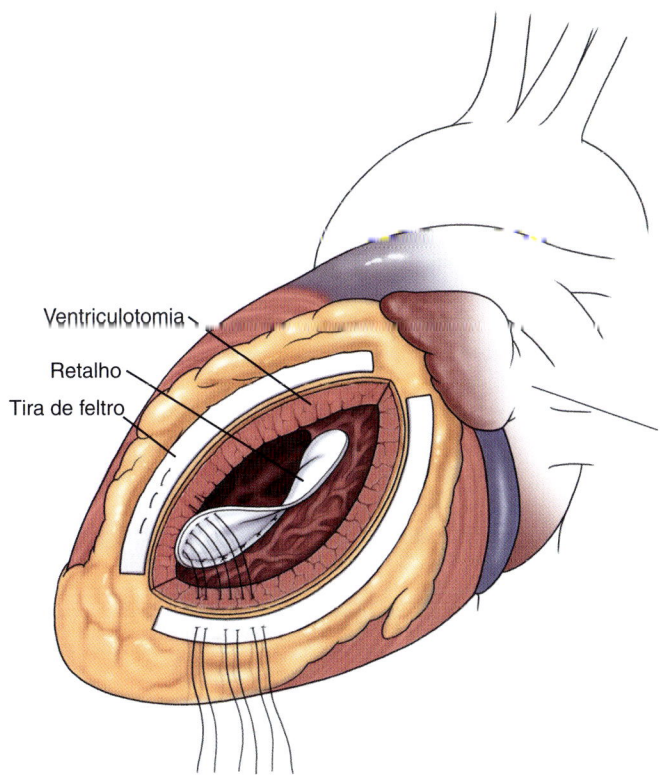

**Figura 60.21** Técnica de exclusão do infarto para reparo do defeito agudo do septo ventricular secundário a infarto agudo do miocárdio. A ventriculotomia é realizada através da zona infartada e todo o músculo necrótico é debridado. O reparo é concluído com aplicação de um retalho sobre a face ventricular esquerda do septo. Tiras de feltro são utilizadas para reforçar o fechamento da ventriculotomia e é essencial que todos os pontos de sutura sejam incorporados ao miocárdio saudável para garantir durabilidade do reparo.

a face posterior do enxerto é ancorada ao septo viável remanescente e a face anterior é incorporada à parede livre do ventrículo, formando o novo septo interventricular. Tiras de feltro são utilizadas para reforçar a sutura de fechamento.

Além do reparo tradicional do DSV pós-infarto, houve entusiasmo recente pelo seu fechamento transcateter. Isso previne necessidade de uso de circulação extracorpórea em paciente frágil. Em pacientes tratados cirurgicamente ou com fechamento transcateter, o suporte circulatório temporário com membrana de oxigenação extracorpórea ou dispositivo de assistência ventricular pode salvar vidas.

### Regurgitação mitral

Aproximadamente 40% dos pacientes que sofrem IAM desenvolvem regurgitação mitral isquêmica (RMI) crônica detectável por meio de ecocardiograma com Doppler colorido. Em 3 a 4% dos casos, o grau de regurgitação é moderado ou grave.

A causa da RMI crônica é uma disfunção do músculo papilar isquêmico e dilatação do VE associada a dilatação do anel mitral e restrição do folheto posterior. A cirurgia para RMI crônica geralmente é realizada de maneira eletiva. Consiste em revascularização completa do miocárdio e reparo de valva mitral com uso de anel de anuloplastia.

A RMI aguda pode resultar de necrose e ruptura de músculo papilar causada por oclusão das artérias epicárdicas, as quais dão origem aos vasos penetrantes que irrigam os músculos papilares. O músculo papilar posterior está envolvido com frequência três a seis vezes maior que o músculo anterior (Figura 60.22) e pode ocorrer ruptura parcial ou total de todo o tronco do músculo ou de uma de suas cabeças, às quais se inserem as cordoalhas.

Na maioria dos casos, a intervenção cirúrgica imediata fornece a melhor chance de sobrevivência. Preditores de mortalidade hospitalar incluem ICC, insuficiência renal e DAC de múltiplos vasos. O tratamento cirúrgico de emergência geralmente envolve substituição da valva mitral e CRM concomitante. A taxa de mortalidade hospitalar pode chegar a 50% em casos agudos. O reparo mitral não deve ser tentado nesses casos porque pode não ser viável na ruptura de músculo papilar; requer clampeamento por tempo prolongado (comparado com a substituição da valva), o que não é ideal em casos agudos. Cirurgias em pacientes com complicações mecânicas agudas de IM são desafiadoras; o cirurgião precisa antecipar e estar preparado para utilizar dispositivo de assistência ventricular esquerda, caso o paciente não possa ser desmamado da CEC (Figura 60.23).

## CIRURGIA DE REVASCULARIZAÇÃO MIOCÁRDICA E POPULAÇÕES ESPECIAIS DE PACIENTES

### Pacientes diabéticos

As taxas de mortalidade e morbidade após CRM são mais altas em pacientes diabéticos que na população geral. O estudo BARI demonstrou que pacientes diabéticos com doença em múltiplos

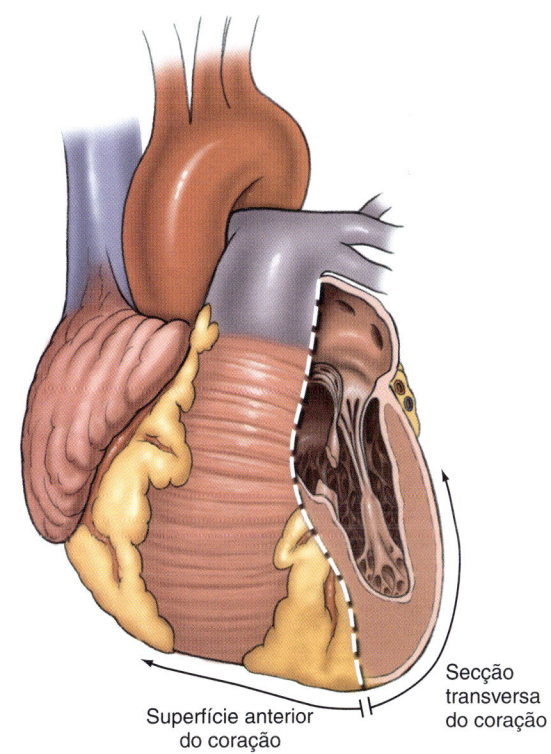

**Figura 60.22** Complicação mecânica de infarto agudo do miocárdio. A ruptura aguda do músculo papilar (demonstrada na imagem) e o defeito agudo do septo ventricular são duas sequelas que ocorrem em pacientes com áreas de infarto extensas. A ruptura aguda do músculo papilar resulta em regurgitação mitral aguda, manifestada como choque cardiogênico e descompensação pulmonar imediata. Quando o paciente é candidato à cirurgia, a única opção é a substituição da valva mitral.

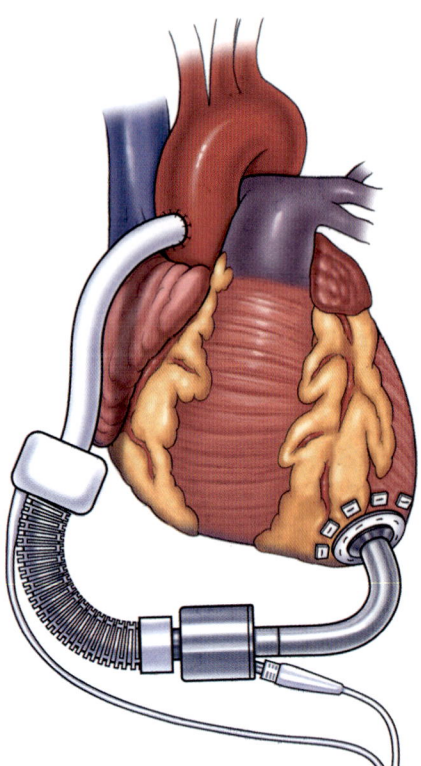

**Figura 60.23** Dispositivo de assistência ventricular esquerda de fluxo axial, que pode ser utilizado como suporte mecânico temporário ou ponte para transplante em paciente com cardiomiopatia em estágio terminal por doença arterial coronariana não passível de correção cirúrgica. O fluxo de entrada do sangue para a bomba vem do ápice do ventrículo esquerdo. O sangue é bombeado para a aorta ascendente através de enxertos especiais incorporados à bomba. As bombas de fluxo axial são menos volumosas e relativamente fáceis de serem implantadas. Apresentam apenas uma parte móvel, que é o propulsor axial.

vasos beneficiam-se mais da CRM do que qualquer outro tratamento. Da mesma maneira, o estudo FREEDOM demonstrou superioridade da CRM sobre a ICP.

## Pacientes idosos

Aproximadamente 10% dos pacientes submetidos à CRM têm idade superior a 80 anos. A idade mais avançada atua como preditor independente de morbidade e mortalidade cirúrgica e de alta médica não rotineira. Embora a CRM não deva ser negada a pacientes somente com base na idade, é preciso considerar esse fator durante a avaliação do risco. Ajustes adequados devem ser realizados com antecedência com a expectativa de que somente um a cada cinco pacientes operados poderá ir para casa sem suporte adicional.

## Mulheres

Embora mulheres de todos os grupos etários apresentem menor incidência de DAC do que homens, a DAC ainda é a principal causa de óbito em mulheres nos EUA. Historicamente, manifestações graves e complicações associadas da DAC em mulheres eram consideradas incomuns. O exame da base de dados da STS em dois estudos separados revelou que a taxa de mortalidade operatória é mais alta em mulheres, 3,2% *versus* 2,6% em homens.

Com as estratégias mais recentes, estudos têm sido direcionados à avaliação de aspectos específicos da CRM que poderiam beneficiar mulheres. Por exemplo, a CRM sem CEC produziu desfechos favoráveis em mulheres. Uma revisão de 42.477 pacientes do STS National Cardiac Database revelou que mulheres apresentam risco ajustado de óbito significativamente maior, ventilação prolongada e maior tempo de hospitalização do que homens submetidos à CRM com CEC. Em contrapartida, entre casos de CRM sem CEC, mulheres demonstraram risco mais baixo de reexploração cirúrgica do que homens e risco similar de óbito, IM, ventilação prolongada e permanência hospitalar.

## Pacientes com doença renal

A insuficiência renal também é um fator de risco independente para mortalidade após CRM. A creatinina sérica pré-operatória de 1,4 a 2,5 mg/d$\ell$ é um fator de risco independente associado a aumento da mortalidade em duas vezes. Em um estudo retrospectivo de 59.576 pacientes submetidos a CRM ou ICP, a CRM apresentou benefício à sobrevida em pacientes com nível sérico de creatinina superior a 2,5 mg/d$\ell$. A sobrevida de 1, 2 e 3 anos foi de 84,1%, 77,4% e 65,9%, respectivamente, para CRM, comparada com 70,8%, 51,9% e 46,1%, respectivamente, para ICP. Esse efeito foi mais pronunciado em pacientes diabéticos.

## Pacientes obesos

A incidência de insuficiência renal pós-operatória, ventilação prolongada e infecção da ferida esternal é significativamente mais alta em pacientes obesos comparados a pacientes de peso normal. Ambos os extremos de peso constituem fatores de risco para a mortalidade relacionada à CRM.

## AGRADECIMENTOS

Gostaríamos de agradecer a Scott Weldon e Michael DeLaflor pelos serviços gráficos e a Johnny Airheart pelo apoio fotográfico.

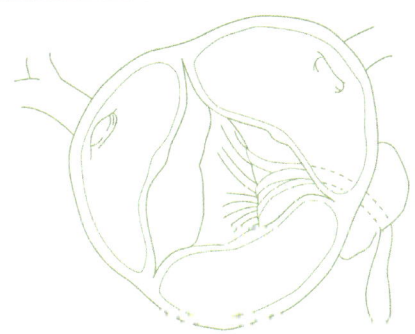

# Doença Cardíaca Adquirida: Valvar

*Todd K. Rosengart, Corinne M. Aberle, Christopher Ryan*

## VISÃO GERAL DO CAPÍTULO

**História da cirurgia das valvas cardíacas**
**Anatomia das valvas**
    Relações anatômicas cirúrgicas
**Etiologia e patologia da doença cardíaca valvar**
    Estenose mitral
    Estenose aórtica
    Regurgitação mitral
    Insuficiência aórtica
    Endocardite
    Doença valvar do lado direito
**Fisiopatologia da doença cardíaca valvar**
**Síndromes de doenças valvares**
    Estenose mitral
    Tratamento intervencionista
    Regurgitação mitral

**Estenose aórtica**
    Diagnóstico da estenose aórtica
    Insuficiência aórtica
    Exames diagnósticos
    Tratamento cirúrgico
    Regurgitação de tricúspide e outras doenças relacionadas às valvas do lado direito
    Doença valvar mista
**Abordagens cirúrgicas**
    Condução da cirurgia de valva cardíaca
    Substituição e reparo da valva mitral
    Substituição e reparo cirúrgico de valva aórtica
    Valvas protéticas
    Substituição de valva aórtica transcateter e outras tecnologias emergentes
    Intervenções mitrais percutâneas

O coração contém quatro valvas de sentido único que regulam o fluxo direcional de sangue através de suas câmaras. A atividade de bombeamento cardíaco efetivo depende do funcionamento correto dessas valvas. As valvas atrioventriculares (mitral e tricúspide) fecham-se durante a sístole para permitir que sejam mantidos os gradientes de pressão entre átrios e ventrículos, ao passo que, da mesma maneira, as valvas semilunares (aórtica e pulmonar) se fecham durante a diástole para manter gradientes de pressão entre ventrículos e artérias.

O coração bate em média 100.000 vezes/dia e mais de 2,5 bilhões de vezes ao longo do tempo médio de vida. Dado o alto número de ciclos de abertura e fechamento das valvas e a frequência relativamente baixa de doença cardíaca valvar, cuja prevalência é relatada em menos de 2% da população,[1] deve-se concluir que as estruturas valvares são muito bem adaptadas para atender a essas demandas físicas.

As valvas cardíacas podem, apesar de tudo, sucumbir a lesões ou degeneração em razão de diversos processos fisiopatológicos, podendo a disfunção valvar resultar em significativa morbimortalidade. O advento da cirurgia aberta de reparo e substituição das valvas no século passado promoveu maior sobrevida e melhor saúde a milhões de indivíduos portadores de doença valvar cardíaca. Atualmente, por exemplo, aproximadamente 90.000 pacientes dos EUA e 280.000 pacientes em todo o mundo são submetidos à substituição de valvar por ano. Mais recentemente, intervenções percutâneas para reparo ou substituição de valvas doentes têm sido crescentemente utilizadas para fornecer tais benefícios sem necessidade de cirurgia cardíaca aberta ou circulação extracorpórea.

## HISTÓRIA DA CIRURGIA DAS VALVAS CARDÍACAS

Apesar das investigações do século XIX sobre o tratamento de doença cardíaca reumática, a história moderna da cirurgia valvar cardíaca pode ser considerada desde 1902, quando Sir Thomas Lauder Brunton, um médico escocês, propôs uma técnica para reparo fechado de doença valvar mitral reumática estenótica, com acesso a valva por meio de um dilatador inscrito através da parede do ventrículo esquerdo. Infelizmente, a ideia foi considerada pelos colegas de Brunton como imprudente e nunca foi tentada clinicamente. Felizmente, todavia, Elliot Cutler e Peter Levine desenvolveram a teoria inicial de Brunton e realizaram a primeira correção cirúrgica bem-sucedida da valva mitral em 1923, após experimentação extensa em laboratórios de pesquisa do Hospital Peter Bent Brigham em Boston, EUA.

Henry Souttar, da Inglaterra, adaptou a técnica de Cutler e Levine e relatou em 1925 o primeiro caso de sucesso de comissurotomia digital fechada, envolvendo inserção do dedo indicador do cirurgião através do apêndice atrial esquerdo (AE) para realizar dilatação mecânica da valva mitral (VM). O procedimento não foi amplamente adotado até 1948, após os relatos de Charles Bailey, da Filadélfia, e Dwight Harken, de Boston, que realizaram comissurotomia digital fechada de valva mitral com sucesso clínico (Figura 61.1).

A cirurgia da valva aórtica realizada às cegas seguiu caminho similar. Em 1912, Theodore Tuffer, de Paris, relatou a primeira tentativa clínica de dilatar uma valva aórtica estenosada,

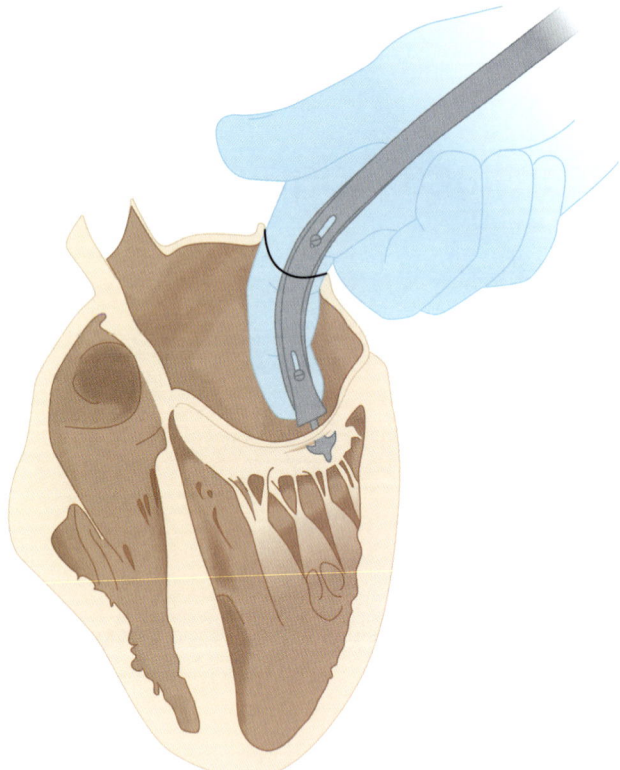

**Figura 61.1** Comissurotomia mitral fechada. Dwight Harken desenvolveu um procedimento de comissurotomia mitral fechada para corrigir a estenose mitral reumática que se tornou a primeira abordagem amplamente disseminada para tratamento de doença valvar mitral. (De Muller WH, Jr. The surgical treatment of mitral stenosis. *Calif Med.* 1951;75:285-289.)

pressionando seu dedo contra a aorta e invaginando a parede aórtica através da valva para abordá-la. A dilatação mecânica utilizando um instrumento inserido de forma retrógrada através da artéria inominada foi relatada por Russel Brock, de Londres, em 1940. Nenhum desses esforços ganhou aceitação, mas delinearam o caminho para que Horace Smithy, de Charleston, no estado da Carolina do Sul, realizasse a primeira valvotomia aórtica bem-sucedida em 1948. Três anos mais tarde, Charles Bailey da Filadélfia relataria a primeira valvotomia aórtica bem-sucedida utilizando dilatador transventricular.

Os dois maiores marcos do século XX determinaram o início da era moderna da cirurgia valvar "aberta": desenvolvimento de uma valva protética e advento da circulação extracorpórea. A primeira implantação bem-sucedida de uma valva protética foi realizada sem circulação extracorpórea e foi relatada por Charles Hufnagel, da Georgetown University, em 1952. Dada a capacidade de acessar a valva aórtica *in situ*, Hufnagel implantou uma valva com esfera engaiolada na *aorta descendente* em pacientes com insuficiência aórtica. Após primeiro uso clínico bem-sucedido da circulação extracorpórea por Gibbon em 1953, Harken executou em 1960 a primeira substituição de valva aórtica *in situ* bem-sucedida utilizando a valva com esfera engaiolada no lugar da valva aórtica excisada. No mesmo ano, Albert Starr e Lowell Edwards, em Oregon, substituíram a valva mitral utilizando a prótese de esfera engaiolada similar desenvolvida por eles mesmos. Após esses casos, ocorreu uma explosão de melhorias do design das próteses valvares e técnicas de implantação cirúrgica, permitindo melhora progressiva do desfecho após substituição valvar e, mais recentemente, reparo valvar.

## ANATOMIA DAS VALVAS

As quatro valvas cardíacas humanas seguem um desenvolvimento embriológico inicialmente similar, que se inicia às 4 semanas de gestação com a formação da valva primordial no tubo cardíaco primitivo. Esse desenvolvimento está intimamente relacionado à divisão do tubo cardíaco em suas câmaras, incluindo a septação do trato de saída (tronco arterioso) e fusão dos coxins dos canais atrioventriculares. A maioria das células migram para formar a valva primordial a partir do coxim endocárdico, embora células da crista neural e epicárdicas também pareçam contribuir com a formação. A valva primordial cresce e se alonga entre 20 e 39 semanas de gestação, adelgaçando-se em seguida para formar os folhetos e cúspides. Ao fim da gestação e pouco após o nascimento, essas estruturas se estratificam em camadas altamente organizadas que se diferenciam nos folhetos valvares. A maturação e o remodelamento valvar continua ao longo dos estágios iniciais da vida.

Todas as quatro valvas cardíacas são sustentadas por placas internas de tecido conjuntivo rico em colágeno, proteoglicanos e elastina que é contíguo com o esqueleto fibroso presente na base cardíaca (Figura 61.2). A matriz extracelular de cada valva é organizada em três camadas: camada fibrosa, composta por colágeno fibrilar; camada esponjosa, composta por proteoglicanos; e camada de elastina, denominada ventricular nas valvas semilunares, ou atrial nas valvas atrioventriculares, com referência a cada câmara cardíaca para a qual a camada está voltada (Figura 61.3). As camadas atrial ou ventricular são revestidas por uma camada delgada de epitélio e formam a superfície sobre a qual flui o sangue através da valva, ao passo que as camadas subjacentes esponjosa e fibrosa contribuem com o suporte estrutural.

As valvas semilunares aórtica e pulmonar são estruturas livres que repousam sobre as vias de saída de seus respectivos ventrículos. Essas valvas têm anéis virtuais, estando acopladas de forma curvilínea à parede da artéria aorta ou pulmonar em sua junção com a via de saída do ventrículo esquerdo ou direito (VD), respectivamente. Essas valvas têm três *cúspides* em formato semilunar a partir do qual derivam seu nome (Figura 61.4). Cada cúspide, por sua vez, é composta por quatro componentes: a região de dobradiça onde a cúspide se conecta ao anel valvar; o ventre, que compõe a maior parte da cúspide; a superfície de coaptação na periferia da cúspide; e as lúnulas, segmentos delgados de formato crescente que circundam um nódulo fibroso central no ponto médio de seu bordo livre (denominado nó de Arantius na valva aórtica).

Ao contrário das valvas semilunares, as valvas mitral e tricúspide são constituídas por um complexo valvar funcional composto por anéis anulares fibrosos e discretos, folhetos valvares, cordoalhas tendíneas fibrosas e músculos papilares. As cordoalhas tendíneas fibrosas emergem das bordas livres dos folhetos (cordoalhas marginais ou primárias) ou de sua superfície inferior (cordoalhas intermediárias ou secundárias), com cordoalhas basais (terciárias) emergindo também da base e do anel do folheto posterior. As cordoalhas inserem-se nos músculos papilares intraventriculares que, por sua vez, emergem do miocárdio ventricular. Essas estruturas de suporte adicional permitem que as valvas atrioventriculares (AV) mantenham a alta pressão transvalvar à qual são expostas durante a sístole.

A valva mitral propriamente dita tem dois *folhetos* que apresentam área de superfície aproximadamente igual (Figura 61.5). O folheto anterior de formato quadrado ocupa aproximadamente um terço do anel valvar na porção anterior. O folheto mitral posterior é menos largo ("alto") mas é mais longo que o folheto anterior e ocupa aproximadamente dois terços do anel valvar. Os dois folhetos têm

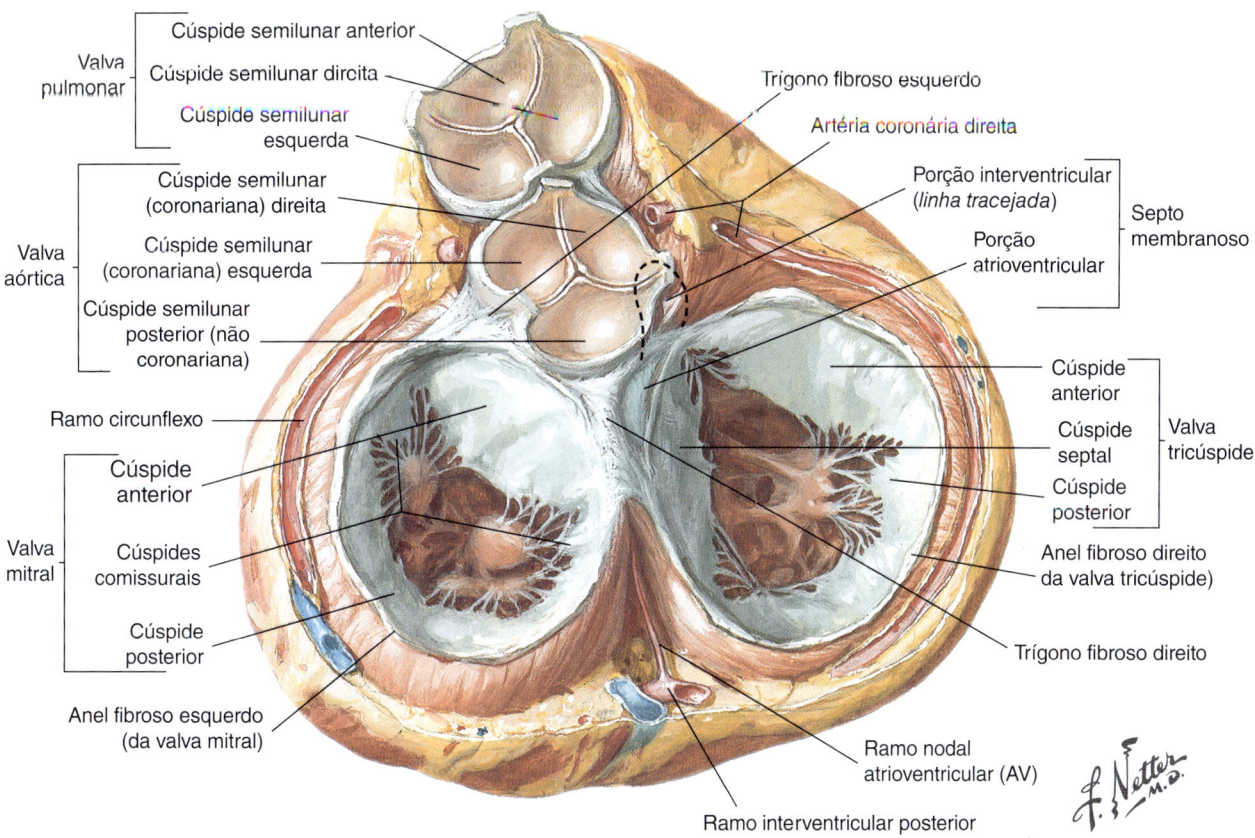

**Figura 61.2** Esqueleto fibroso cardíaco. A base do coração contém um "esqueleto" integrado de tecido conjuntivo que abrange as valvas tricúspide, mitral e aórtica. Note a relação anatômica próxima dessas valvas entre si e com a circulação coronariana e o sistema de condução elétrica do coração. (Adaptada de Conti CR. *Netter collection of medical illustrations: Cardiovascular system*. 2nd ed. Philadelphia, PA: Elsevier Saunders; 2014.)

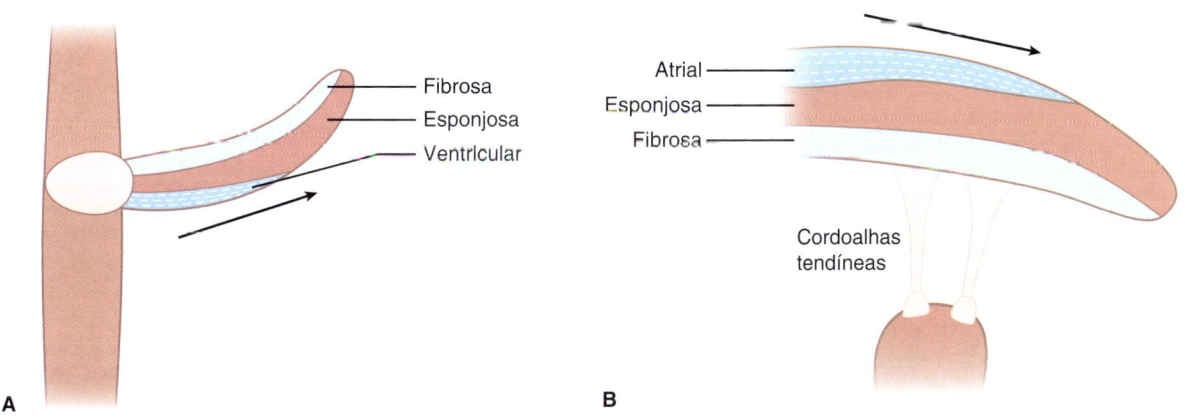

**Figura 61.3** Histologia das valvas. A valva madura é composta por matriz extracelular altamente organizada, a qual é dividida em três camadas: camada fibrosa (F), composta por colágeno fibrilar; camada esponjosa (E), composta por proteoglicanos; e camada ventricular (V) nas valvas semilunares ou atrial (A) nas valvas atrioventriculares, composta por fibras de elastina. (De Combs MD, Yutzey KE. Heart valve development: regulatory networks in development and disease. *Circ Res*. 2009;105:408-421.)

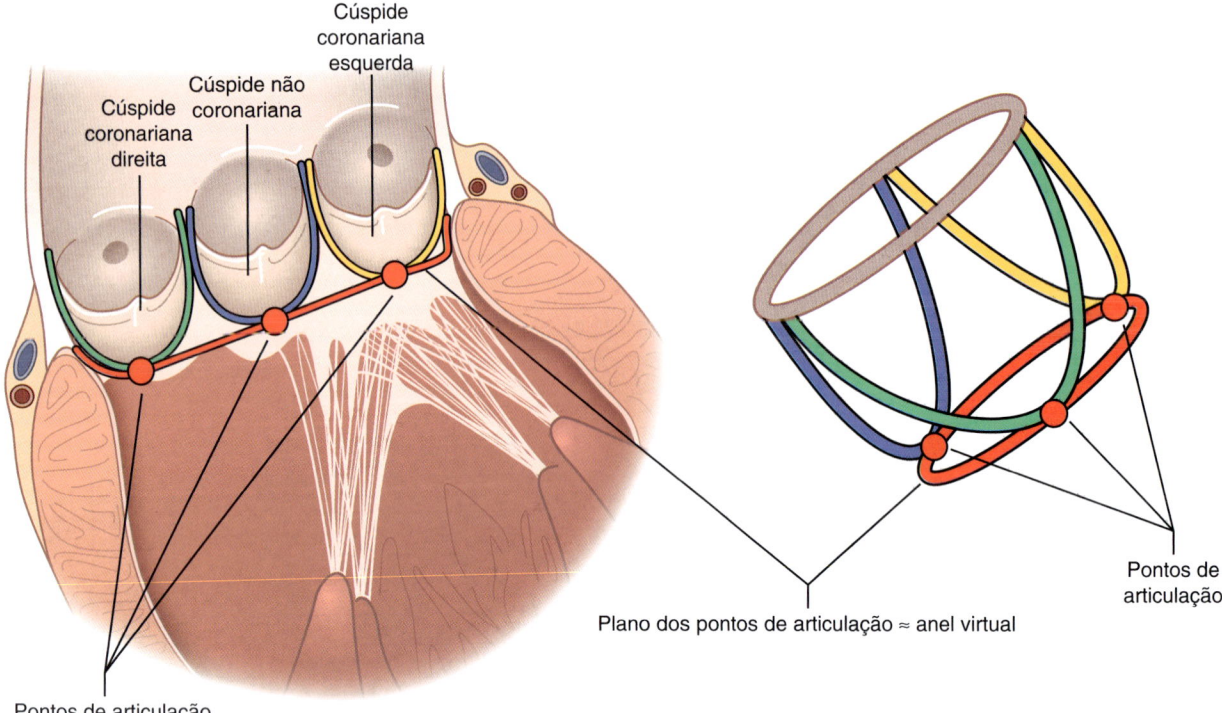

**Figura 61.4** Anatomia das valvas semilunares. Cada valva é composta por três cúspides que emergem diretamente da junção do grande vaso com a parede da via de saída do ventrículo. (De Kasel AM, Cassese S, Bleiziffer S, et al. Standardized imaging for aortic annular sizing: implications for transcatheter valve selection. *JACC Cardiovasc Imaging*. 2013;6:249-262.)

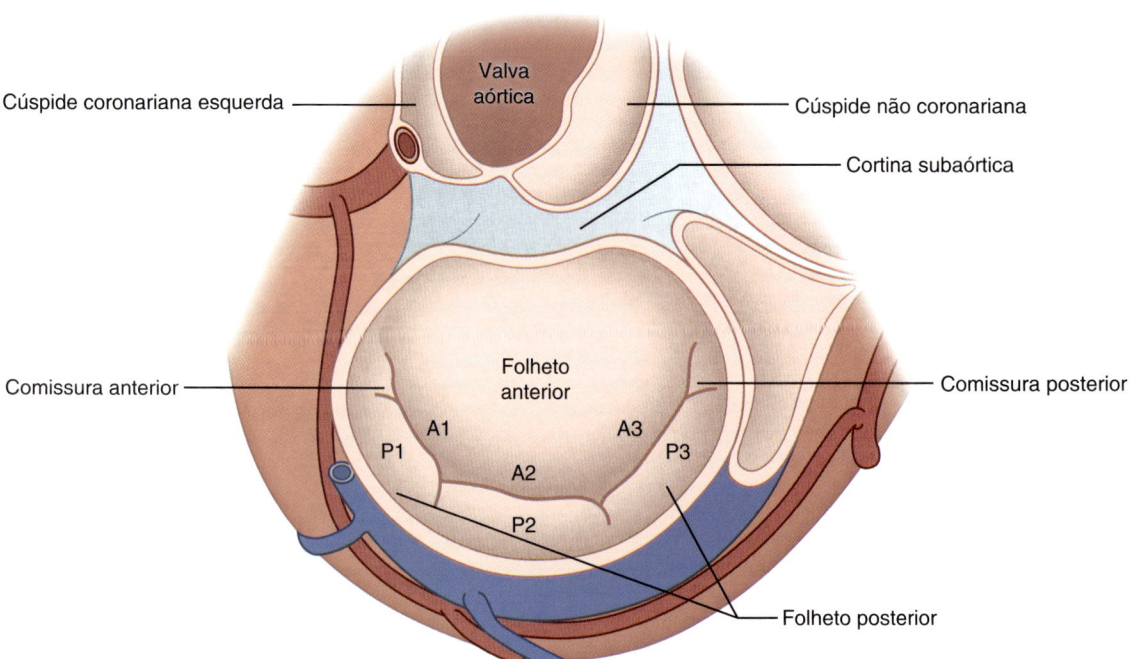

**Figura 61.5** Anatomia das valvas atrioventriculares. As valvas atrioventriculares são compostas por folhetos que emergem a partir de um anel fibroso distinto. A valva mitral representada é composta por um folheto anterior e um folheto posterior, cada qual subdividido em três segmentos. (Usada, com autorização, de Decker Medicine LLC.)

cada qual três segmentos (p. ex., A1, P1 etc.), com base nas endentações observadas no folheto posterior (Figura 61.5). Em comparação, a valva tricúspide é composta pelos folhetos anterior, posterior e septal, dos quais o anterior é o maior e o septal o menor.

A valva mitral é sustentada por um músculo papilar anterior e um posterior, os quais emitem cordoalhas aos folhetos anterior e posterior. Em comparação, a valva tricúspide é sustentada por um grande músculo papilar anterior que emite cordoalhas aos folhetos anterior e posterior e um músculo papilar variável medial ou posterior que fornece cordoalhas aos folhetos posterior e septal. A parede septal do VD também fornece cordoalhas aos folhetos anterior e septal da tricúspide, mas não existe um músculo papilar septal verdadeiro.

Conforme sugerido por sua anatomia, as valvas semilunares e AV diferem nos mecanismos empregados para manter sua coaptação. As cúspides das valvas semilunares dependem muito de mecanismos intrínsecos às próprias cúspides. Durante a diástole, as cúspides caem passivamente no centro e selam o orifício coaptando-se com os nós correspondentes das cúspides adjacentes. Já as valvas AV, por sua vez, são mantidas fixas em sua posição pelas inserções das cordoalhas nos músculos papilares, que se contraem durante a sístole para manter a coaptação dos folhetos e impedir seu prolapso para os átrios (Figura 61.6).

## Relações anatômicas cirúrgicas

Enquanto a valva pulmonar pode ser acessada e isolada com relativa facilidade na porção anterior do coração, as valvas aórticas e atrioventriculares estão intimamente conectadas na base do coração, com os sistemas de condução elétrica e as artérias coronárias próximas e expostas a riscos durante procedimentos valvares cardíacos (Figura 61.7). A localização central da valva aórtica na base cardíaca produz relações anatômicas particularmente complexas com as demais câmaras e valvas cardíacas. Suas cúspides, por exemplo, são nomeadas segundo sua relação íntima com as artérias coronárias (ou seja, cúspide coronariana direita, coronariana esquerda e não coronariana [posterior]), que emergem dos óstios coronarianos nos seios de Valsalva, dilatações suaves da aorta situadas imediatamente distais à valva e que direcionam o fluxo para os óstios coronarianos (Figura 61.7).

Em continuidade direta com as cúspides esquerda e não coronariana da valva aórtica, aproximadamente entre às 5 e 8 horas da posição do relógio na visão cirúrgica tradicional, encontra-se o folheto anterior da valva mitral (Figura 61.8). A cúspide não coronariana da valva aórtica e o folheto anterior da valva mitral estão expostos, portanto, a risco de lesões durante cirurgias das valvas mitral e aórtica, respectivamente. Da mesma maneira, o nó atrioventricular está situado no topo do septo membranoso ventricular, imediatamente abaixo da comissura entre os folhetos aórticos não coronariano e coronariano direito, entre as 3 e 5 horas do relógio na visão cirúrgica. Somente a circunferência remanescente do anel aórtico é relativamente livre anatomicamente de lesões cirúrgicas durante a cirurgia da valva aórtica.

A valva mitral possui duas importantes relações anatômicas cirúrgicas. O folheto posterior (mural ou lateral) é contíguo com a parede posterior do VE. Profundamente (posteriormente) ao folheto posterior, existe o sulco AV, dentro do qual se situa a artéria coronária circunflexa e o seio coronário, os quais estão expostos ao risco de lesão cirúrgica. O nó AV e o feixe de His estão da mesma forma situados na comissura posteromedial da valva mitral, de modo que suturas mal localizadas têm o potencial de causar bloqueio completo da condução atrioventricular (Figura 61.9).

A cirurgia da valva tricúspide também representa riscos ao nó AV, visto que o anel da tricúspide está posicionado do lado oposto do septo membranoso a partir da valva mitral. O nó AV situa-se no ápice do "triângulo de Koch", que é delimitado anteriormente pelo folheto septal da valva tricúspide, posteriormente pelo tendão de Todaro e superiormente pelo corpo fibroso central que contém o feixe de His, levando ao seio coronário inferiormente (Figura 61.10). Adicionalmente, o óstio do seio coronário está situado adjacente à comissura dos folhetos septal e posterior da valva, podendo ser seccionado inadvertidamente se não for cuidadosamente identificado.

## ETIOLOGIA E PATOLOGIA DA DOENÇA CARDÍACA VALVAR

As valvas cardíacas podem se tornar comprometidas por meio de duas formas fundamentais de disfunção: estenose e insuficiência. A estenose valvar é uma obstrução ao fluxo anterógrado devido a uma abertura incompleta da valva. Já a insuficiência valvar, também denominada regurgitação ou incompetência, descreve o fluxo retrógrado através de uma valva quando suas cúspides ou folhetos são incapazes de gerar ou manter a coaptação. As duas disfunções podem ocorrer simultaneamente em qualquer valva.

A estenose valvar quase sempre é causada por anormalidade primária da cúspide ou folheto devido a um processo de doença crônica. Já a regurgitação pode ser causada por doença aguda ou crônica que acomete a valva em si ou pode ser secundária a uma anormalidade estrutural das estruturas associadas de suporte, como as grandes artérias, anéis fibrosos, cordoalhas tendíneas, músculos papilares ou miocárdio ventricular (Tabela 61.1).

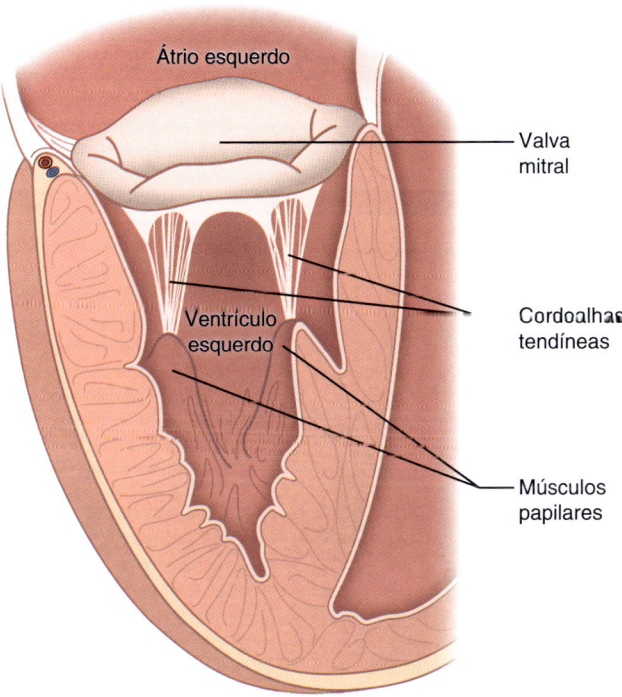

**Figura 61.6** Aparelho subvalvar das valvas atrioventriculares. As valvas mitral e tricúspide são sustentadas por um grande aparelho subvalvar que contém as cordoalhas tendíneas que fixam os folhetos e anéis aos músculos papilares, os quais se contraem durante a sístole para manter a coaptação dos folhetos e impedir seu prolapso para os átrios. (De Filsoufi F, Carpentier A. http://www.themitralvalve.org/mitralvalve/anatomy-subvalvular-apparatus. Acesso em 11 de agosto, 2020.)

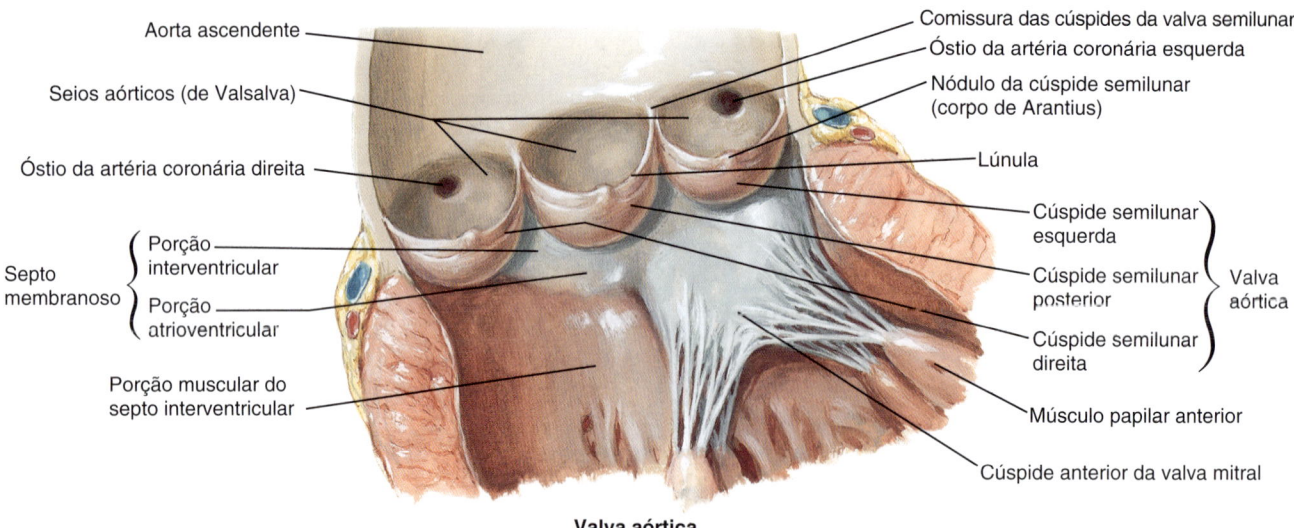

**Figura 61.7** Seios de Valsalva. A circulação arterial coronariana tem origem nos seios de Valsalva, dilatações suaves da aorta imediatamente distais à valva propriamente dita, os quais promovem importante facilitação do fechamento da valva e fluxo sanguíneo coronariano. (De http://cdn.agilitycms.com/appliedradiology/MediaGroupings/124/Fiss_figure04.jpg. https://www.appliedradiology.com/articles/normal-coronary-anatomy-and-anatomic-variations. Acessado em 11 de agosto, 2020.)

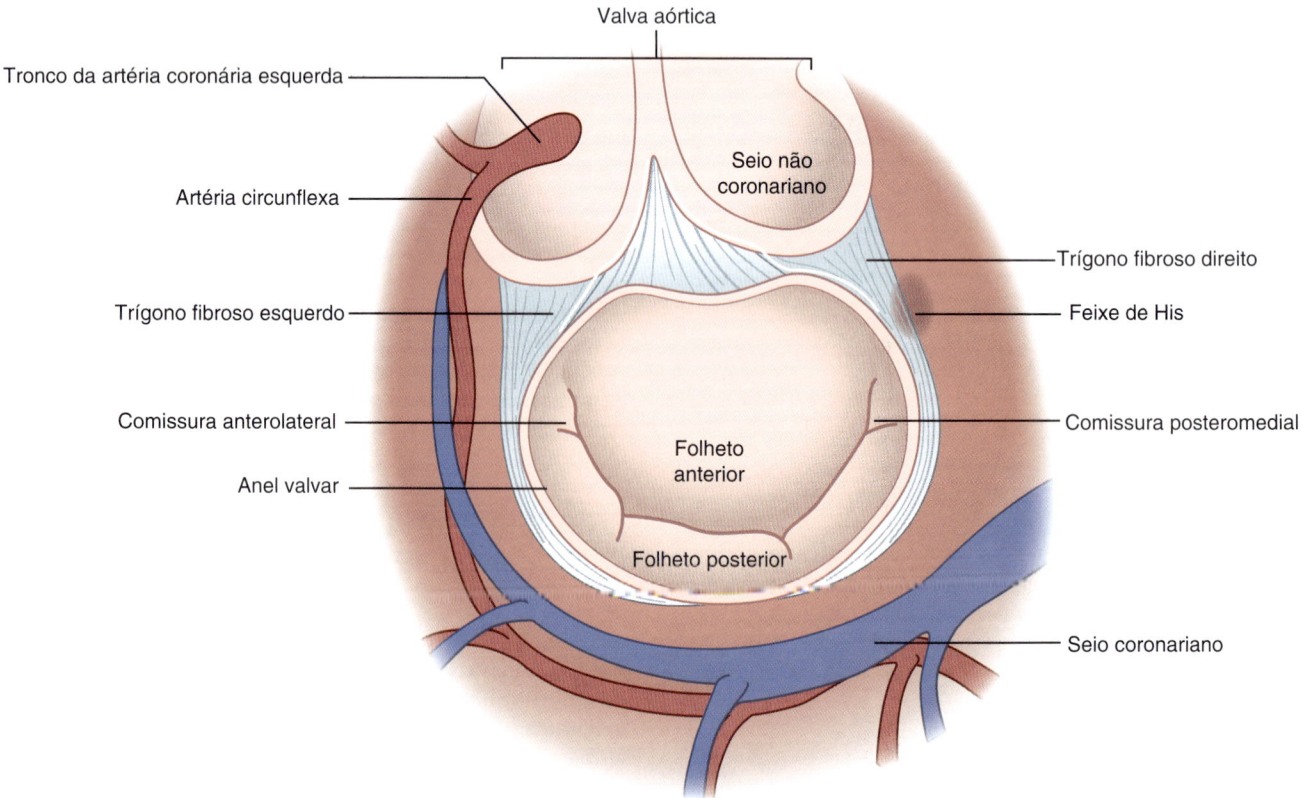

**Figura 61.8** Anatomia cirúrgica das valvas aórtica e mitral. O folheto anterior da valva mitral é contíguo com as cúspides esquerda e não coronariana da valva aórtica entre as 5 e 8 horas da posição do relógio na visão cirúrgica tradicional. (De Sellke FW, del Nido PJ, Swanson SJ. *Sabiston and Spencer's Surgery of the Chest*. 9th ed. Philadelphia, PA: Saunders Elsevier; 2015, p. 1384.)

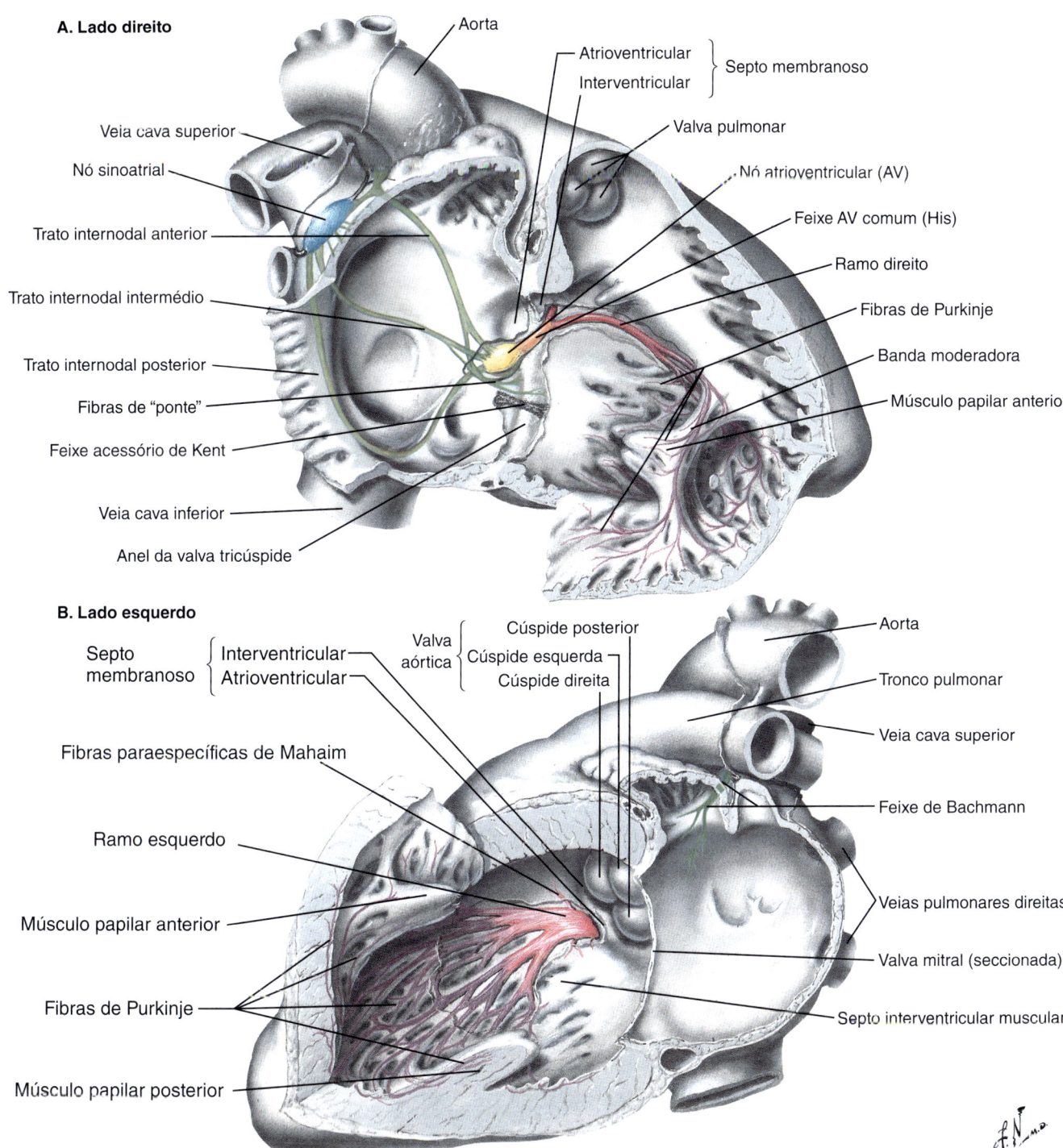

**Figura 61.9** Relações anatômicas das valvas cardíacas e sistema de condução cardíaco. O esqueleto fibroso, que fornece estrutura às valvas atrioventriculares e aórtica, também contém o sistema de condução elétrica, expondo esse sistema a risco de lesão durante cardiotomia para exposição da valva e/ou intervenções em valvas por meio de técnicas abertas ou percutâneas. (De Conti CR. *Netter Collection of Medical Illustrations: Cardiovascular System*. 2nd ed. Philadelphia, PA: Elsevier Saunders; 2014, Plate 1-12.)

Embora a doença degenerativa seja a causa mais comum de doença valvar no mundo desenvolvido, a febre reumática e a doença cardíaca reumática (DCR) continuam sendo as causas mais comuns (embora isso esteja diminuindo) de disfunção valvar em todo o mundo.

## Estenose mitral

A estenose mitral (EM) é principalmente causada pela DCR, sendo a valva mitral a valva mais acometida pela DCR. É muito incomum ocorrer DCR sem envolvimento dessa valva. Por motivos que permanecem mal compreendidos, a prevalência de DCR é aproximadamente duas vezes maior em mulheres do que homens. Outras causas menos comuns de EM incluem a endocardite, calcificação de anel mitral e anomalias congênitas, como valva mitral em paraquedas, ou como um componente do complexo de Shone, que está associado a anéis supramitrais.

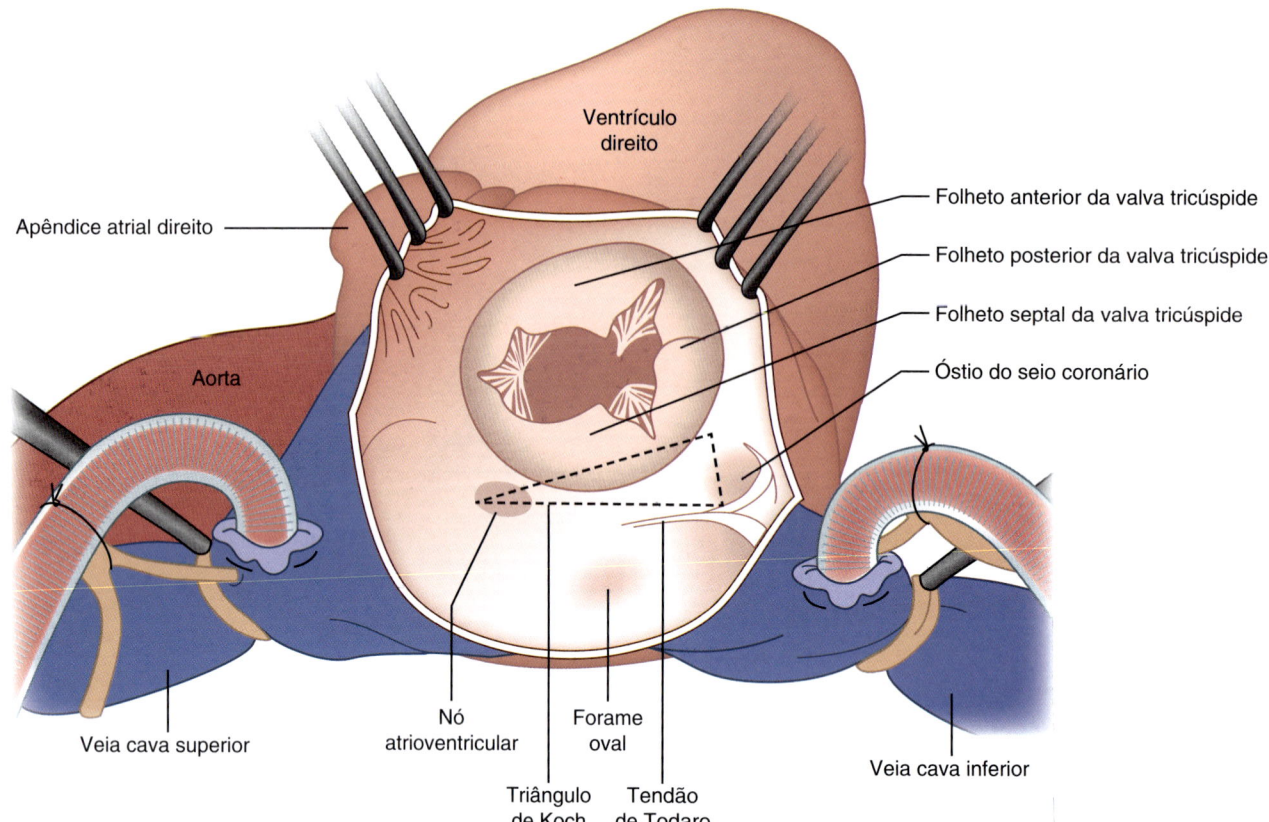

**Figura 61.10** Anatomia cirúrgica da valva tricúspide. O nó atrioventricular está situado no ápice de uma área triangular descrita pela primeira vez por Koch, delimitada pelo anel septal da valva tricúspide anteriormente, pelo tendão de Todaro posteriormente e pelo corpo fibroso central que contém o feixe de His superiormente, levando ao seio coronário inferiormente. (De Rogers JH, Bolling SF. The tricuspid valve: current perspective and evolving management of tricuspid regurgitation. *Circulation*. 2009;119:2718-2725.)

**Tabela 61.1** Etiologia da doença valvar.

| | Folhetos | Anel | Cordoalhas tendíneas | Parede ventricular/ músculo papilar (MP) | Raiz aórtica |
|---|---|---|---|---|---|
| **Estenose mitral** | | | | | |
| Doença valvar reumática | ++ | ++ | ++ | +/– (fusão/ encurtamento de MP) | NA |
| Endocardite (vegetação) | +/– | – | – | – | NA |
| Congênita* | ++ | – | – | +/– | NA |
| Supravalvar (trombos, mixoma) | ++ | – | – | – | NA |
| **Regurgitação mitral** | | | | | |
| Prolapso da valva mitral (distúrbio tecidual mixomatoso/conjuntivo) | ++ | ++ | ++ | – | NA |
| Febre reumática | ++ | – | +/– | – | NA |
| Endocardite | ++ | +/– | ++ | + | NA |
| Anomalia congênita** | ++ | – | +/– | – | NA |
| Lúpus eritematoso sistêmico*** | ++ | +/– | +/– | +/– (MP) | NA |
| Calcificação anular mitral (CAM) | =/– | ++ | – | – | NA |
| Isquemia/infarto do miocárdio | – | +/– | – | ++ | NA |
| Cardiomiopatia hipertrófica | | | | ++ | NA |
| **Estenose aórtica** | | | | | |
| Doença degenerativa (três folhetos) | ++ | + | NA | – | – |
| Doença valvar bicúspide | ++ | + | NA | – | – |
| Doença valvar reumática | ++ | + | NA | – | – |

| Tabela 61.1 Etiologia da doença valvar. (*continuação*) | | | | | |
|---|---|---|---|---|---|
| | Folhetos | Anel | Cordoalhas tendíneas | Parede ventricular/ músculo papilar (MP) | Raiz aórtica |
| Endocardite (vegetação) | ++ | + | NA | – | – |
| Outra anomalia congênita^ | ++ | + | NA | ++ | + |
| Cardiomiopatia hipertrófica | – | – | – | ++ | – |
| **Insuficiência aórtica** | | | | | |
| Doença tecidual degenerativa/conjuntiva^^ | ++ | ++ | NA | – | ++ |
| Doença reumática | ++ | – | NA | – | – |
| Doença inflamatória^^^ | + | – | NA | – | ++ |
| Endocardite | ++ | + | NA | – | + |
| Congênita (bicúspide, unicúspide) | ++ | – | NA | – | + |
| Dissecção aórtica/aneurisma aórtico | – | ++ | NA | – | ++ |

(++) comum; (+) razoavelmente comum; (+/–) possivelmente envolvido; (–) raramente envolvido. *Valva mitral em paraquedas; anel supramitral. **Folheto com fenda, defeito de coxim endocárdico, valva mitral em paraquedas. ***Lesão de Liebman-Sacks. ^Valva unicúspide/unicomissural, hipoplasia de anel/raiz, membrana/estenose subaórtica. ^^Síndrome de Marfan, degeneração mixomatosa, *osteogenesis imperfecta*, síndrome de Ehlers-Danlos. ^^^Espondilite anquilosante, síndrome de Reiter, doença de Takayasu, aortite de células gigantes. *MP*, músculo papilar; *NA*, não aplicável.

### Doença cardíaca reumática

A febre reumática aguda desenvolve-se devido a uma reação cruzada imunológica do hospedeiro exibida por indivíduos geneticamente suscetíveis em resposta à infecção por estreptococos beta-hemolítico grupo A, adquirida durante a primeira década de vida e regida por mimetismo molecular entre as proteínas estreptocócicas e as proteínas cardíacas do hospedeiro, como a laminina.[2] Em alguns pacientes, essa resposta inicial causa inflamação clinicamente evidente nas valvas cardíacas e/ou sistema de condução cardíaco muitas semanas após a infecção estreptocócica.

Em casos raros, a vasculite reumática pode resultar em regurgitação mitral (RM) aguda e pode estar associada a outras manifestações de inflamação cardíaca, como anormalidades de condução atrioventricular ou pericardite. Mais comumente, a DCR desenvolve-se silenciosamente enquanto ocorre a lesão valvar constante em razão de exposição repetida à infecção estreptocócica e lesão hemodinâmica constante por uma valva deformada na adolescência e na vida adulta.

A DCR crônica apresenta-se mais comumente como estenose de valva mitral ou lesões valvares mistas (estenose e regurgitação). A patologia da lesão mista estenótica/regurgitante assume a forma de uma lesão afunilada patognomônica em "boca de peixe" com fusão e encurtamento dos folhetos e cordoalhas tendíneas (Figura 61.11). A esclerose induzida pela inflamação crônica reduz a mobilidade dos folhetos e impede tanto a abertura completa da valva na diástole quanto a coaptação adequada na sístole. Ocorre desenvolvimento de insuficiência cardíaca clinicamente aparente devido a essas lesões da DCR na terceira ou quarta década de vida devido à disfunção progressiva da valva e/ou exaustão dos mecanismos compensatórios.[3]

Mais tarde, a DCR mais frequentemente causa estenose de valva aórtica por meio de padrão similar de inflamação crônica com esclerose resultante, comprometendo a abertura da valva e produzindo orifício estreitado. A regurgitação tricúspide (RT) é uma anormalidade secundária comum da DCR devido aos estresses hemodinâmicos retrógrados causados pela EM, com resultante hipertensão pulmonar e dilatação da artéria pulmonar, o que compromete a coaptação da valva pulmonar.

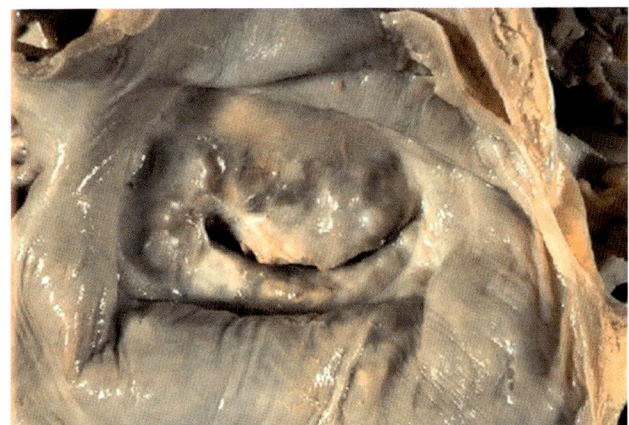

**Figura 61.11** Patologia da valva mitral na doença cardíaca reumática. A patologia típica da doença reumática da valva mitral apresenta-se como uma lesão patognomônica em "boca de peixe" afunilada mista estenótica/regurgitante, frequentemente associada com fusão e encurtamento dos folhetos e cordoalhas tendíneas. (De http://library.med.utah.edu/WebPath/CVHTML/CV061.html. Acesso em 11 de agosto, 2020.)

### Estenose aórtica

No mundo desenvolvido, a estenose aórtica (EA) é a forma mais comum de doença valvar que requer intervenção cirúrgica. A EA é quase sempre adquirida e resulta de modificações degenerativas na valva, embora também possa ocorrer valva aórtica unicúspide ou outras anomalias congênitas da via de saída do VE no início da vida. Devido à população em envelhecimento, a prevalência da EA continua aumentando e atualmente se situa em 4% na população com idade superior a 85 anos.[4]

A doença estenótica da valva aórtica divide-se de maneira relativamente igualitária entre uma forma que acomete inicialmente valvas normais de três cúspides e uma forma que surge em valvas congenitamente bicúspides. Valvas aórticas bicúspides são encontradas em 1 a 2% da população, o que torna essa anomalia a mais comum das lesões valvares congênitas, sendo também encontradas mais comumente em homens do que mulheres.

A estenose ocorre devido a um processo degenerativo com prevalência crescente com a idade, de modo que 80% dos pacientes que necessitam de cirurgia para EA das três cúspides têm idade igual ou superior a 60 anos.[5] A progressão da estenose aórtica degenerativa (calcificante, previamente denominada "senil" ou doença de "desgaste por uso") atualmente é considerada um fenômeno de regulação ativa relacionado à doença aterosclerótica, em que o fluxo turbulento que passa pelos pontos de inserção dos folhetos induz lesão endotelial com consequente acúmulo de lipídios, infiltração de macrófagos e células T e transformação das células em um fenótipo osteoblástico.[4,6] Acredita-se que o processo cause calcificação dos folhetos aórticos e possa envolver os anéis aórtico e mitral, além dos folhetos da valva mitral.

A doença degenerativa das valvas aórticas bicúspides apresenta-se aproximadamente duas décadas mais cedo do que a de valvas tricúspides, com pico na quinta e sexta década de vida. Ocorre EA em 20 a 30% dos pacientes nascidos com valvas aórticas bicúspides. Acredita-se que o estresse hemodinâmico aumentado associado à anormalidade dos folhetos da valva aórtica bicúspide acelere as alterações degenerativas nessa anomalia.

## Regurgitação mitral

A RM é a forma mais frequente de disfunção valvar em geral, com no mínimo presença de RM trivial na maioria dos adultos saudáveis, e é a segunda forma mais comum de doença cardíaca valvar que requer intervenção cirúrgica. O diagnóstico e o tratamento da RM foram amplamente facilitados pelo trabalho de Carpentier que, ao inovar as abordagens cirúrgicas do reparo de valva mitral, também descreveu uma classificação funcional da RM com base nos padrões anormais de movimento dos folhetos (Tabela 61.2).[7] Alterações degenerativas do aparato da valva mitral constituem a causa mais comum de RM e são tipicamente encontradas em pacientes jovens (Tabela 61.1). A intervenção cirúrgica para a RM relaciona-se à doença degenerativa em 60 a 70% dos casos, à doença isquêmica em 20% dos casos e à endocardite ou doença reumática em 2 a 5% dos casos.

Uma ampla variedade de doenças do tecido conjuntivo pode levar à doença degenerativa da valva mitral, em geral causando dilatação do anel (lesão de Carpentier tipo I) e/ou deformações de folhetos ou subvalvares, resultando em movimento excessivo dos folhetos (lesão de Carpentier tipo II). A mais prevalente dessas doenças é a síndrome de Marfan. A expressão "doença mixomatosa" descreve uma característica comum dessas doenças degenerativas, que geralmente se apresentam como RM na terceira ou quarta década de vida. O processo caracteriza-se por infiltração de glicosaminoglicanos nos folhetos da valva, com espessamento da camada esponjosa e separação dos feixes de colágeno da camada fibrosa.

A doença mixomatosa da valva mitral geralmente resulta em folhetos redundantes e frouxos ("*billowing*"), dilatação anular e/ou alargamento ou alongamento de cordoalhas com consequente prolapso anormal sistólico dos folhetos para o átrio. A síndrome geralmente ocorre em mulheres jovens e também é conhecida como doença de Barlow após a identificação clara em 1963 dessa "síndrome do sopro em clique".[8] A doença da valva mitral é a manifestação mais comum da doença mixomatosa, embora também possa estar presente na doença da valva aórtica e tricúspide.

É preciso diferenciar a doença mixomatosa da síndrome de deficiência fibroelástica, que em geral se caracteriza por folhetos adelgaçados e ruptura de cordoalhas em pacientes mais idosos. O prolapso ou "*flail*" do folheto da cúspide posterior intermédia (P2) causado por ruptura de cordoalhas é manifestação comum da síndrome de deficiência fibroelástica.[9]

A calcificação anular mitral é uma alteração degenerativa extremamente comum encontrada em pacientes idosos e geralmente é encontrada sem sequelas funcionais. Pode estar associada a alterações similares envolvendo as valvas aórtica ou mitral. A calcificação anular mitral pode, contudo, produzir RM por reduzir a flexibilidade do anel e contração sistólica em alguns casos, o que impede coaptação adequada dos folhetos. Menos frequentemente, distúrbios da calcificação anular mitral manifestam-se por meio de uma doença degenerativa mais disseminada.

### Tabela 61.2 Classificação da regurgitação mitral segundo Carpentier.

| Classificação de Carpentier | Disfunção | Lesões | Etiologia |
| --- | --- | --- | --- |
| Tipo I | Movimento de folhetos normal | Dilatação anular | Cardiomiopatia dilatada |
|  |  | Perfuração/ruptura de folheto | Endocardite |
| Tipo II | Movimento de folhetos excessivo (prolapso) | Alongamento/ruptura de cordoalhas | Doença valvar degenerativa |
|  |  | Alongamento/ruptura de músculo papilar | Deficiência fibroelástica |
|  |  |  | Doença de Barlow |
|  |  |  | Doença de Marfan |
|  |  |  | Reumática (aguda) |
|  |  |  | Endocardite |
|  |  |  | Traumatismo |
|  |  |  | Cardiomiopatia isquêmica |
| Tipo IIIa | Movimento de folhetos restrito (diástole e sístole) | Espessamento/retração de folhetos | Reumática (crônica) |
|  |  | Calcificação de folhetos | Doença cardíaca carcinoide |
|  |  | Espessamento/retração/fusão de cordoalhas |  |
|  |  | Fusão comissural |  |
| Tipo IIIb | Movimento de folhetos restrito (sístole) | Dilatação/aneurisma de ventrículo esquerdo | Cardiomiopatia isquêmica/dilatada |
|  |  | Deslocamento de músculo papilar |  |
|  |  | Restrição de cordoalhas |  |

De Carpentier A. Cardiac valve surgery – the "French correction". *J Thorac Cardiovasc Surg.* 1983;86:323-337.

A isquemia coronariana com ruptura de músculo papilar ou infarto agudo do miocárdio, particularmente em sua distribuição inferior, também pode causar significativa RM. Isso geralmente envolve o músculo papilar posterior, causando prolapso ou *flail* do folheto posterior, pois o aporte sanguíneo do músculo papilar posterior advém de um único ramo (terminal) da artéria coronária interventricular posterior, em comparação com o aporte sanguíneo duplo do músculo papilar anterolateral, que advém das artérias interventricular anterior e circunflexa.

Ao contrário das causas de RM primária denotadas anteriormente, a RM secundária ou "funcional" não é causada por anormalidades da valva em si, mas por distorções do aparato subvalvar e ventrículo. Em geral, a RM funcional resulta de eventos isquêmicos do miocárdio e/ou dilatação ventricular induzida por cardiomiopatia. A dilatação do ventrículo resulta em deslocamento para fora (lateral) e apical (inferior) do músculo papilar posteromedial, causando restrição do movimento dos folhetos (tração das cordoalhas ou "*tethering*") valvares e perda de coaptação central (lesão de Carpentier tipo IIIb).

Além dessas e outras formas adquiridas de RM, incluindo as formas que limitam o movimento sistólico dos folhetos da mitral (lesão de Carpentier tipo IIIa), anomalias congênitas como folhetos fendidos e canal atrioventricular/fusão endocárdica podem também causar RM.

### Insuficiência aórtica

A insuficiência de valva aórtica (IA) pode ser causada por doença mixomatosa, que causa adelgaçamento, alargamento, perfuração e/ou prolapso das próprias cúspides da valva. A IA também pode ser causada por dilatação crônica ou aguda da raiz aórtica, que impede a coaptação adequada da valva aumentando a distância de fechamento intravalvar. O alargamento da raiz é geralmente causado por hipertensão e/ou distúrbios do tecido conjuntivo, como necrose medial cística, síndrome de Marfan, síndrome de Ehlers-Danlos ou síndrome de Loeys Dietz, seja diretamente ou como resultado de dissecção aórtica aguda ou crônica.

É importante ressaltar que a anomalia hereditária (mendeliana) de valva aórtica bicúspide também está associada à dilatação da aorta ascendente proximal em até 50% dos pacientes, o que pode causar IA relacionada à condição bicúspide. O motivo da hipótese dessa associação foi um defeito genético comum ainda não identificado que causa anormalidades na elasticidade da parede aórtica, ou efeitos de "explosão" hemodinâmica causados por fluxo anormal através do orifício da valva. A IA causada por alargamento da raiz em razão da condição bicúspide geralmente se desenvolve em idade bem mais precoce que a EA causada por degeneração acelerada e com progressão mais lenta à necessidade de intervenção cirúrgica.

Causas menos comuns de alargamento da raiz aórtica e/ou dissecção aórtica incluem trauma, aortite por sífilis, artrite reumatoide, lúpus eritematoso ou outras vasculopatias sistêmicas como a arterite de Takayasu e de células gigantes e a *osteogenesis imperfecta*.

### Endocardite

A endocardite é uma causa relativamente comum de IA e causa frequente de doença valvar em geral. A incidência de endocardite varia de 3 a 10 episódios por 100.000 pessoas-anos. Em geral, causa insuficiência valvar por destruição inflamatória progressiva da valva acometida. Com menor frequência, a endocardite pode causar estenose valvar funcional com obstrução do orifício da valva devido às vegetações–massas de plaquetas, fibrinas, microcolônias de microrganismos e células inflamatórias.

Embora a endocardite geralmente seja relativamente indolente, trata-se da causa mais comum de morte secundária à IA aguda em adultos e está associada a mortalidade relativamente alta em comparação com outras lesões valvares. A endocardite pode afetar valvas anteriormente normais, mas acomete mais tipicamente valvas deformadas por doença congênita ou reumática, processos degenerativos como calcificação ou valvas protéticas previamente substituídas. A endocardite infecciosa geralmente ocorre do lado esquerdo, refletindo a distribuição normal da doença valvar preexistente.

A fisiopatologia da endocardite geralmente se inicia com deposição de plaquetas e fibrina em valvas normais ou deformadas como parte de um processo de cicatrização normal que ocorre após rupturas do endotélio valvar, as quais são causadas por distúrbios metabólicos ou hemodinâmicos. A endocardite resulta de subsequente semeadura de valvas lesionadas com organismos microbiológicos após episódios de bacteriemia ou fungemia; os mais comuns são os estafilococos, estreptococos ou enterococos.

A endocardite aguda, que tem afetado valvas normais de maneira crescente, pode ocorrer após curso agressivo com perfuração valvar ou destruição mais extensa do folheto e/ou estruturas circunjacentes de suporte, resultando em regurgitação aguda. Na apresentação subaguda ou crônica da endocardite, a insuficiência valvar pode resultar de deformidades residuais dos folhetos causadas por cicatrização fibrótica das lesões endocárdicas. O crescimento de grandes vegetações também pode menos frequentemente causar coaptação inadequada dos folhetos e IA.

### Doença valvar do lado direito

Quase todos os mecanismos fisiopatológicos que causam doença valvar do lado esquerdo também causam doença valvar primária do lado direito de maneira análoga; todavia, a apresentação mais comum da doença valvar do lado direito é a RT causada por insuficiência de VD (que geralmente é secundária à disfunção do lado esquerdo e hipertensão pulmonar). Menos comumente, a RT funcional também pode ser causada por infarto ou isquemia do VD. Os eletrodos de marca-passos transvalvares ou desfibrilador-cardioversor também podem, com menor frequência, causar RT de grau leve ou mesmo alto.

A estenose de tricúspide (ET) ocorre com pouca frequência em países desenvolvidos, tendo em vista que a doença reumática corresponde a mais de 90% de tais lesões. A síndrome carcinoide é a mais comum dentro de um grupo de distúrbios atípicos que causam deposição de material patológico nos folhetos da tricúspide e/ou da valva pulmonar e é causa menos frequente de RT primária, ET ou doença de valva pulmonar.

Anomalias congênitas que causam estenose da valva pulmonar, em geral associada à tetralogia de Fallot, atresia de tricúspide, e RT associada à anomalia de Ebstein constituem as três mais comuns dentre distúrbios congênitos que causam doença valvar do lado direito.

## FISIOPATOLOGIA DA DOENÇA CARDÍACA VALVAR

Dois desajustes fisiopatológicos fundamentais podem acometer as valvas cardíacas: estenose e insuficiência. A marca hemodinâmica da estenose de valva cardíaca é a ocorrência de maior gradiente de pressão entre a câmara que bombeia o fluxo e a câmara ou artéria que recebe o fluxo. Esse maior gradiente é necessário para manter a velocidade basal do fluxo através da valva devido à maior resistência ao fluxo laminar causada pela área de secção transversa efetiva reduzida do orifício valvar estenosado, conforme descrito pela lei de Poiseuille (fluxo α Δp/resistência, em que Δp significa gradiente de pressão). Já a marca hemodinâmica da doença valvar regurgitante é o fluxo retrógrado de sangue de estruturas receptoras de fluxo (ventrículos ou grandes vasos) para uma câmara anterior durante o intervalo diastólico em que a valva acometida deveria permanecer normalmente fechada. Em compensação, ambas as lesões, estenótica e regurgitante, causam aumento da carga da câmara situada anteriormente à valva lesionada, com consequente estresse em sua parede – que predomina ou durante a ejeção sistólica ventricular contra a resistência de valvas estenosadas, ou com maior enchimento da câmara por volumes regurgitantes com pico ao fim da diástole, respectivamente.

Dois mecanismos compensatórios promovem reservas significativas da função cardíaca antes que os estresses de sobrecarga de pressão e de volume da doença se traduzam em significativo desajuste cardíaco fisiológico. O primeiro, descrito pela lei de Frank-Starling (Figura 61.12), produz aumentos na força contrátil do ventrículo como função de seu volume diastólico final (VDF), ou pré-carga, que aumenta o volume sistólico e o esvaziamento ventricular. O segundo envolve hipertrofia ventricular induzida por estresse, que leva a aumento da espessura da parede. Por resultarem em redução do raio da câmara (volume) ou em aumento da espessura da parede, respectivamente, cada um desses processos pode aumentar o estresse da parede, conforme descrito pela lei de Laplace: estresse da parede α (pressão × raio)/(2 × espessura da parede). A diminuição do estresse, por sua vez, traduz-se em redução do trabalho do miocárdio e demanda de oxigênio, com melhora da função cardíaca.

A base microanatômica da relação de Frank-Starling é a orientação entre as fibras de actina e miosina do sarcômero presente nos cardiomiócitos, as quais se tornam idealmente alinhadas para produzir força contrátil à medida que o músculo cardíaco é alongado a partir de um estado de "zero carga". O alinhamento ideal entre actina-miosina ocorre com comprimento de sarcômero igual a 2,2 micrômetros, em cujo ponto as proteínas contráteis ficam idealmente sensibilizadas aos fluxos de cálcio, resultando em contratilidade e taxas de contração e relaxamento maximizadas no sarcômero. À medida que progride a cardiomiopatia, a função contrátil diminui a determinado nível de alongamento celular, subsequentemente resultando em insuficiência cardíaca.

## SÍNDROMES DE DOENÇAS VALVARES

Pacientes com doença cardíaca valvar geralmente progridem ao longo de uma série de estágios, desde estágio A ("sob risco") até estágio D ("sintomático grave").[10,11] Pacientes assintomáticos que demonstram doença valvar leve a moderada são classificados como estágio B e pacientes assintomáticos com doença valvar grave são classificados como estágio C, com função de ventrículo direito ou esquerdo compensada (C1) ou descompensada (C2). Recomenda-se avaliação regular de pacientes com doença cardíaca valvar (i. e., ecocardiogramas a cada 3 a 5 anos para pacientes em estágio B e a cada 6 a 12 meses para pacientes em estágio C). Essa vigilância deve permitir intervenção em momento adequado no sentido de minimizar a sintomatologia relacionada à valva, as sequelas (p. ex., fibrilação atrial, acidente vascular encefálico, disfunção pulmonar) e o risco de mortalidade, ao mesmo tempo que os riscos de uma intervenção com histórico natural de doença avançada são equilibrados.

### Estenose mitral

Em geral não existe gradiente de pressão em uma valva mitral de tamanho normal (área de secção transversa 4 a 6 $cm^2$) e a pressão do átrio esquerdo no sentido de fluxo contrário geralmente é menor que 10 a 15 mmHg. À medida que o orifício mitral se estreita para uma área de secção transversa de 2 a 2,5 $cm^2$ (EM leve), a resistência ao fluxo causa aumento do volume sanguíneo "acumulado" no AE. A pressão aumentada no AE gerada pelo mecanismo de Frank-Starling mantém fluxo diastólico adequado através do orifício da valva resistente.

Quando a EM progressiva leva a um gradiente transvalvar maior que 5 a 10 mmHg, que em geral corresponde a um orifício valvar menor que 1,5 $cm^2$, a EM é classificada como "grave" ou "grave". O aumento resultante da pressão do AE é transmitido para cima até as veias pulmonares, capilares e artérias pulmonares. Com pressão de AE igual a 25 mmHg, geralmente ocorre edema pulmonar, com vasoconstrição arterial prolongada e remodelamento vascular que eventualmente leva a uma hipertensão pulmonar fixa e aumento crônico da pressão pulmonar. A pressão arterial pulmonar sistólica aumentada a mais de 60 mmHg provoca significativa pós-carga ao VD e pode também causar dilatação do VD, RT e insuficiência de VD. A EM poupa a função do VE em dois terços dos casos, com hemodinâmica do VE normal ou abaixo do normal em 85% dos casos e débito comprometido primariamente devido à restrição do fluxo de entrada do VE.

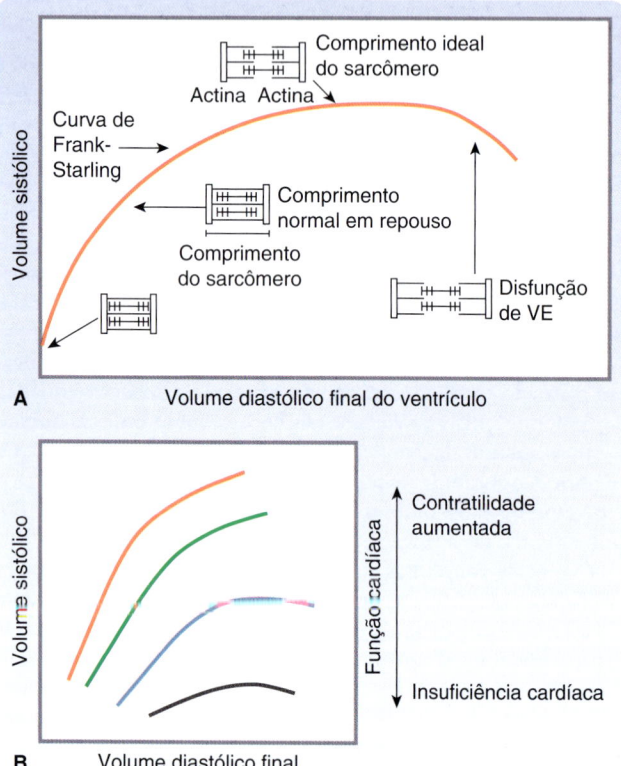

**Figura 61.12** Curva de Frank-Starling. A lei de Frank-Starling descreve uma relação geralmente linear entre o aumento do volume diastólico final (VDF), ou pré-carga, e a pressão gerada pelos ventrículos. **A.** Desvios de volume modificam a pressão/volume sistólico gerados ao longo de determinada curva de pressão-volume. **B.** A cardiomiopatia desvia a curva para baixo. (De http://cardiovascres.oxfordjournals.org/content/cardiovascres/77/4/627/336033. Acessado em 11 de agosto, 2020.)

Qualquer aumento do débito cardíaco, como o que ocorre no exercício, levará a um aumento nos gradientes de pressão transvalvares da mitral, de acordo com a lei de Poiseuille: fluxo α Δp/resistência, em que Δp significa gradiente de pressão. Para um determinado débito cardíaco, o tempo de enchimento diastólico reduzido causado por frequência cardíaca aumentada, como ocorre com exercício ou início de fibrilação atrial, também causará aumento do gradiente de pressão transvalvar à medida que ocorre maior fluxo por unidade de tempo.

Gradientes de pressão transmitral cronicamente elevados causados pela EM geralmente causam hipertrofia e dilatação atrial. A fibrose do AE associada e desorganização das fibras musculares atriais causa velocidade de condução atrial e período refratário anormais. O aumento da automaticidade, focos ectópicos e circuitos de reentrada eventualmente leva a arritmias supraventriculares em quase 40% dos pacientes. A perda da propulsão gerada pela contração atrial normal, responsável por 30% do enchimento ventricular, resulta em diminuição de 20% do débito cardíaco e necessita de maior pressão atrial para permitir enchimento ventricular. A fibrilação atrial consequentemente causa aumento das pressões diastólicas e sobrecarga de volume, potencialmente resultando em piora da congestão.

### Diagnóstico de estenose mitral

*Sintomas e sinais.* Pacientes com EM podem permanecer assintomáticos durante muitos anos. À medida que a estenose valvar piora gradativamente, todavia, eventualmente se desenvolvem sintomas característicos de baixo débito cardíaco e congestão venosa pulmonar, incluindo fadiga, dispneia e ortopneia. Finalmente, ocorre edema pulmonar e outros sintomas de congestão causados pela sobrecarga de volume e insuficiência cardíaca direita. A frequência cardíaca aumentada causada pela fibrilação atrial ou taquicardia supraventricular, exercício ou outros fatores pode exacerbar os sintomas.

Pacientes com EM que desenvolvem fibrilação atrial podem se queixar de palpitações e taquicardia sintomática. De forma mais ameaçadora, ocorrerá tromboembolismo em 20% dos pacientes com EM, que pode ser o primeiro sintoma em 10% dos casos, apresentando-se na forma de acidente vascular encefálico, isquemia/infarto do miocárdio, infarto renal e isquemia do trato gastrintestinal ou membros. Metade de todos os eventos tromboembólicos envolverá a circulação cerebral. Em casos raros, pode ocorrer formação de um trombo atrial pedunculado que pode obstruir a via de entrada da valva, resultando em colapso hemodinâmico e morte súbita. Com a doença avançada, o aumento do AE pode causar ronquidão por compressão do nervo laríngeo recorrente esquerdo contra a artéria pulmonar, disfagia em razão de compressão esofágica ou tosse persistente devido a uma compressão brônquica. A congestão venosa pulmonar pode induzir hemoptise por ruptura súbita de uma veia brônquica dilatada. A insuficiência de VD e a RT podem causar dor abdominal e edema por hepatomegalia e ascite, ou mesmo edema periférico.

*Exame físico.* O achado físico característico de EM é um sopro tipo ruflar diastólico de tom grave, que é auscultado com maior facilidade no ápice cardíaco com o paciente em decúbito lateral esquerdo. Em pacientes com ritmo sinusal, o sopro aumenta de intensidade durante o final da diástole (fenômeno conhecido como acentuação pré-sistólica) devido ao aumento do fluxo através da valva estenosada com a contração atrial. É possível perceber um ruído de tom agudo de "abertura súbita" ou primeira bulha acentuada devido à abertura ou fechamento forçados, respectivamente, de um folheto mitral inflexível porém ainda móvel no estágio inicial de uma EM. O sopro diastólico de Graham Steell da EM pode resultar de regurgitação pulmonar causada por hipertensão pulmonar e sobrecarga do coração direito.

A EM avançada geralmente está associada a desenvolvimento de estertores devido ao edema pulmonar. À medida que ocorre insuficiência do VD, pode ocorrer elevação em VD, distensão venosa jugular, hepatomegalia, ascite e edema de membros inferiores.

*Exames diagnósticos.* As alterações perceptíveis mais precoces da EM que podem ser detectadas na radiografia torácica de rotina incluem evidência de AE aumentado observado com bordo cardíaco esquerdo retilíneo, dupla sombra na silhueta cardíaca ou brônquio principal esquerdo elevado. Também é possível observar vasos pulmonares proeminentes. Caso a estenose seja grave, pode ocorrer presença de vasos linfáticos pulmonares congestos nos campos pulmonares inferiores na forma de opacidades lineares horizontais, conhecidas como linhas B de Kerley. Também pode haver calcificação visível da valva mitral. Estigmas de insuficiência cardíaca, como opacificação dos campos pulmonares e efusões pleurais, podem surgir em seguida.

O eletrocardiograma de pacientes com EM frequentemente se apresenta grosseiramente normal, embora 90% dos pacientes demonstrarão evidência de aumento do AE na forma de onda P alargada e com presença de incisura (onda *p mitrale*). Arritmias atriais também podem ser observadas, quando presentes. Com o avanço da EM, a hipertrofia do VD pode estar associada a desvio de eixo direito.

A ecocardiografia, assim como outras lesões de valvas, é o método diagnóstico primário para determinar a presença e gravidade da EM e anormalidades associadas. O ecocardiograma transtorácico e especialmente o transesofágico podem avaliar adequadamente fusão comissural, imobilidade de folhetos e espessamento e calcificação anular/subvalvar. O ecocardiograma tridimensional (3D) fornece maior definição da morfologia e função da valva.

A ecocardiografia com Doppler tem substituído amplamente a cateterização cardíaca para avaliar de forma precisa os parâmetros hemodinâmicos da EM, bem como outras lesões valvares. A mensuração da velocidade do sangue utilizando o Doppler permite determinação do gradiente de pressão transvalvar mitral médio e de pico como função da equação simplificada de Bernoulli: $p = 4v^2$, em que v equivale à velocidade do sangue que cruza o orifício da valva. A área do orifício pode ser mensurada por meio de planimetria (que traça a abertura do orifício em uma imagem ecocardiográfica congelada) ou como uma derivação das medidas da velocidade, com base nas equações de continuidade. A área da valva mitral também pode ser determinada com base no tempo de meia-pressão, tempo durante o qual a velocidade transvalvar cai pela metade. O tempo de meia-pressão estará prolongado com a maior gravidade da estenose.

### Histórico natural

A sobrevida de 10 anos dos pacientes assintomáticos com EM é superior a 80% e o tratamento, por consequência, não é recomendado nesse cenário. Comparativamente, a sobrevida de 10 anos para pacientes sintomáticos com EM grave submetidos à intervenção é menor que 15% e a sobrevida média é inferior a 3 anos em pacientes com EM e hipertensão pulmonar grave.

### Tratamento

*Manejo clínico.* O manejo clínico de pacientes com EM sintomática inclui uso de diuréticos para diminuir a pressão do AE e a congestão vascular. Betabloqueadores e agentes bloqueadores de canais de cálcio são recomendados para controlar a frequência cardíaca e ajudar a manter o ritmo sinusal. A terapia anticoagulante é recomendada com uso do sistema de escore CHADS$_2$ e sua versão atualizada CHADS$_2$-VASc (modificação para melhorar a avaliação de pacientes de baixo risco) em pacientes que desenvolvem fibrilação atrial (Tabela 61.3) e pacientes sem fibrilação atrial mas que sofreram evento embólico prévio ou que possuem documentação de trombo em AE.[11] O emprego da terapia anticoagulante deve ser pesado contra o risco de hemorragia massiva, que pode ser atualmente calculado utilizando-se o sistema de escore *Hypertension, Abnormal renal/liver function, Stroke, Bleeding History or predisposition, Labile international normalized ratio, Elderly [> 65 years], Drugs/alcohol concomitantly* (HAS-BLED) desenvolvido em 2010 a partir de dados da *Euro Heart Survey* para avaliar o risco de hemorragia massiva em 1 ano de pacientes que recebem anticoagulantes por fibrilação atrial.[12]

## Tratamento intervencionista

A intervenção precoce está associada a melhor sobrevida a longo prazo em pacientes com EM comparados a pacientes nos quais a intervenção é protelada até o desenvolvimento de sintomas. A sobrevida de 5 anos é de 62% para pacientes classe III segundo a New York Heart Association (NHYA) e de 15 % para pacientes classe IV.[13] As atuais diretrizes da American Heart Association/ American College of Cardiology (AHA/ACC) também recomendam intervenção em pacientes com EM sintomática grave ou assintomática muito grave (área do orifício valvar < 1,5 cm$^2$ ou < 1 cm$^2$, respectivamente).[10,11] Ademais, a cirurgia é recomendada para pacientes com EM moderada ou grave submetidos a cirurgia cardíaca por outros problemas e para pacientes com EM grave com eventos embólicos atuais sob terapia anticoagulativa (sendo recomendada excisão do apêndice atrial esquerdo). As opções para intervenção mecânica incluem comissurotomia mitral percutânea com balão, comissurotomia mitral aberta e reparo cirúrgico, ou substituição da valva mitral.

### Comissurotomia mitral percutânea com balão

Esse procedimento intravascular, relatado pela primeira vez por Inoue et al. em 1984, utiliza um cateter com um balonete avançado até o átrio esquerdo por meio de punção através do septo ou via retrógrada transaórtica com intuito de dilatar a valva mitral estenosada. Com base nos dados de segurança e eficácia, a comissurotomia mitral percutânea com balão (CMPB) tem substituído amplamente as intervenções cirúrgicas em pacientes adequadamente selecionados segundo os critérios ecocardiográficos de Wilkins (Tabela 61.4). Em geral, indica-se a CMPB quando há presença de valvas delgadas móveis, não calcificadas, com fusão, fibrose ou calcificação mínima do aparelho subvalvar e ausência de RM moderada a grave ou trombo em AE.[10,11]

A CMPB está associada a risco de mortalidade de 0,5% e risco menor que 10% de complicações cardíacas ou vasculares, embolização ou criação de RM grave.[14] A CMPB bem-sucedida, definida como área da valva após a dilatação maior que 1,5 cm$^2$ com RM inferior a 2/4, é obtida em 80% dos pacientes. Embora seja em geral necessária nova intervenção, mais da metade dos pacientes pode esperar permanecer livre de cirurgia por 20 anos.[15]

### Comissurotomia mitral aberta

A comissurotomia mitral aberta é o método primário de reparo cirúrgico da EM e tem seu uso limitado a pacientes que necessitam de intervenção porém com contraindicação à CMPB, ou que apresentaram insucesso com intervenção percutânea prévia. A técnica aberta requer uso de circulação extracorpórea e envolve divisão das comissuras fusionadas, mobilização das cordoalhas fibrosadas e ligação do apêndice do AE. A taxa de mortalidade para a comissurotomia aberta é menor que 2% e a sobrevida livre de nova cirurgia em 10 anos aproxima-se de 90%.[16,17]

### Substituição da valva mitral

A substituição da valva mitral é o manejo cirúrgico mais comumente empregado na EM e é considerada um procedimento muito seguro, que promove excelentes resultados a longo prazo. Quer se utilize valva mecânica ou biológica, existem evidências bem-documentadas demonstrando que a preservação do aparato subvalvar é crítica para a manutenção de geometria e função adequadas do VE, bem como à melhora da sobrevida em 30 dias e a longo prazo.[10,11,14,18]

## Regurgitação mitral

Alterações patológicas em qualquer parte do aparato da valva mitral ou em sua função podem causar coaptação sistólica inadequada entre os folhetos anterior e posterior com subsequente regurgitação valvar. A RM subdivide-se em primária e secundária,

**Tabela 61.3** Escore CHADS$_2$ e CHADS$_2$-VASc para risco de acidente vascular encefálico por fibrilação atrial e anticoagulação recomendada.

| | Escore CHADS$_2$ | Pontos* | Escore CHADS$_2$-VASC | Pontos* |
|---|---|---|---|---|
| C | *Congestive heart failure*, Insuficiência cardíaca congestiva | 1 | *Congestive heart failure*, Insuficiência cardíaca congestiva | 1 |
| H | Hipertensão | 1 | Hipertensão | 1 |
| A | *Age*, Idade ≥ 75 anos | 1 | *Age*, Idade ≥ 75 anos | 2 |
| D | Diabetes melito | 1 | Diabetes melito | 1 |
| S | *Stroke*, Acidente vascular encefálico prévio, AIT ou tromboembolismo | 2 | *Stroke*, Acidente vascular encefálico prévio, AIT ou tromboembolismo | 2 |
| V | | | *Vascular disease*, Doença vascular | 1 |
| A | | | *Age*, Idade 65 a 74 anos | 1 |
| Sc | | | *Sex category*, Categoria de sexo (feminino) | 1 |

CHADS$_2$: escore 0, baixo risco; 1, risco moderado; 2 a 6, alto risco. CHADS$_2$-VASc: escore 0 (masculino) ou 1 (feminino), baixo risco; 1, risco moderado (masculino); 2 a 9, alto risco. A terapia recomendada para risco moderado ou alto é geralmente o uso de anticoagulante oral, com antagonista de vitamina K bem controlado (p. ex., varfarina com tempo em intervalo terapêutico > 70%) ou anticoagulante oral não antagonista de vitamina K (p. ex., dabigatrana, rivaroxabana, edoxabana ou apixabana). *Os pontos de cada fator de risco são aditivos. *AIT*, ataque isquêmico transitório.

### Tabela 61.4 Escore de Wilkins para avaliação da viabilidade da comissurotomia mitral percutânea com balão.

| Grau | Mobilidade | Espessamento | Calcificação | Espessamento subvalvar |
|---|---|---|---|---|
| 1 | Valva altamente móvel com restrição somente das extremidades dos folhetos | Folhetos com espessura próxima do normal (4 a 5 mm) | Uma única área com aumento da ecogenicidade | Espessamento mínimo imediatamente abaixo dos folhetos da mitral |
| 2 | Porção média e base dos folhetos com mobilidade normal | Folhetos médios normais, espessamento considerável das margens (5 a 8 mm) | Áreas disseminadas de hiperecogenicidade restritas às margens dos folhetos | Espessamento das cordoalhas que se estende até um terço de seu comprimento |
| 3 | A valva continua se movendo para frente na diástole, principalmente a partir de sua base | Espessamento de toda a extensão do folheto (5 a 8 mm) | Hiperecogenicidade que se estende até as porções médias dos folhetos | Espessamento que se estende até o terço distal das cordoalhas |
| 4 | Ausência ou mínimo movimento para frente por parte dos folhetos na diástole | Espessamento considerável de todo o tecido do folheto (> 8 a 10 mm) | Extensa hiperecogenicidade ao longo da maior parte do tecido dos folhetos | Extenso espessamento e encurtamento de todas as estruturas das cordoalhas que se estende até os músculos papilares |

A soma dos quatro itens situa-se entre 4 e 16. Com escore igual ou menor que 8, a valvoplastia mitral com balão provavelmente terá sucesso. Com escore superior a 8, recomenda-se cirurgia.

as quais apresentam fisiopatologias, histórico natural e tratamento distintos. A RM primária, classificada como Tipo I ou II no sistema de Carpentier (Tabela 61.2), ocorre secundariamente a doenças que acometem a estrutura do aparato valvar, especificamente seus folhetos, cordoalhas e anel.[7] Em contrapartida, a RM secundária ou funcional, classificada como Carpentier Tipo IIIb, ocorre secundariamente à disfunção e dilatação do VE, primariamente em razão de cardiomiopatia isquêmica. A gravidade da RM depende do tamanho do orifício mitral, do gradiente de pressão entre VE e AE e da pós-carga sistêmica. Como a pressão do VE excede a pressão do AE antes de exceder a pressão sistêmica, a incompetência da valva mitral pode permitir regurgitação de um volume significativo de sangue (até metade da pré-carga ventricular) para o AE antes da abertura da valva aórtica e fluxo anterógrado para a aorta.

Na fase aguda da RM, o fluxo retrógrado para o pequeno AE com baixa complacência pode ser mal tolerado, com transmissão de altas pressões atriais para os vasos pulmonares. Pode ocorrer hipertensão pulmonar com insuficiência cardíaca fulminante e potencialmente fatal. Quando o início da RM é mais silencioso, o AE pode se dilatar e hipertrofiar, com manutenção de um estado compensatório crônico sem hipertensão pulmonar por muitos anos. Por outro lado, a dilatação do AE pode ser acompanhada por fibrilação atrial com potencial para formação de trombos e embolização episódica.

As alterações compensatórias críticas da hemodinâmica do VE são características de RM crônica. Os volumes regurgitantes que retornam ao VE durante a diástole resultam em maior volume diastólico final do ventrículo esquerdo (VDFVE) e fração de ejeção acima do normal, com base tanto no mecanismo de Frank-Starling quanto na presença de ejeção do VE para o AE com resistência/pós-carga relativamente baixa. Embora o fluxo sanguíneo anterógrado resultante esteja reduzido, essa ejeção acima do normal funciona para esvaziar marginalmente o VE e normalizar a VDFVE. O estresse da parede ventricular resultante da maior VDFVE também causa hipertrofia compensatória do miocárdio e restauração da tensão normal da parede, conforme a lei de Laplace.

Ainda que o VE hipertrofiado e/ou hiperdinâmico seja típico da RM aguda ou crônica compensada, o achado de fração de ejeção diminuída mesmo com redução da pós-carga associada a uma RM sugere estado descompensado com desvio para a direita ou para baixo na curva pressão-volume de Frank-Starling (Figura 61.12). Nesse contexto, o fluxo resultante anterógrado continua reduzindo e a VDFVE continua aumentando. A dilatação consequente do AE e VE leva a um aumento do orifício da valva mitral. Eventualmente, estabelece-se um ciclo perpétuo de piora da insuficiência cardíaca com piora da RM. A insuficiência do VE pode, desse modo, levar a hipertensão pulmonar e insuficiência do lado direito.

### Diagnóstico da regurgitação mitral

*Sintomas e sinais.* A RM descompensada aguda pode causar início súbito de apneia secundário à hipertensão e congestão venosa pulmonar. Uma redução associada do débito cardíaco anterógrado pode causar hipotensão ou mesmo colapso hemodinâmico. Mais tipicamente, pacientes com RM crônica e discreta podem permanecer assintomáticos durante a maior parte da vida. Quando a RM passa de moderada a grave mais gradualmente, podem surgir sintomas de insuficiência cardíaca esquerda, fibrilação atrial ou mesmo insuficiência direita.

*Exame físico.* A palpação de pacientes com RM pode revelar impulso cardíaco hiperdinâmico deslocado lateralmente. A ausculta normalmente revela sopro apical holossistólico de tom agudo que se irradia para axila. A disfunção isolada de folheto posterior pode fazer com que o sopro irradie para o esterno ou região da aorta, enquanto a disfunção isolada do folheto anterior pode fazer com que o sopro irradie para as costas ou para a cabeça. Outros achados podem incluir primeira bulha diminuída, amplo desdobramento da segunda bulha devido ao fechamento precoce da valva aórtica ou terceira bulha devido ao maior fluxo sanguíneo através da valva mitral.

### Exames diagnósticos

A ecocardiografia é o principal método para diagnóstico e monitoramento da RM, embora a ressonância magnética cardíaca também possa fornecer dados úteis sobre o volume regurgitante e a função cardíaca. A radiografia torácica de rotina pode demonstrar silhueta cardíaca aumentada e aumento de AE, ou sinais de congestão pulmonar associados a insuficiência cardíaca. O ecocardiograma pode revelar fibrilação atrial e/ou sinais de aumento do AE (onda *p mitrale*) e alterações do completo QRS e intervalo ST-T que refletem hipertrofia ventricular e/ou anormalidades de condução de ramos.

O exame ecocardiográfico transtorácico e especialmente o transesofágico permite visualização precisa dos mecanismos responsáveis pela indução da RM, incluindo prolapso e/ou *flail* de um ou ambos os folhetos, aumento ou "*billowing*" dos folhetos, dilatação anular, ruptura de cordoalhas, ruptura de músculo papilar ou restrição do movimento dos folhetos e *tethering* causado pelo ventrículo aumentado ou infartado. Também é possível visualizar ruptura ou perfuração do folheto, vegetações valvares ou abscessos anulares secundários à endocardite infecciosa.

A análise com Doppler fornece importantes dados prognósticos sobre a localização e quantificação do jato regurgitante, geralmente baseada na dinâmica do fluxo relacionada à área de superfície isovolumétrica proximal, observada na imagem como uma área hemisférica de convergência do fluxo proximal a um orifício regurgitante (*i. e.*, lado ventricular da valva regurgitante [Figura 61.13]). A análise do raio e velocidade da RM nessa área de convergência permite o cálculo da fração de regurgitação, área do orifício regurgitante efetivo e volume regurgitante, com base na equação: fluxo = velocidade × área. A área de convergência do fluxo estreita-se imediatamente abaixo do orifício da valva regurgitante em uma cintura de maior velocidade de fluxo à medida que o volume regurgitante passa através do orifício, denominada *vena contracta*, cuja largura também constitui um marcador da gravidade da RM. A RM grave é então definida atualmente como orifício regurgitante efetivo de no mínimo 40 cm², volume regurgitante de no mínimo 60 mℓ, fração de regurgitação de no mínimo 50%, *vena contracta* maior que 7 mm, jato central de RM maior que 40% da área do AE ou jato excêntrico holossistólico.[11]

### Histórico natural

A RM aguda geralmente é causada por ruptura de cordoalha devido a uma doença degenerativa, ruptura de músculo papilar por infarto do miocárdio ou endocardite infecciosa com perfuração de folheto ou ruptura de cordoalha. O quadro geralmente é mal tolerado e frequentemente requer intervenção urgente. Sem intervenção, edema pulmonar grave, descompensação cardíaca e/ou desenvolvimento de hipertensão pulmonar levam a uma rápida deterioração e prognóstico ruim.

Por muito tempo, acreditou-se que o paciente com RM subaguda/crônica assintomática não representava risco aumentado de mortalidade. Todavia, um grande número de dados foi desenvolvido nas últimas duas décadas e agora demonstra claramente que, mesmo no paciente assintomático, a presença de RM grave com disfunção ventricular, hipertensão pulmonar ou fibrilação atrial está associada a um prognóstico ruim.[10,19] A RM primária moderada também se demonstrou estar associada a risco de mortalidade anual de 3%, representando risco excessivo em comparação com os resultados obtidos atualmente com reparo da mitral.[19]

Pacientes com RM funcional ("secundária"), que ocorre em geral na doença isquêmica, apresentam prognóstico muito pior do que pacientes com RM primária.[19] Dados do estudo STICH, que investigou pacientes com doença cardíaca isquêmica e fração de ejeção reduzida (≤ 35%), demonstraram que a mortalidade em aproximadamente 4,5 anos foi cerca de duas vezes maior em pacientes com RM moderada a grave comparados com pacientes com RM leve ou ausente.[20]

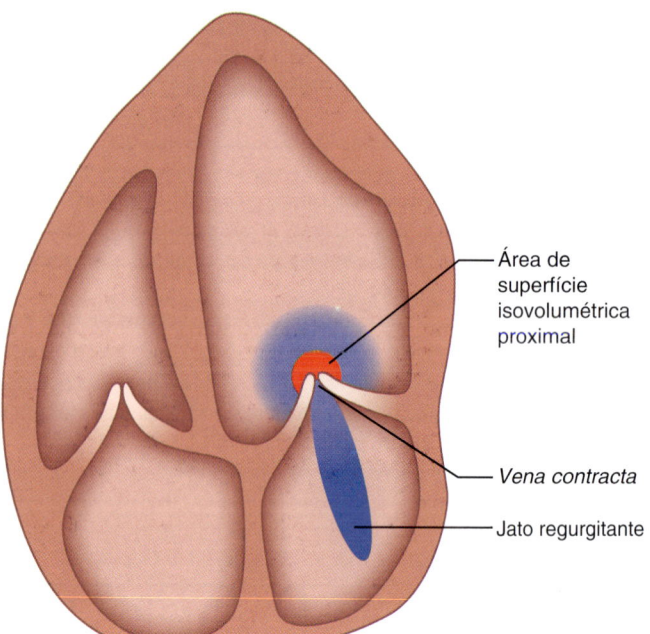

**Figura 61.13** Avaliação ecocardiográfica da gravidade da regurgitação mitral. A área de superfície isovolumétrica proximal (ASIP) é observada na imagem como uma área hemisférica de convergência do fluxo proximal a um orifício regurgitante; isto é, lado ventricular da valva regurgitante. A análise do raio e velocidade da regurgitação mitral nessa área de convergência permite o cálculo da fração de regurgitação, área do orifício regurgitante efetivo (ORE) e volume regurgitante, com base na equação: fluxo = velocidade × área. A área de convergência do fluxo estreita-se imediatamente abaixo do orifício da valva regurgitante em uma cintura de maior velocidade de fluxo à medida que o volume regurgitante passa através do orifício, denominado *vena contracta*, cuja largura também constitui um marcador da gravidade da regurgitação mitral.

### Tratamento

***Tratamento clínico.*** O manejo clínico da RM aguda envolve redução da pós-carga com uso de vasodilatadores. A diminuição resultante da pressão aórtica e da pós-carga melhora o fluxo anterógrado e diminui o fluxo regurgitante para o AE. Quando o uso de vasodilatadores é ineficaz, ou é limitado pela hipotensão sistêmica, a contrapulsação intra-aórtica com bomba reduz efetivamente a pós-carga sistólica e aumenta o fluxo anterógrado. Geralmente é necessária cirurgia de valva mitral na RM aguda, particularmente em pacientes sintomáticos ou com comprometimento hemodinâmico, embora o balão intra-aórtico possa ser utilizado para protelar a cirurgia e estabilizar o paciente.

Em pacientes sintomáticos com RM crônica, a terapia clínica padrão com vasodilatadores e diuréticos pode ser útil em melhorar a hemodinâmica ventricular e reduzir a congestão pulmonar. Diuréticos podem ser particularmente eficazes para diminuir a sobrecarga de volume e distensão ventricular, com consequente redução do orifício anular e fração regurgitante. Ao contrário da prática popular, entretanto, não há evidência que apoie o uso de vasodilatadores ou outras medicações que reduzem a pós-carga para tentar retardar a necessidade de cirurgia em pacientes assintomáticos com RM crônica e função sistólica do VE normal.[11]

Para pacientes com RM secundária funcional, a terapia clínica deve ser direcionada especificamente à disfunção ventricular subjacente. O tratamento deverá incluir uso cuidadosamente titulado de nitratos, diuréticos, inibidores da enzima conversora de angiotensina (ECA) ou antagonistas de receptores de angiotensina, betabloqueadores e antagonistas de aldosterona quando houver presença de insuficiência cardíaca.[10,11,14]

***Tratamento cirúrgico.*** As indicações cirúrgicas da RM têm se ampliado consideravelmente à medida que a mortalidade e morbidade associadas à cirurgia diminuem e a fisiopatologia dessa síndrome é mais bem compreendida. Especificamente, a compreensão atual sobre o início da disfunção ventricular estar associado a piora do prognóstico e redução da expectativa de recuperação funcional ventricular pós-operatória tem expandido as indicações a pacientes assintomáticos com RM grave, independentemente de sua função ventricular esquerda.

A cirurgia atualmente recebe indicação Classe I para pacientes assintomáticos com RM primária crônica grave e evidência de disfunção de VE (fração de ejeção do VE [FEVE] de 30 a 60% ou diâmetro sistólico final do VE [DSFVE] ≥ 40 mm), bem como pacientes sintomáticos e com FEVE maior que 30% (indicação Classe IIb para FEVE < 30%).[10,11] Ademais, devido às considerações supramencionadas, foram adicionadas atualmente indicações Classe IIa para pacientes assintomáticos com RM primária crônica grave *sem* disfunção de VE (FEVE > 60% e DSFVE < 40 mm) que demonstram aumento progressivo do tamanho do VE ou redução da FE em exames de imagem seriados.[10]

O reparo da valva mitral atualmente recebe indicação específica Classe IIa para pacientes assintomáticos com função de VE preservada (FEVE > 60% e DSFVE < 40 mm) nos quais a chance de reparo bem-sucedido é de 95% com mortalidade prevista < 1%, ou em pacientes com fibrilação atrial de início recente ou hipertensão pulmonar em repouso (pressão sistólica da artéria pulmonar > 50 mmHg).[10] Pacientes com RM primária crônica moderada ou grave submetidos a cirurgia cardíaca para outras questões também recebem indicação Classe I e IIa, respectivamente (Tabela 61.5).[10,11]

Tem sido uma tradição protelar o tratamento cirúrgico na RM funcional, especialmente no contexto de cirurgia de revascularização miocárdica (*coronary artery bypass graft*, CABG), sob a hipótese de que a melhora da região isquêmica após a CABG levaria à resolução da RM funcional. Dados de estudos recentes sugerem, todavia, que protelar a intervenção na RM moderada a grave resulta em piores desfechos no contexto de CABG concomitante.[20] Sendo assim, a cirurgia recebe indicação Classe IIa para pacientes com RM secundária crônica grave submetidos a substituição de valva aórtica ou CABG e indicação IIb para pacientes gravemente sintomáticos (classe III/IV segundo a New York Heart Association, NYHA) com RM secundária crônica grave.[10,11]

O reparo da valva mitral é preferível à substituição em pacientes com RM primária quando o procedimento for tecnicamente viável e indicado.[7,10,11] O reparo bem-sucedido da valva mitral promove melhora da qualidade de vida, com menor morbidade e melhor sobrevida livre de eventos a longo prazo, comparado à substituição da valva mitral em pacientes adequadamente selecionados. O reparo é considerado muito durável, com frequência de reoperação menor que 10% em 10 anos quando a ecocardiografia pós-operatória demonstra RM leve ou ausência de RM.[21,22]

Atualmente, o reparo pode ser realizado por meio de diversas técnicas, incluindo ressecção de folheto anterior ou posterior, transferência de cordoalhas, plastia de dobramento de folheto, suturas ponta a ponta de folhetos, criação de novas cordoalhas e anuloplastia com anel. Esta última tem sido atualmente indicada em geral para todos os reparos de valva mitral e demonstrou-se claramente capaz de melhorar a durabilidade do reparo.[22] Ainda existe certo debate, contudo, sobre uso de anéis flexíveis ou rígidos, contornados ou uniplanares, ou de circunferência completa ou parcial (aberto ou fechado).

A intervenção cirúrgica apropriada para pacientes com RM secundária tem definição menos clara do que para RM primária, com crescente compreensão acerca do papel da doença ventricular que perpetua a RM isquêmica estar reduzindo as recomendações prévias para uso de reparo mitral (anuloplastia em anel dilatado ou de tamanho pequeno) para corrigir essa fisiopatologia. Especificamente, dados de estudos randomizados controlados da Cardiothoracic Surgical Trials Network demonstraram não haver diferença no remodelamento geral do VE ou na sobrevida de pacientes submetidos a reparo comparado à substituição, embora haja maior recidiva em 2 anos para RM moderada ou grave com uso de reparo comparado à substituição (59% *versus* 4%, $P < 0,001$).[23] Da mesma maneira, embora a adição do reparo de VM em pacientes submetidos a CABG com RM isquêmica moderada tenha reduzido significativamente a RM residual moderada ou grave comparado à CABG isolada (11% *versus* 32%, $P < 0,001$), o reparo não melhorou a mortalidade desses pacientes.[24] Nas diretrizes do ACC/AHA de 2017, a substituição da valva mitral com preservação de cordoalhas recebeu indicação IIa contra a anuloplastia redutora para pacientes gravemente sintomáticos com RM secundária crônica e a utilidade do reparo foi diminuída para "incerta" com recomendação IIb para pacientes com RM isquêmica moderada submetidos à CABG.[10] Diversas novas técnicas, incluindo o procedimento em "alça" de músculo papilar, também têm sido consequentemente testadas para tratar doença primária subvalvar e ventricular como foco primário do reparo de RM secundária.[25]

## ESTENOSE AÓRTICA

O orifício da valva aórtica normal mede 3 a 5 cm². A estenose aórtica causa redução para menos da metade desse tamanho gerando obstrução hemodinâmica e gradiente de pressão transvalvar ocasionando a fisiopatologia primária da EA. Esse gradiente induz aumento compensatório da pressão ventricular gerado pelo mecanismo de Frank-Starling e hipertrofia concêntrica de VE por replicação paralela de sarcômeros em resposta à tensão aumentada da parede do miocárdio. A tensão é então normalizada pela lei de Laplace e um estado compensado que preserva a função sistólica do VE hipertrofiado porém não dilatado pode persistir por muitos anos.

Dois terços dos pacientes que progridem para EA grave desenvolvem isquemia de miocárdio como resultado do aumento do trabalho e, consequentemente, da demanda de oxigênio do ventrículo hipertrofiado, o que pode gerar pressão de ejeção aumentada em intervalos sistólicos prolongados contra a maior pós-carga da valva aórtica estreitada. A isquemia do miocárdio, particularmente na região subendocárdica, é acentuada pela redução dos gradientes de pressão durante os intervalos de fluxo coronariano diastólico ao longo da parede miocárdica hipertrofiada e hiperpressurizada. A morte celular e fibrose miocárdica resultantes que causam a cardiomiopatia podem exacerbar a insuficiência cardíaca.

A hipertrofia do miocárdio também pode precipitar disfunção diastólica ventricular, que em geral ocorre antes do início da disfunção sistólica. A redução da complacência ventricular causa aumento da pressão diastólica final do ventrículo esquerdo (PDFVE), prolongamento do tempo de relaxamento do VE e encurtamento do tempo de preenchimento diastólico. Essas pressões aumentadas são transmitidas para trás no AE e circulação pulmonar, causando congestão pulmonar. Pode ocorrer desenvolvimento de hipertensão pulmonar e insuficiência cardíaca direita

## Tabela 61.5 Indicações para intervenção para tratamento de doença cardíaca valvar (resumidas).

| Lesão valvar | Apresentação | Procedimento | Indicação | Classe da indicação | Nível de evidência |
|---|---|---|---|---|---|
| Estenose mitral | Sintomática | CMPB[a] | EM grave (AVM ≤ 1,5 cm²) | I | A[c] |
| | | | Evidência de EM hemodinamicamente significativa durante exercício (mesmo com AVM > 1,5 cm²) | IIb | C |
| | | | EM grave com anatomia valvar abaixo do ideal, porém com sintomas classe II/IV segundo a NYHA e alto risco cirúrgico | IIb[c] | C |
| | | CVM[b] | EM grave (AVM 1,5 cm²) com sintomas classe II/IV segundo a NYHA | I | B[d] |
| | Assintomática | CMPB[c] | EM muito grave (AVM ≤ 1,0 cm²) | IIa[c] | C |
| | | | EM grave (AVM ≤ 1,5 cm²) e FA de início recente | IIb[c] | C |
| | | CVM[d] | EM grave com eventos embólicos recorrentes mesmo com terapia anticoagulante[e] | IIb | C |
| Regurgitação mitral (primária) | Sintomática | CVM[f] | RM grave ou FEVE > 30% | I | B |
| | | | Considerar na RM grave e FEVE ≤ 30% | IIb | B |
| | Assintomática | CVM | RM primária grave e disfunção de VE (FEVE 30 a 60% e/ou DSFVE ≥ 40 mm)[g] | V | B[h] |
| | | | Razoável para RM grave e função do VE preservada (FEVE ≥ 60% e DSFVE < 40 mm) porém com aumento progressivo do tamanho do VE ou redução da FEVE em imagens seriadas | IIa | C |
| | | Reparo de VM | RM primária grave:<br>Limitada ao folheto posterior<br>OU envolvendo o folheto anterior ou ambos os folhetos, quando o reparo durável e bem-sucedido puder ser realizado | I | B |
| | | | Razoável para RM primária grave com função de VE preservada (FEVE ≥ 60% e DSFVE < 40 mm), em pacientes com probabilidade > 95% de reparo durável sem RM residual e:<br>– Mortalidade esperada < 1% quando realizada em centro de excelência<br>OU-doença não reumática e (1) início recente de FA ou (2) hipertensão pulmonar em repouso (pressão sistólica da artéria pulmonar > 50 mmHg) | IIa | B |
| | +/– sintomas | CVM | Razoável para RM primária moderada quando submetido a cirurgia cardíaca por outras questões | IIa | C |
| Regurgitação mitral (secundária) | Sintomática | CVM | Considerar para RM secundária grave com sintomas classe III/IV segundo a NYHA mesmo com terapia clínica | IIb | B |
| | | Substituição de VM | Razoável escolher substituição de valva que poupe as cordoalhas ao reparo por anuloplastia reduzida em pacientes gravemente sintomáticos (classe NYHA II/IV) com RM isquêmica crônica e sintomas persistentes mesmo com terapia clínica | IIa | B |
| | +/– sintomas | CVM | Razoável para RM secundária quando submetido a CABG ou SVA | IIa[g] | C |
| | | Reparo de VM | Benefício incerto para pacientes com RM secundária crônica moderada submetidos a CABG | IIb[i] | B |
| Estenose aórtica | Sintomática | SVA (cirúrgica ou transcateter) | EA grave de alto gradiente (sintomas por anamnese ou em teste de exercício) | I | B |
| | | | Razoável para EA grave de baixo gradiente com FEVE reduzida (< 50%) e teste de dobutamina com velocidade aórtica ≥ 4,0 m/s (ou gradiente de pressão médio ≥ 40 mmHg) e área valvar ≤ 1,0 cm² com qualquer dose de dobutamina | IIa* | B* |

**Tabela 61.5** Indicações para intervenção para tratamento de doença cardíaca valvar (resumidas). (*continuação*)

| Lesão valvar | Apresentação | Procedimento | Indicação | Classe da indicação | Nível de evidência |
|---|---|---|---|---|---|
| Estenose aórtica | Sintomática | SVA (cirúrgica ou transcateter) | Razoável para EA grave de baixo gradiente com FEVE preservada (≥ 50%), porém com a obstrução da valva sendo a causa mais provável dos sintomas | IIa[k] | B[k] |
| | Assintomática | SVA | EA grave com FEVE reduzida (< 50%) | I | B |
| | | | Razoável para EA muito grave (velocidade aórtica ≥ 5,0 m/s) e FEVE preservada (≥ 50%), porém com risco cirúrgico baixo | IIa | B[k] |
| | | | Razoável para EA grave com FEVE preservada (> 50%), porém com baixa tolerância a exercício ou queda da pressão arterial durante exercício | IIa[k] | B[k] |
| | | | Pode ser considerada na EA grave com FEVE preservada (≥ 50%), porém com progressão rápida da doença e baixo risco cirúrgico | IIb[k] | C |
| | +/– sintomas | SVA | EA grave (com ou sem sintomas) e paciente submetido a cirurgia cardíaca por outra indicação | I | B[k] |
| | | | Razoável para EA moderada e paciente submetido a cirurgia cardíaca por outra indicação | IIa | B |
| Insuficiência aórtica | Sintomática | SVA | IA sintomática[j] (independentemente da FEVE) | I | B |
| | Assintomática | SVA | IA crônica grave e FEVE reduzida (< 50%) | I | B |
| | | | Razoável para IA grave com FEVE preservada (≥ 50%), porém com disfunção sistólica sugerida por dilatação grave do VE ao fim da sístole (DSFVE > 50 mm) | IIa | B[l] |
| | | | Considerar para IA grave com FEVE preservada (≥ 50%), porém com dilatação grave progressiva do VE (DDFVE > 65 mm) e baixo risco cirúrgico | IIb | C[l] |
| | +/– sintomas | SVA | RA grave enquanto paciente é submetido a cirurgia cardíaca por outras indicações | I | C |
| | | | Razoável para RA moderada enquanto paciente é submetido a cirurgia cardíaca por outras indicações | IIa | C |

[a]A CMPB é indicada se a morfologia valvar estiver favorável com base no escore de Wilkins (Tabela 61.4) com ausência de contraindicações. [b]Se o risco for adequado e o paciente não for candidato à CMPB devido a morfologia da valva ou critérios clínicos (p. ex., presença de trombo em átrio esquerdo). [c]Nas diretrizes da ESC/EACTS,[14] a CMPB é: indicada para pacientes sintomáticos sem características desfavoráveis – **Classe I**, nível de evidência **B**; indicada para *qualquer* paciente sintomático com contraindicação a ou alto risco com cirurgia – **Classe I**, nível C; considerada em pacientes assintomáticos sem características desfavoráveis e com alto risco de evento tromboembólico (histórico prévio de embolismo, contraste espontâneo denso no átrio esquerdo, fibrilação atrial paroxística ou recente) ou risco de descompensação hemodinâmica (hipertensão pulmonar, necessidade de cirurgia não cardíaca extensa, desejo de engravidar) – **Classe IIa**, nível C. [d]Nas diretrizes da ESC/EACTS,[14] a cirurgia é indicada em pacientes com RM grave submetidos à CMPB e com FEVE > 30% – **Classe I**, nível C. [e]Com excisão do apêndice atrial esquerdo. [f]O reparo da valva mitral é preferível à substituição para RM primária, quando possível. [g]Nas diretrizes da ESC/EACTS,[14] a CVM é indicada em pacientes sintomáticos não passíveis de CMPB (os sintomas não necessitam ser graves) – **Classe I**, nível C. [h]Nas diretrizes da ESC/EACTS,[14] a cirurgia é indicada em pacientes assintomáticos com disfunção ventricular esquerda (DSFVE ≥ 45 mm e/ou FEVE ≤ 60%) – **Classe I**, nível C. [i]Nas diretrizes da ESC/EACTS,[14] a cirurgia é considerada em pacientes sintomáticos com RM grave, FEVE < 30%, opção para revascularização e evidência de viabilidade – **Classe IIa**, nível C. [j]Por definição a IA sintomática é classificada como grave. [k]Nas diretrizes da ESC/EACTS,[14] a SVA é indicada para EA grave quando o paciente é submetido à CABG, cirurgia em aorta ascendente ou cirurgia em outra valva. **Classe I**, nível C; indicada em pacientes assintomáticos com EA grave e teste de exercício com sintomas claramente relacionados à EA. **Classe I**, nível C; considerada quando o teste de exercício anormal demonstra queda da pressão arterial abaixo do basal. **Classe IIa**, nível C; considerada em pacientes sintomáticos com EA grave e disfunção de VE sem reserva de fluxo. **Classe IIb**, nível C. [l]Nas diretrizes da ESC/EACTS,[14] a SVA é considerada em pacientes com regurgitação aórtica grave assintomática e FEVE de repouso > 50% porém com dilatação grave de VE (DSFVE > 50 mm ou DDFVE > 70 mm). **Classe IIa**, nível B. *AVM*, área da valva mitral; *CABG*, cirurgia de ponte aortocoronária; *CMPB*, comissurotomia mitral percutânea com balão; *CVM*, cirurgia de valva mitral (reparo ou substituição); *DDFVE*, diâmetro diastólico final do ventrículo esquerdo; *DSFVE*, diâmetro sistólico final do ventrículo esquerdo; *EA*, estenose aórtica; *EM*, estenose mitral; *FA*, fibrilação atrial; *FEVE*, fração de ejeção do ventrículo esquerdo; *IA*, insuficiência aórtica; *NYHA*, classificação da New York Heart Association para gravidade dos sintomas de insuficiência cardíaca; *RA*, regurgitação aórtica; *RM*, regurgitação mitral; *SVA*, substituição da valva aórtica (denota substituição cirúrgica, exceto quando especificado); *VE*, ventrículo esquerdo; *VM*, valva mitral. (De Nishimura RA, Otto CM, Bonow RO, et al. 2017 AHA/ACC Focused Update of the 2014 AHA/ACC Guideline for the Management of Patients With Valvular Heart Disease: A Report of the American College of Cardiology/American Heart Association Task Force on Clinical Practice Guidelines. *J Am Coll Cardiol*. 2017;70:252-289; e Nishimura RA, Otto CM, Bonow RO, et al. 2014 AHA/ACC Guideline for the Management of Patients With Valvular Heart Disease: executive summary: a report of the American College of Cardiology/American Heart Association Task Force on Practice Guidelines. *Circulation*. 2014;129:2440-2492.)

em casos graves. Eventualmente, atinge-se hipertrofia ventricular máxima e não é mais possível atingir gradiente de pressão adequado, resultando em débito cardíaco inadequado e insuficiência sistólica de VE evidente e persistente.

O aumento da pressão do AE e a consequente dilatação da câmara também elevam o risco de arritmias atriais em pacientes com EA, embora de maneira menos comum do que em pacientes com doença de valva mitral. A perda da contração atrial normal compromete gravemente o enchimento do ventrículo pouco complacente, causando redução do débito cardíaco. A diminuição do fluxo anterógrado pode aumentar ainda mais a PDFVE e agravar os sintomas de insuficiência cardíaca.

Sequelas incomuns da EA relacionadas à perfusão inadequada de órgãos (encéfalo) incluem a pré-síncope e a síncope, em geral causadas por fluxo anterógrado inadequado através da valva aórtica restritiva. Os sintomas geralmente estão associados a períodos de vasodilatação periférica, como ocorre durante o exercício ou na mudança de posição deitada para em pé, que requer aumento do débito cardíaco para manter o tempo de preenchimento vascular periférico.

## Diagnóstico da estenose aórtica

### Sintomas e sinais

Pacientes com EA geralmente permanecem assintomáticos por muito tempo. O início dos sintomas ocorre quando a área do orifício da valva é reduzido a aproximadamente 1 cm², o que marca um ponto crítico na história natural da doença. Os sintomas clássicos da EA geralmente progridem desde o surgimento de angina e (pré-)síncope até a ocorrência de dispneia associada a insuficiência cardíaca (pneumônica: "DEA"). Enquanto a angina é o sintoma presente na EA em 35% dos pacientes, a síncope é um evento relativamente esporádico presente em 15% dos pacientes. Ainda que a insuficiência cardíaca geralmente apareça mais tarde no curso da EA, a dispneia ou outros sintomas de insuficiência cardíaca estão presentes em 50% dos pacientes.

### Exame físico

O diagnóstico da EA baseado nos achados físicos é realizado com frequência antes do início dos sintomas. O achado típico de EA consiste em um sopro de ejeção crescente-decrescente auscultado com mais facilidade no bordo esternal esquerdo e que se irradia para o bordo esternal direito e artérias carótidas. O impulso apical da EA é forçado e ligeiramente aumentado. Quando há insuficiência cardíaca, o impulso apical pode se tornar deslocado para a lateral. O pulso carotídeo ascendente caraterístico da EA apresenta velocidade de elevação lenta e menor pico (*pulsus parvus et tardus*) e pode estar associado a frêmito.

### Exames diagnósticos

Os achados inespecíficos da EA na radiografia torácica incluem coração em formato de bota típico de hipertrofia concêntrica de VE, calcificação das cúspides valvares e dilatação pós-estenótica da aorta. Pode ser possível visualizar sinais radiográficos de insuficiência cardíaca. As alterações eletrocardiográficas são similares às de RM.

A ecocardiografia permite avaliação precisa da anatomia da valva aórtica, calcificação e tamanho efetivo do orifício valvar, mensurados por meio de planimetria. Também é possível avaliar a hipertrofia e função ventricular. Assim como na EM, o Doppler auxilia na mensuração dos gradientes de pressão transvalvar e área valvar como função derivada (p. ex., EA grave: velocidade Doppler > 4 m/s = gradiente médio da valva aórtica > 40 mmHg = área da valva < 1,0 cm²). Os gradientes de pressão podem encontrar-se diminuídos em pacientes com EA e baixo débito cardíaco, o que leva a cálculo errôneo da área aórtica (falso aumento). Doses baixas de dobutamina podem ser utilizadas durante o exame para aumentar o débito cardíaco e permitir avaliação da verdadeira gravidade da lesão pela EA nesses pacientes.

O cateterismo pode ocasionalmente ser necessária para mensurar gradientes de pressão em casos ambíguos. Leituras simultâneas de pressão podem ser obtidas nesses casos com um acesso para mensuração no ventrículo esquerdo e um segundo na aorta proximal. A área valvar pode então ser determinada utilizando-se a fórmula de Gorlin. O cateterismo pode ser necessária para avaliar presença de doença arterial coronariana, coexistente em até 50% dos pacientes com EA.

### Histórico natural

A EA calcificada é uma doença progressiva marcada por longo período latente assintomático, o qual pode variar amplamente entre indivíduos. Espera-se, todavia, que pacientes com EA moderada sofram aumento de 7 mmHg no gradiente de pressão médio ou redução anual de 0,1 cm² na área da valva. Da mesma maneira, somente cerca de 10% dos pacientes com esclerose discreta de valva aórtica (velocidade aórtica < 2,5 m/s) progridem para EA grave dentro de 5 anos.

O clássico relato de Ross e Braunwald de 1968 descreve pela primeira vez o início dos sintomas como indicadores de sobrevida em pacientes com EA (Figura 61.14).[26] Conforme relatado nesse estudo e subsequentemente confirmado por outros, a sobrevida média após início da angina é de aproximadamente 5 anos, de menos de 3 anos após o início de síncope e somente 1 a 2 anos após início de sintomas de insuficiência cardíaca. Também pode ocorrer morte súbita em pacientes sintomáticos com incidência de 2% por mês, embora pareça ser rara (< 1%/ano) em pacientes assintomáticos.[27]

### Tratamento

*Manejo clínico.* A terapia clínica é importante no tratamento dos sinais e sintomas iniciais de insuficiência cardíaca e outras comorbidades comuns, como hipertensão. O tratamento da hipertensão também pode servir para reduzir a carga do ventrículo com EA, auxiliando no alívio do remodelamento ventricular

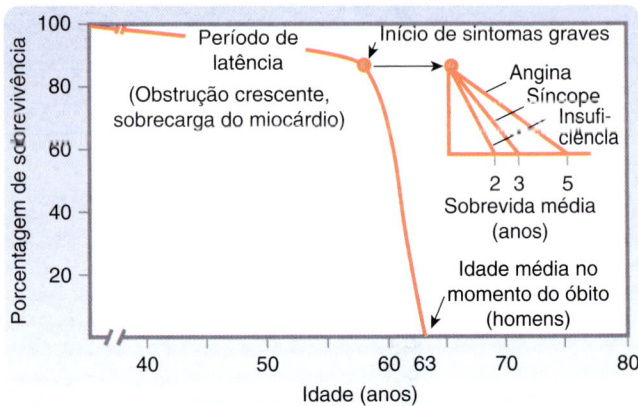

**Figura 61.14** Sintomas e sobrevida na estenose aórtica. O clássico relato de Ross e Braunwald de 1968 descreve pela primeira vez o início dos sintomas de insuficiência cardíaca, síncope ou angina em pacientes com estenose aórtica como marcadores de morte iminente. (De Ross J, Jr., Braunwald E. Aortic stenosis. *Circulation*. 1968;38:61-67.)

adverso. Embora não existam terapias clínicas atuais que comprovadamente alterem a história natural da EA calcificante, investigações têm sido constantemente realizadas para reduzir a velocidade de progressão da doença por uma via aparente de lesão endotelial/EA aterosclerótica.

### Tratamento cirúrgico

Visto que o histórico natural da EA sintomática não tratada é grave, o alívio mecânico da EA é recomendado como indicação Classe I em todos os pacientes sintomáticos com evidência de EA grave (velocidade aórtica ≥ 4 m/s ou gradiente de pressão médio ≥ 40 mmHg; Tabela 61.5).[10,11] Além da obtenção de um histórico, o teste de estresse com exercício ou dobutamina tem se demonstrado útil no diagnóstico dos sintomas e/ou fisiologia anormal (p. ex., queda da pressão arterial sistólica ou tolerância a exercício reduzida) como indicador Classe IIa para intervenção cirúrgica.[10,11]

A intervenção cirúrgica também recebe atualmente indicação Classe I no paciente assintomático com EA grave e evidência de disfunção de VE (FEVE < 50%). Também há indicação Classe IIa para pacientes assintomáticos com EA muito grave (velocidade aórtica ≥ 5,0 m/s ou gradiente de pressão médio ≥ 60 mmHg) que apresentam risco previsto de mortalidade cirúrgica baixo (≥ 4%), tendo em vista que os sintomas são esperados em 50% desses pacientes dentro de 2 anos e que as evidências sugerem que o risco de mortalidade geral é menor nesses pacientes com cirurgia precoce.[10,11] Pacientes com EA no mínimo moderada e submetidos a cirurgia cardíaca por outras razões também podem ser considerados para substituição de valva aórtica. Do mesmo modo, pacientes menores, por exemplo, podem apresentar fluxo transvalvar relativamente baixo, pacientes sintomáticos com velocidade de fluxo aórtico menor que 4 m/s e FEVE maior que 50% são candidatos Classe IIa quando sua área valvar indexada não exceder 0,6 cm².[10,11]

A cirurgia para EA quase sempre requer substituição da valva, seja por dispositivo mecânico ou valva biológica (ver adiante) e está associada a excelentes resultados imediatos e a longo prazo (Tabela 61.6), especialmente quando conduzida antes do início da disfunção ventricular. A cirurgia da valva aórtica melhora os sintomas, aumenta a expectativa de vida e geralmente melhora ou normaliza a função sistólica, dependendo do estado fisiopatológico do VE antes da cirurgia.[10,11,14]

As opções de reparo para tratamento da EA são limitadas e esforços mais precoces de desbridamento da valva resultaram em desfechos desastrosos a médio prazo com retardo no início da regurgitação, o que levou ao abandono geral da técnica. Em comparação, a "substituição de valva aórtica transcateter" (TAVI) percutânea tem sido uma alternativa à substituição de valva aórtica cirúrgica (SVAC) crescentemente prevalente, conforme discutido adiante.

### Insuficiência aórtica

A valva aórtica, assim como a mitral, depende da função coordenada de uma anatomia complexa e dinâmica para preservar sua competência. O aparato inclui as cúspides aórticas, anel, seios de Valsalva e junção sinotubular acima dos seios. A IA pode ser induzida por processos patológicos que podem alterar um ou mais desses componentes e/ou suas relações anatômicas entre si.

A IA aguda, em geral consequente de endocardite ou dissecção aórtica, produz aumentos súbitos no VDFVE causado por fluxo regurgitante agudo através de um ventrículo relativamente pequeno, não adaptado e pouco complacente. Ocorrem aumentos ainda maiores da PDFVE, podendo haver equalização entre a pressão sistêmica e a ventricular, o que pode temporariamente cessar o aumento da regurgitação. A transmissão da maior PDFVE para o circuito pulmonar pode, todavia, produzir edema pulmonar fulminante, particularmente no contexto de IM coexistente

**Tabela 61.6** Indicações para intervenção cirúrgica ou transcateter para estenose aórtica sintomática (resumidas).

| Procedimento | Indicações^ | Classe de indicação | Nível de evidência |
|---|---|---|---|
| SVAC | EA sintomática grave com risco cirúrgico *baixo ou intermediário* | I* | B |
| TAVI | Indicada na EA sintomática grave e risco cirúrgico *proibitivo* com previsão de sobrevida pós-TAVI > 12 meses | I | A |
| | *Não* indicada em pacientes com previsão de sobrevida < 12 meses ou cujas comorbidades contraindiquem o benefício esperado com a correção da EA | III | B |
| | Alternativa razoável à SVAC para EA sintomática grave e risco cirúrgico *intermediário*, dependendo dos riscos procedimentais específicos do paciente, de seus valores e preferências | I | A |
| | - Preferível em pacientes idosos candidatos a acesso transfemoral° | IIa** | B |
| VAPB | Considerar como ponte a SVAC ou TAVI para pacientes com EA grave e gravemente sintomáticos, que necessitem de cirurgia extensa não cardíaca urgente ou com instabilidade hemodinâmica | IIb | C |

*Nas diretrizes da ESC/EACTS,[14] a SVAC é recomendada em pacientes com baixo risco cirúrgico (escore STS ou EuroSCORE II < 4% e/ou EuroSCORE logístico I < 10% sem outros fatores de risco não incluídos nesses escores, como friabilidade, aorta de porcelana ou sequelas de radioterapia de tórax). **Nas diretrizes da ESC/EACTS,[14] pacientes com risco cirúrgico aumentado (escore STS ou EuroSCORE II ≥ 4% e/ou EuroSCORE logístico I ≥ 10% e/ou com outros fatores de risco como friabilidade, aorta de porcelana ou sequelas de radioterapia de tórax), a decisão entre SVAC ou TAVI seria realizada por uma equipe multiprofissional de acordo com as características do paciente; com TAVI. ^A TAVI não é indicada para estenose aórtica assintomática com base nas evidências disponíveis atualmente. °Segundo as diretrizes da ESC/EACTS.[14] Características específicas que favorecem uma das modalidades em pacientes de risco intermediário não se encontram delineadas nas diretrizes do AHA/ACC. *EA*, estenose aórtica; *SVAC*, substituição da valva aórtica cirúrgica; *TAVI*, substituição de valva aórtica transcateter; *VAPB*, valvoplastia aórtica percutânea com balão. (De Nishimura RA, Otto CM, Bonow RO, et al. 2017 AHA/ACC Focused Update of the 2014 AHA/ACC Guideline for the Management of Patients With Valvular Heart Disease: A Report of the American College of Cardiology/American Heart Association Task Force on Clinical Practice Guidelines. *J Am Coll Cardiol*. 2017;70:252-289; e Nishimura RA, Otto CM, Bonow RO, et al. 2014 AHA/ACC Guideline for the Management of Patients With Valvular Heart Disease: executive summary: a report of the American College of Cardiology/American Heart Association Task Force on Practice Guidelines. *Circulation*. 2014;129:2440-2492.)

induzida ou exacerbada por aumentos súbitos nas dimensões do VE. A tensão da parede do VE consequentemente aumentada geralmente leva à isquemia do miocárdio, que é exacerbada quando a dissecção aórtica se estende até o óstio coronariano, ocorrendo colapso hemodinâmico e/ou morte súbita precoce.

A IA crônica, assim como a IM crônica, é um processo gradativo e insidioso que estimula mecanismos compensatórios, incluindo alargamento e hipertrofia do VE, os quais ajudam a manter volume sistólico resultante anterógrado e menor tensão da parede. Inicialmente, aumentos do enchimento ventricular causados por fluxo regurgitante leve a moderado causam aumento do VDFVE e melhora da contratilidade do VE devido ao mecanismo de Frank-Starling. Aumentos na pós-carga e estresse da parede causados pelo aumento do VDFVE da mesma forma causam hipertrofia ventricular excêntrica caracterizada por replicação em série de sarcômeros e alongamento de miócitos. Essa hipertrofia tende a preservar a complacência ventricular e minimizar aumentos da PDFVE, ao passo que a tensão da parede ainda é reduzida. Aumentos na frequência cardíaca e reduções na resistência vascular periférica, os quais diminuem o tempo de enchimento diastólico e a pós-carga, também atuam reduzindo o fluxo regurgitante. Devido a esses mecanismos, pacientes com IA crônica por consequência geralmente permanecem bem compensados por muitos anos.

Finalmente, o efeito resultante de hipertrofia do miocárdio e alargamento do VE de pacientes com IA é um coração dramaticamente aumentado, conhecido como *cor bovinum*, caracterizado pelo maior VDFVE e massa dentre quaisquer formas de doença cardíaca. Ventrículos com IA podem chegar a pesar até três vezes mais que o normal e apresentar capacitância superior a 200 m$\ell$ ($\approx$4$\times$ o normal) para acomodar volumes regurgitantes massivos. Alterações progressivas na dinâmica do VE eventualmente exaurem a reserva de pré-carga e ultrapassam os mecanismos compensatórios, de modo que o VDFVE e a PDFVE aumentados levam a uma dilatação ventricular, aumento da tensão da parede e aumento da demanda de oxigênio do miocárdio. A pressão diastólica sistêmica reduzida e a tensão da parede aumentada reduzem os gradientes de perfusão coronariana e exacerbam ainda mais a isquemia do miocárdio. Finalmente, a isquemia pode causar fibrose miocárdica e cardiomiopatia. Quando o ventrículo se torna incapaz de manter fluxo anterógrado adequado, ocorre insuficiência cardíaca.

### Diagnóstico e tratamento da insuficiência aórtica

*Sintomas e sinais.* A IA aguda grave pode ser difícil de ser reconhecida clinicamente, embora pacientes com a condição possam apresentar dispneia, instabilidade hemodinâmica e choque. Com frequência, os sintomas que refletem a causa subjacente da IA, como febre devido à endocardite ou dor torácica devido à dissecção aórtica, podem mascarar os sintomas da IA e ofuscar o diagnóstico correto. A IA crônica geralmente se apresenta com sintomas de insuficiência cardíaca quando descompensada, embora pacientes com IA crônica também possam apresentar angina ou palpitações durante estresse ou esforço.

*Exame físico.* A IA aguda pode demonstrar poucos ou nenhum sinal diagnóstico, a não ser a insuficiência cardíaca fulminante e/ou colapso hemodinâmico. Comparativamente, a IA crônica geralmente demonstra muitos sinais físicos, primariamente relacionados ao aumento do volume sistólico e pressão de pulso devido ao fluxo regurgitante de volta para o ventrículo. Esses sinais incluem pulso periférico que aumenta subitamente e sofre rápido colapso subsequente (pulso em martelo d'água), pulso carotídeo magno (pulso de Corrigan), movimento da cabeça a cada batimento cardíaco (sinal de Musset), pulsação da úvula (sinal de Müller), auscultação de "tiro de pistola" com a compressão da artéria femoral (sinal de Traube) e pulsações capilares visíveis com compressão do dígito utilizando lâmina de vidro (sinal de Quincke).

O exame cardíaco geralmente revela impulso apical difuso, hiperdinâmico e deslocado inferior e lateralmente. Um frêmito sistólico pode ser percebido na base do coração, incisura supraesternal e artérias carótidas devido ao alto volume sistólico. A ausculta revela sopro diastólico decrescente de alta frequência, que pode ser auscultado com maior facilidade posicionando-se o diafragma sobre o bordo esternal esquerdo com o paciente sentado e realizando inclinação para frente ao final de cada expiração. O sopro aumenta com manobras como agachamento ou preensão manual, que elevam a pressão diastólica. O examinador pode perceber um ruflar apical da metade para o final da diástole (sopro de Austin-Flint), o qual se acredita ser secundário à vibração do folheto mitral anterior causada por jato regurgitante em direção posterior. A segunda bulha cardíaca pode estar suave ou ausente e pode haver presença de terceira bulha.

### Exames diagnósticos

A radiografia de tórax de pacientes com IA aguda pode revelar apenas edema pulmonar, enquanto o eletrocardiograma pode demonstrar evidência de exaustão do VE. Contudo, o ecocardiograma pode ser o único exame útil para diagnosticar a condição. Com a IA crônica, a radiografia torácica geralmente demonstra silhueta cardíaca significativamente aumentada. A aorta ascendente pode estar alargada quando a IA se deve a um aneurisma aórtico. O eletrocardiograma geralmente demonstra sinais de aumento da massa do VE, com desvio de eixo para a esquerda e aumento da amplitude do complexo QRS com padrão de esforço e anormalidades de condução.

O ecocardiograma permite avaliação completa das anormalidades do aparato aórtico, tamanho e complacência do VE e características e magnitude do jato regurgitante. A IA grave, por exemplo, pode ser diagnosticada pela presença de jato com largura $\geq$ 65% da via de saída do VE, *vena contracta* $\geq$ 0,6 cm, fração regurgitante $\geq$ 50% ou área de orifício regurgitante efetivo $\geq$ 0,3 cm$^2$.[10,11]

### Histórico natural

Embora a IA aguda possa causar início súbito de insuficiência cardíaca e/ou colapso hemodinâmico, pacientes com IA crônica geralmente vivem por muitos anos assintomáticos com função de VE compensada. A probabilidade combinada de estabelecimento de eventos adversos nesses pacientes (disfunção de VE, início dos sintomas ou morte) é menor que 5% por ano. Em geral, a sobrevida livre de disfunção ventricular ou óbito em pacientes assintomáticos é de aproximadamente 75% em 5 anos, embora diminua para 60% em 10 anos.[28,29] Ademais, quando o diâmetro sistólico final do VE se torna maior que 50 mm, a incidência de eventos adversos aumenta para cerca de 20% por ano.[11,14,29] Após desenvolvimento dos sintomas em pacientes com IA, a mortalidade aumenta para mais que 10% por ano.[10,11,29]

### Tratamento

*Manejo clínico.* A terapia clínica deve ser considerada somente como medida temporária em pacientes com IA aguda grave e sobrecarga aguda de volume, hipotensão e/ou edema pulmonar com necessidade de cirurgia emergencial. Nesses casos, vasodilatadores e inotrópicos podem ser úteis para aumentar o fluxo anterógrado e reduzir a PDFVE. Betabloqueadores utilizados na dissecção aórtica devem ser empregados com maior cuidado em outros casos de IA aguda, pois bloqueiam a taquicardia compensatória e podem causar queda significativa da pressão arterial. É importante frisar que o uso de balão intra-aórtico é contraindicado na IA porque causa piora da regurgitação e do fluxo anterógrado.

Pacientes com IA crônica grave podem se beneficiar do manejo clínico com meta primária de reduzir a hipertensão sistólica, promovendo diminuição do estresse da parede e melhora da função ventricular. Fármacos vasodilatadores podem melhorar as anormalidades hemodinâmicas do fluxo anterógrado, mas seu efeito de prolongar favoravelmente o período assintomático nesses pacientes é incerto quando a função ventricular está normal.[10,11,14] O tratamento clínico de pacientes sintomáticos com IA somente é adequado quando for possível a realização da intervenção cirúrgica.

### Tratamento cirúrgico

A intervenção cirúrgica de urgência ou de emergência para reparo ou substituição da valva aórtica e tratamento dos mecanismos patológicos subjacentes é quase sempre indicada em pacientes com IA aguda grave (p. ex., com endocardite, dissecção aórtica). A cirurgia também é indicada (Classe I) para pacientes sintomáticos com IA crônica grave (Tabela 61.5).[10,11] Com base na melhor compreensão atual sobre o histórico natural da IA crônica, a cirurgia da valva aórtica também recebe indicação Classe I para pacientes com IA crônica grave assintomáticos e com disfunção sistólica do VE (FEVE < 50%) e indicação Classe IIa e IIb, respectivamente, para IA grave assintomática com função sistólica normal (FEVE ≥ 50%) porém com dilatação grave do VE (DSFVE > 50 mm [índice de DSFVE > 25 mm/m²]) ou dilatação progressiva grave (DDFVE > 65 mm).[10,11]

A substituição da valva com próteses mecânicas ou biológicas tem gerado excelentes resultados na correção de IA isolada (Tabela 61.7); todavia, nas duas últimas décadas, maior número de centros tem empregado estratégias de reparo em pacientes selecionados, conforme descrito adiante.[30] Para pacientes com doença de raiz aórtica, esses procedimentos são em geral combinados com o reparo ou substituição da raiz da aorta com reimplante das coronárias, conforme discutido em outra parte deste texto.

Em pacientes selecionados, a valva aórtica pode alternativamente ser substituída por um enxerto autólogo da valva pulmonar, com substituição heteróloga da valva pulmonar nativa (procedimento de Ross). Têm sido demonstrados resultados excelentes com esse procedimento tecnicamente desafiador em centros altamente experientes, especialmente para pacientes mais jovens (< 30 anos)

**Tabela 61.7** Resultados da cirurgia para doença cardíaca valvar.

| Cirurgia da valva | Lesão da valva | Mortalidade cirúrgica | Sobrevida após cirurgia | Sobrevida livre de reoperação |
|---|---|---|---|---|
| Substituição da valva aórtica | Estenose aórtica | 1 a 3%[1] | 85% em 10 anos[2] | 75% (vitalícia; biológica) 97% (vitalícia; mecânica)[3] |
|  | Insuficiência aórtica | 1 a 4%[1] | 63% em 10 anos[4] | 75% (vitalícia; biológica) 97% (vitalícia; mecânica)[3] |
| Plastia da valva aórtica | Insuficiência aórtica | 1 a 4%[1] | 95% em 13 anos[4] | 83 a 93% em 8 anos[5] |
| Substituição da valva mitral | Estenose mitral | 3 a 10%[1] | 15 a 62% em 5 anos[15] | 92% em 10 anos[8] |
|  | Regurgitação mitral primária | 4%[7] | 60% em 10 anos[8] | 92% em 10 anos[8] |
|  | Regurgitação mitral funcional | 3 a 5%[10,13] | 66% em 5 anos[11] | 70 a 85% em 4 anos[10] |
| Plastia da valva mitral | Regurgitação mitral primária | 0 a 1%[6] | 87% em 10 anos[8] | 94% em 10 anos[15] |
|  | Regurgitação mitral funcional | Cerca de 5%[9] | 50 a 75% em 5 anos[11,12] | 63% em 10 anos[13] |
| Comissurotomia mitral percutânea com balão | Estenose mitral | 0,5 a 2%[1] | 80% em 9 anos[14] | 50% em 20 anos*[15] |
| Comissurotomia mitral aberta | Estenose mitral | < 2%[14] | 96% em 10 anos[16] | 98% em 9 anos[13] |

[1]Vahanian A, Alfieri O, Andreotti F, et al. Guidelines on the management of valvular heart disease (version 2012): the Joint Task Force on the Management of Valvular Heart Disease of the European Society of Cardiology (ESC) and the European Association for Cardio-Thoracic Surgery (EACTS). Eur J Cardiothorac Surg. 2012;42:S1-44. [2]Kvidal P, Bergstrom H, Horte LG, et al. Observed and relative survival after aortic valve replacement. J Am Coll Cardiol. 2000;35:747-756. [3]van Geldorp MW, Eric Jamieson WR, Kappetein AP, et al. Patient outcome after aortic valve replacement with a mechanical or biological prosthesis: weighing lifetime anticoagulant-related event risk against reoperation risk. J Thorac Cardiovasc Surg. 2009;137:881-886, 886e881 885. [4]Chaliki HP, Mohty D, Avierinos JF, et al. Outcomes after aortic valve replacement in patients with severe aortic regurgitation and markedly reduced left ventricular function. Circulation. 2002;106:2687-2693. [5]Talwar S, Saikrishna S, Saxena A, et al.: Aortic valve repair for rheumatic aortic valve disease. Ann Thorac Surg. 2005;79:1921-1925. [6]Donndorf P, Park H, Vollmar B, et al. Impact of closed minimal extracorporeal circulation on microvascular tissue perfusion during surgical aortic valve replacement: intravital imaging in a prospective randomized study. Interact Cardiovasc Thorac Surg. 2014;19:211-217. [7]Gammie JS, Sheng S, Griffith BP, et al. Trends in mitral valve surgery in the United States: results from the Society of Thoracic Surgeons Adult Cardiac Surgery Database. Ann Thorac Surg. 2009;87:1431-1437; discussion 1437-1439. [8]Gillinov AM, Blackstone EH, Nowicki ER, et al. Valve repair versus valve replacement for degenerative mitral valve disease. J Thorac Cardiovasc Surg. 2008;135:885-893, 893 e881-882. [9]Braunberger E, Deloche A, Berrebi A, et al. Very long-term results (more than 20 years) of valve repair with Carpentier's techniques in nonrheumatic mitral valve insufficiency. Circulation. 2001;104:I8-11. [10]Lorusso R, Gelsomino S, Vizzardi E, et al. Mitral valve repair or replacement for ischemic mitral regurgitation? The Italian Study on the Treatment of Ischemic Mitral Regurgitation (ISTIMIR). J Thorac Cardiovasc Surg. 2013;145:128-139; discussion 137 a 138. [11]Calafiore AM, Di Mauro M, Gallina S, et al. Mitral valve surgery for chronic ischemic mitral regurgitation. Ann Thorac Surg. 2004;77:1989-1997. [12]Oliveira JM, Antunes MJ. Mitral valve repair: better than replacement. Heart. 2006;92:275-281. [13]DiBardino DJ, ElBardissi AW, McClure RS, et al. Four decades of experience with mitral valve repair: analysis of differential indications, technical evolution, and long-term outcome. J Thorac Cardiovasc Surg. 2010;139:76-83; discussion 83 a 84. [14]Song JK, Kim MJ, Yun SC, et al. Long-term outcomes of percutaneous mitral balloon valvuloplasty versus open cardiac surgery. J Thorac Cardiovasc Surg. 2010;139:103-110. [15]Bouleti C, Iung B, Himbert D, et al. Reinterventions after percutaneous mitral commissurotomy during long-term follow-up, up to 20 years: the role of repeat percutaneous mitral commissurotomy. Eur Heart J. 2013;34:1923-1930. [16]Antunes MJ, Vieira H, Ferrao de Oliveira J. Open mitral commissurotomy: the 'golden standard'. J Heart Valve Dis. 2000;9:472-477.

para os quais procedimentos tradicionais de substituição apresentariam alto risco de complicações relacionadas à valva a longo prazo.[11,14,30]

## Regurgitação de tricúspide e outras doenças relacionadas às valvas do lado direito

A RT corresponde à maioria das doenças valvares do lado direito, das quais a RT funcional é a mais prevalente. A RT secundária ocorre mais frequentemente como resultado de doença valvar esquerda e/ou insuficiência cardíaca esquerda. As causas primárias da RT incluem endocardite, doença valvar reumática, doença carcinoide e lesões iatrogênicas, incluindo lesões resultantes de implantação de marca-passo/desfibrilador. Diferentemente da doença do lado esquerdo, as alterações mecânicas e a geometria do VD associadas à sua insuficiência podem causar dilatação irreversível do anel em formato de sela elipsoide da tricúspide saudável para um formato mais circular planar, o que causa persistência da RT mesmo com a correção da hemodinâmica. O aumento da pressão venosa central resultante da doença da valva tricúspide pode causar congestão venosa, aumento de tamanho do fígado, ascite e edema periférico, bem como alargamento do átrio direito e arritmias. A redução do débito do VD pode levar a mau enchimento do VE e débito cardíaco sistêmico inadequado.

### Diagnóstico da doença da valva tricúspide

*Sintomas e sinais.* Como os pacientes com doença da tricúspide quase invariavelmente apresentam doença coexistente de lado esquerdo, é difícil separar os sintomas da tricúspide dos de doença multivalvar, podendo a doença da tricúspide em si ser assintomática. É possível ocorrer dispneia, fadiga e intolerância a exercício, contudo, como resultado do desenvolvimento de insuficiência cardíaca.

*Exame físico.* O sopro típico da RT é um sopro holossistólico que aumenta durante a inspiração (sinal de Carvallo) e que pode ser auscultado ao longo do bordo esternal. Com a ET, é possível perceber um estalo seguido de um ruflo diastólico no bordo esternal direito. O exame físico de pacientes com doença de valva tricúspide pode também revelar apenas distensão venosa jugular com onda "v" sistólica proeminente. Com a progressão da congestão venosa central, os achados físicos geralmente se tornam desproporcionais em relação aos sintomas e podem incluir efusões pleurais, aumento de tamanho do fígado (fígado pulsátil típico da RT), sensibilidade anormal, ascite e edema periférico.

*Exames diagnósticos.* Devido à sobreposição de doença concomitante do lado esquerdo, a ecocardiografia é o único exame confiável e útil para avaliar a doença da tricúspide, de modo similar à sua aplicação para avaliação de doença mitral. A estimativa da pressão sistólica da artéria pulmonar com base na velocidade do jato da RT mensurado em Doppler contínuo constitui critério útil ao prognóstico. O diâmetro anular maior que 40 mm define dilatação significativa do anel da valva e é uma importante consideração durante a seleção do tratamento apropriado da RT.[31]

### Histórico natural

A sobrevida diminui à medida que aumenta a gravidade da RT, independentemente de outros índices de função cardíaca.[31] Embora pacientes submetidos a tratamento cirúrgico de doença valvar esquerda possam experimentar melhora ou resolução da RT funcional, tal melhora é altamente imprevisível, de modo que a sobrevida de pacientes com RT moderada a grave não corrigida foi relatada como inferior a 50% em 4 anos.[32] O histórico natural de outras lesões valvares do lado direito é mal documentado, visto que tais lesões são incomuns na vida adulta e em geral requerem correção cirúrgica como anomalias congênitas, ou estão associadas a doença reumática das valvas mitral e aórtica.

### Tratamento

*Manejo clínico.* O tratamento clínico da doença da valva tricúspide envolve otimização da pré-carga e pós-carga do VD com uso de diuréticos e inibidores da ECA, respectivamente. Se houver presença de fibrilação atrial, o controle da frequência pode otimizar o enchimento diastólico. Com a RT funcional, o tratamento clínico direcionado à redução da hipertensão pulmonar também pode melhorar o débito cardíaco.

*Tratamento cirúrgico.* O momento e método cirúrgico indicado para a RT funcional é controverso. Até os anos recentes, a noção de que a RT funcional melhoraria após tratamento primário de doença valvar do lado esquerdo levou à recomendação de se evitar a cirurgia da tricúspide. Todavia, essa não se provou uma estratégia confiável. Se não corrigida, a RT secundária pode piorar em cerca de 25% dos pacientes, com implicações funcionais e à sobrevida devido à progressão irreversível da lesão e insuficiência de órgãos.[32] Ademais, além de a adição do reparo de tricúspide à cirurgia de coração esquerdo não aumentar significativamente o risco cirúrgico, a reoperação por persistência de RT após cirurgia de coração esquerdo carreia mortalidade perioperatória de 10 a 25%.

Com base nessas considerações, a RT grave emergiu como indicação Classe I para cirurgia concomitante de valva tricúspide em pacientes submetidos à cirurgia de coração esquerdo.[11,14] O reparo concomitante também pode ser provavelmente indicado em pacientes com RT discreta ou mais e com dilatação anular da tricúspide (> 40 mm de diâmetro) ou evidência de insuficiência cardíaca direita (Classe IIa).[10,11,33] Adicionalmente, pacientes com RT primária grave sintomática irresponsivos à terapia clínica são candidatos à cirurgia de valva tricúspide (Classe IIa), assim como pacientes com RT moderada e hipertensão pulmonar (Classe IIb) e pacientes assintomáticos ou minimamente sintomáticos com evidência de disfunção progressiva de VD (Classe IIb).

O reparo da valva tricúspide é em geral preferível em lugar da substituição, quando possível. Para RT grave devido a uma dilatação anular isolada, a anuloplastia utilizando anel protético demonstrou-se capaz de promover melhores resultados a longo prazo comparada à anuloplastia tradicional com sutura em muitos estudos.[10,11] A substituição da valva deve ser considerada para RT funcional devido a restrição (*tethering*) de folhetos e remodelamento de VD.

Pacientes sintomáticos com ET isolada não se beneficiam do manejo clínico e devem ser tratados com substituição da valva. Pacientes com ET e doença valvar de lado esquerdo devem, da mesma forma, ser submetidos a correção na mesma cirurgia.[10,11,14] A valvotomia percutânea de tricúspide pode ser considerada, embora os resultados sejam menos otimistas do que os observados com EM e possam induzir RT significativa.[34]

## Doença valvar mista

Pacientes com doença valvar mista geralmente apresentam uma lesão predominante que dita seus sintomas e fisiopatologia. Os dados sobre o histórico natural são limitados e, portanto, o momento oportuno da avaliação seriada não está claro. Pacientes com doença multivalvar também apresentam diagnóstico ainda mais complexo e desafios terapêuticos comparados a pacientes com doença em uma única valva. A coexistência de doença valvar aórtica e RM, por exemplo, minimiza as alterações de VE induzidas pela doença da valva aórtica, porém pioram as complicações pulmonares e do lado direito.

Existem dados limitados disponíveis para orientar o tratamento nos casos de doença multivalvar, de modo que as indicações para intervenção devem se basear nos sintomas e análise objetiva do desfecho cirúrgico em vez de índices de gravidade para lesões individuais.[14] Em geral, a terapia deve ser direcionada à lesão predominante ao mesmo tempo em que se considera a gravidade da doença valvar concomitante.

## ABORDAGENS CIRÚRGICAS

A cirurgia para doença cardíaca valvar atualmente está associada a excelentes desfechos a curto e longo prazo, com certa evidência que sugere desfechos ainda melhores para cirurgias realizadas em centros de alto volume.[35] A mortalidade cirúrgica que, na era moderna, gira em torno de < 5% para todos os tipos de doença valvar, pode agora ser prevista por meio da utilização de diversos sistemas de escore para cálculo de risco com múltiplas variáveis amplamente disponíveis, como os fornecidos pela Society of Thoracic Surgeons (STS) e pela European Association for Cardiothoracic Surgery (EACTS).[10,11,14]

Em geral, a mortalidade cirúrgica é prevista por fatores de risco como idade, sexo feminino, cirurgia de emergência, sintomas, procedimentos concomitantes, fração de ejeção diminuída e comorbidades como diabetes melito, disfunção renal, doença pulmonar, doença vascular periférica e cirurgia prévia (Tabela 61.8). De maneira típica, a cirurgia de tricúspide isolada está associada ao maior risco de mortalidade cirúrgica (primariamente relacionado à fisiopatologia cardíaca coexistente), seguida da RM e IA. A cirurgia para EA e EM oferece os melhores desfechos com relação à mortalidade pós-operatória. As complicações mais frequentemente associadas à cirurgia cardíaca valvar incluem infecção, hemorragia, acidente vascular encefálico, bloqueio de condução (que potencialmente requer instalação de marca-passo permanente) e insuficiência cardíaca (Tabela 61.9).

O desfecho a longo prazo e a resolução da fisiopatologia hemodinâmica ventricular em geral podem ser previstos pela duração e/ou gravidade dos sintomas associados à doença valvar, bem como pela extensão da disfunção ventricular e/ou presença e gravidade da hipertensão pulmonar.[11,14] A recuperação hemodinâmica completa da doença, incluindo resolução da hipertrofia e alargamento ventricular, pode ser observada já nas primeiras semanas após a cirurgia, podendo progredir por até 1 ano após a mesma. Complicações a longo prazo frequentemente associadas à cirurgia valvar incluem eventos tromboembólicos como acidente vascular encefálico, reoperação devido à deterioração da valva ou hemorragias perivalvares, hemorragia associada à terapia anticoagulativa e endocardite (Tabela 61.9).

### Tabela 61.8 Sistema europeu para avaliação de risco cirúrgico em cirurgia valvar (EuroSCORE).

| Fatores relacionados ao paciente | Definição | Escore |
|---|---|---|
| Idade | Por 5 anos ou parte disso ao longo de 60 anos | 1 |
| Sexo | Feminino | 1 |
| Doença pulmonar crônica | Broncodilatadores/corticosteroides a longo prazo | 1 |
| Arteriopatia extracardíaca | Claudicação, oclusão de carótida ou estenose > 50%, intervenção em aorta abdominal, artérias de membros, carótidas | 2 |
| Disfunção neurológica | Com acometimento grave da deambulação ou da funcionalidade no dia a dia | 2 |
| Cirurgia cardíaca anterior | Com necessidade de reoperação de pericárdio | 3 |
| Creatinina sérica | > 200 mmol/$\ell$ no momento pré-operatório | 2 |
| Endocardite ativa | Tratamento com antibiótico para endocardite no momento da cirurgia | 3 |
| Estado pré-operatório crítico | Taquicardia ventricular, fibrilação, morte súbita abortada; massagem cardíaca pré-operatória, ventilação, suporte inotrópico, balão intra-aórtico ou insuficiência renal aguda (anúria ou oligúria < 10 m$\ell$/hora) | 3 |
| **Fatores relacionados ao coração** | | |
| Angina instável | Angina em repouso com necessidade de administração pré-operatória intravenosa de nitratos | 2 |
| Disfunção de ventrículo esquerdo | Fração de ejeção do ventrículo esquerdo moderada ou de 30 a 50% | 1 |
| | Fração de ejeção do ventrículo esquerdo ruim ou < 30% | 3 |
| Infarto do miocárdio recente | Dentro de 90 dias | 2 |
| Hipertensão pulmonar | Pressão sistólica na artéria pulmonar > 60 mmHg | 2 |
| **Fatores relacionados à cirurgia** | | |
| Emergência | Conduzida com referência antes do próximo dia de trabalho | 2 |
| Cirurgia que não ponte aortocoronária isolada | Procedimento cardíaco extenso que não ponte aortocoronária ou além da mesma | 2 |
| Cirurgia em aorta torácica | Para distúrbio de aorta ascendente, arco aórtico ou aorta descendente | 3 |
| Ruptura de septo pós-infarto | | 4 |

Adaptada de Roques F, Nashef SA, Michel P, et al. Risk factors and outcome in European cardiac surgery: analysis of the EuroSCORE multinational database of 19030 patients. *Eur J Cardiothorac Surg.* 1999;15:816-822.

| Tabela 61.9 Complicações associadas à cirurgia cardíaca valvar. | | |
|---|---|---|
| Desfecho | SVA | SVM |
| Ventilação prolongada | 7% | 10,8% |
| Insuficiência renal | 3,7% | 5,2% |
| Reoperação por hemorragia | 4,1% | 4,7% |
| Acidente vascular encefálico permanente | 1,6% | 2,2% |
| Infecção esternal profunda | 0,5% | 0,3% |
| Tempo de permanência pós-operatória no hospital* | 8,5 ± 8,4 | 9,9 ± 10,3 |
| Tempo total de permanência no hospital* | 10,6 ± 9,6 | 12,8 ± 12,6 |

Interpretação: baixo risco 0 a 2; risco médio 3 a 5; alto risco 6 ou mais. *Média ± desvio padrão dos dias de permanência. *SVA*, substituição de valva aórtica; *SVM*, substituição de valva. (Adaptada de Edwards FH, Peterson ED, Coombs LP, et al. Prediction of operative mortality after valve replacement surgery. *J Am Coll Cardiol.* 2001;37:885-892.)

## Condução da cirurgia de valva cardíaca

O emprego de circulação extracorpórea e parada cardíaca é padrão para realização de procedimentos em coração aberto nas valvas cardíacas (embora não sejam utilizadas em intervenções percutâneas, conforme descrito adiante). O método tradicionalmente predominante tem sido a esternotomia mediana total, que promove exposição ampla para a cirurgia cardíaca valvar. Contudo, diversas abordagens minimamente invasivas são atualmente utilizadas com segurança e eficácia comprovadamente equivalentes às abordagens abertas tradicionais. Abordagens minimamente invasivas específicas incluem esternotomia parcial superior ou inferior e toracotomias menores em terceiro ou quarto espaço intercostal, utilizando visualização direta com instrumentos especiais ou técnicas de cirurgia robótica (Figura 61.15). Essas abordagens têm sido associadas a menor necessidade de transfusão, menor incidência de infecção da ferida, do período de hospitalização, menor incidência de fibrilação atrial e recuperação mais rápida com melhor efeito estético.

## Substituição e reparo da valva mitral

A valva mitral normalmente é exposta por meio de atriotomia esquerda, realizada anterior às veias pulmonares (Figura 61.16). A atriotomia direita e incisão através do septo atrial também proporciona excelente exposição da valva. É possível obter exposição ainda maior utilizando-se abordagem "septal superior", unindo a incisão atrial direita e a septostomia na cúpula do átrio esquerdo, embora essa abordagem demande fechamento mais extenso.

### Substituição da valva mitral

Atualmente, prefere-se ressecção mínima dos folhetos valvares (em geral uma porção do folheto anterior) para substituição da valva mitral, com esforços no sentido de preservar as cordoalhas e o aparato subvalvar em continuidade com o anel da valva. Quando as cordoalhas ou folhetos estão muito gravemente calcificados ou fibrosados, pode ser necessária sua ressecção com intuito de facilitar o implante de uma prótese adequada sem extravasamento perivalvar. Após mensuração do orifício valvar removido

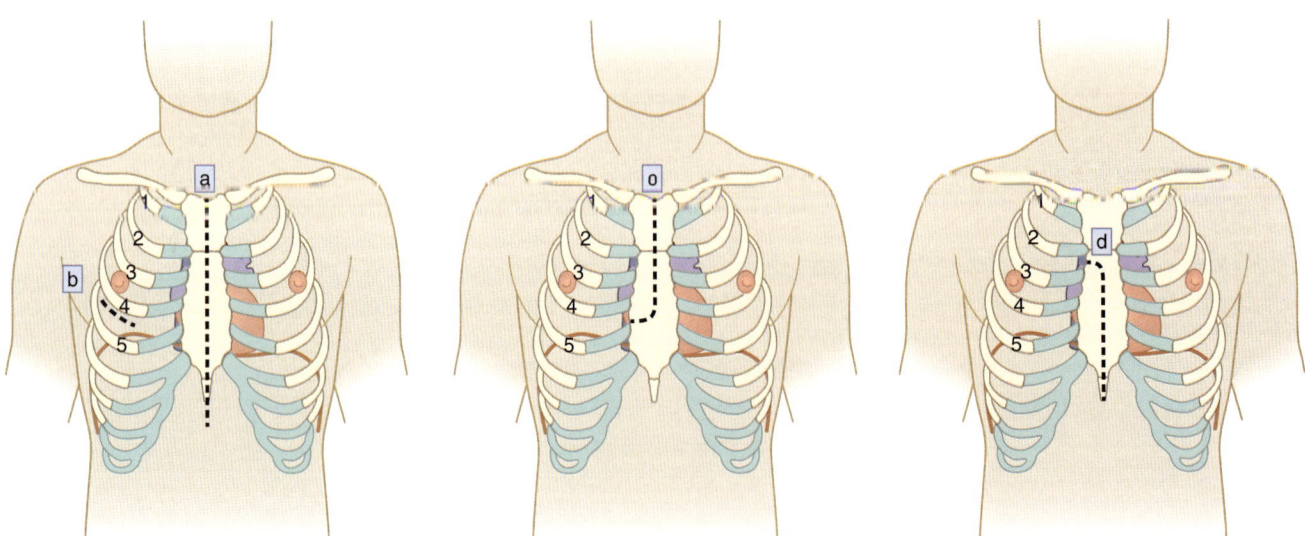

**Figura 61.15** Acesso cirúrgico para cirurgia cardíaca valvar. Esternotomia mediana (*a*), comparada ao acesso minimamente invasivo por meio de minitoracotomia (*b*), esternotomia parcial superior (*c*) ou inferior (*d*). (De Byrne JG, Leacche M, Vaughan DE, et al. Hybrid cardiovascular procedures. *JACC Cardiovasc Interv.* 2008;1:459-468.)

(utilizando um modelo plástico), a prótese selecionada em geral é fixada ao anel com pontos de sutura de colchoeiro horizontal com *pledget* com fio não absorvível trançado em forma de circunferência ao redor do anel (Figura 61.16 B). Os pontos são fixados seguramente de forma a não restar nenhum defeito perivalvar, o que permitiria extravasamento regurgitante. A atriotomia é fechada após desaeração do coração (Figura 61.16 C).

### Reparo da valva mitral

Diversas técnicas cirúrgicas podem ser utilizadas para reparar as lesões que causam RM primária. Mais comumente, segmentos da valva que apresentam prolapso ou *flail* podem ser excisados por meio de ressecção triangular limitada ou mais extensa e a continuidade dos folhetos pode ser restaurada por meio de sutura dos bordos excisados em aposição (Figura 61.17 A). Pontos de alívio de tensão são aplicados ao longo da base do folheto posterior para possibilitar uma anuloplastia por deslizamento, que pode ser utilizada para reduzir a tensão do reparo e a altura do folheto posterior. Isso ajuda a prevenir RM pós-ressecção devido a movimento sistólico anterior (SAM) do folheto anterior da mitral, que pode ser deslocado em direção à via de saída aórtica após ressecção inadequada.

Outra opção para reparo da mitral é a criação de uma nova cordoalha, que pode ser criada ou pré-selecionada utilizando-se fio de sutura Gore-Tex® e cujo tamanho deve ser adequado à altura do anel. As neocordas são fixadas ao músculo papilar e ao bordo livre do folheto para promover suporte adequado e prevenir seu prolapso.

Em todos os reparos de folhetos da mitral, é necessária realização de anuloplastia com anel, visto que essa manobra se demonstrou capaz de melhorar significativamente a durabilidade do reparo e pode ser utilizada como procedimento único no tratamento da RM causada por anel dilatado (Figura 61.17 B). A inserção de um anel de anuloplastia ajuda a restaurar parte da geometria normal do anel valvar e garantir zona de coaptação adequada de 6 a 8 mm entre os folhetos anterior e posterior. Existem diversas opções de dispositivos para anuloplastia, incluindo anéis rígidos ou flexíveis e parciais ou completos, além de anéis com configuração especial "3D" desenvolvidos para corrigir o deslocamento apical e lateral do folheto posterior associado à RM funcional. Também existem procedimentos subvalvares que buscam realinhar os músculos papilares.[25] Os dados são indefinidos com relação a quais desses tipos de anéis fornecem os melhores resultados.

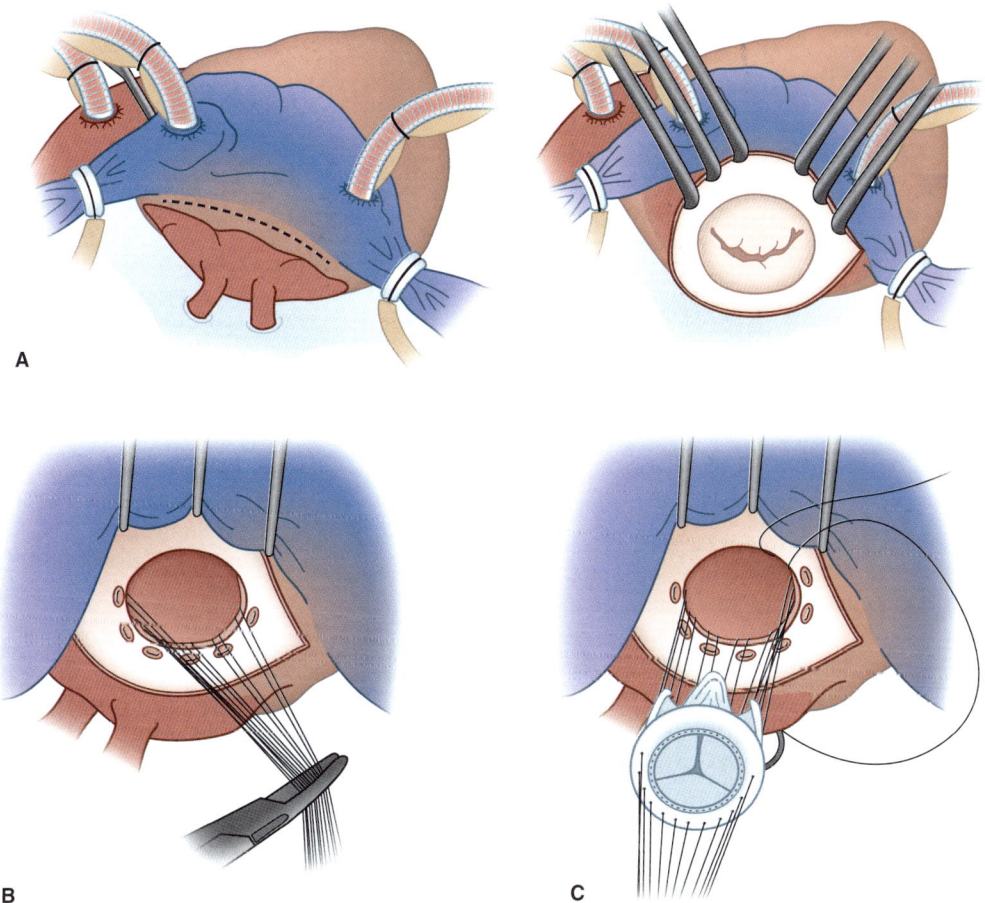

**Figura 61.16** Cirurgia de substituição da valva mitral. **A.** A valva mitral geralmente é exposta por meio de atriotomia lateral realizada imediatamente anterior às veias pulmonares. **B.** Após excisão parcial da valva nativa, pontos de colchoeiro horizontais são aplicados com *pledgets* em circunferência no anel da valva e depois no tecido do anel da prótese. **C.** A valva é posicionada e suturada até estar seguramente fixa. (De Glower DD. Surgical approaches to mitral regurgitation. *J Am Coll Cardiol*. 2012;60:1315-1322.)

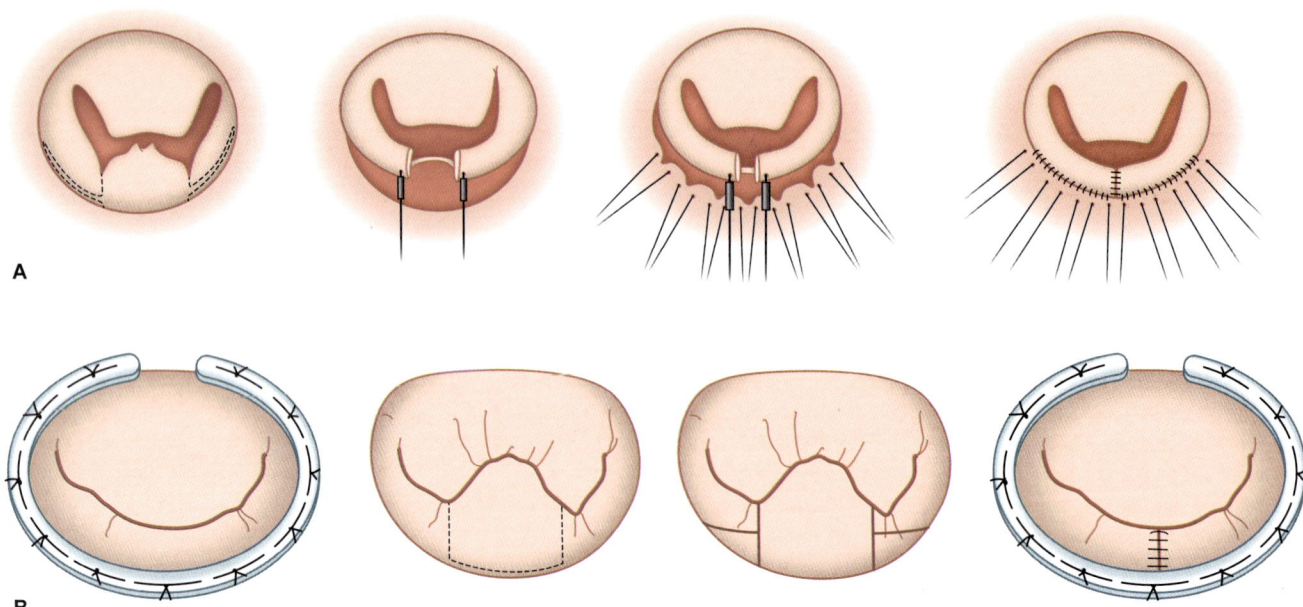

**Figura 61.17** Cirurgia de reparo da valva mitral. **A.** Ressecção de tecido do folheto incorporando ressecção triangular ou quadrangular, mais comumente, dos segmentos com prolapso ou *flail* (em geral P2) da valva. A continuidade do folheto é restaurada simplesmente por meio de sutura dos bordos em aposição. **B.** Anuloplastia com anel. O anel de anuloplastia quase sempre é implantado para suplementar reparos com ressecção ou pode ser utilizado isoladamente para tratar regurgitação mitral causada por anel dilatado. Pontos de sutura simples sem *pledgets* são aplicados em circunferência para implantar o anel de forma similar à implantação de uma valva.

## Substituição e reparo cirúrgico de valva aórtica

A exposição da valva aórtica é em geral realizada por meio de incisão transversa ou em "taco de hóquei" na aorta ascendente proximal (Figura 61.18 A). Para substituição da valva, as cúspides nativas são cuidadosamente excisadas de modo a evitar perfuração da parede aórtica e através de descalcificação meticulosa do tecido anular residual, a fim de melhorar a acomodação da valva protética. A implantação de valvas mecânicas ou biológicas é semelhante com a descrita para a valva mitral (Figura 61.18 B). Enxertos homólogos ou de "estilo livre" sem *stent* podem ser utilizados em alguns casos, quando é necessária substituição concomitante da raiz aórtica.[36]

O reparo da valva aórtica pode ser uma opção em pacientes selecionados com insuficiência aórtica ou valva com funcionamento normal associada a aneurisma de raiz aórtica ou aorta ascendente. Quando a insuficiência aórtica é secundária à dilatação da raiz ou da aorta ascendente, cirurgias que poupam a valva e remodelam a junção sinotubular podem ser muito eficazes. A substituição da raiz com preservação da valva, comumente conhecida como procedimento de "David" devido ao pioneiro da técnica, Dr. Tirone David, é um procedimento complexo porém de alto sucesso envolvendo reimplantação da valva nativa dentro de um enxerto de dácron.[30,37,38]

## Valvas protéticas

As valvas cardíacas protéticas utilizadas na atualidade em geral são compostas por material sintético (valvas mecânicas; Figura 61.19 A), tecido biológico alógeno (valvas biológicas; Figura 61.19 B), ou enxertos homólogos (cadavéricos). Cada um apresenta vantagens e desvantagens distintas. Recomenda-se anticoagulação com um antagonista de vitamina K (varfarina) e monitoramento da razão normalizada internacional RNI em praticamente todos os pacientes com valvas protéticas mecânicas e normalmente nos três primeiros meses após implante de valva mitral bioprotética (Tabela 61.10).[10,11] Pode ser necessário adicionar ácido acetilsalicílico à terapia com varfarina para diminuir a incidência de embolia extensa, acidente vascular encefálico e diminuir a mortalidade geral. A geração atual de valvas mecânicas, que são quase todas bicúspides desenvolvidas a base de carbono pirolítico, podem promover incidência extremamente baixa de deterioração estrutural, embora haja incidência de 0,6 a 2,3% por paciente-ano de complicações tromboembólicas, mesmo com uso de varfarina.[10,11,39] A necessidade de anticoagulação com varfarina, por sua vez, está associada a risco anual de aproximadamente 1% de complicações hemorrágicas. Tanto as complicações hemorrágicas quanto as tromboembólicas podem ser diminuídas com avaliação mais frequente (p. ex., semanal) da RNI e/ou exames em domicílio.[40]

Valvas biológicas são quase universalmente fabricadas a partir de pericárdio preservado (bovino) ou valvas porcinas colhidas especificamente para esse fim. Técnicas modernas de antimineralização e preservação de tecido envolvendo o tratamento das valvas com ácido alfalipoico (ALA) reduzem a calcificação das cúspides e em geral proporcionam cerca de 90% de preservação contra deterioração estrutural e necessidade de reoperação em 10 anos em pacientes com idade superior a 65 anos.[41] As taxas de insucesso podem ser maiores em pacientes jovens devido aos maiores estresses hemodinâmicos e/ou metabólicos (*turnover* de cálcio).

Com base nas considerações mencionadas, alguns cirurgiões atualmente recomendam implantação de valvas biológicas em pacientes situados abaixo do ponto de corte da Classe IIa de 50 a 70 anos de idade, aceitando o risco de reintervenção por técnica aberta ou percutânea como menor que o risco gerado pela anticoagulação/tromboembolismo com valva mecânica por toda a vida. A decisão acerca do uso de valva mecânica ou biológica é

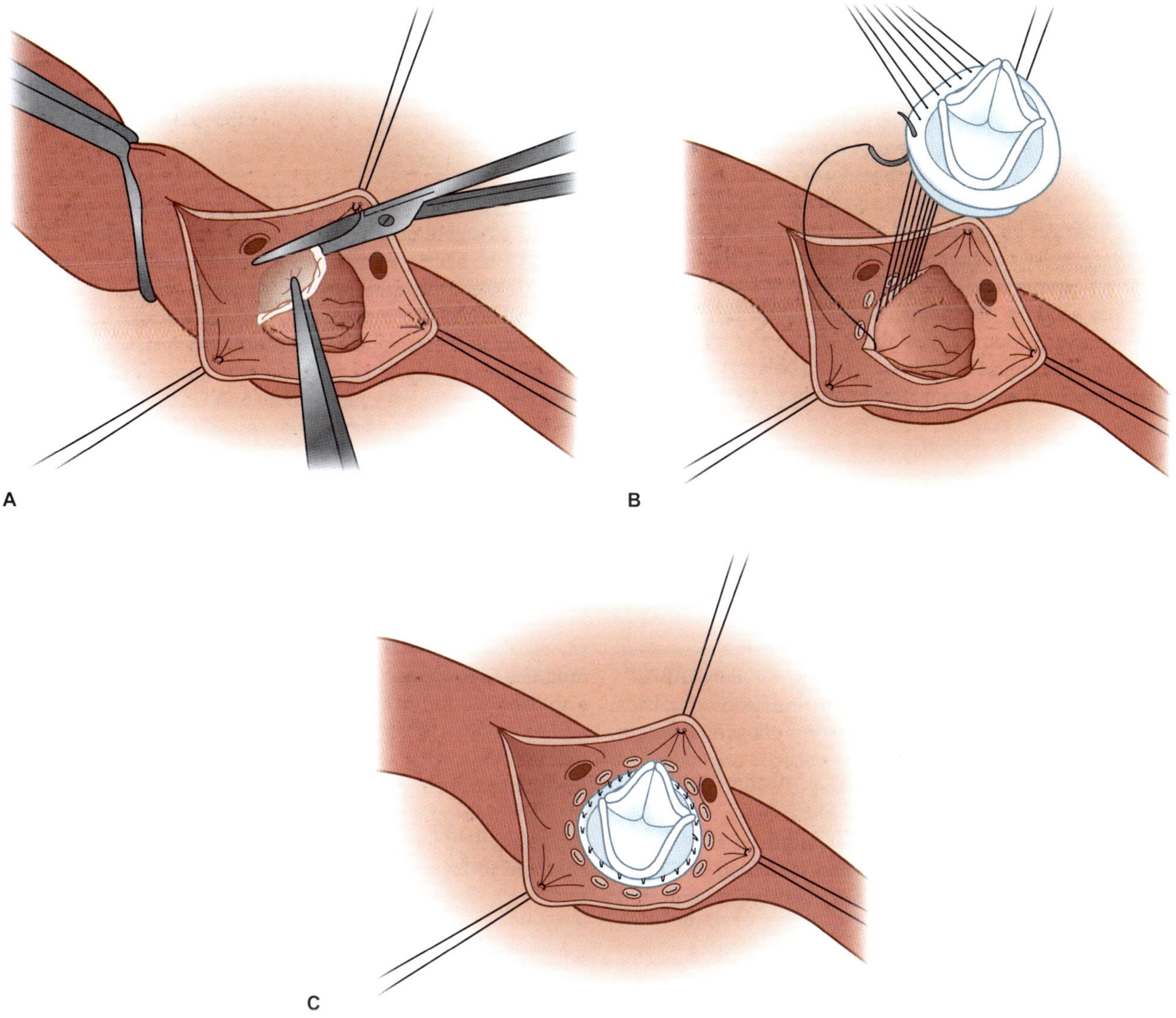

**Figura 61.18** Cirurgia de substituição da valva aórtica. A exposição da valva aórtica geralmente é realizada por meio de incisão transversa ou em "taco de hóquei" da aorta ascendente proximal. Após excisão da valva (**A**), a implantação é conduzida como para a substituição da valva mitral (**B**, **C**).

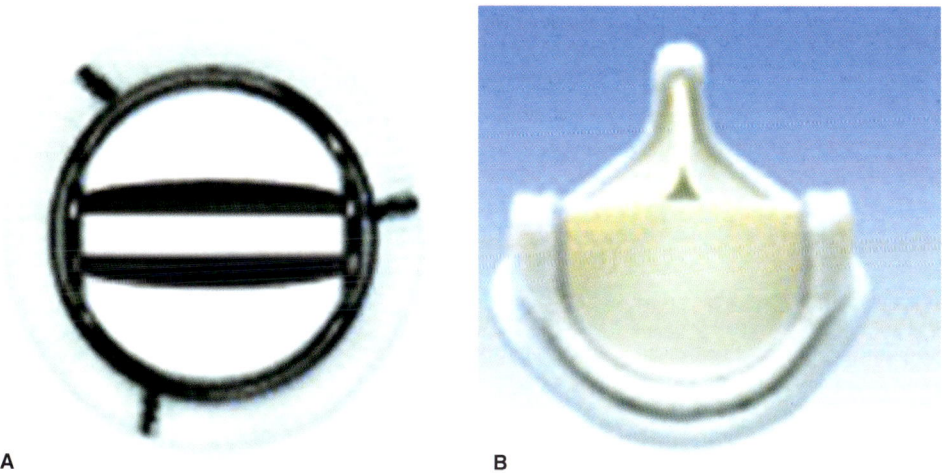

**Figura 61.19** Valvas protéticas. As valvas cardíacas protéticas mais frequentemente utilizadas são compostas por (**A**) material sintético, como carbono pirolítico (valva mecânica) ou (**B**) tecido biológico alógeno, como pericárdio bovino (valva bioprotética) (De Pibarot P, Dumesnil JG. Prosthetic heart valves: selection of the optimal prosthesis and long-term management. *Circulation*. 2009;119:1034-1048.)

### Tabela 61.10 Anticoagulação recomendada para valvas protéticas.

| Tipo de valva | Anticoagulação recomendada | | Duração | Classe de indicação |
|---|---|---|---|---|
| **Mecânica** | Ácido acetilsalicílico[†] | Varfarina (meta de RNI) | | |
| SVM | + | (3,0) | Longo prazo | I |
| SVM (fatores de risco +)* | + | (3,0) | Longo prazo | I |
| SVM (fatores de risco –)* | + | (2,5) | Longo prazo | I |
| **Bioprotética** | | | | |
| SVA/SVM | | (2,5) | 3 a 6 meses | IIa |
| SVA/SVM | + | – | Longo prazo | IIa |
| TAVI | | 2,5 | 3 meses | IIb |
| TAVI | +[‡] | | 6 meses | IIb |

*Fatores de risco: fibrilação atrial, tromboembolismo prévio, disfunção de ventrículo esquerdo, condição de hipercoagulabilidade, valva de geração antiga. [†]Dose recomendada de ácido acetilsalicílico: 75 a 100 mg/dia. [‡]Para TAVI, ácido acetilsalicílico e clopidogrel 75 mg/dia. *SVA*, substituição de valva aórtica; *SVM*, substituição de valva mitral; *TAVI*, substituição de valva aórtica transcateter. (De Nishimura RA, Otto CM, Bonow RO, et al. 2017 AHA/ACC Focused Update of the 2014 AHA/ACC Guideline for the Management of Patients With Valvular Heart Disease: A Report of the American College of Cardiology/American Heart Association Task Force on Clinical Practice Guidelines. *J Am Coll Cardiol.* 2017;70:252-289; e Nishimura RA, Otto CM, Bonow RO, et al. 2014 AHA/ACC Guideline for the Management of Patients With Valvular Heart Disease: executive summary: a report of the American College of Cardiology/American Heart Association Task Force on Practice Guidelines. *Circulation.* 2014;129:2440-2492.)

complexa e deve considerar muitas variáveis, incluindo a idade do paciente, probabilidade de gravidez e indicações ou contraindicações à anticoagulação. Ao contrário dos implantes mais complexos de enxerto de raiz aórtica biológica heteróloga e homóloga sem *stent*, as considerações técnicas da implantação de valvas protéticas são geralmente consideradas semelhantes entre seus vários tipos.

Podem ser esperados excelentes resultados de sobrevida a curto e longo prazo com a implantação de valvas (Tabelas 61.7 e 61.9).[10,11] Uma das complicações mais frequentes e perigosas é a endocardite de valva protética (EVP), cuja probabilidade de ocorrência é 50 vezes maior em pacientes implantados do que na população geral. A EVP geralmente requer excisão da prótese e nova substituição, especialmente quando causada por organismos como *Staphylococcus aureus* ou fungos, embora a terapia antibiótica possa ser utilizada isoladamente em alguns casos para tratar lesões em indivíduos de alto risco.[10,11] Mesmo com terapia antibiótica adequada e intervenção cirúrgica, a EVP está associada a mortalidade de até 40% em 1 ano. Pacientes com valvas protéticas, assim como indivíduos de alto risco de endocardite de valva nativa, necessitam ser muito bem informados e aderir às recomendações de antibioticoterapia profilática contra endocardite.[10,11]

Outra potencial complicação do implante de valva é a incompatibilidade paciente-prótese, que emerge de orifício protético (aórtico) de tamanho inferior ao efetivo em comparação com a área de superfície corpórea do paciente. A condição pode levar a gradientes de pressão transvalvares residuais que resultam em hipertrofia ventricular persistente, remodelamento ventricular e eventos cardíacos tardios excessivos. A incompatibilidade paciente-prótese é incomum com uso das valvas atuais de excelente *performance* hemodinâmica e é possível realização de alargamento de raiz para acomodar prótese de tamanho adequado.

### Substituição de valva aórtica transcateter e outras tecnologias emergentes

A TAVI é um procedimento que combina uma valvoplastia aórtica com balão, que por si só não fornece alívio da EA a longo prazo, com implantação de uma bioprótese expansível inserida e expandida dentro do anel aórtico utilizando tecnologia de cateter (Figura 61.20). A tecnologia tem evoluído rapidamente desde sua introdução no início dos anos 2000.[42,43]

Evidências atraentes da eficácia da TAVI foram fornecidas pela primeira vez pelo estudo PARTNER (*Placement of AoRtic TraNscathetER Valves*), primeiro estudo randomizado do mundo com esse procedimento.[44-46] Com base neste e nos estudos subsequentes que demonstraram desfechos com TAVI no mínimo não inferiores à SVAC, a Food and Drug Administration (FDA) dos EUA concedeu aprovação para a TAVI em 2011 para pacientes com risco proibitivo (mortalidade em 1 ano > 50% ou morbidade grave) e em 2012 para pacientes de alto risco (mortalidade > 10%), com sobrevida prevista pós-procedimento superior a 12 meses. Um componente crítico dessas aprovações da FDA foi o advento da Equipe Cardíaca (*Heart Team*), composta tanto de cardiologistas quanto cirurgiões cardíacos, na avaliação e tratamento de pacientes com TAVI–prática que se expandiu para outros processos de tomada de decisão sobre cirurgia cardíaca.[10,11]

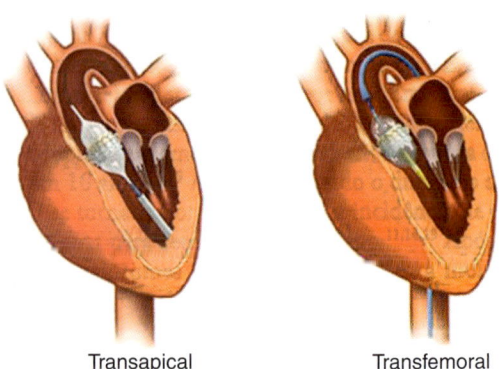

**Figura 61.20** Substituição de valva aórtica transcateter (*TAVI*). A técnica de TAVI combina uma valvoplastia aórtica com balão e implantação de uma bioprótese expansível inserida e expandida dentro do anel aórtico utilizando tecnologia de cateter. (De http://www.heart-valve-surgery.com/heartsurgery-blog/2013/09/18/tavr-transfemoral-transapical-approaches/Acessado em 11 de agosto, 2020.)

A expansão da indicação para pacientes de baixo risco é esperada tendo em vista os resultados de estudos concluídos mais recentemente, como o PARTNER IIA e outros utilizando balões autoexpansíveis (SurTAVI), nos quais a TAVI se demonstrou não inferior à SVAC para pacientes sintomáticos de risco intermediário (escore STS ≥ 4%) com EA grave.[47,48] Foram obtidos melhores desfechos gerais, menor incidência de acidente vascular encefálico e complicações vasculares nesses estudos de segunda geração, por meio da inovação de valvas e cateteres de menor calibre, além de melhor seleção de pacientes e estratégias de implantação (incluindo aplicação rápida durante implantação com intuito de minimizar o deslocamento da prótese).[47,48]

Apesar desses dados encorajadores, a substituição cirúrgica da valva aórtica continua sendo o padrão-ouro para pacientes de risco baixo e intermediário, especialmente porque ainda não existem dados de durabilidade a longo prazo (> 5 anos) disponíveis. Complicações como bloqueio cardíaco completo e regurgitação paravalvar também permanecem ainda altas após a TAVI comparada à SVAC, tendo sido relacionadas a maior mortalidade a longo prazo.[44-48] Outras complicações não antecipadas também constituem uma preocupação, como o recente achado de aumento da incidência de trombose da valva na TAVI comparada à SVAC, com até 18% dos pacientes com formação de trombo desenvolvendo obstrução clinicamente evidente da valva.[49]

### Intervenções mitrais percutâneas

Terapias percutâneas para doença da valva mitral ainda estão atrasadas em relação à TAVI, em parte devido à maior dificuldade de acesso à valva mitral comparada ao anel aórtico, além da falta de uma zona de posicionamento seguro para intervenção transcateter da valva mitral.

O sistema MitraClip®, introduzido clinicamente em 2003, foi o maior avanço dentre todas as terapias percutâneas da valva mitral, recebendo aprovação da FDA para pacientes de alto risco em 2013.[50] Por meio de um sistema de implantação de grampo com cateter, o sistema emula o reparo de folheto ponta a ponta de "Alfieri" (Figura 61.21). Embora a redução da RM grave seja menos eficaz do que com a terapia cirúrgica, a tecnologia é potencialmente atraente para candidatos não cirúrgicos.[50]

Outras terapias experimentais para valva mitral incluem estratégias de "anuloplastia indireta" utilizando dispositivos de compressão inseridos no seio coronário e desenvolvidos para aplicar forças radiais, embora os resultados tenham sido inconsistentes.

Valvas sem sutura desenvolvidas com base na tecnologia da TAVI inseridas sob visualização direta ou, mais recentemente, via abordagens percutâneas, também se encontram em fase de teste.[51-53]

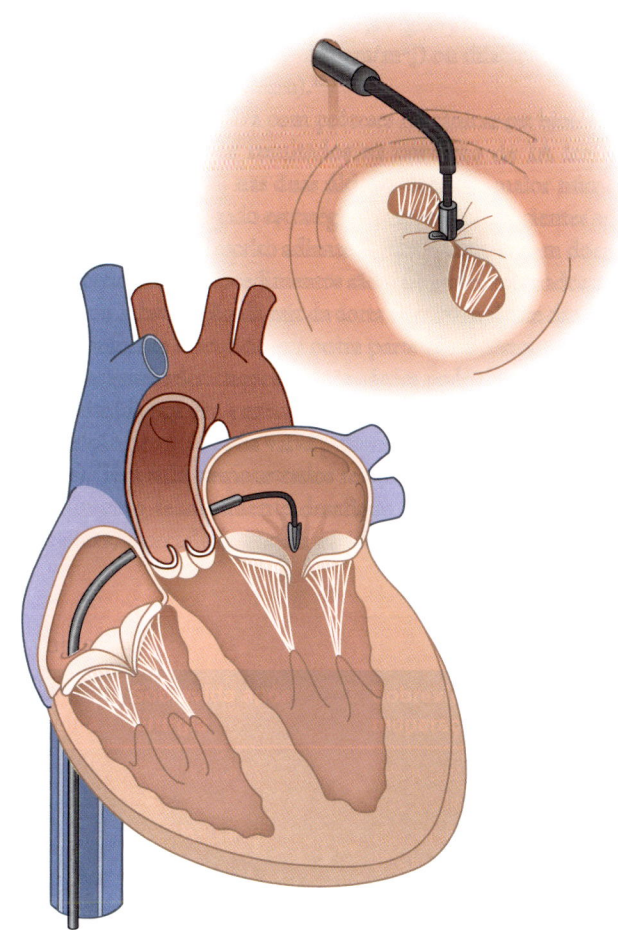

**Figura 61.21** Reparo de valva mitral via percutânea. Com emprego de um sistema de implantação de grampo com cateter, o operador prende os bordos da valva mitral e aplica um grampo que emula um reparo de folheto ponta a ponta. (MitraClip® é marca registrada da Abbott ou suas empresas relacionadas. Reproduzida com autorização de Abbott, © 2020. Todos os direitos reservados.)

# Parte 12

# Vascular

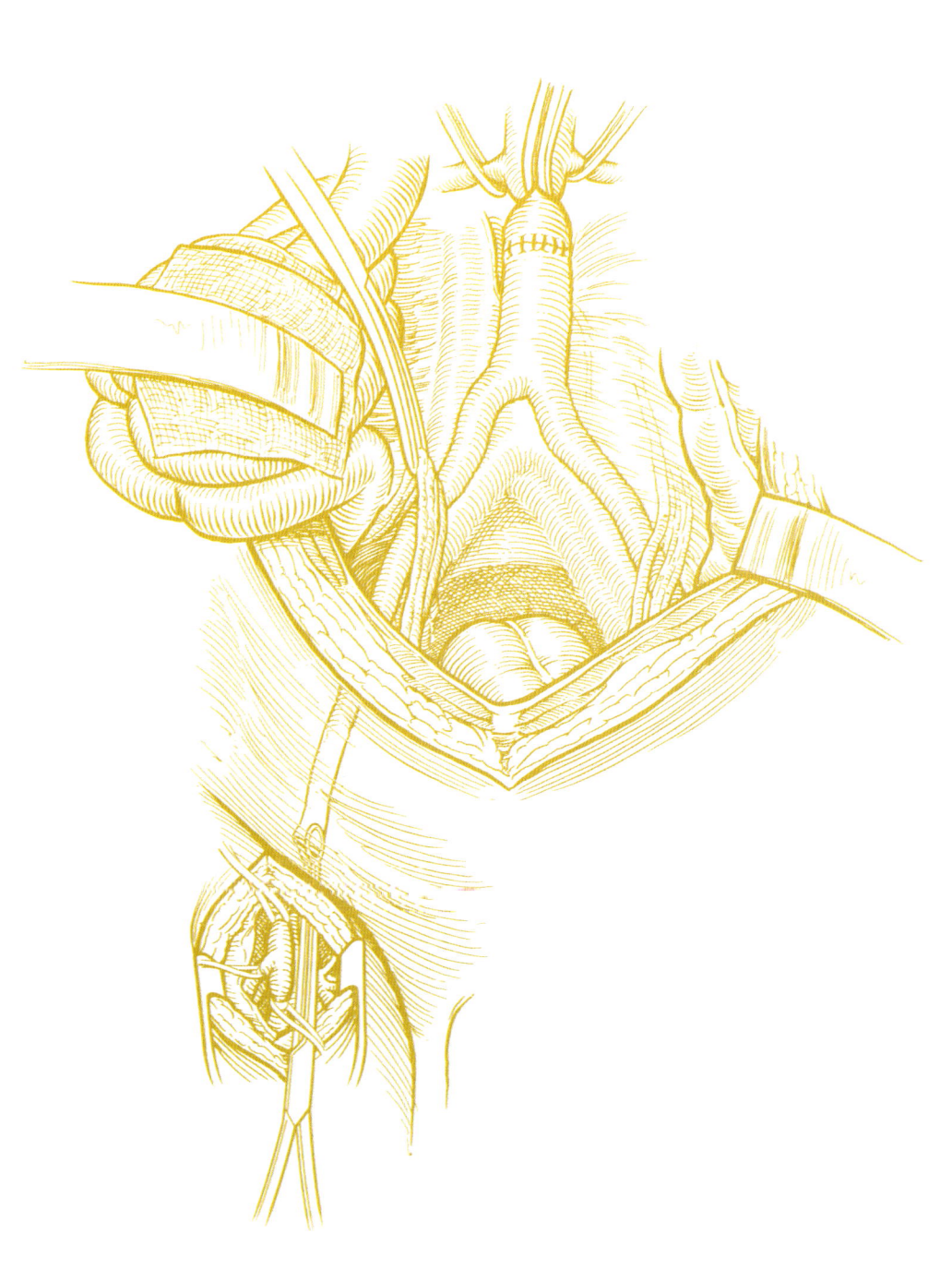

# 62

# Aorta

*Abe DeAnda Jr., Jennifer Worsham, Matthew Mell*

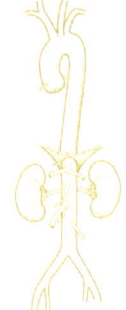

## VISÃO GERAL DO CAPÍTULO

**Embriologia, anatomia e nomenclatura**
**Patologia, manejo e desfechos**
    Síndromes aórticas agudas
    Dissecção aórtica, hematoma intramural e úlceras aórticas penetrantes
    Trauma contundente de aorta torácica

**Considerações específicas do tratamento cirúrgico**
    Dissecção aórtica tipo A aguda
    Substituição da raiz aórtica
    Cirurgia aberta da aorta torácica descendente
    Aneurismas de aorta toracoabdominal
    Reparo aberto de aneurisma aórtico abdominal infrarrenal
    Princípios endovasculares

Os vídeos deste capítulo se encontram *online* no Ambiente de aprendizagem do GEN.

Doenças da artéria aorta compreendem uma ampla gama de tópicos que vão muito além do escopo deste capítulo de livro. Todavia, podemos fornecer uma visão geral das doenças e questões cirúrgicas comuns que envolvem a aorta, com a ressalva de que tanto nossa compreensão acerca da fisiopatologia da doença aórtica quanto o manejo clínico e cirúrgico da doença aórtica estão em constante evolução. Com o reconhecimento de certa forma simplificado de que cirurgiões são orientados pela doença ou pelo procedimento, este capítulo tem por objetivo fornecer a residentes em treinamento informações acerca de processos comuns de doenças e uma visão geral acerca de considerações técnicas. Descrições sistemáticas de procedimentos são em geral evitadas e a informação sobre tecnologias disponíveis é minimizada, visto que ambas se alteram como parte da evolução do tratamento.

Um tema comum deste capítulo será a dificuldade de documentar a verdadeira incidência e prevalência da doença aórtica. São muitas as razões pelas quais pacientes podem morrer por processos aórticos (ou outras doenças) antes de um diagnóstico, de forma que a doença que envolve a aorta geralmente é encontrada acidentalmente durante exames de imagem por outros problemas. Aneurismas são em geral assintomáticos, exceto quando associados a crescimento rápido, aortite ou ruptura. A própria definição do que constitui um aneurisma pode ser algo controverso. O primeiro reconhecimento de uma dissecção aórtica (DA) pode ocorrer durante uma necropsia. A doença da aorta pode se apresentar como apenas uma parte de uma doença sistêmica, de forma que o diagnóstico realizado após medidas preventivas já não é mais aplicável.

Apesar da apresentação tardia de doença aórtica, existem opções de tratamento e manejo tanto cirúrgicas quanto clínicas. A terapia cirúrgica para pacientes previamente considerados inoperáveis tornou-se disponível com a introdução de abordagens endovasculares à aorta torácica e abdominal. A cirurgia aberta continua sendo uma importante parte do arsenal de um cirurgião, e associando ambas as técnicas com acesso híbrido tem se tornado mais comum. O manejo clínico também tem seu papel, tendo em vista que testes genéticos permitiram diagnóstico mais precoce e, em alguns casos, tratamento com terapia clínica específica, como no caso de bloqueadores de receptores de angiotensina II para manejo da síndrome de Loey-Dietz, ou betabloqueadores para aneurismas.

## EMBRIOLOGIA, ANATOMIA E NOMENCLATURA

A formação embriológica da aorta e seus principais ramos inicia-se na terceira semana de gestação e constitui um processo altamente complexo de desenvolvimento com variantes observadas tanto do ponto de vista estrutural quanto histológico. Iniciando-se com aortas ventrais e dorsais, direitas e esquerdas paralelas, os dois pares ventrais se fundem para formar o saco aórtico, e os pares dorsais se fundem para formar a aorta toracoabdominal descendente. Durante a quarta e quinta semanas de desenvolvimento, são formados os arcos faríngeos e, à medida que se desenvolvem de forma craniocaudal, formam-se seis arcos aórticos correspondentes a partir do saco aórtico, terminando nas aortas dorsais (Figura 62.1).

Embora os arcos aórticos embriológicos se desenvolvam em sentido craniocaudal, sua regressão ocorre em sentido oposto e não necessariamente ao mesmo tempo. Os arcos iniciam sua regressão no 27º dia e, até o 29º dia, já desapareceram completamente, com seus resquícios contribuindo com a formação da aorta normal.

Edwards propôs um sistema de arco aórtico duplo teórico para explicar as variantes da anatomia normal (Figura 62.2).[1]

Embora as artérias do arco faríngeo embriológico surjam e regridam de forma sequencial, a proposta de Edwards traz a aorta em desenvolvimento com dois arcos bilaterais e ductos arteriosos ao redor da traqueia e esôfago. Ao considerar a persistência e/ou regressão de um segmento, esse modelo pode descrever a maioria das variantes e anomalias do arco e da aorta. Por exemplo, conforme observado na Figura 62.2, o desenvolvimento do arco aórtico normal esquerdo requer regressão do segmento 1, de forma que uma variante de arco aórtico direito ocorreria com a regressão do segmento 4. A regressão do segmento 2 resultaria em arco esquerdo

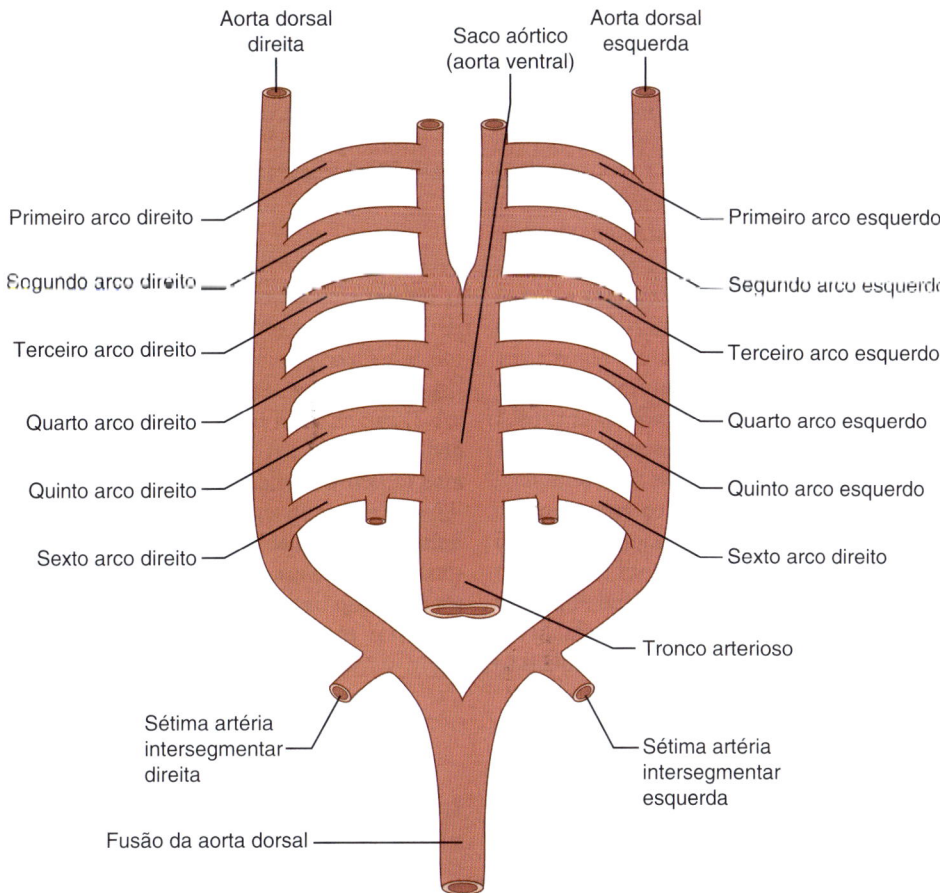

**Figura 62.1** Desenvolvimento embriológico do arco aórtico e seus ramos.

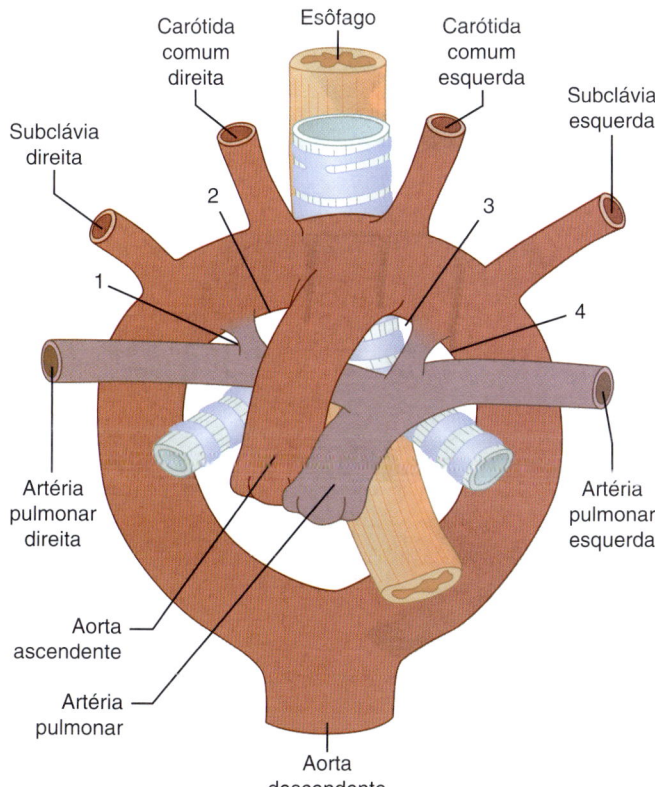

**Figura 62.2** Arco teórico de Edwards.

com artéria subclávia (ASC) direita aberrante, ao passo que o arco direito com ASC esquerda aberrante ocorreria com a regressão do segmento 3.

As descrições anatômicas da aorta podem causar espanto devido aos diversos sistemas de nomenclatura concomitantes com base na aorta normal e nas condições patológicas. Limites bem-definidos são úteis para a subdivisão da aorta em segmentos anatômicos específicos. Desde o ânulo da valva aórtica até a junção sinotubular, tem-se a raiz aórtica, que tradicionalmente inclui a valva aórtica. Embriologicamente, a raiz deriva do tronco arterioso, porção fusionada da aorta ventral. A aorta ascendente continua a partir da junção sinotubular até a emergência da artéria inominada ou da reflexão do pericárdio. Assim como a raiz, a aorta ascendente tem origem embriológica a partir da aorta ventral. A aorta ventral bifurca-se distalmente durante o desenvolvimento em dois cornos, sendo que o direito se torna a artéria braquiocefálica e o esquerdo a porção proximal do arco aórtico. O arco começa na extremidade terminal da aorta ascendente e termina imediatamente distal à ASC esquerda. O restante do quarto arco aórtico embrionário forma a porção do arco aórtico situada entre a carótida comum esquerda e a ASC esquerda. A aorta torácica descendente começa na ASC esquerda e se estende até o hiato aórtico, transformando-se na aorta abdominal, que em seguida se torna a aorta suprarrenal e subsequentemente infrarrenal (os nomes justarrenal ou pararrenal são em geral reservados para a terminologia de segmentos acometidos por doenças).

Condições patológicas da aorta possuem sua própria nomenclatura peculiar. A doença aneurismática talvez seja a mais fácil de descrever, pois em geral seu nome corresponde simplesmente à localização (p. ex., aneurisma de raiz aórtica, aneurisma de arco aórtico etc.) com algumas exceções. Por exemplo, Estrera e colaboradores[2] subdividem a aorta torácica descendente em três subtipos (A: proximal à sexta costela, B: distal à sexta costela, C: toda a aorta descendente torácica) visto que isso tem implicações sobre o risco de paraplegia pós-operatória (Figura 62.3).

A *Society for Vascular Surgery* (SVS) divide a aorta em "zonas" que pertencem a locais de fixação das endopróteses em vez de extensão de doenças (Figura 62.4).[3]

No caso dos aneurismas da aorta toracoabdominal (AATA), catalogados pela primeira vez e depois refinados por Crawford e colaboradores,[4,5] os agrupamentos originais tentavam descrever o aneurisma em relação à extensão do envolvimento torácico ou abdominal. O rótulo "grupo" evoluiu para "extensão" ou "tipo". A extensão I envolvia a aorta descendente torácica e abdominal até o nível da artéria celíaca. A extensão II envolvia toda a aorta torácica e abdominal, e a extensão III apresentava "menor envolvimento da aorta torácica" e a maior parte da aorta abdominal. A extensão IV envolvia toda a aorta abdominal. Na classificação original também havia uma extensão V, que envolvia as artérias renais e a aorta infrarrenal. Esse esquema de classificação foi refinado para quatro grupos, ou extensões, e posteriormente modificado para cinco extensões, para incluir aneurismas que envolvem somente uma porção da aorta torácica e poupam a aorta infrarrenal (Figura 62.5).[6]

O sistema de classificação de Crawford continua sendo uma importante ferramenta para comparação dos desfechos de procedimentos para AATA.

Existem dois esquemas principais de classificação para DA (Figura 62.6).

A classificação de DeBakey constituiu a primeira tentativa de distinção entre dois cenários clinicamente diferentes (*i. e.*, dissecções limitadas à aorta descendente comparadas a dissecções envolvendo a aorta ascendente).[7] Quando a aorta ascendente é envolvida, a dissecção é do Tipo I (envolvendo todo o arco ascendente e parte da aorta descendente) ou Tipo II (limitada somente à aorta ascendente). A dissecção somente da aorta descendente é classificada como DeBakey Tipo III, com subdivisões IIIa (ruptura da íntima somente da aorta descendente torácica) e IIIb (ruptura da íntima que se estende até abaixo do diafragma). A classificação de Stanford limita-se ao Tipo A, que compreende dissecções com *qualquer* envolvimento da aorta ascendente, e Tipo B, para as dissecções distais à ASC esquerda.[8] O esquema de Stanford poderia então, em sentido amplo, distinguir entre manejo cirúrgico (Tipo A) e clínico (Tipo B), embora existam exceções e, com o advento da terapia endovascular da aorta descendente, tenha ocorrido um desvio do Tipo B em direção à intervenção cirúrgica. O esquema de DeBakey também pode ser separado em cirúrgico (Tipos I e II) e não cirúrgico (Tipo III). Contudo, diferentemente da classificação de Stanford, fornece informação também sobre a extensão da doença. Por convenção, a separação clássica entre dissecção crônica e aguda ocorre na marca de 2 semanas, embora uma recente modificação inclua quatro domínios de tempo: hiperaguda (< 24 horas), aguda (2 a 7 dias), subaguda (8 a 30 dias) e crônica (> 30 dias).[9]

Tanto a classificação de DeBakey quanto a de Stanford convenientemente ignoram as dissecções que se iniciam no ou se limitam ao arco. Lansman e colaboradores expandiram a classificação de Stanford para especificar o local de ruptura da túnica íntima e, nesse caso, incluíram as dissecções de arco.[10] Em sua série de 168 dissecções agudas, 139 pacientes apresentaram dissecção aórtica Tipo A (DATA) e 30% destes apresentavam ruptura em arco aórtico. Houve diminuição não significativa na sobrevida de 10 anos com presença de ruptura em arco, embora isso não tenha afetado a mortalidade hospitalar. A *Task Force on Aortic Dissection of the European Society of Cardiology* propôs uma classificação completamente diferente com base na apresentação anatômica.[11] As cinco classes são 1) DA clássica com uma lâmina de íntima distinta separando o lúmen verdadeiro do falso, 2) hematoma intramural (HIM), 3) DA sutil

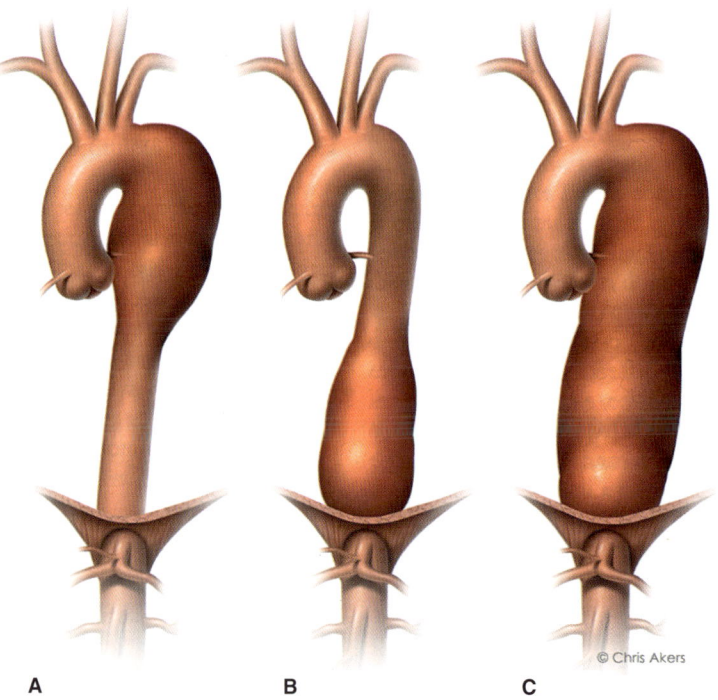

**Figura 62.3** Classificação do aneurisma de aorta descendente torácica. **A.** Tipo A, desde distal à artéria subclávia esquerda até o sexto espaço intercostal. **B.** Tipo B, do sexto espaço intercostal até acima do diafragma (décimo segundo espaço intercostal). **C.** Toda a aorta descendente torácica, desde distal à artéria subclávia esquerda até acima do diafragma (décimo segundo espaço intercostal). (Cortesia de Chris Akers, 2006.)

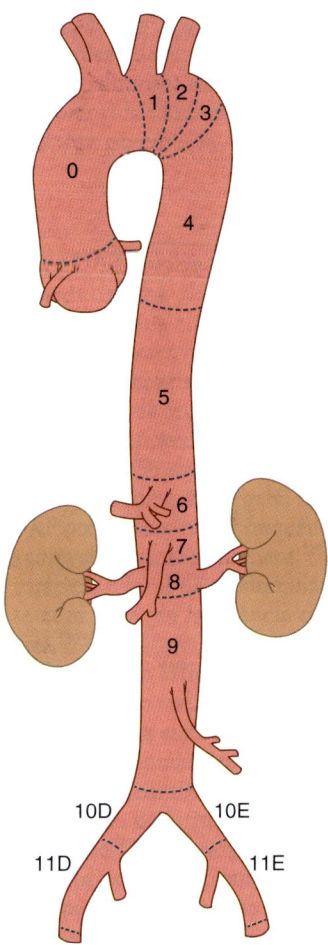

Figura 62.4 Zonas de fixação de endopróteses da aorta. (Adaptada de Fillinger MF, Greenberg RK, McKinsey JF, et al. Reporting standards for thoracic endovascular aortic repair [TEVAR]. *J Vasc Surg*. 2010;52:1022-1033.)

ou discreta, 4) úlcera aórtica aterosclerótica penetrante (UAP) e 5) dissecção iatrogênica ou traumática. Neste capítulo, consideraremos a dissecção/transecção traumática, HIM e UAP como processos separados não relacionados à dissecção.

Mais recentemente, o esquema de classificação de Penn foi introduzido combinando a classificação de Stanford com a extensão da dissecção proposta por DeBakey e uma outra distinção focada na apresentação clínica e má-perfusão distal.[12,13] A classificação de Penn foi inicialmente proposta para DATA. Os quatro subgrupos de Penn são a ausência de má-perfusão de ramo ou colapso circulatório (Penn classe Aa), má-perfusão de ramo com isquemia (Penn classe Ab), colapso circulatório com ou sem envolvimento cardíaco (Penn classe Ac) e, finalmente, má-perfusão de ramo e colapso circulatório (Penn classe Aabc). O embasamento para essa abordagem foi uma análise das consequências da má-perfusão nas intervenções, prognóstico e desfechos de pacientes.[13] Em seguida, a classificação foi modificada para dissecção Tipo B para diferenciar melhor a dissecção Tipo B complicada e não complicada. De forma semelhante à classificação da DATA, os quatro subgrupos são a ausência de má-perfusão de ramo ou colapso circulatório (Classe A), má-perfusão de ramo com isquemia (Classe B), colapso circulatório com ou sem envolvimento cardíaco (Classe C) e, finalmente, má-perfusão de ramo e colapso circulatório (Classe BC). A Classe A subdivide-se em Tipo I (alto risco de complicações aórticas futuras) e Tipo II (baixo risco), ao passo que a Classe C é subdividida em Tipo I (ruptura aórtica com hemorragia para fora da parede) e Tipo II (ameaça de ruptura aórtica).[14]

## PATOLOGIA, MANEJO E DESFECHOS

### Síndromes aórticas agudas

#### Aneurisma

Aneurismas, em geral definidos como um aumento de tamanho do diâmetro arterial maior que 50% em relação ao normal,[15] podem ocorrer em qualquer lugar ao longo da aorta, desde a raiz

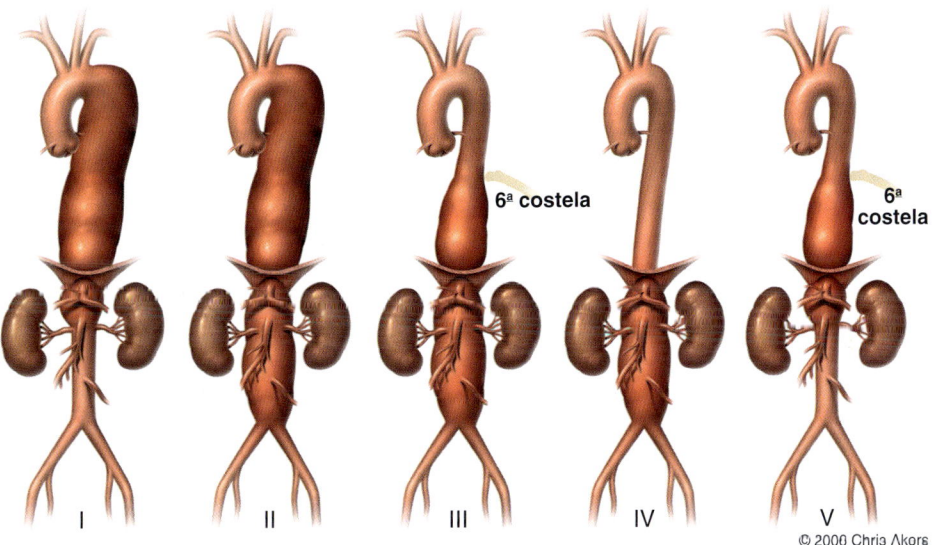

Figura 62.5 Classificação normal de aneurismas da aorta toracoabdominal. Extensão I, desde distal à artéria subclávia esquerda até acima das artérias renais; Extensão II, desde distal à artéria subclávia esquerda até abaixo das artérias renais; Extensão III, desde o sexto espaço intercostal até abaixo das artérias renais; Extensão IV, desde o décimo segundo espaço intercostal até a bifurcação ilíaca (aneurisma aórtico abdominal total); Extensão V, desde abaixo do sexto espaço intercostal até imediatamente acima das artérias renais (classificação de Crawford modificada). (Cortesia de Chris Akers, 2006.)

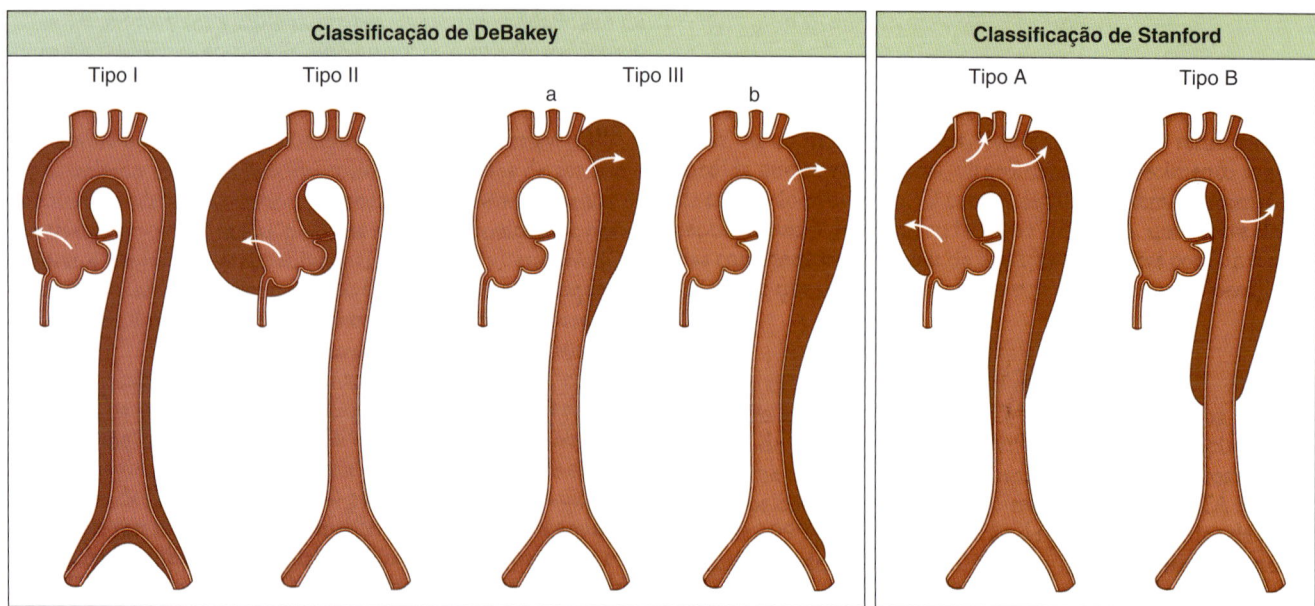

**Figura 62.6** Classificações de DeBakey (*esquerda*) e Stanford (*direita*) da dissecção aórtica.

até sua bifurcação. Como o diâmetro aórtico médio é diferente entre a aorta ascendente, descendente e infrarrenal, o critério de tamanho absoluto para aneurismas se altera. Valores normais também podem variar devido aos métodos de mensuração, idade do paciente, sexo e outros fatores.[15] Como exemplo baseado em um estudo de uma população de 70 anos de idade utilizando ressonância magnética (RM), Wanhainnen e colaboradores definiram aneurismas da aorta ascendente como 4,7 cm em homens e 4,2 cm em mulheres, da aorta descendente como 3,7 cm em homens e 3,3 cm em mulheres e da aorta infrarrenal como 3,0 cm em homens e 2,7 cm em mulheres.[16] A anatomia ou etiologia também pode constituir a base para caracterização de aneurismas. Anatomicamente, aneurismas fusiformes demonstram dilatação circunferencial lisa ao longo de todo o vaso, diferentemente de aneurismas saculares, cujo aspecto é de uma saculação focal para fora da parede arterial. Enquanto aneurismas verdadeiros envolvem todas as três camadas da parede do vaso, o falso aneurisma ou pseudoaneurisma envolve um defeito focal da artéria com coleção de sangue associada contida por tecido conjuntivo circunjacente. Pseudoaneurismas podem ter etiologia degenerativa, infecciosa ou traumática. Podem ocorrer em locais onde foi realizada anteriormente uma anastomose cirúrgica e representam uma ruptura da anastomose. A maioria dos aneurismas abordados neste capítulo têm natureza degenerativa. Com menor frequência, aneurismas podem estar associados a infecções (aneurismas micóticos), inflamação ou doença autoimune ou de tecido conjuntivo. Esses casos merecem consideração especial em sua avaliação e manejo.

O crescimento do aneurisma da aorta está associado a fatores que resultam no enfraquecimento da parede arterial e aumento das forças hemodinâmicas locais. Tais fatores podem incluir condições hereditárias, como síndrome de Marfan, aneurisma e dissecção de aorta torácica familiar e doença de Ehlers-Danlos tipo vascular, bem como entidades menos definidas que contribuem com a incidência significativamente aumentada de aneurismas em pacientes com histórico familiar de aneurisma. Fatores que contribuem com a degradação da matriz extracelular e redução da concentração de elastina também estão associados à doença aneurismática, de forma que a pesquisa nessa área tem dado enfoque ao papel das metaloproteinases da matriz, tanto sua presença em amostras do aneurisma quanto déficits de enzimas antiproteolíticas que normalmente as inibem.[17] Estudos em andamento nessa área também incluem investigações sobre o papel da resposta imunológica e hormonal.[18] Finalmente, a dilatação aneurismática também pode ocorrer como uma complicação degenerativa da DA.

Conforme aludido anteriormente, a determinação da incidência e prevalência da doença aneurismática é dificultosa, em parte devido à tendência de aneurismas serem assintomáticos e serem encontrados acidentalmente durante exames de imagem para outros problemas ou sintomas clínicos. A incidência de aneurisma de aorta abdominal (AAA), com base em grandes estudos, é estimada entre 3 e 10%. Diversos fatores de risco, além de distúrbios genéticos ou familiares, foram identificados para o desenvolvimento, expansão e ruptura de AAA (Tabela 62.1).

Os fatores de risco para desenvolvimento de um aneurisma incluem a idade, sexo masculino, aneurismas concomitantes, histórico familiar, tabagismo, hipertensão, hiperlipidemia e altura. O sexo feminino, raça negra e diabetes parecem atuar como fatores de proteção.[19-21] Estudos recentes sugerem que, em países de primeiro mundo, a incidência tem diminuído ao longo das duas últimas décadas, mais provavelmente devido à redução do tabagismo em tais países.[22] As diferenças entre sexos se estendem à apresentação, associações e histórico natural dos aneurismas. Homens com AAA, por exemplo, são mais propensos a apresentar aneurismas ilíacos ou femoropoplíteos concomitantes.[23] Mulheres são mais suscetíveis a sofrer ruptura e demonstram consistentemente piores desfechos após reparo, talvez em razão de uma incidência significativamente maior de anatomia desafiadora.[24] Com a análise de uma população de risco, especialmente na população entre 65 e 89 anos, a incidência de AAA é de 5 a 7% com relação homens-mulheres de aproximadamente 4:1.[25] As estimativas de prevalência de aneurismas torácicos são de 400 a cada 100.000 pacientes na faixa de 65 anos de idade e 670 a cada 100.000 na faixa de 80 anos de idade, não parecendo haver diferença entre sexo, o que difere do AAA.[26]

Embora os aneurismas possam ser assintomáticos, o crescimento rápido ou a inflamação da aorta podem estar associados à presença de dor. Dependendo da localização do aneurisma, outros sinais

**Tabela 62.1** Fatores de risco para desenvolvimento, expansão e ruptura de aneurismas.

| Sintoma | Fatores de risco |
|---|---|
| Desenvolvimento de AAA | Tabagismo |
|  | Hipercolesterolemia |
|  | Hipertensão |
|  | Sexo masculino |
|  | Histórico familiar (predominância no sexo masculino) |
| Expansão de AAA | Idade avançada |
|  | Doença cardíaca avançada |
|  | Acidente vascular encefálico anterior |
|  | Tabagismo |
|  | Transplante de coração ou rim |
| Ruptura de AAA | Sexo feminino |
|  | ↓ VEF$_1$ |
|  | Maior diâmetro inicial da aorta abdominal |
|  | Pressão arterial média elevada |
|  | Tabagismo atual (tempo de hábito ≫ quantidade) |
|  | Transplante de coração ou rim |
|  | Relação entre estresse crítico e resistência da parede |

AAA, aneurisma de aorta abdominal; VEF1, volume expiratório forçado. (Adaptada de Chaikof EL, Brewster DC, Dalman RL, et al. The care of patients with an abdominal aortic aneurysm: the Society for Vascular Surgery practice guidelines. *J Vasc Surg.* 2009;50:S2-49.)

ou sintomas menos comuns também podem ocorrer. Por exemplo, uma aorta ascendente ou arco proximal alargado pode resultar em síndrome da veia cava superior.[27] Uma aorta descendente proximal em expansão pode lesar o nervo laríngeo recorrente esquerdo, causando rouquidão (síndrome de Ortner)[28] ou perturbação pulmonar devido à compressão extrínseca do brônquio principal esquerdo.[29] O AAA grande pode gerar sensação de saciedade precoce ou de estômago cheio após refeições pequenas.

A radiografia torácica pode detectar aneurismas torácicos de forma acidental devido a anormalidades do contorno, tamanho ou calcificações da aorta, embora não seja uma boa ferramenta diagnóstica.[30] Diversas outras modalidades não invasivas e invasivas encontram-se disponíveis para a avaliação, gerenciamento de caso e acompanhamento. A ultrassonografia é uma importante ferramenta para o manejo do AAA por ser precisa, não invasiva e com bom custo-benefício.[19] A ultrassonografia com contraste é particularmente útil em pacientes submetidos a reparo endovascular do aneurisma (EVAR) para detecção, localização e quantificação dos *endoleaks*.[31] A ecocardiografia é a ultrassonografia realizada no tórax e seu conteúdo, sendo a técnica não invasiva denominada ecocardiografia ou ecocardiograma transtorácico (ETT). O ETT é útil na mensuração de alguns segmentos da aorta descendente e na avaliação do grau de insuficiência aórtica, quando presente.[32] O ecocardiograma transesofágico (ETE) é invasivo e capaz de promover visibilização da aorta torácica desde o ânulo aórtico até o eixo celíaco, com exceção de um curto segmento da aorta ascendente proximal à artéria inominada.[33] A técnica geralmente requer no mínimo um nível moderado de sedação. Já o ultrassom endovascular (IVUS) é uma modalidade adicional para visibilização da aorta e, embora não seja geralmente utilizado para fins diagnósticos, é um valioso adjuvante de procedimentos endovasculares.

A tomografia computadorizada (TC) fornece excelentes imagens da aorta, com maior reprodutibilidade das mensurações de diâmetro do que o ultrassom,[19] sendo uma importante ferramenta para diagnóstico, manejo e acompanhamento de doença aórtica. A TC, particularmente com uso adjuvante de contraste à base de iodo para realização de angiografia por TC (angioTC), fornece ricas informações anatômicas; detecta a calcificação de vasos, trombos e doença oclusiva arterial concomitante, além de permitir reconstrução multiplanar e tridimensional e análise para planejamento cirúrgico. Sua desvantagem é a exposição significativa à radiação, particularmente no contexto de exames seriados, bem como uso de meio de contraste à base de iodo em uma população com alta incidência de comorbidades renais.

A RM constitui uma alternativa razoável à TC para obtenção de imagens da aorta, com o benefício de eliminar a necessidade de radiação e uso de contraste à base de iodo. As sequências spin-eco sangue escuro e o gradiente proporcionam um contraste intrínseco entre o fluxo sanguíneo e a parede da aorta, fornecendo informações dimensionais e geométricas.[34] Com a adição de gadolínio intravenoso como meio de contraste, a angiorressonância magnética (angioRM) fornece imagens tridimensionais rápidas da aorta sem necessidade de eletrocardiograma (ECG)-sincronizado. A capacidade de produzir imagens dinâmicas ao longo do ciclo cardíaco permite determinação de parâmetros fisiológicos como estimativas do estresse de cisalhamento da parede, o que pode gerar aplicações clínicas.[35] Diferentemente da TC, a RM não demonstra calcificação da parede aórtica, o que pode ser importante para o planejamento cirúrgico, especialmente em abordagens endovasculares. A RM não necessariamente necessita de contraste à base de iodo, sendo possível utilizar o gadolínio, que foi associado a desenvolvimento de fibrose sistêmica nefrogênica em pacientes com baixa taxa de filtração glomerular. Ademais, uma contraindicação da RM é a presença de implantes metálicos incompatíveis ou corpos estranhos. As valvas mecânicas, marca-passos e aparelhos cardioversores implantáveis atualmente comercializados nos EUA são compatíveis com a RM. Novos agentes de contraste à base de ferro podem ser utilizados com a AngioRM como alternativa viável para exames de imagem quando existe contraindicação ao iodo ou ao gadolínio.[36]

O tamanho e os sintomas exercem um grande papel na determinação do manejo de aneurismas aórticos (Tabela 62.2).

Para aneurismas que não atendem aos critérios ou não são adequados para intervenção cirúrgica, o manejo clínico é crucial. Podem ser necessárias modificações de estilo de vida, como abandono do tabagismo. O hábito de fumar atual foi associado a um aumento significativo da taxa de expansão do AAA (cerca de 0,4 mm/ano).[37] Embora níveis moderados de exercício exerçam impacto benéfico sobre a saúde cardiopulmonar e progressão da aterosclerose do paciente, estes devem evitar níveis vigorosos de atividade e esportes de contato. Atividades que induzem pico súbito da pressão arterial podem causar ruptura da aorta ou dissecção com presença de doença aórtica subjacente.[38] O controle da pressão arterial, tanto com relação à redução da pressão sistólica quanto da pressão de pulso (medida indireta de dP/dt e estresse da parede)(*), pode necessitar de múltiplas medicações. Betabloqueadores, tanto seletivos quanto não seletivos, são úteis para se atingir ambas as metas.

A prevenção da dilatação de um aneurisma ou mesmo sua regressão constituem consequências ideais da terapia clínica. Esse se demonstrou ser o caso na situação específica de pacientes com

---

(*) estes valores são obtidos na ecocardiografia.

**Tabela 62.2** Tamanho recomendado para intervenção no aneurisma aórtico assintomático.

| Localização | Critério de tamanho | Comentário |
|---|---|---|
| Ascendente/raiz | ≥ 55 mm | Todos os pacientes, incluindo com VAB |
|  | ≥ 50 mm | Pacientes com síndrome de Marfan |
|  |  | VAB com fatores de risco para dissecção |
|  | ≥ 45 mm | Pacientes selecionados com síndrome de Marfan |
|  | > 45 mm | Quando se realiza intervenção na valva aórtica |
|  | > 27,5 mm/m² | Para pacientes com tamanho corporal pequeno |
| Arco | ≥ 55 mm | Todos os pacientes |
|  | Qualquer tamanho | Sinais ou sintomas de compressão local |
| Descendente | ≥ 55 mm | Quando for possível o TEVAR |
|  | ≥ 60 mm | Reparo aberto (menor para síndrome de Marfan) |
| Abdominal | ≥ 55 mm | Todos os pacientes |

*TEVAR*, reparo aórtico endovascular torácico; *VAB*, valva aórtica bicúspide. (Adaptada de Erbel R, Aboyans V, Boileau C, et al. 2014 ESC Guidelines on the diagnosis and treatment of aortic diseases: Document covering acute and chronic aortic diseases of the thoracic and abdominal aorta of the adult. The Task Force for the Diagnosis and Treatment of Aortic Diseases of the European Society of Cardiology (ESC). *Eur Heart J.* 2014;35:2873-2926.)

síndrome de Marfan tratados com betabloqueadores, bloqueadores de receptores de angiotensina II e inibidores da enzima conversora de angiotensina.[37,39] Nenhum desses fármacos se demonstrou eficaz em pacientes sem síndrome de Marfan. A terapia com um inibidor da HMG-coenzima A redutase (estatina) foi associada a menor taxa de aumento do AAA[40] e é adequada na população com alta prevalência de doença aterosclerótica concomitante. A terapia com estatinas melhora a sobrevida após reparo aberto e endovascular de AAA e demonstrou-se capaz de reduzir a incidência de eventos cardiovasculares graves (acidente vascular encefálico, infarto do miocárdio e morte) em pacientes diagnosticados com AAA.[41] Finalmente, a terapia antiplaquetária com ácido acetilsalicílico oferece um benefício preventivo secundário nessa população.

As recomendações de exames para detecção de aneurismas são baseadas na sensibilidade e especificidade da ultrassonografia (ou outra modalidade de imagem), na detecção proporcionada pelo exame relacionada aos diversos critérios de seleção de fatores de risco e nos custos. O exame para aneurismas torácicos geralmente não é realizado sem realização de um pré-teste de alta probabilidade (p. ex., suspeita de síndrome aórtica). Contudo, quando o AAA é diagnosticado, uma recomendação geral é que a aorta torácica seja examinada com intuito de descartar doença metassíncrona.[42] As atuais diretrizes de consenso recomendam realização de um exame preventivo para todos os homens com 65 anos ou mais ou homens de 55 anos ou mais com histórico familiar de AAA.[19] Em 2014, a *U.S. Preventive Services Task Force* (USPSTF) publicou uma recomendação mais limitada de um único exame preventivo para AAA utilizando ultrassonografia em homens com idade entre 65 e 75 anos e histórico pessoal de tabagismo e com exame seletivo para não fumantes.[43] Para mulheres, as recomendações permanecem controversas. A USPSTF concluiu que havia evidência insuficiente para recomendar o exame preventivo em mulheres fumantes e deixar de recomendá-lo em mulheres não fumantes. Uma questão que pode ter enviesado os resultados foi a escassez de mulheres em estudos investigativos grandes. Em uma metanálise que avaliou uma combinação de quatro estudos com mais de 125.000 pacientes, menos de 10.000 pacientes eram do sexo feminino.[44] As políticas relacionadas à cobertura de planos de saúde podem não corresponder a nenhuma dessas recomendações. O sistema Medicare, por exemplo, após o *Screening Abdominal Aortic Aneurysms Very Efficiently* (SAAAVE) *Act*, reflete uma abordagem intermediária, oferecendo o benefício do exame preventivo para homens com histórico pessoal de tabagismo e homens e mulheres com histórico familiar de AAA, embora somente como parte do exame físico inicial da adesão ao sistema. Em um estudo realizado em uma única instituição envolvendo AAA rotos, somente 17% dos pacientes seriam candidatos ao exame preventivo.[45]

Após a detecção inicial de um aneurisma não cirúrgico, é necessário acompanhamento juntamente com o manejo clínico adequado. Idealmente, o acompanhamento deve ser de baixo custo, alta sensibilidade e com mínimo potencial de risco ao paciente. Para a aorta abdominal, recomenda-se acompanhamento ultrassonográfico. Pacientes com AAA conhecido e que não são acompanhados corretamente podem demonstrar aumento de até seis vezes na incidência de ruptura.[46] O *Society for Vascular Surgery Clinical Practice Council* recomenda os seguintes intervalos de exame com base no tamanho do aneurisma (diâmetro aórtico externo máximo) e risco associado de ruptura:[19]

- < 2,6 cm: não é recomendado exame adicional
- 2,6 a 2,9 cm: repetir exame após 5 anos
- 3 a 3,4 cm: repetir exame após 3 anos
- 3,5 a 4,4 cm: repetir exame após 12 meses
- 4,5 a 5,4 cm: repetir exame após 6 meses

Essas recomendações, como no caso de aneurismas da aorta torácica, partem da compreensão atual sobre as taxas de crescimento de aortas normais e anormais, bem como as incidências publicadas de ruptura em determinados tamanhos. Não existem estudos grandes prospectivos que comparem intervalos de acompanhamento. Para a aorta abdominal, a SVS não recomenda exame adicional para aneurismas menores que 2,6 cm, ao passo que outros sugerem que o ponto de corte seja o tamanho de 3 cm.[47] Em contrapartida, existem achados que demonstram que uma significativa proporção de homens de 65 anos de idade (13,8%) com diâmetro aórtico inicial de 2,6 a 2,9 cm desenvolvem aneurismas que excedem 5,5 cm em 10 anos.[48] Devido à atual projeção da expectativa de vida, é evidente que um subgrupo de pacientes considerados "normais" no momento do exame ainda desenvolverão aneurismas clinicamente significativos.

O acompanhamento de aneurismas da aorta torácica assemelha-se mais a uma arte do que uma ciência. Exceto pela raiz aórtica, visível com o ETT, a aorta torácica geralmente requer TC ou RM com contraste. Para a aorta ascendente, arco aórtico e aorta descendente, após um diagnóstico inicial, um segundo exame aos 6 meses é suficiente para determinar se existe crescimento mensurável no diâmetro aórtico. Subsequentemente, realizam-se exames anuais até que haja certeza razoável acerca da estabilidade de tamanho, a partir de cujo momento o acompanhamento pode ser mantido a cada 2 a 3 anos. A conversão para RM para acompanhamento evita exposição do paciente à radiação ionizante.

O embasamento para o acompanhamento com exames de imagem é a prevenção da ruptura da aorta, de forma que existem modelos de risco para ruptura. Juvonen e colaboradores desenvolveram um modelo que incluiu os fatores de risco de idade, presença de dor, doença pulmonar obstrutiva crônica e diâmetro máximo da aorta torácica e abdominal. Com base nesse modelo, recomenda-se a cirurgia quando o risco calculado de ruptura dentro de 1 ano excede o risco de mortalidade antecipado com procedimento eletivo, mesmo quando o diâmetro recomendado para intervenção não houver sido atingido.[49]

Os desfechos da intervenção cirúrgica para doença aneurismática dependem da localização da lesão, extensão da lesão e técnica de reparo. A tecnologia endovascular teve impacto dramático sobre as opções de tratamento e desfechos. Contudo, os reparos aberto ou híbrido continuam sendo importantes partes do arsenal do cirurgião. Para aneurismas que envolvem a raiz aórtica e aorta ascendente, reparados de forma eletiva, a mortalidade é de aproximadamente 5%[50] para todos os pacientes, sendo provavelmente menor quando o procedimento é realizado em um centro com alto volume de operações. Quando o aneurisma envolve o arco aórtico, a mortalidade é similar à do aneurisma de aorta ascendente, embora haja aumento da morbidade, especificamente em caso de lesão cerebrovascular.

Já no caso da aorta torácica descendente, o reparo aórtico endovascular torácico (TEVAR) tornou-se padrão para a maioria das doenças aneurismáticas. Desde os primeiros casos relatados por Dake e colaboradores em 1994, as indicações para o TEVAR aumentaram,[51] dada a escassez de estudos controlados que comparassem a técnica com o reparo aberto de aneurismas da aorta torácica descendente. Uma metanálise de 42 estudos não randomizados com 5888 pacientes demonstrou redução na mortalidade por todas as causas e paraplegia, bem como diminuição das complicações e período de permanência no hospital. Após 1 ano, não foi observada diferença na mortalidade ou reintervenção cirúrgica.[52]

Para o tratamento de AATA, não há dispositivos endovasculares atualmente aprovados para uso nos EUA, sendo a cirurgia aberta a principal forma de tratamento. A mortalidade cirúrgica relatada recentemente varia de 2,3 a 7,5% em centros especializados[53] e é maior que 20% na rotina do "mundo real".[54] Uma meta-análise demonstrou mortalidade combinada de 11,26% com a classificação Estendida de Crawford associada ao maior risco de óbito.[55] A incidência de lesões isquêmicas de medula espinal (paraparesia e paraplegia) foi estimada em 8,26%.[55] O reparo bem-sucedido baseia-se na abordagem com equipe coesa, incluindo cirurgiões cardiotorácicos e/ou vasculares, anestesiologistas cardíacos, enfermeiros treinados e intensivistas com conhecimento sobre as sutilezas e nuances do cuidado com essa população de pacientes.

Para o AAA infrarrenal, os desfechos relatados para reparo de aorta abdominal aberto variam desde 1 a 4% para reparo infrarrenal realizado em centros de excelência[56] até 4 a 8% em bases de dados estaduais e nacionais.[56,57] As complicações associadas com o reparo aberto ocorrem em 15 a 30% dos pacientes.[57] Tanto a taxa de mortalidade precoce quanto de complicações são melhores com a abordagem endovascular no AAA, embora isso possa representar um viés de seleção. O estudo EVAR do Reino Unido randomizou 1252 pacientes com AAA maior que 5,5 cm para realização de reparo aberto eletivo comparado com o EVAR e, embora a mortalidade de 30 dias tenha sido mais favorável para o EVAR (1,8% *versus* 4,3%, P = 0,02), o benefício foi perdido até o final do estudo.[58] Ademais, o EVAR apresentou maior custo, em parte devido à maior incidência de complicações relacionadas a endoprótese e necessidade de reintervenção.[58] Um estudo similar realizados pelo grupo *Dutch Randomized Endovascular Aneurysm Management* (DREAM) observou que as vantagens iniciais do EVAR desaparecem aos 2 anos de acompanhamento.[59]

Com a atual tecnologia aprovada e disponível, aproximadamente 80% dos casos de AAA não emergenciais podem ser reparados com abordagem endovascular. Quando considerada essa abordagem, é essencial realizar uma avaliação anatômica precisa. Isso inclui o colo do aneurisma, que deve apresentar comprimento suficiente sem angulação importante, trombos murais extensos ou calcificação. O diâmetro da zona de selagem proximal não pode ser tão grande que impeça a selagem. Os vasos de acesso (artérias ilíaca e femoral) devem apresentar diâmetro suficiente para permitir passagem de bainha de tamanho apropriado.

À medida que dispositivos de nova geração têm sido disponibilizados, as indicações anatômicas têm sido expandidas. O AAA com colo curto de 4 mm pode ser tratado com endoprótese fenestrada customizada ou com fixação suprarrenal e endoâncoras. Muitos aneurismas aortoilíacos podem ser tratados com dispositivos ilíacos. Os dispositivos de oclusão percutânea de arteriotomia têm permitido que muitos aneurismas sejam reparados com segurança por meio de uma abordagem totalmente percutânea e, embora seja comum a ocorrência de pseudoaneurismas pós-procedimento destes dispositivos, ocorre menor incidência de seroma, deiscência e infecção do local da cirurgia.[60] O futuro pode incluir endoenxertos ramificados para tratamento de aneurismas pararrenais ou AATA. Até o momento, tais dispositivos não estão disponíveis nos EUA.

A avaliação pós-operatória do EVAR realizado com sucesso inclui TC seriada e/ou ultrassonografia com duplex colorido,[61] para investigar o diâmetro ou volume do saco aórtico, migração do enxerto e *endoleaks*. A realização de exames de imagem de acompanhamento é recomendada em geral após 1, 6, 12 meses e depois anualmente, estando os exames anteriores normais. Dada a necessidade de acompanhamento constante, pacientes que não desejem ou não possam ser submetidos a exames de imagem pós-operatórios podem não ser candidatos adequados ao EVAR.[61]

Quando identificados, *endoleaks* são classificados como:

- Tipo 1A (zona de selagem proximal)
- Tipo 1B (zona de selagem distal)
- Tipo 2 (fluxo retrógrado a partir das artérias lombar e/ou mesentérica inferior [AMI])
- Tipo 3 (separação de componente)
- Tipo 4 (porosidade de tecido)
- Tipo 5 (aneurisma em expansão sem fluxo sanguíneo demonstrável)

Os *endoleaks* tipo 1 e 3 requerem reparo. O tipo 2 é comum após um EVAR prévio, com a maioria se resolvendo em 1 a 6 meses.[62] O manejo de *endoleaks* tipo 2 persistentes é controverso, de forma que a maioria favorece o manejo com observação diante da ausência de crescimento do saco.[62] Se o crescimento ocorrer após o EVAR com *endoleak* tipo 2 até então estável, a causa pode ser um extravasamento tipo 1 ou 3 tardio.[63]

Quando as considerações anatômicas recaem fora das "instruções para uso" das endopróteses, a opção de tratamento mais aceitável continua sendo o reparo aberto. Considerações potenciais adicionais para o reparo aberto incluem pacientes mais jovens, pacientes com distúrbios de tecido conjuntivo e, conforme discutido anteriormente, pacientes incapazes ou sem disposição para realizar acompanhamento pós-operatório. Para pacientes cujas comorbidades excluem o reparo aberto, foram descritas novas abordagens de reparo endovascular. Tais opções podem incluir o EVAR pela técnica de chaminé/*snorkel*,[64] endopróteses modificadas pelo cirurgião[65] e uso de dispositivos em investigação que ainda não se encontram disponíveis para uso clínico nos EUA.[66] Essas opções necessitam de experiência local e podem requerer aprovação federal de *Individual Device Exemption* (IDE) antes de procederem como alternativas.

A ruptura de AAA merece atenção especial. Ocorrem aproximadamente 15.000 óbitos por ano devido a AAA rotos nos EUA.[67] Em AAA rotos, nos quais seria ideal o tratamento com abordagem endovascular, não foi observada evidência de benefício a curto prazo com uma abordagem comparada a outra. Em um estudo europeu, a comparação entre o reparo aberto ou EVAR demonstrou não haver diferença na mortalidade cirúrgica (39% *versus* 35%, respectivamente) ou mortalidade em 90 dias (42% *versus* 40%).[68] No estudo IMPROVE (*The Immediate Management of the Patient with Ruptured Aneurysm: Open Versus Endovascular repair*), não foi observada diferença na mortalidade em 30 ou 90 dias, embora tenha havido vantagem com o EVAR em 3 anos (42% *versus* 54%); ainda assim, a vantagem mais uma vez havia desaparecido aos 7 anos.[69] A interpretação desses estudos é desafiadora, visto que a intenção de tratamento e o tratamento recebido podem não estar alinhados, o que gera viés nas conclusões. A análise *post-hoc* dos dados sugere que pacientes que puderam receber reparo endovascular experimentaram desfechos melhores,[69] sendo uma recomendação de muitos a consideração de uma "primeira abordagem endovascular".

O tratamento rápido e efetivo de um AAA roto requer profissionais treinados, acesso aos catálogos endovasculares e protocolos padronizados.[70] Alguns exemplos incluem sistemas de transporte rápido para um centro cirúrgico com capacidade tanto para a abordagem cirúrgica quanto endovascular, mínimos exames pré-operatórios e inserção de um balão intra-aórtico.[71,72] Este último deve ser inserido antes da indução anestésica, assim como deve suportar a pressão arterial independentemente do tipo de reparo selecionado. Para pacientes passíveis de correção com EVAR para casos de AAA rotos, os desfechos podem ser melhorados quando se evita totalmente a anestesia geral e o procedimento é realizado sob anestesia local.[71,72]

Muitos pacientes com ruptura de AAA apresentam comorbidades significativas ou condição clínica em deterioração grave aguda. Por essa razão, nas duas últimas duas a três décadas, foram propostos muitos sistemas de escore para prever a não sobrevida e, portanto, considerar o cuidado paliativo em vez das tentativas de reparo. Esses sistemas de escore ou foram desenvolvidos antes do advento do EVAR ou não foram validados com os cuidados contemporâneos. O sistema de escore da Universidade de Washington[73] é um dos poucos que prediz a futilidade em vez do maior risco de mortalidade, podendo dessa forma ser mais útil. Um estudo institucional recente demonstrou que apenas uma pequena proporção de pacientes atende aos critérios de futilidade com esse sistema. Ademais, os desfechos superaram todos os modelos preditivos, aumentando a preocupação acerca da utilidade clínica de tais sistemas de escore.[74] Sendo assim, cada paciente deve ser julgado de forma individual a fim de se determinar a adequação da intervenção e reparo definitivo.

Com a crescente especialização da cirurgia vascular e a expansão do EVAR para casos de AAA rompido, muitos hospitais não estão mais equipados para fornecer cuidados, sendo necessária a transferência desses pacientes críticos. A transferência parece estar aumentando,[70] o que representa desafios adicionais à intervenção no momento correto. Quando disponível, o cuidado local pode representar o melhor tratamento pois, embora a mortalidade cirúrgica seja melhor em pacientes transferidos, a mortalidade geral é pior.[70] Esse paradoxo pode ser mais provavelmente explicado pelo viés de seleção dos pacientes clinicamente estáveis para receber tratamento quando chegam ao hospital. De fato, aproximadamente um a cada sete pacientes transferidos não recebe tratamento,[70] o que pode estar relacionado à deterioração clínica, comorbidades graves que podem não ter sido reconhecidas no hospital do atendimento, ou rejeição por parte do paciente. Para lidar com essa questão, diretrizes atuais[19] bem como sociedades regionais[75] fornecem recomendações para transferência de pacientes com AAA roto a fim de otimizar seu processo de transferência e fornecer a melhor oportunidade de reparo definitivo a pacientes transferidos.

## Dissecção aórtica, hematoma intramural e úlceras aórticas penetrantes

Consideramos a DA, HIM e UAP em conjunto devido à inter-relação dessas três doenças, cada qual podendo representar a mesma doença dentro de um espectro ou de fato ocorrer concomitantemente. O que separa as três, em parte, é o nível de envolvimento da parede da aorta. Enquanto o aneurisma envolve todas as três camadas da parede, a UAP é uma doença da íntima e média, e a DA e HIM, da média, com significativa sobreposição entre as três.

### Dissecção aórtica

A DA aguda é a emergência clínica mais comum envolvendo a aorta, embora a incidência seja apenas uma estimativa devido a diversos fatores, incluindo a dificuldade de diagnóstico *antemortem*. Muitos estudos populacionais prospectivos e retrospectivos fornecem estimativas da faixa de incidência entre 3,5 e 16,3 casos por 100.000 pacientes-anos.[76,77] Homens são diagnosticados mais frequentemente com DA comparados a mulheres (16 a cada 100.000 comparados a 7,9 a cada 100.000). Mulheres apresentam a condição mais tarde, com idade mais avançada e com pior mortalidade hospitalar e cirúrgica.[78] A DATA (dissecação aórtica tipo A) ocorre mais comumente que a tipo B, com proporção de 2:1 para a população como um todo, embora o tipo B seja mais comum em pacientes negros comparado ao tipo A (52,4% *versus* 47,6%).[79] Comparada com a doença aneurismática, a DA ocorre em todos os grupos etários, embora se observe padrão bimodal, com pacientes mais idosos apresentando fatores de risco associados de hipertensão e aterosclerose e pacientes jovens apresentando distúrbios de tecido conjuntivo e genético, bem como doença de valva aórtica bicúspide.

Os fatores de risco predisponentes, como a hipertensão,[80] doença do tecido conjuntivo, inflamação vascular e ruptura das túnicas íntima e média (p. ex., UAP e HIM), podem exercer um papel nos mecanismos que causam início de uma DA. Síndromes associadas à DA incluem as síndromes com marcadores genéticos e mutações bem conhecidos, como a síndrome de Marfan (mutação no FBN1) e de Loey-Dietz (mutação do TGF-β1, TGF-βR2, TGF-β), bem como genes menos acometidos como MYH11, ACTA2 e SMAD3. Alguns desses mecanismos também podem ser responsáveis pelo desenvolvimento de dissecção aneurismática, bem como HIM. A suspeita ou confirmação de uso de drogas ilícitas, incluindo cocaína e metanfetamina, está associada a pacientes com tendência de serem mais jovens e apresentarem dissecção tipo B.[81] Pode não ser o uso agudo de cocaína que predispõe o paciente à DA, mas, sim, seus efeitos aterogênicos a longo prazo.[82] Finalmente, existem potenciais fatores ambientais e sociais que podem transcender os fatores genéticos. O *Registry of Aortic Dissection in China* (Sino-RAD), comparado ao *International Registry of Acute Aortic Dissection* (IRAD), descreve ocorrência de DATA aguda na população chinesa em idade mais precoce (média de 50,5 anos *versus* 61,1 anos), menor incidência de hipertensão (51,4% *versus* 67%) e maior predominância em homens (76,3% *versus* 66,9%).[83]

Conforme denotado por Elefteriades e colaboradores, a dissecção pode mimetizar diversos outros problemas clínicos, incluindo síndrome coronariana aguda, acidente vascular encefálico, paraplegia, isquemia de membros inferiores, insuficiência renal aguda e catástrofe abdominal,[84] sendo cada um desses problemas relacionados à má-perfusão. Em uma revisão de 526 pacientes diagnosticados com DATA aguda, 90% apresentavam sintoma de dor, enquanto pouco mais de 20% apresentavam dor localizada no abdome.[85] No mesmo estudo, o sinal patognomônico de ausência de pulso ou pulso diferencial esteve presente somente em 139 dos 526 pacientes e somente 31% apresentavam ECG normal, com mais de 25% demonstrando achados de ECG de isquemia, infarto do miocárdio, ondas Q novas ou desvios de segmento ST. Tais achados de ECG podem levar ao diagnóstico errôneo de síndrome coronariana aguda. Colocando em perspectiva a dificuldade do diagnóstico, considerando que a incidência de DA chega a 16 casos a cada 100.000 indivíduos, os números são ofuscados em comparação com as síndromes coronarianas agudas (440 em 100.000) e embolia pulmonar (69 em 100.000), ambas condições que podem se assemelhar à DA.[80]

Antes da introdução e implementação disseminadas da TC, o diagnóstico da DA era realizado por meio de necropsia em mais de 25% dos pacientes com a doença.[86] Tanto a TC quanto a RM são úteis para confirmar o diagnóstico, com sensibilidade e especificidade relatadas de até 100%.[87] A TC possui o benefício adicional de fornecer o "triplo descarte" (*i. e.*, protocolos específicos de tempo de contraste para descartar [ou confirmar] dissecção, embolia pulmonar ou calcificação arterial coronariana).[88] O ETT tem utilidade limitada na DATA e nenhuma utilidade na DA tipo B. Para a DATA, a sensibilidade do ETT varia entre 35 e 80% e a especificidade entre 35 e 95%, dependendo da localização da laceração,[87] sendo que o exame normal não pode excluir a possibilidade de dissecção. O ETE é mais específico (63 a 95%) e sensível (98%) para diagnosticar DATA e também detecta a lâmina em aorta torácica descendente.[87] Shiga e colaboradores[89] demonstraram que as sensibilidades (98 a 100%) e especificidades (95 a 98%) combinadas foram comparáveis entre ETE, TC contrastada e RM.

A DATA constitui emergência cirúrgica que requer, salvo raras exceções, reparo cirúrgico aberto. O manejo clínico com terapia de controle de pulso* pode ser utilizado como medida temporária ou paliação em pacientes que não são considerados candidatos cirúrgicos. Existem relatos de reparo endovascular de DATA, embora não seja esse o padrão de cuidado,[90] não obstante abordagens híbridas estarem se tornando mais comuns.[91] Um exemplo é a técnica de *frozen elephant trunk*** que trata a aorta descendente proximal com um *stent* revestido no momento da cirurgia aberta da aorta ascendente e arco aórtico.[92]

O risco de mortalidade frequentemente citado situa-se entre 1 e 2% por hora nas primeiras 24 horas.[80] Ainda que isso seja provavelmente verdadeiro para a DATA não tratada, o manejo clínico com terapia para controle de pressão arterial e de pulso reduzirá a taxa de mortalidade em 24 horas. Subsequentemente com a intervenção cirúrgica, a mortalidade hospitalar e cirúrgica será mais uma função das características do paciente do que do momento do diagnóstico e tratamento. Bases de dados clínicos grandes como o IRAD fornecem alicerces para realização de análises multivariadas para desenvolvimento de modelos de risco. Mehta e colaboradores identificaram que a idade superior a 70 anos, início súbito de dor torácica, choque/tamponamento, insuficiência renal, déficit de pulso e ECG anormal constituem fatores para mortalidade pós-operatória.[93] Um refinamento subsequente dividiu o modelo entre fatores pré-operatórios e achados intraoperatórios, com necessidade de ponte aortocoronária e presença de disfunção de ventrículo direito associadas a prognóstico ruim.[94] Um fator interessante foi a associação de substituição de hemiarco direito com prognóstico favorável. Mais recentemente, a observação de que pacientes sem evidência de má-perfusão apresentam menor mortalidade comparados a pacientes com má-perfusão levou ao desenvolvimento de um escore de risco que considera três variáveis: creatinina, ácido láctico e evidência de má-perfusão hepática.[95] A gama de sintomas descritos por Elefteriades e colaboradores[84] deve-se primariamente aos diferentes graus e distribuições da má-perfusão que elevam o questionamento de se tratar a má-perfusão antes do reparo cirúrgico da dissecção. Isso parece oferecer algum benefício para a mortalidade operatória,[96] sendo o desafio desenvolver um algoritmo que identifique pacientes que irão se beneficiar da revascularização antes do reparo central.[97]

A mortalidade cirúrgica geral da DATA aguda geralmente é relatada entre 15 e 25%[85,98] e está situada em faixas de um único dígito em centros de cirurgia aórtica multidisciplinares.[99]

Inicialmente, é indicado o tratamento clínico para dissecção tipo B, exceto quando há evidência de ruptura ou má-perfusão (DA tipo B complicada). O uso de betabloqueadores seletivos continua sendo a primeira linha de tratamento de preferência, com capacidade dupla de reduzir a pressão arterial e a tensão aórtica devido à pressão de pulso (dP/dt). O objetivo principal é reduzir a pressão de pulso mantendo a perfusão visceral, tendo em mente que alguns fármacos anti-hipertensivos podem aumentar a pressão de pulso enquanto diminuem a pressão arterial média devido a seu efeito preferencial de redução da pressão diastólica. Essa era de abordagem conservativa pré-endovascular vem do achado de que, na fase aguda da DA tipo B, o risco da intervenção excede o risco da espera.[100] Com o desenvolvimento de técnicas endovasculares, o TEVAR emergiu como tratamento de escolha para dissecções complicadas (*i. e.*, com ruptura ou má-perfusão)[101,102] e como uma opção para dissecções não complicadas,[103] embora o manejo clínico continue sendo o padrão recomendado de cuidado para a DA não complicada.[104] Os objetivos primários da terapia endovascular incluem reparar a laceração primária da túnica íntima e a obliteração e/ou trombose do falso lúmen. Fattori e colaboradores demonstraram que a mortalidade hospitalar do reparo cirúrgico aberto para DA aguda tipo B aproxima-se de 34% comparada ao TEVAR e ao tratamento clínico, os quais apresentam mortalidade na faixa de 10%.[105] A maioria dos pacientes (68,3%) desse estudo recebiam manejo clínico, sendo o reparo aberto e o TEVAR reservados para dissecções complicadas.

A taxa de mortalidade para o manejo cirúrgico aberto dos pacientes do estudo de Fattori e colaboradores[105] foi consideravelmente maior que de outros estudos, conforme apontado por uma metanálise subsequente[106] na qual a mortalidade combinada foi

---

*Do inglês "*impulse*", é a redução do estresse da parede aórtica medido pelo ecocardiograma (dP/dt).
**Termo derivado da operação aberta "tromba de elefante".

de 17,5%. A disparidade dos resultados pode refletir a escassez de estudos que comparem o TEVAR com a cirurgia aberta ou terapia clínica de maneira direta e aleatória, bem como distinções claras entre as designações complicada *versus* não complicada e acuidade.

O primeiro estudo prospectivo que investigou o TEVAR para DA tipo B aguda não complicada foi o INSTEAD (*Investigation of Stent Grafts in Aortic Dissection*).[102] Aos 2 anos, não houve diferença no óbito por todas as causas ou óbito relacionado à aorta, embora o remodelamento tenha sido favorável no grupo TEVAR comparado ao coorte de tratamento clínico.[107] Esses resultados foram atribuídos a um estudo sem poder estatístico. O estudo ADSORB (*Acute Dissection: Stent Graft OR Best Medical Therapy*)[103] foi um pequeno estudo prospectivo que comparou a melhor terapia clínica (BMT, n = 31) com o uso de BMT e TEVAR (n = 30) em pacientes com DA aguda tipo B não complicada. O desfecho foi uma combinação de totalidade da trombose do falso lúmen, crescimento aórtico contínuo maior que 5 mm ou diâmetro aórtico máximo maior que 55 mm, ou ruptura de aorta descendente ou abdominal em 1 ano. Após 1 ano, os resultados favoreceram o uso de BMT e TEVAR, principalmente devido à totalidade da trombose de falso lúmen no grupo BMT e TEVAR (57% *versus* 3%, P < 0,001).[108] A significância clínica dos achados do estudo ADSORB, que não possuía poder para detectar diferenças na mortalidade relacionada à aorta e por todas as causas, permanece incerta. Uma extensão do estudo INSTEAD (INSTEAD-XL) encontrou benefício na mortalidade relacionada à aorta em um coorte de TEVAR aos 5 anos.[109]

A técnica PETTICOAT (*Provisional Extension to Induce Complete Attachment*) foi descrita inicialmente como adjuvante ao TEVAR para dissecção tipo B aguda complicada.[110] O relato original apontava que, em 12 de 100 pacientes tratados com TEVAR, ocorria fluxo persistente no falso lúmen distal com colapso do lúmen verdadeiro. Com a subsequente implantação de um *stent* sem revestimento distal à endoprótese previamente implantada, obteve-se reperfusão do lúmen verdadeiro e resolução da má-perfusão. Esses resultados persistiram por 1 ano e houve evidência de melhora do remodelamento aórtico.[110] Essa técnica foi posteriormente modificada para tratar a aorta distal no reparo aberto de DATA aguda (DeBakey tipo 1) como parte da técnica *frozen elephant trunk*.[111] Uma técnica "estendida" (e-PETTICOAT) foi proposta para tratar de forma preemptiva toda a extensão da aorta torácica descendente e abdominal com benefícios antecipados de remodelamento aórtico completo e prevenção da progressão do aneurisma.[112]

### Hematoma intramural

O HIM é uma lesão subadventícia que geralmente envolve o terço externo da túnica média. A nomenclatura do HIM segue a classificação de dissecção de Stanford, de forma que o HIM que envolve a aorta ascendente é de tipo A e o HIM restrito à aorta descendente é do tipo B. Uma hipótese comum para o desenvolvimento de HIM é a ruptura de *vaso vasorum* com subsequente hemorragia intramural e formação de hematoma,[113] embora outros tenham sugerido que o HIM possa refletir uma DA não reconhecida observada subsequentemente em exame patológico[114] ou demonstrada por meio de TC multidetector contrastada com resolução espacial submilimétrica.[115]

O HIM corresponde a aproximadamente 10% das síndromes aórticas agudas nos países ocidentais[116] e pode apresentar maior incidência em países asiáticos.[117] A incidência pode ser subestimada devido a uma classificação errônea do HIM como dissecção discreta ou evolução do hematoma para DA durante a transferência do paciente para um centro terciário de tratamento.[116] Diferentemente da DA, há ligeira predominância de HIM em mulheres comparadas a homens,[118] maior frequência do tipo B comparado ao tipo A[116] e tendência de pacientes com HIM serem mais idosos e com maior propensão à hipertensão.[98] Não parece haver participação da síndrome de Marfan ou outros distúrbios de tecido conjuntivo no desenvolvimento de HIM.[119] Assim como na DA e UAP, os pacientes com HIM apresentam dor torácica ou nas costas, embora a dor do HIM geralmente não demonstre irradiação.[98] A apresentação clínica do HIM pode ser sugestiva na diferenciação de DA antes que o exame de imagem confirme o diagnóstico; no HIM tipo A, a insuficiência de valva aórtica, má-perfusão distal e anormalidades do ECG não são tão frequentes quanto na DA, embora haja maior incidência de efusão pericárdica.[116,120]

O principal critério diagnóstico do exame de imagem não invasivo é a presença de espessamento da parede aórtica (localizado ou circunferencial) maior que 5 mm sem fluxo sanguíneo detectável na TC, sendo que a combinação de TC com ou sem contraste demonstra sensibilidades relatadas acima de 95%.[42] O ETE demonstrou tanto sensibilidade quanto especificidade altas (100 e 91%, respectivamente) para HIM.[121]

O manejo do HIM é semelhante ao da DA, com manejo clínico em geral limitado ao tipo B e a diminuição do estresse da parede com betabloqueador seletivo como terapia de escolha. Assim como na DA, o insucesso do tratamento clínico inclui dor persistente e hipertensão incontrolável, bem como aumento progressivo da espessura da parede com mais de 11 mm e efusões pleurais recorrentes.[42] Diferentemente da DA, Falconi e colaboradores demonstraram que o manejo clínico e cirúrgico do HIM tipo B apresentou mortalidade similar (19% *versus* 17%, respectivamente)[122] e, por conta desse fator, o HIM tipo B é mais propenso a ser tratado de forma clínica do que a DA tipo B.[116]

Em geral, recomenda-se manejo do HIM tipo A com emergência ou urgência, especialmente no contexto de efusão pericárdica e dor constante,[42] embora em um grupo restrito de pacientes tenha sido relatado o manejo e otimização clínica iniciais.[123] O reparo cirúrgico aberto do HIM tipo A procede de maneira semelhante ao de DATA com duas ressalvas. Primeiro, a aorta "normal" pode não ser identificada distalmente, sendo importante o julgamento cirúrgico acerca da extensão da ressecção. Segundo, o pinçamento da aorta pode converter o HIM em uma dissecção após liberação do pinçamento, possivelmente em razão da criação de lacerações da íntima por parte da pinça.

Assim como na DA tipo B, reparos endovasculares emergiram como opção de tratamento para o HIM tipo B. Para o tipo B não complicado, as *European Consensus Guidelines* recomendam tratamento clínico inicial e observação com exames de imagem não invasivos (recomendação Classe I). Com a expansão do hematoma, desenvolvimento de hematoma periaórtico, dor recorrente ou conversão a uma dissecção verdadeira, as recomendações passam para TEVAR (Classe IIa) ou reparo aberto (Classe IIb).[42] Li e colaboradores compararam o TEVAR com o tratamento clínico e nesta pequena série demonstrou a não progressão do HIM ou da mortalidade com o tratamento endovascular.[124] Bischoff e colaboradores também compararam TEVAR com o tratamento médico e, corroborando o que foi observado por Falconi e colaboradores,[122] demonstraram não haver diferença na mortalidade precoce ou tardia, incidência de remodelamento completo ou regressão entre os dois grupos.[125] Os resultados sugeriram que o TEVAR possa ser reservado para casos específicos de HIM tipo B. A dificuldade com o TEVAR no HIM tipo B é determinar a extensão a ser abrangida, de forma similar à determinação da extensão do reparo aberto. Visto que (por definição) não há laceração primária da túnica íntima, a área abrangida é uma estimativa de onde se iniciou o processo ou é definida no caso de hematoma periaórtico ou UAP associada.[126]

### Úlcera aórtica penetrante

Conforme denotado, a UAP envolve tanto a túnica íntima quanto a média e surge a partir de uma ulceração de uma placa aterosclerótica que penetra na lâmina elástica. Pode estar associada a HIM, servir como local de desenvolvimento de DA ou levar ao desenvolvimento de pseudoaneurisma sacular. Coady e colaboradores observaram que 7,6% de seus pacientes tratados para DA tipo A ou B também apresentavam UAP associada.[127] A UAP isolada corresponde a 2 a 7% das síndromes aórticas agudas (SAA)[128] e, embora haja predominância geral ligeiramente maior em homens,[127] a UAP ocorre com maior frequência na aorta torácica de mulheres e aorta abdominal de homens.[129] Ao se considerar somente a aorta torácica, o local de predominância da UAP é a aorta descendente com 90% de incidência tanto em homens quanto em mulheres.[130]

Diferentemente da DA e do HIM, a UAP pode não vir acompanhada de dor. Em um estudo realizado pelo Mayo Center, 87% dos pacientes com UAP eram assintomáticos no momento do diagnóstico[129] e a úlcera frequentemente é identificada de maneira acidental. A UAP é definida como uma saculação focal presente em uma área de calcificação da íntima ou uma área com aterosclerose difusa ao exame de TC contrastada.

A UAP assintomática pode ser tratada de forma clínica com terapia de estresse da parede e observação de rotina com exames de imagem, embora tenha sido sugerida a intervenção precoce para úlceras grandes, especificamente cujo maior diâmetro seja superior a 20 mm ou cujo colo seja maior que 10 mm.[131] Essa abordagem não foi validada de forma longitudinal.[128] Com o reparo cirúrgico aberto, o segmento envolvido é excisado e substituído por um enxerto protético ou homólogo. Todavia, como a UAP ocorre associada com e definida por presença de aterosclerose e calcificação grave, é difícil encontrar um trecho de aorta normal proximal ou distal para realizar a sutura. Embora os estudos sobre a eficácia do reparo endovascular para UAP sejam escassos, dados limitados demonstram bons resultados com o TEVAR para reparo de UAP e formação ou ruptura de pseudoaneurisma.[128] Os mesmos desafios do reparo aberto, isto é, a aterosclerose extensa, representam problemas quando a doença aterosclerótica se estende para vasos periféricos (vasos de acesso) ou quando a presença de trombo laminado associado à UAP dificulta a determinação de uma zona de fixação segura.[26]

### Trauma contundente de aorta torácica

A incidência geral de trauma contundente de aorta torácica (TCAT) como parte das admissões por trauma é de 0,3% com base em uma análise realizada pelo *National Trauma Databank* durante 5 anos.[132] Dos 3114 pacientes com TCAT, 4% se encontravam mortos no momento da admissão e 19% morreram durante a triagem. Excluindo-se tais pacientes, 31% também apresentavam trauma craniano grave e 29% apresentavam trauma abdominal grave.[132] Acidentes automobilísticos continuam sendo o mecanismo mais comum de trauma aórtico (> 70%),[133] podendo haver envolvimento de TCAT em 33% dos óbitos por acidente automobilístico ocorridos em 2010.[134]

Embora toda a aorta seja suscetível a TCAT, o local mais comum de trauma é o istmo (aproximadamente 54 a 66%), com base em estudos de necropsias,[135] e a lesão é tipicamente uma laceração transversal. Diferentes mecanismos foram propostos para a patogênese do TCAT com base em diversas forças mecânicas que podem ser potencialmente aplicadas na aorta. Um mecanismo proposto foi o "estiramento" da parede da aorta secundário a uma fraqueza intrínseca na região do istmo e certamente a imobilidade da aorta descendente distal em relação ao arco aórtico e aorta ascendente.[136] Outra hipótese inclui estresses de flexão, torção e estresse de cisalhamento sobre a coluna em traumas de alto impacto.[137] Um terceiro mecanismo seria a hipótese da alavanca de Arquimedes, cujo eixo longo seria a aorta proximal e arco aórtico, e o eixo curto seria o istmo da aorta, com os grandes vasos atuando como ponto de pivoteamento.[138] Simulações de impacto de acidentes automobilísticos demonstraram que as forças aumentadas mediadas pelo "eixo longo" produzem estresse suficiente sobre o "eixo curto", resultando em ruptura.[138] É provável que a etiologia do TCAT envolva uma combinação de todos os mecanismos propostos.

A classificação do TCAT baseia-se na extensão da lesão das camadas da parede aórtica. Existem quatro graus que variam desde laceração da túnica íntima (Grau I) até ruptura (Grau IV), cada qual com diferentes estratégias de manejo (Figura 62.7).

Traumas de grau I não causam alteração no contorno externo da aorta e são mais facilmente visibilizados com CTA ou USIV, visto que a angiografia pode ser interpretada como normal. O trauma grau II resulta em contorno aórtico anormal que pode ser visibilizado na CTA, USIV ou angiografia. Já os traumas graus

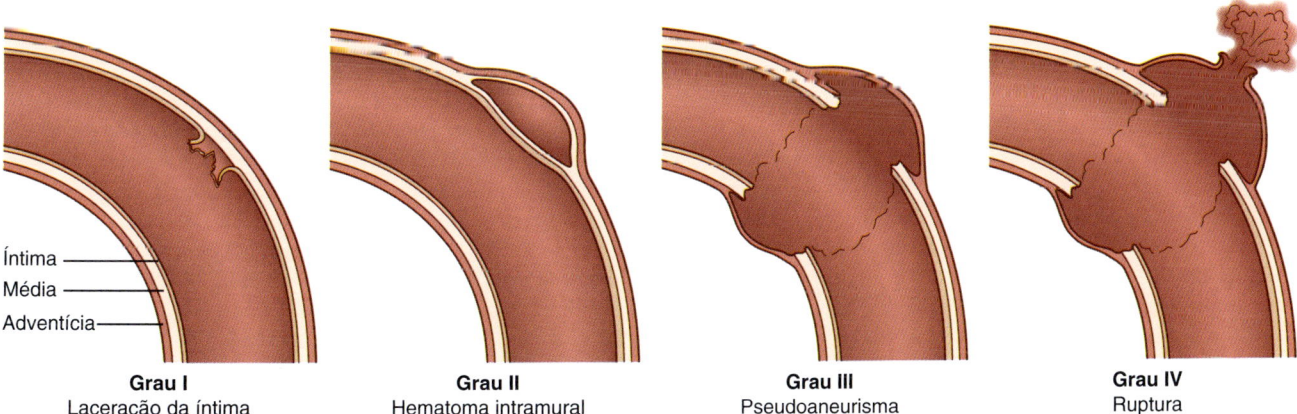

**Figura 62.7** Classificação do trauma contundente de aorta torácica.

III e IV podem ser visibilizados em qualquer modalidade de imagem. Na época do estudo *American Association for the Surgery of Trauma multicenter trial of BAI* (AAST I), a aortografia era a modalidade diagnóstica mais comumente utilizada, e o tratamento padrão era o reparo aberto cirúrgico em pacientes estáveis.[139]

O achado mais comum da radiografia simples de tórax é o mediastino alargado, embora também possa haver presença de espessamento pleural apical, perda da janela aortopulmonar, desvio à direita das estruturas mediastinais ou do tubo endotraqueal (quando presente), ou depressão do brônquio principal esquerdo. A TC multidetector contrastada é o atual padrão ouro para diagnóstico de TCAT na versão atualizada do AAST.[139] O tratamento moderno mudou dramaticamente com as opções de controle agressivo da pressão arterial e maior indicação para reparo endovascular. As atuais diretrizes da SVS recomendam manejo com controle rigoroso da pressão arterial e exames de imagem seriados (repetição da CTA em 6 semanas) para traumas grau I – visto que muitos se resolvem espontaneamente[140] – e reparo para graus II a IV. Na revisão de Arthurs e colaboradores, 68% dos pacientes com TCAT que sobreviveram ao tratamento foram tratados de forma clínica, embora o reparo aórtico tenha melhorado de forma independente após o controle das lesões associadas.[132]

Para o tratamento clínico do TCAT grau I, Fabian e colaboradores recomendaram manutenção da pressão arterial sistólica inferior a 100 mmHg ou pressão arterial média inferior a 80 mmHg, juntamente com controle da frequência cardíaca para menos que 100 bpm.[139] Esses parâmetros foram mantidos com uso de betabloqueadores intravenosos (esmolol ou labetalol).[139] O nitroprussiato foi adicionado nos casos em que a pressão arterial satisfatória não foi atingida somente com betabloqueadores.

Desde o primeiro relato de reparo endovascular de uma lesão traumática da aorta torácica em 1997 por Kato e colaboradores,[141] os dados têm aumentado significativamente no sentido de apoiar o uso de endopróteses em vez do reparo tradicional aberto. A experiência anterior não demonstrou diferença na taxa de mortalidade entre o reparo aberto e o endovascular (19% *versus* 18%, respectivamente).[132] A melhora das técnicas e da tecnologia levou a taxas consistentemente reduzidas de mortalidade (8 a 9% *versus* 19%), paraplegia (0,5 a 3% *versus* 3 a 9%) e doença renal em estágio terminal (5% *versus* 8%), bem como incidência comparável de acidente vascular encefálico (2,5% *versus* 1%).[142] A SVS recomenda que o momento do reparo ocorra dentro de 24 horas quando não existirem outras lesões graves, que o reparo seja realizado imediatamente após tratamento de outras lesões, ou que seja realizado no mínimo antes que o paciente seja liberado do hospital.[140] Também recomendam reparo endovascular em candidatos anatomicamente adequados com revascularização seletiva da ASC esquerda, administração de heparina de rotina (em dose menor que para o TEVAR), anestesia geral e exposição aberta da artéria femoral.[140] A presença de zona de selagem proximal adequada de 2 cm em muitos casos requer abrangência parcial ou completa da ASC esquerda, visto que o istmo da aorta é o local mais comumente acometido. Segundo as diretrizes de prática da SVS, a decisão acerca de se realizar revascularização da ASC esquerda deve ser individualizada e deve considerar a condição da anatomia da vértebra direita e da circulação posterior, disponibilidade de cirurgiões experientes, condição do paciente e presença de outras lesões.[140] A revascularização é realizada por meio de ponte carotídea subclávia. Pacientes com trauma de aorta ascendente e arco aórtico devem ser submetidos a reparo aberto quando viável, visto não serem candidatos ao reparo endovascular.

# CONSIDERAÇÕES ESPECÍFICAS DO TRATAMENTO CIRÚRGICO

O tratamento cirúrgico da doença aórtica, seja aberto, endovascular ou abordagem híbrida, está em constante refinamento à medida que novas técnicas, dispositivos e conhecimento sobre as doenças vão evoluindo. O texto a seguir não tem a pretensão de ser um resumo de "como eu faço isso" mas, sim, uma breve síntese das considerações especiais de doenças específicas com uma apreciação do que cada paciente apresenta como conjunto peculiar de desafios.

## Dissecção aórtica tipo A aguda

O reparo cirúrgico aberto da DATA aguda continua sendo o padrão de tratamento para pacientes candidatos cirúrgicos. Conforme relatado pela base de dados IRAD, em centros médicos terciários com especialização no tratamento de DATA entre os anos de 1995 e 2013, a proporção de pacientes tratados de forma clínica caiu de 21% para 10%, com queda correspondente da mortalidade de 25% para 18%.[143] As contraindicações relativas à cirurgia incluem idade avançada,[144] múltiplas comorbidades e o estado neurológico. Stamou e colaboradores não observaram diferença na mortalidade cirúrgica ou morbidade grave ao compararem pacientes com idade superior a 70 anos e pacientes mais jovens,[145] embora pacientes octogenários tenham demonstrado desfechos piores.[146] Os dados do IRAD não demonstraram diferença no desfecho de octogenários tratados com intervenção cirúrgica comparada à intervenção clínica.[147] A presença de acidente vascular encefálico ou coma exerce significativo impacto sobre a sobrevida hospitalar, embora tenha havido melhora na sobrevida de pacientes submetidos a reparo cirúrgico comparados a pacientes tratados clinicamente. Em 84,3% dos pacientes com acidente vascular encefálico submetidos a reparo cirúrgico, observou-se resolução do déficit neurológico.[148] Contraindicações mais leves incluem risco de hemorragia secundária à medicação antitrombótica e recusa do paciente em receber transfusão sanguínea (como no caso de paciente testemunha de Jeová).

Tomada a decisão de proceder com a cirurgia, o objetivo primário é eliminar a laceração e obliteração do falso lúmen da raiz aórtica e aorta ascendente. A conclusão bem-sucedida desses objetivos geralmente abordará questões secundárias, como insuficiência de valva aórtica e má-perfusão visceral distal. Considerações específicas incluem a estratégia de canulação, proteção cerebral, condução da circulação extracorpórea e extensão proximal e distal da ressecção e do reparo.

Tradicionalmente, a canulação femoral era o acesso primário para estabelecimento do fluxo de entrada para a circulação extracorpórea, em parte devido à capacidade de obtenção do acesso por via cirúrgica ou percutânea. A decisão acerca de qual vaso acessar é paradoxal, no sentido de que a artéria femoral com maior probabilidade de ser contígua com o lúmen verdadeiro é a artéria sem pulso (devido ao colapso da luz verdadeira). A situação clínica de colapso do lúmen verdadeiro e canulação do vaso incorreto resultaria em alta pressão na linha do circuito. É incomum ocorrer má-perfusão com a canulação femoral. O acesso através da artéria axilar tornou-se popular em parte devido à possibilidade de uso dessa abordagem como parte de uma técnica de perfusão cerebral seletiva durante períodos de parada circulatória.[149] Os benefícios adicionais incluem evitar ateroembolização e perfusão de falso lúmen.[150] Outras abordagens incluem acesso arterial pelo ápice do ventrículo esquerdo com uma cânula que atravessa a valva aórtica,[151] canulação direta do lúmen verdadeiro após transecção da aorta ascendente (técnica de "Samurai"[152]) e canulação guiada por ultrassonografia da aorta ascendente/arco aórtico utilizando a técnica de Seldinger.[153]

Salvo algumas exceções, o reparo da DATA aguda é realizado com um período de parada circulatória hipotérmica. A abordagem inicial ao arco relatada por DeBakey e colaboradores[154] incluía múltiplos cateteres nos grandes vasos e uma das artérias femorais para permitir fluxo de entrada sem parada circulatória. A parada circulatória hipotérmica (Tabela 62.3) permite estabelecimento de um campo cirúrgico limpo que possibilita avaliação da aorta ascendente distal e arco aórtico, a fim de confirmar a integridade da túnica íntima, continuidade do enxerto com o lúmen verdadeiro e oclusão do falso lúmen.[155]

A parada circulatória hipotérmica profunda proporciona 30 a 40 minutos de tempo de proteção cerebral; a hipotermia profunda por si só é suficiente para o reparo distal aberto e de hemiarco. O emprego de perfusão circulatória cerebral anterógrada seletiva (PCAS) unilateral ou bilateral estende esse tempo de proteção. Com o advento da PCAS, a hipotermia moderada demonstrou-se segura e efetiva.[156] A perfusão cerebral durante a PCAS (com canulação da artéria axilar direita) é realizada através da carótida direita e admite ausência de estenose da mesma e polígono de Willis intacto. Já foi manifestada preocupação com coagulopatia secundária à hipotermia,[157] embora o reaquecimento adequado possa ser suficiente para tratar tal questão.[158]

Após canulação bem-sucedida e estabelecimento da circulação extracorpórea no paciente, inicia-se o resfriamento sistêmico com temperatura-alvo baseada na preferência e experiência do cirurgião e nas características do paciente. Em geral, realiza-se aplicação tópica de gelo na cabeça do paciente, embora a evidência de eficácia de tal prática seja limitada.[159] Atualmente, não há um consenso acerca da velocidade de resfriamento ou estratégia de manejo do equilíbrio ácido-base (teoria alfa-stat ou pH-stat) durante o resfriamento, de forma que o cirurgião deve discutir com a equipe de anestesia e perfusão qual será a temperatura-alvo como parte do planejamento cirúrgico. Não é necessário realizar pinçamento de rotina da aorta ascendente durante o resfriamento. Pode ocorrer distensão do ventrículo esquerdo devido à presença de insuficiência da valva aórtica. Caso a distensão seja significativa, o ventrículo poderá ser despressurizado de várias formas, incluindo inserção de cateteres na veia pulmonar superior direita, artéria pulmonar ou diretamente no ápice ventricular. Em caso de insucesso na despressurização, pode-se pinçar a aorta ascendente e realizar transecção proximal com concomitante proteção do miocárdio via cardioplegia retrógrada ou anterógrada direta. A sugestão seria finalizar a porção proximal do reparo enquanto a aorta ascendente está pinçada durante a fase de resfriamento, a fim de reduzir a extensão do período de circulação extracorpórea.[160] Todavia, o tempo de cirurgia sofre maior influência do reaquecimento do que da fase de resfriamento. Ademais, quando a anastomose distal é realizada primeiro, esta pode ser testada por meio de visibilização direta de toda a linha de sutura, com início do reaquecimento concomitante com o procedimento da aorta proximal.[42]

Quando se utiliza perfusão cerebral seletiva e parada circulatória, posiciona-se o paciente em posição de Trendelenburg após obtenção da temperatura-alvo, o que permite encher o campo cirúrgico com $CO_2$ para minimizar microbolhas cerebrais durante abertura do arco. A aorta ascendente é aberta e o arco é então examinado. Decidida a extensão do reparo, realiza-se pinçamento da base da artéria inominada e início da PCAS com taxa típica de 15 m$\ell$/kg e pressão de perfusão de 40 a 50 mmHg. A extensão do reparo proximal e distal também já foi objeto de debate. A raiz da aorta frequentemente está envolvida, sendo muitas vezes suficiente a ressuspensão das comissuras da valva aórtica com reaproximação das paredes dos seios para promover a integridade da aorta e correção da insuficiência da valva. Caso contrário, aborda-se a raiz no momento do reparo. Assim como no caso de substituição eletiva da raiz (ver adiante), isso pode ser realizado de diversas formas, embora a meta deva ser escolher o procedimento que possa ser realizado de maneira mais eficiente e bem-sucedida.

### Substituição da raiz aórtica

A substituição da raiz aórtica é realizada primariamente em doença aneurismática ou DATA, embora também possa ser realizada em alguns casos de endocardite de valva aórtica e reoperação para substituição da valva. Existem três abordagens padrão para a substituição da raiz aórtica: enxertos valvulares compostos (EVC, mecânicos ou biológicos), substituição tissular completa (por enxerto homólogo cadavérico ou autólogo [procedimento de Ross]) e substituição da raiz poupando a valva (remodelamento, reinserção e *Florida Sleeve*).

Conforme denotado previamente, os limites da raiz aórtica são o ânulo aórtico no aspecto proximal e a junção sinotubular no aspecto distal; os componentes da raiz incluem a valva aórtica e os óstios das artérias coronárias. Portanto, quando se realiza reparo ou substituição da raiz aórtica, salvo algumas exceções, as coronárias são sempre reimplantadas ou com derivação, a valva é abordada (substituída ou não) e a parada circulatória não é necessária, exceto quando também há acometimento da aorta ascendente com necessidade de substituição.

Modificações do procedimento originalmente descrito por Bentall e colaboradores[161] tornaram a expressão "procedimento de Bentall" um anacronismo. A descrição original envolvia um EVC com técnica de inclusão para tratar as coronárias (ou seja, sutura das coronárias no enxerto não como botões de Carrel, mas em aposição lateral). Wheat precedeu Bentall em uma publicação anterior descrevendo uma técnica na qual a valva e o enxerto eram separados e as coronárias eram reimplantadas em "línguas da parede aórtica" que se estendiam desde o ânulo.[162] O trabalho subsequente de Kouchoukos e colaboradores[163] incorporou a atualmente familiar técnica do botão coronário. O conceito de enxerto valvulado composto evoluiu para composições pré-construídas, inicialmente com uma valva mecânica seguida por valvas biológicas como opção. Com a opção de valva mecânica e biológica, as indicações para o tipo de EVC utilizado são as mesmas para a substituição de valva (p. ex., valvas mecânicas em pacientes mais jovens devido à durabilidade e valvas de tecido em pacientes mais idosos ou nos quais a anticoagulação não é uma opção razoável).

**Tabela 62.3** Nível de hipotermia e duração da parada circulatória.

| Nível | Temperatura nasofaríngea (°C) | Duração segura estimada da parada circulatória (min) |
|---|---|---|
| Hipotermia leve | 28,1 a 34 | < 10 |
| Hipotermia moderada | 20,1 a 28 | 10 a 20 |
| Hipotermia intensa | 14,1 a 20 | 20 a 30 |
| Hipotermia profunda | ≤ 14 | 30 a 40 |

Adaptada de Yan TD, Bannon PG, Bavaria J, et al. Consensus on hypothermia in aortic arch surgery. *Ann Cardiothorac Surg.* 2013;2:163-168.

O equilíbrio entre o desejo de se obter um substituto valvular ou da raiz durável e evitar a anticoagulação por toda a vida conduziu a muitas técnicas inovadoras. O trabalho de Lower e Shumway[164,165] e promovido por Ross resultou no epônimo procedimento de Ross.[166] A técnica consiste em um autotransplante da valva pulmonar para a posição aórtica e subsequente substituição da raiz da artéria pulmonar com enxerto homólogo cadavérico. Embora o procedimento nunca tenha atingido popularidade em pacientes adultos, continua sendo uma alternativa viável, especialmente quando realizado em ambiente de alto volume.[167] Uma alternativa ao procedimento de Ross é a substituição da raiz aórtica por um enxerto homólogo cadavérico, notavelmente no contexto de endocardite aórtica com destruição do ânulo aórtico. Ambos os procedimentos possuem a vantagem teórica de não necessitar da anticoagulação, bem como aumento da durabilidade comparados à valva de tecido. Todavia, são ambas técnicas desafiadoras cujos desfechos dependem da experiência do cirurgião.

A dilatação da raiz aórtica ou da junção sinotubular em razão de um aneurisma em aorta ascendente pode resultar em insuficiência da valva com folhetos normais. Nesse caso, a substituição da valva normal durante o tratamento da raiz aórtica parece exagerada. No caso de dilatação da junção sinotubular isolada, a substituição da aorta ascendente com enxerto de tamanho menor pode ser suficiente para restaurar a competência da valva.[168] Já na situação de dilatação da raiz e valva anatomicamente normal, duas abordagens poupadoras da valva foram popularizadas: a técnica de remodelamento e a técnica de reimplantação, popularizadas respectivamente por Yacoub e David. Miller resumiu as técnicas como David I a V (Tabela 62.4).[169]

Embora a descrição de cada uma das técnicas poupadoras da valva vá além do escopo deste capítulo, Miller resume as diferenças entre o remodelamento de Yacoub e a reimplantação de David pelo número de linhas de sutura; o remodelamento utiliza duas linhas de sutura aórtica e a reimplantação utiliza três. Ambas envolvem enxerto de Dacron como neoaorta e, conforme mencionado anteriormente para a substituição da raiz, ambas necessitam de reimplantação dos óstios coronarianos. Há uma exceção à questão de sempre reimplantar as coronárias (i. e., a técnica *Florida Sleeve*[170] na qual são criadas "janelas" no enxerto de Dacron para acomodar as coronárias).

### Cirurgia aberta da aorta torácica descendente

O reparo aberto da doença de aorta torácica mudou dramaticamente desde a introdução de técnicas endovasculares. Embora o TEVAR possua papel predominante no tratamento de tais doenças, ainda existem situações nas quais o conhecimento acerca da abordagem aberta constitui uma importante parte do arsenal do cirurgião. Conforme mencionado anteriormente, o TEVAR pode nem sempre ser adequado ou exequível para algumas DA tipo B e, salvo algumas exceções, não é aplicável a pacientes com doença de Marfan ou outros distúrbios de tecido conjuntivo. Questões ligadas à proteção da medula espinal e monitoramento intraoperatório são pertinentes tanto às técnicas abertas quanto endovasculares. As considerações específicas da cirurgia aberta incluem a necessidade e abordagem da perfusão distal ("pinçamento e sutura", circulação extracorpórea, *bypass* de coração esquerdo) e o acesso. Muitas das questões e considerações ligadas à cirurgia aberta da aorta torácica também dizem respeito a AATA (ver adiante).

O monitoramento hemodinâmico, especificamente as linhas arteriais invasivas, é necessário durante o reparo aberto de aneurismas e dissecções torácicos e pode envolver tanto acessos superiores quanto inferiores dependendo do planejamento cirúrgico. A cateterização da artéria pulmonar em geral não é útil durante o período intraoperatório, mas pode sê-lo no manejo pós-operatório. O uso de ETE é razoável na cirurgia aberta (bem como no TEVAR) e possui recomendação Classe IIa em recomendações de consenso de 2010.[171] Uma segunda recomendação de monitoramento se refere à perfusão da medula espinal, dado o potencial de lesões isquêmicas da medula após cirurgia de aorta torácica. Embora não seja uma modalidade terapêutica, o monitoramento do potencial motor ou somatossensorial pode ajudar a orientar a terapia e alterações do manejo intraoperatório.[171]

É muito importante evitar a lesão da medula espinal por isquemia nas cirurgias da aorta torácica e toracoabdominal, tanto na abordagem aberta quanto endovascular. Adjuvantes utilizados incluem a drenagem do líquido cefalorraquidiano (LCR), perfusão distal (seja pelo *bypass* de coração esquerdo ou circulação extracorpórea com canulação femorofemoral), hipotermia e farmacoterapia. O embasamento por trás da drenagem do LCR é aumentar a pressão de perfusão da medula espinal (PPME) por meio da diminuição da pressão do LCR. Por definição, a PPME equivale a:

PPME = Pressão distal aórtica média – (pressão do LCR + pressão venosa central)

Portanto, a PPME pode ser aumentada favoravelmente com o aumento da pressão aórtica distal, redução da pressão do LCR (por meio da drenagem) e redução da pressão venosa central. O manejo da drenagem de LCR varia entre a determinação de um limite de pressão (p. ex., 10 a 15 mmHg) até a drenagem em taxa constante (p. ex., 10 a 20 m$\ell$/h). Independentemente da abordagem utilizada, duas questões necessitam ser lembradas. Primeiro, na situação de mudança aguda do estado neurológico, a drenagem imediata de 10 a 20 m$\ell$ de LCR pode salvar a medula espinal. Segundo, as duas outras variáveis relacionadas à PPME – pressão aórtica média e pressão venosa central – também podem ser manipuladas para maximizar a PPME. A drenagem de LCR não é inócua, podendo quase 10% dos pacientes desenvolver cefaleia pós-punção dural e 2,8% apresentar risco de hemorragia intracraniana, sendo a maioria dos casos por hematoma subdural.[172]

A manutenção de pressão aórtica distal e perfusão de ramos viscerais (incluindo colaterais da medula espinal) pode ser suplementada com suporte circulatório. Para procedimentos da aorta torácica associados com dissecção, a circulação extracorpórea pode ser preferível por fornecer não somente suporte circulatório, como também um mecanismo de regulação da temperatura e infusão rápida de volume. Tanto em procedimentos da aorta torácica quanto toracoabdominal, o uso de parada circulatória hipotérmica

**Tabela 62.4** Classificação de Miller da substituição de raiz aórtica poupando a valva de David.

| Nome | Classificação | Descrição |
| --- | --- | --- |
| David I | Reimplantação | Implantação em enxerto de tubo cilíndrico |
| David II | Remodelamento | Yacoub clássico |
| David III | Remodelamento | David II com anuloplastia aórtica |
| David IV | Reimplantação | David I com enxerto 4 mm maior e plicatura na junção sinotubular |
| David V | Reimplantação | David I com enxerto 6 a 8 mm maior e plicatura na junção sinotubular e no ânulo para criar pseudosseios |

Adaptada de Miller DC. Valve-sparing aortic root replacement in patients with the Marfan syndrome. *J Thorac Cardiovasc Surg.* 2003;125:773-778.

tem sido preferível por eliminar a necessidade de pinçamento proximal e sequencial (e dissecção periaórtica), proporcionar fácil acesso ao arco, campo livre de sangue e capacidade de devolver todo o sangue derramado para o circuito de perfusão.[173] Coselli e colaboradores observaram que não houve diferença na incidência de paraplegia em aneurismas da aorta torácica descendente manejados com *bypass* de coração esquerdo comparado à técnica de "pinçamento e sutura" (4% *versus* 2,3%, respectivamente, P = 0,3).[174]

## Aneurismas de aorta toracoabdominal

Para o reparo do AATA, necessita-se de uma incisão que acesse tanto o compartimento torácico quanto abdominal, o que representa estresse fisiológico significativo. Por isso, os exames pré-operatórios são mais extensos, incluindo testes de função pulmonar e avaliação mais intensa da função cardíaca. Ainda que o reparo possa ser realizado por meio da técnica de pinçamento e sutura, a maioria dos centros de alto volume executa reparo com *bypass* de coração esquerdo ou circulação extracorpórea com parada hipotérmica.[173,175] Essa abordagem é especificamente vantajosa para AATA de Extensão II sem localização segura para o pinçamento da maior parte da aorta proximal.

Assim como nos procedimentos da aorta descendente torácica, a paraplegia é uma complicação incomum, porém temida, do reparo de AATA. A mortalidade após AATA é significativamente maior quando ocorre paraplegia.[176] O risco de paraplegia aumenta com o AATA de Extensão II, AATA associado a uma DA, quadros agudos ou cirurgia prévia de aorta infrarrenal.[177] O aumento da PPME pode oferecer proteção, conforme discutido anteriormente. Outras abordagens que maximizam a PPME incluem a reimplantação de artéria intercostal[178] e manutenção de perfusão central. Estratégias que diminuem a taxa metabólica da medula espinal podem incluir o uso pré-operatório de corticosteroides,[179] uso de infusão de naloxona,[180] hipotermia moderada (até 34°C)[181] e administração de propofol imediatamente antes do pinçamento.[182]

A construção do componente visceral do enxerto pode depender da causa subjacente para reparo. Em pacientes com AATA degenerativo, o botão de Carrel pode ser considerado para reimplantação dos vasos viscerais. Essa abordagem pode simplificar a cirurgia e reduzir o período de isquemia visceral, embora também possa trazer risco de degeneração futura da aorta residual e subsequente formação de pseudoaneurisma.[183] Para casos de distúrbio de tecido conjuntivo ou degeneração aneurismática de uma dissecção prévia, muitos considerarão o uso de próteses com ramos individuais para cada artéria visceral, eliminando assim qualquer tecido aórtico suspeito durante o reparo.

## Reparo aberto de aneurisma aórtico abdominal infrarrenal

O reparo aberto pode ser realizado por abordagem transabdominal ou retroperitoneal. As vantagens da primeira incluem capacidade de inspecionar o conteúdo abdominal, controle supracelíaco sem acesso ao tórax e melhor exposição da bifurcação da artéria ilíaca direita e artéria ilíaca externa. Suas potenciais desvantagens incluem formação de hérnia, maior risco de obstrução intestinal e possivelmente maior risco de fístula aortoentérica. Com essa abordagem, após inspeção dos conteúdos abdominais, o omento e cólon transverso são afastados em sentido cranial e o intestino delgado para a direita, a fim de expor o retroperitônio e o ligamento de Treitz. O ligamento é retirado e o duodeno é retraído para a direita. É preciso deixar um pouco de tecido ligado ao duodeno para fechamento do espaço após o reparo. Um afastador autoestático pode ser útil para manter a exposição ideal.

O peritônio parietal posterior é incisado para expor a aorta e a dissecção é conduzida em sentido proximal para expor o colo. A veia mesentérica inferior geralmente é encontrada e deve ser identificada, afastada ou ligada. Conforme se procede com a dissecção cranial, é possível encontrar a veia renal esquerda. Esta pode ser dupla ou passar atrás da aorta; seu trajeto deve ser identificado por meio de exames de imagem pré-operatórios. A veia renal esquerda pode ser afastada e, caso necessário, as veias adrenal e gonadal podem ser seccionadas a fim de promover maior mobilidade para a veia renal esquerda. Alguns defendem a divisão da veia renal esquerda;[184] nesse caso, deixam-se intactas as veias adrenal e gonadal, pois fornecerão subsequentemente a drenagem venosa ao rim esquerdo. É preciso obter controle da aorta proximal saudável e espaço suficiente para aplicar pontos de sutura com segurança. O controle pode ser circunferencial, o que permite aplicação de pinça de oclusão aórtica em sentido transversal, ou anterior e de cada lado da aorta, com dissecção para baixo no sentido da coluna vertebral.

Em seguida, procede-se com dissecção distal. Caso se considere utilização de prótese em tubo, é mais seguro controlar as artérias ilíacas proximais bilaterais a fim de evitar lesão das veias ilíacas que passam diretamente atrás destas artérias e que podem estar mais densamente aderidas à bifurcação aórtica. Em caso de necessidade de dissecção e controle arterial na bifurcação ilíaca ou além, será preciso cuidado a fim de evitar os ureteres, que atravessam anteriormente a região nesse nível.

Após término da dissecção, deve-se administrar ao paciente heparina em 10 unidades/kg antes do pinçamento, com intuito de obter tempo de coagulação ativado (TCA) de 250 a 300 segundos. Após o pinçamento, abre-se o aneurisma para remoção do trombo. A hemorragia dos vasos lombares deve ser controlada com ligaduras por sutura. A origem da artéria mesentérica inferior deve ser inspecionada. Caso o refluxo seja ausente ou intenso, a artéria poderá ser ligada; todavia, com refluxo fraco, deve-se preservar a artéria para possível reimplantação.

O enxerto de poliéster ou politetrafluoroetileno de tamanho correto é suturado no local começando por sua extremidade proximal e depois distal. Os vasos são lavados para remoção de todos os debris e o fluxo é restabelecido com cuidado de manter pressão arterial estável. Caso seja necessário enxerto bifurcado, deve-se restabelecer o fluxo de um membro de cada vez. A heparina é então revertida quando houver necessidade, a hemostasia é assegurada e em seguida é realizada investigação visual do cólon sigmoide para isquemia, e com transdutor com Doppler; caso haja isquemia, realiza-se reimplantação da artéria mesentérica inferior com botão de Carrel ou com interposição de enxerto.

A ferida é fechada em camadas, iniciadas pelo suco do aneurisma, seguido do peritônio parietal posterior para proteger o reparo dos intestinos. O restante da incisão é fechado de forma padrão.

A exposição retroperitoneal geralmente é realizada com o paciente em posição semilateral com incisão oblíqua na extremidade da décima primeira costela. A incisão pode ser estendida até o tórax para obter maior controle proximal quando necessário. Nessa abordagem, geralmente se mantém o rim esquerdo em seu lugar para se obter exposição infrarrenal, embora o rim também possa ser afastado para cima com o peritônio para possibilitar exposição mais proximal.

## Princípios endovasculares

Para todos os procedimentos endovasculares, devem ser aplicados alguns princípios, iniciando-se com o planejamento cuidadoso e escolha de tamanho correto com base nas instruções de uso do fabricante dos materiais. A avaliação dos vasos de acesso (em geral artérias femorais comuns ou ilíacas externas) garante diâmetro adequado, assim como a avaliação da presença de tortuosidade e calcificação. A verificação das artérias saudáveis permitirá acesso percutâneo, por meio da superfície anterior não calcificada da artéria femoral comum com dispositivo de micropunção 5F com auxílio de ultrassom e confirmação angiográfica. A implantação de dispositivos para fechamento (quando utilizados) deve ser realizada após troca do fio-guia pelo introdutor 7F. Em seguida, após remover a bainha 7F, realiza-se uma série de trocas de fio-guia e cateter que resulta no posicionamento da bainha de tamanho adequado para o dispositivo de endoprótese selecionada.

Vasos de acesso questionáveis podem necessitar de exposição femoral aberta, com ou sem uso de prótese tubular na artéria ilíaca mais proximal. No caso de uso de prótese tubular, o diâmetro de 10 mm em geral garantirá passagem do dispositivo. Após obtenção do acesso, utilizam-se fios-guia para introdução da endoprótese. O paciente recebe anticoagulação com heparina para se obter TCA de 250 a 300 segundos, que será mantido até o final do procedimento. É crucial evitar a exposição à radiação, com a recente implementação de fusão de imagem (projeção da CTA pré-operatória em imagens fluoroscópicas intraoperatórias bidimensionais [fusão 2D-3D]) demonstrando redução da exposição.[185] Após término do implante da endoprótese e acomodação com balão, realiza-se um angiograma final para investigar presença de extravasamentos internos. Extravasamentos tipo 1 e 3, quando presentes, são tratados antes do término do procedimento. Em caso de utilização de endoenxerto fenestrado, será preciso confirmar a perfusão dos rins, a ausência de tortuosidade (*kinking*) da artéria renal e a dissecção ou lesão renal.

O fechamento das incisões abertas é padrão após reversão da heparina. Para o acesso percutâneo, removem-se os introdutores com um fio-guia à medida que são fixados os pontos de sutura. A manutenção do acesso com o fio-guia é importante nesse momento caso ocorra lesão de artéria ilíaca que necessite de controle vascular e/ou reparo endovascular, ou quando há necessidade de inserção de algum outro percutâneo de fechamento adicional. Os fios podem então ser removidos após hemostasia satisfatória.

### Abordagens endovasculares à aorta torácica

Não há estudos controlados randomizados que comparem o reparo endovascular e aberto da aorta torácica, embora estudos não randomizados, meta-análises e comparações retrospectivas tenham sugerido menor incidência de mortalidade perioperatória e morbidade, incluindo paraplegia. No estudo de fase II da FDA utilizando o dispositivo GORE TAG (RAG; W. L. GORE, Flagstaff, Arizona, EUA), Makaroun e colaboradores documentaram taxa de mortalidade de 1,5, 1,5 e 0% aos 30 dias, 1 ano e 2 anos, respectivamente.[186] Os eventos adversos graves iniciais incluíram acidente vascular encefálico (4%) e paraplegia (3%), os quais foram favoravelmente comparáveis a dados históricos. Aos 5 anos, a mortalidade relacionada ao aneurisma foi de 2,8% em pacientes tratados com abordagem endovascular, comparados a 11,7% no tratamento controle aberto, embora não tenha havido diferença ao se considerar a mortalidade por todas as causas (68% de sobrevida no grupo endovascular comparada a 67% no grupo de abordagem aberta).[187] Conforme mencionado anteriormente, uma metanálise realizada por Cheng e colaboradores utilizando TEVAR comparado ao reparo aberto demonstrou redução da mortalidade por todas as causas aos 30 dias e 1 ano (razão de probabilidade 0,44 e 0,73, respectivamente), com perda da redução da mortalidade por todas as causas após 1 ano.[52] A incidência geral de acidente vascular encefálico foi similar entre os dois grupos. Essa metanálise revelou que o benefício primário do TEVAR sobre a cirurgia aberta é a redução significativa do risco de paraplegia e paraparesia.[52] Portanto, ao menos no período de acompanhamento inicial, a redução da mortalidade por todas as causas e complicações favorece o TEVAR, especialmente em pacientes de alto risco cirúrgico com anatomia favorável.

As questões para se considerar a anatomia favorável incluem locais de fixação adequados com possível abrangência da ASC esquerda, anatomia de artérias vertebrais, angulação e tortuosidade da aorta, tamanho e gravidade da doença das artérias de acesso planejadas e presença de AAA concomitante. Para as zonas de fixação, geralmente se considera adequada obtenção de zona de selagem proximal de extensão da mesma quando a aorta se apresentar particularmente tortuosa ou angulada. Conforme observado na Figura 62.4, existem cinco potenciais zonas para a aorta ascendente, arco aórtico e aorta descendente proximal torácica:

- Zona 0: proximal à artéria inominada
- Zona 1: proximal à artéria carótida comum esquerda
- Zona 2: proximal à origem da ASC esquerda
- Zona 3: aorta descendente proximal torácica menos que 2 cm da ASC esquerda
- Zona 4: mais que 2 cm após a ASC esquerda até a porção proximal da aorta descendente (nível do corpo vertebral da T6).

Lesões proximais da aorta torácica podem necessitar de abrangência da ASC esquerda (*i. e.*, fixação em zona 2). Em pacientes com revascularização coronariana prévia com uso de derivação *in situ* de artéria mamária interna*, é essencial realizar revascularização da ASC esquerda antes da cobertura da zona 2 a fim de prevenir isquemia do miocárdio. A incidência geral relatada da cobertura da ASC esquerda em estudos realizados em um único centro varia de 23% até mais que 40% com ou sem revascularização da ASC esquerda.[188,189] No estudo multicêntrico *European Collaborators on Stent/Graft Techniques for Aortic Aneurysm Repair* (EUROSTAR), foi relatada necessidade da cobertura da ASC esquerda em 26% dos 606 casos.[190] Nesse estudo, houve incidência de 2,5% de paraplegia ou paraparesia e 3,1% de acidente vascular encefálico. A análise de regressão multivariada demonstrou correlação entre a isquemia de medula espinal e a cobertura da ASC esquerda sem revascularização (razão de probabilidade 3,9, P = 0,027). Paraplegia e acidente vascular encefálico ocorreram em 8,4% dos pacientes com cobertura da ASC esquerda nos quais não foi realizada a revascularização profilática, comparados com 0% quando a revascularização foi realizada.[190] Freezor e colaboradores observaram que, em seus pacientes submetidos a TEVAR e que sofreram acidente vascular encefálico, 78% dos casos ocorreram na região da circulação posterior, o que enfatiza a importância da avaliação da anatomia das artérias vertebrais de forma pré-operatória, a fim de determinar quais apresentam maior risco de comprometimento da circulação posterior com a cobertura aguda da ASC esquerda. Todos os pacientes deste estudo tiveram cobertura da zona 0 a 2 e somente um dos seis pacientes necessitou de ponte carótida-subclávia preventiva.[191]

Buth e colaboradores também observaram que, além da cobertura da ASC, o uso de três ou mais *stents* exerce impacto significativo sobre o desenvolvimento de isquemia de medula espinal (razão de probabilidade 3,5, P = 0,43). Uma metanálise realizada por Cooper e colaboradores relatou incidência de isquemia de medula espinal de 2,3% sem a cobertura da ASC comparada com 2,8% com a cobertura da ASC (razão de probabilidade combinada de 2,39).[192]

Como os ramos do tronco tireocervical e artéria vertebral contribuem com a artéria espinal anterior, a revascularização pode ser importante para prevenir isquemia da medula. Woo e colaboradores relataram indicação de revascularização da ASC esquerda que incluiu artéria vertebral esquerda dominante, estenose, atresia, hipoplasia ou ausência de artéria vertebral direita, sistema vertebrobasilar incompleto, histórico de isquemia de braço e ponte de artéria mamária interna esquerda* – artéria descendente anterior esquerda patente.[189] Em uma comparação realizada em um único centro, a incidência relatada de isquemia de medula espinal com TEVAR foi menor comparado ao reparo aberto (6,7% versus 8,6%, respectivamente), embora não tenha sido atingida a significância estatística.[193]

Outras propostas para reduzir o risco de isquemia de medula espinal, que não a revascularização de ASC esquerda já mencionada, incluem evitar hipotensão intra e pós-operatória, drenagem de LCR e infusão de naloxona.[194] É importante estabelecer protocolos tanto pré quanto pós-operatórios juntamente com a equipe de anestesia a fim de se atingir tais objetivos. Se o paciente necessitar de tratamento para aorta tanto abdominal quanto torácica, o estagiamento dos procedimentos permitirá desenvolvimento de colateralização adequada. O estudo EUROSTAR observou que a cirurgia aberta concomitante de aorta abdominal exerceu impacto significativo sobre o desenvolvimento de isquemia de medula espinal (razão de probabilidade 5,5), presumidamente devido à interrupção da artéria mesentérica inferior e/ou ramos das artérias intercostais e lombares.[190]

Finalmente, outra consideração para determinar a viabilidade do TEVAR é a condição dos vasos de acesso. Idealmente, o vaso de acesso adequado à introdução da maioria dos dispositivos mede 8 mm de diâmetro. O tamanho da aorta torácica em geral requer dispositivos de endopróteses maiores quando comparados ao do TEVAR e, portanto, necessitará de introdutores maiores. É importante possuir imagens da aorta abdominal e artérias ilíacas, a fim de determinar o melhor vaso de acesso com base em seu tamanho, doença e tortuosidade. Caso as artérias femoral e/ou ilíaca externa não forem adequadas, pode-se considerar o uso de prótese tubular de ilíaca comum. Em casos raros, quando nem mesmo o sistema ilíaco estiver adequado, utiliza-se prótese tubular aórtica. Uma grave complicação do TEVAR é a ruptura do vaso ilíaco após remoção do introdutor de acesso, o que requer reparo endovascular ou aberto, em geral com emprego de balão endovascular temporário para controle da hemorragia.

---

*Atualmente, artéria torácica interna (Nomenclatura Anatômica).

# 63

# Doença Arterial Periférica

*Joseph L. Mills Sr., Zachary S. Pallister*

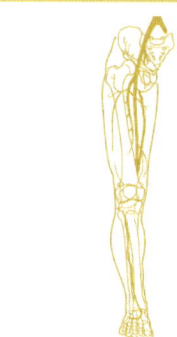

## VISÃO GERAL DO CAPÍTULO

Epidemiologia e demografia
Apresentação clínica e história natural
Fisiopatologia e anatomia
Avaliação do paciente com doença arterial periférica
Manejo clínico
Conceitos-chave do manejo: WIfI, GLASS, TAP e PLAN

Terapia endovascular *versus* cirúrgica aberta
   Terapia endovascular
   Terapia cirúrgica aberta
Vigilância
   Vigilância da terapia endovascular
   Vigilância do enxerto na revascularização cirúrgica aberta
Avaliação de desfechos

A doença arterial periférica (DAP)[a] é a condição mais comum que requer tratamento por cirurgiões vasculares e especialistas vasculares. Durante a última década, a prevalência global de DAP continua a aumentar e é o principal fator que contribui para o aumento do consumo de recursos dos cuidados à saúde.[1,2] Estima-se que 8 a 12 milhões de indivíduos nos EUA sejam acometidos pela DAP e pelo menos 202 milhões de pessoas sofram de DAP em todo o mundo.[3] Uma metanálise[b] recente com mais de 34 estudos mostrou um aumento de 23,5% na prevalência de DAP durante a primeira década do século XXI.[4] Os principais impulsionadores deste aumento significativo na prevalência da DAP são os aumentos subjacentes dos principais fatores de risco para o desenvolvimento de DAP em todo o mundo. Esses fatores de risco incluem o envelhecimento da população (ou seja, aumento da longevidade); a epidemia global de diabetes, hipertensão e obesidade; e a persistência do tabagismo em muitas partes do mundo (Figura 63.1). Um aumento da prevalência de DAP é observado em países tanto de alta quanto de baixa renda (Figura 63.2), embora a ascensão tenha sido mais drástica em países de baixa e média rendas (aumento de 28,7%) do que nos países de alta renda (aumento de 13,1%).[3]

O impacto econômico de DAP vem crescendo em paralelo com sua prevalência aumentada, principalmente nos EUA e em muitos países industrializados. Em 2001, os tratamentos relacionados à DAP representaram aproximadamente 13% de todas as despesas do Medicare Parte A e B e contribuíram para uma carga econômica estimada superior a US$ 4,3 bilhões. Em 2004, de acordo com uma análise detalhada do *Reduction of Atherothrombosis for Continued Health (REACH) Registry*, os custos totais estimados de internações vasculares nos EUA foi de US$ 21 bilhões.[3,5] O principal fator que contribui para esses custos foi associado aos procedimentos de revascularização, particularmente o aumento do uso de intervenção endovascular (IEV).

O capítulo seguinte revisará a fisiopatologia, anatomia, apresentação clínica, história natural, diagnóstico e manejo da DAP nos membros inferiores. Embora tenham ocorrido muitos avanços terapêuticos na última década, ainda há uma impressionante falta relativa de evidências de alto nível para muitos dos tratamentos de uso comum. A condição é subdiagnosticada, o manejo clínico é subutilizado e muitas vezes não maximizado, assim como existem grandes diferenças regionais e disparidades na aplicação de procedimentos e estratégias de revascularização.

## EPIDEMIOLOGIA E DEMOGRAFIA

O envelhecimento é um importante fator de risco para o desenvolvimento de DAP. A DAP dos membros inferiores manifesta-se mais comumente em pacientes com mais de 50 anos de idade e aumenta acentuadamente a cada década a partir dos 60 anos de idade. A prevalência de DAP foi estimada em 14,5% em pacientes com mais de 69 anos de idade e em até 20% em pacientes com 80 anos de idade ou mais.[3] O tabagismo e sua intensidade também estão fortemente associados à DAP, com um estudo estimando sua fração atribuível na população em 44%.[6] Nos últimos 20 anos, tornou-se evidente que o diabetes se tornou um dos fatores de risco mais proeminentes para o desenvolvimento de DAP.[7] Há uma epidemia global de diabetes em curso e atualmente mais de 383 milhões de pessoas são afetadas; espera-se que esse número quase dobre nos próximos 15 a 20 anos. O diabetes está fortemente associado à DAP; estudos populacionais relataram razões de chances (*odds ratios*) de 1,9 a 4 (Figura 63.1).[3] Pacientes com diabetes são mais propensos a desenvolver uma úlcera no pé e apresentar uma isquemia crônica ameaçadora dos membros (CLTI,

---

[a] Em textos de origem inglesa, é comum o uso do termo MeSH (https://www.ncbi.nlm.nih.gov/mesh/), *Peripheral Arterial Disease*, como doença arterial obstrutiva periférica de etiologia exclusivamente aterosclerótica. Deve-se ressaltar que, nos textos de origem latina, a doença arterial periférica é habitualmente nomeada como "doença arterial obstrutiva periférica" ou simplesmente "obstrução arterial periférica" e envolve, além da aterosclerose, outras etiologias possíveis, como vasculites ou entrelaçamento de artéria poplítea, por exemplo.

[b] Embora seja comum usar metanálise e revisão sistemática como sinônimos, o conceito internacionalmente mais aceito é que metanálise seja reservada apenas à análise estatística, que pode ou não ser realizada em uma revisão sistemática. A revisão sistemática, sim, é o desenho de estudo que se propõe a fornecer a melhor evidência disponível para uma tomada de decisão clínica.

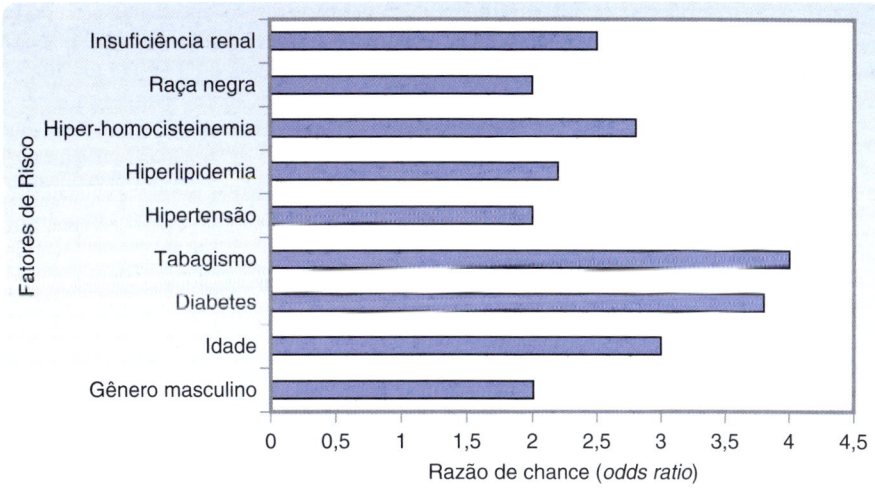

**Figura 63.1** *Odds ratios* (ORs) aproximados ou razões de chances aproximados para fatores de risco associados ao desenvolvimento de doença arterial periférica (DAP). (Adaptada de Norgren L, Hiatt WR, Dormandy JA, et al. Inter-Society Consensus for the Management of Peripheral Arterial Disease (TASC II). *J Vasc Surg.* 2007;45 Suppl S:S5-67.)

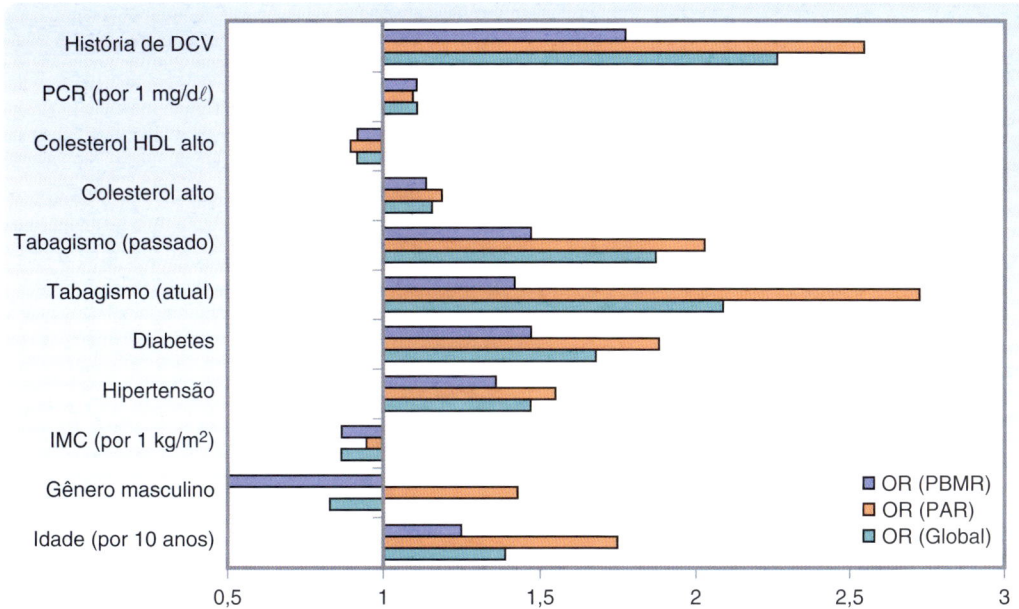

**Figura 63.2** *Odds ratios* (ORs) ou razões de chances para doença arterial periférica (DAP) em países de alta renda (*PARs*) e países de baixa e média renda (*PBMRs*). *DCV*, doença cardiovascular; *HDL*, lipoproteína de alta densidade; *IMC*, índice de massa corporal; *PCR*, proteína C reativa. (De Criqui MH, Aboyans V. Epidemiology of peripheral artery disease. *Circ Res.* 2015; 116:1509-1526.)

do inglês *chronic limb-threatening ischemia*). A hipertensão e a hiperlipidemia são os outros principais fatores de risco associados ao desenvolvimento de DAP.

## APRESENTAÇÃO CLÍNICA E HISTÓRIA NATURAL

Os pacientes podem ter DAP detectável e ainda ser completamente assintomáticos; esta situação não é incomum na população em envelhecimento, pois outros fatores podem limitar os níveis de atividade enquanto a DAP aparece como pano de fundo. Os indivíduos também podem manifestar sintomas de pernas atípicos que resultam de outras condições, como doença da coluna vertebral lombar, neuropatia, doença articular degenerativa e miopatia.

Sintomas característicos da DAP incluem claudicação vasculogênica e CLTI. A última categoria inclui dor isquêmica em repouso, úlcera isquêmica e gangrena.

Os sintomas característicos da claudicação vasculogênica são caracterizados por cãibras ou desconforto dolorido na nádega, coxa ou músculos da panturrilha que são induzidos pela caminhada e aliviados pelo repouso. A localização dos sintomas musculares muitas vezes se correlaciona ao sítio anatômico da doença, de modo que a doença aorto-ilíaca produz claudicação das nádegas e da coxa, enquanto a doença oclusiva femoropoplítea resulta na claudicação de panturrilha. Tais queixas são geralmente reprodutíveis no início, mas podem surgir mais cedo caminhando em um ritmo mais rápido ou em subidas. A claudicação vasculogênica geralmente se resolve com um curto período de repouso (o que reduz a necessidade metabólica muscular) e, diferentemente da claudicação neurogênica, não é variável no início, nem requer uma mudança de posição para resolução dos sintomas. Os sintomas relacionados à compressão da raiz nervosa geralmente são variáveis no início, podem levar muito tempo para a recuperação, podem surgir ao ficar de pé sozinho (sem andar) e muitas vezes são aliviados por mudanças na posição da coluna (como flexão da coluna ou sentado). Essas duas condições podem coexistir, e um bom histórico e exame físico muitas vezes ajudarão o clínico a diferenciá-las.

Complementando o histórico, os componentes qualitativos de um exame físico formam a base do diagnóstico de DAP. Esses componentes incluem a palpação do pulso (braquial, radial, femoral, poplíteo, tibial posterior e pedioso), observação por falta do crescimento distal do pelo na extremidade envolvida e pele seca que pode resultar de disfunção da glândula apócrina. A medição do índice tornozelo-braquial (ITB) forma a base objetiva e quantitativa da avaliação de DAP. Um ITB inferior a 0,9 tem uma sensibilidade de 79% a 95% e uma especificidade superior a 95% para estabelecer o diagnóstico de DAP em pacientes nos quais há essa suspeita.[2,3] Em alguns indivíduos, particularmente aqueles com diabetes ou idosos, a calcinose medial[c] resultará em ITBs falsamente elevados. Como as artérias dos dedos dos pés são frequentemente poupadas da calcificação, um índice hálux-braquial pode ser mensurado para quantificar a DAP em indivíduos com artérias do tornozelo não compressíveis. Um índice hálux-braquial menor ou igual a 0,7 é anormal e indica DAP hemodinamicamente significativa.[3] Se o diagnóstico de DAP for ainda duvidoso, principalmente quando sintomas convincentes estiverem presentes na condição de pulsos palpáveis, um teste ITB com exercício pode ser útil. Esse teste e outros estudos úteis serão discutidos posteriormente com mais detalhes em "Avaliação do Paciente com DAP".

A dor isquêmica em repouso é reconhecida há muito tempo como um sintoma clássico de DAP avançada e é uma manifestação de CLTI. É mais comum em fumantes do que em pacientes com diabetes melito, provavelmente mascarada neste último por neuropatia sensorial periférica relacionada ao diabetes como doença de base. Ocorre no antepé e é tipicamente descrita como tendo seu início com elevação da perna ou decúbito (ou seja, ao ir para cama à noite) e é aliviada pela dependência (ou seja, balançando o pé fora da cama à noite). O aumento da pressão arterial no pé relacionado à gravidade é suficiente para aliviar a dor. Os pacientes afetados não têm pulsos do pé e geralmente sofrem de perda de pelo distal na extremidade afetada. A palidez na elevação e o rubor dependente são achados físicos comuns. O diagnóstico é confirmado por um ou mais dos vários parâmetros hemodinâmicos, incluindo um ITB inferior a 0,4, uma pressão sistólica do tornozelo menor que 50 mmHg, uma pressão sistólica do hálux menor que 30 mmHg, uma pressão parcial transcutânea de oxigênio (TcPO$_2$) inferior a 30 mmHg e volume de pulso plano ou minimamente pulsátil com registro de formas de onda no antepé.[8] É simples e importante confirmar objetivamente o diagnóstico com testes hemodinâmicos, pois outras condições, como neuropatia diabética, câimbras noturnas, doença articular degenerativa e gota podem ser confundidas com dor em repouso.

A perda de tecido (úlcera da perna ou pé) e a gangrena podem ser manifestações evidentes de CLTI. A definição estrita de perda tecidual relacionada à CLTI requer que esteja presente por pelo menos 2 semanas (para excluir pequenas lesões traumáticas que cicatrizam espontaneamente) e que seja acompanhada por evidência objetiva de DAP de gravidade suficiente para impedir a cicatrização de feridas. Este tópico será abordado detalhadamente a seguir, quando a classificação[9] *Wound* (ferida), *Ischemia* (isquemia) e *foot infection* (infecção do pé) (WIfI) de CLTI é revista como um dos principais conceitos de manejo recentemente recomendados pelo *Global Guidelines Committee* em CLTI.[8]

## FISIOPATOLOGIA E ANATOMIA

Este capítulo se concentra na DAP devido à doença oclusiva aterosclerótica. Outras arteriopatias e vasculites incomuns que podem produzir isquemia periférica estão além de seu escopo. Essas condições não ateroscleróticas incluem arterite de células gigantes, arterite de Takayasu, poliarterite nodosa, granulomatose de Wegener, tromboangiite obliterante (doença de Buerger), doença de Behçet, pseudoxantoma elástico, endofibrose da artéria ilíaca, síndrome do aprisionamento da artéria poplítea e doença cística da adventícia.

As artérias são geralmente agrupadas em três tipos: elásticas, musculares e arteríolas. As artérias elásticas são as artérias aorta e pulmonar. Elas precisam ser elásticas porque recebem sangue diretamente do coração e são relativamente finas em comparação com seus diâmetros. A cada contração do coração, o sangue é ejetado com força para as artérias elásticas, cujas paredes devem se esticar para acomodar essa força sistólica. Durante a diástole, suas paredes elásticas recuam, continuando assim a impulsionar o sangue para frente enquanto o coração se enche novamente. As artérias musculares são de natureza distributiva e incluem as artérias coronárias e periféricas. Essas artérias são mais espessas em relação aos seus diâmetros do que as artérias elásticas, com as camadas de elastina reduzidas e camadas musculares lisas longitudinais e circulares caracteristicamente bem definidas. A contração e o relaxamento das artérias musculares alteram a quantidade de fluxo sanguíneo entregue dependendo das necessidades locais (p. ex., o aumento do fluxo arterial periférico é induzido pelo exercício). As arteríolas são os vasos de distribuição do sangue para o leito capilar. As arteríolas são caracterizadas por anéis concêntricos de músculo liso cuja contração e dilatação controlam o fluxo sanguíneo para o leito capilar; geralmente são menores que 300 mícrons de diâmetro.

As artérias consistem em três camadas: o endotélio, a média e a adventícia (com o *vasa vasorum*). Essas camadas variam em composição e espessura dependendo da localização e condição de saúde/doença. O endotélio é considerado um órgão. Como tal, tem funções autócrinas, parácrinas e endócrinas que regulam o fluxo sanguíneo e a trombogenicidade. O endotélio é notável por sintetizar múltiplos compostos que regulam o tônus vascular e fornecem homeostase vascular. A disfunção do endotélio é a marca mais precoce da lesão vascular (hipótese de Ross da aterosclerose) e pode ser detectada antes da evidência de alterações histológicas associadas à aterosclerose. A resposta à lesão é atualmente considerada ser semelhante em muitos aspectos a uma resposta inflamatória crônica. Após a disfunção inicial do epitélio, alterações na permeabilidade da parede arterial ocorrem e em resposta a uma multiplicidade de fatores de crescimento, fatores estimuladores e interações entre células musculares lisas (CMLs), monócitos, linfócitos e plaquetas, uma resposta fibroproliferativa ocorre de modo que resulta na deposição de placas. Existem três estágios da placa, com o estágio inicial denominado como estrias gordurosas.

---

[c]A calcinose medial também é conhecida em nosso meio como mediocalcinose ou arteriosclerose de Monckeberg, encontrada em pacientes com insuficiência renal crônica.

As estrias gordurosas são estrias focais, amarelas, geralmente lineares que podem ser visualizadas na superfície luminal das artérias e são evidentes na maioria dos indivíduos após os 3 anos de idade. Essas estrias são macrófagos (células espumosas) microscopicamente cheios de lipídios que se acumulam na íntima. Eles geralmente ocorrem em pontos de ramificação. A placa aterosclerótica também tende a se desenvolver em pontos de ramificação. O estágio intermediário é uma lesão fibrogordurosa caracterizada pelo aumento da deposição de camadas de matriz em torno de macrófagos em camadas, linfócitos T e CMLs. O estágio mais avançado é a placa complicada ou fibrosa. Essas placas começam a comprometer o lúmen arterial e se projetam nele. Em sua superfície há uma capa fibrosa sob a qual se encontram densas camadas de tecido conjuntivo e CMLs com um núcleo contendo lipídios e debris (detritos) necróticos. A ruptura da capa caracteriza uma placa instável, que expõe o lúmen do vaso a lipídios e detritos celulares, levando a complicações trombóticas associadas à placa aterosclerótica (Figura 63.3).

A doença aterosclerótica é um processo inflamatório, crônico e degenerativo ao qual o corpo tenta se adaptar para manter tanto a estrutura quanto a função subjacente da circulação arterial. Embora de natureza sistêmica, a aterosclerose tende a se desenvolver em localizações anatômicas específicas dentro da árvore arterial. Respostas adaptáveis incluem mudanças compensatórias na espessura da parede e diâmetro luminal, que são consideradas resultantes de mudanças no estresse por estiramento. Glagov e associados foram os primeiros a notar que, quando as placas ateroscleróticas aumentam, o lúmen aumenta para compensar e manter taxas de fluxo semelhantes.[10] Esse processo demonstrou ocorrer nas artérias coronárias, carótidas e femorais superficiais, bem como na aorta. Esse alargamento compensatório pode servir para prevenir a estenose luminal limitante de fluxo até que a área da placa atinja aproximadamente 40% da área transversal do lúmen afetado. Enquanto as lesões coronárias, carotídeas e aorto-ilíacas tendem a ocorrer nos pontos de ramificação, a placa obstrutiva da artéria femoral superficial tende a desenvolver-se na porção distal do vaso,[d] que é geralmente reta, com poucos ramos. Essa predileção da DAP ocorrer na artéria femoral superficial no hiato adutor foi atribuída à compressão anatômica pelos tendões adutores, que limita a dilatação arterial compensatória à placa em crescimento.

De modo geral, pacientes com claudicação desenvolverão a doença de nível único, frequentemente envolvendo tanto o segmento aorto-ilíaco quanto o segmento femoropoplíteo, com relativa preservação das artérias da extremidade distal. Esses padrões de doença são comuns em tabagistas. Pacientes com CLTI muitas vezes desenvolvem doenças multiníveis. Pacientes com DAP associada ao diabetes tendem a manifestar padrões de doença oclusiva mais distal e frequentemente têm o comprometimento da artéria femoral profunda e das artérias infrapoplíteas.[11] Os pacientes com CLTI comumente apresentam estenose ou oclusão da artéria femoropoplítea juntamente com a doença oclusiva tibial, mas principalmente no diabetes, podem desenvolver doença oclusiva infrapoplítea. As artérias podais são frequentemente poupadas, com mais de 85% dos pacientes apresentando um vaso podal patente,[12] embora várias doenças oclusivas podais pareçam aumentar em frequência, principalmente entre pacientes com doença renal em estágio terminal. Por motivos que permanecem ainda inexplicáveis, as artérias tibial anterior e tibial posterior são frequentemente envolvidas, com

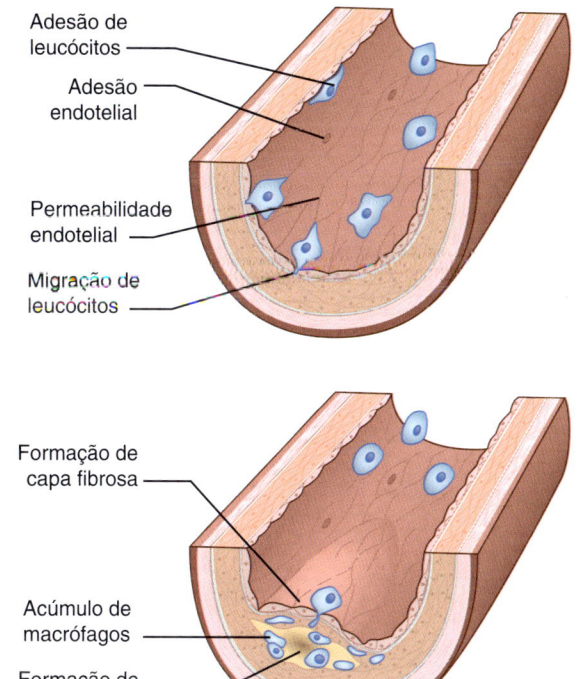

**Figura 63.3** Início e progressão da placa aterosclerótica. Os fatores de risco cardiovasculares, forças hemodinâmicas, toxinas e agentes infecciosos interagem com o vaso no nível do endotélio para produzir a lesão, resultando na diminuição da produção de óxido nítrico e aumento da permeabilidade. Uma vez lesionado, o endotélio aumenta a expressão de moléculas de adesão leucocitária, tais como a molécula de adesão de células vasculares-1, molécula de adesão intracelular-1, selectina-P e selectina-E, que aumenta a aderência de macrófagos e outros leucócitos. A permeabilidade do endotélio também aumenta e permite a entrada de leucócitos e lipoproteínas no espaço subendotelial. As quimiocinas e citocinas, como a proteína quimiotática de monócitos-1 e a interleucina-8, aumentam ainda mais o recrutamento de leucócitos e células musculares lisas (CMLs) para o espaço subendotelial. As lipoproteínas retidas no espaço subendotelial são bioquimicamente modificadas, de modo que podem ser incorporadas por macrófagos e CMLs para formar as células espumosas. Essas células na posição mais central do ateroma em desenvolvimento tornam-se necróticas e formam o *core* (núcleo) lipídico central, enquanto as regiões do ombro contêm CMLs, macrófagos e outros leucócitos. O fator de crescimento derivado de plaquetas e o fator de crescimento transformador-β estimulam a migração de CML e a formação de colágeno no espaço subendotelial, assim como a formação da capa fibrosa. (De Owens CD, Ho KJ. Atherosclerosis. In: Sidawy AN, Perler BA, eds. *Rutherford's vascular surgery and endovascular therapy*. 9th ed. Philadelphia, PA: Elsevier; 2019:44-53.)

relativa preservação da artéria fibular. Esses padrões de doença são importantes para reconhecer quando possuem implicações significativas para o manejo (Figura 63.4).

## AVALIAÇÃO DO PACIENTE COM DOENÇA ARTERIAL PERIFÉRICA

Uma história detalhada e exame físico completo devem ser realizados em cada paciente com suspeita de DAP. Deve incluir elucidação de sintomas pertinentes e o grau de incapacidade associada à doença; histórico clínico (particularmente anterior aos procedimentos cirúrgicos ou de revascularização); avaliação de todos os principais fatores de risco cardiovasculares (tabagismo, diabetes, hipertensão, hiperlipidemia, obesidade e estilo de vida sedentário);

---
[a] N.R.T.: Essa região anatômica da coxa é também conhecida como canal de Hunter, ou canal dos músculos adutores.

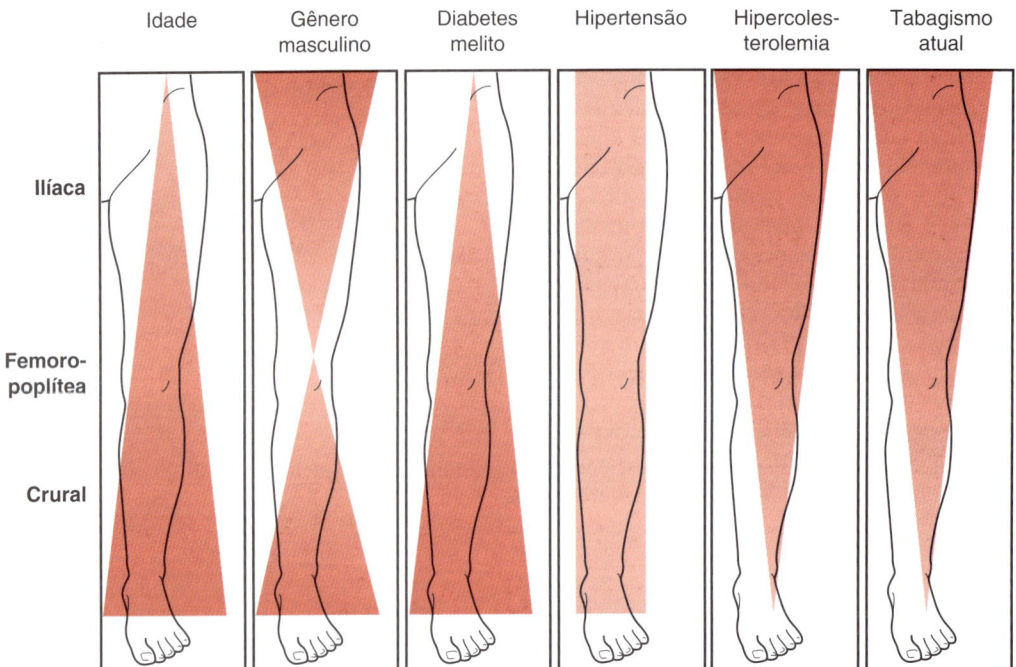

**Figura 63.4** Associação dos fatores de risco com o nível de lesões-alvo ateroscleróticas. A sobreposição em vermelho no desenho anatômico ilustra a associação do fator de risco aos padrões de doença aterosclerótica. (De Diehm N, Shang A, Silvestro A, et al. Association of cardiovascular risk factors with pattern of lower limb atherosclerosis in 2659 patients undergoing angioplasty. *Eur J Vasc Endovasc Surg.* 2006;31:59-63.)

palpação de todos os pulsos periféricos acessíveis (carotídeo, braquial, radial, ulnar, femoral poplítea, tibial posterior, dorsal do pé); auscultação do pescoço, abdome e região inguinal para detecção de ruídos; auscultação do coração e pulmões; e palpação do abdome, regiões femoral e poplítea para aneurisma. As extremidades devem ser inspecionadas para mudanças de temperatura, cor (elevação de palidez ou rubor dependente), sinais de atrofia muscular, perda de pelo distal e úlceras da perna e pé, principalmente para examinar todas as superfícies do pé e entre os dedos dos pés em pacientes com diabetes. Um exame adequado das extremidades requer a remoção das meias e calçados bilateralmente, mesmo na presença apenas de queixas em um membro. Os próprios calçados também devem ser cuidadosamente examinados para sinais de desgaste irregular e corpos estranhos dentro deles ou presos nas solas (unhas, pregos e parafusos etc.). Pacientes com neuropatia diabética não sentirão esses itens. Todos os pacientes com úlceras dos pés devem ser testados para neuropatia a fim de detectar a perda de sensibilidade protetora (o teste de monofilamento de Semmes-Weinstein é o mais simples), e o teste de sonda-osso* deve ser realizado em qualquer paciente com úlcera do pé.[7]

## MANEJO CLÍNICO

A DAP é uma manifestação localizada de aterosclerose sistêmica e está associada à elevada morbidade cardiovascular e mortalidade por infarto do miocárdio e acidente vascular cerebral. Esses riscos são particularmente elevados entre pacientes com CLTI. Os principais fatores de risco para o desenvolvimento de DAP incluem idade, gênero, hipertensão, hiperlipidemia, diabetes melito, tabagismo e sedentarismo. Os principais fatores de risco cardiovasculares devem ser avaliados em todos os pacientes com DAP.

O manejo clínico de pacientes com DAP inclui modificação dessas comorbidades médicas, quando viável, para reduzir a morbidade e mortalidade cardíaca. A *Society for Vascular Surgery Global Vascular Guidelines* foram utilizadas como modelo na qual as seguintes recomendações foram baseadas.[3,8]

A terapia antitrombótica é fortemente recomendada para todos os pacientes com DAP para reduzir os eventos cardíacos adversos maiores (ECAMs), definidos como uma combinação de acidente vascular cerebral não fatal, infartos do miocárdio não fatais e morte cardiovascular. A base dessa terapia é o ácido acetilsalicílico de baixa dose. Dados recentes sugerem que benefícios adicionais poderiam resultar do uso de agentes antiplaquetários alternativos, tais como clopidogrel ou ticlopidina. O benefício alcançado nesses pacientes é uma redução de ECAMs. Uma metanálise realizada comparando-se o uso único de agentes antitrombóticos em pacientes com DAP sugeriu que a monoterapia com clopidogrel foi mais eficaz para reduzir os ECAMs. Atualmente, não existe benefício evidente para a terapia antiplaquetária dupla (TAD) ou uso de anticoagulante sistêmico em pacientes com DAP para diminuir os ECAMs, embora existam vários ensaios clínicos em andamento para avaliar detalhadamente essa questão.

A terapia hipolipemiante é essencial em pacientes com DAP e demonstrou diminuir os ECAMs. Além disso, parece ser um efeito anti-inflamatório direto em pacientes com DAP, que foi postulado levar à estabilidade da placa aterosclerótica e reduzir eventos vasculares. Ficou bem estabelecido que a terapia com estatina de alta intensidade diminui os ECAMs em pacientes com DAP. Especificamente, isso inclui rosuvastatina de alta intensidade (20 a 40 mg/dia) ou sinvastatina (40 a 80 mg/dia).

O controle da hipertensão demonstrou diminuir os ECAMs em pacientes com DAP. Os dados sugerem que direcionar a pressão arterial sistólica (PAS) inferior a 140 mmHg e a pressão arterial diastólica (PAD) inferior a 90 mm atinge a redução ideal de ECAMs em pacientes com DAP. Categorias específicas de

---

*N.R.T.: O termo em inglês é tradicionalmente mais usado (teste *probe-to-bone*).

anti-hipertensivos não são claramente demonstradas como ideal em pacientes com DAP, com inibidores da enzima conversora de angiotensina (ECA), bloqueadores de canais de cálcio, betabloqueadores e diuréticos, todos sendo eficazes para diminuir os ECAMs.

O diabetes melito é um fator de risco significativo e contribui para o desenvolvimento de aterosclerose e DAP. A extensão e a gravidade da doença correlacionam-se com o controle da glicemia. Portanto, o controle glicêmico deve ser foco do cuidado em pacientes com DAP. O objetivo específico para os pacientes é manter um nível de hemoglobina A1c inferior a 7%. Houve uma vantagem notável para o uso de metformina como agente hipoglicemiante primário em pacientes com diabetes tipo II e CLTI. Medicamentos adjuvantes, bem como insulina, devem ser considerados para atingir esse alvo A1c.

O tabagismo é uma comorbidade frequente para pacientes com DAP e especificamente aqueles com CLTI. A extensão do tabagismo demonstrou se correlacionar com a gravidade da DAP. O tabagismo leva a ECAMs mais intensos em pacientes com DAP e também contribui para a progressão da DAP. Os pacientes devem ser questionados sobre a condição do uso de tabaco em cada visita. O suporte clínico, medicamentos adjuvantes e aconselhamento devem ser oferecidos a todos os fumantes ativos com DAP.

O exercício demonstrou ter benefícios claros para pacientes com DAP e claudicação intermitente e deve ser tentado antes da revascularização nesses pacientes. Isso é particularmente verdadeiro para pacientes com sintomas estáveis que não limitam o estilo de vida. Especificamente, os pacientes devem ser encaminhados para um programa de terapia com exercícios supervisionados, com um fisiologista do exercício, se possível. Há maior benefício estabelecido para os programas supervisionados em comparação com os não supervisionados, mas os planos domiciliares também mostraram benefícios. Demonstrou-se que o exercício melhora as distâncias de caminhada em claudicantes, com o aumento do fluxo sanguíneo da panturrilha, melhora da função endotelial, redução da inflamação local e indução da angiogênese. As recomendações gerais são para que esses pacientes realizem um mínimo de 45 a 60 minutos de exercício, 3 vezes/semana, por 12 semanas, normalmente andando em uma esteira. O exercício deve ser suficientemente intenso para provocar claudicação. Nenhum ensaio clínico randomizado específico foi utilizado para avaliar esse benefício em pacientes com sintomas de CLTI, embora o benefício de ECAMs reduzidos associados a regimes de reabilitação cardíaca tenha sido demonstrado.

## CONCEITOS-CHAVE DO MANEJO: WIFI, GLASS, TAP E PLAN

Talvez a mudança recente mais significativa no diagnóstico e manejo de DAP relaciona-se aos conceitos relativos à CLTI. Essas mudanças foram impulsionadas em grande parte pela epidemia global de diabetes. Atualmente, o diabetes afeta quase 400 milhões de pessoas no mundo e sua prevalência está aumentando em praticamente todos os países para os quais os dados estão disponíveis. Devido à neuropatia e à DAP, cerca de um em cada quatro pacientes com diabetes desenvolverá uma úlcera no pé durante sua vida; 80% das amputações relacionadas ao diabetes são precedidas por uma úlcera do pé diabético (UPD).[7,9] Uma fração significativa (49% a 66%) das pessoas com UPDs têm DAP subjacente detectável.[9,13] Mesmo em muitos sistemas de saúde modernos e complexos, pacientes com UPD não são avaliados rotineiramente para DAP e a oportunidade de diagnóstico e revascularização é perdida. Com demasiada frequência, o tratamento de feridas apenas e mesmo amputação são realizados nas UPDs (ambos grandes e menores) sem qualquer avaliação para DAP corrigível, apesar da associação bem conhecida entre DAP e cicatrização tardia de feridas e amputação nesses pacientes.[13] Tornou-se evidente que o conceito datado de "isquemia crítica do membro",[14] proposto pela primeira vez em 1982, bem como os sistemas de classificação mais comuns usados por décadas por cirurgiões vasculares (Fontaine[15] e Rutherford[16]), falharam em abordar inúmeras questões relacionadas ao manejo da UPD. Na verdade, os autores da declaração de consenso original sobre isquemia crítica de membros afirmaram especificamente que os pacientes com diabetes deveriam ser excluídos da definição, pois as feridas nesses pacientes eram frequentemente complicadas por neuropatia e infecção, e os requisitos de perfusão para alcançar a cura em pacientes diabéticos foram provavelmente maiores do que em pacientes com úlceras nos pés e gangrena ocorrendo no quadro de isquemia crônica pura por DAP observada em fumantes de cigarro sem diabetes.[14] Os parâmetros hemodinâmicos para isquemia "crítica" de membros propostos nas classificações existentes eram provavelmente muito rígidos, e ambos os sistemas, Fontaine e Rutherford, careciam de detalhes suficientes sobre as características da ferida e falharam em considerar a presença e gravidade da infecção. Ambos os fatores influenciam o atendimento e os desfechos do atendimento, principalmente em pacientes com UPD. Com essas considerações em mente, a *Society for Vascular Surgery* criou e publicou um novo sistema de classificação destinado a estratificar o risco de amputação e impactar o manejo clínico. Essa classificação é aplicável a pacientes com e sem diabetes e baseia-se em três fatores principais: ferida, isquemia e infecção do pé (WIfI, do inglês *wound, ischemia, and foot infection*).[9] Desde sua publicação em 2014, o conceito de WIfI alcançou ampla aceitação e foi adotado e recomendado por muitas sociedades em todo o mundo, incluindo, entre outros, a *Society for Vascular Surgery*, a *European Society of Vascular and Endovascular Surgery*, a *European Society of Cardiology*, o *International Working Group on the Diabetic Foot (IWGDF)*, a *American Podiatric Medical Association* e o recentemente publicado *Global Vascular Guidelines Committee*.[8]

O WIfI é um sistema de estadiamento de membros. O princípio fundamental de WIfI é que o membro deve ser classificado na apresentação, antes de planejar o tratamento e, dessa forma, é análogo ao sistema tumor, linfonodo, metástase (TNM, do inglês *tumor, node, metastasis*) para o estadiamento do câncer. Cada um dos três fatores é classificado em uma escala objetiva de 0 a 4, um processo que, portanto, produz 64 combinações potenciais de WIfI. Por consenso de especialistas usando o método de Delphi, essas combinações foram agrupadas em um de quatro estágios clínicos (I–IV), cada um associado ao aumento progressivo do risco de amputação em 1 ano (Tabelas 63.1 e 63.2). Embora inicialmente baseado em uma abordagem de consenso, quando posteriormente aplicado na prática clínica, o WIfI demonstrou ter valor prognóstico considerável em predizer o risco de amputação. Uma metanálise recente[17] de 12 estudos compreendendo 2.669 pacientes com CLTI demonstrou que a probabilidade de amputação em 1 ano aumentou progressivamente com o aumento do estágio WIfI, 0%, 8% (intervalo de confiança [IC] 95%, 3 a 21%), 11% (IC 95%, 6 a 18%) e 38% (IC 95%, 21 a 58%), para estágios WIfI I–IV, respectivamente. Outras análises produziram achados semelhantes.[18] O WIfI também pode ser utilizado para prever a probabilidade de benefício da revascularização, embora os dados que suportam essa utilidade específica do WIfI sejam menos robustos.[19,20]

**Tabela 63.1** Estadiamento clínico dos membros do WIfI da SVS, baseado no risco estimado de amputação em 1 ano.

| | ISQUEMIA – 0 | | | | ISQUEMIA – 1 | | | | ISQUEMIA – 2 | | | | ISQUEMIA – 3 | | | |
|---|---|---|---|---|---|---|---|---|---|---|---|---|---|---|---|---|
| W-0 | 1 | 1 | 2 | 3 | 1 | 2 | 3 | 4 | 2 | 2 | 3 | 4 | 2 | 3 | 3 | 4 |
| W-1 | 1 | 1 | 2 | 3 | 1 | 2 | 3 | 4 | 2 | 3 | 4 | 4 | 3 | 3 | 4 | 4 |
| W-2 | 2 | 2 | 3 | 4 | 3 | 3 | 4 | 4 | 3 | 4 | 4 | 4 | 4 | 4 | 4 | 4 |
| W-3 | 3 | 3 | 4 | 4 | 4 | 4 | 4 | 4 | 4 | 4 | 4 | 4 | 4 | 4 | 4 | 4 |
| | fI-0 | fI-1 | fI-2 | fI-3 | fI-0 | fI-1 | fI-2 | fI-3 | fI-0 | fI-1 | fI-2 | fI-3 | fI-0 | fI-1 | fI-2 | fI-3 |

Legenda: *fI*, infecção do pé (do inglês, *foot infection*); *W*, ferida (do inglês, *wound*).

Estágio Clínico 1 ou risco muito baixo

Estágio Clínico 2 ou risco baixo

Estágio Clínico 3 ou risco moderado

Estágio Clínico 4 ou risco alto

Estágio Clínico 5 = membro sem salvamento

Premissas:
a. O aumento na classe da ferida aumenta o risco de amputação (com base no WIfI, PEDIS, Universidade do Texas e outros sistemas de classificação de feridas).
b. DAP e infecção são sinérgicas (Eurodiale); ferida infectada + DAP aumentam a probabilidade de que a revascularização seja necessária para a cicatrização da ferida.
c. Categoria de infecção 3 (instabilidade sistêmica/metabólica): risco de amputação moderado a alto, independentemente de outros fatores (orientações validadas para infecção da IDSA).

*DAP*, doença arterial periférica; *fI*, infecção do pé (do inglês *foot infection*); *IDSA*, Infectious Diseases Society of America; *PEDIS*, perfusão, extensão/tamanho (do inglês *size*), profundidade (do inglês *depth*)/perda tecidual, infecção, sensibilidade; *W*, ferida (do inglês *wound*); *WifI*, ferida, isquemia e infecção do pé (do inglês *wound, ischemia and foot infection*). (Adaptada de Mills JL, Sr., Conte MS, Armstrong DG, et al. The Society for Vascular Surgery Lower Extremity Threatened Limb Classification System: Risk stratification based on wound, ischemia, and foot infection [Wifi]. *J Vasc Surg.* 2014;59:220-234; 221-222.)

---

**Tabela 63.2** Sistema de classificação da Society for Vascular Surgery para Membros Inferiores Ameaçados (SVS Wifi).

I. **W**ound (ferida)
II. **I**squemia
III. **F**oot **I**nfection (infecção do pé)

Pontuação **Wifi**

**W: Wound (ferida)/categoria clínica**

A SVS gradua a dor em repouso e as feridas/perda tecidual (úlceras e gangrenas):
0 (dor isquêmica em repouso, grau de isquemia 3; sem úlcera), 1 (leve), 2 (moderada), 3 (grave)

| Grau | Úlcera | Gangrena |
|---|---|---|
| 0 | Ausência de úlcera | Ausência de gangrena |

Descrição clínica: dor isquêmica em repouso (requer sintomas característicos + grau de isquemia 3); ausência de ferida

| 1 | Úlcera(s) pequena(s) e rasa(s) na perna ou pé distal; nenhum osso exposto, a menos que limitado à falange distal | Ausência de gangrena |

Descrição clínica: perda tecidual mínima. Tratável com amputação simples dos dedos (um ou dois dedos) ou cobertura da pele

| 2 | Úlcera mais profunda com osso, articulação ou tendão exposto; geralmente não envolvendo o calcanhar; úlcera rasa do calcanhar, sem envolvimento do calcâneo | Alterações gangrenosas limitadas aos dedos |

Descrição clínica: perda tecidual extensa tratável com múltiplas amputações digitais (≥ 3) ou TMA padrão ± cobertura cutânea

| 3 | Úlcera extensa e profunda envolvendo antepé e/ou mediopé; úlcera profunda do calcanhar de espessura total ± envolvimento do calcâneo | Gangrena extensa envolvendo antepé e/ou mediopé; necrose de espessura total do calcanhar ± envolvimento do calcâneo |

Descrição clínica: perda extensa de tecido recuperável apenas com uma reconstrução complexa do pé ou TMA não tradicional (Chopart ou Lisfranc); cobertura de retalho ou manejo complexo de feridas necessário para grandes defeitos nos tecidos moles

**I: Isquemia**

Hemodinâmica/perfusão: Medida de PDP ou $TcPO_2$, se o ITB incompressível (> 1,3)
A SVS classifica em 0 (nenhuma), 1 (leve), 2 (moderada) e 3 (grave)

*(continua)*

**Tabela 63.2** Sistema de classificação da Society for Vascular Surgery para Membros Inferiores Ameaçados (SVS Wifi). *(continuação)*

| Grau | ITB | Pressão sistólica do tornozelo | PDP, TCPO$_2$ |
|---|---|---|---|
| 0 | ≥ 0,80 | > 100 mmHg | ≥ 60 mmHg |
| 1 | 0,6 a 0,79 | 70 a 100 mmHg | 40 a 59 mmHg |
| 2 | 0,4 a 0,59 | 50 a 70 mmHg | 30 a 39 mmHg |
| 3 | ≤ 0,39 | < 50 mmHg | < 30 mmHg |

Pacientes com diabetes devem realizar a mensuração da PDP. Se a calcificação arterial impedir medições confiáveis do ITB ou PDP, a isquemia deve ser documentada por TcPO$_2$, PPC ou RVP. Se as medições de PDP e ITB resultarem em graus diferentes, a PDP será o principal determinante do grau de isquemia. RVP do antepé minimamente pulsátil ou achatado = grau 3.

**fI: infecção do pé (do inglês *foot infection*)**

A SVS classifica em 0 (nenhuma), 1 (leve), 2 (moderada) e 3 (grave: ameaça à vida e/ou do membro)
Adaptação da SVS para classificação da infecção do pé diabético para perfusão, extensão/tamanho, profundidade/perda tecidual, infecção, sensibilidade (PEDIS) da *Infectious Diseases Society of America* (IDSA) e *International Working Group on the Diabetic Foot* (IWGDF).

| Manifestação clínica de infecção | SVS | Gravidade de infecção da IDSA/PEDIS |
|---|---|---|
| Ausência de sintomas ou sinais de infecção | 0 | Não infectado |
| Infecção presente, como definida pela presença de pelo menos dois dos seguintes itens:<br>• Edema local ou enduração<br>• Eritema > 0,5 a ≤ 2 cm ao redor da úlcera<br>• Sensibilidade local ou dor<br>• Calor local<br>• Secreção purulenta (secreção espessa, opaca a branca ou sanguinolenta)<br>Infecção local envolvendo apenas a pele e o tecido subcutâneo (sem envolvimento de tecidos mais profundos e sem sinais sistêmicos, conforme descrito abaixo).<br>Excluir outras causas de resposta inflamatória da pele (p. ex., trauma, gota, neuro-osteoartropatia aguda de Charcot, fraturas, trombose, estase venosa) | 1 | Leve |
| Infecção local (como descrito acima) com eritema > 2 cm ou envolvendo estruturas mais profundas que a pele e os tecidos subcutâneos<br>(p. ex., abscesso, osteomielite, artrite séptica, fasceíte) e ausência de sinais de resposta inflamatória sistêmica (conforme descrito abaixo) | 2 | Moderada |
| Infecção local (conforme descrito acima) com os sinais de SRIS, manifestada por dois ou mais dos seguintes:<br>• Temperatura > 38°C ou < 36°C<br>• Frequência cardíaca > 90 bpm<br>• Frequência respiratória > 20 respirações/min ou PaCO$_2$ < 32 mmHg<br>• Contagem de leucócitos > 12.000 ou < 4.000 cu/mm ou 10% de formas imaturas (bandas) | 3 | Grave* |

*A isquemia pode complicar e aumentar a gravidade de qualquer infecção. A infecção sistêmica pode às vezes se manifestar com outros achados clínicos, como hipotensão, confusão, vômito ou evidência de distúrbios metabólicos, como acidose, hiperglicemia grave, azotemia de início recente. *ITB*, índice tornozelo-braquial; *PACO$_2$*, pressão parcial de dióxido de carbono arterial; *PDP*, pressão no dedo do pé; *PPC*, pressão de perfusão cutânea; *RVP*, registro do volume de pulso; *SRIS*, síndrome da resposta inflamatória sistêmica; *TcPO$_2$*, oximetria transcutânea; *TMA*, amputação transmetatarsal. (De Lipsky BA, Berendt AR, Cornia PB, et al. 2012 Infectious Diseases Society of America clinical practice guideline for the diagnosis and treatment of diabetic foot infections. *Clin Infect Dis.* 2012;54:e132-173.)

O membro em si, no entanto, é apenas uma questão a ser considerada no tratamento de pacientes com CLTI. Fatores de risco do paciente, expectativa de vida e a anatomia vascular subjacente em pacientes que se sentem beneficiados da revascularização também constituem componentes integrais do processo decisório. Os estudos da *Global Vascular Guidelines* em CLTI foram publicados recentemente em um esforço para iniciar as diretrizes baseadas em evidências para o diagnóstico, avaliação e tratamento desses pacientes. As diretrizes incluem uma definição expandida e mais moderna de CLTI, que são baseadas em um processo de três etapas que inclui estadiamento de membros com WIfI e apresenta três outros novos conceitos: paciente, membro, anatomia (PLAN, do inglês *patient, limb, anatomy*), trajeto da artéria alvo (TAP, do inglês *target artery path*) e *Global Limb Anatomic Staging System* (GLASS).[8] Essas diretrizes estão resumidas sucintamente a seguir, pois representam um avanço importante nos cuidados da CLTI.

A *Global Vascular Guideline* começa estabelecendo importantes definições e a nomenclatura. Segundo a *Global Vascular Guidelines*, recomenda-se abandonar o termo ultrapassado "isquemia crítica de membros"[14], pois não abrange o espectro completo de pacientes na prática moderna que são avaliados e tratados para prevenir a amputação de membros. Em vez disso, o termo ICAM é agora proposto para incluir um espectro muito mais amplo de pacientes com graus variados de isquemia suficientes para contribuir para o desenvolvimento de úlceras do pé e das pernas, cicatrização retardada e aumento do risco de amputação. A CLTI inclui apenas pacientes com doença aterosclerótica crônica e não se destina a ser aplicada a pacientes com isquemia trombótica aguda ou isquemia embólica da perna, trauma, doença venosa pura ou condições não ateroscleróticas, como as vasculites e a doença de Buerger. A população-alvo inclui, portanto, qualquer adulto com CLTI, definida como o paciente com DAP documentada objetivamente e qualquer das seguintes apresentações clínicas: dor isquêmica em repouso com confirmação de medidas hemodinâmicas; UPD ou qualquer úlcera do membro inferior presente há pelo menos 2 semanas; e gangrena envolvendo qualquer parte do membro inferior ou pé. A CLTI é, portanto, um termo mais inclusivo e bem definido que pode ser mais apropriadamente aplicado ao espectro de pacientes que apresentam ameaça aos membros do que os termos imprecisos ou datados, isquemia crítica do membro ou isquemia grave do membro.

Considerando um paciente que apresenta qualquer uma das manifestações acima de CLTI, o próximo passo é realizar o estadiamento do membro com o sistema de classificação WIfI, que fornece uma estimativa baseada em evidências do grau de ameaça do membro e ajuda a concentrar os esforços de salvamento do membro.

O PLAN inclui o foco no paciente e seu risco estimado para intervenção, em particular, estimativas de mortalidade em curto e longo prazo. Ao contrário dos pacientes que apresentam CLTI, pacientes com claudicação geralmente têm menor risco, com uma expectativa de vida de 5 anos estimada em 75% a 80% dos casos e um risco de amputação em 5 anos de apenas 5%.[3] As intervenções só devem ser realizadas em claudicantes após falha no tratamento médico e com exercícios, quando fatores anatômicos são favoráveis à intervenção e a patência prolongada e o alívio dos sintomas são prováveis. Por outro lado, os pacientes com CLTI em geral têm uma mortalidade de 50% em 5 anos,[21] mas também um risco de amputação muito maior, baseado principalmente no estágio do membro na apresentação. Simons e associados[22] sugeriram que pacientes com CLTI podem ser agrupados em três grupos de risco para mortalidade com base em uma combinação de fatores, incluindo idade acima de 80 anos, doença pulmonar obstrutiva crônica dependente de oxigênio, doença renal crônica de estágio 5 e estado acamado. Usando um modelo preditivo baseado nesses fatores, com uma grande coorte de mais de 38.000 pacientes derivados da *Vascular Quality Initiative*, os pacientes foram definidos como de baixo risco (sobrevida em 30 dias > 97% e sobrevida em 2 anos > 70%), médio risco (sobrevida em 30 dias de 95% a 97% ou sobrevida em 2 anos de 50% a 70%) ou alto risco (sobrevida em 30 dias < 95% ou sobrevida em 2 anos < 50%).[22] Esses dados e aqueles do ensaio BASIL[23] foram considerados nas *Global Guidelines*, e houve recomendação de que os pacientes com CLTI fossem agrupados em grupos de médio (mortalidade periprocedimento prevista < 5% e sobrevida estimada em 2 anos > 50%) e de alto risco (mortalidade periprocedimento prevista ≥ 5% e sobrevida estimada em 2 anos ≤ 50%). Um dos motivos para esse ajuste foi porque o ensaio BASIL mostrou que a IEV para pacientes com isquemia grave de membros apresentou resultados semelhantes em comparação com a cirurgia de revascularização (*bypass* cirúrgico) aberta para pacientes que vivem menos de 2 anos de sua tentativa inicial de revascularização, enquanto os pacientes que vivem mais de 2 anos pareceram se beneficiar dessa cirurgia.[24,25] Outros fatores também foram examinados, incluindo estado funcional e fragilidade,[26-33] mas os dados em pacientes com CLTI em predizer a sobrevida perioperatória e a longo prazo ainda não estão bem definidos. O componente final do PLAN, após avaliar o risco individual do paciente e o estágio do membro, segundo a WIfI, é avaliar a anatomia arterial naqueles pacientes que necessitam de revascularização e que seriam candidatos a esse procedimento. Esses três componentes são então considerados para formular uma estratégia de revascularização (Figura 63.5).

Para definir a anatomia arterial, muitos grupos começam com a análise de imagem duplex,[f] porque pode ser feita no consultório, é relativamente barata e não requer cateter intravenoso nem administração de contraste. A angiografia por tomografia computadorizada e a angiografia por ressonância magnética podem ser consideradas, principalmente quando a doença de influxo (doença aorto-ilíaca) é suspeita. Mais comumente, os pacientes são avaliados com angiografia de subtração digital baseada em cateter, porque é o método mais direto e oferece as melhores visualizações do pé (Figura 63.6).[g] Estudos que não incluam o pé em pacientes com ICAM são inadequados.[7,8] O contraste pode ser diluído em pacientes com doença renal e a arteriografia de $CO_2$ oferece excelentes visualizações dos vasos proximais abaixo do nível poplíteo e, portanto, é frequentemente utilizado para limitar o contraste em pacientes com insuficiência renal basal significativa.

Qualquer doença de influxo, se presente, deve ser corrigida, mais comumente com angioplastia com ou sem o implante de *stent*. Todo o membro afetado é avaliado por angiografia e classificado pelo GLASS. O GLASS classifica a carga de doença dos membros da região inguinal ao pé, com a suposição subjacente de que a doença de influxo não está presente ou já foi corrigida. O GLASS foi projetado para resolver inconsistências e a total falta de utilidade dos sistemas de classificação anatômica anteriores do *TransAtlantic Inter-Society Consensus* (TASC) I e II, que eram baseados em lesões e segmentos arteriais e não se correlacionavam às taxas de patência esperadas e os desfechos da terapia.[8] Existem várias premissas e princípios fundamentais definidos pelo GLASS. A primeira é que o fluxo em linha para o tornozelo e o pé é um objetivo primário da terapia e, para isso, deve-se selecionar um TAP. O TAP é selecionado pelo operador e é uma rota contínua de fluxo em linha da região inguinal ao pé. A avaliação da patência é baseada no membro, não na lesão ou segmento. Os segmentos femoropoplíteo e infrapoplíteo são classificados em gravidade em uma escala de 0 a 4 com base no comprimento e outras características importantes da estenose ou oclusão, incluindo se a origem do vaso está ou não envolvida e se calcificação significativa está presente ou não (Figuras 63.7 e 63.8). A anatomia do pé é utilizada como um modificador/descritor (Figura 63.9). A CLTI é mais frequentemente uma doença multinível, então o GLASS combina os graus dos segmentos infrainguinais para criar um estágio anatômico arterial, análogo à forma como o sistema WIfI é usado para classificar o próprio membro. Os estágios variam em gravidade progressiva de I a III, com base em estimativas de consenso das taxas de falhas técnicas estimadas e patência baseada no membro de 1 ano (Tabela 63.3). O sistema é voltado para uma abordagem endovascular, mas deve permitir uma comparação significativa com a cirurgia de revascularização aberta para o estadiamento do membro pelo WIfI comparável e estágios anatômicos arteriais do GLASS. Embora baseado na melhor evidência atual e no consenso de especialistas, a classificação GLASS ainda não foi validada. No entanto, quando comparado ao sistema TASC que se destina à substituição, o sistema GLASS faz mais sentido clínico porque todo o membro é classificado do ponto de vista anatômico arterial e considerando-se que mais do que um nível de doença pode ter de ser tratado para obter o influxo para a cura do pé (Figura 63.10). No futuro, prevê-se que a combinação de risco do paciente, o estadiamento do membro pelo WIfI e estágio anatômico GLASS possa ser reunida para prever o benefício da revascularização e os melhores métodos para realizá-la (ou seja, IEV *versus bypass*, consulte as Figuras 63.11 e 63.12).

---

[f]N.R.T.: O termo duplex é internacionalmente usado para a associação dos modos B e espectral da ecografia vascular com Doppler pois essa associação representaria a real acurácia diagnóstica deste método. Entretanto, deve-se entender aqui que na avaliação diagnóstica atual, o praticado internacionalmente é a avaliação completa da ecografia vascular com Doppler em seus modos B, cor e espectral.

[g]N.R.T.: A angiografia por subtração digital baseada em cateter é comumente utilizada quando pretende-se intervir de maneira endovascular. Quando essa intervenção ainda não foi definida ou almejada, o mais comum é a avaliação menos invasiva com duplex e angiografia por tomografia computadorizada. Abordagens exclusivamente diagnósticas com angiografia por subtração digital baseada em cateter são cada vez mais restritas pelo seu caráter mais invasivo e de risco de eventos adversos.

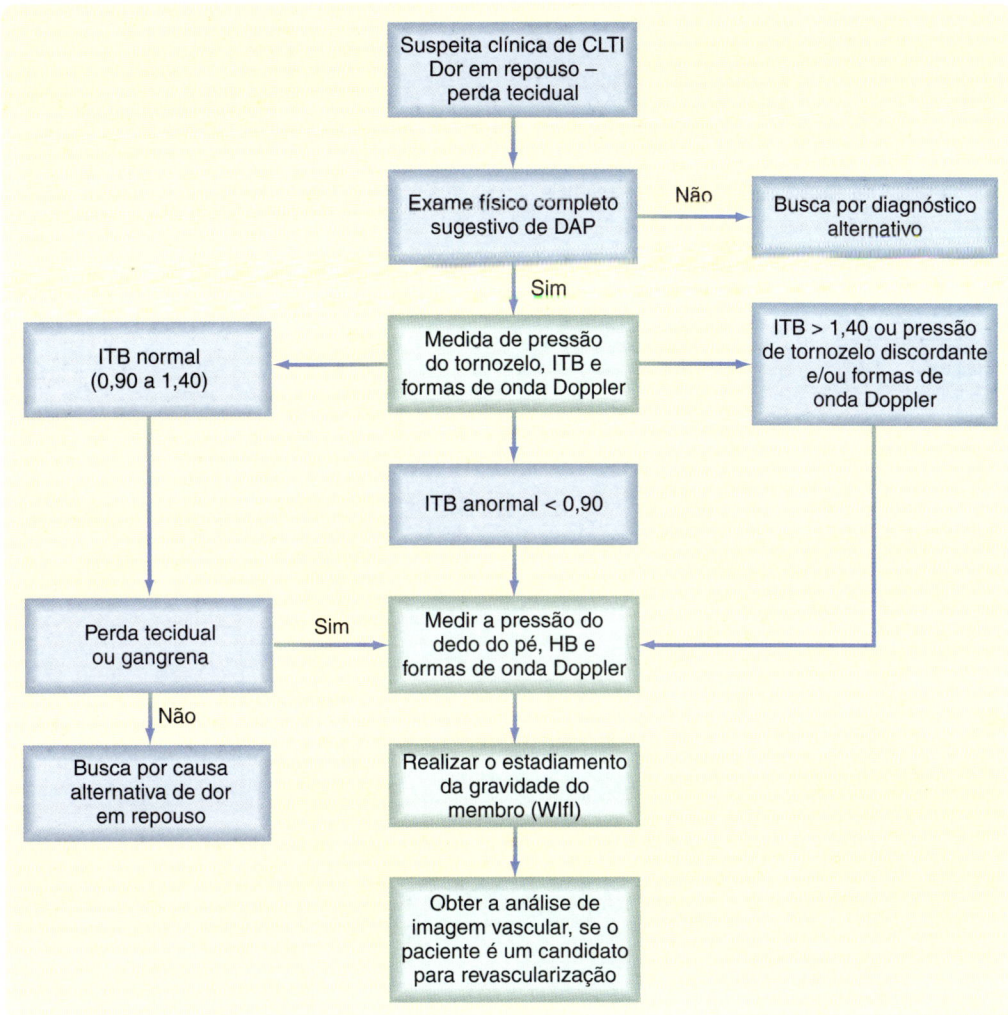

**Figura 63.5** Fluxograma para a investigação de pacientes com suspeita de isquemia crônica com ameaça dos membros (*CLTI*). *ITB*, índice tornozelo-braquial; *DAP*, doença arterial periférica; *IHB*, índice hálux-braquial; *Wifi*, ferida, isquemia e infecção do pé (do inglês *wound, ischemia, and foot infection*). (De Conte MS, Bradbury AW, Kolh P, et al. Global vascular guidelines on the management of chronic limb-threatening ischemia. *J Vasc Surg*. 2019;69:3S-125S e140.)

## TERAPIA ENDOVASCULAR *VERSUS* CIRÚRGICA ABERTA

O surgimento da IEV para o tratamento da DAP criou o dilema de qual opção de revascularização selecionar para qualquer paciente. Uma vez determinada que uma indicação para revascularização existe, os cirurgiões vasculares são cobrados com a determinação da via apropriada de intervenção. A IEV avançou a tal ponto que muitas vezes é a primeira opção selecionada para pacientes submetidos à revascularização infrainguinal na prática contemporânea.

Existe uma escassez de dados de Nível 1 para direcionar a tomada de decisão a fim de escolher a intervenção endovascular *versus* cirúrgica aberta. Na verdade, o único estudo randomizado, controlado, prospectivo e multicêntrico concluído,[b] que compara a angioplastia com a terapia cirúrgica aberta é o BASIL Study do Reino Unido.[24,25] Enquanto esse estudo não demonstrou diferenças significativas entre o grupo com a cirurgia aberta de *bypass versus* o grupo de angioplastia com balão aos 6 meses, uma tendência de melhora da sobrevida sem amputação foi observada em 2 anos no grupo inicialmente submetido à *bypass* cirúrgica aberta.

Considerações anatômicas anteriormente consideradas como necessitando de terapia cirúrgica aberta tornaram-se menos rigorosas em paralelo com esses avanços endovasculares. As diretrizes TASC 2007, agora ultrapassadas, sugerem que a cirurgia de *bypass* ainda é preferível em lesões aorto-ilíacas e femoropoplíteas TASC D (segmento longo, extenso). Além disso, uma extensa literatura sugere que pacientes com escoamento tibial devem ser considerados para revascularização aberta no intuito de evitar mais danos aos vasos de escoamento remanescentes.[34] É importante observar que, apesar dessas recomendações, todas as lesões são consideradas por alguns como apropriadas para a IEV ou cirurgia aberta, com base apenas em considerações anatômicas.

---

[b]N.R.T.: É fundamental esclarecer ao leitor que foi publicado recentemente um novo ensaio clínico randomizado que compara a intervenção endovascular e aberta para revascularização de membros inferiores e que traz dados relevantes para a prática clínica. Favor consultar: Farber et al. Surgery or Endovascular Therapy for Chronic Limb-Threatening Ischemia. N Engl J Med. 2022. doi: 10.1056/NEJMoa2207899.

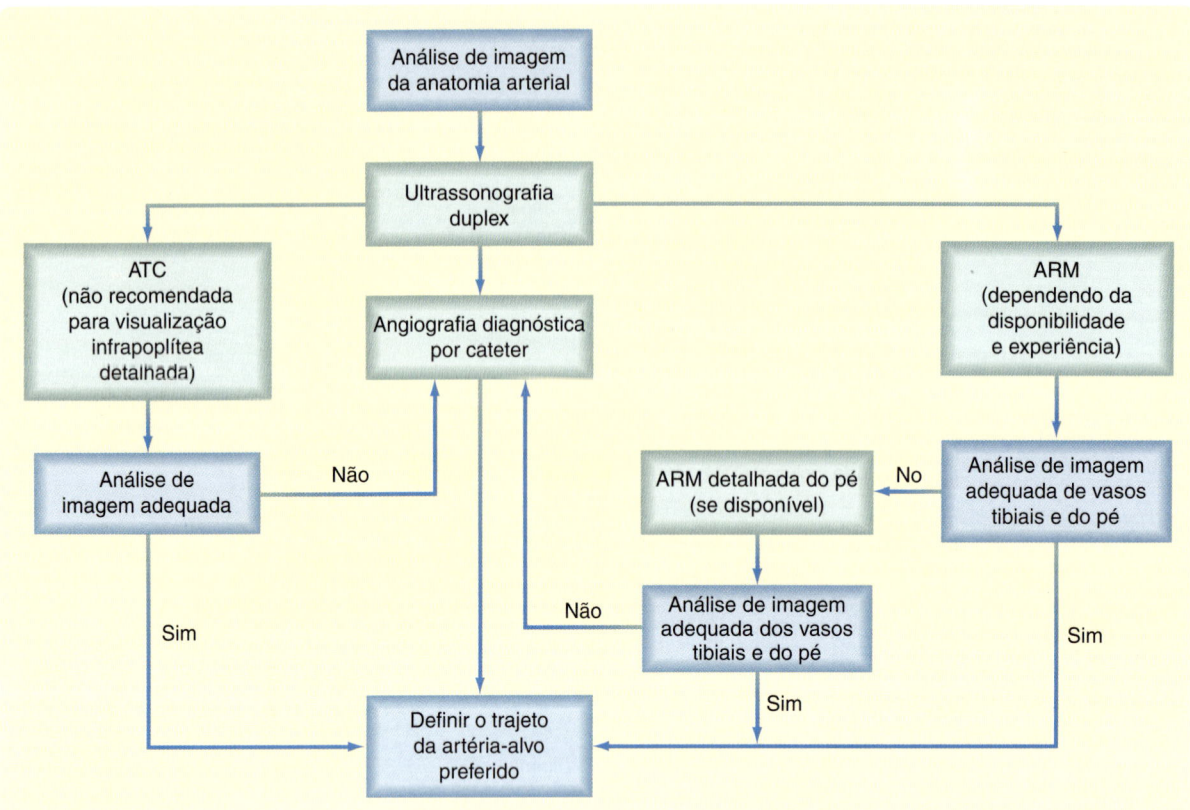

**Figura 63.6** Algoritmo sugerido para a análise de imagem anatômica em pacientes com isquemia crônica ameaçadora do membro (CLTI, do inglês *chronic limb-threatening ischemia*), que são candidatos à revascularização. Em alguns casos, pode ser apropriado proceder diretamente para a imagem por angiografia (angiografia por tomografia computadorizada [*ATC*], angiografia por ressonância magnética [*ARM*] ou cateter) em vez de imagens de ultrassonografia duplex (USD). (De Conte MS, Bradbury AW, Kolh P, et al. Global vascular guidelines on the management of chronic limb-threatening ischemia. *J Vasc Surg.* 2019;69:3S-125S e140.)

A indicação subjacente é importante para se considerar no momento do planejamento operatório. As taxas de patência esperadas a longo prazo devem ser consideradas antes de selecionar um plano de tratamento. Pacientes com claudicação ou a dor isquêmica em repouso, tratados pela IEV, frequentemente apresentarão recorrência dos sintomas quando a intervenção falhar. Por outro lado, pacientes com perda de tecido muitas vezes podem curar suas feridas ou as incisões por amputação no período de patência da IEV e não exigir mais intervenção se os índices da(s) ferida(s) se cicatrizar(em), apesar da recidiva das lesões arteriais subjacentes. A re-estenose é extremamente comum após a IEV, principalmente para lesões complexas e mais calcificadas. Pacientes com CLTI muitas vezes têm doença multinível e de segmento longo, que apresenta taxas de patência inferiores após intervenção endovascular.[35]

As comorbidades médicas também devem ser consideradas ao determinar o tipo de intervenção. A IEV muitas vezes pode ser realizada sob anestesia local com sedação consciente monitorada (evitar anestesia geral), com perda mínima de sangue e redução do estresse fisiológico do paciente. Essas considerações podem levar à seleção de uma abordagem de IEV em pacientes com comorbidades médicas graves, incluindo doença avançada da artéria coronária ou doença pulmonar obstrutiva crônica. No entanto, alguns pacientes com comorbidades médicas graves podem ser tratados de forma otimizada e podem então tolerar a intervenção aberta. Finalmente, como demonstrado no estudo BASIL, deve-se considerar a expectativa de vida do paciente. Um benefício significativo para a cirurgia aberta de *bypass* em comparação com a angioplastia não foi evidente até 2 anos após a intervenção. Portanto, a angioplastia deve ser fortemente considerada como a terapia primária para pacientes com expectativas de vida mais curtas, para evitar hospitalização prolongada ou morbidade, pois essas considerações provavelmente superam as questões de patência e durabilidade da revascularização.

O estudo BASIL também demonstrou um nível muito alto de cruzamento do tratamento. Especificamente, os pacientes submetidos à IEV, primeiramente, tiveram uma alta taxa de cirurgia aberta de *bypass* subsequente, e aqueles tratados inicialmente com a *bypass* aberta frequentemente necessitaram de intervenção endovascular subsequente para manter a patência. Esse achado sugere que as duas formas de intervenção são complementares e reforçam a necessidade de ter ambas as opções disponíveis ao tratar pacientes com DAP.[35]

É importante mencionar que, devido à falta de dados de nível 1 para orientar esse processo de tomada de decisão, dois ensaios clínicos randomizados adicionais estão atualmente em curso. O estudo BASIL 2 (Reino Unido) e o BEST-CLI[f] (principalmente EUA e Canadá) buscam informar cirurgiões e pacientes determinando os cursos do tratamento adequado.

---

[f]N.R.T.: Esse estudo já foi publicado. Ver a nota anterior.

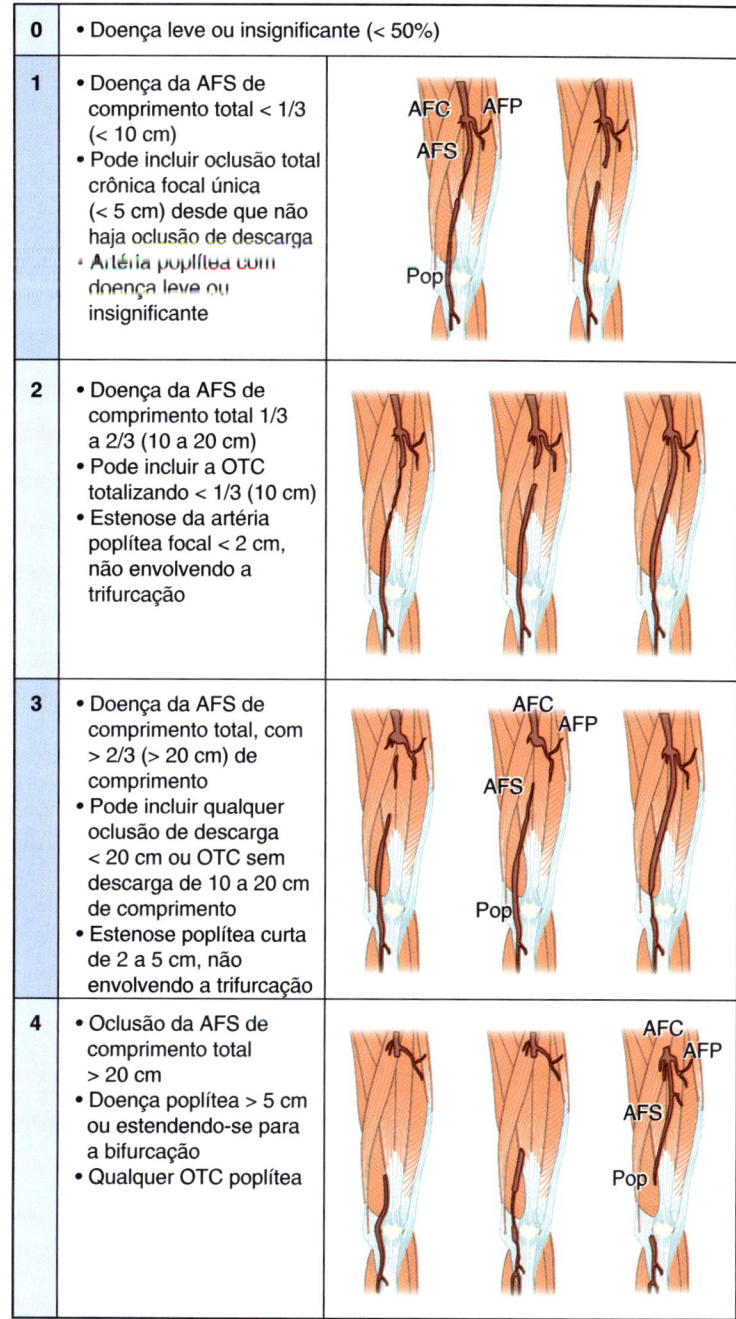

**Figura 63.7** Classificação da doença femoropoplítea (FP) no Global Limb Anatomic Staging System (GLASS). A trifurcação é definida como a terminação da artéria poplítea na confluência da artéria tibial anterior (TA) e tronco tibiofibular. *AFC*, artéria femoral comum; *AFP*, artéria femoral profunda; *AFS*, artéria femoral superficial; *OTC*, oclusão total crônica; *Pop*, poplítea. (De Conte MS, Bradbury AW, Kolh P, et al. Global vascular guidelines on the management of chronic limb-threatening ischemia. *J Vasc Surg.* 2019;69:3S-125S e140.)

## Terapia endovascular

A IEV apresentou um grande aumento de sua aplicação devido à rápida evolução de dispositivos e técnicas nas últimas duas décadas, de tal forma que agora se tornou a primeira opção para a intervenção em muitos pacientes com manifestações clínicas de DAP. Embora inicialmente limitada a lesões focais em vasos de maior diâmetro, atualmente é utilizada até mesmo para tratar lesões de segmentos longos em vasos tibiais e podais. Historicamente, essa mesma evolução do tratamento do vaso proximal para distal ocorreu com a terapia cirúrgica aberta. Embora em muitos casos as taxas de patência da IEV permaneçam inferiores aos da cirurgia aberta de *bypass*, com a seleção apropriada da lesão e do paciente e com o uso de técnicas avançadas e meticulosas, resultados favoráveis centrados no paciente podem ser alcançados.

### Considerações gerais

Existem certos aspectos da técnica aplicáveis a todas as formas de IEV e incluem acesso arterial e seleção de bainha, cateter e fio. A escolha e a técnica de acesso arterial são de importância fundamental para o sucesso das terapias endovasculares, e atenção cuidadosa ao acesso reduz complicações. O acesso deve ser obtido em todos os casos usando uma combinação de pontos de referência anatômicos

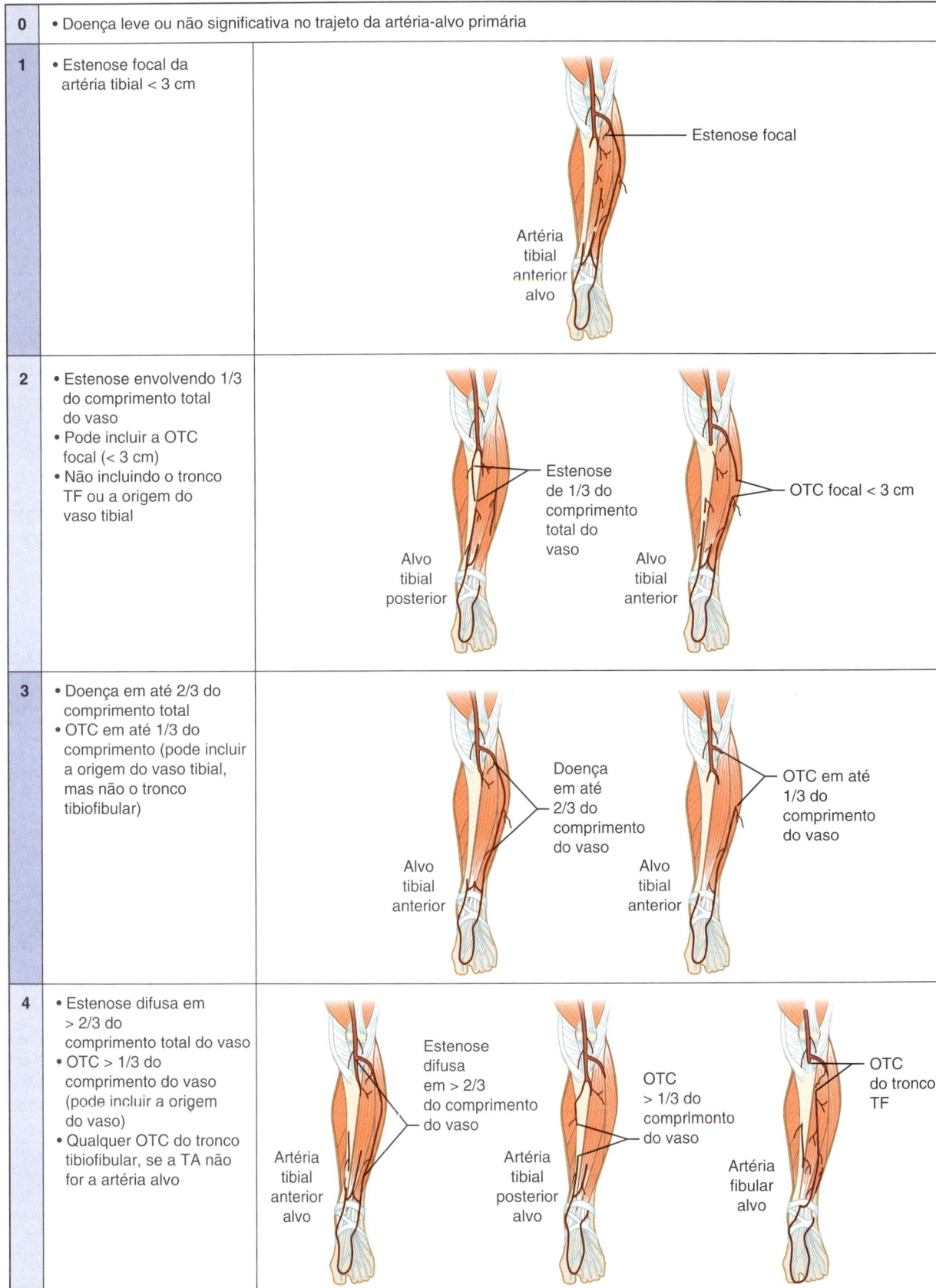

**Figura 63.8** Classificação da doença infrapoplítea (IP) no Global Limb Anatomic Staging System (GLASS). *AT*, tibial anterior; *OTC*, oclusão crônica total; *TF*, tibiofibular. (De Conte MS, Bradbury AW, Kolh P, et al. Global vascular guidelines on the management of chronic limb-threatening ischemia. *J Vasc Surg*. 2019;69:3S-125S e140.)

| Descritor inframaleolar/podal | |
|---|---|
| P0 | A artéria-alvo cruza o tornozelo no pé, com o arco podal intacto |
| P1 | A artéria-alvo cruza o tornozelo no pé, arco podal ausente ou gravemente doente |
| P2 | Nenhuma artéria-alvo cruzando o tornozelo no pé |

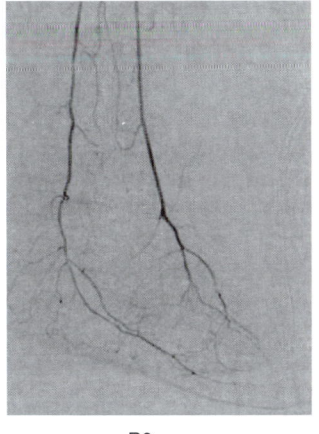 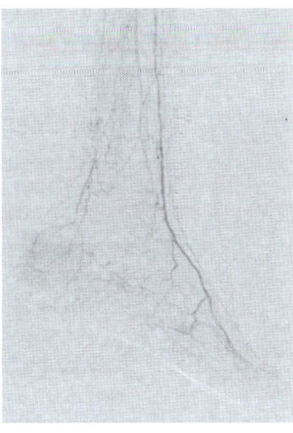 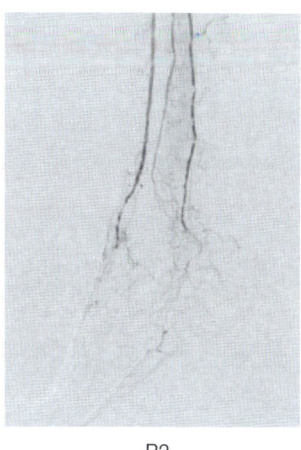

P0  P1  P2

**Figura 63.9** Descritor de doença inframaleolar (IM)/podal no Global Limb Anatomic Staging System (GLASS). Angiogramas representativos dos padrões *P0* (à esquerda), *P1* (central) e *P2* (à direita) da doença. (De Conte MS, Bradbury AW, Kolh P, et al. Global vascular guidelines on the management of chronic limb-threatening ischemia. *J Vasc Surg.* 2019;69:3S-125S e140.)

**Tabela 63.3** Designação do estadiamento do Global Limb Anatomic Staging System (GLASS).

Estadiamento infrainguinal GLASS (I a III)

| Grau FP | | | | | | |
|---|---|---|---|---|---|---|
| 4 | III | III | III | III | III | |
| 3 | II | II | II | III | III | |
| 2 | I | II | II | II | III | |
| 1 | I | I | II | II | III | |
| 0 | NA | I | I | II | III | |
| | 0 | 1 | 2 | 3 | 4 | |
| | | | Grau IP | | | |

Após a seleção do trajeto arterial alvo (TAP, do inglês *target arterial path*), os graus dos segmentos femoropoplíteo (FP) e infrapoplíteo (IP) são determinados a partir de imagens angiográficas de alta qualidade. Usando a tabela, a combinação dos graus FP e IP é atribuída aos estágios I a III do GLASS, que se correlacionam com a complexidade técnica (baixa, intermediária e alta) da revascularização. *NA*, não aplicável. (De Conte MS, Bradbury AW, Kolh P, et al. Global vascular guidelines on the management of chronic limb-threatening ischemia. *J Vasc Surg.* 2019;69:3S-125S e140.)

(com base em pontos de referência ósseos ou fluoroscópicos palpáveis), palpação do pulso (se presente) e orientação por ultrassonografia. A maioria dos operadores emprega rotineiramente a orientação por ultrassom para otimizar o acesso vascular e subsequente fechamento do local de acesso. As complicações mais comuns da IEV estão relacionadas ao sítio de acesso; elas podem ser minimizadas pela seleção cuidadosa do sítio e técnica minuciosa. De modo geral, o acesso retrógrado da artéria femoral comum é frequentemente utilizado para intervenções na aorta e artéria ilíaca comum, com acesso retrógrado para cima e sobre a artéria femoral comum para intervenções ilíacas externas e femorais superficiais/poplíteas acima do joelho. Os acessos anterógrados na artéria femoral comum ou superficial proximal são preferidos por muitos no tratamento da doença infragenicular e, por causa das características das "capas" proximais e distais para lesões oclusivas mais longas ou calcificadas, o acesso retrógrado de um vaso tibial ou podal é frequentemente usado sozinho ou em combinação com o acesso anterógrado no tratamento de casos de CLTI mais complexos. Todas essas abordagens são facilitadas por uma compreensão detalhada de pontos de referência ósseos, cutâneos e fluoroscópicos, bem como a facilidade com a orientação por ultrassom. Após a obtenção do acesso, a angiografia diagnóstica geralmente é realizada para confirmar lesões suspeitas na avaliação pré-operatória. Uma vez identificada(s) a(s) lesão(ões), ela(s) deve(m) ser cruzadas com um fio adequado para permitir o tratamento.

Os fios de sutura apresentam-se em uma variedade de comprimentos, diâmetros, pesos e rigidez relativa. Fios de 0,889 milímetros de diâmetro são utilizados para a maioria das intervenções aorto-ilíacas e femorais, enquanto os diâmetros de 0,3556 e 0,4572 são mais frequentemente empregados para intervenções tibiais (e artérias renais e carotídeas). As pontas dos fios variam, mas geralmente são mais flexíveis do que o resto do fio e podem ser pré-modeladas ou modeladas pelo operador dependendo da preferência. Alguns fios são hidrofílicos e devem ser mantidos umedecidos/molhados ou eles ficarão pegajosos e não funcionarão devidamente. Um dispositivo de torque pode ser conectado ao fio para torná-lo mais dirigível. Para quase todas as estenoses e muitas oclusões, o objetivo é manter o fio no lúmen verdadeiro da artéria, cruzar a lesão e tratá-la com angioplastia, aterectomia ou *stent* primário, dependendo do tipo e comprimento da lesão. Se houver dificuldade em cruzar uma determinada lesão, o uso de cateteres adicionais para suporte, que podem ser telescópicos através de uma bainha de acesso longo, pode ajudar, assim como utilizar um fio mais rígido ou mais pesado. Mais recentemente, vários dispositivos tornaram-se disponíveis para facilitar o cruzamento de lesões difíceis/resistentes e reentrada do lúmen verdadeiro, incluindo microdissecção em placa (Frontrunner XP CTO Cateter; Cordis, Bridgewater, NJ), fiação rápida e bidirecional do cateter (CrossBoss CTO Catheter; BridgePoint Medical, Plymouth, MN) e capacidade de deflexão da

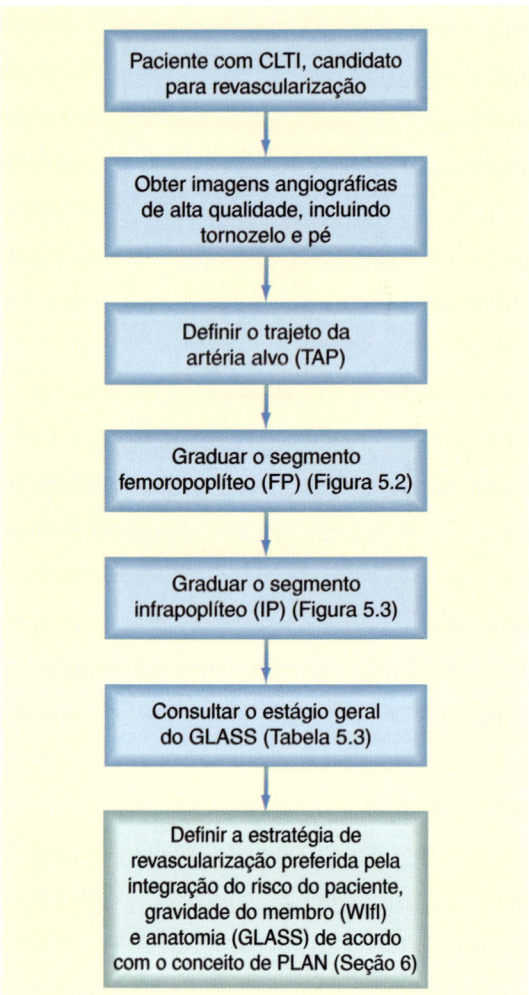

**Figura 63.10** Fluxograma que ilustra a aplicação do Global Limb Anatomic Staging System (GLASS) para classificar o padrão de doença infrainguinal na isquemia crônica ameaçadora dos membros (CLTI). *FP*, femoropoplíteo; *IP*, infrapoplíteo; *PLAN*, estimativa de risco do paciente, estadiamento do membro, padrão anatômico de doença (do inglês *patient risk estimation, limb staging, anatomic pattern of disease*); *TAP*, trajeto da artéria-alvo (do inglês *target arterial path*); *Wifi*, ferida, isquemia e infecção do pé (do inglês *wound, ischemia and foot infection*). (De Conte MS, Bradbury AW, Kolh P, et al. Global vascular guidelines on the management of chronic limbthreatening ischemia. *J Vasc Surg*. 2019;69:3S-125S e140.)

ponta do cateter com cunhas em espiral para facilitar o avanço (Wildcat Catheter; Avinger, Redwood City, CA).[36]

Uma alternativa útil para dificultar o cruzamento da lesão transluminal é a angioplastia subintimal intencional, uma técnica inicialmente descrita há 30 anos por Bolia e colaboradores.[37] Um fio, normalmente com uma ponta curta em forma de J, é formado e direcionado através do cateter contra a parede arterial imediatamente proximal à oclusão e usado para iniciar um plano de dissecção subintimal. O fio formado dessa forma é então intencionalmente avançado nesse plano subintimal até que a lesão seja atravessada e então são feitas tentativas para reentrar no lúmen verdadeiro com o suporte de cateter. A reentrada verdadeira do lúmen é confirmada pelo retorno do sangue pelo cateter e fácil avanço do fio sem resistência. Se houver doença mínima na zona de reentrada, esta etapa não é difícil e muitas vezes ocorre espontaneamente. Se a verdadeira reentrada do lúmen for difícil, existem dispositivos de reentrada disponíveis ou, em casos complexos, pode-se combinar com o acesso retrógrado.[36]

Uma vez que a lesão arterial responsável tenha sido cruzada com sucesso, a angioplastia com balão pode ser realizada. Essa técnica fratura a placa e pode causar dissecção focal, portanto, o dimensionamento adequado é importante. Muitos operadores usam a ultrassonografia intravascular (IVUS, do inglês *intravascular ultrasonography*) para dimensionar balões e *stents* e para avaliar os resultados após a angioplastia ou a colocação de *stent*. Os balões são fornecidos em uma ampla variedade de comprimentos e tamanhos e podem ser compatíveis ou não. Existem também os balões de entalhe e corte, que são utilizados para tratar lesões fibróticas e resistentes, como as decorrentes de hiperplasia da íntima. Os balões de corte têm três ou quatro micrótomos orientados longitudinalmente ao redor do balão que criam cortes controlados na lesão fibrótica e permitem a angioplastia padrão com um balão maior para ampliar o lúmen estenótico. Existem também balões revestidos de medicamentos disponíveis, análogos à circulação coronária, mas seu uso tornou-se controverso devido a preocupações com o potencial aumento do risco de mortalidade quando utilizado na periferia.[38]

Em geral, os resultados da angioplastia em relação à patência primária são melhores em artérias maiores e mais proximais e para lesões mais curtas. No entanto, a rápida evolução de sistemas de perfis menores com balões mais longos tem facilitado o tratamento de doenças nas menores artérias, incluindo artérias tibiais e até mesmo podais. Embora não seja comparável aos resultados da cirurgia de *bypass* aberta com conduto venoso, os resultados da angioplastia de membros inferiores estão melhorando e, com a seleção cuidadosa de pacientes, a patência da angioplastia distal pode ser suficiente para a cicatrização de feridas e prevenir amputações. Resultados compilados recentemente para a angioplastia infrapoplítea são apresentados na Tabela 63.4. As técnicas endovasculares melhoraram de tal forma que mesmo doenças de segmentos longos em pacientes com CLTI podem ser tratadas com sucesso por via endoluminal, uma opção importante disponível para pacientes de maior risco ou aqueles sem conduto autógeno adequado (Figura 63.13).

Os *stents* são reservados por alguns para estenose residual, dissecção ou outras complicações da angioplastia com balão simples. No entanto, para lesões ilíacas, os dados sugerem que o *stent* primário é superior à angioplastia (angioplastia transluminal percutânea) sozinha (Tabela 63.5), com taxas de patência primária em 4 anos melhores em ambos os claudicantes (77% de *stent vs.* 68% de angioplastia transluminal percutânea) e aqueles que apresentam CLTI (67% *vs.* 55%).[39] Os *stents* podem ser expansíveis por balão ou autoexpansíveis, cobertos ou descobertos, revestidos com medicamentos ou não. Os *stents* expansíveis por balão são frequentemente utilizados quando a implantação e aterrissagem precisas são críticas. Os *stents* cobertos podem ser usados para uma variedade de indicações, como para tratar lesões embólicas ou para prevenir ou tratar a ruptura do vaso (p. ex., técnica "pavimentação e fenda" para lesões ilíacas). A colocação de *stent* no segmento femoral-poplíteo é amplamente utilizada. A seleção do *stent* está além do escopo deste livro, mas boas discussões estão disponíveis em outros textos.[36,39]

Dispositivos de aterectomia (orbital e *laser*) são amplamente utilizados, mas dados de alto nível que suportam seu uso em comparação com inúmeras alternativas ainda são escassos. Uma possível vantagem é que a redução do volume da lesão pode permitir o tratamento apenas com a angioplastia, evitando os gastos e as potenciais sequelas a longo prazo da implantação do *stent* de longa duração.

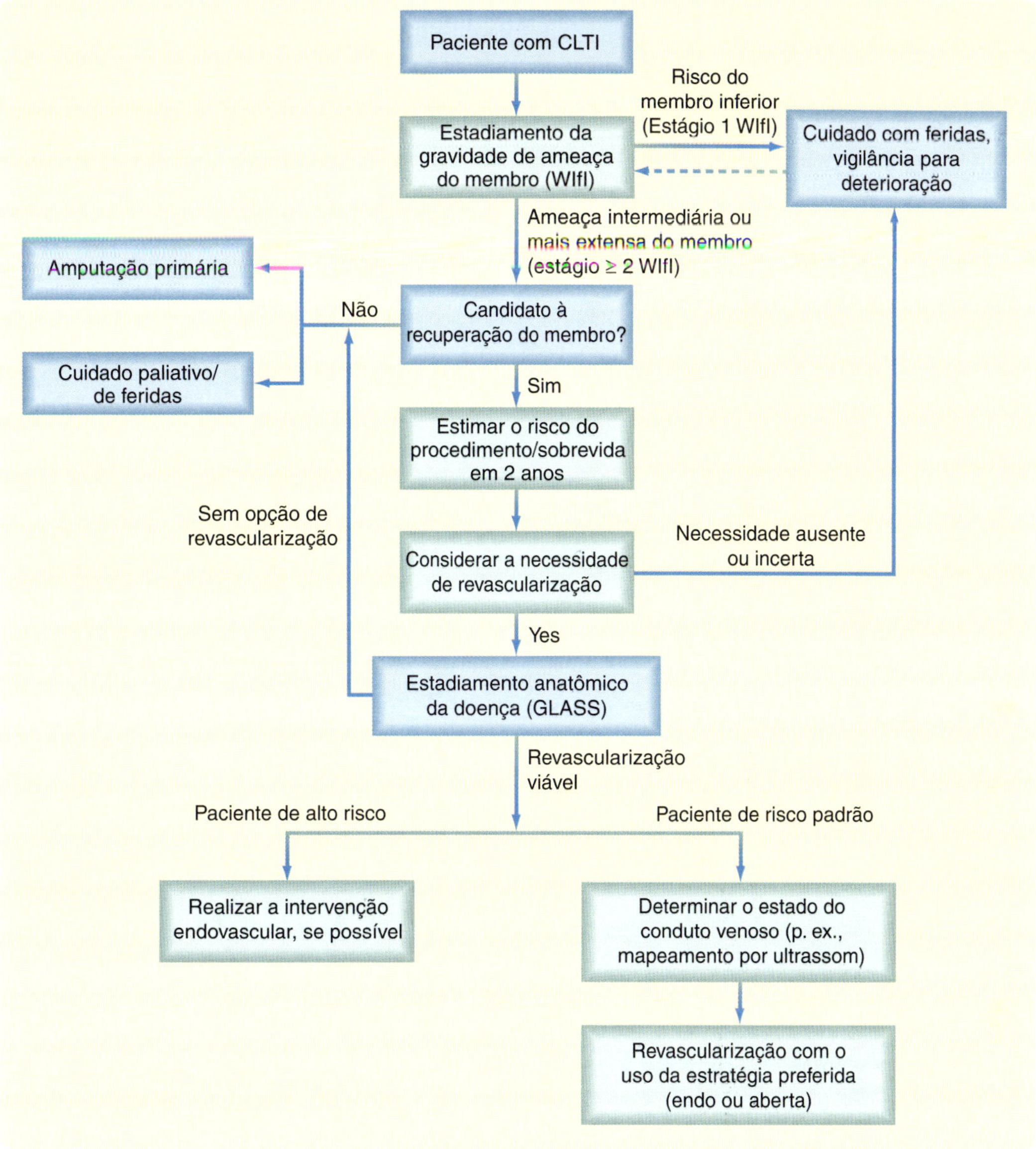

**Figura 63.11** Modelo de paciente, membro, anatomia (PLAN, do inglês *patient, limb, anatomy*) para tomada de decisão clínica em pacientes com isquemia crônica ameaçadora dos membros (*CLTI*); doença infrainguinal. Consulte a Figura 63.12 para a estratégia de revascularização preferida em pacientes com risco padrão com conduto venoso disponível, baseada no estágio do membro na apresentação e complexidade anatômica. Abordagens para pacientes sem veia adequada são revistas no texto. *GLASS*, Global Limb Anatomic Staging System; *WIfI*, ferida, isquêmica e infecção do pé (do inglês *wound, ischemia, and foot infection*). (De Conte MS, Bradbury AW, Kolh P, et al. Global vascular guidelines on the management of chronic limb-threatening ischemia. *J Vasc Surg.* 2019;69:3S-125S e140.)

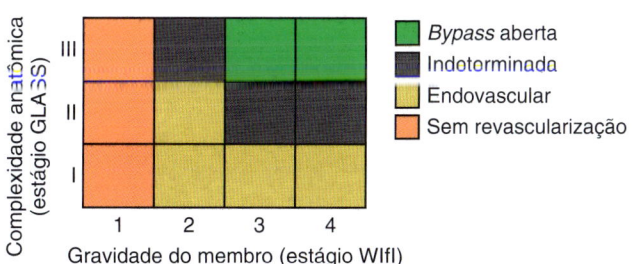

**Figura 63.12** Estratégia de revascularização inicial preferida para doença infrainguinal em pacientes de risco médio com conduto venoso autólogo adequado disponível para *bypass* (cirurgia de revascularização ou derivação). A revascularização é considerada raramente indicada nos membros com baixo risco (estágio 1 de ferida, isquemia e infecção do pé [*WIfI*]). O estágio anatômico (eixo y) é determinado pelo Global Limb Anatomic Staging System (*GLASS*); o risco do membro (eixo x) é determinado pelo estadiamento Wifi. O sombreamento cinza escuro indica cenários com menos consenso (suposições que a doença do influxo não é significativa ou é corrigida; ausência de doença podal grave (ou seja, sem modificador GLASS P2). (De Conte MS, Bradbury AW, Kolh P, et al. Global vascular guidelines on the management of chronic limb-threatening ischemia. *J Vasc Surg.* 2019;69:3S-125S e140.)

## Tabela 63.4 Resultados da angioplastia infrapoplítea, implante de stent e aterectomia.

| Autor | Ano | Número de tratados | CLI | Comprimento médio da lesão | Falhas técnicas | Patência primária | Taxa de recuperação do membro |
|---|---|---|---|---|---|---|---|
| **Angioplastia** | | | | | | | |
| Gilles e colaboradores | 2008 | 176 | 100% | NR | 7% | 53%, 1 ano<br>51%, 2 anos | 84%, 3 anos |
| Conrad e colaboradores | 2009 | 155 | 86% | NR | 5% | 71%, 2 anos<br>62%, 3,3 anos | 86%, 3,3 anos |
| Sadek e colaboradores (ATP única vs. multinível) | 2009 | 89 | 77% | NR | 9% | 34%, 1 ano<br>Nível único de 58%, 1 ano<br>Multinível | 67%, 1,5 anos<br>Único nível de 63%, 1,5 anos<br>Multinível |
| Peregrin e colaboradores | 2010 | 1.445 | 100% | NR | 11% | NR | 76%, 1 ano |
| Schmidt e colaboradores | 2010 | 62 | 100% | 18,3 cm | 5% | 50%, 3 meses | 100%, 15 anos |
| **Angioplastia subintimal** | | | | | | | |
| Ingle e colaboradores | 2002 | 70 | 91% | NR | 14% | NR | 94%, 3 anos |
| Vraux e Bertoncello | 2006 | 50 | 100% | 78% com ≥ 10 cm | 18% | 46%, 1 ano<br>42%, 2 anos | 87%, 1 ano<br>87%, 2 anos |
| Tartari e colaboradores (AFS apenas em 27 membros) | 2007 | 109 | 100% | 59% com ≥ 10 cm | 17% | NR | 87%, 1 ano<br>85%, 2 anos |
| **Angioplastia com balão de corte** | | | | | | | |
| Engelike colaboradores | 2002 | 16 | 31% | NR | 6% | 67%, 1 ano | 93%, 10 meses |
| Ansel e colaboradores | 2004 | 73 | 71% | 2,7 cm | 0% | NR | 89%, 1 ano |
| Vikram e colegas | 2007 | 11 | NR | NR | 18% | 50%, 1 ano | NR |
| **Balão revestido por medicamentos*** | | | | | | | |
| Tepe e colaboradores | 2008 | 48 | 15% | 7,5 cm | 2% de todos os casos | 80%, 6 meses | 96%, 6 meses |
| **Stenting** | | | | | | | |
| Feiring e colaboradores | 2004 | 92 | 68% | NR | 7% | NR | 87%, 1 ano |
| Bosiers e colaboradores | 2006 | 300 | 100% | NR | NR | 76%, 1 ano | 99%, 1 ano |
| Donas e colaboradores | 2009 | 34 | 100% | 6,5 cm de estenose; 7,5 cm de oclusão | 3% | 91%, 10 meses | 100%, 10 meses |
| Randon e colaboradores | 2010 | 16 | 100% | 38% com ≥ 10 cm | 13% | 56%, 1 ano | 92%, 1 ano |
| **Stent com eluição do medicamento** | | | | | | | |
| Scheiner e colaboradores | 2006 | 30 | 63% | NR | 0% | 100%, 6 meses | 100%, 9 meses |
| Fering e colaboradores | 2010 | 130 | 100% | NR | 9% | NR | 88%, 3 anos |
| Karnabatidis e colaboradores | 2011 | 51 | 100% | 7,7 cm | 0% | 30%, 3 anos | NR |
| Rastan e colaboradores | 2011 | 82 | 51% | 3,0 cm | 0% | 81%, 1 ano | 98%, 1 ano |
| **Aterectomia** | | | | | | | |
| Zeller e colaboradores | 2007 | 36 | 53% | 4,6 cm | 2% | 67%, 1 ano<br>60%, 2 anos | 100%, 2 anos |
| Safian e colaboradores | 2009 | 124 | 32% | 3,0 cm | 2,5% | NR | 100%, 6 meses |

AFS, artéria femoral superficial; ATP, angioplastia transluminal percutânea; CLI, isquemia crítica do membro (do inglês critical limb ischemia); NR, não relatado. (De Montero-Baker M, Mills JL. Endovascular repair of infrapopliteal arterial occlusive disease. In: Moore WS, Lawrence PF, Oderich GS, eds. Moore's Vascular and endovascular surgery: A comprehensive review. 9th ed. Philadelphia, PA: Elsevier; 2019:460-468.)

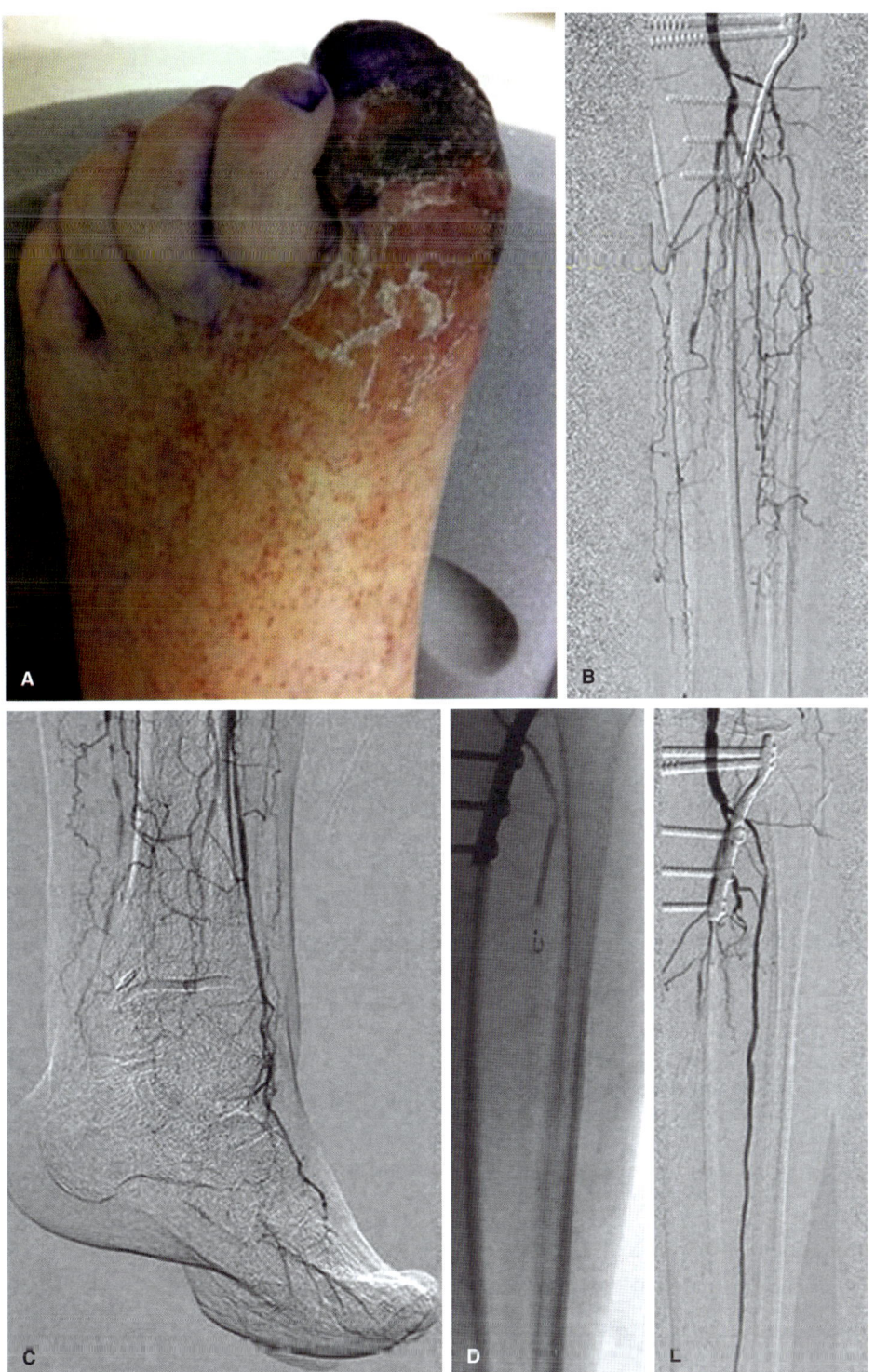

**Figura 63.13** Um paciente de 77 anos de idade, de alto risco, com diabetes e gangrena do hálux. **A.** Isquemia crítica do membro com índice tornozelo-braquial (ITB) de 0,39. **B.** Oclusões da artéria tibial de segmento longo em três vasos (> 25 cm) com **(C)** reconstituição da artéria tibial anterior distal. **D.** Angioplastia subintimal de oclusão de segmento longo. **E.** A artéria tibial anterior após angioplastia subintimal de segmento longo com ITB apresentou melhora de 0,81. A amputação do dedo do pé cicatrizou e o vaso permanece patente 6 meses após a intervenção. (De Montero-Baker M, Mills JL. Endovascular repair of infrapopliteal arterial occlusive disease. In: Moore WS, Lawrence PF, Oderich GS, ed. *Moore's Vascular and endovascular surgery: A comprehensive review*. 9th ed. Philadelphia, PA: Elsevier; 2019:460-468.)

Os resultados da IEV dependem de uma multiplicidade de fatores, principalmente dos fatores descritos a seguir: indicação do procedimento (claudicação *vs.* CLTI); comprimento da lesão; calcificação dos vasos; estado de escoamento ruim; e comorbidades específicas, como diabetes e doença renal em estágio terminal.[36,39]

Apesar das limitações atuais, a IEV é amplamente utilizada; os resultados a curto prazo melhoraram na última década e a IEV atualmente parece ser a melhor escolha em pacientes idosos, de risco mais elevado e com expectativas de vida mais curta, que não se beneficiariam da patência a longo prazo proporcionada pela

**Tabela 63.5** Revisão dos desfechos no tratamento de intervenção da doença oclusiva aorto-ilíaca.

| Série | Ano | Número de pacientes | Indicação | Tipo de intervenção | Patência primária (%) |
|---|---|---|---|---|---|
| Parsons et al. | 1998 | 45 | | ATP | 74 (5 anos) |
| Klein | 2006 | 279 | | Colocação de *stent* primário versus *stent* seletivo | 83 (5 anos) |
| Bosch e Hunink (metanálise) | 1997 | 1.300 | Claudicação vs. CLI | Colocação seletiva do *stent* vs. *stent* primário | 70 (5 anos) |
| | 1997 | 1.300 | | Colocação do *stent* primário | 77 (4 anos) 67 (4 anos) |
| Murphy (metanálise) | 1998 | 2.058 | | Colocação do *stent* primário | 73 (5 anos) |
| Schurmann et al. | 2002 | 110 | 93% de claudicação | Colocação de *stent* primário | 66 (5 anos) |
| Galaria e Davies | 2005 | 276 | TASC A e B | Colocação de *stent* primário | 71 (10 anos) |
| Leville et al. | 2006 | 92 | TASC C e D | Colocação de stent primário | 76 (3 anos) |
| Rzucidlo et al. | 2005 | 34 | TASC B, C e D | Enxerto com *stent* | 80 (5 anos) |
| Chang et al. | 2008 | 171 | TASC B, C e D | Enxerto de *stent* 41%, *stent* não farmacológico 59% | 60 (5 anos) |
| Mwipatayi | 2011 | 40 | TASC C e D | Enxerto de *stent* | 95 (18 meses) |
| | | 24 | | Stent não farmacológico | 50 (18 meses) |
| Psacharopulo | 2015 | 11 | TASC D | Enxerto do *stent* | 91 (2 anos) |

*ATP*, angioplastia transluminal percutânea; *CLI*, isquêmica crítica do membro (do inglês *critical limb ischemia*); *TASC*, TransAtlantic Inter-Society Consensus. (De Powell RJ, Rzucidlo EM. Aortoiliac disease: Endovascular treatment. In: Sidawy AN, Perler BA, eds. *Rutherford's vascular surgery and endovascular therapy*. 9th ed. Philadelphia, PA: Elsevier; 2019:1423-1437.)

cirurgia de *bypass* e estariam em risco aumentado para cirurgia aberta. A aplicação da abordagem WIfI, PLAN e GLASS para a terapia de CLTI deve ajudar a definir o papel da IEV *versus bypass* no futuro, bem como a aguardada publicação dos resultados dos estudos do BEST-CLI e BASIL 2 e 3.

### Terapia cirúrgica aberta

Apesar da rápida evolução e utilização da IEV no tratamento de pacientes com DAP de membros inferiores, a terapia cirúrgica aberta ainda é uma opção viável e muitas vezes preferível para esses pacientes. A base da revascularização aberta dos membros inferiores ainda é o *bypass* arterial, incluindo o *bypass* aortofemoral e *bypass* infrainguinal. Existem reconstruções extra-anatômicas disponíveis para a derivação da extremidade inferior, na presença de doença oclusiva aorto-ilíaca, incluindo o *bypass* axilofemoral, *bypass* femorofemoral e o *bypass* toracofemoral. No entanto, uma discussão sobre eles está além do escopo deste capítulo, pois esses procedimentos geralmente são realizados apenas para tratar complicações de revascularização aortofemoral prévia ou outras reconstruções aorto-ilíacas endovasculares. A derivação aortofemoral na maioria das vezes utiliza condutos protéticos bifurcados para desvio da aorta para as artérias femoral comum, femoral profunda ou femoral superficial. O *bypass* infrainguinal é definido como qualquer reconstrução arterial importante usando um conduto de derivação, seja autógeno ou protético, que se origina abaixo do ligamento inguinal.

### Indicações

As duas principais indicações para a revascularização infrainguinal são a claudicação e a CLTI. O manejo não operatório é apropriado e inicialmente preferível para a maioria dos pacientes que apresentam claudicação. No entanto, após um programa de exercícios, a interrupção do tabagismo e a otimização da terapia médica, pacientes significativamente incapacitados por claudicação devem ser considerados para tratamento operatório, que inclui pacientes incapazes de realizar sua ocupação principal ou que não podem realizar as atividades diárias. A claudicação primária para realização de revascularização infrainguinal em claudicantes selecionados serve para melhorar a qualidade de vida, não para prevenir a perda de membros. O risco de perda de membros com claudicação é bastante baixo (< 1%/ano), com amputação maior ocorrendo em apenas 5% durante um período de 3 a 5 anos.[3] Em contraste, a maioria dos pacientes com CLTI (dor em repouso, úlcera isquêmica, gangrena) requer intervenção para diminuir o risco de perda de membros ou deterioração clínica significativa. Como anteriormente mencionado, a Society for Vascular Surgery Lower Extremity Guidelines Committee criou um consenso para o sistema de estratificação para membros ameaçados, com base no sistema de classificação objetivo WIfI.[9] Este sistema estratifica o membro em pacientes com CLTI em relação ao risco de amputação em quatro estágios clínicos e foi validado para prever o risco maior de amputação de membro em 1 ano. Este sistema adicionalmente identifica pacientes que se beneficiariam da revascularização para diminuir o risco de amputação maior. Pacientes que reúnem essas duas indicações devem ser considerados para cirurgia aberta de *bypass*, se funcional, de risco adequado e se houver conduto venoso adequado.

Antes da intervenção, é imperativo examinar as comorbidades médicas dos potenciais candidatos à cirurgia aberta. Existe uma elevada taxa de concordância entre doença pulmonar obstrutiva crônica, diabetes melito, insuficiência renal e doença arterial coronária. Os pacientes devem ter o controle otimizado da pressão arterial, diabetes, insuficiência cardíaca congestiva e angina anterior à intervenção. O adiamento da intervenção só deve ocorrer rotineiramente para pacientes com angina instável, infarto do miocárdio recente ou insuficiência cardíaca congestiva não controlada.

### Planejamento pré-operatório

A revascularização bem-sucedida tem vários pré-requisitos para dar suporte à patência a longo prazo. Devem existir fluxos de entrada e saída adequados. Além disso, o conduto utilizado deve ser otimizado para garantir a patência a longo prazo. No caso de revascularização de membros inferiores em pacientes com CLTI, também é importante determinar o melhor vaso alvo de efluxo para fornecer o "fluxo em linha" para o pé.

Tal como acontece com todas as cirurgias de revascularização, é indispensável obter a imagem pré-operatória para avaliar cada um desses critérios. A via tradicional para obter esta informação anatômica necessária é pela realização de angiografia padrão da extremidade inferior. Isso geralmente está disponível no momento do planejamento, se o paciente tiver sido submetido à intervenção endovascular anterior sem sucesso. A angiografia por TC pode ser considerada para avaliação de doença de influxo, embora seu uso nos vasos de membros inferiores, particularmente na coorte de CLTI, seja limitado pela frequência de pequenos vasos calcificados de segmentos longos em pacientes com CLTI.[40] A angiografia por ressonância magnética e a ultrassonografia duplex também podem ser utilizadas com sucesso no planejamento pré-operatório.[41,42] Particularmente com a angiografia, o operador pode determinar o vaso apropriado de onde originar a derivação e determinar o vaso-alvo de efluxo ideal. Quando corretamente realizada, a grande maioria dos pacientes com indicação de revascularização têm uma artéria-alvo adequada.[43] A seleção da artéria-alvo requer a avaliação do pé (um mínimo de anteroposterior e lateral) em pacientes com CLTI. A vista lateral do pé é extremamente importante (Figura 63.14).

A avaliação do influxo deve ser realizada antes da execução de uma cirurgia de revascularização. Em pacientes com pulso femoral ipsilateral palpável normal e formas de onda arterial Doppler femoral comum trifásica, é improvável que seja necessária uma intervenção no influxo. Em pacientes sem pulso femoral palpável ou formas de onda Doppler femoral anormal (principalmente quando bilateral), a análise de imagem pré-operatória adicional deve ser considerada. Se existir doença no segmento aorto-ilíaco ipsilateral ou na artéria femoral comum, estes devem ser tratados concomitantemente ou antes de realizar a cirurgia de revascularização infrainguinal. Existem opções cirúrgicas endovasculares e abertas para otimizar o influxo, incluindo *bypass* aortofemoral, angioplastia ilíaca com balão, com ou sem *stent*, e endarterectomia femoral comum com ou sem profundoplastia. Uma vez concluída, a cirurgia de revascularização terá um influxo ideal para apoiar a patência do enxerto.

Da mesma forma, uma avaliação detalhada deve ser realizada para identificar a artéria-alvo distal mais adequada. Somos defensores da arteriografia convencional de subtração digital para identificar o alvo distal ideal. Isso pode ser feito antes ou durante a operação. As intervenções podem ser realizadas para melhorar a artéria-alvo distal também, embora isso raramente seja necessário, pois um segmento de artéria relativamente poupado é quase sempre acessível. O princípio geral na seleção de um vaso-alvo distal é escolher o vaso mais proximal, distal à doença hemodinamicamente significativa que tem escoamento contínuo para o pé através de pelo menos um vaso tibial. Pacientes com claudicação geralmente requerem um alvo distal poplíteo. Os pacientes com CLTI geralmente necessitam de um alvo mais distal para uma artéria tibial, fibular, dorsal do pé ou plantar (Figura 63.15).

A seleção dos condutos é talvez o fator mais crítico por trás do *bypass* infrainguinal bem-sucedido. Condutos de veias autólogas incluem veia safena magna (VSM) ipsilateral e contralateral, veia safena parva (VSP), veia femoral, veia do braço (basílica e cefálica), artéria femoral endarterectomizada, veia criopreservada e artéria radial. Imagens pré-operatórias, geralmente com ecografia vascular com Doppler, são adequadas para determinar a presença, calibre e qualidade de veias autólogas adequadas. Os condutos protéticos incluem Dacron, Dacron ligado à heparina, veia umbilical humana, politetrafluoretileno (PTFE) com e sem heparina ligada covalentemente e PTFE expandido ligado à heparina.

A veia autóloga supera todos os outros condutos para a cirurgia de revascularização infrainguinal, incluindo as cirurgias de *bypass* poplíteo acima do joelho. Um único segmento da veia autóloga é superior aos segmentos emendados. A VSM e a VSP são superiores às veias do braço. A veia autóloga deve ser usada para derivação infrainguinal sempre que possível. Condutos protéticos para a derivação infrainguinal só devem ser considerados quando os condutos autólogos realmente não estão disponíveis. O Dacron foi recentemente mostrado superar o PTFE expandido em derivações poplíteas acima do joelho.[44] Nosso grupo geralmente não realiza a cirurgia de revascularização infrainguinal com o conduto protético apenas para indicação de claudicação, uma vez que a falha do enxerto frequentemente converte um paciente com claudicação estável para um com isquemia aguda com ameaça do membro e, portanto, pode realmente aumentar o risco de amputação.

### Técnicas de revascularização (*bypass*) aortofemoral

A cirurgia de revascularização (*bypass* ou derivação) aortofemoral deve ser considerada quando a estenose aórtica e ilíaca hemodinamicamente significativa leva às indicações acima mencionadas. A reconstrução típica realizada é uma derivação aortobifemoral com o efluxo-alvo tanto das artérias femorais comuns quanto das artérias femorais profundas bilateralmente. No que diz respeito à cirurgia de reconstrução da doença oclusiva aorto-ilíaca, o sítio

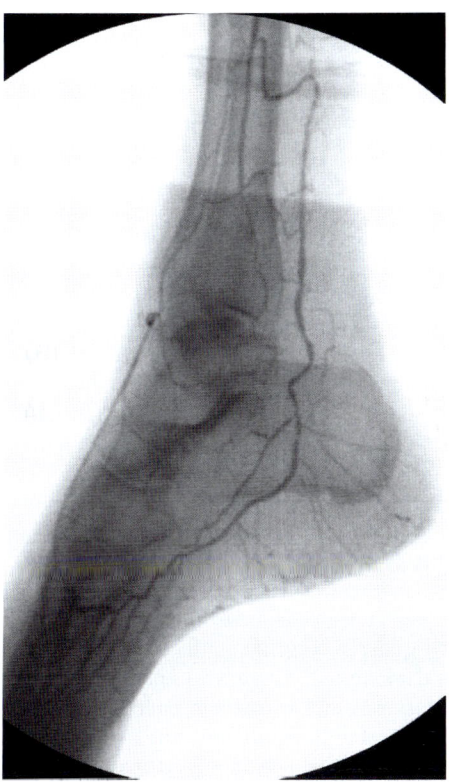

**Figura 63.14** A vista lateral do pé obtida pela injeção com o cateter na artéria femoral superficial identifica excelentes colaterais da artéria fibular distal para ambas as circulações podais dorsais e tibiais posteriores. (De From Mills JL. Infrainguinal disease: Surgical treatment. In: Sidawy AN, Perler BA, ed. *Rutherford's vascular surgery and endovascular therapy*. 9th ed. Philadelphia, PA: Elsevier; 2019:1438-1462.)

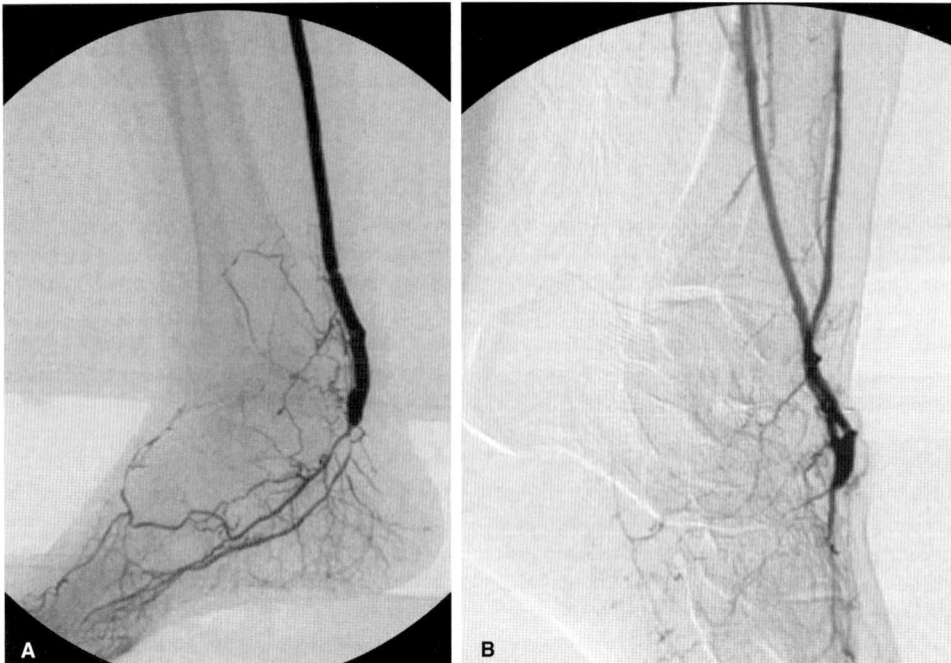

**Figura 63.15** A arteriografia diagnóstica detalhada com imagem fixa, tempo adequado e implante apropriado do cateter quase sempre identifica artérias-alvo adequadas. Cada um dos pacientes descritos apresentava oclusão da artéria poplítea e trifurcação extensa e doença tibial de segmento longo, mas estudos diagnósticos identificaram artérias-alvo no pé. **A.** Arteriografia de conclusão após derivação tibial posterior inframaleolar em um paciente com diabetes e gangrena do antepé. Apesar de um vaso de efluxo de pequeno calibre, a cirurgia de revascularização permanece patente e as úlceras isquêmicas do pé cicatrizaram e não voltaram a ocorrer em 2 anos. **B.** Arteriografia de conclusão após *bypass* para uma artéria pediosa dorsal doente. Apesar do efluxo deficiente e dos vasos do arco e do pé alterados, o enxerto permanece patente em 1 ano. Este paciente com diabetes se curou e deambula com uma amputação transmetatarsal. (De Mills JL. Infrainguinal disease: Surgical treatment. In: Sidawy AN, Perler BA, ed. *Rutherford's vascular surgery and endovascular therapy.* 9th ed. Philadelphia, PA: Elsevier; 2019:1438-1462.)

de influxo ideal é quase sempre imediatamente inferior às artérias renais. Os condutos protéticos (Dacron ou PTFE expandido) são geralmente utilizados, exceto quando a indicação é a infecção do conduto protético previamente colocado, caso em que, após a excisão da prótese infectada, a escolha do conduto de substituição pode ser a(s) veia(s) femoral(is) para criar um sistema neoaortoilíaco (SNAI) ou artérias e veias criopreservadas. Os enxertos de Dacron ligados à rifampicina também são utilizados ocasionalmente, tanto para reconstruções primárias quanto para a substituição de enxertos infectados na condição de organismos de baixa virulência. A anastomose aórtica proximal preferida por muitos cirurgiões vasculares é término-terminal, assim é mais fácil cobrir/proteger a prótese do duodeno adjacente e, embora não comprovado, foi considerado por alguns como hemodinamicamente superior. Existem algumas condições, no entanto, em que uma anastomose proximal término lateral pode ser considerada ou mesmo ser obrigatória. Essas circunstâncias incluem a presença de uma artéria mesentérica inferior grande e patente e em situações anatômicas em que uma anastomose aórtica término-terminal eliminaria o fluxo, mesmo retrógrado, para as artérias hipogástricas. Por exemplo, se as artérias ilíaca comum e ilíaca externa estão ambas ocluídas de um lado e as artérias ilíaca comum e ilíaca interna estão patentes no lado contralateral com oclusão da artéria ilíaca externa contralateral, a criação de uma anastomose aórtica proximal término-lateral preservaria a perfusão para uma artéria hipogástrica. Em contraste, uma anastomose aórtica término-terminal eliminaria o fluxo pulsátil para a pelve, aumentando o risco de isquemia colônica e pélvica (incluindo a necrose de glúteos, uma complicação desastrosa). Se o cirurgião opta por realizar a anastomose proximal término-terminal na primeira circunstância, a artéria mesentérica inferior deve ser reimplantada no corpo do enxerto aortofemoral (Figura 63.16). Ao se deparar com uma anatomia como a descrita na segunda circunstância, o membro distal do lado ipsilateral é trazido para baixo da artéria femoral comum, enquanto o membro contralateral é suturado junto à artéria ilíaca comum distal ou artéria hipogástrica proximal patente. Um membro de enxerto adicional é então suturado ao capuz do membro contralateral e levado até essa artéria femoral comum (Figura 63.17). Essa abordagem preserva o fluxo hipogástrico e simplifica as anastomoses pélvicas, pois a anastomose mais profunda em relação à artéria ilíaca é realizada primeiramente e a anastomose mais superficial ao membro que se estenderá à artéria femoral comum é relativamente fácil de ser executada.

A aplicação e liberação do *clamp* são manobras importantes. O *clamp* deve ser aplicado a um segmento arterial normal sempre que possível. Isso pode ser assegurado pela preparação pré-operatória completa e revisão de todas as imagens pertinentes (ultrassonografia duplex, TC ou angiografia convencional, dependendo quais estão disponíveis). A palpação arterial intraoperatória com ângulo reto atrás da artéria também pode ser aplicada para identificar a placa posterior significativa. Se a aplicação de *clamp* na artéria normal ou quase normal não é possível, particularmente quando a placa posterior está presente, deve-se considerar um *clamp* que comprima a artéria da porção frontal para a posterior em vez de um lado para o outro. Se for necessária anastomose em um vaso muito alterado, pode-se considerar o controle com balão proximal em vez do clampeamento de um segmento alterado. Após a criação de uma arteriotomia de comprimento apropriado e combinando-a com a enxertectomia, a agulha é geralmente direcionada de fora do enxerto para dentro do enxerto e de dentro da artéria para fora ao realizar as anastomoses arteriais, principalmente na presença de espessamento da parede arterial por doença oclusiva. Essas técnicas de clampeamento e sutura reduzem a chance de elevação da íntima arterial nativa e criação de um retalho intimal. Essa técnica de sutura também favorece a eversão do enxerto e da artéria nativa, tornando a criação da anastomose mais simples e rápida. Se a artéria estiver espessada e resistir à eversão, as suturas de permanência medial e lateral da arteriotomia média podem ser usadas para facilitar a anastomose e reduzir a necessidade de segurar repetidamente uma artéria doente com pinça. Uma anastomose término-lateral devidamente criada é evertida e tem uma pequena aparência de cabeça de cobra (Figura 63.15).

A derivação aortofemoral é uma operação de magnitude fisiologicamente considerável e está associada a várias complicações maiores. As complicações imediatas incluem hemorragia, isquemia intestinal, necrose pélvica e das nádegas, insuficiência renal aguda, infarto do miocárdio, complicações pulmonares e óbito. Complicações tardias incluem trombose do membro, fístula aortoentérica, infecção do enxerto e pseudoaneurisma anastomótico.

### Técnicas de revascularização (*bypass*) infrainguinal

Existem diversas variações disponíveis para a realização da cirurgia de revascularização infrainguinal, incluindo veia invertida, veia não invertida, veia *in situ*, veias emendadas e revascularização protética. Quando disponível, a VSM *in situ* pode ser utilizada pela mobilização de sua região proximal até a artéria de influxo, realizando a lise valvar e posteriormente mobilizando o segmento distal da VSM e promovendo a anastomose junto à artéria-alvo. Essa técnica tem a vantagem de evitar a coleta da VSM de comprimento total e combina o conduto venoso com o diâmetro da artéria nativa tanto para a artéria de influxo quanto do vaso-alvo. O *bypass* da veia não invertida também permite uma combinação mais fácil dos diâmetros da veia em relação à artéria. No entanto, o uso da veia não invertida requer a coleta da veia total, a tunelização do enxerto e lise valvar. A inversão da veia evita a necessidade de lise valvar, mas requer a coleta total e potencialmente cria o problema de desvio venoso para incompatibilidade de tamanho da artéria. Apesar da incompatibilidade de tamanho com a veia invertida, nenhum dado sugere que os condutos venosos invertidos sejam inferiores às técnicas que necessitam de lise da válvula, e a reversão da veia evita problemas com a lise valvular incompleta e permite latitude significativa no tunelamento da derivação. Todos os enxertos podem ser tunelizados tanto anatomicamente ao longo do vaso que está sendo desviado ou por via subcutânea. As derivações subcutâneas requerem um conduto venoso mais longo do que as derivações anatômicas, mas muitas vezes são muito úteis em casos de nova cirurgia para evitar cicatrizes de operações anteriores. Muitas dessas questões são evitadas com o uso de derivações protéticas, principalmente tempo de coleta, problemas de comprimento de conduto e lidar com válvulas venosas. Evitar a coleta de veias também diminui o tempo operatório e reduz os comprimentos da incisão, potencialmente prevenindo a morbidade. No entanto, as taxas de patência inferiores e o aumento do risco de infecção associado às derivações protéticas superam em muito esses potenciais benefícios para a maioria dos pacientes.

O influxo para as cirurgias de revascularização infrainguinal pode surgir da artéria femoral comum, da artéria femoral profunda, da artéria femoral superficial e da artéria poplítea e, menos comumente, até mesmo da artéria tibial. A artéria femoral profunda costuma ser uma excelente opção, quando procedimentos

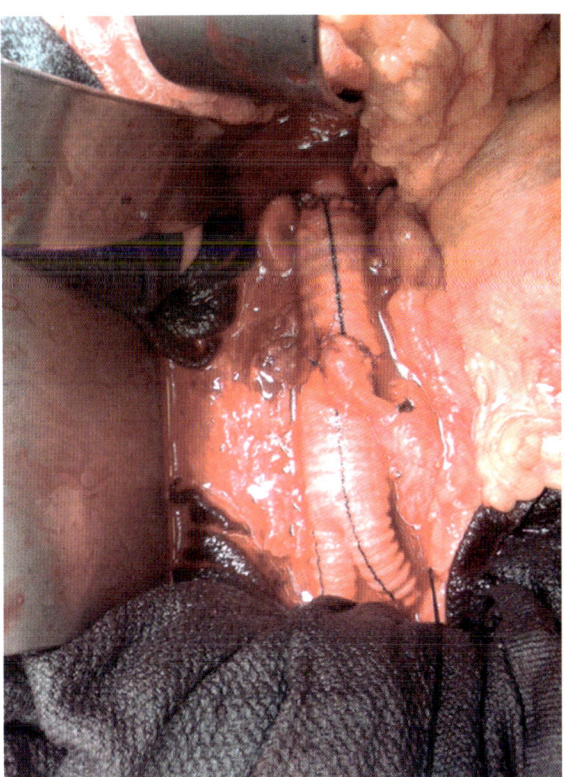

**Figura 63.16** Reimplante da artéria mesentérica inferior no corpo do enxerto aórtico bifurcado suturado na porção término-terminal proximalmente.

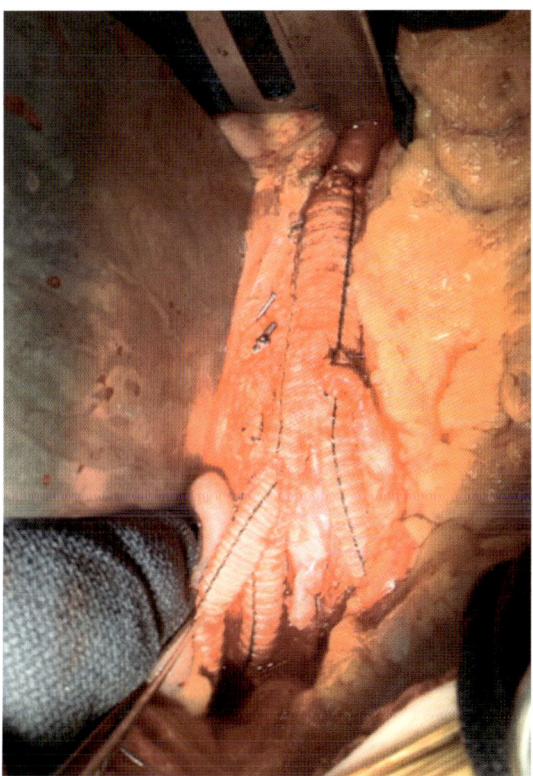

**Figura 63.17** Reimplante da artéria mesentérica inferior no corpo do enxerto aórtico, o membro direito suturado à única artéria hipogástrica patente com a interposição do enxerto à artéria femoral comum direita para preservar o fluxo pélvico e colônico.

anteriores da artéria femoral comum foram realizados, pois essa artéria pode ser exposta por abordagem lateral, evitando assim a cicatrização densa do sítio operatório prévio no triângulo femoral. Além disso, quando um procedimento adjuvante de influxo foi realizado, o *bypass* pode originar-se do capuz do *bypass* proximal, de um remendo arterial ou mesmo da artéria nativa abaixo da anastomose enxerto-artéria de entrada. As origens do enxerto com derivações distais à artéria femoral comum são particularmente úteis em casos de reoperação e quando o comprimento disponível da veia é limitado. Os enxertos de origem distal não comprometem a patência do enxerto a longo prazo, quando o conduto venoso é utilizado e se não há lesões hemodinamicamente significativas proximais à origem do enxerto. Uma metanálise de enxertos de origem poplítea, que são aplicáveis principalmente em pacientes com CLTI e diabetes, relatou aproximadamente 80% de patência de 2 anos com essa configuração.[8]

Estudos de conclusão após a cirurgia de *bypass* devem ser considerados para evitar trombose ou hemorragia do enxerto potencialmente precoce e operações de "recuperação" subsequentes. As opções incluem palpação do pulso distal e avaliação do fluxo Doppler com e sem compressão do enxerto, arteriografia de conclusão, ecografia duplex intraoperatória e angioscopia. Nem todas as derivações requerem imagens de conclusão e, infelizmente, não existe atualmente um consenso claro sobre quando usar esses procedimentos complementares. No entanto, deve-se notar que a melhor oportunidade para recuperar um problema potencial é no momento da operação original. Continuamos, portanto, a defender a angiografia de conclusão, principalmente em uma época em que as cirurgias de revascularização aberta estão sendo realizadas com frequência cada vez menor.

*Complicações.* As principais complicações após a cirurgia de revascularização infrainguinal incluem problemas com feridas, oclusão do enxerto, infecção do enxerto, hemorragia e morte. O estudo PREVENT III demonstrou as seguintes taxas de complicações associadas aos procedimentos de *bypass* da veia infrainguinal: morte (2,7%), infarto do miocárdio (4,7%), amputação maior (1,8%), oclusão do enxerto (5,2%), complicação extensa da ferida (4,8%) e hemorragia do enxerto (0,4%).[26] Complicações tardias incluem linfedema, infecção, aneurisma do enxerto e estenose do enxerto ou oclusão. A oclusão precoce do enxerto é tipicamente associada a erros técnicos ou de julgamento, que devem ser remediados o mais rápido possível. Se uma causa subjacente para a falha do enxerto não for identificada, a patência a longo prazo é deficiente. A oclusão intermediária e tardia do enxerto ocorre devido a uma série de causas subjacentes, incluindo hiperplasia intimal (com pico de incidência nos primeiros 18 meses de pós-operatório), aneurisma anastomótica e doença aterosclerótica recorrente. Estes geralmente devem ser tratados apenas para re-estenose de alto grau ou sempre que o paciente tem retorno dos sintomas ou uma ferida não cicatrizada. Para os enxertos venosos, a vigilância de enxertos duplex seriada e estruturada demonstrou reduzir a oclusão intermediária e tardia do enxerto de *bypass*.

## VIGILÂNCIA

A vigilância é um aspecto fundamental do manejo longitudinal de DAP e é um componente importante para fornecer assistência cuidadosa para maximizar os desfechos clínicos do paciente. O modo e a frequência de vigilância dependem do paciente, da intervenção específica e o prazo previsto e os modos de falha da intervenção realizada. O acompanhamento estruturado visa identificar intervenções de risco antes do fracasso real e para orientar a reintervenção apropriada e oportuna. A avaliação clínica concomitante é fundamental para adicionar informações complementares relacionadas a sintomas recorrentes e à condição da ferida. A Society for Vascular Surgery publicou diretrizes em 2018 sobre vigilância seguindo os procedimentos arteriais dos membros inferiores, que servirão como referência para nossas recomendações.[45]

### Vigilância da terapia endovascular

Não houve um intervalo estabelecido ou algoritmo ideal para seguir as intervenções endovasculares nos membros inferiores. No entanto, é evidente que o seguimento longitudinal para garantir o manejo clínico de comorbidades é essencial e pode melhorar a patência, bem como a sobrevida livre de amputação após a intervenção endovascular.[46] O seguimento requer histórico e exame físico completos para avaliar novas condições clínicas, feridas, sintomas e mensuração dos índices tornozelo-braquial. Além disso, recomenda-se uma vigilância por ecografia vascular com Doppler basal no primeiro mês após a IEV. Após a IEV, a re-estenose arterial frequentemente ocorre por meio de vários mecanismos, incluindo a hiperplasia neointimal, remodelamento arterial constritivo e doença aterosclerótica recorrente. Imagens de rotina com a USD ou a imagem de contraste além do primeiro mês após o procedimento não produziram benefícios evidentes em relação ao salvamento do membro. Parte da razão para essa falta de benefício é a dificuldade de estabelecer os limiares de velocidade e os critérios preditivos de progressão que são suficientemente precisos para recomendar reintervenção após angioplastia, aterectomia e colocação de *stent*. Imagens adicionais e reintervenção subsequente tendem a ser necessárias apenas se o paciente tiver desenvolvido sintomas recorrentes ou se não tiver ocorrido a cicatrização das feridas existentes. As diretrizes da Society for Vascular Surgery sugerem acompanhamento clínico por 3 meses e, posteriormente, em intervalos de 6 meses. No entanto, a USD de rotina atualmente não é recomendada além de 1 mês na ausência de sintomas recorrentes ou sem a presença de feridas que não cicatrizam ou recorrentes. Para pacientes com sintomas recorrentes ou CLTI não resolvida, a análise de imagem duplex pode ajudar a identificar uma área de re-estenose (pico de velocidade sistólica [PVS] maior que 300 cm/s, razão de velocidade [Vr] maior que 3,5).[45] Essa re-estenose merece reintervenção em pacientes com sintomas recorrentes ou não resolvidos e em pacientes de grupos específicos que são assintomáticos após a intervenção baseada em cateter.

### Vigilância do enxerto na revascularização cirúrgica aberta

Ao contrário das recomendações de vigilância não estabelecidas após a IEV de membros inferiores, a terapia cirúrgica aberta possui diretrizes mais claras para vigilância clínica e por imagem. Esses mecanismos de vigilância incluem monitoramento clínico, avaliação do ITB e USD. Uma diretriz geral após a revascularização cirúrgica aberta inclui avaliação pós-operatória precoce dentro de 4 semanas de intervenção e depois em intervalos de 3, 6 e 12 meses após a operação. A partir daí, a vigilância pode ser continuada a cada 6 a 12 meses.[45,47] Critérios de USD foram estabelecidos para definir a estenose recorrente e as estenoses com risco de enxerto de *bypass* venoso. Esses critérios são baseados em PVS e Vr derivados do duplex no sítio da estenose.

A vigilância foi particularmente bem estabelecida para enxertos autólogos de veias, para os quais a identificação e o tratamento da re-estenose apresentam benefício claro para prolongar a patência do enxerto e evitar a trombose de conduto venoso importante.[45,47–50] A USD acrescentou utilidade em relação à avaliação do ITB sozinho. Um exame completo da cirurgia de revascularização é realizado, incluindo o influxo e o efluxo nativos, anastomoses proximal e distal e em vários intervalos ao longo de toda a extensão do enxerto. Critérios foram estabelecidos com base no PVS, Vr, baixa velocidade de fluxo e alterações no ITB para estratificar o risco de trombose dos enxertos de veia infrainguinal. Os enxertos têm alto risco de trombose quando qualquer um dos seguintes for identificado: PVS maior que 300 cm/s e/ou o Vr maior que 3,5 no local da estenose; velocidade de fluxo de enxerto sistólico de pico globalmente baixo inferior a 45 cm/s; ou uma queda no ITB maior que 0,15.[49,50] Qualquer um desses achados deve levar em consideração a angiografia diagnóstica e reintervenção da lesão responsável para prevenir a trombose do enxerto (Figura 63.18). A patência primária é o termo aplicado para um enxerto de *bypass* quando a patência é mantida durante um intervalo de tempo especificado sem reintervenção no próprio enxerto ou em suas anastomoses. A reintervenção bem-sucedida em um enxerto patente, mas com re-estenose, é denominada patência primária assistida. A ressurreição de uma derivação ocluída resulta em perda de patência primária, mas se for bem-sucedida, é denominada patência secundária. O objetivo da vigilância do enxerto venoso é evitar a perda de patência primária, pois a reintervenção para enxertos venosos com falha (ocluídos) não é tão durável como a reintervenção por enxertos patentes, mas com "falhas". A vigilância de enxertos venosos é geralmente recomendada a cada 3 a 6 meses para os primeiros 2 anos e depois anualmente. A causa mais comum de falha do enxerto venoso (75 a 80%) nos primeiros 3 a 8 meses de pós-operatório é uma estenose do enxerto venoso intrínseco devido à hiperplasia intimal. Essas lesões são facilmente detectáveis e podem ser monitoradas para progressão pela vigilância duplex seriada. Após 18 a 24 meses, a taxa de estenose do enxerto venoso *de novo* cai acentuadamente, então na ausência de sintomas recorrentes, a vigilância anual é suficiente.[50]

Após a revascularização protética da extremidade inferior, a vigilância não prediz claramente a falha do enxerto, e os critérios de USD específicos não foram estabelecidos para identificar com precisão os enxertos com próteses ameaçadas. O ITB basal precoce deve ser estabelecido e repetido aos 6 e 12 meses. Posteriormente, a avaliação clínica e a análise do ITB devem ocorrer em intervalos anuais ou com mudanças na condição clínica do paciente. Se os ITBs forem suprassistólicos devido à calcinose medial, como é comum em pacientes com CLTI, diabetes ou insuficiência renal, a pressão sistólica do dedo do pé e as formas de onda podem ser muito úteis para monitorar a hemodinâmica.

## AVALIAÇÃO DE DESFECHOS

A avaliação longitudinal de intervenções vasculares, particularmente aquelas realizadas para DAP de membros inferiores, há muito se concentram em desfechos como patência (primária, primária assistida e secundária), sucesso hemodinâmico (baseado no ITB ou pressão do dedo do pé), salvamento do membro (ausência de amputação maior) e mortalidade. No entanto, evidências de qualidade para apoiar as indicações e o tipo de revascularização geralmente são de má qualidade e muito deficientes quando comparadas àquela disponível para redução do risco farmacológico e intervenções para doença arterial coronariana e acidente vascular cerebral. Muitos ensaios de dispositivos têm utilizado marcadores anatômicos ou substitutos, como a presença ou ausência de re-estenose, revascularização da lesão-alvo e revascularização do vaso-alvo, para definir o sucesso do tratamento. Nenhum desses marcadores, no entanto, representa medições altamente significativas para os desfechos dos membros ou do paciente. Em um esforço para resolver esse problema, metas de desempenho objetivas sugeridas foram publicadas em 2009 para avaliar o tratamento de CLTI baseado em cateter e permitir a comparação adequada com a cirurgia de *bypass*.[51] Esse documento sugeriu os seguintes parâmetros de desfecho como medidas de segurança e eficácia: evento adverso maior do membro; ECAM: amputação de membro maior (proximal ao tornozelo), sobrevida livre de amputação; e MORTE. As reintervenções foram agrupadas em categorias maiores e menores. As principais reintervenções incluem a criação de um novo enxerto de *bypass*, trombectomia do enxerto ou trombólise para oclusão do enxerto ou uma revisão cirúrgica maior, como enxerto de interposição ou de salto. As reintervenções menores incluem principalmente reintervenções mais simples para reconstruções patentes com re-estenose, tanto endovasculares (angioplastia, aterectomia ou colocação de *stent*) quanto pequenos procedimentos abertos, como a angioplastia com remendo focal. As metas de desempenho objetivas definem os alvos para a IEV em casos de CLTI, com base nos conjuntos de dados de três grandes ensaios, que tiveram um grupo controle cirúrgico.

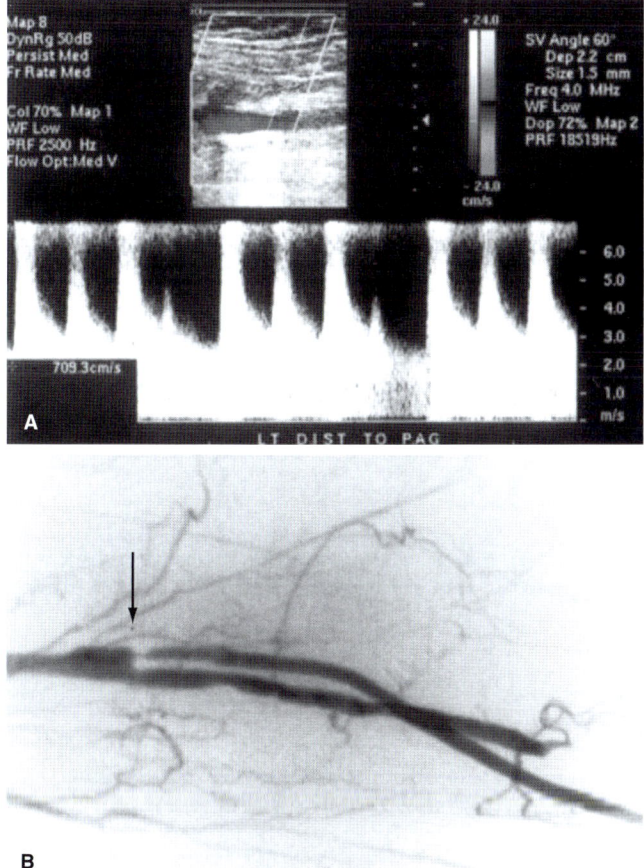

**Figura 63.18** A vigilância duplex identificou uma estenose crítica do enxerto venoso na face proximal de um enxerto de veia femoropoplítea. **A.** O alargamento espectral acentuado e a elevação pronunciada do pico de velocidade sistólica e da velocidade diastólica final são componentes diagnósticos de uma estenose de enxerto de veia de alto grau. **B.** A estenose focal e grave do enxerto proximal (*seta*) foi confirmada por arteriografia e tratada com um enxerto de veia de interposição curta colhido da extremidade superior. (De Mills JL. Infrainguinal disease: Surgical treatment. In: Sidawy AN, Perler BA, ed. *Rutherford's vascular surgery and endovascular therapy*. 9th ed. Philadelphia, PA: Elsevier; 2019:1438-1462.)

Desfechos importantes do paciente na revascularização para CLTI incluem ausência de morte, alívio da dor isquêmica, cicatrização completa de qualquer ferida do indicador, ausência de amputação maior, relativa liberdade de reintervenções, retomada ou manutenção da deambulação e condição de vida independente. Vários estudos demonstraram resultados mais otimistas da cirurgia de *bypass* dos membros inferiores, quando todos os últimos desfechos são avaliados na subpopulação com CLTI. Como exemplo, um estudo do grupo Oregon avaliou 112 pacientes consecutivos com 5 a 7 anos após revascularização infrainguinal. Enquanto apenas 26% desses pacientes perderam seu membro durante esse período de seguimento prolongado, os autores relataram que menos de 20% dos pacientes tinham um desfecho ideal definido pela presença de todos os seguintes critérios: enxerto patente, ferida cicatrizada, sem necessidade de reoperação, deambulação contínua e condição de vida independente.[27] Esse relato e outros estudos demonstram claramente que o seguimento longitudinal e os cuidados são claramente necessários para pacientes com DAP, particularmente aqueles com CLTI e que os esforços contínuos são necessários para manter o salvamento do membro e preservar as condições ambulatoriais e funcionais.[31-33] Nessa perspectiva longitudinal, enquanto a revascularização oportuna e apropriada para CLTI pode, sem dúvida, oferecer tratamento paliativo clinicamente importante e muitas vezes prolongado, não cura e raramente produz o que seria visto pela maioria dos pacientes e cirurgiões objetivos, como desfechos funcionais ideais e centrados no paciente.

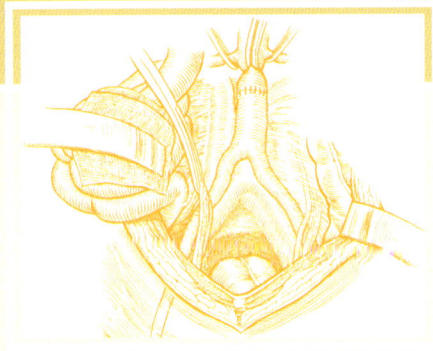

# 64
# Trauma Vascular

*Michael J. Sise, Carlos V.R. Brown, Howard C. Champion*

## VISÃO GERAL DO CAPÍTULO

**Mecanismo de lesão e fisiopatologia**
**Apresentação clínica**
**Diagnóstico**
    Exame físico
**Lesão vascular mínima e manejo não operatório**
**Manejo endovascular**
    Salas de cirurgia endovascular
    Manejo endovascular de lesões vasculares do tronco
    Manejo endovascular de lesões vasculares cerebrovasculares
    Manejo endovascular de lesões vasculares de extremidades
    Quem deve realizar os reparos endovasculares?
**Manejo cirúrgico aberto**
    Preparo para o manejo operatório
    Exposição e controle vascular
    Controle do dano vascular
    Escolha do reparo e do material do enxerto
    Imagem intraoperatória e avaliação não invasiva
    Papel da cobertura tecidual
    Papel da fasciotomia
    Papel da amputação imediata
    Erros e obstáculos comuns
**Lesões específicas**
    Cabeça, pescoço e saída torácica
    Grandes vasos intratorácicos
    Lesão vascular abdominal
    Extremidade superior
    Extremidade inferior
    Técnicas operatórias para a fasciotomia de extremidades
**Manejo pós-operatório**
**Desfechos e seguimento**
**Treinamento e preparo para o manejo bem-sucedido**
    Treinamento em cirurgia geral
    Especialização vascular
    Realidades do trauma vascular
    Necessidade de treinamento corretivo e revisão
    Necessidade de ação

---

O reconhecimento imediato e o manejo cirúrgico rápido e eficaz do trauma vascular permanecem desafiadores, apesar dos grandes avanços no acesso aos cuidados gerados pelo desenvolvimento de sistemas de traumatologia. O risco à vida e aos membros permanece significativo e a margem para erros tanto no diagnóstico quanto no tratamento dessas lesões é muito pequena. A demora no reconhecimento ou falha no manejo adequado de lesões vasculares permanece alarmantemente comum em centros de traumatologia. Uma abordagem organizada com diretrizes práticas bem planejadas e implementadas é essencial para converter um processo propenso a erros em um diagnóstico oportuno e tratamento seguro e eficaz.

A ampla preferência por técnicas endovasculares para a cirurgia vascular eletiva, juntamente com cada vez menos casos de cirurgia vascular aberta, produziu uma escassez de cirurgiões que se sintam capazes e confortáveis em realizar cirurgias abertas de reparos vasculares em condições de trauma vascular. O volume cada vez menor de procedimentos vasculares abertos em residências de cirurgia geral e especialização vascular tem desgastado significativamente o nível de habilidade tanto de cirurgiões traumatologistas como de cirurgiões vasculares que os apoiem no manejo de lesões vasculares. A necessidade de soluções inovadoras para restaurar o nível de habilidade entre os cirurgiões vasculares e traumatologistas é convincente.

Este capítulo revisa fisiopatologia, apresentação clínica, investigação diagnóstica, manejo e desfecho das lesões vasculares. Soluções educacionais e de treinamento para restaurar as habilidades necessárias para tratar lesões vasculares também são apresentadas. Os objetivos educacionais desta revisão são os seguintes: elucidar os mecanismos da lesão do vaso e as manifestações clínicas resultantes; fornecer uma abordagem organizada para a avaliação rápida de pacientes com lesões quanto à presença de lesões vasculares em pescoço, tronco e extremidades; apresentar diretrizes de manejo para auxiliar na decisão de quais opções de tratamento se aplicam melhor e como implementá-las de modo eficaz; identificar as sequelas de lesões vasculares clinicamente importantes e as medidas apropriadas necessárias para maximizar a recuperação funcional; e revisar a educação disponível e oportunidades de treinamento para manter as habilidades cirúrgicas abertas que são essenciais para o manejo eficaz do trauma vascular.

## MECANISMO DE LESÃO E FISIOPATOLOGIA

A lesão vascular pode ser produzida por um mecanismo tanto contuso quanto penetrante. A lesão penetrante tende a ser mais discreta e a produzir lesões focais; o trauma contuso é mais difuso, produzindo lesões não somente nas estruturas vasculares, mas também nos ossos, músculos e nervos. A lesão contusa não afeta apenas as artérias principais, também interrompe vasos menores que normalmente forneceriam o fluxo colateral. Como resultado, a isquemia pode piorar. Ferimentos com faca produzem lesões focais ao longo de seu trajeto. Ferimentos por arma de fogo produzem lesões de vários graus, dependendo das características tanto da arma quanto do projétil.

A lesão penetrante por arma de fogo é geralmente classificada como de baixa velocidade (< 2.743,20 km/h, normalmente um ferimento por arma de fogo) ou de alta velocidade (> 2.743,20 km/h, como um ferimento por rifle militar).[1] As armas de estilo militar de alta velocidade produzem significativamente mais danos aos tecidos do que as armas de baixa velocidade, por causa da alta quantidade de energia cinética (energia = massa × velocidade$^2$). A bala cria uma cavidade pelo tecido que se expande e se contrai rapidamente ao redor do trajeto da bala, que pode atingir um tamanho igual a 30 vezes o diâmetro do projétil em ângulos retos com a trajetória do míssil. A laceração do tecido adjacente pode ser devastadora. O impacto com o osso pode levar a mais danos em decorrência do impacto secundário da bala e do fragmento ósseo no tecido adjacente. Ferimentos civis por arma de fogo envolvem projéteis predominantemente de baixa velocidade e criam mais lesões focais com pouca cavitação.[2]

Ferimentos de espingarda, dependendo da proximidade do cano da arma, a carga de pólvora e o tamanho do tiro causam padrões de lesão altamente variáveis. A propagação e a força do tiro determinam a extensão da lesão. Ferimentos por arma de fogo a curta distância são definidos como dentro de 1,8 metro; intermediário, 1,8 a 5,5 metros; e longo alcance, além de 5,5 metros.[3] Lesões a curta distância são devastadoras e muitas vezes letais. Lesões de alcance intermediário são muitas vezes graves e lesões de longo alcance podem ser leves.

O trauma vascular produz um espectro de achados de hemorragia de risco à vida por laceração de grandes vasos a achados abertamente detectáveis em lesões mínimas. A hemorragia é produzida quando todas as camadas dos vasos (íntima, média e adventícia) são rompidas ou laceradas. Se a hemorragia for controlada localmente, um hematoma é produzido, podendo ou não ser pulsátil. Se a hemorragia não for contida, pode ocorrer exsanguinação. Os vasos das extremidades completamente seccionados muitas vezes se retraem e se contraem secundariamente ao espasmo da camada muscular média da parede do vaso. A adventícia circundante é altamente trombogênica. Posteriormente, a hemorragia pode cessar secundariamente à trombose. Paradoxalmente, artérias e veias parcialmente seccionadas não podem retrair e a trombose pode causar hemorragia muito mais extensa.

A trombose arterial ocorre se houver lesão da íntima, expondo os meios subjacentes e causando a formação de trombo local, que pode se propagar e ocluir o lúmen ou causar embolias distalmente. Além disso, a íntima lesionada pode prolapsar no lúmen como resultado do fluxo sanguíneo dissecando essa camada no lúmen, produzindo obstrução parcial ou completa. O trauma para as estruturas ósseas circundantes pode causar compressão externa do vaso, interrompendo o fluxo e produzindo trombose. O espasmo ocorre se houver trauma externo ao vaso, como estiramento ou contusão, que pode estimular a liberação de mediadores (como hemoglobina), que causam a constrição do músculo liso vascular. O espasmo reduz o fluxo, pela diminuição da área transversal do vaso.

O trauma vascular pode produzir lesões subagudas, crônicas ou ocultas. Os mais comuns são a fístula arteriovenosa e o pseudoaneurisma. Uma fístula arteriovenosa geralmente ocorre após trauma penetrante que causa lesão tanto em uma artéria quanto uma veia na proximidade. O fluxo de alta pressão da artéria seguirá o caminho de menor resistência vascular para a veia, produzindo sinais e sintomas locais, regionais e sistêmicos. Estes incluem sensibilidade local e edema, isquemia regional por "roubo" e insuficiência cardíaca congestiva, se a fístula aumentar.[4] Um pseudoaneurisma é o resultado de uma punção ou laceração de uma artéria que sangra e é controlada pelo tecido circundante. Os pseudoaneurismas podem aumentar e produzir sintomas compressivos locais, causar a erosão de estruturas adjacentes ou, raramente, ser uma fonte de êmbolos distais.[4] Eles podem ser, inicialmente, clinicamente ocultos, mas com o tempo tornam-se sintomáticos.[4]

## APRESENTAÇÃO CLÍNICA

As lesões vasculares apresentam um amplo espectro de manifestações clínicas, que variam de choque hemorrágico profundo a achados sutis, como um sopro assintomático. Pacientes que apresentam choque hemorrágico devem ser considerados como tendo uma lesão vascular importante até que se prove o contrário.[5] Existem cinco áreas anatômicas a serem consideradas, cada uma com suas características específicas. Na cabeça e no pescoço, a hemorragia externa é necessária para que lesões vasculares resultem em choque. Planos teciduais relativamente pequenos e bem organizados impedem uma hemorragia interna significativa. No tórax, cada hemitórax pode acomodar quantidades letais de hemorragia por lesões cardíacas, pulmonares ou de grandes vasos arteriais e venosos. Lesões vasculares abdominais e pélvicas também podem resultar em hemorragia letal, particularmente das artérias aorta e ilíaca. Como na cabeça e no pescoço, lesões vasculares de extremidades geralmente causam choque hemorrágico apenas se houver hemorragia externa significativa. O paciente com hipotensão e ausência de achados no tórax, abdome e pelve pode manifestar o que parece ser uma laceração de pouca importância do pescoço ou da extremidade que inicialmente se comunicava com uma grande lesão do vaso. Uma hemorragia suficiente para produzir hipotensão pode ser seguida de trombose. Portanto, é necessário obter o histórico a partir de indivíduos do ambiente pré-hospitalar sobre a quantidade de sangue no local ou a presença inicial de hemorragia grave da ferida. Também é necessário examinar minuciosamente o paciente quanto à presença de feridas adicionais e avaliar cuidadosamente cada uma delas.[5]

O trauma vascular de extremidade pode ser imediatamente aparente na apresentação devido a hemorragia externa, hematoma ou isquemia evidente do membro. História de trauma penetrante associado a hipotensão, hemorragia pulsátil ou grande quantidade de sangue no local sugere lesão vascular. O trauma contuso também é capaz de causar lesão vascular significativa que pode ser negligenciada quando lesões graves na cabeça, tórax ou abdome estão presentes. Fraturas em extremidades podem resultar em lesão vascular. A fratura supracondilar do úmero pode estar associada à lesão da artéria braquial e a luxação do joelho traz um risco significativo de lesão da artéria poplítea.[6] Lesões por esmagamento da extremidade sem fratura também podem resultar em lesão vascular.

Um número relativamente pequeno de lesões vasculares se manifesta de maneira tardia, sem achados iniciais. São limitadas à trombose de um vaso previamente parcialmente rompido, mas inicialmente patente, êmbolos distais derivados da laceração da íntima da parede arterial com formação de restos de plaquetas e, menos comumente, ruptura ou expansão de um pseudoaneurisma inicialmente pequeno e contido pela parede arterial externa e tecido local.[4] Sinais locais de hematoma, pulsos diminuídos e padrões de lesões associadas devem apontar para a presença dessas lesões vasculares. A anamnese completa e o exame físico, além de estudos de imagem complementares apropriados, resultarão em um diagnóstico inicial eficaz e diminuição na frequência dessas apresentações tardias.

Visto que esse espectro tão amplo de achados clínicos está associado ao trauma vascular, é melhor supor que a lesão vascular está presente até que se confirme o contrário em todos os pacientes com choque hemorrágico e todos os pacientes com fraturas de extremidades.[5]

## DIAGNÓSTICO

### Exame físico

A lesão vascular pode produzir sintomas sistêmicos de hipotensão, taquicardia e estado mental alterado por choque hipovolêmico causado por hemorragia. Como resultado, a lesão vascular pode ser de risco à vida e a atenção deve ser inicialmente direcionada para a pesquisa primária usando os princípios do suporte avançado de vida no trauma.[5] A via respiratória deve ser avaliada, a oxigenação e a ventilação adequadas asseguradas e o acesso intravenoso obtido. Uma vez concluída e a reanimação em andamento, a pesquisa secundária é realizada. Uma anamnese completa e o exame físico cuidadoso são então realizados. Este exame deve incluir uma cuidadosa inspeção dos sítios lesionados e feridas, um exame sensorial e motor completo, além de um exame de pulso de cada extremidade. A presença de hematoma, sopro ou frêmito deve ser observada. Se os pulsos distais estiverem diminuídos ou ausentes, a pressão arterial sistólica no tornozelo ou punho deve ser determinada com um dispositivo Doppler de onda contínua e comparada com o lado não lesionado. Uma diferença significativa na pressão arterial sistólica (> 10 mmHg) entre as extremidades pode ser uma indicação de lesão vascular. Pacientes com achados "difíceis" de lesão vascular (Tabela 64.1) devem ser levados diretamente ao centro cirúrgico.

Em pacientes com achados menores (Tabela 64.1), as imagens vasculares podem ser utilizadas para descartar a necessidade de operação. Além disso, pacientes com achados maiores, mas com lesões multiníveis na mesma extremidade, também podem precisar da análise de imagem. A arteriografia por cateter é sensível e também específica no diagnóstico de lesões vasculares de extremidades (Figura 64.1). No entanto, a angiografia por tomografia computadorizada (TC), com os sistemas de varredura (*scanners*) de última geração, é prontamente disponível e altamente precisa e evita o atraso causado pela mobilização da suíte de angiografia para a angiografia por cateter (Figura 64.2).[7-9] Embora essa técnica de imagem necessite de uma infusão de material de contraste, não requer cateterismo arterial, é de fácil execução e é menos dispendiosa e menos demorada do que a angiografia convencional.[7,a] A distinção importante, no entanto, é a capacidade de realizar técnicas endovasculares com acesso por cateter na suíte de angiografia ou sala de cirurgia devidamente equipada. Portanto, a orquestração de imagens de TC e imagens de cateter para atender às necessidades do paciente e para tratar lesões vasculares em tempo hábil e de maneira eficaz é essencial.

Pacientes gravemente lesionados que devem ser levados à sala de cirurgia para o tratamento de lesões associadas potencialmente fatais, como lesão torácica penetrante ou ruptura do baço, podem não ser capazes de se submeter à angiotomografia. Nesses casos, não é prudente adiar a terapia cirúrgica para obter imagens vasculares formais. Uma arteriografia pode ser obtida na sala de cirurgia por meio da canulação da artéria proximal à lesão vascular suspeita, injetando 20 a 25 m$\ell$ de um agente de contraste radiográfico com capacidade total e realizando uma radiografia ou usando fluoroscopia (Figura 64.3).[10] Se a dúvida persistir sobre a presença de uma lesão vascular e os estudos de imagem e outros testes diagnósticos forem inconclusivos, há um papel para a exploração

### Tabela 64.1 Anamnese e achados do exame físico de lesão vascular.

**Achados "difíceis" (maiores)**
Indicar a necessidade de intervenção imediata para lesão vascular
- Hemorragia pulsátil
- Hematoma em expansão
- Frêmito à palpação ou sopro audível
- Evidência de isquemia de extremidades
  ◦ Palidez
  ◦ Parestesia
  ◦ Paralisia
  ◦ Dor
  ◦ Ausência de pulso
  ◦ Poiquilotermia

**Achados "fáceis" (menores)**
- Considerar análise de imagem adicional e avaliação de lesão vascular
- História de hemorragia moderada
- Fratura de proximidade, luxação ou ferida penetrante
- Pulso diminuído, mas palpável
- Nível de déficit de nervo periférico próximo ao vaso principal
- Feridas próximas a vasos de extremidade ou do pescoço em pacientes com choque hemorrágico inexplicável

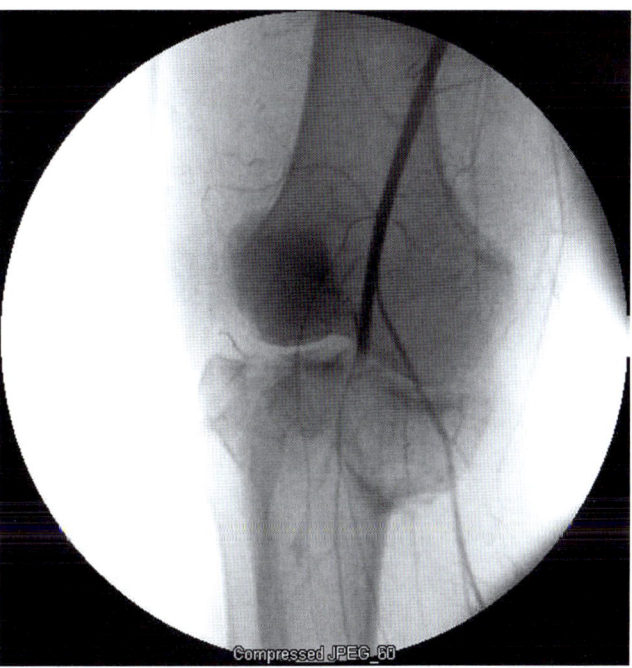

**Figura 64.1** Arteriografia com cateter demonstrando oclusão aguda da artéria poplítea direita secundária à lesão contusa com fratura associada do platô tibial.

---

[a]N.R.T.: Esclarecemos aqui que, atualmente, há três tipos de angiografias: (1) por tomografia computadorizada ou angiotomografia; (2) por ressonância magnética ou angiorressonância; e (3) por subtração digital ou a angiografia convencional dirigida por cateter. Aqui os autores chamam de angiografia convencional a modalidade de subtração digital.

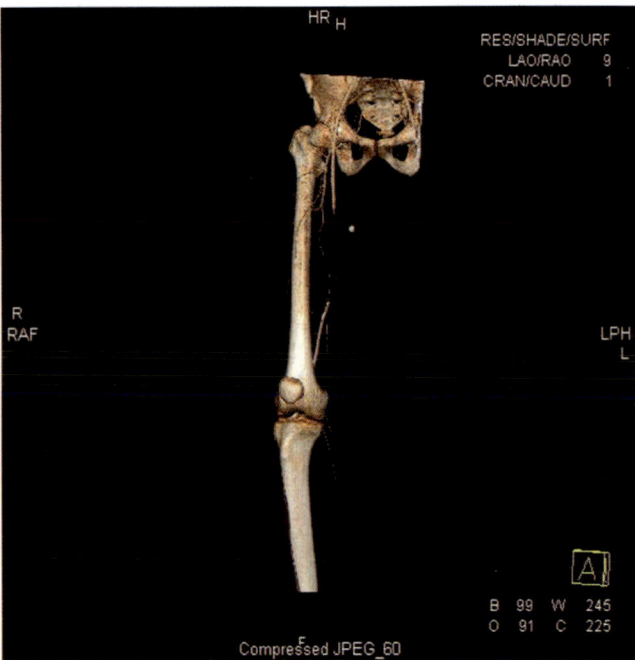

**Figura 64.2** Angiografia por tomografia computadorizada com visualização pela TRV de um ferimento por arma de fogo na artéria femoral superficial direita resultando em trombose segmentar.

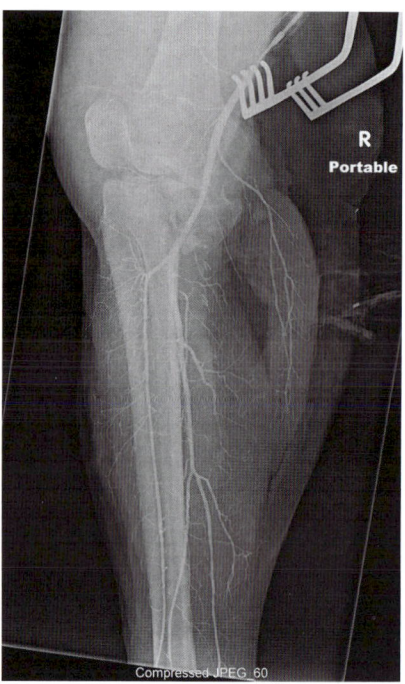

**Figura 64.3** Filme simples intraoperatório (arteriografia de injeção direta) no paciente descrito na Figura 64.2 com lesão contusa do joelho. A exploração da artéria poplítea com fasciotomia dos compartimentos posteriores liberou a compressão da artéria com retorno do fluxo. Esta arteriografia intraoperatória confirma uma artéria poplítea normal.

operatória e avaliação direta da artéria. A exploração operatória de rotina no paciente estável com sinais leves, no entanto, tem uma incidência de 5 a 30% de morbidade, mortalidade ocasional e baixo rendimento diagnóstico.[11] Esses pacientes são mais bem atendidos com imagem vascular formal.

A imagem de fluxo colorido duplex não é utilizada para a avaliação aguda de lesão vascular. Feridas, edemas, ar no tecido e curativos ou talas prejudicam a capacidade de obter imagens satisfatórias. A análise de imagem duplex tem um papel no acompanhamento de lesões tratadas (ou seja, para avaliar a patência de enxertos de revascularização ou *bypass* ou para detectar estenose luminal em uma anastomose) ou no seguimento do manejo não operatório de lesão vascular mínima, como pequenos pseudoaneurismas ou fístulas arteriovenosas.

## LESÃO VASCULAR MÍNIMA E MANEJO NÃO OPERATÓRIO

A ampla aplicação da angiotomografia na avaliação de extremidades lesionadas resulta na detecção de lesões clinicamente insignificantes.[12] Atualmente, existe um extenso corpo de experiência com lesões que não ameaçam os membros. Essas lesões vasculares mínimas incluem irregularidade da íntima, pequenos retalhos não oclusivos da íntima, espasmo focal com estreitamento mínimo e pequenos pseudoaneurismas. Normalmente são assintomáticas e geralmente não progridem.[6,12]

O retalho pequeno e não oclusivo da íntima é a lesão vascular mínima clinicamente insignificante e mais comumente encontrada. A probabilidade de progressão para causar oclusão ou embolização distal é de aproximadamente 10% ou menos.[6,12] Essa progressão, se ocorrer, será precoce no curso pós-lesão. O espasmo é outra lesão vascular mínima comum. Esse achado deve se resolver imediatamente após a descoberta inicial. Falha no retorno da pressão de perfusão da extremidade normal indica que uma lesão vascular mais grave está presente e a intervenção é necessária. Pseudoaneurismas pequenos são mais propensos a progredir ao ponto de precisar de reparo e devem ser ativamente observados com imagens de fluxo a cores com duplex.[b] As fístulas arteriovenosas sempre aumentam com o tempo e devem ser prontamente reparadas.

Existem extensas evidências que apoiam a terapia não cirúrgica para muitas lesões assintomáticas. No entanto, o sucesso da terapia não operatória requer vigilância contínua para progressão subsequente, oclusão ou hemorragia. A terapia cirúrgica é necessária para trombose, sintomas de isquemia crônica e falha de resolução de pequenos pseudoaneurismas.[12]

## MANEJO ENDOVASCULAR

O reparo endovascular de lesões vasculares é cada vez mais comum.[13,14] Essa abordagem tornou-se particularmente eficaz em lesões de grandes vasos estáveis e em áreas de difícil exposição para reparo direto. No entanto, apesar dos avanços em técnicas e dispositivos endovasculares, essa abordagem não suplantou a cirurgia aberta no manejo da maioria das lesões vasculares periféricas. A terapia endovascular para a doença arterial aterosclerótica tornou-se a primeira escolha no manejo. A implantação de *stent* endoluminal para lesões oclusivas e o enxerto de *stent* para aneurismas da aorta tornaram-se amplamente aceitos. No entanto,

---

[b]N.R.T.: Existe uma série de sinonímias para referir-se às imagens vasculares por ultrassom, mas o exame completo é chamado ecografia vascular com Doppler (EVD), que envolve modos B, cor e espectral. A combinação dos modos B e espectral é comumente denominada duplex e refere-se às modalidades que têm maior acurácia no diagnóstico vascular por ultrassom. Portanto, alguns autores, especialmente de língua inglesa, costumam referir-se à EVD somente como duplex, mesmo que usem ou não outras técnicas adicionais, como modo cor.

há uma forte tendência para generalização a partir dessa experiência eletiva em pacientes idosos com aterosclerose para o tratamento de pacientes mais jovens com lesões vasculares agudas. A evidência para apoiar essas abordagens em preferência às técnicas tradicionais abertas em lesões arteriais periféricas ainda não foi demonstrada e foram documentados problemas.[6,15] A notável diminuição da experiência cirúrgica vascular aberta entre cirurgiões gerais e cirurgiões vasculares treinados no século XXI cria uma falta de conforto e competência na realização de reparos vasculares abertos.[16,17] A abordagem equilibrada usando cada uma dessas técnicas onde melhor se aplicam, apoiada por evidências clínicas, é essencial para bons desfechos em pacientes com trauma vascular.

## Salas de cirurgia endovascular

Há uma proliferação generalizada de salas de cirurgia "híbridas". Esses suítes de alta tecnologia apresentam recursos avançados de imagem e propriedades tradicionais da sala de cirurgia. Elas requerem um grande comprometimento de recursos e pessoal para serem eficazes. São ideais para casos endovasculares eletivos complexos. Nem todos os centros de traumatologia têm salas de cirurgia híbridas ou, se tiverem, não podem acioná-las em caráter de emergência para as horas após o expediente de manejo do trauma vascular.

Muitos centros criam "salas cirúrgicas híbridas de oportunidade" com equipamento de fluoroscopia de braço em C de subtração digital com alta resolução, armários móveis com os cateteres e enxertos de *stent* apropriados, além de uma equipe técnica de plantão. Eles podem criar recursos de suíte híbrida em uma sala de cirurgia grande o suficiente para o braço em C e os armários rolantes com uma mesa de cirurgia ortopédica padrão que acomode a fluoroscopia. Um paciente com trauma instável encaminhado diretamente para a sala de cirurgia, apresentando uma grande lesão vascular ou hemorragia de órgãos sólidos, pode ser colocado em uma mesa de cirurgia ortopédica e, em seguida, ser tratado com todas as funcionalidades de uma sala de cirurgia híbrida específica. Muitos centros de traumatologia já fornecem esses recursos móveis para seus cirurgiões vasculares que realizam o reparo endovascular eletivo de aneurisma da aorta abdominal. Todos os centros de traumatologia precisam desenvolver essa capacidade para seus pacientes com trauma.

## Manejo endovascular de lesões vasculares do tronco

As técnicas endovasculares oferecem uma variedade de opções para o controle da hemorragia no tronco. A embolização dirigida por cateter intra-arterial tornou-se um dos pilares do tratamento da hemorragia em órgãos sólidos no abdome.[18,19] Se for utilizada como único tratamento ou em combinação com procedimentos abertos, essa abordagem é considerada eficaz em lesões hepáticas, esplênicas e renais. A oclusão por balão intra-arterial menos comumente usada para o controle proximal é um adjuvante promissor para o reparo aberto.[20,21] A disponibilidade de oclusão retrógrada da aorta por meio de balão endovascular está crescendo e em breve será uma prática comum no mesmo quadro clínico de exsanguinação da hemorragia abdominal em que um pinçamento aórtico no tórax é necessário. Em centros de traumatologia com cirurgiões devidamente treinados e equipamentos adequados, essas técnicas são rápidas, precisas e facilmente executadas. A relutância em adotar tecnologias novas e promissoras deve ser evitada e os cirurgiões traumatologistas precisam adicionar cirurgiões ou mesmo radiologistas com capacidades endovasculares aos seus painéis de atendimento médico de especialidade ou para obter o próprio treinamento.

O uso precoce do controle direcionado por cateter da hemorragia associada à fratura pélvica é um método eficaz de limitar a perda de sangue e melhorar o desfecho.[22] Essa abordagem é bem tolerada e provou ser superior às tentativas abertas de controle da hemorragia por tamponamento na maioria dos pacientes. Pacientes instáveis se beneficiam de uma ida imediata à sala de cirurgia. Se a capacidade endovascular intraoperatória estiver presente, uma abordagem combinada pode oferecer os melhores resultados.

A colocação de enxerto de *stent* endovascular para o manejo de lesões de grandes vasos tornou-se o procedimento de escolha.[23,24] Novos dispositivos com melhor fixação proximal parecem prevenir muitas das falhas catastróficas precoces do enxerto de dispositivos mais antigos. A comparação do grau relativo de risco das técnicas endovasculares para abrir o reparo revela por que essa abordagem mais recente ganhou ampla aplicação (Tabela 64.2).[24,25] Imagens de TC contínuas são necessárias devido à possibilidade de vazamento tardio e à possível perda de fixação do dispositivo à medida que a aorta aumenta ao longo do tempo. Há um papel definido para *stents* cobertos em ramos proximais da aorta no tórax e no abdome. Em lesões estáveis com risco de hemorragia ou trombose tardia,

**Tabela 64.2** Comparação de reparos endovasculares e abertos de lesão contusa da aorta torácica.

| | Grau relativo de risco | | |
|---|---|---|---|
| Técnica | Clampeamento e sutura (*clamp and sew*) | Derivação (*bypass*) parcial | Endovascular |
| **Complicações** | | | |
| Impacto fisiológico | Alto | Médio | Baixo |
| Perda de sangue | Médio | Médio | Baixo |
| Tempo de operação | Médio | Alto | Baixo |
| Paraplegia | Alto | Médio | Baixo |
| **Variáveis clínicas** | | | |
| Risco cirúrgico alto | Alto | Médio | Baixo |
| Lesão pulmonar grave | Alto | Médio | Baixo |
| Lesão grave na cabeça | Alto | Alto | Baixo |
| Anatomia aórtica desafiadora | Médio | Baixo | Alto |

De Neschis DG, Scalea TM, Flinn WR, et al. Blunt aortic injury. *N Engl J Med*. 2008;359:1708-1716.

*stents* cuidadosamente colocados têm o potencial para diminuir a morbidade em comparação com procedimentos abertos que requeiram dissecção cirúrgica extensa para exposição e controle. O manejo endoluminal com enxertos de *stent* parece mais eficaz nas lesões do tronco que sejam cirurgicamente inacessíveis com o potencial para hemorragia significativa em pacientes estáveis (Figura 64.4). Essas técnicas devem ser utilizadas apenas em centros com uma prática endovascular eletiva ativa com experiência no tratamento de pacientes com trauma.

## Manejo endovascular de lesões vasculares cerebrovasculares

Técnicas endovasculares oferecem vantagens em regiões anatômicas em que o controle operatório direto é difícil ou impossível. Por exemplo, a hemorragia de uma lesão penetrante na base do crânio é extremamente difícil de controlar (Figura 64.5). A colocação de bobinas, balões ou agentes hemostáticos dirigidos por cateter na artéria carótida ou vertebral lesionada pode salvar vidas. O implante do *stent* inicialmente parecia menos eficaz do que a anticoagulação em lesões parcialmente ocluídas sem hemorragia associada.[26] No entanto, o papel dos *stents* no trauma cerebrovascular ainda não foi definido e pode ser seguro.[27,28] O uso de intervenções cerebrovasculares endoluminais requer conhecimento e experiência significativos. Se essa experiência não estiver disponível no hospital receptor, deve-se considerar a transferência do paciente para um centro médico com experiência nessa modalidade de terapia.

## Manejo endovascular de lesões vasculares de extremidades

O uso de endopróteses em lesões vasculares de extremidades está se tornando mais comum.[13,14] Os resultados a longo prazo, no entanto, não foram documentados e deve-se ter cuidado ao considerar esse tipo de tratamento. Em pacientes hemodinamicamente estáveis com hemorragia contida, as lesões na artéria subclávia ou ilíaca proximal de difícil acesso podem ser efetivamente tratadas com *stents* cobertos. Nas extremidades distais a essas áreas, os enxertos de interposição de veia autóloga têm excelentes taxas de patência a longo prazo e continuam sendo o "padrão-ouro" para reparos vasculares.

A perda de experiência em cirurgia vascular aberta nas residências em cirurgia geral e na especialização vascular resultou em muitos cirurgiões traumatologistas e vasculares que recorrem ao reparo endovascular nas extremidades. Essa tendência é particularmente perigosa na artéria poplítea, onde há um alto risco de trombose do *stent* ou endoprótese e subsequente isquemia ameaçadora do membro. A patência precoce de reparos endovasculares pode ser, infelizmente, seguida de trombose tardia com taxa extremamente elevada de isquemia distal grave. O reparo aberto com implante adequado de enxerto de interposição da veia safena é a melhor abordagem e os resultados de todas as outras técnicas precisam ser comparados a esse tratamento padrão tradicional.

Terapias dirigidas por cateter para controlar a hemorragia de grandes vasos nas extremidades são frequentemente eficazes e suficientes para controlar essas lesões. O tratamento endoluminal é usado com moderação para pseudoaneurismas de artérias de extremidades. Pequenos pseudoaneurismas tendem a se resolver sem qualquer intervenção e pseudoaneurismas grandes são mais bem tratados com técnicas abertas, porque o risco de trombose arterial ou embolização distal é alto com essa intervenção endovascular (Figura 64.6).

## Quem deve realizar os reparos endovasculares?

O manejo bem-sucedido de lesões vasculares requer que a pessoa mais qualificada faça a intervenção indicada no paciente apropriado, assim como no local e momento adequados. A cirurgia

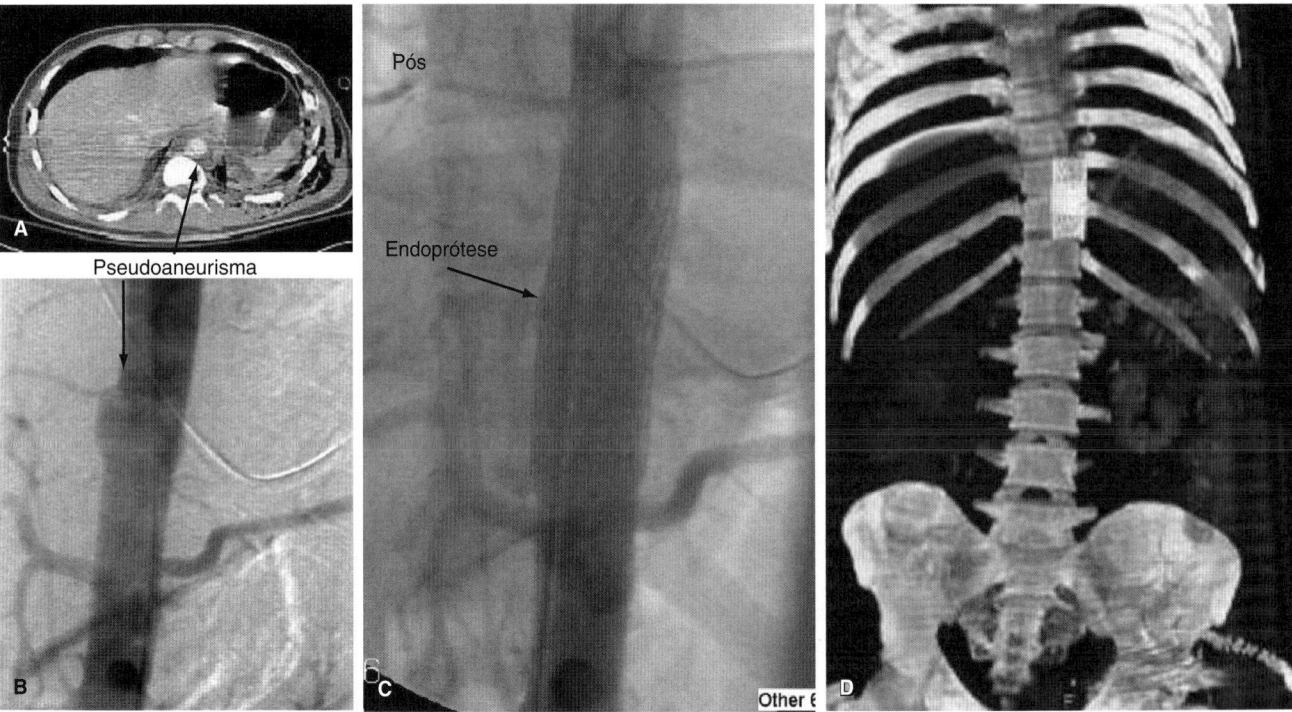

**Figura 64.4** Reparo endovascular de lesão aórtica de difícil exposição com pseudoaneurisma no diafragma por trauma contuso. **A.** Angiografia por tomografia computadorizada (TC) mostrando a vista transversal do pseudoaneurisma e fratura da coluna torácica associada. **B.** Arteriografia por cateter demonstrando o pseudoaneurisma. **C.** Implante de endoprótese. **D.** Imagem de tomografia computadorizada do nível da endoprótese aórtica no meio do tronco (vista pela TRV).

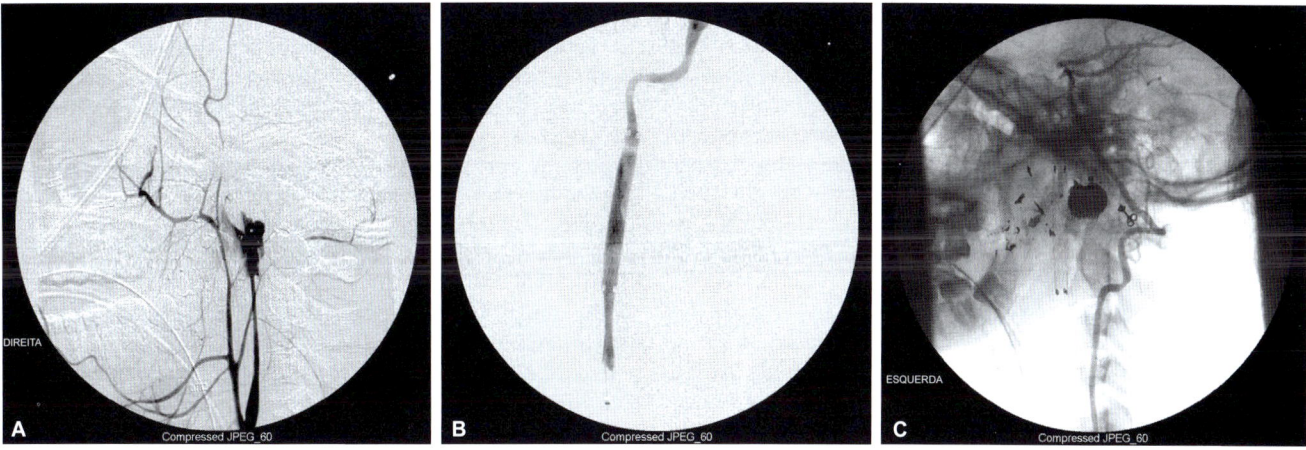

**Figura 64.5 A.** Ferimento por arma de fogo com laceração e hemorragia da artéria carótida interna na base do crânio. **B.** *Stent* coberto colocado no sítio da lesão na artéria carótida interna. **C.** Após colocação de um *stent* coberto na artéria carótida interna na base do crânio.

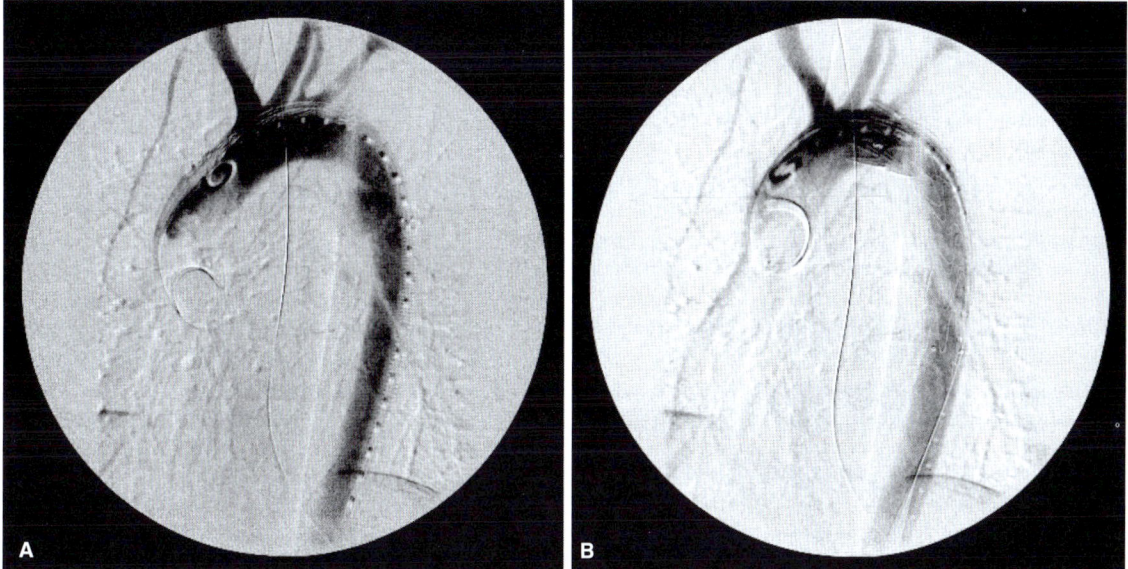

**Figura 64.6 A.** Aortografia de pseudoaneurisma traumático agudo da aorta torácica. **B.** Imagem após o implante da endoprótese.

endovascular é um procedimento operatório e, como todas as operações, deve ser realizada por médicos treinados prontamente disponíveis que não só estejam cientes dos aspectos técnicos de um procedimento, mas também estejam bem informados sobre a doença para a qual o procedimento está sendo executado. Em muitos centros, essa pessoa é o radiologista de intervenção. Outros centros apresentam cirurgiões vasculares treinados em cateter e alguns outros têm cirurgiões traumatologistas que são capazes de realizar procedimentos endovasculares. O treinamento de habilidades com o cateter está sendo integrado em muitas especializações em cuidados intensivos cirúrgicos e pode posteriormente tornar-se mais disponível em um futuro próximo em muitos centros de traumatologia (ver seção sobre treinamento e preparação).

O manejo endoluminal do trauma vascular não requer uma sala de cirurgia híbrida endovascular completa, conforme explicado anteriormente. Planejamento e preparo, no entanto, são essenciais para a funcionalidade endovascular, que muitas vezes é necessária no meio da noite. Preparar uma equipe que possa realizar essas técnicas e que organize o equipamento adequado com breve aviso exige empenho, dedicação, colaboração e treinamento.

## MANEJO CIRÚRGICO ABERTO

### Preparo para o manejo operatório

Os procedimentos cirúrgicos para o manejo de lesões vasculares devem ser limitados para os cirurgiões que sejam capazes, experientes e qualificados. A certificação do conselho em cirurgia vascular não é suficiente para qualificar um cirurgião como capaz de lidar com essas lesões, assim como a falta de certificação não necessariamente desqualifica um cirurgião. Muitos cirurgiões que realizam cirurgia vascular eletiva não são suficientemente experientes no tratamento de traumas vasculares. Por outro lado, existem muitos cirurgiões traumatologistas que são muito habilidosos na técnica vascular em virtude de seu interesse e experiência. Os resultados de grandes reparos vasculares abertos dependem do nível de habilidade do cirurgião com experiência em trauma vascular independentemente da certificação pelo conselho. Em uma revisão multicêntrica de cerca de 700 lesões vasculares extensas de extremidades, cirurgiões gerais e cirurgiões vasculares, ambos certificados pelos conselhos, tiveram taxas de salvamento de membros quase idênticas para grandes reparos cirúrgicos vasculares.[29] Todo centro de traumatologia precisa desenvolver um painel de chamada de cirurgiões com habilidade e conhecimento para realizar todo o espectro de reparos de trauma vascular.

O manejo cirúrgico bem-sucedido de lesões vasculares requer uma abordagem sistemática com preparação cuidadosa. Isso começa com controle das vias respiratórias, acesso intravenoso adequado e disponibilidade de hemoderivados. A administração desses hemoderivados, no entanto, não deve começar antes de obter o controle da hemorragia, a menos que o paciente esteja profundamente hipotenso.[5] Se a pressão arterial estiver abaixo de 80 a 90 mmHg, o objetivo deve ser fornecer restauração adequada de volume com eritrócitos tipo O-negativo e infusão de plasma fresco congelado tipo AB para apoiar o transporte para a sala de operação com o intuito de controlar definitivamente a hemorragia sem demora. O volume de infusão que eleva a pressão arterial acima de uma pressão sistólica de 90 a 100 mmHg pode aumentar a hemorragia e ter um impacto negativo no desfecho, particularmente se a infusão retardar o transporte para a sala de cirurgia.[5]

Antibióticos pré-operatórios de amplo espectro (e o toxoide tetânico, se for uma ferida penetrante) devem ser administrados e, se houver uma lesão isolada da extremidade sem hemorragia significativa, um bólus de 5.000 unidades de heparina também deve ser administrado por via intravenosa. A heparinização sistêmica deve ser evitada em pacientes com lesões no tronco, lesões na cabeça ou lesões de extremidades múltiplas. A etapa mais comumente omitida na preparação é uma falha em documentar o estado neurológico pré-operatório da extremidade. A presença de um déficit neurológico após o reparo cirúrgico vascular sem conhecer o estado pré-operatório representa um desafio de manejo difícil. Um novo déficit neurológico após o reparo vascular merece investigação e, possivelmente, reoperação. Portanto, um exame neurológico pré-operatório completo e documentação cuidadosa são essenciais para um manejo eficaz.

O manejo cirúrgico de lesões vasculares de extremidades deve ser cuidadosamente orquestrado com o cuidado geral do paciente. A escolha entre o reparo definitivo e o controle de danos deve ser feita o mais rápido possível em pacientes com lesões no tronco com risco à vida ou ferimentos graves na cabeça. Isso inclui coordenar duas equipes de cirurgia a trabalhar simultaneamente para cuidar da lesão do tronco e da lesão vascular da extremidade ao mesmo tempo. Lesões associadas ao tecido mole e aos ossos requerem uma avaliação coordenada e tratamento com especialistas em ortopedia e cirurgia plástica. Esses profissionais devem estar envolvidos o mais rapidamente possível para facilitar quaisquer procedimentos adicionais de imagem ou de diagnóstico antes de prosseguir para a sala de cirurgia. A condução da operação também deve ser discutida com esses colegas. Por exemplo, o uso de procedimentos de controle de danos com colocação de *shunt*, seguido de estabilização ortopédica, pode remover o sentido de urgência para restaurar o fluxo sanguíneo. Lesões extensas de tecidos moles podem comprometer a cobertura de reparos vasculares e fixação de fraturas. O conselho e a assistência de um cirurgião plástico e de reconstrução podem ser úteis na obtenção de cobertura de enxertos expostos e fraturas.

## Exposição e controle vascular

Sempre coloque o paciente com hemorragia extensa ou suspeita de lesão vascular em uma mesa cirúrgica compatível com o sistema fluoroscópico para permitir a opção de terapia endovascular para controle de hemorragia ou reparo vascular. Um campo estéril amplo deve ser preparado para permitir a exposição adequada dos vasos para obter controle proximal e distal. Nas lesões do tronco, isso inclui preparar o tórax e o abdome à mesa lateralmente em ambos os lados e ambas as pernas no caso de acesso distal ou se for necessário um conduto autólogo. Para as lesões vasculares proximais das extremidades (na prega inguinal ou axila), o tórax ou abdome deve ser preparado para obter controle proximal fora da zona de lesão. A perna não lesionada também deve ser preparada para a coleta de conduto venoso autólogo.

O controle proximal é a primeira prioridade na exposição de lesões vasculares. No tronco, lesões no tórax com hemorragia potencialmente fatal são mais bem abordadas através de uma toracotomia anterolateral do quarto espaço intercostal que pode ser estendida através do esterno no terceiro espaço intercostal do lado direito do tórax para criar uma incisão em "concha".[30] Lesões vasculares na saída torácica e pescoço proximal podem exigir esternotomia mediana com extensão acima da clavícula ao longo do músculo esternocleidomastóideo ipsilateral.

A oclusão retrógrada por balão endovascular da aorta com o cateter de 7 Fr via acesso femoral comum deve ser considerada para pacientes com suspeita de lesão vascular abdominal.[21] Em pacientes instáveis, pode ser avançado para a aorta descendente no tórax e inflado. Em pacientes estáveis nos quais seja prevista alguma dificuldade no controle proximal, ele pode ser posicionado de modo semelhante, mas não inflado. Para lesão vascular abdominal, uma ampla incisão do xifoide ao púbis é necessária para exposição adequada.[31] O controle proximal para lesões da aorta abdominal deve ser obtido logo abaixo do hiato aórtico do diafragma ou pode exigir uma toracotomia anterolateral esquerda para pinçar a aorta torácica distal. Se a oclusão endovascular retrógrada por balão da aorta ou clampeamento da aorta intratorácica for utilizada, deve-se converter em uma pinça baixa na aorta, proporcionando o controle proximal, quando possível, para permitir a perfusão da artéria visceral para prevenir a lesão isquêmica.

Nas lesões de extremidades proximais com hemorragia ativa, o primeiro sítio de incisão é escolhido para fornecer a exposição mais rápida dos vasos de influxo para clampeamento ou pinçamento. Para lesões proximais da extremidade superior, isso pode incluir incisões sobre a região infraclavicular do tórax para expor a artéria axilar. Para lesões na região inguinal, prepare-se para entrar no quadrante inferior do abdome para acesso aos vasos ilíacos externos. Em lesões vasculares de extremidades médias e distais associadas à hemorragia ativa, os torniquetes podem obter rapidamente o controle na sala de reanimação do trauma. Na sala de cirurgia, peça a um membro da equipe para comprimir precisamente o sítio de hemorragia com uma das mãos enluvada e uma esponja, retire o torniquete e prepare a extremidade. Um bólus de 5.000 unidades de heparina é então administrado, se apropriado, e a extremidade é preparada e coberta, com a colocação de um torniquete estéril em posição proximal à ferida e inflada. O local da lesão pode então ser explorado de maneira controlada e pinças ou alças vasculares colocadas acima e abaixo da lesão vascular. Em determinadas lesões, a oclusão arterial distal e a inserção intraluminal retrógrada de um cateter Fogarty com torneira para manter a insuflação do balão fornecerão controle rápido da hemorragia.[6]

As incisões utilizadas para tratar lesões vasculares são geralmente as mesmas que aquelas utilizadas para o manejo de casos eletivos, mas geralmente são mais generosas. O uso de incisões menores pode levar a erros na identificação da extensão da lesão vascular, no controle adequado da hemorragia do vaso do ramo e na identificação de lacerações venosas associadas. É particularmente verdadeiro para lesões de artéria e veia poplítea. Uma abordagem limitada com incisões mediais acima e abaixo do joelho separadas não irá expor adequadamente o sítio da lesão. Da mesma maneira, a abordagem posterior com o paciente em decúbito ventral não é recomendada devido à dificuldade em obter exposição proximal e distal adequada para o reparo vascular e controle de hemorragia de lesões venosas associadas. A incisão medial do espaço poplíteo proximal para o espaço poplíteo distal, com divisão da cabeça medial do músculo gastrocnêmio e dos músculos semimembranáceo e semitendíneo com exposição total da artéria e veia poplítea e o nervo tibial, fornece a exposição adequada. Isso assegura o controle vascular adequado e a oportunidade de reparo bem-sucedido. O fechamento da ferida para incluir a aproximação dos músculos divididos produz um excelente resultado funcional. A divisão do ligamento inguinal na região da virilha, bem como a divisão do peitoral maior na axila e a remoção do meio da clavícula raramente podem ser necessárias. Em cada uma dessas áreas, a oclusão endovascular rápida por balão oferece um excelente adjuvante para o controle proximal. Na presença de hemorragia potencialmente fatal que não possa ser controlada por nenhuma outra abordagem, essas estruturas não devem impedir a exposição e o controle adequados.

### Controle do dano vascular

O controle de danos ganhou ampla aceitação na cirurgia traumatológica e é direcionado ao controle rápido da hemorragia e ao fechamento de feridas entéricas para que o paciente possa ser aquecido e ressuscitado. A escolha entre o reparo vascular definitivo demorado e medidas temporárias que alcancem o controle deve ser feita com antecedência no cuidado de pacientes com lesão vascular e choque hipovolêmico. Isso será particularmente importante quando uma lesão vascular de extremidade estiver associada a grandes lesões no tronco. Ligadura e colocação de *shunts* intraluminais são as bases essenciais do controle de danos vasculares.[32,33]

A ligadura deve ser reservada para vasos com fluxo colateral distal adequado em pacientes que são considerados muito instáveis para reparo definitivo. No tronco, inclui as artérias subclávia e inominada, a artéria celíaca e a artéria mesentérica inferior. Na extremidade superior, lesões proximais da artéria axilar e lesões distais à artéria radial ou ulnar podem ser ligadas, desde que haja evidência de fluxo colateral distal adequado avaliado por exame físico ou investigação com Doppler de onda contínua. Na região inguinal, lesões da artéria femoral profunda podem ser ligadas se a artéria femoral estiver intacta. Da mesma maneira, na extremidade inferior, a ligadura de uma única artéria tibial ou da artéria fibular pode ser realizada após avaliação semelhante. Se a perfusão distal estiver comprometida, um *shunt* intraluminal deve ser inserido, em vez da ligação ao vaso. A ligadura da artéria mesentérica superior (AMS) está associada a um alto risco de necrose intestinal e o controle de danos é mais bem realizado com a colocação de um *shunt* intraluminal. Nas extremidades, a ligadura da artéria braquial, ilíaca externa, femoral superficial ou poplítea tem uma probabilidade de produzir isquemia ameaçadora do membro e deve ser evitada, se possível.

Uma variedade de *shunts* comercialmente disponíveis pode ser utilizada para o controle de danos. Se estes não estiverem disponíveis, tubos intravenosos estéreis são de tamanho adequado para "desviar" tanto a artéria quanto a veia, se necessário. A colocação de *shunt* venoso (em vez de ligadura) pode melhorar a perfusão da extremidade e diminuir o risco de síndrome compartimental. A colocação de *shunt* para controle de danos começa com a obtenção do controle proximal e distal adequado. O trombo deve ser limpo com um cateter de embolectomia de Fogarty, seguido de instilação de solução salina heparinizada regional (5.000 unidades de heparina/500 m$\ell$ de solução salina). O *shunt* deve ser colocado em linha reta e ser longo o suficiente para permanecer seguro no vaso proximal e distal com uma fita umbilical amarrada ou laço com fio de sutura de seda 2.0 em cada extremidade. *Shunts* longos e em alça correm o risco de serem deslocados durante mudanças de curativo subsequentes e devem ser evitados. Os laços que fixam a derivação causam lesão na íntima e essas porções da artéria devem ser ressecadas no momento do reparo vascular definitivo.

A condição do paciente determina o momento do reparo vascular definitivo após o controle de danos. A hemorragia deve ser controlada, a coagulopatia e a acidose corrigidas e a temperatura, normalizada.

### Escolha do reparo e do material do enxerto

Lesões vasculares que não possam ser reparadas pela técnica primária terminoterminal exigirão um enxerto de interposição. O enxerto mais desejável é a veia safena magna autóloga coletada de uma perna não lesionada.[6] O enxerto da veia nativa é preferível porque tem propriedades elásticas que a tornam compatível com o fluxo pulsátil normal de uma artéria; tem um diâmetro que se aproxima de uma artéria de extremidade, produzindo uma correspondência de tamanho adequado para enxerto no braço e na perna; não é trombogênico; e tem patência superior a longo prazo na cirurgia vascular eletiva em comparação com o material protético quando é usado com vasos menores (poplíteo e tibial). A veia cefálica e a veia safena menor foram sugeridas como segundas escolhas adequadas, mas a veia cefálica é menos muscular do que a safena magna e, como a safena menor, pode apresentar problemas na coleta em um paciente com trauma.[6] Além disso, o acesso venoso da extremidade superior fica comprometido quando a veia cefálica é utilizada.

A veia safena pode não ser adequada em todos os casos devido ao tamanho inadequado ou porque foi traumatizada ou coletada anteriormente. Nesses casos, um conduto protético pode ser necessário. Experiências iniciais com o uso de material protético (dácron) em lesões vasculares traumáticas não foram boas. Rich e Hughes relataram uma taxa de complicação de 77% (infecção e trombose foram as mais comuns) em 26 pacientes.[34] No entanto, experiência mais recente com material de enxerto mais novo (politetrafluoretileno [PTFE]) mostrou patência melhorada (70 a 90% a curto prazo) e infecção rara (mesmo em feridas contaminadas).[35] Taxas precoces de patência com enxertos de PTFE são equivalentes às da veia para lesões proximais à artéria poplítea e na artéria braquial. Em posição distal a esses níveis, o PTFE é inferior à veia para os vasos poplíteos e aqueles mais distais e também no braço e na perna. Enxertos de PTFE menores que 6 mm não devem ser utilizados.[35] Enxertos de PTFE e enxertos venosos devem ser cobertos ou há um risco significativo de hemorragia por dessecação da veia com subsequente autólise ou ruptura da anastomose.[21,35]

### Imagem intraoperatória e avaliação não invasiva

O manejo bem-sucedido da lesão vascular requer o conhecimento de maneira precisa do estado de fluxo sanguíneo na área da lesão vascular. A imagem pré-operatória com angiografia por cateter ou angiotomografia nem sempre é possível. Além disso, quando um reparo vascular é concluído, a presença de trombo, torção ou problemas técnicos inesperados pode causar falhas precoces. A análise de imagem intraoperatória é, portanto, uma parte importante da avaliação dos vasos lesionados e do sítio de reparo.[6] A radiografia de injeção única ou a fluoroscopia é eficaz no fornecimento de imagens na sala de cirurgia (Figura 64.6). O escaneamento duplex intraoperatório também é eficaz, mas requer treinamento e experiência significativos para que seja realizado adequadamente. A investigação Doppler de onda contínua portátil pode ser útil, mas requer experiência considerável para ser utilizada de modo eficaz. As medições de pressão no tornozelo ou no pulso podem ser enganosas devido ao vasospasmo regional na extremidade proximal lesionada, resultando em uma pressão distal reduzida em comparação com a perna não lesionada. A imagem radiográfica intraoperatória continua sendo o método mais preciso e útil para detectar problemas técnicos com um reparo vascular ou para determinar a presença de trombo nos vasos de escoamento distais a um reparo. A arteriografia completa de rotina após reparos vasculares trará achados de importância clínica em aproximadamente 10% dos pacientes.[6]

### Papel da cobertura tecidual

Todos os reparos vasculares devem ser cobertos para evitar dessecação e ruptura. Em extremidades esmagadas ou gravemente mutiladas, isso pode ser um desafio difícil. A rotação do músculo regional ou retalhos cutâneos pode ser precisa. O envolvimento precoce de um cirurgião plástico e reconstrutivo será essencial para obter a cobertura tecidual quando houver lesão ou perda extensa de tecidos moles. O músculo local pode ser avançado na ferida na cirurgia inicial. Se houver uma extensa ferida contaminada e a viabilidade do músculo local for questionável, a reexploração precoce e a preparação para um retalho livre devem ser consideradas. Ocasionalmente, a perda de tecido pode ser tão extensa que um trajeto extra-anatômico para um enxerto de interposição pode ser necessário. Atenção à cobertura também é essencial nos procedimentos de controle de danos para evitar o deslocamento do *shunt* durante as trocas de curativos.

### Papel da fasciotomia

A falha em realizar uma fasciotomia adequada após a revascularização de um membro com isquemia aguda é a causa mais comum de perda evitável de membro.[6] A síndrome compartimental da panturrilha é a indicação mais comum para a fasciotomia. As síndromes compartimentais do antebraço e coxa são menos comuns. Qualquer grupo muscular pode desenvolver a síndrome compartimental, incluindo aquelas observadas nas mãos e nos pés.

A síndrome compartimental pode ser manifestada imediatamente ou tardiamente, 12 a 24 horas após a reperfusão. Se não diagnosticada e tratada imediatamente, o risco de perda ou disfunção do membro é alto. A síndrome compartimental da panturrilha geralmente resulta de isquemia prolongada ou lesão por esmagamento. Exames físicos frequentes acrescidos de medições de pressão compartimental são necessários para detectar essa complicação em seu estágio inicial. Os primeiros achados clínicos são dor e perda da sensação de toque leve na distribuição do nervo no compartimento. O diagnóstico de síndrome compartimental deve ser suspeitado em qualquer paciente que se queixe de aumento da dor após a lesão. Outros achados físicos incluem um compartimento tenso, dor na amplitude de movimento passivo, perda progressiva de sensibilidade e fraqueza. A perda de pulsos arteriais é um achado tardio, que geralmente indica mau prognóstico. Sinais e sintomas neurológicos, embora úteis, não são sensíveis nem específicos na extremidade superior após lesão arterial, porque muitas vezes existe lesão de nervo periférico associada. O diagnóstico precoce deve ser baseado na medição das pressões do compartimento. A pressão normal do compartimento tecidual varia de 0 a 9 mmHg. Existe muita controvérsia sobre o que constitui uma elevação patológica. No entanto, a abordagem mais segura é realizar a fasciotomia quando a pressão do compartimento exceder 25 mmHg.[6,36,37]

A síndrome compartimental também pode se desenvolver tanto na parte superior do braço (tríceps, deltoide ou ao longo da bainha axilar) quanto no antebraço. A síndrome do compartimento do antebraço é mais comum. O aumento da pressão tecidual pode seguir o trauma contuso ou penetrante, por causa de hematoma, transudação pós-traumática do soro para o espaço intersticial, trombose venosa ou reperfusão após isquemia.[36] A possibilidade de uma síndrome compartimental deve sempre ser uma consideração em um paciente que sofreu lesão, particularmente aquele com isquemia prolongada antes da reperfusão.

### Papel da amputação imediata

Existe um papel muito limitado para a amputação primária no manejo de lesões vasculares de extremidades complexas. Pacientes com extensa perda de tecidos moles, déficit neurológico, fraturas extensas e lesões vasculares devem ser avaliados em colaboração com colegas de cirurgia ortopédica, plástica e reconstrutiva, além de neurocirurgia para determinar se a amputação primária é o melhor manejo inicial. Os sistemas de pontuação para prever a necessidade de amputação não foram úteis.[38,39] Devido ao impacto emocional da amputação e porque o tecido marginalmente viável geralmente leva horas para demarcar ou declarar, pode ser melhor prosseguir com a avaliação e documentação intraoperatória inicial (fotos, radiografias e consulta), controle de danos usando *shunts* intravasculares para as lesões vasculares e uma segunda observação em 24 horas. O intervalo de tempo permite comunicação com o paciente e a família e uma abordagem mais planejada. A amputação imediata também deve ser considerada em pacientes com extensa ruptura neurovascular, do tecido mole e dos ossos que tenham lesões no tronco com risco à vida, como mencionado anteriormente na discussão de técnicas de controle de danos. Se a amputação imediata for necessária, extensa documentação da lesão de extremidade com fotografias colocadas no diagrama será útil posteriormente explicando a decisão ao paciente e à família e ajudará na aceitação desse procedimento cirúrgico drástico.

### Erros e obstáculos comuns

O manejo das lesões vasculares é desafiador. Uma abordagem organizada é necessária para evitar erros e armadilhas comuns. Um dos erros mais comuns é a falta de reconhecimento de uma lesão vascular de extremidade em um paciente com lesões múltiplas do tronco. A falha em reconhecer e tratar adequadamente a síndrome compartimental é outro erro que é muito comum e tem consequências devastadoras. Em lesões de tronco para os grandes vasos, a falha em expor e controlar adequadamente o sítio da lesão pode levar à morte rápida por exsanguinação. Por fim, o não reconhecimento da necessidade de técnicas de controle dos danos e uma rápida conclusão da operação em um paciente instável também podem ser fatais. Os três fatores mais comuns na geração de erros no atendimento ao paciente com trauma são fadiga, distração e familiaridade.[40] Cada um desses fatores é inerente ao processo de atendimento em centros de traumatologia movimentados. Uma abordagem organizada minimiza esses fatores e intercepta os erros em andamento antes que eles sejam concluídos e os pacientes sofram.

## LESÕES ESPECÍFICAS

### Cabeça, pescoço e saída torácica

As lesões vasculares de cabeça, pescoço e saída torácica são frequentemente desafiadoras para o manejo. O trauma penetrante pode causar lesões nos grandes vasos, como as artérias inominada e subclávia, que podem levar à exsanguinação. O trauma contuso das artérias carótida e vertebral, coletivamente conhecido como lesões cerebrovasculares contusas, é frequentemente oculto e, se não diagnosticado e tratado rapidamente, pode levar a isquemia cerebral, infarto e, possivelmente, morte.

Os princípios de manejo do trauma penetrante nessa região são baseados na localização da lesão em relação às três zonas do pescoço: zona 1, inferior à cartilagem cricóidea; zona 2, cartilagem cricóidea até o ângulo da mandíbula; e zona III, cefálica a partir do ângulo da mandíbula. Em um paciente estável com uma suspeita de lesão vascular na zona 1 ou na zona 3, a imagem vascular é obrigatória para confirmar a suspeita de lesão vascular e planejar o controle proximal e distal.[41] A imagem vascular também é recomendada para pacientes estáveis com trauma penetrante na zona 2, mas a exploração deve ser realizada rapidamente para pacientes com um hematoma em expansão ou comprometimento iminente das vias respiratórias (manifestado por rouquidão e desvio traqueal).[41] No paciente instável, um cateter urinário de Foley com o balão inflado pode ser inserido na ferida para obter o tamponamento temporário de lesões nessas regiões. A angiografia convencional pode apresentar um papel duplo para lesões na zona 1 ou zona 3. Não só pode fornecer o diagnóstico, mas também pode fornecer um local para o manejo endoluminal – embolização de vasos hemorrágicos ou pseudoaneurismas na zona 3 ou colocação de *stents* cobertos na zona 1.

As lesões cerebrovasculares contusas são frequentemente ocultas e assintomáticas. Portanto, a triagem diagnóstica rápida é essencial e fornece a base de um manejo bem-sucedido. Inicialmente, as lesões cerebrovasculares contusas eram consideradas raras, ocorrendo em aproximadamente 0,1% dos pacientes; mas com o uso dos critérios de triagem desenvolvidos pelo grupo do Denver General Hospital, a incidência é na verdade 10 a 20 vezes maior.[27] Fatores associados a essas lesões incluem fraturas deslocadas do terço médio da face, fratura basilar do crânio com envolvimento do canal carotídeo, fratura da coluna cervical, lesão fechada da cabeça compatível com lesão axonal difusa e pontuação na Escala de Coma de Glasgow abaixo de 6 e trauma contuso no pescoço por enforcamento ou lesões por cinto de segurança. As lesões das artérias carótidas e vertebrais ocorrem a partir do estiramento ou laceração da íntima dos vasos produzida por extensão ou flexão extrema rápida do pescoço ou lesão direta por força contundente. A artéria carótida é particularmente vulnerável onde se encontra próxima ao segundo e sexto processos transversos cervicais. A artéria vertebral também é vulnerável a lesões por estiramento e fraturas do processo transverso das vértebras cervicais que envolvem o forame transverso. As lesões cerebrovasculares variam de pequenas irregularidades na íntima até ruptura arterial e hemorragia grave (Tabela 64.3).[27]

Os pacientes que preenchem os critérios de Denver devem ser submetidos à angiotomografia do pescoço.[26,27] O tratamento de lesões contusas nas artérias carótida e vertebral é a anticoagulação em pacientes que não apresentam contraindicação.[26] O ácido acetilsalicílico é a única alternativa em pacientes que não podem ser submetidos ao tratamento seguro com anticoagulantes. O uso de técnicas endovasculares tem um papel muito limitado, como discutido anteriormente. No entanto, em pacientes com lesões carotídeas na base do crânio ou lesões da artéria vertebral, *stents* cobertos ou a embolização oferecem os melhores resultados (Figura 64.5).

**Tabela 64.3** Espectro de gravidade da lesão arterial cerebrovascular contusa.

| Grau I | Irregularidade luminal com < 25% de estreitamento luminal |
|---|---|
| Grau II | Dissecção do hematoma > 25% de estreitamento luminal |
| Grau III | Pseudoaneurisma |
| Grau IV | Oclusão |
| Grau V | Transecção com extravasamento |

As lesões vasculares da saída torácica são desafiadoras porque envolvem vasos de grande calibre que podem ser difíceis de expor e controlar. Pacientes instáveis com lesão vascular na região da saída torácica devem ser rapidamente levados ao centro cirúrgico. Pacientes estáveis devem ter exames de imagem pré-operatórios com cateter ou angiotomografia para localizar a lesão e determinar sua extensão. Isso permitirá o planejamento do tratamento endoluminal ou exposição aberta.[42,43] O controle cirúrgico pode exigir uma simples incisão supraclavicular, esternotomia ou uma combinação das duas incisões, dependendo da localização e da extensão da lesão. A aplicação de *clamp* (pinçamento) nas artérias subclávia e carótida proximais deve ser precisa para evitar lesões nos nervos vago, frênico ou laríngeo recorrente, todos os quais residem nessa região anatômica. A esternotomia é frequentemente utilizada para lesões nas artérias inominada proximal, subclávia direita proximal e carótida direita proximal. O controle proximal da artéria subclávia esquerda é obtido de maneira adequada através de uma toracotomia posterolateral para correção definitiva. No entanto, para lesões supraclaviculares, uma toracotomia anterolateral do terceiro espaço intercostal fornece exposição para o controle proximal. O controle distal das artérias carótidas é obtido pela extensão da esternotomia mediana superiormente ao longo da borda do músculo esternocleidomastóideo ipsilateral. O controle da artéria subclávia distal é obtido por meio da incisão supraclavicular. A ressecção da clavícula resulta em pouco ou nenhuma morbidade e pode ser realizada rapidamente para controlar a hemorragia, se necessário. A sutura das artérias subclávia e axilar deve ser feita com extrema cautela. Tensão ou tração indevida resultará em ruptura desses vasos.[44] A oclusão endovascular com balão, quando disponível rapidamente, é uma excelente medida adjuvante para o controle proximal.

### Grandes vasos intratorácicos

Lesões penetrantes dos grandes vasos intratorácicos (aorta, veias cavas superior e inferior, artérias e veias pulmonares) geralmente causam a morte no momento da lesão por exsanguinação. O pequeno número de pacientes com lesões penetrantes dos grandes vasos intratorácicos que chegam vivos ao centro de traumatologia frequentemente apresentam instabilidade hemodinâmica e necessitam de intervenção cirúrgica emergente. O reparo de lesões de grandes vasos intratorácicos pode ser obtido através de esternotomia, toracotomia anterolateral esquerda ou direita ou, em muitos casos, toracotomia anterolateral bilateral (ou de *clamshell*).[30] Embora muitas dessas estruturas sejam expostas através de uma toracotomia posterolateral no cenário eletivo, pacientes que apresentam choque hemorrágico e sem um diagnóstico distinto devem ser tratados com incisões mais versáteis, como esternotomia mediana e toracotomia anterolateral.

Lesões da aorta ascendente e da veia cava superior ou inferior são mais bem expostas e tratadas através de uma esternotomia mediana.[30] Essas lesões devem ser controladas com pressão digital, seguida por colocação de uma pinça de mordida lateral para permitir o reparo da lesão com a sutura e podem exigir a revascularização extracorpórea para obter o reparo. As lesões da aorta descendente são idealmente abordadas por meio de uma toracotomia posterolateral esquerda. No entanto, a maioria dessas lesões será descoberta durante a toracotomia anterolateral esquerda emergente e terá de ser reparada rapidamente. Lesões das artérias e veias pulmonares podem ser abordadas por meio de esternotomia ou toracotomia anterolateral, dependendo de sua proximidade com o coração.[30] Se possível, essas lesões devem ser reparadas primariamente. No entanto, lesões destrutivas nas artérias e veias pulmonares podem necessitar de pneumonectomia para controle definitivo.

As lesões contusas dos grandes vasos intratorácicos consistem principalmente em lesão contusa da aorta torácica (LCAT). A LCAT ocorre como resultado de trauma contuso de alta energia. Os mecanismos mais comuns de lesões que resultam em LCAT são colisões de veículos motorizados em alta velocidade e quedas de altura. A aorta é geralmente lesionada em um local onde é relativamente fixa (raiz da aorta, ligamento arterial, hiato diafragmático) e a maioria (85 a 90%) dos pacientes morre no local. Pacientes com LCAT que chegam vivos ao hospital normalmente sofreram lesões multissistêmicas associadas. A LCAT deverá ser descartada quando houver uma lesão com mecanismo de alta energia ou uma radiografia de tórax mostrar um mediastino alargado. No entanto, o diagnóstico definitivo de LCAT é estabelecido com um exame de TC de alta resolução do tórax. As lesões variam de uma lesão na íntima ao pseudoaneurisma ou hematoma periaórtico contido imediatamente distal em relação à artéria subclávia esquerda.[7,9]

Uma vez confirmado o diagnóstico de LCAT, o manejo inicial é focado no controle da pressão arterial e abordagem de lesões potencialmente fatais imediatamente associadas. A pressão arterial é controlada de maneira adequada com um betabloqueador intravenoso de curta ação (p. ex., esmolol) que pode ser titulado para uma pressão arterial sistólica inferior a 110 mmHg, mantendo a frequência cardíaca abaixo de 100 bpm.[30] Se o betabloqueio não atingir as metas de pressão arterial, outros agentes intravenosos, como bloqueadores dos canais de cálcio, nitroglicerina e nitroprusseto, podem ser utilizados. Considerando que algumas LCATs podem ser tratadas de forma não cirúrgica, a maioria exigirá reparo definitivo por abordagem endovascular ou aberta. Independentemente da abordagem, a maioria das LCATs em pacientes estáveis com um pseudoaneurisma aórtico estável pode ser reparada de forma tardia após o tratamento de lesões concomitantes do paciente. O reparo precoce dessas lesões está associado ao aumento da mortalidade.[30]

O reparo aberto da LCAT já foi a base do tratamento por décadas. O reparo aberto é obtido por meio de uma toracotomia posterolateral esquerda, revascularização extracorpórea e colocação de um enxerto de interposição aórtica sintético. O reparo endovascular da LCAT tornou-se cada vez mais comum durante a última década (Figura 64.7). O advento de novas e aprimoradas endopróteses e a adoção disseminada de técnicas endovasculares tornaram essa abordagem a primeira escolha na maioria dos centros. Embora não existam estudos prospectivos, randomizados comparando o manejo aberto *versus* endovascular de LCAT, dois estudos multicêntricos da American Association for the Surgery of Trauma mostraram menor morbidade (isquemia da medula espinal, acidente vascular encefálico) e mortalidade com a abordagem endovascular.[24,25] No entanto, pacientes submetidos ao reparo endovascular requerem vigilância ao longo da vida, porque não existem informações sobre sequelas a longo prazo de enxertos endovasculares na posição aórtica em pacientes jovens. Além disso, muitos pacientes jovens não apresentam anatomia favorável para reparo endovascular e ainda necessitam de abordagem aberta. Séries mais recentes de reparo aberto com proteção da medula espinal por revascularização cardiopulmonar parcial têm uma taxa competitivamente baixa de paraplegia.[25] A ampla preferência para o reparo endovascular da aorta torácica pode sofrer com a observação do famoso cirurgião torácico britânico Ronald Belsey de que "as clínicas de seguimento são os obstáculos sobre os quais colapsam muitas teorias atraentes em cirurgia."[45] A falha tardia do enxerto devido ao vazamento e possível colapso dentro de aortas suscetíveis ao alongamento e alargamento, que ocorrem com a idade, pode ser uma fonte futura de grandes morbidade e mortalidade. Apesar dessa falta de evidências conclusivas, em 2011, a Society of Vascular Surgery endossou o reparo endovascular da aorta como a abordagem preferencial para LCAT.[46] Até 2019, no momento da redação deste capítulo, não havia evidências conclusivas de que resultados precoces e tardios com o reparo endovascular da aorta torácica em pacientes jovens fossem superiores a reparos abertos bem realizados com a cirurgia de *bypass* parcial para proteção da medula espinal.[25]

## Lesão vascular abdominal

A lesão vascular abdominal resulta, na maioria das vezes, de trauma penetrante e todas são tratadas através de uma laparotomia mediana ampla.[31] Muitas dessas lesões exigirão o controle supracelíaco da aorta para obter a visualização adequada para a completa exposição e reparo. As lesões penetrantes da aorta abdominal são mais bem expostas e reparadas com uma rotação visceral medial esquerda que expõe a aorta do hiato diafragmático até a bifurcação ilíaca (Figura 64.7). A lesão pode ser controlada geralmente com pressão digital direta, que disponibiliza tempo para colocação de pinças proximais e distais ao local da lesão.[31] As lesões aórticas abdominais podem ser reparadas principalmente após ferimentos por arma branca, mas ferimentos de bala geralmente exigem um reparo de remendo ou enxerto de interposição. Raramente, os pacientes irão sustentar uma lesão contusa na aorta abdominal sem hemorragia com risco à vida e essas lesões são reparadas de maneira adequada por técnicas endovasculares.

A veia cava inferior é exposta com uma rotação visceral medial direita que expõe a veia cava da confluência das veias ilíacas para a borda inferior do fígado (Figura 64.7).[31] A lesão da veia cava é mais bem controlada com pressão digital direta, com controle proximal e distal subsequente com bastão de esponja ou alças vasculares. Veias tributárias lombares e renais também podem precisar ser controladas para visualizar e reparar claramente a lesão. Lesões nas superfícies anterior ou lateral da veia cava podem ser, com frequência, reparadas primariamente, desde que o reparo não estreite o lúmen em mais de 50%. Lesões penetrantes na veia cava podem ser transfixantes e requerem também o reparo de uma lesão posterior. Lesões da veia cava posterior podem ser reparadas através da lesão anterior ou a veia cava pode ser mobilizada após ligadura e divisão das veias lombares. Lesões complexas podem exigir o reparo de remendo, enxerto de interposição, *shunt* com reconstrução tardia ou ligadura.[31] A complexidade do reparo dependerá do estado fisiológico do paciente e da localização da lesão. Pacientes hemodinamicamente instáveis com hemorragia contínua não são candidatos a reparos complexos e devem ter a veia cava ligada ou

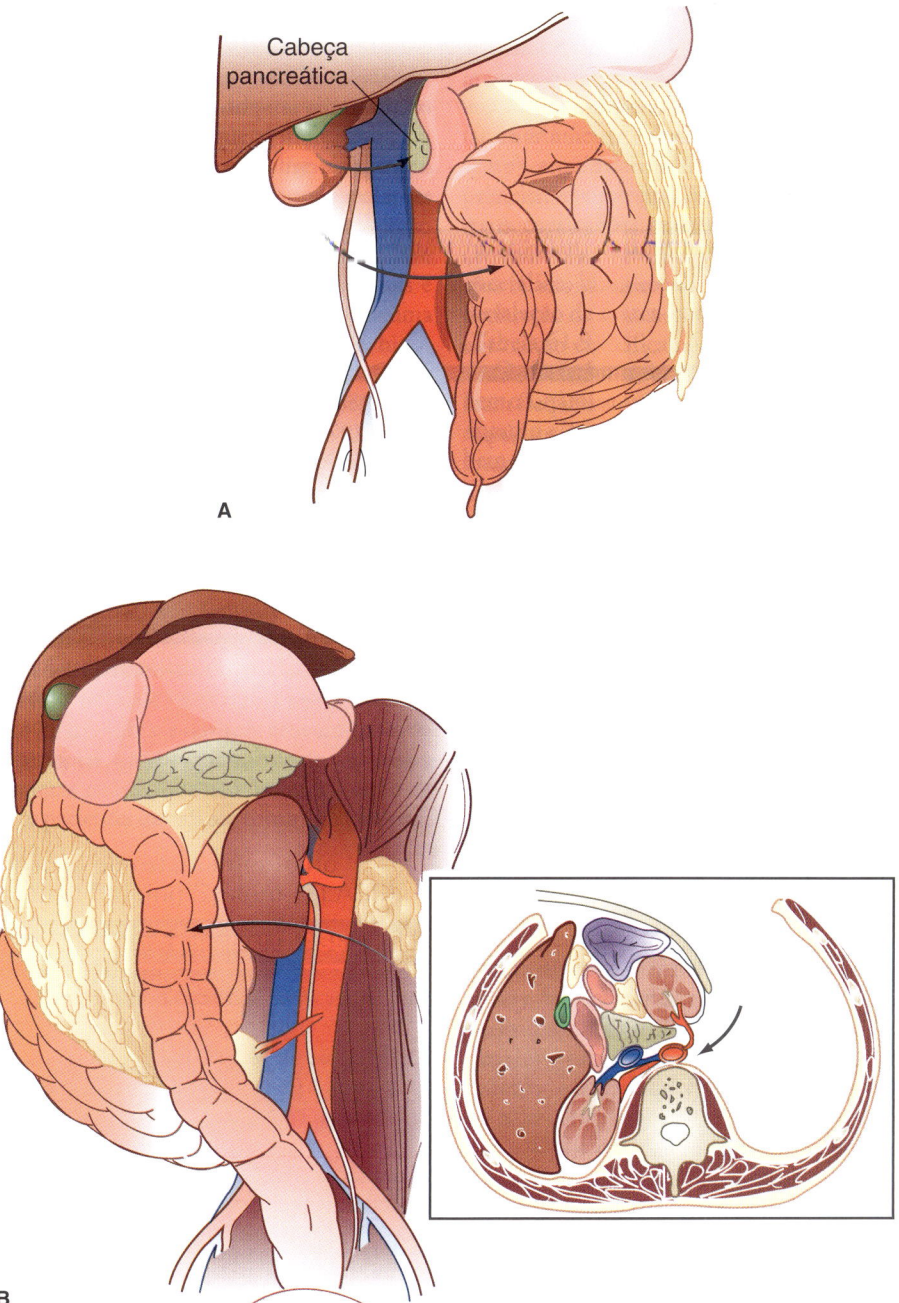

**Figura 64.7 A.** Rotação visceral medial esquerda para exposição de grandes vasos no retroperitônio. **B.** Rotação visceral medial direita para exposição da veia cava e veias renais no retroperitônio.

desviada. Pacientes hemodinamicamente estáveis com lesões no nível ou acima das veias renais podem ser candidatos para reconstrução complexa, mas a ligadura ainda é uma opção para o paciente exsanguinado.[31]

As artérias ilíacas comuns, externas e internas direitas são mais bem expostas pela ampla mobilização do ceco, enquanto as lesões das artérias ilíacas esquerdas são expostas pela mobilização completa do cólon sigmoide.[31] Tenha em mente o curso do ureter em ambos os lados ao atravessar os vasos ilíacos. Lesões nas artérias ilíacas comum e externa são inicialmente controladas com pressão digital para permitir o controle proximal e distal com pinças vasculares ou alças vasculares. Lesões nas artérias ilíacas comuns e externas podem ser reparadas primariamente, mas muitas vezes exigirão um enxerto de interposição sintética. As artérias ilíacas comuns e externas nunca devem ser ligadas; se um paciente estiver hemodinamicamente instável, essas lesões devem ser desviadas e reparadas de forma tardia. No entanto, lesões na artéria ilíaca interna podem ser ligadas rotineiramente.[31]

As veias ilíacas são expostas da mesma maneira que as artérias ilíacas. A exposição é dificultada pela localização da confluência das veias ilíacas com a veia cava inferior diretamente posterior à artéria ilíaca comum direita. Será necessário mobilizar amplamente para permitir o acesso à confluência das veias ilíacas. No entanto, não defendemos a divisão da artéria ilíaca direita para obter a exposição da confluência da veia ilíaca. Uma vez que as veias ilíacas comum, externa e interna sejam expostas, a lesão é controlada adequadamente com pressão digital direta, então o controle proximal e distal pode ser alcançado com alças vasculares. Se possível, lesões simples nas veias ilíacas devem ser reparadas com a venorrafia primária. No entanto, reparos complexos de lesões destrutivas das veias ilíacas não devem ser realizados e essas lesões devem ser ligadas.[31]

Lesões nos vasos mesentéricos são algumas das lesões mais desafiadoras para expor e reparar. Na modalidade eletiva, o tronco celíaco é frequentemente abordado pela bolsa omental; mas no cenário de trauma, isso pode ser difícil por causa de um grande hematoma na bolsa omental, que obscurece os pontos de referência usuais. Na condição de trauma, o tronco celíaco é mais bem exposto por meio de uma ampla rotação visceral medial esquerda, que mobiliza o baço e a cauda do pâncreas, mas deixa o rim esquerdo *in situ*.[31] Uma vez exposta, a maioria das lesões no tronco celíaco deve ser ligada porque o reparo é difícil e a ligadura é bem tolerada na maioria dos pacientes. Apesar de a AMS e o tronco celíaco bifurcarem da aorta dentro de 1 a 2 cm entre si, o algoritmo de exposição e tratamento para lesões da AMS é diferente. O manejo de lesões na AMS dependerá da localização com base na classificação de Fullen: zona I, abaixo do pâncreas; zona II, entre os ramos cólico médio e pancreaticoduodenal; zona III, além do ramo cólico médio; zona IV, ramos entéricos. Lesões que se apresentam com um grande hematoma central contido na raiz do mesentério são abordadas de maneira mais adequada com uma rotação visceral medial esquerda. A hemorragia ativa é controlada por compressão manual, seguida de rotação visceral medial esquerda.[31] Isso permitirá a exposição e o controle da aorta proximal e distal em relação à AMS ou pinçamento direto da AMS quando sai da aorta. Uma vez alcançado esse controle, a atenção volta-se anteriormente para a exposição definitiva e reparo da lesão da AMS.

As lesões na zona I e zona II da AMS podem ser expostas e reparadas através da bolsa omental, dividindo o ligamento gastrocólico. O pâncreas precisará ser retraído inferiormente para expor a origem da AMS ou superiormente para expor a AMS proximal. Raramente, em lesões de AMS com sangramento ativo atrás do pâncreas, pode ser necessário ser dividida para visualizar e controlar completamente esse segmento da AMS. As lesões da zona III e da zona IV devem ser abordadas por reflexão do cólon transverso e seu mesentério superiormente, com ou sem eliminação do ligamento de Treitz. Todas as zonas das lesões na AMS (exceto lesões distais da zona IV) devem sempre ser reparadas, com reparo primário, anastomose terminoterminal ou enxerto de interposição da veia safena reversa.[31] Se o paciente estiver em condição extrema, a AMS pode ser desviada com plano de reparo tardio. A veia mesentérica superior (VMS) pode ser exposta da mesma maneira que a AMS. As lesões da VMS devem ser reparadas ou reconstruídas quando possível, embora a manobra de desvio com reparo tardio também seja uma opção. A VMS pode ser ligada para pacientes em condição extrema que, de outro modo, poderiam exsanguinar. Lesões da artéria mesentérica inferior podem ser ligadas se houver fluxo colateral adequado do ramo cólico médio da AMS e dos ramos hemorroidários inferior e médio das artérias ilíacas internas. A veia mesentérica inferior pode ser ligada com segurança, se necessário.

A veia porta corre próximo da veia cava inferior e é a estrutura mais posterior dentro da tríade portal, intimamente associada ao ducto biliar comum e à artéria hepática. Lesões da veia porta são inicialmente controladas com pressão manual direta. Uma rotação visceral medial direita, incluindo uma ampla manobra de Kocher, é realizada para expor e visualizar a veia porta lateral e inferior.

O ducto biliar comum e a artéria hepática precisarão ser mobilizados para expor a superfície anterior da veia porta. Semelhante à exposição da AMS e da VMS, o colo do pâncreas pode precisar ser dividido para visualizar a totalidade da veia porta.[31] Essas lesões devem ser tratadas da mesma maneira que as lesões na VMS, com reparo ou reconstrução na maioria dos casos, derivação e reparo tardio, se necessário, além da ligadura apenas para pacientes em condição extrema que, de outro modo, exsanguinariam.

Lesões vasculares renais penetrantes são facilmente expostas em qualquer lado após a rotação visceral medial. A fáscia de Gerota é aberta e o rim é mobilizado sem corte na ferida. Uma vez que o rim é mobilizado, a lesão vascular pode ser controlada com pressão manual direta, enquanto o controle proximal e distal é obtido com as alças vasculares. As lesões da artéria renal podem ser tratadas com o reparo primário, anastomose terminoterminal, remendo venoso, enxerto de interposição ou nefrectomia (após confirmar um rim contralateral normal por palpação). O tratamento das lesões da artéria renal é baseado na complexidade da lesão e do estado fisiológico do paciente. Lesões na veia renal podem ser reparadas com venorrafia primária ou ligadura. À direita, a ligadura da veia renal exigirá uma nefrectomia e a angioplastia com remendo ou enxerto de interposição devem ser consideradas em pacientes estáveis. A veia renal esquerda pode ser ligada de maneira segura próximo à veia cava inferior devido ao fluxo colateral através das veias suprarrenal, gonadal e lombar.[31] Lesões combinadas em artéria e veia renais devem ser tratadas com nefrectomia em pacientes instáveis. Lesões da artéria renal raramente ocorrem após trauma contuso. Essas lesões podem ser tratadas de forma não cirúrgica com involução esperada do rim afetado ou nefrectomia. É incomum a recuperação bem-sucedida da função renal com reconstrução vascular de oclusão contusa completa da artéria renal. O manejo deve considerar vários fatores, incluindo estado geral do paciente, tempo de isquemia quente e necessidade de laparotomia para lesões intra-abdominais associadas.

## Extremidade superior

A lesão penetrante geralmente se apresenta com história de hemorragia arterial ou sangramento contínuo. A lesão contundente geralmente causa trombose e os sinais de oclusão arterial aguda com isquemia resultante. A lesão neurológica significativa, geralmente envolvendo o nervo mediano, está presente em 60% dos pacientes com lesão arterial da extremidade superior.[6,47] A lesão venosa concomitante é comum. No cenário de lesão multissistêmica, a oclusão arterial na extremidade superior é facilmente esquecida. O diagnóstico tardio, resultando em isquemia prolongada, é um importante fator que contribui para a perda evitável ou incapacidade a longo prazo devido à lesão nervosa isquêmica irreversível. Todas as lesões vasculares significativas da extremidade superior resultam em achados clínicos que são aparentes no exame físico completo. Infelizmente, lesões graves associadas no tronco ou extremidade inferior distraem a equipe de traumatologia para as lesões e isquemias da extremidade superior. Atrasos no diagnóstico e tratamento são comuns em séries coletadas de pacientes com lesão arterial de extremidade superior e são mais comuns após trauma contuso.[6,47]

O diagnóstico de lesão arterial do membro superior é muitas vezes feito apenas no exame físico, particularmente em lesões penetrantes. A avaliação não invasiva do membro superior lesionado acrescenta pouco a uma anamnese e exame físico completos. Pacientes com laceração arterial ou venosa óbvia por trauma penetrante ou aqueles com trauma contuso e achados considerados difíceis (Tabela 64.1) devem ser levados diretamente para o centro cirúrgico. O leito arterial da extremidade superior é muito reativo à vasoconstrição produzida por choque hipovolêmico, dor e drogas, incluindo cocaína e metanfetamina. Pulsos ausentes na presença de fraturas complexas ou lesões por esmagamento da extremidade superior precisam ser avaliados com imagem (TC multidetectores ou angiografia convencional), se a perfusão normal não retornar após a reanimação e a administração de analgésicos adequados.

Atualmente, não há um papel para a terapia endovascular na artéria braquial e vasos do antebraço. Exposição cirúrgica tradicional, trombectomia por cateter e reparo continuam sendo a melhor abordagem para otimizar os resultados.[6,47] Em pacientes instáveis por lesões do tronco associadas, o controle de danos com colocação de shunt arterial, seguida por reparo quando o paciente estiver hemodinamicamente estável é a melhor opção de manejo. As lesões vasculares nos membros superiores são frequentemente associadas a lesões musculoesqueléticas, neurológicas e de tecidos moles. Quando isso ocorre, muitas vezes é necessária uma abordagem multidisciplinar com a ortopedia, a neurocirurgia e a cirurgia plástica. Lesões venosas da extremidade superior podem ser ligadas, a menos que haja lesão extensa de tecidos moles e perda de colaterais venosos. Nesse cenário, alguma forma de reconstrução venosa deve ser considerada.

Ocasionalmente, o sangramento de um vaso parcialmente transeccionado do braço ou antebraço pode ser significativo. O cirurgião sênior deve certificar-se de que o controle adequado seja obtido e mantido durante a reanimação, transporte para a sala de cirurgia, além do preparo e cobertura cirúrgica. Os torniquetes provaram salvar vidas no atendimento em campo para o tratamento da hemorragia de extremidades e eles têm um papel no setor de traumatologia para obter o controle da hemorragia durante a reanimação e uma avaliação completa oportuna para outras lesões. Torniquetes aplicados em campo ou no setor de traumatologia devem ser cuidadosamente monitorados tanto para adequação da compressão quanto duração da aplicação pelo cirurgião sênior presente.

O paciente deve ser amplamente preparado e coberto com ampla inclusão de toda a extremidade superior, ombro e face anterossuperior do tórax com o intuito de permitir incisões para o controle proximal.[6] Uma perna não lesionada também deve ser preparada e coberta da região inguinal aos dedos dos pés para permitir a coleta da veia safena. Medidas adjuvantes, como bólus de heparinização intravenosa sistêmica, administração de infusão contínua de dextrana de baixo peso molecular, bem como de antibióticos intravenosos, devem ser consideradas e utilizadas quando considerado apropriado. Em pacientes com lesões multissistêmicas, principalmente com traumatismo craniano, a infusão local ou regional de heparina deve ser usada no lugar da administração sistêmica. Ampliação com lupa e iluminação coaxial ("farol") são adjuvantes técnicos que podem ser úteis na sutura de pequenos vasos sanguíneos com sutura fina.

A exposição cirúrgica requer incisões amplas colocadas para maximizar a exposição e fornecer opções apropriadas para exploração e reparo adicionais. A artéria braquial é mais bem exposta através de uma incisão longitudinal ao longo da face medial do braço sobre o sulco entre os músculos tríceps e bíceps. A incisão pode ser estendida distalmente com uma extensão em forma de S através da fossa antecubital da face ulnar à radial e no antebraço para expor as origens dos vasos do antebraço.[6,47] Lesões na artéria braquial proximal podem exigir o controle da artéria axilar infraclavicular. O reparo vascular requer atenção detalhada em todas as fases. A trombectomia por cateter com balão e a lavagem com solução salina heparinizada seguida de desbridamento da parede arterial lesionada são essenciais para o reparo bem-sucedido.

As veias laceradas devem ser ligadas. No entanto, se houver lesão extensa de tecidos moles e comprometimento do fluxo venoso colateral, a veia deve ser reparada. Ao reparar ambas as lesões venosas e arteriais, deve-se reparar primeiramente a veia. Se a duração da oclusão e isquemia arterial for uma preocupação, os shunts intraluminais temporários podem ser colocados na artéria. O reparo arterial primário de extremidades não lesionadas do vaso (anastomose terminoterminal) deve ser executado somente se o reparo estiver livre de tensão. A interposição da veia safena deverá ser escolhida sempre que a lesão do vaso for extensa ou se o reparo primário sem tensão não for possível. O PTFE precisa permanecer como uma segunda escolha para a veia autóloga no manejo de lesões da artéria braquial e vasos do antebraço.[2,6,47]

A fasciotomia do antebraço, particularmente no quadro de isquemia prolongada, deve sempre ser considerada antes da conclusão da operação e as pressões compartimentais devem ser mensuradas na conclusão da operação. Se forem obtidas pressões normais, a fasciotomia não é necessária, mas as medidas de pressão devem ser repetidas frequentemente, porque a síndrome compartimental pode ocorrer no período pós-operatório como consequência da reperfusão.[37,47]

Há um papel limitado, mas importante, para a amputação "primária" ou precoce no tratamento de lesões vasculares de membros superiores. Pacientes com perda extensa de tecidos moles ou com dissociação escapulotorácica, que apresentam déficits neurológicos graves, fraturas extensas e lesões vasculares, devem ser avaliados de maneira colaborativa com colegas especialistas em ortopedia, neurocirurgia e cirurgia plástica para determinar se a amputação precoce é apropriada. A abordagem mais adequada é a avaliação intraoperatória, multidisciplinar, controle de danos e plano para avaliação reoperatória em 24 a 48 horas. Isso permitirá discussões com o paciente e a família e uma segunda investigação.

A lesão combinada das artérias ulnar e radial no antebraço requer o reparo de pelo menos um vaso. A artéria ulnar é geralmente maior no antebraço proximal e é o melhor alvo para o reparo direto ou bypass da veia safena. Distalmente, o reparo do vaso deve ser realizado em qualquer vaso maior ou passível de simples reparo.[6,47]

Lesões isoladas da artéria ulnar ou radial podem ser tratadas com a ligadura simples, somente se houver certeza absoluta de que o fluxo do vaso remanescente seja adequado. É essencial a inspeção cuidadosa do antebraço e da mão com palpação de pulsos aumentada por interrogação com Doppler de onda contínua.[c.6]

## Extremidade inferior

Lesões vasculares nas pernas são mais comuns em ambientes militares (30 a 40%) do que na prática civil (20%).[2,48] Embora as lesões penetrantes sejam mais comuns, traumas vasculares contusos na extremidade inferior continuam sendo um desafio significativo. Na coxa e na perna, fraturas e luxações podem estar associadas às lesões vasculares. A artéria poplítea está em risco particularmente elevado de lesão após luxação do joelho.[2,48]

Os achados na apresentação variam de hemorragia significativa de uma ferida (ou seja, fratura exposta, facada ou tiro) à oclusão arterial oculta por lesão contundente. Uma abordagem sistemática com o exame vascular completo das extremidades é essencial para evitar erros no reconhecimento e atrasos no tratamento.

---

[c]N.R.T.: O Doppler de de ondas contínuas envolve um achado transformado em som audível e nem sempre com traçado gráfico semelhante a um traçado de eletrocardiograma mas que aqui reflete apenas o modo espectral do exame completo de EVD. Mesmo sendo a primeira modalidade a ser usada na cirurgia vascular, ainda se mantém principalmente para aferição do índice tornozelo-braquial e verificação de perviedade de vasos.

A exposição é obtida com incisões usadas para procedimentos cirúrgicos eletivos. A artéria femoral comum é mais bem exposta através de uma incisão longitudinal que recobre seu curso do ligamento inguinal inferiormente por 8 a 12 cm. O controle proximal pode exigir exposição da artéria ilíaca externa, realizada adequadamente por meio de uma incisão abdominal no quadrante inferior com divisão do músculo oblíquo, levada ao retroperitônio, onde a artéria e a veia podem ser controladas. As lesões na artéria femoral são expostas de maneira mais adequada por meio de uma incisão longitudinal na região inguinal semelhante àquela utilizada na exposição da bifurcação femoral para a porção proximal. A abordagem da artéria femoral média é realizada através de uma incisão oblíqua sobre o músculo sartório. A junção da artéria femoral e da artéria poplítea pode ser exposta pela extensão dessa incisão, dividindo o tendão do músculo adutor.

As lesões poplíteas são expostas através de uma incisão medial ampla. A exposição da artéria na área da articulação do joelho requer a divisão da cabeça medial do músculo gastrocnêmio e músculos semimembranáceo e semitendíneo. A artéria poplítea distal é exposta com uma incisão ao longo da margem posterior da tíbia.

O reparo de lesões vasculares dos membros inferiores geralmente requer um enxerto de interposição. Isso é particularmente verdadeiro na artéria poplítea. A veia safena reversa da extremidade contralateral é a primeira escolha para enxertos de interposição. Na artéria femoral comum, o PTFE é uma escolha aceitável para interposição, se a veia safena não for de tamanho suficiente. No entanto, a veia safena continua sendo o melhor enxerto para reparo dos vasos femoral superficial, poplíteo e tibial.[35]

Lesões abaixo da artéria poplítea no nível dos vasos tibiais são mais bem controladas por ligadura, se dois dos três vasos da panturrilha estiverem patentes e houver fluxo colateral adequado. Na presença de oclusão de vasos tibiais anteriores e posteriores, a artéria fibular, de modo geral, não é suficientemente conectada ao leito arterial distal pelas artérias colaterais e o reparo de um dos vasos lesionados deve ser realizado. A escolha do vaso a ser reparado é baseada tanto na extensão da lesão de tecidos moles associados quanto na patência dos segmentos distais desses vasos.

Técnicas de controle de danos com o implante de *shunt* arterial e venoso a partir do reparo definitivo tardio constituem uma parte importante do manejo de lesões vasculares de membros inferiores associadas a grandes lesões do tronco e à instabilidade hemodinâmica (Figura 64.8). Todos os esforços devem ser feitos no pós-operatório precoce para alcançar a estabilidade adequada o mais rápido possível para permitir um retorno oportuno à sala cirúrgica para reparo vascular definitivo antes da trombose do *shunt* e isquemia prolongada.

### Técnicas operatórias para a fasciotomia de extremidades

A fasciotomia dos compartimentos do antebraço requer a liberação de feixes musculares individuais. São necessárias incisões amplas para liberar os compartimentos dorsais e volares e os três músculos do compartimento lateral (grupo radial). A fasciotomia na perna requer a liberação dos compartimentos anterior e lateral na face anterolateral da panturrilha e nos compartimentos profundo e posterior superficial, por meio de incisões nas faces lateral e medial da panturrilha (Figura 64.9). Essas incisões devem ser generosas em seu comprimento para acomodar o edema muscular subsequente e para evitar mais compressão.[6]

A síndrome compartimental da coxa é incomum. A causa mais comum é a lesão por esmagamento na coxa associada à fratura do fêmur. A fasciotomia deve liberar os três compartimentos: lateral,

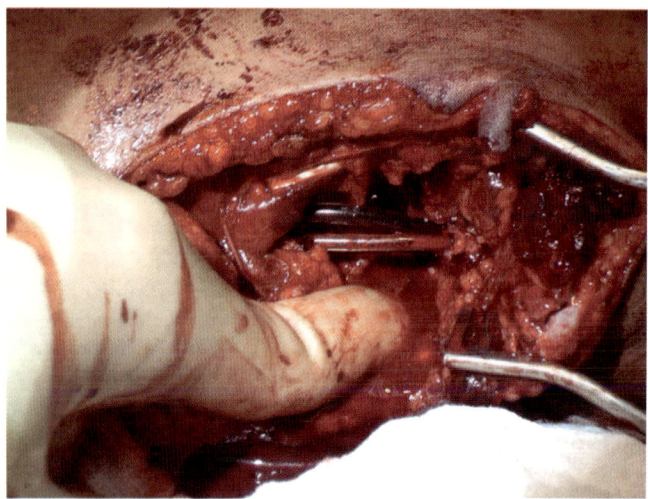

**Figura 64.8** Controle de danos para múltiplos ferimentos por arma de fogo com colocação de *shunt* em artéria e veia poplíteas em um paciente com grande hemorragia de tronco associada.

medial e posterior. Duas incisões, uma lateral para o compartimento lateral e uma medial para os outros dois compartimentos, são suficientes. Estas precisam ser amplas em seu comprimento. As síndromes compartimentais ocorrem nas mãos e nos pés, sendo mais bem tratadas por cirurgiões ortopédicos ou cirurgiões das mãos.[6]

## MANEJO PÓS-OPERATÓRIO

A base do manejo pós-operatório é o seguimento frequente ("de perto") para detectar uma mudança nos achados do exame vascular. Isso inclui avaliação frequente dos sinais vitais, o pulso da extremidade distal, o sinal Doppler de onda contínua, o enchimento capilar e os achados do exame neurológico da extremidade lesionada. Se houver preocupação com qualquer parte do exame, um retorno imediato à sala de cirurgia pode evitar um problema potencialmente de risco para o membro. Visto que a falha de um reparo vascular devido à trombose pode ocorrer durante as primeiras 48 horas após o reparo, o acompanhamento cuidadoso com exames frequentes deve continuar por pelo menos esse período de tempo.

O edema de reperfusão ou hemorragia intracompartimental pode levar ao início tardio de uma síndrome compartimental.[37] O exame físico por si só pode não detectar a presença da síndrome compartimental. Medições frequentes de pressão compartimental no pós-operatório são a única maneira de avaliar com precisão a extremidade lesionada em pacientes que não estejam conscientes e cooperativos. A presença de um novo déficit neurológico de extremidade no pós-operatório é um importante indicador de isquemia em curso e deve levar à avaliação tanto da patência do reparo vascular quanto da pressão dentro dos compartimentos musculares.

## DESFECHOS E SEGUIMENTO

A causa mais comum de amputação após lesão vascular é o insulto neurológico de qualquer trauma direto ao nervo ou isquemia. Isso deve ser lembrado quando se contempla o reparo de uma lesão vascular em uma "extremidade instável" (permanentemente desnervada secundariamente à lesão neurológica irreversível).[38,39] O desfecho funcional após o reparo vascular está relacionado à gravidade das lesões associadas de músculos, ossos e nervos. O acompanhamento

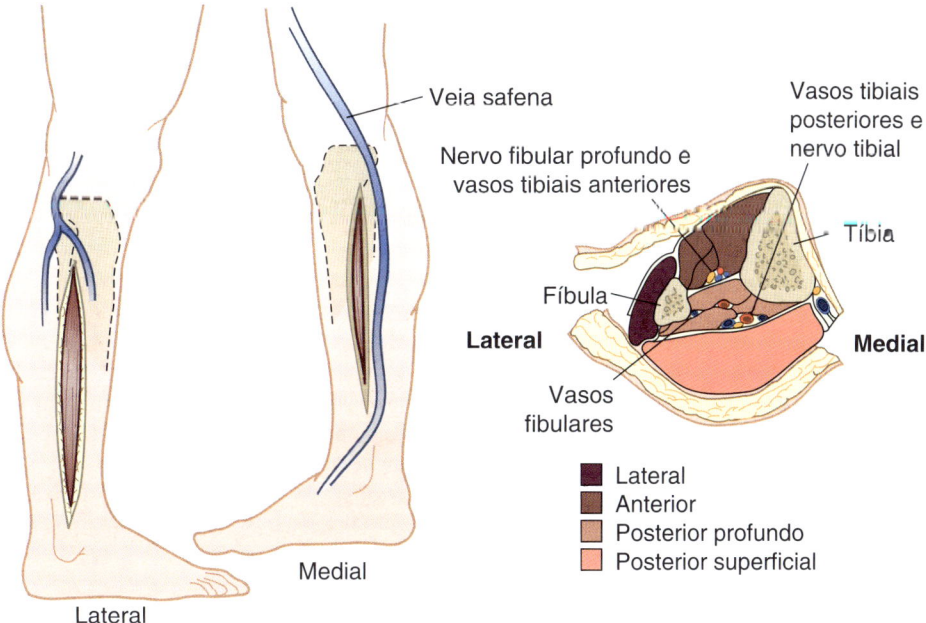

**Figura 64.9** Compartimentos musculares da panturrilha e incisões para a fasciotomia.

regular de pacientes com reparos vasculares deve continuar a avaliar a patência do reparo e determinar a presença de complicações tardias. Estas incluem dilatação do aneurisma ou estenose segmentar de enxertos venosos, insuficiência venosa por ligadura venosa, trombose de um pseudoaneurisma e fístula arteriovenosa. O ideal é que esses pacientes devem ser avaliados no acompanhamento anual. O exame de pulso e, se indicado, a análise de imagem não invasiva devem ser realizados regularmente. A imagem com angiografia por TC ou angiografia por cateter deve ser utilizada se houver suspeita de uma complicação.

As lesões vasculares do tronco têm relativamente poucas complicações tardias. Enxertos de interposição venosa, quando utilizados, devem ser observados com exames de imagem não invasivos periódicos e, se indicado, a angiografia por TC. Reparos arteriais aórticos e ilíacos devem ser observados de modo semelhante e a vigilância deve verificar sinais e sintomas de doença oclusiva arterial, como a claudicação dos membros superiores ou inferiores. Pacientes com enxertos de interposição sintéticos devem ser aconselhados sobre a necessidade de profilaxia antibiótica durante atendimento odontológico subsequente ou procedimentos invasivos. Embora as infecções tardias sejam incomuns, os pacientes devem ser informados dessa possibilidade e aconselhados a notificar todos os seus profissionais da saúde quanto à presença de uma prótese vascular.

## TREINAMENTO E PREPARO PARA O MANEJO BEM-SUCEDIDO

A cirurgia vascular acarreta um alto risco de erro técnico cirúrgico em comparação com muitas outras áreas da cirurgia. O tratamento ideal do trauma vascular permanece desafiador e está evoluindo rapidamente. O estabelecimento de metas para treinamento em trauma vascular não pode ser discutido sem entender as tendências de aumento das abordagens endovasculares e a diminuição do número de reparos abertos. Embora possa adquirir a base de conhecimento didático a partir da leitura de capítulos como este, a aquisição de habilidades de tomada de decisão e habilidades cirúrgicas é baseada na experiência que está se tornando cada vez mais difícil de obter durante o treinamento cirúrgico. O residente de cirurgia geral médio conclui a residência em cirurgia tendo atendido menos de um caso de trauma vascular.[49,50] Em média, um grande centro de traumatologia de grande porte nos EUA administra aproximadamente 10 a 15 casos de treinamento vascular por ano. Cirurgiões vasculares com especialização recebem muito mais exposição a casos de doença vascular crônica e técnicas endovasculares do que durante o treinamento na exposição rápida de grandes vasos para controle proximal e distal, sem falar em seu tratamento cirúrgico aberto. O número de cirurgiões traumatologistas atualmente treinados em técnicas endovasculares é extremamente baixo. Muitos cirurgiões gerais militares destacados para o Afeganistão e o Iraque para cuidados cirúrgicos por combate a soldados feridos enfatizam as deficiências nas cirurgias vasculares abertas como sua preocupação número um (comunicação pessoal aos autores).

### Treinamento em cirurgia geral

O volume de encolhimento das operações de cirurgia vascular aberta eletiva e de emergência combinado com limitações de horas de trabalho dos residentes criou obstáculos significativos para a obtenção de experiência adequada em técnicas de cirurgia vascular.[49] Ao contrário dos residentes que se formaram há duas décadas, os cirurgiões gerais de hoje raramente têm experiência suficiente para torná-los competentes e capazes de desempenhar de modo independente a cirurgia vascular. Atualmente, existe um número significativo de cirurgiões gerais que incluem casos de cirurgia vascular em suas práticas. No entanto, quase todos concluíram a sua formação antes dos anos 2000 e o advento do uso extensivo de técnicas endovasculares. Esses cirurgiões aprimoraram suas habilidades em reparos de aneurisma aórtico aberto, *bypass* aortobifemoral e procedimentos de *bypass* poplíteo femoral.

O número de casos de cirurgia vascular realizados por residentes parece estar subindo, de acordo com o Residency Review Committee. No entanto, um olhar mais atento revela a dura realidade de que os registros de caso incluem um número crescente de procedimentos endovasculares e venosos e uma diminuição alarmante nos procedimentos arteriais abertos.[49-51] Houve uma diminuição de 65% no volume de casos de reconstrução arterial aberta para residentes de cirurgia geral graduados.[49,50] Experiência em cirurgia aórtica aberta é muito mais incomum, com muitos residentes tendo participado em cinco ou menos casos de cirurgia aberta da aorta. A maioria dos residentes de cirurgia, no entanto, reivindica o reparo endovascular de aneurisma aórtico (REVA) entre seus números de cirurgia vascular. Casos de acesso à diálise tornaram-se ironicamente um dos últimos baluartes no oferecimento de treinamento de residentes em técnicas vasculares. A cirurgia eletiva de *bypass* poplíteo femoral acima do joelho em vasos com doença leve ou moderada praticamente desapareceu. A maioria das cirurgias de *bypass* de membros inferiores é realizada em vasos distais muito pequenos e os residentes muitas vezes não são capazes de realizar essas anastomoses.

### Especialização vascular

A diminuição do volume de casos abertos também teve um impacto na especialização em cirurgia vascular. O REVA tornou-se o tratamento de escolha para o reparo eletivo de aneurisma e as habilidades de REVA na emergência para aneurisma de aorta abdominal roto tornaram-se uma prática generalizada. Consequentemente, existe uma preocupação real com a falta de casos de cirurgia aberta de aorta, disponíveis para treinamento de estudantes de cirurgia vascular. Uma estimativa conservadora do número de casos necessários para dar a um cirurgião a experiência adequada para lidar de modo competente com a difícil ruptura da aorta está bem acima de 20 a 30 casos. O velho dito que leva até 50 a 100 reparos aórticos antes que o medo do cirurgião se transforme em respeito profundo pela aorta é provavelmente preciso. Poucos programas de treinamento se aproximam desse volume. Na realidade, com o uso generalizado do REVA como terapia de primeira linha para correção eletiva de aneurisma da aorta abdominal, a maioria dos estudantes de graduação não verá 100 casos abertos nos primeiros 10 a 15 anos de prática. O "fator medo" continua sendo um problema considerável para esses cirurgiões enfrentarem.

A diminuição no volume de casos abertos durante o treinamento e o aumento significativo da experiência endovascular produziram uma geração de estudantes em especialização vascular que se sentem mais confortáveis com técnicas fechadas *versus* técnicas abertas em muitas áreas. Isso se traduz em uma relutância em converter para a técnica aberta e um desconforto com situações como trauma vascular em que as técnicas endovasculares podem não ser uma opção.

### Realidades do trauma vascular

Em um estudo multi-institucional em setembro de 2012, Shackford et al. relataram que mais de 60% das reconstruções vasculares complexas de extremidades, realizadas em 12 centros de traumatologia em todo o país entre 1995 e 2010, foram executadas por cirurgiões gerais.[29] O desfecho desses reparos por cirurgiões gerais não foi significativamente diferente do desfecho de reparos realizados por cirurgiões cardíacos e vasculares com especialização. A taxa geral de amputação foi baixa. Todos os 12 hospitais eram centros de traumatologia maduros, com suporte bem organizado na especialidade em cirurgia. A média de idade dos cirurgiões que realizaram esses reparos sugeriu que todos eles tiveram exposição adequada durante a residência cirúrgica. O que todos os cirurgiões dos centros nesse estudo tinham em comum era o compromisso de manter as habilidades necessárias para o tratamento de lesões vasculares. Os resultados dessa abordagem foram bem-sucedidos no manejo dessas lesões complexas.

A sabedoria convencional em centros de traumatologia bem-sucedidos sempre foi ter o cirurgião certo disponível para fazer a operação certa de modo oportuno. Isso tem sido particularmente importante no reparo de lesões vasculares. Ainda não se sabe se essa capacidade continuará amplamente disponível. Poucos recém-formados em residências de cirurgia geral sentem-se confiantes no manejo de lesões vasculares ou outras emergências vasculares. A alarmante falta de procedimentos vasculares abdominais abertos na maioria dos programas de treinamento também eliminou a confiança e a competência de cirurgiões vasculares recém-formados. A escassez de reforço capacitado na emergência em cirurgia vascular representa uma ameaça à maioria dos nossos centros de traumatologia e emergência.

### Necessidade de treinamento corretivo e revisão

Não podemos esperar que os atuais programas de treinamento em cirurgia geral e cirurgia vascular mitiguem essa falta de competência técnica e cognitiva sem adicionar conteúdo educacional adicional com foco em áreas de experiência limitada. As alternativas à experiência prática operatória permanecem limitadas. A simulação, embora promissora, ainda não alcançou a visão de que pode substituir a experiência atual como uma oportunidade de ensino adequada. Maximizar a experiência aberta pela participação do residente na coleta de órgãos abdominais com a equipe de transplante foi de certa forma útil.

Existem duas abordagens nos programas de residência e especialização que são promissoras. Uma é auditar ativamente a cirurgia geral e os registros de casos de especialização em cirurgia vascular para detectar qual residente deve ser o próximo participante de um procedimento vascular abdominal de grande porte. Esses casos são oportunidades preciosas de treinamento e devem ser compartilhados igualmente com todos os estudantes. Nesse procedimento cirúrgico, o residente deve ser ensinado com a realização do procedimento na prática, não apenas observando. Os cirurgiões assistentes devem ter paciência e tolerância para realmente permitir que o estudante execute a operação. A preparação com material didático criterioso com foco nessas operações-chave deve ocorrer no início da rotação do treinamento para que a experiência cirúrgica tenha o máximo impacto educacional. O relatório pós-procedimento com uma discussão completa dos pontos de decisão, solução de problemas e o manejo de diferentes versões dos achados de anatomia e patologia precisa ser rigorosamente executado.

A segunda oportunidade educacional importante é a participação em cursos como o Advanced Surgical Skills for Exposure in Trauma and Advanced Trauma Operative Management patrocinado pelo American College of Surgeons. Esses cursos combinam o material didático focado tanto na dissecção de cadáveres quanto de animais vivos. Eles são muito bem-sucedidos em melhorar os conhecimentos e as habilidades dos participantes. Igualmente importante é o aumento da confiança relatado por todos os participantes.

Cursos adicionais desenvolvidos por meio de cooperação internacional são extremamente promissores. O Definitive Surgical Trauma Care foi desenvolvido pela International Association for Trauma and Surgical Intensive Care. O curso Definitive Surgical Trauma Skills foi desenvolvido pelo Royal College of Surgeons of England com o Royal Defense Medical College e o Uniformed Services University of the Health Sciences nos EUA. A conclusão de qualquer um desses dois cursos oferece excelente treinamento cirúrgico na tomada de decisão em cirurgia traumatológica, exposições vasculares e reparos vasculares.

Muitos centros estão desenvolvendo laboratórios de cadáveres perfundidos para treinamento com simulação de residentes de cirurgia geral. Este método de treinamento é particularmente relevante para exposições vasculares. Residentes e bolsistas têm a oportunidade de dissecar ao longo de vasos pressurizados de cadáveres e aprendem as técnicas para exposição adequada e controle proximal e distal. Seu desempenho é registrado, com as críticas com a identificação de oportunidades de melhoria. O estagiário então repete o procedimento e demonstra melhora no desempenho. Essa abordagem teve resultados demonstráveis na melhoria de habilidades operatórias nos centros de traumatologia onde foi estabelecida.

## Necessidade de ação

O rápido desaparecimento da base de conhecimento e experiência de grandes técnicas cirúrgicas vasculares abertas ameaça a capacidade de todos os centros de traumatologia em fornecer cuidados eficazes para pacientes com lesão vascular extensa e outras emergências vasculares. Não agir garante uma crise no futuro próximo, que resultará em desfechos desfavoráveis. São necessárias novas estratégias de educação. A combinação do valor máximo da educação de um número decrescente de casos abertos essenciais com cursos adequados, que usam a experiência cirúrgica com cadáveres e animais vivos, irá mitigar parcialmente esse déficit iminente de casos operatórios abertos. A simulação é a base de treinamento e manutenção de competência em aviação comercial. A simulação em cirurgia ainda não atingiu sua promessa para aumentar a experiência operacional real. No entanto, futuramente, pode tornar-se um método importante para adquirir e manter as habilidades.

A história de mais de 100 anos de grandes avanços no manejo de lesões vasculares liderada por cirurgiões com interesse em traumatologia precisa ser sustentada.[52] Modalidades novas e inovadoras de treinamento e preparação assegurarão que a arte e a ciência do manejo cirúrgico dessas lesões desafiadoras perdurem. As próximas gerações de cirurgiões podem e irão continuar nas melhores tradições de nossa profissão.

# 65

# Doença Venosa

*Luigi Pascarella, William Marston*

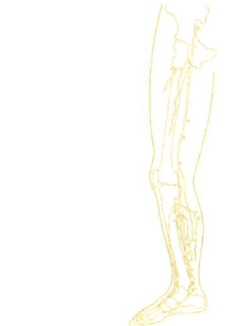

## VISÃO GERAL DO CAPÍTULO

Vídeos
**Anatomia**
    Sistema venoso superficial
    Sistema venoso profundo
    Perfurantes do sistema venoso
    Histologia e função venosa normal
**Insuficiência venosa**
    Fatores de risco
    Patologia
    Sintomas
    Exame físico
    Avaliação diagnóstica de disfunção venosa
    Análise da imagem venosa por ressonância magnética e tomografia computadorizada

    Sistemas de classificação
    Tratamento de insuficiência venosa superficial
    Insuficiência venosa secundária
**Trombose venosa profunda**
    Trombose venosa profunda de membros inferiores
    Causas
    Considerações diagnósticas
    Estudos de imagem e exames laboratoriais
    Profilaxia
    Trombose venosa de membros superiores
**Tromboflebite superficial**
**Conclusão**

---

▶ Os vídeos deste capítulo se encontram *online* no Ambiente de aprendizagem do GEN.

Uma compreensão da fisiologia venosa fornece ao cirurgião informações valiosas para formular o planejamento diagnóstico e de tratamento. Os avanços tecnológicos ampliaram o arsenal terapêutico. Este capítulo fornece ao leitor uma visão geral da fisiologia e fisiopatologia do sistema venoso. Características patognomônicas de distúrbios venosos superficiais e profundos são descritas com a discussão de modalidades diagnósticas e intervenções terapêuticas apropriadas.

## VÍDEOS

**Vídeo 65.1** TriVex™ 1
**Vídeo 65.2** TriVex™ 2

## ANATOMIA

Para determinar se um processo fisiopatológico está presente, o conhecimento da anatomia venosa é essencial. A drenagem venosa das pernas é a função de dois sistemas paralelos: o sistema venoso superficial e o profundo, em continuidade anatômica através de veias de conexão, denominadas veias perfurantes. A nomenclatura do sistema venoso dos membros inferiores foi revisada em 2002 e as mudanças mais relevantes são abordadas aqui.[1] A nomenclatura revisada é descrita nas Tabelas 65.1 e 65.2.

### Sistema venoso superficial

As veias superficiais dos membros inferiores formam uma rede que conecta as veias dorsais superficiais do pé e as veias plantares profundas. O arco venoso dorsal, no qual desembocam as veias metatarsais dorsais, é contínuo com a veia safena magna medialmente e com a veia safena parva lateralmente (Figura 65.1).

A veia safena magna origina-se das veias dorsais do pé. A veia safena magna estende-se da região cefálica e percorre a face medial da tíbia e paralelamente ao nervo safeno. À medida que a veia safena magna sobe pela coxa, vários ramos acessórios são demonstrados e a variabilidade no número e localização desses ramos é a norma. A veia safena magna percorre dentro de sua própria fáscia, chamada de bainha safena (Figura 65.2). Esta estrutura é superior à fáscia profunda da perna. Embora seja uma característica clássica, a veia safena magna pode estar completamente contida dentro da bainha safena ou sair da fáscia e entrar novamente em outro ponto em seu curso ao longo da extremidade. Em alguns casos, os pacientes apresentam uma bainha safena incompleta, que dificulta a identificação da veia safena magna. Essa veia termina na junção safenofemoral, onde se une pela confluência das veias circunflexas ilíacas superficiais, das veias pudendas externas e das veias epigástricas superficiais. Em seguida, a veia sobe no compartimento superficial e desemboca na veia femoral comum após entrar na fossa oval (Figura 65.2). A junção safenofemoral é uma entidade anatômica complexa composta por uma ou várias veias pudendas, a veia epigástrica superficial, a veia circunflexa superficial e uma ou várias veias safenas acessórias, cujo curso na perna pode ser anterior e posterior à veia safena magna. Na junção safenofemoral e a alguns milímetros distais na coxa, estão localizadas a válvula terminal e a pré-terminal.

A veia safena parva origina-se do arco venoso dorsal na face lateral do pé e sobe posteriormente ao maléolo lateral, subindo cefalicamente na porção média e posterior da panturrilha. A veia

## Tabela 65.1 Veias superficiais.

| Terminologia anatômica | Nova terminologia |
|---|---|
| Veia safena magna ou longa | Veia safena magna |
|  | Veias inguinais superficiais |
| Veia pudenda externa | Veia pudenda externa |
| Veia circunflexa superficial | Veia circunflexa ilíaca superficial |
| Veia epigástrica superficial | Veia epigástrica superficial |
| Veia dorsal superficial do clitóris ou do pênis | Veia dorsal superficial do clitóris ou do pênis |
| Veias labiais anteriores | Veias labiais anteriores |
| Veias escrotais anteriores | Veias escrotais anteriores |
| Veia safena acessória | Veia safena magna acessória anterior |
|  | Veia safena magna acessória posterior |
|  | Veia safena magna acessória superficial |
| Veia safena parva | Veia safena parva |
|  | Extensão cranial da veia safena parva |
|  | Veia safena parva acessória superficial |
|  | Veia circunflexa anterior da coxa |
|  | Veia circunflexa posterior da coxa |
|  | Veias intersafenas |
|  | Sistema venoso lateral |
| Rede venosa dorsal do pé | Rede venosa dorsal do pé |
| Arco venoso dorsal do pé | Arco venoso dorsal do pé |
| Veias metatarsais dorsais | Veias metatarsais superficiais (dorsais e plantares) |
| Rede venosa plantar | Rede venosa plantar subcutânea |
| Arco venoso plantar |  |
| Veias metatarsais plantares | Veias digitais superficiais (dorsais e plantares) |
| Veia marginal lateral | Veia marginal lateral |
| Veia marginal medial | Veia marginal medial |

## Tabela 65.2 Veias profundas.

| Terminologia anatômica | Nova terminologia |
|---|---|
| Veia femoral | Veia femoral comum |
|  | Veia femoral |
| Veia femoral profunda ou veia profunda da coxa | Veia femoral profunda |
| Veia circunflexa femoral medial | Veia circunflexa femoral medial |
| Veia circunflexa femoral lateral | Veia circunflexa femoral lateral |
| Veias perfurantes | Veias comunicantes femorais profundas (veias acompanhantes das artérias perfurantes) |
|  | Veia ciática |
| Veia poplítea | Veia poplítea |
|  | Veias surais |
|  | Veias soleares |
|  | Veias gastrocnêmias |
|  | Veias gastrocnêmias mediais |
|  | Veias gastrocnêmias laterais |
|  | Veia intergemelar |
| Veias geniculares | Plexo venoso genicular |
| Veias tibiais anteriores | Veias tibiais anteriores |
| Veias tibiais posteriores | Veias tibiais posteriores |
| Veias fibulares ou peroneais | Veias fibulares |
|  | Veias plantares mediais |
|  | Veias plantares laterais |
|  | Arco venoso plantar profundo |
|  | Veias metatarsais profundas (plantares e dorsais) |
|  | Veias digitais profundas (plantares e dorsais) |
|  | Veia podal |

safena parva continua a subir, penetra na fáscia superficial da panturrilha e termina na veia poplítea. No entanto, essa anatomia é extremamente variável. Mais comumente, a veia safena parva termina dentro de um ramo lateral da coxa, contornando a junção safenopoplítea clássica. O nervo sural situa-se paralelamente à veia safena parva. Essa relação torna-se mais íntima na panturrilha distal. Um ramo venoso comum, a veia de Giacomini, conecta a veia safena parva com a veia safena magna.

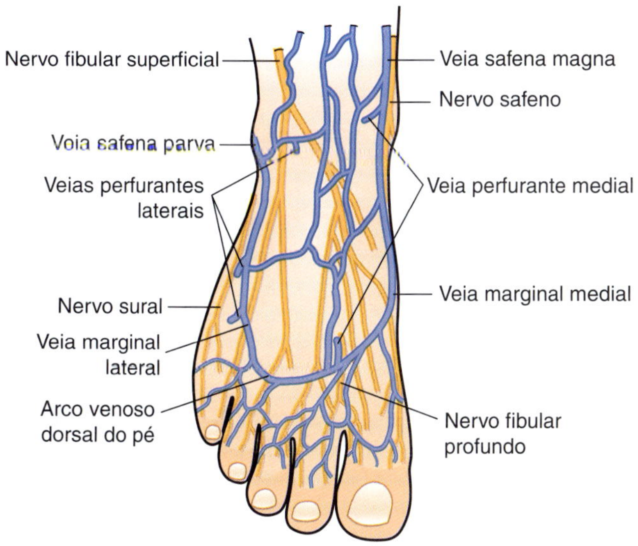

### Sistema venoso profundo

As veias digitais plantares do pé desembocam em uma rede de veias metatarsais que compõem o arco venoso plantar profundo. Isso continua nas veias plantares mediais e laterais, que em seguida, drenam para as veias tibiais posteriores. As veias dorsais do pé localizadas no dorso do pé formam as veias tibiais anteriores pareadas no tornozelo.

As veias tibiais posteriores pareadas, adjacentes e ladeando a artéria tibial posterior, correm sob a fáscia do compartimento posterior profundo. Essas veias entram no sóleo e confluem na veia poplítea, após unir-se com as veias fibulares e tibiais anteriores pareadas. Existem grandes seios venosos dentro do músculo sóleo – seios soleares – que desembocam nas veias fibulares e tibiais posteriores. As veias gastrocnêmias bilaterais desembocam na veia poplítea distal ao ponto de entrada da veia safena parva na veia poplítea.

A veia poplítea entra em uma janela no adutor magno, ponto em que é denominada veia femoral, anteriormente conhecida como veia femoral superficial. A veia femoral sobe e recebe a drenagem venosa da veia femoral profunda e após esta confluência, é a veia femoral comum. À medida que a veia femoral comum cruza o ligamento inguinal, torna-se a veia ilíaca externa.

**Figura 65.1** Drenagem venosa do pé.

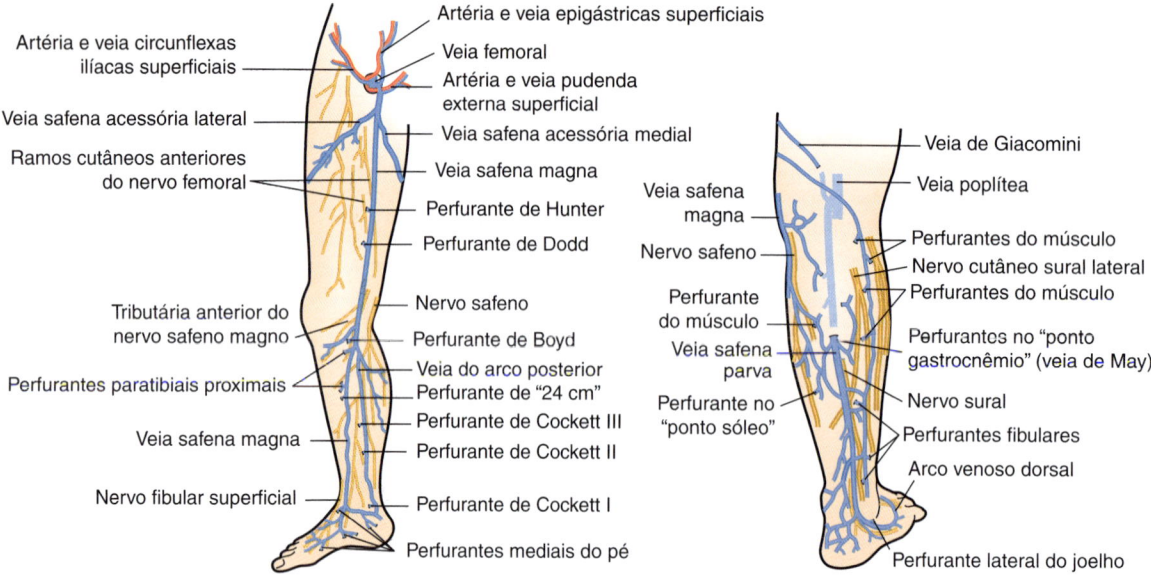

**Figura 65.2** Drenagem venosa do membro inferior.

## Perfurantes do sistema venoso

As veias perfurantes conectam o sistema venoso superficial ao sistema venoso profundo penetrando as camadas fasciais do membro inferior. As veias perfurantes correm perpendicularmente às veias axiais previamente descritas. Embora o número total de veias perfurantes seja variável, até 100 foram documentadas. As veias perfurantes entram em vários pontos da perna – no pé, panturrilha medial e lateral e coxa medial e lateral (Figura 65.3). Algumas foram nomeadas pelos cirurgiões que as identificaram pela primeira vez: perfurantes de Cockett, que conectam o arco posterior e as veias tibiais posteriores; perfurantes de Boyd, que conectam as veias safena magna e gastrocnêmia; e perfurantes de Hunter e Dodd, que conectam as veias safena magna e femoral superficial.[a] As veias perfurantes têm uma função importante. Seu sistema de válvulas ajuda a prevenir o refluxo do sistema profundo para o superficial, particularmente durante os períodos de posição em pé e durante a deambulação. As veias perfurantes são atualmente identificadas medindo sua distância do calcanhar.

## Histologia e função venosa normal

A parede venosa é composta por três camadas, a íntima, a média e adventícia. As paredes das veias contêm menos músculo liso e elastina que seus correspondentes arteriais. A íntima venosa tem uma camada de células endoteliais que repousa sobre uma membrana basal. As dobras da íntima formam válvulas bicúspides cuja função é assegurar o retorno venoso ao coração. A média é composta por células de músculo liso e tecido conjuntivo de elastina. A adventícia da parede venosa contém fibras adrenérgicas, particularmente nas veias cutâneas. A descarga simpática central e os centros termorreguladores do tronco encefálico podem alterar o tônus venoso, assim como outros estímulos, tais como as mudanças de temperatura, dor, estímulos emocionais e alterações de volume.

As características histológicas das veias variam, dependendo do calibre das veias. As vênulas, as menores veias, variam de 0,1 a 1 mm e contêm principalmente células musculares lisas, enquanto as veias maiores das extremidades contêm relativamente poucas células musculares lisas. Essas veias de maior calibre têm capacidade contrátil limitada em comparação com a veia safena magna, de parede mais espessa. As válvulas venosas evitam o fluxo retrógrado; é a sua falha ou incompetência valvular que leva ao refluxo e seus sintomas associados. As válvulas venosas são mais prevalentes na extremidade inferior distal, enquanto, à medida que avança proximalmente, o número de válvulas diminui ao ponto que não existem válvulas na veia cava superior e veia cava inferior (VCI).

**Figura 65.3** Veias perfurantes do membro inferior.

---

[a] N.R.T.: Atualmente denominada veia femoral.

A maior parte da capacitância da árvore vascular está no sistema venoso. Como as veias não têm quantidades significativas de elastina, as veias podem suportar grandes mudanças de volume com alterações comparativamente pequenas na pressão. Uma veia tem uma configuração elíptica normal até que o limite de sua capacitância seja atingido, ponto em que a veia assume uma configuração arredondada.

Os músculos surais (panturrilha) aumentam o retorno venoso, funcionando como uma bomba. Em condição supina, a pressão venosa em repouso no pé é a soma da energia cinética residual menos a resistência nas arteríolas e esfíncteres pré-capilares. Portanto, um gradiente de pressão é gerado com o átrio direito de aproximadamente 10 a 12 mmHg. Na posição ereta, a pressão venosa de repouso do pé reflete a pressão hidrostática da coluna vertical de sangue, estendendo-se do átrio direito até o pé.

O retorno do sangue ao coração a partir do membro inferior é facilitado pela função de bomba muscular da panturrilha, um mecanismo pelo qual o músculo da panturrilha, que funciona como um fole durante o exercício, comprime os seios gastrocnêmios e soleares e impulsiona o sangue em direção ao coração. As válvulas que funcionam normalmente no sistema venoso impedem o fluxo retrógrado; quando uma ou mais dessas válvulas tornam-se incompetentes, sintomas de insuficiência venosa podem se desenvolver. Durante a contração do músculo da panturrilha, a pressão venosa do pé e do tornozelo cai drasticamente. As pressões que se desenvolvem nos compartimentos musculares durante o exercício variam de 150 a 200 mmHg e, quando há insuficiência de veias perfurantes, essas pressões elevadas são transmitidas ao sistema superficial.

## INSUFICIÊNCIA VENOSA

A insuficiência venosa crônica (IVC) é provocada pelo refluxo venoso através de válvulas venosas incompetentes.

Existem três categorias de insuficiência venosa – congênita, primária e secundária. A insuficiência venosa congênita compreende variantes predominantemente anatômicas que estão presentes no nascimento. Exemplos das anomalias venosas congênitas incluem ectasias venosas, ausência de válvulas venosas e síndromes, como a síndrome de Klippel-Trénaunay. Enquanto a insuficiência venosa secundária pode ser considerada uma sequela de um distúrbio trombótico agudo prévio (síndrome pós-trombótica [SPT]), a etiologia da IVC primária não pode ser claramente identificada.

### Fatores de risco

Os fatores de risco para o desenvolvimento de veias varicosas (varizes) incluem idade, gênero feminino, multiparidade, hereditariedade, história de trauma na extremidade e ficar em pé por tempo prolongado. Fatores de risco adicionais incluem obesidade e história familiar positiva. A idade avançada parece ser um importante fator de risco significativo. A função venosa é, sem dúvida, influenciada por alterações hormonais. Em particular, a progesterona liberada pelo corpo-lúteo estabiliza o útero, causando o relaxamento das fibras musculares lisas.[2] Isso influencia diretamente a função venosa. O resultado é a dilatação venosa passiva, que em muitos casos causa disfunção valvular. Embora a progesterona esteja envolvida no aparecimento de varizes na gravidez, o estrogênio também tem efeitos importantes. Produz o relaxamento do músculo liso e um amolecimento das fibras colágenas. Além disso, a proporção de estrogênio em relação à progesterona influencia a distensibilidade venosa. Essa proporção pode explicar a predominância de sintomas de insuficiência venosa no primeiro dia do período menstrual, quando ocorre uma mudança profunda da fase de progesterona do ciclo menstrual para a fase de estrogênio. A penetrância autossômica dominante foi identificada como um fator de risco genético subjacente para o desenvolvimento subsequente de veias varicosas ou varizes.

### Patologia

O refluxo venoso através de válvulas venosas incompetentes foi descrito como o principal fator patogenético subjacente à IVC. Entretanto, a obstrução dos canais venosos, em razão do estreitamento intrínseco, espessamento pós-trombótico e cicatrização ou compressão externa, também pode resultar em hipertensão venosa, levando à IVC. Em muitos casos, particularmente após trombose venosa, a obstrução e o refluxo coexistem, resultando em IVC grave.

#### Anormalidades mecânicas

Diferenças anatômicas na localização das veias superficiais dos membros inferiores podem contribuir para a patogênese. A insuficiência venosa primária pode envolver ambas as veias axiais (safena magna e parva), uma das veias ou nenhuma delas. As veias perfurantes podem ser a única fonte de alterações fisiopatológicas venosas, talvez porque a veia safena magna é sustentada por uma camada fibromuscular medial bem desenvolvida e tecido conjuntivo fibroso que se ligam à fáscia profunda. Em contraste, as tributárias da veia safena parva são menos sustentadas no tecido adiposo subcutâneo e são superficiais à camada membranosa da fáscia superficial (Figura 65.4). Essas tributárias também contêm menos massa muscular em suas paredes. Assim, essas veias, e não o tronco principal, podem se tornar seletivamente varicosas.

Quando essas peculiaridades anatômicas fundamentais são reconhecidas, a competência ou incompetência intrínseca do sistema valvular torna-se importante. Por exemplo, a falha de uma

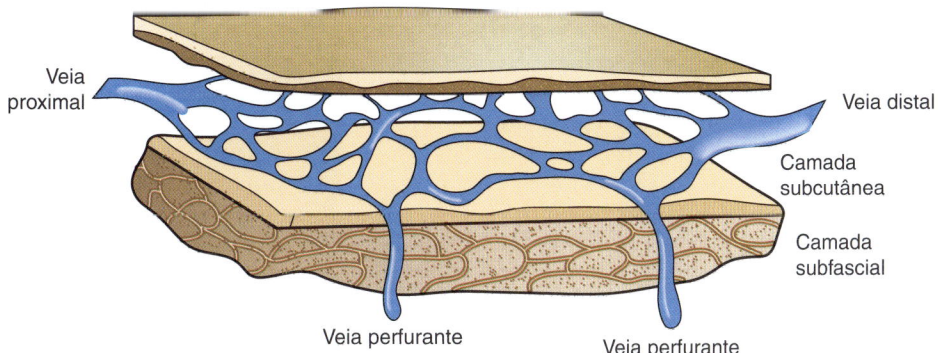

**Figura 65.4** Dilatação de tributárias venosas superficiais, causada por aumento na transmissão da pressão pelas veias perfurantes.

válvula protegendo uma veia tributária das pressões da veia safena parva permite o desenvolvimento de um conjunto de varizes. Além disso, as veias comunicantes que conectam o compartimento profundo com o superficial podem apresentar insuficiência valvular. Estudos de pressão mostraram que existem duas fontes de hipertensão venosa. A primeira é gravitacional e é o resultado do sangue venoso fluindo em uma direção distal para baixo dos segmentos venosos axiais lineares. Isso é conhecido como pressão hidrostática e é o peso da coluna de sangue desde o átrio direito. A maior pressão gerada por este mecanismo é evidente no tornozelo e pé, onde as medidas são expressas em centímetros de água ou milímetros de mercúrio.

A segunda fonte de hipertensão venosa é dinâmica. É a força de contração muscular, geralmente contida nos compartimentos da perna. Se uma veia perfurante falhar, altas pressões (variação, 150 a 200 mmHg) desenvolvidas dentro dos compartimentos musculares durante o exercício são transmitidas diretamente para o sistema venoso superficial. Aqui, a pressão repentina transmitida causa dilatação e alongamento das veias superficiais. A incompetência valvular distal progressiva pode ocorrer. Se as válvulas proximais, como a válvula safenofemoral, tornam-se incompetentes, a contração muscular sistólica é complementada pelo peso da coluna estática de sangue a partir do coração. Além disso, essa coluna estática torna-se uma barreira. O sangue que flui proximalmente através da veia femoral é ejetado na veia safena e flui distalmente. À medida que reflui distalmente por meio das válvulas progressivamente incompetentes, o sangue é devolvido pelas veias perfurantes para as veias profundas. Aqui, é transmitido mais uma vez para as veias femorais, apenas para ser reciclado distalmente.

Independentemente da fonte precisa de pressão hidrostática elevada, o resultado principal é o aumento da hipertensão venosa ambulatorial.

Vários autores demonstraram que o desenvolvimento de todas as manifestações clínicas da IVC pode ser atribuído a um processo inflamatório motivado pelo fluxo sanguíneo. Os leucócitos são ativados e marginalizam. A adesão ao endotélio é provocada pela expressão de moléculas de adesão, como a molécula de adesão intracelular 1 (ICAM-1, do inglês *intracellular adhesion molecule 1*), molécula de adesão de células vasculares 1(VCAM-1, do inglês *vascular cell adhesion molecule* 1), selectinas L e P. Por fim, essas células se infiltram na parede venosa, lisam e liberam enzimas ativadas da matriz extracelular (metalopeptidases da matriz 1, 2 e 9 [MMP1, MMP2 e MMP9]).[3] A matriz extracelular é degradada e a parede venosa, incluindo as válvulas, sofre remodelação. Quantidades reduzidas de elastina e um desequilíbrio entre colágeno I e III foram identificados em peças cirúrgicas, sugerindo que a perda da arquitetura da íntima da parede venosa leva a dilatação, tortuosidade e formação de veias varicosas.[2,4]

## Sintomas

O paciente com veias varicosas sintomáticas comumente relata peso, desconforto e fadiga dos membros. A dor é caracteristicamente acentuada, geralmente não ocorre durante o decúbito ou no início da manhã e é exacerbada à tarde, principalmente após períodos de permanência prolongada em pé. O inchaço é comumente descrito. Os desconfortos de dor, peso e fadiga são geralmente aliviados pela elevação da perna ou suporte elástico. A queimação cutânea, denominada neuropatia venosa, também pode ocorrer em pacientes com insuficiência venosa avançada. O prurido ocorre por excesso de deposição de hemossiderina e tende a estar localizado na panturrilha distal ou em áreas de segmentos de ramos varicosos flebíticos. Os pacientes podem relatar dor espasmódica que ocorre durante ou após o exercício e é aliviada com repouso e elevação da perna. Esta síndrome é denominada claudicação venosa e é manifestação clínica de obstrução do fluxo venoso e insuficiência venosa secundária. Causas predominantes de claudicação venosa incluem trombose venosa profunda (TVP) prévia e síndrome de May-Thurner.

Pacientes multíparas em idade fértil podem relatar uma constelação de sintomas que envolvem varicosidades da perna em conjunto com dor pélvica crônica. Sintomas nos membros inferiores podem ou não estar presentes. Sintomas adicionais incluem uma sensação de plenitude vesical ao ficar em pé, dispareunia e dor pélvica crônica. Esse quadro clínico sugere síndrome da congestão pélvica. Como o diagnóstico diferencial da dor pélvica é extenso, o diagnóstico de congestão venosa pélvica tende a ser de exclusão; modalidades de diagnóstico para confirmar sua presença incluem imagem venosa por ressonância magnética (IVRM) da pelve e venografia pélvica convencional, que pode ser tanto diagnóstica quanto terapêutica.

## Exame físico

Um exame abrangente inclui a avaliação da circulação arterial. Resumidamente, realiza-se a palpação dos pulsos femoral, poplíteo, dorsal do pé e tibial posterior. Os pulsos não palpáveis requerem avaliação adicional. A ausculta do fluxo de pulso é indicada quando um frêmito ou pulso expansivo é obtido. Alopecia, rubor pendente, palidez na elevação e perda de tecido são todos indicativos de isquemia arterial avançada.

O exame venoso inclui a avaliação do paciente em posições ereta e supina. A sala de exames deve ser bem iluminada e aquecida para que não ocorra vasospasmo, limitando uma avaliação abrangente. Ficar em pé aumenta a hipertensão venosa e dilata as veias, facilitando assim o exame. Pacientes com incompetência axial superficial comumente apresentam veias safenas magnas palpáveis (Figura 65.5).

A inspeção visual é essencial. Existem três categorias anatômicas principais de insuficiência venosa primária – telangiectasias, veias reticulares e veias varicosas. Telangiectasias, varicosidades reticulares e veias varicosas são semelhantes, mas apresentam variações distintas

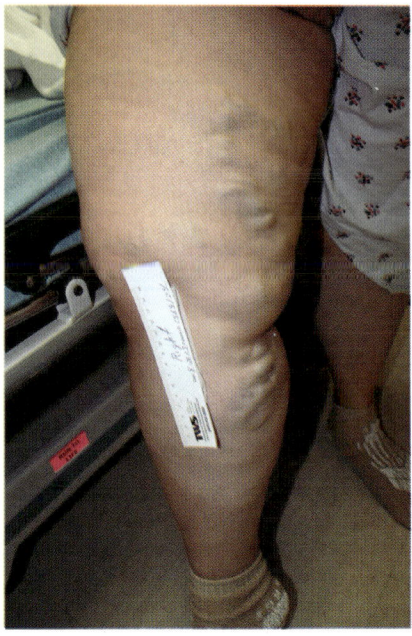

**Figura 65.5** Veias varicosas.

de calibre. As telangiectasias são vênulas intradérmicas muito pequenas. Essas estruturas medem menos de 1 mm. Sem sintomas associados e estigmas de outras doenças venosas, são de natureza idiopática e não é clinicamente necessário tratá-las.

As telangiectasias nas pernas por múltiplas causas podem ser manifestação de doença sistêmica. Alguns desses distúrbios incluem doenças autoimunes (como o lúpus eritematoso e a dermatomiosite), causas exógenas e xeroderma pigmentoso. As veias reticulares são ramos de veias que entram nas tributárias das principais veias axiais, perfurantes ou profundas. As veias axiais e as veias safenas magnas e parvas representam as veias de maior calibre do sistema venoso superficial.

A localização das varicosidades pode comumente identificar uma válvula incompetente ou a veia axial a partir da qual as varizes se desenvolveram. Por exemplo, as veias varicosas da coxa medial provavelmente se desenvolvem a partir de uma veia safena magna incompetente, enquanto as veias varicosas da panturrilha posterior ou lateral tendem a se originar da veia safena parva. Além disso, a localização das varizes pode ser um preditor diagnóstico de um processo maior. As varizes do escroto podem estar associadas à incompetência das veias gonadais, também denominada síndrome do quebra-nozes (compressão da veia renal esquerda entre a aorta e a artéria mesentérica superior). As varizes perineais ou vulvares podem ser um sinal de insuficiência venosa ovariana ou pélvica ou obstrução da veia ilíaca.

O exame físico pode fornecer ao médico informações importantes sobre a história da doença venosa que o paciente pode ter negligenciado ou esquecido de mencionar durante a anamnese. Por exemplo, sinais de tromboflebite crônica ou resolvida podem incluir uma varicosidade parcialmente trombosada; uma descoloração acastanhada ao redor de uma varicosidade ou ao longo de um segmento palpável das veias axiais, compatível com a deposição de hemossiderina; e segmentos palpáveis da veia axial, sugerindo segmentos venosos axiais parcial ou totalmente ocluídos.

Os sinais de insuficiência venosa avançada incluem hiper-pigmentação na panturrilha distal ou distribuição na área da polaina, secundária a deposição de hemossiderina e lipoderma-toesclerose. A lipodermatoesclerose desenvolve-se ao longo do tempo devido à hipertensão venosa ambulatorial prolongada e à inflamação crônica. Os achados no exame físico que refletem a lipodermatoesclerose são o edema muscular da panturrilha distal, "perna em forma de garrafa de champanhe", pele fibró-tica e hipertrófica e hiperpigmentação. A lipodermatoesclerose avançada pode envolver a fibrose do tendão do calcâneo, preju-dicando a função motora da extremidade. Portanto, o exame deve incluir a função motora no tornozelo. A atrofia branca é uma área de tonalidade pálida, visualizada ao redor do maléolo medial; é comumente confundida com uma úlcera cicatrizada por causa de sua pigmentação mais clara (Figura 65.6). A *corona phlebectatica* é um termo utilizado para descrever um acúmulo de pequenas telangiectasias ou *flare* venoso, geralmente locali-zado no maléolo medial ou dorso do pé. As alterações cutâneas por IVC podem mimetizar outros fenômenos dermatológicos; tanto a dermatite quanto as alterações eczematosas podem ser observadas na doença venosa.

As úlceras de estase venosa exibem características patognomônicas que as distinguem de suas correspondentes arteriais ou neuropáticas. As úlceras venosas geralmente não são dolorosas e aparecem no maléolo medial, não na porção média para a porção distal do pé. Ausência de pulsos arteriais em pacientes com úlcera venosa é incomum.

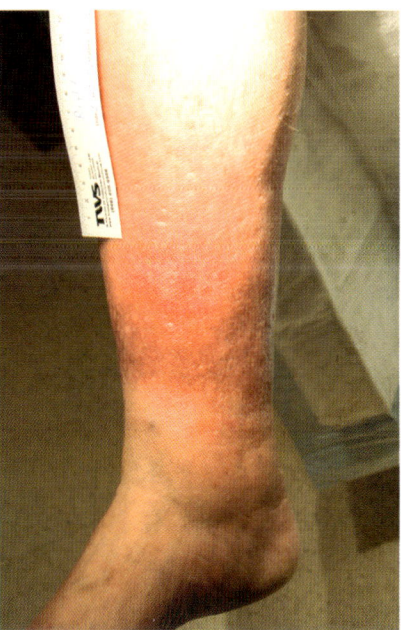

**Figura 65.6** Lipodermatoesclerose, atrofia branca e edema muscular.

A dermatite de estase venosa é visualizada no tornozelo distal e pode imitar o eczema ou a dermatite de outra causa. É importante dar atenção às características de apoio do exame físico e da anamnese, bem como a confirmação com o exame de refluxo duplex que distinguirão a doença de estase venosa avançada das condições dermatológicas.

## Avaliação diagnóstica de disfunção venosa

O teste de Perthes para oclusão venosa profunda e o teste de Brodie-Trendelenburg do refluxo axial foram substituídos pelo uso em consultório do instrumento Doppler portátil de onda contínua, complementado por avaliação ultrassonográfica duplex. O instru-mento Doppler portátil pode confirmar a impressão de refluxo safeno, que, por sua vez, dita o procedimento operatório a ser realizado em determinado paciente. Um equívoco comum é a crença de que o instrumento Doppler é usado para localizar veias perfurantes. Em vez disso, é utilizado em locais específicos para determinar válvulas incompetentes, por exemplo, o detector de fluxo de 8 MHz, de onda contínua portátil, colocado sobre as veias safena magna e parva perto de suas terminações. Com o aumento distal do fluxo e liberação, a respiração profunda normal e a realização da manobra de Valsalva, o refluxo valvular é identificado com precisão. Antigamente, o exame Doppler era complementado por outros estudos objetivos, incluindo fotopletismografia, pletismografia com medidor de tensão de mercúrio e fotorreografia. Estes não são mais de uso comum.

Outro instrumento reintroduzido para avaliar a função fisiológica da bomba muscular e das válvulas venosas é a pletismografia por deslocamento de ar.[5] Seu uso foi descontinuado após a década de 1960, por causa de sua natureza complexa. A tecnologia computacional já permitiu a sua reintrodução, defendida por Christopoulos et al.[6] Consiste em uma câmara de ar que envolve a perna, do joelho ao tornozelo. Durante a calibração, as veias das pernas são esvaziadas por elevação da perna e o paciente é então solicitado a ficar de pé, de modo que o volume venoso da perna possa ser quantificado e o tempo de enchimento registrado. A taxa de enchimento é então expressa em mililitros por segundo, dando assim leituras semelhantes às obtidas com a técnica de medidor de tensão de mercúrio.

Hoje, a imagem duplex é a primeira e melhor modalidade para avaliar a função normal e a presença de insuficiência venosa dos membros inferiores. A tecnologia duplex define com mais precisão quais veias estão refluindo pela imagem das veias superficiais e profundas. O exame duplex é comumente feito com o paciente em posição supina, mas isso produz uma avaliação errônea do refluxo. Na posição supina, mesmo quando não há fluxo, as válvulas permanecem abertas. O fechamento valvular requer uma reversão do fluxo com um gradiente de pressão que é maior proximalmente do que distalmente. Portanto, o exame duplex deve ser feito com o paciente em pé ou na posição marcadamente elevada do tronco.[7]

São muitas as vantagens da análise de imagem ultrassonográfica. O exame de ultrassonografia é não invasivo, não requer material de contraste e pode ser realizado tanto no consultório quanto no hospital. Desvantagens da modalidade incluem variabilidade interobservador e limitações na imagem em pacientes com índice de massa corporal elevado e curativos extensos. A imagem é obtida com uma sonda de 7,5 ou 10 MHz; o Doppler pulsátil consiste em uma sonda de 3,0 MHz.[b] O exame começa com a sonda colocada longitudinalmente na região inguinal. Primeiramente, todas as veias profundas são examinadas. Em seguida, as veias superficiais são avaliadas. Existem quatro componentes básicos do exame que devem ser incluídos para completar uma avaliação venosa detalhada das veias dos membros inferiores: compressibilidade, fluxo venoso, aumento após refluxo e visibilidade. O refluxo pode ser demonstrado com o paciente realizando uma manobra de Valsalva ou por compressão manual e liberação na extremidade distal ao ponto do exame. A manobra de Valsalva é realizada para a extremidade proximal, ou seja, para a coxa e a região inguinal, enquanto a compressão é utilizada para a panturrilha. Tempos de refluxo de 500 milissegundos ou mais são considerados significativos. As veias perfurantes podem ser bem visualizadas com o exame duplex. O refluxo perfurante significativo é definido como um diâmetro de mais de 3,5 mm e um tempo de refluxo de 500 milissegundos ou mais. A demonstração em imagens duplex de fluxo em vaivém, com a presença de segmentos dilatados, constitui achado compatível com perfurante em refluxo. Além disso, os estudos Doppler podem fornecer ao clínico, informações sobre o sistema profundo. O uso generalizado de escaneamento duplex permitiu uma comparação de achados entre exames clínicos padrões e estudos com Doppler duplex.[8,9]

### Flebografia e venografia

Em geral, a flebografia é desnecessária no diagnóstico e tratamento de insuficiência venosa primária. Nos casos de IVC secundária, a flebografia tem utilidade específica. A flebografia ascendente é realizada por injeção de material de contraste em uma veia podal superficial após a aplicação de um torniquete no tornozelo para evitar o fluxo no sistema venoso superficial. A observação do fluxo define a anatomia e as regiões de trombo ou obstrução. Portanto, a flebologia ascendente diferencia a insuficiência venosa primária da secundária. A flebografia descendente é realizada com a injeção retrógrada de material de contraste no sistema venoso profundo na região inguinal ou fossa poplítea (veia femoral ou veia poplítea). Esta modalidade diagnóstica identifica incompetência valvular específica suspeita na varredura em modo B e no exame clínico. Esses estudos são realizados apenas como adjuvantes pré-operatórios quando a reconstrução venosa profunda está sendo planejada.

---

[b]N.R.T.: As sondas 3,0, 7,5 e 10 MHz utilizam o Doppler pulsátil.

## Análise da imagem venosa por ressonância magnética e tomografia computadorizada

Os avanços na tecnologia levaram a uma mudança de paradigma na imagem do sistema venoso. A IVRM é uma modalidade de diagnóstico por imagem reservada para avaliação da vascularização venosa abdominal e pélvica. A IVRM, ao contrário da venografia, não é invasiva e não requer administração intravenosa (IV) de material de contraste. Estudos documentaram taxas semelhantes de especificidade e sensibilidade comparadas com a venografia. A IVRM é usada para avaliar a obstrução do fluxo venoso pélvico, fornecendo informações da VCI através do sistema venoso ilíaco. Além disso, é um excelente teste para avaliar a síndrome de congestão pélvica. A venografia por tomografia computadorizada (TC) tem aplicações semelhantes à IVRM. Uma metanálise recente mostrou que a venografia por TC tem sensibilidade de 71 a 100% e especificidade variando de 93 a 100% para o diagnóstico de TVP proximal. A anatomia do sistema venoso abdominal e pélvico pode ser bem caracterizada pela venografia por TC. As limitações podem incluir artefatos de implantes ortopédicos e/ou doença adjacente, administração de contraste e radiação pélvica em pacientes jovens.

## Sistemas de classificação

Em 1994, o American Venous Forum desenvolveu a classificação Clinical-Etiological-Anatomical-Pathophysiological (CEAP), que é um sistema de pontuação que estratifica a doença venosa com base na apresentação clínica, etiologia, anatomia e fisiopatologia (Tabela 65.3). É útil em auxiliar o médico na avaliação de um membro acometido por insuficiência venosa e, em seguida, alcançar um plano de tratamento adequado. Uma classificação CEAP revisada foi introduzida em 2004 que incluiu um Escore de Incapacidade Venosa para documentar a capacidade de um paciente para realizar atividades da vida diária.[10] Embora a classificação CEAP seja uma ferramenta valiosa para graduar a doença, a avaliação dos desfechos após a intervenção não pode ser obtida. Como resultado, dois sistemas de pontuação adicionais, o Escore de Gravidade Clínica Venosa (VCSS) e o Escore de Doença Segmentar Venosa (VSDS), melhoram a pontuação CEAP com o aumento da capacidade de traçar o desfecho. Essas três modalidades de classificação agora fornecem aos pesquisadores clínicos ferramentas inestimáveis para estudar os desfechos do tratamento.[11]

## Tratamento de insuficiência venosa superficial

### Manejo não operatório

O manejo não cirúrgico de pacientes com IVC inclui mudanças no estilo de vida, compressão e terapias farmacológicas.[12] Recomendações iniciais para mudanças no estilo de vida são evitar exercícios vigorosos e promover a elevação da perna para melhorar os sintomas causados por hipertensão venosa. Embora o exercício vigoroso tenha demonstrado aumentar o risco de desenvolvimento de ulcerações venosas, no entanto, a mobilidade aumentada e a atividade física moderada podem ser benéficas para a cicatrização da úlcera e podem ser adjuvantes úteis para a terapia de compressão. Elevação da perna, 30 cm acima do coração, ajuda na drenagem venosa, retorno venoso, reduzindo assim o edema venoso dos membros inferiores. A elevação da perna também mostrou melhorar a microcirculação cutânea em pacientes com lipodermatoesclerose (aumento de 45% no fluxo Doppler).[12] Um estudo retrospectivo realizado em 122 pacientes com úlcera venosa cicatrizada durante um período de 12 a 40 meses documentou taxas inferiores estatisticamente significativas de recorrência de úlcera com uma

## Tabela 65.3 Classificação de doença venosa crônica dos membros inferiores.

| | |
|---|---|
| C | Sinais clínicos (grau$_{0-6}$), complementados pela apresentação assintomática (A) e sintomática (S) |
| E | Classificação por causa (etiologia) – congênita, primária, secundária |
| A | Distribuição anatômica – superficial, profunda ou perfurante, sozinha ou em combinação |
| P | Disfunção fisiopatológica – refluxo ou obstrução, sozinha ou em combinação |

### Classificação clínica ($C_{0-6}$)

Qualquer membro com possível doença venosa crônica é primeiro colocado em uma das sete classes clínicas ($C_{0-6}$), de acordo com os sinais objetivos da doença.

### Classificação clínica da doença venosa crônica dos membros inferiores*

| Classe | Características |
|---|---|
| 0 | Sem sinais visíveis ou palpáveis de doença venosa |
| 1 | Telangiectasia, veias reticulares, *flare* maleolar |
| 2 | Veias varicosas |
| 3 | Edema sem alterações na pele |
| 4 | Alterações na pele atribuídas à doença venosa (p. ex., pigmentação, eczema venoso, lipodermatoesclerose) |
| 5 | Alterações na pele conforme definido acima com ulceração cicatrizada |
| 6 | Alterações na pele conforme definido acima com ulceração ativa |

*Membros em categorias superiores apresentam sinais mais graves de doença venosa crônica e podem apresentar alguns ou todos os achados que definem uma categoria clínica menos grave.

Cada membro é ainda caracterizado como assintomático (A) – por exemplo, $C_{0-6,A}$ – ou sintomático (S) – por exemplo, $C_{0-6,S}$. Os sintomas que podem estar associados às veias telangiectásicas, reticulares ou varicosas incluem dor nos membros inferiores, dor e irritação cutânea. A terapia pode alterar a categoria clínica da doença venosa crônica. Os membros devem, portanto, ser reclassificados após qualquer forma de tratamento médico ou cirúrgico.

### Classificação por causa ($E_c$, $E_p$ ou $E_s$)

A disfunção venosa pode ser congênita, primária ou secundária. Essas categorias são mutuamente exclusivas. Os distúrbios venosos congênitos estão presentes no nascimento, mas podem não ser reconhecidos em fase mais tardia. O método de diagnóstico das anomalias congênitas deve ser descrito. A disfunção venosa primária é definida como disfunção venosa de causa desconhecida, mas não de origem congênita. A disfunção venosa secundária denota uma condição adquirida que resulta em doença venosa crônica – por exemplo, trombose venosa profunda.

### Classificação por causa de doença venosa dos membros inferiores

| | |
|---|---|
| Congênita ($E_c$) | Causa da doença venosa crônica presente desde o nascimento |
| Primária ($E_p$) | Doença venosa crônica de causa indeterminada |
| Secundária ($E_s$) | Doença venosa crônica com causa conhecida associada (p. ex., pós-trombótica, pós-traumática, outras) |

### Classificação anatômica ($A_s$, $A_d$ ou $A_p$)

O(s) local(is) anatômico(s) da doença venosa deve(m) ser descrito(s) como veia(s) superficiais ($A_s$), profundas ($A_d$, do inglês *deep*) ou perfurantes ($A_p$). Um, dois ou três sistemas podem estar envolvidos em qualquer combinação. Para os registros que requeiram maior detalhamento, o envolvimento das veias superficiais, profundas e perfurantes pode ser localizado pelo uso dos segmentos anatômicos.

### Localização segmentar de doença venosa crônica dos membros inferiores

| Nº do segmento | Veias |
|---|---|
| **Veias superficiais ($A_{s1-5}$)** | |
| 1 | Telangiectasia/veias reticulares |
| | Veia safena magna (longa) |
| 2 | Acima do joelho |
| 3 | Abaixo do joelho |
| 4 | Veia safena parva (curta) |
| 5 | Não safena |
| **Veias profundas ($A_{d6-16}$)** | |
| 6 | Veia cava inferior |
| | Ilíaca |
| 7 | Comum |
| 8 | Interna |
| 9 | Externa |
| 10 | Pélvica: gonadal, ligamento largo |
| | Femoral |
| 11 | Comum |
| 12 | Profunda |

**Tabela 65.3** Classificação de doença venosa crônica dos membros inferiores. (*continuação*)

| | |
|---|---|
| 13 | Superficial |
| 14 | Poplítea |
| 15 | Tibial (anterior, posterior ou fibular) |
| 16 | Muscular (gastrocnêmio, solear, outra) |
| 17 | Coxa |
| 18 | Panturrilha (sura) |

**Classificação fisiopatológica ($P_{r,o}$)**
Os sinais ou sintomas clínicos de doença venosa crônica resultam de refluxo ($P_r$), obstrução ($P_o$) ou ambos ($P_{r,o}$).

**Classificação fisiopatológica da doença venosa crônica dos membros inferiores**
Refluxo ($P_r$)
Obstrução ($P_o$)
Refluxo e obstrução ($P_{r,o}$)

combinação de terapia de compressão e tempos mais longos de elevação da perna (mediana de 33 min/dia). O aumento da recorrência foi observado com um período médio de elevação da perna de 14 min/dia.[12]

A terapia de compressão é um componente integral do cuidado de pacientes com IVC. A lógica da terapia de compressão é opor-se à hipertensão venosa induzida pelo refluxo. Considerando 60 a 80 mmHg dentro dos limites normais de pressão venosa em pé, efeitos hemodinâmicos podem ser esperados com uma compressão de interface de 30 a 40 mmHg. A compressão externa superior a 60 mmHg foi mostrada obstruir as veias dos membros inferiores nos indivíduos em pé. Investigações realizadas por meio da avaliação do fluxo sanguíneo dérmico demonstraram que taxas de compressão de 30 a 40 mmHg são benéficas também em pacientes com doença venosa crônica combinada e doença arterial periférica com índices tornozelo-braquial superiores a 0,5. Os mecanismos biomoleculares para o funcionamento da terapia de compressão não são claros. Estudos clínicos e experimentais descrevem melhora geral da microcirculação cutânea, aumento da densidade capilar e diminuição do diâmetro capilar, além do halo pericapilar na videomicroscopia capilar, aumento dos níveis de saturação transcutânea de oxigênio e diminuição dos níveis de citocinas, como o fator de necrose tumoral α e fatores de crescimento endotelial vascular.[12]

A terapia de compressão pode ser alcançada com o uso de meias de compressão graduada e bandagens.

As meias elásticas de compressão graduada são consideradas a intervenção mais inicial em pacientes com estigma clínico de doença venosa. Atualmente, estão disponíveis em quatro tensões: 10 a 15 mmHg (classe 1; sem prescrição médica); 20 a 30 mmHg (classe 2; prescrição médica); 30 a 40 mmHg (classe 3; prescrição médica); e 40 a 50 mmHg (classe 4 alta compressão; prescrição médica). Também estão disponíveis em diferentes tamanhos e comprimentos. As meias de compressão graduada têm se mostrado benéficas no controle dos sintomas em pacientes com IVC moderada.[12]

Pacientes que apresentam ulceração de estase venosa necessitarão de tratamento de feridas locais (Figura 65.7). Um curativo de compressão de camada tripla com um envoltório de gaze de pasta de óxido de zinco em contato com a pele é mais comumente utilizado desde a base dos dedos dos pés até o tubérculo anterior da tíbia com compressão graduada confortável. Esse é um exemplo do que é geralmente conhecido como bota de Unna. Uma revisão de 15 anos, realizada com 998 pacientes apresentando uma ou mais úlceras venosas tratadas com uma bandagem de compressão semelhante, demonstrou que 73% das úlceras cicatrizaram em pacientes que retornaram para atendimento (Figura 65.8). O tempo médio de cicatrização de úlceras individuais foi de 9 semanas. Em geral, curativos de compressão de camada tripla, firmes e de pressão graduada resultam em cicatrização mais rápida do que meias de compressão sozinhas.

Para a maioria dos pacientes, a terapia de compressão sustentada e bem aplicada oferece a terapia mais econômica e eficaz na cura de úlceras venosas. Após a cicatrização, a maioria dos casos de IVC é controlada com meias elásticas de compressão que são utilizadas durante as horas de vigília. Ocasionalmente, pacientes idosos e aqueles com condições artríticas não podem utilizar a meia de compressão necessária e o controle deve ser mantido por curativos de compressão de óxido de zinco, de camada tripla, que geralmente podem ser deixados no lugar e trocados 1 vez/semana. Além de compressão, tratamento de feridas e cirurgia, grandes úlceras venosas crônicas podem se beneficiar de medicamentos venoativos, em particular, pentoxifilina e fração flavonoide purificada micronizada.

As indicações para o tratamento intervencionista são sintomas refratários à terapia conservadora, tromboflebite superficial recorrente, hemorragia varicosa e ulceração de estase venosa. Após critérios clínicos e objetivos estabelecerem a presença de veias varicosas sintomáticas, o próximo passo é planejar um ciclo de terapia. O Estudo de Eschar randomizou 500 pacientes com insuficiência da safena e úlceras venosas na perna para tratamento

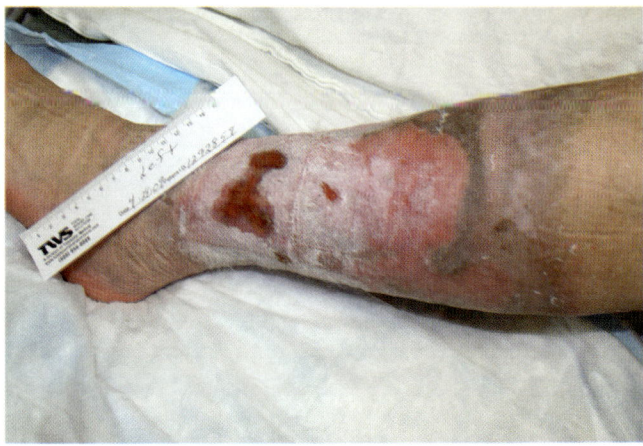

**Figura 65.7** Úlcera de estase venosa.

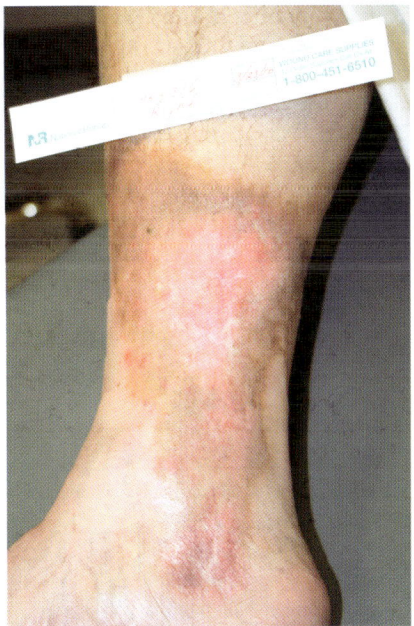

**Figura 65.8** Úlcera de estase venosa cicatrizada.

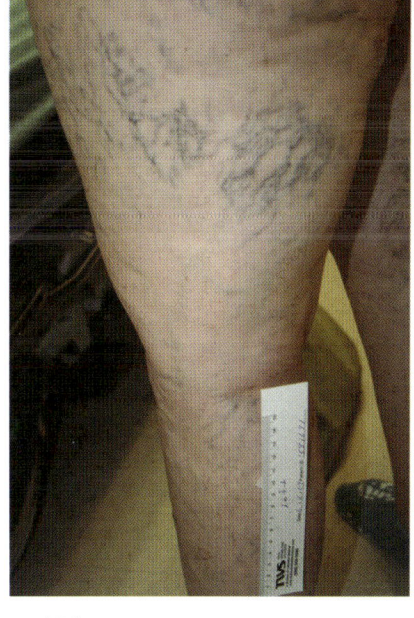

**Figura 65.9** Telangiectasias do tipo aranha vascular.

conservador com terapia de compressão contra safenectomia e terapia de compressão. Em 4 anos de seguimento, não houve evidência de uma diferença significativa nas taxas de cicatrização da úlcera, mas a incidência de recorrência da úlcera após a cicatrização foi significativamente menor em pacientes submetidos à safenectomia.[12,13]

A eficácia do tratamento conservador *versus* cirúrgico para veias varicosas foi estudada no ensaio Randomised Clinical Trial, Observational Study and Assessment of Cost-Effectiveness of the Treatment of Varicose veins (REACTIV). Os autores concluíram que o tratamento cirúrgico apresentou maior custo-benefício e os pacientes tiveram mais benefícios na qualidade de vida do que o grupo que manteve o manejo conservador apenas com a terapia de compressão.[12,13]

### Opções de tratamento para telangiectasias

Por definição, as telangiectasias, por serem estruturas com diâmetros menores que 3 mm, não são apropriadas para o tratamento cirúrgico. As telangiectasias assintomáticas são apenas uma preocupação estética. Nesses pacientes assintomáticos com apenas doença $C_1$, um exame de refluxo não é indicado. No entanto, se o paciente descrever sintomas consistentes com possível insuficiência venosa ou manifestar concomitantemente varizes ou doença mais avançada ao exame físico, o exame de refluxo é indicado. Opções de tratamento para telangiectasias (aranhas vasculares e veias reticulares) incluem escleroterapia por injeção e tratamento com *laser* transdérmico (Figura 65.9).

A escleroterapia por injeção é uma técnica que envolve injeção direta de um agente esclerosante na veia nutrícia (veia reticular) ou aranha vascular. Este procedimento é realizado em ambiente de consultório. Não há preparo pré-procedimento do paciente. No entanto, os pacientes são solicitados a não se barbear ou aplicar loções nas extremidades antes do tratamento. Os pacientes saem do consultório e podem realizar atividades regulares imediatamente. Exposição direta à luz solar na área de tratamento é evitada por algumas semanas após a injeção. Apesar de ser uma técnica segura, a escleroterapia por injeção é contraindicada nas seguintes situações: gravidez, pacientes que recebem anticoagulação, pacientes com tromboflebite superficial aguda, pacientes com TVP aguda e pacientes com história de alergia grave ou asma grave.

Os esclerosantes agem para romper o endotélio venoso, causando uma reação periflebítica, que atua para obliterar o segmento venoso. Existem muitos esclerosantes disponíveis e categorias específicas dos mesmos. Eles incluem agentes osmóticos, detergentes, químicos e corrosivos. A solução salina hipertônica, em várias concentrações, foi por muito tempo considerada o agente de escolha; no entanto, pode ser doloroso com a injeção (apesar da adição de lidocaína) e parece exibir maior incidência de hiperpigmentação após o tratamento. Portanto, concentrações variadas de tetradecil sulfato de sódio (Sotradecol®) e polidocanol (Aethoxysklerol®) são atualmente os agentes preferidos.

O procedimento deve ser realizado em uma sala bem iluminada. Soluções diluídas de esclerosante (p. ex., 1 a 3% de tetradecil sulfato de sódio; polidocanol 0,5%, 1%, 1,5%) podem ser injetadas diretamente nas vênulas. Deve-se tomar cuidado para garantir que nenhuma dose única de injeção exceda 0,1 m$\ell$, mas que múltiplas injeções preencham completamente todos os vasos nutrícios. As veias maiores do tipo aranha devem ser injetadas primeiramente. A injeção deve começar proximalmente e prosseguir distalmente. Quando a sessão é finalizada, um curativo de pressão é aplicado, que consiste em bolas de algodão em cada local de injeção e, em seguida, cobertas com meias de compressão. Os pacientes são aconselhados a deambular frequentemente durante as primeiras 24 horas e abster-se de exposição direta ao sol e viagens aéreas por 2 semanas. Ocasionalmente, o sangue aprisionado pode se formar e os pacientes relatam desconforto significativo. A drenagem com agulha é realizada no local, o que facilita a cicatrização e a cosmese, além de melhorar rapidamente o desconforto. Esta liberação de sangue aprisionado é tão importante para o sucesso quanto a injeção primária. Esta terapia é notavelmente bem sucedida em alcançar um excelente resultado estético. $C_1$ maior que 1 mm e menor que 3 mm também pode ser injetada com um esclerosante de concentração ligeiramente maior, mas a quantidade injetada em um local precisa ser limitada a menos de 0,5 m$\ell$. Um volume total de esclerosante não deve exceder 4 mℓ durante uma sessão de tratamento. Se estiver usando solução salina hipertônica, o volume máximo de tratamento pode ser de 10 mℓ. Embora a escleroterapia por injeção tenha alcançado sucesso significativo, algumas complicações podem ocorrer, incluindo hiperpigmentação, *matting* venoso, necrose pós-escleroterapia e uma reação alérgica ao esclerosante. Além disso, a formação de telangiectasia após o tratamento de escleroterapia por injeção tende a ocorrer. Os pacientes geralmente observarão o retorno das aranhas vasculares 8 a 12 meses após o tratamento. Embora os pacientes possam relatar desconforto localizado, a escleroterapia de telangiectasias é considerada estética e não influencia a circulação venosa dos membros.[14]

O tratamento a *laser* de telangiectasias em aranha foi realizado com uma variedade de comprimentos de onda e técnicas variadas, como luz pulsada de alta intensidade, coagulação a *laser* guiada por fibra e *laser* de neodímio:ítrio-alumínio-granada, com comprimento de onda de 1.064 nm. A avaliação de todas as modalidades de *laser* existentes sugeriu que o *laser* de neodímio:ítrio-alumínio-granada seja o mais bem-sucedido. No entanto, até o momento, não existem ensaios randomizados prospectivos que apoiem esta suposição. O tratamento a *laser* tende a ser mais doloroso e na maioria dos centros é utilizado em conjunto com a escleroterapia por injeção, ou seja, a injeção trata as vênulas nutrícias; o tratamento com *laser* será utilizado para tratar os ramos extremamente pequenos não tratados adequadamente com a técnica de injeção. A maioria dos pacientes fica satisfeita somente com método de injeção.

### Cirurgia para incompetência venosa axial

*Remoção da veia.* Já se passou mais de um século desde que os cirurgiões começaram a desenvolver técnicas para tratar o refluxo venoso axial superficial. Keller introduziu a invaginação e a remoção (extração) da veia safena e Mayo foi pioneiro no uso de um extrator externo para a retirada da veia safena. Babcock descreveu a retirada da veia safena pela via intraluminal, do tornozelo à região inguinal. A ligadura alta da veia safena magna rapidamente ganhou popularidade como um método para tratar o refluxo venoso sem remover a veia safena magna. O entusiasmo pela ligadura alta da veia safena magna rapidamente desvaneceu-se, pois se mostrou ineficaz porque o refluxo na veia axial não foi eliminado. Hoje, o tratamento cirúrgico tradicional de refluxo venoso superficial envolve a ligadura alta, bem como a extração da veia safena magna, do joelho à região inguinal. A extração até o tornozelo foi largamente abandonada devido à alta incidência de lesão do nervo safeno.

A ligadura alta e a remoção das veias geralmente requerem anestesia geral ou espinal. Uma incisão transversa ou oblíqua na região inguinal é feita apenas medialmente ao pulso da artéria femoral e inferiormente à prega inguinal. A dissecção cortante permite a identificação da veia safena magna proximal e outras tributárias venosas que podem ser ligadas e divididas. Uma breve exploração para identificar a presença de um sistema safeno duplicado deve ser realizada. A veia safena magna pode então ser trazida para o campo cirúrgico com tração leve na junção safenofemoral. Esta manobra permite a visualização adicional de quaisquer tributárias antes não identificadas que requeiram ligadura. A veia safena magna deve ser ligada com uma sutura não absorvível e seccionada próximo à sua confluência com a veia femoral.

A atenção é então direcionada para o segmento da veia safena magna, abaixo do joelho, fazendo uma pequena incisão transversal na panturrilha proximal, medial. A veia safena magna é identificada, ligada distalmente e seccionada. O extrator de Codman é então avançado proximalmente através da veia safena magna para saída pela veia seccionada na incisão da região inguinal. O bulbo é fixado na extremidade do extrator de Codman que sai da incisão na região inguinal e uma alça é ligada à outra extremidade (saindo da incisão da panturrilha). A veia safena deve ser fixada ao bulbo do extrator e invertida sobre si mesma. Puxar com força a alça do extrator de Codman remove a veia safena magna da região inguinal para o joelho. Antes da fleboextração, o membro inferior deve ser enrolado de modo circunferencial para auxiliar na hemostasia e prevenir o edema pós-operatório e a hiperpigmentação permanente por extravasamento de sangue.

A retirada da veia safena parva requer a colocação do paciente em decúbito ventral para otimizar a exposição cirúrgica. O procedimento começa com uma dissecção proximal envolvendo a junção safenopoplítea e segue as mesmas técnicas utilizadas na retirada da veia safena magna. A remoção da safena parva deve ser feita apenas no nível médio da panturrilha para evitar a lesão do nervo sural estreitamente alinhado.

*Complicações.* A neovascularização refere-se ao desenvolvimento de novas tributárias venosas e veias varicosas ao redor da junção safenofemoral previamente ligada e dividida. A incidência de neovascularização após ligadura alta e remoção da veia safena magna é superior a 30%, de acordo com alguns relatos. Curiosamente, a neovascularização não ocorre após procedimentos de ablação IV, que evitam a necessidade de dissecção da região inguinal ou ligadura de veias tributárias. Esta observação desafia o princípio de longa data da cirurgia de veias varicosas que enfatiza a importância de uma dissecção completa da região inguinal com a ligadura de todas as tributárias venosas visíveis. Em vez de ser benéfica, a dissecção cirúrgica e a ligadura da tributária podem realmente desencadear neovascularização e recorrência de veias varicosas. O monitoramento dessa complicação geralmente envolve o exame periódico de ultrassonografia duplex.

A lesão do nervo safeno é uma complicação bem documentada que ocorre mais frequentemente quando a veia safena magna é extraída do tornozelo até a virilha. O nervo safeno corre próximo à veia safena magna na panturrilha em comparação com a coxa, onde o nervo e a veia têm mais separação. Esse detalhe anatômico pode explicar por que a remoção do joelho até a coxa apenas reduz o risco de lesão do nervo (Figura 65.10).[15]

Embora a extração venosa axial tenha sido considerada a terapia "padrão-ouro" por várias décadas, inúmeras desvantagens para a técnica foram observadas. Os pacientes necessitaram de anestesia geral e internação. Além disso, após a alta, os pacientes apresentaram convalescença prolongada antes de retomar a atividade básica. Além disso, os problemas relacionados à lesão nervosa e à neovascularização foram frustrantes para cirurgiões e pacientes.

Em um esforço para abordar e corrigir essas limitações, técnicas IV foram desenvolvidas e são discutidas na próxima seção. Como resultado de sua eficácia, a extração da veia safena é agora considerada apenas em casos específicos.

### Ablação térmica intravenosa

*Ablação venosa percutânea.* A ablação IV percutânea das veias axiais superficiais revolucionou o tratamento de insuficiência venosa superficial. Como alternativa minimamente invasiva para remoção cirúrgica de veias, a ablação IV percutânea pode ser realizada em regime ambulatorial com anestesia local. As vantagens dessa técnica incluem menos desconforto do paciente e uma recuperação mais rápida. Os pacientes agora procuram ativamente o tratamento para varizes, levando à proliferação de centros de tratamento de veias em regime ambulatorial. Existem três tipos

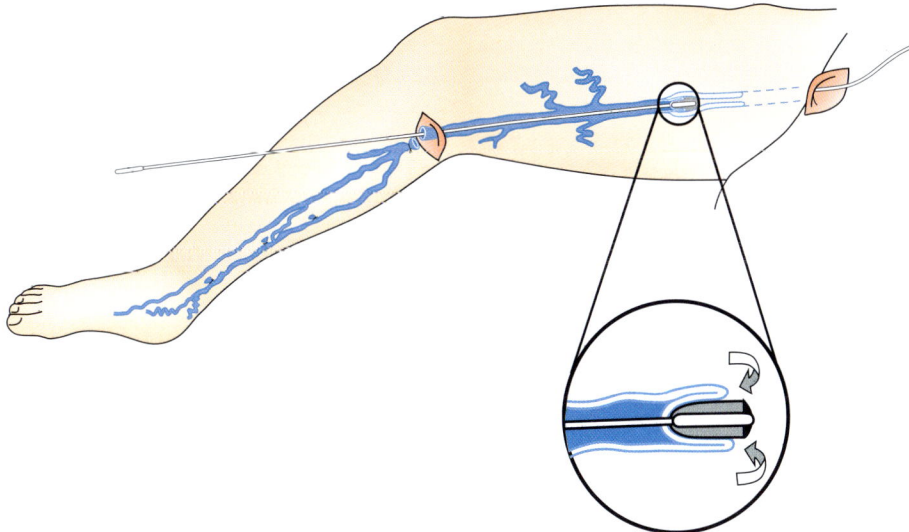

**Figura 65.10** Extração (*stripping*) por inversão da veia safena para refluxo venoso superficial causado por junção safenofemoral incompetente.

de tratamento térmico IV para as veias axiais superficiais: ablação por radiofrequência, ablação por *laser* e escleroterapia guiada por ultrassonografia (UGS).[c]

A ablação térmica IV requer um pré-procedimento mínimo. Pacientes saudáveis sem histórico médico não requerem exame laboratorial, enquanto a avaliação laboratorial padrão geralmente é obtida para pacientes com comorbidades médicas significativas. Os pacientes que estiverem recebendo terapia anticoagulante devem permanecer em seu regime padrão. O risco de terapia-ponte é maior do que o risco de manter os pacientes em sua anticoagulação basal, desde que a razão normalizada internacional (RNI) seja igual ou inferior a 3. Diretrizes para profilaxia de TVP periprocedimento permanecem pouco claras. Os autores administram uma única dose pré-procedimento com heparina de baixo peso molecular (HBPM) em pacientes com dois ou mais fatores de risco para TVP. Todos os medicamentos antiplaquetários podem ser continuados durante todo o período de realização do procedimento. Os autores não administram rotineiramente antibióticos profiláticos. Pacientes com IVC avançada e alterações na pele geralmente recebem uma dose pré-procedimento de cefazolina.

A anestesia em procedimentos de ablação térmica IV pode variar de injeções locais a sedação consciente. Muitos pacientes toleram o procedimento com anestesia mínima que consiste apenas em infusão tumescente de lidocaína diluída ao redor da veia safena magna. De preferência, esses pacientes podem ser tratados no consultório médico. A sedação moderada requer equipamento de monitoramento hemodinâmico e é mais adequada para um centro cirúrgico ambulatorial. A escolha da anestesia depende, em última análise, das preferências do paciente e do médico, bem como dos recursos disponíveis e dos ambientes da prática.

O exame de ultrassonografia duplex venosa desempenha um papel essencial no planejamento de procedimentos de ablação térmica IV. O exame de ultrassonografia deve fornecer ao médico responsável as seguintes informações: patência do sistema venoso profundo, localização das veias axiais normais e em refluxo, áreas de comunicação entre as varizes e a veia axial, além da presença de segmentos de veias de refluxo duplicadas ou acessórias.

Uma TVP oclusiva aguda é uma contraindicação absoluta para a ablação térmica IV, enquanto um sistema venoso profundo cronicamente recanalizado na extremidade a ser tratada é uma contraindicação relativa. Em pacientes com insuficiência venosa secundária, as veias superficiais desempenham um papel mais importante na drenagem venosa, comparados aos pacientes com sistema venoso profundo intacto e insuficiência venosa primária. Deve-se tomar cuidado para garantir que a ablação venosa superficial não comprometa o fluxo venoso do membro pós-trombótico.

O local do acesso percutâneo depende dos sintomas do paciente e a localização das tributárias das veias varicosas. Se a ablação térmica IV da veia safena magna for planejada em um paciente com varicosidades dolorosas na panturrilha proximal, é útil avaliar esses ramos com a ultrassonografia. O acesso percutâneo na panturrilha distal logo abaixo das veias varicosas garantirá que a resolução máxima dos ramos tributários seja alcançada com o tratamento térmico IV.

A ablação por radiofrequência e a energia com *laser* fornecem dois tipos diferentes de energia para o lúmen da veia. O calor por radiofrequência é fornecido a uma temperatura de 120°C. A radiofrequência lesiona diretamente o endotélio da parede venosa, resultando na contração do colágeno e trombose da veia tratada. A energia do *laser* fornece energia ao próprio sangue. Bolhas de vapor são geradas com a energia do *laser* e a coagulação ocorre após a conclusão da liberação de energia do *laser*. Cateteres de radiofrequência variam em comprimento, mas não na temperatura liberada. Por outro lado, os geradores de energia por *laser* surgem em diferentes comprimentos de onda que variam de 810 nm a 1.470 nm e os cateteres de *laser* continuam a evoluir e, como tal, as estratégias atualizadas de terapia com *laser* são frequentemente introduzidas no arsenal terapêutico em evolução. Os investigadores demonstraram que as fibras de maior comprimento de onda parecem estar associadas a um menor desconforto pós-procedimento.

***Técnica.*** Na maioria dos casos, os membros devem ser colocados em uma posição de rotação externa com o joelho levemente flexionado. Um "rolo" com o lençol pode ajudar o paciente a manter essa posição. Colocar o paciente em Trendelenburg reverso pode ajudar a dilatar a veia a ser acessada. Após a preparação estéril padrão e a delimitação da área de acesso, a sonda do ultrassom é

---

[c]N.R.T.: A escleroterapia guiada por ultrassonografia é uma técnica não térmica.

trazida para o campo em uma cobertura estéril do transdutor. Os autores examinam novamente a veia a ser tratada ao longo de todo o seu trajeto, observando áreas de dilatação aneurismática ou tortuosidade, que podem afetar a colocação do cateter. Preferivelmente, o local da punção deve ser distal ao nível mais baixo de refluxo troncular e fornecer acesso desobstruído ao segmento da veia em refluxo.

No local escolhido para o acesso percutâneo, a sonda de ultrassom é posicionada para obter uma imagem estável em escala de cinza da veia, no plano transverso ou sagital. Após a punção da pele, pequenos movimentos limitados da agulha de calibre 21 ajudam a identificar sua ponta na imagem de ultrassonografia. Na imagem em tempo real, a agulha é guiada no lúmen da veia e trocada sobre um fio por uma bainha de 6 Fr ou 7 Fr, usando a técnica de Seldinger modificada. Com a orientação ultrassonográfica, o cateter de radiofrequência ou cateter a *laser* é então avançado através da bainha e a sonda ultrassonográfica é posicionada na região inguinal para visualizar a ponta do cateter, a junção safenofemoral e o sistema profundo. Usando a orientação ultrassonográfica, a ponta do cateter de ablação é colocada 2 a 3 cm distalmente à junção safenofemoral, para minimizar a chance de transmissão térmica para a veia femoral. O posicionamento definitivo do cateter terapêutico deve ser concluído nesse momento, antes da administração de anestesia local durante a próxima fase do procedimento. Os artefatos de imagem da anestesia tumescente tendem a impedir a visualização da ponta do cateter, dificultando o ajuste de sua posição.

Antes de iniciar a anestesia tumescente, o paciente deve ser colocado na posição de Trendelenburg para ajudar a esvaziar a veia. A anestesia tumescente é a infusão de um grande volume de anestesia local diluída. Embora existam muitas receitas para solução tumescente, os principais componentes são lidocaína, epinefrina e bicarbonato de sódio diluído com solução de Ringer com lactato ou salina normal. Durante o tratamento com *laser* e procedimentos de ablação por radiofrequência, a anestesia tumescente desempenha três funções: fornece anestesia em uma grande área; comprime a veia ao redor do cateter terapêutico; e atua como uma barreira protetora para evitar o aquecimento de tecidos não alvo, incluindo pele, nervos, artérias e veias profundas.

Para procedimentos da veia safena magna, o alvo da anestesia tumescente é a bainha safena. Quando é visualizada no plano transverso, o canal safeno assemelha-se a um olho e a imagem de ultrassonografia é muitas vezes referida como o "olho safeno". A administração da anestesia tumescente começa distalmente no membro inferior e progride proximalmente. A imagem de ultrassonografia em tempo real guia uma agulha de calibre 21 a 25 no canal safeno para administrar a anestesia tumescente. Quando for injetado no plano de tecido perivenoso adequado, a anestesia tumescente seguirá para cima e ao redor da veia-alvo. Uma visão ultrassonográfica de eixo longitudinal fornece a melhor imagem do fluido se espalhando pelo canal safeno. Múltiplas punções na pele e injeções são realizadas até que a veia tenha um halo de 10 mm de anestesia tumescente ao longo de todo o seu curso. O segmento da veia-alvo é então inspecionado novamente pela ultrassonografia, para garantir que a veia seja comprimida ao redor do cateter terapêutico e adequadamente separada da pele sobrejacente.

A energia de radiofrequência ou a energia do *laser* é então aplicada ao segmento da veia, pela ativação e remoção lenta do cateter terapêutico. As especificidades do recuo retrógrado dependem do tipo de cateter. A energia de radiofrequência envolve um recuo segmentar governado por marcações ao longo do cateter e uma ativação cronometrada no gerador que o acompanha. Os cateteres de energia a *laser* são variáveis; alguns têm um recuo contínuo lento, enquanto outros necessitam de um recuo segmentar. As imagens de ultrassonografia em escala de cinza podem detectar frequentemente a presença de bolhas de vapor geradas pela fibra do *laser*.

Independentemente do tipo de energia fornecida, uma vez que a veia tenha sido completamente tratada, a bainha e o cateter que a acompanha são removidos. A imagem de ultrassonografia é retomada, confirmando a patência da veia femoral, bem como a oclusão bem-sucedida da veia safena magna. A imagem com Doppler colorido geralmente é a única forma de avaliar a patência nesse momento devido à distorção causada pela ablação e pela anestesia tumescente circundante. Também é importante verificar o fluxo venoso epigástrico retrógrado para o segmento proximal da veia safena magna. Isso fornece um "fluxo protetor" da veia safena magna. Muitos especialistas nos estudos do sistema venoso consideram que esse padrão de fluxo previne o desenvolvimento pós-procedimento de trombose induzida por calor intravenoso (EHIT, do inglês *endovenous heat-induced thrombus*).

As instruções pós-procedimento variam de acordo com o profissional. O membro do paciente é geralmente envolto em um curativo de compressão em camadas ou uma meia de compressão de 20 a 30 mmHg é aplicada. O paciente é instruído a caminhar a cada hora até dormir. Atividade regular, exceto a realização de exercício cardiovascular vigoroso, pode ser retomada no dia seguinte. Após um exame duplex pós-procedimento satisfatório, todas as restrições de atividades são suspensas.

A maioria dos especialistas em veias recomenda um exame físico ou exame de ultrassonografia duplex 2 a 5 dias após o procedimento. O exame de ultrassonografia duplex garante que o sistema venoso profundo permaneça patente e confirme a ablação da veia safena magna. Taxas relatadas de TVP após ablação IV variam de 0 a 16% após ablação por radiofrequência e 0 a 7,7% após ablação a *laser*. Embora a incidência de TVP pós-ablação seja extremamente baixa, o exame de ultrassonografia duplex pode detectar a trombose na veia safena magna proximal que pode se estender na veia femoral comum. Lowell Kabnick cunhou o termo *trombose induzida por calor intravenoso* para descrever esse achado ultrassonográfico. Ele classificou a EHIT em quatro níveis diferentes com base no tamanho do trombo e sua extensão no sistema venoso profundo.

O mecanismo de formação de EHIT permanece incerto. No consenso geral, é assumido que o trombo na veia safena magna, desencadeado pelo calor, propaga-se para a junção safenofemoral e invade o sistema venoso profundo. A EHIT e a TVP aguda diferem em suas características ultrassonográficas e história natural. A EHIT torna-se rapidamente ecogênica na ultrassonografia (< 24 horas), enquanto a TVP aguda geralmente permanece hipoecoica por vários dias após sua detecção inicial. Embora a EHIT pareça ter uma baixa propensão para propagar ou formar êmbolos, foi relatada a embolia pulmonar após procedimentos de ablação venosa. Exames de ultrassonografia de acompanhamento geralmente demonstram retração ou resolução completa de EHIT dentro de 7 a 10 dias. Considerando essa história natural benigna, a maioria dos profissionais não trata EHIT classe 1 e classe 2. A EHIT classe 3, que envolve extensão parcial não oclusiva no sistema venoso profundo, geralmente requer terapia de anticoagulação, cuja duração pode variar a critério do médico. Como a EHIT classe 4 representa a TVP oclusiva, requer um período de 3 meses de anticoagulação.

A escolha de usar ablação por radiofrequência ou *laser* como a fonte de energia para procedimentos de ablação venosa continua sendo uma questão da preferência do médico. Estudos prospectivos randomizados comparando as duas técnicas detectaram poucas diferenças. Pacientes tratados com ablação por *laser* tendem a ter mais desconforto no período pós-procedimento muito precoce; no entanto, todos os outros desfechos variáveis foram semelhantes.[16,17]

### Escleroterapia guiada por ultrassonografia

A UGS foi descrita pela primeira vez em 1989 como um tratamento para o sistema axial superficial. Desde então, o uso de UGS se expandiu para o tratamento de ramos perfurantes incompetentes e grandes tributárias venosas causadas pela neovascularização. A UGS ganhou popularidade como uma técnica simples e minimamente invasiva que permite aos pacientes o rápido retorno ao seu nível de atividade básica. A preparação para a UGS requer um exame duplex detalhado.

A técnica de agulha montada é o método mais comum para realizar a UGS. Uma agulha de calibre 25 é usada, pois esta é a agulha de menor calibre que pode ser visualizada com a ultrassonografia em escala de cinza. A agulha é fixada a uma seringa contendo o esclerosante. A veia pode ser visualizada por ultrassonografia no plano transversal ou longitudinal, dependendo da preferência do operador. A frequência do transdutor depende da profundidade da veia a ser tratada. Transdutores de alta frequência visualizam melhor as veias superficiais, enquanto as veias mais profundas requerem transdutores de frequência mais baixa. A ponta da agulha deve ser visualizada imediatamente à medida que penetra na derme. Após entrar na veia, a agulha deve ser aspirada para confirmar sua posição dentro do lúmen da veia. A injeção de uma pequena dose teste de esclerosante fornece confirmação adicional da posição da agulha. Um método alternativo de UGS utiliza uma agulha tipo borboleta em vez da agulha presa a uma seringa.

Volumes e concentrações de esclerosante são dependentes do tamanho e do comprimento da veia a ser tratada. Em geral, a UGS requer altas concentrações de esclerosante devido ao grande calibre das veias-alvo. Detalhes específicos sobre a preparação esclerosante estão fora do escopo deste capítulo. Os primeiros estudos de investigação relataram resultados promissores. Mais estudos utilizando ensaios prospectivos randomizados com todas as modalidades são necessários antes que os verdadeiros padrões de prática possam ser formalizados.

### Ablação não tumescente e modalidades futuras para incompetência da veia axial

Além da escleroterapia com espuma guiada por ultrassonografia, várias outras técnicas mais novas foram recentemente introduzidas no arsenal terapêutico. Um dispositivo é a ablação química mecânica. O dispositivo de cateter é composto por dois componentes. Uma porção mecânica gira dentro do lúmen da veia e expõe o endotélio venoso. O segundo componente é a porção química, que envolve a injeção concomitante de um esclerosante líquido à medida que a rotação mecânica no interior da veia está ocorrendo. As vantagens potenciais sobre os dispositivos endotérmicos são a falta de tumescência, devido à não necessidade de calor e ao pequeno perfil do cateter. O acesso da veia é semelhante. A cola e a categoria de espuma injetável compreendem outro grupo de dispositivos que também são "livres de tumescência". O tempo dirá à medida que mais dados forem obtidos para determinar o papel de cada terapia na insuficiência axial superficial.

### Tratamento de ramos varicosos

Existem três técnicas para tratar as varizes de ramos secundários: a flebectomia convencional cirúrgica, flebectomia motorizada (TriVex™; InaVein, Lexington, MA) e a escleroterapia com espuma. A flebectomia ambulatorial é realizada pela técnica de avulsão cirúrgica (Figura 65.11). As varicosidades do paciente são marcadas após levantar-se para permitir a dilatação ideal e a visualização das veias afetadas. Uma variedade de métodos anestésicos é utilizada com sucesso, incluindo anestesia local com tumescência e sedação IV. Primeiro, são feitas incisões de 1 mm ao longo das linhas de Langer na pele e a veia é encontrada "içada" com um gancho. A retração contínua do segmento venoso proporciona a máxima remoção da veia e pressão direta é aplicada sobre o local. As incisões são feitas em intervalos de aproximadamente 2 cm. A extremidade é envolvida com um curativo de compressão em camadas e os pacientes são instruídos a deambular no dia da cirurgia. O período pós-operatório é breve e raramente os pacientes requerem mais do que paracetamol ou medicamentos anti-inflamatórios não esteroidais para desconforto. As meias de compressão são utilizadas por 2 semanas após o procedimento. As complicações são incomuns, mas incluem hemorragia, infecção ou parestesias permanentes ou temporárias e flebite de segmentos venosos retidos. Pode haver recorrência.

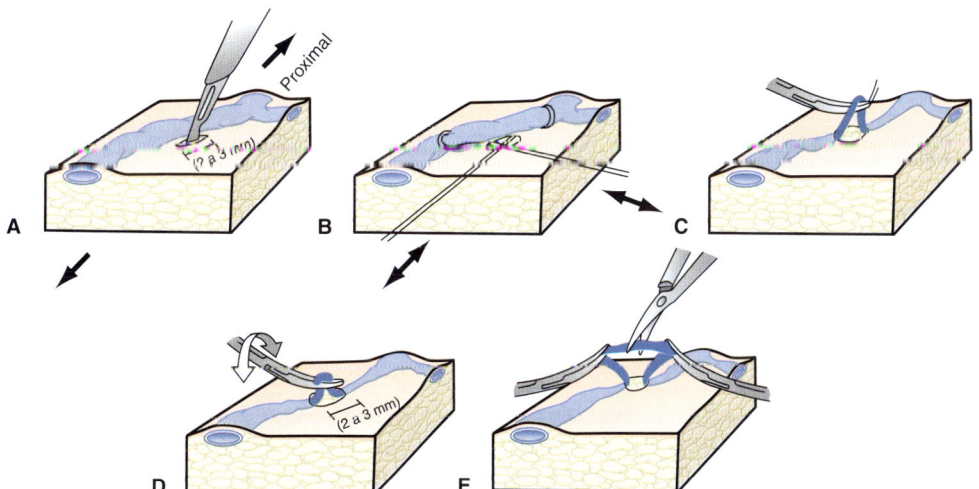

**Figura 65.11** Técnica de flebectomia ambulatorial (também conhecida como avulsão cirúrgica de varicosidades).

A flebectomia motorizada (TriVex™) é a modalidade que pode ser utilizada para tratar varizes extensas de ramos secundários. As varizes do paciente são marcadas circunferencialmente no pré-operatório; na sala de operação, incisões de 2 mm são feitas nesses locais limítrofes. Essas incisões permitem a colocação de um transiluminador e um dispositivo de ressecção. Os instrumentos são inseridos por um plano subcutâneo, logo abaixo das varizes. O transiluminador não só fornece a visibilização das veias, mas também administra a anestesia tumescente. O ressector é uma lâmina rotativa que corta as veias e, em seguida, as remove através de um sistema de tubulação de alta sucção. A extremidade é envolvida com um curativo de compressão multicamada e o paciente recebe alta com instruções para deambular de hora em hora. O paciente retorna ao consultório para troca de curativo em 48 horas e geralmente é trocado para meia-calça de compressão padrão. O desconforto é mínimo e a analgesia sem prescrição médica é suficiente. Um dispositivo TriVex™ de segunda geração foi desenvolvido; problemas técnicos com o instrumento de primeira geração foram revisados e os estudos agora se concentram em métodos para usar o sistema TriVex™ em regime ambulatorial. Uma curva de aprendizado íngreme ocorre com esse dispositivo, mas uma vez alcançada, médicos experientes podem realizar a maioria dos procedimentos TriVex™ em 30 minutos. As complicações são incomuns, mas podem incluir hematoma contido, hemorragia, parestesias temporárias ou permanentes e flebites.[18]

## Insuficiência venosa secundária

A insuficiência venosa secundária geralmente é causada por uma trombose venosa profunda. Manifestações clínicas da insuficiência venosa secundária normalmente ocorrem em um estágio mais avançado do que seus equivalentes primários. Além disso, os pacientes podem descrever claudicação venosa ou uma dor em queimação na panturrilha, que é clássica para a insuficiência venosa secundária. Os regimes de tratamento conservadores são semelhantes àqueles descritos na seção anterior para insuficiência primária; no entanto, esses pacientes requerem um grau mais alto de compressão para eficácia (30 a 40 mmHg). O tratamento intervencionista concentra-se em sistemas superficiais e profundos. A pesquisa diagnóstica do sistema venoso profundo deve ser mais abrangente nesses pacientes para determinar se são candidatos à reconstrução cirúrgica profunda ou IV.

### Tratamento

*Cirurgia para insuficiência venosa profunda.* Enquanto a terapia conservadora está sendo realizada ou a cicatrização da úlcera é alcançada, estudos diagnósticos adequados geralmente revelam padrões de refluxo venoso ou segmentos de oclusão venosa para que a terapia específica possa ser prescrita para o membro específico que está sendo avaliado. A imagem por ultrassonografia duplex é suficiente para a detecção de refluxo se o exame for realizado com o paciente em pé. Essa imagem não invasiva pode ser o único teste necessário além do instrumento portátil de Doppler de onda contínua, se a ablação venosa superficial for contemplada. Caso a reconstrução venosa direta por técnicas de *bypass* ou a valvoplastia seja planejada, é necessária a flebografia ascendente e descendente.[19]

Surpreendentemente, o refluxo superficial pode ser a única anormalidade presente na estase venosa crônica avançada. A correção percorre um longo caminho para o alívio permanente da disfunção venosa crônica e seus efeitos cutâneos. Com o uso da tecnologia duplex, Hanrahan et al.[20] observaram que, em 95 membros inferiores com ulceração venosa atual, 16,8% apresentavam apenas incompetência superficial e outros 19% desenvolveram incompetência superficial combinada com incompetência das veias perfurantes. Outro estudo demonstrou cicatrização da úlcera e diminuição da recorrência da úlcera com o tratamento da veia perfurante.[21]

Uma proporção significativa de pacientes com ulceração venosa tem função normal nas veias profundas e o tratamento cirúrgico é uma opção útil que pode resolver definitivamente os distúrbios hemodinâmicos. Não é razoável que a persistência de todas as úlceras venosas são cirurgicamente incuráveis quando os dados sugerem que a cirurgia da veia superficial tem o potencial de melhorar a hipertensão venosa. Um estudo controlado randomizado comparando a terapia de compressão e a cirurgia para refluxo superficial *versus* tratamento conservador sozinho revelou melhora significativa em pacientes que haviam sido tratados pelo componente cirúrgico.[21] O sucesso precoce em pacientes com IVC, incompetência valvular superficial e ulceração venosa foi obtido com as terapias IV com radiofrequência e *laser*.

Em 1938, Linton[22] enfatizou a importância de veias perfurantes e sua interrupção cirúrgica direta foi defendida. Isso caiu em desuso devido à alta incidência de complicações pós-operatórias na cicatrização de feridas. No entanto, técnicas de vídeo que permitem a visibilização direta através de endoscópios de pequeno diâmetro tornaram a exploração subfascial endoscópica e a interrupção da veia perfurante a alternativa desejável à técnica de Linton, minimizando a morbidade e as complicações da ferida. O tecido conjuntivo entre a fáscia da perna e os músculos flexores subjacentes é tão frouxo que esse espaço potencial pode ser aberto facilmente e dissecado com o endoscópio. Esta operação, feita com uma incisão proximal vertical, cumpre o objetivo da interrupção da veia perfurante em um regime ambulatorial.

A disponibilidade da cirurgia endoscópica subfascial da veia perfurante teve impacto no cuidado de úlceras venosas nos países ocidentais, embora não tão drástico quanto seus proponentes esperavam. Como os membros de pacientes com IVC grave foram estudados com precisão, o termo *síndrome pós-trombótica* (SPT) teve que dar lugar ao termo *IVC*; a ligação aos agregados de plaquetas e monócitos na circulação refletiu o infiltrado leucocitário da pele do tornozelo, com sua lipodermatoesclerose e ulcerações cicatrizadas e abertas.[23]

Os dados referentes aos leucócitos na IVC acumularam-se e foram consistentes, mostrando que a ativação dos leucócitos sequestrados na microcirculação cutânea durante a estase venosa era importante para o desenvolvimento das alterações cutâneas de IVC. Isso se reflete no achado de marcadores de adesão entre leucócitos e células endoteliais e aumento da produção de enzimas de degranulação de leucócitos e radicais livres de oxigênio. No entanto, evidências experimentais ainda eram necessárias para a prova decisiva da hipótese sobre a função dos leucócitos.

Nos EUA, vários grupos realizaram a divisão das veias perfurantes utilizando a instrumentação laparoscópica. Dados iniciais sugeriram que a interrupção do perfurante produz rápida cicatrização da úlcera e baixa taxa de recorrência. O North American Registry, que voluntariamente registrou os resultados de cirurgia das veias perfurantes, confirmou uma baixa taxa de recorrência de úlceras em 2 anos e a sua cicatrização mais rápida.[24]

Uma comparação dos três métodos de interrupção da veia perfurante, incluindo o procedimento clássico de Linton, o procedimento de instrumentação laparoscópica e o procedimento único de endoscópio aberto, revelou que a técnica endoscópica produz resultados comparáveis aos da operação de Linton aberta, com muito menos cicatrizes e maior tendência para uma recuperação rápida. Mais veias perfurantes foram identificadas com a técnica aberta. No entanto, a média de permanência hospitalar e o período de convalescença foram mais favoráveis com os procedimentos endoscópicos.[25]

Em geral, os relatórios de registro e a experiência dos dados clínicos de cada instituição demonstraram que pacientes com membros pós-trombóticos verdadeiros são prejudicados pelo procedimento, o suficiente para que em Leicester (Inglaterra), os estudiosos do procedimento dissessem: "Nós concluímos que a cirurgia de veias perfurantes não é indicada para o tratamento de ulceração venosa em membros com incompetência venosa profunda primária."[25] No entanto, foram relatados estudos nos quais o refluxo superficial prévio foi corrigido com falhas desse tratamento. O resgate desses membros com a divisão das veias perfurantes produziu resultados satisfatórios e verificou que as veias perfurantes são importantes na gênese da ulceração venosa e que sua divisão acelera a cicatrização e pode reduzir a recorrência da ulceração.

Parte da dificuldade em entender a necessidade da divisão da veia perfurante é a disparidade entre a hemodinâmica venosa e a gravidade das alterações cutâneas. Isso não é surpreendente, porque as alterações cutâneas da IVC são dependentes das interações leucócito-endotélio, que podem não estar diretamente relacionadas à hemodinâmica venosa. No entanto, a divisão endoscópica da veia perfurante melhorou a hemodinâmica venosa em alguns membros, como seria esperado, removendo o refluxo superficial e o fluxo de saída da veia perfurante. Em um esforço para eliminar as veias perfurantes incompetentes sem a morbidade associada descrita anteriormente, a UGS se desenvolveu como uma técnica alternativa. Os primeiros resultados do estudo são promissores e revelaram melhores taxas de cicatrização de feridas em comparação com a cirurgia endoscópica subfascial de veias perfurantes.[26]

Técnicas IV percutâneas também são modalidades comumente utilizadas no momento para tratar veias perfurantes incompetentes. Essas terapias consistem nos mesmos tratamentos descritos na seção de ablação venosa percutânea. É necessário um estudo mais aprofundado para determinar a técnica mais segura e eficaz. Por enquanto, o médico tem uma riqueza de modalidades variadas de tratamento. Curiosamente, isso pode servir bem ao campo; pode haver um papel único para cada uma dessas técnicas. A ablação por radiofrequência, a ablação com *laser* e a UGS são modalidades comumente utilizadas.

*Reconstrução venosa direta.* Historicamente, os primeiros procedimentos bem-sucedidos realizados para reconstrução de grandes veias foram o enxerto femorofemoral cruzado de Eduardo Palma e a técnica de *bypass* safenopoplítea que ele descreveu, também utilizada por Richard Warren de Boston. Essas operações foram elegantes em sua simplicidade, no uso de tecido autógeno e reconstrução por anastomose venovenosa única.

Com relação aos enxertos femorofemorais cruzados, o único grupo a fornecer dados fisiológicos a longo prazo em um grande número de pacientes foi de Halliday et al. de Sydney, Austrália. Embora a flebografia tenha sido utilizada na seleção de pacientes para a cirurgia, nenhum outro detalhe das indicações pré-operatórias foi fornecido. Esses investigadores documentaram que 34 dos 50 enxertos permaneceram patentes a longo prazo, conforme avaliado pela flebografia pós-operatória. Eles acreditavam que os melhores resultados clínicos eram alcançados no alívio da dor na panturrilha pós-exercício, mas consideravam que um enxerto patente também retardava a progressão da lipoesclerose distal e controlava a ulceração recorrente. Nenhuma prova disso foi dada em seu estudo. A história de aplicação de procedimentos de *bypass* para obstrução venosa é fascinante. No entanto, o advento das técnicas endovasculares tornou essas operações quase obsoletas.[27] No entanto, como um pequeno subgrupo de pacientes que tiveram implante de *stent* endovascular da veia ilíaca desenvolve estenose do *stent* e obstrução recorrente, a necessidade para procedimentos de *bypass* pode ressurgir. Se um cruzamento da veia de Palma for considerado, parece que a veia safena proporciona maior durabilidade dos resultados do que o enxerto protético, mas uma veia safena magna de pelo menos 6 mm é necessária para fornecer um volume de saída significativo para o membro obstruído.

A interrupção da veia perfurante, combinada com a ablação venosa superficial, foi eficaz no controle da ulceração venosa em 75 a 85% dos pacientes. No entanto, a ênfase nas falhas dessa técnica levou ao avanço significativo de Masuda e Kistner[28] na reconstrução venosa direta com a valvuloplastia em 1968 e o reconhecimento geral desse procedimento após 1975. Avaliações tardias de reconstrução valvular direta indicaram resultados bons a excelentes a longo prazo em mais de 80% dos pacientes.[29] Não se pode superestimar as contribuições de Kistner. A técnica de direcionamento do fluxo venoso incompetente através de uma válvula proximal competente, por transferência de segmento venoso, foi sua próxima conquista. Depois dos estudos de Kistner, os cirurgiões receberam um arsenal que incluiu a técnica de *bypass* venoso de Palma, valvuloplastia direta (de Kistner) e a transferência de segmento venoso (de Kistner). Além disso, a reconstrução valvular externa, realizada por várias técnicas, incluindo monitoramento por endoscopia, levou a um interesse renovado nessa modalidade de tratamento da insuficiência venosa. O autotransplante axilar ao poplíteo de segmentos venosos contendo válvulas é considerado desde as primeiras observações de Taheri et al.[30] No entanto, a verificação a longo prazo dos excelentes resultados preliminares não foi realizada.

# TROMBOSE VENOSA PROFUNDA

## Trombose venosa profunda de membros inferiores

A TVP aguda é uma das principais causas de morbidade e mortalidade no paciente hospitalizado, principalmente no paciente cirúrgico. A tríade de estase venosa, lesão endotelial e estado de hipercoagulabilidade, primeiramente postulada por Virchow em 1856, manteve-se verdadeira por mais de um século e meio depois.

A TVP aguda apresenta vários riscos e tem consequências mórbidas significativas. O processo trombótico iniciado em um segmento venoso, na ausência de anticoagulação ou na presença de anticoagulação inadequada, pode se propagar para envolver segmentos mais proximais do sistema venoso profundo, resultando dessa maneira em edema, dor e imobilidade. A sequela mais temida da TVP aguda é a embolia pulmonar, uma condição de consequência potencialmente letal. A complicação tardia da TVP, particularmente das veias iliofemorais, pode ser a IVC e, finalmente, SPT como resultado de disfunção valvular na presença de obstrução luminal.

Portanto, a compreensão da fisiopatologia, a padronização de protocolos para prevenir ou reduzir a TVP e a instituição imediata do tratamento ideal são fundamentais para reduzir a incidência e a morbidade dessa condição infelizmente comum.

## Causas

A tríade de estase, estado de hipercoagulabilidade e lesão vascular está presente na maioria dos pacientes cirúrgicos. Também é evidente que o aumento da idade coloca um paciente em maior risco, sendo que aqueles com mais de 65 anos representam a população de maior risco. Além disso, muitos estudos epidemiológicos revisaram fatores adicionais que colocam os pacientes em risco de desenvolvimento de TVP, incluindo doença maligna, aumento do índice de massa corporal, idade avançada (particularmente > 60 anos), gravidez, imobilização prolongada, tabagismo e TVP prévia.[31]

### Estase

O método do fibrinogênio marcado em pacientes, bem como estudos de necropsia demonstraram de modo convincente que os seios soleares são os locais mais comuns de início da trombose venosa. A estase pode contribuir para que a camada celular endotelial entre em contato com plaquetas ativadas e fatores pró-coagulantes, levando à TVP. A estase, por si só, nunca demonstrou ser um fator causal para TVP.

### Estado de hipercoagulabilidade

Nosso conhecimento sobre condições de hipercoagulabilidade continua a melhorar, mas ainda está em seus estágios iniciais. A matriz padrão de condições rastreadas na busca de um estado hipercoagulável está listada no Boxe 65.1. Se alguma dessas condições for identificada, um regime de tratamento de anticoagulação é instituído por toda a vida, a menos que existam contraindicações. É geralmente reconhecido que o paciente no pós-operatório, após uma cirurgia de grande porte, está predisposto à formação de TVP. Após grandes operações, quantidades elevadas de fator tecidual podem ser liberadas na corrente sanguínea a partir de tecidos lesionados. O fator tecidual é um potente pró-coagulante expresso na superfície celular de leucócitos, bem como na forma solúvel na corrente sanguínea. Aumento na contagem de plaquetas, adesividade, alterações na cascata de coagulação e atividade fibrinolítica endógena resultam do estresse fisiológico, como cirurgias de grande porte ou trauma e foram associados a um risco aumentado de trombose.

### Lesão venosa

Foi claramente estabelecido que a trombose venosa ocorre em veias distantes do local da operação; por exemplo, é bem conhecido que os pacientes submetidos à artroplastia total do quadril frequentemente desenvolvem TVP contralateral nos membros inferiores.

Em uma série de experimentos, modelos animais de operações abdominais e totais do quadril foram empregados para estudar a possibilidade de dano endotelial venoso distante do local operatório. Nesses estudos, após os animais terem sido fixados por perfusão, as veias jugulares foram removidas. Esses experimentos demonstraram que o dano endotelial ocorreu após operações abdominais e foi mais grave após as cirurgias do quadril. Várias microlacerações foram observadas dentro das válvulas que resultaram na exposição da matriz subendotelial. Não são claramente compreendidos os mecanismos exatos pelos quais essa lesão ocorre em um local distante e quais mediadores celulares ou humorais são responsáveis, mas tornou-se evidente que a lesão ocorre com base nesse estudo e outros.

## Considerações diagnósticas

### Incidência

O tromboembolismo venoso ocorre pela primeira vez em aproximadamente 100 pessoas/100.000 a cada ano nos EUA. Essa incidência aumenta com o avanço da idade, com uma incidência de 0,5%/100.000 aos 80 anos. Mais de dois terços desses pacientes têm TVP isolada e os demais apresentam evidência de embolia pulmonar. Observou-se uma taxa de recorrência com a anticoagulação de 6 a 7% nos 6 meses seguintes.

Nos EUA, a embolia pulmonar causa 50.000 a 200.000 mortes por ano. Foi relatada uma taxa de letalidade em 28 dias de 9,4% após a primeira TVP e de 15,1% após o primeiro tromboembolismo pulmonar. Além da embolia pulmonar, a IVC secundária (decorrente da TVP) é significativa em termos de custo, morbidade e limitações do estilo de vida.

Se as consequências da TVP em termos de embolia pulmonar e IVC devem ser evitadas, prevenção, diagnóstico e tratamento de TVP devem ser otimizados.

### Diagnóstico clínico

O diagnóstico de TVP requer um alto índice de suspeição. A maioria está familiarizada com o sinal de Homan, que se refere à dor na panturrilha na dorsiflexão do pé. Embora a ausência desse sinal não seja um indicador confiável da ausência de trombose venosa, a presença do sinal de Homan deve levar à confirmação do diagnóstico. A extensão da trombose venosa no membro inferior é um fator importante na manifestação dos sintomas. Por exemplo, a maioria dos trombos na panturrilha pode ser assintomática, a menos que haja propagação proximal. Esta é uma razão pela qual o teste de fibrinogênio radiomarcado demonstra maior incidência de TVP do que estudos usando modalidades de imagem. Apenas 40% dos pacientes com trombose venosa apresentam qualquer manifestação clínica da condição.

A trombose venosa importante envolvendo o sistema venoso iliacofemoral resulta em uma perna intensamente inchada, com edema depressível (Figura 65.12), dor e branqueamento, uma condição conhecida como flegmasia alba *dolens*. Com a progressão da doença, pode haver edema acentuado, de modo que o fluxo arterial pode estar comprometido. Essa condição resulta em uma perna dolorida azulada, uma condição chamada flegmasia cerúlea *dolens*. Com a evolução do quadro, a gangrena venosa pode se desenvolver, a menos que o fluxo seja restaurado.

A SPT é uma manifestação comum e infeliz de TVP. Ocorre em 20 a 50% dos pacientes após um episódio documentado de TVP. A apresentação clínica inclui edema crônico, dor e claudicação venosa. Ulcerações venosas ocorrem. Os fatores de risco para o desenvolvimento de SPT incluem sintomas persistentes nas pernas por meses após o episódio agudo de TVP, uma TVP anatomicamente extensa envolvendo o sistema iliacofemoral, TVPs ipsilaterais recorrentes e um estado prolongado de anticoagulação subterapêutica para TVP. Infelizmente, o tratamento da SPT permanece de suporte e a terapia de compressão continua a ser a base para a sua resolução. Alguns pesquisadores defendem o uso precoce de trombólise para prevenir a SPT, mas seu uso permanece controverso.

---

**Boxe 65.1 Estados hipercoaguláveis.**

- Mutação do fator V de Leiden
- Mutação do gene da protrombina
- Deficiência da proteína C
- Deficiência da proteína S
- Deficiência de antitrombina III
- Homocisteinemia
- Síndrome antifosfolipídio
- Anticorpo antilúpus
- Anticorpo anticardiolipina

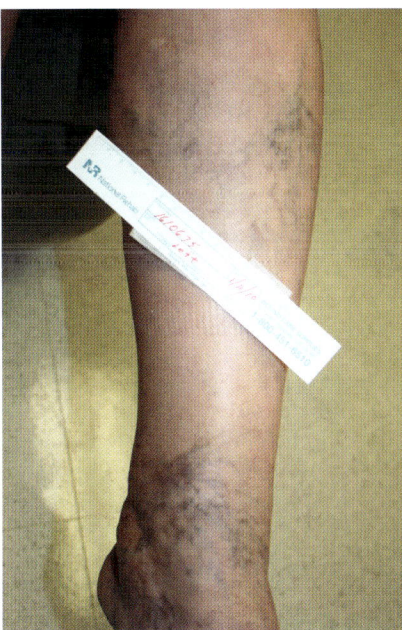

**Figura 65.12** Edema. Observar a perda de definição do tornozelo.

## Estudos de imagem e exames laboratoriais

### Venografia

A injeção de material de contraste no sistema venoso é considerada o método mais preciso para confirmar a TVP e sua localização. O sistema venoso superficial deve ser ocluído com um torniquete e as veias no pé são injetadas para visualização do sistema venoso profundo. Embora este seja um bom teste para encontrar trombos oclusivos e não oclusivos, também é invasivo, sujeito a riscos de administração IV de material de contraste. Como consequência, essa técnica foi substituída por modalidades menos invasivas.

### Pletismografia de impedância

A pletismografia de impedância mede a mudança na capacitância venosa e a taxa de esvaziamento do volume venoso na oclusão temporária e liberação da oclusão do sistema venoso. Um manguito é inflado ao redor da parte superior da coxa até que o sinal elétrico tenha se estabilizado. Quando o manguito é desinflado, geralmente ocorre um rápido efluxo e redução de volume. Com a trombose venosa, observa-se um prolongamento da onda de efluxo. Não é clinicamente útil para a detecção de trombose venosa da panturrilha e de pacientes com trombose venosa prévia.

### Ensaios de fibrina e fibrinogênio

Os níveis de fibrina e fibrinogênio podem ser determinados medindo a degradação da fibrina intravascular. O teste do dímero D mede produtos de degradação, da fibrina, que é um substituto da atividade de plasmina na fibrina. Em combinação com a avaliação clínica, a sensibilidade ultrapassa 90 a 95%. O valor preditivo negativo é de 99,3% para avaliação proximal e 98,6% para avaliação distal. No paciente pós-operatório, o dímero D é causalmente elevado por causa da cirurgia e, como tal, um resultado positivo do ensaio de dímero D para avaliação de TVP não é útil. No entanto, um resultado negativo do teste de dímero D em pacientes com suspeita de TVP tem um alto valor preditivo negativo, variando de 97 a 99%.[32]

### Ultrassonografia duplex

O exame atual de escolha para o diagnóstico de TVP é a ultrassonografia duplex, uma modalidade que combina ultrassonografia Doppler e imagem de fluxo em cores. A vantagem deste teste é que não é invasivo, é detalhado e sem risco de reação ao contraste da angiografia. Este teste também é altamente dependente do operador, que é um dos seus potenciais inconvenientes.

A ultrassonografia Doppler é baseada no princípio do comprometimento de um sinal de fluxo acelerado causado por um trombo intraluminal. Uma investigação detalhada começa na panturrilha com imagens das veias tibiais e, em seguida, proximalmente sobre as veias poplíteas e veias femorais. Um exame bem feito avalia o fluxo com compressão distal, que resulta em aumento do fluxo e com compressão proximal, que deve interromper o fluxo. Se qualquer segmento do sistema venoso que está sendo examinado não demonstrar aumento na compressão, suspeita-se de trombose venosa.

A ultrassonografia em modo B em tempo real com imagem de fluxo em cores melhorou a sensibilidade e a especificidade da ultrassonografia. Com imagens duplex de fluxo colorido, o fluxo sanguíneo pode ser visualizado na presença de um trombo parcialmente obstruído. A sonda também é utilizada para comprimir a veia. Uma veia normal é facilmente comprimida, enquanto na presença de um trombo, há resistência à compressão. Além disso, a cronicidade do trombo pode ser avaliada com base em suas características de imagem, ou seja, aumento de ecogenicidade e heterogeneidade. A imagem duplex é significativamente mais sensível do que os testes fisiológicos indiretos. Existem muitas vantagens associadas à ultrassonografia duplex: não invasividade, portabilidade e não há necessidade de um agente de contraste. No entanto, também existem desvantagens significativas; isso inclui habilidade e variabilidade entre usuários, *habitus* corporal e visualização subótima em regiões como a pelve inferior.

### Imagem venosa por ressonância magnética

Com grandes avanços na tecnologia de imagem, a IVRM tornou-se a primeira linha para análise de imagens da doença venosa proximal. O custo e a questão da tolerância do paciente por causa da claustrofobia limitam sua aplicação generalizada, mas isso vem mudando. É um exame de imagem útil para visualização das veias ilíacas e da VCI, uma área em que o uso de ultrassonografia duplex é limitado. A IVRM é menos invasiva que a venografia convencional e é capaz de visualizar diretamente o trombo.

## Profilaxia

O paciente que foi submetido a grandes cirurgias abdominais ou ortopédicas, que sofreu grande trauma ou se encontra em imobilidade prolongada (> 3 dias), apresenta um risco elevado para o desenvolvimento de tromboembolismo venoso. A análise do fator de risco específico e estudos epidemiológicos detalhando as causas de tromboembolismo venoso estão além do escopo deste capítulo. O leitor é encaminhado para uma análise mais extensa deste problema.[31]

Os métodos de profilaxia podem ser mecânicos ou farmacológicos. O método mais simples é o paciente caminhar. A ativação do mecanismo de bomba da panturrilha é um meio eficaz de profilaxia, como evidenciado pelo fato de que poucas pessoas ativas sem fatores de risco desenvolvem trombose venosa. Um paciente que se espera estar de pé e andar dentro de 24 a 48 horas tem baixo risco de desenvolvimento de trombose venosa. A prática de ter um paciente fora da cama em uma cadeira é uma das posições mais trombogênicas que poderia ser recomendada para um paciente. Sentar em uma cadeira, com as pernas em posição dependente, causa o acúmulo ou represamento venoso que no ambiente pós-operatório poderia facilmente ser um fator predisponente para o desenvolvimento de tromboembolismo.

O método mais comum de profilaxia cirúrgica tradicionalmente gira em torno de dispositivos de compressão sequencial, que comprimem periodicamente as panturrilhas e replicam essencialmente o mecanismo de fole da panturrilha. Isso reduziu claramente a incidência de tromboembolismo no paciente cirúrgico. O mecanismo mais provável para a eficácia deste dispositivo é a prevenção de estase venosa. Alguns estudos sugeriram que a atividade fibrinolítica sistemicamente é reforçada por um dispositivo de compressão sequencial. No entanto, isso não foi definitivamente estabelecido porque um número considerável de estudos não demonstrou nenhum aumento de atividade fibrinolítica.[33]

Outro método tradicional de tromboprofilaxia compreende o uso de heparina não fracionada em baixas doses. A dosagem tradicionalmente utilizada era de 5.000 unidades de heparina não fracionada a cada 12 horas. No entanto, as análises de estudos comparando o placebo *versus* dose fixa de heparina mostraram que a dose indicada de 5.000 unidades por via subcutânea a cada 12 horas não é mais eficaz do que o placebo. Quando a heparina subcutânea é utilizada em um regime de dosagem a cada 8 horas em vez de a cada 12 horas, há uma redução no desenvolvimento de tromboembolismo venoso.

Mais recentemente, vários estudos revelaram a eficácia de HBPM fracionada para a profilaxia e tratamento de tromboembolismo venoso. A HBPM inibe a atividade do fator Xa e IIa, com a proporção de atividade antifator Xa para antifator IIa variando de 1:1 a 4:1. A HBPM tem meia-vida plasmática mais longa e biodisponibilidade significativamente maior. A biodisponibilidade consistente e a depuração de HBPM não requerem o monitoramento dos níveis de fator Xa, o que facilita o uso pelo paciente. A dosagem é meramente baseada no peso do paciente. Há uma resposta anticoagulante mais previsível do que com a heparina não fracionada. Não é necessário monitoramento laboratorial, porque o tempo parcial de tromboplastina (TPT)[d] não é afetado. Várias análises, incluindo uma metanálise importante, mostraram que a HBPM resulta em eficácia equivalente, se não melhor, com significativamente menos complicações hemorrágicas. Em princípio, acreditava-se que a HBPM resultasse em menos sangramento do que a heparina não fracionada, mas nenhuma observação clínica confirmou isso. Esta propriedade pode ser mais uma função da dose do que uma ação intrínseca do fármaco.

A comparação da HBPM com a profilaxia mecânica demonstrou a superioridade da HBPM para a redução do desenvolvimento de doença tromboembólica venosa.[34-36] Ensaios prospectivos que avaliaram a HBPM em pacientes com trauma e lesão encefálica também comprovaram a segurança da HBPM sem aumento da hemorragia intracraniana ou sangramento maior em outros locais.[37] Além disso, a HBPM mostra uma redução significativa no desenvolvimento de tromboembolismo venoso em comparação com outros métodos.

Desse modo, a HBPM é considerada o método ideal de profilaxia para pacientes de risco moderado e alto. Mesmo a relutância tradicional em utilizar heparina em grupos de alto risco, como o paciente politraumatizado e o paciente com traumatismo craniano, deve ser reexaminada, dada a eficácia e o perfil de segurança da HBPM em múltiplos ensaios prospectivos.

## Tratamento

Após o diagnóstico de trombose venosa, um plano de tratamento deve ser instituído. As complicações da TVP da panturrilha incluem propagação de trombo em até um terço dos pacientes hospitalizados e SPT. Além disso, a TVP de membros inferiores, não tratada, apresenta uma taxa de recorrência de 30%.

Qualquer trombose venosa envolvendo o sistema femoropoplíteo é tratada com anticoagulação total. Tradicionalmente, o tratamento de TVP é centrado na administração de heparina para manter o TPT em 60 a 80 segundos, seguido de terapia com varfarina para obter uma RNI de 2,5 a 3,0. Se for usada heparina não fracionada, é importante utilizar uma terapia de dosagem baseada em nomograma. A incidência de tromboembolismo venoso recorrente aumenta se o tempo de início da anticoagulação terapêutica é prolongado. Por isso, é importante atingir níveis terapêuticos em 24 horas. Um bólus inicial de 80 unidades/kg ou 5.000 unidades IV em bólus, seguido de 18 unidades/kg/h é administrado. A taxa depende de um TPT-alvo correspondente a um nível de antifator Xa de 0,3 a 0,7 unidade/m$\ell$.[38] O TPT precisa ser verificado seis horas após qualquer alteração na dosagem de heparina. A varfarina é iniciada no mesmo dia. Se a varfarina for iniciada sem heparina, o risco de um estado hipercoagulável transitório existe, pois os níveis de proteína C e proteína S caem antes que os outros fatores dependentes de vitamina K sejam esgotados. Com o advento da HBPM, não é mais necessário admitir o paciente para terapia com heparina IV. Atualmente, a prática aceita é administrar HBPM em regime ambulatorial, como uma ponte para a terapia com varfarina, que também é monitorada no mesmo ambiente não hospitalar.

A duração recomendada da terapia anticoagulante continua em progresso. Preconiza-se um tempo mínimo de tratamento de 3 meses na maioria dos casos. A taxa de recorrência é a mesma com 3 meses *versus* 6 meses de terapia com varfarina. Se o paciente tiver um estado de hipercoagulabilidade conhecido ou experimentou episódios de trombose venosa, contudo, a anticoagulação em terapias contínuas é necessária na ausência de contraindicações. O intervalo de RNI aceito é de 2,0 a 3,0; um estudo duplo-cego randomizado confirmou que uma RNI objetiva de 2,0 a 3,0 é mais eficaz na prevenção de tromboembolismo venoso recorrente do que um regime de baixa intensidade com meta de RNI de 1,0 a 1,9.[39] Além disso, o regime de baixa intensidade não reduziu o risco de sangramento clinicamente importante.

Os anticoagulantes orais são teratogênicos e, portanto, não podem ser utilizados durante a gravidez. No caso da paciente grávida com trombose venosa, a HBPM é o tratamento de escolha; a terapia é mantida até o parto e pode ser continuada no pós-parto, conforme indicado.

***Trombólise dirigida por cateter.*** O advento da trombólise resultou em maior interesse para o tratamento de TVP. O suposto benefício é a preservação da função valvular, com uma chance subsequentemente menor de desenvolvimento de SPT. No Estudo ATTRACT (Acute Venous Thrombosis: Thrombus Removal with Adjunctive Catheter-Directed Thrombolysis), 692 pacientes com trombose venosa profunda proximal aguda foram randomizados com a finalidade de receber terapia anticoagulante isolada ou anticoagulação mais trombólise farmacomecânica (mediada por cateter, aspiração de trombo e/ou maceração com ou sem colocação de *stent*) com o desfecho primário de desenvolvimento de SPT entre 6 e 24 meses de seguimento. No geral, não houve diferença significativa na ocorrência de SPT entre os grupos (47% no grupo trombólise *versus* 48% no grupo anticoagulação; razão de risco 0,96; intervalo de confiança de 95% [IC]). A trombólise

---

[a]N.R.T.: Em nosso meio, a denominação mais utilizada é tempo de tromboplastina parcial ativado (TTPa).

farmacomecânica foi associada a um aumento da taxa de eventos hemorrágicos maiores em 10 dias (1,7% versus 0,3% dos pacientes, P = 0,049). A SPT moderada a grave ocorreu em 18% dos pacientes no grupo de trombólise farmacomecânica versus 24% do grupo com terapia anticoagulante isolada (razão de risco 0,73; IC 95% 0,54 a 0,98; P = 0,04). Os escores de gravidade para SPT foram menores no grupo de trombólise farmacomecânica do que no grupo controle nos seguimentos de 6, 12, 18 e 24 meses. A melhora da qualidade de vida desde o início não diferiu entre os grupos em 24 meses. Com base no resultado do estudo ATTRACT, a trombólise dirigida por cateter pode ser recomendada em pacientes com envolvimento iliacofemoral,[e] mais proximal e sintomas moderados a graves.[27]

Em pacientes com flegmasia, a trombólise é preconizada para alívio de obstrução venosa significativa. Nesta condição, a terapia trombolítica provavelmente resulta em melhor alívio dos sintomas e menos sequelas a longo prazo do que a anticoagulação com heparina isolada. A alternativa para esta condição é a trombectomia venosa cirúrgica. Independentemente do tratamento escolhido, está indicada a anticoagulação a longo prazo.

*Reconstrução endovascular.* A oclusão venosa proximal crônica do sistema iliacofemoral é um problema clínico desafiador. A apresentação é variável e não há modalidade diagnóstica confiável para medir a estenose venosa iliacofemoral proximal e avaliar a obstrução do fluxo com precisão. O mecanismo fisiopatológico é frequentemente uma combinação de insuficiência venosa primária e secundária. Portanto, a avaliação e o tratamento podem ser desafiadores. A reconstrução endovascular elimina a necessidade de *bypass* cirúrgico e é utilizada com sucesso. A recanalização da veia ilíaca ocluída é realizada por via endovascular. A dilatação por balão da lesão é então realizada e um *stent* é colocado através do segmento dilatado. Excelentes resultados foram alcançados, evitando assim um procedimento cirúrgico aberto. A terapia endovascular ilíaca evoluiu para tornar-se a terapia de primeira linha para oclusões ilíacas. Um estudo prospectivo multicêntrico randomizado foi iniciado recentemente, conhecido como estudo C-TRACT que randomizará 375 pacientes com SPT e obstrução venosa proximal com terapia de compressão em comparação com a terapia intervencionista com colocação de *stent* dos segmentos obstruídos. Espera-se que este ensaio forneça evidências para identificar se a intervenção é justificada e quais pacientes com SPT se beneficiam mais com o implante de *stent* venoso.

## Trombose venosa de membros superiores

A TVP dos membros superiores é muito menos comum do que seu correspondente nos membros inferiores, constituindo apenas cerca de 5% de todas as TVPs documentadas. Apesar de não ser tão comum, é um problema grave; a embolia pulmonar ocorre em até um terço de todos os pacientes com TVP de membro superior. A TVP de membros superiores geralmente refere-se à trombose das veias axilares ou subclávias. A síndrome pode ser dividida em duas categorias, idiopática primária e secundária.

As causas primárias incluem síndrome de Paget-Schroetter e TVP de membro superior idiopática. Pacientes com síndrome de Paget-Schroetter desenvolvem trombose por esforço da extremidade causada por compressão da veia subclávia, o componente venoso da síndrome do desfiladeiro torácico. Uma apresentação clássica envolve um jovem atleta que utiliza o membro superior em um movimento repetitivo, como na natação, que causa compressão extrínseca repetitiva da veia subclávia. Nesses pacientes, anomalias anatômicas, como costela cervical ou bandas miofasciais, causam a compressão venosa. As radiografias funcionam como um dos primeiros testes diagnósticos empregados para confirmar a síndrome do desfiladeiro torácico. O tratamento com trombólise inicial seguida por descompressão dessa apresentação clínica (ressecção do escaleno anterior e médio, ressecção da primeira costela) com possível angioplastia com balão ou reconstrução cirúrgica das veias axilar e subclávia é o padrão de atendimento. Em nossa instituição, a descompressão da síndrome do desfiladeiro torácico é realizada dentro de 4 semanas a partir do episódio trombótico inicial e trombólise. Preferimos uma abordagem supraclavicular e infraclavicular combinada, que permite exposição adequada para a reconstrução cirúrgica da veia (angioplastia com remendo ou enxerto de interposição). Após a cirurgia, recomendamos a terapia anticoagulante por um período de 6 a 12 meses.

A TVP idiopática do membro superior, por vezes, é eventualmente atribuída a uma neoplasia maligna oculta e, portanto, um diagnóstico de TVP idiopática dos membros superiores justifica a avaliação de uma neoplasia maligna não detectada.

As causas secundárias de TVP nos membros superiores são mais comuns. Estas incluem um cateter venoso central de demora, marca-passo, trombofilia e doença maligna.

Os achados clássicos no exame físico incluem edema unilateral, dor, desconforto nas extremidades, eritema e cordão palpável. O diagnóstico é confirmado por ultrassonografia duplex. Como a clavícula obscurece a porção média da veia subclávia, a venografia ou a venografia por ressonância magnética pode ser necessária; estas são as modalidades de imagem de segunda linha.

### Tratamento

O tratamento da TVP dos membros superiores envolve a terapia anticoagulante. Os parâmetros de dosagem terapêutica são os mesmos que para a TVP de membros inferiores. O tratamento deve ser de 3 meses e consiste em heparina ou HBPM mais varfarina por um período mínimo de 3 meses. Complicações a longo prazo da TVP de membros superiores incluem recorrência e SPT. A trombólise não demonstrou diminuir as manifestações a longo prazo da TVP de membros superiores e, portanto, SPT. A SPT é tratada com elevação da extremidade e compressão elástica graduada.[40,41]

*Filtro de veia cava.* A complicação mais preocupante e potencialmente letal de TVP é a embolia pulmonar. Os sintomas de embolia pulmonar, variando de dispneia, dor torácica e hipoxia ao *cor pulmonale* agudo, são inespecíficos e requerem alto índice de suspeita. O padrão-ouro continua sendo a angiografia pulmonar, mas cada vez mais vem sendo substituída pela angiografia por TC.

A anticoagulação adequada geralmente é eficaz para estabilizar a trombose venosa, mas se um paciente desenvolver uma embolia pulmonar na presença de anticoagulação adequada, um filtro de veia cava é indicado. As indicações gerais para um filtro de veia cava estão listadas no Boxe 65.2. Filtros modernos são colocados por via percutânea sobre um fio-guia. O filtro de Greenfield, mais amplamente utilizado e estudado, tem uma taxa de patência de 95% e uma taxa de embolia recorrente de 4%. Esta alta taxa de patência permite a colocação suprarrenal segura, se houver envolvimento da VCI até as veias renais ou se for colocado em uma mulher em sua idade fértil.

As complicações relacionadas ao dispositivo incluem hematoma da ferida, migração do dispositivo na artéria pulmonar e oclusão da cava, causadas pelo aprisionamento de um grande êmbolo. Na última situação, a hipotensão significativa que acompanha a oclusão aguda da cava pode ser confundida com uma embolia pulmonar maciça. A distinção entre a hipovolemia da oclusão da cava e a

---

[e]N.R.T.: Em se tratando de segmento venoso, o termo mais adequado seria femoroilíaco.

> **Boxe 65.2** Indicações para um filtro de veia cava.
>
> - Tromboembolismo recorrente apesar de anticoagulação adequada
> - Trombose venosa profunda em paciente com contraindicações para a terapia anticoagulante
> - Embolia pulmonar crônica e hipertensão pulmonar resultante
> - Complicações da anticoagulação
> - Propagação de trombo venoso iliacofemoral na anticoagulação

> **Boxe 65.3** Indicações para colocação de um filtro de veia cava inferior recuperável.
>
> - Colocação profilática em um paciente traumatizado de alto risco (pacientes ortopédicos, com alterações na medula espinal)
> - Duração a curto prazo, contraindicação à terapia anticoagulante
> - Proteção durante a terapia trombolítica venosa
> - Trombose iliacocaval extensa

insuficiência cardíaca direita por embolia pulmonar pode ser feita medindo-se pressões de enchimento do lado direito do coração. O tratamento da oclusão da cava é a reanimação volêmica.

*Filtros de veia cava recuperáveis.*[f] Embora sejam geralmente seguros, os filtros de VCI não são isentos de risco e morbidade significativa. Portanto, a colocação permanente de um filtro de veia cava, particularmente em um paciente jovem que pode necessitar apenas de proteção da cava a curto prazo, geralmente não é recomendada. Filtros recuperáveis entraram em campo como uma solução potencial para o paciente com indicações temporárias para profilaxia de embolia pulmonar. Atualmente, existem inúmeras opções para filtro da VCI recuperável, permitindo a inserção através da veia femoral ou veia jugular interna, com o uso de sistemas de cateter de inserção de menor calibre (6 a 8 Fr). Antes da retirada, a venografia é realizada para garantir que não haja *nidus* de trombo da VCI no filtro. Esses filtros podem ser colocados em uma suíte de angiografia ou à beira do leito por meio da ultrassonografia intravascular. Uma grande vantagem dos filtros recuperáveis é que eles podem ser removidos quando o paciente não precisa mais de proteção contra embolia pulmonar ou pode ser submetido à anticoagulação. Complicações de inserção são raras, mas incluem perfuração da veia cava, migração do filtro e trombose venosa no local de inserção. As complicações da recuperação incluem falha na recuperação do filtro, embolização de trombo do filtro, trombo no local da veia de acesso hematoma inguinal.

Recentemente, maior atenção tem se concentrado na importância de remover filtros da VCI recuperáveis que não são mais necessários para a profilaxia de EP. Vários estudos indicaram que uma taxa muito baixa de recuperação do filtro é realmente alcançada. Complicações com os filtros retidos foram relatadas, incluindo migração, penetração das pernas em estruturas ao redor da VCI, incluindo intestino delgado, aorta e coluna vertebral, além de infecção. Por essas razões, em estudos recentes, os autores recomendam informar a todos os pacientes com filtros de VCI que eles devem retornar para avaliação quanto à necessidade de filtragem contínua e remoção de filtros quando não houver contraindicação para remoção.

Investigações adicionais são necessárias antes que diretrizes práticas definitivas possam ser estabelecidas (Boxe 65.3).[42,43]

## TROMBOFLEBITE SUPERFICIAL

A tromboflebite superficial é uma doença comum, diagnosticada no ambiente hospitalar e ambulatorial. Sinais cardinais de tromboflebite superficial são rubor, calor, dor e tumor, que descrevem uma lesão linear, eritematosa, sensível e edemaciada ao longo do trajeto de uma veia superficial. A condição é autolimitante na maioria dos pacientes e em consequência da reação inflamatória; a veia superficial torna-se um cordão fibrótico palpável.

Em pacientes hospitalizados, a tromboflebite superficial geralmente é causada por um cateter de demora. Na clínica, pacientes com tromboflebite relatam fatores de risco predisponentes comuns, como cirurgia recente, parto recente, estase venosa, varizes ou uso de drogas IV. Pacientes que negam qualquer um desses fatores podem ser classificados como tendo tromboflebite idiopática. Nesses casos, deve-se ter cuidado para assegurar que o paciente não apresente um estado de hipercoagulabilidade ou doença maligna oculta. Em 1876, Trousseau identificou o fenômeno da tromboflebite migratória e doença maligna, particularmente envolvendo a cauda do pâncreas. A doença de Mondor envolve a tromboflebite superficial das veias superficiais da mama. O diagnóstico de tromboflebite superficial pode ser facilmente realizado pelo exame físico de um cordão eritematoso palpável com trajeto ao longo de uma veia superficial, geralmente localizada ao longo dos membros inferiores. A ultrassonografia duplex é recomendada para confirmar o diagnóstico e se houver suspeita de possível propagação no sistema venoso profundo. Com esse diagnóstico de TVP, a anticoagulação é indicada. Se, no entanto, o trombo encontra-se ao lado da junção safenofemoral, o tratamento dessa condição mais elusiva é controverso. Alguns autores recomendam exames ultrassonográficos seriados e outros, a anticoagulação; a outra alternativa é a ligadura operatória na junção.

O tratamento inicial da tromboflebite localizada, não complicada, envolve a terapia conservadora, que consiste em medicamentos anti-inflamatórios e meias de compressão. O tratamento recomendado de uma tromboflebite superficial, envolvendo um segmento de veia safena magna ≥ 5 cm, é uma dose de tratamento intermediário de HBPM (enoxaparina 60 mg/dia, por via subcutânea) ou fondaparinux (2,5 mg/dia, por via subcutânea) por um período de 6 semanas. Um tratamento semelhante é recomendado se a tromboflebite sobe a veia safena magna com 3 cm da junção safenofemoral. Resultados do SURPRISE (trombose venosa superficial tratada por 45 dias com rivaroxabana *versus* fondaparinux) mostraram não inferioridade da rivaroxabana na dosagem de 10 mg/dia em comparação ao fondaparinux (2,5 mg/dia, por via subcutânea) por 45 dias no tratamento da tromboflebite superficial. Quando a tromboflebite envolve aglomerados de varizes, particularmente nos membros inferiores, a excisão pode ser indicada. A remoção seletiva de toda a veia ao longo de seu curso é indicada apenas em casos raros de tromboflebite séptica supurativa após todas as outras fontes de sepse terem sido excluídas.

## CONCLUSÃO

O espectro da doença venosa é amplo e diversificado, proporcionando aos cirurgiões que entendem completamente a fisiologia única das veias um campo rico e recompensador para futuras investigações.

---

[f]N.R.T.: Também é utilizada a denominação "filtro temporário".

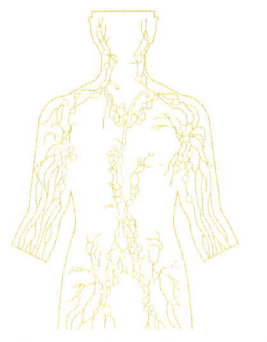

# 66

# Sistema Linfático

Jonathan R. Thompson, Iraklis I. Pipinos

## VISÃO GERAL DO CAPÍTULO

Embriologia e anatomia
Função e estrutura
Fisiopatologia e estadiamento
Diagnóstico diferencial
Classificação
Testes diagnósticos
    Novos testes diagnósticos
Terapia
Medidas terapêuticas gerais

Elevação e dispositivos para compressão
Fisioterapia complexa descongestiva
Terapia com bomba de compressão
Terapia medicamentosa
Linfangiogênese molecular
Tratamento operatório
Quilotórax
Quiloperitônio
Tumor dos linfáticos

## EMBRIOLOGIA E ANATOMIA

O sistema linfático primitivo é visto pela primeira vez durante a sexta semana de desenvolvimento na forma de sacos linfáticos localizados próximo às veias jugulares. Durante a oitava semana, a cisterna do quilo se forma dorsalmente à aorta e, simultaneamente, dois sacos linfáticos adicionais começam a se formar, correspondentes aos pedículos vasculares iliacofemorais. Canais de comunicação que conectam os sacos linfáticos, que se tornarão o ducto torácico, se desenvolvem durante a nona semana.

Desse sistema linfático primitivo são produzidos brotos endoteliais que crescem com o sistema venoso para formar o plexo linfático periférico (Figura 66.1). A falha de um dos sacos linfáticos jugulares iniciais em desenvolver conexões e drenagem adequadas com o sistema linfático e, posteriormente, o sistema venoso pode produzir cistos linfáticos focais (linfangiomas cavernosos), também conhecidos como higromas císticos.[1] Da mesma maneira, a falha de remanescentes embriológicos de tecidos linfáticos em conectar-se com os canais eferentes leva ao desenvolvimento de formações linfáticas císticas (linfangiomas capilares simples) que, dependendo de sua localização, são classificadas como linfangiomas tronculares, mesentéricos, intestinais e retroperitoneais. A hipoplasia, ou falha no desenvolvimento de canais de drenagem que conectam os sistemas linfáticos dos membros ao sistema linfático primitivo principal do tronco, pode resultar em linfedema primário das extremidades.

A linfangiogênese parece ser regulada pelos fatores de crescimento endotelial vascular C e D (VEGF-C, VEGF-D) e seu receptor, o VEGFR-3; e sua proteína de ligação, a neuropilina 2 (Nrp2). Consistente com esses achados, camundongos deficientes em Nrp2 têm hipoplasia linfática e a mutação inativadora heterozigótica de VEGFR-3 é encontrada em camundongos Chy, um modelo animal de linfedema primário, que parece ser o problema subjacente em pacientes com a doença de Milroy (linfedema congênito familiar).[2] Recentemente, descobriu-se que vários genes adicionais estão relacionados aos distúrbios linfáticos.[3] Os mais bem estudados até este momento são o gene para o fator de transcrição da família forkhead FOXC2 (responsável pela síndrome do linfedema-distiquíase hereditário) e o gene para o fator de transcrição SOX18 (relacionado às formas recessivas e dominantes de hipotricose-linfedema-telangiectasia). Com a identificação de mais genes causais, surge a possibilidade de uma classificação baseada em fenótipos de pacientes para os quais o gene é conhecido.[4] A proteína modificadora da atividade do receptor 1 (RAMP1) também foi identificada como um fator importante para a linfangiogênese. Camundongos deficientes em RAMP1 apresentam maiores quantidades de linfedema associado à cirurgia em comparação aos controles. Acredita-se que isso ocorra devido à falta de atenuação do recrutamento de macrófagos pró-inflamatórios em camundongos deficientes em RAMP1.[5]

## FUNÇÃO E ESTRUTURA

O sistema linfático é composto por três elementos: (1) os capilares linfáticos iniciais ou terminais, que absorvem a linfa; (2) os vasos coletores, que servem principalmente como condutos para o transporte de linfa; e (3) os linfonodos, que se interpõem no trajeto dos vasos condutores, filtrando a linfa e desempenhando um papel imunológico primário.

Os linfáticos terminais apresentam características estruturais especiais que permitem a entrada não só de grandes macromoléculas, mas também de células e microrganismos. Sua característica estrutural mais importante é a alta porosidade resultante de um número muito pequeno de junções de oclusão entre as células endoteliais, uma membrana basal limitada e incompleta e filamentos de ancoragem (4 a 10 nm) que fixam a matriz intersticial às células endoteliais. Esses filamentos, uma vez que o turgor do tecido aumenta, são capazes de puxar as células endoteliais e, essencialmente, introduzir grandes fendas entre eles, o que permite um influxo de resistência muito baixa de líquido intersticial e

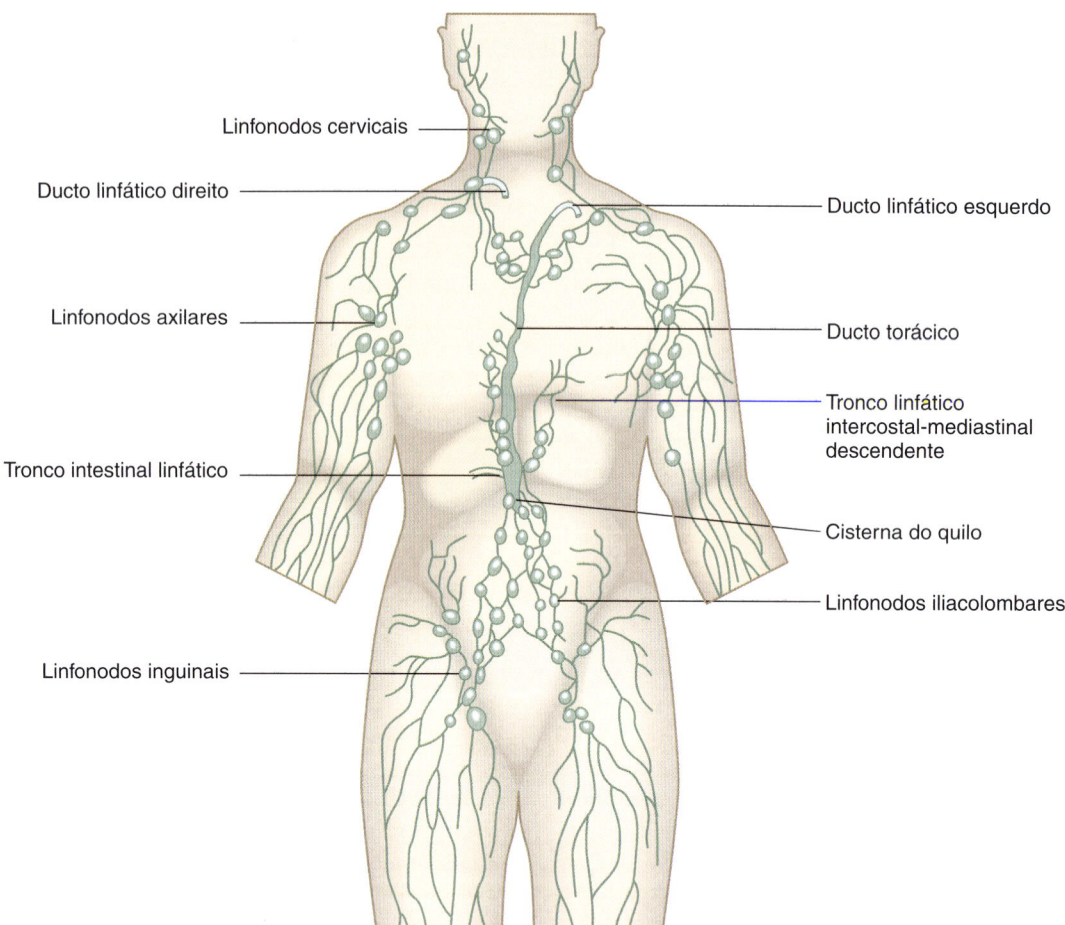

Figura 66.1 Principais vias anatômicas e grupos de linfonodos do sistema linfático.

macromoléculas nos ductos linfáticos. Os vasos coletores ascendem ao longo de vasos sanguíneos primários do órgão ou membro, passam pelos linfonodos regionais e drenam para os principais ductos linfáticos do tronco. Esses ductos eventualmente desembocam no sistema venoso pelo ducto torácico. Existem comunicações adicionais entre os sistemas linfático e venoso. Esses *shunts* ou derivações linfovenosas menores ocorrem principalmente no nível dos linfonodos e ao redor das principais estruturas venosas, como as veias jugular, subclávia e ilíaca. Várias estruturas no corpo não contêm linfáticos. Especificamente, os linfáticos não são encontrados em epiderme, córnea, sistema nervoso central, cartilagem, tendão e músculo.

O sistema linfático desempenha três funções principais. Primeiramente, o fluido tecidual e as macromoléculas que sofrem ultrafiltração no nível dos capilares arteriais são reabsorvidos e devolvidos à circulação por meio do sistema linfático. Todos os dias, de 50 a 100% das proteínas intravasculares são filtradas dessa maneira no espaço intersticial. Normalmente, entram depois nos linfáticos terminais e são transportados pelos linfáticos coletores de volta para a circulação venosa. Em segundo lugar, antígenos, células imunes, microrganismos e células mutantes que chegam ao espaço intersticial, entram no sistema linfático e são apresentados aos linfonodos, que representam a primeira linha do sistema imune. Por último, no nível do trato gastrintestinal, os vasos linfáticos são responsáveis pela captação e transporte da maior parte da gordura absorvida do intestino. Dados recentes sugerem que uma relação entre gordura e linfáticos pode existir muito além do intestino sozinho. Parece que a homeostase e o transporte de lipídios dos tecidos periféricos podem ser, em parte, determinados pela função linfática, daí o aumento da deposição de gordura observada no linfedema.[3,6]

Em contraste com o que acontece com o fluxo venoso de entrada, o transporte centrípeto de linfa ocorre principalmente por meio da contratilidade intrínseca dos vasos linfáticos individuais, que, em conjunto com os mecanismos valvares competentes, é eficaz em estabelecer o fluxo de entrada constante da linfa. Além da contratilidade intrínseca, outros fatores, como atividade muscular circundante, pressão negativa secundária à respiração e pulsações arteriais transmitidas, têm um papel menor no fluxo linfático de entrada. Esses fatores secundários parecem se tornar mais importantes em condições de estase linfática e congestão dos vasos linfáticos.

## FISIOPATOLOGIA E ESTADIAMENTO

O linfedema é o resultado da incapacidade do sistema linfático existente para acomodar a proteína e o fluido que entram no compartimento intersticial no nível tecidual.[7] A vascularização linfática prejudicada pode ser aplásica, hipoplásica ou hiperplásica. Todos esses padrões podem levar ao linfedema clínico. Na aplasia e na hipoplasia, um número ausente ou diminuído de linfáticos é observado. Na hiperplasia, os vasos são incompetentes e tortuosos. A hiperplasia é apenas uma causa em 8% dos pacientes com linfedema.[8]

Um grupo de trabalho internacional desenvolveu um estadiamento clínico para o linfedema.[9] Na fase latente, o excesso de líquido se acumula, e os linfáticos tornam-se fibrosados. Na fase latente, não há evidência clínica de edema. No primeiro estágio do linfedema, o comprometimento da drenagem linfática resulta em acúmulo de líquido rico em proteína no compartimento intersticial. Clinicamente, isso se manifesta como edema depressível mole. Na segunda fase do linfedema, a condição clínica é ainda agravada pelo acúmulo de fibroblastos, adipócitos e, talvez o mais importante, macrófagos nos tecidos afetados, o que culmina em uma resposta inflamatória local. Isso resulta em importantes mudanças estruturais a partir da deposição de tecido conjuntivo e elementos adiposos na pele e no nível subcutâneo. No segundo estágio do linfedema, o edema tecidual é mais acentuado, não depressível e tem uma consistência esponjosa. A elevação não reduz o edema e a fibrose da pele é mais evidente. No terceiro e mais avançado estágio do linfedema, os tecidos afetados sofrem mais lesões como consequência tanto da resposta inflamatória local quanto dos episódios infecciosos recorrentes que normalmente resultam de rupturas subclínicas mínimas na pele. Esses episódios repetidos lesionam os ductos linfáticos incompetentes remanescentes, agravando progressivamente a insuficiência subjacente do sistema linfático. Isso eventualmente resulta em excesso de fibrose do tecido subcutâneo e cicatrização com alterações cutâneas graves associadas, características da elefantíase linfostática. O edema é irreversível nessa fase.

## DIAGNÓSTICO DIFERENCIAL

Na maioria dos pacientes com linfedema de segundo ou terceiro estágio, os achados característicos no exame físico geralmente podem estabelecer o diagnóstico. O membro edemaciado tem uma consistência firme e endurecida. Há perda da forma perimaleolar normal, resultando em um padrão de "tronco de árvore". O dorso do pé é caracteristicamente inchado, resultando na aparência da "corcova de búfalo" e os dedos dos pés ficam espessos e quadrados, conhecido como sinal de Stemmer[a] (Figura 66.2). No linfedema avançado, a pele sofre alterações características, como liquenificação, desenvolvimento de *peau d'orange* (do francês, casca de laranja) e hiperqueratose.[7] Além disso, os pacientes relatam episódios recorrentes de celulite e linfangite após traumas simples e frequentemente apresentam infecções fúngicas que afetam o antepé e os dedos dos pés. Pacientes com linfedema isolado geralmente não apresentam hiperpigmentação ou ulceração que normalmente se observa em pacientes com insuficiência venosa crônica. O linfedema não responde significativamente à elevação durante a noite, ao contrário do edema secundário à falência de órgãos centrais ou insuficiência venosa.

A avaliação de um membro inchado deve começar com uma anamnese detalhada e exame físico do paciente. As causas mais comuns de edema bilateral de extremidades são de origem sistêmica. A causa mais comum é a insuficiência cardíaca seguida de insuficiência renal.[10] Hipoproteinemia secundária a cirrose, síndrome nefrótica e desnutrição também podem produzir edema bilateral dos membros inferiores. Outra causa importante a ser considerada com o aumento bilateral das pernas é o lipedema. O lipedema não é um edema verdadeiro, mas, sim, um excesso de tecido adiposo subcutâneo normalmente encontrado em mulheres obesas. É bilateral, não depressível e maior no tornozelo e nas

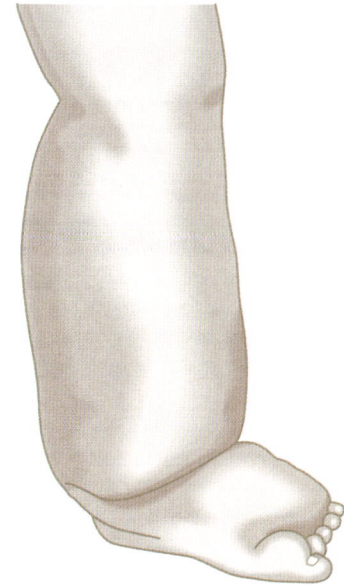

**Figura 66.2** Linfedema com perda característica da forma perimaleolar normal, resultando em padrão de "tronco de árvore". O dorso do pé é caracteristicamente edemaciado, resultando na aparência da "corcova de búfalo".

pernas, com preservação característica dos pés. Não há alterações na pele e o aumento de volume não é afetado pela elevação. A anamnese geralmente indica que este tem sido um problema ao longo da vida que "vem de família".

Uma vez que as causas sistêmicas do edema tenham sido excluídas no paciente com envolvimento unilateral da extremidade, o edema secundário à doença venosa e linfática deve ser considerado. A doença venosa é esmagadoramente a causa mais comum de edema unilateral da perna. O edema da perna secundário à doença venosa, geralmente, é depressível e é maior nas pernas e tornozelos, com preservação dos pés. O edema responde prontamente à elevação da perna durante a noite e é controlado com compressão regular. Nos estágios posteriores, a pele é atrófica com pigmentação intensa por deposição de hemossiderina. A ulceração associada à insuficiência venosa ocorre acima ou posteriormente e abaixo dos maléolos.

## CLASSIFICAÇÃO

O linfedema é geralmente classificado como primário quando não há causa conhecida e secundária, quando sua causa é uma doença ou distúrbio conhecido.[11] O linfedema primário é geralmente classificado com base na idade de início e presença de agrupamento familiar. O linfedema primário com início antes do primeiro ano de vida é denominado linfedema congênito. A versão familiar do linfedema congênito é conhecida como doença de Milroy e é herdada como um traço dominante. O linfedema primário com início entre 1 e 35 anos é chamado de linfedema precoce. A versão familiar do linfedema precoce é conhecida como doença de Meige, com início próximo à puberdade. Por fim, o linfedema primário com início após a idade de 35 anos é chamado de linfedema tardio. Os linfedemas primários são relativamente incomuns, com ocorrência em um a cada 10 mil indivíduos. A forma mais comum de linfedema primário é a precoce, que corresponde a cerca de 80% dos pacientes. Os linfedemas congênitos e tardios representam 10% dos casos. Em todo o mundo, a causa mais comum de linfedema secundário é a infestação dos linfonodos pelo parasita

---

[a] N.R.T.: Sinal de Stemmer positivo: quando não se consegue pinçar com os dedos da mão a pele do dorso, em geral do segundo dedo do pé, por causa do edema.

*Wuchereria bancrofti* na condição patológica denominada filaríase. Nos países desenvolvidos, as causas mais comuns de linfedema secundário envolvem ressecção ou ablação de linfonodos regionais por cirurgia, radioterapia, invasão tumoral, trauma direto ou, menos comumente, um processo infeccioso.

## TESTES DIAGNÓSTICOS

O diagnóstico de linfedema é relativamente fácil no paciente que se apresenta no segundo e terceiro estágios da doença. Pode, no entanto, ser um diagnóstico difícil de fazer no primeiro estágio, principalmente quando o edema é leve, depressível e aliviado com manobras simples como elevação.[11,12] Para pacientes com suspeita de formas secundárias de linfedema, as imagens de tomografia computadorizada e ressonância magnética são valiosas e, de fato, essenciais para a exclusão de condições de doença oncológica subjacente.[13] Em pacientes com excisão de linfonodo e tratamento com radiação conhecidos como o problema subjacente de seu linfedema, estudos diagnósticos adicionais são raramente necessários, exceto quando esses estudos se relacionam com o acompanhamento de uma doença maligna. Para pacientes com edema de causa desconhecida e suspeita de linfedema, a linfocintilografia é o teste diagnóstico de escolha. Quando a linfocintilografia confirma que a drenagem linfática é retardada, o diagnóstico de linfedema primário nunca deve ser feito, até que a neoplasia envolvendo a drenagem linfática regional e central do membro tenha sido excluída por meio de tomografia computadorizada ou de ressonância magnética. Se uma interpretação diagnóstica mais detalhada dos ductos linfáticos for necessária para o planejamento operatório, a linfangiografia de contraste pode ser considerada.

A linfocintilografia (ou linfografia isotópica) surgiu como o teste de escolha em pacientes com suspeita de linfedema.[13,14] Não permite a diferenciação entre linfedemas primários e secundários; no entanto, tem uma sensibilidade de 70 a 90% e uma especificidade de quase 100% na diferenciação do linfedema de outras causas de edema dos membros. O exame avalia a função linfática por quantificar a taxa de depuração de um marcador macromolecular radioativo (Figura 66.3). As vantagens da técnica incluem sua simplicidade, segurança e reprodutibilidade, com pequena exposição à radioatividade (aproximadamente, 5 mCi). Consiste na injeção de uma pequena quantidade de albumina humana radioiodada ou enxofre coloidal marcado com tecnécio-99m no primeiro espaço interdigital do pé ou mão. A migração do radiotraçador dentro da pele e dos linfáticos subcutâneos é facilmente monitorada com uma gamacâmera de corpo inteiro, produzindo assim imagens nítidas dos principais ductos linfáticos na perna, bem como a mensuração da quantidade de radioatividade nos linfonodos inguinais 30 e 60 minutos após a injeção da substância radiomarcada nos pés. Um valor de absorção menor que 0,3% da dose total injetada em 30 minutos é um indicador diagnóstico de linfedema. A faixa normal de absorção está entre 0,6 e 1,6%. Em pacientes com edema secundário à doença venosa, a depuração isotópica geralmente é anormalmente rápida, resultando em mais de 2% de absorção iliacoinguinal. É importante ressaltar que a variação no grau de edema envolvendo o membro inferior não parece alterar significativamente a taxa de depuração do isótopo.

A linfangiografia de contraste direto fornece os melhores detalhes da anatomia linfática.[15] No entanto, é um estudo invasivo que envolve exposição e canulação de vasos linfáticos no dorso do antepé, seguido de injeção lenta de meio de contraste (óleo etiodizado).[b] O procedimento é tedioso, a canulação muitas vezes

[b]N.R.T.: O agente empregado em nosso meio é composto por ésteres etílicos dos ácidos graxos do óleo de papoula iodado.

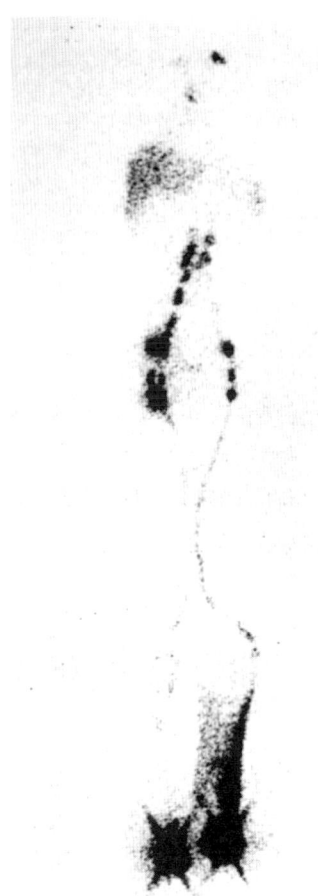

**Figura 66.3** Padrão linfocintilográfico no linfedema primário. Observe a área de refluxo dérmico à esquerda e a diminuição no número de linfonodos na região inguinal. (De Cambria RA, Gloviczki P, Naessens JM, et al. Noninvasive evaluation of the lymphatic system with lymphoscintigraphy: A prospective, semiquantitative analysis in 386 extremities. *J Vasc Surg.* 1993;18:773-782.)

necessita do auxílio de lentes de ampliação (frequentemente um microscópio operatório é necessário) e a dissecação requer alguma forma de anestésico. Após a canulação de um vaso linfático superficial, o material de contraste é injetado lentamente no sistema linfático. Um total de 7 a 10 m$\ell$ de material de contraste é ideal para avaliação dos membros inferiores e 4 a 5 m$\ell$ para avaliação dos membros superiores.

Complicações potenciais incluem danos dos linfáticos visualizados, reações alérgicas e embolia pulmonar, se o agente de contraste à base de óleo entrar no sistema venoso por anastomoses linfovenosas. A linfangiografia na prática cirúrgica atual é utilizada com pouca frequência e exclusivamente reservada para a avaliação pré-operatória de pacientes selecionados que sejam candidatos a operações diretas em seus vasos linfáticos.

### Novos testes diagnósticos

O campo da imagem linfática está em constante evolução e podemos esperar que os avanços tecnológicos, combinados com o desenvolvimento de novos agentes de contraste, continuem a melhorar a acurácia diagnóstica.[13] O novo teste mais promissor parece ser a linfangiografia por ressonância magnética com contraste.[13,16] O exame é realizado após injeção intracutânea de gadobenato dimeglumina nos espaços interdigitais do dorso do pé. Os dados relatados sugerem que o novo exame é capaz de visibilizar a anatomia e o estado funcional de transporte do fluxo linfático dos vasos linfáticos e dos linfonodos de membros linfedematosos, tanto no linfedema primário quanto secundário. Outro novo exame que promete detectar a doença precoce é a espectroscopia de bioimpedância. O fluxo de corrente elétrica em determinada região do corpo é inversamente relacionado à quantidade de líquido no tecido. No linfedema precoce e com aumento do líquido intersticial, a impedância diminui. Embora testado em pequenas amostras, os valores de sensibilidade e especificidade do exame demonstraram ser de 100%.[17]

## TERAPIA

A maioria dos pacientes com linfedema pode ser tratada com uma combinação de elevação do membro, um dispositivo de compressão de alta qualidade, fisioterapia complexa descongestiva e terapia com bomba de compressão. Atualmente, não temos medicamentos eficazes para o tratamento de linfedema. O tratamento cirúrgico pode ser considerado para pacientes com linfedema complicado avançado para os quais houve falha no tratamento com métodos não operatórios.

### Medidas terapêuticas gerais

Todos os pacientes com linfedema devem ser instruídos sobre cuidados meticulosos com a pele e como evitar as lesões.[12,18,19] Os pacientes devem ser sempre instruídos a consultar seus médicos precocemente para detectar sinais de infecções, pois estas podem progredir rapidamente para infecções sistêmicas graves. O tratamento dessas infecções deve ser realizado de maneira agressiva e prontamente com antibióticos apropriados direcionados contra cocos gram-positivos. O eczema no nível do antepé e dedos do pé requer tratamento e a aplicação de cremes à base de hidrocortisona pode ser considerada. Além disso, os exercícios básicos de amplitude de movimento para os membros demonstraram ser valiosos no manejo do linfedema a longo prazo. Finalmente, os pacientes devem fazer todos os esforços para manter o peso corporal ideal.

### Elevação e dispositivos para compressão

Para pacientes com linfedema em todos os estágios da doença, o manejo com dispositivos elásticos de alta qualidade é necessário em todos os momentos, exceto quando as pernas estiverem elevadas acima do coração.[20,21] O dispositivo de compressão ideal é ajustado sob medida e oferece pressões na faixa de 30 a 60 mmHg. Esses dispositivos podem ter o benefício adicional de proteger as extremidades de lesões, como queimaduras, lacerações e picadas de insetos. Os pacientes devem evitar ficar em pé por períodos prolongados e devem elevar as pernas à noite, apoiando o pé da cama em blocos de 15 cm.

### Fisioterapia complexa descongestiva

Esta técnica de massagem especializada para pacientes com linfedema é desenvolvida para estimular os vasos linfáticos ainda em funcionamento, para drenar o líquido estagnado, rico em proteínas, a partir da quebra de depósitos subcutâneos de tecido fibroso e para redirecionar o líquido linfático para áreas do corpo onde o fluxo linfático é normal.[22] A técnica é iniciada no lado contralateral normal do corpo, com a drenagem de líquido excessivo e preparo, em primeiro lugar, das zonas linfáticas do membro não afetado, seguido pelas zonas no quadrante do tronco adjacente ao membro afetado, antes que a atenção se volte para a extremidade com edema. O membro afetado é massageado de modo segmentado, com as zonas proximais sendo massageadas primeiramente e prosseguindo para o membro distal. A técnica é demorada, mas eficaz em reduzir o volume dos membros linfedematosos.[22] Após a conclusão da sessão de massagem, a extremidade é envolvida com um envoltório de baixo estiramento e, em seguida, o membro é colocado em dispositivo personalizado[c] para manter a circunferência reduzida, obtida com a massagem terapêutica. Esse tipo de terapia é adequado para pacientes em todas as fases do linfedema.

Quando o paciente é encaminhado pela primeira vez para a fisioterapia complexa descongestiva, o paciente é submetido a sessões diárias a semanais de massagem por até 8 a 12 semanas (fase inicial ou redutora). A elevação do membro e as meias elásticas são um complemento necessário nesta fase. Após a redução máxima do volume, o paciente retorna para tratamentos de massagem de manutenção a cada 2 a 3 meses, enquanto continua utilizando dispositivos de compressão (fase de manutenção). Sem adesão à terapia, o líquido linfático se acumulará novamente. A manutenção ao longo da vida é imprescindível para manter a redução. A redução do volume é geralmente de 60 a 70% e os pacientes que aderiram ao tratamento retêm 90% dessa redução.[23]

### Terapia com bomba de compressão

A terapia com bomba de compressão pneumática é outro método eficaz para reduzir o volume do membro linfedematoso por um princípio semelhante à massoterapia. O dispositivo consiste em um manguito contendo vários compartimentos. O membro linfedematoso é posicionado dentro do manguito e os compartimentos são inflados em série para drenar o fluido estagnado da extremidade.[24]

Quando um paciente com linfedema avançado é encaminhado pela primeira vez para a terapia, uma abordagem inicial com internação por 3 ou 4 dias envolvendo elevação estrita do membro, fisioterapia complexa descongestiva diária e tratamentos com bomba de compressão pode ser necessária para obter o controle ideal do linfedema. É particularmente importante que pacientes com disfunção cardíaca ou renal sejam monitorados quanto à sobrecarga de fluidos. Após esse período inicial de terapia intensiva, os pacientes são mantidos com dispositivos de compressão de alta qualidade para manter o volume do membro. As sessões de manutenção são então prescritas para os pacientes conforme a necessidade.

### Terapia medicamentosa

As benzopironas têm atraído interesse como agentes potencialmente eficazes no tratamento do linfedema. Acredita-se que essa classe de medicamentos, incluindo a cumarina (1,2-benzopirona), reduza o linfedema por meio da estimulação da proteólise por macrófagos teciduais e estimulação do peristaltismo e ação de bombeamento dos linfáticos coletores. As benzopironas não têm atividade anticoagulante. O primeiro estudo cruzado, randomizado de cumarina em pacientes com linfedema dos braços e pernas foi relatado em 1993.[25] O trabalho concluiu que a cumarina foi mais eficaz do que o placebo na redução não apenas do volume, mas de outros parâmetros importantes, incluindo temperatura da pele, ataques de inflamação aguda secundária e desconforto das extremidades linfedematosas; turgor da pele e flexibilidade foram melhorados com a cumarina. Um segundo estudo cruzado, randomizado, foi relatado em 1999.[26] Esse trabalho concentrou-se nos efeitos da cumarina em mulheres com linfedema secundário após

---

[c]N.R.T.: O dispositivo pode ser faixa ou meia.

tratamento do câncer de mama. Os investigadores do ensaio descobriram que a cumarina não foi uma terapia eficaz para o grupo específico de mulheres. Por causa da discordância entre esses dois estudos principais, as cumarinas não são recomendadas para o tratamento de linfedema.

Os diuréticos podem melhorar temporariamente a aparência da extremidade linfedematosa com doença em estágio I, levando os pacientes a solicitar terapia contínua. No entanto, além de produzir depleção temporária do volume intravascular, não há benefício a longo prazo, pois o fluido do linfedema não está no espaço vascular. Portanto, os diuréticos não têm nenhum papel no tratamento do linfedema em qualquer estágio.

### Linfangiogênese molecular

Descobertas fundamentais no desenvolvimento linfático apontaram para o potencial de novos tratamentos interessantes para o linfedema. Esses tratamentos moleculares são baseados na ativação da via VEGFR-3 por administração de ligantes cognatos de VEGFC e VEGF-D usando uma variedade de métodos.[27] Neste momento, esses tratamentos foram testados apenas em modelos animais, com resultados promissores. Ensaios clínicos formais são agora necessários para avaliar o potencial terapêutico e possíveis efeitos adversos (incluindo a possibilidade de estimulação de células tumorais dormentes como consequência da angiogênese aumentada) da linfangiogênese terapêutica.[28]

### Tratamento operatório

Noventa e cinco por cento dos pacientes com linfedema podem ser tratados sem cirurgia. A intervenção cirúrgica pode ser considerada para pacientes com linfedema em estágio II ou III que apresentam comprometimento funcional grave, episódios recorrentes de linfangite e dor intensa apesar da terapia clínica ideal. Duas categorias principais de cirurgias estão disponíveis para o atendimento de pacientes com linfedema: reconstrutiva e excisional.

As cirurgias reconstrutivas[29,30] devem ser consideradas para aqueles pacientes com obstrução proximal (primária ou secundária) da circulação linfática de extremidades com vasos linfáticos dilatados e preservados, periféricos à obstrução. Nesses pacientes, os linfáticos residuais dilatados podem estar anastomosados nas veias próximas ou nos ductos linfáticos saudáveis transpostos (geralmente, mobilizados ou colhidos do membro inferior saudável) na tentativa de restaurar a drenagem efetiva da extremidade linfedematosa (Figura 66.4). Alguns dos candidatos mais comuns para procedimentos reconstrutivos são pacientes com linfedema de membros superiores, secundário à linfadenectomia axilar ou pacientes com linfedema de pernas, secundário à linfadenectomia inguinal ou pélvica. O tratamento de pacientes selecionados com linfedema, apresentando anastomoses linfovenosas ou derivação (*bypass*) linfovenosa ou linfático-linfática, resultou em melhora objetiva em 30 a 80% dos pacientes, com uma redução inicial média no excesso de volume do membro de 30 a 84%.[31-34]

As operações excisionais são, essencialmente, a única opção viável para pacientes sem vasos linfáticos residuais de tamanho adequado para procedimentos de reconstrução. Para pacientes com estágio II recalcitrante e linfedema estágio III inicial em que o edema é moderado e a pele é relativamente saudável, um procedimento excisional que remove um grande segmento dos tecidos subcutâneos linfedematosos e a pele sobrejacente é o procedimento de escolha. Esse procedimento paliativo foi introduzido por Kondoleon em 1918 e mais tarde foi popularizado por Homan como "excisão subcutânea em fases abaixo dos

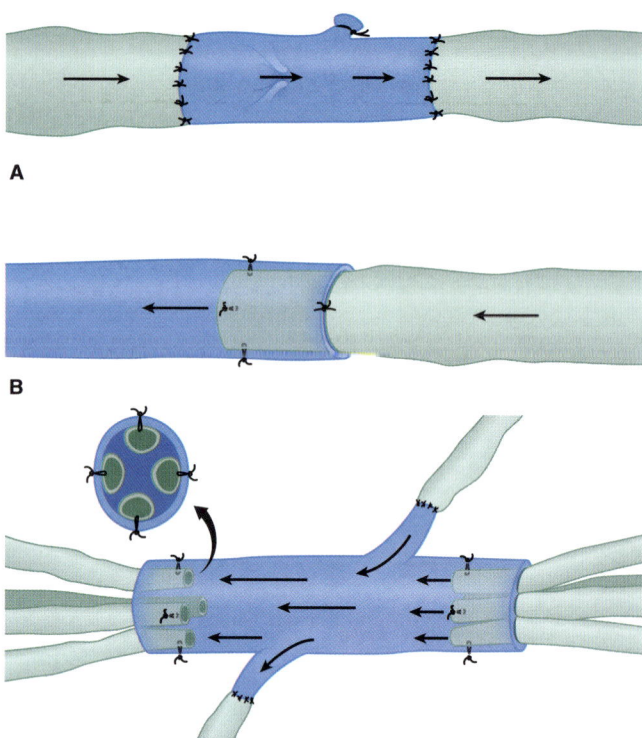

**Figura 66.4** Técnicas de reconstrução linfática com: **A.** Enxerto de interposição venosa; **B.** Anastomose linfovenosa; **C.** Invaginação de múltiplos linfáticos em um enxerto de veia. (De Campisi C, Boccardo F, Tacchella M. Reconstructive microsurgery of lymph vessels: The personal method of lymphatic-venous-lymphatic (LVL) interpositioned grafted shunt. *Microsurgery*. 1995;16:161-166.)

retalhos" (Figura 66.5). A abordagem operatória começa com uma incisão medial estendendo-se do nível do maléolo medial até a panturrilha na porção média da coxa.[35,36] Retalhos com cerca de 1 a 2 cm de espessura são elevados anterior e posteriormente e todo o tecido subcutâneo abaixo dos retalhos juntamente com a fáscia profunda da panturrilha medial subjacente é removido com a pele redundante. O nervo sural é preservado. Depois da conclusão do procedimento no primeiro estágio e se a remoção adicional de tecido do linfedema for necessária, uma segunda operação é realizada, geralmente, de 3 a 6 meses depois. A cirurgia no segundo estágio é realizada por técnicas semelhantes por meio de uma incisão na face lateral do membro. Em um recente estudo de segmento a longo prazo, 80% dos pacientes submetidos à excisão subcutânea em fases abaixo dos retalhos tiveram redução significativa e duradoura no tamanho da extremidade associada à melhora de sua função e seu contorno. Complicações da ferida foram encontradas em 10% dos pacientes.[35]

Uma versão minimamente invasiva do procedimento de Kondoleon está ganhando cada vez mais apoio entre os especialistas em linfedema.[37,38] Vários relatos demonstraram que o uso de lipoaspiração por meio de pequenas incisões é seguro e é capaz de alcançar o controle, pelo menos a curto prazo, de condições clinicamente incapacitantes associadas aos estágios avançados de linfedema. Cirurgiões com experiência nessa técnica recomendam o tratamento conservador inicial de linfedema depressível para remover o excesso de líquido, seguido de lipoaspiração para remover o excesso de volume remanescente que incomoda o paciente.[38]

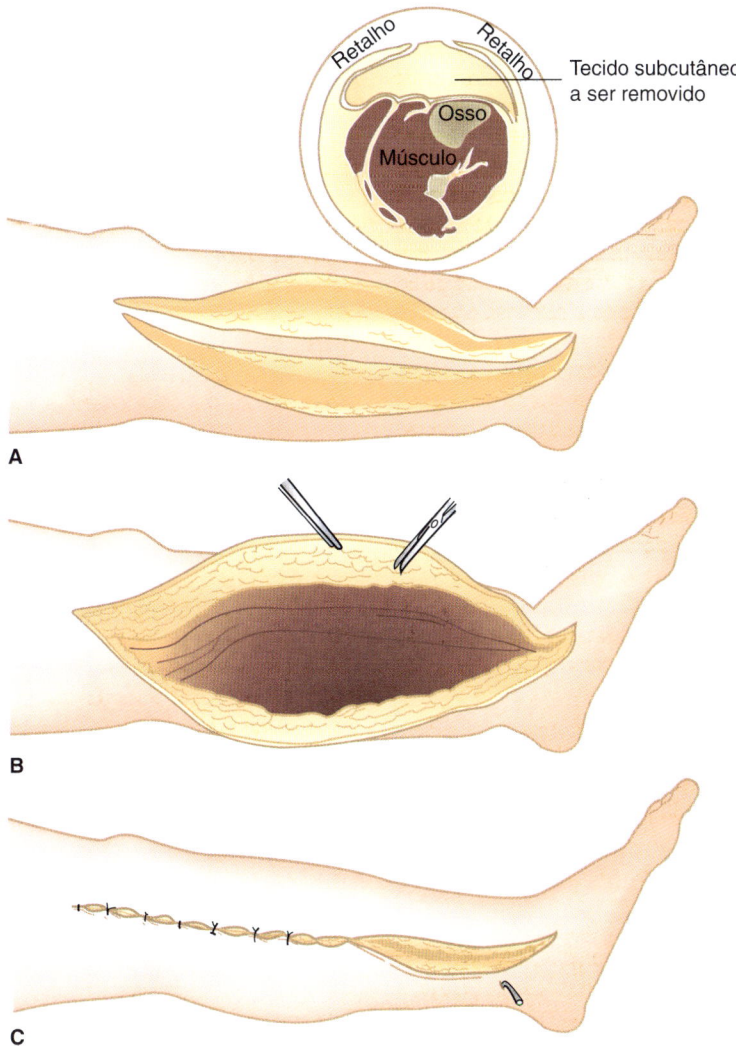

**Figura 66.5** Representação esquemática do procedimento de Kondoleon ou Homan. Retalhos de pele relativamente espessos são elevados anteriormente e posteriormente e todo o tecido subcutâneo abaixo dos retalhos e a fáscia profunda da panturrilha medial subjacente são removidos juntamente com a pele redundante necessária.

Quando o linfedema é extremamente pronunciado e a pele não é saudável e infectada, a simples operação de redução do Kondoleon não é adequada. Neste caso, a cirurgia excisional clássica originalmente descrita por Charles em 1912 é realizada (Figura 66.6). O procedimento envolve a excisão completa e circunferencial de pele, tecido subcutâneo e fáscia profunda da perna envolvida e dorso do pé.[39] A excisão, geralmente, é realizada em uma etapa e a cobertura é fornecida preferencialmente por enxerto de espessura total da pele removida. Em um relato de acompanhamento, os pacientes submetidos à operação de Charles apresentaram redução imediata de volume e circunferência. A pega do enxerto de pele foi de 88% e as complicações da cirurgia resultaram principalmente de infecções de feridas, hematomas e necrose de retalhos cutâneos. A permanência hospitalar foi de 21 a 36 dias.[40] Embora este seja um procedimento cirúrgico bem-sucedido e radicalmente redutor, o comportamento na cicatrização do enxerto de pele é imprevisível. Entre 10 e 15% dos segmentos enxertados não pegam e podem ser difíceis de manejar por causa da descamação localizada frequente, cicatrização excessiva, infecções focais recorrentes e hiperqueratose ou dermatite. Essas complicações parecem ser piores em pacientes nos quais o recapeamento (*resurfacing*) da perna é realizado com enxertos parciais da extremidade oposta. Em casos avançados, alterações exofíticas na pele enxertada, celulite crônica e a ruptura da pele podem eventualmente levar à amputação da perna.[41]

## QUILOTÓRAX

O derrame pleural quiloso, geralmente, é secundário ao trauma do ducto torácico (geralmente iatrogênico após cirurgia torácica) e raramente manifestação de doença maligna avançada com metástase linfática.[42] Presença de quilomícrons na análise de lipoproteínas e um nível de triglicerídeos superior a 110 mg/d$\ell$ no líquido pleural são diagnósticos. Inicialmente, os pacientes podem ser tratados sem cirurgia com drenagem torácica, dieta de triglicerídeos de cadeia média ou nutrição parenteral total e terapia com octreotida/somatostatina.[43] Para pacientes com lesão do ducto torácico e derrame que persiste após 1 semana de tratamento com dieta adequada, octreotida e drenagem por toracostomia, uma intervenção deve ser considerada para identificar e obstruir o ducto torácico acima e abaixo do extravasamento. A abordagem operatória de escolha é a toracoscopia videoassistida ou toracotomia para identificar e ligar o ducto torácico acima e abaixo do extravasamento (o local de extravasamento pode ser identificado, se

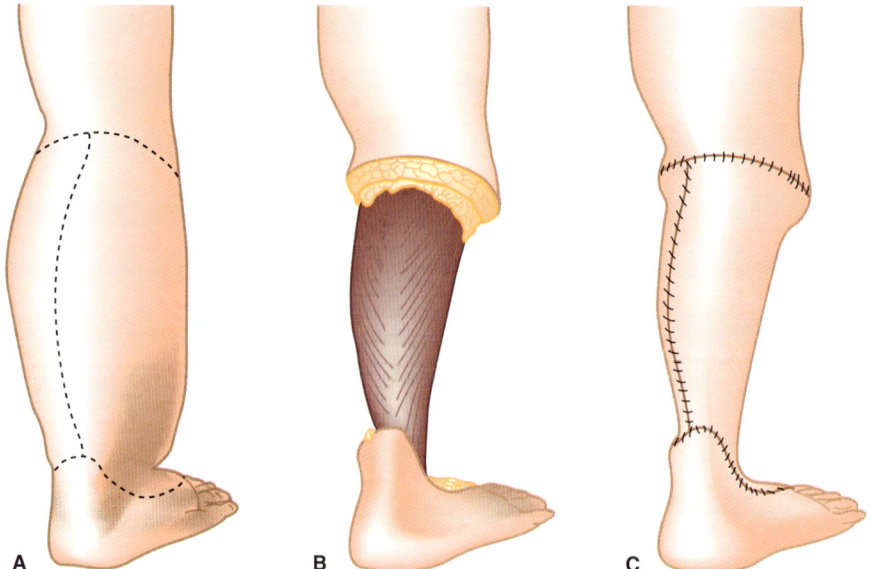

**Figura 66.6** Representação esquemática do procedimento de Charles. Envolve a excisão completa e circunferencial da pele, tecido subcutâneo e fáscia profunda da perna e dorso do pé que foram acometidos. A cobertura é fornecida, preferencialmente, por enxerto de espessura total da pele submetida à excisão.

creme de leite for administrado ao paciente algumas horas antes da cirurgia). No entanto, uma nova técnica endoluminal foi introduzida e está se tornando a primeira abordagem ideal para o tratamento do quilotórax pós-operatório persistente. A abordagem começa com a linfangiografia, geralmente, por meio do acesso pelo linfonodo da região inguinal, para identificar a localização e a anatomia da cisterna do quilo e a localização do ducto torácico lesionado. Uma vez opacificada, a cisterna do quilo é acessada percutaneamente com uma agulha espinal, usando orientação radiográfica, e é cateterizada. A localização do ducto torácico dividido é então identificada com a linfangiografia repetida e o ducto é embolizado. Em mãos experientes, essa técnica tem uma taxa de sucesso superior a 50%.[44,45] Para pacientes com quilotórax relacionado ao câncer e drenagem persistente apesar de quimioterapia e radioterapia ideais, a pleurodese é muito bem-sucedida na prevenção de recorrências.

## QUILOPERITÔNIO

Ao contrário do quilotórax, a causa mais comum de ascite quilosa compreende anormalidades linfáticas congênitas em crianças e doença maligna envolvendo os linfonodos abdominais em adultos. A lesão pós-operatória dos linfáticos abdominais resultando em ascite quilosa é rara.[46] A presença de quilomícrono na análise de lipoproteínas e um nível de triglicerídeos superior a 110 mg/dℓ são diagnósticos. O tratamento inicial inclui paracentese seguida de dieta com triglicerídeos de cadeia média ou nutrição parenteral total. Em pacientes com quiloperitônio pós-operatório, se a ascite não responder após 1 a 2 semanas de tratamento não operatório, a embolização percutânea[44,45] ou a exploração cirúrgica deve ser empregada para identificar e ocluir ou ligar o ducto linfático com extravasamento. Causas congênitas e malignas devem receber períodos mais longos (até 4 a 6 semanas) de tratamento não cirúrgico. Se a ascite persistir em pacientes com ascite congênita, a linfocintilografia ou a linfangiografia é realizada antes de uma tentativa de controlar o extravasamento com laparotomia ou laparoscopia. No momento da exploração, o controle do extravasamento pode ser alcançado por ligadura de vasos linfáticos com vazamento ou ressecção do intestino associada ao extravasamento. Pacientes com neoplasias malignas devem receber tratamento agressivo para sua doença de base, que geralmente é eficaz no controle do quiloperitônio.

## TUMOR DOS LINFÁTICOS

Os linfangiomas são análogos linfáticos dos hemangiomas de vasos sanguíneos. São geralmente divididos em dois tipos, (1) linfangioma simples ou capilar e (2) linfangioma cavernoso ou higroma cístico.[47] Acredita-se que representem segmentos isolados e sequestrados do sistema linfático, que retêm a capacidade de produzir linfa. À medida que o volume de linfa dentro do tumor cístico aumenta, cresce dentro dos tecidos circundantes. A maioria desses tumores benignos está presente ao nascimento e 90% deles podem ser identificados ao fim do primeiro ano de vida. Os linfangiomas cavernosos ocorrem quase invariavelmente no pescoço ou na axila e muito raramente no retroperitônio. Os linfangiomas capilares simples também tendem a ocorrer no subcutâneo da região da cabeça e pescoço, bem como na axila. Raramente, no entanto, eles podem ser encontrados no tronco dentro dos órgãos internos ou no tecido conjuntivo dentro e ao redor das cavidades abdominal ou torácica. O tratamento dos linfangiomas deve incluir a excisão cirúrgica, com cuidado para preservar todas as estruturas infiltradas normais circundantes.

O linfangiossarcoma, ou síndrome de Stewart Treves, é um tumor raro que se desenvolve como uma complicação do linfedema de longa data (geralmente, mais de 10 anos).[48] Clinicamente, os pacientes apresentam piora aguda do edema e aparecimento de nódulos subcutâneos que têm propensão a hemorragia e ulceração. O tumor pode ser tratado, como outros sarcomas, com quimioterapia pré-operatória e radiação seguida de excisão cirúrgica, o que geralmente pode assumir a forma de amputação radical. No geral, o tumor tem um prognóstico muito ruim.[49]

# Parte 13

# Especialidades em Cirurgia Geral

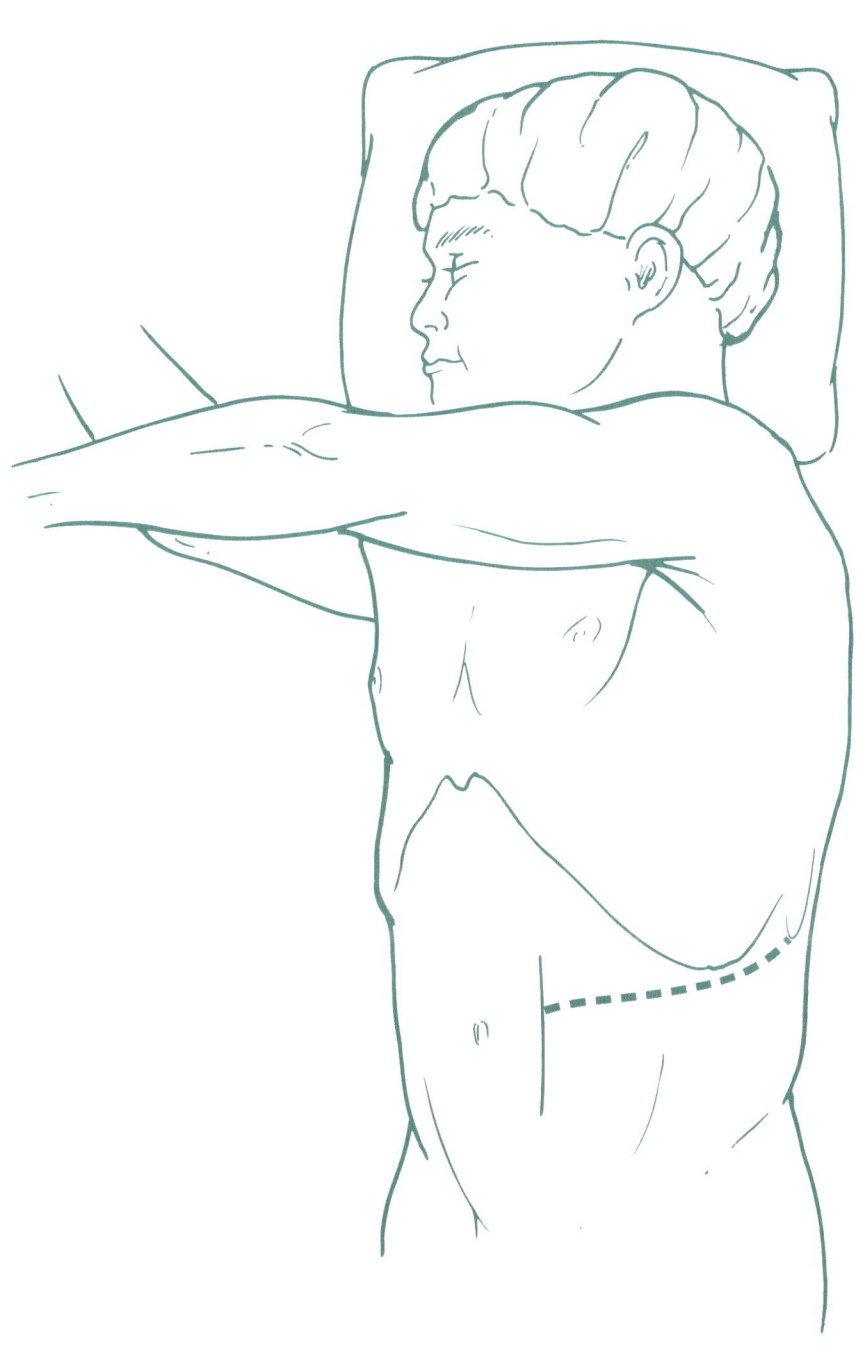

# 67 Cirurgia Pediátrica

*Dai H. Chung*

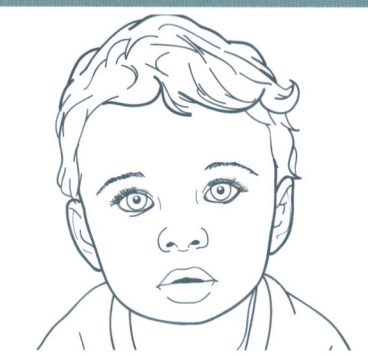

## VISÃO GERAL DO CAPÍTULO

**Fisiologia neonatal**
    Cardiopulmonar
    Imunologia
**Fluidos, eletrólitos e nutrição**
    Fluido e eletrólitos
    Nutrição
**Lesões de cabeça e pescoço**
    Cistos dermoides e epidermoides
    Linfadenopatia
    Higroma cístico
    Cisto do ducto tireoglosso
    Remanescentes branquiais
**Suporte de vida extracorpóreo**
    Indicações
    Fisiologia
**Condições diafragmáticas**
    Hérnia diafragmática congênita
    Patogênese
    Apresentação clínica
    Manejo
    Reparo cirúrgico
    Eventração do diafragma
**Malformações broncopulmonares**
    Cisto broncogênico
    Malformação congênita das vias respiratórias pulmonares
    Sequestro pulmonar
    Enfisema lobar congênito
**Condições do trato digestório**
    Atresia esofágica e fístula traqueoesofágica
    Refluxo gastresofágico
    Estenose hipertrófica do piloro
    Atresia intestinal
    Má rotação intestinal e vólvulo do intestino médio
    Enterocolite necrosante
    Síndrome do intestino curto
    Íleo meconial
    Síndrome do tampão de mecônio ou da rolha meconial
    Doença de Hirschsprung
    Malformação anorretal
    Intussuscepção
    Divertículo de Meckel
    Apendicite
**Condições hepatopancreaticobiliares**
    Atresia de vias biliares extra-hepáticas
    Cisto de colédoco
    Pancreatite hereditária e pâncreas *divisum*
    Discinesia biliar
**Condições da parede abdominal**
    Hérnias
**Deformidades da parede torácica**
**Condições do trato geniturinário**
    Criptorquidia
    Torção testicular
    Tumores testiculares
**Tumores sólidos pediátricos**
    Neuroblastoma
    Tumor de Wilms
    Rabdomiossarcoma
    Tumores do fígado
    Teratoma
    Tumor ovariano
**Trauma pediátrico**
    Lesões na cabeça e na coluna vertebral
    Trauma torácico
    Trauma abdominal
    Lesão pancreática
    Lesão renal

Embora a cirurgia pediátrica seja um campo em constante evolução, continua sendo o último baluarte da verdadeira cirurgia geral. As condições cirúrgicas pediátricas compreendem grupos etários pré-natais (fetais) e neonatais até adolescentes e adultos jovens. Os cirurgiões pediátricos devem avaliar e realizar o manejo terapêutico de um amplo espectro de condições cirúrgicas com fisiopatologias extremamente diferentes. A cirurgia pediátrica abrange um amplo espectro de sistemas de órgãos, desde a cabeça e o pescoço ao tórax e o trato gastrintestinal (GI), além de condições como anomalias congênitas, tumores sólidos e trauma pediátrico. Este capítulo fornece uma visão geral de condições cirúrgicas pediátricas comuns e únicas, sua fisiopatologia e estratégias de tratamento.

## FISIOLOGIA NEONATAL

A fisiologia única do recém-nascido decorre, em parte, do menor tamanho dos pacientes e da imaturidade celular e funcional de seus sistemas de órgãos. Os recém-nascidos estão em risco de estresse pelo frio e um ambiente térmico ideal deve ser mantido para reduzir o consumo de oxigênio e as demandas metabólicas. As incubadoras nos berçários e as salas de cirurgia aquecidas servem para manter a termogênese. Os principais fatores de risco para a hipotermia em lactentes incluem sua área de superfície corporal relativamente grande em relação ao peso corporal, o tecido subcutâneo e maiores perdas insensíveis de líquidos. Os lactentes também respondem à temperatura ambiente mais fria por meio da termogênese sem tremores, pela qual ocorrem aumentos no metabolismo e no consumo de oxigênio. O uso de aquecedores radiantes suspensos também é comum nas salas de cirurgia, onde uma temperatura ambiente ideal (cerca de 23°C) é mantida para garantir a temperatura central do corpo do neonato entre 36°C e 37,5°C.

## Cardiopulmonar

Durante a circulação fetal, o sangue arterial da placenta desvia os pulmões fetais através do forame oval patente e do canal arterial. Após o nascimento, o forame oval se fecha com a primeira respiração do recém-nascido, então uma queda vertiginosa na resistência vascular pulmonar ocorre, aumentando o fluxo sanguíneo pulmonar. A diminuição do fluxo sanguíneo, juntamente com maior teor de oxigênio, promove o fechamento espontâneo do canal arterial. Fármacos anti-inflamatórios não esteroidais (p. ex., indometacina) podem promover o fechamento de um canal arterial patente, principalmente em prematuros. Se persistentemente aberto, o fechamento do canal arterial patente é obtido por meio de uma minitoracotomia aberta ou um procedimento percutâneo com cateter. O aumento da resistência vascular pulmonar pode ser causado por hipoxemia e acidose, resultando na hipertensão pulmonar persistente (HPP) e um *shunt* (derivação) da direita para a esquerda. O gás de óxido nítrico, um potente indutor de relaxamento do músculo liso vascular, é eficaz contra a HPP.

O coração infantil tem uma capacidade limitada de aumentar o volume sistólico; portanto, o débito cardíaco é amplamente dependente da frequência cardíaca. Como tal, a alteração da frequência cardíaca é um indicador sensível do estado de volume intravascular. O enchimento capilar é um indicador sensível de perfusão tecidual adequada. Um enchimento capilar prolongado (> 2 segundos) pode representar o desvio substancial de sangue dos tecidos periféricos para os órgãos centrais, o que pode ocorrer com o choque cardiogênico ou hipovolêmico.

A frequência respiratória de um recém-nascido normal varia de 40 a 60 respirações/min, com volume corrente de 6 a 10 m$\ell$/kg. Alargamento nasal, gemidos, retrações intercostais e subesternais, além de cianose são sintomas e sinais de desconforto respiratório. Os bebês são respiradores nasais e diafragmáticos obrigatórios e, portanto, qualquer condição que obstrua as passagens nasais (p. ex., sonda nasogástrica) ou interfira na função diafragmática pode comprometer gravemente a condição respiratória. Além disso, a via respiratória do recém-nascido é bastante pequena, com diâmetro traqueal médio de 2,5 a 4 mm, e pode ser facilmente obstruída com secreções nas vias respiratórias.

Ao nascimento, os pulmões são considerados funcionalmente imaturos e continuam a desenvolver novos bronquíolos terminais e alvéolos até 6 a 8 anos. O pulmão neonatal tem menos pneumócitos tipo II, que produzem surfactante, uma mistura lipoproteica de fosfolipídios, proteínas e gorduras neutras. O surfactante regula a tensão superficial alveolar, aumentando, desse modo, a capacidade residual funcional. A lecitina, fosfolipídio mais predominante, pode ser mensurada no líquido amniótico e a proporção de lecitina em relação à esfingomielina (relação lecitina/esfingomielina) é utilizada para determinar a maturidade pulmonar fetal. Assim, os prematuros apresentam maior risco de colapso alveolar, formação de membrana hialina e barotrauma por suporte ventilatório mecânico. A terapia com surfactante exógeno teve um grande impacto no manejo de bebês prematuros. Isso resultou em melhora da sobrevida e diminuição da incidência de displasia broncopulmonar, uma condição caracterizada por dependência de oxigênio, anormalidade radiológica e sintomas respiratórios crônicos além dos primeiros 28 dias de vida.

## Imunologia

Os lactentes têm níveis mais baixos de imunoglobulinas (IgA, IgG e IgM) e do complemento C3b ao nascimento e, portanto, estão em maior risco de infecção sistêmica. A investigação de sepse para recém-nascidos permanece praticamente a mesma com culturas de vigilância, incluindo aquelas obtidas de líquido cefalorraquidiano, além do hemograma completo, bem como os níveis de proteína C reativa. Os bebês também correm o risco de potenciais fontes sépticas resultantes de linhas de monitoramento invasivo e intervenções, tais como intubação endotraqueal prolongada, cateteres vasculares umbilicais e cateterismo vesical. Antibioticoterapia empírica é muitas vezes iniciada com base em suspeitas clínicas sutis (p. ex., diminuição da tolerância para alimentação enteral, instabilidade de temperatura, enchimento capilar reduzido, taquipneia, irritabilidade). A antibioticoterapia é direcionada para patógenos bacterianos comuns, como os estreptococos beta-hemolíticos do grupo B, *Staphylococcus aureus* resistente à meticilina e *Escherichia coli*.

## FLUIDOS, ELETRÓLITOS E NUTRIÇÃO

### Fluido e eletrólitos

O equilíbrio hidreletrolítico deve ser cuidadosamente avaliado em pacientes cirúrgicos pediátricos, particularmente em neonatos menores que apresentam margem para erro estreita. Em razão das maiores perdas insensíveis de água pela fina barreira da pele imatura, as necessidades de líquidos para bebês prematuros podem ser substanciais. As perdas insensíveis de água estão diretamente relacionadas à idade gestacional, que variam de 45 a 60 m$\ell$/kg/dia para prematuros com peso inferior a 1.500 g a 30 a 35 m$\ell$/kg/dia para crianças a termo. Aquecedores de calor radiante, fototerapia para hiperbilirrubinemia e desconforto respiratório podem resultar em perdas adicionais de líquidos. Durante os primeiros 3 a 5 dias de vida, a perda fisiológica de água pode chegar a 10% do peso corporal. As necessidades de fluido são calculadas de acordo com o peso corporal. Durante os primeiros dias de vida, as recomendações de fluidos são conservadoras; no entanto, os bebês precisam de 100 a 130 m$\ell$/kg/dia para fluidos de manutenção até o quarto dia de vida. Condições cirúrgicas, como gastrosquise e enterocolite necrosante (ECN), demandam um volume significativamente maior. O débito urinário e a osmolaridade são bons indicadores de perfusão tecidual adequada. O débito urinário mínimo ideal em um recém-nascido é de 1 a 2 m$\ell$/kg/dia. Bebês podem responder à azotemia pré-renal concentrando a urina apenas até cerca de 700 mOsm/kg. As necessidades diárias de sódio e potássio são 2 a 4 e 1 a 2 mEq/kg, respectivamente. Esses requisitos são geralmente atendidos com 5% de dextrose em 0,45% de salina normal com 20 mEq/$\ell$ de potássio na taxa de manutenção calculada. Perdas de líquidos por drenagem gástrica, drenagem de ostomia ou diarreia também devem ser cuidadosamente avaliadas e tratadas por reposição com solução apropriada. As perdas gástricas devem ser repostas em volumes iguais com salina normal a 0,45% com 20 mEq/ℓ de potássio. Diarreia, perdas pancreáticas e biliares são repostas com solução de Ringer com lactato isotônico. A hipovolemia por hemorragia aguda deve ser corrigida com transfusão imediata de hemoderivados em bólus de 10 a 20 mℓ/kg de concentrado de hemácias, plasma ou albumina a 5%.

## Nutrição

As necessidades energéticas variam substancialmente, de acordo com a faixa etária e também em diferentes condições clínicas. O ganho apropriado de peso continua sendo o indicador bruto mais confiável de ingestão calórica adequada. Necessidades calóricas diárias totais e o platô da curva de peso com a idade também são importantes. Quase 50% da energia em bebês a termo com menos de 2 semanas e 60% de energia em prematuros com peso inferior a 1.200 g são consumidos para o crescimento. Uma orientação geral para a necessidade de calorias enterais de lactentes é de 120 calorias/kg/dia para atingir um ganho de peso ideal de cerca de 1% do peso corporal por dia. O leite materno e as fórmulas infantis padrões contêm 20 calorias/onça (1 onça equivale a 28,35 gramas). Fórmulas com maior densidade calórica estão disponíveis para aqueles que são incapazes de consumir volumes suficientes para atender às suas necessidades calóricas ou aqueles com restrição estrita de líquidos. O leite materno é a forma ideal de nutrição enteral. No entanto, fórmulas hipoalergênicas, desde as sem lactose até as compostas por aminoácidos, estão disponíveis para atender às necessidades específicas de bebês com condições particulares do trato GI. Em geral, lactentes com problemas intestinais recebem alimentação enteral contínua e, em seguida, fazem a transição para alimentação em bólus gástrico. A tolerância da alimentação enteral é cuidadosamente monitorada pela avaliação da circunferência abdominal, resíduos gástricos e eliminação de fezes.

Os carboidratos são armazenados principalmente como glicogênio no fígado e nos músculos. Visto que o fígado e a massa muscular do recém-nascido são desproporcionalmente menores que os dos adultos, os bebês são suscetíveis à hipoglicemia com riscos de convulsão e comprometimento neurológico. A taxa de infusão mínima de glicose para neonatos é de 4 a 6 mg/kg/min. Esta taxa deve ser calculada diariamente enquanto o lactente estiver recebendo nutrição parenteral. Na nutrição parenteral total (NPT), a taxa de infusão de glicose é aumentada diariamente em incrementos de 1 a 2 mg/kg/min até um valor máximo de 10 a 12 mg/kg/min. A hiperglicemia em uma taxa de infusão de glicose abaixo do ideal deve ser evitada, porque pode levar a rápida hiperosmolaridade e desidratação. A hiperglicemia também pode refletir uma sepse subjacente e, portanto, deve ser investigada.

A ingestão média de proteínas é de aproximadamente 15% do total de calorias diárias e varia de 2 a 3,5 g/kg/dia em lactentes. Aos 12 anos, essa exigência de proteína é reduzida pela metade e se aproxima das necessidades de um adulto (1 g/kg/dia) aos 18 anos. A provisão de maiores quantidades de calorias proteicas em relação às calorias não proteicas (carboidrato mais gordura) resultará no aumento dos níveis de nitrogênio ureico no sangue, resultando em uma proporção de calorias não proteicas para as calorias proteicas (quando expressa em gramas de nitrogênio) maior que 150:1. Para bebês que recebem nutrição parenteral, a administração de proteínas geralmente começa em 0,5 g/kg/dia e avança em incrementos diários de 0,5 g/kg/dia para um objetivo de aproximadamente 3,5 g/kg/dia.

A gordura é uma importante fonte de calorias não proteicas. O ácido linoleico, uma cadeia de 18 carbonos com duas ligações duplas, é considerado um ácido graxo essencial e sua deficiência resulta em ressecamento, erupção cutânea e descamação da pele. Em pacientes pediátricos, a gordura é fornecida como a principal fonte de calorias para prevenir o desenvolvimento de deficiência de ácidos graxos essenciais. Os requisitos lipídicos para o crescimento são significativos e a gordura é uma fonte robusta de calorias. Semelhante à proteína, as infusões de gordura são iniciadas em 0,5 g/kg/dia e sobem até 2,5 a 3,5 g/kg/dia. Em bebês com hiperbilirrubinemia não conjugada, a gordura é administrada com cautela, porque os ácidos graxos podem deslocar a bilirrubina da albumina. A bilirrubina não conjugada livre pode então atravessar a barreira hematencefálica e pode levar ao *kernicterus*, resultando em retardo mental.

A NPT é reservada para lactentes para os quais a nutrição enteral diária adequada não pode ser alcançada. Os bebês têm somente a reserva de energia para suportar períodos de privação alimentar de 2 a 3 dias. Portanto, a necessidade de nutrição parenteral de um bebê deve ser avaliada precocemente. A taxa de infusão total de NPT é mantida em estado de equilíbrio para atender as necessidades diárias de líquidos e a concentração de nutrientes é gradualmente aumentada diariamente até que os objetivos sejam atingidos. Os bebês em condições cirúrgicas muitas vezes apresentam colestase, geralmente causada por suporte prolongado de NPT; no entanto, outras causas devem ser descartadas. Primeiramente, os níveis séricos de ácidos biliares geralmente são elevados, depois a concentração direta de bilirrubina, seguida pelos níveis de enzimas hepáticas. O tratamento ideal para colestase associada à NPT é restaurar a alimentação enteral. O uso de emulsão de gordura ômega-3 (Omegaven®) tem sido fundamental na prevenção de colestase induzida por NPT.[1] Uma fórmula contendo triglicerídeo de cadeia média pode ser utilizada e, se uma criança estiver recebendo nutrição enteral total, vitaminas lipossolúveis devem ser suplementadas.

## LESÕES DE CABEÇA E PESCOÇO

### Cistos dermoides e epidermoides

Os cistos dermoides e epidermoides são lesões benignas de crescimento lento que ocorrem geralmente no couro cabeludo e no crânio. Esses cistos normalmente surgem de parte dos tecidos dérmicos ou epidérmicos, formando um pequeno cisto preenchido com componentes normais da pele. Os cistos dermoides podem conter pelo, dentes e glândulas da pele. Os cistos epidermoides em geral contêm apenas tecido epidérmico e restos de queratina. Eles comumente ocorrem na fronte (testa), canto lateral do supercílio, fontanela anterior ou no espaço retroauricular. Geralmente são assintomáticos, mas podem aumentar de tamanho ao longo do tempo e muitas vezes podem se tornar osteolíticos. A maioria das lesões do couro cabeludo requer apenas o exame clínico para diagnóstico e posterior excisão cirúrgica. No entanto, estudos de imagem (p. ex., ultrassonografia [US]) podem ser essenciais para identificar lesões na linha média, como uma cefalocele comunicante.

### Linfadenopatia

Linfonodos aumentados, que se manifestam como aglomerados pequenos, móveis e discretos no triângulo cervical anterior, são uma das condições mais comumente encaminhadas para avaliação cirúrgica pediátrica, biopsia ou possível excisão. Geralmente ocorrem ao longo da borda do músculo esternocleidomastóideo, frequentemente em grupos. A causa exata é desconhecida, mas presumivelmente é multifocal. Uma anamnese detalhada e o exame físico são suficientes para determinar se a cirurgia é indicada. O uso da US tornou-se amplamente prevalente e pode, algumas vezes, identificar os linfonodos com necrose central que requerem intervenção cirúrgica. Ocasionalmente, linfonodos presentes como nódulos fixos, indolores, progressivamente aumentados na região supraclavicular devem levantar a suspeita de uma etiologia subjacente grave. Sintomas sistêmicos, como sudorese noturna e perda de peso, exigem uma investigação completa com radiografia de tórax, que pode detectar adenopatia mediastinal.

A linfadenite cervical aguda bilateral por infecções virais respiratórias (p. ex., adenovírus, vírus influenza, vírus sincicial respiratório) requer apenas observação. *S. aureus* e *Streptococcus* do grupo A são responsáveis pela maioria dos casos de linfadenite piogênica aguda.

A doença da arranhadura do gato é uma condição infecciosa autolimitada caracterizada por linfadenopatia regional dolorosa. O bacilo gram-negativo, *Bartonella henselae*, é responsável pela maioria dos casos. Uma história de exposição a gatos é útil, mas nem sempre presente. O teste de imunofluorescência indireta com anticorpos tem apenas especificidade moderada. A reação em cadeia da polimerase de uma amostra de biopsia de linfonodo é um estudo mais útil para o diagnóstico. A doença da arranhadura do gato é geralmente autolimitada. Uma causa infecciosa menos comum de linfadenite cervical é uma infecção micobacteriana não tuberculosa. Os linfonodos são flutuantes, com aparência violácea da pele sobrejacente. O diagnóstico é feito por culturas positivas para bacilos álcool-ácido-resistentes não tuberculosos, juntamente com um teste cutâneo tuberculínico. A excisão cirúrgica geralmente é indicada porque a maioria das micobactérias não tuberculosas é resistente às medicações convencionais.

## Higroma cístico

O higroma cístico é um cisto multiloculado revestido por células endoteliais que ocorrem como resultado de malformação linfática. A maioria envolve os sacos jugulares linfáticos e está situada na região posterior do pescoço. Outros sítios comuns são as regiões axilares, mediastinais, inguinais e retroperitoneais e aproximadamente 50% dessas lesões císticas estão presentes ao nascimento. Os higromas císticos são massas císticas moles que podem distorcer a estrutura circundante, incluindo as vias respiratórias. Uma grande massa cística do pescoço no feto pode representar uma ameaça significativa às vias respiratórias ao nascimento. Os estudos de US pré-natal e de ressonância magnética (RM) fetal podem melhor demonstrar a extensão da doença, juntamente com o seu efeito de massa nas vias respiratórias. Se presente, uma coordenação cuidadosa da intervenção cirúrgica durante o parto, conhecida como procedimento intraparto extrauterino (EXIT), pode salvar vidas, embora isso seja mais provável com tumores sólidos, como os teratomas. Os higromas císticos são propensos a infecções e hemorragias na massa. O exame de RM é útil para delinear a extensão dos canais linfáticos. A excisão completa com isolamento detalhado e ligadura dos ramos linfáticos é o objetivo cirúrgico. A dissecção romba agressiva e com eletrocautério, bem como a ressecção radical, devem ser evitadas, pois isso pode levar a recorrência ou infecção devido ao controle incompleto dos linfáticos. Quando uma excisão cirúrgica segura e completa não for viável, a injeção com agentes esclerosantes, como bleomicina, doxiciclina ou OK-432 derivado de *Streptococcus pyogenes*, deverá ser considerada como uma opção não cirúrgica eficaz.[2]

## Cisto do ducto tireoglosso

Uma lesão cervical cística na linha média superior em crianças é um cisto do ducto tireoglosso até que se prove o contrário (Figura 67.1). Tem origem na base da língua no forame cego e desce pela porção central do osso hioide. Embora os cistos do ducto tireoglosso possam ocorrer em qualquer lugar da base da língua até a glândula tireoide, a maioria é encontrada no hioide ou logo abaixo dele. Um divertículo da tireoide se desenvolve como um espessamento endodérmico mediano no forame cego durante a fase embrionária de desenvolvimento. O divertículo da tireoide desce no pescoço e permanece aderido à base da língua pelo ducto tireoglosso. Além disso, quando a glândula tireoide desce para sua posição pré-traqueal normal, a cartilagem ventral dos segundo e terceiro arcos branquiais forma o hioide. Assim, a íntima relação anatômica do remanescente do ducto tireoglosso está presente com a porção central do hioide. O ducto tireoglosso normalmente regride no momento em que a glândula tireoide atinge sua posição final. Quando os elementos do ducto persistem apesar da descida completa da tireoide, um cisto do ducto tireoglosso pode se desenvolver. Falha na migração caudal normal da glândula tireoide resulta em uma tireoide lingual em que nenhum outro tecido tireoidiano está presente no pescoço. Imagens de US ou cintilografia podem ser úteis para identificar a glândula tireoide ectópica no pescoço. O procedimento de Sistrunk, descrito pela primeira vez em 1928, é a cirurgia padrão-ouro para cistos do ducto tireoglosso. Envolve a excisão completa do cisto em continuidade com seu trato, a porção central do hioide e o trato interior ao hioide estendendo-se até a base da língua. A falha da ressecção completa resulta em recorrência do cisto em até 40 a 50% dos casos.

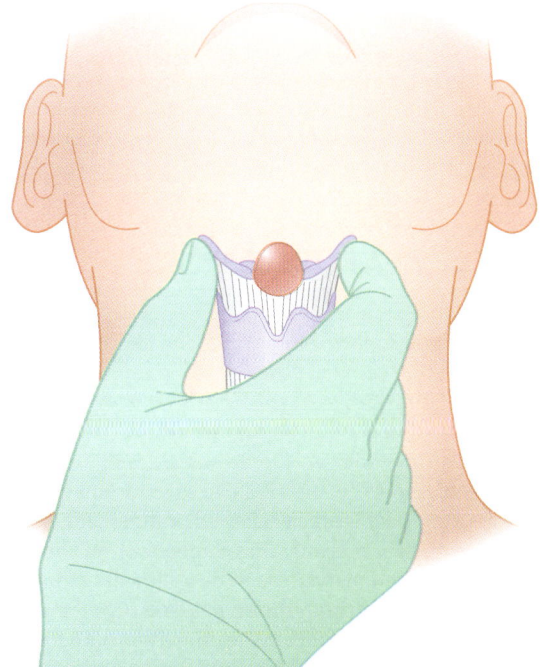

**Figura 67.1** O cisto do ducto tireoglosso apresenta-se como massa cervical na linha média. O cisto do ducto tireoglosso pode se estender até sua origem no forame cego. (De Josephs MD. Thyroglossal duct cyst. In: Chung DH, Chen MK, ed. *Atlas of pediatric surgical techniques*. Philadelphia, PA: Elsevier Saunders; 2010:28-33.)

## Remanescentes branquiais

Os remanescentes das fendas branquiais apresentam-se como massas cervicais laterais. Embriologicamente, as estruturas da cabeça e do pescoço são derivadas de seis pares de arcos branquiais, suas fendas intermediárias e bolsas. Cistos, seios ou fístulas congênitas resultam da falha na regressão dessas estruturas, que persistem em sítios aberrantes. A localização desses remanescentes geralmente dita sua origem embriológica e orienta a abordagem operatória subsequente. A incapacidade de compreender a embriologia pode resultar em ressecção incompleta ou lesão de estruturas adjacentes. As lesões branquiais podem se manifestar como seios, fístulas ou restos cartilaginosos em bebês. A manifestação clínica varia de drenagem mucoide contínua, fístula ou seio ou massa cística infectada. Remanescentes branquiais também podem ser palpáveis como nódulos cartilaginosos ou cordões que correspondem a um trajeto fistuloso. Depressões dérmicas ou marcas na pele também podem estar presentes. As anomalias da primeira fenda branquial são tipicamente localizadas na frente ou atrás da orelha ou na parte superior do pescoço, perto da mandíbula. As fístulas normalmente têm seu curso através da glândula parótida, profundamente ou através de ramos do nervo facial e terminam no meato acústico externo. As anomalias da segunda fenda branquial são o tipo mais comum. O óstio externo desses remanescentes está localizado ao longo da borda anterior do músculo esternocleidomastóideo, geralmente nas proximidades da metade superior ao terço inferior do músculo. Um trajeto tortuoso e longo do trato fistuloso pode ser encontrado, o que requer contraincisões escalonadas para a remoção completa do trajeto da fístula. Normalmente, a fístula penetra no platisma, sobe ao longo da bainha carotídea até o nível do osso hioide e gira medialmente para se estender entre as bifurcações da artéria carótida. A fístula segue adjacente aos nervos hipoglosso e glossofaríngeo, atrás do ventre posterior dos músculos digástrico e estilo-hióideo para terminar na fossa tonsilar ou outros espaços nasofaríngeos. Os remanescentes da terceira fenda branquial geralmente não apresentam seios ou fístulas e estão localizados na incisura supraesternal ou região clavicular, podendo descer para o mediastino. Elas se manifestam mais comumente como cistos em bebês e crianças mais velhas. Estes, na maioria das vezes, contêm cartilagem e apresentam-se clinicamente como massa firme ou abscesso subcutâneo.

## SUPORTE DE VIDA EXTRACORPÓREO

O suporte de vida extracorpóreo (SVEC) é um desvio cardiopulmonar que fornece suporte temporário de vida para o paciente gravemente enfermo com insuficiência respiratória e/ou cardíaca aguda. O SVEC alcança a troca gasosa suficiente, com a remoção de dióxido de carbono e oxigenação de sangue para manter o suporte circulatório normal. Desde sua primeira experiência neonatal relatada em 1976, o SVEC não só se tornou uma opção terapêutica padrão para insuficiência cardiopulmonar que é refratária à terapia médica máxima, mas também se tornou amplamente utilizado para uma variedade de aplicações clínicas, tais como a reanimação cardiopulmonar extracorpórea (RCPe). Embora o papel exato da RCPe na reanimação neonatal e pediátrica permaneça controverso e ainda a ser determinado, o uso da RCPe tornou-se uma prática comum em muitos hospitais ao redor do mundo.[3] Existem mais de 800 centros em todo o mundo contribuindo com os dados do registro para o Extracorporeal Life Support Organization database (dados do registro ELSO; julho de 2019).

## Indicações

As principais indicações para oxigenação por membrana extracorpórea (ECMO, do inglês *extracorporeal membrane oxygenation*) neonatal incluem aspiração de mecônio, síndrome do desconforto respiratório, hipertensão pulmonar persistente neonatal (HPPN), sepse e hérnia diafragmática congênita (HDC). A aspiração de mecônio é a aplicação mais comum para ECMO neonatal com a maior taxa de sobrevida (> 90%). Indicações para a ECMO em recém-nascidos variam entre as instituições. Em geral, a ECMO é indicada quando a função cardiopulmonar geral de uma criança se deteriora a um ponto de aproximadamente 80% da mortalidade prevista. Duas diretrizes foram usadas como preditoras de sobrevida sem ECMO: a diferença alveoloarterial na pressão parcial de oxigênio ($PAO_2 - PaO_2$ [também conhecida como $AaDO_2$]) e o índice de oxigênio. A $AaDO_2$ maior que 610 por tempo superior a 8 a 12 horas e a $AaDO_2$ maior que 620 por 6 horas, associada a barotrauma extenso e hipotensão grave requerendo suporte inotrópico, são considerados critérios para ECMO. O índice de oxigênio é calculado como a fração de oxigênio inspirado (geralmente 1,0) × pressão média das vias respiratórias × 100 dividida pela $PaO_2$. Mortalidade de 80% é observada com um índice de oxigênio maior que 40. As contraindicações são prematuridade grave devido a um alto risco de hemorragia intracraniana, peso inferior a 2 kg, presença de hemorragia intracraniana (hemorragia intraventricular grau II) e doença pulmonar irreversível, como displasia alveolar congênita. Critérios de exclusão adicionais incluem a presença de cardiopatia congênita cianótica ou grandes defeitos genéticos que impeçam a sobrevivência, bem como coagulopatia intratável.

## Fisiologia

A veia jugular interna direita e a artéria carótida comum são utilizadas para canulações venoarteriais devido ao tamanho dos vasos para acomodar cânulas e a circulação colateral. O circuito de SVEC é composto de uma bexiga de borracha de silicone que colapsa quando o retorno venoso é diminuído, uma bomba de rolo, um oxigenador de membrana, um trocador de calor, uma tubulação e os conectores. O princípio básico do SVEC é que o sangue venoso misto dessaturado do átrio direito drena através da cânula venosa para a bexiga e é bombeado para o oxigenador de membrana, onde o dióxido de carbono é removido e o oxigênio é adicionado. O sangue oxigenado passa então pelo trocador de calor e é devolvido ao paciente através da cânula arterial. A anticoagulação sistêmica para prevenir a coagulação do circuito de SVEC coloca os pacientes em risco de complicações hemorrágicas. Os indicadores de recuperação pulmonar incluem um aumento da $PaO_2$, melhora da complacência pulmonar e clareamento da radiografia de tórax. Quando a função pulmonar se recupera, o paciente é testado fora do *bypass* por clampeamento das cânulas. Se tolerado, o paciente é retirado do SVEC em configurações de ventilação convencional moderadas. O *bypass* venovenoso usando uma cânula simples de duplo lúmen colocada pela veia jugular interna direita tem a vantagem de evitar a canulação da artéria carótida. Frequentemente, a perfusão de sangue bem oxigenado por ECMO venovenosa restaura a estabilidade hemodinâmica. Em pacientes pediátricos mais velhos, bem como adultos, as cânulas venosas podem ser colocadas tanto pela veia jugular interna quanto pela veia femoral para alcançar a circulação venovenosa da ECMO.

A hemorragia é a complicação mais comum do SVEC e pode ocorrer em qualquer local dos sítios de cateteres e sítios cirúrgicos, bem como na cavidade torácica ou hemorragias intracranianas. A idade gestacional é o preditor mais significativo de hemorragia intracraniana no SVEC e prematuros com menos de 34 semanas de idade gestacional estão em maior risco. Outras complicações incluem convulsões, comprometimento neurológico, dano renal exigindo hemofiltração ou hemodiálise, hipertensão, infecção e mau funcionamento mecânico do oxigenador de membrana, bomba e trocador de calor, bem como das próprias cânulas.

## CONDIÇÕES DIAFRAGMÁTICAS

### Hérnia diafragmática congênita

A incidência global de HDC é de 1 em 2.000 a 5.000 nascidos vivos. A HDC é diagnosticada no pré-natal na maioria dos casos e ocorre mais comumente do lado esquerdo (84%); defeitos bilaterais ocorrem, mas são raros (2%). Um saco herniário está presente em 10 a 15% das vezes e deve ser excisado no momento do reparo. Apesar das estratégias de tratamento multimodal, como oclusão traqueal fetal, ECMO, óxido nítrico inalado e hipercapnia permissiva, a taxa de sobrevida global permanece em 70 a 90%. Os dados reais de sobrevivência para HDC são um pouco distorcidos pelo fato de que os bebês com a doença mais grave muitas vezes são natimortos e, portanto, não são incluídos nos registros. A razão entre a área pulmonar e a circunferência cefálica (LHR, do inglês *lung area to head circumference ratio*) é um preditor ultrassonográfico de prognóstico e é determinada pelo produto das duas medidas lineares perpendiculares mais longas do pulmão contralateral à HDC dividido pelo perímetro cefálico. Uma LHR inferior a 1 e uma posição anormal do fígado às 24 semanas de gestação são fortes preditores de desfechos desfavoráveis. A RM fetal também é utilizada em muitos centros para determinar o volume pulmonar fetal, bem como a razão entre a intensidade do sinal do pulmão e do líquido espinal.[4]

### Patogênese

No embrião, as cavidades pleuroperitoneais se separam pela membrana em desenvolvimento em torno de 8 a 10 semanas de gestação. Quando o canal pleuroperitoneal persiste, leva a um defeito posterolateral diafragmático congênito. A localização posterolateral desta HDC é conhecida como hérnia de Bochdalek; esta doença distingue-se de uma HDC da localização anteromedial, conhecida como hérnia de Morgagni. O conteúdo abdominal forma uma hérnia para a cavidade torácica através do defeito diafragmático, comprimindo o pulmão ipsilateral em desenvolvimento. Esses pulmões têm brônquios menores, com menos ramificações brônquicas e menos área de superfície alveolar. O pulmão ipsilateral é afetado mais gravemente; entretanto, ambos os pulmões são afetados pela hipoplasia pulmonar. Além disso, a vascularização pulmonar é significativamente afetada pelo aumento da espessura do músculo liso arteriolar. A vascularização arteriolar também é extremamente sensível a fatores vasoativos locais e sistêmicos. Assim, a gravidade da hipoplasia e a hipertensão pulmonar afetam significativamente a morbidade e a mortalidade geral em crianças com HDC.

### Apresentação clínica

O diagnóstico de HDC é frequentemente feito no pré-natal, a partir de 15 semanas de gestação, durante a avaliação ultrassonográfica de rotina. Bebês que têm um início tardio de HDC (além de 25 semanas de gestação) tiveram melhor sobrevida geral. A herniação de estômago e fígado, polidrâmnio e anomalias associadas estão relacionados a piores desfechos. O parto de um feto com HDC deve ser planejado em um hospital capaz de fornecer cuidados neonatais avançados, incluindo a ECMO.

A maioria dos bebês com HDC apresenta desconforto respiratório imediatamente após o nascimento. Os sintomas e sinais iniciais podem incluir respiração ruidosa, retrações torácicas, dispneia e cianose com um abdome escafoide. Sons respiratórios diminuídos, juntamente com sons intestinais, podem ser auscultados no tórax com HDC. A mudança de bulhas cardíacas à direita (para HDC do lado esquerdo) é comum. Um diferencial significativo da oximetria de pulso pré e pós-ductal indica *shunt* da direita para a esquerda devido à HPPN. A radiografia de tórax demonstra múltiplas alças intestinais na cavidade torácica juntamente com desvio mediastinal (Figura 67.2 A). O diagnóstico diferencial inclui malformação adenomatoide cística congênita, cisto broncogênico, eventração diafragmática (Figura 67.2 B) e teratoma cístico. Tipicamente, o bebê passa bem por várias horas após o parto durante o "*período de lua de mel*" e então começa a demonstrar piora da função respiratória. Intervenções terapêuticas visam estabilizar e tratar a HPPN. Em 10 a 20% dos casos, a HDC é diagnosticada além das primeiras 24 horas, quando os bebês

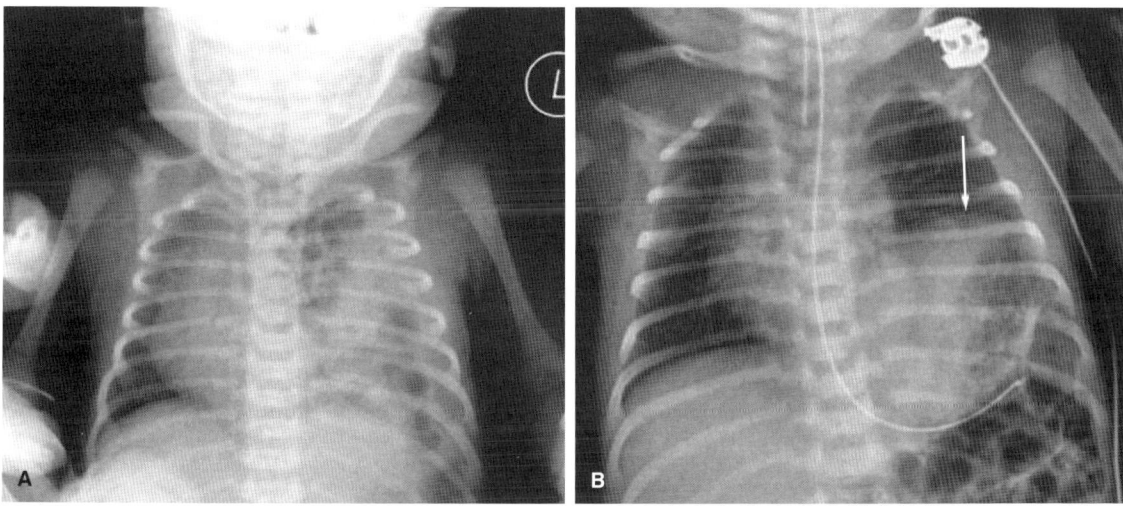

**Figura 67.2 A.** Hérnia diafragmática congênita. Múltiplas alças intestinais cheias de gás estão localizadas no hemitórax esquerdo e o mediastino é deslocado para a direita. **B.** Eventração diafragmática esquerda. O hemidiafragma está elevado (*seta*) devido à paralisia induzida por lesão do nervo frênico.

apresentam sintomas de dificuldades de alimentação, desconforto respiratório e pneumonia. Nas hérnias de Morgagni, o diagnóstico é frequentemente tardio até a infância, porque a maioria das crianças é assintomática.

## Manejo

A cirurgia fetal aberta para HDC foi realizada pela primeira vez no fim da década de 1980 com sucesso inicial em fetos sem herniação do fígado. No entanto, em fetos com herniação hepática e subsequente torção da veia umbilical, a redução do fígado resultou em morte fetal; portanto, o estudo foi abandonado. Posteriormente, a oclusão traqueal endoscópica fetal (FETO, do inglês *fetal endoscopic tracheal occlusion*) mostrou resultados encorajadores na promoção do crescimento pulmonar, impedindo a saída de líquido pulmonar e aumentando a pressão intrabrônquica. No entanto, um ensaio clínico randomizado não mostrou melhora na sobrevida. Um estudo multicêntrico randomizado, o Tracheal Occlusion to Accelerate Lung Growth (TOTAL), que havia sido conduzido por vários centros europeus,[5] agora está inscrevendo pacientes nos EUA. A evolução da cirurgia fetal e suas aplicações clínicas são discutidas no Capítulo 73.

O manejo pós-natal da HDC é direcionado para a estabilização do estado cardiorrespiratório, minimizando a lesão iatrogênica decorrente de intervenções terapêuticas. A garantia imediata da via respiratória com intubação endotraqueal é essencial; porém, a ventilação com pressão média excessiva nas vias respiratórias pode levar ao barotrauma juntamente com o comprometimento do retorno de sangue venoso ao coração. Uma sonda orogástrica é colocada para evitar a distensão gástrica, que pode piorar a compressão pulmonar, o desvio do mediastino e a capacidade de ventilação. A ênfase principal no manejo ventilatório suave com hipercapnia resultou em melhor sobrevida para neonatos com HDC. O óxido nítrico inalado é amplamente utilizado por seu efeito vasodilatador pulmonar. O uso de tolazolina, um agente bloqueador alfa-adrenérgico não seletivo, como um vasodilatador pulmonar não produziu resultados clinicamente significativos. A sildenafila, um inibidor da fosfodiesterase-5, funciona induzindo o relaxamento do músculo liso vascular pulmonar e é utilizada em muitos centros com resultados variáveis. Um estudo de coorte retrospectiva mostrou uma tendência crescente no uso de uma variedade de vasodilatadores para pacientes com HDC.

## Reparo cirúrgico

Bebês com HDC que não necessitam de ECMO podem ser submetidos de modo seguro ao reparo cirúrgico brevemente após o nascimento. A correção laparoscópica da HDC ganhou popularidade nos últimos anos, mas seu benefício geral e efeitos no desfecho a longo prazo permanecem incertos.[6] O momento ideal do reparo de HDC na ECMO permanece bastante controverso, alguns defendem o reparo cirúrgico precoce na ECMO, enquanto outros recomendam o reparo durante o desmame da ECMO ou mesmo após a decanulação. Não existem dados prospectivos indiscutíveis sobre o momento ideal de reparo da HDC para aqueles que necessitam de suporte com ECMO. Um relato recente sugeriu que o reparo da HDC após a terapia com ECMO está associado à melhor sobrevida em comparação com o reparo durante a ECMO.[7] A abordagem aberta preferível para uma HDC posterolateral é realizada por meio de uma incisão abdominal subcostal. As vísceras são reduzidas na cavidade abdominal e o defeito posterolateral no diafragma é aproximado com suturas não absorvíveis interrompidas. O defeito de hérnia é geralmente muito grande, com apenas um pequeno folheto de tecido diafragmático presente anteromedialmente. Embora a correção primária do defeito seja ideal, o fechamento com tensão excessiva deve ser evitado para prevenir a recorrência da hérnia. Alguns defendem o uso de suturas com *pledget*. Uma série de técnicas reconstrutivas e materiais estão disponíveis para o reparo de grandes defeitos de hérnia. A técnica cirúrgica de retalhos musculares abdominais ou torácicos pode ser considerada, mas um material protético, como uma prótese Gore-Tex®, é mais amplamente utilizado. As vantagens de um material protético incluem tempo de cirurgia mais curto e reparo sem tensão. Alguns defendem o uso de biomateriais regenerativos de matriz extracelular como uma prótese biodegradável (p. ex., Surgisis® [Cook Medical Bloomington, IN] e AlloDerm® [LifeCell, Branchburg, NJ]) para corrigir defeitos de hérnia diafragmática. Em geral, o dreno torácico é preservado e as radiografias pós-operatórias mostram deslocamento mediastinal imediato em direção ao centro. A cavidade torácica enche rapidamente com drenagem serosa, que mais tarde é absorvida quando o estado de fluidos retorna ao basal. Durante o fechamento da cavidade abdominal, muitas vezes pode ser difícil acomodar as vísceras reduzidas da cavidade torácica. Um silo abdominal temporário pode ser considerado, porém pode ser uma opção cirúrgica alternativa permitir uma hérnia incisional com fechamento apenas de pele até que o fechamento definitivo da fáscia possa ser realizado. Quando a HDC é reparada com a ECMO, o sangramento pós-operatório é uma complicação comum e, portanto, a hemostasia meticulosa deve ser alcançada.

Os resultados a longo prazo em bebês com HDC variam. Alguns podem desenvolver uma condição crônica devido à HPPN e à disfunção respiratória. Além disso, bebês que receberam cuidado intensivo e prolongado na unidade de terapia intensiva neonatal têm uma alta incidência de retardo no desenvolvimento, convulsões e perda auditiva. Outras morbidades para sobreviventes de HDC incluem doença pulmonar crônica, escoliose, retardo de crescimento, *pectus excavatum*, bem como doença do refluxo gastroesofágico (RGE) e dismotilidade intestinal.

## Eventração do diafragma

A elevação anormal do hemidiafragma pode afetar significativamente a função respiratória. A eventração do diafragma pode ser congênita ou adquirida. A eventração congênita pode ocorrer devido ao trauma no nascimento (paralisia de Erb) ou devido a uma anormalidade anatômica do diafragma. A paralisia de Erb é uma paralisia do braço causada por lesão no plexo braquial, compreendendo os ramos ventrais dos nervos espinais C5 a C8. Essas lesões geralmente resultam de distocia de ombro durante um parto difícil. A paralisia de Erb comumente inclui a paralisia diafragmática ipsilateral devido à lesão por tração dos nervos frênicos e porção superior do plexo braquial. Eventrações adquiridas são geralmente secundárias à lesão iatrogênica do nervo frênico durante a cirurgia cardíaca aberta. A elevação do diafragma é visualizada em radiografias de tórax (Figura 67.2 B); no entanto, pode ser facilmente diagnosticada incorretamente como HDC. O diagnóstico é confirmado pela visualização dinâmica do diafragma usando fluoroscopia ou US do tórax. O movimento ausente ou paradoxal do diafragma na inspiração é diagnóstico de eventração. Quando os sintomas progridem, resultando em desconforto respiratório ou incapacidade de desmame do suporte ventilatório, o reparo é indicado. O tratamento cirúrgico da eventração diafragmática é uma plicatura aberta ou laparoscópica do diafragma em que este é dobrado usando várias suturas não absorvíveis interrompidas.

## MALFORMAÇÕES BRONCOPULMONARES

As malformações broncopulmonares são anomalias congênitas das vias respiratórias e incluem cistos broncogênicos, sequestros intralobares (SILs) e sequestros extralobares (SELs), malformações congênitas das vias respiratórias pulmonares (MCVAs) e enfisema lobar congênito (ELC).[8] No período perinatal, essas lesões pulmonares podem resultar em efusões pleurais, polidrâmnio, hidropisia e hipoplasia pulmonar com subsequente desconforto respiratório e até obstrução das vias respiratórias. Se for grave o suficiente, a morte fetal pode ocorrer. A maioria dessas lesões é diagnosticada no pré-natal com a US. A cirurgia fetal é realizada quando a viabilidade fetal estiver em risco. Após o nascimento, lesões pulmonares congênitas são frequentemente assintomáticas e algumas podem até regredir espontaneamente. No entanto, existe a preocupação de que algumas lesões possam levar a infecções pulmonares recorrentes e apresentem potencial maligno a longo prazo.

### Cisto broncogênico

A parede do cisto broncogênico consiste em tecido fibroelástico, músculo liso e cartilagem, enquanto o próprio cisto é revestido por células epiteliais colunares ciliadas do trato respiratório. Também pode conter células cuboides produtoras de muco, que contribuem para o aumento do cisto com muco. Esses cistos podem ocorrer em qualquer lugar ao longo da árvore traqueobrônquica, mas geralmente são encontrados próximo da carina e do hilo direito e representam os cistos mediastinais mais comuns. Esses cistos podem aumentar, resultando em compressão das vias respiratórias ou outras estruturas vitais. Os bebês estão particularmente em risco por causa de sua traqueia e brônquios estreitos e facilmente compressíveis. Os cistos também podem causar disfagia, pneumotórax, tosse e hemoptise ou se tornar infectados, principalmente quando se manifestam mais tarde na vida. O diagnóstico é frequentemente suspeitado em uma radiografia de tórax de rotina e é confirmado por tomografia computadorizada (TC), que demonstra massa cística esférica sem realce, cheia de muco, embora um nível hidroaéreo possa ser visualizado se o cisto se comunicar com as vias respiratórias. Os cistos dentro do parênquima pulmonar geralmente se comunicam com um brônquio, enquanto aqueles no mediastino geralmente não. Os cistos broncogênicos são ressecados independentemente dos sintomas (Figura 67.3 A). Raros casos de transformação maligna foram relatados.

### Malformação congênita das vias respiratórias pulmonares

As MCVAs são descritas como lesões hamartomatosas em que uma massa multicística substitui o tecido pulmonar normal. São conectadas à árvore traqueobrônquica e o suprimento sanguíneo é pulmonar. As MCVAs podem sofrer transformação maligna e o rabdomiossarcoma foi relatado em crianças mais velhas. São classificadas com base em sua aparência na imagem e a confirmação é feita por exame patológico. De acordo com a classificação de Stocker, as lesões do tipo I respondem por quase 75% de todos os casos e consistem em um pequeno número de grandes cistos de 2 a 10 cm que podem comprimir o parênquima pulmonar normal. As lesões do tipo II têm numerosos cistos, geralmente medindo menos de 1 cm de diâmetro. As lesões do tipo III são raras e parecem ter apenas alguns milímetros de diâmetro;[9] no entanto, elas estão associadas ao desvio do mediastino, hidropisia e mau prognóstico. A RM fetal pré-natal pode ser usada para distinguir a MCVAs de outras anomalias torácicas. Caso ocorra sofrimento fetal, as opções incluem toracotomia fetal e derivação toracoamniótica (se o feto tiver < 32 semanas), mas essa condição é extremamente rara. A maioria dos fetos com MCVAs diagnosticada no período pré-natal apresenta regressão parcial no terceiro trimestre e pode ser tratada com conduta expectante. Um único regime de tratamento com betametasona mostrou ser eficaz na promoção de regressão espontânea ou redução de tamanho e resolução da hidropisia.[10] Embora sejam geralmente unilaterais e unilobares, podem apresentar-se no período perinatal imediato com desconforto respiratório de risco à vida. No entanto, a maioria das MCVAs é assintomática na infância. As MCVAs não reconhecidas podem apresentar tosse crônica ou pneumonia recorrente em um período tardio. A radiografia de tórax geralmente é diagnóstica, revelando massa torácica cística, com ou sem níveis hidroaéreos; contudo, os estudos de US e TC agora são rotineiramente obtidos (Figura 67.3 B). Em geral, o lobo envolvido deve ser ressecado, considerando o risco de infecção e transformação maligna (p. ex., blastoma pleuropulmonar). Existe uma significativa variabilidade entre os cirurgiões quanto ao momento ideal da operação para a MCVA assintomática, mas a maioria dos cirurgiões defende a ressecção eletiva entre 3 e 6 meses de vida.

### Sequestro pulmonar

O sequestro broncopulmonar (SBP) é um segmento não funcional de tecido pulmonar microcístico que não tem conexão com a árvore traqueobrônquica, mas é alimentado por uma artéria sistêmica aberrante. Existem dois tipos: intralobar (SIL) e extralobar (SEL). O tipo intralobar é contido no parênquima pulmonar normal, enquanto o tipo extralobar é separado e envolto por sua própria pleura. Os SELs ocorrem predominantemente no gênero masculino e perfazem 40% dos casos. Outras anomalias congênitas, como hérnia diafragmática posterolateral, *pectus excavatum* e *carinatum* e cistos de duplicação entéricos, podem ser encontradas. Devido à falta de comunicação com as vias respiratórias, os sequestros não formam cistos aumentados ou causam pneumotórax espontâneo. Eles podem, no entanto, infartar, infectar-se e causar hemoptise. Foi relatado que os SELs podem sofrer torção também. Em razão de seu suprimento vascular sistêmico aberrante, os SBPs podem resultar em *shunt* esquerda-direita significativo em bebês, que são então suscetíveis à insuficiência cardíaca de alto débito. Na avaliação inicial, a US com Doppler pode revelar um suprimento arterial sistêmico da aorta infradiafragmática ou torácica. A própria lesão pode parecer sólida, mas também pode ser cística. A TC ou RM pode ajudar na definição adicional da anatomia vascular. Representando 75% de todos os SBPs, os SILs são encontrados nos segmentos medial ou posterior, predominantemente dos lobos inferiores esquerdos. A maioria dos SELs é encontrada posteromedialmente no tórax inferior esquerdo, mas pode ocorrer dentro ou abaixo do diafragma. O ar dentro de um SIL geralmente significa infecção, enquanto o mesmo achado em um SEL sugere a presença de uma conexão fistulosa com o esôfago. Se um SBP for identificado na US pré-natal, o feto é observado com monitoramento ultrassonográfico seriado para potencial derrame pleural, polidrâmnio ou hidropisia. A regressão espontânea do SBP é relatada. Na verdade, estima-se que 68% dos casos de SBP sofram regressão espontânea no útero à medida que se tornam isodensos com o pulmão circundante. A involução pode ocorrer à medida que a lesão supera seu suprimento sanguíneo. Os SELs são geralmente assintomáticos e, como não há comunicação traqueobrônquica, o risco de infecção é bastante baixo. No

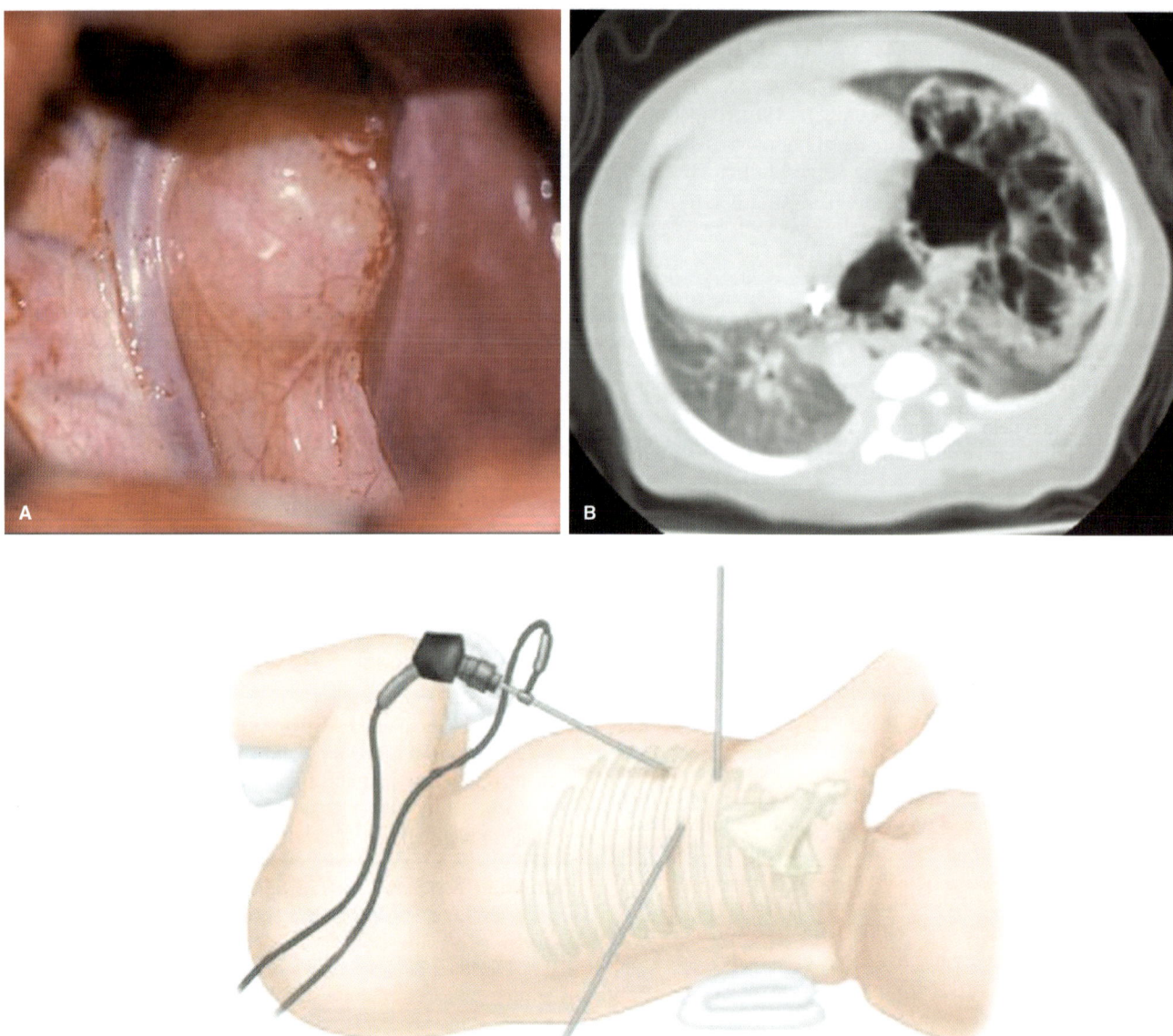

**Figura 67.3 A.** Visão toracoscópica de um cisto broncogênico. **B.** Tomografia computadorizada demonstrando grande lesão de malformação pulmonar congênita das vias respiratórias do pulmão esquerdo. **C.** Representação em desenho de uma configuração para a cirurgia toracoscópica em um lactente. O uso de toracoscópio de 3 mm, acompanhado de selador de vasos de 3 mm e dispositivo de grampeamento de 5 mm contribuiu para lobectomias mais eficientes e seguras.

entanto, a maioria defende a ressecção eletiva de SIL por segmentectomias ou lobectomia. Embora a abordagem aberta de minitoracotomia com preservação de músculos continue a ser a técnica operatória padrão, as abordagens toracoscópicas tornaram-se mais amplamente aceitas. Com a disponibilidade de seladores de vasos de 3 mm e grampeadores endoscópicos de 5 mm, a ressecção toracoscópica tornou-se mais segura e rápida (Figura 67.3 C).

### Enfisema lobar congênito

O ELC é um lobo progressivamente distendido e hiperlúcido causado por desenvolvimento broncopulmonar anormal. O aprisionamento de ar nos lobos enfisematosos ocorre com obstrução intrínseca, que inclui obstrução endobrônquica da proliferação da mucosa e compressão extrínseca de anomalias vasculares. Envolve o lobo médio direito ou superior esquerdo em mais de 90% das crianças. O ELC raramente é diagnosticado no pré-natal e sua prevalência é de apenas 1 em cada 20.000 a 30.000 partos. Os sintomas tendem a se manifestar nos primeiros dias de vida e até 6 meses após o nascimento. O ELC aparece como massa pulmonar homogênea ecogênica na US. Quando o ELC é descoberto ocasionalmente, a observação é recomendada porque essas lesões podem regredir espontaneamente. A radiografia de tórax é geralmente diagnóstica, revelando hiperdistensão do lobo envolvido. Importante, a radiotransparência não deve ser confundida com um pneumotórax e a ventilação com pressão positiva deve ser utilizada com cautela por causa da propensão desses pacientes à pressão expiratória final autopositiva; a pressão expiratória final autopositiva é definida como a pressão intrapulmonar expiratória final que se desenvolve como resultado da resistência dinâmica do fluxo de ar durante a ventilação mecânica. Quando o ELC progride causando o desvio mediastinal e o agravamento dos sintomas, uma lobectomia aberta de rápida execução é ideal.

# CONDIÇÕES DO TRATO DIGESTÓRIO

## Atresia esofágica e fístula traqueoesofágica

A atresia esofágica é uma condição congênita de descontinuidade esofágica que resulta em obstrução esofágica proximal. Uma fístula traqueoesofágica (FTE) é uma comunicação fistulosa anormal entre o esôfago e a traqueia. A atresia esofágica e a FTE podem ocorrer isoladamente ou em combinação. A incidência dessa anomalia é de 1 em 1.500 a 3.000 nascidos vivos, com discreta predominância masculina. Aproximadamente um terço dos bebês nasce com baixo peso ao nascer e 60 a 70% desenvolvem anomalias associadas. Durante a quarta semana de gestação, o divertículo esofagotraqueal do intestino anterior não consegue se dividir completamente para formar o esôfago e a traqueia. Em 10% dos pacientes há uma associação não aleatória e não hereditária de anomalias referidas pelo acrônimo VATERL (vertebral, anorretal, traqueal, esofágica, renal e dos membros [rádio]). Cinco variantes anatômicas da atresia esofágica estão representadas na Figura 67.4. No tipo mais comum (tipo C), uma atresia esofágica proximal com FTE distal, o fundo cego esofágico proximal termina aproximadamente à distância de um ou dois corpos vertebrais da FTE distal. A FTE distal está comumente em estreita proximidade acima da carina, na porção membranosa da traqueia.

O diagnóstico de FTE é considerado em um bebê com salivação excessiva junto com tosse ou asfixia que se manifestam na primeira alimentação oral. Além disso, a não progressão da sonda orogástrica no nível da entrada no tórax é patognomônica para atresia esofágica +/- FTE. Uma história materna de polidrâmnio é comum, mais frequentemente em atresia proximal isolada (sem FTE) (86%). Em uma criança que manifesta atresia esofágica proximal com FTE distal, a distensão gástrica aguda pode ocorrer como resultado da entrada de ar no esôfago distal e no estômago em cada respiração inspirada. O refluxo dos conteúdos gástricos para o esôfago distal atravessará a FTE e se derramará na traqueia, resultando em tosse, taquipneia, apneia ou cianose. A manifestação clínica de FTE isolada sem atresia esofágica pode ser sutil, muitas vezes além do período neonatal. Em geral, esses bebês apresentam asfixia e tosse associada à alimentação. A incapacidade de passar uma sonda orogástrica para o estômago é um aspecto cardinal para o diagnóstico de atresia esofágica. Se houver gás abaixo do diafragma, uma FTE associada é confirmada. A radiografia de tórax demonstrando a sonda orogástrica enrolada no esôfago proximal é patognomônica para a presença de atresia esofágica (Figura 67.5A). Por outro lado, a incapacidade de passar uma sonda nasogástrica em um lactente com evidência radiográfica de ausência de ar no trato GI é praticamente diagnóstica de uma atresia esofágica isolada (sem FTE). O estudo de contraste oral não deve ser obtido devido ao risco de aspiração. O ecocardiograma e a US renal são realizados rotineiramente para avaliar defeitos cardíacos congênitos (incluindo avaliação de arco aórtico) e malformações geniturinárias.

O coto esofágico proximal deve ser descomprimido com uma sonda coletora (p. ex., sonda de Replogle) colocada em sucção contínua. O bebê é posicionado em decúbito ventral para minimizar o RGE e para prevenir a aspiração e um regime de tratamento intravenoso (IV) com antibióticos de amplo espectro é iniciado. A intubação endotraqueal de rotina é evitada porque a ventilação com pressão positiva pode ser inadequada para inflar os pulmões, pois o ar pode ser direcionado para a FTE através do trajeto de menor resistência. A ventilação pode ser agravada ainda mais pela distensão gástrica resultante. A gastrostomia para descomprimir o estômago distendido deve ser evitada, porque pode agravar abruptamente a capacidade de ventilação do paciente. Nessas circunstâncias, o avanço da sonda endotraqueal distalmente à FTE (p. ex., intubação do tronco direito) pode minimizar o extravasamento e permitir a ventilação adequada. A colocação de um cateter-balão oclusivo (Fogarty) na fístula através de um broncoscópio rígido também pode ser útil. Como último recurso, a toracotomia emergente com a ligadura da fístula isolada pode ser necessária. A radiografia de tórax pré-operatória e o ecocardiograma fornecem informações suficientes para determinar a anatomia do arco aórtico. A toracotomia direita é realizada para o reparo operatório em pacientes com arco aórtico normal à esquerda. No entanto, para bebês com arco do lado direito, uma toracotomia esquerda seria preferível. Maior incidência de anomalias do arco aórtico (p. ex., anéis vasculares) e complicações pós-operatórias foram relatadas com um arco aórtico do lado direito.

A abordagem cirúrgica para o tipo mais comum de atresia esofágica proximal com FTE distal é a dissecção extrapleural através de uma toracotomia aberta. A broncoscopia rígida de rotina no início da operação é realizada por alguns para excluir a presença de uma segunda fístula, mas isso muitas vezes não é necessário, pois o rendimento para detectar uma segunda fístula é bastante baixo. No entanto, para fístulas recorrentes, a avaliação broncoscópica com colocação de cateter de Fogarty através da fístula pode auxiliar na dissecção mais segura. Depois de expor o mediastino posterior, a veia ázigo é dividida para revelar a FTE subjacente que, por sua vez, é dissecada circunferencialmente e sua fixação à porção membranosa da traqueia é retirada (Figura 67.5B). A abertura traqueal é aproximada com suturas não absorvíveis interrompidas.

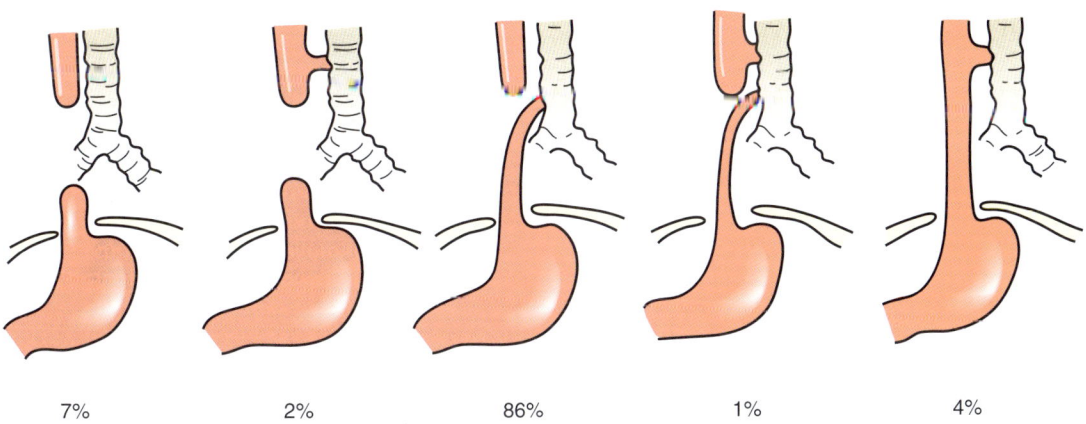

**Figura 67.4** Variantes anatômicas e incidência da atresia esofágica com fístula traqueoesofágica.

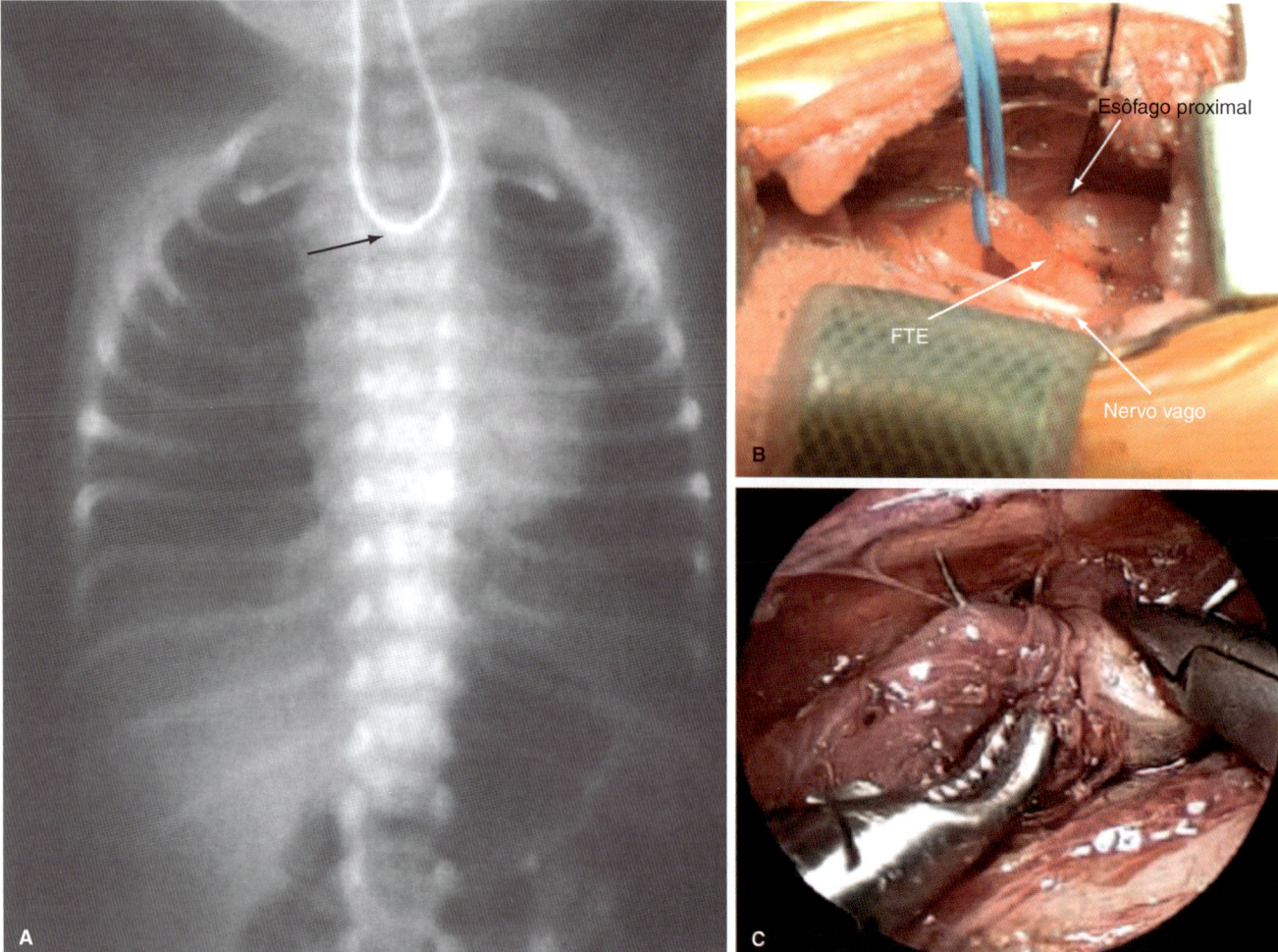

**Figura 67.5 A.** Radiografia simples de tórax de uma criança com atresia esofágica proximal e fístula traqueoesofágica distal (*FTE*). A ponta distal da sonda orogástrica é enrolada no nível da entrada torácica (*seta*). **B.** FTE distal (*seta*) circundada por uma alça vascular azul. O coto esofágico proximal está bem próximo (*seta*). **C.** Anastomose esofágica por toracoscopia. As suturas interrompidas são colocadas usando a técnica intracorpórea.

O coto esofágico proximal é então mobilizado o mais alto possível para facilitar uma anastomose esofágica livre de tensão. O suprimento sanguíneo para o coto esofágico superior é geralmente robusto a partir de artérias derivadas do tronco tireocervical. No entanto, a vascularização esofágica inferior é mais tênue e segmentar, com origem nos vasos intercostais. Portanto, a mobilização extensa do esôfago inferior deve ser evitada para prevenir isquemia. A anastomose esofágica é realizada com uma técnica de camada simples ou dupla (um ou dois planos). Com a popularidade emergente do reparo toracoscópico (Figura 67.5C), a anastomose em dupla camada é, no momento, raramente realizada. A correção toracoscópica tornou-se uma abordagem preferida em muitos centros que tratam pacientes cuidadosamente selecionados.

No caso de uma atresia esofágica do tipo *long gap* existem várias opções para ganhar comprimento adicional para uma anastomose primária. Uma esofagomiotomia circular ou em espiral do coto superior pode ser realizada, mas essa técnica foi abandonada devido à subsequente dismotilidade esofágica grave. Alternativamente, a extremidade ligada e fechada do esôfago distal é suturada à fáscia pré-vertebral e a área é marcada com um clipe metálico. Com o tempo, o coto esofágico proximal irá alongar (à medida que o bebê cresce), permitindo a anastomose esofágica primária subsequente. Em lactentes com atresia esofágica sem fístula, a anastomose primária no período neonatal não é viável e, portanto, uma gastrostomia é colocada inicialmente para acesso da alimentação enteral. Historicamente, a esofagostomia cervical era realizada para a drenagem de secreções orais e, em seguida, uma operação de substituição esofágica usando o cólon direito ou esquerdo era realizada com cerca de 1 ano; no entanto, essa técnica caiu em desuso nos últimos anos. Atualmente, muitos centros preferem tratar a secreção do coto esofágico proximal com uma sonda orogástrica de demora (sonda de Replogle) sem a esofagostomia cervical até que ocorra o alongamento esofágico adequado, conforme avaliado por uma radiografia (Figura 67.6). Se necessário, a substituição esofágica segmentar intratorácica primária usando o segmento colônico pode ser realizada em torno dos 4 a 6 meses. Outros condutos potenciais para substituição esofágica são o levantamento de tubo gástrico e o enxerto livre do intestino delgado que requer a anastomose microvascular; estes raramente são realizados. Em pacientes com FTE isolada, sem atresia esofágica, a FTE geralmente está próxima à entrada torácica. Neste caso, a abordagem cirúrgica é feita através de uma incisão cervical. Na operação, a broncoscopia rígida e a canulação da FTE com um fio-guia podem ajudar na dissecção mais segura. A taxa de mortalidade está diretamente relacionada a anomalias associadas,

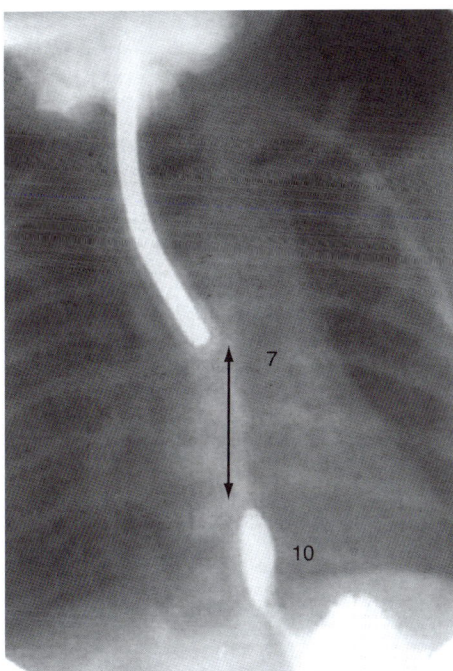

**Figura 67.6** Estudo de contraste por gastrostomia com uma sonda orogástrica radiopaca de demora. Na atresia pura, o intervalo esofágico é avaliado usando essa técnica tanto para a anastomose esofágica primária quanto para interposição parcial segmentar do cólon.

particularmente defeitos cardíacos e anomalias cromossômicas; assim, espera-se uma sobrevida global superior a 95% sem anomalias associadas. Complicações pós-operatórias incluem distúrbios de motilidade esofágica, RGE (25 a 50%), estenose anastomótica (15 a 30%), fístula anastomótica (10 a 20%) e traqueomalacia (8 a 15%).

## Refluxo gastresofágico

Os bebês normalmente manifestam algum grau de vômito devido a um esfíncter esofágico inferior incompetente, o que se resolve geralmente por volta dos 6 a 12 meses. A falha de crescimento com a privação de calorias é uma das complicações mais graves do RGE patológico. A aspiração do conteúdo gástrico também pode resultar em bronquite ou pneumonia recorrente, levando a sintomas crônicos das vias respiratórias. O refluxo pode estimular um reflexo vagal, produzindo laringospasmo ou broncospasmo e levar a uma manifestação clínica semelhante à asma.[11] O espasmo das vias respiratórias induzido pelo refluxo pode causar apneia ou crises de asfixia e pode contribuir para evento com aparente risco de morte (anteriormente denominado síndrome de quase morte súbita na infância). O insulto ácido crônico ao esôfago inferior pode progredir para a formação de estenose e pode produzir sintomas obstrutivos. Pode também levar ao esôfago de Barrett, uma metaplasia da mucosa escamosa da porção inferior do esôfago para o epitélio colunar, que exige vigilância para detectar displasia.

Lactentes e crianças com deficiências do neurodesenvolvimento geralmente necessitam de acesso permanente à alimentação, como a gastrostomia. A fundoplicatura profilática em lactentes e crianças neurologicamente comprometidas (com base em sua incapacidade de proteger as vias respiratórias com segurança) não deve ser realizada rotineiramente durante a gastrostomia. Alguns defendem estudos diagnósticos (p. ex., pH-metria ou impedanciometria, estudo contrastado) antes da gastrostomia para avaliar o RGE e a variação anatômica, mas a avaliação clínica para tolerância à alimentação por gavagem, via sonda nasogástrica de demora, pode ser suficiente.

O esofagograma de contraste é utilizado com mais frequência para adquirir dados anatômicos e funcionais, como dismotilidade gastroduodenal superior. A estenose esofágica ou evidência mecânica de obstrução da via de saída gástrica, como diafragma antral ou duodenal ou má rotação intestinal, também podem ser detectadas, juntamente com a avaliação bruta da motilidade esofágica. No entanto, uma desvantagem é a falta de especificidade. O estudo com sonda para monitoramento do pH esofágico de 24 horas continua sendo o padrão-ouro para o diagnóstico de RGE patológico, pois mede a frequência e a duração dos episódios de refluxo ácido juntamente com seus padrões, como a duração total e o episódio de refluxo contínuo mais longo. O teste de impedâncio-pH-metria combinada intraluminal multicanal, no qual o refluxo é detectado por alterações na resistência intraluminal determinada pela presença de líquido ou gás e mudanças de pH, é um exame mais completo. Um exame de esvaziamento gástrico pode ser obtido usando um alimento semissólido ou líquido marcado com radionuclídeo (coloide de enxofre com tecnécio-99m – $^{99m}Tc$) para avaliar quantitativamente o esvaziamento gástrico; cerca de 50% da alimentação marcada com isótopos é normalmente esvaziada do estômago em 60 minutos e quase 80% em 90 minutos. A manometria esofágica mede as pressões do corpo esofágico e esfíncter esofágico inferior. A manometria não é utilizada regularmente em pediatria. Crianças com baixa motilidade esofágica são propensas a apresentar disfagia significativa após fundoplicatura com válvula completa.

A avaliação endoscópica da mucosa esofágica fornece uma avaliação macroscópica e microscópica da lesão da mucosa secundária ao RGE. A esofagoscopia também pode ajudar na determinação de esofagite eosinofílica, uma doença que se tornou muito mais prevalente na população pediátrica nos últimos anos.[12] Pacientes com esofagite eosinofílica muitas vezes podem apresentar disfagia e dor devido à inflamação, mimetizando a doença do RGE. O diagnóstico de esofagite eosinofílica é feito por avaliação histológica de espécimes de biopsia esofágica.

O manejo conservador do RGE inclui espessamento da fórmula com cereais, reduzindo o volume de alimentação e manobras posturais. Além disso, realiza-se o tratamento farmacológico com supressão ácida. A fundoplicatura é necessária para pacientes com risco à vida, episódios de síndrome de quase morte súbita do lactente (evento com aparente risco de morte), déficit de crescimento ou estenose esofágica. Outras indicações relativas incluem aquelas que necessitam de reconstrução cirúrgica complexa das vias respiratórias, comprometimento neurológico que requer acesso permanente à alimentação e história de pneumonias recorrentes ou asma persistente. O tratamento cirúrgico considerado padrão-ouro para lactentes e crianças com RGE patológico é uma fundoplicatura de Nissen (envoltório esofágico com válvula de 360°). É o método mais eficaz para controlar os sintomas de RGE; no entanto, os efeitos colaterais indesejáveis de distensão (*bloating*) ou disfagia são mais prováveis de ocorrer após uma válvula completa em comparação a uma parcial. Menos complicações foram relatadas com envoltórios parciais (p. ex., Toupet, 270°; Thal, 180°), tais como complicações da disfagia, mas são menos eficazes no controle dos sintomas de refluxo. Independentemente de qual fundoplicatura é realizada, a abordagem laparoscópica tornou-se a abordagem padrão.

## Estenose hipertrófica do piloro

A estenose hipertrófica do piloro (EHP) é uma doença do recém-nascido, com incidência de 1 em 300 a 900 nascidos vivos. É mais comum entre 2 e 8 semanas de vida. Meninos são afetados quatro vezes mais do que as meninas, sendo os primogênitos do gênero masculino os de maior risco. A hipertrofia da musculatura circular do piloro resulta em constrição e obstrução da saída gástrica, levando a vômitos não biliosos "em jato". A perda de ácido clorídrico secundária à êmese persistente leva a hipopotassemia, hipocloremia, alcalose metabólica e desidratação. Embora a causa exata da EHP permaneça desconhecida, a falta de óxido nítrico sintase no tecido pilórico está envolvida.

Os lactentes apresentam vômitos não biliosos, com piora progressiva e "em jato". O peristaltismo gástrico visível pode ocasionalmente ser observado como uma onda de contrações do quadrante superior esquerdo ao epigástrio. Após a êmese, os bebês ainda sentem fome. Uma radiografia abdominal simples pode revelar um aumento na bolha gástrica. A palpação do tumor pilórico ou "oliva" pilórica no epigástrio por um examinador experiente é patognomônica para EHP. Se a oliva for palpável, nenhum estudo de imagem é necessário para o diagnóstico. Hoje, a vasta maioria das crianças com suspeita de EHP é avaliada com um estudo ultrassonográfico antes da consulta cirúrgica. O músculo pilórico com mais de 3 a 4 mm de espessura ou com 15 a 18 mm de comprimento na US, apresentando obstrução funcional da saída gástrica, é diagnóstico. Se a apresentação clínica for ambígua, um estudo radiológico contratado do trato gastrintestinal superior pode ser útil para avaliar outras causas de vômito.

No pré-operatório, a reanimação e a correção de distúrbios eletrolíticos são essenciais. A criança deve ser reanimada com fluidos IV para estabelecer um débito urinário adequado com o intuito de restaurar o equilíbrio ácido-base. Caso contrário, a apneia pós-operatória pode ocorrer devido à propensão a compensar a alcalose metabólica pela retenção de dióxido de carbono respiratório. Assim, o nível de bicarbonato sérico deve ser normalizado para um valor inferior a 30 mEq/ℓ antes da cirurgia. Uma piloromiotomia (procedimento de Ramstedt) envolve a incisão da musculatura pilórica espessada para aliviar a obstrução do canal pilórico. É realizada através de uma abordagem laparoscópica ou aberta através de várias incisões cirúrgicas. Uma abordagem laparoscópica, cada vez mais usada para o manejo de EHP, está associada a menor tempo de internação e menos risco de infecção do sítio cirúrgico.[13] É importante ressaltar que o princípio cirúrgico fundamental da piloromiotomia, que é a incisão adequada do músculo pilórico hipertrofiado sem lesão da mucosa, permanece o mesmo (Figura 67.7). No pós-operatório, os lactentes são tratados com um protocolo clínico de alimentação, que varia de alimentações *ad libitum* (dieta livre) imediatas e completas a avanços incrementais, com tempo semelhante para obtenção de dieta plena e alta hospitalar. A êmese pós-operatória é comum, mas é autolimitada. A perfuração da mucosa de espessura total ocorre mais comumente com uma abordagem laparoscópica, mas sua incidência ainda é rara (< 1%). No entanto, quando os bebês apresentam êmese persistente além de 7 a 10 dias de pós-operatório, um estudo de contraste é justificado para avaliar a piloromiotomia incompleta.

## Atresia intestinal

Acredita-se que a atresia duodenal resulte da falha na vacuolização do duodeno a partir de seu estágio de cordão sólido. A gama de variantes anatômicas inclui: estenose duodenal, uma membrana

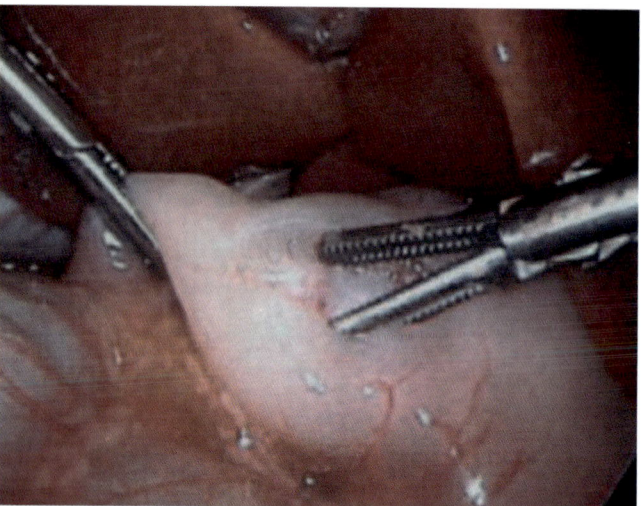

**Figura 67.7** A piloromiotomia laparoscópica é iniciada com uma lâmina retrátil ou eletrocautério e uma pinça de preensão com ranhuras na superfície externa é utilizada para realizar a piloromiotomia. A protuberância da mucosa intacta juntamente com o movimento de separação ou movimento de divulsão da parede muscular é confirmada. (De St. Peter SD, Ostlie DJ. Laparoscopic and open pyloromyotomy. In: Chung DH, Chen MK, ed. *Atlas of pediatric surgical techniques*. Philadelphia, PA: Elsevier Saunders; 2010:253-265.)

mucosa com parede muscular intacta (chamada deformidade "em biruta"), duas extremidades separadas por um cordão fibroso e uma separação completa com uma lacuna resultante entre cotos de duodeno. Associa-se a várias condições, incluindo prematuridade, síndrome de Down, polidrâmnio materno, má rotação, pâncreas anular e atresia biliar (AB). Outras anomalias, tais como anomalias cardíacas, renais, esofágicas e anorretais, também são comuns. Na maioria dos casos, a obstrução duodenal é distal à ampola de Vater (85%); portanto, os lactentes apresentam vômitos biliosos. Em pacientes com membrana mucosa incompleta, a manifestação tardia com sintomas de vômito pós-prandial pode ocorrer mais tarde na vida.

Os lactentes com obstrução duodenal geralmente são detectados pela primeira vez durante a avaliação ultrassonográfica pré-natal. Imediatamente após o nascimento, uma radiografia simples do abdome mostra um sinal típico de dupla bolha, se for obtida antes da descompressão do ar gástrico deglutido por sonda orogástrica (Figura 67.8). Se o ar distal estiver presente, um estudo contrastado do trato GI superior deve ser considerado, não apenas para confirmar o diagnóstico de estenose ou atresia duodenal, mas também para excluir o vólvulo do intestino médio, o que constituiria uma emergência cirúrgica.

O tratamento cirúrgico é um desvio da obstrução duodenal com uma duodenoduodenostomia laterolateral ou transversa proximal e longitudinal distal (em "forma de diamante"). No momento da anastomose, a atresia intestinal adicional deve ser excluída com a injeção de solução salina em um coto distal com uma sonda de borracha flexível. Quando o duodeno proximal estiver acentuadamente dilatado, uma duodenoplastia com redução gradual do lúmen com grampeadores ou suturas deve ser considerada para estreitar o calibre duodenal com o intuito de reduzir a dismotilidade. Em pacientes com a membrana da mucosa duodenal, a membrana é removida por via transduodenal e deve-se ter cautela para evitar lesões na ampola.

A atresia jejunoileal é a atresia GI mais comum, ocorrendo em 1 em 2.000 nascidos vivos. Acredita-se que resulte de um acidente vascular mesentérico intrauterino. Os bebês apresentam vômitos biliosos, distensão abdominal e falha na eliminação de mecônio. A apresentação clínica varia de acordo com a localização da obstrução da atresia. Nas atresias proximais, ocorre vômito bilioso significativo. Nas atresias distais, a distensão abdominal com múltiplas alças intestinais dilatadas é mais comum (Figura 67.9A). Um estudo de enema de contraste é muitas vezes desnecessário para fazer o diagnóstico de atresia jejunoileal. Se obtido, o exame mostra um calibre extremamente estreito de cólon não distendido. Várias atresias intestinais podem ocorrer em 10 a 15% dos casos. De modo geral, a atresia jejunoileal não está associada a outras anomalias, exceto fibrose cística (FC) em aproximadamente 10% dos pacientes.

As atresias jejunoileais são classificadas em cinco tipos: o tipo I é uma membrana ou diafragma mucoso; o tipo II tem um cordão atrésico entre dois cotos de intestino com um mesentério intacto; o tipo IIIa é uma separação completa dos cotos do intestino por uma falha mesentérica em V; e o tipo IIIb é uma deformidade com aspecto de "casca de maçã" ou "árvore de Natal", com uma grande falha mesentérica (Figura 67.9B), na qual o intestino distal recebe um suprimento sanguíneo retrógrado da artéria ileocólica ou cólica direita. Este suprimento sanguíneo tênue tem implicações para problemas na anastomose e o potencial para necrose isquêmica por vólvulo. Portanto, muitos dos lactentes com esse tipo de atresia nascem com comprimento intestinal reduzido. No tipo IV, observam-se inúmeras atresias, com aspecto de "cordão de salsicha".

Os bebês são tratados para obstrução intestinal neonatal, com colocação de uma sonda orogástrica e reanimação com fluido IV. Na cirurgia, o objetivo principal é estabelecer a continuidade intestinal, preservando maior comprimento intestinal possível. Em múltiplas atresias, várias anastomoses sobre um *stent* endoluminal podem ser necessárias. Se o intestino proximal estiver significativamente dilatado, a dismotilidade prolongada pode persistir e, portanto, uma enteroplastia com diminuição do lúmen do segmento dilatado deve ser considerada. No entanto, em casos de comprimento intestinal adequado, a ressecção do segmento dilatado pode resultar em recuperação mais rápida. A sobrevida global de lactentes com uma atresia jejunoileal é superior a 90%.

A atresia colônica é a menos comum, representando apenas 5 a 10% da atresia intestinal, com incidência de 1 em 20.000 nascimentos. Os lactentes geralmente apresentam falha na eliminação

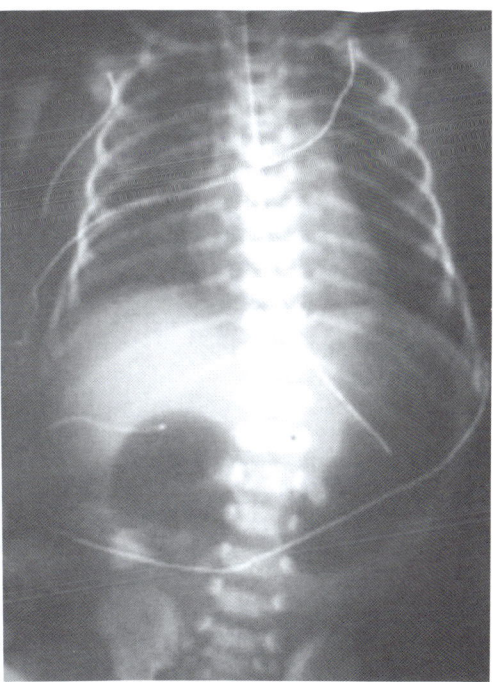

Figura 67.8 A radiografia simples de abdome mostra aparência em dupla bolha da atresia duodenal.

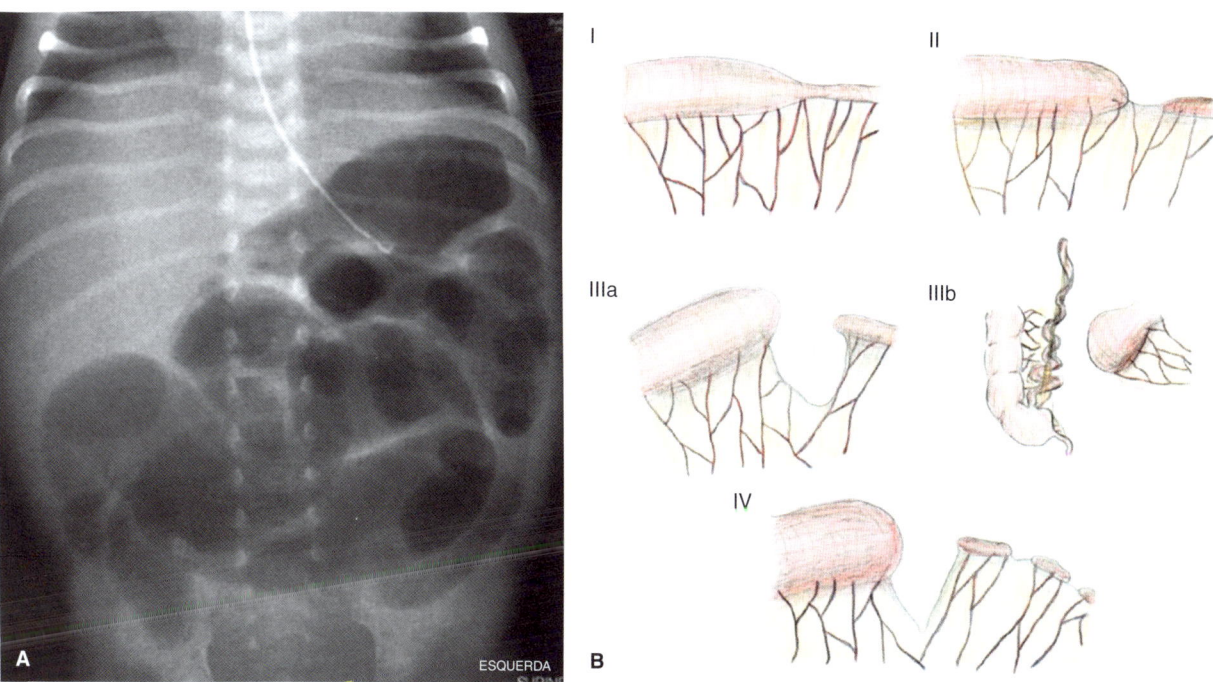

Figura 67.9 A. A radiografia abdominal simples revela múltiplas alças intestinais dilatadas, que indicam obstrução intestinal congênita. B. Atresias jejunoileais dos tipos I a IV são descritas. Em particular, IIIb demonstra um tipo de atresia "em casca de maçã" com uma grande falha mesentérica.

de mecônio, distensão abdominal e vômitos biliosos. Uma radiografia simples revela múltiplas alças intestinais dilatadas, mas a diferenciação entre o intestino delgado e o grosso não é factível nessa faixa etária em razão da falta haustrações e de pontos de referência semicirculares bem desenvolvidos. O estudo de enema contrastado pode confirmar o diagnóstico, mas o quadro clínico de obstrução intestinal distal pode ser evidência suficiente para prosseguir com uma intervenção cirúrgica para realização de colostomia.

## Má rotação intestinal e vólvulo do intestino médio

A real incidência de anomalias rotacionais do intestino médio é difícil de determinar, mas estima-se que seja de 1 em 6.000 nascidos vivos. A herniação do intestino médio normalmente ocorre fora da cavidade celômica através do anel umbilical aproximadamente na quarta semana de desenvolvimento embrionário. Na décima semana de gestação, o intestino começa a migrar de volta para a cavidade abdominal em rotação anti-horária em torno do eixo da artéria mesentérica superior (AMS) em 270°. O segmento duodenojejunal retorna primeiro e gira abaixo e à direita da AMS para fixar no quadrante superior esquerdo no ligamento de Treitz (ligamento suspensor do duodeno). O segmento cecocólico também gira no sentido anti-horário em torno da AMS para repousar em sua posição final no quadrante inferior direito. Na 12ª semana, esse processo de rotação intestinal está completo e o cólon se fixa ao retroperitônio. Uma interrupção ou reversão de qualquer um desses movimentos coordenados implica uma explicação embriológica para a gama de anomalias observadas.

A ausência de rotação completa do intestino médio é a anomalia mais comum e ocorre quando nem o braço duodenojejunal nem o braço cecocólico sofre rotação correta. Consequentemente, as junções duodenojejunal e ileocecal ficam próximas umas das outras e o intestino médio é suspenso em uma haste estreita da AMS, que pode girar no sentido horário e resultar no vólvulo do intestino médio; essa anormalidade anatômica pode ser demonstrada pela seriografia do trato GI superior com contraste (Figura 67.10 A). O exame ultrassonográfico demonstrou ser uma ferramenta útil para o diagnóstico de má rotação intestinal, na qual a relação normal dos vasos mesentéricos superiores (a veia está à direita da artéria) é invertida ou alterada. A não rotação do braço duodenojejunal, seguida de rotação normal e fixação do braço cecocólico, resulta em obstrução duodenal por bandas mesentéricas (bandas de Ladd) anormais que se estendem do cólon sobre o duodeno anterior. Nessa anomalia, o risco de vólvulo do intestino médio é baixo porque há uma base mesentérica relativamente larga entre a junção duodenojejunal e o ceco. A rotação normal do braço duodenojejunal com ausência de rotação do segmento cecocólico apresenta o mesmo risco de vólvulo de intestino médio que uma anomalia de não rotação completa. Neste caso, os riscos de vólvulo são altos devido a uma base mesentérica estreita. As apresentações clínicas variam de completamente assintomática, presença de dor abdominal crônica em cólica intermitente, sugestiva de obstrução parcial, ou, ainda, de modo mais sutil, com saciedade precoce ou perda de peso. A manifestação de má rotação intestinal na maioria dos pacientes sintomáticos ocorre no início da vida.

O vólvulo de intestino médio é uma verdadeira emergência cirúrgica devido à evolução das alças intestinais isquêmicas. O início agudo de vômitos biliosos no recém-nascido, particularmente sonolento ou letárgico, é um mau sinal. O vólvulo de intestino médio também pode ser incompleto ou intermitente. Com o vólvulo intermitente parcial, a obstrução linfática ou venosa mesentérica resultante pode prejudicar a absorção de nutrientes e produzir perda de proteínas no lúmen intestinal, bem como isquemia da mucosa e melena por insuficiência arterial.

Radiografias abdominais podem demonstrar obstrução intestinal superior ou abdome sem gases; no entanto, esses achados são inespecíficos. O estudo contrastado do trato GI superior é o exame diagnóstico de escolha em um paciente hemodinamicamente estável, possibilitando a demonstração de um padrão obstrutivo do trato GI superior com a aparência de um bico de ave na terceira porção do duodeno (Figura 67.10 B). No lactente ou criança com doença aguda, manifestando vólvulo e obstrução do intestino médio, uma intervenção cirúrgica imediata é justificada sem o estudo contrastado do trato GI superior. A reanimação agressiva pode ser realizada no caminho para o centro cirúrgico e também no intraoperatório. O vólvulo de intestino médio é uma emergência cirúrgica real, em que o tempo é essencial para que o salvamento intestinal máximo seja alcançado.

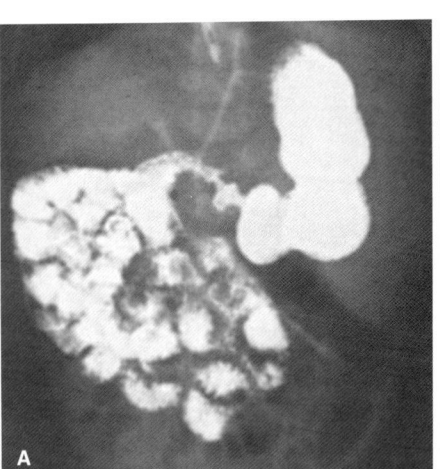
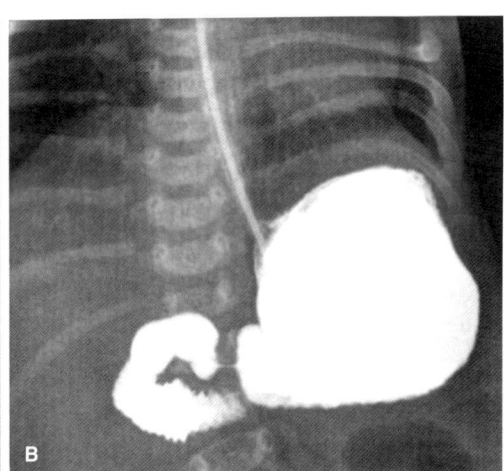
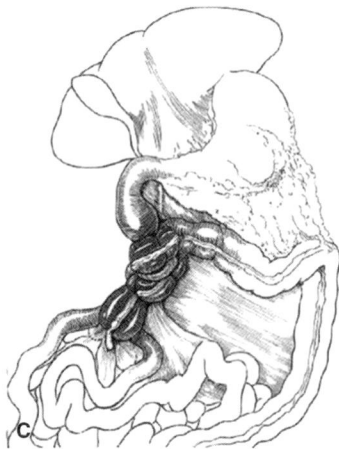

**Figura 67.10 A.** Má rotação intestinal. A alça duodenal "em C" não cruza a linha média e o intestino delgado proximal está no lado direito do abdome. **B.** Vólvulo de intestino médio demonstrado por uma aparência de saca-rolhas com o contraste diminuindo abruptamente no duodeno. **C.** Diagrama representando o vólvulo de intestino médio por má rotação intestinal. Na cirurgia, o intestino delgado com vólvulo é distorcido no sentido anti-horário para restaurar a perfusão intestinal. A fixação peritoneal entre o ceco e o retroperitônio (banda de Ladd) é dividida como parte do procedimento de Ladd.

O procedimento de Ladd é a operação de escolha para anomalias rotacionais do intestino. Ao entrar na cavidade peritoneal, a ascite quilosa de vasos linfáticos obstruídos é frequentemente observada. O vólvulo de intestino médio é distorcido no sentido anti-horário (Figura 67.10 C). O intestino pode estar congesto e edemaciado e algumas áreas podem parecer isquêmicas, apesar da completa distorção do vólvulo. Compressas mornas colocadas na superfície do intestino podem auxiliar na melhora da perfusão. A decisão deve ser tomada se o intestino tiver restaurado a perfusão adequada e se for considerado viável. Caso haja comprometimento da integridade vascular, os segmentos intestinais isquêmicos ou necróticos são ressecados. No entanto, segmentos isquêmicos limítrofes (ou *borderline*) podem ser deixados no local com uma laparotomia de acompanhamento realizada após 24 a 36 horas. As bandas de Ladd são divididas conforme se estendem do cólon ascendente através do duodeno até a face posterior do quadrante superior direito. Ao dividir as bandas mediais, o ceco é mobilizado e a base mesentérica é alargada para evitar o vólvulo recorrente. A fixação do ceco ou duodeno à parede abdominal por meio de suturas não tem benefício comprovado. Além disso, uma obstrução duodenal intraluminal pode coexistir; portanto, o avanço da sonda orogástrica pode ser realizado na porção distal do duodeno para excluir qualquer anomalia associada. A apendicectomia (inversão) é realizada rotineiramente, porque o ceco está situado no lado esquerdo do abdome após o procedimento de Ladd. O intestino é colocado de volta à cavidade abdominal com as alças do intestino delgado à direita e o cólon posicionado à esquerda. A recorrência do vólvulo de intestino médio foi relatada em até 10% dos casos após o procedimento de Ladd. O íleo prolongado no pós-operatório é comum, particularmente se um vólvulo progredir para necrose, exigindo ressecção extensa. O vólvulo de intestino médio é responsável por aproximadamente 18% das síndromes de intestino curto (SICs) na população pediátrica.

## Enterocolite necrosante

A ECN é a emergência cirúrgica GI mais comum em neonatos. Embora vários fatores contribuintes estejam envolvidos, tais como isquemia, supercrescimento bacteriano, citocinas e alimentação enteral, a prematuridade é o fator de risco mais importante. A incidência geral de ECN parece ter diminuído nos últimos anos, devido a regimes de alimentação gradual baseados em protocolos clínicos, incluindo o uso prevalente de leite materno. A causa exata da ECN permanece indefinida, apesar dos estudos básicos e translacionais ativos em várias instituições.

A manifestação clínica da ECN pode ser bastante variável. A celulite aguda na parede abdominal, distensão e reatividade abdominal, bem como a intolerância alimentar com sangue macroscópico ou oculto nas fezes são características marcantes da ECN (Figura 67.11 A). Outros sinais inespecíficos incluem instabilidade de temperatura e episódios de apneia ou bradicardia. A ECN geralmente ocorre nos primeiros dias de vida com o início da alimentação enteral; 80% dos casos ocorrem durante o primeiro mês de vida. À medida que a ECN progride, a sepse se desenvolve com a deterioração hemodinâmica e coagulopatia. O aspecto radiográfico patognomônico da ECN é a pneumatose intestinal (Figura 67.11 B). A pneumatose é composta de gás hidrogênio gerado pela fermentação bacteriana de substratos luminais. Outros achados radiográficos podem incluir gás venoso portal, ascite, alças fixas do intestino delgado e ar livre. O íleo distal e o cólon ascendente são as áreas normalmente afetadas, embora todo o trato GI possa ser afetado como na ECN total.

O manejo clínico consiste em descompressão por sonda orogástrica, reanimação com fluidos e uso de antibióticos de amplo espectro. A ECN pode ser tratada clinicamente com sucesso em mais de 50% dos casos. Os lactentes são monitorados de perto para quaisquer sinais de indicações cirúrgicas. A indicação absoluta

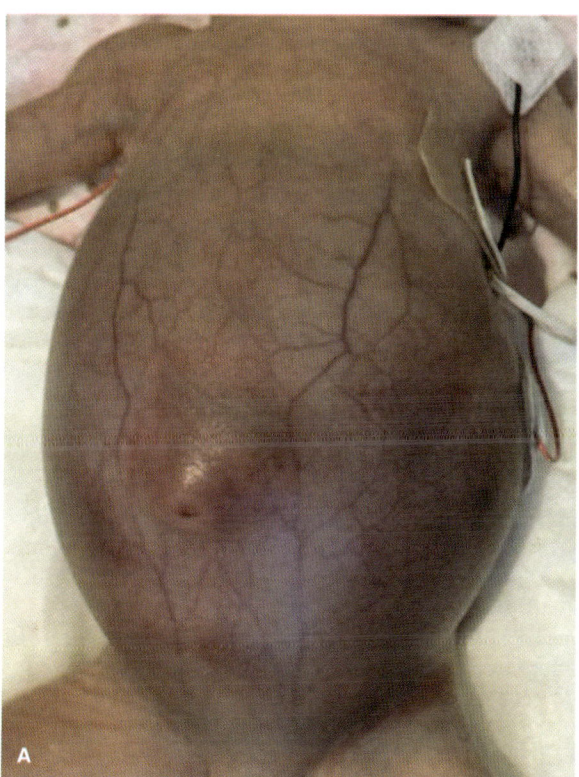
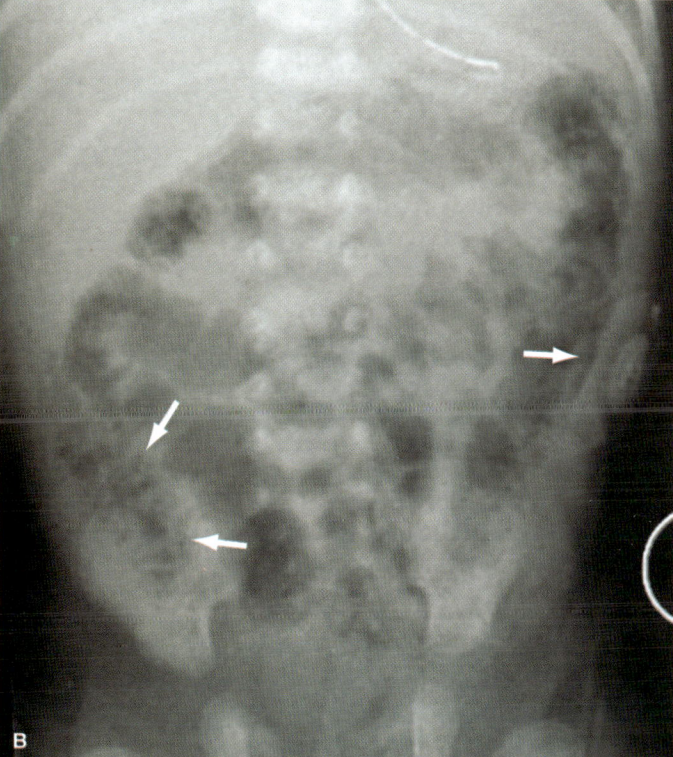

**Figura 67.11 A.** Lactente prematuro com enterocolite necrosante. Distensão abdominal com celulite acentuada e abdome escuro indica catástrofe intra-abdominal. **B.** Pneumatose intestinal (*setas*), um sinal radiográfico patognomônico de enterocolite necrosante.

para intervenção operatória é a presença de ar livre em radiografias simples de abdome. Indicações relativas para cirurgia incluem deterioração clínica, celulite da parede abdominal, massa palpável (intestino isquêmico bloqueado), alça intestinal fixa persistente na radiografia, bem como gás venoso portal. Os princípios cirúrgicos gerais são a ressecção de todos os segmentos intestinais não viáveis, com preservação do comprimento máximo do intestino e desvio com ostomias. Às vezes, vários segmentos necróticos do intestino são ressecados, preservando assim intersegmentos viáveis. Em casos de intestino isquêmico, mas não francamente necrótico, uma revisão cirúrgica pode ser realizada após 24 a 48 horas. A ressecção intestinal com anastomose primária pode ser considerada em raros lactentes estáveis com perfuração focal isolada e contaminação peritoneal mínima; porém, os altos riscos de estenose e fístula anastomótica moderaram o entusiasmo para essa abordagem. Recém-nascidos prematuros de peso extremamente baixo ao nascer, com ECN perfurada, podem exigir a colocação de dreno peritoneal à beira do leito como medida temporária, pois a drenagem do líquido peritoneal pode melhorar a ventilação e interromper a progressão da sepse. Surpreendentemente, a colocação de drenos foi considerada a intervenção definitiva em alguns bebês. No entanto, drenos percutâneos apresentaram os piores desfechos em lactentes de extremo baixo peso ao nascer (< 1.000 g). Evidências para apoiar a drenagem peritoneal como um modo aceito de tratamento para ECN foram estabelecidas em um estudo clínico multicêntrico, randomizado e prospectivo.[14] Neste estudo, sobrevida, necessidade de nutrição parenteral e tempo de internação foram semelhantes para lactentes com ECN pesando 1.500 g e tratados por drenagem peritoneal ou laparotomia. A taxa de mortalidade geral para ECN tratada cirurgicamente varia de 10 a 50%. A ECN continua a ser a causa mais comum de síndrome do intestino curto. As estenoses intestinais podem se desenvolver após o tratamento médico ou cirúrgico da ECN em aproximadamente 10% dos bebês. Devido ao risco de estenose pós-ECN, a maioria notavelmente na flexura esplênica do cólon, um estudo de enema de contraste é feito rotineiramente antes da reversão do estoma. O atraso do neurodesenvolvimento também é uma complicação frequente a longo prazo.

## Síndrome do intestino curto

A SIC é uma condição clínica na qual se observa o comprimento inadequado do intestino funcional para sustentar a nutrição enteral normal como resultado de ressecção massiva do intestino delgado. Condições comuns que podem levar à SIC são atresia intestinal, vólvulo de intestino médio, ECN e gastrósquise. Na SIC, a função intestinal depende de um número de fatores, como comprimento total do intestino, presença da válvula ileocecal e segmentos intestinais residuais. O jejuno é o sítio de absorção da maioria dos macronutrientes e minerais. O íleo é essencial para a absorção de carboidratos, proteínas, líquidos e eletrólitos. Além disso, os ácidos biliares, a vitamina $B_{12}$ e as vitaminas lipossolúveis (A, D, E e K) são absorvidos principalmente no íleo. A função da válvula ileocecal é particularmente importante na SIC, devido ao tempo de trânsito intestinal significativamente alterado. O cólon é importante em pacientes com SIC para absorção de água e eletrólitos. Após ressecção massiva do intestino delgado, um processo fisiológico conhecido como adaptação intestinal ocorre para compensar a perda de comprimento intestinal. Muitos fatores estão envolvidos neste processo adaptativo para melhorar a função absortiva do intestino residual, como uso de dieta elementar, fatores de crescimento e titulação de NPT. Diversas técnicas cirúrgicas (excluindo o transplante de intestino delgado) destinadas a retardar o tempo de trânsito intestinal ou aumentar a área de superfície da mucosa para absorção aprimorada foram descritas.[15] Esses procedimentos incluem: segmento intestinal reverso, alça de recirculação, válvula intestinal artificial, interposição do cólon e estimulação intestinal. Dois procedimentos que são geralmente utilizados são o procedimento de Bianchi e a enteroplastia seriada transversa (STEP, do inglês *serial transverse enteroplasty*).

**Procedimento de Bianchi.** Bianchi[16] descreveu originalmente um procedimento de alongamento intestinal no qual o leito vascular mesentérico é separado em dois sistemas, o intestino delgado dilatado é dividido em dois segmentos paralelos, cada um com seu próprio suprimento sanguíneo e as extremidades são aproximadas (Figura 67.12 A). Isso resultou em uma diminuição de 50% do diâmetro do intestino delgado e aumento de 200% do comprimento. O procedimento de Bianchi provou ser uma opção cirúrgica eficaz para o tratamento de pacientes com SIC.

**Enteroplastia seriada transversa (STEP).** Ao contrário do procedimento de Bianchi, STEP utiliza o princípio da dissecção intestinal mínima a partir do grampeamento em série do intestino delgado dilatado de forma transversal, para criar um lúmen mais estreito, que resulta em comprimento intestinal mais longo (Figura 67.12 B).[17] O procedimento de STEP demonstrou melhorar a tolerância à alimentação enteral, resultando em crescimento significativo de recuperação, sem aumento da mortalidade. Melhor tolerância enteral na maioria dos 20 pacientes tratados foi observada por um período superior a 7 anos após os procedimentos de STEP.[18] Uma revisão retrospectiva recente, realizada em uma única instituição com 36 pacientes, relatou que o aumento médio no comprimento do intestino após STEP foi de 53% e que 42% alcançaram autonomia enteral, mas enfatizou a importância do programa multidisciplinar de reabilitação intestinal para a seleção de pacientes e desfechos ideais.[19]

## Íleo meconial

O íleo meconial é uma forma única de obstrução neonatal que ocorre em lactentes com FC, um distúrbio autossômico recessivo resultante da mutação no gene regulador da condutância transmembrana na FC (*CFTR*, do inglês *cystic fibrosis transmembrane regulator gene*). Estima-se que 3,3% da população branca nos EUA sejam portadores assintomáticos do gene *CFTR* mutado. O transporte anormal de cloreto em pacientes com FC resulta em secreções viscosas tenazes com uma concentração de proteína de quase 80 a 90%. Afeta uma grande variedade de órgãos, incluindo intestino, pâncreas, pulmões, glândulas salivares, órgãos reprodutivos e trato biliar.

O íleo meconial no recém-nascido representa a primeira manifestação clínica de FC, que afeta aproximadamente 10 a 15% dos pacientes com essa doença hereditária. A incidência de FC varia de 1 em 1.000 a 2.000 nascidos vivos. Os bebês apresentam três sinais cardinais nas primeiras 24 a 48 horas de vida: (1) distensão abdominal generalizada; (2) vômito bilioso; e (3) falha na eliminação de mecônio. O polidrâmnio materno ocorre em aproximadamente 20% dos casos. No íleo meconial simples, o íleo terminal está dilatado e preenchido com mecônio espesso, semelhante a alcatrão. Pequenas "pérolas" de mecônio são encontrados no íleo mais distal, em um cólon relativamente pequeno. Em pacientes com íleo meconial simples, importantes achados radiográficos abdominais simples incluem alças do intestino delgado, dilatadas e cheias de gás, ausência de níveis hidroaéreos e massa de mecônio no lado direito do abdome, misturada com gás, dando aparência de vidro fosco ou bolha de sabão. Radiografias abdominais mostram alças intestinais dilatadas com níveis hidroaéreos relativamente ausentes por causa do

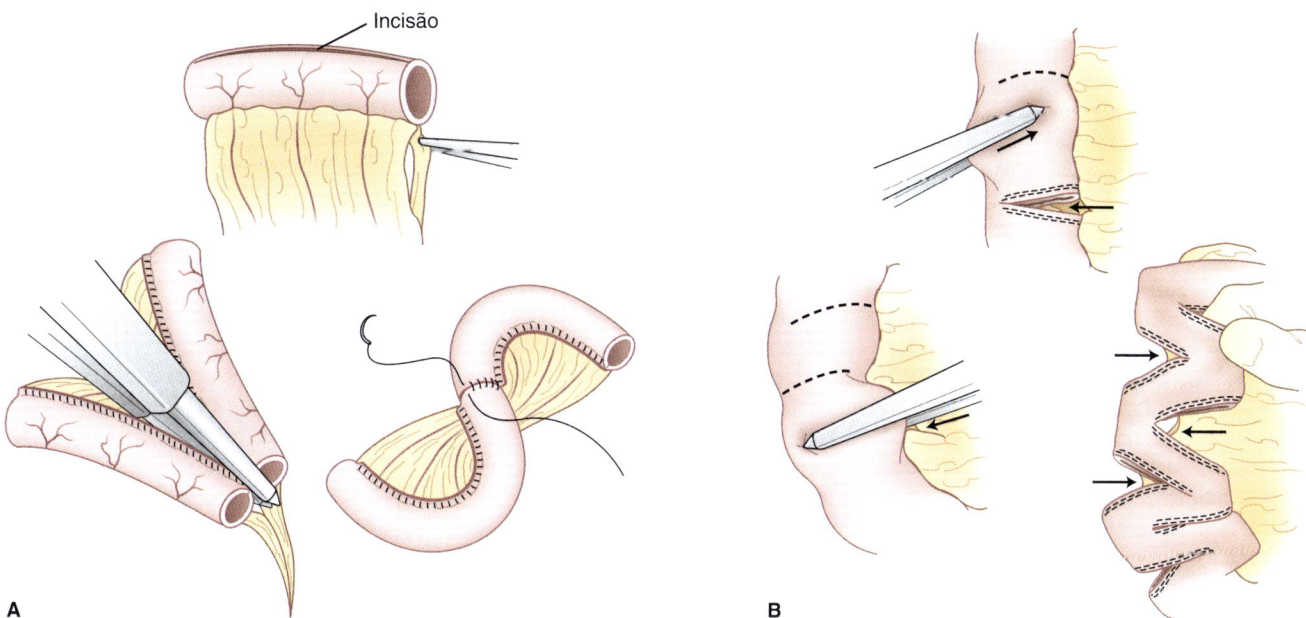

**Figura 67.12** Procedimentos de alongamento intestinal. **A.** A técnica de Bianchi separa dois planos mesentéricos. Um segmento dilatado do intestino é grampeado longitudinalmente para criar dois segmentos mais estreitos para a anastomose sequencial. **B.** A enteroplastia seriada transversa (STEP) envolve o grampeamento de um intestino dilatado em forma de V em lados alternados, com a diminuição da largura e aumento do comprimento. (**A.** Adaptada de Abu-Elmagd KM, Bond G, Costa G, et al. Gut rehabilitation and intestinal transplantation. *Therapy*. 2005;2:853-864. **B.** De Kim HB, Fauza D, Garza J, et al. Serial transverse enteroplasty [STEP]: A novel bowel-lengthening procedure. *J Pediatr Surg*. 2003;38:425-429.)

mecônio viscoso e espesso. Um enema de contraste com a aplicação da solução iônica hidrossolúvel gastrografina pode ser tanto diagnóstico, demonstrando um cólon pequeno, de calibre estreito e com sedimentos de mecônio espesso no íleo terminal, quanto terapêutico, pois auxilia na evacuação de mecônio, puxando água para o cólon. É indispensável que o recém-nascido seja bem hidratado e monitorado de perto. É bem-sucedido no alívio da obstrução em até 75% dos casos, com taxa de perfuração intestinal inferior a 3%. O teste do suor com iontoforese pela pilocarpina, que revela uma concentração de cloreto superior a 60 mEq/$\ell$, é o método mais definitivo para confirmar o diagnóstico de FC. Um teste mais rápido é a detecção do gene *CFTR* mutado.

O manejo cirúrgico do íleo meconial simples será necessário quando a obstrução for persistente apesar do enema de contraste, juntamente com 5 m$\ell$ de solução de *N*-acetilcisteína a 10% (Mucomyst®) administrada a cada 6 horas por sonda nasogástrica. Historicamente, o íleo terminal dilatado era ressecado e vários tipos de estomas eram criados, permitindo a descompressão e a recuperação intestinal. No entanto, a enterotomia, a irrigação com solução salina aquecida ou 4% de *N*-acetilcisteína, assim como a evacuação simples do mecônio luminal sem estomia também são defendidas. A *N*-acetilcisteína serve para romper as ligações dissulfeto no mecônio para facilitar a separação da mucosa intestinal. O mecônio é manipulado no cólon distal ou removido por enterotomia. Depois do alívio da obstrução, a enterotomia é fechada no modo padrão. Se a evacuação de mecônio for incompleta, um tubo em T pode ser deixado no íleo para facilitar a irrigação pós-operatória contínua.

O íleo meconial é considerado complicado quando a perfuração do intestino ocorre no útero ou no período neonatal precoce. O extravasamento de mecônio pode resultar em peritonite grave, com uma resposta inflamatória densa e calcificação. As apresentações clínicas variáveis incluem um pseudocisto de mecônio, peritonite adesiva com ou sem infecção bacteriana secundária e ascite.

Radiografias abdominais podem demonstrar calcificações, dilatação intestinal, efeito de massa e ascite. A síndrome obstrutiva ileal distal, anteriormente conhecida como equivalente de íleo meconial, pode se desenvolver como consequência da não adesão à terapia de reposição enzimática oral ou crises de desidratação. Essa condição é tratada de forma não cirúrgica na maioria dos pacientes com enemas ou soluções orais de polietilenoglicol. Outros diagnósticos também devem ser considerados, incluindo obstrução intestinal adesiva simples. Além disso, com a introdução da terapia de reposição de enzimas pancreáticas de alta resistência, com revestimento entérico, a colangiopatia fibrosante foi descrita e a ressecção da estenose inflamatória do cólon pode ser necessária.

## Síndrome do tampão de mecônio ou da rolha meconial

A síndrome do tampão de mecônio é uma condição distinta do íleo meconial e, na maioria dos casos, não é uma sequela da FC. No entanto, é uma causa frequente de obstrução intestinal neonatal e está associada a uma série de condições, incluindo doença de Hirschsprung, diabetes materno e hipotireoidismo. Os recém-nascidos geralmente apresentam distensão abdominal e falha na eliminação de mecônio nas primeiras 24 horas. O estudo do enema de contraste mostra um microcólon estendendo-se até onde o cólon está dilatado e preenchido com um tampão de mecônio espesso. Muitas vezes, um enema de contraste é terapêutico e a intervenção cirúrgica não é indicada.

## Doença de Hirschsprung

A patogênese da doença de Hirschsprung é um segmento aganglionar distal do cólon/reto, caracterizado pela ausência de células ganglionares nos plexos mioentéricos (Auerbach) e submucosos (Meissner). Ocorre em 1 em 5.000 nascidos vivos, sendo os meninos afetados quatro vezes mais que as meninas. Desses pacientes, 3 a 5% apresentam síndrome de Down e o risco de doença de Hirschsprung é maior se houver história familiar. Um *locus* anormal no cromossomo 10 foi identificado em algumas famílias e está associado ao oncogene *RET*.[20] Essa anormalidade neurogênica e parassimpática está associada ao espasmo muscular do cólon distal e do esfíncter interno do ânus, resultando em obstrução funcional. Por isso, o intestino anormal é o segmento distal contraído, enquanto o intestino normal é a porção proximal dilatada. A aganglionose começa na linha anorretal e o cólon retossigmoide é afetado em aproximadamente 80% dos casos, o cólon esplênico ou transverso em 17%, e o cólon inteiro em 8%. A área entre os segmentos dilatados e contraídos é referida como a zona de transição. Aqui, as células ganglionares começam a aparecer, mas em número reduzido.

A maioria dos lactentes (> 90%) apresenta distensão abdominal e êmese biliosa com falha na eliminação de mecônio nas primeiras 24 horas de vida. Aqueles com diagnósticos perdidos de doença de Hirschsprung podem desenvolver mais tarde na vida uma história crônica de distensão abdominal e constipação intestinal. A enterocolite é a causa mais comum de morte em pacientes com doença de Hirschsprung não tratada e pode se manifestar como diarreia alternando com períodos de obstipação, distensão abdominal, febre, hematoquezia e peritonite.

O estudo de diagnóstico por imagem de escolha em um recém-nascido é um enema com contraste. Na doença de Hirschsprung, o espasmo do reto distal geralmente resulta em um calibre estreito com zona de transição e cólon sigmoide proximal, normal e dilatado. A falta de evacuação completa do meio de contraste instilado após 24 horas indica fortemente a presença de doença de Hirschsprung. Os estudos de enema com contraste são úteis para excluir outras causas de constipação intestinal, como tampão meconial, síndrome do cólon esquerdo hipoplásico e atresia intestinal. Em crianças mais velhas, um estudo de manometria revelando alta pressão do esfíncter interno na distensão do balão retal pode ser útil. A biopsia retal é o padrão-ouro para o diagnóstico de doença de Hirschsprung. No período neonatal, é realizado à beira do leito com um *kit* de biopsia retal por sucção. É essencial obter espécimes de biopsia pelo menos 2 cm acima da linha pectínea para evitar a amostragem de região aganglionar normal do esfíncter interno. Em crianças mais velhas, uma amostra de biopsia de espessura total é obtida sob anestesia geral, porque a mucosa retal mais espessa não é adequada para a técnica de biopsia por sucção. Gânglios ausentes, troncos nervosos hipertrofiados e imunocoloração intensa para acetilcolinesterase são os critérios histopatológicos. Atualmente, a imunocoloração da calretinina tornou-se um estudo histológico complementar padrão para o diagnóstico da doença de Hirschsprung.[21]

O procedimento cirúrgico definitivo mais comum para a doença de Hirschsprung é a técnica de Soave assistida por laparoscopia. A abordagem minimamente invasiva sem necessidade de colostomia é sua principal vantagem. O procedimento de Soave assistido por laparoscopia envolve: (1) biopsias seromusculares intracorporais do cólon distal para congelação para determinar o local da zona de transição e (2) dissecção do reto distal. Uma vez que a avaliação de biopsias de congelação seja concluída, uma dissecção da mucosa endorretal dentro do reto distal aganglionar é realizada por uma abordagem transanal. O cólon normal ganglionar é então abaixado através do manguito muscular remanescente, é realizada a miotomia posterior do manguito e, em seguida, uma anastomose coloanal. O procedimento de Soave também pode ser realizado inteiramente por meio de uma abordagem transanal. No pós-operatório, a disfunção das fezes pode persistir e, às vezes, pode ser difícil de tratar, exigindo descompressão retal intermitente.[22] A constipação intestinal é um problema pós-operatório comum juntamente com escape fecal frequente, incontinência e enterocolite pós-operatória. Se persistir, a reavaliação histológica deve ser realizada para garantir que o cólon adequadamente ganglionar tenha sido abaixado e para excluir uma zona de transição na anastomose coloanal. No procedimento de Swenson, o intestino aganglionar é removido até o nível dos esfíncteres internos e uma anastomose coloanal é realizada. No procedimento de Duhamel, o coto retal aganglionar é mantido no local e o cólon normal ganglionar é abaixado atrás do coto. Um grampeador é então inserido pelo ânus, com um braço dentro do intestino ganglionar normal posteriormente e o outro no reto aganglionar anteriormente. O grampeamento resulta na formação de um neorreto que esvazia normalmente, por causa da anastomose posterior de intestino ganglionar. Operações históricas de dois ou três estágios envolvendo colostomia inicial, seguida por um abaixamento definitivo (Soave ou Duhamel) são raramente realizadas, com exceção dos casos em que existe o diagnóstico significativamente tardio da doença de Hirschsprung com cólon descendente extremamente dilatado. Nesses cenários, o desvio com colostomia inicial é necessário para permitir a diminuição do cólon dilatado para anastomose coloanal subsequente.

## Malformação anorretal

A incidência de ânus imperfurado é de 1 em 5.000 nascidos vivos com predominância masculina de 58%. O espectro das malformações anorretais varia de estenose anal simples à persistência de uma cloaca. O defeito mais comum é um ânus imperfurado com fístula entre o cólon distal e a uretra em meninos ou o vestíbulo da vagina em meninas. Na sexta semana de gestação, o septo urorretal se move caudalmente para dividir a cloaca no seio urogenital anterior e canal anorretal posterior. A falha na formação desse septo resulta em uma fístula entre o intestino e o trato urinário (em meninos) ou vagina (em meninas). A falha completa ou parcial da membrana anal em reabsorver resulta em uma estenose ou membrana anal. O períneo também contribui para o desenvolvimento da abertura externa do ânus e da genitália pela formação de pregas cloacais, que se estendem do tubérculo genital anterior até o ânus. O corpo do períneo é formado pela fusão das pregas cloacais entre as membranas anal e urogenital. A ruptura da membrana cloacal em qualquer lugar ao longo de seu curso resulta na abertura externa do ânus, sendo anterior ao esfíncter externo (*i. e.*, ânus deslocado anteriormente).

A classificação anatômica de anomalias anorretais é baseada no nível em que termina o coto retal – baixo, intermediário ou alto em relação ao músculo levantador do ânus. Uma classificação mais terapêutica e prognóstica é descrita no Boxe 67.1. Um invertograma, uma radiografia pélvica lateral feita após a criança ser mantida de cabeça para baixo por vários minutos, foi utilizado no passado para determinar o ponto mais distal do coto retal. Na maioria dos casos, uma inspeção cuidadosa do períneo por si só pode prever o nível do coto retal. Se uma fístula anocutânea for observada em qualquer local na pele perineal de um menino (Figura 67.13) ou em região externa ao hímen de uma menina, a malformação anorretal pode ser considerada baixa. A atresia retal, comumente associada à trissomia do 21, refere-se a uma lesão incomum na qual o lúmen do reto está total ou parcialmente interrompido, com o reto superior sendo dilatado e o reto inferior consistindo em um pequeno canal anal. Uma cloaca persistente é definida como um defeito no qual o reto, a vagina e a uretra se fundem para formar um único canal comum. Nas meninas, um único

> **Boxe 67.1** Classificação de anomalias congênitas do anorreto.
>
> **Sexo feminino**
> Cutânea (fístula perineal)
> Fístula vestibular
> Ânus imperfurado sem fístula
> Atresia retal
> Cloaca
> Malformação complexa
>
> **Sexo masculino**
> Cutânea (fístula perineal)
> Fístula retouretral
> Bulbar
> Prostática
> Fístula retocolovesical
> Ânus imperfurado sem fístula
> Atresia retal

Anormalidades geniturinárias além da fístula retourinária ocorrem em 25 a 60% dos pacientes. O refluxo vesicoureteral e a hidronefrose são as mais comuns, mas outras condições, como o rim em ferradura, displásico ou ausente, bem como hipospadias ou criptorquidia, devem ser consideradas. Em geral, quanto mais alta for a malformação anorretal, maior a frequência de anormalidades urológicas associadas. Em pacientes com cloaca persistente ou fístula retovesical, a probabilidade de uma anormalidade geniturinária é de aproximadamente 90%. Em contrapartida, a frequência é apenas de 10% em defeitos baixos (p. ex., fístula perineal). A US renal e a cistouretrografia miccional são obtidas para avaliar o trato urinário. Se houver suspeita de defeito cardíaco, a ecocardiografia é realizada antes de qualquer procedimento cirúrgico. A atresia esofágica também pode ser descartada com a passagem de uma sonda orogástrica. Os algoritmos de decisão para o manejo de recém-nascidos dos sexos masculino e feminino com malformação anorretal são mostrados nas Figuras 67.14 e 67.15.

Um recém-nascido com fístula perineal ou vestibular pode ser submetido a um reparo primário em estágio único sem colostomia. Para a estenose anal em que a abertura anal está presente em uma localização normal, a dilatação em série geralmente é suficiente. Dilatações são realizadas diariamente com o aumento gradual de tamanho ao longo do tempo. Se a abertura anal for anterior ao esfíncter externo (i. e., ânus deslocado anteriormente), com uma pequena distância entre a abertura e o centro do esfíncter externo, além do corpo perineal intacto, uma anoplastia de transposição ou uma anorretoplastia sagital posterior mínima é indicada para restaurar cirurgicamente a abertura anal para a posição normal no centro dos músculos do esfíncter e o corpo perineal anterior é reconstruído. Recém-nascidos com suspeita de fístula do trato retourinário, com coto retal acima do levantador do ânus, geralmente necessitam de uma colostomia como a primeira parte de uma reconstrução em três estágios. O cólon é completamente dividido e uma colostomia terminal de sigmoide com uma fístula mucosa são construídas para minimizar a contaminação fecal na área da fístula retourinária. Além disso, a fístula mucosa distal pode ser utilizada posteriormente para um estudo de contraste a fim de determinar a fístula retourinária. O segundo estágio do procedimento é geralmente realizado em 3 a 6 meses. A operação consiste em ligar a fístula retourinária ou retovaginal com o abaixamento do coto retal terminal para a posição normal do ânus. A anorretoplastia sagital posterior, como descrito pela primeira vez por deVries e Peña, é o procedimento de escolha.[23] Consiste em determinar a localização da posição central do esfíncter anal por estimulação elétrica da musculatura do períneo em toda a operação. Uma incisão é então feita na linha média, estendendo-se do cóccix ao períneo anterior, através do esfíncter e músculo elevador até que o reto seja identificado. A fístula do reto até a vagina ou trato urinário é dividida. O reto é mobilizado e a musculatura perineal reconstruída. A terceira e última etapa é a reversão da colostomia, que é realizada algumas semanas depois. As dilatações anais começam 2 semanas após a anorretoplastia e continuam por vários meses após o fechamento da colostomia.

A anorretoplastia sagital posterior assistida por laparoscopia apresenta vantagens significativas como uma abordagem minimamente invasiva para malformações anorretais com bons desfechos. Esta técnica oferece as vantagens teóricas de colocar o neorreto dentro da posição central do esfíncter e do complexo do músculo elevador sob a visão direta e evita a necessidade de secção dessas estruturas. Atualmente, o desfecho a longo prazo dessa nova abordagem em comparação ao método sagital posterior padrão é desconhecido.

orifício no períneo indica uma cloaca. Se dois orifícios perineais forem visualizados (i. e., uretra e vagina), o defeito representa um ânus imperfurado alto ou, menos comumente, um seio urogenital persistente compreendendo um orifício e um ânus normal como o outro orifício. A malformação anorretal frequentemente coexiste com outras lesões e a associação VACTERL deve ser considerada durante a avaliação. Anormalidades ósseas do sacro e coluna vertebral, como vértebras ausentes, vértebras acessórias e hemivértebras ou um sacro assimétrico ou curto, podem ocorrer em aproximadamente um terço dos pacientes. A ausência de duas ou mais vértebras está associada a um mau prognóstico para a continência fecal e urinária. O disrafismo oculto da medula espinal também pode estar presente, consistindo em medula presa, lipomeningocele ou gordura no filamento terminal.

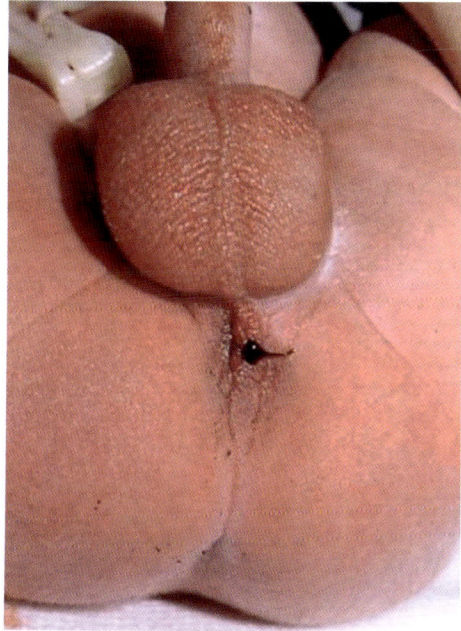

**Figura 67.13** Ânus imperfurado com fístula perineal com saída de mecônio. A anatomia glútea e escrotal parece relativamente normal, consistente com achados característicos no coto retal próximo à pele do períneo, passível de anorretoplastia sem necessidade de estomia.

As complicações das malformações anorretais estão relacionadas às suas anomalias. A continência fecal é o principal objetivo quanto à correção do defeito. Fatores prognósticos para continência incluem o nível do coto retal e se o sacro é normal. No geral, 75% dos pacientes têm defecações voluntárias. No entanto, 50% desse grupo ainda sujam suas roupas íntimas ocasionalmente, enquanto os demais 50% são considerados totalmente continentes. A constipação intestinal é a sequela mais comum. Um programa de manejo intestinal que consiste em enemas diários é um importante plano pós-operatório para reduzir a frequência de incontinência fecal e melhorar a qualidade de vida desses pacientes.

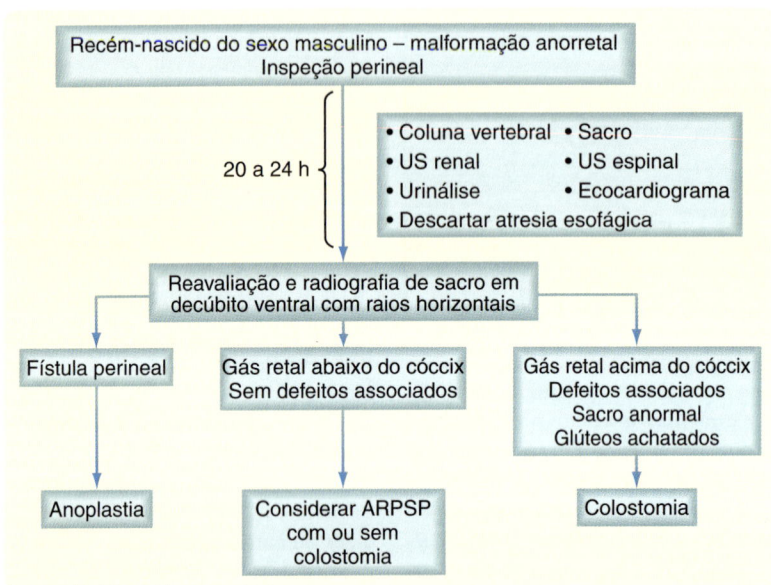

**Figura 67.14** Algoritmo de manejo para meninos com malformação anorretal. *ARPSP*, anorretoplastia sagital posterior; *US*, ultrassonografia. (De Levitt M, Peña A. Imperforate anus. In: Chung DH, Chen MK, ed. *Atlas of pediatric surgical techniques*. Philadelphia, PA: Elsevier Saunders; 2010:185-205.)

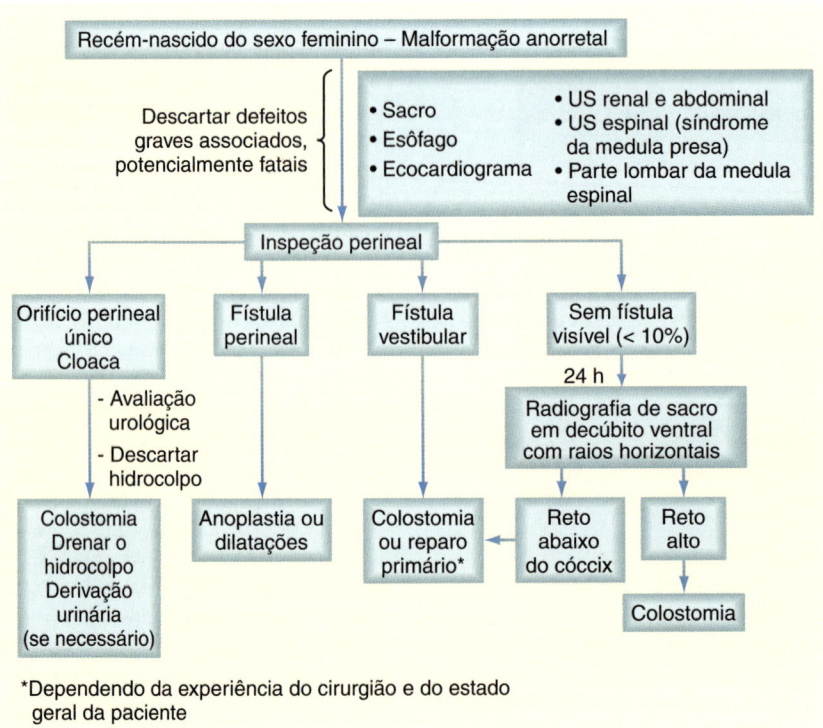

**Figura 67.15** Algoritmo de manejo para meninas com malformação anorretal. *US*, ultrassonografia. (De Levitt M, Peña A. Imperforate anus. In: Chung DH, Chen MK, ed. *Atlas of pediatric surgical techniques*. Philadelphia, PA: Elsevier Saunders; 2010:185-205.)

## Intussuscepção

A intussuscepção ileocólica é uma invaginação do íleo distal para dentro do ceco. Geralmente é idiopática, sem um acometimento anatômico evidente (ponto de condução) e ocorre predominantemente na junção ileocecal, onde há edema acentuado do tecido linfoide na região da válvula ileocecal. Não se sabe se isso representa a causa ou efeito da intussuscepção ileocólica. A ocorrência de intussuscepção está associada a uma história de episódios recentes de gastrenterite viral, infecções do trato respiratório superior e até administração da vacina contra o rotavírus, ocasionando o edema linfoide na patogênese da intussuscepção. Em crianças maiores, a incidência de um ponto de condução patológico é de até 12% e o divertículo ileal é considerado a condição mais comum para intussuscepção. No entanto, outras causas, como pólipos intestinais, um apêndice inflamado, a hemorragia submucosa associada à púrpura de Henoch-Schönlein, corpo estranho, tecido pancreático ou gástrico ectópico e duplicação intestinal, também devem ser consideradas. A intussuscepção do intestino delgado no pós-operatório na ausência de um ponto de condução patológico pode ocorrer em até 5% de todos os casos pediátricos de intussuscepção.

A intussuscepção produz fortes dores abdominais em cólica em uma criança saudável de 3 meses a 3 anos. Dois terços das crianças que apresentam intussuscepção são menores de 1 ano. A criança muitas vezes levanta as pernas durante os episódios de dor e geralmente fica quieta durante os períodos entre as crises de dor. Outros sintomas incluem vômitos, evacuações de fezes com muco e sangue (fezes semelhantes à geleia de morango) e massa abdominal palpável. Em aproximadamente 50% dos casos, o diagnóstico de intussuscepção ileocólica pode ser suspeitado em radiografias simples de abdome pela presença de massa, gás colônico esparso ou obstrução distal completa do intestino delgado. Atualmente, a US abdominal é empregada como teste diagnóstico inicial. Os achados ultrassonográficos característicos do "sinal-alvo" das camadas intussusceptadas do intestino em um corte transversal ou o "sinal de pseudorrim" visto longitudinalmente devem levar à realização imediata de enema com contraste de ar.

A redução hidrostática por enema usando material de contraste ou ar é o procedimento terapêutico de escolha. Contraindicações para essa abordagem incluem a presença de peritonite e instabilidade hemodinâmica. Além disso, uma intussuscepção localizada inteiramente no intestino delgado é improvável que seja reduzida por um enema e é mais provável que tenha um ponto de condução patológico associado. A redução bem-sucedida é realizada em mais de 80% dos casos, confirmada por resolução da massa, juntamente com refluxo de ar para o íleo terminal e muitos desses pacientes podem receber alta sem internações hospitalares. Para aqueles refratários à tentativa inicial de redução hidrostática, muitos centros tentam repetir o enema de ar algumas horas depois, com sucesso moderado.[24] A taxa de recorrência após redução hidrostática é de cerca de 11% e geralmente ocorre em 24 horas após a redução. Na presença de recidiva, em geral opta-se por nova tentativa de redução com enema de ar. Uma terceira recorrência é uma indicação para tratamento cirúrgico.

As indicações operatórias para intussuscepção incluem: peritonite, obstrução intestinal na apresentação inicial, falha na redução do enema hidrostático ou recorrências múltiplas. O intussuscepto é liberado por meio de uma incisão transversal no lado direito do abdome e reduzido de forma retrógrada, empurrando a massa proximalmente. Uma vez reduzido, a viabilidade do intestino é examinada. O tecido linfoide na região ileocecal é espessado e edematoso, podendo ser confundido com um tumor dentro do intestino delgado, devendo-se ter muito cuidado antes da ressecção cirúrgica. As taxas de recorrência são extremamente baixas após a redução cirúrgica. A ressecção intestinal é necessária ocasionalmente quando a intussuscepção não pode ser reduzida, a viabilidade do intestino é incerta ou um ponto de condução patológico é identificado. Nesses casos, uma ileocolectomia com anastomose primária é geralmente executada. A redução laparoscópica de uma intussuscepção ganhou recentemente popularidade com algum sucesso.

## Divertículo de Meckel

O divertículo de Meckel é a anomalia congênita mais comum do trato GI e ocorre em aproximadamente 2% da população. Mais de 70% dos pacientes sintomáticos apresentam mucosa gástrica heterotópica e outros 5% têm tecido pancreático. A regra dos 2 é frequentemente citada em associação ao divertículo de Meckel. Além de sua incidência de 2% e dois tipos de mucosa heterotópica, localiza-se dentro de 2 pés (61 cm) da válvula ileocecal, tem aproximadamente 2 polegadas (5,08 cm) de comprimento e é geralmente sintomático até os 2 anos. O divertículo de Meckel é causado por uma falha de involução normal do ducto vitelino, que ocorre durante as semanas 5 a 7 de gestação e é um divertículo verdadeiro contendo todas as camadas intestinais.

Os sintomas clínicos estão relacionados a hemorragia, obstrução ou inflamação. O sintoma de apresentação mais comum inclui hemorragia do trato GI inferior, indolor e massiva em crianças menores de 5 anos. O diagnóstico de um remanescente do ducto vitelino pode ser estabelecido por US umbilical ou radiografia contrastada lateral. O sangramento de um divertículo ileal pode ser confirmado pelo estudo com o isótopo $^{99m}$Tc-pertecnetato, que detecta a mucosa gástrica. É importante notar que a mucosa gástrica ectópica também pode estar presente em pacientes com duplicação intestinal.

A ressecção ileal segmentar na base do divertículo ileal, principalmente no caso de inflamação ou ulceração, com anastomose terminoterminal é o padrão-ouro. No entanto, a diverticulectomia em V mais simples com fechamento transversal do íleo é uma técnica alternativa aceitável. A diverticulectomia laparoscópica tornou-se mais aceitável com vários relatos sem aumento nas complicações devido à retenção de mucosa gástrica ectópica (Figura 67.16).[25] Embora o manejo do divertículo de Meckel, encontrado ocasionalmente durante a laparotomia para outra condição do trato GI não relacionada, seja um tanto controverso, um divertículo de Meckel assintomático deve ser mantido.

## Apendicite

O manejo da apendicite evoluiu ao longo do tempo. O diagnóstico de apendicite raramente é realizado apenas com base na anamnese e nos achados do exame físico. Praticamente todos os pacientes suspeitos de apendicite passam por extensos exames diagnósticos de sangue e de imagem (p. ex., US ou TC). O uso da RM também foi introduzido em algumas instituições. A maioria delas adotou um manejo de apendicite baseado em protocolos clínicos, com regimes padronizados de antibióticos IV, técnicas cirúrgicas e cuidados pós-operatórios, que incluem mínimo ou nenhum uso ambulatorial de opioides. A apendicectomia laparoscópica é a abordagem padrão. Para a apendicite simples, uma dose única de antibiótico IV pré-operatória é administrada e a apendicectomia é realizada com segurança dentro de 24 horas. Para a apendicite complicada, o tratamento cirúrgico inclui apendicectomia imediata com conversão precoce para o regime

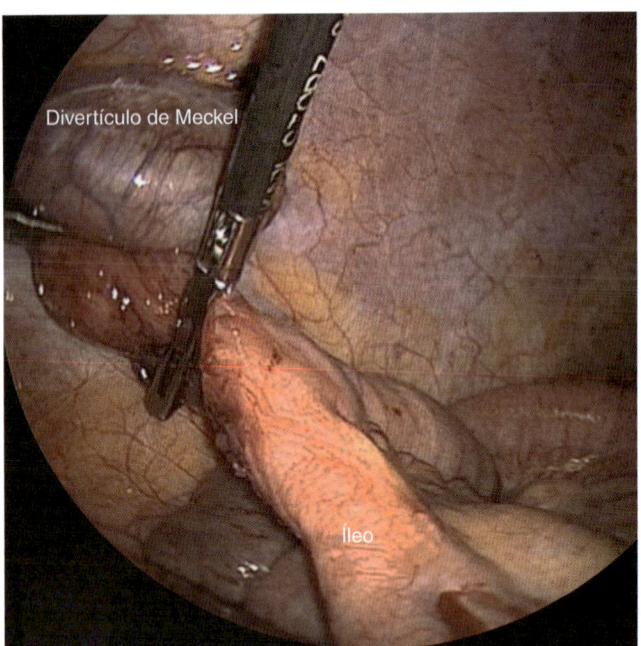

**Figura 67.16** Diverticulectomia de Meckel realizada com grampeador endoscópico por via laparoscópica.

antibiótico oral ou drenagem percutânea com apendicectomia intervalada tardia. Recentemente, o manejo não cirúrgico da apendicite tornou-se mais aceito na prática clínica, desafiando o velho dogma da apendicectomia para toda apendicite. Um estudo multi-institucional está examinando a eficácia do tratamento não cirúrgico da apendicite não complicada em um grupo de grandes hospitais infantis a partir do desenvolvimento de uma pesquisa prospectiva considerando a preferência do paciente.[26]

## CONDIÇÕES HEPATOPANCREATICOBILIARES

### Atresia de vias biliares extra-hepáticas

A atresia de vias biliares extra-hepáticas (AVBEH) é uma doença rara de neonatos caracterizada pela obliteração inflamatória dos ductos biliares intra-hepáticos e extra-hepáticos. Estima-se que a incidência seja de 1 em 5.000 a 12.000 crianças, dependendo da região. Pode estar associada a outras malformações congênitas, como anormalidades esplênicas (p. ex., asplenia, baço duplo), ausência da veia cava inferior (VCI) e malformação intestinal. Os mecanismos exatos da AVBEH são desconhecidos e a doença é progressiva. Uma teoria é que os ductos extra-hepáticos são suscetíveis à lesão inflamatória imunomediada com subsequente obliteração dos ductos biliares. Citocinas pró-inflamatórias (p. ex., interleucina-2, interferona-γ e fator de necrose tumoral) estão envolvidas.[27] Células T e células *natural killer* também são proeminentemente encontradas na AVBEH. Outra teoria é que uma enfermidade viral, como a infecção por rotavírus do grupo C, desencadeia a fibroesclerose imunomediada e a obstrução de ductos biliares extra-hepáticos. Curiosamente, estudos em animais mostraram que a infecção de camundongos recém-nascidos com rotavírus leva a uma manifestação semelhante à encontrada nos lactentes, com início de hiperbilirrubinemia, icterícia e fezes acólicas. A histologia revela inflamação e obstrução dos ductos biliares extra-hepáticos. Outra hipótese é que pode haver uma associação entre o tipo de antígeno leucocitário humano (HLA, do inglês *human leukocyte antigen*) e a AVBEH, uma vez que pacientes com AVBEH apresentam alta frequência de HLA-B12. Não está claro se isso é causal, mas alguns argumentam que a expressão anormal de HLA torna as células epiteliais de ductos biliares suscetíveis ao ataque imunológico. Outro gene hipotético, *CFC1*, codifica uma proteína importante na diferenciação embrionária do eixo esquerda-direita; quando mutado, acredita-se que esteja relacionado à predisposição ao desenvolvimento de AVBEH. A histopatologia mostra obstrução biliar extra-hepática significativa com fibrose do trato portal, infiltração de células inflamatórias, proliferação de ductos biliares e colestase com plugues biliares.

A doença é classificada de acordo com o nível da obstrução biliar mais proximal. A AVBEH tipo 1 tem patência no nível do ducto biliar comum (DBC); o tipo 2 tem patência no nível do ducto hepático comum; e o tipo 3, que responde por mais de 90% dos casos, ocorre quando os ductos hepáticos esquerdo e direito, ao nível da *porta hepatis*, estão envolvidos. Isso auxilia na diferenciação entre AVBEH corrigível e outros. A AVBEH corrigível requer que existam ductos hepáticos patentes na *porta hepatis*. Tipos 1 e 2 podem ser passíveis de uma anastomose direta entre o intestino e o ducto biliar extra-hepático.

Logo após o nascimento, os lactentes apresentam icterícia, fezes claras (acólicas) e urina escura. A doença avançada manifesta-se com déficit de crescimento, hepatomegalia e ascite por cirrose hepática. Se a icterícia persistir após 14 dias de vida em uma criança a termo, uma avaliação para a doença hepática deverá ser iniciada. Consiste em determinar os níveis de bilirrubina direta ou conjugada, que serão elevados (> 2,0 mg/dℓ) naqueles com doença hepática. Outros exames de exclusão incluem testes sorológicos para toxoplasmose, rubéola, citomegalovírus e herpes (TORCH) e infecções pelos vírus da hepatite B e C, $\alpha_1$-antitripsina e fibrose cística (FC). Distúrbios metabólicos, como galactosemia e tirosinemia, além de anormalidades endócrinas também devem ser descartados.

A vesícula biliar pode estar atrófica ou ausente e ductos intra-hepáticos também podem estar notavelmente ausentes na avaliação ultrassonográfica. A cintilografia com ácido iminodiacético hepatobiliar (HIDA, do inglês *hepatobiliary iminodiacetic acid*), a colangiopancreatografia por ressonância magnética (CPRM) e a colangiopancreatografia retrógrada endoscópica (CPRE) são utilizadas com sucesso variável. Um exame com HIDA pode revelar a captação do isótopo de tecnécio com ausência de esvaziamento no duodeno. CPRM ou CPRE podem melhor definir a anatomia biliar, mas são mais invasivas. Por fim, a biopsia do fígado é o padrão-ouro para o diagnóstico de AVBEH e pode ser feita por via percutânea ou aberta. Uma vez que o diagnóstico seja suspeitado, a exploração cirúrgica com colangiografia intraoperatória é indicada. Se a AVBEH for confirmada, uma hepatoportoenterostomia (procedimento de Kasai) é o procedimento cirúrgico de escolha. Aqui, a árvore biliar extra-hepática é dissecada proximalmente no nível da cápsula hepática, onde a *porta hepatis* (placa portal) é seccionada. A dissecção do remanescente fibroso ascende para a área posterior ao redor dos ramos da veia porta até entrar na superfície capsular do fígado (Figura 67.17 A). A reconstrução é feita utilizando uma hepaticojejunostomia em Y de Roux (Figura 67.17 B). O uso de ácido ursodesoxicólico e fenobarbital pode promover a drenagem biliar, mas sua eficácia é incerta. O uso de esteroides após o procedimento de Kasai é defendido por muitos e acredita-se que promova a drenagem biliar com menos tempo de internação. No entanto, o recente estudo randomizado, duplo-cego controlado do Biliary Atresia Clinical Research Consortium, de terapia com esteroides (o estudo START) após o procedimento de Kasai, demonstrou que esse tratamento em altas doses depois do protocolo não resultou em diferenças terapêuticas

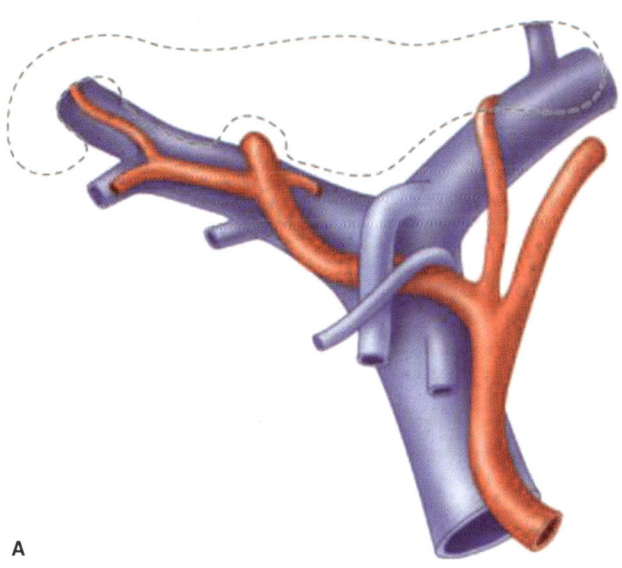
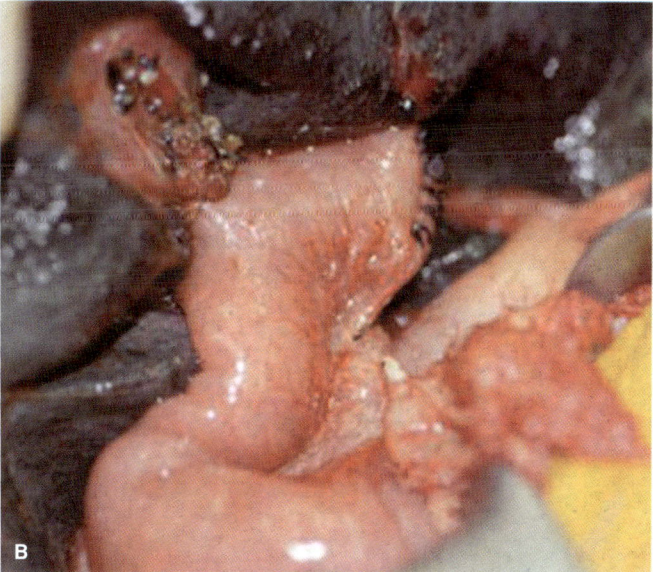

**Figura 67.17** Portoenterostomia de Kasai. **A.** A dissecção do remanescente biliar extra-hepático fibroso é continuada até a superfície capsular do fígado dentro da bifurcação da veia porta (a *linha tracejada* indica placa portal fibrosa). A extensão lateral da dissecção no lado esquerdo é a fissura umbilical e a inserção da veia umbilical obliterada na veia porta esquerda. No lado direito, a extensão lateral da dissecção é a bifurcação da veia porta direita em seus ramos anterior e posterior. **B.** Portoenterostomia em Y de Roux concluída. (De Nathan JD, Ryckman FC. Biliary atresia. In Chung DH, Chen MK, ed. *Atlas of pediatric surgical techniques*. Philadelphia, PA: Elsevier Saunders;2010:220-231.)

significativas na drenagem biliar em 6 meses.[28] Além disso, o tratamento com esteroides foi associado ao início precoce de eventos adversos graves, bem como a prejuízo do crescimento. No entanto, a pulsoterapia com esteroides continua como uma opção de tratamento para colangite pós-Kasai. Os antibióticos também são mantidos no pós-operatório, porque o risco de colangite é alto (45 a 60%) devido à facilidade com que as bactérias intestinais podem subir e colonizar os ductos biliares. Infelizmente, se o procedimento de Kasai for incapaz de restabelecer o fluxo biliar e a insuficiência hepática ou cirrose seguirem, o transplante de fígado é indicado.

A hepatoportoenterostomia de Kasai não cura a AVBEH, que inevitavelmente irá progredir em mais de 70% das crianças submetidas a esse procedimento. A taxa de progressão da doença, evidenciada por cirrose e hipertensão portal, é variável, mas pode ser acelerada por colangite recorrente. Estima-se, no entanto, que 80% das pessoas que foram submetidas com sucesso ao procedimento de Kasai possam viver até 10 anos antes de o transplante de fígado ser necessário. Nas crianças submetidas ao transplante, os desfechos são bons, com sobrevida do enxerto em 10 anos e sobrevida geral do paciente de 73% e 86%, respectivamente.[29]

### Cisto de colédoco

Os cistos de colédoco são dilatações císticas do DBC, com incidência de 1 em 100.000 a 150.000 nascidos vivos e predomínio em mulheres em relação aos homens, em uma proporção de 3 a 4:1. Eles são classificados com base na localização e sua frequência é variável (Figura 67.18). O tipo I (50 a 80%) é um cisto simples que pode envolver qualquer porção do DBC e o tipo II (2%) descreve um divertículo surgindo do DBC. As coledococeles representam cistos do tipo III (1,4 a 4,5%) e consistem em dilatação confinada à porção intrapancreática distal do DBC. Enquanto o tipo IV (15 a 35%) envolve os ductos biliares extra-hepáticos e intra-hepáticos, o tipo V (20%) é limitado apenas aos ductos intra-hepáticos. Os cistos de colédoco podem estar associados a outras anomalias congênitas, incluindo atresia duodenal e colônica, ânus imperfurado, malformação arteriovenosa pancreática e pâncreas *divisum*. Além disso, os cistos de colédoco são considerados lesões pré-malignas.[30]

A patogênese dos cistos de colédoco é amplamente desconhecida, mas envolve a ativação de enzimas pancreáticas induzida por refluxo pancreaticobiliar dentro do ducto. A resposta inflamatória compromete a integridade da parede do ducto, resultando em dilatação. Em apoio a essa teoria, os níveis de amilase e tripsinogênio na bile de pacientes com cistos de colédoco são frequentemente elevados. Outra possibilidade é que esses cistos sejam derivados da obstrução do DBC no esfíncter da ampola hepatopancreática (esfíncter de Oddi).

A tríade clássica de icterícia, massa palpável do quadrante superior direito e dor abdominal é observada em menos de 20% dos pacientes, embora 85% apresentem pelo menos dois desses sintomas. Os lactentes geralmente apresentam icterícia obstrutiva e massa abdominal, enquanto crianças mais velhas manifestam dor crônica intermitente, febre e icterícia. Complicações de colangite, pancreatite e peritonite biliar podem ocorrer como condições secundárias à ruptura do cisto. A US abdominal demonstra uma estrutura ductal cística aumentada que é separada da vesícula biliar. O exame com HIDA pode demonstrar ausência inicial de enchimento do cisto, seguida de captação tardia e esvaziamento para o duodeno. A TC e a CPRM podem definir melhor o sistema biliar total, bem como a cabeça pancreática. A CPRE raramente é necessária para tomar uma decisão cirúrgica. Recomenda-se a excisão cirúrgica imediata dos cistos com a hepatojejunostomia em Y de Roux. A excisão completa do cisto é importante porque o risco de malignidade é de até 6% com um cisto de colédoco retido. Caso seja considerada insegura a excisão completa do cisto por causa das cicatrizes da inflamação crônica, ele deve ser enucleado. Esses pacientes são monitorados com exames ultrassonográficos. Estenoses anastomóticas pós-operatórias são uma complicação comum e provavelmente surgem por colelitíase intra-hepática crônica e colangite recorrente.

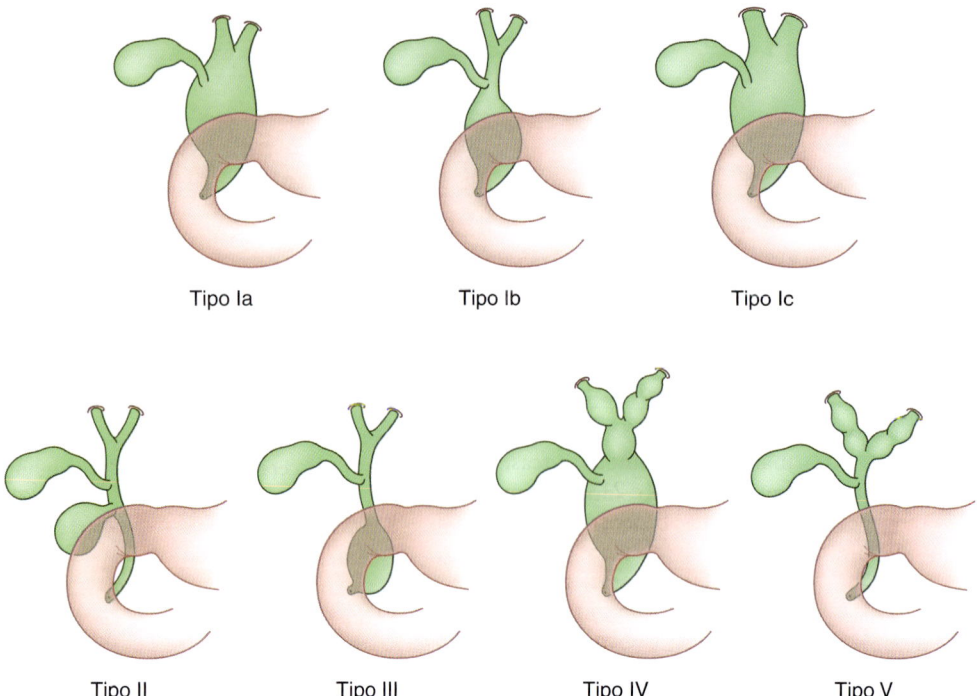

**Figura 67.18** Classificação do cisto de colédoco. (De O'Neill JA. Choledochal cyst. In: Grosfeld JL, O'Neill JA, Fonkalsrud EW et al., ed. *Pediatric surgery*. 6th ed. Philadelphia, PA; Mosby Elsevier;2006:16-21.)

### Pancreatite hereditária e pâncreas *divisum*

A pancreatite hereditária é uma doença autossômica dominante com um alto grau de penetrância. É rara, representando menos de 1% dos casos de pancreatite crônica. A doença resulta de uma mutação no gene do tripsinogênio catiônico (*PRSS1*), que leva a aumento da autoativação de tripsina e resistência à desativação.[31] O gene foi mapeado no cromossomo 7q35; as duas mutações alélicas mais comuns são a *R122H* e a *N29I*. Ataques recorrentes de pancreatite geralmente começam na infância, entre 5 e 10 anos, sem causa identificável. Além da idade de início, apresentação, história natural, diagnóstico e tratamento dessa doença são semelhantes aos de outras causas de pancreatite. Deve-se suspeitar de pancreatite hereditária em qualquer paciente com manifestação de pelo menos dois episódios de pancreatite aguda sem fatores de risco evidentes, como trauma, hiperlipidemia, cálculos biliares ou pâncreas *divisum*. Deve-se considerar também em qualquer criança com pancreatite aguda e história familiar dessa doença e pancreatite em crianças. Realizar o diagnóstico correto é importante, porque há um risco extremamente alto de transformação maligna ao longo da vida. Estima-se que esses pacientes tenham um aumento de 50 a 70 vezes no risco de desenvolvimento de adenocarcinoma pancreático em um período de 7 a 30 anos do início da doença. O risco cumulativo ao longo da vida é estimado em 40% aos 70 anos. Portanto, o *screening* por US endoscópica é recomendado, a partir dos 30 anos.

O pâncreas *divisum* é uma anomalia anatômica congênita na qual o pâncreas ventral e o pâncreas dorsal não se fundem. O pâncreas resultante tem dupla drenagem, com o pâncreas dorsal drenando através do ducto pancreático acessório (ducto de Santorini) e o pâncreas ventral (cabeça e processo uncinado) drenando pelo ducto pancreático (ducto de Wirsung). O início dos sintomas é variável, desde a primeira infância até a idade adulta. Embora a US e a TC sejam geralmente realizadas, a CPRE é frequentemente utilizada para confirmar o diagnóstico. No entanto, a CPRM é apontada como o exame mais vantajoso, pois pode delinear o ducto pancreático dorsal em sua totalidade, ao contrário da CPRE, que pode avaliar apenas o ducto ventral na canulação da papila maior do duodeno. O significado do pâncreas *divisum* e sua predisposição à pancreatite crônica permanece controverso. Alguns sugeriram que pode resultar em pancreatite, porque todo o débito pancreático é forçado para o esvaziamento através da papila menor. O resultado é uma obstrução do fluxo de saída levando à dilatação ductal. O tratamento consiste em esfincteroplastia transduodenal ou procedimento de Puestow (pancreaticojejunostomia); um procedimento de Puestow é preferível se o ducto pancreático dorsal estiver dilatado ou obstruído.

### Discinesia biliar

A obesidade também se tornou um grande problema de saúde para os adolescentes. Subsequentemente, notamos um número crescente de pacientes pediátricos com colelitíase e cólica biliar por discinesia da vesícula biliar. A discinesia biliar tornou-se prevalente e deve ser considerada durante a avaliação de um adolescente com dor epigástrica. Os cirurgiões pediátricos são frequentemente consultados para avaliar a adequação de realizar uma colecistectomia com base em uma baixa fração de ejeção pelo exame com HIDA estimulado por colecistocinina. Quando uma fração de ejeção inferior a 35 a 40% se correlacionar à cólica biliar característica, uma colecistectomia pode ser terapêutica.[32] No entanto, em pacientes com sintomas vagos, inconsistentes com cólica biliar, a colecistectomia não está indicada.

## CONDIÇÕES DA PAREDE ABDOMINAL

Defeitos da parede abdominal anterior são uma condição cirúrgica neonatal relativamente frequente. Durante o desenvolvimento normal do embrião humano, o intestino médio sofre herniação para fora através do anel umbilical e continua a crescer. Na 11ª semana de gestação, o intestino médio retorna à cavidade celômica e sofre rotação e fixação adequadas, juntamente com o fechamento do anel umbilical. Se o intestino não retorna, o recém-nascido nasce com os conteúdos abdominais salientes a partir do defeito da parede abdominal no anel umbilical.

Uma onfalocele é um defeito da parede abdominal central que geralmente tem mais de 4 cm de diâmetro, com um saco membranoso intacto composto por uma camada externa de âmnio e uma camada interna de peritônio (Figura 67.19). Defeitos com menos de 4 cm de diâmetro são arbitrariamente designados como hérnias do cordão umbilical. Recém-nascidos com onfalocele têm uma alta incidência (cerca de 50%) de anomalias associadas, como a síndrome de Beckwith-Wiedemann: uma combinação de gigantismo, macroglossia e um defeito umbilical, seja hérnia ou onfalocele. Anormalidades cromossômicas, incluindo trissomias dos cromossomos 13, 15, 18 e 21, também foram associadas à onfalocele. Outras anomalias associadas incluem extrofia de bexiga ou cloaca e pentalogia de Cantrell: onfalocele, hérnia do diafragma anterior, fenda esternal, ectopia *cordis* (ou ectopia do coração) e defeito intracardíaco, como o defeito do septo ventricular.

A apresentação de um saco de onfalocele intacto é fundamental no manejo inicial. Além disso, muito cuidado deve ser tomado para evitar a hipotermia. Uma avaliação diagnóstica completa é realizada para identificar anomalias associadas. O fechamento cirúrgico primário de defeitos com tamanhos pequenos e médios é o preferido. Alternativamente, defeitos maiores podem ser fechados com uso de próteses (p. ex., Gore-Tex®), ou de biomaterial derivado de submucosa de intestino delgado de suínos (p. ex., Surgisis®), ou com fechamento com retalho de pele ou com colocação de um silo para redução sequencial e fechamento estadiado. Onfaloceles gigantes são tratadas por aplicação tópica de agentes escarificantes, como solução de iodopovidona ou nitrato de prata, que permite espessamento e epitelização do saco. A sobrevida geral de lactentes com onfalocele depende em grande parte de sua maturidade pulmonar e gravidade das anomalias associadas.

A gastrósquise está sempre à direita de um cordão umbilical intacto, no local da veia umbilical direita obliterada, sem a presença de um saco cobrindo as vísceras abdominais (Figura 67.20 A).

O defeito da fáscia tem geralmente 4 cm de diâmetro. Um saco ausente com exposição direta ao líquido amniótico no útero resulta em espessamento intestinal e edema com inflamação. A atresia intestinal pode existir em até 15% dos casos; contudo, outras anomalias importantes são raras. O intestino eviscerado deve ser manuseado com cuidado para evitar mais agressões. Depois do nascimento, os bebês são envolvidos por uma "bolsa intestinal" de plástico, cheia de solução salina aquecida, até a linha do mamilo, a fim de minimizar as perdas de calor e fluido. Isso também permite a inspeção macroscópica do intestino eviscerado em todos os tempos e identificação de torção inadvertida do intestino. A redução primária é bem-sucedida em 50 a 80% dos casos, com redução dos conteúdos eviscerados à cavidade abdominal sem tensão excessiva. Se a redução primária não for bem-sucedida, um silo, composto por um saco com anel, é colocado e o intestino eviscerado é reduzido gradualmente ao longo de alguns dias, seguido de fechamento da fáscia e da pele com sutura cirúrgica (Figura 67.20 B). Para evitar a síndrome compartimental, a pressão intra-abdominal segura é inferior a 15 mmHg. Alternativamente, o fechamento espontâneo tardio sem sutura pode ser realizado à beira do leito.[33] O intestino é reduzido no abdome e o defeito é coberto com ou sem cordão umbilical e um curativo transparente e impermeável (Figura 67.20 C) é colocado. Uma vez que o conteúdo adere na posição intra-abdominal em torno de 4 dias, o curativo pode então ser trocado por um curativo seco sobre o remanescente do cordão ou um curativo de vaselina sobre o intestino exposto. Nos casos de atresia ou estenose intestinal associada, a inflamação do intestino impede um reparo imediato; a parede abdominal é fechada primeiramente e a cirurgia para atresia intestinal é realizada após 6 a 8 semanas. A ocorrência tardia de ECN foi relatada em até 20% dos pacientes após o reparo da gastrósquise. Para defeitos maiores, um *patch* protético (Gore-Tex®) é colocado e a pele é fechada sobre ele. O testículo não descido é um achado comum associado em 10 a 20% dos lactentes. Quando encontrados fora da cavidade peritoneal, os testículos devem ser simplesmente empurrados de volta para a cavidade abdominal sem orquidopexia formal durante o fechamento da parede abdominal ou colocação de silo em bolsa. Muitos descem espontaneamente para o escroto. Caso contrário, a orquidopexia é realizada. A maioria das crianças tem íleo prolongado. Um dos desafios mais difíceis no manejo da gastrósquise continua sendo o tratamento do intestino disfuncional ou síndrome do intestino curto e lactentes muitas vezes manifestam colestase devido ao suporte prolongado por NPT.

### Hérnias

A correção da hérnia inguinal é um dos procedimentos operatórios mais comumente realizados na cirurgia pediátrica. A incidência de hérnia inguinal é de aproximadamente 3 a 5% em bebês a termo e 9 a 11% em prematuros. Acomete meninos cerca de seis vezes mais frequentemente do que as meninas. Sessenta por cento das hérnias inguinais ocorrem do lado direito, 30% do lado esquerdo, 10% são bilaterais e quase todas são de natureza indireta e congênita. O processo vaginal é um divertículo alongado do peritônio que acompanha o testículo em sua descida para o escroto e geralmente é obliterado durante o nono mês de gestação ou logo após o nascimento. A persistência variável do processo vaginal resulta em um espectro de manifestações clínicas, incluindo uma hérnia escrotal com protrusão de intestino, ovários, omento ou hidrocele comunicante com acúmulo intermitente de líquido peritoneal.

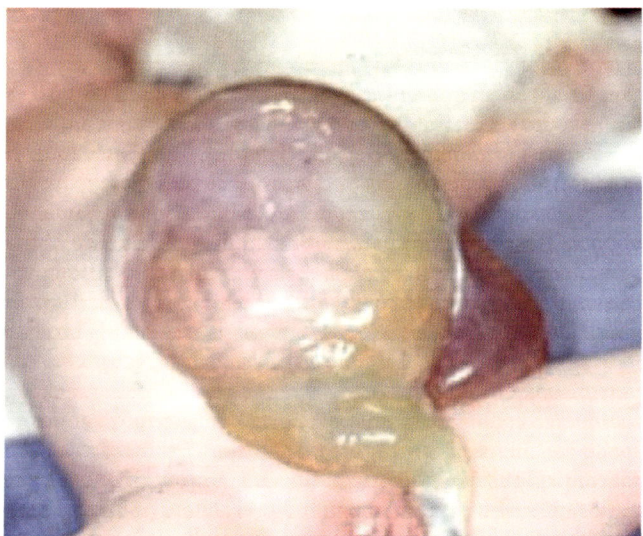

**Figura 67.19** Onfalocele com saco intacto e defeito na parede abdominal localizado centralmente.

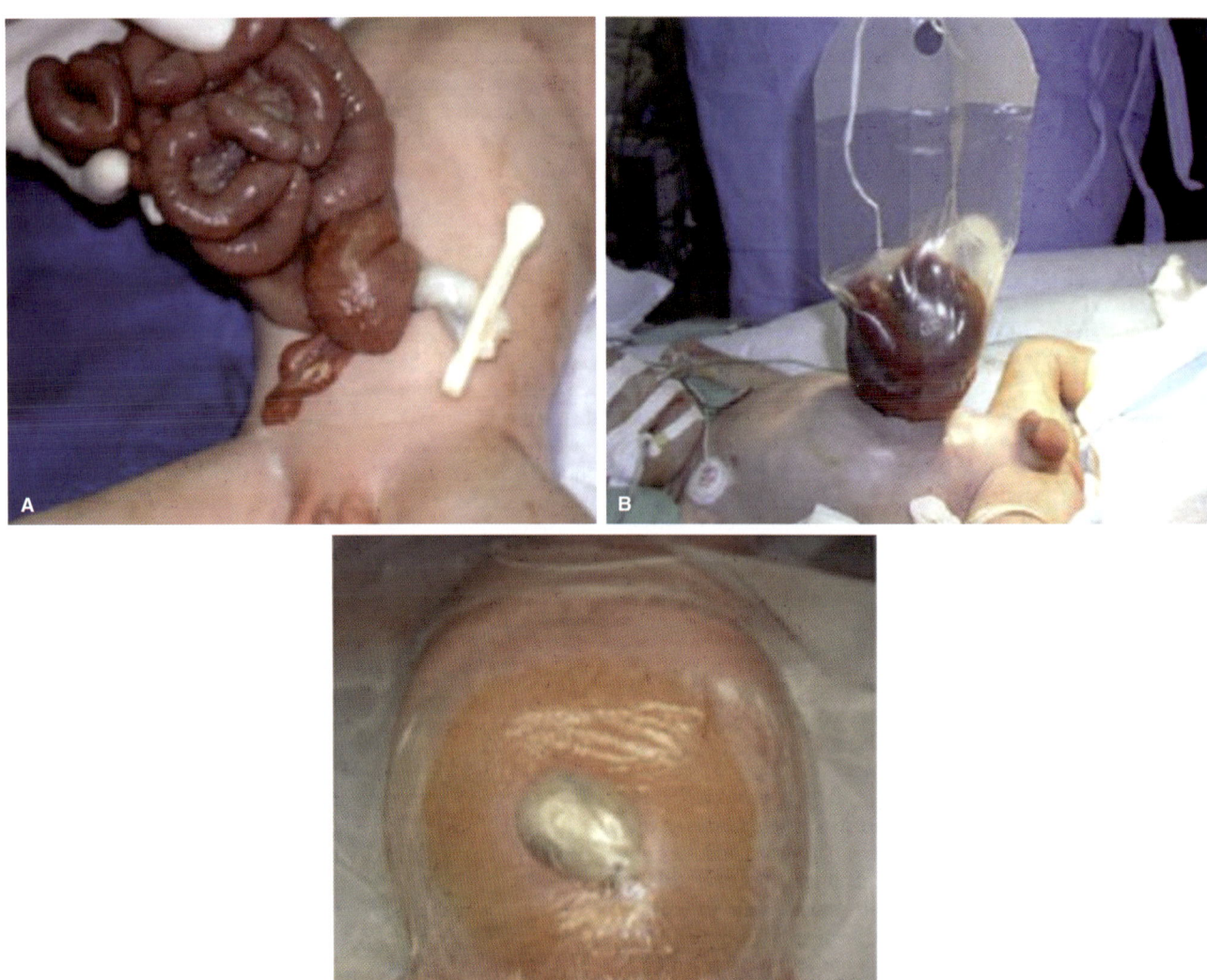

**Figura 67.20 A.** Gastrósquise com intestino eviscerado. Observe que o defeito da parede abdominal está no lado direito de um cordão umbilical intacto. **B.** A bolsa de Silastic® com borda anelada pode ser colocada à beira do leito e as alças intestinais são gradualmente reduzidas na cavidade abdominal. **C.** Fechamento sem sutura da gastrósquise. Após reduzir as alças intestinais evisceradas na cavidade abdominal, o cordão umbilical é dobrado sobre o defeito e um curativo impermeável transparente é colocado.

O diagnóstico de hérnia inguinal é estabelecido apenas pela anamnese e exame clínico. A transiluminação do escroto para diferenciar uma hidrocele de uma hérnia pode ser enganosa, porque uma alça intestinal herniada, de paredes finas em lactentes e crianças pode ser facilmente transiluminada. A palpação do cordão pode demonstrar o "sinal da luva de seda", que é produzido pela fricção das membranas peritoneais opostas do saco vazio. Às vezes, a palpação de um cordão espessado, em comparação com o lado contralateral, juntamente com uma história confiável de protuberância intermitente são suficientes para obter um diagnóstico. O início agudo de hidrocele também pode estar associado a outras condições, como epididimite, torção testicular e torção do apêndice testicular. Nesses casos, a US pode ser útil para determinar o diagnóstico. Os principais riscos de hérnias inguinais são encarceramento intestinal e potencial estrangulamento. A incidência de encarceramento é maior no primeiro ano de vida em prematuros.

Recentemente, o momento ideal de correção de hérnia inguinal em prematuros está em análise. Historicamente, a maioria defendia o reparo de hérnia antes da alta hospitalar. No entanto, devido a preocupações por complicações potenciais, incluindo um risco a longo prazo de atraso do neurodesenvolvimento com anestesia geral, a correção postergada pode ser a melhor estratégia de tratamento. Existem estudos multi-institucionais em andamento avaliando o momento de reparo da hérnia inguinal em bebês. Quando eletivo, o reparo pode ser adiado até que o risco de apneia pós-operatória diminua com 1 ano de vida. Uma hérnia inguinal encarcerada deve ser reduzida primeiramente e, em seguida, o reparo deve ser realizado 24 a 48 horas depois, quando o edema tecidual desaparecer. Uma hérnia encarcerada não redutível é uma emergência cirúrgica. A exploração inguinal contralateral no momento da correção de hérnia sintomática é rotineiramente realizada, com base na alta incidência de um processo vaginal patente contralateral (4 a 65%). No entanto, a questão relativa à exploração de rotina do lado contralateral assintomático em crianças permanece sem solução. A maioria dos cirurgiões pediátricos explora o lado contralateral assintomático em crianças com 2 anos ou mais jovens. Atualmente, a correção de hérnia pediátrica por laparoscopia é cada vez mais utilizada por muitos cirurgiões. Uma metanálise recente comparando a laparoscopia *versus* a abordagem aberta para correção de hérnia inguinal pediátrica não demonstrou vantagem definitiva de uma técnica sobre a outra.[34]

Uma hérnia umbilical tende a fechar por conta própria em aproximadamente 80% dos casos de crianças e, portanto, o reparo eletivo deve ser adiado até cerca de 5 anos. O encarceramento de uma hérnia umbilical é extremamente raro. O reparo cirúrgico eletivo precoce deve ser considerado quando a hérnia parecer aumentar ao longo do tempo ou o defeito fascial for maior que 2 cm. Se observadas, essas hérnias tendem a desenvolver grandes probóscides de pele (> 3 cm), resultando em pior resultado cosmético pós-operatório. O reparo primário da hérnia é sempre alcançado e o uso de próteses nunca deve ser considerado.

## DEFORMIDADES DA PAREDE TORÁCICA

*Pectus excavatum* ("peito escavado"), uma deformidade estrutural da parede torácica em que a parede torácica anterior está rebaixada ou afundada, é cinco vezes mais comum do que o *pectus carinatum* ("peito de pombo"), uma protrusão externa anormal da parede torácica anterior. A deformidade geralmente está presente ao nascimento e torna-se cada vez mais proeminente com a idade até depois da puberdade, com uma proporção homem:mulher de 3 a 4:1. Anormalidades no desenvolvimento da cartilagem costal estão envolvidas na patogênese subjacente. O *pectus excavatum* pode estar associado ao prolapso da valva mitral esquerda, síndrome de Ehlers-Danlos e síndrome de Marfan e, portanto, é necessária uma avaliação pré-operatória abrangente. A gravidade do *pectus excavatum* é quantificada pelo índice de Haller, que é a razão entre a largura da parede torácica e a profundidade entre o esterno e o corpo vertebral na TC torácica ou radiografias simples de dupla incidência. Um índice de Haller superior a 3,2, um teste de função pulmonar indicando doença restritiva, prolapso da valva mitral esquerda, sopros ou anormalidades de condução na ecocardiografia são indicações para correção cirúrgica. O estresse psicossocial é muitas vezes significativo e não deve ser subestimado, particularmente em adolescentes com problemas de imagem corporal e autoestima. Um estudo multicêntrico revelou que o reparo cirúrgico do *pectus excavatum* melhora significativamente a imagem corporal e a capacidade percebida de atividade física.[35]

A idade ideal para o reparo do *pectus excavatum* é de 10 a 14 anos. O procedimento de Nuss substituiu amplamente o procedimento de Ravitch (aberto) para *pectus excavatum*. Sob orientação toracoscópica, um tunelizador é utilizado para realizar a dissecção retroesternal. A elevação do esterno com o uso de um sistema retrator tornou-se popular para a dissecção mais segura do esterno nos últimos anos. Uma barra de titânio de tamanho apropriado é dobrada e contornada para elevar o esterno e a barra é passada através do plano retroesternal de um hemitórax para o outro, por meio de duas incisões intercostais laterais (Figura 67.21). A barra de Nuss é então invertida de modo que a convexidade fique para fora e o defeito da parede torácica seja imediatamente corrigido. A barra é removida após cerca de 2 anos. O uso de vias de recuperação aprimoradas após a cirurgia e a utilização da crioablação intercostal reduziram significativamente o tempo de permanência hospitalar e, normalmente, os pacientes recebem alta após 2 ou 3 dias.[36] O *pectus carinatum* é corrigido com órtese torácica ajustada. Existem vários modelos diferentes, mas o preditor mais importante de sucesso é a adesão ao tratamento, exigindo uso contínuo por 14 a 16 horas diárias para obter os melhores resultados.

## CONDIÇÕES DO TRATO GENITURINÁRIO

### Criptorquidia

A criptorquidia é uma condição na qual um ou ambos os testículos não descem para o escroto antes do nascimento. Embora até 30% dos lactentes prematuros possam apresentar um testículo não descido, também ocorre em cerca de 23% dos bebês a termo. Alguns testículos não descidos eventualmente descem em até

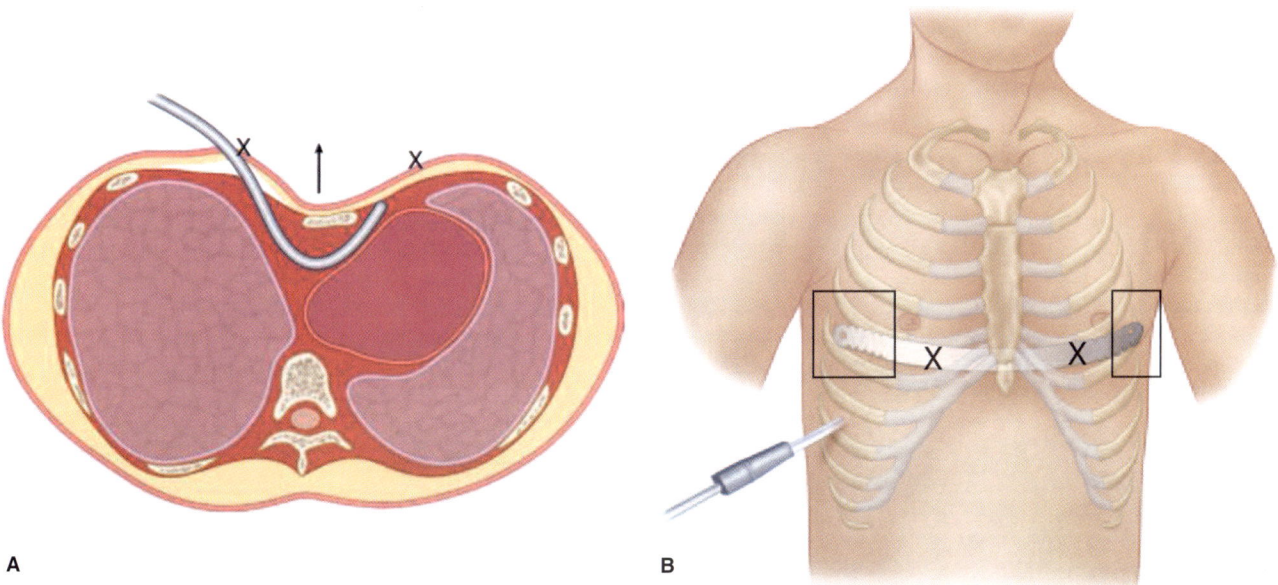

**Figura 67.21 A.** *Pectus excavatum* (ou peito escavado). Um tunelizador é usado para dissecar a região retroesternal sob orientação toracoscópica. **B.** Uma barra de Nuss é colocada abaixo do esterno e fixada na parede torácica com estabilizadores. (De Goretsky MJ, Nuss D. Surgical treatment of chest wall deformities: Nuss procedure. In: Chung DH, Chen MK, ed. *Atlas of pediatric surgical techniques*. Philadelphia, PA. Elsevier Saunders; 2006:97-103.)

1 ano. O testículo não descido está associado a alterações histológicas e morfológicas a partir dos 6 meses e atrofia das células de Leydig, diminuição do diâmetro tubular e prejuízo da espermatogênese podem ocorrer por volta dos 2 anos. Um testículo não descido tem sua descida interrompida em algum local ao longo do caminho de descida normal e localiza-se mais comumente no canal inguinal. Um testículo retrátil é aquele normalmente descendente que se retrai no canal inguinal devido ao músculo cremaster hiper-reflexivo; é facilmente trazido para o saco escrotal durante o exame e não requer intervenção cirúrgica. Os testículos não palpáveis podem incluir um testículo intra-abdominal, ausente ou evanescente. Os testículos ectópicos têm um caminho de descida aberrante e estes podem ser encontrados no períneo, canal femoral e regiões suprapúbicas. Para o testículo palpável unilateral no canal inguinal, a orquidopexia padrão com bolsa de dartos é realizada entre 6 e 12 meses. Um algoritmo para o manejo de testículos não palpáveis é mostrado na Figura 67.22. Para testículos não palpáveis e não descidos, a laparoscopia diagnóstica é útil. Se os vasos testiculares forem vistos saindo do anel interno, é realizada uma orquidopexia inguinal aberta. Para um testículo intra-abdominal, considera-se a orquidopexia de Fowler-Stephens em dois estágios, na qual os vasos testiculares são ligados como um primeiro estágio para permitir o desenvolvimento de circulação colateral por mais de 6 meses antes de a orquidopexia ser realizada como um procedimento de segundo estágio. A orquidopexia laparoscópica se popularizou como opção ideal de estágio único. Se ambos os testículos não forem palpáveis, o teste de estimulação com gonadotrofina coriônica humana (hCG) será realizado para confirmar a presença de testículos funcionais. Se presentes, a laparoscopia diagnóstica pode localizar os testículos. O risco de malignidade é relatado ser significativamente maior para homens com histórico de testículos não descidos. A orquidopexia não diminui o risco de malignidade associado aos testículos não descidos, mas permite a detecção mais precoce. Os tumores de células germinativas não seminomatosos representam o tipo de tumor mais comum com testículos não descidos.

## Torção testicular

A torção do testículo ocorre mais frequentemente no início da adolescência, com um pico de incidência aos 14 anos, e requer uma pronta destorção cirúrgica com fixação testicular. A torção extravaginal é mais comum em neonatos nos quais pode haver torção do cordão espermático ao longo de seu curso fora da túnica vaginal. A torção intravaginal está associada a uma deformidade em badalo de sino na qual o testículo suspenso pode sofrer torção.

A dor escrotal aguda é o sintoma primário. O testículo torcido pode ser elevado, edemaciado e significativamente sensível. Sintomas do trato urinário com frequência, urgência e disúria tendem a ocorrer mais comumente com uma etiologia infecciosa ou inflamatória, como epididimite; no entanto, a presença de sintomas urinários não exclui a torção testicular. Na maioria dos casos, a anamnese e o exame físico cuidadosos são suficientes para confirmar o diagnóstico de torção testicular. Se o diagnóstico for incerto, a US pode ser útil para determinar a presença de fluxo vascular para os testículos; no entanto, o exame de radioisótopos é o teste diagnóstico mais específico. A destorção cirúrgica imediata por meio de uma abordagem da rafe mediana do escroto é a operação padrão. Após a destorção, o testículo é avaliado quanto à viabilidade e fixado ao escroto. É importante ressaltar que o testículo contralateral também é fixado. O tempo entre o estabelecimento do diagnóstico e a destorção cirúrgica correlaciona-se diretamente com a taxa de resgate testicular. Para a torção com menos de 6 horas, 90% dos testículos podem ser recuperados. A taxa de salvamento do testículo diminui para menos de 10% com mais de 24 horas de sintomas.

## Tumores testiculares

O câncer de testículo é responsável por menos de 2% de todos os tumores sólidos pediátricos e atinge picos por volta dos 2 anos e na puberdade. Comumente se apresentam como massas indolores no escroto, muitas vezes descobertas ocasionalmente. A US é útil, mas a TC é fundamental para avaliação de linfadenopatia retroperitoneal, bem como de doença metastática. O marcador tumoral sérico α-fetoproteína (AFP), uma glicoproteína produzida pelo saco vitelino fetal, é elevado nos tumores do saco vitelínico. A β-hCG é produzida por carcinomas embrionários e teratomas mistos. Os tumores de células germinativas são os tumores testiculares pré-púberes mais comuns, enquanto os tumores do saco vitelino, também conhecidos como tumores do seio endodérmico, e os carcinomas embrionários representam quase 40%. A estratégia cirúrgica é a orquiectomia inguinal radical. Tumores com envolvimento nodal microscópico ou macroscópico requerem

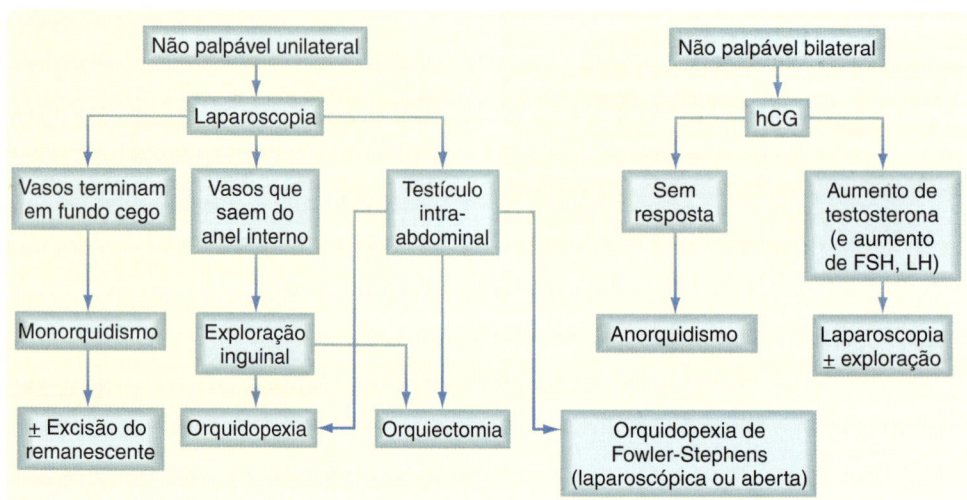

**Figura 67.22** Algoritmo de manejo dos testículos não descidos e não palpáveis. *FSH*, hormônio foliculoestimulante; *hCG*, gonadotrofina coriônica humana; *LH*, hormônio luteinizante. (Adaptada de Lee KL, Shortliffe LD. Undescended testis and testicular tumors. In: Ashcraft KW, Holcomb GW, Holcomb GW III, et al, ed. *Pediatric surgery*. 4th ed. Philadelphia, PA; Elsevier Saunders; 2005: pp 706-716.)

quimioterapia sistêmica, com linfadenectomia retroperitoneal modificada. A sobrevida geral dos tumores do saco vitelino é de aproximadamente 70 a 90%.

## TUMORES SÓLIDOS PEDIÁTRICOS

Os tumores sólidos em estágios iniciais da doença apresentam um manejo terapêutico mais favorável, ao passo que aqueles em estágio avançado no diagnóstico permanecem difíceis de curar, apesar das opções terapêuticas multimodais. As descobertas mais recentes da biologia do câncer e os ensaios clínicos relacionados terão o maior impacto em crianças com doença avançada.

### Neuroblastoma

O neuroblastoma (NB) é o tumor sólido extracraniano mais comum em lactentes e crianças, representando 8 a 10% de todas as neoplasias malignas na infância e 15% de todas as mortes relacionadas ao câncer.[37] A idade média no diagnóstico é de 22 meses e 30% dos casos ocorrem no primeiro ano de vida. Derivado das células da crista neural, o neuroblastoma é uma neoplasia maligna do sistema nervoso simpático. Ocorre mais comumente no abdome (65%), depois no tórax (20%), seguido de pescoço (5%) e pelve (5%). Eles são mais frequentemente detectados quando os pais acidentalmente sentem e notam uma grande massa abdominal indolor. Tumores torácicos são descobertos durante a radiografia torácica de rotina obtida para sintomas respiratórios não relacionados. Massas pélvicas podem causar constipação intestinal ou disfunção vesical causada por efeito de massa extrínseco. No pescoço, 15% dos pacientes desenvolvem síndrome de Horner devido a tumores que afetam os gânglios simpáticos. Se os tumores se estenderem para a coluna vertebral, déficits neurológicos significativos ocorrem e podem progredir rapidamente para paralisia. Metade dos pacientes tem doença localizada ao diagnóstico e 35% apresentam envolvimento de linfonodos regionais. Na presença de invasão da medula óssea, os pacientes podem desenvolver anemia, hematomas e fraqueza, bem como dor óssea, inchaço, claudicação ou fraturas patológicas. O edema periorbital e proptose (olhos de guaxinim) indicam envolvimento das órbitas. Nódulos subcutâneos azuis representam a disseminação do tumor para a pele, também conhecida como síndrome do bolinho de mirtilo (*blueberry muffin syndrome*). As síndromes paraneoplásicas podem produzir diarreia intratável causada por secreção de peptídio intestinal vasoativo, encefalomielite e neuropatia. A síndrome de opsoclonia-mioclonia – nistagmo ocular rápido conjugado, com espasmos involuntários dos membros – embora rara, ocorre quando os anticorpos reagem de forma cruzada com o tecido cerebelar.

O neuroblastoma ocorre como ganhos de cromossomos inteiros, que resultam em hiperdiploidia e estão associados a um prognóstico favorável ou aberrações cromossômicas segmentares, que englobam a amplificação de *MYCN* e ganhos ou perdas que tendem a estar associados a piores desfechos. O oncogene *MYCN*, que é amplificado no cromossomo 2p24 em 25% dos casos, é encontrado em 30 a 40% dos neuroblastomas em estágio avançado, mas apenas em 5% dos tumores localizados ou em estágio 4S. A deleção da região 1p36 ocorre em 70% dos casos e geralmente está associada a neuroblastomas de alto risco amplificados por *MYCN*, com mau prognóstico. Deleções do cromossomo 11q são observadas em 15 a 22% dos casos e indicam um desfecho desfavorável. Inversamente, o ganho do cromossomo 17 está associado a um bom prognóstico.[38]

As mensurações das catecolaminas urinárias e seus metabólitos (p. ex., dopamina, ácido vanililmandélico, ácido homovanílico) são diagnósticas. Níveis elevados de lactato desidrogenase (> 1.500 U/m$\ell$),

erritina (> 142 ng/m$\ell$) e enolase específica de neurônios (> 100 ng/m$\ell$) são biomarcadores tumorais inespecíficos. A TC revela calcificações características dentro do tumor (Figura 67.23). A RM é útil para detectar a extensão da medula espinal. O exame de $^{131}$I-metaiodobenzilguanidina (MIBG) é particularmente valioso na detecção de metástases, uma vez que o análogo da norepinefrina é seletivamente concentrado no tecido simpático. A análise de $^{131}$I-MIBG também é utilizada para a vigilância de resposta ao tratamento e recorrência. O aspecto histopatológico clássico do NB é um tumor pouco diferenciado com pequenas células redondas azuis. A hibridização *in situ* fluorescente é realizada em amostras de tecido para avaliar a ploidia, amplificação de *MYCN* e outras anormalidades cromossômicas. O neuroblastoma pode ser classificado com base na diferenciação neuroblástica e índice de mitose-cariorrexe (baixo, intermediário ou alto), e pela presença de células de Schwann. O Children's Oncology Group atualmente estratifica pacientes em categorias de baixo, intermediário ou alto risco com base na idade do paciente no momento do diagnóstico, estadiamento do International Neuroblastoma Staging System (INSS), histopatologia do tumor, índice de DNA e *status* de amplificação de *MYCN*.[39] Os tumores localizados são ressecados primariamente; tumores em estágio avançado com doença extensa envolvendo estruturas vitais devem ser submetidos inicialmente apenas à biopsia, para estudos de biologia dos tumores. Após cinco ciclos de terapia de indução, a ressecção ou redução completa alcançando mais de 90% de ressecção confere sobrevida geral ideal livre de doença.[40]

O fator de risco definido por imagem (Tabela 67.1) após quimioterapia neoadjuvante é preditor útil de ressecção cirúrgica completa dos neuroblastomas.[41] As estratégias de tratamento multimodal são baseadas na estratificação do grupo de risco da doença (Tabela 67.2). A quimioterapia de indução consiste em um regime multifármacos, incluindo, mas não limitado a, ciclofosfamida, doxorrubicina, cisplatina, carboplatina, etoposídeo e vincristina. No entanto, o grupo de neuroblastomas de alto risco frequentemente adquire resistência aos quimioterápicos e, portanto, apresenta maior recidiva da doença, o que geralmente necessita de transplante autólogo de células-tronco hematopoéticas. Além disso, a imunoterapia anti-GD2 tornou-se uma terapia padrão para crianças com doença de alto risco.[38] A ressecção cirúrgica completa se correlaciona a menor recorrência local, principalmente em combinação com quimioterapia e indução, radioterapia local e imunoterapia.

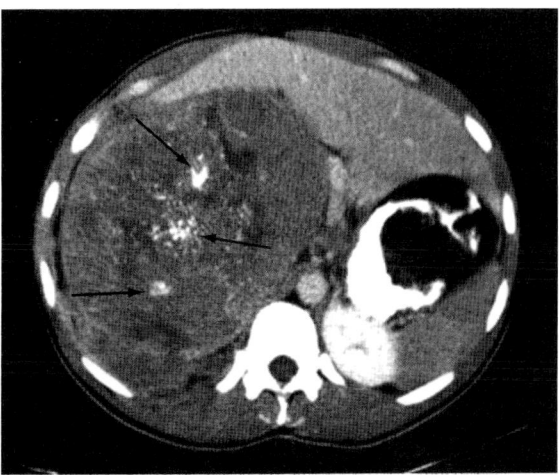

**Figura 67.23** Tomografia computadorizada de neuroblastoma revelando a presença de áreas de calcificação (*setas*). (De Kim S, Chung DH. Pediatric solid malignancies: Neuroblastoma and Wilms' tumor. *Surg Clin North Am*. 2006;86:469-487.)

### Tabela 67.1 Fator de risco definido por imagem no neuroblastoma.

| Localização do tumor | Critérios |
|---|---|
| Tumor envolvendo dois compartimentos do corpo | Pescoço-tórax; tórax-abdome; abdome-pelve |
| Pescoço | Tumor envolvendo artéria carótida e/ou vertebral e/ou veia jugular interna |
| | Tumor que se estende até a base do crânio |
| | Tumor comprimindo a traqueia |
| Cervicotorácica | Tumor envolvendo raízes do plexo braquial |
| | Tumor envolvendo os vasos subclávios e/ou artéria vertebral e/ou carótida |
| | Tumor comprimindo a traqueia |
| Tórax | Tumor envolvendo a aorta e/ou ramos principais |
| | Tumor comprimindo a traqueia e/ou brônquios principais |
| | Tumor de mediastino inferior, infiltrando a junção costovertebral entre T9 e T12 |
| Toracoabdome | Tumor envolvendo aorta e/ou veia cava |
| Abdome/pelve | Tumor infiltrando a *porta hepatis* e/ou o ligamento hepatoduodenal |
| | Tumor envolvendo os ramos da artéria mesentérica superior na raiz mesentérica |
| | Tumor envolvendo a origem do tronco celíaco e/ou a artéria mesentérica superior |
| | Tumor invadindo um ou ambos os pedículos renais |
| | Tumor envolvendo aorta e/ou veia cava |
| | Tumor envolvendo os vasos ilíacos |
| | Tumor pélvico cruzando a incisura isquiática |
| Intraespinal | Mais de um terço do canal espinal no plano axial é invadido e/ou espaços leptomeníngeos perimedulares não são visíveis e/ou o sinal da medula espinal é anormal |
| Infiltração de estrutura adjacente | Pericárdio, diafragma, rim, fígado, bloqueio duodenopancréatico e mesentério |
| Condições registradas, mas não FRDIs | Tumores primários multifocais |
| | Derrame pleural, com ou sem células malignas |
| | Ascite, com ou sem células malignas |

*FRDIs*, fatores de risco definidos por imagem.

### Tabela 67.2 Classificação de pré-tratamento do International Neuroblastoma Risk Group (INRG).

| Estágio INRG | Idade (meses) | Categoria histológica | Grau | MYCN | 11q | Ploidia | Grupo de risco | SLE de 5 anos |
|---|---|---|---|---|---|---|---|---|
| L1/L2 | | GN, GNB misto | | | | | Muito baixo | > 85% |
| L1 | | Qualquer, com exceção do GN/GNB | | NA | | | Muito baixo | > 85% |
| | | | | Amp | | | Alto | < 50% |
| L2 | < 18 | Qualquer, com exceção do GN/GNB | | NA | Não | | Baixo | > 75 a ≤ 85% |
| | | | | | Sim | | Intermediário | ≥ 50 a ≤ 75% |
| | ≥ 18 | GNB nodular, neuroblastoma | Diferenciação | NA | Não | | Baixo | > 75 a ≤ 85% |
| | | | Pouco diferenciado ou indiferenciado | NA | Sim | | Intermediário | ≥ 50 a ≤ 75% |
| | | | | Amp | | | Alto | < 50% |
| M | < 18 | | | NA | | Hiperdiploide | Baixo | > 75 a ≤ 85% |
| | < 12 | | | NA | | Diploide | Intermediário | ≥ 50 a ≤ 75% |
| | 12 a < 18 | | | NA | | Diploide | Intermediário | ≥ 50 a ≤ 75% |
| | < 18 | | | Amp | | | Alto | < 50% |
| | ≥ 18 | | | | | | Alto | < 50% |
| MS | < 18 | | | NA | Não | | Muito baixo | > 85% |
| | | | | NA | Sim | | Alto | < 50% |
| | | | | Amp | | | Alto | < 50% |

L1: tumor localizado que não envolve estruturas vitais conforme estabelecido pela lista de fatores de risco definidos por imagem e confinado a um compartimento do corpo; L2: tumor locorregional com presença de um ou mais fatores de risco definidos por imagem; M: doença metastática distante (com exceção do estágio MS); MS: doença metastática em crianças jovens com menos de 18 meses e com metástase confinada a pele, fígado e/ou medula óssea. *Amp*, amplificado; *GN*, ganglioneuroma; *GNB*, ganglioneuroblastoma; *NA*, não amplificado; *SLE*, sobrevida livre de evento. (De Newman EA, Abdessalam S, Aldrink JH, et al. Update on neuroblastoma. *J Pediatr Surg*. 2019;54:383-389. Adaptada de Cohn SL, Pearson AD, London WB, et al. The International Neuroblastoma Risk Group (INRG) classification system: An INRG Task Force report. *J Clin Oncol*. 2009;27:289-297.)

A ressecção cirúrgica primária é recomendada para os tumores de estágios 1 a 2B. Para estágios mais avançados, como os estágios 3 e 4, apenas a amostra de biopsia incisional é obtida para estudos iniciais de biologia tumoral. O papel da ressecção cirúrgica agressiva do sítio primário do tumor para neuroblastoma metastático de estágio 4, em pacientes com 18 meses ou mais, está em debate na Europa, mas continua a ser a terapia padrão nos EUA.[39] Para lactentes com doença de estágio 4S, a ressecção cirúrgica não é recomendada devido à alta taxa de diferenciação e regressão espontânea. Em pacientes de alto risco, a radioterapia é frequentemente necessária para controle local e metastático. A radiação é contraindicada para tumores intraespinais, pois pode levar a danos vertebrais, interrupção do crescimento e escoliose. No entanto, pode ser necessária para paliação no cenário de dor, hepatomegalia com comprometimento respiratório ou sintomas neurológicos agudos causados pela compressão tumoral da medula. É mais indicada quando há doença residual mínima após a quimioterapia de indução e ressecção. Os desfechos gerais em pacientes com neuroblastoma têm melhorado de maneira constante durante as últimas décadas, com as taxas de sobrevida em 5 anos subindo de 52% para 74%. Embora seja estimado que 50 a 60% do grupo de alto risco apresentam recaída após a terapia padrão, o grupo de baixo risco mostrou melhora significativa nas taxas de sobrevida de até 92%.

## Tumor de Wilms

O tumor de Wilms (TW), também conhecido como nefroblastoma, é uma neoplasia renal embrionária constituída por blastema metanéfrico, que corresponde a 85% dos casos. Representa 5,9% de todas as neoplasias malignas pediátricas e cerca de 75% são diagnosticadas em crianças menores de 5 anos. Tumores bilaterais são observados em 13% dos pacientes no momento do diagnóstico. Várias síndromes podem predispor ao desenvolvimento de TW, tais como as síndromes de Beckwith-Wiedemann (macroglossia, macrossomia, defeitos da parede abdominal da linha média e hipoglicemia neonatal), Li-Fraumeni (mutação germinativa no gene *p53* com predisposição a várias neoplasias malignas) e Denys-Drash (disgenesia gonadal, nefropatia e TW) e neurofibromatose. Em 10% dos pacientes, o TW está associado a outras anomalias congênitas, conhecidas coletivamente como síndrome WAGR (aniridia, hemi-hipertrofia, malformações geniturinárias e retardo mental).

O gene supressor do TW, *WT1*, está localizado no cromossomo 11p13, que contém genes responsáveis pelo desenvolvimento do rim, trato geniturinário e olhos.[42] Mutações em *WT1* resultam em anormalidades geniturinárias, como criptorquidia e hipospadia, além de aumentarem o risco do desenvolvimento de TW. A aniridia é encontrada em 1,1% dos pacientes com TW e, quando as deleções em *WT1* são encontradas nesses pacientes, há uma taxa de 40% de desenvolvimento de TW. Além disso, mutações em *WT2*, localizadas em 11p15, estão ligadas à síndrome de Beckwith-Wiedemann e há uma taxa de 4 a 10% de risco para o desenvolvimento de TW naqueles indivíduos que também apresentam hemi-hipertrofia. O TW é tipicamente descoberto ocasionalmente durante um exame físico ou massa abdominal é percebida pelos cuidadores. Outros sintomas de apresentação incluem desconforto abdominal indefinido e hematúria, o que pode significar invasão do tumor no sistema coletor ou ureter. Vinte e cinco por cento dos pacientes têm hipertensão e acredita-se que ocorra secundariamente a distúrbios na alça de retroalimentação renina-angiotensina. Menos de 10% dos pacientes desenvolvem sintomas atípicos, tais como varicocele, hepatomegalia causada por obstrução de veias hepáticas, ascite e insuficiência cardíaca congestiva.

O trombo tumoral na veia renal ou VCI é detectado por estudo ultrassonográfico. O exame de TC é valioso para diferenciar o TW de outros tumores e para avaliar a adenopatia regional, o acometimento do rim contralateral e a metástase em órgãos distantes. As metástases pulmonares estão presentes em 8% dos casos no momento do diagnóstico.

A histologia do TW é classificada como favorável ou desfavorável. A histologia favorável é caracterizada pela presença de três elementos – células blastemais, estromais e epiteliais. O TW com diferenciação predominantemente epitelial comporta-se de maneira menos agressiva e tende a ser de estágio I, se diagnosticado precocemente. Tumores com predominância de células blastemais tendem a ser clinicamente agressivos e estão associados à doença avançada. Os desfechos se correlacionam com as características histopatológicas e o estadiamento do tumor. A histologia desfavorável é caracterizada por anaplasia, sarcoma de células claras ou células tumorais rabdoides. O TW anaplásico pode ser focal ou difuso e carrega um risco aumentado de recorrência do tumor e quimiorresistência. Restos nefrogênicos são lesões precursoras encontradas em 25 a 40% dos rins com TW, mas não têm potencial oncológico. Em vez disso, eles podem sofrer diferenciação e regredir espontaneamente por meio de mecanismos incertos.

O sistema de estadiamento da International Society of Pediatric Oncology (SIOP) é baseado em quimioterapia pré-operatória, mas é aplicado após a ressecção. A presença de metástases é avaliada na apresentação, que depende da análise de imagens para detecção e a quimioterapia é administrada antes da intervenção operatória. O National Wilms Tumor Study Group (NWTSG) também desenvolveu um sistema de estadiamento que incorpora as informações clínicas, cirúrgicas e patológicas obtidas no momento da ressecção, mas estratifica os pacientes antes do início da quimioterapia (Tabela 67.3). A vantagem desse sistema é que favorece a terapia baseada em estágios, evitando assim a quimioterapia desnecessária em pacientes que, de outro modo, não se beneficiariam com esse procedimento.

A base da terapia para o TW é a cirurgia e a quimioterapia. A exploração cirúrgica é necessária para o estadiamento formal e uma nefrectomia radical com amostragem de linfonodos é a operação padrão. O máximo cuidado deve ser tomado para garantir a ressecção em bloco com margens livres de tumores, porque a contaminação e o derramamento do tumor resultam em mudança ou incremento do estadiamento (*upstaging*). A extensão do tumor vascular para a VCI constitui a doença de estágio III e é tratada conforme as orientações definidas (Figura 67.24). A amostragem dos linfonodos hilares, para-aórticos e paracavais é essencial. A cirurgia poupadora de néfrons é geralmente reservada para crianças com rim único ou TW bilateral. Nesses pacientes, a quimioterapia pré-operatória pode ser utilizada para induzir o encolhimento do tumor e permitir uma ressecção mais completa. A nefrectomia parcial pode ser considerada se o tumor envolver apenas um polo do rim, não houver evidência de envolvimento vascular ou do sistema coletor, existirem margens bem definidas entre o tumor e estruturas circundantes e o rim acometido demonstrar função adequada. De acordo com as diretrizes do NWTSG (Boxe 67.2), o regime de quimioterapia padrão consiste em vincristina e dactinomicina, com a adição de doxorrubicina ou radioterapia baseada no estadiamento do tumor e histologia favorável. O SIOP defende o uso de quimioterapia pré-operatória para melhorar as taxas de cura e de sobrevida livre de doença em 5 anos. As histologias favo-

| Tabela 67.3 Sistema de estadiamento do National Wilms Tumor Study Group. | |
|---|---|
| Estágio | Definição |
| I | Tumor limitado ao rim e completamente removido sem ruptura ou biopsia. A superfície da cápsula renal está intacta. |
| II | O tumor se estende através da cápsula renal, mas é completamente removido sem envolvimento microscópico das margens. Os vasos fora do rim contêm o tumor. Também alocados no estágio II estão os casos em que o rim foi submetido à biopsia antes da remoção ou em que há derramamento local do tumor (durante a ressecção) limitado ao leito tumoral. |
| III | O tumor residual é confinado ao abdome e de disseminação não hematogênica. Inclui tumores com envolvimento dos linfonodos abdominais, contaminação peritoneal difusa por ruptura do tumor estendendo-se além do leito tumoral, implantes peritoneais e margens de ressecção microscópicas ou macroscopicamente positivas. |
| IV | Metástases hematogênicas em qualquer sítio. |
| V | Envolvimento renal bilateral. |

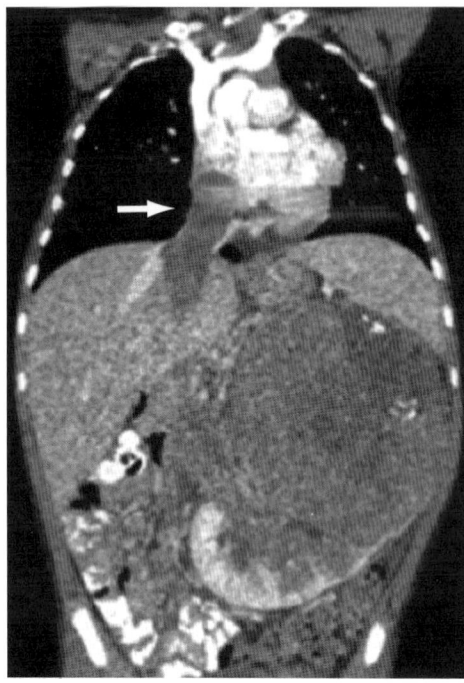

**Figura 67.24** Imagem de tomografia computadorizada do tumor de Wilms com sinal de garra e grande trombo tumoral da veia cava inferior estendendo-se ao átrio direito (*seta*).

> **Boxe 67.2** Regimes de tratamento do tumor de Wilms.*
>
> - Estágio I (HF, anaplasia focal): Cirurgia, VA × 18 semanas, sem RT
> - Estágio II (HF): Cirurgia, VA × 18 semanas, sem RT
> - Estágio II (anaplasia focal): Cirurgia, VDA × 24 semanas, RT no leito tumoral
> - Estágio III (HF, anaplasia focal): Cirurgia, VDA × 24 semanas, RT no leito tumoral
> - Estágio III (anaplasia focal): Cirurgia, VDA × 24 semanas, RT no leito tumoral
> - Estágio IV (HF; anaplasia focal): Cirurgia, VDA × 24 semanas, RT no leito tumoral de acordo com o estadiamento do tumor local e pulmão ou outros sítios metastáticos
> - Estágios II a IV (anaplasia difusa): Cirurgia, VDEC × 24 semanas, RT para pulmão e abdome inteiros
> - Estágios I a IV (sarcoma de células claras): Cirurgia, VDEC × 24 semanas, RT no abdome; RT para pulmão inteiro apenas no estágio IV
> - Estágios I a IV (tumor rabdoide): Cirurgia, ECCa × 24 semanas, RT
>
> *National Wilms Tumor Study: Crianças com menos de 11 meses recebem metade da dose recomendada de todos os medicamentos. *A*, dactinomicina; *C*, ciclofosfamida; *Ca*, carboplatina; *D*, doxorrubicina; *E*, etoposídeo; *HF*, histologia favorável; *V*, vincristina; *RT*, radioterapia.

ráveis de estágios I e II ou a histologia desfavorável de estágio I apresentam taxa de sobrevida de quase 95%. Para o TW com histologia desfavorável, os estágios II, III e IV estão associados a taxas de sobrevida em 4 anos de 70, 56 e 17%, respectivamente.

### Rabdomiossarcoma

Derivado de células mesenquimais embrionárias que posteriormente se diferenciam no músculo esquelético, o rabdomiossarcoma é uma neoplasia maligna dos tecidos moles que representa 4% de todos os cânceres pediátricos. Existe um pico bimodal nas idades ao diagnóstico, entre as idades de 2 e 5 anos e entre 15 e 19 anos. O rabdomiossarcoma é conhecido por ocorrer com maior frequência em pacientes com neurofibromatose tipo 1, síndrome de Li-Fraumeni e síndrome de Beckwith-Wiedemann. O rabdomiossarcoma é classificado em três tipos: embrionário, alveolar e pleomórfico. O rabdomiossarcoma embrionário, que inclui os subtipos celulares botrioides e fusiformes, é o tipo mais comum, representando mais de dois terços de todos os rabdomiossarcomas.

Os sítios comuns de rabdomiossarcomas são cabeça e pescoço (35%), trato geniturinário (25%) e extremidades (20%). Os tumores de cabeça e pescoço tendem a ocorrer na região parameníngea, órbitas e faringe. Outros sítios específicos incluem bexiga, próstata, vagina, útero, fígado, trato biliar, região paraespinal e parede torácica. Esses tumores são geralmente assintomáticos e, se presentes, a maioria dos sintomas está relacionada aos efeitos extrínsecos do tumor. Os tumores orbitários podem produzir proptose, diminuição da acuidade visual e oftalmoplegia. Aqueles que surgem de sítios parameníngeos frequentemente produzem cefaleias e obstrução nasal ou sinusal que podem ser acompanhadas por uma secreção mucopurulenta ou sanguinolenta. No rabdomiossarcoma geniturinário, os tumores paratesticulares podem apresentar-se como edema indolor no escroto, que pode ser confundido com hérnia, hidrocele ou varicocele. Tumores da bexiga, comumente localizados na base e no trígono, resultam em hematúria e obstrução urinária. Tumores vaginais em meninas apresentam massa saliente ou hemorragia e secreção vaginal. Nas extremidades, os rabdomiossarcomas envolvem, mais comumente, o membro distal e as extremidades inferiores são frequentemente afetadas. Os tumores retroperitoneais podem ser muito grandes ao diagnóstico, com sintomas decorrentes da invasão de estruturas adjacentes. No diagnóstico, 50% dos pacientes apresentam metástase de linfonodos regionais.

Não existem marcadores tumorais séricos específicos para o rabdomiossarcoma. RM ou TC demonstram a massa e o envolvimento de estruturas adjacentes, encarceramento de vasos, metástase e adenopatia. A biopsia incisional ou por agulha (*core biopsy*) é essencial para o diagnóstico. As proteínas musculares específicas, miosina, actina, desmina e mioglobina, são reagentes no diagnóstico imuno-histoquímico.[43] Os rabdomiossarcomas de células botrioides (cacho de uvas) e fusiformes têm prognóstico favorável, a histologia pleomórfica confere um prognóstico intermediário e a histologia do tipo alveolar apresenta pior prognóstico. O estadiamento pré-tratamento, baseado nos critérios TNM, serve para estratificar os pacientes no regime de tratamento apropriado e para comparar os desfechos (Boxe 67.3). Uma ressecção cirúrgica completa é ideal, mas um tumor grande pode necessitar de quimioterapia pré-operatória para o diminuição do tumor. Resultados intraoperatórios ou patológicos das amostras ressecadas são utilizados para o agrupamento clínico, que consiste na seleção em um grupo que depende dos achados cirúrgicos, patologia, margens e *status* linfonodal. Taxas estimadas de sobrevida livre de falhas em 3 anos são de 88%, 55 a 76% e menos de 30% para pacientes de risco baixo, intermediário e alto, respectivamente.

O principal objetivo da terapia multimodal é alcançar a cura ou obter controle local. O regime quimioterápico recomendado depende da estratificação de risco, com pacientes de baixo risco no subgrupo A recebendo vincristina e dactinomicina. Para pacientes do subgrupo B de baixo risco e superiores, a ciclofosfamida é adicionada a essa terapia. A radioterapia demonstrou ser eficaz para o controle local do rabdomiossarcoma, principalmente em pacientes com doença microscópica após ressecção, bem como em pacientes com tumores irressecáveis.

Para lesões de extremidades, é fundamental obter uma excisão local ampla e completa. A amputação raramente é necessária, exceto para tumores distais na mão ou no pé que envolvam estruturas neurovasculares. Considerando que as lesões de tronco e de extremidades apresentam uma alta incidência de metástases linfonodais, o mapeamento do linfonodo sentinela é cada vez mais utilizado. A reexcisão também pode ser considerada com evidência de doença residual mínima após ressecção inicial. Pacientes com tumores de extremidades recebem quimioterapia combinada, mas devido à alta incidência da histologia alveolar, a radioterapia também é frequentemente utilizada.

---

**Boxe 67.3** Estadiamento do rabdomiossarcoma.

Grupo I: Doença localizada que é completamente ressecada sem envolvimento de linfonodo regional

Grupo II
A. Tumor localizado, ressecado macroscopicamente, com doença residual microscópica, mas sem envolvimento de linfonodo regional
B. Doença locorregional com linfonodos envolvidos por tumor, com ressecção completa e sem doença residual
C. Doença locorregional com linfonodos envolvidos, com ressecção macroscópica, mas com evidência de tumor residual microscópico no sítio primário e/ou envolvimento histológico do linfonodo regional mais distal (do sítio primário)

Grupo III: Doença residual macroscópica e localizada, incluindo ressecção incompleta ou biopsia apenas do sítio primário

Grupo IV: Doença metastática a distância presente no momento do diagnóstico

---

Para tumores geniturinários, a preservação da função da bexiga é crucial na ressecção de tumores envolvendo a bexiga ou próstata. Se essa meta não puder ser alcançada, a quimiorradiação pré-operatória é geralmente recomendada. O rabdomiossarcoma paratesticular deve ser submetido a uma orquiectomia inguinal radical, com dissecção de linfonodo retroperitoneal em meninos com menos de 10 anos, por causa da alta prevalência de metástases. Quando o tumor está claramente fixado à pele do escroto, a ressecção é necessária. A quimioterapia é padrão, enquanto a radioterapia é indicada apenas com linfonodos positivos. Para pacientes com rabdomiossarcoma vaginal ou vulvar, recomenda-se a vaginectomia e a excisão local ampla, respectivamente, além da quimioterapia multiagente. Aproximadamente 15% das crianças apresentam doença metastática e seu prognóstico permanece ruim. Quase 30% terão recidiva da doença e a taxa de sobrevida estimada em 5 anos é de apenas 17%. Apesar desses dados angustiantes, o rabdomiossarcoma é uma doença curável na maioria das crianças, com mais de 60% sobrevivendo 5 anos após o diagnóstico.

### Tumores do fígado

Tumores primários do fígado são raros na população pediátrica, mas, quando presentes, são malignos em aproximadamente 60% dos casos. Os dois tumores mais comuns são o hepatoblastoma e o carcinoma hepatocelular (CHC). O hepatoblastoma representa 80% de todos os tumores hepáticos malignos e 1% de todos os cânceres pediátricos. O pico de incidência de hepatoblastoma ocorre aos 3 anos e a idade média para crianças com CHC é de 10 a 11,2 anos. Mais de 90% dos pacientes com idade inferior a 5 anos e com tumores hepáticos primários desenvolvem hepatoblastoma, enquanto 87% daqueles entre 15 e 19 anos apresentam CHC. Pacientes com polipose adenomatosa familiar, síndromes de Gardner e Beckwith-Wiedemann estão em maior risco de desenvolvimento de hepatoblastoma. O CHC está associado às hepatites B e C e é observado em crianças com vários tipos de doenças congênitas, incluindo tirosinemia, doença de armazenamento de glicogênio tipo I, deficiência de $\alpha_1$-antitripsina e colestase por AVBEH.

O hepatoblastoma geralmente se manifesta como massa abdominal palpável e indolor. Outros sintomas são inespecíficos e incluem anorexia, perda de peso e déficit de crescimento, dor abdominal, anemia e distensão abdominal. A icterícia não é comumente encontrada, porque a função hepática permanece relativamente normal, exceto em tumores muito avançados. Alguns pacientes apresentam ruptura do tumor, resultando em hemorragia intra-abdominal e peritonite. Os níveis de AFP estão elevados em mais de 70% dos pacientes com hepatoblastoma. No entanto, um nível elevado de AFP não é patognomônico e, dependendo da idade do paciente, outras condições patológicas devem ser excluídas. Por exemplo, em bebês com menos de 6 meses, níveis elevados de AFP também podem ser observados em sarcomas, tumores do saco vitelino e hamartomas.

O CHC manifesta-se de modo semelhante, embora estigmas de cirrose, como icterícia, aranhas vasculares, ascite e esplenomegalia, possam ser encontrados. Quase 25% dos pacientes têm disseminação metastática para linfonodos abdominais e mediastinais, pulmão, medula óssea e cérebro. Anemia, trombocitopenia ou pancitopenia podem ser encontradas com esplenomegalia causada por sequestro. Todas as crianças avaliadas para CHC devem ser testadas para exposição aos vírus das hepatites B e C.

A US abdominal é um excelente estudo diagnóstico inicial. A US Doppler também pode detectar a presença de extensão do tumor ou a trombose em grandes vasos, ou seja, nas veias hepáticas, VCI e veia porta. A TC é essencial para avaliar a relação do tumor com estruturas vitais adjacentes, como ductos biliares e vasos, assim como para excluir a extensão do tumor intra-abdominal além do fígado. A RM também pode ser utilizada nesse cenário, mas não oferece necessariamente vantagens significativas sobre a TC. Como o hepatoblastoma frequentemente se espalha hematologicamente para os pulmões, a TC de tórax também deve ser realizada. A cintilografia óssea é indicada para o estadiamento em crianças com CHC devido à alta incidência de metástases ósseas.

Na avaliação histológica, o hepatoblastoma aparece caracteristicamente como massa unifocal circundada por uma pseudocápsula. Pode ser um tipo epitelial puro, que contém células fetais ou embrionárias, ou uma mistura dos dois subtipos histológicos, que contém tecido mesenquimatoso, além de componentes epiteliais. Por outro lado, o CHC é caracterizado por grandes células epiteliais pleomórficas que se assemelham muito com hepatócitos maduros. No aspecto macroscópico, o CHC forma nódulos multifocais que não apresentam um tumor fibroso e muitas vezes levam ao envolvimento intra-hepático difuso. Ao contrário dos adultos, não há evidências indiscutíveis de que o tipo histopatológico tenha alguma influência sobre o prognóstico.

No hepatoblastoma, um sistema TNM padrão é utilizado para propósitos de estadiamento, mas muito esforço é empreendido para o desenvolvimento de um sistema de estadiamento pré-tratamento, conhecido como o sistema PRETEXT (PRE-Treatment EXTent of disease) (Tabela 67.4). O sistema PRETEXT foi desenvolvido pelo International Childhood Liver Tumor Strategy Group (SIOPEL) para estadiamento e estratificação de risco de tumores hepáticos.[44] Divide o fígado em quatro secções com base na anatomia segmentar do fígado e o tumor é posteriormente classificado pelo número de secções livres de tumor hepático (Figura 67.25). Este sistema considera o envolvimento do lobo caudado, a ruptura do tumor, a ascite, a extensão para o estômago ou diafragma, a focalidade do tumor, o envolvimento de linfonodos, a presença de metástases distantes e o envolvimento vascular para considerações adicionais. Pacientes são considerados de alto risco se tiverem um nível sérico de AFP acima de 100 ng/mℓ, extensão além do fígado, metástases distantes, hemorragia intraperitoneal e invasão das veias hepáticas, VCI, ou veia porta. Para o PRETEXT I e II, o hepatoblastoma pode ser ressecado por segmentectomia ou lobectomia anatômica.

O transplante de fígado é uma opção cirúrgica potencial para pacientes com um tumor massivo irressecável. A quimioterapia neoadjuvante é utilizada para redução do tumor e potencial ressecção completa. Interessante notar que alguns defendem o uso de quimioterapia pré-operatória para tratar o que de outra maneira seria uma doença microscópica residual deixada para trás após a ressecção. Eles argumentam que isso elimina as células tumorais que poderiam responder a fatores hepatotróficos durante a regeneração do fígado, diminuindo assim o risco de recorrência. Existem duas abordagens atuais para o hepatoblastoma: (1) ressecção do tumor seguida de quimioterapia e (2) biopsia tumoral seguida de quimioterapia e ressecção tardia. Pacientes com tumores em estágio I com a histologia fetal pura geralmente não necessitam de quimioterapia pós-operatória. Entretanto, pacientes com tumores em estágio II ou superior e tumores de qualquer outro tipo de histologia requerem quimioterapia com cisplatina, 5-fluoruracila e vincristina. Para pacientes com tumor residual após a ressecção, a quimioterapia deve ser associada a uma avaliação para transplante. Critérios para transplante incluem não ter mais de três tumores menores que 3 cm em diâmetro e nenhuma evidência de doença extra-hepática ou invasão vascular. Quando ocorrem recidivas, os

**Tabela 67.4** Definição PRETEXT para o hepatoblastoma.

| Grupo PRETEXT | Definição |
|---|---|
| I | Uma secção envolvida; três secções adjacentes estão livres de tumor |
| II | Uma ou duas secções envolvidas; duas secções adjacentes estão livres de tumor |
| III | Duas ou três secções envolvidas; uma secção adjacente está livre de tumor |
| IV | Quatro secções envolvidas |

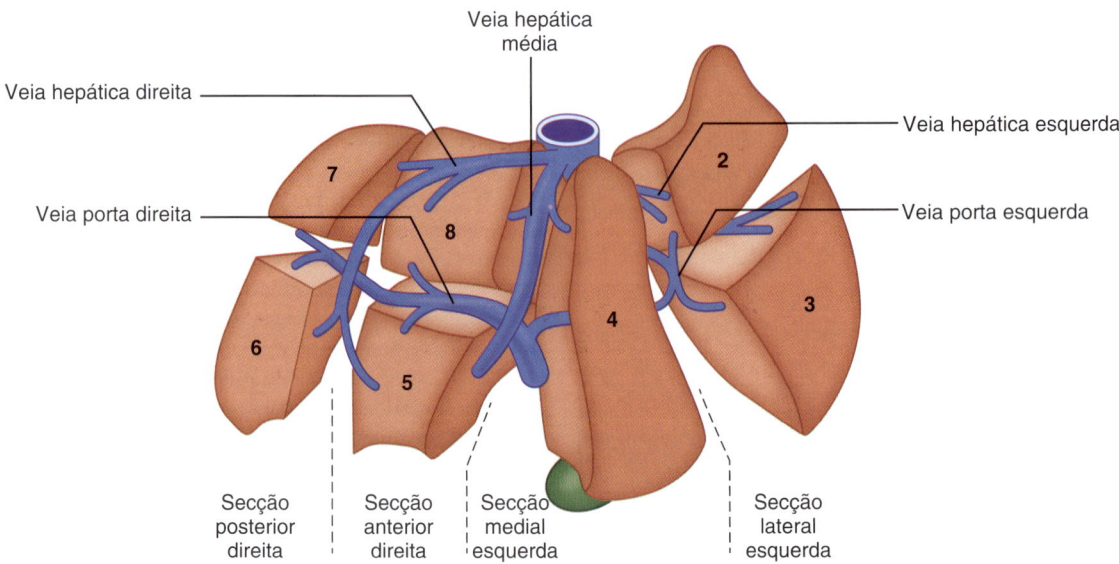

**Figura 67.25** Diagrama do sistema de definição PRETEXT para o hepatoblastoma. O fígado é dividido em quatro secções com base na anatomia segmentar do fígado e o tumor é subsequentemente classificado pelo número de secções hepáticas livres de tumor. (De Roebuck DJ, Aronson D, Clapuyt P, et al. 2005 PRETEXT: A revised staging system for primary malignant liver tumors of childhood developed by the SIOPEL group. *Pediatr Radiol*. 2007;37:123-132.)

fármacos doxorrubicina, irinotecano e ifosfamida são usados, muitas vezes com algum sucesso. Outra modalidade que vem sendo utilizada com sucesso variável em crianças cujos tumores não respondem à quimioterapia sistêmica é a quimioterapia arterial direta ou quimioembolização. Desfechos a longo prazo ainda não foram determinados. No hepatoblastoma ressecável, a sobrevida livre de doença, a longo prazo, pode ser superior a 85 a 90%, embora estimativas semelhantes sejam observadas para pacientes com hepatoblastoma irressecável tratado por transplante de fígado. O mesmo não pode ser dito para o CHC, em que as taxas de sobrevida com hepatectomia parcial permanecem baixas por causa da recidiva. Na última década, o transplante precoce demonstrou melhores prognósticos em alguns centros.

## Teratoma

Os teratomas são neoplasias geralmente benignas que contêm elementos derivados de mais de uma das três camadas germinativas embrionárias: a endoderme, a mesoderme e a ectoderme. São compostos por tecido que é estranho ao sítio anatômico em que são encontrados. Embora os teratomas possam ocorrer em qualquer lugar ao longo da linha média, normalmente são encontrados em localizações sacrococcígeas, mediastinais, retroperitoneais e gonadais. Os teratomas podem ser sólidos, císticos ou mistos e são classificados como maduros ou imaturos. Embora os teratomas imaturos possam ser potencialmente malignos, a incidência de transformação maligna em teratomas maduros é baixa. Há uma preponderância com base no gênero e quase 80% de todos os teratomas ocorrem no gênero feminino. Além disso, a localização está associada à idade, como evidenciado pelo fato de que os tumores extragonadais ocorrem principalmente em recém-nascidos e crianças pequenas, enquanto os tumores gonadais são mais comumente observados em adolescentes.

### Teratomas sacrococcígeos

Os teratomas sacrococcígeos (TSCs) representam 60% de todos os teratomas e podem se manifestar como grandes massas exofíticas intraútero. Nesses casos, eles são detectados na US pré-natal. Complicações incluem polidrâmnio e hidropisia fetal, que podem resultar em morte fetal devido a uma síndrome de roubo vascular induzida por tumor, que leva à insuficiência cardíaca de alto débito. Os sintomas podem incluir fraqueza, paralisia, disfunção intestinal ou vesical e outros sintomas neurológicos, que podem indicar extensão espinal intradural. O diagnóstico pode ser feito clinicamente, principalmente com TSCs exofíticos. Se os níveis de AFP ou β-hCG estiverem elevados, os componentes do saco vitelino ou coriocarcinoma, respectivamente, compõem o teratoma. Os exames de US, TC ou RM podem ser necessários para detectar lesões intra-abdominais ou determinar se há extensão pélvica ou abdominal.

A ressecção cirúrgica é o tratamento padrão e deve ser realizada prontamente em virtude do risco de hemorragia e ruptura do tumor. O planejamento operatório deve levar em conta o grau de extensão intra-abdominal (Figura 67.26). A maioria dos tumores pode ser ressecada por uma abordagem posterior, na qual uma incisão em *chevron* permite a divisão dos músculos glúteos, a ligadura do suprimento sanguíneo e a ressecção em bloco do tumor e do cóccix. É importante preservar o complexo anorretal para manter a continência a longo prazo. Tumores externos com extensão intra-abdominal significativa necessitam de uma abordagem combinada abdominal e posterior, enquanto os teratomas inteiramente intra-abdominais podem ser abordados por laparotomia ou laparoscopia.

Os resultados são favoráveis em relação à sobrevivência e à qualidade de vida. A idade ao diagnóstico é o fator prognóstico mais importante; aqueles diagnosticados com menos de 30 semanas de gestação ou após 2 meses do período pós-natal tendem a apresentar um prognóstico ruim. O risco de transformação maligna associada à histologia embrionária é de 15 a 20%. O risco de recidiva local varia de 4 a 11%, embora a não ressecção do cóccix esteja associada a um risco de 37% de recidiva. Os níveis de AFP devem ser monitorados em intervalos de 3 meses por 3 a 4 anos. Em caso de recidiva, a reexcisão deve ser considerada.

### Tumor ovariano

Aproximadamente 50% de todas as lesões ovarianas em crianças são neoplásicas, mas raramente são malignas. Estima-se que as neoplasias malignas ovarianas representem 10% de todas as massas ovarianas, mas somente 1% dos cânceres infantis. As neoplasias malignas primárias do ovário podem ser classificadas como tumores de células germinativas, de células epiteliais e estromais do cordão sexual. Os tumores de células germinativas incluem os teratomas e o coriocarcinoma; os tumores estromais do cordão sexual são constituídos por células da granulosa (tecal) e de Sertoli (Leydig). Os tumores de células epiteliais englobam os cistadenomas e cistadenocarcinomas serosos e mucinosos.[45] Os sintomas geralmente são relacionados à dor por compressão em massa ou torção ovariana. A presença de ascite, massas omentais, implantes peritoneais ou diafragmáticos, aderência a órgãos adjacentes, adenopatia aortoilíaca, tamanho maior que 8 cm ou presença de massa ovariana contralateral devem levantar a suspeita de malignidade.

#### Tumores de células germinativas

O teratoma ovariano é o tumor de células germinativas ovarianas mais comum. É a neoplasia ovariana pediátrica mais frequente e representa 25% de todos os teratomas infantis. Esses tumores ocorrem com igual frequência em ambos os ovários, podendo até ser bilaterais em 10% das pacientes. Eles geralmente se manifestam com dor abdominal ou pélvica e podem envolver torção ovariana em aproximadamente 25% das pacientes. Os tumores de células germinativas representam 7 a 80% de todas as massas neoplásicas ovarianas. Os disgerminomas são os menos diferenciados dos tumores de células germinativas e são bilaterais em 10 a 15% dos casos. Embora os disgerminomas puros sejam malignos, tendem a se manifestar enquanto ainda são localizados e são altamente responsivos à quimiorradiação. A sobrevida é de quase 90% com a ressecção cirúrgica completa.

#### Tumores de cordões sexuais

Os tumores do cordão sexual surgem dos elementos estromais do ovário e produzem hormônios que podem resultar em puberdade precoce. Como são androgênicos, os níveis séricos de metabólitos de testosterona podem estar elevados. Com o excesso de estrogênio, os pacientes desenvolvem características sexuais precoces, como aumento mamário ou labial, crescimento de pelos axilares e pubianos e galactorreia. Menstruação anormal, edema e dor são queixas principais comuns. Curiosamente, esses tumores foram associados à síndrome de Peutz-Jeghers. Desfechos após a ressecção são bons neste grupo, porque grande parte das lesões ainda está limitada ao ovário. Tumores em estágio avançado são responsivos à quimioterapia à base de platina. Tumores de células da granulosa são responsáveis por 1 a 10% das neoplasias malignas ovarianas em mulheres com menos de 20 anos, enquanto os tumores das células de Sertoli-Leydig respondem por 20% dos tumores estromais do cordão sexual ovariano.

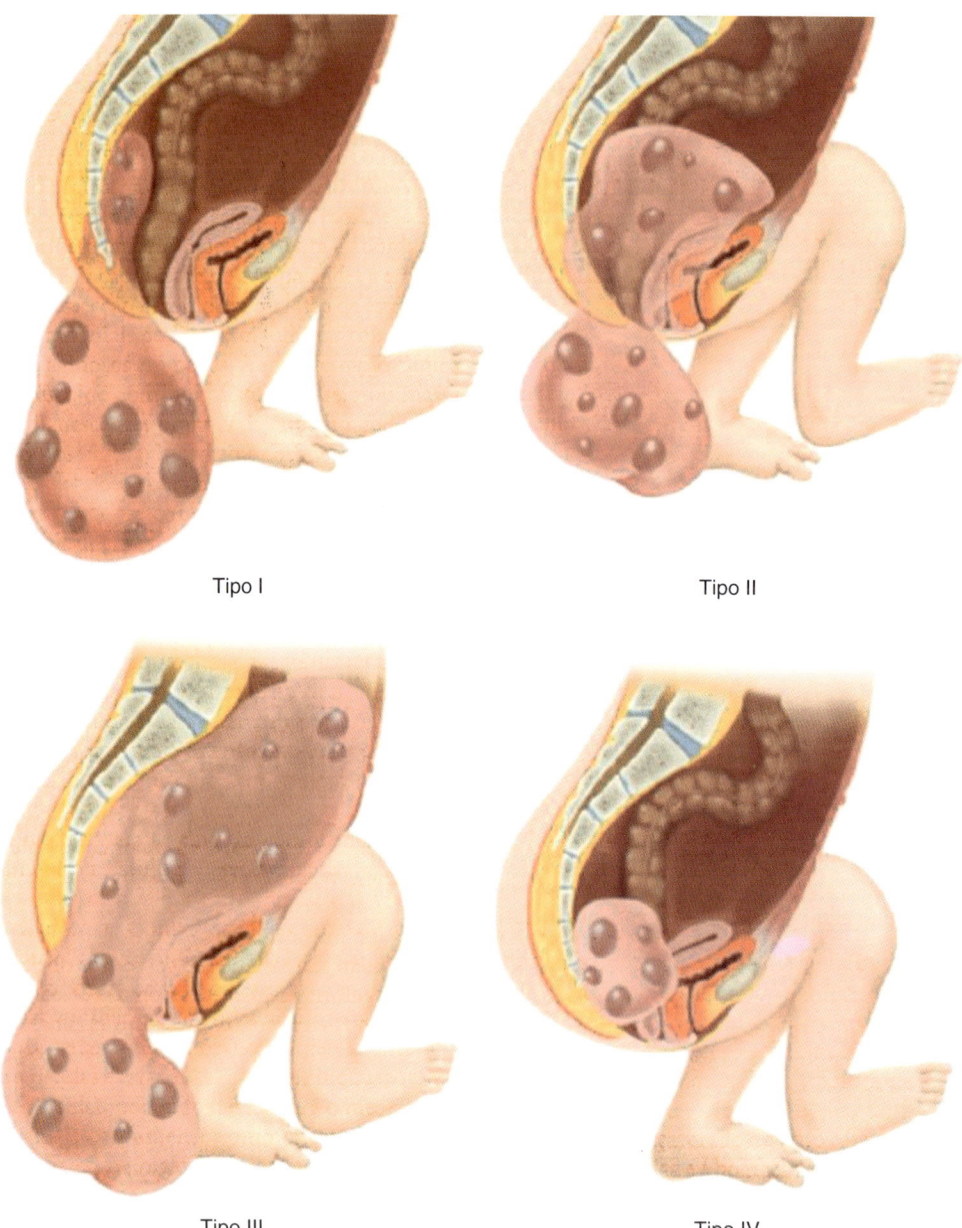

**Figura 67.26** Classificação de Altman para o teratoma sacrococcígeo dos tipos I ao IV. O tipo I é ressecado inteiramente pela abordagem perineal. Os tipos II e III requerem a combinação de abordagem perineal e abdominopélvica. O tipo IV é ressecado inteiramente por abordagem abdominal.

### Tumores epiteliais

Menos de 20% dos tumores ovarianos na infância são epiteliais em natureza, visto que são raros antes da menarca. Os dois principais subtipos histológicos são os tumores serosos e mucinosos, que podem ser descritos como benignos, malignos ou malignos *borderline*. É possível classificar os subtipos como adenoma ou adenocarcinoma. O adenocarcinoma é extremamente raro, mas está associado a um mau prognóstico.

Os níveis de AFP e β-hCG ajudam a fornecer informações sobre a biologia do tumor e podem ser utilizados para medir a resposta ao tratamento. Embora inespecífico, o nível de lactato desidrogenase também pode estar elevado. Se houver qualquer evidência de anormalidades menstruais ou puberdade precoce, os níveis de hormônio luteinizante e de hormônio foliculoestimulante também devem ser verificados. A US abdominal é realizada para avaliar o tumor e o ovário contralateral. O exame de TC pode fornecer informações sobre a extensão tumoral, adenopatia regional e metástase distante.

A cirurgia é a base da terapia e visa garantir a ressecção completa, com preservação da função reprodutiva quando possível. O tratamento definitivo é a ooforectomia ou a salpingo-ooforectomia. Deve-se ter cuidado para ressecar o tumor sem romper a cápsula ou derramar o conteúdo do tumor para evitar a mudança de estadiamento das lesões malignas. Na operação, fígado, diafragma, omento e superfícies peritoneais são examinados para implantes ovarianos, que, quando presentes, devem ser biopsiados para fins de estadiamento e tratamento. Os linfonodos bilaterais retroperitoneais, ilíacos, para-aórticos e perirrenais devem ser amostrados para o estadiamento apropriado. A ascite ou os lavados peritoneais devem ser enviados para citologia. A quimioterapia é indicada para qualquer tumor ovariano com extensão além do ovário afetado, que é frequentemente o caso de tumores de células germinativas e de células epiteliais. A combinação do tratamento com baixa dose de bleomicina, etoposídeo e cisplatina em pacientes com doença em estágio II resultou em taxas de sobrevida livre de eventos e global de 87,5 e 93,8%, respectivamente.

## TRAUMA PEDIÁTRICO

O trauma é a causa mais comum de morte em crianças e adolescentes. A maioria dos traumas pediátricos é de natureza contusa, embora a lesão penetrante devido à violência com arma de fogo esteja aumentando. Os princípios básicos de avaliação do trauma em adultos, incluindo os ABCs, são os mesmos para pacientes pediátricos. A via respiratória deve ser avaliada e protegida prontamente. Uma criança que está chorando ou é capaz de verbalizar pode proteger suas vias respiratórias. Se um paciente estiver babando, com gorgolejos ou respiração ruidosa (sibilos), deve-se excluir causas corrigíveis de obstrução das vias respiratórias, como um corpo estranho retirável da orofaringe. O conhecimento da anatomia única das vias respiratórias pediátricas também é fundamental; a traqueia é mais curta e estreita em crianças. O tamanho adequado da sonda endotraqueal pode ser estimado como sendo equivalente ao diâmetro do quinto dedo da criança. O diâmetro da sonda endotraqueal também pode ser estimado (4 + idade do paciente em anos dividido por 4).

Depois que a via respiratória é protegida, o *status* respiratório (respiração) é avaliado com atenção especial para qualquer presença de tórax instável, dispneia, taquipneia ou sons respiratórios desiguais. Em seguida, a circulação é avaliada para garantir o fornecimento adequado de oxigênio aos órgãos vitais. O paciente deve ser examinado quanto a aparência geral, teste de preenchimento capilar e pulsos periféricos. Um pulso fraco junto com hipotensão indica choque hipovolêmico. A transfusão de sangue deve ser considerada naqueles com choque que não respondem a dois bólus de cristaloides IV (20 ml/kg por bólus). Em crianças menores de 6 anos, o acesso intraósseo pode ser usado se a via IV periférica não puder ser rapidamente estabelecida. Após os ABCs iniciais, uma avaliação secundária deve ser realizada. A hipotermia deve ser evitada para prevenir complicações de coagulopatia e acidose. Um exame detalhado da cabeça e do pescoço deve ser realizado, incluindo a palpação da região posterior do pescoço abaixo do colar cervical, costas e membros.

### Lesões na cabeça e na coluna vertebral

O traumatismo cranioencefálico (TCE) é a principal causa de morte entre crianças traumatizadas. Em crianças de 2 anos ou menos, o trauma físico ou não acidental, como o observado na síndrome do bebê sacudido, é a causa mais comum de TCE. Pode manifestar-se como hemorragias retinianas, subdurais ou subaracnóideas. Em crianças mais velhas, quedas e acidentes com veículos motorizados, bicicletas e pedestres são responsáveis pela maioria dos TCEs. A TC inicial pode demonstrar edema difuso, mas a lesão axonal difusa, hemorragia ou dano parenquimatoso devem ser avaliados ao longo do tempo, sendo que até 20% dos TCEs leves podem ter hemorragias intracranianas. Cefaleia, náuseas, amnésia, dificuldade de concentração e transtornos de comportamento podem ser sinais e sintomas de TCE leve. Devido ao seu efeito transitório e propensão a induzir vasospasmo, a hiperventilação profilática deve ser evitada, a menos que haja preocupação iminente de herniação. Além dos diuréticos e solução salina hipertônica, o coma induzido por barbitúricos e a hipotermia são manobras adicionais que podem ser empregadas para reduzir a pressão intracraniana. A hemorragia intracraniana causando sintomas neurológicos focais ou efeito de massa é tratada cirurgicamente.

Embora relativamente raros, os acidentes automobilísticos são responsáveis pela maioria das lesões traumáticas da medula espinal em crianças. Fraturas das vértebras C1 e C2 são comumente observadas em crianças mais novas, enquanto a compressão e as fraturas de Chance, frequentemente associadas ao uso inadequado do cinto de segurança, são observadas em crianças mais velhas. A lesão na medula espinal sem anormalidade radiológica é uma condição clínica em que uma criança (< 8 anos) pode apresentar déficits neurológicos transitórios. Acredita-se que ocorra porque a ossificação vertebral incompleta e a frouxidão ligamentar permitem o estiramento e a impactação da medula e das raízes nervosas nas superfícies ósseas opostas do canal vertebral.

### Trauma torácico

A lesão torácica é a segunda causa de morte no trauma pediátrico e é responsável por 5% das internações hospitalares relacionadas ao trauma. O trauma contuso, principalmente por acidentes automobilísticos, é responsável pela maioria das lesões torácicas. Fraturas de costela em crianças pequenas devem levantar uma elevada suspeita de abuso infantil. As costelas em crianças são principalmente cartilaginosas e, portanto, mais flexíveis. Dessa maneira, uma criança pode apresentar uma lesão intratorácica significativa (p. ex., contusão pulmonar, pneumotórax, hemotórax) sem evidência externa óbvia, como fraturas de costelas. Contusões pulmonares podem induzir resposta inflamatória com edema, atelectasia e subsequente consolidação. Hipoxemia, hipercapnia e taquipneia podem ser significativas e necessitam de intubação. A maioria dos pacientes responde ao manejo conservador sem sequelas duradouras.

A asfixia traumática é uma apresentação rara após trauma contuso, mas a compressão súbita ou esmagamento do tórax pode resultar em obstrução das vias respiratórias e fluxo retrógrado de alta pressão na veia cava superior. Quando isso ocorre, os pacientes apresentam-se drasticamente com cianose de cabeça e pescoço, hemorragia subconjuntival e petéquias.

A exploração da cavidade torácica pode ser indicada para perda aguda de sangue superior a 20% do volume sanguíneo total ou drenagem de sangue, de 2 ml/kg/h, por dreno de tórax. A hemorragia arterial intercostal é uma etiologia comum. O hemotórax retido deve ser evacuado para evitar a colonização bacteriana subsequente com formação de abscesso. As lesões traqueobrônquicas geralmente ocorrem perto da carina e são consideradas resultantes da compressão anteroposterior do tórax pediátrico flexível e causam pneumotórax, pneumomediastino e enfisema subcutâneo. A ruptura traqueobrônquica resulta em vazamento de ar massivo com potencial pneumotórax hipertensivo, comprometendo a função respiratória e o retorno venoso. Além da instabilidade hemodinâmica, o reparo primário é indicado se a lesão envolver mais de um terço do diâmetro do brônquio ou se houver falha do manejo não cirúrgico. Um mediastino alargado na radiografia do tórax é raro em crianças. A maioria dessas lesões resulta de trauma contuso e é encontrada no ligamento arterioso. A ruptura traumática do diafragma com herniação do estômago e intestino ocorre em aproximadamente 1% das crianças com trauma torácico contuso; e a ruptura traumática do diafragma é mais comum do lado esquerdo.

## Trauma abdominal

Quando o sinal de cinto de segurança, uma contusão da parede abdominal epigástrica após um acidente automobilístico, estiver presente em uma criança, o exame de TC deve ser cuidadosamente revisado para a presença de quaisquer sinais sutis de lesão intestinal ou líquido peritoneal livre. O líquido intra-abdominal em um exame de TC sem lesão de órgão sólido deve aumentar o índice de suspeita para uma lesão de víscera oca. Lesões contusas no estômago são geralmente observadas em crianças que são atropeladas por um veículo ou que sofrem trauma por guidão durante a queda de bicicleta e se manifestam com ruptura ou perfuração da curvatura maior. Normalmente encontrada em crianças envolvidas em acidentes automobilísticos que estavam contidas, a lesão intestinal secundária ao trauma contuso é estimada em menos de 15%. A desaceleração rápida no impacto faz com que o cinto subabdominal comprima o intestino contra a coluna. O aumento da pressão intraluminal predispõe a perfuração ou ruptura intestinal. As lesões do intestino delgado ocorrem predominantemente em áreas de fixação, como no ligamento de Treitz ou válvula ileocecal. Um hematoma duodenal ou mesentérico pode ocorrer e causar obstrução, com subsequentes náuseas e vômitos biliosos.

Os órgãos sólidos intra-abdominais são particularmente vulneráveis ao trauma contuso em crianças. O manejo não operatório é o padrão para lesões contusas no fígado e no baço. A classificação radiográfica de lesões hepáticas (Tabela 67.5) e esplênicas (Tabela 67.6) permitiu a implementação de protocolos de manejo clínico. A American Pediatric Surgical Association desenvolveu diretrizes sobre o manejo de lesões hepáticas e esplênicas isoladas com base nos achados iniciais de TC, que demonstraram reduzir significativamente o tempo de permanência hospitalar, sem resultados adversos (Tabela 67.7). O papel exato da embolização da artéria esplênica no tratamento de lesão esplênica contusa pediátrica permanece incerto, mas dados encorajadores estão surgindo para pacientes com hemorragia em curso.[46] Uma lesão hepática isolada sem envolvimento da veia hepática, VCI ou veia porta também pode ser tratada de maneira conservadora. Alguns relataram que 85 a 90% dos pacientes podem ser tratados de modo bem-sucedido com o manejo não operatório. No entanto,

### Tabela 67.6 Escala de lesão esplênica.

| Grau | Descrição de lesão esplênica |
|---|---|
| I | Hematoma subcapsular, < 10% da área de superfície |
| II | Hematoma subcapsular, 10 a 50% de área de superfície, intraparenquimatoso, < 5 cm de diâmetro |
| | Laceração capsular, < 1 cm de profundidade parenquimatosa |
| III | Hematoma subcapsular, > 50% da área de superfície ou em expansão; hematoma subcapsular ou parenquimatoso rompido; hematoma intraparenquimatoso ≥ 5 cm ou em expansão |
| | Laceração capsular 1 a 3 cm de profundidade que não envolve um vaso trabecular |
| IV | Laceração > 3 cm de profundidade do parênquima ou envolvendo um vaso trabecular |
| | Laceração envolvendo vasos segmentares ou hilares produzindo grande desvascularização > 25% |
| V | Baço completamente fragmentado |
| | Lesão vascular hilar com desvascularização do baço |

### Tabela 67.7 Diretrizes para manejo de lesão hepática ou esplênica isolada.

| | Grau de TC | | | |
|---|---|---|---|---|
| | I | II | III | IV |
| Permanência em UTI (d) | Nenhum | Nenhum | Nenhum | 1 |
| Permanência hospitalar (d) | 2 | 3 | 4 | 5 |
| TC adicional | Nenhuma | Nenhuma | Nenhuma | Nenhuma |
| Restrição de atividade (sem)* | 3 | 4 | 5 | 6 |

*Retorno ao esporte competitivo completo. TC, tomografia computadorizada; UTI, unidade de terapia intensiva.

### Tabela 67.5 Escala de lesão hepática.

| Grau | Descrição de lesão hepática |
|---|---|
| I | Hematoma subcapsular, < 10% da área de superfície |
| | Laceração capsular, profundidade parenquimatosa < 1 cm |
| II | Hematoma subcapsular, 10 a 50% da área de superfície, intraparenquimatoso, < 10 cm de diâmetro |
| | Ruptura capsular com 1 a 3 cm de profundidade |
| III | Hematoma subcapsular, > 50% da área de superfície ou em expansão; hematoma subcapsular ou parenquimatoso rompido; hematoma intraparenquimatoso ≥ 10 cm ou em expansão |
| | Laceração parenquimatosa > 3 cm de profundidade ou envolvendo vasos trabeculares |
| IV | Ruptura parenquimatosa envolvendo 25 a 75% do lobo hepático ou 1 a 3 segmentos de Couinaud em um lobo único |
| V | Ruptura parenquimatosa envolvendo > 75% do lobo hepático ou > 3 segmentos de Couinaud em um lobo único |
| | Lesões venosas justa-hepáticas (veia cava retro-hepática, veias hepáticas centrais principais) |
| VI | Avulsão hepática |

aqueles que não respondem ao tratamento o fazem por causa da instabilidade hemodinâmica, muitas vezes exigindo protocolos de transfusão massiva com infusão de mais da metade do volume sanguíneo de concentrado de hemácias. A hemorragia tardia após lesão hepática foi relatada até 6 semanas após a lesão e pode ser observada em 1 a 3% dos pacientes. Por fim, o critério mais importante para operar ou não uma lesão hepática ou esplênica isolada baseia-se na obtenção de estabilidade hemodinâmica com menos de 40 m$\ell$/kg de transfusão de concentrado de hemácias. Além disso, a exploração cirúrgica deve ser considerada quando houver alta suspeita de outras lesões de órgãos, como perfuração intestinal. Recentemente, um novo algoritmo de manejo não cirúrgico, a diretriz do consórcio ATOMAC, que se baseia nos parâmetros hemodinâmicos do paciente e não apenas em graus de TC, tem despertado interesse significativo e mostrou ser um protocolo clínico seguro com menor tempo de internação.[47]

### Lesão pancreática

As lesões pancreáticas ocorrem por trauma contuso, como queda sobre o guidão de bicicleta. Um nível elevado de amilase ou lipase está presente. A TC é modalidade diagnóstica útil para avaliação da maioria dos traumas pancreáticos, embora não seja tão sensível ou específica para determinação de lesões do ducto pancreático. A CPRE tem um pequeno papel em quadros agudos de trauma pancreático. A transecção do pâncreas, incluindo o ducto pancreático principal por trauma contuso, é tratada de maneira mais adequada com a pancreatectomia distal, quando detectada precocemente. Para aqueles com apresentação tardia, uma conduta conservadora envolvendo NPT e repouso intestinal, com ou sem nutrição enteral jejunal distal, pode ser considerada. A CPRE pode identificar a natureza exata da lesão no ducto pancreático principal e um procedimento de drenagem externa pode ser necessário.

## Lesão renal

Lesões retroperitoneais são frequentemente observadas com golpes diretos nas costas ou no flanco. O rim está envolvido em 10 a 20% dos casos. Nas crianças, há falta de gordura perinéfrica, o que torna o rim mais suscetível a traumas contusos. As contusões parenquimatosas são mais comuns em crianças. Curiosamente, a presença de hematúria não se correlaciona à gravidade da lesão renal. O manejo conservador não cirúrgico é padrão para lesões renais de baixo grau (graus I: contusão, hematoma subcapsular não expansivo; grau II: hematoma perirrenal confinado ao retroperitônio, laceração com profundidade parenquimatosa inferior a 1 cm; grau III: laceração maior que 1 cm de profundidade parenquimatosa ou córtex renal sem a ruptura do sistema coletor ou extravasamento de urina). No entanto, não há consenso geral sobre o manejo de lesões renais de alto grau (grau IV: laceração do parênquima estendendo-se pelo córtex renal, medula renal e sistema coletor ou lesão na artéria ou veia renal principal ou grau V: rim completamente fragmentado). Uma indicação absoluta para intervenção cirúrgica em lesões renais é um hematoma pulsátil ou em expansão. As indicações relativas incluem extravasamento urinário, necrose e lesão arterial. No caso de extravasamento urinário, a colocação de *stent* ureteral pode potencialmente evitar a exploração aberta. A lesão de grau V com avulsão do hilo renal e desvascularização do rim requer intervenção cirúrgica, mas a taxa de recuperação é baixa.

# 68

# Neurocirurgia

*Joel T. Patterson*

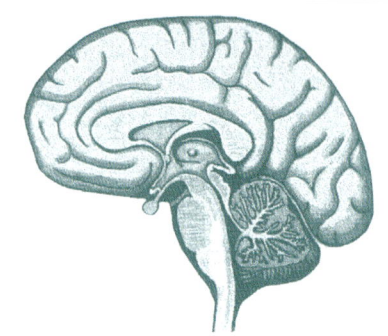

## VISÃO GERAL DO CAPÍTULO

**Dinâmica intracraniana**
**Distúrbios cerebrovasculares**
    Malformações arteriovenosas
    Cavernoma
    Telangiectasia capilar
    Anomalia venosa do desenvolvimento: angioma venoso
    Fístula traumática
    Aneurismas
    Doença de *moyamoya*
    Malformações arteriovenosas durais
    Acidentes vasculares encefálicos isquêmicos
**Tumores do sistema nervoso central**
    Tumores intracranianos
    Apresentação clínica
    Estudos de imagem
    Cirurgia
**Tumores cerebrais primários**
    Tumores cerebrais intra-axiais
    Tumores neuronais e mistos (neuronais-gliais)
    Tumores da região pineal
    Tumores neuroectodérmicos primitivos
    Tumores de nervos cranianos e espinais
    Tumores das meninges
    Linfomas e tumores hematopoéticos
    Tumores de células germinativas
    Tumores da região selar
    Metástase no sistema nervoso central

**Traumatismo cranioencefálico**
    Epidemiologia
    Fisiopatologia
    Manejo pré-hospitalar e no departamento de emergência
    Tratamento
**Distúrbios degenerativos da coluna vertebral**
    Doença degenerativa da coluna lombar
    Doenças degenerativas da coluna cervical
    Radiculopatia cervical
    Mielopatia cervical
**Neurocirurgia funcional e estereotáxica**
    Cirurgia estereotáxica
    Estimulação cerebral
    Bombas implantáveis
    Lesões destrutivas
    Epilepsia
    Neuralgia do trigêmeo
**Hidrocefalia**
    Hidrocefalia e gravidez
    Cirurgia abdominal em pacientes com derivações ventriculoperitoneais
**Neurocirurgia pediátrica**
    Craniossinostose
**Infecções do sistema nervoso central**
    Infecções intracranianas
    Osteomielite vertebral
    Síndrome da imunodeficiência adquirida

A neurocirurgia é definida como cirurgia do cérebro, medula espinal, nervos periféricos e suas estruturas de sustentação, incluindo o suprimento sanguíneo, elementos protetores, espaços do líquido cefalorraquidiano (LCR), ossos do crânio e coluna vertebral. Este capítulo destina-se a não neurocirurgiões que desejam adquirir conhecimento básico, para então agregar mais conhecimento e experiência. Espera-se que também ajude o pessoal do departamento de emergência de hospitais primários, residentes, profissionais da área de ensino da saúde e estudantes de medicina a se comunicarem de modo eficaz e eficiente com neurocirurgiões sobre urgência, emergência e questões relacionadas aos cuidados eletivos do paciente. O capítulo é dividido em seções e inclui discussões sobre os seguintes temas: doenças cerebrovasculares, tumores do sistema nervoso central (SNC), traumatismo cranioencefálico, doenças degenerativas da coluna vertebral, epilepsia e neurocirurgia funcional, hidrocefalia, neurocirurgia pediátrica e manejo neurocirúrgico de infecções do SNC. O campo da neurocirurgia é simplesmente muito amplo para tornar realista uma visão muito detalhada, mas espera-se que uma introdução à especialidade seja útil para o leitor.

## DINÂMICA INTRACRANIANA

É essencial, de início, compreender alguns princípios básicos relativos a dinâmica intracraniana, LCR, fluxo sanguíneo cerebral (FSC) e pressão intracraniana (PIC) e estes são resumidos aqui para revisão.

O primeiro princípio é reconhecido há décadas. A cavidade craniana tem um volume fixo composto pelo tecido cerebral (parênquima), pelo LCR e pelos vasos sanguíneos com seu sangue intravascular. De acordo com a doutrina Monro-Kellie, a soma desses componentes dentro do volume fixo da cavidade craniana é constante e um aumento em um componente deve ser acompanhado por uma diminuição igual e oposta em um ou ambos componentes restantes para que a PIC permaneça constante.[1] Caso isso não ocorra, a PIC aumentará e, em algum momento, o aumento da pressão por unidade de aumento de volume torna-se mais pronunciado, com o aumento da PIC causando diminuição do fluxo sanguíneo e da oferta de oxigênio. Como consequência, se houver uma elevação no volume de qualquer compartimento, há um estágio de compensação em que o volume de um ou mais dos outros compartimentos pode ser reduzido para evitar elevações na PIC. A Tabela 68.1 resume e simplifica algumas das síndromes de excesso de volume e o tratamento específico para cada uma delas.

O segundo princípio é que o LCR é produzido a uma taxa constante (cerca de 15 a 20 m$\ell$/h) pelo plexo coroide dos ventrículos. É essencial entender que a produção de LCR é pouco afetada pelo aumento da PIC. Portanto, qualquer alteração na absorção ou no fluxo do LCR pode ocasionar alterações na PIC. Assim, a produção de LCR continua inabalável, mesmo com elevações letais da PIC. Nas discussões a seguir sobre tumores, infecção, hemorragia intracraniana e trauma, muitos exemplos se tornarão aparentes em que a absorção deficiente do LCR contribui para a condição patológica. As únicas exceções à produção quase constante de LCR são o excesso de produção associado ao raro papiloma do plexo coroide e a ocasional diminuição da produção de LCR observada em alguns casos de ventriculite.

O terceiro princípio básico é que o FSC normalmente varia em uma ampla faixa (30 a 100 m$\ell$/100 g de tecido cerebral por minuto), dependendo da demanda metabólica da atividade neuronal dentro de uma área específica do cérebro. O fluxo sanguíneo para qualquer área do cérebro é geralmente abundante, excedendo a demanda por uma ampla margem, de modo que as taxas de extração de oxigênio geralmente são baixas. A vascularização cerebral ajusta o fluxo sanguíneo à demanda metabólica tecidual e o FSC normalmente mantém o que é necessário, apesar das grandes variações na pressão arterial sistêmica, por um fenômeno conhecido como autorregulação. Fatores como uma $PCO_2$ arterial elevada ou diminuída deslocam a curva conforme indicado.

### Tabela 68.1 Síndromes de aumento de volume intracraniano e terapia.

| Componente | Síndrome de aumento de volume | Tratamento específico |
|---|---|---|
| Tecido cerebral | Edema: citotóxico, vasogênico, perineoplásico, inflamatório | Diuréticos: manitol, furosemida, solução salina hipertônica; esteroides para edema vasogênico perineoplásico e inflamatório |
| Vascular | $PCO_2$ elevada: estado de hiperperfusão com perda de autorregulação como na hipertensão grave, após trauma ou remoção de MAV; obstrução venosa parcial | Hiperventilação; diuréticos (no estado de hiperperfusão, evitar o manitol), barbitúricos; desobstrução venosa; elevação de decúbito (para reduzir o volume venoso intracraniano) |
| Líquido cefalorraquidiano | Defeitos na absorção do LCR como na hidrocefalia congênita, pós-hemorrágica ou pós-infecciosa; hidrocefalia comunicante ou obstrutiva; loculações ventriculares; cistos aracnoides ou periventriculares; aumento da produção de LCR como ocorre no papiloma do plexo coroide (raro) | Drenagem ventricular externa (ou drenagem lombar – somente se não houver ameaça de herniação) ou derivação permanente; com loculação ou com alguns tipos de hidrocefalia obstrutiva, fenestração endoscópica ou terceiro-ventriculostomia pode ser possível; acetazolamida e esteroides podem diminuir temporariamente a produção de LCR |
| Lesão com efeito de massa | Tumor, cisto, abscesso, hematoma, necrose por radiação ou necrose por infarto cerebral | Remover, fenestrar, aspirar a lesão (muitas vezes com orientação estereotáxica); menos comumente, pode ser útil aumentar o volume intracraniano com craniotomia descompressiva |

*LCR*, líquido cefalorraquidiano; *MAV*, malformação arteriovenosa; *PaCO₂*, pressão parcial de dióxido de carbono.

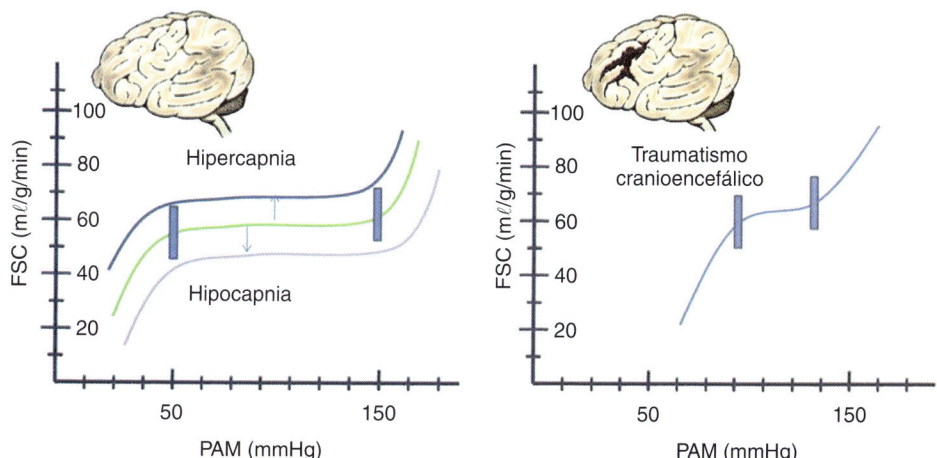

**Figura 68.1** Fluxo sanguíneo cerebral (*FSC*) em função da pressão arterial média (*PAM*). Observe os deslocamentos ascendentes e descendentes com hipercapnia e hipocapnia, respectivamente. No traumatismo cranioencefálico, a curva é mais acentuada, com grandes alterações do FSC ocorrendo com pequenas alterações de pressão. (Adaptada de Rangel-Castilla L, Gasco J, Nauta HJ, et al. Cerebral pressure autoregulation in traumatic brain injury. *Neurosurg Focus.* 2008;25:E7.)

Na situação de uma lesão cerebral traumática, a curva se torna mais pronunciada (ou seja, alterações menores na pressão arterial ou PCO$_2$) e afeta o FSC consideravelmente (Figura 68.1). Se a demanda tecidual exceder a autorregulação ou se o FSC diminuir por motivos patológicos, a primeira defesa é que a extração de oxigênio aumentará (ou seja, diferença arteriovenosa de oxigênio). O tecido começa a apresentar disfunção em níveis abaixo de 0,25 m$\ell$ por grama de tecido cerebral por minuto. Com níveis entre 0,15 e 0,20, o tecido cerebral pode sofrer isquemia reversível; no entanto, o infarto ocorrerá quando os níveis variarem entre 0,10 e 0,15 (Figura 68.2). O consumo metabólico de oxigênio no cérebro é reduzido após lesão cerebral traumática para níveis entre 0,6 e 1,2 μmol/mg/min. A perda completa do fluxo sanguíneo para qualquer área do cérebro resulta em infarto (dano irreversível) em poucos minutos. O inchaço do tecido infartado leva dias para atingir o pico e semanas para resolver-se.[2]

Um quarto princípio deriva dos outros três e do fato de que, à medida que o tecido lesionado incha, pode criar um ciclo vicioso e causar uma lesão em cascata (Figura 68.3). Se a PIC for elevada o suficiente por algum mecanismo para que a pressão de perfusão cerebral (PPC) diminua, o FSC pode diminuir para níveis nos quais ocorre lesão tecidual.

PPC = Pressão arterial média (PAM) − PIC

O edema cerebral (inchaço) dentro do compartimento do crânio levará a aumentos adicionais na PIC com reduções ainda maiores na PPC em um estágio de descompensação. Quando a capacidade de autorregulação é excedida ou prejudicada de modo que não possa mais desempenhar um papel, o FSC é vinculado diretamente à PPC.

No manejo da doença intracraniana, a PIC e a PPC são fáceis de medir continuamente e, portanto, servem como substitutos altamente práticos para o FSC, que seria a medida mais fundamental, porém é muito mais difícil de ser medida. No entanto, estes não são equivalentes e as limitações desses parâmetros para orientar a terapia precisam ser lembradas. Independentemente da causa, quando surge a preocupação com a possibilidade de lesão em cascata, todos os esforços são feitos para manter a PPC na faixa de 60 a 70 mmHg e a PIC abaixo de 22 mmHg, se possível. O uso rotineiro de vasopressores e expansão de volume para manter a PPC acima de 70 mmHg não é sustentado com base em complicações sistêmicas.[3]

Um quinto princípio diz respeito ao efeito de massa focal e sua progressão em relação à complexa anatomia da cavidade craniana. A cavidade craniana contém várias projeções em forma de faca da dura preguada, da foice e do tentório, que dividem a cavidade em compartimentos supratentoriais direito e esquerdo e um compartimento infratentorial (a fossa posterior). A asa do esfenoide é uma crista proeminente, principalmente óssea, que separa a fossa anterior, contendo o lobo frontal, da fossa média contendo o lobo temporal. Uma abertura estreita, a incisura, delimitada pelo tentório, circunda o mesencéfalo e é a única passagem entre os compartimentos supratentorial e infratentorial. Além das pequenas aberturas para as artérias e nervos cranianos, o forame magno é a única abertura de tamanho considerável na cavidade craniana.

A condição que classicamente ilustra a lesão expansiva com efeito de massa é o hematoma epidural agudo, observado após trauma geralmente com fratura de crânio. Independentemente da fonte, no entanto, a progressão pode ser semelhante e é denominada decaimento rostrocaudal para refletir os estágios inicial e tardio, conforme listado em ordem aqui:

- Apenas distorção focal
- Obliteração de giros e sulcos
- Compressão do ventrículo lateral (ou outro ventrículo)
- Desvio das estruturas da linha média
- Herniação subfalcina
- Herniação transtentorial do lobo temporal
- Compressão do terceiro nervo (pupila dilatada unilateral)
- Obliteração de cisternas basais
- Compressão do mesencéfalo

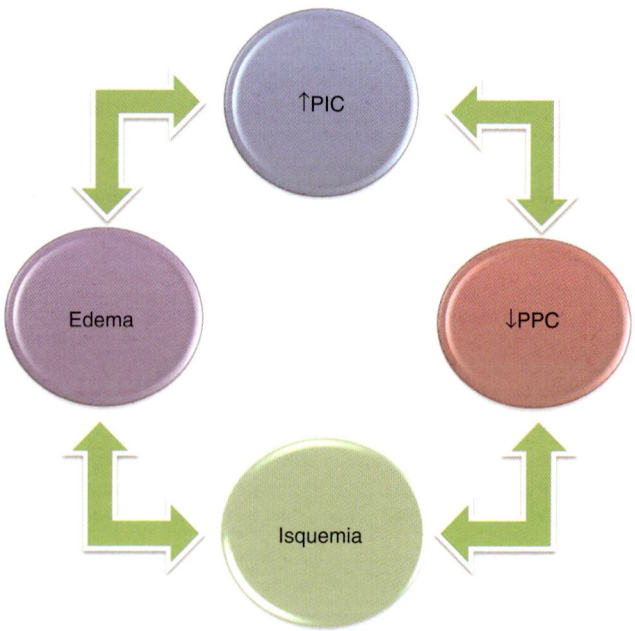

**Figura 68.3** Relação entre aumento da pressão intracraniana (PIC), redução da pressão de perfusão cerebral (PPC), desenvolvimento de isquemia e infarto, além de edema cerebral.

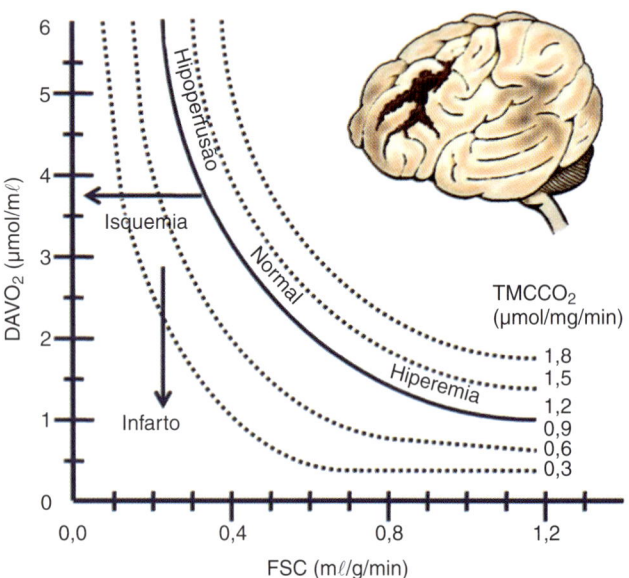

**Figura 68.2** Relações entre fluxo cerebral, metabolismo e extração de oxigênio em circunstâncias normais e patológicas. $DAVO_2$, diferença arteriovenosa de oxigênio; FSC, fluxo sanguíneo cerebral; $TMCCO_2$, taxa metabólica cerebral de consumo de oxigênio. (De Rangel-Castilla L, Gasco J, Nauta HJ, et al. Cerebral pressure autoregulation in traumatic brain injury. *Neurosurg Focus.* 2008;25:E7.)

- Infarto do mesencéfalo, hemorragias de Duret (ambas as pupilas dilatam, com dano irreversível ao mesencéfalo)
- Compressão adicional do tronco encefálico
- Perda dos reflexos do tronco encefálico: progressão da postura flexora para postura extensora; reflexos vestíbulo-ocular e oculocefálicos; reflexos corneanos
- Síndrome de compressão medular: reflexos respiratórios; reflexos vasomotores, reflexo de Cushing com elevação da pressão arterial sistólica, aumento da pressão de pulso, bradicardia
- Herniação pelo forame magno.

Nos estágios além da herniação tentorial, é incomum que os efeitos de massa focais não sejam acompanhados por um aumento geral da PIC. O ponto em que o efeito de massa focal evolui para incluir um aumento na PIC global depende, em grande parte, da complacência dentro da cavidade craniana. Pacientes jovens com os chamados cérebros apertados podem desenvolver PIC elevada, mesmo com volumes relativamente pequenos de lesões que produzem apenas obliteração dos giros corticais. Por outro lado, pacientes com atrofia cerebral avançada podem, por exemplo, tolerar grandes hematomas intracerebrais frontais ou hematomas subdurais crônicos com compressão do ventrículo lateral e desvio das estruturas da linha média, mantendo uma PIC tolerável e um grau surpreendente de função neurológica quase normal.

## DISTÚRBIOS CEREBROVASCULARES

Os distúrbios cerebrovasculares abrangem uma série de distúrbios: congênitos, adquiridos e idiopáticos (Boxe 68.1).

### Malformações arteriovenosas

Uma malformação arteriovenosa (MAV) é um aglomerado anormal de vasos sanguíneos em que o sangue arterial flui diretamente para as veias de drenagem sem a interposição dos leitos capilares normais. As MAVs são lesões congênitas que podem aumentar um pouco com a idade, recrutando novo suprimento vascular e, muitas vezes, progridem de lesões de baixo fluxo ao nascimento para lesões de alto fluxo na idade adulta. Apresentam-se com hemorragia, isquemia do parênquima cerebral, ao redor da lesão, por fenômeno de "roubo" vascular ou convulsões. Apresentam prevalência de 15 a 18/100.000 e geralmente se manifestam antes dos 40 anos. O risco de hemorragia é de até 4% ao ano[4] e, uma vez que sangram, podem ser ainda mais propensas à nova hemorragia. São tipicamente compostas por uma ou mais artérias nutrícias; um *nidus* de tamanho, forma e compactação variados, composto por vasos anormais; e veias de drenagem. Às vezes, estão associadas a aneurismas relacionados a alto fluxo das artérias nutrícias.

Os pacientes geralmente apresentam dores de cabeça, déficit neurológico, convulsões ou combinações variadas dos três. A investigação geralmente inclui tomografia computadorizada (TC) e ressonância magnética (RM), demonstrando a lesão (Figura 68.4). A angiografia por cateter é então realizada para definir a anatomia vascular da lesão e é utilizada para o planejamento do tratamento.

As opções de tratamento incluem craniotomia com ressecção microcirúrgica da lesão, embolização e radiocirurgia estereotáxica (RCE). Comumente, mais de uma modalidade é utilizada. A RCE é geralmente reservada para lesões compactas com menos de 2,5 cm de diâmetro. Pode levar até 3 anos para a cura de MAVs irradiadas. O sistema de classificação Spetzler-Martin foi desenvolvido há mais de 30 anos e continua a ser usado para ajudar na tomada de decisões para tratamento (Tabela 68.2).[5]

### Cavernoma

O cavernoma é uma lesão vascular benigna bem circunscrita, que consiste em canais vasculares sinusoidais irregulares de paredes finas, localizada dentro do parênquima encefálico, mas sem parênquima neural interveniente, grandes artérias nutrícias ou grandes veias de drenagem. Caracterizadas por McCormick em uma série de necropsias,[6] essas lesões têm prevalência de aproximadamente 0,5%. Existem três formas familiares descritas. Por serem lesões de baixa pressão e baixo fluxo, a hemorragia geralmente não é catastrófica, a menos que esteja em uma área altamente expressiva do cérebro.

De modo geral, os pacientes apresentam hemorragia ou dores de cabeça, com ou sem história de convulsões de início recente. Embora seja frequentemente evidente na TC, a RM é a modalidade de imagem de escolha e demonstra um anel de hemossiderina escuro característico. O tratamento para lesões sintomáticas inclui controle de convulsões e excisão cirúrgica. A radiocirurgia, embora não necessariamente curativa, demonstrou diminuir a taxa de sangramento em lesões não passíveis de ressecção cirúrgica.[7]

### Telangiectasia capilar

Essa lesão é composta por canais vasculares com paredes extremamente finas semelhantes às dos capilares dilatados. Estes são geralmente agrupados em pequenos aglomerados, geralmente com tecido cerebral proeminente. Muitas vezes são clinicamente silenciosas e geralmente não aparecem em exames de imagem. Não são evidentes na angiografia convencional por cateter, a menos que sejam grandes e, quando são visualizadas, são somente na fase venosa capilar. Diferem claramente da MAV, pois o fluxo através da lesão não é rápido o suficiente para demonstrar artérias e veias na mesma imagem angiográfica convencional. Essas lesões geralmente não são tratadas cirurgicamente.

### Anomalia venosa do desenvolvimento: angioma venoso

Essas lesões são compostas por um sistema de drenagem venosa configurado de forma anormal, convergindo em um único canal de saída venoso aumentado. A aparência típica é a de uma hidra,

---

**Boxe 68.1** Doença vascular cerebral.

**Congênita**
Malformação arteriovenosa e fístula
Cavernoma
Telangiectasia
Anomalia venosa (angioma)

**Adquirida**
Traumática
   Algumas fístulas arteriovenosas (fístula carotideocavernosa tipo I)
   Aneurisma traumático
Degenerativa
   Doença oclusiva aterosclerótica
   Maioria dos aneurismas cerebrais (saculares)
   Algumas dissecções arteriais
   Hemorragia intracerebral espontânea
Infecciosa
   Aneurismas micóticos

**Idiopática**
Doença de *moyamoya*
Algumas fístulas arteriovenosas: fístulas durais tipo MAV ou carotideocavernosas tipo II

MAV, malformação arteriovenosa.

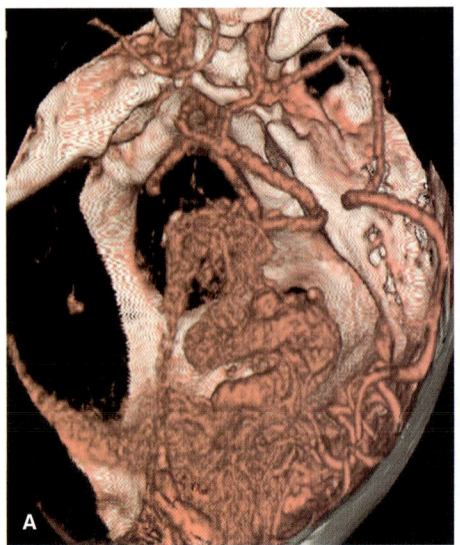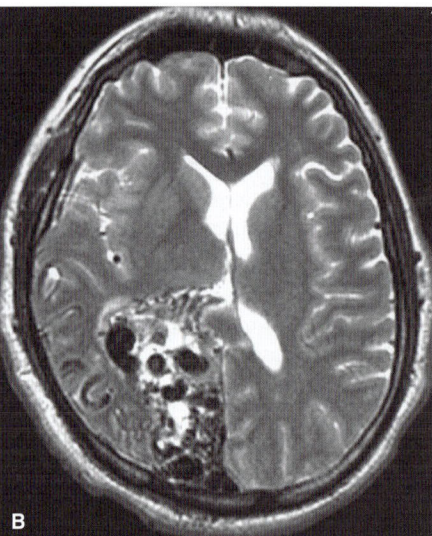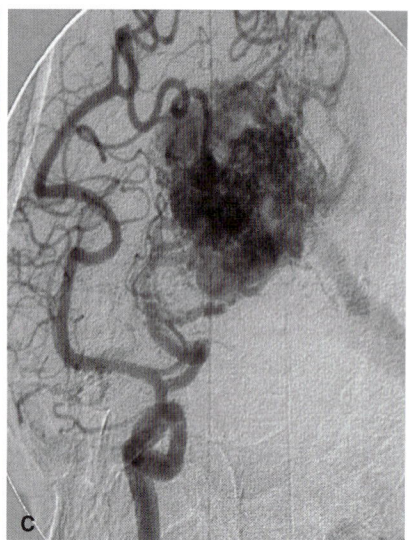

**Figura 68.4** Angiotomografia com reconstrução tridimensional (**A**), ressonância magnética (**B**) e angiografia convencional (**C**) de uma grande malformação arteriovenosa com suprimento das artérias cerebrais média e posterior e *nidus* mal definido. A complexa drenagem venosa profunda e superficial está presente.

| Tabela 68.2 Sistema de classificação Spetzler-Martin. | |
|---|---|
| **Característica** | **Pontos** |
| **Tamanho do *nidus* (cm)** | |
| Pequeno (< 3) | 1 |
| Médio (3 a 6) | 2 |
| Grande (> 6) | 3 |
| **Eloquência do cérebro adjacente** | |
| Não eloquente | 0 |
| Eloquente (córtex sensorimotor, linguagem, visual, tálamo, hipotálamo, cápsula interna, tronco encefálico, pedúnculos cerebelares, núcleos cerebelares profundos) | 1 |
| **Padrão de drenagem venosa** | |
| Apenas superficial | 0 |
| Profundo | 1 |

com veias radialmente convergentes. Uma característica dessa lesão parece ser que o leito venoso anormal apresenta pouca colateralização. A drenagem venosa anormal pode ou não ser totalmente adequada às necessidades do tecido cerebral suprido. Mudanças degenerativas de evolução lenta no tecido cerebral suprido podem ocorrer como resultado, mas, infelizmente, isso não é auxiliado por nenhuma intervenção conhecida. Por mais inadequada que seja, a anomalia venosa representa a única drenagem venosa disponível para essa área do cérebro e, portanto, a remoção da anomalia venosa não é recomendada. Isso pode levar a um infarto venoso com inchaço e hemorragia, cujas consequências são particularmente perigosas na fossa posterior.

### Fístula traumática

Tanto a artéria carótida interna quanto a artéria vertebral entram na cavidade craniana imediatamente após passarem por uma rede venosa. A artéria carótida interna passa pelo seio cavernoso, que se comunica com a veia oftálmica superior, seio petroso e seio esfenoparietal. A artéria vertebral passa através de um plexo venoso no espaço epidural occipital–C1, que se comunica com a veia jugular, o plexo venoso epidural e o plexo venoso paraespinal. O trauma que leva a uma ruptura na artéria carótida ou vertebral em seu ponto de fixação, que passa pela base do crânio, pode levar à fístula com o plexo venoso circundante. As consequências podem variar em gravidade e na apresentação, mas normalmente incluem edema periorbital, com proptose e edema escleral no caso da fístula carotideocavernosa (FCC) e sopro pulsátil proeminente no caso da fístula vertebrojugular. A medida da pressão intraocular por tonometria pode orientar a urgência no tratamento da FCC. No exame radiológico, a dilatação da veia oftálmica superior é característica (Figura 68.5). Essas lesões são geralmente tratadas por técnicas endovasculares. Um cateter é avançado pela ponto de ruptura da artéria para o lado venoso da fístula. O elevado fluxo e o grande canal fistuloso facilitam esse processo. Material embólico, espiras de platina ou um balão destacável é então usado para obstruir o lado venoso da fístula. Quando as vias transvenosas convencionais falham, uma abordagem direta por meio de punção transorbital pode ser necessária para possibilitar a terapia endovascular.[8]

### Aneurismas

Os aneurismas são um aumento excessivo localizado de um vaso devido a um enfraquecimento e subsequente defeito na parede da artéria. Há uma prevalência em adultos de 2% (que varia de acordo com o estudo), com incidência anual de hemorragia subaracnóidea aneurismática de 6 a 8/100.000 com pico de idade aos 50 anos. Fatores de risco modificáveis para hemorragia subaracnóidea incluem hipertensão, tabagismo e consumo excessivo de álcool. Os aneurismas podem ser divididos em aneurismas saculares, fusiformes, dissecantes, infecciosos e traumáticos.

#### Aneurismas saculares

Como o nome indica, esses aneurismas, também chamados de aneurismas saculares, geralmente são saculares e se originam da parede do vaso ou em uma bifurcação. Muitos deles são encontrados acidentalmente, dada a frequência dos exames de neuroimagem, mas muitos apresentam hemorragia.[9] A apresentação

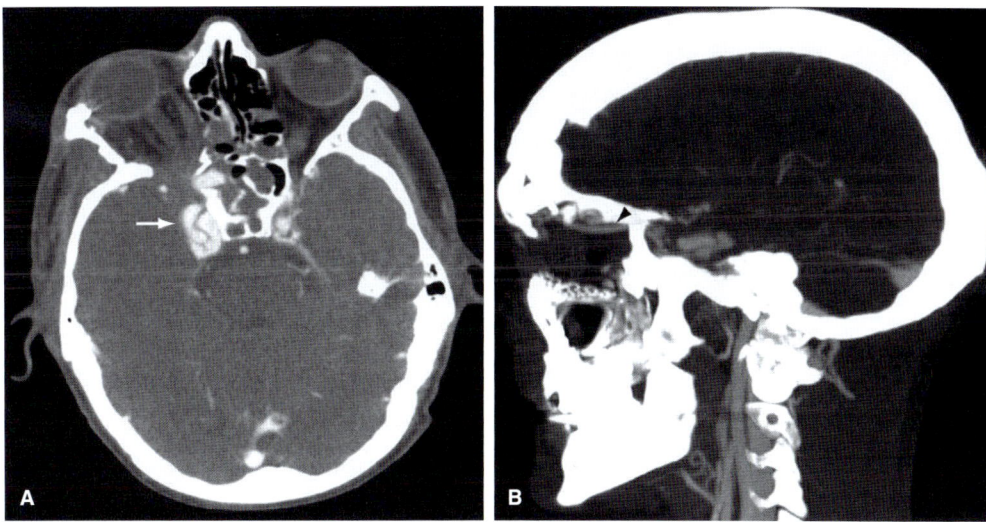

**Figura 68.5** Fístula carotideocavernosa direita (**A**, *seta*) com dilatação da veia oftálmica superior (**B**, *ponta de seta*), achado de imagem característico desse processo patológico.

clássica de hemorragia subaracnóidea por aneurisma cerebral é a de início súbito de cefaleia, descrita como a "pior cefaleia da minha vida". A avaliação geralmente inclui uma TC, demonstrando uma distribuição típica de sangue (Figura 68.6). Entre 10 e 15% das hemorragias subaracnóideas de aneurismas saculares são fatais antes mesmo de chegar ao hospital. Daqueles indivíduos que chegam a um centro médico, um terço não sobrevive (geralmente por causa de novo sangramento), um terço sobreviverá com vários graus de incapacidade neurológica e um terço retornará ao nível neurológico prévio.

As principais complicações da hemorragia subaracnóidea incluem ressangramento, hidrocefalia (que é observada em cerca de 15 a 20% dos casos), eventos cardíacos em cerca de 50% dos pacientes, vasospasmo, hiponatremia e convulsões. O ressangramento é uma das principais causas de morte em pacientes que procuram atendimento médico após o episódio inicial de sangramento. A hidrocefalia é causada pela interrupção da função das granulações aracnóideas e é comumente tratada com drenagem ventricular externa. O vasospasmo é um estreitamento das artérias cerebrais que se acredita ser causado por disfunção do músculo liso relacionada aos produtos de degradação do sangue no LCR. Quando presente, pode contribuir para isquemia significativa do cérebro e, como tal, ser uma causa significativa de morbidade. O tratamento do vasospasmo sintomático é tipicamente multimodal e inclui o uso de hipervolemia e hipertensão induzida, procedimentos endovasculares e uma variedade de agentes farmacológicos (Boxe 68.2).[10-12]

Um estudo clássico de aneurismas cerebrais e seu tratamento documenta o risco de ruptura de acordo com o tamanho e a localização, conforme demonstrado na Tabela 68.3.[13] Como meio de prever possível vasospasmo e desfechos gerais, foram desenvolvidas a escala de classificação clínica de Hunt e Hess[14] e a escala de classificação clínica da World Federation of Neurological Surgeons[15] (Tabelas 68.4 e 68.5). Outro método de classificação de hemorragia subaracnóidea é descrito por Fisher et al.[16] e é baseado em imagens de TC (Tabela 68.6).

O tratamento dos aneurismas saculares consiste em embolização com espiras de platina, espiras com *stent* ou com uso de *stents* redirecionadores de fluxo[17,18] ou clipagem microcirúrgica (Figuras 68.7 e 68.8) com subsequente manejo de potencial vasospasmo e comorbidades em unidade de cuidados intensivos de pacientes críticos. A craniotomia e a clipagem que antes eram o tratamento padrão dos aneurismas cerebrais, agora são tipicamente reservadas para aquelas lesões que se acredita não serem passíveis de técnicas endovasculares.[13,17,18] Em geral, acredita-se que seja melhor realizar tratamento de aneurismas rotos o mais rápido possível após a hemorragia inicial.

### Hemorragia intracerebral espontânea

Hemorragias intracerebrais espontâneas no parênquima cerebral são comuns e representam aproximadamente 10% de todos os acidentes vasculares encefálicos (AVE). Em geral, ocorrem em pacientes mais velhos, geralmente por causa de alterações degenerativas nos vasos cerebrais que estão frequentemente associadas à hipertensão arterial sistêmica crônica (Boxe 68.3). Em pacientes mais jovens, elas estão mais provavelmente relacionadas ao uso abusivo de drogas ou à malformação vascular. Podem ocorrer em qualquer parte da circulação cerebral ou do tronco encefálico, mas são classicamente descritos em associação aos pequenos aneurismas degenerativos (aneurismas de Charcot-Bouchard) dos vasos perfurantes e vasos maiores na base do crânio. Localizam-se normalmente nas artérias perfurantes lenticuloestriadas, levando à hemorragia nos núcleos da base. A apresentação clínica é de um AVE, com sinais e sintomas neurológicos de início súbito correspondentes à área do cérebro afetada. Os sintomas são mais propensos a incluir dor de cabeça do que no AVE isquêmico.

---

**Boxe 68.2** Tratamento do vasospasmo.

**Prevenção do estreitamento arterial**
Remoção de sangue no espaço subaracnóideo
Prevenção de desidratação e hipotensão
Bloqueadores dos canais de cálcio (nimodipino)

**Reversão do estreitamento arterial**
Bloqueadores do canal de cálcio intra-arterial
Angioplastia transluminal com balão

**Prevenção e reversão de déficit neurológico isquêmico**
Hipertensão, hipervolemia, hemodiluição

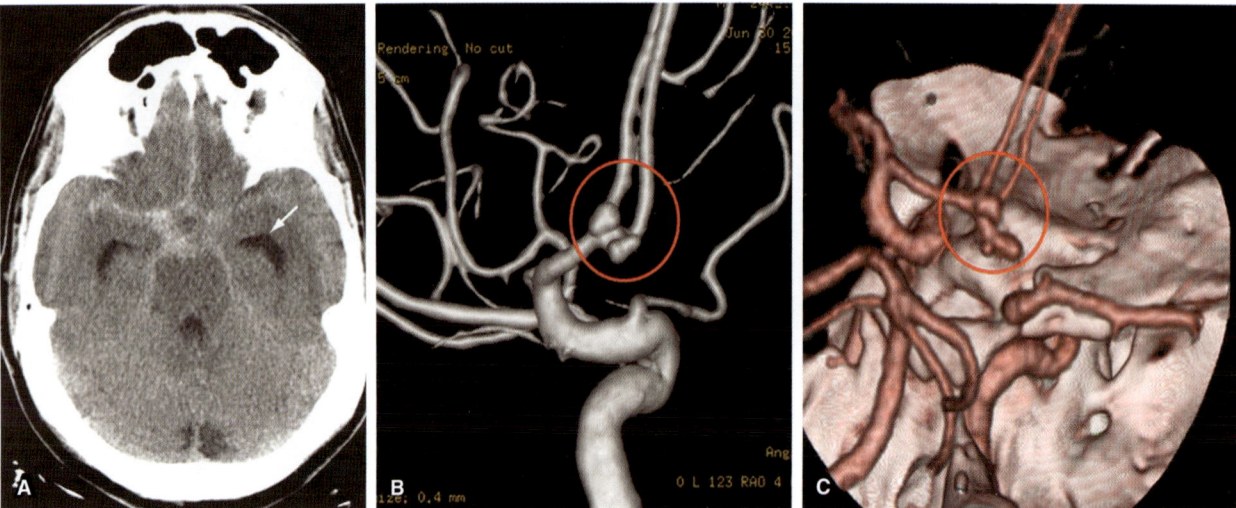

**Figura 68.6 A.** Tomografia computadorizada (*TC*) do cérebro mostrando sangue no espaço subaracnóideo nas cisternas basais. Cornos temporais dilatados (*seta*) indicam a presença de hidrocefalia. **B.** A angiografia cerebral mostra dois aneurismas localizados na junção dos segmentos A1 e A2 da artéria cerebral anterior (*círculo*). **C.** Angiotomografia com reconstrução tridimensional mostrando a relação dos aneurismas (*círculo*) com a base do crânio.

**Tabela 68.3** Risco de ruptura durante 5 anos (%) de acordo com o International Study of Unruptured Intracranial Aneurysms.

| Tipo de aneurisma | < 7 mm e sem HSA prévia | < 7 mm e HSA prévia | 7 a 12 mm | 13 a 24 mm | > 24 mm |
|---|---|---|---|---|---|
| Carotideocavernoso | 0 | 0 | 0 | 3,0 | 6,4 |
| Circulação anterior | 0 | 1,5 | 2,6 | 14,5 | 40,0 |
| Circulação posterior | 2,5 | 3,4 | 14,5 | 18,4 | 50,0 |

HSA, hemorragia subaracnóidea.

**Tabela 68.4** Escala de classificação clínica de Hunt e Hess.

| Descrição | Grau | Bom desfecho |
|---|---|---|
| Assintomático ou cefaleia mínima e leve rigidez da nuca | 1 | ≈70 |
| Cefaleia moderada a intensa, rigidez da nuca, ± apenas paralisia de nervo craniano | 2 | ≈70 |
| Sonolência, confusão ou déficit focal leve | 3 | ≈15 |
| Estupor, hemiparesia moderada a grave, possivelmente rigidez de descerebração precoce | 4 | ≈15 |
| Coma profundo, rigidez de descerebração, aparência moribunda | 5 | ≈0 |

**Tabela 68.5** Escala de classificação clínica da World Federation of Neurological Surgeons.

| Grau | Pontuação ECG | Déficit motor |
|---|---|---|
| I | 15 | Não |
| II | 13 a 14 | Não |
| III | 13 a 14 | Sim |
| IV | 7 a 12 | Sim ou não |
| V | 3 a 6 | Sim ou não |

GCS, Escala de Coma de Glasgow.

**Tabela 68.6** Classificação de Fisher para aparecimento de hemorragia subaracnóidea (HSA) na tomografia computadorizada (TC).

| Grau | Achados de TC |
|---|---|
| I | Hemorragia não evidenciada |
| II | HSA difusa com camadas verticais < 1 mm de espessura |
| III | Coágulos localizados e/ou camadas verticais de HSA > 1 mm de espessura |
| IV | HSA difusa ou não, mas com hemorragia intracerebral ou intraventricular |

O diagnóstico é feito pela TC, geralmente realizada em um serviço de emergência. O tamanho e a localização do hematoma agudo são bem visualizados na TC, assim como qualquer alteração cerebral ou hidrocefalia associada (Figuras 68.9 A e 68.10). Pacientes idosos com história conhecida de hipertensão arterial sistêmica podem apresentar hematoma em putame, tálamo, cerebelo ou ponte. O controle da pressão arterial é essencial para evitar nova hemorragia. Uma investigação mais aprofundada pode ser

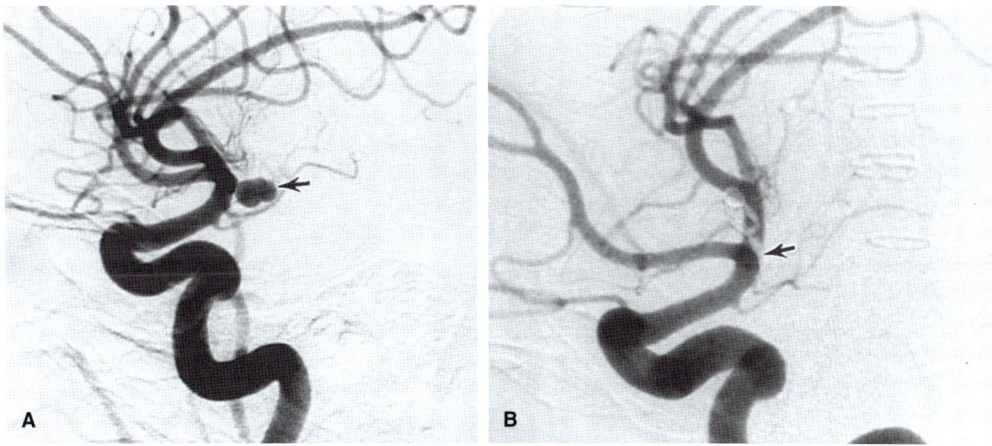

**Figura 68.7 A.** A angiografia carotídea por subtração mostra um aneurisma sacular de 4 × 6 mm (*seta*) originário da artéria carótida interna distal. **B.** A angiografia carotídea pós-operatória mostra a colocação do clipe (*seta*) com obliteração total do aneurisma.

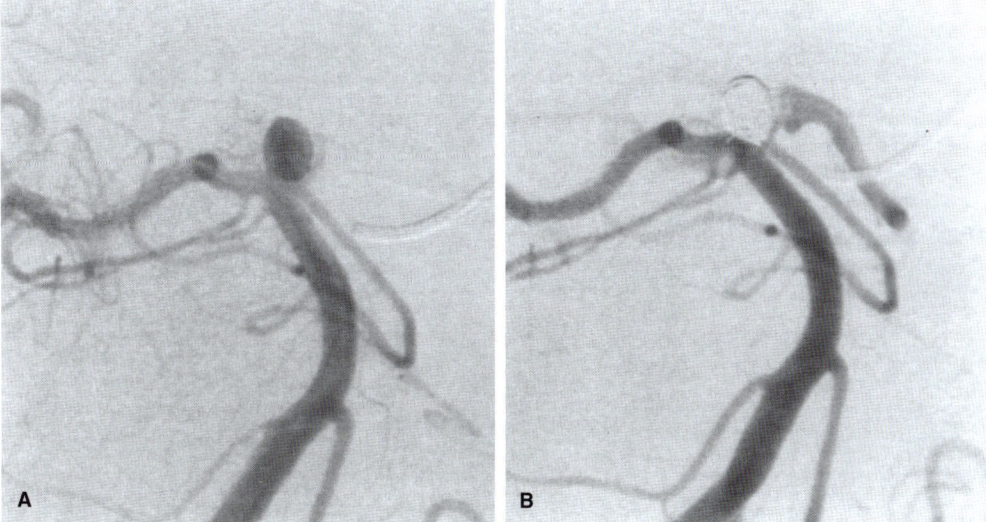

**Figura 68.8 A.** A angiografia vertebral por subtração revela um aneurisma do topo da artéria basilar. **B.** A angiografia vertebral por subtração após a colocação de molas revela excelente obliteração do aneurisma e preservação dos vasos adjacentes.

### Boxe 68.3 Causas de hemorragia intracerebral espontânea.

- Hipertensão arterial sistêmica
- Anomalia vascular
- Aneurisma cerebral
- Malformação arteriovenosa
- Cavernoma
- Transformação hemorrágica de uma área isquêmica (acidente vascular encefálico)
- Angiopatia amiloide cerebral
- Coagulopatia
- Tumores
- Abuso de drogas
- Outras

necessária quando a localização ou aparência do hematoma é atípica, principalmente se houver algum componente do sangue no espaço subaracnóideo. Além disso, a investigação geralmente é recomendada para pacientes mais jovens sem hipertensão arterial conhecida e aqueles com potencial causa subjacente de hemorragia (p. ex., história de neoplasia, discrasias sanguíneas, endocardite bacteriana).

A investigação adicional é feita geralmente pela RM com contraste ou angio-RM. Qualquer sugestão de aneurisma ou MAV é seguida por angiografia convencional por cateter. Em pacientes idosos com história de demência precoce e múltiplos episódios de hematomas intracerebrais localizados mais perifericamente, o diagnóstico de angiopatia amiloide precisa ser considerado.

A maioria dos casos de hemorragia intracerebral espontânea não requer intervenção cirúrgica. Muitas hemorragias são pequenas e bem toleradas. Pacientes que obedecem a comandos e podem ser monitorados por alterações em seu exame neurológico podem ser tratados normalmente de forma conservadora com observação hospitalar por no mínimo 5 a 7 dias. O pico de inchaço cerebral e a descompensação são provavelmente mais propensos a ocorrer dentro desse período de tempo. A cirurgia para retirada do hematoma pode ser benéfica em um pequeno grupo de pacientes com hemorragias de tamanho intermediário em locais facilmente acessíveis, que parecem tolerar o hematoma inicialmente, mas posteriormente se deterioram tardiamente

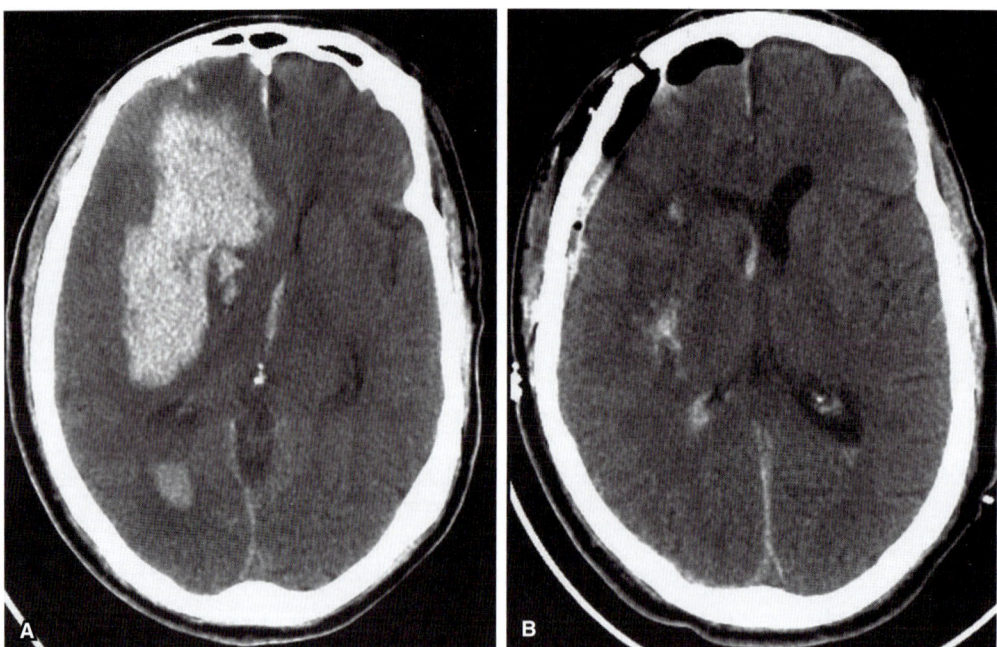

**Figura 68.9** Tomografia computadorizada (TC) de crânio sem contraste **A.** Hematoma intracerebral hipertensivo espontâneo nos núcleos da base à direita com extensão para os lobos frontal e temporal. **B.** A tomografia computadorizada pós-operatória imediata revela a remoção quase total do hematoma intracerebral.

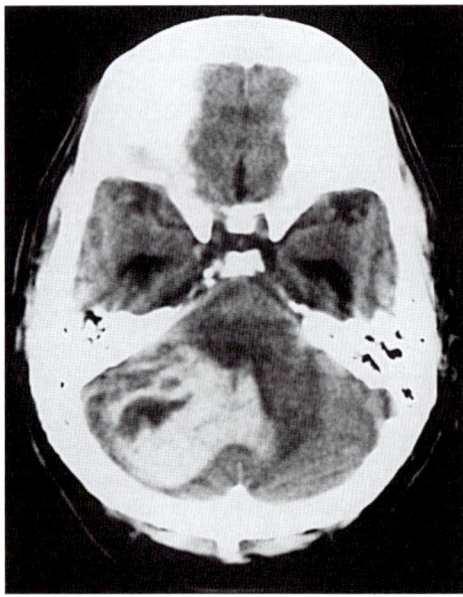

**Figura 68.10** A tomografia computadorizada (TC) sem contraste do cérebro mostra um grande hematoma hipertensivo intracerebelar com obstrução do quarto ventrículo e alargamento dos cornos temporais, indicando hidrocefalia obstrutiva.

com edema, apesar da terapia medicamentosa. Os esteroides não demonstraram benefício. As tentativas de prever quais pacientes irão se deteriorar apenas com base no volume do hematoma foram frustradas pelo amplo espectro de complacência intracraniana exibida por diferentes pacientes. Em geral, pacientes mais jovens com ventrículos menores e espaços subaracnóideos pequenos apresentam menor complacência, com menor tolerância, do que pacientes mais velhos com atrofia cerebral e ventrículos e espaços subaracnóideos grandes.

O Surgical Trial in Intracerebral Hemorrhage não observou diferenças no desfecho clínico na comparação da cirurgia precoce com o tratamento conservador.[19] Se indicada, a drenagem cirúrgica geralmente é feita por craniotomia direcionada para a parte mais acessível do hematoma (Figura 68.9 B). A ultrassonografia (US) intraoperatória frequentemente é útil para encontrar hematomas que não chegam à superfície cortical e para monitorar o progresso da retirada. O objetivo da cirurgia é a descompressão e não a remoção completa, mas geralmente é feita, na medida do possível, com segurança. As técnicas minimamente invasivas continuam a evoluir.[20] A aspiração estereotáxica e métodos com agentes fibrinolíticos estão sendo desenvolvidos e podem ser considerados para pacientes com hematomas em locais profundos que sejam de difícil acesso.

Uma situação especial a considerar é o paciente com hemorragia cerebelar (Figura 68.10). A cirurgia é indicada mais prontamente nesses casos, porque o perigo de deterioração súbita pela compressão do tronco encefálico é mais preocupante e porque, mesmo com danos extensos ao próprio cerebelo, os pacientes geralmente sobrevivem com bom desfecho funcional. Pacientes com obstrução do quarto ventrículo e hidrocefalia por hemorragia cerebelar podem, às vezes, ser tratados apenas com drenagem ventricular, mas geralmente se realiza a drenagem cirúrgica do hematoma por craniotomia suboccipital devido ao risco de compressão do tronco encefálico.

### Aneurismas micóticos

Esses aneurismas estão associados a uma infecção sistêmica capaz de lançar pequenas partículas de material infectado por bactérias no leito vascular cerebral. A endocardite bacteriana subaguda e algumas infecções pulmonares podem fazer isso. Uma característica distintiva desses aneurismas é que eles geralmente são encontrados mais distais no leito vascular cerebral, em oposição aos aneurismas saculares, que geralmente são encontrados em vasos maiores próximos ao polígono de Willis. Também podem existir muitos deles. Quando os êmbolos bacterianos se alojam em ramos arteriais cerebrais distais, eles podem desgastar a parede desses vasos menores, muitas vezes criando uma hemorragia contida pelo tecido perivascular. A antibioticoterapia em dose máxima é essencial no início. A presença de um hematoma intracerebral pode forçar a realização de craniotomia imediata para sua evacuação. A cirurgia para tratamento do aneurisma, nesta fase inicial, muitas vezes revela um componente de hemorragia subaracnóidea e uma reação inflamatória precoce no espaço subaracnóideo, com apenas uma coleção de sangue cobrindo o defeito de erosão na parede da pequena artéria. As tentativas de dissecar e definir um colo são frustradas pela falta de tecidos fibrosos desenvolvidos e a hemorragia intraoperatória é então comum. Normalmente, o segmento arterial doente deve ser ocluído e ressecado quando operado nesta fase inicial. A necessidade de *bypass* arterial para manter o fluxo sanguíneo para áreas cerebrais críticas deve ser antecipada, porém isso nem sempre é possível.

Se os aneurismas micóticos forem descobertos ou tratados em algum estágio posterior, a parede fibrosa do aneurisma pode ter tido tempo de se desenvolver e a clipagem pode ser uma possibilidade. No entanto, o neurocirurgião precisa ser avisado de que pode ser difícil encontrar o aneurisma em uma localização distal, muitas vezes enterrado profundamente em um sulco cerebral espesso com tecido cicatricial fibroso reativo.

### Doença de *moyamoya*

A doença de *moyamoya* é uma doença cerebrovascular caracterizada por um estreitamento ou oclusão idiopática, não aterosclerótica, dos principais vasos sanguíneos intracranianos, com o desenvolvimento de uma rede de vasos colaterais compensatórios conspícuos, que permite a perfusão cerebral contínua ao redor do segmento ocluído ou gravemente estreitado. Geralmente, o distúrbio é bilateral, ainda que não necessariamente exatamente simétrico. Embora normalmente rara, a doença é mais comum em pessoas de ascendência asiática e foi reconhecida pela primeira vez a partir de casos estudados com angiografia no Japão antes do advento da TC e da RM. O termo *moyamoya* deriva da palavra japonesa para "nuvem de fumaça" ou névoa. A doença real às vezes é confundida com as redes vasculares colaterais menos conspícuas observadas em torno do estreitamento grave de origem aterosclerótica comum em pessoas de origem ocidental. Na forma juvenil, a doença de *moyamoya* normalmente se manifesta como declínio cognitivo, com deterioração do desempenho escolar e evidência de múltiplos infartos. A angiografia revela a artéria carótida interna, artéria cerebral média proximal ou artéria cerebral anterior proximal com estreitamento ou oclusão grave e, geralmente, múltiplos aglomerados de vasos colaterais finos. Consideradas as apresentações mais comuns na forma adulta da doença de *moyamoya*, as redes de vasos causam hemorragia subaracnóidea ou dos núcleos da base. A hemorragia, em geral, pode ser tratada de forma conservadora. Alguma forma de *bypass* ou anastomose extracraniana-intracraniana geralmente é tentada para aliviar a carga da rede vascular colateral. O tratamento cirúrgico consiste em *bypass* extracraniano-intracraniano (tipicamente da artéria temporal superficial para a artéria cerebral média), sinangiose encéfalo-duro-arterial ou uma combinação dos dois.[21] O *bypass* EC-IC é tradicionalmente preferido na forma adulta da doença, enquanto as crianças tendem a responder melhor à sinangiose.

### Malformações arteriovenosas durais

As MAV durais consistem na comunicação anormal entre as artérias durais e o sistema venoso cerebral. As lesões parecem ocorrer apenas em adultos e, provavelmente, são lesões adquiridas que se seguem a uma trombose do seio dural, geralmente do seio cavernoso ou da área de junção do seio sigmoide-transverso. Com a cicatrização posterior, o segmento com trombose desencadeia uma resposta neovascular que evolui para uma configuração de MAV com canais fistulosos que podem aumentar gradativamente. As lesões que demonstram comunicação com as veias corticais apresentam risco de hemorragia e requerem tratamento. Frequentemente, isso é realizado com técnicas endovasculares, embora a ressecção cirúrgica por craniotomia às vezes seja necessária.

### Acidentes vasculares encefálicos isquêmicos

A última década testemunhou uma quantidade impressionante de pesquisa básica e pesquisa clínica focada no AVE isquêmico. A contínua prevalência, morbidade, incapacidade e o subsequente custo para a sociedade levaram à criação de centros primários e abrangentes de AVE. Hoje, os neurocirurgiões desempenham um papel fundamental no cuidado e manejo de pacientes que sofrem de AVE isquêmico. Esse envolvimento consiste em (1) tratamento endovascular do AVE isquêmico e (2) craniectomia descompressiva para diminuir a PIC e reduzir a morbimortalidade em pacientes com infarto cerebral.

O tratamento endovascular do AVE agudo consiste em realizar cateterismo angiográfico e retirada do coágulo intra-arterial, com ou sem a necessidade de colocação de *stent*. Inúmeros ensaios clínicos recentes demonstraram a utilidade clínica da intervenção precoce agressiva no tratamento do AVE agudo.[22,23]

Quando os pacientes não chegam ao atendimento dentro da janela de tempo estipulada ou quando a intervenção por cateter não é bem-sucedida em restabelecer a perfusão, eles geralmente evoluem para o infarto cerebral, que frequentemente é seguido por inchaço subsequente. Isso é bem tolerado, frequentemente, nos pacientes idosos com atrofia cerebral. Já em pacientes mais jovens ou com cérebros completos, esse inchaço cerebral pode ser fatal. Muitos desses pacientes podem ser candidatos à craniectomia descompressiva, em que uma grande porção do osso sobre o lado afetado é removida e armazenada sob congelação ou mesmo implantada na parede abdominal. A dura-máter é aberta e o cérebro pode intumescer, diminuindo a PIC. Uma vez que o inchaço diminui, o retalho ósseo pode ser recolocado em um segundo procedimento. As diretrizes sobre o uso e a utilidade da craniectomia descompressiva no cenário do edema cerebral fulminante na condição de infarto continuam a evoluir.[24]

## TUMORES DO SISTEMA NERVOSO CENTRAL

### Tumores intracranianos

Os tumores intracranianos podem ser classificados em primários *ou* secundários, pediátricos *ou* adultos, pelo tipo de célula de origem ou por localização no sistema nervoso. Os tumores primários surgem de tecidos no sistema nervoso, enquanto os tumores secundários se originam de tecidos fora do sistema nervoso e formam metástases para o cérebro. Podem representar extensão local de tumores regionais, como cordoma ou câncer de couro cabeludo, mas geralmente atingem o sistema nervoso por via hematogênica.

Segundo o Central Brain Tumor Registry of the United States (CBTRUS), a incidência geral de tumores cerebrais primários foi de 23,03/100.000 entre 2011 e 2015.[25] Dos 1,7 milhão de casos de novos cânceres diagnosticados em determinado ano, estima-se que a metástase para o cérebro ocorra eventualmente entre 100.000 e 240.000 casos.[26]

## Apresentação clínica

As manifestações clínicas de vários tumores cerebrais podem ser divididas entre aquelas causadas por compressão e disfunção focal provocadas pelo próprio tumor e aquelas atribuídas a consequências secundárias, a saber, aumento da PIC, edema peritumoral e hidrocefalia. Em geral, os sintomas são causados por uma combinação desses fatores.

A apresentação clínica não difere muito de acordo com a histologia do tumor; em vez disso, a taxa de crescimento e a localização do tumor contribuem para as características clínicas. Um meningioma localizado perifericamente em uma área relativamente silenciosa do cérebro, com uma taxa de crescimento lenta, pode aumentar para um tamanho significativo em um paciente neurologicamente intacto, porque o cérebro pode se acomodar a uma lesão de crescimento lento. Por outro lado, uma lesão metastática muito pequena na área sensorimotora pode se apresentar precocemente com convulsões.

A cefaleia ocorre em 50 a 60% dos tumores cerebrais primários e em 35 a 50% dos tumores metastáticos. É classicamente descrita como sendo pior pela manhã, provavelmente devido à hipoventilação durante o sono, com consequente elevação da $PCO_2$ e dilatação cerebrovascular. As convulsões podem ser o primeiro sintoma de um tumor cerebral. Pacientes com mais de 20 anos que apresentam uma crise convulsiva de início recente devem ser investigados para um tumor cerebral.

As lesões infratentoriais podem se manifestar com cefaleia, náuseas e vômitos, sinais e sintomas cerebelares, vertigem e déficits de nervos cranianos. As lesões supratentoriais podem se manifestar com diferentes sintomas, dependendo da localização. As lesões do lobo frontal apresentam alterações de personalidade, demência, hemiparesia ou disfasia. As lesões do lobo temporal podem se manifestar com alterações de memória, alucinações auditivas ou olfatórias ou quadrantanopsia contralateral. Pacientes com lesões do lobo parietal podem desenvolver deficiência motora ou sensorial contralateral, apraxia e hemianopsia homônima, enquanto aqueles com lesões do lobo occipital podem apresentar déficit de campo visual contralateral e alexia.

## Estudos de imagem

A avaliação inicial geralmente envolve a realização de TC do cérebro que fornece um meio rápido de avaliar alterações na densidade do parênquima encefálico, calcificações, hemorragia aguda (< 48 horas) e lesões no crânio. A RM do cérebro é a modalidade de escolha para diagnóstico, planejamento pré-cirúrgico e monitoramento pós-terapêutico de tumores cerebrais. O realce de contraste de gadolínio com RM é mais sensível na demonstração de quebras na barreira hematencefálica e localização de pequenas metástases (até 5 mm). Os avanços nas técnicas de RM evoluíram de imagens estritamente baseadas em morfologia para uma modalidade que engloba função, fisiologia e anatomia. A imagem ponderada em difusão pode ajudar a distinguir entre gliomas e abscessos; a imagem ponderada em perfusão pode prever a resposta à radioterapia em gliomas de baixo grau. A RM funcional pode ser utilizada no planejamento de cirurgias para tumores em áreas eloquentes do cérebro para permitir ressecção radical com menor morbidade. A imagem por tensor de difusão pode demonstrar o efeito de um tumor em áreas de substância branca. A angio-RM é usada, mais rotineiramente, como uma modalidade não invasiva para avaliar a vascularização de um tumor ou a sua relação anatômica com a vascularização cerebral normal.

## Cirurgia

A dexametasona é recomendada para o tratamento de edema associado a tumores, dada a sua capacidade de reduzir o edema peritumoral a partir da estabilização da membrana celular. Recomenda-se também o uso de medicamento antiepiléptico para pacientes que apresentam convulsões ou naqueles com tumores próximos à faixa sensorimotora.

Os avanços técnicos tornaram a cirurgia de tumor mais segura e eficaz. O microscópio intraoperatório fornece iluminação e ampliação excepcionais, permitindo assim que o cirurgião realize a ressecção de tumores em áreas críticas através de pequenas craniotomias. O aspirador ultrassônico cirúrgico cavitacional quebra e suga simultaneamente os tumores de consistência firme, enquanto protege as estruturas neurais e vasculares vitais. A US intraoperatória fornece imagens em tempo real de tumores e cistos em áreas subcorticais e profundas do cérebro. A realização de TC ou RM intraoperatória é prática padrão em alguns centros, permitindo imagens na mesa da extensão da ressecção (Figura 68.11 A). As imagens de TC e RM permitem também a visualização em tempo real de uma agulha de biopsia dentro do alvo. A navegação cirúrgica, guiada por imagem (TC ou RM), permite a localização instantânea e precisa da ponta de uma sonda durante uma craniotomia, exibindo esse ponto em um exame de TC ou RM pré-operatório (Figura 68.11 B).

Os objetivos primários da operação incluem diagnóstico histológico e redução do efeito de massa pela remoção de tanto tumor quanto possível com segurança para preservar a função

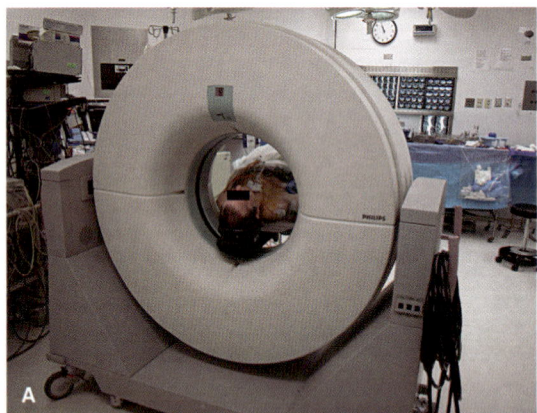

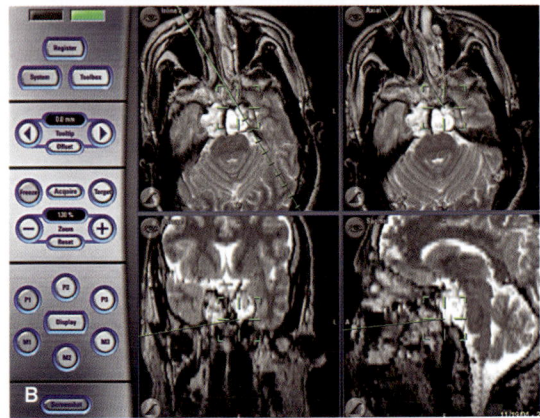

**Figura 68.11** Avanços tecnológicos na sala de cirurgia. **A.** Aparelho de tomografia computadorizada intraoperatória. **B.** Navegação cirúrgica guiada por computador mostrando a localização em tempo real de uma sonda cirúrgica no estudo de ressonância magnética pré-operatória durante a ressecção de cordoma clival.

neurológica. A decisão entre uma biopsia por agulha e uma ressecção cirúrgica mais radical depende da localização e do tamanho do tumor, sua sensibilidade à radiação ou quimioterapia, a escala de Karnofsky de desempenho pré-operatório do paciente e o estado sistêmico do câncer primário em caso de lesões metastáticas cerebrais.

## TUMORES CEREBRAIS PRIMÁRIOS

Os tumores primários do cérebro são divididos em intra-axiais (aqueles que surgem de dentro do parênquima cerebral) e extra-axiais (aqueles que surgem de fora do parênquima cerebral).

### Tumores cerebrais intra-axiais

A maioria dos tumores cerebrais intra-axiais primários se desenvolve a partir das células da glia ou estruturas de sustentação dos neurônios e são chamados coletivamente de gliomas. A ressecção cirúrgica total de gliomas é extremamente rara devido à sua capacidade de infiltrar amplamente ao longo dos tratos da substância branca e atravessar o corpo caloso para o hemisfério contralateral. As opções de radioterapia e quimioterapia variam de acordo com a histologia do tumor cerebral. As terapias biológicas e a biologia molecular dos gliomas são uma área sob intensa pesquisa laboratorial e clínica.[27] Uma terapia ideal terá como alvo células de glioma maligno em crescimento rápido, juntamente com células tumorais infiltrativas com toxicidade mínima para células normais. Isso requer que o veículo terapêutico de escolha tenha acesso a todas as células do cérebro e seja capaz de distinguir células tumorais invasivas ou quiescentes de células normais.

A atual classificação histopatológica dos tumores cerebrais foi recentemente atualizada pela Organização Mundial da Saúde (OMS).[28] A OMS classifica os tumores cerebrais intra-axiais por tipo histológico e os categoriza em uma escala de I a IV com base nas características à microscopia óptica que incluem grau de celularidade, pleomorfismo, figuras mitóticas, proliferação endotelial e necrose. Quanto maior o grau, mais agressivo e maligno é o tumor.

Uma revisão exaustiva da neuro-oncologia está além do escopo deste capítulo. O que se segue é uma visão geral dos tumores mais comumente encontrados e únicos do sistema nervoso central e periférico.

### Tumores astrocíticos

*Glioblastoma multiforme.* Um tumor de grau IV da OMS, este é o tumor cerebral primário mais comumente encontrado em adultos. A apresentação pode incluir cefaleia, convulsões, déficits focais e alterações de personalidade. A imagem geralmente demonstra uma lesão com realce anelar, com edema circundante e efeito de massa (Figura 68.12). O tratamento de lesões acessíveis envolve tentativa de ressecção total macroscópica e radioterapia e quimioterapia pós-operatórias. A temozolomida é o fármaco de escolha atual e demonstrou melhorar tanto a sobrevida quanto a qualidade de vida. A recorrência é comum e a ressecção cirúrgica repetida é muitas vezes considerada razoável.

*Astrocitoma anaplásico.* Um tumor grau III, de acordo com a OMS, apresenta-se muito parecido com o glioblastoma multiforme, com tratamento semelhante, mas prognóstico a longo prazo ligeiramente melhor (Figura 68.13).

*Astrocitoma pilocítico.* Os astrocitomas pilocíticos são tipicamente classificados como gliomas grau I pela OMS. Ao surgirem na fossa posterior, podem causar hidrocefalia obstrutiva

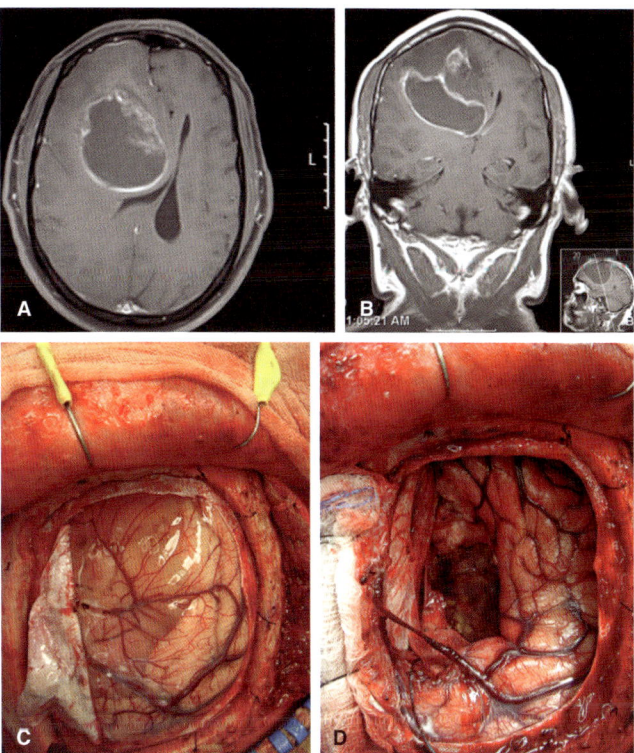

**Figura 68.12** Ressonância magnética (RM) e imagens intraoperatórias de um paciente com glioblastoma multiforme. As imagens de RM axial (**A**) e coronal (**B**) com realce de gadolínio mostram um grande tumor com realce anelar causando um desvio subfalcino de 1 cm das estruturas da linha média. As imagens intraoperatórias mostram o tumor amarelado circundado por giros cerebrais normais (**C**) e o campo cirúrgico após a ressecção do tumor (**D**).

e sinais cerebelares ao exame. A ressecção cirúrgica é o tratamento de escolha para essas lesões da fossa posterior. No entanto, para lesões no hipotálamo ou no trato óptico, a biopsia e a quimioterapia ou radioterapia devem ser consideradas.

### Oligodendroglioma

Esses tumores se originam de células oligodendrogliais e representam 25% de todos os tumores gliais; ocorrem com predominância do gênero masculino para feminino em uma proporção de 3:2, observados em uma idade média de 40 anos. Frequentemente apresentam-se, clinicamente, com convulsões ou hemorragia e efeito de massa inespecífico. A sobrevida em 5 anos pode ser observada entre 40 e 70%, dependendo do grau, com sobrevida média global de 3 anos. Outra forma conhecida como oligoastrocitoma se comporta como oligodendroglioma e ambos apresentam formas anaplásicas agressivas.

O tratamento consiste em ressecção cirúrgica seguida de quimioterapia. Uma taxa de resposta particularmente favorável está associada a tumores que apresentam perdas alélicas dos cromossomos 1p e 19q.[29] A radioterapia é considerada para tumores com transformação anaplásica.

### Ependimoma

Esses tumores constituem cerca de 5% de todos os gliomas intracranianos em todas as idades. Na população pediátrica, podem constituir até 70% de todos os gliomas intracranianos; a idade de pico na apresentação é entre 10 e 15 anos. Em crianças, os ependimomas são encontrados, em geral, no assoalho do

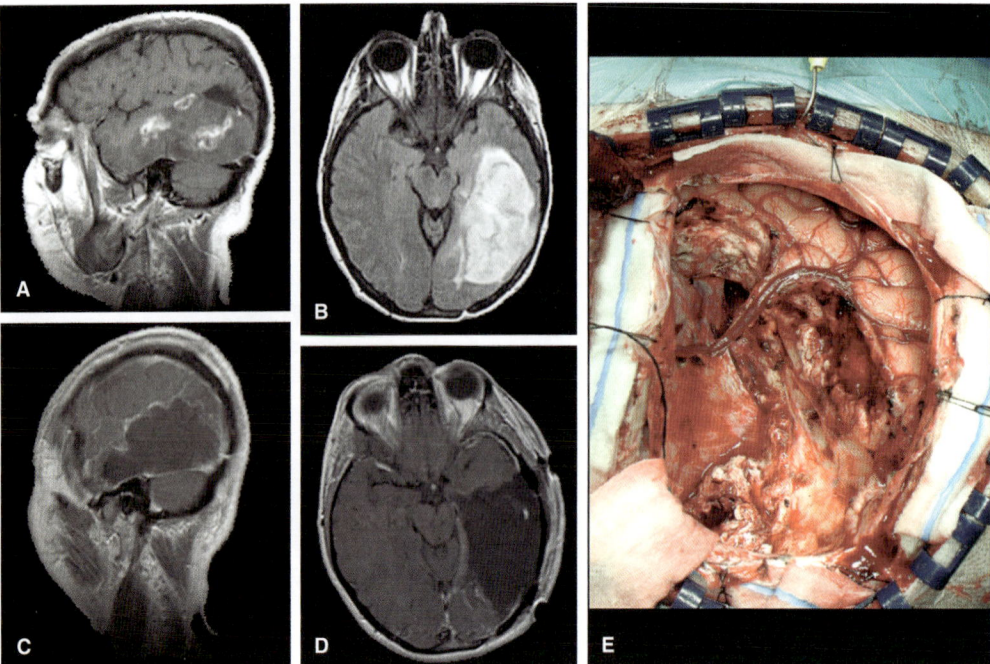

**Figura 68.13** Imagens de ressonância magnética (RM) e intraoperatórias de um paciente com astrocitoma anaplásico temporal esquerdo. **A.** Um tumor parcialmente realçado é observado no lobo temporal esquerdo neste estudo de RM sagital com realce de gadolínio. **B.** A RM axial (FLAIR, do inglês *fluid-attenuated inversion recovery sequence*) revela a extensão do tumor. As imagens pós-operatórias de RM sagital (**C**) e axial (**D**) com realce de gadolínio mostram ressecção quase total do tumor. **E.** Ilustração intraoperatória do campo cirúrgico após a ressecção do tumor.

quarto ventrículo. Uma variante conhecida como subependimoma é uma forma rara que geralmente é encontrada incidentalmente em pacientes mais velhos e raramente requer excisão cirúrgica.

Um ependimoma manifesta-se como uma lesão expansiva na fossa posterior de crescimento lento, que pode causar obstrução do fluxo do LCR, levando a hidrocefalia e sintomas de aumento da PIC como náuseas, vômitos e dores de cabeça intensas. Até 80% dos pacientes jovens sobreviverão por 5 anos. A variante anaplásica é muito mais agressiva e apresenta um prognóstico ruim. O tratamento consiste na ressecção máxima possível pois a extensão da remoção afeta a sobrevida, seguida de radiação fracionada. Recomenda-se a realização de RM de neuroeixo e uma punção lombar para citologia com a finalidade de descartar metástases no espaço subaracnóideo. Caso estejam presentes, está indicada irradiação espinal.

Os ependimomas da medula espinal e cauda equina também são visualizados com pouca frequência. As lesões da cauda equina são da variante mixopapilar.

### Papiloma e carcinoma do plexo corióideo

Esses tumores intraventriculares representam 1% de todos os tumores intracranianos e até 70% são vistos em crianças de 2 anos ou menos. A maioria é representada por papilomas benignos. De modo geral, eles se manifestam com hidrocefalia. A sobrevida em 5 anos é de aproximadamente 85% com lesões benignas; entretanto, apenas 40% dos pacientes com carcinoma do plexo corióideo sobrevivem 5 anos ou mais. A variante atípica do papiloma tem prognóstico intermediário.

O tratamento consiste em excisão cirúrgica total e quimioterapia adjuvante no caso de lesões benignas. A radioterapia, além da ressecção macroscópica total, deve ser usada quando o carcinoma for observado.

### Gliomas pediátricos de tronco encefálico

Esses tumores representam cerca de 10 a 20% de todos os tumores cerebrais pediátricos; a idade média de apresentação é de 7 anos. Gliomas do mesencéfalo (tectal e tegmental) geralmente têm melhores taxas de sobrevida do que os gliomas pontinos. Os gliomas tectais geralmente se manifestam com hidrocefalia, mas têm uma taxa de sobrevida livre de progressão de até 80% em 5 anos. Tumores mesencefálicos tegmentais focais podem se manifestar com hemiparesia que progride lentamente. O glioma pontino difuso geralmente se apresenta com paralisia de múltiplos nervos cranianos e ataxia com aumento da PIC e tem uma sobrevida média geral ruim, inferior a 1 ano.

O tratamento de gliomas tectais requer acompanhamento constante e frequentemente a realização de derivação do LCR. Tumores mesencefálicos tegmentais focais podem ser ressecados cirurgicamente e necessitam de quimioterapia adjuvante e radioterapia, em caso de recidiva. Em gliomas pontinos difusos, o tratamento é com radioterapia com ou sem quimioterapia experimental ou cuidados paliativos.

## Tumores neuronais e mistos (neuronais-gliais)

### Ganglioglioma e gangliocitoma

Estes representam menos de 12% de todos os tumores intracranianos; a apresentação ocorre geralmente antes dos 30 anos, com pico aos 11 anos. Em geral, manifestam-se com convulsões e são benignos e de crescimento lento. Com o tratamento, a taxa de sobrevida entre 5 e 10 anos é de 80 a 90%. O tratamento deve incluir ressecção completa quando possível e a radioterapia deve ser considerada para ganglioglioma anaplásico raro.

### Neurocitoma central

Esses tumores são raros, representando cerca de 10% de todos os tumores intraventriculares, e raramente são encontrados na forma extraventricular. A maioria dos casos, cerca de 75%, é encontrada na faixa etária entre 20 e 40 anos e apresenta-se tipicamente com hidrocefalia, aumento da PIC e convulsões. Geralmente são de crescimento lento e benigno e raramente apresentam hemorragia; eles têm uma taxa de sobrevida superior a 80%. O tratamento com ressecção completa geralmente cura, demandando radiocirurgia ou quimioterapia somente se houver recorrência.

### Tumor neuroepitelial disembrioplásico

Tipicamente, os tumores neuroepiteliais disembrioplásicos representam menos de 1% de todos os tumores cerebrais primários, afetando principalmente crianças e adultos jovens com menos de 20 anos. Os pacientes também, comumente, apresentam história de convulsões e esses tumores, em geral, são benignos, com crescimento muito lento ou até mesmo nenhum. O tratamento consiste na ressecção cirúrgica do tumor e dos possíveis focos epileptogênicos vizinhos.

### Paraganglioma

Esse tumor se manifesta como uma lesão expansiva de crescimento lento com características sistêmicas de liberação de catecolaminas e síndrome semelhante ao carcinoide com paralisias de nervos cranianos relacionadas à sua localização. Esses tumores são comumente de crescimento lento e benignos, com uma taxa de sobrevida em 5 anos em torno de 90%; raramente apresentam hemorragia.

Os paragangliomas podem ser nomeados, dependendo de sua localização. Quando o paraganglioma está localizado na bifurcação carotídea, é denominado tumor do corpo carotídeo; no gânglio vagal superior, tumor glômico jugular; no ramo auricular do vago, glomo timpânico; no gânglio vagal inferior, glomo intravagal; e, finalmente, na medula adrenal e cadeia simpática, feocromocitoma. O tratamento inclui terapia clínica para prevenir a labilidade da pressão arterial e arritmias com alfa e betabloqueadores. A ressecção cirúrgica é preferida e a embolização antes da ressecção pode às vezes reduzir a perda sanguínea intraoperatória. Quando a cirurgia não for possível, a radioterapia será empregada.

Outros tumores neuronais e mistos (neuronais-gliais) incluem gangliocitoma cerebelar displásico (também conhecido como doença de Lhermitte-Duclos), ganglioglioma infantil desmoplásico, liponeurocitoma cerebelar, tumor glioneuronal papilar e tumor glioneuronal formador de roseta do quarto ventrículo.

## Tumores da região pineal

### Pineocitoma

Representam menos de 1% de todos os tumores cerebrais primários; são observados principalmente em crianças e adultos jovens com pico de incidência entre 10 e 20 anos. À medida que os tumores aumentam, eles, em geral, apresentam hidrocefalia, aumento da PIC e síndrome de Parinaud (que é um distúrbio supranuclear do olhar vertical causado pela compressão da placa tectal). Os pineocitomas são frequentemente estáveis e de crescimento lento, com sobrevida em torno de 90% em 5 anos, e raramente apresentam hemorragia. Quando são sintomáticos ou aumentam de tamanho, o tratamento é cirúrgico. A biopsia estereotáxica é considerada por muitos como de alto risco devido à vascularização venosa circundante.

### Pineoblastoma

Também representa menos de 1% de todos os tumores cerebrais. Todos os pineocitomas, pineoblastomas e os tumores intermediários de ambos (que apresentam características de ambos) representam 15% dos tumores da região pineal. A maioria é observada em crianças com idade máxima de 3 anos e predominantemente em mulheres com uma proporção de 2:1. Assim como os pineocitomas, os pineoblastomas apresentam aumento da PIC, hidrocefalia e síndrome de Parinaud. Até 50% terão disseminação pelo LCR, dando uma sobrevida média de 2 anos a partir do momento do diagnóstico. O tratamento deve consistir em ressecção cirúrgica mais irradiação craniana e de todo o eixo espinal. Se o paciente tiver mais de 3 anos, a quimioterapia também deve ser considerada.

### Tumor papilar da região pineal

É um tumor raro de crianças e adultos jovens. Normalmente se manifesta com hidrocefalia e se comporta como um tumor de grau II ou grau III de acordo com a classificação da OMS. Pode recorrer e requer ressecção cirúrgica seguida de irradiação focal.

## Tumores neuroectodérmicos primitivos

Meduloblastomas são encontrados em 15 a 20% de todas as lesões expansivas cerebrais e até um terço de todos os tumores da fossa posterior na população pediátrica. Raramente são vistos em adultos; a maioria é diagnosticada aos 5 anos, com uma proporção de homens para mulheres de 3:1. Eles tendem a ter uma apresentação rápida com hidrocefalia, aumento da PIC e sinais cerebelares. Esses tumores tendem a se disseminar pelo LCR e regularmente envolvem o espaço subaracnóideo espinal em um número considerável de pacientes no momento do diagnóstico. O tratamento consiste em tentativa de ressecção total macroscópica seguida de quimioterapia adjuvante e radioterapia se a criança tiver mais de 3 anos.

## Tumores de nervos cranianos e espinais

### Schwannoma

Os schwannomas representam cerca de 8% de todos os tumores intracranianos. Quando localizados na região parenquimatosa, se manifestarão, clinicamente, com convulsões ou déficit focal antes dos 30 anos. Schwannomas vestibulares geralmente apresentam perda auditiva neurossensorial com zumbido e tontura e comumente ocorrem em uma idade superior a 30 anos. Regulamente, são de crescimento lento, com média de 10% de recorrência após a ressecção total. Quando os schwannomas vestibulares estão presentes bilateralmente, o diagnóstico de neurofibromatose tipo 2 deve ser investigado.

O tratamento deve envolver avaliação audiológica para determinar o estado inicial. Lesões menores que 3 cm podem ser observadas com exames clínicos, sintomas, avaliações radiográficas e audiologia a cada 6 meses. Alguns autores recomendarão a radiocirurgia para tumores em crescimento e com menos de 3 cm de diâmetro; 90% do controle do tumor é possível, com paralisia facial ocorrendo raramente, e até 50 a 90% de preservação auditiva são obtidos. Quando a ressecção cirúrgica é realizada em tumores com menos de 3 cm, isso adiciona o benefício da remoção do tumor com 80% de preservação normal ou quase normal do nervo facial e entre 40 e 80% de preservação auditiva geral, dependendo da literatura revisada. Quando os tumores são maiores que 3 cm, a ressecção cirúrgica é sempre recomendada, mas normalmente é acompanhada de perda total da audição e maior risco de paralisia facial.

### Neurofibroma

Os neurofibromas raramente são encontrados em localização intracraniana e podem estar associados à neurofibromatose tipo 1. Quando localizados na cabeça, podem ser encontrados como neurofibromas plexiformes frequentemente na órbita, da primeira divisão do nervo trigêmeo (V1), couro cabeludo ou parótida (nervo craniano VII). Ao longo do canal vertebral, eles podem se desenvolver em lesões em forma de haltere à medida que saem do neuroforame ou, ocasionalmente, em grandes tumores da bainha do nervo periférico. Comumente se manifestam como massa indolor de crescimento lento e histologicamente benigna, mas entre 2 e 12% podem degenerar em tumor maligno da bainha do nervo periférico com alta taxa de recorrência. O tratamento consiste em ressecção cirúrgica; no entanto, a maioria dos neurofibromas abrange fibras nervosas e a ressecção total resulta em sacrifício do nervo em oposição à ressecção do schwannoma, que geralmente pode ser alcançada sem sacrifício do nervo.

## Tumores das meninges

### Meningiomas

Os meningiomas correspondem entre 15 e 20% de todos os tumores intracranianos primários, perdendo apenas para o glioblastoma multiforme. A prevalência é maior no gênero feminino (2:1), sendo rara na infância, a menos que esteja associada à neurofibromatose tipo 1. A apresentação costuma ser incidental em até 50% dos casos; eles são tipicamente de crescimento lento e a sobrevida geral em 5 anos é maior que 90%.[30,31] Os meningiomas podem recorrer, dependendo do grau de ressecção obtido na cirurgia, conforme descrito no sistema de classificação de Simpson para ressecção de meningioma (Tabela 68.7), bem como da histologia atípica. No geral, menos de 1% terá histologia maligna. A ressecção cirúrgica é o tratamento de escolha se o paciente for neurologicamente sintomático. Muitos tumores pequenos e assintomáticos podem ser observados.

### Hemangioblastoma

Os hemangioblastomas são observados em 1 a 2% de todos os tumores intracranianos primários; entre 25 e 40% estão associados à síndrome de von Hippel-Lindau. Quando estão associados à síndrome de von Hippel-Lindau, os hemangioblastomas geralmente ocorrem em adultos jovens com ligeira predominância masculina. Entretanto, em geral, quando não estão associados à síndrome de von Hippel-Lindau, os hemangioblastomas representam cerca de 10% dos tumores da fossa posterior; apresentam pico esporádico na idade de 50 anos. Tendem a apresentar efeito de massa em virtude da expansão do cisto e normalmente são de crescimento lento e histologicamente benignos. Apresentam uma taxa de sobrevida em 10 anos após a ressecção de 85%, com recorrência de 15%.

**Tabela 68.7** Sistema de classificação de Simpson para ressecção de meningioma.

| Grau | Extensão da ressecção | Taxa de recorrência* |
|---|---|---|
| I | Completa, incluindo a base de implantação dural e osso acometido | 10% |
| II | Completa, com coagulação da base de implantação dural | 15% |
| III | Completa, sem remoção ou coagulação da base de implantação dural | 30% |
| IV | Ressecção incompleta | Até 85% |
| V | Biopsia | 100% |

*A duração do seguimento varia em torno de 5 anos; os números podem aumentar com um acompanhamento mais longo.

## Linfomas e tumores hematopoéticos

### Linfoma primário do sistema nervoso central

A incidência de linfomas primários do SNC aumentou para 10% de todos os tumores primários intracranianos e são observados em 2 a 6% dos pacientes com síndrome da imunodeficiência adquirida (AIDS). A idade média de manifestação é de 60 anos em pacientes imunocompetentes e 35 anos nos pacientes com imunodeficiência adquirida com leve predominância do gênero masculino. A apresentação clínica pode se dar com sintomas decorrentes do efeito de massa e, dependendo da localização, às vezes com alterações neuropsiquiátricas. A sobrevida média é de 1 a 4 meses sem tratamento, 1 a 4 anos quando o paciente é tratado e 2 a 6 meses em pacientes com AIDS. Há uma resposta acentuada, mas de curta duração, aos esteroides. O tratamento consiste em biopsia estereotáxica seguida de radioterapia e quimioterapia devido a sua quimiossensibilidade ao metotrexato. O metotrexato intratecal, em geral, é recomendado para pacientes jovens.

### Plasmocitoma

O plasmocitoma geralmente envolve o crânio na sua porção intracraniana. Muitas vezes, mimetiza o meningioma e é considerado de alto risco para o desenvolvimento de mieloma múltiplo no período de 10 anos após o diagnóstico. O tratamento consiste em excluir a presença do mieloma múltiplo sistêmico por meio de análise urinária para proteínas e eletroforese de proteínas séricas. A excisão cirúrgica completa deve ser seguida de radioterapia.

## Tumores de células germinativas

Germinomas compõem 1 a 2% de todos os tumores primários do SNC; 50% são encontrados na região pineal e têm sido descritos com mais frequência na população japonesa. O pico de idade na apresentação é em torno de 10 anos, sendo mais de 90% encontrados na população com menos de 20 anos. A proporção entre homens e mulheres é de 10:1 para a região pineal, enquanto os germinomas suprasselares são mais comuns no gênero feminino.

Quando localizados na região da pineal, podem se tornar grandes e apresentar hidrocefalia e síndrome de Parinaud, que consiste na paralisia do olhar para cima, convergência e acomodação e estão associados à retração da pálpebra, criando o chamado sinal do sol poente.

Quando localizados na região suprasselar, podem produzir compressão do hipotálamo e causar disfunção hipotálamo-hipofisária com diabetes insípido e declínio visual por compressão dos tratos ópticos. Os marcadores tumorais ajudam a confirmar o diagnóstico e um prognóstico favorável quando se observa baixa secreção de gonadotrofina coriônica humana. Há uma taxa de sobrevida em 5 anos superior a 90% e geralmente são sensíveis e responsivos a radioterapia e quimioterapia. A primeira linha de tratamento consiste em biopsia, depois radioterapia mais quimioterapia e tratamento da hidrocefalia com colocação de derivação ventriculoperitoneal ou terceiro-ventriculostomia endoscópica.

O tumor de células germinativas não germinomatoso é encontrado mais frequentemente entre 0 e 3 anos. Esses tumores geralmente estão associados a um pior prognóstico do que os germinomas, com uma taxa de sobrevida em 5 anos inferior a 50%. O carcinoma embrionário (tumor maligno de células germinativas) representa menos de 1% de todos os tumores do SNC e afeta crianças pré-púberes, mas raramente é encontrado em crianças menores de 4 anos; está associado à síndrome de

Klinefelter e é considerado maligno e invasivo. Os tumores do saco vitelino também são conhecidos como tumores do seio endodérmico; geralmente são encontrados em lactentes ou adolescentes e são agressivos e malignos. Os coriocarcinomas, que também são malignos e altamente hemorrágicos, são outra variedade. Os teratomas podem ser subdivididos em maduros e imaturos. A variedade madura pode ser curável quando a ressecção completa é obtida. No entanto, nos subtipos, os algoritmos de tratamento, que incluem tentativa de ressecção mais quimioterapia e radioterapia *versus* quimioterapia primária mais radioterapia, não são claros, nenhum deles demonstrou qualquer diferença significativa na sobrevida. O tumor misto de células germinativas também é uma variedade dos tumores de células germinativas não germinomatosos.

## Tumores da região selar

Os adenomas hipofisários (Figura 68.14) constituem 10% de todos os tumores intracranianos, com incidência igual em homens e mulheres; o pico de incidência é na terceira e quarta décadas. Os tumores podem estar associados a múltiplas síndromes de neoplasias endócrinas. Cerca de 50% apresentam-se como macroadenomas com mais de 1 cm de diâmetro. Os sintomas se desenvolvem a partir de efeito de massa no trato óptico ou distúrbio hipotálamo-hipofisário com anormalidades endócrinas e raramente apoplexia. Em geral, quando se trata de um tumor produtor de hormônios, os sintomas aparecerão em estágios mais precoces do crescimento do tumor do que quando são encontrados adenomas não funcionantes.

O tratamento consiste em exames laboratoriais endócrinos e avaliação oftalmológica e de campos visuais. Níveis de prolactina de 25 ng/m$\ell$ ou menos são considerados normais; se o nível de prolactina estiver entre 25 e 150 ng/m$\ell$, geralmente é considerado "efeito de haste", embora níveis acima de 100 ng/m$\ell$ devam ser considerados suspeitos. No entanto, quando o nível é superior a 150 ng/m$\ell$, é considerado diagnóstico de prolactinoma. No caso de manifestação de apoplexia, deve-se considerar a administração rápida de corticosteroide e possível descompressão cirúrgica. As opções cirúrgicas incluem uma abordagem transesfenoidal com microscópio ou endoscópio, craniotomia aberta e a combinação desses dois procedimentos, o que seria o caso em grandes lesões suprasselares extensas. A radiação focal ou estereotáxica geralmente é reservada para casos refratários. É sempre importante um acompanhamento endocrinológico.

A apresentação clássica e o tratamento associado para adenomas hipofisários são descritos a seguir.

O prolactinoma se manifestará com amenorreia e galactorreia nas mulheres e impotência nos homens. A infertilidade estará presente em ambos. O tratamento consiste em agonista dopaminérgico (p. ex., bromocriptina) e geralmente fornece controle completo.

O adenoma adrenocorticotrófico se manifestará como doença de Cushing e hiperpigmentação clássica da pele e membranas mucosas, equimoses e estrias roxas, principalmente nos flancos, mama e abdome inferior. Atrofia muscular generalizada com queixas de fadiga fácil estão entre os outros sinais e sintomas bem documentados. A primeira linha de tratamento é a cirurgia.

Tumores secretores de hormônio do crescimento produzirão acromegalia em adultos e gigantismo em crianças pré-púberes. A cirurgia é a primeira linha de tratamento. Alguns pacientes podem responder à octreotida e outros podem apresentar melhora com agonista dopaminérgico.

Os tumores secretores de hormônio estimulante da tireoide podem se apresentar como hipertireoidismo, ansiedade e palpitações (devido à fibrilação atrial). Os pacientes têm intolerância ao calor, hiperidrose e tireotoxicose, para os quais o tratamento exigirá cirurgia.

Tanto para adenomas secretores de gonadotrofina quanto para adenomas não funcionais, as apresentações clínicas serão ocasionadas pelo efeito de massa e compressão do pedúnculo. Se o tumor se estender para a região suprasselar e comprimir o quiasma óptico, isso causará hemianopsia bitemporal e também poderá ter déficits de nervos cranianos. O tratamento para esses dois últimos também é a ressecção cirúrgica.

Os craniofaringeomas são tumores que representam entre 2 e 5% de todos os tumores intracranianos; 50% são em crianças, com incidência máxima entre 5 e 10 anos. Sua apresentação clínica é semelhante à das lesões expansivas suprasselares com compressão das estruturas circunvizinhas. O tumor é histologicamente benigno, mas às vezes pode ter um comportamento local agressivo e implacável. Os craniofaringeomas têm uma taxa de sobrevida em 5 anos de 55 a 85%, mas as recorrências geralmente se dão dentro de 1 ano após a cirurgia. As complicações pós-operatórias mais frequentes incluem diabetes insípido e lesão hipotalâmica com mortalidade de 5 a 10%. O tratamento requer otimização medicamentosa antes da ressecção cirúrgica, pois se houver insuficiência cortical adrenal, a cobertura de hidrocortisona muitas vezes será necessária no perioperatório. Se apropriado, tentativas de obter ressecção total devem ser feitas. É quando a ressecção subtotal é encontrada que a possível radioterapia pós-operatória pode ser benéfica, mas aumenta a morbidade.

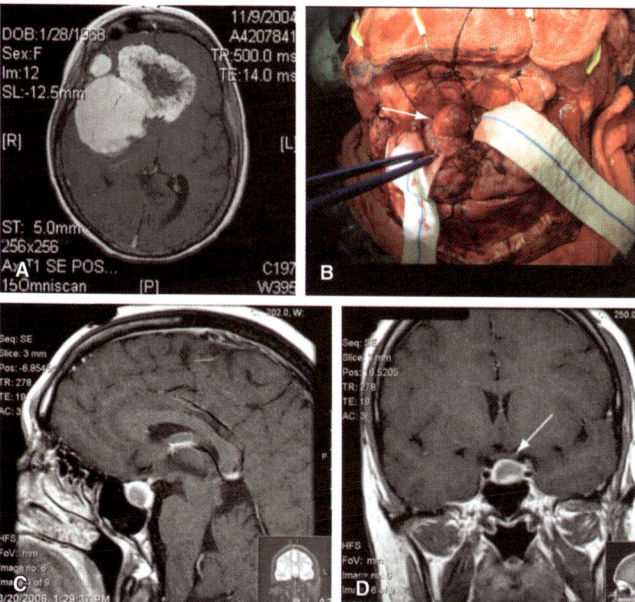

**Figura 68.14 A.** Um grande meningioma com realce pode ser visto neste estudo de ressonância magnética (RM) axial com gadolínio. **B.** Imagem intraoperatória mostrando dissecção do meningioma (*seta*) dos giros circundantes. As imagens de RM sagital (**C**) e coronal (**D**) com realce de gadolínio em um paciente com macroadenoma hipofisário mostram impacto no quiasma óptico (*seta*).

## Metástase no sistema nervoso central

As metástases cerebrais são os tumores cerebrais mais comuns em adultos e representam mais de 50% de todas as neoplasias cerebrais em todas as idades. No entanto, elas representam apenas 6% de todos os casos de tumores cerebrais pediátricos.

Aproximadamente 6 a 14% dos pacientes com câncer desenvolvem metástases cerebrais durante o curso de sua doença.[26] A maior incidência de metástase cerebral é observada na quinta a sétima décadas de vida, sendo igualmente comum entre homens e mulheres. O câncer de pulmão é a fonte mais comum de metástases cerebrais em homens e os carcinomas de mama são a fonte mais comum de metástases em mulheres. O intervalo ou período de tempo entre o diagnóstico do câncer primário e o desenvolvimento da metástase cerebral depende da histologia do câncer primário; o câncer de mama e o melanoma geralmente exibem o intervalo mais longo (média de 2 a 3 anos) e o câncer de pulmão o mais curto (média de 4,5 meses).[26]

As lesões metastáticas tendem a causar edema cerebral significativo que inicialmente responderá bem aos esteroides. Normalmente, a dexametasona é usada e reduzirá o edema vasogênico. Os anticonvulsivantes são aplicados para reduzir a probabilidade de convulsão, mas geralmente são administrados se o paciente desenvolver convulsão. Quando a lesão é encontrada inicialmente e nenhum tumor primário é conhecido, recomendações para biopsia estereotáxica ou excisão devem ser fornecidas. No entanto, se a doença for disseminada, com expectativa de vida curta e o paciente tiver um estado pré-operatório ruim, deve-se considerar a possibilidade de biopsia ou radioterapia e paliação. Se, por outro lado, for encontrada uma metástase solitária, deve-se tentar a excisão cirúrgica total, seguida de radioterapia cerebral total. A radiocirurgia geralmente será recomendada se a cirurgia não for viável.[32] Quando múltiplas metástases são encontradas, deve-se considerar excisão da lesão sintomática ou lesões múltiplas (Figura 68.15), radioterapia de cérebro inteiro, radioterapia de cérebro inteiro com preservação do hipocampo e/ou radiocirurgia estereotáxica. Inúmeros ensaios clínicos estão investigando a eficácia dessas modalidades de tratamento, isoladamente e em combinação.

## TRAUMATISMO CRANIOENCEFÁLICO

O objetivo desta seção sobre lesão cerebral traumática não é apresentar uma revisão abrangente da epidemiologia, pesquisa científica básica e estudos de desfecho sobre lesão cerebral, mas fornecer uma abordagem prática e de bom senso para o manejo de lesões cerebrais. É provável que haja sobreposição entre esta seção e outras partes deste texto. As diretrizes para o manejo de traumatismo craniano grave foram publicadas pela primeira vez pela Brain Trauma Foundation em 1995 e revisadas pela última vez em 2016. Essas diretrizes baseadas em evidências representam uma grande ajuda para o médico que cuida de pacientes com lesão cerebral. A discussão a seguir sobre o manejo da lesão cerebral traumática grave baseia-se amplamente nessas diretrizes. Como todas as diretrizes de prática, elas podem e precisam ser modificadas, conforme ditado pela experiência do médico assistente e de acordo com as necessidades do paciente. Este relatório e os protocolos estabelecidos nas diretrizes do Advanced Trauma Life Support (ATLS), publicadas pelo American College of Surgeons Committee on Trauma, também são recursos inestimáveis para o estudante e o médico.

### Epidemiologia

Dependendo da fonte de informação, estima-se que haja entre 500.000 e bem mais de 1 milhão de casos de traumatismo craniano a cada ano. A maioria dessas lesões é classificada como leve, com cerca de 20% classificadas como moderadas a graves. Anualmente, em torno de 50% das 150.000 mortes por trauma são causadas por traumatismo craniano. As implicações sociais, médicas e econômicas são profundas. Felizmente, os programas de prevenção parecem estar diminuindo a incidência de lesões cerebrais traumáticas graves.

### Fisiopatologia

A lesão cerebral traumática pode ser classificada em primária e secundária. A lesão primária ocorre no impacto e é considerada em primeiro lugar. Inclui fratura óssea, hemorragia intracraniana

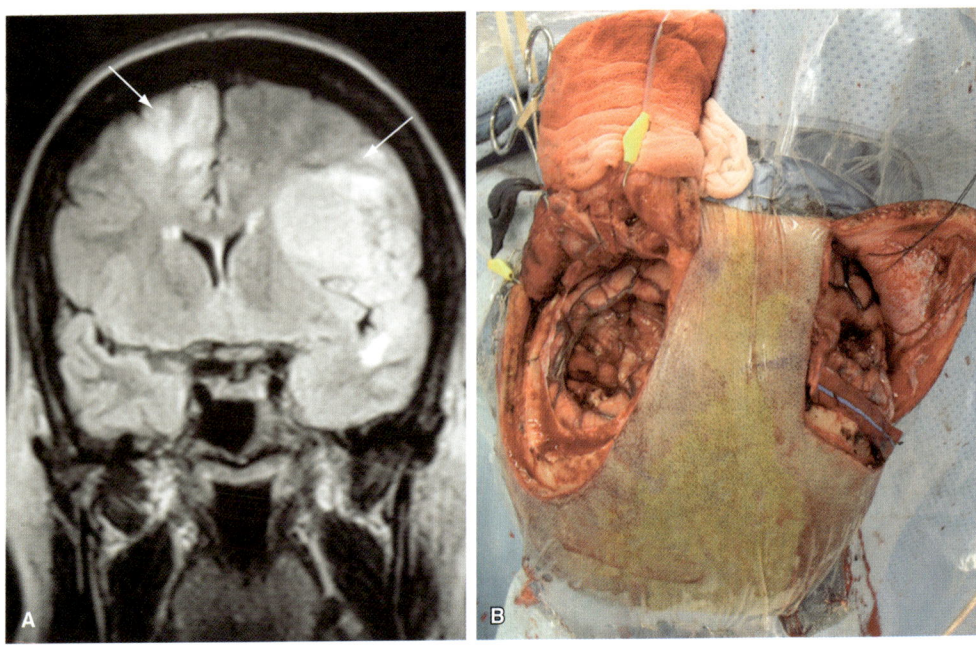

**Figura 68.15 A.** Imagem de ressonância magnética (RM) coronal (FLAIR, do inglês *fluid-attenuated inversion recovery sequence*) de um paciente com dois tumores metastáticos simultâneos ao longo dos lobos frontais direito e esquerdo (*setas*). **B.** Craniotomias frontais direita e esquerda simultâneas para ressecção de ambas as lesões metastáticas.

e lesão axonal difusa. As fraturas da calota craniana e da base do crânio são indicativas das forças aplicadas ao crânio no momento do impacto. As fraturas da base do crânio podem estar associadas a déficit de nervos cranianos, dissecção arterial e formação de fístula liquórica. As fraturas da calota craniana são classificadas da seguinte maneira:

- Aberta ou fechada
- Deprimida ou não deprimida
- Linear ou cominutiva.

Qualquer fratura do crânio pode causar ruptura das artérias meníngeas subjacentes ou seios venosos durais, o que pode levar a sangramento intracraniano. A hemorragia intracraniana pode ser classificada como epidural, subdural, subaracnóidea e intraparenquimatosa ou intracerebral. A hemorragia epidural ocorre entre a dura-máter e o crânio e geralmente resulta de uma fratura do crânio causando a laceração de uma artéria meníngea.

Raramente, uma fratura cruzando um seio venoso dural pode causar um hematoma venoso epidural, especialmente em crianças. A hemorragia subdural ocorre no espaço virtual entre a dura-máter e a aracnoide. Em geral, isso é o resultado do cisalhamento das veias de ligação entre o cérebro e os seios venosos durais. Às vezes, é proveniente de lesão nos vasos corticais, que então sangram no espaço subdural. A hemorragia subaracnóidea traumática consiste em sangramento nos espaços do LCR que circundam os vasos sanguíneos que nutrem o córtex cerebral. O trauma é a causa mais comum de hemorragia subaracnóidea. A ruptura de um aneurisma intracraniano é a segunda causa mais comum de hemorragia subaracnóidea e geralmente se distingue da hemorragia subaracnóidea traumática pela história e pela distribuição do sangue na TC. O sangramento na hemorragia intraparenquimatosa ou intracerebral ocorre no próprio cérebro. Isso pode abranger o espectro de pequenas contusões (hematomas no cérebro) a grandes coágulos intracerebrais (que geralmente são o resultado de lesões de golpe e contragolpe) que podem exigir drenagem cirúrgica urgente. Embora muitas vezes pequenos e não cirúrgicos no início, eles podem coalescer e se tornar uma ameaça à vida durante um período de horas a dias. A lesão axonal difusa é uma lesão de aceleração-desaceleração rotacional nas vias da substância branca do cérebro, que resulta em uma ruptura funcional ou anatômica dessas vias e acredita-se ser a causa da perda de consciência em pacientes sem lesões com efeito de massa. A lesão axonal difusa pode ocorrer com ou sem outras lesões primárias, como hematoma epidural ou subdural (Figura 68.16).

A lesão secundária ocorre como resultado da diminuição do fornecimento de oxigênio ao cérebro, que, por sua vez, desencadeia uma cascata de eventos que causa ainda mais danos do que a lesão inicial. Com a lesão cerebral traumática grave, pode haver uma alteração na autorregulação dos vasos sanguíneos cerebrais. A hipotensão sistêmica na presença dessa autorregulação alterada resulta em diminuição do FSC e redução do fornecimento de oxigênio. Essa isquemia é exacerbada ainda mais pela hipoxemia sistêmica; a hipertensão intracraniana, que diminui ainda mais o FSC e uma cascata de eventos envolvendo mediadores da inflamação, excitotoxicidade, influxo de cálcio e disfunção da $Na^+,K^+$-ATPase levam a disfunção e morte das células neuronais. Acredita-se, portanto, que a prevenção de lesões secundárias leve a aumento da sobrevida celular e melhor desfecho. Isto é conseguido a partir da prevenção da hipotensão e da hipoxia, tomando medidas para controlar a PIC e manter a PCP.

## Manejo pré-hospitalar e no departamento de emergência

O manejo pré-hospitalar e de emergência do paciente traumatizado é revisto em outras partes deste e de outros textos. Aqui lidamos mais especificamente com questões críticas para o paciente com lesão cerebral grave. Os ABCs devem sempre ser abordados em primeiro lugar, independentemente da gravidade da lesão do paciente. A atenção é dada primeiramente para garantir uma via respiratória patente, estabelecer ventilação e oxigenação adequadas e manter a circulação adequada. Ao fazer isso, pode-se evitar hipotensão e hipoxia e, ao fazê-lo, evitar ou minimizar lesões cerebrais secundárias. Em pacientes com traumatismo cranioencefálico grave, uma pressão arterial sistólica menor que 90 mmHg ou uma $PaO_2$ menor que 60 mmHg é um preditor de mau prognóstico. Precauções apropriadas na coluna são observadas na reanimação inicial do paciente com lesão cerebral traumática grave.

Uma vez que vias respiratórias, respiração e circulação tenham sido abordadas, a avaliação neurológica pode prosseguir. A Escala de Coma de Glasgow é um método simples e reprodutível de avaliação neurológica. Também é utilizada para classificar o traumatismo cranioencefálico como leve, moderado ou grave. A Escala de Coma de Glasgow consiste em três componentes – melhor resposta para a abertura ocular, resposta verbal e resposta motora (Tabela 68.8). O tamanho e a reatividade pupilar também são componentes essenciais do exame neurológico inicial. Hipoxia, hipotensão, intoxicação por álcool e drogas podem contribuir para achados anormais no exame neurológico. Na ausência de hipotensão e hipoxia, um achado anormal no exame é considerado uma lesão cerebral primária até prova em contrário. Uma vez que todas as lesões com risco à vida tenham sido abordadas e estabilizadas, o paciente com suspeita de lesão cerebral traumática é submetido à tomografia computadorizada. A TC é utilizada para avaliar a presença ou ausência de fratura, hematomas epidurais e subdurais, hematomas e contusões intracerebrais, desvio das estruturas da linha média e aparência das cisternas basais e perimesencefálicas. Em muitos centros com equipamento de TC multicortes (*multislice*), a varredura de rotina da coluna cervical também é realizada para descartar fraturas agudas ou luxações traumáticas. Se as lesões com risco à vida em outras localizações exigirem o transporte imediato do paciente para a sala de cirurgia e o paciente tiver suspeita de hematoma intracraniano (p. ex., pupila fixa e dilatada de um lado com hemiparesia contralateral), trepanações ou perfurações exploratórias podem ser realizadas no centro cirúrgico, concomitantemente com a laparotomia ou toracotomia.

Não raramente, os pacientes traumatizados com lesão cerebral precisarão ser transferidos para um hospital equipado para fornecer a esses pacientes um nível mais alto de atendimento. Ao preparar esses pacientes para a transferência, o médico precisa seguir as diretrizes do ATLS e proteger as vias respiratórias, garantir ventilação adequada e manter a circulação. A anemia é tratada com transfusão, conforme necessário. A hipoxia e a hipotensão devem ser evitadas. A imobilização adequada com prancha e colar cervical é obrigatória. Em pacientes com hipertensão intracraniana óbvia ou lesões com efeito de massa, o tratamento com manitol pode ser considerado após consulta neurocirúrgica. Vigilância e atenção aos detalhes, bem como a comunicação entre os médicos que transferem e aceitam, são fundamentais para o sucesso da transferência e do tratamento desses pacientes.

## Tratamento

Quando a investigação de um paciente revela uma lesão intracraniana com efeito de massa e acredita-se que os déficits estejam relacionados a essa lesão, a intervenção cirúrgica é indicada. Em geral,

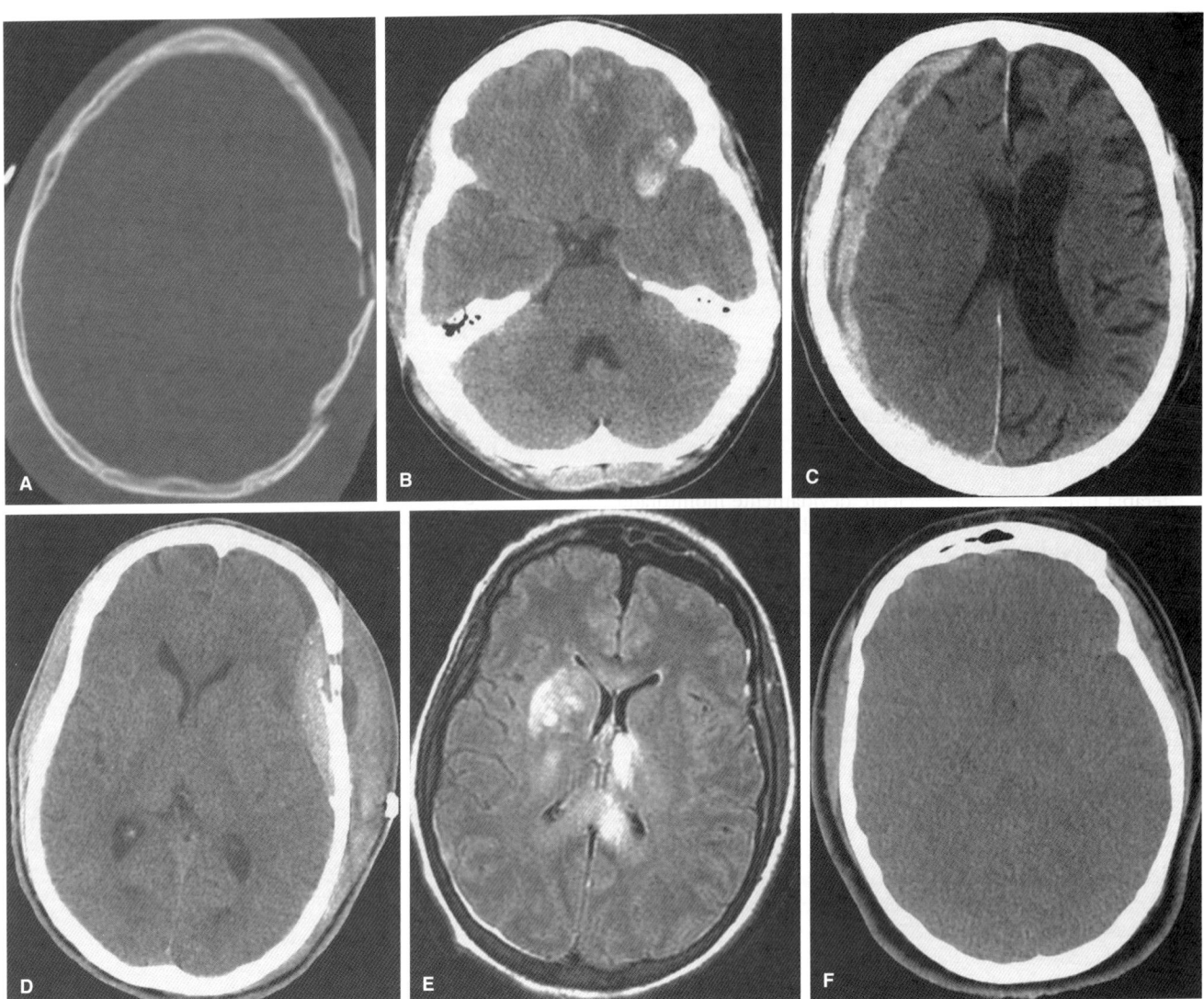

**Figura 68.16** Achados radiológicos típicos em traumatismo cranioencefálico. **A.** Fratura de crânio mostrada na tomografia computadorizada. **B.** Contusões intraparenquimatosas. **C.** Hematoma subdural. **D.** Hematoma epidural. **E.** Lesão axonal difusa. **F.** Hipertensão intracraniana. Observe a obliteração dos sulcos e a perda da diferenciação da substância branca-cinzenta.

**Tabela 68.8** Avaliação neurológica pela escala de coma de Glasgow.

| Resposta de abrir os olhos | | Resposta verbal | | Resposta motora | |
|---|---|---|---|---|---|
| **Escore** | **Resposta** | **Escore** | **Resposta** | **Escore** | **Resposta** |
| 4 | Espontânea | 5 | Orientada | 6 | Obedece aos comandos |
| 3 | Aos comandos verbais | 4 | Confusa | 5 | Localiza o estímulo doloroso |
| 2 | Aos estímulos álgicos | 3 | Respostas inadequadas | 4 | Retira o membro ao estímulo doloroso |
| 1 | Sem resposta | 2 | Sons incompreensíveis | 3 | Flexão ao estímulo doloroso |
| | | 1 | Sem resposta | 2 | Extensão ao estímulo doloroso |
| | | | | 1 | Sem resposta |

qualquer coágulo ou contusão com mais de 30 mℓ é considerado operável. Hematomas epidurais e subdurais (Figura 68.16) são tratados com abordagens semelhantes, com a craniotomia centrada no coágulo. Os hematomas intracerebrais são abordados por meio de craniotomias localizadas adequadamente. Os monitores de PIC são frequentemente colocados no ato operatório. Podem ser drenos intraventriculares, cateteres intraparenquimatosos ou dispositivos colocados nos espaços epidural ou subdural. A decisão sobre quando colocar um cateter para monitoramento de PIC depende dos achados do exame pré-operatório do paciente, da aparência do cérebro durante a cirurgia e do risco potencial de deterioração. Em geral, todos os pacientes com pontuação na Escala de Coma de Glasgow de 8 ou menos têm indicação de monitoramento da PIC. Alguns pacientes com lesão cerebral traumática moderada também podem se beneficiar do monitoramento da PIC. No pós-operatório, o paciente é tratado de modo semelhante àqueles com lesão cerebral traumática não submetidos a cirurgia.

A seguir está um algoritmo simplificado para o manejo da hipertensão intracraniana no ambiente de terapia intensiva. A cabeceira da cama é elevada a 30°, com a cabeça colocada em posição neutra. Cuidados são tomados para garantir que qualquer dispositivo de imobilização da coluna cervical não esteja obstruindo o fluxo venoso jugular, pois isso pode aumentar a PIC. O objetivo do tratamento é tentar manter a PIC abaixo de 22 mmHg e manter a PPC igual ou acima de 60 a 70 mmHg (lembre-se de que PPC = PAM − PIC). Se a PIC estiver persistentemente elevada, acima de 22 mmHg, ela é tratada. A drenagem do LCR é agora a primeira linha de terapia na redução da PIC. Isso é realizado por um cateter de derivação ventricular externo ou ventriculostomia, que é um dreno colocado na sala de cirurgia ou à beira do leito na unidade de terapia intensiva em um paciente devidamente monitorado. Se a PIC permanecer persistentemente elevada, apesar da drenagem do LCR, o paciente pode ser sedado e até submetido a bloqueio neuromuscular farmacologicamente para manter a PIC baixa. O médico é dependente do exame pupilar e da leitura da PIC nesta situação. Se a PIC mudar rapidamente ou os achados do exame pupilar mudarem (ou seja, pupila dilatada), a realização de uma nova TC de crânio é indicada. A sedação pode ocasionalmente ser descontinuada para permitir uma avaliação neurológica adequada nessa condição.

Se a PIC permanecer persistentemente elevada apesar dessas intervenções, o manitol e outros agentes diuréticos podem ser usados. O manitol é administrado em bólus intravenoso de 0,25 a 1 g/kg a cada 4 a 6 horas. A osmolalidade sérica é acompanhada de perto quando o manitol está sendo administrado. Também é importante manter a euvolemia nesses pacientes. Se a PIC ainda estiver elevada, a hiperventilação a um $PaCO_2$ de 30 a 35 mmHg pode ser usada criteriosamente. Nesse ponto, intervenções terapêuticas de segunda linha (p. ex., solução salina hipertônica, terapia com barbitúricos em altas doses, craniectomia descompressiva) podem ser consideradas.[33,34] Imagens de TC em série são críticas em todo esse algoritmo de tratamento e seu uso é adaptado para cada paciente.

Vários comentários sobre nutrição, esteroides, anticonvulsivantes e $PaCO_2$ são apropriados aqui. As necessidades de energia após lesão cerebral traumática são aumentadas. O paciente sem bloqueio neuromuscular necessita de reposição de 140% de seu gasto metabólico em repouso e o paciente paralisado necessita de 100%. Destes, 15% são proteínas. A alimentação começa pelo menos 5 dias e no máximo 7 dias após a lesão. Os esteroides não têm benefício comprovado no tratamento de lesões cerebrais traumáticas e não são usados. O uso profilático de medicamentos anticonvulsivantes (p. ex., fenitoína, carbamazepina, fenobarbital) não é indicado para a prevenção de convulsões pós-traumáticas tardias. Os anticonvulsivantes podem, no entanto, ser usados para prevenir convulsões pós-traumáticas precoces, principalmente em pacientes com alto risco de convulsões precoces que podem sofrer efeitos adversos, se convulsionarem no início de sua evolução hospitalar. Estes geralmente podem ser reduzidos após 1 semana de terapia. A hiperventilação causa diminuição da PIC ao reduzir a $PaCO_2$, que causa vasoconstrição e diminui o volume sanguíneo intracraniano. Infelizmente, também causa diminuição do FSC. Se a hiperventilação, em uma $PaCO_2$ inferior a 30 mmHg, for necessária para a manutenção de PIC e PPC aceitáveis, o monitoramento do FSC é fortemente recomendado por alguns. A saturação de oxigênio na veia jugular e a extração cerebral de oxigênio também podem ser úteis nesse cenário clínico. A Tabela 68.9 apresenta um resumo das diretrizes de 2016 fornecidas pela Brain Trauma Foundation.

## DISTÚRBIOS DEGENERATIVOS DA COLUNA VERTEBRAL

### Doença degenerativa da coluna lombar

De acordo com o National Institute of Neurological Disorders and Stroke, 80% dos adultos se queixam de dor lombar em algum momento de suas vidas, com um custo nacional cumulativo estimado em cerca de US$ 50 bilhões por ano. A dor lombar é a causa mais comum de incapacidade relacionada ao trabalho e um dos principais contribuintes para dias perdidos no trabalho. A dor nas costas é a segunda doença neurológica mais comum nos EUA – somente a dor de cabeça é mais comum.

Uma boa compreensão da anatomia da coluna vertebral normal é de extrema importância para a apreciação dos distúrbios da coluna vertebral. A coluna lombar consiste em cinco vértebras lombares com cinco discos intervertebrais intermediários. Cada vértebra é composta por um corpo vertebral anterior e um arco neural posterior e cada arco neural é, por sua vez, composto por pedículos, articulações facetárias, processos transversos, lâminas e um processo espinhoso. O disco é composto por três componentes:

1. Placas terminais cartilaginosas para fins de nutrição e ancoragem.
2. Ânulo fibroso feito de lâminas concêntricas de colágeno que servem para conter o núcleo pressurizado.
3. Núcleo pulposo feito de colágeno macio e semigelatinoso que pode absorver cargas axiais de compressão.

A medula espinal termina no nível L1, além do qual as raízes nervosas lombares e sacrais, chamadas coletivamente de *cauda equina*, continuam distalmente e saem em seu forame neural correspondente. Em cada nível segmentar, uma raiz nervosa contendo componentes motores e sensoriais atravessa o espaço discal, percorre uma curta distância dentro do recesso lateral do canal vertebral e passa por baixo do pedículo em seu caminho para sair da coluna através do forame intervertebral.

O núcleo perde sua capacidade de suportar cargas compressivas à medida que envelhecemos. A transferência de carga então se desloca para o anel, uma estrutura que é pouco adequada para suportar a compressão, causando falha por fadiga, fissura e possivelmente ruptura. Pode ocorrer herniação de um fragmento do núcleo pulposo. À medida que a integridade mecânica do núcleo se deteriora ainda mais, a transferência de carga se concentra na periferia das placas terminais vertebrais, levando à formação de osteófitos, um processo chamado espondilose. Subsequentemente, à medida que o disco em degeneração torna-se menos capaz de resistir à rotação e ao cisalhamento, tensões adicionais são transferidas para os elementos posteriores, resultando em artrose e hipertrofia das facetas, espessamento e encurvamento do ligamento amarelo.

### Radiculopatia lombar

As hérnias de disco podem ocorrer em qualquer direção, mas geralmente seguem uma direção posterolateral no local onde o ligamento longitudinal posterior é mais fino. A extrusão do material do disco nesse local pode comprimir uma raiz nervosa, levando

| Tabela 68.9 Recomendações da Brain Trauma Foundation para traumatismo cranioencefálico. | |
|---|---|
| **Parâmetro** | **Diretriz** |
| Terapia hiperosmolar | Manitol eficaz para o controle da PIC elevada (0,25 a 1 g/kg) |
| Hipotermia profilática | A hipotermia precoce (dentro de 2,5 h), a curto prazo (48 h após a lesão), não é recomendada para melhorar os desfechos em pacientes com lesão difusa |
| Profilaxia de infecção | A troca de cateter ventricular externo de rotina não é recomendada; a higiene oral não é recomendada para reduzir a pneumonia associada à ventilação mecânica; cateteres ventriculares de DVE impregnados com antimicrobianos diminuem a infecção |
| Monitoramento de PIC | Indicado se a pontuação ECG = 3 a 8 na admissão e TC anormal. No traumatismo cranioencefálico grave e TC normal, indicado com dois ou mais dos seguintes: idade > 40 anos, postura patológica unilateral, hipotensão com PAS < 90 mmHg |
| Limiar de PPC | PPC < 50 mmHg deve ser evitada; intervenções agressivas para mantê-la acima de 70 mmHg têm um risco considerável de síndrome do desconforto respiratório agudo |
| Monitoramento e limiares de oxigênio cerebral | Saturação venosa jugular (50%) ou acima |
| Pressão arterial e oxigenação | Manter PAS > 100 mmHg em pacientes de 50 a 69 anos, > 110 mmHg em pacientes de 15 a 49 e > 70 anos; hipoxia (saturação < 90% ou $PO_2$ < 60 mmHg) deve ser evitada |
| Nutrição | Deve ser iniciada pelo menos no dia 5 e no máximo no dia 7 após a lesão |
| Sedativos | Alta dose de barbitúricos recomendada para controle da PIC refratária no paciente hemodinamicamente estável; propofol recomendado para controle da PIC, mas não melhora a mortalidade |
| Profilaxia de convulsão | Diminui convulsões pós-traumáticas precoces (< 7 dias após a lesão); evidência insuficiente para recomendar o levetiracetam sobre a fenitoína |
| Hiperventilação | Recomendada como medida de contemporização; $PCO_2$ abaixo de 25 mmHg não recomendado; evitar nas primeiras 24 h após a lesão |
| Esteroides | Não recomendado, contraindicado |

*DVE*, drenagem ventricular externa; *ECG*, escala de coma de Glasgow; *PAS*, pressão arterial sistólica; *PIC*, pressão intracraniana; *PPC*, pressão de perfusão cerebral; *TC*, tomografia computadorizada.

| Tabela 68.10 Achados clínicos em hérnias de disco lombar comuns. | | | | | | |
|---|---|---|---|---|---|---|
| **Disco** | **Incidência (%)** | **Raiz** | **Distribuição da dor** | **Músculo envolvido** | **Déficits sensoriais** | **Perda de atividade reflexa** |
| L3-L4 | 3 a 10 | L4 | Compartimento anterior da coxa | Quadríceps femoral | Maléolo medial e região medial do pé | Reflexo patelar |
| L4-L5 | 40 a 45 | L5 | Compartimento posterolateral da coxa e perna | Tibial anterior; extensor longo do hálux | Espaço interdigital do pé, dorso do pé | Nenhum |
| L5-S1 | 45 a 50 | S1 | Compartimento posterolateral da coxa e perna até o tornozelo | Gastrocnêmio | Maléolo lateral, lateral do pé | Reflexo aquileu |

a dor lombar e sintomas radiculares em uma distribuição dermatomal específica (Tabela 68.10). A dor nas costas é geralmente um componente menor. Hérnias de disco grandes e mais centrais podem comprimir a cauda equina com resultante síndrome da cauda equina, consistindo em anestesia em sela, retenção urinária com possível incontinência por transbordamento e fraqueza motora significativa. Nesse caso, é aconselhável descomprimir o saco tecal em até 24 horas após o início dos sintomas.

Um período inicial de tratamento não cirúrgico por pelo menos 4 a 8 semanas é indicado, a menos que o paciente apresente síndrome da cauda equina, déficit neurológico progressivo, episódios recorrentes de dor incapacitante ou fraqueza muscular profunda. A terapia conservadora inclui repouso, modificação da atividade, fisioterapia, perda de peso, analgésicos, relaxantes musculares, esteroides orais e injeções de esteroides epidurais. Se as medidas conservadoras não controlarem a dor, a imagem da coluna é indicada. A RM é o exame diagnóstico de escolha (Figuras 68.17 A e B); uma mielo-TC pode ser indicada em pacientes com dispositivos implantados que não sejam compatíveis com RM (marca-passos).

O tratamento cirúrgico padrão de uma hérnia de disco lombar envolve uma abordagem na linha média centrada no espaço intersticial afetado, seguida de uma hemilaminectomia para expor o saco tecal e a raiz nervosa. O fragmento herniado geralmente está localizado medialmente à raiz ao longo de sua lateral. A remoção do fragmento herniado ou expulso é suficiente para aliviar os sintomas. Um procedimento minimamente invasivo através de uma incisão paramediana de 1 cm com técnica de divulsão muscular também pode ser utilizado sob visualização microscópica ou endoscópica com menor morbidade pós-operatória. A maioria dos pacientes apresenta bons resultados imediatamente após a cirurgia. Uma hérnia de disco recorrente, no mesmo nível, pode acometer 3 a 19% dos pacientes, com as taxas mais altas geralmente em séries com seguimento a longo prazo.

### Estenose do canal lombar

A degeneração avançada da coluna lombar pode resultar em espondilose com artrose e hipertrofia da articulação facetária, bem como espessamento e encurvamento do ligamento amarelo. Essas

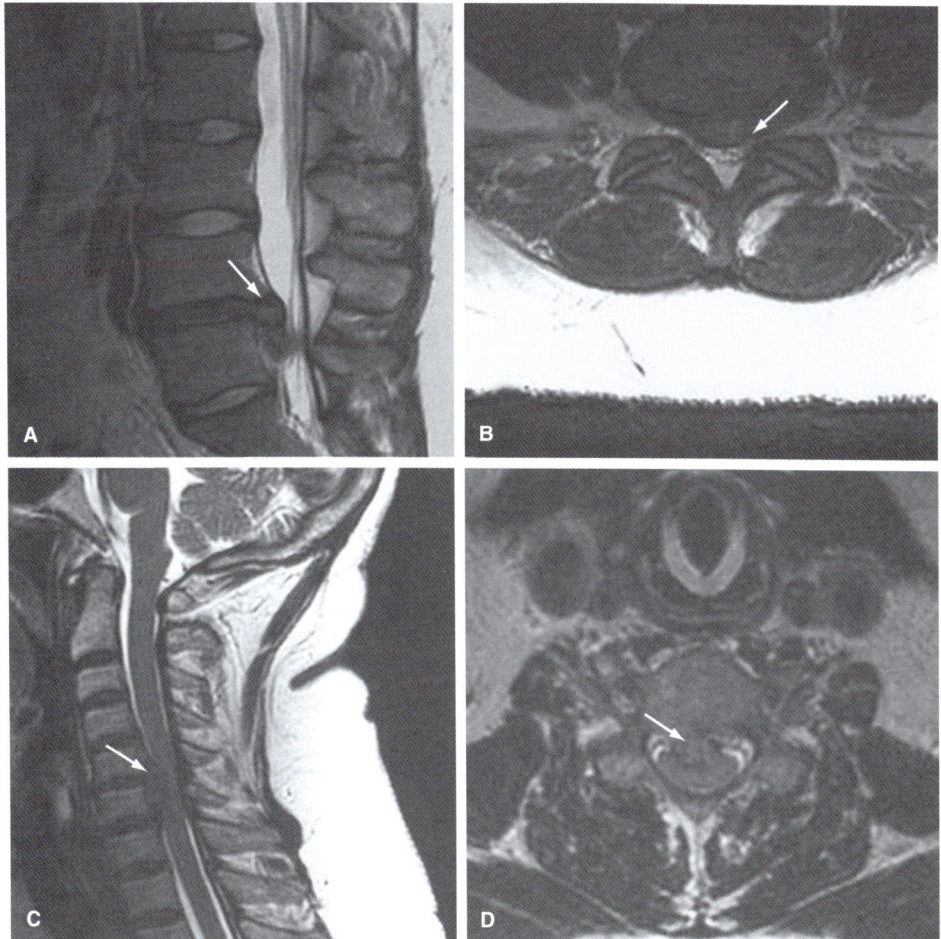

**Figura 68.17 A.** Estudo de ressonância magnética (RM) sagital ponderada em T2 mostrando um fragmento de disco lombar herniado (*seta*) no nível L4-L5. **B.** RM axial ponderada em T2 mostrando o mesmo fragmento (*seta*) comprimindo o saco dural. **C.** RM sagital ponderada em T2 de um paciente com extenso prolapso de disco anterior no nível C5-6 (*seta*). **D.** Imagens axiais mostrando o disco comprimindo a medula espinal (*seta*).

alterações levam ao estreitamento do canal vertebral com constrição resultante do saco tecal e desenvolvimento de déficits neurológicos. Os pacientes apresentam classicamente claudicação neurogênica: desconforto dermatomal unilateral ou bilateral precipitado por ficar em pé ou andar ou manutenção prolongada da mesma postura e caracteristicamente aliviado por mudança na postura, como sentar, agachar ou em decúbito. Esse desconforto pode ser na forma de dor, fraqueza ou parestesias. Acredita-se que a claudicação neurogênica tenha origem de alterações isquêmicas das raízes como resultado do aumento das demandas metabólicas do exercício na presença de um comprometimento vascular da raiz pela constrição circundante. Se houver suspeita de estenose espinal, a história clínica é importante porque a maioria desses pacientes apresenta achados neurológicos inespecíficos, como reflexos osteotendíneos ausentes ou reduzidos. Novamente, a RM é o diagnóstico de escolha para estenose lombar e normalmente mostra uma aparência de ampulheta na sequência sagital ponderada em T2. Anti-inflamatórios não esteroidais, analgésicos, injeções epidurais de esteroides e fisioterapia são os pilares do tratamento não cirúrgico. A descompressão cirúrgica é necessária em pacientes com dor recorrente e incapacitante que limite sua atividade diária. Laminotomias ou laminectomias dos níveis envolvidos com ressecção parcial da faceta articular superior são necessárias para descomprimir os nervos nos forames. A descompressão ampla e excessivamente agressiva do canal vertebral pode resultar em instabilidade lombar.

### Instrumentação e fusão lombar

A fusão pode ser indicada para uma subpopulação de pacientes com doença degenerativa da coluna lombar e geralmente é aumentada com instrumentação. A espondilolistese (subluxação do corpo vertebral) é a indicação mais comum para fusão e instrumentação. A fusão lombar pode ser um potencial adjuvante à retirada do disco intervertebral em casos de hérnia de disco recorrente em pacientes com evidência de deformidade ou instabilidade pré-operatória da coluna lombar ou em pacientes com dor lombar crônica mecânica e discogênica.[35,36] A fusão lombar também pode ser recomendada para pacientes cuidadosamente selecionados com dor lombar incapacitante causada por doença degenerativa de um ou dois níveis sem estenose ou espondilolistese.

A fusão lombar e a instrumentação podem ser realizadas por meio de várias abordagens:

1. Fusão posterolateral, onde os processos transversos dos segmentos envolvidos são decorticados e recobertos com uma mistura de autoenxerto ósseo ou aloenxerto.
2. Fixação de parafusos pediculares, em que estes são inseridos nos pedículos dos segmentos envolvidos e então fixados uns aos outros sob compressão com uma haste (Figura 68.18), isoladamente ou em conjunto com a fusão posterolateral.
3. Fusão intersomática lombar posterior, pela qual um espaçador corporal intervertebral, seja um aloenxerto ósseo ou um espaçador intersomático (também conhecido como *cage*)

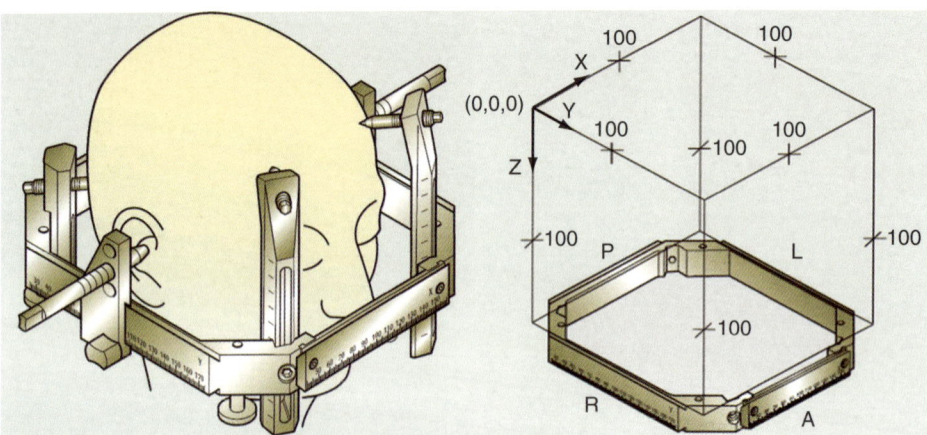

**Figura 68.18** A estrutura de coordenadas estereotáxicas de Leksell é rigidamente presa à cabeça por quatro pinos rosqueados. A caixa fiducial é montada na estrutura durante o estudo de imagem (ressonância magnética [RM] ou tomografia computadorizada [TC]). As coordenadas x, y e z são determinadas diretamente do estudo de imagem. O centro da estrutura recebe arbitrariamente as coordenadas 100, 100, 100. (Cortesia de Elekta, Estocolmo, Suécia.)

preenchido com osso, é inserido no espaço do disco através de uma laminotomia em cada lado da linha média, juntamente com instrumentação, isoladamente ou em conjunto com a fusão posterolateral.
4. Fusão intersomática transforaminal, em que a articulação facetária e o istmo de um lado são removidos e um único enxerto ósseo ou espaçador intersomático é introduzido no espaço discal de forma oblíqua, juntamente com fusão espinal posterior unilateral ou bilateral.
5. Fusão intersomática lombar anterior, em que o espaço intersomático é fundido usando um enxerto ósseo ou um espaçador expansivo por uma placa intersomática metálica por meio de uma abordagem retroperitoneal anterior.
6. Abordagens laterais (fusão intersomática lateral extrema, fusão intersomática lateral direta, fusão intersomática lateral oblíqua) com ou sem instrumentação posterior.[37]

### Doenças degenerativas da coluna cervical

A fisiopatologia das alterações degenerativas da coluna cervical é essencialmente semelhante à da coluna lombar. Uma distinção importante é que o canal vertebral, na coluna cervical, contém a medula espinal em vez da cauda equina. Consequentemente, uma redução na área transversal do canal de uma hérnia de disco ou osteófitos ósseos pode levar à compressão da medula espinal com déficits neurológicos. Existem sete vértebras cervicais, mas oito pares de nervos espinais cervicais.

### Radiculopatia cervical

O cenário mais comum para pacientes com hérnia de disco cervical é que os sintomas estavam presentes ao acordar pela manhã sem trauma ou estresse identificáveis. A dor geralmente irradia do braço proximal e distalmente, juntamente com dormência e parestesia em uma distribuição dermatomal. A dor pode ser intensificada pelos movimentos do pescoço. Em casos graves, pode ser notada uma fraqueza motora correspondente à raiz nervosa afetada. Ao exame, dor com pressão para baixo no vértice ao inclinar a cabeça para o lado sintomático (sinal de Spurling) é um sinal mecânico de hérnia de disco. A compressão da raiz nervosa na coluna cervical superior é incomum. A compressão da raiz de C2 causa neuralgia occipital, enquanto a compressão de C3 e C4 pode levar a dores inespecíficas no pescoço e no ombro. A compressão das outras raízes cervicais leva às manifestações observadas na Tabela 68.11.

### Mielopatia cervical

A compressão da medula cervical, agudamente por um grande fragmento de hérnia de disco ou cronicamente por osteófitos como resultado de espondilose ou estenose avançada, causa mielopatia cervical. Manifesta-se por espasticidade, aumento dos reflexos tendinosos profundos, clônus e sinais de Babinski e Hoffman. Os pacientes também podem se queixar de fraqueza e inabilidade com as mãos. Se não for tratada, acredita-se que a compressão sintomática da medula espinal coloque os pacientes em risco aumentado de lesão medular no caso de trauma da coluna cervical (síndrome centromedular) (Figuras 68.17 C e D e 68.19).

#### Diagnóstico e tratamento

A RM é o estudo de escolha para a avaliação inicial de uma hérnia de disco cervical. Uma mielo-TC é indicada para pacientes que não podem se submeter à RM ou quando são necessários detalhes ósseos anatômicos. A RM é menos precisa do que a mielografia por TC para identificar fragmentos foraminais, porém é menos

**Tabela 68.11** Achados clínicos em hérnias de disco cervicais comuns.

| Disco | Incidência (%) | Raiz | Dor | Músculo envolvido | Perda reflexa |
|---|---|---|---|---|---|
| C4-C5 | 2 | C5 | Ombro | Deltoide | Deltoide |
| C5-C6 | 19 | C6 | Braço superior, polegar, antebraço radial | Bíceps, extensor radial do carpo | Bíceps, braquiorradial |
| C6-C7 | 69 | C7 | Dedos 2 e 3, todas as pontas dos dedos | Tríceps | Tríceps |
| C7-T1 | 10 | C8 | Dedos 4 e 5 | Intrínsecos da mão | Sinal de Hoffmann |

invasiva. Eletromiografia e estudos de condução nervosa podem ser úteis quando outras causas precisam ser excluídas, como plexopatias ou compressão de nervos periféricos.

Mais de 90% dos pacientes com radiculopatia cervical aguda como resultado de hérnia de disco terão melhora com o tratamento conservador. O manejo conservador inclui uma combinação de esteroides orais, anti-inflamatórios não esteroidais, analgésicos, relaxantes musculares, tração cervical intermitente e fisioterapia. A cirurgia é indicada para aqueles que não melhoram e aqueles com déficit neurológico progressivo durante a terapia.[38] O objetivo da operação é descomprimir a raiz nervosa e/ou medula espinal. Isso pode ser feito por meio de uma abordagem anterior ou posterior. Ambos os procedimentos apresentam um excelente resultado na faixa de 90 a 96% de melhora nos sintomas pré-operatórios.

Com a patologia anterior (hérnia paracentral ou grande osteófito uncovertebral), uma discectomia cervical anterior, descompressão da raiz nervosa e fusão são indicadas (Figura 68.20). A abordagem é feita pelo plano avascular entre a bainha carótida e o complexo traqueoesofágico. O microscópio cirúrgico é usado para remover o disco, descomprimir o saco dural e liberar as raízes nervosas. Um enxerto ósseo é então colocado no espaço do disco. Comumente, uma placa metálica é afixada entre os dois corpos vertebrais, ampliando a fusão.

Uma abordagem posterior, com realização de uma pequena foraminotomia, pode ser utilizada em pacientes com radiculopatia unilateral com hérnia de disco mole ou pequeno osteófito lateral. Esta intervenção tende a funcionar melhor em pacientes com radiculopatia e dor cervical mínima. Com o auxílio de um microscópio cirúrgico, uma pequena foraminotomia é realizada com uma broca perfurante de alta rotação para a retirada da cobertura da raiz nervosa. O fragmento do disco pode ser removido, se estiver acessível.

Pacientes com espondilose cervical e mielopatia apresentam um problema difícil. A abordagem é adaptada à patologia específica do paciente. Aqueles que sofrem de múltiplos níveis ou têm osteófitos com mielopatia e os que apresentam estenose cervical significativa, além de uma hérnia de disco sobreposta, podem se beneficiar da laminectomia cervical posterior; esta, por sua vez, pode precisar ser reforçada por instrumentação de massa lateral e fusão, dependendo do grau de instabilidade da coluna vertebral.

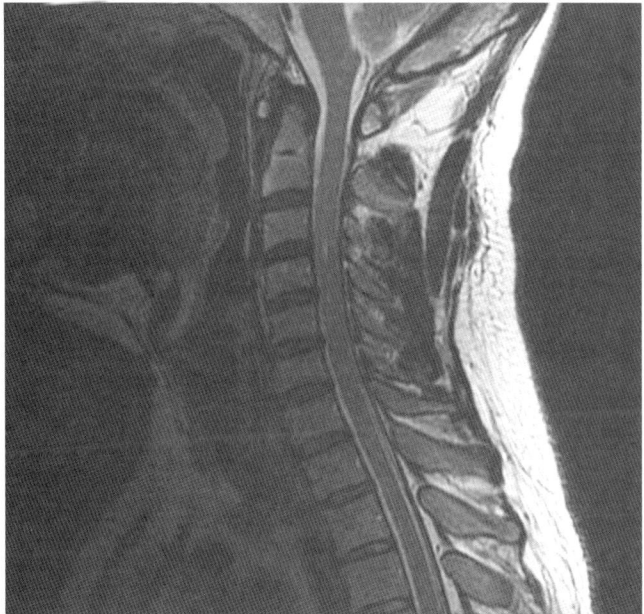

**Figura 68.19** Imagem de ressonância magnética (RM) sagital ponderada em T2 de um paciente com estenose significativa do canal cervical. Observe a hiperintensidade na medula espinal cervical no nível C3-C4, sugerindo alterações de mielomalacia. Isso pode ser indicativo de déficits residuais permanentes.

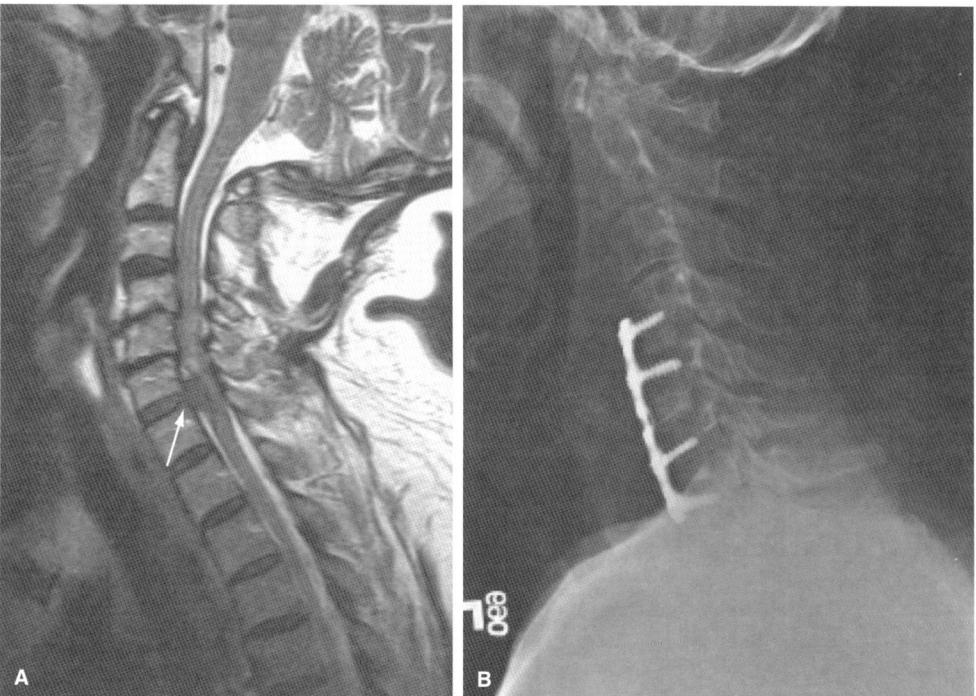

**Figura 68.20 A.** Estudo de ressonância magnética sagital ponderada em T2 de um paciente com espondilose cervical avançada e estenose de C3-C4 até C6-C7 com um fragmento agudo de hérnia de disco em C6-C7 (*seta*) após manipulação da coluna cervical. **B.** Radiografia lateral pós-operatória mostrando discectomia cervical anterior de C4-C5, C5-C6 e C6-C7 e fusão usando um aloenxerto ósseo e placa e parafusos de titânio.

Pacientes com espondilose crônica que manifestam compressão anterior e posterior podem necessitar de cirurgia complexa. Nesse caso, os pacientes podem ser submetidos a uma abordagem cirúrgica seriada, com exposição anterior inicial para discectomias cervicais múltiplas ou mesmo corpectomias cervicais com reconstrução com enxertos ósseos ou espaçadores intersomáticos, seguidos de placa cervical anterior. Em seguida, o paciente seria submetido a laminectomias cervicais posteriores reforçadas com parafusos de massa lateral. O objetivo da operação é deter a progressão da mielopatia.

## NEUROCIRURGIA FUNCIONAL E ESTEREOTÁXICA

A neurocirurgia funcional promove alteração anatômica ou fisiológica do sistema nervoso para alcançar um efeito desejado. Isso pode ser feito com procedimentos de estimulação elétrica focal, procedimentos ablativos ou implantação de bombas para administrar fármacos, geralmente no espaço liquórico, mas possivelmente também no parênquima. O campo da neurocirurgia funcional lida principalmente com o tratamento da dor, distúrbios do movimento, epilepsia e alguns distúrbios psiquiátricos quando refratários aos tratamentos convencionais. Todos esses distúrbios têm em comum a hiperfunção ou função desordenada de alguma parte do SNC. A fisiologia de cada distúrbio funcional é muitas vezes complexa e apenas parcialmente compreendida. O foco dessa seção é a intervenção cirúrgica usada em pacientes com epilepsia, dor e distúrbios funcionais e uma discussão sobre radiocirurgia estereotáxica em termos gerais.

De modo geral, a neurocirurgia funcional está relacionada com a administração focal de medicação, estimulação elétrica ou destruição do tecido neural. A medicação é administrada por meio de um cateter usando uma bomba operada por bateria e é discutida mais adiante nesta seção. Historicamente, as lesões eram formadas em diferentes áreas do SNC usando a ruptura anatômica das vias aplicando duas técnicas diferentes, transecção física das vias da substância branca (cordotomia) ou lesão usando sondas termopolares (causando coagulação do tecido neural). Atualmente, descobriu-se que a estimulação de muitos desses mesmos núcleos e vias é igualmente eficaz no alívio de sintomas e sinais. A diferença é que uma lesão é permanente e estática em tamanho e localização. A vantagem da estimulação é que ela pode ser ligada ou desligada, aumentada ou diminuída e, no caso de matriz de eletrodos implantada, pode ter sua localização alterada, dependendo de qual dos vários contatos é ativado. Portanto, a estimulação fornece uma lesão funcional reversível, escalável e um tanto móvel.

### Cirurgia estereotáxica

A estereotaxia, aplicada à neurocirurgia, ocupa-se da localização de um alvo no espaço tridimensional. O alvo em região profunda do cérebro não é visto diretamente na cirurgia. Isso pode ser um tumor, via da substância branca, um nervo craniano, malformação vascular ou núcleo profundo no cérebro. Esse campo evoluiu usando tanto sistemas baseados em fixação quanto naqueles sem fixação ao crânio, mas, em cada caso, uma inferência calculada é usada para atingir o alvo com precisão.

As técnicas estereotáxicas sem fixação craniana usam técnicas avançadas de imagem, fiduciais e marcadores de referência no lugar de marcação fixa. Braços robóticos, refletores infravermelhos e diodos emissores de luz fornecem ao cirurgião informações em tempo real sobre a anatomia em questão. Esta tecnologia também pode ser fundida com um visor do microscópio cirúrgico, auxiliando na dissecção microcirúrgica. É útil para o planejamento de incisões e craniotomias e, quando combinada com US intraoperatória, pode ser vantajoso para determinar a extensão da ressecção do tumor. Dispositivos radiocirúrgicos estereotáxicos sem fixação estão disponíveis comercialmente.[39]

Os sistemas baseados em fixação usam uma estrutura rígida presa ao crânio por pinos que penetram na tábua externa do crânio (Figura 68.18). Isso pode ser feito facilmente sob anestesia local, com o paciente bem acordado. O paciente é então levado para TC ou RM com um localizador na fixação. Usando coordenadas cartesianas, as coordenadas x, y e z do alvo podem ser determinadas. Em outras palavras, a posição do alvo em relação ao fixador é conhecida. Usando um sistema de arco, que é montado no fixador, o alvo pode ser acessado por diferentes trajetórias. Quando o alvo é uma lesão vascular, a arteriografia pode ser realizada com um sistema localizador e a posição da lesão vascular no espaço tridimensional pode ser determinada. Sistemas baseados em estruturas fixadas ao crânio são utilizados para biopsias cerebrais, estimulação cerebral profunda, procedimentos ablativos e radiocirurgia estereotáxica (RCE).

A RCE envolve a distribuição de uma dose concentrada de radiação para um volume definido no cérebro. A dose de radiação entregue seria tóxica se administrada em um amplo campo para todo o cérebro. Quando é distribuída em vários feixes colimados de vários ângulos diferentes ou em arcos em ângulos diferentes, o efeito no cérebro circundante é minimizado. Atualmente, dois métodos de RCE são amplamente utilizados. A *gamma knife* utiliza fontes de radiação de cobalto-201 focadas em um ponto. Uma vez localizado o alvo em três dimensões, ela é colocada neste ponto e diferentes colimadores são usados para focalizar a radiação. Aceleradores lineares modificados fornecem a dose de radiação em vários arcos, minimizando assim o efeito no tecido cerebral circundante. Ambos os sistemas utilizam múltiplos isocentros para o tratamento de lesões de formato irregular. A RCE é aplicada no tratamento de quase todas as lesões intracranianas, mas é comumente usada no tratamento de tumores metastáticos, lesões benignas dos nervos cranianos, MAVs e neuralgia do trigêmeo. Os principais riscos da RCE são necrose por radiação e lesão por radiação nas estruturas circundantes.

### Estimulação cerebral

A estimulação elétrica do sistema nervoso é usada no tratamento de distúrbios do movimento, dor e epilepsia. A estimulação envolve a colocação de um eletrodo, que é então conectado a um gerador colocado no tecido subcutâneo. Aqui discutimos a neuroestimulação aplicada ao tratamento de distúrbios do movimento, estados de dor crônica e epilepsia.

A doença de Parkinson é o distúrbio do movimento mais comum para o qual os pacientes são operados. Técnicas estereotáxicas desenvolvidas na década de 1950 foram usadas para criar lesões no pálido e no tálamo. Esses procedimentos ablativos caíram no esquecimento por um tempo com a introdução e uso generalizado da L-dopa (L-3,4-di-hidroxifenilalanina). No início da década de 1990, houve um interesse renovado no uso de técnicas cirúrgicas para pacientes portadores da doença de Parkinson que se tornaram irresponsivos aos agentes farmacológicos ou intolerantes aos seus efeitos adversos. Lesões do segmento interno do globo pálido tiveram um tremendo ressurgimento. Com melhorias nas técnicas de imagem e no registro de microeletrodos intraoperatórios, a estimulação cerebral profunda logo substituiu os procedimentos ablativos no tratamento cirúrgico desses pacientes. A estimulação induz uma inibição reversível da atividade neuronal, que pode ser ajustada conforme a situação clínica exigir. O núcleo subtalâmico substituiu o globo pálido como alvo de escolha. A estimulação do núcleo subtalâmico é mais eficaz para o tratamento da rigidez e acinesia. O tremor é tratado de maneira adequada com estimulação do núcleo ventral intermediário do tálamo.

A estimulação da medula espinal é utilizada para o tratamento de dor crônica, distonia e disfunção da bexiga. Os pacientes geralmente passam por um teste de estimulação em que eletrodos lineares são colocados de forma percutânea e conectados a um gerador externo. Se os sintomas melhorarem, eletrodos lineares permanente ou eletrodos em placas são colocados e conectados a um gerador programável colocado no tecido subcutâneo. O mecanismo preciso da ação é desconhecido. A indicação mais comum é a da chamada síndrome pós-laminectomia, principalmente quando a dor nas pernas é pior do que a dor nas costas. Há também algum benefício para os pacientes com síndrome de dor regional crônica. Não é rotineiramente constatada a sua eficácia no tratamento de dor oncológica.

A estimulação do nervo vago foi aprovada pela Food and Drug Administration dos EUA para o tratamento de convulsões intratáveis e depressão grave. O mecanismo de ação não é claro, mas acredita-se que seja o resultado da estimulação aferente de centros corticais superiores no hipotálamo, amígdala, córtex insular e córtex cerebral através do núcleo do trato solitário. A estimulação do nervo vago esquerdo diminui a frequência das crises, mas raramente torna os pacientes livres de crises.[40,41]

## Bombas implantáveis

As bombas implantáveis são utilizadas para o tratamento de dores crônicas e espasticidade. Um cateter intratecal é inserido no canal vertebral lombar e uma infusão de teste é usada para avaliar a resposta. Muitos pacientes com dor oncológica responderão favoravelmente à administração intratecal de narcóticos por meio de uma bomba programável. O baclofeno é o agente de escolha para o tratamento da espasticidade com esta modalidade.

## Lesões destrutivas

A lesão ablativa do SNC para o tratamento da dor, distúrbios do movimento, epilepsia e doenças psiquiátricas tem uma longa história. Antes do advento dos fármacos antipsicóticos, pensava-se que as maneiras mais eficientes de curar e controlar alguns pacientes com doença psiquiátrica grave fossem a institucionalização e a psicocirurgia. Antes do desenvolvimento das tecnologias descritas anteriormente, a lesão de diferentes vias no cérebro e na medula espinal era o único método para tratar pacientes com dor crônica e distúrbios do movimento. Embora os procedimentos de neuromodulação e a tecnologia de infusão de fármacos tenham substituído muitos dos procedimentos neuroablativos anteriormente em uso generalizado, alguns procedimentos ablativos ainda mantêm sua utilidade clínica.

As lesões da zona de entrada da raiz dorsal são particularmente úteis para pacientes com dor por desaferentação relacionada à lesão do plexo braquial e, em menor grau, pacientes com lesão medular que apresentam a chamada dor da zona terminal. Nessas condições, a desaferentação dos neurônios do trato espinotalâmico resulta em disparo espontâneo e sensação de dor. O procedimento realiza lesões do corno dorsal dos níveis afetados usando uma cânula termopolar. A extensão deste conceito foi aplicada ao núcleo caudal do nervo trigêmeo para o tratamento de síndromes de dor facial.

A mielotomia é tradicionalmente aplicada no tratamento da dor oncológica bilateral. Envolve a secção da comissura anterior nos níveis envolvidos e acima deles, o que interrompe as fibras da dor em seu caminho para o trato espinotalâmico contralateral. Uma técnica modificada que interrompe apenas a rafe mediana das colunas dorsais foi descrita e, presumivelmente, interrompe a via da dor visceral de segunda ordem demonstrada para percorrer o funículo dorsal dos mamíferos.[42,43]

A cordotomia envolve a lesão do quadrante anterolateral da medula espinal nos níveis cervicais, eliminando assim a entrada do trato espinotalâmico no lado contralateral do corpo. Historicamente, foi mais útil no tratamento da dor unilateral decorrente de câncer. A lesão bilateral aumenta o risco de apneia do sono neurologicamente mediada (maldição de Ondina). Pode ser realizada por via percutânea ou como procedimento aberto.

A simpatectomia envolve a interrupção cirúrgica da cadeia simpática no nível torácico alto ou lombar. Uma variedade de técnicas endoscópicas, toracoscópicas, de radiofrequência e abertas é usada. É utilizada principalmente em pacientes com hiperidrose, dor mediada pelo simpático, causalgia, síndrome da dor regional crônica e doença de Raynaud.

O bloqueio do nervo ou a neurectomia usam anestésico local, às vezes com corticosteroides, que podem ser injetados nos tecidos ao redor de um nervo periférico, bloqueando a condutividade e aliviando a dor. Isso pode resultar em um efeito duradouro, mas normalmente é de curta duração. Agentes neurolíticos (fenol ou álcool absoluto) também podem ser usados. Os nervos também podem ser cirurgicamente divididos ou interrompidos por técnicas de radiofrequência. Existe um risco significativo de recorrência com neurectomia ablativa. Os bloqueios nervosos locais são geralmente empregados em procedimentos diagnósticos, mas podem ser repetidos conforme necessário para o alívio da dor. A neurectomia ablativa geralmente é reservada para alívio a curto prazo em pacientes com prognóstico ruim e expectativa de vida curta.

## Epilepsia

A epilepsia não é uma entidade clínica distinta com uma causa identificável, mas sim uma coleção intrincada de distúrbios do cérebro que compartilham convulsões como parte do complexo. As convulsões são classificadas como parciais, generalizadas ou não classificadas. As crises parciais são simples (sem alteração do nível de consciência) ou complexas (com alteração do nível de consciência). As crises generalizadas são convulsivas ou não convulsivas. As taxas de incidência nos países desenvolvidos (40 a 70/100.000) são mais baixas do que nos países em desenvolvimento (100 a 190/100.000). Aproximadamente 20 a 40% dos pacientes com convulsões não respondem à terapia anticonvulsivante. A falha em responder a três medicamentos anticonvulsivantes leva ao encaminhamento para um centro especializado em avaliação e tratamento de epilepsia.

O objetivo da propedêutica do paciente com epilepsia é identificar a área cortical responsável pelo início da crise. Quando a investigação radiológica (RM, TC ou ambas) revela uma lesão óbvia causando a convulsão (p. ex., tumor, malformação vascular), o tratamento é relativamente simples e envolve a remoção da lesão. Em outros casos, a lesão agressora não é tão óbvia na imagem, sendo necessário um monitoramento intensivo e muitas vezes invasivo para determinar o foco epileptogênico. Também é importante determinar a dominância da linguagem e as áreas do cérebro que são funcionalmente anormais durante o período interictal. Técnicas não invasivas que se tornaram mais amplamente disponíveis e melhor caracterizadas incluem magnetoencefalografia, tomografia por emissão de pósitrons, TC por emissão de fóton único e RM funcional. As modalidades invasivas usadas na avaliação de pacientes candidatos a cirurgia da epilepsia incluem o teste de Wada para domínio da linguagem, monitoramento por eletrodos de profundidade implantados estereotaxicamente, eletrodos em fita ou em placa implantados. Qualquer uma ou todas essas técnicas podem ser úteis no mapeamento cerebral. Há muito tempo é possível mapear áreas críticas de fala e movimento dos membros em pacientes de craniotomia acordados e submetidos à anestesia local no momento da ressecção do foco da convulsão.

Com base nas informações obtidas na avaliação da epilepsia, o paciente pode ser encaminhado à cirurgia. As lesões do hemisfério dominante são frequentemente operadas com o paciente acordado para permitir o mapeamento cerebral confirmatório intraoperatório. Isso é realizado estimulando o córtex e observando e monitorando a resposta do paciente, procurando por interrupção da fala, anomia ou fraqueza ou dormência nos membros. Os procedimentos cirúrgicos mais comumente realizados para a epilepsia são lobectomia temporal anterior, ressecção cortical focal, transecção subpial múltipla, hemisferectomia e calosotomia.

A lobectomia temporal anterior é a operação mais comum para epilepsia. Um foco interictal inteiramente unilateral é a indicação ideal (Figura 68.21). O lobo temporal anterior, o hipocampo anterior e a amígdala são ressecados. Se o foco epileptogênico não for completamente removido, o paciente pode continuar a apresentar convulsões intratáveis. Se uma porção muito extensa do lobo temporal for retirada, pode resultar em quadrantanopsia superior contralateral ou em lesões do hemisfério dominante, disfunção de fala e linguagem.

A ressecção cortical focal é geralmente realizada no córtex frontal. Os resultados são mais variáveis do que aqueles com a lobectomia temporal.

A transecção subpial múltipla é utilizada em áreas mais eloquentes do cérebro e envolve fazer incisões corticais perpendiculares à superfície do giro em questão. Isso presumivelmente preserva as fibras descendentes e a função enquanto interrompe a propagação de qualquer atividade epileptogênica dentro do próprio manto cortical.

A calosotomia é utilizada para evitar a rápida disseminação das convulsões, em vez de eliminar o foco. É principalmente útil em convulsões que se generalizam repentinamente, resultando em ataques de queda atônica, como na síndrome de Lennox-Gastaut.

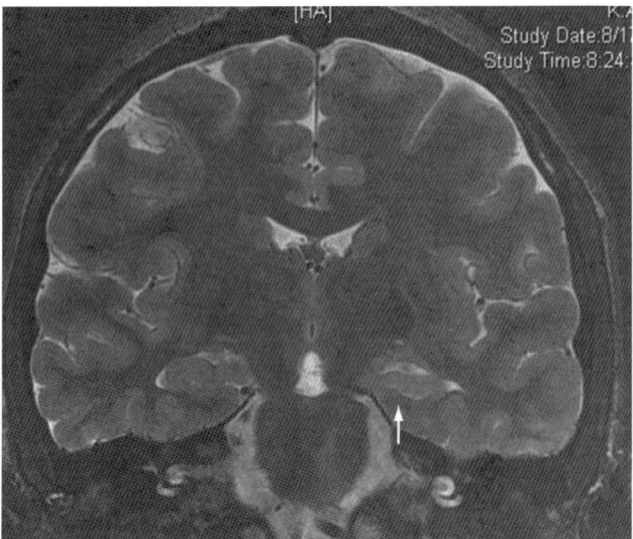

**Figura 68.21** Estudo de ressonância magnética (RM) coronal ponderada em T2 mostra gliose e atrofia temporal mesial esquerda (seta).

A hemisferectomia geralmente é reservada para crianças pequenas com convulsões restritas a um hemisfério, mas ameaçando o hemisfério sadio por efeitos secundários de convulsões repetidas, como na síndrome de Rasmussen. Comumente, há alguma anormalidade na migração celular. No passado, todo o córtex era removido, deixando os núcleos da base intactos. Embora tenha havido uma diminuição significativa na atividade convulsiva, o procedimento levou a uma alta taxa de complicações, com deslocamentos cerebrais ex-vácuo. Uma técnica mais recente agora envolve a preservação de porções do córtex e seu suprimento sanguíneo, enquanto as desconecta do resto do cérebro por extenso enfraquecimento da substância branca adjacente.[44]

A estimulação cortical implantável foi aprovada em 2013 para pacientes com epilepsia medicamentosa intratável (NeuroPace®). A neuroestimulação responsiva (RNS®, do inglês *responsive neurostimulation*) é um sistema de circuito fechado que usa estimulação cortical em resposta à detecção do desenvolvimento de atividade convulsiva. Esta pode ser uma promessa significativa no futuro.[45]

## Neuralgia do trigêmeo

A neuralgia do trigêmeo afeta aproximadamente quatro em 100.000 indivíduos e é caracterizada por breves episódios de dor intensa e lancinante em uma ou mais das três divisões do nervo trigêmeo, geralmente V2 e V3. Os pacientes geralmente descrevem que é precipitado pelo toque ou temperaturas extremas. Em casos extremos, um paciente pode se recusar a comer ou fazer a barba para evitar desencadear os fortes choques de dor. A sensação geralmente permanece intacta e dormência significativa ou fraqueza da mandíbula leva à suspeita de compressão extrínseca por uma lesão com efeito de massa, como um tumor. Muitas vezes, os pacientes são encaminhados com um diagnóstico já estabelecido. É reconfortante se o paciente respondeu em algum momento à medicação. A RM é usada para descartar tumores da fossa posterior e esclerose múltipla, que podem apresentar sintomas relacionados. A maioria dos pacientes responde à administração oral de carbamazepina. O baclofeno e a gabapentina também têm alguma utilidade clínica no tratamento médico. Presume-se que o mecanismo mais comum esteja relacionado à compressão vascular do quinto nervo craniano ao entrar no tronco encefálico (Figura 68.22). Com o envelhecimento, as artérias se alongam e podem então tornar-se tortuosas e permanecer em contato com os nervos cranianos. Em sua entrada na ponte, o quinto nervo perde sua arquitetura de sustentação mais periférica, a reticulina e os elementos mesenquimais que endurecem o nervo mais perifericamente. A pressão pulsátil focal da artéria contra essa parte vulnerável do nervo resulta na transmissão efática a partir de grandes fibras mielinizadas para pequenas fibras mielinizadas (delta A) e não mielinizadas.

A terapia cirúrgica é comumente reservada para pacientes que não respondem ao tratamento medicamentoso. A descompressão microvascular envolve uma pequena craniotomia suboccipital para exploração microcirúrgica da zona de entrada da raiz dorsal do nervo trigêmeo no lado afetado. O vaso em conflito, geralmente a artéria cerebelar superior, é então dissecado do nervo e uma barreira (Teflon® ou esponja de álcool polivinílico) é colocada entre o vaso e o nervo para evitar compressão focal pulsátil contínua. Em situações especialmente favoráveis, a artéria em conflito com o nervo pode ser dissecada livremente para se afastar do nervo, sem a necessidade de preenchimento. Uma pequena alça de substituto dural também pode ser feita para manter a artéria afastada do nervo.

As técnicas de rizotomia percutânea trigeminal geralmente envolvem lesão térmica por radiofrequência do gânglio trigeminal, injeção de glicerol (Figura 68.23) no LCR do *cavum* de Meckel (que causa um dano osmótico preferencialmente às fibras nervosas finas que transportam dor) ou trauma mecânico ao nervo ou gânglio por insuflação transitória de um balão de cateter Fogarty nº 4. Cada método tem seus proponentes, juntamente com vantagens e desvantagens.

A RCE foi descrita para o tratamento da neuralgia do trigêmeo.[46] Os resultados iniciais foram encorajadores e a avaliação contínua de indicações específicas e o acompanhamento a longo prazo estão em andamento.

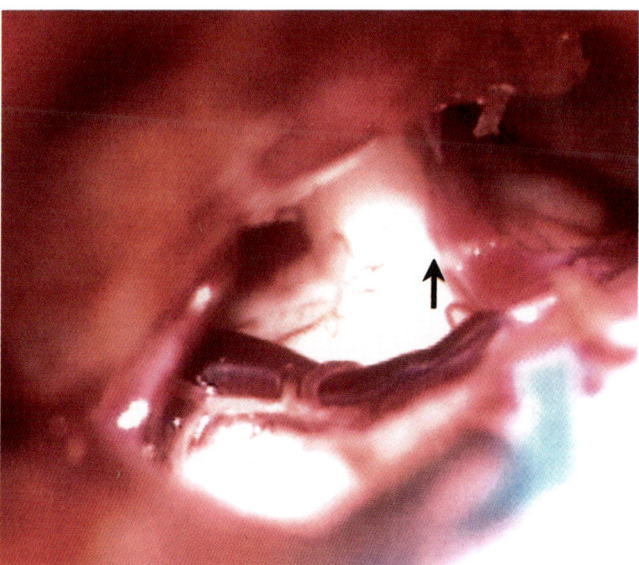

**Figura 68.22** Fotografia intraoperatória de um paciente com neuralgia do trigêmeo típica. O nervo trigêmeo esquerdo é comprimido superiormente por um ramo da artéria cerebelar superior (*seta*).

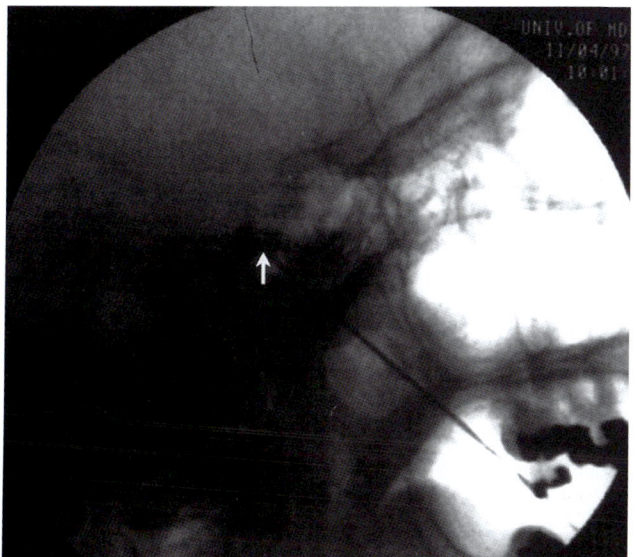

**Figura 68.23** Radiografia lateral do crânio em paciente submetido à rizotomia com glicerol para neuralgia do trigêmeo típica. Uma agulha de raqui de calibre 20 é direcionada para o forame oval e o agente de contraste não iônico é injetado para delinear o gânglio trigeminal (*seta*).

## HIDROCEFALIA

A *hidrocefalia*, definida como o aumento dos ventrículos cerebrais, ocorre quando a produção de LCR ultrapassa a capacidade do corpo de absorver esse líquido. Isso pode estar relacionado à obstrução do fluxo do LCR através do sistema ventricular (hidrocefalia obstrutiva) ou à incapacidade do corpo de reabsorver o LCR no nível das granulações aracnóideas (denominada hidrocefalia comunicante). A distinção entre hidrocefalia comunicante e obstrutiva é determinada pela natureza da interrupção do fluxo do LCR. Se houver fluxo livre do LCR através do sistema ventricular até o nível das granulações aracnóideas, a hidrocefalia é chamada de comunicante. Se houver obstrução ao fluxo em qualquer parte do sistema ventricular, a hidrocefalia é denominada obstrutiva. Raramente, um tumor do plexo corióideo, a estrutura responsável pela produção do LCR, causará superprodução do LCR, superando a capacidade do corpo de absorvê-lo. A hidrocefalia obstrutiva é tipicamente congênita, mas pode estar relacionada a lesões expansivas intraventriculares ou periventriculares (neoplásicas e não neoplásicas). Em geral, apresenta-se com imagens que demonstram o alargamento de alguns ventrículos, mas não de outros, indicando uma obstrução no fluxo do LCR de uma parte do sistema ventricular para outra. A hidrocefalia comunicante é caracteristicamente adquirida, geralmente secundária a infecção ou hemorragia e demonstra aumento mais uniforme de todos os quatro ventrículos.

A hidrocefalia é frequentemente discutida em conjunto com a neurocirurgia pediátrica, porque esta é uma das condições mais comuns tratadas por neurocirurgiões especializados no tratamento de recém-nascidos e crianças. De fato, a hidrocefalia é bastante comum na população adulta e cabe ao profissional especializado conhecer sua fisiopatologia e tratamento. Nesta seção, nos concentramos nos tipos de hidrocefalia que afetam a população adulta. A hidrocefalia pediátrica é discutida mais adiante.

A *hidrocefalia pós-hemorrágica* é causada pela obstrução das granulações aracnóideas com células sanguíneas. Isso resulta em hidrocefalia da variedade comunicante. A *hidrocefalia pós-infecciosa* também é comunicante e resulta de infecção meníngea e absorção alterada do LCR.

A *hidrocefalia de pressão normal* é uma condição caracterizada pela tríade clínica de ataxia da marcha, incontinência urinária e demência. A imagem revela ventriculomegalia desproporcional à atrofia cerebral. Esta condição é mais comumente vista na população idosa e responde bem à derivação liquórica. Muitas técnicas são empregadas para prever se os pacientes responderão à derivação do LCR. Muitos acreditam que a apresentação clínica de ataxia, incontinência e demência, nessa ordem, seja o melhor preditor de resposta à derivação.

### Hidrocefalia e gravidez

Em geral, o tratamento e o manejo de mulheres grávidas com derivações liquóricas devem ser adaptados a cada paciente. Cefaleia, náuseas, vômitos, convulsões e letargia podem ser os sinais de apresentação da falha do sistema. Em pacientes grávidas, isso pode ser devido a um aumento da incidência de mau funcionamento distal. Esses sinais e sintomas também são observados na pré-eclâmpsia, que deve ser descartada. Pacientes submetidas a cesarianas devem receber antibióticos profiláticos. A externalização do cateter de derivação pode ser necessária para casos altamente contaminados.

## Cirurgia abdominal em pacientes com derivações ventriculoperitoneais

Assim como na gravidez, o manejo de pacientes com derivações e doenças cirúrgicas do abdome deve ser individualizado. Em casos altamente contaminados, a externalização do cateter de derivação é recomendada.[46] Generalizações sobre o momento da cirurgia abdominal e derivações ventriculoperitoneais e a segurança de procedimentos simultâneos não podem ser feitas neste momento devido a conclusões conflitantes de estudos recentes.[47,48]

## NEUROCIRURGIA PEDIÁTRICA

A neurocirurgia pediátrica é uma parte da disciplina que lida com bebês e crianças. Como mencionado anteriormente, grande parte do tempo do neurocirurgião pediátrico é gasto lidando com a hidrocefalia. Além disso, a neurocirurgia pediátrica se preocupa com o tratamento de outras anomalias congênitas, neurotraumatismos, problemas funcionais, tais como espasticidade e epilepsia, distúrbios cerebrovasculares em crianças, tumores cerebrais e defeitos congênitos da coluna e medula. Nesta seção, discutimos brevemente alguns desses processos patológicos e seu tratamento.

A hidrocefalia em recém-nascidos manifesta-se por aumento do perímetro cefálico, fontanelas abauladas e tensas e alargamento das suturas cranianas. A criança pode demonstrar letargia e má alimentação e ter anormalidades na motricidade ocular extrínseca, resultando na manutenção da mirada vertical para cima. O diagnóstico é feito com US, RM ou TC.

A etiologia da hidrocefalia em lactentes e recém-nascidos é congênita ou adquirida. A hidrocefalia congênita é tipicamente obstrutiva, enquanto a hidrocefalia adquirida geralmente é comunicante. A hidrocefalia adquirida em recém-nascidos é comumente pós-infecciosa (meningite, infecção por toxoplasmose intrauterina, infecção por citomegalovírus) ou relacionada à prematuridade (hemorragia intraventricular). As condições congênitas que podem causar hidrocefalia incluem estenose do aqueduto, malformação de Chiari II (discutida posteriormente), malformação de Dandy-Walker, aneurismas da veia cerebral magna (veia de Galeno), tumores e cistos aracnoides. A estenose do aqueduto causa hidrocefalia obstrutiva ao impedir o fluxo do LCR do terceiro ventrículo para o quarto ventrículo (Figura 68.24). A malformação de Chiari II causa obstrução do fluxo de saída do quarto ventrículo. A malformação de Dandy-Walker está associada à ausência do vérmis do cerebelo, expansão cística do quarto ventrículo e hidrocefalia. Aneurismas da veia de galeno, tumores e cistos aracnoides causam hidrocefalia por um mecanismo obstrutivo.

O tratamento da hidrocefalia se baseia principalmente na prevenção de lesão neurológica, que pode ocorrer se a condição não for tratada. Em alguns casos, o déficit neurológico pode ser revertido. O tratamento geralmente envolve o tratamento da lesão agressora (ressecção do tumor ou tratamento da infecção) e derivação do LCR. O destino distal para a maioria das derivações é a cavidade peritoneal. Outros locais incluem a cavidade pleural ou a veia cava superior. Os procedimentos de derivação do LCR não são isentos de complicações e 5 a 15% de todas as derivações tornam-se infectadas. O tratamento de infecções de derivação geralmente envolve exteriorização ou remoção do dispositivo, esterilização do LCR e eventual substituição da derivação.

Terceiro-ventriculostomia endoscópica é um procedimento cirúrgico utilizado com frequência em pacientes com hidrocefalia obstrutiva e granulações aracnóideas intactas com manutenção da capacidade de reabsorção do LCR (Figura 68.25). Embora as indicações para a terceiro-ventriculostomia endoscópica e os resultados do tratamento sejam bem documentados, mantém-se o refinamento contínuo das indicações.[49]

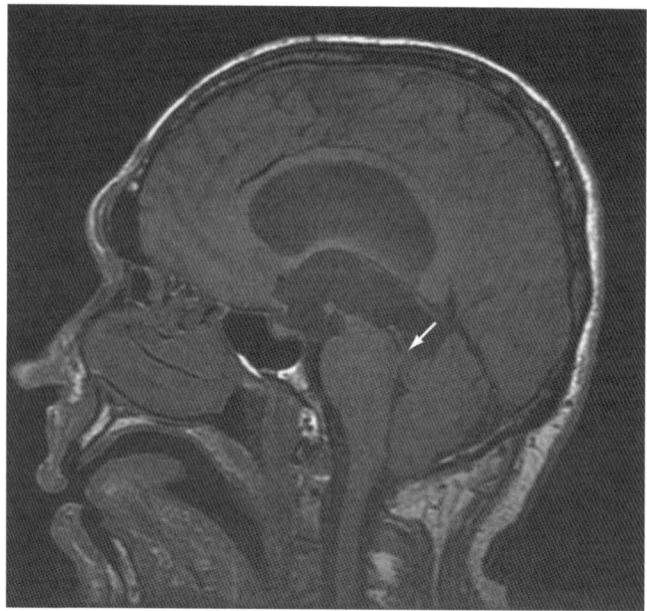

**Figura 68.24** Imagem de ressonância magnética (RM) sagital ponderada em T1 de paciente com hidrocefalia obstrutiva causada por estenose do aqueduto (*seta*).

Outras condições neurocirúrgicas que afetam bebês e crianças incluem uma variedade de anomalias congênitas que afetam o sistema nervoso. A mielomeningocele (Figura 68.26) é uma anomalia relacionada à falha no fechamento do tubo neural, com desenvolvimento meníngeo, esquelético e muscular deficiente. O placódio neural resultante está presente sem cobertura de pele e geralmente está associado a um espaço subaracnóideo aumentado ou em forma de saco. O tratamento consiste no fechamento e reconstrução das diferentes camadas. O déficit neurológico distal ao defeito é comum, assim como a hidrocefalia e a malformação de Chiari (discutidas posteriormente).

As encefaloceles resultam do fechamento desordenado do neuróporo cranial. As encefaloceles occipitais são mais comuns nas populações ocidentais, enquanto as lesões frontais são mais comuns no Sudeste Asiático. A lesão pode ou não ter tecido neural dentro dela. O cérebro que está envolvido é geralmente displásico. Frequentemente há uma anormalidade intracraniana associada. O disrafismo espinal oculto geralmente se manifesta com alteração cutânea na área lombossacral (Figura 68.27). Hemangiomas, tufos de cabelo, fístulas sinusais dérmicas e massas lipomatosas são frequentemente observados. Esta condição é frequentemente associada à síndrome da medula presa. Essa síndrome se manifesta clinicamente como dor nas costas e nas pernas, dificuldade na marcha, fraqueza, deformidade ortopédica dos pés, disfunção miccional e disfunção sexual. A diastematomielia é um estado disráfico no qual há duplicação da medula espinal em um ou mais níveis contínuos. As fístulas sinusais dérmicas são lesões com revestimento escamoso, frequentemente associadas a pequenas depressões cutâneas na linha média. Elas estão frequentemente associadas a tumores dermoides ou epidermoides intradurais. De modo geral, o tratamento é cirúrgico com excisão da fístula e remoção do componente dermoide ou epidermoide.

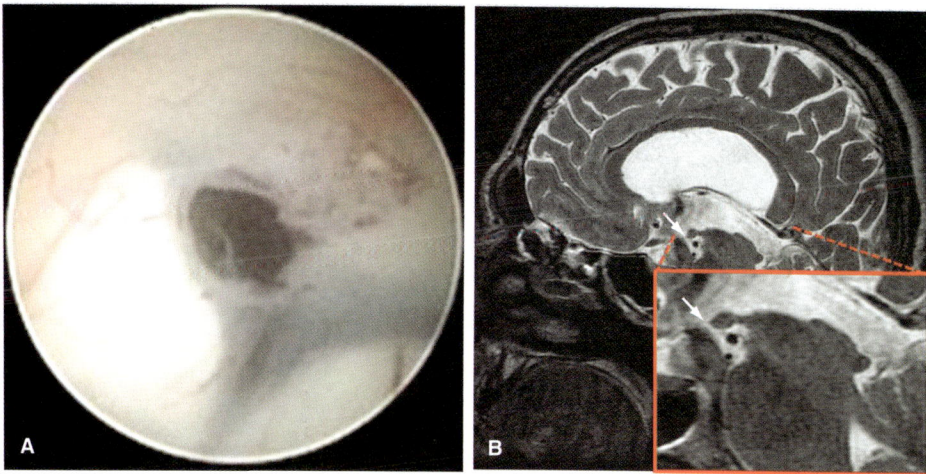

**Figura 68.25 A.** Visão endoscópica do assoalho do terceiro ventrículo após a terceiro-ventriculostomia. **B.** Ressonância magnética (RM) de acompanhamento 4 anos depois demonstrando bom fluxo no local da fenestração (seta).

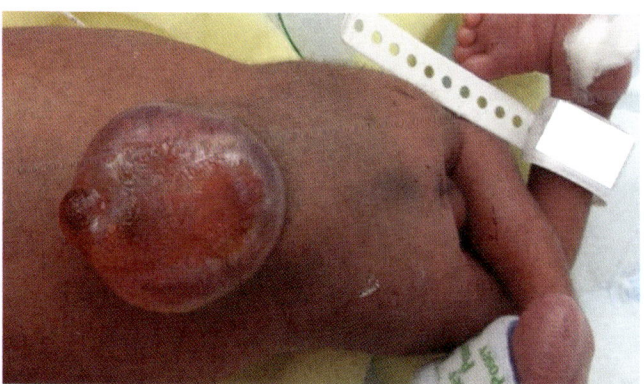

**Figura 68.26** Mielomeningocele em recém-nascido. Observe a deformidade dos membros inferiores.

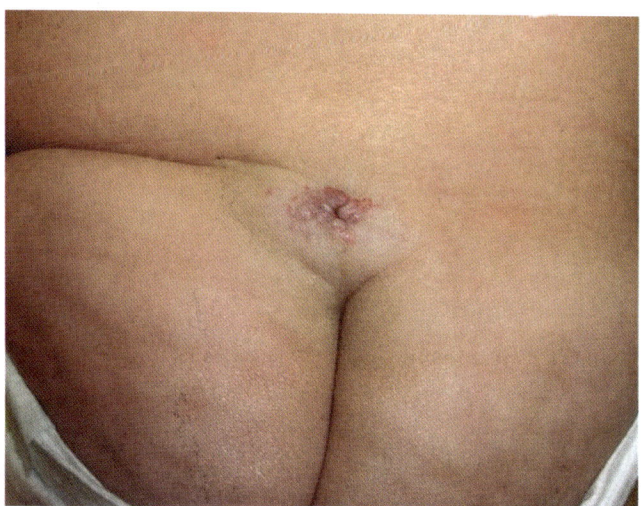

**Figura 68.27** Criança com hemangioma cutâneo lombar. Isso geralmente acompanha uma espinha bífida subjacente (espinha bífida oculta) durante a avaliação clínica.

As malformações de Chiari consistem em quatro anormalidades diferentes do rombencéfalo. Os tipos I e II são considerados aqui. A malformação de Chiari I (Figura 68.28) é normalmente diagnosticada em adultos e envolve o deslocamento para baixo das tonsilas cerebelares pelo forame magno. Também pode estar associada à siringomielia da medula cervical. O deslocamento para baixo da medula é tipicamente ausente. Os pacientes apresentam cefaleia occipital exacerbada pela manobra de Valsalva e também podem apresentar sinais de compressão do forame magno, disfunção do nervo craniano ou síndrome cerebelar. Alguns pacientes também manifestam sinais de hipertensão intracraniana e papiledema. O diagnóstico é realizado por RM e TC. A RM sagital fornece uma avaliação precisa da extensão do deslocamento das tonsilas. O tratamento consiste na descompressão óssea do occipital com remoção do arco posterior de C1 e às vezes de C2. A dura-máter é então aberta e um enxerto dural utilizado, criando assim mais espaço para os elementos neurais. A malformação de Chiari II geralmente está associada à mielomeningocele. A medula, a junção cervicomedular e o quarto ventrículo são deslocados caudalmente. Essas crianças podem apresentar estridor, disfagia e apneia. A intervenção cirúrgica é indicada nesses casos.

## Craniossinostose

A craniossinostose envolve a fusão prematura de uma ou mais suturas cranianas e causa crescimento ósseo restrito na sutura fundida e desfiguração do crânio no bebê em desenvolvimento. Quando várias suturas estão envolvidas, isso pode causar comprometimento do crescimento e desenvolvimento do cérebro. A sutura mais comumente envolvida é a sutura sagital (Figura 68.29), seguida pela sutura coronal, sutura metópica e sutura lambdoide. A sinostose lambdoide precisa ser diferenciada da plagiocefalia posicional. A intervenção operatória consiste na ressecção da sutura envolvida e, nos casos de sinostose sindrômica (Apert, Crouzon), pode exigir remodelação da calota craniana e avanço do rebordo orbitário.

## INFECÇÕES DO SISTEMA NERVOSO CENTRAL

Em geral, as infecções do SNC podem ser agrupadas como infecções intracranianas e infecções espinais. As infecções intracranianas podem ocorrer no espaço epidural (abscesso epidural), no espaço subdural (empiema subdural), no espaço subaracnóideo (meningite), no parênquima (abscesso cerebral) ou nos ventrículos (ventriculite).

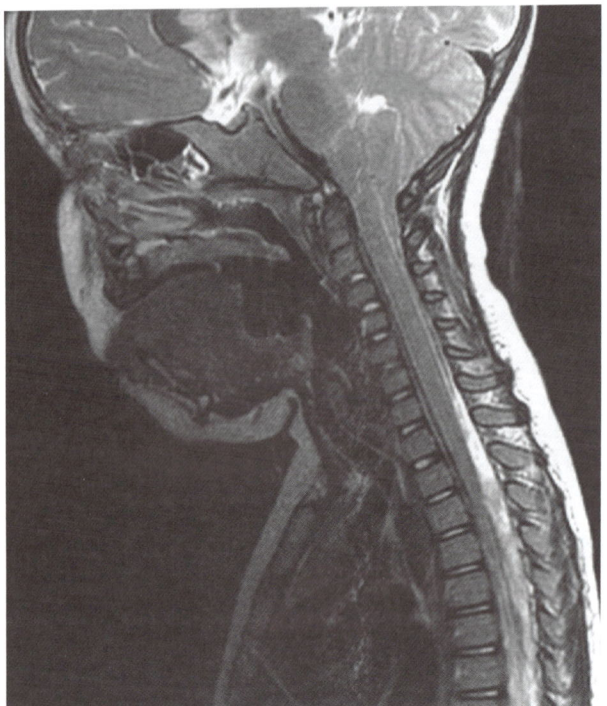

**Figura 68.28** A imagem de ressonância magnética (RM) sagital ponderada em T2 de uma criança com malformação de Chiari tipo I significativa. Observe o deslocamento inferior das tonsilas abaixo da borda do forame magno.

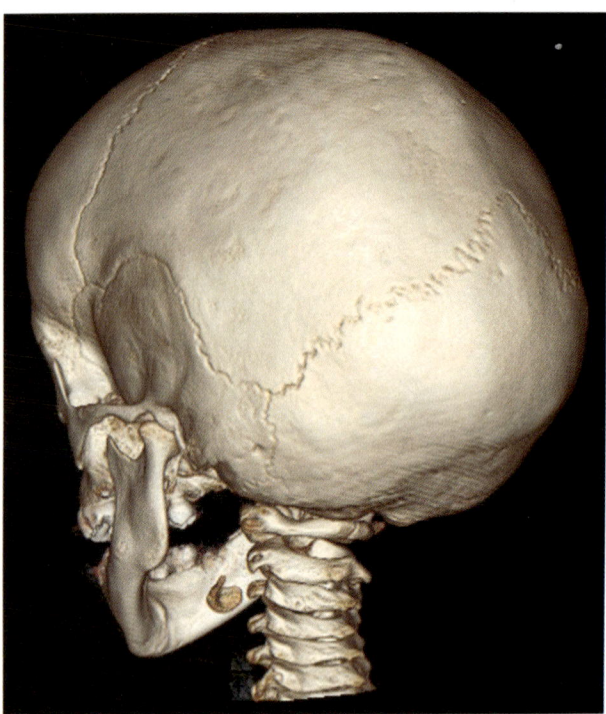

**Figura 68.29** Tomografia computadorizada (TC) com reconstrução tridimensional de uma criança com sinostose sagital. As suturas coronal e lambdoide são bem visualizadas.

## Infecções intracranianas

### Abscesso epidural craniano

O abscesso epidural craniano é responsável por cerca de 2% de todas as infecções intracranianas. Um abscesso epidural é comumente localizado na região frontal associado a sinusite frontal e osteomielite ou na região temporal associado a mastoidite e infecção crônica do ouvido. Também pode ser observado em fraturas de crânio deprimidas não tratadas ou inadequadamente tratadas. Clinicamente, há edema local associado, eritema e hipersensibilidade com sinais de infecção localizada ou sistêmica. A infecção pode levar ao desenvolvimento de meningite e deterioração neurológica. O exame de TC de crânio geralmente mostra a infecção com osteomielite associada. O tratamento consiste em drenagem cirúrgica, desbridamento do osso infectado, drenagem dos seios adjacentes infectados e antibioticoterapia prolongada. Uma cranioplastia pode ser necessária no futuro após a cura da infecção. O desfecho é geralmente aceitável com baixa morbidade ou mortalidade na ausência de empiema ou meningite.

### Empiema subdural

Um empiema subdural é uma coleção de pus no espaço subdural. Geralmente visto em crianças mais velhas e adultos jovens, é mais comumente relacionado à disseminação contígua dos seios paranasais ou infecção no ouvido. Alternativamente, a infecção pode ocorrer por tromboflebite retrógrada das veias comunicantes entre as veias mucosas dos seios infectados e seios venosos durais ou por disseminação hematogênica. Cerca de 60% dos empiemas subdurais estão associados à sinusite frontal ou etmoidal e em torno de 20% com infecções da orelha interna. A infecção pode localizar-se nas convexidades cerebrais, na fissura hemisférica ou sobre o tentório.

Pacientes com empiema subdural podem apresentar febre, sinais de irritação meníngea, cefaleia, convulsões, déficits neurológicos focais e alteração do estado mental. A complicação mais significativa é a trombose venosa cortical levando ao infarto cerebral. É frequentemente anunciado por convulsões e rápida deterioração clínica. O diagnóstico é feito pelo índice de suspeição e pela presença de uma coleção de líquido subdural adjacente a um foco conhecido de infecção sinusal. As margens da coleção geralmente realçam com contraste. O tratamento adequado inclui a realização imediata de drenagem cirúrgica associada à antibioticoterapia. Os anticonvulsivantes são indicados mesmo na ausência de convulsões, pois há alto risco de desenvolvimento de crises. Os esteroides são frequentemente administrados com antibióticos. O desfecho com o tratamento depende de idade, etiologia e estado neurológico, com idade avançada, empiema pós-operatório e traumático e alteração do nível de consciência apresentando pior prognóstico.

### Meningite

A meningite bacteriana aguda é uma infecção dos espaços subaracnóideos e das meninges. Os sinais e sintomas incluem febre, mal-estar, alteração do estado mental, rigidez de nuca e dor de cabeça que resultam de irritação leptomeníngea e aumento da PIC. O microrganismo causador varia com a idade do paciente. A meningite neonatal é causada por infecção com estreptococos do grupo B, *Escherichia coli* ou espécies de *Listeria*. A meningite neonatal tardia pode ser causada por qualquer um desses microrganismos, bem como por estafilococos ou *Pseudomonas aeruginosa*. Em crianças, *Streptococcus pneumoniae* (pneumococo) e *Neisseria meningitidis* (meningococo) são os microrganismos causadores mais comuns. No passado, *Haemophilus influenzae* era uma causa comum de meningite em crianças, mas sua prevalência diminuiu devido à vacinação. Pneumococos e meningococos são os microrganismos causadores mais comuns em adultos. O tratamento consiste em pronta realização de cultura do LCR e imediata administração de antibióticos intravenosos. O estado mental alterado secundário à hidrocefalia comunicante pode exigir a colocação de um dreno ventricular externo e eventual colocação de derivação ventriculoperitoneal uma vez que o LCR esteja estéril. Episódios recorrentes de meningite bacteriana levam à investigação sobre a comunicação anormal entre o SNC e o ambiente externo (seio dérmico ou fístula liquórica).

### Abscesso cerebral

Acúmulo de pus no tecido cerebral (abscesso cerebral), em geral, é visto em crianças e adultos jovens, mas pode ser perceptível em todas as faixas etárias. A disseminação contígua da infecção dos seios paranasais, orelha média ou mastoide é a causa mais comum, representando cerca de 50% de todos os casos. A disseminação hematogênica dos pulmões ou de outras partes do corpo (cárie dentária, endocardite bacteriana subaguda, diverticulite) é responsável por cerca de 25% dos casos e em aproximadamente 20% dos casos, a causa é indeterminada. Abscessos frontais ao longo da base orbital são muitas vezes o resultado de disseminação contígua dos seios frontais, enquanto abscessos temporais ou cerebelares são de origem otogênica. Malformações cardíacas com policitemia resultando em aumento da viscosidade do sangue, circulação lenta e infarto cerebral predispõem ao desenvolvimento de abscesso cerebral. Os abscessos cerebrais podem ser únicos ou múltiplos. Os microrganismos causadores são extremamente variados e incluem os aeróbios e anaeróbios, fungos e parasitas incomuns.

Os abscessos se manifestam com sinais e sintomas relacionados a uma lesão com efeito de massa de rápida expansão, muitas vezes com apenas sinais e sintomas sutis de infecção. Os pacientes podem desenvolver cefaleia, náuseas e vômitos, convulsões, déficit neurológico focal e alteração do estado mental. Características de infecção estão presentes em cerca de 60% dos pacientes. A TC com contraste e a RM revelam uma lesão com realce anelar, comumente na interface entre substância cinzenta-branca, com edema circundante (Figura 68.30). Isso pode ser confundido com glioblastoma multiforme ou tumor metastático. Imagens ponderadas por difusão (abscessos são hiperintensos) e espectroscopia de ressonância magnética (lactato elevado, picos baixos de colina) podem distinguir entre o abscesso e a doença tumoral. A deterioração aguda dos pacientes pode ocorrer quando o abscesso se rompe no ventrículo ou no espaço subaracnóideo, resultando em ventriculite ou meningite. Os princípios do tratamento envolvem a identificação precisa do agente causador, alívio do efeito de massa, administração de antibioticoterapia apropriada e tratamento da causa subjacente. Anticonvulsivantes profiláticos geralmente são indicados e esteroides muitas vezes podem ser administrados com cobertura antibiótica. Há controvérsia se a excisão cirúrgica ou a aspiração do abscesso produz melhores resultados.[50] A morbidade e a mortalidade geral dependem do estado neurológico no momento do diagnóstico.

### Ventriculite

As infecções das derivações liquóricas são a causa mais comum de ventriculite. Outras causas incluem a disseminação da infecção por um abscesso cerebral rompido ou outra infecção intracraniana. Antibióticos administrados sistemicamente muitas vezes não penetram consideravelmente nos ventrículos cerebrais. A drenagem do LCR infectado com antibióticos intraventriculares (dependendo dos microrganismos e da sensibilidade) é frequentemente necessária para eliminar a infecção.

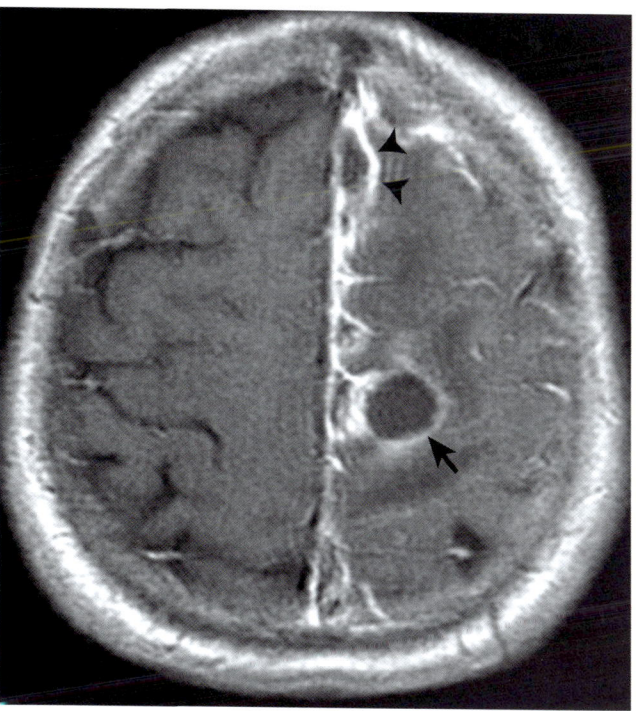

**Figura 68.30** Abscesso cerebral (seta) com área de empiema subdural frontal na convexidade (pontas de seta).

### Infecções pós-operatórias

As infecções do SNC que ocorrem após procedimentos neurocirúrgicos são tipicamente causadas por estafilococos. Os microrganismos entéricos e patógenos que incluem *Pseudomonas* e *Streptococcus* também podem ser problemáticos. Como em qualquer infecção, o tratamento envolve a identificação do agente causador e a administração apropriada de antibióticos. Abscessos pós-operatórios são tratados com drenagem, cirurgia ou ambos, conforme ditado pela situação clínica.

### Meningite pós-traumática

A infecção meníngea após traumatismo craniano está geralmente relacionada à fístula liquórica. A maioria das fístulas pós-traumáticas cessa espontaneamente alguns dias após a lesão. A incidência de meningite aumenta se a fístula persistir por mais de 7 dias. As fístulas liquóricas clinicamente evidentes se manifestam como rinorreia ou otorreia. O tratamento antibiótico profilático da fístula liquórica é controverso e precisa ser adaptado à situação clínica. Uma fístula liquórica pós-traumática persistente é tratada cirurgicamente para prevenir os riscos associados a crises recorrentes de meningite.

### Infecções da coluna vertebral

As infecções da coluna vertebral podem ser agrupadas naquelas que afetam o osso (osteomielite vertebral), o espaço discal (discite) e o espaço epidural (abscesso epidural espinal). Ocasionalmente, os processos infecciosos podem envolver mais de um ou mesmo todos os três.

### Osteomielite vertebral

A osteomielite é geralmente observada em usuários de drogas intravenosas, pacientes diabéticos, pacientes em hemodiálise e idosos. O microrganismo causador geralmente é o *S. aureus* e a disseminação é hematogênica, embora infecções pós-operatórias também sejam observadas. Essas infecções podem afetar a integridade do osso, resultando em colapso que, por sua vez, pode resultar em dor e comprometimento neurológico. O tratamento consiste em identificação do microrganismo, uso de antibióticos apropriados a longo prazo e manutenção do alinhamento anatômico da coluna com ou sem intervenção cirúrgica.

### Discite

A infecção do disco (discite) ocorre, com frequência, concomitantemente com a osteomielite e é observada na mesma população de pacientes. Febre, dor nas costas e uma velocidade de hemossedimentação ou nível de proteína C reativa elevadas são frequentemente observados. A contagem de glóbulos brancos pode ou não estar elevada. Pode ocorrer espontaneamente ou no pós-operatório. O tratamento pode ou não ser cirúrgico. A antibioticoterapia a longo prazo é comumente indicada (Figura 68.31).

### Abscesso epidural espinal

Ocorre, em geral, no cenário de um processo infeccioso em outra parte do corpo. A disseminação ocorre por via hematogênica ou por extensão direta. Os pacientes apresentam inicialmente dor lombar localizada e possível radiculopatia. O comprometimento da medula espinal pode ocorrer rapidamente, com paraplegia ou tetraplegia. Os fatores predisponentes são os mesmos da osteomielite e da discite. O diagnóstico é feito por RM com contraste. Quando a compressão da medula espinal é evidente, a cirurgia é muitas vezes realizada para descompressão e diagnóstico. Às vezes, o abscesso epidural espinal pode ser tratado clinicamente, com observação neurológica rigorosa e estudos de imagem. Isso normalmente é reservado para casos em que o microrganismo causador é conhecido, o abscesso é pequeno e não há comprometimento neurológico. Como em todos os campos da medicina, o tratamento deve ser adaptado ao paciente individual.

### Síndrome da imunodeficiência adquirida

A infecção oportunista do SNC mais comum em pacientes com AIDS é a toxoplasmose causada pelo *Toxoplasma gondii*. As lesões geralmente apresentam realce anelar em estudos de imagem com contraste e geralmente estão nos núcleos da base. Podem ser

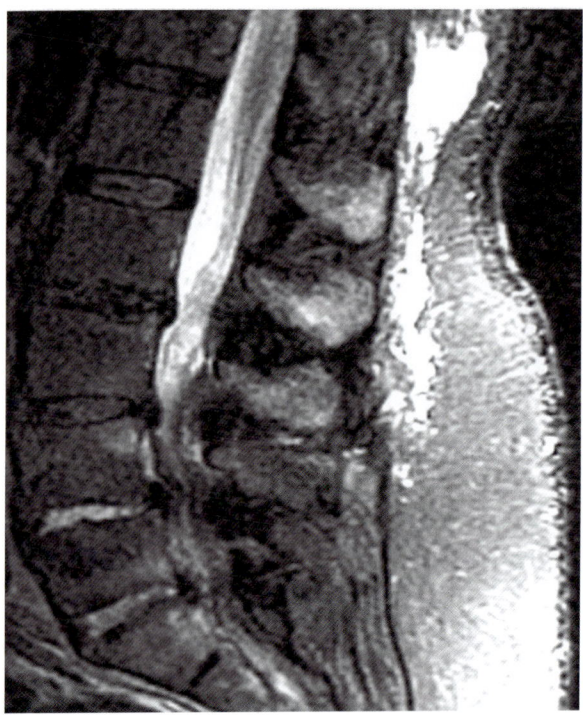

**Figura 68.31** Imagem de ressonância magnética (RM) com sequência curta de recuperação de inversão em T1 com gadolínio, revelando osteomielite discal nos interespaços L4-L5 e L5-S1 sugestiva de processo infeccioso.

solitárias ou múltiplas. O linfoma primário do SNC ocorre em aproximadamente 10% dos pacientes com AIDS e apresenta-se como uma lesão expansiva com realce irregular (lesão-alvo). A leucoencefalopatia multifocal progressiva manifesta-se com lesões hipodensas e sem realce da substância branca. Abscesso fúngico e encefalopatia viral não são incomuns nesta população de pacientes. Embora a incidência de infecções oportunistas do SNC tenha diminuído com o uso generalizado da terapia antirretroviral altamente ativa, o tratamento desses problemas continua sendo um desafio.

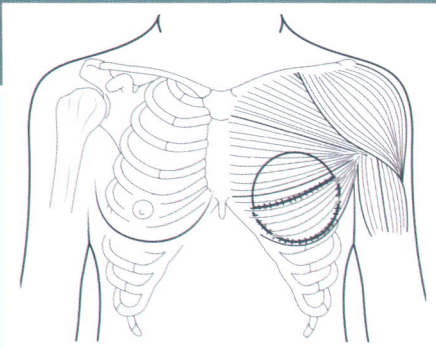

# 69

# Cirurgia Plástica

*Pablo L. Padilla, Kimberly H. Khoo, Trung Ho, Eric L. Cole, Ramón Zapata Sirvent, Linda G. Phillips*

## VISÃO GERAL DO CAPÍTULO

**Técnicas de reconstrução**
  Fechamento de feridas primárias e secundárias
  Enxertos de pele
  Expansão do tecido
  Materiais aloplásticos
  Retalhos
  Transferência de tecido livre microvascularizado
**Cirurgia plástica pediátrica**
  Cirurgia craniofacial
  Anomalias vasculares
  Massas cervicais pediátricas
  Nevos melanocíticos
**Cirurgia plástica de cabeça e pescoço**
  Trauma maxilofacial
  Reconstrução de couro cabeludo
  Reconstrução facial
  Transplante facial
  Cirurgia estética facial
**Cirurgia de mama**
  Mamoplastia redutora
  Mastopexia
  Mamoplastia de aumento
  Ginecomastia
**Abdominoplastia**
  Contorno corporal após cirurgia bariátrica
  Lipoaspiração
**Cirurgia de afirmação de gênero**
**Manejo de feridas/lesões por pressão**
  Feridas
  Ferida diabética
  Doença arterial periférica
  Estase e úlcera venosa
  Ferida por radiação
  Feridas infectadas
  Lesão por pressão
**Reconstrução dos membros inferiores**
  Cobertura de tecidos moles em feridas traumáticas
  Reconstrução de tecidos moles em região inguinal e coxa
  Cobertura de tecidos moles de joelho, perna e pé
**Conclusão**

---

Desafiado por problemas clínicos complexos, o ritmo da inovação em cirurgia plástica acelerou de modo constante nos últimos 30 anos. A especialidade se beneficia da ausência de limites anatômicos e dos sistemas de órgãos, bem como da colaboração com outros especialistas em cirurgia. Cirurgiões plásticos descobrem novos desafios reconstrutivos e estéticos e avançam continuamente na medicina. Com a crescente sofisticação, a cirurgia plástica se expandiu por meio de áreas de especialização, incluindo cirurgia para anomalias congênitas, cirurgia maxilofacial, cirurgia da mama, cirurgia da mão, cirurgia de cabeça e pescoço, cirurgia de pele e tecidos moles, cirurgia estética, contorno corporal, tratamento de feridas, microcirurgia e tratamento de queimaduras.

Cirurgiões plásticos ficam atentos às inovações em cada uma dessas áreas e são rápidos em adotar e difundir essas ideias em todos os campos da cirurgia. A partir da combinação de pesquisa e experiência clínica, não é de surpreender que soluções únicas para problemas clínicos desconcertantes sustentem o impulso da inovação no campo.

## TÉCNICAS DE RECONSTRUÇÃO

O conceito de escada reconstrutiva é usado para guiar a reconstrução cirúrgica, ascendendo das técnicas reconstrutivas simples a complexas de maneira sistematizada, que considera os requisitos do defeito a ser corrigido. O fechamento direto é a técnica mais simples e direta. Isso pode ser impedido pelo tamanho da ferida ou distorção do tecido circundante. Desse modo, é necessária uma técnica de fechamento mais complexa, como o enxerto de pele, retalho local ou retalho à distância, que traz tecido adicional, aumentando o nível de complexidade. A transferência microvascular de tecido livre representa a opção de retalho mais complexa, permitindo a transferência de vários tipos de tecidos, incluindo pele, fáscia, músculo, osso, nervo e tecido linfático.

Quando o conceito de escada reconstrutiva é utilizado, a tríade de forma, função e segurança é a base para definir os objetivos reconstrutivos para qualquer defeito. Por exemplo, na reconstrução da face, a consciência da forma sugeriria uma técnica complexa, como a expansão do tecido em vez da técnica mais simples de enxerto de pele, pois é ideal para restaurar com pele e tecidos moles de mesmas espessura, textura e cor. O aprimoramento das técnicas cirúrgicas também fez a transição gradual do conceito para um "elevador reconstrutivo", no qual enfatiza a importância de selecionar o nível de reconstrução mais adequado em vez de optar pelo menos complexo.[1]

## Fechamento de feridas primárias e secundárias

Uma boa técnica de fechamento começa com uma incisão com o bisturi em ângulos retos com a pele e continua com o manuseio cuidadoso do tecido para evitar a desvitalização das margens cutâneas, desbridamento das bordas da pele, se necessário, eversão da margem da ferida e aproximação precisa sem tensão. As bordas da pele precisam ser alinhadas no mesmo nível e as bordas da ferida devem apenas tocar uma na outra.

Minimizar a tensão é essencial para reduzir as cicatrizes. Isso pode ser feito utilizando suturas dérmicas e subdérmicas profundas para diminuir a tensão nas suturas da pele. A minimização da tensão pode ser realizada também pelo alinhamento das incisões cutâneas ao longo das linhas de tensão da pele relaxada. Essas linhas de tensão mínima, também denominadas linhas naturais da pele, rugas ou linhas de expressão facial, correm em ângulos retos em relação ao eixo longo dos músculos subjacentes. O fechamento colocado em um desses sulcos estará sob tensão mínima e se recuperará com mínima cicatrização.

O desenvolvimento da terapia da ferida por pressão negativa no início da década de 1990 ampliou a opção de manejo de feridas que não podem ser fechadas imediatamente por fechamento direto ou retalho. Sua aplicação demonstrou aumentar a taxa de formação de granulação, diminuir o edema, reduzir a frequência de trocas de curativos, aumentar o tempo para o fechamento e controlar a colonização e a proliferação bacteriana. É comumente usada como uma ponte para a criação de um leito de ferida viável para o enxerto de pele.[2]

## Enxertos de pele

Um enxerto de pele é um segmento de derme e epiderme que é separado de seu suprimento de sangue e sítio doador e transplantado para outro sítio receptor no corpo. A sobrevida do enxerto de pele transplantado requer um leito receptor vascularizado. Leitos enxertáveis com suprimento sanguíneo adequado incluem tecidos moles saudáveis, periósteo, pericôndrio, paratendão e superfície óssea que é perfurada para estimular o crescimento do tecido de granulação. Superfícies de feridas deficientes, com suprimento sanguíneo inadequado, incluem osso sem periósteo, cartilagem sem pericôndrio, tendão sem paratendão, implantes e tecido de granulação crônico fibrótico. A ferida deve estar livre de infecção e detritos e interposta como uma barreira entre o enxerto e o leito.

Os enxertos de pele são classificados da seguinte maneira: autoenxerto (próprio); aloenxerto (outra pessoa); homoenxerto (mesma espécie); e xenoenxerto (espécies diferentes). Os enxertos de pele de espessura parcial (EPEP) consistem em epiderme e uma porção da derme. Enxertos de pele de espessura total (EPETs) incluem a epiderme e toda a derme e porções das glândulas sudoríparas, glândulas sebáceas e folículos pilosos. O EPEP é coletado com um dermátomo que pode ser ajustado em relação à largura e à profundidade, geralmente em tiras de 0,381 a 1,5 mm de espessura. O EPEP pode ser em malha a partir de cortes em fendas na camada de enxerto e sua expansão. Os enxertos em malha são úteis quando há escassez de tecido doador disponível, o leito receptor é irregular ou então é subótimo como com o exsudato. O EPEP pode ser obtido em qualquer parte do corpo; as considerações quanto ao sítio doador incluem cor, textura, espessura, quantidade de pele necessária e visibilidade da cicatriz. O EPEP integra-se prontamente no local receptor e ocorre a reepitelização rápida do sítio doador a partir da derme residual. Suas desvantagens são a contratura ao longo do tempo, pigmentação anormal e menor resistência, se sujeito a trauma. O EPET é removido com um bisturi e é necessariamente pequeno, porque a área doadora deve ser suturada para o seu fechamento. Contendo anexos da pele, o EPET pode apresentar crescimento de pelos e de glândulas sebáceas para lubrificar a pele, tem cor e textura de pele normal e apresenta potencial de crescimento. Em geral, os EPETs são retirados de áreas em que a pele é fina e podem ser doadoras sem deformidade, como pálpebras superiores, sulco retroauricular, região supraclavicular, região inguinal sem pelos ou prega do cotovelo. A maior espessura torna o EPET mais durável do que o EPEP, mas essa espessura também significa que a integração do enxerto não é tão previsível, porque mais tecido deve ser revascularizado do leito receptor.

A integração de qualquer tipo de enxerto de pele ocorre em três fases:

1. A circulação plasmática, também denominada embebição, durante as primeiras 48 horas nutre o enxerto com exsudato plasmático dos leitos capilares do hospedeiro.
2. A revascularização inicia-se após 48 horas com dois processos. O primeiro processo é a neovascularização na qual os vasos sanguíneos crescem a partir do leito receptor no enxerto e o segundo processo é a inosculação em que o enxerto e os vasos hospedeiros formam anastomoses.
3. A organização começa imediatamente após o enxerto com uma camada de fibrina na interface enxerto-leito, mantendo o enxerto no local. Este é substituído no dia 7 pós-enxerto por fibroblastos; em geral, os enxertos estão firmemente aderentes ao leito nos dias 10 a 14.

A sensibilidade retorna ao enxerto ao longo do tempo, com reinervação começando em aproximadamente 4 a 5 semanas e sendo concluída em 12 a 24 meses. A dor retorna primeiramente, com o toque leve e a temperatura retornando mais tarde.

A causa mais comum de falha do enxerto de pele é o hematoma sob o enxerto, sendo o coágulo sanguíneo uma barreira ao contato do enxerto e leito para revascularização. Da mesma maneira, o cisalhamento ou movimento do enxerto no leito impedirá a revascularização e causará sua perda. Causas adicionais são infecção, má qualidade do leito receptor e características do próprio enxerto, como espessura ou vascularização do sítio doador. Curativos podem prevenir alguns impedimentos para a integração do enxerto. Um curativo de pressão leve minimiza o risco de acúmulo de fluido. Um curativo de reforço ou compressivo deixado no local por 4 ou 5 dias melhora a sobrevida mantendo a aderência do enxerto ao leito, minimizando o cisalhamento e a formação de hematoma e seroma. Um dispositivo de terapia de feridas por pressão negativa pode ser colocado na superfície do enxerto para estabilizar o enxerto no local; isso é particularmente útil para feridas maiores com uma superfície tridimensional (3D) irregular.

Enxertos de pele compostos de células da pele cultivadas em tecidos são empregados para o tratamento de queimaduras ou outras feridas extensas na pele. Células epidérmicas humanas em uma suspensão de célula única são cultivadas *in vitro* em monocamadas por um período de 3 a 6 semanas. Preocupações com a pele cultivada em tecidos incluem fragilidade, sensibilidade à infecção, tempo de cultivo e risco potencial de malignidade causada por mitógenos presentes durante o cultivo.

## Expansão do tecido

A expansão tecidual é uma técnica que utiliza um estímulo mecânico para induzir o crescimento do tecido de modo a gerar tecido mole para uso na reconstrução. Envolve a colocação de uma prótese que é gradualmente aumentada pela adição de solução salina, o que provoca um aumento na área de superfície do tecido mole sobrejacente. Inicialmente, a pele expandida é o resultado de estiramento à medida que o líquido intersticial é forçado para fora do tecido, as fibras elásticas são fragmentadas, ocorrem mudanças viscoelásticas (chamadas fluência) no colágeno e o tecido mole móvel adjacente é recrutado. Com o tempo, não é apenas o alongamento, mas o crescimento real do retalho de pele que cria um aumento na área de superfície com aumentos concomitantes em colágeno e substância fundamental. Alterações histológicas na pele incluem afinamento dérmico, espessamento epidérmico, atrofia do tecido adiposo subcutâneo e nenhum efeito sobre os anexos da pele.

O tecido em expansão deve ter a capacidade para crescimento. A irradiação prévia ou a formação de cicatrizes pode diminuir a taxa de expansão ou inviabilizá-la. Os expansores têm um desempenho ruim em enxertos de pele, sob tecido muito rígido e nas mãos e pés. As contraindicações incluem expansão próxima à neoplasia maligna, um hemangioma ou uma ferida aberta na perna.

Os expansores são fornecidos em vários estilos e os tamanhos variam de alguns centímetros cúbicos a 1 ℓ ou mais. Podem ser redondos, quadrados, retangulares ou em forma de ferradura. As portas de injeção podem ser remotas ou integradas na parede do expansor, de modo que não seja necessária a dissecção de uma bolsa para a porta remota. O envelope pode ser liso ou texturizado para melhor estabilização.

Os expansores devem ser colocados sob o tecido que melhor corresponda ao tecido perdido (Figura 69.1). Pontos de referência normais, como o supercílio ou a linha do cabelo, não devem ser distorcidos. A incisão para inserir o expansor pode ser colocada na borda do defeito, que mais tarde será removido, porque uma cicatriz nessa posição será removida no momento da próxima cirurgia. A razão mais comum para a falha do expansor é a construção de uma bolsa que é muito pequena para o dispositivo. Um expansor com uma borda enrolada pode mais tarde se projetar por meio da incisão ou extruir através do tecido sobrejacente. O enchimento do expansor é iniciado aproximadamente 2 semanas após a cirurgia e continua em intervalos semanais ou quinzenais. A taxa de expansão é limitada pelo relaxamento e crescimento do tecido sobrejacente ao expansor. Dor e aperto palpável sobre o expansor são indicadores clínicos que orientam a taxa de expansão. O paciente está pronto para o segundo procedimento cirúrgico quando o tecido expandido é adequado para produzir o efeito desejado. Se o retalho for avançado, ele deve ser mensurado para garantir que seja grande o suficiente e tenha a geometria correta para cobrir o defeito. Na segunda cirurgia, a incisão da pele é realizada a partir da cicatriz antiga, a cápsula ao redor do expansor é aberta, o expansor é removido e o retalho expandido é avançado sobre o defeito. É importante confirmar que o tecido expandido

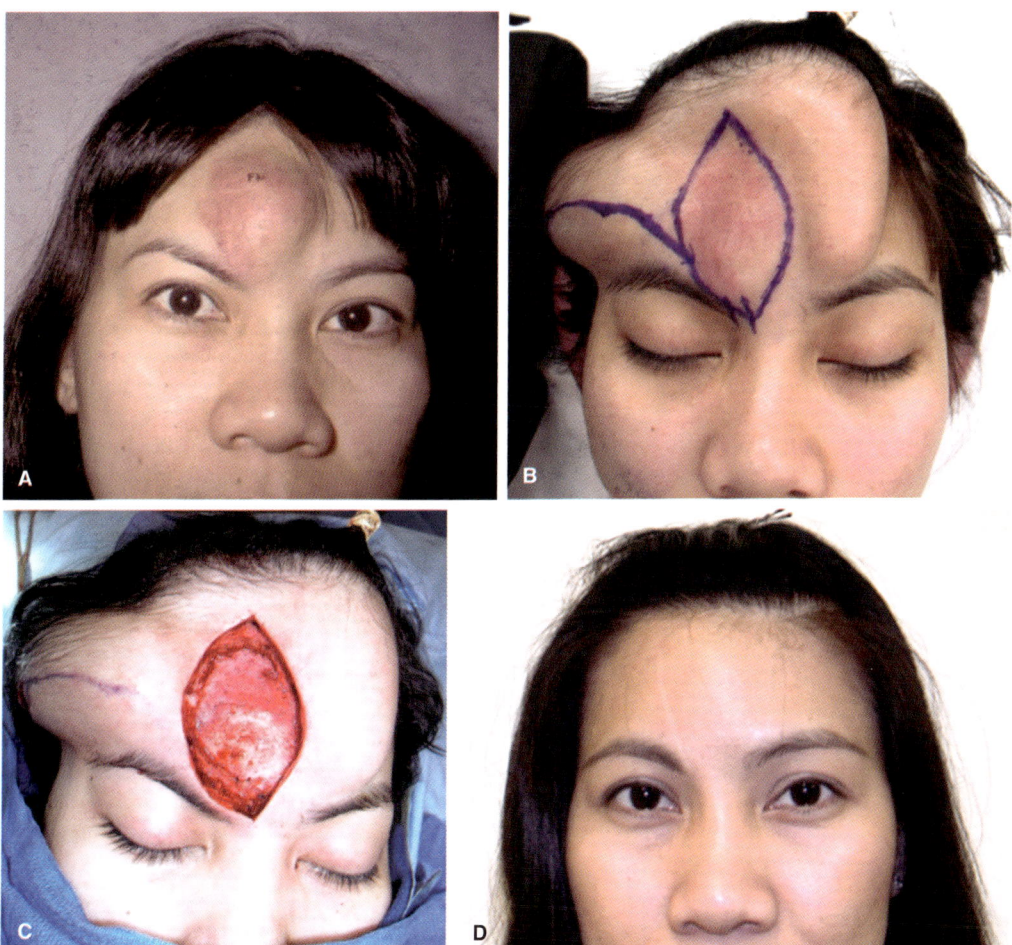

**Figura 69.1** O uso da expansão de tecido para gerar novos tecidos moles com a finalidade de restaurar a fronte e a linha do cabelo. Os expansores são colocados sob o tecido que melhor corresponde ao tecido perdido. **A.** Mulher jovem com malformação arteriovenosa. **B.** O expansor em forma de crescente na fronte central e o expansor retangular na fronte direita foram expandidos gradualmente com solução salina durante 1 mês. **C.** A lesão vascular é removida e os expansores serão removidos com mobilização da fronte para fechar o defeito. **D.** Resultado pós-operatório 1 ano após a cirurgia.

substituirá o defeito antes que o defeito seja removido. Se não for suficiente, isso é feito pela ressecção subtotal do defeito e deixando o expansor no local para uma segunda etapa de expansão.³

A expansão do tecido pode ser combinada com outras técnicas reconstrutivas. A colocação do expansor no plano subcutâneo ou submuscular pode facilitar o reparo posterior de hérnias da parede abdominal. A pré-expansão dos retalhos de transposição ou rotação aumenta a quantidade de tecido, aumenta o suprimento sanguíneo do retalho e diminui a morbidade do sítio doador. A pré-expansão dos retalhos livres aumenta a área de superfície e também do suprimento sanguíneo do futuro retalho, pode possibilitar o fechamento primário da área doadora do retalho livre e afinar o retalho, o que pode ser desejável para reconstruções que exigem cobertura mais fina e flexível. Uma desvantagem da pré-expansão dos retalhos livres é o tempo necessário para o processo de expansão, porque a demora pode não ser aceitável para defeitos oncológicos e feridas complexas. Além disso, o procedimento de retalho livre pré-expandido é tecnicamente mais difícil devido à distorção do pedículo vascular.

As vantagens da expansão são o fornecimento de tecido compatível para reconstrução, sensibilidade normal do tecido transferido, menor defeito na área doadora e maior sucesso dos retalhos tradicionais pré-expandidos, por causa da vascularização aumentada.

## Materiais aloplásticos

Um material aloplástico é uma substância sintética implantada no tecido vivo. Suas vantagens são a disponibilidade quando o tecido autólogo não está disponível e a ausência de morbidade ou cicatrização no sítio doador. Materiais aloplásticos não biodegradáveis não sofrem reabsorção como fazem enxertos ósseos ou cartilaginosos. Além disso, o implante pode ser sintetizado para atender a necessidades especiais, como para os sistemas de liberação controlada de fármacos.

A resposta do tecido a diferentes implantes varia com a composição química, a microestrutura e a macroestrutura do material sintético; essas diferenças são utilizadas clinicamente. Por exemplo, o crescimento de tecido vigoroso com rede de polipropileno em uma correção de hérnia fornece suporte forte e duradouro, enquanto o encapsulamento fibroso em torno de uma prótese de silicone no tendão garante o deslizamento livre de um enxerto de tendão. No entanto, determinadas propriedades (não carcinogênicas, não tóxicas, não alergênicas, não imunogênicas) e preocupações (confiabilidade mecânica, biocompatibilidade) são comuns a todos os implantes.

A classificação pela composição química é a estrutura mais útil para a descrição e comparação de implantes cirúrgicos. Essa abordagem científica de materiais reconhece que a semelhança de diferentes grupos de materiais surge mais de sua composição do que dos sistemas de órgãos em que são aplicados. Quimicamente, existem três classes principais de biomateriais: metálicos, cerâmicos e poliméricos. Embora sejam polímeros, os materiais biológicos como o colágeno precisam ser classificados separadamente, pois introduzem novas considerações de antigenicidade de proteínas.

Os metais em uso clínico são aço inoxidável, Vitallium® (liga de cobalto-cromo-molibdênio) e titânio. Os requisitos gerais para um dispositivo de metal são resistência mecânica, módulo elástico adequado, densidade e peso comparáveis aos do tecido circundante e resistência à corrosão. Muito poucos metais apresentam resistência à corrosão suficiente para serem utilizados no ambiente hostil do organismo vivo. A corrosão resulta da atividade eletroquímica de íons metálicos instáveis e elétrons em soluções salinas fisiológicas; produtos de corrosão podem ser citotóxicos, levando a dor, inflamação, reações alérgicas e afrouxamento do dispositivo.

Os materiais cerâmicos têm alta estabilidade e resistência à alteração química e incluem compostos de carbono, como a hidroxiapatita, que é capaz de se ligar fortemente ao osso adjacente. Utilizado para aumentar o esqueleto facial ou como substituto de enxerto ósseo, é um implante microporoso permanente que sofre integração óssea, fornecendo uma matriz para a deposição de osso novo derivado do osso vivo adjacente.

Os polímeros são macromoléculas grandes, de cadeia longa e de alto peso molecular constituídos de unidades repetitivas ou meros. Há um grande número desses implantes sintéticos em uso cirúrgico. Em grande parte, isso se deve à facilidade e ao baixo custo de fabricação e porque podem ser facilmente processados em tubos, fibras, tecidos, malhas, filmes e espumas. Os polímeros variam em uma enorme diversidade de composições químicas, o grau de polimerização, reticulação ou ligação cruzada entre as cadeias e a presença de aditivos químicos como plastificantes para aumentar a flexibilidade ou resinas para catalisar a polimerização. Com exceção dos polímeros reabsorvíveis, a maioria dos polímeros cirúrgicos é relativamente inerte e estimula o encapsulamento fibroso. A forma física do implante, sólida *versus* malha ou lisa *versus* áspera, determinará se toda a estrutura é encapsulada como um todo ou se o tecido fibroso penetrará os interstícios. A reação tecidual ao implante é influenciada também pela composição química, fatores como hidrofilicidade e carga iônica, bem como a durabilidade química do polímero. Borracha de silicone, politetrafluoretileno e poliéster de tereftalato de polietileno (Dacron®) estão entre os polímeros mais estáveis, enquanto a poliamida (náilon) é vulnerável à reação hidrolítica e sofre degradação substancial.

## Retalhos

Um retalho consiste em tecido que é movido de uma parte do corpo para outro com um pedículo vascular para manter o suprimento sanguíneo. O pedículo vascular pode ser mantido intacto ou pode ser seccionado para anastomose microvascular dos vasos do retalho com vasos em outro sítio.

Os retalhos cutâneos são classificados de acordo com três características básicas – composição, método de movimento e suprimento sanguíneo. A composição refere-se ao tecido contido no retalho, como retalhos cutâneos, musculocutâneos, fasciocutâneos, osteocutâneos, adipofasciais e sensoriais. O método de movimento é a transferência local como com retalhos de avanço ou de rotação, a transferência à distância como com retalhos pediculares do abdome ao períneo ou retalhos microvasculares livres.

Com relação ao suprimento sanguíneo, as artérias que perfundem o retalho cirúrgico alcançam o componente da pele de duas maneiras básicas. As artérias musculocutâneas percorrem perpendicularmente através do músculo até a pele sobrejacente. Artérias septocutâneas originadas de vasos segmentares ou musculocutâneos percorrem com septos fasciais intermusculares para suprir a pele sobrejacente. Com qualquer um desses padrões, o retalho pode ter um padrão aleatório, o que significa que seu suprimento sanguíneo é derivado do plexo vascular dérmico e subdérmico de vasos supridos por artérias perfurantes. Alternativamente, pode ser um retalho axial desenvolvido para incluir um vaso nomeado correndo longitudinalmente ao longo do eixo do retalho para penetrar na circulação cutânea sobrejacente em vários pontos ao longo do comprimento do retalho para fornecer maiores comprimento e confiabilidade.

### Retalhos locais

Os retalhos locais contêm tecido adjacente ao defeito que geralmente combina com a pele no sítio do receptor em cor, textura, pelo e espessura. Os retalhos devem ter o mesmo tamanho e espessura do defeito e ser desenvolvidos para evitar a distorção dos pontos de referência anatômicos locais, como o supercílio ou a linha do cabelo. Eles podem ser planejados para que o sítio doador possa ser fechado diretamente. Os retalhos locais dependem da elasticidade inerente da pele e são mais úteis no paciente mais velho cuja pele é mais frouxa. Em alguns casos, o sítio de onde o retalho é levantado é fechado com um enxerto de pele. Os retalhos locais de pele comumente utilizados incluem retalhos de rotação, retalhos de transposição e de avanço. Por definição, esses retalhos são aleatórios porque são levantados sem considerar qualquer suprimento de sangue conhecido além do plexo subdérmico.

A falha de um retalho cutâneo geralmente envolve a necrose da porção mais distal do tecido transferido. Isso pode ser causado por um modelo de retalho em que o seu tamanho excede seu suprimento vascular inerente ou pode ser resultado de um comprometimento mecânico extrínseco do pedículo do retalho por pressão de um hematoma, curativos de compressão, torção ou dobramento do retalho. Medidas para otimizar a viabilidade incluem o modelo adequado do retalho e evitar a compressão extrínseca do pedículo, tensão indevida com fechamento da ferida e congestão venosa causada pela dependência excessiva do retalho.

### Retalhos musculares e musculocutâneos

A consideração de um músculo como um retalho potencial é possível porque os músculos têm um suprimento sanguíneo intrínseco e independente. Esse pedículo vascular pode ser dominante, capaz de sustentar todo o músculo de modo independente. Um pedículo menor, independentemente do tamanho do vaso, é definido como aquele que mantém apenas uma porção menor do músculo. Muitos músculos apresentam várias fontes não relacionadas de suprimento sanguíneo, de modo que cada um nutre apenas um segmento do músculo, assim chamados de pedículos segmentares. Alguns músculos têm um pedículo dominante e um suprimento sanguíneo segmentar. Um exemplo é o músculo latíssimo do dorso com um pedículo dominante, a artéria toracodorsal na axila e ramos perfurantes segmentares adicionais dos vasos intercostais e lombares posteriormente. Os retalhos musculares são classificados de acordo com seu principal meio de suprimento sanguíneo e os padrões de anatomia vascular (Figura 69.2):

Tipo I: pedículo único (p. ex., gastrocnêmio, tensor da fáscia lata)
Tipo II: pedículo dominante com pedículos menores (p. ex., grácil, trapézio)
Tipo III: pedículos dominantes duplos (p. ex., glúteo máximo, serrátil anterior)
Tipo IV: pedículos segmentares (p. ex., sartório, tibial anterior)
Tipo V: pedículo dominante, com pedículos segmentares secundários (p. ex., latíssimo do dorso).

Em termos de confiabilidade da anatomia vascular e utilidade como um retalho, os grandes músculos com um pedículo dominante reconhecido suprindo a maior parte de um retalho (tipos I, III e V) são mais úteis. O território dos pedículos nos músculos do tipo II podem variar e os músculos do tipo IV são úteis somente quando retalhos menores são necessários. Conexões entre regiões em determinado músculo suprido por mais de um pedículo são realizadas por vasos colabados (*choke vessels*) de pequeno calibre com fluxo bidirecional. Um exemplo de retalho que depende desses vasos colabados é o retalho musculocutâneo transverso do reto do abdome (TRAM) no qual o pedículo epigástrico superior sozinho pode sustentar a metade inferior do músculo normalmente suprido pelos vasos epigástricos inferiores abaixo do nível limite no umbigo. No músculo, territórios venosos são paralelos aos vasos arteriais (ou seja, o fluxo venoso é adjacente para e em direção oposta ao fluxo nos pedículos arteriais principais). Em um padrão análogo àqueles dos vasos colabados bidirecionais, o fluxo venoso de um território para outro ocorre por veias oscilantes que são desprovidas de válvulas.

Em comparação com os retalhos de pele, os retalhos musculares apresentam suprimento sanguíneo mais robusto e demonstram superioridade em feridas comprometidas por irradiação ou infecção.[4] A anatomia vascular é previsível e facilmente identificável, sendo que o músculo pode ser colocado em uso como uma unidade funcional para uma transferência dinâmica de tecidos. Uma

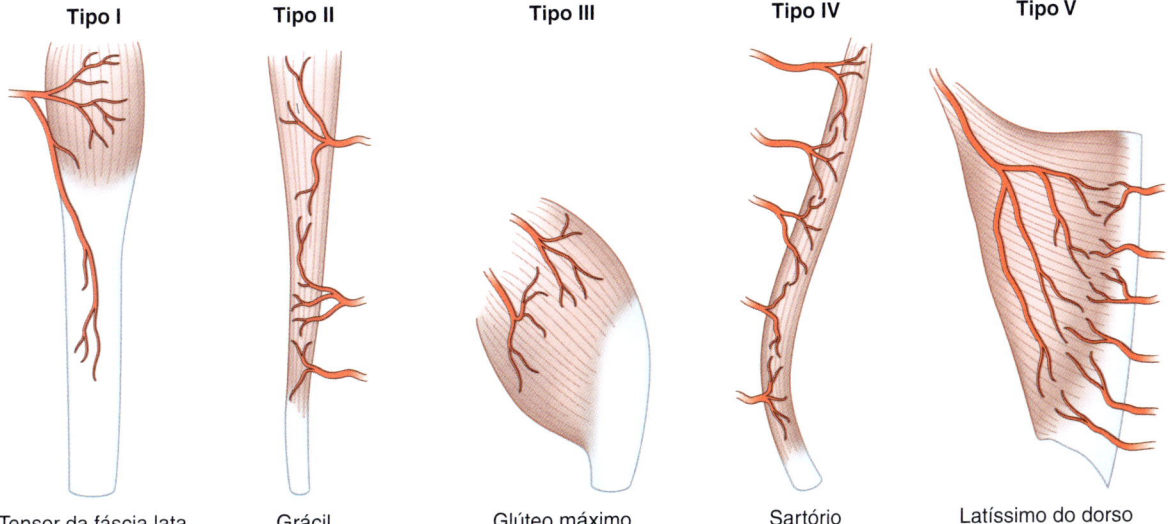

**Figura 69.2** Classificação dos retalhos musculares e musculocutâneos de acordo com seu suprimento vascular: tipo I, um pedículo vascular; tipo II, pedículo dominante e pedículos menores; tipo III, dois pedículos dominantes; tipo IV, pedículos vasculares segmentares; tipo V, um pedículo dominante e pedículos segmentares secundários. (De Mathes SJ, Nahai F. Classification of the vascular anatomy of muscles: Experimental and clinical correlation. *Plast Reconstr Surg*. 1981;67:177-187.)

consideração importante com retalhos musculares é se a perda de função é aceitável. Em um esforço para limitar a perda funcional associada ao uso de um músculo inteiro, métodos de preservação funcional foram desenvolvidos. Se alguma porção do músculo escolhido como retalho for deixada inervada e fixada em sua inserção e origem, a função é preservada após a transferência do restante do músculo. Isso pode ser feito por dividir o músculo em segmentos, desde que cada um seja suprido por um pedículo dominante diferente.

Um retalho musculocutâneo, também denominado retalho miocutâneo, é um retalho muscular desenvolvido com uma camada de pele fixada. Cada músculo esquelético superficial carrega o suprimento sanguíneo para a pele situada diretamente sobre ela através de perfurantes musculocutâneos ou septocutâneos. O número e o padrão desses perfurantes musculocutâneos variam com cada músculo específico; isso significa que a extensão do território da pele é diferente para cada unidade muscular. Com a dissecção de espécimes de cadáveres injetados, o número, o tamanho e a localização dos perfurantes foram descritos; essa informação, combinada com a experiência clínica, é utilizada para prever os territórios cutâneos nos músculos superficiais.

Além dos ramos musculocutâneos que suprem a pele sobrejacente, os vasos de origem se ramificam dentro do músculo em canais que perfuram a fáscia profunda para anastomose no plexo subdérmico e nutrem a pele. O vaso de origem e seus ramos musculares perfurantes podem ser dissecados do músculo sem comprometer a perfusão da pele. Isso requer a dissecção intramuscular para separar os perfurantes do músculo e é a base para o desenvolvimento de retalhos perfurantes. Isso torna a retenção de músculo desnecessária para a sobrevida da camada de pele; portanto, sua inclusão tem um papel passivo, principalmente para prevenir a dissecção intramuscular lenta da árvore vascular. Com o intuito de preservar a unidade muscular, um número crescente de retalhos perfurantes é descrito, incluindo o retalho perfurante epigástrico inferior profundo, que transporta a mesma pele e tecido subcutâneo, como o retalho TRAM para reconstrução mamária. Com a preservação do músculo reto, a protuberância da parede abdominal e outras complicações são menores. O retalho perfurante da artéria glútea superior carrega o território cutâneo do retalho musculocutâneo do glúteo máximo e preserva o músculo.

### Retalhos fasciais e fasciocutâneos

O crescente conhecimento sobre a circulação cutânea musculocutânea levou à identificação de pedículos vasculares que surgem entre os músculos, percorrendo no septo intermuscular e entrando na fáscia profunda. Denominados *perfurantes septocutâneos*, esses vasos nutrem o plexo fascial, que emite ramos para um território cutâneo sobrejacente.

As características anatômicas de um retalho fasciocutâneo são os vasos nutrícios fasciais, também chamados de *perfurantes fasciais*, que são ramos de vasos-fontes para determinado angiossoma. Um angiossoma é o bloqueio 3D de tecido suprido por uma artéria-fonte; toda a superfície do corpo é composta por uma diversidade de unidades de angiossomas. Os vasos nutrícios fasciais não perfuram a fáscia profunda, mas terminam no plexo fascial. O plexo fascial não é uma estrutura, mas uma confluência de múltiplas intercomunicações vasculares adjacentes que existem em níveis subfascial, fascial, suprafascial, subcutâneo e subdérmico (Figura 69.3).

O conceito de retalhos fasciocutâneos surgiu da observação de que o tamanho de um retalho cutâneo poderia ser aumentado se fosse orientado ao longo de um eixo longitudinal na extremidade

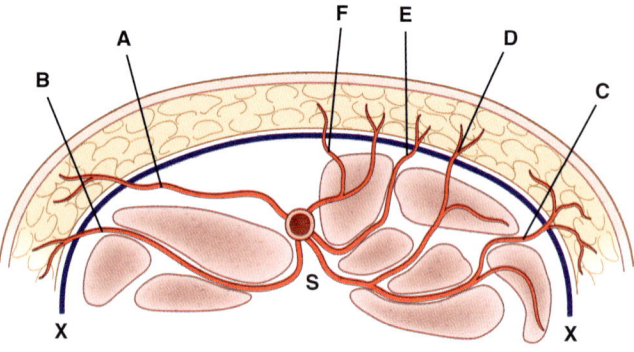

**A** Cutânea direta
**B** Septocutânea direta
**C** Ramo cutâneo direto do vaso muscular
**D** Ramo cutâneo perfurante de vaso muscular
**E** Perfurante septocutâneo
**F** Perfurante musculocutâneo
**S** Vaso-fonte
**X** Fáscia profunda

**Figura 69.3** Vias dos vários perfurantes cutâneos conhecidos que perfuram a fáscia profunda para suprir o plexo fascial. (De Hallock GG. Direct and indirect perforator flaps: The history and the controversy. *Plast Reconstr Surg*. 2003;111:855-865.)

e se a fáscia profunda foi incluída. Estudos anatômicos subsequentes confirmaram a presença de pedículos septocutâneos suprindo um sistema vascular fascial regional. Os pedículos septocutâneos maiores tendem a ser relativamente constantes em localização e vários retalhos fasciocutâneos específicos são amplamente utilizados (p. ex., retalho lateral anterior da coxa, retalho radial do antebraço e retalho lateral do braço).

O modelo dos retalhos fasciocutâneos foi aprendido pela experiência e os limites desses retalhos ainda precisam ser descobertos. Não existem regras estabelecidas porque as perfurantes da fáscia profunda são frequentemente anômalas em calibre e localização, não apenas entre indivíduos, mas também em lados opostos da mesma pessoa. A faixa esperada de tamanho do retalho é aprendida com a experiência de outros cirurgiões.[5]

Uma das características mais úteis de um retalho fasciocutâneo é que este pode ser distal. Ao contrário de um retalho muscular em que o pedículo dominante está mais próximo ao coração, o fluxo sanguíneo no plexo fascial é multidirecional. O fluxo para o angiossoma correspondente é equivalente a um perfurante distal e um perfurante proximal da fáscia. Isso significa que um pedículo de retalho pode ser distal com um território cutâneo confiável e transposto para cobrir um defeito localizado na porção final de uma extremidade. Por exemplo, o retalho sural de base distal utiliza a pele da panturrilha, com base em um perfurante distal da artéria fibular, para transferência com a finalidade de cobrir o pé e o tornozelo, evitando assim a necessidade de transferência microvascular livre.

Além das vantagens proporcionadas por um modelo de retalho distal, um retalho fasciocutâneo pode conferir sensibilidade, se um nervo sensitivo for incluído. Em comparação com os retalhos musculocutâneos, eles são acessíveis na superfície do corpo e têm a grande vantagem de que nenhum músculo funcional é gasto. As desvantagens comparativas são as anomalias anatômicas no sistema fascial vascular e a questão não respondida é se eles são tão eficazes quanto o músculo na ferida irradiada ou infectada.

### Retalhos perfurantes

Os retalhos perfurantes evoluíram como uma melhora em relação aos retalhos musculocutâneos e fasciocutâneos. Eles se baseiam em evidências de que nem um transportador muscular passivo nem o plexo fascial subjacente de vasos são necessários para a sobrevida do retalho, desde que o vaso musculocutâneo ou fasciocutâneo seja cuidadosamente dissecado e preservado. As vantagens dos retalhos perfurantes incluem a preservação de músculo e fáscia funcional no sítio doador e versatilidade do modelo de retalho em relação à inclusão de pouco ou muito tecido conforme necessário. As desvantagens são a difícil dissecção necessária para isolar os vasos perfurantes, maior tempo de operação associado a essa dissecção, variabilidade anatômica de posição e tamanho dos vasos perfurantes, comprimento de pedículo curto disponível e natureza frágil desses pequenos vasos sanguíneos.

Um perfurante é um vaso sanguíneo que passa pela fáscia profunda e contribui com suprimento sanguíneo para o plexo fascial. Os perfurantes surgem de um vaso-fonte ou mãe para determinado angiossoma. Existem perfurantes diretos e indiretos. Os perfurantes diretos são aqueles que fazem o trajeto diretamente do vaso-mãe para o plexo; esses incluem ramos septocutâneos e cutâneos diretos. Os perfurantes indiretos fornecem outras estruturas profundas em sua rota do vaso-mãe para o plexo (p. ex., o perfurante musculocutâneo que passa pelo músculo).

Devido ao pequeno tamanho dos vasos e sua variabilidade anatômica, a ultrassonografia (US) Doppler é utilizada rotineiramente para localizar os perfurantes antes da elevação do retalho perfurante. Isso não é muito preciso, assim, a experiência clínica permanece crucial nessa área em desenvolvimento. As recomendações técnicas para a coleta de um retalho perfurante incluem identificação de pelo menos um vaso com diâmetro de 0,5 mm ou mais, inclusão de pelo menos dois ou mais perfurantes, comprimento do pedículo suficiente para o procedimento e preservação de uma veia subcutânea a ser utilizada para o fluxo venoso em situações em que o sistema profundo de veias perfurantes mostra-se anômalo.

O uso de retalhos perfurantes continua a evoluir. O trabalho atual inclui afinamento do retalho, uma técnica para remover o excesso de tecido adiposo do retalho perfurante à medida que ele é levantado. Isso forneceria um grande e delicado segmento de pele vascularizado para reconstrução em áreas como a orelha, nas quais o contorno é importante. Outra inovação é a descoberta de novos retalhos baseados em perfurantes menores que 0,8 mm de diâmetro encontrados superficialmente ao plano fascial. Com a eliminação da dissecção necessária para traçar um perfurante através do músculo, o tempo de operação é encurtado e há potencial para o desenvolvimento de um número muito maior de retalhos adequados. O desafio com esses retalhos livres suprafasciais é a supermicrocirurgia necessária para anastomoses em vasos tão pequenos.

### Transferência de tecido livre microvascularizado

A transferência microvascular de tecido livre, comumente conhecida como retalho livre, promove o transplante do tecido distante com seu suprimento arterial e venoso a partir de outra parte do corpo a ser anastomosada aos vasos no sítio receptor. O tecido transferido pode ser pele, gordura, músculo, cartilagem, fáscia, osso, nervos, intestino ou omento, conforme necessário para reconstruir determinado defeito. A seleção do tecido para transferência depende de tamanho, composição e capacidades funcionais do tecido necessário; considerações técnicas, como tamanho do vaso e comprimento do pedículo; e deformidade do sítio doador que será criado em relação à função e à aparência estética.

O planejamento pré-operatório começa com a seleção do paciente e análise do defeito. Fatores ambientais, como cirurgia e irradiação prévias, que prejudicam a qualidade do tecido e dos vasos, podem ser uma indicação de angiografia para avaliar a vascularização disponível. O músculo não tolera isquemia quente por mais de 2 horas; retalhos cutâneos e fasciocutâneos podem tolerar os tempos de isquemia de 4 a 6 horas. O planejamento é o fator mais importante para minimizar os efeitos da isquemia e todas as estruturas no sítio receptor devem estar prontas para a transferência do tecido quando o pedículo do doador é dividido. Uma técnica adequada requer vasos saudáveis de tamanho razoável com bom fluxo para a anastomose, que deve ser feito sem tensão. Isso pode exigir a mobilização dos vasos para ganhar mais comprimento. Os enxertos venosos demonstraram reduzir a taxa de sucesso e não são uma escolha primária, mas podem ser necessários se o pedículo for curto ou os vasos no campo estiverem lesionados. As anastomoses arteriais terminoterminais e terminolaterais apresentam taxas de patência semelhantes, embora a anastomose terminolateral seja preferida se houver discrepância no tamanho do vaso ou na espessura da parede ou a continuidade do vaso receptor deve ser preservada. A dissecção e a manipulação dos microvasos frequentemente causam vasoespasmo. Isso pode ser aliviado com lidocaína tópica ou papaverina, extração da adventícia para remover fibras nervosas simpáticas ou dilatação mecânica dos vasos. Falha da reperfusão em um órgão isquêmico após o restabelecimento do suprimento sanguíneo é denominada *fenômeno de não refluxo*. A gravidade desse efeito correlaciona-se ao tempo de isquemia.

A anticoagulação pós-operatória não é uma prática uniforme para transferências microvasculares eletivas e estudos não demonstraram melhora na taxa de sobrevida com o regime de anticoagulação.[6] O monitoramento pós-operatório de transferências de tecidos livres é fundamental, porque a identificação rápida da isquemia pós-operatória do retalho livre permite a intervenção e a recuperação do retalho. A maioria das tromboses de retalhos livres ocorre nas primeiras 48 horas após a cirurgia e as taxas de salvamento são altas. A avaliação clínica inclui observação da cor da pele, enchimento capilar, plenitude e cor da hemorragia capilar. Se um retalho for enterrado, uma ilha cutânea temporária pode ser adicionada para fins de monitoramento ou um dispositivo implantável de monitoramento pode ser usado. Muitos dispositivos estão disponíveis para o monitoramento de retalhos, incluindo sondas de temperatura, oximetria de pulso, fotopletismografia, sondas Doppler portáteis tipo lápis e sondas Doppler implantáveis.

As taxas de sobrevida dos tecidos para transferências de tecidos livres excedem 98%. As taxas de reexploração variam de 6 a 25% e a trombose da anastomose arterial é o achado mais comum na reoperação. Ela é chamada de *trombose primária* quando falhas técnicas levam à falha anastomótica. Essas falhas incluem estreitamento do lúmen; suturas muito frouxas para que a túnica média do vaso fique exposta no espaço e forme o coágulo; suturas muito apertadas que causam laceração do vaso; muitas suturas com exposição subendotelial e formação de coágulos; e suturas que inadvertidamente causam oclusão da parede posterior do vaso, que obstrui o lúmen. A trombose secundária refere-se à torção ou compressão de vasos por hematoma ou edema, o que leva à diminuição do influxo. Com a reexploração, as taxas de recuperação variam de 54 a 100% em diferentes séries.[7]

Os princípios e técnicas de cirurgia microvascular estão em refinamento contínuo. Uma área de ênfase atual é a identificação de transferências teciduais que melhor atendam às necessidades do sítio receptor e minimizem as sequelas do sítio doador, o que levou a técnicas minimamente invasivas e endoscópicas para a coleta de tecido do retalho por meio de incisões menores. Também conduziu ao desenvolvimento de transferências de tecidos, como retalhos perfurantes, que preservam o músculo funcional e fáscia no sítio doador e retalhos suprafasciais livres, que requerem técnicas de supermicrocirurgia.

### Supermicrocirurgia

A introdução da supermicrocirurgia, que permite a anastomose de vasos de menor calibre e dissecção microvascular de vasos que variam de 0,3 a 0,8 mm de diâmetro, levou ao desenvolvimento de novas técnicas de reconstrução. Retalhos perfurantes-perfurantes livres que utilizam vasos suprafasciais podem ser transferidos mais rapidamente e o tecido pode ser obtido de partes mais bem escondidas do corpo.[8] Se um perfurante discreto puder ser identificado em qualquer local do corpo, um retalho pode ser desenvolvido em torno dele. Isso é chamado de *retalho de estilo livre*. As restrições de usar apenas territórios descritos podem ser desconsideradas e o sítio doador selecionado exclusivamente com base na melhor correspondência possível de cor, contorno e textura no sítio receptor. As desvantagens são a variação anatômica dos perfurantes e a necessidade de técnica supermicrocirúrgica. A técnica supermicrocirúrgica inclui o uso de fios de náilon 12.0 com agulhas de 50 μm a 30 μm, o que requer um microscópio de grande aumento e um cirurgião tecnicamente competente.

## CIRURGIA PLÁSTICA PEDIÁTRICA

### Cirurgia craniofacial

A *craniossinostose* refere-se à fusão prematura de uma ou mais suturas cranianas, levando a deformidades características do crânio e da face. Ocorre em uma frequência geral de aproximadamente um em 2.500 nascidos vivos e geralmente é esporádica. Qualquer sutura pode ser envolvida na craniossinostose e o crescimento do crânio é limitado perpendicularmente em relação à sutura afetada. O tratamento da craniossinostose é indicado para corrigir a deformidade e normalizar a forma da cabeça, proteger os olhos com a restauração da projeção da fronte, e para minimizar o risco de desenvolvimento de hipertensão intracraniana e sequelas visuais e de desenvolvimento associadas. O momento do tratamento é baseado em qual sutura é fundida e no protocolo em determinado centro, mas a correção nos primeiros 6 meses de vida parece estar associada a melhores desfechos no neurodesenvolvimento.[9]

O tratamento cirúrgico da craniossinostose geralmente é feito com uma abordagem coronal; técnicas diferem, mas todas envolvem liberação ou excisão da sutura fundida. O crânio então se expande e se remodela. Defeitos ósseos residuais reossificam secundariamente, um processo que é robusto em bebês de até 2 anos (Figura 69.4). O uso e a implementação de placas reabsorvíveis permitem melhores desfechos e diminuição da morbidade nesses pacientes.

Outras anormalidades congênitas menos comuns da cabeça incluem agenesia de uma ou várias camadas do couro cabeludo ou do crânio. A *aplasia cutânea congênita* geralmente se refere a um defeito focal da pele no vértice. O defeito pode incluir qualquer proporção de pele, osso ou dura-máter. O tratamento depende do tamanho do defeito e das camadas envolvidas e pode abranger o cuidado local da ferida ou a reconstrução cirúrgica com retalhos ou enxertos na infância. A causa dessa condição rara é desconhecida e provavelmente varia de caso para caso. Um sistema de classificação para aplasia cutânea congênita foi desenvolvido e é relacionado à presença de outras anomalias associadas.

### Deformidades congênitas da orelha

As anomalias congênitas da orelha externa podem ocorrer isoladamente ou como parte da microssomia craniofacial, entre outras síndromes. Deformidades comuns da orelha externa incluem orelhas proeminentes, orelhas contraídas, criptotia (falha do polo superior da orelha para se destacar da cabeça) e microtia (uma orelha externa pequena ou anormalmente formada). O tipo mais comum de microtia é uma estrutura cartilaginosa vestigial malformada, associada a um componente de tecido mole do lóbulo. Em casos de microtia isolada, muitas vezes há perda auditiva condutiva associada à ausência do meato acústico externo. Isso é mais importante em casos bilaterais em que é necessário um aparelho auditivo ancorado no osso.

A reconstrução de microtia típica pode ter duas abordagens gerais: autóloga ou não autóloga. A reconstrução não autóloga envolve a colocação de um implante de polietileno de alta densidade sob a pele. Essa abordagem resulta em excelentes resultados, mas requer a coleta de um retalho (geralmente retalho de fáscia temporoparietal baseado na artéria temporal superficial +/- enxerto de pele em alguns casos). As desvantagens incluem a presença de um corpo estranho que pode ficar exposto através do retalho da fáscia temporoparietal ou enxerto, suscetibilidade à infecção e dificuldade de recuperação em caso de complicações.[10] A segunda abordagem, mais comumente utilizada, envolve o uso de tecido autólogo (cartilagem da costela) para modelar uma estrutura da orelha, que é então posicionada em uma cavidade subcutânea. A modelagem meticulosa da estrutura, a criação de uma cavidade de pele fina e o uso de drenos permitem que a pele contorne a estrutura complexa. O procedimento requer várias etapas, mas resulta em uma orelha reconstruída que tem boa forma e é capaz de responder a traumas e infecções como outras partes do corpo. A desvantagem é a necessidade de colher cartilagem de várias costelas.

### Microssomia craniofacial

A microssomia craniofacial, também conhecida como microssomia hemifacial, é uma constelação de anormalidades envolvendo o desenvolvimento deficiente de partes da face relacionadas ao primeiro e segundo arcos branquiais. A deformidade pode ser unilateral ou bilateral e pode envolver órbita, mandíbula, orelha externa, nervo facial e tecidos moles faciais. Cada uma ou todas as estruturas podem estar envolvidas e em graus variados. A causa é desconhecida, mas acredita-se que esteja relacionada ao comprometimento vascular intrauterino da artéria estapedial. O tratamento da microssomia craniofacial é complexo e a abordagem deve ser adaptada para cada paciente. Problemas funcionais, como comprometimento das vias respiratórias ou exposição ocular, são tratados na infância; a reconstrução de outros defeitos estruturais é adiada até que o paciente esteja próximo do término de seu crescimento. Novas abordagens usando distração osteogênica da mandíbula, que tiveram como pioneiro Ilizarov, com suas técnicas de distração de ossos longos, foram modificadas por cirurgiões como McCarthy e utilizadas para tratar e evitar complicações a longo prazo nesses pacientes.[11]

Para pacientes com anomalias craniofaciais, como as descritas, bem como para aqueles com fissura labiopalatina, o padrão atual é o atendimento em equipe em um centro craniofacial estabelecido. Com o encaminhamento para esse centro ao nascimento, a equipe craniofacial pode fazer um diagnóstico, realizar testes genéticos, educar a família e traçar planos de curto e longo prazos de maneira coordenada, trazendo vários especialistas (p. ex., cirurgiões plásticos, neurocirurgiões, cirurgiões orais, ortodontistas, fonoaudiólogos, otorrinolaringologistas, oftalmologistas, assistentes sociais, enfermeiros, psicólogos em desenvolvimento e pediatras).

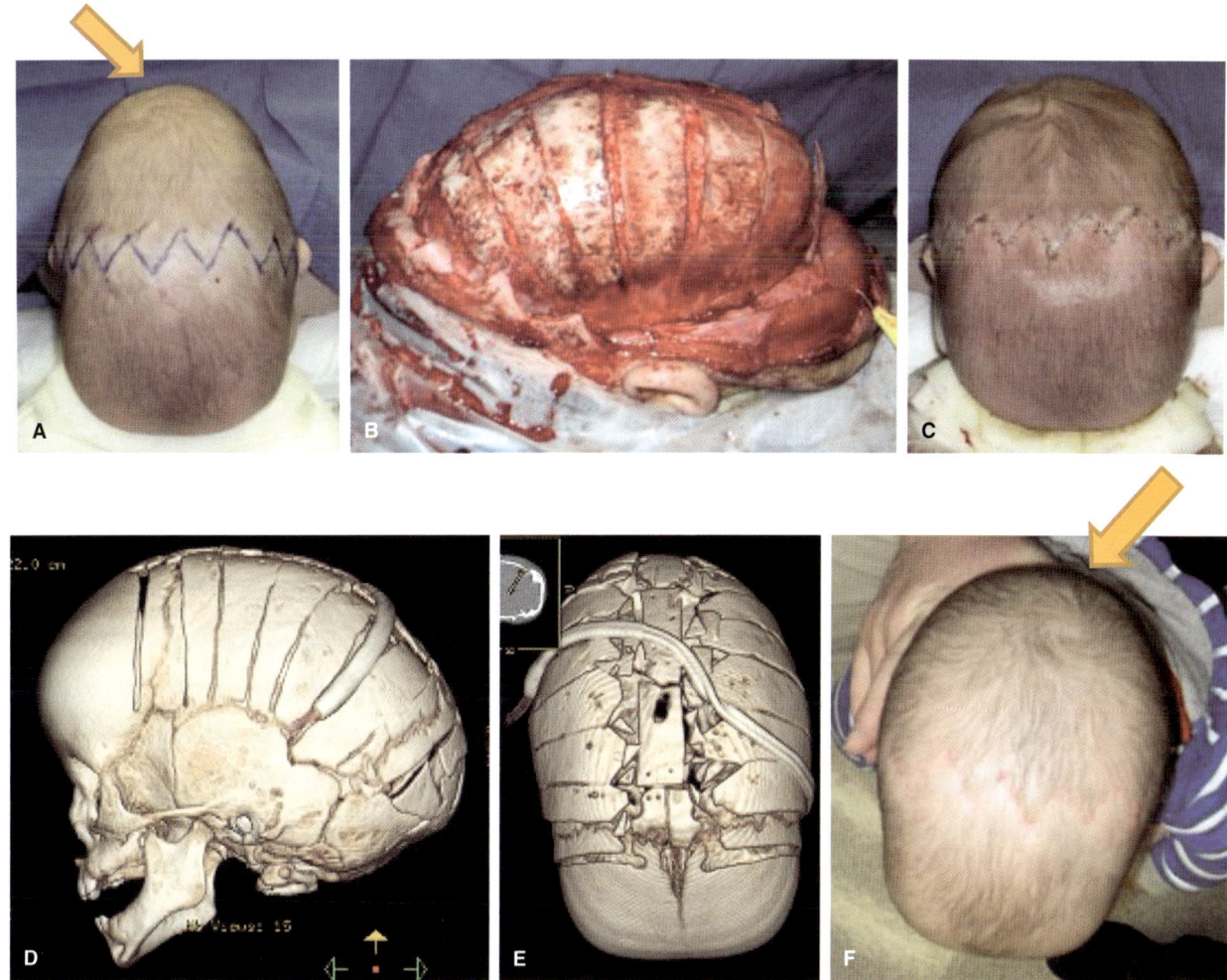

**Figura 69.4** Recém-nascido com craniossinostose por sutura sagital. **A.** Vista pré-operatória mostrando a forma escafocefálica da cabeça. O bebê está em decúbito ventral com o rosto apoiado na espuma. Observe a dimensão biparietal estreita da cabeça, característica para essa condição (seta). Uma incisão coronal em zigue-zague é desenvolvida para ficar mais oculta quando o cabelo crescer. **B.** Vista lateral intraoperatória. A sutura sagital foi removida e remodelada e as osteotomias laterais em barril são criadas para remodelar a abóbada craniana e aliviar a restrição de crescimento. **C.** Visualização na mesa imediatamente após o procedimento. A área biparietal é alargada. **D** e **E.** Vistas lateral e superior da imagem de tomografia computadorizada (TC) pós-operatória. **F.** Um mês após a cirurgia, o crânio continua a remodelar e a forma da cabeça normaliza (seta).

## Fissura labiopalatina

As fissuras labiopalatinas são anomalias congênitas relativamente comuns. Podem ser unilaterais ou bilaterais. A maioria representa anomalias isoladas, mas muitas síndromes têm fissuras como uma das características. A genética da fissura labiopalatina é complexa e a condição é multifatorial. O mecanismo fisiopatológico da fissura labiopalatina não é totalmente compreendido, mas a deformidade e suas variações são bem descritas. Um mínimo de três operações e geralmente quatro serão necessárias para corrigir a deformidade. São realizadas em tempos específicos correspondentes ao estágio de desenvolvimento do paciente. Comumente, a sequência é a seguinte: reparo da fissura labial entre 3 e 6 meses, correção da fenda palatina antes de 1 ano (ou antes do desenvolvimento da fala) e enxerto ósseo alveolar quando a dentição permanente começar e após o preparo ortodôntico. Cirurgias futuras são reservadas para o fim da maturidade esquelética e incluem possível septorrinoplastia no fim da adolescência, possíveis revisões do lábio e nariz e avanço maxilar LeFort I, se indicado. Por vezes, durante esses dois estágios, procedimentos secundários para a melhora da fala são executados em quase 5 a 20% dos casos.[12]

A fissura labial é caracterizada pela ausência parcial ou completa de continuidade circunferencial do lábio. A maioria das fissuras labiais ocorre na parte superior do lábio onde uma das colunas filtrais normalmente se encontra e se estendem no nariz. A deformidade envolve a mucosa, o músculo orbicular da boca e pele. A deformidade nasal é caracterizada por uma asa caída e alargada (narina) que é posteriormente deslocada em sua base. O assoalho nasal é inexistente nas fissuras completas e o septo nasal está desviado.

Existem muitas técnicas para o reparo de uma fissura labial, mas a maioria compreende uma variação da correção do avanço de rotação. Millard apresentou essa técnica de rotação para baixo da porção medial do lábio e avanço da porção lateral no defeito criado pela rotação. A correção baseia-se no princípio de que elementos existentes precisam ser devolvidos à sua posição normal para restaurar a anatomia normal, enquanto permanece ciente do futuro crescimento e os efeitos da cirurgia no crescimento (Figura 69.5).[13,14] Muitos *experts* modificaram suas técnicas e adaptaram as variações, o que leva à criatividade e à inovação do campo.

A fenda palatina também pode ser completa ou incompleta. Os objetivos de reparação palatina são o desenvolvimento da fala normal e a prevenção de regurgitação de alimentos pelo nariz. A fala normal requer competência velofaríngea para fechar a cavidade oral a partir da cavidade nasal para produzir consoantes de pressão. Isso requer separação física estática das duas cavidades na região do palato duro e fechamento dinâmico do palato mole contra a face posterior da parede da faringe com um músculo levantador do véu palatino em funcionamento. Na fenda palatina, as fibras do músculo levantador do véu palatino são orientadas de modo anormal ao longo da fenda. Assim, todas as técnicas modernas de correção da fenda palatina envolvem o reparo do revestimento nasal e da mucosa oral, bem como a reorientação e o reparo do músculo levantador do véu palatino. A medida primária do desfecho de reparo da fenda palatina é a fala normal. O terceiro procedimento necessário na maioria dos casos é o enxerto ósseo alveolar. O osso esponjoso, geralmente do ilíaco, é usado para restaurar a continuidade óssea ao longo da arcada dentária, permitindo aos dentes na borda da fenda melhor chance de sobrevida e como base para implantes dentários em caso de dentes perdidos associados à fissura, para fechar uma fístula nasolabial (se presente) e produzir suporte para a base nasal.

Outros procedimentos são indicados para alguns pacientes, mas isso geralmente não pode ser previsto na infância. Cerca de 15% dos pacientes continuarão a demonstrar insuficiência velofaríngea após o reparo inicial do palato e o alongamento palatino secundário ou outras abordagens para promover o fechamento velofaríngeo são indicadas geralmente após 3 a 5 anos. A septorrinoplastia normalmente é necessária para corrigir a deformidade nasal residual após a interrupção do crescimento esquelético e depois da restauração dentária final e ortodontia. Um subconjunto de pacientes com fissura labiopalatina unilateral desenvolverá hipoplasia maxilar que é iatrogênica e relacionada a cicatrização e retardo de crescimento em cirurgia de lábio e palato. Dependendo do grau de hipoplasia maxilar, pode ser indicado o avanço maxilar LeFort I após atingir a maturidade esquelética. Em suma, o tratamento de uma criança nascida com fissura labiopalatina não termina após a correção do palato, mas requer observação por uma equipe craniofacial ao longo do desenvolvimento até a idade adulta e deve ser adaptado para cada indivíduo.

## Anomalias vasculares

As anomalias vasculares são divididas em dois grandes grupos: tumores e malformações. Tumores vasculares são caracterizados por aumento na proliferação anormal do endotélio. O hemangioma é o tumor vascular mais comum; outros incluem hemangioendoteliomas, angiomas em tufos, hemangiopericitomas e tumores malignos, como o angiossarcoma. As malformações vasculares resultam do desenvolvimento anormal de componentes arteriais, capilares, venosos ou linfáticos do sistema vascular. Podem envolver apenas um componente ou podem ser mistos e são nomeados de acordo com os vasos do componente. Eles podem ser de alto fluxo, baixo fluxo ou mistos. O diagnóstico correto depende da anamnese (p. ex., hemangiomas se desenvolvem na infância e geralmente não são visíveis ao nascimento), exame físico (p. ex., malformações com um componente arterial podem ter pulso palpável ou frêmito) e exames de imagem para determinar a extensão da doença e para auxiliar no diagnóstico.

As histórias naturais das diferentes anomalias são diversas. Os hemangiomas tipicamente involuem espontaneamente; 50% involuem completamente aos 5 anos. Mais recentemente, o tratamento rápido de hemangiomas infantis durante a fase de involução com betabloqueadores resultou na redução dos casos que necessitam de intervenção cirúrgica. O tratamento precoce e a história natural reduzem as indicações cirúrgicas para aquelas lesões que afetem a visão ou as vias respiratórias ou sejam suficientemente grandes para que, mesmo após a involução, a pele remanescente anormal exija modificação cirúrgica. Por outro lado, as malformações capilares começam como manchas, mas com o tempo, normalmente aumentam e tornam-se espessas e verrucosas; para essas lesões, o tratamento precoce é indicado. Algumas malformações vasculares ou tumores têm efeitos sistêmicos, dependendo de sua massa, *status* como alto ou baixo fluxo, assim como trombose e consumo de fatores de coagulação. O tratamento dessas lesões envolve ressecção completa, quando viável, ou redução do volume, se a ressecção completa não for possível. A escleroterapia é a base do tratamento das malformações venosas. Para malformações arteriovenosas, a escleroterapia é útil como adjuvante da cirurgia, mas insuficiente por si só devido ao desenvolvimento de colaterais. Para essas malformações, a escleroterapia e a embolização são seguidas imediatamente por ressecção cirúrgica.

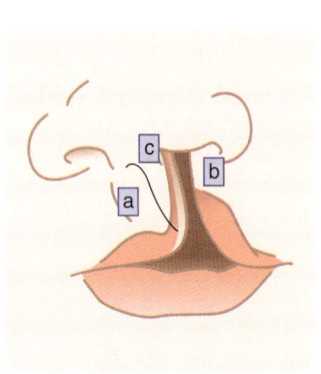
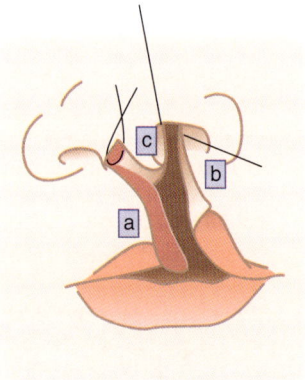
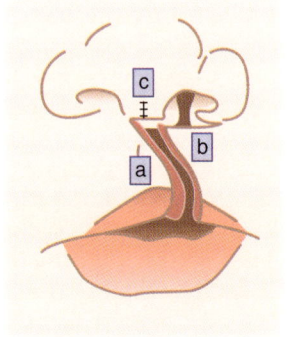
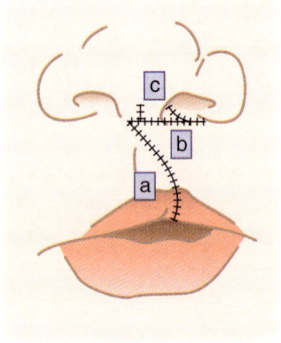

A          B          C          D

**Figura 69.5** O modelo original de avanço de rotação concebido por D. Ralph Millard na Coreia e apresentado no First International Congress of Plastic Surgery em Estocolmo em 1955. (De Losee JE, Kirschner RE. Comprehensive cleft care: Volume 1, Thieme, 2015.)

## Massas cervicais pediátricas

As massas cervicais no paciente pediátrico são provavelmente lesões infecciosas ou congênitas não cancerosas. Além das malformações vasculares, outras massas cervicais pediátricas comuns incluem cistos dermoides, teratomas, anomalias da fenda branquial, cistos do ducto tireoglosso, cistos tímicos, rânulas, restos cartilaginosos, tecido neuroectodérmico heterotópico, neurofibromas, tecido salivar ectópico, linfadenopatia e tumores malignos. As anomalias da fenda branquial podem ser cistos, seios ou fístulas. Cistos e seios estão localizados no triângulo cervical anterior e são derivados da primeira fenda (próxima ao meato acústico externo) e segunda fenda (abaixo do hioide) 98% das vezes. O tratamento dessas lesões é a excisão cirúrgica e cuidados devem ser tomados devido à íntima associação às estruturas neurovasculares. Os cistos do ducto tireoglosso podem surgir em qualquer lugar ao longo do trajeto do ducto tireoglosso a partir do forame cego na base da língua até a glândula tireoide. Cistos do ducto tireoglosso geralmente se manifestam na primeira ou segunda década de vida, como massas cervicais anteriores indolores e pode haver um trajeto sinusal associado. Indicações para cirurgia incluem infecção recorrente, diagnóstico tecidual e melhora da estética. A cintilografia da tireoide é indicada antes da excisão para excluir uma glândula tireoide ectópica funcional.

## Nevos melanocíticos

Os nevos melanocíticos congênitos são hamartomas que consistem em células névicas. Os nevos são classificados por tamanho como pequeno (< 1,5 cm), médio (1,5 a 19,9 cm), grande (20 a 49,9 cm) e gigante (> 50 cm). A classificação determina o prognóstico e a abordagem reconstrutiva. O risco de melanoma que ocorre em um nevo melanocítico varia de acordo com o relato, mas é estimado em menos de 5% em lesões pequenas ou médias e geralmente se apresenta após a puberdade. Em nevos grandes e gigantes, o risco de desenvolvimento de melanoma é de até 10%.[11] Ao contrário do caso para nevos pequenos ou médios, a malignidade em nevos grandes e gigantes geralmente ocorre nos primeiros 3 anos de vida. Nevos grandes e gigantes também têm uma incidência aumentada de envolvimento leptomeníngeo que pode ser diagnosticado por ressonância magnética (RM). Além disso, questões psicossociais e de desenvolvimento associadas a nevos maiores são significativas, então a excisão e a reconstrução precoces são recomendadas para nevos grandes e gigantes.

As opções para remoção de nevos maiores incluem excisão em série, excisão e enxertia, excisão e fechamento com retalhos à distância e expansão do tecido. A substituição por tecido semelhante é o objetivo e portanto, a expansão do tecido é a abordagem principal.

# CIRURGIA PLÁSTICA DE CABEÇA E PESCOÇO

## Trauma maxilofacial

O trauma facial diminuiu em frequência nos EUA e isso é atribuído, em parte, ao advento das leis de cinto de segurança e melhorias na segurança em colisões. No entanto, permanece como parte do trauma multissistêmico de acidentes automobilísticos, agressões e ferimentos em combate. Melhorias na armadura corporal resultaram em melhor sobrevida em casos de lesões de combate, mas proporcionalmente mais lesões faciais.

### Manejo de emergência

As emergências cirúrgicas no paciente com trauma facial incluem comprometimento das vias respiratórias, hemorragia com risco à vida e lesão estrutural reversível do olho ou nervo óptico. Outras lesões, como lacerações ou aprisionamento do músculo extraocular, são tratadas nas primeiras 24 horas. As fraturas são tratadas nas primeiras 2 semanas. A avaliação do paciente com trauma facial segue o protocolo de suporte à vida no trauma e inclui a investigação de trauma intracraniano e lesão da coluna cervical. O comprometimento agudo das vias respiratórias geralmente ocorre no quadro de trauma mandibular-maxilar combinado com hemorragia e edema dos tecidos moles. A intubação endotraqueal deve ser realizada e não precisa ser evitada por causa da preocupação com a lesão facial. A intubação nasotraqueal é contraindicada no caso de fraturas graves naso-orbito-etmoidais e na base do crânio. A cricotireoidostomia será realizada se a intubação endotraqueal oral ou nasal não for bem-sucedida e deverá ser convertida para traqueostomia após a estabilização do paciente. A fixação maxilomandibular por si só não é uma indicação para traqueostomia, porque a intubação endotraqueal pode ser mantida por via nasal ou oral usando um tubo aramado que pode ser passado atrás dos molares sem torção. Uma técnica alternativa é a passagem da sonda endotraqueal por meio de uma incisão submentoniana, que alivia algumas das dificuldades práticas de trabalhar em torno de uma sonda oral.

A hemorragia potencialmente fatal, definida como três unidades de perda de sangue ou hematócrito abaixo de 29%, ocorre em uma pequena porcentagem de pacientes com trauma facial. Na maioria dos casos, o sangramento é efetivamente controlado com pressão, empacotamento e, no caso de avulsão significativa de tecidos moles, a colocação rápida de suturas temporárias de reforço. Tentativas cegas de pinçar e ligar vasos devem ser evitadas, pois isso geralmente é desnecessário e pode resultar em lesão de estruturas críticas, como o nervo facial. Com trauma penetrante, a hemorragia é controlada na sala de cirurgia com identificação e ligadura do vaso e, em caso de insucesso, por embolização com angiografia seletiva. Na condição de trauma contuso, a hemorragia grave ocorre muitas vezes na artéria maxilar interna. A forma mais eficaz para controlar o sangramento, principalmente quando associado a fraturas, é a redução e estabilização da fratura. Isso pode ser realizado rapidamente pela colocação temporária na fixação maxilomandibular usando técnicas rápidas, como parafusos de fixação. Hemorragia grave da base do crânio e fraturas nasoetmoidais podem frequentemente ser controladas com tamponamento nasal anteroposterior. A colocação de cateteres de balão de Foley em cada via respiratória nasal serve para tamponar o sangramento e estabiliza o tamponamento. Protocolos atuais para controle de hemorragia em condições de trauma facial contuso envolvem a angiografia seletiva, se essas medidas falharem (Figura 69.6).[14] A embolização angiográfica é eficaz, mas está associada a morbidade significativa, incluindo a possibilidade de acidente vascular encefálico ou necrose de estruturas da face média, como o palato. Em pacientes instáveis, a redução da fratura e o tamponamento nasal podem ser realizados na mesa de angiografia para serem seguidos imediatamente com embolização, se necessário.

Lesões na órbita e em seu conteúdo podem resultar em cegueira; é fundamental reconhecer prontamente e tratar lesões reversíveis que ameacem a visão. Condições que requeiram intervenção emergencial incluem aumento da pressão intraocular, ruptura do globo e a compressão do nervo óptico. Aumento agudo da pressão intracraniana manifesta-se por dor e perda de visão e pode resultar de causas como hematoma ou diminuição do volume orbitário devido à presença de fratura ou corpo estranho. O tratamento envolve o alívio rápido da hipertensão intraorbital por cantotomia lateral, cantólise inferior e administração de manitol, acetazolamida (Diamox®) e esteroides. Indica-se a consulta urgente com o

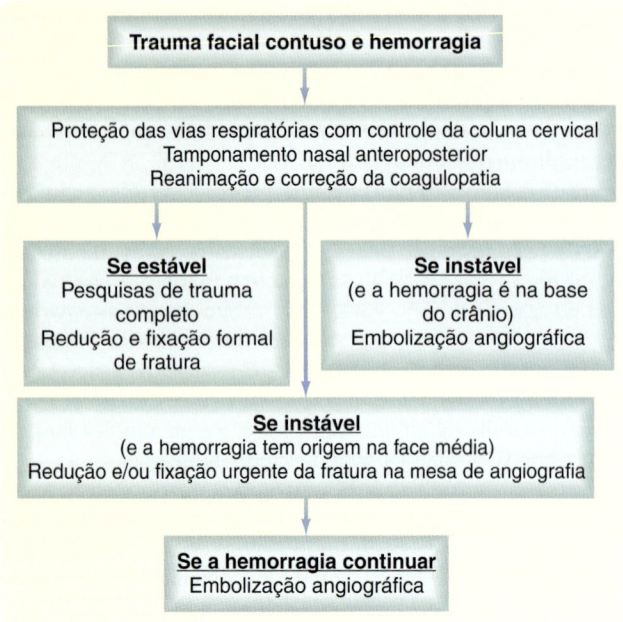

**Figura 69.6** Algoritmo para o manejo de hemorragia potencialmente fatal no quadro de trauma facial contuso. (Adaptada de Ho K, Hutter JJ, Eskridge J, et al. The management of life-threatening haemorrhage following blunt facial trauma. *J Plast Reconstr Aesthet Surg.* 2006;59:1257-1262.)

oftalmologista. A perda de visão pode resultar da compressão mecânica do nervo óptico. A tomografia computadorizada (TC) diagnosticará a presença de um fragmento ósseo ou corpo estranho; tal achado deve levar à descompressão cirúrgica de emergência para preservar a visão. O aprisionamento muscular extraocular manifesta-se como incapacidade de mover o olho na trajetória controlada pelo músculo aprisionado e está associado à dor na tentativa de movimento. Particularmente em crianças, a dor pode ser grave e acompanhada de náuseas ou vômitos. O aprisionamento muscular deve ser tratado por liberação cirúrgica do conteúdo aprisionado. Isso deve ser realizado no quadro agudo, porque o atraso no tratamento do aprisionamento por 1 semana ou mais após a lesão normalmente resulta na falha do músculo aprisionado em recuperar a excursão.

### Avaliação e diagnóstico

Os estudos diagnósticos primários para lesão facial são o exame físico e a TC. O exame físico sistemático pode detectar deformidades, lesão de tecidos moles, vazamento de líquido cefalorraquidiano e lesão do nervo facial. A palpação é utilizada para identificar degraus ósseos ou instabilidade na face média. Os olhos são examinados para proptose ou enoftalmia, função do músculo extraocular e acuidade visual. Em pacientes que não possam cooperar com um exame físico e para os quais não haja suspeita razoável de lesão periorbitária, um teste de condução forçada deveria ser realizado. A oclusão é avaliada para má oclusão subjetiva ou objetiva. O aprisionamento muscular extraocular, a enoftalmia aguda e a má oclusão são indicações de que o tratamento cirúrgico de fraturas faciais será necessário. A TC de corte fino da face com vistas coronais e sagitais diretas ou reformatadas e a reconstrução 3D são utilizadas para diagnosticar o trauma facial e direcionar o tratamento não cirúrgico e cirúrgico. Com a tecnologia atual da TC, as radiografias simples não são necessárias e fornecem menos informações. Uma exceção é a radiografia panorâmica da mandíbula, que é utilizado por muitos médicos como um teste complementar ou primário para fraturas de mandíbula e para avaliar os dentes e suas raízes em particular.

### Lesões de tecidos moles

Devido ao seu rico suprimento sanguíneo, mesmo o tecido questionável deve ser salvo no tratamento de lacerações e avulsões faciais. A perfusão robusta do tecido facial fornece resistência à infecção e o reparo pode ser feito após um atraso maior do que seria seguro em outro local no corpo. Embora não haja um corte estrito, o reparo primário é geralmente feito até 24 horas após a lesão. Mesmo as feridas grosseiramente contaminadas ou aquelas derivadas de mordidas de animais são irrigadas extensivamente, desbridadas e fechadas primariamente. Se houver possibilidade de lesão do nervo facial, isso é confirmado pelo achado do exame físico de fraqueza ou ausência de função de uma porção dos músculos da expressão facial. É importante reconhecer uma laceração do nervo facial para que as extremidades distais cortadas possam ser identificadas com um estimulador de nervos e marcadas, se não forem corrigidas imediatamente. A identificação de cotos distais por estimulação nervosa não é possível depois de alguns dias, porque a condução cessa. Lesões do ducto parotídeo devem ser identificadas e tratadas de forma aguda para prevenir a formação de sialocele ou fístula salivar. Em uma laceração aguda ou lesão penetrante na bochecha, uma lesão do ducto parotídeo pode ser confirmada por visualização direta ou injeção de corante. Isso é feito por canulação do ducto de Stensen na superfície mucosa da bochecha e injetando uma pequena quantidade de corante azul de metileno. O extravasamento do corante na ferida indica uma laceração do ducto parotídeo e o reparo ao longo de um *stent* deve ser feito na sala de cirurgia.

### Fraturas craniofaciais

Conceitos atuais no tratamento de fraturas faciais baseiam-se em técnicas craniofaciais para fornecer exposição cirúrgica do esqueleto craniofacial, redução anatômica de fraturas e fixação óssea rígida com placas de titânio de baixo perfil e técnicas de enxerto ósseo. A falha em reconstruir o esqueleto ósseo facial invariavelmente resulta em encolhimento e enrijecimento do envelope de tecidos moles faciais, uma sequela quase impossível de corrigir secundariamente.

O tratamento de fraturas da fronte envolve a avaliação do seio frontal e base do crânio. A abordagem é ditada pela lesão da tábua anterior ou posterior do osso frontal ou da base do crânio e se há uma lesão dural ou lesão nos ductos nasofrontais que drenam os seios frontais para o nariz. Fraturas da face média superior incluem fraturas orbitozigomática, fraturas naso-orbitoetmoidais e fraturas orbitárias. Existe uma sobreposição considerável nessa região. Por exemplo, as fraturas orbitozigomáticas ocorrem em associação às fraturas orbitárias em grau variável, porque o zigomático, além de produzir a projeção da bochecha e determinar a largura facial, também faz parte da órbita. O tratamento de fraturas do terço médio inferior da maxila concentra-se na restauração da oclusão dentária pré-lesão. É importante determinar a oclusão pré-operatória do paciente; a relação dos dentes superiores e inferiores é descrita pela classificação de Angle.

As fraturas maxilares são classificadas usando o sistema Le Fort baseado no nível em que a face média é separada do restante do esqueleto craniofacial. Os reparos se concentram na restauração de altura e projeção faciais. Com a cominuição significativa ou perda óssea, o enxerto ósseo pode ser necessário para manter a posição da maxila no espaço. A placa rígida e a fixação por parafuso eliminam a necessidade de fixação maxilomandibular prolongada. Fraturas da mandíbula são tratadas por redução e fixação rígida usando a restauração de oclusão como o princípio intraoperatório e objetivo pós-operatório. Muitas fraturas mandibulares são tratadas com a redução aberta e fixação interna, o que pode tornar a fixação maxilomandibular desnecessária. Determinadas fraturas, como aquelas em pacientes mais jovens ou padrões de fratura favoráveis, são mais bem tratadas fechadas e a decisão de seguir uma abordagem aberta ou fechada depende da localização e orientação da fratura.[15]

Os mesmos princípios de reparo de fratura se aplicam no paciente pediátrico com algumas diferenças. O tratamento precoce em 1 semana é necessário, considerando a rápida cicatrização em crianças, e a fixação é complicada pela presença de dentes permanentes embutidos na maxila e mandíbula que são facilmente lesionados pelo *hardware*. O *hardware* reabsorvível é frequentemente utilizado em crianças, mas não apresenta a resistência mecânica necessária para a maioria das fraturas em adultos. No entanto, avanços recentes permitiram o tratamento de certas fraturas em adultos, como fraturas de órbita, com *hardware* reabsorvível, mas isso ainda é considerado um uso *off-label* (uso fora das indicações autorizadas).

## Reconstrução de couro cabeludo

O couro cabeludo é composto por pele, tecido subcutâneo, uma camada de fáscia aponeurótica contínua com os músculos frontal e occipital, uma camada areolar frouxa e periósteo. Pequenos defeitos de até alguns centímetros de tamanho podem ser fechados primariamente, dependendo da localização do defeito e da mobilidade do couro cabeludo circundante. Um enxerto de pele pode ser colocado no periósteo intacto. Se o periósteo estiver ausente, a lâmina externa da calvária pode ser aberta com uma broca para expor o espaço diploico a partir do qual o tecido de granulação se desenvolverá para sustentar um enxerto de pele. No couro cabeludo irradiado ou no caso de uma ferida aberta com material aloplástico na base, a cicatrização secundária ou enxerto não fornecerá cobertura estável e durável e será necessário um retalho.

Os retalhos do couro cabeludo são elevados no nível subgaleal e existem muitos modelos possíveis. Em teoria, defeitos de até 30% do couro cabeludo podem ser fechados com retalhos de couro cabeludo elevados nos grandes vasos. Com a incisão ou pontuação, a gálea inelástica pode estender o alcance de um retalho de couro cabeludo. A expansão tecidual também pode ser empregada para a reconstrução de defeitos maiores em tecidos capilares.

Para grandes defeitos do couro cabeludo não passíveis de fechamento pelo couro cabeludo remanescente local, retalhos distantes podem ser usados. Retalhos pediculados com utilidade para cobertura do couro cabeludo incluem os retalhos dos músculos trapézio, latíssimo e peitoral maior. Os retalhos pediculados são limitados pelo seu arco de rotação, de modo que a transferência microvascular de tecido oferece mais flexibilidade. O retalho livre do músculo latíssimo do dorso é o preferido para cobertura de defeitos quase totais ou totais do couro cabeludo devido ao seu contorno plano e capacidade para cobrir uma grande área de superfície. Ocorrem avulsões traumáticas do couro cabeludo no plano subgaleal e o reimplante pode ser baseado em um único vaso dominante com bons resultados.

## Reconstrução facial

Defeitos da face geralmente são resultantes de ressecção tumoral ou trauma. A cobertura do EPEP de defeitos faciais tem aplicação limitada, pois a correspondência de tecido é imperfeita. Os EPETs são retirados de sítios doadores nas áreas pré-auricular, pós-auricular e supraclavicular para a melhor combinação de cores. Retalhos locais fornecem tecido de espessura adequada e apresentam cor e textura do defeito.

Defeitos nasais de até aproximadamente 1,5 cm podem ser fechados com retalhos nasais locais. Para defeitos maiores, o retalho paramediano frontal é o preferido. O retalho frontal é baseado nos vasos supratrocleares e a reconstrução é realizada de maneira estaiada. A fronte pode ser expandida antes da elevação para fechamento de defeitos maiores e para auxiliar no fechamento primário do defeito doador. Com defeitos nasais, diferentes componentes podem ser perdidos e a restauração de pele, revestimento de mucosa e cartilagem pode ser necessária. Enxertos compostos de orelha que contenham pele e cartilagem são úteis para defeitos da asa do nariz. A reconstrução de defeitos nasais totais é complexa e pode necessitar de enxerto ósseo e transferência de tecido livre (Figura 69.7).[16]

Na pálpebra, os EPETs são uma boa opção apenas para perda de pele. Para um pequeno defeito de pálpebra de espessura total, a criação de uma cunha em forma de V pode permitir o fechamento primário em camadas. A adição de uma cantotomia lateral ajuda a mobilizar a margem palpebral para fechamento de defeitos maiores e, em alguns casos, a incisão pode ser realizada na pele temporal para mobilizar adicional da pálpebra. Defeitos palpebrais podem ser corrigidos com retalhos rotacionados da outra pálpebra; isso é útil para fornecer o tecido semelhante. Defeitos palpebrais extensos requerem suporte, normalmente na forma de um enxerto condromucoso obtido do septo nasal ou orelha externa. O enxerto é colocado e coberto com um retalho de pele regional.

Para reconstrução da bochecha, vários retalhos locais diferentes e menores podem ser desenvolvidos. Para defeitos maiores, os retalhos de rotação cervicofacial mobilizam a pele do pescoço e a lateral da face para transposição até áreas mais centrais da face.

No lábio, o alinhamento preciso da borda do vermelhão é fundamental, assim como o reparo do músculo orbicular da boca para manter a competência labial. Defeitos são fechados em camadas e o fechamento direto é possível para defeitos de até a um terço da largura transversal do lábio. A correção de defeitos maiores requer a mobilização do tecido circundante para reconstruir o esfíncter oral. Defeitos centrais do lábio superior são mais bem reconstruídos utilizando um retalho de Abbe, que é um retalho musculocutâneo da mucosa do lábio inferior com base na artéria labial. O retalho é transferido de modo estaiado, com o pedículo doador dividido após 2 a 3 semanas da inserção do retalho. Grandes defeitos do lábio inferior são reconstruídos com retalhos musculocutâneos da mucosa da área circundante. Essas reconstruções devem preservar a função motora do músculo orbicular, garantindo assim a competência oral. A microstomia pode ser produzida, mas é muitas vezes temporária, porque ocorrerá o estiramento dos tecidos ao longo do tempo.

## Transplante facial

O primeiro transplante de face bem-sucedido foi realizado em novembro de 2005 em Amiens, França. Desde então, foram mais de 40 relatos adicionais de transplante de tecido composto facial realizados com sucesso. Todos foram feitos para defeitos devastadores e foram reconstruções 3D complexas com quantidades variáveis de pele, músculo, nervo, osso e partes, como pálpebras, nariz e lábios. No fim de 2018, quase todos os receptores manifestaram pelo menos um episódio de rejeição aguda do enxerto, de gravidade variável no primeiro ano do transplante, com um caso de rejeição crônica com segundo transplante facial subsequente. A recuperação funcional na face é satisfatória nos casos a longo prazo,

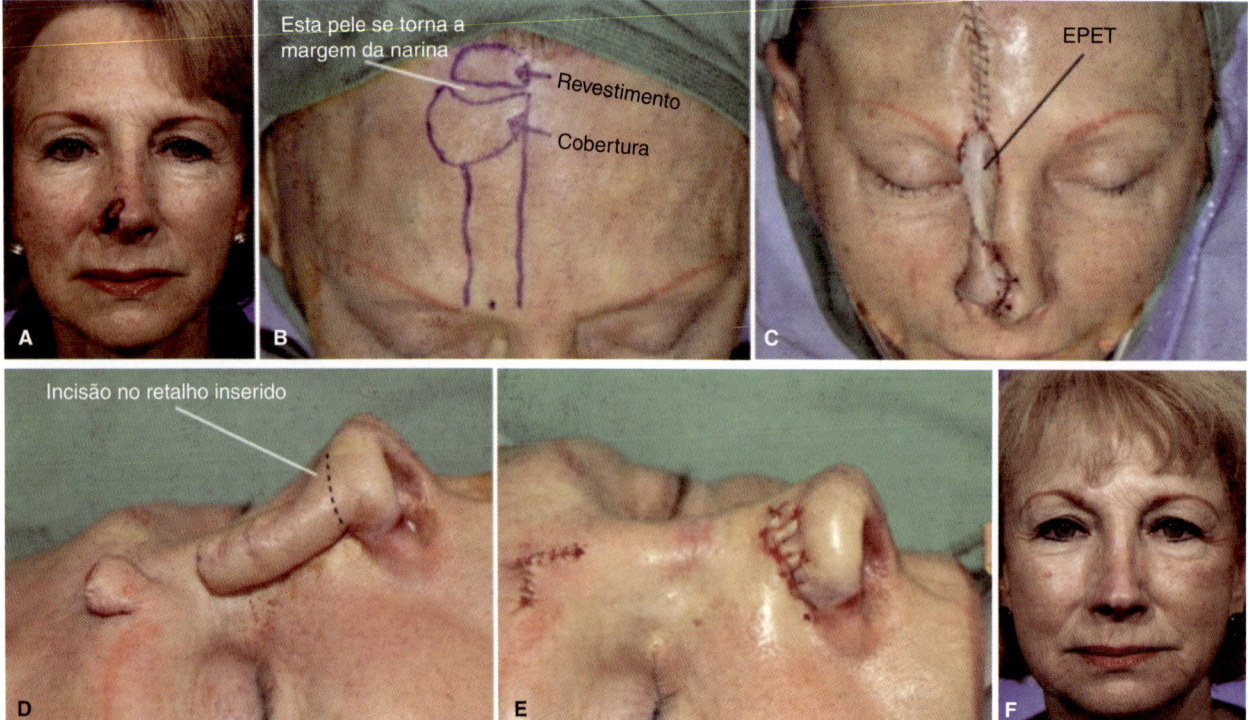

**Figura 69.7 A.** Defeito de espessura total da ponta nasal. **B.** Modelo de retalho frontal paramediano com (revestimento intranasal e pele nasal externa). **C.** Primeiro estágio: retalho frontal paramediano transferido para o nariz e inserido. **D.** Segundo estágio: divisão do retalho frontal paramediano. **E.** Segundo estágio: o sítio doador é reparado e o retalho é inserido. **F.** Vista pós-operatória. (De: Baker SR. Reconstruction of the nose. In: Baker S, ed. *Local Flaps in Facial Reconstruction*. 3rd ed. Philadelphia, PA: Elsevier Saunders; 2014:415-480.)

com recuperação da função sensitiva em 3 a 8 meses e recuperação motora aceitável entre 9 e 12 meses, com melhoria contínua ao longo dos anos. Os desfechos psicológicos são positivos e isso está relacionado ao apoio psicossocial oferecido a esses pacientes. Os resultados estéticos são variáveis.

O benefício do transplante facial é que, para um número seleto de indivíduos gravemente desfigurados, pode proporcionar melhor desfecho funcional e estético do que os métodos reconstrutivos convencionais e, ao fazê-lo, melhoram a sua qualidade de vida. Os riscos imediatos associados à cirurgia para transplante de tecidos faciais são essencialmente os mesmos dos procedimentos reconstrutivos convencionais. A diferença importante é o risco representado pela imunossupressão multifármaco contínua, necessária para evitar a rejeição do tecido facial transplantado. Supõe-se também que existam riscos associados ao processo de rejeição do tecido facial caso isso ocorra em qualquer um desses pacientes.[17]

## Cirurgia estética facial

A cirurgia estética facial começa com uma entrevista inicial detalhada, anamnese completa e exame clínico para identificar os candidatos apropriados para o tratamento. É importante determinar os desejos do paciente e ter certeza de que o paciente tem expectativas realísticas. História de cirurgia estética prévia, abuso de substâncias, medicamentos atuais e problemas mentais ou de saúde podem complicar o resultado dos procedimentos planejados.

### Elevação do supercílio

A ptose lateral do supercílio (ou pálpebra) é a manifestação mais precoce do envelhecimento da fronte e fornece ao rosto uma aparência cansada, séria e zangada. A ptose do supercílio precisa ser tratada em conjunto com as rugas da fronte e o remanescente cutâneo (capuz) da pálpebra superior para rejuvenescer a parte superior da face. Com o envelhecimento, o supercílio desce abaixo de sua localização jovial no rebordo orbitário superior ou acima dele. Esta ptose é acompanhada por uma fronte enrugada, excesso de remanescente de tecido cutâneo das pálpebras superiores (principalmente na área do supercílio temporal) e vincos nos cantos externos (pés de galinha) e sobre o dorso da parte superior do nariz. Para alcançar bons resultados estéticos, uma cuidadosa avaliação pré-operatória da anatomia de superfície e avaliação detalhada dos desejos do paciente são utilizadas. Essas alterações podem ser corrigidas por meio de técnica endoscópica que utiliza várias pequenas incisões e permite dissecção extensa entre a gálea e o pericrânio para corrigir o prócero, o corrugador do supercílio, e liberar as inserções periorbitais e no nariz.[18] A técnica aberta utiliza uma incisão bicoronal para obter as mesmas correções e é mais invasiva. A ptose do supercílio também pode ser corrigida usando várias técnicas por meio de procedimentos combinados, por exemplo, uso da incisão de blefaroplastia ou aplicação de incisões diretas na área do supercílio. Tradicionalmente, a técnica endoscópica e aberta é o padrão de rejuvenescimento da fronte, porque efetivamente corrige a ptose palpebral e rugas da fronte, mas sua popularidade diminuiu devido a cicatrizes e alopecia. Recentemente, o uso de procedimentos menos invasivos, como injeção de toxina botulínica e preenchimentos dérmicos demonstraram produzir alta satisfação do paciente e alcançar resultados semelhantes.

### Blefaroplastia

A blefaroplastia está entre os cinco procedimentos estéticos mais comuns. Em 2012, 150.000 pacientes foram submetidos a esse procedimento nos EUA. A maioria dos pacientes é do gênero feminino (85%) e é a cirurgia estética mais realizada entre 51 e

64 anos. O procedimento é feito para tratar dermatocálase, flacidez e restauração do contorno jovem na região periorbitária e malar. É considerado um dos mais desafiadores para aprender e dominar, principalmente no que diz respeito à pálpebra inferior. A abordagem para tratar ambas as pálpebras é tecnicamente diferente. A blefaroplastia superior trata do excesso de pele, ptose palpebral e deflação do sulco. A blefaroplastia da pálpebra inferior corrige deformidades orbitomalares. O procedimento é comumente realizado em ambiente ambulatorial e pode ser combinado com algumas outras cirurgias estéticas como uma ritidoplastia. A avaliação pré-operatória deve determinar comorbidades, incluindo hipertensão, diabetes e distúrbios hemorrágicos. Tabagismo, ingestão de álcool, uso abusivo de drogas e alterações psicológicas são fatores de risco adicionais. Antiplaquetários e anticoagulantes podem ser interrompidos 2 semanas no pré-operatório e até 1 semana após a operação. A consulta oftalmológica é essencial para determinar a história de trauma, olho seco e cirurgia prévia de córnea. A cirurgia prévia na córnea com *laser* pode agravar a xeroftalmia e proibir a cirurgia. A tendência recente da técnica cirúrgica é preservar o volume. As técnicas buscam melhorar a área periocular com injeções de tecido adiposo, remoção mínima de gordura dos compartimentos oculares e ressecção altamente seletiva do músculo orbicular do olho.[19] A blefaroplastia da pálpebra superior é feita através de uma incisão no sulco da pálpebra após marcar o grau de excesso de pele para prevenir a sobrerressecção e o lagoftalmo resultante (incapacidade de fechar o olho completamente). Pode-se retirar uma faixa de músculo orbicular do olho e, se houver excesso de gordura pós-septal, essa gordura orbital saliente é ressecada. A blefaroplastia da pálpebra inferior requer elevação de retalhos de pele ou pele-músculo orbicular do olho com retirada de pele, músculo e gordura. Uma abordagem transconjuntival para a pálpebra inferior é utilizada para remoção de gordura da pálpebra inferior ou aperto do septo orbital com pouca ou nenhuma ressecção de pele. Se a pálpebra inferior estiver frouxa e pouco aderente ao globo, é feita a cantopexia lateral para frouxidão leve e uma cantoplastia lateral é realizada para frouxidão significativa. Síndrome do olho seco, esclera aparente e ectrópio são complicações comuns após a blefaroplastia. O ectrópio é a eversão da pálpebra inferior com exposição da conjuntiva e pode precisar de cirurgia se for persistente além do período pós-operatório.

### Rinoplastia

A rinoplastia refere-se amplamente à cirurgia do nariz que pode ser feita para melhorar a estética e a função.[20] A avaliação pré-operatória dos pacientes submetidos à rinoplastia deve incluir aspectos estéticos, funcionais e psicológicos. O objetivo da rinoplastia é produzir resultados confiáveis, duradouros e de aparência natural com consistência. A análise das alterações funcionais pode ser realizada por medidas anatômicas objetivas com estudos radiográficos. As considerações estéticas do nariz são complexas. A avaliação precisa abordar quatro vistas diferentes: frontal, lateral, basal e interna. Medidas específicas e a relação com o contexto facial são importantes. Além disso, determinam-se o comprimento nasal, a largura e a harmonia nasofacial entre grupos étnicos. Consideram-se a avaliação dos ossos nasais, a pirâmide óssea, o dorso, o septo e a relação com o lábio superior e o queixo ao examinar um paciente. A posição da ponta nasal, a ativação do músculo depressor do septo nasal e as assimetrias do comprimento da columela são alguns dos aspectos mais importantes a serem abordados e discutidos no período pré-operatório. A rinoplastia é uma das operações mais difíceis, porque é uma combinação de procedimentos realizados em várias estruturas anatômicas. Após um exame cuidadoso, diagnóstico e plano cirúrgico proposto, cada procedimento deve ser específico para o paciente. Geralmente, existem duas abordagens: uma é a rinoplastia aberta, que permite a exposição completa dos íons e capacidade de corrigir os elementos anatômicos sob visão direta. A rinoplastia fechada ou endonasal não proporciona visão direta das estruturas, mas evita uma cicatriz visível.[20] O manejo cirúrgico é direcionado para ressecção da giba dorsal e criação de um dorso liso e regular. As osteotomias são indicadas para fechar e abrir a deformidade do teto, diminuir a largura do osso nasal e endireitar a pirâmide nasal desviada após a correção do desvio de septo. Refinamentos da ponta e melhora da projeção podem ser realizados com corte cefálico das cartilagens alares laterais e técnicas de sutura da lateral, crural medial e aplicação de suturas transdomais e interdomais que aumentam a projeção da ponta. As complicações da rinoplastia incluem insatisfação do paciente, deformidades iatrogênicas, obstrução das vias respiratórias, cicatriz hipertrófica, fibrose, cisto de inclusão, granulomas, infecção e extrusões de materiais autógenos e aloplásticos. Ocorre sangramento em 3,6% dos pacientes no início do período pós-operatório. O maior desafio é que 5 a 10% de pacientes necessitam de revisão ou uma cirurgia secundária por motivos estéticos ou funcionais. O uso de preenchimentos dérmicos e gordura pode ajudar a melhorar o planejamento pré-operatório e auxilia na diminuição das deformidades pós-operatórias.

### Ritidoplastia

A ritidectomia, derivada do grego *rhytis*, que significa "rugas", é desenvolvida para corrigir a aparência do envelhecimento facial a partir da remoção de tecidos faciais e do pescoço frouxos e redundantes. A American Society of Plastic Surgeons informou que 125.697 ritidoplastias foram realizadas em 2017, tornando a ritidoplastia o sexto procedimento de cirurgia estética mais popular realizado. O envelhecimento facial é caracterizado por achatamento infraorbitário do terço médio da face, dobras nasolabiais proeminentes, aprofundamento do sulco labiomental, retração das comissuras laterais da boca, sulcos profundos nos cantos externos da boca (linhas de marionete), formação de adiposidade na região submentoniana, bandas verticais dos músculos platisma no pescoço e frouxidão da pele. Como em qualquer outro procedimento estético, a anamnese e o exame clínico desempenham um papel fundamental na prevenção de complicações.

Várias técnicas foram descritas e utilizadas para alcançar resultados específicos para o paciente. A ritidoplastia subcutânea é a cirurgia tradicional e inclui dissecção, reposicionamento e excisão de pele do rosto e pescoço. Por meio de estudos anatômicos detalhados e o trabalho de Skooog, Mitz e Peyronie, o sistema musculoaponeurótico superficial (SMAS) foi utilizado para correção dos tecidos e estruturas mais profundas da face. O SMAS pode ser ressecado, submetido à plicatura e manipulado para criar resultados diferentes. Também, algumas técnicas combinadas podem enfraquecer planos mais profundos, atingindo o periósteo.

Procedimentos auxiliares podem ser adicionados para melhorar o resultado da ritidoplastia. A lipectomia submentoniana remove a gordura subcutânea, melhorando o contorno do pescoço. A plicatura do platisma corrige a banda vertical com a incisão dos músculos platisma no nível da cartilagem tireóidea e suturando-os na linha média da parte superior do pescoço. A injeção de gordura em áreas selecionadas sob os retalhos da ritidoplastia antes do fechamento pode preencher cavidades causadas por atrofia da gordura subcutânea em áreas como a têmpora.

O hematoma é a complicação mais comum após a ritidoplastia; outras complicações incluem cicatrizes, alopecia, descamação da pele e lesão do nervo. Durante a ritidoplastia, a lesão nervosa mais comum, que ocorre a uma taxa de 3 a 5%, envolve o nervo auricular magno, que proporciona sensação à porção inferior da orelha.[21]

### Transplante capilar

O transplante capilar pode oferecer melhora permanente em um paciente estável e controlado clinicamente com alopecia. Procedimentos invasivos para diminuir o tamanho do couro cabeludo e a reorientação de grandes retalhos cutâneos com cabelos são agora menos comumente utilizados. A restauração capilar continua a evoluir para obter melhores resultados estéticos e duradouros. O transplante capilar com a aplicação de unidades foliculares tornou-se o pilar do tratamento cirúrgico. O transplante capilar moderno utiliza pequenas biopsias de punção (0,8 a 1,2 mm) para colher as unidades foliculares. Em alguns casos, uma extração computadorizada e robótica permite obter 1.500 enxertos por hora com cicatrizes mínimas. Depois da extração do enxerto, é importante manter as necessidades metabólicas, o equilíbrio iônico e osmótico para reduzir a morte celular por apoptose ou lesão de reperfusão. O uso de soluções de biomelhoramento mantém as células durante a fase inicial de enxertia, quando os nutrientes são obtidos por inosculação.

O procedimento pode ser realizado em ambiente ambulatorial com sedação leve e anestesia local. Várias sessões podem ser realizadas, com duração de 5 a 8 horas para transplantar 800 a 1.000 unidades foliculares e uma megassessão pode transplantar de 3.000 a 6.000 unidades foliculares. Atenção especial é dedicada ao ângulo e à orientação no couro cabeludo da unidade folicular transplantada. Após o transplante, os pacientes podem continuar a perder cabelos e vários tratamentos podem ajudar a preveni-lo, incluindo o uso de biomelhoramentos, plasma rico em plaquetas e *lasers* que podem estimular o crescimento capilar. Pesquisas importantes que utilizam fatores de crescimento, células-tronco e manipulação de sinais genéticos podem auxiliar a entender mais sobre o controle celular e o crescimento capilar.[22]

### Modalidades não cirúrgicas

**Resurfacing *da pele*.** Os procedimentos estéticos minimamente invasivos continuam a aumentar anualmente. Vários tratamentos de rejuvenescimento ou recapeamento (*resurfacing*) da pele estão disponíveis para melhorar textura, tom e cor da pele. Essas técnicas incluem *peeling* químico, que utiliza agentes específicos que causam esfoliação superficial, média ou profunda comumente empregada para remover os sinais de fotoenvelhecimento, lesões actínicas, melasma, acne e rosácea. Outros procedimentos são o microagulhamento e a dermoabrasão, mas a técnica de crescimento mais rápido para o rejuvenescimento da pele é a tecnologia a *laser*. O uso da luz como tratamento médico foi introduzido na década de 1960 com o desenvolvimento da amplificação de luz por emissão estimulada de radiação (*laser*). Os *lasers* ablativos ($CO_2$ e érbio:YAG) provaram ser altamente eficazes para o tratamento da pele. A remoção da epiderme e das camadas superiores da derme por meio de ablação, combinada com coagulação térmica da derme, permite a cicatrização com remodelamento dérmico robusto que se traduz em melhora clínica. Os problemas foram cicatrização resultante em alguns pacientes, edema prolongado e eritema, anormalidades permanentes de pigmentação e aumento do risco de infecção. Assim, um novo conceito de fototermólise fracionada foi introduzido em 2003 que revolucionou a cirurgia a *laser*. O *resurfacing* com *laser* de $CO_2$ fracionado representa uma nova classe de terapia, proporcionando a lesão coagulativa dérmica sem dano epidérmico confluente. Lesões distintas de dano térmico são cercadas por zonas maiores de pele normal não perturbada; essa combinação permite a reepitelização completa em 24 a 48 horas, enquanto produz coagulação suficiente do colágeno dérmico para estimular a síntese do tecido conjuntivo e produzir a firmeza da pele. Com a abordagem fracionada, os resultados são comparáveis àqueles com *lasers* ablativos de superfície total sem os efeitos adversos associados. As indicações para o *resurfacing* a *laser* são rítides faciais, pele danificada pelo sol e cicatrizes de acne. Benefícios do tratamento incluem suavização ou desaparecimento de rugas leves a moderadas, melhora da textura e do tom da pele, diminuição do tamanho dos poros e redução da flacidez da pele. Todo o rosto, pescoço e tórax podem ser tratados. A melhora clínica é observada com um ou dois tratamentos, as cicatrizes e a hipopigmentação são raras, assim como o risco de infecção em pacientes que receberam medicamentos antivirais e antibióticos profiláticos é baixo, porque a camada epidérmica é restaurada prontamente. Quando utilizada para tratar cicatrizes, a fototermólise fracionada pode achatar e suavizar cicatrizes hipertróficas e aumentar a produção de colágeno sob cicatrizes deprimidas e atróficas, que se somam à suavização da topografia da pele. Para cicatrizes, uma série de tratamentos em intervalos de 6 a 12 semanas pode ser necessária (Figura 69.8).[23]

**Injetáveis.** Nos últimos anos, houve um aumento no uso de preenchimentos dérmicos para melhorar a aparência e o rejuvenescimento facial. Os preenchimentos dérmicos são usados para corrigir rugas e aumentar o volume em várias áreas do rosto. Os mais comuns são os glabelares, fronte horizontal e linhas laterais do supercílio na parte superior da face e os sulcos nasojugal e nasolabial, as bochechas, o queixo e as rugas periorais nas porções

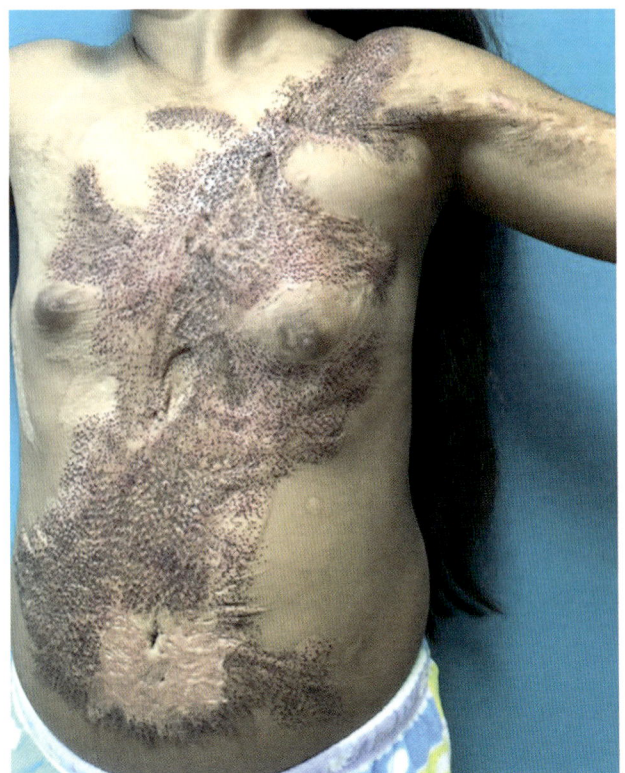

**Figura 69.8** Uma criança com 1 semana de pós-operatório depois do procedimento de *resurfacing* com *laser* de $CO_2$.

média e inferior da face. Os preenchedores podem ser autólogos ou não autólogos e podem ser classificados de acordo com o efeito no tempo (não permanente, permanente).

A transferência de gordura autóloga demonstrou melhorar os efeitos do rejuvenescimento, melhorar a aparência da pele, eliminar ou diminuir rugas, diminuir o tamanho dos poros e melhorar a pigmentação da pele. A gordura também é utilizada para melhorar cicatrizes, depressões, assimetrias, áreas de danos da radiação, úlceras crônicas e cicatrizes de queimaduras.

O material não autólogo derivado de fontes orgânicas oferece os benefícios da disponibilidade e facilidade de uso "de prateleira", mas pode introduzir outros problemas como sensibilização a proteínas estranhas e imunogenicidade. Nos últimos anos, realiza-se a busca por novos materiais que sejam mais bem tolerados e apresentem maior longevidade. Os dois principais tipos de preenchimentos de tecidos biológicos são os produtos de colágeno e de ácido hialurônico. Os materiais sintéticos podem oferecer permanência. Muitos produtos sintéticos injetáveis e cirurgicamente implantáveis foram utilizados ao longo dos anos e muitos foram condenados por complicações. Efeitos adversos após aumento do tecido mole com preenchedores podem ser observados em período precoce (após a injeção), tardio (14 dias a 1 ano) e mais tardio (após 1 ano). Complicações comuns iniciais são hematomas na área, edema, eritema e necrose tecidual por compressão ou oclusão vascular.

Várias ações propostas para entender, evitar e tratar complicações graves foram descritas: uso de cânulas não cortantes e técnica de baixa pressão, injeção de pequenos bólus, aspiração antes da injeção, detalhamento da percepção anatômica e uso da anestesia local com epinefrina, que produz vasoconstrição e reduz o lúmen arterial. O uso de hialuronidase em caso de oclusão vascular por injeção de ácido hialurônico pode ajudar a tratar essa condição e a necrose territorial. Outra complicação grave descrita é a embolia da artéria central da retina, resultando em cegueira. Efeitos adversos tardios e retardados incluem a presença de nódulos, granulomas, infecções crônicas e reações inflamatórias devido à formação de biofilme que pode requerer cirurgia no futuro.[24,25]

## CIRURGIA DE MAMA

### Mamoplastia redutora

A hipertrofia ou crescimento excessivo da mama é o desenvolvimento sem qualquer processo patológico. A mamoplastia redutora é a ressecção do excesso de gordura, tecido mamário e pele para obter uma mama com tamanho proporcional ao corpo. Os princípios que norteiam a mamoplastia redutora na hipertrofia mamária são melhorar os sintomas da paciente, diminuir o volume da mama, remodelar a mama para corrigir a ptose, elevar o tecido mamário a uma posição anatomicamente correta na parede torácica, reposicionar o mamilo e a aréola na mama reduzida e remodelada, preservar a inervação para a pele e o complexo areolopapilar, manter o suprimento sanguíneo no tecido mamário e minimizar as cicatrizes. Esse procedimento aborda tanto os sintomas físicos quanto o sofrimento psicológico em pacientes. A American Society of Plastic Surgery relata que 101.192 reduções mamárias foram realizadas em 2014. A taxa de satisfação desse procedimento permanece extremamente alta, com 97,5% das pacientes relatando satisfação geral.

As técnicas cirúrgicas são descritas pela localização do bloco de tecido ao qual a papila e a aréola da mama são deixadas fixadas e pelo padrão de incisões e cicatrizes subsequentes. Os padrões referem-se a incisões utilizadas para acessar os diferentes pedículos parenquimatosos. O pedículo é a porção do tecido mamário preservado com seu suprimento sanguíneo e nervoso enquanto o tecido mamário circundante é removido.

O padrão Wise é utilizado em quase 80% dos casos com o pedículo inferior utilizado em 59% dos casos. Outras variantes incluem os pedículos centrais, superiores, mediais, laterais, além de verticais e horizontais duplamente fixados. Outros pedículos crescem a favor, como o pedículo superior utilizado em 13,3% das pacientes e o pedículo medial em 19,5% das pacientes. Embora não sejam encontradas diferenças entre o uso de uma cicatriz em forma de T e o uso de uma cicatriz vertical nas complicações, a cicatriz vertical teve um recente aumento de interesse após o estudo de Lejour. As reduções verticais são baseadas na irrigação sanguínea dos pedículos superiores e/ou mediais.

Na mama muito grande ou na gigantomastia, o pedículo seria muito longo e há um risco aumentado de isquemia e necrose do complexo areolopapilar; portanto, emprega-se frequentemente uma técnica de amputação com subsequente enxerto de papila mamária livre. A lipoaspiração é usada para remover o excesso de gordura lateralmente e existe um pequeno número de pacientes com hipertrofia leve a moderada, mamas gordurosas, bom tom de pele, sem ptose e mama com boa forma para as quais apenas a lipoaspiração reduzirá o volume.

Antes da mamoplastia redutora, o rastreamento do câncer de mama geralmente é realizado em pacientes com 35 anos ou mais. Em pacientes com menos de 50 anos, a decisão de realizar uma mamografia pré-operatória deve ser individualizada pela história familiar de câncer de mama, genética e presença de massa ao exame. Vários aspectos do padrão de assistência mudaram no procedimento de redução de mama. Avanços modernos em anestesia e cuidados de saúde mais eficientes mostraram que 85% das reduções de mama são realizadas no centro de cirurgia ambulatorial ou unidades com internações hospitalares para pacientes com comorbidades importantes. A maioria dos procedimentos é realizada com anestesia geral, com a recomendação de interrupção da contracepção oral 1 mês antes da cirurgia. A deambulação pós-operatória precoce e o uso de meias de compressão graduada são obrigatórios. Pacientes de alto risco e pacientes submetidas a múltiplos procedimentos devem receber quimioprofilaxia perioperatória para reduzir a incidência de trombose venosa que supere o risco de hematomas, que pode chegar a 5,1% dos casos. O uso de epinefrina nas linhas de incisão demonstrou a redução da perda sanguínea e a necessidade de transfusões, embora não haja diferença significativa na formação do hematoma. O uso de drenos não levou a diferenças nas taxas de hematoma, embora haja a tendência de utilização de menos drenos. As complicações mais frequentes após a mamoplastia redutora são alterações na sensibilidade areolopapilar, hematoma, seroma, deiscência da ferida e necrose de gordura e pele.[26]

### Mastopexia

A ptose mamária descreve o deslocamento para baixo do tecido glandular da mama.

Frouxidão da pele, pouca elasticidade, deficiências nos ligamentos fasciais e suspensores podem induzir a queda da mama. Fatores relacionados à ptose mamária são gravidez, lactação, involução pós-menopausa, perda de peso e envelhecimento. A ptose mamária é classificada pela posição do complexo areolopapilar em relação ao sulco inframamário. Existem vários sistemas de classificação e o mais amplamente utilizado é a classificação de Regnault. Na ptose em grau 1 ou menor, a posição da papila mamária está no nível do sulco inframamário. No grau 2 ou ptose moderada, a papila está localizada abaixo do sulco inframamário. Na ptose grau 3 ou maior, a papila e o contorno inferior da mama ficam abaixo do sulco inframamário. Várias opções estão disponíveis para corrigir a ptose mamária com mastopexia por técnicas de redução ou aumento da mama. As marcações e as técnicas são semelhantes àquelas empregadas para redução da mama. O desafio com a mastopexia é equilibrar o estreitamento com restauração do volume. Os efeitos da cirurgia são apenas temporários e a ptose se repete com o passar do tempo.[27]

## Mamoplastia de aumento

A mamoplastia de aumento é o procedimento estético mais popular realizado com alta satisfação da paciente. Este procedimento é feito para resolver a insatisfação que algumas mulheres sentem com mamas pequenas, seja porque nunca se desenvolveram para um tamanho desejado ou porque perderam volume após a gravidez, perda de peso ou com o envelhecimento. Os implantes mamários de gel de silicone foram desenvolvidos por Cronin e Gerow em 1963. A U.S. Food and Drug Administration (FDA) aprovou vários dispositivos no que diz respeito aos implantes mamários, novas gerações de implantes salinos e implantes de silicone estáveis e altamente coesivos. Implantes de gel mais recentes são mais espessos, viscosos e coesos e tendem a permanecer no lugar, mesmo se a concha do implante estiver danificada ou rompida. Os implantes contendo solução salina são conchas de borracha de silicone preenchidas na sala de operação. As vantagens dos implantes salinos são a natureza benigna da solução salina, a flexibilidade no ajuste do tamanho com a variação na quantidade de fluido colocada no implante e incisões menores, pois os implantes são inseridos vazios. A principal desvantagem é a maior incidência de ondulação ou enrugamento do implante sob a pele e a deflação. A educação abrangente da paciente é fundamental e informações detalhadas sobre as complicações do implante e complicações operatórias devem ser discutidas. As complicações perioperatórias são relativamente baixas, com hemorragia ou hematoma ocorrendo em 1 a 3% das pacientes, infecções de feridas em 1 a 2% das pacientes e algum grau de sensibilidade reduzida do complexo areolopapilar ocorrendo em aproximadamente 15% das pacientes, dependendo da incisão utilizada e da posição do implante em relação ao músculo. Mais numerosas e mais graves são as sequelas que se apresentam semanas ou anos após a cirurgia, incluindo contratura capsular, deflação do implante, ruptura do implante, deslocamento do implante e outras condições em evolução.

Implantes lisos são utilizados em aproximadamente 90% das pacientes nos EUA. Cerca de 60% dos implantes utilizados atualmente são implantes preenchidos com silicone. Implantes lisos são mais propensos à contratura capsular quando colocados no plano subglandular. Resultados estéticos superiores com implantes anatômicos permanecem sem comprovação e, em caso de rotação do implante, pode necessitar de uma cirurgia adicional. O perfil de implante é uma variável para atingir maior volume em pacientes com tórax estreito. Opções e indicações de incisões variam: a técnica inframamária é a mais utilizada e proporciona excelente acesso sem dissecção do parênquima mamário, embora a incisão possa ser perceptível. O uso de protetores da papila mamária tornou-se uma estratégia comum para prevenir a contaminação bacteriana durante a inserção do implante. Além disso, a técnica sem toque com troca de luvas e funis de inserção pode diminuir as taxas de contratura capsular. A incisão periareolar se cura sem cicatriz visível, pode alterar a sensação areolopapilar e está associada a um risco aumentado de contratura capsular devido ao conteúdo menos estéril da área areolopapilar. A incisão axilar não deixa cicatriz visível na mama e é ideal para implantes salinos. O implante pode ser colocado em qualquer um dos planos subglandulares, subfasciais ou submusculares. A colocação submuscular dá melhor estética do polo superossuperior e melhor visualização da mama pela mamografia e tem menos chance de desenvolvimento da contratura capsular, embora cause maior desconforto pós-operatório, recuperação mais longa e potencial para distorção da mama com contração do músculo peitoral. O hematoma e a infecção ocorrem em menos de 1% das pacientes e devem ser considerados problemas potenciais após a mamoplastia de aumento. O comprometimento da sensibilidade do complexo mamilopapilar é mais frequente quando implantes maiores são utilizados e em dissecções agressivas laterais. As cirurgias secundárias ou de revisão variam de menos de 1 a 36% ao longo do período de 10 anos. São comumente atribuídas a falha do implante, mau posicionamento e contratura capsular, que podem ser observados em 5 a 8% das pacientes após 3 anos e em 11 a 19% das pacientes após 8 a 10 anos. Os implantes preenchidos com solução salina podem esvaziar a partir da válvula ou como resultado de danos na concha do implante. Isso ocorre em aproximadamente 7% das pacientes nos primeiros 5 anos após a cirurgia. As causas incluem danos causados pelo manuseio no momento da cirurgia, pressão por contratura capsular, compressão do implante causada por trauma e outros motivos que permanecem desconhecidos.[28]

Os implantes de gel de silicone podem se romper, mas os implantes mais novos altamente coesivos podem impedir a liberação do gel. Portanto, recomenda-se que os implantes de gel sejam estudados por RM em intervalos de 3 anos e a cada 2 anos após a detecção de rupturas silenciosas.

Uma opção nova e mais aceita com uso de matriz dérmica acelular é utilizada para cirurgia de mama secundária no caso de contratura capsular, mau posicionamento, ondulação e palpabilidade com alto sucesso, embora o custo do material tenha limitado sua aceitação.

## Seleção do implante

A seleção do implante é importante e a educação detalhada e abrangente da paciente em relação ao tamanho (volume e diâmetro) é um aspecto da seleção. O cirurgião deve determinar o tamanho de acordo com altura, peso, configuração do tórax e anatomia da mama. Outra seleção importante diz respeito a forma, perfil e textura da superfície. Os implantes redondos são utilizados em 95% das pacientes nos EUA. O perfil do implante (normal, intermediário e superior) pode ser usado dependendo do tamanho do tórax e pode ajudar na obtenção de volume e projeção máximos em pacientes com tórax estreito. Os implantes lisos são mais comumente utilizados e relacionados à maior incidência de contratura capsular quando colocados no espaço subglandular. Os implantes com textura de superfície demonstraram reduzir a contratura capsular, mas estão associados à inflamação crônica e recentemente foram relacionados ao linfoma anaplásico de grandes células associado a implante mamário (BIA-ALCL, do inglês *breast implant-associated anaplastic large cell lymphoma*).[29,30]

## Lipoenxertia nas mamas

A injeção de tecido adiposo autólogo tornou-se um procedimento popular tanto na cirurgia plástica estética quanto reconstrutiva. O uso de enxerto autólogo de tecido adiposo começou com esforços para corrigir deformidades de tecidos moles e o rejuvenescimento facial em meados da década de 1990. Em 1997, 2007 e 2009, respectivamente, a American Society of Plastic and Reconstructive Surgeons, a American Society of Plastic and Aesthetic Plastic Surgeons e a American Society of Plastic Surgeons afirmaram que a transferência autóloga de tecido adiposo pode comprometer a detecção do câncer de mama e deve ser administrada com cautela em pacientes com alto risco de câncer de mama. Além disso, eles apoiam fortemente os esforços contínuos em pesquisa que estabelecerão a segurança e a eficácia do procedimento. O papel da transferência de tecido adiposo na cirurgia estética e de reconstrução da mama continuará a evoluir e atualmente é utilizada para correção de mastectomia após reconstrução cirúrgica da mama. Sua aplicação no aumento de mama, aumento de mama com mastopexia e para correção da assimetria mamária por deformidade congênita ganhou popularidade recentemente. A falta de padronização na coleta e de técnica cirúrgica pode levar à insatisfação da paciente e à necessidade de novas operações por reabsorção de tecido adiposo. A reabsorção de tecido adiposo ocorre frequentemente no início do pós-operatório e questiona-se a durabilidade do procedimento. As complicações mais comuns relatadas são necrose gordurosa, nódulos, cisto e contratura capsular. Muitas questões precisam ser abordadas referentes a extração, processamento, preparação e colocação do tecido adiposo, que podem ajudar a criar uma técnica padronizada. Estudos adicionais são necessários para expandir o conhecimento de células-tronco derivadas de tecido adiposo.[31,32]

### Linfoma anaplásico de grandes células associado a implante mamário

O BIA-ALCL está associado a implantes mamários e muitos fatores estão envolvidos em sua fisiopatologia, incluindo implantes texturizados, formação de biofilme bacteriano, resposta imune e genética da paciente. O primeiro caso de BIA-ALCL foi documentado em 1997. Não foram relatados casos desde a era da pré-textura. Metade dos casos ocorreu na reconstrução mamária. A incidência é debatida, mas a prevalência parece estar aumentando. A idade média de início é na quinta década, com implantes colocados há pelo menos 10 anos. A apresentação clínica mais comum é um derrame peri-implantar tardio ou seroma 1 ano após o implante. A linfadenopatia axilar foi relatada em 10% dos casos e a metástase axilar foi relatada em 14% dos casos. Em comparação com pacientes com implantes de silicone, pacientes com implantes texturizados têm maior taxa de diagnóstico de BIA-ALCL. Mais recentemente, o uso de implantes de silicone anatômico de textura foi retirado do mercado europeu. A US é a primeira escolha de métodos a serem utilizados em casos de inchaço das mamas e pode ser utilizada para guiar a aspiração com agulha fina. O exame de RM também é empregado. A presença de líquido turvo e a análise citológica do líquido periprotético revelarão grandes linfócitos epitelioides pleomórficos com núcleo em forma de rim e nucléolo proeminente. O BIA-ACLC é CD30-positivo e é expresso em células B e T ativadas. Casos confirmados precisam ser relatados à American Society of Plastic Surgery, uma organização que colabora estreitamente com a FDA. Uma vez que o diagnóstico é feito, o estadiamento é realizado com a tomografia por emissão de pósitrons (PET)/TC (do inglês, *positron emission tomography*)/tomografia computadorizada. O tratamento cirúrgico inclui a remoção do implante, remoção completa de qualquer massa com margens negativas e capsulectomia. Não parece haver um papel para a biopsia do linfonodo sentinela. Algumas pacientes podem receber alguma forma de quimioterapia e tratamento adjuvante. Pacientes com doença mais avançada devem ser encaminhadas para um oncologista médico para tratamento adicional.[33]

### Ginecomastia

A ginecomastia ou desenvolvimento excessivo da mama masculina é uma deformidade comum encontrada no adolescente e no adulto do sexo masculino. A etiologia é multifatorial, sendo a causa mais frequente a idiopática. A prevalência varia de 38 a 64% em pacientes jovens e ocorre bilateralmente em 50 a 55% dos casos. O mecanismo fisiopatológico envolvido ainda é desconhecido. Há um desequilíbrio de estradiol e testosterona que pode resolver-se sem intervenção. A ginecomastia patológica pode estar associada a cirrose, desnutrição, doença renal, hipogonadismo e doenças da tireoide. Além disso, a ginecomastia pode ser observada em tumores testiculares, adrenais e pituitários e no carcinoma pulmonar. Abuso de drogas e vários agentes farmacológicos podem induzir ginecomastia. Várias classificações podem se correlacionar ao tratamento cirúrgico com o aumento das mamas, o tipo de tecido e a redundância da pele. No homem adulto normal, nenhum tecido mamário pode ser palpado. A maioria dos pacientes com ginecomastia é assintomática. Os sintomas podem ser dor e sensibilidade nas papilas mamárias. A avaliação clínica deve ser completa para determinar a etiologia. As indicações para cirurgia incluem ginecomastia sintomática que persiste por mais de 18 a 24 meses em meninos adolescentes, ginecomastia de duração prolongada que progrediu para fibrose e ginecomastia em pacientes com risco de câncer de mama (p. ex., aqueles com síndrome de Klinefelter). O tratamento cirúrgico da ginecomastia pode abordar a excisão de tecido mamário, sucção/lipoaspiração assistida, ressecção de pele ou uma combinação desses procedimentos. A lipoaspiração pode ser suficiente no acúmulo de tecido adiposo. A técnica incisional aberta na área areolar pode permitir a adenectomia cirúrgica. Em casos de redundância de pele e ptose, a abordagem inframamária com e sem transposição areolopapilar pode ser feita. Em casos graves de ginecomastia maciça, os pacientes podem precisar de um enxerto de mamilo livre após a ressecção em bloco. Complicações comuns incluem hematomas, seromas, infecções e isquemia-necrose areolar e do retalho.[34]

## ABDOMINOPLASTIA

A abdominoplastia continua sendo um dos procedimentos mais comuns realizados para fins estéticos e reconstrutivos. Os pacientes apresentam excesso de adiposidade, flacidez da pele, diástase muscular e estrias. O procedimento pode ser combinado com lipoaspiração na porção anterior do abdome e tronco. A cirurgia remove o excesso de flacidez do tecido por meio de uma incisão horizontal inferior da pele. A plicatura do músculo e da fáscia corrige a diástase muscular. Dependendo da quantidade de tecido a ser removido, o procedimento pode ser uma miniabdominoplastia, paniculectomia e abdominoplastia total ou completa. O retalho abdominal anterior inclui pele e tecido subcutâneo, enquanto a elevação do retalho vai da linha dos pelos pubianos até a margem xifoide-costal. O umbigo pode ficar preso à fáscia muscular com a criação de uma nova abertura para exteriorização. Vários tipos de incisões são utilizados e a incisão abdominal inferior horizontal é a mais empregada. A abdominoplastia em flor-de-lis emprega uma incisão tipo T invertido que é usada em grandes ressecções com maior excedente dermogorduroso na linha média. A abdominoplastia em espartilho ou banda I também é empregada para melhores desfechos em pacientes com perda acentuada de peso. Cicatrizes abdominais de operações anteriores devem ser avaliadas e podem causar isquemia e necrose no retalho abdominal. Não existem evidências sobre o uso de antibióticos profiláticos; no entanto, o padrão atual é administrar uma dose antes da incisão e a cada 4 horas durante a cirurgia. O controle adequado da dor perioperatória com analgesia multimodal é fundamental para prevenir complicações e para a satisfação do paciente. Maior risco de complicações é observado em pacientes diabéticos e pacientes com índice de massa corporal (IMC) superior a 30 kg/m². As complicações menores mais frequentes são infecções do sítio cirúrgico, seroma, hematoma e deiscência da ferida. As suturas de tensão progressiva[a] continuam a ganhar suporte para reduzir a incidência de seroma. Fumantes estão em alto risco de complicações infecciosas. Complicações maiores incluindo necrose do retalho abdominal, trombose venosa profunda e embolia pulmonar são mais frequentes quando a cirurgia é combinada com procedimentos intra-abdominais e ginecológicos. A quimioprofilaxia de rotina não é indicada em pacientes de baixo risco. O uso de dispositivos de compressão pneumática intermitente demonstra ser superior às meias de compressão elástica. Quimioprofilaxia para tromboembolismo venoso deve ser considerada caso a caso em pacientes com escores de Caprini superiores a 8.[35,36]

## Contorno corporal após cirurgia bariátrica

O contorno corporal tornou-se uma área de atuação da cirurgia plástica para tratar uma variedade de deformidades no paciente com perda de peso maciça. Essas alterações do contorno corporal não eram comumente observadas por cirurgiões plásticos e reconstrutivos no passado. Após grande perda de peso, o paciente fica com excesso de pele e tecido subcutâneo que não consegue retrair e fica pendurado no tronco, abdome e membros (Figura 69.9). A redundância da pele pode ser dolorosa, limita a mobilidade e é suscetível à infecção nas áreas intertriginosas. Pacientes com perda de peso podem apresentar alterações metabólicas que requerem investigação e avaliação pré-operatória especiais e detalhadas. Uma parte importante da anamnese é a motivação do paciente, preocupações e expectativas. A avaliação psicológica é importante para esclarecer expectativas irreais, transtornos dismórficos corporais e alimentares. A obesidade é definida como um IMC superior a 30 kg/m². Em vista da forte correlação observada entre maior IMC e complicações com a cirurgia, antes do planejamento cirúrgico, 12 a 18 meses após a cirurgia bariátrica, o paciente deve manter a estabilidade do peso por pelo menos 6 meses. A avaliação nutricional apropriada do paciente é necessária para determinar deficiências de proteína, ferro e vitaminas. O tabagismo é um fator de risco bem conhecido para complicações isquêmicas e cicatrização tardia de feridas. São necessárias, no mínimo, 4 semanas de abstinência de tabaco e o paciente deve apresentar urina negativa pré-operatória para nicotina. É importante descartar qualquer doença pulmonar e cardíaca, assim como endocrinopatias, alterações hematológicas e a presença de hérnias abdominais e inguinais. Para obtenção de consentimento informado, o cirurgião precisa realizar uma discussão detalhada com o paciente para enfatizar a troca de cicatrizes permanentes por melhora do contorno corporal. São necessárias discussões sobre as cirurgias em estágio excisional e as complicações potenciais.

Complicações comuns incluem infecções, hemorragia, coleções de líquidos, necrose da pele, deiscência da ferida, cicatrizes assimétricas, contorno irregular e tromboembolismo venoso. Um paciente com perda maciça de peso pode apresentar alterações na pele que incluem pouca elasticidade e perda de tônus. A cirurgia deve ser realizada em várias etapas; combinar muitos procedimentos ao mesmo tempo tem um aumento do risco de complicações. Um procedimento da parte superior do corpo pode ser combinado com um *lifting* corporal (contorno corporal) circunferencial inferior em pacientes com IMC inferior a 30 kg/m² e bom perfil médico (Figura 69.10). Os procedimentos de estadiamento podem ser planejados a cada 3 a 6 meses. O tromboembolismo venoso pode ser reduzido com educação do paciente, avaliação do risco e aplicação de medidas preventivas que incluem o uso de profilaxia mecânica e química. Vários procedimentos de contorno abdominal são bem descritos para abordar áreas específicas. A miniabdominoplastia promove a ressecção da pele abaixo do umbigo para corrigir a frouxidão infraumbilical limitada. A paniculectomia é um procedimento funcional no qual a pele e o tecido subcutâneo abdominal são removidos para aliviar os sintomas de intertrigo sem abordar a diástase do reto e sem preservar o umbigo. A abdominoplastia pode ser realizada de modo tradicional

---
[a] N.R.T.: No Brasil, são frequentemente chamadas pontos de Baroudi.

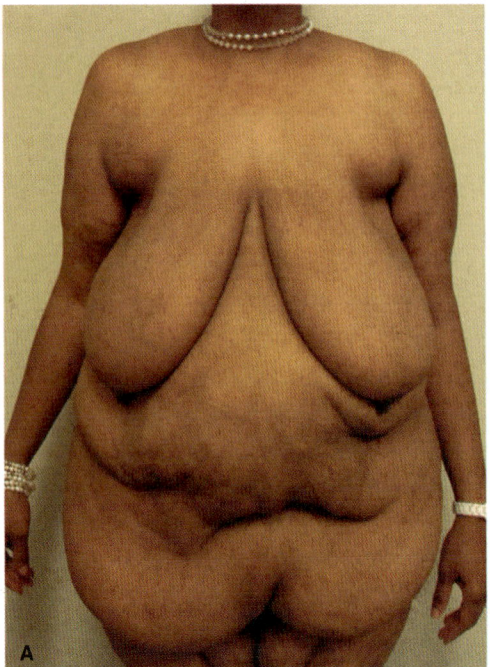 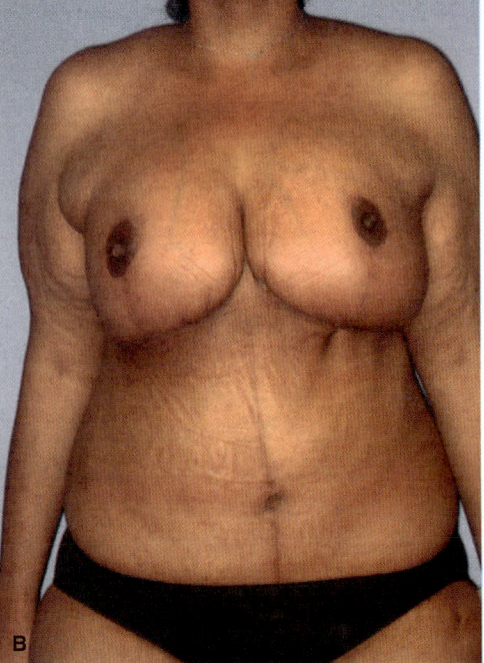

**Figura 69.9** Condição de abdominoplastia e mastopexia pós-perda de peso maciça. **A.** Vista pré-operatória. **B.** Vista pós-operatória após 1 ano.

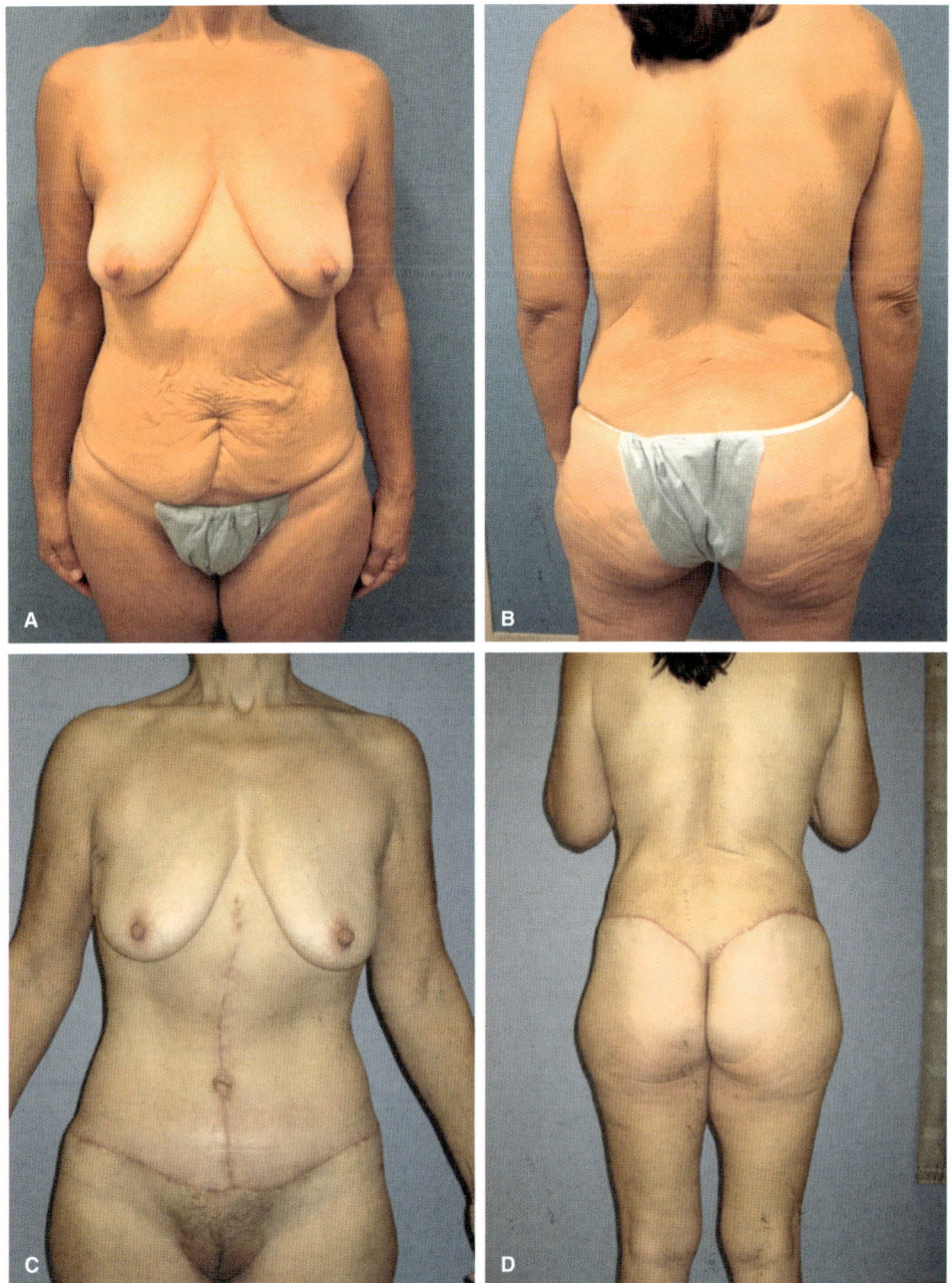

**Figura 69.10** Abdominoplastia em "flor-de-lis" com dermolipectomia circunferencial. **A** e **B**. Imagens pré-operatórias. **C** e **D**. Imagens pós-operatórias (8 meses).

e como abdominoplastia reversa. Este é um procedimento mais trabalhoso, planejado para melhorar o contorno abdominal, fixando a diástase do reto com cicatriz bem escondida e umbigo natural. A abdominoplastia vertical ("flor-de-lis") é utilizada para corrigir a flacidez da pele epigástrica e as múltiplas dobras abdominais.

Os procedimentos de contorno do tronco superior remodelam a mama usando o tecido adjacente, lipoenxertia e implantes. Técnicas de mastopexia para ptose mamária com e sem implantes podem ser realizadas. A enxertia livre de papila mamária pode ser feita também em alguns casos. As pregas cutâneas na parte superior das costas podem ser ressecadas utilizando cicatrizes longitudinais ou oblíquas bilaterais. A braquioplastia e o *lifting* medial da coxa são realizados para remodelar o braço e a coxa, respectivamente, com a excisão de uma longa elipse de tecido em excesso. Os procedimentos de elevação da porção inferior do corpo podem incluir a dermolipectomia circunferencial, que pode auxiliar na remodelação das nádegas. Procedimentos de contorno corporal após cirurgia bariátrica apresentam um imenso impacto na vida de pacientes com perda de peso maciça, ajudando-os a manter a perda de peso, alcançar melhor forma corporal e melhorar seu bem-estar psicológico.[37]

## Lipoaspiração

A lipoaspiração, também conhecida como lipoplastia ou lipoescultura, é a remoção cirúrgica de tecido adiposo com o uso de cânulas metálicas. O procedimento foi introduzido no fim da década de 1970 e desde então é utilizado em combinação com vários procedimentos de cirurgia plástica e reconstrutiva. Como em qualquer outro procedimento, a anamnese e o exame físico cuidadosamente orientados são necessários. Atenção especial deve ser dada a cicatrizes e hérnias que podem ser lesionadas durante o procedimento. A lipoaspiração pode ser realizada em ambiente ambulatorial, em hospitais, em centros ambulatoriais e em consultórios médicos. Muitos cirurgiões preferem realizar a maioria dos casos de lipoaspiração com o paciente sob anestesia geral. A técnica tumescente foi desenvolvida em 1987 por Jeffrey Klein. As opções técnicas disponíveis em relação ao uso de soluções de infiltração são secas, úmidas, superúmidas e tumescentes. A solução contém lidocaína (35 mg/kg, a dose máxima) e epinefrina (0,07 mg/kg, a dose máxima) para induzir vasoconstrição e bicarbonato de sódio para alcalinização, a fim de reduzir o nível de dor. Vários tipos de cânulas são usados. A ponta romba é utilizada para minimizar o risco de perfuração e as cânulas menores são usadas para reduzir as irregularidades do contorno. Camadas de tecido adiposo profundas ou intermediárias devem ser aspiradas primariamente e áreas de aderências, onde existam anexos fibrosos densos na fáscia profunda, não devem ser aspiradas para evitar irregularidades. Várias tecnologias foram incorporadas à lipoaspiração. A lipoaspiração assistida por energia demonstrou reduzir a fadiga do operador e aumentar a velocidade do tratamento. A lipoaspiração com *laser*, radiofrequência e assistida por US pode oferecer benefícios de coagulação de pequenos vasos sanguíneos, ruptura de adipócitos, melhora da derme reticular, favorecendo a retração e a contração da pele. A lipoaspiração de grande volume está associada a instabilidade hemodinâmica, deslocamentos significativos de fluidos e perda expressiva de sangue. A lipoaspiração é um tratamento cirúrgico útil para vários distúrbios clínicos. É um tratamento de escolha para ginecomastia com o intuito de reduzir o contorno sob os braços e na face lateral da mama após técnicas cirúrgicas de redução de mama. A lipoaspiração é útil para reduzir depósitos de gordura localizada na corcova de búfalo e na parte superior das costas e parte inferior do pescoço. Em pacientes com infecção causada pelo vírus da imunodeficiência humana (HIV), a lipodistrofia é uma síndrome de distribuição anormal de gordura associada ao uso terapêutico de inibidores de protease. A lipodistrofia pode ser na forma de um coxim adiposo no pescoço e na parte superior das costas, deposição de tecido adiposo no tronco e face inferior ou aumento no tecido adiposo das mamas. Tudo isso responde bem ao tratamento com lipoaspiração. A partir da seleção adequada de pacientes e técnicas minimamente traumáticas, muitas complicações podem ser evitadas. As complicações mais comuns são irregularidades de contorno, seromas, hematomas, toxicidade da lidocaína e sobrecarga hídrica. As complicações letais associadas à lipoaspiração são embolias pulmonares, embolias gordurosas, sepse, fascite necrosante e perfuração de vísceras e órgãos abdominais. O risco de complicações pode aumentar quando combinado com procedimentos abdominais de grande porte e baixo padrão de esterilidade.[38]

## CIRURGIA DE AFIRMAÇÃO DE GÊNERO

A afirmação de gênero é um campo em evolução e o foco da prática em cirurgia plástica e reconstrutiva. Embora as técnicas estejam ainda em evolução, estão se beneficiando das inovações que já descrevemos previamente: microcirurgia, cirurgia craniofacial, contorno corporal e cirurgia estética. Inúmeras técnicas e orientações estão sendo desenvolvidas enquanto falamos e essa área está à beira de produzir sua própria subespecialidade.

## MANEJO DE FERIDAS/LESÕES POR PRESSÃO

### Feridas

Uma ferida é uma interrupção na continuidade do revestimento epitelial da pele ou mucosa devido a vários fatores causais. De acordo com a duração da cicatrização, as feridas podem ser agudas ou crônicas. As feridas agudas ocorrem repentinamente e podem ser acidentais ou cirúrgicas. As feridas acidentais podem ser ainda divididas pelos mecanismos de lesão e a extensão da lesão tecidual. As feridas cirúrgicas podem ser diferenciadas em limpas, limpas-contaminadas e contaminadas. Uma minoria das feridas se tornará crônica e não cicatrizante. Feridas crônicas não progridem nos estágios normais de cicatrização de feridas.

### Cicatrização de feridas

O processo de cicatrização de feridas é uma cascata de eventos que ocorre simultaneamente e começa com a hemostasia e a resposta inflamatória que acontece imediatamente após a lesão. A liberação de substâncias vasoativas, incluindo histamina, serotonina e citocinas, está envolvida na fase aguda da cicatrização de feridas. A permeabilidade vascular local aumenta e o extravasamento capilar leva à exsudação de plasma. Os neutrófilos são a célula predominante que fornece a defesa celular inespecífica contra infecções durante as primeiras 48 horas. Os neutrófilos serão substituídos por macrófagos no 4º dia. O principal papel é fagocitar restos (*debris*) de feridas e bactérias contaminantes. Depois do dia 4, as células fibroblásticas começam a aparecer na ferida e inicia-se a segunda fase da cicatrização de feridas. Durante a segunda fase de cicatrização de feridas ou fase "proliferativa", os fibroblastos produzem grandes quantidades de colágeno tipo III que serão depositadas de forma desorganizada. As células endoteliais entram em uma fase de crescimento rápido e ocorre a angiogênese. Novos brotos vasculares se formam na base da ferida. A fibroplasia e a revascularização induzem a regeneração de uma rica rede vascular de tecido de granulação. Células miofibroblásticas desempenham um papel fundamental na contração da ferida para diminuir o tamanho da ferida. O *resurfacing* epitelial das margens da ferida tende a cobrir e fechar a ferida. A fase de remodelação é a última etapa do processo de cicatrização da ferida e pode levar de 15 dias a 1 ano. Durante o último estágio, o colágeno na ferida torna-se mais organizado; o colágeno tipo III é substituído pelo colágeno tipo I. A ferida tende a ser menos vascularizada e menos inflamada, assim como melhora a resistência da ferida. À medida que a vermelhidão da cicatriz se dissipa, a verdadeira pigmentação da cicatriz pode aparecer.[39]

### Feridas crônicas

As feridas crônicas representam um desafio clínico e afetam mais de 7 milhões de pessoas nos EUA. As feridas crônicas não progridem pela sequência normal do processo de reparo tecidual, resultando em um período de cicatrização prolongado (> 4 a 6 semanas) que impede a restauração da integridade anatômica e funcional normal. As feridas crônicas mais comuns são as lesões por pressão e são ocasionadas por pressão prolongada sobre proeminências ósseas, particularmente em idosos e naqueles com mobilidade reduzida. A úlcera crônica mais comum é a úlcera venosa, que representa 80% das úlceras de perna e ocorre devido a válvulas venosas incompetentes e falha da bomba muscular da panturrilha. A ferida crônica mais comum do pé é a úlcera do pé diabético. As úlceras nos pés se desenvolvem em 9,1 milhões a 26,1 milhões de pessoas com diabetes em todo o mundo. Além disso, 40% dos pacientes têm recorrência no período de 1 ano após a cura, 60% dentro de 3 anos e 65% em 5 anos. A quarta ferida crônica mais comum é a úlcera isquêmica ou arterial. As úlceras isquêmicas são comuns nas porções distais do membro inferior ou anteriormente na perna, onde há má circulação. As úlceras arteriais são visualizadas em pacientes com idade avançada, diabetes, hipertensão e hiperlipidemia e em pacientes que fumam (Figura 69.11).[39,40]

### Avaliação de feridas

A avaliação de feridas começa primeiramente estabelecendo se a ferida é de natureza aguda ou crônica. Feridas agudas na ausência de fatores de risco podem curar sem intercorrências em menos de 4 a 6 semanas. Qualquer paciente com uma ferida precisa de avaliação a partir da anamnese completa e detalhada e do exame físico. O histórico médico, social e cirúrgico pode ajudar a obter informações valiosas relacionadas à deficiência na cicatrização de feridas (diabetes melito, tabagismo e ablação de veias ou artérias). O foco na história da ferida é primordial: informações sobre o aparecimento da ferida, fatores causais, alterações da ferida ao longo do tempo, história familiar, tratamentos recebidos, dor, odor, exsudato/secreção e neuropatia. O exame da ferida começa com inspeção visual da ferida. Isso identificará atributos importantes que orientam a avaliação posterior. O exame físico da ferida pode ser complementado com fotografias que podem diminuir a variabilidade interobservador. É importante determinar o número de feridas, a localização, o tamanho (comprimento, largura, profundidade), as características da úlcera ou ferida, as bordas e a aparência dos tecidos periféricos. As características da borda da ferida e a qualidade do leito da ferida podem sugerir a etiologia da úlcera. Cabe ao profissional avaliar a profundidade da ferida e estruturas envolvidas, como tendões, ossos e fístulas. A sondagem determinará a profundidade e os trajetos das feridas. O observador precisa observar sinais de infecção, examinar a cor e o odor das secreções; celulite nos tecidos periféricos com aumento de calor, sensibilidade ou dor à palpação. O tecido necrótico precisa ser removido por desbridamento cirúrgico. A quantidade de exsudato pode ditar o curativo a ser utilizado e pode variar de mínima a intensa. A avaliação vascular é útil para determinar sinais de oclusão arterial ou doença arterial periférica. Ausência de pulsos periféricos, baixo enchimento capilar e observação da qualidade da pele, alopecia e unhas alteradas ou deformadas podem sugerir comprometimento da perfusão arterial. As opções não invasivas para determinar a patência vascular incluem o índice tornozelo-braquial (ITB; menor que 0,9), US duplex e pletismografia. Às vezes, é necessário o encaminhamento a um cirurgião vascular ou radiologista intervencionista para angiografia e a probabilidade de revascularização, que pode melhorar as taxas de salvamento do membro.

### Ferida diabética

As causas das úlceras do pé diabético são multifatoriais.[b] As principais causas são neuropatia diabética, disfunção autonômica e insuficiência vascular. Perda da sensação protetora devido à neuropatia torna-os vulneráveis a traumas repetitivos. A neuropatia

---

[b] N.R.T.: Em diversas fontes, essas lesões têm sido nomeadas como "síndrome do pé diabético".

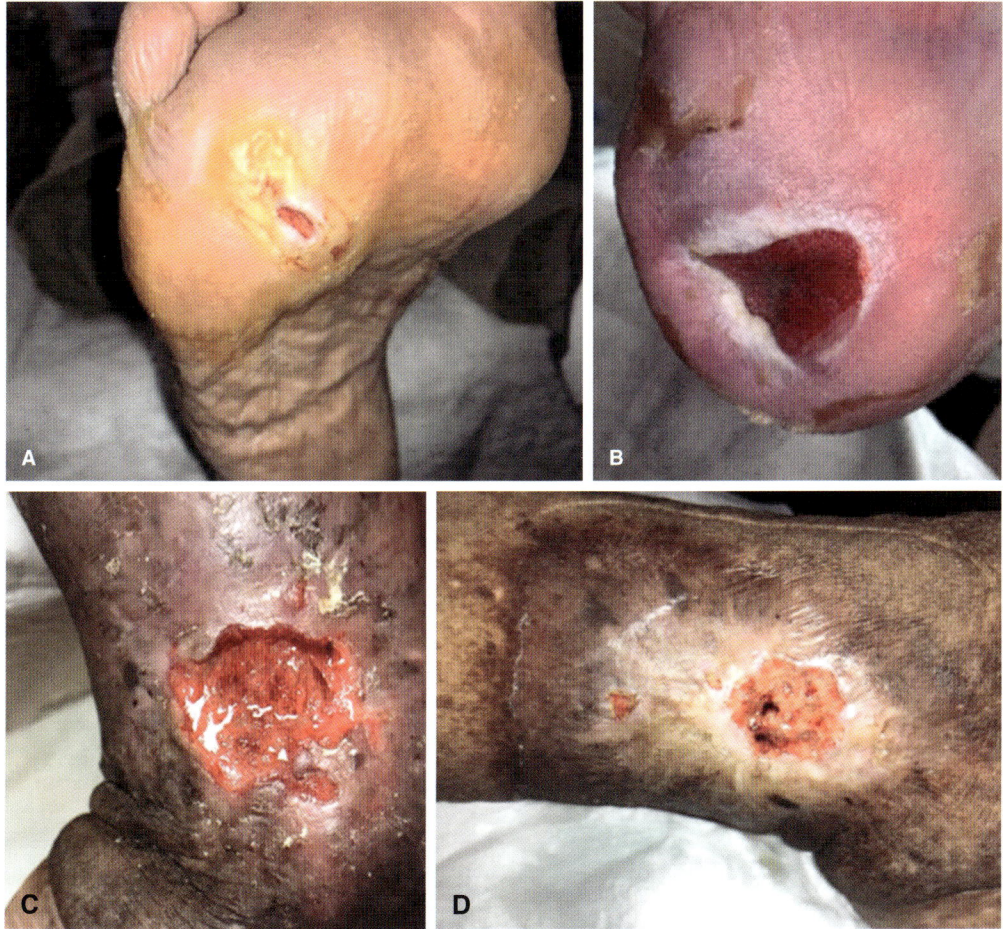

**Figura 69.11** Feridas crônicas. **A.** Úlcera arterial. **B.** Úlcera do pé diabético. **C.** Úlcera de estase venosa. **D.** Melhora da úlcera de estase venosa com terapia conservadora.

diabética leva a deformidades comuns do pé que prejudicam a sua biomecânica adequada. Pontos de alta pressão nas proeminências ósseas estão em risco de ulceração nas cabeças metatarsais plantares, articulações interfalângicas dorsais, calcanhares e falanges distais. As úlceras diabéticas (UDs) devem ser avaliadas rotineiramente, observando a ferida, a presença de isquemia e sinais de infecção, que devem ser cuidadosamente examinados e acompanhados. A doença arterial periférica aumenta o risco de úlceras não cicatrizantes e infecções. Aproximadamente 20% das infecções moderadas a graves do pé diabético levarão à amputação.[41]

### Doença arterial periférica

A perfusão inadequada pode ser causada por aterosclerose que afeta artérias médias ou grandes. O paciente queixa-se de dor em repouso e a dor é agravada com a elevação e/ou atividade das pernas. Essas úlceras são comuns em fumantes, diabéticos e aqueles com hiperlipidemia ou hipertensão. As úlceras são bem demarcadas (perfuradas), tendem a ser profundas e apresentam tendões ou ossos expostos. A base da ferida é pálida, cinza ou amarela com tecido de granulação deficiente circundado por necrose ou bordas isquêmicas. Elas geralmente estão situadas sobre pontos de pressão, dedos dos pés, lateral dos pés e áreas do maléolo e pré-tibial, onde a integridade da pele é vulnerável, assim como a circulação é deficiente. Durante o exame físico, pode-se observar atrofia da pele, alopecia e enchimento capilar retardado. A falta de pulsos arteriais no pé e na perna, a diminuição do ITB e pulsos negativos examinados por US Doppler podem determinar a gravidade da doença.

### Estase e úlcera venosa

A úlcera crônica de perna mais comum é a úlcera venosa, que é responsável por 80% das úlceras nessa região do corpo. Uma úlcera de perna crônica é decorrente de válvulas venosas incompetentes e disfunção da bomba muscular da panturrilha. A hipertensão venosa resulta em distensão da parede capilar com vazamento subsequente de macromoléculas como o fibrinogênio, que polimeriza e altera a difusão do oxigênio. Os pacientes podem apresentar refluxo venoso, obstruções profundas e trombose venosa. As úlceras venosas tendem a ser úlceras superficiais e irregulares, que aparecem nos membros inferiores. Pacientes com essas úlceras geralmente apresentam evidências de doença das veias varicosas. É comum observar dermatite e descoloração com pigmentação marrom na periferia da pele da úlcera. As bordas podem mostrar cicatrizes brancas de porcelana e alterações fibróticas da pele, que podem ser decorrentes da cronicidade.

### Ferida por radiação

A radiação tem efeitos agudos e crônicos na pele. De forma aguda, a radiação pode causar eritema e descamação da epiderme. O efeito crônico prejudica a cascata de cicatrização de feridas, com alteração da função de fibroblastos, queratinócitos e células endoteliais. Diminui vários mediadores, fatores de crescimento e citocinas necessários para a reparação de feridas. O dano induzido no DNA em decorrência de lesão por radiação altera a capacidade de replicação das células.

### Feridas infectadas

A infecção causa efeitos locais e sistêmicos que prejudicam a cicatrização de feridas. A contaminação bacteriana é comum em qualquer ferida crônica aberta. O diagnóstico de infecção sempre foi baseado no exame clínico. O sinal de infecção na ferida pode incluir eritema, sensibilidade, celulite e presença de secreções. A avaliação microbiológica pode confirmar a infecção quando mais de $10^5$ organismos estão presentes na cultura quantitativa da ferida.

As feridas abertas e fechadas precisam ser lavadas e desbridadas, assim como o tecido necrótico não viável deve ser removido até a base da ferida com sangramento saudável. Se uma infecção localizada não for adequadamente controlada, evoluirá para celulite, linfangite, bacteriemia e infecção sistêmica.

Biofilmes podem se formar e estão presentes em feridas crônicas. Este glicocálice complexo protege as bactérias do sistema imunológico e da terapia antimicrobiana. O biofilme pode induzir uma inflamação crônica da ferida e, portanto, deve ser removido. Bactérias podem ficar dormentes ou metabolicamente inertes e podem ser protegidas. Quando as condições melhoram, as bactérias podem sofrer ativação no estágio planctônico, levando à infecção e tornando-se invasivas para os tecidos adjacentes.

### Lesão por pressão

Uma lesão por pressão é uma ferida localizada na pele ou tecidos subjacentes geralmente ocasionada por pressão prolongada sobre uma proeminência óssea no corpo. Lesões por pressão devem ser consideradas uma patologia evitável. Pacientes com fraturas de quadril, lesões da medula espinal, imobilidade ou caquexia têm um risco maior de desenvolver lesões por pressão. O sacro (28 a 36%) é a área mais comum para desenvolver lesões por pressão, seguido pelo calcanhar (23 a 30%) e o ísquio (17 a 20%). Sustentação prolongada de peso eleva a pressão no tecido acima da pressão de perfusão capilar arterial (32 mmHg) e prejudica o fornecimento de oxigênio para os tecidos, favorecendo a isquemia e a necrose tecidual. A pele é mais resistente à pressão do que o músculo; às vezes a pele normal pode mascarar uma lesão mais profunda. Fatores adicionais podem apresentar efeitos prejudiciais na tolerância da pele à pressão, como fricção, forças de cisalhamento, umidade, desnutrição, suprimento sanguíneo prejudicado, drenagem linfática, fatores sociais e lesão neurológica. Feridas por pressão podem ser estadiadas de acordo com a National Pressure Injury Advisory Panel (Boxe 69.1).[42]

As lesões por pressão de estágio I e II podem ser tratadas sem cirurgia. Nas lesões de estágio I, a pele está intacta e um eritema não branqueável pode ser visto na área afetada; nas lesões por pressão de estágio II, há uma perda de espessura parcial da epiderme e uma bolha ou uma ferida superficial pode ser observada. As lesões por pressão de estágio I e estágio II podem ser tratadas com alívio de pressão e cuidado local da ferida e podem sofrer cicatrização sem intercorrências. Além disso, monitorar cuidadosamente a umidade e a sujidade permitirá a cicatrização da ferida. Nas lesões de estágio III, há uma perda de espessura total da pele e o tecido subcutâneo pode ser observado. Nas lesões de estágio IV, existem danos mais profundos. Músculo, tendões e ossos expostos podem ser observados através da pele lesionada. As lesões por pressão nos estágios III e IV necessitam de tratamento cirúrgico. Quando a lesão é coberta por uma crosta, a verdadeira profundidade e o estágio não podem ser determinados e a lesão não poderá ser classificada. O tecido necrótico e não viável deve ser removido com desbridamento cortante seriado até que um fechamento final possa ser planejado com um retalho fascial ou musculocutâneo.

A pressão é o principal iniciador dessas lesões. A prevenção pode ser realizada reposicionando o paciente em intervalos de poucas horas e usando colchões e almofadas de cadeira de rodas que aliviem a pressão. Cuidados locais com as feridas, controle de umidade e prevenção de forças de cisalhamento também são úteis na prevenção e no tratamento de lesões por pressão.

## Boxe 69.1 Definição e estágios da lesão por pressão.

Uma lesão por pressão é uma lesão localizada na pele e/ou tecido subjacente, geralmente sobre uma proeminência óssea, como resultado de pressão ou pressão em combinação com cisalhamento e/ou atrito. As lesões por pressão são classificadas usando o sistema descrito a seguir.

Vários fatores contribuintes ou de confusão também estão associados às lesões por pressão; a importância desses fatores ainda não foi elucidada.

### Estágios da lesão por pressão

*Lesão de tecido profundo (suspeita):*
Área localizada roxa ou marrom de pele intacta descolorida ou bolha cheia de sangue devido a danos nos tecidos moles subjacentes por pressão e/ou cisalhamento. A área pode ser precedida por tecido dolorido, firme, mole, pastoso, mais quente ou mais frio em relação ao tecido adjacente.

*Descrição adicional:*
A lesão tecidual profunda pode ser difícil de detectar em indivíduos com tons de pele escuros. A evolução pode incluir uma bolha fina sobre um leito escuro da ferida. A ferida pode evoluir ainda mais e ficar coberta por fina escara. A evolução pode ser rápida com a exposição de camadas adicionais de tecido, mesmo com o tratamento ideal.

*Estágio I:*
Pele intacta com vermelhidão não branqueável de uma área localizada geralmente sobre uma proeminência óssea. A pele mais pigmentada pode não apresentar branqueamento visível; sua coloração pode diferir da área circundante.

*Descrição adicional:*
A área pode ser dolorosa, firme, mole, mais quente ou mais fria quando comparada ao tecido adjacente. O estágio I pode ser difícil de detectar em indivíduos com tons escuros de pele. Pode indicar pessoas "em risco" (um sinal de risco marcante).

*Estágio II:*
A perda parcial de espessura da derme manifesta-se como uma lesão superficial aberta com um leito de ferida vermelho-róseo, sem crosta. Também pode apresentar-se como uma bolha cheia de soro intacta ou aberta/rompida.

*Descrição adicional:*
Apresenta-se como uma lesão rasa brilhante ou seca, sem crosta ou hematomas.* Este estágio não deve ser usado para descrever lesões por fricção, curativos de queimaduras, dermatite perineal, maceração ou desnudamento.

*Estágio III:*
Perda de tecido de espessura total. A gordura subcutânea pode ser visível, mas os ossos, tendões ou músculos não são expostos. A crosta da ferida pode estar presente, mas não obscurece a profundidade da perda tecidual. Pode incluir descolamento e tunelamento.

*Descrição adicional:*
A profundidade de uma lesão por pressão de estágio III varia de acordo com a localização anatômica. Ponte do nariz, orelha, occipital e maléolo não têm tecido subcutâneo e as lesões por pressão de estágio III podem ser rasas. Em contraste, áreas de adiposidade significativa podem desenvolver lesões por pressão estágio III extremamente profundas. O osso/tendão não é visível ou diretamente palpável.

*Estágio IV:*
Perda de tecido de espessura total com exposição de osso, tendão ou músculo. A crosta da ferida ou escara pode estar presente em algumas partes do leito da ferida. Muitas vezes incluem descolamento e tunelamento.

*Descrição adicional:*
A profundidade de uma lesão por pressão de estágio IV varia de acordo com a localização anatômica. Ponte do nariz, orelha, occipital e maléolo não têm tecido subcutâneo e essas lesões podem ser superficiais. As lesões de estágio IV podem se estender para o músculo e/ou estruturas de sustentação (p. ex., fáscia, tendão ou cápsula articular) tornando possível a osteomielite. O osso/tendão exposto é visível ou diretamente palpável.

*Sem estadiamento:*
Perda de tecido de espessura total na qual a base da lesão é coberta por crosta (amarela, castanho, cinza, verde ou marrom) e/ou escara (castanho, marrom ou preta) no leito da ferida.

*Descrição adicional:*
Até que a crosta e/ou escara suficiente seja removida para expor a base da ferida, a verdadeira profundidade e, portanto, o estágio, não pode ser determinado. A escara estável (seca, aderente, intacta, sem eritema ou flutuação) nos calcanhares serve como "a cobertura natural (biológica) do corpo" e não deve ser removida. Este sistema de estadiamento deve ser utilizado apenas para descrever lesões por pressão. Feridas de outras causas, como aquelas de origem arterial, venosa, pé diabético, por fricção na pele, curativos de queimaduras, dermatite perineal, maceração ou desnudamento, não devem ser classificadas usando esse sistema. Outros sistemas de estadiamento existem para algumas dessas condições e devem ser aplicados em seu lugar.

*Hematomas indicam suspeita de lesão tecidual profunda. (De Black J, Baharestani MM, Cuddigan J, et al. National Pressure Ulcer Advisory Panel's updated pressure ulcer staging system. *Adv Skin Wound Care*. 2007;20:269-274 [copyright NPUAP 2007].

---

Muitas lesões por pressão podem ser curadas ao aliviar a fonte de pressão, otimizar o estado nutricional do paciente, além de prevenir e tratar a infecção. Os níveis de pré-albumina precisam ser verificados; valores de 20 mg/d$\ell$ ou mais são necessários antes de planejar a cobertura final. O desbridamento pode ser cortante, com bisturi ou cureta; procedimento mecânico, usando curativos úmidos a secos ou pomada enzimática; e biológico, usando terapia com larvas. Cuidados locais de feridas e desbridamento seriado podem ser combinados com a aplicação de solução Dakin e cremes de colagenase enzimática para remover o tecido não viável, que pode promover tecido de granulação e cicatrização de feridas. Curativos são usados dependendo das características da ferida. Feridas secas podem se beneficiar de hidrocoloides e curativos oclusivos. Feridas exsudativas graves requerem alginatos e curativos absorventes que previnem a maceração da ferida. A terapia de feridas por pressão negativa (NPWV, do inglês *negative-pressure wound vacuum*) pode acelerar a cicatrização de feridas, promover contração e diminuir o exsudato da ferida, diminuir o edema e favorecer a formação do tecido de granulação. O desbridamento cortante e a excisão seriada podem diminuir a quantidade de tecido cicatricial e tecido não viável.

As lesões por pressão podem ter contaminação por uma elevada carga bacteriana que pode levar à infecção. A cultura quantitativa de tecidos e a biopsia dos ossos normalmente são necessárias para o manejo terapêutico apropriado. De modo geral, a infecção nas lesões por pressão é polimicrobiana e deve ser diagnosticada e tratada agressivamente. *Pseudomonas*, *Proteus*, *Bacteroides*, *Escherichia coli*, *Staphylococcus aureus* e *Acinetobacter* são os microrganismos mais frequentemente isolados em lesões por pressão. A infecção óssea (osteomielite) pode ser diagnosticada por biopsia, radiologia, imagem tomográfica e RM dos ossos.

A terapia para osteomielite crônica requer desbridamento cirúrgico, ostectomia e regimes longos (pelo menos 6 semanas) de antibióticos intravenosos.

A cirurgia é realizada para drenar coleções e eliminar a bursa e tratos fistulosos na ferida. Após a otimização clínica no manejo do paciente, a cirurgia pode ser planejada para o fechamento da ferida. A ostectomia da superfície óssea deve atingir uma base de sangramento saudável para que uma biopsia óssea possa ser feita para cultura microbiológica. Após cuidadosa hemostasia e desbridamento adequado, o retalho local e regional planejado pode eliminar o espaço morto. O retalho precisa fornecer acolchoamento para a área tratada a fim de proteger contra a formação de novas feridas. Em alguns casos em que a espasticidade contribui para a ferida por pressão, uma tenotomia pode ser realizada ao incluir retalhos musculares.

Várias opções de retalhos fasciocutâneos ou musculocutâneos locais e regionais podem ser utilizadas para fechar as lesões por pressão. Os retalhos fasciocutâneos podem preservar o músculo e sua função para que possam ser utilizados no futuro. Os retalhos livres raramente são empregados em lesões por pressão. As feridas sacrais são tratadas com retalhos glúteos (Figura 69.12). Os retalhos da metade superior do músculo são construídos e movidos para o defeito como um retalho rotacional ou avanço V–Y. O avanço V–Y cria uma ilha de pele triangular sobre o músculo, com um lado sendo o defeito e os outros dois lados formando um V. A formação em V se desloca para dentro da ferida e o defeito é fechado em uma configuração em Y. Em casos com defeitos extensos, os retalhos bilaterais de avanço V–Y podem ser utilizados. As lesões isquiáticas podem ser cobertas com o retalho de avanço V–Y dos isquiotibiais (músculo do jarrete). A lesão trocantérica por pressão pode ser tratada com o retalho musculocutâneo do tensor da fáscia lata. Precauções estritas de pressão por 2 a 6 semanas após o tratamento do retalho podem prevenir a necrose por pressão e deiscência da ferida.[42,43]

## RECONSTRUÇÃO DOS MEMBROS INFERIORES

O objetivo da reconstrução dos membros inferiores é a restauração de forma e da função. Isso requer uma estrutura estável para sustentar o peso, o músculo para movimento de potência e movimento articular, suprimento neural para propriocepção e sensibilidade plantar, suprimento sanguíneo para sustentar as estruturas subjacentes e os tecidos moles para fornecer um envelope de pele estável. Com base nessas necessidades, a reconstrução pode ser necessária para fraturas expostas, defeitos de ressecções de sarcomas, feridas de radiação, feridas crônicas por traumas, úlceras diabéticas, úlceras venosas, osteomielite da tíbia, cicatrizes instáveis e enxertos vasculares infectados. Essas reconstruções tendem a ser complexas e muitas necessitam de uma equipe cirúrgica multidisciplinar.

### Cobertura de tecidos moles em feridas traumáticas

A perda de cobertura de tecido mole sobre uma fratura, particularmente quando o suprimento sanguíneo do endósteo interrompido é combinado com danos no periósteo, exige cobertura do osso exposto com tecido vascularizado após o desbridamento completo do tecido desvitalizado (Figura 69.13). Determinantes do desfecho após fraturas expostas incluem o tamanho da ferida, o grau de lesão dos tecidos moles e a quantidade de contaminação. O sistema de classificação de Gustilo é utilizado para categorizar fraturas expostas da perna em subtipos preditivos de prognóstico:

Gustilo I: fraturas expostas com ferida menor que 1 cm.

Gustilo II: fraturas expostas com ferida de 1 a 10 cm e dano tecidual moderado.

Gustilo III: fraturas expostas com ferida maior que 10 cm e dano tecidual extenso nos tecidos, dificultando a cobertura de ossos ou do *hardware*.

Gustilo IIIA: cobertura adequada de tecido mole do osso com laceração extensa de tecidos moles ou retalhos.

Gustilo IIIB: tecido mole inadequado com remoção do periósteo e exposição óssea.

Gustilo IIIC: como a anterior, com lesão vascular e isquemia com necessidade de correção.

Fraturas classificadas como grau I e a maioria das fraturas de grau II de Gustilo podem ser fechadas primariamente após a aplicação do desbridamento e da fixação ortopédica. No entanto, fraturas maiores de grau II e a maioria das fraturas de grau III requerem técnicas reconstrutivas avançadas. Quando a cobertura do retalho é necessária, pode ser feita no momento da estabilização da fratura ou como procedimento secundário. A cobertura precoce do osso, tendões e estruturas neurovasculares expostas diminui o risco de infecção, osteomielite, não união e perda tecidual contínua. Embora as vantagens do desbridamento radical e do fechamento precoce da ferida sejam aceitas, a definição da duração da fase inicial é variável. A cicatrização óssea mais precoce e as taxas de infecção reduzidas foram demonstradas, se a cobertura for concluída em até 72 horas após a estabilização da fratura; outros apresentaram resultados comparáveis quando as feridas são fechadas 15 dias após a lesão. A reconstrução precoce pode ser impedida por outras lesões ou quando feridas gravemente contaminadas necessitam de desbridamento seriado antes da reconstrução tardia.

Por muitos anos, os retalhos musculares foram a escolha para os defeitos traumáticos dos membros inferiores. Os músculos gastrocnêmio e sóleo são acessíveis como retalhos locais para cobrir o terço superior e médio da perna, além de músculos menores, como o tibial anterior, extensor longo dos dedos e o fibular curto, que podem ser utilizados para defeitos pequenos e mais distais.

Para defeitos maiores dos terços médio e distal da perna, tornozelo e pé, são preferidas as transferências microvasculares livres de tecido, que fornecem mais volume, têm pedículos mais longos para maior flexibilidade no posicionamento e não dependem do suprimento sanguíneo dentro da área lesionada. A maioria das séries de reconstruções de membros inferiores relataram taxas de falha do retalho logo abaixo de 10%, indicando que são mais elevadas do que aquelas observadas em outros sítios do corpo por causa de lesões vasculares associadas e doença vascular preexistente nesses pacientes.[44,45]

Tecnologias recentes e inovadoras para tratamento de feridas, combinadas com a experiência crescente com retalhos perfurantes locais, estão criando novas opções para a reconstrução de membros inferiores. O uso da terapia de feridas por pressão negativa permitiu o adiamento da cobertura definitiva do retalho e, em alguns casos, possibilita o fechamento de feridas previamente extensas com retalhos locais ou regionais após a promoção de tecido de granulação adequado. A descoberta de retalhos perfurantes versáteis e o uso de retalhos locais tradicionais, incluindo retalhos do tipo *keystone* e sural reverso, também diminuíram a necessidade de transferências microvasculares livres. As vantagens clínicas dessa mudança de retalhos livres para um uso mais amplo de enxertos de pele e retalhos locais incluem cirurgias mais curtas no paciente traumatizado e eliminação da necessidade de anastomose para uma artéria principal da perna, que pode não estar disponível em alguns casos traumáticos.

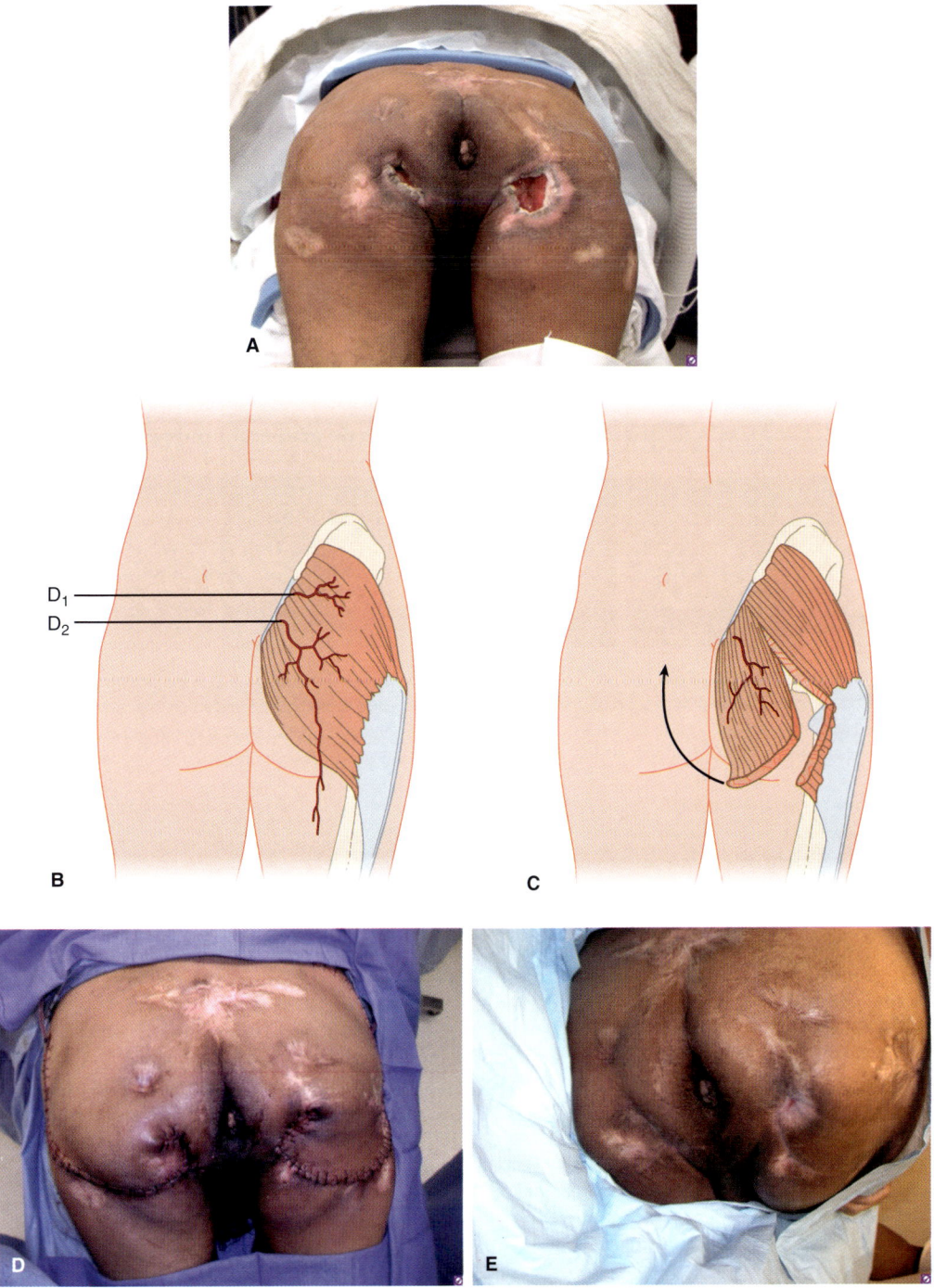

**Figura 69.12** Paciente paraplégico de 51 anos apresenta lesões por pressão em região isquiática bilateral, em estágio IV, com exposição óssea nas feridas. **A.** A vista pré-operatória revela a presença de defeitos bilaterais e cicatrizes do tecido circundante a partir de lesões por pressão prévias e reparos cirúrgicos. Após desbridamento e isquiectomia bilateral, o tecido bem vascularizado será necessário para cobrir o osso, fornecer acolchoamento e fechar a ferida sem tensão. **B.** O músculo glúteo máximo tem suprimento sanguíneo de dois ramos da artéria hipogástrica – a artéria glútea superior para a metade superior e a artéria glútea inferior para a metade inferior. **C.** Com base nesses dois pedículos superior e inferior separados, o músculo pode ser dividido em metades superior e inferior. **D.** A metade inferior do músculo glúteo de cada lado é destacada da tuberosidade maior do fêmur e transposta inferiormente com a pele da nádega sobrejacente para preencher os defeitos do nervo isquiático. **E.** Vista pós-operatória de 3 meses mostra a cobertura de ambos os defeitos. A metade superior do músculo glúteo máximo é preservada.

Em lesões com perda óssea e defeito de tecidos moles, as opções para reconstrução esquelética incluem enxertos ósseos autógenos, transferência óssea vascularizada e a técnica de Ilizarov. Os enxertos ósseos geralmente são adiados por aproximadamente 6 semanas após a reconstrução do tecido mole, enquanto os instrumentos (*hardware*) ortopédicos mantêm os fragmentos da fratura em comprimento ao longo da lacuna. O tamanho e a localização do defeito ósseo determinarão a técnica de enxerto ósseo, com um procedimento vascularizado preferido para perdas maiores. Uma alternativa ao enxerto ósseo tardio é a reconstrução imediata em um estágio de ossos e tecidos moles com transferência osteocutânea de tecido livre.

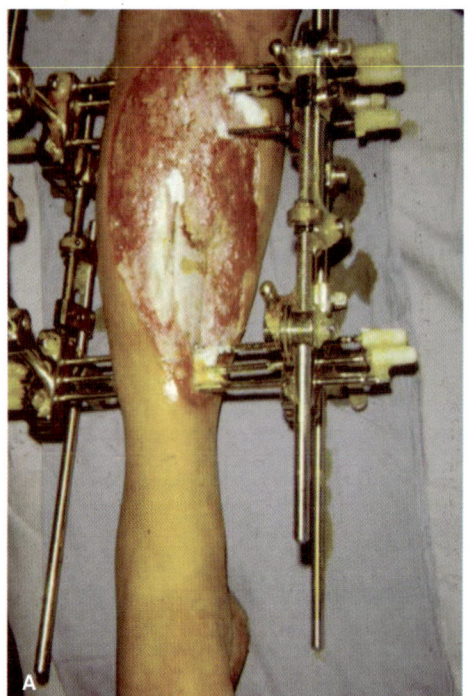 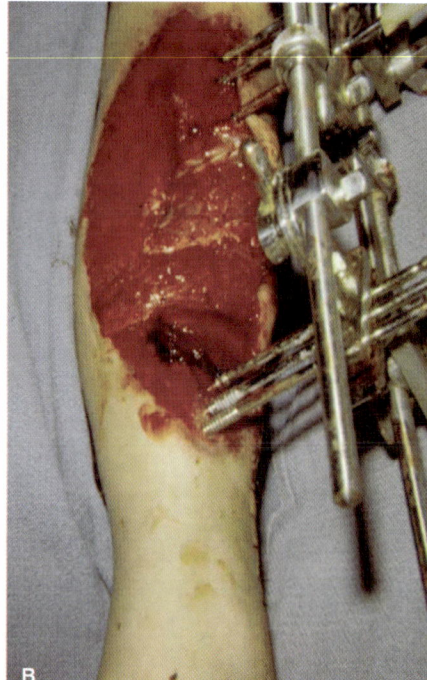 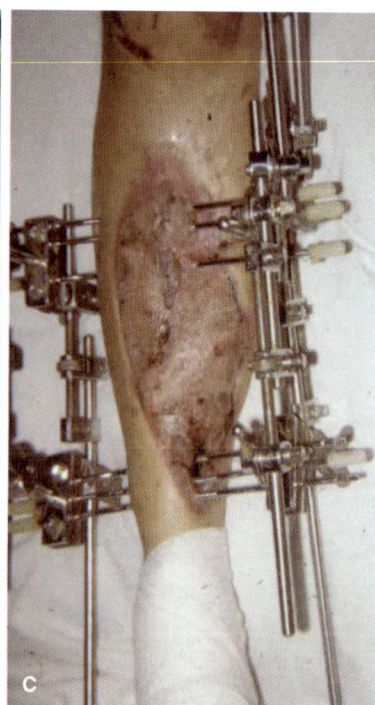

**Figura 69.13** Retalho do músculo sóleo para cobertura da fratura exposta por lesão traumática da tíbia no terço médio da perna. **A.** Defeito do tecido mole com 10 cm de osso exposto após fixação da fratura. **B.** O músculo largo e chato, profundo em relação ao músculo gastrocnêmio foi mobilizado em seus pedículos proximais a partir das artérias tibial posterior e fibular. É transposto medialmente para cobrir o terço médio da tíbia. **C.** Resultado pós-operatório. O retalho muscular foi coberto com um enxerto de pele de espessura parcial para fornecer uma cobertura estável da ferida.

Existem contraindicações relativas ao salvamento de uma lesão de grau IIIC de Gustilo em membros inferiores. Um elemento importante ao considerar a amputação primária é a ruptura do nervo isquiático ou tibial posterior. Com a laceração do nervo tibial posterior, a superfície plantar é insensível, o que resulta previsivelmente na recorrência de ulceração, infecção e osteomielite. Outros elementos incluem infecção ou contaminação grave, lesão grave em vários níveis, tempo de isquemia superior a 6 horas e doença clínica grave preexistente. Existem vários sistemas de pontuação para auxiliar nas decisões sobre salvamento de membros *versus* amputação, mas estes tendem mais a identificar pacientes com bom potencial de recuperação do que aqueles que necessitarão de eventual amputação. O Mangled Extremity Severity Score é amplamente utilizado, mas não deve ser o único critério sobre o qual uma decisão de amputação é tomada. O reimplante de um membro inferior amputado é raramente feito no adulto por causa da incapacidade de restaurar a função neurológica do pé. Um membro inferior não funcional ou marginalmente funcional é uma responsabilidade maior do que um membro protético capaz de permitir a função de alto nível. Contraindicações absolutas ao reimplante são idade avançada, saúde basal ruim, lesão em vários níveis que resulta em imobilidade do joelho ou tornozelo e tempo de isquemia quente maior que 6 horas.[46]

## Reconstrução de tecidos moles em região inguinal e coxa

Defeitos na área da região inguinal e coxa são comumente tratados com retalhos locais devido à alta vascularização do tecido mole local e músculos disponíveis. A região inguinal é o sítio mais comum de infecções de enxertos protéticos de membros distais. Os retalhos musculares são a base para o manejo de infecções do enxerto vascular. O músculo saudável eleva a tensão de oxigênio na ferida, aumenta a liberação de antibióticos para o sítio e elimina o espaço morto. Vários retalhos musculares são úteis para cobertura dos vasos femorais, incluindo sartório, grácil e reto do abdome. O músculo sartório é usado como tratamento de primeira linha por causa de sua proximidade, dispensabilidade e relativa facilidade de elevação. O músculo se origina na espinha ilíaca anterossuperior, insere-se no côndilo medial da tíbia e tem um suprimento sanguíneo segmentar com cinco ou seis ramos diretos da artéria femoral superficial. O músculo é mobilizado dividindo a origem e dois pedículos vasculares proximais, que liberam a extremidade proximal do músculo a ser transposto medialmente e suturado ao ligamento inguinal para fornecer cobertura muscular vascularizada dos vasos femorais.

Defeitos após a cirurgia oncológica na coxa e região inguinal são distintos, porque a remoção de tumores geralmente requer margens amplas combinadas com a radioterapia adjuvante. Há maior incidência de infecção e deiscência após cirurgia de preservação de membros na coxa e na região inguinal do que nas partes distais dos membros inferiores devido ao maior espaço morto, exposição de estruturas neurovasculares, dificuldade em manter a ferida limpa e tensão com deambulação e abdução do quadril. Para esses defeitos irradiados maiores, a reconstrução do retalho é necessária. As opções de retalho local incluem o retalho muscular, como o do músculo grácil, tensor da fáscia lata e vasto lateral ou retalhos fasciocutâneos como o medial da coxa, lateral posterior da coxa e lateral anterior da coxa. Em alguns casos, essas opções locais não são mais úteis devido à inclusão no campo da radiação, assim, são necessários retalhos distantes ou livres para cobertura. Resultados relatados após a reconstrução dessas feridas difíceis com retalho miocutâneo vertical do músculo reto do abdome (VRAM) foram promissores, com incidência de 9,4% de complicações da ferida com reconstrução imediata, mas uma incidência mais alta de 47% em pacientes com reconstrução tardia.[47]

### Cobertura de tecidos moles de joelho, perna e pé

As feridas ao redor do joelho podem resultar de trauma, remoção de tumor ou exposição de uma prótese de joelho infectada após substituição total do joelho. Para esses defeitos, a cobertura durável do tecido mole é necessária. O retalho do músculo gastrocnêmio medial ou lateral pediculado com base na artéria sural é o preferido para reconstrução de tecidos moles do joelho e terço proximal da perna. O músculo gastrocnêmio tem uma cabeça medial e lateral originando-se dos côndilos medial e lateral do fêmur, respectivamente; as duas cabeças compartilham uma inserção comum no calcâneo através do tendão do calcâneo (tendão de Aquiles). Como resultado, uma cabeça pode ser destacada do tendão do calcâneo de modo independente e transposta com sua drenagem vascular e suprimento sanguíneo robustos sem prejudicar a dorsiflexão do pé. Como a cabeça medial é mais longa, é preferível para feridas no joelho e pode ser transposta com ou sem camadas de pele. Em situações em que um retalho gastrocnêmio pediculado falhou ou não esteja disponível, o avanço para a próxima escada reconstrutiva com transferência tecidual livre, como retalho do músculo reto do abdome ou latíssimo do dorso, leva a uma alta taxa de salvamento de próteses de membros e de joelho.

As opções para cobertura de tecido mole da perna são determinadas pela posição do defeito em relação à tíbia, pois determina a disponibilidade ou escassez de tecido local para cobertura:

Tíbia proximal: gastrocnêmio, transferência tecidual livre.
Tíbia média: sóleo, gastrocnêmio, extensor longo dos dedos, tibial anterior, retalho do tipo *keystone*, retalho em hélice, transferência tecidual livre.
Tíbia distal: fibular curto, extensor curto, sóleo distal, retalho da artéria sural reversa, retalho supramaleolar lateral, retalho fasciocutâneo do dorso do pé, transferência de tecido livre.
Pé: flexor curto dos dedos, abdutor do hálux, abdutor do dedo mínimo, retalho sural reverso, retalho da artéria plantar medial, retalho da artéria calcânea lateral, avanço V–Y, transferência de tecido livre.

Retalhos musculares locais muitas vezes não são confiáveis no tratamento de feridas no terço distal das pernas em razão de seu alcance limitado. Além disso, com exceção dos músculos sóleo e gastrocnêmio, os músculos locais na parte inferior da perna são adequados apenas para cobrir pequenos defeitos. Este, juntamente com vários outros fatores, significa que o tratamento da tíbia distal, tornozelo e pé é difícil. A área é vulnerável a lesões, porque a porção distal da perna tem pouca elasticidade da pele, contém osso no espaço subcutâneo e pode ser edematosa. O terço distal da perna tem pouco músculo, mas muitas estruturas tendíneas, que sustentam inadequadamente os enxertos de pele. Finalmente, o pé e o tornozelo requerem um tegumento especialmente durável, porque estão continuamente expostos ao atrito e cisalhamento com caminhada e calçados. Qualquer retalho transferido pode escorregar ou deslizar na interface com as estruturas subjacentes, porque o tecido transferido carece da qualidade glabra da pele plantar nativa. Se o tecido transferido for insensível, estará em risco significativo de eventual ruptura.

Para defeitos acentuados, a reconstrução no terço distal da perna baseia-se em técnicas de transferência de tecido livre. O estado vascular dos membros e a seleção do vaso receptor são fatores-chave para o sucesso. As diretrizes para o uso de retalhos livres no membro inferior incluem a realização de anastomoses a vasos receptores saudáveis fora da zona de lesão. A transferência de tecido livre continua sendo a melhor opção para grandes defeitos, para feridas com trauma (p. ex., lesão por esmagamento nas proximidades, que cause dano ao suprimento de sangue para todos os tecidos locais) e quando a transferência de osso vascularizado com o retalho livre for desejável. Retalhos fibulares livres com camadas de pele são preferidos em feridas de membros inferiores com déficits ósseos e de tecidos moles.

Como mencionado anteriormente, o conhecimento avançado de territórios vasculares fornecidos por angiossomos expandiu o arsenal para reconstrução de membros inferiores. O desenvolvimento de retalhos perfurantes altamente versáteis permite a reconstrução de tecidos moles sem necessidade de anastomose microvascular. Estes retalhos fasciocutâneos ou adipofasciais, desenvolvidos localmente, podem fornecer a quantidade adequada de cobertura comparável à transferência de tecido livre; no entanto, muitas vezes requerem enxerto de pele do sítio doador. O uso desses retalhos locais é atualmente limitado por seu tamanho, experiência do cirurgião e compreensão dos territórios vasculares. Com o defeito de tecido mole maior da porção inferior da perna, a transferência tecidual livre atualmente continua sendo o padrão para reconstrução.[48]

## CONCLUSÃO

A cirurgia plástica continua a evoluir com o desenvolvimento de novas abordagens para o cuidado de pessoas com deformidades congênitas e adquiridas. Com os avanços terapêuticos na medicina e na cirurgia, surgiram novos problemas que exigem novas técnicas de reconstrução. Desafiados por esses problemas difíceis, os cirurgiões plásticos continuam a procurar maneiras de tratar problemas que ameaçam a vida e os membros e, ao mesmo tempo, restaurar a forma e a função.

A reconstrução da parede torácica, da parede abdominal e do períneo está progredindo rapidamente e defeitos que eram incapacitantes uma década atrás agora são corrigíveis. O salvamento de membros inferiores após lesão devastadora agora é comum. Com os avanços em outras especialidades cirúrgicas, como a cirurgia bariátrica, surgiram áreas inteiramente novas que requerem a cirurgia plástica. Técnicas, como retalhos perfurantes, continuam a evoluir e fornecer melhores maneiras de reconstruir defeitos.

Novas técnicas, como a lipoenxertia, que podem revolucionar a prática clínica, vieram de observações empíricas. Desenvolvidos a partir de novos estudos de pesquisa, a engenharia de tecidos, terapia genética e trabalho com células-tronco mudarão a reconstrução de maneiras imprevisíveis no futuro. A busca continua pelos procedimentos estéticos mais confiáveis e duráveis para "restaurar, reparar e tornar inteiras aquelas partes ... que a fortuna levou" (Gaspare Tagliacozzi [Cirurgião italiano que ficou famoso por sua habilidade em cirurgia reconstrutiva], De *Curtorum Chirurgia per Insitionem*, Veneza, 1579).

# 70

# Cirurgia da Mão

*David Netscher, Nikhil Agrawal, Nicholas A. Fiore II*

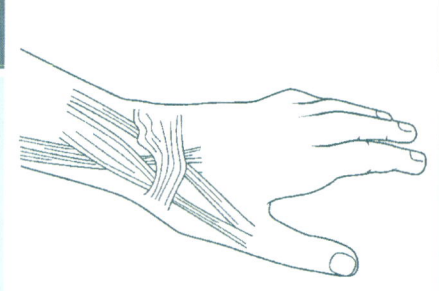

## VISÃO GERAL DO CAPÍTULO

**Anatomia básica**
**Exame e diagnóstico**
   Avaliação
**Princípio do tratamento**
   Anestesia
   Aplicação de torniquete ou manguito pneumático
   Incisões
   Curativos e órteses
**Trauma**
   Controle de emergência da hemorragia
   Lacerações, lesões na ponta dos dedos e lesões complexas de tecidos moles
   Lesões nos tendões
   Lesões nervosas
   Lesões vasculares
   Reimplantes e amputações
   Fraturas e luxações
   Luxações
   Reconstrução de defeitos ósseos
   Abordagem algorítmica para os membros mutilados
**Infecções**
   Infecções superficiais da paroniquia
   Infecções dos espaços de profundidade intermediária
   Infecções profundas
   Infecções crônicas e atípicas
   Panarício herpético
   Mordidas de animais e humanos

**Síndrome compartimental, lesões por injeção de alta pressão e lesões por extravasamento**
   Lesões por injeção de alta pressão
   Lesões por extravasamento
   Síndrome compartimental
**Tenossinovite**
   Doença de De Quervain
   Síndrome da intersecção
   Polegar e dedos em gatilho
   Outros sítios de tenossinovite
**Síndromes de compressão do nervo**
   Síndrome do túnel do carpo
   Síndrome do pronador redondo
   Compressão do nervo ulnar
   Compressão do nervo radial
   Compressão do desfiladeiro torácico
**Tumores**
   Tumores de tecidos moles
   Tumores malignos da pele
   Tumores ósseos
**Anomalias congênitas**
**Osteoartrite e artrite reumatoide**
**Contraturas**
**Direções futuras na cirurgia de mão**
**Conclusão**

▶ Os vídeos deste capítulo se encontram *online* no Ambiente de aprendizagem do GEN.

Este capítulo descreve o amplo escopo da Cirurgia da Mão, enfatizando o conhecimento básico e essencial para os cirurgiões gerais. As origens dessa importante subespecialidade estão enraizadas na Cirurgia Geral e reúnem princípios gerais da Cirurgia Plástica e da Ortopedia.

Os programas de treinamento em cirurgia da mão tradicionalmente recebem médicos com formação em cirurgia ortopédica ou cirurgia plástica. No entanto, os princípios básicos de cirurgia da mão também deveriam ser conhecidos por todos os cirurgiões gerais. Dependendo do local de trabalho (rural ou urbano), do tipo de hospital e dos estágios na residência (p. ex., estagiário em cirurgia no departamento de emergência), ou ainda para fins de exames do conselho em medicina, a capacidade de avaliar e tratar as lesões nas mãos e suas consequências é uma habilidade necessária para o cirurgião geral. O objetivo deste capítulo não é fornecer ao cirurgião geral um estudo exaustivo sobre cirurgia da mão, porque os livros da especialidade são mais apropriados, e sim fornecer uma visão geral das patologias mais frequentes encontradas e, principalmente, enfatizar noções básicas de anatomia, exame físico e tratamento de emergências comuns das mãos e dos membros superiores.

Curiosamente, nos EUA, há uma quantidade modesta de literatura recente sobre a qualidade e a duração do programa de treinamento especializado em cirurgia da mão. Em uma recente pesquisa à qual 80% dos diretores do programa responderam, a maioria considerava que uma bolsa de 1 ano ainda era o treinamento suficiente, apesar da crescente amplitude de conhecimento na área e novos desenvolvimentos tecnológicos. No entanto, os programas precisavam avaliar seu próprio treinamento para destacar as áreas que podem necessitar de aprimoramento. Muitos programas de treinamento apresentam deficiências em determinadas áreas, principalmente ombro e cotovelo, reimplante, plexo braquial, anomalias congênitas e cirurgia de transplantes. Na verdade há uma carência da especialização em Microcirurgia Reconstrutiva.

## ANATOMIA BÁSICA

O antebraço e a mão são divididos nas regiões volar, ou palmar, e dorsal. Distalmente ao cotovelo, as estruturas são denominadas radial ou ulnar ao eixo do dedo médio, em vez de lateral e medial, respectivamente, porque, com a pronação e a supinação do antebraço, os últimos termos tornam-se confusos. A nomenclatura dos dedos tornou-se padronizada. A mão tem cinco dedos: o polegar e os quatro dedos respectivamente denominados indicador, longo (médio), anular e mínimo (pequeno). O uso de números para designar os dedos não é mais aceito (Figura 70.1). Na mão, aquelas estruturas próximas às pontas dos dedos são denominadas distais, enquanto aquelas mais próximas ao punho são denominadas proximais. O movimento na direção palmar é chamado flexão, enquanto o movimento dorsal é denominado extensão. O movimento do dedo para longe do eixo do dedo médio é denominado abdução, enquanto o movimento em direção ao eixo do dedo médio é chamado adução. A descrição do movimento do polegar às vezes é confusa. A extensão do polegar está no plano da palma da mão, enquanto a abdução palmar do polegar é o movimento que ocorre a 90° do plano da palma. Por fim, o movimento lateral do punho é denominado desvio radial e ulnar.

Os músculos intrínsecos da mão são aqueles que têm suas origens e inserções na mão, ao passo que os músculos extrínsecos têm seus ventres do músculo no antebraço e suas inserções tendíneas na mão. Os músculos intrínsecos que compõem a eminência tenar são o abdutor curto do polegar, flexor curto do polegar, oponente do polegar e adutor do polegar. Há quatro interósseos dorsais que surgem dos lados adjacentes de cada metacarpo e proporcionam abdução das articulações metacarpofalângicas (MF) dos dedos indicador, médio e anular. Há três interósseos palmares que aduzem os dedos indicador, anular e mínimo em direção ao dedo médio. Quatro lumbricais originam-se nos tendões flexores profundos dos dedos (FPD) na palma e se inserem nos lados radiais dos mecanismos extensores dos quatro dedos. Junto com os interósseos, estes provocam flexão das articulações MF e extensão das articulações interfalângicas (IF) dos dedos (Figura 70.2). O flexor curto do polegar flexiona o polegar na articulação MF, em contraste com o flexor longo do polegar (FLP) extrínseco, que flexiona o polegar na articulação IF.

Os músculos hipotenares consistem no flexor do dedo mínimo, que flexiona o dedo mínimo na articulação MF e o abdutor do dedo mínimo e oponente do dedo mínimo. Um pequeno músculo denominado palmar curto está localizado transversalmente no tecido subcutâneo na base da eminência hipotenar. É inervado pelo nervo ulnar, enruga a pele e ajuda a segurar a pele da palma durante a pegada (Tabela 70.1).

Os músculos extrínsecos originam-se proximalmente ao punho e compreendem os flexores e extensores longos do punho e dos dedos. Os extensores estão localizados dorsalmente e são divididos em três subgrupos. O subgrupo mais radial é denominado compartimento móvel e compreende o braquiorradial, o extensor radial longo do carpo (ERLC) e o extensor radial curto do carpo (ERCC). O ERLC e o ERCC estendem o punho e o desviam radialmente. O segundo grupo está localizado em uma camada mais superficial e compreende três músculos, a saber, extensor ulnar do carpo (EUC), extensor do dedo mínimo (EDM) e extensor comum dos dedos (ECD). O EUC desvia o punho em direção ulnar e estende o punho, enquanto o EDM e ECD estendem as

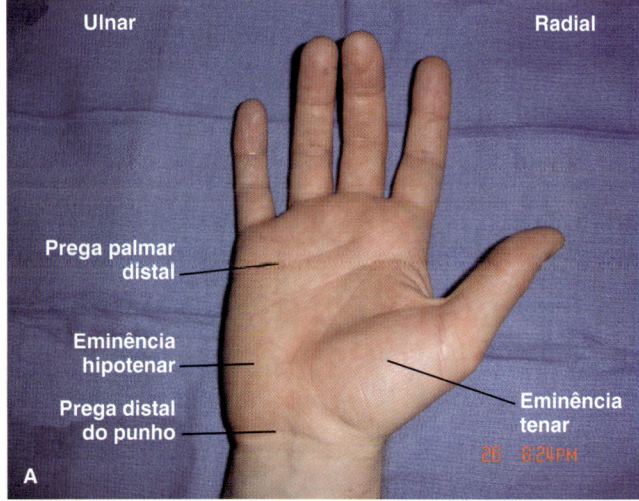

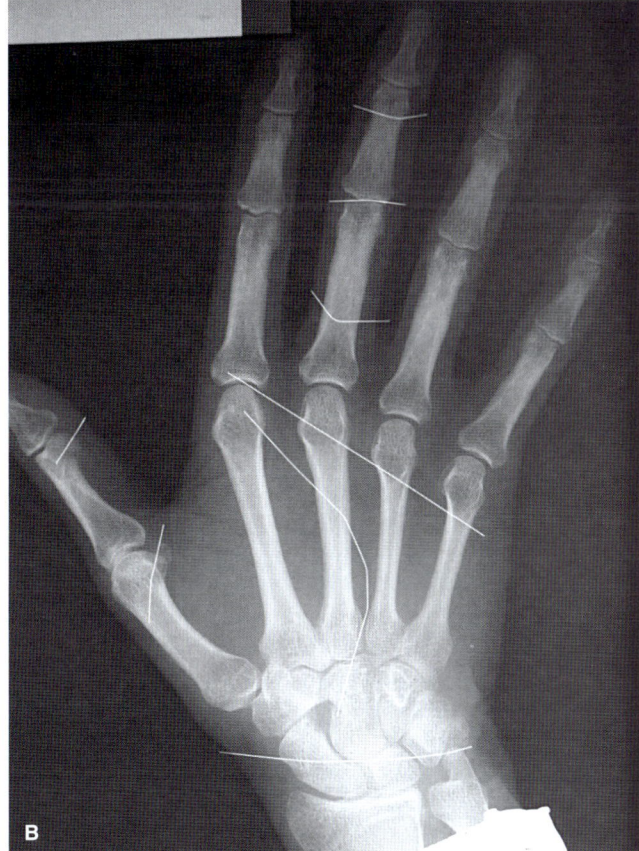

**Figura 70.1** Anatomia de superfície da mão. **A.** Superfícies da mão e nomenclatura. **B.** Dobras cutâneas da mão sobrepostas às estruturas esqueléticas.

articulações MP dos dedos. O terceiro e mais profundo subgrupo compreende quatro músculos, três dos quais agem no polegar; o músculo restante influencia o dedo indicador. O abdutor longo do polegar (ALP), o extensor longo do polegar (ELP) e o extensor curto do polegar (ECP) suprem a função do polegar, e o extensor próprio do indicador (EPI) estende a articulação MF para o dedo indicador. O último dos músculos profundos é o supinador, que está localizado proximalmente no antebraço (Tabela 70.2).

Os tendões extensores passam por seis compartimentos profundamente em relação ao retináculo extensor no dorso do punho. Do lado radial ao ulnar, esses tendões e compartimentos

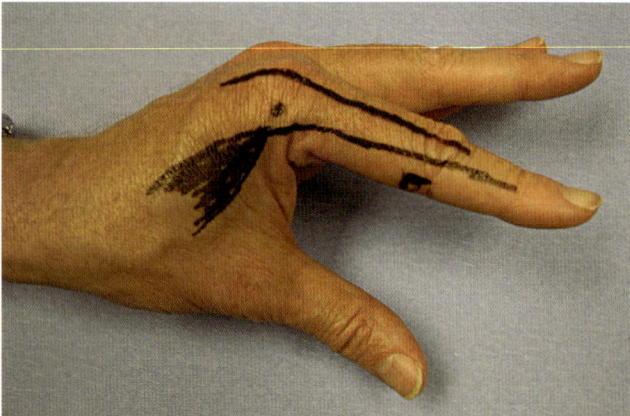

**Figura 70.2** O contorno do primeiro músculo interósseo dorsal no dedo indicador mostra como passa volar ao fulcro de flexão da articulação metacarpofalângica e dorsal às articulações interfalângicas. Os interósseos flexionam as articulações metacarpofalângicas e estendem as articulações interfalângicas proximais e distais. O tendão extensor extrínseco longo passa dorsalmente a todas as articulações.

**Tabela 70.1** Músculos intrínsecos da mão.

| Músculo | Inervação* | Função |
|---|---|---|
| Abdutor curto do polegar | Nervo mediano | Realiza a abdução do polegar |
| Flexor curto do polegar | Nervo mediano | Flexão do polegar |
| Oponente do polegar | Nervo mediano | Oposição do polegar |
| Lumbricais | Nervos mediano e ulnar | Flexão das articulações MF e extensão das articulações IF |
| Palmar curto | Nervo ulnar | Enruga a pele no lado medial (ulnar) da palma |
| Adutor do polegar | Nervo ulnar | Adução do polegar |
| Abdutor do dedo mínimo | Nervo ulnar | Abdução do dedo mínimo |
| Flexor do dedo mínimo | Nervo ulnar | Flexão do dedo mínimo |
| Oponente do dedo mínimo | Nervo ulnar | Oposição do dedo mínimo |
| Interósseos dorsais | Nervo ulnar | Abdução dos dedos; flexão das articulações MF e extensão das articulações IF |
| Interósseos palmares | Nervo ulnar | Adução dos dedos; flexão das articulações MF e extensão das articulações IF |

*Todos os músculos intrínsecos tenares são supridos pelo nervo mediano, exceto o adutor do polegar; todos os músculos intrínsecos restantes são supridos pelo nervo ulnar, exceto os dois lumbricais radiais. IF, interfalângica; MF, metacarpofalângica.

estão dispostos do seguinte modo. O primeiro compartimento contém o ALP e o ECP, que também forma o limite radial da chamada tabaqueira anatômica. O segundo compartimento consiste no ERLC e no ERCC, enquanto o terceiro compartimento (que também forma o limite ulnar da tabaqueira anatômica) contém o ELP. O EPI e o ECD passam pelo quarto compartimento, e o EMD passa pelo quinto compartimento, onde se sobrepõe à articulação radioulnar distal. O sexto compartimento contém o EUC (Figura 70.3) (Vídeo 70.1 Compartimentos do extensor).

**Tabela 70.2** Músculos extrínsecos dorsais do antebraço.

| Músculo | Inervação* | Função |
|---|---|---|
| Extensor curto do polegar | Nervo radial | Abdução da mão e extensão do polegar na falange proximal |
| Abdutor longo do polegar | Nervo radial | Abdução da mão e do polegar |
| Extensor radial longo do carpo | Nervo radial | Extensão e desvio radial da mão |
| Extensor radial curto do carpo | Nervo radial | Extensão e desvio radial da mão |
| Extensor longo do polegar | Nervo radial | Extensão da falange distal do polegar |
| Extensor comum dos dedos | Nervo radial | Extensão dos dedos e da mão |
| Extensor próprio do indicador | Nervo radial | Extensão do dedo indicador |
| Extensor do dedo mínimo/quinto dedo | Nervo radial | Extensão do dedo mínimo |
| Extensor ulnar do carpo | Nervo radial | Extensão e desvio ulnar do punho |
| Supinador | Nervo radial | Supinação |
| Braquiorradial | Nervo radial | Flexão do antebraço |

*Todos os músculos dorsais do antebraço são inervados pelo nervo radial e seus respectivos ramos.

No nível das articulações MF, os tendões extensores extrínsecos longos alargam-se para formar o capuz extensor. A parte proximal do capuz neste nível é chamada de banda sagital. Ela dá voltas ao redor da articulação MF e se funde na placa volar, formando, assim, um laço ao redor da base da falange proximal, através da qual se estende a articulação MF. As inserções dos interósseos e lumbricais entram no capuz extensor como as bandas laterais. Essas bandas laterais inserem-se distal e dorsalmente ao eixo da articulação IF proximal (IFP), e é por meio dessa inserção distal que os músculos intrínsecos (os interósseos e lumbricais) são flexores das articulações MF e ainda extensores das articulações IF. O capuz extensor insere-se na base da falange média, que é chamada de deslizamento central e finalmente prossegue para a base da falange distal, onde se insere através do deslizamento terminal, estendendo, assim, a articulação IF distal (IFD) (Figura 70.4 e Vídeo 70.2, Capuz dorsal).

Os músculos flexores extrínsecos estão localizados na face volar do antebraço e estão dispostos em três camadas. A camada superficial compreende quatro músculos – pronador redondo, flexor radial do carpo (FRC) e flexor ulnar do carpo (FUC) e palmar longo. O músculo palmar longo pode estar ausente em até 10 a 12% dos indivíduos. Esses músculos originam-se do epicôndilo medial do úmero na porção proximal do antebraço e agem na flexão do punho e na pronação do antebraço. A camada intermediária é composta pelo flexor superficial dos dedos (FSD), que permite a flexão independente das articulações IFP dos dedos. Na camada profunda, existem três músculos: o FLP, que flexiona a articulação IF para o polegar; o FPD, que flexiona as articulações IFD dos dedos; e o músculo quadrangular distal que se estende entre o rádio e a ulna, denominado pronador quadrado, que ajuda na pronação do antebraço (Tabela 70.3) (Vídeo 70.3, Tendões flexores e sistema de polia).

O suprimento nervoso para a mão é feito por três nervos, os nervos mediano, ulnar e radial. O conhecimento da anatomia superficial dos nervos ajuda na avaliação de lesões lacerantes

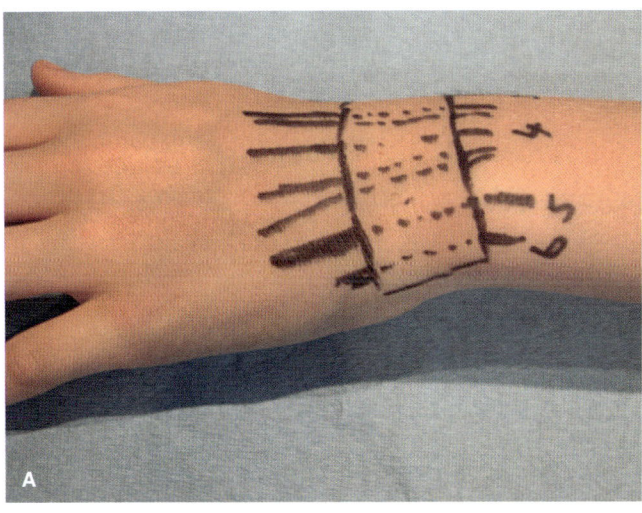
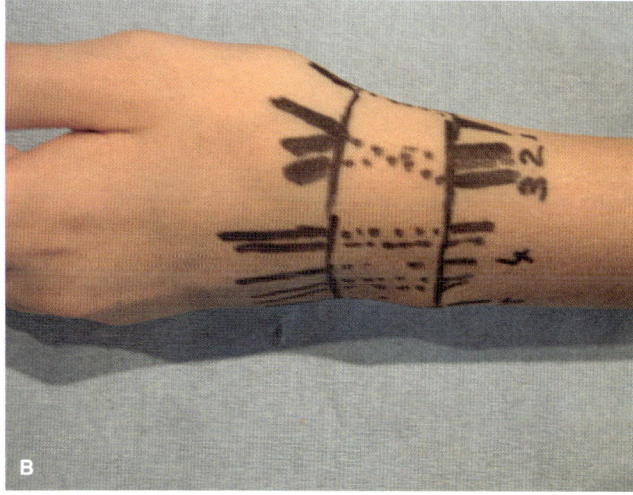

Figura 70.3 Anatomia da superfície dos seis compartimentos extensores dorsais no punho. Observe que o primeiro (abdutor longo do polegar e extensor curto do polegar) e terceiro (extensor longo do polegar) compartimentos formam os limites radial e ulnar, respectivamente, da tabaqueira anatômica.

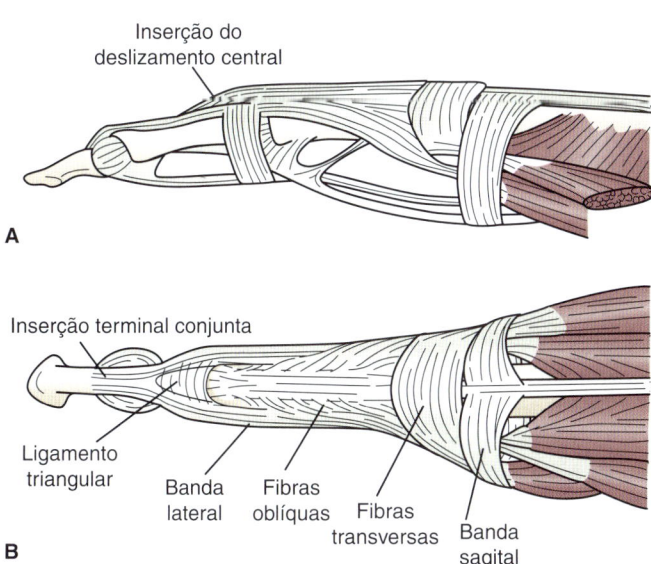

Figura 70.4 Mecanismo extensor dos dedos. **A.** Vista lateral. **B.** Vista dorsal.

**Tabela 70.3** Músculos extrínsecos da região volar do antebraço.

| Músculo | Inervação* | Função |
|---|---|---|
| Pronador redondo | Nervo mediano | Pronação |
| Flexor radial do carpo | Nervo mediano | Flexão e desvio radial do punho |
| Palmar longo | Nervo mediano | Flexão do punho |
| Flexor ulnar do carpo | Nervo ulnar | Flexão e desvio ulnar do punho |
| Flexor superficial dos dedos | Nervo mediano | Flexão da articulação interfalângica proximal |
| Flexor profundo dos dedos | Nervos mediano e ulnar | Flexão da articulação interfalângica distal |
| Pronador quadrado | Nervo mediano | Pronação |
| Flexor longo do polegar | Nervo mediano | Flexão do polegar |

*Todos os músculos da região volar do antebraço são inervados pelo nervo mediano e seus ramos, exceto os dois dedos ulnares do flexor profundo dos dedos e flexor ulnar do carpo, que são inervados pelo nervo ulnar.

específicas (Figura 70.5). A inserção ulnar ao retináculo dos flexores é no pisiforme e no gancho do hamato, enquanto a inserção radial é no escafoide e na crista do trapézio. O nervo mediano passa pelo túnel do carpo entre esses pontos de referência. Fornece a sensibilidade aos dedos polegar, indicador e médio e metade radial do dedo anular. O ramo cutâneo palmar do nervo mediano origina-se do seu lado radial, 5 a 6 cm em posição proximal ao punho, proporcionando sensibilidade ao trígono palmar. O nervo ulnar segue para o lado radial do pisiforme e passa para o lado ulnar do gancho do hamato em sua passagem pelo canal de Guyon. Fornece sensibilidade ao dedo mínimo e à metade ulnar do dedo anular; o ramo dorsal do nervo ulnar (que surge proximalmente em relação ao punho e curva-se dorsalmente ao redor da cabeça da ulna) inerva os mesmos dedos em suas faces dorsais. O nervo sensitivo radial superficial emerge sob o braquiorradial na região distal do antebraço, dividindo-se em dois ou três ramos proximais para o estiloide do rádio, que então prosseguem em um trajeto subcutâneo através da tabaqueira anatômica, inervando a pele do dorso do primeiro espaço interdigital. O número de dedos inervados por cada nervo é variável. No entanto, como regra absoluta, as superfícies palmares dos dedos indicador e mínimo são sempre inervadas pelos nervos mediano e ulnar, respectivamente.

Com relação ao suprimento motor desses nervos, o nervo ulnar inerva os músculos hipotenares, interósseos, ulnar, dois lumbricais, adutor do polegar e a cabeça profunda do flexor curto do polegar. O nervo mediano inerva o abdutor curto do polegar, o oponente do polegar, dois lumbricais radiais e a cabeça superficial do flexor curto do polegar. Em resumo, o nervo mediano inerva todos os flexores extrínsecos dos dedos e flexores do punho (exceto o FPD para os dedos anulares e dedos mínimos e o FUC, que são inervados pelo nervo ulnar) e todos os músculos intrínsecos do polegar (exceto o adutor do polegar, que é inervado pelo nervo ulnar). O nervo ulnar inerva todos os interósseos, todos os lumbricais (exceto os dois radiais, que são inervados pelo nervo mediano) e o adutor do polegar. O nervo radial inerva todo o punho, dedo e extensores longos extrínsecos do polegar.

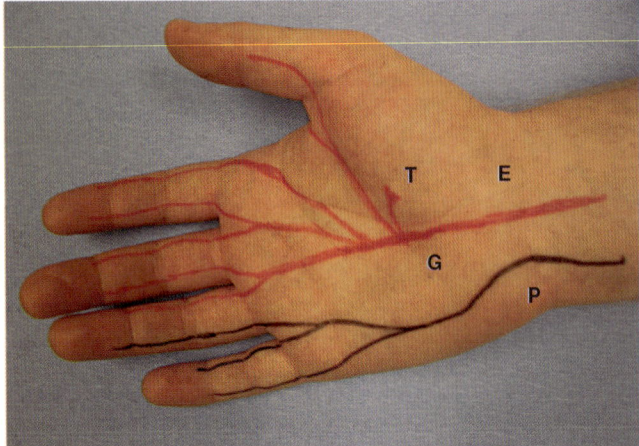

**Figura 70.5** Anatomia de superfície dos nervos mediano (*vermelho*) e ulnar (*preto*). *E*, escafoide; *G*, gancho de hamato; *P*, pisiforme; *T*, trapézio.

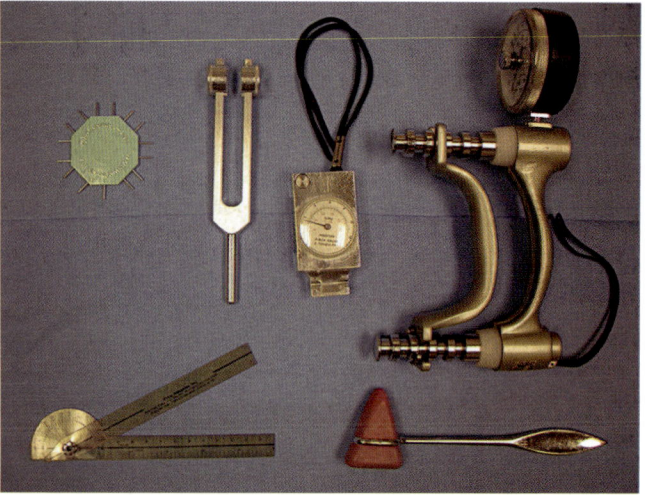

**Figura 70.6** Instrumentos básicos utilizados no exame da mão incluem um diapasão, instrumento de mensuração *pinch meter*, dinamômetro de preensão, discriminador de dois pontos (clipe de papel também é suficiente), goniômetro e martelo de reflexo (percussão).

## EXAME E DIAGNÓSTICO

### Avaliação

Os instrumentos básicos utilizados no exame da mão são mostrados na Figura 70.6. O exame da postura em repouso da mão pode fornecer informação valiosa; por exemplo, se um tendão flexor do dedo é cortado, esse dedo afetado não assume sua posição normal de repouso paralela com a cascata de flexão natural dos dedos (Figura 70.7). As lesões do tendão extensor podem ser indicadas por uma queda na articulação afetada. Uma postura em garras dos dedos mínimo e anular pode ser característica de uma lesão do nervo ulnar (Figura 70.8). Ausência de sudorese na ponta dos dedos pode implicar lesão do nervo nessa distribuição específica. Edema e eritema podem indicar uma infecção da mão, e uma tenossinovite purulenta dos flexores sempre resulta em postura flexionada dos dedos. Deformidades rotacionais e angulares dos dedos podem ocorrer quando há fraturas subjacentes.

### Exame neurovascular

O teste de Allen confirma a patência das artérias ulnar e radial. A discriminação sensorial de dois pontos é o método mais sensível de teste para perda sensorial e é feita facilmente usando um clipe de papel (Figura 70.9). As extremidades do clipe de papel são definidas a uma distância de aproximadamente 5 mm de distância para teste sensorial da polpa da ponta do dedo. Os pontos são alinhados ao longo do eixo do dedo. Se este teste não for reprodutível em razão da não cooperação do paciente, a suspeita de lesão nervosa poderá ser confirmada pelo teste de aderência tátil em que uma caneta de plástico é passada para frente e para trás suavemente ao longo da polpa de cada lado de cada dedo. A adesão, pela presença de suor, é evidenciada por movimento leve, mas definido, do dedo que está sendo examinado (a polpa digital anestesiada não suará).

Existem dois testes musculares que podem fornecer ao examinador um diagnóstico absoluto de lesão do nervo mediano ou ulnar. A função motora do abdutor curto do polegar testa o nervo mediano. Com a mão espalmada e voltada para cima, o paciente é solicitado a usar o polegar para tocar o dedo do examinador, que está diretamente sobre a eminência tenar (Figura 70.10). A função do músculo flexor do dedo mínimo testará o suprimento motor do nervo ulnar. Na mesma posição da mão, o paciente levanta seu dedo mínimo verticalmente, flexionando a articulação MF em um ângulo de 90°, com a articulação IF mantida em linha reta. Testes para função do nervo radial e seus ramos requerem extensão do punho, extensão do polegar e extensão na articulação MF.

### Exame musculoesquelético

A integridade dos tendões é testada individualmente (Figura 70.11). A flexão nas articulações distais do polegar e dos dedos confirma que o FLP e o FPD, respectivamente, estão intactos. O teste dos tendões do FSD é mais complexo. Não é possível flexionar as articulações IFD independentemente umas das outras por causa de uma origem comum dos tendões do FPD. Assim, os demais dedos são fixados em extensão pelo examinador e o paciente é solicitado a flexionar os dedos restantes. O movimento é produzido pelo FSD e ocorre na articulação IFP. Em aproximadamente um terço dos pacientes, o FSD não pode produzir flexão do dedo mínimo. Em 50% destes, por sua vez, há uma origem comum com o dedo anular, então a flexão ocorrerá se for permitida a flexão do dedo anular simultaneamente. Mais raramente, não há tendão profundo para o dedo mínimo e o tendão superficial insere-se nas falanges média e distal. Os extensores longos e curtos (ELP e ECP) e o abdutor longo do polegar são testados ao solicitar ao paciente para estender o polegar contra a resistência, enquanto esses tendões são palpados individualmente. Os extensores longos dos dedos são testados, pedindo ao paciente que os estenda contra a resistência aplicada no dorso da falange proximal.

Uma lesão de bloqueio em *boutonnière* (botoeira) fechada pode ser difícil de diagnosticar inicialmente. Nesse tipo de lesão, a inserção do deslizamento central é rompida da falange média, e o ligamento triangular de cada lado do deslizamento central é esticado ou rompido. As bandas laterais então migram para a região volar. Leva tempo para essa deformidade evoluir. A apresentação inicial pode não ser imediatamente óbvia até que as bandas laterais causem a subluxação volarmente e criem a deformidade em *boutonnière* evidente com flexão da articulação IFP e hiperextensão da articulação IFD. O teste de Elson pode ajudar a fazer esse diagnóstico. Normalmente, com a articulação IFP bloqueada em flexão, não se pode estender ativamente a articulação IFD, devido à folga nas bandas laterais (Figura 70.12).

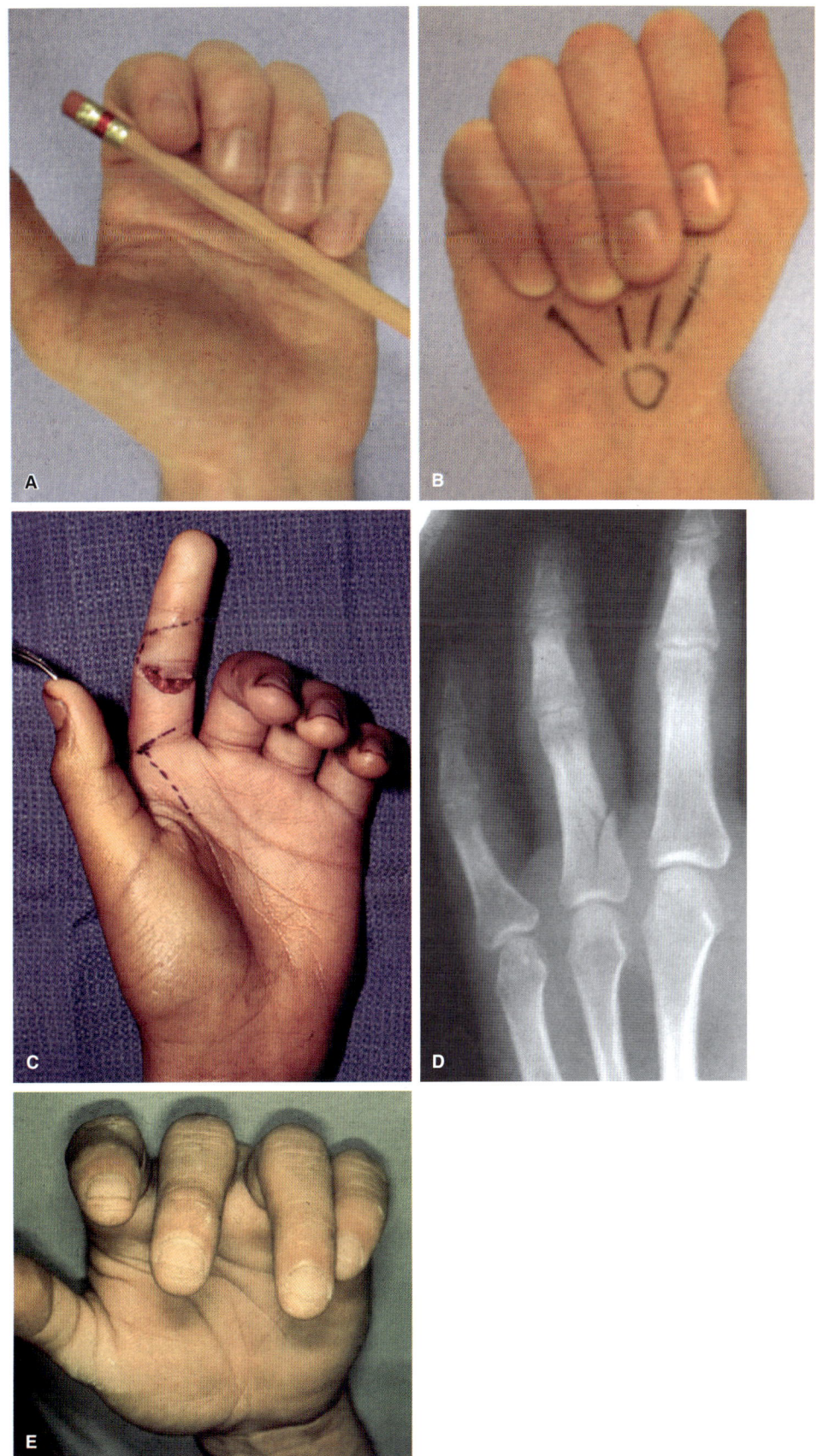

**Figura 70.7 A** e **B.** Cascata natural de flexão dos dedos da mão em repouso. Observe as pontas dos dedos apontando para o polo distal do escafoide. **C.** Com lesão do tendão flexor, o dedo afetado não adota essa postura de flexão em repouso. **D** e **E.** As fraturas espirais dos dedos produzem uma deformidade rotacional, que também é observada como uma interrupção na cascata de flexão dos dedos.

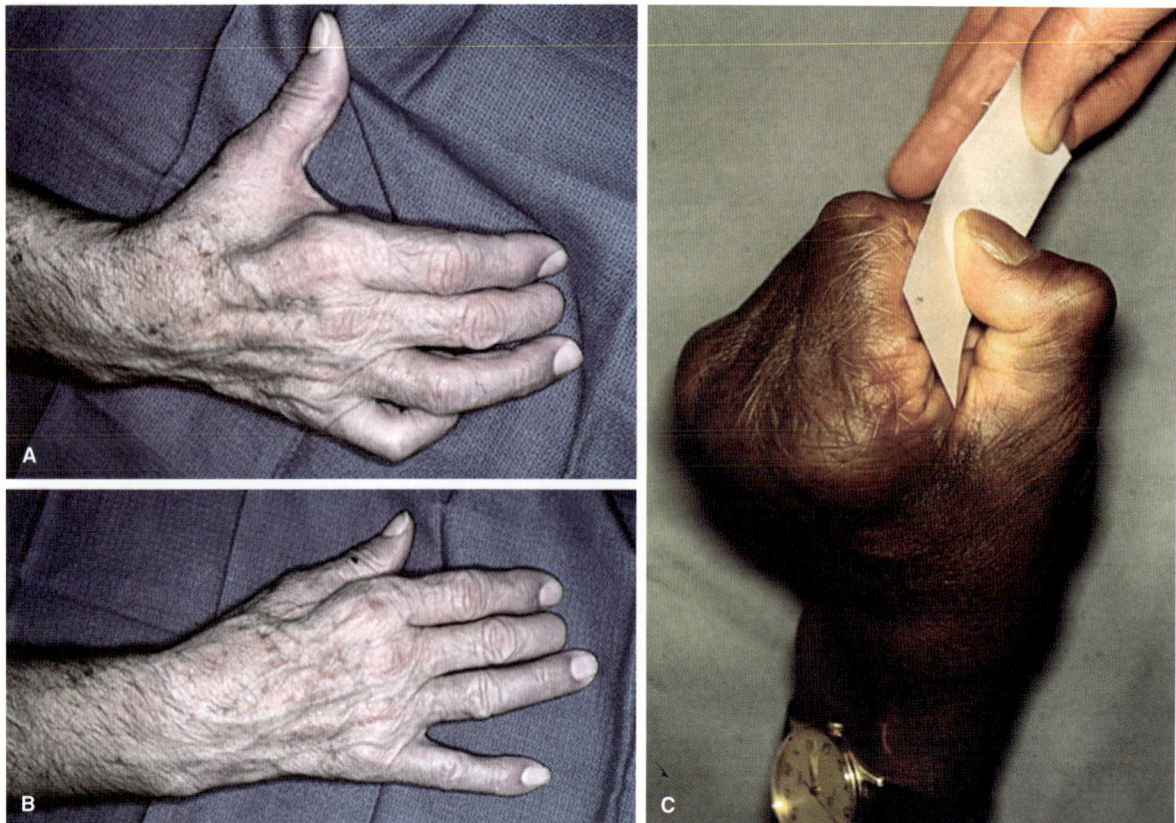

**Figura 70.8 A.** A atrofia marcada no músculo interósseo dorsal do primeiro espaço interdigital é observada com a paralisia do nervo ulnar, com a posição em garra dos dedos mínimo e anular. **B.** O dedo mínimo assume uma posição abduzida e não pode ser aduzido aos dedos adjacentes (sinal de Wartenberg). **C.** Como a adução do polegar é fraca, as tentativas de agarrar um pedaço de papel entre o polegar aduzido e o dedo indicador produzem flexão da articulação interfalângica compensatória do polegar (sinal de Froment).

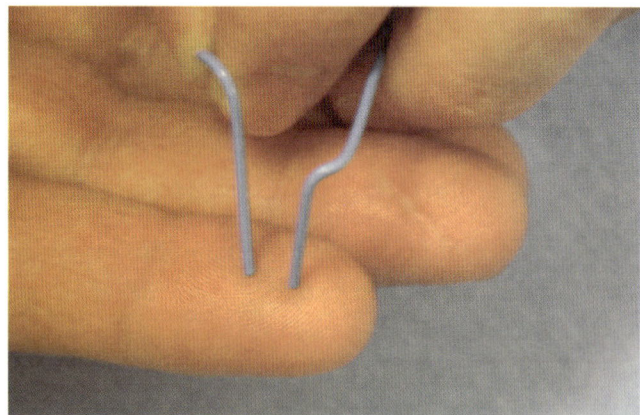

**Figura 70.9** A discriminação de dois pontos na ponta do dedo pode ser testada com um clipe de papel dobrado, com as pontas do clipe de papel separadas por distâncias específicas.

## Investigações especiais

As radiografias simples são necessárias em quase todos os casos. Elas ajudam no diagnóstico e avaliação de fraturas e também na investigação de corpos estranhos. Várias incidências radiográficas da parte afetada são necessárias para definir o processo patológico preciso ou padrão de fratura. O vidro é frequentemente visto em radiografias simples e, se não for visto, mas suspeitado, pode ser observado por tomografia computadorizada (TC) ou ressonância magnética (RM). Se o plástico for pintado, pode ser visto em radiografias simples; geralmente é mal visualizado nas imagens de TC, mas pode ser visto claramente com a RM. Corpos estranhos de madeira podem ser vistos por TC ou RM, mas não por radiografia simples.

Várias incidências radiográficas de estresse e a análise cinerradiográfica podem ser úteis para demonstrar padrões dinâmicos de instabilidade do punho, principalmente a dissociação escafossemilunar. A artrografia pode detectar lacerações ligamentares por extravasamento de material de contraste entre as articulações radiocarpal, radioulnar distal e mediocarpal. Isso é combinado da maneira adequada com a RM, particularmente para a detecção de rupturas da fibrocartilagem triangular na articulação ulnocarpal. A cintilografia óssea com radionuclídeos pode ajudar a diagnosticar a osteomielite, mas na mão, pode haver um resultado falso-positivo em razão da proximidade de infecções de tecidos moles nos ossos. As fraturas ocultas do punho podem ser localizadas pelo aumento da captação de radionuclídeos, mas também pode haver um resultado falso-positivo na avaliação de uma fratura com lesões ligamentares. A TC é uma modalidade útil para o diagnóstico de suspeita de fraturas do carpo (p. ex., uma fratura do escafoide que pode não ser vista na radiografia simples), embora a maioria tenha preferência pela RM.

A artroscopia do punho é útil como modalidade diagnóstica e terapêutica para uma série de problemas de punho, principalmente para distúrbios da fibrocartilagem triangular. A cirurgia minimamente invasiva com a orientação artroscópica acrescentou uma nova dimensão ao tratamento de distúrbios agudos do punho, como fraturas intra-articulares do escafoide e rádio distal.

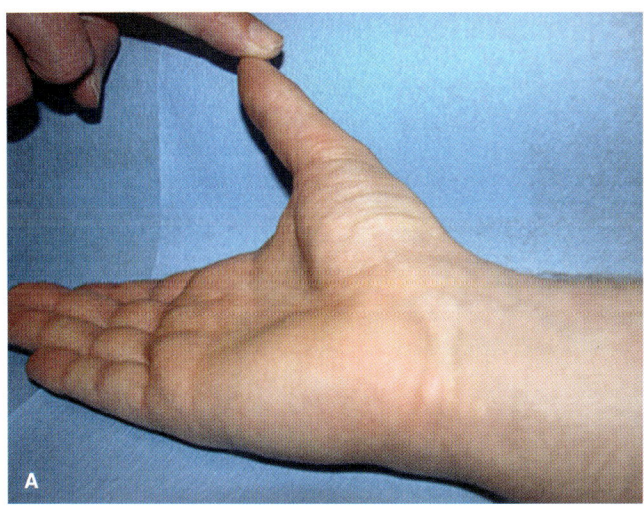 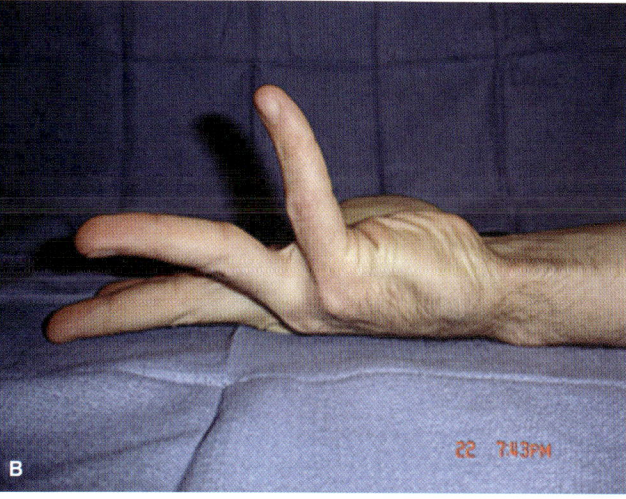

**Figura 70.10** Inervação motora dos músculos da mão. **A.** A abdução do polegar testa a função do nervo motor mediano. **B.** A flexão do dedo mínimo na articulação metacarpofalângica com extensão simultânea da articulação interfalângica testa a função motora do nervo ulnar.

Pacientes com problemas isquêmicos geralmente requerem estudos vasculares não invasivos. As medições com Doppler auxiliam na localização do sítio de uma lesão vascular. A angiografia do membro superior é sempre realizada na presença de um vasodilatador (p. ex., tolazolina [Priscoline®], nitroglicerina) ou um bloqueio axilar para diferenciar oclusão vascular aparente por vasospasmo. Radiografias de subtração com ampliação ajudam a melhorar o detalhe e a definição do estudo vascular, principalmente no antebraço distal e na mão.

## PRINCÍPIO DO TRATAMENTO

No caso de lesões, o tratamento é direcionado às estruturas específicas lesionadas – esqueléticas, do tendão, nervo, vaso, tegumento.[2,3] Em situações de emergência, os objetivos do tratamento são manter ou restaurar a circulação distal, obter uma ferida limpa, preservar o movimento e a sensibilidade. A arquitetura esquelética estável é estabelecida na fase primária do cuidado, porque a estabilidade esquelética é essencial para o movimento e a função eficazes dos membros. Isso também restabelece o comprimento esquelético, corrige as deformidades e evita a compressão ou torção de nervos e vasos. As artérias também são reparadas na fase aguda do tratamento para manter a viabilidade de tecidos distais. A compressão extrínseca nas artérias também deve ser liberada emergencialmente, como em problemas de pressão do compartimento. Em lesões limpas, os tendões podem ser reparados em primeiro lugar.

Em feridas cortantes limpas, o reparo do nervo primário diminui a possibilidade de retração da extremidade nervosa e, portanto, a necessidade de enxerto de nervo posterior. Entretanto, o reparo primário do nervo não deve ser realizado em situações em que há contusão do nervo (p. ex., ferimentos por arma de fogo, ferimentos por serra elétrica, trauma por esmagamento contuso), porque a extensão da lesão axonal proximal pode não ser imediatamente evidente. Se o reparo do nervo for realizado antes que isso seja aparente, pode resultar na reconexão de terminações nervosas anormais, invalidando a chance de retorno funcional.

Em lesões graves dos tecidos moles, o fechamento da ferida pode não ser possível primariamente. O tratamento inicial da ferida é dirigido para prevenir uma infecção e proteger estruturas profundas críticas com curativo adequado e manejo da ferida (Figura 70.13). O desbridamento adequado é essencial, mas a cobertura adequada dos tecidos moles deve ser obtida o mais rapidamente possível ulteriormente. Quanto mais cedo possível for a obtenção de cobertura de tecido mole, menor será a probabilidade de haver uma deformidade secundária causada por fibrose e contraturas articulares. Quanto mais rapidamente a terapia da mão puder ser iniciada, melhor a chance para maximizar o retorno funcional. O regime de tratamento deve consistir em desbridamento, fixação esquelética rígida e cobertura precoce de tecido mole, possivelmente requerendo até mesmo reconstrução microvascular dessas áreas, seguida de exercícios de amplitude de movimento protegidos o mais breve possível. Demonstrou-se que a reconstrução precoce dos tecidos moles resulta em melhora da função, diminuição da morbidade e tempo reduzido de internação hospitalar.

O tratamento adequado de problemas nos membros superiores requer um conhecimento profundo da anestesia local e regional, uso de torniquete para fornecer um campo exsanguinado, colocação correta de incisões para minimizar a contratura cicatricial posterior e o uso adequado de curativos e órteses para reduzir o edema e manter uma posição funcional. Acima de tudo, um conhecimento claro da anatomia específica da mão e do membro superior não só auxilia na obtenção de um diagnóstico clínico preciso, mas também possibilita a realização segura da cirurgia.

### Anestesia

De acordo com a duração e a extensão da cirurgia, será escolhido o tipo de anestesia, geral, regional (p. ex., bloqueio intravenoso de Bier, bloqueio do plexo braquial que pode ser supraclavicular ou bloqueio axilar) ou local. Um torniquete de braço ou antebraço pode ser usado na extremidade não anestesiada com apenas infiltração anestésica local ou bloqueio digital por 30 a 45 minutos no paciente relaxado e cooperativo, desde que o braço esteja bem exsanguinado. Depois desse período, a dor ocasionada pelo torniquete impedirá procedimentos anestésicos locais mais extensos. Se houver a necessidade de cirurgia em outros locais, como para a extração de osso, nervo, tendão ou enxerto de pele ou se mais procedimentos cirúrgicos extensos forem planejados, deverá ser usada a anestesia geral.

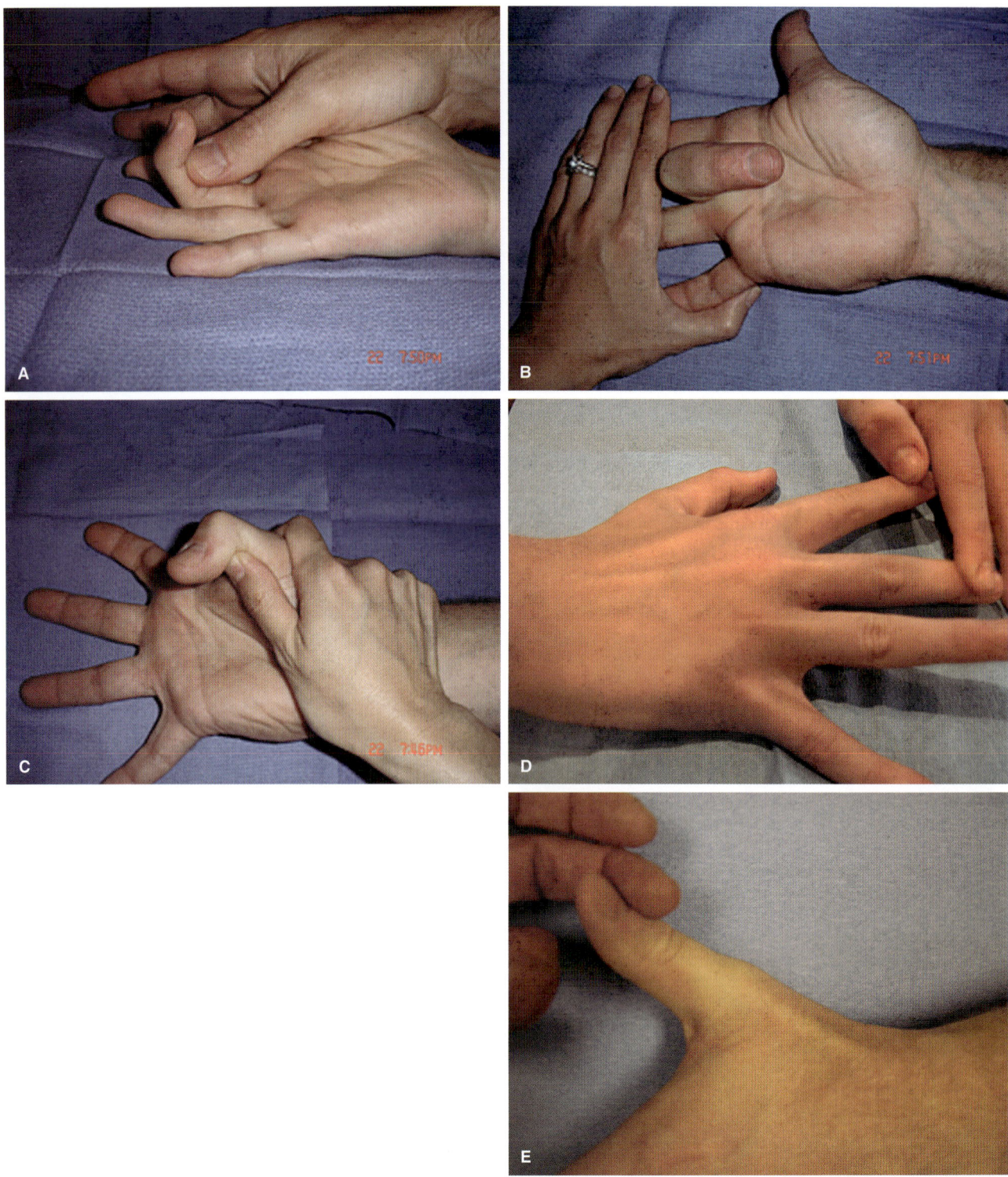

**Figura 70.11** Teste clínico individual do flexor profundo dos dedos (**A**), flexor superficial dos dedos (**B**), flexor longo do polegar (**C**), extensores dos dedos (**D**) e extensores do polegar (**E**).

O bloqueio digital ou bloqueio do nervo mediano, ulnar ou radial do punho pode ser útil, particularmente para procedimentos em departamentos de emergência mais limitados (Figura 70.14). Em bloqueios nervosos digitais geralmente não se usa epinefrina, o que pode levar a vasospasmo, mas evidências indicaram a segurança dos bloqueios distais com solução de epinefrina. A dose máxima segura de lidocaína é de 4 mg/kg.

### Aplicação de torniquete ou manguito pneumático

O torniquete é aplicado para fornecer um campo operatório sem sangue permitindo a visualização de todas as estruturas. Os drenos de Penrose, dedos de luva de borracha enrolados ou torniquetes disponíveis comercialmente podem ser utilizados nos dedos com essa finalidade. Deve-se tomar muito cuidado quando qualquer dispositivo constritivo for usado nos dedos, porque uma compressão

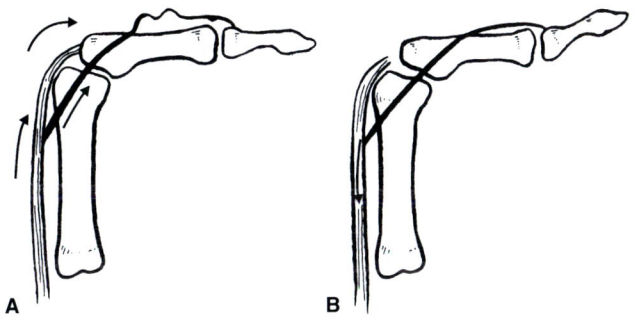

**Figura 70.12** **A.** A flexão passiva máxima da articulação interfalângica proximal (IFP) causa folga nas bandas laterais, porque elas são puxadas distalmente por suas interconexões com o capuz extensor proximalmente, quando o deslizamento central e o tendão extensor são puxados para frente. Assim, normalmente, não se pode estender ativamente a articulação interfalângica distal (IFD) quando a articulação IFP é flexionada passivamente. **B.** A lesão por deslizamento central elimina a folga da banda lateral que é normalmente produzida pela flexão passiva da articulação IFP e permite a tensão na articulação IFD em virtude da migração proximal do aparelho extensor. A capacidade de estender a articulação IFD é patológica.

excessiva pode causar lesão direta aos nervos subjacentes e vasos digitais. Com o uso de um torniquete de braço, a pele sob o manguito deve ser protegida com várias voltas de bandagem. Durante a preparação da pele, essa área deve ser mantida seca para evitar bolhas na pele sob um manguito inflado sobre a bandagem úmida. O manguito selecionado precisa ser tão largo quanto o diâmetro do braço. Pressões padrões utilizadas são 100 a 150 mmHg maiores que a pressão arterial sistólica. O manguito é esvaziado a cada 2 horas por 15 a 20 minutos (5 minutos de reperfusão a cada 30 minutos de tempo de torniquete) para revascularizar os tecidos distais e para aliviar a pressão sobre os nervos localmente antes de o manguito ser reinflado para procedimentos mais extensos.[4]

A exsanguinação dos membros é realizada envolvendo-os com uma faixa de Smarch ou atadura de crepom em todos os casos, exceto aqueles envolvendo infecção ou tumores. Nestes últimos casos, pela possibilidade de embolização por pressão mecânica, a exsanguinação com voltas de bandagem deve ser evitada. A simples elevação da extremidade por alguns minutos antes da insuflação do torniquete é suficiente.[2]

### Incisões

As incisões são do tipo Bruner em zigue-zague ou médio-axial, ou mesmo a combinações destas, para evitar cicatrizes longitudinais restritivas de movimento que cruzam as pregas de flexão palmar (Figura 70.15). A borda marginal de um enxerto cutâneo com pele saudável também é uma potencial linha cicatricial, de modo que a margem do enxerto de pele é projetada para estar nessas mesmas linhas para prevenir contraturas através das pregas de flexão. As incisões palmares seguem o padrão de pregas na pele. Incisões dorsais nos dedos e punho e incisões no antebraço podem seguir linhas retas longitudinais.

### Curativos e órteses

As finalidades dos curativos são proteger feridas, absorver a drenagem e ajudar a imobilizar estruturas reparadas. A primeira camada consiste em um curativo não aderente e pode conter um antibiótico. A próxima camada é macia e volumosa e geralmente é seguida por um enfaixamento externo mais firme e mais ajustado. A compressão ajustada é útil, mas a constrição é prejudicial. As órteses são feitas para proteger apenas a parte necessária a ser imobilizada e não devem impedir o movimento no restante da extremidade. Muitas vezes, os pacientes mantêm a mão lesionada, operada ou infectada em uma posição de punho flexionado, que automaticamente faz com que as articulações MF se estendam, colocando, assim, os ligamentos colaterais em seus comprimentos mais curtos. O líquido do edema acumula-se dorsalmente, e o inchaço

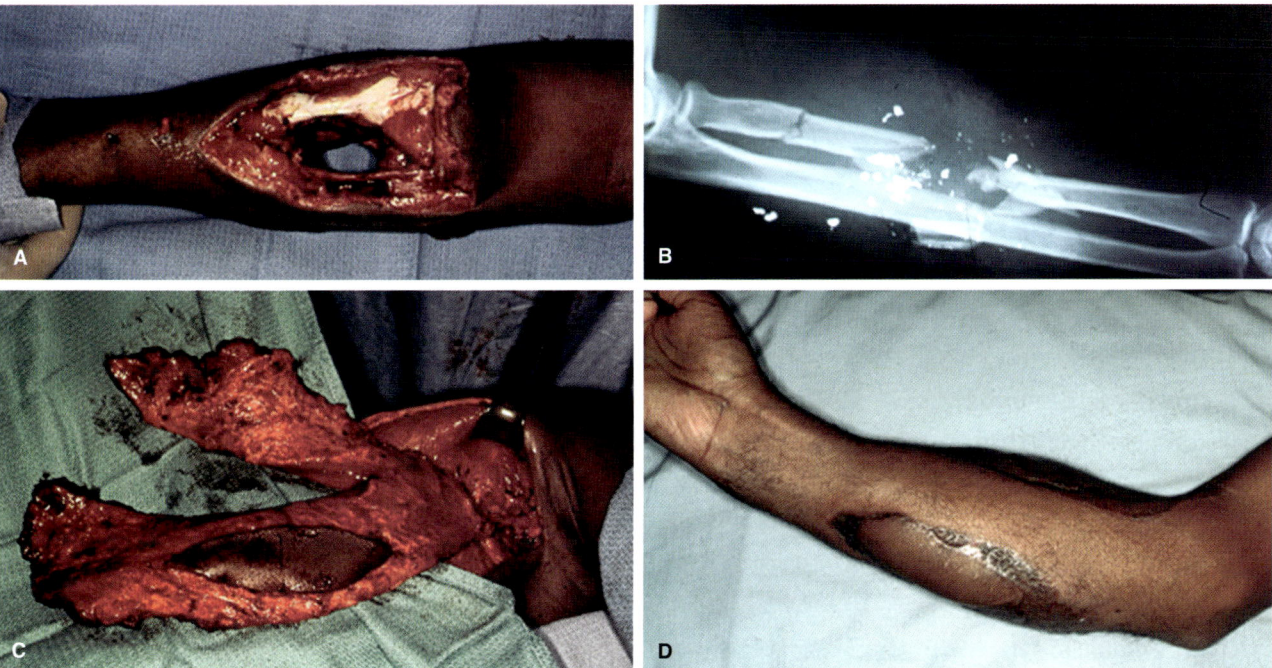

**Figura 70.13** **A.** Ferimento por arma de fogo no antebraço mostrando extensa lesão de tecidos moles. **B.** Radiografia inicial. **C.** A reconstrução microcirúrgica com retalho musculocutâneo do grande dorsal bilobado foi realizada em associação com a fixação da fratura. **D.** Acompanhamento a longo prazo do antebraço reconstruído que também exigiu o enxerto de nervo sural em uma lesão segmentar do nervo mediano.

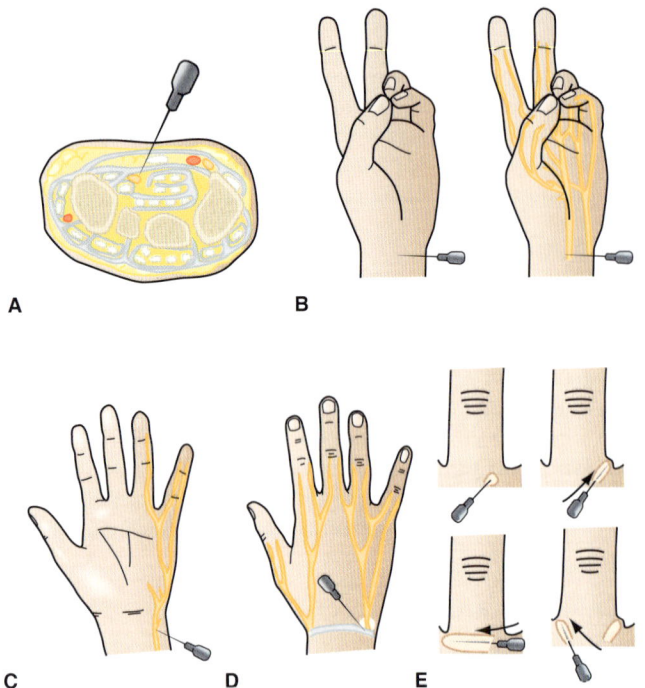

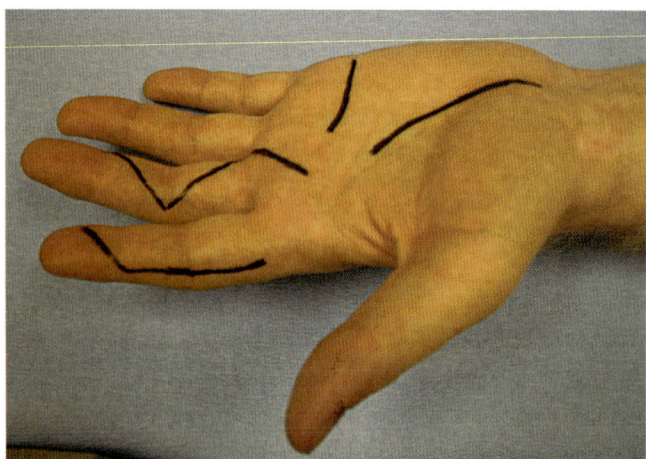

Figura 70.15 As incisões realizadas na superfície palmar da mão devem respeitar as pregas. Podem ser incisões de Bruner em zigue-zague ou incisões médio-axiais dos dedos.

Figura 70.14 **A.** O bloqueio do nervo mediano é feito no punho, onde o nervo mediano é superficial a todos os tendões flexores no túnel do carpo. **B.** No punho, quando é realizado um bloqueio do nervo mediano, a agulha é direcionada entre os tendões palmar longo e flexor radial do carpo. **C.** O bloqueio do nervo ulnar no punho é realizado passando-se a agulha de injeção ao redor da face ulnar profunda do tendão do flexor ulnar do carpo imediatamente proximal ao pisiforme. A injeção intravascular na artéria ulnar imediatamente adjacente é evitada pela primeira aspiração antes da injeção. **D.** Ramos dorsais do nervo ulnar e do nervo radial sensitivo superficial são anestesiados ao insuflar um amplo vergão de anestésico local no dorso do punho. **E.** Uma abordagem dorsal no dedo pode ser utilizada para bloqueio do nervo digital.

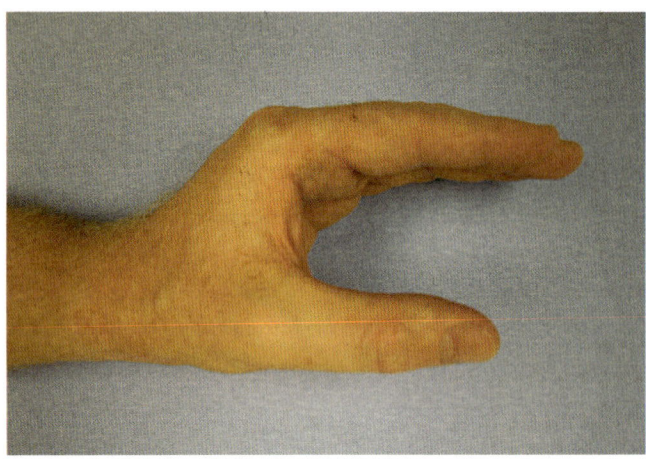

Figura 70.16 A posição segura ou protegida de punho, mão e dedos para aplicação de órtese e curativos. Realiza-se a abdução palmar do polegar.

resultante na região dorsal da mão causa rigidez nas articulações. Assim, uma órtese que mantenha a mão na posição protegida estende o punho 40 a 50°, mantendo as articulações MF a 70° de flexão e as articulações IF em posição neutra (Figura 70.16). A elevação pós-operatória da mão é essencial para reduzir o edema.

## TRAUMA

### Controle de emergência da hemorragia

O sangramento nos membros pode ser abundante no atendimento inicial. Uma avaliação correta e eficaz da situação quase invariavelmente resulta no controle do sangramento, evitando mais perda de sangue e facilitando a estabilização necessária do paciente e uma avaliação adequada da lesão no membro superior. A hemorragia no membro superior geralmente ocorre quando os vasos se encontram em uma localização superficial, como no punho. A hemorragia pode ter origem de veias superficiais que sangram mais profusamente quando curativos mal aplicados resultam em ingurgitamento venoso. A camada média mais espessa das paredes arteriais seccionadas se contrai fortemente, resultando em hemostasia. Artérias parcialmente laceradas continuam a sangrar profusamente.

Quando necessário, não se deve temer o uso de fármacos simpaticomiméticos e seu potencial efeito vasoconstritor para sustentar a pressão arterial, mesmo no caso de uma reconstrução com retalho microcirúrgico ou de um reparo microvascular. Um estudo que avaliou quatro fármacos simpaticomiméticos demonstrou que tanto a vasoconstrição quanto a norepinefrina tem um efeito benéfico no fluxo sanguíneo da pele do retalho, sendo o benefício máximo com a norepinefrina. Esse é o vasopressor ideal para uso em pacientes que possam precisar de suporte de pressão arterial após a cirurgia de retalho microcirúrgico. A elevação e a pressão pontual aplicada com precisão sobre os pontos de sangramento resultam em controle hemostático em quase todos os casos. O uso breve de torniquetes pode ser um recurso útil para permitir o controle temporário da perda de sangue na sala de emergência. Isso não deve levar mais de 5 a 10 minutos, quando os curativos ineficazes são removidos, os pontos de sangramento são identificados, curativos compressivos são aplicados e a mão é elevada. A aplicação prolongada do torniquete resulta em sangramento por hiperemia passiva na deflação, trazendo dificuldades para o cirurgião. Os torniquetes não devem ser aplicados por qualquer período de tempo significativo antes que o reparo definitivo seja realizado na sala de cirurgia, exceto para o controle de hemorragia volumosa no campo operatório causada por uma grave amputação. Tentativas mal orientadas de controlar o sangramento do membro superior com pinças, ligaduras e cauterização durante o atendimento na sala de emergência frequentemente provocam lesões adicionais evitáveis em estruturas adjacentes não lesionadas e em vasos que podem precisar de reparo para a perfusão adequada do membro. A redução e a estabilização de fraturas melhorarão a perfusão distal e facilitarão o controle da hemorragia, restaurando o correto alinhamento anatômico do membro.

## Lacerações, lesões na ponta dos dedos e lesões complexas de tecidos moles

Embora seja tentador realizar uma exploração para visão direta no interior de um ferimento para identificar alguma lesão de tendão ou nervo, a mesma informação pode ser obtida por exame físico cuidadoso, sem violar um campo operatório potencial e causar ao paciente extremo desconforto. Uma combinação de conhecimento da anatomia, presença de déficits sensoriais ou motores e presença ou ausência de pulsos radiais ou ulnares pode reduzir ao mínimo o diagnóstico diferencial de estruturas lesionados. O controle do sangramento é tentado por meio de curativos compressivos e não por pinçamento às cegas dos vasos, porque estruturas vitais podem ser inadvertidamente lesionadas nas regiões profundas da ferida. No entanto, um torniquete pode ser usado caso as medidas iniciais de compressão falhem. Os torniquetes geralmente não são utilizados inicialmente, porque todo o membro ficará isquêmico durante o transporte do paciente. Se o trauma causou destruição completa da anatomia, incisões podem ser estendidas em áreas não violadas, seguindo as diretrizes apresentadas anteriormente para incisões nos membros, com o propósito de facilitar o controle de vasos sangrantes e a identificação de tendões e nervos lesionados.

Todos os pacientes que apresentam lesões nas extremidades são submetidos à radiografia. As fraturas da falange distal estão entre as fraturas da mão mais comumente encontradas.[3] Uma fratura da falange distal é imobilizada adequadamente, reduzida para melhorar o alinhamento ou ocasionalmente fixada internamente se instável. A fixação interna geralmente é fornecida simplesmente colocando um fio de Kirschner longitudinal de 0,7112 mm. Antibióticos apropriados são administrados porque, tecnicamente, são fraturas expostas.

A lesão menos grave do dorso da ponta do dedo é um hematoma no leito ungueal. Quando visto precocemente, o hematoma pode ser descomprimido perfurando-se a lâmina ungueal após a administração de um bloqueio digital com anestésico local. Lesões na ponta dos dedos e no leito ungueal podem ser tratadas com anestesia por bloqueio digital e usando um dreno de Penrose na base do dedo como um torniquete. Depois que a lâmina ungueal é removida, a remoção simples e suave da unha para examinar o leito ungueal subjacente é feita e o reparo da sutura do leito ungueal é realizado, com a ajuda de uma lupa e a realização de sutura com fio absorvível 6.0. Uma vez que o leito ungueal seja corrigido, é melhor colocar a unha completamente limpa de volta sob a dobra ungueal, onde servirá de tala rígida para uma fratura da falange distal subjacente e prevenirá a formação de aderências entre as superfícies adjacentes da prega ungueal, que podem levar a uma deformidade desagradável da unha fragmentada. Se for observada ausência de uma parte de leito ungueal, a superfície inferior da lâmina ungueal avulsionada deverá ser examinada. Frequentemente, a parte que falta pode ainda estar aderente à unha e pode ser suavemente removida e substituída como um enxerto de leito ungueal. Algumas lesões na ponta dos dedos podem ser tão graves que, em uma cirurgia revisional, a amputação pode ser a solução mais sensata e funcional.

As lesões volares na ponta dos dedos variam de simples a complexas. Vários dedos podem estar envolvidos, como em lesões de cortador de grama. Se o osso não estiver exposto e um defeito de tecido mole da polpa digital for menor que 1 cm, será melhor deixar a ferida aberta e tratada com curativos. Tal lesão irá curar com excelentes resultados funcionais e estéticos. Defeitos maiores dos tecidos moles da polpa da ponta dos dedos são mais adequadamente tratados com um pequeno enxerto de pele, de espessura total. No entanto, se o osso estiver exposto e a ferida do tecido mole for maior, será necessário considerar a cobertura com retalho ou a revisão da amputação, encurtando o osso exposto para obter a cobertura do tecido mole. Em uma amputação da ponta do dedo angulada dorsalmente, a cobertura do tecido mole pode ser obtida com um retalho de avanço neurovascular V–Y. Se a perda de tecido mole for angulada em uma direção mais volar, pode-se realizar um retalho de dedo cruzado, retalho de ilha digital de dedo adjacente ou retalho homodigital (Figuras 70.17 a 70.19).

Este algoritmo para cobertura de tecido mole na ponta do dedo com base na geometria da ferida era anteriormente reconhecido. No entanto, com os retalhos homodigitais maiores agora disponíveis, esse algoritmo foi alterado porque esses retalhos podem ser muito mais mobilizados, são menos restringidos por seu pedículo e apresentam um arco de rotação mais amplo. Por exemplo, o retalho em ilha homodigital retrógrada pode girar para cobrir feridas volares ou dorsais da ponta do dedo.

## Lesões nos tendões

### Tendões flexores

As lesões dos tendões flexores geralmente resultam de lacerações ou feridas perfurantes na superfície palmar da mão, embora os tendões flexores possam ser avulsionados de suas inserções ósseas distais por contrações violentas súbitas. Estes são tratados de modo adequado por um cirurgião experiente em tratamento de lesões dos tendões flexores, que são divididas em cinco zonas (Figura 70.20). Nas zonas 1, 2 e 4, cada tendão é envolto por uma bainha sinovial e contido dentro de um canal fibro-ósseo semirrígido, seja a bainha do tendão flexor do dedo ou o túnel do carpo. Nas demais zonas, os tendões flexores são circundados por tecido areolar frouxo (paratendão). De modo geral, observa-se resolução adequada dessas partes desprovidas de uma bainha fibrosa graças ao bom suprimento de sangue do paratendão. Os tendões do túnel do carpo (zona 4) recebem o seu rico suprimento sanguíneo do mesotendão; no entanto, as zonas 1 e 2 têm um precário suprimento sanguíneo através dos vínculos tendíneos; o suporte nutricional complementar é fornecido pelo líquido sinovial nessas duas zonas. Para que ocorra o deslizamento do tendão, o mesotendão desaparece na bainha dos flexores digitais, exceto nos sítios dos vínculos que levam os vasos do periósteo aos tendões (Figura 70.21). As zonas tendíneas do polegar são de T1 a T3.

O reparo primário do tendão realizado poucas horas após a lesão é geralmente reservado para feridas limpas. O reparo primário tardio é realizado de várias horas até 10 dias após a lesão, sendo indicado para feridas potencialmente contaminadas, permitindo a profilaxia contra a infecção antes da correção. As contraindicações relativas para o reparo imediato do tendão incluem:

- Lesões com mais de 12 horas
- Feridas por esmagamento com pouca cobertura da pele
- Feridas contaminadas, particularmente mordidas humanas
- Perda de tendão de mais de 1 cm
- Lesão em vários sítios ao longo do tendão
- Destruição do sistema de polias

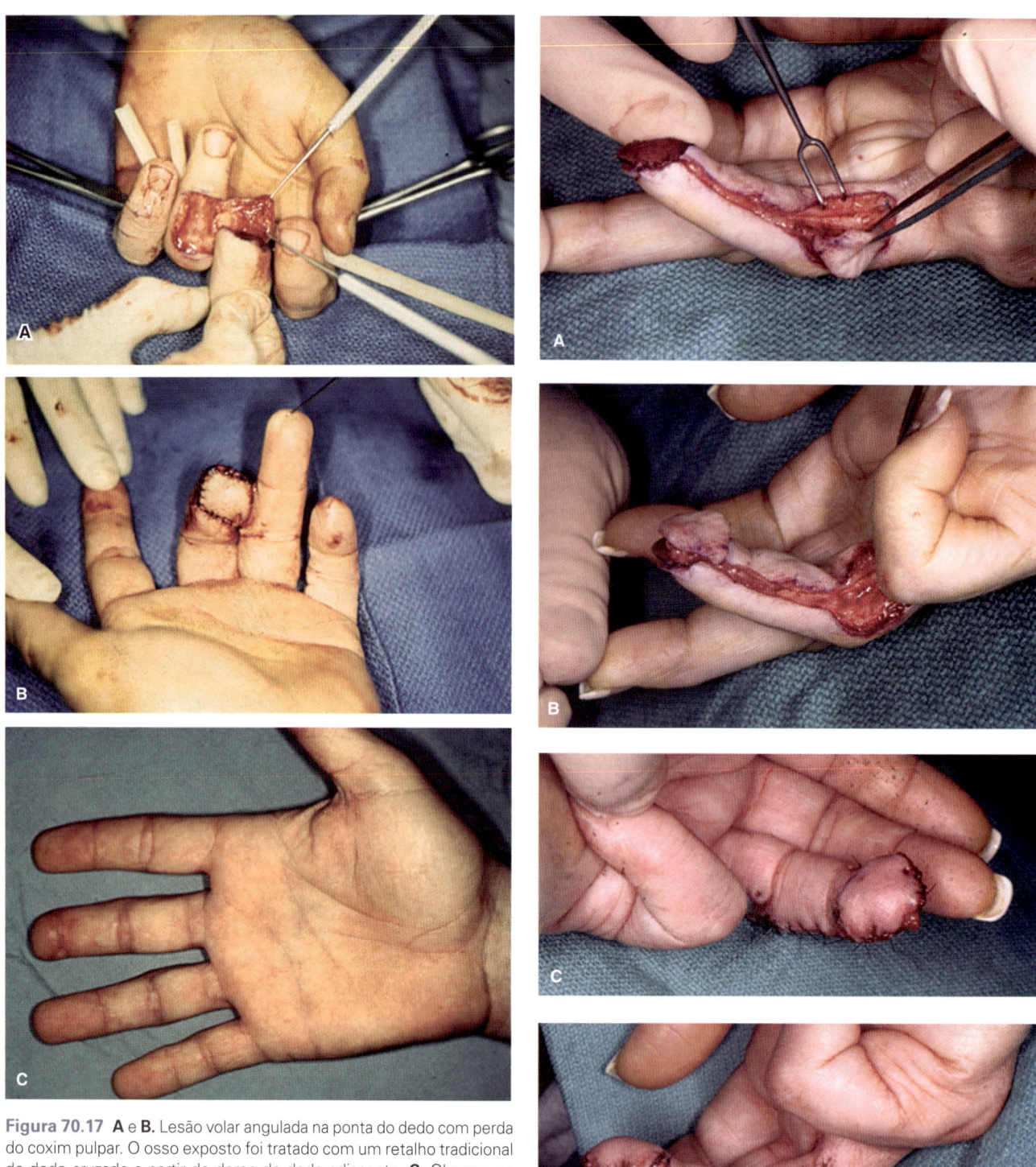

**Figura 70.17 A e B.** Lesão volar angulada na ponta do dedo com perda do coxim pulpar. O osso exposto foi tratado com um retalho tradicional de dedo cruzado a partir do dorso do dedo adjacente. **C.** Observa-se cicatrização excelente a longo prazo após a divisão do retalho.

Após 4 semanas, ocorre retração da unidade musculotendínea, prejudicando um reparo secundário posterior uma vez que a reaproximação das extremidades do tendão produz flexão articular indesejável. Nesta situação, o reparo com enxerto de tendão pode ser necessário. Os esforços do cirurgião são direcionados para evitar as quatro principais complicações, que interferem no deslizamento suave e na ação integrada dos tendões: aderências, adelgaçamento do reparo, ruptura do reparo e contraturas articulares e das partes moles. Os pré-requisitos para o reparo do tendão são condições assépticas na sala de cirurgia com boa iluminação e bons

**Figura 70.18** A compreensão mais recente dos territórios vasculares da pele do dedo e da mão permite a cobertura intrínseca com retalhos nas lesões na ponta do dedo e evita a fixação incômoda dos dedos adjacentes, como é feito com os retalhos cruzados. Neste paciente, um retalho neurovascular em ilha com vascularização distal ou retrógrada reconstrói a ponta do dedo em avulsão. Os vasos perfurantes de fluxo reverso na articulação interfalângica proximal cruzam do lado oposto para nutrir esse retalho.

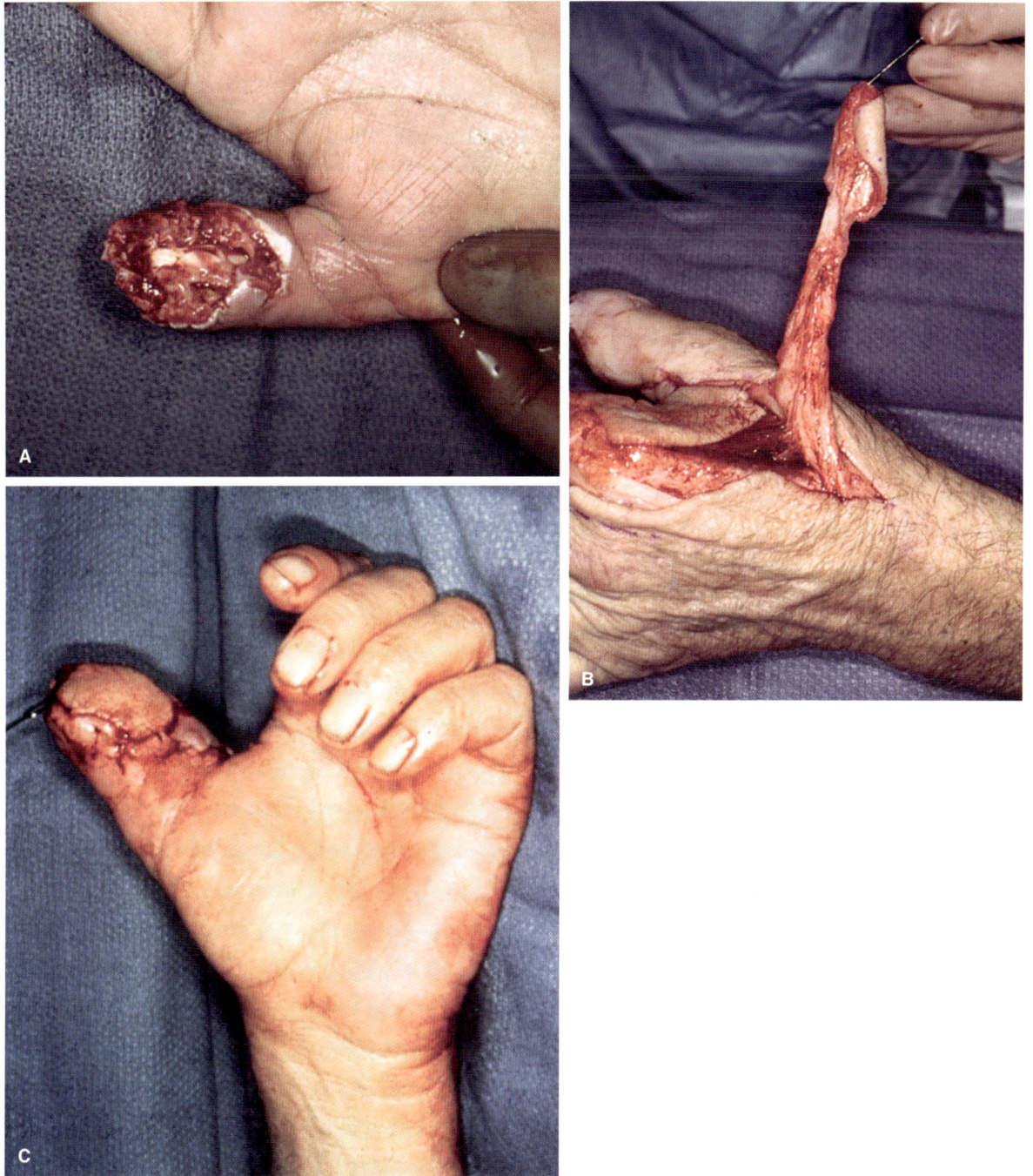

**Figura 70.19** O primeiro retalho da artéria metacarpal dorsal é um retalho vascularizado em ilha que é transposto da face dorsorradial do dedo indicador à polpa distal do polegar após uma lesão por esmagamento.

instrumentos, anestesia adequada e ampliação com lupa. Uma operação tecnicamente bem executada pode ser inútil sem fisioterapia adequada no pós-operatório, talas e excelente cooperação do paciente.[5]

O tratamento adequado das lesões parciais do tendão do flexor é necessário para produzir uma junção suave no local da lesão. A prevenção de complicações requer a exploração de todos os ferimentos onde potencialmente possa haver lacerações parciais do tendão flexor. Uma lesão parcial do tendão de 50% ou menos é tratada pela simples regularização da porção lacerada. As lesões superiores a 50% são reparadas. A falha em diagnosticar uma laceração parcial do tendão flexor no momento do reparo primário pode levar a ruptura tardia do tendão, aprisionamento entre a laceração do tendão e a laceração na bainha flexora ou dedo em gatilho.

As lesões do tendão flexor da zona 2 requerem atenção especial. Esta zona também é chamada de "terra de ninguém" de Bunnell. Existem três tendões – o profundo e duas ramificações do tendão superficial – que atravessam a zona 2, e eles constantemente trocam suas relações espaciais mútuas. A lesão do tendão nessa região requer abertura da laceração existente na bainha do tendão do músculo flexor fazendo um tipo de alçapão longitudinal para que um retalho da bainha tendínea possa ser elevado. Deve-se tomar cuidado para evitar a remoção de porções excessivas da bainha tendínea do

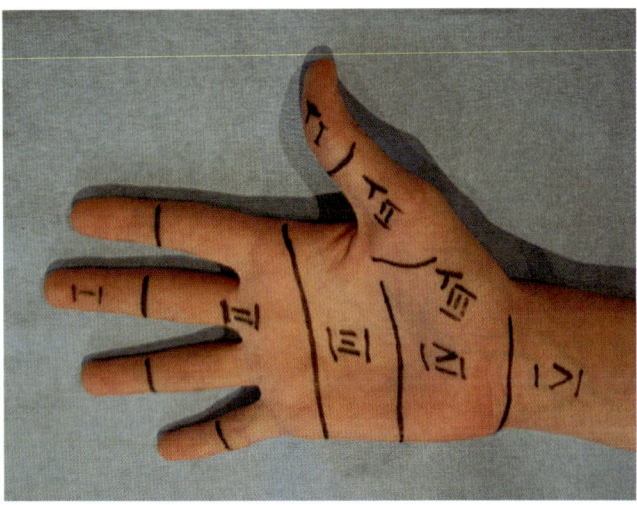

**Figura 70.20** Zonas de lesões do tendão do flexor dos dedos, polegar e mão.

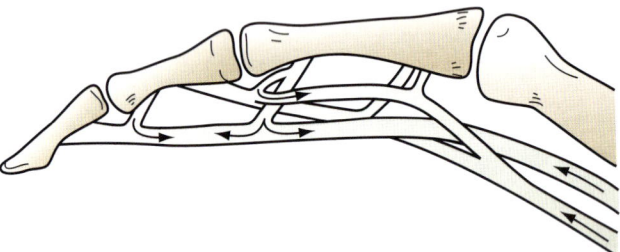

**Figura 70.21** Arranjo complexo dos tendões do músculo flexor superficial dos dedos e do flexor profundo dos dedos na bainha do tendão do músculo flexor dos dedos. O suprimento sanguíneo para os tendões percorre através dos vínculos tendíneos das faces dorsais dos tendões.

músculo flexor, porque o estiramento pode resultar em flexão ineficaz do dedo, embora as porções possam ser retiradas ou excisadas para facilitar o reparo ou prevenir o gatilho pós-operatório. A preservação total das polias A2 e A4, anteriormente consideradas essenciais, não é mais reconhecida como essencial para o êxito. É possível remover até 50% das polias A2 e A4 sem criar estiramento desnecessário no tendão, se isso for considerado prudente para evitar a compressão do reparo do tendão sob a polia.[6] Também foi demonstrado que é possível realizar a incisão de todo o comprimento da polia A4 (mas não removê-lo) sem quaisquer consequências biomecânicas.[7] Isso é particularmente útil quando o reparo da zona 2 ocorre próximo à polia A4, a parte mais estreita da bainha do tendão flexor. Finalmente, a anestesia em estado de vigília, que é a infiltração de anestésico local usando uma solução de lidocaína com epinefrina, permite o reparo do tendão flexor sem o uso de um torniquete e garante total cooperação do paciente durante o procedimento.[8] Isso já foi considerado um ato imprudente, mas essa preocupação provou-se infundada. Dessa maneira, pode-se determinar no intraoperatório que há excursão completa do tendão flexor no local de reparo sem impacto sob as polias à medida que o paciente flexiona e estende os dedos antes de a incisão na pele ser finalmente fechada. Todos esses conceitos novos e revolucionários desafiam o dogma previamente aceito em relação aos reparos dos tendões flexores da zona 2 e o significado das várias polias cirurlares. Muitas vezes é difícil realizar os reparos dos tendões profundos e superficiais quando eles estão lesionados na zona 2. No entanto, ambos podem ser reparados, porque a ressecção do superficial reduz a força de preensão geral, predispõe a uma deformidade em *recurvatum* e "pescoço de cisne" na articulação IFP e prejudica o suprimento dos vínculos tendíneos ao flexor profundo.

As feridas cutâneas geralmente têm que ser estendidas proximal e distalmente em zigue-zague para exibir as extremidades retraídas do tendão dividido. As extremidades dos tendões são manuseadas com uma pinça de dentes finos, e a superfície do tendão nunca é tocada. O punho é flexionado, e um pequena agulha é passada transversalmente através do tendão proximal, aproximadamente 2 cm da extremidade, transfixando-o à pele e à bainha do tendão. Dessa maneira, a imobilização da extremidade do tendão facilita o reparo sem tensão. As extremidades irregulares do tendão podem ser nitidamente traçadas em ângulo reto (esquadradas), mas não mais de 1 cm é ressecado, ou resultará em contratura permanente do dedo. As extremidades do tendão são unidas por uma única sutura central de retenção de tensão e bloqueio. Várias técnicas de sutura central de bloqueio foram descritas, mas geralmente se realiza uma sutura modificada do tipo Kessler. Um laço de bloqueio colocado especificamente aumenta a resistência à tração final do reparo do tendão em 10 a 50% em comparação com uma sutura de colchoeiro simples. Se isso não for feito, a tensão na linha de sutura pode abrir o reparo, aumentando a propensão para a abertura do tendão no local do reparo. O material de sutura ideal para reparos de tendões não foi encontrado. Em um estudo comparando o reparo de tendão flexor de seis fios, a polimistura trançada (FiberWire®) obteve melhor resultado em comparação com o náilon de cabo trançado (Supramid® Extra II) e poliéster trançado (Tendo-Loop®) tanto para a resistência à tração final quanto para a força de folga. A folga no reparo do tendão é importante porque as extremidades do tendão exposto, embora não rompidas totalmente, levam ao aumento da formação de aderências. No entanto, a segurança do nó do FiberWire® continua sendo uma preocupação, exigindo pelo menos nós de cinco laçadas para minimizar o desenrolamento. Portanto, o FiberWire® geralmente não é utilizado para reparo de tendões dentro da bainha do tendão flexor em virtude do volume necessário dos nós.

Uma sutura de poliéster revestido 4.0 ou de náilon trançado é o melhor material para a sutura central. O aumento do número de fios de sutura que cruzam o sítio de reparo do tendão e a obtenção da inserção da sutura de pelo menos 0,7 cm aumentarão a resistência total à tração do reparo atual. No entanto, quanto mais fios de sutura forem adicionados, maiores serão o atrito e o edema dentro da bainha do tendão flexor. Um reparo central de quatro ou seis filamentos parece fornecer força de reparo ótimo e não aumenta a rigidez e o atrito em sítios de reparo, excessivamente. Alguns realizam um reparo central de quatro fios simplesmente usando um tipo de fio duplo de material de sutura, enquanto outros colocam uma segunda sutura central com um material de fio único. O reparo central de quatro fios permite uma fixação leve, protegida e composta para a duração da cicatrização pós-operatória. O reparo com sutura epitendínea circunferencial contínua também é colocado (Figura 70.22). Isso não apenas ajuda a suavizar o reparo, mas também aumenta a resistência à tração final no local de reparo e reduz a formação de folga. Uma sutura de náilon periférica 6.0 serve para esse propósito.

As forças geradas nos tendões flexores FPD são de 600 g durante a flexão passiva dos dedos e 2.000 g durante a flexão ativa dos dedos; com a forte flexão ativa dos dedos, são 8.000 g. No entanto, após o reparo do tendão, os efeitos da cicatrização de feridas, as alterações na elasticidade e o atrito adicional entre os tendões flexores e seus tecidos circundantes afetarão o trabalho geral de flexão. Serão adicionadas forças de atrito causadas por edema, pela

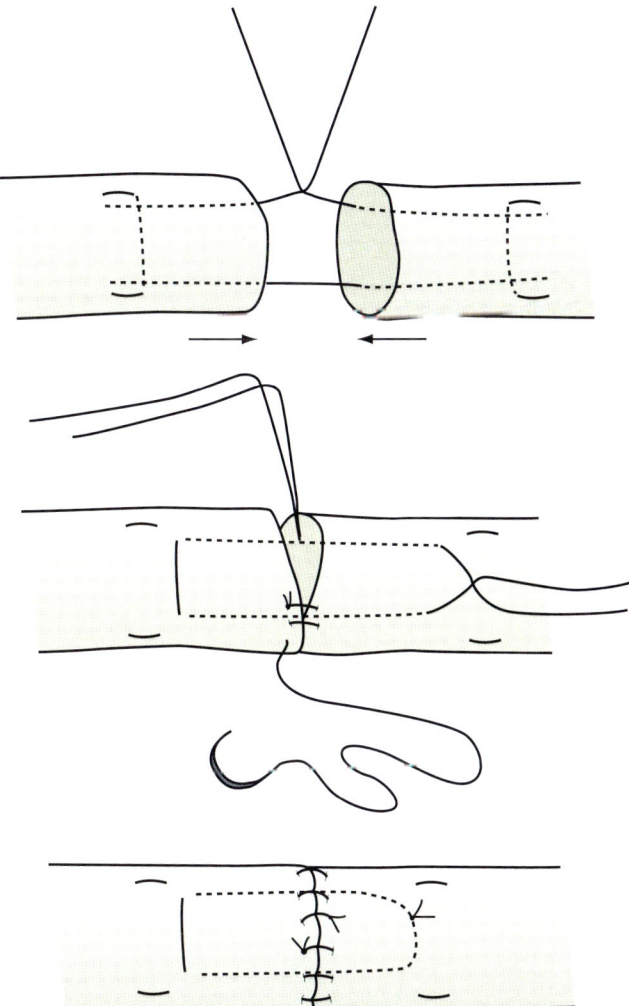

**Figura 70.22** A técnica para realização de reparo da sutura central do tendão flexor de quatro fios é demonstrada em associação com uma sutura periférica contínua.

células-tronco.[10] A lesão do tendão flexor da zona 1 pode ser causada por uma lesão penetrante. No entanto, a lesão fechada por tração também pode causar avulsão do tendão profundo, que frequentemente envolve o dedo anular ou médio. No reparo de uma lesão da zona 1, uma sutura de extração é necessária se o comprimento do tendão distal for insuficiente para reparar o tendão com segurança (Figura 70.23), embora as âncoras ósseas de sutura tenham facilitado esse modo de reparo do tendão no osso na base da falange distal.

No pós-operatório, a elevação da mão é importante para reduzir o edema. O punho é colocado em aproximadamente 20° de flexão, e a articulação MF, em aproximadamente 60 a 70° de flexão. A órtese é moldada contra os dedos, com as articulações IF totalmente estendidas. Um sistema de tração dinâmica com banda elástica pode ser utilizado após o reparo de tendões flexores na zona 2, com bons resultados obtidos em mais de 80% dos casos. A excursão diferencial entre os dois flexores digitais é consideravelmente aumentada por uma órtese sinérgica que permite a extensão do punho e a flexão dos dedos. Essa posição de extensão do pulso e flexão da articulação MF produz a menor tensão em um tendão flexor reparado durante a flexão digital ativa; assim, passamos a usar a técnica de braçadeira de dobradiça flexora e o chamado protocolo de colocar e segurar (Figura 70.24). De todos os protocolos pós-operatórios de tendão flexor, esse permite a maior excursão do tendão geral de cada um dos tendões FSD e FPD e o deslizamento diferencial mais significativo do tendão entre os sítios de reparo do FSD e do FPD, o que teoricamente reduziria o risco de formação de aderências entre os dois tendões. A órtese para tenodese com uma dobradiça de punho é fabricada para permitir a flexão total do punho, extensão de 30° do punho e manutenção da flexão da articulação MF em menos 60°. Após a flexão digital passiva composta, o punho é estendido e a flexão passiva dos dedos é mantida. O paciente mantém ativamente a flexão digital e mantém essa posição por aproximadamente 5 segundos. O paciente é instruído a usar a força muscular mais leve necessária para manter a flexão digital. Observam-se a flexão do punho e a extensão do dedo. Este protocolo de movimento protegido pós-operatório é continuado por 6 semanas.

presença de material de sutura e pelo sistema de polias. O trabalho estimado de flexão (resistência) aumenta em 50% após o reparo do tendão. Assim, as forças estimadas em tendões reparados, com acréscimo de 50% para o trabalho de flexão, são 900 g para flexão passiva dos dedos, 3.000 g para flexão ativa dos dedos e 12.000 g para flexão ativa forte. A resistência à tração final de vários reparos é de 2.600 g para reparo epitendíneo simples e de dois fios, 4.600 g para reparo epitendíneo simples e de quatro fios e 6.800 g para reparo epitendíneo simples e de seis fios. A força do reparo inicial do tendão diminui em aproximadamente 25% durante as primeiras 3 semanas e depois aumenta de forma constante até 6 semanas. Assim, caso se pretenda realizar um protocolo de flexão ativa do dedo no pós-operatório, é necessário realizar pelo menos um reparo de tendão com sutura central de quatro ou seis fios.

Uma variedade de intervenções tem o potencial de melhorar o reparo e a cicatrização do tendão. Os protocolos de movimento ativo do tendão tendem a atenuar o enfraquecimento da força de reparo que costumávamos considerar como uma parte obrigatória da cicatrização do sítio de reparo do tendão normal nas primeiras 3 semanas.[9] Além disso, supõe-se que a terapia com células-tronco possa melhorar a força de reparo do tendão graças ao seu potencial regenerativo. A estimulação mecânica de protocolos de movimento ativo potencialmente atuaria nesse processo estimulando as

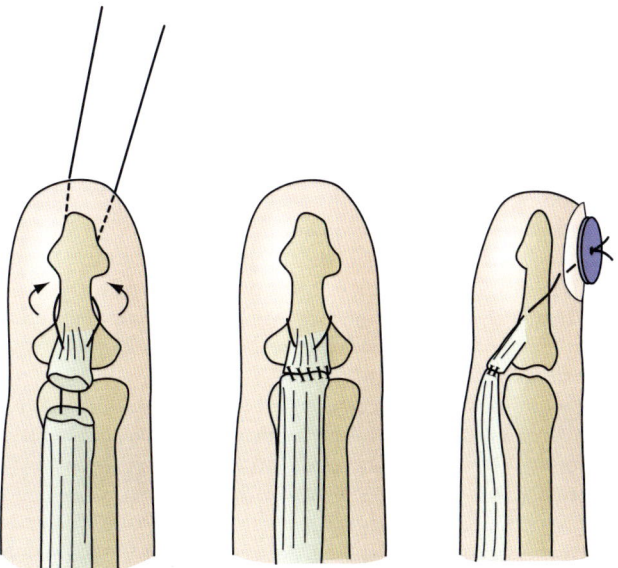

**Figura 70.23** Reparo do tendão flexor da zona 1 para reimplante do tendão ao osso.

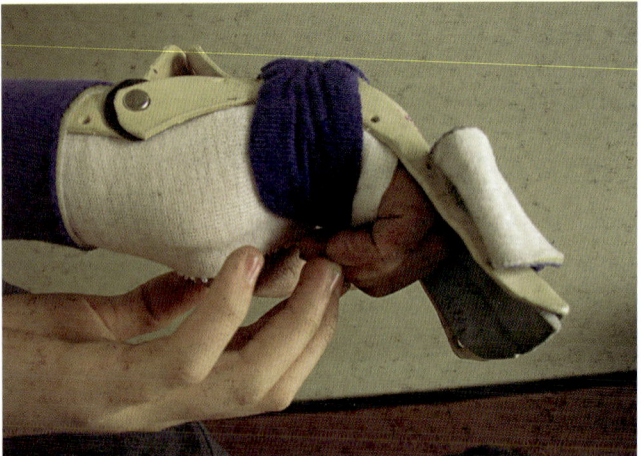

**Figura 70.24** A órtese de dobradiça flexora com a técnica de colocar e segurar de mobilização dos dedos é um dos métodos preferidos para reabilitação pós-operatória após o reparo do tendão flexor.

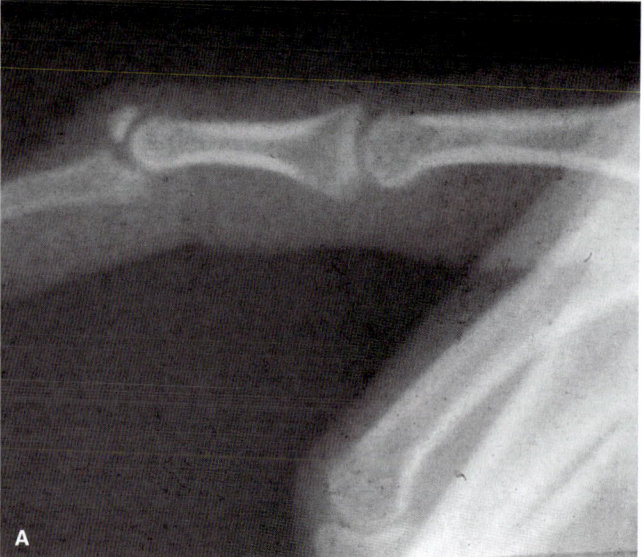

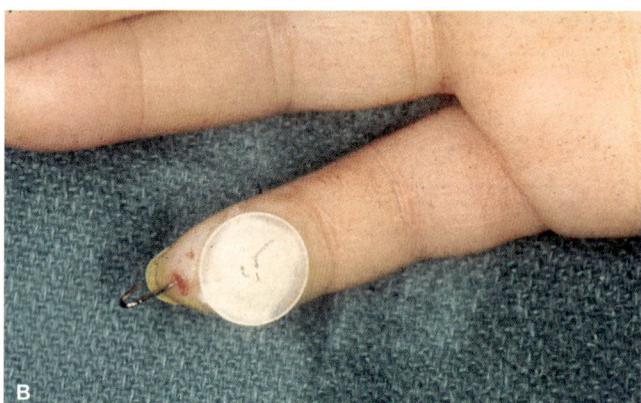

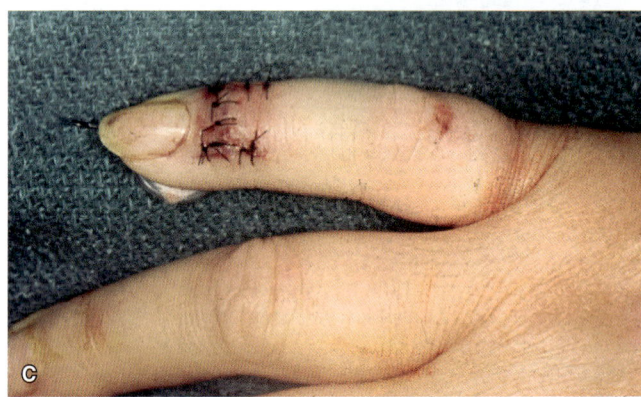

### Tendões extensores

O diagnóstico adequado das lesões do tendão extensor requer pleno conhecimento da anatomia relativamente complexa do mecanismo extensor do dorso do dedo. A localização subcutânea de tendões extensores os torna suscetíveis a lesões por esmagamento, laceração e por avulsão. A presença de conexões intertendíneas previne a retração proximal dos tendões do ECD. Lesões do tendão extensor são divididas em nove zonas, que ascendem numericamente do dorso das articulações IFD ao antebraço. As zonas ímpares começam na articulação IFD e estão localizadas sobre as articulações; as zonas pares estão localizadas entre as articulações.

Os tendões extensores são mais finos que os tendões flexores e, ao longo do dorso dos dedos, estão espalhados para formar o capuz extensor. Ocasionalmente, pode ser possível usar as técnicas de reparo convencional do tendão nas partes proximais dos tendões, mas isso geralmente não é o caso na região do capuz extensor. Aqui, as suturas em H horizontal ou suturas em H tipo Kessler em forma de oito podem ser necessárias. Todas as lacerações serão corrigidas se 50% ou mais do tendão estiver dividido.

Avulsões do tendão extensor são mais prováveis de ocorrer na articulação IFD de um tipo de lesão de bloqueio que resulta em deformidade do dedo em martelo (Figura 70.25). Se um fragmento ósseo representando 50% ou mais da superfície articular estiver envolvido ou se houver subluxação volar da articulação IFD, será realizada uma redução aberta com fixação interna. Se houver apenas uma ruptura do tendão ou se um pequeno pedaço de osso for avulsionado com o tendão, bons resultados poderão ser obtidos por 6 semanas de imobilização contínua com a articulação IFD em extensão (Figura 70.26). Após esse período de imobilização, a articulação IFD é ainda mais protegida durante o sono por mais 2 semanas.

Rupturas fechadas do ligamento triangular podem ser causadas por subluxação da articulação IFP ou um tipo de lesão por bloqueio que resulta em uma deformidade em botoeira. A inserção do deslizamento central na base da falange média é rompida de modo que a extensão dessa articulação é alterada. As bandas laterais perdem seu suporte dorsal ao eixo da articulação IFP, deslizam no sentido volar e tornam-se flexores na articulação IFP e extensores da articulação IFD. A deformidade consequente é de flexão na articulação IFP e hiperextensão na articulação IFD. No período

**Figura 70.25** Lesão em martelo com fragmento ósseo avulsionado envolvendo mais de 50% da superfície articular com subluxação volar da falange distal. O fragmento ósseo é reaproximado com uma sutura compressiva, e um pino longitudinal atravessa a articulação interfalângica distal.

de 6 semanas de lesão, o tratamento é satisfatório com imobilização por extensão na articulação IFP, mantendo a articulação IFD livre para flexão e extensão (Figura 70.26).

Uma nova maneira recentemente descrita de imobilizar e tratar lesões em botoeira do dedo é usar a órtese de movimento relativo mostrada na Figura 70.27, mas para manter a falange proximal do dedo lesionado impedida de se estender completamente. Mostrou-se que isso realinha as bandas laterais dorsalmente sobre a articulação IFP.

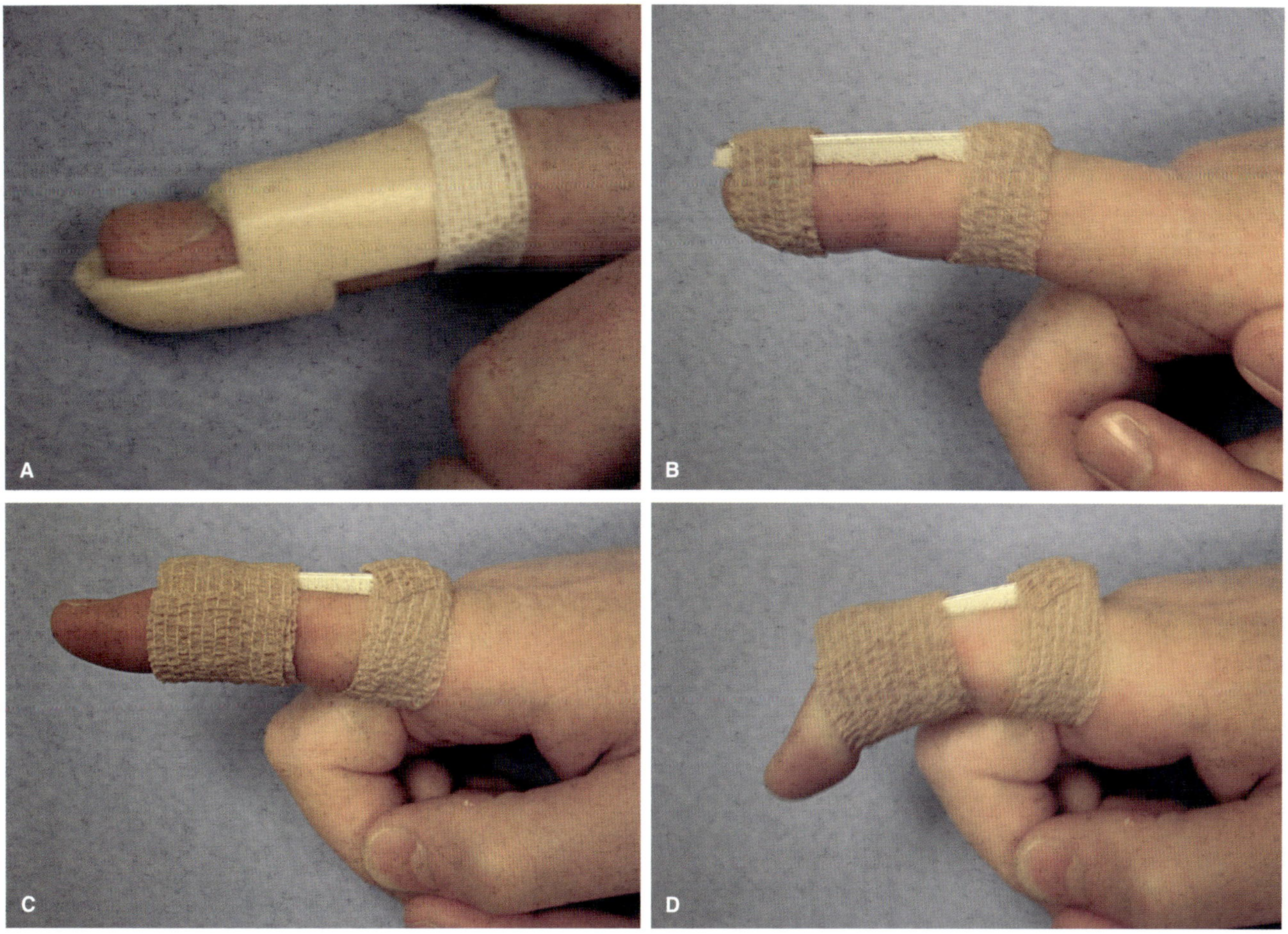

**Figura 70.26 A.** Órtese pré-fabricada pode ser usada para o tratamento fechado de um dedo em martelo. **B.** Uma tala simples de alumínio dorsal pode servir igualmente bem para o tratamento do dedo em martelo. **C** e **D.** Tala dorsal através da articulação interfalângica proximal permite o tratamento fechado de uma lesão em *boutonnière* (botoeira). A articulação interfalângica distal é deixada livre para flexão e extensão.

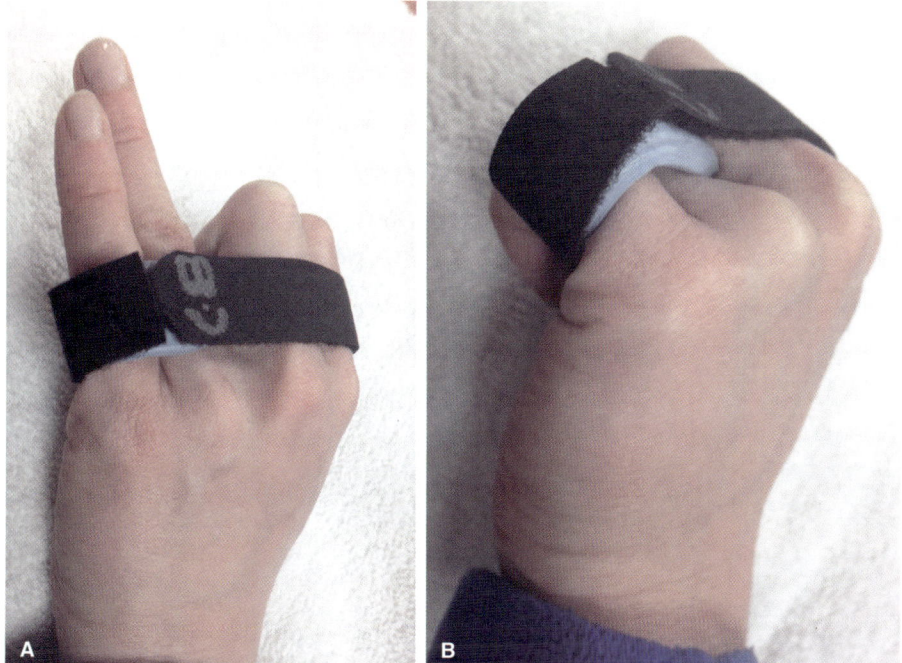

**Figura 70.27** As órteses ativas também podem ser utilizadas para "abaixar" e bloquear a extensão da falange proximal de um dedo afetado por deformidade em botoeira. Isso estimula o reposicionamento dorsal das bandas laterais sobre o dorso da articulação interfalângica proximal.

Se houver uma laceração aberta no mecanismo de deslizamento central e no ligamento triangular adjacente, realiza-se o reparo de sutura direta ou reinserção no osso por meio de minissuturas de âncora óssea, seguido pelo mesmo protocolo pós-operatório.

As lesões do tendão extensor proximal à articulação IFP resultam em um dedo caído (Figura 70.28). Elas são reparadas e imobilizadas por 4 semanas. Lesões comuns do tendão extensor sobre o dorso da mão e no punho devem ser reparadas e depois tratadas no pós-operatório por diferentes protocolos de movimentos controlados. Um deles usa uma cinta estabilizadora de extensão de elástico dinâmico ou uma órtese de movimento ativo em que o dedo afetado é mantido em uma posição mais dorsal para os dedos adjacentes, relaxando, assim, o tendão reparado. A órtese de movimento ativo tem interferência mínima nas atividades diárias durante a reabilitação (Figura 70.29).[11]

## Lesões nervosas

A classificação de Sunderland, a classificação mais usada, descreve cinco tipos de lesão nervosa: neuropraxia (grau I), axonotmese (graus II a IV) e neurotmese (grau V). A neuropraxia é um bloqueio fisiológico de condução de impulsos sem destruição anatômica das fibras nervosas. Isso pode ocorrer com uma lesão fechada, como uma lesão do nervo radial no sulco espiral associado a uma fratura do terço médio do úmero. A neuropraxia pode ser causada pela pressão prolongada em uma localização anatômica apertada (p. ex., túnel do carpo) ou aplicação prolongada de torniquete. Com a retirada rápida da causa agressora, a recuperação espontânea é geralmente a regra, mas pode levar até 3 meses. Na axonotmese, fibras axonais são completamente rompidas, comumente por tração no nervo (II). Com lesões de maior energia, as bainhas nervosas de endoneuro (III) e perineuro (IV) que sustentam e nutrem os axônios e fascículos são progressivamente lesionados, levando à recuperação do nervo mais deficiente, com dano crescente à arquitetura intraneural. A neurotmese refere-se à transecção completa de um nervo e é a lesão nervosa de maior gravidade. Pode ser resultado de trauma agudo direto ou uma lesão violenta por tração. A aproximação precisa das terminações nervosas cortadas e o reparo meticuloso são necessários para a melhor recuperação possível. A regeneração axonal após axonotmese ou reparo nervoso bem-sucedido após neurotmese ocorre a uma taxa de 1 mm/dia. Lesões por tração podem resultar em uma combinação de todos os graus de lesão nervosa, mas, com bainhas nervosas externas intactas, os graus II a IV podem ser difíceis de distinguir clinicamente.

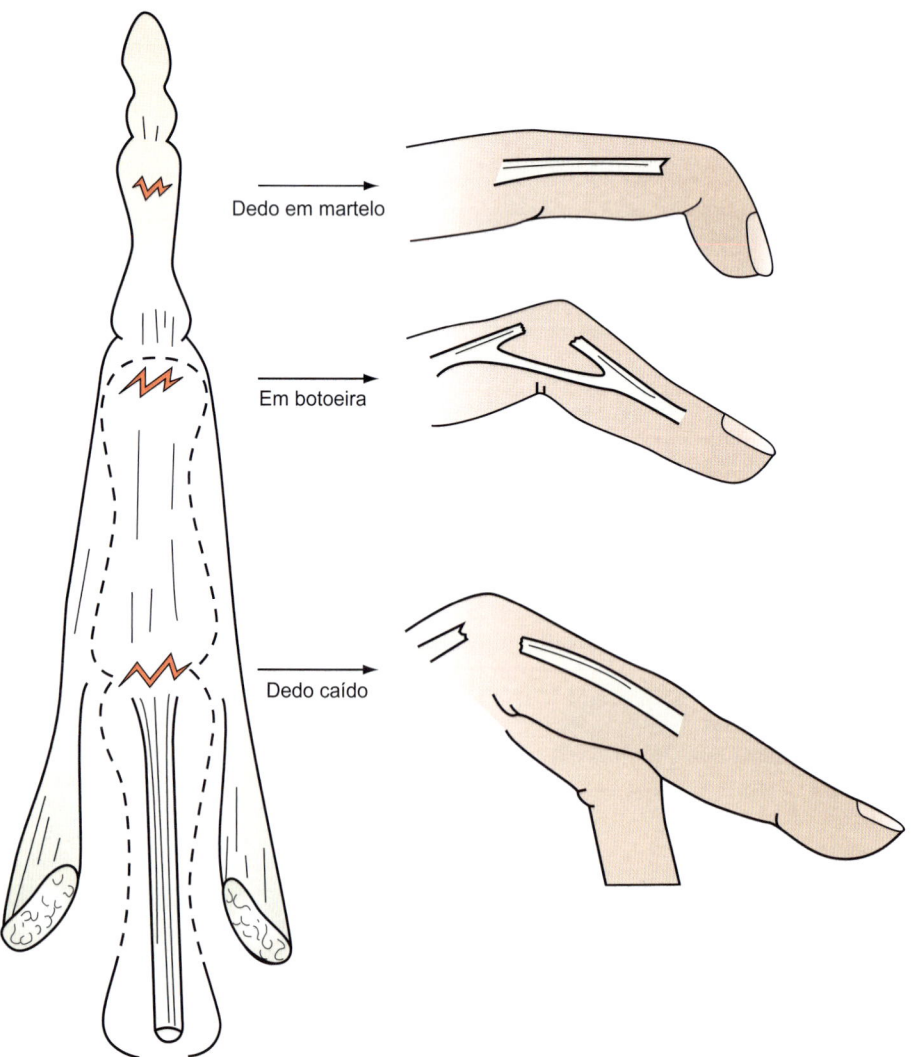

**Figura 70.28** Lesões do tendão extensor no dorso do dedo. A lesão na inserção distal causa o dedo em martelo, e a lesão no deslizamento central sobre a articulação interfalângica proximal causa uma deformidade em botoeira. Proximal à articulação interfalângica proximal, sobre a falange proximal, a lesão resulta em dedo caído.

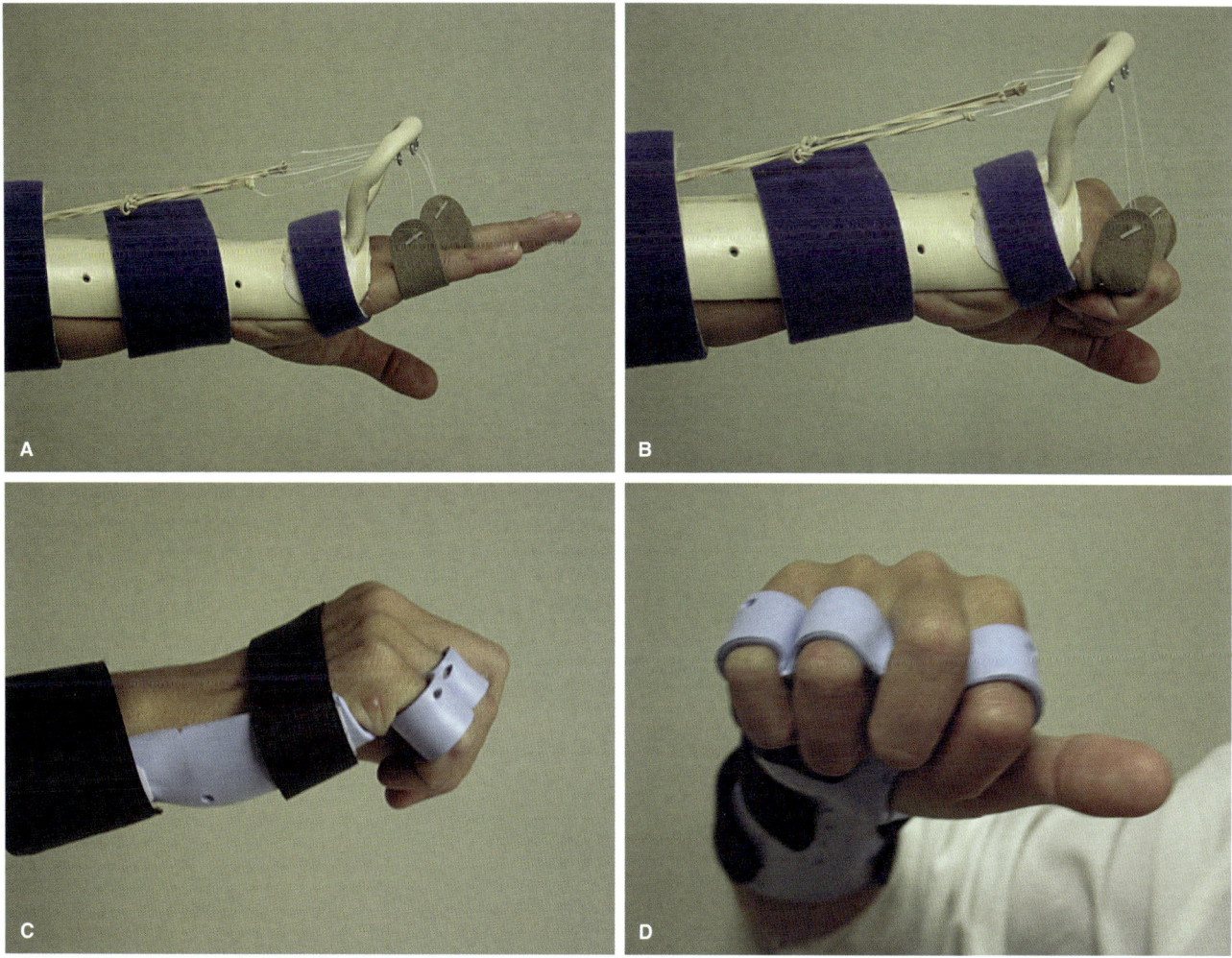

**Figura 70.29 A** e **B**. Órtese dinâmica ou ativa estabilizadora de extensão comumente utilizada para lesões do tendão extensor no pós-operatório (vistas de extensão e flexão). **C** e **D**. A órtese ativa ou dinâmica tem a vantagem de ser de baixo perfil e causar interferência mínima nas atividades diárias e ainda fornecer proteção ao tendão extensor recentemente reparado.

A ruptura de um nervo periférico envolve a perda aguda da sensibilidade e das funções motoras e simpáticas. O conhecimento da distribuição motora e sensorial do nervo é essencial para avaliação clínica. No entanto, lesões associadas, como fraturas e lacerações musculares e tendíneas, podem complicar a avaliação. A perda da atividade pseudomotora ocorre em 30 minutos da lesão do nervo. Clinicamente, pode-se observar perda de sudorese, e a pele desnervada não enrugará se for colocada na água. A denervação sensitiva também pode ser demonstrada com um teste de ninidrina. Os estudos de condução nervosa não são imediatamente úteis, mas tornam-se valiosos 3 semanas após a lesão, quando os potenciais de fibrilação e denervação podem ser mensurados em músculos completamente denervados. Em uma lesão fechada, eles podem se diferenciar entre neuropraxia e neurotmese. Posteriormente, estudos de condução nervosa podem ajudar a monitorar a regeneração nervosa após o reparo.

O reparo do nervo primário é feito dentro de 72 horas após a lesão, o reparo primário tardio é realizado de 72 horas a 14 dias, e os reparos do nervo secundário, em 14 dias ou mais após a lesão. A neurorrafia primária é recomendada quando:

- Há incisão aguda do nervo
- Há contaminação mínima da ferida
- Não há lesões que impeçam a obtenção de estabilidade esquelética ou cobertura de pele adequada
- O paciente está clinicamente estável para se submeter a uma operação
- Instalações e instrumentação apropriadas estão disponíveis.

Em um nervo completamente seccionado, ocorre degeneração walleriana em todo o segmento distal à lesão e 1 a 2 cm proximal a ele. Em lesões fechadas, quando a gravidade da lesão nervosa é desconhecida, a avaliação clínica repetida e estudos elétricos realizados a cada 3 a 6 semanas ajudam a distinguir neuropraxia de lesão axonal. Na maioria dos casos, a exploração cirúrgica com reparo será indicada após 3 meses se nenhuma recuperação clínica for detectada.

O reparo do nervo deve ser sem tensão. O estiramento que afeta mais de 10% de um nervo compromete o fluxo sanguíneo epineural e, portanto, a sua recuperação. Com lacerações nervosas agudas, o reparo epineural proporciona uma recuperação funcional tão boa quanto o reparo fascicular (perineural), desde que os pontos de referência anatômicos fornecidos, como os *vasa nervorum*, sejam precisamente realinhados para fornecer correspondência precisa de fascículos nas terminações nervosas cortadas.

Tradicionalmente, realiza-se a microssutura de terminações nervosas laceradas, sendo a sutura epineural a técnica mais comum.

Além da reação de corpo estranho ao material da sutura, pode ser difícil suturar o reparo do nervo em locais anatômicos confinados. A cola de fibrina é uma alternativa aceitável para o reparo do nervo; as extremidades nervosas ainda precisam ser alinhadas com precisão. No entanto, o uso de cola de fibrina para reparos nervosos ainda não está aprovado pela U.S. Food and Drug Administration. Pode haver uma lacuna de nervo em razão da perda de nervo segmentar ou quando um segmento de nervo esmagado é impróprio para reparo e deve ser ressecado. Isso pode ser superado pela mobilização proximal e distal das extremidades nervosas ou, no caso do nervo ulnar, por transposição do nervo para frente do cotovelo. Se houver muita tensão no reparo (não pode ser realizada com fio de sutura de náilon 8.0), o conduto nervoso ou o enxerto do nervo deve ser utilizado.

Sugere-se que a regeneração nervosa ideal e a correspondência apropriada de axônios em segmentos nervosos proximais e distais resultem de uma combinação de neurotropismo de mediação parácrina e orientação de contato de brotamento dos axônios proximais. Evidências experimentais sugerem que o gradiente químico neurotrópico pode guiar efetivamente os axônios em regeneração pelo menos 14 mm através de um conduto nervoso oco no modelo de estudo com ratos. O conduto permite a difusão do sinal neurotrópico, evitando um bloqueio fibroso mecânico entre os segmentos nervosos proximal e distal. No entanto, modelos animais com grandes lacunas (30 mm) mostraram recuperação deficiente, ou nenhuma, com o uso de condutos nervosos, sugerindo que existe um limite para essa técnica. Embora o comprimento da lacuna que pode ser preenchido com sucesso em humanos ainda seja incerto, muitos cirurgiões consideram o uso de condutos nervosos bioabsorvíveis para comprimentos de lacuna de até 2 cm, que são apropriados para pequenos nervos periféricos. O enxerto de nervo permanece o padrão-ouro para nervos grandes ou mistos e para o plexo braquial. Os condutos nervosos apropriados são tubos de ácido poliglicólico e tubos semipermeáveis de colágeno, que mostraram resultados experimentais semelhantes. O uso de aloenxertos de nervo será discutido mais adiante neste capítulo (Figura 70.30).[12]

Com o enxerto do nervo, a correspondência fascicular, quando escolhida pelo cirurgião, nem sempre é apropriada. No entanto, a orientação adicional de contato fornecida aos axônios em regeneração possibilita a regeneração do nervo bem-sucedida em distâncias maiores do que com condutos. As fontes doadoras para enxerto de nervo geralmente incluem a porção sensitiva terminal do nervo interósseo posterior e o nervo cutâneo medial do antebraço para pequenos nervos digitais. Os nervos surais são usados para lacunas envolvendo nervos maiores.

### Transferências nervosas

Se houver uma longa distância entre o sítio da lesão do nervo e o alvo muscular distal, o reparo do nervo primário poderá ser inviável, porque a degeneração muscular já teria ocorrido no momento em que acontece o crescimento neural distal. A recuperação muscular é improvável após um lapso de 18 meses. Assim, se o crescimento do nervo ocorrer a uma taxa de aproximadamente 1 mm/dia, uma lesão do nervo motor proximal com mais de 540 mm proximal à mão estará fadada ao fracasso. Por isso, para lesões do nervo proximal do braço e do plexo braquial, as transferências nervosas podem resultar em um reparo do nervo que está mais próximo ao alvo muscular. O nervo doador deve ser escolhido de modo a minimizar a morbidade por perda do nervo doador. O nervo doador deve estar intimamente relacionado ao músculo desnervado para que o reparo seja realizado muito mais próximo do alvo muscular. As transferências nervosas revolucionaram o reparo de lesões nervosas proximais para que a atrofia do músculo distal seja minimizada. Por exemplo, a transferência clássica de Oberlin utiliza parte do nervo ulnar (geralmente um único fascículo) para transferência ao nervo musculocutâneo e para o braquial na parte superior do braço com a finalidade de restaurar a flexão do cotovelo.[13] É tecnicamente fácil, rápido e eficaz. Não ocorre déficit motor ou sensitivo significativo no território do nervo ulnar. Esta técnica tornou-se popular e é indicada para lesões de C5–6 do plexo braquial quando C8–T1 está intacto. Também pode ser utilizado para a neurotização da transferência muscular livre funcional que pode ser necessária se os músculos nativos já tiverem atrofia sustentada devido à denervação prolongada.

## Lesões vasculares

Lesões vasculares agudas podem ocorrer após trauma fechado ou penetrante ou lesão iatrogênica. Fraturas ou luxações podem causar dano vascular. O trauma vascular indireto pode ser ocasionado por lesões por tração, que pode avulsionar os vasos ou por lesão da íntima ou microtrauma repetitivo de ferramentas vibratórias, que pode levar à trombose.

Este último geralmente afeta a artéria ulnar no canal de Guyon no punho e é chamado de síndrome do martelo hipotenar. Sem considerar a causa, as lesões vasculares podem levar a um comprometimento crítico da circulação na extremidade. Com uma lesão fechada, o início dos sintomas pode ser retardado, pois o inchaço, a hipotensão e a lesão da íntima combinam-se e resultam em trombose tardia e insuficiência vascular.

Após uma lesão arterial aguda, os sintomas resultam de uma combinação da adequação da circulação colateral, tônus simpático pós-traumático e mecanismos de controle vasomotor. Pacientes com uma lesão arterial de membros inferiores, que apresentam circulação colateral adequada e controle vasomotor normal, podem desenvolver sintomas leves, então a reconstrução não é obrigatória e a lesão pode ser tratada com ligadura arterial simples. Se houver uma lesão arterial não crítica, como aquela observada apenas na artéria radial, a reconstrução pode ser realizada para restaurar o fluxo paralelo no caso de lesão arterial futura, com o intuito de melhorar a recuperação do nervo, facilitar a cura e prevenir a intolerância ao frio. No entanto, a taxa de patência relatada, mesmo com técnicas microvasculares para reparos de um único vaso, varia de 47 a 82%. As seguintes lesões são tratadas de modo ideal por reparo e reconstrução vascular: lesão da artéria axilar ou braquial; lesão combinada das artérias radial e ulnar; e lesão da artéria radial ou ulnar associada à má circulação colateral. Indicações relativas para o reparo de uma lesão vascular não crítica são lesões extensas de tecidos moles distais, capacidade técnica de alcançar o reparo sem comprometer o bem-estar do paciente e lesão vascular e neural combinada. A necessidade de reconstrução arterial requer avaliação da adequação da circulação colateral; isso se baseia principalmente

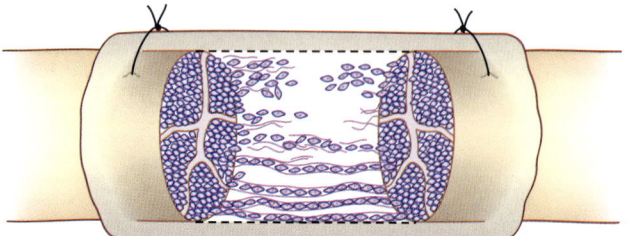

**Figura 70.30** Os condutos nervosos podem ser um tratamento apropriado para lacunas de nervos curtos na mão.

no julgamento clínico inicial. No entanto, a decisão final sobre a reconstrução arterial é muitas vezes tomada na sala de cirurgia após a exploração. Uma vez que as estruturas lesionadas tiverem sido isoladas, os potenciais sítios hemorrágicos controlados e o hematoma eliminado, a extremidade distal pode ser avaliada de maneira mais adequada. Nesse momento, as extremidades do vaso lacerado são controladas por pinças vasculares atraumáticas, e um torniquete pode ser liberado. A recarga capilar e a perfusão da extremidade distal podem então ser avaliadas, assim como o refluxo das extremidades distais de vasos lacerados. A pressão arterial digital pode ser quantificada com uma sonda Doppler estéril e um manguito; um índice braquial digital igual ou superior a 0,7 sugere perfusão adequada. Se houver fluxo colateral ruim, a reconstrução arterial é realizada. Atualmente, o padrão de cuidado não é o reparo arterial de vasos não críticos isolados. Em lesões combinadas das artérias radial e ulnar, um ou ambos os vasos são reconstruídos. Se possível, ambos os vasos são reparados.[14]

Os músculos geralmente incham após períodos prolongados de isquemia. Isso pode levar a um aumento de pressão dentro do compartimento fechado do antebraço, resultando em síndrome compartimental. Portanto, é prática da maioria dos cirurgiões realizar uma fasciotomia de rotina para descomprimir o compartimento do antebraço após realização de um procedimento de revascularização verdadeira. Durante o período de isquemia dos músculos, pode haver um acúmulo de ácido láctico. Além disso, pode ocorrer mionecrose. A restauração da circulação para esse membro pode causar súbita inundação da circulação com mioglobina, ácido láctico e outras substâncias tóxicas, que é denominada síndrome de reperfusão e pode levar à falência de múltiplos órgãos, afetando, principalmente, os sistemas renal e cardíaco.

## Reimplantes e amputações

Muitas vezes, pode ser frustrante para o cirurgião geral novato ser informado por um cirurgião de reimplante no meio da noite que uma consulta foi obtida de maneira inadequada ou não foi suficientemente rápida. Existem indicações gerais para o reimplante de partes amputadas, mas a decisão primordial ainda é salvar a vida antes do membro. Embora os pacientes e familiares possam desejar o reimplante e, em alguns casos, até mesmo ser prometido por membros da equipe primária, não é realizado em pacientes com problemas médicos ou lesões graves associadas. De modo geral, o reimplante também não é considerado nas seguintes circunstâncias:[3,15]

- Esmagamento grave ou lesão multinível da parte amputada
- Um paciente psicótico que voluntariamente autoamputou a parte
- Amputação de um único dígito proximal à inserção distal do FSD (zona 2), exceto para amputações de um dedo em crianças ou em pessoas com uma profissão exigente (p. ex., um músico)
- Amputação em pacientes com artérias ateroscleróticas graves (às vezes isso pode ser determinado apenas quando os vasos são examinados na sala de cirurgia).

As indicações para reimplante de partes amputadas são as seguintes:

- Sempre que possível, para a amputação do polegar (fornece > 40% da função geral da mão)[15]
- Dígitos únicos que foram amputados distalmente à inserção do FSD (p. ex., um trabalhador manual pode provavelmente desejar a revisão da amputação e deseja voltar ao trabalho rapidamente)
- Múltiplos dedos lesionados
- A maioria das amputações em crianças, incluindo amputações de um único dedo
- Amputações limpas com guilhotina na mão, no punho ou na região distal do antebraço.

O reimplante é a reinserção da parte que foi completamente amputada. A revascularização requer reconstrução de vasos em um membro que foi gravemente ferido ou incompletamente cortado de tal modo que o reparo vascular é necessário para evitar a necrose distal, mas alguns tecidos moles (p. ex., pele, tendão, nervo) ainda permanecem intactos. A revascularização geralmente tem melhor taxa de sucesso do que o reimplante, pois a drenagem venosa e linfática pode estar intacta.

O reimplante menor é uma reinserção no nível do punho, da mão ou do dedo, enquanto o reimplante maior é realizado proximal ao punho. Esta distinção clínica existe porque, no caso de um grande reimplante, o tempo de isquemia é crucial para a viabilidade do músculo e para o desfecho funcional. O músculo isquêmico pode resultar em mionecrose, mioglobinemia e infecção, que podem ameaçar a vida do paciente (assim como o membro). Existem três tipos de amputações:

- Amputação por guilhotina, em que o tecido é cortado com um objeto afiado e é minimamente lesionado
- Amputação por esmagamento, na qual uma lesão por esmagamento local pode ser convertida em uma lesão de guilhotina simplesmente por desbridamento das bordas, embora isso possa não ser possível em uma amputação por esmagamento difuso
- Amputação por avulsão, que é o tipo mais desfavorável para reimplante, porque as estruturas são lesionadas em diferentes níveis. A amputação por avulsão pode ocorrer, por exemplo, com a chamada lesão por avulsão do anel. Os tendões extensores são fragmentados, os tendões flexores são frequentemente avulsionados nas junções musculotendíneas e os nervos são distendidos e podem ser extraídos dos órgãos terminais.

O tempo de isquemia também é uma consideração importante na avaliação do paciente para reimplante. Para dedos amputados, mais de 12 horas de isquemia quente é uma contraindicação relativa. O resfriamento imediato da parte a uma temperatura de 4° C altera drasticamente o fator de isquemia, mas mesmo a isquemia superior a 24 horas não exclui necessariamente o reimplante bem-sucedido dos dedos. O tempo de isquemia é mais crucial para o reimplante acima do antebraço proximal e o reimplante não é considerado após mais de 6 a 10 horas de tempo de isquemia quente. Os dedos únicos em adultos, exceto o polegar na zona 2, geralmente não são reinseridos devido ao consequente resultado funcional geral adverso na mão com um único dedo rígido.[15]

A amputação não é uma operação ultrapassada; ao contrário, é necessária em um paciente em que o reimplante pode não ser indicado. Quando a amputação primária é realizada, o coto é preservado com o maior comprimento possível. Uma exceção poderá ser feita se houver apenas um segmento muito curto da falange proximal. O remanescente curto da falange proximal na posição do dedo indicador pode servir como um impedimento para a preensão do polegar ao dedo médio, e pode-se considerar uma amputação formal do raio neste caso para melhorar a função geral da mão. As extremidades do nervo cortado são seccionadas bruscamente e retraídas para minimizar a ocorrência de neuromas dolorosos na ponta da amputação. Os tendões também são divididos bruscamente, permitindo a sua retração. A prática de suturar os tendões flexores e extensores sobre as extremidades do coto do dedo médio, anular ou mínimo prejudica gravemente o movimento dos dedos ilesos, por causa da origem comum dos flexores. Haverá um déficit ativo de flexão nos dedos não lesionados, a síndrome da quadriga; isso é corrigido simplesmente pela liberação do remanescente do tendão flexor no dedo amputado lesionado.

Se for previsto que a parte amputada será considerada para reimplante, é fundamental transportar o paciente e a parte de maneira adequada. A parte amputada é colocada em um saco plástico limpo e seco, que é selado e colocado em cima do gelo em um recipiente de isopor. Isso mantém a parte suficientemente fria a uma temperatura entre 4°C e 10°C sem congelamento. A parte amputada é envolta em uma gaze levemente umedecida com salina para evitar a secagem do tecido.

Com apenas algumas pequenas variações, a sequência do reimplante foi padronizada. A exploração preliminar do terço distal amputado em um microscópio por uma equipe cirúrgica inicial não só determina se um reimplante é tecnicamente viável, mas também poderá ser iniciada enquanto o paciente estiver sendo preparado para a sala de cirurgia. O encurtamento ósseo permite o desbridamento da pele, onde está livre de contusão, e o fechamento direto livre de tensão pode ser alcançado. No polegar, o encurtamento ósseo é reduzido para menos de 10 mm. A ordem de reparo geralmente é osso, tendões, unidades musculares, artérias, nervos e, finalmente, veias. O estabelecimento de fluxo arterial antes do fluxo venoso elimina o ácido láctico da parte reimplantada. As veias funcionais agora também podem ser detectadas por sangramento em jato. No entanto, a perda de sangue deve ser monitorada rigorosamente.

Para reimplantes maiores, o restabelecimento da circulação arterial o mais rápido possível é crucial para limitar o tempo de isquemia. Uma derivação (*shunt*) na diálise ou derivação carotídea pode ser colocada entre as extremidades arteriais. O clampeamento intermitente do *shunt* pode ser necessário para restringir a perda de sangue. Na extremidade superior, o encurtamento ósseo pode ser agressivo para obter o fechamento primário da pele e o reparo do nervo primário. O uso criterioso de anticoagulantes pode aumentar o sucesso do reimplante. Aplicação tópica de lidocaína a 2% ou papaverina pode ajudar a aliviar o vasoespasmo. Os curativos pós-operatórios consistem em gaze de malha não aderente, gaze de retalho frouxa e uma tala de gesso, com elevação pós-operatória para minimizar o edema e a congestão venosa. O quarto do paciente deve ser mantido aquecido, e fumar é proibido no pós-operatório. Além de antibióticos e analgésicos, sugere-se um comprimido de ácido acetilsalicílico diariamente por seu efeito retardante na agregação plaquetária. O monitoramento pós-operatório é feito de hora em hora para avaliar cor, turgor pulpar, enchimento capilar e temperatura digital.

## Fraturas e luxações

Dor, inchaço, movimento limitado e deformidades sugerem a presença de uma fratura ou luxação. Radiografias simples anteroposteriores e laterais padrão podem não mostrar algumas fraturas e luxações, sendo necessárias várias visualizações para estabelecer o diagnóstico exato. As fraturas podem ser rotacionais, anguladas, telescópicas ou desviadas. A angulação é descrita pela direção em que o ápice da fratura está apontando, e o deslocamento é descrito pela direção do fragmento distal. As fraturas podem ser abertas (expostas) ou fechadas, dependendo se uma ferida está envolvida. Elas também podem ser completas, incompletas ou fragmentadas (mais de duas partes). As fraturas também são descritas pelo seu padrão; podem ser transversais, longitudinais, oblíquas ou em espiral. As fraturas expostas precisam ser completamente irrigadas e desbridadas na urgência. Fraturas desviadas ou as luxações são reposicionadas o mais rápido possível. Uma luxação é descrita de acordo com a direção de deslocamento do osso distal na articulação envolvida. A separação das articulações pode ser completa ou incompleta (subluxação), dependendo da gravidade da lesão capsular.[3]

Fraturas desviadas ou luxações são reposicionadas assim que possível para diminuir a lesão de tecidos moles, descomprimir nervos que podem ser distendidos e aliviar a torção dos vasos sanguíneos. O bom contato e a estabilidade do osso são necessários para a consolidação das fraturas. Indicações para cirurgia incluem a incapacidade de obter e manter a redução fechada, fraturas expostas ou perda óssea significativa que requer o enxerto ósseo. (Tabela 70.4).

A distinção entre estabilidade funcional e estabilidade rígida deve ser discutida antes de entender as diferentes fixações. Os princípios ortopédicos americanos para fixação rígida exigem redução anatômica, fixação funcionalmente estável, dissecção minimamente traumática e movimento ativo precoce. Esse tipo de fixação rígida requer visualização direta dos segmentos ósseos e pode ser realizado com uma placa e parafusos, parafusos transcorticais ou um fixador externo. A estabilidade funcional permite a ocorrência de micromovimentos no local da fratura.

### Tabela 70.4 Comparação de métodos de fixação esquelética.

| Método de fixação | Vantagens | Desvantagens |
|---|---|---|
| Fios de Kirschner | Estão disponíveis em diâmetros variados | Os pinos podem ficar frouxos |
| | Podem ser aplicados percutaneamente ou por via aberta | Não podem fornecer fixação rígida |
| | Segunda cirurgia não necessária para remoção | O tecido mole pode ser transfixado (mas pode ser evitado por colocação cuidadosa) |
| | Requer menos dissecção de tecido mole do que placas e parafusos | A infecção pode ocorrer ao longo dos trajetos dos pinos |
| Parafusos | Têm alta estabilidade | Frequentemente necessitam de abordagem aberta (embora nem sempre) |
| | Permitem a mobilização precoce dos dedos | |
| Placas | Podem ser utilizadas quando a linha de fratura não é oblíqua o suficiente para parafusos | Requerem a abordagem aberta |
| | Permitem a mobilização precoce dos dedos | Requerem dissecção extensa do tecido mole |
| | | Têm perfil relativamente alto e podem ser palpáveis através do dorso dos dedos e da mão |
| | | Podem promover aderências do tendão extensor por seu volume relativo e dissecção necessária para a colocação |

Uma calosidade se forma na lacuna e é substituída com o osso durante o processo de consolidação. A estabilidade funcional geralmente é realizada com fios de Kirschner mais uma órtese ou gesso.

Na extremidade superior distal, a fixação interna rígida pode, à primeira vista, parecer uma opção atraente para permitir o movimento pós-operatório precoce. No entanto, principalmente nos dedos, a ruptura do tecido mole que é necessária e o próprio *hardware* podem realmente limitar essas potenciais vantagens, aumentando a cicatrização e a irritação da placa em um espaço já confinado entre a placa e o osso. Portanto, a simplicidade de fixação do fio de Kirschner, principalmente se feita por via percutânea, embora não proporcione fixação rígida, pode ser o método mais adequado.

As fraturas intra-articulares requerem redução precisa para preservar o movimento e para minimizar o risco de desenvolvimento posterior de artrose. A rotação persistente e deformidades angulares laterais significativas geralmente não remodelam com o tempo; elas podem ser evitadas pela observação do alinhamento dos dedos lesionados em comparação com os dedos adjacentes, enquanto os dedos são flexionados passiva e suavemente no punho após a redução ser alcançada. Se eles não se encaixam confortavelmente, adjacentes um ao outro, e não apontam para o polo distal do escafoide, uma nova tentativa de redução deve ser realizada. Um exame neurovascular completo é sempre realizado antes e após a conclusão da redução da fratura.

### Fraturas da falange distal

As fraturas da falange distal são as fraturas mais frequentes da mão, representando 50% de todas as fraturas da mão. A maioria resulta de lesões por esmagamento com lesões associadas ao leito ungueal. A redução precisa geralmente não é necessária, e o tratamento tipicamente consiste apenas em imobilização.

A maioria das fraturas fechadas em martelo pode ser tratada com a imobilização da articulação IFD em extensão, desde que a fratura envolva menos de 50% da superfície articular e não esteja associada à subluxação da articulação IFD. A órtese deve permanecer 24 horas por dia todos os dias por 6 semanas. Há profissões ou outras situações em que isso pode não ser possível. Nessas situações, um fio de Kirschner oblíquo sepultado pode ser colocado para manter a redução; no entanto, isso requer uma segunda cirurgia para remoção e pode resultar em piores desfechos.

O chamado dedo de jersey é uma fratura por avulsão da inserção do tendão FPD na falange distal. Ocorre após uma tração do FPD contra a resistência, como pode ocorrer quando um jogador de futebol pega na camisa de um adversário. Na ocasião, o fragmento avulsionado pode estar tão proximal quanto a palma. Este fragmento de fratura geralmente requer redução aberta e fixação interna. Se o tendão migrou para a palma da mão, o suprimento sanguíneo pelos vínculos tendíneos provavelmente foi comprometido e o tendão provavelmente necrosará se não operado dentro de alguns dias.[3]

### Fraturas da falange média e falange proximal

As fraturas podem envolver a cabeça, o colo, a diáfise ou a base do respectivo osso. As fraturas da cabeça e da base podem ser intra-articulares. Uma fratura da diáfise da falange média é desviada de acordo com as forças exercidas pelas inserções do FSD e o mecanismo de deslizamento central. Se a fratura estiver situada distalmente em relação à inserção do FSD, o fragmento proximal será flexionado por este músculo, resultando em uma angulação volar. Em contraste, se a fratura for proximal à inserção do FSD, o fragmento é estendido pelo deslizamento central, enquanto a parte distal é flexionada pelo FSD. Isso resulta em uma angulação dorsal. A maioria das fraturas na diáfise da falange proximal tende a angular volarmente, porque os interósseos refletem o fragmento proximal e o deslizamento central, através da articulação IFP, estende o fragmento distal. Fraturas da diáfise instáveis e desviadas requerem redução aberta seguida de fixação com fios de Kirschner ou parafusos. O pequeno tamanho das falanges dificulta bastante a colocação da placa.

### Fraturas do metacarpo

As fraturas do metacarpo podem ocorrer na cabeça, no colo, na diáfise ou na base. Fraturas na cabeça envolvem a articulação metacarpofalângica. Fraturas no colo são geralmente anguladas volarmente, dadas as fortes forças de flexão dos tendões flexores dos dedos. As fraturas na diáfise podem ter uma variedade de configurações que determinam a estabilidade e o melhor plano de fixação. Por fim, fraturas da base do metacarpo envolvem a articulação carpometacárpica e podem estar associadas às luxações articulares.

Fraturas anguladas dorsalmente no colo do metacarpo do dedo mínimo, a chamada fratura do boxeador, não necessitarão de redução se não houver corte com tesoura ou angulação. A mobilidade da articulação carpometacarpal compensará graus mais elevados de angulação dorsal nos dedos mínimo e anular. Os metacarpos dos dedos indicador e médio são menos móveis do que os metacarpos dos dedos anular e mínimo. Portanto, apenas cerca de 10 a 20° de angulação podem ser tolerados nos dedos indicador ou médio.

Esses ossos são maiores que as falanges e podem tolerar uma construção de placa e parafuso, se necessário; porém, a colocação percutânea do fio de Kirschner ainda é preferida. A fixação interna pode ser alcançada com parafusos transcorticais (*lag screws*) ou placa e parafusos, dependendo da configuração do padrão de fratura. Parafusos transcorticais podem ser usados em fraturas oblíquas longas ou fraturas espirais que permitem ter pelo menos dois parafusos de tamanho adequado ao longo da linha de fratura.

Fraturas oblíquas na base do metacarpo do polegar (fratura de Bennett) resultam na manutenção do pequeno fragmento proximal na posição pelo ligamento volar oblíquo ao trapézio. A porção remanescente do metacarpo do polegar é deslocada dorsalmente e radialmente por causa da tração do tendão do ALP (Figura 70.31). Esses fragmentos da fratura devem ser devidamente reduzidos e presos com fixação interna utilizando fios de Kirschner ou um parafuso. Fraturas cominutivas na base do metacarpo do polegar (fratura de Rolando) são raramente tratadas por redução fechada.

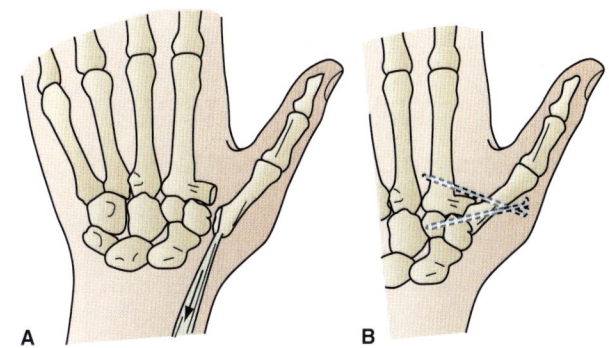

**Figura 70.31 A.** A fratura-luxação na base do metacarpo do polegar é denominada fratura de Bennett. A força deformante é produzida pela tração do músculo abdutor longo do polegar. **B.** Redução aberta e fixação da fratura são frequentemente necessárias.

Se os fragmentos forem grandes e mal deslocados, uma redução aberta é indicada para garantir a restauração precisa da superfície articular na base do metacarpo do polegar.

As fraturas da diáfise do metacarpo do polegar tendem a se tornar deslocadas pelas forças musculares opostas do abdutor e adutor nos fragmentos proximal e distal, respectivamente. Mesmo fraturas sem deslocamento podem se tornar progressivamente mais deslocadas e anguladas ao longo do tempo, necessitando de uma fixação interna. Se a imobilização inicial com órtese for escolhida para uma fratura do metacarpo do polegar, será necessário um acompanhamento rigoroso para detectar os primeiros sinais de deslocamento e instabilidade. A fratura na base do metacarpo do dedo mínimo é análoga à fratura de Bennett do polegar e às vezes é chamada de fratura de Bennett reversa. Ela resulta em uma fratura-luxação, com a força deformante sendo a inserção do tendão da EUC.

### Fraturas do escafoide

A fratura do escafoide é a fratura mais comum do osso do carpo e é responsável por aproximadamente 60% de todas as lesões do carpo. O exame clínico revela a sensibilidade sobre a tabaqueira anatômica e sobre o tubérculo do escafoide. Se houver suspeita de fratura do escafoide, o exame radiográfico incluirá não apenas os três padrões de incidência do punho, mas também uma vista do escafoide, que é uma imagem posteroanterior com o punho em desvio ulnar completo (Figura 70.32). Frequentemente, as radiografias imediatas pós-lesão podem não revelar uma fratura. As imagens de TC ou RM podem ajudar nesses casos ou pode-se optar por aplicar uma órtese e repetir as radiografias em 2 semanas.[16]

O tratamento de uma fratura do escafoide sem deslocamento é com um gesso curto ou longo do braço que inclui o polegar. O molde de gesso em espiga do polegar é mantido por 6 semanas, seguido de gesso curto do braço até que ocorra a consolidação radiográfica. Há uma tendência para a fixação percutânea com parafuso de fraturas do escafoide uniformes e não desviadas.

As fraturas deslocadas do escafoide requerem redução aberta com fixação interna, geralmente usando um parafuso de compressão. Complicações com fraturas do escafoide inadequadamente tratadas são evidentes. Os vasos sanguíneos entram no escafoide principalmente através de sua metade distal e fraturas na cintura do escafoide podem privar a metade proximal do seu suprimento sanguíneo, levando à necrose avascular do polo proximal do escafoide. A não união também ocorre com relativa frequência, e esses casos precisam ser tratados com a enxertia de osso esponjoso ou mesmo um enxerto ósseo vascularizado e pediculado. O diagnóstico precoce das fraturas do escafoide é essencial para que o tratamento adequado possa ser instituído para reduzir os riscos dessas complicações. Os parafusos de compressão canulados modernos, a fluoroscopia intraoperatória e a artroscopia permitiram a fixação percutânea minimamente invasiva de algumas dessas fraturas do escafoide, resultando em uma tendência para o tratamento cirúrgico mais agressivo dessas fraturas.

### Fraturas em crianças

A classificação de Salter-Harris descreve cinco tipos de lesões epifisárias (Figura 70.33). Os ossos das crianças ainda estão crescendo e, portanto, permitem maior grau de remodelamento. Por isso, o deslocamento angular e translacional moderado das fraturas tende a se corrigir com a idade. No entanto, as deformidades rotacionais nunca são corrigidas na mão e são totalmente inaceitáveis, mesmo em crianças. Implantes que cruzam a epífise devem ter um potencial mínimo de dano. Por conseguinte, fios de Kirschner lisos são geralmente empregados para a fixação de lesões esqueléticas pediátricas, e os parafusos rosqueados costumam ser evitados.

### Luxações

As luxações são observadas com mais frequência na articulação IFP. Uma luxação fechada da articulação IFP pode ser frequentemente tratada por redução fechada e imobilização com órtese.

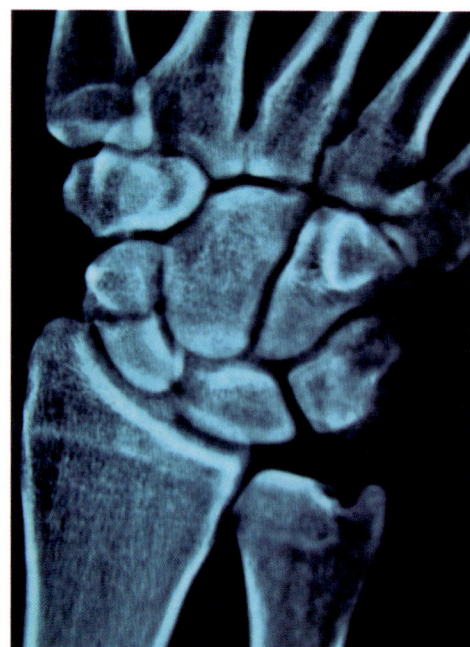

**Figura 70.32** Radiografia anteroposterior do punho demonstrando uma fratura da cintura do escafoide, o osso da mão que geralmente é fraturado.

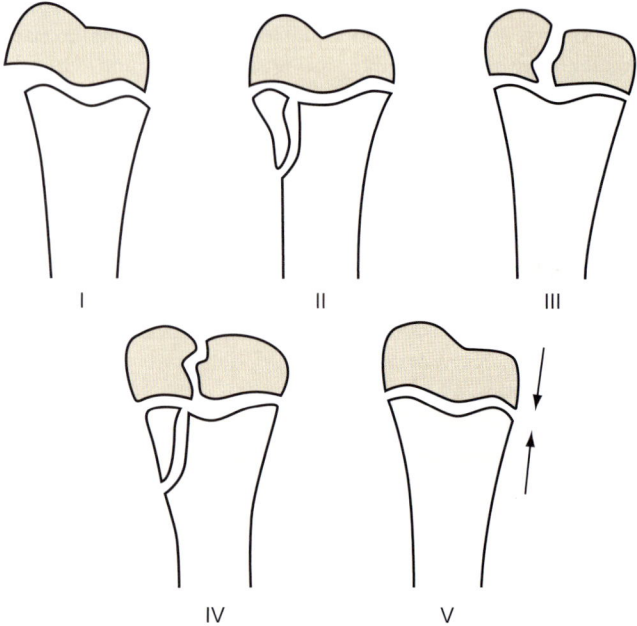

**Figura 70.33** Padrões de fratura de Salter-Harris envolvendo a epífise em crianças.

Se a articulação estiver instável após a redução, precisará de avaliação para reparo do ligamento colateral. O tipo mais comum de luxação da articulação IFP é uma luxação dorsal. A luxação volar da articulação IFP é frequentemente associada a uma ruptura no ligamento triangular do mecanismo extensor através do qual a cabeça da falange proximal se projeta e fica presa. Tentativas na redução fechada falham porque apertam as fibras das bandas laterais e do deslizamento central em torno de cada lado da saliência do colo da falange proximal, essas lesões geralmente requerem redução aberta com reparo da ruptura do extensor.

Luxações palmares da cabeça do metacarpo do dedo indicador muitas vezes necessitam de redução aberta. A cabeça do metacarpo torna-se presa entre o ligamento transverso superficial do metacarpo, tendões flexores e músculos lumbricais, enquanto a placa volar torna-se presa entre a cabeça do metacarpo e a base da falange. As tentativas de redução fechada são infrutíferas em virtude do aprisionamento resultante desse arranjo.

A luxação da articulação MF do polegar normalmente resulta de um bloqueio em direção radial, rompendo o ligamento colateral ulnar. Esse ligamento pode tracionar proximalmente e ficar em repouso dorsal ao capuz extensor (lesão de Stener; Figura 70.34). Não é possível a cicatrização espontânea, porque o ligamento colateral ulnar é impedido de reinserção ao osso. Essa lesão em bastão de esqui pode precisar de reparo cirúrgico. A radiografia de estresse, que pode ser realizada somente após o dedo ser anestesiado com um bloqueio do metacarpo, pode ser necessária para facilitar o diagnóstico de lesão completa do ligamento colateral ulnar da articulação metacarpal do polegar.

## Reconstrução de defeitos ósseos

Além da reconstrução de tecidos moles, tendões e nervos, também pode haver deficiência óssea em feridas resultantes de lesão, trauma, ressecção oncológica e desbridamento envolvendo infecção. Frequentemente, desbridamentos em etapas são necessários antes da reconstrução definitiva.

A técnica utilizada para reconstruir uma falha óssea depende do tamanho da lacuna, das lesões concomitantes do paciente e da disponibilidade de técnicas especializadas, como microcirurgia ou distração óssea e, até mesmo, localização anatômica. Por exemplo, lesões da mão e do punho requerem técnicas diferentes daquelas realizadas nos ossos longos dos membros superiores. As amplas opções para reconstruir defeitos ósseos são a enxertia óssea não vascularizada (haste esponjosa ou corticoesponjosa), retalhos ósseos vascularizados, transporte ósseo por distração osteogênica e amputação.[17]

Enxertos e retalhos ósseos contam com os princípios da osteocondução, osteoindução e osteogênese para alcançar a cicatrização e consolidação óssea. A osteocondução ocorre quando um enxerto serve como suporte para o crescimento de células sanguíneas e osteoblastos do sítio receptor, por exemplo, no caso de um enxerto ósseo de cadáver processado. Um enxerto ósseo cortical pode ter a possibilidade teórica de fornecer suporte estrutural,

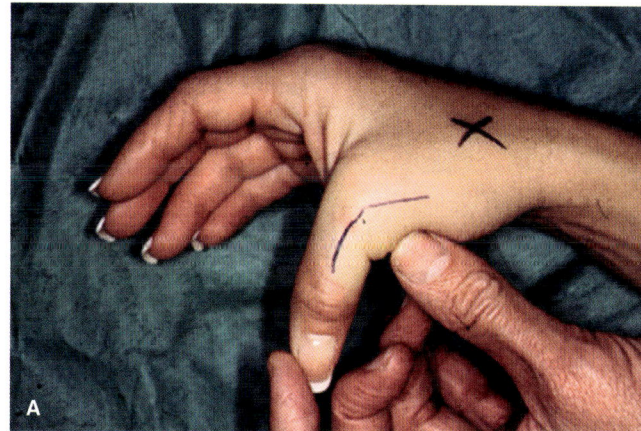

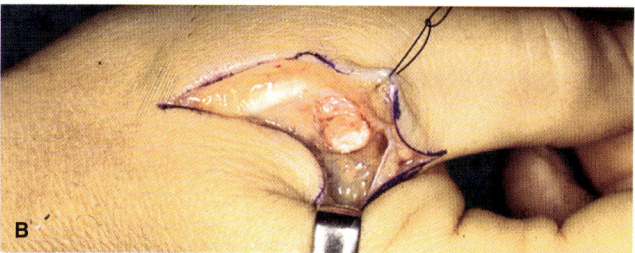

**Figura 70.34 A.** Instabilidade do ligamento colateral ulnar da articulação metacarpofalângica do polegar. **B.** A lesão de Stener mostra a avulsão proximal da inserção distal do ligamento colateral ao capuz extensor e, portanto, o bloqueio por reimplante espontâneo. A operação aberta é necessária para reancorar a inserção do ligamento colateral na base da falange proximal.

mas cicatriza em grande parte por osteocondução em um processo de "substituição rastejante". Quaisquer células vivas nesse enxerto ósseo podem estar muito distantes do suprimento sanguíneo do receptor para fornecer grande capacidade de osteogênese.

A osteoindução ocorre quando o enxerto estimula as células progenitoras no sítio receptor para se diferenciar em osteoblastos. Por fim, a osteogênese ocorre quando o enxerto doador carrega consigo células progenitoras que se diferenciam em osteoblastos após a transferência (Tabela 70.5).[18]

Um enxerto de osso esponjoso apresenta células vivas próximas ao suprimento sanguíneo receptor e tem um potencial osteogênico inerente. Por causa da esponjosidade de um bloco de osso esponjoso ou múltiplas lascas de enxertos ósseos, há osteocondução limitada.

Os transplantes ósseos vascularizados têm a vantagem de apresentar todas as três propriedades. Estes têm sido vagamente chamados de enxertos ósseos vascularizados, mas, como eles têm seu próprio suprimento sanguíneo inato (ao contrário dos enxertos), eles são mais corretamente denominados transplantes ósseos. Apesar disso, o termo enxerto ósseo vascularizado parece ser comumente usado.

**Tabela 70.5** Capacidade regenerativa de tipos de enxertos ósseos.

|  | Osteocondução | Osteoindução | Osteogênese |
| --- | --- | --- | --- |
| Enxerto de osso esponjoso | – | + | + |
| Enxerto de osso cortical | + | – | – |
| Retalho ósseo vascularizado | + | + | + |

Enxertos ósseos não vascularizados têm bom resultado em feridas limpas, com boa cobertura de tecidos moles e uma lacuna óssea menor que 6 cm. Enxertos de lâminas esponjosas corticais têm a vantagem potencial de fornecer suporte estrutural. No entanto, os enxertos ósseos esponjosos podem cicatrizar até mesmo as lacunas ósseas substanciais se o suporte for fornecido tanto por uma fixação interna (como uma placa de extensão de bloqueio) ou fixação externa.

Sítios doadores para enxerto ósseo esponjoso não vascularizado cicatrizam bem com uma baixa taxa de complicação. Para pequenas quantidades, pode ser extraído do rádio distal através de uma janela óssea no tubérculo dorsal do rádio (tubérculo de Lister). A crista ilíaca fornece um rico suprimento de osso esponjoso quando são necessárias quantidades maiores.[19,20]

O enxerto de osso esponjoso pode ser empregado para lacunas ósseas de tamanho considerável nos principais ossos dos membros superiores. A integração do enxerto é aprimorada com o uso da técnica de Masquelet. Esta técnica começa com a colocação de um espaçador de cimento com antibiótico na lacuna óssea, que pode ser auxiliado com um fio de Kirschner, uma pequena placa ou fixador dependendo do tamanho do osso e da lacuna óssea. Uma membrana se forma ao redor do espaçador com vascularização máxima formando-se dentro da membrana em cerca de 10 dias. É neste momento que é possível realizar a incisão precisa da membrana. O cimento é distribuído, e o espaço é preenchido com enxertos ósseos esponjosos. Embora tenha sido utilizado pela primeira vez para a perna, resultados promissores também foram relatados para os principais ossos dos membros superiores.[21]

Outra técnica é criar um novo osso utilizando a distração osteogênica. Nela, um quadro é colocado com uma barra de cada lado do local de alongamento proposto. Uma fratura é então feita nesse sítio. Durante a fase inicial de latência, o osso pode consolidar parcialmente. Durante a fase de ativação subsequente, os braços do quadro são separados, geralmente girando um parafuso na porção externa do quadro. À medida que a fratura é alargada, forma-se um tipo de calo que eventualmente consolida em osso normal. Uma vez atingido o comprimento desejado, a fase de consolidação é iniciada. É quando a distração não é mais realizada e o osso pode consolidar completamente.[22]

Os transplantes ósseos vascularizados aproveitam todos os aspectos da consolidação do enxerto ósseo. Eles exigem técnica microcirúrgica e têm um sítio doador mais mórbido. No entanto, apresentam as vantagens de consolidação mais robusta, se a ferida tiver sido previamente contaminada ou houver uma longa lacuna em um osso do membro principal. Eles também podem ser estendidos para dar suporte estrutural. Os sítios doadores mais comuns são a fíbula e a crista ilíaca, para grandes sítios receptores, e o côndilo medial do fêmur, para sítios menores.[23]

## Abordagem algorítmica para os membros mutilados

Lesões contaminadas complexas que envolvem várias estruturas (ossos, tecidos moles, tendões, nervos e vasos sanguíneos) devem ser tratadas de forma metodológica e ponderada para otimizar o resultado funcional e reduzir o risco de infecção, perda do retalho e a não união óssea.

Também é comum haver lesões associadas no tronco e na cabeça que podem precisar de prioridade, mas não negligenciar o envolvimento do membro. Muitas lesões por arma de fogo no cotovelo, por exemplo, são causadas por projéteis no abdome e no peito; o cotovelo e o antebraço simplesmente são colocados de maneira protetora no trajeto da bala que passa a caminho do peito!

Lesões que envolvem múltiplas estruturas são tratadas sistematicamente dividindo-as em partes componentes e abordando o problema em um plano passo a passo. "Vida em detrimento do membro", mas pelo menos estabilizar a lesão do membro antes que ela possa ser tratada de maneira mais completa. Primeiro, é necessário seguir os protocolos de suporte à vida do trauma agudo. Uma vez que a pesquisa secundária tenha identificado a extensão das lesões com riscos não fatais e as radiografias necessárias tenham sido realizadas, o manejo dos membros é iniciado (Boxe 70.1).

Se a parte distal for avascular ou se houver sangramento maior, esta deverá ser abordada em primeiro lugar. Se um torniquete puder ser colocado em posição proximal à lesão, o uso de um campo sem sangue será extremamente útil. Isso permite uma avaliação mais completa para desbridamento e identificação das estruturas a serem corrigidas. O reparo vascular é feito por anastomose direta, ou pode-se colocar derivação vascular temporária. No caso de uma fratura gravemente deslocada dificultar o reparo vascular, a fixação óssea temporária deve ser feita antes da revascularização (Boxe 70.2 e Figura 70.35).

As fraturas devem ser estabilizadas, seja temporariamente por meio de fixação externa ou placas de expansão em ponte. A decisão é tomada para o encurtamento ósseo, ou, se isso não for funcionalmente possível, a lacuna óssea e o espaço dos tecidos moles devem ser mantidos. O encurtamento ósseo pode facilitar

---

**Boxe 70.1** Princípios do cuidado dos membros mutilados.

- Vida em detrimento do membro
- Revascularização
- Fixação temporária do osso
- Desbridar, desbridar, desbridar
- Reconstrução definitiva

---

**Boxe 70.2** Prioridades no membro mutilado.

1. Revascularização
2. Fixação temporária do osso
3. Cobertura cutânea
4. Reconstrução óssea definitiva
5. Reconstrução do tendão e do nervo

---

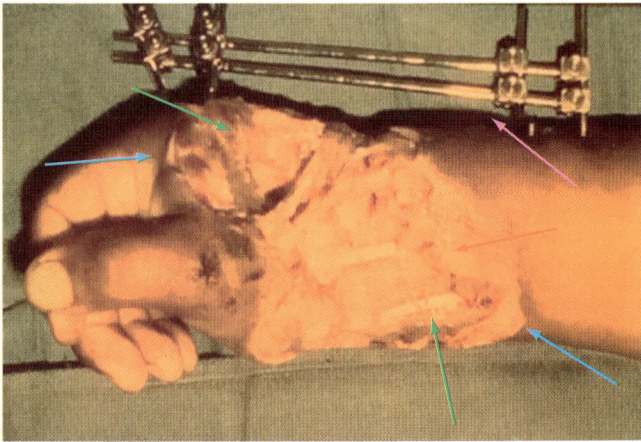

**Figura 70.35** O tratamento da extremidade mutilada deve progredir de modo gradual.

o reparo de nervos, tendões e vasos, trazendo as extremidades para o reparo mais próximas e minimizando a tensão, bem como fechando o espaço do tecido mole. No membro gravemente ferido, a amputação pode ser considerada, lembrando que a utilização da prótese é muito mais complexa para uma amputação acima do cotovelo do que uma amputação transradial. Se for tomada a decisão para amputação, procure, se possível, preservar a articulação do cotovelo.

O desbridamento inicial adequado é primordial, não apenas de material estranho embebido, mas também de tecido desvitalizado. O metacrilato de metila impregnado com antibióticos como um espaçador sólido ou como um cordão de pérolas de antibiótico pode ajudar a manter o espaço do tecido mole e fornecer uma alta dose de antibióticos localmente à área.[21] A membrana que se forma ao redor do cimento com antibiótico também dará uma vantagem para a reconstrução óssea.[24] O desbridamento precoce e agressivo permanece crítico. A infecção comprometerá qualquer futura reconstrução óssea ou de tecidos moles. Somente quando se tem uma ferida adequadamente limpa, a reconstrução pode ser considerada.[25]

Isso provavelmente exigirá mais de um desbridamento. O dispositivo de fechamento assistido por vácuo (VAC, do inglês *vacuum-assisted closure*) nos permitiu temporariamente cobrir uma ferida aberta e manter o ambiente estéril enquanto o planejamento cirúrgico e os desbridamentos repetidos ocorrem. Para lesões em posição mais distal, o curativo VAC reduz o edema, pode manter e moldar a mão e o punho em uma posição funcional. Pode até ajudar a estabilizar fraturas. Portanto, o VAC fornece imobilização temporária, bem como uma ponte para a cobertura e reconstrução definitiva de tecidos moles.[26]

O artigo de referência de Godina em 1986 descreveu os princípios da cobertura inicial de feridas de tecidos moles de fraturas expostas com uma ferida cuidadosamente desbridada.[27] Não só a qualidade e a durabilidade da cobertura de tecidos moles são importantes (como retalho livre ou pediculado), mas também o momento dessa cobertura é primordial. A demora extensa resulta na progressão da fase de colágeno para a cicatrização de feridas e tecido de granulação fibrótico levando a calosidade e perda de fixação. Muitas vezes, a reconstrução óssea e de tecidos moles pode ser realizada simultaneamente. Ocasionalmente, se o osso estiver estabilizado por fixação externa ou um espaçador com antibiótico, a reconstrução com retalho cutâneo ou muscular pode preceder a reconstrução óssea.[28]

Tendões e nervos são reparados assim que a integridade vascular é assegurada e as fraturas ósseas são estabilizadas. No caso de lesões de alta energia, pode-se optar por adiar os reparos do tendão, mas as extremidades cortadas devem ser marcadas para identificação futura. Mesmo que a reconstrução definitiva do tendão esteja prevista em uma fase posterior, a aproximação das extremidades do tendão, se possível, deverá ser feita para minimizar a contração miostática do ventre muscular (Figura 70.36).

O conceito de "peças de reposição" utiliza componentes distais à lesão para reconstrução. Por exemplo, um dedo mutilado irrecuperável pode ser amputado, mas o objetivo deve ser pelo menos preservar os tecidos moles para cobertura com retalhos pediculados de estruturas adjacentes. Um antebraço mutilado pode ficar sem osso e o envelope de tecido mole é utilizado para cobertura de uma amputação mais proximal. Esse tecido distal é empregado até mesmo como retalho livre mais proximal. Esse conceito pode ser particularmente útil na reconstrução de articulações lesionadas. O suprimento de sangue dessas partes de reposição deve ser preservado.[29]

## INFECÇÕES

As infecções das mãos comumente são apresentadas ao residente cirúrgico que cobre o departamento de emergência. Quando a infecção é diagnosticada e tratada inicialmente de modo adequado,

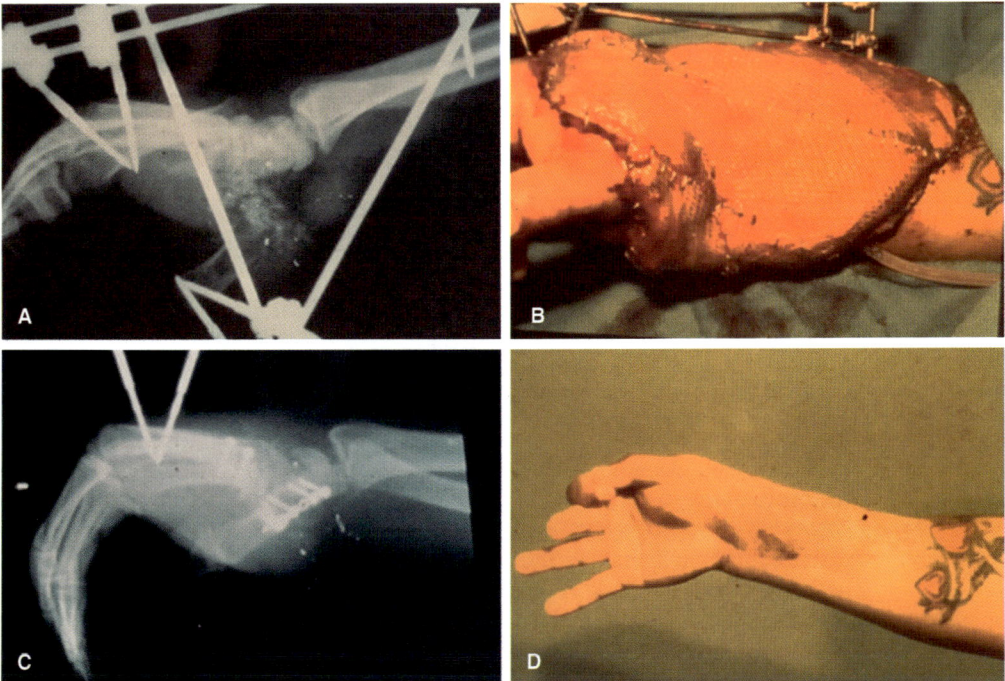

**Figura 70.36** Abordagem gradual da lesão da Figura 70.35. **A.** Fixação temporária inicial e revascularização do polegar. **B.** Cobertura definitiva de tecido mole com retalho e enxerto de pele. **C.** Fixação óssea definitiva. **D.** Resultados de 1 ano após transferências de tendão e ausência de recuperação.

a maioria dos pacientes passa bem. A extensão de infecções palmares profundas pode ser subestimada durante as fases iniciais, porque a face volar da mão não mostra edema tão prontamente quanto a face dorsal da mão. Dessa maneira, se as infecções na mão não forem diagnosticadas precocemente, as infecções poderão se espalhar de um compartimento anatômico para outro ao longo dos planos dos tecidos naturais. As infecções das mãos poderão resultar em morbidade significativa e comprometimento funcional grave se não forem adequadamente diagnosticadas e tratadas (Figura 70.37). Alguns dos tipos mais comuns de infecções são discutidos aqui.

## Infecções superficiais da paroniquia

A paroniquia é a infecção mais comum da mão; geralmente resulta de trauma na região do epopníquio ou do perioníquio. A infecção se localiza ao redor da base da unha, avança ao redor da dobra ungueal e é enterrada abaixo da base da unha. Se o pus estiver preso sob a unha, a pressão na unha causará uma dor intensa. O microrganismo causador mais comum é o *Staphylococcus aureus*. O tratamento precoce é com antibióticos, de preferência penicilina em combinação com um inibidor de betalactamase, tal como sulbactam ou ácido clavulânico. No entanto, atualmente há uma incidência crescente de *S. aureus* resistente à meticilina em infecções adquiridas na comunidade. Depois do desenvolvimento de um abscesso, a drenagem cirúrgica é necessária. A abordagem cirúrgica para uma paroniquia aguda depende da extensão da infecção. As incisões podem não ser necessárias. Um elevador de Freer é utilizado para levantar aproximadamente 25% da unha adjacente ao perioníquio infectado, estendendo-se proximalmente até a borda da unha. Essa porção de unha é seccionada e a compressa de gaze é inserida abaixo da dobra ungueal. Uma única incisão para drenar o perioníquio afetado também permite a elevação da dobra do epopníquio quando o epopníquio e o perioníquio estão envolvidos (Figura 70.38).[30]

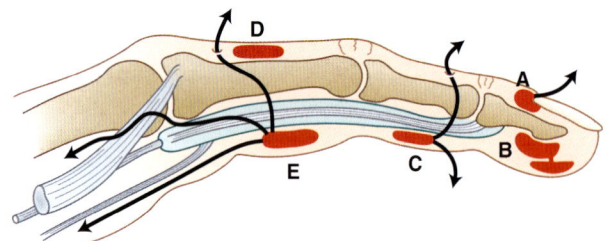

**Figura 70.37** A disseminação de infecções de tecidos moles na mão ocorre através da perda de contenção do sítio original e erosão e disseminação pelos compartimentos anatômicos contíguos. **A.** Paroniquia. Os microrganismos infectantes acessam os tecidos periungueais através de fissuras nos tecidos do epopníquio ou paroniquia e muitas vezes são secretados espontaneamente nessas áreas. **B.** Infecção dos tecidos da polpa (panarício). Septos fibrosos dentro da polpa criam abscessos do botão de colarinho dentro da polpa. **C.** Infecções subcutâneas volares no dedo podem ter descarga percutânea em qualquer superfície do dedo ou penetram dorsalmente e se espalham ao longo das bainhas dos tendões flexores ou extensores. **D.** Infecções subcutâneas no dorso dos dedos geralmente são drenadas por via percutânea devido à espessura fina e à natureza areolar dos tecidos moles. **E.** Infecções dos dedos, localizadas proximalmente, ou do espaço interdigital podem se romper nos espaços palmares ao longo das bainhas dos tendões, fáscia palmar ou canal lumbrical. As bainhas contínuas do polegar e dos dedos mínimos (bursas radiais e ulnares) são contínuas com o túnel do carpo e espaço de Parona (compartimento anterior do antebraço, na parte profunda) no punho.

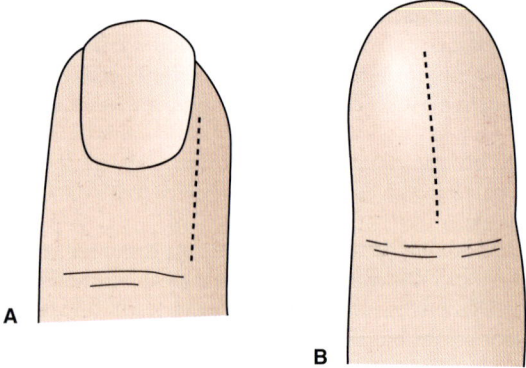

**Figura 70.38** Incisoes da paroniquia (**A**) e do panarício (**B**).

## Infecções dos espaços de profundidade intermediária

Infecções de espaços de profundidade intermediária são infecções do espaço pulpar (panarícios) e infecções profundas dos espaços interdigitais. As infecções do espaço pulpar podem envolver os espaços pulpares volares terminais, médios ou proximais e podem resultar de implantação direta com uma lesão penetrante, ou podem representar disseminação de uma infecção subcutânea mais superficial. A polpa volar do segmento digital distal é um espaço da fáscia fechado proximalmente por um septo unindo à prega da flexão distal ao periósteo, onde se insere o tendão flexor longo. Este espaço também é dividido por septos fibrosos. A tensão no segmento digital distal pode tornar-se tão grande que as artérias para o osso são comprimidas, resultando em gangrena da ponta do dedo e necrose dos 75% distais da falange terminal. Com a infecção do espaço da polpa digital, não se deve esperar pela flutuação antes de tomar a decisão pela cirurgia devido ao perigo de necrose isquêmica da pele e do osso. O diagnóstico clínico é feito pelo início rápido de dor latejante, inchaço e sensibilidade notável do espaço pulpar afetado. A drenagem cirúrgica é necessária. Uma única incisão volar ou longitudinal unilateral pode ser utilizada (Figura 70.38).

Os cuidados pós-operatórios incluem tamponamento da ferida e elevação do membro. O uso de antibióticos é guiado pelos resultados da coloração de Gram. Semelhante à paroniquia, o *S. aureus* é o agente causador mais comum. A disseminação de uma infecção do espaço pulpar pode se mover em um espaço articular ou osso subjacente ou romper o septo proximalmente para envolver o resto do dedo. Mais proximalmente, uma infecção do espaço pulpar na base do dedo pode percorrer através do canal lumbrical na palma para criar uma infecção profunda no espaço palmar.[30]

Abscessos no espaço interdigital resultam de implantação direta ou disseminação de um espaço pulpar. Uma massa inflamada e sensível no espaço interdigital separa os dedos. Há perda da concavidade palmar normal, com um espaço alargado entre os dedos. O edema dorsal está presente e não deve ser confundido com o sítio da infecção. Uma incisão cirúrgica é colocada transversalmente no espaço interdigital e uma contraincisão longitudinal pode ser colocada dorsalmente entre as bases das falanges proximais; uma comunicação generosa é estabelecida entre essas duas incisões (Figura 70.39).

## Infecções profundas

### Infecções do espaço palmar

Essas infecções estão localizadas no espaço profundo da mão entre os metacarpos e a aponeurose palmar. Um septo transverso ao metacarpo do dedo médio divide o espaço profundo em um espaço médio-palmar ulnar e no espaço tenar radial. A cabeça transversal do adutor do polegar separa o espaço tenar do espaço retroadutor. Pode haver balonamento da palma, eminência tenar ou face posterior do primeiro espaço interdigital, dependendo de qual dos espaços afetados está envolvido com um abscesso. O espaço subaponeurótico dorsal da mão profundamente aos tendões extensores também pode ser afetado por uma infecção isolada, geralmente como resultado de implantação direta (Figura 70.40 A). Para uma infecção do espaço tenar, a abordagem preferida para a drenagem cirúrgica é uma incisão dupla volar e dorsal (Figura 70.40 B). No lado volar, é feita uma incisão adjacente e paralela à prega tenar. Deve-se tomar muito cuidado para evitar uma lesão no ramo cutâneo palmar do nervo mediano na parte proximal da incisão e no ramo motor do nervo mediano em um plano mais profundo. Uma segunda incisão longitudinal ligeiramente curvada é feita no dorso do primeiro espaço interdigital. Segue-se mais profundamente a dissecção nessa área entre o primeiro músculo interósseo dorsal e o adutor do polegar. Um dreno é colocado na incisão após exploração minuciosa dos respectivos espaços. Com infecções do espaço médio-palmar, o inchaço dorsal da mão estará presente, como é o caso de todas as infecções palmares, e não deve ser confundido com o sítio da infecção. O movimento dos dedos médio e anular é limitado e doloroso. Uma incisão curvilínea longitudinal é a abordagem preferida para drenagem desse espaço (Figura 70.40 C).

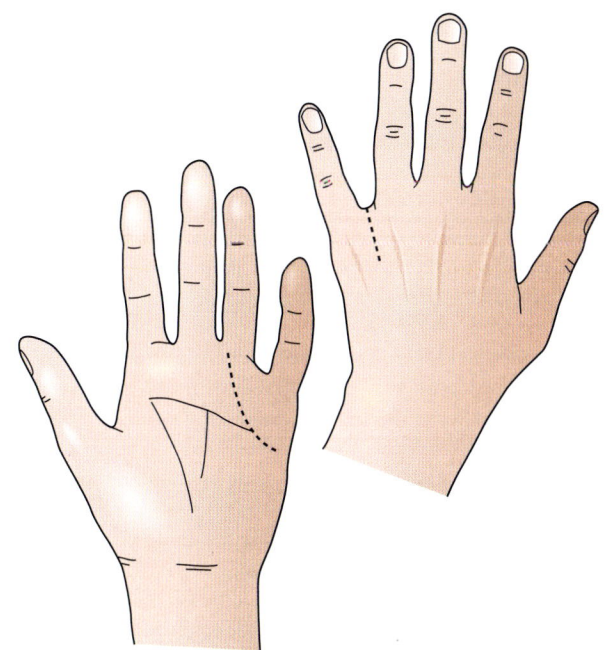

**Figura 70.39** Incisões no abscesso do espaço interdigital entre o dedo mínimo e o dedo anular.

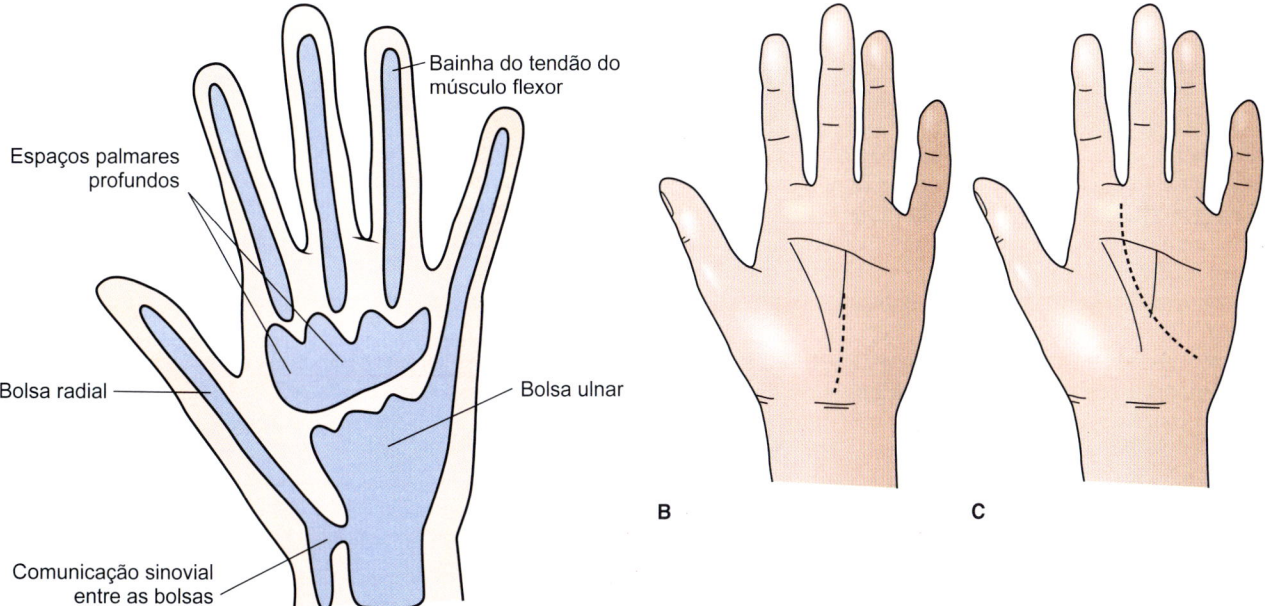

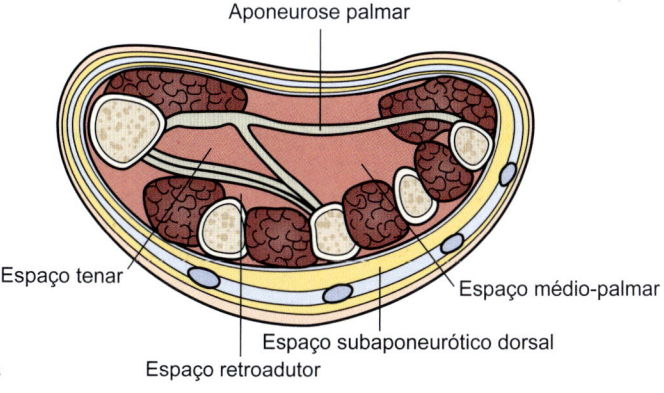

**Figura 70.40 A.** Espaços profundos da mão e bolsas sinoviais. As infecções podem ser limitadas por esses espaços ou podem seguir planos de dissecção anatômica entre esses espaços. **B.** Incisão da infecção do espaço tenar. Uma incisão dorsal no primeiro espaço interdigital também é frequentemente necessária. **C.** Incisão do abscesso no espaço médio-palmar.

A infecção do espaço de Parona (compartimento anterior do antebraço, parte profunda) ocorre no espaço potencial profundo em relação aos tendões flexores no compartimento distal do antebraço e superficial ao músculo pronador quadrado. Geralmente é o resultado da disseminação do espaço médio-palmar contíguo, adjacente, ou da bolsa radial ou ulnar. Edema, sensibilidade e flutuação estarão presentes na região volar distal do antebraço. Uma infecção médio-palmar pode estar associada. A flexão digital ativa é dolorosa, assim como a extensão passiva dos dedos. Uma incisão cirúrgica deve ser planejada para deixar o nervo mediano adequadamente coberto com tecido mole.

### Tenossinovite piogênica dos flexores

Os quatro sinais cardinais de Kanavel são os seguintes: (1) o dedo é mantido flexionado, porque essa posição permite à bainha sinovial o volume máximo e alivia a dor; (2) há edema fusiforme simétrico de todo o dedo, com edema do dorso da mão; (3) a menor tentativa de extensão passiva do dedo provoca dor intensa; e (4) o sítio de máxima sensibilidade está no fundo de saco proximal das bainhas sinoviais do dedo indicador, médio e anular na palma distal ou, no caso de infecção das bainhas do polegar e do dedo mínimo, mais proximalmente na palma da mão (Figura 70.40). As bolsas radiais e ulnares comunicam-se em aproximadamente 80% dos casos e podem estar simultaneamente infectadas. Infecções da bolsa podem se espalhar para o espaço de Parona do antebraço, profundamente aos tendões flexores na parte distal do antebraço, criando um abscesso em ferradura.

A tenossinovite dos flexores piogênicos poderá ser eliminada com antibióticos, elevação das extremidades e imobilização da mão, se o paciente for atendido nas primeiras 24 horas após o início da infecção. Se este regime não for bem-sucedido ou se o paciente for atendido mais de 48 horas após o início da infecção, a drenagem cirúrgica é realizada. A abordagem cirúrgica preferida é feita com duas incisões separadas. A primeira incisão é uma incisão médio-axial realizada no dedo, geralmente no lado ulnar do dedo (no lado radial do polegar ou dedo mínimo); a artéria e o nervo digitais permanecem no retalho volar, com a dissecção seguindo diretamente para a bainha do tendão. Realiza-se a incisão da sinóvia entre as polias A3 e A4, e o líquido turvo é encontrado. Uma segunda incisão é feita na palma da mão sobre o tendão para drenar o fundo de saco. Um cateter de polietileno de calibre 16 é inserido sob a polia A1 na bainha, e a bainha é lavada manualmente com solução salina estéril a cada 2 horas após a cirurgia. Um curativo de mão volumoso absorve a drenagem. Estudos descobriram que a drenagem pós-operatória por cateter nem sempre é necessária.[31]

### Infecções crônicas e atípicas

A paroniquia crônica é geralmente o resultado de infecção causada por *Candida albicans* (> 95%) e não é bacteriana. Quando as bactérias estão envolvidas, são mais comumente micobactérias atípicas ou microrganismos gram-negativos. A paroniquia crônica geralmente responde ao tratamento com agentes antifúngicos tópicos, embora os agentes antifúngicos orais, às vezes, sejam aplicados. Ocasionalmente, o tratamento cirúrgico por meio de marsupialização da prega no eponíquio é necessário. Se a lesão for refratária ao tratamento, a possibilidade de uma neoplasia maligna é considerada.

A tenossinovite crônica pode ocorrer nos tendões flexores ou no dorso do punho e tendões extensores. Geralmente é do tipo granulomatosa e é causada por micobactérias ou fungos. O tratamento inclui excisão cirúrgica da sinóvia envolvida e tratamento prolongado com os agentes antimicrobianos apropriados. A tenossinovite crônica infectada deve ser diferenciada de outras causas de sinovite granulomatosa crônica, como sarcoidose, amiloidose, gota e artrite reumatoide.

### Panarício herpético

O panarício herpético é causado pelo herpes-vírus simples tipo 1 ou tipo 2 e pode ser confundido com uma paroniquia. A infecção começa com o aparecimento de pequenas vesículas claras com edema localizado, eritema e dor intensa. As vesículas podem aparecer posteriormente turvas e coalescem nos próximos dias antes de ulcerar. O diagnóstico é confirmado pela cultura do vírus do líquido vesicular, avaliando-se pelo ensaio de imunofluorescência os títulos de anticorpos séricos ou realizando um esfregaço de Tzanck. No entanto, essas medidas raramente são necessárias, porque o diagnóstico clínico geralmente é suficiente. A infecção pode ocorrer por autoinoculação de uma lesão oral ou genital ou exposição pelo profissional da saúde. A dor é muitas vezes desproporcional aos achados físicos. O tratamento geralmente não é cirúrgico, pois essa infecção é comumente autolimitada. Antivirais como o aciclovir ou o fanciclovir poderão trazer algum benefício se o tratamento for iniciado nas primeiras 48 horas do início dos sintomas. A incisão cirúrgica e a drenagem podem levar ao envolvimento sistêmico e possível encefalite viral.

### Mordidas de animais e humanos

A diferença mais marcante na flora microbiana presente em feridas por mordidas de humanos e animais é o maior número de isolados bacterianos por ferida em mordidas humanas, sendo a diferença causada principalmente pela presença de bactérias anaeróbias. Mordidas humanas podem ocasionalmente transmitir outras doenças infecciosas, como hepatite B, tuberculose, sífilis ou actinomicose. Foi relatado que a incidência de *Eikenella corrodens* em infecções por mordida humana da mão varia de 7 a 29%. Normalmente, microrganismos isolados de feridas de mordida humana são, como em mordidas de animais, os estreptococos alfa-hemolíticos e *S. aureus*, cepas produtoras de betalactamase de *S. aureus* e *Bacteroides* spp. Bactérias anaeróbias, incluindo *Bacteroides*, *Clostridium*, *Peptococcus* e *Veillonella* são mais frequentes em infecções por mordidas humanas do que anteriormente reconhecido. A maioria dos estudos de feridas por mordidas de animais se concentra no isolamento de *Pasteurella multocida*, desconsiderando o papel dos anaeróbios. No entanto, estudos mais recentes mostraram que feridas por mordidas de cães indicam vários microrganismos, com *P. multocida* sendo isolada de apenas 26% das feridas por mordida de cães em adultos. A maioria das mordidas de animais causa infecções mistas por bactérias aeróbias e anaeróbias.

As infecções articulares piogênicas geralmente resultam de trauma, como a ferida por mordida de um dente quando a mão do agressor atinge a mandíbula. Um dente atingido pelo punho cerrado de um atacante penetra na pele, tendão, cápsula articular e cabeça do metacarpo. Uma vez que o dedo é estendido, as quatro feridas por perfuração se separam umas das outras para criar um espaço fechado dentro da articulação. Todas essas feridas na articulação MF, causadas por mordidas de luta, precisam ser exploradas cirurgicamente, desbridadas e completamente lavadas. As feridas por mordida humana não são fechadas primariamente e são tratadas com antibióticos apropriados.

# SÍNDROME COMPARTIMENTAL, LESÕES POR INJEÇÃO DE ALTA PRESSÃO E LESÕES POR EXTRAVASAMENTO

## Lesões por injeção de alta pressão

Lesões por injeção de alta pressão na mão são relativamente incomuns, mas as consequências de um diagnóstico incorreto são graves. É necessário tratamento urgente. As pistolas de injeção de alta pressão são utilizadas para pintura, lubrificação, limpeza e vacinação de animais de fazenda. Os materiais que podem ser injetados com esses dispositivos incluem tinta, diluentes, óleo, graxa, água, plástico, vacinas e cimento. Essas pistolas de injeção de alta pressão podem gerar pressões que variam entre 3.000 e 12.000 psi. Lesões por injeção também podem ser causadas por outras fontes, como linhas e válvulas defeituosas, mangueiras pneumáticas e linhas hidráulicas. O tipo de material injetado é o fator prognóstico mais importante. Tintas à base de óleo e diluentes podem gerar inflamação precoce significativa, levando à fibrose grave. Como as bainhas dos tendões nos dedos indicador, médio e anular terminam no nível das articulações MF, o material injetado nas pregas de flexão IFD ou IFP permanecerá dentro desses dedos. No entanto, as bainhas dos tendões no polegar e no dedo mínimo estendem-se até as bolsas radiais e ulnares. Desse modo, o material injetado no dedo mínimo ou na prega da flexão IF do polegar pode se estender até o antebraço e, até mesmo, causar síndrome compartimental.

A apresentação inicial de um paciente com injeção de alta pressão pode ser benigna e sutil. Isso pode resultar em manejo ineficaz, minimizando as queixas do paciente. A ruptura na pele pode ser um local de punção do tamanho de um orifício de aparência benigna. No entanto, em algumas horas, o dedo torna-se cada vez mais doloroso, inchado e pálido. O reconhecimento imediato e a realização da gravidade da lesão são fundamentais. As radiografias podem ajudar a determinar a extensão e a dispersão do material injetado, seja na forma de enfisema subcutâneo ou, com tintas à base de chumbo, aparecendo como densidades radiopacas de tecidos moles. Todo o dedo deve ser descomprimido cirurgicamente, e todo o material estranho e tecido necrótico, desbridado (Figura 70.41). As feridas são fechadas frouxamente

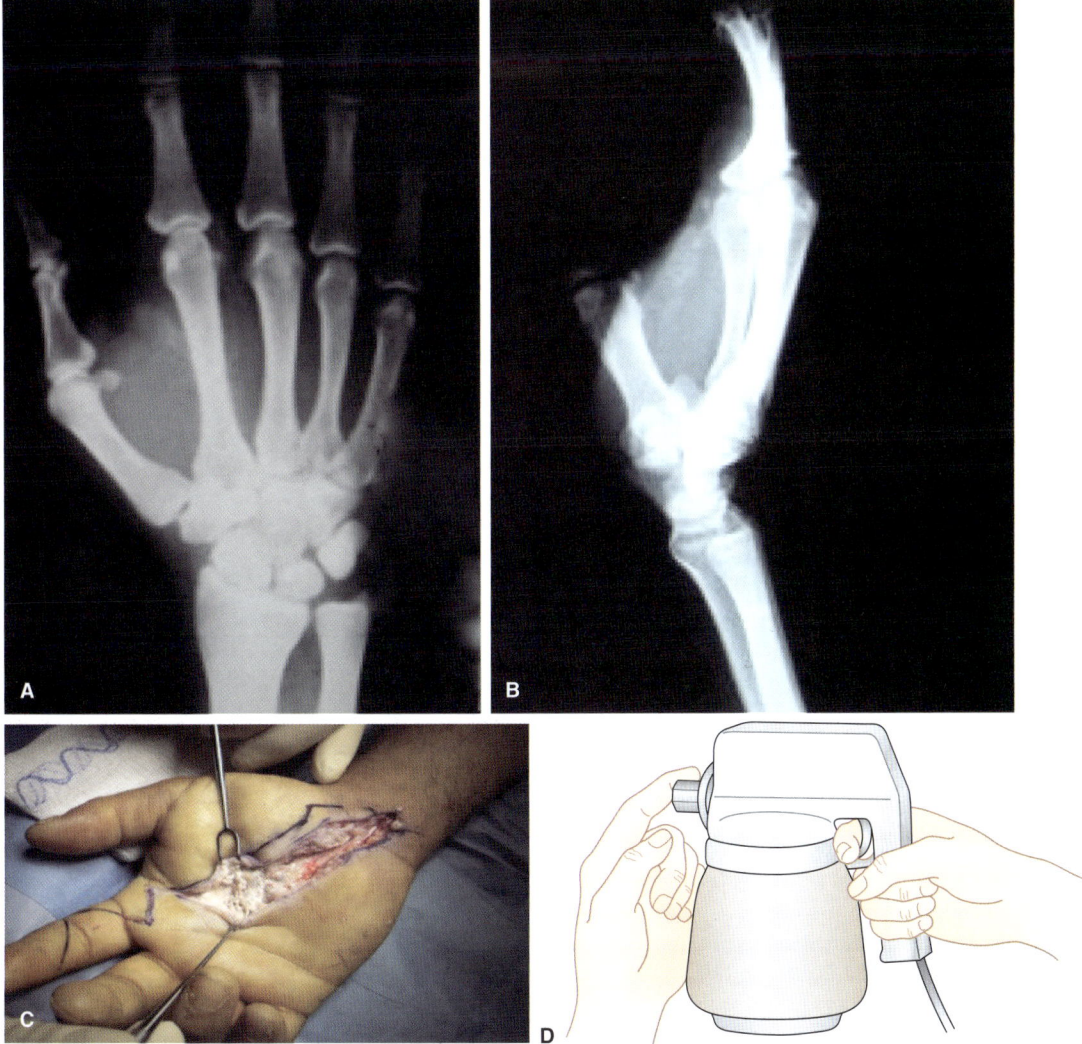

**Figura 70.41** A lesão por injeção de alta pressão da pistola de pintura parece completamente inócua, com pequena ferida por perfuração na apresentação. **A** e **B**. Radiografias anteroposteriores e laterais da mão direita mostram o material estranho radiopaco em tecidos moles da palma e eminência tenar. **C**. Fotografia intraoperatória de homem canhoto com lesão palmar por injeção de alta pressão de uma pistola de pintura na palma não dominante. Os tecidos são amplamente infiltrados pela tinta da base do dedo ao punho e requerem desbridamento e descompressão urgente. **D**. A remoção da proteção permite que o bocal entre em contato próximo, aumentando exponencialmente a pressão aplicada aos tecidos moles.

sobre drenos de Penrose ou de forma retardada. Antibióticos apropriados devem ser administrados. Apesar de reconhecimento e tratamento imediatos, muitas dessas lesões acabam por resultar em amputação cirúrgica dos dedos.

### Lesões por extravasamento

No passado, as lesões por extravasamento de agentes quimioterápicos frequentemente afetavam o membro superior. No entanto, linhas centrais subcutâneas em túnel reduziram a incidência dessas lesões. Se houver suspeita de extravasamento, a infusão deve ser interrompida imediatamente. As compressas frias são aplicadas por 15 minutos, 4 vezes/dia, e a extremidade é elevada durante as próximas 48 horas. Esse tratamento é frequentemente eficaz para a maioria das lesões por extravasamento. No entanto, na presença de bolhas, ulceração e dor no tecido danificado, ocorrerá necrose progressiva até os limites do extravasamento, sendo necessária a excisão cirúrgica de todo o tecido lesionado. De modo geral, a maioria das feridas subsequentes pode ser tratada com enxerto de pele de espessura parcial tardia, embora as opções para cobertura da ferida após o desbridamento dependam da extensão do desbridamento necessário.

### Síndrome compartimental

A síndrome compartimental resulta em sintomas e sinais causados pelo aumento da pressão dentro de um espaço limitado que compromete a circulação e a função dos tecidos nesse espaço. A contratura isquêmica de Volkmann é a sequela da síndrome compartimental não tratada; resulta em músculo fibrosado, contraído e sem função, com nervos que são insensíveis. Várias lesões são conhecidas por causar síndrome compartimental:

- Volume do compartimento diminuído (p. ex., por curativos ou gessos apertados aplicados externamente, em posição deitada sobre um membro em estado comatoso)
- Aumento do conteúdo do compartimento (p. ex., de sangramento ou trauma com fraturas ou lesões nos dedos; aumento da permeabilidade capilar, como reperfusão após lesão isquêmica; lesões por queimadura elétrica)
- Outras lesões (p. ex., picadas de cobra, lesões por injeção de alta pressão).[32]

O diagnóstico da síndrome compartimental é baseado principalmente na avaliação clínica. Embora seja possível medir a pressão intracompartimental, a decisão de realizar a fasciotomia é baseada em um alto grau de suspeição clínica. A isquemia do compartimento pode ser grave e ainda não afetar a cor ou a temperatura dos dedos distais, e os pulsos distais raramente são obliterados pelo inchaço do compartimento. No entanto, a circulação no músculo e nervo pode ser muito reduzida. A isquemia muscular que dura por mais de 4 horas leva à morte muscular e também pode causar mioglobinúria significativa. Após 8 horas de isquemia total, as alterações nervosas irreversíveis estão completas. O elemento central da isquemia dos músculos e nervos é a dor, que é progressiva e persistente. A dor é acentuada pelo estiramento muscular passivo; este é o teste clínico mais confiável para o diagnóstico de síndrome compartimental. O próximo achado clínico mais importante é a sensação diminuída, que indica isquemia nervosa. Os compartimentos fechados do antebraço e da mão também são palpados e encontrados tensos e sensíveis, confirmando o diagnóstico de síndrome compartimental. Um teste de estiramento muscular passivo provoca dor intensa na presença da síndrome compartimental. A diferenciação entre lesão arterial e lesão nervosa precisa ser feita no diagnóstico diferencial de síndrome compartimental. Todas essas três lesões produzem parestesias e paresia; dor com estiramento passivo ocorre na síndrome compartimental e oclusão arterial, mas não na neuropraxia; e os pulsos ficam intactos na síndrome compartimental e na neuropraxia, mas não na oclusão arterial. Nas situações em que o paciente não pode cooperar por causa de embriaguez ou inconsciência e o diagnóstico clínico é difícil, a pressão compartimental pode ser mensurada.

A liberação de uma síndrome compartimental do antebraço sempre requer liberação do túnel do carpo (Figura 70.42). A incisão palmar começa no vale entre os músculos tenar e hipotenar; em seguida, a incisão se curva transversalmente ao longo da prega de flexão do punho na borda ulnar. Esta incisão deve evitar o ramo cutâneo palmar do nervo mediano e prevenir a contratura em flexão ao longo da prega do punho. Também oferece uma oportunidade para liberar o canal de Guyon. A incisão então se estende proximalmente até o antebraço antes de se curvar para trás em direção radial, de modo a ter um grande retalho de pele que cobrirá o nervo mediano e os tendões distais do antebraço. No cotovelo, a incisão para o retalho então se curva novamente através da fossa antecubital, fornecendo cobertura para a artéria braquial e nervo mediano e prevenindo a contratura linear através da fossa antecubital. Os compartimentos dorsais e os chamados chumaços móveis do antebraço são prontamente liberados através de uma incisão reta, conforme necessário. A liberação apropriada dos vários compartimentos intrínsecos da mão também pode ser necessária. A maioria das feridas pode ser parcialmente fechada em 5 dias. Se a pele não puder ser fechada secundariamente no período de 10 dias, um enxerto de pele de espessura parcial poderá ser aplicado.

## TENOSSINOVITE

### Doença de De Quervain

A doença de De Quervain é uma tenossinovite estenosante do primeiro compartimento dorsal do punho e é uma causa comum de dor e incapacidade. O diagnóstico é feito facilmente a partir de uma história de dor localizada no lado radial do punho e agravada pelo movimento do polegar. Há frequentemente uma história de uso excessivo crônico do punho e mão. Outras características são sensibilidade local e edema sobre o primeiro compartimento dorsal do punho e um resultado positivo no teste de Finkelstein – o paciente aperta o polegar, e o desvio ulnar rápido na mão provoca dor extrema. A crepitação pode ser palpável. Essa condição deve ser diferenciada, por exame radiográfico e exame físico, da artrite da articulação carpometacarpal do polegar.

O tratamento não cirúrgico inclui injeção local de esteroides, imobilização do polegar e do punho, calor local e medicamentos anti-inflamatórios sistêmicos. Se essas medidas não cirúrgicas falharem, será realizada a descompressão cirúrgica do primeiro compartimento dorsal no punho. Deve-se tomar cuidado para proteger os ramos dos nervos sensitivos radiais durante o curso da operação, porque esses ramos atravessam logo abaixo da pele nessa área e o trauma ou transecção pode levar a neuromas incapacitantes dolorosos.

### Síndrome da intersecção

Esta condição não é bem compreendida, mas é caracterizada por dor e crepitação no ponto em que os tendões ALP e ECP cruzam sobre os tendões do segundo compartimento dorsal (ERLC e ERCC; Figura 70.43). O tratamento inicial é por imobilização, injeção local de corticosteroide e medicamentos anti-inflamatórios. Casos refratários requerem liberação cirúrgica no segundo compartimento dorsal e excisão das membranas tenossinoviais envolvidas.

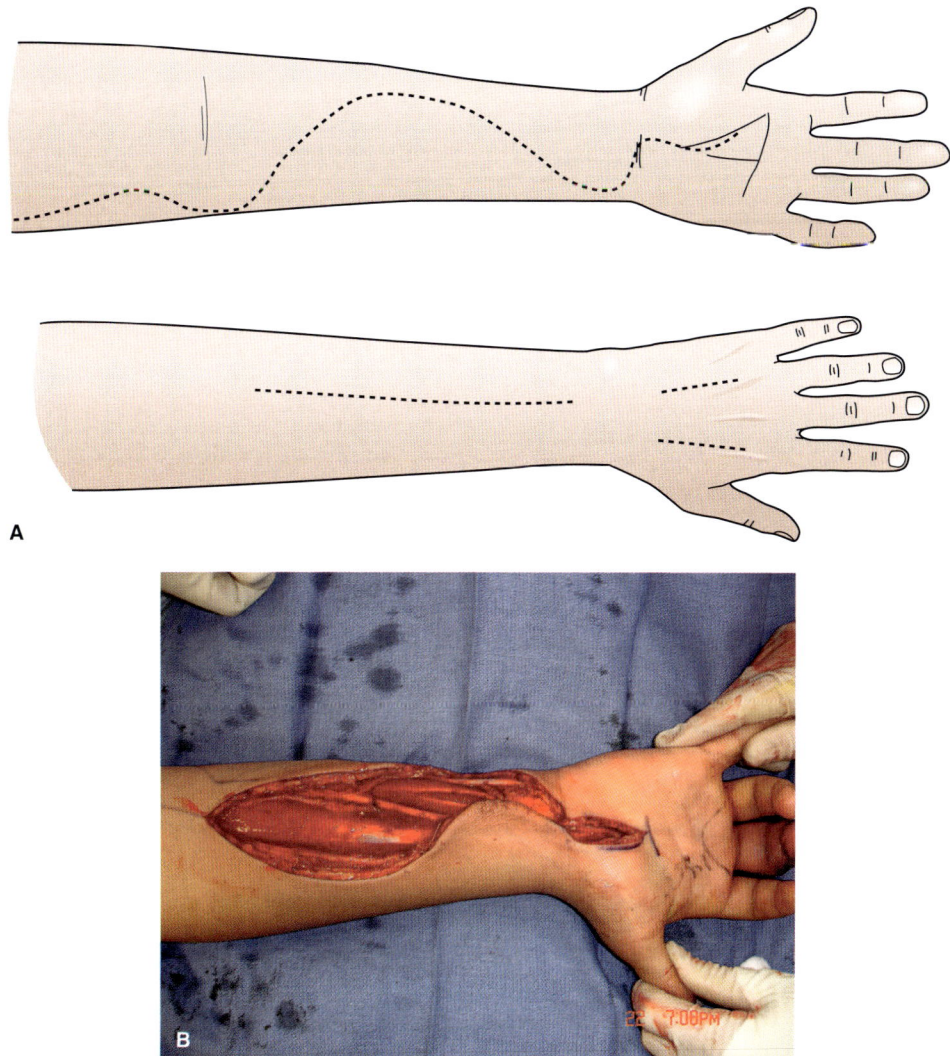

**Figura 70.42 A.** Incisões para fasciotomia do antebraço. **B.** Fasciotomia em criança por síndrome compartimental após picada de cobra.

## Polegar e dedos em gatilho

O dedo em gatilho é uma tenossinovite constritiva dos tendões flexores, geralmente no nível da polia A1. O paciente pode flexionar o dedo, mas um nódulo aparente surge na borda proximal da polia A1, bloqueando a articulação IFP (ou a articulação IF do polegar) nessa posição flexionada. As tentativas de estender o dedo fazem com que ele volte repentinamente, como o gatilho de uma arma. Muitas vezes, o paciente precisa usar a mão oposta para destravar e estender o dedo. Em sua forma mais grave, a constrição é tão apertada que o paciente não consegue flexionar o dedo ou ele fica fixo em uma posição flexionada e não pode mais ser totalmente estendido. Uma forma congênita de polegar ou dedo em gatilho é observada em bebês, mas a maioria dos casos se resolve quando a criança atinge 1 ano; se não, indica-se a cirurgia.

O tratamento não cirúrgico em adultos inclui injeção local de corticosteroides. Se este regime falhar, a polia A1 é longitudinalmente dividida pela cirurgia.[33]

## Outros sítios de tenossinovite

Outros sítios incluem os tendões FRC e FUC, que podem frequentemente ser tratados pela imobilização e injeção local de corticosteroides, embora a cirurgia ocasionalmente possa ser necessária.

A inflamação do EUC também pode ser uma causa enigmática de dor no punho do lado ulnar. O diagnóstico é feito pela indução de sensibilidade ao longo do tendão do EUC, dor na extensão ativa resistida e desvio ulnar do punho.

## SÍNDROMES DE COMPRESSÃO DO NERVO

Ao longo do comprimento da extremidade superior, os nervos passam por um número de gargalos anatômicos. Estes são todos locais possíveis de aprisionamento do nervo e levam a déficits sensitivos e motores distais característicos. Os sítios mais comuns de compressão do nervo, de proximal para distal ao longo do comprimento da extremidade, estão na raiz nervosa secundária à doença do disco cervical ou artrite cervical degenerativa, compressão do desfiladeiro torácico no nível da clavícula, aprisionamento do nervo ulnar no cotovelo (síndrome do túnel cubital), aprisionamento do nervo interósseo posterior no antebraço proximal (síndrome do túnel radial, síndrome interóssea posterior), aprisionamento do nervo mediano e seus ramos na porção proximal do antebraço (denominada síndrome do pronador, síndrome do nervo interósseo anterior) e, por fim, aprisionamento do nervo mediano no punho (síndrome do túnel do carpo) e do nervo ulnar no canal de Guyon (síndrome do túnel ulnar).

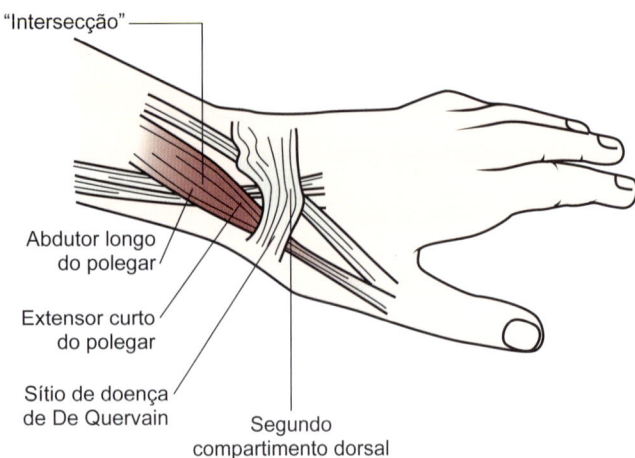

**Figura 70.43** Localizações anatômicas para a tenossinovite estenosante de De Quervain e síndrome da intersecção.

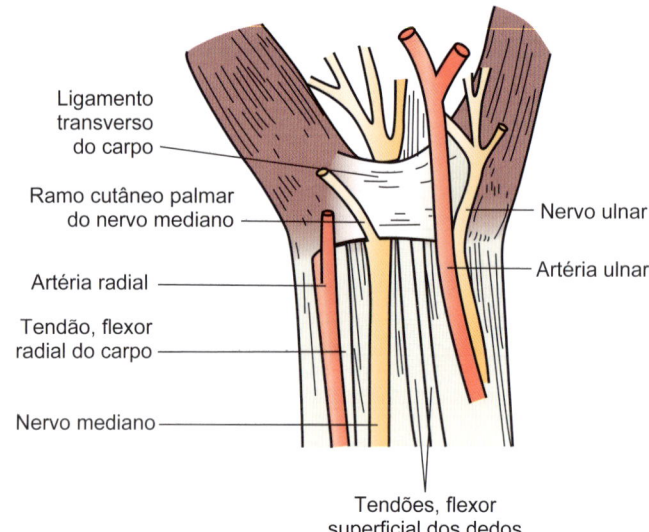

**Figura 70.44** Anatomia do túnel do carpo. O ligamento transverso do carpo (retináculo dos flexores) é dividido longitudinalmente durante a liberação do túnel do carpo.

Na maioria dos casos de aprisionamento do nervo, não é encontrado nenhum fator causador agravante específico. Uma incidência crescente de neuropatia por compressão é relatada em pacientes cujo trabalho envolve estresse crônico repetitivo (p. ex., montadores, cortadores de frango). Em alguns, pode haver um problema compressivo extrínseco claramente definido no nervo ou um fator agravante. Estes incluem os seguintes:

- Trauma que pode produzir compressão óssea, por exemplo, túnel do carpo após luxações do carpo ou uma consolidação viciosa do rádio distal (mediano) e fraturas supracondilianas do úmero que aumentam o ângulo de transporte do cotovelo (nervo ulnar no cotovelo)
- Espessamento sinovial da bursa na artrite reumatoide no túnel do carpo (mediano) ou no cotovelo (interósseo posterior)
- Tumores, como tumor de células gigantes no canal de Guyon (ulnar) ou um lipoma no túnel radial (interósseo posterior)
- De desenvolvimento, com músculos anômalos presentes no túnel do carpo (mediano), canal de Guyon (ulnar) ou antebraço (mediano)
- Metabólico, em que distúrbios do equilíbrio hídrico causam aumento de pressão no nervo, particularmente no túnel do carpo (p. ex., mixedema, gravidez).

A síndrome do túnel do carpo é a síndrome do aprisionamento do nervo periférico mais comum, seguida de aprisionamento do nervo ulnar no cotovelo.[34] As outras síndromes de aprisionamento são menos comuns.

Diabetes melito é reconhecido como fator de risco para a síndrome do túnel do carpo, e a resposta ao tratamento ainda não é clara. No entanto, estudos sugerem que pacientes com diabetes respondem de maneira semelhante à de pacientes que são normoglicêmicos após liberação do túnel do carpo.

### Síndrome do túnel do carpo

O túnel do carpo é um túnel fibro-ósseo compactado no punho que é atravessado pelo nervo mediano e nove tendões flexores extrínsecos longos dos dedos (Figura 70.44). Seu assoalho é formado pelos ossos do carpo e coberto pelo retináculo dos flexores (ligamento transverso do carpo). As pressões normais neste túnel são de 20 a 30 mmHg. Um aumento na pressão acima disso causa uma lesão isquêmica compressiva crônica no segmento do nervo, resultando primeiro em desmielinização e, eventualmente, em morte axonal. Há bloqueio progressivo de condução no nervo, com consequente disfunção sensitiva e motora. Os primeiros sintomas são dor e parestesias, que são caracteristicamente mais evidentes à noite, após atividade prolongada e com alterações posturais posicionais no punho, como ao dirigir, usar um secador de cabelo portátil ou ler um livro. O paciente pode queixar-se de falta de habilidade e tendência a deixar cair objetos. As parestesias caracteristicamente seguem a distribuição do nervo mediano, incluindo o polegar e os dedos indicador e médio.

O exame físico consiste em comprimir o canal do carpo, percussão do nervo mediano e hiperflexão do punho para produzir parestesias (sinal de Durkan, sinal de Tinel e teste de Phalen, respectivamente). A avaliação sensitiva revela hipoestesia na distribuição do nervo mediano e pode revelar uma discriminação sensitiva ampla de dois pontos. A fraqueza tenar ou perda de massa muscular é um achado tardio. Estudos de condução nervosa e eletromiografia são complementos úteis ao exame clínico.

O tratamento inicial da síndrome do túnel do carpo inclui o uso de órteses no punho (particularmente à noite), injeções locais ocasionais de corticosteroides e modificação nos padrões de trabalho. Se os sintomas persistirem ou se a apresentação inicial mostrar síndrome do túnel do carpo grave, será necessária a descompressão cirúrgica. Isso é feito longitudinalmente dividindo o retináculo dos flexores por via aberta ou endoscópica. Tanto os procedimentos de Agee (porta única) quanto de Chow (porta dupla) mostraram eficácia semelhante à abordagem aberta.[35] A sinovectomia e a remoção de qualquer lesão de massa também podem ser necessárias se essa for a causa do problema.[36]

### Síndrome do pronador redondo

No antebraço proximal, o nervo mediano pode ser comprimido no arco fibroso entre as duas cabeças do FSD, duas cabeças do pronador redondo, *lacertus fibrosus* (aponeurose bicipital no cotovelo) e ligamento de Struthers. A compressão em qualquer um ou em todos esses sítios é vagamente agrupada sob a síndrome do pronador. Os sintomas produzidos são semelhantes aos do túnel do carpo, embora os sintomas noturnos sejam incomuns. Também pode-se sentir dormência na palma porque o ramo cutâneo palmar está envolvido, mas é especificamente poupada na síndrome do túnel do carpo, porque esse ramo nervoso passa superficialmente em relação ao retináculo dos flexores e surge proximalmente ao retináculo. Os sintomas podem ser reproduzidos ou agravados pela tentativa de pronação contra a resistência e pela flexão resistida do dedo médio. No entanto, pode ser difícil localizar com precisão a causa compressiva na síndrome do pronador, e a descompressão cirúrgica muitas vezes envolve a liberação de todos os quatro sítios potenciais de compressão.

O ramo do nervo interósseo anterior do nervo mediano pode ocasionalmente ser comprimido isoladamente. Isso não produz quaisquer sintomas sensitivos, mas visa especificamente aos três músculos inervados pelo nervo interósseo anterior – FLP, FPD para os dedos indicador e médio, além do músculo pronador quadrado.

## Compressão do nervo ulnar

O nervo ulnar pode ser comprimido no canal de Guyon no punho ou no chamado túnel cubital no cotovelo e porção distal do braço.

### Compressão do canal de Guyon

Este canal é delimitado pelo gancho do hamato, pisiforme, ligamento piso-hamato e ligamento carpal palmar. Compressão por lesões de massa, incluindo um gânglio, tumor de células gigantes, trombose da artéria ulnar e aneurisma da artéria ulnar, podem ocorrer nesse sítio como na síndrome do martelo hipotenar. A compressão nesse sítio também pode ser idiopática. Os déficits ulnares distais podem estar na distribuição motora ou sensitiva ou em ambas, dependendo de onde ocorre a compressão no canal em relação à bifurcação do ramo motor profundo do nervo ulnar. O sinal de Tinel pode estar presente e pode haver agravamento dos sintomas por compressão direta sobre o canal de Guyon. O tratamento é cirúrgico; consiste em dividir o músculo palmar curto e o ligamento carpal palmar, bem como na remoção de qualquer massa nociva nessa região.

### Síndrome do túnel cubital

O túnel cubital é um túnel longo que começa na porção superior distal do braço e se estende para o antebraço proximal. Como o nervo ulnar passa para o antebraço, ele se curva firmemente ao redor das superfícies estriadas posteriores e inferiores do epicôndilo medial do úmero. Este sulco é atravessado pela aponeurose entre as duas cabeças do FUC, cuja borda principal pode ser espessa e fibrosada, denominada ligamento de Osborne. Mais proximalmente, o nervo ulnar passa do compartimento anterior do braço para o compartimento posterior, que pode ser atravessado por um longo túnel chamado de arcada de Struthers. O septo intermuscular medial na parte superior do braço também pode causar compressão do nervo ulnar. A maior parte do túnel fibro-ósseo distal é mais precisamente denominada túnel cubital. No entanto, a compressão do nervo ulnar pode ocorrer em qualquer um desses sítios, proximal a distal, começando na parte superior do braço e estendendo-se até o antebraço. Sintomas motores e sensitivos desenvolvem-se na distribuição do nervo ulnar e são agravados pela adoção de uma posição flexionada no cotovelo. O exame revela o sinal de Tinel sobre o túnel. As parestesias são descritas na distribuição do nervo ulnar para os dedos mínimo e anular e borda ulnar da mão. O diagnóstico diferencial inclui a síndrome do desfiladeiro torácico, a compressão do nervo ulnar no canal de Guyon e a compressão da raiz nervosa no pescoço.

O tratamento inicial consiste na imobilização do cotovelo em extensão à noite. O uso de cotoveleiras de extensão macia evita a flexão do cotovelo e a pressão direta sobre o nervo. Falha nas medidas não operatórias e alterações significativas nos estudos eletrodiagnósticos são indicações para a descompressão cirúrgica. Normalmente, todas as restrições fibrosas no nervo ulnar ao redor do cotovelo são liberadas, e o nervo é transposto anteriormente ao epicôndilo medial em uma posição subcutânea ou submuscular. Já houve relatos preliminares de sucesso com a descompressão endoscópica *in situ* do nervo ulnar no cotovelo.

## Compressão do nervo radial

O nervo radial pode ser comprimido proximalmente no espaço triangular na axila (envolvendo especificamente o ramo axilar), sulco espiral posterior ao úmero no braço e septo intermuscular lateral proximal ao cotovelo. Mais distalmente no antebraço, o nervo interósseo posterior, a principal divisão motora do nervo radial, pode ser comprimido no chamado túnel radial, começando na borda fibrosa principal do supinador (ligamento de Frohse). Pode haver um grau variável de paresia do nervo interósseo ou dor irradiando para a face dorsorradial do antebraço (denominada síndrome do túnel radial). O tratamento inicial é não cirúrgico com imobilização, mas se não for bem-sucedido, a descompressão cirúrgica ocasionalmente pode ser necessária.

## Compressão do desfiladeiro torácico

O desfiladeiro torácico é um espaço estreito na base do pescoço delimitado pela primeira costela medialmente, músculo escaleno anterior e clavícula anteriormente, além do músculo escaleno médio posteriormente. Todos os elementos do plexo braquial, bem como artéria e veia subclávias, passam através desse espaço estreito e podem ser potencialmente comprimidos nesse sítio. Um sinal de Tinel muitas vezes pode ser induzido nas regiões supraclavicular e infraclavicular. Um teste de Roos é realizado pedindo-se ao paciente que mantenha os dois braços acima da cabeça em uma posição de rendição enquanto abre e fecha os punhos. Isso reproduz os sintomas em 1 minuto e, se continuado, o braço colapsa ao lado. O teste de Adson envolve a palpação do pulso radial, enquanto o paciente gira o queixo para o mesmo lado, inspira profundamente e segura a respiração. O pulso radial desaparece ou diminui. A compressão costoclavicular envolve pressão descendente sustentada na clavícula, e os sintomas são reproduzidos. A avaliação radiográfica pode revelar uma costela cervical. Resultados do estudo de condução nervosa geralmente são normais.

A compressão do desfiladeiro torácico pode ocorrer em associação a outros locais periféricos de compressão do nervo, uma condição denominada síndrome do duplo esmagamento. O tratamento é primariamente não cirúrgico, envolvendo exercícios para melhorar a postura e evitar atividades agravantes. Se os sintomas persistirem, principalmente se estiverem associados à compressão vascular, o desfiladeiro torácico pode ser descomprimido cirurgicamente. Isso é realizado por uma ressecção transcervical ou transaxilar da primeira costela, muitas vezes com liberação dos músculos escalenos.

## TUMORES

Gânglios e cistos mucosos representam 60 a 70% dos tumores de mão, seguidos em frequência por cistos de inclusão, verrugas, tumores de células gigantes em bainhas tendíneas, granulomas de corpo estranho, lipomas, hemangiomas e granulomas piogênicos (Tabela 70.6). Tumores benignos representam 95% das neoplasias da mão. O carcinoma de células escamosas é a neoplasia maligna primária mais frequente da mão, o carcinoma de células basais é raro, e o melanoma é relativamente incomum no membro

### Tabela 70.6 Tumores benignos do tecido conectivo da mão.

| Tumores de tecido mole | Apresentação | Localizações mais comuns | Tecido de origem e aparência | Tratamento | Aspecto radiográfico |
|---|---|---|---|---|---|
| Gânglio | Edema, às vezes doloroso; o cisto mucoso IFD pode drenar espontaneamente o líquido gelatinoso claro; 70% dos inchaços nas mãos | Punho volar e dorsal, bainha do tendão flexor, dorso da articulação IFD | Cisto sinovial contendo líquido gelatinoso espesso | Sem tratamento *versus* aspiração *versus* excisão | Sem alterações radiográficas; o cisto mucoso na articulação IFD pode conter osteófitos associados à osteoartrite |
| Tumor de células gigantes da bainha tendínea | Aumento progressivo, indolor, profundamente aderente; potencial recorrência após a excisão; segundo tumor de mão mais comum | Qualquer sítio sinovial, incluindo a bainha do tendão, articulação, placa palmar, geralmente em um dedo | Sinóvia e histiócitos; coloração bosselada e marrom-amarelada pela pigmentação de hemossiderina | Excisão | Reabsorção de pressão óssea |
| Lipoma | Massa crescente, indolor, geralmente na superfície volar da mão ou do dedo; pode alcançar um tamanho muito grande; raramente, sintomas de compressão do nervo | Face volar da mão e do dedo | Células adiposas maduras | Excisão (enucleação) | Aparência límpida característica na radiografia |
| Cisto de inclusão (cisto dermoide de implantação) | Lesão indolor, crescente, aderente à derme sobrejacente; mais comum em trabalhadores e pessoas sujeitas a pequenos traumas nas mãos; pode se tornar infectado | Palma das mãos e ponta dos dedos | Cisto epidérmico implantado contendo restos queratinosos | Excisão de todo o saco revestido de epitélio | Pode causar reabsorção por pressão do osso |
| Neurofibroma | Pode ser localizado, difuso ou plexiforme; pode estar associado à doença de von Recklinghausen; aumento indolor, mas a dor levanta suspeita de alteração maligna | Menos comum na mão do que em outros locais; observado com mais frequência na palma da mão | Fibroblastos perineurais | Excisão, em caso de nervo não crítico; biopsia, se houver suspeita de malignidade; possível enxerto do nervo | Aspecto lobulado característico na imagem de RM |
| Schwannoma | Pequena massa indolor em nervo periférico móvel lateralmente; pode ser um achado acidental no momento da cirurgia do túnel do carpo; disestesias distais ocasionais | Nervos medianos e digitais | Células de Schwann | A cirurgia microneural pode retirar o tumor do nervo sem ocasionar déficit neurológico | Sem alterações na radiografia simples |
| Granuloma piogênico | Frequentemente no local de lesão cutânea trivial anterior nos dedos; friável e sangra facilmente; cresce rapidamente | Dedos | Tecido de granulação | Pequenas lesões podem ser cauterizadas; excisão de lesões maiores | Sem alterações radiológicas |
| Tumor glômico | Lesões muito pequenas; extremamente doloroso, sensibilidade localizada, sensível ao frio; às vezes rotulado como fingimento do paciente | Ponta do dedo subungueal ou volar; pode ser múltiplo | Aparelho neuromioarterial | Excisão; reparar o leito ungueal se subungueal | Pode apresentar endentação da falange distal |

*IFD*, articulação interfalângica distal; *RM*, ressonância magnética.

superior. O melanoma lentiginoso acral (p. ex., na palma da mão, sola dos pés ou leito ungueal) tem uma tendência para metástase precoce. Os tumores ósseos primários da mão são geralmente benignos; os mais comuns são encondromas e osteocondromas. Tumores de células gigantes do osso na mão são raros, ocorrendo geralmente no rádio distal. Eles são localmente agressivos e, ocasionalmente, podem sofrer metástase. Dos tumores ósseos malignos, apenas 1,2% afeta a mão. Embora as metástases ósseas em outras partes do corpo sejam relativamente comuns, os ossos da mão são raramente afetados por metástases de outros sítios.[37,38]

Sarcomas de partes moles são raros, representando 1% de todas as neoplasias malignas do corpo, excluindo tumores de pele. Embora incomuns, alguns tipos predominam na mão. Sarcomas de células epitelioides, sinoviais e de células claras são relativamente raros em outros sítios, mas por comparação são mais comuns na mão.

Dentro do espectro de tumores benignos e malignos, é um grupo com malignidade intermediária. Tumores de células gigantes e desmoides (de tecidos moles) têm propensão à recorrência local após excisão cirúrgica. Seus padrões histológicos podem ocultar o seu comportamento. O fibroma aponeurótico juvenil e a fascite nodular podem parecer histologicamente mais agressivos do que os tumores desmoides, mas são autolimitados. O pequeno tumor glômico é incomum, mas tem uma propensão para as pontas dos dedos e regiões subungueais. Pode ser uma causa enigmática de dor intensa na ponta dos dedos e pode ser reconhecido por um local pontual de extrema sensibilidade e um tom violáceo profundo na lâmina ungueal. A RM pode ocasionalmente detectar essas pequenas lesões na ponta do dedo.

Se uma lesão for considerada benigna, a excisão sem investigação adicional, exceto talvez para radiografias de rotina, será apropriada. No entanto, se uma neoplasia maligna primária de osso ou tecido mole for suspeitada, estudos adicionais deverão ser realizados antes da biopsia. A TC pode ajudar a delinear os limites do tumor. Os tumores desmoides apresentam densidade radiográfica idêntica à do músculo e são demonstrados de modo mais adequado por imagens de RM.

## Tumores de tecidos moles

### Cistos ganglionares

Os gânglios são formados por uma bolsa da membrana sinovial de uma articulação ou bainha do tendão. Eles contêm material espesso, gelatinoso, mucinoso, semelhante em composição ao líquido sinovial (Figura 70.45); 60% dos gânglios ocorrem na face dorsal do punho, surgindo na região do ligamento escafolunar. Outros sítios para gânglios na mão são a face volar do punho, derivados de uma das articulações do escafoide; a bainha do tendão flexor na área da polia A1; e o dorso da articulação IFD, denominado cisto mucoso, onde são frequentemente associados à osteoartrite dessa articulação IFD. Na última localização, o cisto ganglionar pode exercer pressão sobre a matriz germinativa do leito ungueal, resultando em uma unha deformada ou sulcada.

Os gânglios são mais comuns em mulheres na terceira década da vida. Eles são inócuos e muitas vezes podem ser deixados de lado. No entanto, o tratamento pode ser necessário para fins cosméticos ou para aliviar efeitos de pressão em estruturas adjacentes (Figura 70.46). O gânglio dorsal do punho às vezes pode ser doloroso como resultado da pressão no nervo interósseo posterior nesse local. Um gânglio dorsal do punho impalpável e muito pequeno pode se tornar bastante doloroso, o chamado gânglio oculto e, ocasionalmente, pode ser mais bem diagnosticado por RM. O tratamento de um gânglio dorsal do punho pode ser realizado por aspiração da substância mucinosa com uma agulha de grande calibre. Se esta falhar, o gânglio pode ser retirado cirurgicamente. Deve-se ter o cuidado de traçar e ressecar todo o pedículo do gânglio até a bainha da articulação ou do tendão do qual se origina. Com frequência, um gânglio volar do punho pode estar intimamente relacionado à artéria radial. A aspiração dos gânglios volares do punho raramente é aconselhada devido ao risco potencial de lesão da artéria radial. No nível da articulação IFD, o tratamento ideal inclui não apenas a excisão meticulosa do gânglio, mas também a remoção de osteófitos associados da articulação. A descompressão artroscópica dos gânglios dorsais do punho foi descrita.

### Tumores de células gigantes

O tumor de células gigantes, também chamado de sinovite vilonodular pigmentada, é o segundo tumor de mão mais comum. Ocorre em tecidos moles (p. ex., na membrana sinovial das articulações, bainhas dos tendões) e, menos comumente, nos ossos. Esse tumor multilobular amarelo-acastanhado é composto por células gigantes multinucleadas. Embora geralmente benigno, o tumor penetra profundamente os tecidos moles dos dedos e se estende ao longo das bainhas dos tendões e ao redor das estruturas neurovasculares. É frequentemente assintomático e muitas

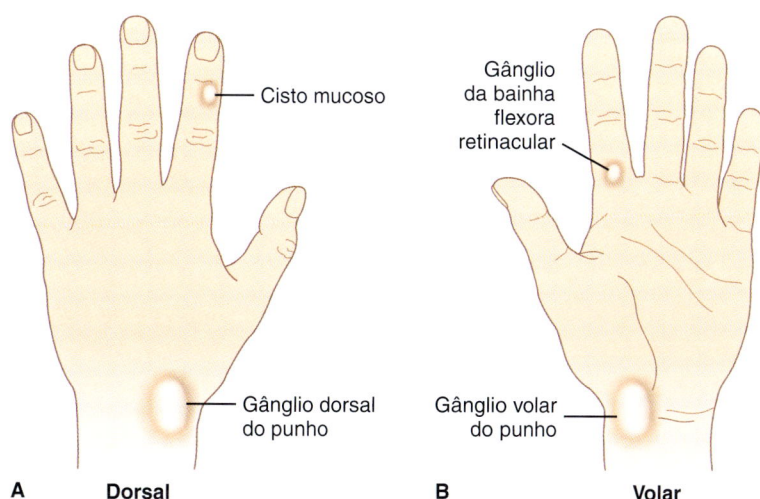

**Figura 70.45** Faces dorsal (**A**) e volar (**B**) da mão e punho mostrando tipos comuns de gânglios, incluindo o gânglio dorsal do punho, gânglio volar do punho, gânglio da bainha flexora (cisto retinacular volar) e cisto mucoso.

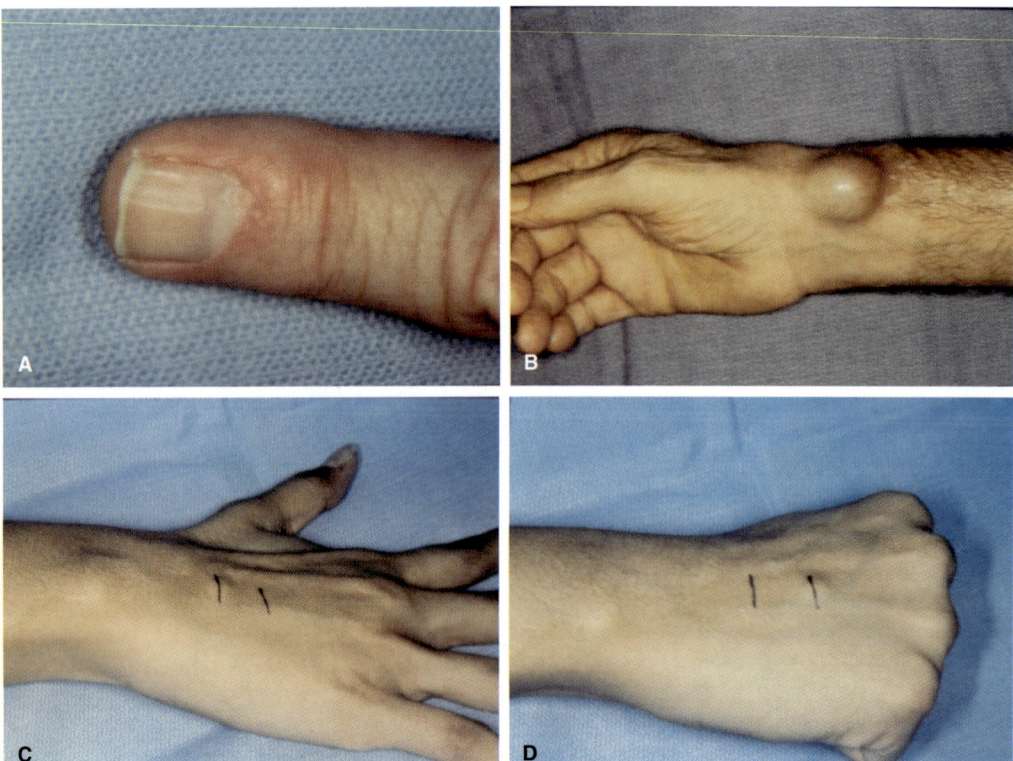

**Figura 70.46** Gânglios na mão. **A.** Gânglio associado à osteoartrite da articulação interfalângica distal (cisto mucoso), causando sulco linear longitudinal na lâmina ungueal por pressão sobre a matriz germinativa. **B.** O gânglio volar do punho no lado radial do tendão flexor radial do carpo está intimamente relacionado à artéria radial e não deve ser aspirado. **C.** Gânglio derivado do tendão extensor comum dos dedos, do dedo anular, localizado no nível da marcação cutânea proximal com os dedos estendidos. **D.** Movimento do gânglio 2 cm no nível da marcação mais distal da pele quando o punho é fechado. O movimento distal do inchaço com o tendão extensor deslizante confirma sua fixação ao tendão.

vezes maior do que se suspeita clinicamente. O entalhe radiológico do osso pode ser evidente tumores de células gigantes de tecido mole maiores. A excisão cirúrgica completa é o tratamento de escolha. A falha em discernir e remover cada lóbulo aumenta substancialmente a taxa de recorrência local relatada de quase 10%. A sinovectomia da articulação de origem pode ser necessária (Figura 70.47).

### Cistos de inclusão epidérmica

Os cistos de inclusão epidérmica, também denominados dermoides de implantação, frequentemente ocorrem após o trauma quando células epidérmicas produtoras de queratina alojam-se nos tecidos subcutâneos (Figura 70.47). A massa cística resultante contém um material espesso semelhante à pasta de dente. Ocorrem mais comumente em homens, principalmente em trabalhadores braçais, e mais frequentemente envolvem a palma da mão e as pontas dos dedos. Também podem ocorrer em cicatrizes cirúrgicas anteriores. O tratamento é a excisão cirúrgica e a recidiva é rara.

### Lipoma

Os lipomas são tumores gordurosos pequenos, benignos, moles e flutuantes (Figura 70.48). Na mão, geralmente ocorrem na eminência tenar. Embora sejam, em geral, indolores, podem aumentar significativamente, insinuando-se nos espaços palmares profundos e causando dor por compressão nos nervos adjacentes. O lipoma intracarpal é uma causa mais rara de síndrome do túnel do carpo. A ressecção de lipomas sintomáticos é curativa, embora 1 a 2% possam recidivar.

### Granuloma piogênico

Granuloma piogênico é um termo errôneo para uma explosão exuberante de tecido de granulação altamente vascular no sítio de lesões anteriores relativamente banais. Essas lesões são friáveis, sangram facilmente e podem crescer rapidamente. Respondem à curetagem ou excisão simples e geralmente ocorrem na ponta dos dedos. A confirmação histológica do diagnóstico é necessária devido à confusão ocasional com lesões malignas agressivas, como melanomas malignos, ulcerados e amelanóticos.

### Verruga vulgar

Verrugas vulgares são verrugas contagiosas comuns associadas ao papilomavírus humano tipo 1. Ocorrem geralmente como lesões hiperqueratóticas filiformes nos dedos ou ao redor do leito ungueal. A maioria dos tratamentos tópicos eficazes é realizada com salicilatos, crioterapia com nitrogênio líquido e principalmente curetagem. As lesões recalcitrantes respondem à cimetidina oral administrada por 6 a 8 semanas e ao imiquimode, um imunomodulador que aumenta a produção de interferona. Sua incidência, como a de carcinomas de células escamosas, é aumentada em pacientes imunocomprometidos, como naqueles após o transplante. A recorrência é relativamente comum.[39]

### Queratoses seborreicas

As queratoses seborreicas são lesões benignas, hiperqueratóticas e escamosas. São frequentemente pigmentadas e comuns no dorso da mão em idosos. Ocasionalmente ocorre confusão com carcinomas

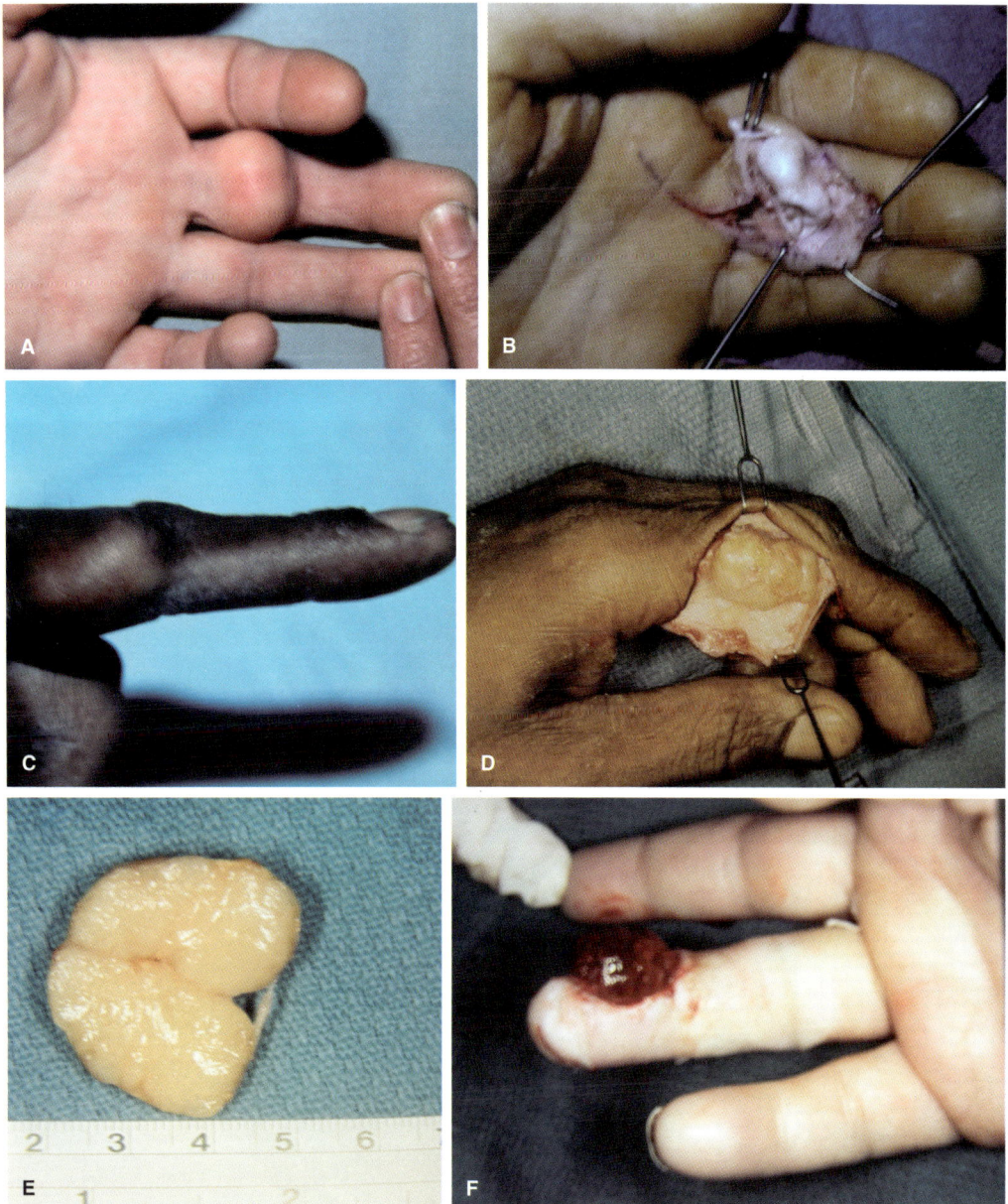

**Figura 70.47** Tumores de tecidos moles da mão. **A.** Cisto de inclusão induzido por trauma na face palmar do dedo médio em um trabalhador manual. **B.** A fotografia intraoperatória mostra um cisto preenchido com gel do tipo pasta dental derivado de queratina. **C.** Edema firme e de aumento progressivo no lado radial do dedo indicador esquerdo. **D.** Observa-se, no intraoperatório, um tumor de células gigantes firme, lobulado, amarelo-acastanhado, insinuando-se nas faces dorsal e volar do dedo. **E.** O tumor de células gigantes é o tumor sólido de tecido mole mais comumente encontrado na mão. **F.** Granuloma piogênico friável carnudo sangra facilmente ao contato.

basocelulares pigmentados. Quando necessário, essas lesões escamosas superficiais são mais bem tratadas por excisão tangencial (*shaving*), e suturas são desnecessárias. Ocorre rápida reepitelização.

### Ceratoacantoma

O ceratoacantoma ocorre em partes expostas do corpo, como o dorso da mão. Cresce rapidamente durante aproximadamente 3 semanas em um nódulo com um tampão ceratótico umbilicado central, muitas vezes seguido por resolução espontânea em muitas semanas ou meses. A cicatriz resultante é muitas vezes pior do que se a lesão tivesse sido removida inicialmente. Pode haver incerteza diagnóstica em relação aos carcinomas de células escamosas, bem diferenciados. Portanto, a maioria dos autores recomenda a excisão cirúrgica.

### Dermatofibroma

Um dermatofibroma surge do tecido dérmico fibroso como uma placa eritematosa firme, às vezes com umbilicação central. É frequentemente aderente à epiderme sobrejacente. A cirurgia é necessária principalmente para diagnóstico.

### Malformações vasculares e hemangiomas

Os hemangiomas são hamartomas raramente visíveis ao nascimento e geralmente são notados após semanas a meses. A proliferação rápida ocorre no primeiro ano de vida. Na avaliação histológica, a proliferação de células endoteliais com atividade mitótica aumentada é observada em conjunto com pericitos, além de células dendríticas e mastócitos. Os hemangiomas ocorrem dez vezes mais comumente do que as malformações

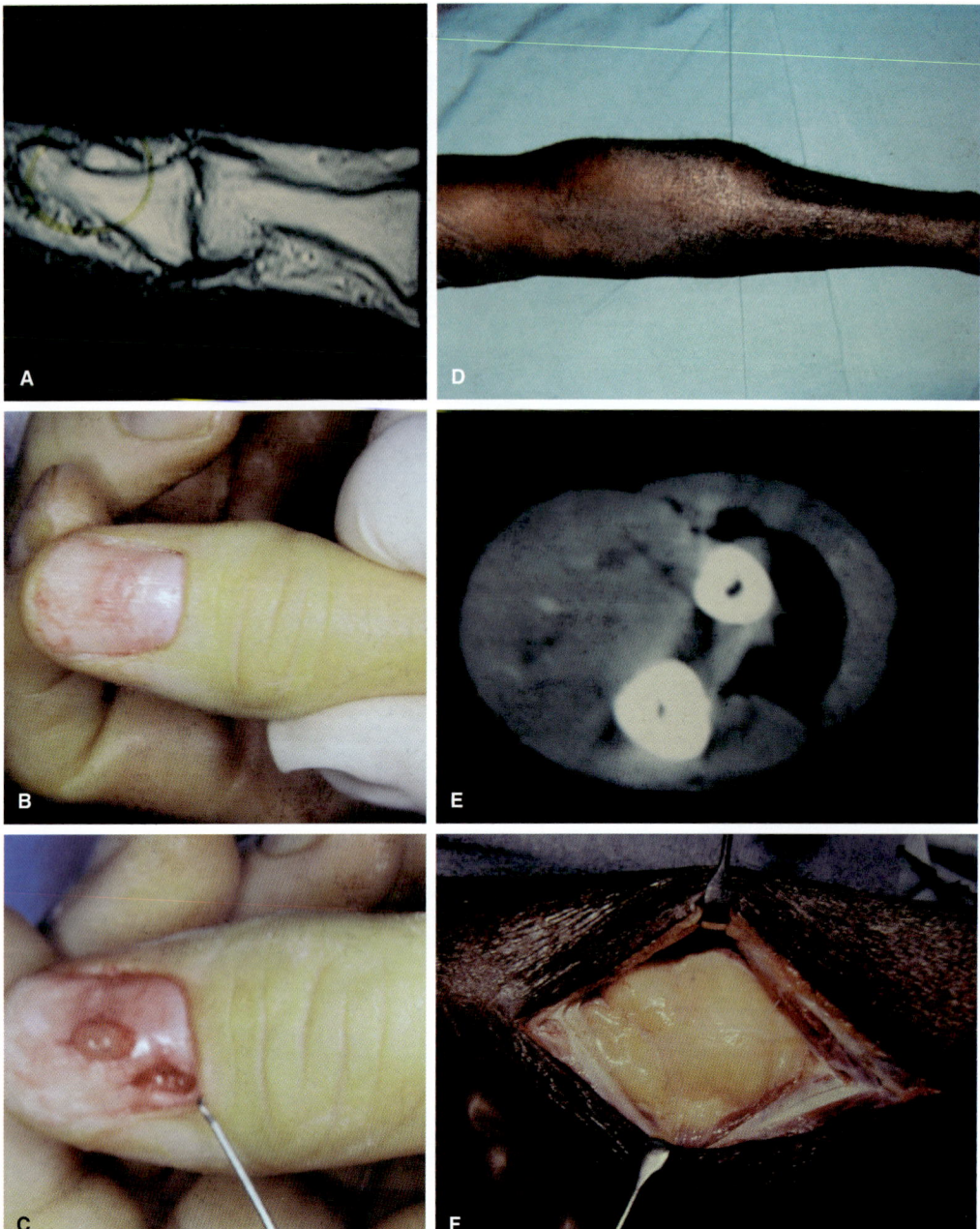

Figura 70.48 Tumores de tecidos moles da mão. A. Paciente apresentando dor na ponta do polegar, exacerbada em clima frio. A dor intensa à palpação da lâmina ungueal do polegar é típica de um tumor glômico subungueal que pode ser demonstrado por ressonância magnética (RM). B. O tumor glômico subungueal oculto pode ser difícil de observar, mesmo após a remoção da lâmina ungueal, mas muitas vezes pode ser identificado por uma protuberância superficial do leito ungueal. C. Tumor glômico excisado situado no leito ungueal. Um defeito no leito ungueal requer reparo com suturas finas absorvíveis. D. Homem com edema no antebraço dorsorradial esquerdo e fraqueza na extensão dos dedos e polegar. E. A imagem de RM mostra massa dorsal do antebraço comprimindo o nervo interósseo posterior. F. A abordagem dorsal sobre a massa revela lipoma benigno intramuscular quando os músculos extensores são divididos.

vasculares e aproximadamente 70% involuem aos 7 anos, deixando uma cicatriz fibrogordurosa com pele redundante. A excisão raramente é necessária e, após a involução, geralmente é estética. Ocasionalmente, esteroides orais ou injetáveis podem ser necessários para controlar lesões de proliferação rápida que causem dor ou interfiram na função. O propranolol, que reduz a expressão do fator de crescimento fibroblástico básico e do fator de crescimento do endotélio vascular, às vezes adicionado em conjunto com esteroides para hemangiomas problemáticos.[40]

Por outro lado, as malformações vasculares apresentam características de crescimento endotelial normal e contagens normais de mastócitos. São muitas vezes observadas ao nascimento, e o crescimento geralmente é compatível com a criança em lesões de baixo fluxo. Não sofrem involução espontânea.

As malformações vasculares são subclassificadas em lesões de baixo fluxo; as lesões capilares, venosas e linfáticas predominam. Fístulas arteriais e arteriovenosas predominam nas lesões de alto fluxo, e o crescimento acelerado pode ocorrer em relação ao paciente. Efeitos de pressão, ulceração, hemorragia e insuficiência cardíaca de alto débito podem ocorrer em casos graves. Lesões expansivas prejudicam a função da mão. Malhas compressivas podem proporcionar alívio sintomático em alguns casos. A dor é muitas vezes causada por ingurgitamento vascular, flebite ou coagulação intralesional. Os níveis de dímero D podem estar elevados, e alguns pacientes obtêm alívio com o uso de ácido acetilsalicílico. A excisão cirúrgica combinada[41] e a embolização radiológica[42] são mais eficazes na prevenção da recorrência causada pela dilatação dos canais vasculares colaterais após excisão simples.

As malformações linfaticovenosas também podem estar associadas à hipertrofia generalizada de um membro. Malformações vasculares e macrodactilia isolada são observadas na síndrome de Klippel-Trénaunay.

## Tumores malignos da pele
### Carcinoma basocelular

O carcinoma basocelular é raro na mão e geralmente localiza-se no dorso. Geralmente é uma úlcera com bordas peroladas elevadas. O tratamento consiste na excisão com margem de tecido adjacente normal. As lesões do leito ungueal podem ser confundidas com infecção paroniquial, e a amputação na articulação IFD pode ser necessária.

### Carcinoma espinocelular

O carcinoma de células escamosas pode surgir *de novo* a partir da exposição à luz ultravioleta causada pelo trabalho ou pelo clima, geralmente no dorso da mão, exposto ao sol. Aproximadamente 16% das queratoses actínicas podem progredir para carcinoma de células escamosas. As queratoses arsênicas podem se desenvolver secundariamente à exposição aos compostos inorgânicos de arsênio, mas têm predileção pela palma.

A doença de Bowen é um carcinoma intraepidérmico de células escamosas (carcinoma *in situ*). É uma lesão em forma de placa com crostas. A excisão cirúrgica completa com margem de tecido normal é curativa. Quando a matriz ungueal está envolvida, a amputação na articulação IFD pode ser necessária.

Para lesões de carcinoma de células escamosas menores que 2,5 cm de diâmetro, recomenda-se a excisão ampla com margem livre de aproximadamente 6 mm. No entanto, para lesões maiores, pode ser necessário realizar a excisão mais radical, que pode até incluir amputação de raios ou segmentar para lesões profundamente aderentes e invasivas. A cirurgia micrográfica de Mohs e a reconstrução histológica tridimensional com um patologista durante a ressecção radical ajudam a garantir a excisão completa. A linfadenectomia profilática de rotina não é benéfica. No entanto, a linfadenectomia pode ser aconselhada para tumores recidivantes, mesmo que os linfonodos possam não ser clinicamente palpáveis. Degeneração maligna pode ocorrer no tecido cicatricial e úlceras crônicas (p. ex., úlcera de Marjolin) e, em particular, em cicatrizes de queimaduras. O prognóstico tende a ser pior.[43]

### Melanomas malignos

O melanoma da mão é cutâneo ou subungueal. Há uma distribuição quase igual de casos entre os dois tipos.[44] Frequentemente, o tratamento é tardio, particularmente com melanomas subungueais. Lesões suspeitas devem ser biopsiadas.

Quaisquer lesões pigmentadas subungueais geralmente devem ser biopsiadas. Sob controle de torniquete e com ampliação de lupa, a placa ungueal é removida de maneira atraumática e é realizada uma excisão longitudinal, elíptica, de espessura total da lesão. O reparo cuidadoso do leito ungueal é feito após a biopsia pelo avanço dos tecidos adjacentes e utilizando suturas finas absorvíveis. A placa ungueal é então reaplicada para atuar como uma tala.

A hiperplasia melanocítica benigna, sem evidência de atipia, é completamente tratada por esta forma de biopsia. Se houver alguma evidência de atipia melanocítica, a confirmação absoluta de excisão completa é necessária. Na ausência de margem clara ou com recorrência de tal lesão, a excisão total do leito ungueal e a reconstrução com um enxerto de pele de espessura total são necessárias. O melanoma *in situ* é tratado de modo semelhante. O melanoma invasivo do leito ungueal é tratado por amputação na próxima articulação mais proximal. O melanoma lentiginoso acral da palma às vezes pode ser confundido com uma verruga, o que também pode atrasar o diagnóstico. Esses tumores são tratados agressivamente com ampla excisão local e potencial biopsia do linfonodo sentinela, pois podem ser tratados em qualquer outra parte do corpo.

## Tumores ósseos
### Osteoma osteoide

Este tipo de tumor pode ocorrer na mão e classicamente causa dor que piora à noite e não está relacionado ao uso ou movimento da mão (Tabela 70.7). Os osteomas osteoides produzem prostaglandinas; os sintomas são aliviados por medicamentos anti-inflamatórios não esteroidais (AINEs). No exame radiológico, observa-se a presença de um tumor redondo lucente com bordas escleróticas (Figura 70.49 A). O tratamento conservador com AINEs pode ser considerado, mas o tratamento definitivo é cirúrgico.

### Cisto ósseo aneurismático

Trata-se de uma lesão óssea osteolítica expansiva com parede fina. Geralmente derivado de um tumor ósseo preexistente, comumente um tumor de células gigantes (20 a 40% dos casos). Destes, 25% ocorrem nos membros, causando dor que atinge o pico durante 2 a 3 meses. Um edema ósseo pode ser detectável, com aumento da temperatura da pele sobrejacente.

### Encondroma

Os encondromas ocorrem normalmente na mão e são os tumores ósseos mais comuns da mão. O pico de incidência é na segunda década, com igual distribuição de gênero. Eles são frequentemente assintomáticos e notados incidentalmente como lesões líticas na radiologia simples. Dor, edema ósseo ou fratura patológica podem ocorrer como cistos cartilaginosos intraósseos que comprometem a integridade estrutural óssea (Figura 70.49 D). O tratamento é por curetagem e enxerto ósseo do defeito ósseo. A encondromatose múltipla ocorre na doença de Ollier e está associada a angiomas na síndrome de Maffucci.

### Sarcomas ósseos primários

Esses tumores malignos são raros na mão.

### Tumores ósseos secundários (metastáticos)

Tumores metastáticos, mesmo aqueles com tendência a metastatizar para o osso, geralmente ocorrem no esqueleto axial e ossos longos. Eles são muito raros na mão.

**Tabela 70.7** Tumores ósseos da mão.

| Tumor | Apresentação | Localizações mais comuns | Tecido de origem e aparência | Tratamento | Aspecto radiológico |
|---|---|---|---|---|---|
| Encondroma | Achado frequentemente acidental na radiografia de rotina da mão; manifesta-se como dor secundária à fratura patológica; tumor ósseo mais comum da mão | Falanges proximais e médias e metacarpos | Fragmentos de ninhos de cartilagem; múltiplos (doença de Ollier); quando associado aos hemangiomas (síndrome de Maffucci), pode sofrer alteração maligna | Curetagem, preenchimento do defeito com osso esponjoso se a integridade estrutural do osso estiver comprometida | Lesão excêntrica em diáfise óssea com calcificação pontilhada |
| Osteocondroma | Proeminência óssea benigna (revestida com cartilagem); raro na mão; pode causar crescimento angular e interferir no movimento articular | Dedos e punho; o crescimento é interrompido após a maturidade esquelética ser alcançada | Foco aberrante de cartilagem; a osteocondromatose é autossômica dominante; pode ocorrer alteração maligna | A cirurgia pode ser necessária, geralmente após fechamento epifisário | Exostose, muitas vezes na base da falange proximal; frequentemente encurtamento do osso remanescente |
| Osteoma osteoide | Dor persistente, maior à noite, às vezes responsiva especificamente ao ácido acetilsalicílico; pode-se rotular como fingimento do paciente | Falanges, metacarpos, carpos | *Nidus* composto de tecido conectivo fibrovascular frouxo entre as barras de osteoide e trabéculas ósseas | Excisão cirúrgica para incluir o *nidus* | Lesão muito pequena; alguns não observados nas radiografias simples e requerem exame de TC; esclerose cortical ao redor de uma área radiolucente do *nidus* |
| Tumor de células gigantes do osso | Edema ósseo expansível no rádio distal ou na falange | Rádio distal é o sítio mais comum | Pode ser localmente agressivo e sofrer metástase | Curetagem para lesões de baixo grau, mas a ressecção em bloco é usada para lesões de alto grau; não irradiar, porque pode induzir a mudança sarcomatosa | Lesão em bolha de sabão expansível no osso; lesões de alto grau rompem o córtex |

## ANOMALIAS CONGÊNITAS

As causas das anomalias congênitas da mão podem ser genéticas, teratogênicas ou idiopáticas e também podem ter uma associação sindrômica com anomalias em outras partes do corpo. O conhecimento dessas associações é importante porque os problemas associados ao risco à vida frequentemente precisam ser tratados primeiro, antes que a reconstrução da mão e do membro superior possa ser realizada. A associação é encontrada em uma constelação de problemas que ocorrem na associação VACTERL de defeitos congênitos (anomalias vertebrais, atresia anal, anormalidades cardíacas, fístula traqueoesofágica, agenesia renal e anomalias dos membros). Uma série de fatores deve ser considerada na otimização do tempo de cada procedimento cirúrgico para o membro superior, incluindo o desenvolvimento psicossocial da criança, presença de outras doenças, tamanho de estruturas a serem operadas e crescimento e desenvolvimento normais da mão. Os avanços tecnológicos modernos permitiram a cirurgia de estruturas menores; o momento do procedimento agora pode ser guiado pelo conhecimento da anatomia e desenvolvimento da mão em crescimento. A função ótima é o objetivo principal da cirurgia. Princípios de tratamento de anomalias congênitas da mão reconhecem que a imunidade de uma criança à infecção se desenvolve ao longo do tempo, a cirurgia precoce previne as cicatrizes emocionais associadas à consciência de uma criança da deformidade, e alguns problemas congênitos podem não ser aparentes no recém-nascido. O cirurgião de mão deve trabalhar em estreita colaboração com o pediatra para identificar condições que podem afetar a saúde da criança. Algumas anomalias congênitas das extremidades, principalmente aquelas com o raio radial, podem estar associadas à insuficiência da medula óssea (síndrome de Fanconi) ou defeitos cardíacos que podem não ser imediatamente aparentes no neonato. Crianças com anomalias congênitas tentarão acompanhar seus pares e muitas vezes desenvolvem técnicas de substituição da mão bem-sucedidas. No entanto, uma vez que a criança experimenta a ridicularização cruel de colegas ou a supervisão não intencional, mas às vezes excessivamente solícita de um professor, sua deformidade torna-se importante. Em geral, os planos de reconstrução cirúrgica são desenvolvidos para serem concluídos até a idade escolar, de modo que a criança possa se adaptar e usar totalmente o membro reconstruído.[45]

A justificativa para a cirurgia precoce inclui evitar a deformidade e o mau funcionamento, além do aproveitamento ótimo da plasticidade do tecido infantil. Como o comprimento da mão quase dobra durante os primeiros 2 anos de vida, um dedo amarrado a outro que não cresce pode produzir uma grande deformidade durante

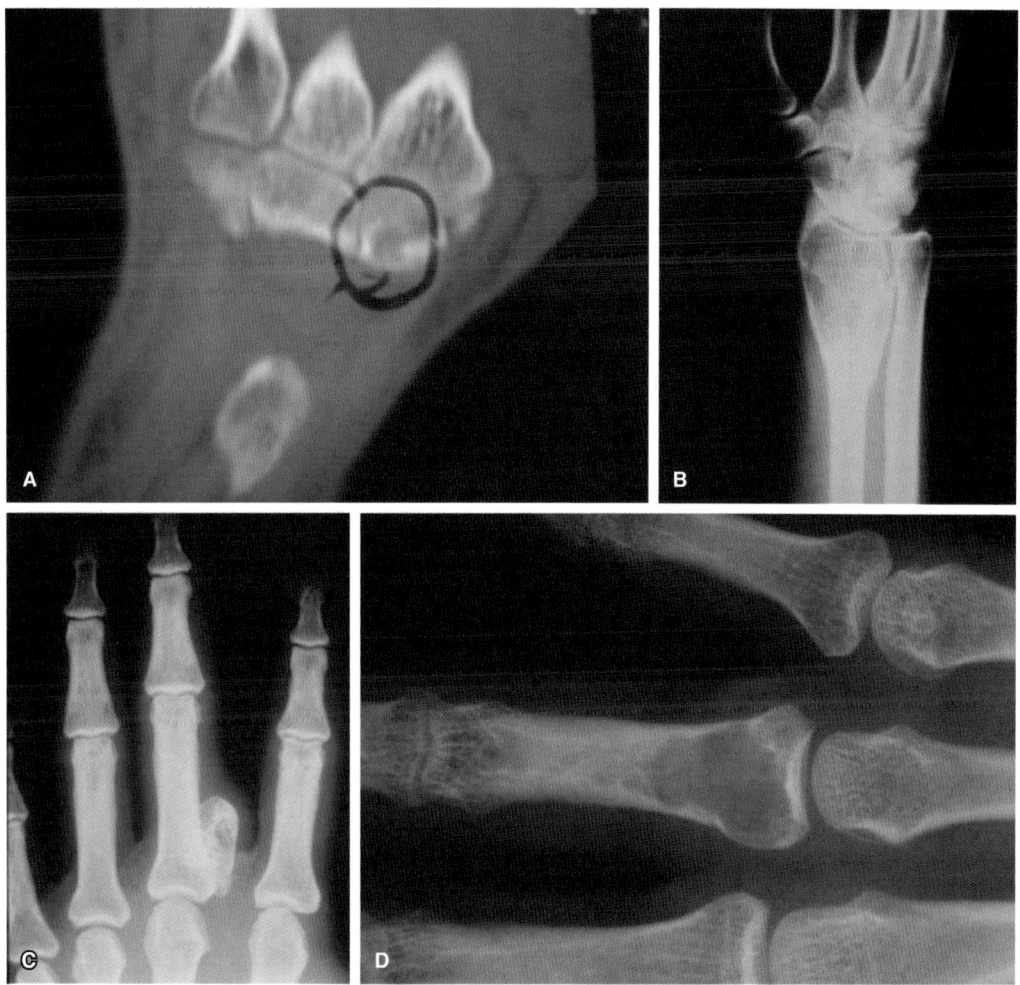

**Figura 70.49** Radiografias simples do membro superior. **A.** Osteoma osteoide do carpo. **B.** Aparência de bolha de sabão do tumor de células gigantes com expansão na metáfise do rádio distal. **C.** Osteocondroma da falange proximal do dedo médio (longo). **D.** Paciente com dor no dedo após lesão banal. Trata-se de uma fratura patológica da base da falange proximal através de um encondroma que substituiu a maior parte da metáfise proximal e da medula.

o surto de crescimento inicial. Por exemplo, com a separação da sindactilia que envolve os dedos da margem da mão, por causa da fixação adjacente a um dedo de comprimento desigual, a separação cirúrgica da sindactilia é necessária em idade precoce, a partir dos 6 meses, para evitar deformidade angular secundária dos dedos.

Em raras circunstâncias, é necessário tratamento urgente no recém-nascido. O linfedema distal de uma síndrome de banda de constrição grave pode ser tão notável que inibe totalmente a função ou mesmo ameaça a viabilidade distal. Isso pode exigir liberação urgente. A entidade clínica incomum de aplasia cutânea pode resultar na exposição de estruturas vitais, exigindo cobertura urgente de tecidos moles, mesmo no período neonatal.

A cirurgia precoce, embora não seja urgente, pode ser necessária não só devido ao rápido crescimento que ocorre nos primeiros 2 anos de vida, mas também pelas consequências funcionais. A cirurgia em idade jovem é considerada obrigatória em crianças com malformações em que a função da mão pode ser alterada por cirurgia ou naquelas que correm o risco de desenvolver determinados hábitos de agarrar que devem ser desaprendidos após a cirurgia corretiva. Uma criança mais velha, na faixa etária entre 12 e 14 anos, desenvolve padrões de preensão desenvolvidos que teriam de ser alterados por períodos prolongados de fisioterapia após cirurgia corretiva.[45]

A capacidade de colocar os membros superiores no espaço (uma função cortical) e o desenvolvimento de uma forte preensão são estabelecidos por volta de 1 ano, assim como as manobras de preensão e pinça entre o polegar e os dedos. A acurácia de preensão e o refinamento de coordenação continuam até os 3 anos. A cirurgia deve ser realizada precocemente para permitir que as partes afetadas se desenvolvam de forma diferente quando a função das partes da mão é alterada pela transposição (p. ex., policização de um dedo indicador para aplasia do polegar). A correção do polegar duplicado é realizada antes de 1 ano, bem antes do avanço no desenvolvimento de padrões integrados de preensão do polegar.

Finalmente, a capacidade física do osso infantil e dos tecidos moles para adaptação à mudança produzida pela cirurgia também é um fator chave na decisão quando operar. Na policização inicial do dedo indicador, o primeiro músculo interósseo dorsal hipertrofia para formar uma eminência tenar e o primeiro metacarpo (anteriormente conhecido como falange proximal do dedo indicador) se alarga. Se a centralização do punho para displasia radial (anteriormente conhecido como mão torta radial) for realizada precocemente, a cabeça da ulna irá alargar-se para se assemelhar à extremidade distal do rádio.

Portanto, diversas questões são levadas em consideração ao decidir sobre o momento ideal para reconstrução cirúrgica de anomalias da mão e dos membros superiores. As anomalias da mão mais comuns incluem sindactilia, polidactilia, síndrome da banda de constrição e polegar ausente ou hipoplásico.

A sindactilia resulta da falha da morte celular programada (apoptose) entre os raios dos dedos individuais. Consequentemente, há uma fusão resultante dos dedos adjacentes. Pode envolver parte ou todo o comprimento dos dedos (incompleta ou completa) e pode limitar-se apenas a pele e tecidos moles (sindactilia simples) ou pode também envolver a fusão esquelética (sindactilia complexa). A síndrome de Apert também envolve anomalias craniofaciais e é uma forma grave de sindactilia complexa simétrica. O tratamento cirúrgico envolve a separação dos dedos usando um retalho local para reconstruir as profundidades da comissura entre os dedos e a liberação das bordas dos dedos com incisões em zigue-zague e uso de enxertos de pele de espessura total (Figura 70.50 A).

A polidactilia é a presença de dedos extranumerários na mão. A polidactilia pré-axial (radial) envolve o polegar. Não é tão comum quanto a polidactilia pós-axial (ulnar), que é a anomalia congênita da mão mais frequente em afro-americanos. A polidactilia pode ser tão simples quanto a presença de uma estrutura semelhante a uma marca de pele ou pode ter um arranjo complexo de vasos, nervos e ossos compartilhados. A polidactilia do polegar não é meramente uma duplicação, mas uma divisão de um único dedo, com graus variáveis de desenvolvimento em cada uma das partes separadas. É tipicamente classificada em sete subtipos pela classificação de Wasssel, que se baseia na duplicação específica, progredindo de distal para proximal em que os números ímpares estão na falange distal e proximal e metacarpo, enquanto os números pares estão nas articulações IF, MF e CMC, respectivamente. O tipo IV é o tipo mais comum, com duplicação total das falanges proximal e distal e uma articulação MF compartilhada. O tipo VII refere-se à trifalangia associada a uma duplicação. Objetivos reconstrutivos incluem estabilização sem sacrificar a mobilidade, alinhamento adequado das articulações ao longo do eixo longitudinal do polegar, unidades motoras equilibradas e uma placa ungueal esteticamente aceitável (Figuras 70.50 B e C).

A classificação de Blauth categoriza a hipoplasia do polegar do tipo I, que representa uma hipoplasia menor, ao tipo V, que é a ausência total do polegar. A correção cirúrgica varia da reconstrução do polegar hipoplásico existente à policização (criando um polegar do dedo indicador) para ausência completa ou para os tipos mais graves de hipoplasia (Figura 70.51).

A clinodactilia é a curvatura dos dedos em uma direção radial ou ulnar. É comum, principalmente envolvendo o dedo mínimo em muitos indivíduos, mas uma curvatura de mais de 10° é considerada anormal. A falange distal é geralmente afetada, e uma falange delta pode estar associada. A falange delta ocorre quando a epífise forma um "C" ao redor do núcleo metafisário na falange média. A maioria dos pacientes apresenta pouca ou nenhuma deformidade funcional ou estética, e a intervenção cirúrgica raramente é necessária. Se houver um desvio funcionalmente prejudicial do dedo, a osteotomia corretiva pode ser realizada.

A camptodactilia é uma deformidade congênita em flexão dos dedos. De modo geral, ocorre na articulação IFP do dedo mínimo. A causa exata não é clara, mas é atribuída a uma variedade de estruturas diferentes ao redor da articulação IFP, incluindo um pterígio cutâneo, ligamentos colaterais, placa volar, tendão flexor, inserções anormais de músculos lumbricais ou interósseos e tamanho e forma da cabeça da falange proximal. O tratamento geralmente não é cirúrgico e pode envolver órteses em série. Se não ocorrer melhora e a deformidade na flexão for suficiente para causar um problema funcional, a intervenção cirúrgica poderá ser necessária; isso inclui a correção da deformidade com Z-plastia e, possivelmente, enxertos. Um autor relatou que todos os seus pacientes que fizeram cirurgia reconstrutiva em uma das mãos não solicitaram cirurgia corretiva na mão oposta afetada.

A síndrome da banda de constrição é secundária às bandas amnióticas intrauterinas (Figura 70.50 D). Estas podem agir como torniquetes e ameaçam a viabilidade dos dedos e até dos membros, resultando em amputação. Os bebês podem sofrer de um problema semelhante pelo efeito de ligadura externa de fios de algodão saindo de botas protetoras e até mesmo de um cabelo humano, que é denominada síndrome do torniquete do fio de cabelo.

## OSTEOARTRITE E ARTRITE REUMATOIDE

A osteoartrite pode ser primária ou pós-traumática (secundária). A osteoartrite primária é uma doença articular degenerativa que ocorre mais tarde na vida. Uma lesão que deixa as superfícies articulares de uma articulação incongruentes pode precipitar a osteoartrite secundária. A osteoartrite começa com a alteração bioquímica do conteúdo hídrico da cartilagem articular. A cartilagem enfraquece e desenvolve rachaduras, chamadas de fibrilação. Resultam em erosão progressiva e afinamento da cartilagem, e o osso subcondral torna-se esclerótico, denominado eburnação. O osso novo se forma ao redor das bordas da cartilagem articular, e esses afloramentos são chamados osteófitos (Figura 70.52).

As articulações geralmente afetadas na mão são as articulações IFD e IFP dos dedos e a articulação carpometacarpal na base do polegar. Os osteófitos na articulação IFD são chamados de nódulos de Heberden e aqueles na articulação IFP são conhecidos como nódulos de Bouchard. As articulações envolvidas podem ser dolorosas, rígidas, deformadas ou subluxadas. As radiografias revelam estreitamento do espaço articular, esclerose do osso subcondral e presença de osteófitos.

O tratamento inicial pode ser sintomático e pode incluir imobilização e até injeções locais de corticosteroides. Os AINEs podem ser úteis e medicamentos condroprotetores, como glucosamina e sulfato de condroitina, podem reduzir os sintomas. Em casos avançados, as articulações IFD respondem melhor à artrodese. As articulações IFP podem ser tratadas cirurgicamente por artroplastia de substituição ou por artrodese (Figura 70.53). A articulação carpometacarpal do polegar pode ser tratada por artrodese, que é favorecida principalmente para o paciente jovem que pode ter artrite pós-traumática após, por exemplo, uma fratura de Bennett ou Orlando inadequadamente tratada. Em um paciente idoso com osteoartrite primária na base do polegar, a excisão do trapézio seguida por artroplastia de suspensão do tendão (interposição) pode ser preferida. Ela usa tendões locais para construção de artroplastia tipo *sling* (com tipoia), com interposição do material do tendão.

A artrite reumatoide é um processo autoimune pelo qual pode ocorrer a destruição do sistema musculoesquelético. A inflamação sinovial resulta em dor, destruição articular, rupturas de tendões e deformidades características. Algumas das deformidades mais comumente associadas à artrite reumatoide incluem uma deformidade em pescoço de cisne (hiperextensão da articulação IFP com flexão concomitante na articulação IFD), deformidade em botoeira (flexão na articulação IFP, com hiperextensão simultânea na articulação IFD), subluxação articular, desvio radial do punho e desvio ulnar e flexão dos dedos (Figura 70.54). A artrite reumatoide é principalmente uma doença clínica para a qual vários medicamentos estão atualmente disponíveis.

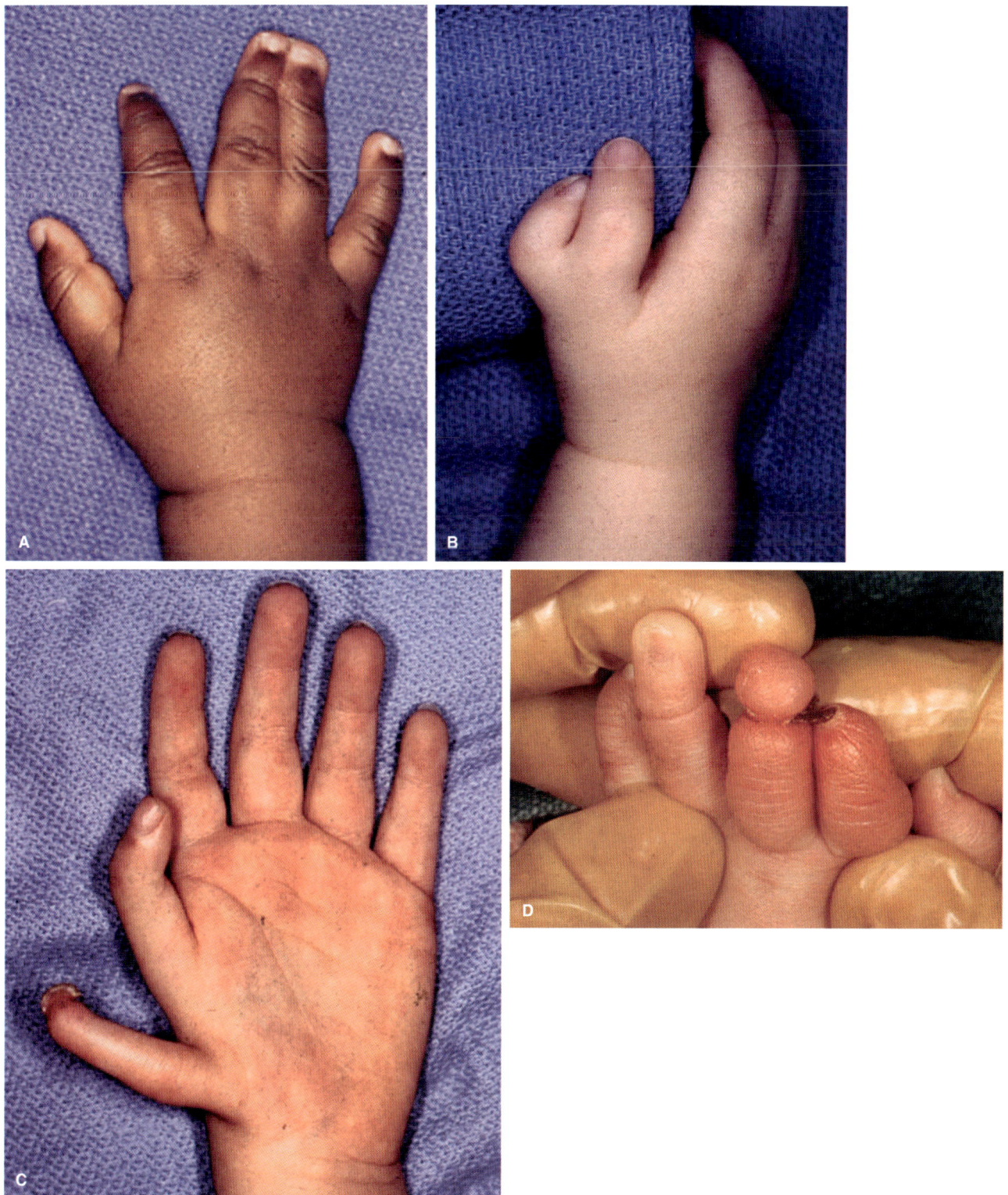

**Figura 70.50** As anomalias congênitas da mão incluem sindactilia (**A**), polidactilia do polegar tipo IV de Wassel (**B**), polidactilia tipo VI (**C**) e banda de constrição (**D**).

Portanto, deve haver excelentes linhas de comunicação entre o reumatologista e o cirurgião. Os AINEs, bem como medicamentos antirreumatoides modificadores da doença, são utilizados. A artrite reumatoide é um distúrbio progressivo, e pode-se prever a destruição lenta contínua apesar da cirurgia (Figura 70.55).

Alguns dos procedimentos cirúrgicos mais comuns incluem sinovectomia articular, tenossinovectomia, transferência de tendão, substituições articulares (principalmente nas articulações MF e IFP) e artrodese (mais comumente na articulação MF do punho e do polegar).[46]

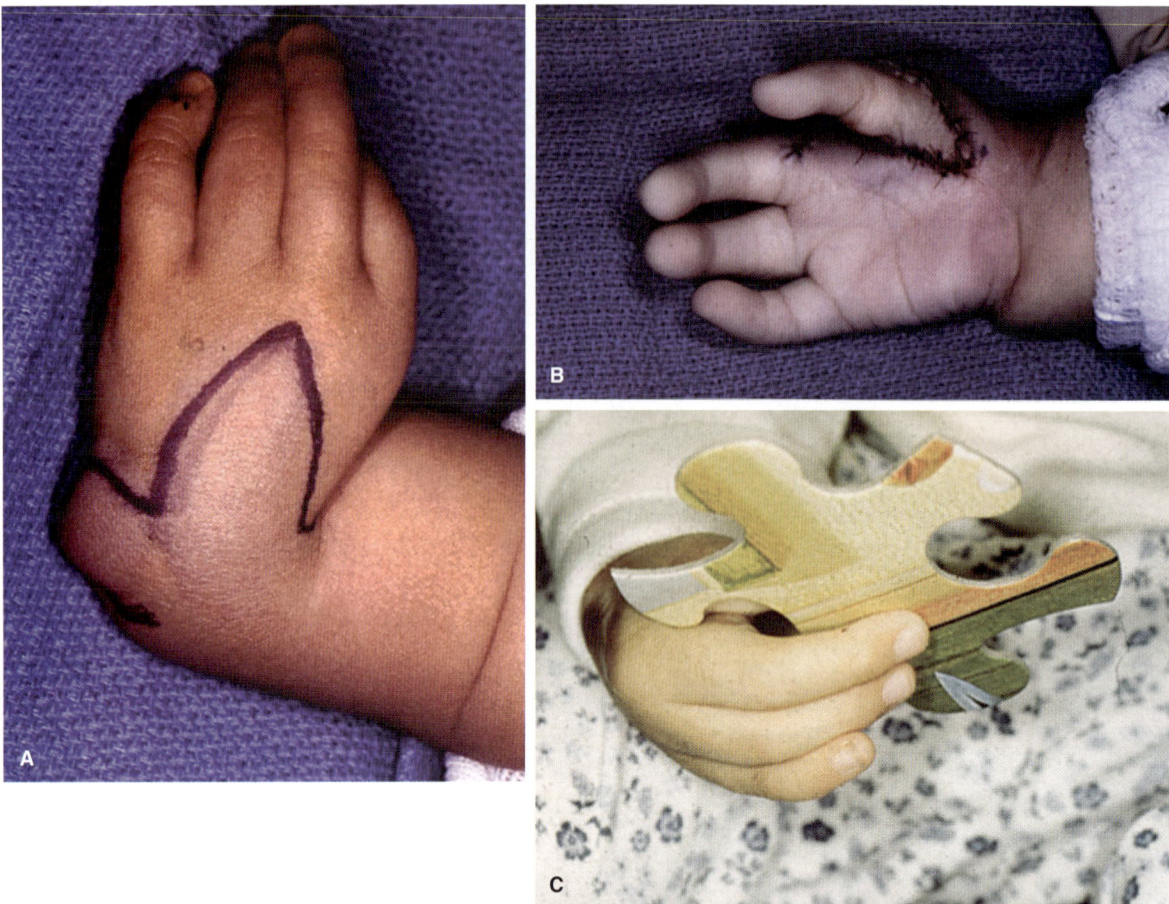

**Figura 70.51 A.** Paciente com displasia radial e polegar ausente. **B.** Após a centralização do punho na ulna distal, realiza-se a policização do dedo indicador. **C.** A preensão natural foi restaurada nesta mão de três dedos com punho e polegar reconstruídos.

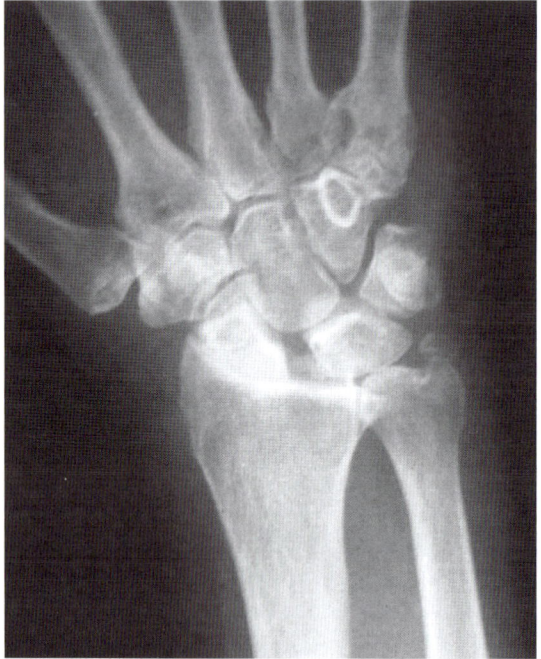

**Figura 70.52** Radiografia de mão com punho em colapso avançado escafossemilunar mostrando osteoartrite pós-traumática na junção radioescafoide. Isso ocorre muitos anos depois de uma entorse no punho em que o ligamento escafossemilunar foi rompido; um amplo espaço entre o escafoide e o semilunar é visível na radiografia.

## CONTRATURAS

A contratura isquêmica de Volkmann desenvolve-se como resultado de contraturas em resposta à isquemia prolongada. Esta contratura mais comum resulta de síndrome compartimental não tratada do antebraço e da mão. Ocorre necrose muscular, e os músculos são substituídos por tecido cicatricial fibroso. Os músculos FPD e FLP são geralmente afetados, localizados no compartimento volar profundo do antebraço, e os dedos são caracteristicamente flexionados, com extensão passiva do punho agravando a deformidade em flexão dos dedos. As contraturas intrínsecas podem ocorrer na mão; essas podem ser investigadas usando o teste de Bunnell no qual a extensão passiva da articulação MF dificulta a flexão passiva da articulação IFP.

Nas formas mais leves de contratura isquêmica de Volkmann, imobilização seriada e exercícios de alongamento passivo podem resolver o problema. Em contraturas mais graves, o alongamento tipo Z dos tendões pode ser necessário. Um deslizamento do músculo flexor pronador – elevação subperiosteal da origem do flexor comum do epicôndilo medial do úmero e da ulna – permite aos músculos deslizar distalmente até que a contratura seja corrigida. Na forma mais grave, todos os músculos da região volar do antebraço podem ser acometidos, necessitando de transferências tendíneas, até mesmo transferências microcirúrgicas de músculos funcionais para fornecer algum retorno funcional.

As contraturas pós-traumáticas são o tipo mais comum de contratura. Estas podem ser prevenidas com o tratamento adequado da lesão primária, principalmente com atenção aos detalhes de

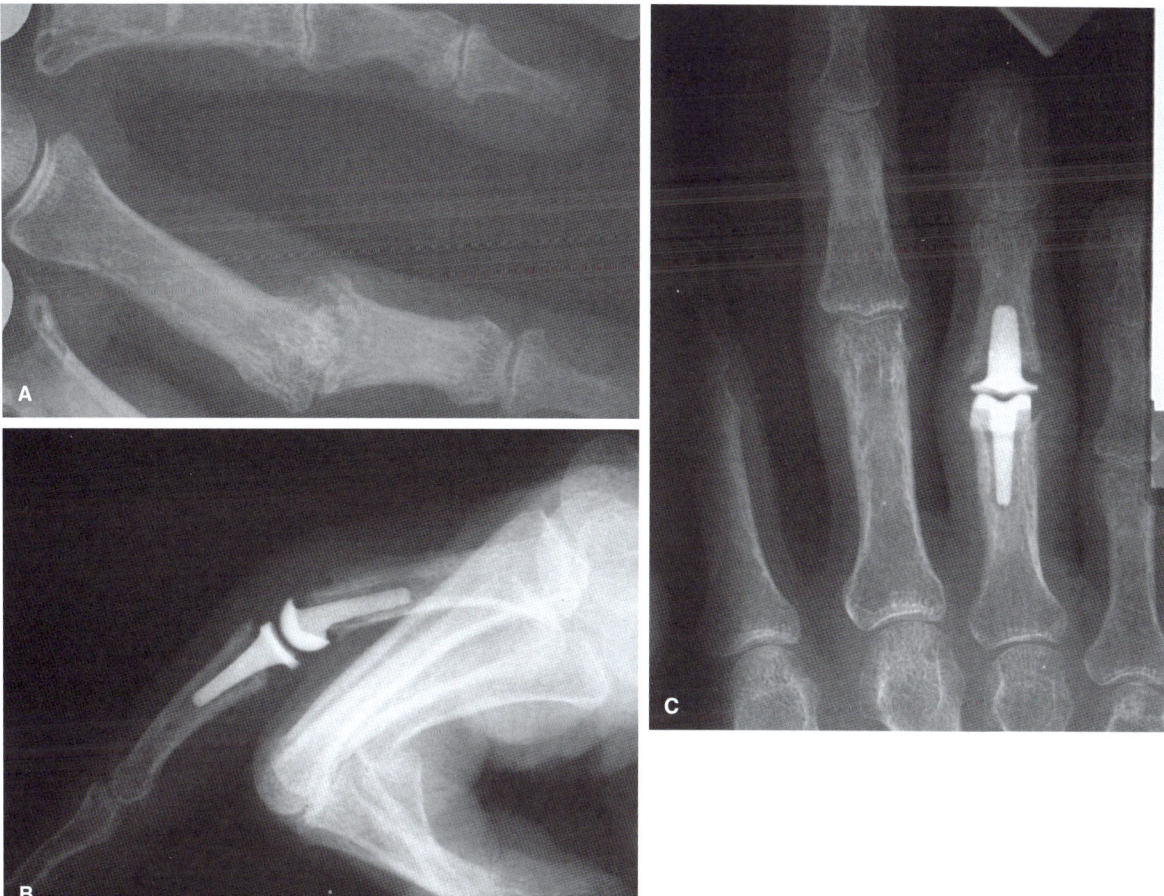

**Figura 70.53 A.** Paciente com articulação interfalângica proximal dolorosa e instável por osteoartrite. **B** e **C.** A reconstrução é realizada por artroplastia de implante. Uma vantagem sobre a artrodese é que o movimento é mantido, embora ainda haja o potencial de futura instabilidade articular recorrente e desgaste da articulação artificial.

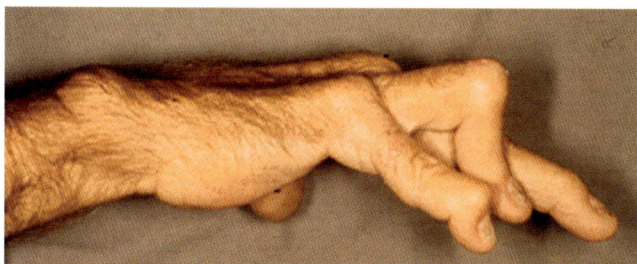

**Figura 70.54** Paciente com artrite inflamatória tem deformidade em botoeira e também deformidade em pescoço de cisne na mesma mão.

como a mão e membros superiores são tratados com talas e imobilizados. Uma vez que as contraturas tenham se desenvolvido, se forem leves, poderão ser estiradas por exercícios e terapia da mão. Se essas contraturas forem graves e funcionalmente deformantes, a liberação cirúrgica de contraturas articulares e a liberação de aderências tendíneas poderão ser necessárias.

A contratura de Dupuytren é um processo patológico de contração do colágeno afetando a fáscia palmar; também pode afetar o dorso dos dedos (coxins falangeanos), solas dos pés e pênis (doença de Peyronie). Acredita-se que seja uma doença hereditária mendeliana dominante e é bilateral em 65% dos casos. É seis vezes mais frequente nos homens e envolve predominantemente os dedos anular e mínimo (Figura 70.56).

O processo de contratura de Dupuytren ocorre nas faixas normais de tecido colágeno que formam a fáscia palmar, ligamentos natatórios e bainhas digitais. Nódulos contendo miofibroblastos e colágeno imaturo (tipo III) desenvolvem-se nesses tecidos ou na derme. Os nódulos aumentam progressivamente de tamanho, levando a contraturas espessadas e bandas fasciais encurtadas que se desenvolvem em cordões que se estendem até os dedos. O tratamento é a excisão cirúrgica; é indicado nas contraturas MF de 30° ou mais, quando o paciente falha no chamado teste de mesa e não pode colocar a palma da mão plana sobre uma superfície, e sempre que houver uma contratura articular IFP. É necessária uma técnica cirúrgica cuidadosa para evitar complicações como necrose de pele, hematoma e lesões do nervo digital. Injeções de colagenase usando enzima derivada de *Clostridium histolyticum* foram testadas e mostraram alguma promessa no tratamento da contratura de Dupuytren. No entanto, o acompanhamento a longo prazo em pacientes que receberam essas injeções ainda é necessário.[47,48]

A fasciotomia percutânea com agulha também é uma opção razoável para o tratamento da doença de Dupuytren e parece ser eficaz para contraturas da articulação MF, mas menos eficaz para a articulação IFP. Um dispositivo de torque de fixação externa para extensão também pode reverter preliminarmente a contratura IFP antes da excisão do tecido afetado.[49]

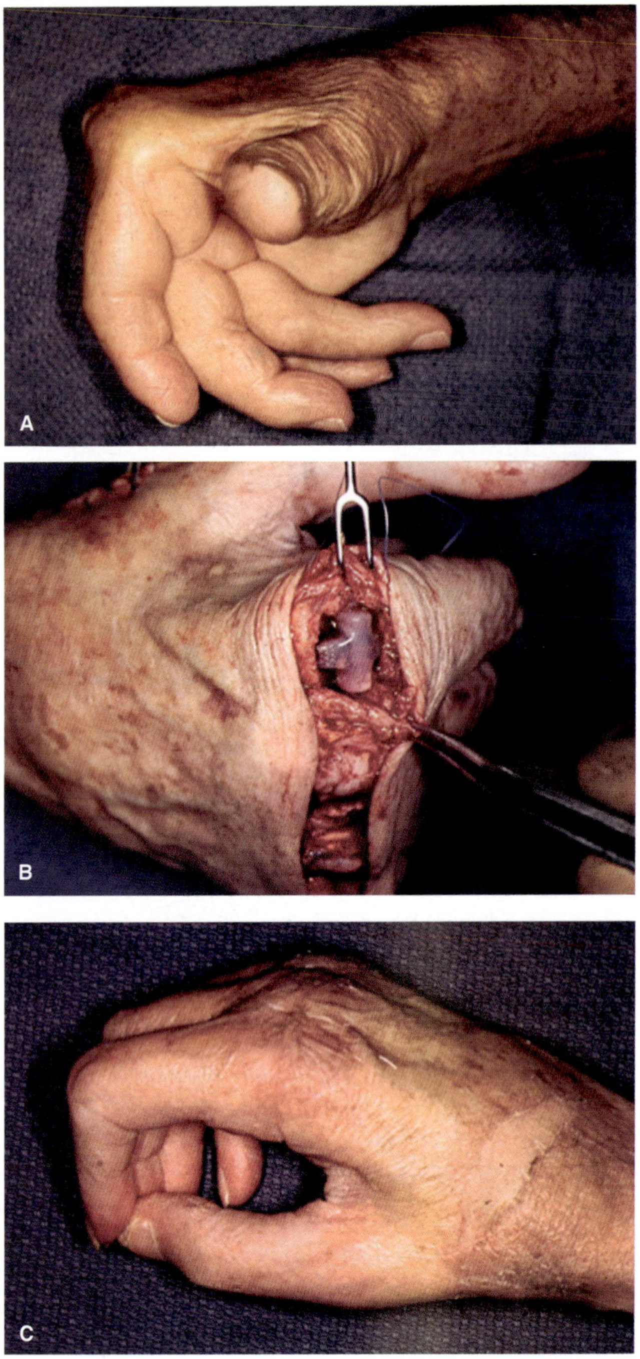

**Figura 70.55 A.** Paciente com artrite reumatoide mostrando as deformidades características dos dedos. **B** e **C.** A artroplastia com implante nas articulações metacarpofalângicas restaura a função e a estética da mão.

## DIREÇÕES FUTURAS NA CIRURGIA DE MÃO

A cirurgia de mão é uma especialidade muito dinâmica e em constante evolução, com muitos desenvolvimentos tecnológicos recentes. Como é uma especialidade regional, abrange avanços na cirurgia microvascular e microneural, trauma, transplante, cirurgia minimamente invasiva, próteses e engenharia de tecidos.

Os métodos de tratamento da amputação do antebraço continuam sendo um debate entre transplante e prótese de membros. O Dr. Joseph Murry, um cirurgião plástico, realizou o primeiro transplante de rim bem-sucedido em 1954.[50] O transplante

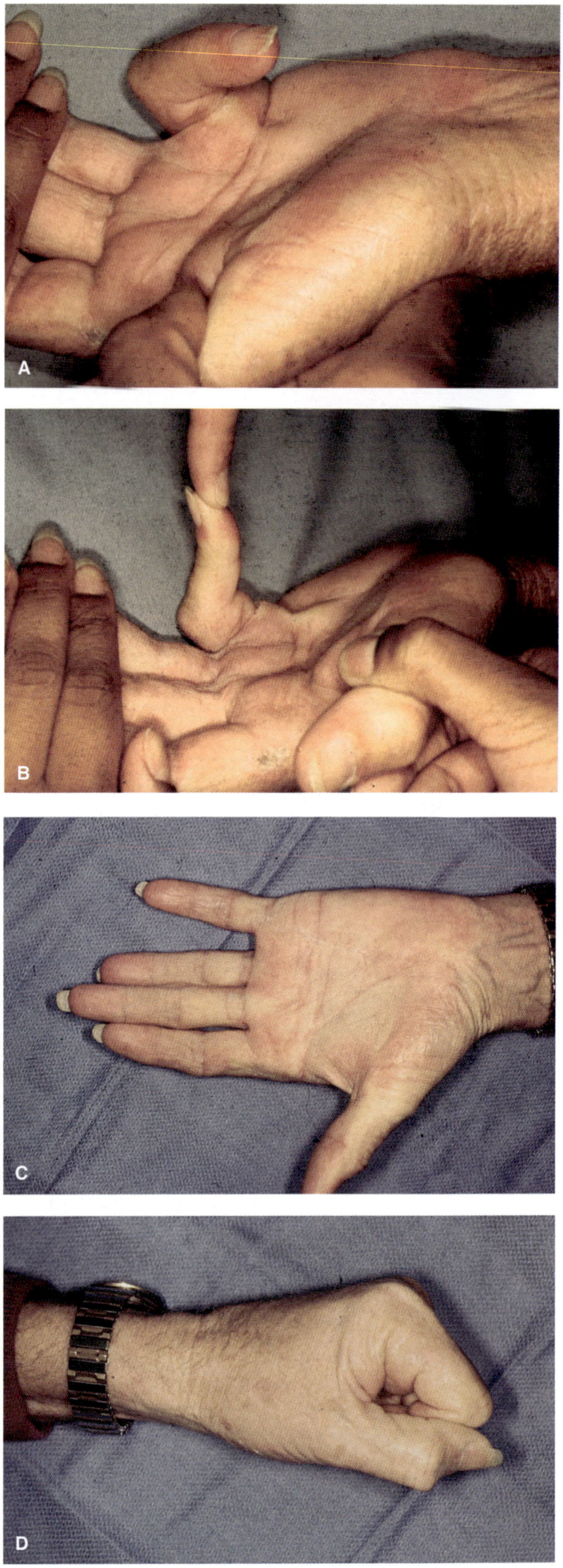

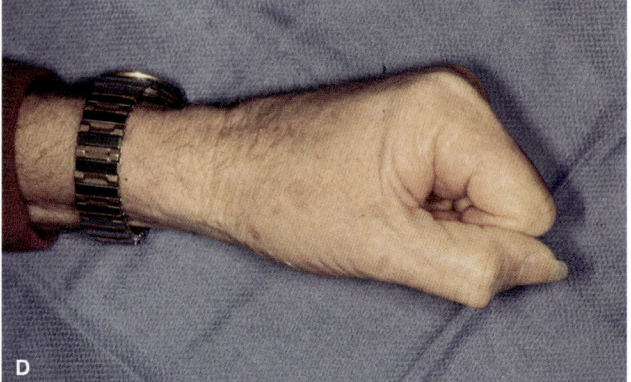

**Figura 70.56** Paciente com contratura de Dupuytren é tratado com fasciectomia palmar e digital regional, e a boa função da mão é restaurada.

de mão foi refinado por cirurgiões plásticos de mão nos últimos 30 anos, e, a partir de 2014, foram documentados 107 transplantes de mão bem-sucedidos em todo o mundo.[51] Os resultados funcionais devem ser equilibrados contra os riscos de imunossupressão ao longo da vida.[52]

Por outro lado, os métodos de fixação óssea protética por osteointegração, próteses intuitivas e a miniaturização tiveram grandes avanços. No passado até 20% dos amputados unilaterais de membros superiores abandonavam suas próteses por várias razões. A impressão tridimensional é de grande utilidade no fornecimento de próteses de baixo custo para crianças que necessitam de constante reajuste de próteses à medida que crescem.[53]

As tecnologias mais recentes estão utilizando interfaces neurais implantadas para ativar os nervos sensitivos periféricos. Outro desenvolvimento incrível é o uso de reinervação muscular direcionada para permitir a realização de movimentos da mão mais intuitivos e intrincados. Nervos seccionados da amputação são fixados a nervos motores individuais no músculo, que por sua vez transmitem os impulsos mioelétricos para os vários movimentos funcionais protéticos. O membro protético pode "sentir" os movimentos intencionais nos músculos reinervados e mover-se da maneira que o paciente pretende que eles se movam. Uma outra divulgação dessa pesquisa é que a reinervação da musculatura-alvo ajuda com sucesso no tratamento da dor fantasma e causada pelo neuroma.[54] Assim, o debate entre próteses e transplantes refletirá fielmente a corrida entre a tecnologia protética e a imunossupressão.

Houve também um grande interesse no desenvolvimento de formas para preencher as lacunas de nervo na reconstrução traumática e oncológica. O padrão-ouro é o uso de um enxerto de nervo autólogo, mas essa opção tem a morbidade do doador e há um suprimento limitado disponível (geralmente nervo sural). Os aloenxertos do nervo cadavérico tratado removem a imunogenicidade e podem permitir a reconstrução do nervo sem morbidade do doador. Até hoje, esse procedimento era utilizado com sucesso para lacunas nervosas curtas nos nervos dos membros superiores maiores.[55]

Até o momento, os condutos nervosos eram representados apenas por um tubo que orienta o crescimento dos axônios para o nervo distal que pode ser adequado para pequenos nervos na mão.[56] No entanto, os aloenxertos dos nervos contêm toda a estrutura do nervo, o que permite maior orientação do crescimento axonal. Os nervos de autoenxertos autólogos também contêm células de Schwann e fatores de crescimento que, em teoria, devem ajudar a aumentar o crescimento axonal e a integração de enxertos

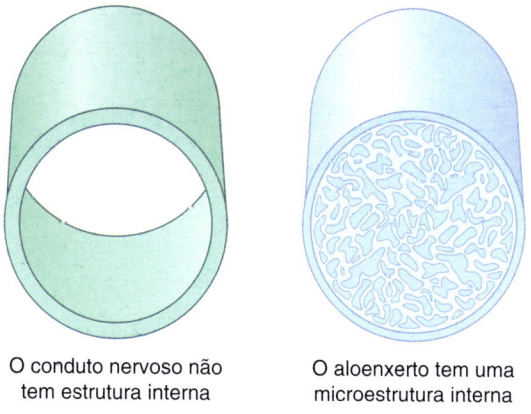

Figura 70.57 Condutos nervosos *versus* aloenxertos de nervos.

nervosos. Atualmente, é incerto qual comprimento do nervo periférico principal é tratado de maneira adequada com autoenxerto *versus* aloenxerto (Figura 70.57).[57]

Há muitos outros avanços na tecnologia de implantes, cirurgia minimamente invasiva e engenharia de tecidos, mas aqueles que consideram o transplante, modelos de próteses e o reparo do nervo são particularmente empolgantes e estão alcançando a viabilização clínica.

## CONCLUSÃO

A especialidade de cirurgia da mão é extensa, e vários livros de especialidade estão disponíveis. Embora os cirurgiões gerais possam ser responsáveis pelos princípios básicos da cirurgia da mão, o conhecimento de detalhes minuciosos muitas vezes não é necessário; assim, a maioria dos detalhes foi omitida deste capítulo, porque o objetivo foi visualizar o cenário geral em relação à cirurgia da mão. Esses tópicos sobre cirurgia de mão que o cirurgião geral provavelmente encontrará foram enfatizados, particularmente no que diz respeito aos princípios da anatomia, exame físico e tratamentos de emergência. Levando isso em consideração, a Tabela 70.8 inclui alguns dados relevantes de alto rendimento para a cirurgia de mão que foram compilados de vários livros de revisão sobre cirurgia geral, bem como tópicos discutidos no American Board of Surgery In-Training Examination (ABSITE).[58,59] Esta lista é fornecida para conveniência de cirurgiões que estão se preparando para exames do conselho ou o ABSITE.

### Tabela 70.8 Tópicos de revisão do American Board of Surgery.

| Tópico | Resposta |
|---|---|
| Fratura do rádio distal | Lesão no nervo mediano |
| Inervação do flexor profundo dos dedos para os dedos anular e mínimo | Nervo ulnar |
| Lesão no nervo ulnar no cotovelo | Fraqueza na abdução e adução do dedo indicador por meio dos dedos mínimos |
| Fratura do terço médio do úmero | Associada à lesão do nervo radial |
| Fraturas da falange distal | > 50% de todas as fraturas da mão |
| Articulação envolvida na fratura de Bennett | Articulação carpometacarpal do polegar |
| Nome comum para fratura metacarpal do dedo mínimo | Fratura do boxeador |
| Osso do carpo mais comumente fraturado | Escafoide |
| Complicações associadas a fraturas deslocadas | Necrose avascular e pseudoartrose do escafoide |
| Taxa de crescimento do nervo axonal | 1 mm/dia |
| Tempo máximo comum de torniquete intraoperatório em cirurgia da mão | 2 h |

(*continua*)

### Tabela 70.8 Tópicos de revisão do American Board of Surgery. (continuação)

| Tópico | Resposta |
|---|---|
| Dedos únicos que são primariamente reimplantados | Polegares em adultos e crianças, todos os dedos sempre que possível em crianças |
| Período máximo de anoxia compatível com reimplante | Dedo – 8 h (isquemia quente), mas tempos mais longos foram relatados de forma anedótica; membros superior e inferior – 6 h |
| Método adequado para o transporte de uma parte do corpo amputada para maximizar o sucesso do reimplante | Limpo de resíduos, envolto em toalha ou gaze estéril, umedecido com solução de Ringer com lactato estéril, colocado em saco plástico estéril, transportado em refrigerador isolado com água gelada (temperatura ideal, 4°C) |
| Complicações se o reparo do nervo for atrasado por período > 2 semanas | Retração das extremidades nervosas resultando em necessidade de enxerto do nervo |
| Zona 2, terra de ninguém | Área de lesão do tendão flexor entre a articulação metacarpofalângica e a inserção do flexor superficial dos dedos |
| Dedo em martelo | Lesão no mecanismo extensor no nível da articulação interfalângica distal |
| Polegar do esquiador | Ruptura do ligamento colateral ulnar da articulação metacarpofalângica do polegar, com instabilidade resultante da articulação para força dirigida radialmente |
| Microrganismo mais comum que causa infecções nas mãos | *Staphylococcus aureus* |
| Sintomas clássicos de síndrome do túnel do carpo | Parestesias na distribuição do nervo mediano, muitas vezes acordando o paciente à noite |
| Terapia mais eficaz para queimaduras de espessura total da mão | Excisão precoce e enxertia |
| Localização mais comum dos cistos ganglionares | Ligamento interósseo escafolunar na região dorsal do punho |
| Tratamento da tenossinovite estenosante de De Quervain após falha do manejo não cirúrgico | Liberação cirúrgica do primeiro compartimento extensor |
| Causa do dedo em gatilho | Tenossinovite estenosante na região da articulação metacarpofalângica, polia A1 |
| Achados tardios da artrite reumatoide | Subluxação das articulações envolvidas resultando em deformidade |
| Deformidade do pescoço de cisne | Hiperextensão da articulação interfalângica proximal com flexão da articulação interfalângica distal |
| Deformidade em botoeira | Flexão da articulação interfalângica com hiperextensão da articulação interfalângica distal |
| Medidas não cirúrgicas para contratura de Dupuytren | Exercício, injeções locais de esteroide, injeções de colagenase, radioterapia |
| Dedos geralmente afetados na contratura de Dupuytren | Dedos anular e mínimo |
| Causa da contratura de Dupuytren | Proliferação e fibrose da fáscia palmar |
| Fraturas com probabilidade de causar síndrome compartimental, contratura isquêmica de Volkmann | Fratura supracondiliana do úmero |
| Artéria e nervo comprometidos na contratura isquêmica de Volkmann | Nervo mediano e artéria interóssea anterior |
| Complicação da colocação de gesso para fraturas supracondilianas do úmero | Contratura isquêmica de Volkmann |

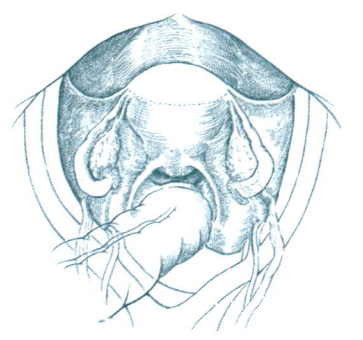

# 71

# Cirurgia Ginecológica

*Lauren S. Prescott, Amanda C. Yunker, Ronald Alvarez*

## VISÃO GERAL DO CAPÍTULO

**Anatomia do sistema genital feminino e de outros componentes da pelve**
  Anatomia dos órgãos genitais femininos externos (vulva)
  Anatomia dos órgãos genitais femininos internos (vagina, colo do útero, útero, tubas uterinas, ovários)
  Anatomia de outros componentes pélvicos relevantes

**Doenças e procedimentos cirúrgicos comuns da vulva e vagina**
  Doenças cirúrgicas comuns da vulva e vagina
  Procedimentos cirúrgicos comuns da vulva e da vagina

**Doenças e procedimentos cirúrgicos comuns do colo do útero**
  Doenças cirúrgicas comuns do colo do útero
  Técnicas cirúrgicas comuns do colo do útero

**Doenças e procedimentos cirúrgicos comuns do útero**
  Doenças cirúrgicas comuns do útero
  Procedimentos cirúrgicos comuns do útero

**Doenças e procedimentos cirúrgicos comuns da tuba uterina/ovário**
  Doenças cirúrgicas comuns da tuba uterina/ovário
  Procedimentos cirúrgicos comuns nas tubas uterinas/ovário

**Resumo**

---

▶ Os vídeos deste capítulo se encontram *online* no Ambiente de aprendizagem do GEN.

Os procedimentos ginecológicos estão entre os procedimentos cirúrgicos mais frequentes realizados no mundo. Cabe a qualquer cirurgião estar familiarizado com a anatomia do sistema genital feminino e da pelve, assim como as doenças cirúrgicas ginecológicas mais comuns e procedimentos realizados para as mesmas. Este capítulo fornece uma visão geral da anatomia do sistema genital feminino e da pelve; discute as doenças cirúrgicas mais comuns da vulva, vagina, colo do útero, útero, tubas uterinas e ovários; e descreve os procedimentos cirúrgicos comumente utilizados para essas doenças.

## ANATOMIA DO SISTEMA GENITAL FEMININO E DE OUTROS COMPONENTES DA PELVE

Os principais componentes da anatomia do sistema genital feminino incluem anatomia dos órgãos genitais femininos externos (vulva) e anatomia dos órgãos genitais femininos internos (vagina, colo do útero, útero, tubas uterinas e ovários).[1] Outros componentes relevantes da anatomia pélvica incluem os espaços anatômicos, estruturas vasculares e neurológicas e estruturas urológicas e intestinais.[1] A seção a seguir fornece uma visão geral desses componentes-chave.

### Anatomia dos órgãos genitais femininos externos (vulva)

As principais estruturas externas da vulva são o monte de vênus, os lábios maiores e lábios menores, a glande do clitóris e o capuz do clitóris, o óstio externo da uretra, o introito vaginal e hímen, além da glândula vestibular maior (de Bartholin) e glândula vestibular de Skene (Figura 71.1). O monte de vênus é o tecido adiposo mole que cobre o púbis. A parte inferior do monte de vênus é dividida por uma fissura denominada abertura da vulva, que separa o monte de vênus em lábios. Os lábios maiores e os lábios menores são separados por um sulco chamado de sulcos interlabiais, e os lábios maiores se fundem anteriormente para formar o capuz do clitóris (também conhecido como prepúcio).

Os lábios cobrem o vestíbulo, a área da vulva que consiste no introito vaginal e óstio da uretra e é delimitada pela linha de Hart. O introito vaginal é inicialmente coberto por uma fina membrana denominada hímen, que geralmente é rompida pelo exercício, durante a inserção de tampões ou durante a primeira relação sexual. Dentro do vestíbulo estão as glândulas vestibulares maiores e as glândulas de Skene. As glândulas vestibulares maiores, glândulas de Bartolino, homólogas às glândulas bulbouretrais nos homens, localizam-se posteriormente à direita e à esquerda do introito vaginal. Essas glândulas secretam muco durante a excitação sexual para fornecer lubrificação vaginal. As glândulas de Skene, homólogas à próstata nos homens, localizam-se à direita e à esquerda do óstio da uretra. Essas glândulas também produzem secreções que fornecem lubrificação vaginal com a excitação sexual.

Essas estruturas externas fazem parte do trígono urogenital, que é a porção anterior do períneo. O trígono urogenital tem seu ápice anteriormente na sínfise púbica e sua base posteriormente formada por uma linha traçada entre as protuberâncias isquiáticas. Abaixo das estruturas externas acima mencionadas encontra-se o diafragma urogenital, uma plataforma fascial e muscular que se estende entre os ramos púbicos e penetrados pela uretra e vagina. Os músculos do trígono urogenital consistem nos músculos transversos profundos e superficiais do períneo, músculos isquiocavernosos pareados, que cobrem os ramos do clitóris e os

# Parte 13  Especialidades em Cirurgia Geral

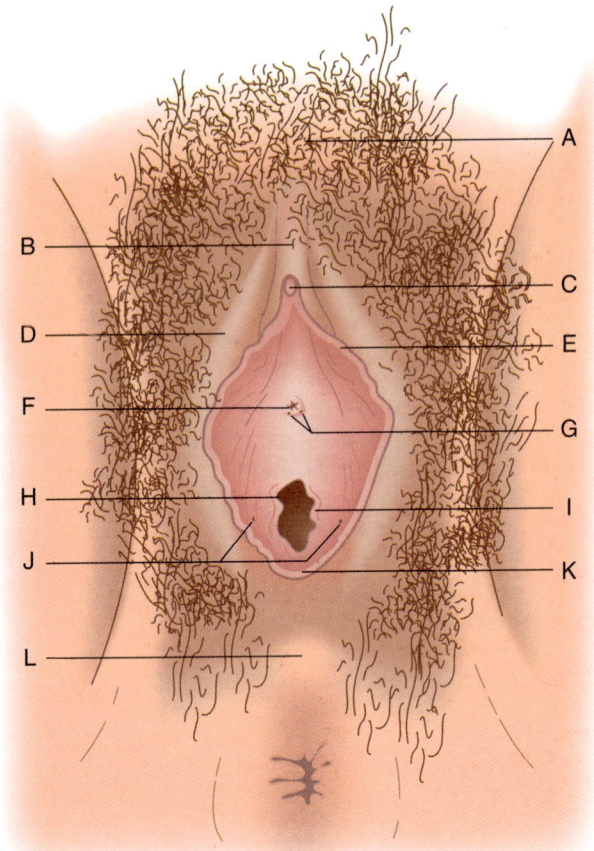

**Figura 71.1** A genitália externa. *A*, monte do púbis; *B*, prepúcio; *C*, clitóris; *D*, lábios maiores do pudendo; *E*, lábios menores; *F*, óstio da uretra; *G*, ductos da glândula de Skene; *H*, vagina; *I*, hímen; *J*, glândulas vestibulares maiores; *K*, frênulo posterior; *L*, corpo do períneo.

músculos bulboesponjosos, responsáveis pela cobertura dos bulbos do vestíbulo eréteis que se encontram em ambos os lados do introito vaginal.

O suprimento sanguíneo para as estruturas dentro do trígono urogenital é predominantemente de uma direção posterior da artéria pudenda interna, que, após se originar da artéria ilíaca interna, passa pelo canal do pudendo (canal de Alcock), um túnel fascial ao longo do músculo obturador interno abaixo da origem do músculo levantador do ânus. Ao sair do canal do pudendo, a artéria pudenda interna envia ramos para o trígono urogenital anteriormente. O suprimento de sangue para o monte de vênus origina-se anteriormente da artéria epigástrica inferior, um ramo da artéria femoral. Lateralmente, a artéria pudenda externa origina-se da artéria femoral e supre a face lateral da vulva. O retorno venoso e a drenagem linfática do diafragma urogenital acompanham o suprimento arterial e, portanto, drenam para as veias ilíacas internas e femorais.

A principal inervação do trígono urogenital vem do nervo pudendo interno, que se origina dos ramos anteriores de S2 a S4 do plexo sacral e passa pelo canal do pudendo junto com a artéria e veia pudenda interna. Os ramos anteriores suprem a genitália externa. O monte de vênus e os lábios anteriores são supridos pelos nervos ilioinguinal e genitofemoral a partir do plexo lombar que percorre o canal inguinal e sai pelo anel inguinal superficial. Todos esses nervos pareados rotineiramente cruzam a linha média para inervação parcial do lado contralateral. Os nervos viscerais eferentes responsáveis pela ereção do clitóris são derivados dos nervos esplâncnicos pélvicos e alcançam a genitália externa juntamente com a uretra e a vagina ao passarem pelo diafragma urogenital.

É importante para o cirurgião dissecar a genitália externa para estar ciente da variabilidade da direção vascular e neurológica da qual deriva o suprimento sanguíneo e nervoso do campo cirúrgico.

## Anatomia dos órgãos genitais femininos internos (vagina, colo do útero, útero, tubas uterinas, ovários)

Começando mais distalmente e movendo-se proximamente, as estruturas anatômicas dos órgãos genitais internos incluem todas as estruturas da linha média (a vagina, colo do útero e útero) e as estruturas laterais (as tubas uterinas e ovários) (Figura 71.2). As bordas da vagina são o hímen inferiormente e o colo do útero e fórnices superiormente. A parte inferior da vagina desenvolve-se a partir do endoderma do seio urogenital (junto com a uretra e as estruturas vulvares). Anormalidades de desenvolvimento nessa área podem levar a septos transversais ou horizontais da vagina, que podem se tornar sintomáticos durante o desenvolvimento puberal. A porção superior da vagina desenvolve-se em paralelo ao colo do útero, útero e tubas uterinas a partir dos ductos mülleriano ou paramesonéfricos. A falha na fusão desses ductos à medida que migram medialmente ou a falha de desenvolvimento completo pode levar a uma variedade de malformações uterinas, do colo do útero e das tubas.

### Vagina

A vagina é um tubo fibromuscular flexível e expansível que, em repouso, é achatada e encontra-se em um plano principalmente horizontal se a mulher está na postura ereta. As camadas das paredes vaginais da região central a periférica incluem a mucosa (que é o epitélio escamoso estratificado), a lâmina própria (também denominada fáscia endopélvica, que consiste principalmente em colágeno e tecido elástico e contendo o suprimento vascular e linfático), uma camada muscular e tecido conectivo (que também contém um rico suprimento sanguíneo). O suprimento sanguíneo para a vagina vem principalmente da artéria vaginal, um ramo da artéria ilíaca interna. Observam-se várias anastomoses com outras artérias, incluindo as artérias uterina, pudenda interna, vesical inferior e hemorroidárias médias. O suprimento nervoso para a vagina se origina do sistema nervoso autônomo no plexo lombossacral (S2–S4), que desemboca no nervo pudendo. A maior parte da inervação sensitiva encontra-se na porção distal da vagina, com muito pouca densidade nervosa na parte superior da vagina.

### Colo do útero

O colo do útero é a parte estreita e distal do útero que pode ser visualizada e palpada na extremidade superior do canal vaginal. É uma estrutura redonda, muitas vezes em forma de rosca, composta principalmente de tecido fibroso e pode variar em tamanho de uma mulher para outra. O comprimento do colo do útero também varia, mas a média fica em torno de 3 cm. Apresenta um canal central, referido como *orifício externo* (óstio), que permite a passagem para dentro ou para fora da cavidade do útero. As células da porção vaginal do colo do útero (ectocérvice) passam do epitélio escamoso distalmente para o epitélio colunar proximalmente à medida que sobe até o canal cervical do colo do útero (endocérvice). Essa mudança é chamada de zona de transição e é onde a neoplasia intraepitelial cervical (NIC) ocorre. O epitélio colunar produz muco, que varia na textura dependendo da influência hormonal e facilita o transporte de espermatozoide.

## Capítulo 71  Cirurgia Ginecológica

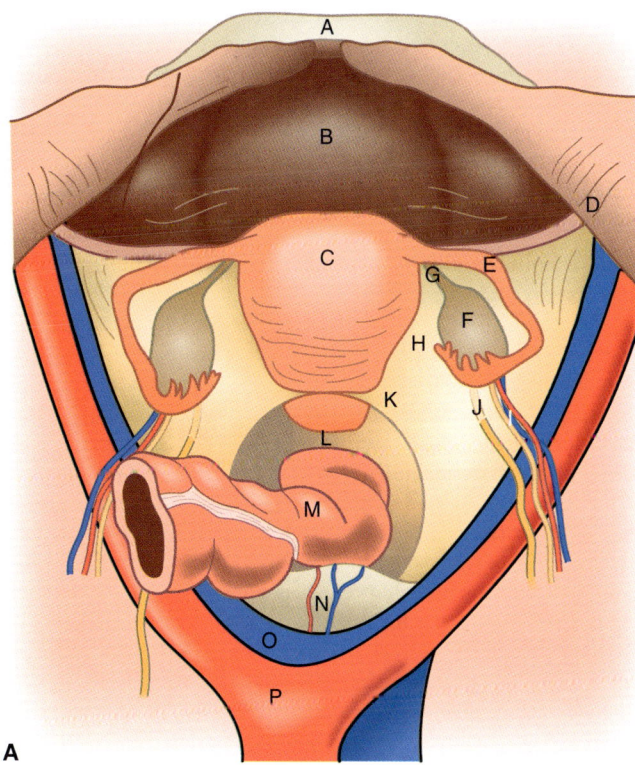

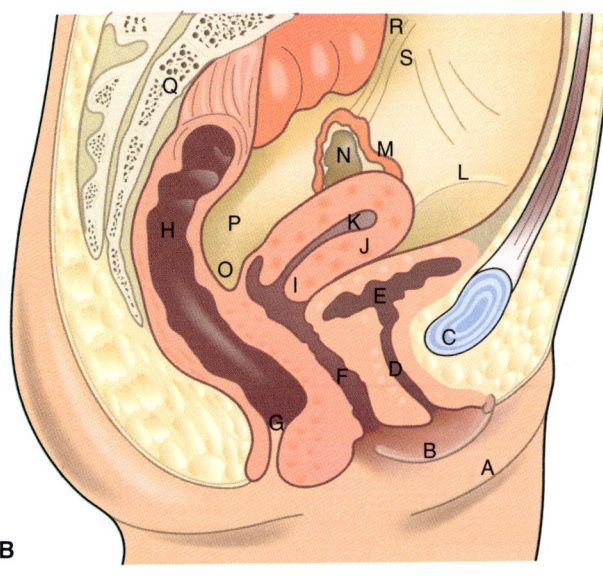

**Figura 71.2** A genitália interna. **A.** *A*, sínfise púbica; *B*, bexiga; *C*, corpo do útero; *D*, ligamento redondo; *E*, tuba uterina; *F*, ovário; *G*, ligamento útero-ovárico; *H*, ligamento largo; *I*, artéria e veia ovárica; *J*, ureter; *K*, ligamento uterossacro; *L*, fundo de saco; *M*, reto; *N*, artéria e veia sacral mediana; *O*, veia cava; *P*, aorta. **B.** *A*, lábio maior; *B*, lábio menor; *C*, sínfise púbica, *D*, uretra; *E*, bexiga; *F*, vagina; *G*, ânus; *H*, reto; *I*, colo do útero; *J*, corpo do útero; *K*, cavidade endometrial; *L*, ligamento redondo; *M*, tuba uterina; *N*, ovário; *O*, fundo de saco; *P*, ligamento uterossacro; *Q*, sacro; *R*, ureter; *S*, artéria e veia ovárica.

O suprimento sanguíneo do colo do útero surge de um ramo descendente da artéria uterina e situa-se lateralmente nas posições de 3 e 9 h no colo do útero. Além disso, as artérias ázigos da vagina situam-se na porção média do colo do útero anteriormente e posteriormente ao longo de seu eixo. Existem múltiplas anastomoses entre as artérias ázigos da vagina e as artérias hemorroidárias. O colo do útero é inervado pelo sistema parassimpático, surgindo do plexo lombossacral (S2–S4), com a maioria das terminações nervosas concentradas na região endocervical.

### Útero

O útero é um órgão muscular intraperitoneal que está situado posteriormente em relação à bexiga e anterior ao reto. É mantido no lugar por várias estruturas ligamentares. Os ligamentos largos estendem-se lateralmente fora do corpo do útero e tornam-se contínuas com o peritônio pélvico. Os ligamentos redondos originam-se nos cornos do útero, percorrem lateralmente através do ligamento largo e saem pelo anel inguinal, terminando nos lábios maiores. Os ligamentos transversos do colo, que se ligam lateralmente ao diafragma da pelve e se fundem medialmente com a fáscia endopélvica da vagina, sustentam o útero em nível do colo do útero. As artérias uterinas percorrem o ligamento transverso do colo e, em seguida, superiormente ao longo da face lateral do corpo do útero, também chamado de *fundo*. Os ligamentos uterossacros originam-se na porção posterossuperior do colo do útero e inserem-se na terceira vértebra sacral, formando um arco que emoldura o reto.

O útero não grávido normalmente pesa entre 40 e 80 g. Geralmente é menor em mulheres pré-púberes e pós-menopausa em comparação com aquelas nos anos reprodutivos. O útero possui três camadas de células, semelhantes a outros órgãos peritoneais viscosos. A camada externa é chamada de serosa, é muito fina e contígua com os ligamentos largos e o peritônio pélvico. A camada média é composta de músculo liso, que se encontra em três camadas distintas. A cavidade do útero é revestida pelo endométrio, uma camada de epitélio mucoso que varia em espessura dependendo das influências hormonais.

O suprimento sanguíneo para o útero inclui ambas as artérias uterinas, que se ramificam das artérias ilíacas internas e das artérias ováricas, que saem diretamente da aorta abdominal e percorrem em posição adjacente ao ovário em direção ao útero. O útero apresenta inervação simpática e parassimpática. A inervação simpática passa pelos plexos hipogástrico e ovárico. A inervação parassimpática vem do plexo lombossacral (S2–S4). Fibras aferentes do útero que retornam para a medula espinal percorrem com a inervação simpática dentro do plexo lombossacral (T11–T12).

### Tubas uterinas

As tubas uterinas, também chamadas de ovidutos, originam-se na face lateral superior do útero (chamado de corno) e se estendem lateralmente com aproximadamente 10 a 14 cm de comprimento, enrolando-se em torno do ovário ipsilateral distalmente. A tuba uterina tem quatro regiões anatômicas distintas. A parte intersticial atravessa a parede uterina, é completamente delimitada pelo miométrio e tem apenas 1 a 2 cm de comprimento. A porção do istmo começa quando a tuba deixa o útero, mede cerca de 4 cm de comprimento, é muito estreita e contém a região mais muscular da tuba. A região da ampola é mais ampla, tem em média 4 a 6 cm de comprimento e tem um trajeto sinuoso. A fertilização normalmente ocorre nessa porção da tuba uterina. O segmento final é o infundíbulo, que é composto principalmente por fímbrias – projeções em forma de dedos que se estendem para fora do tubo, circundam os óstios e fazem com que esta porção do tubo tenha uma forma de funil.

Semelhante ao útero, as tubas uterinas são compostas por várias camadas. A mucosa da tuba é constituída de diferentes tipos de células epiteliais – células colunares ciliadas, secretoras e cilíndricas simples. A proporção desses tipos de células depende da região anatômica da tuba. Sob a mucosa está situada a lâmina própria, seguida pela camada muscular e, finalmente, a camada adventícia, que é adjacente à cavidade peritoneal.

O suprimento sanguíneo para a tuba uterina desloca-se através do mesossalpinge e se origina de ramos das artérias ovárica e uterina. As tubas recebem inervação do sistema nervoso simpático e sistema nervoso parassimpático por meio dos plexos uterino e ovárico.

### Ovários

Os ovários são órgãos pareados, ovais, em localização lateral e brancos, geralmente com aproximadamente 2 a 3 cm no maior diâmetro. Eles estão localizados logo abaixo da borda pélvica na extremidade do infundíbulo das tubas uterinas. Os ovários se desenvolvem a partir da crista gonadal, que fica adjacente ao ducto mesonéfrico; assim, o sistema urinário e o sistema genital desenvolvem-se em estreita associação. Os ovários estão conectados ao útero através do ligamento útero-ovárico, que contém um suprimento sanguíneo anastomótico entre essas duas estruturas. Além disso, os ovários são mantidos no lugar pela lâmina posterior do ligamento largo e pelo ligamento suspensor do ovário (ou infundibulopélvico), que desce pela parede lateral e contém o principal suprimento sanguíneo ovariano.

O ovário tem três regiões distintas: o córtex externo, a medula central e o hilo, que é onde o mesovário (a estrutura que anastomosa o ligamento suspensor do ovário e o suprimento sanguíneo periuterino através do ligamento largo) se liga ao ovário. Os ovários contêm vários tipos de células que permitem aos ovários realizar múltiplas funções. Dentro dos ovários estão os oócitos, que somam 1 a 2 milhões ao nascimento. A superfície do ovário é composta por epitélio cúbico. Os oócitos amadurecem no interior de pequenos cistos cheios de líquido, chamados folículos, que ficam logo abaixo do epitélio de superfície. A medula central é composta principalmente de estroma e vasos sanguíneos.

Como mencionado anteriormente, o suprimento de sangue para o ovário vem da artéria ovárica, um ramo da aorta abdominal que percorre ao longo do abdome lateral e da pelve no ligamento suspensor do ovário. Além disso, dentro do mesovário existem muitas anastomoses entre a artéria ovárica e a artéria uterina. A inervação do ovário também percorre através do ligamento suspensor do ovário e inclui fibras nervosas autônomas e sensitivas dos plexos ovárico, hipogástrico e aórtico.

### Anatomia de outros componentes pélvicos relevantes

A pelve feminina contém vários espaços potenciais fundamentais, cuja compreensão é exigida por qualquer cirurgião que opere nessa área (Figura 71.3). Os dois espaços retroperitoneais laterais incluem os espaços paravesicais e pararretais. O espaço paravesical é delimitado pela artéria ilíaca externa lateralmente, pela bexiga medialmente, pela sínfise púbica anteriormente e o ligamento transverso do colo do útero posteriormente. O espaço é penetrado pela dissecção entre a artéria ilíaca externa e a artéria vesical superior. O espaço pararretal é delimitado pela artéria ilíaca interna lateralmente, o ureter e o reto medialmente, o sacro posteriormente e o ligamento transverso do colo do útero anteriormente. O espaço é inserido por dissecção entre os vasos lateralmente e o ureter e reto medialmente. Os ligamentos transversos do colo do útero separam os espaços paravesicais e pararretais. Os principais espaços anteriores a posteriores incluem os espaços retropúbicos, vesicovaginais, retovaginais e retrorretais/pré-sacrais. O desenvolvimento desses espaços facilita a identificação de estruturas pélvicas críticas, particularmente quando a anatomia normal é alterada.

### Estruturas vasculares

É importante que os cirurgiões estejam muito familiarizados com a anatomia vascular da pelve ao realizar procedimentos ginecológicos (Figura 71.4). Os vasos ilíacos comuns bifurcam-se na borda pélvica para os vasos ilíacos externos e internos, que correm ao longo das paredes laterais da pelve. Os vasos ilíacos externos cursam sob o ligamento inguinal para se tornar a artéria e veia femorais. A artéria ilíaca interna se bifurca em uma divisão anterior e posterior. As estruturas pélvicas femininas derivam a

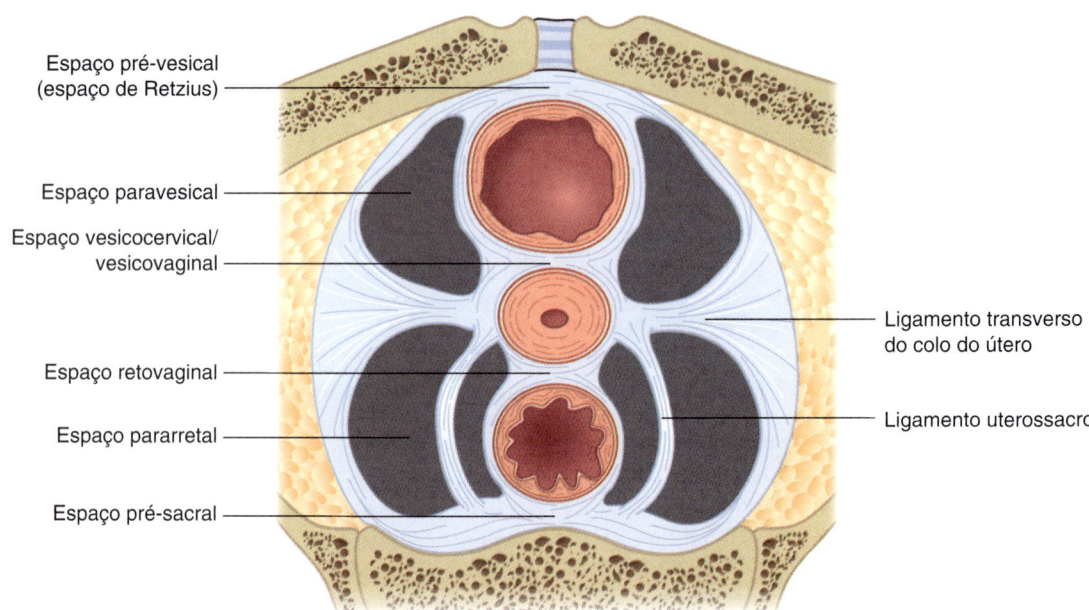

**Figura 71.3** Espaços anatômicos da pelve feminina.

# Capítulo 71  Cirurgia Ginecológica

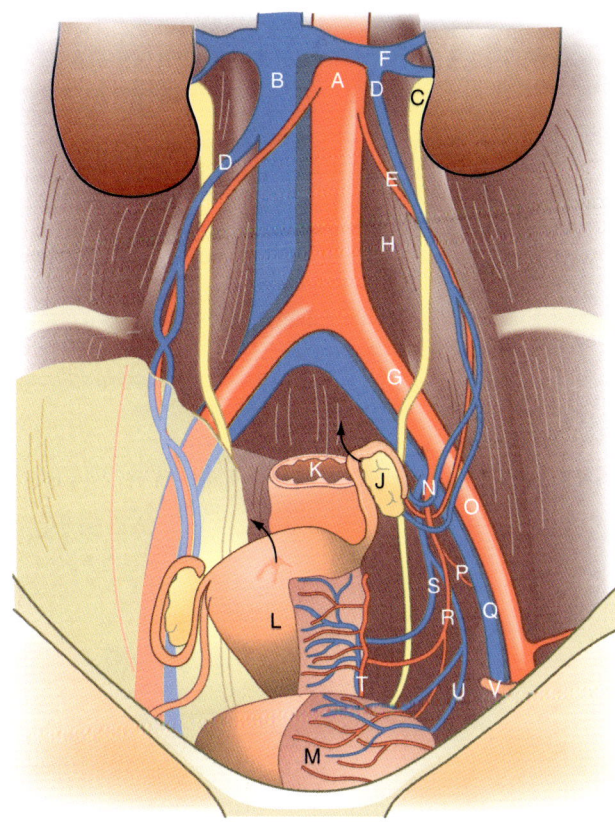

**Figura 71.4** Suprimento sanguíneo da pelve. *A*, aorta; *B*, veia cava inferior; *C*, ureter; *D*, veia ovárica; *E*, artéria ovárica; *F*, veia renal; *G*, artéria ilíaca comum; *H*, músculo psoas; *J*, ovário; *K*, reto; *L*, corpo do útero; *M*, bexiga; *N*, artéria ilíaca interna (hipogástrica), ramo anterior; *O*, artéria ilíaca externa; *P*, artéria obturatória; *Q*, veia ilíaca externa; *R*, artéria uterina; *S*, veia uterina; *T*, artéria vaginal; *U*, artéria vesical superior; *V*, artéria epigástrica inferior.

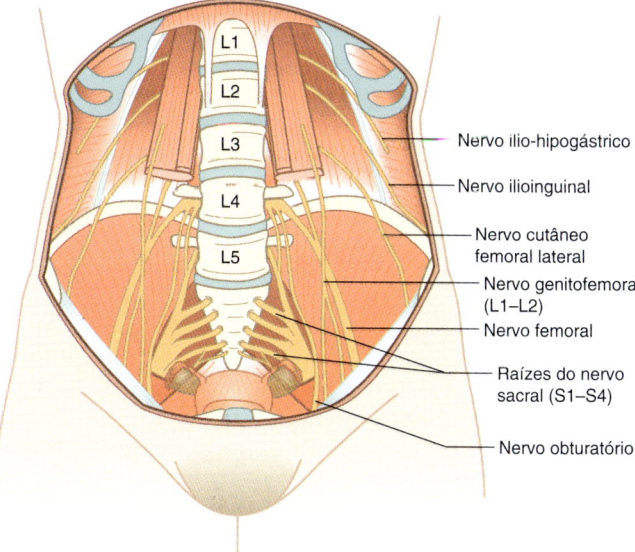

**Figura 71.5** Estruturas neurológicas da pelve feminina. (De Lumbosacral plexus. De Gray JE. Nerve injury associated with pelvic surgery. In: UpToDate, Basow DS (Ed), UpToDate, Waltham, MA 2013. Copyright UpToDate, Inc. Para mais informações, visite www.uptodate.com.)

maior parte de seu suprimento vascular arterial de vasos que se ramificam da divisão anterior. A ligadura da divisão anterior distal, local da divisão dos ramos posteriores, é uma técnica frequentemente utilizada no quadro de hemorragia pélvica excessiva. Ramos-chave da divisão anterior incluem as artérias uterinas e vaginais, as artérias vesicais inferior, média e superior e a artéria retal média. Outros ramos importantes da divisão anterior incluem as artérias obturatória, glútea inferior e pudenda. As artérias ováricas, que se originam da aorta, fornecem outra importante fonte vascular para as estruturas pélvicas, a saber, os ovários e o útero.

### Estruturas neurológicas

O plexo nervoso lombossacral, que se origina das raízes nervosas do corpo vertebral da décima segunda vértebra torácica até o corpo vertebral da quarta vértebra sacral (T12–S4), fornece as principais estruturas nervosas na pelve (Figura 71.5). Os nervos motores primários que emanam dos plexos nervosos lombossacrais incluem o nervo femoral, o nervo isquiático e o nervo obturatório. Os nervos sensitivos primários incluem o nervo ílio-hipogástrico, nervo ilioinguinal, nervo genitofemoral, nervo cutâneo femoral lateral, nervo femoral, nervo isquiático e nervo pudendo. A descrição desses nervos, sua origem, suas funções motoras e sensitivas, além de sintomas, quando lesionados, estão incluídos na Tabela 71.1.

As lesões nervosas ocorrem em 1% a 2% dos casos ginecológicos.[2] Os nervos mais comuns lesionados durante a cirurgia ginecológica incluem os nervos femoral, ilioinguinal, pudendo, obturatório, cutâneo lateral, ílio-hipogástrico e genitofemoral. Esses nervos podem ser lesionados como resultado do mau posicionamento do paciente na posição de litotomia, colocação incorreta de afastadores de autorretenção, transecção do nervo, aprisionamento direto do nervo ou formação de hematoma. Felizmente, a maioria das neuropatias se resolve com manejo adequado e fisioterapia.

### Estruturas do trato urinário

Os ureteres e a bexiga são estruturas pélvicas essenciais que requerem atenção estrita durante o período da maioria dos procedimentos ginecológicos. Os ureteres seguem retroperitonealmente para baixo nas paredes da pelve lateral e, em seguida, cruzam as artérias ilíacas comuns na borda pélvica (Figura 71.2). Neste ponto, os ureteres estão próximos aos ovários, e cuidados devem ser tomados para identificar e evitar apropriadamente os ureteres durante a ligadura dos vasos ováricos. Os ureteres continuam ao longo do peritônio sob as artérias uterinas e, em seguida, atravessam a bexiga lateralmente de forma oblíqua. O ureter também está em risco de dano durante o pinçamento, incisão e ligadura dos vasos uterinos, dos ligamentos transverso do colo do útero e uterossacro, além dos cantos vaginais. A dissecção do ureter de sua fixação ao peritônio e o isolamento com uma alça vascular é uma técnica frequentemente útil quando a patologia coloca o ureter em risco de lesão.

A bexiga está intimamente envolvida com a face anterior do útero, colo do útero e vagina. A bexiga deve ser cuidadosamente dissecada dessas estruturas durante uma histerectomia. Isso geralmente envolve a incisão do peritônio vesicouterino e identificação do espaço vesicovaginal entre a bexiga e a vagina. A dissecção da bexiga pode ser dificultada por cicatrizes de cesariana anterior, endometriose ou câncer.

Lesões nos ureteres e na bexiga são relatadas em geral ocorrendo em menos de 1% das pacientes submetidas a cirurgias ginecológicas de grande porte.[3] A cistoscopia é frequentemente utilizada para

**Tabela 71.1** Plexo nervoso lombossacral.

| Nervo | Origem | Função motora | Função sensitiva | Sintomas da lesão |
|---|---|---|---|---|
| Ilioinguinal | T12-L1 | Nenhuma | Região inguinal, sínfise | Dor aguda e ardente irradiando do sítio da incisão para a região inguinal ou sínfise |
| Ilio-hipogástrico | T12-L1 | Nenhuma | Monte do púbis, lábios laterais, parte superior interna da coxa | Dor aguda e ardente irradiando do sítio da incisão para o monte de vênus, lábios ou coxa |
| Genitofemoral | L1-L2 | Nenhuma | Lábios superiores, parte anterossuperior da coxa | Dor e parestesia nos lábios e trígono femoral |
| Femoral lateral | L2-L3 | Nenhuma | Parte anterior e posterolateral da coxa | Dor e parestesia na parte anterior e posterolateral da coxa |
| Pudendo | S2-S4 | Nenhuma | Períneo | Dor no períneo |
| Cutâneo femoral | L2-L4 | Flexão do quadril, adução Extensão do joelho | Parte anterior e medial da coxa, parte medial da panturrilha | Incapaz de subir escadas |
| Obturatório | L2-L4 | Adução da coxa | Nenhuma | Problemas menores de deambulação |
| Isquiático | L4-S3 | | | |
| Perineal comum | | Extensão do quadril, flexão do joelho Dorsiflexão do pé Eversão do pé | Nenhuma Parte lateral da panturrilha Dorso do pé | Pé caído |
| Tibial | | Flexão plantar do pé Inversão do pé | Dedos dos pés Superfície plantar do pé | Deformidade do pé cavo |

confirmar uma bexiga intacta e efluxo ureteral bilateral após procedimentos ginecológicos que apresentam alto risco de lesão urológica.

### Estruturas do trato intestinal

O íleo distal, ceco e apêndice, bem como o colo sigmoide e reto, são estruturas gastrintestinais essenciais localizadas perto ou dentro da pelve. As aderências gastrintestinais podem ocorrer como resultado de cirurgias anteriores e é necessária atenção cuidadosa para a lise de aderências neste cenário, a fim de restaurar a anatomia normal da pelve antes de completar qualquer procedimento ginecológico. Essas estruturas intestinais também podem estar envolvidas como resultado de várias patologias ginecológicas, como abscessos tubo-ovarianos, endometriose ou neoplasias do ovário. É importante inspecionar cuidadosamente os órgãos intestinais para assegurar que não haja lesão oculta durante um procedimento ginecológico, que ocorre em menos de 1% das pacientes.[4] O teste de "bolhas", que envolve a insuflação do reto com ar, com compressão do sigmoide e preenchimento da pelve com solução salina ou água, muitas vezes é útil na detecção de uma lesão sigmoide oculta.

## DOENÇAS E PROCEDIMENTOS CIRÚRGICOS COMUNS DA VULVA E VAGINA

Doenças e procedimentos cirúrgicos comuns da vulva e da vagina estão listados na Tabela 71.2. Segue uma descrição dessas doenças e opções de manejo.

### Doenças cirúrgicas comuns da vulva e vagina

#### Cisto ou abscesso da glândula vestibular maior (glândula de Bartholin)

O bloqueio das glândulas vestibulares maiores pode resultar em acúmulo de muco e pode levar à obstrução e formação de abscesso. Manifesta-se mais comumente como uma massa vulvar na porção medial inferior dos lábios maiores do pudendo. Os cistos da glândula vestibular maior podem ser assintomáticos e encontrados ocasionalmente no exame; no entanto, eles podem se infectar e formar um abscesso, que se apresenta como uma massa vulvar dolorosa. Pacientes com cisto ou abscesso sintomático na glândula vestibular maior geralmente necessitam de intervenção cirúrgica. As opções de manejo cirúrgico incluem incisão e drenagem com colocação de um cateter de Word ou marsupialização. A marsupialização é indicada para infecções recorrentes ou quando o tamanho do abscesso impede a incisão e a drenagem. A excisão da glândula raramente é indicada.

**Tabela 71.2** Doenças e procedimentos cirúrgicos comuns da vulva e da vagina.

| Doença | Opções de procedimento |
|---|---|
| Cisto/abscesso da glândula vestibular maior (glândula de Bartholin) | Incisão e drenagem Marsupialização |
| Neoplasia intraepitelial vulvar | Ampla excisão local Laser |
| Câncer vulvar | Vulvectomia radical com biopsia de linfonodo sentinela ou linfadenectomia femoral inguinal |
| Neoplasia intraepitelial da vagina | Vaginectomia parcial Laser |
| Câncer vaginal | Histerectomia radical (raramente) |
| Prolapso | Colpopexia sacral Suspensão do ligamento sacroespinal Colporrafia anterior Colporrafia posterior Colpocleise |

## Neoplasia intraepitelial vulvar

A neoplasia intraepitelial vulvar (NIV) é uma condição pré-maligna da vulva. A NIV foi previamente classificada utilizando um sistema de três níveis (NIV I, II ou III). Em 2015, a International Society for the Study for Vulvovaginal (ISSVD) recomendou o uso de um sistema de classificação de dois níveis para a NIV clássica, que inclui lesão intraepitelial escamosa de baixo grau (LSIL, do inglês *low-grade squamous intraepitelial lesion*), lesão intraepitelial escamosa de alto grau (HSIL, do inglês *high-grade squamous intraepitelial lesion*) e uma terceira categoria que separa o tipo diferenciado de NIV.[5] A maioria das NIL LSIL e HSIL está associada ao papilomavírus humano (HPV, do inglês *human papilloma virus*), tende a ocorrer em mulheres mais jovens e é multifocal. A patogênese do tipo diferenciado de NIV é menos compreendida, mas tende a ser associada à dermatose da vulva, como líquen escleroso, visto mais comumente em mulheres mais velhas e não está associado ao HPV. Mulheres com NIV frequentemente apresentam coceira ou dor na vulva, embora até 40% das mulheres possam ser assintomáticas no momento do diagnóstico. O manejo inclui colposcopia e biopsia para confirmar o diagnóstico. A LSIL pode ser observada ou tratada com terapia tópica, como imiquimod, enquanto a base do tratamento para HSIL é a excisão local ampla ou a ablação a *laser*. As taxas de recorrência após o tratamento são altas e, portanto, as mulheres devem continuar a ser monitoradas após a terapia.

## Câncer vulvar

O carcinoma da vulva é um câncer ginecológico raro, mas ainda contribui significativamente para a mortalidade geral das neoplasias malignas do trato genital feminino. O carcinoma de células escamosas é a histologia mais comum. Os subtipos histológicos menos comuns incluem melanoma verrucoso, basocelular, sarcoma, doença de Paget extramamária e carcinoma da glândula vestibular maior (glândula de Bartholin). Fatores de risco para câncer de vulva incluem tabagismo, infecção por HPV, NIV prévia, displasia cervical prévia ou câncer, líquen escleroso e imunodeficiência. As mulheres apresentam mais comumente lesão nodular ou ulcerativa sintomática da vulva. O tratamento é baseado no estadiamento clínico. Para cânceres confinados à vulva, a ressecção cirúrgica tradicionalmente incluía a vulvectomia radical com dissecção dos linfonodos inguinais femorais bilaterais, que pode estar associada à alta morbidade. Técnicas menos radicais, em particular a dissecção do linfonodo sentinela, foram posteriormente adotadas com diminuição da morbidade preservando os desfechos oncológicos.[6,7] O tratamento com quimiorradiação é a estratégia preferida para cânceres vulvares maiores ou aqueles que envolvem o óstio externo da uretra, vagina ou ânus.

## Neoplasia intraepitelial vaginal

A neoplasia intraepitelial vaginal (NIVa) é uma condição pré-maligna da vagina. Como a NIV, é classificada usando o sistema de classificação de dois níveis LSIL (anteriormente NIVa 1) e HSIL (anteriormente NIVa II/III). Os pacientes são frequentemente assintomáticos. Os fatores de risco são semelhantes ao de pacientes com NIV. O manejo também é semelhante para as pacientes com NIV, embora a ablação a *laser* seja mais frequentemente considerada em relação à vaginectomia parcial para lesões NIVa HSIL.

## Câncer vaginal

O câncer vaginal também é bastante raro. O carcinoma de células escamosas é a histologia mais comum. Subtipos histológicos menos comuns incluem adenocarcinoma, sarcoma e melanoma. Fatores de risco além dos mencionados anteriormente para câncer vulvar incluem exposição *in utero* ao dietilestilbestrol e radiação prévia. O sintoma de apresentação mais comum é o sangramento vaginal seguido por corrimento vaginal, alteração nos sintomas urinários ou dor. O estadiamento é a característica prognóstica mais significativa. A maioria das pacientes com câncer vaginal é tratada com a combinação de radiação e quimioterapia. A histerectomia radical com vaginectomia superior é uma opção para a paciente seleta rara com um câncer de estágio I, pequeno, confinado à mucosa vaginal e localizado na parte posterior do fórnice da vagina.

## Prolapso de órgãos pélvicos

O prolapso de órgãos pélvicos é a hérnia ou deslocamento descendente da bexiga (parte anterior da vagina), colo do útero ou manguito vaginal (ápice) ou reto (parte posterior da vagina) além de sua posição normal. Os fatores de risco incluem paridade, idade, obesidade, constipação intestinal crônica, doença pulmonar obstrutiva crônica, distúrbios do tecido conectivo e tabagismo. Os sintomas de apresentação são frequentemente a pressão pélvica ou protuberância e/ou alterações na função intestinal ou vesical. O tratamento depende do grau de prolapso e sintomas da paciente. As opções de tratamento incluem intervenção não cirúrgica, tais como pessário, exercícios do assoalho pélvico e fisioterapia, perda de peso, cessação do tabagismo e terapia com estrogênio. A intervenção cirúrgica é reservada para mulheres que falharam ou recusaram o tratamento conservador e permanecem sintomáticas.

A cirurgia reconstrutiva pélvica para prolapso de órgãos pélvicos é individualizada com o objetivo de restaurar a anatomia normal e a função dos compartimentos vaginais anterior, posterior e apical. Os procedimentos mais comuns para reparo do reparo de prolapso apical são a sacrocolpopexia abdominal (ou suas variantes robóticas ou laparoscópicas minimamente invasivas), suspensão transvaginal do ligamento sacroespinal e suspensão transvaginal do ligamento uterossacro. O reparo de prolapso apical abdominal com sacrocolpopexia resulta em menor taxa de recorrência quando em comparação com abordagens transvaginais; no entanto, está associado ao maior tempo cirúrgico e atraso no retorno às atividades normais.[8] Os desfechos a longo prazo sugerem que as taxas de recidiva são de aproximadamente 25%.[9] Não há diferença significativa nos desfechos a longo prazo para a suspensão do ligamento uterossacro quando em comparação com a suspensão do ligamento sacroespinal com taxas de falha de 62% e 70%, respectivamente.[10] Mulheres com prolapso de órgãos pélvicos muitas vezes apresentam vários compartimentos que são prolapsados e se beneficiam do reparo que aborda cada um dos compartimentos afetados. A colporrafia anterior e posterior geralmente não é necessária quando uma sacrocolpopexia abdominal é realizada, pois o reparo de defeito apical corrige os defeitos anteriores e posteriores.[11,12] No entanto, a colporrafia anterior e posterior é mais frequentemente realizada quando a reconstrução é feita por via transvaginal em conjunto com a suspensão do ligamento uterossacro ou sacroespinal.

Embora a maioria dos casos de prolapso de órgãos pélvicos seja tratada com cirurgia vaginal reconstrutiva, como mencionado anteriormente, existem alguns casos em que a reconstrução vaginal pode não ser desejada ou uma opção. Para mulheres que não são candidatas à reconstrução cirúrgica e que não são mais sexualmente ativas, a obliteração do canal vaginal pode aliviar os sintomas de prolapso dos órgãos pélvicos sem alta morbidade cirúrgica. Benefícios adicionais da colpocleise são o menor tempo operatório, baixo risco de recidiva e satisfação semelhante da paciente, tornando essa opção uma escolha apropriada para mulheres idosas com múltiplas comorbidades médicas que não são sexualmente ativas.

## Procedimentos cirúrgicos comuns da vulva e da vagina

### Incisão e drenagem do cisto ou abscesso da glândula vestibular maior

A incisão e a drenagem de um cisto ou abscesso da glândula vestibular maior (ou glândula Bartholin) são realizadas com a estabilização do cisto ou abscesso e com uma incisão sobre o centro do cisto ou abscesso na face medial da lesão fora do anel himenal (Figura 71.6). Um erro comum é fazer a incisão na face lateral da vulva. Pode ser necessário utilizar uma pinça hemostática para romper loculações e irrigar a cavidade do cisto ou abscesso. Um pequeno cateter Word é colocado no cisto para drenagem e reavaliado semanalmente. Os abscessos da glândula vestibular maior são frequentemente polimicrobianos. A cultura do líquido purulento deve ser obtida para avaliar a presença de *Staphylococcus aureus* resistente à meticilina. Os abscessos devem ser tratados com antibióticos apropriados.

### Marsupialização do cisto ou abscesso da glândula vestibular maior

A marsupialização é realizada através da criação de uma incisão elíptica na mucosa vestibular até a parede da glândula. Realiza-se a incisão da parede da glândula ao longo de todo o comprimento da elipse. O conteúdo é removido e a parede do cisto é suturada à mucosa vestibular com fios absorvíveis sintéticos 3 a 0 utilizando pontos interrompidos ou ponto de beisebol.

### Excisão local ampla/*laser* da vulva

Uma excisão local ampla é uma excisão superficial de uma lesão vulvar e é mais comumente utilizada no tratamento de HSIL NIV (Figura 71.7). A lesão é delineada com margens de 1 cm. Se a lesão estiver em proximidade de estruturas vitais, como ânus, clitóris ou uretra, margens menores podem ser utilizadas para estética ou para preservar a função. Depois de fazer uma incisão ao longo do contorno, o ápice da pele é então elevado e a epiderme

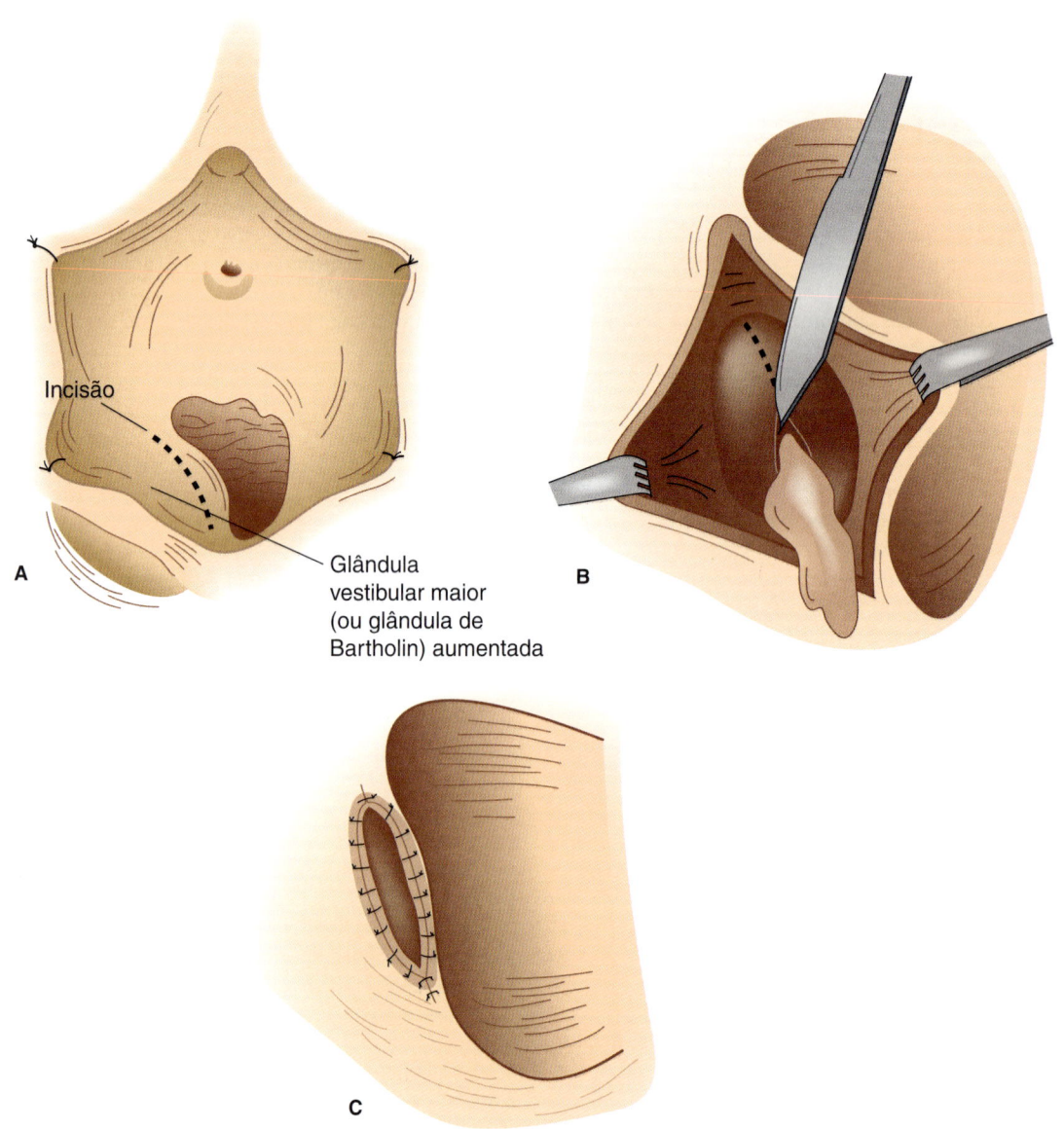

**Figura 71.6** Marsupialização da glândula vestibular maior (ou glândula de Bartholin). **A.** Retração dos lábios e incisão sobre a mucosa da vagina. **B.** Excisão da parede da glândula. **C.** Marsupialização concluída. (Adaptada de Mitchell CW, Wheeless CR. *Atlas of pelvic surgery*. 3rd ed. Philadelphia, PA: Lippincott Williams & Wilkins; 1997.)

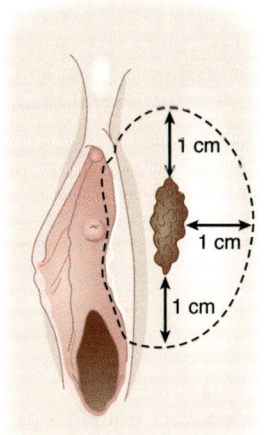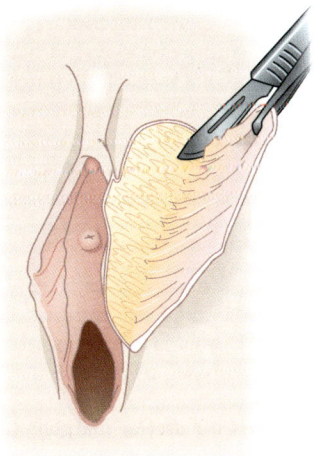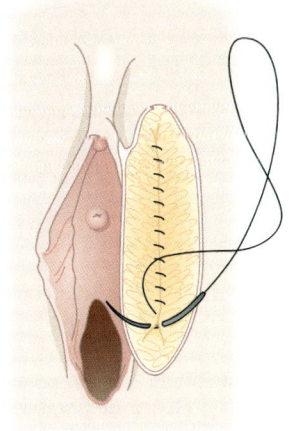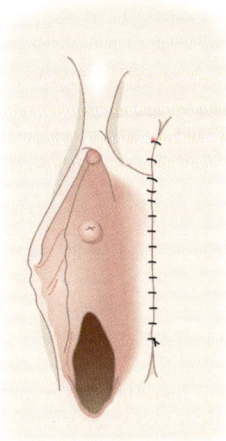

Figura 71.7 Ampla excisão local de lesão neoplásica intraepitelial da vagina.

é removida. A profundida da incisão é de 2 a 3 mm. A remoção da derme não é necessária para doença pré-invasiva. O defeito é reaproximado com suturas contínuas ou interrompidas dependendo da preferência do cirurgião e do tamanho da lesão.

A vaporização com *laser* de $CO_2$ pode ser utilizada como alternativa à ressecção cirúrgica para HSIL NIV. Nessa condição patológica, essa técnica é mais adequada para pacientes com doença multifocal, com doença próxima a estruturas vitais, como ânus, uretra ou clitóris, ou com lesões NIV extensas nas quais a ressecção cirúrgica seria desfigurante. A vaporização com *laser* de $CO_2$ deve ser utilizada somente quando houver baixa suspeita de malignidade e quando as biopsias de vulva confirmaram que não houve evidência de câncer invasivo. Uma profundidade de 1 mm é utilizada em áreas da vulva sem pelos e 3 mm em áreas da vulva com pelos. A colposcopia é utilizada para aumentar a precisão da laserterapia.[13]

### Tratamento a *laser* da vagina/vaginectomia parcial

Para HSIL NIVa, a vaporização com *laser* de $CO_2$ é uma abordagem preferencial útil para pacientes recém-diagnosticados. É mais fácil de fazer do que a vaginectomia parcial e tem menos risco de lesão de estruturas adjacentes. A ablação da derme vaginal superficial envolvida juntamente com uma margem de 1 a 2 cm deve ser suficiente. A vaginectomia parcial envolve a excisão do epitélio vaginal e é mais comumente utilizada para pacientes com HSIL NIVa que tiveram histerectomia prévia e com recidiva após procedimento prévio com *laser* de $CO_2$. A abordagem cirúrgica é geralmente vaginal com excisão da lesão com margem de 1 a 2 cm. Cuidados são tomados para evitar lesões na bexiga ou no colo. Dependendo do tamanho da lesão, pode ser necessária a reconstrução vaginal.

### Vulvectomia radical com mapeamento do nódulo sentinela e biopsia ou linfadenectomia inguinal femoral

A vulvectomia radical para câncer de vulva pode ser total ou parcial dependendo da extensão do envolvimento e da localização da lesão. O procedimento começa por delinear a lesão do câncer de vulva com uma margem de 2 cm. Tal como acontece com uma incisão local ampla, margens menores são razoáveis para preservar a função em torno de estruturas vitais. Ao contrário de uma excisão local ampla, onde apenas a pele superficial da vulva é removida, a incisão em uma vulvectomia radical é realizada abaixo do tecido subcutâneo até a fáscia do diafragma urogenital. Deve-se tomar cuidado para identificar e ligar o clitóris e seus vasos anteriormente e os músculos bulboesponjosos e os vasos pudendos internos lateralmente, quando aplicável. O espécime é amputado e marcado para orientação. O fechamento primário é obtido pelo fechamento do tecido subcutâneo com sutura absorvível interrompida. O fechamento da pele pode ser realizado com sutura contínua ou interrompida.

O mapeamento e biopsia do linfonodo sentinela (LNS) é a técnica preferida para avaliação de linfonodos no câncer vulvar em estágio inicial, com menos de 4 cm de diâmetro. A lesão vulvar é injetada no pré-operatório com um isótopo radioativo por via subdérmica, em quatro sítios ao redor da lesão vulvar. O exame de varredura nuclear pré-operatório ou tomografia computadorizada por emissão de fóton único (SPECT, do inglês *single photon emission computed tomography*) pode ser usado para identificar o linfonodo sentinela e para planejamento cirúrgico. O uso de corante azul com traçador radioativo aumenta a sensibilidade para detecção do linfonodo sentinela. Atualmente, o azul de isossulfan é o corante mais comumente empregado.[7,14,15]

Se nenhum LNS for identificado ou a paciente não for candidata à dissecção do LNS, uma linfadenectomia inguinofemoral completa é realizada. Uma incisão é feita paralelamente e aproximadamente 2 cm abaixo do ligamento inguinal. Realiza-se a remoção de todo o tecido com linfonodos entre o ligamento inguinal superiormente, o músculo sartório lateralmente, assim como o músculo adutor longo medialmente. A preservação da safena magna diminui as taxas de linfedema. A fáscia cribriforme pode ser aberta para remover os linfonodos femorais profundos. Coloca-se um dreno de sucção, e o fechamento primário é obtido fechando-se o tecido subcutâneo com sutura interrompida de fio absorvível. O fechamento da pele pode ser feito a partir de sutura contínua com fio absorvível ou grampos.

### Procedimentos de prolapso pélvico

*Suspensões da cúpula (sacrocolpopexia abdominal, suspensão do ligamento sacroespinal, suspensão do ligamento uterossacro).* A sacrocolpopexia abdominal pode ser realizada por laparotomia, laparoscopia ou abordagens robóticas e pode ser realizada simultaneamente com histerectomia ou em mulheres com prolapso pós-histerectomia apical. O espaço vesicovaginal é identificado e a bexiga dissecada da parte anterior da vagina, enquanto o espaço retovaginal é identificado e o reto dissecado da parte posterior da vagina. Os bordos da malha em forma de Y (p. ex., Marlex) são suturados às partes anterior e posterior da vagina. Em seguida, realiza-se a incisão do peritônio sobre o promontório da base do sacro. A sutura permanente é utilizada para fixar o enxerto ao ligamento sacral anterior na região anterior do sacro. Atenção especial e cuidados são tomados para evitar lesões dos vasos sacrais medianos. O retroperitônio é então reaproximado.

A suspensão do ligamento sacroespinal é o procedimento transvaginal mais estudado para tratamento do prolapso apical. O espaço perirretal é inserido através da parte posterior da vagina e do epitélio vaginal dissecado até o nível da espinha isquiática. O espaço retovaginal é aberto para que a espinha isquiática possa ser palpada. Uma a duas suturas são colocadas através do ligamento sacroespinal com cuidado para proteger os vasos e nervos pudendos e em seguida através da muscular do epitélio vaginal posterior e, subsequentemente, ligado por meio de sutura em ponto de polia ou roldana (preocupação para que haja espaço para movimento).

A suspensão elevada do ligamento uterossacro é comumente realizada após a conclusão de uma histerectomia vaginal total. Após a histerectomia, os intestinos são empacotados e os ligamentos uterossacro são identificados. Suturas absorvíveis retardadas (uma a três) são passadas através do ligamento uterossacro bilateralmente. A primeira sutura é passada logo acima do nível da espinha isquiática e a segunda sutura é mais proximal. As suturas são realizadas com uma pinça hemostática. A cistoscopia é então realizada para garantir a integridade da bexiga e o efluxo da urina de ambos os orifícios ureterais. As agulhas previamente marcadas das suturas do lado direito são então passadas através da fáscia cervicovaginal (anterior) e epitélio, em seguida, através da fáscia retovaginal posterior e epitélio vaginal no ápice vaginal para suspensão da vagina anteriormente, posteriormente e apicalmente.

*Colporrafia anterior/posterior.* A colporrafia anterior começa com a incisão do epitélio vaginal anterior ao nível do ápice da cistocele e é então dissecado da fáscia pubocervical subjacente lateralmente aos ramos púbicos. Realiza-se a plicatura da fáscia pubocervical na linha média usando uma série de suturas interrompidas da sutura com fios de absorção tardia a partir do colo vesical à base da bexiga. O excesso de pele na vagina, quando presente, deve ser removido. O epitélio vaginal anterior é fechado com uma sutura em fios de absorção tardia.

A colporrafia posterior é realizada com a incisão da região posterior do epitélio vaginal verticalmente passando pela retocele e então dissecando do septo retovaginal lateralmente ao nível dos músculos levantadores do ânus. A plicatura do septo retovaginal na linha média com sutura em fio de absorção tardia é realizada. Se houver excesso de epitélio vaginal, isso é muitas vezes removido e depois fechado com uma sutura contínua de sutura de absorção tardia. Ao nível do corpo do períneo, se for deficiente, um ponto coroa modificado é frequentemente realizado para reinserção dos músculos bulboesponjosos nos músculos transversos do períneo e na fáscia retovaginal. O exame de toque retal deve ser realizado no final para garantir que não ocorra uma lesão retal. Deve-se tomar cuidado para evitar o estreitamento excessivo da vagina ou intróito.

*Colpocleise.* A técnica de colpocleise mais comumente realizada é o procedimento de LeFort (parcial), que envolve a obliteração do canal vaginal quando o útero é deixado *in situ*. Deve-se tomar cuidado para evitar o procedimento de LeFort em mulheres com alto risco de câncer uterino ou do colo do útero, uma vez que a amostragem futura não pode ser realizada. A avaliação pré-operatória adequada deve incluir a ultrassonografia transvaginal ou biopsia endometrial e exame de Papanicolau. Para o procedimento de LeFort, a tração é colocada no colo do útero, e a incisão e desnudação são realizadas na porção retangular significativa do epitélio vaginal anterior. A plicatura do colo da bexiga é realizada com sutura absorvível tardia. Em seguida, realiza-se a excisão e desnudamento de uma porção semelhante da parte posterior do epitélio vaginal. Os prolapsos uterinos e vaginais são reduzidos, e as paredes vaginais anteriores e posteriores desnudadas são reaproximadas de modo que deixa túneis bilaterais revestidos por epitélio, para permitir a drenagem do muco cervical.

A colpectomia com colpocleise total é realizada em uma mulher que já fez histerectomia. Neste caso, realiza-se a excisão de todo o epitélio vaginal, e o tecido conectivo vaginal subjacente é reaproximado com suturas absorvíveis em bolsa seriadas até que o prolapso seja completamente reduzido. Deve-se tomar cuidado com ambas as técnicas para não aproximar muito a colpocleise ao colo vesical, uma vez que a incontinência urinária grave pode resultar da abertura iatrogênica do colo vesical.

## DOENÇAS E PROCEDIMENTOS CIRÚRGICOS COMUNS DO COLO DO ÚTERO

Doenças e procedimentos cirúrgicos comuns do colo do útero (ou cérvice) estão listados na Tabela 71.3. Segue uma descrição dessas doenças e opções de manejo.

### Doenças cirúrgicas comuns do colo do útero

#### Neoplasia intraepitelial cervical

A NIC é uma condição pré-maligna do colo do útero causada por infecção pelo HPV. O risco cumulativo de infecção pelo HPV ao longo da vida é de 80%; no entanto, a maioria das infecções por HPV é transitória e não leva ao desenvolvimento da NIC. Infecção persistente por HPV, particularmente com HPV tipos 16 e 18, tem uma alta taxa de progressão para a NIC e, se não tratada, ao câncer invasivo. O tempo médio de infecção pelo HPV para a doença invasiva é geralmente superior a 15 anos. Fatores de risco para infecção com o HPV e NIC incluem início sexual precoce, múltiplos parceiros sexuais e histórico de infecções sexualmente transmissíveis. Os fatores de risco para infecção persistente pelo HPV não são totalmente compreendidos, mas incluem um estado imunocomprometido e tabagismo. As vacinas contra o HPV, inicialmente aprovadas em 2006, reduzem significativamente o risco de verrugas anogenitais e NIC. Gardasil 9, que previne verrugas anogenitais associadas ao HPV e NIC causadas por HPV tipos 6, 11, 16, 18, 31, 33, 45, 52 e 58, foi aprovada em 2014 para homens e mulheres de 9 a 26.[16]

Nas últimas sete décadas, o rastreamento do câncer de colo do útero com a avaliação citológica do colo do útero (o exame de

**Tabela 71.3** Doenças e procedimentos cirúrgicos comuns do colo do útero.

| Doença | Opções de procedimento |
|---|---|
| Neoplasia intraepitelial cervical | Procedimento de excisão eletrocirúrgica em alça |
| | Conização com bisturi a frio |
| Câncer cervical (colo do útero) | Conização com bisturi a frio/histerectomia simples (doença microinvasiva) |
| | Histerectomia radical/traquelectomia com biopsia do linfonodo sentinela ou linfadenectomia pélvica +/− linfadenectomia para-aórtica |

Papanicolau) resultou em reduções significativas na incidência e mortalidade associada ao câncer cervical, principalmente em países desenvolvidos. Atualmente, a maioria dos casos de câncer do colo do útero ocorre em países ou locais com poucos recursos, onde a triagem não está amplamente disponível e em mulheres que não realizaram o rastreamento para o câncer cervical ou o fizeram de forma inadequada. O teste para HPV de alto risco surgiu como uma tecnologia importante para a triagem de câncer do colo do útero como resultado de nossa melhor compreensão do papel de HPV de alto risco no desenvolvimento de NIC. Embora haja alguma controvérsia sobre a estratégia de rastreamento do câncer do colo do útero e intervalos de triagem ideais, as recomendações atuais de rastreamento do câncer de colo do útero incluem o uso de citologia apenas, a cada 3 anos, para mulheres de 21 a 29 anos, bem como o uso do exame de citologia com o teste de HPV de alto risco (coteste) ou teste de HPV de alto risco apenas a cada 5 anos para mulheres de 30 a 65 anos.[17]

A ASCCP desenvolveu algoritmos para orientar as profissões de saúde na investigação de citologia anormal ou rastreamento de HPV.[18] A avaliação colposcópica do colo do útero com biopsia de lesões acetobrancas com alterações vasculares (mosaicismo, pontuação) sugestivas de NIC é recomendada para pacientes que apresentam resultados anormais no rastreamento de câncer cervical. O ASCCP e o College of American Pathologists recomendam o uso de um sistema de classificação de dois níveis, LSIL e HSIL, para classificar lesões biopsiadas sugestivas de NIC.[19] Em geral, as lesões HSIL identificadas na biopsia são tratadas com procedimento de excisão eletrocirúrgica com alça (LEEP, do inglês *loop electrosurgical excision procedure*) ou uma conização com bisturi a frio (CKC, do inglês *cold-knife conization*). Em áreas com recursos limitados, o uso de abordagens "ver e tratar" foi implementado no lugar do rastreamento tradicional usado nos países desenvolvidos. A detecção precoce e o tratamento de condições pré-malignas são essenciais para prevenir o câncer do colo do útero.

## Câncer de colo do útero

A incidência de câncer do colo do útero diminuiu na última década devido às melhores modalidades de rastreamento e ao desenvolvimento da vacina contra o HPV. Embora seja relativamente raro em países desenvolvidos, como os EUA, o câncer de colo do útero continua sendo uma das neoplasias malignas mais comuns em todo o mundo e a principal causa de morbidade e mortalidade por câncer em mulheres nos países em desenvolvimento. Nos países desenvolvidos, o câncer do colo do útero afeta uma porcentagem desproporcional de mulheres com baixas condições socioeconômicas e grupos étnicos e raciais minoritários. Célula escamosas e adenocarcinomas são os dois subtipos histológicos mais comuns. Embora as taxas de carcinoma de células escamosas tenham diminuído, houve um aumento na incidência de adenocarcinoma e carcinomas adenoescamosos em alguns países como os EUA.[20]

As mulheres com câncer do colo do útero apresentam mais comumente hemorragia irregular ou intensa, sangramento pós-coito, corrimento vaginal ou dor pélvica. O diagnóstico é confirmado por biopsia cervical. O câncer do colo do útero é classificado de acordo com o estadiamento clínico e o tratamento depende do estágio. Na doença em estágio inicial, as abordagens cirúrgicas são igualmente eficazes quanto a quimioterapia e a radioterapia. A histerectomia radical com biopsia do linfonodo sentinela ou linfadenectomia pélvica/para-aórtica é a abordagem cirúrgica de escolha para pacientes seletas com câncer do colo do útero em estágio inicial, que provavelmente não necessitarão de radioterapia adjuvante. A biopsia do linfonodo sentinela com injeção de azul de metileno ou verde de indocianina no colo do útero é cada vez mais incorporada ao manejo de pacientes com câncer cervical. No estudo SENTICOL, 98% das pacientes tiveram linfonodos sentinelas identificados com uma sensibilidade de 92%, um VPN de 98% e uma taxa de 0% de falso-negativos.[21]

Estudos recentes sugerem que o risco de recidiva é maior para pacientes que têm histerectomia radical realizada com procedimentos minimamente invasivos, particularmente quando o tamanho de uma lesão cervical excede 2 cm.[22,23] Portanto, uma abordagem aberta pode ser preferida na maioria dos casos. A traquelectomia radical pode ser considerada para pacientes selecionadas que desejam manter a fertilidade. A histerectomia simples está sendo avaliada em vários ensaios clínicos randomizados em andamento em vez da histerectomia radical para câncer de colo de útero em estágio inicial. Atualmente, a histerectomia simples ou conização pode ser uma opção para pacientes seletas com doença microinvasiva. Na doença localmente avançada, a quimioterapia e a radiação são mais eficazes e a base do tratamento.

## Técnicas cirúrgicas comuns do colo do útero

### Conização/procedimento de excisão eletrocirúrgica com alça

A remoção de porção do colo do útero ou cérvice para diagnóstico e tratamento de displasia pode ser alcançada por um LEEP ou CKC. O LEEP pode ser realizado no consultório, enquanto uma CKC é muitas vezes feita na sala de operação (SO) devido à necessidade de maior exposição e um tempo de operação mais longo. Um LEEP usa uma alça de arame que é aquecida por corrente elétrica para remover a zona de transformação do colo do útero com as áreas envolvidas da NIC (Figura 71.8). É prática comum realizar uma pequena excisão frequentemente chamada de "segunda alça" ou "top hat" após a remoção do primeiro espécime. Para realizar uma CKC, suturas de retenção em forma de 8 são colocadas nas posições de 3 e 9 h para a ligadura do ramo descendente da artéria uterina. Depois de aplicar Lugol no colo do útero para contornar as áreas de envolvimento e injeção de lidocaína com epinefrina para reduzir o sangramento, uma incisão circunferencial é feita ao redor da zona de transformação e lesão usando uma lâmina Beaver®. O espécime é agarrado com uma pinça de Allis para manter a orientação. A amostra é amputada usando bisturi ou tesoura de Mayo. Um ponto de marcação é colocado na posição de 12 h. A curetagem endocervical é realizada aproximadamente à biopsia do cone. Uma sutura contínua fechada ou sutura de Sturmdorf pode ser realizada para everter o canal endocervical e obter hemostasia.

### Histerectomia radical/traquelectomia radical com linfadenectomia pélvica

A histerectomia radical refere-se à excisão do útero, paramétrio e parte superior da vagina. Isso pode ser feito por meio de uma abordagem vaginal aberta, minimamente invasiva. Uma decisão compartilhada sobre a abordagem do procedimento deve levar em consideração os dados anteriormente mencionados que sugerem um risco aumentado de recidiva com abordagens minimamente invasivas, particularmente em quadros onde uma lesão de câncer cervical em estágio inicial excede 2 cm de diâmetro.[22,23] Se for escolhido um procedimento aberto, uma incisão transversal, como a incisão de Maylard ou de Cherney, é frequentemente utilizada para aumentar a exposição lateral.

Existem vários sistemas de classificação diferentes utilizados para descrever a extensão da ressecção dos tecidos ao redor do colo do útero. A classificação de Piver-Rutledge-Smith é o sistema mais

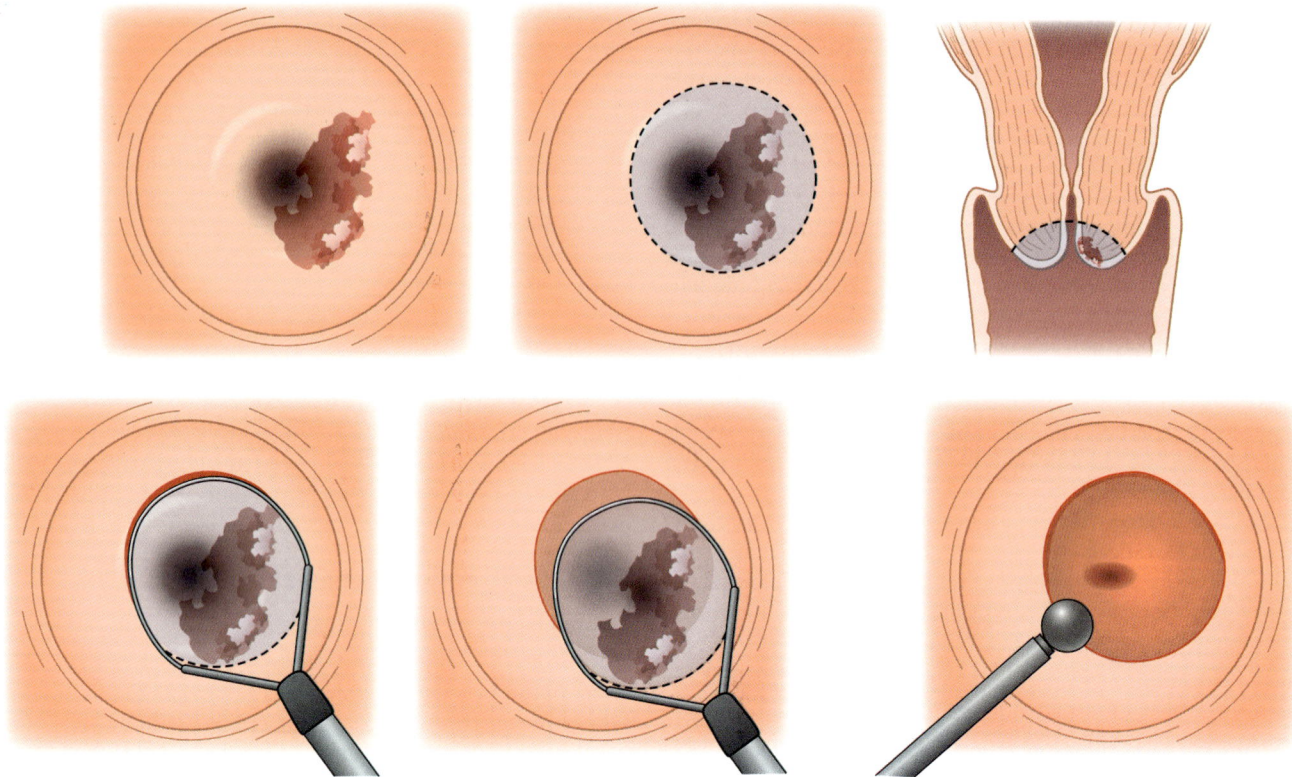

Figura 71.8 Procedimento de excisão eletrocirúrgica com alça.

antigo e mais comumente utilizado.[24] É dividida em cinco classes, começando com a classe I (histerectomia simples, extrafascial) até a classe V (que descreve a remoção do útero em bloco com paramétrio, ressecção parcial do ureter/ressecção da bexiga ou ambos). A classe II–V varia na quantidade de ligamentos transversos do colo do útero e ureterossacros e de vagina que são removidos, bem como onde a artéria uterina é ligada. A histerectomia radical modificada que é mais comumente usada atualmente é o tipo III (Figura 71.9). Os princípios de uma histerectomia radical incluem o desenvolvimento dos espaços pélvicos paravesical e pararretal, com divisão das artérias e veias uterinas, dissecção da bexiga e ureteres fora da região anterior do ligamento transverso do colo do útero e dissecção do reto e tecidos pararretais da região posterior do ligamento transverso do colo do útero. Os ligamentos transversos do colo são então divididos para permitir uma amostra adequada de paramétrio e margem. Os ovários são geralmente poupados em mulheres na pré-menopausa.

A traquelectomia radical pode ser uma opção para mulheres que desejam fertilidade futura com doença em estágio IA1 com invasão do espaço linfovascular, estágio IA2 ou estágio IB1 de acordo com a International Federation of Gynecology and Obstetrics (FIGO). A maioria dos especialistas recomenda essa abordagem para lesões malignas com 2 cm ou menos de diâmetro. O procedimento é realizado de forma semelhante à histerectomia radical com remoção do colo do útero, paramétrio e parte superior da vagina.[25] No entanto, o corpo do útero é preservado, a cerclagem é colocada e o útero é reinserido à parte superior da vagina.

A linfadenectomia pélvica geralmente é realizada em conjunto com uma histerectomia radical ou traquelectomia para pacientes com câncer cervical em estágio inicial. A ressecção de linfonodos para-aórticos não é rotineiramente realizada por todos os cirurgiões, principalmente se não houver evidência de metástase nos linfonodos

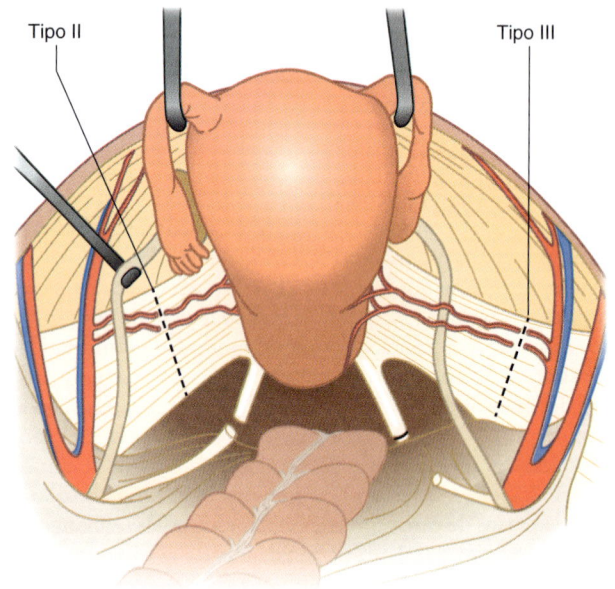

Figura 71.9 Histerectomia radical dos tipos II/III. (De Frederick, PJ, Whitworth, JM, Alvarez, RD. Glob. libr. women's med. (ISSN: 1756-2228) 2011; DOI 10.3843/GLOWM.10232.)

para-aórticos ou pélvicos. A linfadenectomia pélvica deve incluir os linfonodos que são laterais e mediais às artérias e veias ilíacas externas, da bifurcação da artéria ilíaca comum ao nível da veia circunflexa ilíaca profunda. Os linfonodos do espaço obturador entre a veia ilíaca externa e o nervo obturatório também deve ser removido. Quando realizada, linfadenectomia para-aórtica deve ser feita bilateralmente, removendo os linfonodos laterais à artéria ilíaca comum e à aorta da bifurcação da ilíaca comum ao nível da artéria mesentérica inferior.

## DOENÇAS E PROCEDIMENTOS CIRÚRGICOS COMUNS DO ÚTERO

Doenças e procedimentos cirúrgicos comuns do útero estão listados na Tabela 71.4. A descrição dessas doenças e opções de manejo é apresentada a seguir.

### Doenças cirúrgicas comuns do útero

#### Hemorragia uterina anormal

O sangramento uterino anormal (SUA) é uma das queixas e condições ginecológicas mais comuns na mulher em idade reprodutiva. É definido como sangramento que ocorre em excesso ou em adição ao sangramento normal do ciclo menstrual. Uma menstruação normal deve ocorrer regularmente entre 24 e 38 dias, com duração de fluxo entre 4 e 8 dias. Anteriormente, o SUA era frequentemente referido como menorragia, menometrorragia ou sangramento uterino disfuncional, mas esses termos foram substituídos por um sistema de classificação com o objetivo de identificar a causa do sangramento excessivo. O sistema PALM-COEIN foi estabelecido em 2011 como resultado do trabalho realizado pelo FIGO Working Group on Menstrual Disorders. Cada letra no acrônimo PALM-COEIN representa uma condição, que é uma etiologia de SUA.[26] O grupo PALM inclui entidades estruturais que podem ser diagnosticadas com modalidades de imagem ou avaliação histológica. Estas incluem pólipos, adenomiose, leiomioma, malignidade. O grupo COEIN inclui diagnósticos médicos ou não estruturais. Estes incluem a coagulopatia, disfunção ovulatória, causas endometriais, causas iatrogênicas (geralmente atribuídas a medicamentos) e "não classificadas de outra forma" para aquelas pacientes sem uma etiologia de base evidente.

A investigação inicial de SUA inclui um histórico detalhado; um exame pélvico para avaliar a sensibilidade, massa ou aumento do útero; um teste de gravidez; avaliação laboratorial da tireoide, hemograma, níveis de prolactina, níveis de andrógenos, hormônio folículo estimulante e nível de estrogênio; rastreamento do câncer do colo do útero se não estiver atualizado; rastreamento para infecções sexualmente transmissíveis; e uma ultrassonografia pélvica.[27] O monitoramento para distúrbios de coagulação é indicado se o sangramento intenso está presente desde a menarca, há história familiar de coagulopatia, a paciente está em uso de medicação associada a sangramento anormal ou há sinais e sintomas de sangramento de outro sistema (sangramento nasal, facilidade na formação de hematomas etc.).[27]

A biopsia do endométrio, geralmente um procedimento de consultório, é indicada para descartar hiperplasia ou malignidade do endométrio em pacientes com risco elevado para essas condições. Mulheres com 45 anos ou mais e com qualquer sangramento aumentado, seja sangramento intermenstrual ou sangramento menstrual mais pesado/mais longo, devem ser submetidas à amostragem endometrial. Mulheres com menos de 45 anos e com risco de exposição ao estrogênio sem oposição, como aquelas com obesidade e disfunção ovulatória, com SUA persistente ou falha no manejo terapêutico, ou com risco familiar elevado de câncer, também devem ser biopsiadas.[27]

O sangramento pós-menopausa não está incluído no sistema de classificação PALMCOEIN e é considerado seu próprio diagnóstico. Enquanto muitas causas de SUA nas mulheres em idade reprodutiva são fisiológicas, qualquer sangramento na mulher na pós-menopausa deve ser considerado anormal e requer avaliação minuciosa. A causa mais comum de sangramento anormal em uma mulher na pós-menopausa é a atrofia, um afinamento do revestimento endometrial e do tecido vaginal por falta de estrogênio. Sem a lubrificação e o isolamento que um revestimento endometrial espesso fornece, a cavidade uterina é suscetível a inflamações e infecções.

A principal preocupação com o sangramento pós-menopausa é uma condição maligna ou pré-maligna subjacente. Estima-se que 6% a 19% das mulheres com sangramento pós-menopausa têm um câncer de endométrio.[28] Outras causas de sangramento pós-menopausa incluem pólipos uterinos, miomas, adenomiose e medicamentos (mais comumente, terapias de reposição hormonal e anticoagulantes). A avaliação inicial, além de uma história completa e exame físico, incluem um exame de ultrassonografia pélvica e biopsia endometrial. Se a espessura endometrial na ultrassonografia pélvica é de 4 mm ou menos, a biopsia endometrial pode ser evitada. No entanto, a biopsia é indicada para espessura do endométrio maior que 4 mm, suspeita de lesão focal na imagem, dificuldade em visualizar o endométrio ou sangramento persistente, apesar de uma ultrassonografia normal.[29,30]

#### Pólipos uterinos

Os pólipos uterinos, também chamados de pólipos endometriais, são um crescimento excessivo de glândulas endometriais e de estroma que se situam ao longo do endométrio (pólipos sésseis) ou se projetam na cavidade (pólipos pedunculados). Eles apresentam um "vaso nutrício" interno que muitas vezes permite que eles sejam diagnosticados por ultrassonografia Doppler. Como discutidos anteriormente, eles são uma causa comum de SUA ou sangramento pós-menopausa. Existe uma grande variabilidade no tamanho dos pólipos, de alguns milímetros a vários centímetros, com pólipos maiores sendo mais fáceis de detectar. A maioria dos pólipos endometriais é benigna; entretanto, até 5% dos pólipos podem sofrer transformação maligna.[31] Fatores associados à formação de pólipos uterinos incluem idade avançada, aumento da exposição ao estrogênio, uso de tamoxifeno, obesidade e síndromes de câncer hereditário familiar.[32,33] Além de SUA, os pólipos endometriais podem estar associados a um risco aumentado de perda precoce da gravidez. O tratamento dos pólipos endometriais é revisto na próxima seção.

### Tabela 71.4 Doenças e procedimentos cirúrgicos comuns do útero.

| Doença | Opções de procedimento |
|---|---|
| Sangramento uterino anormal | Terapia médica (supressão hormonal dos ciclos) |
| | Ablação endometrial |
| | Histerectomia |
| Pólipo uterino | Polipectomia histeroscópica |
| Leiomioma uterino | Terapia médica para controle do ciclo |
| | Miomectomia |
| | Embolização da artéria uterina |
| | Histerectomia |
| Adenomiose | Terapia médica para controle do ciclo |
| | Histerectomia |
| Câncer endometrial/outros tipos de câncer uterino | Histerectomia/salpingo-ooforectomia bilateral com dissecção do linfonodo sentinela selecionado ou linfadenectomia pélvica/para-aórtica |

## Leiomioma

Os leiomiomas uterinos ou miomas são os tumores ginecológicos benignos mais comuns, que afetam até 30% das mulheres de acordo com a maioria dos estudos de base populacional.[34] Há uma predominância em mulheres negras, com prevalência de até 50%. Os miomas são tumores do músculo liso que surgem no miométrio do útero. Eles podem estar localizados em qualquer lugar dentro da parede uterina e são frequentemente classificados com base em sua localização (Tabela 71.5).[35] Miomas do tipo 0 estão localizados completamente na cavidade uterina e são frequentemente ligados a um talo. Os miomas tipo 1 e 2 são submucosos; os miomas tipo 1 envolvem menos de 50% do miométrio, enquanto os miomas tipo 2 acometem 50% ou mais da extensão da parede. Os tipos 3, 4 e 5 são miomas intramurais, localizados completamente dentro da parede uterina com aumento do contato subseroso à medida que os números aumentam. Os miomas tipos 6 e 7 são subserosos (tipo 7 pedunculado), enquanto o tipo 8 compreende os miomas cervicais. Os miomas podem ser muito pequenos ou muito grandes e podem ser únicos ou múltiplos. Eles são diagnosticados com a imagem da pelve, geralmente uma ultrassonografia ou ressonância magnética (RM).

Sintomas de miomas, comumente sangramento anormal, dor pélvica ou sintomas relacionados à pressão de órgãos adjacentes, são diretamente relacionados à localização e ao tamanho do(s) mioma(s). As opções de tratamento também estão relacionadas à localização e ao tamanho dos miomas, que incluem alternativas médicas ou cirúrgicas, dependendo dos desejos da paciente e planos futuros de fertilidade. Os tratamentos cirúrgicos são discutidos na seção seguinte. As opções médicas são frequentemente direcionadas aos sintomas de sangramento e incluem muitos medicamentos contraceptivos. Os miomas tendem a crescer nos anos reprodutivos e regredir em tamanho com a menopausa, indicando assim uma relação entre o crescimento do mioma e os hormônios ovarianos. Outros fatores de risco incluem predisposição familiar, obesidade e alguns fatores relacionados à dieta.[36]

## Adenomiose

A adenomiose é definida como a presença de glândulas endometriais e estroma dentro do miométrio e é considerada uma variante da endometriose. Muitas vezes, são encontradas unidas durante a histerectomia.[37] Há uma interação molecular entre as células endometriais deslocadas e as células adjacentes do miométrio, que causa hipertrofia e inflamação do miométrio. Em alguns pacientes, isso resulta em um útero mais pesado e aumentado. Além disso, a patogênese da adenomiose tem semelhanças com os miomas, com ambas as condições exibindo aumento da angiogênese e expressão do fator de crescimento.[38] A adenomiose frequentemente coexiste com o leiomioma uterino. Embora a adenomiose seja comumente um diagnóstico pós-cirúrgico na medida em que é detectada por patologia, pode ser clinicamente suspeita e às vezes identificada na imagem pélvica. Na imagem de ultrassonografia ou RM, a adenomiose é visualizada como heterogeneidade no miométrio, um borramento da junção entre o endométrio e o miométrio ou a presença de "cistos" dentro da camada miometrial.[39] Os adenomiomas, que podem ser confundidos com leiomiomas uterinos, são massas discretas de adenomiose observadas como espessamento assimétrico focal do miométrio.

A prevalência de adenomiose é estimada em cerca de 30% das mulheres em idade reprodutiva, com prevalência crescente nos últimos anos reprodutivos. É mais comum em mulheres multíparas em comparação com mulheres nulíparas.[40] Sintomas de adenomiose são menstruações intensas e dolorosas, sangramento irregular, relação sexual dolorosa e dor pélvica não cíclica. Algumas mulheres com adenomiose serão assintomáticas. A adenomiose é tratada clinicamente com anti-inflamatórios não esteroidais e contraceptivos hormonais para pacientes que são sintomáticas e não desejam intervenção cirúrgica. A histerectomia simples é a intervenção cirúrgica de escolha para aquelas pacientes que apresentaram falha no tratamento médico e não desejam mais fertilidade.

## Câncer de endométrio e outros cânceres uterinos

O câncer de endométrio é o câncer ginecológico mais comum e está aumentando em incidência, particularmente em países que vivenciam uma epidemia de obesidade. Outros fatores de risco comuns incluem idade, diabetes, nuliparidade, síndrome do ovário policístico e o uso de estrogênio ou tamoxifeno sem oposição. Mulheres com síndrome do câncer colorretal hereditário sem polipose, comumente conhecida como síndrome de Lynch, têm um risco de até 60% ao longo da vida de desenvolver câncer de endométrio.[41] A síndrome de Lynch é uma doença genética autossômica dominante que envolve mutações em genes de reparo de incompatibilidade (*MLH1*, *MSH2*, *MSH6*, *PMS2*). O maior risco de câncer de endométrio na síndrome de Lynch ocorre em pacientes com mutação no gene *MLH1* ou *MSH2* e o câncer de endométrio será frequentemente o primeiro câncer presente em mulheres com síndrome de Lynch. Mulheres com síndrome de Lynch também possuem um risco aumentado de câncer de ovário, e a histerectomia profilática com salpingo-ooforectomia bilateral deve ser considerada em mulheres afetadas.

A maioria das mulheres com câncer de endométrio apresenta sintomas de pós-menopausa ou SUA. A maioria das pacientes com esse tipo de câncer apresenta doença em estágio inicial e não terá outros sintomas ou achados de exame anormais que não sejam evidências de sangramento uterino. A avaliação deve incluir um exame de ultrassom pélvico transvaginal e biopsia do endométrio ou histeroscopia com dilatação e curetagem, se não for possível realizar uma biopsia do endométrio no consultório ou se essa biopsia não for informativa. A RM pélvica deve ser realizada para pacientes com doença em estágio inicial aparente que estão considerando opções de terapia hormonal para preservação da fertilidade. Aproximadamente 15% das pacientes manifestarão sintomas e achados no exame sugestivos de doença em estágio mais avançado. A tomografia computadorizada (TC) da pelve abdominal deve ser considerada além de ultrassonografia pélvica

**Tabela 71.5** Sistema de classificação FIGO para leiomioma uterino.*

| Tipo | Localização | Abordagem de remoção cirúrgica |
|---|---|---|
| 0 | Intracavitária | Vaginal ou histeroscópica |
| 1 | Submucosa | Histeroscópica |
| 2 | Submucosa/intramural | Histeroscópica ou aberta/laparoscópica |
| 3, 4, 5 | Intramural | Aberta ou laparoscópica |
| 6 | Intramural/subserosa | Aberta ou laparoscópica |
| 7 | Subserosa/pedunculada | Aberta ou laparoscópica |
| 8 | Extrauterina (parasitária, ligamento largo, cervical etc.) | Aberta ou laparoscópica |

*Adaptada de Munro MG, Critchley HO, Broder MS, et al.: FIGO classification system (PALM-COEIN) for causes of abnormal uterine bleeding in nongravid women of reproductive age. *Int J Gynaecol Obstet*. 2011;113:3-13.)

transvaginal e obtenção de amostras endometriais nesses casos. A maioria das pacientes terá adenocarcinoma endometrioide na avaliação patológica de amostras de biopsia. Outros tipos histológicos incluem carcinoma seroso, carcinoma de células claras e carcinossarcoma, todos associados ao maior risco de metástase extrauterina e recidiva, além de pior sobrevida a longo prazo.

A maioria das pacientes com câncer de endométrio em estágio inicial aparente são tratadas de modo adequado com histerectomia total e salpingo-ooforectomia bilateral utilizando técnicas cirúrgicas minimamente invasivas. O estudo LAP2 do Gynecologic Oncology Group randomizou pacientes apresentando câncer de endométrio clinicamente em estágio inicial, que realizaram laparotomia exploratória ou abordagem laparoscópica para salpingectomia bilateral com histerectomia abdominal total e estadiamento.[42,43] Esse estudo demonstrou melhores resultados cirúrgicos e menor tempo de permanência hospitalar em pacientes submetidas à abordagem laparoscópica com taxas de recidiva e de sobrevida geral semelhantes, quando comparadas às pacientes submetidas à laparotomia exploradora. A abordagem robótica é cada vez mais empregada para pacientes com câncer de endométrio em estágio inicial.[44] Uma abordagem robótica para o tratamento de câncer endometrial em estágio inicial demonstrou estar associada a menores taxas de conversão para a laparotomia exploratória quando comparada a uma abordagem laparoscópica, uma taxa que excede 25% em pacientes com um índice de massa corporal (IMC) maior ou igual a 35.[42,44]

O estadiamento cirúrgico para pacientes com câncer de endométrio em estágio inicial continuou a evoluir nas últimas duas décadas. A linfadenectomia pélvica e para-aórtica bilateral com avaliação de metástases intraperitoneais é considerada um componente-chave do estadiamento, embora o valor da linfadenectomia em relação a uma vantagem de sobrevida tenha sido objeto de discussão.[45] Pacientes com câncer de endométrio de baixo risco conforme definido pelos critérios de Mayo (adenocarcinoma endometrioide de grau 1 a 2, 2 cm ou menos de diâmetro com menos de 50% de invasão do miométrio e ausência de doença extrauterina) apresentam taxas muito baixas de metástase e a linfadenectomia não é recomendada.[46] A biopsia do linfonodo sentinela com injeção de azul de metileno ou verde de indocianina no colo do útero é cada vez mais incorporada ao manejo de pacientes com câncer endometrial.[47] Mais de 80% dos pacientes terão os linfonodos sentinela identificados. As técnicas do linfonodo sentinela estão associadas a uma sensibilidade superior a 95% na detecção de metástase nodal, um VPN de 99% e uma taxa de falso-negativos inferior a 2%.[48]

Pacientes com doença extrauterina mais extensa geralmente se beneficiam da cirurgia citorredutora semelhante à feita em pacientes com câncer de ovário. Outros subtipos mais raros de câncer uterino incluem sarcoma de alto grau, sarcoma do estroma endometrial de baixo grau e leiomiossarcoma. Na ausência de evidência clínica de metástase nodal, a linfadenectomia não é necessária.

## Procedimentos cirúrgicos comuns do útero

### Histeroscopia, dilatação e curetagem, ablação endometrial

A histeroscopia é a colocação de um pequeno telescópio na cavidade uterina para fins diagnósticos. Pode ser realizada no consultório médico em conjunto com um bloqueio paracervical ou anestesia leve ou na SO. Se a histeroscopia cirúrgica for planejada para a ressecção de uma lesão uterina, a anestesia geral ou regional é necessária. Após a colocação de um espéculo, um tenáculo de um único dente é colocado no lábio anterior do colo do útero para leve retração inferior do colo do útero para achatar a curva na junção cervicouterina e o colo do útero é levemente dilatado. A solução salina normal é colocada em um histeroscópio com ângulo de 12 ou 30° para histeroscopia diagnóstica ou histeroscopia operatória com corrente bipolar. Se a histeroscopia cirúrgica com corrente monopolar é planejada, então é utilizada uma solução hipotônica, tal como glicina ou manitol.

Com o meio de distensão correndo, o instrumento do histeroscópio passa através do colo do útero e na cavidade uterina sob visualização direta. O espéculo pode ser removido quando o histeroscópio estiver na cavidade uterina, pois pode impedir a mobilidade do instrumento e impactar a visualização de toda a cavidade ou a execução de um procedimento cirúrgico. Sob pressão, a cavidade é distendida para permitir ao cirurgião visualizar o fundo, ambos os óstios uterinos da tuba, o segmento inferior do útero e o colo do útero. Um histeroscópio operatório irá permitir a passagem de tesouras, pinças ou instrumentos eletrocirúrgicos para ressecção ou biopsia de lesões. Para amostragem global, uma curetagem é realizada após a histeroscopia. O histeroscópio é removido primeiramente e, em seguida, uma cureta é passada através do colo do útero até o fundo. A curetagem é realizada de maneira gentil ao longo de todas as quatro superfícies da cavidade uterina e o tecido é encaminhado para a patologia.

A histeroscopia operatória é o tratamento da patologia intrauterina sob visualização direta com o histeroscópio. Os procedimentos de histeroscopia cirúrgica incluem biopsia dirigida ou polipectomia, miomectomia, lise de sinéquias intrauterinas (aderências) e ablação endometrial. A polipectomia histeroscópica pode ser realizada usando uma variedade de instrumentos mecânicos (Figura 71.10). Instrumentos comumente utilizados para polipectomia incluem uma pinça de biopsia e tesoura, um morcelador, vários eletrodos, como o eletrodo tipo alça, e o procedimento de polipectomia com laço. O procedimento para miomectomia histeroscópica é semelhante à polipectomia e é revisado na seção sobre miomectomia histeroscópica. Para aderências uterinas, as tesouras são usadas para lise de aderências que conectam as paredes anteriores e posteriores da cavidade uterina.

A ablação endometrial é a destruição do revestimento endometrial pelo calor ou frio. Tradicionalmente, o procedimento era realizado por meio de histeroscopia cirúrgica com eletrodo tipo *rollerball* (esfera na ponta do eletrodo) ou tipo alça para coagular ou remover o endométrio até a camada basal. Atualmente, existem vários tipos de dispositivos de ablação endometrial não ressectoscópica ou "global", que não requerem orientação histeroscópica. Esses dispositivos descartáveis são implantados na cavidade uterina e necessitam de pouca habilidade do operador. Eles têm vários mecanismos de segurança, que controlam a quantidade de calor ou frio e não permitem que o dispositivo funcione se uma vedação adequada não for detectada.

### Miomectomia

A miomectomia é a remoção de miomas uterinos preservando o útero *in situ*. Dependendo do tamanho e localização do mioma e da experiência do cirurgião, a miomectomia pode ser realizada como um procedimento aberto, pela via laparoscópica, histeroscópica ou vaginal.

### Miomectomia vaginal

Os miomas cervicais/intracavitários que se projetam no colo do útero e são visualizados pela vagina podem ser removidos por essa via. Eles frequentemente apresentam um talo grande que está preso no canal endocervical ou em região superior na cavidade

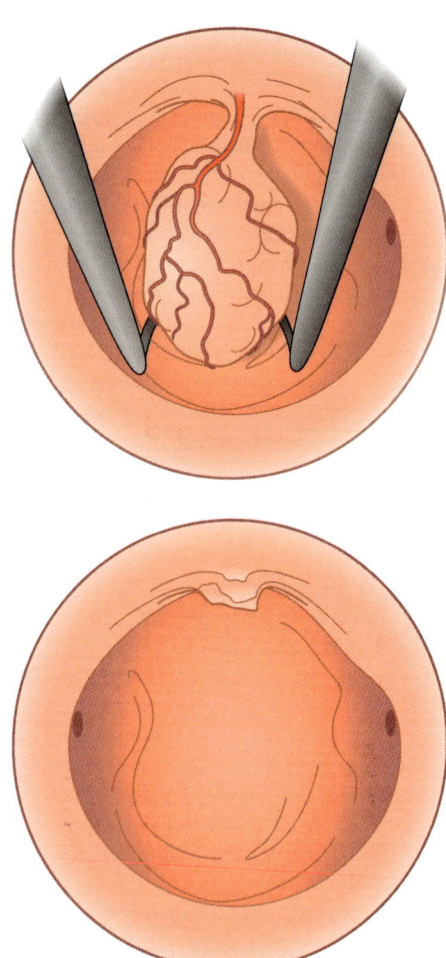

**Figura 71.10** Ressecção histeroscópica de um pólipo.

endometrial. Um histeroscópio pode ajudar a determinar a localização da fixação. O maior risco de miomectomia vaginal é o sangramento descontrolado do talo, que muitas vezes retrai quando o mioma é removido. Existem vários métodos para reduzir o risco de sangramento durante a miomectomia vaginal.[49] No início do procedimento, suturas laterais nas posições de 3 e 9 h são colocadas no colo proximal para ocluir o ramo inferior da artéria uterina. A vasopressina diluída pode ser injetada no talo (geralmente 20 unidades em 100 cc ou cm³ de solução salina normal). Uma ou duas suturas com alças internas podem ser passadas ao redor do talo e fixadas no alto com a transecção do talo realizada distalmente à ligadura. A transecção pode ser realizada com instrumento afiado ou com eletrocirurgia. Se o sangramento é incontrolável após a remoção, um histeroscópio com cauterização bipolar fixada deve estar disponível para fontes intracavitárias de sangramento ou o tamponamento uterino com balão pode ser realizado.

### Miomectomia histeroscópica

Os miomas do tipo 0, tipo 1 e alguns miomas do tipo 2 geralmente podem ser removidos por histeroscopia operatória. (Tabela 71.5) Existem dois métodos para remoção: eletrocirurgia e morcelação histeroscópica. Ambos devem ser realizados por histeroscopistas experientes. A remoção por eletrocirurgia é realizada através de um histeroscópio operatório, com corrente monopolar ou bipolar. Na maioria das vezes, uma pequena alça é utilizada para raspar o mioma até sua base. Com a morcelação histeroscópica, a sucção suave puxa o mioma para o final do morcelador e o mioma é cortado e removido em pequenos segmentos pela mesma sucção. A atividade de corte é mecânica ou eletrocirúrgica, dependendo do dispositivo específico. Em ambos os casos, o tecido é coletado e enviado para a patologia.

Um dos parâmetros de segurança mais importantes na histeroscopia operatória, principalmente na miomectomia, é o monitoramento de déficit de líquidos intrauterinos durante o procedimento. Uma solução isotônica como solução salina normal ou solução de Ringer com lactato é normalmente utilizada com ressectoscópios bipolares modernos. Fluidos hipotônicos, como manitol, eram tipicamente utilizados com ressectoscópios monopolares. Um sistema de manejo de fluidos, que mede de perto o fluido dentro e fora do histeroscópio, deve ser utilizado e observado minuciosamente durante o procedimento. Um grande bolus de líquido isotônico durante a histeroscopia aumenta o risco do paciente de sobrecarga de fluidos e edema pulmonar. Um grande déficit de fluido hipotônico não só aumenta o risco de sobrecarga de líquidos, mas também o risco de desequilíbrio eletrolítico, particularmente hiponatremia. Muitas sociedades de cirurgia ginecológica publicaram diretrizes recomendadas para déficit de fluidos, baseadas no uso de soluções isotônicas ou hipotônicas. Um déficit não superior a 2.500 cc (cm³) é recomendado para soluções isotônicas, enquanto 1.000 cc (cm³) é o déficit máximo para soluções hipotônicas.[50] Se um limite de déficit for atingido, o procedimento deve ser encerrado e o cirurgião pode repetir a cirurgia em uma data posterior para completar a miomectomia, se o mioma foi removido apenas parcialmente.

### Miomectomia laparoscópica e aberta

Os demais tipos de miomas (tipos 3 a 8) são removidos pela abordagem laparoscópica ou aberta (Tabela 71.5). As etapas são semelhantes, independentemente da abordagem. O passo mais importante na miomectomia bem-sucedida é um planejamento pré-operatório adequado. O diagnóstico com exames, imagens e testes laboratoriais ajudará a decidir a melhor abordagem, o plano para a(s) incisão(ões) uterina(s) e permitir a revisão da viabilidade e o risco de sangramento pela paciente e pelo médico. A RM é a imagem preferida para o planejamento de incisões uterinas, pois fornece mais detalhes sobre a localização, número e vascularização dos miomas.

No momento da cirurgia, a anatomia é examinada e a orientação do útero em relação às estruturas acessórias é anotada. As artérias uterinas, conforme revisto na seção de anatomia, correm ao longo das laterais do útero, portanto, as incisões de histerotomia devem ser feitas medialmente. A localização das estruturas acessórias é útil para determinar onde as artérias uterinas estão situadas, se a anatomia normal do útero está distorcida pelos miomas. A vasopressina diluída (geralmente 20 unidades em 100 cc de solução salina normal) é injetada na camada de serosa e do miométrio sobrejacente ao mioma até que um branqueamento seja observado.[51] Uma incisão é feita com corte afiado, usando corrente monopolar ou com bisturi harmônico na serosa sobrejacente ao mioma e carregado através do miométrio até a cápsula do mioma ser identificada (Figura 71.11). O mioma é agarrado, muitas vezes com um tenáculo ou Backaus. Com a aplicação de dissecção romba, corrente monopolar, dissecção cortante ou bisturi harmônico, o mioma é dissecado do miométrio adjacente, evitando uma incisão diretamente na camada miometrial. A hemostasia é mantida com o uso de cautério ou ligadura com sutura. Uma vez que o mioma esteja completamente dissecado, a incisão miometrial é fechada com sutura de absorção tardia, com o número de camadas

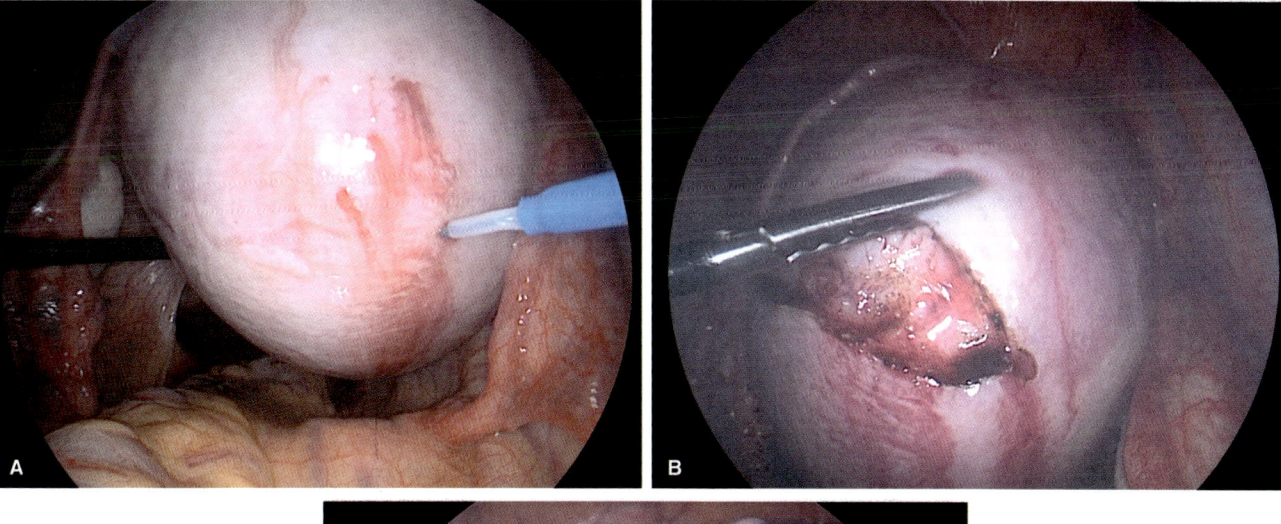
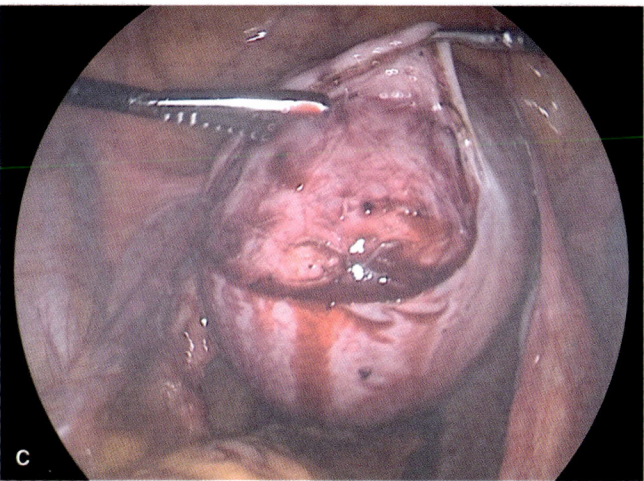

Figura 71.11 Miomectomia laparoscópica/aberta.

determinado pela profundidade da incisão. Uma camada de sutura serosa final é colocada para aproximar as bordas da histerotomia e alcançar a hemostasia. Uma vez que todos os miomas são removidos, uma barreira de adesão pode ser colocada antes do fechamento abdominal.[52]

Além da injeção de vasopressina no interior do mioma, outras medidas hemostáticas estão disponíveis para controlar o sangramento durante a miomectomia aberta ou laparoscópica. Antes da incisão, o cirurgião pode colocar misoprostol (geralmente 400 a 800 mcg) VR. O misoprostol induz a contração uterina, o que causa um efeito de tamponamento nos vasos menores dentro do miométrio.[53] A colocação intraoperatória de torniquete é outra opção. Durante a miomectomia aberta, os drenos de Penrose ou sondas de alimentação pediátricas são colocados ao redor do segmento uterino inferior (após a abertura do ligamento largo bilateralmente e/ou ligamentos infundibulopélvicos) para impedir o fluxo sanguíneo para o útero durante a remoção do mioma.[54] Laparoscopicamente, clipes/pinças vasculares laparoscópicos (como pinças do tipo *bulldog*) podem ser utilizados de forma semelhante nas artérias uterinas e nos vasos do ovário. O torniquete não deve ser deixado por mais de 90 min com pelo menos 10 min de descanso entre as substituições.[55]

Após miomectomia bem-sucedida, a paciente deve ser adequadamente aconselhada sobre planos futuros de gravidez, risco de ruptura uterina e opções de trabalho de parto. Mulheres submetidas à miomectomia com incisão significativa na camada miometrial devem esperar pelo menos 3 a 6 meses antes da concepção.[56] Aquelas com pelo menos 50% de invasão do miométrio durante a miomectomia devem ser encorajadas para evitar uma tentativa de parto, embora a ruptura uterina seja rara.[56]

### Histerectomia

A histerectomia, por definição, é a remoção cirúrgica do útero. Existem várias rotas em que isso pode ser feito e também existem várias opções para pacientes e cirurgiões em relação ao tipo de histerectomia e, se relevante, recomenda-se a salpingectomia e a ooforectomia simultaneamente. Ao considerar a histerectomia, é importante dividir a abordagem anatômica em componentes que focam nas tubas uterinas e ovários (quando aplicável), no corpo do útero e no colo do útero e parte superior da vagina (Figura 71.12).

### Histerectomia abdominal total

A histerectomia total é a remoção do corpo uterino e também do colo do útero. Isso pode ser feito através de uma incisão aberta, incisão vaginal ou técnicas minimamente invasivas. Na técnica aberta, também chamada de histerectomia abdominal total, uma incisão abdominal é feita (tanto na linha média transversa baixa quanto na vertical baixa), geralmente com base nas indicações para o procedimento, hábito corporal e história cirúrgica. A anatomia reprodutiva é identificada e quaisquer anormalidades observadas.

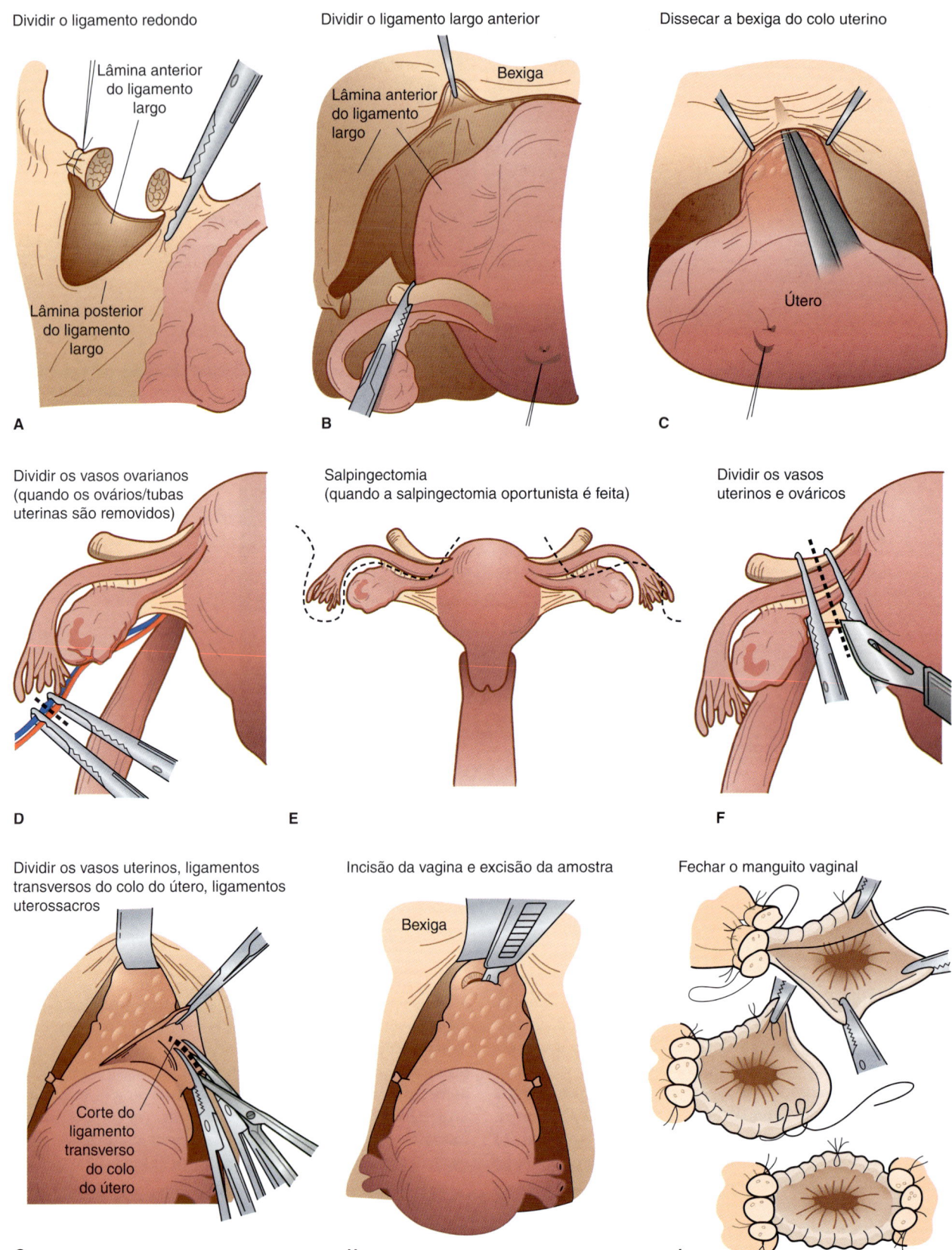

**Figura 71.12** Etapas para a conclusão da histerectomia. Etapas para a conclusão da histerectomia. **A.** Transecção do ligamento redondo. **B.** Incisão do ligamento largo anterior e posterior. **C.** Dissecção da bexiga do colo do útero. **D.** Divisão dos vasos ováricos (quando os ovários/tubas uterinas são removidos). **E.** Remoção das tubas uterinas (quando a salpingectomia oportunista é feita). **F.** Transecção dos vasos uterinos-ováricos. **G.** Divisão dos vasos uterinos, ligamentos transversos do colo do útero, ligamentos uterossacros. **H.** Incisão da vagina e excisão da amostra. **I.** Fechamento do manguito vaginal utilizando a abordagem aberta. (**A** a **D**, **F** a **I**. Adaptada de Mitchell CW, Wheeless CR. Atlas of pelvic surgery. 3rd ed. Philadelphia, PA: Lippincott Williams & Wilkins; 1997.)

Os ligamentos redondos devem ser agarrados com uma pinça lateralmente e divididos diretamente com a eletrocauterização ou ligados com uma sutura absorvível tardia e divididos medialmente em relação à sutura. Em seguida, realiza-se a incisão da lâmina anterior do ligamento largo medialmente em direção ao nível do óstio interno do colo do útero. Isso facilita o desenvolvimento do retalho vesical, o que acaba por ajudar a separar a bexiga do segmento uterino inferior, permitindo que ela se retraia inferiormente. Realiza-se a incisão do ligamento largo posterior, superior e posterior às estruturas acessórias e uma janela logo abaixo das estruturas acessórias é feita após a identificação dos ureteres para isolar a tuba uterina e o ligamento útero-ovárico quando as tubas uterinas e os ovários devem ser removidos. Os vasos ováricos podem ser duplamente pinçados com pinças curvas de Haney ou de Zeppelin, seguido pela incisão com uma tesoura Mayo curva entre as pinças. O lado superior do pedículo é duplamente ligado por sutura. O lado da amostra é ligado para evitar a perda de sangue por sangramento de retorno. O restante do ligamento largo posterior é seccionado inferiormente para esqueletonizar os vasos uterinos à medida que percorrem superiormente ao longo da borda lateral do útero. Se as tubas uterinas e os ovários não forem removidos, duas pinças retas podem ser posicionadas sobre os vasos útero-ováricos, que são então divididos e duplamente ligados superiormente.

A atenção cirúrgica então se concentra no útero e no colo do útero. A bexiga é ainda dissecada do colo do útero com instrumento cortante afiado ou com eletrocauterização e retraída inferiormente. Uma pinça curva é colocada sobre os vasos uterinos ao nível do óstio interno e o pedículo é cortado e a sutura ligada. Depois de dissecar completamente a bexiga abaixo do nível do colo do útero, uma pinça reta de Haney ou Zeppelin é colocada nos demais ligamentos transversos do colo do útero e uterossacros em etapas seriadas bilateralmente e os pedículos são cortados e ligados com suturas. Uma vez que ambos os lados estão ao nível do óstio anatômico externo do colo do útero, o útero e o colo do útero podem ser separados da parte superior da vagina, que pode ser realizado ao colocar pinças curvas através da vagina medialmente em relação aos pedículos anteriores logo abaixo do colo do útero de ambos os lados para se encontrarem na porção média. A tesoura curva corta logo acima das pinças para separar o colo do útero da vagina. Uma sutura contínua com fio de absorção tardia, de cada lado, é então passada frouxamente por cima e por baixo da pinça, começando lateralmente. Uma vez alcançada a linha média, as pinças são removidas, e a sutura, bem apertada. Pode então ser amarrada na linha média ou correr em uma camada imbricante lateralmente e presa no ápice do manguito. Alternativamente, os pontos de transfixação de Haney podem ser colocados sob as duas pinças para ligar os cantos vaginais e, em seguida, fios de sutura interrompida em forma de 8 podem ser empregados para fechar a vagina na linha média. Outro método de colpotomia e fechamento do manguito vaginal envolve a realização de uma incisão direta cortante na vagina, logo abaixo do colo do útero. A incisão é estendida ao redor do colo do útero com tesoura curva até que o colo do útero seja completamente removido. As bordas da parte superior da vagina são delicadamente agarradas com pinças de Allis para permitir a visualização. A colpotomia é então fechada com sutura contínua, suturas interrompidas ou em forma de 8, com as suturas do ápice lateral incorporando o ligamento uterossacro ipsilateral para suporte apical.

### Histerectomia minimamente invasiva

Os passos para a histerectomia por uma via minimamente invasiva são semelhantes se executados com uma abordagem laparoscópica ou robótica. No entanto, em vez de pinças e suturas, todos os pedículos são fixados e divididos com dispositivos de corte e vedação de vasos com eletrocauterização. Para a abordagem laparoscópica, colocação e configuração da porta são dependentes do cirurgião e da anatomia do órgão de interesse. A colocação típica do trocarte para cirurgia ginecológica inclui qualquer combinação de um trocarte umbilical, trocartes bilaterais do quadrante inferior, trocartes suprapúbicos ou do quadrante superior para assistência. Para úteros grandes e volumosos, os trocartes podem ser colocados um pouco mais elevados no abdome e frequentemente mais portas são utilizadas. A câmera é comumente colocada através da porta umbilical e um instrumento histeroscópico em ângulo 0 ou 30° é utilizado. Uma abordagem robótica para histerectomia em condições benignas também pode ser considerada. Evidências sugerem que a morbidade é semelhante àquela observada na abordagem laparoscópica, mas os custos são maiores.[57] Trocartes para a abordagem robótica para histerectomia são colocados de acordo com as diretrizes robóticas usuais. Para assistência do lado vaginal, um manipulador uterino com colpotomizador inserido ou um anel cervical deve ser colocado e fixado no colo do útero. Este instrumento é a chave para identificar os fórnices cervicovaginais, evitando uma lesão do trato urinário e ajudando a delinear onde deve ser feita a colpotomia.

A histerectomia, quando realizada por via minimamente invasiva, procede conforme descrito para a abordagem aberta e é demonstrada no Vídeo 71.1. Uma vez que os vasos uterinos e os ligamentos uterossacros e transversos do colo do útero são divididos, uma colpotomia é então concluída ao longo do colpotomizador ou anel cervical com energia monopolar (geralmente *endoshears* ou um gancho monopolar). O útero, colo do útero e anexos (quando aplicável) geralmente podem ser liberados pela vagina. Uma luva revestida com esponja ou balão pneumo-oclusor é colocado na vagina e inflado para evitar a saída de dióxido de carbono, enquanto a colpotomia é fechada com sutura absorvível ou barbada geralmente com ponto de fio contínuo. Alternativamente, o manguito pode ser fechado por abordagem vaginal com pontos de sutura interrompida em forma de 8.

### Histerectomia vaginal

A histerectomia vaginal é uma das primeiras cirurgias ginecológicas relatadas e as etapas são praticamente inalteradas desde a sua introdução. As etapas de uma histerectomia vaginal estão em ordem oposta que as de uma histerectomia abdominal ou laparoscópica, com a colpotomia sendo feita primeiramente, e em penúltimo lugar, os pedículos do corno. Para uma histerectomia vaginal, a paciente é colocada em posição de litotomia e o colo do útero e ligamentos uterossacros são injetados com vasopressina diluída ou lidocaína com epinefrina para hemostasia. O colo do útero é apreendido medialmente com um tenáculo, e uma incisão circunferencial é feita ao redor do colo do útero, onde o epitélio vaginal se funde com o colo do útero. Isso é feito com instrumento cortante ou com eletrocautério. A fáscia paracervical posterior é apreendida e colocada em tração descendente e uma tesoura de ponta curva é inserida rapidamente na região posterior do fundo de saco. Esta incisão é estendida lateralmente com tração romba e os ligamentos uterossacros são identificados bilateralmente, seguido por seu pinçamento com pinças de Haney ou de Zeppelin e depois a incisão dos ligamentos da parte posterior do colo do útero com tesoura de ponta curva, com ligadura dos pedículos utilizando sutura absorvível tardia e marcados à esquerda para posterior identificação.

Um espéculo longo é colocado na vagina, abaixo do colo do útero e na região posterior do fundo de saco. A atenção é então voltada anteriormente onde o epitélio vaginal é levantado anteriormente e a bexiga é dissecada do colo do útero direcionado inferiormente até o nível do peritônio. Uma vez identificada a região anterior do peritônio, está é agarrada e submetida à incisão. Um retrator de ângulo reto é então passado por essa incisão para retrair a bexiga anteriormente longe do útero para o restante da histerectomia. Em etapas bilaterais sequenciais, uma pinça curva é colocada lateralmente para pinçar, dividir e ligar os ligamentos transversos do colo do útero e os vasos uterinos.

Com cada pedículo sequencial, o útero é liberado inferiormente na vagina. Os pedículos finais incluem estruturas do corno, que incluem o ligamento redondo, tuba uterina e ligamento útero-ovárico. A pinça curva é posicionada no corno sob visualização direta, certificando-se de incluir cada estrutura cornual e para evitar aprisionamento intestinal. O pedículo é cortado inferiormente à pinça, liberando o útero e o colo do útero. Este pedículo é duplamente ligado e inspecionado de perto para hemostasia antes de permitir a retração superiormente fora da visão. Uma abordagem semelhante é empregada se os ovários e as tubas uterinas forem removidos onde a pinça é posicionada nos vasos ováricos.

A pelve é examinada quanto à hemostasia em cada sítio do pedículo. As bordas da colpotomia são apreendidas com pinças de Allis, com cuidado para incluir a camada peritoneal no fechamento. Os pontos angulares são colocados primeiramente, incorporando os ligamentos uterossacros que foram marcados anteriormente. O restante da colpotomia é fechado horizontalmente com uma sutura absorvível tardia em pontos contínuos, em forma de 8 ou interrompidos.

### Histerectomia supracervical

A histerectomia supracervical ou "subtotal" é a remoção do corpo do útero deixando o colo do útero *in situ*. Isso pode ser realizado por vias abertas ou minimamente invasivas. O procedimento segue os mesmos passos de uma histerectomia total até o ponto da ligadura da artéria uterina. A ligadura ocorre no nível do óstio interno do útero. Neste ponto, o corpo do útero é removido do colo do útero com dissecção cortante ou eletrocirurgia. O coto uterino remanescente pode exigir sutura excessiva para hemostasia.

### Salpingo-ooforectomia bilateral eletiva e salpingectomia oportunista

A salpingo-ooforectomia unilateral ou bilateral pode ser feita durante a histerectomia, mas deve ser reservada para aquelas situações em que há indicações claras para fazê-la. A salpingo-ooforectomia eletiva particularmente em mulheres com idade inferior a 45 anos acarreta um aumento na morbidade e mortalidade cardiovascular e neurológica a longo prazo.[58] Atualmente, a salpingectomia total oportunista de rotina é recomendada durante a histerectomia como meio de reduzir potencialmente o risco de câncer seroso de alto grau da tuba uterina.[59] Esses procedimentos são descritos na seção seguinte sobre as tubas uterinas e ovários.

### Cistoscopia pós-operatória após histerectomia

Muitas organizações de cirurgia ginecológica agora defendem uma imediata cistoscopia pós-operatória na conclusão da histerectomia para avaliar a integridade da bexiga e dos ureteres.[3,60] Isso é facilmente realizado com um cistoscópio em ângulo de 70° e água estéril ou distensão com solução salina. O cateter urinário é removido e o citoscópio passado pela uretra e para dentro da bexiga. A bexiga deve estar totalmente distendida para que a totalidade da cúpula esteja visível. O cirurgião avalia a sutura, corpo estranho, lesões e defeitos. Além disso, ambos os orifícios ureterais são monitorados para fluxo adequado de urina.

### Biopsia de linfonodo sentinela e linfadenectomia para câncer de endométrio

A fim de mitigar as complicações associadas à linfadenectomia pélvica e para-aórtica, a biopsia do linfonodo sentinela está surgindo como uma estratégia preferencial para aquelas pacientes com câncer de endométrio em estágio inicial que não atendem aos critérios de Mayo, que definem o grupo como baixo risco e que estão sendo submetidas à histerectomia e à salpingo-ooforectomia bilateral.[61] É mais comumente realizada por injeção de corante azul (azul de isossulfan ou azul de metileno) ou verde de indocianina superficialmente (1 a 3 mm) e profundamente (1 a 2 cm) no colo do útero nas posições de 3 e 9 h. O corante é rastreado até os linfonodos envolvidos, que são comumente localizados ao longo dos vasos ilíacos pélvicos, mas podem também se localizar nas regiões pré-sacrais ou para-aórticas. Os linfonodos sentinelas devem ser removidos e submetidos ao ultraestadiamento, que inclui o uso de cortes seriados e a coloração imuno-histoquímica de citoqueratina.

As linfadenectomias pélvicas e para-aórticas em pacientes com câncer endometrial em estágio inicial que não atendem aos critérios de Mayo devem ser concluídas em um cenário em que o linfonodo sentinela específico lateral não é identificado ou onde não há capacidade diagnóstica da biopsia de linfonodo sentinela. A linfadenectomia pélvica deve incluir os linfonodos que são laterais e mediais à artéria e à veia ilíacas externas, da bifurcação da artéria ilíaca comum até o nível da veia circunflexa ilíaca profunda. Os linfonodos do espaço obturador entre a veia ilíaca e o nervo obturatório também devem ser retirados. A linfadenectomia para-aórtica deve ser realizada bilateralmente, removendo-se os linfonodos laterais à artéria ilíaca comum e à aorta da bifurcação da artéria ilíaca comum até pelo menos a artéria mesentérica inferior e superior em direção à artéria renal no cenário de malignidades de alto risco, como o carcinoma seroso.

## DOENÇAS E PROCEDIMENTOS CIRÚRGICOS COMUNS DA TUBA UTERINA/OVÁRIO

As doenças e procedimentos cirúrgicos comuns da tuba uterina/ovário estão listados na Tabela 71.6. A seguir apresentamos uma descrição dessas doenças e as opções de manejo.

### Doenças cirúrgicas comuns da tuba uterina/ovário

#### Portador de mutação no gene BRCA

As mulheres que possuem uma mutação germinativa nos genes *BRCA1* ou *BRCA2* têm um risco de 57% e 49% de câncer de mama aos 70 anos e um risco de 40% e 18% de câncer de ovário aos 70 anos, respectivamente.[62] A lista de genes que aumentam o risco de câncer de mama e de ovário, quando existem as mutações, continua a evoluir. Genes notáveis, que inferem o risco aumentado de câncer de ovário, incluem *BRIP1*, *RAD51C*, *RAD51D* e os genes de reparo de incompatibilidade. Existem orientações que detalham os critérios para o aconselhamento genético e testes com painel de múltiplos genes ou de gene único.[62] Pacientes que possuem uma mutação deletéria nos genes *BRCA1* ou *BRCA2* são candidatos a estratégias mais intensas de rastreamento ou quimioprevenção, caso a fertilidade seja desejada. A salpingo-ooforectomia com redução de risco é recomendada na faixa etária de 35 a 40 anos em pacientes com mutação no gene *BRCA1* e na faixa etária de 40 a 45 em pacientes com uma mutação no gene *BRCA2*. A salpingo-ooforectomia com redução de risco em pacientes com mutação no gene *BRCA* demonstrou reduzir o risco de câncer de

**Tabela 71.6** Doenças e procedimentos cirúrgicos comuns das tubas uterinas/ovário.

| Doença | Opções de procedimento |
|---|---|
| Portador de mutação no gene BRCA | Salpingo-ooforectomia bilateral com redução de risco |
| Desejo pela esterilização | Salpingectomia parcial pela técnica de Pomeroy |
| | Salpingectomia |
| Gravidez ectópica | Salpingectomia parcial |
| | Salpingostomia |
| Torção | Destorção |
| Endometrioma | Cistectomia |
| | Salpingo-ooforectomia unilateral |
| Massa ovariana benigna | Cistectomia |
| | Salpingo-ooforectomia unilateral |
| Neoplasias ovarianas malignas | Salpingo-ooforectomia bilateral, histerectomia total, estadiamento com doença em estágio inicial, citorredução (cirurgia de redução do volume tumoral ou *debulking*) com doença em estágio avançado |
| | Salpingo-ooforectomia unilateral e estadiamento com doença em estágio inicial e desejo de fertilidade futura |

ovário em pelo menos 80% e reduzir o risco de câncer de mama em pelo menos 50%, embora estudos recentes sugiram que a redução no benefício em relação ao desenvolvimento de câncer de mama é notada principalmente em portadores de mutação no gene *BRCA1*.[62]

### Desejo pela esterilização

A esterilização é o método contraceptivo mais comum entre os casais, e duas vezes mais casais escolhem a esterilização da parceira feminina em vez da esterilização masculina. Os médicos devem aconselhar cuidadosamente pacientes sobre a permanência da esterilização feminina particularmente à luz de medidas anticoncepcionais reversíveis de longa duração, que são medidas de controle de natalidade tão eficazes quanto a esterilização permanente. Estudos históricos demonstraram que a raça, etnia e condição socioeconômica afetaram as atitudes e práticas médicas no que diz respeito ao aconselhamento sobre aconselhamento reversível *versus* permanente. Respeito pela autonomia reprodutiva individual de uma mulher deve ser o princípio orientador primário ao discutir as opções de esterilização. Essas discussões também devem incluir informar o paciente que a esterilização masculina incorre em menos riscos e é mais eficaz do que a esterilização feminina e que as taxas de falha da esterilização tubária são relatadas como sendo, em geral, menos de 2%. Os médicos também devem observar que aproximadamente 14% das mulheres expressam arrependimento após a esterilização. As mulheres em risco de arrependimento incluem as negras, jovens e após evento de gravidez recente. Um modelo de decisão compartilhada totalmente informado é fundamental para discutir as opções de esterilização com as pacientes.

### Gravidez ectópica

A taxa de gravidez ectópica é aproximadamente de 1% a 2% dos nascidos vivos. Mais de 90% ocorrem na tuba uterina. Fatores de risco para uma gravidez ectópica incluem história prévia de gravidez ectópica, doença inflamatória pélvica, infertilidade, uso de dispositivo intrauterino, tabagismo e ligadura tubária. As pacientes geralmente apresentam sintomas inespecíficos de dor abdominal e de sangramento vaginal e ao exame podem manifestar abdome sensível, sensibilidade ao movimento cervical ou uma massa anexial. Pacientes com gravidez ectópica rompida podem manifestar sinais e sintomas de choque hipovolêmico de maneira emergencial. O exame quantitativo de gonadotrofina coriônica beta-humana (hCG) e a ultrassonografia transvaginal devem ser realizados em pacientes que apresentam sintomas e sinais sugestivos de uma possível gravidez ectópica. A presença de uma gravidez ectópica tubária associada a um batimento cardíaco fetal ou uma massa anexial não homogênea ou não cística (conhecida como *blob sign* ou sinal em bolha) tem alta sensibilidade para diagnosticar a ectopia. O manejo clínico com metotrexato intramuscular é uma opção para pacientes com gravidez ectópica estável para as quais não existem contraindicações médicas. A intervenção cirúrgica é necessária no quadro de uma paciente com uma gravidez ectópica que é instável, com falha no manejo clínico ou tem contraindicações ao tratamento médico.

### Torção

A torção ovariana ocorre quando o ovário muitas vezes, juntamente com a tuba uterina, sofre torção em suas inserções a outras estruturas na pelve e compromete seu suprimento sanguíneo. Representa 3% de todas as emergências ginecológicas. Ocorre mais comumente em mulheres em idade reprodutiva e o fator de risco mais comum é a presença de um cisto ou tumor ovariano. Pacientes com torção ovariana geralmente manifestam início agudo de dor pélvica unilateral aguda. Náuseas também podem acompanhar os sintomas de dor. Sinais comuns incluem dor abdominal inferior unilateral e sensibilidade anexial. O diagnóstico pode ser facilitado com ultrassonografia Doppler transvaginal. Estudos de imagem podem demonstrar um ovário aumentado com um pedículo vascular torcido e fluxo de sangue arterial ou venoso diminuído. É importante notar que o fluxo vascular Doppler nem sempre está ausente na torção e o diagnóstico neste cenário deve ser feito com base na suspeita clínica. A torção ovariana exige intervenção cirúrgica e muitas vezes o diagnóstico não é confirmado até que o ovário e a tuba uterina sejam visualizados no período intraoperatório.

### Endometrioma

Um endometrioma é um cisto ovariano frequentemente associado à endometriose, uma condição em que os tecidos endometriais existem fora do endométrio. Um endometrioma muitas vezes consiste em epitélio e estroma endometrial e é com frequência chamado de "cisto de chocolate" devido ao líquido marrom escuro, espesso e carregado de hemossiderina que contém. A maioria das pacientes está em idade reprodutiva e frequentemente apresentará sintomas comumente observados com endometriose. Estes incluem dor pélvica, dismenorreia, dispareunia e/ou infertilidade. Alguns pacientes com endometrioma são assintomáticas. O exame físico pode demonstrar uma massa anexial dolorosa e outros sinais de endometriose, como modularidade em fundo de saco. A ultrassonografia transvaginal pode ser útil na detecção de endometriomas. Achados sonares característicos associados a um endometrioma incluem um cisto unilocular com ecogenicidade de baixo nível representando sangue velho (característica comumente denominado "vidro fosco"). Muitas pacientes com diagnóstico presuntivo de endometriose serão tratadas clinicamente, dependendo do grau de sintomas e do desejo de fertilidade. Endometriomas maiores (> 4 cm) são geralmente refratários ao tratamento médico e a excisão laparoscópica é considerada o tratamento de escolha. Enquanto houver a preocupação de que a excisão de um endometrioma possa lesionar a reserva ovariana, a excisão é preferível à drenagem, particularmente em pacientes com sintomas de dor pélvica, infertilidade ou suspeita de neoplasia.

### Massas ovarianas benignas

A maioria das massas ovarianas benignas tendem a ser cistos foliculares funcionais ou cistos de corpo lúteo, que em geral são assintomáticos e raramente excedem 5 cm de diâmetro. As neoplasias ovarianas benignas mais comuns incluem teratomas císticos (comumente conhecidos como cistos dermoides), cistadenomas serosos ou mucinosos ou cistadenofibromas e fibromas ou fibrotecomas. Muitas pacientes com neoplasia ovariana benigna serão assintomáticas, mas poucas experimentarão dor pélvica. A maioria das massas pélvicas benignas será notada como lisa, móvel e de várias dimensões no exame pélvico. Raramente existem sinais clínicos de ascite. A avaliação deve incluir ultrassonografia transvaginal para delinear o tamanho e características de uma massa anexial com cada neoplasia apresentando achados ultrassonográficos distintos. A seleção de marcadores tumorais, como CA125, beta hCG, alfafetoproteína (AFP) ou LDH, deve ser obtida dependendo do cenário clínico e da preocupação com a presença de malignidade. Aconselha-se o manejo conservador com observação em série e tratamento dos sintomas, se presentes, de uma paciente com cisto ovariano funcional. A intervenção cirúrgica geralmente usando uma abordagem laparoscópica é necessária para pacientes com suspeita de neoplasia ovariana benigna. A cistectomia ovariana laparoscópica é uma consideração para um cisto dermoide ou fibroma com menos de 10 cm de diâmetro. A ooforectomia é frequentemente necessária com cistos dermoides maiores e com cistadenomas que substituem todo o ovário. A laparotomia é comumente reservada para neoplasias ovarianas benignas muito maiores ou quando o diagnóstico é ambíguo e a malignidade do ovário ou tuba uterina é maior na avaliação diferencial. A laparotomia também deve ser considerada no quadro de abscesso tubo-ovariano refratário aos antibióticos e drenagem guiada por imagem. A consulta com um oncologista ginecológico deve ser considerada em condições onde há suspeita de câncer ou quando uma intervenção cirúrgica complexa é prevista.

### Neoplasias ovarianas malignas

Neoplasias ovarianas malignas podem se originar de células germinativas, células estromais ou células epiteliais do ovário ou células epiteliais das tubas uterinas. Pacientes com neoplasia ovariana maligna podem apresentar distensão abdominal ou dor abdominal inespecífica, saciedade precoce, outros sintomas intestinais inespecíficos e frequência urinária.

Ao exame, pacientes com tumor de células germinativas, células estromais ou células epiteliais em estágio inicial podem ser encontrados com sintomas de dor abdominal e uma massa anexial ao exame pélvico sem evidência clínica óbvia de metástase. Para pacientes com câncer epitelial do ovário em estágio avançado, o exame frequentemente demonstrará a distensão abdominal ocasionada pela ascite, evidência de carcinomatose no exame abdominal, além de uma massa pélvica firme, nodular e fixa. O exame de TC do tórax, abdome e pelve, bem como a detecção de marcadores tumorais, geralmente auxiliarão na diminuição do diferencial de uma malignidade ovariana ou da tuba uterina e demonstram a extensão da doença. Tumores de células germinativas são mais comuns em pacientes mais jovens e marcadores tumorais relevantes devem incluir beta hCG, LDH e AFP. Para pacientes mais velhas com suspeita de tumor epitelial, as análises de CA125, antígeno carcinoembrionário e CA19-9 são mais úteis. Em pacientes com tumor estromal, testes de inibina e de hormônios selecionados podem ser úteis, particularmente quando há evidência de uma massa com hormônios em funcionamento. Resultados recentes no rastreamento da mama ou do colo em pacientes com idade superior ou igual a 40 anos podem ajudar a excluir o câncer metastático de mama ou colo a partir da diferenciação nesse cenário clínico.

A cirurgia primária de redução do volume tumoral (*debulking*) com estadiamento é a abordagem tradicional em pacientes com suspeita de neoplasia ovariana maligna. Esta ainda é a estratégia preferida em pacientes com evidência clínica de doença em estágio inicial. A cirurgia deve poupar a fertilidade no cenário de um paciente jovem com tumor de células germinativas ou tumor epitelial de baixo grau. Esse procedimento deve ser considerado no quadro de câncer epitelial em estágio avançado, quando a paciente está clinicamente apta e a ressecção cirúrgica ótima (< 1 cm de doença residual e de preferência sem doença residual) está prevista. Estudos recentes demonstraram que a quimioterapia neoadjuvante com uma cirurgia *debulking* de intervalo no cenário de câncer epitelial do ovário ou da tuba uterina em estágio avançado, onde é improvável que seja obtido o procedimento cirúrgico em condições ótimas.[63] A decisão de considerar o *debulking* primário *versus* quimioterapia neoadjuvante e o *debulking* de intervalo em uma paciente em estágio avançado, que de outra forma, está apta, pode ser facilitada por características clínicas, como nível de CA125, achados de TC ou laparoscopia. Os sistemas de escore também foram desenvolvidos para facilitar a decisão de prosseguir com a cirurgia redutora do volume tumoral primária *versus* quimioterapia neoadjuvante. Para pacientes selecionadas com recidiva, uma ressecção cirúrgica secundária ou além também pode trazer algum benefício. Pacientes que mais se beneficiam podem incluir aquelas com um longo intervalo livre de tumor com evidência de doença isolada e ausência de ascite.

## Procedimentos cirúrgicos comuns nas tubas uterinas/ovário

### Esterilização tubária

A esterilização tubária é mais comumente realizada por abordagem laparoscópica, mas também pode ser realizada através de uma minilaparotomia ou via transvaginal. Uma das técnicas de salpingectomias parciais mais comuns é a técnica de Pomeroy (ou Pomeroy modificada) (Figura 71.13). Para este procedimento, um Babcock é usado para levantar a porção média das tubas uterinas. Uma sutura rapidamente absorvível é aplicada para ligar a alça do tubo, uma ou duas vezes. A tesoura é então usada para remover uma secção de 1 a 2 cm da alça ligada do tubo. Outra técnica de salpingectomia parcial comumente empregada é a técnica de Parkland. Para essa técnica, um Babcock é usado para levantar a porção média das tubas uterinas. Em vez de ligar a alça elevada como é feita com a técnica de Pomeroy, uma janela é feita sob o tubo dentro de uma porção avascular do mesossalpinge. Uma porção de 2 cm da porção média da tuba uterina é ligada proximal e distalmente e depois removida. Os espécimes tubários são encaminhados para análise patológica para confirmar a presença de tubas uterinas.

A salpingectomia oportunista também é cada vez mais realizada em pacientes submetidas à esterilização tubária.[64] A lógica por trás da salpingectomia oportunista é o potencial para reduzir o risco de desenvolver carcinoma seroso de alto grau, que demonstrou frequentemente se originar dentro da tuba uterina. Para esse

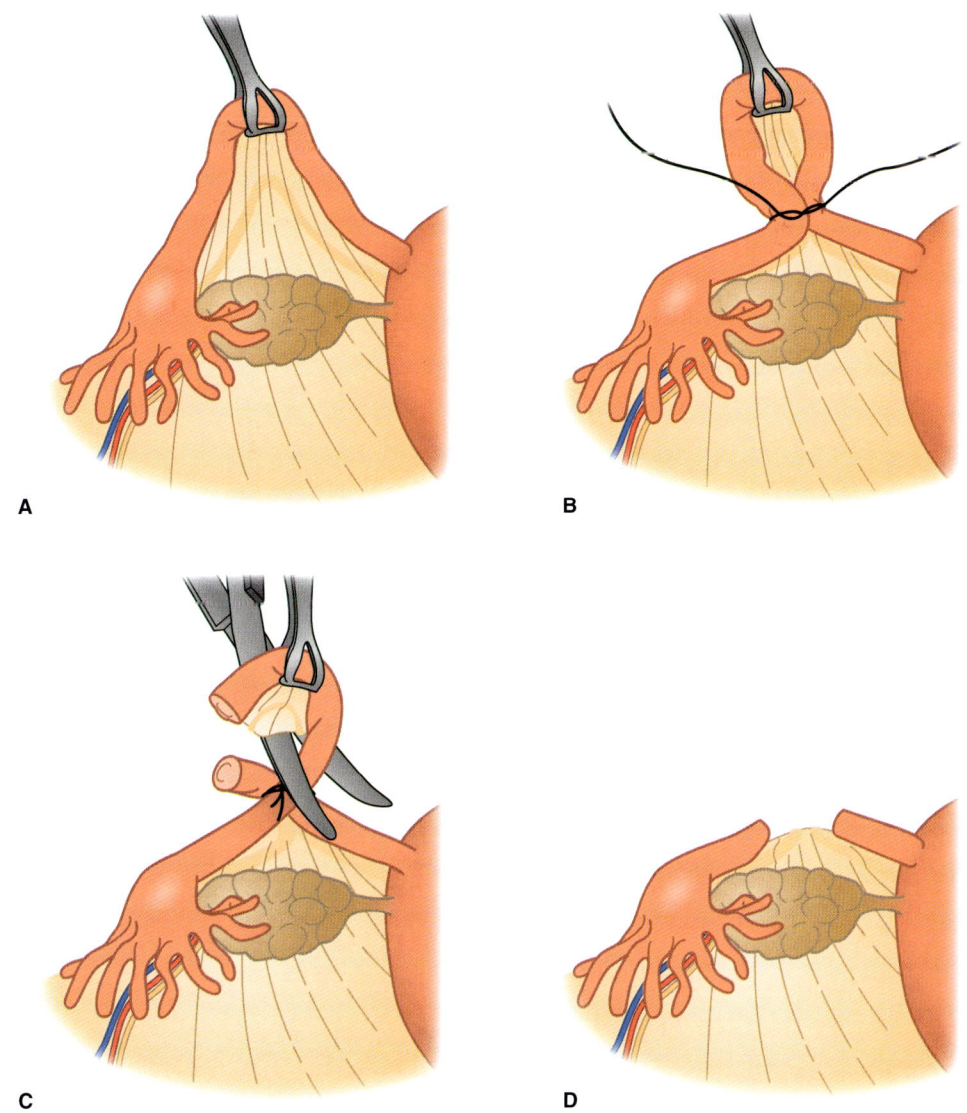

**Figura 71.13** Esterilização tubária de Pomeroy.

procedimento, a tuba uterina é elevada e pequenas janelas são feitas em áreas avasculares dentro do mesossalpinge. Os pequenos vasos que fornecem suprimento sanguíneo para a tuba uterina são ligados ou cauterizados e as tubas uterinas são removidas, onde se inserem no corno do útero.

Outras técnicas comumente utilizadas para esterilização tubária incluem o uso de dispositivos oclusivos mecânicos, como clipes ou anéis e cauterização tubária. Falhas técnicas e menor morbidade são observadas com mais frequência com oclusão do anel em comparação com a oclusão com clipe. Em geral, um dispositivo de cauterização bipolar é utilizado quando a cauterização da tuba é realizada. Os cirurgiões devem garantir que uma porção de 2 cm da região média da tuba uterina é cauterizada quando esse procedimento é realizado.

### Salpingectomia/salpingostomia para gravidez ectópica

A intervenção cirúrgica é necessária para aquelas pacientes com gravidez ectópica que falham no tratamento médico ou que apresentam ruptura aguda de uma ectopia. Em geral, uma abordagem laparoscópica é preferível e pode ser utilizada mesmo no cenário de um grande hemoperitônio. As opções cirúrgicas incluem uma salpingectomia parcial ou salpingostomia (Figura 71.14). Ensaios randomizados demonstraram nenhuma diferença nas taxas de gestações ectópicas subsequentes ou gestação intrauterina.[65] Em geral, a salpingectomia parcial é a abordagem preferida quando é observado dano grave nas tubas uterinas e nos casos em que há sangramento significativo do sítio cirúrgico proposto. A técnica de salpingectomia mimetiza aquilo que é feito na esterilização tubária. Especificamente, a porção da tuba uterina é elevada e a parte proximal e distal à ectopia é cauterizada e removida. O mesossalpinge abaixo da porção envolvida da tuba uterina é cauterizado e dividido. A amostra é então encaminhada para confirmação patológica de ectopia.

A salpingostomia deve ser considerada em pacientes com gravidez ectópica que não se rompeu, que desejam fertilidade futura, mas apresentam danos na tuba uterina contralateral e nas quais a remoção da tuba uterina exigiria reprodução assistida para futuras gestações. A salpingostomia envolve a injeção da tuba uterina envolvida com vasopressina e, em seguida, a criação de uma incisão linear na área envolvida com a gravidez ectópica. Os

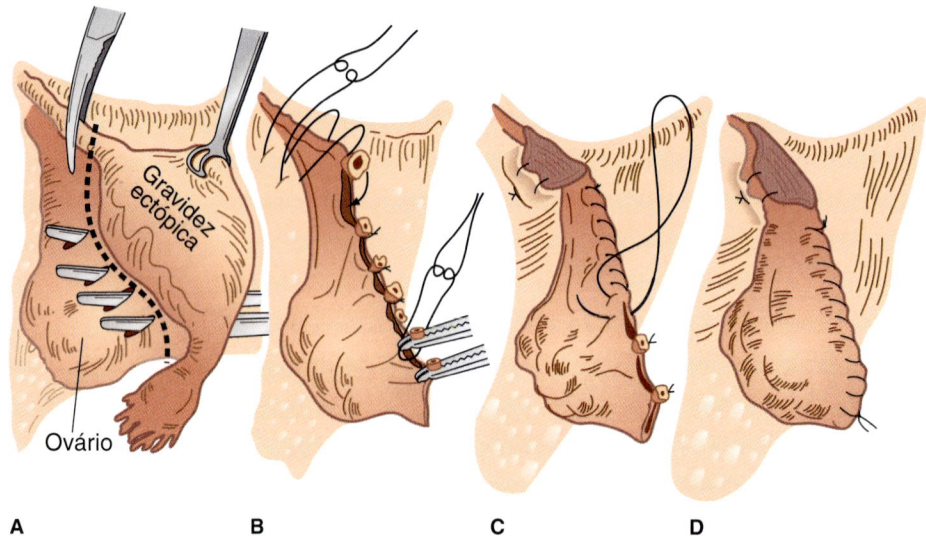

**Figura 71.14** Salpingectomia. **A.** A tuba é removida da porção do corno através do mesossalpinge até a fímbria. **B.** Os pedículos são amarrados, o revestimento peritoneal é restabelecido e a porção cornual do tubo é enterrada no segmento posterior do corno uterino. **C.** O mesossalpinge é reperitonizado. **D.** O mesossalpinge é fechado e o procedimento concluído. (Adaptada de Mitchell CW, Wheeless CR. *Atlas of pelvic surgery*. 3rd ed. Philadelphia, PA: Lippincott Williams & Wilkins; 1997.)

produtos da concepção são então lavados com um irrigador de sucção. Não há necessidade de suturar os sítios de salpingostomia, pois cicatrizará bem por segunda intenção. Quando a salpingostomia é realizada, é importante monitorar a paciente com níveis seriados de beta hCG para garantir a resolução do tecido trofoblástico ectópico.

### Destorção ovariana

A abordagem laparoscópica é a abordagem cirúrgica preferida quando se suspeita de torção ovariana com base em achados clínicos e a visualização laparoscópica direta ajuda a confirmar o diagnóstico. No geral, o ovário envolvido e muitas vezes a tuba uterina são observados com torção em seu suprimento vascular, frequentemente aparecem edematosos e escurecidos, como resultado de congestão vascular e linfática e podem parecem não viáveis. A destorção em vez de salpingo-ooforectomia é o procedimento de escolha, pois mais de 80% das pacientes apresentaram função ovariana normal após este procedimento. O procedimento envolve a destorção do pedículo vascular torcido do anexo envolvido. A cistectomia pode acompanhar a destorção, quando se observa um cisto ovariano ou neoplasia ovariana benigna. O risco de recidiva após a destorção parece pequena e a ooforopexia não comprovou reduzir esse risco.

### Cistectomia ovariana

A cistectomia ovariana é mais frequentemente empregada em pacientes com endometrioma, um ovário torcido com um grande cisto ovariano benigno, uma neoplasia benigna, como um cistadenoma ou dermoide ou mesmo um tumor limítrofe (*borderline*) do ovário. Esta técnica é mais apropriada para pacientes nas quais a manutenção da fertilidade é crítica e nas quais parece haver ovário residual normal. A cistectomia é indicada para endometriomas acima de 4 cm e demonstrou melhorar a fertilidade em relação ao procedimento de incisão e drenagem. Embora a cistectomia carregue um maior risco de recidiva em tumores *borderline* do ovário, em comparação com a salpingo-ooforectomia, a sobrevida geral não é comprometida.[66]

A abordagem laparoscópica é preferida na maioria dos casos para os quais a cistectomia ovariana é planejada. A técnica cirúrgica envolve a incisão da superfície do ovário sobre o cisto ovariano e usando preferencialmente dissecção mecânica ou hidrodissecção para retirar completamente a massa ovariana (Figura 71.15). A eletrocauterização também pode ser necessária para controlar áreas hemorrágicas. A excisão de um endometrioma pode ser bastante difícil e a reserva ovariana é muitas vezes comprometida no pós-operatório.

### Salpingo-ooforectomia

A salpingo-ooforectomia, unilateral ou bilateral, é o procedimento de escolha para uma série de indicações clínicas. Na maioria das vezes, este procedimento é realizado para uma massa ovariana benigna, que envolve todo o ovário. Outras indicações incluem salpingo-ooforectomia com redução de risco para pacientes com mutação no gene *BRCA*; dor pélvica crônica com endometriose grave ou doença adesiva; ou uma neoplasia maligna do ovário. O procedimento geralmente é concluído usando a abordagem laparoscópica. A laparotomia é aconselhada em situações em que a paciente pode ter tido história de extensa cirurgia pélvica prévia e suspeita de doença adesiva pélvica acentuada, uma massa é de tamanho ou configuração significativos que dificultariam a remoção por técnica laparoscópica ou há suspeita de malignidade.

A técnica cirúrgica para salpingo-ooforectomia, seja realizada por laparoscopia ou laparotomia, envolve cauterização ou ligadura dos vasos ováricos proximais ao ovário e tuba uterina e cauterização ou ligadura dos vasos útero-ováricos distais ao ovário e à tuba uterina (Figura 71.12 D e Vídeo 71.2). Para salpingo-ooforectomia com redução de risco, é importante ligar os vasos ováricos em um nível bem acima do ovário e da tuba uterina para que nenhuma porção residual desses dois órgãos seja deixada para trás. Também é importante obter a lavagem pélvica abdominal durante esse procedimento e estar ciente de que aproximadamente 5% das pacientes com mutação no gene *BRCA* terão um câncer oculto do ovário ou da tuba uterina.

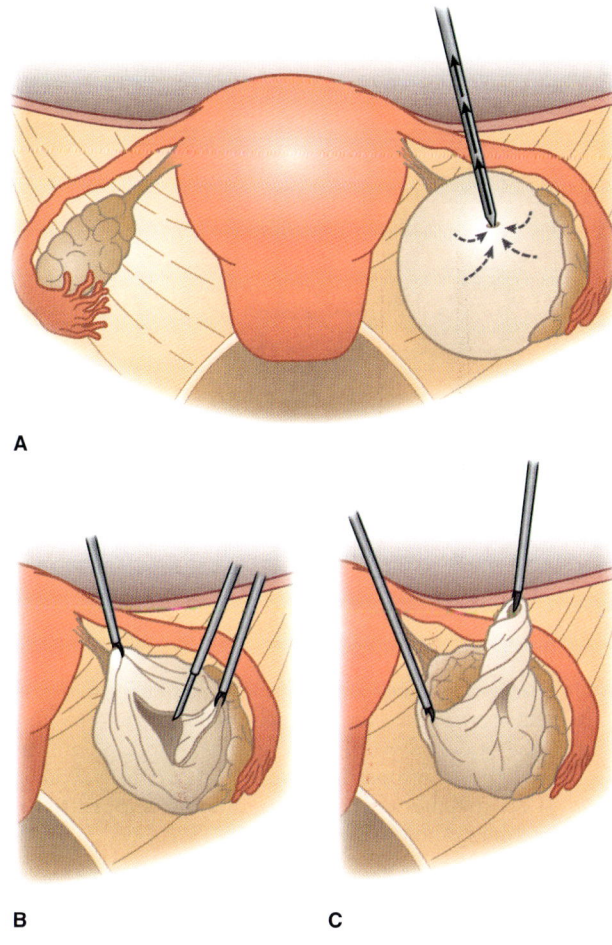

**Figura 71.15** Cistectomia.

Outro princípio cirúrgico fundamental na salpingo-ooforectomia inclui a identificação de estruturas dentro da pelve que estão em risco de lesão quando o procedimento é realizado. Talvez o mais importante dessas estruturas seja o ureter, que faz o trajeto próximo aos vasos ováricos sobre a bifurcação da artéria ilíaca comum. É importante identificar o ureter por via transperitoneal ou abordagem retroperitoneal. O ovário e a tuba uterina devem ser elevados anteriormente para deslocá-los o mais distante possível do ureter antes de cauterizar ou ligar os vasos ováricos. Em cenários onde o ovário ou a tuba uterina estão envolvidos com a patologia, como uma massa ou endometriose que impede a separação dos anexos do ureter, uma uterólise deve ser realizada por abordagem retroperitoneal com a finalidade de separar o ureter dos anexos e permitir a cauterização ou ligadura mais segura dos vasos no ovário. Também é importante identificar e lisar cuidadosamente quaisquer aderências do intestino delgado ou intestino grosso aos anexos. Por fim, é importante estar ciente da posição da relação dos anexos aos vasos ilíacos externos. A incisão do ligamento largo posterior (e em alguns casos do ligamento redondo) facilita o desenvolvimento do espaço hipogástrico e a separação dos anexos dos vasos da parede lateral pélvica. Este procedimento também ajuda a facilitar a identificação do ureter por abordagem retroperitoneal.

### Citorredução do câncer de ovário/tuba uterina

Aproximadamente 10% a 15% das pacientes com malignidade ovariana manifestam clinicamente a doença aparentemente confinada ao ovário, que é mais comum em pacientes com tumores de células germinativas do ovário, tumores de células estromais do ovário e alguns tumores epiteliais ovarianos (p. ex., células mucinosas, células claras). Neste cenário, a remoção do ovário afetado juntamente com o ovário contralateral e o útero é fundamental. O estadiamento cirúrgico é indicado, compreendendo lavagens da pelve abdominal, excisão de nódulos peritoneais suspeitos ou biopsias peritoneais aleatórias seletivas, omentectomia infracólica e a linfadenectomia pélvica e para-aórtica. Em determinadas circunstâncias, como tumores de células germinativas do ovário, a preservação hormonal ou da fertilidade deve ser considerada e a ressecção do ovário não envolvido e do útero não é necessária.

A maioria das pacientes acometidas por câncer epitelial ovariano ou da tuba uterina apresenta doença em estágio avançado e geralmente manifesta uma constelação de achados, incluindo um pouco de massa pélvica, metástase omental, carcinomatose intraperitoneal e ascite. O objetivo da cirurgia primária neste cenário muda do estadiamento para a citorredução ótima. A definição de citorredução ótima agora é definida como doença residual com menos de 1 cm de diâmetro e preferencialmente sem doença residual visível. Estudos demonstraram que os desfechos no câncer de ovário/tuba uterina são os melhores em pacientes que não têm qualquer doença residual. A maioria das pacientes com câncer ovariano em estágio avançado tem carcinoma seroso de alto grau, que agora é considerado originar na tuba uterina na maioria dos casos. O tumor endometrioide e, menos frequentemente, o carcinoma seroso de baixo grau representam outros subtipos observados em pacientes com doença em estágio avançado.

Historicamente, a maioria, se não todas as pacientes com neoplasia maligna de ovário ou tuba uterina em estágio avançado foram submetidas a uma cirurgia primária de redução do volume tumoral seguida de quimioterapia. Vários estudos na última década demonstraram que a quimioterapia neoadjuvante seguida por uma cirurgia de redução de volume de intervalo após três a quatro ciclos resulta em desfechos semelhantes e menos morbidade no câncer de ovário em estágio avançado.[63] Isso é particularmente verdadeiro para aquelas pacientes com neoplasias malignas ovarianas em estágio avançado, que estão muito doentes e têm riscos cirúrgicos significativos ou para aquelas nas quais parece que a redução ótima não será viável. Cada vez mais esse paradigma na prática está sendo adotado para pacientes com câncer avançado de ovário/tuba uterina, e vários fatores clínicos ou a laparoscopia podem ser utilizados para prever a viabilidade de obter a ressecção cirúrgica ótima (preferencialmente completa).

A abordagem cirúrgica para citorredução ovariana/tuba uterina ou redução do volume tumoral (*debulking*), seja primária ou de intervalo, deve envolver uma incisão apropriada na linha média para fornecer exposição adequada para ressecção de toda a doença. Estratégias minimamente invasivas para pacientes com câncer de ovário em estágio inicial ou para aquelas submetidas à citorredução de intervalo podem ser consideradas para pacientes selecionados. Os objetivos cirúrgicos da citorredução ótima são realizados de maneira adequada em fases. Para doença na pelve, os cirurgiões devem decidir se uma histerectomia abdominal total com salpingo-ooforectomia bilateral (procedimento previamente descrito) será suficiente ou se um tipo de procedimento em bloco que envolve a ressecção de uma porção do colo sigmoide e do peritônio pélvico será necessário para remover a doença pélvica completa (Figura 71.16). Este último geralmente é necessário quando a região do fundo de saco e o colo estão amplamente comprometidos com a doença. Essa ressecção comumente envolve uma abordagem retroperitoneal com ureterólise bilateral e dissecção cuidadosa da bexiga. O colo é dividido com um dispositivo de grampo cirúrgico proximal e distal às áreas de envolvimento e uma anastomose com um dispositivo de grampo cirúrgico geralmente é bastante viável.

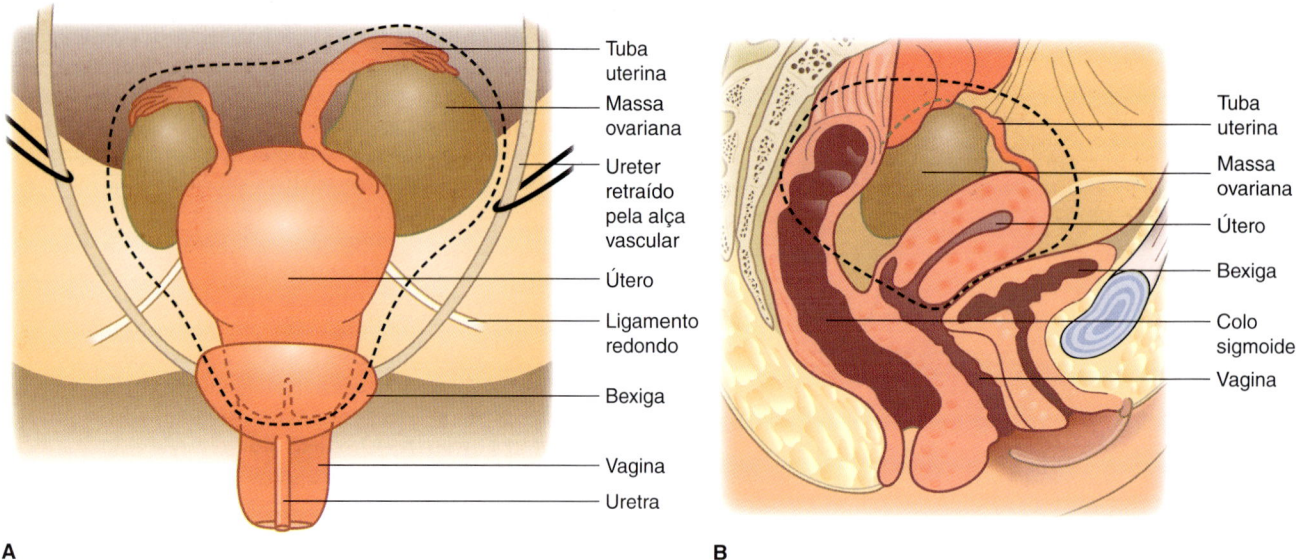

**Figura 71.16** Citorredução em bloco do câncer de ovário na pelve.

Uma segunda fase envolve o abdome superior. Um componente-chave da cirurgia abdominal superior inclui a ressecção da porção envolvida do omento gastrocólico e infracólico. Isso geralmente envolve a ressecção do omento, do fígado para a flexura direita do colo e flexura esquerda do colo, tomando-se cuidado para evitar lesões no estômago, colo transverso, baço, pâncreas e fígado. A doença ao longo das faces inferiores do diafragma pode ser removida com a divisão do ligamento falciforme, mobilização do fígado e retirada do peritônio, separando-o das fibras musculares diafragmáticas. Nódulos isolados nas superfícies peritoneais podem ser ressecados ou obliterados usando uma variedade de técnicas. Ocasionalmente, a ressecção do intestino delgado com anastomose é necessária para atingir a citorredução ideal.

Uma terceira fase envolve a remoção de qualquer metástase nodal evidente. Isso geralmente envolve exposição retroperitoneal adequada, seja na pelve ou na região para-aórtica ou ambas. A ressecção eletiva dos linfonodos no câncer de ovário avançado, na ausência de qualquer envolvimento clínico, demonstrou não melhorar os desfechos e deve ser evitada.

## RESUMO

É importante que o cirurgião esteja familiarizado com as doenças ginecológicas mais comuns que afetam as mulheres durante o espectro de suas vidas e que muitas vezes requerem intervenção cirúrgica. O conhecimento dos procedimentos cirúrgicos para essas enfermidades e a anatomia pélvica relevante devem fornecer ao cirurgião a confiança para abordar essas doenças de maneira hábil.

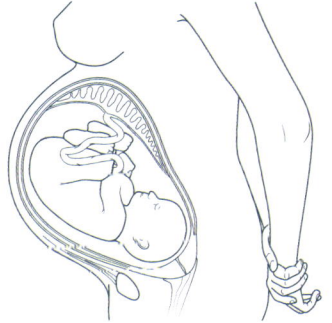

# 72

# Cirurgia na Paciente Grávida

*Rachel M. Russo, Gregory J. Jurkovich, Diana L. Farmer*

## VISÃO GERAL DO CAPÍTULO

**Alterações fisiológicas da gravidez**
**Preocupações de segurança na gravidez**
   Preocupações radiológicas
   Preocupações com medicamentos
   Analgésicos
   Antibióticos
   Agentes antitrombóticos
   Agentes antiplaquetários
   Agentes trombolíticos
   Sedativos
   Preocupações com a anestesia
**Prevenção do parto prematuro**
**Dor abdominal e abdome agudo na gravidez**
**Cirurgia minimamente invasiva na gravidez**
**Massas mamárias na gravidez**
   Análise de imagem e biopsia durante a gravidez
   Câncer de mama associado à gravidez

**Cirurgia para doenças na gravidez**
   Doença hepatobiliar
   Colelitíase
   Doenças endócrinas
   Doença do intestino delgado
   Doença do apêndice, colo e reto
   Doença vascular
**Trauma na gravidez**
**Controle da hemorragia grave**
   Controle mecânico da hemorragia
   Adjuvantes para hemorragia grave
**Gravidez após cirurgia abdominal de grande porte**
   Doença benigna
   Cirurgia bariátrica
   Anastomose da bolsa ileal – anal
   Doença maligna
**Resumo**

A paciente grávida apresenta um desafio clínico único para o cirurgião geral. Cerca de 7% das gestações são complicadas por problemas cirúrgicos não obstétricos e estima-se que uma em 500 gestações precisará de uma cirurgia para questões não relacionadas à gravidez. A Tabela 72.1 é adaptada de uma revisão de 10 anos da estatística de episódios hospitalares de todas as admissões em hospitais que compõe o NHS (do inglês, *National Health Service*). Das 6,5 milhões de gestações, 47.600 cirurgias não obstétricas ocorreram e 12.500 foram cirurgias abdominais de qualquer tipo. Em uma revisão de 44 artigos e 12.452 pacientes, os efeitos de procedimentos cirúrgicos não obstétricos nos desfechos maternos e fetais foram estudados; uma taxa de mortalidade materna de 0,006% e uma taxa de aborto de 5,8% foram estudadas. A maioria das indicações para intervenção cirúrgica é comum para a faixa etária da paciente e não relacionada à gravidez, como apendicite aguda, colelitíase sintomática, massas perianais, de tecidos moles, da mama ou trauma.[1]

Alterações na anatomia e fisiologia materna e segurança do feto estão entre as questões das quais o cirurgião deve estar ciente. A manifestação de doenças cirúrgicas na paciente grávida pode ser atípica ou pode mimetizar sinais e sintomas de uma gravidez normal. Uma avaliação padrão pode não ser confiável devido a alterações associadas à gravidez nos resultados de testes de diagnóstico ou testes laboratoriais. Finalmente, muitos médicos podem hesitar mais em empregar a avaliação diagnóstica e o tratamento. Qualquer um desses fatores pode resultar em um atraso no diagnóstico e tratamento, afetando de modo adverso o desfecho materno e fetal. O princípio fundamental do manejo realizado em uma mulher grávida com um problema cirúrgico não obstétrico é não penalizar a paciente e seus cuidados, por estar grávida. Existem dois pacientes com certeza, mas a saúde do bebê depende da saúde da mãe. Embora a consulta com um obstetra seja ideal ao cuidar de uma paciente grávida, o cirurgião precisa estar atento a este princípio fundamental quando este recurso não está disponível. Este capítulo discute pontos-chave ao cuidar da paciente que apresenta distúrbios cirúrgicos não obstétricos.

## ALTERAÇÕES FISIOLÓGICAS DA GRAVIDEZ

Progesterona e estrogênio, dois dos principais hormônios da gravidez, realizam a mediação de muitas das mudanças fisiológicas maternas na gravidez. Os valores laboratoriais normais diferem na gestante comparada com a paciente não grávida. O diafragma pode estar elevado na gravidez em até 4 cm e a parede torácica inferior pode alargar até 7 cm.[2] Essas alterações também podem mimetizar a fisiopatologia semelhante que ocorre em mulheres não grávidas que apresentam doença cardíaca ou hepática. Níveis elevados de progesterona, bem como diminuição da motilina sérica, resultam em relaxamento da musculatura lisa, produzindo múltiplos efeitos em vários sistemas de órgãos. No estômago, esta diminuição do tônus do músculo liso resulta em motilidade e tônus gástricos diminuídos. O tônus do esfíncter esofágico

| Tabela 72.1 Cirurgias realizadas em 6,5 milhões de gestações no Reino Unido de 2002-2012. | |
|---|---|
| Tipo | Número de cirurgias (%) |
| Abdominal, qualquer tipo | 12.493 (26,2) |
| Apendicectomia | 3.062 (6,4) |
| Colecistectomia | 1.306 (2,7) |
| Odontológica | 5.365 (11,3) |
| Pele, unha | 4.762 (10,0) |
| Ortopédica | 4.563 (9,6) |
| Otorrinolaringológicas | 3.060 (6,4) |
| Perianal | 2.977 (6,2) |
| Mama | 1.884 (4,0) |
| Câncer | 710 (1,5) |

Adaptada de Balinskaite V, Bottle A, Sodhi V, et al. The risk of adverse pregnancy outcomes following nonobstetric surgery during pregnancy: Estimates from a retrospective cohort study of 6.5 million pregnancies. *Ann Surg*. 2017;266:260-266.

inferior também está diminuído e, quando combinado com o aumento da pressão intra-abdominal, resulta em um aumento da incidência de refluxo gastresofágico. A motilidade do intestino delgado é reduzida, aumentando o tempo de trânsito do intestino delgado. A absorção de nutrientes, porém, permanece inalterada, com exceção da absorção de ferro, que está elevada devido ao aumento das necessidades de ferro. No colo, as alterações relacionadas à gravidez geralmente se manifestam como constipação intestinal. Isso é causado por uma combinação de aumento de absorção de sódio e água do colo, diminuição da motilidade e obstrução mecânica do útero gravídico. Um aumento na pressão venosa portal e, portanto, um aumento na pressão na circulação venosa colateral, resulta na dilatação das veias na junção gastresofágica. Isso só é importante se a paciente teve varizes esofágicas antes de engravidar. O resultado mais comum do aumento da pressão venosa portal é a dilatação das veias hemorroidárias, levando à conhecida queixa de hemorroidas.

Além de alterações no tônus e motilidade do músculo liso, outras mudanças notáveis ocorrem no trato gastrintestinal. A função da vesícula biliar é alterada, assim como a composição química de bile. Durante o segundo e terceiro trimestres, o volume da vesícula biliar pode ser o dobro do encontrado na condição não grávida, e o esvaziamento da vesícula biliar é marcadamente mais lento. Até 4% das pacientes grávidas têm cálculos biliares na ultrassonografia obstétrica de rotina.[1] Ainda assim, apenas uma em cada 1.000 pacientes grávidas desenvolve sintomas. Não se sabe se o aumento da estase biliar, alterações na composição da bile ou a combinação desses dois fatores resulta em um aumento do risco de formação de cálculos biliares, mas o risco de desenvolver cálculos biliares aumenta com a multiparidade. No entanto, a incidência de colelitíase sintomática durante a gravidez é semelhante à incidência em mulheres não grávidas relacionadas à idade.

Algumas das mudanças da gestação se assemelham muito àquelas da doença hepática. Estas incluem angiomas em forma de teias de aranha e eritema palmar por níveis séricos elevados de estrogênio. A hipoalbuminemia também é observada juntamente com os níveis séricos elevados de colesterol, fosfatase alcalina e fibrinogênio. Os níveis séricos de bilirrubina e transaminase hepática permanecem inalterados durante a gravidez.

No sistema cardiovascular, a resistência vascular periférica é diminuída como consequência da redução do tônus no músculo liso vascular. O débito cardíaco aumenta em até 50% durante o primeiro trimestre da gravidez. Inicialmente, isso é causado por um aumento de volume sistólico resultante de um aumento no volume plasmático e massa de glóbulos vermelhos, mas um aumento gradual na frequência cardíaca materna também é um fator contribuinte. O débito cardíaco volta praticamente ao normal no final da gravidez, geralmente durante 36 a 40 semanas de gestação. Ao longo do terceiro trimestre, o débito cardíaco diminui drasticamente quando a mãe está deitada em decúbito dorsal. Isso é causado por comprometimento do retorno venoso do membro inferior causado por compressão da veia cava inferior pelo útero gravídico. Na posição supina, a veia cava inferior pode estar completamente ocluída; a drenagem venosa dos membros inferiores ocorre por canais colaterais. Com essa queda na pré-carga, um aumento no tônus simpático geralmente mantém a resistência vascular periférica e a pressão arterial. No entanto, até 10% das pacientes podem apresentar síndrome hipotensiva na posição supina, na qual a resposta simpática não é adequada para manter a pressão arterial. Durante a indução anestésica na sala de cirurgia, os agentes anestésicos podem inibir a resposta compensatória simpática, causando uma queda mais acentuada na pressão arterial. Esse achado é de particular importância na avaliação da paciente grávida traumatizada, que deve ser virada para o lado esquerdo em decúbito lateral para avaliar com precisão a pressão arterial. A paciente grávida deve ser sempre colocada na posição de decúbito lateral esquerdo durante qualquer procedimento realizado no terceiro trimestre, aliviando a compressão da cava pelo aumento do útero.

Edema na região inguinal secundário a varizes do ligamento redondo também é um fenômeno que ocorre durante a gravidez. O aumento no edema é resultado de alterações hormonais e mecânicas. Muitas vezes é confundida com uma hérnia inguinal ou femoral. O diagnóstico apropriado inclui exame físico cuidadoso e ultrassonografia, se necessário. As varizes geralmente desaparecem no pós-parto.

O consumo de oxigênio aumenta durante a gravidez. A ventilação minuto aumenta em 50% por causa de um aumento no volume corrente, que parece ser o resultado do nível sérico elevado de progesterona.[2] A progesterona não só aumenta a sensibilidade dos centros respiratórios de dióxido de carbono ($CO_2$), mas também atua como um estimulante direto para os centros respiratórios. Como consequência do aumento da ventilação minuto, o nível de tensão de oxigênio arterial parcial ($PaO_2$) materno durante o final da gravidez varia de 104 a 108 mmHg e o nível de $CO_2$ arterial parcial ($PaCO_2$) materno varia de 27 a 32 mmHg. A compensação renal mantém o pH materno normal. A diminuição do nível de $PaCO_2$ aumenta o gradiente de $CO_2$ do feto para a mãe, facilitando a transferência de $CO_2$ do feto para a mãe. Esses achados são críticos no manejo da gestante dependente de ventilação mecânica durante e depois da cirurgia. A curva de dissociação oxigênio-hemoglobina do sangue materno é deslocada para a direita; isso, aliado ao aumento da afinidade da hemoglobina fetal para o oxigênio, resulta em aumento da transferência de oxigênio para o feto. A elevação do diafragma em até 4 cm resulta em uma diminuição do volume pulmonar total em 5%. O volume expiratório de reserva reduzido e o volume residual resultam em capacidade residual funcional que é 20% menor do que na mulher não grávida. A capacidade vital e o volume de reserva inspiratório continuam estáveis.

No rim, há um aumento da taxa de filtração glomerular de 50%, que acompanha um aumento de 75% no fluxo plasmático renal. A excreção urinária de glicose aumenta como consequência direta do aumento da taxa de filtração glomerular. O nível de nitrogênio

...inui em 25% durante o primeiro trimestre e ...esse nível para o restante da gravidez. O nível de ...ina sérica também diminui no final do primeiro trimestre de um valor de 0,8 a 0,7 mg/dℓ em condição de não gestação e pode ser tão baixo quanto 0,5 mg/dℓ em gestação a termo. Um aumento de cinco a dez vezes no nível de renina sérica ocorre com um aumento subsequente de quatro a cinco vezes no nível de angiotensina. Embora a paciente grávida seja aparentemente menos sensível aos efeitos hipertensivos do aumento da angiotensina, os níveis elevados de aldosterona resultam em um aumento na reabsorção de sódio, superando a natriurese produzida por níveis elevados de progesterona. Os níveis séricos de sódio estão diminuídos, no entanto, porque o aumento da reabsorção de sódio é menor do que o aumento do volume plasmático. A osmolalidade sérica é diminuída para 270 a 280 mOsm/kg.[2]

O aumento do volume plasmático e da massa de glóbulos vermelhos é acompanhado por um aumento progressivo na contagem de leucócitos durante a gravidez, uma consideração importante na avaliação de sinais sistêmicos de infecção. Durante o primeiro trimestre, a contagem de leucócitos varia de 3.000 a 15.000 células/mm$^3$, aumentando para uma faixa de 6.000 a 16.000 células/mm$^3$ durante o segundo e terceiro trimestres.[2] A contagem de plaquetas diminui progressivamente ao longo da gravidez, enquanto o volume plaquetário médio tende a aumentar após 28 semanas de gestação.

O aumento da contagem de plaquetas juntamente com altos níveis de estrogênio circulante, aumento de pró-coagulantes e estase venosa progressiva geram um estado de hipercoagulabilidade durante a gravidez normal. Nota-se um aumento de fibrinogênio plasmático, o fator de von Willebrand e fatores II, V, VII, VIII, IX, X, XII, bem como uma diminuição da proteína S e da resposta à proteína C.[3] O inibidor do ativador do plasminogênio sérico 1 (IAP1) e o IAP2 placentário aumentam, diminuindo a resposta do organismo ao ativador de plasminogênio tecidual intrínseco (tPA), resultando em uma diminuição da fibrinólise.[4,5] O aumento da pressão do útero gravídico na veia cava inferior juntamente com a diminuição do tônus venoso contribuem para a estase venosa que progride com o avanço da gravidez. O resultado final é um aumento de cinco vezes no risco de tromboembolismo venoso durante a gravidez, que aumenta para mais de vinte vezes durante o puerpério. Em mulheres com mutações hipercoaguláveis hereditárias, o risco de trombose aumenta ainda mais. Apesar dessas alterações na cascata de coagulação e contagem de plaquetas, o sangramento e os tempos de coagulação permanecem inalterados.

## PREOCUPAÇÕES DE SEGURANÇA NA GRAVIDEZ

### Preocupações radiológicas

Estudos radiográficos continuam sendo ferramentas diagnósticas úteis para a paciente gestante. A maior preocupação com a exposição à radiação é o risco de exposição pelo feto. A dose máxima aceita de radiação ionizante durante toda a gravidez é de 5 cGy. O feto está em maior risco de exposição à radiação desde o período de pré-implantação de aproximadamente 15 semanas de gestação. A organogênese primária ocorre durante esse período e os efeitos teratogênicos da radiação, particularmente para o sistema nervoso central em desenvolvimento, estão em seu ponto mais alto. A exposição perinatal à radiação também está associada à leucemia infantil e determinadas malignidades. A dose de radiação que está associada à malformação congênita é superior a 10 cGy. Conforme mostrado na Tabela 72.2, a exposição à radiação do feto com as doses dos procedimentos radiológicos mais comuns está bem abaixo desse limite. Apesar disso, prudência por parte do clínico é necessária para evitar exposição fetal desnecessária à radiação ionizante, particularmente durante o primeiro trimestre e no início do segundo trimestre, quando o risco de exposição é maior.

A ressonância magnética (RM) evita a exposição à radiação ionizante, mas representa um risco desconhecido para o feto. Estudos experimentais com animais não demonstraram efeito teratogênico ou aumento da incidência de morte fetal ou malformações congênitas ocasionadas pela radiação eletromagnética, campo magnético estático, campos magnéticos de radiofrequência ou agentes de contraste intravenosos (IV) empregados durante a RM. Teoricamente, os campos magnéticos gradientes podem produzir correntes elétricas na paciente e as correntes de alta frequência induzidas por campos de radiofrequência podem causar geração local de calor. O efeito da exposição a longo prazo não é conhecido.[6] O National Radiological Protection Board desaconselhou o uso da ressonância magnética durante o primeiro trimestre de gravidez. A ressonância magnética tornou-se a modalidade diagnóstica de escolha, porém, na investigação de anomalias fetais complexas no segundo e terceiro trimestres.

Os meios de contraste podem ser administrados com várias técnicas de imagem corporal. Se a tomografia computadorizada (TC) foi realizada durante a gravidez com contraste iodado, a função da tireoide neonatal deve ser verificada durante a primeira semana após o parto. Nenhum efeito sobre o feto foi observado após o uso de meio de contraste de gadolínio com a RM.

A ultrassonografia é usada rotineiramente pelos obstetras durante a gravidez. Embora o aquecimento tecidual e a cavitação sejam efeitos teóricos da exposição à ultrassonografia, tais efeitos nunca foram relatados. A ultrassonografia pode ser uma ferramenta diagnóstica alternativa útil ao tentar evitar a exposição à radiação ionizante, mas tem algumas limitações. Estruturas mais profundas são difíceis de visualizar e podem ser obscurecidas por estruturas superficiais que são mais ecodensas. A imagem de ultrassom tem um campo de visão limitado e é altamente dependente do operador. Apesar dessas limitações, alguns processos patológicos, como uma massa mamária palpável ou suspeita de apendicite, podem ser avaliados de forma eficaz e segura.

### Preocupações com medicamentos

O cirurgião precisará, ocasionalmente, prescrever medicamentos para tratar a paciente grávida com doença cirúrgica. Nesta seção, nós fornecemos uma visão geral dos medicamentos que o

**Tabela 72.2** Exposição do feto à radiação com a imagem radiológica.

| Tipo de exame | Estimativa de exposição fetal à radiação (CGY) |
|---|---|
| Radiografia do tórax com duas incidências | 0,00007 |
| Radiografia da coluna cervical | 0,002 |
| Radiografia da pelve | 0,04 |
| TC da cabeça | < 0,050 |
| TC do abdome | 2,60 |
| Série GI superior | 0,056 |
| Enema de bário | 3,986 |
| Cintilografia HIDA | 0,150 |

GI, gastrintestinal; HIDA, ácido iminodiacético hepatobiliar (do inglês, hepatobiliary iminodiacetic acid); TC, tomografia computadorizada.

cirurgião pode prescrever. A lista não é exaustiva e, antes do uso de qualquer medicamento, a consulta com o obstetra da paciente é necessária. Vale ressaltar que mais de 50% das gestantes tomam pelo menos um medicamento, com uma média de 2,6 medicamentos, e o uso de quatro ou mais medicamentos no primeiro trimestre triplicou (9,9 a 27,6%) nas últimas três décadas.[7]

Em 1979, a U.S Food and Drug Administration (FDA) estabeleceu categorias de risco de cinco letras (ou seja, A, B, C, D, X) para indicar o risco fetal potencial se usado durante a gravidez. Em 2015, a FDA desenvolveu um novo sistema de categorização conhecido como Pregnancy and Lactation Labeling Rule (PLLR), em um esforço para fornecer informações mais relevantes para uma melhor tomada de decisão do médico e para o aconselhamento específico da paciente. Este novo sistema de classificação remove a categoria de risco de gravidez baseada no sistema de letras e fornece informações de forma narrativa para descrever com mais precisão os riscos envolvidos com o uso de medicamentos na gravidez.[8,9] O sistema de letras deverá ser removido inteiramente até junho de 2020. Uma limitação da PLLR são os medicamentos (tanto a prescrição como a venda livre) aprovados antes de 1 de junho de 2001 que não precisam fornecer um resumo narrativo, potencialmente tornando mais difícil para os provedores localizar informações sobre o risco de gravidez. Apesar desse novo sistema de classificação, as cinco categorias de risco da gravidez são mais comumente referenciadas e utilizadas.

**Categoria A:** Esses medicamentos foram testados e considerados seguros durante a gravidez. A categoria A inclui medicamentos como ácido fólico, vitamina B6 e alguns medicamentos para a tireoide em doses prescritas.

**Categoria B:** Esses medicamentos são frequentemente utilizados durante a gravidez e não parecem causar grandes defeitos congênitos ou outros problemas. A categoria B inclui alguns antibióticos, prednisona, insulina, paracetamol ou acetaminofeno, aspartame, famotidina e ibuprofeno antes do terceiro trimestre. Gestantes não devem tomar ibuprofeno durante os últimos 3 meses de gravidez.

A FDA oferece as seguintes classificações para prescrição de medicamentos que não devem ser tomados durante a gravidez:

**Categoria C:** São medicamentos com maior probabilidade de causar problemas para a mãe ou feto e medicamentos para os quais estudos de segurança não foram finalizados. A maioria desses medicamentos não possuem estudos sobre segurança em andamento. Esses medicamentos geralmente vêm com um aviso de que eles devem ser utilizados apenas se os benefícios de tomá-los superam os riscos. Isso é algo que o cirurgião precisaria discutir com o obstetra da paciente. Esses medicamentos incluem proclorperazina, pseudoefedrina, fluconazol e ciprofloxacino. Alguns antidepressivos também fazem parte deste grupo.

**Categoria D:** Estes compreendem os medicamentos que apresentam riscos evidentes para a saúde do feto e incluem álcool, lítio, fenitoína e, exceto em circunstâncias selecionadas, a maioria das formas de quimioterapia.

**Categoria X:** Esses medicamentos demonstraram causar defeitos congênitos e nunca devem ser administrados durante a gravidez. Incluem medicamentos para tratar doenças da pele, como acne cística (isotretinoína) e psoríase (etretinato, acitretina), talidomida (sedativo) e dietilestilbestrol (DES; previne aborto espontâneo), que foi utilizado até 1971 nos EUA e até 1983 na Europa.

## Analgésicos

### Medicamentos de venda livre

O paracetamol, o ingrediente ativo do Tylenol®, é considerado seguro durante a gravidez. Bem pesquisado por cientistas, o paracetamol é utilizado principalmente para dores de cabeça, febre, dores leves, dores intensas e dor de garganta. Pode ser utilizado durante os três trimestres da gravidez.

Os anti-inflamatórios não esteroidais (AINEs) incluem ácido acetilsalicílico, ibuprofeno e naproxeno. O ácido acetilsalicílico, que contém ácido salicílico como princípio ativo, geralmente deve ser evitado por gestantes porque pode representar riscos para a mãe e o feto. De modo geral, o ácido acetilsalicílico não é recomendado durante a gravidez; a exceção é o ácido acetilsalicílico em baixa dose (60 a 100 mg/dia), que às vezes é recomendada para grávidas com perda recorrente de gravidez, distúrbios de coagulação e pré-eclâmpsia.

O uso de doses mais altas de ácido acetilsalicílico apresenta vários riscos dependendo da fase da gravidez. Durante o primeiro trimestre, o uso de doses mais altas de ácido acetilsalicílico representa uma preocupação para a perda de gravidez e defeitos congênitos. Tomar doses mais altas de ácido acetilsalicílico durante o terceiro trimestre aumenta o risco de fechamento prematuro de um vaso no coração do feto. A administração de ácido acetilsalicílico em altas doses por períodos longos na gravidez também aumenta o risco de sangramento no cérebro de prematuros.

O ibuprofeno e o naproxeno são opções mais seguras, mas ambos devem ser usados com cautela durante a gravidez. Eles são considerados seguros nos dois primeiros trimestres, mas não são aconselhados nos 3 meses finais, porque também podem aumentar o sangramento durante o parto e levar ao risco elevado de defeitos congênitos.

### Medicamentos prescritos

Os analgésicos prescritos estão disponíveis em várias formas diferentes e nomes de marcas, incluindo codeína, tramadol, hidrocodona associado a paracetamol, oxicodona associado a paracetamol, morfina, meperidina e fentanila. Esses medicamentos podem ser usados ocasionalmente em pacientes gestantes quando os benefícios do medicamento superam os riscos potenciais. Opioides como metadona e buprenorfina são frequentemente usados em pacientes grávidas com transtorno de uso de opioides para prevenir a abstinência ou o uso não médico dos mesmos.[7,10]

No entanto, não há nível seguro conhecido de uso dos narcóticos durante a gravidez. Os riscos para o feto incluem crescimento fetal deficiente, natimortalidade, parto prematuro e um risco muito baixo de defeitos congênitos.[10] O uso crônico de opioides durante a gravidez pode levar à síndrome da abstinência neonatal. Utilizado no final da gravidez e perto do parto, um recém-nascido está em maior risco de sintomas de abstinência e depressão respiratória.

## Antibióticos

Antibióticos podem ser necessários para tratar várias infecções relacionadas à cirurgia na gravidez. Os antibióticos comumente empregados estão listados por classe.

### Aminoglicosídeos

Em geral, os aminoglicosídeos, incluindo gentamicina, tobramicina e amicacina, são considerados de baixo risco para o feto e são utilizados comumente na gravidez e próximo ao trabalho de parto e no parto.[11] O único risco bem conhecido observado com outros aminoglicosídeos (ou seja, canamicina e estreptomicina) quando usado durante a gravidez é a lesão do nervo auditivo fetal no oitavo nervo craniano, que causa surdez. Nenhum estudo epidemiológico demonstrou anomalias congênitas em bebês cujas mães foram tratadas com aminoglicosídeos durante a gestação. Existe apenas um relato de caso de uso de gentamicina na gravidez onde defeitos congênitos foram observados. A nefrotoxicidade foi observada em muitas pacientes recebendo aminoglicosídeos, o que levanta a preocupação se o dano no rim fetal pode ocorrer com o tratamento materno. Embora as lesões no rim fetal após o tratamento com gentamicina materna não sejam documentadas, casos de nefropatia neonatal grave após terapia com este medicamento foram documentados.

### Tetraciclinas

Com o uso de tetraciclinas, incluindo doxiciclina, tetraciclina e minociclina, o acúmulo dos fármacos ocorre nos dentes e ossos tubulares longos em desenvolvimento. A ingestão durante o segundo ou terceiro trimestre da gravidez pode causar manchas irreversíveis nos dentes durante a infância.[11] A depressão do crescimento ósseo (especialmente da fíbula em gestações pré-termo) pode ocorrer após exposição *in utero* às tetraciclinas. A metamorfose gordurosa aguda do fígado na gravidez após a terapia com tetraciclina foi descrita e muitas vezes é fatal. Estudos epidemiológicos não demonstraram uma ligação clara entre exposição a tetraciclinas e anomalias congênitas. Portanto, um pequeno risco não pode ser excluído, mas não há indicação de aumento do risco de malformações em filhos de mulheres tratadas com este agente durante a gravidez. Embora os dados sobre a segurança específica do uso de doxiciclina durante a gravidez sejam limitados, supõe-se que os riscos de manchas nos dentes e depressão do crescimento ósseo por tetraciclinas em geral também pertençam ao uso de doxiciclina durante o segundo e terceiro trimestres.

### Metronidazol

Relatos e estudos raros não mostraram um padrão consistente de malformações congênitas em lactentes expostos ao metronidazol no ambiente intrauterino, tornando seu uso na gravidez controverso. Considerando-se as informações limitadas disponíveis e nenhum estudo humano conclusivo, o risco de defeitos congênitos causados pela exposição ao metronidazol durante a gravidez parece ser baixo e é recomendado pelos Centers for Disease Control and Prevention (CDC) para o tratamento de algumas infecções durante a gravidez. Deve-se notar, no entanto, que o uso de metronidazol no primeiro trimestre para o tratamento de tricomoníase vaginal ou vaginose bacteriana é contraindicado pelo fabricante.

### Penicilinas

As penicilinas são um grupo amplamente utilizado de antibióticos que incluem ampicilina, amoxicilina, nafcilina, penicilina G, penicilina V e piperacilina. Embora as penicilinas se acumulem no líquido amniótico em grandes quantidades durante a ingestão materna, nenhum efeito adverso fetal foi associado a esse grupo de medicamentos. Deve-se notar que todas as penicilinas podem produzir anafilaxia durante a gravidez ou imediatamente após o parto. Se a anafilaxia for grave e não controlada, pode resultar em comprometimento da circulação placentária e causar dano fetal ou morte. No entanto, em geral, as penicilinas não se mostraram teratogênicas e não foram reconhecidos efeitos adversos causados pela exposição a essa classe de antibiótico.[11] Um ponto a ser observado, a eliminação de medicamentos pode ser aumentada para algumas das penicilinas durante a gravidez, portanto, uma dose mais alta pode ser necessária para atingir as concentrações ideais.

### Cefalosporinas

As cefalosporinas são a classe de antibióticos mais amplamente utilizada, que inclui cefazolina, cefalexina, cefotetana, cefuroxima, cefoxitina, cefdinir, cefotaxima, cefpodoxima, ceftriaxona, cefepime e ceftarolina. Com base em seu espectro de atividade contra bactérias gram-positivas e bactérias gram-negativas, elas são classificadas em cinco gerações. Muitas das cefalosporinas de primeira e segunda geração foram estudadas extensivamente em pacientes grávidas. Considera-se que a maioria delas não está associada a efeitos teratogênicos conhecidos ou suspeitos e são consideradas seguras para uso durante a gravidez. As cefalosporinas de terceira, quarta e quinta gerações, no entanto, não foram utilizadas extensivamente durante a gravidez e, portanto, há pouca informação conhecida sobre seus efeitos, mas presume-se que sejam mais seguras para uso na gravidez.[11]

### Lincosamida (clindamicina)

O risco teratogênico do uso de antibióticos lincosamida durante a gravidez é indeterminado e há dados limitados. A clindamicina, o antibiótico mais utilizado nesta categoria, é considerada na mesma classe de risco de gravidez (categoria B de risco na gravidez segundo a FDA) como amoxicilina, penicilina e vancomicina. O fármaco é seguramente administrado no segundo trimestre como um tratamento eficaz de vaginose bacteriana e microbiota vaginal anormal.[12]

### Macrolídeos (azitromicina)

Muitos relatos que descrevem o uso de azitromicina na gravidez foram publicados. No geral, nenhum aumento na frequência de anomalias foi observado entre os lactentes de mulheres tratadas com azitromicina em qualquer momento da gravidez, sendo considerada segura para uso na gravidez.

### Derivados de sulfonamida

Os fármacos trimetoprima/sulfametoxazol são associados ao aumento do risco de malformações congênitas, ou seja, defeitos do tubo neural, malformações cardiovasculares, defeitos do trato urinário, fissuras orais e pé torto. Isso é principalmente devido ao componente trimetoprima do antibiótico. Devido à trimetoprima ser um inibidor de di-hidrofolato redutase, acredita-se que a suplementação com ácido fólico pode reduzir o risco de defeitos congênitos se forem administrados antes da concepção ou concomitantemente com o antibiótico. Além disso, há alguma preocupação em relação ao kernicterus com o uso de sulfonamida. Este agente deve ser evitado na gravidez.

### Fluoroquinolonas

O uso de fluoroquinolonas (ou seja, ciprofloxacino, levofloxacino, moxifloxacino, gemifloxacino) durante a gravidez não demonstrou um risco aumentado de malformações congênitas.[11] Apesar de muitos relatos de defeitos congênitos desenvolvidos em bebês quando as fluoroquinolonas foram ingeridas durante a gravidez, nenhum padrão nessas malformações foi identificado. A ciprofloxacino é o antibiótico mais estudado das fluoroquinolonas em pacientes grávidas. Com base nesta informação, pensa-se que a ciprofloxacino não tem quaisquer efeitos teratogênicos e é considerada segura para uso durante a gravidez. A levofloxacino, moxifloxacino e gemifloxacino, entretanto, não foram estudadas ou utilizadas extensivamente durante a gravidez e, portanto, há pouca informação conhecida sobre seus efeitos. No entanto, estudos experimentais com as fluoroquinolonas sugeriram algum risco de malformação, incluindo danos na cartilagem fetal e, portanto, seu risco não pode ser excluído. Em geral, é aceito que as fluoroquinolonas devem ser evitadas no primeiro trimestre, se uma alternativa mais segura estiver disponível para uso.[8]

### Outros agentes gram-positivos

Vancomicina e clindamicina são comumente administradas para infecções causadas por bactérias gram-positivas multirresistentes ou para pacientes alérgicos à penicilina. Nenhum estudo ou relatório atribuiu as malformações congênitas ou outros eventos adversos ao seu uso, portanto, são consideradas seguras para uso na gravidez.[8]

### Resumo do uso de antibióticos

Embora os antibióticos sejam comumente prescritos para mulheres grávidas, detalhes relativos aos efeitos de muitos desses fármacos permanecem mal compreendidos. Se for necessário prescrever um antibiótico, é importante estar ciente dos efeitos que esses medicamentos podem ter na gravidez e prescrever o agente mais adequado com o menor risco para a gravidez.

## Agentes antitrombóticos

### Anticoagulantes

*Heparina.* O agente terapêutico recomendado usado na gravidez para a prevenção e tratamento de tromboembolismo venoso é a heparina de baixo peso molecular (categoria B), que substituiu amplamente a heparina padrão não fracionada (categoria C). Nenhum desses agentes atravessa a placenta, sendo considerados mais seguros na gravidez, no entanto, a heparina não fracionada pode estar associada ao aumento da perda óssea.[3]

*Danaparoide.* O danaparoide é um heparinoide de baixo peso molecular com efeitos anti-Xa e antitrombina.[13] O danaparoide não atravessa a placenta nem é secretado no leite materno e, portanto, é teoricamente seguro na gravidez.[14,15] Uma revisão da literatura de 1981 e 2004 por Lindhoff-Last e colegas relatou o uso de danaparoide em 51 gestações com intolerância à heparina sem efeitos adversos à gravidez. Por se tratar de um heparinoide, resta a possibilidade (remota) de trombocitopenia induzida por heparina. Entretanto, continua sendo o anticoagulante de escolha para uso na gravidez quando ocorre trombocitopenia induzida por heparina.

*Coumadin.* Embora os antagonistas da vitamina K, como a varfarina, sejam anticoagulantes bem estabelecidos e altamente eficazes, são contraindicados na gravidez. Os antagonistas da vitamina K atravessam a placenta e causam anticoagulação no feto (categoria D). O uso de varfarina durante a gravidez está associado ao aborto espontâneo, prematuridade, baixo peso ao nascer, problemas de neurodesenvolvimento e hemorragia fetal, bem como o risco de defeitos congênitos graves com a exposição no primeiro trimestre.[3,4,13,16] Em circunstâncias específicas, a varfarina é administrada em pacientes grávidas com válvulas aórticas mecânicas mais recentes, visando uma razão normalizada internacional (RNI) mais baixa de 1,5 a 2,0 sem complicações para a mãe ou para o feto.[4] No entanto, esta aplicação da varfarina ainda é investigativa. No período pós-natal, porém, a varfarina é uma alternativa adequada aos anticoagulantes parenterais, como heparina. Essa transição geralmente ocorre quando o risco de hemorragia obstétrica é baixo, geralmente cerca de 5 a 7 dias após o parto do bebê. Não é contraindicada na amamentação.

*Fator Xa e inibidores diretos da trombina.* Os novos anticoagulantes incluem inibidores diretos do fator Xa e inibidores diretos da trombina. Atualmente, os dados disponíveis são muito limitados sobre a segurança desses agentes na gravidez. A literatura consiste principalmente em relatos de casos e pequenas séries retrospectivas.

Embora os novos inibidores orais do fator Xa sejam mais atraentes do que as preparações parenterais para uso prolongado, eles podem atravessar a placenta e causar problemas para o feto. Tal preocupação pode explicar a falta de dados sobre seu uso na gravidez, pois os riscos ao desenvolvimento e amadurecimento do feto no útero são desconhecidos.

Em situações de reações graves à heparina e ao danaparoide, o American College of Chest Physicians recomenda que os inibidores diretos de trombina devem ser usados.[3] O fondaparinux é o agente de escolha, uma vez que não atravessa a placenta e é um medicamento de Classe B da FDA/Categoria C na Austrália.[4] Os fabricantes de fondaparinux coletaram informações sobre 120 mulheres que usaram fondaparinux na época da gravidez e não demonstraram desfechos adversos. Inibidores diretos da trombina, incluindo hirudina, lepirudina e argatroban, não são licenciados para uso na gravidez, pois há evidências atualmente limitadas de sua segurança.[17]

## Agentes antiplaquetários

### Ácido acetilsalicílico

O ácido acetilsalicílico é o principal fármaco antiplaquetário utilizado para uma variedade de indicações, incluindo doenças cardiovasculares e lesões vasculares. Em pacientes grávidas, porém, ele pode causar teratogenicidade e toxicidade fetal. O fechamento prematuro do canal arterial e o aumento da mortalidade perinatal foram relatados em estudos experimentais com doses mais altas de ácido acetilsalicílico. Portanto, o ácido acetilsalicílico é contraindicado (categoria D) em doses superiores a 100 mg. No entanto, a FDA tem atribuído à categoria de gravidez C, em doses mais baixas (60 a 100 mg), indicando que o tratamento é relativamente seguro nesses níveis. O ácido acetilsalicílico em baixas doses 1 vez/dia é recomendado pela American Heart Association para pacientes grávidas com prótese mecânica ou bioprótese no segundo e terceiro trimestres. Na nossa prática, mantemos também as baixas doses de ácido acetilsalicílico em mulheres durante o primeiro trimestre de gravidez.

### Clopidogrel

O clopidogrel não demonstrou efeitos adversos na gravidez quando estudado em modelos animais, ganhando a designação de categoria B da FDA.[11] Existem dados disponíveis limitados sobre o uso de clopidogrel na gravidez humana. Na literatura disponível, não há evidência de que o clopidogrel aumenta o descolamento prematuro da placenta ou outros eventos hemorrágicos obstétricos pré-parto. Além disso, até o momento, não existem relatos de eventos hemorrágicos fetais ou excesso de sangramento neonatal a partir dos dados de segurança do fabricante. No entanto, geralmente se recomenda manter o clopidogrel por 7 dias antes de um parto eletivo ou administração de anestesia epidural, assim deve-se ter cuidado quando o parto não for planejado.

## Agentes trombolíticos

Há dados extremamente limitados disponíveis sobre o efeito da terapia com trombolíticos durante a gravidez; portanto, é classificado como medicamento da categoria C. Trombolíticos podem ser considerados quando os benefícios da administração superam o risco de hemorragia. No caso de trombose venosa aguda, incluindo síndrome de May-Thurner, a trombólise mecânica é recomendada em relação aos trombolíticos. No entanto, no caso de trombose arterial aguda, incluindo acidente vascular cerebral, a administração oportuna de tPA recombinante está associada a melhorias significativas na morbidade e mortalidade. No geral, a tPA intra-arterial com ou sem combinada com a trombectomia é preferível à administração sistêmica de tPA. Os dados disponíveis sobre outros agentes trombolíticos, incluindo estreptoquinase, complexo ativador de estreptoquinase-plasminogênio anisoilado e uroquinase, são insuficientes para tirar quaisquer conclusões razoáveis.

## Sedativos

### Benzodiazepínicos

*Diazepam*. O uso de benzodiazepínicos, especificamente diazepam, foi previamente considerado estar associado a uma frequência aumentada de fissura labial e/ou fenda palatina; esta descoberta não foi confirmada pelos estudos mais recentes. Embora o saldo de evidências de estudos em humanos sobre os benzodiazepínicos (principalmente diazepam) não demonstre que o uso no primeiro trimestre é teratogênico, o cirurgião deve verificar com o obstetra da paciente antes de administrar essa classe de medicamentos.

*Midazolam*. O midazolam é geralmente considerado inseguro para uso durante a gravidez. Este medicamento recebeu uma categoria de gravidez D de acordo com a FDA, porque é um benzodiazepínico, e outros benzodiazepínicos demonstraram causar defeitos congênitos e outros problemas. No entanto, estudos de midazolam em coelhas e ratas não apresentaram nenhum problema.

## Preocupações com a anestesia

As preocupações com a anestesia durante a gravidez incluem a segurança da mãe e do feto. O feto pode ser afetado pela exposição aos efeitos teratogênicos dos agentes anestésicos, risco de trabalho de parto prematuro e risco de alterações na fisiologia materna como consequência da anestesia. Alterações no fluxo sanguíneo uterino e estado ácido-base materno podem causar hipoxemia ou asfixia no feto. Estas podem ser uma consequência da hipotensão ou hipoxia materna, hiperventilação materna ou passagem placentária de agentes anestésicos que afetam o sistema nervoso central ou sistema cardiovascular do feto.

Os efeitos da anestesia durante a gravidez podem ser divididos em efeitos diretos ou ativos e indiretos ou passivos. Os efeitos diretos se relacionam com as possíveis propriedades teratogênicas ou embriotóxicas dos medicamentos utilizados para anestesia, algumas das quais atravessam a placenta. Os efeitos indiretos são aqueles mecanismos pelos quais um agente anestésico ou procedimento cirúrgico pode interferir na fisiologia materna ou fetal e, ao fazê-lo, prejudica o feto. Em geral, o feto experimenta efeitos indiretos como consequência de agentes anestésicos administrados à mãe e de alterações hemodinâmicas na mãe por perda de sangue ou agentes anestésicos. Os efeitos mais profundos sobre o feto estão relacionados à diminuição do fluxo de sangue uterino ou diminuição do conteúdo de oxigênio do sangue uterino. Ao contrário da circulação para outros órgãos vitais, principalmente o cérebro, a circulação uterina não é autorregulada. Durante o terceiro trimestre, a circulação uterina representa quase 10% do débito cardíaco. Ao tratar a hipotensão materna, vasopressores como dopamina e epinefrina, embora aumentem a pressão sistêmica materna, têm pouco ou nenhum efeito sobre a circulação uterina. Fenilefrina e metaraminol são agonistas alfa que são eficazes na manutenção da pressão arterial materna e prevenção da acidose fetal. Outras manobras, como bólus de hidratação venosa, posição de Trendelenburg, meias de compressão e elevação da perna, têm um impacto considerável no aumento do fluxo sanguíneo uterino.

Além dos riscos relacionados à hipoxia ou hipotensão materna, o risco de aborto espontâneo e de teratogênese relacionados aos agentes anestésicos é de grande preocupação. Muitos estudos experimentais demonstraram diferentes efeitos teratogênicos com agentes semelhantes, mas não levaram a conclusões definitivas sobre seu potencial teratogênico em humanos. Para um defeito congênito ter resultado, a exposição ao teratógeno deve ocorrer durante o estágio vulnerável de diferenciação do sistema de órgãos afetado. Como observado, a diferenciação dos principais sistemas orgânicos ocorre durante o primeiro trimestre de desenvolvimento embrionário humano. Portanto, retardar os procedimentos cirúrgicos semieletivos até depois do primeiro trimestre pode reduzir o risco de teratogenicidade. No entanto, estudos demonstraram um risco aumentado de abortos espontâneos, retardo de crescimento intrauterino e recém-nascidos de baixo peso em mulheres que necessitam de cirurgia durante a gravidez. Esses estudos carecem de informação sobre as indicações de procedimentos cirúrgicos não obstétricos e não elucidaram a etiologia dessa associação. Atualmente, o grau em que o desenvolvimento fetal pode ser afetado pela exposição anestésica, estresse cirúrgico ou o estado de doença subjacente que motivou a cirurgia permanece incerto. A cirurgia fetal durante o segundo e terceiro trimestres não demonstrou ter efeitos adversos específicos no neurodesenvolvimento fetal, mas faltam estudos a longo prazo. Apesar de um aviso de caixa preta da FDA sobre anestesia em crianças pequenas, o estudo PANDA não conseguiu demonstrar efeitos adversos significativos a longo prazo de um único anestésico antes dos 36 meses de idade em pares de irmãos correspondentes.[18]

Procedimentos cirúrgicos eletivos são adiados até pelo menos 6 semanas após o parto, quando a fisiologia materna retorna à condição não gestante e quando o impacto sobre o feto não é mais uma preocupação. Quando são necessários procedimentos de emergência, obviamente a vida da mãe tem prioridade, embora um anestesiologista experiente seja capaz de modificar a anestesia utilizada de acordo com a fisiologia materna e o bem-estar fetal. Para procedimentos cirúrgicos eletivos, tentativas são feitas para adiar a cirurgia até depois do primeiro trimestre, sempre que possível. Isso precisa ser determinado individualmente porque a exposição contínua ao processo da doença de base pode ser mais prejudicial do que o risco operatório para a mãe e o feto. Durante o segundo trimestre, após a diferenciação do sistema de órgãos ter ocorrido, quase não há risco de malformação induzida por anestésico ou aborto espontâneo. Mais tarde na gravidez, durante o terceiro trimestre, o risco de parto prematuro está no seu ponto mais alto.

Quando a gestante necessitar de intervenção cirúrgica, a consulta com o obstetra e possivelmente um profissional em medicina materno-fetal é essencial. O especialista é útil para determinar a técnica ideal para monitorar o estado fetal e pode auxiliar no manejo perioperatório e diagnosticar, assim como conduzir de maneira mais adequada o parto prematuro. De modo geral, quando a cirurgia de emergência ocorre durante o primeiro ou início do segundo trimestre, os batimentos cardíacos fetais são monitorados antes e depois da exposição à anestesia. Durante o final do segundo e terceiro trimestres, quando o feto tem idade viável, o monitoramento intraoperatório contínuo é realizado quando possível. A ultrassonografia transvaginal pode ser utilizada quando o campo cirúrgico envolve o abdome. O monitoramento contínuo é usado se a perda significativa de sangue é possível ou prevista para avaliar o bem-estar fetal. A verificação da frequência cardíaca fetal para o estado fetal e o monitoramento do tocômetro para a atividade uterina são feitos antes e após o procedimento, mesmo que o monitoramento intraoperatório não seja considerado necessário ou não esteja disponível.

O controle da dor pós-operatória na paciente grávida precisa ser monitorado de perto. Os AINEs não são utilizados na gravidez por causa do risco de fechamento prematuro do canal arterial.[19] O paracetamol IV recentemente disponível, a morfina e o fentanila são boas escolhas no pós-operatório quando os analgésicos orais são insuficientes ou não podem ser administrados. A morfina tem uma maior incidência associada a náuseas e vômitos, mas a maioria dos cirurgiões tem vasta experiência com esse medicamento. Uma bomba de analgesia controlada pelo paciente após a cirurgia pode ser a melhor escolha devido à baixa incidência associada de depressão respiratória materna e transferência de medicamentos para o feto.

O uso de narcóticos orais no pós-operatório é geralmente considerado seguro na gravidez. Analgésicos narcóticos não demonstraram causar defeitos congênitos em humanos em dosagens normais. Oxicodona, hidrocodona e codeína são narcóticos comumente usados e podem ser administrados de forma segura com moderação. O uso crônico de narcóticos durante a gravidez pode causar dependência fetal. Recomenda-se que a gestante pós-cirúrgica seja desmamada do uso de narcóticos o mais rápido possível.

## PREVENÇÃO DO PARTO PREMATURO

A incidência de parto prematuro associado à cirurgia não obstétrica está relacionada à idade gestacional e à indicação da cirurgia. Estudos sugerem que a taxa de parto prematuro induzido por intervenção cirúrgica não obstétrica é de 3,5%. A idade gestacional no tratamento e a gravidade da doença de base são os indicadores mais preditivos de pacientes em risco de parto prematuro. Quanto mais avançada na gestação for a paciente, maior o risco de contrações prematuras ou parto prematuro. Cirurgias intraperitoneais e processos patológicos com inflamação intraperitoneal são os mais propensos a ter uma evolução pós-operatória complicada por contrações prematuras e trabalho de parto prematuro. Em vários estudos, uma diferença significativa foi encontrada no número de pacientes com contrações pré-termo baseado no tempo médio desde o início dos sintomas até a intervenção cirúrgica. O tratamento tardio parece aumentar a chance de parto prematuro, provavelmente relacionado ao processo de doença primária. As técnicas laparoscópicas e abertas têm igual incidência associada de trabalho de parto prematuro.

Não há consenso sobre o uso de tocolíticos profiláticos após a cirurgia não obstétrica durante a gravidez. O uso de tocolíticos varia muito entre centros e médicos. A maioria dos estudos sugere que os tocolíticos só devem ser usados se as contrações são observadas durante o monitoramento pós-operatório ou notadas pela paciente.

Os tocolíticos usados quando necessário geralmente são bem-sucedidos na prevenção do trabalho de parto prematuro e parto prematuro quando as contrações pós-operatórias são detectadas. Terbutalina, magnésio e indometacina foram empregados em diferentes estudos, com resultados equivalentes. Quase 100% das pacientes com contrações pós-operatórias receberam tocolíticos com sucesso e realizaram o parto a termo. De modo geral, para pacientes com contrações pós-operatórias antes de 32 semanas, a indometacina seria um tratamento razoável, enquanto a terbutalina poderia ser usada como tratamento de primeira linha para pacientes com mais de 32 semanas de gestação. O uso de tocólise profilática é individualizado, dependendo da idade gestacional da paciente e do processo de doença de base.

## DOR ABDOMINAL E ABDOME AGUDO NA GRAVIDEZ

Quando a gestante apresenta dor abdominal, pode ser difícil distinguir uma causa fisiopatológica de sintomas normais associados à gravidez. Mudanças na posição e orientação das vísceras abdominais do útero em crescimento e as alterações na fisiologia já descritas podem modificar a percepção ou manifestação de um processo intra-abdominal. Se for no início da gravidez, a mulher pode não saber que está grávida. Além disso, alguns processos intra-abdominais são exclusivos da gravidez, como gravidez ectópica; síndrome de hemólise, enzimas hepáticas elevadas e plaquetopenia (HELLP); ou esteatose hepática aguda da gravidez. Tanto a paciente quanto o médico podem atribuir as queixas da paciente à gravidez normal, resultando em avaliação e tratamento tardios. Esses atrasos no diagnóstico e na intervenção definitiva são os eventos adversos mais graves que afetam o desfecho materno e fetal. Geralmente não é o tratamento, mas o atraso no diagnóstico e a gravidade do processo da doença primária que afetam negativamente os desfechos clínicos. O Boxe 72.1 lista as causas mais comuns de dor abdominal na paciente gestante, classificada de acordo com a localização.

## CIRURGIA MINIMAMENTE INVASIVA NA GRAVIDEZ

Quando as técnicas laparoscópicas foram inicialmente descritas, a gravidez era considerada uma contraindicação à laparoscopia. Os efeitos do pneumoperitônio com $CO_2$ no retorno venoso e no débito cardíaco, perfusão uterina e estado ácido-base fetal eram desconhecidos.

A laparoscopia foi utilizada com segurança em várias séries para avaliar pacientes gestantes em casos de gravidez ectópica. Pacientes com gravidez intrauterina não tiveram aumento na perda fetal ou observaram efeito negativo no desfecho a longo prazo.[20] Ao comparar as técnicas laparoscópicas e abertas em pacientes não gestantes, pacientes submetidas a procedimentos laparoscópicos tiveram diminuição da dor, menor tempo de internação e um retorno mais rápido à atividade normal.

As principais preocupações da laparoscopia durante a gravidez incluem lesões no útero, diminuição do fluxo sanguíneo uterino, acidose fetal e parto prematuro devido ao aumento da pressão intra-abdominal. Durante o segundo trimestre, o útero não está mais contido na pelve. A técnica aberta para acesso abdominal pode reduzir o risco de lesão. A aplicação de uma agulha de Veress para insuflação ou trocarte óptico pode ser feita de modo seguro se o sítio do acesso abdominal inicial for ajustado de acordo com a altura do fundo e a parede abdominal é elevada. A redução do fluxo sanguíneo uterino por pneumoperitônio continua sendo uma preocupação teórica, pois mudanças significativas na pressão ocorrem normalmente durante a gravidez com as manobras de

> **Boxe 72.1 Causas comuns de dor abdominal em pacientes grávidas.**
>
> **Quadrante superior direito**
> Refluxo gastresofágico
> Doença ulcerosa péptica
> Colecistite aguda
> Cólica biliar
> Pancreatite aguda
> Hepatite
> Esteatose hepática aguda da gravidez
> Síndrome HELLP
> Pré-eclâmpsia
> Pneumotórax
> Pneumonia
> Apendicite aguda
> Adenoma hepático
> Hemangioma
>
> **Quadrante inferior direito**
> Apendicite aguda
> Gravidez ectópica
> Cólica renal ou ureteral
> Doença inflamatória pélvica
> Abscesso tubo-ovárico
> Endometriose
> Torção anexial
> Cisto ovariano roto
> Corpo lúteo roto
>
> **Abdome inferior**
> Ameaça de aborto, aborto incompleto ou completo
> Descolamento prematuro da placenta
> Trabalho de parto prematuro
> Doença inflamatória pélvica
> Abscesso tubo-ovárico
> Doença inflamatória intestinal
> Síndrome do intestino irritável
> Pielonefrite
>
> **Flanco**
> Pielonefrite
> Hidronefrose da gravidez
> Apendicite aguda (apêndice retrocecal)
>
> **Dor abdominal difusa**
> Apendicite aguda precoce
> Obstrução do intestino delgado
> Porfiria aguda intermitente
> Crise álgica na doença falciforme

HELLP, hemólise, elevação de enzimas hepáticas, plaquetopenia (do inglês, *hemolysis, elevated liver enzymes, low platelets*).

> **Boxe 72.2 Vantagens e desvantagens da laparoscopia em vez da laparotomia na gravidez.**
>
> **Vantagens**
> Diminuição da depressão fetal secundária à redução da necessidade de narcóticos
> Taxas mais baixas de infecções em feridas e hérnias incisionais
> Hipoventilação materna pós-operatória reduzida
> Diminuição da manipulação do útero
> Recuperação mais rápida com retorno precoce à função normal
> Diminuição do risco de íleo
>
> **Desvantagens**
> Possível lesão uterina durante a colocação do trocarte
> Diminuição do fluxo sanguíneo uterino
> Risco de trabalho de parto prematuro secundário ao aumento da pressão intra-abdominal
> Aumento do risco de acidose fetal e efeitos desconhecidos do pneumoperitônio com $CO_2$
> Visualização diminuída com útero gravídico

$CO_2$, dióxido de carbono.

Valsalva materna. O risco de pneumoperitônio também pode ser menor do que o risco de manipulação uterina direta que ocorre com a laparotomia. A acidose respiratória com hipertensão e taquicardia subsequentes no feto foram observadas em um modelo experimental com ovelhas grávidas, mas foram revertidas pela manutenção da alcalose respiratória materna.[21] Além disso, na maior série comparando laparoscopia e técnicas abertas, não foram encontradas diferenças significativas no trabalho de parto prematuro ou efeitos adversos relacionados ao parto.[20] O Boxe 72.2 ilustra a comparação entre a técnica laparoscópica e a aberta.

A Society of American Gastrointestinal and Endoscopic Surgeons (SAGES) recomenda as seguintes diretrizes para cirurgia laparoscópica durante a gravidez, com base em uma revisão de literatura de 154 artigos de 2011 a 2016, com um sistema de quatro níveis de qualidade de evidência (muito baixa [+], baixa [++], moderada [+++] ou alta [++++]) e um sistema de dois níveis para intensidade de recomendação (fraca ou forte). As diretrizes atualizadas da SAGES para cirurgia laparoscópica são[22,23]:

1. A consulta obstétrica é obtida durante o pré-operatório.
2. Quando possível, a intervenção cirúrgica é adiada até o segundo trimestre, quando o risco fetal é menor, mas a laparoscopia pode ser realizada com segurança durante qualquer trimestre de gravidez, quando a cirurgia é indicada (++++; forte).
3. O pneumoperitônio aumenta a estase venosa dos membros inferiores já presente na paciente grávida, e a gravidez induz um estado de hipercoagulabilidade. Portanto, os dispositivos de compressão pneumática são utilizados sempre que possível, e além do primeiro trimestre, pacientes grávidas devem ser colocadas em posição de decúbito lateral esquerdo ou em decúbito lateral esquerdo parcial para minimizar a compressão da veia cava (++; forte).
4. O estado fetal e uterino, bem como os níveis de $CO_2$ expirado materno e os níveis de gasometria arterial, precisam ser monitorados (+++; forte).
5. O útero precisa ser protegido com um escudo de chumbo se a colangiografia intraoperatória for uma possibilidade. A fluoroscopia é empregada seletivamente (++; forte).
6. O acesso abdominal inicial pode ser realizado de modo seguro com uma técnica aberta (Hasson), agulha de Veress ou trocarte óptico por cirurgiões experientes nessas técnicas, se a localização for ajustada de acordo com a altura do fundo uterino (++; fraca).
7. As pressões de 10 a 15 mmHg do pneumoperitônio com $CO_2$ podem ser aplicadas com segurança para laparoscopia na paciente grávida. O nível de insuflação deve ser ajustado à fisiologia da paciente (+++; forte).

De acordo com as diretrizes da SAGES, o acesso abdominal seguro para a laparoscopia pode ser realizado por meio de uma técnica aberta ou fechada, quando utilizado de forma adequada.[22,23]

Obviamente, isso está na mãos de cirurgiões experientes em laparoscopia, que escrevem para esta organização profissional. O interesse com o uso de técnicas de acesso fechado (agulha de Veress ou entrada óptica) é amplamente baseado na preocupação em relação ao maior risco de lesão no útero ou outros órgãos intra-abdominais. Como o domínio intra-abdominal é alterado conforme o útero cresce, a colocação do trocarte deve ser alterada da configuração padrão para supraumbilical ou subcostal (Figura 72.1). Uma ótica angulada pode ajudar na visualização sobre ou ao redor do útero. Se o sítio de acesso abdominal inicial for ajustado de acordo com a altura do fundo e a parede abdominal é elevada durante a inserção, tanto a técnica de Hassan quanto a agulha de Veress são aplicadas de forma segura e efetiva.[21,22,23] A colocação de trocarte guiado por ultrassom é descrita na literatura como uma proteção adicional para evitar lesões uterinas. Independentemente da técnica, o útero deve ser manipulado o mínimo possível. Caso uma entrada inadvertida no útero ocorra durante um procedimento laparoscópico, o fechamento simples do defeito com fio de sutura absorvível seguido de monitoramento e possível tocólise de indometacina geralmente é adequado para prevenir o parto prematuro. Se houver alguma preocupação em relação a possíveis danos para o feto ou placenta, então, indica-se a consulta com o obstetra para a realização do exame de ultrassonografia.

## MASSAS MAMÁRIAS NA GRAVIDEZ

Durante a gravidez e lactação, as mamas de uma mulher enfrentam muitas alterações fisiológicas, que podem ser atribuídas a vários hormônios. Tais mudanças podem dificultar a interpretação de exames físicos e de imagem das mamas. É importante notar que a maioria das lesões mamárias diagnosticadas durante a gravidez e lactação é benigna; no entanto, o diagnóstico diferencial de câncer de mama é um desafio durante esses períodos.[24] O câncer de mama associado à gravidez é definido como câncer de mama diagnosticado durante a gravidez ou no período de 1 ano após a gravidez. Tornou-se cada vez mais proeminente à medida que mais mulheres adiam ter filhos até os 30 e 40 anos; a incidência de câncer de mama é maior em mulheres nessas faixas etárias. No geral, o câncer de mama associado à gravidez foi relatado ocorrer em 1 em 3.000 gestações.[25,26] Alterações fisiológicas do ingurgitamento mamário, rápida proliferação celular e aumento da vascularização dificultam um exame físico confiável; massas de tamanhos semelhantes que seriam facilmente palpáveis no estado não grávido podem ser massas obscurecidas ou palpáveis, que podem ser atribuídas a mudanças relacionadas à gestação normal. Lesões benignas da mama, como galactoceles, mastite, abscessos, lipomas, fibroadenomas, hiperplasia lobular e adenomas lactacionais, são responsáveis por 80% das massas mamárias que ocorrem durante a gravidez ou lactação. No entanto, qualquer massa palpável que persiste por 4 semanas ou mais precisa ser avaliada.[26]

### Análise de imagem e biopsia durante a gravidez

Por causa das mudanças no tecido mamário com a gravidez, os achados no exame de imagem podem ser difíceis de interpretar. As alterações fisiológicas causam a proliferação do parênquima mamário, de modo que aumenta o tamanho e também a densidade de células, vasos sanguíneos e quantidade de umidade, portanto, a densidade do parênquima na mamografia aumenta e se torna difusa. Se utilizada com blindagem apropriada, a mamografia traz um risco limitado para o feto. Entretanto, esse método tem uma alta taxa de falso-negativos devido ao aumento da densidade do tecido fibroglandular da mama, por isso tem utilidade limitada na avaliação da paciente grávida. A ultrassonografia pode ser realizada com segurança como uma avaliação inicial ou em conjunto com a mamografia. A ultrassonografia é capaz de distinguir lesões sólidas de lesões císticas em 97% das pacientes e é útil na orientação da aspiração com agulha fina ou biopsia. A ressonância magnética da mama é altamente sensível, mas apenas moderadamente específica, e é utilizada com mais frequência na paciente não grávida. Embora a RM não use radiação ionizante, os dois principais riscos para o feto por causa do campo magnético e da radiação eletromagnética são o aquecimento e a cavitação. A RM só deve ser empregada em casos específicos, quando necessário para a tomada de decisão clínica urgente. A biopsia com agulha grossa (*core biopsy*) continua sendo o método mais adequado de diagnóstico tecidual na gravidez.

### Câncer de mama associado à gravidez

O câncer de mama é a neoplasia não ginecológica mais comum associada à gravidez. Geralmente apresenta-se como uma massa palpável indolor com ou sem derrame mamilar. Os estudos demonstraram que o câncer de mama associado à gravidez pode ser mais comum em mulheres com predisposição genética a essa neoplasia maligna. Em um grupo de 292 mulheres diagnosticadas com câncer de mama antes dos 40 anos, aquelas com mutação conhecida do gene *BRCA1* ou *BRCA2* foram mais propensas a desenvolver câncer durante a gravidez.[27] Como é verdade para pacientes não grávidas, o carcinoma ductal é o tipo patológico mais comum de tumor, para 75% a 90% dos cânceres de mama em pacientes grávidas.

O diagnóstico e tratamento tardios são comuns, embora tenha ocorrido uma melhora. Estudos anteriores demonstraram atrasos de quase 6 meses no diagnóstico, mas dados mais recentes observaram um atraso médio de 1 a 2 meses. Considerando-se que um tumor dobre de tamanho em 130 dias, o atraso no diagnóstico e tratamento de 1 mês aumenta o risco de metástase nodal em 0,9%, enquanto um atraso de 6 meses aumenta o risco em 5,1%.[28] Embora os relatos iniciais de câncer de mama associado à gravidez há mais de 100 anos propusessem um prognóstico sombrio, a literatura mais recente sugere que isso se deve a um estágio mais avançado no momento do diagnóstico.[25] Quando comparado com controles não grávidas pareadas por idade,

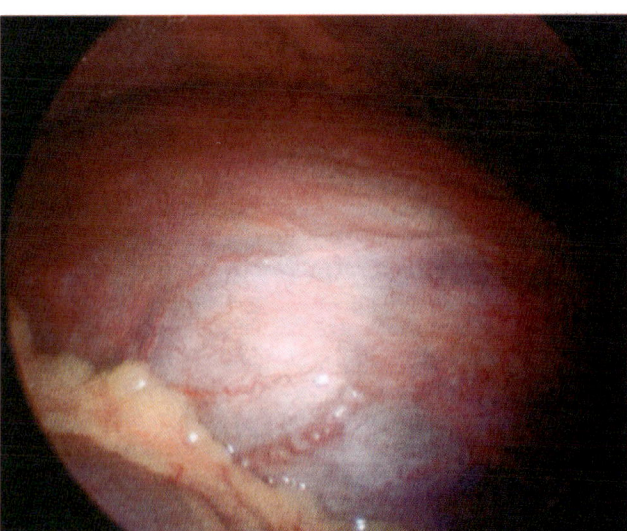

**Figura 72.1** Imagem intraoperatória de um útero gravídico de 24 semanas obtida com uma câmera de alta definição de 5 mm e 30°.

mulheres com câncer de mama associado à gravidez apresentam um tumor primário mais aumentado e risco elevado de linfonodos axilares positivos. No entanto, mulheres com o câncer de mama associado à gravidez têm um prognóstico relacionado ao estágio semelhante comparado com controles não gestantes. Em geral, essas mulheres apresentam pior prognóstico devido à doença mais avançada na apresentação. A gravidez é um estado hiperestrogênico e pode se correlacionar com a rápida proliferação tumoral e metástases nos linfonodos axilares, embora mulheres grávidas e mulheres jovens não grávidas tenham uma maior porcentagem de cânceres com receptores de estrogênio negativos do que as mulheres mais velhas. Em uma série que comparou 75 pacientes com câncer de mama associado à gravidez e 182 pacientes não grávidas com câncer de mama, 42% dos tumores malignos eram receptores de estrogênio negativos no grupo com gestantes e 21% eram receptores de estrogênio negativos no grupo controle com mulheres não grávidas.[26] Essa maior incidência de câncer negativo para receptores de estrogênio provavelmente é causada por uma regulação negativa dos receptores de estrogênio durante a gravidez.

O contraste com gadolínio está listado como um medicamento da categoria C na gravidez, que deve ser utilizado somente se o benefício potencial superar o potencial risco. O gadolínio atravessa a placenta e está associado a anomalias fetais em ratos. Com outras modalidades de imagem confiáveis disponíveis, a ressonância magnética não é atualmente recomendada para imagens de mama na paciente grávida.

O diagnóstico tecidual é essencial. A biopsia por agulha grossa, com ou sem orientação pela ultrassonografia, é um método seguro e confiável para obtenção de tecido. Os principais riscos são a formação de hematomas e desenvolvimento de fístula láctea. Um curativo de pressão é aplicado após a biopsia para minimizar o risco de hematoma por hipervascularização das mamas. O risco de fístula láctea pode ser reduzido por interrupção da lactação por vários dias antes da biopsia e pelo esvaziamento de leite das mamas, imediatamente antes do procedimento. Se a biopsia for realizada no pós-parto, um período de tratamento de 1 semana com bromocriptina também pode ser administrado antes da biopsia. A aspiração por agulha fina pode ser uma alternativa confiável para a biopsia aberta ou com agulha grossa. Pode ser realizada de maneira segura com orientação ultrassonográfica sob anestesia local sem expor a paciente e o feto aos riscos envolvidos com a anestesia geral, mas sua acurácia depende da experiência do patologista em distinguir as alterações proliferativas da gravidez daquelas do câncer.

A base da terapia para o câncer de mama associado à gravidez é a ressecção cirúrgica. A mastectomia radical modificada é considerada a escolha adequada para controle local, que elimina a necessidade de radiação adjuvante e seu risco para o feto. Dados mais recentes sugerem que a combinação de controle local e terapia adjuvante pode ser adaptada à paciente de acordo com a fase da gravidez, bem como o estágio do câncer.[25] Nos estágios I e II do câncer, a mastectomia com dissecção axilar é preferida. A dissecção axilar é necessária devido à natureza agressiva do câncer de mama associado à gravidez e à maior incidência de metástase nodal. A biopsia do linfonodo sentinela representa um risco desconhecido para o feto e é evitada até que a segurança do radioisótopo seja determinada.

Em pacientes diagnosticadas durante o final do segundo trimestre ou mais tarde, a mastectomia imediata conservadora da mama e a dissecção axilar, seguidas de radiação pós-parto, são uma opção de tratamento. Se o diagnóstico de câncer de mama é feito no primeiro ou no início do segundo trimestre de gravidez, a mastectomia e a dissecção axilar podem ser seguidas por quimioterapia após o primeiro trimestre e por radiação depois do parto. A quimioterapia é indicada para cânceres com linfonodo positivo ou tumores com linfonodo negativo maiores que 1 cm. Os regimes quimioterápicos atuais são relativamente seguros após o primeiro trimestre, quando o risco teratogênico é maior. O aumento do volume plasmático, hipoalbuminemia e o fato de que quase todos os agentes quimioterápicos cruzam a placenta alteram a farmacocinética do medicamento e dificultam a dosagem precisa. Antimetabólitos como o metotrexato são evitados por causa do alto risco de aborto espontâneo, mesmo após o primeiro trimestre. Outros agentes estão associados a malformações congênitas e complicações como parto prematuro, baixo peso ao nascimento, doença da membrana hialina, leucopenia transitória, taquipneia do recém-nascido e retardo de crescimento intrauterino, mas a maioria desses efeitos ocorre quando o agente quimioterápico é administrado durante o primeiro trimestre. Em um estudo, 24 pacientes com câncer de mama associado à gravidez receberam um regime de quimioterapia durante o segundo e terceiro trimestres, que incluiu fluoruracila, ciclofosfamida e doxorrubicina. Nenhum dos bebês apresentou malformações congênitas; a idade média do parto foi de 38 semanas.[26] Ainda são desconhecidos os efeitos a longo prazo dos agentes quimioterápicos utilizados para o câncer de mama associado à gravidez no crescimento e desenvolvimento das crianças. A ciclofosfamida e a doxorrubicina podem entrar no leite materno; a amamentação é contraindicada durante a quimioterapia.

A radiação geralmente não é oferecida durante a gravidez devido ao seu risco teratogênico e risco de indução de malignidades na infância. O risco está diretamente relacionado à dose e ao estágio de desenvolvimento. Durante a fase de pré-implantação e continuando até 15 semanas após a concepção, durante a organogênese, as células em rápida proliferação do feto são mais sensíveis à radiação, e a exposição superior a 1 Gy durante esse período tem uma alta probabilidade de causar morte fetal. O curso terapêutico padrão de 50 Gy resulta em exposição variável ao feto, dependendo da idade gestacional e proximidade do útero gravídico ao leito de radiação. Até com a blindagem abdominal, a maior exposição fetal é causada pela dispersão. Embora existam vários relatos de casos de bebês saudáveis nascidos após a exposição materna à radiação, a radiação não é recomendada durante a gravidez devido aos riscos para o feto.

A interrupção eletiva da gravidez para a administração da terapia sem o risco de malformação fetal não é mais rotineiramente recomendada, porque nenhuma melhora na sobrevida foi demonstrada. Com as opções de tratamento disponíveis para a paciente grávida com câncer de mama, uma abordagem combinada entre a paciente, cirurgião, oncologista e especialista em medicina materno-fetal garante o tratamento ideal da doença, minimizando o risco à paciente e ao feto. Um algoritmo sugerido para o tratamento de massas mamárias na gravidez é mostrado na Figura 72.2.

## CIRURGIA PARA DOENÇAS NA GRAVIDEZ

### Doença hepatobiliar

Anormalidades hepáticas durante a gravidez podem ser classificadas como ocorrendo exclusivamente durante a gravidez como resultado direto de condições durante a gravidez, que ocorrem simultaneamente, mas não exclusivamente durante a gravidez ou que se desenvolvem antes da gravidez. Exemplos dos distúrbios hepáticos exclusivos da gravidez incluem esteatose hepática aguda

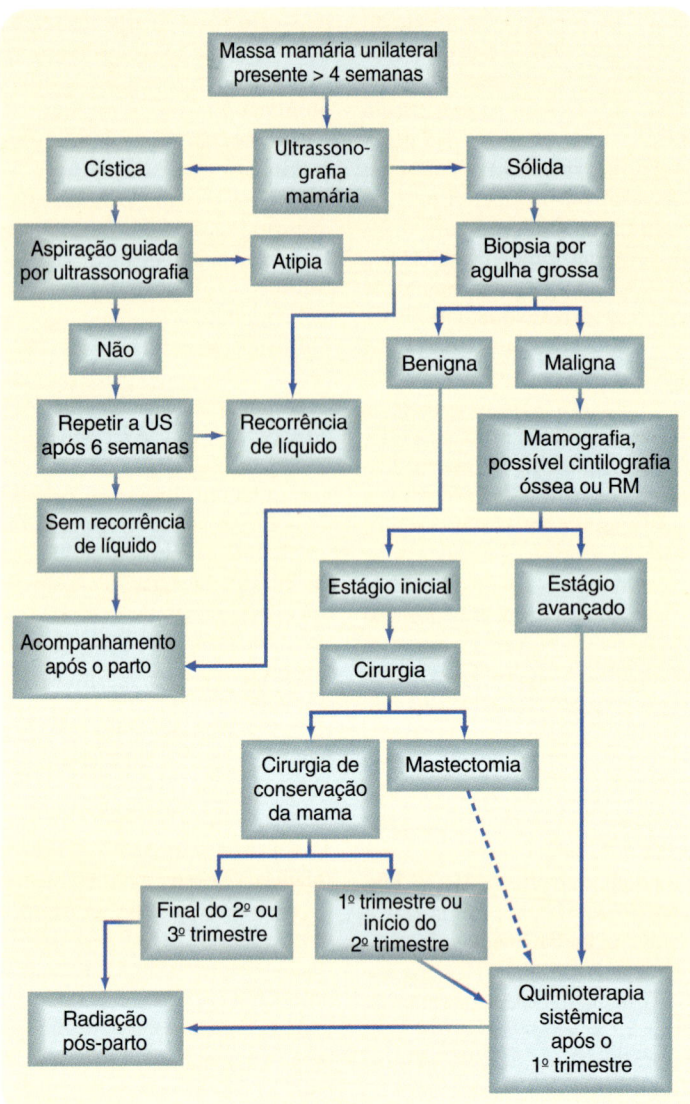

**Figura 72.2** Algoritmo para o manejo terapêutico de uma massa mamária durante a gravidez. *RM*, ressonância magnética; *US*, ultrassonografia.

da gravidez, colestase intra-hepática da gravidez e doença hepática relacionada à pré-eclâmpsia ou eclâmpsia, especificamente a síndrome HELLP e hemorragia ou ruptura hepática espontânea. Distúrbios hepáticos preexistentes que podem se manifestar com complicações durante a gestação incluem adenoma hepático e carcinoma hepatocelular.

A causa da esteatose hepática aguda da gravidez é desconhecida, embora seja mais comum nas primeiras gestações, gestações gemelares e mulheres que estão grávidas de um feto do gênero masculino. Embora seja diagnosticada logo a partir de 26 semanas de gestação, geralmente ocorre durante o terceiro trimestre, comumente em torno de 35 semanas de gestação. A esteatose hepática aguda da gravidez é responsável por 20% da taxa de mortalidade materna e fetal. Sintomas iniciais inespecíficos como mal-estar, náuseas, vômitos e dor no quadrante superior direito são seguidos por sinais de disfunção hepática significativa dentro de 2 semanas do início dos sintomas. A progressão para insuficiência hepática fulminante leva rapidamente ao parto prematuro e aumento do risco de mortalidade fetal. Embora não haja tratamento específico para a esteatose hepática aguda da gravidez, o parto imediato após o diagnóstico pode prevenir a progressão para insuficiência hepática fulminante e reduzir o risco de morte fetal. A função hepática normalmente retorna ao normal após o parto.

Aproximadamente 10% das mulheres com pré-eclâmpsia ou eclâmpsia têm envolvimento hepático associado,[29] variando de elevação grave dos níveis de enzimas hepáticas à síndrome HELLP, até a ruptura hepática. A hemorragia ou ruptura hepática ocorre principalmente durante o terceiro trimestre ou pode se desenvolver até 48 horas após o parto. A dor no quadrante superior direito é a manifestação inicial, seguida de sensibilidade hepática, peritonite, dor no peito e no ombro direito ou o desenvolvimento de instabilidade hemodinâmica em poucas horas. O diagnóstico é suspeito em uma paciente grávida com pré-eclâmpsia que desenvolve dor no quadrante superior direito. Uma imagem de TC do abdome é altamente sensível e específica no diagnóstico; achados de ultrassonografia são geralmente inespecíficos e têm uma maior incidência de resultados falso-negativos. O diagnóstico também pode ser feito durante a cesariana. O manejo depende de uma suspeita de hemorragia intraperitoneal contínua ou instabilidade vascular. Hematomas hepáticos sem evidência de sangramento constante em pacientes hemodinamicamente estáveis podem ser tratados de forma não cirúrgica com imagens sequenciais e monitoramento próximo, sendo que essas lesões geralmente se curam sem intervenção. Se houver evidência ou suspeita de ruptura, a intervenção é necessária porque as taxas de mortalidade materna e fetal por hemorragia hepática são de 60% e 85%, respectivamente. A laparotomia imediata com tamponamento abdominal ou ligadura da artéria hepática reduz a mortalidade materna e fetal. A coagulopatia deve ser corrigida agressivamente. Se a paciente estiver relativamente estável ou o tamponamento abdominal não foi bem-sucedido no controle da hemorragia, a angiografia com embolização seletiva pode ser realizada. A angiografia é mais útil quando o diagnóstico é feito no pós-parto.

Adenomas hepáticos são lesões benignas incomuns geralmente associadas ao uso de anticoncepcional oral em mulheres jovens.[30] Adenomas hepáticos também estão associados à doença de armazenamento de glicogênio, diabetes, esteroides exógenos e gravidez. De forma geral, são lesões solitárias com baixo potencial de transformação maligna. Embora a causa específica seja desconhecida, supõe-se que uma mudança nos níveis hormonais, especialmente dos esteroides sexuais, leva à hepatotoxicidade ou expõe um defeito hereditário no metabolismo dos carboidratos, que resulta em hiperplasia de hepatócitos e formação de adenomas. A observação de que os adenomas podem se resolver após a interrupção do uso de esteroides exógenos ou anticoncepcionais orais sustenta essa hipótese. A associação de adenomas hepáticos à gravidez suporta a hipótese de que níveis elevados de hormônios podem contribuir para a formação do adenoma, embora nenhum dado mostre a regressão de um adenoma hepático após a gravidez. Da mesma forma, a incidência real de adenomas hepáticos durante a gravidez é desconhecida. Novamente, o diagnóstico é feito de maneira adequada com a TC ou RM do fígado.

O maior risco de adenoma hepático durante a gravidez é a ruptura espontânea, que corresponde a uma taxa de mortalidade de aproximadamente 60% para mãe e o feto, mesmo com intervenção operatória. Quando ocorre ruptura espontânea, a apresentação pode ser semelhante àquela descrita para hemorragia hepática associada à pré-eclâmpsia – dor no quadrante superior direito com dor no ombro referido e progressão para choque. A laparotomia imediata é realizada com cesariana, controle de hemorragia e ressecção do adenoma, se possível.

Devido à alta mortalidade associada à ruptura de um adenoma hepático, a ressecção eletiva pode ser realizada. A ressecção durante o segundo trimestre minimiza o risco operatório para a mãe e o feto e não interfere nos períodos restantes da gravidez ou gestações subsequentes. Por causa do risco desconhecido de recidiva, no entanto, a gravidez subsequente e o uso de contraceptivo oral podem ser desencorajados nessas pacientes.

Os hemangiomas cavernosos são os tumores benignos mais comuns do fígado e são encontrados em aproximadamente 2% das pacientes de necropsia. A grande maioria desses tumores é pequena e assintomática; no entanto, em alguns casos relatados, essas lesões levaram à hemorragia fatal espontânea. Embora os hemangiomas hepáticos ocorram em ambos os gêneros, a maioria dos estudos indica predominância feminina; um estudo relatou uma proporção de predominância feminina de 4,5:1. Sugere-se que o estrogênio pode estar associado ao crescimento de hemangiomas hepáticos, mas a incidência dessas lesões na gravidez e os efeitos dos níveis aumentados de estrogênio na gestação sobre esse tipo de neoplasia são desconhecidos. Os hemangiomas hepáticos sintomáticos são tratados com esteroides, radioterapia, ressecção cirúrgica e recentemente embolização, mas os cirurgiões podem às vezes ser confrontados com a hemorragia intra-abdominal com origem na ruptura de hemangiomas hepáticos assintomáticos. Foi relatado um caso de hemorragia intra-abdominal acidental originado de um hemangioma hepático em uma gravidez gemelar de 36 semanas, que teve o parto de emergência por cesariana por causa do sofrimento fetal.

## Colelitíase

A colecistectomia para colelitíase sintomática é o segundo procedimento cirúrgico não obstétrico mais comum realizado durante a gravidez, depois da apendicectomia. Como observado, a gravidez está associada ao aumento da incidência de colelitíase. A maioria das grávidas é assintomática. Embora cerca de 2% a 5% das mulheres grávidas possam ter cálculos biliares visualizados pela ultrassonografia, apenas 0,05% a 0,1% delas serão sintomáticas. Concentrações de colesterol na bile da vesícula biliar aumentam gradualmente do primeiro ao terceiro trimestre, juntamente com um aumento progressivo no volume da vesícula biliar e esvaziamento retardado, levando ao aumento do lodo biliar. Alterações hormonais na gravidez, com elevação do estradiol e estrona, também aumentam a litogenicidade. Os sintomas da cólica biliar são os mesmos em pacientes grávidas e não grávidas. Naquelas com sintomas compatíveis com colelitíase, a ultrassonografia é o exame diagnóstico de escolha. Em pacientes grávidas, a ultrassonografia é tão precisa na identificação de cálculos biliares e sinais de inflamação quanto em pacientes não grávidas.

Historicamente, antes das técnicas laparoscópicas, as pacientes grávidas com indicação cirúrgica clara, como icterícia obstrutiva, pancreatite biliar e coledocolitíase, eram submetidas à colecistectomia independentemente da idade gestacional. Pacientes com cólica biliar recorrente ou colecistite aguda que responderam ao manejo clínico foram tratadas com expectativa até após o parto, no momento em que foram submetidas à colecistectomia. No entanto, a colecistectomia por videolaparoscopia durante a gravidez está associada a menor tempo de permanência hospitalar, tempos mais curtos de cirurgia e menos complicações em comparação com a colecistectomia aberta.[31] Uma metanálise recente da literatura com 11 estudos e mais de 10.000 pacientes demonstrou que a abordagem laparoscópica foi associada a riscos reduzidos para o feto (razão de chances [OR, do inglês *odds ratio*] 0,42; intervalo de confiança de 95% [IC] 0,28 a 0,63; $P < 0,001$), complicações maternas (OR 0,42; IC 95% 0,33 a 0,53; $P < 0,001$) e cirúrgicas (OR 0,45; IC 95% 0,25 a 0,82, $P = 0,01$). O tempo médio de internação foi de 3,2 dias na abordagem laparoscópica *versus* 6,0 dias após colecistectomia aberta ($P = 0,02$). A taxa de conversão da colecistectomia laparoscópica para colecistectomia aberta foi de 3,8%. Vale mencionar que, 91% dos pacientes deste estudo tiveram sua colecistectomia realizada no primeiro ou segundo trimestre e o autor reconhece que a idade gestacional pode ser um fator confundidor.[32] A morte fetal é rara ou inexistente após a colecistectomia laparoscópica realizada durante o primeiro e segundo trimestres.[33] Além disso, a diminuição das taxas de aborto espontâneo e de parto prematuro é observada após a colecistectomia laparoscópica quando comparada com a colecistectomia aberta.[34] Esses dados defendem a realização de colecistectomia laparoscópica para cólica biliar sintomática no primeiro ou segundo trimestre e não aguardar pelo terceiro trimestre ou pós-parto. Outro argumento para a colecistectomia precoce é o achado de que a colelitíase sintomática pode se resolver, mas há uma recidiva de 92% dos sintomas se a apresentação inicial ocorreu no primeiro trimestre, 64% no segundo trimestre e 44% no terceiro trimestre.[35]

À medida que se compreendeu que os desfechos maternos e fetais adversos estão mais relacionados ao processo da doença e não à intervenção cirúrgica, os padrões de manejo mudaram. Além disso, complicações do tratamento não cirúrgico da doença do cálculo biliar resultam no aumento da mortalidade materna e fetal. Com pancreatite associada ao cálculo biliar durante a gravidez, a taxa de mortalidade materna de 15% e a mortalidade fetal de 60% foram relatadas. Em um estudo com 63 pacientes que foram admitidas com sintomas de colelitíase, o tratamento cirúrgico reduziu a necessidade de indução do trabalho de parto, taxa de partos prematuros e mortalidade fetal.[36] Portanto, a intervenção cirúrgica é considerada o tratamento primário dos cálculos biliares na gravidez.

O momento da colecistectomia para cólica biliar depende da idade gestacional e gravidade dos sintomas. Uma taxa de aborto espontâneo de 12% com colecistectomia aberta durante o primeiro trimestre cai para 5,6% e 0% durante o segundo e terceiro trimestres, respectivamente. O risco de parto prematuro é quase 0% durante o segundo trimestre e 40% durante o terceiro trimestre.[1] O tempo ideal para colecistectomia é o segundo trimestre, quando os riscos de aborto espontâneo e de parto prematuro são os mais baixos, a menos que a paciente desenvolva uma complicação da colelitíase. Em um estudo realizado com 122 pacientes que foram admitidas com cólica biliar, 69 (56,5%) foram submetidas à intervenção minimamente invasiva. Oito pacientes foram tratadas durante o primeiro, 54 durante o segundo e sete durante o último trimestre. Não houve morbidade ou mortalidade fetal e apenas morbidade materna menor, sem mortalidade.[33]

A colecistectomia laparoscópica é mais segura durante o segundo trimestre. O útero gravídico não é grande o suficiente nessa idade gestacional para interferir na visualização; o útero também é menos propenso a ser inadvertidamente instrumentado neste tamanho. A técnica aberta com o trocarte de Hasson é recomendada para obter acesso ao abdome. Se a colangiografia intraoperatória ou a colangiopancreatografia retrógrada endoscópica é indicada para a coledocolitíase, o útero precisa ser protegido com a blindagem apropriada. Se a gravidade dos sintomas impedir o atraso da intervenção cirúrgica até após o parto, a colecistectomia laparoscópica pode ser realizada com segurança durante o terceiro trimestre, embora o risco de trabalho de parto prematuro aumente substancialmente. Em várias pequenas séries de pacientes, o parto prematuro foi controlado de forma bem-sucedida com tocolíticos e as pacientes deram à luz bebês a termo saudáveis.

## Doenças endócrinas

### Doença da glândula adrenal

Os feocromocitomas originam-se das células cromafins da medula da suprarrenal ou de células paraganglionares extramedulares. São tumores com atividade hormonal, secretores das catecolaminas norepinefrina, epinefrina e, menos comumente, dopamina. Os feocromocitomas são geralmente descritos pela regra de dez (10), que afirma que 10% dos feocromocitomas são extra-adrenais, 10% são bilaterais, 10% são malignos e 10% são familiares. Esses tumores podem ocorrer esporadicamente ou como parte de uma síndrome, como a neoplasia endócrina múltipla (MEN, *multiple endocrine neoplasia*) tipo 2A (MEN2A), MEN2B ou a doença de von de Hippel-Lindau.

Embora os feocromocitomas sejam incomuns na gravidez, eles têm efeitos devastadores sobre a mãe e o feto. Feocromocitomas que permanecem sem diagnóstico durante a gravidez apresentam mortalidade materna pós-parto de até 55%, com mortalidade fetal também superior a 50%. O maior risco ocorre a partir do início do trabalho de parto até 48 horas após o parto. O índice de suspeita deve ser elevado em qualquer paciente com pré-eclâmpsia, hipertensão paroxística ou febre inexplicável após o parto. Com diagnóstico e tratamento adequado, a taxa de mortalidade materna é reduzida para quase 0% e a taxa de mortalidade fetal é reduzida para 15%. O diagnóstico é feito por níveis elevados de catecolaminas na urina; níveis urinários de catecolaminas na paciente grávida sem feocromocitoma são os mesmos que na paciente não grávida. A falta de proteinúria também ajuda a eliminar a pré-eclâmpsia como causa de hipertensão. A imagem com metaiodobenzilguanidina-I131 (MIBG) não é recomendada durante a gravidez, pois a pequena molécula pode atravessar a placenta; no entanto, o uso da imagem com MIBG não foi avaliado na gravidez.

A ressecção cirúrgica deve ser realizada antes de 20 semanas de gestação, quando o aborto espontâneo é menos provável e o tamanho do útero gravídico não interfere no procedimento. Se o diagnóstico é feito no final do segundo trimestre ou durante o terceiro trimestre, o tratamento médico seguido pela combinação de cesariana e ressecção do feocromocitoma pode ser uma opção. É desconhecido se o manejo pré-operatório padrão com alfabloqueio ou bloqueio do canal de cálcio seguido de betabloqueio em pacientes não grávidas é seguro durante a gravidez. Os efeitos a longo prazo do alfabloqueador fenoxibenzamina no feto não foram determinados, embora os bloqueadores do canal de cálcio sejam seguros para uso durante a gravidez. Os betabloqueadores são frequentemente utilizados durante a gravidez com monitoramento rigoroso do crescimento intrauterino. A consulta com um especialista em medicina materno-fetal é essencial para determinar o manejo pré-operatório que garantirá o resultado pós-operatório ideal para a paciente e o feto. Em pacientes não grávidas, o método de abordagem depende da suspeita de malignidade, tumores unilaterais *versus* bilaterais, localização extra-adrenal, tamanho do tumor, assim como preferência e experiência do cirurgião. Em todas as séries comparando as diferentes abordagens, incluindo técnica aberta *versus* laparoscópica, as pacientes gestantes não foram incluídas. Estudos recentes indicaram a segurança da abordagem laparoscópica na gravidez.

### Doença da tireoide

A doença da tireoide durante a gravidez pode ser categorizada em três grupos – hipotireoidismo, hipertireoidismo e câncer de tireoide. O hipotireoidismo é encontrado em 2,5% das gestações. Destes, apenas 20% a 30% das pacientes desenvolvem sintomas. O primeiro passo é obter a concentração sérica de hormônio estimulante da tireoide (TSH, *thyroid-stimulating hormone*). Isso ajudará a classificar o hipotireoidismo primário *versus* hipotireoidismo resultante de causas hipofisárias ou hipotalâmicas.[37]

Diretrizes atuais de LeBeau e Mandel para o tratamento de hipotireoidismo durante a gravidez são as seguintes:

1. Verifique o nível sérico de TSH.
2. A dosagem inicial de levotiroxina é baseada na gravidade dos sintomas. A levotiroxina é iniciada a 2 μg/kg/dia. Se o TSH for menor que 10 mU/ℓ, a dose é ajustada para 0,1 mg/dia.
3. Para o hipotireoidismo previamente diagnosticado, monitore o nível de TSH a cada 3 a 4 semanas.
4. O objetivo é atingir um nível de TSH inferior a 2,5 mU/ℓ.
5. Monitorar o TSH sérico e o TSH total a cada 3 a 4 semanas em cada mudança de dose.

O hipertireoidismo durante a gravidez tem uma incidência de 0,1% a 0,4%.[38] A tireotoxicose gestacional é um fenômeno multifatorial. Altas concentrações séricas de gonadotrofina coriônica humana durante a gravidez ativam os receptores de TSH. Níveis séricos elevados de tiroxina livre (T4) e baixos de TSH são observados com essa forma de tireotoxicose. A tireotoxicose gestacional é normalmente autolimitada e com resolução espontânea até a 20ª semana de gestação, quando o nível de gonadotrofina coriônica humana diminui. Repetir a avaliação é necessário se a tireotoxicose persistir. A maioria dos casos de hipertireoidismo é decorrente da doença de Graves. Após a realização do diagnóstico, o tratamento médico com tionamidas (p. ex., propiltiouracila, metimazol) é a base do tratamento. Os iodetos são evitados, exceto em pacientes que se preparam para a tireoidectomia durante a gravidez. A tireoidectomia subtotal para doença de Graves é reservada para pacientes que estão tomando propiltiouracila em altas doses (> 600 mg/dia) ou metimazol (> 40 mg/dia), são alérgicas a tionamidas, não são aderentes ao tratamento ou apresentam sintomas compressivos devido ao tamanho do bócio. A cirurgia é realizada durante o segundo trimestre antes de 24 semanas de gestação para minimizar o risco de aborto. Um regime terapêutico de 2 semanas com um agente beta-adrenérgico, juntamente com iodeto de potássio, é implementado antes da cirurgia para minimizar as complicações perioperatórias. A terapia com iodo radioativo é contraindicada durante a gravidez.

Por causa das alterações hormonais, os nódulos da tireoide podem ter uma prevalência maior durante a gravidez, mas os cânceres de tireoide não. Os cânceres de tireoide são avaliados da maneira tradicional durante a gravidez. A aspiração por agulha fina, juntamente com a avaliação ultrassônica, continuam sendo a base do diagnóstico. Se a citologia mostrar neoplasia maligna da tireoide, a cirurgia é recomendada durante o segundo trimestre, antes de 24 semanas de gestação. Se o câncer de tireoide for encontrado após a segunda metade da gestação, a cirurgia pode ser realizada após o parto. Esta afirmação é apoiada por um estudo recente em que 201 gestantes realizaram procedimentos na tireoide ($N = 165$) e paratireoide ($N = 36$). Dessas pacientes, 46% tinham câncer de tireoide. Quando comparadas com mulheres não grávidas ($N = 31$), as gestantes tiveram uma maior taxa de complicações endócrinas (15,9% vs. 8,1%; $P < 0,001$) e gerais (11,4% vs. 3,6%; $P < 0,001$) e maior tempo de permanência não ajustado (2 dias vs. 1 dia; $P < 0,001$). As taxas de complicações fetais e maternas foram de 5,5% e 4,5%, respectivamente.[39] A terapia com iodo radioativo pós-operatório também precisa ser adiada até depois do parto.

## Doença do intestino delgado

A obstrução intestinal é o terceiro problema cirúrgico abdominal não obstétrico mais comum na gravidez, após apendicite aguda e colecistite aguda. A incidência de obstrução do intestino delgado durante a gravidez foi relatada entre 1 em 1.500 a 17.000 gestações. As obstruções do intestino delgado geralmente ocorrem durante o segundo e terceiro trimestres. Aderências resultantes de cirurgias abdominais e pélvicas anteriores são as causas mais frequentes de obstrução intestinal na gravidez, representando 53% a 59% dos casos. Outras causas de obstrução do intestino delgado na paciente grávida incluem vólvulo, intussuscepção, malignidade e hérnia, embora o deslocamento do intestino delgado para fora da pelve pelo útero em crescimento torne essa causa rara.

Os sintomas de uma obstrução são idênticos aos da paciente não grávida e consistem na tríade de dor abdominal, vômitos e obstipação. Dor, presente em 85% a 98% dos casos, é geralmente de natureza cólica e localizada no meio do abdome, embora o caráter e a duração sejam altamente variáveis. Náuseas e vômitos são observados em 80% das pacientes grávidas com pequena obstrução intestinal; contudo, náuseas e vômitos não são incomuns durante o primeiro trimestre de gravidez normal. Náuseas e vômitos que persistem ou começam mais tarde na gravidez devem levantar suspeita e ser avaliados. A distensão intestinal pode ser evidente, mas difícil de avaliar devido ao útero gravídico. O diagnóstico é feito por exame seriado e radiografia simples de abdome.

O tratamento de obstrução do intestino delgado na gravidez é idêntico ao da paciente não grávida. A terapia consiste em descompressão nasogástrica e fluidos IV. No entanto, um limite inferior para o manejo operatório é necessário. Se, após 6 a 8 horas de tratamento não operatório, não houver resposta satisfatória da paciente, a laparotomia/laparoscopia é realizada antes que ocorra a perfuração ou a necrose intestinal. A mortalidade materna varia de 6% a 20%, por causa da sepse e falência multissistêmica de órgãos, além da perda fetal superior a 26 a 50%. Para evitar o risco para a mãe e o feto, uma abordagem mais agressiva é utilizada.

O vólvulo do intestino médio continua sendo um diagnóstico temido durante o período pós-parto. Geralmente é mais comum na paciente grávida, se foi submetida à cirurgia abdominal prévia; no entanto, pode ocorrer o vólvulo espontâneo do intestino médio. O relato de caso de morte materna causada por vólvulo do intestino médio após cirurgia bariátrica foi documentado.[40] É essencial aumentar a vigilância para todos os envolvidos no cuidado da paciente. A exploração precoce é necessária se o diagnóstico não está claro.

## Doença do apêndice, colo e reto

A apendicite aguda é o problema cirúrgico abdominal não obstétrico mais comum na paciente grávida, ocorrendo em uma em 1.000 a 1.500 gestações.[41] A incidência de apendicite aguda distribui-se de forma bastante uniforme entre os trimestres de gestação, com leve predominância no segundo trimestre. O diagnóstico oportuno e preciso é desafiador, porque os achados clínicos típicos de náuseas, vômitos, dor abdominal e leucocitose leve podem ser observados em uma gravidez normal. O atraso no diagnóstico resulta em um aumento na taxa de perfuração de 10%, o que tem consequências para a paciente e o feto. A mortalidade fetal aumenta de 1,5% na apendicite aguda a 35% na apendicite perfurada; as taxas de trabalho de parto pré-termo e as taxas de parto prematuro chegam a 40% na apendicite perfurada[42] em comparação com uma taxa de 13% de trabalho de parto prematuro e uma taxa de 4% de parto prematuro na apendicite não complicada.[43]

Em 1932, Baer estudou 78 gestantes normais com exames radiológicos em intervalos regulares a partir do segundo mês de gravidez até 10 dias pós-parto. À medida que o útero aumenta, o apêndice é impulsionado para cima com uma rotação no sentido anti-horário. Baer concluiu que, no início da gravidez, a dor é baixa e que, à medida que a gestação progride, a dor localiza-se mais acima no abdome.[44] A revisão de 45 pacientes grávidas com apendicite aguda demonstrou que a dor no quadrante inferior direito é o sintoma mais comum, independentemente da idade gestacional (primeiro trimestre, 86%; segundo trimestre, 83%; terceiro trimestre, 85%).[43] Apesar da inconsistência, a apendicite aguda deve ser incluída no diagnóstico diferencial de toda gestante que manifesta dor abdominal no lado direito. O tratamento da suspeita de apendicite aguda na paciente grávida é a apendicectomia em caráter de urgência. Embora as imagens de TC helicoidal demonstrem sensibilidade e especificidade superiores a 90% no diagnóstico de apendicite aguda, poucos dados estão disponíveis em pacientes grávidas. Em pacientes não grávidas, uma taxa de laparotomia negativa de 10% a 15% é considerada aceitável. Por causa do risco aumentado para mãe e para o feto com perfuração do apêndice, uma taxa negativa de 30%

a 33% foi amplamente aceita até recentemente, quando foi relatado que mesmo a apendicectomia negativa pode estar associada a um risco aumentado de perda fetal. Em uma série de 3.133 pacientes, as taxas de perda fetal e parto prematuro na apendicite complicada foram de 6% e 11%, respectivamente, em comparação às taxas de perda fetal e parto prematuro de 4% e 10%, respectivamente, em pacientes submetidas à apendicectomia negativa.[45] Concluiu-se que a melhora nos resultados fetais resultaria da melhoria na acurácia diagnóstica e redução da taxa de apendicectomia negativa. Em uma pequena série com 47 pacientes, um ultrassom positivo foi considerado diagnóstico para apendicite, com RM sem gadolínio ou TC sendo utilizado para confirmar ou excluir o diagnóstico em uma ultrassonografia negativa ou não diagnóstica de apendicite na gravidez.[46] O debate é então para uma técnica laparotômica ou laparoscópica. O argumento para a apendicectomia convencional é que a abordagem laparoscópica expõe o feto a riscos de pneumoperitônio e a colocação de trocarte sem o benefício de uma incisão significativamente menor. A técnica laparoscópica permite o exame de uma porção maior do abdome com menor manipulação uterina e permite localizar o apêndice à medida que é empurrado para o quadrante superior direito pelo aumento do útero.

As diretrizes SAGES para o uso de laparoscopia durante a gravidez atualmente afirmam que a apendicectomia laparoscópica pode ser realizada com segurança em pacientes grávidas com apendicite aguda e classificam os dados que apoiam essa posição como moderadamente forte, mas reconhecem que os dados que o suportam como o procedimento de escolha como fracos.[23]

A preponderância de estudos demonstra que a apendicectomia videolaparoscópica é segura e eficaz, com baixas taxas de trabalho de parto prematuro e sem morte fetal. Concordamos que não há papel para o manejo não operatório da apendicite aguda não complicada em gestantes devido a uma maior taxa de peritonite, morte fetal, choque e tromboembolismo venoso em comparação com o tratamento cirúrgico. Evidências recentes para o uso de antibióticos apenas para o tratamento de apendicite aguda não foram estendidas à paciente grávida.

Por causa da preocupação e evidências fracas sugerindo que uma laparoscopia negativa para apendicite está associada ao desfecho fetal, o diagnóstico preciso de apendicite na gestante deve ser assegurado. Quando o diagnóstico permanece incerto com os achados clínicos e ultrassonográficos, a RM é a técnica complementar preferida para estabelecer um diagnóstico preciso. A TC pode ser usada quando a RM não está disponível, mas os riscos de exposição à radiação ionizante devem ser considerados.

A colocação do trocarte na paciente grávida é determinada pelo tamanho. A cavidade peritoneal é primeiro penetrada na linha média supraumbilical em pacientes operadas durante o primeiro trimestre de gravidez. Após o terceiro mês de gravidez, o trocarte é inserido progressivamente mais alto, cerca de 3 a 4 cm acima do fundo do útero, localizado por palpação. A Figura 72.3 mostra o posicionamento de rotina dos trocartes de trabalho e as linhas de deslocamento recomendadas em relação ao tamanho do útero.

A pseudo-obstrução do cólon ou síndrome de Ogilvie é uma obstrução ou íleo adinâmico, sem causa mecânica. De todos os casos de síndrome de Ogilvie, 10% ocorrem em pacientes no pós-parto. Caracteriza-se por distensão abdominal maciça com dilatação cecal. Embora a neostigmina seja uma terapia de primeira linha eficaz em pacientes não grávidas, sua segurança na gravidez é desconhecida. Pode ser utilizada com segurança no período pós-parto. A descompressão colonoscópica foi descrita em pacientes no pós-parto, com a laparotomia indicada apenas na suspeita de perfuração.

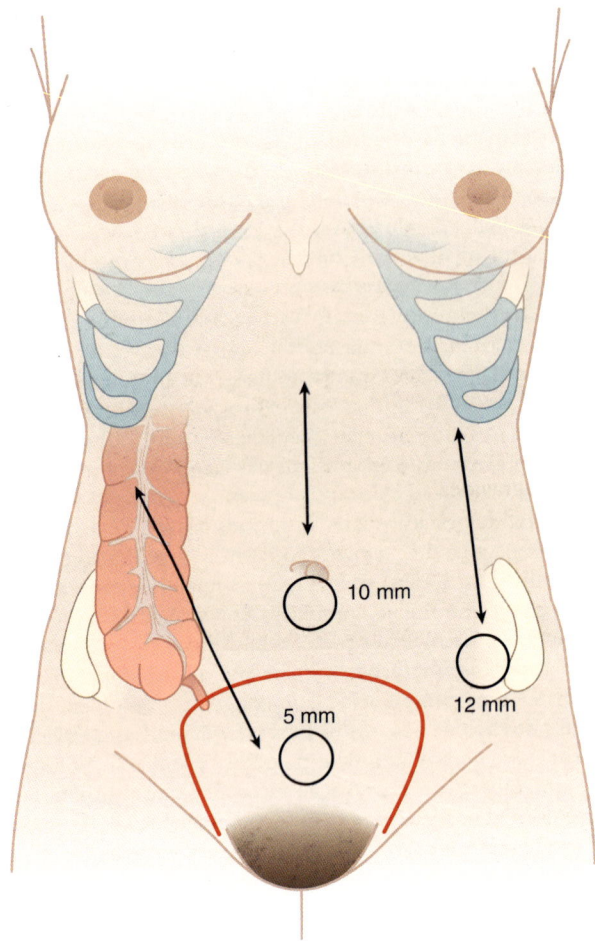

**Figura 72.3** Configuração de locais de trocarte laparoscópico para apendicectomia laparoscópica em várias fases da gravidez. (Adaptada de Moreno-Sanz C, Pascual-Pedreno A, Picazo-Yeste JS, et al. Laparoscopic appendectomy during pregnancy: between personal experiences and scientific evidence. *J Am Coll Surg*. 2007;205:37-42.)

### Doença vascular

Dos mais de 400 casos de aneurisma da artéria esplênica rota na literatura, aproximadamente 100 casos dessa doença durante a gravidez foram relatados, com apenas 12 casos de sobrevida materna e fetal.[47] A ruptura ocorreu durante o terceiro trimestre em dois terços dos casos e foi tipicamente diagnosticada erroneamente como ruptura esplênica ou ruptura uterina. A taxa de mortalidade materna foi de 75%, com mortalidade fetal de 95%. O aumento de pressões portais, alto fluxo da artéria esplênica causada por compressão aórtica distal e enfraquecimento progressivo da parede arterial são fatores contribuintes. A multiparidade pode aumentar o risco; 78% das pacientes com aneurismas da artéria esplênica rota estão em sua terceira gravidez. A sobrevida está provavelmente relacionada a uma ruptura em dois estágios, em que a bolsa omental tampona temporariamente o aneurisma hemorrágico.

Quando tratada eletivamente em pacientes não grávidas, a taxa de mortalidade é de apenas 0,5% a 1,3%. Quando o diagnóstico é feito em uma mulher em idade fértil ou em uma paciente grávida, o aneurisma da artéria esplênica de 2 cm ou mais é tratado eletivamente por causa do risco aumentado de ruptura durante a gravidez.[47]

...femoral aguda é seis vezes mais frequente ...vidas do que não grávidas. A gravidez pode ...o risco de trombose por vários fatores, incluindo ...ução mecânica da drenagem venosa pelo útero em crescimento, diminuição da atividade no final da gravidez e no momento do parto, lesão íntima por distensão vascular ou manipulação cirúrgica durante a cesariana e níveis anormais de fatores de coagulação (ver Seção "Alterações Fisiológicas da Gravidez"). Além disso, um amplo espectro de anormalidades patológicas, como a presença de anticorpos anticoagulantes lúpicos e deficiências de proteínas C e S, podem aumentar ainda mais o risco de doença trombótica. A proteína S serve como cofator para a proteína C ativada, que possui atividade anticoagulante. Portanto, uma deficiência de proteína S leva a complicações tromboembólicas espontâneas e recorrentes em adultas não grávidas. Mesmo em indivíduos normais, os níveis de proteína S são substancialmente reduzidos durante a gravidez.

O manejo da trombose venosa iliofemoral aguda durante a gravidez é controversa porque a terapia trombolítica apresenta riscos para o feto. O risco de tromboembolismo pulmonar com manipulação do coágulo durante a trombectomia seria catastrófica tanto para a paciente quanto para o feto. Técnicas descritas incluem a interrupção da veia cava inferior através de uma abordagem retroperitoneal direita ou interrupção da veia cava inferior pela passagem de um cateter de Fogarty através da veia femoral contralateral. A desvantagem da abordagem retroperitoneal é que uma dissecção extensa é necessária. As desvantagens do cateter de Fogarty são que o cateter ainda pode desalojar coágulos que se estenderam para a veia cava e que, uma vez que o cateter é removido, um filtro de veia cava inferior ainda deve ser colocado. No entanto, a técnica mais eficaz é o implante do filtro na veia cava inferior tanto pela veia jugular interna quanto veia femoral, guiado por ultrassonografia, seguido de trombectomia. Filtros de veia cava são implantados de maneira bem-sucedida em todos os trimestres da gravidez, porém mudanças na abordagem ou posicionamento da paciente (decúbito lateral esquerdo) para aliviar a compressão uterina da cava podem ser necessárias.[48] Ao contrário da paciente não grávida, os filtros da cava colocados na gravidez devem ser posicionados na veia cava suprarrenal para reduzir o risco de compressão ou erosão no útero em crescimento ou danos na cava ou no filtro durante as contrações.[49] A localização suprarrenal protege adicionalmente contra o trombo gerado nas veias ováricas dilatadas. O aumento do fluxo da cava nessa posição também pode melhorar a lise de coágulos presos no filtro. Há um risco hipotético de lesão renal se um filtro da cava suprarrenal ficar completamente obstruído, porém essa preocupação não foi confirmada na literatura.[50] Os médicos especialistas devem permanecer vigilantes através de acompanhamento próximo e remoção imediata do filtro quando não for mais clinicamente necessário.

## TRAUMA NA GRAVIDEZ

O trauma é a principal causa não obstétrica de mortalidade materna e ocorre em aproximadamente 5% das gestações. Os mecanismos de lesão mais comuns são decorrentes de quedas ou acidentes por veículos motorizados. Quando comparado com controles grávidas pareadas por idade, as gestantes que sofreram trauma tiveram maior incidência de aborto espontâneo, trabalho de parto prematuro, hemorragia materno-fetal, descolamento prematuro da placenta e ruptura uterina.[51] Vários estudos tentaram identificar fatores de risco que predizem a morbidade e a mortalidade na paciente grávida traumatizada. O escore de gravidade da lesão materna, o mecanismo de lesão e os achados físicos são incapazes de prever de modo adequado os desfechos adversos, como descolamento prematuro da placenta e perda fetal. Pacientes grávidas com graves lesões de cabeça, abdome e tórax ou nas extremidades inferiores têm alto risco de perda gestacional.[52] O envolvimento precoce de um obstetra disponível é importante para avaliar o bem-estar materno e fetal.

No tratamento da paciente grávida com trauma, o ponto crítico é que a reanimação do feto é realizada pela reanimação da mãe. Portanto, a avaliação inicial e o tratamento da paciente grávida com lesão são idênticos à da paciente não grávida com trauma. A avaliação rápida das vias respiratórias maternas, respiração e circulação, além de garantir vias respiratórias adequadas, evita hipoxia materna e fetal. Nas fases posteriores de gravidez, como descrito anteriormente, a compressão uterina da veia cava pode resultar em hipotensão devido ao retorno venoso diminuído; assim, a paciente grávida traumatizada precisa ser colocada em posição de decúbito lateral. Se houver suspeita de lesão medular, a paciente pode ser mantida em uma maca e depois inclinada para a esquerda.

O aumento do volume sanguíneo associado à gravidez possui implicações na paciente traumatizado. Sinais de perda de sangue, como taquicardia materna e hipotensão podem ser retardados até que a paciente perca quase 30% do seu volume sanguíneo. Como resultado, o feto pode desenvolver hipoperfusão muito antes da mãe manifestar quaisquer sinais. A reanimação hídrica precoce e rápida deve ser iniciada, mesmo na gestante normotensa.

Assim como ocorre na pesquisa primária, a pesquisa secundária prossegue em modo semelhante à da paciente não grávida. Atenção especial é dada ao exame abdominal. O útero permanece protegido pela pelve até aproximadamente 12 semanas de gestação e está relativamente bem protegido da lesão abdominal até então. À medida que o útero cresce, torna-se mais proeminente e mais vulnerável a lesões. A medição da altura do fundo do útero fornece uma rápida aproximação da idade gestacional. Com 20 semanas de gestação, está ao nível do umbigo e mede aproximadamente 1 cm por semana de gestação. A hemorragia intrauterina ou a ruptura uterina pode resultar em uma discrepância na mensuração. Um exame pélvico é realizado, se possível, por um obstetra, para avaliar a presença de hemorragia vaginal, membranas rompidas ou um períneo protuberante. O sangramento na vagina pode indicar descolamento prematuro da placenta, placenta prévia ou parto prematuro. A ruptura da membrana amniótica pode resultar em prolapso do cordão umbilical, que comprime os vasos umbilicais e compromete o fluxo sanguíneo fetal. Isso requer cesariana imediata. Se o líquido turvo branco ou esverdeado for visto do óstio do colo do útero ou períneo, a presença de líquido amniótico é confirmada pelo teste com papel de nitrazina, que indica o pH e muda de verde para azul.

O teste de Kleihauer-Betke para avaliação da transfusão feto-materna é útil após trauma materno e é solicitado nos estudos laboratoriais iniciais, que incluem tipagem e prova cruzada. Devido à sensibilidade do teste de Kleihauer-Betke, uma pequena quantidade de transfusão feto-materna pode não ser detectada. Portanto, todas as pacientes grávidas com trauma e Rh negativas são consideradas para a terapia com imunoglobulina anti-Rh (RhoGAM, do inglês *Rh immunoglobulin*).

A causa mais comum de morte fetal após trauma contuso é o descolamento prematuro da placenta. A desaceleração da frequência cardíaca fetal pode ser o primeiro sinal de descolamento. O útero precisa ser avaliado para contrações, ruptura e descolamento prematuro da placenta. O início precoce do monitoramento cardiotocográfico fetal alerta adequadamente para a deterioração na condição do feto. Como a sobrevivência fetal é muito mais impactada pela hemodinâmica materna, a identificação precoce e o tratamento imediato das lesões maternas são primordiais. Quando clinicamente indicados, os exames de raios X, TC e intervenção cirúrgica devem ser concluídos sem hesitação. Enquanto a sobrevivência da mãe sempre tem precedência, lesões no feto necessitando de acompanhamento adicional podem ser identificadas (Figura 72.4).

O trauma penetrante resulta em morte materna em menos de 5% dos casos. O trauma penetrante é principalmente causado por ferimentos de armas de fogo e feridas com arma branca. A incidência de lesão visceral com trauma penetrante durante a gravidez é de 16% a 38% em comparação com 80% a 90% em pacientes não grávidas.[53] A lesão fetal ocorre em até 70% dos casos, com uma taxa de 40% a 70% de morte fetal como resultado de lesão fetal ou trabalho de parto prematuro.[54] Vários fatores contribuem para a natureza das lesões. Armas de fogo produzem uma onda de choque transitória e cavitação, pois transmitem energia cinética aos tecidos do corpo. A densidade do tecido, como a densidade espessa do útero durante o início da gravidez, pode dissipar rapidamente a menor quantidade de energia cinética de um projétil de baixa velocidade, protegendo o feto de lesão significativa. Projéteis de alta velocidade podem produzir mais ferimentos graves à mãe e ao feto. À medida que a gravidez avança e o útero em crescimento desloca as vísceras abdominais, a localização da lesão torna-se crucial para determinar quais dos órgãos maternos estão lesionados e se o feto sofreu uma lesão direta. O manejo de lesões penetrantes durante a gravidez é semelhante para pacientes não grávidas. Deve ser individualizado, com envolvimento precoce de um obstetra. As opções de diagnóstico exploração cirúrgica, lavagem peritoneal diagnóstica, laparoscopia diagnóstica, TC, exploração local e observação. A cesariana de emergência pode ser indicada na parada cardíaca materna após 4 minutos de reanimação mal-sucedida, comprometimento fetal com mãe estável, se o feto tem idade gestacional viável, morte materna óbvia iminente ou quando o útero gravídico interfere na intervenção cirúrgica relacionada ao trauma. Além disso, a cesariana de emergência também pode melhorar as chances de sobrevida materna com a remoção da compressão aortocava e aumento do débito cardíaco. Taxas de sobrevida materna e fetal de até 72% e 45%, respectivamente, foram relatadas após a cesariana com mais de 25 semanas/idade gestacional. Nenhuma sobrevida fetal foi documentada quando as bulhas cardíacas fetais estavam ausentes antes do parto de emergência, mas uma chance de 75% de sobrevida fetal foi relatada quando as bulhas cardíacas fetais estavam presentes e a idade era de pelo menos 26 semanas.[55] A melhor chance de sobrevida fetal com um bebê intacto é quando a cesariana ocorre no período de cinco minutos de morte materna. Quatro minutos de reanimação seguidos de uma cesariana de 1 minuto oferece a melhor chance de sobrevida infantil. Em uma revisão de 61 bebês nascidos por cesariana *perimortem* entre 1900 e 1985, 70% das crianças que sobreviveram nasceram dentro de cinco minutos após a morte materna e todos os sobreviventes estavam neurologicamente intactos.[56]

## CONTROLE DA HEMORRAGIA GRAVE

Cirurgiões gerais e do trauma podem ser chamados para apoiar a equipe de obstetrícia em resposta a hemorragia grave ou ao planejar cirurgias obstétricas nesta população de pacientes de alto risco. A hemorragia obstétrica é a principal causa de morbidade e mortalidade materna em todo o mundo e vem aumentando em incidência nos EUA. A incidência crescente de placentação anormal, também conhecida como placenta mórbida aderente (MAP, do inglês *morbidly adherent placenta*) é considerada como a causa do aumento da mortalidade materna. A MAP descreve a penetração das vilosidades coriônicas e, em alguns casos, através da parede uterina, aumentando substancialmente o risco de hemorragia obstétrica maciça. Somente nos EUA, a incidência de MAP duplicou nos últimos 6 anos. A forma mais grave, a placenta percreta, na qual as vilosidades coriônicas penetram pela parede uterina e em órgãos adjacentes, aumentou cinquenta vezes nos últimos cinquenta anos. O resultado final é uma necessidade crescente de abordagens multidisciplinares para o controle da hemorragia materna.

### Controle mecânico da hemorragia

#### Ligadura cirúrgica

Os métodos tradicionais de controle da hemorragia intraoperatória incluem a ligadura da artéria hipogástrica, ligadura da artéria uterina e histerectomia rápida. A ligadura das artérias hipogástricas reduz teoricamente a pressão de pulso para o útero; no entanto, é bem-sucedido na redução da perda sanguínea na cirurgia, em menos de 50% dos casos. Além disso, a ligadura é ainda menos útil na MAP envolvendo a bexiga.[57] Esses achados díspares são provavelmente explicados pela persistência da circulação colateral proximal ao útero, que contribui para hemorragia retrógrada e sangramento venoso durante a cirurgia. O pinçamento aórtico temporário pode ajudar no controle da hemorragia quando a oclusão da artéria hipogástrica é insuficiente ou tecnicamente difícil de conseguir na presença do útero gravídico.

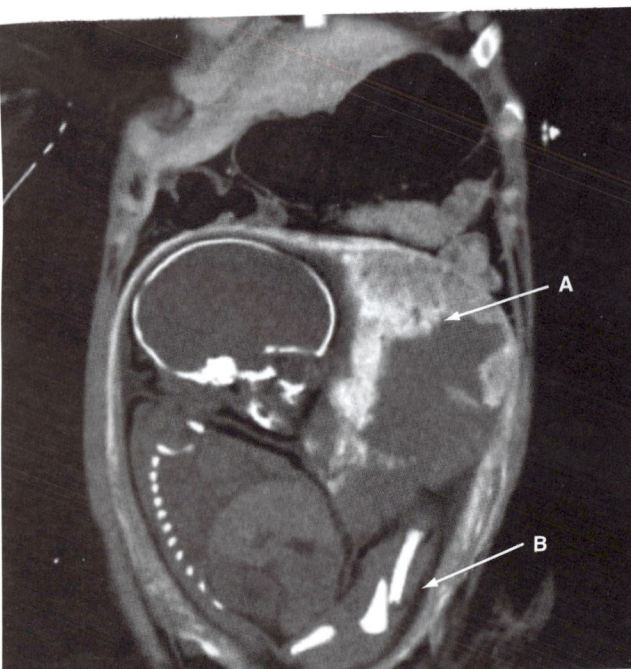

**Figura 72.4** Imagem de tomografia computadorizada (TC) em mulher de 23 anos de idade que está grávida de 33 semanas e que sofreu trauma abdominal contuso durante uma colisão de veículo motorizado. O descolamento de placenta (**A**) e a fratura de fêmur fetal (**B**) não foram detectados na ultrassonografia inicial, mas foram evidentes na TC. (De Romanowski KS, Struve I, McCracken B, et al. Fetal injuries and placental abruption detected on CT scan not observed on ultrasound, Paper #6. 45th Western Trauma Association Annual Meeting; Telluride, CO March 2, 2015, p 47.)

### Oclusão ressuscitativa por balão endovascular da aorta

A oclusão ressuscitativa por balão endovascular da aorta (REBOA, do inglês *resuscitative endovascular balloon occlusion of the aorta*) é uma técnica emergente e minimamente invasiva para controlar a hemorragia não compressível. Embora inicialmente desenvolvida para o tratamento da hemorragia traumática, a REBOA vem ganhando popularidade para o controle da hemorragia não traumática. Estudos iniciais sobre o uso de REBOA em hemorragia obstétrica indicam que a abordagem é bem-sucedida em diminuir a perda de sangue e salvar mães *in extremis* por ruptura uterina, descolamento prematuro da placenta e hemorragia descontrolada durante histerectomia cesariana para MAP.[58] Quando utilizada profilaticamente antes da cirurgia obstétrica de alto risco, a REBOA reduz a perda de sangue, melhora os desfechos maternos e diminui as taxas de histerectomia em comparação com as técnicas tradicionais de tamponamento uterino com balão (BT, do inglês *balloon tamponade*) e oclusão da artéria hipogástrica ou uterina.[58,59] Em comparação com as técnicas de oclusão da artéria uterina ou hipogástrica, a REBOA requer menos tempo para colocação e apenas a punção arterial unilateral, tornando-a útil em casos de emergência.[58] A inserção, posicionamento e inflação da REBOA podem ser concluídas em aproximadamente 2 a 3 minutos por um profissional treinado usando o cateter ER-REBOA, que é particularmente útil quando a perda de sangue placentário aproxima-se de 700 m$\ell$/min. A aplicação da REBOA na hemorragia obstétrica demonstrou volumes de transfusão mais baixos do que outras técnicas de oclusão, incluindo ligadura da artéria ilíaca interna, ligadura da artéria uterina ou oclusão transvaginal com balão intrauterino.[58] Além disso, o novo cateter ER-REBOA (Prytime Medical, Boerne, TX) é modificado para permitir o implante sem fluoroscopia, o que leva a pouca ou nenhuma exposição fetal à radiação.[60]

Posicionar um cateter REBOA em uma paciente grávida pode não ser simples. Medidas do cateter com base nos marcos anatômicos podem servir de base para o posicionamento do balão dentro da aorta; no entanto, o efeito de um abdome gravídico na acurácia desses pontos de referência externos não foi estabelecido. Diversos estudos examinaram a distância anatômica entre a artéria femoral e as zonas de ancoragem anatômicas descritas para a REBOA em homens e mulheres não grávidas, em todos os tamanhos e idades.[61] A distância alvo para a zona 1, supracelíaca, a colocação de REBOA foi de aproximadamente 46 cm em 99% da população, e a zona 3, aorta infrarrenal, foi de 28 cm para 95% da população, conservada em estudos nos EUA e na Europa. Essas relações devem ser verdadeiras durante a gravidez e podem fornecer um guia para colocação às cegas, com base no comprimento do cateter quando os marcos anatômicos externos podem não ser confiáveis. Se a imagem pré-operatória estiver disponível, as distâncias alvo podem ser mensuradas antecipadamente.[60] Se o abdome estiver aberto, o balão pode ser palpado dentro da aorta. O posicionamento guiado por imagem pode ser utilizado quando o tempo permitir. A confirmação da posição do cateter com raios X é rápida, fácil e limita a exposição do feto à radiação em comparação com o uso de fluoroscopia. Alguns desses métodos de posicionamento podem ser executados em uma sala de operação padrão com uma mesa padrão. A oclusão com balão guiada por fluoroscopia é uma técnica bem descrita na população obstétrica e é considerada representar pouco risco para o feto a partir da exposição à radiação de curta duração.[59,62,63] No intraoperatório, o cateter pode ser inflado, desinflado e reposicionado conforme necessário em todo o caso, sem a necessidade de mover a paciente ou obter imagem adicional, se for dada atenção à correlação das marcações do cateter com as medidas anatômicas no implante inicial.

Os riscos e limitações da REBOA ainda estão sendo descritos, e a incidência relativa de cada um ainda não é conhecida. A maioria dos dados publicados neste tópico descreve a aplicação de REBOA na população com trauma que consiste em grande parte de pacientes do gênero masculino com choque hemorrágico concomitante. Complicações potenciais da REBOA incluem aquelas relacionadas ao acesso arterial, posicionamento e inflação do balão, além de mudanças fisiológicas que resultam da inflação e deflação do dispositivo. Na literatura sobre trauma, as complicações do sítio de acesso são semelhantes às encontradas durante outras formas de punção arterial, mas podem ser graves, incluindo isquemia do membro exigindo amputação.[64,65] O mau posicionamento do balão em um vaso do ramo aórtico ou a migração para uma posição superior ou inferior dentro da aorta também foi descrita, algumas vezes resultando em ruptura arterial não controlada e morte.[64] Em modelos animais, a hipertensão proximal resultante da oclusão aórtica levou à insuficiência cardíaca aguda, edema cerebral e insuficiência respiratória.[66] Isquemia de órgãos distais durante a oclusão pode levar à insuficiência renal, isquemia intestinal e paralisia. Finalmente, a eliminação de metabólitos tóxicos após deflação do balão pode causar hipotensão rebote com colapso cardíaco.[67]

Essas complicações são descritas mais comumente após oclusão aórtica supracelíaca (zona 1) devido ao aumento da carga isquêmica conferida pela oclusão do fluxo sanguíneo nas vísceras abdominais e pelo aumento da pós-carga aórtica conferida pela oclusão mais proximal. A oclusão aórtica infrarrenal (zona 3) é menos comumente descrita na literatura de trauma, devido à ocorrência menos comum de lesão pélvica isolada, hemodinamicamente significativa. Assim, a incidência relativa dessas complicações na população obstétrica que quase exclusivamente é tratada com oclusão da zona 3 é desconhecida.

O uso de REBOA em obstetrícia introduz uma população de paciente diferente com outras comorbidades e um sítio anatômico distinto de oclusão aórtica do que as pacientes traumatizadas que constituem a maioria da literatura disponível. A capacidade de prever complicações para essa população da literatura disponível é, portanto, limitada. Em teoria, o risco de ruptura arterial pode ser aumentado devido ao menor tamanho do vaso. Embora haja uma escassez de literatura publicada documentando a REBOA em mulheres, em especial, houve uma ruptura aórtica relatada, em virtude de um diâmetro aórtico menor do que o esperado.[68] As complicações no sítio de acesso podem ser aumentadas também na população obstétrica devido ao menor diâmetro dos vasos, como ocorre nas artérias femorais comuns. Essa diferença anatômica e a hipercoagulabilidade da gravidez podem colocar as mulheres em maior risco de trombose arterial e isquemia do membro ipsilateral à medida que as artérias se fecham com a hemorragia e a bainha torna-se oclusiva. Seria, portanto, importante selecionar a menor bainha que acomodará o cateter REBOA disponível e tem um limiar baixo para arteriografia pós-procedimento. O monitoramento frequente de pulsos distais no membro ipsilateral deve ser mantido após a reperfusão e por 24 horas após a remoção da bainha. O Doppler contínuo pode ser um adjuvante útil para auxiliar na detecção precoce de complicações do acesso arterial.

Ao colocar REBOA profilaticamente, a pressão arterial proximal pode aumentar para níveis indesejáveis, aumentando o risco de insuficiência cardíaca ou acidente vascular cerebral. Este aumento suprafisiológico deve ser previsto pela equipe cirúrgica e comunicado ao anestesiologista, de modo que os vasodilatadores podem ser administrados para manter a normotensão. A ausência de choque preexistente pode melhorar a tolerância à isquemia e reduzir os riscos previstos de lesão por isquemia-reperfusão. Extrapolando da literatura de trauma, a oclusão da zona 1 é tolerada por minutos, não horas, e a falência multissistêmica de órgãos e morte foram relatadas após longo tempo de insuflação.[65] A oclusão da zona 3 é geralmente tolerada por mais tempo, com sobreviventes documentadas após várias horas de oclusão.

A robusta circulação colateral que existe no útero gravídico, particularmente no caso de MAP, pode levar ao controle da hemorragia incompleta apenas por oclusão proximal. O fluxo retrógrado e a hemorragia venosa podem resultar em litros de perda de sangue adicional apesar da oclusão aórtica, portanto, adjuvantes adicionais para o controle da hemorragia podem ser necessários. O potencial para complicações graves existe e os médicos que realizam o procedimento devem estar cientes desses riscos para melhorar o manejo da paciente e o processo de consentimento informado.

Os riscos do uso de REBOA podem ser reduzidos com experiência multidisciplinar, treinamento adequado e adesão a boas técnicas. Bainhas na artéria femoral comum, de baixo perfil e com 7-Fr de diâmetro implantadas com a orientação pela ultrassonografia têm menos complicações no local de acesso do que as bainhas maiores com 12-Fr.[69] Além disso, a trombose distal é rara com as bainhas de 7-Fr, e a isquemia de membros exigindo amputação não foi relatada. A REBOA requer um especialista dedicado para proteger contra a migração do cateter, realizar o manejo da inflação e deflação e monitorar o membro inferior ipsilateral para presença de isquemia.

Durante a inflação do balão, a equipe de anestesia deve trabalhar para compensar o aumento indesejado da pressão arterial e manter as pressões fisiológicas. As equipes cirúrgicas devem ter como objetivo o controle rápido da hemorragia para manter a duração da oclusão ao mínimo. Outros métodos usados para reduzir a isquemia incluem desinsuflação intermitente ou parcial do balão para permitir algum grau de perfusão distal e prolongar a duração tolerável do uso de REBOA. A equipe cirúrgica deve estar ciente de que a desinsuflação do balão está associada à rápida redistribuição do volume de sangue circulante e a eliminação de metabólitos isquêmicos, incluindo um bólus de potássio, que pode resultar em hipotensão rebote e instabilidade cardíaca.[67] A comunicação próxima com os anestesistas para cronometrar a administração de fluidos e medicamentos com insuflação e desinsuflação pode ajudar a manter a estabilidade hemodinâmica durante toda a cirurgia.

Há uma escassez de informações publicadas sobre manejo de balões intra-arteriais durante procedimentos obstétricos de alto risco. Alguns casos descrevem a lavagem da bainha ou cateteres, embora isso seja um princípio bem estabelecido de cirurgia vascular. Se a solução de lavagem deve conter heparina é ainda controverso quando esses cateteres são usados para controle de hemorragia. No intraoperatório, enquanto o cateter balão estiver dentro da aorta, há risco aumentado de trombose arterial ou tromboembolismo mesmo quando o balão não é insuflado. A hipercoagulabilidade da gravidez, a administração de fatores de coagulação, ácido tranexâmico, eritropoetina e outros pró-coagulantes podem aumentar este risco. É, portanto, prática dos autores administrar 30 m$\ell$ de heparina a 2% (duas unidades de heparina por 100 m$\ell$ de cristaloide) por via intra-arterial através da bainha e outros 30 m$\ell$ através do lúmen central do cateter REBOA a cada 10 minutos, enquanto monitora a tromboelastografia para garantir a ausência de coagulopatia sistêmica. Pós-procedimento, enquanto a bainha está no lugar e o cateter balão foi removido, a administração de fluido através da bainha pode ser usada no lugar da heparina para prevenir a trombose até que a bainha seja removida. A bainha deve ser removida assim que não for mais necessária, idealmente dentro de 24 horas após a colocação inicial.

### Tamponamento intrauterino com balão

Cirurgiões gerais e do trauma podem ser chamados para apoiar obstetras em caso de hemorragia pós-parto não controlada. A causa mais comum de hemorragia maciça após o parto é a atonia uterina; até 80% dos casos resultam de contração subótima do miométrio após a separação da placenta. Outras etiologias podem incluir retenção de placenta, ruptura uterina, trauma púbico, inversão uterina e coagulopatia. O manejo da hemorragia pós-parto aguda refratária ao tratamento médico pode exigir terapias invasivas já descritas, incluindo ligadura, oclusão ou embolização, compressão da sutura uterina ou, finalmente, histerectomia. Essas intervenções são altamente invasivas e intensas em recursos. O BT intrauterino ganhou popularidade como adjuvante minimamente invasivo com eficácia semelhante e com menos morbidade.[70,71] Vários tipos de balão são utilizados de forma eficaz, incluindo o balão de Bakri, cateter BT, cateteres de Foley, balão de Rusch, cateteres preservativos e a sonda de Sengstaken-Blakemore. O American College of Obstetricians and Gynecologists especificamente recomenda o balão de Bakri pós-parto devido ao modelo especialmente adaptado, que permite o manejo não operatório do sangramento intrauterino em casos de atonia uterina e outras causas de hemorragia pós-parto.[72,73] O balão de Bakri provou ser um meio de controle eficaz da hemorragia pós-parto, com taxas de sucesso que variam de 57% após a cesariana a 100% após o parto vaginal.[70,73]

## Adjuvantes para hemorragia grave

### Recuperação sanguínea intraoperatória

O resgate de células tornou-se um componente importante do manejo da hemorragia operatória de pacientes de alto risco. No entanto, existem importantes limitações do salvamento de células a serem consideradas quando se trata da paciente grávida. O resgate de células só pode utilizar o sangue coletado no recipiente, deve ter um mínimo de 500 m$\ell$ de sangue antes que as células possam ser lavadas, e retornar no máximo 50% do volume sanguíneo lavado de volta à paciente. Esta técnica não permite fácil coleta de perda de sangue vaginal e, portanto, tem utilidade limitada em muitos casos de hemorragia obstétrica. Mistura de sangue fetal, líquido amniótico ou bactérias com sangue recuperado são contraindicações à transfusão autóloga. No entanto, o uso seguro do recuperador de células (ou *cell saver*) foi demonstrado em pacientes obstétricas, particularmente quando nenhuma gravidez futura é planejada. A presença de filtros de depleção de leucócitos e a lavagem das células pode reduzir a presença desses contaminantes e gerar um produto semelhante ao sangue materno com exceção de não eliminar totalmente a hemoglobina fetal.[74] A imunoglobulina anti-D, também conhecida como RhoGAM, é usada para prevenir a isoimunização e deve ser administrada a qualquer mãe Rh negativo que recebe sangue de resgate celular que pode conter hemoglobina fetal de um lactente Rh positivo. Apoio ao uso de salvamento celular na hemorragia obstetrícia é atualmente fornecido por 390 casos publicados em que o sangue contaminado com líquido amniótico foi lavado e readministrado sem complicação.[75]

### Técnicas de controle de danos

Uma vez que a hemostasia cirúrgica tenha sido maximizada, as técnicas de controle de danos, como tamponamento e fechamento abdominal temporário, podem ser úteis em casos de coagulação intravascular disseminada. A cirurgia de controle de danos na paciente grávida espelha os princípios e estratégias de manejo utilizadas na paciente não grávida. Evitar a manipulação excessiva do útero ao colocar os tampões ou compressas e fechamentos abdominais temporários podem reduzir o impacto no feto. O fechamento abdominal tardio pode levar à hipertensão intra-abdominal. O monitoramento fetal adicional pode ser necessário durante as tentativas de fechamento para detectar sinais de sofrimento fetal que podem resultar do aumento da pressão intra-abdominal. A cesariana pode ser considerada quando clinicamente apropriada para indicações maternas ou fetais.

## GRAVIDEZ APÓS CIRURGIA ABDOMINAL DE GRANDE PORTE

Não raramente, o cirurgião será questionado sobre a gravidez após o tratamento de doença cirúrgica. Cada caso deve ser individualizado. As condições podem ser divididas naquelas que envolvem doença benigna e aquelas que envolvem doença maligna.

### Doença benigna

Após a maioria dos procedimentos abdominais para doenças benignas, não há contraindicação para gravidez. Circunstâncias especiais incluem cirurgia bariátrica e colectomia total com anastomose da bolsa ileal-anal.

### Cirurgia bariátrica

A cirurgia bariátrica está rapidamente se tornando um dos procedimentos mais comuns realizados nos EUA. Com aproximadamente 160.000 mulheres submetidas à cirurgia para perda de peso em 2009, a gravidez após a cirurgia bariátrica é uma ocorrência comum. Há uma melhora nos resultados de fertilidade e gravidez após a cirurgia bariátrica.[76] Além disso, observa-se uma diminuição da incidência de complicações maternas em pacientes submetidas à cirurgia bariátrica, complicações particularmente relacionadas ao diabetes melito, distúrbios hipertensivos e macrossomia fetal em comparação com seus pares obesos mórbidos. Atualmente, o consenso de estudos apoia um atraso na gravidez planejada por até 2 anos após a cirurgia bariátrica. Os desfechos clínicos na saúde materna ou fetal não diferem se uma paciente realizou um procedimento com *bypass* gástrico em Y de Roux ou restritivo (p. ex., gastroplastia com banda vertical, banda gástrica com laparoscopia ajustável).[77] Recomendações atuais para mulheres que engravidam após a cirurgia bariátrica devem continuar com um multivitamínico pré-natal, vitamina B12, ferro e suplemento de folato. A suplementação proteica também pode ser necessária para pacientes que foram submetidas a operações de má absorção. Para pacientes submetidas à colocação de banda gástrica ajustável, a desinsuflação da banda é recomendada para auxiliar na nutrição ideal.

### Anastomose da bolsa ileal – anal

A colite ulcerosa pode ser uma doença debilitante que pode eventualmente necessitar de uma colectomia total com uma anastomose da bolsa ileal-anal. Os desfechos a longo prazo da gravidez após este procedimento foram geralmente positivos. Em um estudo com 37 mulheres que engravidaram antes e após a anastomose da bolsa ileal-anal, não foram observadas diferenças no peso ao nascer, duração do trabalho de parto, complicações e cesarianas não planejadas.[78] Outro estudo comparando pacientes que foram submetidas à cesariana *versus* parto vaginal após a anastomose da bolsa ileal-anal demonstrou que pacientes que realizaram o parto vaginal têm uma incidência significativamente maior de defeito do esfíncter anterior (13% *vs.* 50%) e pior qualidade de vida avaliada pelo método *time trade-off*.[79]

### Doença maligna

Esta discussão será limitada ao câncer de mama, pois ocorre mais frequentemente em mulheres em idade reprodutiva em comparação com a maioria das doenças oncológicas tratadas pelo cirurgião geral ou oncologista cirúrgico. As questões sobre as quais as pacientes precisarão de aconselhamento são as seguintes: (1) manutenção da fertilidade; (2) o impacto da gravidez na progressão da doença e sobrevida; (3) o momento da gravidez em relação ao diagnóstico de câncer de mama; e (4) desfecho da gravidez.

O câncer de mama geralmente afeta mulheres em idade reprodutiva. Embora o tratamento seja eficaz, a quimioterapia citotóxica causa depleção da reserva ovariana, enquanto a quimioterapia hormonal requer um atraso na gravidez, resultando em potencial infertilidade em alguns pacientes, apesar da manutenção da fertilidade normal em outras. No diagnóstico de câncer de mama em pacientes em idade reprodutiva que estão interessadas em ter filhos após o tratamento, o cirurgião ou o médico oncologista pode considerar o encaminhamento para um especialista em fertilidade para explorar os métodos de preservação da fertilidade. O método mais bem estabelecido de preservação da fertilidade é a criopreservação de embriões, que envolve estimulação ovariana para recuperar oócitos para fertilização *in vitro* antes do congelamento; esta continua a ser a opção mais conhecida para preservação da fertilidade em mulheres com câncer de mama em estágio inicial, cujo risco de fertilidade pode ser comprometido pela quimioterapia adjuvante. No entanto, pouco se sabe sobre o impacto, se houver, da estimulação ovariana na progressão da doença.

Estudos demonstraram que a gravidez é mais provável de ocorrer em pacientes com sobrevida prolongada e sem evidência de recidiva da doença. Além disso, não há evidência de um efeito negativo da gravidez sobre a taxa de recorrência e sobrevida em pacientes tratadas para câncer de mama. Isso inclui aquelas que tiveram uma mastectomia, bem como a terapia conservadora da mama. A sobrevida foi baseada no estágio inicial e não afetada pelo *status* do receptor hormonal ou gravidez.[80]

O tempo para a gravidez varia de acordo com o protocolo de tratamento e reavaliação para doença recorrente. Alguns recomendam que as mulheres esperem 2 anos a partir do momento do diagnóstico, mas isso é controverso. O estudo de base populacional de Ives e colaboradores[80] não apoia a atual recomendação médica, considerando mulheres na pré-menopausa com diagnóstico de câncer de mama, de esperar 2 anos antes de tentar a concepção. Concluiu-se que, embora esta recomendação possa ser válida para mulheres que estão recebendo tratamento ou têm doença no momento do diagnóstico, assim como para mulheres com doença localizada, a concepção precoce, 6 meses após a conclusão do tratamento, provavelmente não reduzirá a sobrevida. A ocorrência de trabalho de parto prematuro ou aborto é semelhante em pacientes com diagnóstico prévio de câncer de mama em comparação com aquelas sem história prévia da doença.

## RESUMO

Pacientes grávidas são suscetíveis às mesmas doenças cirúrgicas que pacientes não grávidas de idade semelhante. Alterações fisiológicas maternas, assim como o aumento do útero, podem resultar em apresentação atípica de doenças cirúrgicas ou os sintomas podem ser atribuídos à gravidez normal. O diagnóstico e o tratamento tardios de doenças cirúrgicas na gravidez representam um risco maior para o bem-estar materno e fetal do que os riscos da anestesia ou intervenção cirúrgica. A consulta antecipada com o obstetra, especialista em medicina materno-fetal e o perinatologista pode garantir resultados ótimos e evitar armadilhas. A laparoscopia está se tornando cada vez mais aceita na paciente gestante, e os avanços futuros devem torná-la ainda mais segura para essas mulheres. A prevenção do trabalho de parto prematuro precisa ser individualizada, considerando a idade gestacional da paciente e o processo patológico subjacente.

# 73

# Cirurgia Fetal

*Payam Saadai, Shinjiro Hirose, Diana L. Farmer*

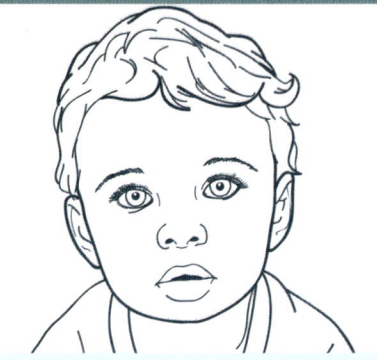

## VISÃO GERAL DO CAPÍTULO

**Nascimento de uma nova especialidade cirúrgica**
**Considerações fisiopatológicas pré-natais e fundamentação**
  O que levou ao sucesso da cirurgia fetal aberta?
**Considerações maternas e morbidade**
**Cirurgia fetal por sistemas**
  Sistema neurológico
  Pescoço/Tórax
  Coração

Síndrome de transfusão feto-fetal
Abdome
Geniturinário
**Novas terapias e direções futuras em medicina e cirurgia fetal**
  Transplante de células-tronco no útero
  Engenharia de tecidos fetais
  Terapia genética no útero
  Placenta artificial

## NASCIMENTO DE UMA NOVA ESPECIALIDADE CIRÚRGICA

Não muito tempo atrás, a ideia de um cirurgião operando um feto humano dentro do útero era considerada radical e herética pela comunidade médica. Pioneiros e discípulos do campo emergente da cirurgia fetal enfrentaram inúmeros obstáculos, entre os quais a acusação de que seria antiético violar a santidade do útero. No entanto, os cientistas cirurgiões persistiram, com preparações laboriosas, uso de modelos rigorosos com animais de grande porte e discussões multidisciplinares francas. Atualmente, 30 anos após a primeira intervenção fetal humana, a cirurgia fetal é o padrão de cuidado de muitas condições congênitas.

A primeira intervenção cirúrgica fetal aberta foi realizada em 1981 pelo Dr. Michael Harrison na Universidade da Califórnia, São Francisco, em um feto com uropatia obstrutiva.[1] Antes desse evento marcante, os procedimentos intrauterinos eram limitados às intervenções diagnósticas, como amniocentese ou tratamentos percutâneos limitados, como a transfusão intrauterina para eritroblastose fetal (fator Rh).[2] O primeiro implante bem-sucedido de um *shunt* (derivação) vesicoamniótico fetal pelo Dr. Harrison e sua equipe provou que os cirurgiões poderiam realizar com sucesso e segurança uma operação em uma mãe grávida e manter a gestação. Embora o primeiro paciente fetal infelizmente tenha morrido logo após o nascimento, a segunda operação foi bem-sucedida tanto para a mãe quanto para o feto, e esse segundo paciente fetal agora é um jovem em sua quarta década de vida.

A cirurgia fetal é singular, pois há dois pacientes em cada intervenção. Como no transplante de doador vivo relacionado, uma paciente é submetida a um procedimento cirúrgico com risco de vida sem nenhum benefício para si mesma. As considerações éticas da mulher grávida como uma "espectadora inocente" são complicadas, e as apostas são altas. A segurança materna foi, e continua sendo, primordial no desenvolvimento da cirurgia fetal como disciplina. Além disso, a morbidade materna no momento da cirurgia fetal e para futuras gestações é uma das considerações mais importantes que precisam ser ponderadas em relação aos potenciais benefícios para o feto. Para abordar a segurança materna, os aspectos técnicos da cirurgia fetal – abrir o útero gravídico sem hemorragia materna, manter o relaxamento uterino, fechar a histerotomia de maneira estanque e limitar o trabalho de parto prematuro pós-operatório – foram todos desenvolvidos em modelos animais rigorosos. Cada passo no desenvolvimento desta disciplina foi um desafio e uma oportunidade de inovação, e foi no desenvolvimento de técnicas cirúrgicas fetais abertas que a verdadeira inovação ocorreu. Por meio da colaboração multidisciplinar com neonatologistas, perinatologistas, radiologistas e anestesiologistas, a inovação com parceiros biomédicos e um exército de residentes cirúrgicos brilhantes, a visão amplamente sem financiamento da cirurgia fetal aberta tornou-se realidade. Nas décadas seguintes, as técnicas de cirurgia fetal evoluíram e o desenvolvimento da cirurgia fetal acompanhou o surgimento de outros procedimentos minimamente invasivos em uma tentativa constante de equilibrar o benefício para o feto com os riscos para a mãe grávida.

A cirurgia fetal é hoje o padrão de tratamento para várias condições, como a síndrome de transfusão feto-fetal (STFF)[3] avançada e alguns casos de mielomeningocele (MMC).[4] À medida que a segurança para mulheres e fetos melhora e as técnicas evoluem, mais indicações surgirão, sem dúvida.

Embora tenham ocorrido milhares de procedimentos fetais até o momento, existem poucas mortes maternas conhecidas em todo o mundo que são remotamente relacionadas ao procedimento fetal.[5] Este é um registro de segurança notável e um crédito para o desenvolvimento lento e cuidadoso da área. Notavelmente, a existência da cirurgia fetal se deve em grande parte à extraordinária bravura de muitas mulheres que se dispuseram a empreender algo novo e desconhecido para melhorar o prognóstico de seu futuro filho.

## CONSIDERAÇÕES FISIOPATOLÓGICAS PRÉ-NATAIS E FUNDAMENTAÇÃO

A fundamentação inicial para a cirurgia fetal baseava-se no conceito de que simples defeitos anatômicos no útero poderiam levar a consequências desastrosas na vida pós-natal. A hipótese era de que, se alguém pudesse reverter ou reparar a anatomia, a fisiologia também se normalizaria ao nascimento. Acontece que isso não é tão simples quanto originalmente postulado, pois reparos anatômicos simples se tornaram mais complicados na prática, com acesso fetal e fechamento uterino sendo um obstáculo crucial. O conceito abrangente de que a segurança materna é primordial está incluído na justificativa original para a cirurgia fetal. Originalmente, as intervenções fetais eram realizadas apenas para condições uniformemente letais, pois se pensava que salvar o feto era benéfico o suficiente para justificar os riscos cirúrgicos para a mãe. Uma vez que as técnicas de acesso fetal foram padronizadas, procedimentos abertos, fetoscópicos ou baseados em agulha foram desenvolvidos com base na anatomia e na fisiologia subsequente de cada anomalia (Boxe 73.1).

### O que levou ao sucesso da cirurgia fetal aberta?

Ao longo dos anos, as técnicas cirúrgicas abertas foram revistas e outros procedimentos cirúrgicos minimamente invasivos foram desenvolvidos na tentativa constante de equilibrar o benefício para o feto com a morbidade para a mãe. O advento de uma tecnologia disruptiva – a ultrassonografia – introduziu um método único para observar o feto em desenvolvimento de forma não invasiva. Foi necessário o uso generalizado da ultrassonografia fetal para delinear radiograficamente o desenvolvimento fetal normal e, posteriormente, documentar as variantes anômalas. Graças à ultrassonografia pré-natal, aprendemos que um feto pode desenvolver sintomas ou complicações que se resolvem espontaneamente sem nenhum efeito negativo, enquanto outros achados são indicativos de distúrbios de desenvolvimento mais graves. Assim, tornou-se importante testar a hipótese de que a correção do defeito antes do nascimento pode alterar a fisiopatologia do desenvolvimento fetal. O trabalho para investigar o efeito da intervenção cirúrgica no desenvolvimento fetal foi realizado em muitos modelos animais, mas com mais sucesso no modelo fetal ovino graças à resistência específica da ovelha ao trabalho de parto prematuro e aborto espontâneo.[6] Esse modelo permite múltiplas intervenções fetais sem a perda da gravidez nem a necessidade de tocólise sofisticada. Sem investigação científica rigorosa em vários modelos animais, incluindo cordeiros, roedores e primatas, a transição para a cirurgia fetal humana não teria sido segura, nem bem-sucedida.

## CONSIDERAÇÕES MATERNAS E MORBIDADE

Ao contrário da maioria das operações, a cirurgia fetal, por definição, envolve dois pacientes submetidos à cirurgia simultaneamente. Os riscos e benefícios entre a mãe e o feto devem ser rigorosamente avaliados, e os benefícios para o feto devem justificar o risco para a mãe, que não tem nenhum benefício médico com a cirurgia. Além disso, as mães devem estar em condições de saúde razoáveis para serem submetidas à cirurgia fetal. Especificamente para a cirurgia fetal aberta, as mães não devem ter comorbidades importantes ou contraindicações para a cirurgia. Os riscos maternos da cirurgia fetal incluem: sangramento, corioamnionite, descolamento prematuro da placenta, ruptura prematura de membranas pré-termo (RPMPT), trabalho de parto prematuro e parto prematuro.[7] Além disso, as mães submetidas à cirurgia fetal aberta estão sujeitas a uma histerotomia semelhante a uma cesariana clássica, em vez do método de incisão uterina transversal baixa que é preferido nas cesarianas modernas. Em virtude dessa histerotomia, uma mulher submetida a cirurgia fetal aberta tem maior risco de deiscência uterina e ruptura uterina não apenas na atual, mas também em todas as gestações futuras.[8] Uma revisão do protocolo pela North American Fetal Therapy Network (NAFTNet) demonstrou uma taxa de ruptura uterina de 9,6% em uma gravidez subsequente após correção prévia de MMC aberta.[9] Embora esses resultados sejam semelhantes às taxas de cesariana clássica, eles não são menos preocupantes para cirurgiões fetais. Em razão dos riscos maternos significativos, novas técnicas de correção fetoscópica minimamente invasiva da MMC estão sendo desenvolvidas e estudadas. Atualmente, a abordagem fetoscópica de reparo da MMC é praticada por vários centros; a única potencial desvantagem da abordagem fetoscópica é que ela pode não permitir o fechamento impermeável do defeito tão bem quanto a abordagem cirúrgica aberta.[7] Resta saber se a técnica fetoscópica pode ser aprimorada para permitir os mesmos desenvolvimentos no feto da cirurgia fetal aberta, considerando, também, que as abordagens cirúrgicas devem ser reotimizadas em cada inovação de tratamento emergente.

Nos primórdios da cirurgia fetal, havia ênfase no desenvolvimento inicial de técnicas de acesso ao feto. Assim, inicialmente, um grampeador toracoabdominal padrão foi testado em primatas não humanos para poder abrir o útero gravídico evitando que a mãe sofresse hemorragia. No entanto, descobriu-se, mais tarde, que os grampos agiam de forma semelhante a um dispositivo intrauterino e os primatas não podiam engravidar novamente. Para resolver o problema da fertilidade, foi desenvolvido um grampeador absorvível exclusivo (em parceria com a Ethicon® – nenhuma patente foi registrada). Uma pesquisa recente de mães que foram submetidas à cirurgia fetal e tiveram gestações subsequentes não demonstrou diferença na fertilidade após cirurgia fetal em comparação com as taxas pré-cirurgia fetal.[10] Em virtude dessas outras considerações maternas, incluindo uma taxa mais alta de trabalho de parto e partos prematuros em mães que fizeram cirurgia fetal, melhores resultados cirúrgicos para a mãe constituem uma parte ideal do padrão de cirurgia fetal e surgem tanto de inovações técnicas quanto de inovações médicas.

No geral, o calcanhar de Aquiles para cirurgia fetal foi e continua sendo o controle e prevenção do trabalho de parto prematuro. Até que a questão do nascimento prematuro após a cirurgia fetal seja

---

**Boxe 73.1** Condições favoráveis para intervenções fetais.

Mielomeningocele (MMC)
Síndrome de transfusão feto-fetal (STFF)
Sequência de perfusão arterial reversa em gêmeos (Sequência TRAP)
Hérnia diafragmática congênita (HDC)
Tumores que causam hidropisia:
    Teratoma sacrococcígeo (TSC)
    Malformação congênita das vias respiratórias pulmonares (MCVP)
    Teratoma cervical
Obstrução das vias respiratórias/síndrome da obstrução congênita das vias respiratórias superiores (SOVAS)
Síndrome da banda amniótica
Obstrução do trato urinário
Agenesia renal
Cardiopatia congênita
Anemia fetal

resolvida, a potencial adição de prematuridade ao diagnóstico subjacente do feto deve ser ponderada em relação a qualquer benefício potencial da intervenção pré-natal.

## CIRURGIA FETAL POR SISTEMAS

O que se segue é uma introdução às áreas ativas de intervenção fetal, classificada por sistema de órgãos. Deve-se observar que esta não pretende ser uma lista exaustiva de todos os processos patológicos que são passíveis de intervenção pré-natal, pois isso está além do propósito deste capítulo.

### Sistema neurológico

#### Mielomeningocele ou espinha bífida

Nos EUA, cerca de quatro crianças nascem diariamente com MMC, tornando-se um dos defeitos congênitos mais comuns resultando em paralisia.[11] A MMC é caracterizada pelo fechamento incompleto do tubo neural durante o desenvolvimento embrionário inicial, resultando em tecido neural exposto e consequente vazamento de líquido cerebrospinal. Os pacientes com MMC, dependendo do nível vertebral do defeito espinal, apresentam uma ampla gama de consequências clínicas ao longo da vida, que afetam vários sistemas de órgãos e podem levar a paralisia permanente, incontinência intestinal e vesical, deformidades musculoesqueléticas e deficiências cognitivas.[12] A consequência pós-natal mais imediata do fechamento incompleto do tubo neural é a hérnia do rombencéfalo (malformação de Arnold-Chiari II) e a hidrocefalia resultante. Antes da implantação da derivação ventriculoperitoneal, a hidrocefalia era a principal causa de mortalidade entre esses pacientes. Mesmo assim, o mau funcionamento do *shunt* e a infecção podem resultar em múltiplas revisões cirúrgicas futuras.

*Justificativa para cirurgia pré-natal.* O amplo espectro de déficits neurológicos da MMC pode ser explicado por uma "hipótese de dois golpes" (ou dois fatores) de lesão. O conceito explica o primeiro "golpe" como a anomalia embrionária do próprio placódio neural, resultando em uma medula espinal aberta. Presume-se que isso seja causado por uma variedade de fatores genéticos e ambientais complexos. Além disso, o vazamento de líquido cerebrospinal do defeito espinal resulta em hérnia do rombencéfalo e hidrocefalia. O segundo "golpe" ocorre por lesão adquirida nos elementos neurais expostos devido a trauma mecânico da parede uterina, bem como trauma químico por toxicidade do líquido amniótico.[13] Esta hipótese foi apoiada por achados pré-natais de fetos com MMC que apresentaram piora da função neurológica distal em ultrassonografias seriadas.[14] Logicamente, o tratamento ideal para a MMC seria evitar que ocorra o primeiro golpe. A fim de alcançar a neurulação adequada, a suplementação vitamínica com ácido fólico, que é conhecida por prevenir defeitos do tubo neural, atualmente é administrada rotineiramente em pré-natais durante a gravidez. No entanto, a suplementação com ácido fólico não elimina completamente a incidência de espinha bífida e as crianças ainda nascem com esse defeito devastador, provavelmente devido a outros fatores. Portanto, a significativa morbidade persistente da MMC, ao longo da vida, inspirou os cirurgiões a fechar o defeito da medula espinal antes do nascimento para proteger os elementos neurais do trauma secundário.

*Reparo fetal aberto da MMC e o estudo do MOMS.* A correção fetal atual da MMC consiste em laparotomia materna, histerotomia uterina e fechamento estanque do defeito espinal. O reparo é direcionado para meados do segundo trimestre, tarde o suficiente para permitir o reparo pré-natal técnico, mas cedo o suficiente para mitigar os danos causados pelo segundo golpe *in utero*. Os primeiros relatos compararam a correção fetal com os controles pós-natais históricos e encontraram a reversão da hérnia do rombencéfalo e uma diminuição da necessidade de derivação ventriculoperitoneal com o reparo fetal. Apesar desses resultados iniciais promissores, outros estudos realizados em uma única instituição mostraram resultados mistos em relação aos desfechos neurológicos nesses pacientes tratados no pré-natal. Com benefício incerto para a criança e risco substancial potencial para a mãe, um estudo mais rigoroso era necessário para provar o benefício da cirurgia fetal sobre o reparo pós-natal.

Em 2003, a Universidade da Califórnia, São Francisco, o Children's Hospital of Philadelphia, a Universidade de Vanderbilt e a Universidade George Washington colaboraram com o National Institutes of Health para realizar um estudo randomizado e controlado comparando o reparo de MMC fetal *versus* pós-natal. Este estudo de referência, o Management of Myelomeningocele (MOMS),[4] randomizou pacientes para o reparo fetal aberto da MMC ou reparo após o parto com base em critérios rigorosos de inclusão e exclusão (Tabela 73.1). O estudo demonstrou que o fechamento pré-natal do defeito de fato melhora a morbidade associada à espinha bífida, melhorando a função neurológica distal e diminuindo a hérnia do rombencéfalo e a necessidade de derivação do líquido cerebrospinal. Na verdade, o estudo provou que o reparo pré-natal foi muito mais eficaz do que o reparo pós-natal, de modo que o comitê de monitoramento de segurança interrompeu a meta planejada de 200 pacientes em 183 pacientes.

Os desfechos primários do estudo MOMS foram morte fetal ou neonatal, ou a necessidade de derivação ventriculoperitoneal aos 12 meses de idade. Não houve óbitos maternos, mas foram observados dois óbitos perinatais em cada grupo. A necessidade de derivação ventriculoperitoneal nos grupos de cirurgia pré-natal e pós-natal aos 12 meses de idade foi de 68 e 98%, respectivamente ($P < 0,001$). A colocação real de *shunt* foi de 40% no grupo pré-natal e 82% no grupo pós-natal ($P < 0,001$). Além disso, o estudo MOMS relatou melhora funcional e neurológica significativa aos 30 meses de idade no grupo de cirurgia pré-natal ($P = 0,007$). O grupo de cirurgia pré-natal teve inúmeros outros benefícios nas análises *post-hoc*. O mais notável incluiu a melhora da capacidade de andar sem dispositivos ou órteses no grupo de cirurgia pré-natal (42 *vs.* 21%, $P = 0,01$) e diminuição da hérnia do rombencéfalo aos 12 meses no grupo de cirurgia pré-natal (64% *vs.* 96%, $P < 0,001$). Além disso, embora o grupo de cirurgia pré-natal tenha apresentado níveis de lesão anatômica mais graves, esse grupo apresentou melhora da função motora quando comparado com o grupo de cirurgia pós-natal. A morbidade materna significativa relacionada à cirurgia pré-natal incluiu deiscência uterina, oligoidrâmnio, descolamento prematuro de placenta, ruptura espontânea de membranas e separação corioamniótica. Os pesquisadores do estudo continuam acompanhando os desfechos a longo prazo dessas crianças, avaliando os efeitos duradouros que a cirurgia pré-natal tem no desenvolvimento motor e neurológico e na continência intestinal e vesical.

Em resumo, o reparo pré-natal da MMC contribui para melhores resultados em crianças com redução da hérnia do rombencéfalo e melhores resultados motores. Os resultados do estudo MOMS são um dos marcos mais importantes no sucesso clínico da cirurgia fetal, pois demonstrou eficácia no tratamento de uma condição não letal. Mais pesquisas e técnicas aprimoradas continuam sendo investigadas para minimizar os riscos tanto para o feto quanto para a mãe, bem como para melhorar ainda mais os resultados neurológicos do reparo fetal.

| Tabela 73.1 Critérios de inclusão e exclusão completos para o manejo do estudo da mielomeningocele.[4] | |
|---|---|
| **Critérios de inclusão** | **Critérios de exclusão** |
| 1. Gravidez única<br>2. Lesão por MMC entre T1 e S1 com herniação do rombencéfalo<br>3. Cariótipo normal<br>4. Idade materna de 18 anos ou mais<br>5. Idade gestacional na randomização de 19,0 a 25,9 semanas | 1. Não residente dos EUA<br>2. Diabetes insulino-dependente pré-gestacional<br>3. Anomalia fetal não relacionada à MMC<br>4. Cifose no feto de 30° ou mais<br>5. Cerclagem atual ou planejada ou histórico documentado de colo do útero incompetente<br>6. Risco de parto prematuro (colo do útero curto)<br>7. Descolamento prematuro da placenta ou placenta prévia<br>8. IMC ≥ 35<br>9. Parto espontâneo anterior antes de 37 semanas de gestação<br>10. Isoimunização Rh materno-fetal, sensibilização Kell ou trombocitopenia aloimune neonatal<br>11. HIV materno ou *status* de hepatite B positivo<br>12. Positividade conhecida para hepatite B<br>13. Anomalia uterina, como miomas grandes ou múltiplos ou anormalidade do ducto mülleriano (ou paramesonéfrico)<br>14. Outras condições médicas maternas, que são uma contraindicação à cirurgia ou anestesia geral<br>15. A paciente não tem uma pessoa de apoio<br>16. Incapacidade de cumprir os requisitos de viagem e acompanhamento<br>17. A paciente não atende a outros critérios psicossociais para lidar com as implicações do estudo<br>18. Participação em outro estudo de intervenção que influencie a morbidade e mortalidade materna e fetal ou participação neste estudo em uma gravidez anterior<br>19. Hipertensão materna, que aumentaria o risco de pré-eclâmpsia ou parto prematuro |

HIV, vírus da imunodeficiência humana; *IMC*, índice de massa corporal; *MMC*, mielomeningocele. (Adaptada de Adzick NS, Thom EA, Spong CY, et al. A randomized trial of prenatal *versus* postnatal repair of myelomeningocele. *N Engl J Med*. 2011; 364:993-1004.)

### Teratoma sacrococcígeo

O teratoma sacrococcígeo (TSC) é uma das formas mais comuns de tumores congênitos, com incidência estimada de 1:35.000 nascimentos.[15] Os desfechos a longo prazo para bebês com TSC geralmente são excelentes. No entanto, os TSCs identificados no pré-natal podem crescer até um tamanho imenso em relação ao feto e podem causar insuficiência cardíaca de alto débito e hidropisia não imune por meio de *shunt* vascular. Em virtude do desenvolvimento de hidropisia, a taxa de mortalidade para TSCs identificados no pré-natal se aproxima a 50%.[16] Além disso, os TSCs podem apresentar hemorragia interna ou externa, resultando em anemia fetal, hipovolemia e morte fetal intrauterina. Outras complicações fetais de um grande TSC são trabalho de parto prematuro e distocia. Um parto traumático pode resultar em ruptura do tumor, hemorragia e morte neonatal.

*Justificativa para a terapia pré-natal.* O feto com TSC extenso tem alto risco de mortalidade, principalmente quando associado à hidropisia fetal não imune. Neste grupo seleto de fetos com TSC, as intervenções fetais incluem ressecção fetal aberta, ablação por radiofrequência e tratamento extraútero intraparto (EXIT, do inglês *ex utero intrapartum treatment*) para ressecção. Os resultados da intervenção fetal são mistos, com sobrevida variando de 38% a 75%.[17,18] A sobrevida em pacientes hidrópicos com TSC não submetidos à intervenção fetal é provavelmente inferior a 10%. A abordagem mais comum para a ressecção fetal de um TSC é uma histerotomia materna com ressecção ou redução do volume do tumor. A descompressão de um grande TSC cístico pode ser indicada imediatamente antes do parto para prevenir distocia ou para facilitar a cesariana. A redução do volume tumoral (ou *debulking*) usando técnicas de coagulação percutânea, como ablação por radiofrequência ou coagulação a *laser* para diminuir o *shunt* vascular, representa uma alternativa minimamente invasiva à ressecção aberta e é relatada com sucesso. No entanto, complicações a longo prazo são observadas em sobreviventes em virtude da lesão de estruturas adjacentes, o que requer um melhor entendimento da aplicação dessas técnicas para TSC.

## Pescoço/Tórax

### Teratoma cervical

As massas cervicais fetais são prontamente identificadas na ultrassonografia pré-natal e podem levar à compressão pré-natal da traqueia e do esôfago.[19] Essa obstrução pode resultar em polidrâmnio, trabalho de parto prematuro, defeitos craniofaciais e lesão de nervos cranianos.[20] Lesões altamente vasculares podem causar insuficiência cardíaca *in utero* com hidropisia fetal não imune. A maioria das massas cervicais fetais será composta por um teratoma cervical, malformações linfáticas (higroma cístico) ou outras malformações vasculares.[19] As massas cervicais raramente incluirão cistos tímicos ou neuroblastomas congênitos.

Uma vez que a presença de uma massa cervical tenha sido reconhecida por meio de ultrassonografia, a ressonância magnética (RM) fetal irá caracterizar melhor a massa, especificamente para distinguir uma lesão linfática de um teratoma. Essa diferenciação é importante, pois a presença de um teratoma cervical ou polidrâmnio aumenta o risco de uma via respiratória complicada, e essas gestações requerem vigilância atenta. Além disso, grandes massas que causam extensão significativa do pescoço requerem parto por cesariana, em razão do risco de distocia. Na presença de hidropisia fetal antes de 30 semanas de gestação, a ressecção fetal aberta pode ser considerada, pois uma massa cervical obstrutiva representa um risco significativo para o feto com quase 20% de risco de morte fetal intrauterina.[20] Após o parto, a proteção imediata das vias respiratórias é fundamental. Se isso não puder ser feito com rapidez suficiente, o neonato poderá morrer imediatamente em decorrência do comprometimento de uma via respiratória.

### Procedimento de tratamento extraútero intraparto

O procedimento EXIT é utilizado para estabilizar as vias respiratórias imediatamente antes do parto completo do feto.[21] Durante um procedimento EXIT para as vias respiratórias, o útero é exposto, e uma histerotomia é feita para liberar a cabeça e o pescoço do feto. A laringoscopia direta pode ser tentada para intubação endotraqueal. Os meios para estabelecer uma via respiratória podem ser escalados usando broncoscopia ou traqueostomia, se a laringoscopia não for bem-sucedida. Em casos de grandes lesões císticas, a descompressão do cisto pode facilitar o estabelecimento de uma via respiratória, aliviando qualquer compressão. Quando uma via respiratória ainda não pode ser obtida, a ressecção da massa, ainda em circulação uteroplacentária, pode ser necessária. Esta modificação do procedimento EXIT é denominada *EXIT para ressecção*. Uma vez que a massa foi ressecada e uma via respiratória foi estabelecida, o cordão umbilical é seccionado e o bebê nasce completamente.

É fundamental entender que um procedimento EXIT não é uma cesariana. Ao contrário de uma cesariana, a anestesia materna profunda é necessária durante um procedimento EXIT para manter o relaxamento uterino completo e preservar a circulação uteroplacentária para que o feto não sofra uma transição prematura da circulação fetal para a neonatal. Em uma cesariana, a contração do útero é ideal porque é hemostática; em um procedimento EXIT, a contração uterina é prejudicial ao feto e coloca a mãe em maior risco de hemorragia.

### Lesões congênitas do pulmão

Uma variedade de lesões patológicas nos pulmões é agrupada coletivamente como lesões pulmonares congênitas. Essas condições podem variar de cistos pulmonares assintomáticos relativamente pequenos a grandes massas pulmonares, que podem levar à morte fetal.[22] As mais comuns dessas lesões pulmonares congênitas incluem malformação congênita das vias respiratórias pulmonares, sequestro broncopulmonar e enfisema lobar congênito. Quando ocorre, a morte fetal é quase sempre devida ao desenvolvimento de hidropisia não imune. Assim como nos teratomas sacrococcígeos e cervicais, o desenvolvimento de hidropisia não imune é um forte indicador de pior desfecho fetal ou pós-natal. Os achados anormais do ecocardiograma fetal podem ser definidos por débito cardíaco aumentado ou diminuído, hipertrofia ventricular, dilatação da câmara atrial ou ventricular, cardiomegalia, regurgitação valvar significativa ou disfunção diastólica. A presença de placentomegalia (> 5 cm de espessura) também pode ser um indicador de morte fetal iminente.

Não existem critérios absolutos para intervenção fetal de lesões pulmonares congênitas. Em geral, a terapia fetal é reservada apenas para os casos mais graves marcados por alto risco de morte fetal ou pela expectativa de desconforto respiratório significativo ao nascimento. Lesões menores ou lesões maiores assintomáticas sem hidropisia podem ser seguidas de modo seguro com a ultrassonografia.

*Manejo do feto.* Lesões pulmonares congênitas selecionadas demonstraram rápida regressão e reversão da hidropisia após administração materna de esteroides.[23] Acredita-se que o mecanismo de ação esteja relacionado à melhora do desenvolvimento pulmonar fetal. Lesões macrocísticas extensas e sintomáticas podem ser passíveis de drenagem fetal minimamente invasiva. Tanto a aspiração de cisto guiada por ultrassom como a implantação de um *shunt* toracoamniótico são utilizadas com sucesso no manejo de lesões pulmonares congênitas. A aspiração do cisto pode reduzir rapidamente o volume da lesão, mas muitas vezes é apenas uma solução temporária, pois a reacumulação de líquido é comum. O uso de um *shunt* toracoamniótico pode reverter a hidropisia em pacientes com doença macrocística (Figura 73.1).[24] Infelizmente, o deslocamento do *shunt* após a colocação é comum e pode exigir um procedimento repetido se houver sinais de sofrimento fetal contínuo.

*Cirurgia fetal aberta para lesões pulmonares congênitas.* Raramente, a cirurgia fetal aberta pode ser indicada para lesões pulmonares congênitas selecionadas de morte fetal iminente. Em pacientes com mais de 30 semanas de gestação, EXIT ou EXIT para ressecção pode proporcionar uma transição mais estável da vida fetal para a pós-natal. É importante notar que, após o parto e a ventilação com pressão positiva, uma massa pulmonar congênita pode aumentar de tamanho, levando ao agravamento da compressão cardíaca e ao colapso cardiovascular.

### Hérnia diafragmática congênita

A hérnia diafragmática congênita (HDC) é uma lesão congênita relativamente comum com sobrevida estimada em cerca de 70% a 80%.[25] A HDC é diagnosticada pelo defeito característico no diafragma e pode levar à morte neonatal secundária a hipoplasia pulmonar e hipertensão pulmonar. Ao contrário da MMC e do TSC, que são defeitos mais frequentemente isolados, a HDC pode estar associada a uma variedade de anomalias, incluindo cardiopatia congênita e anormalidades cromossômicas. Essa associação contribui para a alta mortalidade dessa doença.

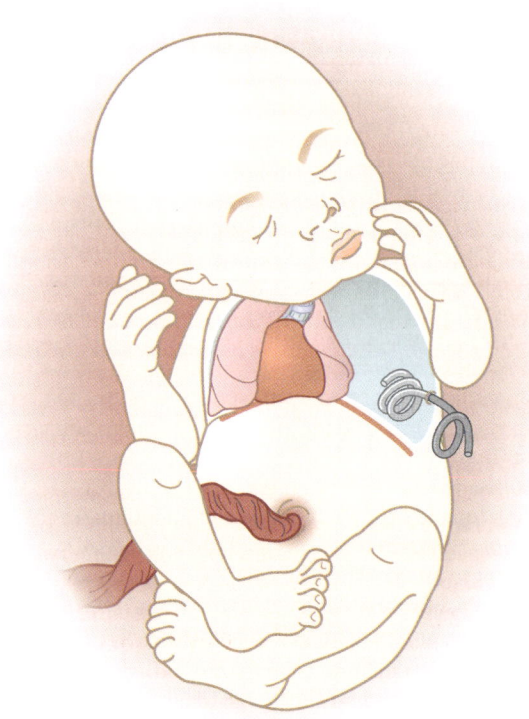

**Figura 73.1** *Shunt* (derivação) toracoamniótico.

A cirurgia fetal para corrigir o defeito diafragmático foi relatada pela primeira vez em 1990.[26] Outros estudos avaliando a cirurgia fetal aberta foram encontrados com resultados mistos.[27] Parecia que os fetos com os defeitos mais graves, que mais se beneficiavam da intervenção pré-natal, não sobreviviam à cirurgia pré-natal. Acreditava-se que isso se devia à torção da vascularização do fígado herniado com redução aguda do tórax para o abdome.

Desde então, o reparo fetal aberto foi abandonado em favor da oclusão traqueal (Figura 73.2).[28] Quando a traqueia fetal é obstruída, o líquido normalmente produzido pelo parênquima pulmonar fetal se acumula e leva à hiperplasia pulmonar. Como a hipoplasia pulmonar contribui em grande parte para a morbidade e mortalidade associadas à HDC, acredita-se que a oclusão traqueal melhore a hipoplasia pulmonar em pacientes selecionados com HDC. Após uma série de resultados promissores em pesquisas com animais, um estudo prospectivo randomizado de oclusão traqueal fetal foi iniciado nos EUA, mas nenhum benefício de sobrevida foi encontrado.[29] A oclusão traqueal fetal tem sido buscada de forma mais promissora na Europa, e os ensaios clínicos nos EUA estão em andamento.

## Coração

### Lesões cardíacas congênitas

A intervenção fetal para doença cardíaca congênita é um campo relativamente novo e em evolução na cirurgia fetal. Como o débito cardíaco fetal depende principalmente da circulação materna via placenta, em vez da circulação intrínseca do próprio feto, o objetivo da intervenção pré-natal é aumentar as chances de alcançar a circulação biventricular pós-natal e melhorar a progressão de lesões cardíacas graves com alta mortalidade. Espera-se que o resgate precoce da função ventricular e da circulação pulmonar melhore os desfechos pós-natais. Até o momento, o sucesso da intervenção cardíaca fetal tem sido limitado pelo número relativamente pequeno de pacientes elegíveis, pelo encaminhamento tardio de pacientes elegíveis para centros cardíacos fetais especializados e pela falta de profissionais com a experiência técnica necessária.[30]

Atualmente, a intervenção cardíaca fetal está restrita a procedimentos minimamente invasivos para abordar três formas de cardiopatia congênita: estenose aórtica grave com síndrome do coração hipoplásico em evolução, atresia pulmonar com septo ventricular intacto e síndrome do coração direito hipoplásico em evolução, além da síndrome do coração esquerdo hipoplásico com septo aórtico intacto ou altamente restritivo.[31] A valvoplastia intrauterina por balão e a septoplastia atrial são os procedimentos mais realizados. Embora um número crescente de pacientes tenha alcançado a circulação biventricular, melhorias significativas na sobrevida a longo prazo ainda não foram demonstradas para as lesões mais graves. A intervenção cardíaca fetal aberta está atualmente limitada a modelos animais experimentais.

### Síndrome de transfusão feto-fetal

A STFF é uma complicação potencialmente fatal de gestações gemelares monocoriônicas. Nesta situação, dois fetos compartilham uma placenta, mas estão fisicamente isolados em diferentes sacos amnióticos. Em virtude desse compartilhamento, os gêmeos correm o risco de utilização vascular desigual da placenta. Embora todas as gestações gemelares monocoriônicas estejam em risco, apenas 10% desenvolverão STFF.[3] No geral, isso compreende aproximadamente uma em 50 gestações gemelares nos EUA.[32] A STFF é, sem comparação, a principal indicação para intervenção fetal operatória, estimada em cerca de 500 casos por ano, e é um procedimento realizado tanto por cirurgiões pediátricos quanto por obstetras que atendem a gestantes de alto risco.

A fisiopatologia da STFF está relacionada às anastomoses vasculares através da placenta. A maioria dos gêmeos monocoriônicos compartilha o fluxo sanguíneo por meio de conexões arteriovenosas através da placenta. Em geral, esta transfusão entre gêmeos é balanceada em rede. Na STFF, a transfusão torna-se desequilibrada, com um gêmeo ("o doador") doando o fluxo vascular para um gêmeo receptor ("o receptor"). O resultado pode levar ao oligodrâmnio no doador e polidrâmnio no receptor. De maneira mais devastadora, isso pode levar a um crescimento discordante, insuficiência cardíaca, hidropisia e morte de um ou ambos os gêmeos.

A intervenção fetal para STFF é um procedimento minimamente invasivo no qual um fetoscópio é introduzido pela mãe e pelo útero (Figura 73.3). Um *laser* é usado para realizar ablação do vaso comunicante agressor através da placenta compartilhada. A ablação fetal a *laser* pode ser realizada a partir de 16 a 26 semanas de gestação. Ensaios randomizados controlados de ablação a *laser* na STFF avançada demonstraram uma probabilidade significativamente maior de sobrevida de pelo menos um gêmeo (de cerca de 50% a 75%) e complicações neurológicas diminuídas, embora o risco de ruptura prematura de membranas e parto prematuro seja aumentado.[33]

## Abdome

### Gastrosquise

A gastrosquise é um defeito abdominal congênito cada vez mais comum do recém-nascido, em que os órgãos intra-abdominais estão localizados fora da cavidade abdominal ao nascimento e não são cobertos por um saco amniótico. Assim, o intestino delgado e outras vísceras envolvidas são expostas ao líquido amniótico e ao trauma *in utero*, o que se supõe contribuir para a disfunção intestinal pós-natal. No pós-natal, isso geralmente se manifesta por uma membrana espessa sobre o intestino muito emaranhado.[34]

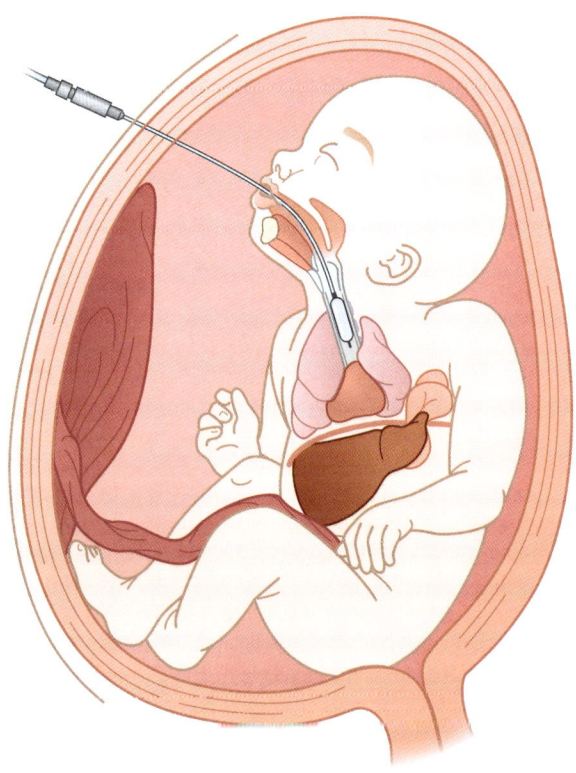

**Figura 73.2** Balão traqueal.

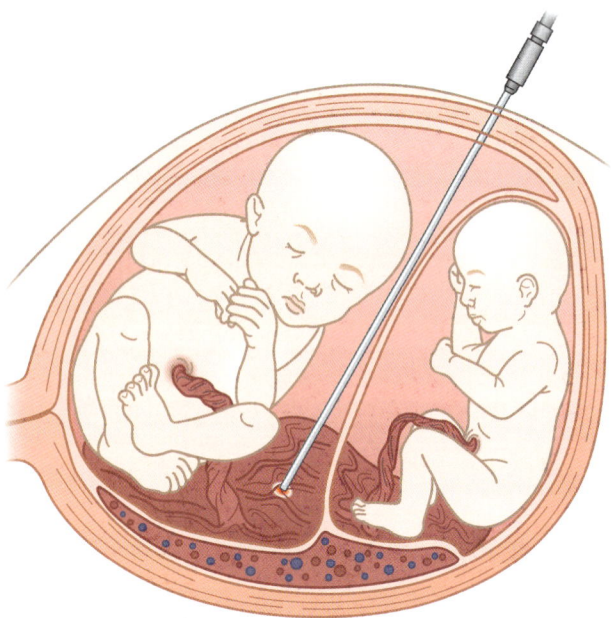

**Figura 73.3** Ablação a *laser*.

Embora os bebês com gastrosquise tenham excelente sobrevida, a motilidade gastrintestinal lenta e tardia é uma característica marcante da doença e leva à hospitalização prolongada que requer nutrição parenteral.

A gastrosquise pode ser diagnosticada já no primeiro trimestre. À medida que os achados parecem progressivamente piores no ultrassom, há uma maior probabilidade da necessidade de antecipar o parto prematuramente, em torno de 36 a 38 semanas. A justificativa para o parto precoce é que reduz a duração do tempo em que o intestino fica exposto à toxicidade do líquido amniótico. O fechamento cirúrgico do defeito é então necessário e envolve o retorno das vísceras abdominais à cavidade abdominal e o fechamento do defeito. Quando o fechamento primário não é possível, as alternativas incluem o uso de um silo com mola Silastic® ou fechamento em estágios. Atualmente, não há intervenção *in utero*, mas os primeiros estudos em animais mostraram que a intervenção cirúrgica *in utero* é segura em um modelo de gastrosquise com fetos de ovelhas.[35]

A gastrosquise é uma das principais causas de síndrome do intestino curto e transplante intestinal em crianças. O objetivo teórico da intervenção fetal é minimizar essas consequências. Infelizmente, a maioria das tentativas de prever o desfecho por marcadores pré-natais não foi bem-sucedida na identificação de quais pacientes estão em alto risco de morbidade pós-natal. Até o momento, a intervenção fetal para gastrosquise permanece limitada a modelos experimentais.

## Geniturinário

### Obstrução do trato urinário inferior

A intervenção fetal para descompressão do trato urinário inferior é investigada desde a origem da cirurgia fetal e foi uma das primeiras doenças em que se tentou intervenção humana. A justificativa para a intervenção fetal é que a obstrução urinária pré-natal pode levar à displasia renal, e a falta de volume de líquido amniótico pode levar à hipoplasia pulmonar. Essas consequências potencialmente fatais podem ser amenizadas pela descompressão do trato urinário antes do nascimento.[36] Uma compreensão completa da história natural da obstrução urinária fetal não tratada é fundamental na seleção apropriada do paciente, pois a maioria dos fetos com obstrução do trato urinário não requer intervenção.

O objetivo da intervenção fetal é a restauração do líquido amniótico para prevenir o desenvolvimento de hipoplasia pulmonar. Não está claro o quanto a função renal pode ser prevenida ou restaurada. A amnioinfusão seriada é um método para aumentar o líquido amniótico, mas é arriscada e difícil de sustentar a longo prazo. A descompressão da bexiga pode ser realizada por meio da implantação de um *shunt* vesicoamniótico colocado percutaneamente usando orientação ultrassonográfica. Isso, por sua vez, aumenta o volume do líquido amniótico desviando a urina fetal da obstrução para a cavidade amniótica. A ablação cistoscópica fetal de válvulas uretrais posteriores também foi relatada com potencial para restaurar o enchimento e esvaziamento normal da bexiga fetal.[37]

## NOVAS TERAPIAS E DIREÇÕES FUTURAS EM MEDICINA E CIRURGIA FETAL

Embora o passado da cirurgia fetal tenha sido marcado por enorme progresso para um campo inteiramente novo da medicina, é o futuro que mais brilha. Desde as descobertas sobre as origens fetais de doenças de adultos até aplicações cada vez maiores de terapias gênicas ou de células-tronco fetais ou a indução de tolerância para futuros transplantes, a promessa da medicina e cirurgia fetal é extraordinária e tem uma vida inteira de promessas investigativas para jovens cientistas. À medida que a cirurgia fetal está evoluindo, um trabalho promissor com animais está em andamento explorando a viabilidade técnica e a justificativa fisiopatológica para intervenções *in utero*.

### Transplante de células-tronco no útero

Pode-se argumentar que o feto é o alvo ideal para terapias regenerativas, graças ao meio regenerativo inerente que é a sua condição natural de feto, bem como a fonte ideal de células-tronco, pois as células fetais têm características de plasticidade e capacidade de diferenciação que geralmente são superiores às das células-tronco adultas.[38] Historicamente, as células-tronco mais utilizadas são as células-tronco hematopoéticas derivadas da medula óssea (CTHs-MO). As CTHs são capazes de enxertar e têm o potencial de se diferenciar em células sanguíneas, dando-lhes o potencial único de curar hemoglobinopatias pré-natais que historicamente dependem de transplantes de medula óssea pós-natais. O campo das células-tronco migrou recentemente para células-tronco mesenquimais (CTMs), pois apresentam potencial de tri-linhagem, sendo capazes de se diferenciar em linhagens adipogênicas, condrogênicas e osteogênicas.[39] Além disso, as CTMs são conhecidas por apresentarem capacidades imunomoduladoras por meio de mecanismos parácrinos, sem enxertia e diferenciação, podendo assim ser aplicadas a outros sistemas de órgãos. Mais importante ainda, embora as CTMs tenham, principalmente, sido derivadas da medula óssea adulta, fontes delas estão cada vez mais disponíveis, como o líquido amniótico e as CTMs derivadas da placenta.[34,38] As CTHs e CTMs são aplicadas como abordagens terapêuticas no tratamento de hemoglobinopatias, deformidades esqueléticas congênitas e até mesmo outros defeitos de desenvolvimento, como gastrosquise.

As CTHs-MO podem ter o potencial de curar hemoglobinopatias, como doença falciforme (DF) e talassemia (Tal). A DF e a Tal são hemoglobinopatias decorrentes de defeitos de um único gene e resultam em anemia com risco de vida.[40] O padrão-ouro atual de tratamento é um transplante pós-natal de doador de medula óssea compatível com antígeno leucocitário humano (HLA, do inglês *human leukocyte antigen*), após condicionamento mieloablativo.

No entanto, os tratamentos para Tal e DF são atualmente limitados pelo número de doadores compatíveis disponíveis. Desde então, foi demonstrado que o transplante de células hematopoéticas *in utero* (TCHIU) oferece um tratamento curativo, como uma abordagem não mieloablativa, que não requer imunossupressão e que permite quimerismo alogênico misto para construir tolerância específica do doador. Essa abordagem aproveita o sistema imunológico imaturo do feto e induz o quimerismo fetal. Posteriormente, um segundo transplante de medula óssea pós-natal do mesmo doador "de reforço" pode atingir altos níveis de enxerto e, assim, a expressão da hemoglobina do doador, corrigindo os fenótipos de FD e Tal.[41] A estratégia de reforço como tratamento pós-natal é viável porque o feto já atingiu o quimerismo, compatível com o doador, a partir do TCHIU e, portanto, aceitará um transplante de medula óssea pós-natal, sem rejeição. Este tratamento expande efetivamente a população elegível para transplante. Alternativamente, o feto é quimérico em relação à mãe e, portanto, um transplante de células-tronco materno-fetais pode melhorar os desfechos mais do que um transplante de qualquer outro doador. Estudos mostraram que altas doses de CTHs de doadoras maternas permitiram níveis mais altos de quimerismo em um modelo canino fetal, e um transplante renal subsequente da mesma doadora materna não mostrou sinais de rejeição. Além disso, após sucesso comprovado em grandes modelos animais, um ensaio clínico de fase I em andamento está aceitando pacientes com tal e visa demonstrar a segurança e eficácia do TCHIU pré-natal em humanos com Tal (NCT02986698). Em resumo, o feto receberá um transplante materno de CTHs-MO por via intravenosa a partir da veia umbilical. Os investigadores estão interessados no nível pós-natal resultante de quimerismo que servirá como fator determinante na continuação desses ensaios clínicos. Portanto, as CTHs adultas têm o potencial de curar hemoglobinopatias e podem se tornar o padrão atual de cuidado nos próximos anos.

Como as CTMs mostraram potencial de tri-linhagem, elas podem ser a escolha ideal para curar problemas congênitos de desenvolvimento esquelético ou até defeitos esqueléticos, entre outros distúrbios. A osteogênese imperfeita é um distúrbio ósseo congênito heterogêneo, caracterizado por um defeito no gene produtor de colágeno tipo I, que leva, sobretudo, ao desenvolvimento esquelético anormal e fraturas dolorosas, que podem começar a ocorrer no útero. O feto está em um estado de rápido desenvolvimento esquelético, com um sistema imunológico ainda não desenvolvido, proporcionando um ambiente ideal para a terapia com CTM. As CTMs fetais do primeiro trimestre foram usadas como um tratamento alogênico para osteogênese imperfeita em um modelo de camundongo, em que o transplante desse tipo de células se mostrou seguro e o tratamento melhorou a resistência óssea, o comprimento, a espessura cortical e resultou na redução, em dois terços, da incidência de fraturas.[42] Além disso, dois pacientes humanos receberam CTMs fetais pré-natais e pós-natais do mesmo doador por via intravenosa. Um dos pacientes teve cerca de uma fratura por ano até os 8 anos de idade, momento em que o paciente recebeu uma infusão pós-natal adicional com células do mesmo doador. Nos 2 anos seguintes, o paciente não teve novas fraturas e foi capaz de iniciar aulas de dança e participar de hóquei e ginástica.[43] Portanto, pode-se provar que o tratamento com CTMs é uma opção curativa superior aos bisfosfonatos e outras abordagens atualmente utilizadas para o manejo da osteogênese imperfeita.

As CTMs são conhecidas por terem outras capacidades além do potencial de diferenciação de tri-linhagem. As CTMs fetais mostraram capacidades únicas de cicatrização de feridas, o que pode torná-las candidatas ideais no tratamento de outros defeitos congênitos, como gastrosquise via terapia com células-tronco transamnióticas (TRASCET, do inglês, *transamniotic stem cell therapy*). Os danos intestinais foram reduzidos em um modelo de gastrosquise com roedores, quando as CTMs fetais amnióticas foram utilizadas em uma dose concentrada por meio de injeção intra-amniótica. A lógica é que aumentar os números de CTM fetais amnióticas já presentes no líquido amniótico aumenta a atividade normal no útero.[34] Uma vez que o bebê nasce, ele pode receber uma cirurgia pós-natal para envolver as vísceras abdominais e fechar o defeito. Essa abordagem aproveita o ambiente fetal, utilizando a dupla função do líquido amniótico. O líquido amniótico causa danos ao intestino, em virtude da sua toxicidade inerente, mas também participa do processo de cicatrização graças às suas células-tronco nativas. Ao infundir o líquido amniótico com uma dose mais alta de células-tronco expandidas, o aspecto de cicatrização de feridas do líquido amniótico pode prevalecer sobre sua toxicidade inerente.

### Engenharia de tecidos fetais

As abordagens de engenharia de tecidos geralmente combinam o uso de uma matriz com células-tronco destinadas a regenerar órgãos estruturais ausentes ou malformados. Várias abordagens de engenharia de tecidos foram tentadas para o tratamento de MMC, que é a forma mais grave de espinha bífida. A MMC não é apenas um distúrbio neurológico, mas uma doença complexa com deformação significativa do osso e do tecido conjuntivo que recobre a medula espinal. Portanto, as abordagens para restaurar completamente a função neurológica devem abordar tanto a restauração da função neural quanto a cobertura tecidual. Um possível tratamento envolve a aplicação de células-tronco para proteger os neurônios em combinação com um arcabouço para fornecer cobertura tecidual. As CTMs gestacionais precoces, derivadas da placenta (CTMPs), demonstraram ser o tipo de célula-tronco mais promissor no tratamento da MMC. As CTMPs exibem notáveis propriedades imunomoduladoras e capacidades neuroprotetoras superiores a outros tipos de CTMs. Em estudos pré-clínicos realizados até o momento, as CTMPs demonstraram restaurar a função motora em um modelo de MMC com fetos de ovelha (Figura 73.4).[44]

Embora o arcabouço de matriz extracelular de CTMP (MEC-CTMP) tenha o potencial de resgatar a deambulação no nascimento, a coluna sobrejacente ausente ainda pode permitir que os danos pós-natais se acumulem e, assim, comprometer a função motora após o nascimento. Como tal, uma estrutura óssea nutrida com CTMPs pode vir a ser o tratamento mais abrangente no futuro. A lógica é que, uma vez que o remendo de MEC-CTMP tenha resgatado a função motora, as CTMPs na estrutura óssea podem estimular a formação de cobertura tecidual e óssea. Os estudos atuais estão procurando desenvolver vários arcabouços ósseos, por exemplo, compósitos polímero-cerâmicos, como poli-hidroxiapatita (lactídeo-coglicolídeo) semeado com CTMs.[45]

Tratamentos alternativos para MMC exploraram outras abordagens de engenharia de tecidos. Um desses estudos desenvolveu uma esponja à base de gelatina para permitir a liberação sustentada do fator de crescimento de fibroblastos, que aumenta a angiogênese e induz células-tronco fetais a regenerar uma camada de tecido sobre o defeito de MMC em um modelo fetal ovino.[46] Esta técnica de engenharia de tecidos é um excelente exemplo do trabalho realizado para melhorar o processo normal de desenvolvimento fetal.

### Terapia genética no útero

A terapia gênica no útero orquestra os resultados aproveitando as propriedades normais de desenvolvimento do feto para corrigir anormalidades potencialmente fatais. A maioria dos ensaios clínicos de terapia genética está focada em doenças monogênicas

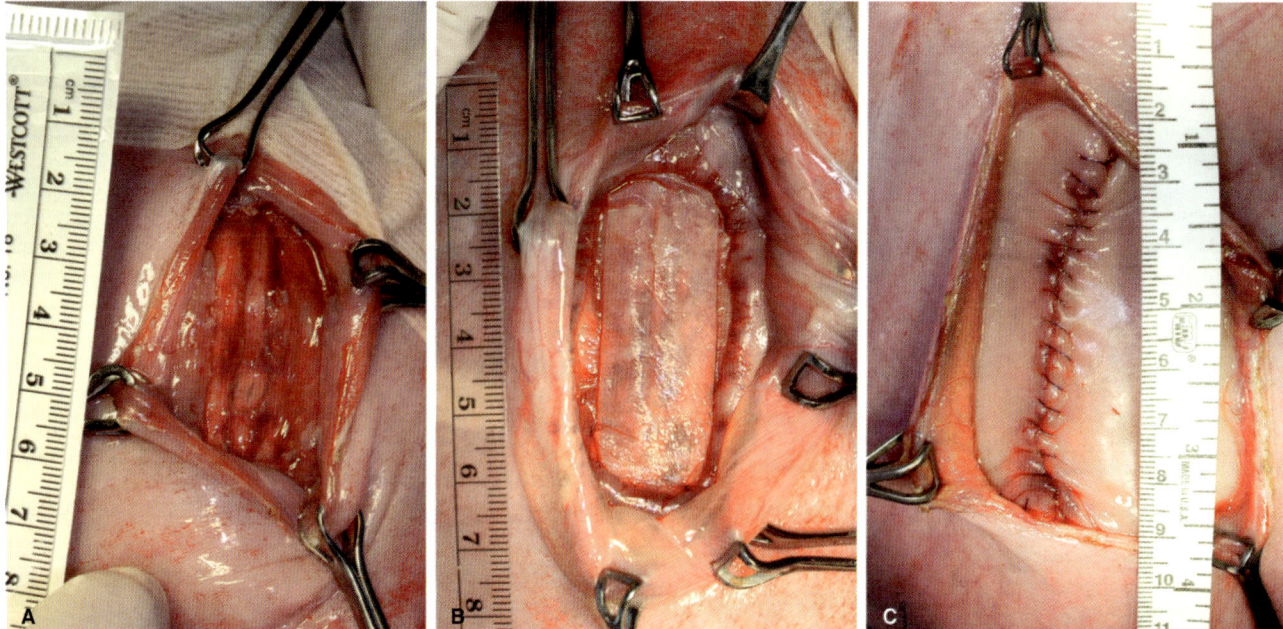

**Figura 73.4** Aplicação de MEC-CTMP para MMC *in utero* – imagens representativas. **A.** O defeito de MMC no modelo de fetos de ovelha. **B.** O remendo de MEC-CTMP aplicado durante a cirurgia de reparo. **C.** O fechamento geral do reparo. *MEC-CTMP*, matriz extracelular de células-tronco mesenquimais da placenta; *MMC*, mielomeningocele.

hereditárias. O tratamento da maioria das doenças monogênicas envolve a correção do distúrbio pela transferência pré-natal de um gene funcional normal para funcionar no lugar do defeituoso. Um estudo avaliou o potencial de transferência de gene intrauterino (TGIU) único em um modelo primata de hemofilia B, avaliando a expressão do transgene a longo prazo. O estudo concluiu que a transferência de genes no final da gestação por meio de um fator IX humano com vetor adenoassociado (TGIU-VAA) foi segura e eficaz.[47] No entanto, nos casos em que a adição de um gene funcional não é suficiente para corrigir o fenótipo, as ferramentas de edição de genes podem se tornar mais relevantes. A tecnologia CRISPR-Cas9 é uma dessas ferramentas, que mostra imenso potencial na correção terapêutica de distúrbios monogênicos. A entrega intra-amniótica de reagentes de edição de genes durante o desenvolvimento fetal mostrou resultar na edição de genes específicos de células epiteliais pulmonares em um modelo murino fetal e, assim, corrigiu a doença pulmonar.[48] Esses resultados mostram o potencial das terapias de edição de genes para restaurar a função pulmonar e tratar distúrbios hereditários, como a fibrose cística. A edição genética pré-natal pode ser benéfica em razão de sua eficiência no resgate de fetos de doenças letais. No entanto, considerando que a mãe é uma "espectadora", as técnicas de injeção e os veículos de entrega de edição de genes devem ser otimizados para evitar afetar diretamente a mãe.

## Placenta artificial

Ainda outro avanço extraordinário na medicina fetal é o desenvolvimento de um mecanismo extracorpóreo para a continuação da gestação fora do útero natural.[49,50] A principal causa de mortalidade infantil é a prematuridade extrema. Os avanços na medicina fetal estão permitindo que os limites de viabilidade sejam tão baixos quanto 22 ou 23 semanas de gestação. No entanto, esses pacientes nascem com complicações graves, sendo a maioria problemas respiratórios, uma vez que os pulmões não estão totalmente desenvolvidos. Um conjunto de pesquisadores desenvolveu um *"biobag"* para servir como uma alternativa para colocar o bebê prematuro em uma incubadora com ventilação. O *biobag* tem três aspectos principais: um circuito arteriovenoso sem bomba, onde o coração do feto impulsiona o fluxo sanguíneo; um ambiente de fluido fechado com troca contínua de fluido, para que os pulmões permaneçam cheios de fluido para o desenvolvimento normal; e um acesso vascular umbilical. Os cordeiros fetais demonstraram ser fisiologicamente suportados por até 4 semanas neste dispositivo. Apesar dos resultados extraordinários, várias questões ainda precisam ser abordadas, como a importância do líquido amniótico nativo, que é objeto de pesquisas atuais. Além disso, essa tecnologia visa melhorar os resultados para prematuros extremos de 22 a 23 semanas de gestação e não visa estender ainda mais os limites de viabilidade. A placenta extracorpórea pode ser importante em casos de insuficiência placentária, parto prematuro após cirurgia pré-natal e até mesmo para bebês submetidos a terapias gênicas ou com células-tronco; a lógica é que, isolando o feto nessas circunstâncias de terapias supracitadas, a exposição à mãe seria bastante reduzida. Por fim, este notável desenvolvimento ainda não chegou aos ensaios clínicos, mas pode provar melhorar significativamente a qualidade de vida de bebês extremamente prematuros.

À medida que o perfil de segurança materna continua a melhorar, as indicações para terapia fetal provavelmente serão estendidas. O que antes era reservado apenas para defeitos letais ao feto, agora é aplicado a defeitos não letais, como espinha bífida, com poderosas vantagens. É apenas uma questão de tempo para que a terapia fetal para outras doenças não letais se torne realidade clínica.

## AGRADECIMENTOS

Os autores gostariam de agradecer a pesquisa bibliográfica e a assistência editorial de Alexandra M. Iavorovschi na conclusão deste capítulo e da Dra. Sarah Chen por fazer as ilustrações deste capítulo.

# 74

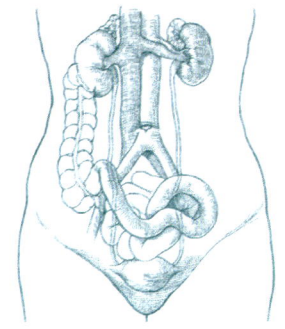

# Cirurgia Urológica

*Jennifer M. Taylor, Thomas G. Smith III, Michael Coburn*

## VISÃO GERAL DO CAPÍTULO

**Anatomia urológica para o cirurgião geral**
   Abdome superior e retroperitônio
   Pelve
**Cirurgia urológica endoscópica**
**Doença infecciosa urológica**
   Infecção do trato urinário não complicada
   Infecções do trato urinário complicadas
   Infecção do trato urinário em homens
   Condições infecciosas geniturinárias específicas complicadas
   Infecções atípicas do trato urinário
**Disfunção miccional, bexiga neurogênica, incontinência e hiperplasia benigna da próstata**
   Bexiga neurogênica
   Problemas com sintomas de armazenamento e anormalidades da bexiga
   Incontinência urinária
   Hiperplasia benigna da próstata
**Medicina reprodutiva masculina e disfunção sexual**
   Disfunção sexual e reprodutiva masculina: avaliação e tratamento
   Disfunção sexual masculina e tratamento
**Urolitíase**
   Contexto
   Manifestação aguda e manejo
   Avaliação e manejo do diagnóstico eletivo
   Manejo cirúrgico eletivo
**Trauma urológico**
   Diretrizes básicas e declarações de consenso para manejo de trauma urológico
   Lesões renais
   Lesões ureterais
   Lesões vesicais
   Lesões uretrais
   Lesões genitais
   Técnicas de controle de danos em lesões urológicas
**Emergências urológicas não traumáticas**
   Torção testicular
   Hematúria macroscópica com retenção urinária de coágulos sanguíneos
   Priapismo
**Oncologia urológica**
   Câncer renal
   Câncer de bexiga
   Câncer de próstata
   Câncer de testículo

---

A urologia é a especialidade cirúrgica que se concentra no diagnóstico e no manejo de condições e doenças do sistema geniturinário em adultos e crianças e do sistema genital masculino. Dentre as subespecialidades cirúrgicas, a urologia tem mais em comum com a cirurgia geral por causa de nossas abordagens e técnicas operatórias no abdome, retroperitônio, pelve e órgãos genitais. Como os cirurgiões gerais, os urologistas tratam pacientes com técnicas abertas, laparoscópicas, robóticas, endoscópicas e microcirúrgicas. Frequentemente, os urologistas e cirurgiões gerais colaboram no atendimento de pacientes em nossas muitas subespecialidades interdisciplinares. Exemplos disso incluem cirurgias de trauma de grande porte, cirurgia exenterativa para neoplasias malignas abdominais e pélvicas avançadas e tratamento de lesões urológicas e cirúrgicas iatrogênicas e infecções necrosantes dos órgãos genitais e do períneo.

Cirurgiões gerais encontrarão pacientes com condições urológicas, como sintomas ou comorbidades de suas doenças cirúrgicas gerais. A própria urologia inclui várias subespecialidades e trata uma ampla gama de pacientes e doenças que abrangem a pediatria, litíase, medicina pélvica feminina, oncologia e andrologia, para citar alguns. A intenção deste capítulo é fornecer ao cirurgião e estagiário praticantes uma ampla visão geral do campo de urologia e transmitir um conhecimento fundamental do nosso campo para ajudar no objetivo comum de fornecer cuidados cirúrgicos completos do paciente.

## ANATOMIA UROLÓGICA PARA O CIRURGIÃO GERAL

Os órgãos do sistema geniturinário abrangem todo o retroperitônio, pelve, região inguinal e região genital. Por causa das estreitas relações anatômicas dos órgãos no abdome e retroperitônio, cirurgiões gerais devem estar familiarizados com todos os sistemas de órgãos urológicos para prevenir lesões iatrogênicas e lidar com variações na anatomia normal. Esses desafios surgem em muitos campos da cirurgia, incluindo cirurgia vascular, oncológica e colorretal.

## Abdome superior e retroperitônio

### Adrenal

Começando na face mais superior do retroperitônio, encontram-se as glândulas suprarrenais. Esses órgãos pequenos e pareados têm duas origens embriológicas e desempenham uma função endócrina primária. As glândulas adrenais são compostas pelo córtex e medula, que se fundem após o desenvolvimento. O córtex é a camada externa da glândula adrenal e é derivado do mesoderma.[1] Em corte transversal, as camadas, da externa para interna, são a zona glomerulosa, zona fasciculada e zona reticular. As diferentes zonas secretam vários hormônios derivados de esteroides, incluindo mineralocorticoides (glomerulosa), glicocorticoides (fasciculada) e esteroides sexuais (reticulada).[2] A medula adrenal é derivada das células da crista neural e é diretamente inervada por fibras simpáticas pré-sinápticas.[1] A medula é responsável pela secreção de catecolaminas em resposta à estimulação simpática. As glândulas adrenais situam-se na fáscia renal (cápsula ou fáscia de Gerota) e têm uma aparência amarelo-alaranjada e uma área geralmente de 3 a 5 cm de diâmetro transversal.[1] O suprimento arterial se dá por três fontes: frênica superior – inferior; aorta medial – abdominal; e artéria renal inferior – ipsilateral. A drenagem venosa não espelha o suprimento arterial; à direita, a única veia adrenal drena para a veia cava, enquanto à esquerda, a veia adrenal drena para a veia renal esquerda. Veias supranumerárias podem existir em ambos os lados devido à variação anatômica. As glândulas adrenais são anatomicamente distintas do rim, embora existam revestimentos fasciais ventrais e dorsais que o conectam ao rim. As relações anatômicas com a glândula adrenal direita são a veia cava na face anteromedial e o fígado e duodeno na face anterior de porções da glândula adrenal. À esquerda, o pâncreas e a veia esplênica são anteriores à superfície cortical.

### Rim

Os rins são os próximos órgãos emparelhados logo abaixo das glândulas adrenais. Esses órgãos estão completamente envoltos na fáscia perirrenal (fáscia de Gerota) e são estruturas móveis sustentadas apenas pela gordura perirrenal, a vascularização do pedículo renal e os músculos abdominais e vísceras. Embora essa fáscia separe a cápsula e o parênquima renal desses órgãos adjacentes e reduza o risco de lesão renal com a dissecção local, a lesão do parênquima renal é possível com a anatomia anormal. Os rins são aproximadamente do tamanho de um punho fechado, medindo 10 a 12 cm de comprimento e 5 até 7 cm de largura. O rim direito tipicamente situa-se ligeiramente mais inferiormente do que o rim esquerdo devido à sua posição abaixo do fígado. Apesar de estar localizado no retroperitônio, o rim é bem protegido de lesões externas pelo tecido muscular circundante e estruturas esqueléticas. Posteriormente, cada rim é coberto pelo diafragma no terço superior de sua superfície e é atravessado pela décima segunda costela. A face inferior do rim é adjacente ao músculo psoas medialmente e ao quadrado lombar e transverso do abdome lateralmente.[1] As superfícies anteriores dos rins estão intimamente relacionadas a várias estruturas intraperitoneais. À direita, o fígado está ligado ao rim pelo ligamento hepatorrenal e o polo anterior superior é adjacente à superfície peritoneal do fígado.[1] O duodeno situa-se na margem medial da face anterior do rim direito, geralmente nas estruturas hilares. A flexura direita do colo cruza anteriormente ao polo inferior do rim direito. À esquerda, o polo superior do rim situa-se posteriormente à cauda do pâncreas e aos vasos esplênicos e hilo. O baço é situado anteromedialmente ao rim e está diretamente ligado ao rim pelo ligamento esplenorrenal. A flexura esquerda do colo é coberta sobre a face caudal do rim esquerdo anterior.

A vascularização renal tem variabilidade significativa que ocorre em 25% a 40% dos rins.[3] A vascularização típica é baseada em artéria e veia pareadas que suprem o rim como ramos diretos da aorta e veia cava, respectivamente. A artéria renal se ramifica da aorta inferior próximo à artéria mesentérica superior no nível da segunda vértebra lombar. A artéria renal então se ramifica em quatro ou cinco segmentos, cada um sendo uma artéria final.[3] As artérias renais localizam-se posteriormente e ligeiramente superior às veias renais. A artéria inicialmente se ramifica posteriormente na artéria segmentar posterior. Os ramos anteriores são variáveis, mas incluem as artérias segmentares apical, superior, medial e inferior. Essas artérias ramificam-se várias vezes dentro do córtex renal, criando um complexo mecanismo de filtração em nível capilar. Os ramos capilares venosos coalescem para espelhar o sistema arterial parenquimatoso. As veias segmentares renais não são estruturas vasculares finais e colateralizam extensivamente. A veia renal à direita é curta, comumente de 2 a 4 cm de comprimento e entra na região posterolateral inferior da veia cava.[3] A veia renal esquerda é mais longa, com 6 a 10 cm, percorre anteriormente à aorta e inferiormente à artéria mesentérica superior e entra na veia cava lateral esquerda.[3] A veia renal esquerda também é o ponto de entrada comum para a veia adrenal esquerda, veia gonadal e veia lombar. A ectopia renal é acompanhada por vascularização renal e imprevisível, com múltiplos ramos surgindo das artérias ilíacas ou da bifurcação aórtica.

### Ureter

O sistema coletor superior começa dentro do parênquima renal ao nível da papila. As papilas coalescem para se tornarem os cálices menores, que, por sua vez, tornam-se os cálices maiores. Os cálices renais maiores convergem para formar a pelve renal. O ureter começa na face inferior da pelve renal, onde se estreita para se tornar a junção ureteropélvica posterior à artéria renal.[2] Cada ureter possui normalmente 22 a 30 cm de comprimento, dependendo da altura, e percorre pelo retroperitônio até a pelve, onde se conecta à bexiga urinária na junção ureterovesical.[4] Na sua origem, o ureter segue ao longo do músculo psoas maior anterior e é cruzado pelos vasos gonadais bilateralmente. Os ureteres cruzam os vasos ilíacos para entrar na pelve, logo acima da bifurcação dos vasos ilíacos nos segmentos interno e externo. Uma vez na pelve, os ureteres seguem medialmente para entrar na bexiga. Os ureteres são divididos em três segmentos, superior, médio e inferior, usando este marco anatômico como um ponto de junção.[4] O segmento superior segue da junção ureteropélvica até a margem superior do sacro. O segmento medial corre sobre a pelve óssea. O segmento inferior começa na margem inferior do sacro e continua na bexiga. O lúmen ureteral não é uniforme em todo o seu comprimento e tem três pontos de estreitamento distintos: a junção ureteropélvica, cruzando os vasos ilíacos e a junção ureterovesical. Os ureteres direito e esquerdo têm relações anatômicas distintas (estruturas peritoneais e retroperitoneais). À direita, o ureter é posterior ao colo ascendente, ceco e apêndice. O ureter esquerdo é posterior ao colo descendente e sigmoide. No homem, os ureteres são atravessados pelos ductos deferentes à medida que emergem do anel interno antes de girar medialmente para se juntar à próstata. O sangue ureteral é retirado de vários vasos ao longo de seu curso e dentro da adventícia; os vasos arteriais criam um plexo anastomótico. Em geral, os segmentos ureterais superiores possuem um suprimento vascular medial (*i. e.*, artéria renal e aorta) e os segmentos ureterais inferiores possuem um suprimento vascular lateral (*i. e.*, ilíaca interna e vários ramos). Este fluxo sanguíneo colateral único permite uma ampla mobilização do ureter, fora de sua adventícia, sem perda de seu suprimento sanguíneo.[4]

O ureter é identificado de modo adequado, no intraoperatório, em uma área de anatomia normal e, depois seguida para a área de interesse. Isto é prontamente realizado medialmente ao polo inferior do rim ou na bifurcação ilíaca. Após cirurgia prévia ou processos patológicos retroperitoneais, qualquer uma dessas ricas fontes de suprimento sanguíneo colateral pode não ser contributiva; portanto, para minimizar o risco de desvascularização cirúrgica, é fundamental evitar dissecção circunferencial extensa desnecessária do ureter ou dissecção do ureter no plano subadventício.

## Pelve

### Bexiga e próstata

A bexiga, o reservatório final da urina, está localizada na pelve. A bexiga, quando vazia, está localizada atrás dos ramos púbicos; mas à medida que a bexiga se distende, a face superior se estende para fora da pelve e para a região anteroinferior do abdome.[5] A bexiga pode ser lesionada ao entrar no abdome através de uma incisão na linha média no espaço retropúbico (de Retzius), se a bexiga não estiver deslocada posteriormente quando a incisão na linha média da fáscia do reto é estendida até o púbis. Superiormente, a bexiga é coberta pelo peritônio parietal da pelve conforme o peritônio reflete nas paredes anterior e lateral do abdome. As paredes anterior e lateral da bexiga não apresentam uma superfície peritoneal, mas residem dentro da gordura pélvica e situam-se ao longo da musculatura da parede lateral pélvica ou púbis anteriormente. A cirurgia abdominal inferior ou pélvica prévia pode alterar as relações anatômicas da bexiga e fazer com que seja afixada anormalmente dentro da pelve. A bexiga tem uma secção transversal única com um revestimento urotelial criando uma barreira firme da urina e uma camada muscular central do detrusor envolvida na função excretora da bexiga.[6] Ramos da artéria ilíaca interna, as artérias vesicais superior e inferior, fornecem sangue para a bexiga. Semelhante ao ureter, a bexiga tem uma rica rede vascular colateral, portanto, ligadura ou dano a uma artéria não é prejudicial para a bexiga. A inervação da bexiga é importante devido à função excretora da bexiga. A bexiga tem inervação autônomica e somática com uma densa rede neural para o cérebro. A inervação simpática para a bexiga ocorre através do nervo hipogástrico e o suprimento parassimpático é através da medula sacral e do nervo pélvico.[5] As relações anatômicas da bexiga diferem entre pacientes do gênero masculino e feminino. No paciente do gênero masculino, a parede posterior da bexiga é adjacente ao colo sigmoide anterior e ao reto. Cirurgia pélvica prévia, irradiação ou trauma pélvico pode tornar o plano entre essas estruturas difícil de definir, resultando em lesão inadvertida. Na paciente do gênero feminino, o peritônio parietal torna-se contíguo com a parte anterior do útero, e a porção superior da bexiga encontra-se contra a parte inferior do útero, enquanto a base da bexiga fica adjacente à parede vaginal anterior. A bexiga esférica afunila caudalmente no colo da bexiga e esta se torna a uretra tubular inferiormente.

No paciente do gênero masculino, o primeiro segmento da uretra é envolto e integrado na próstata. A próstata, uma glândula endócrina envolvida com a função reprodutiva masculina, localiza-se imediatamente inferior à bexiga e está revestida nas fibras circulares do colo vesical. A próstata é circundada pela fáscia pélvica lateral em sua face anterior, pela fáscia endopélvica, em sua face lateral, e pela fáscia de Denonvilliers posteriormente.[7] O reto situa-se imediatamente posterior à próstata e é separado por uma segunda camada da fáscia de Denonvilliers. Esta fáscia também se estende superiormente na face posterior da próstata para abranger as vesículas seminais, que são os reservatórios de líquido seminal que compõe a maior parte do líquido ejaculatório. O suprimento arterial para ambas as estruturas ocorre pelos ramos da artéria vesical inferior. A drenagem venosa espelha o suprimento arterial, drenando através das veias vesicais inferiores e posteriormente nas veias ilíacas internas. Além do reto, a outra grande relação anatômica da próstata é o plexo de Santorini, uma rede de veias derivadas do complexo venoso dorsal do pênis.[7]

### Uretra, órgãos genitais masculinos e períneo

A drenagem da urina pela bexiga é feita através da uretra tubular, que começa ao nível do colo vesical. Em pacientes masculinos, a uretra tem cinco segmentos distintos: prostático, membranáceo, peniana, bulbar e glandular (também conhecida como fossa navicular). A uretra prostática e membranosa é circundada pelo músculo estriado, e quando a uretra penetra no diafragma geniturinário no períneo, a camada externa torna-se o tecido vascular, esponjoso. Dentro da próstata, o ducto ejaculatório se abre na uretra e serve como ponto de saída para a emissão seminal. O suprimento sanguíneo da uretra extraprostática é feito através da artéria peniana comum, que é um ramo da artéria pudenda interna.[5] A drenagem venosa da uretra é feita pelas veias penianas circunflexas e, finalmente, na veia dorsal profunda do pênis. A principal estrutura adjacente à uretra masculina proximal é o reto, que fica posterior ao segmento bulbar proximal. A uretra feminina é mais regular em comprimento e tem aproximadamente 4 cm de comprimento.[5] A uretra feminina contém três camadas distintas em oposição à uretra masculina. A uretra proximal é circundada por musculatura lisa e estriada, que forma o esfíncter urinário. O suprimento de sangue arterial e venoso é feito pelas veias pudenda interna, vaginal e vesical inferior. A única estrutura adjacente à uretra feminina é a parede vaginal anterior.

Os órgãos genitais masculinos externos consistem no pênis, escroto e testículos. O pênis consiste em três corpos circulares eréteis: os dois corpos cavernosos dorsais e o corpo esponjoso ventral. Os corpos cavernosos são responsáveis pela ereção peniana; os corpos esponjosos fornecem sustentação e estrutura para a uretra. O suprimento sanguíneo do pênis é feito através das artérias pudendas externa e interna. A artéria pudenda externa supre a pele peniana; a artéria pudenda interna supre a uretra e os corpos eréteis pareados. A drenagem venosa do pênis ocorre por meio das veias dorsais superficiais e profundas e das veias cavernosas. O pênis é inteiramente uma estrutura externa, com todos os três corpos eréteis terminando no períneo. O escroto é uma estrutura surpreendentemente complexa constituída por uma bolsa muscular coberta por uma única camada epidérmica sem gordura, mas muitas glândulas sebáceas e sudoríparas. A bolsa é dividida em duas metades por um septo do músculo dartos na linha média. O suprimento sanguíneo para o escroto é feito por meio das artérias pudendas externas anteriormente e ramos dos vasos perineais posteriormente. Dentro do escroto estão os testículos direito e esquerdo, que têm função endócrina e reprodutiva nos homens. Normalmente, os testículos têm 4 a 5 cm de comprimento e 3 cm de largura.[5] As estruturas do ducto genital e vascular deixam o mediastino do testículo (hilo testicular) na porção posterossuperior e percorrem o colo escrotal no canal inguinal. O cordão espermático é revestido pela fáscia espermática interna, músculo cremaster e fáscia espermática externa, que são derivados da fáscia transversal, oblíquo interno e oblíquo externo, respectivamente. O suprimento sanguíneo arterial ocorre principalmente através da artéria testicular ou gonadal, que é um ramo direto da aorta inferior à artéria renal. O suprimento de sangue secundário para o testículo é através das artérias cremastérica e deferencial. A drenagem venosa do testículo começa inicialmente como um plexo pampiniforme coalescendo nas veias gonadais ou testiculares. À direita, a veia drena diretamente para a veia cava; à esquerda, a veia drena para a veia renal esquerda. Os testículos são também responsáveis pela espermatogênese e pela produção de testosterona. Após a produção, os espermatozoides saem por uma série de estruturas ductais que emergem na rede testicular, dúctulos eferentes, epidídimo e, finalmente, o ducto deferente. O epidídimo está localizado posteriormente e ligeiramente lateral ao testículo. A artéria, veia do espermatozoide e o ducto deferente são revestidos em conjunto nas estruturas fasciais do cordão espermático. O cordão espermático percorre através do anel inguinal externo por meio do canal inguinal e depois na pelve através do anel inguinal interno. O cordão espermático é suscetível a lesões durante a dissecção inguinal para correção de hérnias, principalmente em casos de refazer, quando pode ser encapsulada na fibrose e lesionada sem reconhecimento. A lesão significativa no cordão espermático pode colocar em risco a viabilidade do testículo, mesmo embora seja sustentado por três artérias colaterais. O períneo é dividido em um trígono anterior e posterior no indivíduo do gênero masculino por uma linha que conecta os túberes isquiáticos.[5] O trígono posterior do períneo contém o ânus e os esfíncteres interno e externo. O trígono anterior (ou trígono urogenital) contém o corpo esponjoso e a face proximal dos corpos eréteis pareados, os corpos cavernosos. As camadas se aprofundando em direção ao corpo esponjoso consistem na pele, gordura subcutânea, fáscia de Colles e músculo bulboesponjoso (ao redor do corpo esponjoso) e músculos isquiocavernosos (que circundam os corpos cavernosos). O suprimento sanguíneo para esta região é baseado em ramos da artéria pudenda interna e a drenagem é feita pela veia pudenda interna. A presença de um cateter uretral é útil na palpação da localização da uretra, mas o corpo esponjoso ao redor da uretra bulbar ainda é vulnerável a lesões com dissecção em plano anatômico inflamado ou obliterado.

## CIRURGIA UROLÓGICA ENDOSCÓPICA

Os urologistas foram pioneiros em adotar a cirurgia endoscópica e começaram a avaliação da uretra e bexiga com cistoscopia no início do século XX. Os primeiros procedimentos endoscópicos para fins diagnósticos e terapêuticos foram realizados para o tratamento de processos patológicos. Os procedimentos endoscópicos são divididos com base na intervenção ou avaliação do trato urinário inferior ou superior, pois cada um possui equipamentos especializados específicos para o procedimento.

A cistoscopia ou cistouretroscopia, como é formalmente chamada, é utilizada para avaliação da uretra e da bexiga. Procedimentos cistoscópicos são normalmente realizados para avaliar o trato urinário inferior no cenário de hematúria, sintomas miccionais, infecções recorrentes ou obstrução infravesical; para vigilância no cenário de neoplasias malignas; e para remoção de corpos estranhos geniturinários e avaliação de suspeita de trauma. Além disso, a cistoscopia pode ser utilizada para realizar avaliação diagnóstica do trato urinário superior com uso de cateteres ureterais e instilação de material de contraste, que é visualizado dentro do sistema coletor por fluoroscopia. A cistoscopia pode ser realizada com endoscópios rígidos e flexíveis, cada um com certos benefícios e vantagens. Os endoscópios são dimensionados com o sistema de dimensionamento "francês" (Fr), que se refere à circunferência externa do instrumento em milímetros. O endoscópio rígido utiliza sistemas de lentes ópticas, semelhantes aos laparoscópios, e tem excelente resolução. A estrutura inflexível é intuitiva e fácil de orientar. Os cistoscópios rígidos têm uma variedade de tamanhos, tipicamente de 16 Fr a 26 Fr; endoscópios cirúrgicos ou ressectoscópios possuem o maior tamanho de 24 Fr a 26 Fr.[8] Os endoscópios rígidos têm um diâmetro luminal maior, que permite maior fluxo de irrigação, melhorando a visualização e a passagem de vários instrumentos de trabalho. A endoscopia rígida do trato inferior é mais difícil de realizar no paciente acordado, embora seja melhor tolerado na paciente do gênero feminino em comparação com o paciente masculino, por causa da uretra curta e reta presente nas mulheres. Os endoscópios flexíveis são menores, 15 Fr ou 16 Fr, e mais bem tolerados pelos pacientes para exame. Pacientes do gênero masculino e feminino podem ser examinados com anestesia local, geralmente consistindo em geleia de lidocaína instilada pela uretra. O endoscópio flexível não requer nenhum posicionamento específico do paciente, podendo ser utilizado em decúbito dorsal e à beira do leito. Finalmente, devido ao grande raio de deflexão, a bexiga é facilmente avaliada sem alterar a lente ou a posição do paciente. A óptica dos endoscópios flexíveis continua a melhorar com os avanços na capacidade do chip da câmera, com novas plataformas digitais se aproximando da resolução dos sistemas de lentes ópticas. Os endoscópios pediátricos são menores, 8 Fr a 12 Fr, e são normalmente usados na sala de cirurgia.

A avaliação do trato superior é realizada com um ureteroscópio ou um nefroscópio. A razão mais comum para qualquer procedimento é o manejo da doença calculosa, tanto ureteral quanto renal. A ureteroscopia também pode ser utilizada para visualizar e inspecionar o sistema coletor superior, ureter e pelve renal; para hematúria com origem no trato urinário superior; para vigilância do carcinoma urotelial; e para tratamento ou biopsia de achados anormais. A ureteroscopia é realizada com endoscópios flexíveis e semirrígidos, cada um com diferentes benefícios e finalidades. Os endoscópios semirrígidos são de 6 Fr a 7,5 Fr na ponta e aumentam gradualmente para 8 Fr a 9,5 Fr.[8] O cone na ponta permite a introdução no orifício ureteral no trígono da bexiga. Esses endoscópios possuem canais de trabalho maiores que permitem maior fluxo de irrigação e um campo de visão maior. Como os ureteroscópios semirrígidos são bastante inflexíveis, eles são utilizados para avaliar e tratar condições abaixo do nível dos vasos ilíacos e ureter médio e distal. Os ureteroscópios flexíveis são de 5,3 Fr a 8,5 Fr na ponta e aumentam gradualmente para 8,4 Fr a 10,1 Fr.[8] A principal vantagem dos ureteroscópios flexíveis é a deflexão da ponta, que varia de 130 a 250° em uma direção e 160 a 275° na direção oposta, com endoscópios mais recentes se aproximando da deflexão de 360°. Além disso, esses endoscópios podem ser avançados pela tortuosidade ureteral e sobre compressão externa, como o músculo psoas. O canal de trabalho no ureteroscópio flexível é tipicamente menor, porque o sistema de fibra óptica e introdução de instrumentos, como sondas do tipo *basket* ou fibras de *laser*, reduz o fluxo de irrigação. Esses endoscópios flexíveis podem ser empregados em todo o trato urinário superior, mas são particularmente úteis no ureter proximal e na pelve renal e sistema pielocalicinal.

O outro método de endoscopia do trato superior é realizado pelo acesso percutâneo direto, mas a punção é feita através do parênquima renal no sistema coletor renal. A nefroscopia percutânea é mais comumente utilizada para tratar grandes cálculos renais. O manejo de tumores uroteliais do trato superior com fulguração e ressecção também pode ser realizado por nefroscopia percutânea. A nefroscopia pode ser realizada com nefroscópios rígidos e flexíveis; no entanto, a maioria das intervenções é realizada com o sistema rígido. O nefroscópio rígido é colocado por meio de uma bainha de acesso de trabalho percutâneo, semelhante a um trocarte laparoscópico, para visualizar o cálculo ou tumor. Os nefroscópios rígidos possuem geralmente de 25 Fr a 28 Fr e sua aparência é semelhante a um cistoscópio rígido, embora tenham um sistema de lentes fixas em vez de uma lente intercambiável. Há também um entusiasmo crescente por abordagens "mini-perc", que envolvem instrumentação de menor calibre. Nefroscópios rígidos mais recentes são construídos em uma plataforma digital que permite um canal de trabalho maior com óptica comparável a um endoscópio padrão. Vários litotritores intracorpóreos são colocados através do canal de trabalho para fragmentar grandes cálculos em pedaços que podem ser tratados. Os nefroscópios flexíveis são essencialmente cistoscópios flexíveis com dupla finalidade para avaliação do rim. O endoscópio flexível do trato superior é vantajoso porque todas as áreas do sistema coletor superior (cálices do polo superior, médio e inferior) podem ser inspecionadas independentemente do ângulo ou direção do infundíbulo interno. Às vezes, o uso combinado de ureteroscopia flexível retrógrada e nefroscopia percutânea, no paciente em decúbito ventral sob anestesia, pode ser necessário para abordar a anatomia renal complexa para indicações relacionadas a cálculos e outras indicações.

Diversos elementos de trabalho são usados tanto na endoscopia do trato superior como no trato inferior. Fios-guia são comumente aplicados para acessar o sistema coletor do trato urinário superior ou a bexiga e servem como guias para passagem de cateteres, *stents* e bainhas. A maioria dos fios-guia tem uma ponta flexível e um eixo mais rígido e são construídos com um núcleo interno e uma cobertura externa, que pode ser hidrofílica ou neutra (politetrafluoretileno). Os fios-guia variam em tamanho de 0,018 a 0,038 polegadas e têm vários comprimentos. Cateteres uretrais e cateteres ureterais podem ser colocados sobre fios para auxiliar na colocação direta no sistema urinário inferior ou superior, respectivamente. Os *stents* ureterais são cateteres ocos com extremidades flexíveis que formam um espiral nas extremidades proximal e distal para manter a posição dentro dos sistemas coletores. Os *stents* são colocados para garantir a drenagem do rim e para contornar bloqueios do ureter da inflamação, cálculos ou tumores. Muitos *stents* são compostos de material termodinâmico, que se torna mais macio em temperaturas mais altas do corpo. Os *stents* variam em tamanho de 4,8 Fr a 10 Fr e têm vários comprimentos para acomodar comprimentos ureterais variáveis. Os *baskets* ureteroscópicos são utilizados para remover cálculos ureterais e renais e para realizar a extração e biopsia de tumores. Estes variam em tamanho de 1,3 Fr a 3,2 Fr e são construídos com material flexível para permitir a colocação em vários locais do cálice dentro do rim.

## DOENÇA INFECCIOSA UROLÓGICA

As infecções do trato urinário (ITUs) são um problema médico comum, embora pacientes com ITU encaminhados a urologistas para avaliação e tratamento geralmente tenham um elemento complicado ou incomum para seu diagnóstico ou tratamento. Outras infecções tratadas por urologistas incluem infecções da pele genital (um espectro de doenças desde neoplasias de pele, celulite, à fasceíte necrosante) e órgãos genitais masculinos (ou seja, orquite, epididimite ou prostatite). Além disso, essas infecções podem exigir antibioticoterapia simples, tratamento multimodal com drenagem cirúrgica ou desbridamento e manejo em ambiente de terapia intensiva. A obstrução do trato urinário com infecção proximal pode resultar em sepse, desafiando as habilidades do urologista e especialista em cuidados intensivos cirúrgicos.

### Infecção do trato urinário não complicada

A literatura recente indica que ITUs em mulheres e homens adultos foram responsáveis por 39 milhões de visitas ao consultório e 6 milhões de visitas em departamentos de emergência.[9] Em pacientes adultos, mais de 50% das mulheres e 12% dos homens desenvolverão uma ITU durante a vida.[9] A infecção urinária é considerada "descomplicada" quando ocorre no hospedeiro imunocompetente, sem anormalidades anatômicas ou fisiológicas subjacentes do trato urinário em mulheres. A ITU diagnosticada nos homens é geralmente considerada "complicada". Para diagnóstico de uma ITU, uma amostra limpa de urina de jato médio é preferível, e, na cultura, $10^5$ unidades formadoras de colônia devem ser demonstradas. Nas amostras cateterizadas, a ITU pode ser diagnosticada com apenas $10^3$ unidades formadoras de colônias. Os sintomas característicos associados à ITU são disúria, frequência, urgência para urinar e urina fétida. Devido às diferenças inerentes na etiologia, avaliação e tratamento, as ITUs não complicadas são divididas naquelas que ocorrem em mulheres na pré-menopausa e pós-menopausa. Uma terceira categoria de ITU não complicada, que ocorre em pacientes grávidas, está além do escopo desta visão geral. Em geral, os fatores de risco incluem componentes genéticos, biológicos e comportamentais; aspectos específicos são discutidos em cada grupo.

### Pacientes na pré-menopausa

História e exame físico de pacientes nessa faixa etária que apresentam sintomas de ITU são particularmente importantes por causa de processos patológicos sobrepostos. Em pacientes sem corrimento vaginal, pode-se esperar que a maioria tenha uma ITU como diagnóstico. No entanto, em mulheres sexualmente ativas, as infecções sexualmente transmissíveis (ISTs) devem ser consideradas, principalmente no cenário de uma cultura de urina negativa. Além disso, em pacientes com corrimento vaginal, vaginite causada por levedura, tricomoníase e vaginose bacteriana são possíveis causas. Fatores de risco para ITU nesta população de pacientes incluem relações sexuais frequentes, ITU inicial na idade jovem, história materna de ITU e número de gestações e partos.[10] Aspectos importantes do exame físico nesses pacientes incluem palpação da sensibilidade costovertebral (avaliação de infecção ascendente) e exame pélvico para avaliar a presença de IST. A causa mais comum de infecção nessas pacientes é a *Escherichia coli* (80% a 85%), seguida por *Staphylococcus saprophyticus* (10% a 15%) e *Klebsiella pneumoniae* e *Proteus mirabilis* (4% cada).[10] A terapia empírica é aceitável, embora culturas de urina confirmatórias sejam úteis, pois a incidência de resistência aos antibióticos continua a aumentar. A prevenção inclui o aumento de hidratação e avaliação das práticas de higiene.

### Pacientes na pós-menopausa

Como em pacientes mais jovens, a história e o exame físico são importantes aspectos da avaliação da ITU neste grupo de pacientes. Os sintomas observados são semelhantes neste grupo, embora alguns pacientes idosos possam simplesmente apresentar estado mental alterado. Além disso, um importante componente no diagnóstico e tratamento de mulheres na pós-menopausa é a mudança nos níveis de pH vaginal e alteração ou redução de lactobacilos na microbiota vaginal. Os achados do exame físico podem diferir nesses pacientes, pois as ISTs são menos prováveis, mas alterações físicas, como prolapso de órgãos pélvicos e esvaziamento incompleto da bexiga, tornam-se fatores causais. Além disso, as espécies bacterianas patológicas são diferentes. A bactéria *E. coli* continua sendo o organismo predominante, mas nesta faixa etária, *P. mirabilis*, *K. pneumoniae* e espécies de *Enterobacter* tornam-se os patógenos prevalentes.[10] Novamente, a terapia empírica é aceitável, mas as culturas de urina são importantes devido ao aumento dos padrões de resistência aos antibióticos e aos organismos diferentes. A prevenção inclui o aumento da hidratação e avaliação das práticas de higiene.

## Infecções do trato urinário complicadas

As ITUs "complicadas" requerem maior vigilância por parte do médico assistente devido a fatores do paciente que podem levar a uma progressão mais rápida ou piora da infecção. Por definição, as ITUs complicadas ocorrem em homens e em pacientes com diabetes, imunossupressão, infecção do trato superior, microrganismos resistentes, anormalidades anatômicas do trato urinário, cirurgia prévia, doença calculosa, lesão da medula espinal ou cateter de Foley recente ou atual. Essencialmente, qualquer anormalidade da fisiologia ou anatomia que é etiológica em uma ITU ou uma ITU que ocorre em tal cenário ou no paciente imunocomprometido é considerada "complicada". Nesses pacientes, a avaliação semelhante é necessária, mas a avaliação não deve se limitar apenas à história e ao exame físico. O tratamento empírico da ITU complicada por si só não é o ideal e uroculturas devem ser realizadas em todos os pacientes com suspeita de ITU complicada antes do início da antibioticoterapia, sempre que possível. Além disso, a imagem é indicada nesses pacientes por causa da preocupação com doença calculosa e estase urinária, portanto, no mínimo, a radiografia simples dos rins, ureteres e bexiga (um estudo KUB, do inglês *kidneys, ureters and bladder*) e ultrassonografia renal e, potencialmente, avaliação adicional com imagens radiográficas em corte transversal devem ser realizadas em pacientes com achados ambíguos ou preocupantes. Finalmente, a antibioticoterapia isolada pode não ser adequada, e esses pacientes podem exigir drenagem cirúrgica de sistemas urinários obstruídos ou posterior correção cirúrgica de anormalidades anatômicas ou remoção de cálculos urinários (uma vez que as infecções são tratadas) para prevenir as ITUs. A consulta com especialistas em doenças infecciosas também pode ser indicada em pacientes com anormalidades anatômicas urológicas e ITUs recorrentes com microrganismos resistentes.

## Infecção do trato urinário em homens

Devido à menor incidência de ITU em homens, quando os homens manifestam sintomas de infecção, considera-se complicada, independentemente de outros fatores do paciente. Assim como nas mulheres, homens mais jovens (menos de 50 anos) e homens mais velhos (mais de 50 anos) apresentam diferentes causas de ITU e sintomas. Os sintomas de apresentação comuns são uretrite, disúria, hesitação, frequência e urgência para urinar. A história e o exame físico nesses pacientes são importantes para delinear diferentes fontes de sintomas ou UTI. Os homens podem apresentar esses sintomas e ter diferentes diagnósticos, incluindo ITU, IST, uretrite e dor pélvica crônica. Além disso, infecções bacterianas podem se estender para outras áreas proximais do trato geniturinário, como próstata e testículo. Homens com menos de 50 anos são mais propensos a ter IST como causa em vez de ITU. Esses homens devem ter história sexual completa, exame genital e exame microscópico da urina realizados. Testes de *swab* uretral ou urina para IST também devem ser realizados. Homens com mais de 50 anos geralmente manifestam sintomas do trato urinário inferior (STUI) subjacente e isso pode ser um fator contribuinte. Homens nessa faixa etária mais frequentemente desenvolverão ITU como fonte de seus sintomas, e patógenos urinários comuns, como nas mulheres, devem ser considerados. Além disso, os homens mais velhos devem ser questionados sobre procedimentos cirúrgicos recentes, cateterismo ou hospitalização. Pacientes idosos também podem apresentar alterações de comportamento ou estado mental como seu único sintoma de ITU, e esse diagnóstico deve ser considerado nesses pacientes. Um limiar mais baixo para imagens e a internação hospitalar são necessários em homens com ITU, pois eles podem apresentar sintomas mais sistêmicos. Pacientes que não toleram a ingestão oral, que são imunocomprometidos ou têm comorbidades médicas devem ser internados com exames de imagem realizados. Antibióticos intravenosos de amplo espectro, baseados em padrões de resistência local, e a reanimação com fluidos devem ser iniciados nesses pacientes enquanto a investigação inicial e a avaliação são concluídas. Obstrução urinária ou urolitíase nestes pacientes constitui uma emergência urológica e deve ser tratada rapidamente.

## Condições infecciosas geniturinárias específicas complicadas

### Pielonefrite

A pielonefrite é um espectro de processos infecciosos ou inflamatórios que envolvem o sistema coletor ou parênquima renal. A pielonefrite resulta de uma ITU movendo-se proximalmente para cima do trato urinário inferior. Na forma simples, a pielonefrite pode ser tratada em ambiente ambulatorial com antibióticos orais por 1 a 2 semanas. Nesse grupo de pacientes, a urocultura é necessária para identificar o organismo causador. Se o paciente parece manifestar infecção mais aguda, a hospitalização pode ser justificada por terapia intravenosa com antibióticos de amplo espectro, reanimação hídrica e exames de imagem. A *pielonefrite enfisematosa* representa uma forma avançada de pielonefrite e é considerada uma emergência urológica. Muitas vezes ocorrendo no paciente diabético, essas infecções incomuns demonstram uma infecção necrosante significativa do rim com microrganismos formadores de gás (tipicamente *E. coli* em um estado metabólico com anaeróbios facultativos) com bolsas de gás dentro do parênquima aparente na imagem (Figura 74.1). Os patógenos bacterianos comuns incluem *E. coli*, *P. mirabilis* e *K. pneumoniae*.[11] Esses pacientes requerem drenagem percutânea imediata da infecção ou nefrectomia rápida. A maioria dos pacientes que apresenta essa condição tem diabetes ou comorbidades médicas significativas, sendo essenciais o controle das anormalidades metabólicas, terapia agressiva com antibióticos de amplo espectro e cuidados intensivos de suporte. A *pielonefrite xantogranulomatosa* é um processo infeccioso crônico resultante de obstrução renal, infecção recorrente e litíase renal. A doença apresenta-se em três formas: focal, segmentar ou difusa e cada uma delas é tratada de maneira diferente. O processo histológico subjacente envolve a presença de um infiltrado de macrófagos espumosos, carregados de lipídios no parênquima renal com inflamação extensa, fibrose e perda da função renal. Na imagem, pode haver indicações de dilatação do sistema coletor; no entanto, as tentativas de drenagem muitas vezes são improdutivas porque o material é frequentemente sólido ou muito viscoso para drenar. Pacientes com doença focal ou segmentar podem ser tratados com antibióticos, mas aqueles com doença difusa frequentemente requerem nefrectomia. O risco de lesão iatrogênica de órgãos adjacentes é alto nessas nefrectomias e o hilo renal pode estar tão inflamado e fibrótico que os vasos renais não podem ser individualmente dissecados. Esses casos podem exigir a colocação de uma pinça no pedículo vascular com excisão renal e sobressutura do pedículo.

### Infecção de órgão genital masculino

As ITUs podem ascender para os ductos genitais, resultando em infecção da próstata, epidídimo ou testículo. Começando na uretra, o colículo seminal ou *verumontanum* é o ponto de saída das glândulas seminais e ducto deferente no trato urinário. A prostatite refere-se a qualquer processo inflamatório que afeta a próstata, mas o cirurgião geral mais comumente pode detectar a prostatite bacteriana aguda, que resulta da infiltração bacteriana no parênquima prostático. A maioria das infecções da próstata é secundária

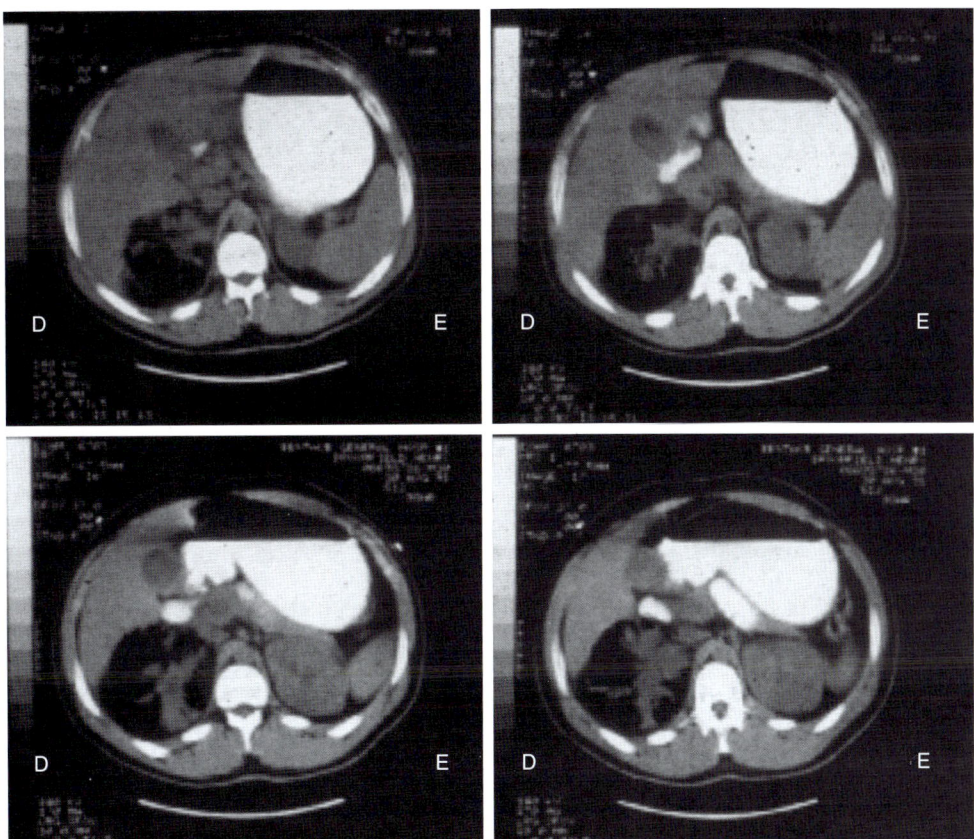

**Figura 74.1** Pielonefrite enfisematosa. Esta tomografia computadorizada (TC) demonstra extensa destruição do rim direito com gás intraparenquimatoso à direita, obliterando a arquitetura renal. O rim esquerdo está normal.

a infecções por bactérias gram-negativas e normalmente está associada à ITU. Duas importantes considerações nesses pacientes são o exame físico e a extensão da doença. Embora a história e o exame físico completos sejam necessários, a eliminação do exame de toque retal (ETR) deve ser considerada, pois a pressão exercida sobre uma próstata infectada pode levar à disseminação hematogênica da bactéria. Além disso, pacientes que não têm resolução razoavelmente rápida de seus sintomas devem ser avaliados para abscesso prostático. Abscessos prostáticos geralmente não respondem à antibioticoterapia e requerem a procedimento por via transuretral para permitir uma drenagem adequada.

A orqui-epididimite ocorre quando a ITU ascende pelo ducto deferente no epidídimo ou testículo. Novamente, a causa é diferente de acordo com a idade do paciente; homens com menos de 35 anos normalmente têm uma IST como fonte, comumente *Chlamydia trachomatis*, enquanto, homens com mais de 35 anos terão frequentemente infecções relacionadas à *E. coli*. O exame desses pacientes é muitas vezes difícil por causa do inchaço significativo do epidídimo ou testículo afetado; a ultrassonografia do escroto é útil no diagnóstico, principalmente para descartar o abscesso associado. Quando a infecção está avançada, todo o conteúdo da região ipsilateral do escroto fica envolvido, com fixação da pele sobrejacente e edemas. Pode ser difícil distinguir essa entidade de torção tardia, hérnia inguinal encarcerada ou tumor testicular com necrose e inflamação. Pacientes sem abscesso podem ser tratados com antibioticoterapia, repouso e elevação do escroto; contudo, a recuperação é lenta, com eventual resolução do edema e desconforto. Se houver abscesso, a drenagem cirúrgica e frequentemente a orquiectomia são indicadas. Um subgrupo de pacientes pode ter dor persistente ou massa e, em imagens repetidas de Doppler, sinais de isquemia testicular ou inflamação persistente podem ser notados. Esses pacientes requerem exploração e possível orquiectomia para resolução do processo.

### Gangrena de Fournier

A gangrena de Fournier é uma infecção necrosante do órgão genital masculino e pele perineal e tecidos subcutâneos, semelhante a outras fasceítes progressivas e infecções necrosantes de tecidos moles (Figura 74.2). Quando os órgãos genitais estão envolvidos, os pacientes geralmente apresentam dor e sensibilidade significativas, inchaço genital e do escroto, descoloração ou necrose franca, crepitação e, às vezes, corrimento com odor fétido. A gangrena de Fournier é geralmente uma infecção polimicrobiana com microaeróbios, anaeróbios e microrganismos gram-positivos e gram-negativos.[12] Os fatores de risco para o desenvolvimento incluem doença vascular periférica, diabetes melito, desnutrição, alcoolismo e outros estados de imunocomprometimento. Esta doença representa uma emergência urológica. O tratamento requer drenagem cirúrgica urgente com desbridamento agressivo do tecido necrótico, terapia intravenosa com antibióticos de amplo espectro e monitoramento intensivo com cuidado de suporte. A magnitude do desbridamento depende inteiramente do grau de progressão do processo. É raro o processo envolver os testículos ou tecidos profundos do pênis profundamente à túnica vaginal e à fáscia do pênis (fáscia de Buck), respectivamente, portanto, essas estruturas devem ser preservadas. É incomum que a uretra esteja envolvida, embora uma fonte definida do trato urinário possa ser evidente, como uma estenose uretral, com perfuração e infecção local.

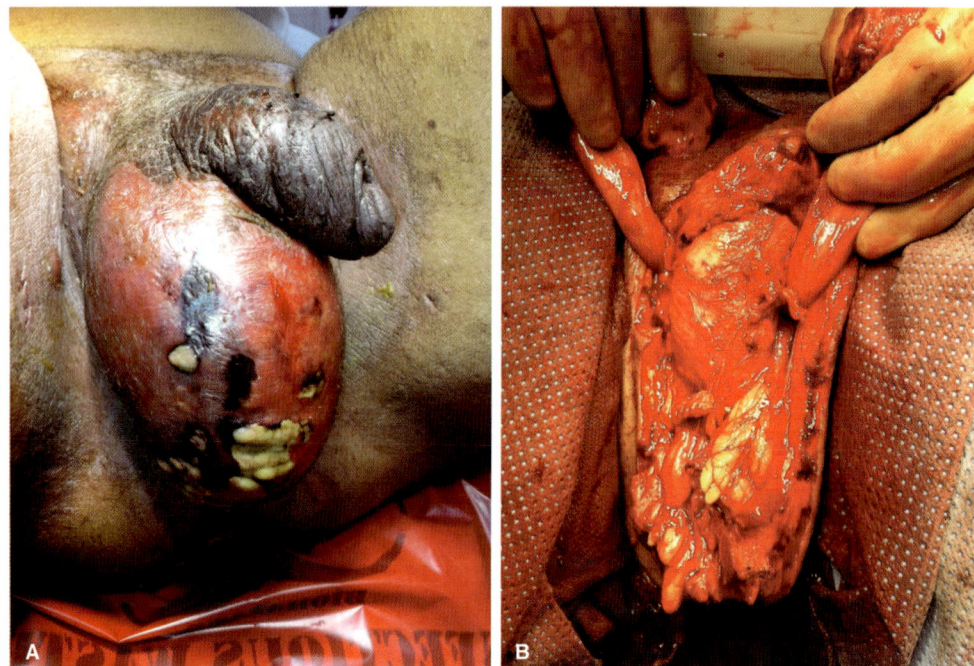

Figura 74.2 Gangrena de Fournier. **A.** Necrose da pele, purulência e edema do escroto. A pele também pode parecer normal, com achados físicos muito mais sutis em alguns casos. **B.** Aparência após extenso desbridamento da pele do escroto e tecidos subjacentes. A base do pênis é visível centralmente; os testículos são elevados do campo e os funículos espermáticos são visíveis anteriormente.

A cistostomia suprapúbica, de modo geral, não é necessária inicialmente; a drenagem por cateter uretral é normalmente suficiente. Uma vez que a infecção ativa é controlada, as questões de manejo predominantes passam a ser o cuidado de feridas e a reconstrução, o que pode exigir enxerto de pele tardio para cobertura tecidual.

## Infecções atípicas do trato urinário

### Infecção fúngica

As infecções fúngicas no sistema urinário são mais comuns em populações específicas de pacientes: diabéticos, indivíduos imunocomprometidos e idosos. As infecções fúngicas podem não ser sintomáticas e, em um ambiente ambulatorial, podem não necessitar de terapia. A maioria das infecções fúngicas está relacionada às espécies de *Candida*, cabendo ao médico assistente determinar quais infecções requerem tratamento e quais representam contaminação. Pacientes que necessitam de avaliação e tratamento cuidadosos incluem pacientes neutropênicos e pacientes de terapia intensiva, que podem precisar de avaliação para uma fonte interna, como um depósito de fungo (bola) na bexiga ou rim. A consulta com especialista em doenças infecciosas é valiosa nestes casos, porque os microrganismos são atípicos e a seleção dos agentes de tratamento pode não ser simples. A análise de imagem renal e vesical com ultrassonografia pode demonstrar uma fonte tratável. Esses pacientes podem precisar de irrigação vesical ou renal com antifúngicos ou, ocasionalmente, remoção endoscópica.

### Tuberculose

O trato geniturinário é o terceiro sítio extrapulmonar mais comum de tuberculose. Esta doença é disseminada por via hematogênica dos pulmões e para o sistema de órgãos afetados. A maioria dos pacientes com tuberculose geniturinária é imunocomprometida, portanto, a avaliação do *status* da infecção pelo HIV é importante. Pacientes apresentam vários sintomas, que incluem sintomas miccionais, piúria estéril ou hematúria e doença renal crônica. Nem todos os pacientes terão o resultado positivo do teste com o derivado proteico purificado (PPD, do inglês *purified protein derivative*) e o diagnóstico é confirmado com esfregaços de bacilos álcool-ácido resistentes de urina e cultura de micobactérias com piúria estéril, radiografia de tórax e análise de imagem do trato geniturinário para procurar anormalidades anatômicas. A tuberculose que afeta o rim pode resultar na disfunção glomerular segmentar ou global e a progressão anterógrada no sistema urinário pode resultar em estenoses ureterais. A tuberculose do epidídimo pode resultar em massa ou epididimite crônica. A antibioticoterapia consiste em 2 meses de regime de quatro medicamentos com um tratamento subsequente de 7 meses com isoniazida e rifampicina. A consulta para diagnóstico de doenças infecciosas é obrigatória no tratamento desses pacientes devido a preocupações de saúde pública. Infecção anatômica significativa ou alteração ou perda funcional podem, em última análise, necessitar de excisão cirúrgica.

### Infecção parasitária

Com a facilidade de transporte global e uma população global móvel, infecções parasitárias são considerações em pacientes com histórias recentes de viagem. As principais infecções parasitárias do trato geniturinário são a esquistossomose, a infecção pelo *Echinococcus* e a filariose. Cada parasita tem um ponto de entrada diferente, disseminação sistêmica e infestação de órgãos. Normalmente, na esquistossomose, o parasita entra no corpo por via percutânea e se espalha pelo sistema venoso e linfático. A maioria das infestações afeta a bexiga, resultando na inflamação crônica e granulomas. Esses pacientes manifestam STUI ou hematúria. A terapia médica (praziquantel) pode ser utilizada para tratar a doença granulomatosa; no entanto, infecções não tratadas podem resultar em carcinoma de células escamosas da bexiga. A equinococose é transmitida por ingestão de alimentos contaminados e o parasita penetra nas paredes intestinais e infesta o fígado. Ocasionalmente, pode ocorrer infestação renal, com o parasita tornando-se encistado no parênquima. A terapia medicamentosa pode encolher os cistos, mas a remoção cirúrgica por nefrectomia parcial ou total é necessária para a cura. Esses cistos devem ser removidos intactos, pois a ruptura ou derramamento do conteúdo interno pode resultar em anafilaxia grave. A filariose resulta da infecção direta do sistema linfático por entrada percutânea. O parasita cria sintomas perceptíveis quando ele morre, resultando em obstrução dos vasos linfáticos. Apenas a infestação leve pode ser tratada com terapia oral (albendazol); a doença em fase avançada requer excisão e reconstrução.

## DISFUNÇÃO MICCIONAL, BEXIGA NEUROGÊNICA, INCONTINÊNCIA E HIPERPLASIA BENIGNA DA PRÓSTATA

Um aspecto central da urologia é o manejo da função da bexiga, bem como a avaliação e o tratamento da disfunção vesical. A bexiga é uma grande bolsa muscular responsável por armazenar e eliminar urina. Disfunções comuns da bexiga incluem problemas neurogênicos com a função da bexiga, problemas de armazenamento, incontinência e problemas de fluxo relacionados à hiperplasia benigna da próstata (HBP) ou aumento desse órgão. As mudanças nestas áreas funcionais são um dos motivos mais comuns de consulta urológica. Embora esta seja uma área ampla da urologia, concentrar-se nessas divisões principais fornecerá ao cirurgião geral uma compreensão da dinâmica complexa da função e disfunção da bexiga.

### Bexiga neurogênica

Pacientes com disfunção vesical neurogênica apresentam um amplo espectro de doenças neurológicas ou lesões que afetam a função da bexiga com base na localização da lesão ou processo patológico. Existe uma interação complexa entre a bexiga e o cérebro que regula principalmente o armazenamento e o esvaziamento da bexiga. O armazenamento vesical é conduzido pelo sistema nervoso simpático, especificamente no nível do receptor adrenérgico. Os receptores alfa-adrenérgicos são os receptores adrenérgicos mais comuns na bexiga, próstata e uretra; a maioria é formada por α1 e α2, com três subtipos de α1 identificados: α1$^a$, α1b e α1 d.[13] O receptor α1 é o subtipo mais comum no sistema urinário inferior. O esvaziamento da bexiga é conduzido pela estimulação parassimpática de receptores colinérgicos, especialmente os receptores muscarínicos. Os receptores muscarínicos predominantes na bexiga são $M_2$ e $M_3$.[13] A informação sensorial é transportada da bexiga por fibras nervosas aferentes mielinizadas e não mielinizadas que viajam através dos nervos pélvico e pudendo. Qualquer interrupção no sistema nervoso simpático ou parassimpático e sua comunicação com a bexiga podem resultar na disfunção neurogênica. Além disso, vários centros dentro da ponte, mesencéfalo e córtex cerebral têm efeito direto sobre o armazenamento e o esvaziamento da bexiga.[13] A micção é iniciada no nível do centro pontino da micção, que envia um sinal parassimpático para a bexiga para iniciar a micção. O centro pontino da micção é inibido pela substância cinzenta periaquedutal localizada no mesencéfalo e isso está conectado às vias de sinalização aferentes da bexiga. Com base nessa função sensorial padrão, os sintomas miccionais específicos ou de STUI podem ser previstos pela localização da doença ou lesão neurológica.

A avaliação básica desses pacientes inclui uma história completa com histórico neurológico e urológico, exame físico (com foco no abdome, pelve e sistema nervoso periférico e central) e análise urinária. A avaliação adicional é adaptada ao sítio da lesão. Doenças e lesões no córtex cerebral, como acidente vascular cerebral, são avaliadas pela história, exame físico e análise urinária. Esses processos patológicos não afetam diretamente a função vesical e os pacientes são tratados com base apenas nos sintomas. As lesões da medula espinal são divididas em lesões espinais suprassacrais (lesão medular, infartos) e lesões medulares sacrais ou periféricas (lesão do plexo pélvico por cirurgia, neuropatia diabética). Pacientes com lesões da medula espinal suprassacral tendem a ter aumento da tensão muscular da bexiga, o que resulta em elasticidade anormal da bexiga (baixa complacência da bexiga).[14] Além disso, esses pacientes apresentam incoordenação da bexiga e esfíncter urinário, resultando em dissinergia detrusor-esfíncter. Pacientes com lesões de nervos sacrais ou periféricos tendem a manifestar a STUI variável, mas normalmente não apresentam alterações na elasticidade da bexiga.[14] O músculo detrusor é muitas vezes parcialmente ou completamente não funcional e o esfíncter urinário permanece fechado. A avaliação especializada dos pacientes com lesão medular inclui ultrassonografia do trato superior para monitorar evidências de hidronefrose e avaliação urodinâmica. A avaliação urodinâmica envolve medir a elasticidade da bexiga no enchimento (complacência), a pressão gerada no esvaziamento (função detrusora) pelo registro da pressão abdominal e a pressão intraluminal da bexiga com cateteres especializados. A cistoscopia de vigilância é indicada em pacientes crônicos para excluir o desenvolvimento de doença intravesical. O tratamento da bexiga neurogênica foi recentemente revolucionado pela introdução da toxina onabotulínica. No passado, esses pacientes necessitavam de regimes complexos de agentes antimuscarínicos e cirurgia reconstrutiva. Atualmente, com o uso da toxina onabotulínica, a maioria dos pacientes é tratada com injeções cistoscópicas periódicas e cateterismo intermitente.

### Problemas com sintomas de armazenamento e anormalidades da bexiga

A bexiga hiperativa (BH) é o problema mais comum relacionado ao armazenamento da bexiga. É definida como urgência urinária com ou sem incontinência urinária de urgência na ausência de ITU ou outra doença evidente.[15] Os sintomas característicos deste problema incluem urgência, frequência urinária, noctúria e incontinência urinária de urgência. A urgência refere-se ao desejo repentino e irresistível de urinar que é difícil de adiar e substitui o desejo normal.[15] A frequência urinária é a queixa de micção ocorrendo com mais frequência do que a anteriormente considerada normal e caracterizada por micções diurnas e noturnas.[15] Noctúria é a queixa de interrupção do sono uma ou mais vezes por causa da necessidade de urinar.[15] Por fim, a incontinência urinária de urgência é a perda involuntária de urina associada à urgência.[15] Um aspecto difícil desse processo patológico é que ele ocorre no espectro de outros STUIs e pode ser o resultado de obstrução do fluxo da bexiga a longo prazo. Outras condições a serem consideradas em pacientes que apresentam BH e STUI são ITUs, cálculos urinários, diabetes, polidipsia, bexiga neurogênica e doenças malignas. A BH tem prevalência mundial de 11% e, com o envelhecimento da população, presume-se que essa condição aumente ao longo do tempo.[16]

Todos os pacientes que desenvolvem BH devem passar por avaliação. No nível básico, isso inclui uma história completa para revelar totalmente os sintomas e excluir outras causas. Elementos históricos que podem contribuir incluem ingestão de cafeína, constipação intestinal, ITU recorrente, prolapso de órgãos pélvicos em mulheres e aumento da próstata em homens e ingestão excessiva de líquidos. O exame físico deve ser direcionado para avaliação do abdome, pelve e sistemas neurológicos. Outros achados podem incluir diminuição do estado mental ou da função cognitiva e edema periférico. O último elemento absoluto do exame é o exame de urina, que pode revelar infecção, inflamação ou hematúria indicando doença mais grave. Testes auxiliares simples que podem ser realizados no consultório médico incluem a mensuração do volume de resíduo urinário pós-miccional, teste de fluxo não invasivo (urofluxometria), questionários validados para sintomas e diários miccionais. Testes especializados e avaliação realizada pelo urologista podem incluir cistoscopia, ultrassonografia e teste urodinâmico, conforme apropriado. No entanto, as diretrizes atuais não exigem nenhum desses testes especializados para o início do tratamento.[17]

O tratamento da BH é direcionado à terapia, sintomas e motivação do paciente individual (Figura 74.3). Como muitos pacientes que sofrem deste problema tomam vários medicamentos, a terapia farmacológica nem sempre é oferecida como tratamento inicial. As terapias comportamentais são o tratamento de primeira linha para todos os pacientes, que podem incluir modificações no estilo de vida ou fisioterapias específicas. Normalmente, isso inclui o manejo e a modificação da ingestão de líquidos, com atenção especial ao momento da ingestão e quantidades de líquidos. Por exemplo, em pacientes que se queixam de noctúria, limitar a ingestão de líquidos à noite pode ser benéfico. O treinamento da bexiga é um método não invasivo de fisioterapia em que o paciente adia a micção para prolongar os intervalos de tempo entre as micções. Isso pode ser combinado com a supressão de urgência e micções temporizadas para reforçar o retreinamento da saída sensorial da bexiga. Finalmente, os diários miccionais são importantes para ajudar o paciente e o urologista a quantificar o número de micções e a quantidade eliminada de urina para direcionar de maneira adequada as metas de melhoria e adaptar a terapia. O manejo farmacológico continua a ser a base do tratamento e é indicado para pacientes como adjuvante de terapias comportamentais ou para pacientes que não respondem à terapia de primeira linha. A terapia farmacológica clássica consiste em agentes antimuscarínicos que têm como alvo os receptores colinérgicos muscarínicos parassimpáticos, principalmente $M_2$ e $M_3$ e bloqueiam a ação desses receptores. A maioria dos medicamentos nesta categoria é administrada diariamente e tem os efeitos adversos comuns de boca seca, olhos secos e constipação intestinal. Um agente farmacológico mais recente, o agonista beta ($\beta_3$), tem como alvo os receptores no músculo detrusor para estimular o relaxamento da bexiga. As opções de tratamento para pacientes que não respondem a essas terapias se enquadram em

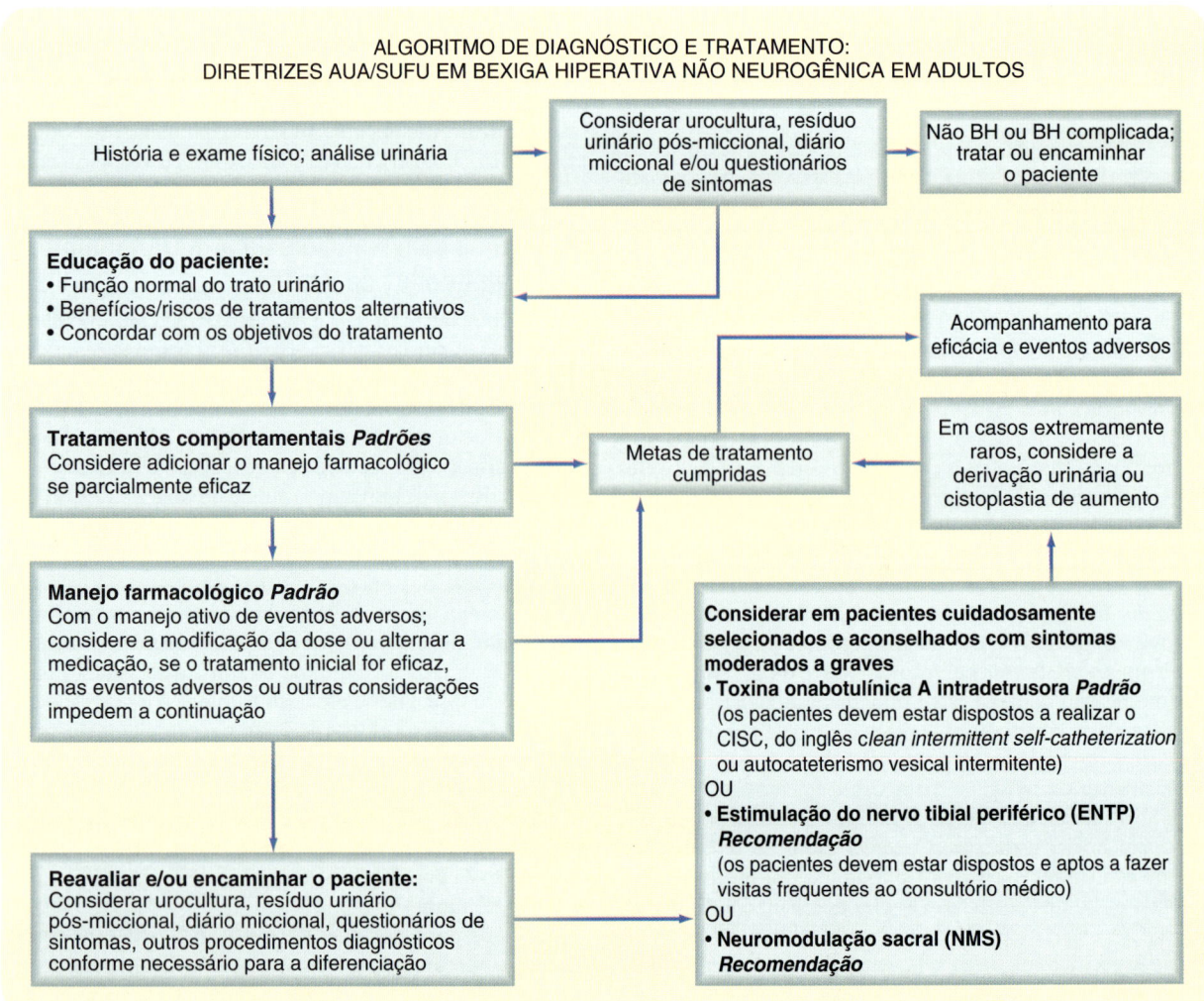

**Figura 74.3** Algoritmo para diagnóstico e manejo da bexiga hiperativa (BH). (Adaptada de Gormley EA, Lightner DJ, Burgio KL, et al. Diagnosis and treatment of overactive bladder [non-neurogenic] in adults: AUA/SUFU guideline. *J Urol*. 2012;188:2455-2463.)

tratamentos especializados de terceira linha, que incluem neuromodulação (periférica ou central), toxina onabotulínica, cateter de longa permanência para uso em doença crônica e cistoplastia de aumento.

## Incontinência urinária

A incontinência urinária é a perda involuntária de urina; pode ser dividida em incontinência urinária de esforço, incontinência urinária de urgência e incontinência urinária mista.[15] A "incontinência por transbordamento" é outra forma de incontinência, que muitas vezes é considerada como uma entidade etiologicamente distinta. Dados nacionais indicam que a prevalência de incontinência urinária na América é de 49,6% em mulheres com idade superior a 20 anos.[18] Os homens geralmente são afetados após os 50 anos e a incontinência se desenvolve como sintoma de STUI ou outros problemas, e não como uma queixa primária, como nas mulheres. A incontinência urinária por esforço é definida como a perda involuntária de urina com a manobra de Valsalva.[15] A incontinência urinária de urgência é a perda de urina associada a um forte desejo de urinar.[15] A incontinência urinária mista é qualquer combinação dessas duas causas.

A avaliação desses pacientes inclui história, exame físico (incluindo exame pélvico), análise urinária, mensuração do volume de resíduo urinário pós-miccional e diários miccionais. A história e o exame físico são importantes para excluir quaisquer fatores complicadores, incluindo fonte neurogênica, alterações anatômicas (prolapso de órgãos pélvicos no paciente do gênero feminino e aumento da próstata no paciente do gênero masculino) e intervenção cirúrgica prévia (prostatectomia radical no paciente do gênero masculino ou histerectomia no paciente do gênero feminino) que podem afetar a avaliação e a decisão do tratamento. No paciente neurologicamente normal sem fatores de confusão, o manejo não cirúrgico é o primeiro passo no tratamento antes de qualquer intervenção cirúrgica. Assim como na BH, a modificação do comportamento e o treinamento da bexiga são as etapas iniciais. A modificação da dieta é importante para o manejo da incontinência urinária. Os pacientes são aconselhados a limitar a ingestão de líquidos para cerca de 2 ℓ/dia, dependendo do tamanho do corpo e nível de atividade. Além disso, os pacientes devem limitar a ingestão de cafeína e outros irritantes da bexiga, incluindo álcool, bebidas carbonatadas, alimentos condimentados e sucos cítricos e frutas. Também, os programas intestinais devem ser iniciados para garantir que o paciente tenha função intestinal normal e não esteja constipado. Outro tratamento não cirúrgico inclui perda de peso para um índice de massa corporal normal e exercícios, particularmente exercícios nos músculos do *core*. O treinamento muscular do assoalho pélvico e o *biofeedback* demonstraram ter taxas aceitáveis em ajudar os pacientes a conseguir um manejo satisfatório de sua incontinência urinária.

As opções de tratamento cirúrgico para mulheres e homens diferem por causa do mecanismo inerente que causa a incontinência, normalmente suporte anatômico pélvico inadequado em mulheres e esfincteriano em homens. Nas mulheres, as opções de tratamento progridem de menos para as mais invasivas. O tratamento mais simples é a injeção de um agente de volume uretral por cistoscopia. O objetivo deste tratamento é melhorar a coaptação do esfíncter urinário e aumentar o volume da parede uretral. Infelizmente, este tratamento não é suscetível de produzir cura a longo prazo e o retratamento ou progressão para outras opções muitas vezes é necessário. A próxima opção é a colocação de uma "*sling*" na uretra média para fornecer nova sustentação à rede central da uretra e fornecer suporte à uretra durante as manobras de esforço. Essas abordagens apresentam uma taxa de sucesso mais elevada, e dados a longo prazo demonstram taxas de cura de aproximadamente 90%.[19] Com o sucesso e a facilidade do "*sling*" na uretra média, menos suspensões retropúbicas abertas são executadas. Esses procedimentos também funcionam para melhorar o suporte da uretra e reduzir a hipermobilidade uretral. Nos homens, a terapia cirúrgica é desenvolvida para reforçar o esfíncter urinário para aumentar a resistência infravesical. Normalmente, os tratamentos são divididos em "*slings*" uretrais masculinas, que têm uma área de superfície maior para o material de suspensão em malha e dispositivos artificiais de esfíncter urinário. Um esfíncter urinário artificial (EUA) é um dispositivo complexo que é implantado no paciente e aberto através de uma válvula unidirecional contida no escroto.

## Hiperplasia benigna da próstata

A hiperplasia prostática benigna (HPB) é o desenvolvimento de nódulos dentro da próstata como resultado do aumento de seus componentes estromais e epiteliais.[20] À medida que a HPB progride, toda a próstata aumenta de tamanho em um processo denominado aumento benigno da próstata, resultando em compressão da parte prostática da uretra e desenvolvimento de obstrução infravesical (Figura 74.4).[20] Como parte da obstrução infravesical, os pacientes podem desenvolver STUI que exige avaliação e tratamento por um urologista. A HPB é prevalente, afetando aproximadamente 70% dos homens entre 60 e 69 anos, tornando-se uma das condições mais comuns tratadas por urologistas.[20] Os STUI que resultam da HPB podem ser divididos em sintomas de armazenamento, esvaziamento e pós-miccionais. Curiosamente, há pouca correlação entre o volume medido da próstata e os sintomas resultantes. Além disso, o grau de obstrução infravesical não necessariamente se correlaciona à gravidade de STUI.

Como em todas as condições, a avaliação dos pacientes é centrada na história e no exame físico. Elementos essenciais do exame físico incluem o ETR e um exame neurológico direcionado. A avaliação laboratorial inclui análise urinária e antígeno prostático específico (PSA, do inglês *prostate-specific antigen*) em pacientes apropriados com expectativa de vida de mais de 10 anos – embora o uso do teste de PSA permaneça controverso. A avaliação adicional desses pacientes inclui o uso de questionários validados para doenças específicas (*International Prostate Symptom Score*), medição de volumes de urina residual pós-miccional e teste de fluxo urinário não invasivo.[20] Dependendo dos achados de avaliação inicial, cistoscopia e estudos urodinâmicos podem ser testes adjuvantes apropriados. As diretrizes práticas para HPB foram produzidas pela American Urological Association (AUA) para orientar os profissionais no diagnóstico e tratamento da HPB (Figuras 74.5 e 74.6).[20] Semelhante a todas as condições relacionadas à micção, as modificações comportamentais e na dieta são medidas de tratamento adequadas de primeira etapa em todos os pacientes. A terapia médica pode ser utilizada em conjunto com as modificações comportamentais iniciais ou adicionada posteriormente.

A base do tratamento para STUI devido à HPB é de bloqueadores dos receptores α1-adrenérgicos.[20] Como discutido anteriormente, os receptores alfa-adrenérgicos são os receptores adrenérgicos mais comuns na bexiga, e α1 é o subtipo mais comum no trato urinário inferior, próstata e uretra. A ação dos bloqueadores α1 é relaxar o músculo liso no colo da bexiga e próstata e reduzir a resistência ao fluxo. Esta classe de medicamentos tornou-se progressivamente mais seletiva para os subtipos α1 e muitos agora têm como alvo específico o receptor do subtipo $\alpha_{1a}$. Os efeitos adversos mais comuns desses fármacos são tonturas relacionadas

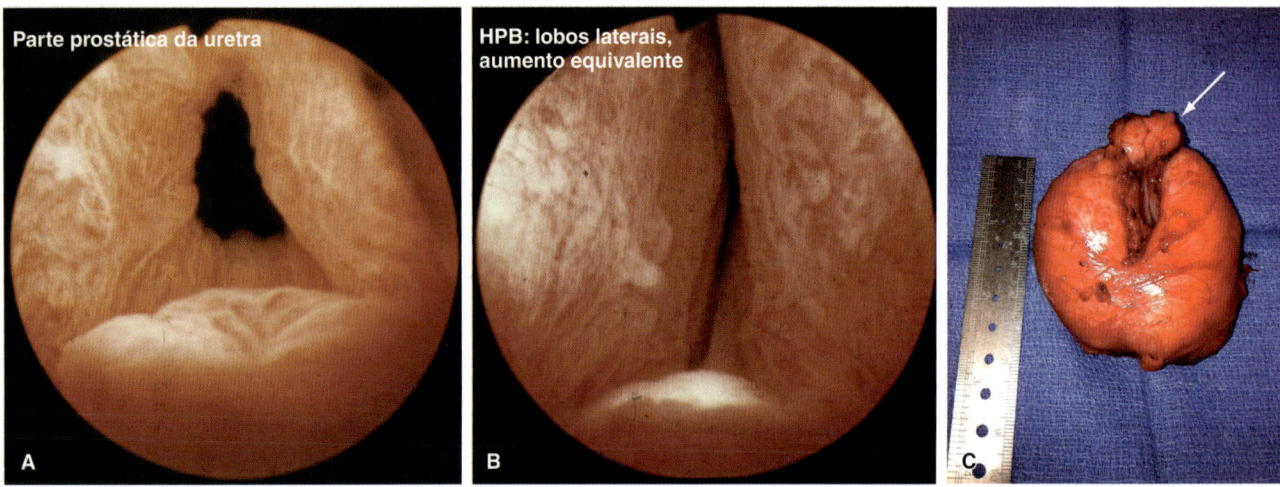

**Figura 74.4** Hiperplasia benigna da próstata (HPB). **A.** Aparência cistoscópica normal da próstata em um homem jovem. **B.** HPB moderada, visualizada cistoscopicamente. O tamanho da próstata correlaciona-se mal com a magnitude dos sintomas de esvaziamento. **C.** Adenoma prostático após prostatectomia aberta simples. Observe o pequeno lobo medial (*seta, centro superior*), com grandes lobos laterais (espécime de 130 g).

à ortostase, ejaculação retrógrada e rinite. Uma segunda categoria de terapia farmacológica compreende os inibidores da 5α-redutase que têm como alvo o componente glandular da próstata. Esses fármacos bloqueiam a conversão de testosterona à di-hidrotestosterona na próstata e posteriormente reduzem o volume da próstata, diminuindo assim a resistência ao fluxo. Essa classe de medicamentos também altera o nível sérico de PSA (redução de cerca de 50%), o que deve ser lembrado em relação ao rastreamento de câncer de próstata. Além disso, esses medicamentos podem ser usados em combinação devido ao seu mecanismo de ação diferente, e estudos mostram resultados superiores a qualquer medicamento usado independentemente.

Quando a terapia médica é ineficaz, os sintomas permanecem incômodos ou surge uma indicação cirúrgica objetiva (p. ex., retenção urinária aguda, cálculos vesicais, azotemia, ITU recorrente ou hematúria recorrente), a intervenção cirúrgica é considerada. A abordagem padrão para o tratamento cirúrgico da HPB é a ressecção transuretral da próstata (RTUP) usando várias opções eletrocirúrgicas (monopolar, bipolar ou *laser*). Opções de tratamento minimamente invasivas, como termoterapia por micro-ondas e ablação por radiofrequência, podem ser realizadas em consultório médico, mas não apresentam desfechos equivalentes a longo prazo em comparação com os procedimentos cirúrgicos padrões. Quando o crescimento adenomatoso é particularmente grande, a prostatectomia simples aberta é realizada para enuclear o adenoma cirurgicamente. Os desfechos dos procedimentos transuretrais mostram melhoria considerável nos números do International Prostate Symptom Score, taxas de fluxo urinário e volumes residuais pós-miccionais. Procedimentos como a prostatectomia simples têm um uso histórico tão longo que dados objetivos não foram mensurados ou compilados, mas os resultados são semelhantes aos da RTUP. Complicações dos procedimentos de RTUP incluem sangramento persistente, hiponatremia dilucional por absorção de fluido da irrigação com glicina, ITU, incontinência urinária e estenose uretral. Com sistemas eletrocirúrgicos mais recentes (bipolar e *laser*), a irrigação com solução salina normal é usada e a hiponatremia dilucional foi eliminada. Além disso, a visualização é melhorada, com uma redução significativa nas complicações hemorrágicas e uma incidência menor de incontinência urinária.

## MEDICINA REPRODUTIVA MASCULINA E DISFUNÇÃO SEXUAL

A infertilidade masculina e a disfunção sexual são uma área especializada da prática urológica. Avaliação diagnóstica, tratamento médico e terapia cirúrgica da infertilidade masculina representam aspectos sofisticados de atendimento urológico. A disfunção sexual masculina está se tornando mais proeminente à medida que o campo da saúde do homem continua a evoluir. Muitos pacientes atendidos e avaliados por cirurgiões gerais podem receber tratamento médico específico ou serem submetidos a implantes cirúrgicos protéticos para tratamento de disfunções sexuais. A familiaridade básica com essas áreas especializadas é benéfica para os cirurgiões gerais em sua prática cirúrgica.

### Disfunção sexual e reprodutiva masculina: avaliação e tratamento

A infertilidade afeta aproximadamente 8% a 14% dos casais; o fator masculino é o fator primário ou único em 36% a 75% desses casos.[21] Os casais muitas vezes são encaminhados ao urologista após um período de infertilidade e os encaminhamentos são geralmente realizados por um médico de cuidados primários ou por um médico especialista em endocrinologia reprodutiva e ginecológica. A infertilidade é definida como a incapacidade do casal de engravidar após 1 ano de relações sexuais desprotegidas.[21]

A avaliação padrão do fator masculino envolve um histórico detalhado, exame físico e avaliação básica laboratorial e de imagem. A AUA (*American Urological Association*) produziu uma série de declarações de boas práticas sobre a avaliação do homem infértil com os seguintes objetivos: reconhecer e tratar condições reversíveis, categorizar distúrbios potencialmente passíveis de técnicas de reprodução assistida, identificar síndromes e condições que podem ser prejudiciais à saúde do paciente e distinguir anormalidades genéticas que podem ser transmitidas ou afetar a saúde da prole.[22]

As causas da infertilidade podem ser divididas em anatômicas, comportamentais e ambientais, além de iatrogênicas. Causas anatômicas da infertilidade masculina são congênitas ou adquiridas.[21] A causa anatômica mais significativa é a ausência congênita do ducto deferente, que é uma agenesia parcial ou completa do ducto deferente. Embora incomum, o achado está

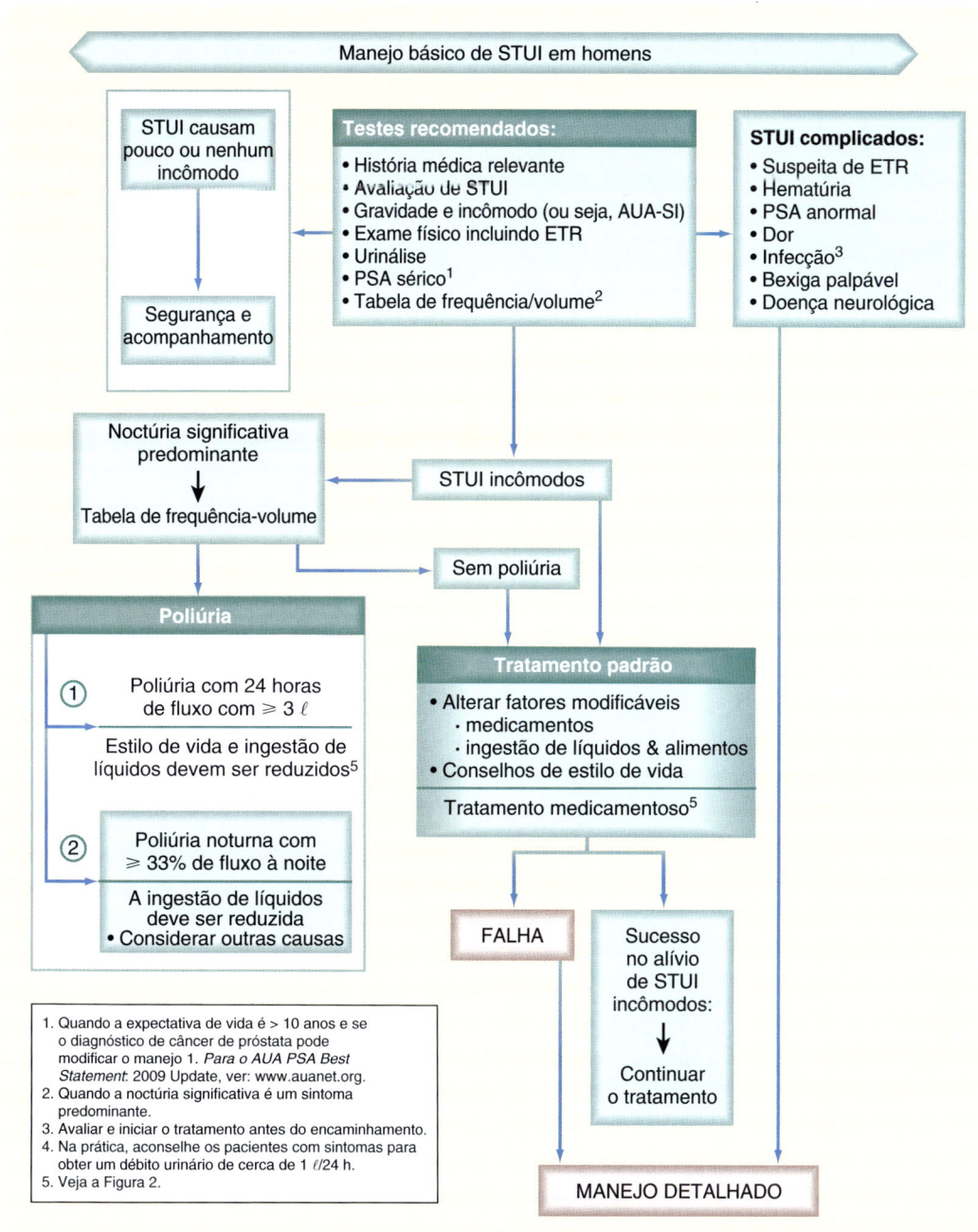

**Figura 74.5** Algoritmo para diagnóstico inicial e manejo da hiperplasia benigna da próstata. (Adaptada de McVary KT, Roehrborn CG, Avins AL, et al. Update on AUA guideline on the management of benign prostatic hyperplasia. *J Urol.* 2011;185:1793-1803.)

associado a uma mutação no gene regulador da condução transmembrana da fibrose cística (*CFTR*, do inglês *cystic fibrosis transmembrane conductance regulator*), tornando esses pacientes portadores de fibrose cística.[22] Outros achados anatômicos incluem criptorquidia, obstrução do ducto ejaculatório (no nível da próstata) e varicocele (Figura 74.7). Fontes comportamentais e ambientais de infertilidade são mais comuns e mais fáceis de reverter do que as causas anatômicas da infertilidade masculina. Estas incluem obesidade, exposições ambientais, abuso de substâncias (incluindo testosterona exógena) e deficiência de vitaminas. Por fim, as causas iatrogênicas a serem consideradas incluem quimioterapia ou radiação prévia, cirurgia inguinal ou genital prévia e tratamentos médicos atuais. Os cirurgiões devem estar cientes das causas iatrogênicas de infertilidade em procedimentos cirúrgicos na região inguinal e pelve por danos à vascularização do funículo espermático, ducto deferente e região do ducto ejaculatório ou compressão do ducto deferente com o uso de tela para reparo de hérnia inguinal. O suprimento sanguíneo para o ducto deferente ou testículo é vulnerável à lesão quando a região inguinal é explorada em cirurgia reoperatória ou quando a anatomia é obscurecida devido a trauma inguinal, pois a identificação dessas estruturas é um desafio.

A anamnese deve incluir uma discussão sobre história sexual e reprodutiva. Isso inclui potencial exposição gonadotóxica; infecções urológicas e ISTs; trauma e cirurgia prévia envolvendo a pelve, região inguinal e órgãos genitais; e história familiar de infertilidade. O exame físico deve incluir avaliação geral da masculinização e

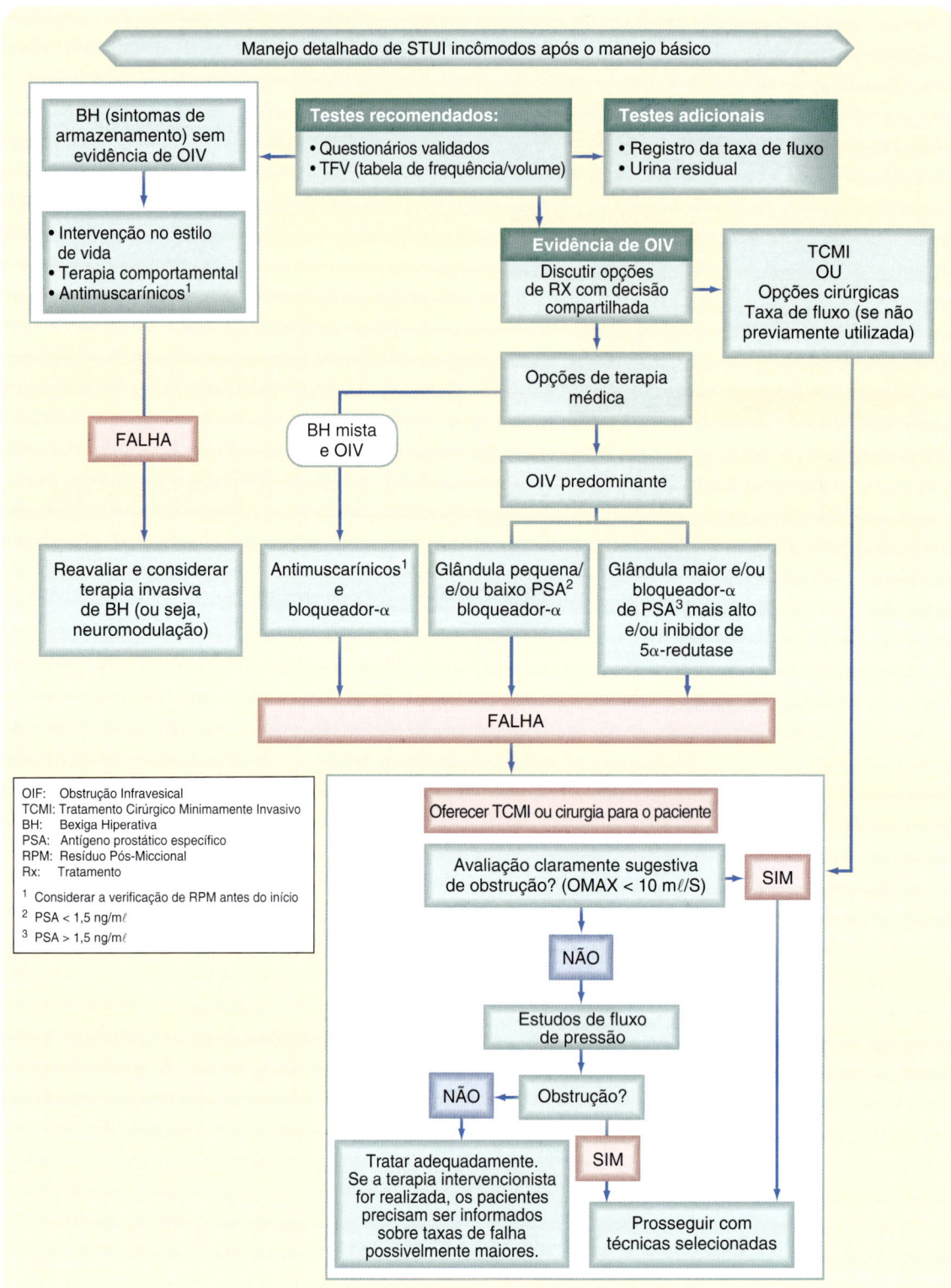

**Figura 74.6** Algoritmo para tratamento secundário da hiperplasia benigna de próstata. (Adaptada de McVary KT, Roehrborn CG, Avins AL, et al. Update on AUA guideline on the management of benign prostatic hyperplasia. *J Urol.* 2011;185:1793-1803.)

achados genitais, como localização normal do óstio externo da uretra, tamanho e consistência do testículo, presença e normalidade do epidídimo e ducto deferente, além da possível presença de varicocele. Exames perineais e retais são partes rotineiras dessa avaliação.

### Avaliação laboratorial básica

A avaliação laboratorial desses pacientes inclui duas análises de sêmen e estudos de hormônios séricos. As análises de sêmen devem ser realizadas com intervalos de 1 mês e precedidas por 2 a 3 dias de abstinência. Os parâmetros de análise do sêmen de importância

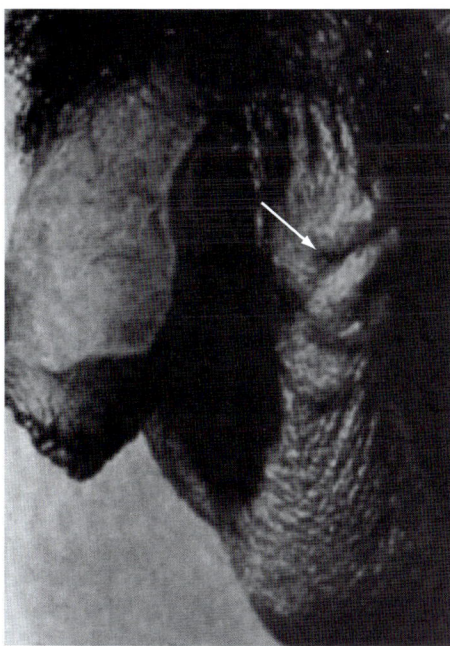

**Figura 74.7** Varicocele. A aparência de bolsa de vermes é visível e palpável através da pele do escroto, representando os ramos dilatados do sistema venoso espermático interno.

incluem volume de sêmen, pH, concentração e contagem total de espermatozoides, motilidade total, motilidade progressiva, qualidade do movimento espermático, morfologia e presença de glóbulos vermelhos e brancos ou bactérias.[21] A Organização Mundial da Saúde (OMS) definiu parâmetros de normalidade para análises de rotina do sêmen.[21] As anormalidades da análise de sêmen se dividem em duas categorias principais: azoospermia – a ausência completa de espermatozoide do sêmen; e parâmetros anormais do sêmen – concentração reduzida, motilidade ou morfologia e função anormal. A azoospermia pode ser dividida basicamente em três categorias: pré-testicular, testicular e pós-testicular. A azoospermia pré-testicular resulta de causas endócrinas, como hipogonadismo hipogonadotrófico ou causas congênitas. As causas testiculares são o resultado da falha testicular primária do epitélio germinativo do testículo em produzir espermatozoides maduros. Isso geralmente é acompanhado por volume de sêmen normal e por um hormônio foliculoestimulante (FSH, do inglês *follicle-stimulating hormone*) sérico marcantemente elevado. Causas pós-testiculares, como disfunção ejaculatória e obstrução, são responsáveis por 40% dos casos de azoospermia.[22] Parâmetros anormais no sêmen podem ser indicativos de uma ampla gama de distúrbios que podem causar redução do número de espermatozoides, motilidade ou morfologia, incluindo varicocele, anticorpos antiespermatozoides, infecção do ducto genital com piospermia e exposição gonadotóxica prévia ou atual. O volume reduzido de sêmen pode ser artefatual, indicando ejaculação ou coleta de amostra incompleta ou pode representar doença verdadeira, incluindo, por exemplo, ausência congênita de glândula seminal, obstrução do ducto ejaculatório ou ejaculação retrógrada causada por diabetes, lesão neurológica ou cirurgia prévia do colo vesical ou medicamentos.

O teste de hormônios séricos inclui a determinação dos níveis de FSH, hormônio luteinizante, testosterona, testosterona livre e prolactina. O hipogonadismo hipogonadotrófico pode ser diagnosticado com base em estudos de hormônios séricos ou elevação no nível de FSH. O paciente com um nível baixo de testosterona deve ter os níveis de prolactina de acompanhamento mensurados para excluir a presença de prolactinoma da hipófise.

A ultrassonografia do escroto é útil para medir o volume e simetria testicular, para excluir a possibilidade de neoplasia do testículo, identificar a anatomia do epidídimo e definir ou confirmar a presença de uma varicocele, que é uma dilatação anormal do plexo pampiniforme do sistema de veias espermáticas internas (Figura 74.7). A ultrassonografia transretal (USTR) da próstata pode fornecer evidência de obstrução do ducto ejaculatório com dilatação da glândula seminal ou ausência congênita da mesma, que pode acompanhar a ausência congênita do ducto deferente.

### Tratamento

O tratamento da infertilidade masculina depende da causa identificada e da disponibilidade e acessibilidade de opções de suporte em tecnologia de reprodução assistida para tratamento específico ou empírico de falha na concepção. A terapia médica é usada para tratar deficiências hormonais, excesso de hormônio, excesso de hormônio tireoidiano e excesso de prolactina. Os tratamentos mais comuns incluem estimulação hormonal da espermatogênese, como os agentes gonadotróficos e agentes antiestrogênicos, que apresentam resultados mistos. A terapia com anti-inflamatórios ou antibióticos pode ser usada em pacientes com achados de piospermia ou preocupação com infecção do ducto genital. Terapias cirúrgicas podem incluir reconstrução microcirúrgica para oclusão do ducto deferente ou epidídimo (incluindo reversão de vasectomia), ressecção transuretral do ducto ejaculatório para lesões obstrutivas e reparo de varicocele.

### Disfunção sexual masculina e tratamento

A disfunção sexual em homens refere-se a uma série de distúrbios, incluindo disfunção erétil (DE), diminuição da libido, hipogonadismo e disfunção ejaculatória. Por causa das inúmeras interações do sistema de órgãos, os pacientes com essas condições podem ter neuropatia associada, endocrinopatia, vasculopatia e distúrbios psicológicos, sendo que essas anormalidades podem afetar o manejo e cirurgia de pacientes não urológicos.

A função erétil normal é uma interação complexa entre os sistemas nervoso e vascular, com ações moleculares únicas ocorrendo nas estruturas vasculares penianas. Muitas comorbidades médicas e escolhas de estilo de vida podem contribuir para a DE, incluindo idade, doença arterial coronariana, tabagismo, hipertensão, dislipidemia, aterosclerose, doença vascular periférica, obesidade, diabetes, lesão medular e condições neurológicas degenerativas, tratamento de neoplasias malignas pélvicas e doença renal crônica.[23] As causas de DE podem ser divididas em neurológicas, vasculares, metabólicas, induzidas por medicamentos, endócrinas e psicológicas; importante, isso pode ser um marcador precoce de doença arterial coronariana.[23] A avaliação do paciente com DE é focada na história e exame físico. A história é direcionada para análise do desempenho sexual e função erétil; os aspectos históricos não sexuais estão centrados em possíveis condições médicas e cirúrgicas. Aspectos sociais, como tabagismo, uso recreativo de drogas e dieta, também são considerações importantes. Questionários validados fornecem dados históricos objetivos tanto para o tratamento inicial quanto para avaliação de desfechos terapêuticos. O exame físico concentra-se nos órgãos genitais e avaliação das características sexuais secundárias masculinas. Estudos laboratoriais básicos nesses pacientes incluem concentração de testosterona total matinal, níveis lipídicos em jejum e nível de hemoglobina A1 c. Importante atenção deve ser dada à avaliação da função cardiovascular em pacientes mais jovens, pois esse processo patológico é considerado um marcador precoce de doença cardiovascular, particularmente nessa população de pacientes. A avaliação adicional é especializada, mas pode incluir testes neurológicos (p. ex., biotesiometria) e testes vasculares (p. ex., estudos de ultrassonografia duplex Doppler do pênis).

A maioria dos tratamentos de DE baseia-se na restauração do fluxo sanguíneo arterial do pênis para alcançar ou manter uma ereção satisfatória. Modificações no estilo de vida são um componente importante disso e alterações na dieta e aumento do exercício cardiovascular regular demonstraram melhorar independentemente a função erétil. A avaliação e o ajuste dos medicamentos agressores também devem ser considerados. A base da terapia médica para a DE é a administração de inibidores da fosfodiesterase do tipo 5. Esses medicamentos melhoram o fluxo sanguíneo no pênis, limitando a quebra de monofosfato de guanosina cíclico e potencializando esse fluxo. Tais medicamentos devem ser limitados em seu uso em homens com doença cardiovascular conhecida, principalmente aqueles que tomam nitratos orais. Outras formas de tratamento não cirúrgico incluem dispositivos de ereção a vácuo, terapia com supositório intrauretral com compostos de prostaglandina, autoinjeção intracavernosa e, ocasionalmente, psicoterapia. Cirurgia para DE inclui principalmente o implante de uma prótese peniana e reconstrução vascular limitada. A cirurgia de implante peniano pode envolver implantes maleáveis, que têm um núcleo de fio flexível dentro de um manguito de silicone, implantado bilateralmente nos corpos, ou, mais comumente, implantes penianos infláveis. Estes são sistemas contendo fluidos e completamente internalizados, que podem incluir cilindros corporais pareados, um dispositivo de bombeamento do escroto e um reservatório de fluido, que normalmente é posicionado no espaço retropúbico ou quadrante abdominal inferior extraperitoneal (Figura 74.8). O cirurgião geral deve estar atento que o posicionamento intraperitoneal também pode ocorrer, intencionalmente ou por erosão através da membrana peritoneal e o reservatório ou sistema tubular pode ser encontrado durante a cirurgia abdominopélvica. Deve-se tomar cuidado para não contaminar qualquer um dos componentes do implante ou inadvertidamente lesionar a tubulação ou componentes do dispositivo. Se for conhecido que um implante está no lugar e a cirurgia pélvica ou inguinal é planejada, a consulta com urologista pode ser útil para lidar com quaisquer problemas que surjam com o implante. A revascularização do pênis para restaurar a função erétil, após a arteriografia para documentação anatômica, geralmente é obtida com um retalho de pedículo da artéria epigástrica inferior, por meio do qual o novo influxo arterial é levado para os corpos cavernosos. Isso tem indicações limitadas, mais relevantes em pacientes mais jovens com lesão traumática ao suprimento sanguíneo pélvico, e as diretrizes nacionais práticas consideram isso controverso.

A outra área da medicina sexual masculina que afeta um número significativo de pacientes é a deficiência de testosterona ou hipogonadismo. A testosterona sérica é produzida nas células de Leydig dos testículos (90%) e glândulas adrenais (10%). A síntese testicular de testosterona é controlada pelo hipotálamo e pela hipófise anterior. Essa é uma condição na qual os níveis séricos de testosterona diminuem e estão associados a sintomas de fadiga, falta de energia, humor deprimido, irritabilidade, motivação reduzida, acuidade cognitiva reduzida, diminuição da força e resistência, redução da massa muscular e aumento de gordura, além de efeitos adversos sexuais, incluindo diminuição da libido e DE. Há um declínio normal nos níveis de testosterona relacionado à idade, conforme os homens envelhecem e a testosterona total diminui em 1%, em média, a cada ano após os 40 anos de idade.

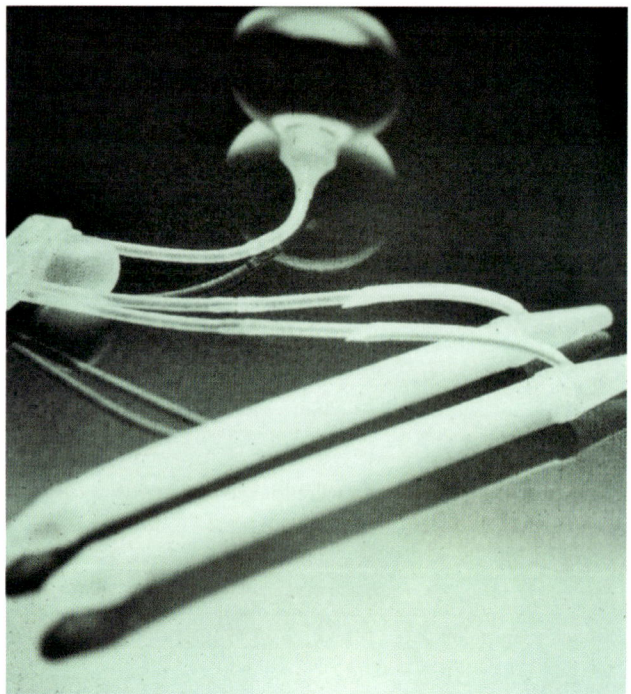

**Figura 74.8** Prótese peniana inflável. Um dispositivo de três componentes é mostrado. O reservatório (*topo*) é colocado pela via retropúbica em uma posição extraperitoneal. Os cilindros pareados (*à direita*) são colocados dentro dos corpos cavernosos. A bomba (*à esquerda*) é colocada no escroto, adjacente aos testículos.

A prevalência dessa condição está entre 2,1 e 39% dos homens com mais de 40 anos, dependendo dos critérios utilizados e associação de sintomas.[24] A história do paciente deve trazer informações sobre os sintomas específicos de deficiência de testosterona e o exame físico é semelhante ao da DE com avaliação dos órgãos genitais e características sexuais secundárias. Questionários validados são úteis para investigar e monitorar a terapia. Os estudos laboratoriais devem incluir níveis de testosterona livre e total matinal, hormônio luteinizante, prolactina, hematócrito e hemoglobina.[25] A terapia para deficiência de testosterona é baseada em modificações de estilo de vida e suplementação de testosterona.[25] Muitos homens que sofrem dessa condição são obesos ou têm síndrome metabólica. Alterações dietéticas para melhorar o estado nutricional e resultar em perda de peso demonstraram aperfeiçoar não apenas as condições médicas basais, mas também os níveis séricos de testosterona. Além disso, o exercício moderado a intenso demonstrou melhorar os níveis séricos de testosterona. Além das modificações no estilo de vida, muitos pacientes são tratados com testosterona suplementar. A testosterona sintética pode ser administrada por via oral, transdérmica, por injeções intramusculares e por *"pellets"* subcutâneos. O objetivo da terapia é a manutenção dos níveis de testosterona entre 400 e 700 ng/dℓ e a resolução ou melhora dos sintomas apresentados.[25] Considerando que existem poucas contraindicações absolutas à administração de testosterona, existem muitos efeitos colaterais adversos potenciais e devem ser discutidos antes da administração desses medicamentos, pois esta é a área de maior controvérsia com a suplementação de testosterona. Os efeitos adversos potenciais incluem eventos cardiovasculares e mortalidade, alterações dermatológicas, policitemia, diminuição da espermatogênese, ginecomastia, STUI, câncer de próstata e apneia do sono.[25]

# UROLITÍASE

Cálculos no trato urinário são uma causa comum de visitas ao departamento de emergência. A prevalência de doença renal calculosa nos EUA está aumentando, com um risco permanente de formar um cálculo renal em 5% em 1994 e 9% em 2010.[26] A incidência de litíase atinge o pico na quarta a sexta décadas de vida e é mais comum em homens do que em mulheres por uma margem de 2:1.[26] A doença renal calculosa tem vários aspectos de manejo e avaliação, incluindo apresentação de cálculos agudos, avaliação metabólica e terapia medicamentosa e cirúrgica. Como a maioria dos cirurgiões gerais encontrará pacientes na apresentação aguda ou no momento da intervenção cirúrgica, esta seção se concentra nessas áreas.

## Contexto

A patogênese da formação do cálculo é governada pelas características físicoquímicas da urina no sistema coletor superior. A maioria dos cálculos renais ou "pedras" é formada por minerais ou sais formadores de cálculos e começam a cristalizar quando sua concentração se torna supersaturada na urina. Assim como alguns minerais ou sais promovem a formação de cálculo, existem muitos inibidores, incluindo citrato, fosfato e magnésio. Existem muitas teorias para a formação de cálculos renais, nenhuma das quais é definitivamente comprovada, como formação de placas de Randall, estase, bactérias e espécies reativas de oxigênio por excreção de oxalato.[27] Os cálculos renais são classificados pela sua composição e a composição mineral direciona a avaliação, o tratamento e o manejo não cirúrgicos. Os cálculos renais podem ser geralmente classificados como cálculos de ácido úrico, à base de cálcio, cálculos de estruvita e cálculos de cistina.[27] Os cálculos de cálcio são normalmente compostos de dois sais de cálcio, fosfato de cálcio e oxalato de cálcio, assim como são os cálculos renais mais comuns. Os fatores de risco para a formação de cálculos de cálcio incluem pH urinário anormal; alta concentração urinária de cálcio, oxalato ou ácido úrico; e baixa concentração urinária do inibidor de cálculos citrato. Os cálculos de ácido úrico se formam em uma urina de baixo pH em pacientes com hiperuricosúria e podem ser o resultado do metabolismo das purinas a partir da degradação celular (lise do tumor) ou ingestão excessiva de proteínas. Essas pedras são frequentemente radiolucentes. Cálculos de estruvita, também chamados de cálculos de infecção ou de fosfato de amônio e magnésio, resultam de infecções bacterianas específicas (*P. mirabilis, K. pneumoniae, Staphylococcus aureus* e *Staphylococcus epidermidis*) que contêm urease, que converte ureia em amônia. As propriedades básicas da amônia levam a um pH urinário mais alto e cristalização com fosfato. Os cálculos de cistina são formados a partir de um defeito autossômico recessivo no metabolismo dos aminoácidos COLA (cistina, ornitina, lisina e arginina), o que resulta em níveis elevados de cistina na urina.[27] A outra causa rara de cálculos é induzida farmacologicamente, resultante da baixa solubilidade urinária do metabólito do fármaco e precipitação na urina. O mais notável destes são inibidores da protease (indinavir e ritonavir), que não são visíveis em exames de tomografia computadorizadas (TC) sem contraste.

## Manifestação aguda e manejo

Pacientes que apresentam um episódio agudo de cálculo ou cólica renal geralmente apresentam queixas características de dor abdominal, nos flancos ou nas costas, que aumenta e diminui, mas não pode ser resolvida com mudanças de posição. Muitas vezes, esses pacientes podem localizar o centro mais intenso da dor, dando alguma indicação da localização do cálculo. Quando o ureter é obstruído por um cálculo, a pressão no sistema coletor proximal se eleva, e, com a distensão progressiva, o paciente pode manifestar sintomas viscerais, incluindo náuseas, vômitos e íleo. O exame físico nesses pacientes deve ser focado nas costas, flanco, abdome e órgãos genitais. Pacientes que têm achados específicos de sinais vitais em combinação (temperatura superior a 38,6 °C, hipotensão ou taquicardia) devem ser avaliados para ITU obstrutiva do trato superior com potencial para sepse. A avaliação laboratorial básica deve incluir hemograma completo, painel metabólico e análise de urina com microscopia. Achados significativos de leucocitose ou lesão renal aguda podem direcionar a urgência da terapia e tipo de intervenção. O exame de TC sem contraste do abdome e da pelve é o estudo de imagem preferido devido à sensibilidade e à especificidade superiores em comparação com a urografia intravenosa e a radiografia simples. Pacientes com cálculos ureterais podem se beneficiar de uma radiografia simples, pois 85% dos cálculos são radiopacos, para observar a passagem de cálculos.

Uma vez que o cálculo é identificado e a localização estabelecida, o manejo da dor é o próximo passo. Pacientes diagnosticados com cálculos renais ou ureterais devem receber medicamentos anti-inflamatórios não esteroidais intravenosos ou analgésicos opioides como terapia inicial. Uma tentativa bem-sucedida de controle da dor com agentes orais determina se o paciente hemodinamicamente estável pode receber alta ou requer tratamento hospitalar para o cálculo. Esses pacientes que apresentam ITU do trato superior e obstrução devem submeter-se à drenagem rápida com implante de *stent* ureteral cistoscópico ou colocação de sonda de nefrostomia percutânea. Se um trato superior estiver totalmente obstruído por cálculo, o paciente pode ter uma infecção grave com pionefrose e a urina eliminada seria aparentemente normal. Pacientes aptos para alta hospitalar incluem aqueles sem evidência de ITU, estabilidade hemodinâmica, boa ingestão oral, dor bem controlada com analgésicos orais e um tamanho de cálculo com chance razoável de passagem espontânea. Em pacientes que recebem alta hospitalar, recomenda-se a terapia médica expulsiva com agentes para promover a passagem espontânea de cálculos.[28] O medicamento mais comumente usado é a tansulosina, o bloqueador $\alpha_1^a$ que relaxa o músculo liso ureteral.[28] Se um paciente recebe alta para tratamento ambulatorial, ele ou ela deve ser observado(a) de perto para determinar se o cálculo foi eliminado. Não se deve presumir que, porque a dor foi resolvida, a pedra passou. Com obstrução persistente do trato superior, a pressão no sistema coletor eventualmente diminui à medida que ocorre a redução do fluxo sanguíneo renal e queda do débito urinário. A dor no paciente pode desaparecer e o rim pode permanecer obstruído, sofrendo destruição silenciosa nas semanas e meses que se seguem. Uma nova imagem é necessária se não houver evidência definitiva de que o cálculo foi eliminado (p. ex., o paciente traz para análise).

## Avaliação e manejo do diagnóstico eletivo

Pacientes diagnosticados com cálculos renais assintomáticos, como cálculos calicinais não obstrutivos nos rins, encontrados ocasionalmente durante a avaliação de hematúria e pacientes que convalesceram após uma apresentação aguda são submetidos a uma avaliação metabólica básica de rastreamento. Aspectos históricos importantes a serem obtidos incluem passagem ou tratamento prévio de cálculos, histórico familiar, doença intestinal ou má absorção, gota, hipertireoidismo, obesidade e uso de suplementos alimentares.[29] O exame laboratorial de rotina inclui análise urinária, painel metabólico básico com determinação dos níveis de cálcio e ácido úrico, urocultura e análise de cálculos (se disponível). Uma amostra de urina de 24 horas também é coletada para avaliar a presença de conteúdo químico e mineral específico: volume, pH, creatinina, cálcio, oxalato, ácido úrico, citrato, sódio e potássio.[29] Mudanças específicas da dieta e terapia médica podem ser utilizadas para prevenção de formação de cálculos em determinadas populações. Essas modificações na dieta e os tratamentos farmacológicos são baseados na composição do cálculo e achados em urina de 24 horas. Os dois tipos de cálculos mais comuns, o cálcio e o ácido úrico, são discutidos.

Em pacientes com doença calculosa composta de cálcio (oxalato ou fosfato), o tratamento ou modificação da dieta mais importante é o aumento da ingestão de líquidos para atingir mais de dois litros de débito urinário diário. Além disso, não deve haver alterações no consumo de cálcio, e os pacientes, em geral, devem consumir a dose diária recomendada de cálcio na dieta. Níveis de sódio, alimentos ricos em oxalato e proteína animal na dieta devem ser reduzidos, pois cada um deles pode afetar os níveis de oxalato e citrato urinários. A terapia farmacológica é comumente baseada em três diferentes agentes – diuréticos do grupo das tiazidas, citrato de potássio e alopurinol –, cada um dos quais tem efeitos distintos nos níveis de cálcio na urina e na formação de cálculos de cálcio. Pacientes com cálculos de ácido úrico são tratados com terapia medicamentosa.[29] Não há recomendações na dieta além de aumentar a ingestão de líquidos para elevar o débito urinário para dois litros por dia. A terapia farmacológica neste grupo consiste em citrato de potássio e alopurinol. Muitos cálculos de ácido úrico podem ser dissolvidos aumentando os níveis de pH urinário com o uso de agentes alcalinizantes.

## Manejo cirúrgico eletivo

Pacientes que apresentam grandes cargas de cálculos ou continuam a ter cálculos sintomáticos requerem tratamento cirúrgico de sua doença calculosa. O tratamento cirúrgico dos cálculos renais e ureterais varia desde a litotripsia por ondas de choque (LOC), completamente não invasiva, até a nefrolitotomia percutânea (NLPC), minimamente invasiva. A LOC é um procedimento transcutâneo que utiliza ondas de choque geradas para fragmentar os cálculos. Ondas de choque criam componentes de pressão positiva e negativa que estão focados no cálculo e criam fraturas nos cálculos alvo, resultando em sua fragmentação.[30] O progresso da fragmentação do cálculo é monitorado durante a LOC, tipicamente com fluoroscopia, para direcionar a duração e a localização do tratamento. Cálculos não radiopacos, cálculos maiores que 2 cm e alguns cálculos ureterais não devem ser tratados com este método. Complicações da LOC incluem lesão renal, *steinstrasse* (rua das pedras), hipertensão e doença renal crônica.[30]

Cálculos renais e cálculos ureterais menores podem ser tratados de forma endoscópica usando ureteroscópios (Figura 74.9). Como anteriormente mencionado, os ureteroscópios são semirrígidos e flexíveis, permitindo acesso total ao sistema coletor do trato superior. Através do canal de trabalho dos ureteroscópios, uma variedade de instrumentos de trabalho pode ser colocada para fragmentar ou remover os cálculos. O tratamento de cálculo mais comum é a litotripsia a *laser* para fragmentar completamente o cálculo sintomático. Fragmentos menores podem ser removidos usando diferentes *baskets* e sistemas de preensão para tornar o paciente livre de cálculos. As complicações da ureteroscopia incluem perfuração ureteral aguda ou avulsão, ITU e formação tardia de estenose ureteral.

Para cálculos renais maiores ou cálculos ureterais proximais selecionados, a NLPC é preferida devido aos endoscópios de trabalho maiores e melhor instrumentação para fragmentação de cálculos. Os passos básicos de NLPC são o acesso renal percutâneo, dilatação do trajeto da nefrostomia, colocação da bainha de trabalho para fragmentação e extração de cálculos, além de drenagem renal pós-operatória. A vantagem da NLPC é que vários dispositivos de litotripsia intracorpórea estão disponíveis e cálculos grandes podem ser rapidamente fragmentados. Nefroscópios flexíveis também pode ser usado nesta configuração. Complicações da NLPC são mais significativas devido à natureza mais invasiva do procedimento; estas incluem sepse, hemorragia renal, lesão do sistema coletor renal e danos a órgãos e vísceras adjacentes. A NLPC pode resultar em hidrotórax ou pneumotórax de vias de acesso transpleural ou peripleural que requerem evacuação. Com o refinamento da NLPC, a cirurgia de cálculo aberta raramente é indicada, mesmo para os cálculos intrarrenais mais complexos. Procedimentos laparoscópicos e robóticos para cálculos renais específicos foram descritos.

## TRAUMA UROLÓGICO

A lesão urológica está presente em aproximadamente 15% de todos os pacientes com abdominal e pélvico, independentemente do mecanismo, contuso ou penetrante.[31] Lesões renais, por exemplo, ocorrem em 0,3% a 1,2% de todos os pacientes com

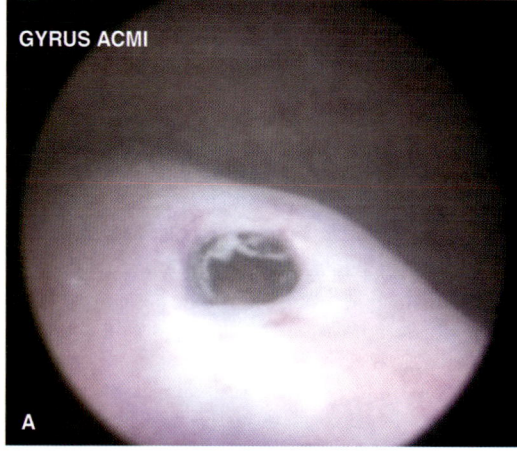
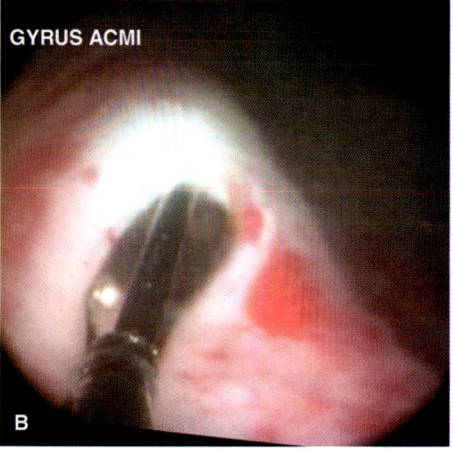

**Figura 74.9** Cálculo ureteral. **A.** Um cálculo obstrutivo é mostrado coroando dentro do orifício ureteral direito. **B.** Extração cistoscópica realizada com pinça de apreensão.

trauma; no entanto, os rins são o segundo órgão visceral mais comumente lesionado, respondendo por aproximadamente 24% das lesões.[31] Em muitos centros de trauma, as lesões são normalmente avaliadas inicialmente por um médico de emergência ou cirurgião geral e podem ser abordadas sem consulta urológica, embora, para lesões urológicas complexas, a contribuição de um urologista pode ser essencial. Por exemplo, a lesão renal não reconstruível de alto grau pode ser tratada com uma nefrectomia rápida; contudo, a maioria das lesões renais, como uma extensa laceração do parênquima e do sistema coletor, deve ser reparada com a renorrafia. O manejo de pacientes com trauma é a maior sobreposição entre urologia e cirurgia geral e permite inúmeras áreas de colaboração; a experiência urológica pode melhorar a qualidade do atendimento prestado a todas as lesões urológicas, sejam elas tratadas de forma cirúrgica ou não cirúrgica.

O foco da seção a seguir, sobre trauma urológico, é o manejo prático de uma variedade de lesões urológicas agudas e a interação ideal entre o urologista e o cirurgião de trauma geral. O manejo de lesões comuns em todo o trato urinário, o momento ideal de tais intervenções e o papel das técnicas de controle de danos são discutidos.

## Diretrizes básicas e declarações de consenso para manejo de trauma urológico

O sistema Organ Injury Scaling da American Association for the Surgery of Trauma (AAST) descreve um sistema de classificação objetiva para lesões urológicas (Tabela 74.1 e Figura 74.10).[32] O sistema de estadiamento para trauma renal tornou-se bem estabelecido na literatura em urologia e foi validado externamente. O sistema Organ Injury Scaling também descreve o estadiamento para outras lesões urológicas; porém, os critérios subjetivos aplicados a essas divisões praticamente não afetam as decisões de manejo e tratamento (Figura 74.10). Um sistema de classificação de lesão renal atualizado e revisado foi publicado recentemente pela AAST, refletindo dados mais recentes e pensando no diagnóstico e manejo do trauma renal.[33]

Em 2002, uma conferência de consenso para o diagnóstico e tratamento de lesões urológicas foi convocada pela OMS e pela Société Internationale d'Urologie. As declarações de consenso resultantes foram divididas por localização do órgão: rim, ureter, bexiga, uretra e órgãos genitais externos.[34-38] Esses relatórios ainda constituem a peça central do manejo do trauma urológico. Diretrizes de manejo foram posteriormente produzidas pela European Association of Urology e AUA para criar documentos básicos para orientar o manejo de lesões urológicas.[39]

## Lesões renais

A maioria das lesões renais resulta de trauma contuso (80%); o restante é resultado de lesão penetrante (20%).[34] Aproximadamente 70% de todos os pacientes que sofrem lesão renal são do gênero masculino e a maioria desses pacientes tem menos de 50 anos. Conforme discutido na seção de anatomia retroperitoneal, os rins são bem protegidos no retroperitônio, mas próximos às estruturas intraperitoneais. Os pontos-chave na avaliação, como em qualquer paciente com trauma, são os ABCs: *airway* (vias respiratórias), *breathing* (respiração) e *circulation* (circulação). Em pacientes com história de trauma contuso, os principais achados incluem localização do impacto, equimose de flanco e hematúria macroscópica ou microscópica. Outra informação histórica relevante é a lesão concomitante e o mecanismo de lesão. Atenção redobrada aos pontos de entrada e saída em lesões penetrantes também são importantes para estimar a trajetória do projétil.

### Análise de imagem

Existem muitas indicações bem estabelecidas para imagens renais após lesão contundente ou penetrante. Em pacientes com trauma fechado, os critérios para exames de imagem incluem hematúria macroscópica, instabilidade hemodinâmica (pressão arterial sistólica < 90 mmHg), hematúria microscópica (> cinco glóbulos vermelhos/campo de grande aumento), um mecanismo traumático e suspeita de lesão nas radiografias de rastreamento (Figura 74.11). Em pacientes com lesão penetrante hemodinamicamente estável, a imagem é indicada para qualquer grau de hematúria, microscópica ou macroscópica (Figura 74.12).[39] A relevância da imagem para detectar e realizar o estadiamento da lesão no trato urinário antes da cirurgia de trauma abdominal foi debatida na literatura cirúrgica geral e urológica. Imagens de corte transversal, especificamente exame de TC com contraste, é o estudo preferido para avaliar as lesões renais. A análise adequada de imagens deve incluir fases arteriovenosas com imagem tardia para avaliar as estruturas coletoras urinárias. Naqueles pacientes que seguem diretamente para a cirurgia, a urografia intravenosa "one-shot" (administração intravenosa de 2 mL/kg de material de contraste seguido por uma única radiografia abdominal) pode fornecer informações sobre a presença ou ausência de um rim contralateral. Os exames de ultrassonografia, urografia intravenosa e ressonância magnética (RM) possuem papel limitado na imagem renal para estadiamento da lesão.

### Manejo: operatório *versus* não operatório

Com melhor estadiamento da lesão renal, os paradigmas de manejo mudaram ao longo do tempo (Figuras 74.11 e 74.12). Além disso, como os urologistas aprenderam mais com cirurgiões de trauma geral no manejo da lesão de órgãos sólidos, o manejo não operatório de lesões renais tornou-se mais comum. A base do manejo

### Tabela 74.1 Sistema Organ Injury Scaling: rim.

| Grau | | Descrição da lesão | AIS-90 |
|---|---|---|---|
| I | Contusão | Hematúria microscópica ou macroscópica, estudos urológicos normais | 2 |
| | Hematoma | Subcapsular, não expansível, sem laceração parenquimatosa | 2 |
| II | Hematoma | Hematoma perirrenal não expansivo confinado ao retroperitônio renal | 2 |
| | Laceração | < 1 cm de profundidade parenquimatosa do córtex renal sem extravasamento urinário | 2 |
| III | Laceração | > 1 cm de profundidade do córtex renal sem ruptura do sistema coletor ou extravasamento urinário | 3 |
| IV | Laceração | Laceração do parênquima que se estende através do córtex renal, medula e sistema coletor | 4 |
| | Vascular | Lesão da artéria ou veia renal principal com hemorragia contida | 5 |
| V | Laceração | Rim completamente fragmentado | 5 |
| | Vascular | Avulsão do hilo renal, que desvasculariza o rim | 5 |

Adaptada de Moore EE, Shackford SR, Pachter HL, et al. Organ injury scaling: Spleen, liver, and kidney. *J Trauma*. 1989;29:1664-1666.

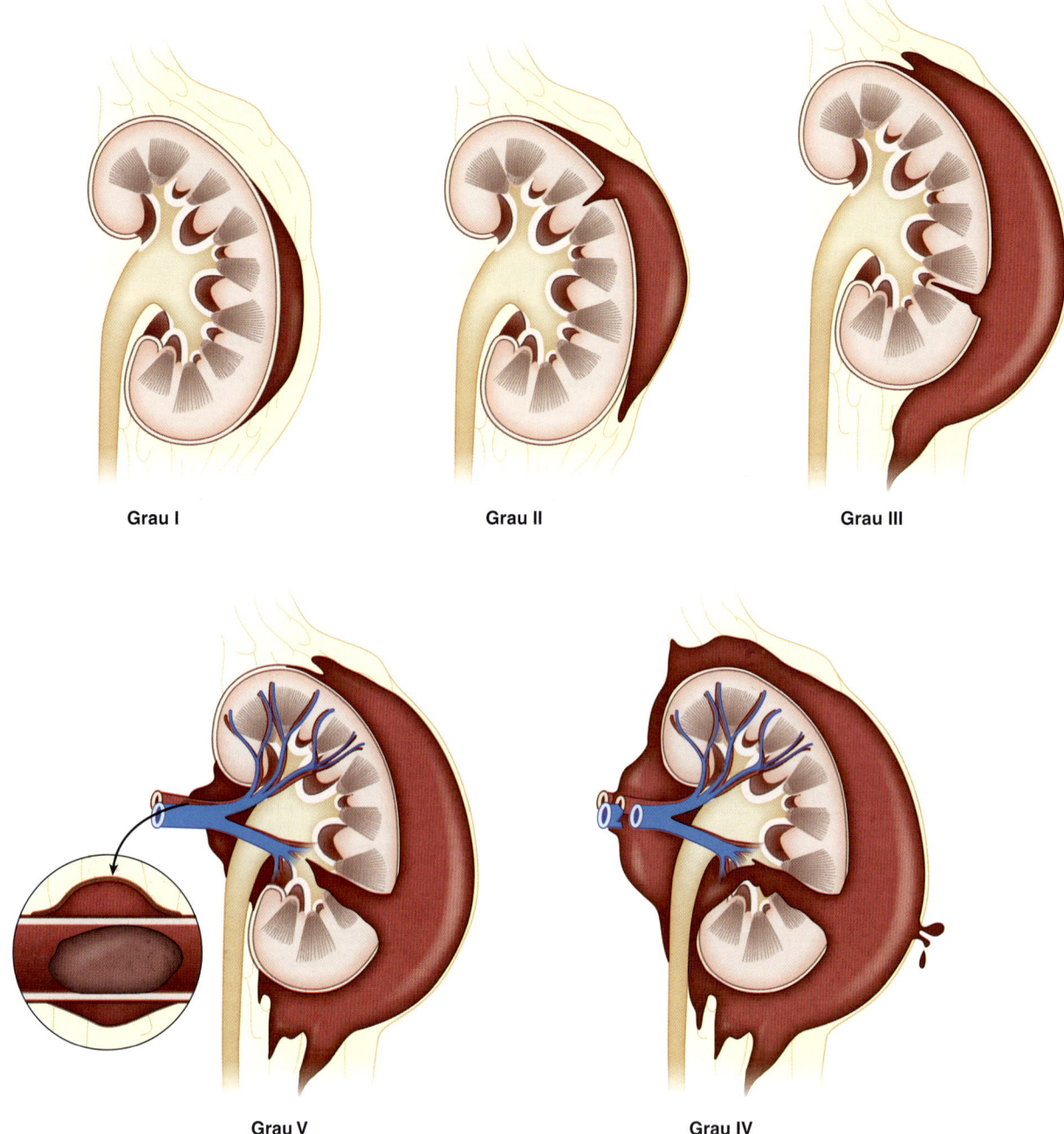

**Figura 74.10** Diagrama ilustrativo mostrando lesões renais de graus I–V de acordo com o sistema Organ Injury Scaling da American Association for the Surgery of Trauma (AAST). (Adaptada de Moore EE, Shackford SR, Pachter HL, et al. Organ injury scaling: Spleen, liver, and kidney. *J Trauma*. 1989;29:1664-1666.)

não operatório gira em torno de uma lesão com estadiamento adequado a partir de imagens transversais com contraste (Figura 74.13). No geral, lesões de baixo grau, graus I a III, em pacientes hemodinamicamente estáveis, são tratadas de forma não operatória. As lesões de grau IV são mais controversas e muitas são tratadas de forma não operatória. Lesões de alto grau, graus IV e V, principalmente em pacientes com lesões intraperitoneais concomitantes, podem ser submetidas à exploração cirúrgica.[33]

Em pacientes hemodinamicamente instáveis que seguem diretamente para a sala de cirurgia, existem critérios absolutos e relativos para a exploração cirúrgica. Os critérios absolutos para a exploração são hematoma em expansão, hematoma pulsátil e sangramento renal persistente. Qualquer um desses achados é preocupante em relação a possível lesão do pedículo renal.[40] Os critérios relativos à exploração renal incluem extravasamento urinário persistente, parênquima renal não viável, lesão arterial e estadiamento renal incompleto.[40] Na ausência desses achados ou em pacientes nos quais uma abordagem de controle de danos deve ser implementada, a exploração pode ser evitada se o cirurgião estiver desconfortável com os requisitos potenciais para cirurgia renal reconstrutiva.

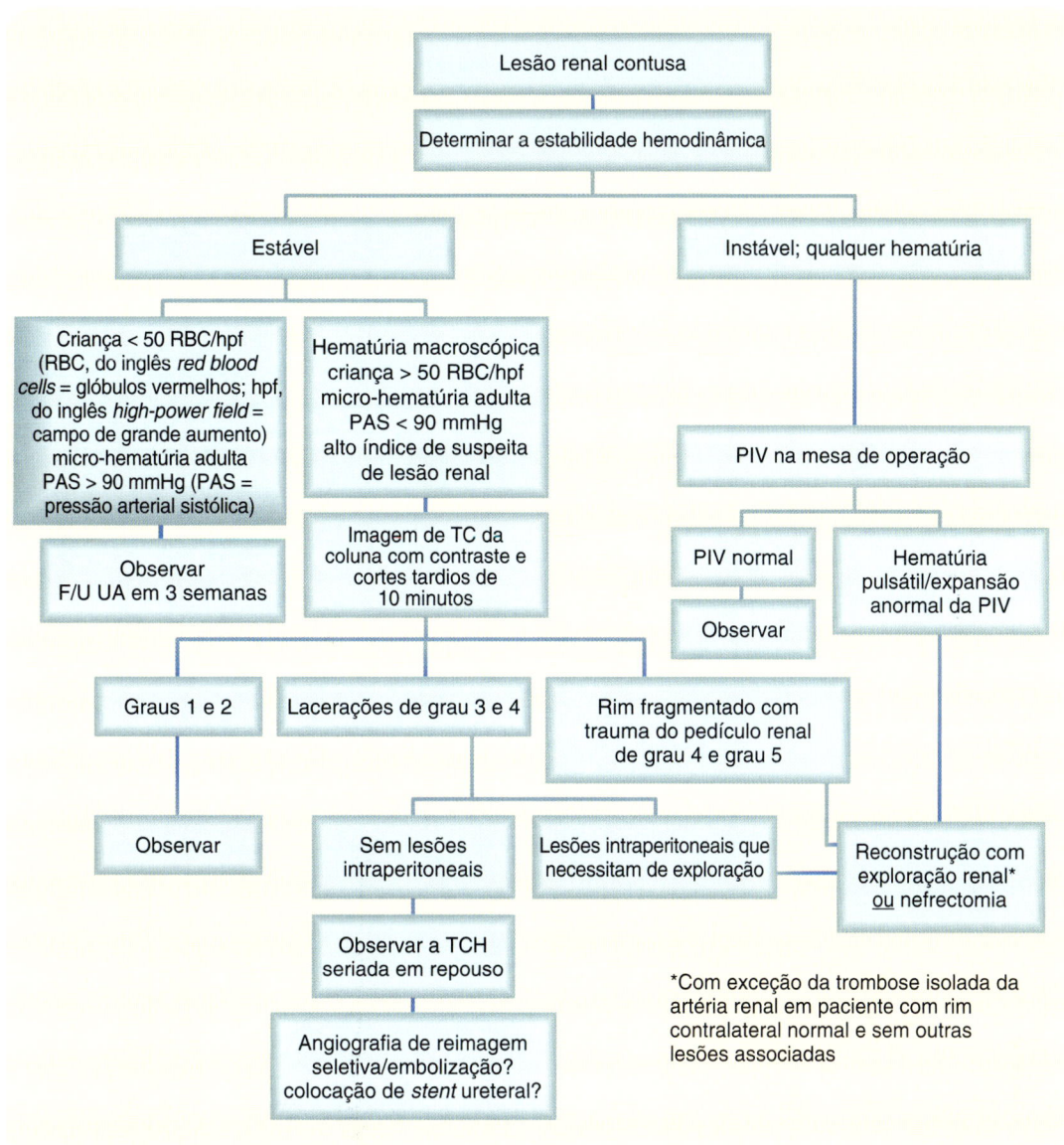

**Figura 74.11** Algoritmo para tratamento de lesões renais contusas. (Adaptada de Santucci RA, Wessells H, Bartsch G, et al. Evaluation and management of renal injuries: Consensus statement of the renal trauma subcommittee. *BJU Int.* 2004;93:937-954.)

A lesão vascular renal é incomum e a apresentação radiológica é variável. Na TC, esses pacientes podem ter grandes hematomas perinéfricos com extravasamento intravascular de material de contraste (indicando possível lesão do pedículo renal) ou perfusão renal ausente (indicando trombose da artéria renal). Lesões vasculares renais segmentares são geralmente o resultado de trauma renal contuso e parecem como defeitos em forma de cunha no parênquima renal. Essas lesões raramente requerem intervenção.

Com um aumento no tratamento não cirúrgico de lesões renais, a arteriografia renal e a angioembolização seletiva são utilizadas com frequência crescente no tratamento do trauma renal (Figura 74.14). No entanto, apenas pacientes selecionados apresentaram benefícios dessa intervenção: aqueles com extravasamento intravascular do material de contraste, distância da borda do hematoma perirrenal com mais de 25 mm e hematomas mediais.[41] Além disso, os pacientes que são designados para um protocolo de manejo não operatório e receberam mais de duas unidades de transfusão de glóbulos vermelhos devem ser submetidos à angiografia.

### Exploração cirúrgica e abordagem operatória

Existem critérios rigorosos para exploração renal. Naqueles pacientes que seguem diretamente ao centro cirúrgico, está indicada a exploração renal com um hematoma retroperitoneal não controlado, em expansão, pulsátil ou avulsão do pedículo renal. Pacientes com hemorragia renal persistente, mas que requerem manejo de controle de danos, podem necessitar de nefrectomia para estabilidade hemodinâmica. Pacientes com certas lesões intraperitoneais requerem exploração cirúrgica e reparo de lesões renais, incluindo pacientes com lesão intestinal ou pancreática concomitante. Pacientes com laceração pélvica renal ou extravasamento urinário persistente de material de contraste podem exigir reparo cirúrgico do sistema coletor. Pacientes com grandes segmentos de parênquima renal desvitalizado e extravasamento urinário podem precisar de nefrectomia parcial ou total precoce para prevenir complicações a longo prazo. Pacientes com trauma que manifestaram extravasamento urinário contínuo apesar da derivação urinária percutânea ou endoscópica podem exigir exploração e reparo renal, embora isso possa resultar na nefrectomia.

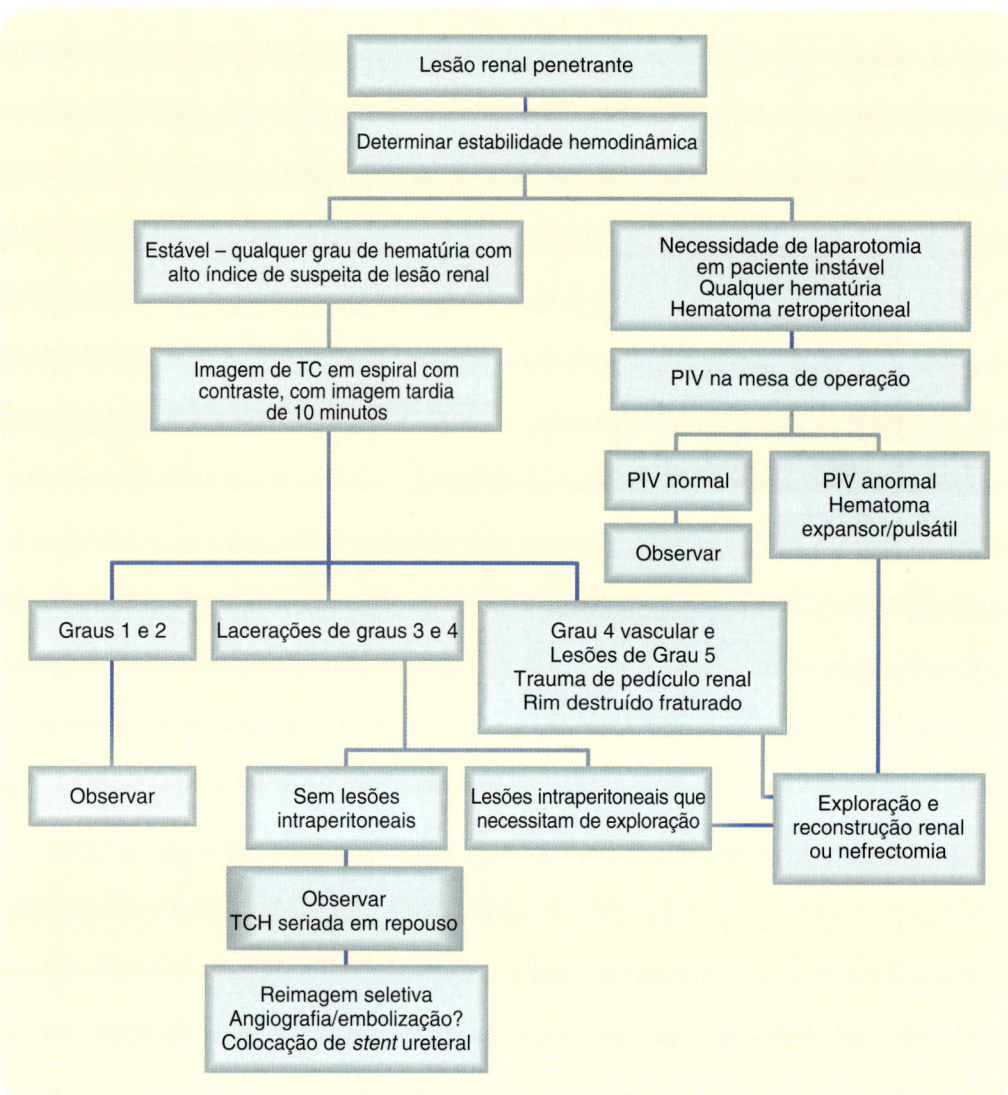

**Figura 74.12** Algoritmo para manejo de lesões renais penetrantes. (Adaptada de from Santucci RA, Wessells H, Bartsch G, et al. Evaluation and management of renal injuries: Consensus statement of the renal trauma subcommittee. *BJU Int*. 2004;93:937-954.)

Existem dados conflitantes sobre o controle vascular precoce antes da exploração renal, embora as diretrizes recomendem o controle vascular.[34] Os urologistas são geralmente treinados para abordar o rim lesionado anteriormente por meio de uma incisão na linha média e para obter controle vascular dos vasos renais, antes de abrir a fáscia renal (fáscia de Gerota) e expondo o rim, para evitar sangramento renal grave que pode necessitar de uma nefrectomia urgente. Na distorção anatômica significativa, que pode ocorrer no cenário do trauma, o controle do pedículo pode ser obtido pela criação, sem cortes, de uma janela medial ao polo inferior do rim e lateral à aorta (esquerda) ou veia cava (direita), até a fáscia do músculo psoas, que permite a colocação do pinçamento do pedículo vascular, se houver sangramento na exposição renal (Figura 74.15). Uma vez alcançado o acesso vascular, o rim é exposto através de uma incisão vertical anterior na fáscia renal, que se estende do polo superior para o polo inferior do rim. Se houver lesão parenquimatosa, deve-se ter cuidado para identificar a cápsula renal ao expor e mobilizar o rim para evitar retirar toda a cápsula do parênquima renal e afetar o fechamento do rim após a reconstrução renal. Todo o rim deve ser exposto para revelar quaisquer lacerações, para eliminar o hematoma e facilitar a mobilidade total para o reparo. De modo geral, se metade do rim puder ser preservado, a reconstrução renal tem benefício; no entanto, se houver destruição extensa da região hilar, a reconstrução bem-sucedida é improvável. O manejo cirúrgico preferencial é a renorrafia com sutura, ligadura dos vasos sangrantes e fechamento do sistema coletor com sutura fina absorvível seguida de aproximação do parênquima e da cápsula com a sutura absorvível. Para reconstrução renal no cenário de trauma, o pinçamento do pedículo com tempo de isquemia quente inferior a 30 minutos geralmente não terá um impacto adverso permanente na função renal. O uso de agentes hemostáticos e selantes teciduais pode auxiliar no esforço reconstrutivo, e a drenagem por sucção fechada é benéfica no caso de uma lesão do sistema coletor ou sangramento significativo.

## Lesões ureterais

Lesões ureterais são incomuns (1 a 2,5% de todas as lesões urológicas) e raramente são fatais, mas ocorrem no contexto de politraumatismo complexo.[40] As lesões ureterais ocasionadas por violência

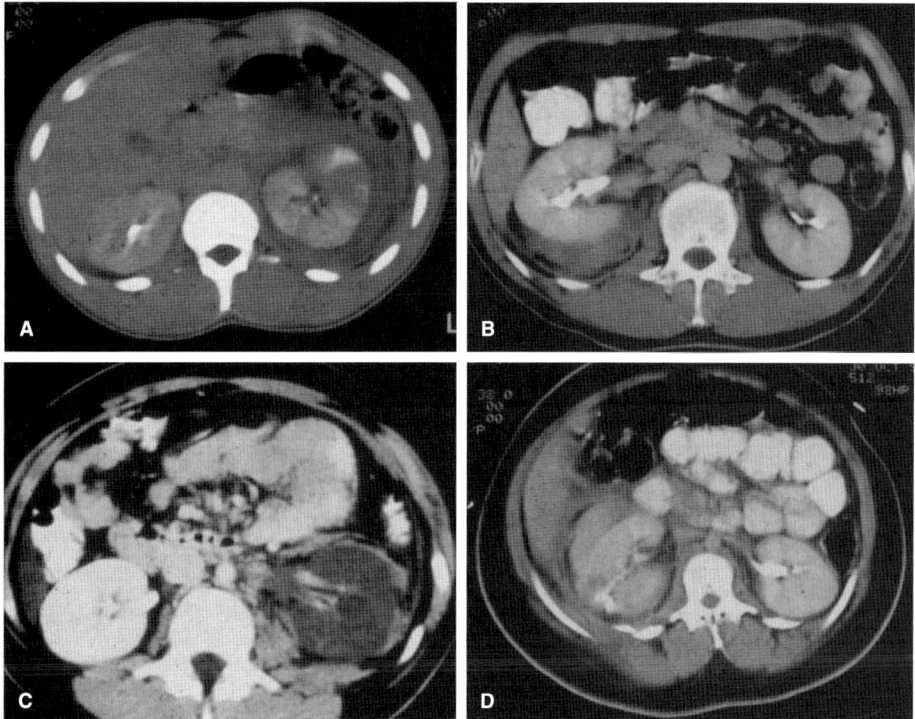

**Figura 74.13** Imagens de tomografia computadorizada mostrando trauma renal. **A.** Contusão renal esquerda com contraste heterogêneo. **B.** Pequeno hematoma renal pericapsular posterior direito. **C.** Rim esquerdo não perfundido após trauma de desaceleração e ruptura da íntima com trombose da artéria renal. Sinal de corte do vaso e algum realce pericapsular são demonstrados. **D.** Laceração de grau IV do rim direito posterolateral com extravasamento posterolateral do material de contraste.

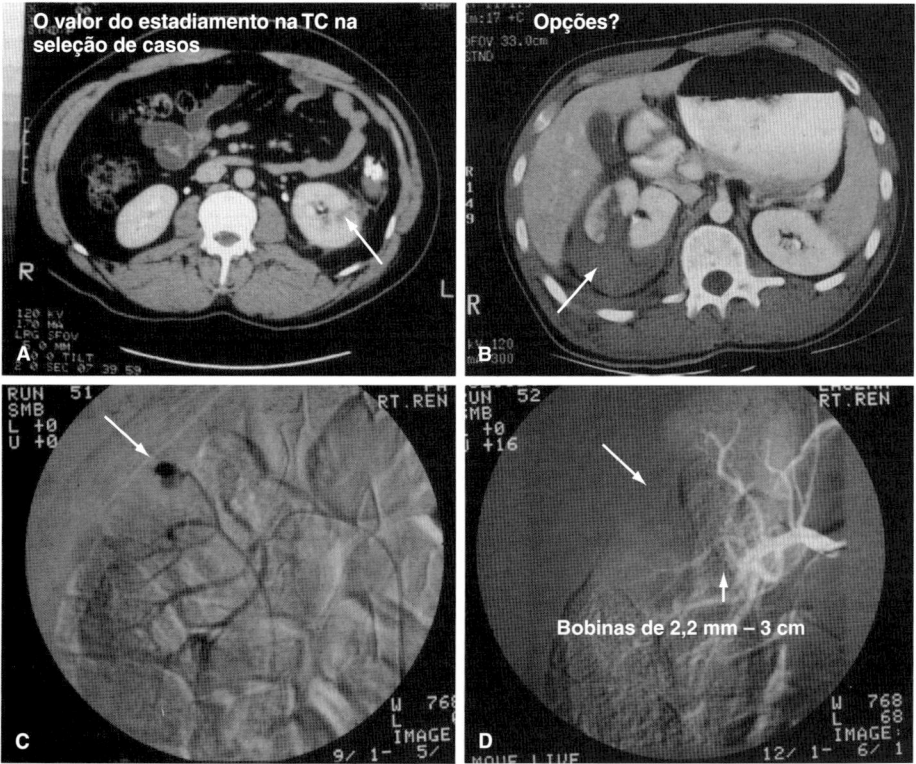

**Figura 74.14** Imagens de tomografia computadorizada mostrando lesão renal penetrante. **A.** Laceração superficial do rim esquerdo lateral por ferimentos com arma branca (facada). Observe hematoma mínimo e proximidade do colo descendente posterior ao trajeto da lesão. O manejo não operatório foi selecionado e foi bem-sucedido. **B.** Laceração profunda no rim direito após ferimento por arma branca. Observe a proximidade de estruturas hilares renais e hematoma de tamanho moderado. **C.** Angiografia renal realizada para hematúria pós-lesão significativa com instabilidade hemodinâmica, demonstrando pseudoaneurisma. **D.** Aparência pós-embolização do rim direito mostrando defeito em forma de cunha após colocação da bobina, que foi bem-sucedida.

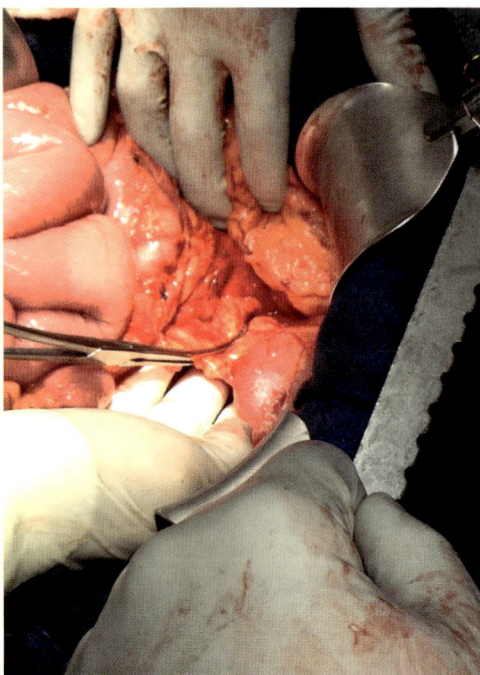

**Figura 74.15** Colocação da pinça no pedículo em toda a vascularização renal.

externa são mais frequentemente resultantes de ferimentos penetrantes; as lesões contusas são o resultado de lesões com transferência de alta energia, como colisão por veículo motorizado. Até 5% a 10% das lesões abdominais ou pélvicas penetrantes têm envolvimento ureteral.[40] O manejo de lesões ureterais depende do mecanismo de lesão, localização anatômica e condição geral do paciente. O ureter raramente é lesionado devido à sua mobilidade e localização no retroperitônio protegido por um grande grupo de músculos, coluna vertebral e pelve óssea. As lesões ureterais não apresentam sinais e sintomas específicos e seu diagnóstico requer maior suspeita de lesão com base no mecanismo e localização da lesão.[39] A avaliação das lesões ureterais deve ser realizada no contexto da avaliação para lesões mais graves ou com risco de vida.

### Estudos de imagem

A imagem ureteral deve ser realizada com a análise de imagens transversais com contraste, preferencialmente tomografia computadorizada, e deve incluir imagens tardias para avaliar a excreção urinária.[39] Achados que sugerem lesão ureteral incluem extravasamento de material de contraste, ausência de material de contraste distal à lesão suspeita e hidronefrose ipsilateral. Outras formas de imagem, incluindo pielografia retrógrada e urografia intravenosa, são difíceis no quadro agudo e muitas vezes de qualidade inferior.

### Manejo

Como princípio geral, as lesões do ureter são tratadas de modo adequado por reparo cirúrgico. Os *stents* ureterais endoscópicos ou a derivação percutânea são geralmente reservados para lesões despercebidas e pacientes para os quais a reoperação é proibitivamente mórbida ou o momento tornaria improvável um reparo bem-sucedido. Contusões ureterais por trauma penetrante adjacente podem se beneficiar da colocação de *stent* ureteral para reduzir o edema progressivo, oclusão e isquemia e potencialmente diminuir o risco de extravasamento urinário tardio.

### Exploração cirúrgica e abordagem operatória

Quando há suspeita de lesão ureteral, o ureter deve ser identificado e inspecionado diretamente. O ureter pode ser abordado cirurgicamente em qualquer nível encontrando uma área de anatomia normal e procedendo rapidamente para as áreas em questão. Ao dissecar ao redor do ureter e mobilizá-lo dos tecidos circundantes, é importante evitar a remoção do tecido periureteral, causando desvascularização. As lesões ureterais devem ser tratadas no momento da lesão inicial para diminuir a chance de complicações, como urinoma, fístula, obstrução ureteral e insuficiência renal.[35] O reparo geralmente envolve desbridamento mínimo de tecido viável. As lacerações são fechadas perpendicularmente ao eixo de incisão e transecções com uma anastomose espatulada sem tensão. As lesões do ureter distal geralmente requerem reimplante na bexiga. Os ferimentos por arma de fogo representam uma preocupação particular, pois a viabilidade do coto ureteral pode ser comprometida por causa da lesão tecidual local pelo efeito da explosão do projétil.[35] A sutura fina absorvível é usada de forma contínua ou interrompida. A colocação do *stent* é desejável para permitir a drenagem de baixa pressão, minimizar o extravasamento urinário pós-operatório e evitar a angulação do ureter em cicatrização. As lesões ureterais são altamente passíveis de abordagens de controle de danos quando o reparo agudo não é apropriado devido à condição do paciente ou à necessidade de priorizar o manejo de outras lesões mais críticas.[42]

## Lesões vesicais

A bexiga é a segunda estrutura urológica mais comumente lesionada e é responsável por 10% de todas as lesões urológicas. A fonte mais comum de lesão da bexiga é o trauma contuso (80 a 85%) por transferência de alta energia e é frequentemente associado à fratura pélvica (83 a 95%).[36] As fontes contundentes mais comuns de trauma são colisão de veículos motorizados, quedas de altura e acidentes de trabalho.

Pacientes com suspeita de lesão vesical frequentemente apresentam trauma multissistêmico e devem ser avaliados no contexto de seu trauma atual. A maioria dos pacientes com lesão vesical apresentará hematúria e fratura pélvica, enquanto em pacientes com hematúria macroscópica e fratura pélvica, a lesão vesical está associada em 13% a 55% dos casos.[39]

### Estudos de imagem

Pacientes com suspeita de lesão vesical devem ser avaliados com cistografia retrógrada. Tanto a cistografia com radiografia simples quanto a cistografia por TC são aceitáveis, embora o exame de TC possa fornecer mais detalhes anatômicos. Um componente necessário de cistografia apropriada é o enchimento retrógrado adequado da bexiga com 300 a 400 m$\ell$ de material de contraste.[39] Se a cistografia por radiografia simples for realizada, três imagens anteroposteriores devem ser obtidas: escanograma ou *scout* (primeira imagem), bexiga cheia e após a drenagem. A cistografia por TC requer um agente de contraste diluído com concentração de pelo menos 1:6 (Figuras 74.16 a 74.18). Em pacientes com lesões penetrantes na bexiga, a imagem não deve atrasar a exploração cirúrgica, pois a bexiga pode ser inspecionada visualmente durante a cirurgia.

### Manejo: operatório *versus* não operatório

O manejo das lesões na bexiga depende da localização da lesão, extraperitoneal ou intraperitoneal (Figura 74.19). De modo geral, as lesões vesicais intraperitoneais devem ser reparadas cirurgicamente no diagnóstico. Por outro lado, a maior parte das lesões

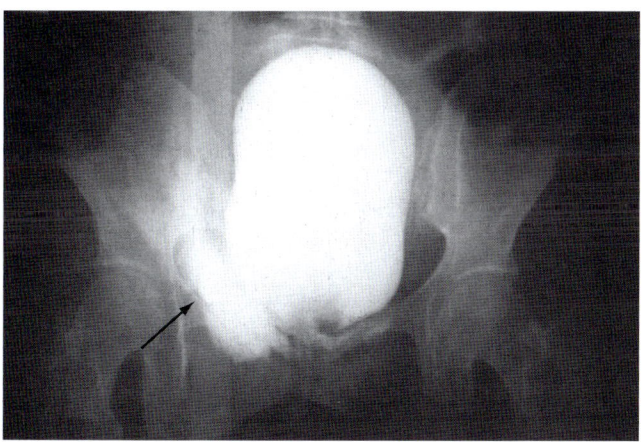

**Figura 74.16** Cistografia estática em paciente com fratura pélvica e hematúria macroscópica mostrando extravasamento extraperitoneal do material de contraste no lado direito.

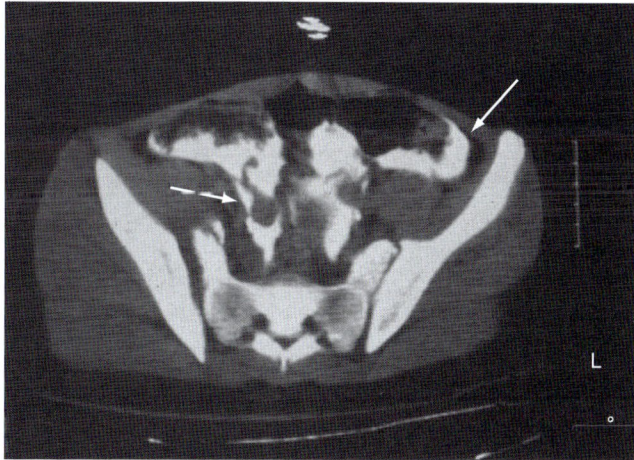

**Figura 74.18** Cistografia por tomografia computadorizada mostrando o padrão de extravasamento de material de contraste intraperitoneal da ruptura vesical intraperitoneal. Observe o material de contraste nas goteiras cólicas dentro da pelve profunda e delineando os ovários.

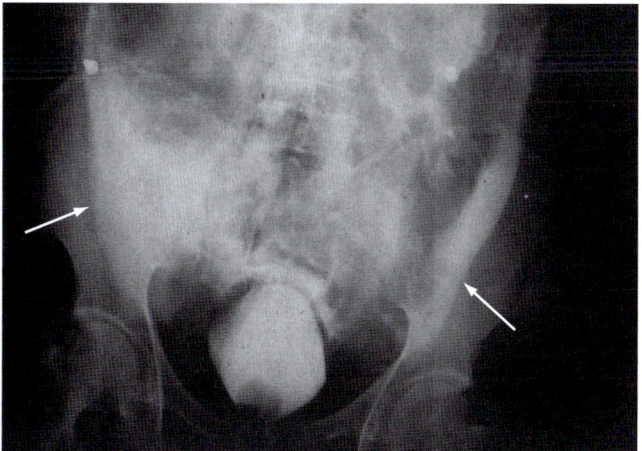

**Figura 74.17** Cistografia estática em paciente após lesão contusa no abdome inferior mostrando padrão típico de extravasamento do material de contraste da ruptura vesical intraperitoneal. Observe o material de contraste delineando as goteiras cólicas esquerda e direita e presente dentro da cavidade peritoneal.

vesicais extraperitoneais pode ser tratada de forma não operatória com drenagem simples por cateter. Lesões vesicais extraperitoneais que devem ser tratadas de forma cirúrgica incluem trauma vesical penetrante, hematúria em curso, lesão de órgão pélvico concomitante, corpo estranho ou fragmento ósseo na bexiga e lesões do colo vesical.

### Exploração cirúrgica e abordagem operatória

O reparo operatório das lesões da bexiga é feito através de uma incisão na linha média inferior, muitas vezes estendendo a incisão da linha média a partir da exploração abdominal da sínfise púbica. Lesões intraperitoneais são frequentemente evidentes na cúpula da bexiga dentro do peritônio. A cistotomia traumática deve ser estendida, se necessário, para avaliar completamente o lúmen da bexiga. Em lesões extraperitoncais, a bexiga é muitas vezes aberta através de uma cistotomia na linha média para avaliação do lúmen. Isso é particularmente verdade no caso de fratura pélvica para evitar manipular o hematoma associado. Se necessário, cateteres ureterais podem ser inseridos para confirmar o efluxo de urina e continuidade ureteral. Defeitos na parede vesical são fechados com suturas absorvíveis 2.0 em duas camadas para obter um fechamento impermeável. Uso de um retalho de interposição de tecido (p. ex., retalho do omento) no momento do reparo da bexiga pode ser necessário em casos de lesões contíguas ao reto ou vagina para prevenir a formação de fístula. O desvio com um cateter de Foley de grande calibre (pelo menos 20 Fr a 24 Fr no adulto) permite a drenagem da urina sanguinolenta e a irrigação manual por cateter, se necessário. As sondas de cistostomia suprapúbica são utilizadas para casos de lesões extensas que requerem reparos complexos ou se a drenagem vesical prolongada é antecipada, como com lesão retal ou vaginal concomitante ou lesão cerebral traumática. Em pacientes com trauma multissistêmico significativo que estão hemodinamicamente instáveis, o reparo definitivo da bexiga pode ser adiado como uma manobra de controle de danos.

### Lesões uretrais

A uretra não é uma fonte comum de trauma urológico e lesões devido à violência externa são responsáveis por aproximadamente 4% de todas as lesões geniturinárias.[37,43] Em geral, a uretra é dividida em segmentos anteriores e posteriores. Cada segmento tem uma causa diferente para lesões e diferentes opções de manejo com base no mecanismo de lesão, no envolvimento de estruturas circundantes e na condição clínica do paciente. O segmento anterior da uretra mais comumente lesionado é a uretra bulbar, que representa 85% das lesões uretrais.[37] Aproximadamente 3% a 6% das lesões uretrais posteriores estão associadas à fratura pélvica, a chamada lesão uretral associada à fratura pélvica. A uretra anterior masculina pode ser lesionada no momento da lesão peniana e 40 a 50% dos ferimentos penetrantes no pênis têm envolvimento uretral. A tríade clássica dos achados do exame físico para lesão uretral é o sangue no óstio uretral, incapacidade de urinar e bexiga palpavelmente distendida. O sangue no óstio uretral ocorre em 37% a 93% dos pacientes com lesão uretral. O outro achado físico que ocorre no trauma da uretra é o hematoma perineal ou em "borboleta" devido à ruptura da fáscia superficial do períneo (fáscia de Buck); isso pode se espalhar para o escroto ou até o abdome ao longo das camadas do músculo dartos e estrato membranáceo da tela subcutânea (fáscia de Scarpa) (Figura 74.20).

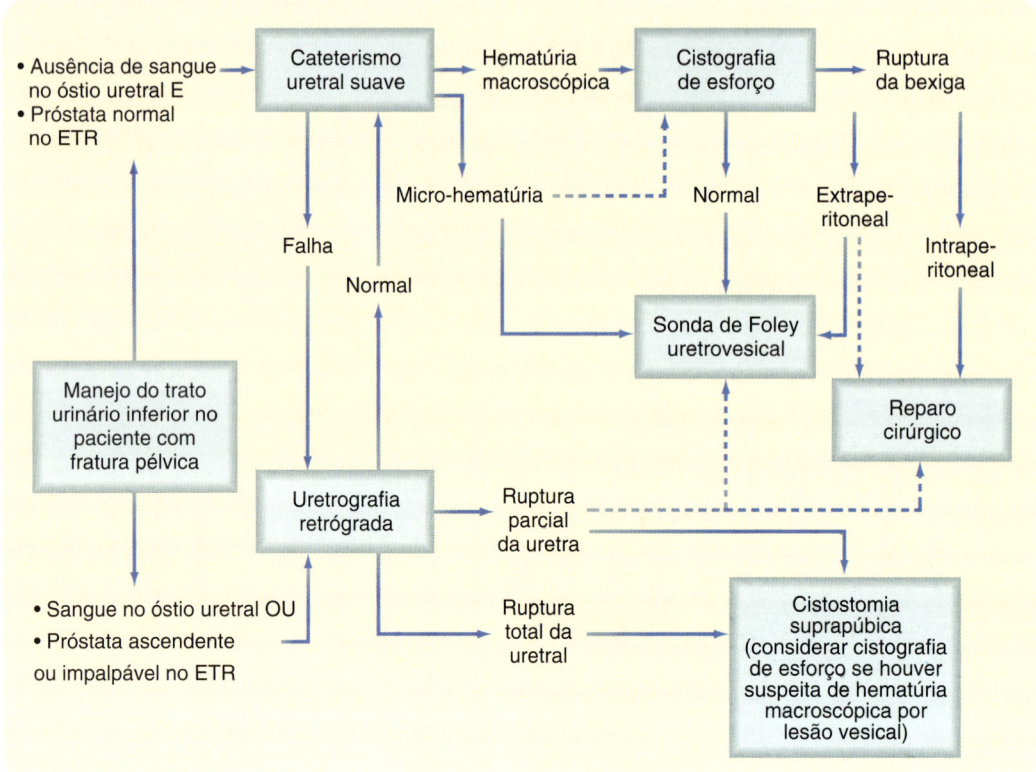

**Figura 74.19** Algoritmo para manejo de lesões vesicais. (Adaptada de Chapple C, Barbagli G, Jordan G, et al. Consensus statement on urethral trauma. *BJU Int.* 2004;93:1195-1202.)

## Estudos de imagem

Em pacientes com suspeita de lesão uretral, a uretrografia retrógrada deve ser realizada antes de tentar a inserção de um cateter de Foley.[39] O desempenho adequado da uretrografia retrógrada envolve o preenchimento adequado de toda a uretra com passagem do material de contraste na bexiga. O extravasamento de material de contraste ocorre quando a continuidade da uretra é perdida devido à lesão (Figura 74.21).

## Manejo

O objetivo imediato no manejo da lesão uretral é fornecer drenagem da bexiga urinária e evitar mais lesões.[37] Poucas lesões uretrais, exceto aquelas que resultem em sangramento externo contínuo, como no trauma penetrante no períneo, necessitam de reconstrução operatória. Uma abordagem tardia pode quase sempre ser implementada e muitas vezes produz melhores desfechos. O cirurgião com experiência limitada com essas lesões deve realizar manobras de derivação urinária para esses casos. A reconstrução uretral é uma área altamente especializada da urologia; a cirurgia reconstrutiva definitiva pode ser realizada de forma subaguda ou tardia com bons resultados.[37]

### Exploração cirúrgica e abordagem operatória

Lesões penetrantes da uretra anterior devem ser exploradas e reparadas primariamente, a menos que o paciente esteja hemodinamicamente instável. O reparo uretral deve ser realizado em duas camadas com sutura absorvível fina sobre um cateter, criando um reparo primário espatulado. Outras lesões da uretra anterior e posterior devem ser tratadas com inserção de cateter suprapúbico em vez de instrumentação da uretra traumatizada com risco de lesão adicional. Se a bexiga estiver distendida de forma palpável e não houver evidência de cirurgia abdominal inferior prévia ou se a bexiga puder ser claramente localizada com a ultrassonografia, a colocação de sonda percutânea é apropriada. Se esses critérios não forem atendidos, a colocação de sonda de cistostomia cirúrgica aberta é mais segura e pode ser realizada através de uma

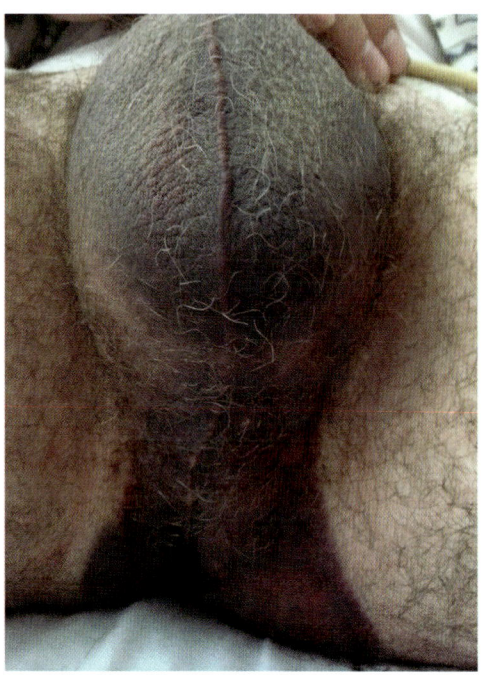

**Figura 74.20** Hematoma em borboleta por ruptura da fáscia de Buck após lesão uretral.

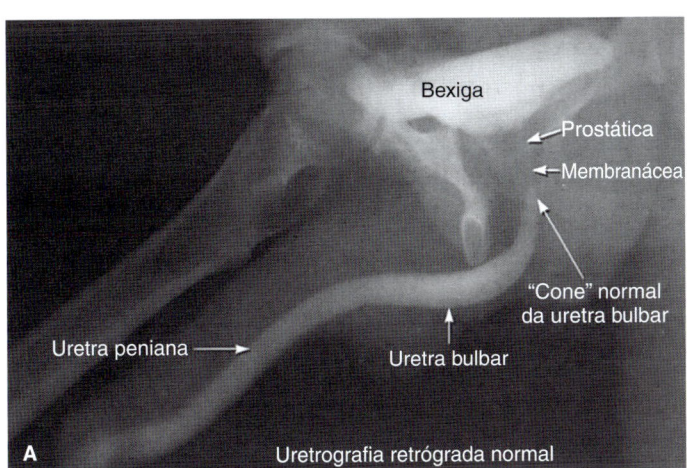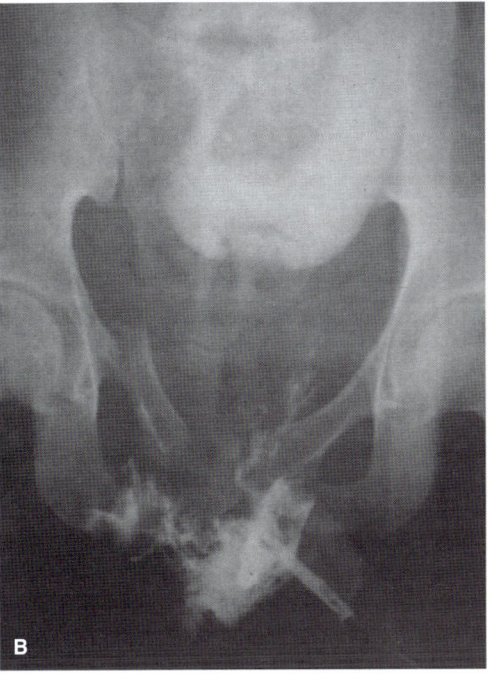

**Figura 74.21** Uretrografias retrógradas. **A.** Técnica padrão com paciente em posição oblíqua e enchimento completo da uretra anterior e posterior com o material de contraste. **B.** Ruptura uretral posterior em um paciente com fratura pélvica desviada. Observe a deformidade do ramo púbico superior direito e extravasamento acentuado do material de contraste estendendo-se acima e abaixo do diafragma urogenital na injeção retrógrada na uretra. A bexiga, que é substancialmente deslocada cefalicamente, está se enchendo com o material de contraste administrado por via intravenosa. A fotografia demonstra a chamada torta na cúpula vesical resultante do deslocamento acentuado por um grande hematoma pélvico após a lesão de ruptura prostatomembranosa. (**A.** De Older RA, Hertz M. Cystourethrography. In: Pollack HM, McClennan BL, Dyer R, Kenney PJ, eds. *Clinical urography.* 2nd ed, Philadelphia, PA; WB Saunders:2000.)

pequena cistotomia anterior. O cateter de drenagem deve ser ancorado na parede anterior da bexiga com suturas absorvíveis e no sítio de saída da pele.

O reparo cirúrgico imediato de lesões uretrais posteriores não é indicado e o manejo deve consistir em colocação de sonda suprapúbica. As manobras de controle de danos são adequadas para o tratamento de lesões uretrais posteriores.[42] Embora seja controverso, há um interesse crescente no realinhamento precoce da uretra com cateter para ruptura da uretra posterior no cenário de fratura pélvica dentro de 7 a 10 dias após a lesão (Figura 74.22). Essa técnica requer conhecimentos substanciais em procedimentos endoscópicos urológicos, e o risco de criar mais lesões é substancial. O realinhamento com cateter é realizado com o uso de um acesso suprapúbico que foi estabelecido de forma aguda, portanto, não há necessidade urgente em fazê-lo no dia da lesão. Os resultados desse procedimento não são claros, mas grande parte da literatura indica que 30% a 50% dos pacientes podem evitar a reconstrução uretral, embora as estenoses geralmente se desenvolvam e necessitem pelo menos de tratamento endoscópico.

## Lesões genitais

O trauma genital envolve uma série de estruturas anatômicas, criando uma dificuldade na classificação e padronização do tratamento. As lesões são frequentemente resultantes de trauma contuso ou penetrante, mas podem incluir queimaduras, mordidas e avulsões e envolver o pênis, testículos ou escroto no paciente do gênero masculino e a vulva na paciente do gênero feminino. Lesões nos órgãos genitais externos ocorrem em 28% a 68% dos pacientes com lesões do trato geniturinário; no entanto, a incidência de trauma genital varia devido a poucos estudos epidemiológicos.[44]

A maioria dos traumas genitais externos é de natureza contundente, embora 40% a 60% das lesões penetrantes do trato geniturinário envolvam os órgãos genitais externos.[44] Lesões nos órgãos genitais podem ser o resultado de uma variedade de traumas, como excesso de atividade sexual associado à fratura peniana, trauma contuso do escroto em lesão testicular ou acidentes de trabalho com avulsão de pele em lesões no escroto.

### Estudos de imagem

Os exames de imagem podem ser úteis no diagnóstico de lesões em trauma de pênis e escroto. Na maioria dos pacientes, o diagnóstico de trauma genital é realizado no exame físico, mas pode ser confirmado com a ultrassonografia. Para casos equívocos de lesão por fratura peniana, que resulta da flexão repentina do pênis ereto durante a atividade sexual, a ultrassonografia peniana pode demonstrar interrupção dos corpos cavernosos. Para lesões contusas no escroto, a ultrassonografia no escroto pode ser útil para determinar se o testículo está rompido. Os principais achados na ultrassonografia que indicam lesão no testículo são perda de contorno da túnica albugínea e ecotextura heterogênea do parênquima testicular.[39,43] A uretrografia retrógrada pode ser realizada se houver preocupação com lesão uretral concomitante.

### Manejo

Devido à natureza flácida normal do pênis, a única lesão que pode ocorrer é a fratura do pênis ereto. O manejo dessas lesões envolve a exploração cirúrgica do pênis e a identificação do defeito no corpo peniano.[39,43] Este é fechado com sutura contínua de absorção lenta (Figura 74.23). Lesões testiculares contusas devem ser exploradas se a ultrassonografia confirmar a ruptura testicular. O reparo

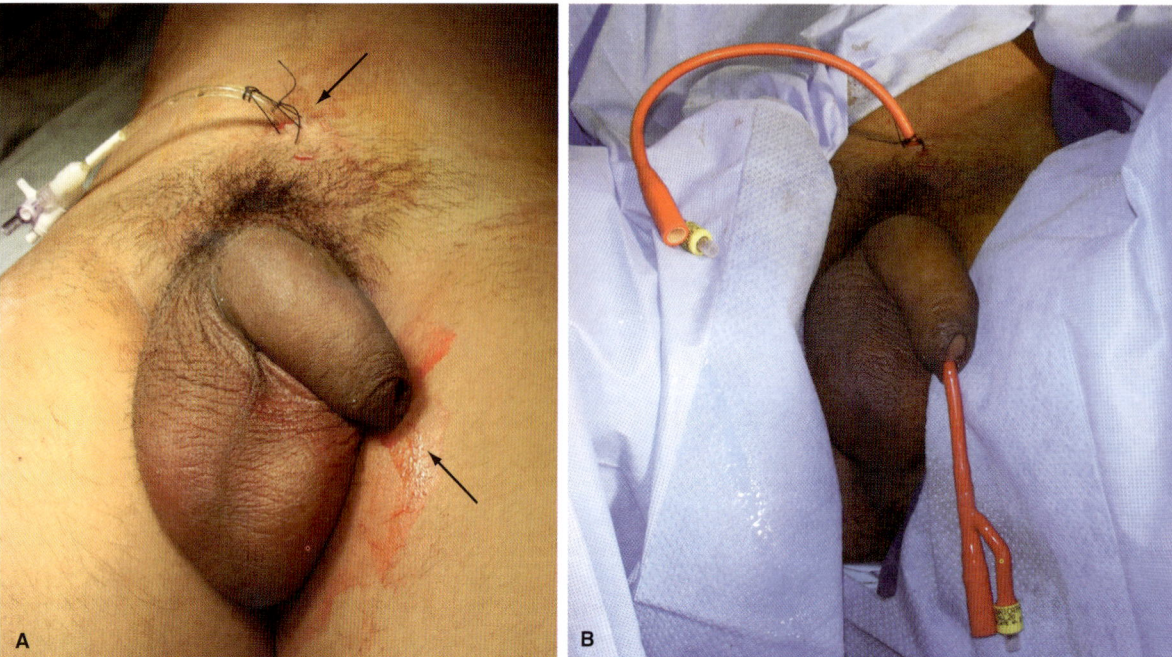

**Figura 74.22** Lesão de ruptura uretral posterior. **A.** Paciente com sangue visível no óstio uretral é tratado com sonda de cistostomia suprapúbica colocado percutaneamente. **B.** O paciente inicialmente tratado de forma semelhante foi submetido a um procedimento de realinhamento endoscópico guiado por fluoroscopia com colocação de cateteres de Foley uretral e suprapúbico.

da lesão é realizado pelo desbridamento limitado dos túbulos seminíferos e fechamento da túnica albugínea (Figura 74.24). A orquiectomia é reservada para aquelas lesões que destroem completamente o suprimento sanguíneo para o testículo ou para aquelas lesões parenquimatosas nas quais não há parênquima viável disponível para recuperação.

Lesões penetrantes nos órgãos genitais externos justificam a exploração cirúrgica na maioria dos casos. Os resultados funcionais e estruturais são amplamente melhorados pela exploração precoce e reparo para lesões penetrantes no pênis, escroto e testículo. Para lesões penianas, o objetivo é remover materiais estranhos, limpar a ferida, obter hemostasia, identificar quaisquer defeitos na túnica albugínea ou uretra e proceder ao reparo adequado, tomando cuidado para não ser excessivamente agressivo com o desbridamento de tecidos de viabilidade incerta. Para lesões testiculares, o desbridamento do parênquima, fechamento da cápsula (túnica albugínea do testículo) e reparo do escroto são tarefas fundamentais.

## Técnicas de controle de danos em lesões urológicas

Muitas lesões urológicas são passíveis de tratamento inicial por estratégias de controle de danos. A cirurgia de controle de danos refere-se ao conceito de limitar as intervenções operatórias iniciais, no paciente traumatizado instável, àquelas manobras que salvam imediatamente vidas (p. ex., controle de hemorragia cirúrgica, controle de contaminação fecal contínua). Esforços reconstrutivos definitivos mais demorados são adiados para depois, após a reanimação, quando o paciente está mais estável e pode tolerar esses esforços reconstrutivos. A justificativa fisiológica para a cirurgia de controle de danos relaciona-se com as consequências metabólicas da extensa perda de sangue e reposição de sangue e líquidos. Esses pacientes desenvolvem hipotermia, acidose e coagulopatia (a chamada tríade letal), que só podem ser corrigidas quando o paciente pode ser encaminhado à unidade de terapia intensiva com aquecimento adequado, reanimação volêmica e outras intervenções de cuidados intensivos realizadas.[42]

Inicialmente descritos na literatura de trauma militar e depois aplicados ao trauma abdominal penetrante civil, esses princípios agora são aplicados com sucesso a uma ampla gama de lesões

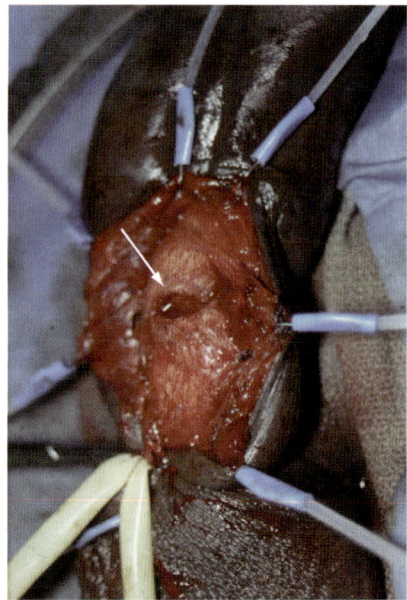

**Figura 74.23** Fratura de pênis. Este paciente foi submetido à exploração cirúrgica por uma suspeita de lesão por fratura peniana sofrida durante o ato sexual. Uma incisão penoscrotal na linha média ventral é utilizada para expor a laceração transversa na túnica albugínea ventral direita do corpo cavernoso, mostrada centralmente. O dreno de Penrose no fundo foi usado brevemente como torniquete para controlar o sangramento durante o reparo da lesão com sutura. O sistema retrator com gancho e anel mostrado é útil para cirurgia genital.

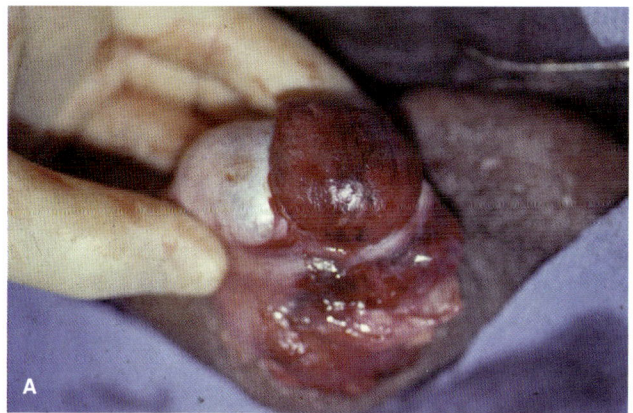
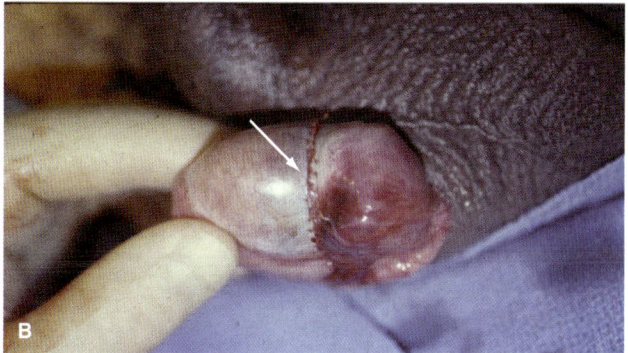

**Figura 74.24** Ruptura do testículo por trauma contuso. **A.** Túnica albugínea intacta com grande laceração transversal (*à esquerda*); extrusão do parênquima testicular a partir da porção superior do testículo também é mostrada (*à direita*). **B.** Aspecto após reparo com suturas contínuas com fios absorvíveis (*seta*).

penetrantes e contusas. Atualmente, estudos aprofundados apoiam a visão de que pacientes selecionados tratados por estratégias de controle de danos demonstram melhor sobrevida em comparação com pacientes submetidos a métodos cirúrgicos durante o período operatório inicial. Com a exceção de pacientes com sangramento renal ou vesical grave, as lesões não resultam diretamente em mortalidade precoce. No julgamento do cirurgião, quando o paciente não tolera o procedimento reconstrutivo estendido necessário para lidar definitivamente com uma lesão urológica na laparotomia inicial – devido ao padrão de lesão, hipotermia, acidose, coagulopatia ou outros parâmetros que exigem uma abordagem de controle de danos –, algumas soluções temporárias podem ser utilizadas. A complexidade da seleção de pacientes para cirurgia de controle de danos requer uma interação multidisciplinar, com o cirurgião de trauma e especialistas em cirurgia envolvidos, para determinar quais lesões devem ser tratadas inicialmente e que podem ser tratadas definitivamente de forma tardia. A seleção prévia de candidatos à cirurgia de controle de danos, com base em padrões de lesão e resposta aos esforços iniciais de reanimação, resulta em melhor sobrevida quando o procedimento operatório inicial pode ser concluído antes que ocorra deterioração metabólica significativa.[42]

Lesões renais incompletamente estadiadas ou não estadiadas podem ser abordadas com avaliação e exploração tardias, desde que se determine que seja improvável a ocorrência de sangramento com risco de vida em decorrência da lesão. Na ausência de hemorragia significativa da fossa renal para a cavidade peritoneal, um grande hematoma na linha média ou um hematoma renal em expansão ou pulsátil, pode-se optar por deixar o hematoma perinéfrico inalterado e reanimar totalmente o paciente.[42] Estudos de estadiamento apropriados podem ser realizados e a exploração e reconstrução tardias concluídas no momento de um procedimento de revisão. Se um grande esforço reconstrutivo ainda for necessário no paciente instável, o tamponamento do rim e retorno posterior para intervenções reconstrutivas também são uma opção.

As lesões ureterais podem ser tratadas inicialmente com *stents* externalizados, ligadura ou drenagem local simples. Dessas opções, os *stents* externalizados são preferidos, pois permitem o controle do débito urinário, minimizam o extravasamento urinário contínuo e podem ser mantidos até que o paciente esteja estável o suficiente para retornar à cirurgia em uma reconstrução definitiva. Qualquer número de sondas ou cateteres médicos pode ser usado, mas a solução ideal é um *stent* de derivação urinária em J único de 7 Fr ou 8,5 Fr, colocado no ureter pelo sítio da lesão, avançado proximalmente no rim e, em seguida, exteriorizado através da parede abdominal (Figura 74.25). O cateter deve ser amarrado ao final do ureter lesionado no local da lesão para não perder o comprimento ureteral, ligando-o mais proximalmente e tornando a reconstrução tardia mais desafiadora. É melhor deixar o coto ureteral distal intacto; ligá-lo requer subsequente desbridamento e causa mais perda de tecido.

Uma abordagem semelhante pode ser utilizada para lesões extensas da bexiga; os orifícios ureterais podem ser cateterizados, os cateteres exteriorizados e a pelve tamponada, deixando que a reconstrução vesical seja realizada em momento mais adequado, após reanimação apropriada. Lesões uretrais e genitais também são passíveis de abordagens de controle de danos, geralmente envolvendo desvio da sonda, colocação de curativos umedecidos e preservação do tecido até a reconstrução definitiva após reanimação adequada.

## EMERGÊNCIAS UROLÓGICAS NÃO TRAUMÁTICAS

Dentro do campo da urologia existem várias condições emergentes, embora não por violência externa, que representam verdadeiras emergências, alguns dos quais são fatais. Essas emergências urológicas incluem ITU superior com obstrução, hematúria com

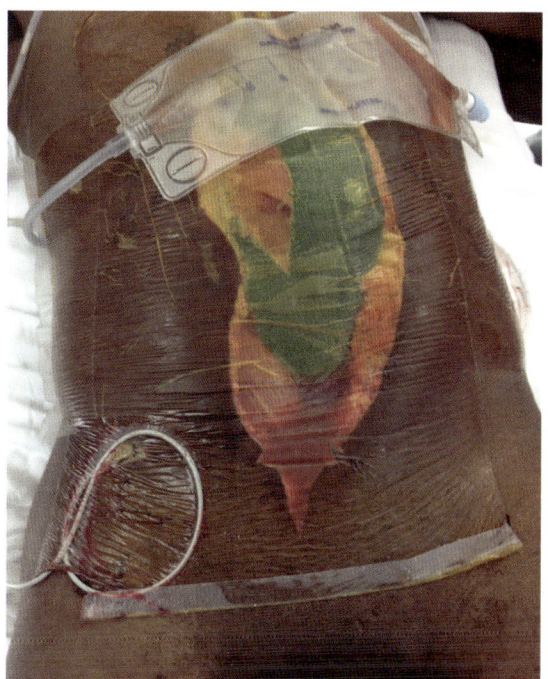

**Figura 74.25** Controle de danos ocasionados por ferimento à bala no ureter direito. Um *stent* de desvio foi fixado no ureter direito e exteriorizado para drenagem por gravidade.

retenção urinária devido a coágulos sanguíneos e o escroto agudo – especificamente a torção testicular, priapismo e gangrena de Fournier. Algumas dessas condições foram discutidas em outras seções deste capítulo (Gangrena de Fournier e ITU superior com obstrução); as demais condições são abordadas nesta discussão.

## Torção testicular

A causa mais urgente do escroto agudo é a torção testicular, que ocorre quando o suprimento de sangue arterial é comprometido por uma torção do funículo espermático, criando sua oclusão e perda de suprimento vascular. No arranjo anatômico normal, a face inferior do testículo é ligada ao escroto pelo gubernáculo, impedindo a rotação do testículo dentro do escroto. Quando ocorre a torção, o testículo é submetido à isquemia quente; sem reversão do suprimento sanguíneo ocluído, danos irreversíveis começam em quatro horas e são concluídos em 8 a 12 horas. Embora a torção testicular seja mais comum em adolescentes do gênero masculino, pode ocorrer em qualquer faixa etária, de recém-nascidos a homens adultos. Como muitas outras condições podem resultar no chamado escroto agudo, é necessário um alto índice de suspeição por parte do médico assistente para garantir um diagnóstico e tratamento rápidos. O diagnóstico diferencial inclui trauma, epididimite, hérnia encarcerada e torção do apêndice do testículo ou apêndice do epidídimo. O diagnóstico é fortemente suspeito com base na história e no exame físico. Achados históricos clássicos incluem início súbito de intensa dor escrotal unilateral, não relacionada ao trauma, que pode ser associada a náuseas e vômitos. O achado mais consistente no exame físico é a perda do reflexo cremastérico do testículo; no entanto, em um quadro agudo, isso pode ser difícil de obter. O melhor estudo radiológico confirmatório é a ultrassonografia com Doppler colorido do escroto, que mostra ausência de fluxo arterial para o testículo em torção. Em pacientes com suspeita de torção testicular, não há necessidade de adiar a exploração do escroto para obter imagens ou avaliação laboratorial adicional.

O tratamento da torção testicular envolve a exploração cirúrgica por incisão escrotal na linha média ou transversal com inspeção do testículo com destorção do funículo espermático, se presente (Figura 74.26). Para testículos considerados viáveis, realiza-se orquidopexia com sutura ou fixação na parede interna do escroto, seguida de uma orquidopexia semelhante no lado contralateral no mesmo cenário para evitar a torção contralateral. Por causa das considerações médico-legais importantes nesses casos, a exploração urgente ainda é indicada mesmo em pacientes que apresentam suspeita de torção tardia (p. ex., vários dias de inchaço fixo, consistência). Muitas vezes, é difícil saber exatamente há quanto tempo a isquemia completa está presente e se ainda existe um testículo potencialmente viável.

## Hematúria macroscópica com retenção urinária de coágulos sanguíneos

A maioria dos pacientes com hematúria apresenta hematúria microscópica ou hematúria macroscópica episódica. No entanto, em um subgrupo de pacientes, o início da hematúria macroscópica é rápido, com perda de sangue e desenvolvimento de coágulos sanguíneos na bexiga. Este problema é exacerbado em pacientes que estão recebendo anticoagulação crônica para doenças cardiovasculares subjacentes. Os coágulos de sangue são organizados em massas maiores; o paciente pode não ser capaz de expelir o coágulo, levando à retenção urinária e potencial emergência cirúrgica (Figura 74.27). Outras causas de hemorragia vesical significativa incluem sangramento pós-operatório após RTUP ou ressecção transuretral de tumor de bexiga (RTUTB), cistite por radiação, trauma pélvico, fístula arteriovenosa do trato superior e fístula da artéria ilíaca para o ureter.

É difícil determinar a quantidade de sangue que está sendo perdida do trato urinário com hematúria macroscópica, porque apenas uma pequena quantidade de sangue misturado com urina escurecerá o efluxo da bexiga. Se, no entanto, grandes quantidades de coágulo forem eliminadas da bexiga, deve-se suspeitar de perda de sangue pelo menos moderada e monitorar o paciente com sinais vitais e medidas de hemoglobina. Se o sangramento desses eventos causar anemia sintomática, o paciente pode necessitar de múltiplas transfusões de sangue urgentes. No paciente com uma quantidade significativa de coágulo de sangue na bexiga, será necessário colocar um cateter de irrigação de grande calibre (no adulto, frequentemente 20 Fr–26 Fr) e irrigar adequadamente os coágulos da bexiga usando irrigação com salina normal. Cateteres especiais de hematúria são desenvolvidos para permitir irrigação de grande volume e remoção

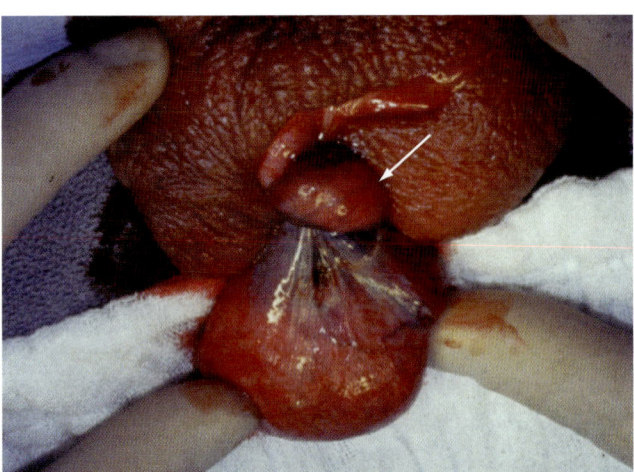

**Figura 74.26** Torção testicular. A exploração feita pela incisão transversal no escroto demonstra o cordão torcido (*parte superior*). Observe o grau de edema, eritema e equimose presentes após várias horas de torção.

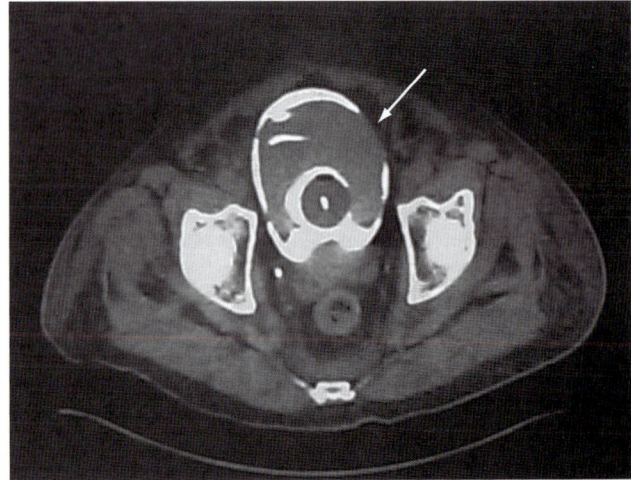

**Figura 74.27** Tomografia computadorizada da pelve com cistografia em paciente com retenção de coágulos urinários causada por cistite hemorrágica crônica após radioterapia para câncer de próstata. Um coágulo pode ser visualizado ao redor do balão do cateter de Foley, com material de contraste instilado contornando o balão e a parede da bexiga intacta.

de coágulos, mas se isso não for bem-sucedido, o paciente pode precisar de cistoscopia cirúrgica urgente para evacuar o coágulo e identificar e fulgurar qualquer fonte de sangramento. Normalmente, isso envolve cistoscopia rígida com bainha de trabalho grande ou bainha de ressectoscópio e irrigação realizada com uma seringa de pistão ou dispositivos especiais de evacuação (evacuador de Ellik). Após a evacuação e fulguração do sangramento, um cateter de três vias é deixado no local para executar a irrigação contínua, evitando um episódio recorrente de retenção de coágulos. A formação de coágulos do trato superior pode produzir o chamado coágulo cólico, com dor renal semelhante àquela experimentada pela passagem de um cálculo renal. O cuidado de suporte e, em alguns casos, a inserção do stent pode ser útil para abordar o problema subjacente. Se a hematúria macroscópica inexplicada e significativa ocorre após trauma menor, deve-se suspeitar de uma anormalidade do trato urinário, como uma neoplasia, anomalia congênita ou malformação arteriovenosa.

## Priapismo

O priapismo é uma ereção peniana prolongada e dolorosa que ocorre na ausência de excitação ou estimulação sexual. O priapismo é comumente dividido em priapismo isquêmico e não isquêmico. Causas importantes de priapismo isquêmico incluem doença falciforme ou outras discrasias sanguíneas e determinados tipos de drogas ou uso de medicamentos, principalmente medicamentos para ereção peniana e doença hematológica maligna. O priapismo não isquêmico é o trauma pélvico ou genital que resulta em fístula arteriovenosa da circulação peniana. O priapismo pode se resolver espontaneamente, mas se persistir por mais de quatro horas, medidas devem ser tomadas para reverter o processo na maioria dos casos. Pacientes com priapismo que dura mais de 12 horas podem desenvolver danos irreversíveis à estrutura vascular peniana e DE a longo prazo.

A avaliação em casos de priapismo isquêmico é centrada na história detalhada de fatores de risco, gasometria corporal e ultrassonografia com Doppler colorido dos corpos cavernosos. O priapismo não isquêmico é avaliado de forma semelhante; contudo, o sangue aspirado tem uma aparência arterial e parâmetros de gasometria arterial.

O priapismo isquêmico é tratado com aspiração inicial por agulha dos corpos cavernosos e irrigação com solução salina. Em pacientes que não respondem a essa etapa, a aspiração com agulha é repetida com a injeção de pequenas doses diluídas de uma substância agonista alfa-adrenérgico, como a fenilefrina diluída. Para pacientes que não conseguem responder a essas medidas, vários procedimentos de desvio (shunt) podem ser realizados para criar os shunts entre o corpo cavernoso e outras estruturas vasculares, como o corpo esponjoso, para induzir o fluxo sanguíneo. Para o priapismo relacionado à doença falciforme, o tratamento médico da crise falciforme (p. ex., hidratação, oxigenação, manejo da dor e abordagem da hemoglobina e status de transfusão) com suporte hematológico é a base da terapia para resolver o priapismo. Para o priapismo não isquêmico, não há papel para aspiração ou irrigação da ereção, pois isso é o resultado de uma anormalidade do sistema vascular. A compressão do períneo ou de outro sítio de lesão pode ser realizada como uma manobra inicial. Se isso falhar, o próximo passo do tratamento geralmente é a angioembolização superseletiva para ocluir a fístula arteriovenosa com agentes reversíveis, como coágulos sanguíneos autólogos ou Gelfoam®. É importante que o cirurgião general consulte o urologista sobre o tratamento, pois a fibrose corporal e a perda da função erétil são riscos que aumentam com atrasos significativos na terapia.

## ONCOLOGIA UROLÓGICA

Neoplasias malignas urológicas são responsáveis por uma carga de doença significativa em adultos nos EUA. Cânceres do sistema geniturinário abrangem todo o espectro de neoplasias malignas e são alguns dos cânceres mais comuns (próstata) e raros (pênis) nos EUA. Das 12 neoplasias malignas mais comuns diagnosticadas anualmente nos EUA, três são de origem urológica: próstata, bexiga e rins. Os cânceres de baixo estágio são geralmente tratados com cirurgia extirpativa ou radiação terapêutica. As neoplasias malignas urológicas podem envolver órgãos adjacentes, vascularização, bem como tecidos moles e estruturas da parede corporal, de modo que a experiência cirúrgica adicional é necessária para completar a cirurgia extirpativa e apoiar esforços reconstrutivos. Assim como em outras neoplasias malignas, os cânceres do sistema geniturinário são frequentemente tratados com uma abordagem multidisciplinar. Os principais tipos anatômicos de neoplasias malignas urológicas são discutidos nesta seção, com foco no conhecimento básico essencial, as abordagens terapêuticas fundamentais para vários estágios de manifestação do câncer e os desfechos básicos para diferentes tipos de tumor.

### Câncer renal

O carcinoma de células renais, o tipo mais comum de doença maligna renal, é responsável por 2% a 3% de todas as neoplasias malignas adultas.[45] A maioria (> 50%) das neoplasias malignas renais é agora diagnosticada incidentalmente por avaliação de imagem transversal ou ultrassonografia de outras queixas inespecíficas. Historicamente, o carcinoma de células renais era diagnosticado apenas em estágio avançado por causa de sua localização no retroperitônio. A tríade clássica de carcinoma de células renais (dor no flanco, hematúria macroscópica e massa abdominal palpável) é atualmente observada em menos de 5% dos pacientes. Apesar desse aumento em diagnósticos assintomáticos, 30% dos pacientes apresentam doença metastática.[46] Outros sintomas na apresentação avançada incluem hemorragia, síndrome paraneoplásica e sintomas de metástase, como fratura patológica. Síndromes paraneoplásicas estão presentes em 20% dos pacientes ao diagnóstico e incluem síndrome de Stauffer (hepatite reversível sem metástase hepática), sintomas constitucionais, anemia, policitemia e marcadores inflamatórios elevados (taxa de sedimentação de eritrócitos e proteína C reativa).[46] O carcinoma de células renais geralmente se manifesta na sexta a oitava década de vida e é mais comum em homens. Fatores de risco para carcinoma de células renais incluem tabagismo, hipertensão, obesidade, doença cística renal adquirida (em pacientes com doença renal em estágio final) e exposições ocupacionais (hidrocarbonetos aromáticos, amianto, cádmio e indústrias químicas e de borracha).[45] Esses tumores surgem comumente no túbulo contorcido proximal ou ducto coletor dentro do parênquima renal.[45]

O carcinoma de células renais é classificado da seguinte forma: carcinoma de células claras, carcinoma papilífero de células renais, carcinoma cromófobo de células renais cromófobas, carcinoma do ducto coletor e carcinoma medular renal; esta classificação é baseada na aparência microscópica e célula de origem.[46] A genética dessas neoplasias malignas é bastante descrita. A histologia tumoral mais comum, o carcinoma de células claras, que é observado em até 85% das vezes, é o resultado de anomalias do cromossomo 3; o carcinoma papilífero é o resultado de aberrações dos cromossomos 7, 17 ou Y.[46] Além disso, o carcinoma de células claras e o carcinoma papilífero são responsáveis pelas síndromes de câncer familiar mais comuns, o carcinoma de von Hippel-Lindau e o carcinoma papilífero hereditário de células renais, respectivamente. A maioria das massas renais é maligna e apenas 15% a 20% são benignas; as duas massas benignas mais comuns são o oncocitoma e o angiomiolipoma.[46]

Uma consideração final com neoplasias renais são massas renais císticas, que apresentam desafios diagnósticos. Dependendo das características específicas das lesões císticas renais, o risco dessas lesões que representam neoplasias malignas císticas deve ser considerado. O sistema de classificação de Bosniak descreve massas renais císticas de acordo com o seu risco de malignidade e aparência na TC, variando de categoria I (cistos simples, 0% de risco de malignidade) a categoria IV (cistos associados a elementos com realce ou sólidos, 90% de risco de malignidade).[46] Cistos de categoria III e IV são geralmente tratados como representando carcinomas de células renais císticas.

### Estadiamento

Os desfechos clínicos no carcinoma de células renais estão diretamente ligados ao estágio clínico no momento do diagnóstico. A avaliação e estadiamento do carcinoma de células renais incluem história, exame físico e testes laboratoriais. A avaliação de massas renais inclui estudos de imagem do tumor primário, geralmente com um exame de TC com contraste ou um estudo de RM do abdome e da pelve, bem como imagens de tórax, normalmente radiografia de tórax. Além disso, com base na suspeita clínica ou resultados anormais de estudos laboratoriais, imagens ósseas e cerebrais são realizadas. Um aspecto fundamental da TC ou RM abdominal é a avaliação da veia renal e veia cava inferior, pois o carcinoma de células renais, localmente avançado, comumente forma trombo tumoral nessas estruturas. O sistema de estadiamento TNM está listado na Tabela 74.2.[47] A classificação histológica é baseada no sistema de classificação nuclear de Fuhrman em uma escala de I a IV.

### Manejo

O manejo do carcinoma de células renais evoluiu nos últimos anos. Historicamente, o carcinoma de células renais era uma doença cirúrgica e os pacientes diagnosticados com qualquer massa renal eram submetidos à nefrectomia. Agora, pacientes selecionados podem ser submetidos à biopsia renal e protocolos de vigilância ativa. No passado, as biopsias renais eram repletas de altas taxas de falso-negativos e baixa acurácia. Séries contemporâneas mostram uma taxa de acurácia de mais de 90% em centros experientes com baixas complicações e nenhuma incidência relatada de implante tumoral devido ao uso da técnica de biopsia por agulha grossa.[46] Aqueles pacientes que são apropriados para biopsia renal são pacientes considerados para vigilância ativa ou terapia de ablação renal. Os protocolos de vigilância ativa foram desenvolvidos para pacientes com massas renais pequenas (< 2 cm) diagnosticadas incidentalmente e aqueles pacientes que não tolerariam terapia extirpativa ou ablativa.[46] A história natural das pequenas massas renais é uma tendência a crescer lentamente, em média 0,5 cm/ano e não metastatizam. Pacientes atribuídos aos protocolos de vigilância passam por estudos de imagens a cada 6 meses; uma vez que a estabilidade do tamanho da massa é observada, este intervalo é estendido para 6 a 12 meses.[46] Pequenas massas renais (< 3 cm) podem ser consideradas para ablação percutânea, laparoscópica ou aberta usando crioterapia ou energia de radiofrequência.[45] Este tratamento deve ser considerado mais para pacientes com comorbidades médicas significativas e menos frequentemente em pacientes saudáveis.

Para tumores renais confinados a órgãos, a cirurgia extirpativa é a abordagem padrão. Para câncer renal com doença metastática limitada, a nefrectomia citorredutora tem sido uma opção com possível ressecção de lesões metastáticas. No entanto, os benefícios observados com novas terapias sistêmicas estão mudando esse paradigma. A cirurgia minimamente invasiva, tanto as técnicas robóticas e laparoscópicas são padrões para a maioria das lesões renais. A tendência na cirurgia extirpativa é realizar a preservação de néfrons ou nefrectomia parcial para a maioria dos tumores T1. A nefrectomia parcial é equivalente à nefrectomia radical nesse estágio tumoral e deve ser considerada para todos os pacientes com tumor T1a e a maioria com tumores T1b. A cirurgia de nefrectomia parcial pode ser simples ao lidar com lesões pequenas, exofíticas, bem encapsuladas, superficiais ou complexas no tratamento de lesões centrais maiores que envolvem as estruturas hilares renais. Na nefrectomia parcial, uma margem negativa deve

**Tabela 74.2** Estadiamento do câncer renal.

| | |
|---|---|
| **Tumor primário (T)** | |
| TX | Tumor primário não pode ser avaliado |
| T0 | Sem evidência de tumor primário |
| T1 | Tumor de 7 cm ou menos em sua maior dimensão, limitado ao rim |
| T1a | Tumor de 4 cm ou menos em sua maior dimensão, limitado ao rim |
| T1b | Tumor com mais de 4 cm, mas não mais de 7 cm em sua maior dimensão, limitado ao rim |
| T2 | Tumor > 7 cm em sua maior dimensão, limitado ao rim |
| T2a | Tumor > 7 cm e ≤ 10 cm em sua maior dimensão, limitado ao rim |
| T2b | Tumor > 10 cm em sua maior dimensão, limitado ao rim |
| T3 | Tumor se estende para as veias maiores ou tecidos perinéfricos, mas não para a glândula suprarrenal ipsilateral e não além da fáscia renal (fáscia de Gerota) |
| T3a | Tumor se estende grosseiramente para a veia renal ou seus ramos segmentares (contendo músculo) ou o tumor invade a gordura perirrenal e/ou do seio renal, mas não além da fáscia renal |
| T3b | Tumor estende-se grosseiramente para a veia cava abaixo do diafragma |
| T3c | Tumor estende-se grosseiramente para a veia cava acima do diafragma ou invade a parede da veia cava |
| T4 | Tumor invade além da fáscia renal (incluindo a extensão contígua para a glândula suprarrenal ipsilateral) |
| **Linfonodos regionais (N)** | |
| NX | Linfonodos regionais não podem ser avaliados |
| N0 | Sem metástase em linfonodo regional |
| N1 | Metástase no(s) linfonodo(s) regionais |
| **Metástase à distância (M)** | |
| M0 | Sem metástase à distância |
| M1 | Metástase à distância |
| **Agrupamento do estadiamento** | |
| Estágio I | T1 N0 M0 |
| Estágio II | T2 N0 M0 |
| Estágio III | T1 ou T2 N1 M0 |
| | T3 N0 ou N1 M0 |
| Estágio IV | T4 Qualquer N M0 |

De AJCC Cancer Staging Manual. In: Amin MB, Edge SB, Greene FL, et al. eds. 8th ed. Springer.

ser obtida com a ressecção do parênquima e apenas alguns milímetros de parênquima normal ao redor do tumor são considerados necessários. Os princípios gerais para a nefrectomia parcial incluem a realização de margem cirúrgica negativa, identificação e sutura de ramos de vasos renais segmentares significativos e reparo do sistema coletor quando este último é inserido ou parcialmente ressecado. Para auxiliar na perda de sangue, o clampeamento vascular atraumático da artéria renal e o resfriamento da superfície do rim com solução salina gelada são eficazes. Quando abordagens laparoscópicas ou robóticas são utilizadas para nefrectomia parcial, hipotermia local não é possível; portanto, a ressecção rápida do tumor e tempos de clampeamento inferiores a 25 minutos são empregados. Selantes de tecidos, agentes hemostáticos e reconstrução de tela absorvível do rim são todas técnicas úteis para ajudar na hemostasia de uma nefrectomia parcial no ambiente cirúrgico aberto, laparoscópico ou robótico.[46]

A nefrectomia radical é realizada em pacientes com tumores extensos ou multifocais e aqueles pacientes nos quais uma nefrectomia parcial não é tecnicamente viável. O principal risco a longo prazo nessa cirurgia é o declínio agudo e crônico na função renal. Em comparação com a nefrectomia parcial, a nefrectomia radical tem uma menor taxa de complicações. A glândula suprarrenal não é mais removida com nefrectomia radical, exceto em casos de envolvimento tumoral evidente, pois a taxa de envolvimento síncrono é menor do que 10%. Normalmente, a nefrectomia radical é realizada por uma abordagem laparoscópica ou aberta. Incisões padrões para nefrectomia radical incluem a forma subcostal anterior, no flanco, chevron e na linha média. Independentemente da abordagem, a dissecção do pedículo renal com a ligadura de uma artéria renal deve preceder a ligadura da veia para evitar o edema e sangramento perigoso do rim. Todo o envelope da fáscia renal (fáscia de Gerota), contendo a gordura perirrenal como margem ao redor do parênquima renal e do tumor, é removido intacto. O ureter é ligado e dividido quando conveniente.[45] A dissecção do linfonodo regional pode ser realizada com uma nefrectomia radical, embora, com base na maioria das evidências, seja mais útil como procedimento de estadiamento e prognóstico do que terapêutico.[48]

A ablação térmica, que é uma opção para massas renais T1a menores que 3 cm de diâmetro, foi desenvolvida em um esforço para melhorar a tolerância do paciente ao procedimento e reduzir as complicações da nefrectomia parcial, preservando a função. A radiofrequência e a crioablação são amplamente investigadas e integradas na prática clínica, e os desfechos oncológicos são semelhantes para ambas as abordagens, embora os dados a longo prazo para ablação térmica ainda estejam pendentes. A ablação térmica pode ser realizada por via aberta, laparoscópica ou percutânea (mais comum). A ablação térmica também pode ser repetida se houver suspeita de malignidade viável persistente.

Para pacientes com doença localmente avançada ou metastática, a imunoterapia e a terapia-alvo (medicamentos com ação no fator de crescimento endotelial vascular e alvo mamífero da rapamicina) são utilizadas em um cenário neoadjuvante ou adjuvante. A doença geral confinada ao órgão tem uma sobrevida de 80% a 100% em 5 anos em tumores T1 e uma sobrevida de 50% a 80% em 5 anos na doença T2.[46] A doença avançada tem um pior prognóstico de 0% a 20% de sobrevida em 5 anos.[46]

Vários estudos adjuvantes de câncer renal exploraram o potencial benefício de terapias sistêmicas após ressecção cirúrgica da doença de alto risco e demonstraram algum benefício. Por outro lado, em pacientes com doença metastática, os fármacos que têm como alvo o fator de crescimento endotelial vascular (VEGF, do inglês *vascular endothelial growth factor*) e o alvo mamífero da rapamicina (mTOR, do inglês *mammalian target of rapamycin*) melhoraram os desfechos dos pacientes e representam a base do tratamento. Na prática atual, pacientes com carcinoma de células claras com bom risco recebem sunitinibe ou pazopanibe e aqueles com baixo risco recebem temsirolimus. O panorama da terapia sistêmica para carcinoma metastático de células renais está evoluindo rapidamente e as opções variam desde as terapias direcionadas mais estabelecidas aos regimes mais recentes que incluem imunoterapias. Em pacientes com recidiva, uma infinidade de fármacos que têm como alvo o mTOR (everolimus), o receptor de VEGF (axitinibe) ou a proteína de morte celular programada 1 (PD-1, nivolumab), está sendo estudada em ensaios clínicos.[45,47]

## Câncer de bexiga

A doença maligna urotelial pode surgir em qualquer parte do sistema coletor superior ou inferior, mas o sítio mais comum é a bexiga. Todo o trato urinário superior e inferior, além do sistema coletor renal através da uretra distal, são revestidos com epitélio de superfície chamado urotélio. O urotélio tem uma espessura variável de três a seis camadas celulares e o carcinoma de células de transição surge a partir da camada de células basais. O câncer de bexiga é o quinto tumor maligno mais comum em adultos, diagnosticado nos EUA e é mais comum em homens do que em mulheres, em parte, relacionado ao esvaziamento prejudicado da bexiga em homens com idade crescente.[49] O tumor surge mais frequentemente na oitava década de vida e homens com mais de 70 anos têm uma probabilidade de 3,7% para o desenvolvimento de câncer de bexiga.[49] Os múltiplos fatores de risco para o desenvolvimento de câncer de bexiga incluem fumaça de tabaco, arsênico, infecções crônicas e condições inflamatórias (p. ex., esquistossomose) e exposições ocupacionais (tais como arilaminas e hidrocarbonetos aromáticos). O sintoma de apresentação mais comum no câncer de bexiga é a hematúria, microscópica em 1% a 11% e macroscópica em 13% a 35% dos casos.[49] É importante ressaltar que um único episódio de hematúria macroscópica, principalmente em fumantes, pode acarretar um risco significativo de câncer e justifica uma investigação completa. A hematúria microscópica, em uma microscopia de urinálise, qualifica um paciente para uma investigação, mas o risco de câncer depende consideravelmente de outros fatores de risco e fatores do paciente. O outro sintoma de apresentação é a micção irritativa – frequência, urgência e disúria – na ausência de infecção na urocultura.

O câncer de bexiga é dividido em câncer de bexiga não músculo invasivo (NMIBCs, do inglês *nonmuscle invasive bladder cancer*) e câncer de bexiga músculo invasivo (MIBC, do inglês *muscle invasive bladder cancer*), sendo que cada um surge de diferentes vias moleculares e tem diferentes tratamentos e desfechos. Os tumores uroteliais que não invadiram o músculo detrusor são denominados NMIBCs. Aproximadamente 70% dos pacientes que apresentam câncer de bexiga serão diagnosticados com NMBIC, que inclui estágios T Tis (carcinoma *in situ*), Ta e T1.[50] Os outros 20% a 40% que apresentarão ou progredirão para MIBC incluem o estágio T2 ou maior de câncer de bexiga no diagnóstico.[51,52] O estadiamento TNM está incluído na Tabela 74.3[51]; o estágio T no diagnóstico, especificamente não músculo invasivo (T1 ou inferior) ou músculo invasivo (T2 ou superior), é altamente preditivo de desfecho a longo prazo e sobrevida. A doença Ta refere-se a tumores papilíferos, com envolvimento apenas da mucosa. Tumores T1 envolvem a lâmina própria, e a doença T2 envolve o músculo detrusor. Estágios mais elevados do tumor local refletem o envolvimento da gordura perivesical ou órgãos adjacentes.[51] Os tumores são classificados com base no aspecto histológico do papiloma ao tumor de alto grau.[49]

### Tabela 74.3 Estadiamento do câncer urotelial.

**Tumor primário (T)**

| | |
|---|---|
| TX | Tumor primário não pode ser avaliado |
| T0 | Sem evidência de tumor primário |
| Ta | Carcinoma papilífero não invasivo |
| Tis | Carcinoma in situ: "tumor plano" |
| T1 | Tumor invade o tecido conectivo subepitelial |
| T2 | Tumor invade a muscular própria |
| pT2a | Tumor invade a muscular própria superficial (metade interna) |
| pT2b | Tumor invade a muscular própria profunda (metade externa) |
| T3 | Tumor invade o tecido perivascular: |
| pT3a | Microscopicamente |
| pT3b | Macroscopicamente (massa extravesical) |
| T4 | Tumor invade qualquer um dos seguintes: estroma prostático, glândulas seminais, útero, vagina, parede pélvica, parede abdominal |
| T4a | Tumor invade o estroma prostático, útero, vagina |
| T4b | Tumor invade a parede pélvica, parede abdominal |

**Linfonodos regionais (N)**

Os linfonodos regionais incluem as regiões de drenagem primária e secundária.
Todos os outros linfonodos acima da bifurcação aórtica são considerados linfonodos à distância.

| | |
|---|---|
| NX | Linfonodos não podem ser avaliados |
| N0 | Sem metástase do linfonodo |
| N1 | Metástase em linfonodo regional único na pelve verdadeira (linfonodo hipogástrico, obturatório, ilíaco externo ou pré-sacral) |
| N2 | Múltiplas metástases em linfonodo regional na pelve verdadeira (metástase em linfonodo hipogástrico, obturatório, ilíaco externo ou pré-sacral) |
| N3 | Metástase linfonodal para os linfonodos ilíacos comuns |

**Metástase à distância (M)**

| | |
|---|---|
| M0 | Sem metástase à distância |
| M1 | Metástase à distância |

De AJCC Cancer Staging Manual. In: Amin MB, Edge SB, Greene FL, et al. eds. 8th ed. Springer.

### Câncer de bexiga invasivo não muscular

Pacientes com suspeita de câncer de bexiga devem ser submetidos a uma avaliação completa, que inclui história, exame físico, testes laboratoriais básicos, imagem do trato urinário superior (de preferência imagem com contraste) e cistoscopia em consultório médico. Na presença de câncer de bexiga, a observação de massas características planas, papilíferas ou massas grandes, sésseis e de aparência agressiva estará presente na superfície urotelial da bexiga. Os NMIBCs geralmente aparecem como lesões planas (carcinoma in situ) ou papilíferas (Ta ou T1).[49] Um teste complementar para identificação do câncer de bexiga é o uso de citologia de urina, que é tanto o lavado vesical ou a urina excretada durante a cistoscopia. A citologia da urina é mais sensível para tumores de alto grau e pode ser ambígua ou não diagnóstica no cenário de NMIBCs de baixo grau. Existem marcadores tumorais na urina, mas não são recomendados em diretrizes de consenso devido ao custo e baixa especificidade.[50]

Qualquer tumor identificado na bexiga deve ser totalmente ressecado pela RTUTB (ressecção transuretral de tumor de bexiga), que é diagnóstica, fornecendo análise patológica, estadiamento do tumor por identificação (se presente) de invasão muscular e potencialmente terapêutica no tratamento de doenças não invasivas. A RTUTB é realizada por um endoscópio cirúrgico, denominado ressectoscópio, que utiliza energia monopolar ou bipolar para raspar o tumor da parede da bexiga ao lado da irrigação contínua.[49] Durante a RTUTB, os pacientes devem ser submetidos a um exame bimanual da bexiga. Uma massa palpável após RTUTB representa extensão extravesical (T3) do tumor e, se a lesão for fixa, eleva-se a possibilidade de invasão da parede lateral pélvica ou órgão adjacente (T4). Qualquer paciente identificado com tumores de alto grau com qualquer possibilidade de primeira ressecção incompleta ou ausência de músculo na ressecção inicial deve ser submetido à RTUTB dentro de 2 a 6 semanas.[50]

A quimioterapia intravesical imediata refere-se à administração intravesical de um agente antineoplásico dentro de 24 horas de RTUTB, que demonstrou reduzir a recidiva do tumor em 35%. O agente mais comumente usado para este propósito é a Mitomicina C com muitos centros em transição para a gemcitabina para melhor segurança do paciente.[50] Em um paciente com risco baixo ou intermediário de câncer de bexiga, o médico deve considerar a administração de uma única instilação pós-operatória de quimioterapia intravesical.[49] Seis semanas após a RTUTB, pacientes com carcinoma in situ ou NMIBC com alto risco de progressão ou recidiva ou o CIS devem receber terapia intravesical com imunoterapia ou agentes quimioterápicos. A imunoterapia padrão para NMIBC consiste em instilações intravesicais seriadas do bacilo Calmette-Guérin (BCG) para terapia de indução e manutenção periódica. O BCG intravesical diminui significativamente as taxas de invasão e progressão de NMIBCs, em comparação com a ressecção transuretral sozinha. As instilações de BCG de manutenção reduzem o risco de recidiva e progressão e são dadas em intervalos variáveis por períodos de 1 a 3 anos.[50] Se o câncer de um paciente não responde ao BCG e ocorre recidiva do tumor, existem muitas terapias intravesicais de resgate sendo investigadas, mas o padrão-ouro continua sendo a cistectomia radical. A vigilância periódica por cistoscopia de consultório e imagem do trato superior é obrigatória nesses pacientes, pois 60 a 80% desses tumores recorrem, e naqueles de grau superior, 10 a 20% progridem para estágio mais avançado ou tumores músculo invasivos.[50] A cistoscopia com realce usando a tecnologia de luz azul com hexaminolevulinato ou imagem de banda estreita pode melhorar a detecção e reduzir as taxas de recidiva.[49]

### Câncer de bexiga invasivo muscular

A maioria dos pacientes que se apresentam com MIBC tem doença invasiva ao diagnóstico; e tem um risco muito maior de progressão e metástase.[49] Essas neoplasias malignas são altamente letais e são a causa de morte na grande maioria dos pacientes dentro de 2 anos do diagnóstico sem tratamento agressivo. Aproximadamente 70% dos pacientes apresentam doença localizada, enquanto 33% têm disseminação regional e 5% têm metástase à distância no momento do diagnóstico.[52] O MIBC comumente é o carcinoma de células uroteliais, mas outros tipos histopatológicos ocorrem, incluindo carcinoma de células escamosas, adenocarcinoma e carcinoma de pequenas células, com desfechos potencialmente piores. O MIBC deve ser estagiado de forma semelhante ao NMIBC, com imagem transversal do abdome e pelve, mas deve-se considerar a TC de tórax em vez da radiografia simples. Apesar do estadiamento adequado, 40% dos pacientes são subestagiados no momento do diagnóstico e desenvolvem doença extravesical no espécime patológico final.[52]

*Manejo.* O manejo padrão do MIBC é a cistoprostatectomia radical em homens e cistectomia em mulheres, combinada com quimioterapia neoadjuvante baseada em cisplatina para todos os pacientes elegíveis. No paciente do gênero masculino, a cistectomia radical envolve a remoção de toda a bexiga urinária em bloco com a gordura perivesical, próstata, glândulas seminais e linfonodos pélvicos. Na paciente do gênero feminino, a cistectomia radical normalmente envolve a remoção em bloco das vísceras pélvicas femininas (útero, colo do útero, tubas uterinas e região anterior da vagina), embora a preservação dessas estruturas possa às vezes ser considerada, dependendo dos detalhes do caso. A dissecção estendida do linfonodo é realizada na mesma condição e inclui a remoção dos linfonodos ilíacos externos e internos, linfonodos ilíacos comuns para a bifurcação aórtica e linfonodos pré-sacrais. A melhor sobrevida está associada à dissecção estendida do linfonodo pélvico, no momento da cistectomia radical. As taxas de complicações perioperatórias são altas e mais de 60% dos pacientes submetidos à cistectomia radical e dissecção linfonodal pélvica estendida possuem pelo menos uma complicação no intervalo de 90 dias da cirurgia.[52] Devido à alta taxa de extensão extravesical no momento da cistectomia radical e com base em evidência de nível 1, a quimioterapia neoadjuvante é empregada com benefícios da sobrevida global e livre de recorrência. Regimes característicos para quimioterapia neoadjuvante incluem metotrexato, vimblastina, doxorrubicina [Adriamicina] e cisplatina (MVAC) ou gencitabina e cisplatina (GC). O uso de quimioterapia neoadjuvante melhora a sobrevida global em 5% a 7%.[53] A quimioterapia adjuvante é oferecida a pacientes com características patológicas de alto risco da cirurgia sem evidência de metástase e dados retrospectivos suportam seu uso, com estudos prospectivos atualmente em andamento. Um desafio de contar com a quimioterapia adjuvante é que a recuperação após a cistectomia pode muitas vezes atrasar o início da terapia.[53] Após a cistectomia, pacientes com doença confinada ao órgão e com linfonodo negativo têm a melhor sobrevida global em 5 a 10 anos, específica para a doença, de 85% e 60%, respectivamente. A quimioterapia neoadjuvante atinge uma taxa de pT0 duas vezes maior do que a cirurgia sozinha e isso também confere uma sobrevida consideravelmente melhor. Pacientes com doença extravesical têm sobrevida câncer específica em 5 anos na faixa de 50%, enquanto pacientes com doença linfonodal positiva que foram submetidos à dissecção completa do linfonodo apresentam uma sobrevida câncer específica de 30% em 5 anos.[52]

A seleção do tipo de derivação urinária após cistectomia radical deve levar em conta qualquer história de irradiação pélvica, presença de insuficiência renal, anormalidades da função hepática e tarefas mecânicas pelas quais o paciente será responsável. Existem várias opções para derivação urinária, incluindo conduto ileal, substituição ortotópica da bexiga com anastomose à uretra nativa (neobexiga) e formas mais complexas de reservatórios de cateterização cutânea com mecanismos de continência. Nenhum estudo randomizado demonstrou que um tipo de derivação urinária é superior a qualquer outro e a decisão geralmente é direcionada pela preferência do paciente ou a escolha do cirurgião. Existe uma história extensa e complexa envolvendo o uso de segmentos intestinais no trato urinário para a derivação urinária após cistectomia e em outros procedimentos reconstrutivos. O cirurgião deve estar familiarizado com os aspectos metabólicos, mecânicos e outros fatores de risco associados ao uso de segmentos intestinais no trato urinário reconstruído, incluindo anormalidades eletrolíticas, desmineralização óssea, produção de muco, formação de cálculo, infecção crônica, diarreia, deficiência de vitamina B12 e aumento do risco de câncer.[52]

## Câncer de próstata

O câncer de próstata é o câncer mais comum diagnosticado em homens e o terceiro câncer mais comum diagnosticado nos EUA, atrás do câncer de mama e de pulmão, com aproximadamente 240.000 homens diagnosticados anualmente resultando em aproximadamente 30.000 mortes.[54] O câncer de próstata é um adenocarcinoma e surge das estruturas glandulares dentro do parênquima prostático. A maioria dos novos casos de câncer de próstata é diagnosticada em homens com 60 anos de idade ou mais, representa casos de baixo grau e estágio baixo, assim como são diagnosticados por rastreamento de rotina.[55] O rastreamento para câncer de próstata é realizado com o teste de PSA no sangue, uma serina protease e o exame de toque retal. O aspecto mais controverso do câncer de próstata é o rastreamento e a determinação de quais pacientes necessitam de tratamento. O objetivo do rastreamento do câncer de próstata é detectar o câncer potencialmente letal em uma fase precoce e tratável e intervir com a intenção de curar. Por causa da controvérsia em torno da recente recomendação da U.S. Preventive Services Task Force (USPSTF) contra o rastreamento do câncer de próstata em 2012, a AUA divulgou suas próprias diretrizes para o monitoramento em 2013. A USPSTF divulgou diretrizes revisadas em 2018.[55] Essas recomendações são para que o rastreamento em homens de 55 a 69 anos seja uma decisão conjunta entre o médico e o paciente, com o reconhecimento de que a mortalidade do câncer de próstata é de 1 em 1.000 homens acompanhados por década e o intervalo de rastreamento de rotina deve ocorrer a cada 2 anos.[55] Uma avaliação mais intensiva deve ser considerada em homens com forte histórico familiar e predisposição genética e que são afro-americanos. A triagem de rotina não é recomendada rotineiramente em homens com idade entre 40 e 54 anos e em homens com mais de 70 anos ou menos de 40 anos.[56] Além disso, o rastreamento não deve ser realizado em homens com expectativa de vida inferior a 10 a 15 anos.

### Avaliação

Pacientes que têm um nível de PSA total elevado ou achados anormais no exame de toque retal ou ambos são submetidos à biopsia guiada por ultrassonografia transretal (USTR) da próstata. Testes adicionais realizados no soro e tecido e imagens de ressonância magnética (RM) podem ser combinados com dados básicos para estratificar o risco em um homem antes ou depois da biopsia. O modelo de biopsia padrão envolve 12 fragmentos (*cores*) com um instrumento de biopsia com mola; o tecido é obtido das regiões da base, média e ápice, medial e lateralmente dos lados esquerdo e direito. Antibióticos profiláticos são administrados rotineiramente e enemas de limpeza são aconselhados. Quando possível, os pacientes são solicitados a interromper o uso de anticoagulantes para ajudar a prevenir as complicações de sangramento. Eventos adversos comuns que seguem a biopsia USTR incluem sangramento retal, hematúria macroscópica e hematospermia, todos geralmente autolimitados. Febre e infecção urinária, além de retenção, ocorrem em menos de 5% dos pacientes; a bacteriemia pode ser observada, mas ocorre em menos de 1% a 3% dos pacientes.[57]

O câncer de próstata é diagnosticado histologicamente pelo sistema de classificação de Gleason, que avalia o nível de anormalidade nos padrões da arquitetura glandular da próstata em comparação ao normal. O sistema de classificação é baseado em uma escala de 1 a 5, com 1 sendo o mais bem diferenciado e 5 o menos diferenciado. Na era moderna do rastreamento baseado no PSA, os cânceres de próstata possuem um grau Gleason mínimo de 3 com uma soma de 6 ou mais e a maioria dos cânceres recém-diagnosticados são Gleason 3+3. Pacientes diagnosticados com câncer de próstata são avaliados de acordo com a estratificação de risco com base no nível de PSA no momento do diagnóstico, estágio clínico baseado no exame de toque retal e na soma do escore de Gleason na biopsia da próstata.[54] Pacientes com neoplasia maligna de risco intermediário e alto devem ser submetidos ao estadiamento do câncer de próstata, que pode incluir a cintilografia óssea com radionuclídeos para avaliar a presença de metástase óssea e a análise de imagem transversal do abdome e da pelve para avaliar metástase nodal (Tabela 74.4).[56]

### Tratamento

O tratamento do câncer de próstata mudou significativamente durante as últimas duas décadas. A tomada de decisão compartilhada leva em consideração detalhes do câncer, fatores clínicos do paciente, expectativa de vida e preferência do paciente para determinar o modo de tratamento preferido. Como a maioria dos cânceres de próstata é de baixo risco ao diagnóstico, muitos pacientes (até 50% em alguns centros) agora são tratados com vigilância ativa em vez da terapia definitiva. Em geral, homens com câncer de baixo estágio clínico (<T2a), baixo grau (soma de Gleason ≤ 6), PSA baixo (< 10 ng/mℓ) e baixo volume na biopsia são candidatos para vigilância ativa. Pacientes designados para protocolos de vigilância ativa são submetidos ao exame de toque retal e ao monitoramento do PSA a cada 3 a 6 meses, frequentemente com a incorporação da RM em determinados intervalos e biopsias repetidas de próstata guiadas por USTR a cada 1 a 3 anos. Pacientes com aumento na soma de Gleason ou aumento no volume do tumor na biopsia normalmente mudam para um plano de tratamento ativo, e até 25% dos homens em vigilância ativa vão para a terapia definitiva no período de 5 anos.

O câncer de próstata pode ser tratado com excisão cirúrgica radical ou radioterapia definitiva. A prostatectomia radical envolve a remoção cirúrgica de toda a próstata e vesículas seminais com anastomose do coto uretral para o colo da bexiga. A extensão da dissecção bilateral dos linfonodos pélvicos é baseada na extensão da doença e grupo de risco do câncer. Para câncer de próstata com escore de Gleason com soma igual a 7 ou mais, no mínimo, os linfonodos ilíacos externos e obturatórios devem ser removidos. A prostatectomia radical pode ser realizada por abordagem aberta, laparoscópica ou laparoscópica assistida por robô. Atualmente, a maioria dos casos nos EUA é realizada por prostatectomia laparoscópica assistida por robô (RALP – *robotic assited laparoscopic priostatectomy*). As vantagens da RALP foram relatadas como diminuição da perda de sangue, menor tempo de internação hospitalar e retorno mais rápido ao trabalho. Quando for tecnicamente viável e oncologicamente apropriada, uma abordagem com preservação de nervos é utilizada, que evita a lesão dos nervos cavernosos que correm posterolateralmente ao longo da próstata no feixe neurovascular e media a ereção do pênis. Marcos anatômicos importantes para a prostatectomia radical são o plexo venoso dorsal anteriormente, colo vesical cefálico, junção uretral prostatomembranáceo distalmente e parede retal posteriormente. O plano correto de dissecção posterior na prostatectomia radical é imediatamente posterior à fáscia própria dos órgãos pélvicos (fáscia de Denonvilliers). Os riscos principais a longo prazo da prostatectomia radical são incontinência urinária e DE. Devido à adoção mais recente da RALP, a maioria das séries de sobrevida a longo prazo é baseada em dados históricos de prostatectomia radical aberta. A sobrevida livre de progressão do câncer em dez anos é de aproximadamente 85% para pacientes com doença confinada ao órgão, aproximadamente 60% a 70% para pacientes com extensão extracapsular e aproximadamente 50% para pacientes com margens cirúrgicas positivas.

Pacientes que não desejam ou não são candidatos à extirpação cirúrgica podem ser submetidos à terapia local com radioterapia de intensidade modulada (IMRT) ou braquiterapia. A dose de tratamento típica para a terapia do câncer de próstata baseada em IMRT é de 76 a 86 Gy. A forma mais comum de braquiterapia é a colocação guiada por ultrassonografia de baixa dose de fontes de radioisótopos de iodo-125 ou paládio-103 na próstata. Ambos os tratamentos são comumente empregados para o câncer de próstata de baixo risco. As formas que apresentam risco intermediário e alto são geralmente tratadas com IMRT juntamente com a terapia de privação androgênica por até 2 anos. O câncer de próstata de risco baixo e intermediário apresentam desfechos após a radioterapia semelhantes à da prostatectomia radical.

No câncer de próstata avançado, a abordagem padrão com terapia de privação de andrógenos pode se tornar ineficaz, com progressão do PSA observada apesar do bloqueio hormonal adequado. Quando a doença resistente à castração se desenvolve, o tratamento de segunda linha inclui antiandrogênios, quimioterapia e agentes de investigação. Outras formas de tratamento que podem ser consideradas para o

### Tabela 74.4 Estadiamento do câncer de próstata.

**Tumor primário (T)**

| | |
|---|---|
| TX | Tumor primário não pode ser avaliado |
| T0 | Sem evidência de tumor primário |
| T1 | Tumor clinicamente inaparente, nem palpável e nem visível por imagem |
| T1a | Achado histológico incidental do tumor em 5% ou menos do tecido ressecado |
| T1b | Achado histológico incidental do tumor em mais de 5% do tecido ressecado |
| T1c | Tumor identificado por biópsia com agulha (por exemplo, por causa de PSA elevado) |
| T2 | Tumor confinado na próstata |
| T2a | Tumor envolve metade de um lobo ou menos |
| T2b | Tumor envolve mais da metade de um lobo, mas não ambos os lobos |
| T2c | Tumor envolve ambos os lobos |
| T3 | Tumor estende-se pela cápsula prostática |
| T3a | Extensão extracapsular (unilateral ou bilateral) |
| T3b | Tumor invade a(s) glândula(s) seminal(ais) |
| T4 | O tumor é fixo ou invade estruturas adjacentes que não sejam as glândulas seminais, como esfíncter externo, reto, bexiga, músculos levantadores e/ou parede pélvica |

**Linfonodos (N)**

| | |
|---|---|
| NX | Linfonodos regionais não foram avaliados |
| N0 | Sem metástase em linfonodo regional |
| N1 | Metástase em linfonodo(s) regional(ais) |

**Metástase à distância (M)**

| | |
|---|---|
| M0 | Sem metástase à distância |
| M1 | Metástase à distância |
| M1a | Linfonodo(s) não regional(ais) |
| M1b | Osso(s) |
| M1c | Outro(s) sítio(s) com ou sem doença óssea |

PSA, antígeno prostático específico (do inglês, *prostate-specific antigen*). (De AJCC Cancer Staging Manual. In: Amin MB, Edge SB, Greene FL, et al. eds. 8th ed. Springer.)

tratamento local de câncer de próstata incluem ablação, como ultrassom focalizado de alta intensidade (HIFU) e crioterapia, além de terapia com feixe de prótons, embora os resultados a longo prazo para essas modalidades ainda estejam sendo relatados. A terapia focal de lesões menores também está sendo estudada em ensaios clínicos, mas os desfechos e a vigilância com terapia focal são incertos devido à natureza comumente multifocal do câncer de próstata. Continua sendo uma modalidade que deve ser confinada a ensaios clínicos.

Após a terapia para o câncer de próstata, os pacientes são monitorados para morbidades pós-tratamento (p. ex., continência, função erétil, micção adequada) e possível recorrência do câncer. Esta última envolve o teste de PSA e avaliação metastática potencialmente repetida, quando indicado. O acompanhamento a longo prazo para pacientes com câncer de próstata deve continuar por pelo menos 10 anos, se não permanentemente, porque as recorrências muito tardias podem acontecer. Se o nível de PSA se tornar significativamente detectável ou está aumentando após o tratamento definitivo, pode ser apropriado considerar a imagem da região anastomótica, possivelmente com biopsia e a avaliação metastática repetida para decidir se deve continuar com a radioterapia local, a terapia de privação androgênica ou observação. Aumentos consideráveis na sobrevida ao câncer de próstata foram alcançados nas últimas duas a três décadas, devido à melhor detecção com o rastreamento e grandes avanços no tratamento da doença metastática.

## Câncer de testículo

O câncer de testículo é uma neoplasia maligna incomum; nos EUA, a incidência é de 5/100.000 homens.[58] A maioria dos casos de câncer primário de testículo tem origem em células germinativas (95%); os demais são predominantemente tumores estromais (célula de Leydig) ou do cordão sexual (célula de Sertoli).[58] Qualquer massa intratesticular sólida provavelmente representa um tumor maligno de células germinativas e é tipicamente tratada como tal, a menos que haja uma forte suspeita do contrário. Fatores de risco para tumores de testículo incluem criptorquidia, história familiar de câncer de testículo e neoplasia de células germinativas intratubulares.

Os tumores testiculares derivados de células germinativas podem ser amplamente divididos em seminoma puro e tumores mistos de células germinativas não seminomatosos (NSGCTs, do inglês *mixed nonseminoma germ cell tumors*); a divisão é de aproximadamente 50% para cada um. A maioria dos seminomas histologicamente são clássicos (85%); os restantes são seminomas anaplásicos ou espermatocíticos.[58] Os NSGCTs podem ser divididos em diversos tipos histológicos: carcinoma embrionário, tumores do saco vitelino ou do seio endodérmico, coriocarcinoma, teratoma e tumores mistos de células germinativas. As neoplasias malignas testiculares são os tumores mais comuns em homens entre 20 e 40 anos.[58] Os seminomas, porém, estão presentes na quarta ou quinta década de vida e os seminomas espermatocíticos podem se manifestar em homens com mais de 50 anos.[58]

A queixa de apresentação mais comum em homens com câncer de testículo é uma massa testicular indolor; contudo, não é incomum para homens apresentarem sintomas de doença metastática, incluindo dor lombar, massa abdominal palpável, falta de ar ou hemoptise. Em pacientes que apresentam massa testicular indolor, a ultrassonografia de escroto é o estudo diagnóstico de escolha. Além da história, exame físico e ultrassonografia, pacientes com tumores de testículo devem ter a determinação de marcadores tumorais específicos: α-fetoproteína, β-gonadotrofina coriônica humana e lactato desidrogenase. Cada um desses marcadores tem uma meia-vida característica e são importantes para o estadiamento e vigilância inicial do câncer.

### Tratamento

O tratamento inicial de suspeita de tumor testicular é a orquiectomia por via inguinal radical, que envolve a remoção do testículo e funículo espermático ao nível do anel inguinal (Figura 74.28).

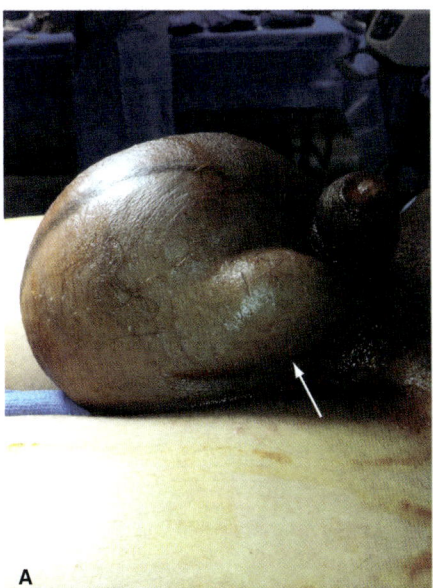 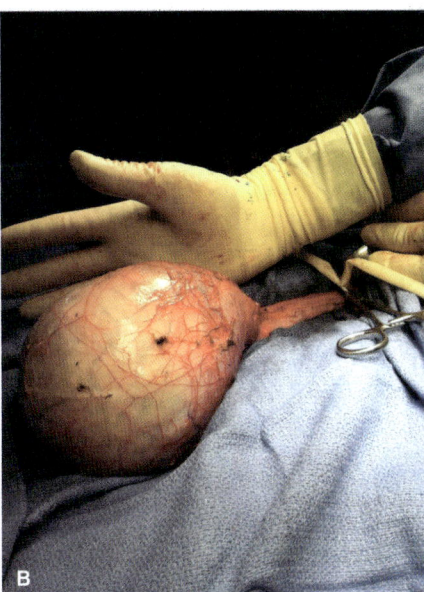 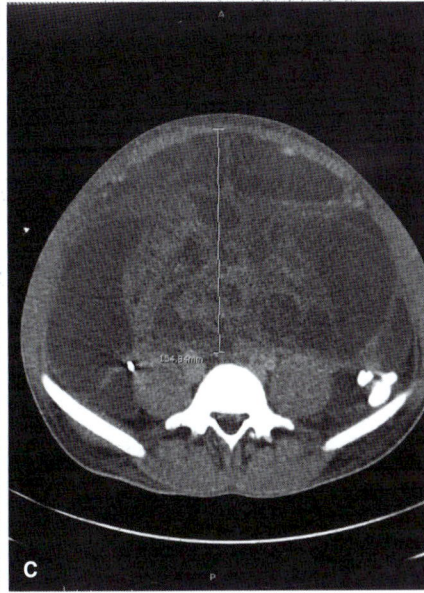

**Figura 74.28** Carcinoma testicular avançado. **A.** Aparência pré operatória do escroto em paciente com grande tumor testicular direito. O testículo esquerdo normal é observado com afastamento cefálico pela massa à direita. **B.** Exploração cirúrgica com incisão inguinal direita mostrando o testículo direito que foi dissecado do escroto em um plano extravaginal ainda fixado pelo pedículo do funículo espermático à direita. **C.** Linfadenopatia retroperitoneal extensa no mesmo paciente. Observe que o colo descendente está opacificado com o material de contraste, mas todas as outras vísceras são empurradas cefalicamente para que nenhuma porção do intestino delgado seja visualizada nesta imagem. O paciente foi tratado com quimioterapia primária seguida de linfadenectomia retroperitoneal para a massa residual.

Por causa da drenagem linfática característica e bem descrita do testículo, não há papel para biopsia transescrotal ou orquiectomia. Se os planos teciduais intraescrotais são violados durante a orquiectomia, a drenagem linfática pode ser alterada, afetando o tratamento futuro. Depois da orquiectomia por via inguinal radical, o paciente deve ser submetido ao estadiamento da doença, incluindo imagens transversais com contraste do abdome e da pelve e imagens do tórax, tanto a radiografia torácica em pacientes de baixo risco ou a imagem de tórax transversal em pacientes com doença de alto risco.

O estadiamento clínico do câncer de testículo inclui patologia do tumor primário, linfa e estadiamento metastático na imagem e marcadores tumorais séricos pós-orquiectomia (Tabelas 74.5 e 74.6). A meia-vida da β-gonadotrofina coriônica humana é de 24 a 36 horas e a meia-vida da α-fetoproteína é de 5 a 7 dias; esses níveis devem normalizar na ausência de doença metastática. No câncer de testículo, a doença metastática segue uma disseminação linfática retroperitoneal previsível, pulando as estações nodais inguinais e pélvicas, devido à origem embriológica dos testículos e drenagem vascular correspondente. O coriocarcinoma é notório pela disseminação hematogênica precoce para sítios distantes. Do testículo direito, a metástase linfonodal inicial segue para os linfonodos infrarrenais interaortocavais, linfonodos paracavais e linfonodos para-aórticos; à esquerda, os linfonodos para-aórticos e depois os linfonodos interaortocavais. Os linfonodos retroperitoneais são o sítio metastático primário em mais de 70% dos pacientes com câncer testicular metastático.[58] Se o paciente teve cirurgia anterior na região inguinal ou pelve, as distribuições linfáticas naturais podem ser alteradas e o padrão metastático pode ser imprevisível, potencialmente levando ao envolvimento dos linfonodos inguinais ou pélvicos. As metástases à distância são tipicamente observadas no pulmão, fígado, cérebro, osso, rim e glândula suprarrenal.

O tratamento de segunda linha é direcionado pela histologia do tumor e pelo estadiamento do linfonodo. O tratamento adicional pode consistir em vigilância regular, radioterapia retroperitoneal, dissecção de linfonodo retroperitoneal (LNRPD), quimioterapia sistêmica ou uma abordagem de terapia multimodal. As decisões de tratamento são complexas, direcionadas por um "*tumor board*" institucional, mas vários princípios gerais se aplicam:

- Para doença seminomatosa em estágios IA e IB, as opções de tratamento incluem vigilância, radioterapia para os linfonodos regionais (para-aórticos) (20 Gy) e um ou dois ciclos de quimioterapia com carboplatina[59]
- Para seminoma em estágios IIA e IIB, a radioterapia dos linfonodos retroperitoneais é a terapia padrão; para o estágio IIC ou III, a quimioterapia à base de platina é a terapia padrão[59]
- Para doença em estágio I de NSGCT, as opções incluem vigilância, LNRPD primária ou quimioterapia à base de cisplatina[59]
- Para NSGCT estágio IIA, a LNRPD primária (em pacientes com níveis normais de marcadores tumorais) ou três ou quatro ciclos de quimioterapia à base de cisplatina é o padrão; para o estágio IIB, três ou quatro ciclos de quimioterapia à base de cisplatina é o padrão, seguido por LNRPD ou vigilância[59]
- Para NSGCT estágio III, o tratamento consiste em quimioterapia à base de cisplatina e, quando os marcadores tumorais normalizarem, realizar a LNRPD.

A LNRPD envolve a remoção de todos os linfonodos no retroperitônio, dos vasos renais até a bifurcação aórtica. Uma LNRPD apropriada deve incluir o tecido linfático ao redor dos grandes vasos e divisão dos vasos lombares apropriados para assegurar a dissecção completa usando a técnica *split-and-roll* (secção e rolamento). As LNRPDs mais desafiadoras são realizadas após a quimioterapia, quando os tecidos retroperitoneais podem ser fibróticos ou desmoplásicos e aderentes à veia cava inferior, aorta, intestino e mesentério. A LNRPD é guiada pelo "*template*" e os níveis apropriados e localização da excisão do tecido são bem descritos. Seguindo os *templates* apropriados, a cadeia nervosa simpática não deve ser lesionada, permitindo a ejaculação anterógrada. A dissecção extensa neste território muitas vezes induz

### Tabela 74.5 Estadiamento do câncer de testículo.

**Tumor primário (T)**

| | |
|---|---|
| pTX | Tumor primário não pode ser avaliado |
| pT0 | Sem evidência de tumor primário |
| pTis | Neoplasia de células germinativas intratubulares |
| pT1 | Tumor limitado ao testículo e epidídimo sem invasão linfovascular, pode invadir a túnica albugínea, mas não a túnica vaginal do testículo |
| pT2 | Tumor limitado ao testículo e epidídimo com invasão linfovascular ou tumor envolvendo a túnica vaginal do testículo |
| pT3 | Tumor invade o funículo espermático com ou sem invasão linfovascular |
| pT4 | Tumor invade o escroto com ou sem invasão linfovascular |

**Linfonodos regionais (Clínico) (N)**

| | |
|---|---|
| NX | Linfonodos regionais não podem ser avaliados |
| N0 | Sem metástase de linfonodos regionais |
| N1 | Metástase em um ou mais linfonodos com menos de 2 cm |
| N2 | Metástase em um ou mais linfonodos maiores que 2 cm, mas menores que 5 cm |
| N3 | Metástase em um ou mais linfonodos com mais de 5 cm |

**Linfonodos regionais (Patológico) (N)**

| | |
|---|---|
| NX | Linfonodos regionais não podem ser avaliados |
| N0 | Sem metástase em linfonodo regional |
| N1 | Metástase em 1 a 5 linfonodos; todas as massas de linfonodos menores que 2 cm |
| N2 | Metástase dentro de um linfonodo maior que 2 cm, mas não maior que 5 cm ou mais de cinco linfonodos envolvidos, nenhum maior que 5 cm e nenhum demonstrando extensão extranodal do tumor |
| N3 | Metástase em um ou mais linfonodos maiores que 5 cm de tamanho |

**Metástase à distância (M)**

| | |
|---|---|
| MX | Metástase à distância não pode ser avaliada |
| M0 | Sem metástase à distância |
| M1 | Metástase à distância |
| M1a | Metástase de linfonodo não regional ou pulmonar |
| M1b | Metástase à distância em outro sítio que não linfonodos não regionais ou pulmão |

**Marcadores tumorais séricos (S)**

| | |
|---|---|
| SX | Marcadores tumorais não disponíveis ou realizados |
| S0 | Marcadores tumorais dentro de limites normais |
| S1 | LDH < 1,5× normal, hCG < 5.000 IU/ℓ, AFP < 1.000 ng/mℓ |
| S2 | LDH 1,5 a 10× normal, hCG 5.000 a 50.000 IU/ℓ, AFP 1.000 a 10.000 ng/mℓ |
| S3 | LDH > 10× normal, hCG > 50.000 IU/ℓ, AFP > 10.000 ng/mℓ |

*AFP*, α-fetoproteína; *hCG*, gonadotrofina coriônica humana (do inglês, *human chorionic gonadotropin*); *LDH*, lactato desidrogenase. (De AJCC Cancer Staging Manual. In: Amin MB, Edge SB, Greene FL, et al. eds. 8th ed. Springer.)

### Tabela 74.6 Estadiamento do câncer de testículo.

| | T | N | M | S |
|---|---|---|---|---|
| Estágio I | pT1–4 | N0 | M0 | SX |
| Estágio IA | pT1 | N0 | M0 | S0 |
| Estágio IB | pT2 | N0 | M0 | S0 |
| | pT3 | N0 | M0 | S0 |
| | pT4 | N0 | M0 | S0 |
| Estágio IS | Qualquer pT | N0 | M0 | S1–3 |
| Estágio II | Qualquer pT | N1–3 | M0 | SX |
| Estágio IIA | Qualquer pT | N1 | M0 | S0–1 |
| Estágio IIB | Qualquer pT | N2 | M0 | S0–1 |
| Estágio IIC | Qualquer pT | N3 | M0 | S0–1 |
| Estágio III | Qualquer pT | Qualquer N | M1 | SX |
| Estágio IIIA | Qualquer pT | Qualquer N | M1a | S0–1 |
| Estágio IIIB | Qualquer pT | N1–3 | M0 | S2 |
| | Qualquer pT | Qualquer N | M1a | S2 |
| Estágio IIIC | Qualquer pT | N1–3 | M0 | S3 |
| | Qualquer pT | Qualquer N | M1a | S3 |
| | Qualquer pT | Qualquer N | M1b | Qualquer S |

De AJCC Cancer Staging Manual. In: Amin MB, Edge SB, Greene FL, et al. eds. 8th ed. Springer.

uma reação autonômica com taquicardia persistente, que pode durar um longo período (4 a 6 semanas).

Muitos pacientes submetidos à LNRPD terão sido expostos à quimioterapia com bleomicina, que requer manejo anestésico intraoperatório meticuloso devido à sensibilidade extrema desses pacientes à exposição elevada ao oxigênio; muitas vezes, o anestésico é aplicado essencialmente na ventilação do ar ambiente nesses casos.

Os pacientes devem estar cientes do impacto potencial da radiação, quimioterapia ou LNRPD na capacidade de ejacular e na espermatogênese. É essencial que os pacientes recebam criopreservação de espermatozoide após a orquiectomia e antes de terapias que possam afetar de modo adverso o seu potencial reprodutivo. Além disso, os pacientes devem estar cientes de que a radiação tem a morbidade potencial de doença maligna secundária tardia de até 15% dentro de 25 anos de tratamento.[58]

O tratamento curativo do câncer de testículo é uma das grandes histórias de sucesso da oncologia moderna. Em geral, a sobrevida a longo prazo para o câncer de testículo varia de 98 a 99% para seminoma de estágio I ou NSGCT.[58] Em pacientes com seminoma em estágio II, a radioterapia está associada à sobrevida de até 100% e tratamentos padrões de estágio II do NSGCT leva à sobrevida de 90 a 95%.[58] Mesmo a doença avançada, o seminoma de estágio III, tem uma sobrevida esperada de mais de 90% e os NSGCTs têm sobrevida a longo prazo de 80 a 90%.[58]

Considerando as altas taxas de sobrevivência, toxicidades tardias ou a longo prazo do tratamento devem ser monitoradas, incluindo doença cardiovascular precoce e síndrome metabólica em decorrência de quimioterapia e malignidades secundárias, como mencionado.

# Índice Alfabético

## A
Abdome
- aberto, 540
- agudo, 1106, 1107, 1109, 1111, 1112, 1114
- - laparoscopia diagnóstica, 1114
- - monitoramento da pressão intra-abdominal, 1114
- - na gravidez, 1986
- - populações especiais de pacientes, 1115
- - preparação para a cirurgia de emergência, 1115
- superior, 2010
Abdominoplastia, 1891
Abertura esofágica, 993
Ablação, 1023
- não tumescente, 1783
- ovariana, 836
- por micro-ondas, 216
- por radiofrequência, 216
- térmica intravenosa, 1780
Abordagem(ns)
- cirúrgica baseada em evidências, 157
- de sistemas para avaliação pré-operatória, 191
- - cardiovascular, 191
- - pulmonar, 193
- - renal, 195
- - hepatobiliar, 196
- - hematológico, 197
- - endócrino, 202
- - nutrição e obesidade, 203
- endovasculares à aorta torácica, 1724
- geral para a resolução de questões éticas, 20
Abscesso(s)
- amebiano, 1424
- cerebral, 1871
- da mama, 811
- em ferradura, 1383
- epidural
- - craniano, 1870
- - espinal, 1872
- esplênico, 1541
- fístula anal, 1374
- intra-abdominal, 224, 225
- intratorácico, 226
- piogênico, 1419
- pulmonar, 1579
- retroperitoneais, 1074
Absorção de líquido e eletrólitos, 1297
Abuso
- de álcool, 1508
- de substâncias, 344
Acalasia, 1003
Acetábulo, 450
Acidente(s)
- com múltiplos feridos, 551
- com múltiplas vítimas, 552
- - definições, 550
- - histórico, 549
- - manejo e papel do cirurgião na triagem, 553
- - - adaptação, 561
- - - aperfeiçoamento, 562
- - - comunicação, 560
- - - controle de sangramento, 562
- - - documentação e rastreamento de pacientes, 560
- - - elementos comunitários, 560
- - - integração dos sistemas, 559
- - - integração local, 560
- - - prontidão, 555
- - - regional, 560
- - - segurança, 559
- - - sistemas de comando hospitalar de incidentes, 559
- - - sistemas de triagem, 555
- - - treinamento, 553
- - princípios básicos de, 552
- - traumático padrão, 551
- vascular(es) encefálico(s)
- - isquêmicos, 1849
- - perioperatório, 277
Ácido(s), 500
- acetilsalicílico, 236
- - na gravidez, 1982, 1984
- graxos, 101
- - de cadeia curta, 1299
- hialurônico, 144
Acidose, 52
- metabólica, 534, 535
- respiratória, 534
Aconselhamento do paciente, 190, 289
Acúmulos de líquido peripancreático estéril e infectado, 1505
Adaptação, 561
Adenocarcinoma(s)
- do canal anal, 1389
- do intestino delgado, 1253, 1254
- do pâncreas exócrino, 1519
- do pulmão, 1561
- endometrial, 1341
Adenoma(s), 811
- hepático, 613, 1430
- tóxico solitário, 872
Adenomiose, 1966
Adenose
- esclerosante, 812
- gestacional, 798
Adesivos cirúrgicos, 214
Adjuvantes
- farmacológicos de fechamento, 433
- para hemorragia grave, 1998
Administração perioperatória de esteroides, 956
Adrenal, 2010
Adrenalectomia, 972, 974
- retroperitonioscópica posterior, 974
- transabdominal
- - anterior aberta, 975
- - lateral laparoscópica, 972
Aflatoxinas, 669
Agentes
- antiplaquetários na gravidez, 1984
- antiproliferativos, 596
- antitrombóticos na gravidez, 1984
- de indução, 314
- farmacológicos, 79
- gram-positivos, 1984
- hemostáticos, 900
- imunossupressores, 600, 1236
- inalatórios, 312
- intravenosos, 314
- trombolíticos na gravidez, 1985
Agitação pós-operatória, delírio e declínio cognitivo, 337
Água, 1215
- corporal, 81
Alarminas, 29
Alça vascular pulmonar, 1560
Alcalose
- metabólica, 534
- respiratória, 534
Alcatrão mineral, 669
Álcool, 669
Alentuzumabe, 594, 595
Alfafetoproteína, 674
- em tumores de células germinativas do testículo, 676
Alginatos, 140
Alho, 211
Alimentação
- contínua e em bólus, 109
- trófica, 109
Alívio da dor, 1531
Aloenxerto, 749
- do intestino em combinação com outros órgãos abdominais, 639
Alterações
- epigenéticas, 677
- fisiológicas da gravidez, 1979
- minerais, 110
Altura, 106
Alvéolo, 768
Alvo dos inibidores da rapamicina em mamíferos, 598
Amianto, 669
Aminoácidos
- como combustível, 101
- como precursores de neurotransmissores, 101
- proteinogênicos, 100
Aminoglicosídeos na gravidez, 1983
Aminossalicilatos, 1235
Âmnion, 140
Ampliação por esfíncter magnético, 1048
Amputação, 752
- primária, 458
Analgesia
- intravenosa controlada pelo paciente, 343
- neuroaxial, 342
Analgésicos na gravidez, 1982
Análise
- de custo-benefício, 161
- de dados qualitativos, 162
- de imagem, 223
- - e biopsia durante a gravidez, 1988
- do líquido ascítico, 1065
Análogos da somatostatina, 1219, 1527
Anastomose(s)
- da bolsa ileal-anal na gravidez, 1999
- gastrintestinais, 108
- proctocolectomial e ileoanal com reservatório, 1320
Anatomia
- das valvas, 1676, 1679
- de outros componentes pélvicos relevantes, 1956
- do assoalho pélvico, 1296
- do cólon, 1288
- do sistema genital feminino e de outros componentes da pelve, 1953
- do tórax, 1550
- dos órgãos genitais femininos
- - externos, 1953
- - internos, 1954
- e fisiologia arterial coronariana, 1645
- microscópica gástrica, 1167
- retal, 1294
- urológica, 2009
Anel(éis)
- de Schatzki, 1014
- vasculares, 1560, 1639
Anelídeos, 515
Anemia, 197
- hemolítica causada por deficiência da enzima do eritrócito, 1538

## Índice Alfabético

- hereditária, 1538
Anestesia
- espinal, 333
- geral, 331
- peridural, 335
- regional, 331
- - fármacos anestésicos locais, 331
- - protocolos de recuperação aprimorada após a cirurgia, 336
Anestésicos locais para o tratamento da dor aguda, 341
Aneurisma(s), 1711, 1844
- da aorta
- - abdominal, 305
- - toracoabdominal, 1723
- de ventrículo esquerdo, 1671
- micóticos, 1848
- saculares, 1844
Angina instável, 1656
Angiodisplasia/malformação arteriovenosa do intestino, 1135
Angiogênese, 125
Angiografia, 191, 1134
- cerebral, 625
Angioma venoso, 1843
Angioplastia com balão ou com *stents* metálicos, 1654
Angiossarcoma, 726, 736
- cutâneo, 722
Animação suspensa, 80
Anomalia(s)
- congênitas
- - da parede abdominal, 1059
- - nas mãos, 1944
- conotruncais, 1626
- da valva mitral, 1642
- de artéria coronária, 1641
- de Ebstein da valva tricúspide, 1642
- do arco aórtico, 1632
- vasculares, 1882
- venosa do desenvolvimento, 1843
Anormalidades
- congênitas da traqueia e dos brônquios, 1559
- da drenagem venosa, 1620
- eletrolíticas, 534,
- mecânicas, 1773
- não palpáveis na mamografia, 804
- resultantes da persistência
- - do alantoide, 1060
- - do ducto onfalomesentérico, 1059
Antagonistas
- de NMDA, 341
- do receptor $H_2$, 1179
Antebraço, 449
Anti-inflamatórios não esteroides, 1176
- na gravidez, 1982
Antiácidos, 1179
Antibióticos, 223, 507, 1236
- na gravidez, 1982, 1984
Anticoagulante, 200
- na gravidez, 1984
Anticorpo(s), 681
- biespecíficos, 690
- do receptor da anti-IL-2, 595
- monoclonais, 692, 1325
- não conjugados, 692
Antígeno(s)
- carboidrato
- - 19-9, 674
- - 125, 675
- carcinoembrionário, 673
- de transplante, 570
- fecal, 1176
- prostático específico, 674
- tumorais, 681
Antimicrobianos, 492

Antioxidantes, 110
Ânus
- anatomia, 1367
- fisiologia, 1369
- diagnóstico, 1369
- imagens, 1370
- neoplasias do, 1386
Aorta
- embriologia, anatomia e nomenclatura, 1708
- patologia, manejo e desfechos, 1711
- tratamento cirúrgico, 1720
Apêndice
- anatomia e embriologia, 1270
- com aparência normal à cirurgia, 1278
Apendicectomia
- incidental, 1282
- laparoscópica *versus* aberta, 1277
Apendicite, 302, 1271, 1821
- aguda
- - na gravidez, 1993
- - não complicada, 11275
- - apresentação, 1272
- - tardia de, 1278
- "crônica" como causa de dor abdominal, 1281
- diagnóstico diferencial, 1271
- em populações especiais, 1282
- fisiopatologia e bacteriologia, 1271
- histórico, 1271
- não complicada, tratamento não cirúrgico de, 1280
- perfurada, 1275
- tratamento de, 1275
Aperfeiçoamento, 562
Aranha(s)
- reclusa castanha, 509
- viúvas-negras, 508
Arco reflexo inflamatório, 35
Arritmias
- cardíacas, 520
- pós-operatórias, 253
Arsênico, 669
Artéria(s)
- coronária esquerda anômala com origem na artéria pulmonar, 1641
- gastroepiploica, 1661
- hepática, 1396
- mamária interna
- - bilateral, 1659
- - esquerda, 1659
- marginal de Drummond, 1293
- radial, 1660
Artrite reumatoide, 1946
Artroplastia, 749
Ascenção da ciência cirúrgica, 9
Ascite, 1064
- pancreática, 1507
- quilosa, 1066
Aspergilose invasiva, 233
Aspiração, 295
- por agulha fina de biopsia, 801
Aspirador cirúrgico ultrassônico Cavitron®, 215
Assoalho
- da boca, 767
- pélvico, 1296, 1360, 1384
Astrocitoma
- anaplásico, 1851
- pilocítico, 1851
Ataxia-telangiectasia, 663
Atelectasia, 244
Ativação
- da célula T, 578
- da imortalidade replicativa, 655
- da invasão e metástase, 656
- e secreção pela célula parietal, 1170
Atividades cotidianas da vida, 292
Atonia gástrica, 1189

Atresia
- de vias biliares extra-hepáticas, 1822
- esofágica, 1809
- intestinal, 1812
- pulmonar, 1625
- - com defeito septal ventricular, 1625
- tricúspide, 1634
Atrofia testicular, 1092
Aumento da permeabilidade vascular, 119
Ausência de tecido mamário, 799
Autoanticorpos da tireoide, 864
Autonomia do paciente, 19
Avaliação
- antropométrica, 105
- cirúrgica, 184
- - avaliação de risco, 185
- - consentimento informado, 186
- - indicações eletivas, de urgência e emergência, 185
- - objetivos cirúrgicos, 184
- - relacionamento paciente-cirurgião, 184
- cognitiva, 290
- da evidência cirúrgica, 162
- da função hepática, 1408
- da qualidade do estudo, 163
- da voz e da função da laringe, 895
- de doença hepática crônica e hipertensão portal, 1411
- de mobilidade/risco de queda, 292
- de pacientes cirúrgicos geriátricos, 187
- - aconselhamento do paciente, 190
- - avaliação geriátrica ampla, 188
- - comprometimento cognitivo e delírio, 188
- - depressão, 188
- - estado funcional e fragilidade, 190
- - manejo médico, 189
- de questões de estudo de pesquisa, 158
- de risco, 185
- de trauma abdominal
- - contuso, 414
- - penetrante, 414
- de tumores da orelha interna e do osso temporal, 786
- diagnóstica de disfunção venosa, 1775
- do estado nutricional, 103
- do paciente com doença arterial periférica, 1729
- e manejo inicial, 392
- - avaliação secundária, 396
- - circulação, 395
- - deficiência e exposição, 395
- - respiração, 394
- - toracotomia de reanimação e oclusão endovascular da aorta, 396
- - via respiratória, 392
- funcional, 292
- geriátrica ampla, 188
- na sala de traumatologia, 446
- nutricional pré-operatória, 204
- pré-operatória, 321
- - avaliação do *status* clínico, 329
- - doença(s)
- - - cardiovasculares, 322
- - - hepática e renal, 328
- - - pulmonar, 327
- - exame da via respiratória, 321
- - jejum anterior à cirurgia, 329
- - nutrição, endocrinologia e metabolismo, 328
Avanços
- que impulsionaram a ascensão à cirurgia moderna, 8
- significativos recentes na tecnologia cirúrgica, 346
- - avanços na endoscopia, 347
- - digitalização e cirurgia aumentada, 350
- - evolução contínua, 346, 348
Azatioprina, 594, 596, 669
Azitromicina, 1983

## B

Baço
- anatomia
- - esplênica, 1532
- - vascular, 1532
- função esplênica, 1533
- migratório, 1541
Bactérias, 1242
Bainha do reto, 1054
Balanço nitrogenado, 110
Balão intra-aórtico, 1665
Banda gástrica ajustável, 118
- laparoscópica, 1148, 1154, 1156, 1159
Basiliximabe, 594
Belatacepte, 594, 598
Beneficência, 19, 21
Benzeno, 669
Benzidina, 669
Benzodiazepínicos, 1985
Berílio, 669
Bevacizumabe, 693
Bexiga, 2011
- neurogênica, 2017
Bezlotoxumabe, 1325
Bezoares gástricos, 1208
Bilhemia, 1451
Bioenergética celular, 95
Bioengenharia para medicina regenerativa, 155
Biologia
- do catabolismo agudo, 110
- tumoral, 650
Biológicos, curativos, 140
Biomarcadores
- da tireoide, 864
- tumorais, 673
Biomateriais, 155
Biopsia, 747
- com agulha central, 802
- de linfonodo sentinela, 706
- - e linfadenectomia para câncer de endométrio, 1972
- excisional, 802
- por congelação, 9
Biossíntese de esteroides suprarrenais, 951
Biotina, 111
Bisturi harmônico, 215
Blefaroplastia, 1886
Bloqueadores neuromusculares, 316
Bloqueio(s)
- da coestimulação, 598
- da parede abdominal, 336
- da via CD40/CD154, 601
- de coestimulação, 603
- de nervos periféricos, 335
- neuromuscular, 320
Bócio
- endêmico (difuso), 873
- multinodular
- - não tóxico, 873
- - tóxico, 872
- subesternal, 873
Bombas implantáveis, 1865
Bradicardia, 521
- juncional ou ventricular, 521
- sinusal, 521
*BRCA1* e *BRCA2*, 666
Broncoscopia, 547
Bronquiectasia, 1579
*Bypass* gástrico em Y de Roux, 1150, 1154, 1156, 1159

## C

Cabeça e pescoço, 758-760, 762-764
Cádmio, 669
Calcifilaxia, 918
Cálcio, 89, 111
Calcitonina, 863, 865
Cálculos
- biliares retidos, 1483
- no trato urinário, 2025
- perdidos, 1482
Camadas esofágicas, 993
Canal
- femoral, 1083
- inguinal, 1082
Câncer
- células-tronco e, 155
- colorretal
- - estadiamento, 1342
- - - regras para a classificação, 1342
- - - clínico, 1342
- - - patológico, 1343
- - fatores prognósticos adicionais, 1343
- - genética do, 1331
- - hereditário não polipose, 663, 666
- - tratamento cirúrgico do, 1343
- - - técnica cirúrgica, 1344
- de bexiga, 2041
- - invasivo muscular, 2042
- - invasivo não muscular, 2042
- de colo do útero, 1963
- de cólon obstrutivo, 1346
- - tratamento de obstruções do lado
- - - esquerdo, 1346
- - - direito, 1346
- de ducto biliar, 1488
- de endométrio, 1966
- de esôfago, 1017, 1022, 1023, 1027, 1028, 1030, 1031
- de hipofaringe, 771
- de laringe, 774
- de mama, 831
- - associado à gravidez, 1988
- - *basal-like*, 816
- - em homens, 838
- - em idosas, 838
- - invasivo, 813
- - não invasivo, 797, 813
- - radioterapia
- - - após cirurgia conservadora da mama, 831
- - - pós-mastectomia, 832
- - terapia sistêmica para, 832
- - - quimioterapia, 834
- - - direcionada baseada em HER-2, 834
- - - endócrina, 835
- - - sistêmica neoadjuvante para câncer de mama operável, 836
- - tratamento
- - - cirúrgico do, 818, 820, 822
- - - do câncer de mama localmente avançado e inflamatório, 837
- - - do carcinoma ductal *in situ*, 829
- - - - cirurgia de linfonodo sentinela, 830
- - - - mastectomia, 829
- - - - papel do tamoxifeno e dos inibidores da aromatase, 830
- - - - terapia de conservação da mama, 829
- - triplo-negativo, 814
- - de orofaringe, 769
- - de paratireoide, 920
- - de pele não melanoma, 718
- - de próstata, 2043
- - de pulmão, 309, 1560-1563
- - terapia(s)
- - - local para câncer em estágio inicial, 1570
- - - neoadjuvante e adjuvante, 1571
- - - tratamento da doença metastática, 1573
- - de testículo, 2045
- - de tireoide, 881
- - - anaplásico, 893
- - - diferenciado, 882
- - - medular, 890
- - de vesícula biliar, 1484
- - epidemiologia do, 646
- - ônus global do, 647
- - envelhecimento e, 648
- - obesidade, atividade física e, 648
- - disparidades nos cuidados de saúde e, 650
- - gástrico, 1189, 1193
- - - difuso hereditário, 663
- - - linfoma
- - - - de tecido linfoide associado à mucosa, 1203
- - - - gástrico, 1202
- - - localmente avançado, 1200
- - - tumores estromais gastrintestinais, 1204
- - hepatocelular, 612
- - hereditário de mama e de ovário, 1520
- - medular de tireoide, 986
- - metastático, 613
- - nasossinusal, 783
- - pancreático
- - - esporádico, 1520
- - - familiar, 1520
- - papilífero de tireoide, 888
- - renal, 2039
- - retal, 1347
- - - excisão
- - - - local, 1349
- - - - mesorretal total transanal, 1351
- - - procedimentos cirúrgicos que poupam o esfíncter, 1350
- - - ressecções, 1350
- - - - abdominoperineal, 1352
- - - - anteroinferior, 1350
- - vaginal, 1959
- - vulvar, 1959
Candidemia, 232
Candidíase intra-abdominal, 232
Canulação para circulação extracorpórea, 1661
Capacidade, 290
Carboidratos, 1213
Carboxipeptidase, 1214
Carcinogênese, 662
- bacteriana, 672
- parasitária, 672
- por radiação, 670
- viral, 670
Carcinógenos, 668, 728
- farmacêuticos, 669
- infecciosos, 670, 671
- químicos, 668, 669
Carcinoma(s)
- adrenocortical, 963
- basocelular, 720, 1388, 1943
- colorretal, 303
- de células
- - de Merkel, 722
- - escamosas, 719
- do plexo corióideo, 1852
- ductal infiltrativo, 813
- espinocelular, 1386, 1943
- hepatocelular, 1432
- papilar de células renais hereditário, 663
- tubular infiltrativo, 814
Carcinomatose do câncer colorretal, 1069
Cardiopatia(s) congênita(s), 1607
- cianóticas, 1622
- com aumento de fluxo sanguíneo pulmonar, 1612
- cuidados perioperatórios, 1611
- riscos anestésicos, 1612
Carrapatos, 511
Catecolaminas biossíntese e fisiologia das, 953
Categorias de risco da gravidez, 1982
Cateter
- de artéria pulmonar, 320
- venoso central, 320
Cateterismo cardíaco, 1610

## Índice Alfabético

Cavernoma, 1843
Cavidade
- nasal e seios paranasais, 780
- oral, 765
CD27, 580
CD28, 580
CD30, 580
CD40, 580
CD95, 580
CD134, 580
CD137, 581
CD152, 581
CD265, 581
CD278, 581
CD279, 581
Cefalosporinas, 1983
Celenterados, 514
Célula(s)
- apresentadoras de antígeno, 681
- B, 27, 585
- - da zona marginal, 28
- dendríticas, 26, 569
- do sistema imunológico, 25
- estromais derivadas da medula óssea, 154
- *natural killer*, 569, 679
- polimorfonucleares, 121
- progenitoras endoteliais, 154
- T, 26
- - *helper* CD41, 27
- Th17, 27
- tumorais circulantes, 676
Células-tronco
- adultas, 152
- - diversas, 155
- - multipotentes, 156
- aplicações clínicas das, 156
- e câncer, 155
- embrionárias, 151, 156
- esqueléticas, 154
- estromais derivadas do tecido adiposo, 154
- fetais, 152
- hematopoéticas, 153
- mesenquimais/estromais, 153
- pluripotentes induzidas, 152, 156
Centrado no agente, estrutura moral, 20
Centro cirúrgico para a beira do leito, 542
Ceratoacantoma, 1941
Cessação do tabagismo, 1237
Cetogênese, 99
Cetuximabe, 693
Choque, 43, 521
- cardiogênico, 523
- distributivo, 521, 522
- fisiologia do, 47
- hemorrágico, 522
- hipovolêmico, 522
- neurogênico, 521
- obstrutivo, 523
- séptico, 61, 521
Cicatrização
- anormal de feridas, 131
- - cicatrizes hipertróficas e queloides, 131
- - feridas crônicas que não cicatrizam, 134
- - causas de, 136
- - tratamento de, 138
- de ferida(s), 1894
- - fetal, 143
Cicatrizes
- hipertróficas, 132
- - e queloides, 131
- - generalizadas, 132
- - lineares, 132
- radiais, 812
Ciclo
- da ureia, 101
- do ácido
- - cítrico, 96
- - láctico (Cori), 98
Ciclofosfamida, 669
Ciclosporina, 596, 669
Ciência do metabolismo, 95
- bioenergética celular, 95
- história da pesquisa do, 95
- manutenção da estrutura e função celular, 100
Cintilografia
- cerebral, 625
- hepática contrastada com ácido iminodiacético, 1461
- nuclear, 865
Circulação, 395
- êntero-hepática, 1215, 1405
- extracorpórea, 1658
- - com parada hipotérmica em fibrilação, 1667
Cirrose
- criptogênica, 611
- não colestática, 610
Cirurgia(s)
- abdominal em pacientes com derivações ventriculoperitoneais, 1868
- aberta da aorta torácica descendente, 1722
- ambulatorial, 218
- antirrefluxo, 1035, 1043, 1045
- após revascularização coronariana, 193
- bariátrica
- - avaliação e seleção pré-operatória, 1144
- - - de comorbidades específicas, 1146
- - - elegibilidade, 1144
- - - geral pré-operatória e preparo, 1145
- - complicações da, 1158
- - controvérsias na, 1164
- - cuidados pós-operatórios e seguimento, 1154
- - mecanismo de ação da, 1143
- - na gravidez, 1999
- - procedimentos cirúrgicos, 1148
- - - banda gástrica ajustável laparoscópica, 1148
- - - *bypass* gástrico em Y de Roux, 1150
- - - derivação biliopancreática, 1150
- - - *duodenal switch* ou desvio duodenal, 1152
- - - gastrectomia vertical laparoscópica, 1154
- - - procedimentos endoscópicos em, 1162
- - - uso pré-operatório da endoscopia, 1162
- - - endoscopia
- - - - intraoperatória, 1162
- - - - pós-operatória, 1163
- - - primários de perda ponderal, 1163
- - resultados, 1156
- conservadora da mama, 822
- craniofacial, 1880
- da base do crânio parasselar e hipofisária, 786
- da mão
- - abordagem algorítmica para os membros mutilados, 1928
- - anatomia básica, 1903
- - anestesia, 1909
- - aplicação de torniquete ou manguito pneumático, 1910
- - avaliação, 1906
- - controle de emergência da hemorragia, 1912
- - curativos e órteses, 1911
- - direções futuras na, 1950
- - exame e diagnóstico, 1906
- - fraturas e luxações, 1924
- - incisões, 1911
- - lacerações, 1913
- - lesões
- - - complexas de tecidos moles, 1913
- - - na ponta dos dedos, 1913
- - - nervosas, 1920
- - - nos tendões, 1913
- - - vasculares, 1922
- - luxações, 1926
- - princípio do tratamento, 1909
- - reconstrução de defeitos ósseos, 1927
- - reimplantes e amputações, 1923
- - trauma, 1912
- das valvas cardíacas, 1675
- de afirmação de gênero, 1894
- de BGYR, 118
- de Fontan, 1638
- de linfonodo sentinela, 830
- de mama, 1889
- de revascularização miocárdica, 1652, 1654
- - adjuvantes, 1664
- - - clínicos para o manejo pós-operatório, 1667
- - alta da unidade de terapia intensiva, 1665
- - com circulação extracorpórea convencional, 1657
- - cuidados
- - - pós-operatórios, 1665
- - - pulmonares, 1665
- - desfechos, 1665
- - e populações especiais de pacientes, 1673
- - história da, 1646
- - métodos alternativos de, 1667
- - minimamente invasiva, 1669
- - prévia, 1655
- - reoperação da, 1670
- - sem circulação extracorpórea, 1668
- de traqueia, 1577
- de valva cardíaca, 1700
- endócrina em idosos, 296
- estereotáxica, 1864
- estética facial, 1886
- fetal, 2000
- - aberta para lesões pulmonares congênitas, 2004
- - considerações
- - - fisiopatológicas pré-natais, 2001
- - - maternas e morbidade, 2001
- - nova especialidade cirúrgica, 2000
- - novas terapias e direções futuras em medicina e, 2006
- - por sistemas, 2002
- gastrintestinal em idosos, 299
- metabólica para diabetes, 1141
- minimamente invasiva
- - evolução contínua da, 346
- - na gravidez, 1986
- - na paciente grávida, 1979
- - oncoplástica, 823, 825
- paliativa, 22
- para câncer medular de tireoide, 987
- para doença(s)
- - biliar calculosa, 1474
- - na gravidez, 1989
- para incompetência venosa axial, 1780
- para insuficiência venosa profunda, 1784
- para tumores
- - da cabeça do pâncreas, 1523
- - do corpo e da cauda do pâncreas, 1524
- plástica, 1873
- - de cabeça e pescoço, 1883
- - pediátrica, 1880
- robótica
- - história, 358
- - minimamente invasiva, evolução da, 348
- - pancreática, 381
- torácicas
- - avaliação fisiológica, 1554
- - seleção de pacientes para, 1554
- urológica, 2009
- - endoscópica, 2012
Cistectomia ovariana, 1976
Cisto(s)
- biliares, 1472
- broncogênicos, 1557, 1807
- da glândula vestibular maior, 1958
- de colédoco, 1823
- de inclusão, 1938, 1940
- dermoides e epidermoides, 1802

- do ducto biliar, 1446
- do ducto tireoglosso, 1803
- esplênicos, 1541
- ganglionares, 1939
- hepáticos simples, 1445
- hidático, 1426
- mamários, 811
- mediastinais primários, 1601
- mesentéricos, 1071
- mesoteliais, 1071
- no ducto tireoglosso, 858
- omentais, 1070
- ósseo aneurismático, 1943
- pilonidal, 1378
Cistoadenocarcinoma, 1446
Cistoadenoma, 1446
Cistoscopia pós-operatória após histerectomia, 1972
Citocinas, 27, 30, 584
- anti-inflamatórias, 123
- pró-inflamatórias, 123
Citologia por PAAF, 879
Citorredução do câncer de ovário/tuba uterina, 1977
Classificação das lesões, 388
*Clearance* de catecolaminas, 953
Clindamicina na gravidez, 1983
Clopidogrel, 236
- na gravidez, 1984
Clorambucila, 669
Cloreto de vinila, 669
*Clostridioides difficile*, 539
*Clostridium septicum* e malignidade colorretal, 228
Coagulação, 1407
Coagulador por feixe de argônio, 216
Coagulopatia, 55
- do envenenamento, 505
- hereditária, 198
Coarctação aórtica, 1632
Cobertura de tecidos moles
- de joelho, perna e pé, 1901
- em feridas traumáticas, 1898
Cobras-do-mar, 515
Cobre, 111
Coestimulação, 578
Colangiocarcinoma, 613
- intra-hepático, 1439
Colangiografia
- intraoperatória, 1463
- trans-hepática percutânea, 1463
Colangiopancreatografia
- por ressonância magnética, 1462
- retrógrada endoscópica, 1463, 1504
Colangite
- aguda, 1483
- biliar primária, 611
- esclerosante primária, 611, 1471
- piogênica recorrente, 1428, 1483
Colecistectomia
- aberta, 1476
- laparoscópica, 1474, 1504
- - na gravidez, 1992
Colecistite
- aguda litiásica, 1466
- alitiásica aguda, 1470
- crônica, 1466
Colecistocinina, 1218, 1219
Colectomia subtotal e anastomose ileorretal, 1320, 1323
Coledocolitíase, 1468
Colelitíase
- na gravidez, 1991
- tratamento não cirúrgico, 1466
Colesterol, 101
Colite, 1134
- infecciosa, 1323
- - infecção por *Clostridium difficile*, 267, 1324
- isquêmica, 1326, 1327, 1329

- ulcerativa, 1317, 1319
Colo do útero, 1954
Colocação
- de tela intraperitoneal, 1099
- robótica de tela intraperitoneal, 1101
Coloides, 75
Cólon
- ascendente, 1290
- avaliação pré-operatória, 1300
- - nutricional e de risco, 1300
- - planejamento de estomas intestinais, 1301
- - preparação intestinal pré-operatória, 1301
- curto residual, 1354
- fisiologia do, 1297
- protocolos de recuperação acelerada, 1303
- - intervenções
- - - pré-operatórias, 1304
- - - perioperatórias, 1304
- - - pós-operatórias, 1304
- - nutrição pré-internação e preparação intestinal, 1304
- sigmoide, 1292
- transverso, 1290
Colonoscopia, 1133
Colostomia, 1302
Colpocleise, 1962
Colporrafia anterior/posterior, 1962
Coluna, 452
Comissurotomia mitral
- aberta, 1688
- percutânea com balão, 1688
Complexo(s)
- antígeno-MHC, 27
- de Carney, 663
- de histocompatibilidade humana, 570
- principal de histocompatibilidade
- - classe I, 571
- - classe II, 572
Complicações
- cardíacas, 249
- - arritmias pós-operatórias, 253
- - hipertensão pós-operatória, 252
- - insuficiência cardíaca pós-operatória, 253
- - isquemia e infarto agudo do miocárdio no perioperatório, 249
- do estoma, 265
- endócrinas da terapia cirúrgica, 943
- gastrintestinais, 260
- - colite causada por *Clostridioides difficile*, 267
- - complicações do estoma, 265
- - fístulas
- - - intestinais, 271
- - - pancreáticas, 273
- - hemorragia gastrintestinal pós-operatória, 263
- - íleo e obstrução intestinal pós-operatória precoce, 260
- - síndrome compartimental abdominal, 262
- - vazamento anastomótico, 269
- hepatobiliares, 274
- - lesão
- - - do ducto biliar, 274
- - - vasculobiliar, 275
- na orelha, no nariz e na garganta, 278
- - epistaxe, 278
- - parotidite, 279
- - perda auditiva aguda, 278
- - sinusite nosocomial, 278
- neurológicas, 275
- - acidente vascular encefálico perioperatório, 277
- - convulsão perioperatória, 276
- - delírio pós-operatório, 275
- relacionadas com as feridas cirúrgicas, 235
- - seroma, 235
- - hematoma, 235
- - falência aguda da ferida (deiscência), 236
- - infecção de sítio cirúrgico, 238

- renais e urinárias, 254
- - lesão renal aguda, 254
- - retenção urinária, 256
- respiratórias, 244
- - atelectasia, 244
- - pneumonia, 244
- - pneumonite aspirativa e pneumonia por aspiração, 245
- - edema pulmonar e síndrome do desconforto respiratório agudo, 246
- - tromboembolismo venoso, 247
- respiratórias, 337
- tromboembólicas, 477
- urológicas, 629
Componentes celulares do sistema imunológico adquirido, 573
Compostos de cromo, 669
Compressão
- do canal de Guyon, 1937
- do desfiladeiro torácico, 1937
- do nervo
- - radial, 1937
- - ulnar, 1937
- vascular do duodeno, 1269
Comprometimento cognitivo e delírio, 188
Comunicação, 560
- interatrial, 1614
- interventricular, 1616
- - muscular, 1616
- - perimembranosa, 1616
- - subarterial, 1616
Concentração calórica, 109
Condições
- da parede abdominal, 1824
- diafragmáticas, 1805
- - eventração do diafragma, 1806
- - reparo cirúrgico, 1806
- hepatopancreaticobiliares, 1822
- infecciosas geniturinárias, 2014
Condrossarcoma, 756
Configuração da sala de operação, 379
Conhecimento da anatomia humana, 3
Consentimento informado, 19, 186
Consequencialismo, 20
Considerações pré-operatórias e protocolos de cuidados, 204
- - linhas de recuperação do paciente, 204
- - profilaxia antibiótica, 204
- - revisão de medicamentos, 210
- - jejum pré-operatório, 210
Constipação intestinal, 1358, 1366
Consumo de drogas e álcool, 477
Contorno corporal após cirurgia bariátrica, 1892
Contraturas, 1948
Controle
- da dor, 5
- - multimodal, 294
- da glicose, 538
- da hemorragia, 4
- - grave, 1996
- da infecção, 6
- de acoplamento mitocondrial, 99
- de danos, 397
- de sangramento, 562
- mecânico da hemorragia, 1996
Convulsão perioperatória, 276
*Cor triatriatum*, 1621
Corpo cetônico, 99
Corticosteroides, 596, 1236
Cotovelo, 448
Coumadin, 1984
Craniossinostose, 1869
Cremes, pomadas e soluções, 140
Crioterapia, 1024
Criptorquidia, 1827

# Índice Alfabético

Crise(s)
- adrenal, 955
- hipercalcêmica induzida por hiperparatireoidismo, 919
- tireotóxica, 258
Cristaloides, 72
Cuidado(s)
- cirúrgicos críticos, 540
- - abdome aberto, 540
- - cuidados paliativos, 540
- - falência de múltiplos órgãos e inutilidades médicas, 540
- de saúde e câncer, 650
- emergencial de lesões musculoesqueléticas, 438
- paliativo, 290, 540
- pós-anestésicos, 336
- - agitação pós-operatória, delírio e declínio cognitivo, 337
- - complicações
- - - circulatórias, 338
- - - respiratórias, 337
- - hipotermia, 338
- - náuseas e vômitos pós-operatórios, 337
- - perda de visão pós-operatória, 338
- - pré-hospitalar do trauma, 390
Curativos, 139, 1911
- sintéticos e biológicos, 493

# D

Daclizumabe, 594
Danaparoide, 1984
Débito de oxigênio, 58
Declínio específico do órgão, 285
Defecação, 1300
Defeito
- de canal atrioventricular, 1617
- do septo
- - aortopulmonar, 1613
- - atrioventricular, 1617, 1618
- - ventricular, 1672
Deficiência(s)
- e exposição, 395
- nutricionais em pacientes bariátricos, 117
Deformidades congênitas
- da orelha, 1880
- da parede torácica, 1586, 1827
Deglutição, 998
Deiscência
- anastomótica, 1355
- fascial abdominal, 430
Delírio pós-operatório, 275
*Delirium*, 291, 294
Depleção de linfócitos, 603
Depressão, 188, 292
Derivação biliopancreática, 1150, 1154, 1157, 1161
Derivados de sulfonamida, 1983
Dermatofibroma, 1941
Dermatofibrossarcoma protuberante, 722, 737
Derrame(s) pleural(is), 1595
- benignos, 1595
- maligno, 1596
Desafios em um campo contaminado, 433
Descondicionamento, 295
Desenho do estudo, 158
Desflurano, 314
Desnutrição, 138
Desregulação energética e metabólica celular, 659
Destorção ovariana, 1976
Destruição imune, 658
Diabetes melito, 136, 202
- tratamento cirúrgico do, 944
Diarreia e *Clostridioides difficile*, 539
Diástase dos retos, 1060
Diazepam, 1985

Dietilestilbestrol, 669
Dinâmica intracraniana, 1840
Discinesia biliar, 1470, 1824
Discite, 1872
Disfagia, 1038, 1045
Disfunção
- da tireoide, 538
- do esfíncter de Oddi, 1470
- endócrina, 257
- miccional, 2017
- renal, 1667
- sexual, 2020
- - e reprodutiva masculina, 2020
- - masculina e tratamento, 2023
- sistólica de ventrículo esquerdo, 1655
Dispositivo(s)
- artificial, 431
- cirúrgicos, fontes de energia e grampeadores, 214
- - dispositivos de energia, 216
- - dissectores ultrassônicos, 215
- - eletrocirurgia e eletrocautério, 215
- - grampeadores cirúrgicos, 216
- - tecnologia de ablação, 216
- energéticos de selagem, 900
- para TPN, 431
Dissecção
- aórtica, 1716
- - tipo A aguda, 1720
- de linfonodo sentinela, 825, 827, 828
- linfonodal, 708
- terapêutica de linfonodo, 709
Dissectores
- de radiofrequência resfriados com solução salina, 215
- ultrassônicos, 215
Disseminação linfática, 762
Distensão, 1045
Distúrbio(s)
- ácido-básicos, 534
- benignos
- - adquiridos do esôfago, 1012
- - comuns do ânus, 1370
- broncopulmonares, 1580
- cerebrovasculares, 1843
- da caquexia grave, 116
- de motilidade, 299
- - do corpo esofágico, 1002
- - do esfíncter esofágico inferior, 1003
- - esofágica, 1003
- - - diagnóstico e tratamento de, 1001
- degenerativos da coluna vertebral, 1859
- diverticulares, 1006
- do assoalho pélvico, 1358
- metabólicos, 1188
- peritoneais, 1064
- pulmonares vasculares congênitos, 1559
- retroperitoneais, 1074
Diversidade da cirurgia moderna, 17
Diverticulite
- complicada, 1306
- do lado direito, 1307
- não complicada, 1307
Divertículo(s), 1134
- de Meckel, 1136, 1260, 1821
- duodenais, 1257
- epifrênicos, 1008
- faringoesofágico (Zenker), 1006
- jejunais e ileais, 1259
- medioesofágicos, 1007
DNA tumoral circulante, 677
Doador de pâncreas, 631
Documentação e rastreamento de pacientes, 560
Doença(s)
- arterial
- - coronariana aterosclerótica, 1646
- - - apresentação clínica, 1647

- - - cateterização e intervenção cardíacas, 1651
- - - complicações mecânicas da, 1671
- - - exame físico, 1648
- - - exames diagnósticos, 1648
- - - manifestações clínicas e diagnóstico da, 1647
- - - patogenia, 1647
- - periférica, 1896
- - - apresentação clínica e história natural, 1727
- - - avaliação de desfechos, 1749
- - - avaliação do paciente com, 1729
- - - epidemiologia e demografia, 1726
- - - fisiopatologia e anatomia, 1728
- - - manejo clínico, 1730, 1731
- - - vigilância, 1748
- benigna na gravidez, 1999
- biliar
- - benigna, 1464
- - calculosa, 1464
- - maligna, 1484
- - não calculosa, 1470
- cardíaca
- - reumática, 1683
- - valvar
- - - abordagens cirúrgicas, 1699
- - - etiologia e patologia da, 1679
- - - exames diagnósticos, 1696
- - - fisiopatologia da, 1685
- - - tratamento cirúrgico, 1697
- cardiotorácicas em idosos, 307
- cardiovasculares, 322
- cirúrgicas
- - da tuba uterina/ovário, 1972
- - da vulva e vagina, 1958
- - do colo do útero, 1962
- - do útero, 1965
- colorretal, 1240
- comuns do útero, 1965
- da artéria
- - carótida, 306
- - coronária, 308
- da glândula adrenal na gravidez, 1992
- da mama
- - alterações fibrocísticas e dor mamária, 798
- - anatomia, 794, 797
- - avaliação
- - - de risco, 808
- - - e manejo de risco, 811
- - biopsia, 801
- - cuidados com pacientes de alto risco, 809
- - desenvolvimento e fisiologia da mama, 798
- - diagnóstico, 800
- - em idosos, 298
- - exame de imagem da mama, 802
- - - mamografia de rastreamento, 802
- - - ultrassonografia, 803
- - - ressonância magnética, 803
- - - anormalidades não palpáveis na mamografia, 804
- - exame físico, 801
- - excisão cirúrgica localizada por imagem de lesões mamárias não palpáveis, 804
- - fatores de risco para câncer de mama, 806
- - histórico da paciente, 800
- - identificação e cuidado de pacientes de alto risco, 806
- - tumores benignos e doenças relacionadas à mama, 811
- da medula suprarrenal, 964, 969
- da paratireoide, 297
- da tireoide na gravidez, 1992
- da tuba uterina/ovário, 1972
- da vulva e vagina, 1958
- de Addison, 953
- de Caroli, 611
- de Cowden, 663
- de Crohn, 1228

- - cirurgia para a, 1322
- - do duodeno, 1241
- - indicações de cirurgia para, 1318
- - perianal, 1381
- - de De Quervain, 1934
- - de Graves, 870
- - de Hirschsprung, 1817
- - de Ménétrier, 1207
- - de *moyamoya*, 1849
- - de Paget, 801, 838
- - - extramamária, 723
- - - perianal, 1388
- - de tronco da coronária esquerda, 1654
- - de Wilson, 613
- - degenerativa da coluna
- - - cervical, 1862
- - - lombar, 1859
- - diverticular, 1257, 1304, 1305
- - do apêndice, colo e reto na gravidez, 1993
- - do colo do útero, 1960
- - do córtex suprarrenal, 956
- - do intestino delgado na gravidez, 1993
- - do mesentério, 1071
- - do omento, 1070
- - do refluxo gastresofágico, 1009, 1012, 1032, 1035
- - do sistema biliar, 300
- - duodenal, 1241
- - endócrinas na gravidez, 1992
- - esofágica adquirida, 1012
- - estenosante, 1238
- - fibrocística, 798
- - hepatobiliar, 1989
- - hepática, 328
- - - colestática, 611
- - - induzida por hiperalimentação, 613
- - - policística, 613
- - infecciosa(s), 539
- - - diarreia e *Clostridioides difficile*, 539
- - - do fígado, 1419
- - - infecção(ões)
- - - - de corrente sanguínea relacionada a cateter venoso central, 539
- - - - do trato urinário relacionadas a cateter, 539
- - - urológica, 2013
- - inflamatórias
- - - com hipermetabolismo, 113
- - - e infecciosas do intestino, 1228
- - - sem hipermetabolismo, 112
- - - intestinal inflamatória, 112, 1130, 1312, 1317-1319, 1322, 1323
- - maligna na gravidez, 1999
- - metastática na parede abdominal, 1062
- - perianal, 1240
- - policística do fígado, 1446
- - proximal da artéria descendente anterior esquerda, 1655
- - pulmonar, 327, 1035
- - - difusa, 1584
- - relacionadas às valvas do lado direito, 1698
- - salivar não neoplásica, 776
- - terminal, inflamação e, 36
- - tireoidiana, 296
- - ulcerosa
- - - complicada, 1180
- - - péptica, 1124, 1174
- - - - intratável, 1183
- - valvar, 308
- - - do lado direito, 1685
- - - mista, 1698
- - vascular(es)
- - - em idosos, 305
- - - na gravidez, 1994
- - - periférica, 306
- - venosa, anatomia, 1770-1772
Dor
- abdominal, 1177
- - na gravidez, 1986
- aguda, 339
- crônica, 343
- e agitação, 517
- pós-colecistectomia, 1483
Drenagem
- anômala total de veias pulmonares obstrutiva, 1620
- da bexiga, 632
- endócrina, 633
- entérica, 632
- exócrina, 632
- linfática, 1166
- pleural
- - aberta, 227
- - fechada, 227
- portal, 633
- sistêmica, 633
- venosa sistêmica anômala, 1621
*Duodenal switch* ou desvio duodenal, 1152, 1154
Duodenojejunostomia antecólica *versus* retrocólica, 1528
Dupla via de saída do ventrículo direito, 1628

# E

Ecocardiografia, 1610
- transesofágica, 1664
Ecocardiograma, 191, 1650
- de estresse por exercício ou farmacológico, 1650
- transesofágico, 320
Ectasia vascular do antro gástrico, 1128
Ectoderma, 1054
Eculizumabe, 34
Edema, 483
- pulmonar, 246
Éfedra, 211
Eixo endócrino
- enteroencefálico, 1143
- enteroinsular, 1144
Elastase, 1214
Elegibilidade para a conservação da mama, 822
Elementos comunitários, 560
Eletrocardiograma, 191, 319, 1609
- de exercício (protocolo de Bruce), 1650
- de repouso, 1649
Eletrocirurgia
- bipolar, 215
- e eletrocautério, 215
- monopolar, 215
Eletroencefalografia, 625
Eletrólitos, 85, 1215, 1216
Eletroporação irreversível, 1528
Elevação
- do supercílio, 1886
- e dispositivos para compressão, 1795
Embolia
- gasosa, 217
- pulmonar, 527
Embriologia do pâncreas endócrino, 923
Emergências
- anorretais, 1382
- urológicas não traumáticas, 2037
Empiema, 1596
- agudo, 227
- pleural, 227
- subdural, 1870
Emulsificação, 1215
Encondroma, 752, 1943
Endocardite, 1685
Endocrinologia, 328
Endocrinopatias neoplásicas, 203
Endoderma, 1054
Endometrioma, 1973
Endopeptidases, 1214
Endoscopia
- como plataforma cirúrgica, 347
- digestiva alta flexível, 1178
- intraoperatória, 1162
- pós-operatória, 1163
Endoteliopatia do traumatismo, 72
Enfisema, 1583
- lobar, 1557
- - congênito, 1808
Engenharia de tecidos, 145
- em nível de órgão, 155
- fetais, 2007
Ensaios de fibrina e fibrinogênio, 1787
Enseal®, 215
Enterite
- no hospedeiro imunocomprometido, 1242
- por radiação, 1266
- tifoide, 1242
Enterobactérias resistentes aos carbapenêmicos, 231
Enterococos resistentes à vancomicina, 231
Enterocolite necrosante, 1815
Enteroglucagon, 1218
Enteroplastia seriada transversa, 1816
Enterotomia, 1105
Envelhecimento, 137
- e câncer, 648
Envenenamento
- por invertebrados, 514
- por vertebrados, 515
Enxertos
- de pele, 1874
- e transposições omentais, 1070
- não vascularizados, 788
Ependimoma, 1851
Epigenética do câncer, 667
Epilepsia, 1865
Epistaxe, 278
Epitelização, 126
Equidade, 20
Equinácea, 211
Equinodermos, 514
Equipamento de anestesia, 317
Era moderna, 15
Eritropoetina, 31
Erva-de-são-joão, 211
Escalas/índices de predição de risco, 191
Escarotomias, 489
Escleroterapia guiada por ultrassonografia, 1783
Escolha dos instrumentos robóticos, 379
Escores de avaliação nutricional, 103
Escorpiões, 510
Esferocitose hereditária, 1538
Esfíncter esofágico
- inferior, 999
- - hipertenso, 1003
- superior, 999
Esofagectomia, 1026
Esofagite, 1127
Esôfago, 299, 992, 993
- curto, 1042
- de Barrett, 1039
- deglutição, 998
- quebra-nozes, 1003
Esofagogastroduodenoscopia, 1037
Esofagograma contrastado, 1038
Espaço pré-peritoneal, 1056, 1082
Espasmo esofágico
- difuso, 1002
- distal, 1002
Espinha bífida, 2002
Esplenectomia, 1536
- condições hematológicas benignas, 1536, 1541
- doença maligna, 1539
- laparoscópica eletiva, 1542
- robótica, 1545
Esponjas, 514
Espumas, 139
Estabilização esquelética, 460
- utilizada em ressecções intralesionais, 749

Estadiamento, 748
- do linfonodo, 825
Estado
- de hipercoagulabilidade, 1786
- funcional e fragilidade, 190
- imunocomprometidos, 1383
- mental alterado e delírio, 518
- nutricional, 292
Estase, 1786
- e úlcera venosa, 1896
Esteatonecrose, 812
Esteatose hepática
- aguda da gravidez, 1990
- alcoólica, 610
- não alcoólica, 610
Estenose(s), 1356
- aórtica, 1683, 1691, 1694
- após cirurgia bariátrica, 1163
- arterial, 629
- benigna de traqueia, 1573
- biliares, 1471, 1513
- de valva
- - aórtica, 1630
- - pulmonar, 1625
- do canal lombar, 1860
- duodenal, 1514
- hipertrófica do piloro, 1812
- mitral, 1643, 1681, 1686
- subaórtica
- - em túnel, 1631
- - fibromuscular, 1631
Esterilização tubária, 1974
Esternotomia mediana, 1659
Esteroides, 1236
- sexuais suprarrenais, 953
Estética da reconstrução da mama, 854
Estimulação cerebral, 1864
Estoma, 1301
Estômago, 300, 1165, 1168
Estomas, 1063
- intestinais, 1301
Estrangulamento intestinal, 1223
Estrogênios, 669, 1979
Estrutura(s)
- do colágeno, 128
- éticas, 19
- organizacionais locais para promover segurança perioperatória, 170
Estudo(s)
- controlados randomizados, 159
- de caso-controle, 160
- de coorte, 160
- de esvaziamento gástrico, 1173
- de resultados sintéticos e sistemáticos, 160
- multicêntrico de linfadenectomia seletiva, 708
- transversal, 159
Evento do tipo AMV, 551
Everolimo, 594, 598
Exame(s)
- da via respiratória, 321
- de imagem
- - da tireoide, 865
- - híbrido, 1652
- - musculoesquelético, 1906
- - neurovascular, 1906
- - nucleares de perfusão miocárdica de estresse por exercício ou farmacológico, 1650
- pré-operatórios, 191
Excesso de esteroides sexuais, 963
Excisão
- cirúrgica localizada por imagem de lesões mamárias não palpáveis, 804
- e enxertia, 494
- local ampla, 704
- total do mesorreto robótica para câncer retal, 380
Exopeptidases, 1214

Expansão do tecido, 1874
Exploração
- aberta do colédoco, 1476
- laparoscópica do colédoco, 1478
- local, 223
Exsanguinação aguda, 1121
Extensão
- da dissecção do linfonodo, 1199
- da ressecção mamária, 823
Extravasamento biliar, 1482
Extubação, 526

# F

Falência
- aguda da ferida (deiscência), 236
- cardíaca esquerda, 523
- de múltiplos órgãos, 39, 540
- de órgãos, 496
- hematológica, 497
- hepática, 497
- pulmonar, 496
- renal, 496
Falha
- da cirurgia antirrefluxo, 1046
- na tela sintética, 433
Fármacos
- anestésicos locais, 331
- anti-inflamatórios não esteroidais, 340
Fasciotomia, 505
Fases
- de cicatrização de feridas, 119
- - epitelização, 126
- - fase de maturação, 130
- - fase inflamatória, 119
- - fase proliferativa, 125
- - remodelação, 131
- e regulação da secreção pancreática, 1499
Fator(es)
- de confusão, 164
- de crescimento
- - de colônias
- - - de granulócitos, 31
- - - de macrófagos, 31
- - transformador-β, 31, 33
- de necrose tumoral, 31, 32, 574
- de von Willebrand, 199
- intrínseco, 1172
- transformador de crescimento β, 574
- Xa na gravidez, 1984
Febre
- pós-operatória, 243
- reumática aguda, 1683
Fechamento
- assistido a vácuo, 431
- em sistema fechado com toracostomia
- - em janela aberta, 228
- - minimamente invasiva sem ressecção de costela, 228
- de feridas, 213
- - primárias e secundárias, 1874
- por primeira intenção, 788
- por segunda intenção, 788
- temporário da cavidade abdominal, 430
Fenótipo de metilação de ilhas CpG, 1331
Feocromocitoma, 964, 989, 1604
- durante a gestação, 964
- hereditário, 663
- maligno, 969
- na gravidez, 1992
Ferida(s), 1894
- cirúrgicas, complicações, 235
- crônicas que não cicatrizam, 134
- diabética, 1895
- por radiação, 1896
- infectadas, 1896

Ferimentos
- causados por animais aquáticos não venenosos, 513
- por arma de fogo, 459
Fermentação, 98, 1299
Ferramentas de diagnóstico intraoperatório para cirurgia direcionada, 352
Ferro, 111
Fibra(s), 109
- elásticas, 128
- musculares oblíquas (*sling fibers*) da cárdia gástrica, 1032
Fibrilação atrial, 520
Fibroadenomas, 811
Fibromatose, 1061
- agressiva, 1061
- tipo desmoide, 1061
Fibronectina, 130
Fibroplasia, 126
Fibrose
- cística, 1520, 1559
- retroperitoneal, 1075
Fígado, 301, 1390, 1391, 1403, 1408
Filmes, 140
Filtro(s) de veia cava, 1789
- recuperáveis, 1790
Fingolimode, 600
Fisiologia
- cardíaca, 519
- da árvore biliar, 1460
- - bacteriologia, 1464
- - estudos por imagem, 1460
- - exames laboratoriais, 1460
- da tireoide
- - em doenças não tireoidianas, 864
- - na gestação, 863
- do choque, 47
- e regulação do fluxo sanguíneo coronariano, 1646
- endócrina, 925
- neonatal, 1800
- normal da tireoide, 862
- respiratória, 524
Fisiopatologia
- das queimaduras, 482
- - alterações locais, 482
- - alterações sistêmicas, 483
- e problemas médicos associados, 1138
Fisioterapia complexa descongestiva, 1795
Fissura
- anal, 1373
- labiopalatina, 1881
Fístula(s), 633
- anastomóticas, 1355
- aortoentérica, 1130
- do intestino delgado, 1263
- e aneurismas arteriovenosos coronarianos, 1642
- enterocutânea, 113, 1264
- intestinais, 271
- pancreáticas, 273, 1527
- pancreatocutânea, 1508
- pancreatopleurais, 1507
- retovaginal, 1374
- traqueoesofágica, 1809
- traumática, 1844
Fixação externa, 445
Flebografia, 1776
Flexura esplênica, 1290
Flora colônica, 1299
Fluido(s), 45
- de manutenção, 82
- e eletrólitos, 1801
Fluoroquinolonas, 1983
*Flutter* atrial, 520
Fontes
- de aminoácidos, 100
- de células-tronco, 150
- de viés, 163

Formação
- de bile, 1404
- de micelas, 1215
Fórmulas, 109
Fosfofrutoquinase, 99
Fosfolipídios, 102
Fosforilação oxidativa, 97
Fragilidade, 284
Fraturas
- comuns de ossos longos, 474
- - de fêmur, 474
- - diafisárias da tíbia, 475
- - diafisárias do úmero, 475
- craniofaciais, 1884
- da falange
- - distal, 1925
- - média e falange proximal, 1925
- da mão, 1924
- de fêmur, 474
- de pênis, 2036
- diafisárias
- - da tíbia, 475
- - do úmero, 475
- do escafoide, 1926
- do metacarpo, 1925
- em crianças, 1926
- expostas, 455
- intra-articular, 442
- secundárias a ferimentos por arma de fogo, 459
FTY720, 594
Fuga de supressores de crescimento, 653
Fumaça de tabaco, 669
Função(ões)
- de barreira gástrica, 1174
- de deglutição, 292
- efetoras da célula T, 582
- endócrina, 1217
- imune, 288
- imunológica, 1219
Fundamento lógico para procedimentos cirúrgicos à beira do leito, 541
Fundoplicatura, 1010, 1011
- de 360 graus, 1041
- de Dor, 1011
- de Nissen, 1011
- de Toupet, 1011
- parcial, 1042
- transoral sem incisão, 1048
Fungos, 1243
Fusão lombar, 1861

# G
Galactocele, 800
Galactorreia, 799
Gânglio, 1938
Gangliocitoma, 1852
Gangrena de Fournier, 1382, 2015
Gasto de energia, 106
Gastrectomia
- parcial, 1185
- vertical laparoscópica, 118, 1154, 1157, 1161
Gastrina, 1168, 1218, 1219
Gastrite, 1128
- de refluxo alcalino, 1189
- hipertrófica, 1207
- por estresse, 1186
Gastroplastia de Collis, 1011
Gastroquise, 1059, 2005
Gastrostomia percutânea endoscópica, 547
Gaze, 139
Genética
- do câncer, 662
- - colorretal, 1331
- molecular
- - dos feocromocitomas, 969
- - dos TNEPs, 927

Genômica e compreensão da inflamação, 38
Ginecomastia, 799, 1891
- pré-puberal, 798
Ginkgo, 211
Ginseng, 211
Glândula(s)
- de Bartholin, 1958
- hipofisária, 984
- paratireoides, 980
- salivares, 776
- suprarrenais, 84
Glicocorticoides, 102, 951
Glicogênio, 99
Glicólise, 98
Gliconeogênese, 99
Glicoquinase, 98
Glicosaminoglicanos, 129
Glioblastoma multiforme, 1851
Gliomas pediátricos de tronco encefálico, 1852
Globulina antitimócitos, 593, 594
Glucagon, 102, 925, 926, 1219
Gorduras, 1215
Grampeadores cirúrgicos, 216
Grandes catástrofes, 551
Granuloma piogênico, 1938, 1940
Gravidez
- após cirurgia abdominal de grande porte, 1999
- ectópica, 1973
Grelina, 1169

# H
Hamartomas, 811, 1333
Haste intramedular, 445
Hemangioblastoma, 1854
Hemangioendotelioma, 613
Hemangiomas, 1247, 1431
- cavernosos na gravidez, 1991
Hematoma(s), 235
- da bainha do reto, 1060
- intramural, 1716, 1718
- pós-operatório de pescoço, 900
- retroperitoneais, 1075
Hematúria macroscópica com retenção urinária de coágulos sanguíneos, 2038
Hemobilia, 1128, 1449
Hemoglobinopatias, 1538
Hemoglobinúria paroxística noturna, 34
Hemoptise maciça, 1583
Hemorragia, 47, 63, 217, 628
- do trato GI superior, 1180
- gastrintestinal alta
- - causas específicas de, 1124
- - - não varicosa, 1124
- - - varicosa, 1131
- - baixa aguda, 1132
- - pós-operatória, 263
- - tratamento agudo de pacientes com, 1121
- intracerebral espontânea, 1845
- obscura, 1124
- uterina anormal, 1965
- varicosa, 1411
- - recorrente, 1412
Hemorroidas
- de quarto grau, 1382
- internas, 1370
Hemossuco pancreático, 1130
Hemostasia, 119, 213, 1664
Heparina, 1984
Hepatite
- autoimune, 611
- B, 611
- C, 610
- viral e o cirurgião, 1451
Hepatócitos, 1403

Hérnia(s), 1078
- da parede abdominal, 304, 1825
- - anterior, 1060
- de Spiegel, 1102
- diafragmática congênita, 1805, 2004
- do obturador, 1102
- epigástrica, 1095
- femorais, 1091
- incisional, 1096
- incomuns, 1102
- - tipos, 1102
- reparo da hérnia paraestomal, 1104
- - complicações, 1104
- inguinal(is), 1079, 1083, 1089
- - bilaterais, 1091
- - estrangulada, 1091
- - por deslizamento, 1091
- - recorrente, 1091
- internas
- - adquiridas, 1073
- - causadas por defeitos no desenvolvimento, 1071
- - interparietal, 1103
- - intra-abdominais (internas), 1071
- - isquiática, 1103
- - lombar, 1103
- - mesentéricas, 1073
- - mesocólicas (paraduodenais), 1072
- - paraesofágica, 1049
- - - vólvulo gástrico agudo, 1051
- - perineal, 1103
- - umbilical(is), 1059, 1094
- - - adquirida, 1059
- - - infantil, 1059
- - ventrais, 1093, 1098
Hexoquinase, 98
Hialuronana, 129
Hidradenite supurativa, 1381
Hidrocarbonetos, 501
Hidrocefalia, 1867
- e gravidez, 1867
Hidrocoloides, 140
Hidrogéis, 140
Higroma cístico, 1803
Himenópteros, 512
Hiperaldosteronismo primário, 956
Hipercalcemia, 91
- humoral da malignidade, 91
Hiperfluxo pulmonar, 1612
Hiperfosfatemia, 535
Hipergastrinemia, 940
Hipermagnesemia, 93
Hipermetabolismo, 485
Hipernatremia, 86, 534
Hiperparatireoidismo
- persistente ou recorrente, 921
- primário, 908, 916, 990
- - familiar, 920
- secundário, 917
- terciário, 918
Hiperplasia
- adaptativa, 1267
- benigna da próstata, 2017, 2019
- grave, 807
- nodular focal, 1430
Hiperpotassemia, 88, 535
Hipertensão
- portal, 1410
- pós-operatória, 252
Hipertermia maligna, 216, 242
Hipertireoidismo, 202, 870
Hipocalcemia, 89, 535
Hipofaringe, 771
Hipomagnesemia, 92
Hiponatremia, 85, 534
Hipoparatireoidismo, 900
Hipopotassemia, 87

Hipotermia, 52, 241, 338
Hipotireoidismo, 202, 259, 867
- iatrogênico, 869
Hipoxia, 136
Histamina, 1169
Histerectomia, 1969
- abdominal total, 1969
- minimamente invasiva, 1971
- supracervical, 1972
- vaginal, 1971
Histiocitoma fibroso maligno, 734
Histomorfologia das ilhotas, 923
História
- da cirurgia de tireoide, 856
- da pesquisa do metabolismo, 95
HMGB1, 30
Homeostase da glicose, 288, 925, 926
Homoenxerto, 140
Hormônio(s)
- anabólicos e catabólicos, 102
- antidiurético e água, 85
- da tireoide, 102, 862
- esteroides, 951
- gastrintestinais, 1217, 1218
- peptídeos, 926
- sexuais, 103
- tireoestimulante, 864

# I

Ibuprofeno, 1982
Idosos
- aconselhamento do paciente, 289
- aspiração, 295
- avaliação pré-operatória e tomada de decisão, 289
- cirurgia
- - endócrina, 296
- - gastrintestinal, 299
- controle da dor multimodal, 294
- *delirium*, 294
- descondicionamento, 295
- doença(s)
- - cardiotorácicas, 307
- - da mama, 298
- - vasculares, 305
- manejo intraoperatório e pós-operatório, 294
- transições do cuidado, 296
- transplante, 310,
- trauma, 309
- triagem para identificar características de alto risco, 290
Ileíte aguda, 1238
Íleo
- adinâmico, 1227
- biliar, 1469
- e obstrução intestinal pós-operatória precoce, 260
- meconial, 1816
Ileostomia, 1303
- continente, 1322
Imagem(ns)
- venosa por ressonância magnética, 1787
- transversais, 866
Impacto prejudicial dos fluidos, 66
Impedanciometria esofágica, 1036
Implante pré-peitoral *versus* subpeitoral, 844
Impressão 3D e bioimpressão, 351
Imunidade
- adaptativa, 34
- adquirida, 569
- inata, 28, 568
Imunoconjugados, 693
Imunoglobulina intravenosa, 599
Imunologia, 1801
- do transplante, 587
- e inflamação no traumatismo, 64
- tumoral, 678

Imunomoduladores, 1317
Imunossupressão, 593, 617
- terapia de indução, 593
- de manutenção, 596
- complicações, 601
Imunoterapia, 683, 712
Incidentaloma, 969
Incisão(ões)
- na bainha posterior do reto com colocação de tela retromuscular, 1099
- torácicas, 1555
Incontinência urinária, 2017, 2019
Indicações médicas, 21
Índice
- de choque, 50
- de massa corporal, 106
Indução de angiogênese, 655
Infarto(s) do miocárdio, 217, 523
- agudo, 1656
- com supradesnivelamento do segmento ST, 1656
- sem supradesnivelamento do segmento ST, 1656
Infecção(ões)
- após o transplante de pâncreas, 634
- atípicas do trato urinário, 2016
- colônicas, 1326
- da coluna vertebral, 1871
- da mama, 811
- da mão, 1929
- - superficiais da paroniquia, 1930
- - dos espaços de profundidade intermediária, 1930
- - profundas, 1930
- - crônicas e atípicas, 1932
- da parede torácica, 1592
- da tela, 1104
- de corrente sanguínea associadas ao cateter, 229
- - venoso central, 539
- de órgão genital masculino, 2014
- de sítio cirúrgico, 219, 220, 238, 1092
- - de órgão/espaço, 238
- - incisional profundo, 238
- - incisional superficial, 238
- de tecido mole relacionadas a ambientes marinhos, 513
- do espaço palmar, 1930
- do sistema nervoso central, 1869
- do trato urinário, 2013
- - associadas ao cateter, 230, 539
- - complicadas, 2014
- - em homens, 2014
- - não complicada, 2013
- fúngicas, 232, 1581
- - no sistema urinário, 2016
- intra-abdominais, 540
- intracranianas, 1870
- necrosantes de tecidos moles, 222
- parasitárias do trato geniturinário, 2016
- por *Clostridium difficile*, 228, 1324
- por *Helicobacter pylori*, 1174, 1189
- por *Mycobacterium*, 1580
- pós-operatórias, 1871
- pulmonares, 1579
- relacionadas à assistência à saúde, 229
- sexualmente transmissíveis, 1380
Inflamação, 119, 483
- crônica, 672
- e doença terminal, 36
- promotora de tumor, 660
Inflamassoma, 30
Ingestão
- de corpo estranho, 1014, 1262
- de substâncias cáusticas, 1014
Inibidores
- da aromatase, 830
- da bomba de prótons, 1179, 1191
- da calcineurina, 596
- de aromatase, 835

- diretos da trombina na gravidez, 1984
- orais diretos da trombina e do fator Xa, 200
Iniciação segura da nutrição pós-operatória, 107
Iniciativas nacionais e de segurança no âmbito do sistema de saúde, 172
Início da cirurgia moderna, 2
Inotrópicos e farmacoterapia, 1664
Inovações na simulação, 354
Instabilidade
- e mutação genômica, 660
- hemodinâmica/infusão vasopressora, 108
- intraoperatória, 216
Insuficiência
- adrenal, 257, 538
- aórtica, 1685, 1695
- cardíaca pós-operatória, 253
- endócrina, 1511
- - após ressecção cirúrgica, 943
- hepática aguda, 612
- pancreática exócrina, 1511
- pulmonar, 477
- suprarrenal, 953
- - em doentes críticos, 954
- - primária, 953
- - secundária, 954
- venosa, 1773
- - superficial, 1776
Insulina, 102, 925, 925
Integração
- dos sistemas, 559
- local, 560
Inteligência artificial, 352
Interações gene-ambiente, 1139
Interferona tipo I, 574
Interferona-α, 31
Interferona-β, 31
Interferona-γ, 31, 574
Interleucina-1, 32, 574
Interleucina-1α, 31
Interleucina-1β, 31
Interleucina-2, 31, 574
Interleucina-3, 31, 574
Interleucina-4, 31, 33, 574
Interleucina-5, 31, 574
Interleucina-6, 31, 32, 574
Interleucina-7, 574
Interleucina-8, 31, 574
Interleucina-9, 31, 574
Interleucina-10, 31, 33, 574
Interleucina-11, 31, 574
Interleucina-12, 31, 574
Interleucina-13, 31, 575
Interleucina-14, 575
Interleucina-15, 575
Interleucina-17, 575
Interleucina-17α, 31
Interleucina-18, 31, 575
Interleucina-21, 31, 575
Interleucina-22, 575
Interleucina-23, 31, 575
Interleucina-27, 31, 575
Interleucina-33, 575
Interpretação e aplicação de evidências para a prática cirúrgica, 165
Interrupção de arco aórtico, 1633
Intervenção(ões)
- coronariana percutânea, 1654
- mitrais percutâneas, 1705
- no nível do sistema para melhorar a segurança, 178
Intestino delgado
- anatomia, 1211
- digestão e absorção, 1213
- embriologia, 1209
- fisiologia, 1213
Intubação e ventilação mecânica, 525

Intussuscepção, 1821
Inutilidades médicas, 540
Investigação ética, 20
Iodo radioativo, 889
Isoflurano, 313
Isquemia, 1135
- e infarto agudo do miocárdio no perioperatório, 249

## J

Jacarés e crocodilos, 514
Janela de Clagett, 227
Jejum
- anterior à cirurgia, 329
- pré-operatório, 210
Joelho, 450
Junção gastresofágica, 994
Justiça, 20, 21

## K

Kava, 211

## L

Lábio, 767
Laboratórios de pesquisa com cirurgia experimental, 11
Lacerações
- da mão, 1913
- de Mallory-Weiss, 1128, 1207
Lactato e déficit de base, 50
Lâmina basal, 130
Laparoscopia para estadiamento, 1195
Laparotomia à beira do leito, 545
Laringe, 772
Laringectomia
- parcial, 775
- total, 775
Leiomioma, 1966
Leiomiossarcoma, 727, 741
Lesão(ões)
- ao ducto biliar, 1479
- aos ductos deferentes e às vísceras, 1093
- cardíacas, 410
- - congênitas, 2005
- císticas congênitas, 1557
- complexas de tecidos moles da mão, 1913
- congênitas do pulmão, 2004
- cranioencefálicas, 398
- da aorta torácica, 411
- de cabeça e pescoço, 1802
- de Dieulafoy, 1128
- de pelve e extremidades, 427
- de reperfusão, 64
- de tecidos moles, 1884
- despercebidas, 477
- destrutivas, 1865
- diafragmáticas, 413
- do ducto biliar, 274
- dos grandes vasos do abdome, 425
- duodenais, 421
- e sangramentos hepáticos e esplênicos, 1045
- esofágicas, 412, 1045
- esplênicas, 416
- gástrica(s), 1206, 1045
- - de Dieulafoy, 1207
- genitais, 2035
- geniturinárias, 426
- hepáticas, 418, 533
- induzida por álcool, 1501
- musculoesqueléticas
- - desafios e complicações, 477
- - - lesões despercebidas, 477
- - - consumo de drogas e álcool, 477
- - - complicações tromboembólicas, 477

- - - insuficiência pulmonar, 477
- - mobilização pós-operatória, 478
- - - terminologia, 438
- - - tipos de fraturas, 438
- - - lesões, 444
- - na cabeça e na coluna vertebral pediátricas, 1837
- - na coluna, 469
- - - avaliação, 469
- - - manejo, 469
- - na medula espinal e na coluna vertebral, 400
- - na ponta dos dedos, 1913
- - na região maxilofacial, 403
- nervosas
- - da mão, 1920
- - - e síndromes de dor crônica, 1092
- - no abdome, 413
- - no cólon e no reto, 424
- - no intestino delgado, 423
- - no pescoço, 404
- - no tórax, 407
- - nos tendões da mão, 1913
- ortopédicas
- - epidemiologia das, 438
- - avaliação dos pacientes de, 445
- - dependentes do tempo, 455
- - - fraturas expostas, 455
- - - salvamento de membro *versus* amputação primária, 458
- - - fraturas secundárias a ferimentos por arma de fogo, 459
- - - estabilização esquelética, 460
- pancreática(s), 422
- - pediátrica, 1838
- - polipoides da vesícula biliar, 1473
- por extravasamento, 1934
- por inalação, 489
- por injeção de alta pressão, 1933
- por pressão, 1896
- por queimadura, 113, 114
- pulmonares congênitas, 1557
- renal(is), 2027
- - aguda, 254, 535
- - pediátrica, 1839
- tecidual e resposta, 119
- traqueobrônquicas, 412
- ureterais, 2030
- uretrais, 2033
- vascular(es), 452, 473
- - da mão, 1922
- - mínima e manejo não operatório, 1754
- vasculobiliar, 275
- venosa, 1786
- vesicais, 2032
Leucemia
- de células pilosas, 1539
- linfocítica crônica, 1540
- mielógena crônica, 1540
Liberações miofasciais, 1099
Ligadura cirúrgica, 1996
Ligamento(s)
- de Poupart, 1055
- inguinal, 1055
- pectíneo, 1082
- suspensores de Cooper, 794
Ligasure®, 215
Lincosamida, 1983
Linfadenectomia radical, 708
Linfadenite mesentérica aguda, 1071
Linfadenopatia, 1802
Linfangiogênese molecular, 1796
Linfocele, 630
Linfócitos, 125
- T, 679
Linfoma(s), 1604
- anaplásico de grandes células associado a implante mamário, 1891

- de Hodgkin, 1539
- de tecido linfoide associado à mucosa, 1203
- do intestino delgado, 1254
- e tumores hematopoéticos, 1854
- gástrico, 1202
- não Hodgkin, 1539
- primário do sistema nervoso central, 1854
Linfonodos regionais, 706
Linfotoxina 31, 574
Língua oral, 767
Linhas de recuperação do paciente, 204
Lipoaspiração, 1892
Lipoenxertia nas mamas, 1890
Lipoma, 1938, 1940
Lipossarcoma
- desdiferenciado, 726
- mixoide, 726
- pleomórfico, 726
Livros didáticos, 12
*Locus* principal da histocompatibilidade, 570
Luxações, 472, 473
- da mão, 1926

## M

Má rotação intestinal, 1814
Macroambiente ósseo, 746
Macrófagos, 25, 121
Macrolídeos, 1983
Magnésio, 92, 112
Malformações
- anorretal, 1818
- arteriovenosas, 1843
- - durais, 1849
- - pulmonares, 1559
- broncopulmonares, 1807
- congênita das vias respiratórias pulmonares, 1807
- vasculares e hemangiomas, 1941
Malignidade da cavidade oral, 766
Mama contralateral, 841
Mamografia de rastreamento, 802
Mamoplastia
- de aumento, 1890
- redutora, 1889
Manejo
- da via respiratória, 331
- de feridas, 452
- - /lesões por pressão, 1894
- de fluidos perioperatórios, 81
- de lesões, 397
- - princípios de controle de danos, 397
- - cranioencefálicas, 398
- - na medula espinal e na coluna vertebral, 400
- - na região maxilofacial, 403
- - no pescoço, 404
- - no tórax, 407
- - no abdome, 413
- - de pelve e extremidades, 427
- - do abdome aberto, 432
- - do trauma agudo, visão geral e histórico 386,
- médico, 189
Manguito pneumático, 1910
Manobra de Kocher, 1182
Manometria esofágica, 1036
Manutenção
- da estrutura e função celular, 100
- de normotermia, 212
Marcadores
- baseados em
- - DNA, 677
- - RNA, 676
- moleculares e subtipos de câncer de mama, 816
- séricos, 105
- tumorais, 673
- - proteicos, 673

Massa(s)
- biliares benignas, 1473
- cervicais pediátricas, 1883
- corporal magra, 106
- mamárias na gravidez, 1988
- ovarianas benignas, 1974
- suprarrenal descoberta incidentalmente, 969

Mastectomia, 825, 829
- profilática, 810
- radical, 820
- total com ou sem radioterapia, 820
- *versus* terapia conservadora da mama, 820

Mastopexia, 1889

Materiais
- aloplásticos, 1876
- protéticos para reparo das hérnias ventrais, 1097

Matriz extracelular, 127

Mecanismo(s)
- compensatórios, 51
- de refluxo, 1000

Mediastinite, 1667

Mediastino, 1598
- compartimento
- - anterossuperior, 1599
- - médio, 1599
- - posterior ou dos sulcos paravertebrais, 1600

Medicamento(s)
- antiveneno, 513
- cardiovasculares perioperatórios, 193
- de venda livre, 1982
- prescritos na gravidez, 1982

Medicina
- regenerativa, bioengenharia para, 155
- reprodutiva masculina, 2020

Megacólon tóxico, 1319

Melanoma(s), 695
- anal maligno, 1388
- de mucosa, 718
- e gestação, 718
- malignos, 1943
- não cutâneo, 717, 718
- ocular, 718
- primário desconhecido, 717

Meningiomas, 1854

Meningite, 1870
- pós-traumática, 1871

Mesentério e omento, 1069, 1070

Mesenterite esclerosante, 1071

Mesoderma, 1054

Mesotelioma, 1598
- peritoneal, 1069

Metabolismo, 328
- avaliação do estado nutricional, 103
- cirúrgico, 103
- da bilirrubina, 1405
- da proteína, 1406
- das vitaminas, 1407
- de aminoácidos, 100
- de lipídios, 101
- de medicamentos e toxinas, 1407
- do ácido nucleico, 102
- do carboidrato, 1406
- lipídico, 1406
- na doença crítica, 109

Metanálises, 160

Metástase(s)
- colorretais, 1440
- - e não neuroendócrinas, 1445
- na glândula suprarrenal, 970
- neuroendócrinas, 1445
- no sistema nervoso central, 1855
- ósseas, 756
- pulmonares, 1585

Metastassectomia, 717

Métodos de analgesia, 339
- pós-operatória, 343

Metotrexato, 1317

Metronidazol, 1983

Micobactérias, 1242

Micofenolato mofetila, 594, 596

Microambiente
- ósseo, 743, 744
- tumoral imunossupressor, 682

Microbioma do câncer, 668

Microcirculação hepática, 1401

Micronutrientes, 111

Microssomia craniofacial, 1880

Midazolam, 1985

Mielomeningocele, 2002

Mielopatia cervical, 1862

Mineralocorticoides, 953

Miofibroblastos, 131

Miomectomia, 1967
- histeroscópica, 1968
- laparoscópica e aberta, 1968
- vaginal, 1967

Mitocôndria, 99

Mixofibrossarcoma, 727

Modificação de Sano da cirurgia de Norwood, 1637

Modos avançados de ventilação mecânica, 526

Modos-padrão de ventilação mecânica, 525

Moléculas coestimuladoras, 580

Moluscos, 515

Momento e padrão de crescimento tumoral e disseminação distante, 660

Monitoramento
- da pressão intra-abdominal, 1114
- do paciente durante e após a anestesia, 318
- - da oxigenação, 320
- - da pressão arterial, 319
- - da temperatura, 320
- - da ventilação, 319
- - do bloqueio neuromuscular, 320
- - do sistema nervoso central, 320
- - eletrocardiograma, 319
- - hemodinâmico, 320
- - ultrassonografia *point of care*, 321

Monócitos, 569

Monografias, 12

Mordeduras de serpentes, 502
- coagulopatia do envenenamento, 505
- espécies venenosas nativas dos EUA, 502
- fasciotomia, 505
- terapia antiveneno, 504

Mordidas
- de animais e humanos, 1932
- de mamíferos, 506
- e picadas de artrópodes, 508
- - aranhas viúvas-negras, 508
- - aranha reclusa castanha, 509
- - escorpiões, 510
- - carrapatos, 511
- - himenópteros, 512
- e picadas de seres marinhos, 512
- - animais aquáticos não venenosos, 513
- - envenenamento
- - - por invertebrados, 514
- - - por vertebrados, 515
- - infecções de tecido mole relacionadas a ambientes marinhos, 513

Moreias, 514

Morfologia gástrica, 1167

Motilidade, 1217
- colônica, 1300
- esofágica ineficaz, 1006, 1039
- gástrica, 1172
- - anormal, 1173
- - em jejum, 1172
- - pós-prandial, 1173

Motilina, 1218

Muco e bicarbonato, 1172

Mucosa bucal, 767

Muromonabe-CD3, 595

Musculatura intrínseca do esôfago distal, 1032

Músculo(s)
- e fáscias de revestimento, 1054
- oblíquo
- - externo e aponeurose, 1080
- - interno e aponeurose, 1081
- transverso do abdome, 1056, 1081

Mutações genéticas, 677

# N

Naftilamina, 669

Não consequencialismo, 20

Não maleficência, 19, 21

Naproxeno, 1982

Nasofaringe, 784

Náuseas e vômitos pós-operatórios, 337

Necessidades nutricionais previstas, 106

Necrose
- do cólon transposto, 1356
- gordurosa, 812
- infectada, 1505
- pancreática, 1505

Neoplasia(s)
- cística(s)
- - do pâncreas, 1514
- - mucinosa, 1514
- - serosa, 1514
- colorretal, 1331
- - genética do, 1331
- - transição epitelial-mesenquimal, 1332
- das glândulas salivares, 778
- de cólon, 1135
- do ânus, 1386
- do apêndice, 1284
- do fígado, 1429
- - císticas, 1445
- - malignas primárias sólidas, 1432
- - sólidas benignas, 1429
- do intestino delgado, 1244
- - benignas, 1245
- - malignas, 1247
- - metastáticas, 1256
- do mesentério, malignas, 1073
- do peritônio, malignas, 1068
- do trato GI alto, malignas, 1130
- e oncogênese de células foliculares da tireoide, 884
- endócrina múltipla
- - tipo 1, 663, 667, 978
- - tipo 2, 663, 667, 984
- - tipo 2A e câncer medular de tireoide familiar, 985
- - tipo 2B, 986
- folicular não invasiva de tireoide com características nucleares tipo papilar, 884
- hematopoética, 1539
- hepáticas malignas, 612
- intraductal mucinosa papilífera, 1515, 1518
- - do ducto do ramo, 1516
- - do ducto principal, 1517
- - do tipo misto, 1518
- intraepitelial
- - anal, 1386
- - cervical, 1962
- - pancreática para adenocarcinoma ductal pancreático invasivo, 1521
- - vaginal, 1959
- - vulvar, 1959
- maligna(s)
- - cutâneas, 722
- - das glândulas salivares, 778
- neuroendócrinas, 1247
- omentais, 1070

- ovarianas malignas, 1974
- retroperitoneais malignas, 1076
Neostigmina, 1311
Nervos associados à glândula tireoide, 859
Neuralgia do trigêmeo, 1866
Neuroblastoma, 1604, 1829
Neurocirurgia
- funcional e estereotáxica, 1864
- pediátrica, 1868
Neurocitoma central, 1852
Neurofibroma, 1853, 1938
Neurofibromatose
- tipo 1, 663, 724
- tipo 2, 663
Neuromonitoramento intraoperatório, 900
Neurotensina, 1218
Neutrófilos, 25
Nevos melanocíticos, 1883
Níquel, 669
Nódulo da tireoide, 875
- citologia por PAAF, 879
- teste molecular de materiais da PAAF, 879
Novas áreas de transplante, 605
Novos fluidos, 78
Nutrição, 328, 1802
- e obesidade, 203
- enteral e parenteral, 108, 530
- parenteral total, 613

## O

Obesidade, 205, 1039
- atividade física e câncer, 648
- magnitude do problema, 1137
- mórbida, 1119
Objetivação de vias imunomoduladoras, 685
Objetivos cirúrgicos, 184
Obstrução(ões), 1220
- anatômica, 1501
- biliar, 1530
- coronarianas fixas, 1647
- da alça eferente, 1189
- da via de saída
- - do ventrículo esquerdo, 1630
- - gástrica, 1531
- do intestino, 634
- - delgado, 301
- - grosso, 1307
- - recorrente, 1227
- do trato urinário inferior, 2006
- pilórica, 1183
- pós-operatória aguda, 1227
- simples *versus* estrangulamento intestinal, 1223
Oclusão ressuscitativa por balão endovascular da aorta, 1997
OKT3 (muromonabe-CD3), 594, 595
Oligodendroglioma, 1851
Ombro, 447
Omento, 1290
Oncologia urológica, 2039
Oncovírus
- DNA, 670
- RNA, 671
Onfalocele, 1059
Ônus global do câncer, 647
Operação do receptor, 628
Opioides, 315, 340
Orelha e osso temporal, 786
Órgãos genitais masculinos, 2011
Orofaringe, 768
Orquite isquêmica, 1092
Órteses, 1911
Osteoartrite, 1946
Osteocondroma, 753
Osteoma osteoide, 754, 1943
Osteomielite vertebral, 1871

Osteossarcoma, 756
- extraesquelético, 726
Otimização (supernormalização), 58
- da nutrição pré-operatória, 107
Oxidação de ácidos graxos, 99
Óxido
- de etileno, 669
- nitroso, 312
Oxigenação, 320
- por membrana extracorpórea, 526
Oxigenoterapia, 524
- hiperbárica, 141
Oximetria de pulso, 1609

## P

Paciente(s)
- cardíacos de alto risco, 193
- geriátrico e fragilidade, 279, 280
Padrões moleculares associados
- a patógenos (PAMPs), 29
- ao perigo (DAMPs), 29
Palato, 767
Panarício herpético, 1932
Pâncreas
- anular, 1497
- *divisum*, 1497
- ectópico, 1497
- exócrino, 1494, 1495, 1497
- heterotópico, 1206
Pancreatectomia distal
- laparoscópica, 1525
- robótica, 382
Pancreatite
- aguda, 113, 1499
- autoimune, 1509
- biliar, 1469, 1500
- crônica, 113, 1508
- do enxerto, 634
- hereditária
- e pâncreas *divisum*, 1824
- - mutação nos genes *PRSS1* e *SPINK1*, 1519
- idiopática, 1509
- induzida por
- - colangiopancreatografia retrógrada endoscópica, 1501
- - medicamentos, 1501
- - por cálculos biliares, 1500
- tropical, 1509
Pancreatoduodenectomia
- laparoscópica e robótica, 1527
- robótica, 381
Pancreatogastrostomia, 1527
Pancreatojejunostomia, 1527
Papiloma
- do plexo corióideo, 1852
Papilomatose, 812
Paracetamol, 1982
Parada cardíaca e proteção do miocárdio, 1662
Paraganglioma, 663, 1604, 1853
- hereditário, 663
Paralisia das cordas vocais, 899
Parede
- abdominal e umbigo, 1054
- - considerações perioperatórias, 436
- - neoplasias malignas da, 1060
- - material de sutura, 429
- - técnica de fechamento, 429
- torácica, 1586
Parotidite, 279
Patógenos de importância clínica, 231
- enterobactérias resistentes aos carbapenêmicos, 231
- enterococos resistentes à vancomicina, 231
- infecções fúngicas em pacientes cirúrgicos, 232
Patologia
- da nasofaringe, 784

- pulmonar, 527
Pé, 451
*Pectus*
- *carinatum*, 1587
- *excavatum*, 1586
Pelve, 450, 2011
Penicilinas, 1983
Pepsina, 1172
Peptídio(s)
- gástricos, 1168
- intestinal vasoativo, 1218
- liberador de gastrina, 1218
- YY, 1218
Perda
- auditiva aguda, 278
- de domicílio das hérnias, 1103
- de proteína, 110
- de visão pós-operatória, 338
Perfilagem proteômica, 676
Perfluorocarbonos, 77
Perfuração esofágica, 1012
Perfurantes do sistema venoso, 1772
Perfusão
- de oxigênio, 56
- global *versus* perfusão regional, 59
Períneo, 2011
Peritônio e cavidade peritoneal, 1056, 1063, 1064
Peritonite, 1066
- associada à diálise peritoneal ambulatorial crônica, 1067
- bacteriana espontânea, 1066
- tuberculosa, 1067
Persistência
- de tronco arterial, 1618
- do canal arterial, 1612
Perspectiva(s)
- histórica, 36
- futuras da cirurgia moderna, 18
Pescoço, 764
Peso, 105
- corporal ideal, 106
Pesquisa sobre reanimação futura, 76
pHmetria esofágica, 1036
Pielonefrite, 2014
Pilar diafragmático, 1032
Pineoblastoma, 1853
Pineocitoma, 1853
Piruvato quinase, 99
Placenta artificial, 2008
Planejamento cirúrgico virtual para reconstrução do esqueleto facial, 791
Plasma liofilizado, 78
Plasmocitoma, 1854
Plataformas cirúrgicas da Vinci® SI e XI, 378
Pletismografia de impedância, 1787
Pleura, 1595
Pneumatose intestinal, 1265
Pneumonia, 244, 527
- adquirida na comunidade, 527
- associada à ventilação, 230
- por aspiração, 245
Pneumonite aspirativa, 245
Pneumoperitônio, 1987
Pneumotórax, 1045, 1597
Polegar e dedos em gatilho, 1935
Polipeptídeo
- inibidor gástrico, 1218
- pancreático, 926
Pólipos
- adenomatosos, 1191
- colorretais, 1333
- das glândulas fúndicas, 1191
- gástricos, 1191
- hiperplásicos, 1191, 1333
- inflamatórios, 1333
- malignos, 1334

- não neoplásicos, 1333
- neoplásicos, 1333
- serrilhados, 1333
- uterinos, 1965
Polipose
- adenomatosa
- - associada a MYH, 663
- - familiar, 663, 665, 728, 1337, 1520
- associada a *MUTYH*, 1340
- *coli* juvenil, 663
Pós-menopausa, 2013
Potássio, 87
Práticas de segurança para procedimentos à beira do leito, 542
Pré-menopausa, 2013
Prebióticos, 1300
Prednisona, 594
Preferências do paciente, 21
Preocupações de segurança na gravidez, 1981
- com a anestesia, 1985
- com medicamentos, 1981
- radiológicas, 1981
Preparação
- para a reconstrução da parede abdominal, 435
- para cirurgia robótica, 378
- - plataformas cirúrgicas da Vinci® SI e XI, 378
- - configuração da sala de operação, 379
- - escolha dos instrumentos robóticos, 379
- pré-operatória da pele, 213
Pressão arterial, 319
Prevenção do parto prematuro, 1986
Priapismo, 2039
Primórdio
- lateral da tireoide, 857
- mediano da tireoide, 857
Princípios
- da avaliação cirúrgica, 184
- - relacionamento paciente-cirurgião, 184
- - objetivos cirúrgicos, 184
- - indicações eletivas, de urgência e emergência, 185
- - avaliação de risco, 185
- - consentimento informado, 186
- de fixação, 444
- endovasculares, 1723
- farmacológicos, 312
- - agentes inalatórios, 312
- - agentes intravenosos, 314
Probióticos, 1300
Problemas
- com sintomas de armazenamento e anormalidades da bexiga, 2017
- infecciosos comuns na UTI, 540
Procedimento(s)
- cirúrgicos
- - da tuba uterina/ovário, 1972
- - da vulva e vagina, 1958
- - do colo do útero, 1960
- - do útero, 1965, 1967
- - nas tubas uterinas/ovário, 1974
- - para úlcera péptica, 1183
- de Bianchi, 1816
- de tratamento extraútero intraparto, 2004
- de Whipple, 1527
- endoscópicos primários de perda ponderal, 1163
- híbridos, 1670
Processamento intracelular, 1215
Processo de inovação em cirurgia, 353
Proctocolectomia
- e anastomose proctocolectomial ileoanal com reservatório, 1323
- total com ileostomia terminal, 1319
Profilaxia
- antibiótica, 204
- da endocardite, 326
- de úlcera
Profundidade da queimadura, 482

Progesterona, 1979
Programas de pós-graduação padronizados de ensino e treinamento cirúrgico, 10
Prolapso
- de órgãos pélvicos, 1959
- retal, 1360
- - encarcerado, 1383
Promover cultura de segurança por meio da liderança, 169
Prontidão, 555
Próstata, 2011
Proteases pancreáticas, 1214
Proteção neurológica durante a circulação extracorpórea, 1659
Proteína, 1214
- de alta mobilidade do grupo *box-1*, 30
- quimiotática de monócitos 1, 31
Proteoglicanos, 129
Proto-oncogene *RET*, 985
Protocolo(s)
- de recuperação aprimorada após a cirurgia, 336
- de transfusão maciça, 72
Protozoários, 1242
Pseudo-obstrução colônica, 1310, 1994
Pseudocápsula tumoral, 1071
Pseudocistos pancreáticos, 1507, 1514
Pseudomixoma peritoneal, 1068
Pulmões, 1557
Punho, 449

# Q

Quadril, 450
Qualidade de vida, 21
Queimaduras
- como minimizar complicações, 495
- considerações gerais, 480
- cuidado da ferida, 491
- - antimicrobianos, 492
- - curativos sintéticos e biológicos, 493
- - excisão e enxertia, 494
- elétricas, 498
- nutrição, 497
- químicas, 499
- - ácidos, 500
- - hidrocarbonetos, 501
- - substâncias alcalinas, 499
Queloides, 132, 133
Queratose seborreica, 698, 1940
Quiloperitônio, 1798
Quilotórax, 1597, 1797
Quimerismo, 603
Quimiocinas, 120
Quimioprevenção do câncer de mama, 809
Quimiorradiação
- definitiva, 1029
- e cirurgia, 1029
Quimioterapia, 834
- intraperitoneal hipertérmica, 1068
- para adenocarcinoma pancreático metastático, 1530
Quimotripsina, 1214

# R

Rabdomiossarcoma, 1832
Radiação, 842
- ionizante, 137
Radiculopatia
- cervical, 1862
- lombar, 1859
Radiografia
- de tórax, 1649
- do trato GI superior, 1177
- simples, 1460, 1609
Radioterapia, 713
- após cirurgia conservadora da mama, 831
- pós-mastectomia, 832

Radônio, 669
Raias, 515
Raios X, 8
Raiva, 508
Ramos varicosos, 1783
Reabilitação, 428
- da fala e da deglutição, 776
Reanimação, 43, 223, 488
- com 1:1:1, 70
- com sangue total, 70
- moderna, evolução da, 66
- para controle de danos, 69
- problemas com a, 62
Receptores, 1217
- *Toll-like*, 29
Reciclagem
- da ureia, 1298
- de sais biliares, 1299
Recidiva
- da hérnia inguinal, 1093
- local, 713
Reconstrução
- após mastectomia, 841
- - cirurgia de revisão, 854
- - combinação de técnicas com ou sem implantes, 853
- - imediata *versus* tardia, 843
- - localização do implante, 844
- - mama contralateral, 841
- - medidas de qualidade e resultados, 842
- - radiação, 842
- - reconstrução
- - - autóloga da mama, 845
- - - com aloplásticos, 843
- areolopapilar, 853
- autóloga da mama, 845
- com aloplásticos, 843
- de cabeça e pescoço, 787
- de couro cabeludo, 1885
- de defeitos ósseos da mão, 1927
- de Norwood, 1636
- de tecidos moles em região inguinal e coxa, 1900
- dos membros inferiores, 1898
- esquelética, 749
- - utilizada em ressecções amplas, 749
- facial, 1885
- mamária pós-mastectomia, 825
- venosa direta, 1785
Recuperação
- após o *bypass* gástrico em Y de Roux, 1156
- de peso após cirurgia bariátrica, 1163
- sanguínea intraoperatória, 1998
Recursos contextuais, 21
Redução
- aberta e fixação interna, 445
- fechada e pinagem percutânea (RFPP), 445
Refluxo gastroesofágico, 1811
Regeneração do fígado, 1407, 1408
Regulação
- da função gástrica, 1168
- neural do sistema imunológico
- - adaptativo, 36
- - inato, 35
Regurgitação
- de tricúspide, 1698
- mitral, 1673, 1684, 1688
Reimplantes e amputações da mão, 1923
Rejeição, 588
- aguda, 590
- crônica, 592
- hiperaguda, 588
Relação médico-paciente, 22
Relacionamento paciente-cirurgião, 184
Remanescentes branquiais, 1804
Remodelação, 131

# Índice Alfabético

Reoperação, 1161
- da cirurgia de revascularização miocárdica, 1670
- no pescoço devido a hiperparatireoidismo persistente ou recorrente, 921

Reparo(s)
- aberto de aneurisma aórtico abdominal infrarrenal, 1723
- da hérnia
- - incisional, 1102
- - inguinal, 1089
- da valva mitral, 1701
- de hérnia
- - inguinal sem tensão anterior, 1085
- - ventral robótica com tela, 379
- definitivo criação de uma parede abdominal dinâmica, 435
- do ligamento de Cooper, 1085
- fetal aberto da mielomeningocele, 2002
- laparoscópico, 1088
- pré-peritoneal, 1087
- retromuscular robótico com LTA, 1101

Requisitos nutricionais do paciente criticamente doente, 529

Reserva de fluxo fracionada, 1652

Resistência
- à morte celular, 654
- anabólica, 110
- aos antibióticos, 230

Respeito à autonomia, 21

Respiração, 394

Resposta
- anti-inflamatória compensatória, 38
- imunológica, 568
- inflamatória, componentes da, 25
- metabólica de estresse, 113

Ressecção(ões)
- cirúrgica de neoplasia intraductal mucinosa papilífera, 1518
- endoscópica, 1197
- - de mucosa, 1024
- hepática(s), 1447
- - robóticas, 383
- - - *versus* videolaparoscópicas, 383
- ileocólica, 1322
- oncológica, 749
- segmentar do cólon, 1323

Ressonância magnética, 1462, 1610, 1650
- das mamas, 803

Resultados da cirurgia em idosos, 281
- fragilidade, 284
- declínio específico do órgão, 285

*Resurfacing* da pele, 1888

Retalhos, 1876
- da coxa, 849
- de base abdominal, 847
- dos glúteos, 849
- fasciais e fasciocutâneos, 1878
- livres, 847
- locais, 1877
- musculares e musculocutâneos, 1877
- pediculados, 846
- perfurantes, 1879
- regionais, 788

Retenção urinária, 256

Retinoblastoma, 663, 664

Retocele, 1365

Retroperitônio, 1073, 2010

Revascularização
- arterial total, 1661
- completa *versus* incompleta, 1655
- coronariana, 1656, 1652
- miocárdica
- - com circulação extracorpórea e sem cardioplegia, 1667
- - totalmente endoscópica, 1670
- transmiocárdica a *laser*, 1670

Revisão(ões)
- de medicamentos, 210
- sistemáticas, 161

Revistas especializadas, 12

Rim, 2010

Rinoplastia, 1887

Risco da anestesia, 330

Risco de *delirium*, 291

Ritidoplastia, 1887

Rituximabe, 594, 600, 693

RNA
- circulante, 676
- derivado de tecidos, 676

Robótica, 1670

Ruptura do anel pélvico, 463
- - classificação, 463
- - manejo, 465

# S

Sala de operação, 210, 212-214
Salpingectomia oportunista, 1972
Salpingectomia/salpingostomia para gravidez ectópica, 1975
Salpingo-ooforectomia, 1976
- bilateral eletiva, 1972
Salvamento de membro *versus* amputação primária, 458
Sangramento, 633
- gastrintestinal, 1240
- relacionado com procedimentos, 1130
SARA, 477
Sarcoma(s)
- da parede abdominal, 1062
- de células claras, 728
- de Ewing, 756
- de Kaposi, 723
- de partes moles conceitos básicos, 724
- de partes moles epidemiologia, 724
- de tronco e extremidades, 734
- esqueléticos, 755
- fibromixoide de baixo grau, 727
- ósseos primários, 1943
- pleomórfico, 727
- retroperitoneal, 1076
- - e visceral, 737
- sinovial, 727
Schwannoma, 1853, 1938
Secreção, 1297
- de ácido gástrico, 1170
- estimulada de ácido, 1170
- mamilar, 799
Secretina, 1218, 1219
Sedação consciente, 336
Sedativos, 1985
Segurança, 559
Seleção
- de pacientes para procedimentos cirúrgicos à beira do leito, 545
- de técnicas e fármacos anestésicos, 330
- - risco da anestesia, 330
Selênio, 112
Seminomas, 1603, 2045
Separação de componente
- anterior, 1100
- posterior/liberação do transverso do abdome, 1099
Sepse, diagnóstico e imunoterapia na, 39
Septo ventricular intacto, 1625
Sequestro
- broncopulmonar, 1558
- pulmonar, 1807
Série de casos e relatos de casos, 160
Seroma(s), 235, 1105
- e necroses de pele, 435
Sevoflurano, 313
*Shunts*

- não seletivos, 1414
- parciais, 1417
- seletivos, 1415
Sílica, 669
Sinal(is)
- de Aaron, 1111
- de Bassler, 1111
- de Blumberg, 1111
- de Carnett, 1111
- de Chandelier, 1111
- de Courvoisier, 1111
- de Cruveilhier, 1111
- de Cullen, 1111
- de Danforth, 1111
- de Fothergill, 1111
- de Grey Turner, 1111
- de Murphy, 1111
- de Ransohoff, 1111
- de Rovsing, 1111
- de Ten Horn, 1111
- do anel de gordura, 1071
- do iliopsoas, 1111
- do obturador, 1111
Sinalização proliferativa sustentada, 651
Síndrome(s)
- aórticas agudas, 1711
- carcinoide maligna, 1249
- compartimental, 1934
- - abdominal, 262
- - aguda, 460
- da alça
- - aferente, 1188
- - cega, 1266
- da angústia respiratória
- - aguda, 527
- - do adulto, 1584
- da artéria mesentérica superior, 1269
- da embolia gordurosa, 477
- da hipoglicemia pancreatogênica não insulinoma, 942
- - pós-derivação gástrica, 943
- da hipoplasia de coração esquerdo, 1635
- da imunodeficiência adquirida, 1872
- da intersecção, 1934
- da resposta inflamatória sistêmica, 38
- da ressecção anteroinferior, 1356
- da secreção inapropriada do hormônio antidiurético, 260
- de Beckwith-Wiedemann, 663
- de Birt-Hogg-Dubé, 663
- de Budd-Chiari, 613
- de câncer
- - de células renais leiomiossarcoma, 663
- - hereditário, 1337
- de compressão do nervo, 1935
- de Cushing, 960
- - independente de ACTH, 961
- - subclínica, 963
- de doenças valvares, 1686
- de *dumping*, 1187
- de Fitz-Hugh-Curtis, 1064
- de Gardner, 728
- de Gorlin, 663
- de inflamação, imunosupressão e catabolismo persistentes, 40
- de Li-Fraumeni, 663, 664, 724
- de Lynch, 663, 1341, 1520
- de neoplasia endócrina múltipla, 978
- de Ogilvie, 1310, 1994
- de Peutz-Jeghers, 663, 1247, 1340, 1519
- de polipose juvenil, 1341
- de transfusão feto-fetal, 2005
- de von Hippel-Lindau, 663, 667
- de Werner, 663
- de Wilkie, 1269
- de Zollinger-Ellison, 1185

- do câncer melanoma, 664
- do desfiladeiro torácico, 1593
- do eutireoidiano doente, 864
- do intestino curto, 112, 113, 1267, 1816
- do molde de gesso, 1269
- do nevo atípico familiar e do melanoma múltiplo, 1520
- do pronador redondo, 1936
- do tampão de mecônio ou da rolha meconial, 1817
- do túnel
  - - cubital, 1937
  - - do carpo, 1936
- hemolítico-urêmica atípica, 34
- mamária/ovariana, 664
- metabólica, 1139
- oncológicas familiares selecionadas, 664
- polipoides relacionadas, 665
- pós-colecistectomia, 1478
- pós-gastrectomia, 1187

Síntese
- de colágeno, 128
- e degradação de nucleotídios, 102

Sintomas
- de dor irradiada da doença intra-abdominal na parede abdominal, 1062
- extraesofágicos da doença do refluxo gastroesofágico, 1034
- típicos de doença do refluxo gastroesofágico, 1033

Sinusite nosocomial, 278
Sirolimo, 594, 598

Sistema
- adrenocortical, 202
- biliar, 1399, 1456, 1458
- cardiovascular, 191, 285, 519-521, 523
- complemento, 33
- de comando hospitalar de incidentes, 559
- de trauma, 387
- de triagem, 555
- dinâmicos de retenção, 431
- endócrino, 202, 538
- gastrintestinal, 529-531
- hematológico, 197, 536
- hepático, 531
- hepatobiliar, 196, 287
- linfático, 1293, 1791-1793, 1795, 1796
- nervoso
  - - central, 320
  - - e imunidade, 35
  - - neuroendócrino e inflamação, 36
  - - neurológico, 517, 519
- pulmonar, 193
- renal, 195, 286, 534
- respiratório, 286, 524-527
- venoso
  - - profundo, 1771
  - - superficial, 1770

Sítios de tenossinovite, 1935
*Sling* de artéria pulmonar, 1639, 1640
Sobrecarga de volume, 535
Sociedades e organizações profissionais, 13
Sódio, 85
Solução salina hipertônica, 73
Somatostatina, 926, 1169, 1218
*Stents* farmacológicos citotóxicos, 1654
Subprodutos tóxicos do metabolismo de aminoácidos, 101
Subsítios da cavidade oral, 766
Substâncias alcalinas, 499

Substituição
- da raiz aórtica, 1721
- da valva
  - - mitral, 1688, 1700
  - - aórtica, 1702
  - - - transcateter, 1704
- e reparo da valva mitral, 1700

Substitutos
- de pele, 140
- do sangue, 76

Subtriagem, 550

Suco
- gástrico, 1172
- pancreático, 1497

Sucralfato, 1179
Sulfassalazina, 1235
Supermicrocirurgia, 1880
Supertriagem, 551
Suplementação nutricional, 204

Suporte
- de vida extracorpóreo, 1804
- nutricional
  - - da síndrome de realimentação, 110
  - - do paciente cirúrgico, 107
  - - durante AIDS e câncer, 116
  - - em queimaduras graves, 116
  - - na insuficiência hepática, 117
  - - na sepse, 116

Supressão pós-operatória do hormônio tireoestimulante, 889

# T

Tabagismo, 1509
Tacrolimo, 594
Tala, 445
Tamanho da queimadura, 483
Tamoxifeno, 669, 830, 835

Tamponamento
- de varizes, 1412
- intrauterino com balão, 1998

Taquicardia
- atrial multifocal, 520
- supraventricular, 520
- - paroxística, 520
- ventricular, 521
- - monomórfica, 521
- - polimórfica, 521

Tecido
- adiposo marrom, 100
- subcutâneo, 1054
- tireoidiano ectópico, 858

Técnica(s)
- cirúrgicas do colo do útero, 1963
- de Bassini, 1085
- de controle de danos, 1998
- - em lesões urológicas, 2036
- de mapeamento linfático, 827
- de reconstrução, 1873
- de revascularização (*bypass*)
  - - aortofemoral, 1745
  - - do miocárdio, 1657
  - - infrainguinal, 1747
- de Shouldice, 1085
- oncoplásticas, 840
- Rives-Stoppa-Wantz e de liberação do transverso do abdome, 436
- TEP robótica estendida, 1101
- *vacuum-pack*, 431

Tecnologia
- de ablação, 216
- em evolução na cirurgia, 351

Tela profilática, 430
Telangiectasia(s), 1779
- capilar, 1843

Temperatura, 320

Tendões
- extensores, 1918
- flexores, 1913

Tenossinovite, 1934
- piogênica dos flexores, 1932

Terapia(s)
- adjuvantes, 889
- analgésica combinada, 342
- anti-TNF, 1236
- antiplaquetárias, 200
- antiplasmócitos, 600
- antiveneno, 504
- cirúrgica aberta, 1744
- com anticorpos monoclonais, 690
- com bomba de compressão, 1795
- com células T adotivas, 687
- com citocinas, 683
- de conservação da mama, 829, 840
- de feridas por pressão negativa, 142
- direcionada baseada em HER-2, 834
- direcionadas à célula B e ao anticorpo, 599
- endócrina, 835
- endovascular, 1737
- genética
  - - e com células-tronco, 147
  - - no útero, 2007
- medicamentosa
  - - para diabetes, 1141
  - - *versus* cirúrgica, 1140
- paliativa e sistêmica, 1201
- sistêmica neoadjuvante para câncer de mama operável, 836

Terapia-alvo, 711
Teratoma(s), 1603, 1835
- cervical, 2003
- sacrococcígeo, 1835, 2003

Término da circulação extracorpórea, 1663
Termorregulação, 241-243

Teste(s)
- com exercício *versus* teste farmacológico, 1650
- da urease, 1175
- de esforço, 191
- de hipótese, 165
- de Kleihauer-Betke, 1995
- funcionais (de estresse), 1649
- genético para neoplasia endócrina múltipla tipo 2, 986
- molecular de materiais da PAAF, 879
- para *Helicobacter pylori*, 1179
- respiratório com ureia, 1176

Tetraciclinas na gravidez, 1983
Tetraiodotironina, 864
Tetralogia de Fallot, 1622
Timoma, 1601
Tiopurinas, 1317
Tipagem do antígeno leucocitário humano, 572
Tipos de fluidos, 72
Tireoglobulina, 865
Tireoide, 856, 857, 862, 865
- biomarcadores da, 864

Tireoidectomia, 894, 895, 899-901

Tireoidite
- autoimune, 868
- de Riedel, 869
- subaguda, 868
- supurativa aguda, 869

Tireotoxicose induzida por amiodarona, 873
Tocolíticos, 1986
Tofacitinibe, 600
Tolerância, 602
Tomada de decisão cirúrgica, 289

Tomografia
- computadorizada, 1195, 1461, 1610
- - de múltiplos detectores, 1650
- por emissão de pósitrons, 867, 1195
- - com fluorodesoxiglicose, 1464

Toracoscopia, 227
- aberta em janela com ressecção parcial de costela, 227
- em janela com retalho de Eloesser, 227
- tubular, 227

Toracotomia, 227
- de reanimação e oclusão endovascular da aorta, 396

Torção, 1356
- e infarto omental, 1070
- ovariana, 1973
- testicular, 1828, 2038
Tório-232/Torotraste, 669
Torniquete, 1910
Tornozelo, 451
Tração, 454
- esquelética, 445
Transaminase alanina aminotransferase, 1408
Transferência(s)
- de tecido
- - adjacente e retalhos locais, 788
- - livre, 790
- - - microvascularizado, 1879
- nuclear de células somáticas, 152, 156
- nervosas, 1922
Transfusão
- de hemoglobina, 537
- de sangue, 8, 47
Transição
- do cuidado, 296
- epitelial-mesenquimal, 1332
Trânsito colônico, 1360
Transplante(s)
- autólogo de células de ilhotas, 944
- capilar, 1888
- de células das ilhotas pancreáticas, 605
- de células-tronco no útero, 2006
- de coração neonatal, 1636
- de ilhotas pancreáticas, 635
- de intestino, 637-639, 643, 644
- - complicações, 641, 642
- - imunossupressão, 641
- - isoladamente, 639
- de medula óssea, 156
- de microbiota fecal, 1325
- de pâncreas, 630
- - e alotransplante de ilhotas, 944
- de rins, 622, 623, 626, 628, 630
- de tecido vascularizado composto, 605
- de útero, 607
- em idosos, 310,
- facial, 1885
- hepático, 609, 610, 613, 615-617, 617, 1417
Transposição
- corrigida das grandes artérias, 1628
- - com septo ventricular intacto, 1628
- - com comunicação interventricular e estenose pulmonar, 1629
- de grandes artérias, 1626, 1627
- - em adultos, 1628
Traqueia, 1573
Traqueoesofágica benigna, fístula, 1014
Traqueostomia, 526, 546
Trastuzumabe, 693
Tratados, 12
Tratamento
- da dor
- - aguda, 339
- - crônica, 343
- da infecção por *Helicobacter pylori*, 1179
- de feridas crônicas, 138
- do câncer de cavidade bucal, 766
- inicial de queimaduras, 487
Trato
- digestório, 1809
- geniturinário, 1827
Trauma
- abdominal pediátrico, 1838
- contundente de aorta torácica, 1719
- da parede torácica, 1592
- em idosos, 309
- genital, 2035
- maxilofacial, 1883
- na gravidez, 1995

- pancreático, 1531
- pediátrico, 1837
- torácico pediátrico, 1837
- traqueal, 1576
- urológico, 2026
  vascular, 1752, 1767-1769
- - lesões específicas, 1761
- - - cabeça, pescoço e saída torácica, 1761
- - - grandes vasos intratorácicos, 1761
- - - lesão vascular abdominal, 1762
- - - extremidade superior, 1764
- - - extremidade inferior, 1765
- - - técnicas operatórias para a fasciotomia de extremidades, 1766
- - manejo cirúrgico aberto, 1757
- - manejo endovascular, 1754
- - manejo pós-operatório, 1766
- - mecanismo de lesão e fisiopatologia, 1751,
Traumatismo
- cranioencefálico, 519, 1856
- esplênico, 1542
Treinamento, 553
- cirúrgico e inovação, 23
- e planejamento cirúrgico, 354
Tri-iodotironina, 864
Tríade letal, 51
Triagem
- de campo, 550
- hospitalar, 551
- para identificar características de alto risco, 290
Triglicerídeos, 102
Trígono retromolar, 768
Tripsina, 1214
Trombocitopenia
- imune, 1536
- induzida por heparina, 536
Tromboelastografia, 536
Tromboembolismo venoso, 247, 537
Tromboflebite, 540
- superficial, 1790
Trombólise dirigida por cateter, 1788
Trombose
- arterial, 629
- do enxerto, 634
- venosa, 628
- - iliofemoral aguda, 1995
- - profunda, 1785
Tronco arterioso comum, 1618
Tubarões, 513
Tubas uterinas, 1955
Tuberculose do trato geniturinário, 2016
Tumor(es)
- astrocíticos, 1851
- benignos do esôfago, 1015
- cerebrais
- - intra-axiais, 1851
- - primários, 1851
- da flexura esplênica, 1346
- da mão, 1937
- - de tecidos moles, 1939
- - malignos, 1943
- - ósseos, 1943
- da orelha interna e do osso temporal, 787
- da parede torácica, 1589
- da região
- - pineal, 1853
- - selar, 1855
- - das meninges, 1854
- de células
- - germinativas, 1603, 1835, 1854
- - - não teratomatosos malignos, 1603
- - gigantes, 754, 1939
- - - da bainha tendínea, 1938
- - de cordões sexuais, 1835
- - de estroma gastrintestinal familiar, 664
- - de nervos cranianos e espinais, 1853

- de paratireoide, 1605
- de tecidos moles, 1592
- de tireoide, 1605
- de Wilms, 1831
- desmoide(s), 736, 1061
- - intra-abdominais e mesentéricos, 1073
- do fígado, 1833
- - metastáticos, 1440
- do sistema nervoso central, 1849
- dos linfáticos, 1798
- endócrinos, 1605
- - do pâncreas funcionais, 942
- epiteliais, 1836
- estromais, 1245
- - gastrintestinais, 1204, 1254
- fibroso solitário da pleura, 1598
- filoides, 817
- ganglionares, 1604
- glômico, 1938
- intracranianos, 1849
- lipomatosos, 731
- malignos
- - da bainha de nervos periféricos, 736
- - raros do esôfago, 1016
- mediastinais primários, 1601
- metastáticos, 1592
- - do sistema biliar, 1493
- mucinosos ou coloides, 814
- não hematológicos do baço, 1540
- não seminomatosos, 1603
- neuroectodérmicos primitivos, 1853
- neuroendócrino(s)
- - de pâncreas, 927
- - enteropancreáticos, 981
- - - não metastáticos, 934
- - - secretor
- - - - de gastrina, 938
- - - - de glucagon, 941
- - - - de insulina (insulinoma), 936
- - - - de peptídeo intestinal vasoativo, 940
- - - - de somatostatina (somatostatinoma), 942
- - do pulmão, 1561
- - gástricos, 1205
- - mediastinais, 1605
- neuroepitelial disembrioplásico, 1853
- neurogênicos, 1604
- neuronais e mistos (neuronais-gliais), 1852
- ósseos, 743, 1591
- - benignos, 752
- - secundários (metastáticos), 1943
- ovariano, 1835
- papilar da região pineal, 1853
- primário de traqueia, 1575
- pulmonares, 1585
- - neuroendócrinos, 1585
- sólidos pediátricos, 1829
- testiculares, 1828
- - derivados de células germinativas, 2045

# U

Úlcera(s)
- aórticas penetrantes, 1716, 1719
- duodenais, 1177, 1127
- gástrica, 1127, 1176
- péptica, 300
- retal solitária, 1364
Ulcerações do intestino delgado, 1262
Ultrassom de pescoço, 865
Ultrassonografia
- das mamas, 803
- duplex, 1787
- endoscópica, 1464
- intravascular, 1652
- *point of care*, 321
- transabdominal, 1460

- transcraniana com doppler, 625
Unidade(s)
- de queimados, 481
- funcional do fígado, 1401
- lobulares ou lóbulos, 797
Ureter, 2010
Uretra, 2011
Urolitíase, 2025
Uso adequado de antibióticos, 230
Útero, 1955

## V

Vacinas, 685
Vagina, 1954
Vagotomia
- de células parietais, 1184
- gástrica proximal, 1184
- seletiva, 1184
- superseletiva, 1184
- troncular, 1184
- - e antrectomia, 1184
Valeriana, 211
Validade interna, 163
Valores éticos em conflito, 21
Valva(s)
- mitral, 1676
- protéticas, 1702
- semilunares, 1676
Varizes gástricas, 1207
Vasos linfáticos, 1401
Vazamento anastomótico, 269

Veia(s)
- hepáticas, 1398
- profundas, 1771
- safena magna, 1660
- superficiais, 1771
Venografia, 1776, 1787
Ventilação, 319
- com liberação de pressão nas vias respiratórias, 526
- com pressão regulada e volume controlado, 526
- com suporte adaptativo, 526
- controlada
- - por pressão, 526
- - por volume, 525
- de pressão positiva bifásica nas vias respiratórias, 526
- mandatória intermitente sincronizada, 525
- não invasiva, 524
- oscilatória de alta frequência, 526
Ventriculite, 1871
Ventrículo único, 1633
Verruga vulgar, 1940
Via(s)
- de alimentação enteral, 115
- de instabilidade cromossômica, 1331
- de mutação de instabilidade microssatélite, 1331
- respiratória, 392
Vigilância
- da terapia endovascular, 1748
- do enxerto na revascularização cirúrgica aberta, 1748
- pós-polipectomia, 1336
Vírus, 1243
- das hepatites B e C, 672

Vitamina, 1215, 1216
- A, 111
- $B_1$, 111
- $B_5$, 111
- C, 111
- D, 111
- E, 111
- K, 111
Vólvulo
- do intestino médio, 1814
- gástrico, 1207
- - agudo, 1051

## X

Xenobióticos, 1407
Xenoenxerto(s), 140
- concordantes, 604
- discordantes, 604
Xenotransplante, 604
Xeroderma pigmentoso, 664

## Y

*Yersinia enterocolitica*, 1071

## Z

Zinco, 112
Zona
- fasciculada, 949
- glomerulosa, 949
- reticular, 949

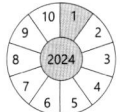